Farmacologia

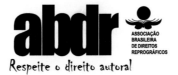

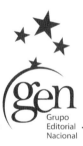

O GEN | Grupo Editorial Nacional – maior plataforma editorial brasileira no segmento científico, técnico e profissional – publica conteúdos nas áreas de ciências da saúde, exatas, humanas, jurídicas e sociais aplicadas, além de prover serviços direcionados à educação continuada e à preparação para concursos.

As editoras que integram o GEN, das mais respeitadas no mercado editorial, construíram catálogos inigualáveis, com obras decisivas para a formação acadêmica e o aperfeiçoamento de várias gerações de profissionais e estudantes, tendo se tornado sinônimo de qualidade e seriedade.

A missão do GEN e dos núcleos de conteúdo que o compõem é prover a melhor informação científica e distribuí-la de maneira flexível e conveniente, a preços justos, gerando benefícios e servindo a autores, docentes, livreiros, funcionários, colaboradores e acionistas.

Nosso comportamento ético incondicional e nossa responsabilidade social e ambiental são reforçados pela natureza educacional de nossa atividade e dão sustentabilidade ao crescimento contínuo e à rentabilidade do grupo.

Farmacologia

Penildon Silva

Professor Emérito de Farmacologia da Universidade Federal da Bahia (UFBA).
Professor Emérito de Farmacologia da Escola Baiana de Medicina e Saúde Pública.
Titular da Academia de Medicina da Bahia.
Comenda da Ordem do Mérito da Academia de Medicina Veterinária da Bahia

Oitava edição

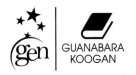

NOTA DA EDITORA: A área da saúde é um campo em constante mudança. As normas de segurança padronizadas precisam ser obedecidas; contudo, à medida que as novas pesquisas ampliam nossos conhecimentos, tornam-se necessárias e adequadas modificações terapêuticas e medicamentosas. O autor desta obra verificou cuidadosamente os nomes genéricos e comerciais dos medicamentos mencionados, bem como conferiu os dados referentes à posologia, de modo que as informações fossem acuradas e de acordo com os padrões aceitos por ocasião da publicação. Todavia, os leitores devem prestar atenção às informações fornecidas pelos fabricantes, a fim de se certificarem de que as doses preconizadas ou as contraindicações não sofreram modificações. Isso é importante, sobretudo, em relação a substâncias novas ou prescritas com pouca frequência. O autor e a editora não podem ser responsabilizados pelo uso impróprio ou pela aplicação incorreta dos produtos apresentados nesta obra.

O autor e a editora empenharam-se para citar adequadamente e dar o devido crédito a todos os detentores dos direitos autorais de qualquer material utilizado neste livro, dispondo-se a possíveis acertos caso, inadvertidamente, a identificação de algum deles tenha sido omitida.

Direitos exclusivos para a língua portuguesa
Copyright © 2010 by
EDITORA GUANABARA KOOGAN LTDA.
Uma editora integrante do GEN | Grupo Editorial Nacional
Travessa do Ouvidor, 11
Rio de Janeiro – RJ – CEP 20040-040
Tels.: (21) 3543-0770/(11) 5080-0770 | Fax: (21) 3543-0896
www.grupogen.com.br | faleconosco@grupogen.com.br

Reservados todos os direitos. É proibida a duplicação ou reprodução deste volume, no todo ou em parte, sob quaisquer formas ou por quaisquer meios (eletrônico, mecânico, gravação, fotocópia, distribuição na internet ou outros), sem permissão expressa da Editora.

CIP-BRASIL. CATALOGAÇÃO NA FONTE
SINDICATO NACIONAL DOS EDITORES DE LIVROS, RJ

S582f
8.ed.

Silva, Penildon, 1921-
Farmacologia / Penildon Silva. – 8. ed. – [Reimpr.]. – Rio de Janeiro : Guanabara Koogan, 2019.
il.

Inclui bibliografia
ISBN 978-85-277-1593-5

1. Farmacologia. I. Título.

09-3846.   CDD: 615.1
                                     CDU: 615.1

*A Marc de Sépibus,
símbolo de intuição, inteligência,
bondade e entusiasmo pela vida.*

Apresentação

O livro do Professor Penildon Silva tem sido recebido de modo lisonjeiro pelos estudiosos desta área biomédica.

Em sucessivas edições, houve um zelo peculiar na participação de autores nacionais, particularmente das instituições médicas de ensino superior da Bahia. Para cumprir seus objetivos, o autor procurou as mais experientes autoridades nos diversos ramos da Farmacologia, aliando a ciência básica, pedra angular para o exercício da medicina, a uma orientação didática que muito tem a ver com a multifacetada cultura do professor. Manteve a inteligência prática de conservar por várias edições figuras expressivas do conhecimento farmacológico e da clínica. Ao mesmo tempo, acrescentou novos colaboradores, mais fáceis de escolher dada a sua permanente convivência com os meios culturais americanos, europeus e nacionais.

Dedicado à cultura, está o Professor acostumado à sábia didática e à revisão dos manuscritos, o que lhe permite assegurar a fidelidade das informações prestadas. Os seus colaboradores evitaram cuidar das controvérsias, preferindo aprofundar-se no conteúdo e compreensão dos assuntos atuais considerados indispensáveis ao conhecimento.

Simplicidade, objetividade e clareza caracterizam o estilo científico, tornando o texto compreensível e agradável de consultar. Além disso, o livro busca e consegue ser didático, abrangente e enriquecedor.

Humberto de Castro Lima
Professor Titular da Escola Baiana de Medicina e Saúde Pública e
Professor-Doutor Livre-Docente da Faculdade de Medicina da
Universidade Federal do Rio de Janeiro

PREFÁCIO

Nesta edição foram realizadas as necessárias atualizações, correções e busca de clareza didática.

Embora os princípios básicos da Farmacologia permaneçam relativamente estáveis, a contribuição onipresente da Biologia Molecular, da Genética e da Imunologia criou uma fecunda revolução na interpretação dos fenômenos biológicos.

Na Farmacologia, esse surto de desenvolvimento permitiu melhor conhecimento de alvos mais precisos e mais seguros para os fármacos. O impacto da Biologia Molecular permitiu, por exemplo, melhor compreensão da estrutura e funções dos receptores farmacológicos e seus sistemas efetores, além de estabelecer as bases da incipiente e promissora Terapia Gênica.

Além disso, praticamente em todos os campos de estudo e pesquisa dos fármacos, registraram-se significativas contribuições para o tratamento de diversos quadros patológicos.

Como sempre tem acontecido, contamos com a dedicação e competência dos colaboradores, antigos e novos, que tornaram o livro uma fonte didática de informações farmacológicas atualizadas.

Tenta esta publicação fixar um momento evolutivo atual da Farmacologia. Com tal propósito, serviu-se da saudável e inspiradora herança dos pesquisadores pioneiros que nos antecederam, procurou interpretar a indispensável contribuição dos estudiosos contemporâneos e insinuou os desafios científicos, sociais e industriais que nos promete a Farmacologia do futuro.

Em gesto surpreendente e sensibilizador, muitos colaboradores, de reconhecida competência, concordaram em participar da aventura editorial e fizeram vingar a publicação. Seus pontos de vista e suas experiências trouxeram a necessária e vivificante polivalência que caracteriza a verdadeira Ciência Farmacológica. O agradecimento adequado a esses autores será formulado silenciosa e permanentemente no recesso das mentes dos seus leitores.

Outros, noutros setores, também ajudaram, e muito.

As correções do português, língua de domínio esquivo, mereceram o cuidado do Prof. Álvaro França Filho. Não lhe caberá a culpa da ainda caótica nomenclatura científica do nosso idioma, frequentemente violentada pelas importações linguísticas dos países que fazem ciência.

Os desenhos e gráficos se devem ao Prof. Deodarto Hart Madureira, Eugênia Cristina Silvany, Maria das Graças Nascimento de Cerqueira e Antonio Ribeiro Valadares, que, generosamente, aplicaram muito do seu tempo para embelezar o livro.

Otoniel da Silva Fonseca, Celso Oliveira de Almeida e José de Souza facilitaram os trâmites de inusitada correspondência, de reproduções gráficas e muitas providências administrativas.

A pesquisa bibliográfica contou com a dedicação de Nair de Souza Rangel, bibliotecária da UFBA, que realizou um trabalho notável.

Sonia Maria Cruz, secretária da Diretoria da Editora Guanabara Koogan, nos forneceu valiosa e ampla coleção de textos estrangeiros atualizados de Farmacologia.

A Edneuza de Souza Borges, o agradecimento especial pelo seu trabalho primoroso de digitação.

Aos autores e editores que permitiram a citação dos seus trabalhos e reprodução dos seus gráficos e fotos originais, nossa admiração por compreenderem que o conhecimento deve ser um bem comum, compartilhado pelo maior número possível de interessados.

Ao Chefe do Editorial da Editora Guanabara Koogan, Sr. Sérgio Alves Pinto, nossa gratidão pela sua competência, perspicácia e paciência.

Penildon Silva

Colaboradores

A. M. SILVANY FILHO
Livre-Docente de Anatomia e Fisiologia Patológicas da Universidade Federal da Bahia (UFBA). Livre-Docente de Histologia e Embriologia da UFBA

ADELMIR DE SOUZA-MACHADO
Médico Pneumologista do Hospital Octávio Mangabeira. Mestre em Imunologia Clínica da Universidade Federal da Bahia (UFBA)

ADÉRSON OMAR MOURÃO CINTRA DAMIÃO
Professor-Doutor do Departamento de Gastroenterologia da Faculdade de Medicina da Universidade de São Paulo (USP)

ADROALDO NEIVA
Livre-Docente de Urologia. Professor Adjunto da FAMED da Universidade Federal da Bahia (UFBA)

ALBERTO QUEIROZ FARIAS
Assistente do Serviço de Transplante e Cirurgia do Fígado do Hospital das Clínicas da Universidade de São Paulo (USP). Doutor em Gastroenterologia pela USP

ALEX PIMENTA
Hematologista da Clínica AMO. Residência em Hematologia e Hemoterapia do Hospital das Clínicas da Universidade de São Paulo (USP). Membro Titular da Sociedade Brasileira de Hematologia e Hemoterapia

ÁLVARO A. CRUZ
Professor Titular (Aprovado) de Propedêutica Médica da Universidade Federal da Bahia (UFBA). Coordenador da Disciplina de Pneumologia da Faculdade de Medicina da UFBA

ANA CLAUDIA REBOUÇAS RAMALHO
Professora Assistente de Clínica Médica da EBM-SP. Mestre em Endocrinologia pela Escola Paulista de Medicina. Doutorado pelo INSERM 349-Hôpital Lariboisière, Paris, França. Especialista em Endocrinologia pela SBEM. Preceptora da Residência de Endocrinologia do Hospital Roberto Santos, Salvador, BA

ANA MARIA CHAGAS
Professora Assistente, Disciplina de Farmacologia, do Centro de Ciências da Saúde da Universidade Federal de Santa Maria, RS

ANDREJUS KOROLKOVAS
Professor Titular de Química Farmacêutica da Faculdade de Ciências Farmacêuticas da Universidade de São Paulo (USP)

ÂNGELA MARISA DE AQUINO MIRANDA SCIPPA
Professora Substituta de Propedêutica Médica da Faculdade de Medicina da Universidade Federal da Bahia (UFBA). Doutora em Ciências pela Universidade Federal de São Paulo (UNIFESP). Professora Adjunta do Departamento de Neuropsiquiatria da UFBA

ANTONIO ALBERTO LOPES
Professor Adjunto IV do Departamento de Medicina da Universidade Federal da Bahia (UFBA)

ANTÔNIO CARLOS MOREIRA LEMOS
Curso de Mestrado em Tisiopneumologia. Médico do Instituto Brasileiro para Investigação da Tuberculose (IBIT), Salvador, BA. Ex-Diretor do Hospital Universitário Prof. Edgar Santos da Universidade Federal da Bahia (UFBA)

ANTONIO FALCÃO
Professor Adjunto IV do Departamento de Propedêutica e Clínica Integrada da Faculdade de Odontologia da Universidade Federal da Bahia (UFBA). Mestre em Estomatologia. Doutor em Radiologia

ANTONIO JESUÍNO DOS SANTOS NETTO
Membro Emérito do Colégio Brasileiro de Cirurgiões. *Fellow* do American College of Surgeons

ANTONIO LUIZ MATHEUS BISCAIA
Professor Titular de Clínica Médica da Escola Bahiana de Medicina e Saúde Pública, Disciplina de Doenças Nutricionais e Metabólicas. Professor Adjunto IV da Universidade Federal da Bahia (UFBA). Chefe da Unidade de Terapia Nutricional do Hospital Espanhol, BA. Membro do New York Academy of Science. Especialista em Terapia Nutricional e Parenteral pela SPNPE

ANTONIO RAIMUNDO PINTO DE ALMEIDA
Nefrologista do Hospital Universitário Prof. Edgard Santos da Universidade Federal da Bahia (UFBA). Professor Auxiliar de Clínica Médica da Faculdade de Medicina da UFBA

ARIENE PEDREIRA PAIXÃO
Dermatologista. Especialista pela Sociedade Brasileira de Dermatologia

COLABORADORES

ARMANDO OCTÁVIO RAMOS
Professor Titular de Farmacologia do Instituto Básico de Biologia Médica e Agrícola da Universidade Estadual Paulista Júlio de Mesquita Filho, Botucatu, SP

ARMÊNIO COSTA GUIMARÃES
Professor Titular do Departamento de Medicina, Disciplina de Cardiologia, da Faculdade de Medicina da Universidade Federal da Bahia (UFBA)

AUGUSTO MANOEL DE CARVALHO FARIAS
Médico Intensivista. Vice-Coordenador da Unidade de Terapia Intensiva do Hospital Português, Salvador, BA

BENEDICTO ALVES DE CASTRO SILVA
Professor Adjunto do Departamento de Cirurgia da Faculdade de Odontologia da Universidade Federal da Bahia (UFBA). Membro Titular do Colégio Brasileiro de Cirurgia e Tratamento Buco-Maxilo-Facial. Membro Associado da British Association of Oral and Maxillofacial Surgeons

BENEDITO BRUNO DA SILVA
Médico Veterinário. Ex-Professor Catedrático da Escola de Medicina Veterinária de São Paulo

CARLOS ALBERTO CHAGAS
Professor Assistente, Disciplina de Obstetrícia, do Centro de Ciências da Saúde da Universidade Federal de Santa Maria, RS, TEGO

CARLOS SAMPAIO FILHO
Oncologista Clínico da Clínica AMO. Membro Titular da Sociedade Brasileira de Oncologia Clínica. *Fellow* da American Society of Clinical Oncology. Membro da European Society of Medical Oncology

CLAUDIA SAMPAIO
Hematologista da Clínica AMO. Residência em Hematologia pela Universidade Federal da Bahia (UFBA). Membro Titular da Sociedade Brasileira de Hematologia e Hemoterapia

DANIEL CAVALCANTE
Estudante do Curso de Medicina. Programa de Iniciação Científica da UFNA-PIBIC

DANIEL RUI DINIZ SANTOS
Interno do Curso de Medicina da Universidade Federal da Bahia (UFBA). Membro do Centro de Estudos de Gastroenterologia e Hepatologia Pediátricas

DELVONE ALMEIDA
Mestre em Medicina. Especialista em Gastroenterologia

DIETLIND EIKMEIER AUGELLO
Pneumologista. Oberregierungsmedizinalrätin, Waltrop, Alemanha

DURVAL KRAYCHETE
Coordenador do Ambulatório de Dor da Universidade Federal da Bahia (UFBA). Professor de Neuropsicologia da UNIFACS. Doutor em Medicina Interna pela UFBA. Mestre em Anestesiologia pela Universidade Federal de São Paulo (UNIFESP)

EDGAR M. CARVALHO
Doutor em Medicina. Professor Titular de Clínica Médica da Universidade Federal da Bahia (UFBA). Chefe do Laboratório de Imunologia do Hospital Univeritário Prof. Edgar Santos da UFBA

EDILMA MARIA LIMA DÓREA
Título Superior em Anestesiologia. TSA, SBA. Preceptora de Anestesiologia da Universidade Federal da Bahia (UFBA)

EDUARDO PONDÉ DE SENA
Professor Auxiliar de Farmacologia do Instituto de Ciências da Saúde da Universidade Federal da Bahia (UFBA). Mestre em Medicina Interna, Área de Concentração: Neuropsicofarmacologia, UFBA

EDUARDO V. PONTE
Pós-Graduação da CPgMS da Faculdade de Medicina da Universidade Federal da Bahia (UFBA). Pesquisador do Centro de Enfermidades Respiratórias do Hospital Universitário Prof. Edgard Santos da Faculdade de Medicina da UFBA

EGIDIO LIMA DÓREA
Doutor em Medicina pela Faculdade de Medicina da Universidade de São Paulo (USP). Médico Assistente do Serviço de Clínica Médica do Hospital Universitário de São Paulo

ELIANA MARISA GANEM
Professora Assistente-Doutora do Departamento de Anestesiologista da Faculdade de Medicina de Botucatu (UNESP)

ELIZABETH IGNE FERREIRA
Professora Titular, Disciplina de Química Farmacêutica, do Departamento de Farmácia da Faculdade de Ciências Farmacêuticas da Universidade de São Paulo (USP)

EMÍLIO DE CASTRO E SILVA
Professor Titular de Fisiologia da Universidade Federal da Bahia (UFBA). Professor do Laboratório de Neurociências do Instituto de Ciências da Saúde da UFBA

ÊNIO RIBEIRO MAYNARD BARRETO
Professor Responsável pela Disciplina de Dermatologia da Escola Bahiana de Medicina e Saúde Pública. Professor Assistente IV de Dermatologia da FAMED da Universidade Federal da Bahia (UFBA)

ENOCK FERNANDES SACRAMENTO
Farmacêutico Químico. Membro da Sociedade de Farmácia e Química de São Paulo

ERICO SOUZA OLIVEIRA
Médico Residente de Nefrologia da Faculdade de Medicina da Universidade de São Paulo (USP)

ERON GARCIA DE SANTANA
Médico Plantonista da UTI do Hospital Português, Salvador, BA. Médico Anestesiologista da Clínica de Anestesia de Salvador, BA

ESDRAS CABUS MOREIRA
Psiquiatra do Centro de Estudos e Terapia do Abuso de Drogas (CETAD)

EVANDRO DA SILVA TELES
Especialista em Periodontia pela Universidade Federal de São Paulo (UNIFESP). Especialista em Odontogeriatria pelo Conselho Federal de Odontologia. Membro da Escola de Aperfeiçoamento Profissional (EAP) da Associação Brasileira de Odontologia – Secção Bahia. Chefe do Departamento de Odontogeriatria da Associação Brasileira de Odontologia – Secção Bahia

FABIANA LIMA
Médica do Serviço de Pneumologia da FAMED da Universidade Federal da Bahia (UFBA). Pós-Graduada da Disciplina de Pneumologia da FAMED da UFBA

FERNANDA DE SENA ARANDAS
Médica Residente do Hospital Universitário Prof. Edgard Santos da Universidade Federal da Bahia (UFBA)

FERNANDO LUÍS DE QUEIROZ CARVALHO
Professor Auxiliar de Farmacologia do Departamento de Ciências da Vida da Universidade do Estado da Bahia (UNEB). Doutor em Patologia pela Universidade Federal da Bahia (UFBA)

FRANCISCO HORA FONTES
Professor Assistente da FAMED da Universidade Federal da Bahia (UFBA). Coordenador da Disciplina de Pneumologia da FAMED da UFBA

GILBERTO REBELLO DE MATOS
Professor Adjunto de Neurologia da Universidade Federal da Bahia (UFBA)

GILSON SOARES FEITOSA
Professor Titular do Departamento de Medicina da Escola Bahiana de Medicina e Saúde Pública de Salvador, BA

GRANVILLE GARCIA DE OLIVEIRA
Médico pela Universidade Federal do Rio de Janeiro (URFJ). Especialista pela AMB em Clínica Médica, Pneumologia, Cardiologia, Terapia Intensiva e Medicina de Urgência. Mestre e Doutor em Farmacologia pela Universidade de São Paulo (USP). Farmacologista Clínico (Harvard Medical School, University of Rochester; NIH e FDA). *Fellow* do American College of Clinical Pharmacology. Membro Titular da Academia Nacional de Farmácia. Consultor da Unesco – ANVISA

HEONIR ROCHA
Professor Titular do Departamento de Medicina da Faculdade de Medicina da Universidade Federal da Bahia (UFBA)

HUGO MAIA FILHO
Professor Assistente do Departamento de Assistência Materno-Infantil da Universidade Federal da Bahia (UFBA)

IRISMAR REIS DE OLIVEIRA
Professor Titular de Psiquiatria da Universidade Federal da Bahia (UFBA). Psiquiatra pela Universidade René Descartes, Paris

ISABEL CRISTINA BRITTO GUIMARÃES
Membro do Centro de Diagnóstico, Tratamento e Prevenção das Doenças do Coração (CENTROCOR), Salvador, BA

JACY AMARAL FREIRE DE ANDRADE
Professora Adjunta-Doutora de Doenças Infecciosas e Parasitárias da FAMED da Universidade Federal da Bahia (UFBA). Coordenadora do Centro de Referência de Imunobiológicos Especiais (CRIE/UFBA/SESAB)

JEANE MAGNAVITA DA FONSECA CERQUEIRA
Enfermeira Sanitarista. Especialista em Saúde Pública. Professora Auxiliar da Disciplina de Saúde Coletiva do Departamento de Ciências da Saúde da Universidade Estadual de Santa Cruz, Ilhéus, BA

JEANE MEIRE SALES DE MACEDO
Endocrinologista. Mestranda de Pós-Graduação em Medicina Interna da Faculdade de Medicina da Universidade Federal da Bahia (UFBA)

JORGE BASTOS
Professor Adjunto da Faculdade de Medicina da Universidade Federal da Bahia (UFBA)

JORGE MAURÍCIO DAVID
Professor Adjunto do Departamento de Química Orgânica, Instituto de Química da Universidade Federal da Bahia (UFBA). Doutorado em Química dos Produtos Naturais pela Universidade de São Paulo (USP) (1991). Pós-Doutorado em Farmacognosia, Department of Medicinal Chemistry and Pharmacognosy, College of Pharmacy, University of Illinois at Chicago (1996-1997)

JOSÉ ÂNGELO RIZZO
Mestre em Medicina Interna. Professor Assistente de Pneumologia da Universidade Federal de Pernambuco (UFPE)

JOSÉ CARLOS BINA
Professor Adjunto-Doutor do Departamento de Medicina da FAMED da Universidade Federal da Bahia (UFBA). Doutor em Medicina Interna

JOSÉ MANOEL DA SILVA CORREIA
Professor Adjunto de Farmacologia do Instituto de Ciências da Saúde da Universidade Federal da Bahia (UFBA)

JOSÉ MARIA DE MAGALHÃES NETTO
Professor Titular de Obstetrícia do Departamento de Assistência Materno-Infantil da Universidade Federal da Bahia (UFBA). Professor Titular de Obstetrícia da EMSP

JOSÉ MÁRIO MEIRA TELES
Cirurgião Geral. Médico Intensivista da Unidade de Terapia Intensiva do Hospital Português, Salvador, BA. Médico Intensivista da Unidade de Terapia Intensiva do Hospital Santo Amaro – Fundação José Silveira, Salvador, BA

JUCENI PEREIRA DE LIMA DAVID
Professora Titular de Farmacognosia da Faculdade de Farmácia da Universidade Federal da Bahia (UFBA). Doutorado em Química dos Produtos Naturais pela Universidade de São Paulo (USP) (1991). Pós-Doutorado em Farmacognosia pelo Department of Medicinal Chemistry and Pharmacognosy, College of Pharmacy, University of Illinois at Chicago (1996-1997)

xiv COLABORADORES

LINEU JOSÉ MIZIARA
Ex-Professor Titular de Farmacologia da Universidade de Uberlândia, MG. Professor Adjunto de Cardiologia da Faculdade de Medicina do Triângulo Mineiro, Uberaba, MG

LUCÉLIA BATISTA NEVES CUNHA MAGALHÃES
Ex-Residente de Cardiologia do Hospital Universitário Prof. Edgard Santos da Universidade Federal da Bahia (UFBA). Mestre em Cardiologia. Coordenadora do Serviço de Hipertensão Arterial da Secretaria de Saúde do Estado da Bahia

LUCIANA RODRIGUES SILVA
Professora Titular de Pediatria da Universidade Federal da Bahia (UFBA). Vice-Presidente da Sociedade Brasileira de Pediatria (2001-2003)

LUIZ ANTONIO NUNES DE OLIVIEIRA
Membro Titular do Colégio Brasileiro de Radiologia, AMB. Chefe do Serviço de Diagnóstico por Imagem do ICr-HCFMUSP

LUIZ CESAR DANTAS DO NASCIMENTO
Professor Adjunto IV de Farmacologia do ICS da Universidade Federal da Bahia (UFBA)

MANOEL BARRAL NETTO
Membro Titular da Academia Brasileira de Ciências. Pesquisador Titular da Fundação Oswaldo Cruz (FIOCRUZ-Bahia). Professor Titular da Faculdade de Medicina da Universidade Federal da Bahia (UFBA)

MANOEL BOMFIM DE SOUSA FILHO
Professor Adjunto e Livre-Docente do Departamento de Assistência Materno-Infantil da Universidade Federal da Bahia (UFBA). Professor do Mestrado em Saúde Materno-Infantil e em Cirurgia da FAMED da UFBA

MARCELO ARAÚJO
Titular e Especialista em Angiologia e Cirurgia Vascular da Sociedade Brasileira de Angiologia e Cirurgia Vascular. Mestre em Técnica Operatória e Cirurgia Experimental pela Universidade Federal de São Paulo – Escola Paulista de Medicina (UNIFESP-EPM). Ex-Professor Substituto da Disciplina de Farmacologia do Curso de Enfermagem da Universidade Estadual de Santa Cruz, Ilhéus, BA

MARCELO GUIMARÃES PEREIRA
Cardiologista. Ex-Residente do Serviço de Cardiologia do Hospital Universitário Prof. Edgard Santos da Universidade Federal da Bahia (UFBA). Ex-Estagiário do INCOR, São Paulo

MARCOS FONSECA CHAVES
Médico Hematologista e Hemoterapeuta. Médico do Serviço de Hemoterapia do Hospital Aliança, Salvador, BA

MARCUS M. LESSA
Doutor em Otorrinolaringologia do Hospital Universitário Prof. Edgard Santos da Faculdade de Medicina da Universidade Federal da Bahia (UFBA)

MARGARIDA COSTA NEVES
Médica do Hospital São Rafael. Professora Assistente da FAMED da Universidade Federal da Bahia (UFBA)

MARGARIDA MARIA DANTAS DUTRA
Professora Adjunta da Faculdade de Medicina da Universidade Federal da Bahia (UFBA). Doutora em Medicina Interna pela UFBA

MARIA AMÉLIA BARATA DA SILVEIRA
Professora Assistente-Doutora, do Departamento de Farmácia, da Faculdade de Ciências Farmacêuticas da Universidade de São Paulo (USP)

MARIA APARECIDA ARAUJO FIGUEIREDO
Mestre em Enfermagem em Saúde Pública pela Universidade do Rio de Janeiro (UNIRIO). Coordenadora Pedagógica, Professora e Orientadora do Curso de Especialização em Controle de Infecção Hospitalar da Universidade do Estado da Bahia (UNEB) em Convênio com a Associação Baiana de Controle de Infecção Hospitalar (ABACIH). Enfermeira da Fundação Nacional de Saúde. Técnica de Vigilância Epidemiológica da Secretaria da Saúde do Estado da Bahia

MARIA CELINA BULHÕES COSTA
Oftalmologista, Especialização pela Universidade Federal da Bahia (UFBA). *Ex-Fellow* do Departamento de Plástica e Vias Lacrimais do Instituto Hilton Rocha, Belo Horizonte, MG. Ex-Residente do Serviço de Cirurgia Plástica do Prof. Eduardo Soares, Belo Horizonte, MG

MARIA DA GLÓRIA DA MOTA BONFIM
Professora Auxiliar do Departamento de Biofunção da Universidade Federal da Bahia (UFBA). Professora do Departamento de Clínica Médica da EMSP. Mestrado em Medicina Interna pela UFBA

MARIA DE LOURDES LIMA
Residência em Endocrinologia pela Universidade Federal da Bahia (UFBA). Mestrado em Medicina pela UFBA. Professora Assistente de Semiologia. Médica da Escola Bahiana de Medicina e Saúde Pública

MARIA DE LOURDES LOPES
Dermatologista. Especialista pela Sociedade Brasileira de Dermatologia. Graduada pela Escola Bahiana de Medicina e Saúde Pública, Salvador, BA. Chefe do Serviço de Dermatologia do Hospital Aristides Maltez, Salvador, BA. Membro da Liga Bahiana Contra o Câncer

MARIA DO CÉU CARVALHO DE ARAÚJO
Médica do Centro de Diabete e Endocrinologia da Bahia (CEDEBA). Coordenadora da Unidade de Terapia Nutricional do Hospital Espanhol, Bahia. Especialista em Terapia Nutricional e Parenteral pela SPNPE

MARIA ISABEL SCHINONI
Mestre em Medicina. Especialista em Gastroenterologia

MÁRIO AUGUSTO DA ROCHA JÚNIOR
Professor Adjunto de Farmacologia do ICS da Universidade Federal da Bahia (UFBA). Mestre em Farmacologia e Terapêutica Experimental pela Universidade Federal do Rio de Janeiro (UFRJ). Doutor em Farmacologia Experimental e Clínica pela Universidade Paris 6 (Pierre et Marie Curie)

MAURÍCIO GONZAGA CHAVES
Professor Adjunto da Faculdade de Medicina da Universidade Federal da Bahia (UFBA)

MICHEL JAMRA
Professor Titular da Faculdade de Medicina da Universidade de São Paulo (USP)

MIGUEL ÂNGELO BRANDÃO
Diretor Técnico da Clínica AMO. Mestre e Doutorando em Patologia Oncológica da Universidade Federal da Bahia (UFBA-FIOCRUZ). Membro Titular em Cancerologia do Colégio Brasileiro de Cirurgiões. *Fellow* da Society of Surgical Oncology. *Fellow* do American College of Surgeons

MINORU SAKATE
Professor Titular de Farmacologia, Instituto Básico de Biologia Médica e Agrícola, da Universidade Estadual Júlio Mesquita Filho, Botucatu, SP

MODESTO ANTONIO DE OLIVEIRA JACOBINO
Livre-Docente em Urologia. Chefe do Serviço de Urologia do Hospital Universitário Prof. Edgard Santos da Universidade Federal da Bahia (UFBA)

MÔNICA GONÇALVES RIBEIRO
Residência em Clínica Médica pela Universidade de São Paulo (USP), Ribeirão Preto. Residência em Geriatria e Gerontologia pela Pontifícia Universidade Católica do Rio Grande do Sul. Pós-Graduação em Geriatria e Gerontologia pelo Instituto de Geriatria e Gerontologia, RS. Especialista em Geriatria e Gerontologia pela Sociedade Brasileira de Geriatria e Gerontologia

NEIDE DE JESUS
Especialista em Nutrição Clínica. Nutricionista do Hospital Universitário Prof. Edgar Santos da Universidade Federal da Bahia (UFBA). Ex-Professora da Escola de Nutrição da UFBA

NEWTON ALVES GUIMARÃES
Professor Titular de Dermatologia da Universidade Federal da Bahia (UFBA) e EMSP, Salvador, BA

NILSE QUERINO
Professora Adjunta de Microbiologia do Instituto de Ciências da Saúde da Universidade Federal da Bahia (UFBA). Doutora em Medicina pela Freie Universität Berlin, Alemanha. Mestra em Doenças Infecciosas e Parasitárias pela Escola Paulista de Medicina (UNIFESP). Residência em Doenças Infecciosas e Parasitárias no Instituto de Infectologia Emílio Ribas, SP

OLIVEIROS GUANAIS
Membro da Sociedade Baiana de Anestesia, Salvador, BA

OTO OLIVEIRA SANTANA
Pesquisador da Disciplina de Cardiologia, Setor de Drogas Antiarrítmicas, FAMED da Universidade Federal da Bahia (UFBA). Coordenador do Ambulatório de Cardiologia do Hospital Universitário Prof. Edgard Santos da UFBA

OTONIEL COSTA NASCIMENTO NETO
Oftalmologista. Residência no Instituto Hilton Rocha, Belo Horizonte, MG. *Ex-Fellow* dos Departamentos de Glaucoma e Ecografia Ocular do Instituto Hilton Rocha, Belo Horizonte, MG

PAULA DE CAMARGO NEVES SACCO
Título Superior em Anestesiologia pela Sociedade Brasileira de Anestesiologia (TSA-SBA)

PAULO ANDRÉ JESUINO DOS SANTOS
Mestre em Cirurgia pela Universidade Federal da Bahia (UFBA). Professor de Clínica Cirúrgica da Faculdade de Medicina da UFBA e da Escola Bahiana de Medicina e Saúde Pública, Fundação para o Desenvolvimento das Ciências. Membro Titular do Colégio Brasileiro de Cirurgiões. Especialista em Medicina Intensiva pela Associação de Medicina Intensiva Brasileira. Coordenador do Serviço de Cirurgia e Medicina Crítica do Hospital Agenor Paiva

PAULO LISBOA BITTENCOURT
Coordenador da Unidade de Gastroenterologia e Hepatologia do Hospital Português, Salvador, BA. Doutor em Gastroenterologia pela Universidade de São Paulo (USP)

PAULO RIBEIRO SILVA
Médico do Centro de Diagnóstico, Tratamento e Prevenção das Doenças do Coração (CENTROCOR), Salvador, BA

PAULO ROBERTO LIMA MACHADO
Professor Assistente de Dermatologia da Escola Bahiana de Medicina e Saúde Pública. Médico do Serviço de Imunologia do Hospital Universitário Prof. Edgard Santos da Universidade Federal da Bahia (UFBA)

PEDRO ANTÔNIO SCHMIDT DO PRADO LIMA
Psiquiatra. Coordenador do Ambulatório de Transtornos do Humor (ATHUM) – Hospital São Lucas, PUC, RS

PEDRO LUIZ MANGABEIRA ALBERNAZ
Professor Titular de Otorrinolaringologia da Escola Paulista de Medicina (EPM). Chefe do Departamento de Otorrinolaringologia e Distúrbios da Comunicação Humana da EPM, SP

PEDRO THADEU GALVÃO VIANNA
Professor Titular do Departamento de Anestesiologia da Faculdade de Medicina de Botucatu, SP

RAYMUNDO PARANÁ
Livre-Docente de Hepatologia Clínica da Universidade Federal da Bahia (UFBA)

REINALDO MARTINELLI
Professor Titular de Clínica Médica da FAMED da Universidade Federal da Bahia (UFBA). *Fellow* do American College of Physicians

ROBERTA MARIA DE OLIVEIRA MORAIS
Mestre em Neurociências pelo Curso de Pós-Graduação em Medicina e Saúde da Universidade Federal da Bahia (UFBA). Professora Substituta do Departamento de Neuropsiquiatria da UFBA

RODOLFO TEIXEIRA
Professor Titular da Clínica de Doenças Infecciosas e Parasitárias da FAMED da Universidade Federal da Bahia (UFBA)

ROGÉRIO FRANCO DE ANDRADE
Título de Especialista em Anestesiologia. Preceptor da Residência Médica em Anestesiologia do Hospital Santo Antonio, Salvador, BA

RONALD BOSSEMEYER
Professor Titular, Disciplina de Ginecologia, do Centro de Ciências da Saúde da Universidade Federal de Santa Maria, RS, TEGO

ROSALY CORRÊA DE ARAÚJO
Medical Information Specialist, United States Pharmacopoeia, Rockville, Maryland, USA. Associate Professor, Department of Anatomy, George Washington University School of Medicine and Health Sciences Washington D.C., USA. Ex-Chefe e Professora Assistente do Departamento de Patologia da Faculdade de Medicina do Triângulo Mineiro, MG

ROSANA A. FRANCO
Doutoranda do CPgMS-FAMED da Universidade Federal da Bahia (UFBA). Coordenadora de Controle de Asma e de Rinite Alérgica (ProAr) na Bahia

ROSEMARY DUARTE SALES CARVALHO
Professora Assistente de Farmacologia da Escola Bahiana de Medicina e Saúde Pública, Salvador, BA

SAMER ALI HUSSEINI DE OLIVEIRA
Médico. Residente de Cardiologia do Instituto de Moléstias Cardiovasculares (IMC) de São José do Rio Preto, SP

SAMUEL SCHVARTSMAN
Livre-Docente de Pediatria da Faculdade de Medicina da Universidade de São Paulo (USP). Professor Titular de Pediatria da Faculdade de Medicina de Santo Amaro, SP

SÉRGIO JEZLER
Médico do Hospital Aliança e do Serviço de Pneumologia do Hospital Santa Isabel. Professor Voluntário de Pneumologia da FAMED da Universidade Federal da Bahia (UFBA)

SÉRGIO LACERDA CRUZ
Professor Assistente de Farmacologia da EMSP, Salvador, BA

SILVANA HUF DALL'IGNA
Dermatologista. Especialista pela Sociedade Brasileira de Dermatologia. Graduada pela Universidade de Passo Fundo, RS. Dermatologista do Hospital São Rafael, Salvador, BA

SILVIA REGINA MENDES PEREIRA
Professora de Semiologia Médica da UNIGRANRIO. Mestrado em Endocrinologia e Geriatria pela AMB e SBGG

SYDNEY AGARENO DE SOUZA FILHO
Médico Intensivista da Unidade de Terapia Intensiva do Hospital Português, Salvador, BA. Membro Associado do Colégio Brasileiro de Cirurgiões. Especialista em Medicina Intensiva pela Associação de Medicina Intensiva Brasileira. Coordenador do Serviço de Cirurgia e Medicina Crítica do Hospital Agenor Paiva

TÚLIO CESAR AZEVEDO ALVES
Professor Regente da Disciplina de Farmacologia da EBMSP. Mestre e Doutor em Anestesiologia pela Universidade Estadual Paulista (UNESP). Responsável pelo CET-SBA da AOSID. Título Superior em Anestesiologia, TSA-SBA

VALDIR CAVALCANTI MEDRADO
Professor Adjunto do Departamento de Cirurgia da Faculdade de Medicina da Universidade Federal da Bahia (UFBA)

VALDIR SANT'ANA LISBOA
Hematologista do Laboratório Central do Hospital Universitário Prof. Edgard Santos da Universidade Federal da Bahia (UFBA), Salvador, BA. Ex-Residente do Instituto Estadual de Hematologia Arthur Siqueira Cavalcanti, Rio de Janeiro, RJ

VALESCA SARKIS
Acadêmica de Medicina da FAMED da Universidade Federal da Bahia (UFBA). Bolsista de Iniciação Científica do Centro de Enfermidades Respiratórias do Hospital Universitário Prof. Edgard Santos da UFBA, Salvador, BA

VANESSA DYBAL BERTONI
Oncologista Clínica da Clínica AMO. Residência em Oncologia Clínica do Hospital das Clínicas da Universidade de São Paulo (USP). Membro Titular da Sociedade Brasileira de Oncologia Clínica. Membro do Grupo Brasileiro de Melanoma

WILMA PEREIRA BASTOS RAMOS
Professora Titular de Farmacologia, Instituto Básico de Biologia Médica e Agrícola, da Universidade Estadual Paulista Júlio de Mesquita Filho, Botucatu, SP. Professora Titular de Farmacologia da Faculdade de Odontologia da UNESP, Campus de São José dos Campos, SP

WILSON ANDRADE CARVALHO
Professor Titular de Farmacologia da Universidade de Santa Cruz, Ilhéus, BA. Professor Adjunto de Toxicologia da Faculdade de Farmácia da Universidade Federal da Bahia (UFBA). Médico Anestesiologista do GPA, Salvador, BA. Doutorando do Curso de Pós-Graduação em Anestesiologia da FMB-UNESP. Chefe do Laboratório de Patologia Clínica do Hospital São Rafael, Salvador, BA

Conteúdo

PARTE 1
FARMACOLOGIA GERAL

1. **Natureza da Farmacologia,** 3
   Penildon Silva

2. **A Agência Nacional de Vigilância Sanitária,** 14
   Granville Garcia de Oliveira

3. **Food and Drug Administration como Modelo de Vigilância Sanitária de Medicamentos,** 18
   Granville Garcia de Oliveira
   Samer Ali Husseini de Oliveira

4. **Nomenclatura de Fármacos,** 22
   Andrejus Korolkovas

5. **Farmacocinética,** 26
   Penildon Silva

6. **Vias e Sistemas de Administração de Drogas,** 30
   Penildon Silva

7. **Modelos Farmacocinéticos,** 42
   Penildon Silva

8. **Absorção das Drogas,** 44
   Penildon Silva

9. **Biodisponibilidade das Drogas,** 54
   Penildon Silva

10. **Meia-vida das Drogas,** 58
    Penildon Silva

11. **Concentração Plasmática das Drogas,** 61
    Penildon Silva

12. **Distribuição das Drogas,** 66
    Penildon Silva

13. **Metabolismo das Drogas,** 73
    Penildon Silva

14. **Excreção das Drogas,** 79
    Penildon Silva

15. **Farmacodinâmica,** 84
    Penildon Silva

16. **Mecanismos Gerais de Ações dos Fármacos,** 98
    Andrejus Korolkovas
    Elizabeth Igne Ferreira

17. **Receptores Farmacológicos,** 110
    Andrejus Korolkovas

18. **Receptores Farmacológicos e seus Sistemas Efetores,** 117
    Penildon Silva

19. **Relação Dose–Efeito,** 136
    Minoru Sakate

20. **Prescrição ou Receita Médica,** 141
    Penildon Silva

21. **Plantas Medicinais, Fármacos Derivados de Plantas,** 147
    Juceni Pereira de Lima David
    Jorge Maurício David

22. **Os Ensaios Clínicos,** 159
    Granville Garcia de Oliveira
    Samer Ali Husseini de Oliveira

23. Interações Medicamentosas, 171
   Rosaly Corrêa de Araújo

24. Estudo Toxicológico das Drogas. Correlação Clinicopatológica, 178
   Rosaly Corrêa de Araújo

25. Drogas na Gravidez. Influência sobre o Concepto, 196
   A. M. Silvany Filho

26. Abuso de Drogas, 203
   Wilma Pereira Bastos Ramos
   Armando Octávio Ramos

27. Como Nascem e se Desenvolvem os Novos Medicamentos, 212
   Elizabeth Igne Ferreira

28. Farmacologia Clínica, 221
   Granville Garcia de Oliveira

PARTE 2
FARMACOLOGIA SISTEMÁTICA

Seção 1 Farmacologia do Sistema Nervoso Autônomo

29. Introdução à Farmacologia do Sistema Nervoso Autônomo, 229
   Penildon Silva

30. Adrenérgicos e Antiadrenérgicos, 253
   Lineu José Miziara

31. Colinérgicos e Anticolinérgicos, 276
   Penildon Silva

Seção 2 Farmacologia do Sistema Nervoso Central. Anestésicos Locais. Agentes Bloqueadores Neuromusculares

32. Neurotransmissão Aminérgica Central, 297
   Emílio de Castro e Silva

33. Antipsicóticos, 313
   Roberta Maria de Oliveira Morais
   Irismar Reis de Oliveira

34. Ansiolíticos, 329
   Maria Amélia Barata da Silveira

35. Antidepressivos, 337
   Ângela Marisa de Aquino Miranda Scippa
   Irismar Reis de Oliveira

36. Lítio e Outras Drogas Reguladoras do Humor, 355
   Pedro Antônio Schmidt do Prado Lima

37. Alcoolismo, 361
   Esdras Cabus Moreira,
   Eduardo Pondé de Sena
   Irismar Reis de Oliveira

38. Hipnóticos, 370
   José Manoel da Silva Correia
   Túlio Cesar Azevedo Alves

39. Relaxantes Musculares de Ação Central, 378
   Paula de Camargo Neves Sacco

40. Anestésicos Inalatórios, 388
   Valdir Cavalcanti Medrado

41. Anestésicos Gerais Intravenosos, 402
   Túlio Cesar Azevedo Alves
   Edilma Maria Lima Dórea
   Rogério Franco de Andrade

42. Drogas Antiepilépticas, 415
   Fernanda de Sena Arandas
   Eduardo Pondé de Sena

43. Antiparkinsonianos, 423
   Mônica Gonçalves Ribeiro

44. Estimulantes do Sistema Nervoso Central. Hiperatividade. Narcolepsia, 434
   Dietlind Eikmeier Auguello

45. Anti-inflamatórios Não Esteroides, Analgésicos, Antipiréticos e Drogas Utilizadas no Tratamento da Gota, 439
   Wilson Andrade Carvalho

46. Opioides, 467
   Durval Kraychete

47. Farmacoterapia das Enxaquecas, 481
   Gilberto Rebello de Matos

48. Anestésicos Locais, 486
   Túlio Cesar Azevedo Alves
   Oliveiros Guanais

49. **Agentes Bloqueadores Neuromusculares, 504**
Pedro Thadeu Galvão Vianna
Eliana Marisa Ganem

Seção 3 Imunofarmacologia. Anti-inflamatórios. Anti-histamínicos

50. **Introdução à Imunofarmacologia, 521**
Álvaro A. Cruz
Edgard M. Carvalho

51. **Imunoestimulantes, 524**
Álvaro A. Cruz
Edgard M. Carvalho

52. **Fármacos Imunossupressores, 529**
Egidio Lima Dórea

53. **Drogas Imunossupressoras e Esquemas de Imunossupressão no Transplante de Órgãos Sólidos, 535**
Paulo Lisboa Bittencourt
Alberto Queiroz Farias
Margarida Maria Dantas Dutra
Jorge Bastos

54. **Imunizações, 543**
Jacy Amaral Freire de Andrade

55. **Histamina e Anti-histamínicos, 551**
Mário Augusto da Rocha Júnior

56. **Autacoides, 564**
Penildon Silva

Seção 4 Farmacologia do Sangue

57. **Tratamento das Anemias, 583**
Michel Jamra

58. **Anticoagulantes, Antiagregantes Plaquetários e Trombolíticos, 588**
Marcelo Guimarães Pereira

59. **Hemostáticos, 598**
Valdir Sant'Ana Lisboa

60. **Farmacologia do Sangue e de seus Derivados, 603**
Maurício Gonzaga Chaves
Marcos Fonseca Chaves

61. **Terapia Nutricional Parenteral e Enteral, 609**
Antonio Luiz Matheus Biscaia
Maria do Céu Carvalho de Araújo

Seção 5 Farmacologia Cardiovasculorrenal

62. **Tratamento da Insuficiência Cardíaca Congestiva, 637**
Gilson Soares Feitosa

63. **Antiarrítmicos, 653**
Oto Oliveira Santana

64. **Farmacologia da Angina do Peito, 662**
Paulo Ribeiro Silva
Isabel Cristina Britto Guimarães
Armênio Costa Guimarães

65. **Drogas para Uso em Dislipidemias, 675**
Lucélia Batista Neves Cunha Magalhães

66. **Drogas que Visam a Agir na Circulação Periférica, 682**
Marcelo Araújo

67. **Anti-hipertensivos, 691**
Lucélia Batista Neves Cunha Magalhães

68. **Choque, 703**
Paulo André Jesuíno dos Santos
Sydney Agareno de Souza Filho
Antonio Jesuíno dos Santos Netto

69. **Equilíbrio Ácido-base e Hidroeletrolítico, 710**
Reinaldo Martinelli

70. **Farmacologia dos Diuréticos, 717**
Antonio Alberto Lopes
Reinaldo Martinelli

Seção 6 Farmacologia do Aparelho Respiratório

71. **Introdução à Farmacologia do Sistema Respiratório, 730**
Adelmir de Souza-Machado
Álvaro A. Cruz

72. **Farmacoterapia das Rinossinusites, 734**
Fabiana Lima
Marcus M. Lessa
Álvaro A. Cruz

73. Drogas Mucoativas (Mucolíticos, Expectorantes) e Antitussígenas, 738
José Ângelo Rizzo
Álvaro A. Cruz

74. Farmacoterapia da Asma Brônquica, 744
Eduardo V. Ponte
Rosana A. Franco
Álvaro A. Cruz

75. Gases Medicinais em Pneumologia, 754
Francisco Hora Fontes
Margarida Costa Neves

76. Doenças Pulmonares Induzidas por Fármacos, 759
Sérgio Jezler
Valesca Sarkis
Álvaro A. Cruz

Seção 7 Farmacologia do Sistema Endócrino

77. Farmacologia do Eixo Hipotálamo-Hipófise, 767
Ana Claudia Rebouças Ramalho

78. Tireoide e Drogas Antitireoidianas, 780
Jeane Meire Sales de Macedo

79. Farmacologia do Cálcio, Vitamina D, Paratormônio, Calcitonina, Bifosfonatos e SERMs, 791
Ana Claudia Rebouças Ramalho

80. Insulina e Antidiabéticos Orais, 803
Ana Claudia Rebouças Ramalho
Maria de Lourdes Lima

81. Corticosteroides, 822
Jeane Meire Sales de Macedo
Irismar Reis de Oliveira

82. Estrogênios e Progestogênios, 838
José Maria de Magalhães Netto
Hugo Maia Filho

83. Anticoncepcionais, 845
Manoel Bomfim de Sousa Filho

84. Andrógenos, 859
Adroaldo Neiva

85. Drogas que Estimulam e Deprimem a Musculatura Uterina, 865
Ronald Bossemeyer
Ana Maria Chagas
Carlos Alberto Chagas

Seção 8 Farmacologia do Aparelho Digestivo. Vitaminas e Minerais

86. Antieméticos, 874
Luciana Rodrigues Silva

87. Farmacologia Clínica das Drogas Antiulcerosas e Antidispépticas, 881
Daniel Rui Diniz Santos
Luciana Rodrigues Silva

88. Farmacologia Clínica dos Laxantes e Antidiarreicos, 888
Daniel Rui Diniz Santos
Luciana Rodrigues Silva

89. Doença Inflamatória Intestinal, 896
Adérson Omar Mourão Cintra Damião

90. Farmacologia Aplicada ao Tratamento das Hepatites Crônicas, 904
Raymundo Paraná
Delvone Almeida
Maria Isabel Schinoni
Daniel Cavalcante

91. Outros Quadros Clínicos em Gastroenterologia e Hepatologia, 910
Luciana Rodrigues Silva

92. Vitaminas e Minerais, 913
Enock Fernandes Sacramento
Benedito Bruno da Silva

Seção 9 Antibióticos e Quimioterápicos. Venenos Animais

93. Conceitos Básicos da Antibioticoterapia, 933
Penildon Silva

94. Normas para a Seleção de Antibióticos para Uso Clínico, 944
Heonir Rocha

95. Antibióticos Betalactâmicos. Penicilinas, 953
Penildon Silva

96. **Cefalosporinas, 973**
    Heonir Rocha

97. **Aminoglicosídios, 982**
    Fernando Luís de Queiroz Carvalho

98. **Lincosamidas, Tetraciclinas e Cloranfenicol, 989**
    Fernando Luís de Queiroz Carvalho

99. **Eritromicina, Azitromicina e Claritromicina, 999**
    Rosemary Duarte Sales Carvalho
    Wilson Andrade Carvalho

100. **Vancomicina. Teicoplanina. Quinupristina e Dalfopristina. Bacitracina. Gramicidina. Polimixinas, 1006**
    Luiz Cesar Dantas Nascimento

101. **Sulfonamidas e Outros Quimioterápicos Empregados no Tratamento de Infecções do Trato Urinário, 1013**
    Wilson Andrade Carvalho

102. **Fluoroquinolonas, 1026**
    Wilson Andrade Carvalho

103. **Metronidazol, 1041**
    Penildon Silva

104. **Quimioterapia da Tuberculose e Micobactérias Atípicas, 1045**
    Antônio Carlos Moreira Lemos

105. **Quimioterapia da Hanseníase, 1055**
    Ênio Ribeiro Maynard Barreto
    Paulo Roberto Lima Machado

106. **Agentes Antineoplásicos, 1060**
    Carlos Sampaio Filho
    Vanessa Dybal Bertoni
    Claudia Sampaio
    Alex Pimenta
    Miguel Ângelo Brandão

107. **Fármacos Antifúngicos, 1076**
    Penildon Silva

108. **Drogas Antivirais. Farmacoterapia da AIDS, 1084**
    Penildon Silva

109. **Amebicidas. Tricomonicidas. Giardicidas. Tripanossomicidas. Leishmanicidas, 1103**
    Rodolfo Teixeira

110. **Anti-helmínticos, 1111**
    José Carlos Bina

111. **Antimaláricos, 1124**
    Nilse Querino

112. **Antissépticos, Desinfetantes e Esterilizantes, 1133**
    Sérgio Lacerda Cruz

113. **Farmacologia dos Venenos Animais, 1138**
    Antonio Raimundo Pinto de Almeida
    Maria da Glória da Mota Bonfim
    Manoel Barral Netto

PARTE 3
TÓPICOS ESPECIAIS

114. **Farmacologia em Terapia Intensiva, 1151**
    Augusto Manoel de Carvalho Farias
    Eron Garcia de Santana
    José Mário Meira Teles

115. **Farmacoterapia Pediátrica, 1164**
    Luciana Rodrigues Silva

116. **Farmacoterapia Geriátrica, 1180**
    Silvia Regina Mendes Pereira

117. **Intoxicações Exógenas, 1185**
    Samuel Schvartsman

118. **Farmacologia Odontológica, 1192**
    Benedicto Alves de Castro Silva

119. **Placa Dentária e/ou Biofilme Dentário Bacterianos, 1197**
    Evandro da Silva Teles
    Antonio Falcão

120. **Aspectos Básicos da Farmacoterapia Ocular, 1201**
    Maria Celina Bulhões Costa
    Otoniel Costa Nascimento Neto

121. **Farmacologia do Sistema Vestibular,** 1212
Pedro Luiz Mangabeira Albernaz

122. **Farmacologia Dermatológica,** 1216
Newton Alves Guimarães

123. **Farmacoterapia Dermatológica,** 1223
Ariene Pedreira Paixão
Silvana Huf Dall'Igna

124. **Tratamento Farmacológico da Disfunção Erétil,** 1232
Modesto Antonio de Oliveira Jacobino

125. **Alimentos Usados como Medicamentos,** 1237
Neide de Jesus

126. **Farmacologia em Enfermagem,** 1242
Jeane Magnavita da Fonseca Cerqueira
Marcelo Araújo
Maria Aparecida Araujo Figueiredo

127. **Farmacoterapia Biotecnológica,** 1245
Penildon Silva

128. **Terapia Gênica,** 1253
Penildon Silva

129. **Meios de Contraste Iodados,** 1258
Luiz Antonio Nunes de Oliveira
Erico Souza Oliveira

130. **Protetores Solares – Fotoprotetores,** 1268
Maria de Lourdes Lopes

Índice Alfabético, 1272

Farmacologia

Parte 1

FARMACOLOGIA GERAL

1
Natureza da Farmacologia

Penildon Silva

CONCEITO

Entre as ciências biológicas, a farmacologia ocupa lugar *sui generis*. Sem limites, possui raízes profundas nas ciências básicas, ramifica-se em todas as especialidades médicas, invade a psicologia, a sociologia, a ecologia, a agricultura, a guerra. Quando se define a farmacologia como estudo da interação de compostos químicos com os organismos vivos, a amplitude do seu campo logo se torna patente. De um lado, o agente químico, de outro, o sistema vivo, que jamais é estático, sempre apresentando-se de maneira dinâmica, variando de um momento para outro, sob o influxo de inúmeros fatores. Em virtude dessa variação, a interação substância química *versus* sistema vivo exterioriza-se em variabilidade inusitada. O sistema vivo pode ser uma organela celular, uma célula, um órgão isolado, um sistema ou o organismo inteiro. O agente químico pode apresentar-se como molécula bem definida ou sob a forma de um extrato ou mistura de composição não totalmente conhecida.

Na realidade, a farmacologia reflete a natureza. Esta, nos seus processos vitais, sempre utiliza um composto químico como intermediário indispensável, desde os mais básicos atos fisiológicos, como a digestão (enzimas), até as manifestações mais complexas do sistema nervoso central e comportamento (neurotransmissores).

Quando a farmacologia se especializa no campo médico, a substância química recebe o nome de droga ou fármaco. A farmacologia estuda o resultado da interação da droga com o sistema biológico. A resposta ou efeito dessa interação pode apresentar diversas gradações, simplificadas em dois grandes tipos: benéficos ou maléficos.

No primeiro caso, a droga que provoca efeito benéfico passa a chamar-se medicamento e é utilizada na prática médica, sob várias modalidades de aplicação, sempre em benefício do paciente; no segundo caso, a interação produz efeito maléfico para o sistema vivo, a droga se chama tóxico e seu estudo constitui objeto da toxicologia. Veja o esquema na Fig. 1.1.

A palavra *droga* é usada pelo leigo também para indicar substância de abuso, tipo cocaína, maconha, heroína etc.

A farmacologia médica estuda principalmente a droga-medicamento, com os seus efeitos benéficos e desejáveis, mas também focaliza a possível e potencial toxicidade dos medicamentos. Com essa significação, estuda qualquer composto biologicamente ativo, inclusive determinados alimentos, analisando não somente os medicamentos habituais, de origem exógena, mas também as substâncias sintetizadas pelo nosso corpo (hormônios, mediadores químicos etc.). O nosso organismo, nesse último exemplo, teria uma farmacologia intrínseca, possuindo na intimidade dos seus tecidos a substância química ativa e o alvo a ela sensível.

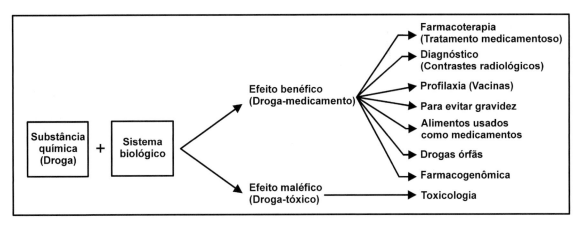

Fig. 1.1 Aplicações de farmacologia.

4 FARMACOLOGIA

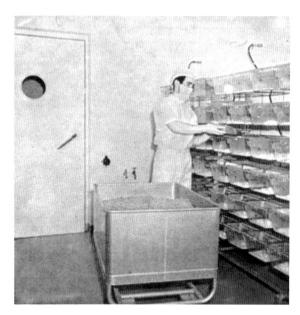

Fig. 1.2 Recinto *limpo* de um biotério para conservar os animais livres de patógenos. Ambiente climatizado. Alimentação adequada e estéril. As portas se fecham automaticamente.

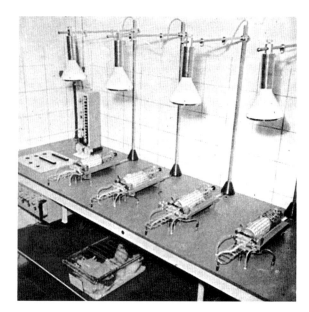

Fig. 1.4 Medida da pressão arterial em ratos hipertensos.

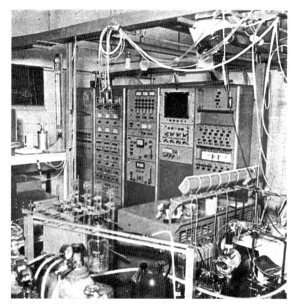

Fig. 1.3 Instalação para análise da circulação. A prova dura o dia inteiro e é realizada com gatos, cobaias e cães. Empregam-se diferentes doses da droga em estudo variando as circunstâncias, como por exemplo a relação O_2/CO_2 para se estudar o efeito sobre a respiração. Esse conjunto pode medir simultaneamente os seguintes parâmetros, registrando-se de imediato sob a forma de curvas:

- Volume-minuto do fluxo sanguíneo
- Volume-minuto da respiração
- Eletrocardiograma
- Gasometria
- Estímulo elétrico vago
- Contrações musculares
- Motilidade intestinal
- Frequência respiratória
- Frequência cardíaca
- Medida de O_2/CO_2 no ar respirado
- Contração da membrana nictitante.

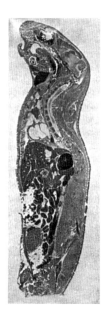

Fig. 1.5 Autorradiografia. Administra-se o medicamento marcado radioisotopicamente aos ratos, que, após determinado tempo, são sacrificados. Preparam-se cortes do corpo inteiro que se colocam em placas fotográficas radiossensíveis. Passado algum tempo, observa-se enegrecimento intenso nas zonas correspondentes aos órgãos que armazenam a droga marcada. Esse método localiza de modo exato a distribuição da droga no organismo.

Esse foi o conceito da autofarmacologia, criado por Henry Dale, de tanta repercussão na evolução da farmacologia moderna.

A palavra *fármaco* vem do grego *pharmakon*, que significa não apenas a substância de uso terapêutico, mas também veneno, feitiço e influência sobrenatural ou mística.

A palavra fármaco é usada como sinônimo de droga-medicamento.

A palavra *remédio* é utilizada pelos leigos como sinônimo de medicamento e especialidade farmacêutica; na realidade, remédio é qualquer dispositivo, inclusive o medicamento, que sirva para tratar o doente: massagem, fisioterapia, clima, sugestão etc.

Algumas definições básicas

Bias. Palavra inglesa que pode ser traduzida por *tendenciosidade*.

Indica uma influência latente que pode perturbar a análise de um estudo. Trata-se de uma tendência mental, particularmente quando é irracional.

Pode ser um *desvio* sistemático da verdade que distorce os resultados da pesquisa.

Biofarmacologia. Neologismo para uma noção antiga e sinônimo de autoterapia ou terapia constitucional. Indica a modalidade terapêutica que estimula as defesas e processos curativos naturais do próprio organismo. É a terapêutica que utiliza a força curativa da natureza, tradução da expressão latina *vis medicatrix naturae*.

Bolo. Injeção intravenosa de dose única durante curto período (isto é, segundos) em contraste com infusão intravenosa contínua.

Às vezes, encontra-se a grafia *bolus*.

CE_{50}. Concentração eficaz em 50% de pacientes ou de tecidos. É a concentração de uma droga que produz uma resposta específica do tipo tudo ou nada em 50% de pacientes, também chamada concentração eficaz mediana.

Cápsula. Forma farmacêutica de conformação cilíndrica usualmente de gelatina que contém uma droga em forma sólida ou líquida.

Compliance. Termo inglês que indica obediência ou aderência estrita a um plano de tratamento.

Dependência de drogas. Estado que surge após uso repetido, periódico ou contínuo de determinada droga, prejudicando o indivíduo e, às vezes, a sociedade. Pode haver um ou mais dos seguintes fenômenos: dependência psíquica ou emocional, dependência física e tolerância. A dependência provoca uso compulsivo da droga que exerce atividade psicoativa e que pode estar associado a tolerância e dependência física.

Dispensação. Esta palavra é às vezes encontrada para significar o ato de o farmacêutico fornecer o medicamento ao comprador, ao paciente. Tradução da palavra inglesa *dispensing*.

Disposição. A literatura, sobretudo estrangeira, registra a expressão disposição das drogas para abranger a sua distribuição, metabolismo e excreção.

DNA recombinante. A tecnologia do DNA recombinante utiliza técnicas para unir moléculas de DNA *in vitro* e introduzi-las em células vivas nas quais elas se multiplicam. Essa tecnologia permite: (1) isolamento de segmentos específicos de DNA de quase qualquer organismo e sua amplificação a fim de se obterem grandes quantidades para análise molecular; (2) a síntese, em um organismo hospedeiro, de grandes quantidades de produtos gênicos que podem ser úteis na medicina e na indústria; e (3) o estudo das relações entre estrutura e funções através da mutagênese de DNAs clonados.

Drágea. Forma farmacêutica recoberta por uma substância que resiste à secreção gástrica ácida. Só no intestino delgado é que a capa de drágea é dissolvida e a droga é liberada. Às vezes, as drágeas são chamadas comprimidos gastrorresistentes.

Droga. Qualquer substância química capaz de produzir efeito farmacológico, isto é, provocar alterações somáticas ou funcionais, benéficas (droga-medicamento) ou maléficas (droga-tóxico). O uso popular da palavra *droga* indica principalmente as substâncias de abuso, tipo maconha, cocaína etc.

Droga *designer*. Expressão aplicada a drogas de uso ilícito, especialmente manufaturadas para esse mercado ilegal. A expressão é também aplicada a drogas legitimamente sintetizadas para pesquisa, mas que demonstram possuir apenas atividade recreativa, como, por exemplo, alguns derivados da fentanila e a tenanfetamina.

Droga de liberação prolongada. Droga adaptada a uma forma que controla a taxa em que os ingredientes ativos são liberados. As técnicas usadas para retardar a liberação incluem o uso de microesferas revestidas (microencapsulação), quelatos, resinas, matrizes plásticas porosas e derivados de celulose; geralmente são preparações de uso oral, mas podem ser usadas em outras vias, como transdérmica, intramuscular e implantação.

Droga genérica. O termo *genérico* indica o nome não comercial ou de fantasia da droga. A palavra propranolol, por exemplo, indica um nome genérico. O propranolol tem, também, outros nomes comerciais, de fantasia, como, por exemplo, Inderal, Efektol, Tesnol e muitos outros.

Droga pesada e droga leve. Expressões populares para indicar drogas de abuso que induzem dependências física e emocional (pesadas) como a heroína e aquelas que são menos causadoras de dependência e incapacidade social (leves) como a maconha.

Drogas essenciais. A Organização Mundial de Saúde atualiza periodicamente uma lista de drogas essenciais. A última lista, de 1995, arrola cerca de 300 drogas essenciais. As listas da OMS identificam um núcleo comum de necessidades básicas que tenha relevância e aplicabilidade universais. Trata-se de uma contribuição para resolver problemas cujas necessidades de tratamento médico excedem os recursos financeiros.

Drogas multipotentes. Drogas que apresentam baixa seletividade de ação. São drogas que podem interagir com diversos tipos de receptores. Às vezes, são chamadas promíscuas.

Drogas na pesquisa. Embora as drogas, de modo geral, não apresentem grande seletividade, algumas são suficientemente seletivas e podem ser usadas como instrumentos na elucidação de certos processos biológicos. Alguns exemplos são indicados. A aloxana provoca necrose das células beta do pâncreas. A antipirina mede a capacidade metabólica, por ser metabolizada (95%) principalmente pelo fígado.

A bicuculina é um agonista do receptor GABA.

A alfabungarotoxina é uma proteína que faz parte do veneno de certas serpentes e que se combina irreversivelmente com os receptores da acetilcolina na junção neuromuscular. É usada como marcador de receptores colinérgicos.

Duplo-cego. Expressão aplicada a um estudo ou técnica experimental, frequentemente usada em ensaios terapêuticos ou outros estudos em pacientes humanos, nos quais nem os pacientes nem os experimentadores sabem se está sendo aplicado um placebo ou uma nova droga ativa ou uma droga ativa padrão.

A intenção é evitar que falsas esperanças, temores e ideias preconcebidas possam criar tendenciosidade.

Às vezes, a expressão *duplo-cego* é substituída por *duplo-encoberto*.

Ensaio biológico. Medida da concentração ou potência de substâncias biologicamente ativas através das respostas de células ou tecidos vivos, em comparação com uma preparação padrão.

Especialidade farmacêutica. Medicamento de fórmula conhecida de ação terapêutica comprovável, em forma farmacêutica estável, embalado de modo uniforme e comercializado com um nome de fantasia. Não é medicamento que se possa preparar na própria farmácia. A especialidade farmacêutica é industrializada, e sua fabricação obedece a regulamento de natureza governamental. Termo comercial aplicado a um medicamento por uma companhia farmacêutica industrial. Um medicamento tem um nome aprovado ou genérico, mas pode apresentar diversos nomes comerciais de fantasia.

Existe uma publicação atualizada anualmente, chamada *Dicionário de Especialidades Farmacêuticas*, que indica os medicamentos usados no Brasil.

Êxtase. Nome popular da droga 3,4-metilenodioximetanfetamina, usada como droga de abuso. *Ecstasy* dos ingleses.

Farmácia e farmácia clínica. Farmácia foi a primeira subdivisão da farmacologia a tornar-se independente e a adquirir *status* profissional. A farmácia, por definição, incube-se da preparação, manipulação e fornecimento ou dispensação de agentes químicos (drogas) com a finalidade terapêutica. A farmácia, por sua vez, subdivide-se em diversos departamentos, como farmacotécnica, farmacognosia, química farmacêutica etc. O farmacêutico por si, em decorrência da industrialização da sua profissão, praticamente não prepara, manipula ou embala seus medicamentos, mas sua função, diante da crescente complexidade da terapêutica, torna-se cada vez mais importante, como assistente valioso do médico, orientando-o a respeito das propriedades das drogas e das formas farmacêuticas. Existe até, em certos países, uma florescente subespecialidade, chamada farmácia clínica, na qual o farmacêutico não prescreve nem clinica, que são funções próprias do médico, mas se torna o conselheiro das drogas, prestando informes a respeito de todos os aspectos das propriedades dos medicamentos.

Fármaco. Sinônimo de droga. Ou, mais especificamente, o fármaco é a droga-medicamento de estrutura química bem definida.

Farmacoepidemiologia. Estudo do uso e dos efeitos das drogas em grandes números de pessoas.

Farmacogenética. Estuda respostas farmacológicas e suas modificações por influências genéticas. O polimorfismo farmacogenético indica a existência, em uma população, de dois ou mais alelos (no mesmo *locus*), o que resulta em mais de um fenótipo em relação ao efeito de uma droga. Em geral, o polimorfismo farmacogenético se manifesta sob a forma de diferentes capacidades de metabolizar as drogas, como, por exemplo, as diferenças genéticas em uma enzima única. Os processos de metabolismo das drogas que apresentam polimorfismo farmacogenético incluem a acetilação de drogas como a isoniazida, a hidroxilação aromática de drogas como o dextrometorfano e a hidrólise do suxametônio.

Farmacogenômica. Representa a análise de respostas às drogas em relação à informação genômica, com a finalidade de individualizar os tratamentos e reduzir reações adversas às drogas.

Farmacopeia. Livro que oficializa as drogas-medicamentos de uso corrente e consagradas pela experiência como eficazes e úteis. Descreve testes químicos para determinar a identidade e pureza das drogas e fórmulas para certas misturas dessas substâncias. As farmacopeias são publicações oficiais de cada país e são atualizadas periodicamente por comissões especiais de cientistas. As farmacopeias padronizam os agentes medicamentosos nas comunidades civilizadas, e são complementadas por formulários e outras publicações correlatas.

FDA (Food and Drug Administration). Repartição do governo norte-americano que regula o uso dos alimentos e das drogas. Suas decisões assumem importância internacional.

Feriado do medicamento. A interrupção proposital de um tratamento prolongado, com o objetivo de restaurar a responsividade à terapia ou reduzir a toxicidade.

Forma farmacêutica. Forma de apresentação do medicamento: comprimido, xarope, cápsula etc.; na forma farmacêutica, além do medicamento principal ou princípio ativo, entram outras substâncias na composição, como veículo ou excipiente, coadjuvante, edulcorante, ligante, preservativo etc.

Fórmula magistral. Qualquer produto medicinal preparado numa farmácia de acordo com uma prescrição, para um paciente individual.

Fórmula oficinal. Droga ou formulação guardada em estoque na farmácia.

Fórmula ou formulação. Representa o conjunto dos componentes de uma receita prescrita pelo médico ou então a composição de uma especialidade farmacêutica. Notar que o uso do termo fórmula não possui a significação usada em química.

A fórmula, por exemplo, de determinado xarope expectorante e antitussígeno é a seguinte:

Benzoato de sódio	5,0 g
Acetato de amônio	5 cm^3
Xarope de tolu	50 cm^3
Xarope de codeína	30 cm^3
Infusão de polígada q.s.p.	150 cm^3

Essa fórmula, antes da industrialização farmacêutica, era prescrita pelo médico dessa maneira, e constituía um medicamento magistral que seria preparado ou aviado pelo próprio farmacêutico na sua farmácia.

A mesma fórmula pode ser preparada em escala industrial, comercializada com nome de fantasia adequado e receitada pelo médico, com esse nome, seguido da maneira de empregar. Os formulários são coleções organizadas de fórmulas de uso corrente.

Formulações de depósito. Uma droga em forma lentamente absorvida (por exemplo, dissolvida em óleo ou como suspensão de sal insolúvel), usualmente aplicada por via intramuscular, o que reduz a frequência de administração.

Galênico. Medicamento manipulado pelo farmacêutico, em geral de acordo com fórmulas magistrais. O medicamento galênico pode também significar retirado de plantas, em oposição aos que são preparados com substâncias químicas puras.

Genoma. A informação genética total de um organismo. O genoma é representado pelo DNA nos eucariontes e procariontes e pelo DNA ou RNA nos vírus. Determinado organismo só possui um genoma, seja o organismo haploide, diploide ou poliploide.

Eucarionte é qualquer organismo cujas células encerram um eucarion e que sofre meiose. Eucarion é um tipo de núcleo celular limitado por uma membrana nuclear e que contém cromossomos verdadeiros.

Procarionte é qualquer organismo no qual o DNA genômico não está circulando por uma membrana nuclear no interior da célula, isto é, qualquer organismo que possui um procarion.

Os procariontes compreendem as bactérias, as cianobactérias e *archaea*.

Procarion indica um núcleo primitivo, isto é, o DNA genômico numa estrutura definida, mas sem possuir membrana nuclear ou outras inclusões nucleares. Esse aspecto é encontrado nas bactérias (inclusive nos actinomicetos) e nas cianobactérias.

Haploide é um termo que descreve uma célula, um organismo ou um núcleo que possui um único genoma ou um único grupo de cromossomos homólogos, isto é, que só encerra metade do número diploide.

Diploide descreve uma célula ou núcleo que possui dois grupos de cromossomos homólogos, isto é, encerra duas vezes o número haploide.

Poliploide descreve uma célula (ou organismo) que possui três, quatro, cinco ou mais vezes o número haploide de cromossomos no seu núcleo.

Imunofarmacologia. Subdivisão jovem da farmacologia que se destina a analisar os seguintes pontos: (1) controle do desenvolvimento e da função dos componentes celulares do sistema imunológico; (2) facilitação e supressão de função das células imunologicamente competentes de diversas subclasses, como células auxiliares, supressoras e efetoras T, e as efetoras e supressoras B; (3) manipulação e recuperação dos sistemas do complemento e da cinina-calicreína; e (4) utilização, modulação e inibição das linfocinas, geradas pelos linfócitos T.

A imunofarmacologia trata dos mecanismos efetores fundamentais da imunidade, isto é, inflamação, fagocitose, reatividade vascular e coagulação sanguínea.

Imuno-histoquímica. Uma técnica pela qual partes específicas de células ou tecidos podem ser coradas seletivamente, através de uma reação anticorpo-antígeno.

O anticorpo, que está ligado a um reagente, pode ser objeto de uma reação fluorescente ou colorida a ser aplicado ao tecido, reagindo de modo altamente seletivo com aquelas partes da célula ou tecido que contêm o antígeno contra o qual surgiu o anticorpo.

Lipossomos. Pequenas vesículas que possuem membrana com bicamada de fosfolipídio-proteína, com interior aquoso, que podem transportar uma droga. São preparadas por sonicação, isto é, exposição a som de elevada frequência.

Os lipossomos podem ser usados para: (a) permitir absorção de substâncias no trato gastrointestinal que, de outro modo, seriam digeridas (p. ex., insulina); (b) estudo de fluxos iônicos através de membranas; (c) reduzir toxicidade de drogas aplicadas intravenosamente; (d) promover administração de ácidos nucleicos na terapia gênica.

Manipulação. Em farmacotécnica, esse termo significa o conjunto de operações usadas no "aviamento" ou execução da fórmula magistral pelo farmacêutico. Hoje, a manipulação está industrializada, substituída pela produção em massa das especialidades farmacêuticas.

Medicamento magistral. É aquele prescrito pelo médico e preparado para cada caso, com indicação de composição qualitativa e quantitativa, da forma farmacêutica e da maneira de administração. Antigamente, o medicamento magistral era muito comum porque os médicos formulavam, isto é, indicavam, em cada caso, na prescrição, a composição de todos os ingredientes da sua fórmula ou formulação medicamentosa, seguida do modo de usar. Hoje isso é feito através de industrialização dos produtos farmacêuticos, e o medicamento se apresenta como especialidade farmacêutica. Raramente, no momento atual, o médico formula ou aplica o que se chama a arte de formular.

Medicamento oficinal. Aquele que se prepara na própria farmácia, de acordo com normas e doses estabelecidas por farmacopeias ou formulários e com uma designação uniforme. Ex.: tintura de iodo, elixir paregórico etc.

Meta-análise. Técnica que agrupa os resultados de muitos estudos terapêuticos ou de segurança. Mesmo os resultados contraditórios são incluídos. A meta-análise proporciona um meio objetivo de obter-se uma resposta de consenso a partir de estudos que individualmente são inconclusivos.

Nictêmero. Tanto de dia como de noite.

Nocebo. Do latim, *nocebo* = vou lesar. Termo aplicado ao placebo que provoca efeitos adversos.

Panaceia. Tipo de remédio que cura todas as doenças.

Período latente. Intervalo entre estímulo e resposta.

Placebo. Palavra latina que significa *eu vou agradar*. Em farmacologia, significa uma substância ou preparação inativa administrada para satisfazer a necessidade psicológica do paciente. Usado também em ensaios clínicos controlados para determinar a eficácia de novos medicamentos. A palavra também pode aplicar-se a algum processo sem valor terapêutico intrínseco, porém realizado pela sua influência psicológica sobre o paciente. Mesmo os medicamentos já consagrados ou em investigação possuem, além da sua ação farmacológica intrínseca, o chamado efeito placebo quando o paciente acredita na atividade do medicamento.

Polifarmácia. Termo aplicado à fórmula farmacêutica que encerra um número muito grande de componentes, em geral sem base científica.

Posologia. Ciência da dosagem.

Pró-droga. Termo usado para indicar a substância química que precisa se transformar no organismo a fim de tornar-se droga ativa. O sulindaco, por exemplo, é um antiinflamatório que só vai agir após transformar-se no organismo dando origem a dois metabólitos: o sulfeto e a sulfona. O metabólito sulfeto é a droga responsável pela ação terapêutica e o sulindaco é a pró-droga.

Quantal. Termo aplicado à resposta descontinuamente variável a determinada droga. Como exemplo, o número de indivíduos de uma amostra finita que apresenta uma resposta específica tudo ou nada (presente/ausente), em oposição à resposta gradativa ou gradual.

Quantum. Termo aplicado em casos em que um neurotransmissor é liberado em múltiplos integrais de uma quantidade (mais ou menos constante) básica. Essa quantidade básica é chamada *quantum*.

Radical livre. Um átomo ou molécula que tem existência independente com um elétron não emparelhado, isto é, sem ter todas as valências satisfeitas. Na maioria das moléculas, todos os elétrons são emparelhados. A vida dos radicais livres é, geralmente, muito curta, da ordem de microssegundos. Os radicais livres são muito reativos e podem desempenhar importantes funções em muitos processos biológicos e patológicos.

Terapêutica ou terapia ou tratamento. Conjunto de medidas que trata, alivia ou cura os doentes ou os ajuda a viverem dentro das limitações impostas pela enfermidade. Se a terapêutica ou terapia é realizada com o auxílio de medicamento, denomina-se farmacoterapia.

Terapia gênica. A terapia gênica consiste em administrar-se ácido nucleico, em geral sob a forma de DNA, a fim de modificar o patrimônio gênico do paciente, com finalidades terapêuticas.

Estão em desenvolvimento oligonucleotídios sintéticos que possam atingir locais específicos nas sequências do DNA (abordagem antissentido), de modo que seja bloqueada a síntese de proteínas relacionadas com as doenças. No momento, usam-se vírus e lipossomos como vetores do ácido nucleico injetado.

Teratogênese. Propriedade dos teratógenos, isto é, drogas capazes de provocar anormalidades físicas e de desenvolvimento no embrião ou feto.

Teto (efeito). O efeito máximo de que determinada droga é capaz. Drogas da mesma classe terapêutica podem ter diferentes efeitos teto, como, por exemplo, analgésicos (aspirina *versus* morfina), diuréticos (furosemida *versus* hidroclorotiazida).

Triagem de drogas. Descoberta de composto que apresenta efeito desejado, aplicando-se um ou vários testes biológicos.

Uso externo. Expressão às vezes usada como sinônimo de uso local ou tópico.

Uso interno. Expressão tradicional para indicar a administração de medicamentos por via oral.

Uso local. Quando se deseja que o medicamento só atue no local onde é aplicado, não sendo absorvido e não atingindo a corrente sanguínea. Quando absorvido, o medicamento terá ação geral ou sistêmica.

Uso parenteral. Indica o uso do medicamento por via que não seja a oral ou enteral. O uso parenteral pode ser intravenoso, intramuscular, intra-arterial, intrarraquidiano etc.

Veículo. Substância usada para facilitar a administração de drogas (agentes que condicionam suspensões e emulsões, por exemplo).

DROGAS ÓRFÃS EM DOENÇAS RARAS

A droga órfã é aquela que só tem eficácia contra determinadas doenças raras que atingem menos que 200.000 pessoas nos Estados Unidos. Depois da aprovação pelo FDA, a droga órfã não promove lucros durante pelo menos sete anos. Vinte e quatro anos após a publicação da lei nos Estados Unidos que protege as drogas órfãs, cerca de 282 produtos proporcionaram tratamento de mais de 14 milhões de pacientes nos Estados Unidos.

Essa lei norte-americana protege, com incentivos fiscais e doações, os pesquisadores e indústria farmacêutica que investem nesse tipo de drogas.

Desde a promulgação dessa lei, nos Estados Unidos, como cita Haffner, aprendeu-se muito a respeito das doenças raras; 56% das drogas órfãs se destinam ao tratamento de doenças crônicas.

Como exemplo temos: a Fab imune digoxina ovina (Digibind), usada no tratamento de intoxicação pela digital que ameaça a vida; a ceramida triexosidase-α-galactosidase A (Fabrazyme), para tratamento da doença de Fabry, caracterizada por distúrbio da armazenagem de lipídios; a nitisinona (Orfadin), para o tratamento da tirosinemia do tipo 1, um distúrbio metabólico causado pela falta da enzima fumarilacetoacetato hidrolase, a qual, se não tratada, provoca carcinoma hepático, frequentemente antes dos 4 anos de idade.

Muitas doenças raras possuem um componente genético, e os pacientes, nesse caso, necessitam de tratamento durante toda a vida. Muitos cânceres são também muitos raros, e diversas drogas antineoplásicas foram desenvolvidas de acordo com a lei que protege as drogas órfãs. Como exemplo temos: o imatinib (Gleevec), usado em leucemia mielógena crônica e tumores estromais gastrointestinais, a tretinoína (vesanoid), no tratamento da leucemia promielocítica aguda, e a ifosfamida (Iflex), para câncer testicular.

Um número substancial das drogas órfãs em desenvolvimento se destina ao uso em crianças. O somatrem injetável (Protopin), por exemplo, é usado para tratar insuficiência congênita do hormônio do crescimento.

Embora a maioria das doenças raras seja crônica, algumas, como o botulismo infantil, podem ser agudas.

O produto que foi aprovado para a menor população, a pegademase bovina (Adgen), é usado no tratamento da síndrome combinada de imunodeficiência (SCID) do tipo da adenosina desaminase.

O ensaio clínico desse produto envolveu 8 pacientes, e somente 14 pessoas nos Estados Unidos apresentaram a doença, mas essas pessoas se beneficiaram com o uso da adenosina desaminase. No passado, as crianças com essa síndrome teriam morrido de infecção antes do sexto ano de vida. Atualmente as crianças afetadas podem ter vidas normais enquanto continuarem a receber a medicação.

A legislação das drogas órfãs, incorporando os princípios básicos da lei dos Estados Unidos, foi adotada na União Europeia, na Austrália e no Japão.

SUBDIVISÕES DA FARMACOLOGIA

A evolução das técnicas e métodos farmacológicos deveria ser o critério ideal para orientar as subdivisões de farmacologia. Assim é que surgiram os campos da autofarmacologia, da farmacologia bioquímica, da farmacologia molecular, da farmacogenética, da farmacogenômica, da cronofarmacologia, da imunofarmacologia, da farmacologia fetal e perinatal etc.

Além dessas verdadeiras especializações dentro da farmacologia, as suas subdivisões básicas são as seguintes:

- Farmacologia Geral
- Farmacologia Aplicada
- Farmácia
- Farmacognosia
- Farmacocinética
- Farmacodinâmica
- Farmacoterapia
- Farmacologia Experimental
- Farmacologia Clínica
- Toxicologia.

A farmacologia geral estuda os conceitos básicos e comuns a todos os grupos de drogas. A farmacologia especial ou aplicada se ocupa dos fármacos reunidos em grupos de ação farmacológica similar. A farmacognosia estuda a origem, as características, a estrutura e composição química das drogas no seu estado natural, de matéria-prima, sob a forma de órgãos ou organismos vegetais ou animais, assim como dos seus extratos, sem nenhum processo de elaboração. A farmacognosia trata especialmente das diversas espécies de plantas e de sua estrutura macro- e microscópica. As chamadas *drogas naturais* não são utilizadas pelos médicos ortodoxos, pois foram substituídas em grande parte por derivados sintéticos. Por outro lado, a fitoterapia é objeto de investigação em muitos centros de pesquisa.

A farmacotécnica se ocupa da preparação das formas farmacêuticas sob as quais os medicamentos são administrados: cápsulas, comprimidos, suspensões etc. A farmacotécnica, função do farmacêutico, industrializou-se quase totalmente, constituindo, hoje, complexos industriais que utilizam o trabalho de inúmeros profissionais. O trabalho oficinal do farmacêutico que manipulava ou aviava a receita magistral do médico foi substituído pela fabricação em massa das especialidades farmacêuticas, permitindo melhores condições no preparo, na preservação e na distribuição dos medicamentos.

Atualmente, em certas áreas médicas, observa-se algum retorno à prescrição de fórmulas magistrais.

A farmacodinâmica, até há algum tempo, era destacada como a parte mais importante da farmacologia, porque estudava as ações e efeitos das drogas em organismos sãos e doentes, sendo considerada a base da farmacoterapia. Ultimamente, esse conceito vem-se transformando e demonstrando que as ações e efeitos das drogas também dependem da farmacocinética, como será visto no capítulo correspondente a esse tema. A farmacologia clínica será objeto de capítulo especial.

Este livro focalizará primordialmente a farmacologia médica, com realce aos diversos aspectos da farmacologia humana. O estudo de cada droga, por sua vez, seguirá os itens do esquema apresentado a seguir.

ROTEIRO DE ESTUDO DE UMA DROGA

1. Generalidades

- Histórico
- Uso empírico etc.

2. Química

- Relações entre estrutura e atividade
- Nomenclatura, sinonímia

3. Farmacocinética

- Vias e sistemas de administração
- Absorção
- Distribuição
- Metabolismo ou biotransformação
- Eliminação (metabolismo e excreção)

4. Farmacodinâmica

- Local de ação
- Mecanismo de ação
- Ações e efeitos
- Efeitos terapêuticos
- Efeitos tóxicos

5. Interações com outras drogas ou com alimentos

6. Toxicidade

- Efeitos colaterais
- Toxicidade aguda, subaguda e crônica
- Tratamentos dos efeitos tóxicos

7. Posologia

8. Indicações, contraindicações

9. Especialidades farmacêuticas existentes no Brasil

10. Referências bibliográficas

RELAÇÕES COM OUTRAS CIÊNCIAS

A farmacologia, ciência multidisciplinar, não existiria sem outras ciências. Seu nascimento só se tornou possível a partir do fim do século XVIII, com o desenvolvimento da fisiologia experimental e da química. A química permitiu não só a análise de princípios ativos de drogas naturais, mas também a síntese de novos derivados.

Nos dias atuais, a farmacologia, que era uma fisiologia aplicada, passou a utilizar técnicas da bioquímica, da biologia molecular, da patologia, da genética, da microbiologia, da psicologia, da estatística e da matemática.

A farmacologia, por outro lado, contribui de modo decisivo para o exercício das profissões da área da saúde: médicos, veterinários, dentistas, enfermeiros, farmacêuticos, educadores sanitários, nutricionistas, higienistas e outros profissionais e técnicos de áreas correlacionadas, como fisioterapeutas, terapeutas ocupacionais, dietistas, técnicos de laboratório de análises. Todos eles aplicam conhecimentos farmacológicos.

Em saúde pública, a farmacologia também participa das áreas de poluição ecológica, de aditivos alimentares, fluoração de água, efeitos do fumo e do álcool etc.

Do ponto de vista sociológico, os maiores problemas farmacológicos são criados pelo abuso de drogas.

Na prática médica, faz melhor medicina quem compreende a base científica do que está fazendo. Tal base inclui, necessariamente, também o conhecimento farmacológico da droga, da sua química, da sua cinética, do seu modo de ação, da sua toxicidade e da estratégia do seu emprego.

VARIAÇÃO BIOLÓGICA

A tendência às generalizações e às falsas analogias, inerente ao raciocínio superficial, deve ser vigiada quando se estuda farmacologia, uma das ciências da variação biológica. Os efeitos farmacológicos não podem ser previstos como em matemática, física, química e astronomia, ciências ditas exatas.

O sistema biológico, caracterizado pelas suas possibilidades de variação, confere à resposta farmacológica, terapêutica ou tóxica, um característico probabilístico que impõe a análise estatística. Em clínica, já é do conhecimento comum que cada paciente é um caso diferente, e, na observação farmacológica, já se concebe até o que se considera individualização da farmacoterapia. O fato se torna compreensível quando se analisa o grande número de variáveis que podem intervir no efeito farmacológico.

A variação individual das respostas às drogas é causada, principalmente, pela idade, por fatores genéticos, étnicos e ecológicos, por certos estados fisiológicos como a gravidez, por estados patológicos como insuficiência renal ou hepática e por interações de drogas.

Alguns capítulos deste livro abordam com detalhes esses fatores que influem na variação das respostas às drogas.

Além dos fatores citados, há ainda um tipo de variação denominado idiossincrásico. As reações idiossincrásicas geralmente são provocadas por diferenças genéticas e imunológicas entre indivíduos.

As reações idiossincrásicas ocorrem em pequena proporção dos indivíduos, mas podem ser prejudiciais, até mesmo fatais.

Essas reações podem ocorrer com o uso de baixas doses dos medicamentos.

As seguintes drogas podem provocar reações idiossincrásicas que foram bem documentadas: cloranfenicol, primaquina, dapsona, doxorrubicina, algumas sulfas, clorpropamida e outras.

Certas doenças podem também provocar reações idiossincrásicas, tais como porfiria hepática e hipertermia maligna.

O primeiro requisito da ciência experimental é a possibilidade de medidas quantitativas dos seus sistemas. Em farmacologia, tratamos com material vivo no qual a medida das alterações pelas drogas é difícil porque as fontes de variação são inúmeras. A fim de obtermos o quadro quantitativo da ação de uma droga, podemos, por exemplo, medir o aumento ou diminuição da frequência do pulso, o aumento ou diminuição da frequência respiratória, a profundidade da respiração, a proporção de um grupo de animais que é afetada por determinado efeito ou morta, a concentração de uma substância no sangue, a quantidade excretada na urina ou fezes, a inibição de uma reação bioquímica etc.

Alguns efeitos, como a alteração do pulso, são facilmente mensuráveis; outros, como as alterações de concentração de substâncias orgânicas nos fluidos do corpo ou os efeitos sobre os sistemas enzimáticos, só podem ser determinados empregando-se técnicas especiais.

Por melhor que seja a técnica ou aparelho, não podemos reproduzir exatamente resultados obtidos em diferentes animais, mesmo se controlarmos cuidadosamente espécie, raça, sexo, idade, nutrição etc. As variações constituem a norma, mesmo quando experimentamos com o mesmo animal, em diferentes ocasiões. Conhecemos algumas fontes de variação, outras não. Qualquer organismo vivo, mesmo que seja simples célula bacteriana, constitui um sistema incrivelmente complexo de reações bioquímicas e de forças físicas.

Tal sistema é mantido em equilíbrio dinâmico, sempre mudando, de maneira que é difícil conhecê-lo totalmente. É, portanto, evidente que qualquer agente ou droga que perturbe esse equilíbrio altera o organismo, não só no aspecto que somos capazes de registrar, mas também em muitos outros que não temos ainda meios de descobrir; além disso, outros fatores, além da droga, como veremos, podem influenciar o organismo na sua resposta à droga. Na farmacologia humana, ainda devemos levar em conta os componentes psíquico e cultural do paciente, de tão grande influência no efeito dos medicamentos e dos placebos.

É uma situação aparentemente desanimadora, mas, apesar disso, grande soma de conhecimentos farmacológicos já foi conseguida graças a: (1) tratamento estatístico de dados obtidos, a fim de melhor interpretarmos as influências das inúmeras variáveis do experimento farmacológico; (2) aperfeiçoamento das técnicas experimentais.

Utilizando tais conhecimentos, o farmacologista realiza o ensaio biológico com o qual avalia a potência da droga pelas reações do organismo vivo.

MÉTODOS DE ESTUDO

Até que se torne medicamento, a droga sofre longa série de pesquisas físicas, químicas, biológicas e clínicas que visam assegurar sua utilidade, sua qualidade e sua margem de segurança.

Nesse extenso campo de trabalho, a farmacologia tem que utilizar métodos de estudo praticamente de todos os ramos do conhecimento, desde os dados mais singelos da físico-química, como peso molecular e ionização, até as mais modernas e sofisticadas técnicas da eletrônica, da biologia molecular, das moléculas marcadas com radioisótopos, da estatística, da psicologia e da sociologia. Na farmacologia médica básica ou pré-clínica, predominam os métodos da fisiologia, bioquímica e engenharia genética, com os registros biofísicos eletrônicos e o emprego de computadores. Na farmacologia clínica, ao lado de toda contribuição das especialidades médicas, destacam-se ultimamente os métodos da química analítica fina, aplicados ao estudo da farmacocinética.

Apesar de utilizar-se largamente das outras ciências, possui a farmacologia o seu método próprio de ciência autônoma, representado pela padronização biológica da droga. No ensaio biológico, investigam-se todos os detalhes que servem de base à resposta resultante da ação da dose da droga sobre o sistema vivo, como, por exemplo, relação entre dose e efeito determinantes da atividade da droga, local e mecanismo de ação etc.

Os métodos clássicos da farmacologia estudam os efeitos das drogas em órgãos isolados e animais inteiros, registrando alterações em pressão sanguínea, frequência respiratória, motilidade muscular, diurese, sono etc. Apesar de fecundos, pois com eles nasceu esta ciência, tais métodos não explicam o mecanismo de ação das drogas, um dos objetivos principais da pesquisa farmacológica dos nossos tempos. Para essa explicação, os métodos atuais investigam as interações nos níveis bioquímico, físico-químico, molecular e submolecular, focalizando especialmente as organelas celulares (receptores, canais iônicos, genes, ribossomos, por exemplo) e enzimas.

A metodologia farmacológica, nos últimos 30 anos, evoluiu muito mais rapidamente do que em toda a história prévia desta ciência. Além disso, as filosofias de trabalho se encontram em fluxo contínuo, aperfeiçoando interpretações farmacológicas, como resultado das inovações, especialmente da biologia molecular, tentando medir as transformações moleculares causadas pelas drogas. Os ensaios clínicos, estudados em capítulo próprio, representam o estágio final do estudo dos medicamentos. Naturalmente que, apesar de todo o processo tecnológico, a peça principal do método continua a ser o pesquisador, com a sua imaginação, sua inteligência e sua capacidade de julgamento.

FORMAS FARMACÊUTICAS

Por diversos motivos de ordem prática, as drogas não são administradas no seu estado puro ou natural aos pacientes, mas sim como parte de uma formulação, ao lado de uma ou mais substâncias não-medicinais que desempenham várias funções farmacêuticas. Esses adjuvantes farmacêuticos têm por finalidade solubilizar, suspender, espessar, diluir, emulsionar, estabilizar, preservar, colorir e melhorar o sabor da mistura final, a fim de fornecer uma forma farmacêutica agradável e eficiente dos agentes medicamentosos que ela encerra. A forma farmacêutica da droga-medicamento, isto é, sua apresentação final, pode ser comprimido, xarope, ampola etc. A ciência que trata das formas farmacêuticas é a farmacotécnica, um dos ramos da farmácia, hoje quase inteiramente industrializada.

As vantagens das formas farmacêuticas foram sintetizadas por Ansel e Popovich do seguinte modo:

1. possibilidade de administração de doses exatas das drogas;
2. proteção da droga contra a influência do suco gástrico (medicamentos em forma de drágeas, com revestimento entérico);
3. proteção contra a influência do oxigênio e umidade atmosféricos (comprimidos recobertos, ampolas fechadas);
4. mascarar sabor ou odor desagradáveis da droga (cápsulas, drágeas, xaropes de sabor agradável)
5. apresentar formas farmacêuticas líquidas de substâncias que sejam insolúveis ou instáveis nos veículos habituais (suspensões);
6. apresentar preparações líquidas de substâncias solúveis nos veículos habituais (soluções);
7. fornecer ação prolongada ou continuada da droga, através de uma forma de liberação prolongada (comprimidos, cápsulas e suspensões especialmente fabricados);
8. proporcionar ação adequada da droga através da administração tópica (unguentos, cremes, preparações para uso nasal e otológico);
9. facilitar a colocação da droga num dos orifícios do corpo (supositórios, óvulos);
10. facilitar a deposição das drogas na intimidade dos tecidos do corpo (injeções);
11. proporcionar ação adequada da droga através da terapêutica inalatória (inalantes, aerossóis).

O tipo de forma farmacêutica, em determinado caso clínico, depende das características do paciente e da doença.

EXEMPLOS DE FORMAS FARMACÊUTICAS

1. Para uso interno – via oral

- Sólidos
  - Pós
- Aglomerados
  - Pílulas
  - Pastilhas
  - Comprimidos
  - Cápsulas
  - Drágeas
  - Granulados
- Líquidos
  - Soluções
    - Simples
    - Compostas
    - Xaropes
    - Elixires etc.
  - Dispersões
    - Emulsões
    - Suspensões

2. Para uso externo

- Cutâneo (tópico)
  - Pomadas
  - Cremes
  - Unguentos
  - Pastas
  - Cataplasmas
  - Loções
- Retal (supositórios)
  - Vaginal
  - Óvulos
  - Comprimidos
  - Geleias
- Oftalmológico
- Otorrinolaringológico

3. Para uso parenteral

- Grandes volumes
  - Nutrição parenteral prolongada
- Pequenos volumes (ampolas, injeções)
  - Intramuscular
  - Intravenoso
  - Intrarraquidiano
- Contraste radiológico
- Intradérmico (*pellets*)

Além dos tipos citados, existem outras formas que constituem objetos de estudo, inovação e aplicação da farmacotécnica.

A relação entre a forma farmacêutica e a sua atividade terapêutica atinge tal importância que constitui um setor especializado de estudo pelos norte-americanos, chamado de biofarmácia.

A biofarmácia estuda a relação entre a natureza e a intensidade dos efeitos biológicos no homem e nos animais, e os seguintes fatores referentes às formas farmacêuticas: (a) natureza química da droga (sal, éster, complexo etc.); (b) estado físico, tamanho e superfície da partícula da droga; (c) presença ou ausência de adjuvantes; (d) tipo da forma farmacêutica; (e) processo farmacêutico empregado na confecção da forma farmacêutica.

FARMACOLOGIA E TERAPÊUTICA

Habitualmente, define-se a terapêutica como ciência e arte de tratar o doente, aliviar seu sofrimento, quando possível curá-lo e sempre confortá-lo. Em sentido amplo, a terapêutica ou tratamento emprega vários meios, entre os quais os medicamentos, e, nesse caso, denomina-se farmacoterapia ou terapia medicamentosa. A farmacologia médica tem como finalidade principal fornecer o substrato da terapêutica medicamentosa.

Estas duas disciplinas deveriam sempre estar entrelaçadas, mas, frequentemente, a farmacologia se distancia da terapêutica. Os clínicos, em geral, desenvolvem suas terapêuticas sem levar muito em conta a necessidade do conhecimento farmacológico e, às vezes, até opondo-se ao que a farmacologia ensina. No intuito de abolir essa defasagem entre a farmacologia básica, considerada somente de importância teórica, e a terapêutica, de natureza eminentemente prática, foi criada a farmacologia clínica, cujos princípios já foram codificados pela Organização Mundial de Saúde e que representa uma atividade indispensável de investigação da aplicação clínica das drogas.

SISTEMAS TERAPÊUTICOS

Tratamento específico

É o tipo de terapêutica etiológica que se dirige à causa da doença, exigindo diagnóstico específico. Constitui o tipo ideal terapêutico, pois se opõe à polifarmácia, isto é, ao uso de muitos medicamentos simultaneamente em determinado caso do qual só se conhece a sintomatologia.

Tratamento de suporte ou de apoio

Como muitas doenças não podem ser diagnosticadas com precisão, mas precisam ser tratadas, a terapêutica de apoio assume grande importância na prática médica. Esse tipo de terapêutica consiste no conjunto de medidas que incluem medicação sintomática, alimentação orientada, repouso, controle do ambiente em que o paciente vive e psicoterapia.

Terapêutica empírica e popular

Em certos casos, esse tipo de terapêutica pode dar subsídios à terapêutica específica, como foram os exemplos do ferro na anemia e da reserpina como tranquilizante e hipotensor.

Placeboterapia

A palavra *placebo*, de origem latina, faz parte do verbo *agradar* e, em farmacoterapia, refere-se à ação do medicamento que não é decorrente de sua atividade farmacológica. Esta atividade depende da confiança depositada pelo paciente no medicamento ou substância que lhe é administrada. Na terapêutica que precedeu a época atual, predominava a placeboterapia. O placebo puro é representado por uma substância química inerte, mas na qual o paciente tem fé. Por outro lado, mesmo as drogas potentes possuem efeito placebo ao lado de sua ação farmacológica e, às vezes, pode atingir até 35% da ação total da droga. Se, por exemplo, num ensaio clínico obtivéssemos 90% de resultados positivos, apenas aproximadamente 65% seriam devidos à ação farmacológica intrínseca da droga.

O médico, como pessoa, pode influir favoravelmente no efeito placebo, e, de acordo com Shapiro, essa ação provém de três fatores:

1. interesse do médico pelo paciente;
2. interesse do médico pelo tratamento, sua fé, seu entusiasmo e sua convicção nos resultados positivos da terapêutica;
3. interesse no acompanhamento do caso clínico.

O placebo puro tem os seguintes usos clínicos: (a) controla os ensaios clínicos, destacando-se os efeitos verdadeiros das drogas, da cirurgia e de outros processos terapêuticos; (b) elimina a tendenciosidade humana do paciente e do médico, de modo que os reatores e não-reatores ao placebo possam ser estudados como um grupo-controle em relação à ação da droga; (c) o placebo pode ser utilizado como instrumento psicológico no controle de sintomas de origem emocional; (d) como medida provisória antes de se estabelecer um diagnóstico preciso.

Além desses usos previsíveis de placebo, há, ainda, o efeito placebo circunstancial do chamado placebo impuro, que acompanha praticamente todo tipo de tratamento.

Nacebo é termo aplicado ao placebo que provoca efeitos adversos.

Psicoterapia

Apesar de não participar da padronização farmacológica das drogas, a psicoterapia pode interferir nos seus efeitos esperados e antecipados. No tratamento de pacientes humanos, a psicoterapia é complemento indispensável em qualquer forma de tratamento. A administração pura e simples de medicamentos em um vácuo emocional nem sempre produz os efeitos esperados pela previsão farmacológica.

Teste terapêutico

O tratamento lógico depende do diagnóstico preciso. Em determinadas oportunidades, porém, o clínico realiza o inverso, aplicando o teste terapêutico, isto é, chegando ao diagnóstico através da terapêutica.

Quando se suspeita, por exemplo, de intoxicação morfínica, o diagnóstico pode ser feito com teste terapêutico que utiliza uma dose pequena de nalorfina. A aspirina pode ser utilizada no diagnóstico da febre reumática, quando se observa sua ação sobre os sintomas da artrite.

Medicina alternativa e complementar

Berman e Straus pertencem ao Centro Nacional de Medicina Alternativa e Complementar dos Institutos Nacionais de Saúde dos Estados Unidos.

Esses pesquisadores realizaram excelente trabalho no sentido de implementar uma agenda de pesquisa para a medicina alternativa e complementar.

A medicina complementar e alternativa consiste em intervenções clínicas que são praticadas devido à sua popularidade. Por outro lado, os tratamentos convencionais têm que demonstrar sua segurança e eficácia antes de serem aprovados para o uso. As intervenções alternativas são utilizadas em lugar dos tratamentos convencionais. As intervenções complementares são usadas com os tratamentos convencionais.

Os tratamentos usados na medicina alternativa e complementar podem ser classificadas em cinco categorias que se imbricam, de acordo com Kessler et al.:

1. Terapias com base biológica;
2. Manipulações baseadas em intervenções no corpo;
3. Intervenção no corpo e espírito;
4. Tratamentos baseados na energia.

Os tratamentos baseados em biologia incluem a administração de produtos botânicos e animais, vitaminas, minerais e aminoácidos.

Os produtos botânicos e animais diferem das vitaminas, minerais e aminoácidos porque são misturas complexas. Os extratos de plantas, por exemplo, podem encerrar milhares de componentes.

O estudo cuidadoso dessas terapias demonstrou que muitas das intervenções biológicas são ineficazes.

Ao contrário da opinião popular, a profilaxia com vitamina C, por exemplo, não diminuiu a incidência e duração do resfriado comum mesmo com as megadoses da vitamina.

Os tratamentos baseados em manipulação do corpo incluem a quiroprática ou manipulação osteopática e muitas formas de massagem.

A essência da quiroprática consiste no "ajuste da coluna vertebral", no qual se aplica força à coluna vertebral com finalidade terapêutica. Postula-se que a técnica da manipulação da coluna vertebral visa o alívio de uma faceta óssea aprisionada, reposição de um fragmento de disco, alívio da rigidez induzida por tecido fibroso e modificação da atividade neuronal.

A quiroprática é literalmente uma tecnologia manual e frequentemente é associada a massagem, acupuntura, administração de produtos botânicos e fisioterapia, especialmente para distúrbios musculoesqueléticos agudos e crônicos.

As técnicas que visam ao corpo e ao espírito se baseiam na conhecida e constante interação entre corpo e espírito, mediada através de vias nervosas e componentes químicos, hormônios e outros sistemas de mediadores circulantes.

As funções do corpo são influenciadas pelas emoções, que também contribuem para o aparecimento de sintomas.

Como existe uma prevalência onipresente da superstição, de rituais e práticas religiosas em toda a experiência humana, observa-se que intervenções psíquicas, como meditação e prece, têm sido usadas para evitar e melhorar sofrimento físico e mental.

A meditação, a terapia musical, a terapia pela arte e a prece são consideradas abordagens complementares ou alternativas. A maior parte dos usos da hipnose, terapias cognitivas e biofeedback, entretanto, já se integrou à medicina convencional.

Nas terapias energéticas existem diversas abordagens que invocam sistemas energéticos para a cura de diversas doenças.

Algumas dessas abordagens são compreensíveis através da física, como o uso de ímãs. Noutras, as supostas energias ainda não foram demonstradas de forma objetiva.

Certas tradições asiáticas atribuem o bom estado de saúde ao fluxo adequado de energias vitais através do corpo. Os exercícios do sistema *qui gong*, por exemplo, consistem em meditação, movimentos rítmicos e na arte de respirar. Esse sistema tem sido usado especificamente em hipertensão arterial e doenças respiratórias.

Há um sistema de tratamento à distância que se refere à influência de uma pessoa sobre outras que vivem noutro lugar, sem o uso de meios físicos para a intervenção.

Ainda nesse grupo, inclui-se o "toque terapêutico", no qual a pessoa espalha suas energias mentais a favor de outra, a partir das mãos do curador, enquanto elas passam perto do corpo do paciente, sem tocá-lo.

A acupuntura é uma abordagem energética que visa restaurar o fluxo energético do *qi*, que significa a energia vital do corpo.

Os antigos chineses identificaram dois importantes estados de energia, chamados *ying* e *yang*.

Ying se associa com o frio, a escuridão, a passividade, a tranquilidade e a quiescência. *Yang* se associa ao calor, à estimulação, ao excesso, à convicção e ao dinamismo.

A fim de harmonizar desequilíbrios *ying-yang* e outras condições do corpo, inserem-se finas agulhas em pontos específicos do corpo ao longo dos *meridianos*, que se ligam aos centros vitais.

As pesquisas recentes ainda não estabeleceram a base dos tradicionais pontos e meridianos da acupuntura.

A estimulação, pelas agulhas, dos nervos de pequeno diâmetro, no interior dos músculos, parece provocar efeitos fisiológicos. Essa estimulação ativa a medula espinhal, o tronco cerebral e o hipotálamo que, por sua vez, causa liberação de opioides endógenos.

Sistemas médicos alternativos correspondem a intervenções terapêuticas que não se apoiam nas bases da medicina convencional. Entre eles se encontram a medicina chinesa tradicional, a ayurveda (que significa "ciência da vida") da Índia e os sistemas de várias tribos indígenas.

Os sistemas alternativos mais recentes incluem a homeopatia e a naturopatia.

A homeopatia nasceu como uma reação às intervenções terapêuticas inseguras daquele tempo, tais como uso de sanguessugas e purgativos.

A homeopatia (do grego *homoios*, semelhante; *patheia*, sofrimento) é um sistema de medicina criado pelo Dr. Samuel Hahnemann, médico alemão que viveu de 1755 até 1843. Ele descobriu a seguinte "lei": "Sintomas similares causados pelos remédios removem sintomas similares na doença." Também postulou que somente uma doença pode existir no corpo em determinado tempo.

O Dr. Hahnemann também "descobriu" que o efeito das drogas é potencializado pela diluição.

Clark (1885-1941), pioneiro farmacologista inglês, mencionou que a "trigésima potência", recomendada por Hahnemann, fornecia uma solução na qual haveria somente uma molécula da droga no volume de uma esfera com uma circunferência igual à órbita do planeta Netuno.

O proponente da homeopatia acreditava que uma dose, na qual não havia droga, seria terapeuticamente ativa devido à energia espiritual difundida à formulação pelo modo especial em que a diluição era agitada durante a preparação (sucussão). Esse processo só afetaria as moléculas desejadas, mas não as impurezas. Como disse Cuthbert, a fim de aceitarmos a potência homeopática, teríamos que abandonar a natureza física dos materiais e as relações entre concentração e resposta das substâncias biologicamente ativas.

Os farmacologistas, em geral, pensam que, na ausência de evidências conclusivas baseadas em ensaios clínicos terapêuticos, de acordo com os padrões modernos, não há possibilidade de discussão.

A *tintura-mãe* é uma solução ou extrato alcoólico do material original. As diluições sucessivas são preparadas com sucussão e chamadas potências.

Não há limite para o número de diluições sucessivas.

A homeopatia é uma forma elegante de placeboterapia.

A palavra *alopatia* vem do grego, de *allos* = outro, e *pathos* = doença. No sistema alopático, as doenças eram tratadas com a produção de uma condição ou de antagonistas incompatíveis com o estado patológico a ser tratado. A alopatia é, às vezes, também chamada heteropatia. A alopatia se baseava na crença de que a indução de uma nova doença (ou de novos sintomas) expulsaria a doença existente.

Era, antigamente, utilizada sob a forma de purgativos, sangria, sudorese e vômitos. Frequentemente os pacientes cessavam de queixar-se da sua doença original, e muitos se recuperavam.

Não é correto usar-se esse termo para indicar a medicina ortodoxa científica, em oposição à homeopatia.

A medicina naturopática visa intervenções terapêuticas por meio de medidas não-tóxicas, tais como dieta adequada.

Como acentuam Berman e Straus, existem desvantagens nas intervenções de medicina alternativa e complementar.

Os medicamentos com base em plantas, por exemplo, são frequentemente contaminados com metais pesados e sujeira, adulterados com drogas de prescrição e grande divergência do conteúdo exposto no rótulo, interferências com a farmacocinética de drogas que salvam vidas e até mesmo algumas toxicidades inerentes.

INDÚSTRIA FARMACÊUTICA

O papel exercido pela indústria farmacêutica no desenvolvimento das drogas atuais talvez seja mais bem ilustrado pelos comentários do Prof. Louis Lemberger, chefe do Programa de Farmacologia Clínica da Universidade de Indiana, Estados Unidos, e diretor do Serviço de Farmacologia Clínica do Lilly Research Institute.

Sua exposição foi realizada em uma mesa-redonda sobre "Pré-requisitos para avaliação clínica de novas drogas", em São Paulo. Eis as suas palavras:

"O desenvolvimento e a aplicação de novas drogas no tratamento de enfermidades constituem um processo de trabalho orientado para uma meta definida, para a qual muitos cientistas treinados trabalham em diferentes setores.

"Nenhuma organização está mais bem preparada, mais bem equipada e mais motivada para desenvolver essa importante função do que a indústria farmacêutica. Podemos afirmar com segurança que, se não fosse a indústria farmacêutica, não teríamos nenhuma nova droga nos Estados Unidos e, provavelmente, no mundo nos últimos 25 ou 30 anos. E o mais notável é que foi o desenvolvimento de novas drogas que mudou o curso da medicina moderna. Lembraremos apenas alguns exemplos: (a) os corticosteroides no tratamento da inflamação; (b) os potentes diuréticos no tratamento da insuficiência cardíaca congestiva; (c) o grande número de drogas no tratamento da hipertensão; (d) antibióticos potentes e específicos para ao tratamento de todos os tipos de infecções; (e) novas drogas, como os alcaloides da *Vinca*, para o tratamento da leucemia e outros tipos de câncer, que permitem às crianças, que viveriam somente poucos anos, viverem mais e terem vida útil, chegando em alguns casos a curá-las de suas moléstias."

As outras etapas desenvolvidas pela indústria farmacêutica, referentes à evolução do medicamento até a sua comercialização, estão descritas no Cap. 27.

OBJETIVOS DO ENSINO DA FARMACOLOGIA

Objetivo informativo

a) Fornecer ao estudante e lhe transferir a apreciação e o conhecimento da interação entre substâncias químicas e sistemas vivos, interação esta que constitui a finalidade principal da farmacologia.
b) Estabelecer contato íntimo entre o espírito do estudante e os princípios essenciais da farmacologia que constituem a base de todas as aplicações dos medicamentos no diagnóstico, tratamento, prevenção das doenças, para evitar a gravidez e na terapia gênica. Tal contato só pode ser eficaz quando obtido através de experimentação individual. Educação pelo fato, aprender fazendo: em experiência de laboratório, com exercícios de farmacologia clínica, nas enfermarias e em grupos de debate. Seguir o conselho de William Osler: "Ensine o aluno a observar; forneça-lhe um grande número de fatos. As lições brotarão dos próprios fatos."
c) Familiarizar o estudante com o estudo lógico das drogas, seguindo um esquema de caráter geral, aplicável a qualquer tipo de drogas, incluindo, pelo menos, os seguintes itens: relação entre estrutura química e atividade, farmacocinética, farmacodinâmica, interações com outras drogas, toxicidade, posologia, indicações.

Objetivo formativo

a) Desenvolver no estudante as qualidades de ordem e método, assim como cuidado e rigor nas realizações experimentais e nas observações clínicas, honestidade no registro das observações, critério de interpretação dos resultados.
b) Desenvolver o seu espírito de observação e o senso crítico, assim como o espírito de iniciativa, fazendo-o sugerir novas experiências, habituando-o a tirar o máximo proveito e rendimento do equipamento e das oportunidades que lhe são oferecidas.
c) Aprender como decidir acertadamente quanto ao medicamento que deve ser usado diante do problema clínico. A prescrição do medicamento constitui responsabilidade de um risco calculado. O estudante deve aprender a julgar a magnitude desse risco.

Objetivo cultural

a) Enriquecer o patrimônio cultural do estudante, iniciando-o nas linhas mestras dos grandes problemas científicos da medicina, demonstrando-lhe o papel desempenhado pela farmacologia, como instrumento terapêutico e também servindo na pesquisa de muitos problemas normais e patológicos.
b) Ajudar o estudante a adquirir uma perspectiva farmacológica, isto é, uma maneira de pensar a respeito das drogas, de tal modo que ele se torne capaz de, entre outras coisas, saber analisar a literatura especializada de modo crítico. Aprenderá, também, como separar o joio do trigo na avalanche da propaganda comercial de medicamentos.
c) Adquirir uma atitude mental da necessidade da aprendizagem continuada, especialmente em farmacologia, em que novos fatos surgem todos os dias.

Objetivo social

Aprender a avaliar o impacto que as drogas desencadeiam na sociedade, investigando suas razões psicológicas, ambientais e culturais. Estar preparado para quando for solicitado, na sua comunidade, a orientar pais, mestres, líderes sociais e jovens nesse problema específico.

As funções sociais da farmacologia devem visar às seguintes finalidades: (a) fornecer informações fidedignas a respeito das drogas; (b) participar da equipe responsável pela segurança dos produtos químicos aos quais o homem está exposto; (c) participar do sistema de vigilância do uso das drogas-medicamentos e das drogas de abuso; (d) assumir responsabilidade nos programas sociais de educação sobre drogas.

Nessa função social da farmacologia, todos os componentes das ciências da saúde (médicos, veterinários, enfermeiros, dentistas, farmacêuticos, nutricionistas, profissionais de todos os níveis da saúde pública) podem colaborar.

FARMACOLOGIA NO BRASIL

Professor José Ribeiro do Valle, titular de Farmacologia da Escola Paulista de Medicina, escreveu uma notável monografia sobre o histórico da farmacologia no Brasil.

Nessa publicação, o autor, com muita precisão e beleza estilística, analisa a evolução do ensino e da pesquisa da farmacologia no Brasil.

FARMACOTERAPIA DO FUTURO

As tendências da terapêutica do futuro se baseiam principalmente em novas descobertas bioquímicas, melhor compreensão da abordagem imunofarmacológica, mais frequente utilização de culturas de células como fontes de materiais biológicos, mais intensa pesquisa clínica e maior racionalidade no controle oficial e no fornecimento dos medicamentos.

A finalidade da pesquisa biomédica, melhorando a saúde do homem, requer, em primeiro lugar, que se compreenda o que provoca a doença e, em seguida, o planejamento dos meios adequados para o tratamento ou a prevenção. Como bem acentua Carrico, a compreensão da doença em nível molecular, como as drogas atuam nesse nível e como essa interação se relaciona com todo o organismo constituem áreas de estudo muito atraentes para as quais se dirige a pesquisa farmacológica. Esse enfoque de trabalho necessariamente envolve a integração de muitas disciplinas, tais como genética, imunologia, endocrinologia e biologia molecular, com a farmacologia. Além disso, a recente transferência de tecnologias, como, por exemplo, o uso de anticorpos monoclonais e técnicas de DNA recombinante, para a prática diária permite elevado nível de sofisticação experimental que antes não era possível. A farmacologia, como outras ciências básicas, está começando a colher benefícios dessa sofisticação, e um dos resultados é representado pelo desaparecimento das antigas barreiras entre a farmacologia e as outras ciências.

REFERÊNCIAS BIBLIOGRÁFICAS

1. ANSEL, H.C. & POPOVICH, N.G. *Pharmaceutical Dosage Forms and Drug Delivery Systems* 5th ed. Lea & Febiger, 1990.
2. BAILEY, D.S., BONDAR, A., FURNESS, L.M. Pharmacogenomics – it's not just pharmacogenetics. *Curr. Opin. Biotechnol.,* 9(6):595-601, 1998.
3. BEECHER, H.K. The powerful placebo. *JAMA, 159:1602,* 1955.
4. BERMAN, N.J.D. & STRAUS, S.F. Implementing a research agenda for complementary and alternative medicine. *Ann. Rev. Med.,* 55:239-54, 2004.
5. BURN, J.H. *The Background of Therapeutics.* London, Oxford University Press, 1948.
6. CARRICO, C.C. Frontiers in Pharmacology. *TIPS,* 4(12):485-487, 1983.
7. CHALMERS, T.C. Meta-analyses in clinical medicine. *Trans. Am. Clin. Climat. Ass.,* 90:144-50, 1988.
8. CHERKIN, D., DEYO, R.A., BETTIE, M. *et al.* A comparison of physical therapy, chiropractic manipulation, and provision of an education booklet for the treatment of patients with low back pain. *N. Engl. J. Med.,* 339:1021-29, 1998.
9. CLARK, A.J. General pharmacology. *Handb. Exper. Pharmakol., Suppl.* 4:1, 1937.
10. D'AGOSTINO R.M., WEINTRAUB M. Meta-analysis: a method for synthesizing research. *Clin. Pharmacol. Ther.* 58, 605-16, 1995.
11. DE SMET P.A.G.M. Health risks of herbal remedies. *Drug Saf.,* 13:81-93, 1995.
12. EFRON, D.H., HOLMSTEDT, B. & KLINE, N.S. *Ethnopharmacologic search for psychoactive drugs.* Washington, DC: U.S. Department of Health, Education and Welfare, 1967.
13. ERNST, E. The risk-benefit profile of commonly used herbal therapies: ginkgo, St. John's wort, ginseng, Echinacea, saw palmetto, and kava. *Ann. Intern. Med,* 136:42-53, 2002.
14. FINGER, S. *Minds Behind the Brain.* Oxford University Press, New York, 2000.
15. FRIEDMAN, M. & FRIEDMAN, G.W. *As dez maiores descobertas da medicina.* Editora Schwarcz. São Paulo, 1999.
16. GARB, S. Teaching medical students to evaluate drug advertising. *J. Med. Educ.,* 35:729-39, 1960.
17. GOLDMAN, P. Herbal medicines today and the roots of modern pharmacology. *Ann. Intern. Med.,* 135:594-600, 2001.
18. HAFFNER, M.E. Adopting orphan drugs. *N. Engl. J. Med.,* 354:5-7, 2006.
19. HOLMSTEADT, B. & LILESTRAND, G. *Readings in Pharmacology.* New York, MacMillan, 1963.
20. HYPERICUM DEPRESSION TRIAL STUDY GROUP. Effect of *Hypericum perforatum* (St. John's wort) in major depressive disorders. A randomized controlled trial. *JAMA,* 287:1807-14, 2002.
21. JONAS, W.B.; KAPTCHUCK, T.J., LINDE, K. A critical overview of homeopathy. *Ann. Intern. Med.,* 138:393-99.
22. KAPTCHUCK, T.J. Acupuncture: theory, efficacy, and practice. *Ann. Intern. Med.,* 136:374-83, 2002.
23. KESSLER, R.C., DAVIS, R.B., FOSTER, D.F. *et al.* Long-term trends in the use of complementary and alternative medical therapies in the United States. *Ann. Intern. Med.,* 135:262-68, 2001.
24. KRANTZ Jr., J.C. & CARR, C.J. *The Pharmacologic Principles of Medical Practice.* 6th ed. Baltimore, Williams & Wilkins, 1965.
25. LAURENCE, D.R. & BENNETT, P.N. *Clinical Pharmacology,* 7th ed. London, Churchill Livingstone, 1992.
26. LEAKE, C.C. The scientific status of pharmacology. *Science,* 134, 2069-79, 1961.
27. LEAKE, C.C. *An Historical Account of Pharmacology to the 20th Century.* Springfield, Thomas, 1975.
28. LECRUBIER, Y., CLERC, G., DIDI, R. *et al.* Efficacy of St. John's wort extract WS 5570 in major depression: a double-blind placebo controlled trial. *Am. J. Psychiatr.,* 159:1631-66, 2002.
29. LEMBERGER, L. *Pré-requisitos para avaliação de novas drogas.* Mesa-redonda. São Paulo, Escola Paulista de Medicina, 4 de março de 1977.
30. MEEKER, W.C., HALDEMAN, S. Chiropractic: a profession at the crossroads of mainstream and alternative medicine. *Ann. Intern. Med., 136*:216-27, 2002.
31. MONTGOMERY, S.A. The failure of placebo-controlled studies. *Eur. Neuropsychopharmacol.,* 9:271-76, 1999.
32. NAHIN, R.L., STRAUS, R.E. Research into complementary and alternative medicine: problems and potential. *BMJ,* 322:161-64, 2001.
33. NIH Consensus development Panel on Acupuncture. *JAMA,* 280:1518-24, 1998.
34. PERSIDIS, A. The business of pharmacogenomics. *Nature Biotechnol., 16*:209-10, 1998.
35. REIDENBERG, M.M. (ed.) *Individualization of Drug. Therapy.* Med. Clin. N. Am. vol. 58 (N.º 5). W. B. Saunders Co., Philadelphia, 1974.
36. ROBINSON, J.D. *Mechanisms of Synaptic Transmission.* Bridging the gaps. (1890-1990). Oxford University Press, New York, 2001.
37. ROCHA E SILVA, M. Métodos fisiológicos aplicados à farmacologia. *In: Fundamentos da Farmacologia e suas Aplicações à Terapêutica.* 3.ª ed. São Paulo, Edart-INDL, 1973.
38. ROSA, L., ROSA, E., SARNER, L., *et al.* A close look at therapeutic touch. *JAMA,* 79:1005-10, 1998.
39. SANCIER, K.M. Therapeutic benefits of qigong exercises in combination with drugs. *J. Altern. Complement. Med.,* 5:383-89, 1999.
40. SHIRKEY, H.C. General principles of treatment. *In:* SHIRKEY, H.C. (ed.) *Pediatric Therapy.* 5th ed. Saint Louis, C.V. Mosby, 1975.
41. SILVERSTEIN, A.M. *Paul Ehrlich's Receptor Immunology: The Magnificent Obsession.* Academic Press, New York, 2002.
42. SIMMONS, H.E. Assuring total drug quality. *J. Amer. Pharm. Assoc., NS* 13:96-98, 1993.
43. STITZEL, R.E. Development of pharmacological thought. *In:* CRAIG, C.R. & STITZEL, R.E. *Modern Pharmacology.* 4th ed. Boston, Little, Brown and Company, 1994.
44. STRAUS S.E. Herbal medicines – What's in the bottle? *N. Engl. J. Med.,* 247:1997-98, 2002.
45. VALLE, J.R. *A Farmacologia no Brasil. Antecedentes e Perspectivas.* 229 p. Academia de Ciências do Estado de São Paulo, 1978.

2

A Agência Nacional de Vigilância Sanitária

Granville G. de Oliveira

UMA INTRODUÇÃO HISTÓRICA

Nas priscas eras, os esculápios concentravam a sua atenção sobre as características benfazejas dos seus remédios, uma vez que as suas boas intenções justificavam eventuais maus êxitos de propostas terapêuticas clássicas, como "o pó de múmia, os olhos de moscas, o fluido espermático de rãs, o chifre de unicórnio, a asa de morcego", incensadas nos formulários corporativos. Os elevados objetivos justificavam as mortes caridosas de personagens históricos como Carlos I ou George Washington, literalmente assassinados por decocções, sangrias e purgações várias. No entanto, parece que somente os governos tiveram a ideia de questionar e investigar efeitos adversos de terapias questionáveis.

A aura mística que envolvia a profissão dos curadores, encerrando-a numa inexpugnável fortaleza de crípticos mistérios, guardados a sete chaves por sacerdotes, feiticeiros e charlatães, manteve, por milênios, o controle dos medicamentos utilizados como atribuição exclusiva das corporações de médicos e apotecários.

As primeiras manifestações de saúde pública podem ser detectadas algumas centenas de anos antes de Cristo, no Egito, na Índia ou em Roma. Foram, em realidade, atitudes governamentais de vigilância sanitária visando a aspectos de adulteração ou qualidade de alimentos e das águas públicas. No entanto, no século IX, em Bagdá, onde também surgiu a primeira faculdade de medicina moderna, foi constituído o primeiro serviço estatal de vigilância das atividades dos médicos, cirurgiões, oftalmologistas, flebotomistas, fazedores de xaropes, ortopedistas, apotecários etc. Foram, por questões de fiscalização, os pioneiros na separação das profissões de médico e apotecário. O serviço era denominado "Hisba", e os fiscais, com formação de apotecários, eram chamados *muhtasib*, e deviam ser temidos, pois eram parcialmente independentes e podiam exercer a sua função mesmo após o fechamento dos estabelecimentos, à noite. Adulteração de remédios era crime grave. A influência dessa cultura moura, muito mais avançada, se fez sentir na Europa, através de Rogério II, rei das Duas Sicílias, que, em 1140, promulgou a primeira legislação ocidental de vigilância sanitária, regulando a prática médica. A partir dessa iniciativa, o neto de Rogério, o imperador alemão Frederico II, da Casa de Hohenstaufen, também promulgou leis nesse sentido entre os anos de 1231 e 1241, especialmente na Sicília e em Nápoles. Tais leis acabaram efetivas, também, em vários estados das atuais Itália, França e Alemanha.

A Escola de Medicina de Salerno, no século XI, a pioneira no Ocidente, também teve um papel importante na disseminação dos conceitos árabes de vigilância sanitária. Nesse contexto, surgiram as pioneiras farmacopeias, como elementos de padronização de medicamentos. A pioneira foi elaborada em 1498 pela associação de médicos e apotecários de Florença, com o longo título: *Nuovo Receptario Composto dal Famosíssimo Chollegio degli Eximii Doctori della Arte et Medicina della Inclita Cipta di Firenze*. A partir desse exemplo, surgiram outras iniciativas semelhantes, como a farmacopeia de Barcelona, em 1535 (*Concordia Pharmacolorum Barcinonesium*); a de Nüremberg, em 1546 (*Dispensatirium Valerri Cordis*); a de Mântua, em 1559; a de Augsburgo, em 1564; a de Bolonha, em 1574; a de Bergamo, em 1580; a de Roma, em 1583; a de Londres (*Pharmacopoea Londrinensis*), entre outras tantas.

Em Portugal, já no século XVI, havia um conjunto de normas que regulava a fabricação e a venda de medicamentos, nas suas Ordenações do Reino, em que era determinado que somente os "boticários" portadores de "Cartas de Aprovação" poderiam distribuir remédios.

Outros governos depreenderam, também, a necessidade de criar normas de vigilância sanitária, como a promulgada na Noruega, em 1679, ou pela Dinamarca, em 1772. Por essa época, surge, na Alemanha, o conceito de "polícia sanitária". Em 1782, em Portugal, D. Maria I a Louca, preocupada com *"...os muitos estragos que, com irreparável prejuízo da vida de meus vassalos, têm resultado do pernicioso abuso que muitas pessoas...se animam a exercitar a faculdade de medicina e a arte da cirurgia..."*, estabeleceu a Junta do Protomedicato, com o objetivo de fiscalizar o exercício da medicina, da cirurgia e da farmácia. A venda de remédios secretos passou a ser proibida. Ainda nessa vertente, Portugal, ainda sob a influência de D. Maria I, produz, em 1794, a sua *Farmacopeia Geral para Portugal e Domínios*. Com a transmigração da família real para o Brasil, o Príncipe-Regente estabeleceu os cargos de Cirurgião e de Físico-Mor, em 1809, que substituíram a Junta do Protomedicato. Por essa época (1808), com a abertura dos portos às nações amigas, surgiu o problema da importação de doenças. Assim, além daquelas autoridades municipais de fiscalização, cuja função era aplicar pesadas multas em apotecários faltosos, surgiu uma polícia sanitária portuária.

A iniciativa americana, fruto de uma longa luta de Harvey Wiley, terminou em 1906, com a promulgação do revolucionário Pure Food and Drug Act, que seria a base para a futura fundação do Food and Drug Administration (FDA), em 1931, o paradigma mundial de vigilância sanitária. Interessante ressaltar que a promulgação daquela norma histórica foi muito estimulada pela publicação do romance *The Jungle*, de Upton Sinclair, que denunciava a imundície dos matadouros de Chicago.

No Brasil, no entanto, a primeira farmacopeia data de 1926. Em realidade, foi a primeira regulamentação moderna da profissão de farmacêutico e, no seu bojo, do exercício da assistência farmacêutica. Partiu de uma iniciativa do presidente Getúlio Vargas, com a promulgação do Decreto n.º 19.606, de 19 de janeiro de 1931, e do Decreto n.º 20.377, de 8 de setembro de 1931, que regulamentou o assunto. Aparentemente, tais normas foram estimuladas pela fundação do FDA americano.

Posteriormente, o Decreto n.º 20.297, de 14 de maio de 1940, foi o diploma legal que regeu a indústria farmacêutica por mais de 30 anos até a constituição, em 1976, da Secretaria Nacional de Vigilância Sanitária (SNVS) (Decreto n.º 79.056/76), ex-Secretaria Nacional de Saúde (SNS) (Decreto n.º 79.891/74) e ex-Serviço Nacional de Fiscalização de Medicina e Farmácia (SNFMF). Importante ressaltar a importância da Lei n.º 6.360 de 23/10/76, regulamentada pelo Decreto n.º 79.094, de 05/09/77, que, pela sua abrangência e aprofundamento no estado-da-arte da ciência farmacêutica da época, constitui-se numa revolução refletida nos serviços de vigilância sanitária no Brasil. Assim, esse amplo corpo normativo regulamentava a produção, a importação, a exportação, a dispensação, o comércio, a distribuição, a disponibilidade, a promoção, o uso e a pesquisa de medicamentos. Em realidade, reafirmava certos aspectos já contemplados no passado, as três atribuições da vigilância sanitária indispensáveis para o cumprimento da sua função social de defesa da saúde da população: o poder homologador, o poder policial e o poder judicial.

No entanto, alguns aspectos impediam a seu bom funcionar. O primeiro deles é que o Ministério da Saúde nunca dotou essa área de um orçamento aceitável. Não havia um sistema de cargos e funções que estimulasse a criatividade ou a produtividade dos funcionários. Não havia estímulo ao aperfeiçoamento intelectual. Além disso, o fantasma da atividade cartorial orgânica e fisiológica não tinha, nem de longe, abandonado os corredores da SNVS nos anos 80 e 90. E, principalmente, a intensa influência política e o intenso fisiologismo refletiam-se na precariedade dos serviços prestados à população, no favorecimento de correligionários e na perseguição a opositores políticos. Tal funesta influência pode ser aquilatada e claramente traduzida na intensa rotação dos secretários. Nos anos 80, eles mudavam numa média de três vezes por ano. Ficou claro que esse modelo cartorial e político, distante da desejável imparcialidade técnica, simplesmente não funcionava. Nesse ínterim, as forças vivas da saúde pública brasileira propunham o modelo americano: uma agência de vigilância sanitária. Uma agência necessária e suficientemente independente do Ministério da Saúde, voltada para o conceito de defesa do consumidor e baseada nas experiências bem-sucedidas de ditos países centrais, com a sua atividade estruturada sobre códigos que reduzissem a influência de pessoas sobre o processo. Uma agência informatizada e transparente, cobrando taxas justas por seus serviços, e, portanto, independente do ponto de vista orçamentário, apoiada por técnicos valorizados por um sistema de cargos condizentes, treinados e reciclados periodicamente por uma estrutura própria ou, mesmo, terceirizada de ensino e pesquisa. Uma agência vinculada ao aconselhamento da área científica brasileira, relacionada à população através de uma ouvidoria realmente atuante e reforçada em sua autoridade por um sistema de fiscalização destro, bem treinado, não arbitrário, vingativo ou corrupto, estruturado em normas e procedimentos operacionais padronizados.

A AGÊNCIA NACIONAL DE VIGILÂNCIA SANITÁRIA: A SUA IMPLANTAÇÃO

Em 1995, o autor deslocou-se para o Food and Drug Administration, onde, no seu Staff College, cumpriu pós-doutorado que culminou com a elaboração da monografia *Uma Agência Brasileira de Vigilância Sanitária*, entregue, em meados de 1996, ao então ministro da Saúde, José Serra. Tal projeto, provavelmente, forneceu o subsídio básico para o que se seguiria.

Assim, a transformação da Secretaria Nacional de Vigilância Sanitária em agência ganhou forma em meados de 1998, quando o ministro da Saúde, José Serra, começou a elaborar um projeto final nesse sentido. Com a posse do médico Gonzalo Vecina Neto naquela Secretaria Nacional, em agosto, a proposta foi sendo aperfeiçoada e detalhada, ouvindo-se diversos segmentos de áreas direta ou indiretamente relacionadas.

No mês de setembro de 1998, o Ministério da Saúde promoveu um amplo debate com a sociedade para discutir e elaborar propostas de trabalho visando ao aperfeiçoamento do plano de estrutura da futura agência. A ideia era de que o novo órgão assumisse as atribuições da Secretaria de Vigilância no trabalho de fiscalizar produtos, serviços, portos, aeroportos e fronteiras, além de regular e normatizar o setor.

Apesar do esforço individual de todos que trabalhavam na Vigilância, o setor produtivo dessas áreas (indústria e comércio de produtos e serviços), os consumidores e as instâncias estaduais e municipais de vigilância sanitária reivindicaram maior eficiência da Secretaria. A agência atuaria de forma moderna, com recursos próprios e autonomia, uma ouvidoria e uma procuradoria.

Em 8 de novembro de 1998, o ministro José Serra entregou ao presidente da República, Fernando Henrique Cardoso, o anteprojeto de criação da agência, amplamente discutido com a sociedade. No dia 31 de dezembro de 1998, o presidente baixou a Medida Provisória n.º 1.791 criando a Agência Nacional de Vigilância Sanitária — Anvisa.

Em 14 de janeiro de 1999, o Congresso apreciou a MP 1.791 e aprovou-a em votação simbólica, tornando-se a Lei n.º 9.782, de 26 de janeiro daquele ano. Entretanto, para que isso fosse possível, houve muitas negociações em torno das taxas que a Anvisa viria a cobrar para o registro de produtos.

Em seguida, discutiremos alguns aspectos dessa Lei. Importante, no entanto, é ressaltar que ela detalhou, também, as características do Sistema Nacional de Vigilância Sanitária.

No art. 6.º a Lei determina: "A Agência terá por finalidade institucional promover a proteção da população, por intermédio do controle sanitário da produção e da comercialização de produtos e serviços submetidos à vigilância sanitária, inclusive dos ambientes, dos processos, dos insumos e das tecnologias e relacionados, bem como controle de portos, aeroportos e de fronteiras. Em seguida, no art. 7.º, continua: "Compete à Agência proceder à implementação e à execução do disposto no inciso II e no art. 2.º desta Lei, devendo:

I – coordenar o Sistema Nacional de Vigilância Sanitária;

II – fomentar e realizar estudos e pesquisas no âmbito de suas atribuições;

III – estabelecer normas, propor, acompanhar e executar as políticas, as diretrizes e as ações de vigilância sanitária;

IV – estabelecer normas e padrões sobre limites de contaminantes, resíduos tóxicos, desinfetantes, metais pesados e outros que envolvam risco à saúde;

V – intervir, temporariamente, na administração de entidades produtoras, que sejam financiadas, subsidiadas ou mantidas com recursos públicos, assim como nos prestadores de serviços e/ou produtores exclusivos ou estratégicos para o abastecimento do mercado nacional, obedecido o disposto no art. 5.º da Lei n.º 6.437, de 20 de agosto de 1977, com a redação que lhe foi dada pelo art. 2.º da Lei n.º 9.695, de 20 de agosto de 1998;

VI – administrar e arrecadar a taxa de fiscalização de vigilância sanitária, instituída pelo art. 23 da Lei;

VII – autorizar o funcionamento de empresas de fabricação, distribuição e importação dos produtos mencionados no art. 8.º desta Lei e de comercialização de medicamentos;

VIII – anuir com a importação e exportação dos produtos mencionados no art. 8.º desta Lei;

IX – conceder registro de produtos, segundo as normas de área de sua atuação;

X – conceder e cancelar o certificado de cumprimento de boas práticas de fabricação;

XI, XII, XIII – Revogados;

XIV – interditar, como medida de vigilância sanitária, os locais de fabricação, controle, importação, armazenamento, distribuição e venda de produtos e de prestação de serviços relativos à saúde, casos de violação da legislação pertinente ou de risco iminente à saúde;

XV – proibir a fabricação, a importação, o armazenamento, a distribuição e a comercialização de produtos e insumos, em caso de violação da legislação pertinente ou de risco iminente à saúde;

XVI – cancelar a autorização de funcionamento e a autorização especial de funcionamento de empresas, em caso de violação da legislação pertinente ou de risco iminente à saúde;

XVII – coordenar as ações de vigilância sanitária realizadas por todos os laboratórios que compõem a rede oficial de laboratórios de controle da qualidade em saúde;

XVIII – estabelecer, coordenar e monitorar os sistemas de vigilância toxicológica e farmacológica;

XIX – promover a revisão e atualização periódica da farmacopeia;

XX – manter sistema de informação contínuo e permanente para integrar suas atividades com as demais ações de saúde, com prioridade às ações de vigilância epidemiológica e assistência ambulatorial e hospitalar;

XXI – monitorar e auditar os órgãos e entidades estaduais, distrital e municipais que integram o Sistema Nacional de Vigilância Sanitária, incluindo-se os laboratórios oficiais de controle da qualidade em saúde;

XXII – coordenar e executar o controle da qualidade de bens e produtos relacionados no art. 8.º desta Lei, por meio de análises previstas na legislação sanitária, ou de programas especiais de monitoramento da qualidade em saúde;

XXIII – fomentar o desenvolvimento de recursos humanos para o sistema e a cooperação técnico-científica nacional e internacional;

XXIV – autuar e aplicar as penalidades previstas em lei.

XXV – monitorar a evolução dos preços de medicamentos, equipamentos, componentes, insumos e serviços de saúde, podendo para tanto:

a. requisitar, quando julgar necessário, informações sobre produção, insumos, matérias-primas, vendas e quaisquer outros dados, em poder de pessoas de direito público ou privado que se dediquem às atividades de produção, distribuição e comercialização dos bens e serviços previstos neste inciso, mantendo o sigilo legal quando for o caso; (Redação dada pela MP n.º 2.000-12, de 13 de janeiro de 2000)

b. proceder ao exame de estoques, papéis e escritas de quaisquer empresas ou pessoas de direito público ou privado que se dediquem às atividades de produção, distribuição e comercialização dos bens e serviços previstos neste inciso, mantendo o sigilo legal quando for o caso; (Redação dada pela MP n.º 2.000-12, de 13 de janeiro de 2000)

c. quando for verificada a existência de indícios da ocorrência de infrações previstas nos incisos III ou IV do art. 20 da Lei n.º 8.884, de 11 de junho de 1994, mediante aumento injustificado de preços ou imposição de preços excessivos, dos bens e serviços referidos nesses incisos, convocar os responsáveis para, no prazo máximo de dez dias úteis, justificar a respectiva conduta; (Redação dada pela MP n.º 2.000-12, de 13 de janeiro 2000)

d. aplicar a penalidade prevista no art. 26 da Lei n.º 8.884, de 1994; (Redação dada pela MP n.º 2.000-12, de 13 de janeiro de 2000)

§ 1.º A Agência poderá delegar aos Estados, ao Distrito Federal e aos Municípios a execução de atribuições que lhe são próprias, excetuadas as previstas nos incisos I, V, VIII, IX, XV, XVI, XVII, XVIII e XIX deste artigo.

§ 2.º A Agência poderá assessorar, complementar ou suplementar as ações estaduais, municipais e do Distrito Federal para o exercício do controle sanitário.

§ 3.º As atividades de vigilância epidemiológica e de controle de vetores relativas a portos, aeroportos e fronteiras serão executadas pela Agência, sob orientação técnica e normativa do Ministério da Saúde.

§ 4.º A Agência poderá delegar a órgão do Ministério da Saúde a execução de atribuições previstas neste artigo relacionadas a serviços médico-ambulatorial-hospitalares, previstos nos §§ 2.º e 3.º do art. 8.º, observadas as vedações definidas no § 1.º deste artigo.

§ 5.º A Agência deverá pautar sua atuação sempre em observância das diretrizes estabelecidas pela Lei n.º 8.080, de 19 de setembro de 1990, para dar seguimento ao processo de descentralização da execução de atividades para Estados, Distrito Federal e Municípios, observadas as vedações relacionadas no § 1.º deste artigo.

§ 6.º A descentralização de que trata o parágrafo anterior será efetivada somente após manifestação favorável dos respectivos Conselhos Estaduais, Distrital e Municipais de Saúde. (Redação dada pela MP n.º 2.000-12, de 13 de janeiro de 2000)

Art. 8.º Incumbe à Agência, respeitada a legislação em vigor, regulamentar, controlar e fiscalizar os produtos e serviços que envolvam risco à saúde pública.

§ 1.º Consideram-se bens e produtos submetidos ao controle e fiscalização sanitária pela Agência:

I – medicamentos de uso humano, suas substâncias ativas e demais insumos, processos e tecnologias;

II – alimentos, inclusive bebidas, águas envasadas, seus insumos, suas embalagens, aditivos alimentares, limites de contaminantes orgânicos, resíduos de agrotóxicos e de medicamentos veterinários;

III – cosméticos, produtos de higiene pessoal e perfumes;

IV – saneantes destinados à higienização, desinfecção ou desinfestação em ambientes domiciliares, hospitalares e coletivos;

V – conjuntos, reagentes e insumos destinados a diagnóstico;

VI – equipamentos e materiais médico-hospitalares, odontológicos e hemoterápicos e de diagnóstico laboratorial e por imagem;

VII – imunobiológicos e suas substâncias ativas, sangue e hemoderivados;

VIII – órgãos, tecidos humanos e veterinários para uso em transplantes ou reconstituições;

IX – radioisótopos para uso diagnóstico *in vivo* e radiofármacos e produtos radioativos utilizados em diagnóstico e terapia;

X – cigarros, cigarrilhas, charutos e qualquer outro produto fumígero, derivado ou não do tabaco;

XI – quaisquer produtos que envolvam a possibilidade de risco à saúde, obtidos por engenharia genética, por outro procedimento ou ainda submetidos a fontes de radiação.

§ 2.º Consideram-se serviços submetidos ao controle e fiscalização sanitária pela Agência aqueles voltados para a atenção ambulatorial, seja de rotina ou de emergência, os realizados em regime de internação, os serviços de apoio diagnóstico e terapêutico, bem como aqueles que impliquem a incorporação de novas tecnologias.

§ 3.º Sem prejuízo do disposto nos §§ 1.º e 2.º deste artigo, submete-se ao regime de vigilância sanitária as instalações físicas, equipamentos, tecnologias, ambientes e procedimentos envolvidos em todas as fases dos processos de produção dos bens e produtos submetidos ao controle e fiscalização sanitária, incluindo a destinação dos respectivos resíduos.

§ 4.º A Agência poderá regulamentar outros produtos e serviços de interesse para o controle de riscos à saúde da população, alcançados pelo Sistema Nacional de Vigilância Sanitária.

§ 5.º A Agência poderá dispensar de registro os imunobiológicos, inseticidas, medicamentos e outros insumos estratégicos quando adquiridos por intermédio de organismos multilaterais internacionais, para uso em programas de saúde pública pelo Ministério da Saúde e suas entidades vinculadas.

§ 6.º O Ministro de Estado da Saúde poderá determinar a realização de ações previstas nas competências da Agência Nacional de Vigilância Sanitária, em casos específicos e que impliquem risco à saúde da população.

§ 7.º O ato de que trata o parágrafo anterior deverá ser publicado no Diário Oficial da União. (Redação dada pela MP n.º 2.000-12, de 13 de janeiro de 2000)

A Agência Nacional de Vigilância Sanitária (Anvisa) é uma autarquia de regime especial, com sede no Distrito Federal. A missão é a de proteger a saúde da população mediante o controle de produtos, bens e serviços submetidos à vigilância sanitária, bem como de processos, insumos e tecnologias a eles relacionados. Seu quadro tem cerca de 2.700 funcionários (1.500 só na área de portos, aeroportos e fronteiras) constituído por funcionários públicos de carreira, em especial servidores que faziam parte da Secretaria Nacional de Vigilância Sanitária ou da Central de Medicamentos (Ceme), por consultores contratados pelo PNUD e Unesco, além de funcionários terceirizados.

A Anvisa está ligada ao Ministério da Saúde por meio de um contrato de gestão, com independência administrativa, estabilidade dos dirigentes e autonomia financeira. A primeira diretoria, com mandato de quatro anos, foi constituída predominantemente por médicos sanitaristas:

Gonzalo Vecina Neto, Diretor-Presidente; Luiz Felipe Moreira Lima, Diretor de Medicamentos; Ricardo Oliva, Diretor de Alimentos; Luiz Carlos Wanderley Lima, Diretor de Portos, Aeroportos e Fronteiras e Relações Internacionais; Januário Montone, Diretor Administrativo e Financeiro. Após o término do mandato do primeiro diretor-presidente, Gonzalo Vecina Neto, que realizou um belo trabalho de implantação da Agência, assumiu seu cargo o médico sanitarista Claudio Maierovitch Pessanha Henriques.

A Anvisa, além disso, fiscaliza medicamentos, alimentos (incluindo bebidas e água envasada), hemoterápicos, sangue e derivados, além de cosméticos, saneantes, agrotóxicos e produtos utilizados como instrumento de diagnóstico de laboratórios, equipamentos e material médico-hospitalar e odontológico, bem como é responsável pelo registro desses produtos. A Agência, também, atua no controle e fiscalização de indústrias de cigarros e outros produtos derivados do tabaco.

REFERÊNCIAS BIBLIOGRÁFICAS

1. BRASIL. Decreto n.º 19.606, de 19/01/1931.
2. BRASIL. Decreto n.º 20.377, de 08/09/1931.
3. BRASIL. Decreto n.º 20.297, de 14/05/1940.
4. BRASIL Decreto n.º 79.094, de 05/09/1977.
5. BRASIL. Lei n.º 6.360, de 23/10/1976.
6. BRASIL. Lei n.º 6.437, de 20/08/1977.
7. BRASIL. Lei n.º 8.080, de 19/09/1990.
8. BRASIL. Lei n.º 8.884, de 11/06/1994.
9. BRASIL. Lei n.º 9.782, de 26/01/1999.
10. De OLIVEIRA, G.G. *A Brazilian Agency of Sanitary Vigilance*. Monografia de Pós-doutorado apresentada ao Food and Drug Administration Staff College, Rockville, 1996.
11. De OLIVEIRA, G.G. *A Indústria Farmacêutica: O Controle Internacional de Medicamentos*. Brasília, Gráfica do Senado Federal, 1998.

3

Food and Drug Administration como Modelo de Vigilância Sanitária de Medicamentos

Granville G. de Oliveira e Samer A. Husseini de Oliveira

HISTÓRICO

As atitudes terapêuticas têm, provavelmente, a idade do sofrimento do homem, numa estreita relação com a sua própria biologia. A capacidade do curador de prover alívio das dores e dos desconfortos, assim como a cura das doenças, era motivo de fascinação e respeito entre os membros do seu grupo social. A ele atribuíam-se poderes místicos e mágicos, a capacidade de confidenciar com os deuses. O próprio curador, também, como membro dessa mesma sociedade, era influenciado pelas suas tradições, convencendo-se de seus poderes sobrenaturais. E procurava, através das sucessivas experimentações oníricas, o sopro das inspirações divinas que pudessem aumentar a sua capacidade de curar e, obviamente, de influenciar profundamente todos os membros do grupo. Somente assim, poder-se-ia explicar a presença de propostas terapêuticas tão esdrúxulas quanto "sangue de lagarto, fezes de crocodilo, dentes de porco, pata de burro, carne podre e olhos de moscas", encontradas, por exemplo, no Papiro de Ebers (1550 a.C.), ao lado de medicamentos clássicos e reconhecidamente eficazes como o ópio ou a digital. Assim, os curadores, por milênios, mantiveram, através de manobras crípticas, o domínio sobre seus híbridos formulários terapêuticos como forma de preservar o seu poder sobre todos os membros do seu grupo social, inclusive sobre o seu chefe.

Naturalmente, a eficácia e a segurança de tais propostas terapêuticas deixavam muito a desejar. Personalidades dotadas de capacidade crítica, em todas as épocas, percebiam que havia muito de mistificação nas atitudes dos médicos, dos sacerdotes, dos feiticeiros e de outros curadores.

Henrique VIII, um monarca caracterizado por suas atitudes corajosas, constituiu, em 1540, quatro inspetores do College of Physicians of London para que verificassem a validade dos medicamentos constantes na relação *Apothecary Wares, Drugs and Stuffs*. Tal iniciativa gerou uma lenta reação em cadeia. Assim, em 1679, através de um decreto real, era criada a primeira normatização sobre medicamentos na Noruega. Na Dinamarca, a primeira regulamentação no setor data de 1772. Em Portugal, a primeira *Farmacopeia Geral para Portugal e Domínios*, que disciplinava os aspectos do uso de medicamentos, foi promulgada em 1794, por Maria I, a Louca.

Os Estados Unidos tiveram, certamente, papel fundamental na evolução do conceito de regulamentação de aspectos de saúde pública, especialmente pelo fato de reconhecerem, verdadeiramente e sem sofismas, a igualdade entre os homens, um aspecto praticamente inexistente nas sociedades monárquicas absolutistas dos séculos XVII e XVIII. O padrão americano de colonização, essencialmente comunitária, estabelecido a partir da Plymouth Plantation, pelos *quakers* que desembarcaram do *Mayflower*, nas cercanias da futura Boston, estabeleceu tal comportamento, cristalizado na própria constituição daquele país.

O respeito à vida humana seria, naturalmente, um dos maiores corolários daquele conceito. Assim, as futuras bases de vigilância sanitária e saúde pública nos Estados Unidos nasceram a partir do chamado Vaccine Act, de 1813. Tal lei refletia a preocupação das autoridades da época com a qualidade dos produtos farmacêuticos produzidos. Os riscos eram diagnosticados ao nível da adulteração de matéria-prima importada e da má prática na fabricação de medicamentos. Não se discutia a validade dos medicamentos em seus aspectos de eficácia e segurança.

Nessa época surgiram os estudos de **Frederick Accum**, de 1820, e do **Prof. Lewis Beck**, em volume publicado em 1846, versando sobre adulteração de alimentos e medicamentos. Com base nesses trabalhos, **Lemuel Shattuck** elaborou o seu extenso relatório para a Massachusetts Sanitary Commission, em 1850, que se tornou uma espécie de paradigma no setor. Em 1847, a American Medical Association elaborava o primeiro código de ética das Américas. Nesse documento, expressava-se: "...*advertising of medicines to the public is unethical*". Por essa época, em 1848, era promulgado o Import Drug Act, caracterizando, assim, a preocupação sobre a qualidade da matéria-prima importada, que deveria preencher pré-requisitos de *quality, purity and fitness for medical purposes*. Na realidade, em 1848, o Congresso americano autorizou o Patent Office a conduzir investigações e a aplicar sanções em casos de comercialização de alimentos e medicamentos fraudados.

Em 1902 foi promulgado o Biologics Act, como uma resposta ao desastre ocorrido no ano anterior, em St. Louis, quando, num surto de difteria, a inoculação da vacina antidiftérica contaminada resultou em dezenas de mortes por tétano. Essa norma forneceu a base para o corpo de regulamentação de vigilância sanitária que se sucederia e que em 1906, sob o comando de **Harvey Wiley**, viria a se constituir no embrião do Food and Drug Administration: o chamado Pure Food and Drug Act seria assinado por Theodore Roosevelt. Na realidade, **Wiley**, na qualidade de chefe da Divisão de Química do Departamento de Agricultura dos Estados Unidos (Ministério da Agricultura), já vinha encetando, desde fins do século XIX, um esforço para prover o país de regulamentação abrangente e suficientemente rígida. Aparentemente, a publicação do livro de **Upton Sinclair**, *The Jungle*, que abordava a imundície dos matadouros de Chicago, provocou grande comoção pública, e teria atuado como potente estopim para o desencadeamento das iniciativas públicas corretivas.

Naturalmente, a ênfase desse corpo normativo recaía, ainda, sobre os aspectos de coibição das adulterações de matérias-primas e de medicamentos, tão comuns à época. Assim, em 1910, a Divisão de Medicamentos e Alimentos dividia-se no Centro de Avaliação de Medicamentos e no Centro de Segurança de Alimentos e Nutrição Aplicada, contando com 21 laboratórios de referência e 35 inspetores.

Em 1911, é promulgada a Shelley Amendment, uma contrapartida do poder monetário, na qual se obrigava o órgão fiscalizador a provar a intenção de fraudar por parte do indiciado, como forma de reduzir sua influência sobre a indústria e comércio de medicamentos.

Após sofrer mais quatro alterações menores em seus regulamentos, foi resolvido que atribuições como normatizar, controlar, fiscalizar e aplicar sanções em áreas tão relevantes para o interesse e segurança públicos, como a produção e comercialização de artigos de uso humano, deveriam ficar a cargo de um órgão específico do Departamento de Saúde e Serviços Humanos, que foi denominado Food and Drug Administration (Administração de Medicamentos e Alimentos), em sua fundação, em 1931. No entanto, desde a sua constituição, em 1906, até a sua fundação, o chamado "bureau" não passava de 295 funcionários e um orçamento vergonhoso, com a responsabilidade de orientar e fiscalizar os alimentos e medicamentos de um país de 100 milhões de habitantes.

No outono de 1937, apesar de tudo, ocorreu mais um desastre, envolvendo, dessa vez, um xarope de sulfanilamida. Em Bristol, Tennessee, a Massengill Company resolveu produzir um xarope de sulfanilamida, o quimioterápico revolucionário de então. Para tanto, o seu químico-chefe, Harold C. Watkins, fez uma série de tentativas e concluiu que a melhor solubilidade foi conseguida com o dietilenoglicol, que era normalmente utilizado, no inverno, como líquido anticongelante para radiadores de automóveis. Era um álcool adocicado, quase sem gosto. As crianças adorariam o remédio. Mas, em 11 de outubro de 1937, o Dr. James Stephenson, de Tulsa, Oklahoma, entrou em contato com a American Medical Association relatando a morte de pacientes que tinham, coincidentemente, utilizado o xarope. E, ao fim de novembro daquele ano, tinha ocorrido a morte de 107 pessoas (36 crianças e 71 adultos) por insuficiência renal aguda, dentre 352 potenciais expostos. Aí, pela primeira vez, os medicamentos passaram a ser frontalmente questionados em sua pretensa e universal benignidade. Tornavam-se atuais os significados da palavra grega *pharmakon*: remédio, magia e veneno. Os conceitos foram revistos à luz dos novos conhecimentos farmacológicos e bioquímicos, resultando em um novo conjunto de regulamentos, cristalizados no Federal Food, Drug and Cosmetic Act, assinado por Roosevelt em 15 de junho de 1938. Uma das mais importantes e revolucionárias posturas desse documento foi que estabelecia que um medicamento, para ser liberado para uso humano, teria que ser cientificamente demonstrado como seguro pelo laboratório produtor. Esse conjunto de normas denominou-se NDA (*New Drug Application*).

Coincidentemente, a década que se seguiria deu início à era da chamada "explosão de drogas" (**Modell**), com a eclosão de diversas classes de medicamentos dotados de elevada eficácia, como, por exemplo, os antibióticos e os corticosteroides. Com essa fantástica evolução, a velha terapêutica nunca mais voltaria a ser a mesma, com um clássico e reduzido elenco de uma dúzia de fármacos eficazes, mas tomar-se-ia uma complexa área médica, contando com mais de 30.000 moléculas utilizáveis em medicamentos que são a base da ciência médica: a cura das doenças.

Em 1951, era promulgada a Duham-Humphrey Amendment, que definia o conceito de medicamentos vendidos sob prescrição médica (*prescription drugs*) e aqueles denominados OTC *(over-the-counter)*, que dispensavam essa exigência, preservando, sabiamente, uma faixa de medicamentos destinados às patologias comuns e de pouca gravidade, a serem utilizados pela população através de clássicas atitudes de automedicação.

Em 1961, outro acidente com medicamento ocorreu nos Estados Unidos, envolvendo, dessa vez, outra molécula, produto da pesquisa alemã — a talidomida, vendida com o nome de fantasia de Contergan pelo laboratório Chemie Grünenthal, que comercializou o medicamento na Alemanha, sem nenhum teste e para venda sem prescrição. E isso apesar de o farmacologista do FDA, E.I. Goldenthal, relatar que na droga *"there is a very little margin of safety"* pelo fato de desenvolver *"...eye disease, liver diseases, loss of sexual function, suspected cases of death with low doses..."*. Em dezembro de 1958, foi relatado pelo Dr. Gustav Schmaltz o primeiro caso de tonteira e manifestações neurológicas. O primeiro caso de catarata humana foi descrito em agosto de 1961. Por outro lado, a incidência de focomelia naquele país, de uma prevalência basal de 1 caso por 100.000 habitantes, passou, de forma alarmante, para 1 caso por 500 habitantes. O Dr. Widukind Lenz, de Hamburgo, vinha sugerindo a existência de uma correlação entre as malformações e a talidomida, e, por isso mesmo, estava sofrendo pressões e ameaças da Grünenthal. Finalmente, em 18 de novembro de 1960, o jornal *Welt on Sontag* publicava, para grande comoção popular: *"Malformações Induzidas por Comprimidos. Suspeita Alarmante dos Médicos Envolvendo Medicamento Distribuído Globalmente."* Dada a severidade dos regulamentos americanos e do FDA, o fármaco ainda estava em testes. Os ensaios clínicos tinham-se estendido um pouco mais para verificação de aspectos relacionados com a toxicidade tireoidea e com as evidências de neuropatias periféricas. No entanto, o laboratório Richardson-Merrel instituiu um processo informal de testes nos Estados Unidos no qual foram distribuídos nada menos que 2,5 milhões de comprimidos de talidomida a 1.267 médicos, que os repassaram para cerca de 20.000 pacientes. De qualquer forma, as consequências naquele país foram irrisórias se comparadas com os mais de 10.000 casos de focomelia ocorridos no mundo. Mesmo assim, o sucedido resultou na constituição de comissão de investigação pelo Congresso americano, culminando na chamada **Harry-Kefauver Amendment,** assinada pelo presidente Kennedy em 1962. Um dos aspectos revolucionários introduzidos nesse documento diz respeito à necessidade de comprovação, pelo laboratório farmacêutico, da eficácia do medicamento proposto para uso humano. Aqui, também, foi estabelecida a necessidade da utilização da técnica dos ensaios clínicos duplo-cegos, prospectivos e randomizados, como base para a validação das afirmações de segurança e eficácia. A esse conjunto normativo foi dada a designação IND (*Investigational New Drug*).

Em seguida, surgem diversas leis aperfeiçoando a estrutura normativa básica do FDA. Assim, em 1963 surgem as normas de boas práticas laboratoriais de manipulação de matérias-primas (Bulk Pharmaceutical Chemicals–BPC). Posteriormente surge a Emenda sobre Controle de Abuso de Drogas (Drug Abuse Control Amendment), de 1965; a Lei sobre a Correção das Embalagens e dos Rótulos (Fair Packaging and Labeling Act), de 1966. Nesse mesmo ano, a National Academy of Sciences e o National Research Council foram contratados pelo FDA para procederem à verificação da eficácia dos medicamentos liberados entre 1938 e 1962. Em 1972, aquelas instituições iniciaram, também, a revisão aleatória dos 300.000 medicamentos de venda livre de receita (OTC). Esse estudo concentrou-se em 17 painéis e nos 722 fármacos componentes. Dividiu-se em três categorias de medicamentos: Categoria I – geralmente reconhecido como seguro e efetivo para a indicação; Categoria II – não reconhecido como seguro e efetivo para a indicação, ou a indicação é incerta; Categoria III – dados insuficientes para permitir classificação. Tal estudo estende-se até hoje. Em 1990 foram retirados 223 ingredientes químicos. Ainda no ano de 1972 foi estabelecida a Division of Biological Standards.

Outras medidas normativas de relevância foram:

Em 1976 promulga-se a Emenda de Equipamentos Médicos (Medical Devices Amendment), regulamentando esse novo setor médico.

Em 1983 estabelece-se a Lei das Drogas Órfãs (Orphan Drug Act), que passa a definir esses medicamentos como sendo aqueles usados para tratar ou controlar sintomas de menos de 200.000 pacientes nos Estados Unidos. Essas drogas passaram a ter um tratamento preferencial, tempo mais curto para liberação e ajuda para pesquisa. Os órgãos governamentais de saúde destinaram, em 1995, 12 milhões de dólares para pesquisa no setor.

Em 1984 estabelece-se a Lei sobre a Competição de Preços e Restauração da Expiração de Patentes (Waxman-Hatch Act), que estabelecia uma primeira abordagem da regulamentação dos medicamentos genéricos no país.

Em 1985 dá-se nova redação à Regulamentação de Novas Drogas e Antibióticos.

Em 1986, promulga-se a Lei sobre a Exportação de Drogas, e em 1987 reescreve-se a Lei sobre Drogas de Prescrição. Reescreve-se, também, a Regulamentação de Pleito de Drogas em Investigação.

Em 1991, é, finalmente, promulgado o formato final da importante Lei de Controle de Drogas Genéricas. Com a expiração das patentes farmacêuticas em 17 anos nos Estados Unidos, os medicamentos genéricos, geralmente mais baratos, são mais de 30% do mercado de medicamentos naquele país, percentual esse em ascensão. No momento, existe grande pressão dos laboratórios que investem em pesquisa para elevar o tempo de patente para 20 anos. Enquanto não conseguem o seu intento, com frequência conseguem extensão do prazo de patente, por até 5 anos. Argumentam que aqueles que investem em ciência e tecnologia deveriam ter um tratamento preferencial por parte das autoridades, uma vez que o investimento médio em um fármaco, geralmente de alto risco, desde a síntese molecular até a sua liberação para venda, pode superar, facilmente, os 600 milhões de dólares. Isso porque nesse investimento estão embutidos todos os gastos de síntese molecular, estudos pré-clínicos e clínicos despendidos com a verificação de segurança e eficácia das milhares de moléculas parte de uma "fornada" experimental.

Em 1992, foi estabelecida outra importante medida, a Lei da Taxa dos Usuários de Drogas de Prescrição (Prescription Drug Users Fee Act). Essa norma determina o pagamento de uma taxa pelo laboratório que pleiteia o registro de uma nova molécula, por cada requerimento de liberação para uso humano. Essa lei resultou numa sensível aceleração (21%) nos processos de estudo e liberação dos medicamentos naquele país. Assim, no momento, o tempo de revisão de todo o processo de aprovação do novo fármaco fica em torno de 11 meses.

Em 1993 é estabelecido o Accelerated Approval Act, que determina a adoção de fluxograma expedito pelo FDA para os estudos de drogas destinadas a tratamento e controle de doenças graves como a SIDA/AIDS ou certos cânceres.

O FDA: A VIGILÂNCIA SANITÁRIA DE MEDICAMENTOS

O Food and Drug Administration, com sede em Rockville, Maryland, é um gigantesco órgão-membro do Department of Health and Human Services dos Estados Unidos, que controla e fiscaliza, com os seus 9.000 empregados, um orçamento de cerca de 1,3 bilhão de dólares, 6 Escritórios Regionais, 21 Escritórios Distritais e 135 Postos Residentes, cerca de 90.000 estabelecimentos que produzem ou comercializam medicamentos, alimentos, cosméticos, equipamentos médicos e outros artigos de uso humano, perfazendo uma área de influência que se estende a mais de 25% do Produto Interno Bruto daquele país.

Medicamento é, conforme emenda do Federal Food, Drug and Cosmetic Act, de 1938, em sua Seção 201 (g): *"... (A) artigo reconhecido na Farmacopeia Oficial dos Estados Unidos (USP), Farmacopeia Oficial Homeopática dos Estados Unidos ou o Formulário Nacional, ou qualquer complemento dos mesmos; (B) artigo destinado ao diagnóstico, cura, mitigação, tratamento ou prevenção de doença no homem ou outros animais e (C) artigo destinado para uso como componente de qualquer das cláusulas (A), (B) ou (C)*. Um alimento, fabricado de acordo com os requerimentos da Seção 403 (r), não é um medicamento enquadrado na Cláusula (B) somente pelo fato de que o seu rótulo assim o clama".

O controle específico de medicamentos é executado pelo **Centro de Avaliação e Pesquisa de Medicamentos** (Center for Drug Evaluation and Research – CDER), cuja diretora atual (2004) é Janet Woodcock, MD, (Telefone (301)-594-6197; fax: (301)-594-6197). O CDER é administrativamente subdividido em três Escritórios-Base:

1. **Escritório de Administração de Revisões** (Diretor: Murray Lumpkin, MD).

Sob a alçada desse escritório encontra-se a atividade-fim de controle de medicamentos pelo FDA. Aqui os laboratórios apresentam e discutem os planos e resultados de seus ensaios pré-clínicos e clínicos com farmacologistas, clínicos, bioestatísticos e farmacêuticos do FDA. Concentram-se aí os **5 Escritórios de Avaliação de Medicamentos** (Office of Drug Evaluation – ODE), assim distribuídos:

1.1. **ODE I** (Diretor: Robert Temple, MD).
Subdividido em: (a) Divisão de Produtos Neurofarmacológicos; (b) Divisão de Produtos Oncológicos; (c) Divisão de Produtos Cardiorrenais; (d) Divisão de Marketing, Propaganda e Comunicações sobre Medicamentos.
1.2. **ODE II** (Diretor: James Bilstad, MD).
Subdividido em: (a) Divisão de Produtos Metabólicos e Endocrinológicos; (b) Divisão de Produtos Pneumológicos.
1.3. **ODE III** (Diretora: Paula Botstein, MD).
Subdividido em: (a) Divisão de Produtos Gastrointestinais e de Coagulação; (b) Divisão de Produtos Anestésicos, de Medicina Intensiva e de Liberação Programada; (c) Divisão de Produtos Radiofarmacêuticos e de Imagem.
1.4. **ODE IV** (Diretor: David Feigal, MD).
Subdividido em: (a) Divisão de Produtos Anti-infecciosos; (b) Divisão de Produtos Antivirais.
1.5. **ODE V** (Diretor: Michael Weintraub, MD).
Subdividido em: (a) Divisão de Produtos Anti-inflamatórios, Analgésicos e de Uso Odontológico; (b) Divisão de Produtos Dermatológicos e Oftalmológicos; (c) Divisão de Produtos Vendidos Sem Prescrição (OTC).
1.6. **Escritório de Epidemiologia e Bioestatística** (OEB) (Diretor: Robert O'Neill, PhD), do qual fazem parte as subdivisões: (a) Divisão de Pesquisa e Metodologia; (b) Divisão de Epidemiologia e Vigilância Sanitária; (c) Divisão Biométrica.

É bom enfatizar que as divisões dos ODEs são, na realidade, os núcleos científicos em que se apoia toda a estrutura da FDA. O organograma-padrão de suas divisões é o seguinte: cada divisão tem um diretor de divisão e o seu adjunto. A ele acoplam-se diretamente o chamado Grupo de Administração de Projetos e os diversos grupos de revisão: 2 grupos médicos (compostos por supervisor e 6 especialistas); grupo farmacológico (composto por supervisor e 8 especialistas); grupo químico (composto por supervisor e 9 especialistas); grupo específico (p. ex., microbiologistas) (composto por supervisor e 6 especialistas). Por comodidade, grupos de outros setores são mantidos geograficamente próximos e funcionalmente integrados, como o grupo dos bioestatísticos e farmacêuticos. Assim, uma vez que uma firma dá entrada no processo de solicitação de *status* de Novo Fármaco em Investigação (Investigational New Drug – IND) após terminar a fase de estudos da New Chemical Entity (NCE) na fase Pré-clínica (3–4 anos), o administrador de projetos, geralmente um farmacêutico, também denominado Oficial de Segurança do Consumidor (CSO), vai coordenar e centralizar todos os estudos, e apesar de não ter ascendência sobre os outros grupos, distribui todos os aspectos peculiares do estudo em questão para cada uma das subáreas (p. ex., farmacologia). Quando todos os estudos terminam, o CSO faz um relatório que é transmitido ao laboratório, com o qual mantém constantes contatos e estimula a geração de réplicas e sugestões. Esse relatório acompanha a decisão e as recomendações, que podem ser contestadas e discutidas. Quando o IND atinge o fim da Fase III dos Ensaios Clínicos (5 anos), o laboratório pode solicitar o *status* de Novo Medicamento (NDA), a partir do pleito estabelecido no seu rótulo (ou bula). As indicações pleiteadas serão, então, reanalisadas, e a condição de NDA poderá ser acedida, se todos os requerimentos forem satisfeitos. Com o chamado Prescription Drug Users Fee Act, de 1992, passaram a ser as metas os seguintes períodos de análise: (a) 6 meses para pleitos "P" (classificação revisão de medicamentos de prioridade ou que apresentam ganho terapêutico significativo); (b) 1 ano para revisão de pleitos "S" (revisão-padrão). O "relógio" dispara quando é paga a taxa estabelecida naquele ato (225 mil dólares, 50% pagos no ato e 50% com a NDA). Aí, entre 21 e 45 dias, o FDA marca um encontro com a empresa, no qual é estabelecido um cronograma. O pleito da NDA deve ser feito em 60 dias do pagamento da taxa. Esse processo acelerou a média do tempo gasto na análise multidisciplinar do processo, de 19 meses, em 1994, para 16,5 meses em 1995 e 11,3 meses em 2000. Assim, em 1995 foram aprovados pelo CDER 82 novos medicamentos, sendo 28 novas moléculas e 15 considerados medicamentos "P" de elevada prioridade.

2. **Escritório de Aderência** (Office of Compliance) (Diretora: Stephanie Gray).

Esse é o setor responsável pela fiscalização de todos os passos do processo que envolve a produção e a comercialização de medicamentos, desde a sua pesquisa até a sua industrialização. É administrativamente descentralizado, seguindo uma política adotada pelo FDA desde 1970. Na verdade, sem que haja uma fiscalização imparcial e bem fundamentada em manuais de Boas Práticas Laboratoriais (GLP), Boas Práticas de Fabricação (*Good Manufacturing Practices*), entre outras, e que haja a sua continuidade processual – a justa, rápida e previsível punição dos faltosos –, não há como fazer o sistema cumprir as regras estabelecidas. Em 1989, por exemplo, foram efetuadas nada menos que 18.270 inspeções, que resultaram em 2.183 apreensões, emissão de 370 cartas de advertência; 144 fechamentos; 16 sanções criminais; apreensão de 25.740 unidades de material importado, entre outros aspectos. Além disso, são feitas, também, inspeções nos laboratórios onde são conduzidos os ensaios pré-clínicos e clínicos. Esse escritório detectou que, nos últimos 10 anos, tinham ocorrido mais de 200 casos de erros importantes nas pesquisas que poderiam invalidar todo o trabalho. As deficiências mais comuns foram: (1) Problemas com as formas de consentimento, 55%; (2) Contagem inadequada dos medicamentos utilizados no ensaio, 22%; (3) Não adesão ao protocolo, 30%; (4) Prontuários inadequados ou imprecisos, 24% etc. Cerca de 60 cientistas foram considerados não confiáveis e afastados definitivamente dos programas. Esse escritório, além disso, efetua inspeções em plantas ou laboratórios estrangeiros. Assim, já conduziu, até 1995, 128 fiscalizações no exterior, sendo 35 no Canadá, 11 na Suécia, 10 na Holanda, 9 na Alemanha, 5 na Itália e no México, 3 no Japão, Bélgica, Finlândia e em Israel etc. Mesmo o Brasil já foi alvo de inspeção.

3. **Escritório de Ciência Farmacêutica** (Diretor: Roger Williams, MD).

Esse escritório é subdividido nos seguintes setores:

3.1. **Escritório de Química dos Novos Medicamentos** (Diretor: Roger Williams, MD), que, por sua vez, é subdividido em: a) **Divisão de Química de Novos Medicamentos de I a III** e b) **Grupo de Microbiologia.**

3.2. **Escritório de Medicamentos Genéricos** (Diretor: Charles Ganley, MD), que é subdividido em: (a) **Divisão de Química I e II**; (b) **Divisão de Bioequivalência**; (c) **Divisão de Rotulagem e Suporte do Programa.**

3.3. **Escritório de Farmacologia Clínica e Biofarmacêutica** (Diretor: Larry Lesko, Ph.D.), que é subdividido em: (a) **Grupo Biofarmacométrico**; (b) **Divisão de Avaliação Farmacêutica 1 a 3.**

3.4. **Escritório de Testes e Pesquisas** (Diretor: Jerry Collins, PhD), que se subdivide em: (a) **Divisão de Testes e Pesquisa**; (b) **Divisão de Farmacologia Clínica** e (c) **Divisão da Análise de Medicamentos.**

REFERÊNCIAS BIBLIOGRÁFICAS

1. ANDERSON, O.E., Jr. *The Harvey Wiley and the Fight for Pure Food.* Chicago, University of Chicago Press, 1958.
2. BLAKE, J.B. *Safeguarding the Public: Historical Aspects of Medicinal Drug Control.* Baltimore, Johns Hopkins University Press, 1970.
3. BURKHOLZ, H. *The FDA Follies: An Alarming Look of Our Food and Drugs in the 1980s.* New York, Basic Books, 1994.
4. COPPER, R.M. (ed.). *Food and Drug Law.* Washington, Food and Drug Law Institute Series, 1991.
5. GOODWIN, L.S. *The Pure Food, Drink and Drug Crusaders, 1879-1914.* Jefferson, N.C.: McFarland, 1999.
6. HILTS, P.J. *Protecting America's Health. The FDA, Business, and One Hundred Years of Regulation.* New York, Alfred A. Knopf, 2003.
7. JACKSON, C.O. *Food and Drug Legislation in the New Deal.* Princeton, Princeton University Press, 1970.
8. TEMIN, P. *Taking your Medicine: Drug Regulation in the United States.* Cambridge, Harvard University Press, 1980.
9. WILSON, J.Q. *The Politics of Regulation.* New York, Basic Books, 1980.

4

Nomenclatura de Fármacos

Andrejus Korolkovas

Consultando-se os anúncios de medicamentos publicados em revistas médicas, bem como os compêndios que relacionam as especialidades farmacêuticas comercializadas no país, os folhetos de propagandas e as bulas de remédios, verifica-se que dezenas de nomes de fármacos, sobretudo dos mais recentes, encontram-se ali grafadas de forma incorreta. Em geral, o erro consiste em transcrever os nomes dos fármacos em inglês, já que esses fármacos provêm, em sua grande maioria, de países de língua inglesa: Estados Unidos e Inglaterra. Seria o mesmo que usar Anthony, John e Peter, em vez de Antônio, João e Pedro.

Assim, por exemplo, as referidas publicações usam nomes como cimetidine, ciproheptadine, clofibrate, enflurane, hycanthone, loperamide, mebendazole, miconazole, oxmniquine e virazole, em vez de grafá-los corretamente: cimetidina, ciproeptadina, clofibrato, enflurano, hicantona, loperamida, mebendazol, miconazol, oxmniquina e virazol.

Tais erros devem-se ao desconhecimento das regras de nomenclatura de fármacos por parte dos farmacêuticos e médicos que ou traduzem ou redigem as bulas, os folhetos e propaganda, os compêndios médicos e os anúncios de remédios. É apropriado, consequentemente, recordar tais regras.

NOMES DE FÁRMACOS

Os fármacos possuem três ou mais nomes. Estes nomes são os seguintes: (a) sigla, número do código ou designação do código; (b) nome químico; (c) nome registrado, nome patenteado, nome comercial ou nome próprio; (d) nome genérico, nome oficial ou nome comum; (e) sinônimos e outros nomes (Quadro 4.1).

A sigla geralmente é formada com as iniciais do laboratório ou do pesquisador ou grupo de pesquisas que preparou ou ensaiou o fármaco pela primeira vez, seguidas de um número. Não identifica a estrutura química do fármaco, que deixa de ser usada tão logo seja escolhido o nome adequado.

O nome químico é o único que descreve a estrutura química do fármaco. É dado de acordo com as regras de nomenclatura dos compostos químicos. Identifica plena e exatamente a estrutura química. Como, às vezes, é muito longo, o nome químico não é adequado para uso rotineiro. Deve ser escrito em letras minúsculas.

O nome registrado refere-se ao nome individual selecionado e usado pelo fabricante do fármaco ou medicamento. Se o medicamento é fabricado por mais de uma companhia, como frequentemente ocorre, cada empresa dá o seu próprio nome registrado. Às vezes o nome patenteado refere-se a uma formulação, e não a uma única substância química. O nome patenteado deve ser escrito com as iniciais maiúsculas de cada palavra do nome.

O nome genérico refere-se ao nome comum pelo qual um fármaco é conhecido como substância isolada, sem levar em conta o fabricante. Devia ser simples, conciso e significativo, mas com frequência não é. Deve ser escrito com a inicial minúscula. Esse nome é escolhido pelos órgãos oficiais. Nos Estados Unidos, tal órgão é o U. S. Adopted Names Council (Usan), patrocinado pela American Medical Association (Ama), American Pharmaceutical Association (APhA), U. S. Pharmacopoeial Convention e U. S. Food and Drug Administration. Na Inglaterra, o órgão encarregado da mesma tarefa é a British Pharmacopoeial Commission. No Brasil, é a Câmara Técnica de Medicamentos do Conselho Nacional de Saúde, órgão do Ministério da Saúde. Em escala mundial, contudo, a Organização Mundial de Saúde é o órgão oficial incumbido de selecionar, aprovar e divulgar os nomes oficiais dos fármacos. Esses nomes, porém, variam conforme a língua, à semelhança do que ocorre com os nomes de pessoas. Assim, temos: *phenobarbitalum* (latim), *phénobarbital* (francês), *phenobarbital* (inglês) e fenobarbital (português).

Sinônimos são os nomes dados por fabricantes ao mesmo fármaco e/ou os antigos nomes oficiais. Alguns fármacos podem ter dezenas de nomes.

Os pesquisadores que realizam ensaios biológicos de compostos químicos potencialmente ativos devem lembrar-se de que os fármacos podem ser designados por um ou mais dos vários nomes vistos anteriormente. Caso contrário, poderão cometer o engano tragicômico a que certa vez foi induzido um pesquisador: ele copiou de algumas revistas quatro estruturas químicas que julgava diferentes e se referissem a substâncias distintas. Uma das revistas deu a sigla; outra, o nome químico; terceira, o nome patenteado; e a quarta, o nome oficial. O pesquisador ficou impressionado com o fato de os quatro fármacos apresentarem a mesma potência. Chegou a pedir amostras de cada um dos autores dos artigos publicados a fim de repetir suas experiências, mas ficou muito perturbado ao verificar que as quatro substâncias que recebeu eram idênticas em tudo!

A existência de nomes comerciais e nomes oficiais parecidos, por sua vez, pode conduzir a consequências graves. Por exemplo, um oficial de farmácia julgou que procaína fosse o mesmo que Percaína (cujo nome oficial é cinchocaína) e, ao aviar uma receita, colocou a última em lugar da primeira, mas rotulou o frasco como se contivesse solução de procaína. Injetada no paciente, a solução causou sete convulsões em menos de 15 minutos e, finalmente, a morte. Outro engano, que também

Quadro 4.1 Exemplos de nomes de fármacos

Sigla	Nome Químico	Nome Registrado	Nome Genérico
SKF 62979	éster metílico do ácido [5-(propiltio)-1H-benzimidazol-2-il] carbâmico	Amplozol Zentel Zolben	albendazol
Bay o 9867	ácido 1-ciclopropil-6-flúor-1,4-diidro-4-oxo-7-(1-piperazinil)-3-quinolinocarboxílico	Ciflox Cipro	ciprofloxacino
MK-208 YM-11170	3-[[[2-[(aminoiminometil) amino]-4-tiazolil]metil]tio]-N-(aminossulfonil) propanimidamida	Famodine Famoset Famox	famotidina
HOE-498	ácido [2S-[1[R*(R*)], 2α, 3αβ, 6αβ]]-1-[2-[[1-etoxicarbonil)-3-fenilpropil]amino]-1-oxopropil] octaidrociclopenta [b] pirrol-2-carboxílico	Triatec	ramipril

provocou morte, foi confundir Nupercaína (que é a mesma cinchocaína) com Novocaína (nome patenteado da procaína) e empregar aquela no lugar desta.

Presume-se, em geral, que o nome oficial seja equivalente ao nome patenteado. Contudo, nem sempre isso é verdade. Embora quimicamente equivalentes, os medicamentos que têm o mesmo nome oficial, mas nomes comerciais diferentes, por serem fabricados por laboratórios diferentes, podem diferir sensivelmente em sua ação farmacológica. Diversos fatores — principalmente de formulação e fabricação — são responsáveis por essa diferença. Os seguintes fármacos, entre certamente muitos outros, manifestam diferenças em sua ação farmacológica quando fornecidos por fabricantes diferentes: ácido acetilsalicílico, ácido aminossalicílico, ampicilina, benzilpenicilina, cloranfenicol, clordiazepóxido, dexanfetamina, dicumarol, dietilestilbestrol, digitoxina, digoxina, eritromicina, fenilbutazona, fenitoína, heparina, hidrato de cloral, meprobamato, nitrofurantoína, oxitetraciclina, paracetamol, prednisona, riboflavina, secobarbital, sulfadiazina, sulfafurazol, tetraciclina, varfarina.

REGRAS DE NOMENCLATURA

A Organização Mundial de Saúde recomenda aos seus países-membros que adotem os seguintes princípios gerais para formar nomes comuns internacionais para as substâncias farmacêuticas:

1. Os nomes deverão distinguir-se fonética e ortograficamente. Não serão excessivamente longos nem deverão dar margem a confusão com nomes já em uso;
2. O nome de cada substância deverá indicar, quando possível, seu parentesco farmacológico com outras substâncias do mesmo grupo. Deverão evitar-se os nomes que facilmente induzem no paciente alguma sugestão de ordem anatômica, fisiológica, patológica e terapêutica.

De acordo com a mesma Organização, os princípios fundamentais antes expostos serão completados com os seguintes princípios secundários:

1. Ao fixar o nome da primeira substância em um novo grupo farmacológico, levar-se-á em consideração a possibilidade de formar posteriormente outros nomes apropriados para as substâncias aparentadas que pertençam ao novo grupo;
2. Na formação de nomes para ácidos preferir-se-ão os de uma única palavra; seus sais deverão conter o nome não modificado do ácido; por exemplo, "oxacilina" e "oxacilina sódica", "ibufenaco" e "ibufenaco sódico";
3. Os nomes escolhidos para substâncias que têm caráter de sal deverão aplicar-se em geral à base ativa, ou, respectivamente, ao ácido ativo. Os nomes para diferentes sais ou ésteres da mesma substância ativa somente deverão diferir no nome do ácido ou da base inativos.

Nos compostos de amônio quaternário, o cátion e ânion deverão enunciar-se em separado como componentes independentes de uma substância quaternária e não como sais de uma amina;

4. Deverá evitar-se o emprego de uma letra ou de um número isolado; tampouco é conveniente o emprego de hifens;
5. Para facilitar a tradução e a pronúncia, empregar-se-ão, de preferência, as letras "f" em vez de "ph", "t" em vez de "th", "e" em vez de "ae" ou "oe" e "i" em vez de "y".
6. Sempre que os nomes que surgiram estiverem de acordo com estes princípios, deverá ser dada preferência aos nomes propostos pela pessoa que descobriu a substância, o que primeiramente fabricou ou pôs à venda a substância farmacêutica, assim como aos nomes já oficialmente adotados em qualquer país;
7. O parentesco entre substâncias do mesmo grupo será indicado nos nomes, de preferência mediante o emprego das sílabas comuns relacionadas no Quadro 4.2. As sílabas ou grupos de sílabas indicados sem hífen poderão incluir-se em qualquer lugar do nome. Tanto quanto possível, a sílaba ou grupo de sílabas correspondentes serão utilizados somente para as substâncias que pertençam ao grupo em questão.

Para indicar as relações subsidiárias entre as substâncias de um mesmo grupo, adotar-se-ão os nomes que indiquem as semelhanças com uma substância já denominada e que mostrem alguma analogia com o nome dessa substância.

DENOMINAÇÃO COMUM BRASILEIRA

Desde 1973, preocupo-me com a nomenclatura de fármacos no Brasil. Propugnei, desde então, que o país, a fim de eliminar a confusão reinante nesse setor, adotasse a nomenclatura proposta pela Organização Mundial de Saúde. Tanto em artigos publicados em revistas científicas, em compêndios e também em jornais de grande circulação, defendi essa ideia. Depois, na qualidade de assessor de dois Ministérios (Previdência Social e Saúde), insisti diretamente junto às autoridades federais na necessidade imperiosa e urgente da medida propugnada. Em janeiro de 1983, a pedido do professor Dr. Antonio Carlos Zanini, na época secretário Nacional de Vigilância Sanitária, preparei a Denominação Comum Brasileira (DCB) para fármacos, que foi adotada pelo Ministério da Saúde e amplamente divulgada através do Boletim da Vigilância Sanitária, ano II, n.º 8 de 1922.

A DCB é simplesmente a tradução, para o português (respeitando-se a índole da língua), dos nomes recomendados pela OMS, em sua publicação periódica, *International Nonproprietary Names* (*INN*) *for Pharmaceutical Substances*, já em sua Lista Cumulativa n.º 7 de 1988. Nomes adotados daí em diante aparecem regularmente na revista *Crônica da OMS*, também publicada pela mesma organização internacional.

Quadro 4.2 Sílabas comuns presentes em grupos genéricos de fármacos

Latim	Inglês	Português	
-actidum	-actide	-actido	polipeptídios sintéticos que agem como a corticotrofina
-acum	-ac	-aco	anti-inflamatórios do grupo do ibufenaco
andr	andr	andr	esteroides androgênicos
-antelum	-antel	-antel	anti-helmínticos diversos
-apol-	-apol-	-apol-	anticoagulantes polissulfônicos
-arolum	-arol	-arol	anticoagulantes do grupo do dicumarol
-azepanum	-azepam	-azepam	substâncias do grupo do diazepam
-azocinum	-azocine	-azocina	antagonistas/agonistas dos estupefacientes, relacionados com o 6,7-benzomorfano
-azolinum	-azoline	-azolina	anti-histamínicos ou vasoconstritores locais do tipo da antazolina
-bamatum	-bamate	-bamato	ansiolíticos da série do propanodiol e do pentanodiol
barb	barb	barb	ácidos barbitúricos de atividade hipnótica
-bendazolum	-bendazole	-bendazol	anti-helmínticos do tipo do tiabendazol
bol	bol	bol	esteroides anabolizantes
-buzonum	-buzone	-buzona	analgésicos anti-inflamatórios do grupo da fenilbutazona
-cainum	-caine	-caína	anestésicos locais
cef-	cef-	cef-	antibióticos derivados do ácido cefalosporânico
-cillinum	-cillin	-cilina	antibióticos derivados do ácido 6-aminopenicilânico
cort	cort	cort	corticosteroides, exceto os do grupo da prednisolona
-crinum	-crine	-crina	derivados da acridina
-curium	-curium	cúrio	curarizantes
-cyclinum	cycline	-ciclina	antibióticos do grupo da tetraciclina
dil	dil	dil	vasodilatadores
-dionum	-dione	-diona	anticonvulsivantes derivados da oxazolidinodiona
-drinum	-drine	-drina	simpatomiméticos do grupo da fenetilamina
estr	estr	estr	substâncias estrogênicas
-fibratum	-fibrate	-fibrato	substâncias do grupo do clofibrato
-fluranum	-flurane	-flurano	anestésicos gerais voláteis, derivados halogenados dos alcanos
-forminum	-formin	-formina	hipoglicemiantes do grupo da fenformina
-funginum	-fungin	-fungina	antibióticos fungicidas
-fyllinum	-fylline	-filina	derivados da teofilina
gest	gest	gest	esteroides progestagênios
gli-	gli-	gli-	hipoglicemiantes sulfamídicos
-inum	-ine	-ina	alcaloides e bases orgânicas
io-	io-	io-	meios de contraste que contêm iodo
-ium	-ium	-io	compostos de amônio quaternário
-kacinum	-kacin	-cacina	antibióticos do tipo da canamicina
-mer-	-mer-	-mer-	mercuriais de ação antimicrobiana e diurética
-metacinum	-methacin	-metacina	substâncias anti-inflamatórias do grupo da indometacina
mito-	mito-	mito-	agentes nucleotóxicos antineoplásicos
-moxinum	-moxin	-moxina	inibidores da monoamino oxidase
-mustinum	-mustine	-mustina	antineoplásicos alquilantes derivados da (β-cloroetil)amina
-mycinum	-mycin	-micina	antibióticos produzidos por cepas de *Streptomyces*
nal-	nal-	nal-	derivados normorfínicos antagonistas de hipnoanalgésicos
-nidazolum	-nidazole	-nidazol	antiprotozoários do grupo do metronidazol
nifur-	nifur-	nifur-	derivados do 5-nitrofurano
-nixinum	-nixin	-nixina	substâncias anti-inflamatórias derivadas do ácido anilinonicotínico
-ololum	-olol	-olol	bloqueadores beta-adrenérgicos do grupo do propranolol
-onidum	-onide	-onido	esteroides para uso tópico contendo um grupo acetal
-onum	-one	-ona	cetonas
-orexum	-orex	-orex	agentes anorexígenos derivados da fenetilamina
orphanum	orphan	orfano	antagonistas/agonistas dos estupefacientes, do tipo do morfinano
-peronum	-perone	-perona	derivados da 4"-flúor-4-piperidinobutirofenona
-praminum	-pramine	-pramina	substâncias do grupo da imipramina
pred	pred	pred	derivados da prednisona e da prednisolona
-pressinum	-pressin	-pressina	vasoconstritores derivados da vasopressina
-profenum	-profen	-profeno	anti-inflamatórios do grupo do ibuprofeno
prost	prost	prost	prostaglandinas
-quinum	-quine	-quina	derivados da quinolina
-relinum	-reline	-relina	peptídios estimulantes da liberação de hormônios hipofisários
-serpinum	-serpine	serpina	derivados dos alcaloides da *Rauwolfia*
-stigminum	-stigmine	-stigmina	anticolinesterásicos
sulfa-	sulfa-	sulfa-	sulfonamidas anti-infecciosas
-sulfanum	-sulfan	-sulfano	metanossulfonatos alquilantes antineoplásicos
-terolum	-terol	-terol	broncodilatadores derivados da fenetilamina
-tizidum	-tizide	-tizida	diuréticos do grupo da butizida
-toinum	-toin	-toína	anticonvulsivantes derivados da hidantoína
-tryptylinum	-triptyline	-triptilina	substâncias do grupo da amitriptilina
-verinum	-verine	-verina	espasmolíticos de ação semelhante à da papaverina

A seguir, alguns exemplos da primeira Denominação Comum Brasileira para fármacos.

0002.00 acedapsona
  0002.01 acedapsona
0010.00 acetilsalicílico
  0010.01 ácido acetilsalicílico
  0010.02 acetilsalicilato de alumínio
  0010.03 acetilsalicilato de cálcio
  0010.04 acetilsalicilato de lisina
0101.00 bendazaco
  0101.01 bendazaco
0111.00 benzilpenicilina
  0111.01 benzilpenicilina
  0111.02 benzilpenicilina benzatina
  0111.03 benzilpenicilina potássica
  0111.04 benzilpenicilina procaína
  0111.05 benzilpenicilina sódica
0223.00 cetamina
  0223.01 cloridrato de cetamina
0229.00 cetoconazol
  0229.01 cetoconazol
0257.00 ciproeptadina
  0257.01 cloridrato de ciproeptadina
0284.00 clofíbrico
  0284.01 ácido clofíbrico
  0284.02 clofibrato
  0284.03 clofibrato de alumínio
  0284.04 clofibrato de magnésio
0369.00 deferoxamina
  0369.01 mesilato de deferoxamina
0398.00 diclofenaco
  0398.01 diclofenaco sódico
0456.00 econazol
  0456.91 nitrato de econazol
0524.00 femproporex
  0524.01 femproporex
  0524.02 cloridrato de femproporex
0558.00 fenoximetilpenicilina
  0558.01 fenoximetilpenicilina
  0558.02 fenoximetilpenicilina cálcica
  0558.03 fenoximetilpenicilina potássica
0724.00 isossorbida
  0724.01 dinitrato de isossorbida
0826.00 metiltionínio
  0826.01 cloreto de metiltionínio
0894.00 nitroferricianeto
  0894.01 nitroferricianeto de sódio diidratado
0979.00 perexilina
  0979.01 maleato de perexilina
0984.00 petidina
  0984.01 cloridrato de petidina
1008.00 piridoxina
  1008.01 cloridrato de piridoxina
  1008.02 fosfato de piridoxina
1062.00 propoxifeno
  1062.01 cloridrato de propoxifeno
  1062.02 napsilato de propoxifeno
  1062.03 dextropropoxifeno
  1062.04 cloridrato de dextropropoxifeno
1126.00 sulfadimidina
  1126.01 sulfadimidina
  1126.02 sulfadimidina sódica
1146.00 sulindaco
  1146.01 sulindaco
  1146.02 sulindaco sódico
1272.00 varfarina
  1272.01 varfarina

Em setembro de 1992, o Dr. João Baptista Risi Júnior, secretário Nacional de Vigilância Sanitária do Ministério da Saúde, solicitou-me que preparasse as Denominações Comuns Brasileiras para os cerca de 7.000 fármacos conhecidos constantes da Lista Cumulativa n.º 8, de 1992, dos *International Nonproprietary Names (INN) for Pharmaceutical Substances*, da Organização Mundial de Saúde. De comum acordo, eu e Risi propusemos o modelo a seguir, em que o número se refere à Denominação Comum Internacional (DCI) e se dá também o nome em latim, para perfeita identificação do fármaco.

Número DCI	Denominação Comum Brasileira (DCB)	DCI em latim
5677	Abamectina	Abamectinum
5666	Abunidazol	Abunidazolum
6431	Acadesina	Acadesinum
6473	Acamprosato	Acamprosatum
3804	Acaprazina	Acaprazinum
4527	Acarbose	Acarbosum
0585	Acebrocol	Acebrocholum
3295	Acebutolol	Acebutololum
4409	Acecainida	Acecainindum
1549	Acecarbromal	Acecarbromalum
1367	Aceclidina	Aceclidinum
5608	Aceclofenaco	Aceclofenacum
2710	Acedapsona	Acedapsonum
1113	Acediassulfona sódica	Acediasulfonum natricum
6020	Estinoprato de eritromicina	Erytromycini stinopras

REFERÊNCIAS BIBLIOGRÁFICAS

1. *APhA Drug Names*. American Pharmaceutical Association. Washington. D. C.
2. *Index Nominum: International Drug Directory*. Swiss Pharmaceutical Society, Stuttgart, 1990-1991.
3. *International Nonproprietary Names (INN) for Pharmaceutical Substances*, World Health Organization, Genève.
4. KOROLKOVAS, A. Nomenclatura de medicamentos. *Rev. Paul. Méd., 82*(5/6):193-198, 1973.
5. KOROLKOVAS, A. Nomes de fármacos. *Rev. Bras. Clin. Ter., 5*(2):43-46, 1976.
6. KOROLKOVAS, A. Nomes de medicamentos. Suplemento Cultural, 4(172):11-12, de *O Estado de São Paulo*, 17-2-1980.
7. KOROLKOVAS, A. *Análise Farmacêutica*. Guanabara Dois, Rio de Janeiro, 1984, pp. 195-201.
8. KOROLKOVAS, A. *Essentials of Medicinal Chemistry*. 2nd ed. Wiley-Interscience, New York, 1988, pp. 18-24.
9. MARLER, E.E.J. *Pharmacological and Chemical Synonyms*. 9th ed. Excerpta Medica, Amsterdam.
10. NEGWER, M. (ed.) *Organic-Chemical Drugs and Their Synonyms*. 5th ed. 3 vols. Verlag Chemie International, New York, 1978.
11. *USAN and the USP Dicionary of Drug Names*. United States Pharmacopoeial Convention, Rockville, Md., 1992.

5

Farmacocinética

Penildon Silva

INTRODUÇÃO

A fim de tornar cada vez mais previsíveis os efeitos das drogas, os farmacologistas tentam quantificar todas as fases da interação droga-organismo. Apesar da dificuldade inerente ao problema, pois talvez a variação biológica jamais possa ser totalmente enquadrada nos métodos matemáticos atuais, alguns resultados interessantes têm sido obtidos. Assim é que, por exemplo, tal abordagem quantitativa permitiu racionalizar o uso de digitálicos, anticonvulsivantes, psicotrópicos e de outros medicamentos. Especialmente nos últimos anos, essa espécie de farmacometria tem focalizado os processos de administração, de absorção, distribuição, metabolismo e excreção das drogas, constituindo o que se convencionou chamar de farmacocinética.

A literatura farmacológica atual usa com tal frequência os parâmetros farmacocinéticos (*clearance*, meia-vida, volume aparente de distribuição, biodisponibilidade etc.) que se torna indispensável o estudo deste capítulo da farmacologia geral.

O estabelecimento do perfil farmacocinético de determinada droga representa um trabalho de retaguarda, realizado por equipes de especialistas que preparam a base da prescrição do médico. Através do uso racional desses conhecimentos, pode o clínico avaliar a resposta farmacológica clínica apresentada pelo paciente.

DEFINIÇÃO

Em 1953, Dost propôs o termo farmacocinética para descrever o movimento da droga através do organismo. Até essa época, e mesmo depois, empregava-se a palavra farmacodinâmica para indicar não só o movimento da droga no organismo, mas também seu mecanismo de ação e seus efeitos terapêuticos ou tóxicos. Atualmente, os campos da farmacocinética e farmacodinâmica estão mais bem definidos didaticamente.

A farmacocinética estuda quantitativamente a cronologia dos processos de administração, absorção, distribuição, biotransformação e eliminação das drogas.

A farmacodinâmica estuda o alvo das drogas, o mecanismo de ação e os efeitos das drogas, e constituirá um capítulo independente.

A farmacocinética utiliza metodologia matemática para descrever as variações no tempo dos processos de administração, absorção, distribuição, biotransformações e eliminação das drogas. A variável básica desses estudos é a concentração das drogas e dos seus metabólitos nos diferentes fluidos e tecidos e excreções do organismo. Esta concentração está correlacionada com a via de administração, com a dose empregada, com a eliminação, e varia com o tempo da observação. Quando uma droga se transfere de uma parte (ou compartimento) do corpo para outra, essa transferência segue certas regras da cinética que dizem respeito, especialmente, à velocidade de transferência e ao que dela depende, isto é, as modalidades de cinética de primeira ordem, de ordem zero ou do tipo Michaelis-Menten.

O experimento farmacocinético envolve diversas disciplinas: matemática, estatística, bioquímica, química analítica, biofísica e a ciência da computação. Essas disciplinas devem possuir um denominador comum nas suas linguagens. Ao matemático, por exemplo, devem ser explicados os métodos laboratoriais, os processos de amostragem e seus possíveis erros, de modo que ele possa entender os limites da análise dos resultados.

A escolha do modelo farmacocinético requer considerações especiais e tem que levar em conta as características físicas e químicas das drogas, assim como o seu comportamento no sistema biológico. Os problemas e as limitações da análise farmacocinética devem ser conhecidos.

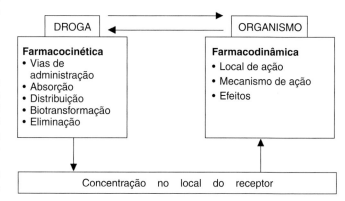

Fig. 5.1 Relações entre farmacocinética e farmacodinâmica. Na interação droga-organismo, a farmacocinética estuda a ação do organismo sobre a droga, e na farmacodinâmica observa-se a ação da droga sobre o organismo. (DETTLI, L. & SPRING, P. Pharmacokinetics as a basic medical problem. *In*: Ariens, E.J. (ed.) *Physicochemical Aspects of Drug Action*. Oxford, Pergamos Press, 1968, p.5-32. Proceedings of the International Pharmacological Meeting. 3, vol. 7. São Paulo, 1966.)

Na literatura inglesa, encontra-se, muitas vezes, a palavra *disposition* (disposição) para englobar a distribuição, o metabolismo e a excreção das drogas.

Depois que se administra uma droga, os eventos que ocorrem no organismo são estudados pela farmacocinética e pela farmacodinâmica: na farmacocinética relacionam-se a dose, a forma farmacêutica, a frequência posológica e a via de administração da droga com as relações de concentração da droga durante certo tempo no corpo.

Na farmacodinâmica, a concentração da droga nos locais de ação é relacionada com os efeitos produzidos.

Depois de conhecidas a famacocinética e farmacodinâmica da droga, determina-se a posologia de acordo com o objetivo terapêutico.

A grandeza de uma resposta desejada à droga e a sua toxicidade são funções da concentração da droga nos locais de ação.

O regime posológico ideal mantém a concentração plasmática da droga dentro da janela terapêutica. Ver Cap. 11.

IMPORTÂNCIA

Entre as aplicações práticas da farmacocinética podem ser citadas as seguintes:

1. Determinação adequada da posologia de acordo com:
   - forma farmacêutica (suspensão, cápsula, comprimido, injeção etc.);
   - dose indicada no caso clínico;
   - intervalo entre as doses;
   - via de administração.
2. Reajuste da posologia, quando necessário, de acordo com a resposta clínica;
3. Interpretação de resposta inesperada ao medicamento, como, por exemplo, ausência de efeito terapêutico ou presença de efeitos colaterais pronunciados. Tais respostas inesperadas podem ser causadas por:
   - transgressão do paciente (o paciente não segue instruções);
   - o paciente não é devidamente instruído;
   - modificações de biodisponibilidade;
   - erros de medição;
   - interação droga-droga;
   - cinética anormal da distribuição e eliminação;
   - certos efeitos farmacocinéticos.
4. Melhor compreensão da ação das drogas, pois a intensidade e a duração dos efeitos terapêuticos e tóxicos das drogas dependem da absorção, distribuição, metabolismo e excreção;
5. Posologia em situações especiais, como, por exemplo, em pacientes com insuficiência renal, em hemodiálise ou em diálise peritoneal, no tratamento de intoxicação aguda por medicamentos;
6. Pesquisa de aspectos da farmacocinética clínica de medicamentos novos, como, por exemplo, a meia-vida, *clearance* renal, volume aparente de distribuição, alterações de biodisponibilidade etc.

A título de ilustração, os seguintes exemplos de Gibaldi e Levy mostram alguns problemas clínicos que podem ser solucionados pela farmacocinética:

1. A fenitoína (difenilidantoína) pode ser administrada uma vez por dia em lugar de três vezes ao dia?
2. Quais os ajustes posológicos indispensáveis no uso da gentamicina em pacientes com insuficiência renal?
3. Quantos dias de administração de aspirina são necessários em determinado regime posológico para obter-se resposta anti-inflamatória?
4. Quando uma criança asmática metaboliza rapidamente a teofilina, deve-se aplicar uma dose maior que a usual nos intervalos de 6 horas ou a dose usual em intervalos inferiores a 6 horas?
5. Quando, em relação ao momento de administração da digoxina, deve-se retirar a amostra de sangue para se monitorizarem as suas concentrações plasmáticas?

PERFIL FARMACOCINÉTICO

O perfil farmacocinético de uma droga se estabelece através da análise dos seguintes tópicos, que serão objetos de capítulos específicos:

1. Modelos farmacocinéticos;
2. Vias e sistemas de administração;
3. Absorção;
4. Biodisponibilidade;
5. Meia-vida biológica;
6. Concentração plasmática;
7. Distribuição. Volumes real e aparente de distribuição;
8. Biotransformações;
9. Eliminação. *Clearances*.

De acordo com Wagner, o estudo desses itens se baseia em: (1) resultados observados; (2) resultados e parâmetros derivados; (3) tipos de análise.

Os resultados farmacocinéticos observados e medidos são representados por:

1. concentração plasmática ou sérica da droga, medida em diferentes intervalos de tempo, após a administração;
2. concentrações e volumes urinários medidos em determinados períodos de colheita de material;
3. concentrações fecais, em determinados períodos de colheita de material.

Os resultados e parâmetros derivados são os seguintes, estimados a partir dos dados observados:

1. área sob as curvas de concentração-tempo;
2. quantidades cumulativas excretadas na urina em determinadas oportunidades;
3. *clearance* plasmático;
4. taxas de excreção urinária;
5. meia-vida biológica;
6. volume aparente de distribuição.

Quando se elabora um modelo desses parâmetros, estabelecem-se as seguintes estimativas:

a) fração da dose que é absorvida;
b) volume aparente de distribuição;
c) constante da taxa de absorção;
d) constante da taxa de excreção renal;
e) constantes das taxas de metabolismo;
f) constantes das taxas de distribuição.

Determinação dos parâmetros farmacocinéticos

A abordagem clássica para essa determinação consiste na obtenção de números relativamente elevados de amostras sanguíneas ou plasmáticas, com análise posterior para determinar as concentrações das drogas.

Existem também métodos que determinam parâmetros farmacocinéticos em populações de pacientes.

Os parâmetros farmacocinéticos podem ser determinados usando-se dose única ou doses múltiplas do medicamento.

Os estudos com doses únicas se realizam em pouco tempo, e os pacientes voluntários são menos expostos às drogas.

Usam-se as doses múltiplas quando o método analítico não é suficientemente sensível para o método de dose única; em estudos com produtos de liberação controlada; quando a droga é muito tóxica ou quando se suspeita que a cinética seja dependente do tempo ou não linear.

Nos estudos com doses únicas, determinam-se o *clearance*, o volume da distribuição e a meia-vida.

Administra-se a dose única por via intravenosa a um grupo de pacientes e retiram-se amostras para definir a concentração sanguínea do sangue em relação com a curva do tempo.

Usam-se estudos com doses múltiplas quando: (1) os métodos analíticos não são suficientemente sensíveis após uma dose única; (2) quando se controla a excreção de produtos; (3) quando é necessário estudo de pacientes em tratamento com uma droga que é demasiadamente tóxica para ser aplicada a pacientes voluntários sadios e (4) quando se suspeita de cinética dependente do tempo ou de cinética linear.

Mais recentemente, foram desenvolvidas abordagens para determinar parâmetros farmacocinéticos em populações de pacientes.

O Quadro 5.1 indica os principais parâmetros farmacocinéticos.

O Quadro 5.2 indica algumas drogas com os seus parâmetros farmacocinéticos.

Quadro 5.1 Parâmetros farmacocinéticos

Definição	Símbolo	Unidade
Quantidade de droga no corpo	A	mg
Área total sob curva de concentração plasmática × tempo	AUC	mg/hora/L
Área sob a curva de concentração plasmática × tempo de zero a tempo infinito	$AUC_{0 \to \infty}$	mg/hora/L
Área sob a curva de concentração plasmática × tempo após uma dose intravenosa	AUC_{iv}	mg/hora/L
Área sob a curva de concentração plasmática × tempo após uma dose oral	AUC_{oral}	mg/hora/L
Concentração plasmática da droga	C	mg/L
Clearance total da droga proveniente do plasma	Cl	L/hora
Clearance da creatinina	CL_{cr}	L/hora
Clearance renal da droga pela filtração glomerular	Cl_{gf}	L/hora
Clearance hepático proveniente da droga do plasma	CLH	L/hora
Clearance renal da droga	CLR	L/hora
Clearance renal da droga pela secreção tubular	CLS	L/hora
Concentração plasmática máxima da droga durante um intervalo entre as doses	$C_{MÁX.}$	mg/L
Concentração plasmática mínima da droga em intervalo entre as doses	$C_{MÍN.}$	mg/L
Concentração plasmática da droga no estado estável durante uma infusão intravenosa em taxa constante	C_{ss}	mg/L
Concentração plasmática da droga não ligada às proteínas, no estado estável, durante infusão intravenosa em taxa constante	C_{uss}	mg/L
Concentração plasmática da droga não ligada às proteínas	C_u	mg/L
Taxa da dose	D_r	mg/hora
Razão de extração de um órgão	E	Razão
Razão de extração hepática	E_u	Razão
Taxa de filtração glomerular	GFR	L/hora
Taxa constante de eliminação	k	L/hora
Constante de associação para ligação de droga às proteínas	K_a	m/M
Relação entre concentração de droga no sangue total e a concentração plasmática	λ	Razão
Intervalo entre as doses	τ	Hora
Volume aparente de distribuição, baseado na concentração plasmática da droga	V	L
Volume plasmático	VP	L
Volume fisiológico fora do plasma em que a droga se distribui	VT	L
Efeito máximo	E_M	Variável
Fração da droga disponível sistemicamente que é excretada sob forma inalterada na urina	F_e	Razão
Fração de uma dose oral que é absorvida intacta na circulação porta	F_g	Razão
Fração da droga que penetra no fígado e que escapa à extração	F_H	Razão
Fração da droga disponível sistemicamente que é excretada inalterada na urina	fM	Razão
Fração da droga que alcança o fluido renal tubular e que é reabsorvida	FR	Razão
Fração plasmática da droga que não se liga às proteínas	fu	Razão
Fração da droga que não se liga nos tecidos	FUT	Razão
Fluxo sanguíneo hepático (veia porta mais artéria hepática)	QH	L/hora

Nota: Alguns desses parâmetros serão discutidos com mais detalhes nos capítulos sobre absorção, distribuição, metabolismo e excreção das drogas. A palavra *razão* tem significado matemático, indicando quociente de dois números. Os símbolos indicam letras iniciais de palavras inglesas.

Quadro 5.2 Exemplos de parâmetros farmacocinéticos de algumas drogas

Droga	Biodisponibilidade (%)	Volume Aparente de Distribuição (L/kg)	Ligação a Proteínas Plasmáticas (%)	*Clearance* (mL/min)	Meia-vida (horas)
Ácido acetilsalicílico	70	0,15	50	650	15 min
Amiodarona	45	70	>99,9	140	40 dias
Ampicilina	60	0,3	20	220	1,5
Benzilpenicilina	20	0,3	60	400	40 min
Bupivacaína	-	1	95	500	2,5
Captopril	65	2,3	30	840	2
Fenobarbital	100	0,54	50	4,4	100
Omeprazol	35	0,3	95	500	40 min

REFERÊNCIAS BIBLIOGRÁFICAS

1. BENET, L. Z., MASSOUD, N., GAMBERTOGLIO, J. G. *Pharmacokinetic Basis for Drug Treatment*. Raven Press, New York, 1984.
2. BERTILSSON, L., THOMSON, T. Clinical pharmacokinetics and pharmacological effects of carbamazepine and carbamazepine-10-11-epoxide. *Clin. Pharmacokinet 11*:177-198, 1986.
3. BIRKETT, D.J. *Pharmacokinetics Made Easy*. Sydney, McGraw-Hill, 1998.
4. CARRUTHERS, S.G., HOFMANN, B. B, MELMON, K.L., & NIERENBERG, D.W. *Elmon and Morelli's Clinical Pharmacology*. 4th ed. New York, McGraw-Hill, 2000.
5. COMO, J.A., FARRINGER, J.A. Vancomycin dosing recommendations. *Drug Inf Bull 22*:5, 1988.
6. DOBBS, S.M., MAWER, G.E., RODGERS, E.M. et al. Can digoxin dose requirements be predicted? *Br. J. Clin. Pharmacol.*, *3*:231-237, 1976.
7. DOST, F. H. *Die Blutspiegelkinetik der Konzentrationssablaufe in der Kreislauffüssigkeit*. Leipzig, Georg Thieme, 1953.
8. EVANS, W.E., SCHENTAG, J.J., & JUSKO, W.J. (eds.) *Applied Pharmacokinetics*: *Principles of Therapeutic Drug Monitoring*, 3rd ed. Vancouver, Applied Therapeutics Inc., 1992.
9. GIBALDI, M., LEVY, G. Pharmacokinetics in clinical practice. *JAMA*, *235* (17):1864-67, 1976.
10. GIBALDI, M., PIRRIER, D. *Pharmacokinetics*. 2nd ed. New York, Dekker, 1982.
11. GOMENI, R., LATINI, R. Basic concepts of pharmacokinetics. *In*: MORSELLI, P. L. (ed.) *Drug Disposition During Development*. New York, Spectrum Publications, 1977.
12. GREENBLATT, D. J., KOCH-WESER, J. Clinical pharmacokinetics. *N. Engl. J. Med.*, *293* (19):964-70, 1975.
13. HULL, J. H., SARUBBI, F. A. Gentamicin serum concentrations: pharmacokinetic prediction. *Intern. Med.*, *85*:183-189, 1976.
14. JUSKO, W. J. Princípios farmacocinéticos da farmacologia pediátrica. *In*: *Clínica Pediátrica da América do Norte*. Rio de Janeiro, Ed. Guanabara Koogan, 1972.
15. KLOTZ, U.T., ANTONIN, K. H. Pharmacokinetics and bioavailability of sodium valproate. *Clin. Pharmacol. Ther.*, *21*:736-743, 1977.
16. KNOEFEL, P. K., HUANG, K. C., KLINGELE, H. O., SCHARFF, T. G. & WESTPHAL, U. G. *Absorption, Distribution, Transformation and Excretion of Drugs*. Springfield, Charles C. Thomas, 1972.
17. MARTIN, E., TOZER, T. N., SHEINER, L. B. et al. The clinical pharmacokinetics of phenytoin. *J. Pharmacokinetics Biopharm.*, *5*:579, 1977.
18. METZKE, G.R., McGRORY, R. W., HALSTENSON, C. E. et al. Pharmacokinetics of vancomycin in patients with various degrees of renal function. *Antimicrob. Agents Chemother.*, *25*:433-437, 1984.
19. METZLER, C. M. A mathematical model for the pharmacokinetics of LSD effect. *Clin. Pharmacol. Ther.*, *10*:737-39, 1969.
20. MORGAN, D. J., SMALLWOOD, R.A. Clinical significance of pharmacokinetie models of hepatic elimination. *Clin. Pharmacokinet.*, *18*:61-76, 1990.
21. MULLEN, W.M. Optimal phenytoin therapy: a new technique for individualizing dosage. *Clin. Pharmacol. Ther.*, *23*:228-232, 1978.
22. NIELSEN-KUDSK, F. Analysis of the pharmacokinetics of lithium in man. *Eur. J. Clin. Pharmacol.*, *16*:271-277, 1979.
23. OCHS, H. R., GRUB, E. E., GREENBLATT, D. J. et al. Intravenous quinidine: Pharmacokinetic properties and effects on left ventricular performance in human. *Am. Heart. J.*, *99*:468-475, 1980.
24. PECILE, A. & RESCIGNO, A. *Pharmacokinetics Mathematical and Statistical Approaches to Metabolism and Distribution of Chemicals and Drugs*. Plenum Press, New York, 1988.
25. PRATTS, W. B., TAYLOR, P. *Principles of Drug Action: The Basis of Pharmacology*. 3rd ed. Churchill Livingstone, New York, 1990.
26. REIDENBERG, M. (ed.) Individualization of drug therapy. *Med. Clin. N. Amer.*, *58*:905-1161, 1974.
27. RIGGS, D. S. *Mathematical Approach to Physiological Problems*. Baltimore, Williams and Wilkins, 1963.
28. ROCHA, A. F. G. Estudo dos compartimentos biológicos. *In: Medicina Nuclear*. Rio de Janeiro, Ed. Guanabara Koogan, 1976.
29. ROWLAND, M. & TOZER, T. N. *Clinical Pharmacokinetics: Concepts and Applications*. 3rd ed. Philadelphia, Lippincott Williams and Wilkins, 1995.
30. SARUBBI, F.A. & HULL, J. H. Amikacin serum concentrations: prediction of levels and dosage guidelines. *Ann. Intern. Med.*, *89*:612-618, 1978.
31. SAWCHUK, R.J., ZASKE, D. E. Pharmacokinetics of dosing regimens which utilize multiple intravenous infusions: gentamicin in burnt patients. *J. Pharmacokinetics Biopharm.*, *4*:183-195, 1976.
32. SHARGEL, L. *Applied Biopharmaceutics in Pharmacokinetics*. Norwalk, Appleton & Lange, 1993.
33. SHEINER, L. B. & TOZER, T. N. Clinical pharmacokinetics: the use of plasma concentration of drugs. *In*: MELMON, K. L. & MORRELI, H. F., *Clinical Pharmacology: Basic Principles in Therapeutics*. New York, Macmillan, 1978.
34. WAGNER, J. G. *Pharmacokinetics for the Pharmaceutical Scientist*. Lancaster Technomic, Inc., 1993.
35. WILENSKY, A. J., FRIEL, P. N., LEVY, R. H. et al. Kinetics of phenobarbital in normal subjets and epileptic patients. *Eur. J. Clin. Pharmacol.*, *23*:87-92, 1982.
36. WILKINSON, G. R., SHAND, D. G. A physiologic approach to hepatic drug clearance. *Clin. Pharmacol. Ther.*, *18*:377, 1975.
37. WILKINSON, G. R., SHAND, D. G. Commentary: a physiological approach to hepatic drug clearance. *Clin. Pharmacol. Ther.*, *18*:377-390, 1975.
38. WINTERS, M. E. *Basic Clinical Pharmacokinetics*. 3rd ed. Philadelphia, Lippincott Williams & Wilkins, 1994.
39. YACOBI, A., SKELLY, J. P., SHAH, V. P., BENET, L. Z. *Integration of Pharmacokinetics, Pharmacodynamics and Toxicokinetics in Rational Drug Development*. New York, Plenum, 1993.

6

Vias e Sistemas de Administração das Drogas

Penildon Silva

Nos últimos anos, as pesquisas e aplicações de novos sistemas de administração de drogas vêm-se desenvolvendo em escala exponencial. Foi desenvolvida até uma verdadeira especialidade deste tema que faz parte da recém-criada engenharia biomédica. Robert Langer, um dos grandes pioneiros desses estudos, prevê que em futuro próximo será possível administrar as drogas no momento certo, na posologia certa em qualquer parte do corpo, com alvo específico e eficiência.

A escolha de determinada via ou sistema de administração das drogas depende de vários fatores:

a) efeito local ou sistêmico da droga;
b) propriedades da droga e da forma farmacêutica administrada;
c) idade do paciente;
d) conveniência;
e) tempo necessário para o início do tratamento;
f) duração do tratamento;
g) obediência do paciente ao regime terapêutico.

As principais vias e sistemas de administração das drogas são as seguintes:

1. oral
2. sublingual ou bucal
3. parenteral
   - intravenosa
   - intra-arterial
   - intramuscular
   - intra-articular
   - intraóssea
   - intracardíaca
   - intradérmica
   - intraperitoneal
   - subcutânea
   - peridural ou epidural ou extradural
   - intratecal ou subaracnóidea
4. tópica
5. transdérmica
6. intraocular
7. intrarrespiratória
8. retal
9. intravaginal
10. intrauterina
11. uretral e peniana
12. novos sistemas de administração de drogas
    - bioadesivos
    - pró-drogas
    - transportadores macromoleculares de drogas
    - transportadores celulares de drogas
    - sistemas de administração de drogas em micropartículas e nanopartículas
    - dispositivos para liberação controlada de drogas
    - proteínas e peptídios
    - anticorpos monoclonais
    - administração de genes

ADMINISTRAÇÃO ORAL

Constitui a modalidade mais conveniente de administração de drogas. É chamada tradicionalmente de *uso interno* ou também *enteral*. As drogas administradas por via oral podem exercer um efeito local no trato gastrointestinal ou ser absorvidas pela mucosa gastrointestinal, atingindo o sangue ou a linfa e exercendo efeitos sistêmicos.

A absorção das drogas, por via oral, pode ocorrer na boca (mucosa bucal e sublingual), no intestino delgado, no reto e, em menor extensão, no estômago e no intestino grosso.

As preparações orais líquidas mais comuns incluem soluções e suspensões.

As soluções aquosas alcançam rapidamente o duodeno e logo começam a ser absorvidas. As partículas das suspensões têm que ser, primeiro, dissolvidas nas secreções gastrointestinais antes que ocorra a absorção.

A administração de preparações líquidas através de uma sonda nasogástrica pode ser necessária em certos pacientes hospitalizados.

As preparações sólidas são representadas, principalmente, por comprimidos e cápsulas que proporcionam maior estabilidade e melhor controle da posologia.

Comprimidos são geralmente mais baratos e apresentam maior flexibilidade na formulação e na apresentação. Os comprimidos bucais e sublinguais podem ser usados para administração local ou sistêmica.

A saliva dissolve a droga, e a vascularização da cavidade bucal e da língua facilita a absorção do fármaco.

Os comprimidos sublinguais são colocados sob a língua para absorção e início de ação rápidos. Usualmente, encerram drogas de baixa biodisponibilidade ou que sofrem elevado metabolismo hepático de primeira passagem.

Os comprimidos e cápsulas convencionais têm que se desintegrar no estômago ou intestino delgado antes de ocorrerem a dissolução e a absorção.

Desintegração, dissolução e biodisponibilidade são muito influenciadas por variáveis da formulação, método de fabricação e propriedades físico-químicas da droga.

A pílula era uma forma farmacêutica antiga sólida, ovoide ou esférica, para uso oral, na qual os ingredientes ativos se distribuíam uniformemente por todo o veículo. As pílulas foram suplantadas pelos comprimidos. O termo *pílula* é utilizado, erroneamente, como sinônimo de comprimido oral de anticoncepcional.

As cápsulas são formas farmacêuticas de forma cilíndrica, usualmente de gelatina, que encerram a droga em forma sólida ou líquida.

As drágeas são comprimidos recobertos por substâncias que resistem à ação da secreção gástrica. Só depois que a drágea atinge o intestino delgado é que o revestimento se dissolve e a droga ativa é liberada.

Há, também, formas farmacêuticas chamadas de depósito ou de liberação modificada que podem ser usadas por via oral. Essas formas podem assumir as seguintes modalidades:

a) de liberação retardada, em que a liberação da droga se faz em momento que não é logo depois da administração da formulação;
b) de ação repetida, em que a liberação da droga é feita em intervalos intermitentes, após a administração;
c) de liberação sustentada, em que a droga é liberada lentamente;
d) de liberação controlada, em que a droga é liberada em taxa constante;
e) de liberação aumentada, isto é, com o aumento da velocidade de liberação pela redução, por exemplo, do tamanho das partículas.

As técnicas para retardar a liberação da droga incluem o uso de múltiplas e revestidas microesferas (microencapsulação), quelatos, resinas, matrizes plásticas porosas e derivados da celulose. Essas formas farmacêuticas orais de administração de liberação retardada podem também ser usadas por outras vias como a transdérmica e a implantação na região subcutânea ou, mais raramente, a intramuscular.

As vantagens das formas farmacêuticas de liberação prolongada, em comparação com as formas convencionais, são as seguintes:

a) redução da frequência posológica;
b) redução na incidência e/ou intensidade de efeitos adversos;
c) maior seletividade de atividade farmacológica;
d) efeito terapêutico mais constante;
e) melhor obediência do paciente ao regime terapêutico.

As preparações de liberação controlada são formuladas para proporcionar uma dose inicial que estabeleça um nível plasmático terapêutico e um componente de liberação controlada que mantenha a concentração terapêutica.

Certos pacientes que não podem ou não querem deglutir exigem outra via de administração. Entre esses pacientes, podem ser citados os comatosos, os que estão mental ou fisicamente incapacitados e aqueles com doenças gastrointestinais, como úlcera péptica e má absorção.

Quanto à via oral, os pacientes devem ser orientados nos seguintes pontos:

a) a maioria dos comprimidos e cápsulas deve ser ingerida com muita água;
b) as preparações líquidas são preferidas para crianças e idosos;
c) as formulações especiais como comprimidos sublinguais, bucais e mastigáveis exigem instruções especiais aos pacientes;
d) os pacientes devem ser instruídos quanto ao ritmo de tomada do medicamento, com particular referência às refeições e à administração noturna.

VIA RETAL

A via retal é usada para administração tanto de drogas de ação local como de drogas de ação sistêmica.

É uma via alternativa da via oral para crianças, doentes mentais, comatosos e aqueles que apresentam vômitos e náuseas.

Certas drogas, que provocam irritação gastrointestinal excessiva ou sofrem elevado metabolismo hepático de primeira passagem, podem ser favoravelmente administradas por via retal.

As drogas destinadas à administração retal são formuladas em forma de supositórios sólidos.

Após a inserção, os supositórios se dissolvem ou se fundem nas secreções retais, liberando a droga com a finalidade de um efeito local ou de ser absorvida através da mucosa retal a fim de produzir um efeito sistêmico.

Enemas são soluções ou suspensões que podem ser usadas para administração de drogas com ação local ou sistêmica. Entretanto, os enemas são mais utilizados para estimular a evacuação do intestino ou aplicar agentes de contraste radiológico. Eventualmente, outros medicamentos podem ser assim administrados, como nos casos de colite ulcerativa e convulsões.

A fim de que haja completa e rápida liberação da droga de um supositório, as drogas lipofílicas devem ser formuladas em excipientes hidrofílicos e as hidrossolúveis, em excipientes lipofílicos. O excipiente ideal de um supositório deve dissolver-se ou fundir-se a 37°C, não ser irritante, ser atóxico e compatível com muitas drogas.

Os supositórios com base de manteiga de cacau ou de óleo sintético devem ser guardados em geladeira. No momento do uso, devem ser aquecidos nas mãos do paciente a fim de aumentar o conforto e facilitar a inserção.

Todos os supositórios devem ser retidos no reto durante, pelo menos, 20 a 30 minutos, para assegurar a fusão ou dissolução da base e a liberação da droga na fase líquida.

Pode-se observar leve efeito laxativo após o uso dos supositórios.

Nas crianças, devem-se usar enemas de pequeno volume para evitar estímulo da defecação, quando se deseja um efeito sistêmico.

A disponibilidade da droga, após administração retal, pode ser limitada pela taxa em que a droga é liberada do supositório ou pela taxa de absorção da droga através da mucosa retal.

Em geral, a absorção das drogas na região retal é mais lenta, menos completa e mais imprevisível do que das drogas administradas por via oral.

A maior fonte do sangue para o reto é proporcionada pela artéria retal superior. O retorno venoso se faz pelas veias hemorroidárias superior, média e inferior. Como a veia hemorroidária superior drena diretamente na veia porta, a extensão do metabolismo hepático da droga, devido ao efeito da primeira passagem, aumenta à medida que aumenta a profundidade de inserção do supositório no reto. As veias média e inferior drenam diretamente na circulação geral através da veia ilíaca e da veia cava.

VIAS PARENTERAIS

A via parenteral define qualquer via de administração de drogas que não seja a oral ou enteral. A via parenteral também significa a injeção de drogas diretamente num compartimento ou cavidade do corpo, a fim de evitar os obstáculos da pele e das mucosas.

As vias parenterais de administração de drogas mais comuns são a intravenosa ou endovenosa, a intramuscular e a subcutânea. Além dessas, ainda são usadas as seguintes vias parenterais: intra-arterial, intra-articular, intracardíaca, intradérmica, epidural, intraóssea, intrassinovial, intratecal.

As vantagens das vias parenterais de administração de drogas são as seguintes:

a) as drogas podem ser administradas em pacientes que não cooperam, inconscientes ou que apresentam náuseas e vômitos;

b) certas drogas que são ineficazes, fracamente absorvidas ou inativas por via oral podem ser aplicadas por via parenteral;
c) a via intravenosa proporciona início imediato da ação da droga, em situações de emergência;
d) podem ser usadas outras vias parenterais quando se deseja retardar o início de ação da droga e/ou prolongar a ação da droga;
e) podem ser produzidos efeitos localizados e sistêmicos, dependendo da via de administração usada e da formulação da droga;
f) os problemas da obediência do paciente ao regime terapêutico são quase totalmente evitados;
g) além da administração de drogas, a via parenteral pode também ser usada para corrigir desequilíbrio fluido e eletrolítico e proporcionar a alimentação por essa via.

As desvantagens da administração parenteral de drogas são as seguintes:

a) a aplicação parenteral de drogas exige pessoal adequadamente treinado;
b) a necessidade de observação estrita de processos assépticos;
c) usualmente, há sempre alguma dor;
d) os efeitos das drogas são difíceis de reverter, em casos de hipersensibilidade, intolerância ou toxicidade;
e) a administração parenteral pode ser inconveniente quando as aplicações se tornam muito frequentes.

A falta de técnica na administração parenteral pode provocar lesões de nervos, músculos, ossos e vasos sanguíneos.

Quando a injeção é praticada pelo próprio paciente (autoadministração), ele deve ser orientado quanto à posologia parenteral e à técnica da injeção.

Para as drogas administradas por *via intravenosa*, usa-se comumente a veia basílica ou cefálica do antebraço. A intensidade e duração da atividade da droga dependem da dose administrada, do grau de ligação da droga às proteínas plasmáticas, da extensão da distribuição da droga em todo o corpo e da taxa de eliminação pelo metabolismo e/ou excreção. A infusão intravenosa é comumente usada com drogas que possuem meias-vidas curtas de eliminação. Outros aspectos a serem lembrados são diluição adequada e tempo de administração.

A punção venosa pode ser feita em veias dos braços, pernas, pés e da cabeça (nos lactentes).

Excepcionalmente, em situações de emergência, pode ser necessária a punção de veias profundas, como subclávia, femoral, jugular ou axilar.

A habilidade técnica e a assepsia correta são fundamentais para o emprego de todas as vias parenterais.

As *injeções intramusculares* são administradas profundamente em músculos esqueléticos, afastados de nervos e vasos sanguíneos importantes. Os principais locais são os seguintes: regiões glútea, deltoide e do *vastus lateralis* (lateral da coxa). As injeções intramusculares formam um depósito no músculo e geralmente provocam início de ação mais lento e de maior duração de ação do que a administração intravenosa.

A absorção da droga por via intramuscular é usualmente completa, mas pode variar em decorrência das propriedades físico-químicas das drogas, das variáveis da formulação e de diversos fatores fisiológicos, como, por exemplo, a perfusão sanguínea no local considerado.

Existem preparações de liberação prolongada para uso intramuscular que liberam as drogas durante grande período de tempo, de até 30 dias, em certos exemplos. Essas preparações retardam a taxa de liberação e/ou da dissolução da droga através de mecanismos físicos ou químicos.

A *administração subcutânea* consiste na injeção de pequeno volume (< 2 mL) de solução ou suspensão aquosa no tecido intersticial frouxo, abaixo da pele no braço, antebraço, coxa, abdome ou região glútea. O local da injeção deve ser variado quando houver necessidade de aplicações frequentes.

Não se deve confundir a administração subcutânea com a *administração intradérmica;* nesta última, se utiliza um pequeno volume ($\sim 0,1$ mL) de produtos para diagnóstico, dessensibilização ou imunizantes na camada dérmica vascular da pele.

Atualmente, estão sendo estudados e aplicados novos sistemas de administração parenteral de drogas de liberação prolongada visando a alvos específicos. Essas novas modalidades incluem microesferas magnéticas e não magnéticas, microcápsulas, lipossomos, infusões múltiplas, emulsões magnéticas, transportadores biocompatíveis e pródrogas que serão analisadas adiante.

Os fatores mais importantes que devem ser considerados quando se usa a via parenteral são:

a) local de injeção;
b) volume da injeção;
c) tamanho e tipo da agulha;
d) efeito terapêutico desejado;
e) domínio da técnica da injeção.

Os mais frequentes efeitos adversos da administração parenteral são:

a) dor no local da injeção;
b) extravasamento, infiltração e flebite após a injeção intravenosa;
c) sangramento ou lesão de nervo periférico devido a técnica inadequada da injeção intramuscular.

O chamado *bolo* intravenoso proporciona início mais rápido da ação da droga, mas pode ser indesejável por causa da toxicidade da droga, como, por exemplo, nas injeções de fenitoína e de diazepam.

A via subcutânea proporciona efeito mais sustentado para as drogas hidrossolúveis. As injeções intramusculares são mais indicadas para suspensões aquosas e volumes maiores que 1,5 mL porém menores que 5 mL.

Usualmente, as injeções intramusculares produzem início de efeito mais rápido do que as subcutâneas.

Idade e condições físicas do paciente representam importantes fatores quando se consideram aplicações intramusculares e intravenosas de drogas. Em pacientes idosos, inativos ou emagrecidos, a massa muscular está reduzida nas regiões glútea média e do *vastus lateralis*. Neles, as injeções intramusculares devem ser aplicadas na região do *gluteus maximus*.

Em recém-nascidos e crianças pequenas, as injeções intramusculares devem ser feitas nos músculos da coxa, que são mais desenvolvidos que os músculos da região glútea.

Existem diversos *dispositivos mecânicos* para infusão e implantação, destinados ao controle de administração continuada através das vias subcutânea, intramuscular, intravenosa e intraperitoneal.

Esses dispositivos são representados principalmente por controladores por fluxo de gravidade ou bombas peristálticas rotatórias ou lineares. Outros dispositivos incluem bombas, seringas motorizadas, sistemas em cassete e reservatórios elastoméricos.

As bombas de infusão só devem ser usadas depois que os métodos convencionais não tenham controlado satisfatoriamente a doença ou permitido ao paciente maiores liberdade e mobilidade.

Esses dispositivos têm sido usados principalmente no tratamento de pacientes ambulatoriais com diabete dependente de insulina.

Outras aplicações terapêuticas dos dispositivos de infusão incluem analgesia controlada pelo próprio paciente e administração contínua ou intermitente de analgésicos, anticoagulantes, antineoplásicos, antibióticos, fluidos nutritivos.

O uso de *bombas implantáveis* tornou-se comum na administração de infusões subcutâneas e intra-arteriais. Essas bombas reduzem os riscos de infecção, interferem pouco nas atividades do paciente e permitem o fornecimento de maior número de drogas que visam a um alvo tissular específico. Alguns exemplos desses tipos de bombas são representados por Infuscid, Meditronic SynchroMed e Alzet.

Alguns fatores relacionados com a administração de drogas com esses dispositivos devem ser considerados:

a) estabilidade física e química da droga;
b) facilidade de uso do dispositivo pelo paciente;
c) orientação do paciente para assegurar o manuseio seguro e eficaz do dispositivo. Adiante, serão discutidos novos detalhes desses sistemas de administração de drogas.

VIAS DE ADMINISTRAÇÃO TÓPICA E TRANSDÉRMICA

Embora a estrutura e composição heterogênea da pele representem uma barreira eficaz à passagem de substâncias, podem-se aplicar drogas, em diferentes formas farmacêuticas, que produzem efeitos locais ou sistêmicos.

Excetuando-se as drogas usadas pelos seus efeitos tópicos superficiais (óxido de zinco, enxofre, por exemplo), as drogas aplicadas sobre a pele devem penetrar a camada apropriada da pele para produzir os efeitos terapêuticos desejados.

Das três principais camadas da pele (estrato córneo, epiderme e derme), a barreira principal à absorção de drogas é o estrato córneo, que é uma camada externa densa e queratinizada. A variação regional na permeabilidade da pele às drogas se deve a diferenças na estrutura e espessura do estrato córneo.

Os alvos para as drogas aplicadas à pele pelos seus efeitos locais são a superfície da pele, o estrato córneo, a epiderme viável, a derme e os anexos, isto é, unhas, glândulas sudoríparas e sebáceas e folículos pilosos. A presença de uma rede vascular eficiente na derme permite que as drogas que atravessam o estrato córneo e a epiderme sejam prontamente absorvidas, produzindo efeitos sistêmicos.

Quando se aplicavam topicamente pomadas com nitroglicerina, a absorção sistêmica da droga era imprevisível, devido à variação da permeabilidade da pele, posologia imprecisa e administração inadequada da droga. Os modernos sistemas de administração transdérmica resolveram os problemas supracitados com dispositivos adequados, através do controle de taxa de liberação da droga na superfície da pele. Com esses sistemas, a biodisponibilidade da droga se torna independente da taxa em que a droga atravessa a pele e atinge a circulação geral.

Admitindo-se que a droga é absorvida em quantidade suficiente, a administração transdérmica de drogas oferece as seguintes vantagens:

a) evitam-se os inconvenientes e riscos da via intravenosa;
b) elimina-se a variável biodisponibilidade observada após terapia oral;
c) as drogas que possuem índices terapêuticos estreitos ou meias-vidas curtas podem ser administradas com segurança e durante períodos prolongados;
d) os efeitos colaterais e a frequência posológica são reduzidos;
e) a obediência ao regime terapêutico por parte do paciente é melhorada;
f) o término rápido do efeito da droga é possível, simplesmente com a remoção do dispositivo de administração (emplastro).

As preparações tópicas, em oposição aos sistemas de administração transdérmica, são usadas primariamente pelos seus efeitos locais e usualmente podem encerrar os seguintes componentes, além da droga ativa: preservativo, tampão, cossolvente, agente emulsificante, agentes que aumentam a viscosidade e a penetração e/ou propelentes.

Os sistemas de administração transdérmica são usados exclusivamente para a produção de efeitos sistêmicos. São multifásicos e têm, usualmente, a forma de emplastros adesivos.

Os sistemas de administração transdérmicos se classificam em quatro tipos:

1. Sistemas modulados por membranas, que consistem em quatro camadas, sendo a droga dispersa ou suspensa em um compartimento sólido ou líquido. Uma membrana polimérica que controla a taxa de permeabilidade definida à droga é recoberta por um polímero para manter contato com a pele. Como se observa no sistema terapêutico da escopolamina, os sistemas de administração transdérmica devem conter uma dose primária que rapidamente alcança concentrações terapêuticas plasmáticas, enquanto a membrana controla a disponibilidade da dose de manutenção proveniente do reservatório;
2. Sistemas controlados pela difusão e adesão, formados por um dispositivo simplificado de três camadas, no qual a droga é absorvida e dissolvida em uma base polimérica, insolúvel em água, que funciona como reservatório e elemento de controle de liberação da droga;
3. Sistemas de matrizes de difusão que contêm a droga homogeneamente dispersa em uma matriz de superfície e espessura controladas;
4. Sistemas de microrreservatório que utilizam uma combinação de abordagens de reservatório e de dispersão em matriz.

O principal mecanismo de transporte através da pele dos mamíferos é a difusão passiva. A absorção percutânea de drogas é muito lenta e mais seletiva do que a absorção gastrointestinal, devido ao estrato córneo.

A estrutura heterogênea em muitas camadas da pele representa uma barreira difusional complexa ao transporte de drogas, seja através da pele, seja através de folículos pilosos ou glândulas sudoríparas que atuam como *shunts* ou derivações. Desse modo, a absorção de drogas através da pele intata pode ocorrer através de uma via transdérmica, permitindo que as drogas penetrem por difusão intercelular ou/e intracelular, através das células do estrato córneo e também através dos anexos (transfolicular), onde as drogas penetram por difusão pelos folículos pilosos, na secreção das glândulas sebáceas e sudoríparas.

A taxa de liberação do sistema de administração transdérmica permanece constante enquanto se mantém o gradiente de difusão entre o sistema e a pele. A difusão da droga é iniciada logo que se aplica o sistema à pele. Após saturação dos locais de ligação constante da droga, estabelecem-se concentrações plasmáticas terapeuticamente ativas. Após a remoção do emplastro transdérmico, as concentrações plasmáticas decrescem em taxa determinada pela meia-vida da droga. A quantidade da droga no reservatório determina a duração da ação.

Exemplos de drogas utilizadas nos sistemas de administração transdérmica: nitroglicerina, escopolamina, clonidina, estradiol, dinitrato de isossorbida, fentanila, testosterona, nicotina, papaverina.

Com exceção das extremidades, abaixo do joelho ou do cotovelo, os sistemas de administração transdérmica de drogas para a circulação sistêmica podem ser aplicados a qualquer região limpa, seca e sem pelos.

O sistema terapêutico da escopolamina é uma preparação especificamente aplicada atrás da orelha.

Na presença de um campo elétrico crescente, a *iontoforese*, através da pele, pode promover o transporte de pequenas e grandes moléculas para a circulação geral, tais como hormônio liberador da tireotropina, vasopressina, insulina e leuprolida. A eficácia da iontoforese depende de intensidade da corrente, força iônica, tipo de tampão, duração de aplicação da corrente e uso de corrente contínua ou pulsátil.

Os sistemas de *administração fonoforética* estão em estudo, investigando-se a influência da energia ultrassônica na penetração de drogas através da pele. Sugere-se que a fonoforese aumenta a penetração cutânea porque induz alterações térmicas, mecânicas e químicas dos tecidos biológicos.

As ondas ultrassônicas penetram até 5 cm abaixo da pele, enquanto a iontoforese penetra aproximadamente até somente 1 cm abaixo da pele.

A duração da fonoforese é usualmente de 10 minutos, em comparação com 20 a 30 minutos da iontoforese.

VIA RESPIRATÓRIA

A administração de drogas por inalação representa uma modalidade conveniente de introduzir medicamentos diretamente na árvore respiratória para o tratamento de doenças broncopulmonares.

A via inalatória também é usada em anestesiologia quando se empregam anestésicos gerais gasosos.

As principais vantagens da via inalatória são:

a) administração localizada de pequenas doses da droga e para início rápido de ação;
b) redução de efeitos adversos sistêmicos. Para atingir-se efeito terapêutico adequado é necessário que o paciente seja orientado sobre a doença, tratamento, dispositivos e técnicas de inalação.

A administração de drogas pela via respiratória pode visar à atividade local ou sistêmica.

A eficácia de um aerossol terapêutico depende de:

a) distribuição das partículas depositadas na árvore respiratória;
b) patologia pulmonar;
c) taxa do *clearance* mucociliar e alveolar das partículas depositadas;
d) amplitude de metabolismo da droga pelos pulmões.

Alguns exemplos de medicamentos utilizados, por via inalatória, em doença pulmonar obstrutiva ou broncoespástica: cloridrato de isoproterenol, metaproterenol, albuterol, terbutalina, cromoglicato dissódico, sulfato de atropina e corticosteroides.

A eficácia da terapêutica respiratória tópica/inalatória depende fundamentalmente do tamanho das partículas, líquidas ou sólidas, que, dispersas em meio gasoso, irão atingir a superfície respiratória.

As partículas maiores, com diâmetro superior a 5 μm, ficam retidas nas vias respiratórias superiores, principalmente na orofaringe, enquanto as partículas menores, com diâmetro inferior a 2 μm, permanecem em suspensão no gás e deixam as vias respiratórias no ar expirado, sem atingirem os objetivos.

O tamanho ideal das partículas situa-se entre 2 e 5 μm, ocorrendo boa dispersão e adequada deposição da droga nas vias respiratórias. Entretanto, o diâmetro médio das partículas como parâmetro único não tem valor referencial. O que importa é estabelecer o tamanho médio das partículas que contêm a maior parte do fármaco. Isso determina qual a proporção do fármaco que atinge topicamente as vias respiratórias – o chamado diâmetro aerodinâmico da massa.

Os dispositivos usados na terapia inalatória são: nebulizadores, inaladores pressurizados dosimetrados (*sprays*, bombinhas) e inaladores de pó seco (Inhaler, Rothaler, Turbohaler).

O estabelecimento de um acesso vascular imediato pode ser necessário em situações de emergência, tais como parada cardiorrespiratória, choque e mal convulsivo. Quando não se consegue esse acesso (venoso central ou periférico ou intraósseo), podem-se administrar, excepcionalmente, determinadas drogas pelo tubo endotraqueal, habitualmente utilizado para suporte ventilatório. Por essa via endotraqueal, podem ser administradas, por exemplo, adrenalina, atropina, lidocaína e naloxona. As doses aplicadas por essa via são maiores do que aquelas usadas por outras vias parenterais. As medicações empregadas por via endotraqueal devem ser colocadas diretamente na árvore traqueobrônquica. As drogas em geral são diluídas em 3 a 5 mL de soro fisiológico ou então colocadas num cateter fino que ultrapassa a parte distal do tubo. Depois da colocação da droga, faz-se um *flush* de 3 a 5 mL de solução salina, seguido de várias ventilações. O bicarbonato de sódio não pode ser administrado por essa via.

VIA INTRANASAL

As drogas administradas pela via intranasal são principalmente utilizadas por causa dos seus efeitos locais. Entretanto, algumas drogas têm sido utilizadas para provocar efeitos sistêmicos, através dessa via, porque são instáveis no trato gastrointestinal ou apresentam elevado efeito de metabolismo hepático de primeira passagem.

A cavidade nasal é muito vascularizada e possui as seguintes regiões anatômicas:

a) septo central;
b) cartuchos que são estruturas que se projetam na cavidade nasal e aumentam a área superficial;
c) muco que forma uma delgada camada líquida que capta corpos estranhos;
d) cílios epiteliais que removem corpos estranhos, movendo o muco para a nasofaringe.

As preparações de uso nasal são, em geral, soluções isotônicas, tamponadas (pH 5,5-6,5), aquosas, que encerram um estabilizador e/ou um preservativo. Essas preparações são aplicadas sob a forma de gotas ou *spray*.

Muitas drogas, tais como betabloqueadores, esteroides, proteínas como insulina, interferon, vasopressina, ocitocina, cocaína, são absorvidas a partir da mucosa nasal e atingem a circulação geral.

Pode ocorrer congestão de rebote (edema crônico da mucosa nasal) em pacientes que usam descongestionantes nasais acima das doses recomendadas, durante mais de 3 a 4 dias.

ADMINISTRAÇÃO NA ORELHA

A orelha humana consiste em três regiões anatômicas distintas: orelhas externa, média e interna.

As drogas instiladas no canal da orelha externa através de aplicação direta são usadas quase exclusivamente para efeitos locais. Os agentes usualmente empregados são antibióticos, anti-inflamatórios e anestésicos.

Para as afecções que atingem a orelha média, é necessária a aplicação de drogas de ação sistêmica.

VIA INTRATECAL OU SUBARACNÓIDEA

O espaço subaracnóideo é delimitado externamente pela membrana aracnóidea, delicada, avascular, em contato íntimo com a dura-máter e, internamente, pela pia-máter. Esse espaço é atravessado por trabéculas finas e pelos nervos espinhais, e banhado pelo líquido cefalorraquidiano (LCR). Seu limite inferior é o término do saco dural, no segundo nível vertebral sacro, e superiormente se comunica com o LCR nas cavidades cranianas e ventriculares.

A punção lombar pode ser realizada com o paciente em decúbito lateral ou sentado. A referência anatômica mais importante são as cristas ilíacas, que podem ser identificadas pela palpação. A linha que interliga as cristas cruza o processo espinhoso da quarta vértebra lombar (L4) ou o espaço entre L4 e L5. Comumente, são usados para punções os espaços L2-L3, L3-L4 e L4-L5; níveis mais altos são evitados pelo risco de lesar a medula espinhal, que termina em torno de L1, L1-L2 ou no corpo de L2.

Exemplos de drogas que podem ser administradas pela via intratecal incluem: metotrexato, para eliminar células malignas situadas no sistema nervoso central, anestésicos locais (como bupivacaína), opiáceos (morfina).

VIA PERIDURAL OU EPIDURAL OU EXTRADURAL

O espaço peridural está situado entre a dura-máter anteriormente e as paredes ósseas e ligamentosas do canal espinhal posteriormente. Está limitado cefalicamente pelo forame magno, onde a dura-máter se funde com o periósteo do crânio, e caudalmente, pela membrana sacrococcígea. É um espaço virtual, preenchido por tecido gorduroso, conjuntivo frouxo e o plexo de veias vertebrais internas que se dispõem em dois canais paramedianos, estendendo-se pelo comprimento do espaço peridural do crânio ao sacro. Essas veias drenam o sangue das meninges e corpos vertebrais para as veias segmentares, via forames intervertebrais.

Pode-se realizar uma punção peridural em qualquer segmento da coluna, mas a região cervical não é habitualmente usada. Os bloqueios peridurais são feitos ao nível da coluna torácica e lombar (mais frequente) ou através do hiato sacrococcígeo. Para a identificação desse espaço são utilizadas duas técnicas:

a) **Técnica da gota pendente** – coloca-se uma gota da solução do anestésico local no canhão da agulha específica (agulha de Touhy ou de Weiss), que é introduzida lentamente até que a gota seja aspirada para dentro, indicando que o bisel penetrou no espaço peridural.
b) **Técnica da perda de resistência** – utiliza-se uma seringa de vidro com o cilindro lubrificado com um pequeno volume da solução anestésica, de modo que o êmbolo se mova livremente. A seringa, com cerca de 3 mL de ar, é conectada firmemente ao canhão da agulha. Pressionando-se continuamente o êmbolo, continua-se introduzindo a agulha até que haja perda súbita de resistência à injeção do ar, o que indica que o bisel da agulha penetrou no espaço peridural.

A via peridural é usada para administração de anestésicos locais e analgésicos (morfina).

VIA VAGINAL

O epitélio da vagina é permeável a muitos derivados orgânicos e inorgânicos. De modo geral, as drogas são administradas por via vaginal por causa dos seus efeitos locais.

A via vaginal não é adequada para administração de drogas com a finalidade de efeitos sistêmicos. Essa dificuldade se deve às influências do ciclo menstrual sobre o tecido vaginal e também por causa da composição e do volume das secreções vaginais.

As formas farmacêuticas que podem ser usadas por via vaginal são óvulos semissólidos, comprimidos vaginais, pomadas, géis, cremes, líquidos e comprimidos espumantes.

Usualmente, é necessário o uso de aplicadores vaginais para a inserção das drogas.

Após inserção, as preparações vaginais amolecem, fundem-se ou dissolvem-se e espalham-se sobre a superfície vaginal para produzir um efeito local.

Pode ocorrer absorção sistêmica de drogas após a administração vaginal.

As pacientes devem ser orientadas quanto à técnica de administração, possíveis efeitos adversos e importância da obediência ao regime terapêutico.

ADMINISTRAÇÃO INTRAUTERINA

O DIU (dispositivo intrauterino) libera baixas doses de anticoncepcionais em taxa controlada, diretamente ao endométrio. Com essa via, podem ser evitados os efeitos adversos sistêmicos dos esteroides sistêmicos.

Dois exemplos de DIU extensamente estudados foram o Progestasert e o Cu-7. O Progestasert, em forma de T, é um sistema que libera 65 mg de progesterona por dia até 1 ano. O Cu-7 é um dispositivo de polipropileno em forma de 7 que libera 9,87 mg de cobre por dia durante até 40 meses.

A principal desvantagem do DIU é o aparecimento de numerosos efeitos adversos.

A principal razão de uso dos DIUs que transportam drogas (há DIUs sem drogas) é administrar uma baixa dose de droga, diretamente ao órgão-alvo, reduzindo assim a absorção sistêmica da droga. A progesterona é absorvida rapidamente pelo endométrio a fim de produzir efeitos sistêmicos. Entretanto, a falta de estabilidade estrutural do útero, devido às suas dinâmicas alterações durante o ciclo menstrual, pode provocar expulsão, sangramento uterino, infecção, perfuração e dor.

Esse método é contraindicado em pacientes com história de doença pélvica inflamatória, aborto espontâneo, sangramento genital, doença venérea, gravidez ectópica prévia ou outras anormalidades uterinas.

VIAS URETRAL E PENIANA

Estas vias podem ser utilizadas no tratamento da disfunção erétil.

A via peniana consiste na administração intracavernosa de papaverina, fenoxibenzamina, fentolamina e prostaglandina PGE1.

A prostaglandina PGE1 pode também ser usada em forma de gel, pela via endouretral.

Ver Cap. 124.

ADMINISTRAÇÃO OFTÁLMICA

As drogas são aplicadas no olho, em geral diretamente, sob a forma de gotas (colírios) ou pomada.

Usam-se injeções oculares quando a droga é ineficaz para atingir o sítio intraocular desejado, após administração local ou quando não é possível obter-se concentração terapêutica de droga na parte posterior do olho, após aplicação direta.

Usam-se injeções subconjuntivais no tratamento emergencial de infecções agudas do olho anterior. Pode-se usar uma injeção retrobulbar para tratamento de lesão do nervo óptico ou anestesia em cirurgia.

Pode-se empregar um sistema de liberação controlada de pilocarpina no olho, especialmente no tratamento do glaucoma. O dispositivo flexível (Ocusert) do tipo liberação difusional é colocado sob a pálpebra inferior e fornece a droga intermitentemente durante uma semana, em taxa constante.

A córnea é uma barreira biológica formada por um espesso estroma aquoso, situado entre as camadas lipídicas epiteliais e endoteliais.

Consequentemente, apenas as drogas que sejam hidrofílicas e lipofílicas são capazes de atravessar a córnea, da câmara externa para a câmara anterior do olho, por difusão passiva. As propriedades do sistema de administração também influem na penetração corneana.

VIA INTRAÓSSEA

Esta via é usada quando outras vias são difíceis, sobretudo em crianças abaixo de 6 anos e eventualmente em outras faixas etárias, para a administração de todas as drogas (exceto bicarbonato), líquidos e sangue. Os locais dessa aplicação são: terço proximal da tíbia, preferencialmente, ou terço distal do fêmur. A via intraóssea pode ser obtida em 30 a 60 segundos. É empregada em situações emergenciais, quando não se consegue acesso às veias periféricas, tais como no choque e na parada cardiorrespiratória. Podem ser administrados por essa via: catecolaminas, cálcio, antibióticos, digitálicos, heparina, lidocaína, bloqueadores neuromusculares, soluções de cristaloides, coloides e sangue.

VIA INTRACARDÍACA

Esta via é raramente usada, em emergência, para estimular o coração com solução de adrenalina 1:10.000.

NOVOS SISTEMAS DE ADMINISTRAÇÃO DE DROGAS

Nos últimos anos foram desenvolvidos novos sistemas de administração de drogas, visando principalmente a algum grau de especificidade em atingir tecidos-alvos das drogas. Os seguintes exemplos ilustram essas novas modalidades de administração de drogas:

- bioadesivos;
- pró-drogas;
- transportadores macromoleculares de drogas;
- transportadores celulares de drogas;
- sistemas de administração de drogas em micropartículas e nanopartículas;
- dispositivos para liberação controlada de drogas;
- sistema para liberação controlada de peptídios e proteínas;
- anticorpos monoclonais;
- administração de genes.

Esses novos métodos apresentam as seguintes vantagens, de acordo com Langer:

a) muitas drogas, antigas e novas, podem ser administradas em modalidades que melhoram a segurança e permitem novos tratamentos;
b) drogas complexas e mais modernas, como proteínas, tornam-se disponíveis através da engenharia genética; a aplicação dessas drogas é mais complicada do que a das drogas convencionais, necessitando de novos sistemas de administração;
c) há uma compreensão crescente de que os padrões de liberação da droga (contínua ou pulsátil) influem significativamente nas respostas terapêuticas;
d) economicamente, os novos métodos de administração das drogas são mais vantajosos do que a síntese de novas moléculas das drogas.

Bioadesivos. O muco, que representa sítio potencial para a ligação de qualquer sistema adesivo de distribuição, é encontrado normalmente no trato gastrointestinal e no trato genitourinário, assim como nos pulmões, nariz, orelha e olho.

Além de atuarem como plataformas para sistemas de liberação controlada de drogas, os polímeros bioadesivos podem exercer algum controle sobre a taxa e a extensão da liberação da droga e melhorar a eficácia terapêutica.

As vantagens potenciais da administração de drogas pelo sistema bioadesivo incluem administração prolongada de drogas em todas as vias não parenterais, administração localizada para modificação da permeabilidade, inibição de protease e de outras enzimas, modulação da resposta imunológica e viabilidade melhorada de vias não parenterais e não-orais para a administração de drogas.

Pró-drogas. O termo pró-droga indica um fármaco que deve ser transformado após administração, de modo que o produto metabólico possa provocar a resposta farmacológica desejada.

As pró-drogas, aplicadas por todas as vias de administração, têm sido largamente usadas com as seguintes finalidades:

a) modificar uma propriedade da droga como, por exemplo, a solubilidade, a estabilidade, o gosto ou o odor;
b) modificar uma propriedade biológica como metabolismo, distribuição, toxicidade ou resistência bacteriana;
c) reduzir dor ou irritação no local da injeção;
d) proteger um grupamento funcional reativo, como agentes alquilantes, agentes carcinogênicos e toxinas;
e) direcionar a droga para seu alvo tissular específico.

A conversão de uma pró-droga em fármaco ativo se realiza usualmente por via enzimática (pela ação de esterases, amidases, fosfatases, peptidases ou redutases) ou por via não enzimática, via hidrólise estérica. Como exemplos, podem ser citados o sulindaco, que vai agir após transformar-se em sulfeto, e a cortisona, metabolizada em hidrocortisona, que é o derivado ativo. Outros exemplos são observados com as seguintes pró-drogas: enalapril (metabólito ativo: enalaprilat), levodopa (dopamina), minoxidil (sulfato de minoxidil), azatioprina (6-mercaptopurina), carbimazol (metimazol).

Transportadores macromoleculares de drogas. Podem ser preparados transportadores macromoleculares com as drogas que apresentam muitas propriedades espaciais e físico-químicas que permitem a travessia de várias barreiras biológicas, melhorando, desse modo, o direcionamento das drogas para seus receptores.

Citam-se, entre os transportadores macromoleculares de drogas, os seguintes: proteínas e conjugados (albumina, glicoproteínas), lectinas, hormônios, dextrana e outros polissacarídios, ácido desoxirribonucleico, polímeros sintéticos biodegradáveis e não biodegradáveis.

Transportadores celulares de drogas. Elementos celulares como eritrócitos, leucócitos e fibroblastos podem ser carregados com drogas ou enzimas, destinados à liberação controlada de drogas ou à terapêutica de reposição enzimática.

A principal vantagem desse sistema é de que as células são biocompatíveis, não antigênicas e podem ser dirigidas com imunoglobulinas marcadoras ou com ímã externo.

Como as células não se difundem, normalmente, através dos vasos sanguíneos, essa aplicação se restringe ao uso no interior do sistema circulatório.

Sistemas de administração de drogas em micropartículas. Orive e colaboradores realizaram uma excelente e atualizada pesquisa sobre os mais recentes sistemas de administração de drogas por micropartículas, focalizando as seguintes modalidades:

- micropartículas e nanopartículas;
- administração pulsátil de drogas;
- sistemas micromanufaturados;
- conjugação macromolecular.

Micropartículas e nanopartículas

As micropartículas e as nanopartículas se caracterizam não só pelo seu tamanho (micrométricas e nanométricas), como também pelas suas propriedades. O produto terapêutico é imobilizado, absorvido, ligado, dissolvido ou encapsulado na partícula, permitindo o controle preciso sobre a liberação da droga. O prefixo nano = bilionésimo.

Enzimas e células que secretam produtos terapêuticos também podem ser contidas em microcápsulas poliméricas. Nesses casos, o material usado para encapsular as células ou enzimas pode ser uma membrana semipermeável que evita a resposta imune do hospedeiro. Foram empregados polímeros biodegradáveis e atóxicos tais como ácido poliláticocoglicólico ou PLGA para administração macromolecular e sustentada de drogas e também na confecção de vacinas. Em consequência da propriedade de serem biodegradáveis, esses polímeros formam produtos biologicamente compatíveis que são lentamente removidos do corpo, sem afetar a função normal da célula. Essas vantagens levaram o FDA a aprovar duas primeiras formulações que encerravam micropartículas de PLGA. Uma dessas formulações de micropartículas liberava o acetato de leuprorrelina, agonista do hormônio liberador do hormônio luternizante (LHRH). A outra formulação liberava o hormônio de crescimento recombinante humano (rRGH).

Essas preparações melhoraram de modo significativo as propriedades farmacocinéticas dessas drogas.

Quando se aplicava o acetato de leuprorrelina por via oral ou nasal, a biodisponibilidade era baixa e a meia-vida só durava alguns minutos. Com o uso das micropartículas poliméricas, foram manufaturados sistemas de administração que duravam de 1 a 4 meses. As nanopartículas são produzidas com formação de estruturas em nanoescala que aprisionam moléculas ou formam nanocristais ou complexos de droga e polímero.

Uma propriedade geral desses sistemas consiste em captação intracelular, em comparação com as micropartículas, o que torna as nanopartículas candidatas à administração de drogas em alvos específicos intracelulares. As diferentes nanopartículas se apresentam sob a forma de nanocápsulas, nanoesferas, lipossomos, micelas poliméricas, nanopartículas cerâmicas e dendrímeros. Orive e colaboradores citam os seguintes exemplos das diferentes nanopartículas e suas aplicações.

Os *dendrímeros* são compostos macromoleculares que apresentam uma série de ramificações em torno de um núcleo interno. Como aplicação, cita-se a liberação rápida e completa de placlitaxel (no tratamento de câncer) dos dendrímeros. Os produtos da degradação dos dendrímeros não são citotóxicos.

Os *lipossomos* são vesículas esféricas artificiais produzidas a partir de fosfolipídios e colesterol naturais. A doxorrubicina lipossômica é usada com sucesso no tratamento de adenossarcoma uterino recorrente em camundongos. A anfotericina lipossômica B é usada, preferencialmente, no tratamento de diversas infecções fúngicas. Nesse sistema de administração, a nefrotoxicidade da anfotericina B é reduzida de modo significativo.

As *nanopartículas cerâmicas* são produzidas com compostos orgânicos, tais como sílica e titânio. As nanopartículas à base de sílica ultrafina liberam drogas antineoplásicas insolúveis em água.

As *nanocápsulas* são sistemas vesiculares nos quais as drogas são circundadas por uma membrana polimérica.

Nanocápsulas artificiais de eritrócitos com membrana de PEG-PLA apresentam meia-vida de circulação duplicada dos eritrócitos.

As *micelas poliméricas* são copolímeros de bloqueio que podem associar-se em soluções aquosas.

As micelas de copolímeros de bloqueio PCL-PEO podem administrar drogas seletivamente a alvos subcelulares específicos.

Os *nanoderivados híbridos* ligam-se covalentemente ao DNA oligonucleotídico. São nanopartículas de TiO_2 com a capacidade de atingir o DNA, ligar-se a ele e clivá-lo.

As *nanoesferas* são formadas por sistemas de matriz, nos quais a droga é física e uniformemente dispersa.

As nanoesferas de PLGA são captadas por células dendríticas humanas *in vitro*, o que implica a ativação seletiva da resposta imune mediada por células T.

A significação das abreviaturas é a seguinte:

PCL-PEO = óxido de policaprolactona-polietileno
PEG-PLA = polietileno glicol-poliactida
PLGA   = ácido pli(lactona-coglicólico)
TiO_2 = dióxido de titânio

As micropartículas e nanopartículas são sistemas versáteis de administração de drogas, eficazes e dirigidas a alvos específicos.

Administração pulsátil de drogas

Devido aos ritmos circadianos do corpo e à fisiopatologia de várias doenças relacionadas a hormônios, chegou-se à conclusão de que nem sempre é preferível a liberação contínua de drogas. Em lugar disso, pode-se obter melhor eficácia terapêutica com concentrações variáveis das drogas. Além disso, é desejável um perfil pulsátil da droga porque a sua presença contínua pode provocar infrarregulação de receptores e desenvolvimento de tolerância.

Nesse novo sistema de administração de drogas, produz-se a liberação rápida e temporária de uma molécula ativa em curto período de tempo.

Há dois métodos para induzir a liberação pulsátil da droga.

No primeiro, elabora-se um sistema de liberação pré-programada, no qual a droga é liberada em um tempo predeterminado ou em pulsos de uma sequência conhecida. O segundo método consiste em um polímero que pode receber e responder a um estímulo, produzindo um efeito representado pela liberação de modo controlado da droga que estava aprisionada no sistema.

Dentre os estímulos que podem acionar os sistemas poliméricos de administração pulsátil de droga citam-se os seguintes.

O *pH* estimula o polímero poli(2-hidroxietil-metacrilato) a liberar, de maneira pulsátil, o ácido salicílico.

A *temperatura* estimula o polímero poli(N-isopropil acrimalida) a liberar intermitentemente a heparina. Há outros estímulos que estimulam outros polímeros, tais como *radiação ultrassônica*, *enzimas*, *campo magnético*, *inflamação*, *composto químico* (glicose), *concentração de antígeno*, *convecção elétrica*, *difusão elétrica*, *eletroforese*.

Dentre as drogas liberadas por esses estímulos sobre polímeros diversos citam-se: insulina, macromoléculas, lisozima, microesferas, hemoglobina, azul de metileno, cloreto de edrofônio, fatores de crescimento.

Sistemas micromanufaturados

A tecnologia de micromanufaturados ou nanotecnologia emprega as mesmas técnicas usadas na fabricação de *chips* microeletrônicos em sistemas eletromecânicos (MEMS) e as utiliza em aplicações biomédicas e farmacêuticas.

Esses sistemas de microescala são manufaturados em passos repetidos de deposição de um filme delgado, corrosão com ácido e fotolitografia. Usam-se materiais altamente biocompatíveis que podem ser produzidos de maneira estéril e depois selados hermeticamente.

Esses dispositivos também podem possuir componentes "sensores", como se observa na resposta da secreção de insulina diante de níveis de glicose e excreção de analgésico em resposta à temperatura.

Foram manufaturados diversos microdispositivos para várias aplicações terapêuticas como, por exemplo, microagulhas para administração transdérmica de drogas, biocápsulas, micropartículas e microssistemas implantáveis.

Na aplicação transdérmica, foram usados drogas, macromoléculas, peptídios imunogênicos e DNA. A nanotecnologia também foi utilizada para produzir mini e microbombas a fim de administrar drogas em taxa constante e micropartículas com a espessura de 1-50 μm. Essas micropartículas se combinam com estimuladores de permeação, revestimento entérico (camada que protege comprimidos contra a ação gástrica) e agentes bioadesivos, a fim de aumentar o tempo de permanência da droga nos intestinos, aumentando sua biodisponibilidade.

Outra aplicação interessante consiste no uso de dispositivos nanoporosos imunoisolantes com a finalidade de produzir imobilização da célula. Nessa imobilização, as células são circundadas por membranas nanofabricadas que definem, de modo perfeito, os poros dispersos na escala nanométrica.

A encapsulação das células de insulinoma dentro dessas biocápsulas demonstra a possibilidade de conseguir-se um biorreator que secrete insulina *in vivo*, isto é, um sistema que facilita a administração contínua e *de novo* de produtos biológicos.

Os microssistemas implantáveis constituem outro foco de pesquisa. Esses novos sistemas de administração de drogas podem ser pré-programados ou regulados externamente a fim de liberar a droga em qualquer tempo e em qualquer padrão ou taxa.

Esse processo foi exposto em 1999 pelo grupo de Langer quando eles confeccionaram um *microchip* de silício que liberava múltiplas drogas por um mecanismo baseado na dissolução eletroquímica de membranas anódicas delgadas que recobriam microrreservatórios que continham compostos químicos na forma sólida, líquida ou de gel.

Conjugação macromolecular

Diversos polímeros têm sido usados para aumentar a absorção e proteção gastrointestinais de peptídios e de proteínas e para melhorar a farmacocinética de moléculas terapêuticas.

Como observam Levy e colaboradores, o PEG é o polímero atualmente mais utilizado por causa da sua baixa toxicidade, baixo custo e também devido às diversas variantes em peso molecular comercialmente disponíveis.

A primeira proteína pegilada foi a PEG-adenosina desaminase, usada em 1990. Atualmente existem muitas proteínas pegiladas, tais como: L-asparaginase pegilada (oncospar) usada no tratamento de leucemia aguda; fator de crescimento estimulante, colônias de gramulócitos pegilado recombinante; produtos do interferon-α pegilado (PEG-Intron e Pegasys) usados no tratamento da hepatite C.

Existem outros conjugados, com as mesmas funções dos conjugados pegilados, tais como conjugados de cobalamina e proteína e polímeros anfifílicos. Essa técnica, chamada *pegilação*, visa aumentar a solubilidade e estabilidade das proteínas e reduzir a imunogenicidade proteica.

Evitando o rápido *clearance* renal e a captação de proteínas pelo sistema reticuloendotelial, a pegilação é usada para prolongar a meia-vida plasmática das drogas. O valor clínico da pegilação está claramente demonstrado.

Lipossomos

Os lipossomos constituem os transportadores de drogas em micropartículas mais estudados e utilizados.

Os lipossomos são vesículas artificiais compostas de uma ou mais camadas bilipídicas obtidas por sonificação que encerram espaços aquosos.

As drogas podem ser encapsuladas no interior dos espaços aquosos ou nas camadas bilipídicas.

Teoricamente, podem obter-se absorção e distribuição seletivas dos lipossomos, modificando-se seu tamanho e suas características superficiais.

Os lipossomos têm sido extensamente estudados no direcionamento de drogas para sítios de alvos específicos.

Embora a taxa de *clearance* dos lipossomos dependa do seu tamanho, da natureza do lipídio, da carga de superfície, do tipo e quantidade da droga e da estabilidade, os lipossomos são usualmente removidos pelo sistema reticuloendotelial, especialmente pelos macrófagos no fígado e no baço.

Quando os lipossomos intactos atingem as células, eles podem alcançar alvos intracelulares por mecanismo de adsorção, endocitose, permeação ou fusão com a membrana celular.

A natureza lipídica dos lipossomos tem sido explorada para aumentar a penetração de drogas através das membranas, como no tratamento de candidíase ocular, administração de drogas no tecido pulmonar e em tumores, quando ligados a anticorpos monoclonais.

A aplicação de imunolipossomos, que são lipossomos com um anticorpo covalente ligado à sua superfície, tem sido utilizada para direcionar drogas aos seus alvos e também em testes imunodiagnósticos.

Em ensaios clínicos, citam-se, entre outros exemplos, o uso de doxorrubicina e anfotericina B transportadas por lipossomos. A doxorrubicina lipossômica reduz efeitos adversos como alopecia e náuseas associadas à administração da doxorrubicina livre, diminuindo também a toxicidade cardíaca e permitindo o uso de doses mais elevadas da droga.

A anfotericina B transportada em lipossomos é mais eficaz do que a droga livre no tratamento de infecções fúngicas e da leishmaniose visceral (calazar), além de observar-se redução da elevada nefrotoxicidade dessa droga.

Os lipossomos, encerrando drogas, podem ser direcionados aos seus alvos de maneira ativa ou passiva.

O direcionamento passivo envolve a captação natural por células que fazem a limpeza de micropartículas estranhas, como as células reticuloendoteliais e os monócitos circulantes. Com esse método, foram estudados o transporte de agentes tóxicos como o arsênico, o tratamento de certas parasitoses que afetam o fígado, como a esquistossomose em modelos animais, agentes imunoestimulantes encapsulados em lipossomos, tratamento de certos tipos de câncer e também para transportar vacinas.

No direcionamento ativo, coloca-se uma sequência de reconhecimento (por exemplo, de um anticorpo) na superfície da vesícula lipossômica de tal modo que ela é mais rapidamente captada por certas células do que por outras.

Também foram utilizadas vesículas lipossômicas que encerram micropartículas magnéticas que direcionam drogas para locais específicos, em modelos animais, utilizando-se campos magnéticos externos.

Dentre as aplicações médicas dos lipossomos, destacam-se as seguintes:

- administração de antibióticos;
- administração de fungicidas mais potentes dirigidos para o sistema reticuloendotelial, para os nódulos linfáticos e para macrófagos tissulares;
- aerossóis de glicocorticoides para asma e de outras drogas dirigidas aos pulmões;
- terapia anti-inflamatória;
- terapia gênica.

DISPOSITIVOS PARA LIBERAÇÃO CONTROLADA DE DROGAS

Langer pesquisou os aspectos comentados a seguir.

Nesses sistemas, a droga é liberada em taxa predeterminada durante um período definido de tempo. De modo geral, as taxas de liberação da droga são quase independentes das condições ambientais, como pH. Esses sistemas podem liberar drogas durante longos períodos de tempo (dias até anos).

Embora as vesículas lipossômicas ou conjugados macromoleculares possam prolongar a liberação de drogas, o controle ótimo é conseguido com o uso de *material polimérico* ou de *bombas*.

Os sistemas de liberação controlada diferem das antigas preparações de liberação sustentada ou de liberação prolongada que incluem complexos (com sais e resinas de intercâmbio iônico), suspensões, emulsões, revestimentos que se dissolvem lentamente e que resistem à acidez gástrica e comprimidos compactados.

Em geral, os sistemas de liberação sustentada liberam a droga em menos de 1 dia, e as condições ambientais influem nas taxas de liberação da droga, o que leva a variações individuais.

Os sistemas de liberação controlada de drogas apresentam vantagens sobre os sistemas convencionais. Após ingestão ou injeção, por exemplo, de uma forma farmacêutica comum, a concentração plasmática da droga se eleva, atinge o valor máximo e depois declina. Como todas as drogas apresentam uma concentração terapêutica, acima da qual se torna tóxica e abaixo da qual se torna ineficaz, os níveis oscilantes dessas concentrações podem provocar períodos de ineficácia e toxicidade.

Embora as preparações de liberação sustentada atenuem os níveis plasmáticos máximo e mínimo das drogas, elas não os eliminam. As preparações de liberação controlada, pelo contrário, mantêm a desejada concentração terapêutica da droga com apenas uma administração.

Outras vantagens dos sistemas de liberação controlada:

a) direcionamento localizado da droga para determinado compartimento do corpo, reduzindo desse modo a concentração sistêmica da droga;
b) preservação de medicamentos rapidamente destruídos pelo corpo, como acontece com moléculas biologicamente sensíveis, como as proteínas;
c) redução da necessidade de acompanhamento do paciente;
d) aumento do conforto;
e) melhora da obediência do paciente ao regime terapêutico.

As bombas são maiores e mais dispendiosas que os sistemas poliméricos, mas oferecem a vantagem de controle mais preciso da droga e podem liberar a droga diretamente na corrente sanguínea.

Além disso, algumas bombas podem ser reabastecidas. Existem bombas externas e implantáveis. Em ambos os casos, a força propulsora traduz uma diferença de pressão que provoca fluxo de massa da solução da droga através de um orifício.

Uma bomba comum de uso externo, movida por pressão, é a bomba com uma pequena seringa, na qual a droga é liberada, em taxa constante, por um êmbolo da seringa que se move em velocidade constante. A taxa de liberação da droga é ajustada alterando-se a concentração da droga na seringa ou a velocidade do êmbolo da seringa.

Foi desenvolvida uma bomba implantável, impelida por pressão, que utiliza um propelente de fluorocarboneto como força propulsora. Nesse caso, a bomba controla uma porção inferior que divide o interior da bomba em duas câmaras, uma que contém o propelente e outra que encerra a solução da droga. Na temperatura do corpo, a pressão do vapor exercida pelo propelente impele a solução da droga através de um filtro e de um regulador de fluxo, em taxa constante.

As bombas têm sido usadas no tratamento do câncer, com um cateter da bomba inserido, seletivamente, num vaso sanguíneo, dirigido para um órgão, como o fígado ou cérebro, a fim de aumentar a taxa de direcionamento da droga para o órgão lesado, poupando o resto do corpo.

As bombas são também usadas para administrar insulina, heparina, morfina e outras drogas.

Os materiais poliméricos liberam drogas pelos seguintes mecanismos:

a) difusão;
b) reação química;
c) ativação de solvente.

Existem dois tipos de sistemas poliméricos com difusão controlada:

a) a difusão pode ocorrer através de um reservatório no qual a droga é circundada por um filme polimérico;
b) a difusão pode ocorrer numa matriz onde a droga é uniformemente distribuída no sistema polimérico.

O controle químico é realizado por degradação do polímero ou clivagem da droga, separando-a do polímero.

A ativação do solvente envolve intumescimento do polímero ou efeitos osmóticos.

Um dos primeiros sistemas de liberação controlada usados clinicamente foi o Ocusert, um sistema de reservatório destinado ao tratamento do glaucoma, uma das principais causas de cegueira. No tratamento convencional, usavam-se gotas oculares de pilocarpina, quatro vezes ao dia. As gotas de pilocarpina provocavam efeitos colaterais e o paciente nem sempre obedecia à prescrição médica.

O sistema Ocusert libera pilocarpina continuamente (20 a 40 µg/hora), durante 1 semana, e controla a pressão intraocular com menos droga e menos efeitos adversos.

O Ocusert é colocado no fundo-de-saco conjuntival da pálpebra inferior, onde flutua num filme de lágrimas. Apesar das suas vantagens, o Ocusert é dispendioso e os pacientes idosos têm dificuldade em aplicá-lo. Atualmente, foi suplantado pelo uso do timolol, que exige apenas duas aplicações por dia no tratamento do glaucoma.

O uso de polímeros para administrar esteroides anticoncepcionais tem sido extensamente estudado.

Quatro tipos de sistemas de implantes foram desenvolvidos:

a) implantes reservatórios subdérmicos compostos de polímeros não degradáveis que liberam a droga durante até mais de 5 anos (o Norplant, por exemplo);

b) implantes ou microesferas injetáveis compostos de materiais degradáveis, tais como copolímeros de ácido lático, ácido glicólico, policaprolactonas ou colesterol;
c) dispositivos uterinos que liberam esteroides, como o progestrasert, que é um reservatório de copolímero de acetato de etilenovinil que encerra um suprimento de 3 dias (38 mg) de progesterona;
d) anéis vaginais que são sistemas reservatórios de silicone usados geralmente durante 3 a 6 meses. Em geral, para cada ciclo mensal os anéis são inseridos durante 3 semanas e, então, retirados durante 1 semana.

Outros sistemas de liberação controlada de drogas estão sendo investigados: uso de tetraciclina em doença periodôntica, liberação localizada de difosfonatos (quelatos de cálcio) para evitar calcificação de valvas cardíacas, dopamina ou bromocriptina no tratamento da doença de Parkinson e betanecol no tratamento da doença de Alzheimer.

Sistemas para liberação controlada de peptídios e proteínas

Até bem pouco tempo, os sistemas de liberação controlada só eram capazes de liberar, lentamente, drogas que tivessem baixo peso molecular (< 600).

As grandes moléculas, como as proteínas, não eram utilizadas nesses sistemas porque os polipeptídios eram considerados demasiadamente grandes para difundir-se lentamente através dos materiais poliméricos.

As grandes moléculas, entretanto, podiam difundir-se através de membranas muito porosas, como os filtros *millipore* ou certos géis, como poliacrilamida. Nesses casos, porém, a difusão era bem rápida para ser útil, e também se observava lesão tissular.

Descobriu-se, então, que matrizes de polímeros hidrofóbicos sólidos contendo macromoléculas pulverizadas permitiam que moléculas de quase qualquer tamanho pudessem ser liberadas, de modo controlado, durante até mais de 100 dias.

O processo foi utilizado na liberação controlada de proteínas, polissacarídios e polinucleotídios.

Exemplos de polímeros que realizam essa liberação controlada são representados pelo copolímero acetato de etilenovinil não degradável e pelos polímeros degradáveis do ácido lático-ácido glicólico.

Certos hidrogéis, como o poli(2-hidroxietil-metacrilato) ou o poli(álcool vinílico), podem ser usados, mas liberam proteínas durante períodos mais curtos que os sistemas poliméricos anteriormente mencionados.

O mecanismo de liberação, em geral, consiste em movimento do polipeptídio através de uma via porosa complexa na matriz polimérica. Se o polímero sofre erosão, esse fato afeta a estrutura do poro, acelerando a liberação.

Os fatores que influenciam a taxa de liberação incluem: tamanho das partículas da proteína, carga elétrica das proteínas, solubilidade e peso molecular das proteínas, composição e peso molecular do polímero e dimensão e forma da matriz.

Os sistemas poliméricos são usados para liberar muitas proteínas, como insulina, fatores de crescimento e inibidores da angiogênese.

O primeiro sistema para liberação de um peptídio, aprovado pelo FDA, foi o Lupron Depot. Essa especialidade apresenta microesferas injetáveis de copolímero de ácido lático-ácido glicólico e acetato de leuprolida. Esse sistema libera a leuprolida durante 30 dias. Ela é usada no tratamento de câncer prostático.

Outros sistemas poliméricos para drogas similares foram avaliados no tratamento de outros quadros patológicos.

Anticorpos monoclonais

Quando um animal é exposto a uma proteína estranha (antígeno), o sistema imune do animal organiza uma resposta, na qual os linfócitos são estimulados para biossintetizar um anticorpo contra o antígeno. Se se remove e se cultiva uma amostra dessas células produtoras de anticorpo do animal, o anticorpo pode ser produzido *in vitro*. Se a cultura é suficientemente diluída e se amostras forem retiradas e recultivadas, é possível produzir-se uma colônia de linfócitos produtores de anticorpo que foram derivados de uma única célula, chamada *clone*. O anticorpo produzido por um clone é homogêneo, isto é, todas as moléculas proteicas são idênticas e o anticorpo é chamado monoclonal. O anticorpo é dotado, consequentemente, de elevada especificidade.

Os anticorpos monoclonais são utilizados em radioimunoensaios, histoquímica e terapêutica.

Os anticorpos monoclonais que se ligam a antígenos específicos podem ser usados isolados ou conjugados com drogas (imunoconjugados) para alcançar seletivamente células-alvo.

O uso de imunoconjugados no tratamento de doenças é promissor, mas ainda apresenta alguns obstáculos, como, por exemplo, efeitos colaterais indesejáveis, geração de complexos de antígeno-anticorpo, interferência de droga sobre a especificidade celular e limitação no número de moléculas da droga que podem ser conjugadas a cada anticorpo.

Os anticorpos monoclonais, devido à sua especificidade inerente, como diz Brodsky, podem ser considerados as "balas mágicas" da farmacoterapia e do diagnóstico.

Administração de genes

A terapia gênica consiste na administração de ácido desoxirribonucleico (DNA) exógeno que vai codificar e produzir uma proteína terapêutica numa célula de mamífero.

A terapia gênica é utilizada no tratamento de doenças hereditárias e adquiridas, utilizando diversas tecnologias para a administração de DNA às células-alvo.

As fases da administração de genes, expressão gênica e ação do produto gênico são idênticas às da farmacoterapia convencional, e cada sistema de terapia gênica possui características farmacológicas específicas.

Os seguintes exemplos ilustram estudos de terapia gênica em pacientes humanos:

- imunodeficiência combinada grave em que se usa o gene da adenosina desaminase, sendo o linfócito a célula-alvo;
- fibrose cística, em que se usa o gene regulador transmembranoso da fibrose cística, sendo o epitélio pulmonar o tecido-alvo;
- hemofilia, em que se usam os genes dos fatores VIII e IX, sendo o fibroblasto cutâneo e o endotélio vascular os alvos dos genes;
- distrofia muscular de Duchenne, em que se usa o gene da distrofia, sendo o músculo o tecido-alvo;
- doença da Gaucher, em que se usa o gene da glucocerebrosidase, sendo o fígado o órgão-alvo;
- AIDS, em que se usa um gene antissentido, sendo os linfócitos as células-alvo;
- trombose, em que se usa o gene do fator ativador do plasminogênio tissular, sendo o endotélio vascular o tecido-alvo;
- tumores sólidos, em que se usam genes da interleucina-2, do fator de necrose tumoral e de HLA, sendo as células neoplásicas os alvos da terapia.

A introdução do DNA em células de mamíferos pode ser realizada de acordo com vários métodos:

- microinjeção;
- coprecipitação com fosfato de cálcio;
- eletroporação, isto é, aumento de permeabilidade celular por choque elétrico.

Os seguintes métodos são mais eficientes para a transferência de genes *in vitro* com os chamados veículos ou vetores de genes:

- plasmídios recombinantes;
- plasmídios em lipossomos;
- vírus DNA e RNA recombinantes que transportam genes exógenos, infectam células de mamíferos e transferem o material genético funcional.

Os chamados vetores virais dos genes, que devem ser transferidos, sofrem modificações no genoma viral, de modo que não ocorre replicação normal do vírus.

A introdução de genes estranhos nas células começa com a identificação e clonagem de um gene.

Esse gene é então inserido num plasmídio ou em bactérias. Só depois disso o gene, sozinho ou combinado com um dos diversos veículos ou vetores da transferência gênica, poderá ser direcionado para as células-alvo.

Após a administração, o vetor do DNA penetra na célula do hospedeiro, atravessando a membrana celular ou por transferência ativa através de um sítio receptor específico. O DNA é, então, captado pelo núcleo, sendo integrado no genoma da célula hospedeira.

O DNA é transcrito em RNA mensageiro, que, por sua vez, é traduzido em proteína.

Essa proteína, codificada e expressa pelo DNA estranho que foi transferido para a célula hospedeira, pode atuar intra ou extracelularmente para substituir uma proteína deficiente hereditariamente ou para proporcionar função terapêutica adicional.

O estudo e a pesquisa das vias e novos sistemas de administração de drogas continuam muito ativos em vários centros de farmacologia e terapêutica.

REFERÊNCIAS BIBLIOGRÁFICAS

1. AKERS, M.J. Ocular bioavailability of topically-applied ophthalmic drugs. *Am. Pharm.*, NS23:33-37, 1983.
2. ALLEN, T. M. Liposomal drug formulations. *Drugs*, 56(5):747–756, 1998.
3. AVIS, K. E. Parenteral preparations. *In*: GENNARO, A. R. *Remington's Pharmaceutical Sciences*. 17th ed. Easton, Mack Publishing, 1985.
4. BARRY, B. W. Structure, function, diseases and topical treatment of human skin. *In*: SWARBRICK, J. *Dermatological Formulations: Percutaneous Absorption*. New York, Marcel Dekker, 1983.
5. BENBZIGER, D. P. & EDELSON, J. Absorption from the vagina. *Drug Metab. Rev.*, 14:137-168, 1983.
6. BIRDSALL, C., URE TSKT, S. How do I administer medication by NG? *American Journal of Nursing*, 84:1259-1260, 1984.
7. BODOR, N. Redox drug delivery systems for targeting drugs to the brain. *Ann. NY Acd. Sci.*, 507:289-306, 1988.
8. BOGENTOFT, C. Oral controlled-release dosage forms in perspective. *Pharm. Int.*, 3:366-369, 1982.
9. BRODSKY, F.M. Monoclonal antibodies as magic bullets. *Pharm, Rev.*, 5:1-9, 1988.
10. BRODY, T.M., LARNER, J., MINNE MAN, K.P. & NEU, H.C. *Human Pharmacology – Molecular to Clinical*. 2nd ed. St. Louis, Mosby, 1994.
11. BROGDEN, R. N. & McTAVISH, D. Nifedipine gastrointestinal therapeutic system (GITS). A review of its pharmacodynamics and pharmacokinetic properties and therapeutic efficacy in hypertension and angina pectoris. *Drugs*, 50:495-512 (novel formulation permitting once daily dosing and reduced adverse effects), 1995.
12. BULHWALD, H. & RHODE, T.D. Implantable drug-delivery systems for chronic drug administration: Current status. *Int. Med.*, 10:182-210, 1989.
13. BURMAN, R. & BERKOWITZ, H.S. IV bolus: effective, but potentially hazardous. *Critical Care Nurse*, 6:22-28, 1986.
14. CHEIN, Y. W. Intrauterine controlled-release drug administration. *In*: CHEIN, Y. W.(ed.) *Novel Drug Delivery Systems*. New York, Marcel Dekker, 1982.
15. CHEIN, Y. W., SIDDIQUE, O., SUN, Y. Transdermal iontophoretic delivery of peptides/proteins. Part I: Insul. *Ann NY Acad Sci.*, 507:32-51, 1987.
16. CHEIN, Y. W., SU, K. S. E., CHANG, S. F. *Nasal Systemic Drug Delivery*. New York, Marcel Dekker, 1989.
17. CHONN, A, CULLIS, P. R. Recent advances in liposomal drug-delivery systems. *Curr. Opin. Biotechnol.*, 6:698-708, 1995.
18. CHRUBASIK, J., CHRUBASIK, S. & MARTIN, E. Patient-controlled spinal opiate analgesia in terminal cancer. *Drugs*, 43(6): 799-804, 1992.
19. COUKELL, A. J. & BROGDEN, R. N. Liposomal amphotericin B – therapeutic use in the management of fungal infection and visceral Leishmaniasis. *Drugs*, 55(4):545-612, 1998.
20. DOLNICK, B. J. Antisense agents in pharmacology, *Biochem. Pharmacol.*, 40:671-675, 1990.
21. DROBNIK, J. Biodegradable soluble macromolecules as drug carriers. *Adv. Drug. Del. Res.*, 3:229-245, 1989.
22. FIX, J.A. Strategies for delivery of peptides utilizing absorption-enhancing agents. *J. Pharm Sci.*, 85:1282-1285, 1996.
23. FORREST, W. H., SMETHURST, R. W. R., KIENITZ, M. B. Self-administration of intravenous analgetics. *Anaesthesiology*, 33:363-365, 1970.
24. FRIEND, D. R. & PANGBURN, S. Site-specific drug delivery. *Med. Rev. Vet.*, 7:53-106, 1987.
25. GIVING Drugs through an endotracheal tube. *Nursing*, 88:81-82, 1988.
26. HRUSHESKY, W. J. M., LANGER, R. & THEEUWES. *Temporal Control of Drug Delivery*. Annals of the New York Academy of Sciences. Volume 618, 1991.
27. JAIN, R. K. Delivery of novel therapeutics agents in tumors: physiological barriers and strategies. *J. Natl. Can. Inst.*, 81:570-576, 1989.
28. JOSHI, H. E. Recent advances in drug delivery systems: polymeric prodrugs. *Pharm. Technol.*, 12:118-129, 1988.
29. KIRSH, R., BUGELSKI, P. J. & POSTE, G. Drug delivery to macrophages for therapy of cancer and infectious diseases. *In*: JULIANO, R. L. *Biological Approaches to the Controlled Delivery of Drugs*. Annals of the New York Academy of Sciences. Vol. 507, 1987.
30. KWAN, J.W. High-technology i.v. infusion devices. *Am. J. Hosp. Pharm.*, 49:320-325, 1989.
31. LANGER, R. Implantable controlled release systems. *Pharmac. Ther.*, 21:35-51, 1983.
32. LANGER, R. Whittacker lecture: polymers for drug delivery and tissue engineering. *An Biomed Eng.*, 23:101-111, 1995.
33. LANGER, R. New methods of drugs delivery. *Science*, 249:1527-1532, 1990.
34. LANGER, R. Where a pill won't reach. *Scientific American*, April 2003.
35. LASIC, D. D. Liposomes. *Science & Medicine*, May/June, 1996.
36. LEE, V. H. L. Trends in peptide and protein delivery. *Biopharmacy*, 4(3):22-25, 1991.
37. LEHNE, R. A. *Pharmacology for Nursing Care*. 3rd ed. Philadelphia, W. B. Saunders Company, 1998.
38. LOURENÇO, R. V. & COTROMANES, E. Clinical aerosols I: Characterization of aerosols and their diagnostic uses. *Arch. Intern. Med.*, 142:2163-2172, 1982.
39. LYSAGHT, M. J. & AEBISSH, P. Encapsulated cells as therapy. *Scientific American*, April, 1999.
40. MATHIOVITZ, E., JACOB, J. S., JONG, Y. S. *et al*. Biological erodable microspheres as potential oral drug delivery systems. (Oral delivery of three model substances of different molecular size: dicoumarol, insulin and plasmid DNA). *Nature*, 386:410-414, 1997.
41. MENEZES, F. H. Acesso à circulação venosa. *In*: LANE, J. C., ALBARRAN-SOTELO, R. *Reanimação Cardiorrespiratória Cerebral*. Rio de Janeiro, Medsi, 1993.
42. MILLERI, R. D. *Tratado de Anestesia*. 2.ª ed. São Paulo, Editora Manole, 1989.
43. MONTGOMERY, A. B., DEBS, R. J. & LUCE, J. M. Aerosolized pentamidine as sole therapy for *Pneumocystis carinii* pneumonia in patients with the acquired immunodeficiency syndrome. *Lancet*, 2:480-483, 1978.
44. NEWMAN, S. P. Therapeutic aerosols. *In*: CLARK, S. W., PAVIA, D. (eds.) *Aerosols and the Lung: Clinical and Experimental Aspects*. London, Butterworth, 1984.
45. NEWTON, D. W. & NEWTON, M. Route, site and technique: Three key decisions in giving parenteral medication. *Nursing*, 9:18-25, 1979.
46. O'MULLANE, J. E., ARTURSSON, P. & LINSSON, T. Biopharmaceutics of microparticulate drug carriers. *In*: JULIANO, R.L. *Biological Approaches to the Controlled Delivery of Drugs*. Annals of the New York Academy of Sciences. Vol. 507, 1987.
47. OLIVAY, R., & STELLA, V. J. Prodrugs of peptides and proteins for improved formulation and delivery. *Ann. Vet. Pharmacol. Toxicol.*, 33:521-544, 1993.
48. ORIVE, G., GASCON, A. R., HERNANDEZ, R.M., DOMINGUEZ-GIL, A. & PEDRA, Z., J.L. Techniques: new approaches to the delivery of biopharmaceuticals. *TIPS*, 25:382-387, 2004.
49. OSTRO, M. J. Liposomes. *Scientific American*, 256:102-11, 1987.
50. PAPAHADJOPOULOS, D. & GABIZON, A. Targeting of liposomes to tumor cells *in vivo*. *In*: JULIANO, R. L. *Biological Approaches to the Controlled Delivery of Drugs*. Annals of the New York Academy of Sciences. Vol. 507, 1987.
51. RAM, B. P. & TYLE, P. Immunoconjugates: application in targeted drug delivery for cancer therapy. *Pharm. Res.*, 4:181-188, 1987.
52. RANNEY, D. F. & HUFFAKER, H. H. Magnetic microspheres for the targeted controlled release of drugs and diagnostic agents. *In*: JULIANO, R. L. *Biological Approaches to the Controlled Delivery of Drugs*. Annal of the New York Academy of Sciences. Vol. 507, 1987.
53. ROBINSON, D. H., NARDUCCI, W. A. & UEDA, C. T. Drug delivery and administration. *In*: DIPIRO, J. T. *et al*. *Pharmacotherapy – A Pathophysiologic Approach*. 2nd ed. Norwalk, Appleton & Lange, 1993.
54. ROBINSON, J. R. & LEE, V. H. *Controlled Drug Delivery: Fundamentals and Applications*. 2nd ed. New York, Marcel Decker, 1987.

55. ROBINSON, J. R., LONGER, M. A. & VEILLARD, M. Bioadhesive polymers for controlled drug delivery. *Annals of the New York Academy of Sciences, 507*:307-314, 1987.
56. ROHR, V. Giving intrathecal drugs. *American Journal of Nursing, 86*:829-831, 1986.
57. ROLLER, L. Rectal and vaginal routes of administration. *Am. J. Hosp. Pharm., 10*:36-40, 1980.
58. SANDERS, L. M. Drug delivery systems and routes or administration for peptide and protein drugs. *Eur. J. Drug Metab. Pharmacokinet, 15*:95-102, 1990.
59. SAYANI, A. P. & CHEIN, Y. W. Systemic delivery of peptides and proteins across absorptive mucosae. *Crit. Drug Carrier Syst., 13*:85-184, 1996.
60. SEARS, M. R. & ASHER, M. I. Inhaler devices: how to use and which to choose. *New Ethicals, 22*:43-56, 1985.
61. SOMOGYI, A. Renal transport of drugs: specificity and molecular mechanisms. *Clin. Exp. Pharmacol. Physiol., 23*:986-989, 1996.
62. TAYLOR, C. LILLIS, C. & L. E. MONE, P. *Photo Atlas of Medication Administration*. Philadelphia, Lippincott Williams & Wilkins, 2004.
63. TYLE, P. & AGRAWALA, P. Drug delivery by phonophoresis. *Pharm. Res., 6*:355-361, 1989.
64. WEDEMEYER, H. R. & GOURLEY, D. R. Administration of medications. *In*: SMITH, M. C. & BROWN, T. R. *Handbook of Institutional Pharmacy Practice*. Baltimore, Williams and Wilkins, 1979.
65. WEINSTEIN, J. N. *et al*. The pharmacology of monoclonal antibodies. *Annals of the New York Academy of Sciences, 507*:199-210, 1987.
66. WOLF, M., CORDES, G., LUCKNOW, V. *In vitro* and *in vivo* release of nitroglycerin from a new transdermal therapeutic system. *Pharm. Res., 2*:23-29, 1985.
67. YOKOSUKA, T., OMORI, Y. & HIRATA, Y. *et al*. Nasal and sublingual administration of insulin in man. *J. Jap. Diab. Soc., 20*:146-152, 1977.

7

Modelos Farmacocinéticos

Penildon Silva

Apesar de artificiais e incompletos para representarem a complexidade do organismo, os modelos farmacocinéticos têm utilidade na interpretação dos processos de transporte e metabolismo das drogas. Os modelos que simulam e simplificam os sistemas reais são instrumentos indispensáveis na ciência. Podem ser físicos, como o modelo hidrodinâmico do sistema cardiovascular, ou podem ser idealizações conceituais, como aqueles da energia livre e da entropia em termodinâmica. Os modelos mais comuns da farmacocinética idealizados para descrever a cronologia da variação das drogas são compartimentais. Nesses modelos, o organismo é descrito como se fosse um compartimento único ou um conjunto de dois ou mais compartimentos, nos quais a droga deve distribuir-se homogeneamente.

A ideia de compartimentação do organismo não é nova. Quando se estuda, por exemplo, a distribuição da água, logo lembramos os compartimentos intracelular, extracelular e transcelular.

Os modelos compartimentais mais habitualmente usados nos estudos cinéticos das drogas são de dois tipos: (a) o corpo é imaginado como um só compartimento onde a droga penetra e de onde é eliminada; (b) o corpo é considerado como se fosse formado de dois compartimentos, um central, representado principalmente pelo sangue, e outro periférico, representando os outros tecidos. As constantes de transporte entre esses dois compartimentos são indicadas por:

$$K_{12} \text{ e } K_{21}$$

O índice 12 não representa o número 12 e sim o sentido e a direção do transporte da droga do compartimento 1 para o compartimento 2. O índice 21 representa a direção oposta.

Pode haver outros tipos desses modelos, com mais de dois compartimentos, como mostram as ilustrações. Podemos considerar, por exemplo, para certas drogas, o compartimento central representando não só o sangue, mas também o fluido extracelular dos tecidos altamente vascularizados, como o coração, pulmões, fígado, rins e glândulas endócrinas. Em poucos minutos as drogas se distribuem nesse compartimento central, estabelecendo-se e mantendo-se um equilíbrio entre a concentração da droga no sangue e nesses tecidos. O compartimento periférico, neste exemplo, seria formado por tecidos menos perfundidos como músculos, pele e gordura, nos quais as drogas penetram mais lentamente. O mais habitual, entretanto, é considerar-se só o sangue como compartimento central.

A cinética entre os compartimentos, se de ordem zero ou de primeira ordem, ou do tipo Michaelis-Menten, vai ajudar a caracterizar os parâmetros farmacocinéticos da biodisponibilidade, meia-vida, volume aparente da distribuição, além de outros. Esses compartimentos são espaços fictícios e teóricos, criados para explicar a observação experimental de que as drogas se distribuem nos diversos fluidos e tecidos do corpo em diferentes proporções e diferentes velocidades.

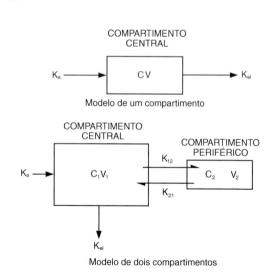

Fig. 7.1 O corpo é representado como um só compartimento (figura superior) ou formado de dois compartimentos (figura inferior). Neste exemplo, o central representa o sangue.
K_a – constante da taxa de absorção
K_{el} – constante da taxa de eliminação (inclui metabolismo e execução)
K_{12} e K_{21} – constantes da taxa de transferência entre os dois compartimentos
C – concentração da droga
C_1 – concentração da droga no compartimento 1
C_2 – concentração da droga no compartimento 2
V – volume aparente de distribuição
V_1 – volume aparente de distribuição no compartimento 1
V_2 – volume aparente de distribuição no compartimento 2

A quantidade de droga no corpo é dada pela concentração da droga (C) multiplicada pelo volume de distribuição.

MODELOS FARMACOCINÉTICOS

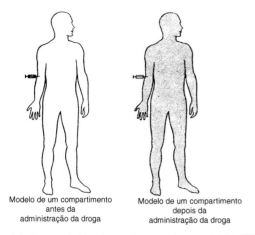

Fig. 7.2 Modelo farmacocinético de um só compartimento. (DVORCHIK, B.H. & VESEL, E.S. Pharmacokinetic interpretation of data gathered during therapeutic drug monitoring. *Clinical Chemistry, 22*:868-78, 1976.)

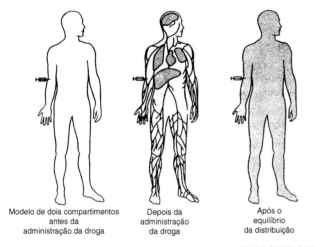

Fig. 7.3 Modelo farmacocinético de um só compartimento. (DVORCHIK, B.H. & VESEL, E.S. Pharmacokinetic interpretation of data gathered during therapeutic drug monitoring. *Clinical Chemistry, 22*:868-78, 1976.)

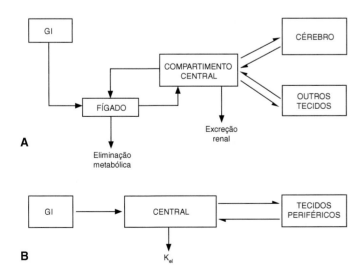

Fig. 7.4 Dois esquemas comportamentais do corpo, destacando-se o gastrointestinal (GI) e o hepático. (VAN ROSSUM, J.M. Significance of pharmacokinetics for drug design and the planning of dosage regiments. *In*: Ariëns, E.J. (ed.) *Drug Design*. New York, Academic Press, 1971, p. 470-517, v.1.)

Além dos modelos descritos, existem ainda dois tipos de modelos farmacocinéticos: (a) não compartimentais, (b) fisiológicos.

Os modelos não compartimentais descrevem a farmacocinética da droga, utilizando-se parâmetros do tempo e da concentração.

Os modelos fisiológicos descrevem a farmacocinética da droga em termos de parâmetros fisiológicos realísticos, tais como fluxo sanguíneo e coeficientes de partição tissulares.

A farmacocinética clínica aplica os princípios da farmacocinética e da farmacodinâmica ao paciente individual, proporcionando prescrição da dose certa, otimização do efeito terapêutico, e reduzindo efeitos colaterais.

O modelo fisiológico é ultimamente o mais aplicado em farmacocinética clínica. Esse modelo permite a aplicação dos conceitos a situações clínicas e a previsão dos efeitos dos processos patológicos, interações medicamentosas e outros fatores que interferem na farmacoterapia.

Os modelos compartimentais e não compartimentais são modelos matemáticos abstratos, enquanto o modelo fisiológico se aplica a pacientes e situações clínicas reais.

No modelo farmacocinético fisiológico, existem dois parâmetros fundamentais estudados em capítulos próprios: o *clearance* e o volume de distribuição.

Um dos principais objetivos dos modelos farmacocinéticos consiste em desenvolver um método quantitativo que descreva a concentração da droga no corpo como uma função do tempo.

O modelo farmacocinético varia com a via de administração, a extensão e duração da distribuição da droga nos diversos tecidos e fluidos do corpo, o processo da eliminação e o tipo de aplicação do modelo farmacocinético.

Os usos dos modelos farmacocinéticos visam aos seguintes objetivos:

- Previsão da concentração da droga no plasma sanguíneo e nos tecidos;
- Cálculos de um regime posológico;
- Avaliação quantitativa do efeito da droga sobre a farmacocinética da droga;
- Explicação do mecanismo das alterações produzidas pelas doenças na farmacocinética da droga;
- Determinação dos mecanismos das interações medicamentosas;
- Precisão da relação entre concentração da droga e efeitos.

REFERÊNCIAS BIBLIOGRÁFICAS

1. ATKINS, G. L. *Multicompartment Models for Biological Systems*. London, Metheuen, 1970.
2. BENET, L. Z. General treatment of linear mammillary models with elimination from any compartment as used in pharmacokinetics. *J. Pharm. Sci.*, *61*:536-41, 1972.
3. BIRKETT, D. J. *Pharmacokinetics Made Easy*. Sydney., McGraw-Hill, 2000.
4. KRUGER-THIERMER, E. Continuous intravenous infusion and multicompartment accumulation. *Eur. J. Pharmacol.*, 4:17-24, 1968.
5. LEVY, G., GIBALDI, M. & JUSKO, W. J. Multicompartment pharmacokinetic models and pharmacologic effects. *J. Pharm. Sci.*, 58:422-24, 1969.
6. LOUGHMAN, P. M., SITAR, D. S., OGILVIE, R. I. & NEIMS, A. H. The two-compartment open system kinetic model. A review of its clinical implications and applications. *J. Pediat.*, 88:869-73, 1976.
7. RIEGELMAN, S., LOO, J. C. K. & ROWLAND, M. Shortcomings in pharmacokinetics analysis by conceiving the body to exhibit properties of a single compartment. *J. Pharm. Sci.*, 57:117-23, 1968.
8. ROWLAND, M. & TOZER, T.N. *Clinical Pharmacokinetics*. 3rd ed. Philadelphia, Lippincott Williams & Wilkins, 1995.
9. WAGNER, J. G. A. New generalized nonlinear pharmacokinetic model and its implications. *In*: WAGNER, J. G. A. *Biopharmaceutics and Relevant Pharmacokinetics*. Hamilton, Ill., Drug Intelligence Publications, 1971.
10. WAGNER, J. G. A. Application of the Wagner-Nelson absorption method to the two compartment open model. *J. Pharmacok. Biopharm.*, 2:469-86, 1974.
11. WAGNER, J. G. A., NORTHAN, J. I. Simulation of volume of distribution and half-life of a compound after rapid intravenous injection. *J. Pharm. Sci.*, 56:529-31, 1976.
12. WINTERS, M. E. *Basic Clinical Pharmacokinetics*. 3rd ed. Philadelphia, Lippincott Williams & Wilkins, 1994.

8

Absorção das Drogas

Penildon Silva

Para alcançar seu local de ação, a droga na maioria dos casos é obrigada a atravessar diversas barreiras biológicas:

- epitélio gastrointestinal;
- endotélio vascular;
- membranas plasmáticas.

Quando essa travessia leva a droga até o sangue, temos a absorção; se transporta a droga do sangue até os tecidos do corpo, o fenômeno se chama distribuição; se o movimento da droga se faz em sentido oposto, isto é, dos tecidos e sangue para o ambiente, para fora do organismo, o processo constitui a excreção. Determinada droga, por exemplo, que é ingerida e que deva agir no sistema nervoso central tem de transpor o epitélio gastrointestinal, cair no sangue e na linfa, vencer a barreira hematoencefálica ou hemoliquórica, atingir o sistema circulatório cerebral, alcançar as membranas das células cerebrais e, só então, iniciar a sua ação farmacológica específica.

A absorção tem por finalidade transferir a droga do lugar onde é administrada para fluidos circulantes, representados especialmente pelo sangue. Uma droga injetada no músculo, por exemplo, para ser absorvida, isto é, para atingir a corrente sanguínea, terá de difundir-se a partir do local da injeção e atravessar o endotélio dos vasos sanguíneos mais próximos.

Não se deve confundir o conceito de vias de administração de drogas com a noção de absorção de drogas. Uma droga pode ser ingerida ou mesmo injetada e não ser absorvida, isto é, não chegar até a corrente sanguínea. Só há uma possibilidade na qual os dois conceitos se equivalem: quando se administram drogas por via intravenosa ou intra-arterial.

No estudo da absorção das drogas, os seguintes itens devem ser analisados:

- membranas biológicas;
- propriedades físico-químicas das moléculas das drogas;
- forças responsáveis pela passagem das drogas através das membranas;
- modalidades de absorção das drogas;
- locais de absorção das drogas;
- vias e sistemas de administração das drogas.

Os princípios estudados nesses itens se aplicam não só à absorção, mas também à distribuição e à excreção das drogas.

MEMBRANAS BIOLÓGICAS

A membrana plasmática é um envoltório cuja espessura mede aproximadamente sete e meio nanômetros (7,5 nm). Nessa estrutura encontram-se moléculas de lipídios e de proteínas unidas por intermédio de forças fracas (pontes de hidrogênio e forças hidrofóbicas).

As principais espécies de lipídios das membranas são os fosfolipídios (fosfoglicerídios, esfingomielina) e glicolipídios. Também aí se encontra o colesterol. Os lipídios das membranas são moléculas que, em soluções aquosas, formam camadas bimoleculares extensas porque possuem uma parte hidrofílica (solúvel em água) e uma parte hidrofóbica (insolúvel em água). Essas duas partes das moléculas lipídicas apresentam a característica chamada anfipática, indicando que a molécula possui, numa extremidade, afinidade pela água (cabeça polar ou hidrofílica) e, na outra extremidade (cauda apolar), a molécula é hidrofóbica, é repelida pela água. Essa propriedade anfipática orienta as moléculas lipídicas quando em solução. Os lipídios se dispersam na água, formando micelas nas quais os grupos carboxílicos carregados negativamente, hidrofílicos, ficam expostos à fase aquosa, e as cadeias de carbono, apolares, insolúveis, hidrofóbicas, escondem-se no interior da estrutura micelar. Também se observa essa organização na estrutura da membrana plasmática em que a bicamada lipídica apresenta a parte apolar, hidrofóbica, das moléculas para o seu interior e a extremidade polar, hidrofílica, para as duas superfícies da membrana, seja em contato com o fluido intracelular, seja em contato com o fluido extracelular.

Essas bicamadas lipídicas das membranas são impermeáveis à maioria das moléculas polares e aos íons, sendo, entretanto, permeáveis às moléculas das drogas não polares. Essas últimas substâncias, por terem a capacidade de atravessar a camada lipídica das membranas, o fazem porque se dissolvem na gordura, são lipossolúveis. Consequentemente, as drogas lipossolúveis serão facilmente absorvidas. Aquelas que não forem lipossolúveis precisarão de processos especiais para atravessar as membranas biológicas, como, por exemplo, canais hidrofílicos funcionais, formados por proteínas das membranas ou por sistemas específicos de transporte.

As bicamadas lipídicas ou gordurosas apresentam-se muito fluidas e dissolvem as proteínas que fazem parte integrante das membranas. Essas propriedades levaram Singer e Nicolson a propor a teoria do mosaico fluido para explicar a estrutura da membrana plasmática, que seria constituída de soluções de lipídios e proteínas. A maior ou menor fluidez das membranas dependerá do comprimento da cadeia e do grau de insaturação dos ácidos graxos que formam os lipídios membranosos. As

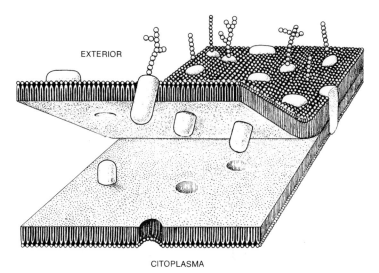

Fig. 8.1 Estrutura de uma membrana de acordo com o modelo do mosaico fluido de Singer e Nicolson. A parte posterior representa a membrana intacta, onde se vê bicamada de moléculas lipídicas com as extremidades hidrofílicas para fora e as extremidades hidrofóbicas para dentro. Certas proteínas, representadas sob a forma de objetos elípticos, podem penetrar na membrana ou interagir com as suas duas superfícies. As proteínas e os lipídios das membranas que se encontram do lado externo da membrana podem combinar-se com açúcares, mostrados como cadeias lineares ou ramificadas.

A parte anterior da figura mostra um plano entre as extremidades hidrofóbicas dos lipídios, conseguido por técnica histológica especial em que a membrana é congelada e, depois, fraturada, e a preparação é estudada com microscopia eletrônica. Desse modo, foi possível a visualização do interior da bicamada lipídica, mostrando a localização das proteínas, por sinal diferente dos modelos antigos.

Nessa técnica, as proteínas não são fraturadas, sendo representadas sob a forma de protuberâncias e reentrâncias. (SATIR, B. The final steps in secretion. *Scient. Amer., 233*:29, 1973.)

gravuras ilustram aspectos dessa estrutura. A teoria do mosaico fluido tem comprovação experimental (ver Figs. 8.1 e 8.2).

As proteínas das membranas exercem funções de transporte, de intercomunicação e de transdução energética.

Além do controle do fluxo de substâncias para dentro e para fora da célula, as membranas são essenciais na intercomunicação celular e, para essa função, possuem receptores que se ligam a diversos tipos de moléculas, como, por exemplo, os neurotransmissores e os hormônios.

As membranas são também estruturas intimamente ligadas aos processos de metabolismo energético, como se observa nos cloroplastos das plantas (na fotossíntese) e na membrana mitocondrial (fosforilação oxidativa). Trata-se, portanto, de estruturas dinâmicas, jamais estáticas. Na inteligente analogia de Rasmussen, o interior da célula fala para a membrana, do mesmo modo que a membrana celular fala para o interior da célula. Esse diálogo torna possível o intercâmbio de sinais com o ambiente extracelular. O dinamismo das membranas é bem observado nas diversas modalidades da absorção das drogas.

PROPRIEDADES FÍSICO-QUÍMICAS DAS DROGAS QUE INTERFEREM NA ABSORÇÃO

A absorção é influenciada pelas seguintes propriedades das drogas:

1. **lipossolubilidade,** o que vale dizer solubilidade da droga na bicamada lipídica das membranas biológicas, permitindo fácil travessia dessas por difusão passiva;
2. **hidrossolubilidade,** que só permite absorção quando existem nas membranas sistemas transportadores específicos ou canais e poros hidrofílicos;
3. **estabilidade química** da molécula da droga;
4. **peso molecular,** tamanho e volume da molécula da droga;
5. **carga elétrica** da molécula da droga (polaridade, ionização, pH do meio);
6. **forma farmacêutica** (comprimidos, cápsulas, soluções etc.) em que a droga é administrada;
7. **velocidade de dissolução** da droga e, quando administrada por via oral, compatibilidade com as secreções gastrointestinais;
8. **concentração da droga no local de absorção,** concentração essa que depende de:
   a. Constante de dissociação iônica da droga (pK);
   b. pH do meio;
   c. Coeficiente de distribuição ou de partição gordura/água da parte não ionizada da droga; esse coeficiente indica a distribuição e o equilíbrio da droga, na fase gordurosa e na fase líquida dos sistemas biológicos. O coeficiente de partição lipídio/água é, portanto, uma maneira de exprimir a lipossolubilidade da droga. Quanto mais elevado esse coeficiente, maior a lipossolubilidade da droga e, consequentemente, maior a sua absorção. O tiopental e a glutetimida são exemplos de drogas que possuem elevado coeficiente de partição lipídio/água, razão por que se acumulam no tecido adiposo. Essas propriedades também assumem fundamental importância na distribuição e na excreção das drogas.

A molécula, por exemplo, que seja insolúvel em gordura, que possua carga elétrica e tenha peso molecular superior a 100 dificilmente atravessará as membranas biológicas por difusão simples ou passiva. Só o conseguirá, como veremos, à custa de mecanismos transportadores especiais.

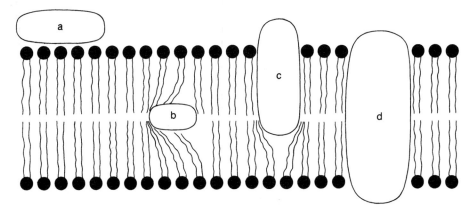

Fig. 8.2 Esquema da posição e mobilidade de diversas proteínas na matriz lipídica da membrana plasmática. (STRYER, L. *Biochemistry.* 4th ed. W.H. Freeman, San Francisco, 1995.)
a – proteína periférica
b, c, d – proteínas internas

POLARIDADE MOLECULAR, IONIZAÇÃO E pH DO MEIO

Reveremos noções elementares, porém essenciais para a compreensão da influência do pH e da ionização na absorção das drogas.

A polaridade de certas moléculas tem grande importância na sua solubilidade e na sua absorção, especialmente quando essa se faz pela modalidade de difusão passiva ou simples.

Na molécula polar há distorção elétrica que dá origem a um dipolo, isto é, existem uma área da molécula com predominância de carga negativa e outra área com predominância positiva. Essa distorção elétrica é mínima ou ausente nos hidrocarbonetos, chamados, por esse motivo, apolares. Certos átomos e grupos fortemente eletronegativos aumentam a polaridade das moléculas que os encerram. Entre os átomos estão, por exemplo, o oxigênio e o nitrogênio. Entre os grupamentos polares mais comuns temos a hidroxila (—OH), a carboxila (—COOH) e o grupamento nitroso (—NO$_2$). As moléculas que encerram esses grupamentos se tornam também polares. Os íons, por serem carregados eletricamente, são ainda mais polares que as moléculas polares.

De modo geral, os compostos polares dissolvem-se em solventes polares (água, álcool), mas não se dissolvem em solventes apolares do tipo dos hidrocarbonetos. Os compostos apolares, como era de esperar, não se dissolvem em solventes polares. Experimentalmente, foi demonstrado que as bicamadas lipídicas das membranas biológicas têm permeabilidade muito baixa para os íons e para a maioria das moléculas polares. A água, molécula polar, constitui exceção, pois atravessa facilmente as membranas plasmáticas. As outras moléculas polares, para serem absorvidas, exigem sistemas especiais de transporte.

As drogas, na sua maioria, são eletrólitos fracos, com as propriedades de bases e ácidos fracos que se ionizam parcialmente. Em solução, apresentam uma parte ionizada e outra parte não ionizada. Essa dissociação é influenciada pelo pH do meio. A parte não ionizada é menos polar e, portanto, mais lipossolúvel que a forma ionizada. Como as membranas absorventes do nosso corpo são predominantemente lipídicas, a conclusão é imediata: a parte não ionizada, lipossolúvel, do ácido ou da base é mais facilmente absorvida.

Na ionização, o equilíbrio entre a parte ionizada e a fração não ionizada é indicado pelos símbolos K, pK ou K_a e pK_a.

Se, por exemplo, estudarmos a dissociação do ácido carbônico (H_2CO_3), teremos a seguinte reação:

$$H_2CO_3 = HCO_3^- + H^+$$

Ácido carbônico   Bicarbonato   Íon hidrogênio

Essa reação, quando atinge o equilíbrio, tem a seguinte constante de dissociação K:

$$K = \frac{[HCO_3^-] + [H^+]}{[H_2CO_3]}$$

Nessa relação, o numerador indica as frações ionizadas do ácido carbônico, no caso HCO_3^- e H^+, e o denominador, a parte não ionizada, que é o próprio ácido carbônico, H_2CO_3. No que se refere à absorção, a parte ionizada é mais dificilmente absorvida por difusão simples do que a parte não ionizada.

A constante de dissociação iônica pode ser indicada sob a forma de seu logaritmo negativo, sendo representada por pK. A letra p representa o logaritmo negativo (base 10) da constante de dissociação. K, então, é substituído por pK ou por pK_a, que vai ser o logaritmo negativo da constante de ionização de um ácido ou de uma base (Quadro 8.1).

O grau de ionização de um eletrólito em solução aquosa depende do pH da solução. Se o pH de uma solução aquosa de um ácido ou de uma base é ajustado de tal maneira que o composto exista na forma ionizada, na metade da sua quantidade, e na forma não ionizada, a outra metade, esse pH constitui a constante de dissociação ácida ou pK_a do composto.

Um ácido com um pK_a baixo é um ácido forte, ao passo que uma base com pK_a alto é uma base forte e um ácido com pK_a elevado é um ácido fraco.

Num pH acima do pK_a de um composto, os ácidos existem em solução principalmente na forma iônica, e as bases, na forma não iônica. Por outro lado, num pH abaixo do pK_a de um composto, os ácidos existem, na solução aquosa, principalmente na forma não iônica, e as bases, na forma iônica.

Quadro 8.1 Valores do pK_a de diversos ácidos e bases

	Ácidos	pK_a	Bases	
F O R T E ↑	VERMELHO FENOL (e muitos outros ácidos sulfônicos)	1	ACETANILIDA	F R A C A
		2	ANTIPIRINA	
	ÁCIDO SALICÍLICO ÁCIDO ACETILSALICÍLICO ÁCIDO p-AMINO-HIPÚRICO	3		
		4		
	ÁCIDO BENZOICO FENILBUTAZONA	5	AMIDOPIRINA	
		6		
	SULFADIAZINA	7	PAPAVERINA APOMORFINA NALORFINA	
	TIOPENTAL	8	MORFINA QUININA	
	SULFAPIRIDINA	9	PETIDINA LEVORFAN	
	DIFENIL-HIDANTOÍNA	10	EFEDRINA TOLAZOLINA	
	FENOL SULFANILAMIDA	11		
F R A C O		12	MECAMILAMINA	F O R T E ↓
		13	COMPOSTOS QUATERNÁRIOS DE AMÔNIO	
		14		

A relação entre pK e pH é indicada pelas seguintes equações:

a. para ácido fraco:

$$pK = pH + \log \frac{HA}{A^-}$$

b. para base fraca:

$$pK = pH + \log \frac{B^-}{BOH}$$

Os símbolos HA e BOH indicam, respectivamente, ácido e base não dissociados, não ionizados.

Das equações (a) e (b) se deduz que:

1. pK elevado indica ácido fraco ou base forte;
2. pK baixo indica ácido forte ou base fraca.

Numericamente, o pK é igual ao pH de uma solução aquosa do composto considerado que se encontra 50% ionizado, isto é, a concentração da parte ionizada é igual à concentração da parte não ionizada.

O pH do meio exerce ação sobre a ionização da droga do seguinte modo:

a) quando uma droga ácida se encontra em meio de pH ácido, a sua ionização é diminuída, isto é, droga ácida em meio ácido tem sua ionização reduzida, e, consequentemente, sua absorção aumenta; droga ácida em meio de pH alcalino tem sua ionização aumentada e sua absorção diminuída;
b) droga básica em meio ácido tem sua ionização aumentada. Como a parte não ionizada, em geral, é lipossolúvel e, portanto, absorvível, podemos inferir a importância dos fatores que condicionam a ionização da droga, interferindo na sua absorção, distribuição e excreção.

Os desvios dessa regra geral são explicados pela existência de outras características, como, por exemplo, extensão da superfície absorvente e presença de transportadores iônicos específicos.

O pK do ácido benzoico (Quadro 8.2) é igual a 4. Nesse pK$_4$, observa-se que o ácido benzoico se ioniza na proporção de 50%, isto é, a parte ionizada tem a mesma concentração que a parte não ionizada.

O pK da anilina (Quadro 8.3) é igual a 5. Nesse pK$_5$, observa-se que a anilina se ioniza na proporção de 50%, isto é, a concentração da parte ionizada é igual à concentração da parte não ionizada.

Outra implicação importante é a distribuição desigual da parte ionizada e da parte não ionizada da droga nos dois lados de uma membrana biológica. Como somente a fração não ionizada da droga é que atravessa a membrana, a parte ionizada fica então aprisionada (*ion trapping* dos ingleses) em um dos lados da membrana.

Quadro 8.2 Influência do pH na ionização de um ácido (ácido benzoico)

pH	% da Parte Não Ionizada
1	99,9
2	99
3	90
4	50
5	10
6	1
7	0,1

Quadro 8.3 Influência do pH na ionização de uma base (anilina)

pH	% da Parte Não Ionizada
2	0,1
3	1
4	10
5	50
6	90
7	99

Os íons não atravessam as membranas por difusão passiva por dois motivos:

a. hidrossolubilidade e lipoinsolubilidade;
b. pela sua polaridade e sua carga elétrica, interagem com as cargas positivas e negativas das proteínas das membranas, criando mais um obstáculo à absorção e distribuição.

Para que ocorram a absorção e distribuição de moléculas lipoinsolúveis e carregadas eletricamente, é necessário que existam, nas membranas, sistemas transportadores especiais.

Se duas soluções aquosas de um eletrólito estão separadas por uma membrana biológica que é permeável apenas às moléculas não carregadas, depois de algum tempo ocorre um equilíbrio. No estado de equilíbrio, as concentrações representadas pela soma das formas ionizada e não ionizada do composto em cada solução são idênticas se os valores do pH das duas soluções forem iguais. As concentrações serão diferentes se os valores do pH das soluções forem diferentes.

Nesse último caso, as concentrações do eletrólito nos lados podem ser expressas por uma relação entre dois valores do pH. Essa relação pode atingir até a cifra de um milhão. Lembrar que alguns compostos podem possuir propriedades tanto ácidas quanto básicas.

Quadro 8.4 pK e absorção gástrica e intestinal em ratos (Brodie)

Classe	Droga	pK	Percentagem de Absorção Gástrica	Percentagem de Absorção Intestinal
Ácidos	Ácido acetilsalicílico (aspirina)	3,5	35%	20%
	Ácido benzoico	4,2	55%	51%
	Fenilbutazona	4,4	5%	65%
	Tiopental	7,6	46%	55%
	Barbital	7,8	4%	20%
	Secobarbital	7,9	30%	40%
Bases	Cafeína	0,8	24%	27%
	Quinina	8,2	-	15%
	Mecamilamina	11,2	-	1%
	Tetraetilmônio	13,0	-	1%

Como, na maioria dos órgãos, o pH em ambos os lados de uma membrana celular é essencialmente o mesmo, se somente a parte não ionizada de um composto é que atravessa a membrana, e se introduz um composto num lado da membrana, pode-se, então, prever que um composto altamente ionizado naquele pH não atravessaria a membrana tão facilmente como um composto que se ionizasse fracamente naquele pH.

Os compostos que existem no pH fisiológico no estado não ionizado (contanto que a forma não ionizada seja lipossolúvel) deveriam difundir-se através das membranas de acordo com a direção de qualquer gradiente de concentração existente até que se alcançasse o equilíbrio.

Quando existe uma diferença de pH entre os dois lados de uma membrana, cria-se um gradiente de concentração em relação à parte não ionizada, de modo que, quando se alcança o equilíbrio, a quantidade total do eletrólito pode ser muitas vezes maior de um lado da membrana do que de outro.

Nos mamíferos homeotérmicos, existem dois locais nos quais o pH pode ser muito diferente nos lados da membrana: superfície da mucosa gastrointestinal e na luz dos túbulos renais. Nesses locais, a influência do pH sobre a ionização dos eletrólitos orgânicos controla a transferência de eletrólitos através da membrana e, consequentemente, controla a absorção do eletrólito do trato gastrointestinal e a excreção de compostos pelos rins.

De acordo com Brodie, foi observado que: (1) as drogas são prontamente absorvidas no trato gastrointestinal se a forma não ionizada for lipossolúvel e se o pK_a do ácido for maior que 2 e o da base for menor que 11; (2) as drogas podem ser mal absorvidas no intestino pelos seguintes motivos: (a) se a droga estiver completamente ionizada no intestino; (b) se a forma não ionizada não for lipossolúvel; (c) se a droga for instável no intestino e (d) se a droga for insolúvel no pH do conteúdo intestinal.

Apesar dessas observações, há certos exemplos de absorção que ainda não estão totalmente explicados. Muitos compostos de amônio quaternário, que sempre se encontram ionizados, são absorvidos e provocam efeitos sistêmicos quando administrados por via oral, apesar de essa absorção ser lenta e variável. Muitos ácidos e bases, em forma ionizada, podem atravessar o epitélio intestinal, apesar de realizarem essa travessia mais lentamente do que a forma não ionizada, fenômeno esse comprovado experimentalmente. Ainda não se sabe se essas formas ionizadas atravessam as membranas por meio de poros aquosos ou canais ou sistemas de transporte ativo.

AS FORÇAS DE ABSORÇÃO DAS DROGAS

As forças responsáveis pelo fluxo de drogas através das membranas biológicas são chamadas gradientes. A palavra gradiente significa inclinação, considerada no sentido de descida ou ascensão, regular e gradativa. Também quer dizer mudança no valor de determinada grandeza. Quando se fala em gradiente de pressão ou gradiente de concentração, essas expressões exprimem a mudança das grandezas implicadas – no caso, pressão e concentração.

Quando se menciona que determinada substância é absorvida contra um gradiente de concentração, isso indica que o movimento e o trabalho são executados a partir do local onde a concentração do soluto é menor para o local onde a concentração do soluto é maior. O trabalho é realizado ladeira acima, exigindo dispêndio de energia e caracterizando o chamado transporte ativo. No processo de difusão simples ou passiva, o transporte efetua-se do local de concentração mais alta do soluto para o local de menor concentração, até alcançar o equilíbrio das concentrações. Não há gasto energético nesse tipo de transporte.

Nos sistemas biológicos, existem outros tipos de gradientes como, por exemplo, elétricos, de pH, hidrostáticos e de tensão superficial. Os gradientes de concentração são usualmente denominados forças osmóticas. Os gradientes elétricos são determinados por potenciais elétricos presentes na própria membrana ou produzidos pela difusão de eletrólitos. Existem gradientes elétricos praticamente em todas as barreiras biológicas, e eles têm sido particularmente estudados nas membranas de nervos e músculos. Tais gradientes podem realizar o trabalho de transporte de substâncias que possuem carga elétrica. Os gradientes hidros-

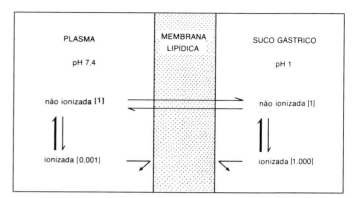

Fig. 8.3 Distribuição de uma base fraca (anilina pK 4,6) entre o plasma e o suco gástrico. A membrana lipídica só é permeável à parte não ionizada da droga. (BRODIE, B.B. Physico-chemical factors in drug absorption. *In*: BINNS, T.B. *Absorption and Distribution of Drugs*. E. & S. Livingstone, London, 1964.)

táticos têm grande importância nos processos biológicos em que há filtração e ultrafiltração, tal como ocorre nos capilares e nos glomérulos renais. Os gradientes de tensão superficial aparecem quando há diferenças de tensão na superfície de separação de dois meios. A tensão interfacial tem, em duas dimensões, o mesmo significado que a pressão osmótica em três dimensões.

MODALIDADES DE ABSORÇÃO

Classificação

1. **Processos passivos** – não há interferência ativa das membranas nesses processos e não há gasto energético.
   a. Difusão simples ou passiva
   b. Filtração
2. **Processos ativos** – há interferência ativa das membranas e há gasto energético.
   a. Difusão facilitada
   b. Transporte ativo
   c. Vesicular
      I. Pinocitose
      II. Fagocitose

DIFUSÃO SIMPLES OU PASSIVA

É o processo físico-químico mais observado nos fluidos biológicos e parece ser o processo mais frequente de absorção e distribuição de drogas no nosso organismo.

Na difusão simples ou passiva, as moléculas do soluto se distribuem a partir de qualquer região em que estejam mais concentradas para as regiões em que estejam menos concentradas. A difusão simples resulta da energia cinética ou agitação térmica das moléculas em solução e, por outro lado, do gradiente de concentração. O gradiente de concentração dirige o movimento do soluto e representa a diferença de concentração do soluto. No caso da difusão passiva ou simples, o gradiente de concentração funciona ladeira abaixo, isto é, do nível de concentração mais elevada para o de menor concentração. Desse modo, não se despende energia, e, por esse motivo, o processo é passivo.

Quando a difusão passiva se efetua através das membranas biológicas, as moléculas do soluto devem apresentar as seguintes propriedades:

a. ser apolares;
b. possuir peso molecular compatível com a bicamada lipídica da membrana a ser atravessada;
c. ser lipossolúvel.

As drogas hidrossolúveis difundem-se através de canais, poros hidrofílicos que se formam nas membranas à custa de proteínas dessas últimas.

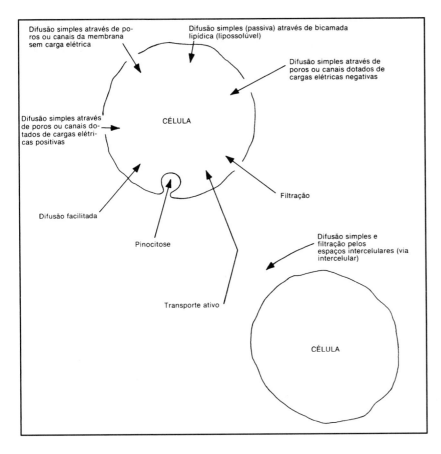

Fig. 8.4 Modalidades de absorção.

Sistematizando, teríamos os seguintes tipos de difusão simples ou passiva:

1. travessia da bicamada lipídica das membranas biológicas – própria das moléculas lipossolúveis;
2. travessia de poros ou canais hidrofílicos, formados nas membranas; esses canais podem apresentar-se sem carga elétrica (que dão passagem às pequenas moléculas hidrossolúveis) ou carregados positivamente (permitindo a passagem de pequenos cátions) ou dotados de cargas negativas (dando passagem a pequenos ânions);
3. travessia de espaços intercelulares.

A difusão simples tem sido objeto de muita pesquisa que culminou na sua interpretação pela lei de Fick e pela equação de Nernst.

Segundo a lei de Fick, a velocidade da difusão simples depende de:

a. diferença de concentração nas regiões entre as quais se observa a difusão;
b. extensão da superfície da membrana capaz de realizar a absorção na modalidade de difusão simples;
c. um coeficiente de partição de acordo com o qual se verifica a distribuição da substância difundida entre a bicamada lipídica da membrana e o fluido extracelular, também conhecido sob a denominação de coeficiente de partição de Overton-Meyer. Quanto maior esse coeficiente de partição, maior a concentração da droga na membrana e maior a sua difusão;
d. uma constante de difusão, condicionada por certas propriedades da substância difundida, como viscosidade e tamanho molecular;
e. espessura da membrana a ser atravessada.

FILTRAÇÃO

Enquanto na difusão simples somente as partículas dissolvidas se difundem, na filtração tanto o solvente quanto o soluto movem-se através das membranas. O solvente – em geral a água – transporta consigo moléculas hidrossolúveis de pequeno tamanho, moléculas polares e certas moléculas apolares. Naturalmente que só aquelas cujo raio seja menor que o raio dos poros das membranas é que podem ser filtradas.

As forças responsáveis pela filtração e ultrafiltração são a pressão hidrostática e a pressão osmótica.

Os poros ou canais através dos quais se processa a filtração possuem tamanho variável de acordo com o tipo do tecido. Nas células endoteliais, por exemplo, existem canais de 4 nm, que deixam passar até macromoléculas (albumina) do plasma para o fluido extracelular ou do plasma para o filtrado glomerular. Nas células do epitélio intestinal, pelo contrário, esses poros são pequenos (0,4 nm), só permitindo transporte de pequenas moléculas, como água, ureia etc. Além do tamanho, a carga elétrica desses poros também influi na filtração, como também foi visto na difusão simples. A filtração pode ocorrer do mesmo modo através de espaços intercelulares.

Em três locais principais do nosso organismo observam-se os fenômenos de filtração e ultrafiltração (na ultrafiltração as macromoléculas não são filtradas):

a. ultrafiltração do glomérulo renal, importante como primeiro passo no processo da eliminação ou excreção renal das drogas:
b. filtração a partir do líquido cefalorraquidiano para o plasma sanguíneo, ao nível de seios venosos;
c. ao nível dos capilares, onde podemos observar a ação das forças hidrostática e osmótica em direções opostas, de acordo com o local de observação: quando prepondera a força hidrostática, na parte arterial, a filtração dirige-se para fora do vaso; quando prepondera a força osmótica, na parte venosa, a filtração ocorre de fora para dentro do vaso.

A questão da existência de poros nas membranas biológicas, na significação clássica, tem sido motivo de controvérsia. Admite-se atualmente que as proteínas das membranas é que formariam esses poros, canais ou portões funcionais, responsáveis pela passagem de íons e moléculas incapazes de atravessar a bicamada lipídica das membranas (Fig. 8.5).

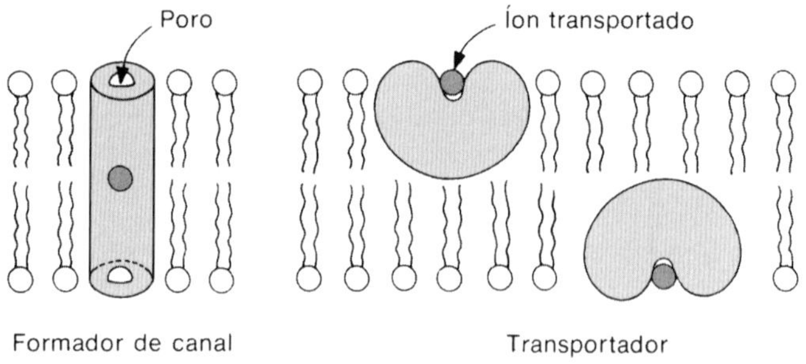

50 FARMACOLOGIA

Fig. 8.5 Neste diagrama são mostrados um canal transportador e uma molécula transportadora. Esses canais e moléculas são formados por proteínas e, em casos especiais, até por determinados antibióticos. (STRYER, L. *Biochemistry*. 4th ed. W.H. Freeman, San Francisco, 1995.)

DIFUSÃO FACILITADA

A difusão facilitada assemelha-se ao transporte ativo porque necessita de um transportador existente na membrana, mas com a diferença de não exigir dispêndio acessório de energia. Na difusão facilitada, portanto, a membrana participa da seleção de partículas, moléculas ou íons, o que lhe confere o caráter de processo ativo.

O transporte de glicose é um dos exemplos clássicos da difusão facilitada do epitélio intestinal para o sangue e do sangue para o sistema nervoso central. A glicose é lipoinsolúvel, mas ao unir-se ao seu transportador, existente na membrana, o complexo formado torna-se lipossolúvel e atravessa a membrana. Ao atingir a superfície interna da membrana, o transportador libera-se da glicose e volta a repetir o processo.

Além da glicose, alguns aminoácidos e certas vitaminas atravessam as membranas biológicas graças à difusão facilitada. As proteínas transportadoras que existem nas membranas podem ser saturadas por moléculas do soluto a ser transportado, de modo que, diferentemente do que acontece com a difusão simples, a velocidade da difusão facilitada não é proporcional à concentração do soluto. Por essa e outras propriedades, como especificidade e seletividade, a difusão facilitada assemelha-se aos processos enzimáticos e também à combinação de determinada droga com o seu receptor. Essa combinação temporária entre o transportador e o soluto é que facilita a sua transferência (ver Fig. 8.6).

A força responsável pela difusão facilitada é, como na difusão simples, o gradiente de concentração, mas sua velocidade depende da combinação com o transportador existente na membrana.

TRANSPORTE ATIVO

No transporte ativo, o soluto, para atravessar a membrana, precisa combinar-se reversivelmente com a proteína transportadora existente na membrana, formando com ela um complexo. Outra característica do transporte ativo é que esse complexo se dirige contra um gradiente de concentração, isto é, sai de um local de concentração menor para um local de concentração maior; por isso, deve ser realizado trabalho com necessidade de energia que é fornecida pela célula. É como se fosse o transporte ladeira acima, ou de um nível mais baixo para um nível mais alto.

O transporte ativo apresenta as propriedades características seguintes:

1. o soluto, que no caso é a droga, move-se contra um gradiente de concentração ou um gradiente eletroquímico;
2. o sistema de transporte ativo pode ser saturado, isto é, os locais ou radicais das proteínas transportadoras podem ser todos ocupados em dado momento e não se modificam pela elevação da concentração do soluto, uma vez atingido esse limite de saturação. A velocidade do transporte ativo é portanto limitada pela disponibilidade do transportador;
3. o transporte ativo é seletivo, isto é, o soluto a ser transferido deve ter estrutura química que seja adequada aos pontos de ligação da proteína transportadora;
4. pode haver inibição competitiva entre substâncias transportadas pelo mesmo sistema;
5. o transporte ativo exige energia de origem metabólica, o que explica seu bloqueio quando existem inibidores metabólicos, do tipo do dinitrofenol e cianeto, por exemplo.

O transporte ativo é importante, por exemplo, na absorção intestinal de algumas drogas que, estruturalmente, se assemelham a produtos normalmente usados como alimentos, na remoção de algumas drogas do sistema nervoso central, plexo coroide e corpo ciliar ou na excreção hepatobiliar e renal de muitas drogas e seus metabólitos.

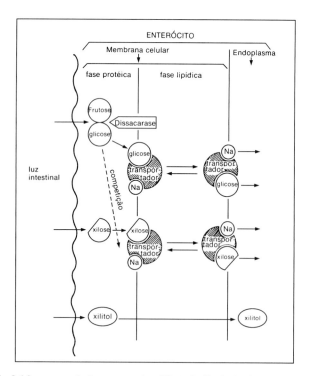

Fig. 8.6 Outro exemplo de processo ativo: difusão facilitada. A glicose, nesse caso, necessita de transportador para atravessar ativamente essa barreira. A xilose utiliza o mesmo transportador, podendo haver competição, e, nesse caso, a glicose é preferida pelo transportador. O xilitol é absorvido por difusão simples ou passiva. (CRANE, R.K. Digestion and absorption of carbohydrates. *In*: DICKENS, F., RANDLE, P.J. & WHELAN, W.J. *Carbohydrate Metabolism and its Disorders*. New York, Academic Press, 1968.)

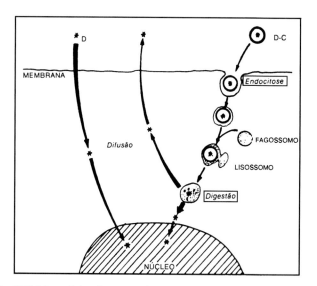

Fig. 8.7 Muitas células absorvem ativamente partículas sólidas (fagocitose) e líquidas (pinocitose). Nesta gravura, observa-se a absorção de uma droga antineoplásica D, daunorrubicina, que se combina com um transportador C, formando um complexo D-C, fagocitado por endocitose. As enzimas do lisossomo liberam a droga de seu complexo. A droga D pode também penetrar na célula por difusão simples. (Segundo Loomis, TA.)

PINOCITOSE, FAGOCITOSE

A pinocitose e a fagocitose são processos de absorção nos quais a membrana celular se invagina em torno de uma molécula ou de várias pequenas moléculas e as engloba junto com gotículas do meio extracelular. Em seguida, formam-se vesículas intracelulares que se destacam da membrana. Os fagócitos alveolares removem, desse modo, partículas que atingem os alvéolos. O sistema fagocítico mononuclear ou reticuloendotelial, no baço e fígado, também através desses processos, remove macromoléculas e material tóxico encontrado no sangue (ver Fig. 8.7).

A fagocitose e a pinocitose exigem energia celular para a sua execução e, diferentemente do transporte ativo, não necessitam de transportadores específicos nas membranas celulares.

LOCAIS DE ABSORÇÃO DAS DROGAS

Como nos locais de absorção que citaremos existem as barreiras ou membranas biológicas a serem atravessadas pelas moléculas das drogas, os princípios básicos anteriormente analisados aplicam-se em todos os exemplos que estudaremos a seguir:

1. Trato gastrointestinal
   - Mucosa bucal
   - Mucosa gástrica
   - Mucosa do intestino delgado
   - Mucosa retal
2. Trato respiratório
   - Mucosa nasal
   - Mucosa traqueal e brônquica
   - Alvéolos pulmonares
3. Pele
4. Regiões subcutânea e intramuscular
5. Mucosa genitourinária
   - Mucosa vaginal
   - Mucosa uretral
   - Mucosa vesical
6. Mucosa conjuntival
7. Peritônio
8. Medula óssea

Trato gastrointestinal

MUCOSA BUCAL

Esse local de absorção de drogas se distingue pelos seguintes aspectos:

a) a circulação venosa desemboca na veia jugular, e, desse modo, as drogas aí absorvidas fogem à ação do fígado, que poderia inativá-las;
b) certas drogas podem ser inativadas pelo suco gástrico; se absorvidas pela mucosa bucal, essa ação inativadora pode ser evitada;
c) a absorção pela mucosa bucal é muito rápida, especialmente na zona sublingual, na base da língua e parede interna das bochechas.

A absorção na mucosa bucal é facilitada pela existência de epitélio estratificado pavimentoso, não queratinizado, e pela rica vascularização. Exemplos de drogas que podem ser absorvidas nesse local: trinitrina, esteroides (metiltestosterona, estradiol), nicotina, cocaína etc.

MUCOSA GÁSTRICA

Embora o estômago não seja local primordial de absorção, sua mucosa pode absorver diversas drogas, especialmente se a velocidade do seu esvaziamento for diminuída. Essa velocidade de esvaziamento gástrico, na realidade, controla a velocidade de absorção ao nível de intestino delgado, local de absorção máxima dos medicamentos ingeridos. O esvaziamento gástrico pode variar de 1 minuto a 4 horas ou mais, dependendo:

a) do volume, da viscosidade e da natureza do conteúdo gástrico;
b) da atividade física;
c) da posição do corpo;
d) das características físico-químicas das drogas administradas.

A água, pequenas moléculas, não eletrólitos lipossolúveis e drogas de natureza ácida fraca são absorvidos pela mucosa gástrica por difusão passiva.

O baixo pH do estômago diminui a ionização dos ácidos fracos (aspirina, fenobarbital) e, por isso, facilita a absorção desses compostos. Por outro lado, a acidez gástrica aumenta a ionização de bases fracas (atropina, nicotina), ionização essa que dificulta a absorção dessas drogas.

A absorção do álcool pelo estômago é explicada pela lipossolubilidade dos não eletrólitos de pequeno tamanho. Apesar de o estômago poder absorver muitas drogas, nas condições habituais ele pouco contribui para essa função.

MUCOSA DO INTESTINO DELGADO

Pela sua estrutura, essa mucosa constitui a principal e mais extensa superfície de absorção do trato gastrointestinal. Com as suas dobras e vilosidades, o epitélio do intestino delgado pode aumentar a superfície de absorção até cerca de 200 m^2.

O pH do intestino delgado varia de acordo com as regiões: no duodeno, perto do estômago, o pH permanece ácido, entre 4 e 5; a partir da primeira quarta parte do intestino delgado até o fim do intestino grosso, o pH varia de levemente ácido a levemente alcalino. O pH pode ainda variar com maior estímulo das secreções alcalinas do pâncreas, bile e intestino.

A maioria das drogas tem sua absorção intestinal realizada por difusão passiva. Macromoléculas como proteínas, por exemplo, e a toxina botulínica são absorvidas por pinocitose. A difusão facilitada parece ser responsável pela absorção de drogas lipoinsolúveis e que se ionizam intensamente, como, por exemplo, os derivados do amônio quaternário. O transporte ativo proporciona a absorção de drogas que se assemelham a substâncias nutritivas normais (ver Fig. 8.8).

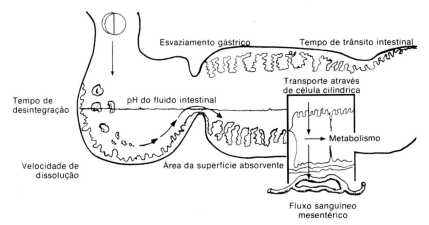

Fig. 8.8 Quando um comprimido é ingerido, antes de ser absorvido ele tem que se desintegrar e se dissolver. A velocidade e a taxa de absorção podem ser influenciadas pelo tempo de esvaziamento gástrico e pelas enzimas da parede intestinal. (BARR, W.H. Principles of biopharmaceutics. *Amer. J. Pharm. Educ.*, 32:958-81, 1968.)

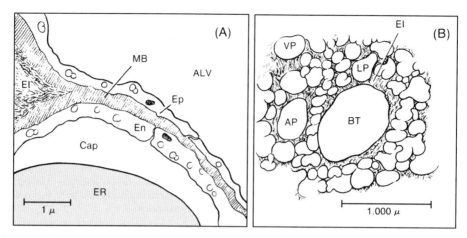

Fig. 8.9 Esquema das unidades terminais do pulmão, mostrando a estrutura fina das membranas alveolar e capilar. *MB* – membranas basais de células alveolares epiteliais e endoteliais dos capilares pulmonares. *Ep* – extensão citoplasmática de célula epitelial alveolar. *En* – célula endotelial de capilar pulmonar. *EI* – espaço intersticial. *ALV* – espaço alveolar. *Cap* – capilar pulmonar. *ER* – eritrócito. Em B, observa-se o espaço intersticial em pequeno aumento (*EI*). *AP* – pequeno ramo da artéria pulmonar. *VP* – pequena veia pulmonar. *LP* – linfático pulmonar. *BT* – bronquíolo terminal. (ROBIN, E., CROSS, C.E. & ZELIS, R. Pulmonary edema. *New Engl. J. Med.*, 288:239, 1973.)

MUCOSA RETAL

Não foi citada a mucosa do cólon porque essa parte do trato digestivo se especializa na secreção de muco, na reabsorção de água e no transporte ativo do sódio. Apesar de poder absorver drogas que não o foram pelo intestino delgado, o cólon não efetua absorção como tarefa habitual. A mucosa retal, entretanto, pode tornar-se superfície de absorção de drogas, através dos supositórios, quando:

a) a via oral não é indicada;
b) em pacientes inconscientes;
c) em pacientes que estão vomitando;
d) a droga pode ser destruída pelas enzimas digestivas.

A droga absorvida pela via retal também foge à ação metabólica do fígado: o sangue que promana da parte inferior do reto vai direto ao coração, sem atravessar a veia porta e sem passar pelo fígado.

Trato respiratório

MUCOSA NASAL

Apesar de não ser usada habitualmente, é possível e fácil a absorção de certa drogas por essa mucosa. Os viciados em cocaína e heroína usam-na para a absorção dessas drogas.

MUCOSA TRAQUEAL E BRÔNQUICA

Essas superfícies são, potencialmente, também capazes de absorver drogas.

ALVÉOLOS PULMONARES

O epitélio pavimentoso simples que reveste internamente os alvéolos pulmonares forma uma delgada barreira entre o ar alveolar e o espaço intersticial pulmonar rico em capilares. Além disso, o grande número de alvéolos forma uma extensa superfície de absorção, de mais ou menos 200 m^2, o que o torna comparável, desse ponto de vista, à superfície absorvente do intestino delgado. Outra característica que torna a superfície alveolar de grande eficiência na absorção das drogas é a rica vascularização pulmonar. Então, essas três estruturas (membranas biológicas de fácil travessia; grande superfície de absorção; rica vascularização sanguínea) fazem da região alveolar um local de absorção quase comparável à administração intravenosa das drogas.

Gases ou vapores de líquidos voláteis são prontamente absorvidos pela barreira alveolar, propriedade aproveitada na anestesia geral.

Outras substâncias podem ser absorvidas sob a forma de aerossol e nebulizações (tratamento de asma, por exemplo), contanto que as partículas em suspensão não ultrapassem o diâmetro de 10 μm.

Pele

Pela sua estrutura, com uma camada queratinizada, a pele não é superfície habitual de absorção de drogas. Quando são aplicados medicamentos à pele, procuram-se efeitos locais. Essas observações, entretanto, não devem significar que a pele íntegra seja incapaz de absorver drogas e levá-las à circulação geral, a partir da vascularização da derme. A pele íntegra pode, inclusive, absorver certos tóxicos, como inseticidas fosforados, nicotina e outros compostos, podendo mesmo levar o paciente à morte.

Apesar de a pele íntegra constituir uma barreira à absorção de substâncias do ambiente, esse obstáculo não tem caráter absoluto, podendo haver absorção com efeitos sistêmicos ou gerais.

Regiões subcutânea e intramuscular

Nas regiões subcutânea e intramuscular, a absorção das drogas é efetuada pelos capilares sanguíneos e, em menor escala, pelos linfáticos.

Nesse caso, a membrana a ser atravessada pela droga, a fim de atingir a corrente sanguínea, é endotelial e se faz principalmente por difusão simples e filtração.

No homem, os capilares formam uma enorme superfície de absorção, pois atinge, aproximadamente, 6.000 m^2. Cada milímetro quadrado de músculo pode possuir até 2.500 capilares.

A parede dos capilares possui características gerais das membranas biológicas, com as suas camadas lipídicas, canais hidrofílicos, e, além disso, apresenta poros ou espaços intercelulares.

A velocidade de absorção capilar das drogas depende dos seguintes fatores:

1. coeficiente de partição gordura/água para as drogas lipossolúveis;
2. tamanho molecular, para as drogas lipoinsolúveis;
3. velocidade e riqueza do fluxo sanguíneo; quanto mais vascularizada a região, maior a absorção. Quando se associa um vasoconstritor (adrenalina) a um anestésico local, visa-se, com a diminuição do fluxo sanguíneo, à maior duração da ação do anestésico local.

Mucosas genitourinária, conjuntival, peritônio e medula óssea

Apesar de não serem, no homem, locais habituais de absorção de drogas, essas regiões possuem membranas biológicas de fácil travessia e, portanto, capazes de absorver drogas.

REFERÊNCIAS BIBLIOGRÁFICAS

1. AMIDON G. LEE P. & TOPP E. (eds.) *Transport Processes in Pharmaceutical Systems*. Decker, New York, 2000.
2. BLACKMORE C. G., McNAUGHTON P. A., & van VEEN HW. Multidrug transporters in prokaryotic and eukaryotic cells: physiological functions and transport mechanisms. *Mol. Membr. Biol., 18*:97-103, 2001.
3. BRODIE, B. B. Physico-chemical factors in drug absorption. *In*: BINNS, T. B. *Absorption and Distribution*. Livingstone, London, 1964.
4. BROGDEN, R. N. & McTAVISH, D. Nifedipine gastrointestinal therapeutic system (GITS). A review of its pharmacodynamic and pharmacokinetic properties and therapeutic efficacy in hypertension and angina pectoris. *Drugs, 50*:495-512/1995.
5. CLARK, A. J. General pharmacology. *In*: HEFFTER, A. & HEUBNER, W. (ed.) *Handbuch der Experimentellen Pharmakologie*. Springer, Berlin, 1937, v. 4.
6. COOPER, G. J. & BOORON, W. F. Effect of pCMBS on the CO2 permeability of Xenopus oocytes expressin aquaporin 1 or its C1895 mutant. *Am J. Physiol., 275*: C1481-C-1486/1999.
7. CZAKY, T. Z. *Introduction to General Pharmacology*. Appleton-Century-Crofts, New York, 1969.
8. FINGL, E. & WOODBURY, D. M. Princípios gerais. *In:* GOODMAN, L. S. & GILMAN, A. *As Bases Farmacológicas da Terapêutica*. 9.ª ed. Ed. McGraw-Hill, Rio de Janeiro, 1995.
9. FORTH, W., HENSCHLER, D. E. & RUMMEL, W. *Pharmakologie und Toxikologie*. 7te. Auflage B. I. Wissenschaftsverlag, Zurich, 1999,
10. GOLDSTEIN, A., ARONOW, L. & KALMAN, S. M. *Principles of Drug Action: the Basis of Pharmacology*. 2nd ed. John Wiley, New York, 1974.
11. LEVINE, R. R. *Pharmacology Drug Actions and Reactions*. 3rd ed. Little Brown, Boston, 1991.
12. LOOMIS, T. A. *Essentials of Toxicology*. Lea & Febiger, Philadelphia, 1969.
13. OIE, S. Drug distribution and binding. *J. Clin. Pharmacol., 26*:583-586, 1986.
14. PRESCOTT, L. F. & NIMMO, W. S. *Drug Absorption*. Adis Press, New York, 1981.
15. RASMUSSEN, H. Organization and control of endocrine systems. *In*: WILLIAMS, R. H. *Textbook of Endocrinology*. 5th ed. W. B. Saunders, Philadelphia, 1974.
16. ROBIN, E., CROSS, C. E. & ZELLIS, R. Pulmonary edema. *New Engl. J. Med., 288*:239, 1973.
17. SATIR, B. The final steps in secretion. *Scient. Amer., 233*:29, 1973.
18. SCHANKER, L. S. Mechanisms of drug absorption and distribution. *An. Rev. Pharmacol., 1*:29-44, 1961.
19. SCHANKER, L. S., TOCCO, D. J., BRODIE, B. B. & HOGBEN, C. A. M. Absorption of drugs from the rat small intestine. *J. Pharmachol. Exp. Ther., 123*:81-8, 1959,
20. SINGER, S. J., NICOLSON, G. L. The fluid mosaic of the structure of cell membranes. *Science, 175*:720, 1972.
21. SKYLER, J. S. CEFALU, W. T., KOURIDES, I. A. *et al*. Efficacy of inhaled human insulin in type 1 diabetes mellitus: a randomized proof-of-concept study. *Lancet, 357*:324-325, 2001.
22. STRYER, L. *Biochemistry*. 4th ed. W. H. Freeman, San Francisco, 1995.
23. WALTON, R. P. Sublingual adminstration of drugs. *JAMA, 124*:138-43, 1944.
24. WESTER, R. & MAIBACH, H. E. Cutaneous pharmacokinetics: 10 steps to percutaneous absorption. *Drug Metab. Rev., 14*:169-205, 1983.
25. WILBRANT, W. & ROSENBERG, T. The concept of carrier transport and its corollaries in pharmacology. *Pharmacol. Rev., 13*:109-83, 1976.
26. ZANG, Y. & BENET, L.Z. The gut as a barrier to drug absorption: combined role of cytochrome P4503A and p-glycoprotein. *Clin Pharmacokinet, 30*:159-169, 2001.

9

Biodisponibilidade das Drogas

Penildon Silva

A noção da biodisponibilidade foi criada, em 1945, por Oser e colaboradores, quando estudaram a absorção relativa das vitaminas existentes em diferentes formulações farmacêuticas.

A biodisponibilidade possui, atualmente, dois conceitos, um que se restringe à circulação sanguínea e outro, mais amplo, que inclui distribuição e locais de ação da droga.

No primeiro caso, de sentido restrito, a biodisponibilidade indica a porção da droga que atinge a circulação geral, em forma inalterada, após sua administração. É a quantidade da droga disponível para ser utilizada pelo organismo. A biodisponibilidade também indica a velocidade com que a droga atinge o sangue.

Quando, por exemplo, se administra 1 g de medicamento por via oral, a quantidade que atinge a corrente sanguínea, depois de absorvida, em geral é menor do que o grama inicial. Essa fração constitui a parte disponível, aproveitável da droga, dos pontos de vista farmacológico e terapêutico.

No segundo conceito, como acentua Smolen, a definição de biodisponibilidade compreende os seguintes aspectos da maneira dinâmica pela qual a droga e/ou seus metabólitos:

a. atingem a circulação sistêmica;
b. chegam ao local ou locais de ação;
c. liberam-se em locais pré-absortivos do corpo.

Os locais de ação (biofases) podem ser alcançados pelas drogas que são transportadas pela circulação geral ou, diretamente, a partir de um local vizinho de administração. Exemplos desse último caso são as drogas de efeitos locais, como preparações de uso tópico na pele, nos olhos, inalados ou de aplicação vaginal e uterina. De acordo com esse ponto de vista mais abrangente, a biodisponibilidade pode classificar-se nas seguintes modalidades:

1. Biodisponibilidade absoluta
   a. Sistêmica
   b. Biofásica
   c. Pré-absortiva
2. Bioequivalência comparativa
3. Biodisponibilidade *in vitro*

A biodisponibilidade absoluta de uma droga ou do seu metabólito se define pela velocidade e extensão com que a molécula química da droga penetra no corpo ou é liberada em locais pré-absortivos para, em seguida, alcançar a circulação sistêmica.

A biodisponibilidade sistêmica se refere à entrada da droga na circulação sistêmica, e a biodisponibilidade biofásica indica a chegada da droga no seu local de ação. As biodisponibilidades sistêmica e biofásica são idênticas quando a passagem da droga da circulação sistêmica (compartimento central ou plasmático) para os locais de ação (compartimento da biofase) é suficientemente rápida para estabelecer um equilíbrio entre os dois compartimentos.

Na biodisponibilidade pré-absortiva, a droga é aplicada para provocar efeitos localizados.

O Ocusert, por exemplo, é um sistema de administração de droga nos fluidos oculares. Uma fração da droga (pilocarpina, por exemplo) é disponível pré-absortivamente nos fluidos pré-corneanos e depois é absorvida transcorneanamente a fim de tornar-se disponível biofasicamente e exercer efeito localizado: diminuição da pressão intraocular ou modificação do tamanho da pupila.

Na bioequivalência comparativa, dois produtos farmacêuticos, apesar de encerrarem a mesma quantidade de droga, podem ser bioinequivalentes, isto é, apresentar diferentes biodisponibilidades. Essas inequivalências entre diferentes formulações farmacêuticas podem gerar ineficácia terapêutica ou séria toxicidade. O fato é importante especialmente para as drogas que possuem índice terapêutico baixo. A biodisponibilidade *in vitro* visa à previsão da biodisponibilidade *in vivo*, utilizando-se padrões de dissolução já estabelecidos pela USP (United States Pharmacopoeia) e pelo FDA (Federal and Drug Administration). Os testes *in vitro* poderão reduzir os experimentos realizados em pacientes humanos.

IMPORTÂNCIA

A biodisponibilidade é o primeiro dos muitos fatores que determinam a relação entre a dose da droga e a intensidade de sua ação.

Certos aspectos da biodisponibilidade podem ter sérias repercussões clínicas. As drogas não absorvidas, por algum motivo, deixam o paciente sem medicação útil. As diferenças da absorção de um mesmo ingrediente ativo, provenientes de formas farmacêuticas de diferentes origens ou de diferentes lotes de fabricação, levam os pacientes a ficar super- ou submedicados. O resultado se reflete em insuficiência terapêutica ou no aparecimento de efeitos adversos graves, principalmente quando se usam drogas que possuem correlação entre intensidade de efeito e concentração plasmática e também aquelas de pequeno índice terapêutico.

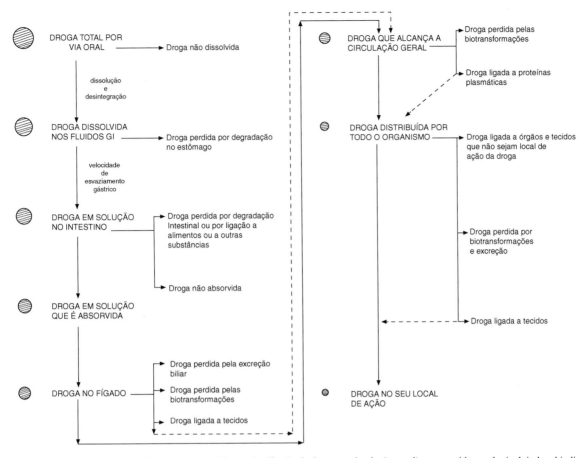

Fig. 9.1 Esquema da biodisponibilidade da droga no seu sentido restrito (fração da droga na circulação geral) e no sentido amplo, incluindo a biodisponibilidade (quantidade da droga no seu local de ação).

A biodisponibilidade não se relaciona apenas com as moléculas farmacologicamente ativas, mas também, e muito especialmente, com as formas farmacêuticas (comprimidos, cápsulas, soluções, xaropes etc.) usadas terapeuticamente e que encerram as drogas ativas (Fig. 9.1).

Os estudos de biodisponibilidade são decisivos para as drogas que se usam na prevenção ou no tratamento de quadros patológicos graves, particularmente aquelas que:

- têm curva de dose-resposta quase vertical;
- têm índice terapêutico desfavorável, isto é, dose terapêutica muito próxima da dose tóxica;
- fraca solubilidade em água.

Entre tais tipos de drogas estão os corticosteroides, antiepiléticos, glicosídios cardíacos, hipoglicemiantes, anticoagulantes dicumarínicos, certos anti-inflamatórios e alguns agentes antimicrobianos. Com enfoque especial, deve-se fazer o estudo dessas drogas quando originárias de diferentes fabricantes e também das formulações drageadas e aquelas de liberação prolongada ou retardada.

VARIAÇÃO DA BIODISPONIBILIDADE

Inúmeros fatores podem influir no tempo gasto pela droga para alcançar a circulação sistêmica e também na percentagem da droga que aí chega. Quando a via de administração é intravenosa, o problema desaparece, e temos, então, a biodisponibilidade total. Quando, no entanto, são outras as vias de introdução (oral, muscular etc.), a biodisponibilidade deixa de ser total e é influenciada por fatores que dependem da droga (propriedades físico-químicas, processos de sua industrialização, sua forma farmacêutica) e das características do paciente. Um desses fatores é a maneira de liberação da droga ativa da sua forma ou formulação farmacêutica (comprimido, cápsula, suspensão etc.). A chegada de uma droga à circulação geral, a partir da forma farmacêutica em que é administrada, envolve duas etapas:

a. liberação da droga da sua formulação farmacêutica e sua solubilização;
b. transferência da droga dissolvida através de membranas biológicas e através de órgãos, como o fígado, para a circulação geral.

Quando as drogas são administradas em forma sólida, o processo de sua liberação é que constitui o fator limitante da taxa de absorção. A liberação da droga de um comprimido depende da sua desintegração e da sua dissolução. A taxa de dissolução pode ser influenciada por certas características da formulação da forma farmacêutica: tamanho e forma da partícula, forma do cristal, aditivos (corantes, lubrificantes, desintegrantes), agentes suspensores, pressão de compressão (ao serem fabricados) e conteúdo de umidade dos comprimidos. Se a liberação da droga da sua forma farmacêutica for retardada, a absorção pode ser incompleta, especialmente se administrada por via oral ou retal, devido à permanência limitada da droga nesses locais. Outros fatores, característicos dos pacientes, podem também influir na absorção das drogas, como, por exemplo, a motilidade gastrointestinal, o pH etc.

DOSE. FORMAS FARMACÊUTICAS. VIAS DE ADMINISTRAÇÃO

A dose, a forma farmacêutica e a via de administração influem na biodisponibilidade das drogas. As soluções que são administradas por via intravenosa, por exemplo, criam níveis plasmáticos de concentração imediatos e elevados. As drogas também podem ser injetadas por via intramuscular ou subcutânea e, às vezes, são dadas por outras vias

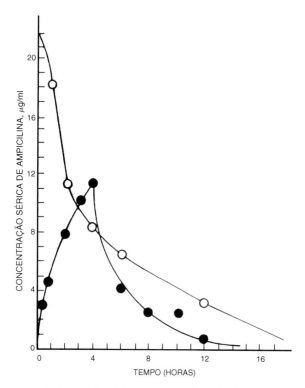

Fig. 9.2 Influência da via de administração na biodisponibilidade. Concentrações plasmáticas de ampicilina em função do tempo, em lactentes de 0 a 7 dias, depois de doses intramusculares (O) e de suspensão (●) de 10 mg por kg. (JUSKO, W.J. Princípios farmacocinéticos na farmacologia pediátrica. *In: Clínica Pediátrica da América do Norte.* Rio de Janeiro, Guanabara Koogan, 1972.)

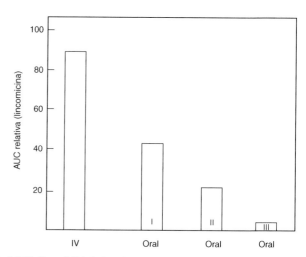

Fig. 9.3 Biodisponibilidade de 500 mg de dose oral de lincomicina, em várias condições relacionadas com a administração intravenosa, comparando-se as áreas sob a curva de concentração plasmática/tempo (AUC): ORAL – dose 4 horas antes do café da manhã; ORAL II – dose 1 hora antes do café da manhã; ORAL III – dose imediatamente após o café da manhã. (GIBALDI, M. How to utilize biopharmaceutical data in drug evaluation. *Amer. J. Pharm. Educ.*, 32(5):929-37, 1968.)

(sublingual, por meio de óvulos vaginais, por inalação etc.). Por ser, entretanto, a via oral a mais comum, os estudos de biodisponibilidade se referem predominantemente a essa via.

Como a administração da droga por diferentes vias produz biodisponibilidade variável, a posologia tem que ser adaptada. A dose por via oral, por exemplo, de digoxina, guanetidina, hidralazina ou propranolol deve ser consideravelmente maior do que a dose intravenosa (ver Fig. 9.2).

FORMA FARMACÊUTICA DA DROGA

Em geral, as drogas não são administradas puras, mas em formulações ou formas farmacêuticas as mais diversas, assumindo o aspecto físico de comprimidos, soluções, xaropes etc. Nessas formulações, além da droga ativa ou princípio ativo, existem outros ingredientes inativos como revestimentos, ligantes, lubrificantes, edulcorantes etc.

Essas formulações industriais dos medicamentos podem influir na biodisponibilidade da droga ativa que encerram, fazendo variarem o tempo de absorção e a percentagem da droga absorvida. Se a droga, por exemplo, não for dissolvida, a sua absorção não se fará. O tamanho da partícula, a granulação, o drageamento e a compressão dos comprimidos são outros fatores que podem modificar a absorção da droga e, consequentemente, a sua biodisponibilidade. Pode haver variação da biodisponibilidade até em diferentes lotes da mesma formulação farmacêutica.

Comprovou-se, por exemplo, que diferentes lotes de fabricação de comprimidos de digoxina produzem resultados terapêuticos distintos no tratamento da insuficiência cardíaca congestiva. A investigação desse caso provou que a discrepância era causada pelo método diferente de fabricação dos comprimidos. A quantidade de digoxina estava certa, mas a compactação e o uso de excipientes diferentes dos comprimidos influíram na biodisponibilidade da droga, no seu nível sanguíneo e, por conseguinte, no seu efeito terapêutico, constituindo o que se convencionou chamar de bioinequivalência terapêutica. Casos análogos foram observados com antibióticos, anti-inflamatórios e outras drogas.

FATORES INDIVIDUAIS

São muitos, e podem interferir na absorção e na biodisponibilidade, assim como nas outras propriedades farmacocinéticas da droga. Citam-se principalmente: peso corpóreo, idade, sexo, quadros patológicos, características genéticas, ansiedade, estresse, ingestão de água, pH da urina etc.

Outros fatores que também influem são ingestão concomitante de alimento e interação com outras drogas.

AVALIAÇÃO DA BIODISPONIBILIDADE

O principal objetivo dos estudos de biodisponibilidade consiste em determinar quanto de determinada droga é absorvido pelo paciente que dela necessita para prevenir ou curar uma doença. Tais estudos desenvolvem padrões que asseguram quais as formulações farmacêuticas equivalentes e quais os lotes de produção da mesma que apresentam as mesmas características de biodisponibilidade. Por motivos práticos e porque não se conhecem todos os efeitos dos quadros patológicos sobre a biodisponibilidade, a maioria desses estudos é feita em voluntários humanos sadios. Os resultados dos testes *in vitro* (ensaios de dissolução, por exemplo) e em animais de laboratório (para controle de estabilidade e produção) só são significativos quando correlacionados com resultados de estudos realizados no homem.

A determinação da biodisponibilidade é, mais frequentemente, realizada através da concentração plasmática da droga ou da excreção da droga na urina.

A biodisponibilidade se determina em relação a uma formulação farmacêutica de referência que pode ser uma injeção intravenosa (forma que é totalmente biodisponível na circulação sistêmica) ou outra formulação que seja bem absorvida, como, por exemplo, uma solução oral. O local de colheita das amostras para as determinações da biodisponibilidade depende do uso terapêutico da droga, mas em geral é a circulação sistêmica (sangue venoso ou arterial) ou urina. Às vezes, outros locais são usados, como, por exemplo, no caso de preparações tópicas e de produtos que devam agir na luz gastrointestinal.

Nos estudos da biodisponibilidade das drogas, pesquisam-se os seguintes dados:

- concentração plasmática máxima da droga;
- tempo de concentração máxima da droga;
- área situada sob a curva de concentração sanguínea.

Quadro 9.1 Fatores que influem na biodisponibilidade das drogas administradas por via oral

1. Características da droga
   - Inativação antes da absorção gastrointestinal
   - Absorção incompleta
   - Biotransformação na parede intestinal ou no fígado (efeito do "primeiro passo" ou "primeira passagem" metabólica)

2. Forma farmacêutica
   - Estado físico da droga
   - Excipientes ou veículos da droga

3. Interação com outras substâncias no trato gastrointestinal
   - Alimentos
   - Drogas

4. Características do paciente
   - pH gastrointestinal
   - Motilidade gastrointestinal
   - Perfusão
   - Flora
   - Estrutura
   - Estados de má absorção
   - Função hepática
   - Fenótipo genético

Fonte: KOCH-WESER, J. Drug therapy. Bioavailability of drugs. *N. Engl. J. Med., 291*:233-37, 503-6, 1974.

O pico da curva de concentração/tempo é atingido quando a taxa de entrada da droga na circulação sanguínea não mais excede a taxa de remoção da droga do sangue pela distribuição aos tecidos, pelas biotransformações e excreção. O tempo em que a concentração sanguínea da droga atinge o máximo reflete diretamente a taxa de absorção. Deve ser lembrado, entretanto, que a absorção continua, mesmo quando a concentração sanguínea atinge o seu máximo.

A área sob a curva de concentração/tempo (AUC, do inglês *area under curve*) é o índice mais importante na avaliação da biodisponibilidade, especialmente nos estudos com dose única baseados em determinações da concentração sanguínea. Essa área (AUC) é medida fiel da quantidade de droga que penetra na circulação sistêmica. É calculada por integração matemática e é expressa pelo produto da concentração pelo tempo, em geral miligramas por litro (concentração) multiplicados pelo número de horas (tempo). A referida integração numérica é baseada em inúmeras determinações sanguíneas durante períodos que, muitas vezes, são mais longos que a meia-vida habitual da droga. Essas determinações sanguíneas podem ser completadas com determinações da concentração da droga na urina, especialmente quando as drogas são excretadas sem terem sofrido transformações metabólicas.

EFEITO DA PRIMEIRA PASSAGEM METABÓLICA

Esse efeito se refere à possibilidade de a droga, antes de cair na circulação sistêmica, sofrer, ao menos parcialmente, ações metabólicas pelo epitélio intestinal e pelo fígado. As drogas administradas por via oral atravessam essa primeira passagem, pela parede intestinal e pelo sistema porta, após a absorção. Para a maioria das drogas, o metabolismo de primeira passagem não é significativo. Entretanto, quando se observa esse metabolismo, grande parte da droga é degradada pela parede intestinal e pelo fígado, com redução da biodisponibilidade e diminuição da resposta terapêutica. Pode-se evitar o metabolismo do primeiro passo administrando-se a droga por via parenteral ou sublingual. Também se observa uma grande diferença entre as doses orais e parenterais para a obtenção de efeitos e concentrações plasmáticas similares. O metabolismo da primeira passagem pode ser reduzido pela cirrose ou anastomose portocava. As seguintes drogas sofrem metabolismo da primeira passagem: isoproterenol, terbutalina, alprenolol, propranolol, dopamina, metildopa, levodopa, imipramina, desipramina, nortriptilina, morfina, meperidina, pentazocina, propoxifeno, naloxona, ácido acetilsalicílico, fenacetina, atropina, lidocaína, nitroglicerina e estrógenos naturais.

REFERÊNCIAS BIBLIOGRÁFICAS

1. AZARNOFF, D. L. & HUFFMAN, D. H. Therapeutic implications of bioavailability. *Ann. Rev. Pharmacol. Toxicol., 16*:53-66, 1976.
2. BARR, W. H. The use of physical and animal models to assess bioavailability. *Pharmacology, 8*:55-101, 1972.
3. BIRKETT, D. J. *Pharmacokinetics Made Easy*. McGraw-Hill, Sydney, 1998.
4. CHASSEAUD, L. F. & TAYLOR, T. Bioavailability of drugs from formulations after oral administration. *Ann. Rev. Pharmacol., 14*:35-46, 1974.
5. DEP. HEALTH, WELFARE, FOOD DRUG ADM. Drug products: bioequivalence requirements and in vivo bioavailability procedures. *Fed. Regist., 42* (Part III):1624-53, 1977.
6. GIBALDI, M., BOYES, R. N. & FELDMAN, S. Influence of first-pass effect on availability of drugs on oral administration. *J. Pharm. Sci., 60*:1338-43, 1971.
7. GREENBLANT, D. J. *et al*. Human cytochromes and some newer antidepressants: kinetics, metabolism and drug interaction. *Journal of Clinical Psychopharmacology, 19*(suppl. 1):23S-35S, 1999.
8. KARJALAINEN, J., OJALA, K. & REISSEL, P. Non-equivalent digoxin tablets. *Ann. Clin. Res., 6*:132-36, 1974.
9. KOCH-WESER, J. Drug therapy. Bioavailability of drugs. *N. Engl. J. Med., 291*:233-37, 503-6, 1974.
10. LEVINE, R. *Pharmacology Drug Actions and Reactions*. 3rd ed. Little Brown, Boston, 1991.
11. LINDENBAUM, J. Bioavailability of digoxin tables. *Pharmacol. Rev., 25*:229-37, 1973.
12. LINDENBAUM J., BUTLER V. P., Jr., MURPHY, J. E. *et al*. Correlation of digoxin tablet dissolution-rate with biological availability. *Lancet, 1*:1215-1217, 1973.
13. MILLER, J. A. Apparatus and instrumentation for tablet dissolution testing. *Pharm. Technol., 1*:19-26, 1977.
14. OSER, B. L., MELNICK, D. & HOCHBERG, M. Physiological availability of the vitamins. Study of methods for determining availability in pharmaceutical products. *Eng. Chem. Anal. Ed., 17*:401-411, 1945.
15. SHAW, T. R. D., RAYMOND, K., HOWARD, M. R. *et al*. Terapeutic non-equivalence of digoxin tablets in the United Kingdom: correlation with tablet dissolution rate. *Br. Med. J., 4*:763-766, 1973.
16. SMOLEN, V. F. Bioavailability and pharmacokinetic analysis of drug responding systems. *Ann. Rev. Pharmacol. Toxicol., 18*:495-522, 1978.
17. WINTERS, M. E. *Basic Clinical Pharmacokinetics*. 3rd ed. Lippincott Williams & Wilkins, Philadelphia, 1994.

10

Meia-vida das Drogas

Penildon Silva

A meia-vida é um conceito cronológico. Indica o tempo em que uma grandeza considerada se reduz à metade de seu valor. Em farmacocinética, a meia-vida se refere ao tempo que determinada concentração da droga leva para reduzir-se à sua metade. Consideremos o seguinte exemplo: em determinado tempo, registra-se a concentração sanguínea de 20 mg da droga em cada mililitro de sangue. Depois de 1 hora (60 minutos), essa concentração cai para sua metade, isto é, 10 mg da droga para cada mililitro de sangue. O tempo gasto (1 hora) para essa redução (da metade) se chama meia-vida, que, habitualmente, só se aplica à droga na sua concentração no sangue. Se, nesse mesmo exemplo, examinarmos a concentração após novos 60 minutos (a segunda meia-vida), veremos que a concentração é novamente reduzida, dessa vez à quarta parte da concentração inicial, e teremos a percentagem de 5 mg da droga para cada mililitro de sangue, após o período, portanto, de duas meias-vidas.

Podemos, então, determinar a grandeza (no caso, concentração) após uma, duas ou mais meias-vidas (Fig. 10.1).

Além de meia-vida, encontram-se outras expressões na literatura farmacológica que nem sempre significam a mesma coisa.

Vida média, por exemplo, não tem o mesmo significado de meia-vida. Vida média exprime a duração média da concentração, e não sua meia-vida. Vida plasmática da droga é outra expressão encontrada, igual a vida média. As seguintes locuções são usadas como sinônimos de meia-vida da droga:

- meia-vida plasmática da droga;
- meia-vida biológica da droga.

A expressão tempo médio também existe, mas é imprecisa.

A expressão meia-vida, como já foi definida, por ser a mais exata, é a maneira consagrada, para exprimir esse parâmetro farmacocinético.

A meia-vida plasmática das drogas é um dos índices básicos da farmacocinética, originando dados importantes para a interpretação dos efeitos terapêuticos ou tóxicos das drogas, da duração do efeito farmacológico e do regime posológico adequado.

A concentração sanguínea da droga pode elevar-se ou reduzir-se de acordo com o equilíbrio estabelecido entre a sua administração (doses) e sua eliminação (metabolismo e excreção). O conhecimento da meia-vida da droga é útil para se conseguir a concentração máxima plasmática média constante, após doses repetidas em intervalos que representem a meia-vida.

Quando se administra um medicamento em doses repetidas, a intervalos regulares, obtém-se a chamada concentração plasmática máxima constante média, concentração essa orientadora do regime posológico. Esse platô da concentração constante é mantido pela repetição das doses com a finalidade de substituir a parte da droga que é eliminada. Observou-se, por outro lado, que a eliminação ocorre também em um período de tempo que varia de quatro a seis meias-vidas da droga. Lembrar que o termo eliminação inclui não só excreção, mas também o metabolismo inativador sofrido pela droga.

O propranolol, por exemplo, tem uma meia-vida que varia de 3,4 horas a 6 horas. Depois de administrado, durante algum tempo (cerca de seis meias-vidas), alcança-se uma concentração plasmática constante média. Se, então, o medicamento for suspenso, 36 horas após essa suspensão não mais existirá propranolol no organismo porque as seis meias-vidas (6 × 6 horas) da eliminação foram gastas.

A meia-vida plasmática de uma droga, indicada pela notação $t_{1/2}$ ou $T_{1/2}$, pode ser calculada através de sua constante de eliminação K_{el} de acordo com a seguinte relação:

$$t_{1/2} = \frac{0,693}{K_{el}}$$

A constante de eliminação K_{el} possui cinética de primeira ordem, e a fração da droga que é eliminada pelo corpo, em qualquer período de tempo, é constante.

A meia-vida biológica de uma droga pode variar de um indivíduo para outro. Assim, as drogas que são excretadas pelo rim sem serem transformadas metabolicamente, como, por exemplo, a digoxina e muitos antibióticos, dependem do estado funcional desse órgão.

As drogas, na sua maioria, são biotransformadas no corpo, e, nesse caso, a meia-vida também refletirá a extensão desse metabolismo, que, por sua vez, também possui grande variação individual (Quadro 10.1).

Alguns aspectos práticos do conceito de meia-vida biológica das drogas devem ser lembrados, como indicados por Sjöqvist, Borga e Orme:

1. Após o tempo de quatro a seis meias-vidas, a droga praticamente atinge sua concentração plasmática máxima constante média (C_{ss}); a C_{ss} é explicada no Cap. 11;
2. Quanto mais curta a meia-vida, mais rapidamente se alcança a concentração máxima constante;
3. Quanto mais curta a meia-vida, mais flutuará a concentração plasmática entre as doses (exemplos do alprenolol e da procainamida). Esse fato leva ao emprego de preparações de liberação

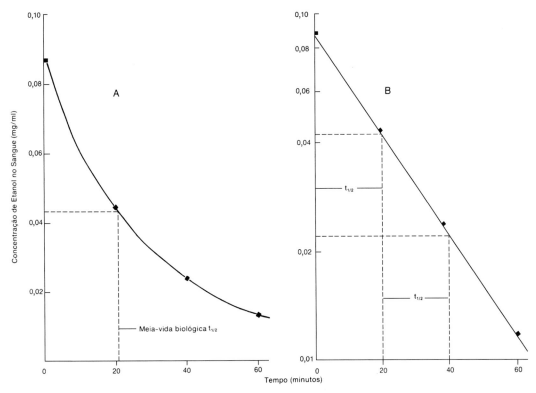

Fig. 10.1 Exemplo da meia-vida de eliminação do etanol, após injeção intravenosa de pequena dose em cão. (LEVINE, R.R. *Pharmacology. Drug actions and reactions*. Little, Brown, Boston, 1973.)

Quadro 10.1 Meias-vidas de algumas drogas (segundo van Rossum)

Droga	$t_{1/2}$	Autores que Fizeram a Determinação	Droga	$t_{1/2}$	Autores que Fizeram a Determinação
Penicilina G	30–50 min	Plaut et al.	Sulfametoxipiridazina	35 h	Kruger-Thiemer
Cefalotina	40 min	Naumann	Sulfametoxipirazina	60 h	Kruger-Thiemer
Cefaloridina	90 min	Naumann	Sulfadimetoxina	41 h	Kruger-Thiemer
Ampicilina	1 h	Reubi e Vorburger	Sulfadimetoxipirimidina	38 h	Bunger et al.
Estreptomicina	2–3 h	Boxer et al.	Sulfapirimidina	17 h	Bunger et al.
Bacitracina	77 min	Eagle et al.	Tolbutamida	3 1/2 h	Stoweres et al.
Eritromicina	2–3 h	Walter e Heilmeyer	Glibenclamida (HB 419)	6 h	Heptner et al.
Rifamicina	1 h e 30 min	Bergamini e Fowst	Clorpropamida	34 1/2 h	Stowers et al.
Canamicina	4 h	Cutler e Orme	Carbutamida	40 h	Stowers et al.
Tetraciclina	8–10 h	Walter e Heilmeyer	Brometo	7 1/2 dias	Wilbrandt
Oxitetraciclina	9 h e 12 min	Walter e Heilmeyer	Iodeto	6 1/2 h	Wilbrandt
Clortetraciclina	2–3 h	Brainard et al.	Cálcio	3 h	Dost
Rolitetraciclina	4–4 1/2 h	Reubi e Munger	Chumbo	70 dias	Wilbrandt
Cloranfenicol	4 h	Weiss et al.	Ferro	1–1 1/2 h	Rommel et al.
Novobiocina	1–3 h	Wagner	Ácido salicílico	4–4 1/2 h	Riegelmann et al.
Lincomicina	4 1/2–5 1/2 h	Wagner	Fenacetina	45–90 min	Prescott
Vitamina A	8 h	Dost	Fenazona	10–15 h	Vesel e Page
Vitamina D	40 dias	Dost	Fenilbutazona	3 dias	Burns et al.
Vitamina B1	20 min	Dost	Hidroxifenilbutazona	3 dias	Burns et al.
Ácido fólico	40–45 min	Spray e Witts	Aminofenazona	3 h	Wilbrandt
Ácido ascórbico	16 dias	Burns	Paracetamol	95–170 min	Nelson e Marioka
Inulina	30 min	Polster	Barbital	4–5 dias	Wilbrandt
Bromossulfaleína	5 1/2 min	Wichmann	Fenobarbital	3 1/2 dias	Raven-Jonsen et al.
Ácido mandélico	2 h	Kamienny et al.	Butobarbital	30–45 h	Lamers
Ácido p-aminossalicílico	45 min–1 h	Walter e Heilmeyer	Pentobarbital	42 h	Dost
Hidrazida do ác. isonicotínico	2–3 h	Walter e Heilmeyer	Tiopental	16 h	Dost
Sulfadimidina	7 h	von Rieder	Hexobarbital	17 h	Siegert et al.
Sulfatiazol	3 h e 50 min	von Rieder	Glutetimida	10 h	Butikofer et al.
Sulfafenazol	10 h	von Rieder	Paraldeído	7 1/2 h	Thurston et al.
Sulfacetamida	7 h	von Rieder	Difenilidantoína	9 h	Molholm-Hansen et al.
Sulfadiazina	17 h	Kruger-Thiemer	Meprobamato	11–14 h	Hollister e Levy
Sulfanilamida	9 h	Kruger-Thiemer	Diazepam	20–50 h	de Silva et al.
Sulfamerazina	24 h	Kruger-Thiemer	Etilbiscoumacetato	1–2 h	van Dam

(*continua*)

Quadro 10.1 Meias-vidas de algumas drogas (segundo van Rossum) (continuação)

Droga	$t_{1/2}$	Autores que Fizeram a Determinação	Droga	$t_{1/2}$	Autores que Fizeram a Determinação
Dicumarol	32 h	Wilbrandt	(+)-Dimetilanfetamina	5 1/2–6 h	Vree e van Rossum
Varfarina	30–40 h	Nagashima e Levy	Fentermina	19–24 h	Vree e van Rossum
Heparina	60–90 min	Estes et al.	Mefentermina	17–18 h	Vree e van Rossum
Digitoxina	4–6 dias	Lukas e Peterson	Clorfentermina	37–38 h	Vree e van Rossum
Digoxina	40–50 h	Doherty et al.	Pipradrol	22–27 h	Vree e van Rossum
Xilocaína	75 min	Scott et al.	Fencanfamina	10–12 h	Vree e van Rossum
Pentazocina	2 h	Berkowitz et al.	Cafeína	3 1/2–6 h	Grab e Reinstein
Norefedrina	4 h	Heimlich et al.	LSD	3 h	Aghajanian e Bing
Efedrina	3–4 h	Wilkinson e Beckett	Imipramina	3 1/2 h	Wilbrandt
Metilefedrina	4–5 h	Wilkinson e Beckett	Desipramina	30–35 h	Hammer et al.
Metoxifenamina	8–15 h	Vree	Mepacrina	5 dias	Wilbrandt
Dexanfetamina	6–7 h	Vree e van Rossum	Hexametônio	1 1/2 h	Dost
(+)-Metanfetamina	12–14 h	Vree e van Rossum	Tubocurarina	12–15 min	Mahfouz
(+)-Etilanfetamina	13–17 h	Vree e van Rossum	Succinilcolina	3 1/2 min	Levy
(+)-Isopropilanfetamina	2–3 h	Vree e van Rossum	Noscapina	40–50 min	Vedso

Nota: Os autores citados fazem parte da bibliografia do trabalho do Prof. J.M. VAN ROSSUM. (Significance of pharmacokinetics for drug design and planning of dosage regimen's. *In*: ARIËNS E.J. *Drug Design*. Academic Press, New York, 1971, v. 1.)

prolongada ou retardada a fim de se evitarem as grandes variações da concentração plasmática da droga;

4. Quando a meia-vida é prolongada acima do valor normal, como acontece com os digitálicos e a gentamicina na presença de insuficiência renal, o tempo é maior para se alcançar a concentração plasmática máxima constante. Isso pode levar a concentrações sanguíneas muito mais elevadas que as normais, podendo atingir níveis tóxicos. A dose, nesses casos, deve ser diminuída ou os intervalos entre as doses prolongados;

5. A concentração plasmática máxima constante média de uma droga, após doses repetidas, pode ser calculada a partir do conhecimento do comportamento cinético de uma única dose. Para esse cálculo, os seguintes parâmetros têm que ser conhecidos:
   - meia-vida ($t_{1/2}$)
   - constante de eliminação (K_{el})
   - volume aparente de distribuição (Vd)
   - biodisponibilidade da droga (F)
   - dose da droga (D)
   - intervalo entre as doses (t)

A concentração plasmática máxima constante média (C_{ss}) da droga é obtida, então, com a seguinte fórmula:

$$C_{ss} = \frac{F \cdot D}{K_e \cdot Vd \cdot t}$$

Como se sabe, a biodisponibilidade depende da fração da dose que é absorvida e também do grau de metabolismo durante a primeira passagem da droga pela parede intestinal e pelo fígado.

Outra observação: a fórmula apresentada obedece à cinética de primeira ordem. Se, em lugar de K_{el}, a $t_{1/2}$ é preferida, a fórmula assume o seguinte aspecto:

$$C_{ss} = \frac{1,44 \cdot F \cdot D \cdot t_{1/2}}{Vd \cdot t}$$

As meias-vidas de absorção ($t_{1/2}\alpha$) e de eliminação ($t_{1/2}\beta$) são explicadas no Cap. 11.

A meia-vida de eliminação de uma droga é variável dependente que se relaciona diretamente com o volume de distribuição e indiretamente com o *clearance*. As alterações na distribuição da droga e na taxa de *clearance* podem alterar a meia-vida de eliminação.

A meia-vida tem limitações na previsão da duração da ação farmacológica após doses únicas, o que está mais relacionado com a distribuição do que com a eliminação e o *clearance*. Durante as doses múltiplas, a meia-vida de eliminação possui valor na previsão da taxa e extensão do acúmulo das drogas, assim como na taxa de eliminação após o término do tratamento.

Quando se avaliam as propriedades farmacocinéticas das drogas, além da meia-vida, devem ser considerados principalmente o volume de distribuição e o *clearance*.

REFERÊNCIAS BIBLIOGRÁFICAS

1. GIBALDI, M. *Introduction to Biopharmaceutics*. Lea & Febiger, Philadelphia, 1971.
2. GIBALDI, M. & LEVY, G. Pharmacokinetics in clinical practice. *JAMA*, 235(17-18):1864-67, 1987-92, 1976.
3. GREENBLATT, D. J. Elimination half-life of drugs: value and limitations. *Ann. Rev. Med.*, 36:421-427, 1985.
4. McMAHON, F. G. et al. *Pharmacokinetics, Drug Metabolism and Drug Interactions*. Futura Publishing, New York, 1974.
5. NOTARI, R. E. *Biopharmaceutics and Pharmacokinetics: an Introduction*. 2nd ed. M. Dekker, New York, 1975.
6. PAGLIARO, L. A. & BENET, L. Z. Critical compilation of terminal half-lives, percent excreta unchanged and changes of half-line in renal and hepatic dysfunction for studies in humans. *J. Pharmacok. Biopharm.*, 3:333-83, 1975.
7. PRATT, W. B. & TAYLOR, P. *Principles of Drug Action: the Basis of Pharmacology*. 3rd ed. Churchill Livingstone, New York, 1990.
8. RITSCHEL, W. A. *Laboratory Manual of Biopharmaceutics and Pharmacokinetics*. Drug Intelligence Publications, Cincinnati, 1974.
9. ROWLAND, M. & TOZER, T. N. *Clinical Pharmacokinetics*. 3rd ed. Lippincott Williams & Wilkins, New York, 1995.
10. SJÖQVIST, F., BORGA, O. & ORME, L. E. Fundamentals of clinical pharmacology. *In*: AVERY, G. S. *Drug Treatment*. Adis Press, Sydney, 1987.
11. VAN ROSSUM, J. M. Significance of pharmacokinetics for drug design and the planning of dosage regimens. *In*: ARIËNS, E. J. *Drug Design*. Academic Press, New York, 1971, v. 1.
12. WAGNER, J. G. *Biopharmaceutics and Relevant Pharmacokinetics*. Drug Intelligence Publications, Hamilton, Ill., 1971.

11

Concentração Plasmática das Drogas

Penildon Silva

Do ponto de vista farmacocinético, depois que uma droga é absorvida, estuda-se a sua concentração no sangue. O passo imediato de interesse clínico consiste em averiguar se a concentração plasmática da droga se encontra em nível terapêutico, subterapêutico ou excessivamente elevado e tóxico. O esquema posológico adequado manterá a concentração plasmática da droga em níveis terapêuticos desejados e constantes. Essa constância, na realidade, representa uma série de pequenas variações mantidas em estreita faixa de oscilações, isto é, em torno de uma concentração ou platô médio que permite razoável correlação com os efeitos terapêuticos. A concentração constante das drogas é chamada de média porque varia continuamente em decorrência da meia-vida, da distribuição e da eliminação da droga. A constância da concentração plasmática máxima média é contingencial e reflete um estado estável de equilíbrio dinâmico (*steady state*) entre a dose da droga que é administrada e a taxa da droga que é distribuída (do sangue para todos os tecidos) e eliminada (metabolismo e excreção da droga).

Tendo-se conhecimento da concentração plasmática indicada pela terapêutica, o ajuste posológico é estabelecido de dois modos:

1. Com uma dose inicial, de ataque, seguida por uma dose de manutenção;
2. Com uma série de doses repetidas até que, após quatro a seis meias-vidas da droga, se atinja a concentração sanguínea máxima constante média da droga em questão.

Quando se administra dose fixa de uma droga, em intervalos constantes e regulares, os níveis da concentração no plasma e no resto do corpo alcançam um equilíbrio após o tempo indicado no item 2. Depois desse equilíbrio, resulta uma curva em que a concentração plasmática da droga é considerada a mesma durante qualquer intervalo entre as doses.

Se a dose for administrada em intervalos mais curtos que o da meia-vida, poderá ocorrer acúmulo de droga no organismo. Além do intervalo entre as doses administradas e a taxa de eliminação da droga, outros fatores também interferem no controle da concentração plasmática constante média, como, por exemplo, a magnitude da dose da droga, a biodisponibilidade e o volume aparente de distribuição.

Quadro 11.1 Concentração plasmática correlacionada à meia-vida

N.º de Meias-vidas ($t_{1/2}$)	Percentagem de Concentração Plasmática Constante Média
1	50
2	75
3	88
4	94
5	97
6	98
7	99

Nota: Resultados obtidos com administração contínua da droga via intravenosa ou administração oral frequente.

A velocidade com que se alcança a concentração plasmática máxima constante média (C_{ss}) pode ser calculada a partir da meia-vida ($t_{1/2}$) da droga. O Quadro 11.1 mostra esse cálculo. Assim é que 50% da C_{ss} é alcançada em uma meia-vida, 75% em duas meias-vidas e assim por diante. Durante a administração diária e oral da digoxina, por exemplo, são necessárias 150 horas ($5 \times t_{1/2}$) para se alcançar 97% da concentração plasmática constante média.

O símbolo C_{ss}, muito usado na literatura, de origem inglesa, indica:

C = concentração plasmática máxima constante média;
ss = *steady state*, isto é, estado estável de equilíbrio dinâmico.

ESTUDO GRÁFICO DA CONCENTRAÇÃO PLASMÁTICA

No estudo da concentração plasmática da droga, durante vários períodos de tempo, muitos fatos foram observados e simplificados em um tipo de gráfico hoje fundamental em farmacocinética. Trata-se da curva da concentração da droga pelo tempo, que descreve a cronologia da variação da concentração e que permitiu diversas deduções de interesse farmacocinético (Figs. 11.1, 11.2 e 11.3).

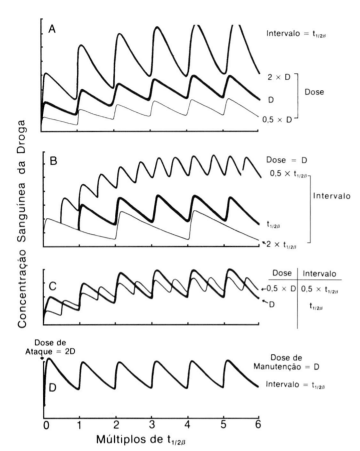

Fig. 11.1 Efeitos da variação da dose e dos intervalos entre as doses sobre a concentração plasmática. (KOCH-WESER, J. Bioavailability of drugs. *In:* Drug therapy. Massachusetts. *N. Engl. J. Med., 3*:18-40, 1976.)
A. Variação da dose com intervalo constante entre as doses;
B. Variação do intervalo entre as doses, mantendo-se constante a dose;
C. A redução à metade da dose e do intervalo entre doses resulta na diminuição das flutuações, mas a concentração plasmática constante média permanece inalterada;
D. A administração de uma dose de ataque adequada elimina a demora em alcançar a concentração constante.

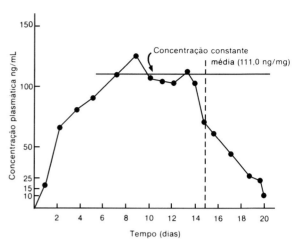

Fig. 11.2 Concentração plasmática de nortriptilina observada durante 20 dias, com o emprego de doses repetidas por via oral, em doses de 0,4 mg/kg, de 8 em 8 horas, durante 15 dias. A concentração plasmática constante é alcançada entre 5 e 6 dias. Quando a medicação é suspensa, a concentração plasmática decai dentro de 25 horas. (SJÖQVIST, F., BORGA, O., ORME, M.L.E. Fundamentals of clinical pharmacology. *In*: Avery, G.S. *Drug Treatment.* Publishing Sciences Group, Acton, Massachusetts, 1976.)

O gráfico do logaritmo da concentração da droga no compartimento central (sangue) apresenta dois componentes lineares distintos (Figs. 11.4 e 11.5). A parte inicial da queda rápida da concentração é chamada de fase alfa ou distributiva, porque representa o processo relativamente rápido da distribuição da droga do compartimento central (sangue) para os compartimentos periféricos (tecidos).

Matematicamente, a meia-vida da fase alfa é expressa pela seguinte equação:

$$t_{1/2\alpha} = \frac{\ln 2}{\alpha} = \frac{0{,}693}{\alpha}$$

Depois que se completa a fase de distribuição, surge a fase beta ou de eliminação, durante a qual a droga desaparece, principalmente pela saída irreversível do compartimento central (sangue).

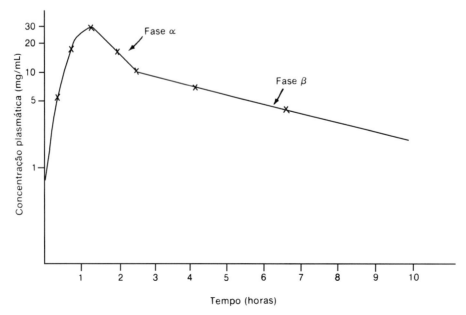

Fig. 11.3 Curva da concentração da droga *versus* tempo em que são indicadas as fases alfa (distributiva) e beta (de eliminação) de uma droga.

CONCENTRAÇÃO PLASMÁTICA DAS DROGAS

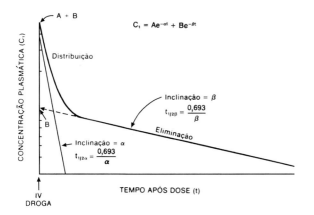

Fig. 11.4 Gráfico da concentração plasmática em escala logarítmica (C_1) *versus* tempo (t) após uma única injeção intravenosa (IV) de uma droga. A curva representa a cinética com o modelo de dois compartimentos. As indicações algébricas fazem parte do tratamento matemático realizado por Koch-Weser e outros.

As unidades dessa fase são dadas em relação ao minuto ou hora. A meia-vida da eliminação ou da fase beta é expressa pela equação seguinte:

$$t_{1/2\beta} = \frac{\ln 2}{\beta} = \frac{0{,}693}{\beta}$$

Essa meia-vida de eliminação é a meia-vida da droga no plasma sanguíneo após ter-se chegado ao equilíbrio de distribuição e representa a meia-vida mais importante na farmacocinética.

O estudo da concentração plasmática pode também fornecer informações a respeito da biodisponibilidade. Se compararmos, por exemplo, a área total sob a curva da concentração plasmática pelo tempo (AUC), após administração intravenosa e oral, teremos uma estimativa direta da quantidade de droga absorvida, como mostra a Fig. 11.5. O símbolo AUC provém das iniciais de três palavras inglesas: *Area Under Curve*.

Torna-se necessário lembrar que a área situada sob a curva concentração/tempo (AUC) não só reflete a biodisponibilidade, mas também a constante de taxa de eliminação e o volume aparente de distribuição da droga.

VARIAÇÃO DA CONCENTRAÇÃO PLASMÁTICA

A variabilidade das concentrações plasmáticas, como é fácil de imaginar, pode ser provocada por muitas causas, observando-se, às vezes, variações até de 30 vezes em indivíduos diferentes com a mesma dose de uma droga. As variações individuais são originadas nas biotransformações, na absorção, na distribuição, na excreção, na biodisponibilidade, na patologia renal, hepática, tireoidiana, cardíaca e na interação com outras drogas.

Felizmente, como acentuam Gugler e Azarnoff, a maioria das drogas possui curvas de dose-efeito razoavelmente achatadas, de modo que a distância entre o nível terapêutico e o nível tóxico é grande, o que permite certa flexibilidade no controle da dose. Quando, entretanto, as curvas dose-resposta se aproximam da vertical, a margem entre os efeitos tóxicos e os benefícios é estreita e o controle da posologia deve ser preciso. Os exemplos da digoxina, dos antiarrítmicos e da fenitoína são ilustrativos da necessidade desse controle.

Na determinação da concentração plasmática da droga existe outro ponto fundamental que se refere à ligação proteica. A maioria das drogas se liga, em grau variável, às proteínas plasmáticas, podendo ir de percentagens muito baixas (0-3% para canamicina) até cerca de 99% (anticoagulantes). Quanto a essa propriedade, os efeitos terapêuticos e tóxicos da droga se relacionam, na maioria dos casos, à concentração plasmática da parte não ligada da droga.

Outro fator comum na variação da concentração plasmática da droga é a intercorrência de certos quadros patológicos. Na insuficiência cardíaca, por exemplo, há redução do débito cardíaco e do fluxo sanguíneo para os tecidos. Drogas como a lidocaína e o propranolol, que requerem intensa circulação hepática para sua captação e metabolismo, poderão apresentar níveis plasmáticos artificialmente elevados após administração de doses normais, uma vez que a baixa perfusão hepática, determinada pela insuficiência cardíaca, reduz de maneira significativa a taxa de eliminação desses fármacos.

No hipertireoidismo, há aumento do metabolismo geral e prejuízo na absorção de certas drogas, como a digoxina, e na insuficiência renal as drogas que são inativadas e/ou excretadas pelos rins terão sua meia-vida plasmática prolongada. Se não se adaptar a posologia ao grau de disfunção renal do paciente, haverá acúmulo progressivo da droga no organismo, e surgem sintomas de toxicidade, mesmo com o emprego de doses normais. Para drogas que são eliminadas principalmente pelos rins, como a digoxina e a gentamicina, já dispomos de nomogramas que facilitam os ajustes de dosagem, baseados no *clearance* da creatinina.

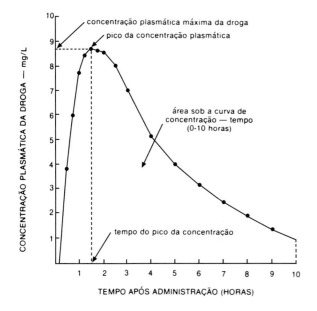

Fig. 11.5 Curva de concentração plasmática de uma droga pelo tempo, após administração oral de dose única de uma droga, a fim de mostrar a área total sob a curva (AUC). O símbolo AUC provém das iniciais de três palavras inglesas: A – *area*, U – *under*, C – *curve*. (KOCH-WESER, J. Bioavailability of drugs. *In*: Drug therapy. Massachusetts. *N. Engl. J. Med.*, 3:18-40, 1976.)

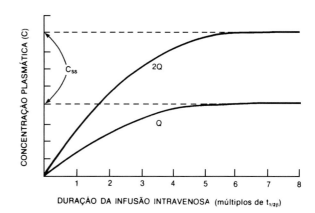

Fig. 11.6 Variação da concentração plasmática em decorrência da dose (Q) aplicada sob a forma de infusão intravenosa. Observar os níveis da concentração plasmática máxima constante média (C_{ss}) nos dois casos: de Q e de 2Q (duplo da quantidade Q de droga).

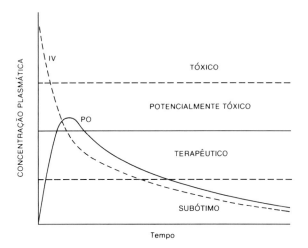

Fig. 11.7 Relação entre concentração plasmática da droga e efeitos terapêuticos e tóxicos. IV – intravenoso; PO – *per os* (via oral). (GUGLER, R. & AZARNOFF, D.L. The clinical use of plasma drug concentrations. *Rat. Drug. Ther.*, *10*(11), Nov. 1976.)

IMPLICAÇÕES CLÍNICAS

O efeito farmacológico e, consequentemente, o efeito terapêutico estão mais relacionados à concentração plasmática da droga do que à dose administrada. Do ponto de vista clínico, a droga proporciona seu maior benefício quando atinge a concentração plasmática constante terapêutica. Esse fato é apontado porque podem ser atingidas concentrações plasmáticas constantes médias em nível tóxico (superdosagem) ou em nível ineficaz (subdosagem). O médico não deve usar apenas a concentração plasmática para suas decisões terapêuticas. O estado clínico geral do paciente e suas características fisiológicas e bioquímicas devem sempre ser considerados para completar a informação da concentração plasmática (Fig. 11.7).

A farmacocinética atual já dispõe de experiência em pacientes humanos sadios para resolver problemas dos seguintes tipos, em que a concentração plasmática da droga desempenha papel essencial:

a. Determinação da posologia adequada de drogas que possuem meia-vida curta, como a procainamida e o alprenolol ($t_{1/2}$ = 2 a 3 horas);
b. Ajuste posológico de drogas cujas meias-vidas, como a digoxina ($t_{1/2}$ = 30 a 40 horas) e a gentamicina ($t_{1/2}$ = 2 a 3 horas), são prolongadas pela insuficiência renal (Quadro 11.2);
c. Uso de dose de ataque, como se faz, por exemplo, com a digoxina, quando há necessidade de efeito rápido, encurtando-se o tempo necessário para se alcançar a concentração plasmática constante média; nesse caso, é preciso conhecer o volume aparente da distribuição da droga (Quadro 11.3);

Quadro 11.2 Amplitude usual de concentrações plasmáticas terapêuticas de diversas drogas

Droga	Amplitude Usual de Concentrações Terapêuticas
Digitoxina	14–30 μg/L
Digoxina	0,9–2 μg/L
Difenilidantoína	10–20 μg/L
Lidocaína	1,5–4 mg/L
Lítio	0,5–1,3 mEq/L
Nortriptilina	50–140 μg/L
Procainamida	4–8 mg/L
Propranolol	20–50 μg/L
Quinidina	2–5 mg/L
Salicilatos	150–300 mg/L

Quadro 11.3 Concentrações plasmáticas terapêuticas e tóxicas

Droga	Faixa Terapêutica	Efeitos Colaterais
Digoxina	1–2 ng/mL	> 2 ng/mL
Digitoxina	10–25 ng/mL	> 35 ng/mL
Quinidina	2–4 μg/mL	> 6 μg/mL
Procainamida	4–8 μg/mL	> 8–12 μg/mL
Lidocaína	2–5 μg/mL	> 9 μg/mL
Teofilina	10–20 μg/mL	> 20 μg/mL
Fenilbutazona	60–80 μg/mL	> 80–100 μg/mL
Salicilato	150–300 μg/mL	> 300 μg/mL
Fenitoína (Difenilidantoína)	10–20 μg/mL	> 25 μg/mL
Fenobarbital	15–30 μg/mL	> 35 μg/mL
Lítio	0,5–1,5 mEq/L	> 1,6 mEq/L
Nortriptilina	50–180 ng/mL	> 200 ng/mL

SJÖQVIST, F., BORGA, O. & ORME, M.L.E. Fundamentals of clinical pharmacology. *In*: AVERY, G.S. *Drug Treatment*. Publishing Sciences Group, Acton, Massachusetts, 1976.

d. Possibilidade de se prever a concentração plasmática máxima constante média após doses repetidas, comparando-se o comportamento cinético da dose única; nesse caso, há necessidade de se conhecerem a meia-vida ou a constante de eliminação, o volume aparente de distribuição e a biodisponibilidade;
e. A não obediência, por parte do paciente, ao esquema posológico;
f. Biodisponibilidade da droga;
g. Ajuste posológico de drogas usadas profilaticamente;
h. Ajuste posológico em pacientes cuja resposta não é compatível com o quadro clínico ou com a dose administrada.

MÉTODOS MATEMÁTICOS E DE QUÍMICA ANALÍTICA

A título de ilustração, citaremos alguns dos métodos de química analítica de drogas capazes de detectar concentrações muito baixas de drogas e seus metabólitos nos líquidos orgânicos: radioimunoensaio, cromatografia em fase gasosa, espectrometria de massa, cromatografia líquida de pressão elevada. Esses métodos vêm-se aprimorando continuamente e têm permitido até mesmo a análise contínua e consequente monitorização das flutuações dessas concentrações sanguíneas com o uso de computadores. O tratamento matemático dessas determinações já alcançou elevado grau de sofisticação, como se pode notar na bibliografia sobre o assunto. Wagner e colaboradores, por exemplo, desenvolveram uma equação para determinar a C_{ss}:

$$C_{ss} = \frac{F \cdot Dose}{Vd \cdot K_{el} \cdot T}$$

F = fração da dose que alcança a circulação sistêmica (biodisponibilidade);
Vd = volume aparente de distribuição;
K_{el} = constante de eliminação de primeira ordem;
T = intervalo em horas entre doses.

Em futuro próximo, a distância entre o clínico e o farmacocineticista pode desaparecer, e os dois falarão a mesma linguagem. Com a determinação de perfil farmacocinético das drogas e sua aplicação clínica, o empirismo que ainda existe no uso das drogas será certamente diminuído.

REFERÊNCIAS BIBLIOGRÁFICAS

1. AZARNOFF, D. L. Implications of blood level assays of therapeutic agents. *Clin. Pharmacol. Ther.*, *16*:129-288, 1974.
2. BARZA, M., BROWN, R. B., SHEN, D., GIBALDI, M. & WEINSTEIN, L. Predictability of blood levels of gentamicin in man. *J. Inf. Dis.*, *132*(2):165-74, 1975.

3. BENET L. Z., KROETZ, D. L. & SHEINER, L. B. Pharmacokinetics: the dynamics of drug absorption, distribution, and elimination. *In:* HARDMAN, J.G., LIMBIRD, L.E. (eds.). *Goodman & Gilman's The Pharmacological Basis of Therapeutics*. 9th ed, New York, McGraw-Hill, 1996.
4. BOSTON COLLABORATIVE DRUG SURVEILLANCE PROGRAM. *Eur. J. Clin. Pharmacol.*, 7:259-262, 1974.
5. DOST, F. H. *Der Blutspiegel: Kinetik des Konzentrationsablaufs in der Kreislaufflüssigkeit*. Leipzig, Georg Thieme, 1953.
6. GIBALDI, M., NAGASHIMA, R. & LEVY, G. Relationship between drug concentration in plasma or serum and amount of drug in the body. *J. Pharm. Sci.*, 58:193-97, 1968.
7. GIBALDI, M. *Biopharmaceutics and Clinical Pharmacokinetics*. 4th ed. Philadelphia, Lea & Febiger, 1991.
8. GUGLER, R. & AZARNOFF, D. L. The clinical use of plasma drug concentrations. *Rat. Drug. Ther.*, *10*(11). Nov., 1976.
9. JELLETT, L. B. Plasma concentrations in the control of drug therapy. *Drugs*, *11*:412-22, 1977.
10. KOCH-WESER, J. Bioavailability of drugs. *N. Engl. J. Med.*, *3*:18-40, 1976.
11. KOCH-WESER, J. Serum drug concentration as therapeutic guides. *N. Engl. J. Med.*, 287:227-231, 1972.
12. KRÜGER-THIEMER, E. Continuous intravenous infusion and multicompartment accumulation. *Eur. J. Pharmacol.*, *4*:317-24,1968.
13. LEVINE, R. R. *Pharmacology: Drug Actions and Reactions*. 4th ed. Boston, Little, Brown, 1990.
14. PERRIER, D. & GIBALDI, M. Relationship between plasma or serum drug concentration and amount of drug in the body at state upon multiple dosing. *J. Pharmacok. Biopharm.*, *1*:17-22, 1973.
15. PORTENOY, R. K. *et al.* Chronic morphine therapy for cancer pain: plasma and cerebrospinal fluid morphine and morphine-6-glucuronide concentrations. *Neurology,* *41*:1457-1461, 1991.
16. PRESCOTT, L. F., ROSCOE, P. & FORREST, J. H. *In*: DARZIES, D. S. (ed.). *Biological Effects of Drugs in Relation to Their Plasma Concentration*. Baltimore, University Park Press, 1973.
17. ROWLAND, M. & TOZER, T. N. *Clinical Pharmacokinetics*. 3rd ed. New York, Lippincott Williams & Wilkins, 1995.
18. VESSEL, E. S. Factors causing interindividual variations of drug concentrations in blood. *Clin. Pharmacol. Ther.*, *16*:135-48, 1974.
19. WAGNER, J. G. A safe method for rapidly achieving plasma concentration plateaux. *Clin. Pharmacol. Ther.*, *16*:691-700, 1974.
20. WAGNER, J. G., NORTHAM, J. I., ALWAY, C. D. & CARPENTER, O. S. Blood levels of drug at the equilibrium state after multiple dosing. *Nature, 207*(5003):1.301-2, 1965.

12

Distribuição das Drogas

Penildon Silva

Depois de administrada e absorvida, a droga é distribuída, isto é, transportada pelo sangue e outros fluidos aos tecidos do corpo. Apesar de ser um todo funcional, o organismo divide-se em diferentes compartimentos, bem delimitados pelas membranas biológicas.

No estudo da distribuição, procuramos conhecer os fatores que condicionam esse movimento da droga de um compartimento para outro, como, por exemplo:

– Do compartimento intravascular (plasmático) para o extravascular (intersticial);
– Do plasmático para o cefalorraquidiano;
– Do plasmático para o extravascular e intracelular cerebrais;
– Do plasmático para o placentário;
– Do plasmático para o tubular renal;
– Do extracelular para o intracelular.

Os princípios e propriedades de que depende a absorção são também aplicáveis à distribuição. Aliás, a absorção, a distribuição, as biotransformações e a excreção das drogas são etapas inseparáveis, frequentemente simultâneas da farmacocinética (Fig. 12.1).

Inicia-se a análise da distribuição a partir do momento em que a droga chega ao sangue, e então são estudados a concentração plasmática

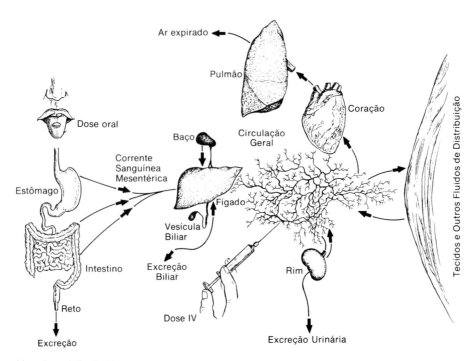

Fig. 12.1 Depois de absorvida, a droga é distribuída pelo sangue a diversos setores do organismo. (KAPLAN, S.A. & JACK, M.L. Utility of bioavailability studies in drug development. *Drug Develop. Ind. Pharm.*, 3(1):39-64, 1977.)

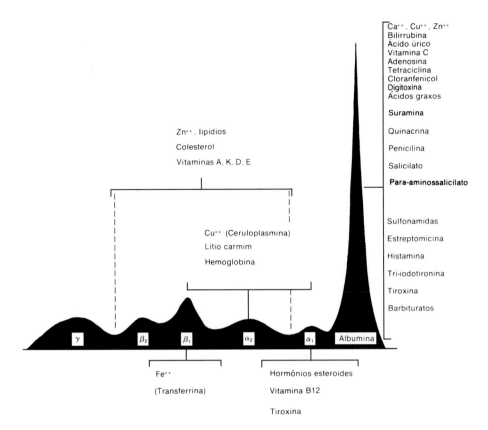

Fig. 12.2 Ligação proteica de drogas. As proteínas plasmáticas são indicadas de acordo com sua quantidade relativa e mobilidades eletroforéticas. (PUTMAN, F.W. Structure and function of the plasma proteins. *In:* NEURATH, E. (ed.) *The Proteins.* 2nd ed. New York, Academic Press, 1965, v. 3.)

da droga, a permeabilidade do endotélio capilar, a ligação da droga às proteínas plasmáticas, a biodisponibilidade e o volume de distribuição da droga.

LIGAÇÃO DAS DROGAS ÀS PROTEÍNAS

No sangue, quase todas as drogas se subdividem em duas partes: uma livre, dissolvida no plasma, e outra que se liga às proteínas plasmáticas, especialmente à fração albumínica. A droga e a proteína formam um complexo reversível, passível portanto de dissociação. Do ponto de vista farmacológico, somente a parte livre é que pode ser distribuída, atravessar o endotélio vascular e atingir o compartimento extravascular. A parte ligada às proteínas plasmáticas constitui fração de reserva das drogas e só se torna farmacologicamente disponível no momento em que se converte em porção livre. Forma-se, no sangue, um equilíbrio entre a parte ligada e a parte livre da droga. À medida que a parte livre é utilizada pelo organismo, a parte ligada vai-se desligando para substituir aquela parte livre que é distribuída, acumulada, metabolizada e excretada.

Se bem que a parte livre da droga seja aquela que vai agir, certas substâncias de baixa solubilidade no plasma, como os corticosteroides e as vitaminas A e E, são levadas aos seus locais de ação sob a forma ligada às proteínas do sangue. Além da albumina, as globulinas e a hemoglobina também podem ligar-se a determinadas drogas. Há autores que designam essas proteínas ligantes a droga pelas expressões receptores passivos ou aceptores silenciosos, porque dessa interação droga-proteína plasmática não resulta efeito farmacológico, como se observa na interação da droga com seus receptores verdadeiros ou específicos (Figs. 12.2 e 12.3).

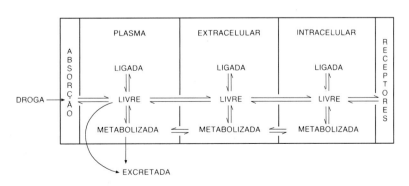

Fig. 12.3 A droga nos diversos compartimentos do organismo estabelece equilíbrio entre a parte livre e a parte ligada. A ligação pode ser realizada com proteínas plasmáticas ou com proteínas extravasculares (tissulares e dos receptores). Observa-se, então, que a ligação das drogas influi na sua excreção e nos seus efeitos.

68 FARMACOLOGIA

Quadro 12.1 Ligação de drogas às proteínas plasmáticas (KOCH-WESER e SELLERS; AVERY)

Droga	Percentagem de Droga Ligada
Bis-hidroxicumarina	99,8
Varfarina	97
Dicloxacilina	98
Oxacilina	94
Nafcilina	90
Fenilbutazona	95
Ácido salicílico	84
Propranolol	96
Digitoxina	90
Clordiazepóxido	95
Furosemida	97
Clorpropamida	96
Procainamida	15
Gentamicina	70
Canamicina	3
Estreptomicina	30
Tobramicina	70
Cefalexina	15
Cefalotina	50
Benzilpenicilina	65
Sulfadimetoxina	97
Prometazina	7,5
Heparina	0
Primidona	0
Terbutalina	25

A relação entre as partes livre e ligada varia amplamente, e essa relação influi na ação terapêutica. A fenilbutazona, por exemplo, liga-se na proporção de 95% da quantidade administrada. Logo, nesse exemplo, apenas 5% é utilizada farmacologicamente.

O grau da ligação proteica das drogas depende de: (a) afinidade entre drogas e proteínas plasmáticas; (b) concentração sanguínea da droga; (c) concentração das proteínas sanguíneas (Quadro 12.1).

A atração entre droga e proteína, principalmente albumina, constitui uma ligação reversível de várias forças: eletrostáticas, como forças de van der Waals, ponte hidrogênica e atração iônica. As drogas podem também ligar-se a proteínas teciduais fora dos seus locais de ação, constituindo sítios de depósitos que são capazes, igualmente, de estabelecer equilíbrio com a parte livre plasmática da droga. As tetraciclinas, por exemplo, acumulam-se no tecido ósseo, o DDT no tecido adiposo, a cloroquina no tecido hepático. O exemplo da cloroquina é muito ilustrativo, pois sua concentração no fígado pode ser 200 a 700 vezes maior do que a concentração sanguínea.

Uma droga ligada à albumina pode ser deslocada por outra droga que possua maior afinidade pela albumina. Então, por competição farmacológica, a concentração plasmática da parte livre da droga deslocada se eleva e pode inclusive produzir níveis tóxicos. A fenilbutazona, por exemplo, desloca anticoagulantes cumarínicos da sua ligação proteica, aumentando, desse modo, o efeito anticoagulante (a concentração da parte livre se eleva) e o seu metabolismo (Quadro 12.2).

Quadro 12.2 Deslocamento de drogas ligadas às proteínas plasmáticas por outras drogas (KOCH-WESER e SELLERS)

Droga Deslocada	Droga Deslocadora	Consequências Clínicas Possíveis
Varfarina e outros Dicumarínicos	Clofibrato Ácido etacrínico Ácido mefenâmico Ácido nalidíxico Oxifembutazona Fenilbutazona	Hipoprotrombinemia excessiva
Tolbutamida	Fenilbutazona Sulfafenazol	Hipoglicemia

Praticamente todas as técnicas atuais medem a concentração sanguínea total da droga (droga ligada + droga livre). Na maioria dos casos, a droga livre representa uma percentagem razoavelmente constante da droga total, de modo que os estudos farmacocinéticos baseados na concentração total da droga são praticamente fidedignos, como acentuam Greenblatt e Koch-Weser. Quando, entretanto, existe elevada ligação proteica da droga, pode chegar-se a resultados falsos, como, por exemplo, a um pequeno volume aparente de distribuição muito maior do que se o cálculo se baseasse na concentração plasmática da parte livre da droga. O mesmo raciocínio se aplica quando se analisa o *clearance* renal da droga, pois a parte ligada não sofre filtração glomerular.

A magnitude da ligação proteica das drogas é muito variável. Assim é que algumas drogas apresentam 15% ou menos de ligação proteica, como acetominofeno, aciclovir, gentamicina, metronidazol, metoprolol e ranitidina. Outras drogas podem apresentar até mais de 95% de ligação proteica, tais como diazepam, digitoxina, furosemida, tolbutamida e varfarina.

A ligação proteica das drogas exerce efeito acentuado no manejo da droga pelo corpo. Um exemplo desse fato é dado pela comparação de dois glicosídios cardíacos, digitoxina e digoxina, que, apesar de possuírem ações farmacodinâmicas comuns, diferem profundamente em suas propriedades farmacocinéticas. O quadro seguinte indica essas diferenças.

	Ligação Proteica Plasmática %	Volume de Distribuição L/kg	Meia-vida (h)	Eliminação
Digoxina	25%	9,14	42	filtração glomerular
Digitoxina	97%	0,51	166	metabolismo hepático

PERMEABILIDADE CAPILAR

Em conjunto, os capilares possuem superfície considerável. Nos músculos, por exemplo, em cada milímetro quadrado existem cerca de dois mil capilares. Uma pessoa de 70 kg possui em torno de 6.000 m^2 de superfície capilar. Diante de tais algarismos, não deve surpreender o grande trabalho realizado pelos capilares no sentido de levar substâncias nutritivas a todas as células e também de captar produtos catabólitos que devem ser excretados. Esse notável intercâmbio se faz graças à permeabilidade seletiva dos capilares. Já vimos que, na absorção, as drogas chegam ao sangue atravessando o endotélio capilar de fora para dentro. Na distribuição, esse movimento é de dentro para fora do capilar (ver Figs. 12.4 e 12.5).

As drogas atravessam as paredes capilares por duas vias: transcelular e intercelular. Na via transcelular, a droga atravessa a célula endotelial por pinocitose, por difusão simples ou transporte ativo. Na via intercelular, a travessia das moléculas das drogas é feita através de sistemas de poros ou canais existentes no endotélio, entre as células. Esses poros ou canais, cheios de água, apresentam diversos diâmetros, constituindo até sistemas diferentes de poros pequenos (em média 4,5 nm de diâmetro) e grandes (em média 40 a 70 nm de diâmetro).

O movimento transcelular é regulado pelos parâmetros já vistos na absorção e, em grande parte, pelo tamanho das moléculas das drogas, embora se observe também a difusão transcelular de grandes moléculas.

Os capilares de certos tecidos, como o hepático e o renal, apresentam características próprias de permeabilidade, em consequência de suas funções específicas. O rim excreta a maior parte dos compostos hidrossolúveis. O fígado não só biossintetiza macromoléculas proteicas como também recebe a maior parte das substâncias que são absorvidas pelo intestino delgado, antes de serem distribuídas ao resto do organismo. Os capilares cerebrais também apresentam propriedades especiais, que serão estudadas adiante.

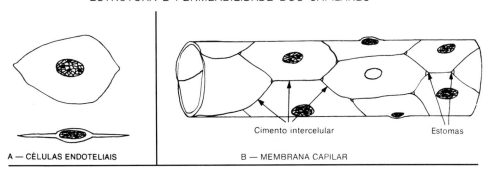

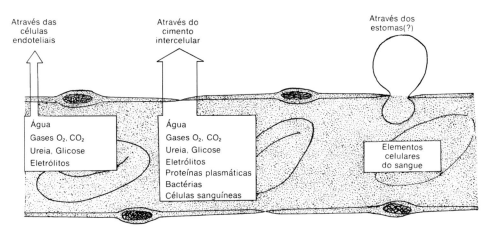

Fig. 12.4 Os capilares são formados por células endoteliais reunidas pelo *cimento intercelular*. (RUSHMER, R.F. *Estrutura e Funções do Sistema Cardiovascular*. Rio de Janeiro, Guanabara Koogan, 1974.)

Fig. 12.5 Distribuição e concentração de uma droga nos diversos compartimentos fluidos do corpo. (LEVINE, R.R. *Pharmacology – Drug Actions and Reactions*. Boston, Little Brown, 1973.)

VOLUMES REAL E APARENTE DE DISTRIBUIÇÃO

Se conseguir atravessar o endotélio capilar de dentro para fora e sair de dentro da corrente sanguínea, a droga se distribuirá no líquido extracelular dos tecidos. A velocidade e extensão dessa distribuição dependerão da maior ou menor riqueza vascular e da hemodinâmica, isto é, da velocidade do fluxo sanguíneo do órgão considerado. O Quadro 12.3 mostra essa relação.

Depois de certo tempo, igualam-se as concentrações sanguínea e extracelular da droga, diluindo-se em aproximadamente 12 litros, que representam a soma dos volumes de líquido intersticial e do plasma sanguíneo. Se tiver capacidade de atravessar as membranas celulares, então a droga se diluirá também no líquido celular, cujo volume é igual a aproximadamente 28 litros. Se somarmos os volumes do plasma sanguíneo (3 litros), do líquido intersticial extravascular (12 litros) e do líquido intracelular de todas as células (28 litros), teremos um total de aproximadamente 40 litros em homem adulto de 70 kg, o que representa o total de água do organismo. Logo, a droga que, pelas suas propriedades (tamanho molecular, lipossolubilidade, grau de ionização), possa atravessar os epitélios de absorção, o endotélio capilar e as membranas celulares se distribuirá nos 40 litros de água de todo o organismo, que constituem o volume real de distribuição (ver Fig. 12.5).

Ao lado desse volume real de distribuição, foi criado, em farmacocinética, o volume aparente de distribuição. O volume real de distribuição de uma droga relaciona-se à água do corpo e não pode exceder o volume total da água corpórea, isto é, em torno de 40 litros, no adulto de 70 kg. O volume aparente, ao contrário, representa uma constante de proporcionalidade e não possui representação anatômica, podendo variar de frações de 1 litro até mais de 40 litros por kg de peso.

Uma droga, por exemplo, do grupo dos antidepressivos tricíclicos, tem volume aparente de distribuição que varia em torno de 20 litros, enquanto o do anticoagulante varfarina se situa em cerca de 0,1 litro. A expressão do volume aparente de distribuição é feita em litros em relação ao peso do corpo. Desse modo, nos exemplos citados, teríamos os valores de 20 litros/kg e 0,1 litro/kg.

Elevados volumes aparentes de distribuição indicam que as drogas possuem grandes concentrações teciduais, em comparação com a concentração plasmática e vice-versa. O baixo valor da droga varfarina (V_d = 0,1 litro/kg) significa que a concentração da droga no plasma é 10 vezes superior à dos outros tecidos do corpo.

Dominguez, criador do conceito de volume aparente de distribuição (V_d), define-o como volume no qual a droga teria que se dissolver, a fim de atingir a mesma concentração em que ela se encontra no plasma sanguíneo. Nessa definição, a concentração plasmática da droga é aquela observada após a absorção e distribuição e antes da eliminação.

O volume aparente de distribuição descreve a relação entre a quantidade de droga no corpo inteiro e a quantidade existente no plasma.

Quadro 12.3 Volume aparente de distribuição de várias drogas (volumes aproximados)

Droga	V_d (L/kg)
Furosemida	0,1
Fenilbutazona	0,1
Varfarina	0,1
Dicloxacilina	0,3
Glibenclamida	0,3
Ácido nalidíxico	0,3
Penicilina G	0,3
Antipirina (fenazona)	0,6
Difenilidantoína (fenitoína)	0,6
Diazepam	0,7
Indometacina	0,9
Carbamazepina	1,0
Lidocaína	0,6-1,9
Procainamida	2
Pentazocina	3
Metaqualona	6
Clorpromazina	20
Nortriptilina	20

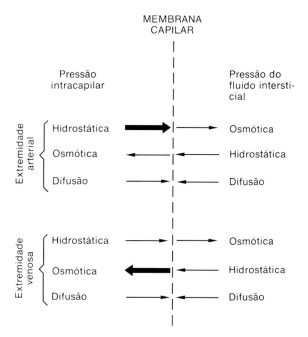

Fig. 12.6 Forças que promovem o biotransporte das drogas através do endotélio capilar. (LOOMIS, T.A. *Essentials of Toxicology*. Philadelphia, Lea & Febiger, 1968.)

De modo geral, o volume aparente de distribuição é derivado da concentração plasmática total da droga. Esse método é adequado na maioria dos casos em que a variação na ligação proteica das drogas é pequena. Uma definição mais precisa só consideraria a concentração plasmática da droga livre, não ligada. Nesse sentido, vale lembrar que algumas drogas são deslocáveis dos seus locais de ligação proteica por outras drogas, o que provocará aumento no volume aparente de distribuição das drogas deslocadas.

A fenilbutazona, como já foi citado, pode produzir esse efeito, deslocando a varfarina das proteínas nas quais se encontrava ligada.

As drogas lipossolúveis, como a meperidina e a clorpromazina, possuem grande volume aparente de distribuição, ao passo que as moléculas polares, como o decametônio, apresentam menor volume aparente de distribuição. O decametônio restringe-se ao espaço extracelular, e a clorpromazina localiza-se em praticamente todos os tecidos, do que resulta, nesse caso, a baixa concentração plasmática da clorpromazina.

Como seria de esperar, o volume aparente de distribuição de uma droga pode variar de indivíduo para indivíduo e de acordo com muitos fatores:

a. Dependentes da droga:
   – Lipossolubilidade;
   – Polaridade, ionização;
   – Grau de ligação com proteínas plasmáticas ou com proteínas teciduais.
b. Dependentes do paciente:
   – Idade;
   – Peso e tamanho corporais;
   – Hemodinâmica;
   – Concentração das proteínas plasmáticas;
   – Estados patológicos;
   – Genética.

Então, a mesma dose de medicamento pode produzir os mais diferente volumes aparentes de distribuição em diferentes pacientes. Essas diferenças também resultam em diferentes respostas terapêuticas a uma mesma dose de medicamentos.

Arthur K. Cho cita estudos com a nortriptilina em que foram encontradas diferenças de até 30 vezes na concentração plasmástica da droga em resposta à mesma dose, em um grupo de 25 pacientes. Nessas variações individuais, interferem também as características genéticas.

Certos estados patológicos podem variar o volume aparente de distribuição. Quando há insuficiência cardíaca, a baixa perfusão consequente pode diminuir o V_d, aumentando a concentração plasmática da droga. É o que se observa quando se administra lidocaína em pacientes com insuficiência cardíaca. O fenômeno explica o maior número de efeitos colaterais da lidocaína nesses pacientes, devido à elevação da sua concentração plasmática.

A determinação do volume aparente de distribuição das drogas dispõe de metodologia adequada, como demonstram os indispensáveis trabalhos e pesquisas de Wagner, Gibaldi, Levy, Benet e Ronfeld e outros.

BARREIRA HEMATOENCEFÁLICA

Apesar da relativa facilidade com que as drogas se distribuem em todos os tecidos do corpo, existem certas áreas que são de mais difícil penetração, cujos principais representantes são definidos por duas barreiras:

a. Barreira hematoencefálica;
b. Barreira placentária.

A noção da barreira hematoencefálica surgiu na observação de que certas substâncias que penetram livremente em tecidos moles, como fígado, rins e músculos, não conseguiam atingir o cérebro. Por outro lado, substâncias dos grupos dos anestésicos, analgésicos e tranquilizantes rapidamente atingem o tecido cerebral. Essa diferença na facilidade de penetrar o SNC depende, em parte, das propriedades físico-químicas da molécula da droga; drogas apolares, lipossolúveis, de tamanho molecular reduzido, atravessam a barreira hematoencefálica, enquanto as drogas polares, ionizadas e de grande tamanho tendem a ser impedidas. O problema, então, equaciona-se do seguinte modo: a droga se encontra na corrente sanguínea e daí deve atingir o tecido encefálico. A travessia nessa distribuição será do interior de um capilar (no caso, cerebral) para o seu exterior (no caso, espaço extravascular cerebral). A barreira hematoencefálica deve ser constituída de alguma estrutura especial do capilar cerebral, pois os capilares de outros tecidos não apresentam essa resistência tão seletiva que se observa nos capilares cerebrais.

Além desse passo sangue-cérebro, as drogas que estejam no sangue também podem atingir o líquido cefalorraquidiano pela travessia de plexo coroide, constituindo a chamada barreira hemoliquórica. Naturalmente a droga que atinge o líquido cefalorraquidiano vai, com este, chegar livremente ao cérebro. O líquido cefalorraquidiano encontra-se no espaço subaracnoide e nos ventrículos cerebrais e é formado nos plexos coroides, que são capilares revestidos por um epitélio. As drogas, portanto, atingem o SNC através de duas barreiras: a hematoencefálica e a hematoliquórica. Como, entretanto, o líquido cefalorraquidiano é contínuo com o fluido extracelular do cérebro, as duas barreiras são englobadas geralmente na expressão única hematoencefálica.

O que seria, então, a barreira hematoencefálica que teria como estrutura central o endotélio do capilar cerebral? Apesar de ainda existirem dúvidas quanto à constituição anatômica dessa barreira, atualmente aceitam-se três explicações:

1. Seria uma barreira glial. Grande parte do endotélio capilar cerebral é recoberta por terminações dos astrócitos, que, desse modo, formariam a barreira ao livre transporte de substâncias do sangue para os neurônios. Notar que nem todos os capilares cerebrais possuem esse revestimento glial, como, por exemplo, na eminência média do hipotálamo e na área postrema do quarto ventrículo. Nesses locais, as drogas podem penetrar mais livremente nos neurônios;
2. Os capilares cerebrais possuem estrutura peculiar que seria a responsável pela barreira: as células endoteliais são unidas por zônulas de oclusão (*zonulae occludentes*), dificultando, assim, a travessia do endotélio capilar. Pequenas moléculas, de acordo com as características já citadas, podem atravessar as zônulas de oclusão, as próprias células endoteliais e também as células gliais;
3. O espaço extracelular é o que seria a barreira. A membrana basal extracelular, entre as células endoteliais dos capilares e a glia e os neurônios da mucoproteína fibrilar ordenada, que tem propriedades especiais que lembram as da membrana basal dos glomérulos renais. Devido à sua arquitetura, a membrana basal assemelha-se a uma peneira que deixa passar determinadas moléculas, excluindo outras. Além dessa junção, a membrana basal extracelular controla o fluxo eletro-osmótico da água.

Quanto à fronteira hematoliquórica ou hemoliquórica, certos comentários são oportunos. O epitélio coroide realiza transporte ativo de certas substâncias do líquido cefalorraquidiano para o sangue, com mecanismo semelhante ao da secreção dos túbulos renais proximais. Quando, por exemplo, existe penicilina no líquido cefalorraquidiano, ela é devolvida rapidamente ao plasma sanguíneo através do transporte ativo do epitélio coroide.

Em clínica, a barreira hematoencefálica assume importância especial em dois casos: (a) quando se deseja levar fármacos antimicrobianos até o SNC a fim de combater infecções aí localizadas; (b) drogas que precisam atingir o encéfalo, a fim de modificar a atividade do SNC (hipnóticos, anestésicos, tranquilizantes etc.).

Essa travessia obedece às propriedades já apontadas a respeito do biotransporte: tamanho da molécula a ser transportada, sua lipossolubilidade e sua ionização.

O tiopental, por exemplo, é um barbitúrico usado para anestesia geral, por via intravenosa, que atravessa fácil e rapidamente a barreira hematoencefálica em 1 ou 2 minutos, alcançando concentração máxima no SNC. As sulfonamidas e a isoniazida também penetram rapidamente no líquido extracelular cerebral.

A penicilina tem dificuldade em atravessar a barreira porque é ácido orgânico muito ionizado e sua fração não ionizada não é lipossolúvel.

No caso de infecções, as meninges tornam-se mais permeáveis, e se observa maior travessia da penicilina nesse quadro patológico.

Os anestésicos gerais atingem facilmente o SNC por não serem ionizados e porque são lipossolúveis com elevado coeficiente de partição gordura/água.

As substâncias hidrossolúveis podem atravessar por difusão simples se possuírem pequeno peso molecular (ureia, álcool).

Outras substâncias atravessam com o auxílio de sistemas transportadores, como é o caso da glicose.

BARREIRA PLACENTÁRIA

A barreira placentária representa um conjunto de tecidos que se localizam entre a circulação materna e a fetal. Essa barreira pode facilitar ou restringir a passagem de drogas da circulação materna para a fetal. As drogas que atravessam essa barreira biológica são as lipofílicas e não polares e de peso molecular inferior a 1.000, do mesmo modo como acontece na barreira hematoencefálica.

O tiopental, outros anestésicos, álcool, antibióticos, morfina e heroína, por possuírem as propriedades citadas, podem atravessar a barreira e alcançar os tecidos do feto.

Deve ser lembrado que a placenta não é apenas uma barreira inerte, mas também um tecido metabolizador que pode transformar drogas, produzindo metabólitos das mesmas e até inativá-las, protegendo, assim, os órgãos ainda imaturos do feto. Por outro lado, os metabólitos de drogas produzidos pela placenta podem ser mais tóxicos do que a droga originária e lesar o feto. A talidomida é teratogênica porque a placenta ou o feto a metabolizam e produzem metabólitos polares que são responsáveis pelos efeitos sobre o feto.

A finalidade principal de estudos da transferência placentária de substâncias estranhas consiste no efeito que elas possam exercer sobre o feto. A análise detalhada desse tema é realizada no Cap. 25, referente às drogas na gravidez.

Devido à facilidade com que a placenta é atravessada pela maioria das drogas, ela parece não ser barreira genuína.

ACUMULAÇÃO DE DROGAS

Certas drogas não se distribuem de maneira uniforme, acumulando-se preferencialmente em determinados tecidos. Esses depósitos ou sequestros estabelecem um equilíbrio com o plasma sanguíneo e vão-se liberando lentamente. Já vimos que as proteínas plasmáticas constituem um reservatório provisório das drogas, mas os verdadeiros depósitos são representados pelos outros tecidos. Os metais pesados, por exemplo, como mercúrio e bismuto, fixam-se no baço, rim e fígado. A quinacrina acumula-se no fígado em percentagem muitas vezes superior à concentração sanguínea. As drogas muito lipossolúveis podem armazenar-se na gordura corporal, como é o caso do tiopental e dos inseticidas clorados (DDT). A tetraciclina e o chumbo depositam-se no tecido ósseo.

REFERÊNCIAS BIBLIOGRÁFICAS

1. ABBOTT, N. J. & ROMERO, I. A. Transporting theraputics across the blood-brain barrier. *Mol. Med. Today*, 2:106-113, 1996.
2. ATKINSON, H. C. & BEGG, E. J. Prediction of drug distribution into human milk from physicochemical characteristics. *Clin. Pharmacokin*, 18:151-167, 1990.
3. AUDUS K. L., CHIKHALE P. J., MILLER, D. W., THOMPSON, S. E. & BORCHADT, R. T. Brain uptake of drugs: chemical and biological factors. *Adv. Drug. Res.*, 23:1-64, 1992.
4. BENET, L. Z. & RONFELD, R. A. Volume terms in pharmacokinetics. *J. Pharm. Sci.*, 58:649-41,1969.
5. BJORNSSON, T. D. The method of relative drug accumulation: A simple method for illustrating the effects of different drug dosing regimens and variability in drug elimination on time courses of drug concentrations. *Clin. Pharmacol. Therap.*, 51:266-270, 1992.
6. BRADBURY, M. W. B. The blood-brain barrier (transport across the cerebral endothelium). *Circ. Res.*, 57:213-222, 1985.
7. BUTTS, J. D., SECREST, B. & BERGER, R. Nonlinear theophyline pharmacokinetics. *Arch. Int. Med.*, 151:2073-2077, 1991.
8. DOMINGUEZ, R. *Kinetics of Elimination, Absorption and Volume of Distribution in the Organism. Medical Physics*. Chicago, Yearbook Publishers, 1950.
9. EVANS, E. F., PROCTOR, J. D. & FRATKIN, M. J. *et al. Blood Flow in Muscle Groups and Drug Absorption. Clin. Pharmacol. Pharmacokinetics*. Philadelphia, Lea & Febiger, 1977.
10. FRIEDMAN, A., KAUFER, D., SHEMER, J., HENDLER, I., SOREQ, H. & TUR-KASPAR, I. Pyridostigmine brain penetration under stress enhances neuronal excitability and induces early immediate transcriptional response. *Nat. Med.*, 2:1382-1385, 1990.
11. GIBALDI, M. *Biopharmaceutics and Clinical Pharmacokinetics*. Philadelphia, Lea & Febiger, 1977.
12. GILLESPIE, W. R. Noncompartmental versus compartmental modelling in clinical pharmacokinetics. *Clin. Pharmacokin.*, 20:253-262, 1991.
13. GILLETTE, J.R. The importance of tissue distribution in pharmacokinetics. *J. Pharmacok. Biopharm*, 1:497-520, 1973.
14. GONSETTE, R. *Incidence clinique des troubles de la permeabilité capillaire cérebrale. (Barrière hematoencephalique.)* Paris, Masson, 1972.
15. GREENBLATT, D. J. & KOCH-WESER, J. Clinical pharmacokinetics. *New. Engl. J. Med.*, 3:68-94, 1976.
16. GREENBLATT, D. J., SHADER, R. I. & KOCH-WESER, J. Slow absorption of intramuscular chlordiazepoxide. *New. Engl. J. Med.*, 291:1116-8, 1974.
17. HANNINEN, O. Age exposure factors. Drug metabolism. *Acta Pharmacol.*, 36(suppl. 2):3-20, 1976.
18. JOO, F. New aspects to the function of the cerebral endothelium. *Nature* 321:197-198, 1986.
19. KAPLAN, S. A. & JACK, M. L. Utility of biovailability studies in drug development. *Drug Develop. Ind. Pharm.*, 3(1):39-64, 1977.
20. KEPPLER, D., ARIAS, I. M. Hepatic canalicular membrane. Introduction: transport across the hepatocyte cannalicular membrane. *FASEB J.*, 11:15-18, 1996.
21. KLOTZ, U. Pathophysiological and disease-induced changes in drug distribution volume: pharmacokinetic implications. *Clin. Pharmacok.*, 1:204-18, 1976.
22. KOCH-WESER, J. & SELLERS, E. M. Binding of drugs to serum albumin. *New. Engl. J. Med.*, 4:20-27, 1976.
23. KOCH-WESER, J. & SELLERS, E. M. Binding of drugs to serum albumin (2 parts). *N. Engl. J. Med.*, 284:311-316, 526-531, 1976.
24. KREMER, J. M. H., WILTING, J. & JANSSEN, L. M. H. Drug binding to human alpha-1-acid glycoprotein in health and disease. *Pharmacol. Rev.*, 40:1-47, 1988.
25. LA DU, B. N., MANDEL, H. G., WAY, E. L. *Fundamentals of Drug Metabolism and Drug Disposition*. Baltimore, Williams & Wilkins, 1971.
26. Le COUTER, J. *et al.* Identification of an angiogenic mitogen selective for endocrine gland endothelium. *Nature*, 412:877-884, 2001.
27. LEVEQUE, D., JEHL, F. P-glycoprotein and pharmacokinetics. *Anticancer Res.*, 15:331-336, 1995.
28. LEVINE, R. R. *Pharmacology – Drug Actions and Reactions*. Little Brown, Boston, 1973.
29. LEVY, R. & SHAND, D. Clinical implications of drug-protein binding. Symposium. *Clin. Pharmacokinet.*, 9(suppl. 1):1-104, 1984.
30. LIEN, E. J., KUWAHARA, J.& KODA, R. T. Diffusion of drugs into prostatic fluid and milk. *Drug Intell. Clin. Pharm.*, 8(8):470-5, 1974.
31. LOOMIS, T. A. *Essentials of Toxicology*. Philadelphia, Lea & Febiger, 1968.
32. McELNAY, J. C. & D'ARCY, P. F. Protein binding displacement interactions and their clinical importance. *Drugs*, 25:495-513, 1983.
33. NIES, A. S., SHAND, D. G. & WILKINSON, G. R. Altered hepatic blood flow and drug disposition. *Clin. Pharmacok.*, 1:135-55, 1976.
34. NORMAN, J. One compartment kinetics. *Br J. Anaesthesia*, 69:387-396, 1992.
35. PACIFICI, G. M., VIANI, A. Methodes of determining plasma and tissue binding of drugs. Pharmacokinetic consequences. *Clin. Pharmacokinet.*, 23:449-468, 1992.
36. PARTRIDGE, W. M., GOLDEN, P. L., KANG, Y. S. & BICKEL U. Brain microvascular and astrocyte localization of P-glyco protein in the bloodbrain, *J. Neurochen*, 68:1997.
37. PUTMAN, F. W. Structure and function of the plasma proteins. *In*: NEURATH, E. (ed.) *The Proteins*. v.3, 2nd ed. Academic Press, New York, 1965.
38. RAPOPORT, S. I. *Blood-brain Barrier in Physiology and Medicine*. New York, Raven Press, 1976.
39. RIEGELMAN, S., LOO, J. & ROWLAND, M. Concept of a volume distribution and possible errors in evaluation of this parameter. *J. Pharm. Sci.*, 57:128-33, 1968.
40. SCHANKER, L. S. Mechanisms of drug absorption and distribution. *Ann. Rev. Pharmacol.*, 1:29-44, 1961.
41. SJÖVIST, F., BORGA, O. & ORME, M. L. E. Fundamentals of clinical pharmacology. *In*: AVERY, G. S. *Drug Treatment*. Sciences Group, Action, Massachusetts, 1976.
42. THORP, J. M. The influence of plasma proteins on the actions of the drug. *In*: BINNS, T. B. (ed.) *Absorption and Distribution of Drugs*. London, Livingstone, 1964.
43. VAN ROSSUM, J. M. Pharmacokinetics of accumulation. *J. Pharm. Sci.*, 57:2.162-4, 1968.
44. VESSEL, E. S. Relationship between drug distribution and therapeutic effects in man. *Ann. Rev. Pharmacol.*, 14:249-70, 1974.
45. WAGNER, J. G. *Clinical Pharmacokinetics*. Ill., Hamilton, 1975.
46. WAGNER, J. G. Pharmacokinetics. 3, Half-life and volume of distribution. *Drug Intelligence*, 2:126-133, 1968.
47. WILKINSON, G. R. Pharmacokinetics of drug disposition: hemodynamic considerations. *Ann. Rev. Pharmacol.*, 15:11-28, 1975.

13

Metabolismo das Drogas

Penildon Silva

O corpo elimina drogas e outros compostos químicos exógenos (xenobióticos) e endógenos através do metabolismo e da excreção. Este capítulo focalizará o metabolismo das drogas. A excreção é estudada no Cap. 14.

O metabolismo das drogas apresenta as quatro modalidades seguintes.

Inativação – As drogas, na sua maioria, e seus metabólitos são inativados ou transformados em produtos menos ativos. Exemplos de algumas drogas que sofrem esse processo: morfina, cloranfenicol, propranolol e muitas outras.

Metabólito ativo de droga ativa – Muitas drogas são parcialmente transformadas em um ou mais metabólitos ativos. Os efeitos observados são causados pela droga original e pelos seus metabólitos. Exemplos de drogas ativas com metabólitos ativos (esses entre parênteses): hidrato de cloral (tricloroetanol), fenacetina (paracetamol), fenilbutazona (oxifenilbutazona), primidona (fenobarbital), trimetadiona (dimetadona), diazepam (desmetildiazepam, oxazepam), digitoxina (digoxina), imipramina (desipramina) amitriptilina (nortriptilina), codeína (morfina), espironolactona (canrenona).

Ativação de droga inativa – Algumas drogas, chamadas pró-drogas ou pró-fármacos, são inativas e necessitam ser metabolizadas para se tornarem ativas.

As pró-drogas podem apresentar certas vantagens em comparação com as drogas ativas: maior estabilidade, melhor biodisponibilidade, menos efeitos adversos e menor toxicidade.

Exemplos de pró-drogas com os seus metabólitos ativos (esses entre parênteses): levodopa (dopamina), enalapril (enalaprolat), α-metildopa (metilnoradrenalina), sulindaco (sulfeto), proguanil (proguanil triazina), inibidores de MAO (derivados hidrazínicos), prednisona (prednisolona), bacampicilina (ampicilina), sulfassalazina (ácido 5-aminossalicílico), ciclofosfamida (aldofosfamida, mostarda de fosforamida, acroleína), mercaptopurina (ribonucleotídio de metilmercaptopurina).

Ausência de metabolismo – Certas drogas, como penicilinas e anestésicos gerais inalatórios, são excretadas em forma inalterada, sem sofrer metabolismo, devido às suas propriedades físico-químicas peculiares.

TIPOS DE REAÇÕES

As reações que metabolizam as drogas são classificadas em dois grupos:

– Reações não sintéticas ou catabólicas ou de fase 1;
– Reações sintéticas ou anabólicas ou de conjugação ou de fase 2.

As reações da fase 1 são representadas por oxidação, redução, hidrólise, ciclização e desciclização.

As reações da fase 2 são representadas por: conjugação com ácido glicurônico, acetilação, metilação, conjugação com sulfato, conjugação com glicina, conjugação com glutationa, síntese de ribonucleosídio ou ribonucleotídio.

Reações não sintéticas ou catabólicas ou de fase 1

OXIDAÇÃO

Essa reação consiste na adição de oxigênio ou de um radical carregado negativamente ou então na remoção de hidrogênio ou de radical carregado positivamente.

As oxidações constituem o grupo mais importante das reações de metabolismo das drogas.

Os tipos principais de reações de oxidação são: hidroxilação; oxigenização em átomos de C, N e S; N-desalquilação; O-desalquilação e desaminação oxidativa.

Em muitos casos, a adição inicial de oxigênio na molécula da droga produz intermediários de vida curta como quinona, epóxido e peróxido, que, depois, são transformados em derivados mais estáveis.

Muitas enzimas que metabolizam drogas se localizam nas membranas lipofílicas do retículo endoplasmático do fígado e de outros tecidos.

Quando essas membranas lamelares são isoladas pela homogeneização e fracionamento da célula, elas formam vesículas chamadas *microssomos*.

Os microssomos retêm a maior parte das características morfológicas e funcionais das membranas intactas, inclusive os aspectos rugoso e liso do retículo rugoso (com ribossomos) e liso (sem ribossomos) do retículo endoplasmático.

Os microssomos rugosos realizam síntese proteica, ao passo que os microssomos lisos possuem enzimas que são responsáveis pelo metabolismo das drogas, entre as quais se encontram as oxidases de função mista, também chamadas mono-oxigenases.

Para exercer sua atividade, essas enzimas necessitam de um agente redutor (NADPH) e do oxigênio molecular. Nessa reação, uma molécula de oxigênio é reduzida para cada molécula de substrato. Um átomo de oxigênio aparece no produto e o outro em forma de água.

Nesse processo de oxidação-redução (REDOX), são utilizadas duas enzimas. A primeira é uma flavoproteína, a NADPH – citocromo P450 redutase. Um mol dessa enzima encerra 1 mol de flavina mononucleotídio (FMN) e 1 mol de flavina adenina dinucleotídio (FAD).

A segunda enzima microssômica é uma hemoproteína chamada citocromo P450 que funciona como a oxidase terminal.

A membrana microssômica encerra múltiplas formas dessa hemoproteína. Essa multiplicidade pode ser aumentada (induzida) pela administração repetida de compostos químicos exógenos.

O nome citocromo P450 (abreviado como CYP ou P450) deriva das propriedades espectrais dessa hemoproteína. Na sua forma reduzida (de Fe^{2+}), ela se liga ao monóxido de carbono e forma um complexo que absorve luz, no nível máximo, no comprimento de onda de 450 nm. A letra P é a abreviatura de pigmento, lembrando a cor rosa do heme.

A relativa abundância do P450 em comparação com a redutase no fígado faz com que a redução do heme P450 seja um passo limitante da taxa das oxidações hepáticas das drogas.

O P450 oxidado (Fe^{3+}) combina-se com a droga substrato, formando um complexo binário.

O NADPH fornece um elétron à flavoproteína redutase, que, por sua vez, reduz o complexo P450-droga oxidado. Um segundo elétron é introduzido a partir de NADPH, através da mesma via da flavina redutase; esse elétron serve para reduzir o oxigênio molecular a fim de gerar um complexo formado por "oxigênio ativado" e substrato do P450.

Esse complexo, por sua vez, transfere o oxigênio ativado para a droga substrato a fim de formar o produto oxidado.

As potentes propriedades oxidantes desse oxigênio ativado viabilizam a oxidação de grande número de substratos.

A especificidade desse complexo enzimático é muito baixa.

Algumas oxidações não dependem de sistema oxidativo microssômico de função mista.

A seguir serão citados alguns exemplos de classes de reações de oxidações, acompanhadas das drogas que elas metabolizam.

Oxidações que dependem do citocromo P450

Hidroxilação aromática – acetanilida, propranolol, fenobarbital, fenitoína, fenilbutazona, anfetamina, varfarina, 17_α-etinilestradiol, benzpireno;

Hidroxilação alifática – amobarbital, pentobarbital, secobarbital, clorpropamida, ibuprofeno, meprobamato, glutetimida, fenilbutazona, digitoxina;

Epoxidação – aldrin;
N-desalquilação – morfina, etilmorfina, benzfetamina, aminopirina, cafeína, teofilina;
O-desalquilação – codeína, p-nitroanisol;
S-desalquilação – 6-metiltiopurina, metitural;
N-oxidação – anilina, clorfentermina, 2-acetilaminofluoreno, acetominofeno, nicotina, metaqualona;
S-oxidação – tioridazina, cimetidina, clorpromazina;
Desaminação – anfetamina, diazepam;
Dessulfuração – tiopental;
Descloração – tetracloreto de carbono.

Oxidações que não dependem do citocromo P450

– Mono-oxigenase flavínica: clorpromazina, amitriptilina, benzfetamina, desipramina, nortriptilina, metimazol, propiltiouracil;
– Oxidases amínicas: feniletilamina, adrenalina;
– Desidrogenação: etanol.

A genética dessa superfamília de enzimas do P450 demonstra elevado grau de polimorfismo.

Existem mais de 100 isoenzimas do citocromo 450 que diferem pela afinidade por vários substratos e drogas. Dependendo da extensão da homologia da sequência de aminoácidos, as isoenzimas do citocromo P450 (CYP) são agrupadas em famílias designadas por algarismos arábicos (1, 2, 3...). Cada família possui várias subfamílias que são designadas por letras maiúsculas (A, B, C...).

Cada isoenzima individual recebe um novo algarismo arábico (1, 2, 3...).

Nos seres humanos, apenas alguns membros de três famílias de isoenzimas realizam o metabolismo da maioria das drogas.

Muitas drogas, como tolbutamida, barbiturato e nefedipino, são substratos para mais de uma isoforma.

As isoenzimas CYP mais importantes para o homem são: CYP2A4/5; CYP2D6, CYP2C8/9, CYP2C19, CYP1A1/2, CYP2E1.

Os barbitúricos, os fenotiazínicos, o paracetamol, os esteroides, a fenitoína, os benzodiazepínicos, a teofilina e muitas outras drogas são metabolizados pelas isoenzimas do P450.

A superfamília das enzimas do citocromo P450 (CYP450) constitui o principal sistema enzimático das reações de fase I do metabolismo oxidativo das drogas e de outros compostos químicos. Essas enzimas são também responsáveis pelo metabolismo e síntese de compostos endógenos, tais como hormônios esteroides e prostaglandinas. Pensava-se inicialmente que o sistema era formado por uma enzima, a CYP450, mas hoje se sabe que se trata de um grupo de enzimas, cada uma com a sua especificidade de substratos.

Foram identificadas 12 isoformas (como, por exemplo, a CYP3A4 e a CYP2D6) que desempenham função no metabolismo humano de drogas.

Mais de uma isoforma CYP pode estar envolvida no metabolismo de determinada droga. O verapamil, por exemplo, é principalmente metabolizado pela CYP3A4, mas as CYPs 2C9, 2C8 e 2D6 participam, especialmente no metabolismo secundário dos metabólitos do verapamil.

Admite-se que a CYP3A4 seja a isoforma mais importante no metabolismo das drogas, tanto na quantidade da enzima existente no fígado quanto na variedade de drogas que são substratos para essa isoforma.

O tamanho desse sítio ativo permite que drogas com variação na estrutura molecular possam ligar-se ao sítio ativo.

Acredita-se que duas drogas (substratos) possam ocupar simultaneamente o sítio ativo, sendo ambas disponíveis para o metabolismo pela enzima.

A segunda isoforma CYP mais comum envolvida no metabolismo de drogas é a CYP2D6. Essa enzima é responsável por 30% das reações de oxidação mediadas pelas CYPs, em diversas categorias de drogas como antipsicóticos, antidepressivos tricíclicos, betabloqueadores e analgésicos opioides.

A CYP2D6 é conhecida principalmente pela sua capacidade de apresentar poliformismo genético.

As enzimas mono-oxigenases do citocromo 450 são proteínas do heme. Essas enzimas possuem propriedades REDOX que as capacitam a realizar oxidações e reduções. Essas reações são possibilitadas pelo estado de *spin* variável do ferro hêmico. Esse átomo de ferro se situa num complexo octaédrico com seus ligantes, em cujo interior pode assumir uma configuração penta ou hexacoordenada.

As enzimas também apresentam propriedades espectrais, e as formas reduzidas combinam-se com monóxido de carbono, formando um composto rosado (ou *pigmento*, que deu origem à letra P da notação CP450).

A letra C se refere ao citocromo, e o número 450 indica a absorção no ultravioleta na faixa de 447 a 452 nm.

O sistema hepático de citocromo P450 compreende uma superfamília de enzimas relacionadas que diferem uma das outras na sequência de aminoácidos, na regulação por indutores e inibidores e na especificidade das reações que catalisam.

Apesar da especificidade dos substratos, as enzimas se imbricam, e algumas enzimas atuam sobre os mesmos substratos.

A purificação das enzimas P450 e a clonagem do DNA formam o critério atual de classificação dessas enzimas. Essa classificação se baseia na semelhança de aminoácidos.

Foram descritas 74 famílias de genes 74CYP. Dessas famílias, as três principais (CYP1, CYP2 e CYP3) estão envolvidas no metabolismo das drogas no fígado humano. A seguir, são indicados alguns exemplos da especificidade dessas enzimas que atuam em substratos representados por drogas.

A CYP1A1 metaboliza a teofilina, a CYP1A2 metaboliza a cafeína, o ondasetron, o paracetamol, a tacrina e a teofilina.

A CYP2A6 metaboliza o metoxiflurano; a CYP2C8 metaboliza o taxol.

A CYP2CP metaboliza o ibuprofeno, o ácido metânico, a fenitoína, a tolbutamida e a varfarina.

A CYP2C17 metaboliza o omeprazol.

A CYP2DC metaboliza a clozapina, a codeína, a debrisoquina, o metoprolol e os antidepressivos tricíclicos.

A CYP2E1 metaboliza o etanol, o enflurano e o halotano.

As CYP3A4/5 metabolizam a ciclosporina, a eritromicina, o etinilestradiol, a lignocaína, o midazolam, o nifedipino e a terfenadina.

Há variações genéticas (polimorfismo genético) das enzimas de P450 que podem assumir importância na terapêutica. Uma variante, a CPYD21D6 por exemplo, provoca hidroxilação deficiente da debrisoquina. Os fatores ambientais podem também influir.

Existem inibidores e indutores enzimáticos na dieta e no ambiente.

O heme é um pigmento vermelho-escuro que constitui o grupo prostético da hemoglobina. É um derivado da protoporfirina 9, com um átomo de ferro bivalente (Fe^{2+}), ao qual se liga, de modo reversível, o oxigênio.

Citocromo é qualquer hemoproteína que transfere elétrons, em cujo mecanismo de ação a transferência de um único elétron é efetuada por uma alteração reversível de valência do átomo central de ferro do grupo prostético do heme entre os estados oxidativos +2 e +3.

Os citocromos se classificam em *a*, quando o heme contém uma cadeia lateral de formila; em citocromos *b* quando o proto-heme (ou um heme muito similar) não está covalentemente ligado à proteína; em citocromos *c* quando o proto-heme ou outro heme está covalentemente ligado à proteína; em citocromos *d* quando o ferro tetrapirrólico possui menos duplas ligações conjugadas do que os hemes possuem.

Novos citocromos são designados de acordo com o comprimento de onda em nanômetros do máximo de absorção da banda-α da forma do Fe^{2+}; por exemplo, C-555.

REDUÇÃO

A redução é o inverso da oxidação e envolve as enzimas do citocromo P450, que então agem em direção oposta àquela observada na oxidação. Exemplos de drogas que são reduzidas: hidrato de cloral, cloranfenicol e halotano.

HIDRÓLISE

Essa reação consiste na clivagem da molécula da droga pela junção da água.

As amidas e polipeptídios são hidrolisados por amidases e peptidases. A hidrólise ocorre no fígado, intestino, plasma e outros tecidos. Exemplos de drogas que sofrem hidrólise: ésteres da colina, procaína, lidocaína, procainamida, petidina e oxitocina.

CICLIZAÇÃO

Nesse caso, forma-se a estrutura cíclica a partir de um composto de cadeia alifática, como se observa com o proguanil.

DESCICLIZAÇÃO

Nesse caso há uma abertura da estrutura em anel de moléculas cíclicas das drogas, como se observa nos barbituratos e na fenitoína.

Reações sintéticas ou anabólicas ou de conjugação ou de fase 2

Nessas reações, a droga ou seu metabólito da fase 1 conjuga-se com uma substância endógena, derivada geralmente de carboidrato ou aminoácido, a fim de formar um ácido orgânico polar altamente ionizado, o qual é facilmente excretado pela urina ou bile.

As reações de conjugação exigem elevado teor de energia e são representadas pelas seguintes modalidades:

- Conjugação com glicuronídio;
- Acetilação;
- Metilação;
- Conjugação com sulfato;
- Conjugação com glicina;
- Conjugação com glutationa;
- Síntese de ribonucleosídio ou ribonucleotídio.

CONJUGAÇÃO COM GLICURONÍDIO

Trata-se da mais importante das reações da fase 2 ou sintéticas.

Os compostos que possuem grupo hidroxílico ou carboxílico se conjugam facilmente com o ácido glicurônico, que é um derivado da glicose.

Exemplos de drogas que sofrem essa reação: cloranfenicol, aspirina, fenacetina, morfina, metronidazol.

Além de drogas, substratos endógenos também sofrem esse tipo de reação, tais como bilirrubina, hormônios esteroides e tiroxina.

As drogas conjugadas com glicuronídio são excretadas pela bile e podem ser hidrolisadas por bactérias intestinais. A droga liberada é reabsorvida e repete o mesmo destino. Esse ciclo entero-hepático prolonga a ação da droga, como ocorre com a fenolftaleína e anticoncepcionais orais.

As glicuronosiltransferases conjugam a molécula da droga com o ácido glicurônico, por meio de uma ligação de éter, éster ou amida.

Como a parte do ácido glicurônico é muito hidrossolúvel, isso torna o conjugado mais solúvel na água, facilitando a sua excreção normalmente. O conjugado é inativo, mas às vezes pode ser ativo. Quando ocorre, por exemplo, a glicuronidação da morfina na posição 6, forma-se a glicuronídio-6-morfina, que, de acordo com Tracy, é 50 vezes mais potente como analgésico do que a morfina.

As glicuronosiltransferases constituem uma superfamília de isoformas enzimáticas, cada uma delas com seus substratos específicos e características de regulação.

Dependendo da isoforma, essas enzimas exercem variada atividade em certas drogas, tais como opioides, andrógenos, estrógenos, progestinas e anti-inflamatórios não esteroides.

A UGT1A1 é a única enzima fisiologicamente significativa na glicuronidação da bilirrubina.

ACETILAÇÃO

Os compostos que possuem radicais amínicos e hidrazínicos são conjugados com o auxílio da acetil coenzima-A como, por exemplo, as sulfonamidas, a isoniazida, o PAS e a hidralazina.

Múltiplos genes controlam as acetiltransferases e a taxa de acetilação indica polimorfismo genético, representado pelos acetiladores lentos e rápidos.

As N-acetiltransferases catalisam a conjugação de acetil com a molécula da droga. O resultado dessa conjugação é o aumento da hidrossolubilidade e aumento da excreção do composto.

METILAÇÃO

As enzimas e os fenóis podem ser metilados, como, por exemplo, adrenalina, histamina e ácido nicotínico.

As metiltransferases catalisam a conjugação metílica de pequenas moléculas, tais como drogas, hormônios e neurotransmissores, e também de proteínas, RNA e DNA.

A maioria das metiltransferases utiliza como doador de metil a S-adenosil-L-metionina.

A metilação ocorre nos átomos de oxigênio, nitrogênio ou enxofre na molécula-alvo. A catecol-O-metiltransferase (COMT), por exemplo, é responsável pela biotransformação de dopamina em noradrenalina.

A N-metilação é uma via bem estabelecida pelo metabolismo de neurotransmissores, tais como a conversão de noradrenalina em adrenalina e a metilação de nicotinamida e histamina.

CONJUGAÇÃO COM SULFATO

As sulfotransferases (SULTs) são importantes para o metabolismo de drogas, neurotransmissores e hormônios, especialmente os hormônios esteroides. O 3′-fosfoadenosina-5′-fosfossulfato é o cossubstrato para essas reações.

A sulfatação torna o composto inativo e mais hidrossolúvel, o que facilita a sua excreção.

Entretanto, esse processo pode também provocar a ativação de certos compostos, tais como o anti-hipertensivo minoxidil e diversos hormônios esteroides.

Sete isoformas das SULTs foram identificadas nos seres humanos e possuem atividades sobre substratos fenólicos tais como dopamina, estradiol e acetaminofeno.

A regulação das enzimas SULTs parece ser controlada por níveis do *pool* disponível de sulfato no corpo ou do 3′-fosfoadenosina 5′-fosfossulfato.

CONJUGAÇÃO COM GLICINA

Os salicilatos e outras drogas que possuem grupo ácido carboxílico são conjugados com glicina.

CONJUGAÇÃO COM GLUTATIONA

Nessa conjugação forma-se um mercapturato. Essa reação serve para inativar substâncias altamente reativas como a quinona e os intermediários de epóxido formados durante o metabolismo de certas drogas, como, por exemplo, o paracetamol.

Quando se formam elevadas quantidades de tais intermediários, no envenenamento ou após indução enzimática, o fornecimento de glutationa é reduzido e se formam derivados tóxicos com os componentes dos tecidos, provocando dano tissular.

SÍNTESE DO RIBONUCLEOSÍDIO OU RIBONUCLEOTÍDIO

Essa reação é importante para a ativação de muitos antimetabólitos purínicos usados na quimioterapia do câncer.

METABOLISMO DE PRIMEIRA PASSAGEM OU PRÉ-SISTÊMICO

Essa forma de metabolismo se refere ao metabolismo de uma droga durante sua passagem do local de absorção para o interior da circulação sistêmica.

Todas as drogas administradas por via oral estão sujeitas a enzimas metabolizadoras situadas na parede intestinal e no fígado, onde chegam através da veia porta.

O metabolismo pré-sistêmico, de menor magnitude, também pode ocorrer na pele (drogas administradas por via transdérmica) e nos pulmões (para drogas que alcançam o sangue venoso através de qualquer via).

A extensão do metabolismo de primeira passagem varia entre as drogas e constitui importante parâmetro para determinar a biodisponibilidade oral.

Exemplo de drogas que sofrem metabolismo pré-sistêmico: propranolol, alprenolol, verapamil, salbutamol, nitroglicerina, morfina, petidina, metiltestosterona, propoxifeno, aspirina, quinidina, desipramina, clorpromazina, pentazocina, metoprolol, fenobarbital, fenilbutazona, tolbutamida, teofilina e pindolol.

As drogas que sofrem elevado metabolismo pré-sistêmico exigem os seguintes cuidados:

1. A dose oral é consideravelmente maior que a dose sublingual ou parenteral;
2. Existe variação individual significativa com a dose oral devido a diferenças na magnitude do metabolismo pré-sistêmico;

Quadro 13.1 Indutores de isoformas CYP metabolizadoras de drogas

Isoforma CYP	Indutores
CYP1A1	Fumo (hidrocarbonetos policíclicos), carne grelhada, omeprazol
CYP1A2	Mesmo que CYP1A1
CYP2B6	Fenobarbital, dexametasona
CYP2C8	Mesmo que CYP2C9
CYP2C9	Rifamicina, dexametasona, fenobarbital
CYP2C19	Rifamicina
CYP2D6	Desconhecido
CYP2E1	Etanol, isoniazida
CYP3A4	Efavirenz, nevirapina, barbituratos, carbamazepina, glicocorticoides, fenitoína, rifamicina, erva-de-são-joão
CYP3A5	Acredita-se que seja o mesmo que para CYP3A4
CYP3A7	Controverso, mas pode ser similar à CYP3A4

Quadro 13.2 Inibidores de isoformas CYP metabolizadoras de drogas

Isoforma de CYP	Inibidores
CYP1A1	Os mesmos da CYP1A2
CYP1A2	Amiodarona, fluoroquinolonas, antibióticos, fluvoxamina
CYP2A6	Tranilcipromina, metoxsalen
CYP2B6	Efavirenz, nelfinavir, ritonavir
CYP2C8	Similares à CYP2C9
CYP2C9	Amiodarona, fluconazol, fluvastatina, zafirlukast
CYP2C19	Cimetidina, cetoconazol, omeprazol, ticlopidina
CYP2D6	Amiodarona, cimetidina, fluoxetina, paroxetina, quinidina
CYP2E1	Dissulfiram
CYP3A4	Antivirais HIV, amiodarona, cimetidina, diltiazem, eritromicina, suco de toranja, cetoconazol
CYP3A5	Mesmo que CYP3A4
CYP3A7	Controversos

3. A biodisponibilidade oral é aumentada nos pacientes portadores de doença hepática grave;
4. A biodisponibilidade oral de uma droga é aumentada se administrada simultaneamente com outra droga que possa competir com a primeira no metabolismo de primeira passagem, como se observa com a clorpromazina e o propranolol.

Os Quadros 13.1 e 13.2 mostram indutores e inibidores das isoformas CYP metabolizadoras das drogas.

GENÉTICA E METABOLISMO DAS DROGAS

Com base nos excelentes estudos da Prof.ª Maria Almira Correia, da Universidade da Califórnia, as diferenças individuais na taxa metabólica são de natureza genética e dependem da natureza da própria droga.

Dentro da mesma população, podem-se observar variações de níveis de concentração plasmática de 30 vezes no metabolismo de uma droga.

Os fatores genéticos que influenciam os níveis enzimáticos explicam algumas dessas diferenças.

A succinilcolina, por exemplo, é metabolizada com a metade da rapidez normal em pessoas que apresentam defeitos genéticos.

Outros exemplos são observados com a acetilação da isoniazida e da varfarina.

O defeito nos acetiladores lentos (de isoniazida e de aminas similares) parece ser causado pela síntese de menor quantidade de enzima em vez de formação normal da enzima.

Herdado como traço autossômico recessivo, o fenótipo de acetilador lento ocorre em cerca de 50% dos indivíduos das raças negra e branca nos Estados Unidos, mais frequentemente nos europeus que vivem em elevadas latitudes do norte e muito menos comuns em asiáticos e esquimós.

Foram também reportados defeitos geneticamente determinados no metabolismo oxidativo de debrisoquina, fenacetina, guanoxano, esparteína, fenformina, varfarina e outras drogas.

Os defeitos são transmitidos como traços autossômicos recessivos e podem ser expressos em qualquer das múltiplas transformações metabólicas de determinado composto químico.

Três das diversas variações genéticas do polimorfismo do metabolismo das drogas foram bem caracterizadas: (1) polimorfismo do tipo de oxidação da debrisoquina e esparteína; (2) polimorfismo genético de drogas da (4)-hidroxilação aromática estereosseletiva do anticonvulsivante mefenitoína, catalisada pela CYP2C19; (3) polimorfismo genético recentemente caracterizado da CYP2C9.

O polimorfismo do tipo de oxidação da debrisoquina e esparteína ocorre em cerca de 3-10% dos brancos e é herdado como um traço autossômico recessivo.

Nos indivíduos afetados, as oxidações dependentes da CYP2D6 da debrisoquina e de outras drogas são prejudicadas.

Esses defeitos de metabolismo oxidativo das drogas são provavelmente co-herdados.

A base molecular precisa do defeito parece ser uma expressão defeituosa da proteína do P450, o que provoca redução ou abolição do metabolismo da droga, catalisado pela isoforma.

Foi identificado outro genótipo polimórfico que provoca metabolismo ultrarrápido de drogas importantes devido à presença de variantes alélicos 2D6, encerrando até 13 cópias associadas de genes.

O genótipo é mais comumente encontrado nas populações da Etiópia e Arábia Saudita, na taxa de até um terço dos indivíduos.

Esses indivíduos afetados necessitam de doses diárias duas a três vezes maiores de nortriptilina (substrato de 2D6) do que a dose normal e a fim de se atingirem níveis plasmáticos terapêuticos. Por outro lado, nessas populações de metabolismo ultrarrápido, a pró-droga codeína (outro substrato da 2D6) é muito mais rapidamente metabolizada em morfina, o que provoca efeitos adversos indesejados da morfina, como, por exemplo, dor abdominal intensa.

Um segundo polimorfismo genético bem estudado de metabolismo de droga é a (4)-hidroxilação aromática estereosseletiva do anticonvulsivante mefenitoína, catalisada pela CYP2C19.

Esse polimorfismo, que é também herdado como traço autossômico recessivo, ocorre em 3-5% dos brancos e 18-20% da população japonesa.

Nos "metabolizadores fortes", a (S)-mefenitoína é extensamente hidroxilada pela CYP2C19, na posição 4 do anel fenílico, antes da glicuronidação e da rápida excreção pela urina, ao passo que a (R)-mefenitoína é lentamente N-desmetilada em nirvanol, que é um metabólito ativo.

Os "metabolizadores fracos", entretanto, parecem ser totalmente carentes da (S)-mefenitoína hidroxilase específica, de modo que tanto (S)- quanto (R)-enantiômeros de mefenitoína são N-desmetilados em nirvanol, o qual se acumula em concentrações muito mais elevadas.

Os "metabolizadores fracos" da mefenitoína apresentam sinais de sedação profunda e ataxia, após doses da droga que são bem toleradas pelos metabolizadores normais.

A base molecular desse defeito consiste em uma única mutação de par de bases no exon 5 do gene CYP2C19, que cria local aberrante de *splicing* e uma correspondente estrutura alterada de leitura do mRNA e, finalmente, uma proteína truncada não funcionante.

Clinicamente, é importante reconhecer que a segurança de uma droga pode ser acentuadamente reduzida em indivíduos que são "metabolizadores fracos".

Outro exemplo de polimorfismo genético é o da CYP2C9. Existem duas variantes dessa enzima, cada uma com mutações de aminoácidos que provocam metabolismo alterado: o alelo CYP2C9*2 codifica uma mutação de ARg 144 Cys que apresenta interações funcionais prejudicadas com a redutase P450.

A outra variante alélica, o CYP2C9*3, codifica uma enzima com uma mutação Ile359Ley que possui baixa afinidade com muitos substratos.

Os indivíduos que apresentam o fenótipo CYP2C9*3 têm tolerância pela varfarina acentuadamente reduzida.

O *clearance* da varfarina em indivíduos CYP2C9*3-homozigóticos é de apenas 10% dos valores normais. Essas pessoas podem tolerar doses diárias muito menores da droga do que aquelas que são homozigóticas para o alelo normal do tipo selvagem. Esses indivíduos também apresentam risco muito mais elevado de efeitos adversos da varfarina (sangramento, por exemplo) e com outros substratos, tais como a fenitoína, a losartana, a tolbutamida e alguns anti-inflamatórios não esteroides.

As variantes alélicas da CYP3A4 foram identificadas, mas sua contribuição é limitada na bem conhecida variabilidade interindividual do metabolismo das drogas.

Por outro lado, a expressão da CYP3A5, uma outra isoforma hepática, é acentuadamente polimórfica, variando de 0% a 100% o conteúdo hepático da CYP3A.

Esse polimorfismo da proteína CYP3A5 resulta de um único polimorfismo nucleotídico (SNIP) no interior do intron 3 que capacita a transcrição da CYP3A5 normalmente *spliced* em 5% de brancos, 29% de japoneses, 27% de chineses, 30% de coreanos e 73% dos afro-americanos. Desse modo, essa enzima pode contribuir de modo significativo nas diferenças interindividuais do metabolismo de substratos preferenciais da CYP3A5, como o midazolam.

Estudos do metabolismo da teofilina em gêmeos monozigóticos e dizigóticos, incluindo análise de árvore genealógica de várias famílias, revelaram que pode existir um poliformismo distinto para essa droga que pode ser herdado como traço genético recessivo.

O polimorfismo genético do metabolismo das drogas também parece ocorrer nas oxidações de aminopirina e de carbocisteína.

Embora o poliformismo genético nas oxidações das drogas envolva, frequentemente, enzimas específicas do P450, essas variações podem ocorrer noutros locais.

INDUÇÃO ENZIMÁTICA

Algumas das drogas que servem como substratos não similares quimicamente em administração repetida podem induzir o P450 através do aumento da taxa da sua síntese ou reduzindo sua taxa de degradação. A indução provoca aceleração do metabolismo do substrato e, usualmente, decréscimo da ação farmacológica do indutor e das drogas coadministradas.

No caso, entretanto, em que as drogas são transformadas em metabólitos ativos, a indução enzimática pode exacerbar a toxicidade provocada pelos metabólitos.

Vários substratos parecem induzir isoformas do P450 que possuem diferentes massas moleculares e diferentes especificidades por substratos e diferentes características imunoquímicas e espectrais.

As isoformas mais estudadas incluem a CYP2B1 induzida pelo fenobarbital; a CYP1A1 induzida por hidrocarbonetos policíclicos aromáticos, como o benzo[a]pireno e o 3-metilcolantreno; as CYP_53A são induzidas pelos glicocorticoides, antibióticos macrolídios, anticonvulsivantes e alguns esteroides.

A administração crônica de isoniazida ou etanol induz uma isoforma diferente, a CYP2E1, que oxida o etanol e ativa nitrosaminas carcinogênicas.

O clofibrato, usado para reduzir a VLDL, induz outras diferentes enzimas da classe da CYP4A que são responsáveis pela hidroxilação de vários ácidos graxos, leucotrienos e prostaglandinas. Poluentes ambientais também são capazes de induzir as enzimas do P450. A exposição ao benzo[a]pireno e a outros hidrocarbonetos aromáticos, presentes na fumaça do cigarro, na carne grelhada e em outros produtos orgânicos da pirólise, pode induzir enzimas CYP1A e alterar as taxas de metabolismo das drogas.

Outros compostos químicos ambientais que podem induzir enzimas específicas do P450 são: bifenilas policloradas, que eram largamente usadas na indústria como materiais isolantes e plastificadores; e a 2,3,7,8-tetraclorodibenzo-p-dioxina, um produto secundário da síntese do desfolhante 2,4,5-T.

A síntese aumentada do P450 exige aumento da transcrição e tradução genéticas. Foi identificado um receptor citoplasmático (chamado AhR), dos hidrocarbonetos aromáticos policíclicos (por exemplo, benzo[a]pireno e dioxina) e documentada a translocação do complexo indutor-receptor para o núcleo e ativação subsequente de elementos reguladores de genes.

Um receptor X do pregnano (PXR), um membro da família dos receptores dos hormônios esteroides, tireoidianos e retinoides, demonstrou ser capaz de mediar a indução da CYP3A, realizada por diversos compostos químicos (dexametasona, rifamicina) no fígado e na mucosa intestinal.

Foi identificado um receptor similar, o chamado receptor constitutivo do androstano (CAR), para a classe de indutores do tipo de fenobarbital.

As enzimas do P450 podem também ser induzidas pela "estabilização dos substratos", isto é, o decréscimo da degradação, como é o caso da indução mediada pela troleandomicina ou pelo clotrimazol das enzimas CYP3A e a indução da CYP2E1, mediada pelo etanol.

INIBIÇÃO ENZIMÁTICA

Certas drogas que funcionam como substratos podem inibir a atividade enzimática do citocromo P450. Drogas que contêm o núcleo imidazólico, como a cimetidina e o cetoconazol, se ligam fortemente ao ferro do heme do P450 e reduzem, de modo eficaz, o metabolismo de substratos endógenos ou de outras drogas coadministradas, através de inibição competitiva.

Entretanto, antibióticos macrolídios, como troleandomicina e eritromicina, são metabolizados pela CYP3A em metabólitos que se complexam com o ferro do heme e o tornam cataliticamente inativo.

Outro composto que atua através desse mecanismo é o inibidor proadifen (SKF-525-A), que se liga fortemente ao ferro do heme e inativa a enzima quase irreversivelmente, inibindo desse modo o metabolismo de substratos potenciais.

Alguns substratos inativam, de maneira irreversível, o P450, através de interação covalente de um intermediário ativo, gerado metabolicamente, que pode reagir com a apoproteína do P450 ou com o heme ou até fazer com que o heme se fragmente e modifique a apoproteína de modo irreversível.

O antibiótico cloranfenicol é metabolizado pela CYP2B1 em um derivado que modifica sua proteína e, desse modo, inativa a enzima.

Existe uma lista crescente de "inibidores suicidas", que atacam o heme ou a porção proteica do P450, incluindo os seguintes compostos: etinilestradiol, noretindrona, espirolactona, o anestésico fluoroxeno, alobarbital, alilisopropilacetil-ureia, dietilpentenamida, etclorvinol, dissulfeto de carbono, propiltiouracil. Por outro lado, o secobarbital inativa a CYP2B1 através de modificação do heme e da porção proteica.

INTERAÇÕES MEDICAMENTOSAS E METABOLISMO

As principais interações medicamentosas ocorrem ao nível do metabolismo das drogas. Nessas interações, certas drogas podem induzir ou inibir o metabolismo de outras drogas. Os Quadros 13.3 e 13.4 indicam exemplos desse tipo de interações.

A inibição enzimática, por exemplo, constitui o mecanismo básico das interações medicamentosas farmacocinéticas.

O tipo mais comum de inibição consiste em inibição competitiva, em que duas drogas competem pelo mesmo sítio ativo da enzima. A droga que possui maior afinidade pela enzima inibe o metabolismo de outra droga, elevando o nível de concentração plasmática ou tissular dessa última.

A indução do metabolismo das drogas, como já foi citado anteriormente, se deve à síntese aumentada da proteína enzimática ou ao decréscimo da degradação proteolítica da enzima.

Quadro 13.3 Exemplos de drogas que induzem metabolismo de drogas*

Indutor	Droga Cujo Metabolismo É Aumentado
Benzo[a]pireno	Teofilina
Clorciclizina	Hormônios esteroides
Etclorvinol	Varfarina
Glutetimida	Antipirina, glutetimida, varfarina
Griseofulvina	Varfarina
Fenobarbital e outros barbituratos (exceto o secobarbital)	Barbituratos, cloranfenicol, cortisol, anticoagulantes cumarínicos, desmetilimipramina, digitoxina, doxorrubicina, estradiol, fenilbutazona, quinina, testosterona
Fenilbutazona	Aminopirinas, cortisol, digitoxina
Fenitoína	Cortisol, dexametasona, digitoxina, teofilina
Rifamicina	Anticoagulantes cumarínicos, digitoxina, glicocorticoides, metadona, metoprolol, anticoncepcionais orais, prednisona, propranolol, quinidina

*De acordo com CORREIA, M.A. Drug biotransformation. *In*: KATZUNG, B.G. *Basic and Clinical Pharmacology*. 9th ed. Lange Medicinal Books, McGraw-Hill, New York, 2004.

Quadro 13.4 Exemplos de drogas que inibem o metabolismo de drogas*

Inibidor	Droga Cujo Metabolismo É Inibido
Alopurinol, cloranfenicol, isoniazida	Antipirina, dicumarol, probenecida, tolbutamida
Cimetidina	Clordiazepóxido, diazepam, varfarina
Dicumarol	Fenitoína
Dietilpetenamida	Dietilpentenamida
Dissulfiram	Antipirina, etanol, fenitoína, varfarina
Etanol	Clordiazepóxido, diazepam, metanol
Suco de toranja	Alprazolam, atorvastatina, cisaprida, ciclosporina, midazolam, triazolam
Cetoconazol	Ciclosporina, astemizol, terfenadina
Nortriptilina	Antipirina
Fenilbutazona	Secobarbital
Troleandomicina	Teofilina, metilprednisolona

*De acordo com CORREIA, M.A. Drug biotransformation. *In*: KATZUNG, B.G. *Basic and Clinical Pharmacology*. 9th ed. Lange Medicinal Books, McGraw-Hill, New York, 2004.

REFERÊNCIAS BIBLIOGRÁFICAS

1. BOOBIS, A. R., EDWARDS, R. J., ADAMS, D. A. & DAVIES, D. S. Dissecting the function of P450. *Br. J. Clin. Pharmacol.*, *42*:81-89, 1996.
2. BRENNER, G. M. *Pharmacology*. Philadelphia, Saunders, 2000.
3. CORREIA, M. A. Drug biotransformation. *In*: KATZUNG, B. G. *Basic and Clinical Pharmacology*. 9th ed. New York, McGraw-Hill, 2004.
4. GONZALES F. J. & KORZEKWA K. R. Cytochromes P450 expression systems. *Ann. Rev. Pharmacol. Toxicol.*, *35*:369-390, 1995.
5. GRAHAME-SMITH, D. G. & ARONSON, J. K. *Oxford Textbook of Clinical Pharmacology and Drug Therapy*. Oxford, University Press, 2002.
6. HALPERT, J. R. Structural basis of selective cytochrome P450 inhibition. *Ann. Rev. Pharmacol. Toxicol.*, *35*:29-53, 1995.
7. HENDERSON, L. *et al.* St John's wort (*Hypericum perforatum*): drug interactious and clinical outcomes. *Br. J. Clin. Pharmacol.*, *54*:349-356, 2002.
8. KHARASCH, E. D., HANKINS. D., MUTZ, D. & THUMMEL, K. E. Identification of the enzyme responsible for oxidative halothane metabolism: implications for prevention of halothane hepatitis. *Lancet*, *347*:1367-1371, 1996.
9. LIN, J. H. & LU, A. Y. Interindividual variability in inhibition and induction of cytochrome P450 enzymes. *Ann. Rev. Pharmacol. Toxicol.*, *41*:535-567, 2001.
10. NELSON, D. R., KOYMANS, L., KAMATAKI, T. *et al.* P450 superfamily: update on new sequences, gene mapping, accession numbers and nomenclature. *Pharmacogenetics.*, *6*:1-42, 1996.
11. PARK, B. K., KITTERINGHAM, N. R., PIRMOHAMED, M. & TUCKER, G. T. Relevance of induction of human drug-metabolizing enzymes: pharmacological and toxicological implications. *Br. J. Clin. Pharmacol.*, *41*:477-491, 1996.
12. RANG, H. P., DALE, M. M., RITTER, J. M. & MOORE, P. K. *Pharmacology*. 5th ed. London, Churchill Livingstone, 2003.
13. SUEYOSHI, T. & NEGISHI, M. Phenobarbital response elements of cytochrome P450 genes and nuclear receptors. *Ann. Rev. Pharmacol. Toxicol.*, *41*:123-143, 2001.
14. TRACY, T. S. Metabolism and excretion of drugs. *In*: CRAIG, C. R. & STITZEL, R. E. *Modern Pharmacology with Clinical Application*. 6th ed. Philadelphia, Lippincott Williams & Wilkins, 2004.
15. TRIPATHI, K. D. *Essentials of Medical Pharmacology*. 5th ed. New Delhi, Jaypee Brothers Medical Publishers, 2003.

14

Excreção das Drogas

Penildon Silva

Depois de absorvidas, distribuídas e metabolizadas, as drogas e seus metabólitos são excretados. O termo eliminação não significa apenas excreção, mas também inclui processos metabólicos que, em geral, inativam as drogas. Excepcionalmente, o metabolismo pode gerar metabólitos ativos, como acontece, por exemplo, com as pró-drogas.

Os dois processos de excreção e metabolismo inativador terminam a ação da droga no organismo.

As principais modalidades pelas quais as drogas deixam o organismo são: excreção renal, excreção biliar, excreção pulmonar (anestésicos gasosos, por exemplo). Outras vias de excreção são representadas pelo suor, saliva, lágrimas, leite materno, fezes, secreção nasal etc.

As substâncias lipofílicas não são eficientemente excretadas pelos rins. Por tal motivo, as drogas lipofílicas são metabolizadas em derivados polares que são mais facilmente excretados pela urina.

O metabolismo das drogas ocorre principalmente no fígado e é estudado em capítulo próprio.

A via renal constitui a principal via de excreção das drogas.

Algumas drogas são secretadas na bile, pelo fígado, porém a maior parte dessas drogas é reabsorvida no intestino.

A rifampicina tem excreção fecal em proporção significativa de droga inalterada. Em casos de insuficiência renal acentuada, certas drogas, como a digoxina, que são excretadas pela urina, podem passar a ser excretadas pelas fezes.

As drogas excretadas pelos rins apresentam variação na percentagem de excreção. A penicilina, por exemplo, é quase completamente excretada na sua primeira passagem pelos rins. O diazepam, por outro lado, é excretado muito lentamente.

Os produtos resultantes do metabolismo são excretados mais rapidamente do que a droga original.

Existem três processos que explicam as grandes diferenças na excreção renal das drogas:

– filtração glomerular;
– secreção ou reabsorção tubulares ativas;
– difusão passiva através do epitélio tubular.

Na filtração glomerular, as moléculas de drogas com peso molecular menor que 20.000 atingem o filtrado glomerular.

A albumina plasmática, devido ao seu peso molecular de cerca de 68.000, não é filtrada, mas a maioria das drogas, com exceção das macromoléculas como a heparina, sofre facilmente a filtração glomerular.

Se a droga se liga à albumina plasmática, em nível elevado, sua concentração no filtrado glomerular é menor do que a concentração plasmática. A varfarina, por exemplo, que se liga à albumina plasmática até 98%, tem concentração no filtrado glomerular que só atinge 2%.

Na reabsorção e secreção tubulares observam-se fatos interessantes. Até 20% do fluxo plasmático é filtrado pelos glomérulos, o que deixa cerca de 80% da droga passar para os capilares peritubulares do túbulo proximal. Nesse ponto, as moléculas da droga são transferidas para a luz tubular por dois sistemas transportadores independentes e relativamente não seletivos.

Um desses sistemas transporta drogas ácidas e vários ácidos endógenos, como o ácido úrico. O outro sistema transporta bases orgânicas.

Muitas drogas são transportadas por esses dois sistemas.

Exemplos de drogas ácidas: acetazolamida, ácido aminossalicílico, furosemida, conjugados do ácido glicurônico, penicilinas, probenecida, diuréticos tiazídicos etc.

Exemplos de drogas básicas: amilorida, dopamina, histamina, mepacrina, quinina, derivados de amônio quaternário, triantereno etc.

Os sistemas transportadores são capazes de conduzir as drogas contra um gradiente eletroquímico, podendo reduzir a concentração plasmática até perto de zero.

Como pelo menos 80% da droga que chega ao rim é apresentada ao sistema transportador, a secreção tubular é, praticamente, o mecanismo mais eficiente de eliminação da droga por excreção renal.

Muitas das drogas excretadas pelo rim compartilham do mesmo sistema de transporte, podendo haver competição entre elas.

A probenecida, por exemplo, prolonga a ação da penicilina porque retarda a sua excreção.

Na difusão passiva através do epitélio renal, à medida que o filtrado glomerular atravessa o túbulo, a água é reabsorvida e o volume final da urina representa apenas 1% do volume do filtrado.

Se o túbulo é livremente permeável às moléculas da droga, a concentração da droga no filtrado se aproxima da concentração plasmática da droga, e cerca de 99% da droga filtrada é reabsorvida passivamente.

As drogas que possuem elevada lipossolubilidade, o que significa elevada permeabilidade tubular, são, portanto, lentamente excretadas.

Se a droga é altamente polar e, portanto, tem baixa permeabilidade tubular, a droga filtrada permanece no túbulo e sua concentração na urina se eleva cerca de 100 vezes mais do que no plasma. A digoxina e os aminoglicosídios exemplificam esse fenômeno.

80 FARMACOLOGIA

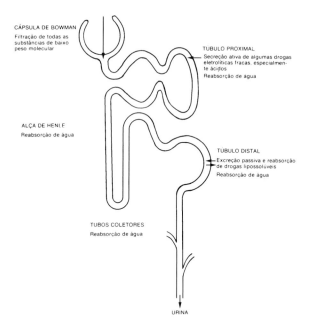

Fig. 14.1 Esquema de um néfron localizando filtração glomerular, reabsorção e secreção tubulares.

Muitas drogas, por serem ácidos e bases fracos, alteram sua ionização com o pH, e isso pode afetar, de modo pronunciado, a excreção renal.

Uma droga básica é mais rapidamente excretada em urina ácida porque o baixo pH no túbulo favorece a ionização, o que inibe a reabsorção. Drogas ácidas são mais rapidamente excretadas se a urina é alcalina. Nos casos, por exemplo, de superdose de aspirina, a alcalinização da urina acelera a excreção dessa droga.

No plasma com pH 7,4, o ácido salicílico se encontra em mais de 99,9% sob forma ionizada e hidrossolúvel. A parte não ionizada (cerca de 0,01%) é mínima. O glomérulo renal filtra ambas as partes, tanto a ionizada como a não ionizada. Na acidificação normal da urina, a ionização do ácido salicílico diminui, aumentando a parte da forma não ionizada lipossolúvel do ácido salicílico que será reabsorvida. Se a urina for alcalinizada, a ionização do ácido salicílico será aumentada, diminuindo a sua reabsorção e aumentando a sua excreção.

Quando há intoxicação pelo fenobarbital (ácido fraco), a alcalinização da urina com o uso de bicarbonato de sódio vai provocar maior excreção do fenobarbital. O fenobarbital, por ser ácido fraco, quando em meio alcalino se ioniza ainda mais. Ionizando-se, ele se torna mais hidrossolúvel e menos lipossolúvel, e então não poderá atravessar o epitélio tubular, que, como barreira biológica, tem constituição lipoproteica. O fenobarbital, não podendo sofrer reabsorção tubular, permanece na urina e é eliminado.

O raciocínio inverso se aplica às bases fracas, que terão sua reabsorção diminuída quando se acidifica a urina.

Fisiologicamente, a reabsorção tubular renal por transporte ativo traz de volta ao plasma muitas substâncias que sofrem filtração glomerular, como, por exemplo, a glicose e aminoácidos.

O fenômeno oposto consiste na secreção tubular, isto é, substâncias que atingem a luz tubular não pela filtração glomerular, e sim pela travessia do epitélio tubular a partir do plasma sanguíneo. Certas drogas importantes sofrem o processo de secreção tubular, como, por exemplo, as penicilinas, a fenilbutazona, a quinina e os compostos do amônio quaternário.

O grau de ligação proteica plasmática dessas drogas não influi significativamente na sua secreção tubular, pois a célula tubular renal é capaz de separar a proteína plasmática a fim de excretar a droga. O sistema transportador tubular desse mecanismo segue os princípios do transporte ativo.

Essas drogas, depois de secretadas pelos túbulos, caem na luz tubular e podem seguir dois caminhos: (a) serão excretadas com a urina; (b) poderão ser reabsorvidas.

Esses processos, como já vimos, dependem especialmente do grau de ionização das drogas secretadas. A penicilina, por exemplo, depois de secretada no túbulo renal, apresenta-se altamente ionizada na urina tubular e, por isso, é quase totalmente excretada, sofrendo reabsorção mínima.

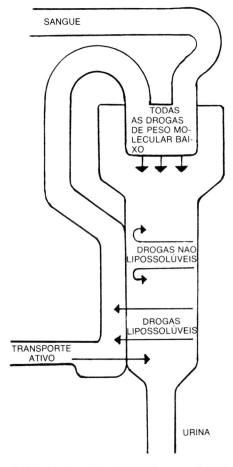

Fig. 14.2 Características da droga (lipossolubilidade, peso molecular) e reabsorção e secreção. (BRODIE, B.B. Distribution and fate of drugs. *In:* BINNS, T.B. *Absorption and Distribution of Drugs.* Baltimore. Williams and Wilkins, 1964.)

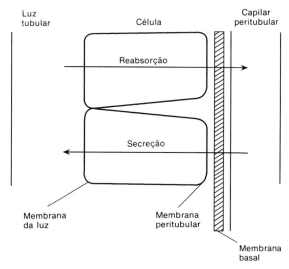

Fig. 14.3 Representação esquemática da reabsorção e secreção no néfron. (ROSE, B.D. *Clinical Physiology of Acid-base and Electrolyte Disorders.* New York, McGraw-Hill Book, 1977.)

A excreção renal exerce grande influência sobre a concentração plasmática das drogas, como veremos no estudo do *clearance* renal. Pode-se até afirmar que a concentração plasmática reflete a taxa de excreção da droga (Fig. 14.4).

Quando há patologia renal, a excreção renal das drogas é profundamente modificada.

Quadro 14.1 Drogas secretadas pelos túbulos renais. A excreção renal dessas substâncias é influenciada pelo pH da urina

Ácidos Orgânicos	Bases Orgânicas
Ácido salicílico	Levorfanol
Ácido p-aminossalicílico	Pempidina
Vermelho fenol	Hexametônio
Clorotiazida	Procaína
Fenobarbital	Quinidina
Penicilina	Quinacrina
	Tolazolina
	Petidina
	Anfetamina
	Mecamilamina

CLEARANCE RENAL DAS DROGAS

Clearance é a palavra inglesa usada universalmente para indicar a remoção completa de determinado soluto ou substância de um volume específico de sangue na unidade de tempo. O sangue se livra e é depurado da substância em questão na unidade de tempo (minuto). O *clearance* normal da creatinina, por exemplo, é de 120 mL por minuto. Às vezes, a palavra *clearance* é traduzida por *depuração*.

O *clearance* de uma droga constitui parâmetro farmacocinético básico e representa um índice direto de eliminação originária do compartimento central, isto é, do sangue, e depende da constante de eliminação (k_{el}).

O *clearance* de uma droga pode ter o mesmo conceito atual de eliminação, isto é, metabolismo e excreção. A droga pode ser excretada sem modificações ou parcialmente metabolizada sob a forma de metabólitos.

As biotransformações hepáticas, a excreção renal, a eliminação pulmonar e excreção fecal são os processos usuais de eliminação das drogas que determinam o *clearance*.

O *clearance* ou depuração de uma droga é inversamente proporcional à sua meia-vida de eliminação ($t_{1/2}$) e diretamente proporcional ao volume aparente de distribuição (V_d). Quanto maior o volume aparente de distribuição, mais achatada será a curva da concentração na fase de eliminação (β) e mais lentamente diminuirá a concentração plasmática. Para qualquer valor de V_d, quanto maior for o *clearance* da droga, maior será sua eliminação.

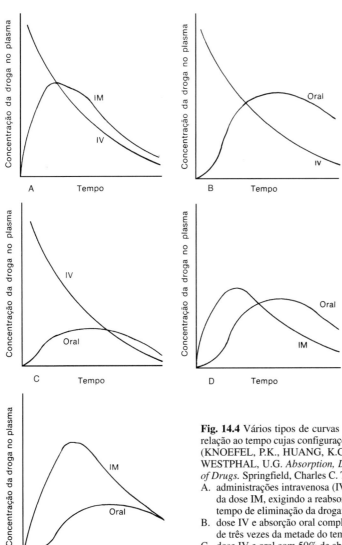

Fig. 14.4 Vários tipos de curvas de concentração plasmática de drogas em relação ao tempo cujas configurações são determinadas pelo tipo de excreção. (KNOEFEL, P.K., HUANG, K.C., KLINGELE, H.O., SCHARFF, T.G. & WESTPHAL, U.G. *Absorption, Distribution, Transformation and Excretion of Drugs.* Springfield, Charles C. Thomas, 1972.)
A. administrações intravenosa (IV) e intramuscular (IM) com absorção total da dose IM, exigindo a reabsorção cerca de uma vez e meia da metade do tempo de eliminação da droga;
B. dose IV e absorção oral completa da dose oral, exigindo a absorção cerca de três vezes da metade do tempo da eliminação da droga;
C. dose IV e oral com 50% de absorção da dose oral;
D. curvas IM e oral dos gráficos *A* e *B*;
E. curvas IM do gráfico *A* e a curva oral do gráfico *C*.

Quadro 14.2 Valores de *clearance* renal no homem*

Droga	*Clearance* Renal (mL/min)
Etanol	1
Sulfato	10
Potássio	20
Ureia	67
Insulina	140
Vermelho fenol	450
Diodrast	660
Penicilina G	550–900

*HUANG, K.C. Excretion. *In*: KNOEFEL, P.K. et al. *Absorption, Distribution, Transformation and Excretion of Drugs*. Springfield, Charles C. Thomas, 1972.

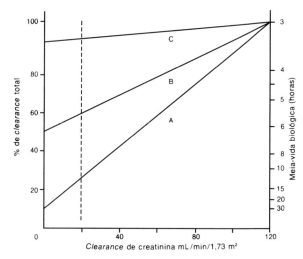

Fig. 14.5 Relação entre o *clearance* total de três drogas diferentes e função renal evidenciada pelo *clearance* da creatinina. A linha vertical tracejada mostra *clearances* totais e meias-vidas respectivas quando a função renal se reduz a um sexto do normal. (GIBALDI, M. & PERRIER, D. Drug distribution and renal failure. *J. Clin. Pharmacol.*, 12:201-4, 1972.)

Para qualquer valor da meia-vida de eliminação ($t_{1/2}\beta$), quanto maior o volume de distribuição (V_d), maior o *clearance* da droga.

Quando a droga é parcial ou totalmente eliminada pelos rins sem sofrer alterações, seu *clearance* renal pode ser calculado dividindo-se a velocidade de excreção urinária (em miligramas por minuto) pela sua concentração sanguínea. Também, pode-se multiplicar o *clearance* total da droga pela fração da dose administrada que aparece inalterada na urina.

O *clearance* renal, portanto, é a taxa de excreção dividida pela concentração plasmática média da substância em estudo (Quadro. 14.2).

O *clearance* da creatinina é um índice da função renal porque essa substância endógena sofre filtração glomerular completa e sua secreção e reabsorção tubulares são mínimas.

O *clearance* renal da creatinina pode também ser usado para avaliar o *clearance* renal das drogas. Este pode ser maior ou menor do que aquele, dependendo do grau de filtração glomerular, secreção e reabsorção tubulares.

O *clearance* renal de uma droga, mesmo em indivíduos com função renal normal, pode variar de paciente para paciente e em diferentes ocasiões de acordo com o pH urinário, ligação com proteína plasmática e fluxo sanguíneo renal. O pH urinário é o que mais influi no *clearance* renal das drogas. No caso do salicilato, o seu *clearance* pode variar até 20 vezes nos limites de variação normal do pH (de 5 a 8) urinário.

O *clearance* renal de certas drogas, como por exemplo da canamicina e da gentamicina, é proporcional ao da creatinina, e essa correlação é aproveitada para se determinar o *clearance* dessas drogas em pacientes com doença renal.

INSUFICIÊNCIA RENAL E EXCREÇÃO DE DROGAS

A literatura sobre esse problema é vasta, e suas implicações clínicas e farmacocinéticas já estão bem equacionadas.

Gibaldi e Perrier ilustram o assunto com o exemplo da Fig. 14.5, em que se observa o efeito de alterações da função renal na eliminação de três tipos de drogas.

As drogas A, B e C são, respectivamente, eliminadas pela excreção renal em pacientes normais nas percentagens de 90%, 50% e 10%, e possuem a mesma meia-vida (3 horas) nesses pacientes.

O *clearance* não renal (diferença total do *clearance* do corpo menos *clearance* renal) dessas drogas não é afetado pela doença renal.

Como o *clearance* total é a soma dos *clearances* renal e não renal, e como o *clearance* renal se relaciona linearmente com o da creatinina, deduz-se que o *clearance* total também se relaciona linearmente com o da creatinina.

Deve-se observar, entretanto, a diferença do efeito da insuficiência renal sobre o *clearance* total dos três tipos de drogas. Em *clearance* de creatinina, por exemplo, de 20 mL/min/1,73m², o *clearance* total da droga A diminui de 72%, o da droga B, de 42% e da droga C, de apenas 8,5%.

Esses efeitos também podem ser expressos em termos da alteração da meia-vida biológica quando o *clearance* total de uma droga é inversamente proporcional à meia-vida. Especificamente:

$$C_T = \frac{(0,693)(V_d)}{t_{1/2}}$$

C_T = *clearance* total
V_d = volume aparente de distribuição
$t_{1/2}$ = meia-vida biológica
0,693 = constante numérica que resulta da transformação logarítmica requerida na derivação matemática dessa equação.

Exemplos de drogas do tipo A ordinariamente excretadas e quase totalmente sem sofrerem modificações metabólicas: gentamicina, canamicina, ampicilina e tetraciclina.

Exemplos de drogas do tipo B que são não só excretadas como também em grande parte metabolizadas: digoxina, procainamida, sulfadiazina e isoniazida.

Exemplos de drogas do tipo C, metabolizadas quase na sua totalidade: digitoxina, cloranfenicol, teofilina e doxicilina.

Em diversas situações são indicados os ajustes posológicos que se devem realizar com determinadas drogas utilizadas em pacientes renais.

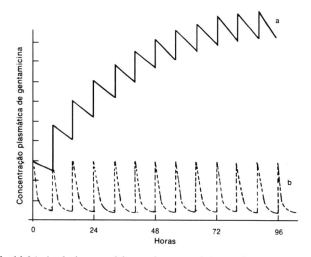

Fig. 14.6 Acúmulo de gentamicina em doença renal. A curva *b* representa a curva da concentração plasmática da gentamicina com o regime posológico usual de 80 mg de 8 em 8 horas em paciente com função renal normal e com *clearance* de creatinina de 100 mL/min. A curva *a*, com o mesmo regime posológico, mostra acúmulo da droga (diminuição de excreção) em paciente com doença renal grave e com *clearance* de creatinina de 8 mL/min. (DETTLI, L. Drug dosage in renal disease. *Clin. Pharmacol. Ther.*,16:274-80, 1974.)

CLEARANCE HEPÁTICO DAS DROGAS

Apesar de a via hepática não ser a via habitual de excreção, o fígado, especialmente por sua capacidade metabolizadora, ocupa lugar estratégico na distribuição e destino das drogas.

O *clearance* hepático mais elevado possível é igual à taxa de fluxo sanguíneo que passa pelo fígado, isto é, por volta de 1,5 litro/min em adulto normal. Uma droga com esse *clearance* hepático seria completamente removida do sangue em uma passagem através do fígado, e, se ela é administrada por via oral, sua biodisponibilidade sistêmica será igual a zero.

INSUFICIÊNCIA HEPÁTICA E DISTRIBUIÇÃO DE DROGAS

Na presença de patologia hepática, o metabolismo e a eliminação das drogas podem ser alterados. O *clearance* hepático, se alterado, vai modificar o *clearance* total das drogas. Entre as causas mais comuns dessa alteração citam-se:

- indução ou inibição das enzimas hepáticas que metabolizam as drogas;
- doença hepática;
- estase biliar.

O fenobarbital, o fumo e certos pesticidas estão entre os indutores enzimáticos do fígado. Entre os inibidores dessas mesmas enzimas podem ser citados o cloranfenicol, a fenilbutazona e o álcool.

Como exemplos da influência dos quadros patológicos, temos as doenças degenerativas do fígado, interferindo na eliminação da meperidina e do acetaminofeno, e a estase biliar, diminuindo a eliminação da rifamicina.

Alterações na taxa do fluxo sanguíneo hepático devidas a modificações do débito cardíaco ou a outras razões interferem no *clearance* hepático daquelas drogas cuja eliminação pelo fígado é limitada pela taxa do fluxo sanguíneo. O *clearance* total da lidocaína, por exemplo, diminui durante a insuficiência cardíaca devido à diminuição do fluxo sanguíneo hepático, enquanto o da aldosterona é aumentado em pacientes renais porque estes apresentam usualmente elevado fluxo sanguíneo hepático.

CLEARANCE CORPÓREO TOTAL

Se o corpo inteiro for considerado um sistema eliminador de drogas, o conceito de *clearance* corpóreo total se torna perfeitamente aceitável.

A velocidade de eliminação de uma droga pelo corpo dividida pela sua concentração plasmática média fornece o *clearance* total. O *clearance* corpóreo total é calculado pela divisão da dose disponível sistemicamente pela área sob a curva da concentração pelo tempo (AUC) produzida por aquela dose.

O *clearance* total seria a soma dos *clearances* individuais da droga pelos diversos órgãos e tecidos do corpo.

REFERÊNCIAS BIBLIOGRÁFICAS

1. BENNETT, W. B. & SINGER, I. A practical guide to drug usage in adult patients with impaired renal function. *JAMA, 214*(8):1.468-75, 1970.
2. BJORNSSON, T. D. Use of creatinine concentrations to determine renal function. *Clin. Pharmacokinet., 4*:200-205, 1979.
3. CHAN, R. A., BENNER, E. J. & HOEPRICH, P. D. Gentamicin therapy in renal failure; a nomogram for dosage. *Ann. Int. Med., 76*:773-8, 1972.
4. GUGLER, R., SHOEMAN, D. W., HUFFMAN, D. H., COHMIA, J. B. & AZARNOFF, D. L. Pharmacokinetics of drugs in patients with the nephrotic syndrome. *J. Clin. Invest., 55*:1.182-9, 1975.
5. HUANG, K. C. Excretion. *In*: KNOEFEL, P. K. et al. *Absorption, Distribution and Excretion of Drugs.* Springfield, Charles C. Thomas, 1972.
6. MORGAN, D. J. & McCLEAN, A. J. Clinical pharmacokinetics and pharmacodynamics in patients with liver disease: An update. *Clin. Pharmacokinet., 29*:370-374, 1995.
7. MORGAN, D. J. & SMALLWOOD, R. A. Clinical significance of pharmakokinetic models of hepatic elimination. *Clin. Pharmacok., 18*:61-76, 1990.
8. NIES, A. S., SHAND, D. G. & WILSINSON, G. R. Altered hepatic blood flow and drug disposition. *Clin. Pharmacok., 1*:135-55, 1976.
9. ROWLAND, M., & TOZER, T. N. *Clinical Pharmacokinetics: Concepts and Application.* 3rd ed. Lea & Febiger, Philadelphia, 1995.
10. SOMOGY I, A. Renal transport of drugs: specificity and molecular mechanisms. *Clin. Exp. Pharmacol. Physiol., 23*:986-989, 1996.
11. WEINER, I. M, & MUDGE, G. H. Renal tubular mechanism for excretion of organic acids and bases. *Amer. J. Med., 36*:743-62, 1964.

15

Farmacodinâmica

Penildon Silva

No estudo dos fármacos, a farmacodinâmica investiga:

- locais de ação;
- mecanismos de ação;
- relação entre dose da droga e magnitude dos efeitos;
- efeitos das drogas;
- variação das respostas às drogas.

A farmacocinética e a farmacodinâmica proporcionam uma base científica segura para a seleção e uso de fármacos no combate de mecanismos fisiopatológicos de determinadas doenças.

Os mecanismos de ação das drogas serão apenas mencionados e estudados, de modo geral, no Cap. 16 e, de maneira específica, no estudo individual de cada droga.

A relação entre dose e efeito da droga é também estudada no Cap. 19.

LOCAIS DE AÇÃO DOS FÁRMACOS

A droga ou fármaco, para exercer suas ações e produzir seus efeitos, precisa atingir seu local ou alvo específico. Paul Ehrlich, o criador da quimioterapia, no início do século passado, defendia a hipótese de que a ação da droga deveria ser interpretada em termos da interação química entre a droga e os tecidos.

Os efeitos farmacológicos seriam produzidos pela ligação das moléculas das drogas a determinados componentes das células e tecidos. Ehrlich criou até o axioma que resume este conceito: "*Corpora non agunt nisi fixata*", o que equivalia a dizer que a droga só age se ela se liga.

Esses locais de ligação das drogas são principalmente de natureza proteica e representados especialmente por enzimas, moléculas transportadoras, canais iônicos e receptores. O DNA e a matriz óssea podem também ser locais de ação de alguns fármacos.

Existem alguns alvos ainda desconhecidos. Para produzir seus efeitos, a droga deve apresentar elevado grau de especificidade de ligação com seu local de ação. Nos capítulos sobre receptores (Caps. 17 e 18) será discutido esse grau de especificidade de ligação entre ligante e locais de ligação. Nenhuma droga, entretanto, é completamente específica nas suas ações. Na maioria dos casos, a droga pode afetar outros alvos celulares e teciduais, além do alvo principal, e provocar efeitos colaterais.

Seletividade

Embora nenhuma droga seja completamente específica no sentido de agir exclusivamente em um só tipo de célula ou de tecido, a ação das drogas terapeuticamente úteis se baseia em certo grau de seletividade. Esta seletividade depende de vários fatores relacionados com a droga, com o paciente e com o modo de administração das drogas. Os mecanismos de seletividade determinam a margem de segurança entre os efeitos desejados e os indesejados dos fármacos e também a amplitude de aplicações clínicas.

As tentativas para melhorar a utilidade de um fármaco se baseiam: (a) na melhoria da seletividade farmacodinâmica, quando os efeitos terapêuticos forem diferentes dos efeitos tóxicos; (b) no aumento da seletividade farmacocinética de distribuição para o alvo desejado da droga.

A base molecular da seletividade da ação dos fármacos é bem ilustrada no conceito de seletividade droga-receptor. Em geral, uma molécula de droga ativa possui três ou mais pontos de ligação a pontos correspondentes das moléculas dos receptores. A disponibilidade de ligantes altamente seletivos para diferentes receptores favoreceu o rápido desenvolvimento da atual farmacologia dos receptores.

A maioria das drogas pode ligar-se a mais de um receptor, e os receptores, também, podem ligar-se a mais de uma droga.

Ultimamente tem sido possível conseguir-se grau mais elevado dessa seletividade molecular por causa da aplicação de técnicas de biologia molecular que permitiram o isolamento, purificação e clonagem de muitos tipos e subtipos de receptores.

Essa abordagem, como acentua Kalant, pode tornar possível reconhecer se os diferentes efeitos produzidos pela mesma droga são atribuíveis a ações no mesmo tipo ou em diferentes tipos de receptores.

Com a modificação da estrutura molecular da droga, é então possível a síntese de novos derivados com diferentes afinidades e atividades em diferentes receptores. Desse modo, pode ser possível conseguir fármacos que sejam capazes de provocar os efeitos desejados da droga original sem os seus efeitos colaterais indesejados. Um exemplo clássico é o da raclopida, que é um bloqueador altamente seletivo dos receptores dopaminérgicos D_2 e D_3. Esse antipsicótico é usado no tratamento da esquizofrenia e não apresenta risco elevado de efeitos colaterais indesejados produzidos pelo bloqueio de outros receptores. Diversas características contribuem para o grau de seletividade de uma droga por um receptor, tais como tamanho e forma da molécula da droga, tamanho dos seus grupamentos substituintes, espécies e graus da carga iônica, capacidade de formar ligações covalentes ou hidrogênicas, presença ou ausência de estruturas cíclicas planares, que podem ser mantidas, por forças de van der Waals e de outros tipos, nas estruturas planares dos receptores.

A estereoespecificidade, estudada no item de quiralidade, pode também influir na seletividade dos receptores. Como exemplos dessa

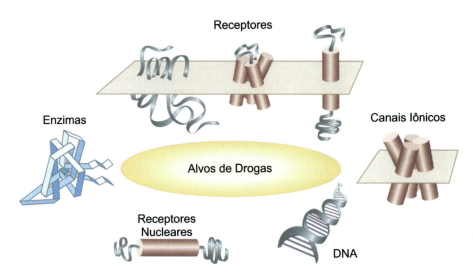

Fig. 15.1 Diagrama esquemático de alvos potenciais de drogas. As moléculas podem afetar funções de numerosos componentes celulares tanto no citossol quanto na membrana. Há muitas famílias de receptores que atravessam a membrana celular e permitem que substâncias químicas se comuniquem com o interior da célula. (Reproduzido de KENAKIN, T. *A Pharmacology Primer*, da Fig. 1.2, p. 3. Copyright 2004, com permissão da Elsevier Academic Press.)

propriedade, temos os seguintes. A atropina é uma mistura de *d*- e *l*-hiosciamina, e somente a forma *l*- é ativa como bloqueador muscarínico. A morfina possui as formas *d*- e *l*-, das quais só a forma *l*- é ativa como analgésico. A noradrenalina possui as formas *d*- e *l*-, das quais somente a forma *l*- tem potência significativa na elevação da pressão sanguínea e vasoconstrição. A *d*-anfetamina é estimulante central mais eficaz do que a *l*-anfetamina. Apesar da promessa de rápido desenvolvimento de novas drogas com elevado nível de seletividade, a maioria das drogas atuais ainda é consideravelmente menos seletiva.

Um exemplo interessante dessa observação é dado pela clorpromazina, procaína e difenidramina. Todas essas três drogas são anestésicos locais, anti-histamínicos bloqueadores dos receptores H_1 e atenuadores da excitabilidade cardíaca. Por outro lado, a clorpromazina provoca também efeito antiemético, moderada ação bloqueadora colinérgica e adrenérgica e atividade antipsicótica. A procaína exerce também ação estimulante central, semelhante à da cocaína, e pode provocar convulsões. A difenidramina é relativamente mais eficaz como anti-histamínico H_1 e também exerce ação sedativa e anticolinérgica.

Tipos de ação das drogas

As drogas não criam novas funções no organismo, apenas modificam as funções preexistentes.

A terapia gênica constitui a grande exceção desse princípio. Quando se faz transferência de genes, criam-se novas funções através da expressão de novas proteínas.

Muitas vezes as expressões "ação das drogas" e "efeitos das drogas" são usadas como sinônimos, mas na realidade não são.

A ação das drogas constitui a combinação inicial da droga com o seu receptor, o que resulta numa alteração conformacional desse último, no caso de um agonista, ou impedimento da alteração conformacional, no caso de antagonista.

O efeito da droga consiste na alteração final da função biológica, consequência da ação da droga, através de uma série de passos intermediários (sistemas efetores dos receptores).

Os tipos básicos de ação das drogas, de acordo com Krantz e Carr, são agrupados nas seguintes classes: estimulação, depressão, irritação, reposição e ação citotóxica.

Na estimulação, as drogas aumentam a atividade de células especializadas. A adrenalina, por exemplo, estimula as glândulas salivares.

Na depressão, as drogas provocam redução seletiva de atividade de células especializadas. Os barbitúricos, por exemplo, deprimem o SNC, a quinidina deprime o coração. Na irritação, as drogas provocam efeito não seletivo, às vezes lesivo, em células menos especializadas como as epiteliais e do tecido conectivo. A irritação moderada pode estimular função associada como, por exemplo, a estimulação da secreção salivar e gástrica por medicamentos amargos. A irritação mais forte pode provocar inflamação, corrosão, necrose e lesão morfológica. Essa ação pode resultar em redução ou perda da função. Na reposição, usam-se metabólitos naturais, hormônios ou congêneres, como, por exemplo, uso de levodopa no parkinsonismo, insulina no diabete, ferro na anemia etc.

Na ação citotóxica, observa-se uma ação seletiva em parasitas invasores ou células cancerosas, como, por exemplo, no uso de penicilina, cloroquina, ciclofosfamida etc.

DOSE

Dose constitui a quantidade adequada de uma droga que é necessária para produzir certo grau de resposta em determinado paciente. A dose de uma droga, portanto, deve ser determinada em termos da resposta escolhida. A dose analgésica de aspirina para cefaleia, por exemplo, é de 0,3 a 0,6 g, ao passo que a dose anti-inflamatória, para artrite reumatoide, varia de 3 a 6 g por dia.

A dose da droga é orientada pela sua potência inerente, isto é, a concentração na qual ela deve apresentar-se no local-alvo, e pelas suas características farmacocinéticas.

Existem muitos fatores que podem modificar a dose, como se discute em outro item deste capítulo.

Uma dose pode apresentar uma *dose terapêutica*, uma *dose profilática* e uma *dose tóxica*.

A *dose padrão* indica a mesma dose apropriada para a maioria dos pacientes. Nesse caso, as variações individuais são mínimas ou a droga apresenta larga margem de segurança, de modo que se pode aplicar quantidade suficiente para cobri-las.

É o que acontece, por exemplo, com o uso de anticoncepcionais orais, penicilina, cloroquina, mebendazol, amantadina etc.

Na *dose regulada*, a droga modifica uma função corpórea que é estritamente controlada e que pode ser facilmente medida.

A posologia é ajustada com exatidão pela medida repetida do parâmetro fisiológico afetado. É o que se observa, por exemplo, com o uso de anti-hipertensivos, hipoglicemiantes, anticoagulantes, diuréticos, anestésicos gerais etc.

A *dose ao nível do tecido-alvo* é aplicada quando a resposta não é facilmente medida, mas pode ser obtida em certa amplitude de concentração plasmática da droga.

Aplica-se uma dose empírica destinada a atingir o nível do alvo, no início do tratamento, fazendo-se ajustes pela monitorização das concentrações plasmáticas. Quando há dificuldades para essa monitorização, podem-se fazer ajustes grosseiros, observando-se o paciente, em intervalos relativamente longos. É o que se pode fazer, por exemplo, com o uso de antidepressivos, antiepilépticos, digoxina, lítio, teofilina.

Na *dose titulada*, a dose necessária para produzir efeito terapêutico máximo não pode ser dada por causa de efeitos adversos intoleráveis. Obtém-se a dose ótima através da sua titulação baseada em nível aceitável do efeito adverso.

Pode-se usar uma dose inicial baixa e fazer-se a titulação crescente (na maioria das situações não críticas) ou uma dose inicial elevada com titulação decrescente nas situações críticas.

Frequentemente, pode-se coordenar um efeito terapêutico submáximo com efeitos colaterais toleráveis, como acontece com antineoplásicos, corticosteroides, levodopa.

O conceito de dose subordina-se à variação biológica. Os efeitos das drogas não são necessariamente idênticos em todos os organismos, podendo ainda variar para um mesmo organismo em diferentes ocasiões. As curvas que relacionam dose e efeito em geral aplicam-se a um indivíduo. Desse modo, a dose eficaz de uma droga será mais caracterizada por curvas que relacionem dose com percentagem de resposta (ocorrência de determinado efeito consequente à administração da droga) em uma amostra populacional.

A *dose eficaz individual* é a dose ou concentração da droga que provoca uma resposta cuja natureza e magnitude são exatamente especificadas. A dose eficaz individual sempre varia de indivíduo para indivíduo.

A *dose mediana eficaz* (DE_{50}) é a dose necessária para produzir determinada intensidade de efeito em 50% dos indivíduos. Doses outras que a mesma intensidade de efeito em outras proporções são por DE_{20}, DE_{40} etc.

A *dose de ataque* é dose única suficiente para elevar rapidamente a quantidade de droga no corpo até a concentração terapêutica.

A *dose de manutenção* é a dose menor que a dose de ataque que mantém as concentrações tissulares e sanguíneas no nível terapêutico. Equilibra a administração com a eliminação da droga.

A *dose mínima eficaz* é a menor dose necessária a qualquer indivíduo para provocar alguma resposta específica.

A *dose mínima tolerada* é aquela aplicada, por exemplo, no tratamento crônico com corticoides em quadros inflamatórios e imunológicos, para alívio sintomático, mesmo incompleto, mas sem provocar efeitos adversos graves.

O *bolo* (do inglês, *bolus*) consiste em injeção intravenosa de uma dose única, em curto período de tempo (em segundos, por exemplo), em oposição à infusão intravenosa contínua.

Usa-se a *dose máxima tolerada* quando o efeito terapêutico ideal não pode ser atingido por causa da ocorrência de efeitos indesejáveis (drogas antineoplásicas, certos antibióticos). O meio usual para determinar essa dose consiste em aumentar a dose até que os efeitos indesejáveis comecem a aparecer, e, então, reduz-se levemente a dose. Pode-se também usar a monitorização da concentração plasmática da droga.

A *dose letal* é indicada quando o efeito observado é a morte dos animais de experiência, sendo registrada por DL_{50}, DL_{20}, DL_{30} etc.

DL_{50} significa que morrem 50% dos animais com a dose empregada; DL_{20}, que morrem 20% dos animais e assim por diante. Se a DL_{50}, por exemplo, de uma droga for igual a 2 g, isso significa que com a dose de 2 g morrem 50% dos animais.

A relação ou curva da dose e resposta é um gráfico que mostra a relação entre a dose administrada a um animal e o efeito biológico da droga. Essa relação é frequentemente plotada como resposta (ordenada) em relação ao logaritmo da concentração (abscissa). Quando há respostas que variam continuamente, a extremidade inferior da curva é em forma de sigmoide.

Nas formulações com doses fixas de componentes associados existem vantagens e desvantagens.

Entre as vantagens são citadas: (a) conveniência e obediência do paciente, quando todos componentes da associação são realmente necessários; (b) certas associações consistem em drogas sinérgicas como, por exemplo, sulfametoxazol + trimetoprima, levodopa + carbidopa, anticoncepcionais orais; (c) se os efeitos terapêuticos de dois componentes forem idênticos, pode haver sinergismo aditivo, enquanto os efeitos adversos diferentes podem não ser aditivos; (d) o efeito adverso de um componente pode ser oposicionado pelo outro, por exemplo, um tiazídico + diurético poupador de potássio.

Na prescrição de uma associação de medicamentos, deve-se considerar se qualquer um deles é necessário ou não. Se o componente é desnecessário para a condição clínica a ser tratada, não se deve utilizar a associação.

As principais desvantagens das associações de medicamentos com doses fixas são as seguintes: (a) o paciente não necessita realmente de todas as drogas presentes numa associação, o que provoca mais efeitos adversos e mais despesa; (b) a dose da maioria das drogas precisa ser ajustada e individualizada: quando se usa uma associação de doses fixas isso não pode ser feito; (c) a duração de ação dos componentes pode ser diferente; (d) as funções renal e hepática do paciente podem afetar de modo diferente a farmacocinética dos componentes de uma associação; (e) quando isso ocorre, não se pode atribuir facilmente a um componente; (f) as contraindicações de um componente (alergia e outras condições contraindicam toda a associação devido à confusão de finalidades terapêuticas e falso sentimento de segurança, especialmente no uso de associações de antibióticos).

Apenas algumas associações com doses fixas de medicamentos são realmente justificadas.

MECANISMOS DE AÇÃO DAS DROGAS

Os mecanismos gerais de ação das drogas podem ser classificados nas seguintes categorias: ação física, ação química, através de enzimas, através de receptores, através de canais iônicos, através de sistemas de transporte, através de transferência de genes.

Na ação física, uma propriedade física de droga é responsável pela sua ação, como, por exemplo, a massa de droga (laxativos, protetores, como dimeticona); propriedade absortiva (carvão ativado, caulim); atividade osmótica (sulfato de magnésio, manitol); radioatividade (^{131}I e outros radioisótopos); rádio-opacidade (meios de contraste, sulfato de bário).

Na ação química, a droga reage extracelularmente, como, por exemplo, antiácidos e outros neutralizadores do HCl; fármacos acidificantes (NH_4Cl) e alcalinizantes ($NaHCO_3$) que reagem com tampões sanguíneos e alteram o pH da urina; fármacos oxidantes ($KMnO_4$) são germicidas e inativam alcaloides ingeridos; fármacos quelantes (BAL, penicilamina, edetato de cálcio dissódico), que sequestram metais tóxicos.

As enzimas constituem alvos importantes para as ações das drogas. Sob ação de certas drogas, as enzimas podem sofrer estimulação ou inibição.

Os outros tipos de mecanismos de ação das drogas são estudados em outros capítulos.

POTÊNCIA E EFICÁCIA DAS DROGAS

A posição da curva de dose-resposta no eixo da dose representa índice da *potência* da droga, indicando a quantidade da droga para produzir determinado efeito (Fig. 15.2).

A curva que se situa à direita indica potência inferior.

A *potência relativa* é, frequentemente, mais significativa do que a *potência absoluta*.

Se, por exemplo, 10 mg de morfina são iguais a 100 mg de petidina, a morfina é 100 vezes mais potente do que petidina.

Entretanto, uma potência mais elevada, por si, não proporciona superioridade clínica, a não ser que a potência para o efeito terapêutico seja seletivamente aumentada em relação à potência para o efeito adverso.

O limite superior da curva da dose-resposta indica a *eficácia da droga* e se refere à resposta máxima que pode ser provocada pela droga; a morfina, por exemplo, produz um grau de analgesia que não se obtém com nenhuma dose de aspirina; a morfina é mais eficaz do que a aspirina. A eficácia constitui um fator mais decisivo na escolha de uma droga.

Às vezes, as expressões "potência da droga" e "eficácia da droga" são utilizadas como sinônimos, mas na realidade elas indicam características diferentes das drogas. Essas duas propriedades podem variar uma da outra, de modo independente, como acentua Tripathi nos seguintes exemplos:

a) A aspirina é um analgésico menos eficaz do que a morfina;
b) A petidina é um analgésico menos potente, porém um analgésico igualmente eficaz à morfina;
c) A furosemida é um diurético menos potente, porém mais eficaz do que a metolazona;
d) O diazepam é um depressor do SNC mais potente, porém menos eficaz do que o fenobarbital.

Dependendo do tipo de droga usada, tanto a eficácia mais elevada (como no caso da furosemida) quanto a eficácia menor (como no caso do diazepam) podem ser vantajosas, do ponto de vista clínico.

A inclinação da curva da droga-resposta é também importante, como mostra a Fig. 15.3.

Uma inclinação íngreme indica que, se houver um aumento moderado na dose, haverá elevação acentuada na resposta (a dose precisa ser individualizada). Se a curva é achatada, isso indica que ocorre pequeno aumento da resposta de larga amplitude de posologia (as doses-padrão podem ser administradas à maioria dos pacientes).

A hidralazina possui uma curva íngreme, enquanto a hidroclorotiazida possui uma curva achatada do efeito anti-hipertensivo.

EFEITOS DOS FÁRMACOS

Os efeitos dos fármacos se classificam em:

- benéficos ou terapêuticos;
- adversos, colaterais, tóxicos;
- fracos e ausentes;
- combinados das drogas.

Os efeitos benéficos terapêuticos são estudados nos capítulos individuais das drogas.

Janela terapêutica. Essa expressão é usada quando os efeitos ótimos de uma droga só são observados em estreita amplitude de concentrações plasmáticas ou de doses da droga. Abaixo ou acima dessa amplitude os efeitos não são favoráveis, isto é, o efeito declina se as doses se elevam além de certo nível. Os antidepressivos tricíclicos, por exemplo, exercem seu efeito máximo quando as concentrações plasmáticas se situam entre 50 e 150 ng/mL. A clonidina baixa a pressão sanguínea nas concentrações plasmáticas entre 0,2 e 2,0 ng/mL. Acima de 2,0 ng/mL a pressão sanguínea pode elevar-se.

A glipizida exerce fraco controle da glicemia nas doses maiores que 25 mg/dia.

A base farmacológica desse fenômeno ainda não está bem compreendida, mas parece ser devido a ações complexas da droga cujos diferentes aspectos podem surgir em diferentes concentrações.

Índice terapêutico ou margem de segurança. Indica o espaço entre a dose de efeito terapêutico e a dose de efeito adverso.

Em animais de laboratório é calculado assim:

$$\text{Índice terapêutico} = \frac{\text{Dose mediana letal}}{\text{Dose mediana efetiva}}$$

EFEITOS ADVERSOS DAS DROGAS

Os efeitos adversos e tóxicos das drogas podem ser classificados, de acordo com Deswart, nos seguintes grupos:

1. **Reações adversas previsíveis que ocorrem em pacientes normais**
   I. Toxicidade por superdose
   II. Efeitos colaterais
      A. imediatos
      B. retardados
   III. Efeitos secundários ou indiretos
      A. relacionados com a droga
         - alterações ecológicas teciduais
      B. relacionados à doença
         - reação de Jarisch-Herxheimer
         - vírus de Epstein-Barr e ampicilina
         - AIDS e sulfonamidas
   IV. Interações medicamentosas
2. **Reações adversas imprevisíveis que ocorrem em pacientes hipersensíveis**
   I. Intolerância
   II. Reações idiossincrásicas
   III. Reações alérgicas e pseudoalérgicas.

Toxicidade por superdose

Esse tipo de toxicidade se relaciona com a concentração sistêmica ou local da droga no corpo. Esses efeitos são geralmente previsíveis, com base na experimentação animal, e podem surgir em qualquer paciente quando se ultrapassa determinado limiar da dose. O efeito de uma superdose pode resultar do uso de uma dose excessiva. Pode também aparecer

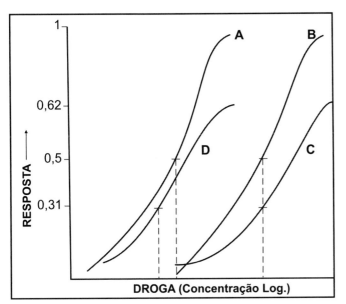

Fig. 15.2 Ilustração de potência e eficácia das drogas com as curvas dose-resposta de drogas que produzem o mesmo efeito qualitativo.

A droga B é menos potente, porém é igualmente eficaz à droga A.

A droga C é menos potente e menos eficaz que a droga A, porém igualmente potente e menos eficaz que a droga B.

A droga D é mais potente que as drogas B e C, porém menos eficaz do que as drogas A e B e igualmente eficaz à droga C.

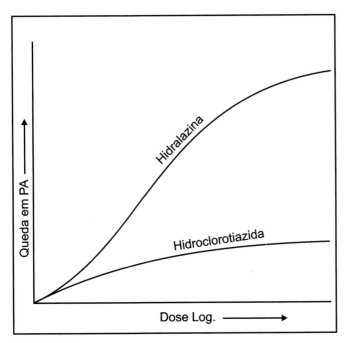

Fig. 15.3 Curvas de dose-resposta íngreme e achatada ilustradas pelo efeito anti-hipertensivo da hidralazina e da hidroclorotiazida.

devido ao acúmulo da droga, decorrente de alguma anormalidade no metabolismo e na excreção da droga.

A morfina, por exemplo, tem sua toxicidade aumentada na insuficiência hepática (incapacidade de inativar a droga) e no mixedema (redução da taxa metabólica). A toxicidade do cloranfenicol em recém-nascidos se deve à imaturidade do sistema de conjugação de glicuronídio, o que permite o acúmulo de uma concentração tóxica.

Na insuficiência renal, drogas como os aminoglicosídios, que normalmente são excretados por essa via, podem acumular-se e produzir reações tóxicas.

Efeitos colaterais

São os mais frequentes e podem ocorrer após o uso de doses normais dos fármacos. São definidos como terapeuticamente indesejáveis, mas são frequentemente inevitáveis e interpretados como ações farmacológicas da droga. Os fármacos, em geral, possuem diversas ações farmacológicas, e somente uma dessas ações pode provocar o efeito terapêutico desejado; os outros efeitos podem ser considerados efeitos colaterais. Frequentemente, o ajuste da dose pode provocar o máximo do efeito desejado, com um mínimo dos efeitos indesejados. Como exemplos conhecidos, no tratamento de perturbações alérgicas temos a sonolência e sedação do sistema nervoso central observadas com os anti-histamínicos e a estimulação cardíaca, após o uso de simpatomiméticos.

O aparecimento de efeitos colaterais brandos pode ser útil no ajuste posológico da droga, porque os efeitos colaterais benignos podem alertar o médico contra toxicidade potencial mais séria. O aparecimento, por exemplo, de sintomas gastrointestinais após administração de teofilina, em geral, exige redução da dose.

Há certos efeitos colaterais que surgem tardiamente. Como exemplos, citam-se a teratogênese e a carcinogênese. O metotrexato, usado às vezes em asmáticos esteroide-dependentes, é teratogênico e não deve ser usado em mulheres grávidas. Os fármacos imunossupressores podem alterar a imunidade do hospedeiro e predispor o paciente a neoplasias.

Efeitos secundários ou indiretos

Esses efeitos são consequências da ação farmacológica primária do fármaco. Podem ser interpretados como o aparecimento de outra doença que ocorre naturalmente e que não está associada diretamente à administração do fármaco.

Algumas dessas doenças são causadas pela própria droga, que provoca uma alteração do ambiente no organismo e permite um supercrescimento de micro-organismos. Um exemplo é dado pelo *Clostridium difficile*, que, na presença de certos antibióticos, como ampicilina, clindamicina e cefalosporinas, pode multiplicar-se intensamente no trato gastrointestinal, em um ambiente em que foi reduzida a competição bacteriana. As toxinas produzidas pelo *C. difficile* podem desencadear colite pseudomembranosa. Outro exemplo é dado pelo uso de beclometasona inalada em asmáticos, que pode, às vezes, criar condições para o desenvolvimento de candidíase orofaríngea. A reação de Jarisch-Hexheimer se exterioriza com febre, calafrios, cefaleia, *rash* cutâneo, edema, linfadenopatia e, frequentemente, exacerbação de lesões cutâneas preexistentes. Essa reação parece ser provocada pela liberação de antígenos e endotoxinas bacterianas. Usualmente, surge após uso da penicilina no tratamento da sífilis e da leptospirose, e também durante o tratamento de infecções fúngicas e parasitárias. Com a continuação do tratamento a reação desaparece, o que indica não se tratar de resposta alérgica.

Outros exemplos incluem elevada incidência de *rash* cutâneo em pacientes com vírus de Epstein-Barr tratados com ampicilina e aidéticos tratados com trimetoprima-sulfametoxazol.

Interações medicamentosas

São estudadas no Cap. 23.

Intolerância

É um efeito farmacológico de uma droga que é quantitativamente aumentado e que é frequentemente produzido por pequena dose do medicamento. A maioria dos pacientes, por exemplo, apresenta zumbido com doses elevadas de salicilatos e quinino. Entretanto, alguns pacientes sentem o zumbido após uma única dose usual ou com dose ainda menor que a usual. Esse efeito indesejável pode ser geneticamente determinado e parece ser uma função do paciente ou pode ocorrer em pacientes situados nos extremos das curvas de dose-efeito dos fármacos.

Reações idiossincrásicas

A idiossincrasia descreve uma resposta qualitativamente anormal e inesperada a determinada droga que difere das suas ações farmacológicas normais e que se assemelha à hipersensibilidade. Entretanto, essa reação não ocorre por um mecanismo alérgico. Em alguns casos, o paciente apresenta um defeito enzimático genético isolado que não se expressa nas condições normais, mas que se torna evidente clinicamente após a administração de certas drogas. O estudo desse grupo de reações adversas às drogas faz parte da farmacogenética, estudada em item próprio neste capítulo.

Reações alérgicas e pseudoalérgicas aos fármacos

Como acontece com as reações idiossincrásicas, as reações alérgicas às drogas só ocorrem em pequeno número de indivíduos, são imprevisíveis, quantitativamente anormais e não se relacionam com a ação farmacológica da droga.

Diferentemente das reações idiossincrásicas, as reações alérgicas às drogas se baseiam em resposta imunológica a determinada droga, após prévia exposição à mesma droga ou a um composto químico imunoquimicamente relacionado. Essa exposição prévia à substância em questão provoca a formação de anticorpos específicos ou de linfócitos T sensibilizados, ou de ambos.

O termo *alergia* ou *hipersensibilidade* a drogas deve ser limitado às reações que são comprovadamente ou presumivelmente resultado de um mecanismo imunológico.

As *reações pseudoalérgicas* apresentam manifestações clínicas semelhantes e podem até compartilhar de mecanismos patogênicos das reações alérgicas, mas o evento iniciador não envolve reação entre a droga ou um seu metabólito com anticorpos específicos.

Após a sensibilização, mesmo que tenha sido há alguns anos, a reação pode desenvolver-se rapidamente quando houver reexposição à droga.

A reação alérgica pode assemelhar-se a outras reações alérgicas já bem estabelecidas como anafilaxia, urticária, asma e reações semelhantes à doença do soro. Vários tipos de *rashes* cutâneos, especialmente exantemas, febre, infiltrados pulmonares com eosinofilia, nefrite intersticial aguda e síndrome do lúpus, têm sido atribuídos a hipersensibilidade causada pelos fármacos.

A reação pode ser reproduzida com a aplicação de pequenas doses da droga suspeita ou de outros agentes que apresentem estruturas químicas similares, provocando reação alérgica cruzada.

Como acontece com as reações adversas às drogas, em geral as reações alérgicas desaparecem dentro de alguns dias após a suspensão da droga.

As reações alérgicas aos fármacos podem ser classificadas em quatro tipos, de acordo com a natureza da resposta imune.

Tipo I ou imediata ou reação anafilactoide. Esse tipo de reação alérgica envolve anticorpos IgE produzidos por drogas que se ligam à superfície de mastócitos e basófilos.

A interação do alérgeno com diversos anticorpos IgE provoca desgranulação dos mastócitos e basófilos, liberando histamina, serotonina e prostaglandinas. Esses mediadores desencadeiam uma rápida reação imune responsável por broncoconstrição, dilatação capilar ou urticária. As reações mais graves podem provocar choque anafilático.

Tipo II ou citotóxico ou resposta autoimune. Esse tipo envolve anticorpos IgG e IgM e o sistema do complemento. O alérgeno se liga a uma proteína na superfície de uma célula vascular ou leucócito ou plaqueta e provoca uma resposta de anticorpo. O complexo droga-proteína ligado ao anticorpo ativa o sistema do complemento, provocando citólise e morte celular. A metildopa, por exemplo, pode causar anemia hemolítica, e a quinidina pode provocar trombocitopenia por esse mecanismo.

Tipo III ou reação mediada pelo complexo imune. Nesse tipo de reação, os complexos de antígeno-anticorpo interagem e são depositados em tecidos como endotélio vascular ou membrana basal das células, ativando o sistema do complemento e promovendo uma reação inflamatória aguda. Quando depositados no endotélio vascular, pode ocorrer a doença do soro. Outras reações do tipo III são representadas por artrite, urticária e granulocitopenia. A síndrome de Stevens-Johnson é um exemplo de grave manifestação da pele e mucosas que pode surgir com o uso de sulfonamidas.

Tipo IV ou resposta mediada por células. Trata-se de um tipo retardado de hipersensibilidade no qual participam linfócitos T, macrófagos e neutrófilos, ocorrendo principalmente na pele. Nesse tipo de reação, o alérgeno se combina com proteínas da pele, provocando uma resposta imune. Os linfócitos T sensibilizados liberam linfocinas que ativam macrófagos e neutrófilos. A infiltração dessas células produz uma resposta inflamatória local. A hepatite induzida pelo halotano é um exemplo que pode resultar de uma reação do tipo IV.

Quando se estuda a capacidade imunogênica de certas drogas, as seguintes características devem ser consideradas. Poucas drogas, tais como soros exógenos, papaína, estreptocinase e grandes peptídios (insulina e extratos de órgãos), são antígenos completos. Consequentemente, podem ser efetores eficazes de uma resposta imune. Quando as substâncias possuem peso molecular menor que 5.000 daltons, a imunogenicidade é fraca ou ausente.

A maioria das drogas são moléculas orgânicas simples de peso molecular relativamente baixo, em geral menos de 1.000 daltons.

Uma droga de baixo peso molecular se chama *hapteno* (do grego, *haptein*, prender, segurar) porque não é imunogênica a não ser que forme uma ligação estável com uma macromolécula, usualmente uma proteína ou glicoproteína, às vezes polissacarídios e membranas celulares.

A estabilidade necessária é frequentemente, mas nem sempre, proporcionada por ligações covalentes. O composto químico que, por si mesmo, não é imunogênico se torna imunogênico na presença de uma macromolécula, podendo, então, provocar a especificidade da resposta.

Os antibióticos beta-lactâmicos reagem com proteínas e podem haptenizar diretamente as macromoléculas transportadoras. Os haptenos derivados da maioria das drogas são metabólitos reativos da droga original que, então, se ligam à macromolécula transportadora a fim de se tornarem imunogênicos. Metabólitos reativos de drogas foram identificados em reações alérgicas provocadas por acetominofeno, practolol e halotano. Estudos da IgE humana relacionada às sulfonamidas estabeleceram que o radical N^+-sulfamidil era o principal determinante haptênico das sulfonamidas.

Algumas drogas, como hidralazina, metildopa, procainamida e outras, podem induzir respostas imunes para componentes nucleares teciduais, desencadeando doenças autoimunes como lúpus eritematoso e anemia hemolítica.

As manifestações clínicas, de acordo com Deswart e Adkinson, se classificam em dois grandes grupos:

1. **Manifestações que envolvem vários sistemas**
   - anafilaxia ou reações anafilactoides
   - reações que se assemelham à doença do soro
   - febre da droga
   - autoimunidade induzida por drogas
   - reações que simulam lúpus eritematoso sistêmico
   - vasculite
   - púrpura de Henoch-Schönlein
2. **Reações que envolvem predominantemente um sistema ou um órgão**
   - manifestações dermatológicas
   - manifestações respiratórias
     - rinite
     - asma brônquica
     - reações infiltrativas agudas
       - pneumonia por hipersensibilidade
       - alveolite extrínseca
       - infiltrados pulmonares com eosinofilia
     - reações fibróticas crônicas
   - manifestações hematológicas
     - eosinofilia
     - citopenias imunes
       - trombocitopenia
       - anemia hemolítica
       - agranulocitose
   - manifestações hepáticas
     - colestase
     - lesão hepatocelular
     - granulomas
   - manifestações renais
     - glomerulonefrite
     - síndrome nefrótica
     - nefrite intersticial aguda
   - reações que envolvem células linfoides
     - linfadenopatia
     - síndrome infecciosa semelhante à mononucleose
   - manifestações cardíacas
   - manifestações neurológicas

As seguintes drogas são frequentemente implicadas em reações alérgicas: aspirina e anti-inflamatórios não esteroides, penicilinas e cefalosporinas, sulfonamidas, drogas antituberculose, antimaláricos, sedativos, hipnóticos, anticonvulsivantes, antipsicóticos, anti-hipertensivos (metildopa, hidralazina), antiarrítmicos (quinidina, procainamida), compostos iodados utilizados como contraste radiológico, extratos de órgãos (ACTH, insulina), metais pesados (ouro), alopurinol, penicilamina, drogas antitireoidianas, enzimas (quimotripsina, L-asparaginase, estreptocinase).

Respostas ausentes ou fracas às ações das drogas

A ausência ou a redução de resposta satisfatória às drogas podem ser observadas imediatamente após o uso da medicação ou depois de certo período durante o qual se usou o fármaco.

A falta de resposta satisfatória aos fármacos pode atingir até 25% ou mais dos pacientes medicados, o que prejudica o resultado terapêutico esperado. A falta de resposta satisfatória à medicação pode ser causada por mecanismos primários e secundários. Os primeiros se baseiam em alterações genéticas no nível celular e metabólico e constituem o que se denomina resistência aos fármacos. Os mecanismos secundários da resposta ausente ou fraca aos medicamentos implicam adaptação dinâmica do organismo durante tratamento repetido e incluem situações definidas como taquifilaxia, tolerância, escape, atenuação e resistência adquirida.

A *taquifilaxia* indica perda rápida de alguns efeitos farmacodinâmicos após administração repetida de um fármaco. Às vezes, a taquifilaxia é denominada tolerância aguda. As aminas simpaticomiméticas de ação indireta podem provocar taquifilaxia talvez porque a reserva de neurotransmissor disponível para ser deslocado pelo adrenérgico indireto seja pequena.

Quando se usa cetamina em procedimentos operatórios, diagnósticos e terapêuticos, observa-se o aparecimento de taquifilaxia.

O sulfato de efedrina e o tiocianato também provocam taquifilaxia.

A desmopressina, fármaco utilizado como hemostático, pode provocar taquifilaxia talvez porque há uma depleção transitória dos *pools* de estoque do complexo VIII/vWF nas células endoteliais.

O termo tolerância descreve perda gradual de um ou vários efeitos farmacodinâmicos, após administração repetida da droga.

A *atenuação* indica perda parcial dos efeitos farmacodinâmicos da droga, o que, muitas vezes, tem pouca influência no resultado terapêutico.

O termo *escape* é usado frequentemente para descrever qualquer das situações anteriores, pertencendo mais à terminologia clínica do que à farmacológica.

A *resistência adquirida* é a falta total de resposta a determinado tratamento, causada por exposição prévia ao fármaco em questão ou a outros agentes do mesmo grupo, como acontece com os antibióticos e os nitratos.

No estudo da tolerância, observa-se redução progressiva da intensidade e duração dos efeitos da droga. A fim de se manterem os efeitos iniciais, é necessário que se aumente a dose ou frequência de administração. A tolerância é, portanto, uma alteração quantitativa na sensibilidade do corpo à droga.

A tolerância é causada por mecanismos farmacocinéticos e farmacodinâmicos. Dentre os primeiros, destaca-se o fenômeno em que a droga é capaz de estimular o seu próprio metabolismo ou o metabolismo de outras drogas. Entre as numerosas drogas que possuem essa propriedade citam-se os barbituratos, carbamazepina, griseofulvina, glutetimida, sulfipirazona, metaqualona, fenitoína, etanol etc.

Os mecanismos farmacodinâmicos estão associados ao nível dos receptores ou ao nível dos múltiplos processos de acoplamento e regulação que existem entre a ativação dos receptores e seus sistemas efetores.

A dessensibilização dos receptores (ver Cap. 17) resulta em tolerância à medicação. Exemplos de drogas que podem causar tolerância por dessensibilização de receptores: beta-adrenérgicos, antiepiléticos, anti-hipertensivos, ansiolíticos, hipnóticos.

O mecanismo que leva à tolerância aos nitratos, usados na angina do peito, consiste em: (a) depleção de grupos sulfidrílicos nas células musculares lisas da rede vascular; (b) ativação humoral contrarregulatória de todo organismo. Na segunda hipótese, a vasodilatação induzida pelos nitratos provoca uma ativação neuro-humoral com liberação de catecolaminas, retenção de sal e de água e expansão volumétrica.

O diazepam, por exemplo, tipicamente produz sedação em doses de 5 a 10 mg em um usuário pela primeira vez, mas aqueles que o utilizam repetidas vezes para produzir uma espécie de "bem-estar" podem tornar-se tolerantes a doses de várias centenas de miligramas; algumas pessoas têm tolerância documentada a mais de 1.000 mg/dia.

A tolerância a determinado efeito de uma substância se desenvolve mais rapidamente que a outros efeitos da mesma droga. Por exemplo, a tolerância se desenvolve rapidamente à euforia produzida por opioides como a heroína, e os dependentes tendem a aumentar a sua dose de modo a reexperimentar aquela fugaz "sensação". Em contraste, a tolerância aos efeitos gastrointestinais dos opiáceos se desenvolve mais lentamente. A discrepância entre tolerância aos efeitos euforizantes e tolerância aos efeitos nas funções vitais, como a respiração, e na pressão arterial, pode levar a acidentes potencialmente fatais em pessoas que abusam de sedativos.

A *tolerância inata* refere-se à sensibilidade geneticamente determinada (ou ausência de sensibilidade) a uma substância que é observada na primeira vez em que a mesma é administrada.

A *tolerância aprendida* consiste na redução dos efeitos de uma substância devido a mecanismos compensatórios que são aprendidos. Um tipo de tolerância aprendida é chamada *tolerância comportamental*. Isso simplesmente descreve as habilidades que podem ser desenvolvidas através de experiências repetidas com tentativas de ação, apesar de um estado de embriaguez leve ou moderada.

Um caso especial de tolerância comportamental é denominada *tolerância condicionada*. Esse tipo de tolerância (tolerância situação-específica) é um mecanismo aprendido que se desenvolve quando "estímulos" ambientais como imagens, cheiros ou situações são consistentemente acompanhados da administração de uma substância. Quando uma substância afeta o equilíbrio homeostático porque provoca sedação e alterações na pressão arterial, frequência do pulso, atividade intestinal etc., em geral existe uma ação neutralizante ou adaptação, que tenta restabelecer o *status quo*. Se uma substância é sempre tomada na vigência de "estímulos" ambientais específicos (cheiro do preparo medicamentoso, visão da seringa), esses "estímulos" começam a prever o aparecimento da tolerância. Então, as adaptações começam a ocorrer mesmo antes de a substância alcançar o seu local de ação. Se a tomada da substância é sempre precedida pelos mesmos "estímulos", a resposta adaptativa será aprendida, e isso evitará a manifestação plena dos efeitos da substância (tolerância). Esse mecanismo de produção de tolerância condicionada segue princípios clássicos (pavlovianos) de aprendizado e resulta em evidente tolerância à substância nas circunstâncias em que a mesma é "esperada". Quando a substância é administrada em circunstâncias novas ou "inesperadas", a tolerância diminui e seus efeitos são intensificados.

Sensibilização

Com estimulantes do tipo da cocaína ou anfetamina, pode ocorrer *tolerância reversa* ou *sensibilização*. Isso consiste no aumento da resposta com a repetição da mesma dose da substância. A sensibilização resulta em um desvio para a esquerda da curva dose-resposta. Por exemplo, com a administração diária repetida a ratos de uma dose de cocaína que aumenta a atividade motora, o efeito aumenta em vários dias, mesmo se a dose permanecer constante. Uma resposta condicionada também pode ser uma parte da sensibilização à cocaína. Se o animal é colocado em uma gaiola onde a cocaína é esperada ou se o animal recebe uma injeção de placebo após vários dias de recebimento de cocaína nas mesmas circunstâncias, a injeção de placebo provoca um aumento na atividade motora como se a substância estivesse sendo realmente recebida, isto é, uma resposta condicionada. A sensibilização, em contraste com a tolerância aguda, exige um intervalo mais longo entre as doses, geralmente de cerca de 1 dia.

A sensibilização foi estudada em ratos equipados com cânulas de microdiálise para o acompanhamento constante da dopamina extracelular. A resposta inicial a 10 mg/kg de cocaína administrada por via intraperitoneal provoca um aumento nos níveis medidos da dopamina. Após sete injeções diárias, o aumento da dopamina é significativamente maior do que no primeiro dia, e a resposta comportamental também é maior.

Tolerância cruzada

A *tolerância cruzada* consiste no fato de que o uso repetido de substâncias de uma determinada categoria confere tolerância não apenas à substância que está sendo usada, mas também a outras da mesma categoria estrutural. Compreender a tolerância cruzada é importante no tratamento clínico de dependentes químicos. A *desintoxicação* é uma forma de tratamento para dependência química que envolve a administração de doses gradualmente decrescentes da substância em questão para evitar os sintomas de abstinência, afastando, assim, o paciente da substância responsável pela dependência. A desintoxicação pode ser realizada com qualquer substância que apresente tolerância cruzada com a substância que provocou a dependência. Por exemplo, usuários de heroína também são tolerantes a outros opioides. Portanto, a desintoxicação dos pacientes dependentes de heroína pode ser realizada com qualquer medicação que ative os receptores opioides.

A *resistência* a uma droga é usualmente causada por mecanismos genéticos que condicionam uma série de alterações bioquímicas.

Há dois tipos de resistência a drogas: (a) primária ou natural ou intrínseca e (b) adquirida. No primeiro tipo as células ou micro-organismos são totalmente insensíveis à exposição de uma droga que é usualmente ativa. No tipo adquirido, a resistência se desenvolve, após algum tempo, numa população de células que antes eram sensíveis. Os dois tipos de resistência podem ser encontrados no uso de antibióticos e drogas antineoplásicas.

Existem outras causas capazes de provocar resposta fraca às drogas, tais como: diagnóstico errado, escolha errada do medicamento, dose incorreta, polifarmácia irracional, interações medicamentosas, desobediência do paciente ao programa terapêutico, medicamentos falsificados.

EFEITOS COMBINADOS DAS DROGAS

Quando se administram duas ou mais drogas, simultaneamente ou em rápida sucessão, pode haver indiferença entre elas ou pode haver *sinergismo* ou *antagonismo*. A interação pode ocorrer no nível farmacocinético ou farmacodinâmico.

Ocorre sinergismo quando a ação de uma droga é facilitada ou aumentada por outra droga. Em um par sinérgico, ambas as drogas possuem ação na mesma direção, e, se administradas isoladamente, uma pode ser inativa, mas ainda aumenta a ação de outra quando administradas conjuntamente.

No sinergismo aditivo, os efeitos das duas drogas têm a mesma direção e simplesmente se somam.

Exemplos de sinergismo aditivo: aspirina + paracetamol (analgésicos, antipiréticos); óxido nitroso + éter (anestésicos gerais); efedrina + teofilina (broncodilatadores); sulfadiazina + sulfamerazina + sulfametazina (antibacterianos).

Os efeitos colaterais dos componentes de uma associação aditiva podem ser diferentes, mas não se somam.

A associação é mais bem tolerada do que doses elevadas de cada componente.

No sinergismo supra-aditivo ou potenciador, o efeito da associação é maior do que os efeitos individuais dos componentes. Exemplos: acetilcolina + fisostigmina (inibição de degradação enzimática da acetilcolina); levodopa + carbidopa ou benserazida (inibição do metabolismo periférico); adrenalina + cocaína ou desipramina (inibição da captação de adrenalina); sulfonamida + trimetoprima (bloqueio enzimático sequencial); anti-hipertensivos (captopril + diuréticos); tiramina + inibidores da MAO (aumento de liberação de catecolaminas).

Observa-se antagonismo quando uma droga reduz ou inibe a ação de outra droga. Usualmente, em um par antagonista, uma droga é inativa, mas é capaz de reduzir o efeito da outra droga.

O antagonismo pode ser físico, químico, fisiológico ou funcional, por meio de receptores.

O antagonismo físico se baseia em propriedade física da droga. O carvão ativado, por exemplo, adsorve alcaloides e pode evitar sua absorção.

No antagonismo químico as duas drogas reagem quimicamente e formam um produto inativo. Exemplos: o $KMnO_4$ oxida alcaloides (usado em lavagem gástrica, nos casos de envenenamento); os taninos + alcaloides formam tanatos insolúveis de alcaloides; os fármacos quelantes (BAL, edetato de cálcio dissódico) formam complexos com metais; os nitritos formam metemoglobina, a qual reage com o radical cianeto.

Certas drogas podem interagir quando misturadas na mesma seringa ou no dispositivo para infusão intravenosa. Exemplos: tiopental sódico + cloreto de succinilcolina; penicilina G sódica + cloreto de succinilcolina; heparina + penicilina ou tetraciclina ou estreptomicina ou hidrocortisona.

No antagonismo fisiológico ou funcional as duas drogas agem por diferentes mecanismos, provocando efeitos opostos na mesma função fisiológica, isto é, provocam efeitos em direção oposta. Exemplos: histamina e adrenalina em músculos brônquicos e na pressão arterial; hidroclorotiazida e triantereno na excreção de K^4; glucagon e insulina no nível da glicemia.

O antagonismo mediado pelos receptores interfere com a ligação do agonista ou inibe a geração de resposta resultante dessa ligação.

O antagonismo mediado por receptores é específico. Um anticolinérgico, por exemplo, reduz o espasmo do intestino provocado por agonista colinérgico, porém não por histamina ou 5-HT, as quais atuam em diferentes receptores.

Esse tipo de antagonismo pode ser competitivo ou não competitivo.

VARIAÇÃO DAS RESPOSTAS ÀS DROGAS

Os efeitos dos fármacos podem variar, de indivíduo para indivíduo, de acordo com a influência de diversos fatores. A Fig. 15.5 indica as principais fontes dessa variação. Nos itens seguintes serão analisados alguns dos principais fatores que influem nas respostas aos fármacos.

Raça, grupos étnicos e sexo

Os fatores que afetam a variação das respostas às drogas de acordo com a raça, o grupo étnico e o sexo dos pacientes pertencem a três categorias: ambientais, culturais (psicossociais) e genéticas.

De acordo com Mathews e Johnson, as drogas que demonstram variação de respostas, segundo a raça, grupos étnicos e sexo dos pacientes, são: antipsicóticos, benzodiazepínicos, antidepressivos, anti-hipertensivos e outras drogas cardiovasculares, atropina, analgésicos, antidiabéticos e álcool.

Entre fatores ambientais que influem nos efeitos das drogas podem ser citados: alcoolismo, estados patológicos múltiplos, dieta alimentar, febre, fumo, gravidez, estresse e ritmos diurnos. Os fatores ambientais podem influir de maneira significativa na absorção, distribuição, metabolismo e excreção das drogas. A variação étnica da dieta interfere na absorção e consequentemente na concentração plasmática da droga.

Pesquisa realizada com imigrantes asiáticos na Inglaterra demonstrou que, com a mudança dos seus hábitos alimentares e de estilo de vida, o metabolismo das drogas se tornou mais rápido.

O uso de tabaco e alcoolismo, ativando as enzimas hepáticas, aumenta o metabolismo das drogas.

A gravidez, o estresse, os ritmos diurnos e a febre podem influir na absorção, distribuição, metabolismo e excreção das drogas, fazendo variar os seus efeitos.

Os fatores culturais ou psicossociais incluem: atitudes, crenças, influência da família e amigos, expectativas do tratamento, competência na comunicação.

A desobediência ao regime terapêutico no tratamento de doenças crônicas representa um dos grandes problemas no uso de medicamentos.

A farmacogenética estuda a variação dos efeitos das drogas, determinada geneticamente. Como exemplo típico, podem ser citados os polimorfismos genéticos (formas múltiplas de enzimas que controlam o metabolismo das drogas), responsáveis pelas diferenças interindividuais no metabolismo de drogas que são controladas por um único gene.

Os diferentes tipos de polimorfismos genéticos podem variar de acordo com diferenças étnicas e raciais. A farmacogenética é estudada em item especial deste capítulo.

Os grupos de drogas que demonstram maior variação nos seus efeitos em relação às diferenças raciais e étnicas são os cardiovasculares, especialmente os anti-hipertensivos e os psicotrópicos.

O sexo é um fator que frequentemente provoca diferenças interindividuais no metabolismo das drogas. Além disso, há outros fatores que devem ser levados em conta, como, por exemplo, ciclo menstrual, gravidez, lactação, menopausa e uso de anticoncepcionais.

Na farmacocinética das drogas na mulher, em relação ao homem, foram registrados os seguintes dados: a absorção é inferior; o volume de distribuição de drogas lipofílicas é superior e o volume de distribuição de drogas hidrofílicas é inferior; não há diferença de significação clínica na ligação proteica das drogas; a meia-vida de eliminação das drogas é mais prolongada nas mulheres; a eliminação renal por via de secreção tubular, mas não por filtração glomerular, pode ser menor nas mulheres.

As diferenças fisiológicas entre os sexos, nos níveis hormonal, enzimático e basal, influem no metabolismo de diversas drogas.

Existem inúmeros estudos clínicos mostrando as diferenças de efeitos das drogas no homem e na mulher, especialmente com antipsicóticos, antidepressivos, ansiolíticos e analgésicos.

Cronofarmacologia

Pincus *et al.* mostraram que a hora do dia em que se administra o medicamento pode influir nos seus efeitos. O organismo sofre ritmos circadianos significativos, com alterações na secreção de hormônios. Os seres humanos normais apresentam uma alteração circadiana nas funções pulmonares, e alguns pacientes asmáticos apresentam uma exagerada redução que geralmente atinge o nível mínimo às 4-5 horas da manhã, alcançando o máximo no começo de tarde.

Os pacientes com asma noturna apresentam aumento da hiper-responsividade brônquica e aumento da excreção de leucotrienos à noite.

Pesquisas que usaram corticosteroides, por via oral ou inalatória, demonstraram melhora de resposta quando se administrava uma dose única às 15 horas, sem aumento da supressão suprarrenal, em comparação com uma dose às 8 horas da manhã.

Transgressão terapêutica

Muitas vezes o paciente, por vários motivos, não obedece à prescrição médica, o que pode alterar o resultado terapêutico esperado. Esse tema é estudado com mais detalhe no Cap. 19.

Biodisponibilidade

Esse parâmetro farmacocinético pode variar de indivíduo para indivíduo, fazendo variar os efeitos dos fármacos. O tema da biodisponibilidade é discutido no Cap. 9.

Variação farmacocinética

Os efeitos das dosagens podem também ser alterados pela distribuição, biotransformação e eliminação dos fármacos.

Variação farmacodinâmica

É causada pelas alterações das respostas tissulares e celulares às drogas. Essas alterações podem ser determinadas geneticamente, como, por exemplo, nos casos de hipertermia maligna e resistência às drogas anticoagulantes do tipo cumarínico.

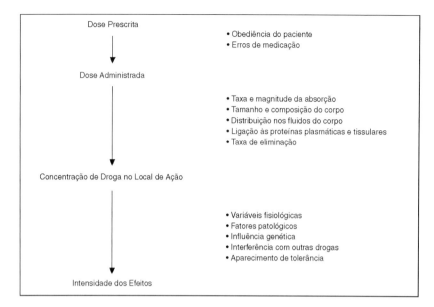

Fig. 15.4 Esquema que relaciona dose da droga com efeitos obtidos mostrando fatores que podem fazer variar as respostas às drogas. (KELLY, W. Principles of Pharmacotherapeutics. *In*: MIDDLETON, E. et al. *Allergy Principles and Practice*. 5th ed. St. Louis, Mosby, 1998.)

Outras alterações na resposta tissular às drogas podem ser causadas por quadros patológicos. No hipertireoidismo, por exemplo, há número maior de β-receptores, o que provoca maior sensibilidade aos efeitos da noradrenalina e de outras catecolaminas.

Idade

A influência de idade na variação de resposta às drogas é estudada nos Caps. 115 (em pediatria) e 116 (em geriatria).

Gravidez

A administração de drogas durante a gravidez é um problema de grande relevância que é estudado no Cap. 25.

Farmacogenética

Em 1959, Vogel criou o termo *farmacogenética* para estudar as "variações geneticamente determinadas que são somente reveladas pelos efeitos das drogas". A alteração genética resulta, principalmente, na ausência e insuficiência ou alteração de certos sistemas enzimáticos específicos.

A farmacogenética demonstra uma condição genética polimórfica quando revela respostas bem diferentes às drogas.

As consequências da variação farmacogenética nas enzimas são representadas pelos seguintes aspectos: (1) cinética e duração de ação alteradas de determinadas drogas; (2) interações medicamentosas como resultado de cinética alterada; (3) reações adversas idiossincrásicas às drogas.

Recentes técnicas genéticas determinaram com precisão os *loci* genéticos e ajudaram na comparação de diferentes gênicas estruturais entre variantes polimórficas.

As enzimas que metabolizam drogas foram estudadas na fase I (oxidação pelas isoenzimas do citocromo P450) e na fase II (conjugação).

As enzimas de fase I que apresentam polimorfismo genético incluem CYP2D6 (oxidase da debrisoquina e da esparteína), CYP2C19 (hidroxilase da mefenitoína), oxirredutase e CYP2E1.

As enzimas da fase II que apresentam polimorfismo genético incluem glutation S-transferase, N-acetiltransferase e UDP-glicuronosil transferase.

Em geral, há três classes de fenótipo para metabolismo de drogas que indicam polimorfismo genético: (1) metabolizadores fortes, característicos da população normal; (2) metabolizadores fracos, nos quais se observa acúmulo da droga original ou dos seus metabólitos; nesse caso, trata-se de um traço recessivo autossômico resultante de mutação e/ou deleção de ambos os alelos; (3) metabolizadores ultra-amplos, nos quais se observa aumento do metabolismo das drogas; trata-se aqui de um traço dominante autossômico, resultante da amplificação gênica.

O uso da hidralazina no tratamento da hipertensão exemplifica os tipos genéticos dos pacientes, quando a hipertensão não é controlada por esse medicamento.

A droga original, a hidralazina, é o agente ativo, e, quando metabolizado por acetilação, a sua atividade é reduzida. Por tal motivo, deve-se determinar o fenótipo dos pacientes que não respondem à droga e verificar se eles são acetiladores rápidos. Caso sejam, a dose de hidralazina pode ser aumentada, melhorando o controle da pressão sanguínea. Se, porém, são acetiladores lentos, o aumento da dose pode ser prejudicial, e nesse caso deve-se usar outro hipotensor.

A modificação genética da atividade enzimática, associada ao metabolismo de determinadas drogas, é um dos mecanismos mais comuns encontrados na farmacogenética. O polimorfismo da acetilação é um dos exemplos clássicos de variação de resposta a drogas causada por alteração genética.

A N-acetilação é uma das diversas reações metabólicas que promovem a inativação de drogas e outros compostos químicos, acetilando aminas aromáticas e hidrazinas. Os principais locais da acetilação são o fígado e a mucosa gastrointestinal.

As alterações genéticas da N-acetilação foram inicialmente observadas em pacientes tuberculosos, tratados com isoniazida, droga que é metabolizada principalmente por N-acetilação.

Quando se determinava a concentração plasmática da droga, verificou-se que os pacientes se classificavam em acetiladores rápidos e lentos, o que indicava que a atividade da N-acetilação se distribuía de maneira bimodal nos pacientes humanos, demonstrando um fato típico de alteração farmacogenética.

Outras drogas também são metabolizadas por N-acetilação, como, por exemplo, hidralazina, procainamida, dapsona, sulfonamidas, clonazepam, aminoglutetimida, beta-naftilamina, fenelzina.

A acetilação varia geneticamente de maneira ampla, de acordo com a raça e a distribuição geográfica. Nos Estados Unidos, 45% da população é acetiladora lenta e 55% é acetiladora rápida; no Oriente, 90% da população é acetiladora lenta.

O polimorfismo da N-acetilação apresenta importante significação clínica e toxicológica. O fenótipo da acetilação modula o metabolismo de drogas que possuem grupamento amínico livre, como, por exemplo, sulfonamidas, hidralazina, procainamida, dapsona, glutetimida e isoniazida.

A acetilação lenta é responsável por efeitos tóxicos como neuropatia periférica nos pacientes tratados com isoniazida; pelo lúpus eritematoso durante o tratamento com procainamida e hidralazina; pela anemia hemolítica no tratamento com sulfassalazina, e pelo câncer da bexiga em pacientes expostos à exposição ambiental de benzidina.

Outra enzima que metaboliza drogas e que pode apresentar uma forma geneticamente alterada é a pseudocolinesterase, encontrada no plasma e no fígado. Essa enzima catalisa a hidrólise da succinilcolina, que é usada como miorrelaxante. Alguns pacientes com esse defeito genético não hidrolisam a succinilcolina rapidamente, o que resulta em relaxamento muscular prolongado e apneia. O gene atípico da enzima tem distribuição mundial com frequência do alelo de aproximadamente 2% em muitas populações, mas é muito raro na raça negra. Foram também observadas diferenças genéticas nas mono-oxigenases do citocromo P-450, o que resulta em alterações metabólicas de diversas drogas, tais como debrisoquina, metilamida, dextrometorfano, fenitoína, nortriptilina, fenformina e metoprolol.

Muitas drogas podem provocar anemia hemolítica em pacientes geneticamente deficitários em glicose-6-fosfato desidrogenase nos eritrócitos. As drogas implicadas nessa deficiência genética são: acetofenetidina, cloranfenicol, cloroquina, derivados do nitrofurano, ácido p-aminossalicílico, primaquina, sulfonamidas e análogos da vitamina K.

A glicose-6-fosfato desidrogenase participa do *shunt* da hexose monofosfato nos eritrócitos e é uma fonte primária da forma reduzida do fosfato do dinucleotídio de adenina nicotinamida (NADPH), que é um cofator da glutationa redutase, a qual normalmente reduz a glutationa oxidada.

A hemólise dos eritrócitos pode resultar da incapacidade das células em manter suficiente quantidade de glutationa reduzida.

A glutationa é essencial para a manutenção dos grupos sulfidrílicos proteicos no estado reduzido, evitando assim a desnaturação enzimática e promovendo a integridade da membrana eritrocitária. Foram identificadas muitas variantes da glicose-6-fosfato desidrogenase, e se estima que uma variante esteja presente em cerca de 200 milhões de pessoas no mundo inteiro.

Algumas variantes, por exemplo, de hemoglobina são facilmente oxidadas em metemoglobina. Após a administração de certas drogas, podem surgir grave metemoglobinemia e hemólise. A hemoglobina de Zurique se associa a metemoglobinemia grave e hemólise após a administração de sulfonamidas. Os pacientes com doença da hemoglobina H podem apresentar anemia hemolítica grave após tratamento com sulfonamidas e nitritos.

A *hipertermia maligna*, de base hereditária, é uma complicação rara e ocasionalmente fatal (10%) da anestesia geral. É uma síndrome caracterizada por temperatura elevada intraoperatória, acidose respiratória e metabólica, rigidez muscular e, às vezes, morte. É observada mais frequentemente com o uso de halotano e succinilcolina, mas outros anestésicos inalatórios e outros miorrelaxantes despolarizantes já foram implicados. Esses pacientes apresentam miopatia subclínica que parece ser um traço autossômico dominante. Na hipertermia maligna parece haver um problema básico no movimento de cálcio intracelular que provoca contrações musculares e ativação das vias metabólicas, quando se utilizam o halotano e miorrelaxantes despolarizantes.

A *resistência cumarínica* é um traço autossômico raro e que exige o uso de megadoses dos cumarínicos para conseguir-se efeito anticoagulante adequado.

Os exemplos citados acentuam a importância de considerar-se a variação genética quando se estudam respostas anormais às drogas.

Quiralidade e estereosseletividade das drogas

A quiralidade e estereosseletividade das drogas representam fontes importantes de variação das respostas às drogas. A natureza, do ponto de vista morfológico, como relata Ariëns, apresenta notável simetria. Entretanto, em nível molecular, a natureza é acentuadamente assimétrica. Essa assimetria se deve principalmente à quiralidade inerente do átomo de carbono, um dos principais componentes das moléculas biológicas.

Das drogas existentes no mercado, cerca de 70% são sintéticas; dessas cerca de 60% são não quirais e 40% são quirais. Das drogas quirais, cerca de 12% são homoquirais e cerca de 88% são quirais compostos ou misturas racêmicas. A escolha entre estereoisômeros isolados (drogas homoquirais) e drogas quirais compostas (mistura de estereoisômeros ou mistura racêmica ou racemato) depende das vantagens terapêuticas tais como redução na carga xenobiótica, possíveis efeitos adversos e custo de produção.

Como, nesse campo de estudo, a terminologia é complexa, é necessário que se faça uma revisão dos vários tipos de isomerismo e de conceitos relacionados com o tema.

Isômeros são compostos diferentes que têm a mesma fórmula molecular. Os isômeros se classificam em constitucionais e estereoisômeros. Os isômeros constitucionais possuem átomos que apresentam conectividades diferentes, como se verifica nos exemplos seguintes:

$$CH_3\ CH_2\ CH_2\ CH_3 \quad e \quad \begin{array}{c} CH_3 \\ | \\ CH_3\ CH\ CH_3 \end{array}$$

Butano — Isobutano

$$CH_3\ CH_2\ CH_2\ Cl \quad \quad \begin{array}{c} CH_3\ CH\ CH_3 \\ | \\ Cl \end{array}$$

1-Cloropropano — 2-Cloropropano

Os estereoisômeros são isômeros que possuem as mesmas conectividades mas diferem pelo arranjo dos átomos no espaço. Os estereoisômeros se subdividem em enantiômeros e diastereômeros. Os enantiômeros são estereoisômeros que são imagens especulares um do outro, mas que não se superpõem.

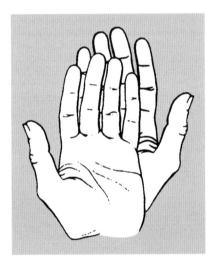

Fig. 15.5 As mãos esquerda e direita não se superpõem. (SOLOMONS, T.W.G. *Organic Chemistry*. 6th ed. John Wiley & Sons, Inc., 1996.)

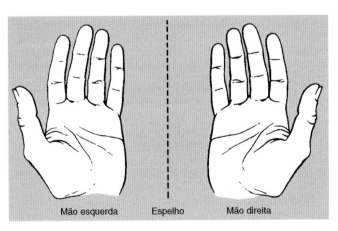

Fig. 15.6 A imagem especular de uma mão esquerda e de uma mão direita. (SOLOMONS, T.W.G. *Organic Chemistry*. 6th ed. John Wiley & Sons, Inc., 1996.)

94 FARMACOLOGIA

S-Enantiômero

R-Enantiômero

A > B > C > D

S(+)-Cetoprofeno

R(−)-Cetoprofeno

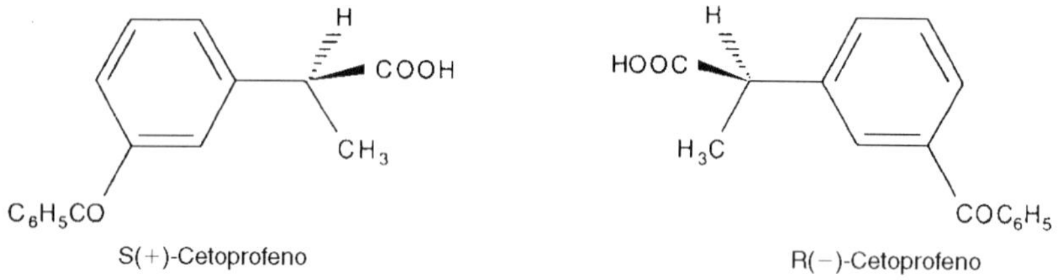

Fig. 15.7 Interações enantiométricas com uma macromolécula biológica quiral (modelo de Easson e Stedman). O enantiômero, à esquerda, está envolvido com três interações de ligação simultâneas com funcionalidades complementares no receptor, enquanto o enantiômero, à direita, interage apenas com dois locais. São possíveis orientações alternativas do enantiômero à direita, mas só são possíveis duas interações complementares de cada vez. (HUTT, A.J. & TAN, S.C. Drug chirality and its clinical significance. *Drugs*, 52:1-12, 1996.)

Os diastereômeros são estereoisômeros que não são imagens especulares um do outro.

Os enantiômeros só ocorrem com os compostos cujas moléculas são quirais. Uma molécula quiral se define como uma molécula que não é idêntica à sua imagem num espelho. A molécula quiral e a sua imagem num espelho (especular) são enantiômeros, e a relação entre a molécula quiral e a sua imagem especular se define como uma relação enantiomérica.

A palavra quiral provém do grego *cheir*, que significa "mão". Os corpos quirais (inclusive as moléculas) possuem um lado direito e outro esquerdo. O termo quiral é usado para descrever as moléculas dos enantiômeros, pois essas moléculas relacionam-se uma com a outra, da mesma forma que a mão esquerda se relaciona com a mão direita. Quando se olha a mão esquerda num espelho, a imagem que se vê é a da mão direita. As mãos, esquerda e direita, além disso, não são idênticas, o que se evidencia pela observação de não se superporem. Lembrar que por *superpor* entendemos colocar um corpo sobre o outro de modo que todas as partes dos dois coincidam.

Muitos corpos familiares são quirais, e a quiralidade desses corpos é evidente, pois normalmente os mencionamos como tendo "lateralidade", isto é, "lado direito e lado esquerdo". Por exemplo, dizemos que os parafusos e as porcas têm roscas direitas e esquerdas, ou que uma hélice tem passo dextrógiro ou levógiro. A quiralidade de muitos corpos não é óbvia em muitos casos, mas se evidencia quando aplicamos o teste de superposição do corpo e da sua imagem especular.

Os corpos e as moléculas que se superpõem à respectiva imagem especular são corpos aquirais. As meias são aquirais, enquanto as luvas são quirais. É sempre possível reconhecer a existência de um par de enantiômeros quando a molécula contém um átomo tetraédrico ao qual se ligam quatro grupamentos diferentes.

No 2-butanol, apresentado a seguir, esse átomo é o C2. Os quatros grupos diferentes ligados ao C2 são: o grupo metila, o átomo de hidrogênio, o grupo hidroxila e o grupamento etila.

(Hidrogênio)
H
1   2 | 3   4
(Metila) CH₃ – C – CH₂ – CH₃
|
OH
(Hidroxila)

Estrutura do 2-butanol

Como a troca de dois grupos no C2 converte um estereoisômero em outro, o C2 é um exemplo do que se chama estereocentro. Um estereocentro se define como um átomo ao qual estão ligados grupamentos de tal natureza que a permuta de quaisquer dois grupos provoca a formação de um estereoisômero. O carbono 2 do 2-butanol é um exemplo de estereocentro tetraédrico.

As moléculas quirais podem evidenciar a respectiva quiralidade de muitas maneiras, entre as quais a forma pela qual afetam os seres humanos. Uma forma enantiomérica de um composto, denominado limoneno, é a principal responsável pelo odor de laranja, e o outro enantiômero, pelo odor de limão.

As diferenças de quiralidade podem provocar efeitos muito mais pronunciados sobre os seres humanos. Durante vários anos, até 1963, a droga talidomida foi usada para aliviar a náusea matinal das mulheres grávidas. Em 1963, descobriu-se que a talidomida era a causa de defeitos congênitos em muitas crianças nascidas depois do uso da droga.

Mais tarde, começaram a aparecer evidências indicando que um dos enantiômeros da talidomida (a molécula direita) tinha o efeito de curar a náusea matinal, enquanto o outro, que também estava presente na droga comercial (e em quantidades iguais às da primeira), podia ser a causa dos defeitos congênitos. A evidência em relação aos efeitos dos dois enantiômeros é complicada pelo fato de, nas condições fisiológicas, um enantiômero poder converter-se no outro.

Os enantiômeros, em termos das propriedades físico-químicas, só diferem na sua capacidade de rotacionar o plano da luz polarizada em direções opostas. Por tal motivo, os enantiômeros são também chamados isômeros ópticos ou enantiomorfos (do grego, *enantions*, oposto, *morph*, forma).

Os diastereoisômeros incluem isômeros geométricos (isto é, *cis* e *trans*) e estereoisômeros que, apesar de serem opticamente ativos, não são enantiômericos, isto é, não são imagens especulares não-superponíveis.

Os enantiômeros que giram o plano da luz polarizada para a direita são chamados *dextrorrotatórios*, o que é indicado por (+) ou *d-* antes do nome composto.

Os enantiômeros que giram o plano da luz polarizada para a esquerda são chamados *levorrotatórios*, e são indicados por (−) ou prefixo *l-*.

Uma mistura racêmica é indicada por (±) ou pelo prefixo *d, l-*.

Entretanto, essa designação não fornece informação sobre o arranjo tridimensional espacial da molécula.

Quando se determina a configuração absoluta de um estereoisômero, por exemplo, pela cristalografia de raios X, a sua estrutura espacial pode ser indicada com o uso de uma letra antes do nome. Usam-se, para esse fim, dois sistemas: (1) a notação da regra de sequência; (2) o sistema mais antigo D/L.

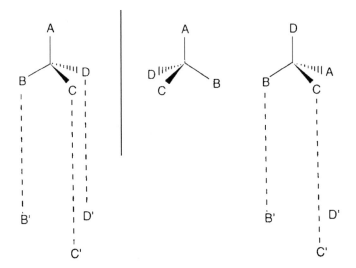

Fig. 15.8 Representações esquemáticas de pares de enantiômeros e aplicação das regras de sequência para designação da configuração. As ligações apresentadas como linhas cheias estão no plano do papel, as ligações com linhas pontuadas se projetam para longe do leitor, e as ligações em forma de cunha se projetam em direção ao leitor. No caso geral (o par superior de estruturas), o grupamento prioritário é indicado por A (o mais elevado) > B > C > D (o mais baixo). Como o grupo de menor prioridade se projeta para longe do leitor, a sequência tem o sentido horário (R), no enantiômero situado à direita, e anti-horário (S), no enantiômero situado à esquerda. No caso do cetoprofeno, a sequência de prioridade, da mais elevada para a mais baixa, é a seguinte: grupamento carbonílico > sistema do anel aromático > grupamento metílico > hidrogênio. Desse modo, a estrutura à esquerda é o ativo S-enantiômero, que é também dextrorrotatório. (HUTT, A.J. & TAN, S.C. Drug chirality and its clinical significance. *Drugs*, 52(suppl. 5):1-12, 1996.)

O sistema D/L relaciona a estereoquímica de uma molécula com um composto padrão de referência, seja o D-gliceraldeído ou o aminoácido L-serina. O uso do sistema D/L gera confusão porque as letras minúsculas *d* e *l* são também usadas para indicar a rotação da luz polarizada. Atualmente o sistema D/L só é usado para indicar estereoquímica dos carboidratos e dos aminoácidos.

Na notação da regra de sequência, os átomos substituintes ligados ao centro quiral são colocados numa ordem de prioridade, baseada nos seus números atômicos. O átomo que possui número atômico mais elevado assume prioridade mais elevada.

A molécula, então, é observada do lado oposto ao grupamento de menor prioridade e, se os átomos ou grupamentos restantes de maior para menor prioridade se situam na direção horária (isto é, para a direita), a molécula é designada pela letra *R*- ou configuração *rectus* (do latim, direita); se estão na direção para a esquerda (anti-horária), a molécula é designada por *S*- ou configuração *sinister* (do latim, esquerda) (Fig. 15.8).

As letras indicadoras são usadas como prefixos do nome do composto; uma mistura racêmica é indicada pelo prefixo *R.S*-.

A rotação do plano de polarização que observamos numa solução constituída exclusivamente por moléculas de *(R)*-2-butanol não seria observada se o feixe de luz passasse através de uma solução com quantidades equimoleculares de *(R)*-2-butanol e de *(S)*-2-butanol. Nesse último caso, as moléculas de *(S)*-2-butanol estariam presentes em número igual ao das moléculas de *(R)*-2-butanol, e para cada orientação possível de um enantiômero outra molécula, do outro enantiômero, estaria na posição especular. Ocorreria o cancelamento exato de todas as rotações e a solução da mistura equimolecular dos dois enantiômeros seria oticamente inativa.

A mistura equimolecular de dois enantiômeros é denominada forma racêmica (ou também racemato ou mistura racêmica). A forma racêmica não exibe rotação do plano de polarização da luz polarizada; é designada por (±). A forma racêmica do (R̃)-(−)2-butanol e (S)-(+)-2-butanol poderia ser indicada como

(±)-2-Butanol ou como (±)-**CH₃CH₂CHOHCH₃**

Usam-se também os prefixos *dex*- ou *dextro*- e *lev*- ou *levo*- como prefixos de nomes de drogas para indicar a pureza estereoquímica do fármaco. Esses prefixos são úteis em situações em que os compostos são reintroduzidos sob a forma de racemato.

Enantiômeros em farmacologia

No nível molecular, os sistemas biológicos são homoquirais constituídos por biopolímeros (por exemplo, proteínas, glicolipídios e polinucleotídios) originários dos precursores quirais de L-aminoácidos e D-carboidratos.

Como muitos dos processos de farmacocinética e ação de drogas envolvem uma interação de drogas com biomacromoléculas quirais, os sistemas de enzimas e receptores sempre demonstram uma preferência estereoquímica para um dos componentes de um par de enantiômeros.

A atividade farmacodinâmica diferencial de drogas enantiômeras foi reconhecida no início do século passado por Cushny. Esse pesquisador demonstrou a maior potência da (−)-hiosciamina em relação ao seu (+)-enantiômero. Esse tipo de seletividade é observado nas interações entre drogas e receptores desde quando mesmo os ligantes naturais são quirais tais como neurotransmissores, hormônios, opioides endógenos etc.

Easson e Stedman propuseram um modelo de três pontos de encaixe entre o enantiômero mais ativo e seu receptor, a fim de racionalizar a atividade farmacodinâmica dos enantiômeros.

No modelo de encaixe de três pontos (Fig. 15.7), o enantiômero mais potente possui um mínimo de três interações intermoleculares com a superfície do receptor, enquanto o isômero menos potente só interage com dois sítios de ligação.

A atividade farmacológica diferencial também deu origem a terminologia adicional. O estereoisômero de mais elevada afinidade pelo receptor é chamado *eutômero*, e o que possui menor afinidade é chamado *distômero*. Mede-se a estereosseletividade do sistema pela *proporção eudísmica*, que é uma relação das afinidades ou atividades dos dois enantiômeros.

Às vezes, as atividades biológicas de um par de enantiômeros são tão diferentes que ambos os isômeros são comercializados com diferentes indicações terapêuticas. O dextro-propoxifeno, por exemplo (Darvon, Lilly), é usado como analgésico, enquanto o seu enantiômero, levo-propoxifeno (Novrad, Lilly), é usado como antitussígeno. Nesse caso, ambas as moléculas são imagens especulares. Às vezes, os enantiômeros podem apresentar efeitos farmacológicos opostos. O (+)-enantiômero do picenadol, que é um derivado fenilpiperidínico, é um analgésico agonista de receptor opioide, enquanto o (−)-enantiômero atua como antagonista de receptores opioides. O racemato ou mistura racêmica apresenta atividade agonista parcial por causa da maior potência do (+)-isômero.

De maneira semelhante, os enantiômeros de alguns dos bloqueadores de cálcio diidropiridínicos, usados no tratamento da angina e da hipertensão, possuem ações opostas sobre as funções dos canais iônicos. Os S-enantiômeros são potentes ativadores dos canais de Ca^{2+} do tipo L voltagem-dependentes. Por outro lado, os R-enantiômeros são antagonistas. Neste exemplo, os enantiômeros atuam em diferentes estados dos canais de cálcio, isto é, aberto (ativado) ou fechado (inativado), que necessitam de configurações espaciais opostas em relação à ligação da droga.

Também se observa estereosseletividade nos processos farmacocinéticos: absorção, distribuição, metabolismo e excreção. A estereosseletividade é particularmente observada nos processos que dependem de interação entre estereoisômeros da droga e uma macromolécula biológica quiral, como se observa com as moléculas de transporte ativo, ligação a proteínas plasmáticas e metabolismo das drogas.

Como resultado da estereosseletividade nos processos farmacocinéticos, os perfis plasmáticos dos enantiômeros de uma droga administrada sob a forma de racemato podem diferir acentuadamente.

Importância clínica da quiralidade das drogas

As drogas quirais, na sua maioria, são usadas como misturas racêmicas e não como enantiômeros individuais.

Certas considerações estereoquímicas têm explicado o que parece ser anomalia no perfil farmacológico de drogas administradas sob a forma de racematos ou misturas racêmicas. Esse enfoque indica a influência de fatores do paciente (doença, idade, sexo etc.) sobre a farmacocinética do estereoisômero e a resposta farmacológica.

O exemplo do verapamil, um bloqueador racêmico dos canais de cálcio, ilustra esses aspectos.

Quando se examina a relação entre concentração plasmática do verapamil e seus efeitos, observa-se que a droga é mais potente por via intravenosa do que pela via oral, em termos de prolongamento do intervalo PR.

Em comparação com a administração intravenosa, a curva de dose-resposta após administração oral do verapamil desvia-se para a direita, apesar de ter as mesmas concentrações "totais" plasmáticas da droga.

O S-verapamil é até 20 vezes mais potente do que o R-verapamil em termos de vasodilatação e atividades inotrópica, dromotrópica e cronotrópica negativas.

O exame das propriedades farmacocinéticas dos enantiômeros individuais revela que as concentrações plasmáticas do menos potente R-verapamil são aproximadamente duas a cinco vezes mais elevadas do que a do S-enantiômero, após administração intravenosa e oral, respectivamente, com diferenças no *clearance* e no volume de distribuição.

Desse modo, apesar da presença de concentrações plasmáticas totais similares da droga, a proporção do S-verapamil mais potente, após administração intravenosa, é aproximadamente 2,5 vezes maior do que a observada após administração oral, como resultado de metabolismo de primeira passagem estereosseletivo.

A biodisponibilidade do R-verapamil é de cerca de 50%, enquanto a do S-enantiômero é de cerca de 20%.

Certas doenças, como cirrose e insuficiência renal, podem alterar a farmacocinética e farmacodinâmica dos enantiômeros. O sexo e a idade avançada também influem.

As vantagens de uso de misturas racêmicas ou de enantiômeros individuais são motivos de muito debate e pesquisa.

O uso de enantiômeros isolados em vez de misturas racêmicas apresenta as seguintes vantagens potenciais, segundo Hutt e Tan:

- aumento na seletividade do perfil farmacológico da droga;
- aumento do índice terapêutico;
- perfil farmacocinético menos complexo;
- redução de interações medicamentosas complexas;
- relação menos complexa entre concentração e efeito da droga.

Como bom exemplo de investigação sobre esses aspectos citados, Hayball realizou trabalho interessante sobre quiralidade dos anti-inflamatórios não esteroides.

Os AINEs incluem congêneres de três grupamentos químicos distintos: (1) ácidos 2 aril-propiônicos (2-APAs) ou "profens"; (2) outros ácidos arilalcanoicos (cetorolaco, indobufeno, etodolaco etc.) e (3) compostos diversos tais como oxifembutazona e azapropazona. A subcategoria mais usada de AINEs quirais, os 2-APAs, constitui um grupo que também abrange o maior número de agentes usados na clínica.

Com muito poucas exceções, os AINEs são lançados para uso clínico sob a forma de racematos ou misturas racêmicas. Existem diferenças, às vezes importantes, entre os enantiômeros, em termos das suas propriedades farmacológicas e toxicológicas. Em relação à capacidade dos AINEs em inibir a ciclo-oxigenase, a maior, talvez exclusiva, atividade é observada nos enantiômeros da S-estereoconfiguração.

Essa constatação leva à possibilidade de não incluir os R-enantiômeros na droga final para uso clínico. Além disso, as diferenças entre os isômeros quirais dos AINEs podem modular enantiosseletividades preexistentes no local de ação desses compostos. Com o uso de enantiômeros em lugar de misturas racêmicas, pode-se conseguir um perfil farmacológico consideravelmente mais simples.

Muitas outras drogas foram estudadas quanto à sua quiralidade e seus efeitos farmacológicos, tais como propranolol, ibuprofeno, hexobarbital, metil-fenobarbital, varfarina, D-penicilamina, disopiramida, cetamina, indacrinona, sotalol, dilevalol, labetalol, dexfenfluramina, levofloxacino, dexibruprofeno.

REFERÊNCIAS BIBLIOGRÁFICAS

1. ADKINSON, N. F. Drug allergy *In*: MIDDLETON Jr., E. *et al. Allergy. Principles and Practice*. 5th ed. St Louis, Mosby. 1998.
2. ALBERT, A. *Selective Toxicity: the physicochemical basis of therapy*. 6th ed. London, Chapman and Hall, 1979.
3. ANDERSON, J. A. Allergic reactions to drugs and biological agents. *JAMA, 268*:2845-2857, 1992.
4. ARIËNS, E. J. Chirality in bioactive agents and its pitfalls, *TIPS, 7*:200-205, 1986.
5. ARIËNS, E. J. Nonchiral, homochiral and composite chiral drugs. *TIPS, 14*:68-75, 1993.
6. BASSENGE, E, & GREWE, R. Bases pharmacologiques de l'échappement thérapeutique. *Presse Med., 17*:985-91, 1988.
7. BORST, P. Genetic mechanisms of drug resistance: a review. *Acta Oncol., 30*:87-105, 1991.
8. CERRINA, J., LADURIE, M.L.R., LABET, C. *et al*: Comparison of human bronchial muscle responses to histamine *in vivo* with histamine and isoproterenol agonists *in vitro*. *Am. Rev. Respir. Dis., 134*:57-61, 1986.
9. CLARK, W. P., & BOND, R. A. The elusive nature of intrinsic efficacy. *TIPS, 19*:270-276, 1998.
10. DAVIES, J. Inactivation of antibiotics and the dissemination and drug resistance in cultured murine cells. *Science, 202*:1051-5, 1978.
11. DESWARTE, R. D. Drug allergy. *In*: PATTERSON, R. *et al. Allergic Diseases*. 4th ed. Philadelphia, Lippincott Company, 1993.
12. DINAN, T. G. A rational approach to the non-responding depressed patient. *Int. Clin. Psychopharmacol., 8*:221-3, 1993.
13. EDEKI, T. I. & BRASE, D.A. Phenytoin disposition and toxicity: role of pharmacogenetic and interethnic factors. *Drug Metab. Rev., 27*:449-69, 1995.
14. FUHRMAN, G.J. & FUHMAN, F. Effects of temperature on the action of drugs. *Ann. Rev. Pharmacol., 1*:65-78, 1961.
15. GARATTINI, S. *Factors affecting drug concentrations at body sites*. *In*: 3rd International Congress of Pharmaceutical Sciences, Washington, D. C., Sept. 8, 1971.
16. GRAHAME SMITH, D.G. & ORR, M. W. Clinical psychoparmacology. *In*: TURNER, P. *Clinical Pharmacology*. Churchill Livingstone, London, 1978.
17. GUSCOTT, R. & GROF, P. The clinical meaning of refractory depression: a review for the clinician. *Am. J. Psychiatry, 148*:695-704, 1991.
18. HAYBALL, P. J. Chirality and anti-inflamatory drugs. *Drugs, 52*:47-58, 1996.
19. HELOU, J. H., CIMINO, J. S. & DAFRE, C. *Farmacotécnica*. São Paulo, Artpress, 1975.
20. HERFINDAL, E. T. & GOURLEY, D. R. *Textbook of Therapeutics*. 7th ed. Philadelphia, Lippincott Williams & Wilkins, 2000.
21. HITTLE, J. B., CRABB, D. W. The molecular biology of alcohol dehydrogenase: implications for the control of alcohol metabolism. *J. Lab. Clin. Med., 122*:7-15, 1988.
22. HOGERZEIL, H. V. Promoting rational prescribing: an international perspective. *Br. J. Clin. Pharmacol., 36*:1-6, 1995.
23. HUSSAR, D. A. Optimizing drug therapy – the patient's need to know. *Amer. J. Pharm., 10*:1-7, 1976.
24. HUTT, A. J. & TAN, S. C. Drug chirality and its clinical significance. *Drugs, 52*:1-12, 1996.
25. JACOBS, R.F. Multiple drug-resistant tuberculosis. *Clin. Infect. Dis., 19*;1-10, 1994.
26. JAMES, M. A., PAPOUCHADO, M. & JONES, J. V. Attenuation of nitrate effect during and intermittent treatment regimen and the time course of nitrate tolerance. *Eur. Heart. J., 12*:1266-72, 1991.
27. KATZ, R.J. Mechanisms of nitrate tolerance: a review. *Cardiovasc. Drugs Ther., 4*:247-52, 1990.
28. KELLER, M.B., ZUCKER, M.E. Cross-over studies of chronic resistant depression. Proceedings of the VIII ECNP Congress, *European Neuropharmacology, 5*:198-9, 1995.
29. KOECHELER-SHNEIDER, J., MION, L. C. & FRENGLEY, J. D. Adverse drug reactions in an elderly outpatient population. *Am. J. Hosp. Pharm., 49*:90-6, 1992.
30. KRANTZ, Jr. J. C. & CARR, C. J. *The Pharmacologic Principles of Medical Practice*. 6th ed. Baltimore, Williams & Wilkins, 1965.
31. KRUSE, W. Patient compliance with drug treatment: new perspectives on an old problem. *Clin. Invest., 70*:163-6, 1985.
32. LACOMBE, S., VICENTE, J. A. G. & PAGÈS, J. C. Problems of nonresponse or poor response to drugs. *Drugs, 51*:552-570, 1996.
33. LEHMAN, F., P. A. Stereoisomerism and drug action. *TIPS, 7*:281-285, 1986.
34. LEVY, G. Predicting effective drug concentrations for individual patients: determinants of pharmacodynamic variability. *Clin. Pharmacology, 34*:323-333, 1998.

35. MASON, S. The origin of chirality in nature. *TIPS*, 7:20-23, 1986.
36. MATTHEWS, H. W. & JOHNSON, J. Racial, ethnic and gender differences in responses to drugs *In*: HERFINDAL, E. T. & GOURLEY, D. R. *Textbook of Therapeutics*. 7th ed. Philadelphia, Lippincott Williams & Wilkins. 2000.
37. MIKLÓS, S., FITOS, I. & VISY, J. Chirality of bioactive agentes in protein binding and transport processes. *TIPS*, 7:112-115, 1986.
38. MIRKIN, B. L. Pharmacodynamics and drug disposition in pregnant women, in neonates, and in children. *In*: MELMON, K. & MORELLI, H. *Clinical Pharmacology*. New York, Macmillan Publishing, 1978.
39. MONCADA, S., RADOMSKY, M. V. & PALMER, R. M. Endothelium-derived relaxing factor: identification as nitric oxide and its role in the control of vascular tone and platelet function. *Biochem. Pharmacol., 37*:2495-501, 1988.
40. NETTER, K. J. Mechanisms of mono-oxygenases induction and inhibition. *Pharmacol. Ther., 33*:1-9, 1987.
41. OVERSTREET, D. H. & YAMAMURA, N. I. Receptor alterations and drug tolerance. *Life Sci., 25*:1865-78, 1979.
42. PATTERSON, R. et al. Drug *Allergy and Protocols for Management of Drug Allergies*. 2nd. ed. Providence, Ocean Side Publications, Inc. 1995.
43. PINCUS, D. J., SZEFLER, S. J., ACKERSON, L.M. *et al*. Chronotherapy of asthma with inhaled steroids: the effects of dosage timing on drug efficacy, *J. Allergy Clin. Immunol., 95*:1172-1178, 1995.
44. POOLE, K. Bacterial multidrug resistance: emphasis on efflux mechanisms and *Pseudomonas aeruginosa. J. Antimicrob. Chemother., 34*:453-6, 1994.
45. PRATT, W. B., TAYLOR, P. *Principles of Drug Action: The Basis of Pharmacology*. 3rd ed. New York, Churchill Livingstone, 1990.
46. RUTLEDGE, D. R., STEINBERG, J. S. & CARDOZO, L. Racial differences in drug response: isoproterenol effects on heart rate following intravenous metoprolol. *Clin. Pharmacol. Ther., 45*:380-6, 1989.
47. SANGIORGI, G. B. *Principi di Farmacologia Geriatrica*. Palermo, Università degli Studi de Palermo, 1975.
48. SCHATZBERG, A. F., COLE, J. O., COHEN, B. M. *et al*. Survey of depressed patients who have failed to respond to treatment. In: DAVIS, JM, MANS, J. (eds.) *The Affective Disorders*. Washington DC, Academic Psychiatric Press, 1983.
49. SMITH, H. J. *Introduction to the Principles of Drug Design and Action*. 3rd ed. Newark, N. J., Harwood Academic Publishers, 1998.
50. SPAGNOLI, A., OSTINO, G., BORGA, A. D. *et al*. Drug-compliance and unreported drugs in the elderly. *J. Am. Geriatric. Soc., 37*:619-24, 1989.
51. TESTA, B. Chiral aspects of chiral metabolism. *TIPS, 7*:60-64, 1986.
52. TRIPATHI, K.D. *Essentials of Medical Pharmacology*. 5th ed. Delhi, Jarpee Brothers Medical Publishers, 2003.
53. VENTER, C.P., JOUBERT, P.H. Ethnic differences in β_1 adrenoceptor blockade by propranolol. *J. Cardiovasc. Pharmacol., 6*:361-4, 1984.
54. WAGNER, J. G. Biologic availability determinant factor of therapeutic activity of drugs. *Drugs Intell. Clin. Pharm., 7*:168-176, 1973.
55. WALLE, T., WALLE, V. K. Pharmacokinetic parameters obtained with racemates. *TIPS, 7*:155-158, 1986.
56. WOODHOUSE, J.R., FERRY, D.R. The genetic basis of resistance to cancer chemotherapy. *Am. Med., 27*:157-67, 1995.

16

Mecanismos Gerais de Ações dos Fármacos

Andrejus Korolkovas e Elizabeth Igne Ferreira

Muitas tentativas têm sido feitas no sentido de formular uma teoria geral sobre o mecanismo de ação dos fármacos. Esse desiderato, todavia, torna-se cada vez mais possível à medida que se acumulam novos conhecimentos a respeito. Aceita-se geralmente que os fármacos manifestam quer ação inespecífica, quer ação específica.

AÇÃO INESPECÍFICA

A ação de fármacos estruturalmente inespecíficos, tais como depressores biológicos, classe a que pertencem os anestésicos gerais, alguns antifúngicos tópicos, a maioria dos antissépticos, certos hipnóticos e os inseticidas voláteis, não decorre de sua interação com receptores específicos, mas resulta de suas propriedades físico-químicas, como o grau de ionização, a solubilidade, a tensão superficial e a atividade termodinâmica. Parece que sua ação deriva do acúmulo de tais fármacos em algum ponto de vital importância para a célula, com a desorganização consequente de uma cadeia de processos metabólicos (Quadros 16.1, 16.2 e 16.3).

AÇÃO ESPECÍFICA

Fármacos estruturalmente específicos devem sua ação à ligação a receptores ou aceptores específicos. Eles podem atuar por um dos seguintes mecanismos: ação sobre enzimas, antagonismo, supressão de função gênica e ação sobre membranas. A ação das drogas sobre os receptores e canais iônicos é estudada nos Caps. 17 e 18.

Quadro 16.1 Ionização e efeitos bacteriostáticos de aminoacridinas

Acridina	Concentração Bacteriostática Mínima (*Streptococcus pyogenes*)	Porcentagem de Ionização (pH = 7,3 a 37°C)
9—NH_2	1/160.000	100
3,9—di—NH_2	1/160.000	100
3,6—di—NH_2	1/160.000	99
4,9—di—NH_2	1/80.000	98
3—NH_2	1/80.000	73
2,7—di—NH_2	1/20.000	3
2—NH_2	1/10.000	2
1—NH_2	1/10.000	2
4—NH_2	1/5.000	<1

Fonte: ALBERT, A. *Selective Toxicity*. 5th ed. London, Chapman and Hall, 1973.

Quadro 16.2 Concentrações bactericidas de compostos orgânicos diversos para a *Salmonella typhosa*

Composto	Concentração Bactericida S_t (M)	Solubilidade 25°C S_o (M)	Saturação Relativa S_t/S_o
Timol	0,0022	0,0057	0,38
Octanol	0,0034	0,004	0,88
o-cresol	0,039	0,23	0,17
Fenol	0,097	0,90	0,11
Anilina	0,17	0,40	0,44
Ciclo-hexanol	0,18	0,38	0,47
Metil propil cetona	0,39	0,70	0,56
Butiraldeído	0,39	0,51	0,76
Propaldeído	1,08	2,88	0,37
Metil etil cetona	1,25	3,13	0,40
Resorcinol	3,09	6,08	0,54
Acetona	3,89	∞	0,40
Metanol	10,8	∞	0,33

S_t = concentração molar requerida para produzir o efeito biológico.
S_o = solubilidade molar do composto orgânico.
Fonte: FERGUSON, J. *Proc. R. Soc. London* (*Biol.*), 127:387, 1939 (adaptação).

Quadro 16.3 Pressões parciais isoanestésicas de gases e vapores no homem

Composto	Pressão Parcial na Concentração Anestésica 37°C, 760 × c/100, P_t	Pressão de Vapor mm, P_o	Saturação Relativa P_t/P_o
Óxido nitroso	760	59.300	0,01
Etileno	610	49.500	0,01
Acetileno	495	51.700	0,01
Cloreto de etila	38	1.780	0,02
Éter etílico	38	830	0,05
Éter vinílico	30	760	0,04
Brometo de etila	14	725	0,02
Cloreto de vinilideno	7	450	0,02
Clorofórmio	4	324	0,01

P_t = pressão parcial do fármaco em solução ou na mistura gasosa.
P_o = pressão de vapor da substância pura.
Fonte: DANIELS, T. C. e JORGENSEN, E. C. *In:* WILSON and GISVOLD'S. *Textbook of Organic Medicinal and Pharmaceutical Chemistry.* 8th ed. Doerge, R. F. (ed.) Philadelphia, Lippincott, 1982, chapter 2 (adaptação).

Ação sobre enzimas

Os fármacos que atuam sobre enzimas podem ativar, inibir ou reativá-las.

ATIVAÇÃO DE ENZIMAS

Os fármacos que podem fornecer íons inorgânicos atuam por mecanismos de ativação de sistemas enzimáticos. Esse processo pode ocorrer de duas maneiras: (a) o íon pode interagir com um inibidor da enzima e assim impedir que este a inative; (b) o íon pode interagir diretamente com a enzima e alterar-lhe a conformação e a carga no sentido de ativá-la.

Outros tipos de fármacos aumentam a atividade enzímica através de um mecanismo de adaptação. Esse fenômeno adquire importância especial em determinados sistemas microbianos. Exemplo clássico é a ativação da betalactamase induzida pelas próprias penicilinas. Outro exemplo é o dos barbitúricos: eles estimulam sua própria oxidação ativando determinadas enzimas.

INIBIÇÃO DE ENZIMAS

Em bioquímica, designa-se como lesão bioquímica o efeito produzido por um inibidor. Refere-se a qualquer deslocamento de metabolismo causado por agentes que atuam diretamente sobre sistemas metabólicos.

A inibição produzida por fármacos pode ser reversível ou irreversível. É reversível quando se caracteriza por equilíbrio entre a enzima e o fármaco inibidor. É irreversível quando aumenta com a passagem do tempo, contanto que o fármaco inibidor esteja presente em excesso.

Há dois tipos principais de inibição: competitiva e não competitiva.

Na inibição competitiva o fármaco compete com o substrato pelo mesmo local da enzima e combina-se com ele de maneira reversível. Nesse processo, portanto, as concentrações relativas do substrato e do fármaco são de fundamental importância, pois delas é que dependerá o grau de inibição. Efetivamente, na presença de excesso de substrato, o fármaco é deslocado do receptor, que passa a ser ocupado pelo substrato. Exemplo desse tipo de inibição é o efeito da piridostigmina sobre a acetilcolinesterase (Fig. 16.1).

Na inibição não competitiva o fármaco combina-se com a enzima ou com o complexo enzima-substrato com igual facilidade, mas em local diferente daquele ao qual o substrato é atraído. Isso indica que o inibidor se liga a sítios diferentes da enzima, e não ao centro catalítico do substrato, isto é, o centro ativo. Essa inibição, que pode ser reversível ou não, não é afetada pela concentração do substrato, mas depende exclusivamente da concentração do fármaco e da constante de dissociação desse inibidor; por maior que seja a concentração de substrato, ele jamais desloca o inibidor. Conquanto a inibição puramente não

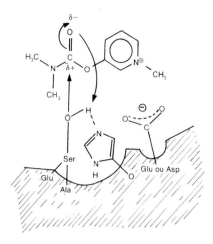

Fig. 16.1 Inibição da acetilcolinesterase pela piridostigmina.

competitiva seja muito rara, o efeito de ecotiofato constitui um exemplo (Fig. 16.2). Atualmente, considera-se que a inibição não competitiva está relacionada a fenômenos alostéricos.

O conceito de inibição enzimática por um antimetabólito pode ser representado pelo seguinte esquema:

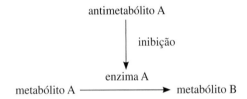

O antimetabólito é composto de estrutura química semelhante à de um dado metabólito. Essa característica de complementaridade permite que ele se combine com o centro ativo da enzima, alterando a dissociação do complexo enzima-substrato. Esse mecanismo é válido para as enzimas em geral, com exclusão das enzimas alostéricas, assim denominadas por apresentarem outro local de ligação além do centro ativo.

Devido a características cinéticas e estruturais incomuns, para as enzimas alostéricas, Hansch e colaboradores propuseram o seguinte modelo:

1. Todas são polímeros, constituídos de duas ou mais subunidades idênticas, podendo, pois, existir em pelo menos dois estados conformacionais diferentes;
2. Cada uma das subunidades idênticas possui um centro catalítico único, específico para o substrato, e um centro alostérico separado para cada efetor (inibidor ou ativador) alostérico;

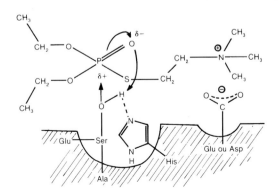

Fig. 16.2 Inibição da acetilcolinesterase pelo ecotiofato.

3. Para cada estado conformacional, os centros catalítico e alostérico apresentam afinidades iguais pelos seus ligantes respectivos;
4. Os diversos estados conformacionais da enzima encontram-se em equilíbrio dinâmico mútuo;
5. A transição de um estado para outro compreende alterações simultâneas em todas as subunidades idênticas dentro de determinada molécula.

Com base nesse modelo, surgiu um novo conceito de inibição. Verificou-se que a enzima pode ser inibida também por substâncias químicas que não apresentam semelhança estrutural com o substrato. Estas recebem o nome de inibidores alostéricos. Elas exercem ação quer competindo diretamente com as substâncias ativadoras pelos centros reguladores da enzima, quer provocando-lhe alterações conformacionais, com o que diminui a afinidade da enzima pelos substratos nos centros catalíticos. Exemplo de inibição alostérica é o da retroinibição, da inibição por *feedback* ou do produto terminal, que está representada pelo diagrama seguinte.

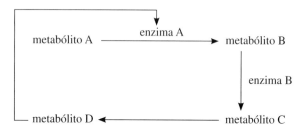

Numa sequência de reações catalisadas por enzimas, somente é inibida a primeira enzima A, por efeito do acúmulo do metabólito terminal D. A interação do inibidor D com a enzima A não precisa ser necessariamente com o mesmo local que interage com o substrato, isto é, com o seu centro ativo; de fato, geralmente é com outro, o centro regulatório, a que se dá o nome de centro alostérico.

Portanto, o inibidor alostérico não precisa apresentar semelhança química com o substrato, porque o centro alostérico e o centro catalítico estão situados em porções diferentes da enzima. A interação do fármaco inibidor com o centro alostérico resulta em alteração no estado conformacional da enzima, que adota uma forma em que sua afinidade, no centro catalítico, pelo substrato é diminuída. Em vista disso, com o objetivo de obter antagonistas da enzima A, em vez de preparar antimetabólitos de A, podem-se sintetizar derivados do metabólito D.

REATIVAÇÃO DAS ENZIMAS

Enzimas inibidas por fármacos específicos podem ser reativadas por substâncias que desloquem os inibidores de seus centros ativos. Exemplo clássico é a pralidoxima, reativador da acetilcolinesterase inativado por inseticidas organofosforados (Fig. 16.3).

Antagonismo

O antagonismo é mecanismo muito comum da ação de fármacos. Conhecem-se cinco tipos de antagonismos: químico, funcional, fisiológico, farmacológico e metabólico.

No antagonismo químico o antagonista interage quimicamente com o agonista e assim o inativa. Por exemplo, a inativação de enzimas por íons metálicos pesados (tais como Cu^{++}, Fe^{+++}, Pb^{++}) através de reação destes com grupos tiólicos. O antagonismo químico consiste, portanto, em reação química direta entre o antagonismo e o agonista, produzindo: (a) complexo relativamente inerte – por exemplo, reação entre agentes quelantes e compostos organometálicos tóxicos, formando quelatos: Cu^{++}-penicilamina, Fe^{++}-deferoxamina e lewissite-dimercaprol (Fig. 16.4); (b) complexo com atividade fisiológica diminuída – por exemplo, a reação entre tiossulfato de sódio e cianeto, dando produto de toxicidade reduzida.

O antagonismo funcional é aquele entre dois agonistas que atuam sobre o mesmo sistema enzimático, mas em sentidos opostos no desencadeamento de determinada resposta celular. Esse é o tipo de antagonismo que ocorre entre a histamina e a isoprenalina quando atuam

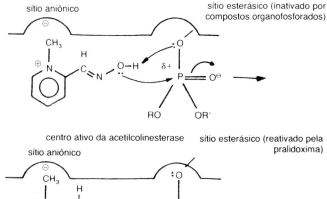

Fig. 16.3 Ação da pralidoxima na reativação da acetilcolinesterase. Por ataque nucleofílico ao átomo de fósforo, ela desloca o organofosforado do centro ativo da enzima. (KOROLKOVAS, A., BURCKHALTER, J.H. *Química Farmacêutica*. Rio de Janeiro, Guanabara Dois, 1982.)

Fig. 16.4 Exemplos de quelatos. (KOROLKOVAS, A. *Fundamentos de Farmacologia Molecular: Base para o Planejamento de Fármacos*. 2.ª ed. São Paulo, Edart-Mec, 1977.)

sobre o tecido muscular liso da árvore brônquica. Outro exemplo de antagonismo funcional é aquele que se verifica entre a metantelina e a isoprenalina.

Estreitamente relacionado com o antagonismo funcional, o antagonismo fisiológico é também antagonismo entre dois agonistas, mas estes manifestam efeitos opostos mediante ação seletiva sobre sistemas celulares diferentes. Esses agonistas não são antagonistas verdadeiros; eles não se antagonizam reciprocamente. Mas produzem efeitos opostos e que se equilibram. Exemplos de antagonistas fisiológicos são os pares adrenalina × acetilcolina, insulina × glucagon, glicosídios cardiotônicos × bloqueadores alfa-adrenérgicos.

O antagonismo farmacológico é aquele que ocorre entre o agonista e seu antagonista, o último reduzindo ou impedindo o efeito causado pelo primeiro. Pode ser competitivo ou não competitivo. No antagonismo competitivo presume-se que os agonistas e seus respectivos antagonistas atuam sobre receptores comuns. Espera-se que sua estrutura química seja complementar à de seus respectivos receptores. Apresentam, consequentemente, parentesco químico. Isso ocorre com determinados fármacos (morfina, por exemplo) e seus antagonistas. Entretanto, antagonistas competitivos de algumas substâncias bioativas endógenas, tais como acetilcolina, dopamina, histamina, noradrenalina e serotonina, geralmente apresentam grupamentos apolares volumosos ligados ao grupo farmacológico agonista, dificultando destarte, em certos casos, discernir semelhança química nítida com seus agonistas. No antagonismo não competitivo, os agonistas e antagonistas atuam sobre locais diferentes e não apresentam parentesco químico. Enquanto o agonista se liga ao receptor, o antagonista combina-se com outro local, mas estreitamente relacionado com o receptor, impedindo assim a produção do efeito causado pelo agonista quando este ocupa o receptor. Exemplo desse antagonismo é aquele entre a adrenalina, agente adrenomimético, e a dibenamina, agente adrenolítico.

No antagonismo metabólico não ocorre reação química direta entre o metabólito e seu antagonista. Na verdade esse antagonista é análogo estrutural do metabólito e inibe sua ação, competindo com o mesmo receptor celular. Existem fármacos, tanto entre os agentes farmacodinâmicos quanto entre os agentes quimioterápicos, que devem a sua ação farmacológica ao fato de serem estruturalmente semelhantes a metabólitos celulares normais. Por essa razão, são capazes de tomar o lugar dos últimos nos sistemas biológicos, embora não possam executar suas funções normais. O resultado é deficiência "condicionada" do metabólito essencial, por sua vez, como sendo qualquer substância compreendida nos processos bioquímicos que conduzem à formação e manutenção das células vivas; é substância que desempenha função vital no metabolismo. Exemplos de metabólitos essenciais: aminoácidos, coenzimas, hormônios, minerais, pirimidinas, purinas, substratos, vitaminas e outras moléculas pequenas.

Os antimetabólitos podem ser clássicos ou não clássicos.

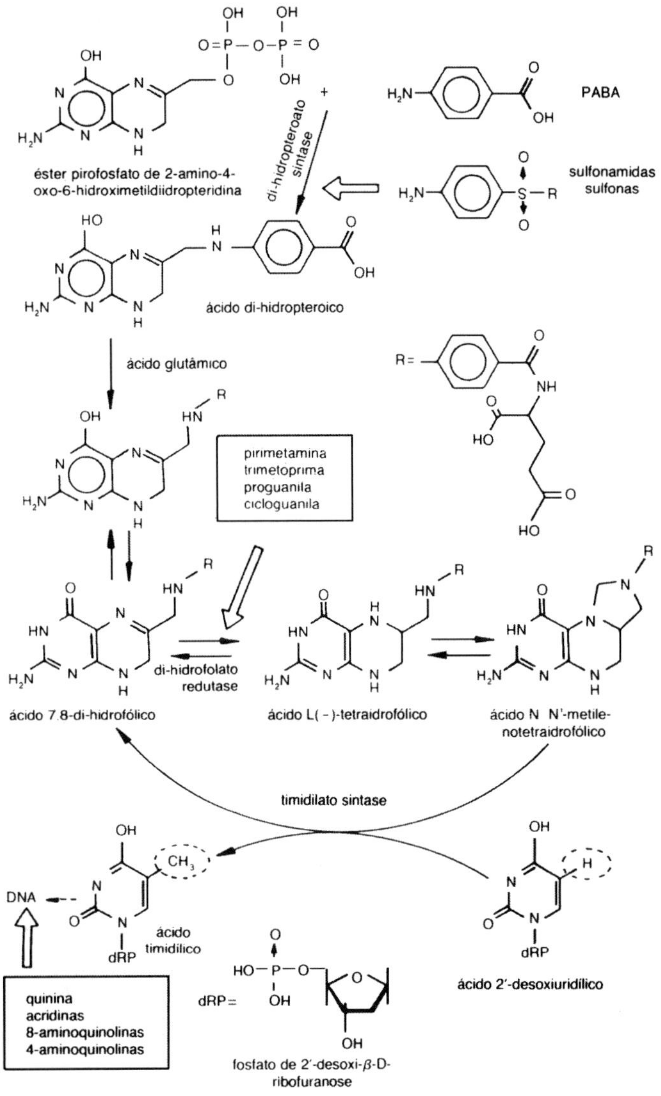

ANTIMETABÓLITOS CLÁSSICOS

Antimetabólitos clássicos são aqueles que apresentam nítida semelhança estrutural com os metabólitos normais, porque geralmente resultam de substituição isostérica de apenas um ou dois átomos ou grupo de metabólitos essenciais. Eles podem atuar como inibidores enzimáticos ou causar síntese letal.

INIBIDORES ENZIMÁTICOS

Eles complexam-se com as enzimas de maneira tal que impedem a combinação efetiva da enzima com o metabólito normal. Uma vez formado o complexo enzima-antimetabólito, o antimetabólito desempenha a função de um substrato ou bloqueia a reação pela enzima. As sulfonamidas parecem atuar pelo primeiro mecanismo (Fig. 16.5).

SÍNTESE LETAL

Devido à sua estreita semelhança estrutural com os metabólitos correspondentes, os antimetabólitos podem frequentemente ser utilizados pelas enzimas como substratos e sofrer transformação enzimática para formar produtos análogos. Tais antimetabólitos podem resultar no que se chama *síntese letal* mediante um dos dois seguintes mecanismos:

a) Ativação metabólica. Os antimetabólitos e seus produtos subsequentes podem ser utilizados como substrato(s) competitivo(s)

Fig. 16.5 Mecanismo de ação de sulfonamidas e sulfonas (antagonistas clássicos), 2,4-diaminopirimidinas, biguanidas e triazinas (antagonistas não clássicos) e outros quimioterápicos.

em uma ou diversas reações enzimáticas consecutivas ao longo da via metabólica do metabólito normal, mas em uma fase do processo bioquímico o análogo transformado ("ativado") não pode mais ser usado como substrato, agindo, em vez disso, como inibidor da enzima que catalisa a etapa seguinte da reação. Exemplos: fluoruracil e mercaptopurina, antimetabólitos clássicos das primidinas e purinas naturais; esses antineoplásicos, que inibem várias enzimas envolvidas na biossíntese dos ácidos nucleicos, atuam após conversão a fluxuridina e ácido 6-tioinosínico, respectivamente (Fig. 16.6).

b) Incorporação em macromolécula funcional. O antimetabólito pode percorrer a sequência inteira da reação do metabólito normal, resultando finalmente em sua incorporação na proteína (enzima), RNA ou DNA, em que toma o lugar da unidade aminoácida ou nucleotídica normais correspondentes. A incorporação de análogos de aminoácidos no lugar de aminoácidos essenciais conduzirá a proteínas anormais (às vezes tóxicas) e enzimas não funcionais. A incorporação de nucleotídios anormais no RNA ou DNA (1) pode inibir o crescimento adicional das cadeias poliméricas, (2) pode causar mutação genética ou, com maior frequência, (3) transcrição e tradução errôneas da mensagem genética; isso pode resultar na biossíntese de enzimas anômalas ou incompletas.

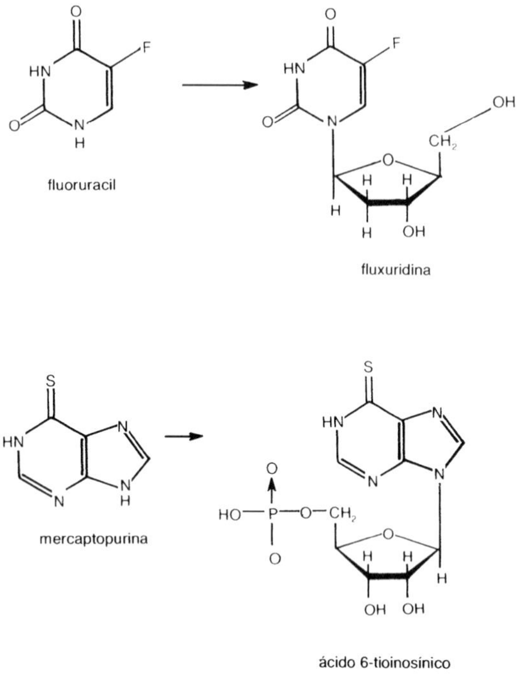

Fig. 16.6 Exemplos de ativação metabólica.

A incorporação de precursor "falso" em biopolímero poderá eventualmente ocasionar a morte da célula. Exemplos: idoxuridina e trifluridina são incorporadas no DNA em lugar da timidina (Fig. 16.7) e podem interferir com a replicação de células ou vírus.

ANTIMETABÓLITOS NÃO CLÁSSICOS

Os antimetabólitos não clássicos apresentam somente remota semelhança estrutural com a de metabólitos normais. A única parte de sua estrutura que é análoga à do substrato é aquela que se liga ao local do substrato-enzima específica. Esses antimetabólitos em geral não podem tomar a vez de metabólitos normais no processo bioquímico; vale dizer, geralmente não podem atuar por ativação metabólica. Seu único sítio de ação é a enzima-alvo original. Eles agem complexando-se com a enzima, de modo a impedir a formação de complexo enzima-substrato funcional.

Exemplos: cicloguanila, pirimetamina, trimetoprima; embora apresentem apenas vaga semelhança com o ácido fólico, substrato da diidrofolato redutase, esses quimioterápicos antimaláricos atuam como inibidores dessa enzima complexando-se com o seu centro ativo e, mediante interações hidrofóbicas, com a área adjacente ao centro ativo pelas cadeias polares de 2,4-diaminopiridina e *sim*-di-hidrotiazina. Esses fármacos, portanto, comportam-se como antagonistas do ácido fólico (Fig. 16.8).

Por não conterem o grupamento glutamato (presente no ácido fólico), eles podem atravessar a membrana celular por difusão passiva.

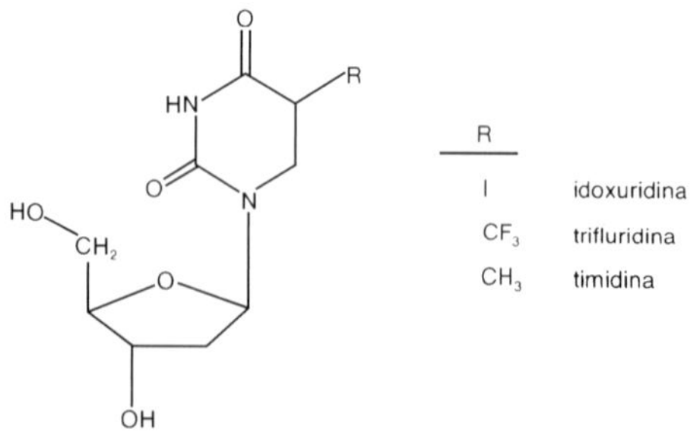

Fig. 16.7 Exemplos de antimetabólitos clássicos que se incorporam em macromoléculas funcionais.

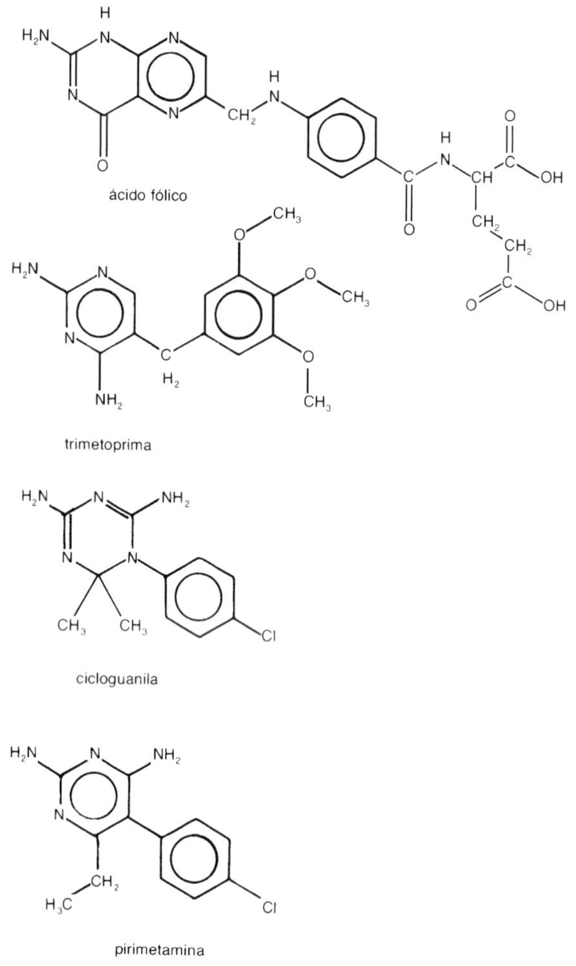

Fig. 16.8 Exemplos de antimetabólitos não clássicos.

Variedade importante de antimetabólitos não clássicos é a dos inibidores irreversíveis de enzimas dirigidos ao centro ativo. Tais inibidores baseiam-se no conceito de Baker: "A enzima macromolecular possui, em sua superfície, grupos funcionais que logicamente poderiam ser atacados seletivamente em reações de grupo vizinho extraordinariamente aceleradas capazes de se realizar dentro do complexo reversível formado entre a enzima e um inibidor que tenha como substituinte um grupo vizinho adequadamente colocado." Consequentemente, a interação do inibidor com a enzima é bifásica: (a) formação de complexo enzima-inibidor reversível e (b) reação química entre o grupo reativo (alquilante) do inibidor e grupo nucleofílico situado na superfície da enzima, resultando na formação de complexo enzima-inibidor irreversível covalentemente ligado. A forte interação enzima-antimetabólito é responsável pelo efeito prolongado dessa espécie de inibição. Os antibióticos betalactâmicos podem ser considerados inibidores irreversíveis de enzimas dirigidos ao centro ativo não clássicos. Assim, a penicilina, como antimetabólito não clássico da D-alanil-D-alanina (Fig. 16.9), primeiramente forma um complexo reversível com a enzima transpeptidase e, em seguida, por uma reação de abertura de anel de seu grupo betalactâmico, forma um complexo peniciloil-enzima unido por covalência (Fig. 16.10).

Supressão da função gênica

Muitos fármacos atuam como supressores da função gênica. São, em sua maioria, agentes quimioterápicos, encontrados entre antibióticos, antimaláricos, antineoplásicos, antivirais, esquistossomicidas e tripanocidas.

A supressão da função gênica pode efetuar-se em diversas etapas da síntese proteica (Fig. 16.11). Os fármacos supressores da função gênica

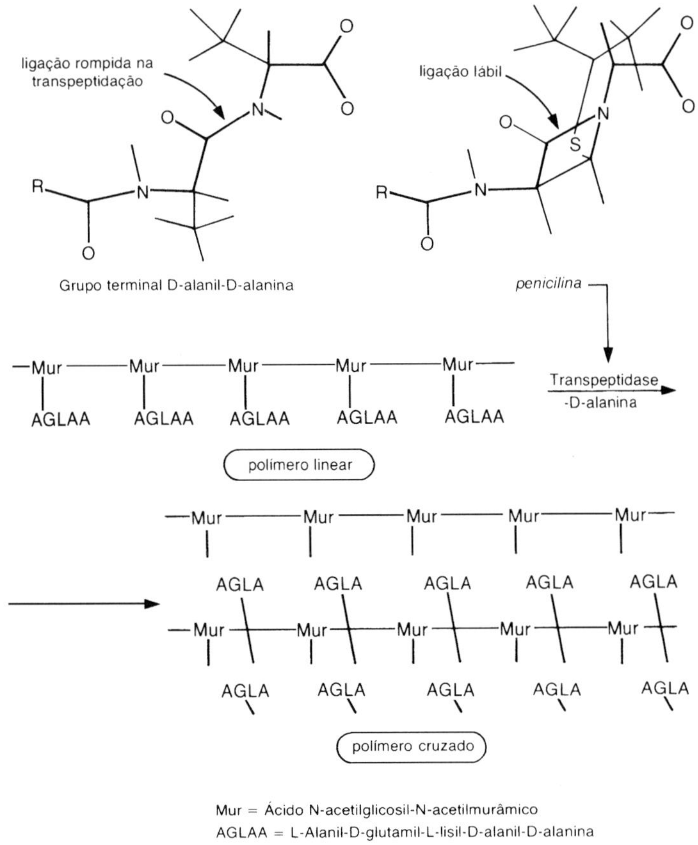

MECANISMOS GERAIS DE AÇÕES DOS FÁRMACOS 103

Fig. 16.9 Mecanismo de ação dos antibióticos betalactâmicos. Em razão de sua semelhança estrutural com o grupo terminal D-alanil-D-alanina das unidades do peptidoglicano nascente da parede celular bacteriana, os antibióticos betalactâmicos inibem a transpeptidase mediante ligação covalente. Como resultado, o polímero linear não é transformado em polímero cruzado e não se forma a parede celular bacteriana.

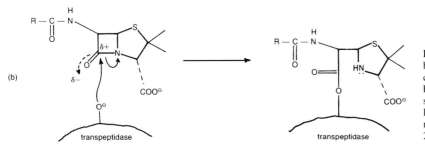

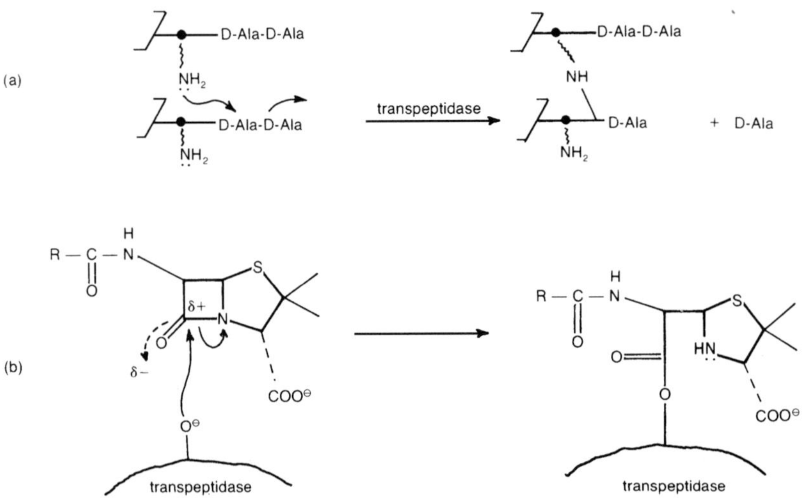

Fig. 16.10 Inibição irreversível da transpeptidase pelos antibióticos betalactâmicos: (a) ação enzimática da transpeptidase, catalisando a formação do polímero cruzado da parede celular bacteriana; (b) ataque nucleofílico do grupo hidroxílico da serina da transpeptidase ao carbono carbonílico do anel betalactâmico das penicilinas, cefalosporinas e outros betalactâmicos. (KOROLKOVAS, A. *Essentials of Medical Chemistry*. 2nd ed. New York, Wiley-Interscience, 1988.)

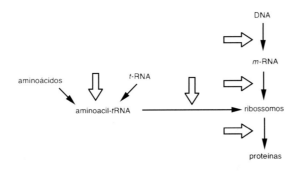

Fig. 16.11 Fases da biossíntese proteica passíveis de inibição. As setas largas indicam os possíveis locais de ataque de agentes quimioterápicos, principalmente antibióticos.

podem atuar como: (a) inibidores da biossíntese dos ácidos nucleicos; (b) inibidores da síntese proteica.

INIBIDORES DA BIOSSÍNTESE DOS ÁCIDOS NUCLEICOS

São muitas as substâncias químicas que manifestam potente atividade como inibidores da biossíntese dos ácidos nucleicos. Entretanto, poucas delas são empregadas na terapêutica como quimioterápicos porque, em sua maioria, são altamente tóxicas, pois interagem indistintamente com os processos bioquímicos tanto do parasito quanto do hospedeiro, visto serem destituídas de seletividade.

Os inibidores da biossíntese dos ácidos nucleicos podem ser divididos em dois grupos: (a) os que interferem na biossíntese dos precursores dos nucleotídios; (b) os que interferem na polimerização dos nucleotídios em ácidos nucleicos.

Ao primeiro grupo pertencem certos antimetabólicos de: (a) ácido fólico – aminopterina, metotrexato; (b) aminoácidos – azasserina, azotomicina, DON; (c) pirimidinas – citarabina, fluxuridina, fluoruracil, idoxuridina; (d) purina – mercaptopurina, tiamiprina, tioguanina. São, em sua maioria, agentes antineoplásicos. Os locais de ação de alguns deles estão indicados na Fig. 16.12.

No segundo grupo podem ser incluídos vários antibióticos e outros agentes quimioterápicos, tais como certos antibacterianos, antimaláricos, antineoplásicos, esquistossomicidas e tripanocidas, que agem quer (a) por intercalação ou oposição nos ácidos nucleicos, quer (b) por inibição de enzimas compreendidas na síntese dos ácidos nucleicos.

Diversos agentes quimioterápicos – como cloroquina, dactinomicina, daunorrubicina, hicantona, homídio, mepacrina, nogalamicina, proflavina – complexam-se por intercalação entre pares de bases do DNA (Figs. 16.13 e 16.14).

Os agentes químicos alquilantes, tais como aziridinas, epóxidos, ésteres do metanossulfonato, mitomicinas, mostardas nitrogenadas e diversas outras substâncias, complexam-se com os ácidos nucleicos por aposição, formando uma ligação cruzada com as fitas adjacentes da hélice dupla do DNA (Fig. 16.15).

As estreptovaricinas e as rifamicinas atuam por inibição da síntese do RNA, interferindo especificamente com a função da RNA polimerase DNA-dependente de células bacterianas sensíveis.

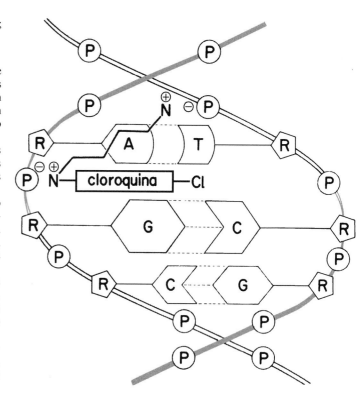

Fig. 16.13 Intercalação da cloroquina entre as bases do DNA. (KOROLKOVAS, A. *Fundamentos de Farmacologia Molecular: Base para o Planejamento de Fármacos*. 2.ª ed. São Paulo, Edart-Mec, 1977.)

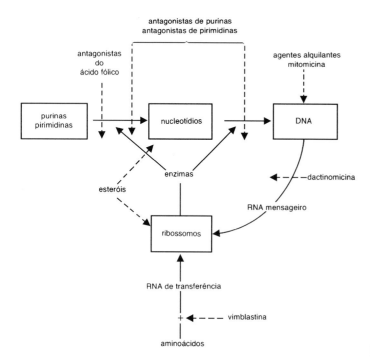

Fig. 16.12 Locais de ação de agentes antineoplásicos. (CONNORS, T.A. In: MATHÉ, G. (ed.) *Scientific Basis of Cancer Chemotherapy*. New York, Springer, 1969, pp.1-17 [adaptação].)

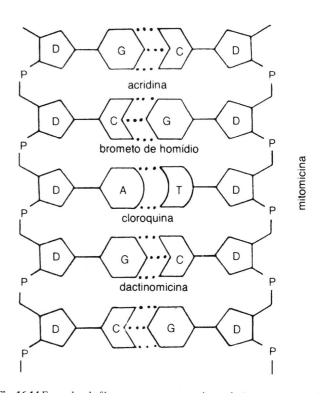

Fig. 16.14 Exemplos de fármacos que atuam por intercalação entre os pares de bases do DNA ou por aposição, isto é, alquilando e estabelecendo ligação cruzada dos cordões do DNA. D = desoxirribose, G = guanina, C = citosina, P = grupo fosfodiéster, A = adenina, T = timina. (KOROLKOVAS, A., BURCKHALTER, J.H. *Química Farmacêutica*. Rio de Janeiro, Guanabara Dois, 1982.)

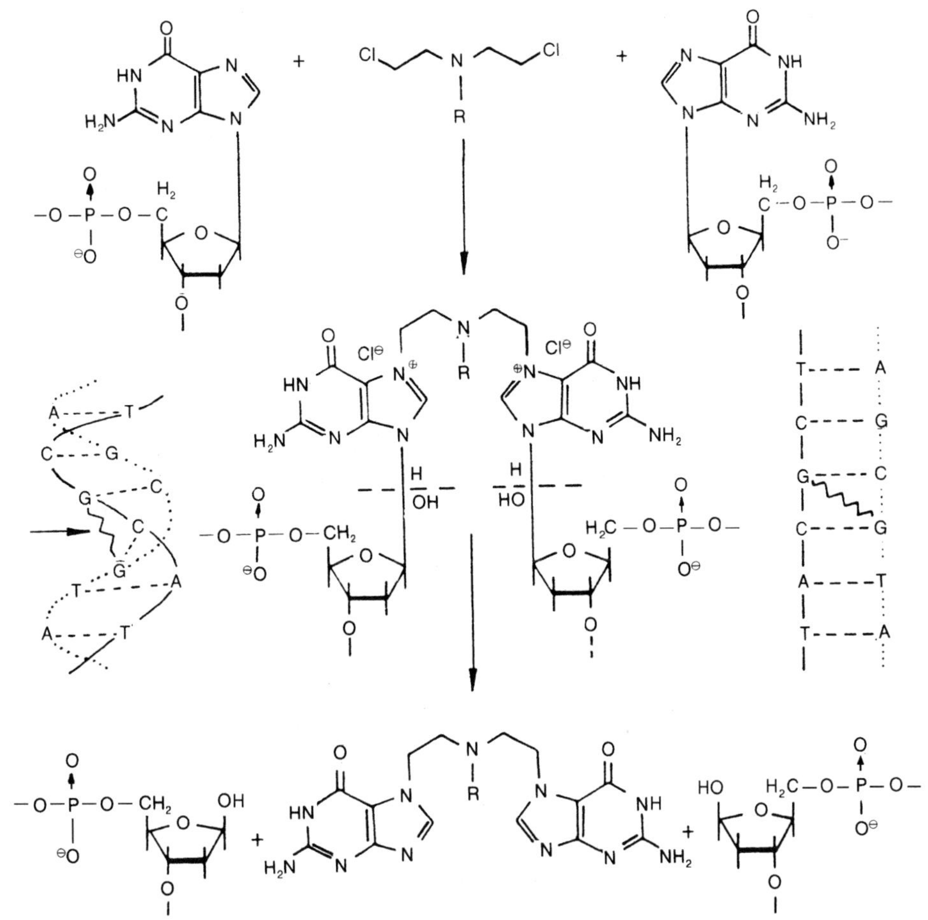

Fig. 16.15 Ligação cruzada de bases guanina de fitas gêmeas de DNA por agente alquilante bifuncional, seguida por depurinação e excisão de derivados *bis* (guanin-7-ílico) do agente alquilante. (LAWLEY, P.D., BROOKES, P. *J. Mol Biol.*, 25:143, 1967.)

INIBIDORES DA SÍNTESE PROTEICA

Diversos agentes quimioterápicos devem a sua atividade à inibição da biossíntese proteica de parasitos, interferindo assim com a tradução da mensagem genética.

Entre muitos outros antibióticos que inibem a biossíntese proteica, podem ser citados os seguintes: ácido fusídico, canamicina, cloranfenicol, eritromicina, estreptomicina e tetraciclinas (Figs. 16.16 e 16.17).

Ação sobre membranas

Vários fármacos atuam sobre membranas celulares, principalmente por um dos dois mecanismos gerais seguintes: (a) alteração de sua estrutura; (b) interferência em seus sistemas de transporte.

ALTERAÇÃO DA MEMBRANA CELULAR

Alguns antissépticos, como amidinas, guanidinas e compostos de amônio quaternário, atuam primeiramente sobre a membrana citoplasmática causando alterações de sua permeabilidade, permitindo assim o vazamento de constituintes celulares bacterianos essenciais com subsequente morte das bactérias.

Determinados antifúngicos, como os antibióticos poliênicos, compostos organometálicos e os derivados do imidazol, causam alterações na permeabilidade da membrana e nas funções de transporte, acarretando desequilíbrios metabólicos que resultam na inibição do crescimento ou na morte da célula fúngica (Fig. 16.18).

INTERFERÊNCIA NOS SISTEMAS DE TRANSPORTE DAS MEMBRANAS CELULARES

Há diversos mecanismos de transporte de substâncias através das membranas celulares: difusão passiva, transporte ativo, difusão facilitada. Alguns fármacos devem sua ação à interferência com ou mais desses mecanismos. Por exemplo, a insulina facilita a difusão de hexoses e aminoácidos em alguns tecidos. Os íons de cobre diminuem a difusão facilitada de glicose.

Outro exemplo é o dos anti-hipertensivos bloqueadores dos canais de cálcio, como os derivados di-hidropiridínicos, para citar um grupo (isradipino, nifedipino, nimodipino, nitrendipino). Eles agem primária, mas não exclusivamente, inibindo o fluxo de cálcio extracelular para o interior das células através dos canais lentos das membranas celulares (Fig. 16.19). Visto que os íons de cálcio desempenham papel vital na manutenção da função dos tecidos cardíaco e do músculo liso vascular, a redução da concentração intracelular de cálcio nas células cardíacas e nas artérias e arteríolas periféricas pode reduzir a frequência cardíaca, bem como diminuir a contratilidade miocárdica (efeito inotrópico negativo) e a condução nodal atrioventricular lenta.

Mais um exemplo é o dos antibióticos ionofóricos, em que se incluem os depsipeptídios, os poliênicos, os poliéteres e certos polipeptídios. Eles devem sua atividade biológica à propriedade de diminuir a barreira de energia exigida para a passagem de íons através das membranas. Segundo seu mecanismo de ação, podem ser subdivididos em dois grupos: transportadores e formadores de canal (Fig. 16.20). Os primeiros deslocam a camada de hidratação das espécies carregadas positivamente e ligam-se a um único íon metálico em sua cavidade central; em outras palavras, formam complexos clatratos com cátions e os transportam através das membranas (Fig. 16.21). Os formadores de canal, por sua vez, formam um canal transmembranoso através do qual passam os íons (Fig. 16.22). Os antibióticos ionofóricos não distinguem as membranas microbianas das dos mamíferos e, portanto, não podem ser utilizados na terapêutica; são, porém, excelentes ferramentas para se estudar fenômenos de transporte através das membranas.

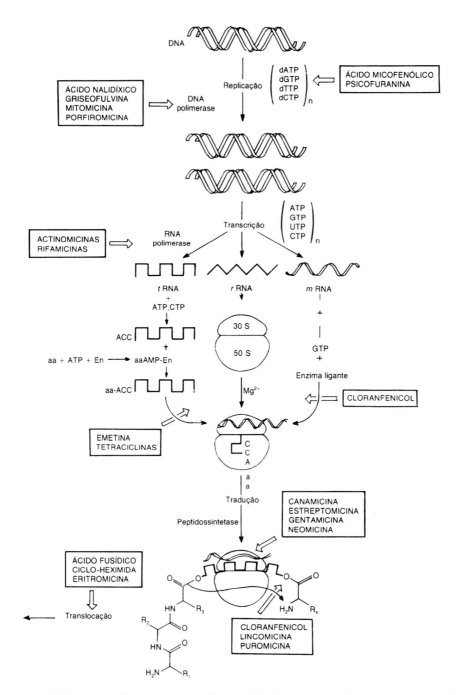

Fig. 16.16 Local de ação de alguns antibióticos e outros fármacos. As setas indicam a inibição de reações específicas nos processos de replicação, transcrição, tradução e translocação. (KOROLKOVAS, A. *Fundamentos de Farmacologia Molecular: Base para o Planejamento de Fármacos*. 2.ª ed. São Paulo, Edart-Mec, 1977.)

MECANISMOS GERAIS DE AÇÕES DOS FÁRMACOS

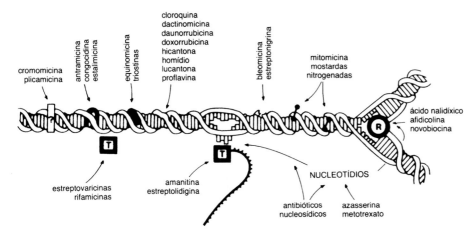

Fig. 16.17 Locais passíveis de inibição da biossíntese de ácidos nucleicos por parte de antibióticos e outros fármacos. O diagrama mostra uma porção da dupla hélice da molécula do DNA no processo de replicação na extremidade direita e sendo transcrita no RNA na região próxima do meio. R representa a enzima replicante, e T, a enzima transcrevente (RNA polimerase). Perto da extremidade esquerda, uma molécula de RNA polimerase está para formar um complexo de iniciação com o DNA e começar a biossíntese de novo cordão de RNA. As ações dos inibidores estão representadas por setas de ponta dupla e são puramente diagramáticas; não há intenção de sugerir que os locais de ação aqui representados são responsáveis pelo inteiro modo de ação de qualquer fármaco. (GALE, E.F., CUNDLIFFE, E., REYNOLDS, P.E., RICHMOND, M.H. e WARING, M.J. *The Molecular Basis of Antibiotic Action.* 2nd ed. London, Wiley, 1981.)

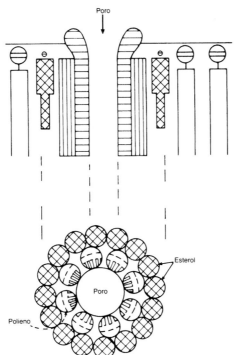

Fig. 16.18 Mecanismo de ação da anfotericina B. A interação do antibiótico com o ergosterol da membrana de fungos provoca aumento do poro e consequente alteração da permeabilidade. (GALE, E.F., CUNDLIFFE, E., REYNOLDS, P.E., RICHMOND, M.H. e WARING, M.J. *The Molecular Basis of Antibiotic Action.* 2nd ed. London, Wiley, 1981.)

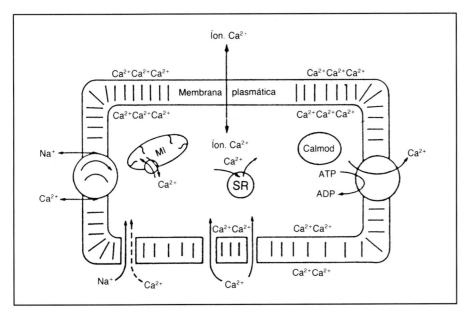

Fig. 16.19 Representação esquemática da regulação de Ca^{2+} no plano celular. Estão desenhados os processos de captação e soltura intracelulares na mitocôndria (MJ) e no retículo sarcoplasmático (SR), ligação do cálcio nas superfícies interna e externa da membrana plasmática, permuta Na^+:Ca^{2+} na membrana plasmática, expulsão do Ca^{2+} via Ca^{2+}-ATPase da membrana plasmática, entrada de Ca^{2+} via canais de íons, incluindo o canal Na^+ e os canais de íons voltagem-dependentes e os operados por receptor e a entrada de Ca^{2+} via processos de escoamento ou mediado por ionóforo (Íon. Ca^{2+}). (JANIS, B.A. et al. *Adv. Drug Res., 16*:309, 1987.)

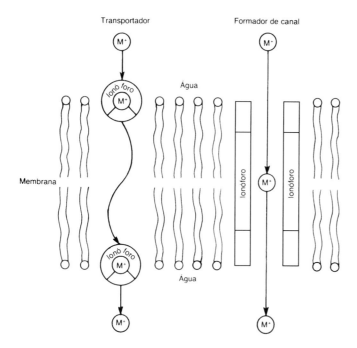

Fig. 16.20 Representação esquemática do mecanismo de ação dos antibióticos ionofóricos transportadores e formadores de canal. M^+ representa um íon transportado. (OVCHINNIKOV, Y.A. *Eur. J. Biochem.*, 94:321, 1979.)

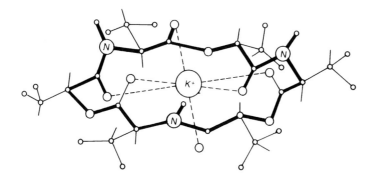

Fig. 16.21 Conformação do complexo eniatina B-K^+ (OVCHINNIKOV, Y.A. *Eur. J. Biochem.*, 94:321, 1979.)

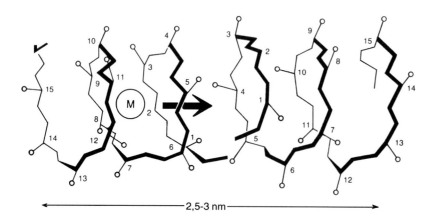

Fig. 16.22 Representação esquemática da gramicidina A sobre a função da membrana como "poro". (OVCHINNIKOV, Y.A. *Eur. J. Biochem.*, 94:321, 1979.)

REFERÊNCIAS BIBLIOGRÁFICAS

1. ALBERT, A. *Selective Toxicity.* 6th ed. London, Chapman and Hall, 1979.
2. ALBERTI, C., VILLA, L. *Chimica Farmaceutica.* Vol. 1, Milano, Organizzazione Editoriale Medico Farmaceutica, 1984.
3. BAKER, B.R. *Design of Active-site Directed Irreversible Inhibitors.* New York, Wiley-Interscience, 1967.
4. BARDOS, T.J. Antimetabolites: molecular design and mode of action. *Top. Curr. Chem.*, 52-63-98, 1974.
5. BERGMAN, E., PULLMAN (eds.) *Molecular and Quantum Pharmacology.* Dordrecht, Reidel, 1974.
6. BRODBECK, U. (ed.) *Enzime Inhibitors.* Weinheim, VCH, 1980.
7. BÜCHER, T., SIES, H. (eds.) *Inhibitors: Tools in Cell Research.* New York, Springer, 1969.
8. DEAN, P.M. *Molecular Foundations of Drug-receptor Interactions.* London, Cambridge University Press, 1987.
9. GRINGAUZ, A. *Drugs – How They Act and Why.* St. Louis, Mosby, 1978.
10. HANSCH, C., SAMMES, P.G., TAYLOR, J.B. (eds.) *Comprehensive Medicinal Chemistry.* vols. 3 e 4, Oxford, Pergamon Press, 1990.

11. HOCHSTER, R.M., QUASTEL, J.H., (eds.) *Metabolic Inhibitors: Comprehensive Treatise*. 4 vols. New York, Academic, 1963, 1972, 1973.
12. JULIEN, R.M. *A Primer of Drug Action*. 3rd ed., San Francisco, Freeman, 1985.
13. KERSTEN, H., KERSTEN, W. *Inhibitors of Nucleic Acid Synthesis*. Berlin, Springer, 1974.
14. KOROLKOVAS, A. *Fundamentos de Farmacologia Molecular: Base para o Planejamento de Fármacos*. 2.ª ed. São Paulo, Edart-Mec, 1977.
15. KOROLKOVAS, A. *Essentials of Medicinal Chemistry*. 2nd ed. New York, Wiley-Interscience, 1988.
16. LEVITIZKI, A. *Quantitative Aspects of Allosteric Mechanisms*. Berlin, Springer, 1978.
17. MARTIN, C.J. *Biological Antagonism*. New York, Blakiston, 1951.
18. NOGRADY, T. *Medicinal Chemistry: a Biochemical Approach*. 2nd ed. New York, Oxford University Press, 1988.
19. PETERS, R.A. *Biochemical Lesions and Lethal Synthesis*. Oxford, Pergamon, 1963.
20. RICHARDS, W.G. *Quantum Pharmacology*. 2nd ed. London, Butterworth, 1984.
21. ROBERTS, G.C.K. (ed.) *Drug Action at the Molecular Level*. Baltimore, University Park Press, 1977.
22. SEILER, N., JUG, M.J., KOCH-WESER, J. (eds.) *Enzyme-activated Irreversible Inhibitors*. New York, Elsevier, 1978.
23. SINGER, P., ONDARZA, R.N. (eds.) *Mechanism of Drug Action*. New York, Elsevier, 1981.
24. SINGER T.P., MANSOUR, T., ONDARZA, R.N. (eds.) *Mechanism of Drug Action*. New York, Academic, 1984.
25. STROSBERG, A.D. *The Molecular Biology of Receptors*. Weinheim, VCH, 1987.
26. VÁSQUEZ, D. *Inhibitors of Protein Biosynthesis*. Berlin, Springer, 1979.
27. WALLACH, D.F.H. *Fundamentals of Receptor Molecular Biology*. New York, Dekker, 1987.
28. WEBB, J.L. *Enzyme and Metabolic Inhibitors*. 3 vols. New York, Academic, 1963-1966.
29. WILLIAMS, M., GLENNON, R.A., TIMMERMANS, P.B.M.W.M. (eds.) *Receptor Pharmacology and Function*. New York, Dekker, 1989.
30. WOLLEY, D.W. *A Study of Antimetabolites*. New York, Wiley, 1952.

17

Receptores Farmacológicos

Andrejus Korolkovas

Alguns fármacos manifestam atividade biológica em concentração diminuta. São, por isso, classificados como estruturalmente específicos. O efeito produzido por eles é atribuído à interação com uma substância receptora específica. Em resultado dessa interação, o fármaco forma um complexo com o componente celular, que recebeu o nome de receptor. O químico refere-se ao receptor em termos de componentes estruturais químicos, ao passo que o biólogo prefere tratá-lo em termos microanatômicos. O conceito de receptor foi introduzido por Langley em 1905 e desenvolvido poucos anos depois por Ehrlich.

A hipótese da existência de receptores foi aventada em decorrência de três características notáveis da ação dos fármacos:

1. Alta potência. Conhecem-se fármacos que atuam em concentrações baixas como $10^{-9}M$ e até $10^{-11}M$;
2. Especificidade química. Prova dessa propriedade são as diferenças de efeito produzido por isômeros ópticos. Assim, somente um dos quatro isômeros do cloranfenicol é ativo;
3. Especificidade biológica. É exemplificada pela adrenalina, que exerce efeito acentuado sobre o músculo cardíaco, mas tem ação muito fraca sobre o músculo estriado.

Supõe-se que os fármacos estruturalmente específicos apresentam alto grau de complementaridade para com o local em que atuam. A interação de um fármaco desse tipo com o seu receptor assemelha-se, portanto, à interação de um substrato com o centro ativo ou centro alostérico de uma enzima (Fig. 17.1), ou de um hapteno com um anticorpo.

Autores há que restringem o uso do termo receptores àquelas entidades que interagem com substâncias endógenas, como acetilcolina, dopamina, adrenalina, histamina, noradrenalina e serotonina, bem como antagonistas dessas mesmas substâncias. Às macromoléculas que interagem com substâncias exógenas, como certos fármacos e venenos que

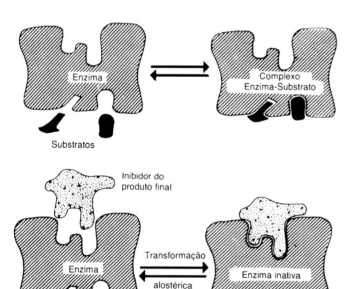

Fig. 17.1 Inibição de enzima mediante ligação do fármaco ao seu centro alostérico. (WATSON, J.D. *Molecular Biology of the Gene*. 2nd ed. New York, Benjamin, 1970 [adaptação].)

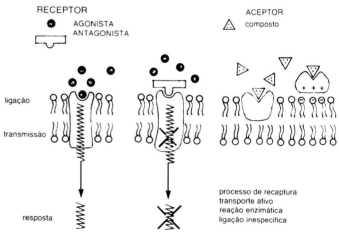

Fig. 17.2 Representação esquemática de receptor a aceptor mostrando as diferenças entre ambos. (LADURON, P.M. *Biochem. Pharmacol.*, 33:833, 1984.)

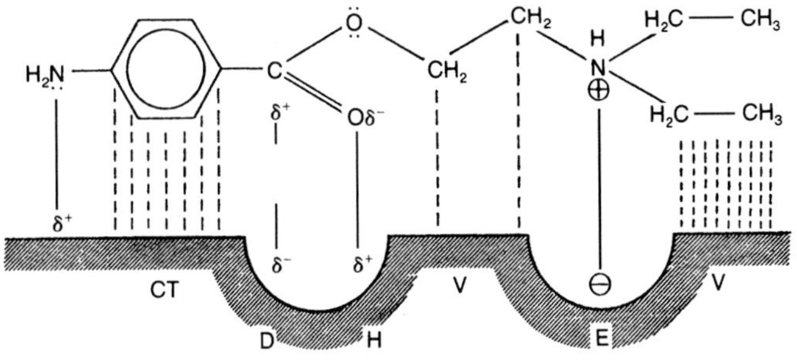

RECEPTORES FARMACOLÓGICOS

Fig. 17.3 Ligação da molécula de procaína por meio de: E, forças eletrostáticas; D, interação dipolo-dipolo; V, forças de van der Waals; H, ligação de hidrogênio; CT, transferência de carga. (BÜCHI, J. et al. *Arzneim.-Forsch.*, 16:1657, 1966.)

não reagem com os receptores farmacológicos, dão o nome de aceptores (Fig. 17.2). Segundo esses autores, o aceptor difere do receptor em seletividade por não haver sido planejado geneticamente para interagir com as substâncias de origem endógena. Segundo esse conceito, os anestésicos locais interagem com aceptores e não com receptores (Fig. 17.3).

Com base em dados experimentais, alguns autores calculam o número de receptores por célula do tecido receptor, tendo encontrado valores da ordem de 10^6 a 10^7 receptores por célula de vários tecidos. Quanto à velocidade de interação fármaco-receptor, Miledi e Potter calcularam que entre o fármaco e o receptor ocorrem $3,3 \times 10^{14}$ colisões por segundo, mas só 2×10^7 delas são eficazes, isto é, resultam em estímulo.

NATUREZA DO RECEPTOR

O receptor é a entidade conceptual de que os farmacologistas se socorrem como recurso pedagógico para explicar a natureza da interação dos fármacos com os organismos vivos para produzir determinado efeito biológico.

As provas experimentais indicam que os receptores são partes integrantes de determinadas macromoléculas dos seres vivos. Na maioria dos casos, constam de segmentos de proteínas. Frequentemente, são os próprios centros ativos e, às vezes, os centros alostéricos de enzimas (Fig. 17.4). Casos há em que os receptores fazem parte de proteínas não-enzimáticas. Mormente em se tratando de quimioterápicos, os seus receptores, não raro, são os ácidos nucleicos (DNA e RNA), que podem reagir quimicamente com os quimioterápicos (Fig. 17.5) ou alojá-los entre os seus pares de bases e os grupos fosfato, complexando-se com eles mediante interações relativamente fracas (Fig. 17.6). Os receptores podem ainda ser partes de complexos lipoproteicos, principalmente de membranas celulares (Fig. 17.7).

A complexação de fármaco com grupos químicos especiais do receptor resulta em sequência de alterações químicas ou conformacionais que causam ou inibem reações biológicas. Hoje em dia sabemos

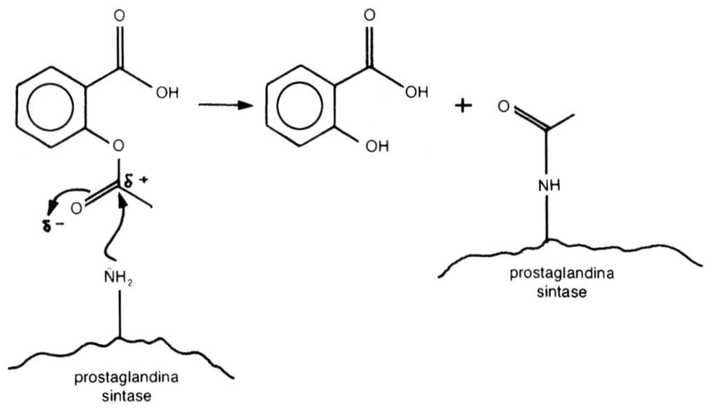

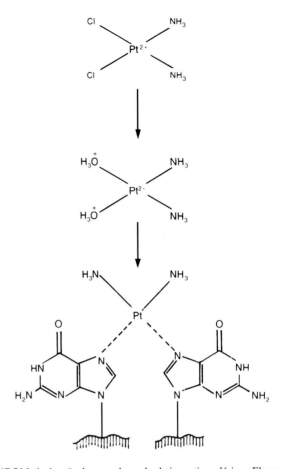

Fig. 17.5 Modo de ação dos complexos de platina antineoplásicos. Eles se unem por covalência aos átomos de nitrogênio 7 das bases guanina do DNA, formando ligações cruzadas intracordão e intercordão.

Fig. 17.4 Mecanismo de ação do ácido acetilsalicílico nos planos molecular e eletrônico. Esse fármaco atua como agente acetilante irreversível. Todavia, há prova de que a enzima é acetilada somente quando está na forma cataliticamente ativa.

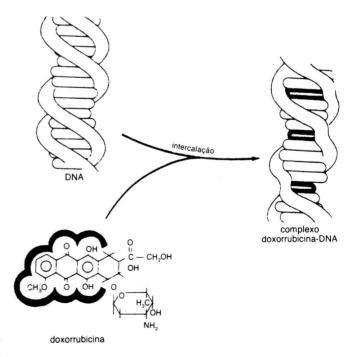

Fig. 17.6 Modelo diagramático da intercalação da daunorrubicina e doxorrubicina na molécula do DNA.

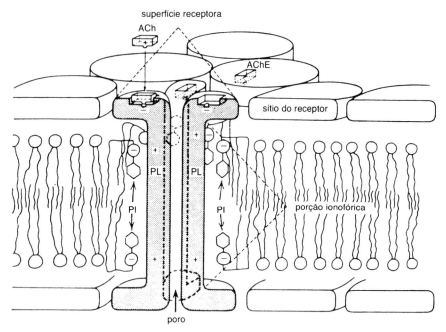

Fig. 17.7 Representação esquemática da possível organização macromolecular da membrana pós-sináptica em local receptor. A parede de um poro é constituída pelas porções ionofóricas de quatro moléculas proteolipídicas (PL), dispostas paralelamente, que atravessam a membrana ligadas a molécula de fosfatidilinositol (PI). A superfície receptora consta de quatro subunidades receptoras para a acetilcolina (Ach) situadas na extremidade externa do proteolipídio. Nas adjacências, encontra-se a acetilcolinesterase (AChE). (DE ROBERTIS, E. *Science,* *171*:963, 1971.)

que tais alterações em biopolímeros realmente ocorrem por ação de moléculas pequenas. A capacidade de o fármaco adaptar-se ao receptor depende das características estruturais, configuracionais e conformacionais de ambos, fármaco e receptor.

MODIFICAÇÃO DOS RECEPTORES

Além das tentativas de isolar receptores, realizaram-se trabalhos no sentido de modificar os receptores *in situ*, mediante processos físicos e químicos. Entre os primeiros, foram empregados o frio e o calor. Entre os últimos, utilizaram-se alterações do pH, agentes quelantes, solventes de lipídios, enzimas, desnaturantes de proteínas e reagentes tiólicos.

FORMAS ATIVA E INATIVA

Diversos autores propuseram que o receptor pode existir em duas conformações: ativa (A) ou inativa (I), independentemente de o fármaco estar ligado a ele. Os fármacos atuam quer como agonistas quer como antagonistas, segundo sua afinidade relativa por uma ou outra confor-

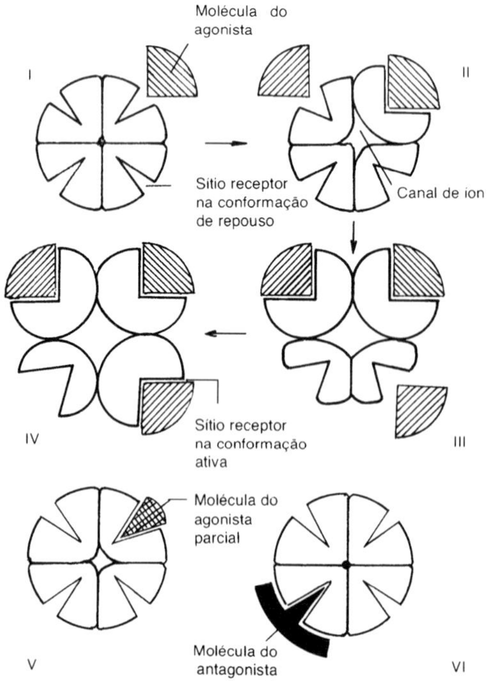

Fig. 17.8 Esquema para ilustrar a cooperatividade entre o receptor e protômeros combinados num conjunto de receptor tetramérico. (BOWMAN, W.C., RAND, M.J. *Textbook of Pharmacology.* 2nd ed. Oxford, Blackwell Scientific Publications, 1980.)

Quadro 17.1 Receptores, aceptores ou locais de ação de alguns fármacos

Fármaco	Receptor, Aceptor ou Local de Ação
Ácido aminossalicílico	diidropteroato sintase
Ácido clavulânico	β-lactamase
Ácido fusídico	ribossomo
Ácido nalidíxico	DNA topoisomerase (ATP-hidrolisante)
Acridinas	DNA
Actinomicinas	DNA
Adrenomiméticos	adenil ciclase
Agentes alquilantes	DNA
Alopurinol	xantina oxidase
Anestésicos locais	membrana celular
Antibióticos β-lactâmicos	transpeptidase
Anfotericina B	membrana celular
Anticolinesterásicos	acetilcolinesterase
Antifólicos	diidrofolato redutase
Antimaláricos quinolínicos	DNA
Antimoniais esquistossomicidas	6-fosfofrutoquinase
Canamicina	ribossomo
Captopril	dipeptidil carboxipeptidase I
Carbidopa	L-aminoácido aromático descarboxilase
Cefalosporinas	transpeptidase
Cicloguanila	diidrofolato redutase
Ciclosserina	alanina racemase e D-alanil-D-alanina ligase
Cloranfenicol	peptidiltransferase (?)
Daunomicina	DNA
Dissulfiram	dopamina β-mono-oxigenase
Diuréticos sulfamídicos	carbonato desidratase
Eritromicina	ribossomo
Fluoruracil	timidilato sintase

(continua)

Quadro 17.1 Receptores, aceptores ou locais de ação de alguns fármacos (continuação)

Fármaco	Receptor, Aceptor ou Local de Ação
Glicosídios	Na^+/K^+-ATPase transportadora
Hicantona	DNA
Idoxuridina	DNA
Inibidores da MAO	amina oxidase
Inseticidas organofosforados	acetilcolinesterase
Lincomicina	ribossomo
Metilxantinas	fosfodiesterase I
Organoarsenicais	piruvato desidrogenase
Penicilinas	transpeptidase
Piperazina	succinato desidrogenase
Pirimetamina	diidrofolato redutase
Plicamicina	DNA
Proguanila	diidrofolato redutase
Quinina	DNA
Salicilatos	prostaglandina sintase
Sulbactama	β-lactamase
Sulfonamidas	diidropteroato sintase
Sulfonas	diidropteroato sintase
Tetraciclinas	ribossomo
Tiabendazol	succinato desidrogenase
Trimetoprima	diidrofolato redutase

mação. O mecanismo pode ser representado com K_{FA} e K_{FI} como as constantes de dissociação microscópica referentes às ligações do F (fármaco) A e I, respectivamente, e $E = I_o/A_o$ é a constante de equilíbrio dos dois estados na ausência do fármaco ligante. Os agonistas manifestam maior afinidade pela conformação A; os antagonistas, pela conformação I. Um fármaco será antagonista de outro quando tiver maior afinidade por I do que por A. A atividade antagonista poderá ser de dois tipos: (a) competitiva, se o fármaco ligar-se ao mesmo local ao qual se liga o agonista; (b) alostérica, se ligar-se a outro sítio.

EFEITOS COOPERATIVOS

Verificou-se que alguns receptores estão situados em proteínas oligoméricas ou poliméricas, sujeitas aos efeitos cooperativos. No caso de uma estrutura tetramérica, por exemplo (Fig. 17.8), ela confere ao receptor determinadas vantagens, quiçá de ordem cinética ou energética. Possibilita interações alostéricas entre as subunidades constituintes. Assim, ao interagir com uma das subunidades do receptor, o agonista provoca alteração conformacional sofrida pela primeira subunidade que é induzida à segunda subunidade e, desta, propaga-se consecutivamente para a terceira e a quarta subunidades. A alteração conformacional induzida na segunda subunidade do receptor aumenta a interação do seu centro ativo com a molécula do agonista, facilitando a ação do fármaco.

INTERAÇÕES FÁRMACO-RECEPTOR

Para compreender-se o modo e o mecanismo de ação dos fármacos, é de capital importância conhecer as forças de interação que os ligam aos receptores. A determinação dessas forças por métodos experimentais é muito difícil. Todavia, com base no que já se sabe a respeito do assunto, admite-se que os fármacos estruturalmente específicos se ligam aos receptores mediante as mesmas forças que operam nas interações de moléculas simples. Essas forças são, pois, na sua maioria, idênticas àquelas que estabilizam a estrutura da proteína.

Quadro 17.2 Tipos de interações fármaco-receptor

Tipo de Ligação	Energia da Interação (kJ/mol)	Exemplo
Ligação covalente	− (170–460)	RO — COR'
Ligação iônica reforçada	− 40	$H-N^+-H\cdots O=C-R'$; $H\cdots{}^\ominus O$
Ligação iônica	− 20	$R_4N^\oplus\cdots{}^\ominus I$
Ligação íon-dipolo	− (4–30)	$R_4N^\oplus\cdots :NR_3$
Ligação dipolo-dipolo	− (4–30)	$O=C^{\delta+}\cdots :NR_3$
Ponte de hidrogênio	− (4–30)	— OH…O =
Transferência de carga	− (4–30)	— OH … C=C
Interação hidrofóbica	− 4	(anéis aromáticos com CH₂)
Interação de van der Waals	− (2–4)	C…C

Adaptado de ALBERT, A. *Selective Toxicity*, 5th ed. New York, Wiley, 1973.

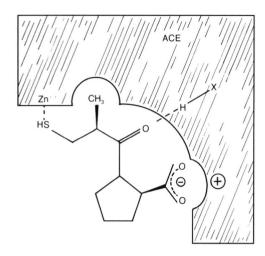

Fig. 17.9 Modelo da interação, por meio de três elementos estruturais do captopril com o centro ativo da enzima conversora da angiotensina I. (CHIPENS, G.I. et al. Chem. Heterocycl. Comp., 20:1189, 1984.)

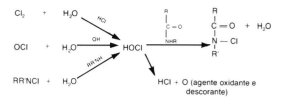

Fig. 17.10 Mecanismos de ação do cloro e compostos clorados. Eles estabelecem ligação covalente com o seu alvo.

O Quadro 17.2 apresenta não só uma relação das forças responsáveis pela complexação fármaco-receptor como também expõe alguns exemplos típicos de seus efeitos. No caso de as interações entre fármaco e receptores serem fracas, estas são geralmente possíveis apenas quando as superfícies moleculares apresentam estruturas complementares efetivas ou latentes, de sorte que a um grupo saliente (ou carga positiva) numa superfície corresponda uma cavidade (ou carga negativa) na outra. Em outras palavras, entre as moléculas que interagem deve existir, em muitos casos, uma relação análoga àquela que há entre chave e fechadura, embora o fenômeno seja muito mais complexo.

A força de uma ligação depende da distância que separa dois átomos: a distância ótima forma-se a ligação mais forte. A formação espontânea de ligação entre átomos ocorre com diminuição de energia livre. A quantidade de energia livre assim desprendida, que se converte em outra forma de energia, será tanto maior quanto mais forte for a ligação. Na formação de ligações covalentes há diminuição de 170 a 460 kJ/mol de energia livre, ao passo que nas interações de van der Waals o desprendimento desta é só da ordem de 2 a 4 kJ/mol. Quanto maior for a variação da energia livre, maior será a proporção de átomos na forma ligada.

Forças fracas

Em geral, as ligações que se estabelecem entre o fármaco e o receptor são relativamente fracas: iônicas, polares, ligações de hidrogênio, transferência de carga, hidrofóbicas, van der Waals. Em consequência, os efeitos produzidos são reversíveis, isto é, rompem-se às ligações fármaco-receptor e o fármaco deixa de agir assim que diminui sua concentração nos fluidos extracelulares. Na maioria dos casos, mormente em se tratando de agentes farmacodinâmicos, deseja-se isso mesmo, vale dizer, que a ação produzida pelo fármaco dure um tempo limitado. Exemplo dessa interação está exposto na Fig. 17.9.

Ligação covalente

Há ocasiões, porém, em que se almeja que os efeitos produzidos pelos fármacos sejam prolongados e até irreversíveis. Por exemplo, é de todo conveniente que os quimioterápicos formem, com os sítios aceptores ou receptores nos parasitas, complexos irreversíveis para que exerçam sua ação tóxica por tempo prolongado. Então, tenta-se fazer com que a união entre o fármaco e o receptor se estabeleça por meio de ligação covalente, que é a mais forte. A Fig. 17.15 ilustra esse tipo de interação.

A formação de ligação covalente com proteínas microbianas se atribui à ação antisséptica dos compostos clorados. Reagindo com água, eles são convertidos em ácido hipocloroso. Este, uma vez formado, reage com grupos amínicos de proteínas bacterianas, ligando-se a eles covalentemente (Fig. 17.10).

A ação quimioterápica e tóxica dos arsenicais, mercuriais e antimoniais se deve à ligação desses compostos, também por covalência, a grupos sulfídricos (da cisteína e glutationa, por exemplo) de enzimas essenciais:

$$R-As=O \begin{array}{c} H-S- \\ \\ H-S- \end{array} \text{proteína} \longrightarrow R-As=O \begin{array}{c} S \\ \\ S \end{array} \text{proteína}$$

TOPOGRAFIA DE RECEPTORES

Com o fim de auxiliar a compreender como se dá a interação fármaco-receptor, têm sido e estão sendo feitas tentativas para identificar e isolar diretamente o receptor ou deduzir indiretamente a sua topografia. Dentre os vários meios usados para isso sobressaem os seguintes:

1. Marcação covalente de grupos integrantes dos hipotéticos receptores, não raro com reagente radioativo, tal como se faz para determinar a reatividade de grupos individuais em proteínas e enzimas;
2. Emprego de antimetábolitos que, por terem semelhança estrutural com metábolitos, são altamente específicos e os dados com eles obtidos permitem a formulação de hipóteses sobre a superfície dos receptores. Entretanto, importa usar de muita cautela ao interpretar resultados nesse tipo de pesquisas, pois nem sempre fármacos altamente específicos podem ser considerados moldes de locais receptores;
3. Experiências com substâncias de estrutura rígida, cujo formato é tal que, segundo se julga, possibilita encaixe perfeito com os hipotéticos receptores. Essas experiências visam, principalmente, aos receptores colinérgicos e adrenérgicos;
4. Estudo das relações entre estrutura química e atividade farmacológica, verificando-se o efeito farmacológico de introdução de diferentes grupos substituintes na molécula do composto biologicamente ativo e, uma vez determinado qual é o grupo mais favorável, elucidar o papel que este desempenha e especular sobre a presença de grupos complementares ao receptor;
5. Cálculos de orbitais moleculares realizados para determinar a conformação preferida dos fármacos mais potentes e, assim, deduzir a posição de grupos complementares dos receptores. Todavia, ao interagir com seu receptor, o fármaco não precisa encontrar-se necessariamente na sua conformação termodinamicamente preferida (Fig. 17.11). Portanto, deve-se aceitar com reservas as conclusões e extrapolações que os resultados de tais cálculos permitem;

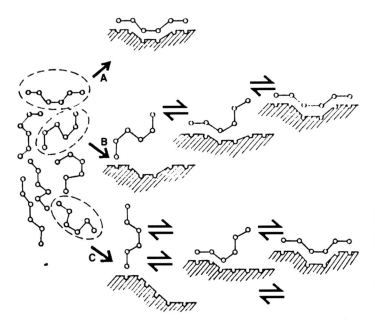

Fig. 17.11 Representação esquemática das alterações conformacionais possíveis na complexação fármaco-receptor. Na hipótese obsoleta "chave e fechadura" *(A)*, somente um confôrmero poderá ligar-se a um receptor rígido. No modelo "zíper" de Burgen *et al. (B)*, qualquer um dos confôrmeros poderá amoldar-se ao receptor rígido por mudança conformacional progressiva que extrai a energia necessária da própria ligação. No modelo "encaixe induzido" *(C)*, tanto o fármaco como o receptor sofrem alterações conformacionais reversíveis. (NOGRADY, Y. *Medical Chemistry: a Biochemical Approach*. 2nd ed. New York, Oxford University Press, 1988.)

6. Estudo cristalográfico de moléculas de substâncias biologicamente ativas que, reconhecidamente, interagem com receptores. Importa lembrar, todavia, que a conformação do fármaco no estado cristalino nem sempre é aquela do fármaco em solução. Por isso, deve-se considerar que a conformação no estado cristalino seja aquela em que necessariamente o fármaco interage com o receptor (Fig. 17.12). Sabe-se que, tal como ocorre na interação de substâncias químicas com proteínas, também os fármacos podem sofrer mudanças conformacionais ao se aproximarem do receptor (Fig. 17.13);
7. Métodos físicos, tais como diálise de equilíbrio, diálise cinética, diálise de partição, espectrofotometria no ultravioleta, ressonância magnética nuclear, ressonância paramagnética eletrônica, dicroísmo circular, dispersão rotatória óptica e espectroscopia de fluorescência, para determinar a configuração absoluta de fármacos estereosseletivos e estudar a complexação fármaco-receptor.

Evidentemente, os mapas de receptores farmacológicos assim obtidos – de que constam contornos superficiais, distribuição de carga e, em alguns casos, até a presença de certos grupos químicos – são apenas hipotéticos, estando sujeitos a alterações periódicas, à medida que novos conhecimentos vão sendo acumulados sobre esse assunto tão complexo e ainda não suficientemente estudado.

A título de ilustração, apresentam-se modelos de dois receptores: dos anti-hipertensivos diidropiridínicos (Fig. 17.14) e dos hipnoanalgésicos (Fig. 17.15).

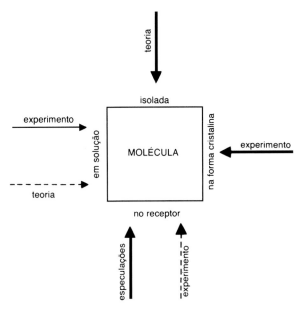

Fig. 17.12 Os quatro ângulos sobre os quais se estuda a conformação dos fármacos. (PULLMAN, E. The adventures of a quantum-chemist in the kingdom of pharmacophores. *In:* BERGMANN, E., PULLMAN, B. (eds.) *Molecular and Quantum Pharmacology*. Dordrecht, D. Reidel, 1974. p. 9-36.)

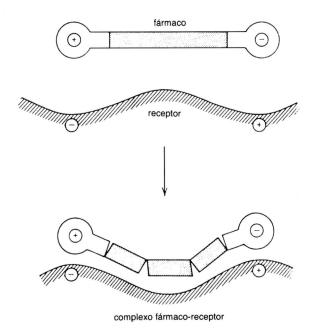

Fig. 17.13 Representação esquemática do encaixe morfológico induzido por cargas eletrônicas na interação fármaco-receptor. (KOROLKOVAS, A., BURCKHALTER, J.H. *Química Farmacêutica*. Rio de Janeiro, Guanabara Dois, 1982.)

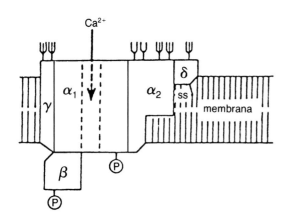

Fig. 17.14 Estrutura subunitária de canal de cálcio do músculo esquelético do coelho, em que se representam as ligações dissulfeto, os locais de glicolisação e os locais de fosforilação. Notem-se as cinco subunidades constituintes do receptor dos diidropiridínicos bloqueadores dos canais de cálcio: α_1, α_2, β, γ e δ, cujas massas aparentes são, respectivamente, 175 kD, 143 kD, 54 kD, 30 kD e 27 kD. Os anti-hipertensivos diidropiridínicos ligam-se à subunidade α_1. (CATTERALL, W.A. *Science, 242*:50, 1988.)

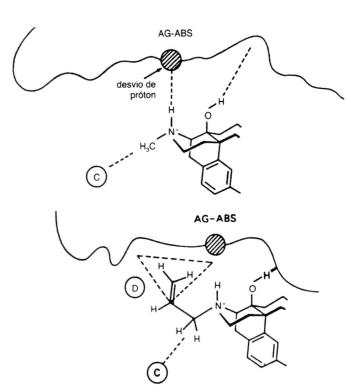

Fig. 17.15 Modelo de receptor de opiáceos. *C*: local positivo ao qual se liga o grupo *N*-metila dos agonistas; *D:* local positivo que interage com os grupos alila ou ciclopropilmetila dos antagonistas; AG-ABS: local de ligação amínica do agonista, que se torna bloqueado pelos antagonistas quando seus substituintes N-alila ou N-ciclopropilmetila adotam conformação cisoide. (KOLB, V.M. *Prog. Drug Res., 36*:49, 1991.)

REFERÊNCIAS BIBLIOGRÁFICAS

1. BURGEN, A.S.V. & ROBERTS, G.C.K. (eds.) *Topics in Molecular Pharmacology.* Amsterdam, Elsevier, 1983.
2. CATTABENI, F. & NICOSIA, S. (eds.) *Principles and Methods in Receptor Binding.* New York, Plenum, 1984.
3. GOTTO, A.M. & O'MALLEY, B.W. (eds.) *The Role of Receptors in Biology and Medicine.* New York, Raven, 1986.
4. HASCH, C., SAMMES, P.G. & TAYLOR, J.B. (eds.) *Compreehensive Medicinal Chemistry.* vol. 3. Oxford, Pergamon Press, 1990.
5. KENAKIN, T.P. *Pharmacologic Analysis of Drug Receptor Interaction.* New York, Raven, 1987.
6. KENAKIN, T. Drugs and receptors – an overview of the current state of knowledge. *Drugs, 40*:666-87, 1990.
7. KOROLKOVAS, A. Drug protein interaction as a model of drug receptor interactions. *Actual. Chim. Ther., 2*:12-29, 1974.
8. KOROLKOVAS, A. *Fundamentos de Farmacologia Molecular: Base para o Planejamento de Fármacos.* São Paulo, Edart, 1974.
9. KOROLKOVAS, A. *Essentials of Medicinal Chemistry.* 2nd ed. New York, Wiley-Interscience, 1988.
10. LAMBLE, J.W. (ed.) *Towards Understanding Receptors.* Amsterdam, Elsevier, 1981.
11. POSTE, G. & CROOKE, S.T. *Mechanisms of Receptor Regulation.* New York, Plenum, 1986.
12. WAUD, D.R. Pharmacological receptors. *Pharmacol. Rev., 20*:49-88, 1968.
13. WILLIAMS, M. & ENNA, S.J. The receptors: from concept to function. *Annu. Rep. Med. Chem., 21*:211-35, 1986.
14. WILLIAMS, M., GLENNON, R.A. & TIMMERMANS, P.B.M.W.M. *Receptor Pharmacology and Function.* New York, Saunders, 1989.

18

Receptores Farmacológicos e Seus Sistemas Efetores

Penildon Silva

O tema sobre receptores farmacológicos é discutido em vários capítulos deste livro. O fato se justifica porque os receptores são corresponsáveis pela maioria das respostas fisiológicas e farmacológicas do organismo. Neste capítulo serão focalizados, especialmente, os eventos que ocorrem desde a ativação ou inativação dos receptores superficiais (situados na membrana celular) e intracelulares (nucleares) até a resposta biológica.

A comunicação entre as células é essencial para a regulação de processos metabólicos, controle do crescimento e diferenciação celulares e integração fisiológica dos organismos vivos. Essa intercomunicação se realiza por intermédio de moléculas denominadas sinalizadoras, representadas por hormônios, autacoides, neurotransmissores, fatores de crescimento e eventualmente por drogas de origem exógena.

Os principais alvos das drogas são: receptores, enzimas, canais iônicos, DNA, matriz óssea e moléculas transportadoras.

O fator inicial para a resposta de determinado tecido a uma molécula sinalizadora (também chamada ligante) é o acoplamento dessa molécula a outra molécula específica chamada receptor. O complexo ligante-receptor irá, então, ativar ou inativar os sistemas efetores dos receptores, os quais, através de vários passos metabólicos, vão desencadear a resposta celular.

Os sistemas efetores dos receptores incluem, principalmente, canais iônicos, enzimas (adenilil ciclase, guanilil ciclase, fosfolipases A_2 e C, tirosina cinase) e transcrição gênica.

Quando ativados pelo complexo ligante-receptor, esses efetores iniciam uma cascata bioquímica amplificadora que termina com a resposta biológica. Os canais iônicos e enzimas são efetores de receptores superficiais, situados na membrana plasmática. A transcrição gênica é induzida por receptores citossólicos e nucleares. A ativação dos efetores é realizada, em geral, de modo indireto, através, por exemplo, de proteínas intermediárias (proteínas G), podendo excepcionalmente haver uma ativação direta, como acontece com os receptores acoplados à tirosina cinase.

Os receptores, de acordo com a sistematização de Alberts e colaboradores, desempenham as seguintes funções:

1. Reconhecem seus ligantes (neurotransmissores, hormônios, drogas) dentre todas as outras substâncias que circulam no organismo;
2. Acoplam-se aos seus ligantes com elevada afinidade;
3. Atuam como transdutores, isto é, transformam uma modalidade de sinal extracelular noutra modalidade de sinal intracelular;
4. Determinam as relações entre dose ou concentração da droga e efeitos farmacológicos;
5. São responsáveis pela seletividade das ações das drogas;
6. Determinam as ações dos agonistas e antagonistas.

ESTRUTURA E CONFIGURAÇÃO DOS RECEPTORES SUPERFICIAIS

Com as recentes técnicas da biologia molecular, do DNA recombinante, da clonagem molecular e da imunologia, tornou-se possível a identificação da estrutura, configuração e funções dos receptores. Abordaremos inicialmente aspectos referentes aos receptores superficiais, isto é, aqueles situados na membrana plasmática das células. Os receptores intracelulares serão também discutidos.

A clonagem revelou a sequência primária de aminoácidos de inúmeros receptores superficiais. A modelagem dos receptores tornou-se possível pela análise hidropática e uso de sondas imunológicas com as quais esses modelos podem ser testados experimentalmente. Utilizam-se anticorpos antipeptídicos que podem fornecer informações sobre a topologia, domínios funcionais e localização dos receptores superficiais. Além disso, há outras técnicas destinadas à descrição mais refinada das proteínas receptoras como, por exemplo, a análise da estrutura secundária, rotulagem covalente específica de determinados locais, estudos cristalográficos de elevada resolução, ressonância magnética nuclear bidimensional e análise de microscopia eletrônica e confocal da estrutura proteica.

A natureza dos receptores superficiais é protídica, apresentando-se sob a forma de cadeias polipeptídicas. Nos receptores já caracterizados, determinaram-se o sequenciamento, o número de aminoácidos e o peso molecular dos polipeptídios correspondentes, assim como foram sugeridos os locais de acoplamento dos agonistas e antagonistas.

Demonstrou-se também de que maneira essas cadeias polipeptídicas dos receptores superficiais se dispõem no interior das membranas celulares. Existe, nos diversos receptores, certa uniformidade nessa disposição intramembranosa, de tal modo que se caracterizaram famílias específicas de receptores, segundo a configuração das suas cadeias polipeptídicas. Uma das configurações mais comuns é aquela representada pelo dobramento do polipeptídio em sete alças ou domínios ou segmentos em forma de hélices, que assumem, no seu conjunto, um aspecto serpentiforme (Figs. 18.1 e 18.2). Esses segmentos ou domínios abarcam toda a membrana no sentido da sua largura.

Essa configuração hepta-helicoidal (sete hélices) é comum aos receptores associados às proteínas G, tais como os receptores acetilcolínicos muscarínicos, adrenérgicos, dopaminérgicos, serotoninérgicos, de opioides, de muitos peptídios, purínicos e outros.

As cadeias polipeptídicas dos receptores apresentam, além da parte incluída na membrana, uma parte extracelular, com o terminal amínico, e uma parte intracelular, com o terminal carboxílico. As porções extracelulares do polipeptídio, em geral, apresentam unidades oligosídicas. Parece que os locais de acoplamento dos agonistas e antagonistas se encontram nos domínios transmembranosos.

Cada domínio transmembranoso do tipo hepta-helicoidal de receptor consta de 20 a 30 radicais de aminoácidos hidrofóbicos. Esses domínios transmembranosos são interligados por três alças extracelulares e três alças intracelulares hidrofílicas. A parte citoplasmática do receptor encerra locais destinados à fosforilação, necessários para regulação dos receptores. As Figs. 18.1 a 18.5 esquematizam essa organização e mostram exemplos desse tipo de receptor.

Existe um tipo de receptor que possui também atividade intrínseca de efetor e é representado pelos receptores associados à proteína tirosina cinase, como, por exemplo, os receptores da insulina, do fator de crescimento epidérmico (EGF) e do fator de crescimento derivado das plaquetas (PDGF). Esse tipo de receptor tem um domínio extracelular que se acopla ao ligante e possui um único domínio transmembranoso e outro domínio intracelular de atividade enzimática de cinase. A Fig. 18.6 ilustra essa configuração.

Na cadeia polipeptídica transmembranosa há regiões que desempenham funções específicas:

1. Acoplam-se ao ligante;
2. Interagem indiretamente com sistemas efetores (através de proteínas G);
3. Interagem diretamente com sistemas efetores (canais iônicos);
4. Possuem atividade enzimática intrínseca (tirosina cinase);
5. Determinam a localização na membrana e a internalização dos receptores.

O terminal NH_2 do polipeptídio é geralmente extracelular e encerra um domínio que, eventualmente, também pode interagir com um ligante e se apresenta glicosilado e pode ter grupamentos de sulfato e fosfato, além de poder ser acilado por ácidos graxos e possuir pontes de dissulfeto.

O domínio intracelular, com o terminal carboxílico, pode ser efetor (caso da tirosina cinase) ou interferir na modulação e internalização dos receptores.

No tipo de receptor que se associa a canais iônicos, o mecanismo de portão ou comporta dos canais é influenciado ou operado pelo ligante, como se observa nos receptores nicotínico, GABAérgico, glicinérgico e do cainato.

CLASSIFICAÇÃO DOS RECEPTORES

Existem vários critérios para a classificação dos receptores:

- topográfico;
- pelo neurotransmissor ou hormônio ou mediador;
- pelos agonistas e antagonistas seletivos;
- pelos processos de transdução;
- pela estrutura;
- pelo mecanismo molecular

Critério topográfico

Nesse caso, os receptores são classificados em superficiais e intracelulares. Os superficiais se situam na membrana plasmática da célula, são hidrofóbicos e muito comuns. As moléculas sinalizadoras ou ligantes (hormônios, neurotransmissores, drogas) se ligam às proteínas receptoras situadas na superfície das células-alvo.

Os receptores intracelulares citossólicos e nucleares são representados principalmente pelos receptores dos esteroides e dos hormônios tireoidianos e regulam diretamente a transmissão gênica.

Ainda topograficamente, os receptores podem ser divididos em présinápticos e pós-sinápticos. Alguns podem até situar-se em locais não sinápticos, como se observa no trato respiratório com os receptores adrenérgicos.

Pelo neurotransmissor ou hormônio ou mediador

Nesse critério, os receptores são classificados de acordo com os ligantes endógenos que atuam sobre eles: neurotransmissores, hormônios, mediadores. Temos assim, por exemplo, receptores acetilcolínicos que são ativados pela acetilcolina, receptores GABAérgicos que são ativados pelo GABA, glicinérgicos, noradrenérgicos, glutamatérgicos etc.

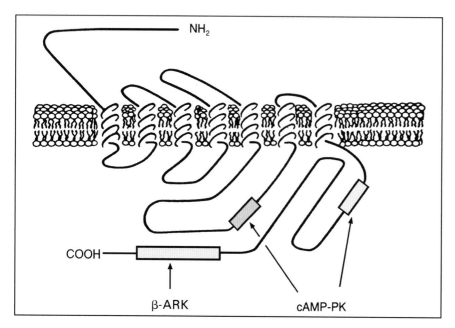

Fig. 18.1 Modelo esquemático do receptor β-adrenérgico mostrando a topologia dos domínios transmembranosos em número de sete. Essa organização aparece em muitos receptores, caracterizando uma superfamília, do ponto de vista evolutivo. As regiões do receptor a serem fosforiladas pela proteína cinase dependente do AMP cíclico são indicadas por cAMP-PK. A região a ser fosforilada pela proteína cinase específica do receptor β-adrenérgico é indicada por β-ARK. (HUGANIR, R.L., GREENGARD, P. Regulation of receptor function by protein phosphorylation. *TIPS*, 8:472-477, 1987.)

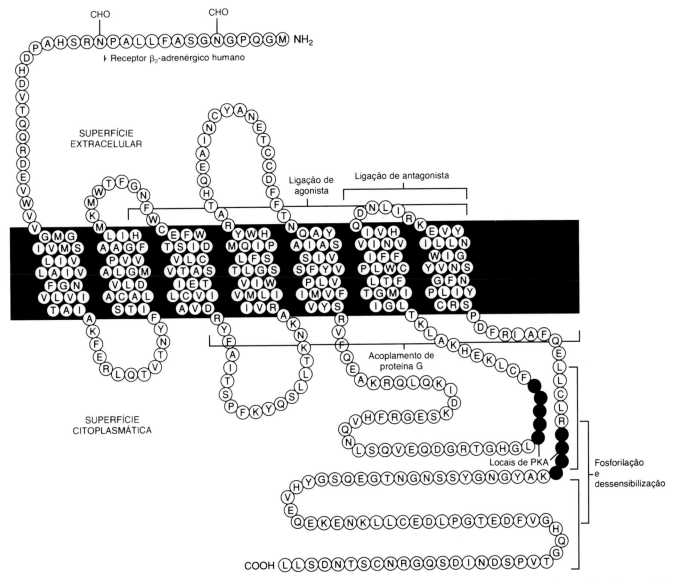

Fig. 18.2 Estrutura do receptor β_2-adrenérgico humano mostrando sua sequência de aminoácidos. CHO indica locais prováveis de glicosilação no domínio extracelular do receptor. Os círculos indicam locais prováveis de fosforilação (pela proteína cinase PKA) no domínio intracelular do receptor. Os domínios transmembranosos são hidrofóbicos e de forma α-helicoidal. São indicados os locais de possível ligação de agonista e antagonistas, do acoplamento de proteína G, de fosforilação (essa última participando da dessensibilização). (DOHLMAN, H.G., LEFKOWITZ, R.J. A family of receptors coupled to guanine regulatory proteins. *Biochemistry*, 26:2657-2664, 1987. Copyright 1987 American Chemical Society.)

Pelos agonistas e antagonistas seletivos

As subdivisões de receptores dos grupos mais importantes foram conseguidas originalmente com o estudo da ordem de potências de drogas relacionadas que eram usualmente agonistas. Por sua vez, o desenvolvimento de antagonistas seletivos levou à identificação de subtipos de receptores. São exemplos dessa classificação os receptores acetilcolínicos nicotínicos e muscarínicos e a subdivisão dos receptores muscarínicos em subtipos M_1, M_2, M_3 e M_4. Outro exemplo é dado pelos subtipos $GABA_A$ e $GABA_B$ dos receptores GABA.

Atualmente, tais estudos funcionais são combinados a estudos com ligação de ligantes, o que permite medida direta de afinidades de drogas por determinados receptores.

Receptores de qualquer tipo possuem um espectro de afinidades por vários ligantes.

A classificação de acordo com a afinidade por droga padrão tem sido o principal critério da classificação dos receptores.

Pelos processos de transdução

Com esse critério, agrupam-se os receptores de acordo com o tipo de resposta produzido quando uma droga se liga ao receptor.

Como existem quatro processos principais de transdução, os receptores são classificados nos seguintes grupos:

- ionotrópicos ou receptores rápidos, nos quais o local de ligação é parte integrante de um canal iônico;
- metabotrópicos ou receptores lentos, que são ligados à proteína G;
- receptores ligados à tirosina cinase; a ligação do transmissor, usualmente um hormônio ou fator de crescimento, estimula a fosforilação de um radical de tirosina numa proteína intracelular, desencadeando uma sequência de eventos que leva a uma resposta lenta;
- receptores ligados ao DNA, também chamados receptores esteroides, são proteínas intracelulares que se ligam ao transmissor (esteroide ou hormônio tireoidiano); a ligação do transmissor provoca alteração conformacional que estimula a transcrição do DNA no núcleo.

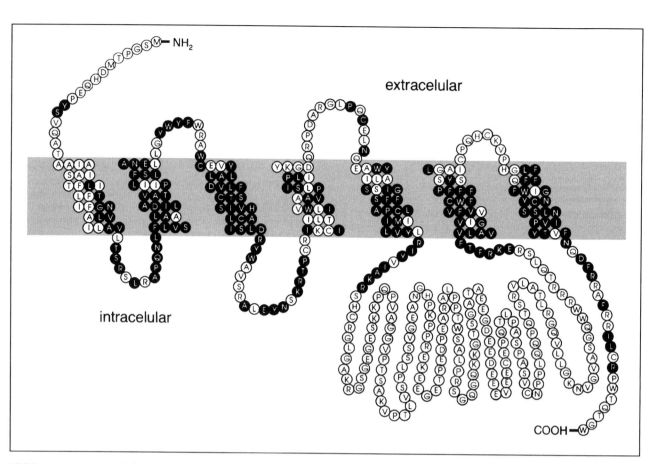

Fig. 18.3 Estrutura e organização de um receptor α_{2B}-adrenérgico, segundo a indicação de Wong *et al*. Os resíduos de aminoácidos escuros são idênticos em todos os três subtipos de receptores α_2-adrenérgicos. (HARRISON, J.K., PEARSON, W.R., LYNCH, K.R. Molecular characterization of α_1- and α_2-adrenoceptors. *TIPS*, *12*:62-67, 1991.)

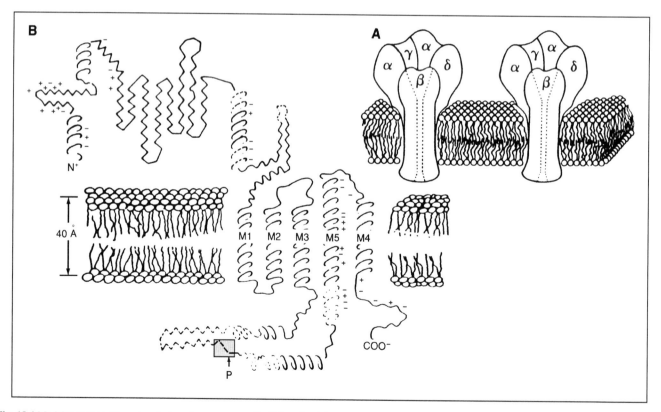

Fig. 18.4 Modelos esquemáticos da estrutura do receptor acetilcolínico nicotínico. *A* – A disposição das cinco subunidades em torno do canal iônico é vista no plano da membrana. *B* – Modelo proposto da topologia transmembrana das subunidades individuais. P indica região fosforilada por diversas proteínas cinases. (FINERMOORE, J., STROUD, R.M. *Proc. Natl. Acad. Sci.*, *81*:155-159. Citado por HUGANIR, R.L., GREENGARD, P. Regulation of receptor function by protein phosphorylation. *TIPS*, *8*:472-477, 1987.)

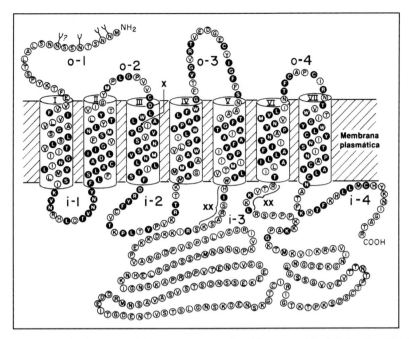

Fig. 18.5 Localização transmembranosa e sequência de aminoácidos do receptor acetilcolínico muscarínico M_2. O polipetídio do receptor possui sete domínios transmembranosos hidrofóbicos (I a VII), quatro domínios extracelulares (o-1 a o-4) e quatro domínios intracelulares (i-1 a i-4). Os círculos escuros indicam os aminoácidos idênticos aos dos outros subtipos de receptores muscarínicos. O aspartato no domínio transmembranoso marcado por X talvez seja o local de ligação de agonistas e antagonistas. Os aminoácidos indicados por XX são locais possíveis de acoplamento com proteína G. (GOYAL, R.K. Muscarinic receptor subtypes. *N. Engl. J. Med.*, 32(15):1022-1025, 1989.)

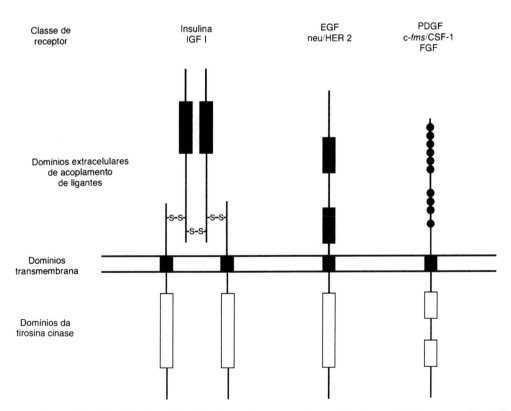

Fig. 18.6 Aspectos estruturais associados à tirosina cinase. Os retângulos escuros representam regiões ricas em cisteína conservados. As ligações de dissulfeto parecem desempenhar importante papel no estabelecimento do local de acoplamento de agonistas. Os retângulos claros representam o domínio da tirosina cinase. (KAHN, C.R., SMITH, R.J., CHIN, W.W. Mechanism of action of hormones that act at cell surface. *In*: WILSON, J.D., FOSTER, D.W. *Williams Textbook of Endocrinology*. 8th ed. Philadelphia, Saunders, 1992.)

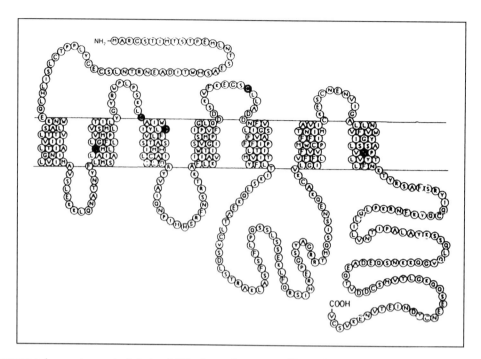

Fig. 18.7 Modelo de estrutura do receptor serotoninérgico 5-HT$_2$, de acordo com a análise de hidrofobicidade dos dados de sequência de aminoácidos. Os círculos escuros indicam locais de acoplamento. (HARTIG, P.R. Molecular biology of 5-HT receptor. *TIPS, 10*:64-69, 1989; com base no trabalho de PRITCHETT, D.B. *et al.*)

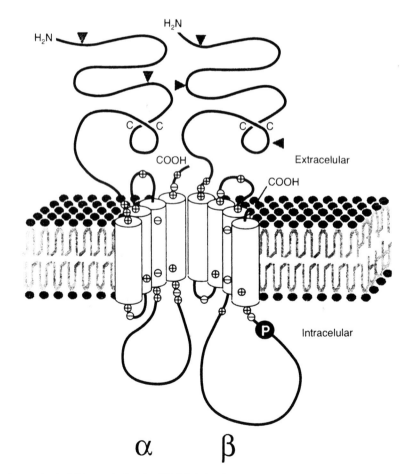

Fig. 18.8 Topografia e estrutura do receptor do ácido γ-aminobutírico (GABA$_A$) situado na membrana plasmática. As quatro hélices transmembrana nas subunidades α e β são mostradas como cilindros. As alças formadas pelas cisteínas ligadas por ligações de dissulfeto são indicadas pelos Cs. Os resíduos carregados, perto da superfície da membrana, são indicados por círculos com os sinais de carga. Os locais de glicosilação e de fosforilação são indicados pelos triângulos e por P. Parece que somente as hélices transmembrana é que formam o canal central. (SCHOFIELD, P.R., DARLISON, M.G., FUGITA, N. Sequence and functional expression of the GABA$_A$ receptor show ligand-gated receptor superfamily. *Nature, 328*:221-230, 1937.)

Pela estrutura

A biologia molecular permite ao farmacologista determinar a sequência precisa dos aminoácidos e a estrutura tridimensional dos receptores.

Nesse caso, os receptores são indicados de acordo com o número de domínios transmembranosos que apresentam. Existe, por exemplo, uma extensa família que engloba receptores que apresentam sete domínios transmembranosos. Entre esses receptores, citam-se os β_1-adrenérgicos, α_2-adrenérgicos, muscarínicos (M_2), além de outros. Nas Figs. 18.9 e 18.10, pode-se observar a disposição dos domínios ou segmentos intramembranosos, além das partes extra- e intracelulares de alguns receptores. Outro exemplo interessante é representado pelos receptores catalíticos tirosina-específicos que só possuem um domínio transmembranoso (Fig.18.6).

Pelo mecanismo molecular

Spiegel, Carter-Su e Taylor classificam os receptores superficiais de acordo com o mecanismo molecular pelo qual eles realizam sua função sinalizadora:

1. Receptores ligados a canais iônicos com mecanismo de comporta controlado pelos ligantes (p. ex., receptor acetilcolínico nicotínico);
2. Receptores constituídos por tirosina cinases (p. ex., receptores de insulina e de fator de crescimento semelhante à insulina);
3. Receptores constituídos por serina/treonina cinases (p. ex., receptor de ativinas e inibinas);
4. Receptores que ativam guanilil ciclase (p. ex., o receptor do fator atrial natriurético);
5. Receptores acoplados à proteína G (p. ex., receptores de fármacos adrenérgicos, fármacos colinérgicos, muscarínicos, hormônios glicoproteicos, glucagon e hormônio paratireoidiano);
6. Receptores de citocinas (p. ex., receptores do hormônio de crescimento, da prolactina e da leptina).

Os receptores das classes de 1 a 4 são moléculas bifuncionais que podem ligar hormônios e também servem como efetores funcionando como canais iônicos ou como enzimas.

Os receptores das classes 5 e 6 necessitam de uma molécula separada para catalisar a função efetora. Os receptores acoplados à proteína G, por exemplo, utilizam proteínas G para regular as moléculas efetoras de modo similar; os receptores de citocina se associam a tirosina cinases citossólicas (p. ex., família Janus de tirosina cinases JAKs que desencadeia vias de sinalização).

Ativina é uma das duas glicoproteínas gonadais relacionadas com o fator transformador de crescimento β. A outra é a inibina.

A ativina se apresenta em duas formas nas gônadas humanas.

A ativina é um potente estimulador seletivo da secreção do FSH. A ativina modula a indução do acúmulo de hemoglobina e a proliferação das células eritroides progenitoras na medula óssea. É importante no desenvolvimento axial embrionário.

As inibinas são polipeptídios que participam na diferenciação e crescimento de diversos tipos de células. A inibina e a ativina são glicoproteínas secretadas pelas gônadas.

A inibina inibe a secreção do FSH pela hipófise anterior.

A leptina é uma proteína codificada por um gene, *ob*, identificado inicialmente como a mutação *obesa* em camundongos.

A leptina pode atuar como um sinal na regulação da massa adiposa, possivelmente através da regulação do apetite e também da regulação do consumo de energia.

As citocinas são proteínas liberadas por células de mamíferos com atividades autócrina e parácrina. As citocinas provocam respostas que dependem das células-alvo e das citocinas.

As ações das citocinas incluem controle da proliferação e diferenciação, regulação de respostas imunológicas, hemopoese e respostas inflamatórias.

As citocinas produzidas pelos linfócitos se chamam linfocinas, as produzidas pelos monócitos se chamam monocinas. Outros tipos de citocinas incluem quimocinas, fatores de crescimento, fatores estimulantes de colônias, fatores transformadores, fatores de interferons e fatores de necrose tumoral.

Outras denominações

Receptor quimérico. É o receptor que é sintetizado pela engenharia genética de modo que se compõe de sequências proteicas provenientes de dois ou mais tipos de receptores; é útil para determinar a função de diferentes partes das moléculas de receptores.

Receptores heteroméricos. São constituídos de duas ou mais subunidades proteicas não idênticas.

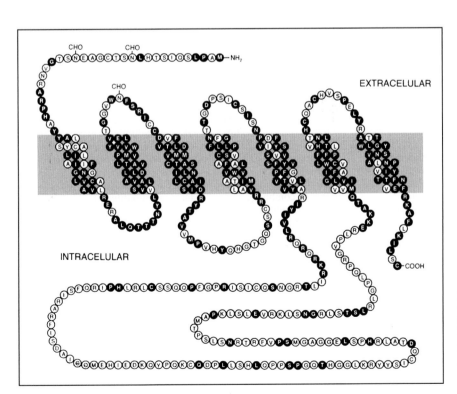

Fig. 18.9 Estrutura e topografia, na membrana plasmática, do receptor D_3 do rato. Os domínios transmembranosos foram definidos pela análise hidropática ou de hidrofobicidade. Os círculos escuros indicam aminoácidos idênticos nos receptores D_2 e D_3. CHO indica locais de glicosilação (SIBLEY, D.R. Cloning of a "D_3" subtype expands dopamine receptor family. *TIPS*, *12*:7-9, 1991.)

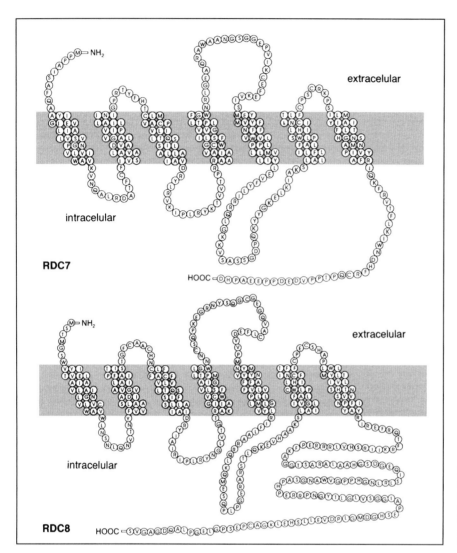

Fig. 18.10 Estruturas propostas para os receptores da adenosina. RDC7 (*acima*) e RDC8 (*abaixo*) representam, respectivamente, receptores adenosínicos A_1 e A_{2a} do cão. Observar a semelhança com outros receptores que são associados à proteína G. (LINDEN, J., TUCKER, A.L., LYNCH, K.R. Molecular cloning of adenosine A_1 and A_2 receptors. *TIPS, 12*:326-328, 1991.)

Receptores homoméricos. São constituídos de duas ou mais subunidades proteicas idênticas.

Receptores multiméricos. São constituídos de duas ou mais subunidades proteicas. As subunidades podem ser idênticas (homomultiméricas) ou diferentes (heteromultiméricas).

Isoceptores ou isorreceptores. São receptores que são ativados pela mesma classe de agonistas, porém com seletividades variáveis. Os adrenorreceptores β_1 e β_2 são isorreceptores; os subtipos de receptores muscarínicos M_1, M_2 e M_3 são também isorreceptores.

Receptores promíscuos. São receptores que compartilham acopladores dos sistemas efetores, como, por exemplo, a proteína G. O acoplador (proteína G) transmite ao sistema de resposta (efetor) a informação proveniente da interação de um ligante com o receptor.

Aceptor. Local de ligação de uma molécula que não provoca um efeito biológico diretamente através desse local.

Receptor órfão. Receptor para o qual ainda não se descobriu um ligante natural.

Receptores recombinantes. Receptores produzidos pela engenharia genética nos quais um ou mais aminoácidos, ou mesmo sequências inteiras de aminoácidos, são diferentes daqueles da forma natural ou primitiva do receptor. As alterações podem ser deleções, nas quais um ou mais aminoácidos são omitidos da proteína ou mutações, nas quais um ou mais aminoácidos são substituídos por diferentes aminoácidos.

Receptores de reserva. São receptores que excedem o número exigido para produzir uma resposta máxima na presença de um agonista total.

Receptores clonados. Receptores produzidos *in vitro* com a inserção de gene para o receptor em um sistema adequado de expressão que normalmente não expressa o receptor. Essa técnica permite a produção de cópias idênticas, em número ilimitado, de uma molécula de receptor para a pesquisa.

A técnica é usada para investigar as características de determinado receptor e das suas interações com drogas e sistemas efetores.

Receptor hepta-helicoidal. Receptor que pertence a uma superfamília de receptores que se associam à proteína G. As sequências proteicas desses receptores encerram sete domínios altamente lipofílicos que ocupam a membrana celular. São também conhecidos como receptores 7TM (transmembranosos), receptores lentos e receptores metabotrópicos.

Modulador. Ligante que aumenta ou diminui a ação de um agonista, através de combinação com um local ou sítio diferente (alostérico) na macromolécula do receptor. Na interação alostérica, uma molécula que se liga a um local numa macromolécula (receptor ou enzima) altera as características da interação entre outra molécula e um diferente local na mesma macromolécula.

Subtipos de receptores

Além das classificações citadas, há ainda a possibilidade de existência de subtipos de receptores, isto é, um receptor pode apresentar alguns subtipos com propriedades próprias e diferentes, até certo ponto, daquelas do receptor que deu origem à família.

Alguns exemplos serão citados. Os receptores adrenérgicos foram inicialmente subdivididos em α e β, de acordo com suas respostas à adrenalina, à noradrenalina e ao isoproterenol. Mais tarde se verificou que o receptor β apresentava três subtipos: $β_1$, $β_2$, e $β_3$, caracterizados não só farmacologicamente, mas também pela clonagem molecular. Os α-receptores também indicaram possuir dois subtipos: $α_1$ e $α_2$, distinguíveis farmacologicamente pela prazosina e pela ioimbina. Depois, pela clonagem molecular, determinou-se a existência de subtipos do $α_1$ e do $α_2$, indicados pelos símbolos $α_{1A}$, $α_{2A}$ e $α_{2B}$ etc.

Os receptores dopaminérgicos possuem os subtipos D_1, D_2, e D_3.

Os receptores GABAérgicos possuem os subtipos $GABA_A$ e $GABA_B$ (Fig. 18.8).

Os receptores da serotonina ou 5-hidroxitriptamina (5-HT) são representados por três subtipos principais $5-HT_1$, $5-HT_2$ e $5-HT_3$. O receptor $5-HT_1$, por sua vez, se subdivide em quatro subtipos: $5-HT_{1-A}$, $5-HT_{1-B}$, $5HT_{1-C}$ e $5-HT_{1-D}$. A existência de tantos receptores serotoninérgicos reflete as múltiplas funções exercidas pela serotonina, que é neurotransmissor (Fig. 18.7).

A ocorrência de subtipos de cada receptor parece ser fenômeno fisiológico geral.

Às vezes, encontram-se os termos isoceptores ou isorreceptores ou isoformas para indicar os diferentes subtipos de determinada família de receptores.

Agonistas e antagonistas

Agonista é o ligante que se une aos receptores e aumenta a proporção dos que estão em forma ativa, resultando numa resposta biológica. Os agonistas convencionais aumentam essa proporção, enquanto os agonistas inversos a diminuem.

O agonista pode ser uma droga, um neurotransmissor, um hormônio que, ao se combinarem com os receptores, induzem uma alteração nos receptores, a qual provoca uma resposta biológica.

O **agonista total** é a droga que provoca a resposta máxima de que é capaz o tecido. É um agonista que tem elevada eficácia, no sentido de que cada interação entre droga e receptor provoca um estímulo suficientemente intenso do tecido de modo que se obtém uma resposta total. Se o número de receptores é elevado (isto é, se existem receptores de reserva), então é possível obter-se uma resposta máxima com a ocupação apenas de uma fração dos receptores ocupados.

O **agonista parcial** é a droga que possui baixa eficácia de modo que, mesmo quando todos receptores estão ocupados, o estímulo ao tecido não é suficiente para provocar uma resposta máxima.

Agonista inverso é uma droga que apresenta ações intrínsecas opostas àquelas do agonista, diferentemente de um antagonista neutro, que não possui ação na ausência de um agonista. O agonista inverso é também conhecido como contra-agonista.

Agonista cativo tem ação farmacodinâmica que ultrapassa sua presença nos fluidos orgânicos. Presumivelmente, isso acontece porque parte da molécula se liga a uma parte da célula perto do receptor de modo que o farmacóforo pode interagir com o receptor, como acontece com o salmeterol.

Farmacóforo é a parte específica da molécula que é responsável pela atividade biológica.

Agonista primário. Alguns agonistas (glutamato, por exemplo) só são eficazes na presença de outro ligante (o coagonista, a glicina no caso do glutamato) que se liga a um local diferente da macromolécula do receptor.

No receptor citado, o glutamato é o agonista primário e a glicina, o coagonista.

Antagonista é a droga que reduz a ação de outra droga, em geral um agonista. Muitos antagonistas atuam na mesma macromolécula do receptor em que o agonista atua. O antagonismo desse tipo pode ser superável ou insuperável, dependendo das condições experimentais. No antagonismo superável, a resposta máxima a um agonista pode ser estabelecida, na presença de um antagonista, quando se aumenta a concentração do agonista. Quando a resposta máxima não é mais obtida, diz-se que o antagonismo é insuperável. O antagonismo pode também resultar de combinação com a substância antagonizada (antagonismo químico), ou da produção de efeito oposto através de receptor diferente (antagonismo funcional ou fisiológico), ou também como consequência de competição por um sítio de ligação de um intermediário que associa a ativação do receptor com o efeito observado (antagonismo indireto).

Os antagonistas são classificados em farmacocinéticos, farmacodinâmicos alotópicos e sintópicos e não específicos.

O **antagonista farmacocinético** reduz a concentração da outra droga no seu local de ação.

O **antagonista farmacodinâmico alotópico** se liga a um local diferente do local de ligação do agonista, mas esse local diferente está intimamente associado ao receptor. Esse tipo de antagonismo é também chamado não competitivo e pode ser reversível ou irreversível.

As interações alostéricas e antagonismo não competitivo são exemplos de interações alotópicas.

O antagonismo pode também resultar na interação alostérica de uma molécula que se liga a um sítio numa macromolécula (receptor ou enzima) e altera as características da interação entre outra molécula e um local diferente, na mesma macromolécula.

As duas moléculas que interagem podem ser estruturalmente idênticas ou diferentes. Quando a macromolécula possui várias subunidades, as interações alostéricas podem ocorrer entre as subunidades. Uma molécula que se liga a um sítio numa subunidade pode provocar uma alteração nas características das interações em local de outra subunidade.

Em geral, a interação provoca uma alteração na afinidade de ligação no segundo sítio.

Se a afinidade no segundo sítio é aumentada, a interação se chama cooperatividade positiva.

Quando uma substância atua num sítio alterando as características de sua própria interação noutro sítio, o processo é conhecido como interação autotrófica. Quando uma substância altera as características da interação entre outra substância e um sítio diferente na macromolécula, o processo se chama interação heterotrófica. Exemplos de interações alostéricas heterotróficas positivas: benzodiazepínicos que agem em um local no receptor $GABA_A$, atuação do zinco em um local nos receptores não NMDA e purínicos. Exemplo de interação alostérica heterotrófica negativa: atuação do zinco em um sítio nos receptores NMDA e $GABA_A$.

O **antagonista farmacodinâmico sintópico** pode ligar-se ao mesmo sítio de ligação do agonista, constituindo uma ligação mutuamente excludente. A ligação é, portanto, competitiva.

Os antagonistas sintópicos representam os melhores instrumentos de trabalho dos farmacologistas, de acordo com James Black, o nobelista que pesquisou o propranolol e outras drogas.

O antagonista não específico causa depressão geral da atividade celular ou alteração das propriedades físico-químicas da membrana celular como os anestésicos gerais, por exemplo.

Nomenclatura de Watson e Abbott

Watson e Abbott propuseram uma nomenclatura de receptores na qual cada receptor é caracterizado de acordo com os seguintes parâmetros:

1. Nomenclatura – a mais comumente utilizada;
2. Nomes antigos – nomenclatura menos popular ou não mais usada;
3. Ordem de potência – grandeza aproximada de potência de ligantes endógenos;
4. Agonistas seletivos – quando possível, os agonistas devem possuir, pelo menos, duas ordens de grandeza;
5. Antagonistas seletivos – quando possível, os antagonistas devem ter uma seletividade de, pelo menos, duas ordens de grandeza (valores de pA_2, quando houver);
6. Bloqueadores de canais – bloqueadores comumente utilizados de canais associados a receptores;
7. Radioligantes – incluem-se os radioligantes mais seletivos (valores em K_d);
8. Vias dos sistemas efetores – se elevação ou redução do AMPc, estimulação do IP_3 e do DAG, canais iônicos regulados pela voltagem ou por proteína G;
9. Gene – nome do gene cujo produto apresenta farmacologia muito próxima da farmacologia da proteína nativa do receptor; indica-se também a sequência do gene ou sequência da proteína expressa;
10. Informação estrutural – aminoácidos que constituem o receptor, número dos domínios transmembranosos;

11. Outros receptores e outros locais de ligação – locais de ligação que têm correlações funcionais e novos subtipos de receptores recém-clonados ou sem função conhecida;
12. Ligantes endógenos – agonistas que ocorrem naturalmente nos mamíferos.

De acordo com essas propriedades, os seguintes receptores foram definidos:

1. Da adenosina
2. α_1-adrenérgicos
3. α_2-adrenérgicos
4. β-adrenérgicos
5. Da angiotensina
6. Do peptídio natriurético atrial
7. Da bombesina
8. Da bradicinina
9. Do peptídio relacionado ao gene da calcitonina
10. Canabinoide
11. Da colecistocinina e da gastrina
12. Dopaminérgicos
13. Das endotelinas
14. GABAérgicos
15. Do glutamato
16. Da glicina
17. Histaminérgicos
18. Serotoninérgicos
19. Dos leucotrienos
20. Acetilcolínicos muscarínicos
21. Acetilcolínicos nicotínicos
22. Do neuropeptídio Y
23. Da neurotensina
24. Opioides
25. Do PAF
26. Prostanoides
27. Purinérgicos P_2
28. Da somatostatina
29. Da taquicinina
30. Da vasopressina e da ocitocina
31. Do VIP (peptídio vasoativo)

Apesar da longa lista de receptores já caracterizados, outros existem que ainda são objeto de intensa pesquisa.

REGULAÇÃO DOS RECEPTORES

Os fatores que regulam a atividade dos receptores se situam nos seguintes pontos: (a) acoplamento do ligante; (b) sinalização exercida pelo receptor e (e) alterações observadas além do receptor.

No nível de acoplamento do ligante ao receptor, caracterizam-se, principalmente, as alterações do número dos receptores, podendo haver infrarregulação (*down-regulation* dos ingleses), com redução do número dos receptores, e suprarregulação (*up-regulation* dos ingleses), com aumento do número dos receptores.

Ao nível de sinalização exercida pelo receptor, a regulação se efetua através de modificações dos lipídios membranosos, da fosforilação e de alterações conformacionais dos receptores.

Entre os fatores situados além dos receptores, podem ser citados o crescimento e diferenciação celulares, infecção viral, anticorpos do receptor, modificação covalente por fosforilação e glicosilação. Pode-se, também, mencionar um tipo de regulação ou modulação pré-sináptica. A ativação, por exemplo, de receptores α_2 pré-sinápticos ou pré-juncionais provoca um *feedback* negativo, inibindo a liberação de noradrenalina, constituindo um mecanismo de controle autorreceptor. Existe também uma regulação pré-sináptica com heterorreceptores. Na regulação por heterorreceptores, os receptores muscarínicos, por exemplo, podem inibir a liberação de noradrenalina das varicosidades simpáticas, e, por outro lado, receptores α-adrenérgicos pré-sinápticos podem inibir a liberação de acetilcolina de terminais parassimpáticos. As drogas adrenérgicas reduzem a atividade gastrointestinal porque ativam heterorreceptores α-pré-sinápticos, que inibem a acetilcolina.

DESSENSIBILIZAÇÃO E INFRARREGULAÇÃO DOS RECEPTORES

O fenômeno de dessensibilização significa que o efeito de um agonista (hormônio, neurotransmissor, droga), aplicado contínua ou repetidamente, vai diminuindo gradualmente. O fenômeno é, às vezes, também denominado taquifilaxia, refratariedade e resistência. Os mecanismos de dessensibilização podem ser representados por: (a) internalização de receptores; (b) infrarregulação dos receptores; (c) fosforilação dos receptores na sua parte citoplasmática; (d) esgotamento dos mediadores e (e) adaptações fisiológicas.

Quando os receptores α_1-adrenérgicos são expostos aos seus agonistas (catecolaminas, p. ex.), depois de algum tempo, eles se tornam refratários à ativação adicional, atingindo um estado de dessensibilização. Essa dessensibilização pode ser homóloga ou heteróloga. Na dessensibilização homóloga, a célula se torna refratária a um único agonista que anteriormente ativava a adenilil ciclase. Instala-se rapidamente, diferentemente do tipo heterólogo. A dessensibilização homóloga não é mediada pelo AMPc, parecendo ser causada por uma alteração do receptor, induzida pelo agonista (neurotransmissor, hormônio, droga). A dessensibilização heteróloga representa a perda de responsividade a todas as classes de agonistas, após exposição a um deles. Essa modalidade de dessensibilização decorre da alteração da proteína G ligada ao GTP (G_s) ou da subunidade catalítica da adenilil ciclase e depende, usualmente, de um aumento prévio de AMPc.

SUPRARREGULAÇÃO OU HIPERSENSIBILIZAÇÃO

Nesse caso, ocorre um aumento do número de receptores e, no exemplo dos receptores β-adrenérgicos, após a suspensão dos β-bloqueadores. Com isso, a responsividade tissular às catecolaminas é aumentada. Observa-se o fenômeno na hipersensibilidade após desnervação cirúrgica ou química do simpático. Experimentalmente, comprovou-se aumento do número de receptores β-adrenérgicos no tecido desnervado.

A conhecida síndrome da abstinência ou suspensão do propranolol ilustra esse tipo de suprarregulação dos receptores adrenérgicos.

Quando há suspensão abrupta do propranolol em pacientes com doença isquêmica do miocárdio, podem sobrevir angina instável e infarto do miocárdio. Pacientes hipertensos, quando suspendem tratamento com propranolol, podem apresentar elevação de resposta inotrópica e cronotrópica ao isoproterenol, com sudorese excessiva e palpitações.

CICLO DOS RECEPTORES

A síntese das proteínas receptoras se inicia no retículo endoplasmático rugoso. Em seguida, os receptores imaturos se dirigem para o aparelho de Golgi, onde sofrem glicosilação, acilação por ácidos graxos e formação de ligações de dissulfeto e, em alguns casos, clivagem em subunidades. Os receptores maduros são levados para a membrana plasmática.

Depois de inseridos na membrana plasmática, os receptores se tornam aptos para acoplar-se a ligantes e executar a transdução de sinais.

Após o acoplamento com os ligantes, os receptores tendem a agregar-se. Os agregados iniciais são pequenos (dímeros). Depois, formam-se agregados maiores que se internalizam no citosol. A agregação desempenha papel fundamental na sinalização realizada pelos receptores.

A internalização ocorre através de regiões especializadas da membrana plasmática, na face intracelular, por intermédio da proteína chamada clatrina. Essas regiões são chamadas "poços revestidos", que penetram no citosol e formam vesículas endossômicas circundadas por uma estrutura de clatrina em forma de gaiola.

Esses endossomos que encerram receptores, também chamados receptossomos, são acidificados e se fundem aos lisosomos. Nessa etapa, o ligante se dissocia do receptor, podendo permitir que o receptor seja reciclado para a membrana a fim de ser reutilizado.

O receptor realiza 50 ou mais ciclos, até que seja degradado – processo que pode durar de algumas horas a 1 dia.

A agregação e a internalização são características comuns de interações entre ligantes e receptores, como se observa com receptores de hormônios, de imunoglobulinas e de material nutritivo. A internalização, e não a sinalização intracelular, constitui a função primária de receptores que se acoplam a ligantes de função nutritiva, tais como lipoproteína de baixa densidade, cianocobalamina e transferrina.

Os receptores da lipoproteína de baixa densidade e de outros materiais nutritivos se localizam de preferência em poços revestidos por clatrina, ao passo que a maioria dos outros receptores se distribui na superfície celular e só se localiza em poços revestidos após acoplamento com ligantes.

Certos receptores possuem sequenciamento específico de aminoácidos que se localiza na parte intracelular e que é importante para a internalização. Em alguns receptores, a modificação covalente por enzimas, como, por exemplo, as fosforilações de radicais de treonina, serina e tirosina, favorece a internalização de receptores.

PROTEÍNAS G

As proteínas G representam intermediários transdutores de sinal, entre determinados receptores e seus efetores (enzimas e canais iônicos).

São chamadas proteínas G por causa de sua interação com os nucleotídios guanílicos GDP (guanosina difosfato) e GTP (guanosina trifosfato).

As proteínas G são constituídas por três subunidades α, β e γ. Os nucleotídios guanílicos se ligam à subunidade α. Essa subunidade também possui atividade enzimática, catalisando a conversão de GTP em GDP. As subunidades β e γ são muito hidrofóbicas e permanecem sob a forma de um complexo βγ na superfície citoplasmática da membrana.

No estado de repouso, a proteína G se encontra sob a forma de um trímero αβγ não ligado ao receptor, e o GDP ocupa um local na subunidade α.

Quando o receptor é ocupado por uma molécula agonista, ele sofre uma alteração conformacional. Essa alteração faz com que o receptor adquira elevada afinidade pela proteína G.

A associação do complexo αβγ da proteína G com o receptor provoca a dissociação do GDP e a sua substituição pelo GTP. Esse passo desencadeia a separação de α-GTP das subunidades βγ.

A α-GTP é a forma ativa da proteína G que se difunde na membrana e pode associar-se a enzimas ou canais iônicos, provocando sua ativação ou inativação.

O processo termina quando ocorre hidrólise de GTP em GDP através da atividade GTPásica da subunidade α.

O α-GDP resultante se dissocia do efetor e se reassocia às subunidades βγ, completando o ciclo (Fig. 18.11).

Esse mecanismo resulta, em geral, em amplificação, porque um único complexo agonista-receptor pode ativar diversas proteínas G e cada uma destas pode permanecer associada à enzima efetora, durante o tempo necessário para produzir muitas moléculas do produto, que é frequentemente um segundo mensageiro. Ocorre amplificação posterior antes de surgir a resposta celular.

As proteínas G não são todas idênticas, e especialmente a subunidade α apresenta considerável variabilidade.

Duas diferentes variedades de proteínas G (G_s e G_i) produzem, respectivamente, estimulação e inibição da enzima adenilil ciclase. Idêntico controle é observado com a fosfolipase C.

As subunidades α das proteínas G diferem em estrutura. Uma importante diferença funcional, que tem sido útil como instrumento experimental para caracterizar o tipo de proteína G envolvido, se refere à ação de duas toxinas bacterianas, as toxinas da cólera e da *Bordetella pertussis*.

Essas toxinas, que são enzimas, catalisam uma reação de conjugação (ADP-ribosilação) na subunidade α das proteínas G.

A cólera só atua na G_s, produzindo ativação persistente. Muitos dos sintomas da cólera, como a excessiva secreção de fluido do epitélio gastrointestinal, são causados pela ativação descontrolada da adenilil ciclase.

A toxina da *B. pertussis* atua na G_i de modo semelhante, mas a G_i parece ser mais heterogênea do que a G_s, em estrutura e função, de modo que os efeitos da toxina não são muito precisos.

O número das proteínas G tem aumentado, e muitas já foram caracterizadas e até clonadas.

Os estudos pioneiros sobre acoplamento de receptores com efetores, que levaram à descoberta das proteínas G, se focalizaram na regulação

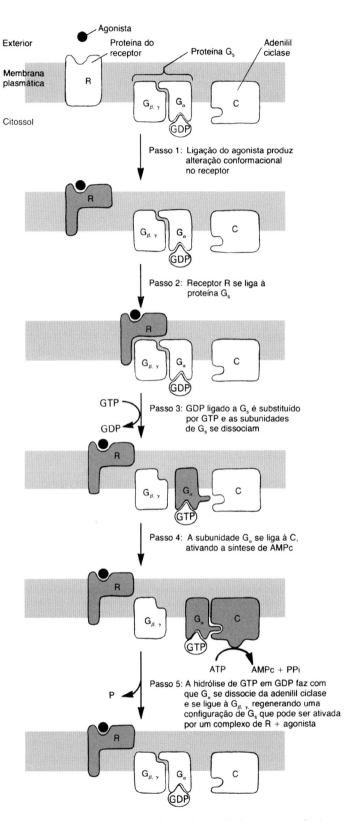

Fig. 18.11 Sequência de reações resultantes da ativação de um receptor β-adrenérgico por um agonista, onde se vê o papel da proteína G e da sua subunidade $G_α$ em várias fases do ciclo. (DARNELL, J., LODISH, H., BALTIMORE, D. *Molecular Cell Biology*. New York, Scientific American Books, 1986.)

de uma enzima-chave da membrana plasmática, a adenilil ciclase. Já se sabia que a adenilil ciclase era ativada pelas catecolaminas em diversas células. Verificou-se, depois, que essa ativação era induzida por uma proteína G.

Quadro 18.1 Efeitos fisiológicos mediados por proteínas G

Estímulo	Tipo Celular Afetado	Tipo de Proteína G	Efetor	Efeito
Adrenalina, glucagon	Hepatócitos	G_s	Adenilil ciclase	Degradação do glicogênio
Adrenalina, glucagon	Adipócitos	G_s	Adenilil ciclase	Degradação da gordura
Hormônio luteinizante	Folículos ovarianos	G_s	Adenilil ciclase	Aumento da síntese de estrogênio e de progesterona
Hormônio antidiurético	Células renais	G_s	Adenilil ciclase	Conservação da água pelos rins
Acetilcolina	Células do miocárdio	G_i	Canais de potássio	Bradicardia e redução da força contrátil
Encefalinas, endorfinas, opioides	Neurônios cerebrais	G_i/G_o	Canais de cálcio e de potássio, adenilil ciclase	Alteração da atividade elétrica dos neurônios
Angiotensina	Células musculares, vasculares	G_q	Fosfolipase C	Contração muscular: elevação da pressão arterial
Odorantes	Células neuroepiteliais	G	Adenilil ciclase	Detecção de odorantes
Luz	Células em bastonetes e cones da retina	G	Fosfodiesterase do GMP cíclico	Detecção de sinais visuais

LIDER, M.E., GILMAN, A.G. G-proteins. *Scientific American,* July 1992.

Também agora se sabe que outras enzimas, como a guanilil ciclase, fosfolipase C e a fosfolipase A_2, assim como diversos canais iônicos, são igualmente controladas por proteínas G.

Os receptores associados a proteínas G são muitos, como, por exemplo, muscarínicos, adrenérgicos, dopaminérgicos, serotoninérgicos, opioides, receptores de peptídios, purínicos etc.

A seguir, exemplos de algumas proteínas G já caracterizadas: G_s – sua subunidade α ativa a adenilil ciclase; G_i – sua subunidade α inativa a adenilil ciclase; G_p – ativa a fosfolipase específica de fosfoinositídio; G_o – sua subunidade α regula canais iônicos no cérebro; transducina – sua T_α ativa a fosfodiesterase do GMP nas células bastonetes da retina (Quadro 18.1).

SISTEMAS EFETORES DOS RECEPTORES

Quando se registra uma resposta biológica do tipo, por exemplo, contração ou relaxamento muscular, de secreção ou alteração metabólica, há sempre uma sequência de eventos que, habitualmente, se inicia com o acoplamento de um ligante a um receptor. Após a formação do complexo ligante-receptor, desencadeia-se o que se costuma chamar de cascata de fenômenos biofísicos e bioquímicos, na qual colaboram proteínas G, canais iônicos, enzimas, segundos e terceiros mensageiros e outras proteínas. Cada passo dessa cadeia de reações constitui um processo de amplificação, porque, progressivamente, observam-se números cada vez maiores de interações moleculares. Cada molécula de proteína receptora pode ativar muitas moléculas de proteína G. Cada molécula de proteína G, no sistema de adenilil ciclase, ativa uma molécula dessa enzima. Por sua vez, cada molécula de adenilil ciclase catalisa a conversão de um grande número de moléculas de ATP em moléculas de AMP cíclico. O mesmo tipo de amplificação se observa no sistema de fosfolipase C. Como as moléculas dos segundos mensageiros intracelulares, do tipo do AMPc e do Ca^{2+}, funcionam como moléculas efetoras alostéricas para ativar enzimas específicas, uma única molécula sinalizadora extracelular pode alterar milhares de moléculas no interior da célula-alvo. Essas cascatas metabólicas exigem regulação rígida. As células possuem mecanismos eficientes para rapidamente degradar o AMPc e para tamponar e sequestrar o Ca^{2+}, assim como para inativar as enzimas reatoras e transportar proteínas que tenham sido ativadas (Fig. 18.12).

Convencionou-se chamar de efetora aquela parte das moléculas sinalizadoras intracelulares ativadas pelo complexo ligante-receptor, representadas por determinadas enzimas, canais iônicos e, no caso dos receptores intracelulares, pela fase de transcrição gênica. Assim é que a adenilil ciclase, a fosfolipase C e os canais iônicos são efetores de determinados receptores. A tirosina cinase representa exemplo singular porque é simultaneamente receptor e efetor. Há autores que incluem nos sistemas efetores os segundos mensageiros.

Analisaremos os sistemas efetores da adenilil ciclase, da guanilil ciclase, da fosfolipase C, da fosfolipase A_2, da tirosina cinase, da transcrição gênica e dos canais iônicos.

SISTEMA DA ADENILIL CICLASE

A adenilil ciclase, também chamada adenilato ciclase ou adenil ciclase, se situa na membrana plasmática da maioria das células e catalisa a formação de AMP cíclico (adenosina 3′, 5′-monofosfato). O AMPc atua como segundo mensageiro, intermediando as ações dos primeiros mensageiros, que são os hormônios, neurotransmissores e determinadas drogas. O AMPc é inativado e hidrolisado em 5′-AMP (5′-ácido adenílico) por uma fosfodiesterase específica.

Como exemplos de hormônios e outros mediadores químicos endógenos que produzem alguns dos seus efeitos com a ativação da adenilil ciclase, citam-se: adrenalina e noradrenalina através de β-receptores, hormônio liberador da tiroxina, corticotropina, hormônio luteinizante, paratormônio, vasopressina, glucagon, peptídio intestinal vasoativo, algumas prostaglandinas, serotonina, histamina pelos receptores H_2, adenosina pelos receptores purínicos A_2 e outros.

Naturalmente que o ligante ativador da adenilil ciclase necessita de um receptor membranoso específico. O receptor e a adenilil ciclase são proteínas separadas na membrana celular. Quando o receptor sofre a alteração conformacional provocada pelo ligante, a sua interação com a adenilil ciclase exige a intermediação de uma terceira proteína, a chamada proteína G. As etapas dessa interação entre receptor, proteína G e adenilil ciclase estão esquematizadas na Fig. 18.13, e os detalhes do ciclo da proteína G, com a sua ativação e inativação, são indicados no item sobre as proteínas G.

A proteína G até agora mencionada possui atividade estimulatória sobre a adenilil ciclase; por tal motivo, é denominada G_s. Existe também a forma inibitória da proteína, denominada G_i. Alguns receptores podem acoplar-se à G_i, e, nesse caso, a ativação do receptor provoca redução da ativação da adenilil ciclase, com diminuição de formação do AMPc. Alguns exemplos desses agonistas inibitórios incluem acetilcolina em alguns receptores muscarínicos, opioides agindo em determinados receptores, agonistas de receptores α_2-adrenérgicos, adenosina em receptores purínicos A_1, além de outros.

O AMPc ativa uma proteína cinase que é AMPc-dependente e responsável pela ativação de outras enzimas através da fosforilação.

As ações do AMPc sobre as funções celulares são inúmeras, podendo-se mencionar a influência sobre o metabolismo energético, divisão e diferenciação celulares, transporte de íons, função de canais iônicos e de proteínas contráteis no músculo liso. Essas respostas são provocadas por diversas proteína cinases que são ativadas pela proteína cinase dependente do AMPc. Essas enzimas catalisam a fosforilação de radicais de serina e de treonina de diversas proteínas, usando ATP como fonte de fosfato.

A adenilil ciclase pode ser ativada diretamente por certos fármacos utilizados em estudos experimentais, como o foscolin e o fluoreto. As metilxantinas (aminofilina, cafeína) podem inibir a fosfodiesterase, evitando a degradação do AMPc e aumentando a sua concentração.

RECEPTORES FARMACOLÓGICOS E SEUS SISTEMAS EFETORES

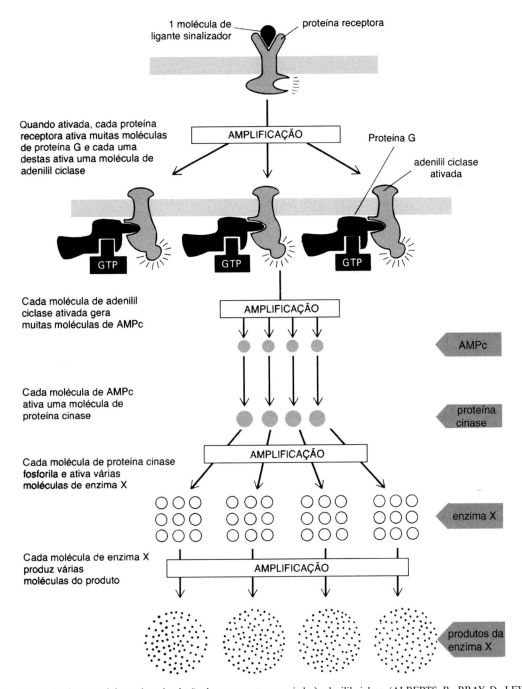

Fig. 18.12 Amplificação da sinalização celular após estimulação de um receptor associado à adenilil ciclase. (ALBERTS, B., BRAY, D., LEWIS, J., RAFF, M., ROBERTS, K., WATSON, J.D. *Molecular Biology of the Cell*. 2nd ed. New York, Garland Publishing, Inc., 1989.)

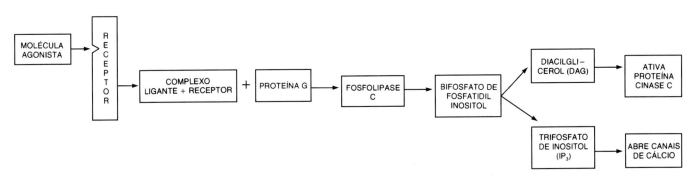

Fig. 18.13 Esquema do sistema da fosfolipase C e do fosfatidil inositol.

SISTEMA DA GUANILIL CICLASE

A guanilil ciclase, também chamada guanilato ciclase e guanil ciclase, forma o guanosina 3′, 5′-monofosfato cíclico (GMPc) a partir da guanosina trifosfato (GTP), que é um nucleotídio purínico. O GMPc, como o AMPc, é metabolizado por fosfodiesterase.

O GMPc, como o AMPc, é também um nucleotídio cíclico, que participa da sinalização intracelular na maioria das células animais, embora em muito menor concentração do que o AMPc. O GMPc ativa uma proteína cinase que fosforila proteínas-alvo na célula.

O GMPc pode regular diversas respostas, tais como vasodilatação, secreção intestinal e fototransdução retiniana.

Certos receptores estão associados à estimulação da forma membranosa da guanilil ciclase, tais como o receptor de um hormônio peptídico como o fator natriurético atrial ou atriopeptina e receptores de células que mediam respostas de células a fármacos, como vasodilatadores, nitratos orgânicos e o fator relaxante derivado de endotélio. Este último foi identificado como sendo o óxido nítrico (NO), capaz de produzir vasodilatação e talvez broncodilatação. As células endoteliais vasculares são capazes de produzir localmente o óxido nítrico a partir de arginina com a intervenção da NO sintase. Outras classes de receptores podem indireta ou secundariamente promover a formação de GMPc, como consequência de aumento do cálcio citossólico ou geração de ácidos graxos e outros produtos de degradação lipídica pela ciclo-oxigenase ou lipoxigenase.

Diferentemente da adenilil ciclase, que é uma enzima situada somente na membrana celular, a guanilil ciclase pode ser encontrada na membrana e no citossol. A forma associada à membrana é regulada por hormônios e outros ligantes, podendo funcionar como receptor e efetor, à semelhança da tirosina cinase. O ligante se acopla a um local extracelular da guanilil ciclase e transmite um sinal através da alteração conformacional para um local catalítico na face intracelular da enzima, onde ela executa a conversão de GTP em GMPc.

Os nitratos orgânicos, o nitroprussiato de sódio e a atriopeptina exercem o efeito de relaxamento do músculo liso através da formação de GMPc.

Os nitratos atuam com a liberação do íon nitrito, o qual, no interior da célula, é transformado em óxido nítrico (NO). Este, depois de formar um intermediário reativo de nitrosotiol, ativa a forma solúvel citossólica da enzima guanilil ciclase, a qual vai aumentar a concentração de GMPc. A produção do relaxamento muscular envolve a ativação de proteína cinases, que podem reduzir a concentração intracelular de Ca^{2+} ou interferir diretamente nas proteínas contráteis.

SISTEMA DA FOSFOLIPASE C

Alguns receptores, quando ativados, estimulam o sistema enzimático da fosfolipase C, que degrada fosfoinositídios da membrana celular. A sequência de eventos do sistema de fosfolipase C, como no sistema da adenilil ciclase, transduz sinais extracelulares em sinais intracelulares. A fosfolipase C ativada degrada o fosfotidil inositol 4,5-bifosfato (PIP) que é fosfolipídio da membrana plasmática, formando dois segundos mensageiros: o diacilglicerol (DAG) e o inositol 1,4,5-trifosfato (IP_3). A fosfolipase C é ligada à membrana plasmática e hidrolisa a ligação diéster que une a unidade de inositol fosforilada ao glicerol acilado. A fosfolipase C é também chamada fosfoinositidase ou polifosfoinositídio fosfodiesterase (ver Fig. 18.13).

A ativação da fosfolipase C pode ser realizada por diversos agonistas e necessita da participação de uma proteína G, como acontece com a ativação da adenilil ciclase. A proteína G da ativação da fosfolipase C é diferente daquela que ativa a adenilil ciclase.

O fosfatidil inositol é, em seguida, reconstituído através de reações de fosforilação do DAG. Forma-se o ácido fosfatídico e o inositol 1-fosfato é desfosforilado e reacoplado ao ácido fosfatídico, formando novamente o fosfatidil inositol.

O papel do trifosfato de inositol (IP_3) consiste em liberar o cálcio dos seus depósitos intracelulares. O trifosfato de inositol (IP_3) se liga a um receptor situado na membrana do retículo endoplasmático e ativa canais de cálcio, promovendo o aumento da concentração intracelular do Ca^{2+}, de 10 a 100 vezes mais. Esse Ca^{2+} torna-se, então, um "terceiro" mensageiro, que vai interferir noutras proteínas celulares (Fig. 18.14).

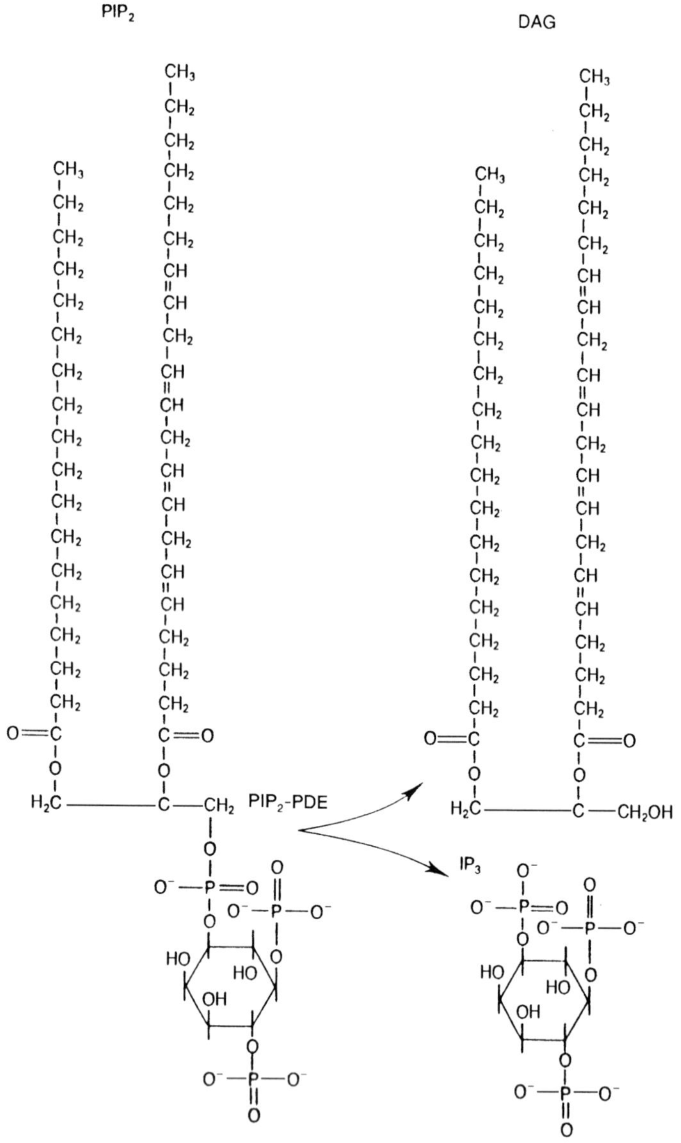

Fig. 18.14 Origem do trifosfato de inositol (IP_3) e do diacilglicerol (DAG), a partir do bifosfato de fosfatidil inositol (PIP_2) pela ação da fosfolipase C ou PIP_2-fosfoldiesterase (PIP_2-PDE). O DAG e o IP_3 são dois segundos mensageiros cujas funções consistem em (a) liberação de Ca^{2+} dos estoques intracelulares pelo IP_3 e (b) ativação da proteína cinase C pelo DAG.

Muitos agonistas, através dessa cascata do inositídio, provocam a elevação da concentração do Ca^{2+} intracelular. Esse efeito constitui a via mais importante para a produção de respostas celulares, tais como a contração do músculo liso, o aumento da força contrátil do miocárdio, a secreção de glândulas exócrinas, a liberação de neurotransmissores e de hormônios, a regulação de canais iônicos. A calmodulina é uma proteína citossólica que media a ação do Ca^{2+} sobre as enzimas. A ação do Ca^{2+} sobre os canais iônicos parece ser direta.

O diacilglicerol tem por função ativar a proteína cinase C. Essa enzima é ligada à membrana plasmática e controla a fosforilação de radicais de serina e de treonina em diversas proteínas intracelulares. O diacilglicerol se liga a um local específico da molécula da proteína cinase C. Existem vários tipos de proteína cinase C. Todos eles, experimentalmente, são ativados pelos ésteres do forbol e por análogos sintéticos do diacilglicerol. Os ésteres do forbol são substâncias de origem vegetal, irritantes e capazes de produzir tumores. A ativação da proteína G produz inúmeros efeitos, tais como: liberação de hormônios, aumento e redução de liberação de neurotransmissores e, na excitabilidade neuronal, contração ou relaxamento de músculo liso, resposta inflamatória, geração de tumores, dessensibilização de receptores, estimulação de transportes iônicos pelos epitélios.

SISTEMA DA FOSFOLIPASE A_2

A fosfolipase A_2, quando ativada por certos receptores, por intermédio de uma proteína G, degrada o ácido araquidônico, cujos metabólitos atuam como segundos mensageiros, capazes de sair das células e atuar em células-alvo locais. Além disso, foi observado que os metabólitos do ácido araquidônico funcionam também como mensageiros intracelulares, controlando os canais de potássio.

RECEPTORES CATALÍTICOS E NÃO CATALÍTICOS ASSOCIADOS À TIROSINA CINASE

Diferentemente dos receptores que necessitam da intermediação das proteínas G ou dos canais iônicos, existem certos receptores que realizam seu papel de transdutor mais diretamente, sob a forma de proteínas catalíticas. São receptores que exercem simultaneamente o papel de efetores. Dessas proteínas catalíticas, a mais estudada é a proteína cinase tirosina-específica. Essa proteína receptora catalítica possui um único domínio transmembranoso, apresentando seu domínio catalítico no lado citoplasmático da membrana plasmática.

Quando ativada por um ligante, a tirosina cinase transfere o grupamento fosfato terminal do ATP para um radical de tirosina de certas proteínas da célula

Essa família de receptores catalíticos tirosina-específicos inclui receptores da insulina, do fator de crescimento epidérmico (EGF), fator de crescimento derivado das plaquetas (PDGF) e outros.

As proteínas receptoras com atividade de tirosina cinase se autofosforilam, quando ativadas, o que aumenta a atividade da cinase, como se observa no receptor da insulina.

Existem alguns receptores ligados à tirosina cinase que não possuem atividade catalítica intrínseca. A associação com ligantes estimula a formação de um receptor dimérico que ativa uma ou mais tirosina cinases. Os receptores para muitos interferons e citocinas e fator de crescimento humano pertencem a esse tipo e constituem a superfamília de receptores de citocinas.

TRANSCRIÇÃO GÊNICA

Em oposição aos receptores superficiais, situados na membrana plasmática, há receptores intracelulares que têm como sistema efetor a transcrição gênica, com indução do RNA e da síntese proteica. Os agonistas desses receptores são hormônios esteroides, calcitriol, hormônio tireoidiano, ácido retinoico e drogas do tipo de glicocorticoides.

Os esteroides penetram na maioria das células-alvo por difusão, e seus receptores, que são proteínas de grande tamanho, se encontram no citossol e no núcleo.

Quando o esteroide se liga à molécula receptora, observam-se alterações estruturais que ativam o receptor. O complexo ligante-receptor possui elevada afinidade por diversos sítios de ligação nuclear, acoplando-se a determinadas sequências do DNA regulatórias na terminação 5' do gene responsivo.

Os complexos ligantes-receptores podem ligar-se a outros locais do núcleo celular, tais como a matriz celular, proteínas de natureza diferente das histonas e membranas celulares. Pensava-se, antigamente, que o processo ocorria no citoplasma, mas ele ocorre principalmente no compartimento nuclear.

A ligação do complexo ligante-receptor a componentes regulatórios provoca ativação de genes, com transcrição de gene pela RNA polimerase, a fim de produzir RNA-mensageiro (RNAm). O RNAm é transportado para ribossomos citoplasmáticos, a fim de sintetizar a proteína adequada, capaz de alterar função celular, crescimento e diferenciação.

Em alguns casos, a interação receptor-gene pode reduzir a atividade gênica, ao invés de aumentá-la.

CANAIS IÔNICOS

Os canais iônicos desempenham papel fundamental no sistema de transmissão de sinais intercelulares, através de íons sinalizadores.

Os canais iônicos são poros, constituídos por proteínas, que existem na bicamada lipídica das membranas plasmáticas e que permitem a passagem de íons específicos. Diferem dos simples poros aquosos porque não estão continuamente abertos. São providos de um mecanismo de portão ou comporta, que se abre por pouco tempo e depois se fecha. Por tal motivo, os canais podem apresentar-se num estado aberto ou fechado. Há autores que acrescentam um terceiro estado, no qual o canal não pode ser ativado (estado refratário ou inativado) (ver Fig. 18.15).

Os canais iônicos se caracterizam pela sua seletividade iônica, isto é, cada canal só permite a passagem de certos íons com exclusão de outros, como, por exemplo, canais iônicos de Na^+, de K^+, de Ca^+ e de Cl^-.

Os canais iônicos se abrem em resposta às seguintes alterações na membrana plasmática: (1) variação da voltagem do potencial da membrana; os canais cujo mecanismo de portão é controlado pela variação de voltagem são chamados voltagem-dependentes; (2) estimulação mecânica; certos canais têm seu mecanismo de portão influen-

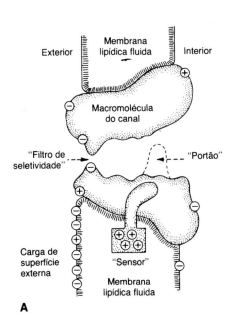
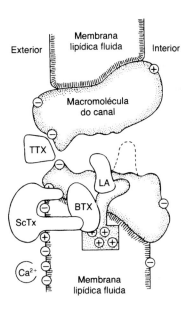

Fig. 18.15 Diagrama das unidades funcionais de um canal iônico (A) e os prováveis locais de ligação de diversas drogas e toxinas que afetam os canais de Na^+ (B). Receptores de drogas: (TTX) tetrodotoxina e saxitoxina; (ScTx) toxinas de escorpião e de anêmona; (BTX) batracotoxina, aconitina, viratridina e anotoxina cinzenta; (LA) anestésicos locais; (Ca^{2+}) íons divalentes que se associam à carga negativa superficial. (HILLE, B., CATTERALL, W. Electric excitability and ionic channels. In: SIEGEL, G.J., AGRANOFF, B.W., ALBERS, R.W., MOLINOFF, P.B. Basic Neurochemistry. 4th ed. New York, Raven Press, 1989.)

ciado por estimulação mecânica, como se observa nas células pilosas da orelha interna; (3) ligação de uma molécula sinalizadora (ligante) a um receptor. O receptor está associado ao canal. Quando ativado, o receptor dá início à resposta celular através da abertura do canal. Esses canais são também conhecidos como canais operados por receptores. O ligante sinalizador pode ser um mediador extracelular (neurotransmissor, hormônio, droga) ou um mediador intracelular (íon, nucleotídio, uma proteína G ligada ao GTP).

Dentre os mediadores intracelulares destaca-se a proteína G, que interage diretamente com o canal iônico, sem participação de segundos mensageiros como AMPc, GMPc ou fosfato de inositol. Como ilustração, podem ser citados os estudos com os canais de K^+ cardíacos. No músculo cardíaco, os receptores acetilcolínicos muscarínicos aumentam a permeabilidade ao K^+, aumentando a hiperpolarização das células e inibindo a atividade elétrica. Esse efeito é exercido por proteínas G funcionais, que transferem o sinal do receptor para o canal.

As alterações iônicas controladas pelos canais regulados por ligantes ou operados por receptores se observam em um grupo de receptores superficiais que podem ou não necessitar de proteínas G para a transdução dos sinais. Seguem alguns exemplos desses receptores associados a canais iônicos: colinérgico nicotínico, GABA, glicinérgico, de glutamato, de ácido caínico, colinérgico muscarínico cardíaco que regula canais de K^+, β-adrenérgico cardíaco que controla canais K^+ e outros.

A regulação do portão ou comporta dos canais pela variação de voltagem é explicada pelos seguintes eventos. As proteínas que se encontram na membrana plasmática estão sujeitas a intenso campo elétrico, criado pela diferença de potencial transmembranoso. Os canais iônicos, que possuem estrutura proteica, apresentam elevada sensibilidade a esse campo elétrico. Com a variação desse último, os canais podem assumir as diversas conformações dos estados fechado (repouso), aberto (ativado) ou refratário (inativado). Essa sensibilidade dos canais à voltagem se deve a grupamentos químicos da proteína do canal que se acham eletricamente carregados.

A sequência de DNA que codifica o canal de Na^+ voltagem-dependente já foi determinada. Verificou-se que o código para uma cadeia polipeptídica única (contendo cerca de 1.800 radicais de aminoácidos) encerra quatro domínios transmembranosos. Cada domínio apresenta seis α-hélices que abarcam a membrana no sentido da largura. Esses domínios transmembranosos se unem para formar as paredes de um canal. Também foi determinada a sequência de DNA que codifica canais de Ca^{2+} voltagem-dependentes, mostrando um grande polipeptídio com estrutura muito similar à do polipeptídio do canal de Na^+, sugerindo que os canais voltagem-dependentes pertencem a uma família de proteínas estrutural e evolutivamente relacionadas.

Em cada um desses canais, um dos segmentos transmembranosos possui radicais de aminoácidos eletricamente carregados que parecem funcionar como um sensor de voltagem, responsável pela abertura do canal quando a membrana está suficientemente despolarizada.

Os canais operados por receptores ou pelo acoplamento do ligante também pertencem a uma família de proteínas intimamente relacionadas.

Os canais permeáveis aos íons de K^+ parecem ser os mais comuns e se encontram na membrana plasmática de quase todas as células animais. Existem vários subtipos de canais de K^+ voltagem-dependentes. Um ligante que ativa uma corrente de K^+ deprime a excitabilidade, ao passo que o ligante que diminui a corrente de K^+ aumenta a excitabilidade celular. A multiplicidade dos subtipos dos canais de K^+ denota que as correntes de K^+ são responsáveis pelo controle fino da produção elétrica da célula, influenciando diversas funções, como influxo de Ca^{2+}, padrão de deflagração nervosa e potencial de repouso.

No momento atual, os subtipos dos canais de K^+ se subdividem em cinco grupos gerais:

1. retificadores retardados, que são ativados por despolarização intensa; são importantes na repolarização do potencial de ação, regulando a quantidade de K^+ que entra na célula a cada potencial de ação;
2. canais de K^+, que são ativados por Ca^{2+} intracelular. Há, pelo menos, três modalidades de correntes de K^+ ativadas pelo Ca^{2+}, já caracterizadas pela localização no SNC e por estudos eletrofisiológicos e farmacológicos;
3. e 4. esses dois grupos utilizam correntes que participam do padrão de deflagração neuronal e atuam como freios na despolarização, reduzindo ou abolindo a deflagração de potenciais de ação;
5. nesse tipo, a corrente é voltagem-dependente, e ele é chamado de retificador para o interior da célula (ou anômalo). Esse tipo de canal é ativado quando a célula é hiperpolarizada. Comporta-se como *feedback* positivo da despolarização, porque se fecha durante a despolarização.

Existem três subtipos de canais de Ca^{2+}, denominados T, N e L. Distinguem-se pela dependência de voltagem, tempo de inativação e suscetibilidade a diferentes antagonistas. Em muitas células, os diferentes subtipos de canais de Ca^{2+} podem ser modulados independentemente, o que explica a diversidade de ações das diferentes drogas bloqueadoras dos canais de Ca^{2+}.

O influxo de Ca^{2+} desempenha duas importantes funções:

1. de transportador de carga despolarizante;
2. segundo mensageiro onipresente que modula liberação de neurotransmissores, ativa vários sistemas enzimáticos e modifica diretamente a função de outros canais iônicos.

Os canais de Cl^- têm sido estudados principalmente nas sinapses GABAérgicas, com os receptores do tipo A do GABA. Ao interagir com os receptores do tipo A, o GABA promove, de forma dose-dependente, a abertura de canais iônicos clorosseletivos. O gradiente eletroquímico provoca um influxo de íons de Cl^- para o interior dos neurônios, hiperpolarizando a membrana e inibindo as descargas neuronais. Os receptores do tipo A do GABA ou $GABA_A$ são constituídos por complexos proteicos que, além de possuírem locais de acoplamento para o GABA e

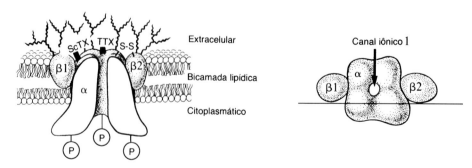

Fig. 18.16 Modelo estrutural do canal de sódio. Na figura à esquerda, está representado um modelo topológico de canal de sódio do cérebro de rato. Estão indicados a orientação transmembrana provável das três subunidades do canal, os locais de ligação da tetrodotoxina (TTX) e a toxina do escorpião (ScTx), as cadeias oligosídicas (linhas onduladas), ligação dissulfeto (S-S) e fosforilação dependente do AMPc (P). Na figura à direita, é apresentada uma visão da proteína do canal, observada ao lado extracelular, ilustrando a formação de um poro iônico transmembrana no meio de quatro domínios transmembranosos da subunidade α. (HILLE, B., CATTERALL, W. Electric excitability and ionic channels. *In*: SIEGEL, G.J., AGRANOFF, B.W., MOLINOFF, P.B. *Basic Neurochemistry*. 4th ed. New York, Raven Press, 1989.)

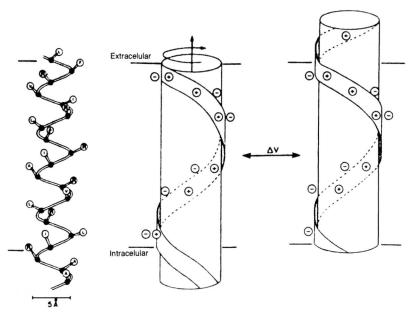

Fig. 18.17 Modelo para o movimento de torção das α-hélices dependente da voltagem, que dá origem às correntes do portão ou comporta dos canais. As hélices são formadas em cada um dos domínios transmembranosos. As hélices abarcam a membrana e encerram aminoácidos carregados positivamente, com um dipeptídio hidrofóbico intercorrente. O movimento de torção surge em resposta à despolarização da membrana. (CATTERALL, W.A. Structure and function of voltage-sensitive ion channels. *Science*, *242*:50-61, 1988.)

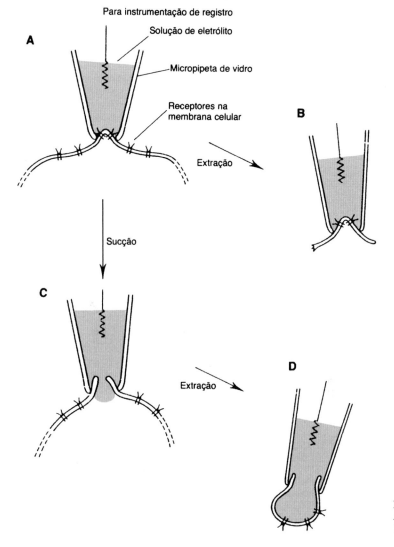

Fig. 18.18 Vários aspectos da técnica do *patch clamp*. (SMITH, C.U.M. *Elements of Molecular Neurobiology*. New York, John Wiley & Sons, 1989.)

certos antagonistas, também encerram sítios de ligação para barbitúricos, anestésicos, esteroides, benzodiazepínicos e etanol. Todos esses agentes são capazes de aumentar o fluxo de Cl⁻ para o interior dos neurônios ao interagir com os receptores GABA$_A$.

A importância dos canais iônicos pode ser ilustrada pela excitabilidade das células musculares e nervosas, além de ser alvo de fármacos largamente utilizados como antiarrítmicos, bloqueadores dos canais de cálcio, anestésicos locais, anticonvulsivantes e outros.

As funções dos canais iônicos podem ser diretamente modificadas por dois mecanismos, segundo Rang e Dale: bloqueio físico dos canais ou alteração do mecanismo de portão.

O bloqueio dos canais de sódio reduz a excitabilidade, como se observa com os anestésicos locais, drogas antiarrítmicas do grupo I, certos anticonvulsivantes e duas neurotoxinas chamadas tetrodotoxina e saxitoxina. Um fármaco que afeta o mecanismo de portão do canal do Na⁺, aumentando a probabilidade de ele ser aberto, tende a elevar a excitabilidade. Os anestésicos locais, além da ação bloqueadora inicial dos canais de Na⁺, também afetam, secundariamente, o mecanismo de comporta.

Outro tipo de interação droga-canal é quando a droga se liga a uma parte integrante da proteína do canal. Essa modalidade é observada na modulação dos canais de cálcio pelas drogas vasodilatadoras do tipo da diidropiridina. A abertura do canal, que normalmente se efetua com a despolarização, pode ser inibida ou facilitada segundo a estrutura da droga, através da interferência no mecanismo de portão ou comporta.

Outros exemplos de muitas propriedades dos canais iônicos foram facilitados pela técnica do *patch clamp* de Neher e Sakmann, com a qual se tornou possível o estudo de transporte de íons através de uma única molécula de proteína do canal, num pequeno retalho da membrana que recobre a boca de uma micropipeta. Com a técnica de *patch clamp*, pode-se registrar a atividade elétrica de canais iônicos em todas as espécies de células e até medir as correntes iônicas em canais iônicos isolados. A biologia molecular, por sua vez, elucidou a estrutura proteica dos canais iônicos, indicando até locais peptídicos onde atuam determinados fármacos (ver Figs. 18.17 e 18.18).

IONÓFOROS

São pequenas moléculas hidrofóbicas que se dissolvem nas bicamadas lipídicas e aumentam sua permeabilidade iônica. A maioria dos ionóforos é sintetizada por micro-organismos, e alguns são usados como antibióticos. Têm sido largamente empregados por biologistas celulares a fim de aumentar a permeabilidade das membranas a determinados íons em estudos sobre bicamadas, células e organelas celulares sintéticas.

Existem duas classes de ionóforos: transportadores de íons e formadores de canais.

Ambos os tipos atuam protegendo a carga de íon transportado, de modo que ele possa penetrar o interior hidrofóbico da bicamada lipídica.

A valinomicina é um exemplo de ionóforo transportador iônico. Trata-se de um polímero em forma de anel que aumenta a permeabilidade da membrana ao K⁺. A valinomicina transporta o K⁺ ao longo do seu gradiente eletroquímico, captando o K⁺ de um lado da membrana, difundindo-o através da bicamada e liberando o K⁺ do outro lado da membrana.

A gramicidina A é um exemplo de ionóforo formador de canal. É um peptídio de 15 aminoácidos, todos com cadeias laterais hidrofóbicas. Forma um canal transmembranoso que seletivamente permite fluxo de cátions monovalentes: H⁺, K⁺ e Na⁺.

FOSFORILAÇÃO PROTEICA

A fosforilação de proteínas constitui uma via comum final em muitos processos de regulação biológica.

Numerosas moléculas sinalizadoras extracelulares produzem muitos dos seus efeitos fisiológicos através da fosforilação de proteínas específicas nas células-alvo.

Os sistemas de fosforilação das proteínas se constituem de uma proteína cinase, uma proteína fosfatase e uma proteína que serve como substrato.

A proteína que serve como substrato é transformada de uma forma desfosforilada, através da ação de uma proteína cinase, numa forma fosforilada. A forma fosforilada é reconvertida na forma desfosforilada através da ação de uma fosfatase. O esquema seguinte resume o processo, segundo Nestler e Greengard.

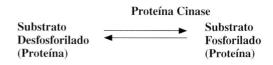

A maioria das proteína cinases fosforila as proteínas em radicais de serina ou treonina. Entretanto, as proteína cinases tirosina-específicas só fosforilam os radicais de tirosina.

A fosforilação consiste na transferência do grupamento fosfato terminal do ATP para a hidroxila do respectivo aminoácido (serina, treonina ou tirosina). Essa reação exige a participação do Mg²⁺.

As moléculas sinalizadoras extracelulares ou primeiros mensageiros (neurotransmissores, hormônios, estimulação luminosa, drogas) ativam indiretamente as proteína cinases através do aumento da concentração intracelular de segundos mensageiros nas células-alvo.

Os principais segundos mensageiros são AMPc, GMPc, Ca²⁺ e diacilglicerol. Esses segundos mensageiros ativam proteína cinases específicas que vão fosforilar outras proteínas que servem como substratos, o que leva à produção de respostas biológicas específicas, como, por exemplo, degradação do glicogênio, degradação da gordura, aumento da síntese de estrogênio, contração muscular, alteração elétrica dos neurônios, bradicardia, conservação da água pelos rins, detecção de sinais visuais etc.

As proteína cinases ativadas pelos segundos mensageiros são denominadas proteínas cinases dependentes do AMPc, ou do GMPc ou da Ca²⁺-calmodulina ou do Ca²⁺-diacilglicerol. As proteína cinases tirosina-específicas são ativadas diretamente pelos agonistas (insulina, fatores de crescimento), sem intervenção de segundos mensageiros.

Inúmeras moléculas sinalizadoras, para produzir seus efeitos biológicos, requerem uma complexa sequência de reações bioquímicas, nas quais a fosforilação e a desfosforilação de proteínas surgem como passo indispensável.

Entre as moléculas sinalizadoras que necessitam da fosforilação e desfosforilação de proteínas podem ser citadas: neurotransmissores, prostaglandinas, hormônios peptídicos, drogas, vírus oncogênicos, interferon, heme, fatores de crescimento, insulina, hormônios esteroides etc.

REFERÊNCIAS BIBLIOGRÁFICAS

1. AHLQUIST, R.P. Study of adrenotropic receptors. *Am. J. Physiol.*, 153:568-600, 1948.
2. ALBERTS, B., BRAY, D., LEWIS, J., RAFF, M., ROBERTS, K. & WATSON, J.D. *Molecular Biology of the Cell*. 2nd ed. New York. Garland Publishing, Inc., 1989.
3. ASHCROFT, F. M. *Ion Channels and Disease*. London, Academic Press, 2000.
4. AXELROD, J. Purification and properties of phenylethanolamine-N-methyltransferase *J. Biol. Chem.*, 237:1657-1660, 1962.
5. BARBACID, M. Neurotrophic factors and their receptors. *Curr Biol.*, 7: 148-155, 1996.
6. BERRIDGE, M. Inositol triphosphate and diacylglycerol: two interacting second messengers. *Ann. Rev. Biochem.*, 56:159-193, 1987.
7. BERRIDGE, M. & IRVINE, R. F. Inositol triphosphate, a novel second messenger in cellular signal transduction. *Nature, 312*:315, 1984.
8. BIRNBAUMER, M. Mutations and diseases of G-protein-coupled receptors. *Recept. Signal. Transduct.*, 15:131-160, 1995.
9. BOND, R. A., LEFF, P., JOHNSON, T. D. *et al*. Physiological effects of inverse agonists in transgenic mice with myocardial overexpression of the β₂-adrenoceptor. *Nature*, 374:270-276, 1995.
10. BOURGUET, W., GERMAIN, P. & GRONEMEYER, H. Nuclear receptor ligand-binding domains: three-dimensional structures, molecular interactions and pharmacological implications. *Trends Pharmacol. Sci.*, 21:381-388, 2000.
11. BYLUND, D.B. Subtypes of α₂-adrenoceptors: pharmacological and molecular biological evidence converge. *TIPS, 9*:356-361, 1988.

12. CAPHAM, D. & NEER, E. G-protein βγ subunits. *Annu. Rev. Pharmacol. Toxicol., 37*:167-203, 1997.
13. CATTERALL, W. A. & STRIESSNIG, J. Receptor sites for Ca^{2+} channel antagonists. *TIPS, 13*:256-262, 1992.
14. CATTERALL, W. A. From ionic currents to molecular mechanisms: the structure and function of voltage-gated sodium channels. *Neuron, 26*:13-25, 2000.
15. CHANGEUX, J. P., GIRAUDAT, J. & DENNIS, M. The nicotinic acetylcholine receptor: molecular architecture of a ligand-regulated ion channel. *Trends Pharmacol. Sci., 8*:459-465, 1987.
16. CHANGEUX, J.P, DEVILLERS-THIERY, A. & CEMOUILLI P. Acetylcholine receptor: an allosteric protein. *Science, 225*:1335-1345, 1984.
17. CLARE, J. J., TATE, S. N., NOBBS, M. & ROAMMOS, M. A. Voltage-gated sodium channels as therapeutic target. *Drug Discov. Today, 5*:506-520, 2000.
18. COLQUHOUN, D. Neher and Sakmann win Nobel Prize for patch clamp work. *TIPS, 12*:449, 1991.
19. De LIGT, R. A. F., KOUROUNAKIS, A. P. & IJZERMAN, A. P. Inverse agonism at G protein-coupled receptors: (patho)physiological relevance and implication for drug discovery. *Br. J. Pharmacol., 130*:1-12, 2000.
20. DEAFFLER, L. & LANDRY, Y. Inverse agonism at heptahelical receptors: concept, experimental approach and therapeutic potential. *Fundam. Clin. Pharmacol., 14*:73-87.
21. DERY, O. *et al*. Proteinase-activated receptors: novel mechanisms of signalling by serine proteases. *Am. J. Physiol. C., 274*:1429-1452, 1998.
22. DOLPHIN, A. C. G-proteins. *In*: FOREMAN, J. C., JOHANSEN, G. (eds.) *Textbook of Receptor Pharmacology*. CRC Press, Boca Raton, 1996.
23. EVANS, R. M. The steroid and thyroid hormone receptor superfamily. *Science, 240*:889-895, 1988.
24. FARFEL, Z., BOURNE, H. R. & IIRI, T. The expanding spectrum of G protein diseases. *N. Engl. J. Med., 340*:1012-1020, 1999.
25. FERGUSON, S. S. G. Evolving concepts in G protein-coupled receptor endocytosis: the role in receptor desensitization and signaling. *Pharmacol. Rev., 53*:1-24, 2001.
26. FURCHGOTT, R.F. & VANHOUTTE, P.M. Endothelium-derived relaxing and contracting factors. *FASEB J., 3*:2007-2018, 1989.
27. GALZI, J. L. & CHANGEUX, J. P. Neurotransmitter-gated ion channels as unconventional allosteric proteins. *Curr. Opin. Struct. Biol., 4*:554-565, 1994.
28. GILMAN, A.G. G-proteins and regulation of adenylyl cyclase. *JAMA, 262*:1819-1825, 1989.
29. GOYAL, R.K. Muscarinic receptor subtypes. *N. Engl. J. Med., 32*(15):1022-1025, 1989.
30. GUDERMANN, T., KALKBRENNER, F. & SCHULTZ, G. Diversity and selectivity of receptor-G protein signalling. *Annu. Rev. Pharmacol. Toxicol., 36*:429-459, 1996.
31. HILLE, B. *Ionic Channels of Excitable Membranes*. New York, Sinauer, 1992.
32. HODGKIN, A.L. & HUXLEY, A.F. A quantitative description of membrane current and its application to conduction and excitation in nerve. *J. Physiol. (London), 117*:500-544, 1952.
33. HOLLENBERG, M. D. Protease-mediated signalling: new paradigms for cell regulation and drug development. *Trends Pharmacol. Sci., 17*:3-6, 1996.
34. IHLE, J. N. Cytokine receptor signalling. *Nature, 377*:591-594, 1995.
35. IRVINE, R. F., McNULTY, T. J. & SCHELL, M. J. Inositol 1,3,4,5-tetrakis-phosphate as a second messenger – a special role in neurones? *Chem. Phys. Lipids., 98*:49-57, 1999.
36. JENKINSON, D. H. Classical approaches to the study of drug-receptor interactions. *In*: FOREMAN, J. C. & JOHANSEN, T. *Textbook of Receptor Pharmacology*. Boca Raton, CRC Press.
37. KARLIN, A. Structure of nicotinic acetylcholine receptors. *Curr. Opin. Neurobiol., 3*:299-309, 1993.
38. KENAKIN, T. P. *Pharmacologic Analysis of Drug-receptor Interactions*. 3rd ed. New York, Lippincott-Raven, 1997.
39. KERSTEN, S., DESVERGNE, B., WAHLI, W. Roles of PPRs in health and disease. *Nature, 405*:421-424, 2000.
40. KOENIG, J. A. & EDWARDSON, J. M. Endocytosis and recycling of G protein-coupled receptors. *Trends Pharmacol. Sci., 18*:276-287, 1997.
41. KRUPNICK, J. G. & BENOVIC, J. L. The role of receptor kinases and arrestins in G protein coupled receptor regulation. *Annu. Rev. Pharmacol. Toxicol., 38*:298-319, 1998.
42. LARSEN, P. R., KRONENBERG, H. M., MELMED, S. & POLONSKY, K. S. *Williams Textbook of Endocrinology*. 10th ed. Philadelphia, Saunders, 2002.
43. LAUDET, V. & ADELMANT, G. Lonesome receptors. *Curr. Biol., 5*:124-127, 1995.
44. LEFKOWITZ, R. J., PITCHER, J. KRUEGER, K. & DAAKA, Y. Mechanisms of β-adrenergic receptor desensitization and resensitization. *Adv. Pharmacol., 42*:416-420, 1998.
45. LEFKOWITZ, R.J., CARON, M.G. & STILES, G.L. Mechanisms of membrane-receptor regulation: biochemical, physiological and clinical insights derived from studies of the adrenergic receptors. *N. Engl. J. Med., 310*:1570-1575, 1984.
46. LODISH, H., BERK, A., ZIPURSKY, S.L., MATSUDAIRA, P., BALTIMORE, D. & DARNELL, J. E. *Molecular Cell Biology*. 4th ed. New York, W. H. Freeman & Company, 2000.
47. MANGELSDORF, D. J., THUMMEL, C., BEATO, M. et al. The nuclear receptor superfamily: the second decade. *Cell, 83*:835-839, 1995.
48. MARCHESE, A., GEORGE, S. R., KOLAKOWSKI, L. F., LYNCH, K. R. & O'DOWD, B. F. Novel GPCRs and their endogenous ligands: expanding the boundaries of physiology and pharmacology. *Trends Pharmacol. Sci., 20*:370-375, 1999.
49. MARSHALL, C. J. Ras effectors. *Cur. Opin. Cell. Biol., 8*:197-204, 1996.
50. McLATCHE, L. M., FRASER, N. J., MAIN, M. J. et al. RAMPS regulate the transport and ligand specificity of the calcitonin-receptor-like receptor. *Nature, 393*:333-339, 1998.
51. MILLIGAN, G., BOND, R. A. & LEE, M. Inverse agonism: pharmacological curiosity or potential therapeutic strategy? *Trends Pharmacol. Sci., 16*:10-13, 1995.
52. MURPHY, G. J. & HOLDER, J. C. PPAR-γ agonists: therapeutic role in diabetes inflammation and cancer. *Trends Pharmacol. Sci., 21*:469-474, 2000.
53. NEHER, E. & SAKMANN, B. The patch clamp technique. *Scientific American, 266*:28-35, 1992.
54. NESTLER, E.J. & GREENGARD, P. Protein phosphorylation of neural function. *In*: SIEGEL, G.J., AGRANOFF, B.W., ALBERS, R.W. & MOLINKOFF, P.B. *Basic Neurochemistry*. 4th ed. New York, Raven Press, 1989.
55. PRATT, W.B. & TAYLOR, P. *Principles of Drug Action*. 3rd ed. New York, Churchill Livingstone, 1990.
56. RAMACHANDRAN, L., PERALTA, E.G., ASITKENAVI, A., WINSLOW, J. M. & CAPON, D.J. The structural and functional interrelationships of muscarinic acetylcoline receptor subtypes. *Bio. Essays, 10*:54-57, 1989.
57. RANG, H. E., DALE, M. M., RITTER, J. M. & MOORE, P. K. *Pharmacology*. 5th ed. London, Churchill Livingstone, 2003.
58. SCHONEBERG, T., SCHULTZ, G. & GUDERMANN, T. Structural basis of G protein-coupled receptor function. *Mol. Cell Endocrinol., 151*:181-193, 1999.
59. SEIFERT, R. & WENZEL-SEIFERT, K. Constitutive activity of G-protein-coupled receptors: cause of disease and common properties of wild-type receptors. *Naunyn-Schmiedeberg's Arch. Pharmacol., 366*:381-416, 2002.
60. SIMONDS, W. F. G-protein regulation of adenylate cyclase. *Trends Pharmacol. Sci., 20*:66-72, 1999.
61. SPIEGEL, A., CARTER-SU, C. & TAYLOR, S. Mechanism of action of hormones that act at the cell surface. *In*: LARSEN, P. R. et. al. *Williams Textbook of Endocrinology*. 10th ed. Philadelphia, Saunders, 2002.
62. STEPHENSON, R. P. A modification of receptor theory. *Br. J. Pharmacol., 11*:379-393, 1956.
63. STRYER, L. Cyclic GMP cascade of vision. *Annu. Rev. Neurosci., 6*:87-119, 1986.
64. SUTHERLAND, E.W., ROBISON G.A., & BUTCHER, R.W. Some aspects of the biological role of adenosine 3',5'-monophosphate (cyclic AMP). *Circulation, 37*:279-306, 1968.
65. SWOPE, S. L., MOSS, S. I., RAYMOND, I. A. & HUGANIR, R. L. Regulation of ligand-gated ion channels by protein phosphorylation. *Adv. Second Messenger Phosphoprot. Res., 33*:49-78, 1999.
66. SYNOLD, T. W., DUSSAULT, I. & FORMAN, B. M. The orphan nuclear receptor SXR coordinately regulates drug metabolism and efflux. *Nature Med., 7*:584-590, 2001.
67. TRIGGLE, D. J. The pharmacology of ion channels: with particular reference to voltage-gated Ca^{2+} channels. *Eur. J. Pharmacol., 375*:311-325, 1999.
68. UNWIN, N. Acetylcholine receptor channel imaged in the open state. *Nature, 373*:37-43, 1995.
69. VERGNOLLE, N., WALLACE, J. L., BUNNETT, N. W. & HOLLENBERG, M.D. Protease-activated receptors in inflammation, neuronal signalling and pain. *Trends Pharmacol. Sci., 22*:146-152, 2001.
70. WALAAS, S. I. & GREENGARD, P. Protein phosphorylation and neuronal function. *Pharmacol. Rev., 43*:299-349, 1991.
71. WATSON. S. & ABBOTT, A. *Tips Receptor Nomenclature Supplement*. London, January 1999.

19

Relação Dose-Efeito

Minoru Sakate

Para qualquer substância farmacologicamente ativa, na faixa de sensibilidade da estrutura afetada pela droga, a intensidade do efeito é diretamente proporcional à sua concentração no local de ação. Entende-se como local de ação as estruturas a serem afetadas pela droga, conhecidas também como biofases.

A DOSE NA CLÍNICA

O estudo da dose se chama posologia. A dose de um medicamento, em terapêutica clínica, deve ser suficiente e nunca excessiva. De acordo com Shirkey, a regra principal da posologia é que ela deve ser suficiente para produzir o efeito terapêutico desejado e ótimo, com a menor quantidade possível de medicamento e, se possível, sem se observarem reações adversas e efeitos colaterais. Qual seria, por exemplo, a dose correta de aspirina? Seria a menor quantidade possível capaz de produzir o efeito desejado (analgesia ou antipirese), sem ou com mínimos efeitos colaterais.

Em clínica, usam-se doses médias, isto é, doses interpretadas de acordo com a curva de Gauss, como se vê na Fig. 19.1.

Mesmo os pacientes aparentemente idênticos em todos os aspectos não respondem de modo uniforme à mesma dose do medicamento. A curva de Gauss fornece dados e princípios que podem ser aplicados a todos os pacientes. A dose média é a dose com que se inicia o tratamento e pode ser mantida ou modificada de acordo com a resposta do paciente.

A dose aplicada visa à concentração do medicamento na biofase (uso sistêmico ou tópico) em que ele vai agir, constituindo um meio estimulante ou depressor das células atingidas. A concentração ótima representa a dose adequada. Quando surgem reações adversas, a dose deve ser alterada ou se suspende a medicação. Em certos casos, como na prática anestesiológica, as respostas terapêuticas e reações adversas podem ser observadas, como, por exemplo, no uso de antibióticos, em que a dose correta dependerá de inúmeras determinações: concentração plasmática, prova bacteriológica da atividade do antibiótico,

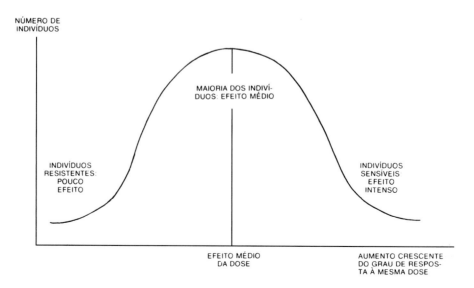

Fig. 19.1 Distribuição normal dos efeitos dos medicamentos.

alteração bioquímica, diminuição de leucócitos (no sangue e no liquor), melhora radiológica (em pneumonia) etc. A dose inicial do antibiótico é administrada sob a forma de dose média. A dose de manutenção pode ser igual à inicial ou adaptada de acordo com as determinantes do paciente.

Dose oficial é aquela registrada nos compêndios oficiais, isto é, nas farmacopeias. A dose oficial pode ser (e em geral é) a dose usual da droga. Essa dose usual se refere à quantidade da droga que habitualmente produz no adulto o efeito terapêutico esperado. Refere-se em geral à via oral de administração e a um adulto de 70 kg. Naturalmente que a dose usual pode variar de acordo com o quadro clínico. Para muitas drogas, a dose correta dependerá do peso, da idade, da condição do paciente, de sua resposta ao tratamento, de sua sensibilidade e tolerância e de possível antagonismo ou sinergismo com outras medicações. Quando o caso clínico permite, o estabelecimento da dose deve ser cuidadoso e por meio de tentativa, a não ser que exista ampla margem de segurança. Por outro lado, em casos graves, o tratamento deve ser agressivo. Em ambas as possibilidades, a posologia inadequada da droga indicada é tão prejudicial quanto o uso da droga não indicada. Apesar de doses usuais constituírem bons guias, os seus limites não são rígidos. Os níveis superiores, entretanto, sugerem que doses maiores aumentam os riscos de toxicidade ou podem não trazer vantagens terapêuticas. Doses menores que os limites mínimos das doses usuais não trariam vantagem terapêutica para a maioria dos pacientes.

A dose inicial mínima é aquela usada em pacientes que jamais tomaram a droga e representa a menor quantidade capaz de produzir efeito terapêutico. Se o efeito é satisfatório, mantém-se a dose; se se deseja efeito intenso, eleva-se a dose.

A dose inicial mínima é definida como a maior dose tolerada sem sintomas tóxicos. A dose mínima mortal ou letal se refere à menor quantidade de drogas capaz de produzir a morte. A dose letal ou mortal mediana é a dose que se determina em animais de laboratório em condições controladas. Significa que é a dose mortal para dada percentagem de animais, usualmente 50%, daí a expressão dose letal 50% (DL_{50}) ou dose mortal 50% (DM_{50}). A dose terapêutica ou dose eficaz se situa entre as doses terapêuticas mínima e máxima.

O índice terapêutico é um algarismo resultante da divisão da DL_{50} pela dose terapêutica ou eficaz. O índice terapêutico obtido com animais de laboratório é uma medida indireta da toxicidade da droga e, portanto, da sua margem de segurança.

O índice terapêutico significativamente superior a 1 indica larga margem de segurança para os animais de laboratório. O índice terapêutico muito próximo de 1 indica que as doses terapêuticas e tóxicas estão muito próximas. A margem de segurança de uma droga pode ser definida com precisão do seguinte modo: zona entre a dose seguramente eficaz (DE_{99}) e a dose letal mínima (DL_1). Essa determinação é realizada estatisticamente com a comparação em gráficos entre probitos e logaritmos das doses. Experimentalmente, por exemplo, a relação log dose-probito é retilínea para hipnóticos em camundongos, pelo menos entre os pontos 5% e 95%. Foster realizou trabalho essencial e muito interessante sobre a padronização da margem de segurança das drogas.

A dose tóxica é aquela capaz de produzir perturbação funcional acentuada no organismo tanto no homem quanto no animal experimental.

Em geral, a dose é estabelecida em relação ao peso, e também deve-se levar em conta se o paciente é recém-nascido, prematuro, jovem, velho, se muito gordo ou muito magro. A diferença de doses entre os sexos é geralmente orientada pelas diferenças de peso. Para as drogas muito potentes, o peso de qualquer adulto assume importância primordial na determinação da posologia.

A superfície do corpo pode ser também um fator determinante da posologia, como se observa na farmacologia pediátrica. Alguns autores consideram a superfície corpórea um parâmetro melhor do que o peso. Ao lado do peso e da superfície do corpo, outros fatores podem ser responsáveis na determinação da dose. A dosagem de insulina, por exemplo, além de relacionada ao peso e à superfície do corpo, é calculada de acordo com a glicemia ou glicosúria; a antitoxina diftérica é administrada em doses suficientes para agir contra a toxina; a dosagem da enzima pancreática pode ser regulada pela mudança de cor das fezes.

Além dos fatores já citados que intervêm na dosagem dos medicamentos, existem certos quadros patológicos que condicionam o reajuste posológico de determinadas drogas. Tais quadros variam desde obesidade, insuficiência cardíaca congestiva e insuficiência renal até problemas criados pelo alcoolismo e tabagismo, condições todas elas capazes de interferir na biodisponibilidade, na distribuição, no metabolismo e na excreção das drogas.

No caso, por exemplo, da insuficiência renal, não haveria excreção adequada das drogas a seguir relacionadas, e, por serem potencialmente tóxicas, devem ter sua posologia controlada, se possível até com a determinação das suas concentrações plasmáticas:

- Digoxina
- Gentamicina
- Canamicina
- Estreptomicina
- Tobramicina
- Cefaloridina
- Anfotericina B
- Tetraciclina
- Procainamida
- Fenobarbital

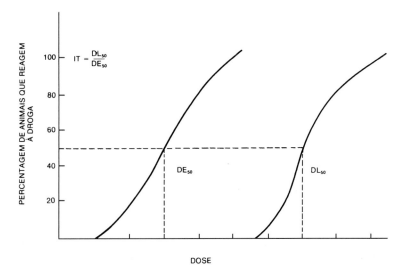

Fig. 19.2 Gráfico de índice terapêutico. O índice terapêutico em animais de laboratório indica a relação entre a dose letal mediana (DL_{50}) e a dose efetiva mediana (DE_{50}). O índice terapêutico em clínica indica a margem de segurança da droga.

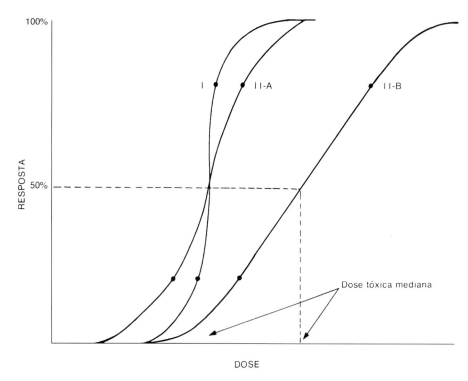

Fig. 19.3 Relações entre dose e efeito. A curva I mostra uma curva aguda, quase totalmente vertical, da relação dose-efeito. A curva II-A apresenta leve deslocamento, mas com o mesmo ponto central. A curva II-B indica efeito com resposta mais ampla. Essas curvas se prestam a inúmeras deduções estatísticas. (CASARETT, L.J. & DOULL, J. *Toxicology*. New York, Macmillan Publishing, 1975.)

Outras drogas que também precisam ter seu esquema de posologia ajustado no caso de insuficiência renal: penicilinas, carbenicilina, flucitosina, sulfissoxazol, metadona, metildopa, clofibrato, propiltiouracil, tolbutamida e alopurinol. Quando há doença hepática, o destino das drogas é alterado. Na cirrose, na insuficiência cardíaca congestiva e na hemorragia, em que há diminuição de perfusão hepática, o regime posológico das seguintes drogas deve ser reajustado: lidocaína, propranolol, meperidina, morfina, nortriptilina, aldosterona, isoproterenol, propoxifeno, pentazocina e nitratos orgânicos.

As doenças da tireoide, a obesidade, as alterações do pH urinário e doenças que interferem na absorção intestinal também exigem atenção para a individualização do regime posológico. Maiores detalhes sobre a influência de estados patológicos na posologia podem ser encontrados na excelente monografia de Jusko.

ESTATÍSTICA

A estatística da relação dose-efeito por si só se transformou em especialidade. Sobre ela se apoia todo o trabalho de especialistas da padronização biológica das drogas, havendo até mesmo organismos de caráter internacional encarregados desse mister. A Organização Mundial de Saúde, por exemplo, possui uma seção que se dedica só a esse campo de estudo.

A fim de ilustrar uma das técnicas mais usadas, um exemplo de Ribeiro do Valle, com uso de probitos e dos desvios normais equivalentes, será dado. A palavra probito originou-se da expressão inglesa *probability unit*.

Às vezes se apresenta ao farmacologista o problema de saber o grau de toxicidade de uma droga através de determinação da chamada dose letal. À primeira vista, a resolução parece fácil; bastaria injetar, em um animal de laboratório, pequenas doses iguais em intervalos regulares de tempo, verificando-se depois o número de doses que causa a morte do animal. O produto do número de injeções pelo valor de cada dose daria o valor da dose letal.

Outra solução seria injetar, em vários animais, dose progressivamente maior que a anterior. Haveria óbito dos animais injetados com dose igual ou superior à letal, que ficaria assim determinada. A verificação da dose letal de estricnina em camundongos é baseada nesse último método.

Entretanto, devido à variação individual na sensibilidade às drogas, os testes devem ser feitos com grande número de animais. Suponhamos que tenha sido feito um ensaio para determinação da dose letal de uma droga A. Para isso foram usados seis mil camundongos, divididos em seis grupos: a, b, c, d, e, f. Os animais de cada grupo foram injetados, respectivamente, com 10, 20, 40, 60, 80 e 1.000 microgramas da droga. Após meia hora, procedeu-se à contagem dos animais mortos; os resultados foram os seguintes:

Grupos	Animais	Dose	Mortos	%
a	1.000	10	30	3
b	1.000	20	80	8
c	1.000	40	270	27
d	1.000	60	670	67
e	1.000	80	880	88
f	1.000	100	930	93

Em vista desses resultados, qual deveria ser considerada a dose letal? Na realidade, todas as doses empregadas foram letais. Trevan, em 1927, sugeriu que se considerasse dose letal aquela que matasse 50% dos animais injetados (DL_{50}). Isso porque os valores em torno da DL_{50} variam menos que aqueles ao redor de DL_1 ou DL_{99}. O DL_{50} seria interpolado em gráfico, colocando-se em ordenadas a percentagem de animais mortos e em abscissas as doses empregadas.

Vemos que o gráfico resultante é o de uma curva sigmoide. Quando se pretende interpolar resultados em um gráfico, esses resultados são mais precisos se calculados a partir de uma reta. No nosso caso, é possível a retificação da sigmoide, colocando-se em ordenadas os probitos e em abscissas os logaritmos das doses.

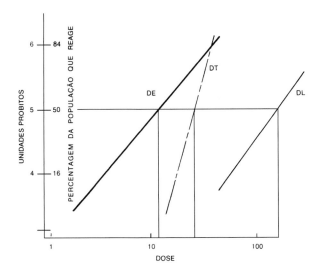

Fig. 19.4 Comparação entre dose efetiva (DE), dose tóxica (DT) e dose letal (DL). O gráfico é feito inicialmente com log dose *versus* percentagem da população que responde e, depois, traduzido em unidades probitos. (CASARETT, L.J. & DOULL, J. *Toxicology*. New York, Macmillan Publishing, 1975.)

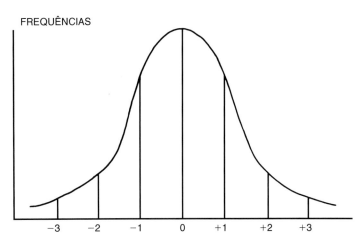

Fig. 19.6 Curva de distribuição normal.

Podemos observar que a curva da Fig. 19.7 se assemelha bastante à curva obtida no ensaio fictício descrito anteriormente (Fig. 19.5).

Vemos também que cada valor percentual corresponde a um valor em unidade do desvio-padrão.

Gaddum, em 1933, criou o conceito de desvio equivalente normal, com a finalidade de retificar a curva sigmoide.

O desvio equivalente normal é a frequência acumulada expressa em unidade de desvio-padrão; assim, para uma frequência de 15,87%, o desvio equivalente normal é -1.

Substituindo, em nosso ensaio fictício, os valores de percentagem de mortalidade pelos de desvio normal equivalente, teremos:

$$3\% = -1,88 \qquad 67\% = +0,44$$
$$8\% = -1,41 \qquad 88\% = +1,18$$
$$27\% = -0,61 \qquad 93\% = +1,48$$

Esses valores foram obtidos em tabela, mas podem ser extrapolados com menos precisão na curva anterior. A Fig. 19.8 apresenta o gráfico obtido a partir deles.

Os probitos, introduzidos por Bliss em 1934, têm como finalidade eliminar os valores negativos e consistem na soma de cinco unidades a todos os valores de desvio normal equivalente; assim, o valor -3 passará a probito 2, o valor 0 a probito 5 etc. Na curva da Fig. 19.8, existem ainda pequenas inflexões que podem ser corrigidas pelo emprego do logaritmo em abscissas.

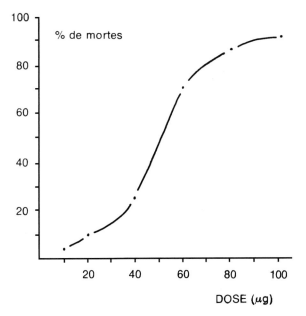

Fig. 19.5 Gráfico que correlaciona efeito (morte) e dose em curva sigmoide.

Conceito de probito

Analisaremos uma curva de distribuição normal (Fig. 19.6).

A linha 0 representa a média da população; a área compreendida entre 0 e $+1$ (igual a um desvio-padrão) corresponde a 34,1% dessa população; a área entre $+1$ e $+2$ corresponde a 13,6% da população; a área entre $+2$ e $+3$, a 2,2%; a área de $+3$ a $+\infty$, a 0,13%. Somando-se esses valores, verificaremos que 50% da população se distribui à direita da média. A mesma distribuição ocorre à esquerda. A curva de distribuição normal, esquematizada na Fig. 19.6, pode ser construída de outro modo, usando-se as frequências acumuladas:

$$-\infty \text{ a } -3 = 0,13 \qquad -\infty \text{ a } +1 = 84,10\%$$
$$-\infty \text{ a } -2 = 2,27\% \qquad -\infty \text{ a } +2 = 97,70\%$$
$$-\infty \text{ a } -1 = 15,87\% \qquad -\infty \text{ a } +3 = 99,87\%$$
$$-\infty \text{ a } 0 = 50\% \qquad -\infty \text{ a } +\infty = 100,00\%$$

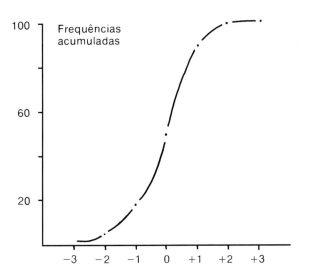

Fig. 19.7 Curva de frequências acumuladas.

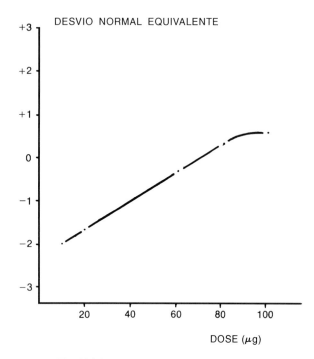

Fig. 19.8 Obtenção do desvio normal equivalente.

A escolha dos limites de doses e o teste preliminar são fases preparatórias para o teste definitivo. Na primeira, serão escolhidas duas doses: uma que mata todos os animais e outra que não mata nenhum. Na segunda, serão escolhidas doses intermediárias. No teste definitivo serão escolhidas doses ao redor das que matam 50% dos animais do teste preliminar.

REFERÊNCIAS BIBLIOGRÁFICAS

1. ARIËNS, E. J. *Molecular Pharmacology; the Mode of Action of Biologically Active Compounds,* New York, Academic Press, 1964.
2. BARLOW, R. B. & ING, H. R. *Introduction to Chemical Pharmacology,* 2nd ed. London, Methuen, 1964.
3. BARNES, C. D. & ELTHERINGTON, L. G. *Drugs Dosage in Laboratory Animals.* Berkeley, University of California Press, 1964.
4. BLISS, J. The method of probits. *Science, 70*:39, 1934.
5. BURN, J. H. *Biological Standardization.* London, Oxford University Press, 1950.
6. BUTLER, A. M. & RICHIE, R. H. Simplification and improvement in estimating drug dosage and fluid and dietary allowances for patients of varying sizes. *New. Engl. J. Med., 262*:903, 1960.
7. CASARETT, L.J. & DOULL, J. *Toxicology.* New York, Macmillan Publishing, 1975.
8. CERRINA, J. The dose of a drug. *Cornell Conferences on Therapy, 3*:1-23, 1948.
9. CLARK, A. J. *The Mode of Action of Drugs on Cells.* London, E. Arnold, 1933.
10. CRAWFORD, J. D. TERRY, M. E. & ROURKE, G. M. Simplification of drug dosage calculation by application of the surface area principle. *Pediatrics, 5*:783, 1950.
11. EMMENS, C. W. *Principles of Biological Assay.* London, Chapman and Hall, 1948.
12. FERGUSON, J. The use of chemical potentials as indices of toxicity. *Proc. Roy. Soc.* (London), *127*:387-404, 1939.
13. FINNEY, D. J. *Statistical Methods in Biological Assay.* London, C. Griffin, 1964.
14. FOSTER, R. H. K. Standardization of safety margin. *J. Pharmacol. Exp. Ther., 65*:1-17, 1939.
15. GLAZKO, A. J. Simplified procedures for calculating drug dosage from body weight in infancy and childhood. *Pediatrics, 27*:503, 1961.
16. GOLDSTEIN, A., ARONOW, L. & KALMAN, S. M. *Principles of Drug Action; the Basis of Pharmacology.* New York, Harper & Row, 1969.
17. HARPER, N. J. & SIMMONDS, A. B. *Advances in Drug Research.* New York, Academic Press, 1966.
18. JUSKO, W. J. Princípios farmacocinéticos na farmacologia pediatrica. *In: Clínica Pediátrica América do Norte.* Rio de Janeiro, Guanabara Koogan, 1972.
19. LITCHFIELD Jr., J. T. & WILCOXON, F. A simplified method of evaluating dose-effect experiments. *J. Pharmacol. Exp. Ther., 96*:99-112, 1949.
20. LOEWI, S. *Aezneimittelforschung, 9*:449, 1959. Citado por DE JONGE, H. *Quantitative Methods in Pharmacology.* Amsterdam, North-Holland Publishing, 1961.
21. MODELL, W. Let each new patient be a complete experience. *J. Amer. Med. Ass., 174*:1-717, 1960.
22. PATON, W. D. M. A theory of drug action based on the rate of drug-receptor combination. *Proc. Roy. Soc. London, 154*:21-68, 1961.
23. REED, L. J. & MUENCH, H. A. A simple method of estimating fifty per cent endpoints. *Amer. J. Hyf., 27*:493-7, 1938.
24. RIBEIRO do VALLE, J. *Guia do Curso Prático de Farmacologia.* São Paulo, Escola Paulista de Medicina, 1967.
25. SCHILD, H. O. pA, a new scale for the measurement of drug antagonism. *Brit. J. Pharmacol., 2*:189-206, 1947.
26. SCHILD, H. O. pAx and competitive drug antagonism. *Brit. J. Pharmacol., 4*:227-80, 1949.
27. SCHILD, H. O. Drug antagonism and pAx. *Pharmacol. Rev., 9*:242-46, 1957.
28. SHIRKEY, H. C. *Pediatric Dosage Handbook.* Washington, American Pharmaceutical Association, 1973.
29. SHIRKEY, H. C. *Pediatric Therapy,* 5th ed. Saint Louis, C. V. Mosby, 1975.
30. STEWART, G. A. & YOUNG, P. A. Statistics as applied to pharmacological screening. *Progr. Med. Chem., 3*:187-260, 1963,
31. TREVAN, J. W. The error of determination of toxicity. *Proc. Roy. Soc. (*London*), 101*:483-514, 1927.
32. VAN ROSSUM, J. M. Cumulative dose-response curves. *Arch. Int. Pharmacodyn., 143*:299-330, 1963.
33. VAN ROSSUM, J. M. & VAN DER BRINK, F. G. Cumulative dose-response curves. *Arch. Int. Pharmacodyn., 143*:240-6, 1963.
34. WEIL, C. S. Tables for convenient calculation of median effective dose (LD_{50} ou ED_{50}) and instructions int their use. *Biometrics, 8*:249-63, 1052.

20

Prescrição ou Receita Médica

Penildon Silva

A prescrição ou receita médica é uma ordem escrita com detalhadas instruções sobre o medicamento que deve ser dado ao paciente, em quantidade determinada, indicando a via de administração e a duração do tratamento.

A prescrição é um ato de escolha e uso de medicamentos, baseado na eficácia terapêutica, na segurança e conveniência em relação a outras drogas ou outros tratamentos. O custo dos medicamentos pode assumir grande importância no processo de prescrição.

A prescrição ou receita adequada baseia-se em três áreas do conhecimento médico: diagnóstico correto, compreensão de fisiopatologia da doença a ser tratada e domínio da farmacologia do medicamento indicado.

Certos aspectos serão comentados a fim de que se conceba uma prescrição racional, de acordo com o trabalho clássico de Azarnoff.

Prescrição excessiva. Observada quando a droga não é necessária ou prescrita em dose muito elevada, por período longo demais ou em quantidade exagerada para as necessidades imediatas do paciente.

Subprescrição. Consiste na falha em prescrever uma medicação necessária como, por exemplo, uma droga para baixar a pressão do paciente hipertenso.

A posologia inadequada ou a administração em período demasiadamente curto também pertencem a essa categoria.

As razões para esse tipo de erro incluem cuidado excessivo quanto ao risco de uma droga útil, ceticismo quanto à eficiência de uma droga para determinada indicação e experiência desagradável com alguns pacientes da própria clientela.

Prescrição incorreta. Ocorre quando a droga é indicada para diagnóstico errado, quando se seleciona a droga errada para o caso ou quando a receita é preparada de modo impróprio. Observa-se prescrição incorreta também quando o médico não está a par ou se esquece de que fatores genéticos e ambientais ou a própria doença podem alterar a resposta do paciente à droga.

A dose usual de teofilina, por exemplo, pode não controlar o broncoespasmo no paciente que fuma por causa da indução do metabolismo da teofilina pelo fumo. A inibição do metabolismo da fenitoína pela isoniazida pode resultar em ataxia em pacientes que antes não demonstraram sinais de toxicidade com a mesma dose. Lembrar também a possibilidade de interações medicamentosas.

Prescrição múltipla. Os abusos causados pela prescrição múltipla ocorrem quando o paciente consulta e recebe receitas de vários médicos, quando utiliza drogas não prescritas (automedicação) com as prescritas ou quando o médico não suspende uma droga antes de iniciar outra ou prescreve uma especialidade farmacêutica que encerra diversas drogas.

Prescrição racional. Algumas abordagens para a prescrição racional de drogas incluem:

a) Melhorar e ampliar a educação sobre o uso racional das drogas, começando-se pelas escolas médicas e continuando-se ao longo da carreira do clínico;
b) Reduzir as pressões ostensivas e insidiosas das fontes comerciais e dos pacientes que forçam o médico a aumentar a utilização de drogas;
c) Proporcionar fontes de informações não tendenciosas sobre drogas;
d) O médico deve ter consciência de que a seleção e o uso racional de drogas são tão gratificantes e compensadores, e talvez até mais, quanto elaborar um diagnóstico correto.

Quando se administram drogas, os objetivos devem ser a curto e longo prazos. No tratamento do diabete, por exemplo, o objetivo a curto prazo seria o controle da glicemia e, a longo prazo, seria prevenir a retinopatia e a nefropatia.

Além disso, a condição do paciente não é estática. Devemos rever continuamente nosso regime terapêutico e fazer as alterações que sejam necessárias, em decorrência da doença ou da resposta do paciente.

A prescrição é um documento de natureza legal, e seu autor é responsável pela sua exatidão, devendo ser legível, concisa e objetiva.

Há certos medicamentos que para serem adquiridos devem obedecer à legislação, às vezes exigindo receituário especial.

Os medicamentos prescritos podem ser classificados em: *oficiais*, fórmulas fixas que constam dos textos oficiais tais como farmacopeias e formulários; *magistrais*, em que suas fórmulas são confeccionadas pelo próprio médico, com as respectivas quantidades dos seus constituintes, forma farmacêutica e aviadas ou manipuladas no momento; *especialidades farmacêuticas*, que são fornecidas pela indústria farmacêutica com nomes de fantasia; drogas por seus *nomes genéricos*, isto é, os nomes não comerciais dos medicamentos.

O Ministério da Saúde tornou obrigatória a inclusão do nome genérico junto ao nome de fantasia nas embalagens comerciais dos medicamentos.

O medicamento poderá também ser prescrito só com seu nome genérico.

> **Prof.ª Dr.ª Luciana Rodrigues Silva**
> Gastroenterologia e Hepatologia Pediátricas
> Cremeb 5389
>
> Para: *Mariana Almeida*
>
> ℞   *Uso Int.*
>
> 1. *Amoxil 250 mg*
>   *Suspensão* .... *2 vidros*
>   *Uso: 5 ml de 8/8 horas durante 10 dias*
> 2. *Nebulização com soro fisiológico três vezes ao dia*
> 3. *Reavaliação em uma semana*
> 4. *Imunização para varicela após a convalescença do quadro respiratório.*
>
>   *Luciana Silva*
>   *Em 22/12/2009*
>
> ———————————————————
> Centro Médico Aliança
> Av. Garibaldi, 1247, sala 304, Salvador — Bahia
> Tel.: 3350-4676

Fig. 20.1 Exemplo de prescrição racional.

O uso do nome genérico *versus* nome comercial pode eliminar a duplicação de fármacos e favorecer a economia do paciente. Há, por outro lado, a preocupação quanto à qualidade dos agentes genéricos e possibilidade de não se obter equivalência terapêutica quando se muda de um produto (comercial ou não) para outro.

COMPOSIÇÃO DA RECEITA

Uma prescrição é composta das seguintes partes:

1. Cabeçalho
2. Nome do paciente
3. O símbolo ℞ ou superscrição
4. Indicação da via de administração do medicamento
5. Inscrição – nome do medicamento
6. Subscrição ou instruções para o farmacêutico
7. Instruções para o paciente
8. Assinatura do profissional

Cabeçalho. Nessa parte encontram-se impressos, na porção superior do papel, o nome completo do médico, sua especialidade, número de inscrição no Conselho Regional de Medicina (CRM), endereço, podendo ainda serem acrescentados o CPF e a inscrição municipal.

Nome do paciente. Em alguns casos, além do nome, podem ser colocados endereço e idade do paciente, informações úteis para o farmacêutico monitorar o uso dos medicamentos.

Símbolo ℞ ou superscrição. O símbolo ℞ (não Rx) representa a contração do verbo latino *recipe*, que significa *receba*. Alguns autores acreditam que esse símbolo se originou do sinal de Júpiter, empregado antigamente para invocar ajuda na cura das doenças.

Via de administração. Antes da inscrição usam-se os seguintes termos para definir o modo de administração: *uso interno, uso externo, uso local ou tópico, via intramuscular, via subcutânea, via intravenosa* etc.

A expressão *uso interno* é usada para indicar a administração pela boca; pode preferir-se a expressão *uso oral*.

A expressão *via externa* é sinônima de *uso local* ou *tópico*.

Inscrição. Indica a medicação prescrita que pode assumir quatro modalidades: especialidade farmacêutica, fármaco genérico, fármaco oficinal ou fórmula magistral, já definidos anteriormente.

Subscrição ou instruções para o farmacêutico. Essa parte da prescrição consiste em instruções, para o farmacêutico, sobre a manipulação da medicação, e é mais utilizada nas fórmulas magistrais.

O farmacêutico sempre deve estar alerta para detectar doses excessivas e outros erros.

Instruções para o paciente. Essas instruções devem conter informações sobre a dose do fármaco, horário e frequência da dose, além de outros fatores tais como diluição e via de administração. Essa parte da prescrição assume importância capital a fim de evitar a desobediência do paciente ao regime terapêutico.

Expressões como "usar como indicado", "tomar quando necessário" e abreviaturas nunca são satisfatórias e não devem ser usadas. Paciente idoso requer cuidados especiais quanto à maneira de utilizar seus medicamentos.

Podem ainda fazer parte da receita outros itens que, muitas vezes, são tão importantes quanto os medicamentos. Entre esses citam-se orientações dietéticas, orientação postural e de atividade física, imunizações e até orientações comportamentais.

Assinatura ou firma profissional. É a parte da prescrição em que se colocam local, data e assinatura do profissional.

Quando o cabeçalho não identifica o autor, como nos talonários com vários profissionais ou de hospitais, deve-se juntar à assinatura o carimbo com identificação e número do CRM do profissional.

A receita constitui sempre um documento cercado de responsabilidade sob vários aspectos. Em primeiro lugar, destaca-se o aspecto clínico, isto é, a espécie do medicamento, sua indicação e posologia. A receita, pelo seu conteúdo, pode deixar transparecer a doença de que é acometido o paciente, por vezes portador de males físicos que necessitam, por motivos óbvios, de sigilo profissional.

Em segundo lugar, a receita pode conter medicamentos prescritos com posologia exagerada, acima da permitida pelos códigos farmacêuticos, e que, uma vez aviada, pode levar o paciente a graves intoxicações e até à morte. Compete ao farmacêutico esclarecer o médico da superdosagem que prescreveu.

Em terceiro lugar, há as receitas que encerram medicamentos de emprego controlado por leis específicas.

Antes de ser aviada, a receita requer do farmacêutico uma leitura atenta, mormente no que tange à nomenclatura dos medicamentos, suas quantidades, dosagens e posologia, sua relação com a faixa etária e identidade do paciente, assim como à autenticidade da assinatura do médico, para evitar possíveis erros.

Fórmulas magistrais

Embora, atualmente, sejam prescritos principalmente os medicamentos fabricados pela indústria farmacêutica, chamados especialidades farmacêuticas, ainda se observa a prescrição de fórmulas magistrais. Nessas fórmulas, ou formulações, confeccionadas pelo próprio médico, são indicadas as quantidades dos seus constituintes, forma farmacêutica apropriada, e são aviadas ou manipuladas no momento para um paciente em particular.

Na prescrição de especialidades farmacêuticas ou fármacos genéricos, basta a indicação do nome comercial ou do nome genérico, seguida naturalmente das instruções sobre posologia.

Como a manipulação de fórmulas magistrais está sendo revitalizada no nosso país, faremos alguns comentários sobre as mesmas.

Uma fórmula é completa e tecnicamente bem equacionada quando nela são observados a somação, potenciação ou sinergismo medicamentoso, a par de adequada apresentação e boa estabilidade.

Em geral, uma fórmula deve constituir-se de: (a) princípio ativo ou base medicamentosa; (b) coadjuvante terapêutico; (c) coadjuvante técnico; (d) corretivo; (e) veículo ou excipiente.

Princípio ativo ou base medicamentosa

É o fármaco responsável pela ação terapêutica. É o principal agente medicamentoso da fórmula. Por vezes é o único, porém geralmente é acompanhado de ingredientes inertes com função de excipiente ou veículo.

Exemplo do primeiro caso:

Carbonato de cálcio .... 1 g
Para 1 papel. Mande 20.

Ou então:

Dipirona .... 0,5 g
Para 1 cápsula amilácea. Mande 10.

Quando acompanhado de excipientes:

Ácido acetilsalicílico .... 0,50 g
Amido .... 0,10 g
Estearato de magnésio .... 0,02 g

Quando acompanhado de veículo, no exemplo das gotas de fosfato de codeína:

Fosfato de codeína .... 0,03 g
Glicerina .... 2,00 mL
Água q. s. p. .... 10,00 mL

O princípio ativo pode vir acompanhado de coadjuvantes técnicos, corretivo e veículo, como, por exemplo, a suspensão de palmitato de cloranfenicol:

Palmitato de cloranfenicol .... 5,5 g
Veegum (silicato de alumínio e
magnésio hidratado) .... 1 g
Álcool a 96% .... 5,4 mL
Metil parabeno .... 0,03 g
Propil parabeno .... 0,18 g
Glicerina .... 10 mL
Sacarina .... 0,01 g
Água q. s. p. .... 100 mL

Como se pode depreender desses exemplos anteriores, o princípio ativo ou base medicamentosa se destaca dos demais ingredientes da fórmula por suas características terapêuticas.

Coadjuvantes terapêuticos

Como o nome indica, têm por função auxiliar a ação do princípio ativo por somação, potenciação ou sinergismo. Isoladamente, por vezes, não possui ação digna de nota, mas em presença do princípio ativo, de mistura ou dissolvido exerce papel importante, ativando a ação do medicamento.

Tem-se como exemplo:

Trimetoprima (2,4 diamino-5-
-(3-trimetoxibenzil) – pirimidina) .... 80 mg
Sulfametoxazol (5-metil-3-
-sulfanilamidaisoxazol) .... 400 mg
Para 1 comprimido. Mande 200.

Coadjuvantes técnicos

Podem ser um ou mais ingredientes da fórmula, com função de estabilizar e/ou conservar o aspecto e as características físico-químicas da forma farmacêutica. São em geral substâncias terapeuticamente inertes. Agem ora por suas propriedades físicas, tamponando o pH, espessando o meio e favorecendo a dispersão da base medicamentosa – sob forma de emulsão ou suspensão –, ora por suas propriedades químicas, protegendo o princípio ativo da oxidação, da oxigenação, da contaminação fúngico-bacteriana etc.

Seguem alguns exemplos.

Emulsão de vaselina líquida (tipo agarol)

Vaselina líquida .... 45 mL
Fenolftaleína .... 0,55 g
Glicerina .... 5,5 g
Ágar .... 0,45 g
Goma adragante .... 0,79 g
Goma arábica .... 4,50 g
Xarope simples .... 18 mL
Álcool 96% .... 2,5 mL
Vanilina .... 0,01 g
Propil parabeno .... 0,18 g
Metil parabeno .... 0,03 g
Água q. s. p. .... 100 mL

Emulsão de óleo vitaminado composto

Vitamina A (acetato) .... 20.000 U.I.
Vitamina E (alfatocoferol) .... 1,00 g
Calciferol (D2) .... 10.000 U.I.
Hipofosfito de cálcio .... 0,05 g
Hipofosfito de sódio .... 0,05 g
Goma adragante .... 0,70 g
Goma arábica .... 3,30 g
Água de canela .... 10 mL
Metil parabeno .... 0,18 g
Propil parabeno .... 0,02 g
Sacarina solúvel .... 0,001 g
Essência de amêndoa amarga ...... 0,02 mL
Polissorbato 80 .... 0,5 mL
Água destilada q. s. p. .... 100 mL

Suspensão de neomicina composta

Sulfato de neomicina .... 1 g
Sulfadiazina .... 3 g
Pectina .... 0,65 g
Veegum (silicato de alumínio e
magnésio hidratado) .... 3 g
Sacarina .... 0,025 g
Metil parabeno .... 0,03 g
Propil parabeno .... 0,18 g
Solução vermelho-bordô .... 0,075 mL
Essência de groselha .... 100 mL

Analisando-se as fórmulas anteriores, destacam-se o veegum, as gomas arábica e alcatira, a pectina, a gelatina e o ágar como agentes espessantes do meio, emprestando maior viscosidade ao líquido suspensor, favorecem a estabilidade da fórmula. O polissorbato 80 é o agente tensioativo e, como tal, favorece a emulsificação.

Na emulsão de óleo vitaminado composto, além dos princípios ativos – vitaminas A e D_2 –, há a vitamina E ou alfatocoferol, que tem por finalidade preservar as vitaminas A e D_2 da rancificação e, por conseguinte, assegurar a eficiência desses fármacos.

O metil e o propil parabeno são conservadores das fórmulas supracitadas. Suas presenças evitam a proliferação de fungos e/ou bactérias cujo desenvolvimento causa deterioração e perda total do medicamento.

Corretivo (edulcorante)

É o ingrediente da fórmula que visa corrigir o produto final no tocante às propriedades organolépticas: sabor, odor e cor, a fim de torná-lo mais aceitável por parte do paciente.

Tem-se por certo que o medicamento favorecido por um veículo ou excipiente agradável, tanto no paladar como no olfato e por vezes na cor, apresenta eficiência bem superior pela ausência de repugnância do próprio organismo.

Veículo ou excipiente

É a parte da fórmula que diz respeito aos ingredientes que servem para dissolver ou suspender ou misturar-se homogeneamente ao princípio ativo, a fim de facilitar sua administração ou tornar possível sua confecção.

É preciso não confundir veículo com excipiente. Enquanto veículo é toda a parte líquida da fórmula na qual estão dissolvidos ou emulsionados os princípios ativos, servindo portanto para ingestão ou aplicação direta no paciente, os excipientes são ingredientes inertes que, misturados ao princípio ativo, servem para dar volume e peso à fórmula, a fim de facilitar o trabalho quando do seu doseamento ou da sua confecção.

Exemplo:

Benzoato de sódio	5 g
Terpina	0,5 g
Alcoolato de acônito	30 gotas
Xarope de poligala	80 mL
Poção de Todd q. s. p.	120 mL

A análise técnica dessa fórmula mostra:

Benzoato de sódio atuando como princípio ativo; terpina, alcoolato de acônito e poligala como coadjuvantes terapêuticos; xarope como corretivo de sabor; poção de Todd como coadjuvante técnico pelo seu teor alcoólico por favorecer a dissolução da terpina.

O xarope e a poção de Todd, em conjunto, representam o veículo.

Como exemplo de excipiente, há os casos em que o princípio ativo consta da fórmula em quantidade muito pequena, como acontece com determinados medicamentos muito ativos: digitalina, digoxina, metotrexato, aconitina, hiosciamina etc.

Digoxina	0,1 mg (0,0001 g)
Lactose	0,2 g (0,2000 g)
Para 1 comprimido.	
Reserpina	0,25 mg (0,000025 g)
Lactose	0,10 g
Amido	0,10 g
Estearato de magnésio	0,10 g
Para 1 comprimido.	

A análise técnica mostra que os excipientes transcritos anteriormente fazem parte das fórmulas, com a finalidade única de tornar possível a confecção dos comprimidos por compressão em máquinas apropriadas.

Para ingerir esses comprimidos, torna-se necessário o auxílio de um veículo qualquer que, nesse caso pode ser água, leite, café etc.

Abreviaturas

Às vezes encontram-se abreviaturas, em geral de origem latina, que eram muito comuns quando o médico formulava. Apesar de pouco usadas atualmente, são citadas ocasionalmente, motivo pelo qual algumas são aqui apresentadas.

Abreviatura	Latim	Significado
aa.	*ana*	de cada
a. c.	*ante cibum*	antes das refeições
ad lib.	*ad libitum*	à vontade
b.i.d.	*bis in die*	duas vezes ao dia
cáps.	*capsula*	cápsula
d.	*dies*	dia
f., ft.	*fac, fiat*	faça
gtt.	*gutta*	gota
h	*hora*	hora
mixt.	*mixtura*	mistura
non rep.	*non repetatur*	não repetir
p. c.	*post cibum*	após as refeições
p. r. n.	*pro re nata*	quando necessário
q. i. d.	*quater in die*	quatro vezes ao dia
t. i. d.	*ter in die*	três vezes ao dia
tinct., tr.	*tinctura*	tintura
F. S. A.	*fiat secundum artem*	faça segundo a arte
q. s. p.	*quantum sufficit*	quantidade suficiente para
rept.	*repetatur*	repita-se
q. d.	*quaque die*	todos os dias

Deve ser lembrado mais uma vez que a prescrição médica constitui documento legal pelo qual o médico e o farmacêutico são responsáveis.

A receita ou prescrição não deve ser escrita de maneira ilegível, descuidada ou apressada, pois desse modo poderá haver erros de medicação, demora na administração e mal-entendidos entre médicos e farmacêuticos. A prescrição reflete a capacidade profissional do médico, e o ato de escrever a receita representa o ponto mais alto da consulta médica.

LEGISLAÇÃO BRASILEIRA

De acordo com Spinosa, que realizou excelente estudo sobre prescrição médica, os itens da legislação brasileira que devem ser obedecidos são os seguintes.

Alguns medicamentos que podem trazer riscos para a saúde, quando usados sem o devido acompanhamento do profissional, estão sujeitos a regulamentação específica. Nesse sentido, a Secretaria de Vigilância Sanitária do Ministério da Saúde publicou a Portaria n.º 344, de 12 de maio de 1998, estabelecendo o Regulamento Técnico sobre substâncias e medicamentos sujeitos a controle especial, na qual define, em seus capítulos, a autorização, o comércio, o transporte, a prescrição, a escrituração, a guarda, os balanços, a embalagem, o controle e a fiscalização dessas substâncias.

Essa Portaria relaciona no Anexo I as substâncias e os medicamentos sujeitos ao controle especial em listas: A (A1, A2 A3), B (B1 e B2), C (C1, C2, C3, C4 e C5), D (D1e D2), E e F.

As listas A1 (relaciona as "substâncias entorpecentes", como a morfina e análogos), A2 (relaciona as "substâncias entorpecentes de uso permitido somente em concentrações especiais", como a codeína) e A3 (relaciona as "substâncias psicotrópicas", como a anfetamina e análogos) contêm os medicamentos sujeitos a Notificação de Receita A. Esses medicamentos recebem tarja preta, na qual se encontra impresso: "**Venda sob Prescrição Médica – Atenção: Pode Causar Dependência Física ou Psíquica**". A Notificação de Receita A tem coloração amarela e é fornecida pela Autoridade Sanitária Estadual mediante solicitação do profissional ou instituição junto ao Escritório Regional de Saúde (ERSA) de sua região. Essa notificação pode conter no máximo 5 ampolas e, para as demais formas farmacêuticas de apresentação, poderá conter a quantidade correspondente no máximo a 30 dias de tratamento.

As listas B1 (relaciona as "substâncias psicotrópicas", como os benzodiazepínicos e barbitúricos) e B2 (relaciona as "substâncias psicotrópicas anorexígenas", como aminorex, femproporex, mazindol, etc.) contêm os medicamentos sujeitos a Notificação de Receita B. Esses medicamentos recebem tarja preta, na qual se encontra impresso: "**Venda sob Prescrição Médica – O Abuso deste Medicamento Pode Causar Dependência**". Essa notificação tem cor azul e deve ser impressa pelo profissional ou instituição, de acordo com o modelo definido na Portaria, contendo sequência numérica fornecida mediante solicitação junto ao ERSA (Resolução SS-145, de 7 de maio de 1993, da Secretaria de Saúde do Estado de São Paulo). Essa notificação pode conter no máximo 5 ampolas e, para as demais formas farmacêuticas de apresentação, quantidade correspondente a no máximo 60 dias de tratamento.

As Notificações de Receita A e B são documentos que, acompanhados da respectiva receita, autorizam a aquisição de medicamentos à base de substâncias constantes das listas A e B e ficam retidas pela farmácia ou drogaria, enquanto a receita é devolvida devidamente carimbada, como comprovante do atendimento.

A lista C1 relaciona outras substâncias sujeitas a controle especial, como os neurolépticos acepromazina, clorpromazina e droperidol; os anticonvulsivantes ácido valproico, carbamazepina e fenitoína; os antidepressivos amitriptilina, doxepina e imipramina; buspirona, quetamina, etomidato, halotano, hidrato de cloral, misoprostol, propofol, tetracaína etc. Esses medicamentos estão sujeitos a Receita de Controle Especial (de acordo com o modelo definido na Portaria, de cor branca) em duas vias, com os dizeres: "1.ª via – Retenção da Farmácia ou Drogaria" e "2.ª via – Orientação ao Paciente". Essa última é devolvida ao paciente devidamente carimbada, comprovando o atendimento.

As listas C2 (relacionam as "substâncias retinoicas para uso sistêmico"), C3 ("substâncias imunossupressoras" talidomida) e C4 ("substâncias antirretrovirais") contêm substâncias sujeitas a Notificação de Receita Especial e só podem ser receitadas por profissionais inscritos no Conselho Regional de Medicina.

A lista C5 ("substâncias anabolizantes") relaciona substâncias sujeitas a Receita de Controle Especial.

A lista D1 ("substâncias precursoras de entorpecentes e/ou psicotrópicos") relaciona substâncias sujeitas a Receita Médica sem Retenção, enquanto a lista D2 ("insumos químicos utilizados como precursores para fabricação e síntese de entorpecentes e/ou psicotrópicos") contém substâncias sujeitas a controle do Ministério da Justiça.

A lista E relaciona as "plantas que podem originar substâncias entorpecentes e/ou psicotrópicas", e a lista F contém as "substâncias de uso proscrito no Brasil", como a estricnina.

TRANSGRESSÃO TERAPÊUTICA

As medicações prescritas nem sempre são tomadas de modo correto pelo paciente. O fato vem sendo estudado em muitos centros, especialmente porque se tem verificado que cerca de 30% a 50% dos pacientes não seguem de modo adequado as instruções de como tomar seus medicamentos. Essa transgressão terapêutica pode interferir nos resultados do tratamento e é habitualmente representada por suspensão prematura da medicação, erros de omissão, dosagem errada, enganos nos intervalos de tempo ou sequência de medicamentos e uso errado dos mesmos. Os fatores principais são, em primeiro lugar, falta de conhecimento ou compreensão por parte do paciente, sua personalidade, informações erradas de origens não médicas, hábitos prejudiciais, crenças e superstições. Por outro lado, a desobediência pode também ser causada involuntariamente pelos enfermeiros, médicos, farmacêuticos e dentistas. Todos esses profissionais têm oportunidade singular para explicar ao paciente as finalidades da prescrição, por que a receita deve ser aviada e os medicamentos usados de acordo com as instruções.

No sentido de melhorar a cooperação do paciente, apesar de se saber que todo doente é um rebelde em potencial, as seguintes sugestões são lembradas:

- Se possível, discutir com o paciente a sua doença, o que esperar do tratamento a seguir, além de problemas eventuais;
- Encorajar o paciente a fazer perguntas a respeito da terapêutica;
- Considerar as atitudes e crenças do paciente que possam influir na obediência terapêutica;
- Verificar se o paciente compreendeu as instruções que lhe foram dadas e mostrar a importância de segui-las;
- As instruções mais delicadas devem ser escritas, se possível;
- Usar a cooperação dos familiares;
- Marcar datas exatas para visitas subsequentes a fim de controlar-se o tratamento;
- Qualquer efeito colateral deverá ser comunicado ao médico para julgar se há necessidade de manter, suspender ou substituir o medicamento;
- Se for observada transgressão, traçar plano com o paciente a fim de corrigi-la.

Blackwell, estudando o problema, classificou as causas associadas à transgressão terapêutica quanto à doença, ao doente, à medicação prescrita, ao relacionamento médico-paciente e ao pessoal paramédico.

Quanto à doença

O médico deve esclarecer a natureza e o prognóstico da doença, o que se pode esperar da medicação e como esta pode alterar a evolução do processo. Os doentes frequentemente deixam de tomar uma medicação, como a penicilina para faringite estreptocócica, porque não são alertados para a importância de continuar a tomar o medicamento mesmo após o desaparecimento dos sintomas agudos. De maneira semelhante, indivíduos que tomam medicamentos antidepressivos frequentemente abandonam o uso porque o médico deixa de mencionar a possibilidade de alguns efeitos colaterais, nem esclarece que pode ser necessário um período de 10 ou mais dias para que se evidenciem os efeitos terapêuticos. Doentes crônicos tendem à desobediência, sobretudo se o tratamento é profilático e se as consequências de omitir uma ou duas doses não são imediatas.

Quanto ao doente

Pacientes idosos apresentam altos índices de transgressão terapêutica por negligência ou falta de memória. Em crianças, as omissões ocorrem principalmente pela influência do sabor e consequente recusa do medicamento. No estudo de Charney *et al.*, verificou-se que a omissão era de 29% quando a mãe percebia maior seriedade na afecção. Quando a mãe achava que a gravidade era menor, a transgressão subia para 48%. O estudo de Elling demonstrou que a obediência era maior quando o pediatra valorizava a mulher em suas funções de mãe e estabelecia uma comunicação franca e amigável com ela. Embora alguns doentes respondam melhor a uma atitude autoritária do médico, a maioria não segue esse padrão. As mães cumprem melhor a prescrição se sabem por que a criança precisa da medicação e sentem que o médico as respeita, é honesto e aberto ao diálogo.

Quanto à medicação prescrita

Quando há três ou mais medicamentos diferentes a tomar, a desobediência é grande, sobretudo se houver apresentações semelhantes. O médico deve saber os detalhes que caracterizam a medicação (tamanho, cor, formato) para procurar uma diversificação quando são necessários vários medicamentos. É conveniente rebatizar os remédios conforme os objetivos desejados: comprimidos para o coração, comprimidos para a pressão etc.

Devem merecer instruções especiais os efeitos colaterais que indicam apenas a ação da droga e os que justificam a interrupção do tratamento.

Quanto ao relacionamento médico-paciente

O adequado relacionamento entre médico e paciente é ainda mais importante do que as informações que o profissional presta. Esse relacionamento não deve terminar com a redação da receita. Com grande frequência, a receita é utilizada como símbolo para indicar o término da consulta, quando de fato é o melhor instrumento para educar o doente. Deve ser feita com letra legível, evitando o emprego de abreviações, e conter detalhes de quantidade, intervalos, duração, relação com refeições ou outros medicamentos e incompatibilidades.

Quanto ao pessoal paramédico

Num estudo sobre o tratamento de hipertensão compararam-se dois grupos de doentes submetidos ao mesmo tipo de medicamentos. Um dos grupos, além da visita com o médico, mantinha entrevistas programadas e regulares com o farmacêutico que fornecia a medicação. Verificou-se que no grupo assistido pelo farmacêutico caiu o índice de omissão terapêutica em relação ao período anterior ao estudo, como também houve queda da média das pressões. No outro grupo, a pressão média se elevou. Essa observação e outras semelhantes indicam que os doentes informam aos farmacêuticos e enfermeiras os aspectos que omitem para o médico, especialmente as manifestações colaterais. Como bem assevera Frolund, devemos distinguir a prescrição racional, baseada na farmacologia pura, da prescrição realista, que visa ao paciente como pessoa. Se o paciente não toma o medicamento recomendado, a prescrição pode ser inteligente, mas não se concretiza em tratamento. A terapêutica realista é um amálgama de ciência, experiência, atitudes e comunicação que facilitam e dinamizam a contínua interação entre médico, paciente e medicamento.

Deve-se, portanto, valorizar cada um dos aspectos envolvidos na prescrição médica devido à sua importância.

REFERÊNCIA BIBLIOGRÁFICAS

1. ANSEL, H.C. *Introduction to Pharmaceutical Dosage Forms.* 4th ed, Philadelphia, Lea & Febiger, 1985.
2. ASPDEN, P., WOLCOTT, J. A., BOOTMAN, J.L., CRONENWETT, L.R. *Preventing Medication Errors.* The National Academic Press, Washington. 2007.
3. AZARNOFF, D. L. Do we achieve rational therapy? *In* BOCKNER, F. *et al. Handbook of Clinical Pharmacology.* 2nd ed. Boston, Little, Brown & Co., 1983.
4. BEECHER, H. K. The powerful placebo. *JAMA, 159*:1602-1606,1995.
5. BERNICK, V. Como fazer o paciente lembrar-se melhor das recomendações do médico. *RBCTA, 7*:545-6, 1978.
6. BLACKWELL, B. Patient compliance. *New Engl. J. Med., 289*:249-253, 1973.
7. BLOOM, B.S., WIERZ, D.J., PAULY, M.V. Cost and price of comparable branded and generic pharmaceuticals. *JAMA, 256*:2523, 1986.
8. BRASIL. Leis e decretos etc. Ministério da Saúde. Secretaria de Vigilância Sanitária. Portaria n.º 344, de 12 de maio de 1998. Regulamento Técnico sobre substâncias e medicamentos sujeitos a controle especial. Diário Oficial da União, Brasília, 15 de maio de 1998. Sec. I. 1998. p. 3-27.
9. COHEN, M.R. *Medication Errors.* 2nd ed. American Pharmacists Association, Washington, 2006.
10. COMPLIANCE GUIDELINES, MANUFACTURE, DISTRIBUTION, AND PROMOTION OF ADULTERATED, MISBRANDED, OR UNAPPROVED NEW DRUGS FOR HUMAN USE BY STATE-LICENSED PHARMACIES. FDA, 1992.
11. DAVIS, N.M., COHEN, M.R., JACOBSEN, R.B., MILAZZO, C.J. *Medication Errors: Causes and Prevention.* Philadelphia, PA, GF Stickeley Co., 1981.
12. De VRIER, T. P. G. M., HENNING, R. H., HOGERZEIL, H. V., FRESLE, D. A. *Guia para a Boa Prescrição Médica.* Porto Alegre, Artmed, 1998.
13. DRUG EVALUATIONS ANNUAL 1995. American Medical Association, Chicago, 1994.
14. ESTADO DE SÃO PAULO. Secretaria de Saúde. Resolução SS-145 de 07/05/93. Disposição sobre a normatização de procedimentos na distribuição da numeração de notificação de receita B. *Diário Oficial do Estado de São Paulo,* p. 22-3, 1993.
15. FARMACOPEIA BRASILEIRA. 3.ª ed. Decreto n.º 78.840 de 25/11/76. Revista e complementada conforme Portaria Ministerial n.º 383/1977.
16. FRAZIER, L.M. *et al.* Can physician education lower the cost of prescription drugs? *Ann. Intern. Med., 115*:116, 1991.
17. FRIEDMAN, D. *et al.* Physician attitudes toward and knowledge about generic drug substitution. *N. Y. State J. Med., 87*:539, 1987.
18. HARE, E. H., WILCOX, D. R. C. Do psychiatric inpatients take their pills? *Br. J. Psychiatry, 113*:1435-1439, 1967.
19. HELOU, J. H., CIMINO, J. S., DAFRE, C. *Farmacotécnica.* São Paulo, Artpress, 1975.
20. HOWELL, R.R. & JONES, K.W. Prescription-writing errors and markers: the value of knowing the diagnosis. *Fam. Med., 25*:104-106, 1993.
21. HUSEBY, J.S., ANDERSON, P. Confusion about drug names. (Letter.) *N. Engl. J. Med., 325*:588, 1991.
22. JOHNSON, M.V.V., MITCH, W.E., SHERWOOD, J. *et al.* The impact of a drug information sheet on the understanding and attitude of patients about drugs. *JAMA, 256*:2722-2742, 1986.
23. KRANTZ, Jr. J. C. & CARR, C. J. *The Pharmacologic Principles of Medical Practice.* 6th ed. Baltimore, Williams & Wilkins, 1965.
24. LEIBOWITZ, A., MANNING, W. G. Jr. & NEWHOUSE, J. P. The demand for prescription drugs as a function of cost sharing. *Soc. Sci. Med., 21*(10):1063-1069, 1985.
25. LINDLEY, C.M. *et al.* Inappropriate medication is a major cause of adverse drug reactions in elderly patients. *Aging, 21*:294, 1992.
26. MAZZULLO, J. M., LASAGNA, L., & GRINER, P. F. Variations in interpretation of prescription instructions. The need for improved prescribing habits. *JAMA, 227*:929-931, 1974.
27. PAULO, L. G. & ZANINI, A. C. *Compliance.* São Paulo, Ipex Editora, 1997.
28. PHYSICIAN'S DESK REFERENCE. 53rd ed. N. J., Medical Economics Data Production Co. Montvale, 1999.
29. REMINGTON'S PHARMACEUTICAL SCIENCES, edited by Eric W. Martin, 19th edition. Easton, Pa, Mack Publishing Co., 1995.
30. ROCHA, Jr., M. A. Compliance *In*: PAULO, L. G. & ZANINI, A. C. *Compliance.* São Paulo, Ipex Editora, 1997.
31. SHAPIRO, A. K. Factors contributing to the placebo effect. Their implications for psychotherapy. *Am. J. Psychother., 18* (suppl. 1):73-88, 1964.
32. SHAUGHNESSY, A.F., NICKEL, R.O. Prescription-writing patterns and errors in a family medicine residency program. *J. Fam. Prac., 3*:290-295, 1989.
33. SHIRKEY, H. C. (ed.) *Pediatric Therapy.* 5th ed. Saint Louis, C. V. Mosby, 1975.
34. SPINOSA, H. S. Prescrição e legislação brasileira dos medicamentos. *In*: SPINOSA, H. S., GÓRNIAK, S. L. & BERNARDI, M. M. *Farmacologia Aplicada à Medicina Veterinária.* 2.ª ed. Rio de Janeiro, Editora Guanabara Koogan, 1999.
35. STEWART, R. B. & CARANASOS, G. J. Medication compliance in the elderly. *Med. Clin. North Am., 73*:1551-1563, 1989.
36. STROM, B.L. Generic drug substitution revisited. *N. Engl. J. Med., 316*:1456, 1987.
37. UNITED STATES PHARMACOPEIA 23, NATIONAL FORMULARY 18. United States Pharmacopeial Convention, Inc., Rockville, Md., 1995.
38. USP DICTIONARY OF USAN AND INTERNATIONAL DRUG NAMES. 33rd ed. (Fleeger, C. A., ed.) United States Pharmacopeial Convention, Inc. Rockville, ed. 1995.
39. WILSON, J. T. Compliance with instructions in the evaluation of therapeutic efficacy. *Clin. Pediat., 12*:333-40, 1973.
40. WRIGHT, H. M. *Prescription Writing and Medical Jurisprudence.* Minneapolis, Burgess Publishing, 1956.

21

Plantas Medicinais, Fármacos Derivados de Plantas

Juceni Pereira de Lima David e Jorge Maurício David

INTRODUÇÃO

A utilização de espécies vegetais pelo homem para os mais diversos propósitos parece ser uma atividade atávica da espécie. Pode ser observado que, em todas as fases de desenvolvimento das diversas civilizações, sempre prevaleceu uma estreita relação entre o homem e as plantas. Por meio de tentativa e erro, o homem primitivo teve de adquirir conhecimentos (biológicos) que foram usados para determinar quais plantas eram valiosas como alimento, medicamento, e quais deveriam ser evitadas por serem venenosas ou perigosas. Com o passar do tempo, o poder curativo de certas plantas, mesmo naquelas atividades que foram descobertas por acaso, tornou-se muito importante para ser esquecido; o homem começou então a sistematizar os seus usos. O primeiro estudo sistemático de plantas medicinais foi realizado em cerca de 2.700 a.C. durante o império de Shennung. Entre as 365 drogas mencionadas no Inventário de Shennung, encontram-se espécies tais como *Ephedra*, que já naquela época era indicada para problemas de asma, *Ricinus communis* como purgativo, além do ópio de *Papaver somniferum*. Essas espécies fornecem, respectivamente, efedrina, óleo de rícino e morfina, substâncias conhecidas e utilizadas até os dias atuais para os mesmos propósitos.

O reconhecimento e a seleção de plantas e animais tóxicos, bem como de seus produtos, há milhares de anos, permitiram ao homem a utilização desses materiais na caça, na guerra e em execuções. A demonstração de que o homem ainda na Idade Antiga reconheceu a relação dose-efeito das plantas pode ser encontrada em três espécies representantes da família Solanaceae, que foram utilizadas como medicinais, em envenenamentos e em rituais de magias: *Mandragora officinarum* (mandrágora), *Atropa belladona* (beladona) e *Hyoscymus niger* (meimendro), conhecidas fontes de hiosciamina (atropina) e escopolamina (hioscina), respectivamente. Sobre as duas últimas espécies, sabe-se que faziam parte do grupo de plantas cuja toxicidade aguda foi testada por Cleópatra em suas escravas, quando esta se decidiu pelo suicídio. Sabe-se ainda que o meimendro foi utilizado na Grécia antiga pelas pitonisas do Oráculo de Delfos, e a ele se atribuía a responsabilidade do poder profético daquelas. A despeito das supostas propriedades afrodisíacas e do aumento de fertilidade atribuídos à mandrágora, as suas raízes fermentadas foram um dos venenos favoritos da Renascença. Por isso, na Europa Meridional, essa planta foi associada à magia negra, tanto que a sua coleta sempre foi envolta de lenda sobrenatural.

PLANTAS MEDICINAIS DEFINIÇÃO E CLASSIFICAÇÃO

O termo *planta medicinal* foi oficialmente reconhecido durante a 31.ª Assembleia da Organização Mundial de Saúde, quando foi proposto que "planta medicinal" é aquela que, administrada ao homem ou a animais, por qualquer via ou sob qualquer forma, exerce alguma espécie de ação farmacológica. Muitos fármacos da atualidade são derivados direta ou indiretamente de substâncias produzidas por plantas superiores. Recentemente, apesar de várias drogas clássicas derivadas de plantas terem perdido muito espaço para as de origem sintética, outras têm aparecido e recebido atenção especial e *status* terapêutico. Um indício do "renascimento" de fármacos derivados de fontes vegetais é a grande quantidade e o progresso de pesquisas clínicas, especialmente nas áreas dos agentes anticancerígenos (taxol, podofilotoxina e camptotecinas) e dos antimaláricos (artemisinina). Os conhecimentos etnobotânicos frequentemente guiam as pesquisas com produtos naturais, e podem contribuir sobremaneira para a descoberta de drogas, porque proporcionam o conhecimento de novas químicas e/ou mecanismos de ação. Por fim, fármacos derivados de plantas e fitoterápicos têm valor farmacoeconômico, mostrando-se importantes para o desenvolvimento de novos fármacos sintéticos.

Baseados na definição e considerando o objetivo e a forma de uso das plantas medicinais, estas podem ser classificadas em três grupos, a depender da finalidade de sua utilização. Assim, as plantas medicinais são principalmente, destinadas à:

I. obtenção de substâncias puras;
II. produção de fitoterápicos;
III. utilização na medicina caseira.

PLANTAS MEDICINAIS DESTINADAS À OBTENÇÃO DE SUBSTÂNCIAS PURAS OU SEUS DERIVADOS USADOS NA FABRICAÇÃO DE PRODUTOS QUÍMICO-FARMACÊUTICOS

A OMS estima que 80% da população nos países em desenvolvimento no mundo, de algum modo, utiliza plantas medicinais como medicamentos. Isso significa que aproximadamente 3,5 a 4 bilhões de pessoas confiam nas plantas como fontes de drogas. Essas plantas são rigorosamente estudadas, sendo conhecidos cada espécie botânica, seus princípios ativos e suas propriedades farmacológicas. Nas últimas três décadas, 25% de todas as prescrições fornecidas pelos farmacêuticos nos Estados Unidos da América foram constituídas de princípios ativos que ainda são extraídos de plantas superiores. Muitos de nossos fármacos atuais são derivados de fontes naturais. Observa-se que aproximadamente 119 substâncias químicas extraídas de cerca de 90 espécies de plantas superiores (Quadro 21.1) são usadas na medicina no mundo, e 77% dessas são derivadas de plantas usadas na medicina tradicional. Os fármacos obtidos de fontes naturais podem ser classificados em: (1) derivados de fontes naturais não modificados; (2) derivados de fontes naturais modificados ou semissintéticos; (3) derivados sintéticos, mas modelados a partir de um protótipo natural. Para se ter uma ideia de potencialidade dos produtos naturais, dentre os 520 novos fármacos aprovados no período de 1983-1994 pelo Food and Drug Administration (FDA) ou outra entidade comparável de outros países, 30 vieram diretamente de fontes naturais: 120 são semissintéticos derivados de fontes naturais e 46 são semissintéticos derivados de fontes naturais obtidos a partir de um protótipo natural. O restante em sua totalidade compreende produtos de origem essencialmente sintética. É evidente que a maior parte dos fármacos de origem natural aprovados pelo FDA é obtida a partir de micro-organismos, por processos fermentativos. No entanto, alguns dos novos antivirais e anticancerígenos são derivados de produtos isolados de plantas. Além disso, esses fármacos têm valor agregado considerável; por exemplo, uma ampola do Paclitaxel tem custo aproximado de US$ 1.200. Esse fármaco é derivado do taxol, um diterpeno isolado das entrecascas de *Taxus brevifolia*, e tem emprego no tratamento do câncer de ovário.

A presença de fármacos derivados de fontes naturais tem destaque entre os anticancerígenos e aqueles antimicrobianos e antivirais usados nas doenças infecciosas, representando, respectivamente, 51%, 78% e 70% dos fármacos aprovados pelo FDA e similares de outros países, no período de 1983-1994.

Entre esses novos fármacos aprovados pelo FDA no período mencionado, analgésicos, antidepressores, anti-histamínicos, ansiolíticos, cardiotônicos, hipnóticos e antifúngicos foram exclusivamente de origem sintética. Nesse último caso, constavam tanto os derivados quanto os produtos naturais não modificados, bem como os modelados a partir do padrão natural. Dentre os 15 agentes anticancerígenos naturais analisados, quatro são derivados de plantas, ao passo que, dentre os 25 derivados semissintéticos, três são derivados de plantas.

Apesar de o uso de ervas e de outras drogas ou "remédios" de origem natural ter uma longa história, a utilização de uma planta inteira ou outras preparações brutas para fins terapêuticos ou experimentais pode encontrar vários obstáculos, tais como:

1. variação na quantidade de constituintes ativos em função da área geográfica, da estação do ano, das diferentes partes da planta (morfologia), do clima e condições ecológicas;
2. co-ocorrência de compostos indesejáveis causando sinergismos, antagonismos ou outros efeitos indesejáveis e possivelmente imprevisíveis;
3. perda da bioatividade devido a variabilidade na coleta, armazenamento e preparação da matéria-prima.

Dessa maneira, a indústria moderna tem preferido isolar e caracterizar os produtos naturais de plantas que têm atividade biológica sobre outros organismos para posteriormente desenvolver o fármaco. Esse processo apresenta algumas vantagens, das quais se podem destacar:

- compostos bioativos puros podem ser administrados em doses reproduzíveis, precisas, com benefícios óbvios do ponto de vista experimental ou terapêutico;
- pode levar ao desenvolvimento de dosagens analíticas para compostos. Isso é necessário, por exemplo, no *screening* da toxicidade potencial de plantas e para controle da qualidade de medicamentos e de alimentos para consumo humano e animal;
- permite a determinação estrutural de compostos bioativos, o que pode facilitar a produção de material sintético, a incorporação de modificação estrutural e uma racionalização dos mecanismos de ação. Isso, por sua vez, leva a uma redução na dependência das plantas, por exemplo, como fontes de compostos bioativos, e permite pesquisa das relações estrutura-atividade, facilitando o desenvolvimento de novos compostos com bioatividades similares ou melhores.

O isolamento dos constituintes ativos de plantas com uma pequena variação terapêutica e a administração dos compostos puros não são um fim em si mesmos, mas o modo pelo qual constituintes muito potentes podem ser transformados em produtos medicinais seguros. O alvo não é concentrar o componente ativo chave, mas obter um produto farmacêutico que tenha composição uniforme e consistente. Por exemplo, o processamento da digitoxina resulta em produto que, devido à diluição pelo excipiente, apresenta concentração aproximadamente 10 vezes menor do que a encontrada na folha das *Digitalis* spp.

Em outros casos, o objetivo pode ser melhorar a substância natural aumentando suas propriedades desejáveis e minimizando os efeitos colaterais.

Um dos primeiros exemplos dessa abordagem levou ao desenvolvimento do ácido acetilsalicílico, a partir da salicina, um glicosídio do álcool salicílico encontrado nas cascas do salgueiro (*Salix* sp.) e *Populus* sp. Algumas vezes, a tentativa de superar o precursor natural pode produzir fármacos com efeitos inesperados, como, por exemplo, a produção de melverina a partir da reserpina e do brometo de ipratrópio e meperidina a partir da atropina.

PLANTAS MEDICINAIS DESTINADAS À PRODUÇÃO DE FITOTERÁPICOS

De acordo com a Resolução – RDC n.º 17 de 24 de fevereiro de 2000, que dispõe sobre o registro de **Medicamentos Fitoterápicos**, esses são definidos como "medicamentos farmacêuticos obtidos por processos tecnologicamente adequados, empregando-se exclusivamente matérias-primas vegetais, com finalidade profilática, curativa, paliativa ou para fins de diagnósticos. São caracterizados pelo conhecimento da eficácia e dos riscos de seu uso, assim como pela reprodutibilidade e constância de sua qualidade. Não se considera medicamento fitoterápico aquele que, na sua composição, inclua substâncias ativas isoladas, de qualquer origem, nem as associações dessas com extratos vegetais". **Matéria-prima Vegetal** é definida como "aquela compreendendo a planta fresca, a droga vegetal ou seus derivados, tais como extratos, tintura, óleo, cera, suco e outros". **Princípio Ativo** é definido como a "substância ou grupo de substâncias, quimicamente caracterizadas, cuja ação farmacológica é conhecida e responsável, total ou parcialmente, pelos efeitos terapêuticos do medicamento fitoterápico".

Para a maioria dos fitoterápicos, os ingredientes específicos que determinam a atividade farmacológica do produto são desconhecidos. Nesse caso, a droga bruta (planta seca) ou o extrato total derivado dela podem ser considerados imperceptíveis e perceptíveis ao longo do tempo.

A tendência observada para a fitoterapia é que essa, assim como no passado, desempenhará um papel cada vez mais importante na assistência à saúde da população. Dessa forma, não se pode negar a importância da avaliação dos efeitos terapêuticos de cada um desses fitoterápicos através de estudos randomizados, duplos-cegos e controlados por placebos, envolvendo um número significativo de pessoas. Além do estabelecimento da atividade por meio dos testes clínicos, outro aspecto relevante é a padronização dessa atividade, de modo a assegurar uma quantidade uniforme dela em cada dose. Entretanto, a padronização de fitoterápicos mostra ser um ponto complexo, visto que, na maioria deles, a atividade é devida a uma mistura de constituintes, e alguns deles ainda não são identificados. Vários outros exemplos podem ser encontrados, além da *Atricaria recutita* L. (camomila), cuja atividade anti-inflamatória é devida à presença de terpenoides (camazuleno, α-bisabolol) e flavonas (apigenina).

Atualmente, a padronização de fitoterápicos é realizada ou baseada na concentração de um princípio ativo único ou através de uma substância marcadora presente em um extrato concentrado. No caso da padronização através de uma substância marcadora, supõe-se que, se

PLANTAS MEDICINAIS, FÁRMACOS DERIVADOS DE PLANTAS

Quadro 21.1 Princípios ativos de plantas utilizadas como fármacos no mundo

Princípio Ativo	Fonte Vegetal	Nome Popular	Uso Terapêutico
Acetildigitoxina	*Digitalis lanata* Ehrn.	Dedaleira	Cardiotônico
Ácido nordiidroguaiarético	*Larrea divaricata* Cav. *L. cuneifolia*		Antioxidante, Antitussígeno
Ácido quisquálico	*Quisqualis indica* L.		Anti-helmíntico
Adenosídeo	*Adonis vernalis* L.	Adônis	Cardiotônico
Aesculetina	*Fraxinus rhynchophylla* Hance (var. *F. chinensis* Roxb.); *Fraxinus* spp.		Disenteria
Agrimofol	*Agrimonia eupatoria* L.	Agrimônia	Anti-helmíntico
Ajmalicina	*Rauwolfia serpentina* (L.) Benth. ex Kurz	Rauvólfia	Estimulante circulatório
Alantoína	Várias plantas		Cicatrizante
Anabasina	*Anabasis aphylla* L.		Relaxante muscular
Andrografolídeo	*Andrographis paniculata* Nees.		Antimicrobiano
Anisodamina e Anisodina	*Anisodus tanguticus* (Maxim.) Pascher	Záng qiè	Anticolinérgico
Arecolina	*Areca catechu*	Noz-de-areca, Noz-de-bétele	Anti-helmíntico
Asiaticosídeo	*Centella asiatica* (L.) Urban	Centelha-da-ásia, Pata-de-mula, Pata-de-burro	Cicatrizante
Atropina	*Atropa belladona* L.	Beladona	Anticolinérgico
Benzoato de benzila	Várias plantas		Escabicida
Berberina	*Berberis vulgaris* L.		Antimicrobiano
Bergenina	*Ardisia japonica* Thunb.		Antitussígeno
Borneol	Várias plantas		Analgésico, Anti-inflamatório, Antipirético
Bromelina	*Ananas comosus* (L.) Merrill	Ananás	Anti-inflamatório, Proteolítico
Cafeína	*Camellia sinensis* (L.) Kuntze	Chá-da-índia	Estimulante do Sistema Nervoso Central
Cânfora	*Cinnamomum camphora* (L.) Ness & Eberm.	Canfoeiro	Rubefaciente
(+)-Catequina	*Pontetilla fragarioides* L.		Hemostático
Cavaína	*Piper methysticum* Forst F.	Kava-kava	Tranquilizante
Cilareno A	*Urginea maritima* (L.) Baker	Albanã-branca, Cebola-de-albanã, Cebola-marítima	Cardiotônico
Cocaína	*Erythroxylum coca* Lam.	Coca	Anestésico local
Codeína	*Papaver somniferum* L.	Papoula	Analgésico, Antitussígeno
Colchicina	*Colchicum autumnale* L.		Agente antitumoral, Antirreumático Tratamento da gota
Convalotoxina	*Convallaria majalis*	Flor-de-lis, Lírio-do-vale	Cardiotônico
Curcumina	*Curcuma longa* L.	Cúrcuma	Colerético
Cinarina	*Cynara scolymus* L.	Alcachofra	Colerético
Diantrona (1,8-diidroxiantroquinona)	*Cassia* spp.	Sene	Laxante
Demecolcina	*Colchicum autumnale* L.	Colchico	Agente antitumoral
Deserpidina	*Rauwolfia tetraphylla* L.		Anti-hipertensivo, Tranquilizante
Digoxina	*Digitalis lanata* Ehrh.	Digital-de-flor-amarela	Cardiotônico
Digitalina Digitoxina	*Digitalis purpurea* L.	Dedaleira, Erva-dedo, Abeloura, Seiva-de-nossa-senhora, Erva de-são-leonardo, Luvas-de-nossa-senhora	Cardiotônico

(continua)

Quadro 21.1 Princípios ativos de plantas utilizadas como fármacos no mundo (continuação)

Princípio Ativo	Fonte Vegetal	Nome Popular	Uso Terapêutico
Emetina	*Cephaelis ipecacuanha* (Botero) A. Richard	Ipecacuanha	Amebicida, Emético
Efedrina	*Ephedra sinica* Stapf	Efedra	Bronquite crônica
Escina	*Aesculus hippocastanum* L.	Castanha-da-índia	Anti-inflamatório
Escopolamina	*Datura metel* L.	Datura	Sedativo
Esparteína	*Cytisus scoparius* (L.) Link		Ocitócico
Esteviosídeo	*Stevia rebaudiana* Hemsley		Adoçante
Estricnina	*Strychnos nux-vomica* L.	Noz-vômica	Estimulante do Sistema Nervoso Central
Etoposide	*Podophyllum peltatum* L.	Podofilo	Anticancerígeno
Fisostigmina	*Physostigma venenosum* Balf.	Fava-de-calabar	Anticolinesterásico
Galantiamina	*Lycoris squamigera* Maxim.		Inibidor da colinesterase
Gitalina	*Digitalis purpurea* L.		Cardiotônico
Glaucarrubina	*Simaruba glauca* DC.		Amebicida
Glaucina	*Glaucium flavum* Crantz		Antitussígeno
Glaziovina	*Ocotea glaziovii* Mez		Antidepressivo
Glicirrizina (ácido glicirrézico)	*Glycyrrhiza glabra* L.	Alcaçuz	Adoçante
Gossipol	*Gossypium* ssp.	Algodoeiro	Diminuição da fertilidade masculina
Hemsleiadina	*Hemsleya amabilis* Diels		Antimicrobiano, Antipirético
Hesperidina	*Citrus* ssp.		Anti-hemorrágico capilar
Hidrastina	*Hydrastis canadensis* L.		Adstringente, Hemostático
Hiosciamina	*Hyoscyamus niger*	Meimendro	Anticolinérgico
Ioimbina	*Pausinystalia yohimbe* (K. Schum.) (Pierre ex Beille)	Ioimbe	Afrodisíaco, Bloqueador adrenérgico
Isotiocianato de alila	*Brassica nigra* (L.) Koch	Mostarda-negra ou alemã	Rubefaciente
Lanatosídeos A, B e C	*Digitalis lanata* Ehrh.	Digital-de-flor-amarela	Cardiotônico
L-Dopa	*Mucuna deeringiana* (Bort) Merr.		Doença de Parkinson
Lobelina	*Lobelia inflata* L.	Lobélia; Tabaco-de-índio	Estimulante respiratório
Mentol	*Mentha* ssp.	Menta	Rubefaciente
Monocrotalina	*Crotalaria spectabilis* Roth		Antitumor
Morfina	*Papaver somniferum* L.	Papoula	Analgésico
Norandrografolídeo	*Andrographis paniculata* Nees		Antimicrobiano
Nicotina	*Nicotiana tabacum* L.	Tabaco	Inseticida
Noscapina	*Papaver somniferum* L.	Papoula	Antitussígeno
Ouabaína	*Strophantus gratus* (Hook.) Baill.	Inea, Onaya, Kombe	Cardiotônico
Pachicarpina [(+)-esparteína]	*Sophora pachycarpa* Schrenk ex C. A. Meyer		Ocitócico
Palantina (fibraurina)	*Coptis japonica* Makino		Antipirético, Desintoxicante
Papaína	*Carica papaya* L.	Mamão papaia	Proteolítico, Mucolítico
Papaverina	*Papaver somniferum* L.	Papoula	Relaxante do músculo liso
Picrotoxina	*Anamirta cocculus* (L.) Wright & Arn.		Analéptico
Pilocarpina	*Pilocarpus jaborandi* Holmes	Jaborandi	Parassimpatomimético
Pinitol	Várias plantas		Expectorante
Podofilotoxina	*Podophyllum peltatum* L.	Podofilo	Escarótico

Quadro 21.1 Princípios ativos de plantas utilizadas como fármacos no mundo (continuação)

Princípio Ativo	Fonte Vegetal	Nome Popular	Uso Terapêutico
Protoveratrinas A e B	*Veratrum album* L.	Heléboro verde	Anti-hipertensivo
Pseudoefedrina e norpseudoefedrina	*Ephedra sinica* Stapf	Efedra	Broncodilatador
Quelina (Quelol e quelinol)	*Ammi visnaga* (L.) Lamk.	Âmio	Broncodilatador
Quinidina	*Cinchona ledgeriana* Moens ex Trimen	Quina	Antiarrítmico
Quinina	*Cinchona ledgeriana* Moens ex Trimen	Quina	Antimalárico, Antipirético
Rescinamina Reserpina	*Rauwolfia serpentina* (L.) Benth ex Kurtz	Rauvólfia	Anti-hipertensivo, Tranquilizante
Romitoxina	*Rhododendron molle* G. Don		Anti-hipertensivo, Tranquilizante
Rorifona	*Rorippa indica* (L.) Hiern		Antitussígeno
Rotenona	*Lonchocarpus nicou* (Aubl.) DC	Timbó	Piscicida
Rotundina [(+)-tetraidropalmatina]	*Stephania sinica* Diels	Stephania chinesa	Analgésico, Sedativo, Tranquilizante
Rutina	*Citrus* spp.		Anti-hemorrágico capilar
Salicilato de metila	*Gautheria procumbens* L.		Rubefaciente
Salicina	*Salix alba* L.	Salgueiro	Analgésico
Sanguinarina	*Sanguinaria canadensis* L.		Inibidor da placa dentária
Santonina	*Artemisia maritima* L.		Ascaricida
Senosídeo A e B	*Senna alexandrina* Miller	Sene	Laxante
Silimarina	*Silybum marianum* (L.) Link	Cardo-santo, Cardo-de-leite, Cardo-maria	Ocitócico
Tenoposide	*Podophyllum peltatum* L.	Podofilo	Anticancerígeno
THC — Tetraidrocanabinol	*Cannabis sativa* L.	Maconha	Antiemético, Diminuição da pressão ocular
Tetrandrina	*Stephania tetrandra* S. Moore		Anti-hipertensivo
Teobromina	*Theobroma cacao* L.	Cacaueiro	Diurético, Vasodilatador
Teofilina	*Theobroma cacao* L.	Cacaueiro	Diurético, Broncodilatador
Timol	*Thymus vulgaris* L.	Tomilho	Antifúngico
Tricosantina	*Trichosanthes kirilowii* Maxim.		Abortivo
Tubocurarina	*Chondodendron tomentosum* R. & P.	Curare	Relaxante muscular
Valepotriatos	*Valeriana officinalis*	Valeriana	Sedativo
Vasicina	*Adhatoda vasica* Nees		Ocitócico
Vimblastina Vincristina	*Catharanthus roseus* (L.) G. Don	Vinca	Anticancerígeno
Vincamina	*Vinca minor* L.		Estimulante cerebral
Xantotoxina	*Ammi majus* L.		Agente de pigmentação (Psoríase e Vitiligo)
Yuanhuacina Yuanhuadina	*Daphne genkwa* Sieb & Zuce		Abortivo

a substância está presente numa quantidade apropriada, também todos os demais componentes necessários estão igualmente representados, assegurando-se com isso uma atividade uniforme.

Outra metodologia capaz de assegurar a uniformidade de ação de um fitoterápico, cuja atividade pode ser devida a vários constituintes, é determinar a atividade de um extrato dele através de métodos farmacológicos e clínicos. Em seguida, preparar um perfil químico qualitativo e quantitativo dos constituintes mais significativos através de cromatografia líquida de alta eficiência (CLAE), cromatografia gasosa acoplada à espectometria de massa (CG/EM), cromatografia líquida acoplada e espectometria de massa (CL/EM). Espera-se que outros extratos com o mesmo perfil deverão ter atividades fisiológicas idênticas. Essa metodologia denomina-se fitoequivalentes; esse termo está bem estabelecido na literatura e continua sendo utilizado. Hoje em dia, preparações de fitoterápicos fitoequivalentes são pouco disponíveis no mercado, mas acredita-se que a evolução racional da fitoterapia fará com que tais produtos dominem o mercado, em detrimento de outros que não observem a fitoequivalência.

152 FARMACOLOGIA

São conhecidos alguns exemplos de fitoterápicos e fitofármacos que apresentam efeitos estimulantes ou depressores sobre o sistema nervoso central. Entre esses podem ser encontrados os extratos de *Ginkgo biloba*, obtidos das folhas de *ginkgo*, que têm sido usados devido à sua eficácia no tratamento sintomático das deficiências cognitivas. Ainda podem ser mencionados os extratos de *Piper methysticum* (raízes de kava-kava) e de *Hypericum perforatum* (partes aéreas de hipérico), utilizados por serem eficazes como ansiolítico e no tratamento da depressão, respectivamente. Outros fitoterápicos, tais como *Valeriana officinalis* (valeriana), *Passiflora incarnata* (maracujá), *Lavendula angustifolia* (lavanda) e *Melissa officinalis* (melissa), têm ainda mostrado eficácia no tratamento dos distúrbios do sono.

O *Ginkgo biloba*, pertencente à família Ginkgolaceae, apresenta reconhecida resistência às agressões sofridas pelo meio ambiente. Em 1946, foi a primeira espécie a brotar das árvores originais após essas terem sido incineradas pela bomba atômica lançada sobre Hiroshima. Resistente a insetos, a micro-organismos e às toxinas ambientais das civilizações modernas, essa espécie habita a Terra há milhões de anos. Entre as várias substâncias isoladas do ginkgo, encontram-se as lactonas diterpênicas, conhecidas como ginkgolídios e flavonoides. A essas substâncias têm sido atribuídas as atividades terapêuticas do extrato de ginkgo e, ainda, a resistência genética às influências mutagênicas, devido à capacidade de alguns de seus constituintes agirem como sequestradores de radical livre. Tem sido demonstrado que as substâncias flavonídicas presentes no extrato de ginkgo, derivadas de rutina, são as sequestradoras de radicais livres mais eficientes. Foram identificados cinco ginkgolídios (A, B, C, J e M), reconhecidos como responsáveis pela atividade antagonista do fator de ativação plaquetária – PAF (Fig. 21.1).

O extrato tem sido indicado nos casos de transtornos vasculares periféricos e psíquicos comportamentais da senescência, para ativar a circulação periférica e cerebral, com sintomas de perda temporária de memória, audição e concentração, como resultado de doença arterial oclusiva. Ainda tem sido recomendado para o alívio dos sintomas dos transtornos cerebrais de etiologia orgânica, que resultam em tontura, zunido e dor de cabeça, com instabilidade emocional (apatia) e ansiedade. Como reações adversas, observa-se dor gastrointestinal branda. Em ocasiões extremamente raras, podem-se observar reações alérgicas na pele. As reações de hipersensibilidade são a ocorrência de espasmos e cãibras, e, nos casos de toxicidade aguda, pode ocorrer atonia. Outro efeito indesejável é a interação do extrato com antitrombóticos.

Conhecidas desde os tempos da Grécia e Roma antigas, as propriedades medicinais do *Hypericum perforatum* (família Hipericaceae-Guttiferae) foram descritas por Dioscorides (século I a.C.), Galeno (século II a.C.) e Plínio no livro XXIV da *Historiarum mundi*. No passado, o hipérico (erva-de-são-joão) foi vastamente usado na medicina popular de vários países da Europa, como antiflogístico no tratamento das inflamações dos brônquios e trato urogenital, laxante, diurético, cicatrizante em gastrite e hemorroidas, e em outras doenças gerais e locais. Atualmente, a droga tem sido pouco utilizada com esses propósitos, mas é amplamente usada no tratamento da depressão. A atividade antiviral imputada ao hipérico ainda está sob investigação. A droga é constituída de: (1) derivados antracênicos, em particular hipericina e pseudo-hipericina; (2) flavonoides e biflavonoides, tais como hiperosídio, rutina, isoquercitrina, amentoflavona e biapigenina; (3) acilfluoroglucinóis, especialmente hiperforina com pequenas quantidades de adiperforina; (4) óleos voláteis e outros constituintes. A droga e suas formulações apresentam ação antidepressora suave, sedativa e ansiolítica. O mecanismo de ação da droga e da hipericina ainda não foi desvendado, podendo ser baseado parcialmente na inibição da recaptação neuronal da serotonina, tanto quanto na regulação decrescente dos receptores de serotonina e mecanismos neuro-hormonais. A hiperforina também demonstrou ação inibidora da recaptação dos neurotransmissores serotonina, noradrenalina, dopamina e GABA (Fig. 21.2).

Os nativos da Polinésia, Melanésia e Micronésia preparam bebida com os rizomas de *Piper methysticum* (família Piperaceae), mastigados e misturados com água e leite de coco, que produz efeito calmante e relaxante, sem alteração da consciência. O contato dos europeus com essa bebida aconteceu no século XVIII, com o descobrimento das ilhas da Oceania. O uso da kava-kava (*P. methysticum*) pelas populações locais era devido aos seus efeitos calmantes e sedativos que induziam

	R_1	R_2	R_3
GINKGOLÍDIO A	OH	H	H
GINKGOLÍDIO B	OH	OH	H
GINKGOLÍDIO C	OH	OH	OH
GINKGOLÍDIO J	OH	H	OH
GINKGOLÍDIO M	H	OH	OH

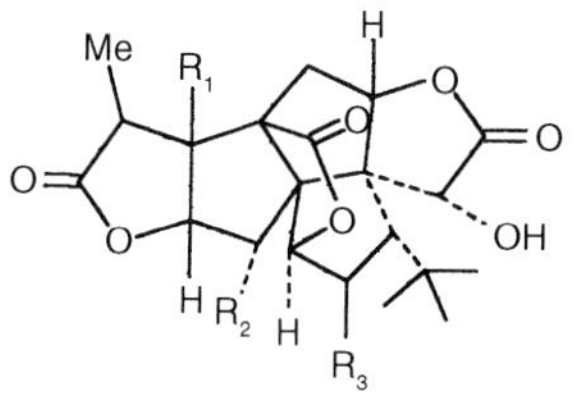

LACTONAS DITERPÊNICAS: ginkgolídios. Essas substâncias têm uma estrutura básica que contém um grupo butil terciário, bem como seis anéis de cinco membros que incluem um sistema espiro-nonano, um tetraidrofurano e três grupos lactonas. Essas substâncias exercem efeito antagonista do fator de ativação plaquetária (PAF).

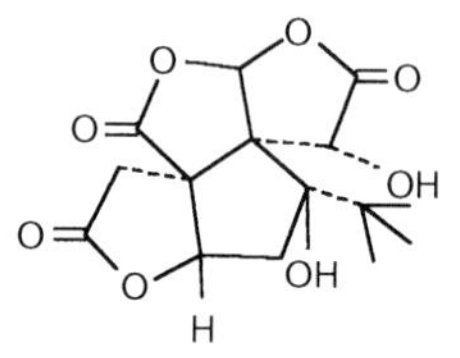

BILOBALÍDIO. Essa lactona sesquiterpênica não apresenta atividade antagonista do PAF.

DERIVADOS DE:

R_1 = H KAEMPFEROL
R_1 = OH QUERCETINA
R_1 = OMe ISORAMNETINA

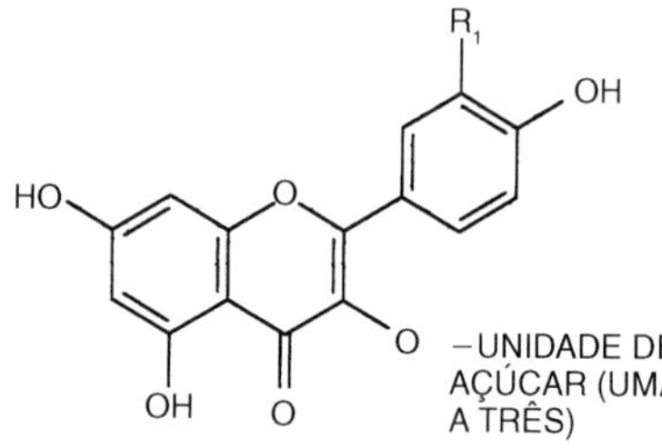

—UNIDADE DE AÇÚCAR (UMA A TRÊS)

FLAVONOIDES: Glicosídios derivados de quercitina, kaempferol, isoramnetinas e 3'-O-metilmiristicina, perfazendo um total de 33 flavonoides. Flavonoides derivados de rutina são os sequestradores mais eficientes de radicais livres.

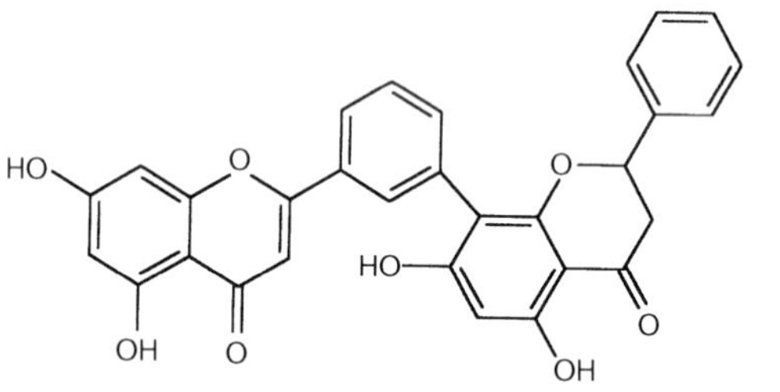

AMENTOFLAVONA

BIFLAVONOIDES. Especialmente amentoflavona, bilobetina, 5-metoxibilobetina, ginkgetina e isoginkgetina.

Fig. 21.1 Constituintes ativos do extrato de *Ginkgo biloba*.

ao sono ou conferiam conforto na doença. Mas o seu uso principal era social, sendo utilizada para auxiliar na formação da comunidade e evitar conflitos. Os polinésios bebiam a kava-kava nas cerimônias para desejar as boas-vindas aos visitantes e auxiliar os moradores a encontrarem consenso nas decisões potencialmente controversas que afetavam a comunidade. A droga e suas formulações são usadas em casos de ansiedade, estresse, insônia e cansaço. Entretanto, é contraindicada em pacientes com depressão endógena, visto que aumenta o risco de suicídio.

Kava-kava é um dos poucos fitoterápicos cujos princípios ativos são conhecidos. Esses são as cavapironas: metisticina, diidrometisticina, cavaína e diidrocavaína (Fig. 21.3). As três últimas produzem um efeito

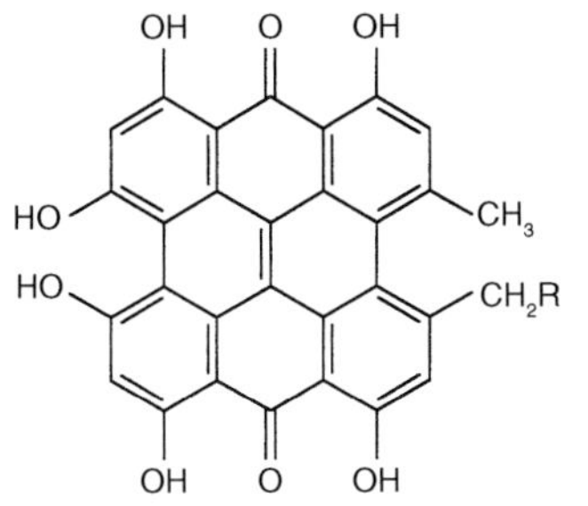

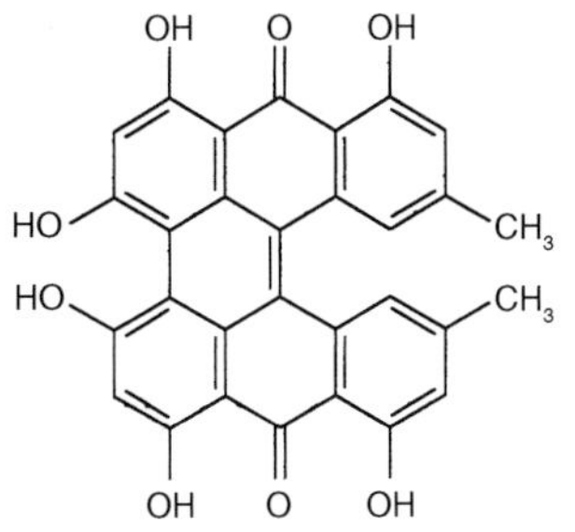

HIPERICINA R = H
PSEUDO-HIPERICINA R = OH

PROTO-HIPERICINA

DERIVADOS ANTRACÊNICOS (0,1–0,15%). Preferencialmente naftodiidroantronas, em particular hipericina e pseudo-hipericina. São encontrados outros constituintes antraquinônicos principais, tais como emodiantranol, proto-hipericina e ciclopseudo-hipericina.

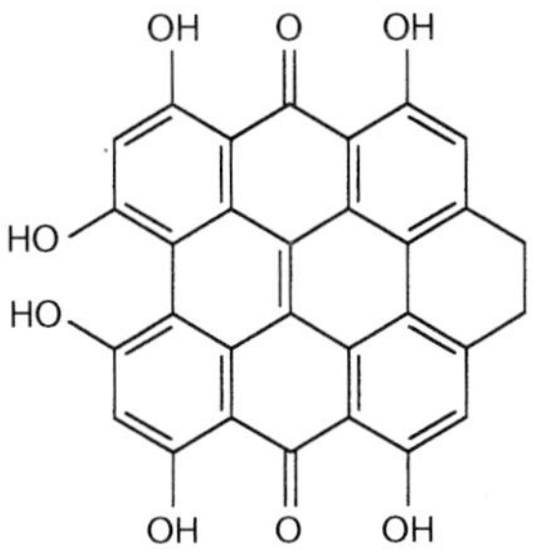

CICLOPSEUDO-HIPERICINA

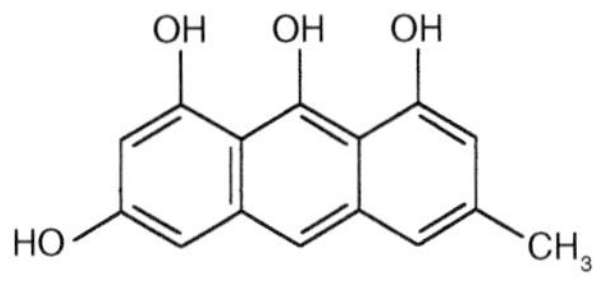

EMODIANTRANOL

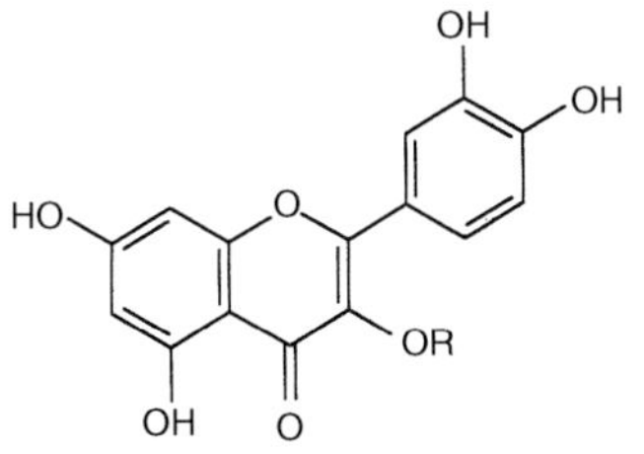

QUERCETINA R = H
QUERCITRINA R = RAMNOSE (RHA)
IOSQUERCITRINA R = GLICOSE (GLU)
RUTINA R = RHA-GLU
HIPEROSÍDEO R = GALACTOSE

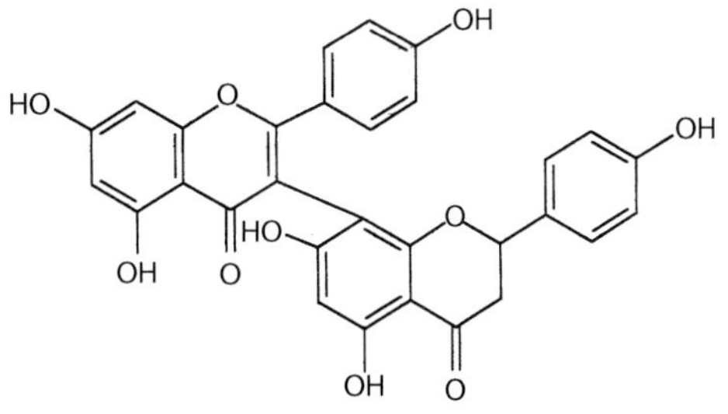

I 3', II 8 BIAPIGENINA

FLAVONOIDES (2–4%). Especialmente hiperosídeo, quercitrina, rutina, isoquercitrina.
BIFLAVONOIDES, incluindo: amentoflavona e biapigenina.

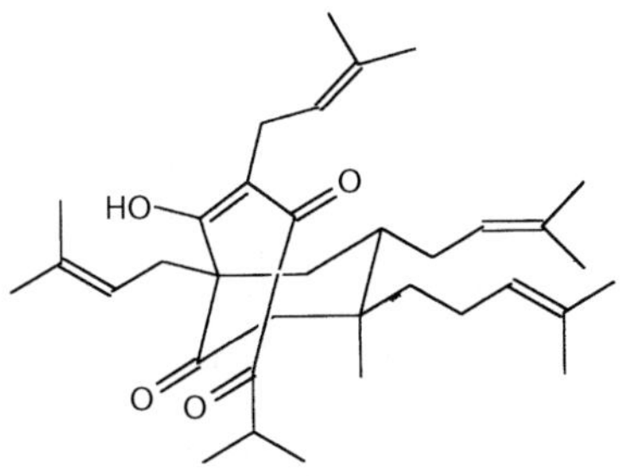

HIPERFORINA

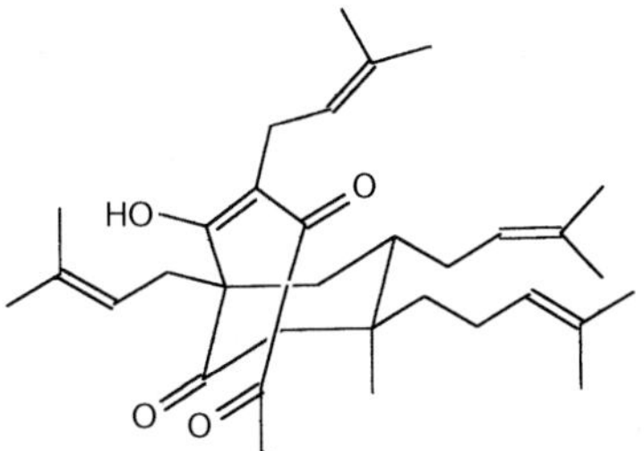

AD-HIPERFORINA

ACULFLOROGLUCINÓIS: hiperforina com pequenas quantidades de ad-hiperforina.

Fig. 21.2 Constituintes ativos de *Hypericum perforatum*.

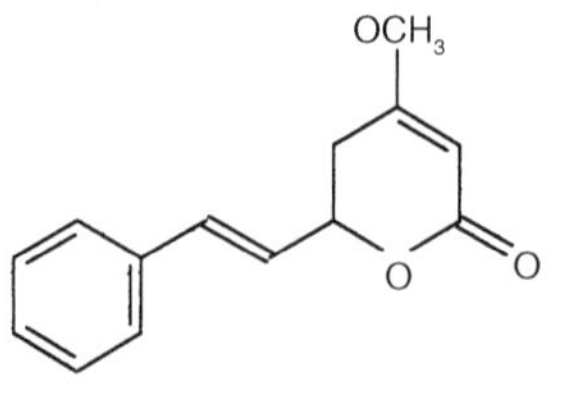

(+)-CAVAÍNA

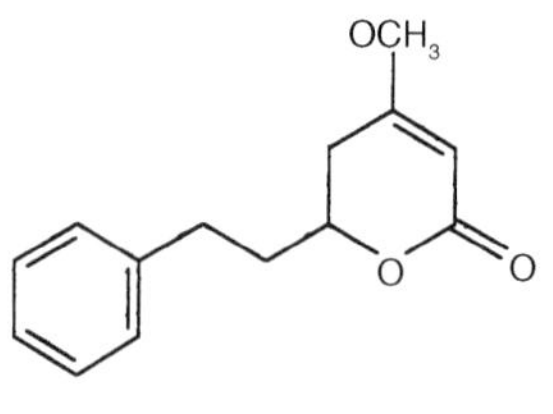

7,8-DIIDRO-(+)CAVAÍNA OU MARINDININA

CAVAPIRONAS (5–12%). Componentes principais cavaína e 7,8-Diidrocavaína. Além dessas, são encontradas outras pironas, tais como: (+)-metisticina, iangonina e desmetoxiiangonina, bem como chalconas.

Fig. 21.3 Constituintes ativos de *Piper methysticum*.

analgésico cerca de duas vezes maior do que o da aspirina, atuando como anestésicos suaves e tranquilizantes. Ao nível central, atuam como relaxantes musculares e anticonvulsivantes, cujas ações são comparáveis àquelas da mefenesina. Foi demonstrado que as cavaínas e as metisticinas produzem efeitos análogos aos dos benzodiazepínicos, reduzindo a excitabilidade no sistema límbico. Testes realizados separadamente com as cavapironas mostram que as cavaínas atuam ao nível periférico como anestésicos locais, possuindo potência equivalente à dos anestésicos locais cocaína e benzocaína. As metisticinas apresentam propriedades neuroprotetoras marcantes. Apesar de todo esse conhecimento, o mecanismo de ação das cavapironas ainda não foi esclarecido, e os trabalhos experimentais são relacionados à possível ligação das lactonas com os receptores GABA. No limite da dose terapêutica, não são observados efeitos danosos à saúde. Porém, quando o extrato de kava-kava contendo 70% de cavapironas foi testado em animais, as doses mais elevadas foram associadas a alterações histopatológicas nos tecidos do fígado e rins. Esse mesmo extrato não mostrou evidência de efeito mutagênico. Entre as cavapironas, a diidrometisticina foi a única testada para a genotoxicidade e não mostrou efeito teratogênico.

Doenças coronárias e circulatórias são consideradas a principal causa de mortalidade humana. Os medicamentos de escolha no tratamento da insuficiência do miocárdio incluem os glicosídios cardíacos isolados das espécies *Digitalis purpurea* e *D. lanata*, conhecidas como dedaleira. As formulações galênicas preparadas das folhas de *Digitalis* sp. não são utilizadas na farmacoterapia moderna. Glicosídios cardíacos abrangem aqueles derivados de *Digitalis* sp., como, por exemplo, digoxina e digitoxina, além dos digitaloides. Esses últimos, conhecidos por exercerem ação semelhante à da digoxina, são porém oriundos de fontes vegetais diferentes das espécies do gênero *Digitalis*. São particularmente encontrados em *Adonis vernalis* (falso helébro), *Cavallaria majalis* (flor-de-lis), *Urginea maritima* (albanã-branca, cebola-de-albanã etc.) e *Nerium oleander* (espirradeira). Dentre os principais digitaloides destacam-se convalatoxina, cimarina, oleandrina, procilaridina, além de G- e K- estrofantina. Esses apresentam semelhanças qualitativas com a digitoxina e a digoxina em termos de mecanismo de ação farmacológico e eficácia cardíaca. Todas essas drogas mostram efeitos inotrópico e cronotrópico positivos, porém diferem dos glicosídios cardíacos especialmente pela velocidade de absorção.

Nesse grupo de fitoterápicos de comprovada segurança e eficácia no tratamento da insuficiência coronária e falência do coração, destaca-se ainda *Crataegus* sp. Seus constituintes ativos são procianidinas e flavonoides. O efeito causado por eles é o de aumentar o fluxo sanguíneo coronário, devido aos efeitos dilatadores, que resultam em melhora do fluxo sanguíneo miocárdico. A droga apresenta efeitos inotrópicos e cronotrópicos positivos. Esses efeitos cardiotrópicos são responsáveis pelo aumento da permeabilidade da membrana para Ca^{++} com aumento intracelular do AMPc. Devido a esses efeitos, a droga tem sido também utilizada nos casos de diminuição dos batimentos cardíacos. Fitoterápicos também desempenham uma função significativa na prevenção e no tratamento da aterosclerose e de suas sequelas, bem como no tratamento da insuficiência venosa crônica. Somente alguns poucos tiveram comprovação adequada da sua segurança e eficácia. Entre esses fitoterápicos incluem-se *Allium sativum* (alho), *Ginkgo biloba* (ginkgo) e *Aesculus hippocastanum* (castanha-da-índia), usados nos casos de aterosclerose, doença arterial oclusiva e insuficiência venosa crônica, respectivamente.

Digna de nota também é a utilização das sementes de *Aesculus hippocastanum* (família Hippocastanaceae), cujos primeiros relatos na literatura mostram a sua utilização bem-sucedida no tratamento de hemorroidas, desde o período de 1896-1909. Atualmente é indicada com a mesma finalidade, bem como nos casos de eczema, flebite, tromboflebite e varizes superficiais ou profundas. A castanha-da-índia contém saponinas triterpênicas, hidroxicumarinas, tais como aesculina, fraxina e escopolina, bem como flavonoides. Entre esses últimos encontram-se rutina, quercentrina e isoquercitrina. As saponinas triterpênicas presentes formam uma mistura complexa de saponinas cuja parte cristalizável é denominada β-aescina. Essa, por sua vez, ainda compreende uma mistura de vários glicosídios derivados de duas agliconas. Aescina é considerada o principal constituinte ativo, e a sua administração tem demonstrado eficácia terapêutica. Apresenta efeitos antiexsudativo e vasoconstritor.

Embora os estudos mostrem que o extrato de castanha-da-índia aumenta a tonicidade de veias isoladas, até o momento não existem evidências de que a capacidade venosa em pacientes com insuficiência possa ser afetada significativamente pela utilização desse extrato.

A gripe comum é uma inflamação benigna no trato respiratório superior e médio causada por infecção viral, podendo ser traduzida por rinite, faringite, laringite, laringotraqueobronquite ou, menos comumente, por sinusite ou traqueobronquite. Os fitoterápicos podem especialmente contribuir no alívio dos sintomas da gripe e, em casos de infecções microbianas oportunistas, podem ser administrados conjuntamente à antibioticoterapia. Um grande número de plantas medicinais para produção de fitoterápicos pode ser encontrado nesse grupo (Quadro 21.2). Embora as espécies *Sambucus nigra* e *Tila platyphylus* sejam usadas para alívio do resfriado, não foi possível provar-lhes a presença dos princípios diaforéticos. Espécies do gênero *Salix*, conhecidas desde os tempos da Grécia antiga, são tradicionalmente usadas nos casos de doenças inflamatórias, alívio da dor e redução da febre. Suas propriedades são devidas à presença do glicosídio salicina, substância usada como modelo para a síntese do ácido salicílico, em 1835, pelo químico alemão Löwig. Plantas que contêm princípios mucilaginosos são preparadas principalmente como infusão. O efeito das mucilagens está limitado à faringe e diminui a tosse devido, especialmente, à proteção da superfície da mucosa contra substâncias irritantes. A utilização de algumas espécies de *Ephedra*, especialmente *E. sinica* e *E. equisetina*, para o tratamento da asma brônquica e doenças relacionadas, é conhecida e praticada há cerca de 5.000 anos na China. Além dessas espécies citadas, são conhecidas cerca de 40 diferentes espécies de efedras. Essas são agrupadas em 5 tipos geográficos, que diferem entre si pelo conteúdo em alcaloides. As espécies originárias das Américas do Norte e Central, como por exemplo *E. nevadensis*, não possuem alcaloides. O alcaloide principal encontrado nas espécies de efedra, denominado efedrina, apresenta propriedade adrenérgica apreciável e é utilizado como descongestionante nasal e estimulante do SNC, bem como no tratamento da asma brônquica. Além de efedrina, o conteúdo alcaloide das espécies de *Ephedra* inclui pseudoefedrina, norefedrina, norpseudoefedrina, entre outros. Devido ao fato de ser um agonista adrenérgico não específico, a *Ephedra* sp. mostra vários efeitos adversos graves, que tornam a sua utilização pouco recomendável, particularmente em pacientes hipertensos, diabéticos ou que apresentem disfunção tireoidiana.

Fitoterápicos de ação expectorante atuam através de três mecanismos:

1. efeito nauseante e expectorante (ipeca);
2. efeito estimulante das glândulas brônquicas ou irritantes locais (óleos essenciais);
3. redução da tensão superficial das secreções (saponinas).

Em alguns casos, expectorantes naturais podem combinar mais de um desses efeitos, como, por exemplo, fitoterápicos provenientes das raízes de *Polygala seneca*, cujo conteúdo em saponinas exerce também efeito nauseante e expectorante.

Quadro 21.2 Plantas medicinais utilizadas na preparação de fitoterápicos

SISTEMA RESPIRATÓRIO	ALÍVIO DO RESFRIADO (CHÁS)		*Salix alba*, *Sambucus nigra*, *Tilia platyphyllos*, *Filipendula ulmaria* (*Spiraea ulmaria*).
	ALÍVIO DA TOSSE	SUBSTÂNCIAS MUCILAGINOSAS EM CHÁS ANTITUSSÍGENOS	*Althea officinalis*, *Cetraria ericetorum*, *Verbascum densiflorum* e *V. phlomoides*, *Malva sylvestris*, *Malva neglecta*, *Plantago lanceolata*.
		ÓLEOS ESSENCIAIS	*Pimpinella anisum*, *Eucalyptus* spp., *Foeniculum vulgare* var. *vulgare*, *Mentha piperita*, *Thymus vulgaris*, *Myroxylon balsamum*.
		EFEDRA	*Ephedra sinica*, *E. equisetina*, *E. intermedia*.
	EXPECTORANTE	SAPONINAS	*Hedera helix*, *Primula veris*, *Primula elatior*, *Quillaja saponaria*, *Polygala senega*.
		ÓLEOS ESSENCIAIS	*Pinus excelsa*, *Pinus silvestris*, *P. palustris*, *Abies* spp., *Melaleuca* spp., *Cymbopogon winterianus*, *Cymbopogon nardus*.
SISTEMA GASTROINTESTINAL	ANOREXIA E DISPEPSIA	COLAGOGOS	*Cynara scolymus* L., *Peumus boldus*, *Chelidonium majus*.
		TÔNICOS	*Zingiber officinale*, *Gentiana lutea*.
		CARMINATIVOS	*Mentha piperita*, *Carum carvi*, *Foeniculum vulgare*, *Pimpinella anisum*.
		ENZIMAS DIGESTIVAS	*Carica papaya*, *Ananas comusus*.
	GASTRITE E ÚLCERA		*Chamomilla recutita* ou *Matricaria recutita*, *Glycyrrihiza glabra*.
	DIARREIA AGUDA	TANINOS	*Camellia sinensis*, *Quercus robur*.
		OUTROS	*Papaver somniferum* (ópio), *Ceratonia siliqua*.
	CONSTIPAÇÃO	AGENTES DE VOLUME	*Linum usitatissimum*, Algas do gênero *Gelidium*, *Gracilaria*, *Gelidiella* e *Pterocladia* (ágar), *Sterculia tomentosa* e *S. urens*.
		ANTRANOIDES	*Rheum* spp., *Cassia angustifolia*, *Aloe* spp.
		OUTROS	*Ricinus communis* (óleo).
TRATO URINÁRIO	DOENÇAS INFLAMATÓRIAS		*Arctostaphylos uva-ursi*.
	HIPERPLASIA PROSTÁTICA BENIGNA		*Serenoa repens*, *Urtica dioica*, *Curcubita pepo*, *Prunus africana*.
INDICAÇÕES GINECOLÓGICAS	DISTÚRBIOS MENSTRUAIS: TPM, DISMENORREIA E NERVOSISMO ASSOCIADO À MENOPAUSA		*Vitex agnus-castus*, *Cimicifuga racemosa*.
PELE E TECIDOS CONJUNTIVOS	INFLAMAÇÃO E INJÚRIA NA PELE		*Matricaria recutita*, *Hamamelis virginiana*, *Calendula officinalis*, *Echinacea purpurea*, *Solanum dulcamara*,

(continua)

Quadro 21.2 Plantas medicinais utilizadas na preparação de fitoterápicos (continuação)

PELE E TECIDOS CONJUNTIVOS		*Oenothera biennis,* *Centella asiatica.*
	REMOÇÃO DE *CONDILOMATA ACUMINATA*	*Podophyllum peltatum.*
	PÓS-TRAUMÁTICO	*Arnica montana,* *Symphytum officinale.*
AGENTES QUE AUMENTAM A RESISTÊNCIA ÀS DOENÇAS	ADAPTOGENO	*Panax ginseng,* *Eleutherococcus senticosus.*
	IMUNOESTIMULANTE	*Echinaceae pallida,* *Viscum album,* *Quillaja saponaria.*

A classificação dos fitoterápicos nas categorias tônico, colagogo e carminativo está relacionada às disfunções observadas no estômago, tratos biliar e intestinal, respectivamente. Os tônicos ou princípios amargos são estimulantes do apetite que devem ser usados especialmente nos casos de perda de apetite decorrente de redução na produção de ácido e enzimas digestivas no estômago. Dentre os tônicos, destacam-se a genciana e o gengibre. Os princípios ativos da genciana pertencem ao grupo dos secoiridoides glicosilados, principalmente gentiopicroside (gentiopicrina), swetiamarina e amarogentina. Essa última é o responsável principal pelo sabor amargo. Em termos práticos, é muito difícil fazer-se uma distinção entre os fitoterápicos de efeitos tônicos e colagogo, visto que os tônicos podem induzir um efeito brando, quase fisiológico, de estimulação de secreção de bile e de motilidade do trato biliar. Fitoterápicos de efeito carminativo são aqueles utilizados no tratamento da flatulência. Abrangem principalmente óleos essenciais, preparações de ervas e extratos de plantas que produzem óleos essenciais em altas concentrações.

Plantas medicinais destinadas à produção de fitoterápicos e fitofármacos são encontradas no Quadro 21.2. Elas são agrupadas de acordo com o seu uso ou modo de ação e atuam nos sistemas respiratório, gastrointestinal, trato urinário etc.

FÁRMACOS DE FONTES NATURAIS. RECENTES DESCOBERTAS E PERSPECTIVAS

Como descrito anteriormente, as plantas são utilizadas desde a antiguidade com o intento de curar ou aliviar os sintomas das mais variadas doenças. Até hoje, cerca de 80% da população mundial, principalmente dos países em desenvolvimento, utiliza plantas para as suas necessidades de saúde mais imediatas. Apesar de a medicina ter como exemplo vários fármacos que foram baseados ou derivados de substâncias presentes em plantas medicinais, durante as décadas de 1960-1970 o interesse por fármacos derivados de substâncias obtidas de plantas diminuiu sensivelmente. A descoberta da vincristina e da vimblastina e suas utilizações, geralmente associadas a outros agentes, no tratamento de vários tipos de câncer, tornaram a impulsionar o desenvolvimento de novos fármacos a partir de fontes naturais. O National Cancer Institute (NCI) nos Estados Unidos vem testando um número expressivo de extratos de plantas e substâncias puras isoladas visando principalmente às atividades anticancerígenas e anti-HIV. Os extratos ativos são submetidos a purificação, visando à obtenção da(s) substância(s) responsável(eis) pela atividade demonstrada. Esse método moderno de busca e desenvolvimento de novos fármacos a partir de fontes naturais, embora custoso e de longa duração, tem vantagens sobre a busca de drogas pela avaliação de substâncias puras.

As florestas tropicais são detentoras da maior parte da biodiversidade, sendo, portanto, uma fonte importante para novos e potenciais fármacos a serem empregados na medicina moderna. Estima-se que existam cerca de 250.000 espécies de plantas superiores no globo terrestre e que mais da metade dessas está concentrada nas florestas tropicais. Estudos indicam que, das espécies encontradas nas florestas tropicais, podem ser obtidos cerca de 330 novos fármacos. O custo para o desenvolvimento desses fármacos é alto e deve envolver o financiamento tanto da sociedade como um todo quanto da indústria farmacêutica. Acredita-se que, para execução dessa tarefa, serão necessários recursos da ordem de aproximadamente 150 bilhões de dólares. O desenvolvimento de um novo fármaco a partir de plantas envolve desde a escolha da planta a ser trabalhada até os testes clínicos com a substância isolada e caracterizada.

A coleta de plantas para a obtenção de novos fármacos pode ser realizada através de três métodos:

1. randomizado;
2. baseado em conhecimentos etnobiológicos;
3. baseado em conhecimentos quimiossistemáticos.

A diferenciação entre os três processos ocorre nas etapas de coleta e seleção do material vegetal. Na coleta randomizada, inicialmente é necessário coletar diferentes espécies de plantas presentes num determinado hábitat. Após, a seleção da espécie a ser estudada deve ser baseada em testes de bioatividade *in vitro* realizados com os extratos orgânicos obtidos de diversas partes da planta. As plantas cujos extratos mostram maior atividade são selecionadas para dar prosseguimento ao isolamento das substâncias bioativas.

Dessa forma, as espécies são coletadas em maiores quantidades (1 a 5 kg), em seguida, são secas e moídas, para preparação de extratos em maior quantidade. Os extratos são posteriormente submetidos à purificação através de diversas técnicas cromatográficas. Essa purificação é monitorada pelos testes de bioatividade até a obtenção da(s) substâncias(s) pura(s) responsável(eis) pela atividade biológica observada inicialmente para o extrato. A substância pura é então submetida a caracterização química, visando a estabelecer sua estrutura química. Em seguida, são avaliados o seu mecanismo de ação e a sua toxicidade. Somente após essas etapas estará a substância de origem vegetal apta a ser submetida aos testes pré-clínicos.

Etapas do processo de obtenção de substâncias bioativas:

1. coleta de espécies;
2. identificação botânica;
3. preparação de extratos para os testes;
4. identificação dos extratos mais ativos;
5. fracionamento biomonitorado dos extratos ativos;
6. isolamento biomonitorado e caracterização dos constituintes.

A partir desses tipos de estudos randomizados, foram descobertos os anticancerígenos taxol, camptotecina e os inibidores da transcriptase reversa do HIV, calanolídeo A, bem como outras drogas que ainda estão em fase de desenvolvimento. Algumas vezes, a substância isolada, embora apresente atividade considerável, pode produzir reações adversas. Um exemplo é camptotecina, um alcaloide isolado da planta ornamental chinesa *Camptotheca acuminata* Decne. Essa substância tem atividade nos cânceres de fígado, gástrico e de cabeça. No entanto, testes clínicos realizados, empregando-se o sal de sódio dessa substância, apresentaram grande toxicidade, aliada a atividade anticancerígena gastrointestinal. Desse modo, foram desenvolvidos derivados semissintéticos, a partir da substância original, que apresentaram maior atividade anticancerígena e menor toxicidade. Atualmente esses derivados encontram-se em estágio de avaliação clínica. O derivado CPT-11 (Fig. 21.4) apresenta atividade contra leucemia e linfoma, enquanto o derivado topotecan mostrou-se ativo no câncer de ovário e pulmão.

Outros dois agentes de uso clínico regular são derivados semissintéticos da lignana podofilotoxina, encontrada em *Podophyltum peltatum*. O etoposide e o tenoposide são obtidos do epímero dessa lignana, e o etoposide é empregado no tratamento de câncer de pulmão e testículo. O tenoposide tem emprego em leucemia linfocítica e neuroblastoma em crianças (Fig. 21.5).

O (+)-calanolídeo A (Fig. 21.6) tem demonstrado ser um agente contra o vírus HIV-1, incluindo aqueles resistentes ao AZT ou outros nucleosídios inibidores da transcriptase reversa. Além disso, essa cumarina, presente em *Callophylum theymannii*, apresenta efeito sinergístico em combinação com os inibidores dessa enzima utilizados no tratamento convencional da SIDA/AIDS (AZT, ddI e ddC). Essa substância encontra-se atualmente na fase clínica de desenvolvimento, num consórcio entre uma estatal malaia e a companhia farmacêutica americana MedChem.

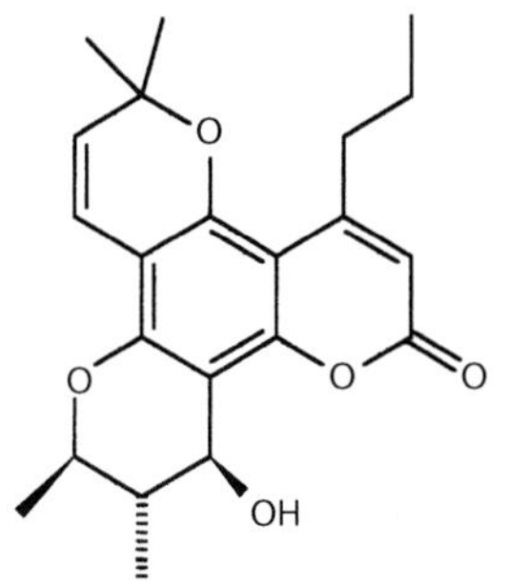

Fig. 21.6 Calanolídeo A, isolado de *Calophyllum teysmannii* (Guttiferae), uma cumarina inibidora do HIV.

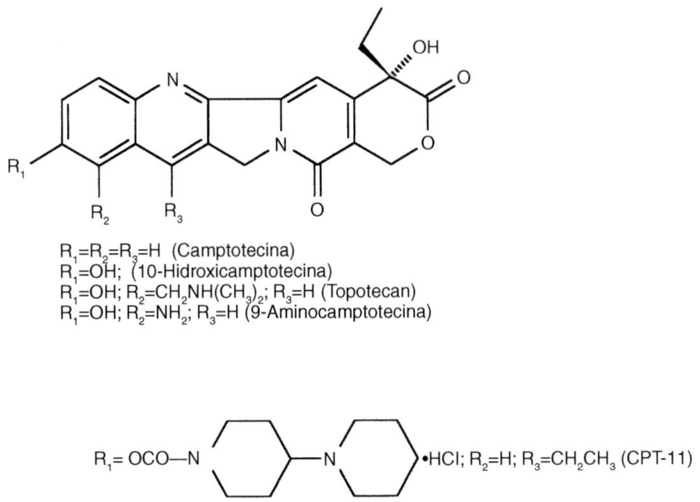

Forskolina, um diterpeno encontrado na planta indiana *Coleus forskolii*, demonstrou inicialmente atividade na diminuição da pressão sanguínea e apresentou propriedades cardioativas. No entanto, o derivado semissintético e solúvel em água, colforsina daproato (Fig. 21.7), mostrou-se mais promissor, pois possui efeitos reversíveis nos sistemas nervoso autônomo, respiratório e circulatório. Testes clínicos indicam que essa substância tem efeitos hemodinâmicos benéficos em pacientes com doenças cardíacas e no tratamento da asma.

Gomosina-A é um outro exemplo de substância de origem vegetal que vem sendo testada clinicamente com o objetivo de desenvolver novos fármacos. Essa lignana apresenta ação hepatoprotetora. Outro hepatoprotetor é o Idb-1016, derivado do produto natural denominado silibina. A silibina é o flavanolignoide encontrado nos frutos de *Silybum marianum*. A avaliação desse derivado (Idb-1016), que é um complexo formado pela silibina e fosfatidiliolina, está na fase III de desenvolvimento clínico, por uma companhia italiana, como anti-hepatotóxico (Fig. 21.8).

A pesquisa de novos agentes farmacologicamente ativos obtidos de fontes naturais, tais como fermentações e extratos vegetais, tem contribuído para a descoberta de várias novas substâncias bioativas de utilidade nos tratamentos de diversas doenças humanas. Cerca de 60% dos agentes antitumorais e anti-infecciosos que são comercializados atualmente ou que estão em fase clínica final derivam de produtos naturais. Apesar de a maioria das substâncias ser de origem microbiana, as plantas ainda podem contribuir sobremaneira no desenvolvimento de novos fármacos. Várias drogas foram descobertas de plantas de florestas tropicais (cerca de 50); dentre essas, podemos destacar, devido à sua grande importância, vincristina, vimblastina, tubocurarina, quinina, codeína e pilocarpina. Esses são somente uns poucos exemplos de muitos outros que poderiam ser citados.

Avanços nos processos biotecnológicos, especialmente método de cultivo de células e tecidos de plantas e produção de espécies transgênicas, aliados à modelagem molecular de substâncias, desempenham um papel cada vez mais significativo nos processos de produção das substâncias obtidas em pequenas quantidades e/ou de plantas raras. Essas novas tecnologias aumentarão o emprego das plantas como fontes de substâncias valiosas para a espécie humana.

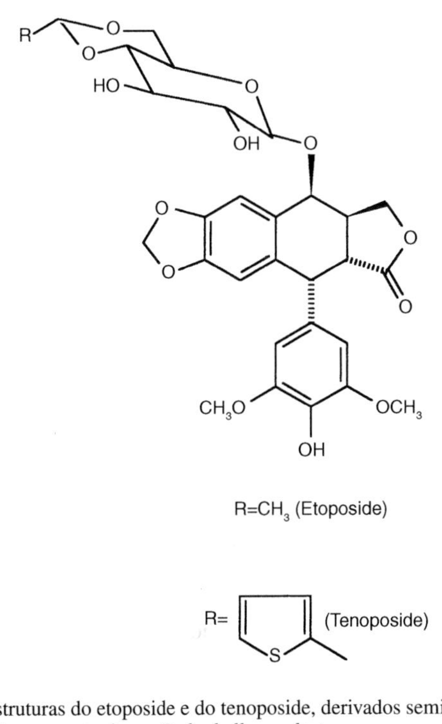

$R_1=R_2=R_3=H$ (Camptotecina)
$R_1=OH$; (10-Hidroxicamptotecina)
$R_1=OH$; $R_2=CH_2NH(CH_3)_2$; $R_3=H$ (Topotecan)
$R_1=OH$; $R_2=NH_2$; $R_3=H$ (9-Aminocamptotecina)

$R_1=OCO-N\text{(piperidina)}\cdot HCl$; $R_2=H$; $R_3=CH_2CH_3$ (CPT-11)

Fig. 21.4 Camptotecina e seus derivados: inibidores da DNA topoisomerase I.

$R=CH_3$ (Etoposide)

$R=$ (tienil) (Tenoposide)

Fig. 21.5 Estruturas do etoposide e do tenoposide, derivados semissintéticos da podofilotoxina, encontrada em *Podophyllum peltatum*.

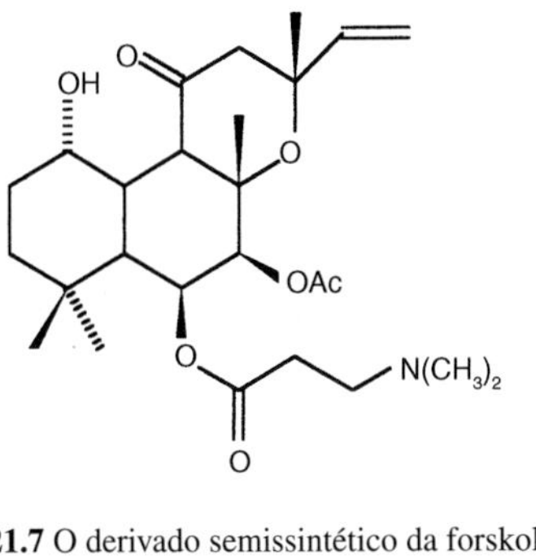

Fig. 21.7 O derivado semissintético da forskolina.

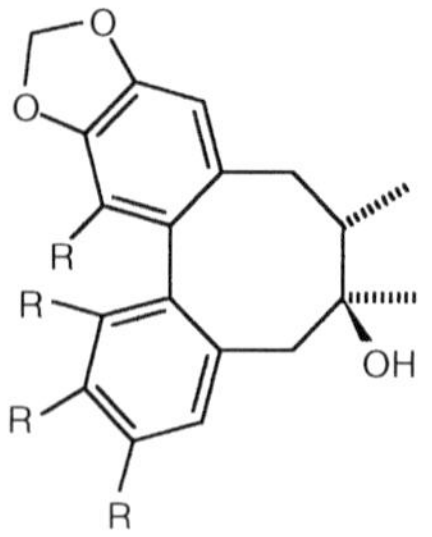

Fig. 21.8 Exemplos de hepatoprotetores: a lignana Gomisina-A, isolada de *Schisandra chinensis,* e a silibina, um flavanolignoide isolado dos frutos de *Silybum marianum.*

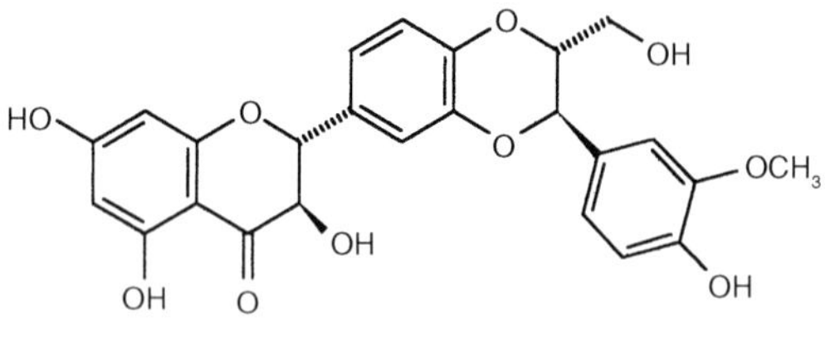

Espera-se que muitos outros fármacos possam ser desenvolvidos das reservas de florestas tropicais se houver o compromisso de programas institucionais, com a aplicação dos recursos e a atuação da variedade necessária de especialistas.

REFERÊNCIAS BIBLIOGRÁFICAS

1. BALICK, M.J. & COX, P. A. *Plants, People, and Culture: The Science of Ethnobotany*. New York: Scientific American Library, 1997. 228p.
2. BOMBARDELLI, E. & MORAZZONI, P. *Hipericum perforatum. Fitoterapia*, *66*:43-68, 1995.
3. BRUNETON, J. *Elementos de Fitoquímica y de Farmacognosía*. Zaragosa, Editorial Acribia, 1991. 594p.
4. CALIXTO, J.B. Efficacy, safety, quality control, marketing and regulatory guidelines for herbal medicines (phytotherapeutic agents). *Brazilian Journal of Medicinal and Biological Research*, *33*:179-189, 2000.
5. COLEGATE, S. M. & MOLYNEUX, R. J. *Bioactive Natural Products: Detection, Isolation, and Structural Determination*. Boca Raton, Flórida, CRC Press, 1993, 528p.
6. CRAGG, G. M., NEWMAN, D. J. & SNADER, K. M. Natural products in drug discovery and development. *Journal Natural Products*, *60*:52-60, 1997.
7. DE SMET, P. A. G. M. The role of plant-derived drugs and herbal medicines in health care. *Drugs*, *54*:801-840, 1997.
8. EVANS, W. C. *Trease and Evan's Pharmacognosy*. London, W.B. Saunders Company, 1996, 612p.
9. FARNSWORTH, N. R. Screening plants for new medicines. *In:* WILSON, E. O. *Biodiversity*. Washington, American Chemical Society, 1988. Cap. 9, p. 83-97.
10. GOTTLIEB, O. R. & KAPLAN, M. A. Das plantas medicinais aos fármacos naturais. *Ciência Hoje*, *15*:15.54, 1993, 356p.
11. KINGHORN, A. D. & BALANDRIM, M. *Human Medicinal Agents from Plants*. Washington, American Chemical Society, 1993. 356p.
12. KINGHORN, A. D. & SEO, E. K. Plants as sources of drugs. *In*: FULLER, G., McKEON, T. A. & BILLS, D. D. *Agricultural Materials as Renewable Resources: Nonfood and Industrial Applications*. Washington, American Chemical Society, 1996. Cap. 12, p. 179-193.
13. MENDELSOHN, R. & BALICK, M. J. The value of undiscovered pharmaceuticals in tropical forests. *Economic Botany*, *49*:223-228, 1995.
14. PDR for Herbal Medicines: The Information Standard for Complementary Medicine. 1st ed. Montvale, New Jersey, Medical Economics Company, 1998. 1244p.
15. ROBBERS, J. E. & TYLER, V. E. *Tyler's Herbs of Choice: The Therapeutic Use of Phytomedicines*. New York, The Howorth Herbal Press, 2000. 287p.
16. SCHULZA, V., HANSEL, R. & TYLER, V. E. *Rational Phytotherapy: A Physicians' Guide to Herbal Medicine*. Berlin, Springer, 1998. 306p.
17. SHU, Y. Z. Recent natural products based drug development: a pharmaceutical industry perspective. *Journal of Natural Products I*, *61*:1053-1071, 1998.
18. TYLER, V. E. Phytomedicines: back to the future. *Journal of Natural Products*, *62*:1589-1592, 1999.

22

Os Ensaios Clínicos

Granville G. de Oliveira e Samer A. Husseini de Oliveira

CONSIDERAÇÕES HISTÓRICAS

A evolução das buscas terapêuticas coincide, provavelmente, com a história da inteligência do homem, superpondo-se à da própria Medicina. A sabedoria atávica, o feliz acaso, a intuição mística, a observação casual ou a reflexão analógica foram, certamente, as bases dos primitivos ensaios clínicos, necessariamente simples e erráticos. A observação do alívio da dor após a fricção da área corporal traumatizada terá contribuído, possivelmente, para a consagração da primeira atitude terapêutica. Assim, a observação foi o mais importante elemento no avanço terapêutico em priscas eras. A resolução dos desconfortos físicos e a cura das doenças nos antigos grupos sociais eram atribuições de sacerdotes que, convencidos da sua cumplicidade com a ação divina, conferiam às suas escolhas oníricas poderes terapêuticos mágicos. Os primitivos acervos terapêuticos – **os formulários** – eram documentos que refletiam uma seleção das tradições místicas, religiosas e médicas das sociedades antigas. E, quando se fala de seleção, fala-se da escolha do que há de melhor. Assim, pode ser explicada a presença, nos formulários, de medicamentos pouco ortodoxos como "sangue de lagarto, fezes de crocodilo, dentes de porco, pata de burro, carne podre e olhos de moscas" (**Papiro de Ebers**, 1550 a.C.), que deviam agir como potentes placebos. Ou de manobras no mínimo estranhas, como as sangrias no tratamento das infecções. A antiguidade das tentativas de aperfeiçoamento terapêutico pode ser bem aquilatada através da idade de documentos sumerianos, com mais de 7.000 anos, que relatam, por exemplo, o uso de plantas medicinais tão eficazes quanto a papoula. E isso apesar de, até a Idade Média, a nossa tradição judaico-cristã ensinar que o mundo teria sido criado, subitamente, em 4040 a.C. (Lima, 2002). Dessa forma, podem, ainda, ser encontradas referências terapêuticas de importância equivalente na **Torá** judaica (3750 a.C.); no **Grande Herbário** chinês (2838 a.C.); no **Código de Hamurábi**, da medicina assíria (2000 a.C.); no referido **Papiro de Ebers**, da medicina egípcia (1550 a.C.); no **Rgyadbahi** (**Os Quatro Princípios**), da medicina tibetana (820 a.C.), entre outros tantos.

Mitridates, rei do Ponto, no século II a.C., preocupado com a constante possibilidade de ser envenenado, produziu o primeiro rudimento do método experimental em terapêutica, através do qual experimentou diversos antídotos em seus escravos, culminando com a elaboração do que seria o antídoto universal – o *mitridaticum* –, composto de mais de 60 ingredientes.

O primeiro ensaio clínico comparativo experimental do qual se tem notícia nos tempos modernos teria sido conduzido pelo cirurgião **James Lind**, da Marinha Real Britânica, utilizando-se de metodologia comparativa metaforicamente sugerida pelo **profeta Elias** (Reis, 9-3 1).

Em relato datado de 20 de maio de 1747, Lind submeteu 12 marinheiros do navio *Salisbury* acometidos de escorbuto, dois a dois, a seis propostas terapêuticas distintas: cidra, vitríolo, vinagre, laranjas e limões, mostarda e alho. Um dos marinheiros tratados com frutas cítricas reagiu tão bem que retomou as suas funções após 6 dias de tratamento, enquanto o outro passou a atuar como enfermeiro dos demais. Apesar dos óbvios efeitos benéficos das frutas cítricas, Lind concluiu, num pioneiro viés histórico, que o melhor tratamento para o escorbuto seria "ar puro e seco".

A utilização do método científico no planejamento, no desenvolvimento e na análise da pesquisa terapêutica, a partir do século XIX, constituiu-se num verdadeiro divisor de águas na história da Medicina. Passara-se da observação para a experimentação científica. **Zimmermann**, em 1774, publicava o seu pioneiro *Tratado sobre a Experiência em Medicina,* propondo tal abordagem. No entanto, os fragmentos filosóficos que formam o edifício dos processos que embasam a atual pesquisa terapêutica tiveram suas remotas origens nos escritos de **Aristóteles** *(a Lógica e a Crítica);* de **Santo Tomás de Aquino**; de **Galileu Galilei** *(Dialogo delle Scienze Nuove);* de **Francis Bacon** *(Novum Organon e Augmentum Scientiorum);* de **René Descartes** *(Discours de la Methode);* de **Augusto Comte** *(Cours de Philosophie Positive);* de **John Stuart Mill** *(A System of Logic)*. Em realidade, **Claude Bernard**, através do seu grandioso *Introduction à la Medicine Experimentale,* foi o grande responsável pela utilização do método científico na pesquisa terapêutica. Assim, Bernard opina que o experimentador deve buscar a verdade com base, exclusivamente, no fato científico observado ou cientificamente deduzido. Deve tentar afastar, dessa forma, todas as influências místicas, críticas ou o peso da autoridade na validação da pesquisa médica. O fato é o norte da Ciência. O pesquisador, acrescenta Claude Bernard, deve ter a mente livre, evitando apegar-se a ideias fixas, dogmas ou opiniões. A liberdade do espírito do investigador é fator essencial diante dos mistérios da Biologia, especialmente no que tange às reações inesperadas. O fato experimental deve surgir quando se repetem as condições desencadeantes e ser suprimido quando tais circunstâncias são evitadas. É o princípio da prova e da contraprova: *Sublata causa tolitur effectus.* O enfoque da pesquisa deve ser o mais restrito possível, e as perguntas a serem respondidas, as mais simples. Enunciava, em seus escritos: "para serem válidos, experimentos comparativos devem ser feitos ao mesmo tempo em pacientes tão comparáveis quanto possível", acrescentando: *"..o experimento comparativo é o* **sine qua non** *da medicina científica experimental, sem o qual o médico anda erraticamente..."*

Assim, a convergência e a organização dos conceitos, das abordagens e dos processos científicos, especialmente aqueles provenientes da Farmacologia Básica, da Fisiologia, da Metodologia Científica, da Administração de Projetos, da Bioestatística, com o objetivo de verificação de eficácia e segurança dos fármacos ao nível clínico, começaram a delinear-se após os anos 20 e em diversas partes do mundo. **Harry Gold**, um jovem médico da Cornell University, atuando no ambulatório de cardiologia de Wykoff, no Bellevue Hospital (Nova York), parece ter sido o modesto pioneiro na adoção dos métodos preconizados por **Claude Bernard** na pesquisa terapêutica de digitálicos. Na mesma época, cientistas de diversas partes do mundo manifestaram-se no mesmo sentido, como **Paul Martin**, na Alemanha, ou **Maurice Loeper**, na França.

O conceito de *"randomização"*, introduzido por **Ronald A. Fisher** na pesquisa agrícola, em 1923, foi logo utilizado na terapêutica no pioneiro ensaio clínico controlado realizado por **Amberson, Mac Mahon e Pinner**, em 1931. Esses autores testaram injeções do composto de ouro – sanocrisina – controladas com injeções de água destilada em 12 pares de pacientes tuberculosos, pareados dois a dois. Foram, também, os pioneiros na introdução do "mascaramento" *(blindness)* nos ensaios clínicos, uma vez que os pacientes recebiam os tratamentos aleatoriamente, sem que soubessem qual deles era administrado. Por essa época, em 1933, era realizado o segundo ensaio clínico, no London Hospital, conduzido por **Evans e Hoyle**, com drogas coronariodilatadoras.

A conscientização progressiva da necessidade de aperfeiçoamento dos métodos dos ensaios clínicos foi acelerada pelo encadeamento de uma sequência de fatos historicamente propícios, como: (1) a sedimentação dos conceitos experimentais básicos no âmbito da terapêutica; (2) a descoberta do prontosil, precursor da sulfanilamida, em 1934, marcando o início de uma era de pesquisa químico-farmacêutica agressiva visando ao desenvolvimento de potentes fármacos para a cobertura de hiatos terapêuticos essenciais e daí, através dos monopólios, assegurar altíssimos retornos financeiros para a indústria; (3) a consequente *"explosão das drogas"* (**Modell**), pela adoção da política industrial já citada, acontecida nos países desenvolvidos durante e após a Segunda Guerra Mundial – quando mais 7.000 novas especialidades farmacêuticas foram introduzidas no armamentário terapêutico entre 1948 e 1963; (4) a modificação, em 1938, do Food, Drugs and Cosmetics Act americano, após o acidente ocorrido com o xarope de sulfanilamida devido ao excipiente nefrotóxico – o dietilenoglicol –, ou seja, a introdução do NDA (New Drug Application) determinando a exigência, pelo Food and Drug Administration (FDA), de demonstração científica de segurança dos fármacos candidatos à liberação para uso; (5) a instituição, por **Harry Gold**, em 1937, das famosas Cornell Conferences of Therapy; (6) a execução, pelo **British Council Research,** do primeiro ensaio clínico de grandes proporções usando números aleatórios, no teste de uso da estreptomicina no tratamento da tuberculose, em 1948; (7) a reintrodução, por **Harry Gold**, em 1950, dos ensaios duplo-cegos como forma de redução dos vieses de aferição dos reais efeitos terapêuticos relacionados às expectativas do paciente e do médico; (8) a introdução, por **Sir Bradford Hill**, em 1950 e 51, de estudos consolidados descrevendo a metodologia dos ensaios clínicos com as suas reais características; (9) a fundação, por **Louis Lasagna**, em 1954, de primeiro grupo de Farmacologia Clínica no Johns Hopkins Hospital; (10) a adoção, pelo FDA, de uma legislação ainda mais rígida, em seguida à **Harry-Kefauver Amendment** de 1962, que, após o acidente da talidomida, passou a exigir o IND (Investigational New Drug) com a utilização formal das técnicas dos ensaios clínicos duplo-cegos, "randomizados" e controlados como forma de comprovar não só a segurança mas também a eficácia dos fármacos candidatos à comercialização. Em seguida, a Declaração de Helsínqui, de 1964, veio a constituir-se num avanço das relações éticas na pesquisa clínica. Como consequência desse agregado de novas posturas, no período posterior, isto é, de 1963 a 1990, das 1.848 novas entidades químicas (NCE) foram aprovadas somente 246 (13,3%) por aquele órgão; (11) em seguida às ações do FDA, foi promulgado, em 1968, o **Medicines Act** inglês; (12) finalmente, durante a **22.ª Assembleia Mundial de Saúde**, em 1969, foi solicitada ao Diretor-Geral da Organização Mundial de Saúde (OMS) uma tomada de atitude por parte daquele órgão no sentido da padronização dos ensaios clínicos de medicamentos, o que resultou nos estudos do Grupo Científico para Princípios de Avaliação Clínica de Medicamentos. Esse grupo culminou por recomendar a utilização sistemática da metodologia dos ensaios clínicos como meio de insubstituível valor na verificação da eficácia e da segurança dos fármacos propostos para uso humano. Em 1977, com base no famoso **Relatório Belmont**, o FDA elaborou o primeiro regulamento de Boas Práticas Clínicas (GCP), consolidado posteriormente, em 1988. O Japão e o Canadá criaram o seu regulamento em 1985; a Inglaterra, em 1986; a Austrália e a Comunidade Europeia, em 1991. A Organização Mundial de Saúde (OMS) elaborou o seu guia de GCP em 1995 – o CIOMS-GCP. Apesar de as primeiras discussões visando à consolidação internacional das GCP terem-se iniciado em 1991, em Bruxelas (ICH-1), somente em 1996 é que foram adotados, sob a forma de um guia, os resultados das discussões da **Conferência Internacional de Harmonização (ICH) dos Requerimentos Técnicos para Registro de Produtos Farmacêuticos para Uso Humano**. Na realidade, têm ocorrido, periodicamente, reuniões ICH (ICH-2 em1993; ICH-4 em 1997; ICH-5 em 2000) com o intuito do aperfeiçoamento de suas regras.

A necessidade do uso de tal conjunto de conhecimentos sob a supervisão dos órgãos de vigilância sanitária se torna clara quando o FDA relata que, de 964 auditorias a trabalhos terapêuticos relacionados a pedidos de licença, no período de 1977 a 1983, 111 foram invalidados por serem portadores de graves defeitos metodológicos, e 42 investigadores foram considerados não confiáveis. Conclui-se, portanto, que a utilização das técnicas dos ensaios clínicos foi a resultante lógica das necessidades médicas de cobertura de hiatos terapêuticos, em permeio com os imperativos econômicos do crescimento industrial e com a contrapartida do crescente rigor das repartições governamentais de vigilância sanitária. Além de ser técnica de conhecimento obrigatório para os especialistas da área, afigura-se como indispensável componente da cultura médica atual, especialmente no que concerte à crítica aos trabalhos terapêuticos, que perfazem cerca de 20-30% das publicações médicas.

A importância de tais conhecimentos fica clara quando se depreende que os laboratórios multinacionais, que investiam, até 9 anos atrás, cerca de 13-14% do seu orçamento em pesquisa e desenvolvimento (P&D) de novos medicamentos, elevaram tal patamar para algo acima de 21%. E isso ocorre apesar de tais pesquisas serem empreitadas de risco, em que apenas 1 em cada 3 medicamentos novos paga o seu desenvolvimento. No entanto, quando o laboratório descobre um filão promissor, todo o esforço é exponencialmente recompensado. Por exemplo, o faturamento isolado com a atorvastatina traz quase 10 bilhões de dólares para os cofres do seu laboratório produtor. Assim, aproximadamente, de cada 10.000 moléculas promissoras, apenas uma chega ao mercado, num processo que dura, em média (1998), 15,3 anos (6,1 anos – fase pré-clínica; 6,3 anos – fase clínica; 2,3 anos – fase de análise regulatória), a um custo que flutua em torno de US$ 300-600 milhões, o que demonstra a extrema complexidade dessa vertente tecnológica. Importante ressaltar que tal custo inclui no espectro predominante das falhas no desenvolvimento. Se considerarmos o desenvolvimento isolado do fármaco vencedor, os custos médios ficam em algo como 50 milhões de dólares.

Numa visão global, a indústria farmacêutica investe um total de aproximadamente US$ 60 bilhões/ano em P&D. Só nos Estados Unidos, em 2000, foram investidos US$26 bilhões em P&D. Os ensaios clínicos eram realizados antes de 1990 preferencialmente (80%) em universidades. Atualmente, 70% dos atuais US$6 bilhões gastos na realização de ensaios clínicos são canalizados para o setor privado, sob o comando central dos próprios laboratórios interessados, através dos chamados pesquisadores contratados ou das **CRO (contract research organizations)**. No Brasil existem diversas CRO em atuação, como a Quintiles, a Invitare, a Parexel, entre outras. A maior delas, a Quintiles, mantém escritórios em 38 países, tendo faturado em 2000 algo como US$1,6 bilhão, sendo US$ 1,5 milhão com a subsidiária brasileira.

As **Resoluções n.ᵒˢ 196/96 e 251/98 CNS-MS** (ver Anexo) estabeleceram as regras básicas da atuação da pesquisa clínica no Brasil, o que estimulou a comunidade científica internacional a inserir o país num contexto mundial. Assim, a partir de 1996, pode ser detectada uma ascensão contínua de pleitos de novas pesquisas clínicas, assim como do montante investido no setor, que, no momento, supera US$ 100 milhões/ano. Aparentemente, a coincidência de o Brasil envolver-se eficazmente em um grande número de ensaios clínicos internacionais relacionados à terapêutica da SIDA/AIDS e da concomitante promulgação da Lei de Propriedade Industrial, em 1996, parece ter reforçado tal tendência.

ASPECTOS ÉTICOS E LEGAIS DOS ENSAIOS CLÍNICOS

A busca constante de tratamentos mais eficientes através dos tempos foi, certamente, pontilhada pelo uso de métodos nada ortodoxos, e até recentemente a pesquisa do setor não contava com nenhum balizamento formal, ético ou mesmo científico. É difícil imaginar-se um ensaio clínico projetado para verificar o poder terapêutico, por exemplo, da aplicação de sanguessugas sem o esvanecimento dos limites da racionalidade através da imposição de uma autoridade mística incensada por uma irrealidade mágica. Ensaio típico dessa fase foi o realizado pelo famoso **Ambroise Paré**, que, após conseguir a permissão do **rei Carlos IX** para utilizar um condenado à morte por arsênico, propôs-se a testar a célebre "pedra de bezoar" – antídoto de "reconhecida eficácia" contra toda sorte de envenenamentos e melancolias. O médico assim relata o resultado do seu experimento: "*... uma hora depois, fui encontrar o homem de quatro, com os olhos e faces vermelhos, sangrando pelas orelhas, ouvidos e boca*". Podemos citar outros exemplos mais recentes de ensaios conduzidos nos subterrâneos da ciência, como a inoculação, pelo famoso **Walter Reed**, de soldados americanos com o vírus da febre amarela, durante a Campanha de Cuba, de 1900, com o objetivo de testar a eficácia da vacina específica. Havia a previsão de indenização de US$100 para a família da vítima em caso de morte. Outro exemplo famoso foi o conduzido a partir da década de 1930 em Tuskegee (Macon, Alabama), e mantido por 40 anos, no qual centenas de negros portadores de sífilis foram mantidos (enganados) sob tratamento placebo, mesmo depois de surgida a penicilina, que poderia ter curado esses "voluntários". A injeção intravenosa de células cancerosas em "voluntários" árabes com o objetivo de desenvolver-se uma vacina anticâncer, na década de 60, é outra pérola da conduta antiética, ainda hoje em vigência, especialmente junto a populações de países do chamado Terceiro Mundo.

Em realidade, os próprios formulários foram a primeira modalidade de controle ético do uso das terapias disponíveis através de uma seleção daquelas mais eficazes e seguras. No entanto, esse primitivo controle corporativista exercido pelos próprios curadores começou a parecer insuficiente ou mesmo suspeito. Assim, os governos, representando os cidadãos, passaram a regulamentar e fiscalizar o uso de medicamentos, adotando o princípio de que a saúde é um bem público inalienável e que sociedade saudável é sociedade produtiva. Assim, em 1540, o **rei Henrique VIII**, preocupado com o padrão de qualidade dos medicamentos ingleses, empossou quatro inspetores do College of Physicians of London para que verificassem os remédios constantes do *Apothecary Wares, Drugs and Stuffs*. Na Noruega, a primeira legislação correlata data de 1679. Na Dinamarca, os regulamentos congêneres são de 1779. A primeira *Farmacopeia Geral para Portugal e Domínios* foi sancionada em 1794 por D. Maria I a Louca. Nos Estados Unidos, a legislação consolidada no setor, o Food and Drugs Act, surgiu em 1906. No Brasil, nossa primeira *Farmacopeia* data de 1926.

Os médicos, desde tempos imemoriais, se preocuparam quase que exclusivamente com a baixa eficácia dos medicamentos à disposição, sem atentar para os seus efeitos indesejáveis, quase sempre presentes. A boa intenção do médico era suficiente para propiciar o desenvolvimento de efeitos terapêuticos benignos.

No entanto, a revolução científica ocorrida no século XIX passou a admitir o medicamento em toda a extensão das suas ambiguidades (***pharmakon*** (grego) – remédio, magia, veneno). Iniciou-se aí a verificação da incidência e importância das reações adversas medicamentosas (RAM). Entre 1870 e 1890, por exemplo, foram instituídas diversas comissões visando à investigação de mortes súbitas durante anestesias com clorofórmio. O atual rigor dos regulamentos de vigilância sanitária quanto à segurança eclodiu com as atitudes do FDA americano após o desastre da sulfanilamida, de 1937. Adicionalmente, a necessidade de utilização de seres humanos em ensaios clínicos em contrapartida às atrocidades nazistas da Segunda Guerra Mundial resultou no surgimento de documentos balizadores das pesquisas científicas em ***anima nobile*** visando à preservação da integridade e dignidade de seres humanos nessas circunstâncias. A Declaração de Nuremberg (1947), por exemplo, estabelece que os ensaios clínicos devem ser conduzidos por pessoas qualificadas, sem incorrer em riscos acima da importância da doença em tratamento, com base em experiências prévias em animais, evitando-se todo o sofrimento e a lesão física ou mental dos pacientes que, para participarem dos experimentos, deverão ter dado o seu consentimento voluntário. Posteriormente, em 1964, esse texto foi aperfeiçoado, durante a 18.ª Assembleia Mundial de Médicos, em Helsínqui, estabelecendo-se que: "*o processo médico baseia-se na pesquisa... deve alicerçar-se, em parte, em experiência envolvendo seres humanos*". E continua: "*a preocupação pelos interesses do indivíduo deve sempre prevalecer sobre o interesse da ciência e da sociedade*". Determina que deverá ser interrompida qualquer investigação na qual se verifique que os riscos se sobrepõem aos benefícios. Estabelece que a participação de pacientes em estudos experimentais é livre e voluntária. A consciência do paciente sobre os objetivos, riscos e benefícios da pesquisa é essencial. Deve ser dado ao participante o mais seguro tratamento-controle possível. As Declarações de Tóquio, adotada pela 29.ª Assembleia Mundial de Médicos, de 1975; de Veneza, de 1983 (35.ª Assembleia); de Hong Kong, de 1989 (41.ª Assembleia); de Somerset, África do Sul, 1996 (48.ª Assembleia) e de Edimburgo, 2000 (52.ª Assembleia), corroboraram e aperfeiçoaram os pontos consagrados na Declaração de Helsínqui e acrescentaram a proibição ao uso de prisioneiros em ensaios clínicos. A Bioética, a base para as discussões atuais sobre a ética na pesquisa clínica, apesar de suas raízes milenares, parece ter surgido com o Concílio Vaticano II, ocorrido entre 1962 e 1965. No meio científico, a primazia do uso do termo parece ter sido na publicação do oncologista **Van Rensselaer Potter**: *Bioethics: Bridge on the Future*, de 1971. Posteriormente, **Beauchamps** e **Childress**, no seu livro *The Principle of Bioethics*, de 1979, estabeleceram os princípios gerais que norteiam as atitudes éticas na atualidade como: **a beneficência, a não maleficência, a justiça e a autonomia**.

Na realidade, o próprio Hipócrates estabelece, de forma ampla e genérica, que o médico tem como função primordial a salvaguarda da integridade física e mental de seu paciente (art. 21 do **Código de Ética Médica – CEM**, CFM n.º 1.276/88). Além disso, o art. 123 do CEM estabelece que as experiências em seres humanos devem ser precedidas do consentimento do paciente, conhecedor de todos os seus riscos e vantagens. As Resoluções n.º 1/88 e a sua sucessora n.º 196/96 do Conselho Nacional de Saúde estabelecem as normas de pesquisa clínica com base em posturas mundialmente aprovadas. Alguns aspectos desse importante e detalhado documento merecem ser ressaltados aqui:

"Em toda pesquisa em que o ser humano for submetido a estudo deverá prevalecer o critério de respeito à sua dignidade e à proteção de seus direitos e bem-estar";

"A pesquisa deverá desenvolver-se conforme as seguintes bases:

"estar fundamentada na experimentação prévia em animais, em laboratórios ou em outros fatos científicos";

"prevalecerem sempre as probabilidades dos benefícios esperados sobre os riscos previsíveis";

"contar com o consentimento do indivíduo após ter sido convenientemente informado";

"contar com parecer favorável do Comitê de Ética";

"proteger-se-á a privacidade do indivíduo";

"divide a probabilidade de risco em três graus: "pesquisa sem riscos"; "pesquisa com risco mínimo" e "pesquisa com risco maior que o mínimo".

O emprego de seres humanos para pesquisa de novos fármacos somente poderá ser iniciado mediante expressa autorização do Comitê de Ética em Pesquisa (CEP) devidamente credenciado pela Conep e Agência Nacional de Vigilância Sanitária (Anvisa). Em consonância com essa postura, os órgãos de financiamento de pesquisa, como o CNPq ou a Capes, passaram a exigir a aprovação do protocolo experimental para pesquisa em humanos por um Comitê de Ética em Pesquisa (CEP). Além dos aspectos envolvendo os riscos inerentes aos ensaios clínicos e às possibilidades de desconforto, lesão ou morte dos participantes, os estudiosos concluíram, também, que os aspectos éticos da utilização do placebo são valiosíssimo instrumento de comparação. Apesar do inquestionável valor desse controle, o seu uso tem sido arguido com as seguintes alegações: (a) os indivíduos alocados para o grupo-controle (inerte) são colocados em risco de não tratamento; (b) o benefício da sociedade não pode ser conseguido com o risco de alguns; (c) o uso de placebo é um engano inaceitável; (d) os ensaios não controlados também têm valor científico; (e) existe sempre a possibilidade de usar-se um controle ativo (terapêutica padrão). Na realidade, o uso de estudos não controlados é apenas provocativo, nunca definitivo. Além disso, a consagração de um medicamento ineficaz é extremamente danosa em termos de saúde pública, mormente quando se trata de manipular uma doença grave. A National Academy of Sciences concluiu, em estudo realizado na década de 60, que, de 10.000 medicamentos vendidos sem prescrição médica *(over-the-counter),* somente 25% teriam efeito superior ao placebo. O FDA, em estudo envolvendo 300.000 marcas, iniciado em 1972, divulgou uma lista de 223 fármacos de eficácia duvidosa para o tratamento de 19 moléstias. Uma das mais importantes funções éticas dos ensaios clínicos é impedir que doenças graves sejam tratadas com medicamentos "salvadores" destituídos de ação. Por alguma razão histórica, a Resolução n.º 1/88 não surtiu os efeitos desejados. Assim, surgiu a histórica Resolução n.º 196/96, que repete e aprofunda aspectos éticos e operacionais já contemplados na Portaria n.º 1/88, como o consentimento livre e esclarecido, o estabelecimento dos Comitês de Ética em Pesquisa (CEPs) e do Comitê Nacional de Ética em Pesquisa (Conep). Em seguida, em 1997, surge a Resolução n.º 251, que detalha os aspectos preponderantes dos ensaios clínicos, colocando a sua condução em consonância com as regras estabelecidas na ICH. Essas normas são complementadas pelas Resoluções n.os 292/1999, 303/2000 e 304/2000, que abordam, respectivamente, os aspectos específicos relacionados à pesquisa de aspectos de reprodução e envolvendo indígenas. Finalmente, a Portaria n.º 911/98 estabelece as normas sobre a documentação necessária para a pesquisa clínica. Toda essas normas podem ser encontradas no *site* da Anvisa: www.anvisa.gov.br.

As legislações civil e penal vigentes são genericamente apropriadas na previsão dos atos ilícitos e sua justa punição. Assim, o Código Penal (Lei n.º 2.848, de 07/12/1940) prevê: "Art. 15. Diz crime: II – culposo, quando o agente deu causa ao resultado por **imprudência, negligência ou imperícia.**" "Art. 121. Matar alguém. Pena – reclusão de seis a vinte anos"; "§ 4.º No homicídio culposo a pena é aumentada de um terço se o crime resulta da inobservância de regra técnica de profissão, arte ou ofício."; "Art. 129. Ofender a integridade corporal ou a saúde de outrem. Pena: detenção, de três meses a um ano."; " Se resulta em morte, a pena é de reclusão de um a quatro anos."; "Art. 132. Expor a vida ou a saúde de outrem a perigo direto e iminente. Pena – detenção de …, … a um ano."; "Art. 274. Empregar (substância) não expressamente permitida pela legislação sanitária: Pena – detenção de um a três meses, e multa." Além disso, o Novo Código Civil (Lei n.º 10.406, de 10/01/2002) estabelece, em seu art. 949: "Se a ofensa resultar em defeito pelo qual o … não possa exercer o ofício ou profissão… o ofensor indenizará, além das despesas de tratamento e lucros cessantes até o fim da convalescença, além de algum prejuízo que o ofendido prove haver sofrido."

Art. 950: "… aplica-se, ainda, no caso de indenização devida, por aquele que, no exercício da atividade profissional, por negligência, imprudência ou imperícia, causar a morte de paciente, agravar-lhe o mal, causar-lhe lesão ou inabilitá-lo para o trabalho".

Além desses diplomas legais, outras normas podem ser avocadas no que concerne a aspectos específicos da pesquisa clínica, como o Código de Defesa do Consumidor, o Estatuto da Criança e do Adolescente, Estatuto do Idoso, entre outros.

No bojo dos problemas envolvidos com a pesquisa clínica, em que, de um lado, se constatam os crescentes cuidados com os participantes dos ensaios clínicos e, de outro, a constante necessidade de validação estatística, vêm surgindo e se desenvolvendo dois aspectos de valor questionável: as meta-análises e os ensaios clínicos simulados. Esse último aspecto tem sido desenvolvido por **Carl Peck**, da Georgetown University.

FASES DOS ENSAIOS CLÍNICOS

Os ensaios clínicos se constituem num método experimental comparativo, de participação consentida e livre, sendo técnica *sine qua non* para a verificação da segurança e eficácia de fármaco e para a validação de medicamentos em todas as suas características operacionais. Não se reconhece, no momento, outro processo científico de averiguação das características de fármacos. A Organização Mundial de Saúde define ensaio clínico controlado como *"… um experimento planejado ética e cuidadosamente com o objetivo de responder a algumas perguntas precisas e bem delineadas".*

A descoberta de uma molécula promissora, de uma nova entidade química (NCE) com potencial para tornar-se um medicamento, é um processo direcionado pelos atuais conhecimentos de Farmacologia Molecular e Química de Síntese. Essa NCE será previamente testada em seus aspectos de segurança e de eficácia em diversas espécies animais na chamada Fase dos Ensaios Pré-clínicos. A fase de síntese química e de testes pré-clínicos custa mais de US$ 30 milhões e dura 3,5-4 anos em média. Os estudos pré-clínicos se dividem, *grosso modo,* em (1) farmacológicos e (2) toxicológicos. Os estudos farmacológicos abordam aspectos funcionais ou farmacodinâmicos e quantitativos ou farmacocinéticos.

Os estudos toxicológicos, por outro lado, deverão abordar: (1) estudo de toxicidade aguda de dose única; (2) estudos de toxicidade de doses repetidas por 14 dias; (3) toxicidade subcrônica – uso por período médio de 30 dias; (4) toxicidade crônica – uso por período médio de 90 dias. Os estudos complementares devem constar de abordagem de aspectos de: (a) mutagenicidade; (b) embriofetotoxicidade; (c) alteração de fertilidade; (d) carcinogenicidade; (e) indução de dependência (OMS n.º 341, 1966; n.º 563, 1975; Resolução n.º 1, MS, 1988; Resolução n.º 196/96; Resolução n.º 251/97).

Uma vez evidenciada, principalmente, a segurança do fármaco em diversas espécies animais, passa-se ao ensaio clínico propriamente dito, que deverá durar de 6 a 8 anos, a custos superiores a US$ 200 milhões. Os ensaios clínicos se dividem em quatro fases.

Fase I – A segurança e a faixa de dosagem

Essa é a fase mais nobre dos ensaios clínicos. Tem o objetivo de determinar a segurança do medicamento num número necessariamente reduzido de voluntários sãos. Apesar de a molécula ter sido aprovada na fase de testes pré-clínicos, os pesquisadores procedem, nos testes clínicos, com extrema cautela, dada a variabilidade de respostas farmacológicas verificadas entre espécies animais. Assim, concomitantemente aos estudos toxicológicos e farmacológicos, usa-se dose única, inicialmente equivalente a 1-2% daquela que induz os primeiros sintomas ou sinais de toxicidade nas espécies animais mais sensíveis. Em seguida, passa-se para períodos mais longos (7 dias, 30 dias ou mais de 30). Podem ser envolvidos de 20 a 80 voluntários sãos. Posteriormente, todo o processo é repetido com doses mais elevadas, não existindo um padrão fixo para tal elevação. A Fase I é a mais delicada e deve ser executada com o máximo de eficácia. Para execução desses estudos, proliferaram, nos países desenvolvidos, centros de pesquisas dotados de todas as facilidades organizacionais, tecnológicas, computacionais e de segurança "policial". Alguns centros privados, como **Quincy Research Center**, um desses pioneiros, mantêm um arquivo de 15.000 voluntários moradores de uma área proletária de Kansas City. A participação desses voluntários nos ensaios é remunerada com US$ 2.000-6.000/mês, dependendo da complexidade do estudo. Tais estudos são realizados, para maior confiabilidade, em regime de clausura *(captive research units).* Ao fim dessa fase, terão sido arrolados cerca de 50% dos conhecimentos sobre o comportamento do fármaco em seres humanos.

Fase II – A eficácia

Essa fase objetiva, essencialmente, estabelece o nível de eficácia do novo fármaco para o controle ou a resolução do quadro clínico da patologia em questão. Assim, trata-se de uma fase crítica, dado o fato de que, pela primeira vez, doentes serão expostos ao fármaco. Usa-se, portanto, o mesmo esquema utilizado na Fase I, com a diferença de serem empregados aqui voluntários portadores da doença. Podem ser arrolados 100 a 300 pacientes. De novo, são testados os aspectos dosimétricos, farmacocinéticos, farmacodinâmicos e toxicológicos na vigência e sob a influência da doença que se pretende controlar. Ao fim desse período, ter-se-á reunido aproximadamente 65% de todo o conhecimento possível sobre o medicamento. Essa fase pode ser dividida em **IIa** – quando os ensaios são curtos, durando menos de 2 semanas; e **IIb** – quando são mais extensos que 2 semanas.

Fase III – O perfil do fármaco

Após satisfazerem os requisitos de segurança e de comprovação de eficácia diante da doença a ser tratada, os pesquisadores podem aprofundar-se na replicação dos estudos anteriores, com um número maior de participantes e por períodos mais longos. Além disso, todas as nuances farmacodinâmicas e farmacocinéticas se abrem para a pesquisa. Estudos de interação medicamentosa (dos fármacos mais comuns), de alimentos ou de estados patológicos concomitantes são necessários. Tenta-se ampliação dos horizontes de indicações terapêuticas. Os conhecimentos sobre os efeitos indesejáveis são, também, um dos pontos cruciais de aprofundamento. Ao final dessa fase, o novo medicamento estará pronto para a aprovação pelo órgão de vigilância sanitária. No Brasil, a estrutura que efetuará a análise dos dados pré-clínicos, clínicos e farmacotécnicos é a Gerência de Medicamentos Novos, de Pesquisa e Ensaios Clínicos (Gepec), da Agência Nacional de Vigilância Sanitária (Anvisa).

Ao término dessa fase, os pesquisadores contarão com cerca de 90% do total do conhecimento sobre o fármaco. Podem ser divididos em **Fase IIIa** – são os estudos básicos para o estabelecimento do perfil de eficácia e segurança; e **Fase IIIb** – quando são estudos complementares e ocorrem **depois** de terminarem os trabalhos básicos necessários para ser feito o pleito de NDA (New Drug Application), ou seja, para o registro de medicamento novo e **antes** da aprovação desse pleito. No FDA, os processos encaminhados para análise antes da eventual aprovação têm, em média, 60.000 páginas!

Fase IV – A revisão, o aprofundamento e a vigilância

Os estudos levados a cabo nessa fase ocorrem após a liberação para comercialização, sendo, portanto, relacionados com o aprofundamento dos mecanismos farmacodinâmicos, com aspectos farmacocinéticos particulares, como durante certas patologias, ou na vigência do uso concomitante de certos fármacos. A busca de novas indicações terapêuticas é outra vertente dos estudos dessa fase. A investigação constante sobre o surgimento de reações adversas (RAM) medicamentosas é uma das tônicas preponderantes desses estudos, especialmente considerando que as RAM de incidência situadas entre 0,5-5% frequentemente só são detectadas em estudos muito amplos de farmacovigilância de fase IV. Idealmente, cada hospital deveria manter um programa de farmacovigilância. O FDA mantém convênios de estudos das RAM a longo prazo com o Medicaid, com a Drug Epidemiologic Unit, com o Boston Children's Hospital (Harvard) e com o Boston Collaborative Drug Surveillance Program. Amplia-se, no momento, nos Estados Unidos, o programa COMPASS (Computorized Online Medicaid Pharmaceutical Analysis and Surveillance System) em 29 dos seus 50 estados, visando ao acesso a informações farmacológicas e à troca de dados sobre as RAM. No Brasil, está em fase de implantação um sistema nacional de farmacovigilância centralizado na Anvisa e baseado no conceito de hospitais-sentinela. Esse sistema já conta com, aproximadamente, 4.000 relatos de eventos adversos.

A ELABORAÇÃO DO ENSAIO CLÍNICO

A elaboração de um ensaio clínico para a verificação de certas características de um fármaco origina-se dos seguintes fatores de indução: (1) necessidade médica de preenchimento de hiato terapêutico, (2) necessidade de verificação de eficácia ou da segurança terapêutica de um fármaco; (3) necessidade de geração de monopólio terapêutico e, como consequência, de maiores lucros para a indústria farmacêutica; (4) uma vez gerada a molécula promissora e aprovada nos ensaios clínicos. Na verdade, as grandes linhas de pesquisa se apoiam nesse tipo (terapêutica-controle-economia) e nascem da própria indústria. Outras fontes de geração de pesquisa terapêutica são os pesquisadores universitários, as repartições governamentais de produção de fármacos ou de vigilância sanitária. Segundo **Harris,** são nove as fases de um ensaio clínico: (1) interesse; (2) leitura; (3) plano preliminar; (4) decisão; (5) plano de ensaio; (6) execução; (7) análise; (8) conclusões e (9) relatório final.

Como tais ensaios são complicados e onerosos, envolvendo muitos sacrifícios por parte dos pacientes e da equipe, além de riscos eventuais, a decisão de sua implementação deverá estar muito bem sedimentada em todos os seus aspectos. Uma avaliação prévia da razão custo-benefício deverá ser realizada. Tal qual um projeto aeronáutico ou eletrônico, o ensaio clínico deverá ser muito bem planejado em todos os seus aspectos.

De início, o patrocinador – o dono da ideia – deverá submeter sua proposta ao crivo das lógicas aristotélica, cartesiana, baconiana e positiva, em cotejo com a metodologia científica em vigor, no contexto multifacetado do seu setor de desenvolvimento de medicamentos. O ensaio deverá responder a pergunta coerente, de preferência: (a) única; (b) não complexa; (c) com base fisiológica, fisiopatológica ou farmacológica estabelecida; (d) com foco bem definido – não amplas ou universais; (e) baseadas na Teoria das Hipóteses Estatísticas. Naturalmente, a elaboração da pergunta-chave do ensaio será posterior ao nascimento da suspeita no espírito do grupo de desenvolvimento de medicamentos, da extensa revisão bibliográfica, demonstrando de forma insofismável: (1) a relevância do projeto; (2) a sua originalidade; (3) a sua exequibilidade.

O PERFIL DA EQUIPE

Uma vez decidido que o projeto de pesquisa será levado adiante, cabe ao patrocinador, geralmente uma figura colegiada, que representa a instituição que teve a iniciativa do desenvolvimento do fármaco, escolher o centro de pesquisa e o pesquisador principal. Poderá, ainda, junto com o investigador principal, recrutar os participantes da equipe. A escolha do centro recai sobre aspectos óbvios de: excelência técnica do centro, ao nível de pessoal e equipamentos; experiência prévia em pesquisa clínica; disponibilidade de um número suficiente de doentes portadores da patologia em questão; adaptação às propostas feitas. A escolha do investigador principal deverá basear-se em critérios relacionados, além dos aspectos curriculares, com sua liderança, criatividade, integridade, motivação, confiabilidade, entusiasmo e ascendência técnica. Profundas culturas clínica e farmacológica são requisitos básicos. Deverá, portanto, ser um médico. O coordenador atuará como o "coração" da proposta: o incentivador, o supervisor, o monitor, o apaziguador, o detector de problemas, o "chefe de torcida". Ele será responsável pela condução dos seus princípios básicos estabelecidos na Brochura do Investigador, na condução de ensaio clínico, ou seja: (1) preparação; (2) cooperação; (3) confiabilidade; (4) administração; (5) disseminação; (6) antecipação. O investigador-adjunto atuará em conjunto com o investigador principal em aspectos diversos do ensaio, substituindo-o em sua ausência.

Os outros elementos da equipe seriam:

1. **Corpo clínico do ensaio** – são os médicos do corpo clínico, residentes ou mesmo internos – que poderão atuar nas diversas fases operacionais do projeto, como na coleta de dados, no exame clínico, na evolução dos pacientes, na execução de certas manobras especiais; na administração dos fármacos e na coleta dos resultados, entre outros;
2. **Coordenador do ensaio** – geralmente a enfermeira-chefe, que deverá coordenar todos os aspectos de administração do ensaio clínico em si, além da unidade de pesquisa e da base operacional dos projetos, como os aspectos de acomodação, nutrição, colheita de sangue, secreções, urina, fezes etc.; administração de medicamentos dentro dos intervalos prescritos etc.;
3. **Secretária** – terá como função básica a organização e o registro de todos os dados colhidos pela equipe e a antecipação dos próximos passos. Deverá, entre outros aspectos, contatar os pacientes lembrando-lhes de suas participações nos projetos nas datas certas; preparar os medicamentos ou conduzir os pacientes para a realização de testes específicos;

4. **Estatístico** – é encarregado do plano de protocolo estatístico, estabelecendo os níveis de aceitação dos erros de tipos I e II e o número de pacientes por grupo. Organizará, também, a tabulação dos dados do ensaio, avaliando-os periodicamente, sugerindo a suspensão do ensaio em casos em que ocorrer grande predomínio de eficácia ou de efeitos adversos graves;
5. **Farmacêutico** – tem a função, com a sua equipe, de controlar o código secreto de alocação de medicamentos × placebo. Deverá relacionar o nome do paciente ao número do código determinado pela tabela aleatória e fornecer os tratamentos na forma de doses unitárias. Será ainda o responsável pela elaboração da embalagem, além da manutenção e do fornecimento dos medicamentos utilizados no ensaio. No caso do surgimento de efeitos indesejáveis no curso do ensaio, será a pessoa a indicar qual o tratamento efetivamente administrado, com vistas ao controle de tais efeitos. Poderá, quando cabível, conduzir a parte do estudo relacionada a aspectos farmacocinéticos.

O CRONOGRAMA

O cronograma tem a função administrativa de determinar a sequência e os custos do ensaio, no seu contexto de pessoal, material de consumo e outros gastos. Além disso, tem a função técnica de estabelecer as diversas etapas cruciais do ensaio e suas inter-relações. De modo geral, pode ser dividido em:

1. período de planejamento (revisão bibliográfica; elaboração do projeto etc.);
2. período de escrutínio (ou *screening*);
3. período de recrutamento (ou *run-in*);
4. período de depuração medicamentosa (ou de *wash-out*);
5. período dos tratamentos;
6. período de coleta final de dados;
7. período de análise dos dados;
8. período de elaboração do relatório.

OS CUSTOS

Os custos serão dependentes de quatro variáveis; (a) custo por unidade; (b) custo por especificidade; (c) custo em função do tempo; (d) a variação inflacionária. Além disso, os custos poderão ser divididos em: (1) internos e (2) externos. Os custos internos são aqueles diretamente relacionados ao projeto, como: (a) custos de pessoal (investigadores, coordenadores, médicos, residentes, secretária, monitores, estatístico, farmacêutico etc.); (b) custos de material de consumo (matérias-primas, cápsulas, comprimidos, embalagens, rótulos, vidraria, reagentes, material gráfico, como impressos, papel para impressão, tinta para impressora, xerox, papel para ECG, EEG etc.); (c) custos de material permanente – aquisição de equipamentos, como polígrafos, aparelhos de cromatografia, centrífugas, eletrocardiógrafos, máquinas de escrever, computadores etc.; (d) custos com pagamentos de voluntários (proibidos no Brasil). Os custos externos são aqueles indiretamente relacionados com o ensaio clínico, como: (a) taxas de selos postais, telex, telefone etc.; (b) taxas de entrega postal; (c) despesas de viagens e acomodações; (d) *pro labore* de pareceristas e de terceiros. No Brasil, o levantamento desses fundos para o fim de realização de ensaios clínicos, em ordem decrescente de importância, deverá focalizar os seguintes órgãos: (a) indústria farmacêutica; (b) Fapesp; (c) Finep; (d) CNPq; (e) Capes; (f) outras agências internacionais (National Institutes of Health, OMS, Opas, Banco Interamericano do Desenvolvimento, Banco Mundial etc.), agências estaduais de financiamento à pesquisa etc.

A SELEÇÃO, ALOCAÇÃO E NÚMERO DE PACIENTES

A seleção dos pacientes

Esse aspecto é extremamente importante para a execução e o bom êxito do ensaio. Grande parte das falhas que invalidam todo o esforço da equipe médica, os sacrifícios dos pacientes e os elevados custos dos projetos clínicos se situam nesse nível do protocolo. A seleção deve ater-se às características da(s) pergunta(s) a ser(em) respondida(s) no ensaio. Em geral, alguns aspectos deverão ser universalmente obedecidos.

a) Os participantes do ensaio deverão ser representativos da doença em estudo quanto aos aspectos de precisão diagnóstica, variante da mesma gravidade e fase evolutiva. Para tanto, é imprescindível o profundo conhecimento clínico das características clínicas, fisiopatológicas e evolutivas da doença. Não pode ser considerada ação medicamentosa uma cura espontânea. Da mesma forma, não se pode caracterizar como ineficácia a falha terapêutica numa fase extremamente avançada da doença.
b) Manter o melhor nível possível de uniformização dos pacientes, procurando fazer com que a amostragem envolvida seja o retrato fiel da população acometida. A introdução de elementos díspares resulta em grande variabilidade dos resultados, o que pode redundar em incursão em erros do tipo II. Por exemplo: a introdução de pacientes muito graves pode resultar em elevada taxa de mortalidade ou, ao contrário, no exagero do efeito médio do medicamento.
c) Deve-se ter cuidado especial na utilização de pacientes em tratamento crônico de outras doenças. O uso de outros medicamentos pode alterar sobremaneira os resultados, haja vista a influência eventual dos mesmos na absorção, na distribuição, na metabolização ou na excreção do fármaco em teste, ou mesmo na fisiopatologia da doença em estudo, como, por exemplo, o efeito "hipoglicemiante" dos betabloqueadores em diabéticos submetidos a teste com hipoglicemiantes orais. Ou o efeito oposto dos anti-inflamatórios sobre a pressão arterial com relação aos anti-hipertensivos.
d) Os "voluntários sintomáticos" devem ser manipulados com especial cuidado, pois trata-se de uma classe situada entre o doente real e o voluntário são. Geralmente, por seus sinais e sintomas menos importantes, os resultados medicamentosos tendem a ser menos relevantes.
e) O chamado "voluntário saudável" deve ser observado com cuidado antes de se concluir pela sua saúde.
f) O uso de pacientes com múltiplas patologias ou com outra doença importante concomitante adiciona fatores que podem resultar em grande variabilidade, invalidando os resultados.

Portanto, os pacientes a serem incluídos deverão ser selecionados por critérios claros de inclusão e excluídos por critérios de exclusão com base em alguns aspectos:

1. Faixa etária realista. Não a aumentar ou estreitar desnecessariamente.
2. Uniformidade de distribuição por sexo, se esse fator assume importância no estudo em particular.
3. Uniformidade de distribuição do tipo, fase, gravidade ou duração da doença em estudo.
4. Rejeição da concomitância de certas doenças que possam interferir nos resultados dos tratamentos.
5. Rejeição inicial de pacientes em uso de certos medicamentos. Estes poderão ser admitidos após um período de depuração *(wash-out)*. Ter em mente as características farmacêuticas dos medicamentos.
6. Ter em mente que a uniformidade racial, biotipológica, metabólica ou genética pode ser necessária em certos ensaios.
7. Eventualmente, as características profissionais podem ser relevantes.
8. A possibilidade de gravidez antes e durante o ensaio é um fator importante não só pela possibilidade de indução de malformações fetais como também pelas profundas alterações de absorção, metabólicas, de excreção e hemodinâmica sofridas pela mulher nessas condições. Os meios anticoncepcionais não devem interferir com os efeitos do tratamento em estudo.
9. Os pacientes arrolados devem, desde o início, mostrar-se desejosos de participar do ensaio. Qualquer manifestação de desin-

teresse, desconfiança ou desagrado deve ser razão para exclusão imediata, como forma de evitar-se o problema maior das evasões durante o ensaio *(drop-outs)*. A assinatura de uma forma de consentimento é indispensável, sendo conveniente a sua guarda por, no mínimo, 5 anos.

10. Os pacientes deverão ter disponibilidade para participar durante o período do ensaio. Por essa razão, devem ser evitados, na medida do possível, os protocolos longos ou complexos. Os problemas de retorno dos pacientes devem ser prevenidos com reforços de entusiasmo, contatos telefônicos, por correio ou por *e-mail*.

Nesse ponto, é conveniente que a equipe esteja ciente de que, apesar de o hospital ou ambulatório ter um afluxo razoável de pacientes acometidos pela doença em estudo, os critérios de inclusão, os critérios de exclusão, a vontade de participação, a disponibilidade de pacientes, entre outras dificuldades (transporte, emprego, filhos etc.), contribuirão para uma sensível redução do número de pacientes efetivamente utilizáveis no estudo. Por vezes, conseguimos recrutar um paciente para cada 15 ou 30 possíveis candidatos submetidos ao *screening* completo. Esse é o quadro desalentador descrito pela chamada "**Lei de Lasagna**".

A randomização

Para executar-se um ensaio clínico estatisticamente válido, isto é, cuja amostragem de pacientes reflita uma média da população a ser estudada, os participantes deverão ser alocados aleatoriamente para cada tratamento. Esse processo chama-se ***randomização***. Como todos os testes estatísticos postulam a distribuição aleatória, a randomização afigura-se fundamental. As técnicas de randomização são múltiplas: (1) dados; (2) moedas; (3) roleta com números; (4) bingo; (5) quadrado latino; (6) tabelas de números aleatórios, como a de **Fisher** e **Yates**; (7) números aleatórios gerados em computador (o método mais utilizado na atualidade).

Na maioria dos ensaios, a tabela de randomização deve ser preparada antes da fase de recrutamento de doentes.

A estratificação

Como a randomização dificilmente atinge um nível ideal de homogeneidade, é por vezes necessário elevar esse padrão de uniformidade através da divisão das amostras em subgrupos mais específicos e homogêneos, o que reduz a variação dentro dos grupos. Essa técnica chama-se **estratificação**, ou divisão em estratos. Metodologicamente, pode ser realizada *a priori* ou *a posteriori*. Nesse processo, devem-se evitar as estratificações desnecessárias, as muito estritas, em que a margem de distinção é menor. Os estratos devem ser mutuamente excludentes. A estratificação facilita o recrutamento de participantes e melhora a sensibilidade do método estatístico. Em contrapartida, a divisão em estratos induz à necessidade de arrolar um maior número de pacientes. Desde que não se saiba com certeza o número de pacientes envolvidos por estrato, deve-se manter uma reserva de tratamentos codificados.

Quando se usa a estratificação *a posteriori*, principalmente, pode suceder um desequilíbrio da randomização, ocorrendo maior concentração de casos em certos estratos e falta em outros. Utilizam-se, nesses casos, métodos para equilibrar a alocação de tratamentos, como os de **Efron, Pocock** e **Taves**, entre outros.

A ESCOLHA DOS DESFECHOS E DOS MÉTODOS DE SUA AVALIAÇÃO

A escolha dos desfechos (*endpoints*) de um ensaio clínico é uma das tarefas mais nobres da sua elaboração. Relacionam-se diretamente com as perguntas a serem respondidas pelo estudo, e essas situam-se no cerne do desenvolvimento filosófico do ensaio. Assim, os desfechos primários devem ser os mais precisos possível. Devem induzir respostas simples. Exemplo: a morte como desfecho primário; a ocorrência de infarto agudo do miocárdio como desfecho primário. O desfecho secundário (*surrogate*) é aquele que reforça uma resposta dada pelo desfecho primário, como por exemplo: presença concomitante de aplasia de medula e o uso de sulfas; ou de hipercolesterolemia em pacientes com infarto do miocárdio.

Destarte, a definição dos métodos clínicos e laboratoriais de avaliação e das escalas a serem utilizadas é primordial para o bom desenrolar do ensaio. Assim, na avaliação da eficácia e da segurança de um tratamento, a atividade de coleta dos dados dos ensaios e o seu armazenamento e tratamento estatístico apropriados são os procedimentos que proverão o estudo de uma base de realidade confiável. O estabelecimento da escolha apropriada das variáveis a serem medidas é fator relevante. Podem-se utilizar critérios objetivos e subjetivos de mensuração. Nos primeiros, utiliza-se metodologia independente de opinião, como processos laboratoriais, ECG, EEG, EMG etc. Os segundos, por sua vez, envolvem a opinião do médico, do monitor ou do paciente sobre certos aspectos de difícil quantificação, como dor, angústia, depressão, vertigens etc. Além disso, os critérios de mensuração podem ser diretos ou indiretos. Os primeiros são aqueles determinados diretamente pelo fator que se deseja estudar (p. ex., quantificação da redução de mortalidade do infarto do miocárdio pelo uso de betabloqueadores), enquanto os critérios indiretos quantificam uma variável dependente (p. ex., reduzir a PA com diuréticos resulta em menor mortalidade por infarto do miocárdio).

A avaliação de resposta apoia-se nas seguintes características do método utilizado:

a) **Sensibilidade** – o método é considerado sensível quando detecta pequenas variações induzidas no paciente pelo tratamento.
b) **Especificidade** – o método deve ser específico, isto é, determinar as alterações induzidas especificamente pelo tratamento em questão, na doença em particular.
c) **Consistência** – os valores da avaliação das respostas ao tratamento devem ser provenientes de métodos que reproduzem os seus resultados.
d) **Estabilidade** – o método não deve flutuar durante o ensaio clínico.

MODALIDADES DE MEDIDAS E A SUA CRONOLOGIA

Medidas antes e depois do tratamento

Esse método, o mais aplicado, visa estabelecer a diferença absoluta entre os dois valores; a sua importância relativa (%); ou após o ajustamento do tratamento a valores pré-tratamento.

Medidas repetidas antes do tratamento

Esse método confere um melhor perfil basal dos pacientes.

Medidas repetidas durante o tratamento

Esse método permite reduzir as alterações de resultados durante o tratamento. Além disso, confere maior validade a estudos que medem tendência.

Preferência entre dois tratamentos

Quando dois tratamentos são ministrados em períodos sucessivos a um grupo de pacientes, esses podem escolher aquele que preferem. Nesse caso, a opinião do médico, com base nas suas impressões clínicas, pode também ser solicitada. É interessante, no entanto, que o médico não saiba qual a opinião do doente e vice-versa.

Categorização de pacientes

Os pacientes podem ser avaliados com base em escores pelo médico, apoiado em dados objetivos e subjetivos de exame clínico. *Exemplo:* redução da dor e inflamação na artrite reumatoide; redução dos tremores da doença de Parkinson.

Escalas de avaliação

Essas escalas podem ser usadas pelos doentes e pelos médicos. Os médicos ou os doentes atribuem notas ou escores à evolução da sintomatologia em questão. Podem-se, também, usar as escalas analógicas visuais, sem notas, mas em que se estabelece uma relação de proporção sobre uma reta que liga extremos do sintoma.

Consumo de medicação sintomática (de resgate)

Esse é um processo indireto e eficaz de acesso à evolução de sintomatologia crônica ou subaguda, como a angina de peito, as dores articulares, a asma, a enxaqueca etc. Nesses casos, mesmo os pacientes que receberam o tratamento ativo podem necessitar de complementação medicamentosa para obter alívio sintomático. Consequentemente, é provável que o grupo placebo necessite de mais medicamentos sintomáticos. *Exemplo:* um grupo (placebo) de pacientes com artrite reumatoide recebeu uma média de 3 comprimidos de ácido acetilsalicílico/dia como medicamento de resgate, enquanto o outro grupo (fármaco ativo) consumiu somente 1,2 comprimido/dia, mostrando a redução da necessidade de medicação sintomática no grupo de tratamento ativo.

Por outro lado, o uso crônico do medicamento sintomático leva à utilização automatizada, à dependência psíquica. Por essa razão, é conveniente a troca da medicação sintomática durante o ensaio.

Índices compostos/escalas de múltiplos itens

Em patologias complexas, como as reumatológicas, em que existem diversos sinais e sintomas de elevada significação evolutiva, os investigadores devem, *a priori*, estabelecer no protocolo a escala com múltiplos parâmetros para avaliar a evolução do tratamento. Aqui, estabelece-se a atribuição de escores às escalas na quantificação de cada parâmetro.

Ensaio de variância

Alguns estudos objetivam demonstrar mais a constância da diferença entre dois tratamentos do que a diferença do efeito medido num determinado momento. Nesses casos, procura-se, através de ajustamento de dosagem e regimes de administração, o efeito médio mantido por certo período, no qual se quantifica a variação.

A escolha do método estatístico

A escolha do método estatístico depende das características do fenômeno abordado e das peculiaridades do estudo. A primeira grande escolha seria a adoção de um método estatístico paramétrico (fenômeno dotado de distribuição gaussiana) ou não paramétrico (a maioria dos eventos clínicos segue a distribuição de Poisson). Os métodos paramétricos, mais robustos, de maior aplicação em estudos clínicos ou biológicos, são: (a) **teste t-Student** para comparação de duas médias derivadas da mesma amostragem; (b) **teste t-Student** para comprovação de duas médias provenientes de amostragens independentes; (c) análise de variância (**ANOVA**) para a comparação de mais de dois grupos submetidos a mais de dois tratamentos.

Os testes não paramétricos mais utilizados seriam: (a) teste de **Wilcoxon (W)**, que serve para comparar duas médias provenientes da mesma amostragem, comparável ao teste t-Student para a mesma amostragem; (b) teste de **Mann-Whitney**, que serve para comparar duas médias provenientes de amostragens independentes; (c) **teste de Kruskal-Wallis**, que serve para comparar diversos tratamentos em grupos de amostragens diferentes; (d) teste do qui-quadrado, que é um teste de grande versatilidade e simplicidade. Em geral, tem boa aplicação na comparação de múltiplos tratamentos.

O NÚMERO DE PACIENTES POR GRUPO

O número de pacientes por grupo deve ser estabelecido através do cotejo entre a robustez do método estatístico utilizado e o conjunto de razões pragmáticas envolvidas no ensaio, como disponibilidade de tempo, de fundos, de pacientes etc. Em geral o tamanho da amostragem requer que o investigador especifique quatro parâmetros principais: (a) a variável contínua (p. ex., os níveis séricos da creatinina) que será a base da análise dos resultados; (b) a variável dicotomizada (p. ex., o paciente teve ou não vômitos; morreu ou não); (c) a diferença entre os grupos experimentais; e (d) o desvio-padrão da variável própria do estudo em questão. O bioestatístico, portanto, tem que atuar em conjunto com a equipe médica no sentido de captar os parâmetros cardeais. Geralmente, será necessário um número maior de pacientes quando: (a) houver grande variabilidade nos resultados; (b) for elevada a possibilidade de incorrer em erro do tipo 1, ou de comissão (quando se atribui uma característica inexistente); (c) for baixa a obediência ou aderência ao tratamento; (d) existe uma diferença irrisória entre os resultados conseguidos com o tratamento e com o placebo.

Assim, os fatores que influenciam ainda o número necessário de pacientes para o ensaio são:

a) O nível de sensibilidade desejada. Quanto mais sensível ou menor a margem estabelecida de erros I ou II, maior o número necessário de pacientes.
b) Quanto maior a homogeneidade e menor a variação dentro dos grupos, tanto menor o número necessário de pacientes.
c) Quanto maior o nível de precisão dos critérios de estratificação ou alocação dos pacientes, tanto maior o número de pacientes.

Portanto, para se ter uma ideia real do comportamento do ensaio, seria ideal que se pudesse realizar um estudo-piloto, *a priori*. Nessas condições será possível estabelecer quais os parâmetros estatísticos esperáveis.

Existem algumas fórmulas práticas ou monogramas bastante úteis no cálculo do número empírico de pacientes necessários. Para tanto, consulte as referências de Schwartz *et al.*, Good e Clark, Stolley e Ström, ou Gore.

ADMINISTRAÇÃO DOS TRATAMENTOS

De início, o pesquisador deve decidir se as comparações de tratamentos serão levadas a efeito com placebo ou com outro tratamento padrão. Deve estar atento para o fato de que os CEPs, a Conep e a Anvisa, com base em posturas internacionais das ICH, reduziram significativamente as condições nas quais o uso do placebo é aceitável. Por outro lado, de preferência, o planejamento experimental deve conter o menor número possível de tratamentos. Os ensaios com tratamentos múltiplos induzem ao surgimento de graves defeitos estatísticos de difícil solução. As doses médias eficazes devem ser equivalentes quando se comparam dois tratamentos ativos. Do contrário, haverá falsa superioridade de um deles, se a dose do outro for proporcionalmente muito baixa.

Em oposição, quando se utilizam doses muito elevadas, podem eclodir efeitos colaterais frequentes e proibitivos. O estabelecimento de doses ideais será feito através de estudos farmacocinéticos de absorção, volume de distribuição (Vd = dose/concentração plasmática), meia-vida plasmática e excreção. Em geral, o *platô* ou *steady-state plasmático* é conseguido entre 5 e 5,5 meias-vidas plasmáticas do fármaco em questão. Quanto maior o volume de distribuição, maiores deverão ser as doses. Esses parâmetros têm a maior importância na determinação dos intervalos de administração.

As doses fixas são mais cômodas e, uma vez padronizadas, facilitam todos os passos do ensaio. No entanto, como os pacientes e suas características variam, a dose fixa induzirá maior variabilidade no estudo: uns receberão em excesso; outros, em falta. As doses relacionadas a quilogramas de peso, metro quadrado de área corporal, níveis séricos, efeitos farmacológicos ou gravidade da doença, embora preferenciais, acrescentam sérios problemas técnicos, mormente em nível de elaboração dos medicamentos e placebo e quanto à manutenção do "duplo-cego", resultando em aumentos escalonados limitados, no protocolo, a dois ou no máximo três. Do contrário, poder-se-á aumentar a dose do placebo até níveis muito elevados, descobrindo-se, assim, a sua identidade. Nesses casos, o uso de um observador independente "não cego" poderá ajudar a superar, parcialmente, essa dificuldade. Por outro lado, alguns ensaios, obrigatoriamente, têm que seguir um padrão de ajustamento de doses, como, por exemplo, o lítio, a insulina ou os anticoagulantes orais. Aí, a utilização do observador "não cego" é indispensável.

Idealmente, os ensaios clínicos devem ser conduzidos utilizando-se os medicamentos em teste. No entanto, frequentemente, a sua ineficácia, a sintomatologia rebelde ou o surgimento de efeitos colaterais importantes podem resultar na utilização de medicamentos sintomáticos que deverão ser quantificados. Embora constituam fatores complicadores, auxiliam na análise dos resultados.

Aderência

O nível de aderência do paciente ao tratamento é variável e pode invalidar um ensaio clínico, quando se descobre que o percentual de falhas na administração do fármaco atingiu um nível crítico. Os pesquisadores tendem a superestimar a sua influência sobre os pacientes e a confiar demasiadamente na motivação, na inteligência ou na integridade dos mesmos. Alguns estudos demonstram falhas na faixa de 30% a 50% na ingestão dos medicamentos. As causas da não aderência podem estar relacionadas a: (a) sintomatologia penosa; (b) baixo grau de motivação; (c) personalidade; (d) complexidade elevada do tratamento; (e) tratamento com características aversivas (dor, efeitos colaterais); (f) ambiente aversivo de tratamento; (g) relacionamento pobre com a equipe do ensaio; (h) dificuldades operacionais (trabalho, transporte, filhos etc.).

Famoso é o caso do sanatório de tuberculose de São José dos Campos, cuja grama passou a não crescer embaixo da janela de uma das enfermarias. Os pacientes simplesmente cuspiam ali os seus incontáveis e aversivos comprimidos de ácido para-aminossalicílico (PAS).

Os melhores métodos de avaliar a aderência são:

a) Perguntar ao paciente mediante abordagem sutil e indutiva. Questionar o que acha do ensaio, dos medicamentos, quais as suas sugestões, se existe algum medicamento aversivo etc. As atitudes de reprovação por parte da equipe não têm funcionado bem.
b) Quantificação do medicamento não consumido. Quando os pacientes são ambulatoriais, solicita-se que tragam os frascos de medicamentos para que os comprimidos consumidos sejam contados secretamente. Naturalmente, o paciente poderá, simplesmente, jogar fora os comprimidos não consumidos. Uma variante desse método foi introduzida pela Aprex Corporation, da Califórnia, que fabrica tampas que registram o dia e hora de sua abertura. Ao fim do ensaio, os pacientes devolvem as tampas, que, após analisadas em computador, fornecem uma imagem do comportamento do paciente. Nesse caso, também, o paciente pode retirar o medicamento e jogá-lo fora.
c) Supervisão da ingesta. Alguns pesquisadores adicionam ao fármaco um traçador, geralmente um corante urinário, como a fluoresceína, o azul de metileno, a riboflavina, o vermelho fenol. Apesar da aparência, esse método não é muito conflável, pois, às vezes, o corante é excretado em tempo superior ao dos horários de administração das doses, induzindo confusão. Não se garante a ingesta de todas as doses.
d) Níveis plasmáticos. A mensuração dos níveis plasmáticos ou urinários do fármaco em questão seria o método ideal de acompanhamento de aderência. No entanto, não previne o prejuízo técnico da não ingestão de medicamento no horário correto, além de ser recurso caro e complicado em termos de material e pessoal.

Estratégias para melhorar a aderência

As estratégias para melhorar a aderência são:

a) Evitar, no protocolo, o uso de placebo em patologias associadas a sintomatologia desagradável, como dor intensa, dispneia, vômitos, depressão etc. Nesses casos, é conveniente o uso de controle ativo, ou o uso de medicação sintomática deverá ser previsto no plano do ensaio.
b) Simplificar ao máximo o ritual de admnistração dos medicamentos experimentais. A frequência deve ser a menor possível, com intervalos longos.
c) Evitar submeter o paciente a componentes aversivos na administração dos medicamentos, como ter que suportar a indução de dor; ter que deglutir muitos comprimidos de uma só vez; ter que ingerir medicamentos com sabor ou cheiro insuportáveis; quase vomitar com grandes comprimidos; vir à tona preconceitos arraigados através do uso de supositórios etc. Esse fato é especialmente real entre pacientes que cumprirão, de forma independente, o ritual do protocolo em sua própria casa.
d) Detectar e controlar surgimento de efeitos indesejáveis claramente correlatos ao medicamento experimental, como pirose, diarreia, vômitos, prostatismo, cefaleia etc.
e) Explicar claramente ao paciente a importância do ensaio e a sua relevância para o controle da doença específica. A motivação do paciente é fator da mais alta importância para o bom êxito do ensaio.
f) Ajudar o paciente, principalmente aquele ambulatorial, com lembretes críticos impressos ou explicações de como se comportar em condições usuais ou em situações especiais, como em viagem, no trabalho, nas compras etc.
g) Excluir os pacientes que, no período de *screening*, se mostrarem de difícil relacionamento, os que demonstrem dúvida de participação ou os que, por sua função, se vejam impossibilitados de cumprir o protocolo, como, por exemplo, pilotos, soldados, motoristas de caminhão etc.
h) Motivar os pacientes a se manter aderentes aos procedimentos estabelecidos no protocolo, através do estabelecimento de espírito de "equipe" no grupo e da promoção de eventos prazerosos, como bailes, competições, bingos e, mesmo, prêmios para os campeões de aderência.

O controle placebo

Placebo (do latim: "devo agradar") seria, segundo Shapiro: "... *qualquer composto, ou controle de estudos experimentais, destituído de atividade específica para a condição mórbida em tratamento...*"

Apesar de seu uso antigo na Medicina, só apareceu no *Cumulated Index Medicus* em 1953, com a necessidade do uso dos placebos nos ensaios clínicos. O uso do placebo tornou-se fundamental nos ensaios clínicos em 1962, nos Estados Unidos, através da Harris-Kefauver Amendment. Em novembro de 1967, o Comitê sobre Princípios de Avaliação de Medicamentos da Organização Mundial de Saúde chegou à conclusão de que o controle placebo era um instrumento indispensável na avaliação dos efeitos das drogas. **Beecher** reportou que, de 1.082 pacientes submetidos a tratamentos com placebo, em 15 trabalhos científicos, $35,2 \pm 2,2\%$ apresentaram efeitos positivos. Em continuidade a esse trabalho, determinou a existência de placebo-reatores e não reatores. Aqueles podem responder positivamente ao placebo em até 80% dos casos, mesmo em patologias com clara base anatômica e fisiopatológica. De forma oposta, existe o efeito nocebo, que consiste no surgimento de efeitos indesejáveis induzidos por substâncias inertes. Essa incidência gira em torno de 10% a 20%, podendo atingir 30% em determinados casos, geralmente em pacientes inseguros, pessimistas ou com precária relação médico-paciente.

As modalidades de placebos mais utilizadas nos ensaios clínicos são: (1) dietas; (2) chás; (3) cirurgia; (4) acupuntura; (5) eletroconvulsoterapia; (6) medicamentos orais; (7) medicamentos injetáveis. Em todas as modalidades, os placebos devem assemelhar-se ao medicamento ou tratamento real: ritual, forma, cor, aspecto, textura, peso, volume, gosto etc., de forma a impedir que tanto a equipe médica quanto o paciente descubram a identidade do tratamento. Finalmente, os controles placebos podem ser inativos ou ativos, quando utilizam um fármaco capaz de induzir certos efeitos sem interferir na doença em tratamento.

A validade do uso do placebo inerte como instrumento metodológico em pesquisa clínica tem sido progressivamente contestada, especialmente a partir dos anos 1980. A última Declaração de Helsínqui estabelece que o uso do placebo como controle de ensaios clínicos é meramente excepcional. As CEPs, a Conep e a Anvisa adotam tal postura. Assim, seria admissível o uso do placebo como controle de ensaio apenas em condições muito particulares, como, por exemplo: em casos, mesmo graves, para os quais não existe nenhum tratamento eficaz; ou em casos cuja evolução é extremamente lenta, como a aterosclerose; ou, ainda, em patologias de gravidade mínima e não desconfortáveis, como algumas micoses dermatológicas.

AS MODALIDADES GERAIS DE ENSAIOS CLÍNICOS

Os tipos de ensaios clínicos atualmente em uso são extrapolações dos métodos científicos utilizados nos laboratórios de farmacologia básica, com diversas variações e combinações. Os denominadores comuns desses ensaios são: (a) comparação do tratamento experimental com um controle (placebo ou outro medicamento padrão); (b) as correlações dose-efeito; (c) o uso da estatística. Assim, as modalidades mais utilizadas de ensaios clínicos são as que se seguem.

Ensaios não controlados

Depois de um longo período de hegemonia dos ensaios controlados por placebo, tem assumido importância crescente a sua antítese, que realça as abordagens ditas pragmáticas, da "vida real", ou seja, os ensaios "não controlados". Argumenta-se, por exemplo, que as penicilinas, as sulfas ou mesmo o digital tiveram o seu uso consagrado sem a utilização de ensaios controlados. No entanto, essa argumentação constitui um retrocesso científico, tendo em vista a complexidade e a heterogeneidade das respostas dos seres humanos, devido à diversidade de caracteres genéticos, metabólicos, alimentares, sociais, biotipológicos etc. Torna-se, portanto, difícil afirmar com honestidade e isenção as características dos efeitos de um fármaco se essas não são comparadas com um controle ativo ou inerte. No entanto, esta técnica pode ser utilizada como forma inicial de abordagem de um novo fármaco, como meio de geração de hipóteses, especialmente em condições de elevada gravidade. Essas hipóteses, não obstante, deverão ser posteriormente testadas com a técnica "duplo-cego", controlada.

Ensaios controlados

São aqueles em que o tratamento experimental é comparado a um controle, que pode ser um placebo "inativo", ou um placebo "ativo", ou seja, um medicamento "padrão". Esses ensaios podem ser subdivididos nas seguintes modalidades:

a) **Ensaios abertos** – nessa modalidade, é conhecido o tratamento administrado, seja pelo médico, seja pelo paciente. Apesar de válido em fases iniciais dos ensaios clínicos, introduz nesses um importante e ponderável componente de subjetividade, seja na indução dos efeitos, seja na sua análise.
b) **Ensaios cegos** – aqui o paciente recebe geralmente um tratamento aleatório, desconhecendo qual o medicamento administrado. O tratamento "ativo" e o tratamento-controle deverão ter as mesmas características de cor, forma, aspecto, gosto, consistência, peso, cheiro, textura etc. Apesar de o paciente estar ciente da possibilidade de receber um placebo inerte (50%/50%), o seu desejo de cura o faz "apostar" no tratamento ativo. Nessa modalidade de ensaio clínico, os médicos, o farmacêutico e o estatístico sabem qual o tratamento usado. Trata-se, portanto, de um ensaio "unilateralmente mascarado". Tem a desvantagem de a equipe transmitir, sub-repticiamente, as suas expectativas ao paciente, colocando em risco a identidade do tratamento. Além disso, as análises dos efeitos estarão fatalmente comprometidas com as expectativas dos médicos que colhem dados, principalmente aqueles subjetivos.
c) **Ensaios duplo- ou triplo-cegos** – nessas modalidades, mais próximas do ideal, nem o médico nem o paciente sabem qual o tratamento alocado. Na modalidade triplo-cega, o estatístico também desconhece qual o tratamento, lidando apenas com códigos. O código é mantido pelo farmacêutico, e é ele quem detém a tabela de alocação. Aqui temos uma real redução nos componentes subjetivos de viés (*bias*), seja do doente (efeito placebo), seja do médico (variação na quantificação dos achados clínicos pela sua expectativa). Uma variante válida dessa técnica apoia-se no plano de administração "aberta" do medicamento por um médico e avaliação "cega" dos efeitos por um outro.

O uso de placebo é questionável quando o fármaco em teste é dotado de efeitos farmacológicos típicos, de forma a identificá-lo, como no caso dos betabloqueadores adrenérgicos. Nesses casos, frequentemente, o corpo clínico e o doente terminam por "descobrir" qual o tratamento, comprometendo o ensaio. Nesse caso, é melhor usar outra droga-padrão do mesmo grupo, equipotente.

TIPOS DE ENSAIOS CLÍNICOS

Comparação entre grupos paralelos

Nesses casos, simplesmente dividem-se os participantes aleatoriamente no número de grupos correspondentes aos tratamentos a serem realizados. Os grupos devem ser bastante homogêneos quanto às características demográficas, como sexo, raça, idade, classe social etc., além de outros aspectos relacionados à doença. O maior problema desse método é a maior variabilidade entre pacientes escolhidos ao acaso, seguindo uma tabela de números aleatórios. Tal variabilidade conduz, com frequência, a erros do tipo II, ou de comissão, obrigando a uma considerável elevação no número de pacientes por grupo. O risco de viés ou tendenciosidade (*bias*) de comparabilidade de grupos não comparáveis é maior. Um dos melhores exemplos seria a **comparação de pares combinados**. Trata-se de uma variante em que os pares são combinados dois a dois, de acordo com o nível de semelhança entre eles. Tenta-se com isso reduzir o nível de variabilidade interna dos grupos, com a elevação da comparabilidade entre os participantes. As dificuldades desse método são claras. Uma delas seria a enorme paciência requerida dos pacientes, que devem aguardar pelo seu "par". Além disso, com frequência, essa seleção de "casos bem-casados" pode reduzir a espontaneidade do projeto, artificializando-o perigosamente.

Comparação intergrupos

Essa é a modalidade mais utilizada e de maior viabilidade técnica. Aqui, grupos de pacientes são aleatoriamente alocados aos tratamentos X ou Y, que serão posteriormente comparados. Apesar da maior variabilidade entre os componentes de cada grupo e da eventual necessidade de recrutamento de um número maior de pacientes, inexistem aqui os inconvenientes dos efeitos *carry-over* ou das modificações do nível basal da doença e dos sintomas no decurso do ensaio.

Ensaios fatoriais

Aqui deseja-se estudar comparativamente o efeito de um ou mais tratamentos sobre diversos fatores. Tem a desvantagem de maior complexidade operacional na condução de vários subgrupos e de dificuldade da análise estatística necessária. Nesses planos, as características fatoriais podem ser relacionadas a achados que devem ser distribuídos por estratificação, como, por exemplo: estrato I – pacientes com infradesnivelamento do ponto J menor que 1 mm; estrato II – pacientes com infradesnivelamento do ponto J entre 1 e 2 mm etc.

Ensaios sequenciais

Esses ensaios baseiam-se no fato de que o estatístico é elemento "não cego", ao contrário dos pacientes e da equipe médica. Portanto, ele pode analisar periodicamente a evolução do ensaio sem nenhum prejuízo de mascaramento do estudo. Assim, após um certo número de análises, o estatístico pode chegar à conclusão de que foram atingidos os padrões preestabelecidos para a aceitação ou rejeição da hipótese nula, podendo sugerir a suspensão do ensaio. O ensaio pode ser suspenso quando se verificar a eficácia terapêutica ou o surgimento de efeitos indesejáveis importantes. Essa modalidade de ensaio vem sendo utilizada em estudos que envolvem tratamentos de curta duração e nos multicêntricos. Foram, por exemplo, estudos sequenciais os ensaios realizados para a determinação do papel preventivo do timolol, da aspirina e do propranolol contra o infarto do miocárdio. Tem o inconveniente da possibilidade de ocorrer o "vazamento" das tendências do ensaio, levando a equipe médica a, inconscientemente, selecionar casos ou interpretar erroneamente os dados. Além disso, pode haver perda de motivação pela equipe, se for detectado que o tratamento em teste tem uma tendência à ineficácia ou mostra-se danoso.

Comparação intragrupos

Esse tipo de ensaio clínico supõe que o paciente é o melhor controle de si mesmo. Assim, em vez de comparar grupos de pacientes submetidos a diferentes tratamentos, comparamos os efeitos dos tratamentos e do controle ativo ou placebo, em sequência específica, num grupo de pacientes.

O primeiro problema desses modelos cruzados, ou *cross-over*, é a possibilidade de desaparecimento da sintomatologia no curso do ensaio, seja pelo tratamento, seja pela involução natural da patologia. Esse fato não deixaria possibilidade de comparação válida. Logo, a cronicidade da doença, ou a sua estabilidade, é fator crucial nesses ensaios. O problema do efeito *carry-over*, ou seja, do prolongamento dos efeitos residuais do tratamento anterior influenciando a próxima fase, assume algum relevo. Aqui, entre um tratamento e outro, será necessária a realização do *wash-out*, ou período de depuração medicamentosa, para evitar a sua influência na próxima fase. Além disso, a baixa eficácia no controle dos sintomas numa fase inicial faz o paciente acreditar que está sendo tratado por placebo (ou dosagem mais baixa do tratamento ativo) e que a próxima fase será o tratamento "ativo", comprometendo a identidade dos tratamentos. O longo período do ensaio cruzado é fator de desconforto, de atribuições, e é responsável por elevada incidência de desistência *(drop-outs)*. Eis alguns dos modelos típicos de ensaios cruzados:

a) **Ensaio cruzado típico *(cross-over)*** – essa é uma modalidade típica dos ensaios clínicos intrapacientes, em que os tratamentos X e Y são instituídos e comparados, no mesmo grupo de pacientes, em sequência aleatória, o que reduziria um pouco a importância do efeito *carry-over*. Além disso, um outro artifício para minimizar esse efeito seria a utilização do ensaio cruzado com retorno *(cross-over* com *switch-back)*. Aqui, ao fim do ensaio, volta-se ao tratamento inicial, para verificar se será reproduzido o primeiro resultado. Como foi comentado, a doença estudada pode ter sido atenuada pelo tratamento A, o que reduziria a margem a ser melhorada pelo tratamento B. Além disso, a expectativa de um tratamento em função dos efeitos do antecessor é um problema constante.
b) **Ensaio do quadrado latino** – trata-se de um ensaio *cross-over*, em que o número de pacientes é igual ou múltiplo do número de tratamentos. Cada paciente é submetido sucessivamente a cada tratamento. A randomização, indispensável nos ensaios clínicos, é feita através da alocação de uma coluna a um grupo de pacientes.

Fases de Tratamento

Paciente	I	II	III	IV
I	A	B	C	D
II	B	C	D	A
III	C	D	A	B
IV	D	A	B	C

c) **Ensaio do quadrado greco-latino** – se, num ensaio, deseja-se estudar mais de uma variável por tratamento, atribui-se, para cada grupo de pacientes, não só uma letra latina, mas também uma outra grega, seguindo o mesmo esquema do quadrado latino.
d) **Ensaio de bloco incompleto** – é utilizado quando se tem um número maior de tratamentos do que aqueles dos quais os pacientes aceitam participar. Procede-se da seguinte maneira:

Fases	I	II	III	IV	V	VI	etc.
	A	C	B	D	A	B	
	B	D	C	A	D	C	

Note-se que, para cada dois pacientes (I e II), envolvem-se todos os quatro tratamentos (A, B, C, D), num esquema de dois por doente.

e) **Ensaio do plano intensivo** – a realização desse tipo especial de ensaio *cross-over* depende de contarmos com pacientes extremamente cooperativos, geralmente diretamente interessados no ensaio, servindo para a condução de estudos de curta duração em patologias estáveis, não podendo ser utilizado no estudo de fármacos que induzam impregnação. Aqui, o paciente poderá ser único e receberá os tratamentos, por exemplo, A e B, numa sequência aleatória repetitiva. Ex.:
Fase – 1 2 3 4 5 6 7 8 9 10...n
Tratamento – A B A A B A B B A B...n

ANÁLISE DOS DADOS

Aspectos gerais

No decurso do ensaio clínico, os dados vão sendo colhidos, a cada caso tratado, em impressos especialmente elaborados (CRF – Clinical Research Forms). Esses dados são tabulados e, por fim, colocados num computador, para análise futura. Esse nível deve contar com a atuação integrada do pesquisador, do coordenador, dos eventuais consultores e do bioestatístico. A aplicação da lógica nos resultados é, provavelmente, a parte mais nobre e excitante do ensaio.

Essa análise deve ser realizada em três níveis:

a) **Interpretação** – é a verificação das relações entre as variáveis independentes, dependentes e intervenientes e o fenômeno.
b) **Explicação** – é a elaboração da explicação dos resultados do ensaio através do seu acoplamento ao contexto dos conhecimentos prévios.
c) **Especificação** – é a explicitação sobre até que ponto o fenômeno constatado pode ser relacionado com as possíveis explicações propostas.

Nessa fase, podem ocorrer os seguintes problemas:

1. confusão entre conclusões e fatos;
2. incapacidade de reconhecimento das limitações de trabalho;
3. tabulação defeituosa, levando a erros estatísticos;
4. escolha de procedimentos estatísticos inadequados;
5. erros de cálculo;
6. defeitos no uso da lógica;
7. parcialidade inconsciente do pesquisador;
8. falta de imaginação, cultura ou experiência do pesquisador;
9. conclusões que extrapolam os resultados.

Métodos de análise

Frequentemente, antes de se efetuar a análise estatística, a organização dos dados deve seguir um modelo específico que preencha melhor os objetivos do ensaio. Eis os principais métodos de análise de dados.

a) **Método das tabelas vitais** – é usado quando o critério para avaliação dos efeitos do tratamento é o tempo que ele leva para atingir o objetivo (p. ex., morte, cura, alívio total etc.). O tempo de observação não é necessariamente o mesmo para todos os casos. Os participantes entram no ensaio sucessivamente, em qualquer ponto. No entanto, o ensaio deverá ser terminado em data fixa. A taxa de sobrevivência, por exemplo, pode ser calculada a partir da data de entrada ou de término de ensaio.

O nível de "sobrevivência" é analisado em diferentes pontos de referência durante o ensaio. Os pacientes que "morrem" devido a alguns fatos relacionados ao estudo continuam incluídos no estudo. Aqui é, ainda, realizado estudo com covariantes de algumas variáveis relacionadas no início do estudo.

b) **Método sequencial** – é utilizado em ensaios clínicos que necessitam de um número grande de pacientes. Aqui é proposta a realização de testes de significância diversas vezes durante o trabalho, em pontos específicos no tempo, para se averiguar se os resultados atingiram um nível razoável de significância estatística e o ensaio pode ser terminado. Trata-se de um método especialmente complexo, que requer uma readaptação a cada cálculo.
c) **Métodos multivariados** – são utilizados quando se quer calcular as correlações entre diversas variáveis. Esse quadro completo forma uma "matriz de variâncias e covariâncias", utilizando-se o TI teste de Hotelling ou a análise de variância multivariada. Na realidade, esse contexto de múltiplas comparações reduz a robustez estatística, gerando o "paradoxo de Rao". Aqui usam-se, também, análise fatorial, métodos de análise discriminante ou de múltiplas regressões.
d) **Métodos de seleção** – esses métodos servem como guias de escolha entre dois ou mais tratamentos a partir do estabelecimento de parâmetros de escolha pela equipe de ensaios.
e) **Método pragmático (Schwartz et al.)** – esse método pretende responder a perguntas práticas (pragmáticas), em contrapartida aos "ensaios explanatórios", ou especificamente científicos. Aqui a prioridade é dada à seleção de amostragem de pacientes representativa da população de doentes, em detrimento da homogeneidade dos grupos.

Uma vez montada a matriz de análise do ensaio clínico e utilizada a técnica estatística correta, as explicações e as conclusões poderão ser elaboradas em complexo processo que, a rigor, deverá resultar no aperfeiçoamento do arcabouço do conhecimento terapêutico. Esse conhecimento deverá ser cristalizado em relatório ou trabalho científico, redigido de acordo com os padrões de estilo e formato em vigor no momento.

ELABORAÇÃO DO RELATÓRIO

A elaboração do relatório final ou do artigo científico representa o coroamento do êxito do projeto. É a recompensa de todo o esforço desenvolvido pela equipe e, portanto, deve ser realizada pelo componente do grupo que demonstra especial vocação para a redação científica, seguindo, na atualidade, o chamado *Estilo Vancouver*. Esse estilo foi estabelecido em 1978 pelo International Committee of Medical Journal Editors, envolvendo mais de 400 publicações médicas. A linguagem deve primar pela sobriedade, clareza e concisão. Utilizam-se, em geral, a voz ativa e o passado perfeito. Deve ser evitada a adjetivação excessiva ou entusiástica. A discussão deve-se ater, de preferência, aos dados extraídos do próprio trabalho. As extrapolações não são bem-vindas. Recomenda-se a subdivisão clássica dos trabalhos nas partes: (1) Introdução; (2) Métodos; (3) Resultados; (4) Discussão e (5) Referências.

MONITORIZAÇÃO E AUDITORIA

Um ensaio clínico envolve um enorme esforço empresarial, da equipe médica e dos pacientes envolvidos. Anos são despendidos (média 15,3 anos) no desenvolvimento de um novo fármaco, e o patrocinador tem todo o interesse em que não haja falha na operacionalização do estudo. Para tanto, a empresa instituiu um sistema de verificação e correção do desenvolvimento do ensaio. Assim, monitorização seria "*o ato de supervisão do andamento de um estudo clínico assegurando que o mesmo esteja sendo conduzido, documentado e reportado de acordo com o protocolo, segundo os SOPs (procedimentos operacionais padrão) e segundo as boas práticas de pesquisa clínica (GCP) além dos regulamentos locais aplicáveis*" (ICH Guidelines 1.38). As visitas do monitor são, geralmente: (a) visitas de seleção pré-estudo; (b) visitas de início do estudo; (c) visitas de monitorização (várias durante o ensaio); (d) visitas de encerramentos. Havendo desvios do protocolo, o patrocinador, de posse das informações do monitor, irá propor correções ou readaptações com vistas à melhora da eficiência do ensaio.

FARMACOVIGILÂNCIA DO ENSAIO CLÍNICO

Um dos objetivos primordiais e de maior importância de um ensaio clínico é a determinação do perfil de segurança do fármaco. Portanto, no protocolo, através da sua ficha de acompanhamento clínico (CRF), constará um rol de eventos adversos esperáveis, que deverão ser anotados. Aí estão incluídos: sinais e sintomas clinicamente significantes; anormalidades laboratoriais; alterações de exames físicos; hipersensibilidade; dependência; interações medicamentosas; sinais e sintomas de descontinuação do medicamento; sinais e sintomas de superdosagem; sinais e sintomas de uso abusivo do medicamento. Por outro lado, a ocorrência de eventos adversos graves (os que podem resultar em morte; risco de vida; hospitalização inicial ou prolongamento de hospitalização; incapacitação persistente e significativa; anomalias congênitas) é considerada evento médico importante. No caso de ocorrência de evento adverso grave ou sério, o patrocinador deverá ser notificado pelo investigador principal. Além disso, serão notificados, também, o Cep e a Anvisa.

REFERÊNCIAS BIBLIOGRÁFICAS

1. AMBERSON Jr., J.B., MacMAHON, B.T., PINNER, M.A. A clinical trial of Sanocrysin in pulmonary tuberculosis. *Am. Rev. Tuberculosis*, 24:40-1, 1931.
2. ARMITAGE, P. *Statistical Methods in Medical Research*. Oxford, Blackwell, 1980.
3. BULL, J.P. The historical development of clinical therapeutic trials. *J. Chronic Dis.*, 10:218, 1959.
4. DAVIES, D.M. *Textbook of Adverse Reactions*. Oxford, Oxford University Press, 1977.
5. DE OLIVEIRA, G.G. O efeito placebo: sua importância na terapêutica prática e experimental I-F. *Med.* (Br.), 93:25, 1986; II-F. *Med.* (Br.), 93:153, 1986.
6. DE OLIVEIRA, G.G. Os ensaios clínicos: aspectos teóricos e operacionais. I-F. *Med.* (Br.), 98:415, 1989. II-F. *Med.* (Br.), 99:39, 1989. III-F. *Med.* (Br.), 99:85, 1989.
7. DE OLIVEIRA, G.G. Avaliação crítica de ensaios clínicos. F. *Med.* (Br.), 99:227, 1989.
8. DE OLIVEIRA, G.G. A razão risco/benefício: a base do raciocínio terapêutico. I-F. *Med.* (Br.), 97:259, 1988; II-F. *Med.* (Br.), 97:353, 1989.
9. DOLL, R. Clinical trials: retrospect and prospect. *Statistics in Medicine*, 1:337, 1982.
10. EVANS, W., HOYLE, C. The comparative value of drugs used in the continuous treatment of angina pectoris. *Quart. I Med.*, NS 2:311, 1933.
11. FREEDMAN, L.M., FURBERG, C.D., DE MENTS, D.L. *Fundamentals of Clinical Trials*. Boston, John Wright, 1981.
12. GOOD, C.S., CLARK, C. *The Principles and Practice of Clinical Trials*. Edinburgh, Churchill Livingstone, 1976.
13. GORE, S.M. Assessing clinical trials size. *Br. Med. J.*, 282:1687, 1981.
14. HILL, A.B. The clinical trial. *Br. Med. Bull.*, 7:278, 1951.
15. HILL, A.B. The clinical trial. *N. Engl. J. Med.*, 247:113, 1952.
16. HILL, A.B. *Statistical Methods of Clinical and Preventive Medicine*. New York, Oxford University Press, 1962.
17. JONES J.K. *Post-marketing surveillance: data bases available to the FDA*. Rockville, Food and Drug Administration, 1980.
18. MEDICAL RESEARCH COUNCIL. Streptomycin treatment of pulmonary tuberculosis. *Br. Med. J.*, 2:769, 1948.
19. MURPHY, E.A. *The Logic of Medicine*. Baltimore, Johns Hopkins University Press, 1976.
20. POCOCK, S.J. *Clinical Trial: A practical approach*. Chichester, John Wiley and Sons, 1983.
21. SCHWARTZ, D., FLAMANT, R., LELLOUCH, J. *Clinical Trials*. London, Academic Press, 1980.
22. SHAPIRO, M.F., CHARROW, R.P. Scientific misconduct in investigation of drugs. *Statistics in Medicine*, 2:155, 1983.
23. SPRIET, A., SIMON, P. *Methodology of Clinical Drug Trials*. Basel, Karger, 1985.
24. STOLLEY, P.D., STRÖM, B.L. Sample size calculations for clinical pharmacology studies. *Clin. Pharmacol. Ther.*, 40:489, 1986.
25. SYMPOSIUM REPORT. The scientific and ethical basis of the clinical evaluation of medicines. *Eur. J. Clin. Pharmacol.*, 18:129, 1980.
26. TAVES, D.R. Minimization: a new method of assigning patients to treatment and control groups. *Clin. Pharmacol. Ther.*, 15:443, 1974.
27. WHO TECHNICAL REPORT N.º 493. *Principles for the Clinical Evaluation of Drugs*. Genève, 1968.

23

Interações Medicamentosas

Rosaly Corrêa de Araújo

As drogas podem interagir com o alimento, com substâncias químicas do ambiente e com outras drogas. Na clínica, usam-se muitas associações de drogas visando-se a um efeito benéfico. A probenecida, por exemplo, prolonga a atividade das penicilinas, os diuréticos tiazídicos aumentam a ação de outras drogas anti-hipertensivas, os esquemas de tratamento da tuberculose sempre utilizam mais de uma droga. Algumas drogas são usadas como antídotos no tratamento de intoxicação por outras drogas, como, por exemplo, protamina no tratamento de superdosagem de heparina, agentes quelantes contra metais pesados, leucovorina contra a intoxicação pelo metotrexato.

Ao lado dessas interações úteis, existem outras que podem provocar reações adversas graves. E essas é que serão o objetivo principal desta discussão.

Ocorre uma interação medicamentosa quando os efeitos de uma droga são alterados pela presença de outra droga, de alimento, de bebida ou de alguns agentes químicos ambientais.

O resultado pode ser prejudicial se a interação provoca aumento na toxicidade da droga afetada. Os pacientes, por exemplo, que estão usando varfarina podem começar a sangrar se usarem concomitantemente azapropazona ou fenilbutazona sem redução da dose da varfarina.

Pacientes que estão usando antidepressivos inibidores da monoamina oxidase podem apresentar crise hipertensiva grave, até fatal, se usarem alimentos ricos em tiramina, como queijos e certos vinhos.

A redução da eficácia devido a uma interação pode também ser, às vezes, tão prejudicial quanto o aumento da eficácia.

Os pacientes, por exemplo, que usam varfarina, se tomarem rifampicina, precisam de mais varfarina para manter anticoagulação adequada.

Os pacientes que usam tetraciclinas ou quinolônicos devem evitar antiácidos e laticínios porque os efeitos desses antibacterianos podem ser anulados.

Algumas interações em que uma droga não afeta realmente outra podem representar simples efeitos aditivos das duas drogas com efeitos similares. Como exemplo temos o uso combinado de dois ou mais depressores de SNC ou de duas drogas que aumentam o intervalo QT.

Os estudos da incidência das interações medicamentosas apresentam resultados discordantes, por exemplo, de 11,1% até 37%. Esses resultados refletem a dificuldade de notificação e registro dos efeitos adversos das drogas por motivos que incluem excesso de trabalho, indiferença, receio de processo jurídico.

Tanto os médicos quanto os pacientes podem não reconhecer reações adversas e interações medicamentosas. Muitos pacientes deixam de usar seus medicamentos sem dizer por quê. Apesar disso, muitos pacientes podem sofrer o risco desses fenômenos adversos.

Levando-se em conta a variação biológica dos indivíduos, muitas drogas que interagem em alguns pacientes podem não interagir noutros indivíduos. Isso explica, em parte, por que importantes interações medicamentosas permaneceram desconhecidas durante muitos anos, como aconteceu com a interação entre quinidina e digoxina, em que a primeira droga reduz a concentração da segunda. Conhecemos, atualmente, muitos dos fatores predisponentes e protetores que determinam se ocorrerá ou não uma interação, mas na prática é ainda muito difícil prever o que acontecerá quando um paciente usa duas ou mais drogas que possam potencialmente interagir.

Uma solução para esse problema prático, como aconselha Stockley, é escolher uma alternativa não interativa, mas, se não houver, é frequentemente possível administrar as drogas interativas tomando-se certas precauções. Se os efeitos forem bem monitorizados, os resultados da interação podem ser frequentemente controlados pelo ajuste da posologia.

Muitas interações são relacionadas à dose, de modo que, se a dose do fármaco causal for reduzida, os efeitos sobre a outra droga serão reduzidos.

A isoniazida, por exemplo, provoca elevação dos níveis plasmáticos de fenitoína, especialmente nos pacientes que são acetiladores lentos da isoniazida, e os níveis podem atingir patamares tóxicos. Se os níveis plasmáticos de fenitoína forem monitorizados e a dosagem reduzida adequadamente, as concentrações podem ser mantidas dentro dos limites terapêuticos. A posologia da droga interativa pode ser de importância fundamental. Assim é que uma pequena dose de cimetidina pode não inibir o metabolismo da varfarina, ao passo que uma dose maior pode provocar acentuados efeitos clínicos.

Certas interações medicamentosas podem ser evitadas utilizando-se outro membro do mesmo grupo de drogas.

Por exemplo, os níveis séricos da doxiciclina podem ser reduzidos a patamares subterapêuticos quando se usam concomitantemente fenitoína, barbitúricos ou carbamazepina, porém outras tetraciclinas não parecem ser afetadas.

A cimetidina provoca elevação dos níveis séricos da varfarina porque inibe seu metabolismo, porém não atinge o metabolismo do femprocoumon porque esses dois anticoagulantes são metabolizados por diferentes vias metabólicas. É, assim, importante não extrapolar, sem análise, as interações observadas com uma droga a todos os membros do mesmo grupo.

A variabilidade nas respostas dos pacientes pode criar uma atitude de preocupação a respeito das interações medicamentosas, privando os pacientes de vantagens terapêuticas. Essa atitude é exacerbada pelas listas e gráficos alarmistas sobre o assunto. O problema pode ser solucionado com as precauções já mencionadas, fazendo-se a distinção entre as interações que são bem documentadas e bem estabelecidas e aquelas que foram observadas em apenas um paciente, que provavelmente foram idiossincrásicas. No outro extremo, há clínicos que não acreditam na existência das interações medicamentosas, o que pode colocar alguns pacientes em risco.

A posição responsável se situa entre esses dois extremos, porque um grande número de drogas interativas pode ser administrado de modo seguro se forem tomadas certas precauções. Por outro lado, há relativamente poucos pares de drogas que sempre devem ser evitados. Algumas das precauções, de acordo com Stockley, são:

1. Observar as drogas que possuem janela terapêutica estreita ou quando é necessário manter níveis sanguíneos adequados, como acontece com anticoagulantes, anticonvulsivantes, anti-infecciosos, citotóxicos, glicosídios digitálicos, hipoglicemiantes, imunossupressores;
2. Lembrar das drogas que são indutores enzimáticos, tais como fenitoína, barbitúricos, rifampicina, ou inibidores enzimáticos, como a cimetidina, por exemplo;
3. Refletir sobre a farmacologia da droga em observação, de modo que certos problemas (depressão aditiva do SNC, por exemplo) não sejam ignorados. Pensar também o que pode acontecer quando se usam concomitantemente drogas que afetam os mesmos receptores;
4. Lembrar que os idosos são mais suscetíveis às interações devido à redução das funções hepática e renal, das quais depende o *clearance* das drogas.

Os mecanismos das interações droga-droga são classificados habitualmente de acordo com os seguintes critérios:

1. Físico-químico – uma droga é física ou quimicamente incompatível com outra;
2. Farmacocinético – quando uma droga interfere na absorção, distribuição, metabolismo e excreção de outra droga;
3. Farmacodinâmico – uma droga modifica a atividade de uma segunda droga, com diferente local de ação; uma droga modifica a atividade de uma segunda droga, ao nível ou perto do receptor farmacológico (Quadro 23.1).

Há autores que excluem as interações físico-químicas, considerando-as apenas incompatibilidades farmacêuticas.

INTERAÇÕES FÍSICO-QUÍMICAS

Chamadas também farmacêuticas, porque se referem àquelas interações antes de as drogas serem administradas, fora ainda do organismo, especialmente com misturas destinadas a uso intravenoso. Muitos hospitais possuem tabelas que indicam as compatibilidades e incompatibilidades de drogas destinadas a essa via de administração. Esse tipo de interação reduz a biodisponibilidade da droga ativa. Como exemplos podem ser citadas: inativação do nitroprussiato pela luz, adsorção da insulina pelo vidro, ligação da nitroglicerina pelo tubo intravenoso, neutralização ou precipitação de drogas misturadas no mesmo equipo para administração intravenosa, como acontece, por exemplo, com a tobramicina e a carbenicilina (Quadro 23.2).

INTERAÇÕES AO NÍVEL DE ABSORÇÃO

Nesse caso uma droga pode influir na taxa e/ou na magnitude da absorção de outra droga através de alguns mecanismos, como, por exemplo, por quelação ou precipitação (Fig. 23.1) no tubo gastrointestinal; diminuindo ou aumentando a motilidade gastrointestinal; alterando a flora bacteriana ou elevando o pH gástrico. O Quadro 23.3 fornece alguns exemplos desse tipo de interação, que pode ser evitado aumentando-se o intervalo de administração entre as duas drogas até, pelo menos, 4 horas.

Em certos casos clínicos, a ligação de drogas no trato gastrointestinal pode ser útil. Quando, por exemplo, se utiliza carvão ativado para combater superdosagem aguda de uma droga, o carvão se liga à droga tóxica no trato gastrointestinal, reduzindo assim a absorção desta.

Drogas que alteram a motilidade gastrointestinal (anticolinérgicos, por exemplo) modificam a biodisponibilidade de drogas que são fraca ou lentamente absorvidas ou por meio de transportadores proteicos saturáveis.

A neomicina, por via oral, altera a flora bacteriana e reduz a absorção da digoxina, se esta é administrada concomitantemente.

O bicarbonato de sódio, elevando o pH gástrico, reduz a absorção de algumas formas de tetraciclinas.

INTERAÇÕES EM NÍVEL DE DISTRIBUIÇÃO

Depois de ser absorvida e de atingir a corrente sanguínea, a droga se subdivide em duas frações, uma que se liga às proteínas plasmáticas, principalmente albumina, e a outra livre. Para a maioria das drogas, é a concentração da fração livre da droga que é responsável pela resposta clínica. A parte ligada pode ser deslocada por outra droga, o que constitui um tipo de interação droga-droga. Esse tipo de interação ao nível da ligação proteica plasmática só assume importância clínica quando a primeira droga se liga às proteínas a partir de 85%. Nesse nível de ligação, pequenos deslocamentos da fração ligada podem duplicar ou triplicar temporariamente a concentração da fração livre. Esse aumento pode atingir níveis tóxicos da concentração da parte plasmática livre da droga, que é a parte farmacologicamente ativa (Fig. 23.2). O orga-

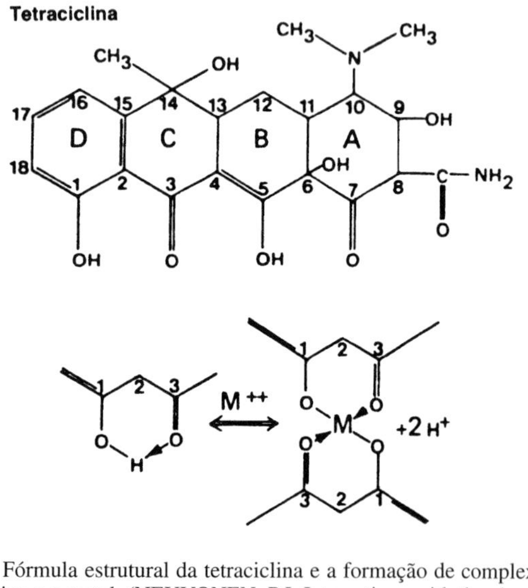

Quadro 23.1 Incompatibilidades farmacêuticas de antibióticos em infusão venosa

Anfotericina B	Soro fisiológico
Canamicina	Glicose com pH entre 3,5 e 6,5
Cefalotina sódica	Ringer lactato, cloreto e gluconato de cálcio
Cloranfenicol (succinato)	Complexo B com vitamina C
Clortetraciclina	Ringer lactato, cloreto de cálcio, bicarbonato de sódio
Eritromicina (lactobionato)	Complexo B com vitamina C
Oxitetraciclina	Ringer lactato, bicarbonato de sódio
Penicilinas semissintéticas	Glicose com pH acima de 8,0
Penicilina G potássio	Complexo B com vitamina C
Tetraciclina (cloridrato)	Ringer lactato, bicarbonato de sódio

Fig. 23.1 Fórmula estrutural da tetraciclina e a formação de complexos entre a tetraciclina e o metal. (NEUVONEN, P.J. Interactions with the absorption of tetracyclines. *Drug*, *11*:48-54, 1976.)

INTERAÇÕES MEDICAMENTOSAS

Quadro 23.2 Drogas que apresentam interações durante absorção

Droga Afetada	Droga Interativa	Efeito da Interação
Digoxina	Metoclopramida	Redução de absorção da digoxina.
	Propantelina	Aumento da absorção da digoxina (devido a alteração da motilidade intestinal).
Digoxina	Colestiramina	Redução da absorção devido a complexação com colestiramina.
Cetoconazol	Antiácidos bloqueadores de H_2	Absorção reduzida do cetoconazol devido a dissolução reduzida.
Penicilamina	Antiácidos que contêm Al^{3+}, Mg^{2+}, preparações com ferro, alimento	Formação de quelatos de penicilamina menos solúveis, provocando menos absorção da penicilamina.
Penicilina	Neomicina	Estado de má absorção provocado pela neomicina.
Antibióticos Quinolônicos	Antiácidos que contêm Al^{3+}, Mg^{2+}, leite, Zn^{2+}, Fe^{3+}	Formação de complexos de fraca absorção.
Tetraciclinas	Antiácidos que contêm Al^{3+}, Ca^{2+}, Mg^{2+}, Bi^{2+}, leite, Zn^{2+}, Fe^{3+}	Formação de quelatos pouco solutos, o que provoca fraca absorção dos antibióticos.

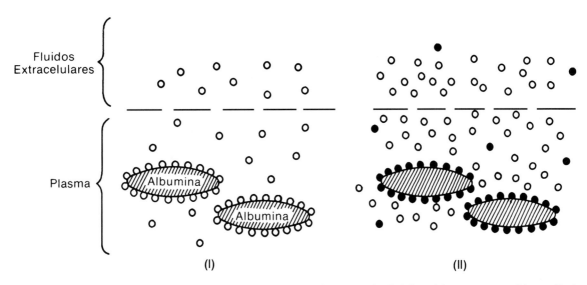

Fig. 23.2 Diagrama que ilustra a competição de duas drogas pelos mesmos locais de ligação proteica. I. A droga (○) encontra-se parcialmente ligada a moléculas de albumina plasmática e parcialmente livre no plasma. II. Na presença de outra droga (●) que possui maior afinidade pelos locais de ligação proteica, a droga (○) é deslocada, resultando na elevação da concentração da porção livre e farmacologicamente ativa. (STOCKLEY, I. Drug interactions and mechanisms. *The Pharmaceutical Journal*, University of Nottingham, 1974.)

nismo combate esse aumento através do metabolismo e da eliminação da droga. Essa compensação pode ser eficiente se o excesso de droga livre é eliminado rapidamente ou se for distribuído amplamente quando ela possui elevado volume de distribuição aparente. Esses processos de adaptação reduzem os perigos desse tipo de interação. Se a droga ligada, em elevada percentagem, tem baixo volume de distribuição e necessita ser metabolizada para ser inativada, tal tipo de droga pode criar sérios problemas quando sua parte ligada é deslocada.

A varfarina, por exemplo, que apresenta elevada ligação proteica, pode ser deslocada pela fenilbutazona, o que provoca hemorragia grave porque a concentração da fração livre do anticoagulante é aumentada, atingindo níveis tóxicos (Quadro 23.4).

INTERAÇÕES EM NÍVEL DE METABOLISMO

Nesse nível, uma droga pode interferir na biotransformação de outra droga seja aumentando, seja reduzindo sua degradação.

No primeiro caso, trata-se de indução enzimática e, no segundo, de inibição enzimática, realizadas por uma das drogas que interagem.

De modo geral, o metabolismo das drogas tem por finalidade desintoxicar a droga, havendo, entretanto, exemplos em que o metabólito pode ser mais tóxico do que a droga original.

O metabolismo das drogas se realiza em duas fases. Na primeira fase certos grupamentos químicos, como a hidroxila, se acoplam à molécula da droga com a finalidade de tornar essa última hidrossolúvel, o que facilitará a sua excreção. Outras drogas sofrem uma segunda fase metabólica adicional, que consiste especialmente em reações de conjugação (acetilação, sulfatação, glicuronidação), que tornam os metabólitos ainda mais hidrossolúveis, facilitando a sua excreção.

Quadro 23.3 Interação de drogas por deslocamento da sua ligação com as proteínas plasmáticas

Fármaco Deslocador	Fármaco Deslocado	Efeito Obtido
Ácido etacrínico	Antidiabéticos orais	Hipoglicemia
Clofibrato	Bis-hidroxicumarina	Hemorragia
Clofibrato	Tiroxina	Hipertireoidismo
Lidocaína, Procaína	Succinilcolina	Apneia prolongada
Sulfonamidas	Metotrexato	Reação tóxica exagerada
Sulfonamidas	Tolbutamida	Hipoglicemia

Quadro 23.4 Exemplos de drogas metabolizadas por isoenzimas do citocromo P-450

Isoenzimas do P-450	Drogas Metabolizadas
CYP1A2	Cafeína, clozapina, imipramina, maprotilina, fenacetina, propranolol, R-varfarina, rapinirol, teofilina.
CYP2D6	Amitriptilina, anfetamina, captopril, clomipramina, codeína, desipramina, dextrometorfano, di-hidrocodeína, difenidramina, flecainida, fluoxetina, haloperidol, hidrocodona, imipramina, labetalol, maprotilina, metoprolol, mexiletina, nortriptilina, ondansetrona, oxicodona, papaverina, paroxetina, perbutolol, perfenazina, propafenona, propranolol, tioridazina, timolol, trimipramina, venafazina, ioimbina.
CYP2C9	Diclofenaco, dofetilida, fluvastatina, ibuprofeno, ácido mefenâmico, fenitoína, piroxicam, S-varfarina, tolbutamida.
CYP2C19	Clomipramina, diazepam, hexobarbital, imipramina, mefobarbital, omeprazol, fenitoína, propranolol, proguanil, S-mefetoína.
CYP3A4	Amiodarona, amitriptilina, alprazolam, astemizol, carbazepina, ciclosporina, cisaprida, clindamicina, clomipramina, clonazepam, dapsona, dexametasona, dextrometorfano, diazepam, diltiazem, eritromicina, etinilestradiol, felodipino, hidrocortisona, imipramina, indinavir, lidocaína, lovastatina, midazolam, nefazodona, neldinavir, nifedipino, propafenona, quinidina, R-varfarina, ritonavir, saquinavir, sertralina, sinvastatina, tamoxifeno, terfenadina, testosterona, triazolam, venlafaxina, verapamil, zolpidem.

As oxidações da primeira fase são realizadas principalmente por um grupo de isoenzimas conhecidas como enzimas do citocromo P-450 ou sistema microssômico hepático de oxidases de função mista. O tipo e o grau de metabolismo variam entre os indivíduos exclusivamente devido à influência genética que controla a disponibilidade e atividade das enzimas, especialmente aquelas que atuam na primeira fase metabólica.

Muitas drogas e substâncias químicas podem aumentar a síntese ou a atividade dessas enzimas que metabolizam drogas, constituindo a indução enzimática. Como exemplo, podem ser citados os barbitúricos (fenobarbital), fenitoína, rifampicina, carbamazepina, etanol, glutetimida, fumo, certos componentes dos alimentos. Essa indução enzimática altera profundamente a resposta clínica a uma droga, aplicada concomitantemente a outra que seja indutora enzimática. Por outro lado, existem drogas que são capazes de inibir as enzimas que metabolizam as drogas, influindo na resposta clínica de uma segunda droga usada simultaneamente.

O cloranfenicol, o dicumarol, o dissulfiram, a cimetidina, a fenilbutazona e o propoxifeno inibem as oxidases de função mista microssômicas hepáticas, alterando a atividade de outras drogas como, por exemplo, a aspirina, o que pode provocar sérias reações adversas (Quadro 23.5).

Algumas dessas interações podem ter aplicações terapêuticas. O uso do dissulfiram no alcoolismo se baseia na sua capacidade de bloquear a oxidação do acetaldeído. O alopurinol bloqueia a transformação de purinas em ácido úrico pela xantina oxidase.

INTERAÇÕES EM NÍVEL DE EXCREÇÃO

São observadas principalmente na excreção renal. Aí se podem registrar alterações do fluxo sanguíneo renal, filtração renal, reabsorção e secreção tubulares, causadas por drogas que por sua vez podem influenciar a excreção de outra droga administrada simultaneamente.

Quando se associam aminoglicosídios nefrotóxicos e outras drogas potencialmente também nefrotóxicas (cefalotina, polimixina B, ácido etacrínico, furosemida), pode-se observar efeito lesivo maior sobre a função renal. A reabsorção tubular pode ser alterada pelo pH do fluido tubular, e, então, a reabsorção e a secreção podem ser afetadas por metabólitos normais que competem entre si ou por substâncias exógenas. Os mecanismos secretórios tubulares se classificam em aniônicos e catiônicos. Muitos metabólitos ou drogas aniônicos, como por exemplo ácido úrico, salicilatos, sulfonamidas, sulfatos, glicina, glicuronidatos, penicilina, probenecida, tiazídicos, são excretados pelo sistema de transporte e, consequentemente, podem competir entre si, uma droga bloqueando a excreção de outra (Quadro 23.6).

INTERAÇÕES EM NÍVEL FARMACODINÂMICO

Grande número de drogas provoca seus efeitos através da ativação de receptores específicos. Quando se administram duas drogas simultaneamente, a ativação do receptor de uma droga pode aumentar ou diminuir a

Quadro 23.5 Interações causadas por indução enzimática

Droga Afetada	Droga Indutora	Efeito da Interação
Anticoagulantes (orais)	Aminoglutetimida, barbitúricos, carbamazepina, dicloralfenazona, glutetimida, fenazona, rifampicina	Os efeitos anticoagulantes são diminuídos.
Anticoncepcionais (orais)	Barbitúricos, carbamazepina, fenitoína, primidona, rifampicina	Efeitos anticoncepcionais reduzidos; sangramento de escape; falhas anticoncepcionais.
Corticosteroides	Aminoglutetimida, barbitúricos, carbamazepina, fenitoína, primidona, rifampicina	Redução dos efeitos dos corticosteroides.
Fenitoína	Rifampicina	Redução dos efeitos da fenitoína. Risco aumentado de convulsões.
Haloperidol	Fumo	Redução dos efeitos do haloperidol.
Pentazocina	Fumo	Redução dos efeitos da pentazocina.
Teofilina	Barbitúricos, rifampicina, fumo	Redução dos efeitos da teofilina.

Quadro 23.6 Interações causadas por inibição enzimática

Droga Afetada	Droga Inibidora	Efeitos da Interação
Álcool	Clorpropamida, dissulfiram, moxalactama, metronidazol	Reação do dissulfiram, devido à elevação da concentração sanguínea de acetaldeído.
Alimentos que encerram tiramina	Inibidores da monoamina oxidase	Crise hipertensiva causada pela tiramina.
Anticoagulantes (orais)	Metronidazol, fenilbutazona, sulfimpirazona	Efeitos anticoagulantes aumentados; possível sangramento.
Azatioprina, mercaptopurina	Alopurinol	Efeitos tóxicos aumentados da azatioprina e da mercaptopurina.
Cafeína	Enoxacina Idrocilamida	Efeitos aumentados da cafeína; possível intoxicação.
Corticosteroides	Eritromicina Troleandomicina	Efeitos aumentados dos corticosteroides; possível toxicidade.
Fenitoína	Cloranfenicol Isoniazida	Efeitos aumentados da fenitoína; possível intoxicação.
Suxametônio	Ecotiofato	Aumento do bloqueio neuromuscular; possível prolongamento de apneia.
Tolbutamida	Azapropazona Cloranfenicol Fenilbutazona	Efeitos aumentados da tolbutamida; possível hipoglicemia.

Quadro 23.7 Interações devidas a alterações no transporte renal

Droga Afetada	Droga Interativa	Resultado da Interação
Cefalosporina Dapsona Indometacina Ácido nalidíxico Penicilina PAS	Probenecida	Níveis séricos da droga afetada são elevados; possibilidade de toxicidade com algumas drogas.
Metotrexato	Salicilatos e outros AINEs	Os níveis séricos do metotrexato se elevam; pode haver séria toxicidade do metotrexato.
Aceto-hexamida Glibenclamida, tolbutamida	Fenilbutazona	Efeitos hipoglicêmicos aumentam e se prolongam devido à redução de secreção renal.

Quadro 23.8 Drogas cujos efeitos são modificados por alteração do pH urinário

Diminuição do pH Urinário Diminui a Ação de	Aumento do pH Urinário Diminui a Ação de
Anfetamina Canamicina Cloranfenicol Efedrina Eritromicina Estreptomicina Gentamicina Metadona Quinina	Barbitúricos Canamicina Cloranfenicol Estreptomicina Fenilbutazona Gentamicina Salicilatos

resposta do receptor à segunda. Nesse tipo de interação, podem participar os mesmos receptores ou receptores diferentes. Como exemplos desse tipo de interação, por sinal muito comum, podem ser citados os efeitos anticolinérgicos dos antidepressivos tricíclicos, da quinidina, dos anti-histamínicos. Por outro lado, a potenciação da depressão do sistema nervoso central, com a administração simultânea, por exemplo, de um narcótico e um barbitúrico, é resultado de ativação de diferentes receptores.

Às vezes, a interação em nível de receptor farmacológico pode ser benéfica. É o que se observa quando se utiliza a naloxona na intoxicação pelos opioides. Nesse caso, o mesmo receptor é atingido pelo agonista (opioide) e pelo antagonista (naloxona).

Outros tipos de interações

Os Quadros 23.9 a 23.12 indicam as seguintes modalidades, que complementam as classificações citadas anteriormente:

– Interações aditivas e sinérgicas;
– Interações antagonistas;
– Interações por alterações hidroeletrolíticas;
– Interações provocadas por alteração de transporte de drogas.

Quadro 23.9 Exemplos de interações aditivas e sinérgicas

Drogas	Resultado da Interação
Anticolinérgicos + anticolinérgicos (fármacos antiparkinsonianos, butirofenonas, fenotiazínicos, antidepressivos tricíclicos etc.).	Aumento dos efeitos colinérgicos, derrame em condições úmidas e de elevado calor, íleo adinâmico, psicoses tóxicas.
Anti-hipertensivos + drogas que provocam hipotensão (antianginosos, vasodilatadores, fenotiazínicos).	Aumento dos efeitos anti-hipertensivos; hipotensão ortostática.
Depressores do SNC + depressores do SNC (álcool, antieméticos, anti-histamínicos, hipotensores).	Prejuízo das habilidades psicomotoras, redução do estado de alerta, depressão respiratória, coma, morte.
Drogas que prolongam o intervalo QT + outras drogas que prolongam QT.	Prolongamento aditivo do intervalo QT; risco aumentado de *torsade de pointes*.
Metotrexato + cotrimoxazol.	Megaloblastose da medula óssea devido ao antagonismo do ácido fólico.
Drogas nefrotóxicas + drogas nefrotóxicas (gentamicina ou tobramicina com cefalotina).	Aumento da nefrotoxicidade.
Bloqueadores neuromusculares + drogas que provocam bloqueio neuromuscular (aminoglicosídios).	Aumento do bloqueio neuromuscular; recuperação retardada; apneia prolongada.
Suplemento de potássio + diuréticos poupadores de potássio (trianter eno).	Hipercalemia pronunciada.

Quadro 23.10 Exemplos de interações antagonistas

Droga Afetada	Droga Interativa	Resultado da Interação
Anticoagulantes	Vitamina K	Bloqueio dos efeitos anticoagulantes
Carbenoxolona	Espironolactona	Bloqueio dos efeitos curativos de úlceras gástricas
Drogas hipnóticas	Cafeína	Bloqueio da hipnose
Fármacos hipoglicêmicos	Glicocorticoides	Bloqueio dos efeitos hipoglicêmicos

Quadro 23.11 Interações provocadas por distúrbios do equilíbrio hidroeletrolítico

Droga Afetada	Droga Interativa	Resultado de Interação
Digital	Diuréticos espoliadores de potássio	Toxicidade digitálica relacionada a alterações do equilíbrio iônico no miocárdio.
Cloreto de lítio	Restrição dietética de sal	Aumento da concentração sérica do lítio; possível intoxicação.
	Aumento de ingestão de sal	Redução dos níveis séricos do lítio.
Cloreto de lítio	Tiazídicos e diuréticos relacionados	Aumento dos níveis séricos do lítio; possível intoxicação.
Guanetidina	Cebuzona	Bloqueio dos efeitos anti-hipertensivos devido à retenção de sal e de água.
Clorotiazida	Fenilbutazona	

Quadro 23.12 Exemplos de interações provocadas por alterações de transporte de drogas

Droga Afetada	Droga Interativa	Resultado da Interação
Clonidina	Antidepressivos tricíclicos	Bloqueio de efeitos anti-hipertensivos devido à interferência com a captação da clonidina.
Anti-hipertensivos semelhantes à guanetidina (debrisoquina, guanaclor etc.)	Antidepressivos tricíclicos Clorpromazina Haloperidol/tiotixeno Simpatomiméticos indiretos	Bloqueio dos efeitos anti-hipertensivos devido à inibição de captação pelos neurônios adrenérgicos.
Noradrenalina	Antidepressivos tricíclicos	Efeitos pressores aumentados devido à inibição de captação noradrenérgica pelos neurônios adrenérgicos.

FONTE DE INFORMAÇÃO

Atualmente, a melhor fonte de informações sobre interações medicamentosas é o livro do Prof. Ivan Stockley (*Stockley*, I. *Stockley's Drug Interactions*. 6th ed. London Pharmaceutical Press, 2002). O livro apresenta 2.500 monografias, nas quais são abordados os seguintes itens de cada interação:

- Resumo;
- Evidência clínica detalhando exemplos ilustrativos da interação seguida de outras evidências clínicas atualmente disponíveis;
- Mecanismo da interação;
- Importância e tratamento, respondendo às seguintes perguntas:
  1. A interação está bem estabelecida?
  2. Qual a sua incidência?
  3. Qual a sua importância?
  4. Como pode ser tratada?
  5. Existem alternativas sem interações?

REFERÊNCIAS BIBLIOGRÁFICAS

1. CADIEUX, R.J. Drug interactions in the elderly. *Postgrad. Med., 86*, 179-86, 1989.
2. CRONEBERG, R.M., MABEE, J., CHAN, L. & WONG, S. Drug-disease interactions in the ED; analysis of a high-risk population. *Am. J. Emerg. Med., 14*, 447-50, 1996.
3. HANSTEN, P.D. Understanding drug-drug interactions. *Science and Medicine,* January/February, 1998.
4. JANKEL, C.A., McMILLAN, J.A., & MARTIN, B.C. Effect of drug interactions on outcomes of patient receiving warfarin or teophylline. *Am. J. Hosp. Pharm., 51*, 661-6, 1994.
5. MacKICHAN, J.J. Protein binding drug displacement interactions. Fact or fiction? *Clin. Pharmacokinet., 16*, 65-73, 1989.
6. MANCHON, N.D., BERCOFF, E., LAMARCHAND, P. CHASSAGNE, P., SENANT, J. & BOUREILLE, J. Fréquence et gravité des interaction médicamenteuses dans une population âgée: étude prospective concernant 639 malades. *Rev. Med. Interne, 10*, 521-5, 1989.
7. PUCKETT, W.H., VISCONTT, J.A. An epidemiological study of the clinical significance of drug-drug interaction in a private community hospital. *M. J. Hospital Pharm., 28*, 247-252, 1971.
8. QUINN, D.I. & DAY, R.O. Drug interactions of clinical importance: An update guide. *Drug Saf., 12*:393, 1995.
9. SCHUSTER, B.G., FLECKENSTEIN, L. & WILSON, J.P. Low incidence of adverse reactions due to drug-drug interaction in a potentially high risk population of medical inpatients. *Clin. Res., 30,* 258A, 1982.
10. SMITH, J.W., SEIDL, L.G., & CLUFF, L.E. Studies on the epidemiology of adverse drug reaction. V. Clinical factors influencing susceptibility. *Ann. Intern. Med., 65*:629-634, 1969.
11. STANTON, L.A., PETERSON, G.M., RUMBLE, R.H., COOPER, G.M. & POLACK, A.E. Drug-related admissions to an Australian hospital. *J. Clin. Pharm. Ther., 19*, 341-347, 1994.
12. STOCKLEY, I. *Stockley's Drug Interactions*. 6th ed. London, Pharmaceutical Press, 2002.
13. TATRO, D.S. (ed.) Drug interaction. *Facts Comparisons.* [Quarterly.]
14. TUCKER, G.T. The rational selection of drug interaction studies: implications of recent advances in drug metabolism. *Int. J. Clin. Pharmacol. Ther. Toxicol., 30*, 550-556, 1992.

24

Estudo Toxicológico das Drogas. Correlação Clinicopatológica

Rosaly Corrêa de Araújo

O grau de segurança no uso de drogas só pode ser avaliado quando se analisa uma série de fatores relacionados não somente com as propriedades físicas, químicas e farmacodinâmicas de cada droga, mas também com as características individuais de cada paciente e com os riscos da própria doença. Apesar da análise desses diversos fatores, é ainda impossível o estabelecimento do grau de segurança absoluta na utilização das drogas.

O PATOLOGISTA E A AVALIAÇÃO DOS ESTUDOS TOXICOLÓGICOS

Todos os processos biológicos se fundamentam em relações químicas. Se um sistema enzimático é alterado por uma droga tóxica, sua função pode ser totalmente bloqueada, acelerada ou retardada. Muitas drogas têm os seus efeitos traduzidos macroscopicamente, embora nem sempre se conheçam os locais exatos dos bloqueios metabólicos produzidos por elas. Apesar de não haver segurança absoluta na utilização das mesmas, existe um grande e contínuo esforço por parte de farmacologistas e toxicologistas no sentido de estabelecer um equilíbrio entre os benefícios e os riscos do uso de medicamentos. Papel importante também tem sido desempenhado por patologistas clínicos e anatomopatologistas que, através de sua experiência, são hábeis na identificação de estrutura e funções alteradas por ação tóxica. O uso abusivo de drogas, bem como a renovação rápida e contínua de todo o arsenal terapêutico, possibilita o encontro de novas lesões teciduais, tornando a patologia iatrogênica um campo cada vez mais amplo. Para um patologista experiente, detectar dano tissular é simples, mas determinar o significado do mesmo torna-se mais complexo. É fácil, também, o reconhecimento de agentes carcinogênicos potentes, mas a identificação de carcinógenos fracos impõe um problema diagnóstico. Em tais casos, a significância estatística da prevalência do tumor deve ser analisada com cuidado, ainda que não coincida com os dados biológicos.

Os danos tissulares devem ser primeiramente avaliados quanto ao mecanismo de ação do agente causador: efeito direto, indireto ou espontâneo. A interpretação do significado biológico e toxicológico dos mesmos, bem como o estabelecimento de parâmetro de previsão para os eventuais consumidores da droga, também deve ser considerada. Uma vez reconhecido o efeito tóxico, faz-se mister identificar se ele é irreversível.

De acordo com a Organização Mundial de Saúde (OMS), muitos efeitos farmacodinâmicos observados experimentalmente podem ser extrapolados para o homem, motivo do largo emprego dos testes toxicológicos na determinação da toxicidade e segurança das drogas. A classificação dos estudos toxicológicos, bem como a apresentação clínica de toxicidade, é resumida nos Quadros 24.1 e 24.2.

A OMS aconselha que espécies animais diferentes das convencionais sejam testadas para que se descubram novas semelhanças de reações com a espécie humana, mas o uso de animais de origem não controlada deve ser evitado. Apenas devem ser utilizados animais livres de infecção ou SPF (*specific-pathogen-free*). A resposta dos animais às drogas é influenciada por inúmeros fatores como dieta, estação do ano, condições do biotério, temperatura e umidade do ambiente, presença de infecções, interação da droga com outras substâncias e/ou com substâncias contaminantes da alimentação (DDT, nitrosaminas, inseticidas e anti-helmínticos).

Quadro 24.1 Classificação dos estudos toxicológicos

Toxicidade Aguda	Toxicidade Subaguda	Toxicidade Crônica	Especiais Reprodutivos
Dose única ou algumas doses em curtos intervalos	Doses repetidas por 5 dias a 1 semana e até 1 mês	Doses repetidas por alguns meses ou mais de ano	Avaliação de efeitos teratológicos e desenvolvimento pós-natal: mutagenicidade, carcinogênese, dependência

Quadro 24.2 Parâmetros de toxicidade

Aguda	Subaguda	Crônica	Cumulativa
Dose única ou doses repetidas: sintomas imediatos. Risco de vida: barbitúricos e parada respiratória.	Doses constantes não tóxicas: Gentamicina em doenças renais; absorção pulmonar e cutânea de inseticidas fosforados.	Exposição, absorção > eliminação, repetida, prolongada ou rápida eliminação. Analgésicos e rim.	Drogas de meias-vidas prolongadas. Intoxicação crônica. Chumbo.

A repercussão clínico-patológica causada pelo uso das drogas nos diversos sistemas orgânicos humanos é motivo de vasta abordagem neste capítulo. Dada a sua amplitude, não é nossa pretensão esgotá-la, mas enfatizar as áreas de maior relevância. A patologia fetal é discutida em capítulo à parte, dada a sua importância.

TOXICIDADE AGUDA

Os testes de toxicidade aguda têm por finalidade definir a amplitude da dosagem letal de uma droga administrada em dose única ou em algumas doses intercaladas por curtos intervalos de tempo. Esses testes fazem parte da triagem farmacológica inicial, durante a qual a ação da droga sobre importantes funções orgânicas (locomoção, comportamento, respiração, sinais de vômito e convulsões) é observada. As alterações apresentadas fornecem informações e se correlacionam com a *causa mortis*, caso ocorra. No entanto, a sequência cronológica das alterações apresentadas pode variar consideravelmente de uma droga para outra. Por tal motivo, os animais em estudo de toxicidade aguda devem ser observados pelo menos durante 2 semanas consecutivas após a administração da droga, ou até mais, caso persistam as alterações ou ocorra o óbito. Nesse último caso, necropsia cuidadosa e detalhada deve ser realizada para perfeita interpretação das ações da droga.

Os dados preliminares sobre a velocidade e o grau de absorção são obtidos com o uso de diversas espécies animais de ambos os sexos, em variadas faixas etárias e empregando-se diferentes vias de administração da droga. Outras observações relevantes dizem respeito ao volume da solução administrada e à velocidade com que as infusões ou injeções intravenosas são realizadas. De modo geral, os testes de toxicidade aguda devem ser conduzidos em diferentes espécies animais, usando-se pelo menos dois grupos de roedores e um não roedor. Essas espécies devem incluir, se possível, as habitualmente utilizadas nos testes farmacológicos e aquelas de provável uso nos estudos de toxicidade crônica e testes especiais (estudos de reprodução). A DL50, para os roedores, deve ser determinada com método estatístico padronizado, como, por exemplo, a análise com probitos. Para não roedores usados em pequeno número, uma determinação aproximada é suficiente.

Quando a droga também se destina a utilização infantil, testes toxicológicos são executados em animais tanto jovens quanto adultos. As vias de administração devem incluir aquelas que serão usadas na clínica. Os testes realizados em animais jovens, por serem de difícil interpretação, requerem uma análise cuidadosa.

TOXICIDADE CRÔNICA

Nos testes de toxicidade a longo prazo, procura-se investigar a toxicidade potencial de uma droga administrada durante longo período de tempo, a margem de segurança ou índice terapêutico adequado para a espécie animal estudada, a ocorrência de lesões reversíveis ou irreversíveis e os sistemas orgânicos afetados pela droga. A duração dos testes de toxicidade crônica se relaciona com a duração prevista para administração na espécie humana, propriedades farmacológicas e margem de segurança no uso da droga. O Quadro 24.3 indica os intervalos médios e os estudos de toxicidade crônica correlacionados com a duração prevista para o experimento clínico.

Nos testes de toxicidade crônica, pelo menos duas espécies animais devem ser usadas, uma roedora e outra não roedora. Caso os testes farmacológicos e bioquímicos sugiram semelhança entre a espécie animal utilizada no estudo e o homem, aquela deve ser a preferida. Durante os testes de toxicidade crônica, todos os animais devem ser observados quanto a alterações na aparência e no comportamento, ganho de peso, consumo de água e de alimento, alterações oculares, cardiovasculares e/ou de outros sistemas. Investigações laboratoriais (hematológicas, urinárias etc.) devem ser realizadas periodicamente em todos os animais. Os exames histológicos registram não só a resposta tecidual no local em que foi administrada a droga, mas também avaliam a extensão do processo e comprometimento de outros órgãos. Todos os animais sacrificados e os que morrem durante o experimento devem ter suas vísceras devidamente examinadas, tanto macro quanto microscopicamente. De modo geral, o peso dos diferentes órgãos pouco contribui para a interpretação dos efeitos tóxicos de uma droga. Todavia, muitas vezes torna-se útil para indicar efeitos endocrinológicos e facilitar interpretações de toxicidade renal e hepática. As lesões patológicas causadas por doses excessivas constituem indicação valiosa de toxicidade, em qualquer espécie animal estudada, e devem ser consideradas advertência, embora não representem contraindicação à continuidade de ensaios clínicos. A decisão final, no entanto, quanto à condução dos ensaios clínicos dependerá do tipo de lesão induzida pela droga.

Os animais-controle, bem como os tratados com a dosagem mais alta, devem ser observados após o período de administração da droga. Esse é um período de recuperação, no qual se pode verificar se as lesões produzidas serão reversíveis ou não. Efeitos inexplicáveis ocorridos durante os estudos toxicológicos não devem ser desprezados; ao contrário, devem ser mais bem investigados, mesmo que, para tal, seja necessário o emprego de técnicas especiais, como de microscopia eletrônica, biologia molecular, imunofluorescência, histoquímica, imuno-histoquímica e autorradiografia.

ESTUDOS TOXICOLÓGICOS ESPECIAIS

Antes da tragédia da talidomida, os farmacologistas e toxicologistas não se preocupavam em avaliar os possíveis efeitos teratogênicos, carcinogênicos ou mutagênicos das drogas. Atualmente, porém, essas pesquisas, apesar de sua complexidade, tornaram-se essenciais e rotineiras no estudo da toxicidade dos medicamentos.

Reprodução e teratogenicidade

As drogas podem interferir nas diversas etapas da reprodução, não só causando malformações e matando o embrião como também bloqueando a gametogênese ou evitando a fertilização. O estudo das ações das

Quadro 24.3 Duração média de administração de drogas em estudos toxicológicos de longo prazo

Período de administração no homem	Período mínimo sugerido em mais de uma espécie animal experimental: 2 semanas
Dose única ou doses até 4 semanas	De 13 a 26 semanas
Doses por mais de 4 semanas	Período mínimo de 26 semanas (não incluídos estudos de carcinogênese)

drogas sobre as diversas fases do processo reprodutivo visa detectar os efeitos sobre fertilidade, transporte e implantação do ovo, embriogênese e organogênese, parto, recém-nascido, lactação, desmame e cuidados com a ninhada, anormalidades pós-natais retardadas, comportamento sexual, ciclo menstrual, ritmos de concepção e funções placentárias e uterina. De acordo com a OMS, o maior risco teratológico encontra-se na fase de embriogênese, quando ocorrem a diferenciação tecidual e a organogênese. Além disso, um desvio no desenvolvimento embrionário pode, também, ser induzido por influências adversas durante todo o período gestacional. É ainda possível que o desenvolvimento no período pós-natal possa sofrer alterações estruturais e metabólicas à custa de medicamentos utilizados no período pré-natal.

As malformações podem ser causadas pela ação direta da droga sobre o feto ou, secundariamente, através da ação da mesma sobre o organismo materno. A embriotoxicidade se refere à perturbação no desenvolvimento embrionário ou fetal, à custa de dosagens que não afetam o organismo materno. A embrioletalidade e/ou a teratogenicidade observadas apenas após a administração de doses tóxicas para a mãe devem ser consideradas efeitos tóxicos gerais da droga.

Os tipos de estudos em questão requerem também, pelo menos, duas espécies animais, uma delas não roedora. Camundongos, ratos e coelhos têm sido, em geral, os animais de escolha, mas outras espécies (gatos, hamsters, cobaias, furões, porcos, cães e, quando possível, certos tipos de primatas) podem ser utilizadas para os estudos teratológicos. Nesses, as drogas são administradas em diferentes níveis. O subtóxico refere-se à dose máxima tolerada, de modo a não causar anorexia, sedação ou outro efeito farmacológico adverso no organismo materno. Na toxicidade mínima observa-se redução no ganho de peso quando comparado com o grupo controle. Um nível reconhecido como mais baixo ainda situa-se muito aquém da dose tóxica e deve estar próximo da dose efetiva para os animais ou para a dosagem terapêutica proposta. Os animais-controle devem constar de um grupo que, após a gestação, é deixado de lado, e de outro grupo que será manipulado como grupo teste sem receber a droga. É indispensável determinar se a droga penetrou no organismo fetal, e, quando houver possibilidade, que também seja calculada a concentração plasmática ou tecidual da mesma, tanto no feto quanto no organismo materno. A extrapolação, para o homem, dos resultados obtidos de estudos em animais de laboratórios é difícil e controversa. Uma das dificuldades constantes reside na interação entre os dois sistemas biológicos – mãe e concepto. A significância de qualquer atividade teratogênica pode ser aquilatada pela percentagem de malformações, pela constância dos resultados em diversos experimentos e pela dose com a qual o efeito teratogênico ocorre. O valor da triagem animal é realçado pelo fato de que todas as drogas estabelecidas como teratogênicas para o homem poderiam ser teratogêncas para os animais. De modo análogo, as teratogênicas para os animais podem sê-lo, também, para o homem sob condições apropriadas da dosagem e adequado período de administração. Em geral, as doses necessárias para produzir teratogenicidade em animais são relativamente elevadas. A reação do embrião aos agentes exógenos depende, em grande parte, da constituição genética do mesmo. Essa reação varia não só entre as espécies mas também dentro de uma mesma espécie, de raça para raça e até entre indivíduos da mesma raça. As causas imediatas das diferenças apresentadas pelas várias espécies quanto à reação às substâncias teratogênicas são ainda desconhecidas. Todavia, tais diferenças têm sido relacionadas à provável utilização de vias metabólicas diversas ou talvez à formação, em algumas espécies, de metabólitos tóxicos.

Carcinogênese

Apesar do grande número de pesquisas nesse campo, não existe, ainda, método satisfatório para testar a capacidade carcinogênica das drogas. Mesmo com essa dificuldade, é indispensável que se faça a avaliação do potencial carcinogênico de todas as drogas a serem utilizadas pelo homem. Apesar da complexidade dessa avaliação, a OMS estabeleceu os seguintes princípios de trabalho:

- A relação dose-resposta é importante para avaliar os riscos e os benefícios associados ao uso da droga testada, mas deve ser levada em consideração a existência de um limiar dos efeitos carcinogênicos e mutagênicos.
- A relação entre mutagênese e carcinogênese deve ser investigada de modo adequado. Todavia, a associação entre a indução de mutagênese e carcinogênese por muitos compostos é suficientemente grande para que os testes de mutagenicidade sejam utilizados como processos de pré-triagem para possíveis carcinógenos.
- Alguns exemplos de indução de câncer podem ser secundários a um efeito inicial não carcinogênico, ou a alguns fatores que podem aumentar ou inibir os efeitos dos carcinógenos. Além disso, alguns tipos de resposta podem sugerir a necessidade de uma longa e continuada exposição a determinado carcinógeno. Naturalmente, esse aspecto causa dúvida quanto ao emprego, ou não, do agente como medicamento durante longos períodos de tempo.
- Aditivos alimentares ou ingredientes cosméticos comprovadamente indutores de câncer devem ser evitados. Há circunstâncias nas quais a demonstração do efeito carcinogênico é experimental. Da mesma forma, qualquer droga cujo potencial carcinogênico tenha sido demonstrado experimentalmente só deve ser empregada sob estrita supervisão médica.
- O potencial carcinogênico de muitas drogas de uso corrente ainda não foi devidamente avaliado. Estudos têm mostrado que o câncer pode ser induzido na progênie de animais tratados com substâncias químicas carcinogênicas durante a gestação. Essa indução transplacentária pode também ocorrer na espécie humana.

Mutagenicidade

Teoricamente, todos os compostos estudados do ponto de vista toxicológico deveriam passar por teste de mutagenicidade. De acordo com a OMS, as drogas a serem testadas devem estar caracterizadas entre alta e baixa prioridades. As drogas consideradas de baixa prioridade são aquelas em uso médico há muitos anos, desprovidas de qualquer evidência química ou toxicológica de ação mutagênica. As drogas de alta prioridade incluem:

- Compostos química, biológica e farmacologicamente suspeitos ou conhecidos como mutágenos, ou que, em animais, causem danos caracterizados por depleção de medula em doses não tóxicas, inibição da espermatogênese ou oncogênese em doses não tóxicas, inibição de mitose (em epitélio intestinal ou tecidos de crescimento rápido) nas doses máximas toleradas, efeitos teratogênicos nas doses máximas toleradas, efeitos carcinogênicos, produção de esterilidade ou semiesterilidade nos estudos de reprodução, estimulação ou inibição do crescimento e/ou atividade sintética de um órgão, célula ou vírus e inibição da resposta nas dores máximas toleradas.
- Drogas que são frequentemente utilizadas durante o período de vários anos, especialmente em crianças e adultos jovens, ou drogas prescritas para grande proporção da população.
- Drogas utilizadas em profilaxia geral, sujeitas a difundido abuso, drogas em alta concentração que entram em contato com esperma (preservativos, contraceptivos vaginais).

Existem inúmeros métodos para testar o poder mutagênico das drogas, tendo por objetivo determinar o aparecimento da mutação ou a sequência de fenômenos que levam à mutação, tais como a alteração do DNA e a separação do DNA lesado. Esses testes podem ser feitos *in vitro* e *in vivo*, em indivíduos ou em populações. Os estudos em indivíduos consistem no exame dos cromossomos em células somáticas, observações cromossômicas em células sob especiais circunstâncias e testes sanguíneos e urinários para mutágenos. A resposta positiva em qualquer espécie deve ser sugestiva de potencial atividade mutagênica para o homem, a não ser que existam diferenças relevantes no metabolismo, no comportamento farmacocinético e nos efeitos farmacodinâmicos. A relação dose-resposta é importante e deve ser estabelecida todas as vezes que for possível. A aplicação clínica desses estudos é, por vezes, difícil. Usam-se mutágenos em doenças crônicas tais como psoríase, artrite reumatoide e outras condições associadas a imunorreatividade anormal. Esse uso pode ser prejudicial ao paciente em determinadas circunstâncias. O emprego de drogas antivirais e antibacterianas

Quadro 24.4 Agentes mutagênicos e carcinogênicos

Aflatoxina	Aminoazotolueno	Aminofluoreno
Andrógenos	Anticonvulsivantes	Arsênico
Antineoplásicos	Antivitamínicos	Azul tripano
Asbesto	Azatioprina	3,4-Benzopireno
BCG intravesical	Benzeno	Ciclamatos
Bifenilamina	Bussulfan	Contraceptivos orais
Cimetidina	Ciprionato de testosterona	Dimetilaminoazobenzeno
Clofibrato	Clorofórmio	Dióxido de tório
Corticoides	Dietilestilbestrol	Etossuccimida
Dimetilbenzantraceno	Dioxano	Fréon
Epinefrina	Estrógeno, progestágenos	Griseofulvina
Fenacetina	Fenilenodiamina	Iodo radioativo
Fumo	Globulina antilinfocítica	Metilxantinas
Herbicidas	Hormônio de crescimento	Nitritos
Malfalana	3-Metilcolantreno	Nitrosodialquilamina
Nitrofurano	Naftilaminas	Pronetalol
Oleato de etanolamina	Nitrosaminas	Sais de ferro
Radiações	Pesticidas	Teflon
Silicone	Ranitidina	Tóxicos alimentares
Tetracloreto de carbono	Tamoxifeno	
L-triptofano	Tiocetamina	
Vírus	Tris	

pode apresentar problemas similares. O Quadro 24.4 indica uma série de agentes mutagênicos e/ou carcinogênicos.

TOXICOLOGIA CLÍNICA

Apesar da dificuldade do estudo quantitativo das reações adversas às drogas, o problema vem merecendo a atenção de muitos investigadores, não só pela grande potência das drogas modernas como também pelo seu emprego cada vez mais frequente. Entre as principais causas das reações adversas às drogas estão o excesso de prescrição de medicamentos e a polifarmácia. Os pacientes asmáticos, eczematosos e com história passada de reações a drogas são os mais suscetíveis. Os efeitos colaterais imediatos e dramáticos são logo observados, como a hipotensão após as primeiras doses de prazosina ou de certos neurolépticos. Os efeitos sutis e retardados, no entanto, podem passar despercebidos durante muito tempo. A hemorragia gastrointestinal e a ulceração produzidas pela aspirina só foram reconhecidas após 40 anos de seu uso. As drogas psicoativas prescritas durante a gravidez podem provocar perturbação da função cerebral do feto, a qual se manifesta depois de muito tempo. As doenças induzidas por drogas já constituem até uma espécie de patologia bem caracterizada, como, por exemplo, a "caxumba da fenilbutazona", a "neuropatia mielo-óptica subaguda do cliquinol", a "hepatite da nitrofurantoína", a "peritonite plástica do practolol" e a "demência da diálise" (produzida pelo uso inadequado de benzodiazepínicos e depressivos do SNC em pacientes portadores de insuficiência renal). As causas imediatas das reações adversas às drogas podem ser atribuídas a:

- efeitos terapêuticos exacerbados (efeito hipotensor de certos anti-hipertensivos em determinados indivíduos);
- efeitos farmacológicos secundários (sedação pelos anti-histamínicos); reações alérgicas ou de hipersensibilidade; idiossincrasia em reações imediatas, inexplicáveis e incomuns; toxicidade específica para um órgão, dependente de dose e duração do tratamento (ação ulcerativa de anti-inflamatórios não hormonais, cardiotoxicidade dos digitálicos, toxicidade local de colírios, necrose e fibrose após injeções intramusculares);
- alterações dos efeitos das drogas por quadros patológicos (pacientes com hipotireoidismo, insuficiência respiratória ou doença hepática avançada não são muito sensíveis aos depressores centrais; pacientes com doenças renais podem sofrer acentuada toxicidade medicamentosa); interferência com os mecanismos de defesa (citotóxicos, imunossupressores, anti-inflamatórios e corticosteroides);
- interferência com o aproveitamento de alimentos e vitaminas, com a síntese proteica e com o crescimento (uso prolongado de colchicina, p-aminossalicilato, fenformina, neomicina e ácido mefenâmico pode causar síndrome de má absorção; corticosteroides possuem ação catabólica, resultando em atrofia dérmica e osteoporose; a neuropatia induzida pela isoniazida é curada pela administração de piridoxina);
- inibição da divisão celular (antimitóticos também inibem a mitose de células normais); mutagênese, teratogênese e carcinogênese; toxicidade condicionada geneticamente (a neuropatia periférica causada pela isoniazida é mais comum com o uso em acetiladores lentos; a síndrome do lúpus eritematoso sistêmico causada pela hidrazida e procainamida parece ter determinação genética);
- síndrome de abstinência ocorre com a suspensão abrupta de drogas de uso crônico. A interrupção no uso de etanol e barbitúricos, por exemplo, produz inquietude, agitação, insônia, taquicardia, febre, tremor, confusão, delírio, alucinações e convulsões. A suspensão abrupta da clonidina pode causar hipertensão grave; a suspensão do propranolol em pacientes com doenças isquêmica do miocárdio pode exacerbar episódios de angina e de infarto do miocárdio;
- dependência é uma forma de toxicidade que surge com o uso e abuso de hipnóticos, tranquilizantes e narcóticos;
- a interação de drogas pode ser fonte de reações tóxicas, bem como os erros da farmacotécnica na formulação dos medicamentos e das suas formas farmacêuticas;
- lise microbiana pode induzir reações tóxicas após o uso de antibióticos. A reação da Jarisch-Herxheimer causada pela hipersensibilidade a antígenos liberados, por exemplo, durante o tratamento da sífilis com penicilina pode dificultar a terapia. O mesmo acontece com o uso de tetraciclina no tratamento da brucelose, da dapsona no tratamento da lepra e da dietilcarbamazina no tratamento da filariose.
- Alteração da flora microbiana por antibióticos (cândida, salmonela).

DEPENDÊNCIA PSÍQUICA

O denominador comum de todas as formas de abuso crônico de drogas é representado pela dependência psíquica ou psicológica. O viciado requer a manutenção de um estado perfeito de bem-estar, produzido pelos efeitos da droga ou pelas condições associadas ao seu emprego. O grau de dependência psíquica varia amplamente de brando, desejo intermitente de experimentar os efeitos de uma droga (fumante ocasional de maconha), até a forma mais grave e frequente – a obsessão. O uso compulsivo dessas drogas é explicado, em parte, pelo temor dos sintomas da síndrome de abstinência, o qual constitui a dependência psíquica secundária. A *primária* está associada à recompensa e prazer causados pelo uso da droga, os quais levam a um comportamento condicionado, isto é, cada nova experiência agradável constitui um reforço positivo da resposta condicionada. Na adolescência, a dependência psíquica é particularmente nociva, porque é nesse período que ocorrem os estádios da maturidade física e psicológica. Em adolescentes seriamente perturbados, a droga pode proporcionar fuga da realidade exterior e esquecimento de grave sofrimento psíquico. A imaturidade mental e condições sociais sub-humanas podem levar o adolescente a experimentar as drogas viciantes. Nesses casos, a dependência psíquica vai piorar a situação anormal preexistente.

DEPENDÊNCIA FÍSICA

Quando certas drogas são tomadas de modo regular e em quantidades adequadas, surge a dependência física. As drogas capazes de provocar a dependência física são os narcóticos e os depressores do sistema nervoso central (SNC). Entre essas drogas se incluem os sedativos e hipnóticos dos grupos dos barbitúricos e do álcool e, também, certos tranquilizantes do tipo dos benzodiazepínicos. A dependência física só é descoberta quando o adicto para de tomar a droga abruptamente ou diminui de muito a sua dose. A dependência física pode desenvolver-se rapidamente ao iniciar-se o uso regular de um narcótico (48 a 72 horas). Os narcóticos, por atravessarem a placenta, podem induzir dependência física no feto, que apresenta, ao nascer, sinais de síndrome de abstinência. Quando uma droga é administrada repetidamente durante um período de dias ou semanas, os seus efeitos gradualmente diminuem de intensidade (tolerância). A tolerância pode ser afastada por duas condutas: (1) aumento da dose e (2) abstenção do uso da droga durante alguns dias. O fenômeno da tolerância também é observado com uso de drogas não viciantes (nitritos e nitratos usados no tratamento da *angina pectoris* e a adrenalina usada nos casos de asma). A tolerância se desenvolve mais rapidamente quando a droga é tomada regularmente, de modo que o organismo fica exposto aos seus efeitos contínuos. Nessas circunstâncias, pode desenvolver-se grau apreciável de tolerância dentro de 3 a 4 dias, como no caso do LSD. O homem pode tornar-se tolerante aos efeitos da morfina em 10 dias, na dose de 500 mg/dia (quantidade cinco vezes a dose letal desse opioide). A tolerância pode ser parcial ou incompleta, isto é, não se desenvolve contra todos os efeitos da droga. No caso da heroína, por exemplo, a tolerância máxima se desenvolve diante da sua capacidade de produzir euforia, analgesia, sedação e depressão respiratória. Quanto à miose, a tolerância é parcial, e quanto à constipação intestinal, não há tolerância. Os efeitos euforizantes das anfetaminas diminuem gradualmente com o tempo. As doses são aumentadas, às vezes atingindo 20 vezes, ou mais, as doses terapêuticas. Quando tais drogas são suspensas abruptamente, surge um efeito de rebote, com sintomatologia oposta aos efeitos produzidos pelas drogas. A suspensão abrupta de depressores do SNC, tais como barbitúricos, opioides e etanol, que vinham sendo usados em grandes doses e por longos períodos de tempo, gera a síndrome de abstinência (inquietação, agitação, insônia, taquicardia, febre, hiperventilação, tremores, confusão, delírio, alucinações e convulsões). O mal-estar causado pela síndrome de abstinência é um dos fatores que mantêm a dependência a essas drogas. A gravidade das reações da síndrome de abstinência depende, entre outros fatores, da rapidez com que a concentração da droga e seus metabólitos no organismo cai após a última dose. As drogas que possuem meias-vidas longas, como o fenobarbital, a metadona e os benzodiazepínicos, apresentam potencial menor de abstinência e de dependência do que as drogas de meias-vidas curtas, como a petidina, o amobarbital e o etanol.

A tolerância de certas espécies animais revela algum mecanismo inato de resistência. O coelho, por exemplo, por possuir a enzima atropinase, é insensível à atropina. Pode-se observar também uma tolerância, em geral por semelhança de ação farmacológica, como, por exemplo, a resistência dos alcoólatras aos anestésicos inalatórios. Quando a tolerância aparece rapidamente, ela se chama taquifilaxia. A efedrina e a tiramina, por exemplo, perdem seus efeitos hipertensores logo após o uso de poucas doses. Apesar de existirem várias hipóteses, a explicação íntima dos fenômenos de tolerância e síndrome de abstinência é, ainda, objeto de investigação. O Quadro 24.5 resume uma série de drogas relacionadas com abuso, dependência e intoxicação

SISTEMA CARDIOVASCULAR

O sistema cardiovascular sofre a ação de dois grupos de drogas: as utilizadas no tratamento das doenças cardiovasculares (isto é, glicosídios cardíacos, aminas simpatomiméticas, agentes bloqueadores, adrenérgicos, anti-hipertensivos, diuréticos, anticoagulantes) e as utilizadas em decorrência de outras causas (isto é, agentes psicoterapêuticos e sedativos, analgésicos, narcóticos, anestésicos, hormônios, antibióticos, quimioterápicos etc.). A importância dos efeitos tóxicos de certas drogas sobre o sistema cardiovascular reside na vasta repercussão clínica observada, com o desencadeamento de arritmias e de crise de hiper ou hipotensão.

As arritmias constituem as grandes manifestações de cardiotoxicidade, e a intoxicação pela digital é o exemplo mais importante. O Quadro 24.6 mostra algumas das mais importantes arritmias e as drogas capazes de induzi-las. Tem sido observado que o uso simultâneo de amiodarona e outros antiarrítmicos (principalmente digital) leva a parada sinusal. A amiodarona ainda provoca o aumento de digoxina no plasma e pode induzir taquicardia ventricular atípica. O cloridrato de betridil, bloqueador dos canais de cálcio e sódio, utilizado no tratamento da angina crônica estável, pode causar graves arritmias ventriculares. A sargramostina, um fator estimulante da colonização de granulócitos e macrófagos, induz arritmias supraventriculares transitórias, edema periférico, efusão pleural e pericárdica e dispneia. A ajmalina, um derivado da *Rauwolfia*, de potentes efeitos antiarrítmicos, quando em altas dosagens pode induzir graves alterações eletrocardiográficas, como taquicardia ventricular, extrassístoles ventriculares, alteração da repolarização ventricular e bloqueio de ramo. Parada cardíaca pode ocorrer com o uso de alfentanila, flecainida, anestésicos gerais, nifedipino associado ou não, haloperidol, propranolol, ranitidina, digital, diuréticos, isoflurano, suxametônio, tocainida.

A fibrose iatrogênica de valvas cardíacas é rara, mas tem sido relacionada ao uso de metisergida para o tratamento de enxaqueca. Em raros casos, pode ocorrer fibrose coronária e da aorta com insuficiência

Quadro 24.5 Drogas relacionadas a abuso, dependência e intoxicação

Abuso	Dependência	Intoxicação	Síndrome de Abstinência	Tolerância
Anfetaminas	Anticolinérgicos	Anfetaminas	Alprazolam	Clonazepam
Ciclizina	Benzodiazepínicos	Digitálicos	Anticolinérgicos	Ciclizina
Cocaína	Propofol	Fenitoína	Anticonvulsivantes	Fentolamina
Diuréticos			Benzodiazepínicos	Morfina
Emetina			Clonazepam	Papaverina
Enflurano			Clonazepina	
Esteroides			Cocaína	
Anabólicos			Corticosteroides	
Fenacetina			Diamorfina	
Laxantes			Metildopa	
Opioides			Midazolam	
			Reserpina	

Quadro 24.6 Drogas indutoras de arritmias

Bloqueios	**AV Primeiro Grau:** Digital, procainamida, quinidina.
	AV Segundo Grau: Digital, procainamida, quinidina.
	Completo: Ciclopropano, digital, guanetidina, propranolol.
	Sinoatrial: Atropina, digital, propranolol, quinidina, salicilatos.
Bradicardia sinusal	Alfentanila, adrenalina + β-bloqueadores, betaxolol intraocular, buprenorfina, butorfanol, cimetidina, ciclopropano, clonidina, diltiazem, digital, dexametasona, doxacúrio, estibogluconato sódico, fenelzina + β-bloqueadores, flecainida, opiáceos, pentamidina, pirimetamina + sulfadoxina, ranitidina, reserpina, sulfentanil, timolol intraocular, tocainida.
Disfunção do nódulo sinusal	Digital, encainida, flecainida, propafenona.
Dissociação AV	Atropina, digital, procainamida, quinidina, salicilatos.
Extrassístoles	**Atrial:** Digital, emetina.
	Ventricular: Amina simpatomimética, ciclopropano, digital, emetina, procainamida, quinidina.
Fibrilação	**Atrial:** Metilfenidato, digital.
	Ventricular: Flecainida, retirada brusca de lítio, sulfonilureias, verapamil, suxametônio digital, procainamida, quinidina.
Flutter **atrial**	Digital, quinidina.
Taquicardia	**Atrial:** Digital, metilfenidato.
	Sinusal: Aminas simpatomiméticas, atropina, extrato tireoidiano, fenotiazinas.
	Ventricular: Amiodarona, cocaína, glicosídios cardíacos, encainida, anestésicos gerais, pentamidina, quinidina, ajmalina, amilorida, benazepril, disopiramida, flecainida, lidocaína, probucol, propofol, sotalol, teofilina, trazodona, amina simpatomimética, ciclopropano, clorofórmio, papaverina, procainamida.
	Ventricular Atípica: Amiodarona, procainamida.

valvar. Muitos estudos têm mostrado a associação entre o uso de anorexígenos e o desenvolvimento de doenças valvulares, mas a magnitude do comprometimento clínico e os riscos associados variam. Envolvimento mitral e aórtico tem sido relatado em 50% dos pacientes que fazem uso simultâneo de fentermina e fenfluramina por mais de 3 meses, enquanto em outro estudo o risco de doenças valvulares de diagnóstico recente (comumente regurgitação aórtica) foi relacionado com o uso dessas mesmas drogas por mais de 4 meses, com uma incidência cumulativa, em um período de 5 anos, de 35 a cada 10.000 pacientes. Anormalidades valvulares não foram observadas em controles ou em pacientes que só receberam fentermina. Postula-se que os níveis de serotonina são elevados pelo uso concomitante de fentermina (através da inibição da MAO) e pela fenfluramina (prevenção de absorção da serotonina plasmática nas plaquetas), resultando em excessivo dano vascular pulmonar e cardíaco. As pericardites têm sido relacionadas com o uso de emetina, ou têm acompanhado o lúpus eritematoso sistêmico induzido pela hidralazina. No entanto, outras drogas como agentes antitireoidianos, bussulfan, mesalazina e procainamida também podem causar pericardites.

O dano miocárdico pode resultar da ação direta ou indireta de drogas, de um mecanismo de hipersensibilidade a elas. Nesse último caso, miocardite com infiltração eosinofílica e vasculites são observadas, particularmente desencadeadas por carbutamida, clorpromazina, clortetraciclina, penicilina, fenilbutazona, estreptomicina, sulfonamidas, ácido acetilsalicílico e metimazol. O efeito tóxico direto ao miocárdio pode ser causado por arsenicais, antimônio, chumbo, emetina, álcool etílico. A emetina, usada no tratamento do abscesso amebiano, determina degeneração e necrose das fibras com consequente taquicardia sinusal e atrial, alterações da sístole elétrica e da repolarização ventricular. Os arsenicais, o chumbo e o antimônio provocam miocardite com focos de fibrose, enquanto os antimoniais podem induzir arritmias e alterações do sistema de condução. O álcool leva a necrose de fibras, hipertrofia cardíaca, arritmias e espasmos coronarianos.

A toxicidade do antineoplásico adriamicina (doxorrubicina) caracteriza-se por vacuolizações sarcoplasmáticas seguidas de perda total de estriações transversais e miofilamentos – *stria-cells*. A ciclofosfamida é outra droga que pode determinar necrose miocárdica, com focos de hemorragia e trombose capilar.

O isoproterenol em altas doses produz necrose do miocárdio. Aneurisma da ponta foi reproduzido no coração de ratos (tal como é visto na doença de Chagas em humanos) tratados com isoproterenol e adrenalina (ver Fig 24.2). A miocardiopatia catecolaminogênica se traduz por intensa miocardite (linfócitos, miocitólise, necrose), como mostra a Fig 24.1.

Angina do peito e infarto do miocárdio podem ser induzidos por drogas que diminuem a perfusão miocárdica (vasoconstrição coronariana ou queda da tensão arterial), tais como vasopressina, ocitocina, tartarato de ergotamina, metisergida, anti-hipertensivos, hidralazina, fluorouracil, interleucina-2. A fentolamina, quando usada no diagnóstico de feocromocitoma, pode determinar crises hipotensivas graves, seguidas de infarto agudo do miocárdio. O fréon usado em aerossóis também provoca bradiarritmias, hipotensão e asfixia. Entre outras drogas que induzem o espasmo coronário estão a ergotamina, dopamina, bromocriptina, cocaína, nicotina, fluorouracil, hormônios tireoidianos. Ainda, isquemia ou infarto do miocárdio podem ser desencadeados pelo uso de alfentanila, isoflurano, tiroxina, anfetaminas, cafeína, corticosteroides, anestesia epidural, nifedipino, nitroprussiato, papaverina, diuréticos tiazídicos e retirada abrupta de β-bloqueadores. Infarto do miocárdio, morte súbita cardíaca e hipertensão têm sido relatados com o uso de sildenafil e atribuídos a eventos cardiovasculares associados com a atividade sexual em homens idosos ou com o uso simultâneo de nitratos. Postula-se que a queda brusca e acentuada da pressão arterial ocorre quando sildenafil e nitratos são coadministrados. O Colégio Americano de Cardiologia e a Sociedade Americana do Coração alertam que o uso de sildenafil pode ser altamente arriscado em pacientes com isquemia coronária, falência cardíaca congestiva e hipotensão moderada e naqueles em uso de anti-hipertensivos ou outros agentes (cimetidina, eritromicina) que possam prolongar a meia-vida do sildenafil.

Tem sido descrito o risco aumentado para o desenvolvimento de doença coronariana primária durante o primeiro ano de uso de terapia hormonal com estrogênio e medroxiprogesterona na dose de 0,0625 mg e 2,5 mg, respectivamente, uma vez ao dia.

O propranolol precipita ou piora o quadro de insuficiência cardíaca congestiva, porque diminui a contração das fibras, reduzindo assim o débito cardíaco. Por outro lado, a infusão de fluidos que encerram sódio e o uso de corticoides e manitol podem aumentar o volume intravascular e levar também a insuficiência cardíaca.

O uso de fenotiazinas tem sido correlacionado a alterações de mitocôndrias miocárdicas e depósitos de mucopolissacarídios no tecido subendocárdico. A morte súbita nesses pacientes pode ser atribuída a falência cardiovascular por infiltração desse material.

A hipotensão postural ou ortostática é um efeito frequente do tratamento com drogas anti-hipertensivas, antiarrítmicas, bloqueadores β-adrenérgicos, alguns diuréticos e certos antibióticos como a tetraciclina e o cloranfenicol. A altretamina, um agente antineoplásico, quando usada em associação com inibidores da monoamina oxidase, pode levar a grave hipotensão ortostática. O cloridrato de benazepril, um agente anti-hipertensivo que atua como inibidor da enzima de conversão da angiotensina, pode induzir a elevação do potássio sérico, bem como a hipotensão postural, a qual pode ser exacerbada em pacientes com depleção de sal ou desidratação decorrentes de diuréticos usados por

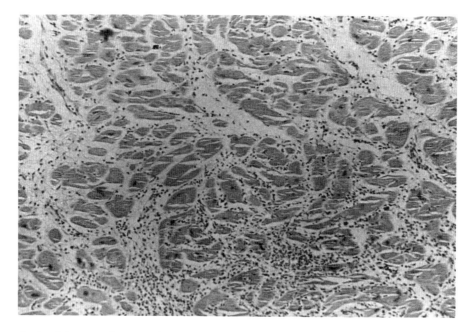

Fig. 24.1 Cardiopatia catecolaminogênica em paciente portadora de feocromocitoma; quadro histopatológico representado por miocardite difusa, com focos de miocitólise.

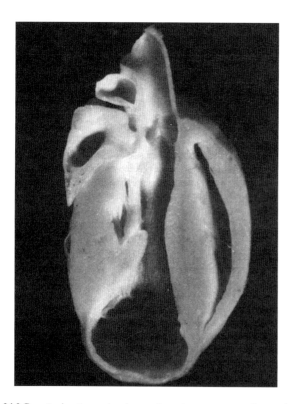

Fig. 24.2 Coração de rato, mostrando aneurisma da ponta, provocado experimentalmente com o uso de isoproterenol.

longos períodos, diálise, diarreia, vômitos ou dieta restrita em sal. Com anticoncepcionais, há relatos de hipertensão maligna (papiledema, hipertrofia concêntrica ventricular esquerda). Outros indutores de hipertensão incluem adrenalina associada com β-bloqueador, anfotericina B, amiodarona, bromocriptina, cocaína, imipramina, retirada abrupta de β-bloqueador e outros.

SISTEMA DIGESTIVO E GLÂNDULAS ANEXAS

Esôfago, estômago e intestinos

Vômitos, diarreia, hemorragia gastrointestinal e icterícia são os achados mais comuns nas alterações induzidas por drogas no trato digestivo e em suas glândulas anexas.

Esofagite péptica pode ser exacerbada ou induzida por anticolinérgicos, antagonistas do cálcio, emerprônio, papaína, penicilina e L-triptofano. A aspirina e outros salicilatos são as drogas que mais comumente aumentam os sintomas de lesão gastroduodenal, induzindo gastrite aguda com cronificação e ulceração péptica. A úlcera péptica induzida por corticoides em geral acompanha pacientes portadores de artrite reumatoide, lúpus, pênfigo e colite ulcerativa. Outras drogas envolvidas com o processo hemorrágico gastroduodenal e a formação de úlceras pépticas são a fenilbutazona, oxifembutazona, indometacina, ácido mefenâmico, colchicina, tolbutamida, histamina, anticoagulantes, cloroquina e tenoxicam.

O uso incontrolado de laxantes, principalmente do grupo antracênico, tem sido relacionado com o desenvolvimento de melanose do cólon. Esses compostos podem levar não só a um quadro debilitante por perda de proteína, potássio e água, como também determinam um aspecto marchetado da mucosa colônica por deposição de pigmento castanho dentro de macrófagos.

A colite membranosa tem sido atribuída a um efeito local, direto, de certos antibióticos (lincomicina, clindamicina), com parâmetros histológicos indistinguíveis da colite membranosa de outra etiologia. Outras drogas associadas ao desenvolvimento de colites são: indometacina, metildopa, penicilamina, rifampicina. A tetraciclina tem sido responsável por proctites ulceradas. A síndrome de má absorção, com esteatorreia e anemia, tem sido relacionada ao uso de metotrexato (antagonista do ácido fólico) e à neomicina, que atua em combinação com o glúten e induz a produção de substâncias danosas à mucosa intestinal e diminui a absorção de vitaminas B. O hidróxido de alumínio impede a absorção de ferro, e o ácido para-aminossalicílico reduz a absorção de lipídios e colesterol, levando à esteatorreia sem diarreia. Outras drogas como a primidona, barbituratos, contraceptivos orais, tetraciclina, salicilatos e fenilbutazona alteram a absorção de folatos e contribuem para o aparecimento de anemia megaloblástica.

O íleo paralítico pode ser ocasionado por bloqueadores ganglionares como o hexametônio, pentolínio e mecamilamina. Já a enterite eosinofílica pode representar uma reação colateral ao uso de clofazimina. Os pacientes com insuficiência cardíaca congestiva associada a hipotensão ou arritmias podem apresentar um quadro de dor abdominal, hemorragia digestiva e íleo adinâmico quando em uso de digital e noradrenalina. Ainda, a digital tem sido associada à produção de necrose e hemorragia intestinal em pacientes idosos portadores de arteriosclerose difusa.

A trombose mesentérica superior e consequente infarto intestinal têm sido relatados com o uso de contraceptivos orais. Entre as drogas relacionadas com o desenvolvimento de perfuração intestinal citamos: Alka-Seltzer, sulfato de bário, corticosteroides, citostáticos, hidróxido de magnésio e cloreto de potássio. Intensa fibrose retroperitoneal pode ser produzida pelo uso profilático da metisergida contra crise de enxaqueca. Tem-se observado que na maioria dos casos o processo parece avançar mesmo cessado o uso da droga, com comprometimento sistêmico (mediastino, pulmões, endocárdio). O practolol também tem sido relacionado a esclerose progressiva do peritônio e alças intestinais delgadas, resultando em obstrução intestinal.

As tetraciclinas atravessam a barreira placentária e afetam o desenvolvimento dos dentes do embrião. O uso de tetraciclina pode resultar em impregnação amarela permanente da dentina e de parte do esmalte. O tecido em calcificação incorpora as tetraciclinas, e por esse motivo não se recomenda o uso desses antibióticos no período de desenvolvimento dentário correspondente ao quarto mês de vida extrauterina, quando começa a calcificação dos dentes permanentes anteriores, até 6 anos.

O Quadro 24.7 relaciona outras reações adversas produzidas no sistema digestivo por várias drogas.

Fígado e vias biliares

O fígado pode ser facilmente lesado por drogas porque é o centro do metabolismo e degradação de quase todas elas. Quase todos os efeitos hepatotóxicos resultam em necrose hepática, mas alterações dos dutos/

Quadro 24.7 Reações adversas gastrointestinais

Alterações do paladar
Acetazolamida, captopril, inibidores de anidrase carbônica, ciclosporina, enalapril, itraconazol, lisinopril, metformina, metronidazol, morfina, pentamidina, propafenona e bloqueadores do plexo timpânico.
Anorexia
Colestipol, fluconazol, isoniazida, suramina.
Boca seca
Anticolinérgicos, reserpina, amitriptilina, benztropina, clemastina, itraconazol, loratadina, metadona, metildopa, morfina, pirenzepina.
Constipação
Analgésicos, narcóticos, anticolinérgicos, bloqueadores ganglionares, hidróxido de alumínio, vincristina, sulfato de bário, doxazosina, metadona, morfina, opiáceos.
Diarreia
Buspirona, cafeína, ceftriaxona, ciprofloxacino, α-interferon, interleucina-2, ácido mefenâmico, mesalazina, metildopa, omeprazol, ramipril, trilostano.
Distúrbios da salivação
Mióticos anticolinesterásicos.
Dores abdominais
Anticolinesterásicos, deferoxamina, eritropoetina, itraconazol, mexiletina, mióticos, nicotinamida, ácido nicotínico, nifedipino, praziquantel, ramipril.
Gastralgias
Aciclovir, lomefloxacino, pentoxifilina.
Hiperplasia gengival
Difenilidantoína, diltiazem, penicilamina, fenitoína.
Hipertrofia das glândulas salivares
Iodetos, isoproterenol.
Hipoplasia e impregnação
Tetraciclinas.
Língua pilosa e preta
Antibióticos de largo espectro, corticoides orais, agentes oxidantes.
Náusea/vômito
Digital, levodopa, salicilatos, analgésicos, narcóticos, indometacina, fenilbutazona, aminofilina, tetraciclina, eritromicina, albendazol, alfentanil, antimaláricos, captopril, clormipramina, fentanil, fluconazol, hidroclorotiazida, interleucina-2, ioxaglato, isoniazida, metronidazol, mexiletina, morfina, opiáceos epidurais, pentazocina, sulfentanil, teofilina.

Quadro 24.8 Classificação da hepatotoxicidade por drogas

Classificação	Drogas Tóxicas
Toxicidade direta	Acetaminofeno, tetracloreto de carbono, fósforo
Reação idiossincrásica	Isoniazida, dissulfiram, propiltiouracil
Reação combinada: tóxica e alérgica	Halotano, isoflurano, fenitoína, amoxicilina-ácido clavulânico, sulfonamidas
Reação colestática	Clorpromazina, eritromicina, estolato, estradiol, captopril, sulfonamidas
Reação granulomatosa	Diltiazem, quinidina, fenitoína, procainamida
Hepatite crônica	Nitrofurantoína, metildopa, isoniazida
Reação tipo hepatite alcoólica	Amiodarona, ácido valproico
Esteatose microvesicular	Tetraciclina, aspirina, zidovudina, didanosina
Fibrose ou cirrose	Metotrexato, vitamina A, metildopa
Doença veno-oclusiva	Ciclofosfamida, chás de ervas
Lesão isquêmica	Cocaína, metilenodioxianfetamina, ácido nicotínico (ação prolongada)

canalículos biliares por drogas também ocorrem e levam ao desenvolvimento de colestase. Ainda alguns agentes afetam os sinusoides ou endotélio, resultando em doenças veno-oclusivas, fibrose, depósito de gordura ou lesão mista de múltiplos elementos celulares. A classificação das lesões produzidas por drogas tem por base o tipo de dano histológico e o quadro clínico (Quadro 24.8).

Pacientes com SIDA/AIDS são mais suscetíveis à hepatotoxicidade por drogas, particularmente aquelas em uso de múltiplas combinações de drogas, tais como trimetoprima-sulfametoxazol, pentamidina e oxacilina.

As manifestações de hepatotoxicidade ocorrem imediatamente ou meses após o uso de uma droga. As manifestações de agressão hepática aguda traduzem-se por degeneração, necrose, esteatose, colestase, icterícia, ou por uma associação desses aspectos. A necrose hepática difusa por drogas assemelha-se com a hepatite viral.

As necroses regionais do lóbulo hepático são as que ocorrem mais comumente, tanto na região centrolobular (refletem a concentração local de um sistema enzimático que faz a conversão de certas drogas em metabólitos hepatotóxicos), quanto na região periportal (relacionada com a presença de uma enzima responsável pelo aparecimento de um metabólito tóxico, a acroleína). Outros agentes produzem necrose médiozonal, como é o caso do berílio e da furosemida. A troglitazona causa danos hepáticos, e a monitorização das funções hepáticas deve ser feita mensalmente nos primeiros 8 meses de uso e, em seguida, a cada 2 meses durante o primeiro tratamento.

As neoplasias malignas (hepatocarcinoma e colangiocarcinoma) têm sido produzidas experimentalmente (griseofulvina, isoniazida) por uma série de drogas ou agentes tóxicos. Na espécie humana, carcinoma hepático e angiossarcoma têm sido relatados como induzidos pelo torotrast. Além disso, o uso prolongado de esteroides anabólicos e contraceptivos é suspeito de induzir carcinoma hepatocelular. O desenvolvimento de angiossarcoma também tem sido relacionado como resultado da exposição ao cloreto de vinila, ao arsênico inorgânico ou ao uso de soluções arsenicais em pacientes com psoríase. Tumores hepáticos benignos têm sido associados aos contraceptivos orais, com regressão após cessado o uso da medicação. Ainda aos anticoncepcionais tem sido atribuído o desenvolvimento de trombose de veias hepáticas com desenvolvimento de síndrome de Budd-Chiari. A uretana e a tioquinina causam a doença veno-oclusiva, e a peliose hepática surge após o uso de hormônios androgênicos e anabolizantes (fluoximetiltestosterona, noretandrolona ou contraceptivos orais).

Existem ainda drogas relacionadas com a indução de doenças da vesícula biliar, tais como ceftriaxona, fibratos, octreotida e diuréticos tiazídicos.

Pâncreas

As pancreatites podem ser comumente causadas pela amiodarona, calciferol, cimetidina, corticosteroides, enalapril, eritromicina, sais de ouro, hidroclorotiazida, lovastatina, metronidazol, pentamidina, raniti-

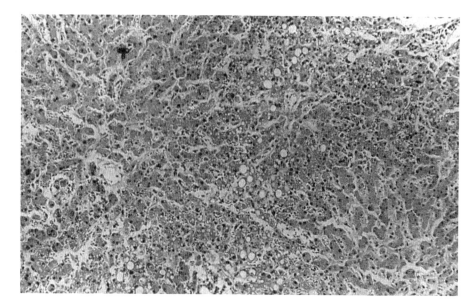

Fig. 24.3 Hepatite por halotano: focos de necrose de hepatócitos, associados a difuso infiltrado inflamatório mononuclear e áreas de esteatose.

dina, L-triptofano. O uso de antivirais como a didanosina, a zalcitabina, a lamivudina e a estavudina pode também levar ao desenvolvimento de pancreatite, durante o tratamento da SIDA/AIDS. No caso da lamivudina, sinais precoces de pancreatite ocorrem com frequência em crianças. O Quadro 24.9 resume as principais reações adversas causadas por antivirais utilizados no tratamento da SIDA/AIDS.

Necrose pancreática ocorre em cerca de 2% a 3% dos pacientes portadores de transplante renal em uso de corticoides. Vitamina D, diuréticos tiazídicos, clortalidona e azatioprina também podem levar à necrose pancreática, enquanto os contraceptivos orais desencadeiam maciça hiperlipidemia. O diabete experimental tem sido reproduzido pelo uso de halotano e estreptozocina.

SISTEMA ENDÓCRINO

Inúmeras drogas têm a capacidade de alterar o desempenho funcional das glândulas endócrinas. A hipófise posterior, por exemplo, pode ser o sítio de ação de drogas que provocam a síndrome de secreção inadequada de hormônio antidiurético (hiponatremia, plasma hipotônico e urina hiperosmolar), na ausência de desidratação ou hipovolemia. Drogas causadoras desse efeito são ocitocina, vincristina, clorpropamida, diuréticos tiazídicos, ciclofosfamida, carbamazepina, AAS, indometacina +ciclofosfamida, interleucina-2, metildopa, neurolépticos, sulfonilureias, vasopressina. Diabete insípido reversível, decorrente da perda da capacidade de concentração renal, tem sido relacionado ao uso de demeclociclina e carbonato de lítio.

Alterações precoces na função tireoidiana são vistas com o uso de amiodarona, provavelmente por ação direta da droga (a droga é detectável na glândula) ou por alteração na conversão de compostos hormonais, resultando em aumento de T4 e rT3 e valores normais ou baixos de T3. Bócios podem ser induzidos por drogas que alteram a capacidade da tireoide de concentrar o iodo (tiocianetos e percloratos) ou que impedem a organificação do iodo com supressão da síntese de iodotironina (derivados tiocarbamídicos e anilinas).

Disfunções paratireoidianas podem ser induzidas por calcitonina, carbetimer, iodo radioativo. Já as glândulas suprarrenais sofrem atrofia quando corticoterapia é utilizada de forma prolongada, e o bussulfan leva a uma síndrome que mimetiza a da insuficiência suprarrenal (fadiga e fraqueza musculares, perda de peso, hiperpigmentação), embora a função cortical esteja normal. Caracteres típicos de doença de Cushing podem ser induzidos pelo ACTH exógeno em excesso e por corticoides, enquanto o uso de laxantes determina diarreia com depleção de sódio e aumento dos níveis sanguíneos de renina e aldosterona, os quais podem levar ao hiperaldosteronismo.

Disfunção gonadal pode instalar-se com o uso de amiodarona, citostáticos, dietilestilbestrol, glicocorticoides, procarbazina, vincristina. Andrógenos e esteroides anabólicos produzem efeitos virilizantes com hipertrofia de clitóris, alterações menstruais e aumento da libido. Distúrbios menstruais resultam do uso de várias drogas, tais como cloza-

Quadro 24.9 Principais efeitos adversos induzidos por antivirais, durante o tratamento da síndrome de imunodeficiência adquirida — SIDA/AIDS

Nucleosídios Análogos	Inibidores da Protease	Não inibidores da Transcriptase
Zidovudina: Cefaleia, náuseas, anemia, neutropenia. **Didanosina:** Neuropatia periférica ou pancreatite, estomatite com úlceras. **Lamivudina:** Queda de cabelo (rara), pancreatite (em crianças, logo no início do tratamento). **Estavudina:** Neuropatia periférica logo no início do tratamento, cefaleia, náuseas, pancreatite (rara), anemia/neutropenia (rara).	**Ritonavir:** Múltiplas interações com drogas (rifabutina), náuseas, vômitos, diarreia, parestesia perioral, síndrome da lipodistrofia. **Saquinavir:** Diarreia, dor abdominal, náuseas (incomuns), múltiplas interações com drogas (rifampicina, rifabutina, fenitoína, carbamazepina), síndrome da lipodistrofia. **Indinavir:** Nefrolitíase (2-5%), síndrome da lipodistrofia.	**Nevirapina:** Exantema (50%), Stevens-Johnson (rara), elevação de enzimas hepáticas.

pina, hormônio liberador de gonadotropinas, neurolépticos, rifampicina, tamoxifeno, implantes de levonorgestrel, espironolactona. No caso de contraceptivos orais, as alterações do ciclo menstrual variam de ciclos anovulatórios, amenorreia a sangramentos abruptos. Esteroides anabólicos, andrógenos anabólicos, ciclofosfamida, vincristina, lovastatina, citostáticos, procarbazina e mostarda nitrogenada são capazes de reduzir ou suprimir a espermatogênese. No caso da ciclofosfamida, o processo é reversível tão logo a droga é suspensa. Alterações da libido são desencadeadas por neurolépticos, levodopa, bloqueadores β-adrenérgicos, enquanto impotência pode instalar-se com o uso de inibidores da anidrase carbônica, antagonistas de receptores histamínicos H2, metotrexato, sedativos, neurolépticos.

Numerosas drogas alteram o metabolismo hormonal endógeno, levando a hipotrofia e/ou ginecomastias. Preparações estrogênicas, digital, espironolactona e bussulfan são exemplos de drogas que causam essas alterações. Hipertrofia mamária decorrente do uso de penicilamina tem sido observada em mulheres e mais raramente em homens. Hiperplasia acinar, fibroadenomas floridos, adenose e câncer de mama são induzidos pelo uso de anticoncepcionais. Uma condição rara, de provável origem isquêmica e que tem sido relacionada com a terapia por anticoagulante, particularmente cumarínicos, é a necrose maciça aguda da mama.

Os agentes inibidores da protease têm sido associados ao desenvolvimento de diabete melito, hipertrigliceridemias e lipodistrofia. A síndrome da lipodistrofia tem três componentes:

- Hiperlipidemia
- Resistência à insulina
- Lipodistrofia (redução da gordura periférica, adiposidade central e formação de elevações adiposas cervicais (*buffalo humps*).

Na Austrália, a síndrome da lipodistrofia tem sido relatada em 64% dos pacientes que fazem uso de qualquer dos inibidores da protease.

SISTEMA GENITOURINÁRIO

A nefrotoxicidade de determinados agentes resulta de ação direta à estrutura e função do néfron, reação imune à droga desencadeando nefrite ou síndrome nefrótica, exacerbação de doença renal prévia via uso de certos diuréticos e catárticos, envenenamento crônico por metais pesados e abuso de analgésicos.

A penicilina e seus homólogos sintéticos são isentos de toxicidade renal direta, mas, por uma reação de hipersensibilidade sistêmica, nefrite intersticial e insuficiência renal podem instalar-se. A meticilina, a oxacilina e a ampicilina também podem desencadear alterações desse tipo. A toxicidade das cefalosporinas se faz mais à custa da cefaloridina, que induz necrose tubular proximal com lesões ao nível da membrana celular. A lesão renal induzida pela anfotericina B impede a capacidade de concentração da urina, com excessiva perda de potássio e acidose tubular renal. As tetraciclinas, notadamente a oxitetraciclina, podem determinar necrose tubular aguda, com focos de deposição lípidica nos túbulos contorcidos proximais. Agentes antineoplásicos como a ciclofosfamida e a mitramicina podem causar lesões tubulares agudas e uremia. Os metais pesados e seus compostos orgânicos são nefrotóxicos em potencial. O mercúrio, por exemplo, leva a necrose tubular aguda, o mesmo acontecendo com o uso de diuréticos mercuriais, possivelmente pela conversão do mercúrio orgânico em inorgânico, o qual se une a grupamentos sulfidrila de enzimas renais. Uma queda de função renal transitória é ainda observada nos portadores de leishmaniose visceral que fazem uso de compostos antimoniais. A fenazona produz necrose tubular aguda, provavelmente por mecanismo alérgico. A anestesia com metoxiflurano tem chamado a atenção para o envolvimento renal no período pós-operatório, provavelmente por efeito dos metabólitos do metoxifluorano que bloqueiam a concentração no néfron distal. O fato de o paciente continuar com quadro de comprometimento renal, mesmo cessada a exposição ao agente anestésico, deve-se ao estoque de metabólitos no tecido adiposo, onde são mais solúveis e, portanto, continuam a ser liberados gradativamente. Outros agentes tóxicos que podem produzir necrose tubular renal são os solventes. Solventes industriais como etilenoglicol, dietilenoglicol e propilenoglicol são agentes que causam lesões renais graves. O primeiro, por ser metabolizado em ácido oxálico, determina a deposição de cristais de oxalato de cálcio nos túbulos renais. O segundo determina efeito tóxico bem mais intenso que o etilenoglicol, com necrose cortical maciça. O propilenoglicol produz hemólise e necrose tubular aguda. Os meios de contraste radiográficos (p. ex., bunamiodil) podem apresentar certa nefrotoxicidade, mas ela depende de uma série de fatores, tais como a sua composição química, sua concentração, e, principalmente, do estado funcional dos rins e do fígado. Atualmente, meios de contraste como o telepaque, ou ácido iopanoico, raramente têm sido relacionados com alterações renais, desde que sejam usadas as dosagens regulares.

As nefropatias crônicas induzidas por drogas relacionam-se com os agentes desencadeadores da síndrome do lúpus, com os indutores de síndrome nefrótica e com o uso abusivo de analgésicos. Ainda, o uso crônico abusivo de analgésicos, principalmente aqueles que encerram fenacetina, tem sido associado ao desenvolvimento de carcinomas de células transicionais da pelve renal e da bexiga. A benzidina tem a capacidade de originar tumores de vias urinárias, notadamente da bexiga. O aparecimento de carcinoma da vagina tem sido relacionado ao uso de dietilestilbestrol pelas mães durante o período gestacional e detectado nas filhas na fase de adolescência. O Quadro 24.10 relaciona algumas drogas e as lesões renais que produzem.

SISTEMA HEMATOPOÉTICO/IMUNOLÓGICO

Diversas drogas induzem agranulocitose, leucopenia, pancitopenia, trombocitopenia e anemias (Quadros 24.11 e 24.12). A trombocitopenia frequentemente decorre de mecanismo imunológico. A agranulocitose é uma condição bastante grave na qual a redução no número de neutrófitos predispõe ao fácil desenvolvimento de infecções, podendo atingir 50% de letalidade. As infecções de mucosas são características, com necrose na ausência de supuração. A aminopirina e a dipirona induzem agranulocitose através de provável mecanismo imunológico, enquanto a clorpromazina parece impedir a síntese de DNA nos glóbulos brancos. Acentuada neutropenia pode desenvolver-se com o uso de zidovudina e estavudina (raro) no tratamento da SIDA/AIDS (Quadro 24.9). O cloranfenicol induz leucopenia, podendo levar a anemia aplástica. Pancitopenia pode decorrer do uso de cimetidina.

Leucocitose pode ocorrer pelo uso de corticoides, fenacetina, ácido para-aminossalicílico, acetocumarol, carbamazepina, clozapina, metionil interleucina-2 humana recombinante, L-triptofano. Há ainda as drogas que desencadeiam a reação leucemoide no sangue periférico e na medula óssea, sugestiva de leucemia aguda mielocítica – dapsona, fenilbutazona, oxifembutazona. Já a clozapina e o L-triptofano induzem eosinofilia.

A anemia aplástica induzida por drogas pode instalar-se rapidamente com um quadro clínico difícil de diferenciar da anemia aplástica idiopática. O cloranfenicol induz alterações da medula que podem decorrer de sua dosagem – anemia com leve trombocitopenia e rara leucopenia, ou não. No último caso, em geral, o quadro anêmico aparece após cessado o uso de antibiótico, e é fatalmente irreversível. A hemólise causada por drogas é, em geral, resultado da deficiência de glutationa redutase (quinina, primaquina, isopentaquina e sulfoxona são exemplos), glicose-6-fosfato desidrogenase (primaquina) ou glutationa peroxidase (sulfonamidas, nitrofurantoína). A hemólise mediada por fatores imuno-

---

Quadro 24.10 Drogas nefrotóxicas

Cálculos renais
Aciclovir, sais de cálcio, inibidores da anidrase carbônica, laxantes (abuso), octreotida, sulindaco, nutrição parenteral total, trianptereno, acetazolamida.
Insuficiência renal aguda
Aciclovir, anfotericina B, captopril, carbamazepina, ciprofloxacino, diazóxido, foscarnet, indapamida, lisinopril, lítio, metronidazol, naproxeno, nifedipino, paracetamol, isetionato de pentamidina, rifampicina.
Nefrites intersticiais
Captopril, ciprofloxacino, indapamida, pirazinamida, ranitidina.
Síndrome nefrótica
Anticonvulsivantes (trimetadiona e parametadiona), tolbutamida, probenecida, diuréticos mercuriais, penicilamina, diclofenaco, lítio, fenitoína.

Quadro 24.11 Toxicidade por droga no sistema hematopoético/imunológico

Depleção de Medula Óssea	Trombocitopenia	Leucopenia
Antiparasitários	*Antitireoidianos*	*Antibióticos*
• albendazol		• β-lactâmicos
• antimaláricos	*Fungicidas*	• ceftriaxona
	• butoconazol	• cloranfenicol
Inibidores da anidrase carbônica	*Cardiotônicos/ antiarrítmicos*	*Anticonvulsivantes*
	• digitoxina	*Antidiscinéticos*
Quelantes	• digoxina	• pergolida
• deferoxamina	• quinidina	
		Antiparasitários
Antivirais	*Anticonvulsivantes*	• albendazol
• zidovudina	• carbamazepina	• pentamidina
		• pirimetamina
Citostáticos	*Quelantes*	• trimetatrexato
	• deferoxamina	
Anti-hipertensivos		*Antipsicóticos*
• captopril	*Vasodilatadores*	• clozapina
	• enalapril	
		Antivirais
	Antivirais	• aciclovir
	• ganciclovir	• ganciclovir
	• zidovudina	• zidovudina
	Antiparasitários	*Diuréticos*
	• hidroxicloroquina	• metolazona
	• quinina	
	• pentamidina	*Inibidores da ACE*
		• captopril
	Antiácidos/antiúlceras	
	• famotidina	*Outros*
	• ranitidina	• imunoglobina
		• interferon (gama)
	Antimicobacterianos	
	• rifampicina	
	Anti-inflamatórios	
	• naproxeno	

toína, primidona e barbituratos) atuam sobre a absorção de ácido fólico ao nível do jejuno. A aplasia pura de eritrócitos é uma condição rara que frequentemente se associa a tumores.

Complicações hemorrágicas podem resultar do uso de heparina ou outros anticoagulantes orais, ácido acetilsalicílico (AAS) e agentes trombolíticos. Os primeiros inibem vários fatores da coagulação ou a síntese da vitamina K no fígado. Seus efeitos podem ser diminuídos através de drogas que aumentam o catabolismo dos mesmos (barbitúricos, hidrato de cloral, glutetimida, meprobamato, haloperidol e griseofulvina), ou podem ser intensificados ou reduzidos quando, por exemplo, fenilbutazona e salicilatos interagem. Recentemente, o Food and Drug Administration (FDA – EUA) divulgou o fato de que tem sido relatada hemorragia em pacientes com SIDA/AIDS em uso de inbidores da protease (saquinavir, indinavir e ritonavir), solicitando que profissionais da área de saúde mantenham-se em alerta para melhor documentação desse efeito colateral. Quinidina, quinina e esteroides anabólicos prolongam o tempo de protombina.

Ansacrina, antibióticos β-lactâmicos, cefalosporinas, meios de contraste, citostáticos, diclofenaco, eritropoetina, etinilestradiol, hamatina, contraceptivos orais, concentrado de complexo protrombínico e fator VIII ativado recombinante são drogas que induzem distúrbios da coagulação, algumas das quais provocam *agregação plaquetária* (antibióticos β-lactâmicos, cefalosporinas, diclofenaco).

O sistema linforreticular é alvo de inúmeras drogas que induzem alterações em seus componentes. Tais agentes incluem alquilantes, bussulfan, clorambucil, ciclofosfamida e mustina, os quais bloqueiam as mitoses, e agentes metabólicos (azatioprina, mercaptopurina e metotrexato) que, ao competirem com metabólitos fisiológicos, impossibilitam a homeostasia intracelular. O Quadro 24.13 resume as alterações alérgicas e imunitárias induzidas por uma série de drogas.

Linfadenopatias iatrogênicas manifestam-se através de atrofia difusa de linfonodos ou adenomegalia generalizada. Macrófagos englobando pigmento férrico proveniente de injeções intramusculares de complexo de hidróxido de ferro e dextrana são observados em linfonodos (cervicais, axilares e/ou inguinais) de pacientes em tratamento para anemia. O grau de envolvimento desses linfonodos (Quadro 24.14) varia em intensidade, mas na grande maioria das vezes é reversível quando a medicação é suspensa.

Muitos casos de hiperplasia linfoide reacional de graus I e II associam-se ao uso de anticonvulsivantes como hidantoína, fenobarbital e primidona. A linfadenopatia hidantoínica é, em geral, uma condição benigna cuja evolução para um quadro atípico representa uma complicação fatal e não usual. O aspecto histológico, em geral, corresponde aos graus I e II descritos para linfadenopatia hidantoínica. Outras drogas também podem induzir linfadenopatias semelhantes, tais como sulfonamidas, alguns antibióticos (penicilinas), salicilatos, fenilbutazona, indometacina e paracetamol.

lógicos pode ser detectada pelo teste de Coombs, que demonstra *in vivo* a ligação do anticorpo com eritrócitos através de diferentes tipos de reações. Penicilina, quinidina, quinina e estibofeno são exemplos de drogas que induzem hemólise mediada por fatores imunológicos. Em geral, cessado o uso da droga, o efeito hemolítico é reversível. Anemia megaloblástica pode ser o produto do uso de certas drogas antagonistas do ácido fólico (p. ex., metotrexato) ou que impeçam a absorção do mesmo. A 6-mercaptopurina e o fluorouracil induzem anemia megaloblástica através do bloqueio da síntese do DNA, sem, portanto, interferir diretamente com o metabolismo do ácido fólico. Outras (difenilidan-

A linfadenopatia imunoblástica caracteriza-se por proliferação de caráter não neoplásico decorrente de provável hipersensibilidade dos linfócitos B. Essa condição é atribuída ao uso de antidiabéticos orais, cloraquina, ciclofosfamida, carbimazol, dipirona, hidantoínas, fenazolidina, nitrofurantoína, primidona, procaína, sulfonamidas, trimetoprima, diuréticos tiazídicos e alguns antibióticos (penicilinas). Linfa-

Quadro 24.12 Anemias induzidas por drogas

Aplástica	Hemolítica	Megaloblástica	Aplasia Pura de Eritrócitos (rara)
Antineoplásticos	Aspirina	Metotrexato	Cloranfenicol
Venenos domésticos e industriais	Anfotericina B	6-mercaptopurina	Penicilina
Cloranfenicol	Antimaláricos	Fluorouracil	Fenobarbital
Estreptomicina	Dapsona	Primidona	Isoniazida
Captopril	Propoxifeno + paracetamol	Barbituratos	Tolbutamida
Penicilamina	Cetoconazol		Clorpropamida
Tocainida	Imunoglobulinas		
	Interferon α		
	Metildopa		
	Metronidazol		
	Mitomicina C		

Quadro 24.13 Drogas relacionadas a distúrbios alérgicos e imunológicos

Angioedema
Captopril, enalapril, insulina, lisinopril.

Anticorpos antinucleares/lúpus
Griseofulvina, interferon α, isoniazida, mesalazina, metildopa, penicilamina, procainamida, L-triptofano.

Autoimunidade
Agentes tireoidianos, interferon α.

Choque anafilático
Fator XI de coagulação sanguínea, cloroquina, cinoxacina, protamina, quinina.

Distúrbios imunológicos
Amiodarona, fatores de coagulação sanguínea, clonidina, corticosteroides, anestésicos gerais, imunoglobina, interferons, rifampicina.

Doenças do soro
Globulinas antilinfocíticas, fluoxetina, vacina antirrábica.

Reação anafilática
Buprenorfina, quimopapaína, ciclofosfamida, desmopressina, fentanil epidural, imunoglobina, verde indociânico, iopamidol, cetamina, anestésicos locais, anticorpos monoclonais, fitomenadiona, propofol, protamina, ranitidina, estreptoquinase, sulfametoxazol, teniposida, tiopental, trombina.

Febre
Anticonvulsivantes, globulinas antilinfocíticas, BCG intravesical, clozapina, hidroclorotiazida, imunoglobina, interferons, interleucina-2, retirada abrupta de midazolam, opioides epidurais, pamidronato, penicilamina, pentamidina, praziquantel, prometazina, estreptomicina, suramina, terconazol, L-triptofano.

Formação de anticorpos
Trombina bovina, calcitonina, hormônio do crescimento, insulina, protamina.

Hipersensibilidade
Aminoglicosídios (sensibilidade cruzada), anticonvulsivantes, sulfato de bário, cotrimoxazol, meio de contraste, citostáticos, dapsona, diclofenaco, proteína de ovo, imunoglobulina, insulina, penicilamina, fenitoína, protamina, quinidina, quinina, rifampicina.

Liberação de histamina
Atracúrio, deferoxamina, doxacúrio, mivacúrio.

Sintomas similares à influenza
Eritropoetina, vacina contra influenza, interferon γ.

---

denopatias reacionais também resultam de linfangiografias, através da retenção de certa quantidade do veículo de contraste utilizado, resultando em formação de reações óleo-granulomatosas. O desenvolvimento de linfoma no curso de terapia imunossupressora tem sido descrito, particularmente, em pacientes que sofreram transplantes. Todavia, o papel exercido por drogas imunossupressoras é controverso.

SISTEMA LOCOMOTOR

Raramente o sistema locomotor (músculos, ossos e articulações) e o tecido conjuntivo de sustentação sofrem ação de certas drogas (corticosteroides, fenobarbital, primidona, penicilamina), resultando em sério grau de incapacidade. As artralgias e artrites, por exemplo, acompanham o quadro de lúpus induzido por drogas. Isoniazida, pirazinamida e etionamida determinam uma síndrome reumática que pode manifestar-se por volta da quarta semana de terapia, como artralgias e rigidez envolvendo principalmente as articulações dos dedos, cotovelos e ombros. O uso prolongado de corticosteroides leva a necroses assépticas da cabeça do fêmur e do úmero. Crianças tratadas com corticoides podem exibir retardo de crescimento ósseo. O uso de tetraciclina pode levar a hipomineralização e hipoplasia ósseas através de ação na síntese proteica, com inibição da formação de colágeno ou alteração do transporte mitocondrial de cátions. Fraqueza, rigidez e dores musculares, por vezes graves, têm sido atribuídas principalmente ao uso de clofibrato e, menos intensamente, ao tiabendazol e à metisergida. Miopatia com dor e atrofia muscular podem resultar do uso de corticoides, principalmente os que possuem flúor na composição, tais como dexametasona e triancinolona. Muitas outras drogas podem comprometer a musculatura esquelética (Quadro 24.15). O cloreto de doxacúrio, utilizado na obtenção de relaxamento muscular durante cirurgias ou intubação endotraqueal, pode induzir, quando excedido o seu tempo de uso, desde fraqueza até profunda e prolongada paralisia muscular esquelética, com possível insuficiência respiratória e/ou apneia.

SISTEMA NERVOSO

Em geral, as manifestações de neurotoxicidade correspondem a condições cerebrovasculares adversas, estados convulsivos, síndromes extrapiramidais, encefalopatias, mielopatias, toxicidade ocular e ótica e neuropatias periféricas. A possibilidade de envolvimento por droga deve ser levantada quando da presença de coma com sinais neurológicos localizados. A superdosagem de salicilatos pode induzir o coma, com nítida respiração de Kussmaul em crianças. Entre outras drogas que

Quadro 24.15 Reações adversas de drogas sobre o sistema musculoesquelético

Artralgia e artrites
Agentes antitireoidianos, eritropoetina, diuréticos de alça, fenobarbital, pirazinamida, quinina, timolol intraocular, L-triptofano, norfloxacino.

Fraqueza muscular
Cabergolina, clozapina, corticosteroides, dapsona, dissulfiram, flecainida, quinidina, zidovudina.

Mialgias
Cocaína, eritropoetina, hidroclorotiazida, interferons β e γ, interleucina-2, lovastatina, suxametônio, tiopronina, L-triptofano, ranitidina, vincristina.

Miastenia
Amoxicilina, ampicilina, cloroquina, clozapina, glicocorticoides, penicilamina, timolol intraocular.

Miosites
Antitireoidianos, clofibrato, penicilamina, pentamidina.

Osteoporose
Corticosteroides, anticonvulsivantes, bussulfan, neurolépticos.

Rabdomiólise
Clortalidona, cocaína, lovastatina, indapamida, isoniazida, fentoína, cafeína (superdose), halotano, suxametônio.

Rigidez muscular
Alfentanil, carbamazepina, fentanil, fluoxetina, opiáceos, sufentanil.

Quadro 24.14 Envolvimento iatrogênico de linfonodos

Grau I	Hiperplasia reacional, sem alteração da arquitetura normal do linfonodo, com rara invasão da cápsula por células hiperplásicas. Completa reversão do quadro ocorre com a retirada da medicação.
Grau II	Hiperplasia celular mais intensa em associação com focos de necrose, infiltração capsular e presença de células aberrantes. Esse quadro se correlaciona com linfadenopatia imunoblástica.
Grau III	Comportamento clínico e histológico questionável, embora regressão das alterações possa ocorrer com a retirada da medicação.
Grau IV	Histologia típica de doença de Hodgkin, linfoma histiocítico ou linfocítico, o que gera dificuldades diagnósticas.

induzem coma incluímos: aciclovir, maconha, clordiazepóxido, ciclosporina, etoposida, mefloquina, melarsoprol.

Drogas como corticoides, contraceptivos orais, tetraciclinas, ácido nalidíxico, AAS, fentanila e envenenamento com metais pesados (chumbo, arsênio) são capazes de provocar aumento de pressão intracraniana, mimetizando o quadro clínico dos tumores intracranianos, com cefaleia e papiledema.

Trombose das artérias carótida, cerebral média, seio sagital superior bem como infarto talâmico já foram documentados com o uso de contraceptivos orais. Além disso, anticoncepcionais podem exacerbar ou desencadear o aparecimento de hemicrania e crises depressivas em certas pacientes. Betabloqueadores intraoculares, cocaína, fenilpropanolamina, indometacina e agentes trombolíticos podem levar ao desenvolvimento de acidentes vasculares cerebrais. Hemorragias de Charcot e subaracnoidiana podem ser provocadas em pacientes hipertensos em uso de inibidores da MAO em associação com antidepressivos tricíclicos, aminas simpatomiméticas, outros inibidores da MAO ou anticoagulantes.

As aracnoidites podem surgir com o uso de anestésicos ou meios de contraste utilizados em mielografias. A injeção intraespinhal de anfotericina B provoca aracnoidite, com paraplegia flácida transitória. Meningites ocorrem com o uso de vacina BCG, ciprofloxacino, vacina contra *H. influenzae*, imunoglobina e vacinas contra sarampo/parotidite e zidovudina, enquanto encefalites podem ser induzidas por dietilcarbamazepina, vacina contra sarampo, vacina contra parotidite, vacina antirrábica (tecido cerebral). A síndrome de Guillain-Barré pode ser desencadeada pelas seguintes vacinas: vacina contra *H. influenzae*, vacina contra hepatite B recombinante, vacina contra pólio (oral), vacina antirrábica, toxoide tetânico.

Talidomida, azatioprina, actinomicina D e outros antineoplásicos são responsáveis por malformações no sistema nervoso.

A intoxicação alcoólica aguda provoca edema cerebral, congestão e hemorragia petequiais difusas, enquanto o consumo crônico de álcool determina lesões cerebrais irreversíveis, representadas por espessamento de leptomeninges, atrofia de lobos frontais e parietais e de corpos mamilares e alargamento das cavidades ventriculares (Fig 24.4). Na camada granulosa do cerebelo, as células de Purkinje se degeneram. Neuropatias periféricas podem acompanhar o alcoolismo crônico.

Neuropatias periféricas são ainda desencadeadas com o uso de agentes antivirais como didanosina e zalcitabina durante o tratamento da SIDA/AIDS (Quadros 24.9 e 24.16)

A miastenia grave pode ter seu quadro agravado (hipoventilação e apneia) por drogas que fazem parte do esquema terapêutico dessa enfermidade.

As síndromes extrapiramidais (reações distônicas agudas, parkinsonismo, discinesia tardia e acatisia) são frequentes complicações causadas por drogas durante o tratamento de psicoses. Cromatólise, satelitose, neuronofagia e aumento do teor lipídico nos neurônios têm sido observados nos núcleos da base, hipotálamo e mesencéfalo de pacientes em tratamento com fenotiazinas. As distonias ou discinesias se manifestam por contrações da musculatura do ombro, espasmo da face, queixo e língua, torcicolo espástico e crise oculogírica; ocasionalmente, tais efeitos podem ser observados com a administração de clorpromazina ou de outros psicotrópicos. O parkinsonismo ocorre após vários cursos de terapia com fenotiazinas ou tioxantenos e pode ser dose-dependente, com certo grau de suscetibilidade individual.

Ataxia, quando na presença de nistagmo, representa frequente complicação da terapia com difenilidantoína. Algumas drogas (isoniazida, PAS e ciclosserina) podem alterar o metabolismo desse anticonvulsivante, aumentando a potência de seu efeito tóxico. Polimixina E, clordiazepóxido, amiodarona, enalapril, L-triptofano, zidovudina (superdosagem) podem também levar a ataxia. A crise oculogírica que ocorre no recém-nascido pode ser desencadeada por proclorperazina. O uso de piperazina no tratamento da ascaridíase pode desencadear certos sinais e sintomas, como tremores, incoordenações, fraqueza muscular, distúrbios visuais, por vezes detectados ao nível de eletroencefalografia.

A excitação do SNC pode traduzir-se por irritabilidade, insônia, comportamento agressivo e alucinações, chegando até a delírios.

A depressão do SNC, desde o quadro mais leve até o estado de coma profundo, pode resultar do efeito de uma série de drogas, principalmente quando usadas em dosagens suicidas ou quando potencializadas por outros agentes, como é o caso de barbitúricos com álcool e fenotiazinas com alcaloides da *Rauwolfia*, barbitúricos, brometos, analgésicos, narcóticos ou o próprio álcool. A ajmalina particularmente pode alterar o SNC, resultando em depressão respiratória, convulsões e óbito. O mesilato de doxazosina, um bloqueador α-adrenérgico, induz fadiga e

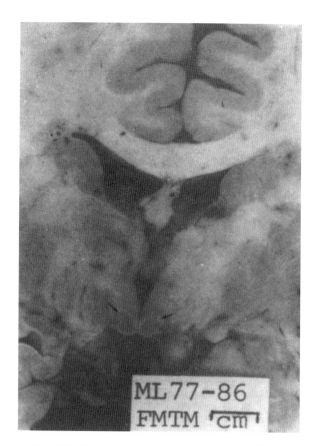

Fig. 24.4 Alcoolismo crônico. Atrofia de corpos mamilares.

Quadro 24.16 Alterações do sistema nervoso induzidas por drogas

Crises convulsivas
Antipsicóticos, antibióticos, anti-histamínicos, antidepressivos, anestésicos, analépticos e estimulantes do SNC, imipramina ou amitriptilina em associação com inibidores da MAO, albendazol, alfentanil, amoxapina, anfetamina, atracúrio + isoflurano, cloroquina, ciclosporina, ciprofloxacino, clomipramina, clozapina, cocaína, meios de contraste, eritropoetina, fentanil, fluoxetina, interferon γ, interleucina-2, isoflurano, mefloquina, metronidazol, midazolam, norfloxacino, fenitoína, piperazina, praziquantel, teofilina, zidovudina (superdosagem).

Cefaleias
Albendazol, benazepril, buspirona, cetirizina, cilazapril, ciprofloxacino, interferon α e β, mononitrato de isossorbida, itraconazol, antimoniato de meglumina, praziquantel, terconazol, terfenadina, ofloxacino.

Tonturas
Benazepril, buspirona, cilazapril, ciprofloxacino, flecainida, itraconazol, lidocaína, inibidores da MAO, probucol, ramipril, sufentanil.

Neuropatias periféricas
Antibióticos, amiodarona, interferon α, intoxicação por lítio, metronidazol, morfina, nitrofurantoína, penicilamina, piridoxina, L-triptofano, isoniazida, estreptomicina, hidralazina, didanosina, zalcitabina.

sonolência, motivo pelo qual os pacientes que dele fazem uso no tratamento da hipertensão devem ser constantemente observados.

Hipertermia maligna pode ser desencadeada pelo uso de: bleomicina, bretílio, clozapina, cocaína, isoflurano, anestésicos locais, neurolépticos, procarbazina.

Amnésia tem sido provocada por drogas como mefloquina, triazolam e meios de contraste utilizados em angiografias cerebrais.

Tem sido relatado comprometimento neural periférico em pacientes que fazem uso crônico de amiodarona. Corpúsculos de inclusão semelhantes aos vistos na pele têm sido observados nas fibras nervosas periféricas desses pacientes. Fraqueza muscular, principalmente de musculatura da coxa, pode acompanhar o quadro, que, em geral, desaparece com a redução ou a retirada da droga. Há relatos, ainda, de envolvimento motor e sensorial, com desmielinização focal de fibras nervosas, que por vezes exibem inclusões lipídicas nas células de Schwann. Isso não está, entretanto, bem determinado, e não se desenvolve em todos os pacientes. É válido, até, ressaltar-se que nos indivíduos que exibiram essa complicação a amiodarona estava associada a outras drogas. Outras alterações neurológicas induzidas por drogas encontram-se resumidas no Quadro 24.16.

Distúrbios do comportamento podem ser induzidos por certas medicações. Têm sido descritos os efeitos psicóticos de altas doses de estimulantes como anfetamina, metilfenidato e femetrazina. Síndromes de abstinência associadas à retirada brusca de barbitúricos, diazepam ou outros sedativos podem desencadear comportamento psicótico.

Os narcóticos não só determinam efeitos psicóticos como também podem induzir depressão e euforia, com tendências suicidas. Essas reações parecem depender do estado de equilíbrio emocional dos pacientes. Outras alterações emocionais (Quadro 24.17) também podem ser observadas, com sintomas de ansiedade, depressão e psicoses, que podem levar ao suicídio.

Ototoxicidade

Complicações podem resultar do uso de certas drogas, levando ao desenvolvimento de zumbidos ou vertigens, até a perda da audição, a depender do ramo afetado do VIII par craniano – vestibular ou coclear. Lesão do componente vestibular é frequentemente atribuída à estreptomicina e é tanto mais grave quanto maior for a dosagem da medicação e quando da presença de deficiência renal funcional. O componente auditivo ou coclear é o mais frequentemente agredido por drogas, resultando em deficiência ou perda auditiva. Os aminoglicosídios primordialmente determinam zumbidos e surdez. A estreptomicina e a gentamicina, entretanto, raramente levam a perda auditiva, mas a primeira é capaz de ultrapassar a barreira placentária e determinar perda auditiva no feto sem que haja lesão vestibular. A neomicina, por ser altamente ototóxica e nefrotóxica, só é usada oralmente, o que permite que apenas pequenas quantidades da droga sejam absorvidas pela mucosa intestinal. Entretanto, nas lesões intestinais associadas a déficit renal, o aumento de absorção pode levar à surdez. Sua associação com polimixina B conduz ao mesmo quadro. A canamicina e a viomicina também provocam perda da função auditiva, e a última pode também alterar o componente vestibular. O ácido etacrínico causa perda auditiva com pouco tempo de uso e surdez permanente quando consegue destruir elementos celulares da cóclea, quer seja por via oral ou parenteral. Ainda, tem sido atribuída perda de audição à cisplatina, à deferoxamina, à vacina contra parotidite, à quinidina, à quinina e a salicilatos.

A furosemida, quando em elevadas concentrações, pode induzir zumbido, vertigens e perda auditiva. Flecainida, lidocaína, quinina são drogas que podem desencadear zumbido.

Toxicidade ocular

A patologia iatrofarmacogênica ocular pode envolver a córnea, o vítreo, a câmara anterior, a retina e o nervo óptico. As conjuntivas podem

---

Quadro 24.17 Drogas indutoras de distúrbios psíquicos

Agitação
Ciprofloxacino, fluoxetina, fenobarbital e reserpina quando retirados abruptamente.

Agressão
Alprazolam, cloroquina, mazindol, valproato de sódio.

Alucinação
Beta-bloqueadores intraoculares, cloroquina, ciprofloxacino, cocaína, retirada abrupta de midazolam, morfina, neurolépticos, norfloxacino, ofloxacino, pentamidina, fenilpropanolamina, prazosina, prometazina.

Ansiedade
Cocaína, fenfluramina, midazolam, retirada abrupta de fenobarbital, fenilpropanolamina, prometazina, terfenadina.

Confusão
Butorfanol, cimetidina, ciprofloxacino, interferon β, mefloquina, retirada abrupta de midazolam, pentamidina.

Delírio
Atenolol, ciprofloxacino, clozapina, ranitidina.

Depressão
Bloqueadores β-adrenérgicos, buspirona, carbamazepina, inibidores da anidrase carbônica, cinarizina, cocaína, diazepam, fenfluramina, flunarizina, mefloquina, acetato de megestrol, nifedipino, propranolol.

Disforia
Alprazolam, opioides.

Distúrbios do comportamento
Amiodarona, anticonvulsivantes, codeína, teofilina.

Distúrbios mentais
Antiglaucomatosos, benzodiazepínicos, corticosteroides, fenfluramina, interferons, redutores de lipídios, penicilamina.

Distúrbios do sono
Alpidem, benzodiazepínicos, bloqueadores de receptores β-adrenérgicos, ciprofloxacino, clonazepan, cocaína, mazindol, piroxicam, terfenadina, teofilina.

Fadiga
Benazepril, bloqueadores β-adrenérgicos, buspirona, clozapina, morfina.

Mania
Beclometasona (aerossol), buspirona, carbamazepina, corticosteroides, fenfluramina, fluoxetina, retirada abrupta de lorazepam ou de metildopa, zidovudina.

Pânico
Fenfluramina, propranolol.

Paranoia
Cocaína, isoniazida, fentermina.

Perda da memória
Benztropina, dissulfiram, lítio, metotrexato.

Psicose
Alprazolam, β-bloqueadores intraoculares, cloroquina, ciprofloxacino, dapsona, dissulfiram, isoniazida, retirada abrupta de lorazepam ou de reserpina, mefloquina, ofloxacino, fentermina, fenilpropanolamina.

Sedação
Alprazolam, cetirizina, clemastina, clozapina, dexclorfeniramina, loratadina, metadona, metoclopramida, midazolam.

Sonhos
Interferon γ.

Sonolência
Cetirizina, clordiazepóxido, pentazocina, terfenadina, L-triptofano.

Tentativa de suicídio
Fluoxetina.

Quadro 24.18 Patologia ocular iatrogênica

Ambliopia tóxica
Clorpromazina, ácido nicotínico em altas concentrações.

Turvação da visão
Anfotericina B, benztropina, pirenzepina, flecainida, digital.

Cataratas
Fenotiazinas, alopurinol, cloroquina, corticoides, contraceptivos orais, colírios anticolinesterásicos.

Diplopia
Acetofenazina, barbitúricos, difenilidantoína.

Distúrbios visuais
Anfotericina B, deferoxamina, doxorrubicina, enalapril, interleucina-2, lítio, quinidina, quinina, amiodarona, cloroquina, pentamidina.

Glaucoma
Atropina, escopolamina, corticoides, fenotiazinas.

Miopia
Acetazolamida, corticotropina, hidralazina, hidroclorotiazida, sulfonamidas e tetraciclinas.

Neurite óptica
Cloranfenicol, estreptomicina, penicilamina, sulfonamida, isoniazida, etambutol.

Neurite bilateral e retrobulbar
Contraceptivos orais, digital, compostos arsenicais.

Paralisia congênita do oculomotor, aplasia bilateral da mácula, microftalmia, anoftalmo e coloboma da coroide
Talidomida.

Perda da visão
Anfotericina B, ciclosporina, cisplatina.

Trombose da veia retiniana central
Contraceptivos orais.

---

fazer parte do quadro de eritema multiforme desencadeado por drogas. Ceratoconjuntivites podem ser induzidas pelo practolol, com redução da secreção lacrimal e ceratites graves aparecendo com o uso tópico constante de agentes anestésicos como tetracaína, propacaína e butacaína. O triacetoxiantraceno, usado no tratamento da psoríase, pode atingir a córnea e desencadear ceratite aguda, bem como o uso excessivo de idoxuridina nas ceratites herpéticas pode provocar necrose e perfuração da córnea. Ardor, ptose palpebral, edema, ceratite, fotofobia e cefaleias têm sido atribuídos ao cloridrato de dapiprazol, um bloqueador α-adrenérgico que reverte a midríase causada por agentes utilizados durante o exame ocular.

Retinopatias pigmentadas surgem com o uso prolongado de agentes antimaláricos como a cloroquina e a hidroxicloroquina, ou com doses elevadas de fenotiazinas (clorpromazina, proclorperazina e trifluoperazina). Tais drogas se ligam à melanina do epitélio pigmentado da retina e aí ficam retidas por muito tempo, levando a lesão retiniana irreversível ou com grave queda de acuidade visual. A clorpromazina, por exemplo, leva à pigmentação acastanhada da córnea sob a forma de depósitos granulares, o mesmo acontecendo com a indometacina e metais pesados. As fenotiazinas comprometem o cristalino, e a amiodarona se deposita na periferia da córnea, por vezes com invasão da pupila. Outras drogas causadoras de retinopatias são os aminoglicosídios de uso subconjuntival, a ciclofosfamida, a pirimetamina em associação com a sulfametoxipirazina. O Quadro 24.18 relaciona outras alterações oculares desencadeadas por drogas.

SISTEMA RESPIRATÓRIO

A patologia pulmonar iatrogênica resulta do efeito direto ou indireto de drogas. Uma vez suspensa a medicação, haverá quase sempre reversão do quadro. Várias drogas têm sido indicadas como desencadeadores de reações adversas no sistema respiratório (Quadro 24.19).

O broncoespasmo e a asma representam a maioria das reações pulmonares induzidas por drogas, com frequência resultando de reações anafiláticas causadas pela penicilina. A intolerância ao AAS com desencadeamento de crises asmáticas é uma condição grave que pode culminar em óbito. Estudos têm demonstrado que polipose nasal, eosinofilia e asma estão associadas em cerca de 50% dos indivíduos sensíveis ao AAS. O propranolol leva ao broncoespasmo, principalmente em pacientes com doença pulmonar subjacente.

A hipertensão pulmonar resulta de ação direta de drogas nos vasos (alcaloides pirrolizidínicos, aminorex), ou indireta iniciada por processo inflamatório (narcóticos). O uso de um surfactante pulmonar sintético constituído por palmitato de clofosceril, álcool cetílico e tiloxapol tem sido relacionado à indução de hemorragia pulmonar, apneia e formação de rolhas de muco. Outras drogas capazes de induzir apneia são: diazepam + álcool, midazolam, óxido nitroso, pentoxiverina. A paralisia muscular respiratória pode ser produzida por uma série de medicações de aminoglicosídios e polipeptídios, neomicina, estreptomicina, canamicina, gentamicina, viomicina.

As pneumonias por hipersensibilidade têm início abrupto com picos febris e perda de peso, altos títulos de anticorpos antinucleares, aumento de IgG sérica, produção de fator inibidor de migração e outros. A presença de vasculites, com difuso infiltrado inflamatório intersticial e reações granulomatosas, tem sido registrada. O lúpus eritematoso induzido por drogas (procainamida, hidralazina, anticonvulsivantes) pode causar pneumonia, edema, pleurisia e derrame pleural.

Quadro 24.19 Reações adversas respiratórias

Broncoespasmo, asma
Penicilina, AAS, indometacina, aminopirina, ácido mefenâmico, acetaminofeno, agonistas do receptor adrenérgico α_2, atracúrio, benzalcônio, β-bloqueadores intraoculares, cimetidina, meios de contraste, antagonistas de receptores histamínicos H_2, cetoprofeno, mióticos, opiáceos, penicilamina, pentamidina, pentazocina, propofol, ranitidina, triptofano, isoproterenol, cromolim.

Edema pulmonar
Bupivacaína, inibidores da anidrase carbônica, cocaína, dipiridamol, mitomicina, morfina, papaína, pirimetamina, ritodrina e vimblastina.

Fibrose pulmonar
Amiodarona, nitrofurantoína, sulfonamidas, clorpropamida, penicilina, imipramina, hidroclorotiazida, antineoplásicos (bussulfan, ciclofosfamida, bleomicina, metotrexato, clorambucil, penicilamina, tocainida).

Dispneia
Corticosteroides, acetato de medroxiprogesterona.

Pneumonias por hipersensibilidade
Captopril, cromoglicato de sódio, naproxeno, nitrofurantoína, penicilamina, pirimetamina + cloroquina ou dapsona ou sulfadoxina.

Pneumonias intersticiais
Amilorida + hidroclorotiazida, amiodarona, deferoxamina, hidroclorotiazida + triantereno, isoniazida, tocainida, L-triptofano.

Síndrome do desconforto respiratório
Anfotericina B, ciclosporina, antidepressivos tricíclicos (superdosagem).

Tosse
Captopril, cilazapril, cromoglicato de sódio, enalapril, fentanil, pentamidina, L-triptofano.

As alveolites fibrosantes podem iniciar-se com um processo pneumônico intersticial inespecífico que evolui progressivamente para fibrose irreversível. Drogas citotóxicas utilizadas no tratamento de neoplasias resultam em comprometimento pulmonar difuso, com infiltrado intra-alveolar e intersticial que evolui para fibrose acentuada e irreversível. A bleomicina, por exemplo, determina o pulmão em favo de mel (Fig. 24.6). Já o bussulfan e o metotrexato induzem reações granulomatosas interstício-alveolares com células gigantes e eosinófilos. Casos de carcinoma bronquiolar em pacientes portadores de fibrose pulmonar induzida pelo bussulfan têm sido relatados. Uma resposta incomum ao uso do bussulfan e do clorambucil é o aparecimento de lipoproteinose devida a alterações nos pneumócitos tipo II com exacerbada produção de surfactante.

SISTEMA TEGUMENTAR E ANEXOS

A pele é frequente sede de reações adversas a drogas cuja etiologia se estabelece quando uma história clínica é colhida. O exame histopatológico da pele é muitas vezes inespecífico, porque diferentes drogas induzem reações similares ou uma mesma droga produz diferentes reações em períodos variados. Na maioria das vezes, a reação alérgica é o mecanismo primariamente envolvido, tal como observado com os proprionatos de fluticasona e de halobetasol. Ambos são corticoides de uso tópico que podem levar ao desenvolvimento de eritema, prurido, ardor, pele seca com atrofia, hipertricose ou perda de sensibilidade da ponta dos dedos. O cloridrato de idarrubicina, um agente antineoplásico derivado da antraciclina, pode desencadear eritema, urticária e alopécia.

Drogas como ampicilina, clorotiazida, fenilbutazona e sulfonamidas frequentemente causam vasculites. Existem dois tipos histológicos de vasculites induzidas por drogas: vasculite leucocitoclástica e linfocítica. Na primeira, depósitos fibrinoides aparecem na parede vascular associados a infiltrado predominantemente leucocitário no conjuntivo perivascular. Na vasculite linfocítica, erupções maculopapulares limitadas principalmente à pele das extremidades desaparecem prontamente quando a droga é suspensa; ou lesões purpúricas extensas podem tornar-se sistêmicas com envolvimento fatal do coração, fígado e rins. Em ambas as situações, não há evidências de depósitos fibrinoides na parede vascular, e o tecido perivascular está infiltrado por mononucleares e eosinófilos ocasionais.

Procainamida, hidralazina e difenilidantoína podem desencadear o desenvolvimento de uma síndrome clinicamente indistinguível do lúpus

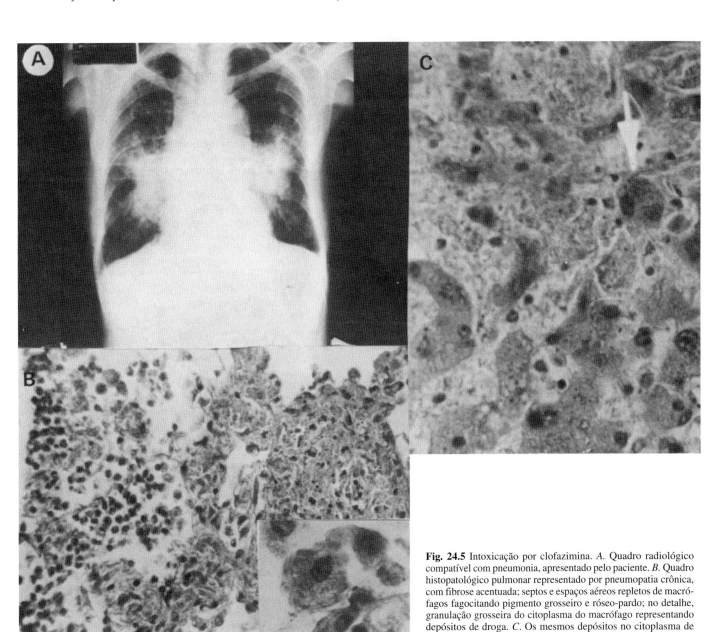

Fig. 24.5 Intoxicação por clofazimina. *A*. Quadro radiológico compatível com pneumonia, apresentado pelo paciente. *B*. Quadro histopatológico pulmonar representado por pneumopatia crônica, com fibrose acentuada; septos e espaços aéreos repletos de macrófagos fagocitando pigmento grosseiro e róseo-pardo; no detalhe, granulação grosseira do citoplasma do macrófago representando depósitos de droga. *C*. Os mesmos depósitos no citoplasma de hepatócitos.

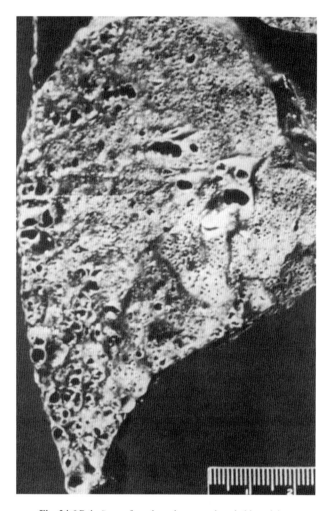

Fig. 24.6 Pulmão em favo de mel provocado pela bleomicina.

eritematoso espontâneo. No entanto, lesões de pele ocorrem com menos frequência quando essa síndrome é induzida por drogas.

Dermatite de contato é uma condição que frequentemente pode aparecer com o uso de inúmeras drogas (Quadro 24.20). Grave dermatite esfoliativa pode desenvolver-se com o uso de captopril, nifedipino e minociclina. A doxociclina, o lítio e a mitomicina C são responsáveis

Quadro 24.20 Dermatites, eritemas e exantemas causados por drogas

Dermatites de contato
Anti-histamínicos, bacitracina, benzocaína, bleomicina, cloranfenicol, corticosteroides, cosméticos, clorpromazina, compostos fenólicos halogenados, derivados do imidazol, difenidramina, efedrina, estreptomicina, formaldeído, isoniazida, lanolina, loções contra raios solares, mepiramina, neomicina, penicilina, procaína, prometazina, quinina, sulfonamidas, sulconazol, tetraciclinas, tioconazol.

Eritema multiforme
Alérgenos de contato, pirimetamina + sulfadoxina.

Eritema pigmentar fixo
Fenilbutazona, procarbazina, pirimetamina + dapsona.

Exantemas
Albendazol, anticonvulsivantes, agentes antitireoidianos, atracúrio, captopril, carbamazepina, corticosteroides, diltiazem, enalapril, fentanil transdérmico, pirimetamina + sulfadiazina, tenoxicam, vancomicina.

pelo desencadeamento de psoríase, enquanto reações liquenoides podem ocorrer com o uso de captopril, enalapril, quinidina.

A síndrome de Stevens-Johnson é uma forma grave de eritema polimorfo bolhoso. Quando o comprometimento, nessa forma bolhosa, se faz amplo e intenso, torna-se quase impossível o diagnóstico diferencial com a síndrome de Lyell. Em ambas, a evolução pode ser fatal, com letalidade acima de 25% dos casos. Acertasol, antagonistas do cálcio, cloroquina, nevirapina, teofilina e a associação de pirimetamina e sulfadoxina são exemplos de indutores da síndrome de Stevens-Johnson. Na síndrome de Lyell ocorre deslocamento amplo da epiderme (necrose epidérmica tóxica), o que faz o paciente assemelhar-se ao grande queimado. Antagonistas do cálcio, procarbazina, sorbinil e a associação de pirimetamina com sulfadoxina podem desencadear tal síndrome. Outras lesões bolhosas ou vesicobolhosas frequentemente observadas em pacientes comatosos (acidentes), com doença orgânica ou que tentaram suicídio com narcóticos, podem ser causadas indiretamente por drogas.

Reações alérgicas podem ocorrer com a utilização de drogas, entre as quais anestésicos locais. Muitas outras podem especificamente desencadear prurido, como antimaláricos, cloroquina, cromoglicato de sódio, fenetidina, fentanila, hormônio liberador de gonadotropina, insulina, midazolam, morfina, ácido nicotínico, pentamidina. Fentanila, sulfato de magnésio, nicotinamida, ácido nicotínico, quinina são indutores de urticária. O uso de derivados halogenados, à base de bromo, iodo e flúor, leva ao aparecimento de lesões cutâneas, por provável hipersensibilidade retardada. Há relatos de iododermias nas quais os linfócitos sofreram transformação blastogênica, após exposição a albumina marcada com iodo-131. Podem ser secundárias a urografia e linfografia, uma vez que o iodo entra na composição dos meios de contraste. As bromodermias envolvem mais frequentemente o terço distal das extremidades. As fluorodermias ocorrem após a aplicação de flúor gel nos dentes, na prevenção de cáries, em pacientes em radioterapia para tumores de face.

As reações fotossensíveis aparecem após a exposição de áreas da pele aos raios ultravioleta, em pacientes que fazem uso oral, parenteral ou tópico de drogas como amiodarona, bendrofluazida, cloroquina, ciprofloxacino, dapsona, enoxacino, flerozacina, hidroclorotiazida, metildopa, ofloxacino, pefloxacino, piroxicam, pirimetamina associada a sulfadoxina, quinidina, quinina, retinoides, loções protetoras contra raios solares. Erupções por drogas fotoalérgicas [sulfonamidas, tiazidas (clorotiazida), tolbutamida, griseofulvina e fenotiazinas (clorpromazina)] representam um processo imunológico de base celular em que a luz é importante para que a reação alérgica ocorra porque ela altera a combinação do hapteno com a proteína, induzindo a formação de um fotoantígeno. O quadro geral é o de uma dermatite de contato com prurido. Erupções por drogas fototóxicas resultam do uso das mesmas drogas fotoalérgicas, mas em doses maiores. O quadro é o de uma intensa queimadura de sol, sem prurido. Erupções cutâneas podem, ainda, seguir-se ao uso de sulfonas, drogas de primeira escolha no tratamento da lepra. A síndrome da sulfona pode desenvolver-se 5 a 6 semanas após o início do tratamento em pessoas desnutridas. Suas manifestações incluem febre, mal-estar, dermatite esfoliativa, icterícia com necrose hepática, linfadenopatia e anemia. A clofazimina, droga utilizada em leprosos resistentes às sulfonas, também se acumula nos tecidos. Os pacientes medicados com clofazimina podem desenvolver descoloração róseo-avermelhada da pele, aspecto nítido e desagradável para pessoas de pele clara. Tivemos a oportunidade de realizar a autópsia de paciente nessas condições e que exibia não só intensa e difusa impregnação róseo-avermelhada na pele e mucosas mas, ainda, de todas as vísceras. Posteriormente, viemos a saber que o mesmo fazia uso irregular da medicação, excedendo a dosagem estipulada de 100 mg/2 vezes por semana (Fig. 24.5).

Pigmentação da pele pode ser desencadeada pelo uso de certas drogas. O cloasma ou mancha de gravidez, por exemplo, é induzido por anticoncepcionais. A amiodarona, além de induzir reação de fotossensibilidade em cerca de 55% dos pacientes, causa pigmentação acinzentada da pele. Outras drogas relacionadas com pigmentação da pele são: arsênico, clonidina, sais de ouro, timolol intraocular e zidovudina. Quinacrina, fenolftaleína, uso tópico de medicação contendo mercúrio e sais de prata levam a uma coloração azulada da raiz das unhas. As tetraciclinas são responsáveis pela coloração amarelada das unhas, e o bussulfan, pela coloração marrom. Ainda, atribuem-se à carbamazepina, à penicilamina e à zidovudina alterações induzidas nas unhas.

Quadro 24.21 Drogas retiradas do mercado em 1998

Droga	Mercado	Efeitos Adversos	Comentários
Bromfenac de sódio	Estados Unidos	Hepatotoxicidade Falência hepática grave, resultando em óbito e transplante hepático	
Difenidramina	Reino Unido		Retirada do mercado em decorrência de preocupações com uso incorreto
Ebrotidina	Espanha	Hepatotoxicidade	28 casos notificados ao sistema com uso incorreto
Mibefradil	Mundial	Interações medicamentosas fatais	
Sertindol	Reino Unido	Arritmias cardíacas Morte súbita cardíaca	
Terfernadina	Estados Unidos	Complicações cardíacas quando em uso com outros medicamentos	Outras alternativas contendo fexofenadina (metabólito ativo da terfenadina) oferecem mais segurança e efeitos benéficos
	Europa (terfenadina, 120 mg)		Advertências foram adicionadas nas bulas de comprimidos e suspensões de concentração mais baixa
Tolcapona	União Europeia, Canadá	Hepatotoxicidade	Recomendada monitorização mais frequente de enzimas hepáticas

Algumas drogas podem alterar a distribuição, a quantidade, a coloração e a espessura dos pelos. A alopécia causada por drogas é, em geral, reversível e atinge frequentemente os indivíduos que exibem folículos pilosos em crescimento ativo. Como exemplo de drogas indutoras de alopécia citamos: albendazol, inibidores da anidrase carbônica, deferoxamina, cetoconazol, lítio, quinidina, retinol (superdosagem). O número de drogas que levam ao hirsutismo parece ter tido um aumento considerável. Algumas delas, como a difenilidantoína, podem levar a um quadro generalizado, envolvendo amplamente face, tronco e extremidades. Já a clorpromazina produz simultaneamente acentuado aumento da atividade das glândulas sebáceas. Na literatura, ainda há relato de hirsutismo difuso associado a porfiria cutânea tardia em um grupo de indivíduos na Turquia, após ingestão de trigo ao qual havia sido adicionado um fungicida, o hexaclorobenzeno. Dentre outras, o diazóxido, o minoxidil e a penicilamina são exemplos de drogas que induzem o crescimento de pelos. A descoloração dos pelos tem sido atribuída à cloroquina, ao haloperidol e à mefensina.

Elastose perfurante serpiginosa pode desenvolver-se em paciente sob tratamento prolongado com penicilamina. Na elastose perfurante serpiginosa de origem iatrogênica, numerosas fibras elásticas apresentam bordas denteadas ou com brotamentos, enquanto na elastose idiopática nota-se apenas uma hiperplasia de fibras nas papilas. Casos de pênfigo (foliáceo e vulgar) têm sido mencionados na literatura como decorrentes do uso de penicilina cerca de 6 a 12 meses após a instituição da terapia. Outra droga envolvida com o desencadeamento de pênfigo é o captopril.

A síndrome do pseudolinfoma tem sido atribuída ao uso de fenitoína (dilantina). Caracteriza-se por linfadenopatia difusa, hepatoesplenomegalia, febre, artralgia, eosinofilia e lesões cutâneas. A azatioprina, um agente tiopurínico imunossupressor em amplo uso, tem sido associada à indução de carcinoma de células escamosas de pele e dos lábios.

O Quadro 24.20 resume mais alterações de pele induzidas por drogas.

O Quadro 24.21 apresenta as drogas retiradas do mercado em 1998 devido aos seus efeitos adversos.

REFERÊNCIAS BIBLIOGRÁFICAS

1. AMA. *Drug Evaluations.* American Medical Association, Chicago, Illinois, 1995.
2. CAREY, D.L., DAY, R.O., BOWDEN, F.J. Common drug interactions in HIV medicine. *Med. J. Aust.,* 164:605-7, 1996.
3. GOODMAN & GILMAN'S. *The Pharmacological Basis of Therapeutics.* HARDMAN, J. G., GOODMAN, GILMAN A., LIMBIRD, L. E., (ed.) New York, McGraw-Hill, 9th ed., 1996.
4. LEE, W.M. Drug-induced hepatotoxicity. *N. Engl. J. Med., 333*(17):1118-1127, 1995.
5. MARTINDALE. *The Extra Pharmacopoeia.* REYNOLDS, J.E.F. (ed.) London, Royal Pharmaceutical Society of Great Britain, 31st ed., 1996.
6. MOORE, R.D., FORTGANG, I., KERULY, J., CHAISSON, R.E. Adverse events from drug therapy for human immunodeficiency virus disease. *Am. J. Med., 101*:34-40, 1996.
7. USPDI. *Drug Information for the Health Care Professional.* The United States Pharmacopoeial Convention, Rockville, USA, 16th ed., vol. 1, 1996.

25

Drogas na Gravidez. Influência Sobre o Concepto

A. M. Silvany Filho

Depois da tragédia da talidomida, no início dos anos 1960, tranquilizante que produziu milhares de crianças defeituosas, os toxicologistas, farmacologistas e obstetras passaram a preocupar-se com a necessidade de pesquisar a ação teratogênica das drogas antes de permitir seu uso em pacientes grávidas. Foram exigidos testes farmacológicos, pré-clínicos, além dos classicamente recomendados, visando a estabelecer o potencial teratogênico e mutagênico de drogas sob análise.

Os distúrbios que podem ocorrer no concepto são verificados desde a ação da droga sobre os gametas até as alterações que determinam sobre as secreções genitais, modificações moleculares nas células sexuais e influência sobre a nidação e parturição.

As substâncias farmacologicamente ativas penetram no organismo como poluentes ambientais, alimentos ou agentes terapêuticos. Os danos podem ser evidentes imediatamente, em todos os estádios do desenvolvimento humano, ou, de maneira protraída, em futuro variável, no período perinatal ou pós-natal.

Os cuidados na administração dos medicamentos se tornam maiores quando, no curso da gravidez, surgem intercorrências patológicas, que obrigam o seu uso. Nenhuma droga, nessas circunstâncias, deverá ser usada sem criteriosa avaliação do potencial de risco sobre o organismo materno e das repercussões que possam determinar sobre o concepto.

O conhecimento da farmacocinética e farmacodinâmica dos medicamentos prescritos é indispensável na avaliação dos efeitos.

A excreção das drogas pelo leite materno surge como outro fator ponderável, capaz de danificar a saúde do lactente. A morfina, por exemplo, excreta-se pelo leite materno, e, dessa maneira, será introduzida, indesejavelmente, no organismo da criança.

Na avaliação do potencial teratogênico de uma droga, realizam-se estudos epidemiológicos e ensaios em animais. No caso particular da talidomida, os estudos epidemiológicos foram de fundamental importância para que a argúcia de Lenz estabelecesse a relação de causa e efeito entre as anomalias observadas nas crianças e o uso da droga pelas mães grávidas. Toda droga com destino ao uso humano deverá ser analisada em animais prenhes, para observação dos seus efeitos farmacológicos sobre o organismo materno e do concepto. O FDA (Food and Drug Administration) recomenda testes em mamíferos, realizados em roedores (ratos, camundongos e coelhos) e não-roedores (cães e primatas). Não obstante as diferenças de estrutura e tamanho relativo da placenta, o porco também serve aos mesmos estudos, por sua alta fertilidade e suscetibilidade às drogas. O FDA realça a necessidade de proceder a observações com os cruzamentos, com F.1 e até F.3, antes de assegurar-se da inocuidade da droga para o concepto.

Deve-se admitir, contudo, que esses ensaios de laboratórios ainda não atingiram um grau de previsibilidade apropriado e os resultados devem ser cautelosamente extrapolados para o ser humano, pois os sistemas biológicos são diferentes. No Cap. 24, alguns problemas são mais completamente analisados.

Dentro da experiência acumulada durante muitos anos de pesquisa, muitas drogas são consideradas comprovadamente teratogênicas, como, por exemplo, a talidomida, a aminopterina, o metotrexato, o valproato, a quinina, o dietilestilbestrol. Outras drogas são potencialmente teratogênicas, tendo sido comprovadas dismorfogenias em animais, como, por exemplo, barbitúricos, aspirina, dexanfetamina, nicotina, heroína, reserpina, hidrocortisona.

A ocorrência ou a gravidade das disembrioplasias devidas a drogas depende de muitas variáveis, tais como a natureza da droga, acessibilidade de receptores fetais, período de gestação (horizonte embriológico), sinergismo ou antagonismo com outras drogas administradas simultaneamente, constituição genética, suscetibilidade particular do feto, estado de nutrição e saúde da mãe.

A incidência de defeitos maiores nos EUA (1986) é de 2% a 4%, ou cerca de 90.000 por ano. A causa do defeito é desconhecida em 65% a 70% dos casos, 25% devido a fatores genéticos, 3% a aberrações de cromossomos e 3% a fatores ambientais, inclusive infecções, irradiação e uso de drogas.

A ação das drogas sobre o ser em formação ocorre em todos os períodos. Grandes doses de narcóticos, anestésicos inalatórios, podem deprimir o sistema nervoso central, provocando problemas respiratórios no pós-parto imediato. Recém-nascidos de mães alcoólatras ou dependentes de narcóticos apresentam sintomas da síndrome de abstinência, como irritabilidade, vômito e choro agudo. Mencionam-se, também no alcoolismo crônico, microcefalias, fissuras palpebrais, nariz em sela. A mãe sob a ação do diazepam pode dar à luz uma criança com hipotermia ou hipotonia. O uso de fumo durante a gravidez aumenta a taxa de abortamentos e de morte neonatal e retarda o crescimento do concepto. A reserpina provoca congestão nasal, letargia e bradicardia no recém-nascido.

CONCEITO DE TERATOLOGIA

A farmacoteratologia é o ramo da farmacologia que estuda as anomalias congênitas produzidas por drogas. É um tipo especial de iatrogenia.

Os defeitos de formação aparecem em gradientes variáveis, em aspectos os mais diversos, simples ou, mais frequentemente, múltiplos. Existem defeitos maiores e outros menores. O maior problema é perceber os defeitos mínimos, capazes, às vezes, de serem confundidos com as variações individuais. O estabelecimento de padrão normal em determinada espécie deverá ser determinado através de análise complexa, no exame de amostras significativas, mensuradas através de cálculos estatísticos, em termos também antropológicos, genéticos e funcionais, correlacionando os efeitos observados com grupos controle, representativos e limitados a todas as variações. Em animais, a tarefa torna-se mais simples, embora exija os mesmos cuidados, pois mais fácil será controlar as variantes e, de resto, proceder aos cruzamentos desejados, impossíveis de serem concretizados no ser humano. A obtenção dos padrões de comparação do grupo controle permitirá estudo de correlação mais perfeito.

Em biologia, todavia, o normal nunca é um ponto ou um momento. O normal reúne os valores mais repetidos, colocados numa mediana que se estende às vertentes da curva de Gauss. Por isso, fala-se em coeficiente de variação. Quando o valor se coloca num ponto um pouco mais afastado do normal, alcança-se um limite de penumbra, em que as variações individuais fazem confundir e tornar as definições dubitativas.

Quando um defeito é evidente, pela grosseira e estigmatizante apresentação anatômica, denomina-se má formação ou malformação congênita, deformidade ou defeito congênito. Imprescindível na conceituação é que a causa que o originou tenha atuado no período de desenvolvimento do novo ser.

Algumas anomalias congênitas são tão graves que tornam a vida impossível, como, por exemplo, as anencefalias; outras são triviais e sem expressão funcional, sendo apenas reveladas acidentalmente no curso de autópsias ou exame com outras finalidades, como, por exemplo, a polidactilia, o divertículo de Meckel. Anomalias congênitas em órgãos internos podem produzir modificações clínicas precoces, e assim são logo reconhecidas. Em outros casos, revelam-se acidentalmente, como a agenesia renal unilateral e a rede de Chiari, observada no coração, nas proximidades da veia cava superior.

A malformação aberrante, bizarra, extremo de anormalidade anatômica, é denominada monstruosidade, e o ser é um monstro.

Teratologia significa, etimologicamente, ciência que estuda os monstros. Modernamente, todavia, tem sentido mais amplo. A teratologia cuida de todas as deformidades permanentes de natureza congênita. São englobados nesse conceito também os defeitos metabólicos, conhecidos igualmente sob a legenda de erros inatos do metabolismo, e as imperfeições do arranjo tecidual, conhecidas como hamartomas e coristas.

Os defeitos que decorrem de traumatismos obstétricos não são de natureza congênita e são mencionados como lesões obstétricas ou lesões do nascimento, ou conatais.

CRONOLOGIA DOS EFEITOS DAS DROGAS

De acordo com o tempo de ocorrência das malformações, designam-se os defeitos como ocorridos no:

1. Período pré-concepcional (gametopatias), quando a droga atua sobre os gametas, ensejando o aparecimento de concepto com defeitos;
2. Tempo ovular (ovopatias), sucedendo desde a formação dos blastocistos e seu período de pré-implantação até a formação dos somitos;
3. Tempo embrionário (embriopatias), os defeitos determinados pelas drogas atuam na 3.ª à 8.ª semana;
4. Tempo fetal (fetopatias), quando a ação teratogênica ocorre no início da 9.ª até a 40.ª semana de vida intrauterina.

Beeley e Miller realçam que o tipo de reação produzida pelo feto depende do estádio de desenvolvimento no qual a droga atua. Afora as modificações produzidas nos gametas, ainda nas gônadas, reconhecem-se as seguintes etapas:

1. Pré-implantação, pelo menos 12 dias desde a concepção ou fertilização até a nidação do ovo;
2. Organogênese, durando de 13 a 56 dias (esses dois tempos ou períodos são referidos na literatura sobre a ação teratogênica das drogas como 1.º trimestre da gravidez);
3. Tempo fetal, compreendendo o 2.º e 3.º trimestres, em que o fato principal é o desenvolvimento do ser em formação;
4. Um período curto, compreendendo o trabalho de parto, com o delivramento do recém-nascido.

Já se sabe, há muito, que o momento ou tempo de uso das drogas é de grande importância na determinação dos defeitos. Sem dúvida, as anomalias anatômicas mais pronunciadas ocorrem no primeiro trimestre, fase de organogênese. Certas drogas perturbam, impedem ou alteram o curso da diferenciação. O uso crônico de determinada droga atuando nos vários momentos da organogênese pode provocar malformações múltiplas.

As malformações anatômicas, portanto, têm seu risco de aparecimento aumentado quando determinadas drogas são administradas no primeiro trimestre da gravidez.

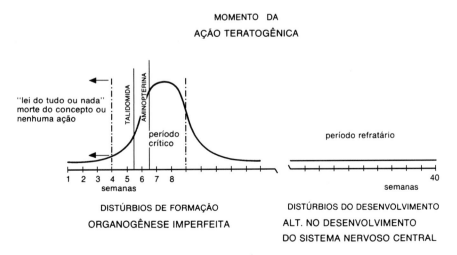

Fig. 25.1 Período crítico do momento da ação teratogênica das drogas.

ACESSO DAS DROGAS AO EMBRIÃO

Depois de incorporadas ao organismo materno, através da circulação sanguínea, as drogas alcançam o ser em formação. A natureza do composto químico, a dose, as condições de troca entre mãe e concepto são fatores importantes a serem considerados. O concepto atua como um recipiente, e a placenta, interposta entre os dois organismos, atua como órgão regulador dessas trocas, participando ativa ou passivamente do processo.

Na fase ovular, antes de o blastocisto implantar-se, a concentração da droga nos líquidos tubários ou na cavidade uterina é fator importante. A fenitoína, o fenobarbital, o delta-9-tetraidrocanabinol concentram-se nos segmentos do sistema reprodutor, especialmente no ovo, alterando também a composição das secreções que, a esse tempo, abrigam o ovo no seu curso em direção à cavidade uterina, onde deverá fazer a nidação. O grau de lipossolubilidade da droga e o pH do meio influem na passagem das drogas circulantes no organismo materno para a luz da tuba uterina.

Quando se implanta o blastocisto, a nutrição se diz do tipo histiotrófico, com participação modesta da circulação materna, mas os efeitos se tornam mais acentuados, pois as drogas incorporadas ao sangue materno atingem mais diretamente os tecidos ovulares. A nicotina, o tiopental, a isoniazida, o DDT e a cafeína podem concentrar-se no blastocisto, em taxa duas vezes maior que no sangue materno. Compostos com peso molecular entre 15.000 e 17.000 penetram no blastocisto.

Depois de estruturada a placenta, as trocas são mais amplas e a circulação das drogas no sangue materno terá influência decisiva sobre o embrião e o feto.

Estabeleceu-se que a partir da quinta semana as trocas entre embrião e mãe, através da placenta, estão plenamente estabelecidas. À medida que se desenvolve o novo ser, a placenta vai progressivamente se adaptando às novas solicitações funcionais e circulatórias até atingir o estádio referido como de plena maturidade, coincidente com o tempo de parturição.

Apesar da sua simplicidade morfológica, a placenta é um órgão funcionalmente complexo. Todas as drogas absorvidas pela mãe alcançarão o concepto via placenta, excluída a possibilidade de injeção direta do agente via líquido amniótico.

A passagem das drogas do organismo materno para o feto se faz por muitos mecanismos. Na Fig. 25.2 estão alinhadas as maneiras como as drogas podem ter acesso ao embrião.

A placenta é um órgão de trocas, glândula endócrina muito ativa e importante nos fenômenos de proteção imunológica do ser em formação, impedindo a rejeição, completando essa complexidade funcional com um papel importante de regulação metabólica, como se fosse um fígado acessório. Muitas drogas são metabolizadas ao nível do trofoblasto. Reações de oxidação aromática (por exemplo, desmetilação, N-desalquilação e hidroxilação) são realizadas na placenta.

A chegada do sangue materno aos lagos placentários, onde se procede a movimentação do sangue materno-fetal, é fundamental na nutrição e no desenvolvimento do concepto. Substâncias vasoativas, como catecolaminas, angiotensina, geradas no organismo materno ou em estados patológicos (eclâmpsia, por exemplo), modificam o fluxo sanguíneo placentário e, assim, as trocas materno-fetais.

Com relação à dose, existe um determinado limite a partir do qual os efeitos teratogênicos aparecem. Esse limite de valores lesivos caracteriza a zona teratogênica.

AÇÃO DAS DROGAS SOBRE O DESENVOLVIMENTO

O aumento ou tempo do uso da droga representa fator significativo na determinação de defeitos congênitos.

As primeiras 8 semanas (tempo ovular e embrionário) é período crítico, mais sensível à ação deletéria das drogas. Nessa fase de organogênese, fundamental na estrutura do concepto, a atividade das drogas perturba e modifica a diferenciação, e, em consequência, surgem os defeitos. A incorporação de proteínas e a atividade de substâncias especiais, levadas ao grau exponencial de síntese, são perturbadas ou modificadas, alterando o padrão esperado da morfogênese.

À medida que cresce e a diferenciação orgânica se completa, o ser em formação torna-se mais resistente, restando órgãos com modelação e amadurecimento tardios, como o sistema nervoso, em que, mais comumente, surgirão os defeitos. Espinha bífida, meningocele e hidrocefalia são exemplos, no particular, já comprovados.

A atuação das drogas ocorre nas estruturas fundamentais para a constituição do novo ser:

I – sobre os gametas
II – sobre o ovo e embrião
III – sobre o feto e anexos (placenta, âmnios, saco vitelino)

Quando se especula sobre a maneira de atuação das drogas sobre os gametas, deve-se fazer alusão aos danos impostos aos cromossomos,

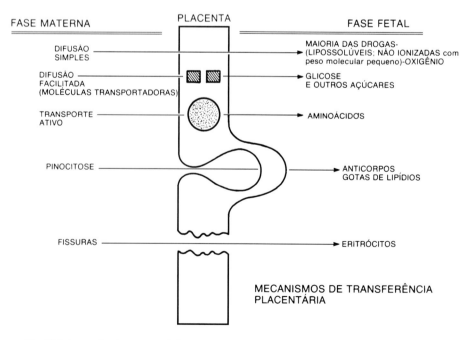

Fig. 25.2 Acesso das drogas ao embrião através de diversos mecanismos de transferência placentária.

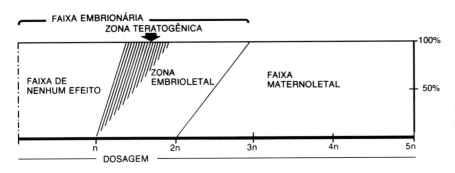

Fig. 25.3 Diagrama das manifestações tóxicas dos organismos fetal e materno. O aumento progressivo da dosagem aumenta, paralelamente, os danos. Teratogênese e letalidade embrionárias frequentemente têm limites idênticos. Após certo nível posológico, o efeito é de letalidade.

modificando sua estrutura molecular. Essas modificações de natureza genética, *lato sensu*, podem ser percebidas grosseiramente, expressando-se como modificação no número (hiperploidia, hipoploidia, nulosomia) e na forma (remoção, encurtamento de ramos, segregação, cromossomos em anéis etc.), mas podem resultar de modificações nos nucleotídios e histonas. Geneticamente, todas essas modificações cromossômicas são englobadas pela denominação mutações. Modificações simples nas bases ou nas moléculas dos cromossomos, sem expressão morfológica em número ou forma, são denominadas mutação de ponto. Algumas mutações podem ter caráter letal, levando à embrioletalidade. Coincidentemente, os agentes mutagênicos químicos (drogas) ou físicos (irradiação ionizante ou UV) são, na sua maioria, carcinogênicos.

Cerca de 91% das drogas mutagênicas são cancerígenas e, assim, potencialmente capazes de induzir defeitos congênitos. Existem, todavia, substâncias que são carcinogênicas e não são mutagênicas, tais como hormônios e asbesto. De outro lado, outras são mutagênicas mas não são carcinogênicas, como a bromuridina, o nitrato de sódio e o hidróxido de amônio.

Perturbam a espermatogênese as seguintes drogas: bussulfan, trimetileno, melanina, mostarda nitrogenada, procarbazina, prednisona, ciclofosfamida. Observa-se parada de maturação da diferenciação das células da linha sexual. Em muitos casos, observa-se recuperação da espermatogênese 2 anos após suspensão do uso da droga.

O delta-9-tetraidrocanabinol (princípio ativo da maconha) determina oligospermia e hipoploidia nos usuários crônicos. Camundongos tratados com altas doses de 5-THC (5-tetraidrocanabinol) mostram alta letalidade fetal, baixo peso dos fetos e fenda palatina.

Os canabinoides são interruptores de mitoses, prejudicando o *crossing over* e motivando a agregação de cromossomos. As alterações mutagênicas podem ocorrer não só na mulher, por um óvulo defeituoso, como no homem, como espermatozoides imperfeitos. Na maioria dos abortos, detectam-se alterações cromossômicas. Os tetraidrocanabinóis são constituintes ativos da maconha.

DETERMINANTES QUE INTERFEREM NA AÇÃO TERATOGÊNICA DAS DROGAS

A talidomida ficou definitivamente provada como agente teratogênico com os trabalhos de McBride e Lenz, em 1961 e 1962, respectivamente. De então para cá, as pesquisas de drogas teratogênicas receberam grande estímulo, disciplinando-se as observações epidemiológicas e de experimentação animal.

A relação entre a natureza da droga e o efeito produzido foi bastante explorada. É possível que determinados grupamentos tenham afinidade por determinados tecidos e expliquem certa constância de defeitos orgânicos. Outras drogas, com organotropismo embrionário múltiplo, provocam o aparecimento de múltiplos defeitos.

Não se pode excluir, evidentemente, certa inter-relação das drogas com a composição genética, que pode ser responsável por diferentes respostas orgânicas em diferentes animais de diferentes ou da mesma espécie.

Doses únicas poderão ser teratogênicas, como foi observado em ratos com o uso de 1-fenil-2,3-dimetil-4-isopropil-aminopirazolona (análogo da aminopirina). Deve ser lembrado que extrapolar esses resultados para sistemas biológicos diferentes pode levar a falsas conclusões. O rato é pouco sensível à talidomida, e a dose teratogênica necessária de 1-fenil-2,3-dimetil-4-isopropril-aminopirazolona é 12 vezes maior que a usada no homem quando se pretende obter o mesmo efeito.

O modo de administração é uma variável a ser referida. As doses são mais eficazes quando administradas por via parenteral do que por via oral. Os efeitos são desprezíveis quando o uso é tópico, como, por exemplo, com a cortisona.

Outros fatores devem ser citados. A idade materna, por exemplo, demonstra que as idosas são mais suscetíveis. O número de partos e o peso, secundariamente, interferem nos resultados. As multíparas são mais resistentes. As carências alimentares e a deficiência de oxigênio são teratogênicas para o embrião do coelho. A vitamina E parece ter efeito protetor.

TERATÓGENOS E ONCÓGENOS

Existem semelhanças no mecanismo determinante das anomalias congênitas e dos tumores. Pode estabelecer-se, de maneira verossímil, que as causas íntimas de ambos os distúrbios são teleologicamente relacionadas a distúrbios da regulação genética. Desde os experimentos iniciais de Spemann os oncógenos e teratógenos foram quimicamente relacionados. O distúrbio, em termos moleculares, atinge a constituição do DNA, alterando a natureza, a sequência das bases ou das histonas, com expressão de genes indesejáveis, bloqueios anormais ou defeitos na transcrição do RNA. Quanto às alterações genéticas e ao câncer, dois exemplos significativos são descritos na literatura:

1. Correlação de cromossomos anormais com leucemias mieloides;
2. A ocorrência de carcinoma de células claras da vagina em filhas de pacientes medicadas com dietilestilbestrol no período pré-natal.

Não se pode, definitivamente, afirmar que os teratógenos sejam, necessariamente, substâncias oncogênicas ou vice-versa. A ciclo-hexosamina, que é cancerígena para o rato, não é teratogênica. A talidomida, que é, inequivocamente, um teratógeno, não é cancerígena.

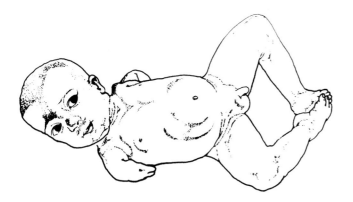

Fig. 25.4 A vítima da síndrome de talidomida apresenta braços e mãos curtos e inúteis. Neste desenho, também são mostrados hemangiomas na testa, nariz e lábio superior, sinal mais característico, se bem que inócuo, da síndrome. Outras anormalidades que podem ocorrer incluem pernas e pés deformados e deformações do ouvido, do trato digestivo, do coração e de grandes vasos sanguíneos. A maioria das crianças afetadas apresenta inteligência normal.

IMPLICAÇÕES CLÍNICAS

Doering e Stewart, diante da relativa falta de informações a respeito dos efeitos das drogas usadas durante a gravidez, realizaram interessante estudo epidemiológico acompanhando determinada população obstétrica, a fim de registrar os tipos e as quantidades de drogas usadas em todas as fases da gravidez. Nessa investigação, verificou-se que a mulher grávida toma grande número de medicamentos de prescrição médica e muitos por conta própria. A segurança da maioria desses medicamentos na gravidez ainda não foi devidamente avaliada. Os resultados do estudo prospectivo desses autores merecem registro: 168 pacientes obstétricas foram acompanhadas durante os períodos pré-natal, perinatal e pósparto. No período pré-natal, todas as pacientes receberam, pelo menos, dois medicamentos diferentes, 93,4% receberam cinco ou mais medicamentos, e uma paciente chegou a tomar 32 medicamentos diferentes. O número médio de medicamentos durante o período pré-natal foi 11.

O conhecimento dos efeitos das drogas sobre o feto ainda é incompleto. Os dados da literatura variam amplamente de acordo com a extensão dos estudos clínicos e em animais de experimentação, anos de uso terapêutico e seu seguimento e do número e nível dos registros de casos observados. Miller classifica tais efeitos segundo os critérios seguintes:

1. Efeitos conhecidos em pacientes humanos, bem documentados e conclusivos; as drogas desse grupo apresentam risco para o feto de tal monta que são contraindicadas para a mulher grávida;
2. Efeitos conhecidos em pacientes humanos, bem documentados, mas não necessariamente conclusivos nos casos registrados;
3. Efeitos suspeitos em pacientes humanos, baseados em estudos clínicos ou registro de casos;
4. Efeitos questionáveis sobre o concepto humano ou falta de estudos registrados;
5. Efeitos desconhecidos sobre o concepto humano ou falta de estudo registrados;
6. Efeitos só documentados em animais;
7. Efeitos relacionados com doença, a qual pode, mesmo na ausência da droga, provocar anormalidades ocasionais no concepto.

A American Medical Association atualizou o assunto com exemplos representativos, que passamos a enumerar.

CATEGORIAS DE FÁRMACOS DESTINADOS ÀS MULHERES GRÁVIDAS

O FDA, baseando-se no trabalho de Millstein, criou cinco categorias de drogas a serem usadas por mulheres grávidas. Essas indicações devem ser incluídas em todas as bulas de medicamentos destinados às mulheres grávidas. Essas categorias abrangem todas as drogas prescritas de absorção sistêmica ou aquelas que apresentam risco potencial para o feto. As relações entre tais drogas e a gravidez foram denominadas e definidas do seguinte modo.

Categoria A: drogas que, em estudos controlados em mulheres, não demonstraram riscos para o feto no primeiro trimestre nem nos outros trimestres, sendo remota a possibilidade de causarem dano fetal;
Categoria B: drogas que, em estudos de reprodução animal, não demonstram risco fetal mas não possuem estudos controlados em mulheres grávidas; ou então, os estudos de reprodução animal mostram efeitos adversos (diferentes de fertilidade diminuída) que não foram confirmados em estudos controlados de mulheres, no primeiro trimestre de gravidez, não havendo risco nos outros trimestres;
Categoria C: drogas que, em estudos de reprodução animal, demonstraram efeitos adversos no feto (teratogênicos, embriocidas ou outros efeitos) e não há estudos controlados em mulheres; ou então, não existem estudos em mulheres nem em animais. As drogas dessa categoria só devem ser administradas se o benefício potencial justificar o risco para o feto;
Categoria D: drogas em que há evidência positiva de risco fetal humano, mas os benefícios para a mulher grávida podem ser aceitáveis apesar do risco, como, por exemplo, em doenças graves ou potencialmente fatais, e para as quais não existem outras drogas mais seguras; na literatura e nas bulas dessas drogas, deve ser registrado um AVISO do seu risco potencial;
Categoria X: drogas que em estudos animais e em pacientes humanos demonstraram anormalidades fetais, e o risco do seu uso, em mulheres grávidas, não justifica qualquer benefício possível. As drogas dessa categoria são contraindicadas em mulheres grávidas ou que ficarão grávidas. Nas bulas e na literatura dessas drogas, o fato deve ser registrado no item de contraindicações.

Existem alguns grupos de drogas cujos efeitos teratogênicos já foram bem estabelecidos e que podem até justificar a interrupção da gravidez. Os grupos dessas drogas serão analisados a seguir.

A isotretinoína é contraindicada em todas as mulheres em idade reprodutiva, a não ser que se assegure a contracepção eficaz. A isotretinoína é teratógeno comprovado em animais e em pacientes humanos. No segundo mês de gravidez, é muito alto o risco de abortamento e de malformações congênitas: ausência ou malformação das orelhas, defeitos cardíacos graves, malformações do sistema nervoso central, inclusive hidrocefalia e microcefalia. Achados similares foram encontrados em estudos com animais. Parece que a droga impede a migração do tecido neural nos estádios precoces de desenvolvimento. A isotretinoína é utilizada na quimioterapia antineoplásica e em certas dermatoses (acne).

As drogas antineoplásicas, especialmente a aminopterina, representam elevado risco de teratogênese, e se recomenda evitar a gravidez quando se usa esse tratamento. Há, entretanto, alguns registros de lactentes normais de mães que estavam em tratamento de quimioterapia antioneoplásica que não incluía aminopterina.

O uso de anticonvulsivantes em mulheres grávidas tem sido objeto de muitos estudos a respeito do possível efeito sobre o feto. As pesquisas epidemiológicas são de difícil extrapolação, pois as crianças afetadas variam de 0% a mais de 30%. Observou-se uma síndrome provocada pela hidantoína e outros anticonvulsivantes, semelhante à síndrome alcoólica fetal. Determinados defeitos (especialmente neurológicos, fenda do palato, defeitos cardíacos) parecem ocorrer com frequência duas vezes maior em filhos de pacientes epilépticas tratadas do que em mães epilépticas não tratadas. O ácido valproico foi associado a defeitos do tubo neural, especialmente espinha bífida. De acordo com a opinião de especialistas, os anticonvulsivantes devem ser mantidos quando necessário, apesar do risco de malformações. As mães devem ser avisadas dos riscos, mas há probabilidades favoráveis de que o recém-nascido seja normal, embora em algumas pacientes possa ser indicada a interrupção da gravidez. Deve-se administrar vitamina K aos recém-nascidos de mães epilépticas que estavam tomando anticonvulsivantes porque essas drogas podem provocar hemorragias.

Os estrógenos, especialmente os não esteroides, como o dietilestilbestrol, podem provocar um tipo raro de câncer vaginal e outras alterações do trato genitourinário nos recém-nascidos.

Os contraceptivos orais, tomados inadvertidamente, têm sido condenados em certos estudos e em outros não. O danazol, que é um estrógeno usado no tratamento da endometriose e da doença fibrocística do seio, tem sido associado à masculinização de fetos femininos quando usados pelas mães no início da gravidez.

Os progestínicos, que fazem parte dos contraceptivos orais, apesar de serem derivados da testosterona, aparentemente provocam efeitos teratogênicos de pouca monta.

Efeitos antiandrogênicos (hipospádia, criptorquidismo, microfalo e possíveis efeitos sobre fertilidade e comportamento) no feto masculino, provocados por hormônios sexuais extrínsecos, foram observados em vários estudos epidemiológicos e em animais de experimentação.

As drogas antitireoidianas podem provocar hipotireoidismo e bócio fetais. Por outro lado, pode surgir hipertireoidismo no início da gravidez, e, se não for tratado, pode dar origem a parto prematuro. Geralmente, os efeitos bociogênicos dos derivados do tiouracil e do iodo são reversíveis. Se houver necessidade de tratamento de hipertireoidismo durante a gravidez, recomenda-se a mais baixa dose possível de propiltiouracil, pois esse composto atravessa a placenta com mais facilidade do que o metimazol. O hormônio da tireoide e preparações com iodo radioativo são contraindicados.

Os sais de lítio provocam lesão característica do coração esquerdo, embora não haja estudos que possam indicar o nível desse risco. Os sais de lítio são também bociogênicos. Quando for necessário o uso de lítio em mães grávidas, deve-se usar a dose mínima possível. Há, por outro lado, observações de recém-nascidos normais de mães que tomaram sais de lítio durante a gravidez. O uso de sais de lítio pode, em certos casos, justificar a interrupção da gravidez.

Os anticoagulantes cumarínicos (varfarina) provocam hipoplasia nasal, defeitos nas epífises secundárias e retardo do crescimento, cegueira e hidrocefalia. Quando há necessidade de anticoagulantes durante a gravidez, prefere-se a heparina, especialmente durante o primeiro trimestre, porque ela não atravessa a placenta nem é teratogênica. Entretanto, quando se aplica a heparina no terceiro trimestre, a perda fetal é elevada, e ela provoca problemas sérios.

As tetraciclinas aplicadas no terceiro trimestre da gravidez interferem com a calcificação do feto, o que resulta em osteogênese anormal e hipoplasia do esmalte dentário, com descoloração permanente amarelo-marrom dos dentes. Não se deve, portanto, prescrever tetraciclinas na última metade da gravidez.

A profilaxia da malária durante a gravidez tem sido realizada sem efeitos danosos para o feto, ao passo que a malária é perigosa durante a gravidez. Entretanto, deve-se evitar o uso de altas doses de cloroquina no tratamento de artrite reumatoide durante a gravidez.

EXEMPLOS DE DROGAS QUE PODEM LESAR O FETO

Acetazolamida – Malformações gerais.
Ácido aceto-hidroxâmico – Malformações gerais e membros deformados em ratos.
Ácido lisérgico – Ações sobre o sistema nervoso central, anormalidades dos membros.
Álcool etílico (etanol) – Síndrome caracterizada por hipoplasia da linha mediana, microcefalia, orelhas localizadas abaixo do nível normal, anormalidades cardíacas, malformações genitais femininas, retardo do crescimento intrauterino, retardo mental, síndrome de abstinência do recém-nascido, depressão respiratória fetal, depressão neonatal.
Aminopterina – Múltiplas anormalidades; anormalidades craniofaciais, retardo do crescimento intrauterino, retardo mental, aborto.
Andrógenos – Masculinização do feto feminino.
Aspirina (ácido acetilsalicílico) – Fechamento do canal arterial, gestação prolongada, hemorragia fetal.
Azatioprina – Hipoplasia adrenal.
Bromofeniramina – Malformações.
Bussulfan – Múltiplas anormalidades, retardo do crescimento intrauterino; aborto.
Cafeína (pelo menos sete xícaras por dia) – Efeitos questionáveis sobre perda reprodutiva, taquicardia fetal, malformações gerais em animais.
Canamicina – Lesão do oitavo par craniano.
Ciclizina – Efeitos ainda desconhecidos.
Ciclofosfamida – Múltiplas anormalidades; retardo do crescimento uterino; aborto.
Clomifeno – Defeito do tubo neural; diversas anomalias; síndrome de Down.
Cloranfenicol – Síndrome cinzenta do recém-nascido.
Clordiazepóxido – Efeitos questionáveis em pacientes humanos, baseados em registros esporádicos de malformações gerais.
Cloroquina – Lesão do oitavo par craniano.
Clorpropamida – Ações sobre o sistema nervoso central; hipoglicemia do recém-nascido.
Contraceptivos orais – Efeitos questionáveis e desconhecidos.
Derivados ergóticos (esporão de centeio) – Propriedades ocitócicas.
Diazepam – Anormalidades cardíacas; lábio leporino; fenda do palato; hipotonia e apneia neonatais; depressão respiratória neonatal; síndrome de abstinência do recém-nascido quando a mãe usou diazepam durante muito tempo.
Diazóxido – Hiperbilirrubinemia; trombocitopenia; hipoglicemia; retardo do crescimento intrauterino.
Dicumarol – Síndrome caracterizada por pontilhado das cartilagens, depressão da linha mediana facial, cegueira, retardo do crescimento intrauterino; hemorragia.
Dietilestilbestrol – Tumores vaginais; malformações uterinas e cervicais; malformações glandulares; malformações genitais masculinas; efeitos sobre o comportamento.
Estreptomicina – Lesão do oitavo par craniano; defeitos múltiplos; micromelia.
Etionamida – Efeitos desconhecidos.
Fenitoína – Anormalidades cardíacas; síndrome caracterizada por hipoplasia da linha mediana; ptose; boca alargada; dobras internas do epicanto; pescoço encurtado; *webbing* moderado; unhas hipoplásicas, falanges curtas; retardo do crescimento intrauterino; retardo mental; hemorragia neonatal.
Fenobarbital – Anormalidades cardíacas; malformações gerais; indução enzimática; depressão respiratória neonatal; síndrome de abstinência do recém-nascido quando a mãe usou fenobarbital durante muito tempo.
Fenotiazinas – Efeitos questionáveis em pacientes humanos, baseados em registros esporádicos de malformações gerais.
Fluoruracil – Múltiplas anormalidades; retardo do crescimento intrauterino; aborto.
Fumo – Retardo do crescimento intrauterino; aumento da morte perinatal; depressão respiratória fetal.
Gentamicina – Lesão do oitavo par craniano.
Haloperidol – Efeitos questionáveis em pacientes humanos, baseados em registros esporádicos de malformações gerais.
Heparina – Droga de escolha quando há necessidade de anticoagulante, especialmente no primeiro trimestre, porque não atravessa a placenta nem é teratogênica. Entretanto, se administrada no terceiro trimestre, provoca sérios problemas e a perda sanguínea fetal é elevada; retardo mental; hemorragia.
Heroína – Retardo do crescimento fetal; aumento da mortalidade neonatal; parto prematuro.
Hidralazina – Malformações esqueléticas.
Hidrocortisona – Só existem dados de animais de experimentação; promove maturação dos pulmões (esse efeito pode ser usado terapeuticamente).
Idoxuridina – Múltiplas anormalidades; retardo do crescimento intrauterino; abortamento.
Imipramina – Efeitos questionáveis em pacientes humanos, baseados em registros esporádicos de malformações gerais.
Indometacina – Fechamento do canal arterial; gestação prolongada; hemorragia fetal.
Insulina – Malformações esqueléticas.
Iodo – Bócio; supressão funcional da tireoide.
Isoniazida – Ação sobre o sistema nervoso central.
Isotretinoína – Abortamento espontâneo; orelhas malformadas; defeitos cardíacos; malformações do sistema nervoso central.
Lidocaína – Acidose, depressão, bradicardia.
Lítio – Malformações gerais.
Mebendazol – Efeitos ainda desconhecidos.
Meclizina – Efeitos ainda desconhecidos.
Meperidina – No parto, produz depressão respiratória e reduz a frequência cardíaca fetal.
Mepivacaína – Bradicardia fetal.
Meprobamato – Efeitos questionáveis em pacientes humanos, baseados em registros esporádicos de malformações gerais.
Mercaptopurina – Múltiplas anormalidades; retardo do crescimento intrauterino; abortamento.
Metildopa – Aborto; morte fetal; morte neonatal.
Metilmercúrio – Retardo mental.
Metimazol – Bócio.
Metotrexato – Em animais experimentais, aparecimento de tumores.
Morfina – No trabalho de parto, provoca depressão respiratória neonatal. Se a mãe fez uso prolongado de morfina, o recém-nascido pode apresentar síndrome de abstinência.
Nitrofurantoína – Hiperbilirrubinemia; anemia hemolítica.

Parametadiona – Anormalidades cardíacas; síndrome caracterizada por fácies anormal, sobrancelhas em forma de V, anormalidades cardíacas, retardo mental.

Pirimetamina – Droga de elevado risco, de ação teratogênica comprovada em animais.

Prednisona – Retardo do crescimento; promove maturação dos pulmões (esse efeito pode ser utilizado terapeuticamente).

Progestínicos sintéticos – Redução dos membros; masculinização do feto feminino.

Propiltiouracil – Influência sobre o estado mental; bócio.

Propoxifeno – Ainda não existem dados precisos a respeito dos efeitos do propoxifeno sobre o feto.

Propranolol – A influência no primeiro trimestre de gravidez em pacientes humanos ainda não é conhecida. Em experiências animais, pode provocar malformações gerais. No segundo e terceiro trimestres, o propranolol pode induzir retardo do crescimento e redução do débito cardíaco fetal. Durante o parto, o propranolol pode condicionar redução do débito cardíaco fetal, hipoglicemia fetal e neonatal.

Rifampicina – Ações sobre o sistema nervoso central.

Quinina – Malformações gerais; aborto; lesão do oitavo par craniano; surdez; trombocitopenia.

Reserpina – Congestão nasal; depressão e galactosemia do recém-nascido.

Sulfametoxazol-trimetoprima – Em animais experimentais, malformações.

Sulfonamidas – Hiperbilirrubinemia.

Talidomida – Malformações gerais; focomelia.

Terbutalina – No segundo e terceiro semestres e no parto, a terbutalina pode provocar taquicardia fetal.

Tetraciclinas – Inibição do crescimento ósseo; micromelia, sindactilia, hipoplasia do esmalte dentário, manchas dos dentes decíduos.

Tiazídicos – Alterações no equilíbrio de potássio e da água no organismo materno; icterícia, trombocitopenia e desequilíbrio iônico no feto.

Tolbutamida – Ações sobre o sistema nervoso central; hipoglicemia do recém-nascido.

Trimetadiona – Anormalidades cardíacas; síndromes caracterizadas por fácies anormal, sobrancelhas em V, anormalidades cardíacas, fenda do palato; retardo mental.

Valproato – Defeitos do tubo neural.

Varfarina – Síndrome caracterizada por pontilhado das cartilagens, depressão da linha mediana facial; cegueira, retardo do crescimento intrauterino; retardo mental; hemorragia.

Além dos exemplos citados, o concepto pode estar sujeito a outros agentes potencialmente lesivos: poluentes do meio ambiente; hipertermia (podendo provocar malformações gerais, retardo do crescimento intrauterino, aborto), ondas curtas (malformações gerais, aborto, retardo do crescimento intrauterino, efeitos sobre o sistema nervoso central e as gônadas).

Ao prescrever drogas à mulher grávida, o médico deve considerar os seguintes aspectos: (1) evitar o uso desnecessário de drogas e escolher o fármaco que possua o mais baixo índice de risco/benefício; (2) informar as pacientes sobre as implicações do uso de drogas durante a gravidez; (3) quando houver uso necessário ou inadvertido de drogas durante a gravidez, avisar as pacientes sobre as medidas adequadas de contracepção; (4) quando houver defeitos congênitos, investigar o uso incomum de fármacos e registrar o fato.

REFERÊNCIAS BIBLIOGRÁFICAS

1. ASHING, J., WAY, E. L. Placental transfer of drugs. In: LA DU, B.N. (ed.) *Fundamentals of Drug Metabolism and Drug Disposition.* Baltimore, Williams and Wilkins, l971.
2. BEELEY, L. Adverse effects of drug in later pregnancy. *Clin. Obstet. Gynecol.*, *8*:275-289, 1981.
3. BERKOWITZ, R. L. *et al.* (eds.) *Handbook for Prescribing Medications During Pregnancy.* Boston, Little, Brown and Company, 1981.
4. CLEGG, D. J. Teratology. *Amer. Rev. Pharmacol., 11*:409, 1971.
5. COMMITTEE ON DRUGS. American Academy of Pediatrics. Valproate teratogenicity. *Pediatrics, 63*:331, 1979.
6. COMMITTEE ON DRUGS. American Academy of Pediatrics. Valproate teratogenicity. *Pediatrics, 71*:980, 1983.
7. DOERING, P.L., STEWART, R. B. The extent and character of drug consumption during pregnancy. *JAMA, 239*:843-846, 1978.
8. DRUG THERAPY AND PREGNANCY. Maternal, fetal and neonatal considerations (symposium). *Obstet. Gynecol., 58* (Suppl.): 1-105 (Nov.), 1981.
9. GOLBUS, M. S. Teratology for obstetrician: current status. *Obstet. Gynecol., 55*:269-277, 1980.
10. HAYS, D.P. Teratogenesis: review of basic principles with discussion of selected agents, parts I and II. *Drug. Intell. Clin. Pharm., 15*:444-450, 542-561, 1981.
11. HILL, R. M., STERN, L. Drugs in pregnancy. *Obstet. Gynecol. Surv., 17*:182-197, 1979.
12. HOWARD, F. M., HILL, J. M. Drugs in pregnancy. *Obstet. Gynecol. Surv., 34*:643-653, 1979.
13. IAMS, J. D., RAYBURN, W.F. Drug effects on fetus. *In*: RAYBURN, W.F., ZUSPAN, F.P. (eds.) *Drug Therapy in Obstetrics and Gynecology*. Norwalk, C. T. Appleton-Century-Crofts, 1982.
14. JUNQUEIRA, L.C.U., ZAGO, D. *Fundamentos de Embriologia Humana*. Rio de Janeiro, Guanabara Koogan, 1972.
15. MILLER, R. K. Drugs during pregnancy: therapeutic dilemma. *Ration Drug. Ther., 15*:1-9, 1981.
16. MILLSTEIN, L.G. FDA's "pregnancy categories" (letter). *N. Engl. J. Med., 303*:706, 1980.
17. MIRKIN, B.L. Pharmacodynamics and drug disposition in pregnant women, in neonates, and in children. In: MELMON, K., MORELLI, H. *Clinical Pharmacology*. New York, Mac Millan, 1989.
18. SHEPARD, T. H. Teratogenicity of therapeutic agents. *Curr. Probl. Pediatr.,* 10:1-42, 1979.
19. WOOD, S.M., BEELEY, L. (eds.) Prescribing in pregnancy. *Clin. Obstet. Gynecol., 8*:248-528, 1981.

26

Abuso de Drogas

Wilma Pereira Bastos Ramos e Armando Octávio Ramos

O homem, desde as raízes de sua história, por quaisquer terras que habitasse e qualquer que fosse seu grau ou gênero de cultura, utilizou substâncias, geralmente princípios ativos de plantas, que lhe propiciassem prazer e sensação de bem-estar, muitas vezes intensos, a eles deixando-se acostumar. Encontram-se referências que revelam a utilização do álcool e do ópio desde os primórdios da história conhecida, sendo clássico o episódio bíblico da embriaguez de Noé.

Os tempos evoluíram, multiplicaram-se as drogas que têm a propriedade de modificar o psiquismo. Várias delas tornaram-se importantes em medicina, porque podiam, muitas vezes, corrigir estados patológicos mentais, ou eram úteis devido às propriedades benéficas sobre diversos sistemas do organismo. Em cada sociedade, porém, um número de indivíduos tende a usar tais drogas de modo abusivo, geralmente por autoadministração, com finalidade não terapêutica, para buscar sensações especiais, fugindo, portanto, aos padrões médicos e sociais aceitos. Esse uso indevido de drogas é considerado abusivo. É claro que o abuso pode ocorrer também com substâncias que não alteram o psiquismo, como analgésicos, purgativos etc., mas essas fogem ao escopo de nosso assunto.

O conceito de abuso é relativo e varia com a ocasião, época histórica e região considerada. Assim, a morfina administrada para aliviar a dor não é abuso, mas o é o uso para causar euforia. Fumar ópio, no Oriente antigo, era socialmente aceito, e não um abuso. Atualmente, as sociedades orientais têm atitude semelhante para com o álcool etílico. Nos planaltos andinos, a maioria da população usa folhas de coca sem restrição pelas sociedades locais.

O abuso de uma droga pode ser ocasional, e, passada a experiência, o indivíduo sente pouco ou nenhum interesse em continuar a usá-la. O abuso pode, contudo, repetir-se com frequência variável, até atingir o estágio de abuso compulsivo, em que o indivíduo busca a droga com avidez, associando seus efeitos a um estado de bem-estar que considera ideal. Privado da droga, desequilibra-se e procura obtê-la por qualquer meio. Esse comportamento caracteriza a dependência psíquica, fator determinante do vício.

Diversas drogas, como morfina, heroína, álcool, barbitúricos, alucinógenos e maconha, podem causar sensação de euforia, bem-estar e relaxamento, na dependência da dose e das circunstâncias. Podem também suprimir a ansiedade, aliviar o sofrimento e o medo, aumentar a autoconfiança, fazer emergirem ilusões e suprimir sentimentos desagradáveis. Esses efeitos podem ser muito importantes para indivíduos neuróticos, com desvios da personalidade, angustiados por desajustes, que podem então se tornar viciados. Quando privado da droga, o viciado tem crises subjetivas de necessidade da substância, fenômeno que se denomina crise de abstinência psíquica.

A dependência pode instalar-se também em indivíduos sem nenhum desvio psicopatológico aparente. Estes se mantêm, às vezes por longos anos, produtiva e socialmente equilibrados, apesar do abuso regular e frequente. Contudo, após anos de abuso, com frequência observa-se deterioração pessoal. Esse fato reforça o conceito de que certas drogas podem, por si mesmas, causar dependência, trazendo um tipo de gratificação atraente ao indivíduo normal. Corrobora-o também a observação de que animais, experimentalmente, tornam-se dependentes de fármacos como a cocaína, anfetaminas, opiáceos, aprendendo a se autoadministrar a droga e fazendo-o apesar de considerável esforço físico (como puxar uma alavanca centenas e até milhares de vezes para cada dose) ou do desconforto da picada de agulhas de soluções injetáveis. As experiências utilizam principalmente ratos, podendo esses animais atingir graus profundos de intoxicação e mesmo a morte, ou, em outras ocasiões, controlam as doses de forma a manter níveis compatíveis com a sobrevivência. A capacidade de induzir dependência em animais varia de uma droga para outra: assim, desenvolvem grande interesse na autoadministração de morfina, cocaína, anfetaminas, interesse menos intenso na autoadministração de nicotina, etanol, e nenhum interesse, nos modelos utilizados, pela autoadministração de canabinoides.

TOLERÂNCIA E DEPENDÊNCIA FÍSICA

Com o uso frequente, a maioria das drogas que causam dependência acarreta também tolerância a determinados efeitos, inclusive os euforizantes, de modo que o usuário tende a aumentar progressivamente as doses para obter os efeitos desejados. A tolerância não ocorre para todos os efeitos da droga: com a morfina, por exemplo, desenvolve-se tolerância ao efeito euforizante e à dose letal, mas não à dose tóxica, causa de acidentes graves entre os dependentes.

Diversas drogas que desenvolvem tolerância causam também dependência física. Nesse caso, o organismo se adapta à presença da droga, estabelecendo-se entre ambos uma interação que resulta em estado de equilíbrio. Os tipos de modificações adaptativas neurofisiológicas que o organismo sofre estão bem estudados para a maioria das substâncias que causam dependência física. Se o indivíduo fica repentinamente privado da substância, o equilíbrio se desfaz, e seu organismo sofre perturbações que caracterizam a crise de abstinência física.

O tempo de instalação da dependência física varia de uma droga para outra e de acordo com as doses utilizadas. Por exemplo, instala-se rapidamente com opiáceos e mais lentamente com os barbitúricos. A ocorrência de abstinência física passa despercebida enquanto a droga está sendo usada regularmente, porém evidencia-se quando é retirada de forma abrupta ou gradativa, instalando-se a crise de abstinência. Esta varia em sua sintomatologia de um tipo de fármaco para outro, grau ou dependência e estado geral do indivíduo. A crise de abstinência por opiáceos (morfina, heroína), álcool etílico e barbitúricos pode ser extremamente grave e até letal.

A tolerância e a dependência física, bem como os mecanismos de ação envolvidos, são fenômenos inter-relacionados para a maioria das drogas, embora não necessariamente integrados. A tolerância pode ser de natureza farmacocinética, e, nesse caso, a droga, com o uso continuado, ativa enzimas que a metabolizam, diminuindo em consequência a quantidade disponível no local de ação. Pode ser de natureza farmacodinâmica, resultando de modificações adaptativas do organismo, e de natureza neurofisiológica, induzida pelo contato prolongado com a droga, diminuindo seus efeitos. Comumente os dois tipos de mecanismos estão presentes.

Pode ocorrer entre diferentes drogas a chamada dependência cruzada. Nesse caso, uma droga é capaz de suprimir ou apenas aliviar sintomas da crise de abstinência causada pela supressão brusca da outra com a qual apresente dependência cruzada. Admite-se então que ambas atuem por mecanismos idênticos ou semelhantes, ainda que em muitos casos não bem identificados. Assim, apresentam dependência cruzada os analgésicos opioides entre si, o álcool etílico, os benzodiazepínicos e os anestésicos gerais de inalação. A dependência cruzada relaciona-se com a tolerância cruzada, caso em que o dependente de determinada droga apresenta maior resistência aos efeitos de outra com a qual apresente dependência cruzada.

Das drogas que causam vício, as que inequivocamente causam dependência física são os depressores do SNC: analgésicos opioides, barbitúricos, álcool etílico, benzodiazepínicos. Já com os estimulantes (anfetaminas, cocaína), não está bem demonstrada a ocorrência de dependência física.

CONCEITOS DE HÁBITO, VÍCIO, DEPENDÊNCIA E TOXICOMANIA

O termo "vício" tem sido empregado de tantas formas, muitas vezes inadequadamente, que é oportuna uma tentativa de conceituação.

Quando um indivíduo está ligado ao uso de uma droga devido a dependência, essa ligação varia de grau, podendo ir logicamente do mínimo ao máximo de profundidade. Num grau mínimo, fala-se de hábito, que se caracteriza pelo uso frequente de uma substância sem que haja prejuízo para a sociedade ou danos importantes para o próprio indivíduo. A cafeína sob a forma de bebidas cafeinadas, como o café, o chá, a Coca-Cola, é uma substância formadora de hábito. Aqui, falar em vício é inadequado.

Quando o grau de comprometimento do indivíduo com a droga é muito profundo, fala-se em vício, dependência e toxicomania.

Tende-se a substituir o termo vício por "dependência", especificando-se: dependência do tipo morfina, tipo barbitúrico, tipo anfetaminas. Contudo, é difícil que aquele termo seja abandonado, apesar de suas limitações. Muitas vezes, usa-se a designação "toxicomania", que significa o grau máximo de escravidão de um indivíduo à droga, de modo que esta assume importância máxima em sua vida, tornando-se o ponto alto de todos os seus interesses. Confunde-se, para fins práticos, com o conceito de vício. O termo *addiction* (adição) é utilizado na língua inglesa.

Caracteriza-se o estado de vício quando são observados três ou mais dos critérios descritos a seguir (Jaffe, 1990), conforme manifesto da Sociedade Americana de Psiquiatria, 1987: (1) uso da droga com maior frequência e em quantidades mais elevadas do que o pretendido; (2) insucesso nos esforços para abandonar ou reduzir o uso; (3) longo tempo despendido para adquirir, usar a droga ou recuperar-se de seus efeitos; (4) intoxicação frequente ou sintomas de abstinência; (5) abandono de atividades sociais ou ocupacionais em decorrência de uso da droga; (6) uso contínuo, apesar dos prejuízos psicológicos ou físicos; (7) acentuada tolerância; (8) uso frequente da droga para aliviar os sintomas da crise de abstinência.

Relação entre dependência física e vício

Embora a dependência física seja um fator importante para o uso continuado de uma droga, no sentido de que o usuário procura evitar o desconforto ou o perigo da crise de abstinência, não é, indubitavelmente, o determinante do vício. Diversos medicamentos – como a clorpromazina e outros neurolépticos, e a imipramina – causam dependência física, sem induzir abuso ou vício.

Relação entre dependência psíquica e vício

Essa parece ser a verdadeira determinante do vício. As sensações psíquicas causadas pela droga satisfazem certas necessidades ou aspirações do indivíduo, compelindo-o a usá-la com frequência. Por outro lado, está bem demonstrado que os arcabouços da personalidade e psíquicos do usuário têm grande influência na instalação do vício: enquanto alguns sentem pelas drogas euforizantes tranquila indiferença, outros têm por elas atração especial.

DROGAS QUE CAUSAM DEPENDÊNCIA

As drogas que apresentam tendência a causar dependência têm sempre um efeito proeminente sobre a mente, causando sensações que alguns indivíduos consideram agradáveis (a sensação de euforia, de bem-estar, é muito subjetiva). Com frequência, o dependente experimenta disforia, como ansiedade, medo, náuseas, vômitos, às primeiras experiências ou após ter-se acostumado à droga, sem contudo abandonar seu uso.

Todas as substâncias que atuam sobre a mente são chamadas genericamente de psicotrópicos. É comum a suposição de que todas as drogas psicotrópicas podem causar vício e são, em geral, sujeitas a rigoroso controle médico-sanitário. Entretanto, apenas uma parcela tem essa tendência em grau apreciável. Não causam vícios psicotrópicos importantes, como os neurolépticos e os antidepressivos.

As drogas viciantes são comumente denominadas "tóxicos", "narcóticos", "entorpecentes", ou simplesmente "drogas". Esses termos são inadequados, porque não correspondem de fato às propriedades de grande parte dessas substâncias, ou abrangem um sentido muito mais amplo. Entretanto, essa terminologia é consagrada pelo uso e dificilmente será abandonada.

O perigo do uso indiscriminado das drogas viciantes determinou a necessidade de seu rígido controle. A amplitude do problema fez com que diversos países, a Organização Mundial de Saúde e outros organismos estabelecessem comitês, comissões etc. para estudo e controle da complexa situação resultante da comercialização e do uso de tais substâncias.

Relacionam-se a seguir as principais drogas causadoras de dependência, estabelecendo uma classificação útil para fins didáticos, porém criticável quando se considera que suas características farmacológicas são muito variáveis e complexas, o que impossibilita uma classificação cientificamente correta.

Drogas predominantemente psicoestimulantes

– Cocaína
– Anfetaminas e análogos • anfetamina
  • dexanfetamina
  • metanfetamina
  • fenmetrazina
– Cafeína

Drogas predominantemente depressoras do SNC

– Álcool etílico
– Hipnóticos • hipnóticos barbitúricos (pentobarbital, secobarbital)
  • hipnóticos não barbitúricos (nitrazepam)
  • ansiolíticos (diazepam, flurazepam, lorazepam)
– Analgésicos opioides • ópio e seus derivados (morfina, heroína)
  • não opiáceos (petidina, metadona)

Drogas que atuam predominantemente sobre a percepção

- Nicotina (tabaco, fumo)
- Canabinoides (maconha, marijuana, haxixe)
- Alucinógenos (LSD-25, mescalina, psilocibina, harmina)
- Outras substâncias
- Solventes

Psicoestimulantes

COCAÍNA

A cocaína é um alcaloide extraído de plantas do gênero *Erythroxylon*, arbusto cultivado em regiões andinas e amazônicas. Mais de 200 espécies de *Erythroxylon* são conhecidas, porém somente a *E. coca*, var. *ipadu*, e a *E. novogranatense*, var. *truxillense*, contêm cocaína em quantidades apreciáveis. Nas regiões andinas, a maioria da população indígena, desde remota antiguidade, usa folhas de coca para diminuir a fadiga, a fome e elevar o ânimo, com pequena característica de dependência e frequentemente com objetivo medicinal. As folhas secas são mascadas com cal ou cinza, para facilitar a liberação da cocaína por alcalinização da saliva.

A cocaína gozou de popularidade, sendo preconizada por médicos e entrando na composição de vários medicamentos patenteados, indicados contra dores de dentes, dispepsia, cefaleias, distúrbios gastrointestinais, nevralgias e melancolia. Uma bebida não alcoólica, denominada Coca-Cola, tinha inicialmente em sua composição extrato de folhas de coca, além de cafeína e cola, sendo anunciada como "bebida do intelecto e da temperança" (Johanson e Fischman, 1989). Contudo, os efeitos maléficos da cocaína foram tornando-se bem conhecidos, determinando seu controle nos Estados Unidos a partir de 1914, juntamente com o ópio e derivados (Harrison Narcotic Act, 1914).

A popularidade da cocaína nas Américas e na Europa aumentou extraordinariamente desde os anos 1970, e hoje em dia seu abuso disseminado constitui-se em problema de Saúde Pública dos mais relevantes. O incremento do abuso ocorreu continuadamente até 1980, estabilizando-se a partir de 1988.

Ações farmacológicas e padrões de uso

A cocaína tem potente ação anestésica local, causando concomitantemente vasoconstrição por ação simpatomimética, efeitos potencialmente úteis em medicina e estudados em outros capítulos.

Dentro do padrão de uso ilícito, a cocaína, sob a forma de cloridrato, é administrada por diferentes vias. Pode ser aspirada, sendo absorvida pela mucosa nasal; nesse caso, o uso crônico e frequente acarreta necrose e perfuração do septo nasal, como consequência da vasoconstrição prolongada. Injetada por via venosa, induz efeito extremamente rápido, intenso e de curta duração. Mais recentemente, tem-se popularizado o uso por via pulmonar, com a droga inalada em dispositivos tipo cachimbo ou em cigarros. Nesse caso, é empregado o *crack*, que é a base livre, preparada por alcalinização do cloridrato. Embora parte do alcaloide seja destruída pela temperatura alta, a cocaína é prontamente absorvida pelos pulmões, atingindo concentrações sanguíneas máximas em poucos minutos, porém por tempo reduzido. A comodidade e a eficácia da via levam ao uso frequente e continuado, gozando o *crack* de grande popularidade atualmente. A cocaína é fornecida aos usuários em mistura com várias substâncias, mais baratas, que aumentam seu volume e peso, como procaína, açúcares, cafeína, ou até, em uma adulteração perigosa, pó de mármore.

Os efeitos subjetivos experimentados variam muito em qualidade e intensidade, dependendo das características psicológicas do usuário, das circunstâncias ambientais, experiência prévia, dose e via de administração. Observam-se aumento do ânimo, do estado de alerta, desinibição, diminuição da fome, euforia, loquacidade, hiperatividade motora, ansiedade e nervosismo, sendo comuns irritabilidade, disforia e insônia. Fadiga e depressão se seguem aos estados de estimulação muito intensa, inspirando nova administração. Com o aumento da dose, observam-se confusão mental, perda da associação de ideias, diminuição da atividade motora e comportamento antissocial, incluindo agressividade e violência. Após o uso contínuo (semanas ou meses), podem ser desencadeados estados de psicose tóxica, com alucinações visuais e auditivas, delírio, idéias paranoides, tendências suicidas, delinquência. Entre os dependentes, apenas uma minoria consegue controlar o uso e desenvolver atividade produtiva, mas amiúde com deterioração pessoal progressiva. Disfunções sexuais são comuns entre os usuários crônicos.

Mecanismo de ação

A cocaína atua no SNC, diminuindo a recaptação de dopamina liberada pelas terminações nervosas, por ligar-se aos locais transportadores, aumentando assim o contato do neurotransmissor com receptores sinápticos. Há ainda evidências de que a cocaína interage com outros sistemas neuroquímicos que podem mediar seus efeitos comportamentais.

Tolerância e dependência

Uma das consequências mais significativas do abuso de cocaína é o desenvolvimento de patologia comportamental nos usuários crônicos. Além daquelas já referidas, observam-se psicoses caracterizadas por paranoia, alucinações visuais muito vívidas, alucinações auditivas e táteis, incluindo sensação de insetos escavando sob a pele. Tem-se demonstrado, em animais, degeneração neuronal após administração prolongada.

Os efeitos letais ou subletais da cocaína decorrem principalmente de ação sobre o sistema cardiovascular e o cérebro. Há evidências de que causa espasmo coronariano ou que promove trombose e às vezes coagulação intravascular disseminada. Os efeitos sobre sinapses centrais adrenérgicas, dopaminérgicas e serotoninérgicas podem resultar em atividade convulsiva e aumento do tônus simpático periférico com taquicardia, arritmias atriais, ventriculares e hipertensão. Tem-se relatado a ocorrência de infarto do miocárdio 30 minutos a 11 horas após o uso de cocaína por qualquer via, embora a vida média da droga seja de 50 a 90 minutos. Casos de morte têm sido atribuídos a arritmias ventriculares seguidas de fibrilação. Nas estruturas cerebrais, têm-se observado isquemia, infarto, hemorragias e, como consequência, convulsões, hiperpirexia, depressão e parada respiratória.

ANFETAMINAS

Esses psicoestimulantes incluem a anfetamina, a dexanfetamina, a metanfetamina e drogas correlatas como a fenmetrazina, o metilfenidato e a dietilpropiona. A anfetamina tem uso médico muito limitado, e alguns correlatos (fenmetrazina, dietilpropiona) têm sido utilizados como auxiliar no tratamento da obesidade, reduzindo a fome.

A anfetamina e seus derivados mais potentes, como a dexanfetamina e a metanfetamina, são utilizados ilegalmente para prolongar o estado de vigília, facilitando tarefas noturnas, e para dopar atletas, elevando-lhes a resistência e o ânimo. As características estimulantes das anfetaminas se identificam com aquelas da cocaína, ocorrendo euforia, aumento do ânimo, insônia, anorexia, nervosismo, irritabilidade e, ao fim dos efeitos, depressão e sonolência.

São utilizadas em comprimidos, por via oral, e em soluções injetáveis, por via venosa. Quando injetadas, os efeitos se instalam imediatamente e são muito intensos, sendo, em testes com dependentes, indistinguíveis daqueles experimentados com a cocaína endovenosa. A duração de efeitos é muito mais prolongada que com a cocaína, sendo a vida média da anfetamina de 10 horas e da metanfetamina, de 5 horas. Os mecanismos de ação diferem daqueles da cocaína. As anfetaminas causam no SNC liberação de dopamina de síntese recente, de seus estoques intraneurais; acarretam liberação de outros neurotransmissores e inibem sua reentrada na terminação nervosa, o que pode explicar seus efeitos tóxicos e outros efeitos farmacológicos. Por serem drogas simpatomiméticas, causam efeitos marcantes sobre o aparelho cardiovascular, como elevação da pressão arterial, taquicardia e arritmias cardíacas. Seus efeitos tóxicos são semelhantes aos descritos para a cocaína.

Como ocorre com a cocaína, não está demonstrada dependência física com as anfetaminas, embora os viciados possam multiplicar, em pouco tempo, as doses iniciais utilizadas. Ocorre tolerância a alguns efeitos, como o euforizante, o anorético, os tóxicos e os letais. Por outro lado, ocorre sensibilização a outros efeitos, sendo observado, em animais e no homem, comportamento estereotipado crescente, com o uso por tempo prolongado, ainda que não haja aumento apreciável das doses.

Como ocorre com a cocaína, os usuários de anfetaminas podem apresentar comportamento antissocial e violento.

CAFEÍNA

A cafeína é um psicoestimulante causador de hábito, porém não de dependência franca. Contudo, grandes bebedores de café podem desenvolver o chamado "cafeinismo" e experimentar crise de abstinência à sua retirada bruta.

O efeito estimulante é considerado tão fisiológico que o indivíduo não o percebe. Experiências têm demonstrado que doses de 300 mg (1,5 xícara de café forte) levam a um aumento ótimo de rendimento físico e intelectual, enquanto doses acima de 600 mg podem causar sinais perceptíveis de confusão mental e indução de erros em tarefas intelectuais. Em doses muito elevadas, observam-se agitação e nervosismo, sensação de angústia e até delírio tipo anfetamínico. O café, o chá, o mate e o guaraná são bebidas que contêm cafeína.

DROGAS PREDOMINANTEMENTE DEPRESSORAS DO SNC

Álcool etílico

As características de dependência por álcool etílico, barbitúricos e outros depressores do SNC são bastante semelhantes, porém o álcool etílico, dada sua importância social, será considerado separadamente no Cap. 37.

Hipnótico-sedativos: barbitúricos, benzodiazepínicos e outros

Hipnótico-sedativos podem causar dependência, sob muitos aspectos semelhante àquela que ocorre com o álcool etílico. Usados em doses terapêuticas, para induzir o sono ou como tranquilizantes, são drogas bastante seguras, porém os barbitúricos, em doses elevadas, podem causar intoxicações frequentemente letais, com as características observadas na intoxicação alcoólica grave, como estado de coma, colapso cardiovascular, depressão respiratória e morte. Com os benzodiazepínicos, é rara a ocorrência de intoxicação letal. Nesta oportunidade, será abordada a intoxicação crônica, com dependência física e psíquica.

Os sinais físicos e psíquicos de intoxicação crônica são bastante semelhantes aos observados com o álcool etílico, e, sob seus efeitos, o usuário apresenta o comportamento do alcoolizado. O álcool e os hipnótico-sedativos são amiúde usados em associação ou alternativamente, proporcionando sensações que o dependente considera comparáveis.

A dependência de barbitúricos foi muito importante e frequente nos anos 1950 e 1960, principalmente nos Estados Unidos e em países da Europa, onde eram largamente usados no tratamento da insônia, registrando-se numerosos casos de intoxicação aguda, com finalidade suicida, e de intoxicação crônica, com características de dependência. Na atualidade, essas drogas foram, como hipnóticos, substituídas pelos benzodiazepínicos, como diazepam, lorazepam, nitrazepam, com maior margem de segurança.

É difícil avaliar a prevalência da dependência por hipnótico-sedativos, mas têm sido frequentes os relatos de uso crônico com incapacidade para o trabalho e para o convívio social adequado. Os padrões de uso são muito variáveis, indo de intoxicação periódica e períodos de remissão até uso crônico compulsivo, com extrema preocupação pela aquisição da droga, usada diversas vezes por dia, seja por via oral ou injetada. O dependente apresenta fala lenta e arrastada, gestos lentos, reflexos retardados, falha de memória, dificuldade de atenção, falhas de julgamento, labilidade emocional, desinteresse sexual, dificuldade para o trabalho, indiferença afetiva e abulia. Alguns os associam a estimulantes como cocaína e anfetaminas.

A tolerância ao efeito euforizante e hipnótico se desenvolve lentamente, variando com as doses utilizadas, mas pode tardar semanas ou meses. Com os barbitúricos não ocorre tolerância à dose letal, como se observa com o álcool etílico.

Os mecanismos envolvidos na tolerância são de natureza farmacodinâmica, decorrentes de fenômenos adaptativos do SNC e também, principalmente com os barbitúricos, por maior taxa de metabolização pelas enzimas microssomais.

A dependência física se instala também de acordo com as doses e a frequência de uso, e os sinais de crise de abstinência são muito variáveis, conforme a profundidade da dependência. A suspensão brusca pode acarretar perturbações do sono, com exacerbações da fase REM, por um mecanismo de rebote, insônia e ansiedade. Se a dependência física for mais intensa, a crise será proporcionalmente mais grave, com delírio, convulsões tônico-clônicas até o estado de mal epiléptico; desorientação de tempo e espaço; alucinações visuais, às vezes de natureza persecutória, como ocorre na abstinência por álcool. Agitação e hipertermia podem evoluir para exaustão, colapso cardiovascular e morte. A administração de hipnótico não suspende a crise imediatamente, e, se não houver morte, a remissão ocorre espontaneamente em alguns dias. Com os benzodiazepínicos, a crise de abstinência é menos grave e inclui tonturas, náuseas, parestesias, dor abdominal, sudorese, fadiga, fasciculações musculares, que desaparecem espontaneamente após alguns dias de abstinência.

Recém-nascidos de mães dependentes de hipnótico-sedativos apresentam sinais de síndrome de abstinência de gravidade variável, podendo ser tratados com benzodiazepínicos.

Analgésicos opioides (ópio, morfina, heroína e outros)

Os efeitos psicológicos do ópio são conhecidos desde época remota e já eram referidos pelos sumerianos em 4000 a.C. A droga foi introduzida na China e em outros países orientais por mercadores árabes, com utilização principalmente no controle de disenteria. O costume de fumar ópio tornou-se popular no Oriente no século XVIII, sendo socialmente bem aceito.

Na América, o uso de ópio foi introduzido principalmente pelos imigrantes orientais. O vício da morfina disseminou-se durante a Guerra Civil americana, quando os combatentes a injetavam para aliviar dores, sendo a dependência, após a guerra, chamada de "mal de soldado". Nos Estados Unidos, calcula-se que no início dos anos 1970 havia mais de 250.000 viciados em heroína. Em nosso país, a incidência desse tipo de dependência é ainda reduzida.

A morfina e a heroína são responsáveis pelo vício mais profundo que existe, podendo levar o indivíduo ao grau máximo de dependência e de escravidão absoluta. Além da dependência psíquica profunda, a dependência física pode ser tal que o viciado persiste no uso da droga por temer o quadro dramático da crise de abstinência, descrito adiante. Na fase de dependência profunda, a busca da droga passa a constituir preocupação máxima, e para obtê-la o viciado pode lançar mão do roubo ou da prostituição. Crimes contra pessoas ou atos de violência são raros. A droga não leva por si mesma ao comportamento antissocial, embora muitos viciados apresentem comportamento agressivo em decorrência de suas características de personalidade e do meio marginal que frequentam.

Viciados que têm facilidade em conseguir a substância conservam-se relativamente equilibrados. Observa-se que o uso moderado é compatível com o bom estado de saúde física e mental e desempenho social e profissional normais. Contudo, após muitos anos de uso, é comum certo grau de deterioração pessoal.

O risco que mostram os opiáceos em gerar dependência levou à busca de outras substâncias que fossem eficazes no combate à dor mas que não apresentassem tal inconveniente. Obtiveram-se por síntese laboratorial a petidina (Demerol, Dolantina), a metadona e diversos outros derivados. Cedo demonstrou-se que essas drogas eram também viciantes, embora a morfina e a heroína continuassem a merecer a preferência dos toxicômanos. A heroína apresenta grande capacidade de induzir o vício, sem vantagens sobre a morfina quanto à potência analgésica, tendo sido por isso banida do arsenal terapêutico, encontrada somente no mercado ilícito.

Sinais físicos e psíquicos da intoxicação crônica

Sensação de euforia, de bem-estar profundo, é relatada pelos viciados. Ficam suprimidas as preocupações e as tensões, esquecendo-se os desajustes. Embora a heroína seja a droga preferida, não está demonstrado que seja mais euforizante que a morfina. As demais drogas do grupo são consideradas "inferiores" pelos toxicômanos, que delas lançam mão em emergências.

As primeiras experiências com hipnoanalgésicos causam sinais claros de disforia, com náuseas, vômitos, sudorese e mal-estar. A maioria dos indivíduos abandona a droga logo após o primeiro contato. Outros, entretanto, descobrem uma sensação de bem-estar muito "especial", apesar das manifestações de disforia, e voltam a usar a substância em outras ocasiões, até que se tornam dependentes.

O toxicômano apresenta usualmente lentidão geral, sonolência, embora possa executar tarefas que exijam habilidade manual.

Essas drogas produzem várias manifestações, como sensação de calor em certas partes do corpo e sensação no baixo ventre, que os viciados comparam com o orgasmo sexual. Com o tempo, aparece diminuição do interesse sexual, e sobrevêm, em diversos graus, desinteresse para com os hábitos pessoais, anestesia afetiva, indiferença à profissão e à sociedade.

O viciado apresenta, durante todo o tempo, constipação intestinal, miose (pupila em alfinete) e certo grau de depressão respiratória.

Tolerância e dependência

A tolerância aos efeitos euforizantes instala-se com relativa rapidez, enquanto outros efeitos, como a miose e a constipação intestinal, são persistentes. A dose letal, por depressão respiratória, é apreciavelmente mais elevada nos indivíduos tolerantes.

A dependência física pode instalar-se rapidamente e, como já foi referido, atinge o grau mais profundo entre as demais drogas viciantes. Em decorrência, a crise de abstinência pode ser particularmente grave.

Ocorrem dependência e tolerância cruzadas entre opioides que atuam nos mesmos receptores, tal não ocorrendo, ou tendo pequena importância, entre os opioides que atuam em receptores diferentes.

Os mecanismos envolvidos na dependência física e crise de abstinência pelos opioides, apesar de muito estudados, não estão definidos. Não ocorre aumento dos chamados "receptores de opiáceos" no SNC pelo uso continuado. Entretanto, observaram-se incremento da adenilil ciclase e, na crise de abstinência, um excesso de produção de AMP cíclico que poderia, ao menos em parte, ser responsável pela hipersensibilidade neuronal no núcleo cerúleo observado na vigência dessa crise. Observou-se ainda que o uso prolongado de morfina diminui a síntese de pró-encefalina, e a crise de abstinência poderia relacionar-se com o rápido retorno ao normal dos níveis de encefalina.

Crise de abstinência

A intensidade depende do grau de dependência física preexistente, e a evolução é semelhante para as diversas drogas do grupo.

O viciado, algumas horas após a última dose, sente-se agitado, cansado, fraco. Os olhos lacrimejam, do nariz escorre abundante secreção, o viciado banha-se de suor e boceja intensamente. Calafrios percorrem-lhe o corpo, a pele apresenta-se fria, os pelos arrepiados, e o queixo bate continuadamente. Cai em sono intermitente, do qual acorda ainda mais agitado. Após 24 horas, a inquietação aumenta, sobrevêm dores musculares e articulares, ondas de calor e frio. Ao mesmo tempo, a respiração se acelera e se aprofunda, as pupilas previamente contraídas se dilatam, a pressão arterial aumenta, o pulso acelera. Por volta das 48 horas, a crise atinge seu auge e o paciente está nauseoso, os intestinos entram em violentas contrações espasmódicas, com vômitos explosivos e diarreia. Come e bebe pouco, e perde peso rapidamente, ocorrendo desidratação, cetose e desequilíbrio ácido-básico e hidroeletrolítico. Após 72 horas, se o paciente não morrer, os sintomas começam a regredir lentamente, e, após cerca de 2 meses, o organismo volta ao estado normal. Pode ocorrer nesse meio tempo o reaparecimento de alguns sintomas de abstinência (síndrome protraída). Vencida a crise, desaparece a dependência física.

Em qualquer fase da síndrome de abstinência, a administração da droga ou de congênere com o qual apresente dependência cruzada (p. ex., morfina e petidina) pode causar rápida remissão dos sintomas. O pavor gerado pela crise de abstinência é fator importante para determinar a procura da droga.

Recém-nascidos de mães dependentes apresentam sintomas de crise de abstinência como irritabilidade, bocejos, choro excessivo, tremores, hiper-reflexia, vômito e febre. A administração de elixir paregórico, que contém extrato de ópio em sua formulação, pode ser eficaz para controlar a crise.

DROGAS QUE ATUAM PREDOMINANTEMENTE SOBRE A PERCEPÇÃO

Fumo (tabaco)

O tabaco, originário das Américas, era usado pelos indígenas com fins medicinais e cerimoniais. A planta que o fornece, a *Nicotiana tabacum*, foi introduzida na Europa por Jean Nicot, embaixador da França em Portugal. Na ocasião, o fumo foi combatido pelas autoridades de forma muito severa, porém sem maior sucesso. Atualmente, seu uso é extremamente disseminado no Ocidente, apesar das medidas coercitivas adotadas por alguns países.

O tabaco, cujo princípio ativo é a nicotina, é usado em preparações como cigarros (6-8 mg/nicotina/unidade), charuto (2-50 mg/nicotina/unidade) e cachimbo.

Quando inalada a fumaça, a nicotina e outras substâncias são absorvidas em cerca de 90%. Ocorre certa absorção pelos não fumantes que convivem em ambiente de fumantes, que pode ser considerável, correspondendo, de acordo com alguns autores, a fumar passivamente um a dois cigarros por hora. Na urina dos não fumantes pode-se detectar nicotina em proporções relativamente elevadas.

COMPOSIÇÃO QUÍMICA DO TABACO

A queima do tabaco fornece um número elevado de substâncias, tendo-se detectado aproximadamente 4.000 delas, que são divididas em substâncias gasosas e partículas. Das gasosas, a mais importante é o monóxido de carbono; outras são gás carbônico, amônia, ácido hidrociânico, compostos sulfurados diversos, hidrocarbonetos, alcoóis, aldeídos, cetonas e outros. Entre as partículas estão a nicotina, o alcatrão e "resíduo". A composição do alcatrão e resíduo é muito rica, ocorrendo hidrocarbonetos aromáticos policíclicos, dos quais o benzopireno é um poderoso agente carcinogênico, e ainda acroleína, nitrosaminas, aminas aromáticas, íons metálicos, compostos radioativos e agrotóxicos.

A composição da fumaça varia com o tipo de tabaco e também com a preparação, como compactação do fumo, comprimento da coluna, características do filtro de papel; a temperatura de queima, que é mais alta nos puxadores mais sôfregos, também influi.

NICOTINA

É um poderoso agente farmacológico, constituindo-se em alcaloide líquido que, em contato com o ar, adquire cor escura e o odor característico do cigarro. É dotada de grande toxicidade, sendo fatal para um adulto na dose de cerca de 60 mg; a morte ocorre por parada cardíaca. Administrada em doses moderadas a cães anestesiados, acarreta elevação da pressão arterial e taquipneia por ação dos quimiorreceptores carotídeos e aórticos e gânglios autonômicos. No SNC, seus efeitos são marcantes, observando-se estimulação, com tremores e até convulsões, seguindo-se depressão. Casos de intoxicação e morte por nicotina são muito raros, podendo ocorrer acidentalmente em crianças que ingeriram produtos de tabaco.

EFEITOS GERAIS DO TABACO SOBRE O ORGANISMO

A nicotina absorvida pelos pulmões causa estimulação do SNC, que é muito específica, não podendo ser comparada àquela causada pela cafeína ou anfetamina. O efeito é agradável, embora pouco perceptível pelo fumante. Animais aprendem a se administrar nicotina, manifestando interesse. Causa certa sedação e diminuição da irritabilidade, efeitos benéficos para indivíduos agitados e irritadiços. Tem certo efeito relaxante muscular. Acarreta diminuição do apetite, causando emagrecimento. Aumenta a atenção e o estado de alerta, e registros eletroencefalográficos mostram, durante o ato de fumar, alteração do traçado, com ondas de baixa voltagem e alta frequência. Em animais de laboratório, a nicotina parece aumentar a memória e reduzir a agressividade. Tem-se observado, após um ou poucos cigarros, aumento plasmático de hormônio antidiurético, cortisol, hormônio de crescimento, adrenalina e noradrenalina. O fumo contribui para a manutenção do tônus intestinal adequado. Por outro lado, causa elevação da pressão arterial, por estimulação de gânglios simpáticos, e aumento da frequência cardíaca, efeitos que são observados após um ou dois cigarros, mesmo no fumante habitual. A nicotina estimula o centro emético, por ação central e periférica, causando náusea e vômito, efeitos que aparecem no iniciante e desaparecem, por ocorrer tolerância, nos fumantes habituais.

EFEITOS ADVERSOS DO TABACO

Os efeitos indesejáveis decorrem da nicotina e de outras substâncias absorvidas e estão relacionados com a quantidade de fumo utilizada. O índice de mortalidade é bem mais elevado entre os fumantes que entre os não fumantes. De acordo com Goodman e Gilman (1990), o fumo tem sido descrito como a maior causa previsível de morte nos Estados Unidos, estimando-se, a cada ano, 80.000 mortes por doenças pulmonares crônicas e 225.000 mortes por doenças cardiovasculares diretamente relacionadas com o fumo.

Além do câncer do pulmão, os cânceres de cavidade bucal, de lábio (em fumantes de cachimbo), de esôfago, pâncreas e bexiga são relacionados com o fumo. As doenças pulmonares são a bronquite crônica (inflamação crônica dos brônquios, por irritação local prolongada, com aumento do muco, tosse, expectoração), o enfisema pulmonar (hiperdistensão dos alvéolos com destruição permanente do tecido e estreitamento dos septos pulmonares, acarretando dificuldade respiratória e outras sequelas). O fumo diminui a capacidade do pulmão de eliminar partículas aspiradas do ambiente (*clearance* pulmonar), por deprimir o movimento ciliar defensivo. As doenças cardiovasculares incluem hipertensão arterial com agravamento de hipertensão já existente e de moléstias vasculares periféricas: o fumo aumenta o risco de acidente vascular cerebral e de doenças coronarianas.

O fumo está relacionado a incidência de aborto e mortalidade perinatal, morte súbita de recém-nascido até 12 meses de vida ("morte súbita de berço"), redução do crescimento fetal e irritabilidade do recém-nascido.

Os componentes do fumo ativam enzimas metabolizadoras de drogas, causando maior resistência a inúmeros fármacos como analgésicos, benzodiazepínicos e outros.

ABSORÇÃO E ELIMINAÇÃO

A nicotina, por ser uma base forte, é pouco absorvida pela mucosa bucal e pelo estômago, sendo rapidamente absorvida pelos alvéolos pulmonares, atingindo o cérebro em poucos segundos. A nicotina contida no cigarro é mais absorvida pelo hábito de inalar a fumaça, enquanto os fumantes de cachimbo ou charuto, em geral por não inalarem, absorvem menor quantidade. A meia-vida da nicotina (tempo no qual sua concentração cai pela metade) é de cerca de meia a 1 hora. Portanto, acumula-se no meio interno de modo crescente nos fumantes inveterados, cada qual habituando-se a uma frequência do ato de fumar que lhe propicie determinada concentração sanguínea. A nicotina é metabolizada e parte é excretada em forma inalterada pela urina. Ocorre no leite de lactantes, passando para a criança amamentada.

TOLERÂNCIA, DEPENDÊNCIA, CRISE DE ABSTINÊNCIA

A nicotina causa dependência psíquica, como bem o demonstra a dificuldade dos grandes fumantes em abandonar o hábito. Com o uso continuado, aparece tolerância a alguns efeitos, como náusea e vômito, mas não há tolerância acentuada a outros. Mesmo o fumante inveterado experimenta elevação da pressão arterial e do pulso, tremor das mãos, maior liberação de certos hormônios, maior tranquilização e bem-estar. A dependência física pode ser denunciada pelos sinais da crise de abstinência, que varia, em grau, de um indivíduo para outro. Após a supressão do cigarro podem ocorrer: dores de cabeça, náusea, mal-estar, fadiga, insônia, irritabilidade, hostilidade, dificuldade de concentração, aumento do apetite com ganho de peso. Esses sintomas podem persistir por dias ou meses.

O fumante acostuma-se com determinado nível de nicotina no meio interno e, quando passa a usar preparações menos potentes, adapta-se fumando maior número de cigarros. Já foi demonstrado que, quando há intenção de abandonar o hábito, a redução paulatina no número de cigarros não obtém sucesso porque a síndrome de abstinência se instala e o desconforto se prolonga. A retirada deve ser abrupta, e os sintomas de abstinência têm que ser tolerados, não exigindo antagonistas específicos. A alta percentagem de retorno ao cigarro, dentro de 12 meses após o abandono, é expressiva na dependência que pode causar. O uso de gomas de mascar que contêm pequenas quantidades de nicotina, comercializadas em diversos países, pode aliviar os sintomas da crise de abstinência e ajudar o fumante a libertar-se da dependência.

Canabinoides (maconha, marijuana, haxixe)

Maconha é o nome popularmente dado a um grupo de plantas da espécie *Cannabis sativa*, var. *indica* e var. *americana*. São arbustos de fácil cultivo, utilizados desde épocas remotas no Oriente Médio, na Índia e no norte da África com as mais variadas finalidades. Crescem em várias áreas do continente americano. No Nordeste brasileiro, desenvolve-se facilmente a variedade índica, que prefere solos secos e quentes e é muito rica em princípios ativos.

Os princípios ativos, os canabinoides, são encontrados em todas as partes das plantas masculinas e femininas, porém as inflorescências das plantas femininas são cobertas por uma resina especialmente rica, sendo as diversas preparações de *Cannabis* tão mais potentes quanto maior a presença de flores e resina.

O princípio ativo mais importante é o 1-delta-9-tetraidrocabinol (Δ9-THC, THC), que ocorre juntamente com outros como canabidiol, além de diversos isômeros do tetraidrocanabinol. Foram isoladas da planta cerca de 400 substâncias químicas, além de centenas de outras que se formam durante a queima. Dessas, muitas são hidrocarbonetos policíclicos, encontrados também no fumo e reconhecidamente carcinogênicos.

Os efeitos mais importantes da maconha sobre o SNC são atribuídos ao Δ9-THC, embora deles devam participar outros componentes. O teor de THC depende da variedade, do local de cultivo, da época e do processo de colheita, da forma de secagem e da preparação do produto.

As preparações de *Cannabis*, conhecidas por diversos nomes, podem ser fumadas, comidas ou bebidas. No Brasil, é mais usada a maconha sob a forma de cigarro, que contém de 0,5% a 2,0% de THC. O haxixe constitui-se em preparação muito potente (até 8% de THC), obtido a partir das flores femininas e folhas ricas em resina; o "óleo" de haxixe e os "cristais" de haxixe são preparados por processo industrial, constituídos somente de resina, com teor de até 60% de THC. Embora as preparações menos potentes sejam as mais difundidas, tem-se registrado, em diversos países, um aumento crescente das preparações potentes.

Todas as preparações podem ser fumadas em cigarros ou cachimbos, e a intensidade dos efeitos depende da potência, da quantidade fumada, da frequência e do tempo de retenção de fumaça nos pulmões (a absorção pulmonar é lenta). Nas pessoas iniciantes, não habituadas a inalar a fumaça, a maconha pode não produzir nenhum efeito. Pode ser usada por via oral, prática comum em certos países do Oriente Médio, participando frequentemente da composição de alimentos, em geral doces. Nesses casos, os efeitos são de instalação lenta, menos intensos, porém mais prolongados.

No Brasil, o uso da maconha é proibido, constituindo crime o porte, a comercialização e o plantio. Em alguns países, como Holanda e Suécia, e em alguns estados americanos, é permitido o porte de pequenas quantidades para uso próprio. Em países do Oriente Médio e norte da África, a sociedade aceita o uso da maconha tal como no Ocidente se aceita o uso de bebidas alcoólicas. Embora existam em nosso meio grupos complacentes com o uso livre da substância, seus efeitos maléficos têm que ser considerados, além de, sabidamente, predisporem psicologicamente os usuários a adotarem drogas mais perigosas, como a cocaína.

Os padrões de uso variam, indo do ocasional ao frequente e crônico. Com a inalação, os efeitos aparecem em poucos minutos e são de curta duração, e, após a ingestão de preparações potentes, eles se instalam em cerca de 30 minutos e persistem por várias horas. O THC e seus metabólitos têm vida média de cerca de 30 horas, e traços podem ser detectados vários dias ou semanas após o uso.

Os efeitos farmacológicos e toxicológicos da maconha são múltiplos. Observam-se taquicardia e congestão conjuntival; aumento ou queda da pressão arterial; aumento de demanda de oxigênio pelo miocárdio, com risco para os anginosos. Há depressão do sistema imunitário, cujas consequências são pouco conhecidas. O uso prolongado tem sido associado a bronquite e asma e, ainda, a maior incidência de câncer dos pulmões. O câncer se relaciona com as substâncias carcinogênicas existentes na fumaça, à semelhança do que ocorre com o tabaco.

Os efeitos subjetivos e psicotóxicos são variados. Alteração da consciência, estado sonhador, ideação livre e desconexa, diminuição da atenção e alterações da memória são comuns. Podem aparecer sensação de grande bem-estar, excitação, verborragia, euforia ("alto" na gíria dos usuários), riso e hilariedade ao menor estímulo. Outras vezes, a sensação predominante é de disforia, com depressão do estado de ânimo ("baixo", na gíria).

O indivíduo que usa a droga solitariamente tende a permanecer quieto e sonolento; em grupo, ao contrário, torna-se extrovertido. O sentido de tempo se distorce, tornando muito perigosas manobras que exijam atenção e alerta, como dirigir e operar máquinas.

Com preparações potentes ocorrem alucinações visuais, semelhantes às que ocorrem com o LSD. Podem sobrevir estado de pânico e de dupla personalidade, medo da morte, distorção da imagem corporal e sensação de peso nas extremidades. A ocorrência de componente sexual depende da personalidade do usuário.

Doses elevadas podem causar psicose tóxica duradoura ou mesmo permanente, com dissociação da realidade e alucinações visuais e auditivas. Não foram relatados casos de intoxicação grave e morte.

Comportamento agressivo ou violento, como efeito decorrente da própria droga, é pouco frequente, embora seja válido admitir que, com a diminuição das inibições, possa ocorrer liberação do comportamento.

TOLERÂNCIA E DEPENDÊNCIA

Com o uso continuado, tem-se observado tolerância aos efeitos cardíacos e também às alterações de percepção e disfunções motoras. Alguns usuários relatam aumento das sensações prazerosas. A dependência psíquica em geral é moderada, sendo rara a busca obsessivo-compulsiva da droga. Síndrome de abstinência foi observada em voluntários submetidos a altas doses, com nervosismo, irritabilidade, insônia, anorexia e tremores.

Os mecanismos de ação dos canabinoides são muito estudados e pouco conhecidos. Não está demonstrada a ligação a receptores no SNC ou interferência nos sistemas neuroquímicos que possam ser responsáveis pelos efeitos subjetivos.

Alucinógenos

Essas drogas são também denominadas psicotomomiméticas, psicotogênicas e psicodélicas.

Um grande número de substâncias obtidas por síntese laboratorial ou extraídas de plantas é capaz de causar alucinações. Dentre essas substâncias são de importância: LSD-25, mescalina, psilocibina, harmina, DMT, DMA, MDA, DOM. Diversas plantas, abundantes nas regiões amazônicas, têm propriedades alucinógenas, sendo frequentemente usadas como beberagens em cerimônias rituais. O chá do cipó Jagub é usado por adeptos de seitas, sendo bem difundida a do chamado Santo Daime. O uso dessas substâncias não tem obstáculo de ordem legal, embora seus possíveis malefícios estejam estabelecidos. O uso de certos cogumelos com princípios alucinogênicos é uma prática perigosa, tendo sido relatados casos de intoxicação e morte, sendo vítimas jovens desinformados.

Os alucinógenos não causam dependência em seu sentido estrito, embora muitos usuários façam deles uso habitual.

Diversas outras drogas, em doses tóxicas, podem causar alucinações, como anticolinérgicos (atropina, escopolamina, tri-hexifenidil), cocaína, anfetaminas e corticosteroides.

Os chamados alucinógenos formam um grupo bastante complexo de substâncias, difíceis de serem classificadas pelas suas estruturas químicas ou pelas alterações sensoriais que induzem, qualitativa e quantitativamente diferentes. Por método de tentativa, podem ser classificados em indolalquilaminas (LSD, psilocibina, psilocina, dimetiltriptamina), feniletilaminas (mescalina, dimetoxianfetamina). A fenciclidina é um agente com propriedades anestésicas gerais, usada nos anos 1950, porém abandonada por causar alucinações e delírio durante a reversão da anestesia. O uso ilegal como alucinógeno foi popular nos anos 1970, declinou e praticamente desapareceu nos últimos anos.

Solventes químicos ("cheiros"), anestésicos de inalação induzem efeitos semelhantes (denominados "barato", na gíria).

LSD-25

É a dietilamida do ácido lisérgico. Essa droga, considerada o protótipo do grupo, foi sintetizada a partir de derivados do esporão do centeio (*ergot*). Seus efeitos alucinogênicos foram descobertos casualmente pelo químico Hoffman, quando ingeriu diminuta quantidade da substância e descreveu: "Ficando de olhos fechados, figuras fantásticas, de extraordinária plasticidade e cor intensa, pareciam assomar em minha direção..."

O LSD é inodoro e insípido, apresentado em cápsulas, comprimidos e ampolas. Pode ser facilmente dissimulado em cubinhos de açúcar, bolachas, ou mesmo cartões, selos, lenços, o que dificulta sua detecção. O uso do LSD, disseminado nos anos 1960, decresceu apreciavelmente nos últimos anos.

MESCALINA

É uma substância extraída de um cacto, o *Lophophora williamsii*, chamada peiote, que cresce em certas regiões do México. Os indígenas dessas regiões usam o cacto desde longa data, em práticas religiosas. O uso do peiote durante cerimônias não objetiva orgias, como muitos acreditam, mas é comido durante rituais, com orações, danças e cantos.

PSILOCIBINA E PSILOCINA

São os princípios extraídos de cogumelos do gênero *Esylocibe*, originário do México. Essas plantas são ingeridas por indígenas, também em práticas religiosas.

DMT (DIMETILTRIPTAMINA)

É uma droga de origem sintética. Seus efeitos se instalam em poucos segundos e duram de 15 minutos a 1 hora.

EFEITOS PSÍQUICOS E FÍSICOS DOS ALUCINÓGENOS

Serão descritos aqueles observados com o LSD, que é o protótipo do grupo. Com os demais alucinógenos ocorrem efeitos semelhantes. O LSD é muito potente, produzindo alucinações com doses tão pequenas quanto 20-30 microgramas; seus efeitos duram de 6 a 10 horas.

Os mecanismos da ação alucinógena da LSD têm sido bem estudados, demonstrando-se que o LSD atua em múltiplos locais do SNC, desde o córtex cerebral, onde atuaria em receptores serotoninérgicos do tipo 5-HT2.

São características as alterações sensoriais, cuja intensidade depende da dose utilizada, indo de simples aberrações da percepção de cores e formas dos objetos até a desagregação da personalidade. As características das alucinações variam de um indivíduo para outro, presumivelmente de acordo com sua personalidade e com os tipos de interesse que desenvolve. Foram relatadas algumas centenas de descrições dos efeitos do LSD, nas quais a imaginação do experimentador parece ter um papel importante, interpretando e elaborando a seu modo as visões alucinatórias.

São típicas as alterações de cor e forma, com visualização de cores intensas, vibrantes, que se movimentam como em um caleidoscópio. Os objetos se alteram, tomando as mais variadas formas geométricas, e movimentam-se, deixando rastros coloridos. Há distorção do espaço, e os objetos visualizados agigantam-se ou se reduzem, inclusive partes do próprio corpo. Pode ocorrer o fenômeno da despersonalização, com a sensação de que o corpo ou uma de suas partes estão desligados. Altera-se a sensação subjetiva de tempo, e minutos podem parecer horas. A mistura dos sentidos leva a ver música colorida ou cores musicais. As alucinações auditivas são raras. As sensações causadas pelo LSD podem ser eventualmente muito desagradáveis, e os viciados referem-se a "viagens boas" e "viagens más". Nas fases menos intensas das alucinações (realmente pseudoalucinações), o indivíduo pode permanecer lúcido e orientado e, para um observador, dificilmente distinguível das pessoas em estado normal. Nas fases de alucinações mais intensas podem ocorrer ansiedade, desorientação e pânico. Muitos apresentam depressão grave, com tentativas de suicídio. Constataram-se casos de morte de indivíduos que saltaram de edifícios ou que se precipitaram em ruas de tráfego intenso. Casos de homicídio e diversas outras manifestações de comportamento antissocial têm sido imputados ao uso do LSD.

Foram descritos inúmeros casos de psicose duradoura (dias ou meses) ou mesmo permanente após o uso do LSD. Pode ainda ocorrer, semanas ou até meses após o uso da droga, o reaparecimento espontâneo de alucinações, ansiedade e distorção da realidade.

O LSD e outros alucinógenos têm efeitos simpatomiméticos, podendo causar midríase, taquicardia, piloereção e hiperglicemia.

TOLERÂNCIA, DEPENDÊNCIA, INTERAÇÃO COM OUTRAS DROGAS

A tolerância ao LSD se desenvolve rapidamente, e os usuários o tomam espaçadamente, a fim de preservar os efeitos alucinogênicos. Ocorre tolerância cruzada com outros alucinógenos, como a mescalina e a psilocibina, mas não com a maconha. O LSD não causa dependência física. As características da dependência psíquica diferem daquelas observadas em viciados em opiáceos, barbitúricos ou mesmo anfetaminas, no sentido de que não há, geralmente, procura compulsiva da droga.

Os efeitos do LSD são antagonizados pela clorpromazina e por outros fenotiazínicos.

Outras substâncias usadas para causar efeitos subjetivos

Além das drogas descritas, inúmeras outras têm sido usadas na busca de euforia, porém sua importância social é relativamente pequena.

Solventes (hidrocarbonetos voláteis, anestésicos) e outros

O óxido nitroso e o éter etílico foram, muitas vezes, utilizados. Quando o acesso ao álcool etílico ou a outros intoxicantes é impedido por finanças, encarceramento ou leis, os solventes industriais, anticongelantes e colas têm sido utilizados. As substâncias são cheiradas, até que apareçam as sensações subjetivas. O uso em aerossóis ou a inalação em sacos de plástico (prática mais comum) têm tido consequências fatais. Contendo frequentemente hidrocarbonetos halogenados, são perigosamente hepatotóxicos e induzem arritmias cardíacas. Embora seja difícil enquadrar tal prática no conceito de dependência, vício ou toxicomania, os indivíduos que a ela se dedicam se predispõem ao abuso de outros tóxicos, ligando-se a grupos marginais.

OUTROS AGENTES. Tem sido reportado o uso de misturas de analgésicos não narcóticos com outras substâncias, como, por exemplo, aspirina, fenacetina e cafeína, analgésicos com bebidas alcoólicas.

TRATAMENTO DA DEPENDÊNCIA

Esse é um aspecto bastante complexo e discutido do problema das toxicomanias, e a seu respeito são feitos apenas ligeiros comentários.

O tratamento tem duas fases: (a) retirada da droga; (b) reabilitação do paciente, envolvendo psicoterapia e, se necessário, reabilitação física.

Retirada da droga

Os estimulantes do SNC, como as anfetaminas, a cocaína ou os alucinógenos, como o LSD e a maconha, podem ser suspensos abruptamente porque não acarretam perturbações graves ou risco de vida para o paciente. Deve-se considerar que a crise de abstinência psíquica pode ser dramática, e frequentemente a encenação para obter a droga impressiona e alarma o observador.

Os depressores, como os hipoanalgésicos, o álcool etílico, os barbitúricos e outros, causam, como já foi referido, dependência física, que pode ser particularmente perigosa, ou mesmo fatal. Nesses casos, as drogas não devem ser retiradas simplesmente, existindo para cada grupo um esquema de supressão.

Com os analgésicos opiáceos, a administração da droga a que o paciente está habituado (heroína, morfina, meperidina etc.) e, depois, a redução gradativa das doses evitam a crise e livram-no da dependência física, após dias ou semanas. Entretanto, o esquema mais aceito consiste na substituição da droga utilizada pela metadona, em doses decrescentes, porém suficientes para evitar os sinais graves de abstinência. Na falta da metadona, podem ser utilizados outros congêneres, uma vez que os analgésicos opiáceos apresentam entre si dependência cruzada. A administração de tranquilizantes não tem demonstrado valor. A retirada brusca em pacientes com boa saúde raramente é fatal, porém não se justifica dos pontos de vista médico, legal ou moral.

No caso da retirada do álcool etílico, embora a administração de doses decrescentes possa ser utilizada, tal prática não é usual. O agente é geralmente substituído por drogas com as quais apresente dependência cruzada, como os hipnóticos ou o clordiazepóxido (Librium), com longa duração de ação. Alguns utilizam neurolépticos, porém sua eficácia não foi demonstrada.

Os babitúricos e outros hipnóticos, bem como as drogas tranquilizantes, são retirados tão somente pela redução gradativa das doses, ou substituição pelo pentobarbital (Nembutal) e retirada gradativa desse. A suspensão brusca é desaconselhada.

Retirada de mistura de drogas

Não é incomum encontrar indivíduos que abusam de vários tipos de drogas simultaneamente. Quando mais de um depressor for utilizado ao mesmo tempo, deve ser feito o tratamento da retirada específica de cada um. Se a associação for feita com droga estimulantes, essas podem ser retiradas simplesmente, fazendo-se o tratamento para dependência física pelo depressor.

Tratamento psicoterapêutico

É talvez a parte mais importante na cura da dependência. A descoberta das causas e a redução psicológica podem levar o indivíduo à determinação de abandonar a droga e conduzi-lo à reintegração na sociedade. Entretanto, sua eficácia é comumente desapontadora, sendo frequentes as recidivas após o tratamento. Amiúde observa-se que o amadurecimento psicológico do viciado e a autodeterminação em abandonar a toxicomania são fatores decisivos, sendo então a psicoterapia uma arma de grande valor.

REFERÊNCIAS BIBLIOGRÁFICAS

1. ALTES-CAPELLA, J., CABEZUDO-ARTERO, J.M. & FORTALEZA-REI. Complications of cocaine. *Ann. Int. Med., 107*:940-947, 1987.
2. ATOR N.A. & GRIFFITHS, R.R. Self-administration of barbiturates and benzodiapines: a review. *Pharmacol. Biochem. Behav., 27*:391-398, 1987.
3. BENOWITZ, N.L. Pharmacological aspects of cigarette smoking and nicotine addiction. *New Engl. J. Med., 319*:1318-1330, 1988.
4. CAPRIOTTI, R.M., FOLTIN, R.W., BRADY, J.W. & FISCHMAN, M.W. Effect of marijuana on task-elicited physiological. *Drug Alcohol Depend., 21*:183-188, 1988.
5. CLONNIGER, C.R., DINMIDDIES, S.H. & REICH, T. Epidemiology and genetics of alcoholism. *Ann. Rev. Psych., 8*:331-346, 1989.
6. CREGLER, L.L. & MARK, H. Relation of acute myocardial infarction due to cocaine abuse. *Am. J. Cardiol., 81*:27-38, 1989.
7. DEWEY, W.L. Canabinoid pharmacology. *Pharmac. Rev., 38*:151-178, 1986.
8. HOFMANN, F.G. & HOFMANN, A.D. *Handbook on Drug and Alcohol Abuse: the Biomedical Aspects.* New York, Oxford University Press, 1975. 315p.

9. HOLLISTER, L.E. Health aspects of "Cannabis". *Pharmacol. Rev., 38*:1020, 1986.
10. JAFE, J.H. Drugs addiction and drug abuse. *In:* Goodman and Gilman's. *The Pharmacological Basis of Therapeutics.* 8th ed. New York, Pergamon Press, 1990, p. 522-573.
11. JOHANSON, C.E. & FISCHMAN, M.W. The pharmacology of cocaine related to its abuse. *Pharm. Rev., 41*:3-52, 1989.
12. MARTIN, B.R. Cellular effects of canabinoids. *Pharmacol. Rev., 38*:45-74, 1986.
13. PRADHAN, S.N. & DUTTA, S.N. (eds.) *Drug Abuse, Clinical and Basic Aspects.* Saint Louis, C.V. Mosby, 1977. 598p.
14. ROSENBERG, H.C. & CHIU, T.H. Time course for development of benzodiazepine tolerance and physical dependence. *Neurosci. Biobehav. Rev., 9*:123-131, 1985.
15. SNYDER, S.H. *Uses of Marijuana.* New York, Oxford University Press, 1975.
16. WISE, R. The neurobiology of craving: implications for the understanding and treatment of addiction. *J. Abnorm. Phychol., 97*:118-132, 1988.

27

Como Nascem e se Desenvolvem os Novos Medicamentos

Elizabeth Igne Ferreira

INTRODUÇÃO

A busca do homem de soluções que pudessem aplacar suas dores e doenças foi sempre incessante e remonta ao seu aparecimento na face da Terra. No início, com tal objetivo, ele se valia da natureza como fonte de substâncias terapêuticas.

No século passado, com o desenvolvimento da Química e ciências afins, seu interesse voltou-se para o isolamento dos princípios ativos de plantas ou animais, responsáveis pela atividade biológica neles observada. São dessa época os primeiros alcaloides, extraídos de plantas empiricamente empregadas em diversas enfermidades.

Por outro lado, a descoberta, na década de 1930, do primeiro antibiótico útil representou um marco na busca de novos fármacos e estimulou a pesquisa intensiva de substâncias de atividade antibiótica, prática que continua até os dias de hoje. Mais de 6.000 antibióticos já foram convenientemente isolados e identificados, e a cada ano 100 novas alternativas são introduzidas.

Os avanços sobretudo da Química Orgânica sintética e da Química Analítica tornaram possível a síntese de moléculas antes provenientes de fontes naturais, especialmente vegetais, e também daquelas não encontradas na natureza. Estima-se que tenham sido identificadas, até o presente, mais de 5 milhões de substâncias químicas, das quais cerca de 63.000 são de uso corrente. Dessas, aproximadamente 6.000 são fármacos.

Fruto do desenvolvimento desses ramos da Química, a maioria dos fármacos é hoje de origem sintética ou semissintética. Vale ressaltar que, dos 277 fármacos, além de nove associações, constantes na relação dos fármacos essenciais da Organização Mundial de Saúde, em 1990, 143 (51,6%) foram obtidos por síntese, 28 (10,1%) de fontes vegetais, 20 (7,2%) por semissíntese, 24 (8%) provenientes de fontes minerais, 22 (7,9%) de órgãos animais, 20 (7,2%) de origem microbiana, 14 (5%) são vacinas e 8 (2,9%), soros.

O emprego crescente da computação no planejamento de novos fármacos constitui-se em perspectiva promissora na busca de alternativas terapêuticas, especialmente para doenças contra as quais poucos são os fármacos disponíveis.

EVENTOS COMPREENDIDOS NO DESENVOLVIMENTO DE FÁRMACOS

O período de tempo que transcorre entre o reconhecimento do problema, e consequente concepção da estratégia de ataque a ele, e a introdução de um medicamento na terapêutica varia de 10 a 12 anos. São muitas as etapas a serem cumpridas até que o medicamento se encontre disponível para a população ou para os profissionais de saúde (Fig. 27.1).

O planejamento químico desenvolve-se em paralelo ao planejamento biológico e se apoia em extenso levantamento bibliográfico para que se estabeleçam as bases do programa de pesquisa combinado. A seguir, no ramo químico, desenvolvem-se métodos de síntese apropriados da série de compostos inicialmente planejada ou determinada no decorrer do projeto, não raro com subsídios fornecidos pelo QSAR – Quantitative Structure-Activity Relationships – parte integrante do Departamento de Pesquisa de muitas indústrias farmacêuticas internacionais. Ao mesmo tempo, são desenvolvidos métodos de ensaio para os compostos obtidos, no sentido de se efetuar a triagem preliminar dos mais ativos. Caso haja interesse, o fármaco ou fármacos são submetidos aos ensaios farmacológicos e clínicos subsequentes, prosseguindo-se até a produção industrial, que culmina com o lançamento no mercado, através dos Departamentos de Mercadologia e Publicidade.

Métodos de introdução de novos fármacos

Os fármacos podem ser introduzidos na terapêutica por diferentes métodos: acaso, triagem empírica, extração de fontes naturais, modificação molecular, latenciação e planejamento racional.

ACASO

Muitos fármacos, de diversas classes terapêuticas, foram descobertos ao acaso. O exemplo clássico é o da descoberta da penicilina, por Fleming, em 1929, em seguida à observação de que sua cultura de *Staphylococcus aureus* havia sido inibida por um fungo contaminante. Analgésicos, anti-helmínticos, antidepressivos e ansiolíticos

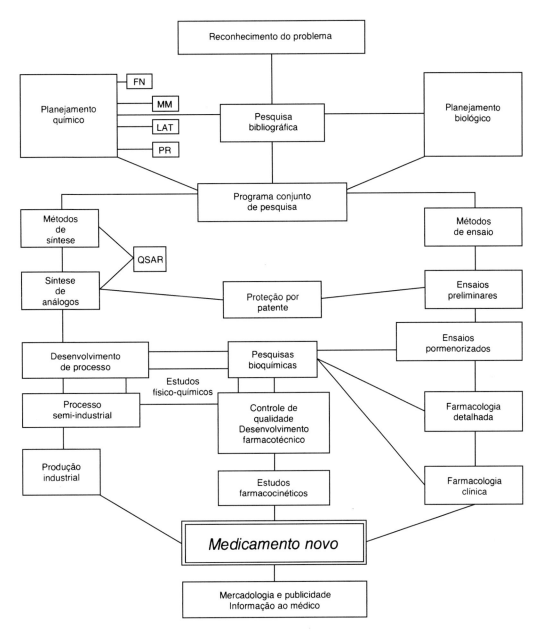

Fig. 27.1 Eventos compreendidos no desenvolvimento de fármacos. FN – fontes naturais; MM – modificação molecular; LAT – latenciação; PR — planejamento racional; QSAR – Quantitative Structure-Activity Relationships (relações quantitativas entre estrutura química e atividade biológica). (Adaptada de KOROLKOVAS, A. *Essentials of Medicinal Chemistry.* 2nd ed., New York, Wiley-Interscience, 1988.)

são algumas das classes em que também se encontram exemplos de fármacos introduzidos por esse método. Ainda, resultados inesperados de síntese planejada para obtenção de determinados compostos incluem exemplos importantes, como o do clordiazepóxido, primeiro ansiolítico sintetizado.

TRIAGEM EMPÍRICA

Triagem empírica refere-se ao ensaio de substâncias químicas para, mediante ensaios biológicos diversos, avaliar a atividade terapêutica possível. A triagem empírica racionalmente dirigida é uma variação do método que estabelece *a priori* a atividade a ser ensaiada. Foi empregada na busca de novos antimaláricos, por ocasião da Segunda Guerra Mundial, e de novos antibióticos, a partir da descoberta da penicilina. Ivermectina foi um dos antibióticos mais promissores: apresenta atividade contra helmintíases humanas, como a oncocercíase, e protozooses veterinárias, como a babesiose. Apesar de muitos fármacos dessas classes terem-se originado desse processo, o método geral não representa, como se pode prever, contribuição significativa à terapêutica.

EXTRAÇÃO DE FONTES NATURAIS

Muitos dos fármacos disponíveis na atualidade resultaram da extração de fontes naturais. Ao contrário do processo anterior, esse tem contribuído sobremaneira para a introdução de novos fármacos, não raro de estruturas químicas bem diferentes daquelas conhecidas e mais comumente encontradas. Morfina, quinina, cocaína, reserpina, emetina, atropina, pilocarpina, efedrina e tubocurarina são alguns dos muitos exemplos de fármacos provenientes de fonte natural de fármacos. No entanto, das aproximadamente 600 mil espécies – entre 250 e 500 mil são plantas superiores – que se desenvolvem no mundo, menos de 10% foram investigadas dos pontos de vista químico e farmacológico. No Brasil, das cercas de 120 mil espécies vegetais existentes, pouco mais de 0,5% mereceram estudos químicos e farmacológicos. Constitui-se, portanto, um manancial praticamente inexplorado de novos compostos biologicamente ativos.

A busca de moléculas completamente novas a partir de fontes naturais continua de forma menos empírica graças à incorporação da Biotecnologia ao método de estudo. Avanços na biologia molecular, permitindo o desenvolvimento de métodos acurados para se estudar a interação

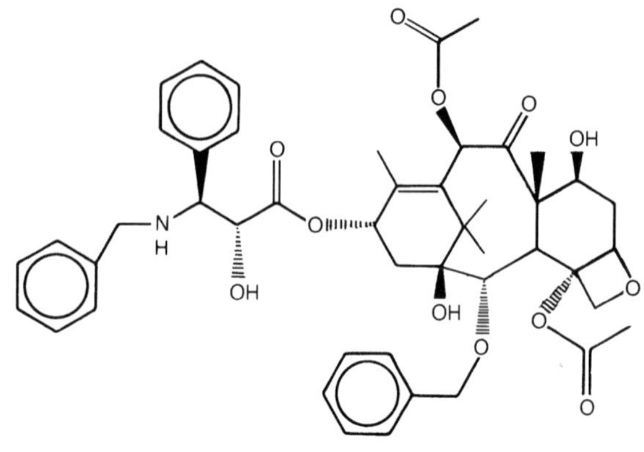

214 FARMACOLOGIA

Fig. 27.2 Estrutura do taxol.

entre macromoléculas e pequenas estruturas naturais, a disponibilidade dessas macromoléculas em quantidade significativa para os ensaios e a engenharia genética, com a possibilidade de alterar organismos de modo a produzir compostos de interesse em larga escala, tornam mais racionais as pesquisas a partir dessas fontes. Por enquanto, não foram produzidas estruturas novas. No entanto, diversos fármacos conhecidos já estão sendo preparados usando a tecnologia de DNA recombinante: insulina, eritropoetina, alteplase, interferons, interleucinas e somatotrofina são alguns exemplos.

Produtos de origem marinha também têm merecido atenção nos últimos anos: por exemplo, esteroides de estruturas diferentes foram extraídos de algumas espécies marinhas, como estrela-do-mar e esponjas.

Antineoplásicos e antivirais de atividade promissora, entre outros quimioterápicos, vêm sendo sistematicamente extraídos de plantas. Exemplo recente é o taxol, antineoplásico contra câncer de mama, estrutura bastante diversa daquelas disponíveis até o presente (Fig. 27.2).

MODIFICAÇÃO MOLECULAR

Dos métodos mais promissores de gênese de novos fármacos, a modificação molecular, também conhecida como método mecanístico ou de variação molecular, merece destaque. Consiste em sintetizar, a partir de um protótipo, estruturas aparentadas – congêneres, homólogos ou análogos – com o objetivo de aprimorar suas propriedades biológicas dos pontos de vista farmacêutico, farmacocinético e famacodinâmico. Os compostos originais são, por vezes, provenientes de fontes naturais, como é o caso da morfina, por exemplo. Mediante modificação molecular de sua estrutura, foram obtidos não só novos e melhores hipnoanalgésicos como também antagonistas úteis em reverter casos de depressão respiratória provocada pelos agonistas (Fig. 27.3). A maioria

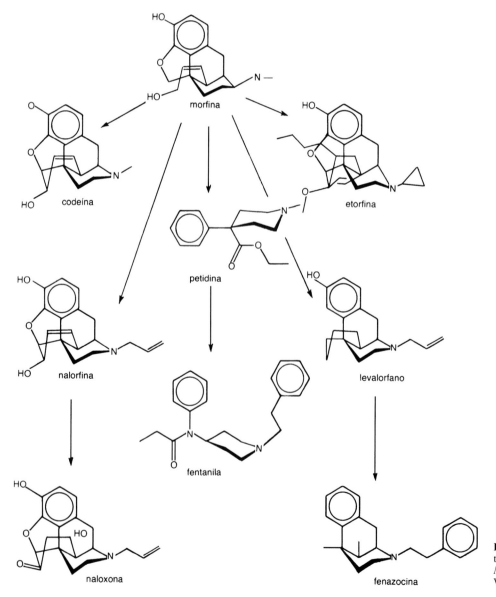

Fig. 27.3 Gênese de hipnoanalgésicos. (Adaptada de KOROLKOVAS, A. *Essentials of Medicinal Chemistry*. 2nd ed., New York. Wiley-Interscience, 1988.)

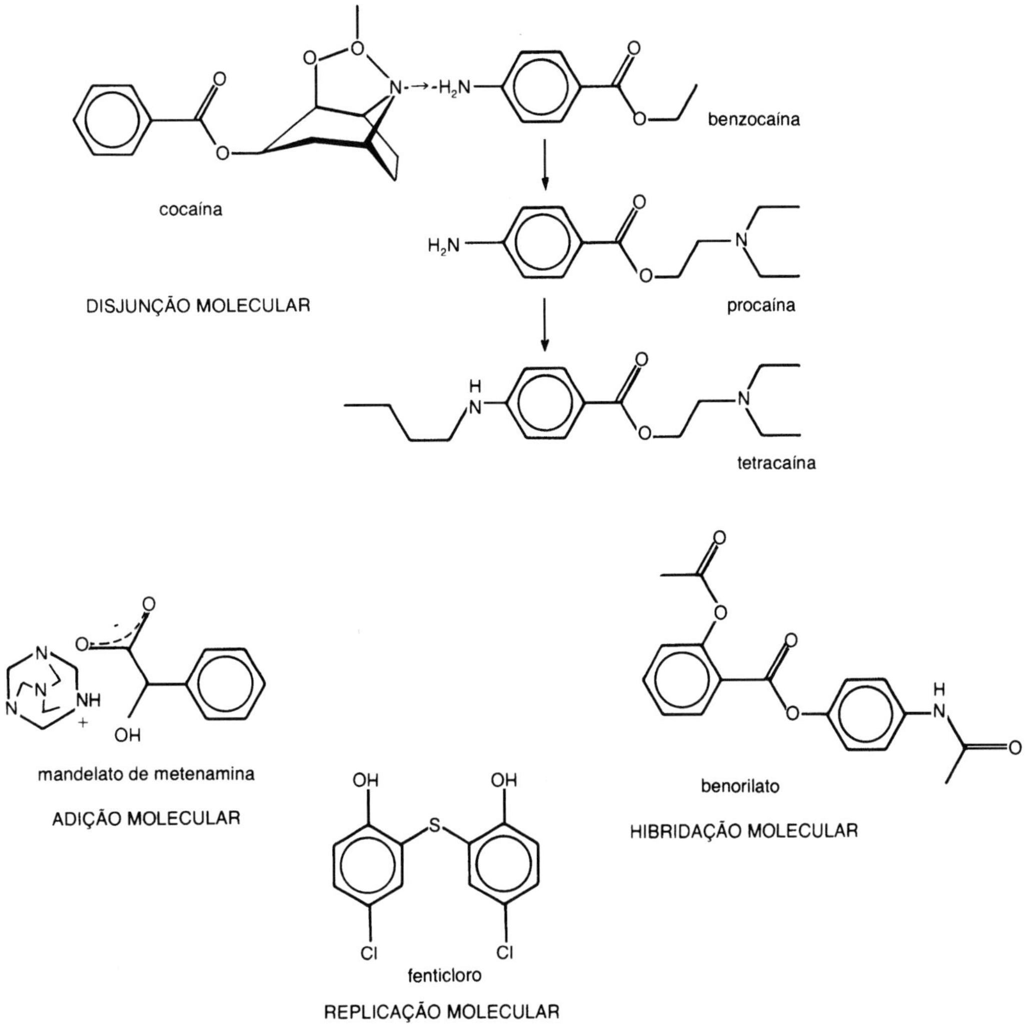

Fig. 27.4 Exemplos de fármacos obtidos por processos especiais de modificação molecular.

das alternativas terapêuticas disponíveis na atualidade resultou desse processo de planejamento, que, ademais, permite o estudo das relações entre estrutura química e atividade biológica, qualitativa e quantitativa, com a descoberta do grupo farmacofórico correspondente, e também do mecanismo de ação.

Entre as vantagens que a modificação molecular representa salienta-se maior probabilidade de se obterem derivados com propriedades superiores em relação ao protótipo, em geral com menos custos e menor tempo de produção. Com frequência, a síntese é semelhante à do composto de partida, e também os mesmos métodos de ensaio podem ser obtidos.

A modificação molecular compreende processos gerais e especiais. Através dos processos gerais pode-se associar moléculas diferentes por meio de ligações fracas – adição molecular; duas ou mais moléculas idênticas, por meio de ligações covalentes – replicação molecular; e moléculas diferentes por intermédio de ligações covalentes – hibridação molecular. Ademais, é possível, a partir de moléculas complexas, sintetizar derivados cada vez mais simples mediante a simplificação molecular, também conhecida como disjunção, dissecção ou dissociação molecular. A Fig. 27.4 mostra exemplos de cada um dos quatro processos.

Os processos especiais compreendem número maior de alterações nas moléculas dos protótipos. Basicamente, aquelas que aumentam ou diminuem a flexibilidade e dimensão da molécula e as que modificam suas propriedades físico-químicas. O bioisosterismo, adaptação do conceito de isosterismo químico aos sistemas biológicos, faz parte dessa classe de processos e é bastante empregado, especialmente na obtenção de antagonistas metabólicos, sobretudo de ação quimioterápica. Alguns exemplos de fármacos obtidos por processos especiais são apresentados na Fig. 27.5.

LATENCIAÇÃO

A latenciação consiste na transformação de um fármaco em forma de transporte inativa, pró-fármaco, que, *in vivo*, mediante processos enzimáticos ou químicos, libera a porção ativa no local de ação ou próximo dele. Inclui, também, as estruturas que, com ou sem transportador, só apresentam atividade após biotransformação por reações não hidrolíticas – bioprecursores – e os fármacos direcionados.

Esse método, que é derivação da modificação molecular, é bastante promissor, porquanto permite a alteração das propriedades farmacocinéticas de um fármaco com objetivos diversos: aumento da biodisponibilidade, prolongamento de ação, diminuição da toxicidade, aumento da seletividade e resolução de problemas de formulação. Dessa forma, fármacos antes descartados por suas propriedades indesejáveis podem ser reintroduzidos com vantagens na terapêutica. A Fig. 27.6 mostra alguns exemplos de pró-fármacos bioprecursores.

Entre as formas latentes obtidas por meio da latenciação, os fármacos direcionados vêm merecendo maior interesse. Possibilitam alta seletividade de ação, propriedade de suma importância, sobretudo na classe dos quimioterápicos, uma vez que os transportadores empregados são muito seletivos: anticorpos policlonais, proteínas específicas e ácidos nucleicos, para citar alguns. Exemplos de fármacos direcionados são apresentados na Fig. 27.7.

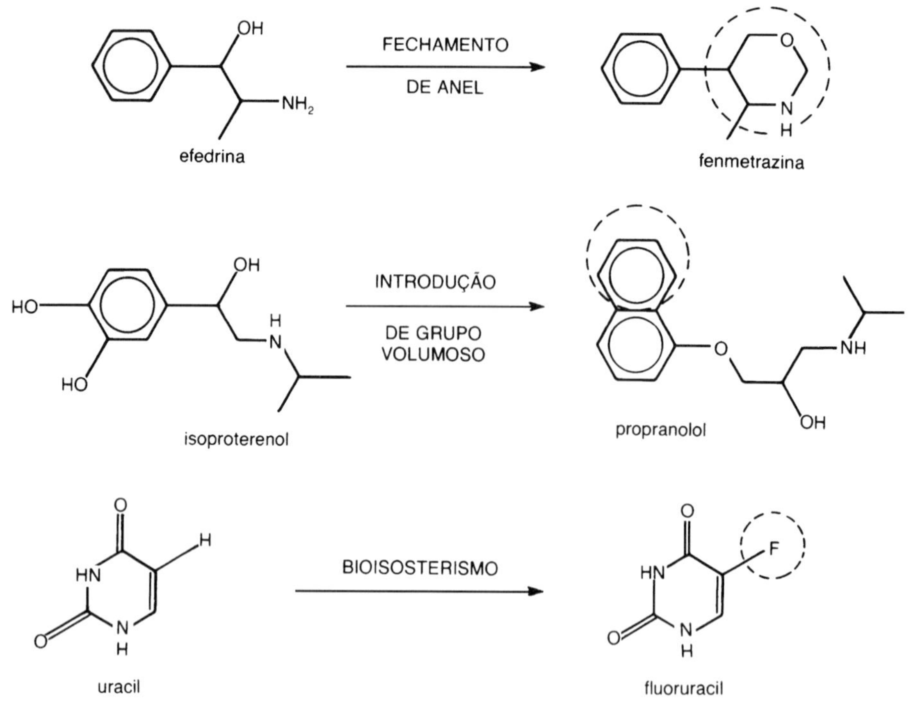

Fig. 27.5 Exemplos de fármacos obtidos por processos gerais de modificação molecular.

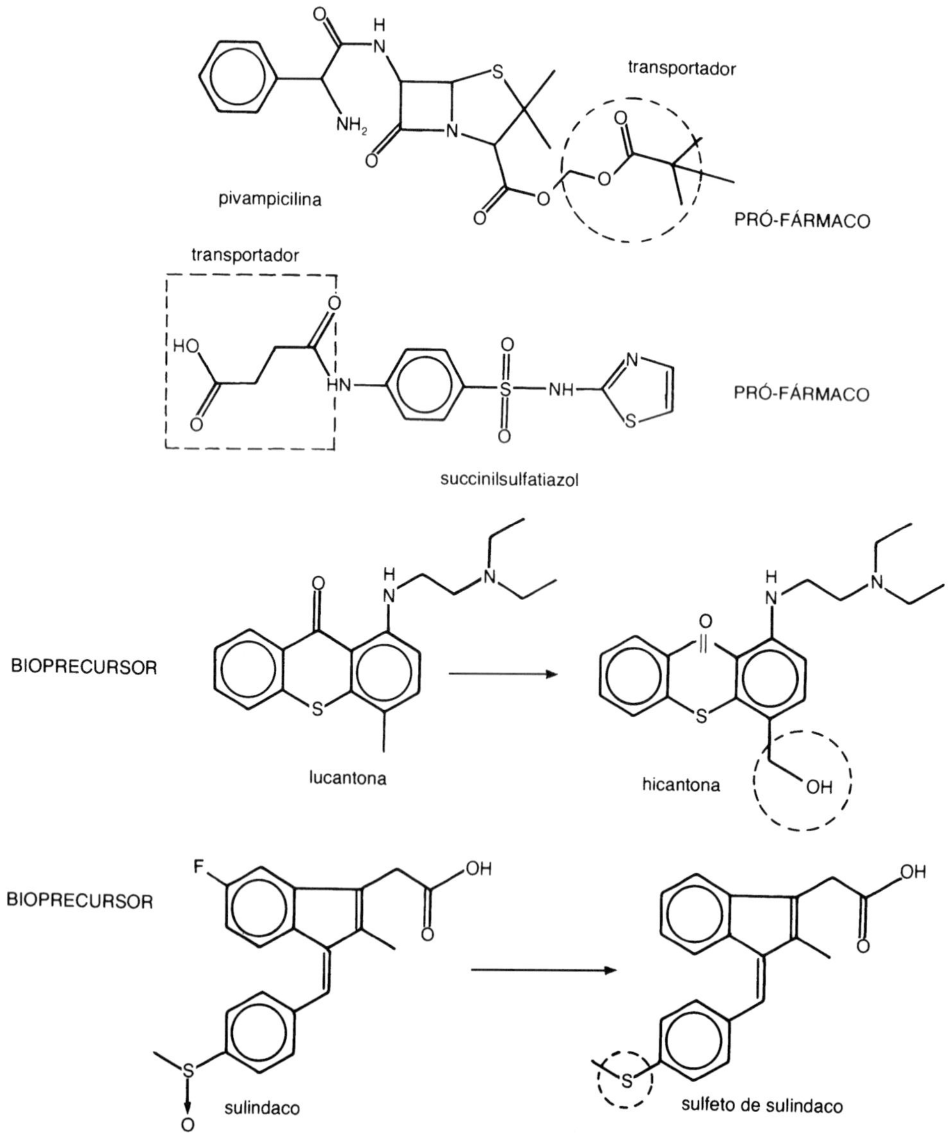

Fig. 27.6 Exemplos de pró-fármacos e bioprecursores.

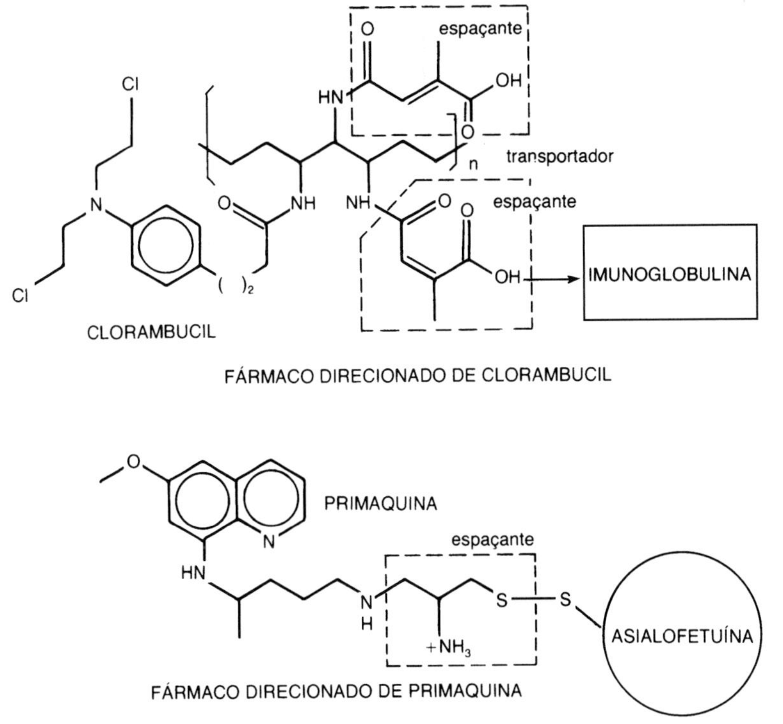

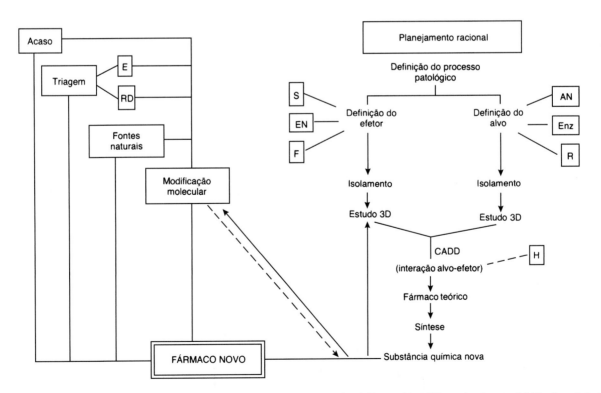

Fig. 27.7 Exemplos de fármacos direcionados.

PLANEJAMENTO RACIONAL

Apesar do número ainda reduzido de fármacos introduzidos por planejamento racional, esse método representa, na atualidade, com o desenvolvimento de ramos da ciência como Biologia, Microbiologia, Parasitologia e Química, e com o avanço da computação, especialmente a computação gráfica, perspectivas mais promissoras.

Constitui-se na concepção de fármacos "sob medida", a partir de conhecimentos avançados acerca das bases bioquímicas das doenças. Compreende o estudo das patologias no plano molecular, a identificação dos processos e moléculas responsáveis pelos efeitos clínicos e a escolha de alvos específicos, normalmente macromoléculas, como enzimas, receptores e ácidos nucleicos, para contornar os processos patológicos.

Fig. 27.8 Relação entre alguns processos de introdução de fármacos e o planejamento racional. E – empírica; RD – racionalmente dirigida; S – substrato; EN – efetores naturais (positivos ou negativos); F – fármacos; AN – ácidos nucleicos; Enz – enzimas; R – receptores; H – homologia entre proteínas ou enzimas; 3D – tridimensional. (Adaptada de PERUN, T.J. & PROPST, C.L. *Computer-aided Drug Design: methods and applications*. New York, Marcel Dekker, 1989.)

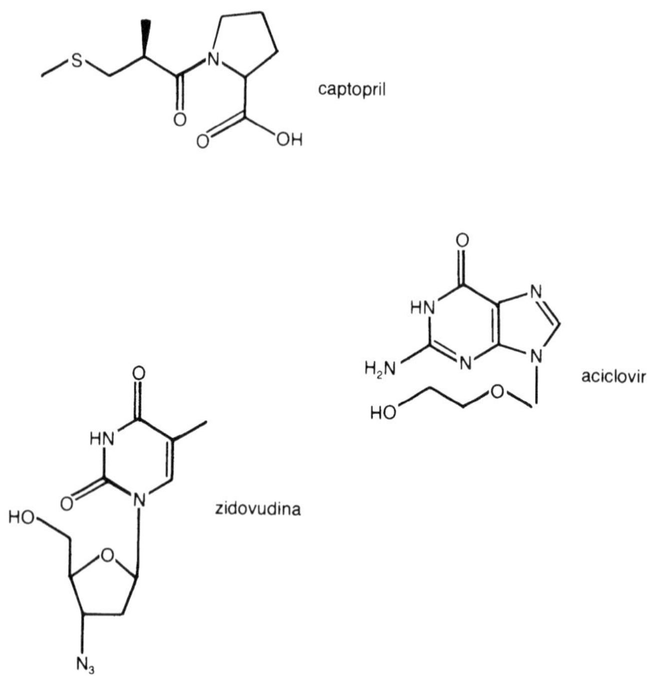

Fig. 21.9 Exemplos de fármacos obtidos por planejamento racional.

Estabelecido o alvo, procuram-se os melhores efetores naturais, por vezes substratos que interagem com a macromolécula escolhida. Tais efetores constituem-se nos protótipos para o planejamento de novos fármacos com melhores características que os próprios efetores, sobretudo com maior especificidade.

Apesar de sua utilização ainda incipiente como técnica auxiliar no planejamento racional, cumpre citar o método de tomografia de emissão de pósitrons (PET), pelo potencial que representa nessa área. Trata-se de técnica de rastreamento isotópica empregada para medir a concentração espacial e temporal da radioatividade em tecidos de organismos vivos. É empregada para acompanhamento de processos bioquímicos no homem e em animais. Permite não só identificar e caracterizar locais de ligação dos fármacos – receptores – como também analisar, quantitativamente, a relação entre a ligação, a cinética de determinado fármaco e os efeitos que esse provoca.

Diversamente do que se verifica com a modificação molecular, por meio do planejamento racional é possível descobrir estruturas completamente novas. A relação entre alguns processos de introdução de fármacos e o planejamento racional encontra-se esquematizada na Fig. 27.8.

Em resumo, o planejamento racional exige o conhecimento dos progressos alcançados em várias áreas da ciência. Técnicas químicas, físicas e teóricas podem ser empregadas para se obterem informações estruturais sobre as moléculas envolvidas nos processos patológicos e sua interação com os alvos. Técnicas de cristalografia de raios X, ressonância magnética nuclear e modelagem molecular computadorizada são técnicas complementares e muito empregadas com esse objetivo.

A Fig. 27.9 mostra alguns fármacos obtidos por planejamento racional.

Ensaios farmacológicos e clínicos

Os ensaios farmacológicos e toxicológicos são realizados inicialmente em animais e, posteriormente, em seres humanos.

ENSAIOS EM ANIMAIS

Na atualidade, é grande o movimento em todo o mundo para que não sejam utilizados animais em ensaios experimentais ou para que seu número seja reduzido, em razão da oposição das sociedades protetoras de animais, que acreditam que estes sofrem tanto quanto os humanos. A despeito do empenho crescente na busca de métodos de ensaio que substituam os processos atuais, *in vivo*, que não empreguem animais, os resultados obtidos ainda são escassos.

ENSAIOS FARMACOLÓGICOS

Têm como objetivo a determinação do modo e local de ação e as ações farmacológicas de fármacos potenciais. Nessa fase, podem ser realizados estudos farmacológicos comparativos com fármacos da mesma classe terapêutica, com vistas a estabelecer suas vantagens em relação àqueles.

ENSAIOS DE TOXICIDADE

Embora não garantam completamente que os resultados sejam reprodutíveis em humanos, os ensaios de toxicidade são realizados com a intenção de identificar a natureza das reações tóxicas dependentes da dose empregada. Compreendem os ensaios de toxicidade aguda, subaguda, crônica e carcinogenicidade.

Toxicidade aguda

É exigência feita pelas entidades responsáveis pelo controle da liberação de medicamentos antes que se autorize a realização dos ensaios clínicos. Consiste na determinação da DL50 – dose letal que mata 50% dos animais (e, obrigatoriamente, se emprega mais de uma espécie). Na prática, poucos são os candidatos que conseguem passar por essa etapa com aprovação.

Toxicidade subaguda

Trata-se da observação dos efeitos decorrentes do uso de doses repetidas, mais altas e intermediárias com relação às utilizadas, com o fim de se descobrir quais os órgãos afetados. Como os testes de toxicidade aguda, o objetivo primordial desses é estabelecer a natureza do efeito tóxico. A despeito de se preferir o uso de animais de maior porte, como cão, macaco – é essencial observar de perto o comportamento (apetite, peso, humor) e controlar todos os sistemas do animal por meio de exames histopatológicos e laboratoriais –, empregam-se, também, roedores, como camundongos, cricetos (hamsters) e ratos.

Embora processos semelhantes sejam utilizados na aplicação do teste em todo o mundo, variações, por menores que sejam, representam problemas para as indústrias farmacêuticas, que desejam aprovação de seus produtos em países estrangeiros.

Toxicidade crônica e carcinogenicidade

Esse ensaio visa ao estabelecimento da segurança do composto em ensaio a longo prazo, quando empregado em doses comparáveis às consideradas seguras para os pacientes. Em razão da dificuldade em se determinar com certeza o nível de dose única que deve ser empregado, as autoridades competentes exigem que os testes sejam repetidos em três ou quatro níveis de dose. O nível mais alto deveria provocar os primeiros sinais de toxicidade reversível. Ensaios de acompanhamento das reações, iguais aos do teste de toxicidade subaguda, são aplicados a intervalos determinados de tempo, sendo necessária a investigação patológica pormenorizada dos animais.

O ensaio de carcinogenicidade é obrigatório para qualquer composto que apresente estrutura química aparentada à dos carcinogênicos e seja empregado em pacientes por tempo superior a 6 meses, pois associa-se o aumento do risco do aparecimento de câncer à frequência de exposição ao fármaco. Ademais, caso se identifiquem, nos testes de toxicidade, a ação em ácidos nucleicos ou envolvimentos na divisão celular, é essencial a realização de tal ensaio. Em geral, emprega-se número considerável – cerca de 500 – de animais: ratos, camundongos e cricetos. Contudo, eles podem não prever adequadamente o que ocorreria com os seres humanos. A exposição dos animais aos compostos de ensaios – as doses devem ser altas o bastante para provocar o aparecimento de tumores sem, contudo matar os animais antes da conclusão do teste – deve estender-se por toda a vida deles. Em virtude do longo tempo necessário ao desenvolvimento do ensaio, as indústrias farmacêuticas não podem esperar pela sua conclusão antes de prosseguir com etapas de desenvolvimento e ensaios clínicos preliminares.

Por muitos anos acreditou-se que a mutagenicidade precedia a carcinogenicidade. Apesar de alguns compostos carcinogênicos não serem mutagênicos, e vice-versa, a partir de 1985 o ensaio de mutagenicidade tornou-se obrigatório em muitos países da Comunidade Econômica Europeia. A razão da obrigatoriedade é a possibilidade de se detectar, através do ensaio, o potencial de alguns compostos de indução de mutações hereditárias.

Teratogenicidade

Após a tragédia da talidomida, os ensaios de teratogenicidade não se restringem mais a fármacos administrados durante a gravidez ou a efeitos hormonais. Esses ensaios têm por objetivo determinar não só lesões em embriões ou fetos produzidos por fármacos em testes como também o efeito geral na reprodução. Há exigências muito grandes com relação à realização desses ensaios, devendo-se seguir normas com relação ao número de espécies empregadas – normalmente, ratos e coelhos –, períodos de exposição ao fármaco e estágio em que se deve remover o feto. As doses empregadas devem ser comparáveis àquelas administradas ao homem.

O ensaio compreende três fases: a primeira tem como finalidade estabelecer os efeitos da fertilidade e processos de reprodução em geral; na segunda fase, detecta-se teratogenicidade – lesões em fetos ou embriões; e na terceira, a toxicidade peri- e pós-natal.

ENSAIOS NO HOMEM

Os ensaios no homem devem estar de acordo com os princípios éticos estabelecidos da Declaração de Helsínqui e são controlados por Comissões de Ética.

Em 1977, o FDA – Food and Drug Administration, dos Estados Unidos – dividiu o programa de ensaios clínicos em quatro fases. A Fase I relaciona-se com estudos de tolerância iniciais em voluntários. A Fase II refere-se à farmacologia clínica. A Fase III compreende os testes finais até o licenciamento do produto, e a Fase IV, os estudos após sua comercialização.

Fase I

Essa fase não se restringe simplesmente à determinação da segurança de determinado produto nas doses escolhidas arbitrariamente, mas procura estabelecer a relação entre a tolerância e os efeitos farmacodinâmicos e a dose determinada clinicamente. Os ensaios farmacológicos e de toxicidade em animais devem fornecer subsídios essenciais para a realização dos testes nessa fase, em voluntários. Dessa forma, antes de se administrar o fármaco em ensaio, deve-se ter provas de que sua ação farmacológica implicaria benefício clínico, sem representar risco de que sejam atingidos outros sistemas vitais que não os diretamente compreendidos na ação. Outrossim, os estudos farmacocinéticos em animais devem, consideradas as diferenças particulares a cada espécie, mostrar-se adequados no que diz respeito à absorção e à eliminação.

Normalmente, por motivos de segurança, o ensaio inicia-se com dose abaixo da eficaz, aumentando-a paulatinamente até que se observem efeitos farmacodinâmicos. A partir daí, aumenta-se a dose com muito cuidado até que ocorram efeitos diferentes mas suaves e aceitáveis dentro dos limites estabalecidos. Caso haja possibilidade de se determinar a dose máxima tolerada, esta será a primeira dose utilizada no ensaio com pacientes. É comum, quando se estudam a tolerância e a farmacodinâmica, incluir estudos farmacocinéticos com doses únicas e doses repetidas.

Fase II

Uma vez obtidos os resultados da Fase I, com voluntários, os ensaios na Fase II são efetuados com pacientes. O estudo com pacientes compreende a fiscalização por autoridades competentes, pois há diferenças entre pacientes e voluntários; o essencial é que os últimos esperam beneficiar-se da aplicação do produto em experimentação.

Frequentemente, divide-se essa fase em duas subfases: IIA e IIB.

A subfase IIA prevê a participação de 50 pacientes e começa com ensaios-piloto abertos – quando médico e paciente sabem do produto que recebem – e, em seguida, inclui dois ou três estudos controlados com placebo. Esses últimos permitem a validação estatística da eficácia do produto ensaiado. Os estudos abertos, por sua vez, propiciam ao clínico noção razoável da eficácia e tolerância do produto em ensaio, permitindo estabelecer de forma mais precisa a dose adequada para o estudo duplo-cego.

A subfase IIB confirma a eficácia e identifica a dose, ou doses, para a Fase III. Nessa subfase são necessários 50 a 100 pacientes em quatro ou cinco estudos duplos-cegos – nem médico nem paciente sabem qual o produto que está sendo administrado – compreendidos.

Fase III

Nessa fase são realizados testes com o objetivo de obter dados que permitam avaliar o papel do novo composto na clínica. O número, maior do que o exigido na fase anterior, e o tipo de pacientes necessários dependem, respectivamente, da patologia e do tipo de população a ser tratada.

Em condições crônicas, os pacientes devem ser tratados por períodos prolongados de tempo, para se avaliar a possibilidade de aparecimento de reações tóxicas. Também nesses casos crônicos podem-se estudar as interações entre fármacos concomitantemente ao tratamento em estudo. Ademais, podem ser desenvolvidos estudos de bioequivalência, a cada alteração na formulação ou quando se utilizam alternativas.

Ao término da fase em questão, deve-se dispor de dados suficientes para se proceder à solicitação de registro em órgãos competentes. No Brasil, o órgão encarregado de fornecer, após julgamento criterioso do processo, autorização para que o produto seja lançado no mercado é o Diprod – Divisão de Produtos do Departamento Técnico Normativo da Secretaria Nacional de Vigilância Sanitária do Ministério da Saúde.

Fase IV

Constitui-se na continuação do processo iniciado na fase anterior e compreende comparações com tratamentos já estabelecidos dos efeitos indesejáveis. Refere-se, portanto, aos ensaios desenvolvidos após a introdução do medicamento no mercado. Analogamente ao que se verifica na Fase III, é necessário grande número de pacientes para os ensaios. Estes podem, ainda, estender-se a grupos específicos, como o dos idosos e o das crianças, com alterações metabólicas evidentes.

Prática que vem merecendo interesse crescente nos dias de hoje é a supervisão pós-comercialização. É complementar à Fase IV e compreende relatos de voluntários, estudos com casos-controle, ensaios de Fase IV, resultados obtidos pelo acompanhamento em hospitais e programas de registro médicos. Deve incluir desde efeitos benéficos e adversos até o custo geral do tratamento da doença para a qual o produto é indicado. Nessa prática, pode ocorrer que os efeitos colaterais observados sejam tão interessantes que justifiquem a indicação do fármaco para outro emprego. É o caso, por exemplo, do minoxidil: utilizado como anti-hipertensivo, verificou-se que exercia também efeito antialopécico. Outros exemplos são relacionados no Quadro 27.1.

Custo e local de desenvolvimento de fármacos

Estima-se que, atualmente, de 10.000 compostos sintetizados e submetidos a testes preliminares de atividade, apenas 100 atingem a fase de desenvolvimento, sendo avaliados do ponto de vista toxicológico e de farmacologia clínica. Nesses ensaios, apenas 10 são selecionados como candidatos aos testes clínicos subsequentes, e, desses, apenas 1 atinge o mercado. Justifica-se, pois, o alto custo de desenvolvimento de

Quadro 27.1 Exploração dos efeitos colaterais úteis descobertos através do emprego clínico

Fármaco	Emprego Primário	Emprego Atual
Alopurinol	antineoplásico	uricolítico
Anfetamina	simpatomimético	anti-hipercinésico
Benziodarona	antianginoso	uricosúrico
Clorpromazina	anti-helmíntico	antipsicótico
Estrogênios	reposição	anticoncepção
Imipramina	sedativo	antidepressivo
Lidocaína	anestésico local	antiarrítmico
Clonidina	descongestionante	anti-hipertensivo
Minoxidil	anti-hipertensivo	antialopécico
Buspirona	antipsicótico	ansiolítico
Ciclosporina	antifúngico	imunossupressor

um novo fármaco: cerca de US$ 232 milhões, conforme dados da Tufts University, Estados Unidos.

As indústrias farmacêuticas vêm-se constituindo, nas últimas três décadas, nas principais responsáveis pela introdução de novos fármacos: cerca de 90% são introduzidos por tais companhias, enquanto 9% são por universidades e outras entidades acadêmicas e 1%, por laboratórios de pesquisa oficiais. No entanto, situação diversa era observada anteriormente a essas décadas: 50% dos fármacos introduzidos originavam-se das universidades.

O mercado farmacêutico mundial tem-se desenvolvido rapidamente nos últimos 40 anos. Enquanto em meados da década de 1960 era estimado em cerca de US$ 10 bilhões, nas décadas de 70 e 80 registrava-se aumento de US$ 36 bilhões para cerca de US$ 96 bilhões, respectivamente. Esse mercado é dominado por pequeno número de grandes companhias, multinacionais, localizadas nos Estados Unidos, Alemanha, Suíça, Reino Unido, França, Itália e Japão. Vinte e cinco por cento dos fármacos são produzidos na Europa por 33 indústrias farmacêuticas, responsáveis pela introdução de novas alternativas terapêuticas.

As indústrias farmacêuticas situadas nesses países podem, portanto, investir somas vultosas como a anteriormente citada em pesquisa e desenvolvimento para a produção de um novo fármaco. Representam, na verdade, 3/4 do investimento mundial das indústrias do ramo. Contudo, a despeito do dispêndio cada vez maior de recursos, o número de fármacos introduzidos tem diminuído com o passar do tempo: em 1961, 95 fármacos atingiram o mercado, contra 61 em 1985. A exigência cada vez maior para registro de um novo fármaco, sobretudo quanto à segurança do consumidor – o desastre da talidomida, em 1957, representou marco decisivo nesse sentido –, é um dos fatores que contribuem para o quadro atual.

REFERÊNCIAS BIBLIOGRÁFICAS

1. BANDRIHAYR, N. Alternatives to animal experimentation. *Pharm. Manufact. Int.,* 87-88, 1991.
2. BUNDGAARD, H. *Prodrug Design.* Amsterdam, Elsevier, 1985.
3. CLAASSEN, V. Ed. *Trends in Drug Research.* Amsterdam, Elsevier, 1990.
4. ERICKSON, J. W. & FESIK, S. W. Macromolecular X-ray christallography and NMR as tools for structure-based drug design. *Annu. Rep. Med. Chem., 27*:271-89, 1992.
5. FOWLER, J. S. & WOLF, A. P. New directions in positron emission tomography. *Annu. Rep. Med. Chem., 24*:277-86, 1989.
6. FOWLER, J. S.; WOLF, A.P. & VOLKON, N. D. New directions in positron emission tomography – Part II. *Annu. Rep. Med. Chem., 25*:261-69, 1990.
7. GORROD, J. W.; GIBSON, C. G. & MITCHARD, M. (eds.) *Development of Drugs and Modern Medicines.* London, Elis Worood & VCH, 1986.
8. HOPFINGER, A. J. Computer-assisted drug design. *J. Med. Chem., 28*:1133-9, 1985.
9. HYLANDS, P. J. & NISBET, L. J. The search for molecular diversity (I): natural products. *Annu. Rep. Med. Chem., 26*:259-70, 1991.
10. JEAN, T. An original approach to drug screening. *Pharm. Manufact. Int.,* 77-79, 1991.
11. KOROLKOVAS, A. *Essentials of Medicinal Chemistry.* 2nd ed. New York, Wiley-Interscience, 1988.
12. KOROLKOVAS, A. Latenciação de fármacos. *Rev. Port. Farm., 37*:13-20, 1987.
13. KOROLKOVAS, A. & FERREIRA, E. I. Planejamento racional de fármacos. *Quím. Nova, 11*:320-9, 1988.
14. LIEBENAU, N. Evolution of the pharmaceutical industry. *In:* HANSCH, C.; SAMMES, T. C. & TAYLOR, A. G. *Comprehensive Medicinal Chemistry.* London, Pergamon Press, 1991. p. 596-623.
15. MAKRIYANNIS, A. (ed.) *New Methods in Drug Research.* Barcelona, J. R. Prous, 1986.
16. PERUN, T. J. & PROPST, C. L. *Computer-aided drug design: methods and applications.* New York, Marcel Dekker, 1989.
17. SMITH, H. J. *Smith and Williams: Introduction to the Principles of Drug Design.* 2nd ed. London, Wright, 1988.
18. SNEADER, W. *Drug Development; from laboratory to clinic.* Chichester, Wiley, 1986.
19. SPILKER, B. Golden rules of clinical drug development. *Pharm. Manufact. Int.,* 57-59, 1991.
20. SUTTON, J. A. Clinical pharmacology and clinical trials. *In:* HANSCH, C., SAMMES, T. C. & TAYLOR, A. G. *Comprehensive Medicinal Chemistry.* London, Pergamon Press, 1991. p. 596-623.
21. VENUTI, M. C. The impact of Biotechnology on drug discovery. *Annu. Rep. Med. Chem., 25*:289-98, 1990.
22. THE WORLD DRUG SITUATION, Geneva, World Health Organization, 1988.

28

Farmacologia Clínica

Granville Garcia de Oliveira

EVOLUÇÃO HISTÓRICA

A terapêutica cumpre as funções primordiais da Medicina: evitar, aliviar ou curar as doenças que afligem a humanidade. O médico é, portanto, aquele ser especial que detém os segredos da arte e da ciência da cura. Em seus primórdios, a terapêutica confundia-se, na verdade, com o próprio edifício do conhecimento médico. Os indispensáveis subsídios diagnósticos só assumiram a sua atual relevância muito recentemente, como necessidade imperiosa de aperfeiçoamento das abordagens terapêuticas. Paradoxalmente, a pulverização do conhecimento médico em subespecialidades resultou na atual hipertrofia da importância atribuída às atitudes diagnósticas em detrimento da atividade-fim da Medicina: a cura das doenças.

Em sua lenta evolução, a Terapêutica – a antiga Matéria Médica – deu origem a diversas disciplinas acessórias, sendo as correlatas mais próximas a Fisiologia, a Bioquímica e a Farmacologia, que tinham, originalmente, o objetivo não apenas de conhecer as características dos medicamentos disponíveis, mas também de desvendar os complexos mistérios do funcionamento do organismo humano, onde os medicamentos seriam usados. Passou-se, assim, a se testar em animais a eficácia e a segurança dos fármacos, o que representou, sem dúvida, um significativo avanço filosófico. Em uma etapa posterior, a própria terapêutica eclodiria, transmutada em sua nova versão: a Farmacologia Clínica, nascida como resposta às necessidades surgidas no bojo da crescente complexidade do arsenal terapêutico atual.

O amadurecimento científico e filosófico ocorrido nos últimos 200 anos culminou com o aparecimento da mentalidade experimental como antítese ao *status quo* terapêutico vigente por muitos séculos: a mistificação de uma mágica divina ilimitada. Essa nova abordagem colocou a descoberto uma terapêutica frágil, dogmática, envolta numa aura de autoridade, cujos medicamentos raramente superavam o placebo em eficácia. A disciplina mostrava-se presa fácil das críticas, não só dos próprios médicos, mas, e principalmente, da nascente interferência dos governos sobre o elenco de medicamentos. A generalizada e sub-reptícia desconfiança dos médicos do século XIX do arsenal terapêutico daquela época pode ser bem avaliada pela frase atribuída a Trousseau: *"Trate tantos doentes quanto possível com as novas drogas enquanto elas mantêm a capacidade de cura"*, numa clara alusão ao provável efeito placebo da maioria dos medicamentos de então.

A cristalização do novo pensamento científico do século passado teve papel preponderante na sedimentação progressiva da Farmacologia Clínica ocorrida nas últimas décadas. Representou, na realidade, um lento agregar de ideias de filósofos como Aristóteles, Euclides, Arquimedes, Heráclito, de médicos árabes, como Averróes e Avicena (Abu Sina), de cientistas como Galileu Galilei, Francis Bacon, René Descartes, Isaac Newton, de filósofos positivistas como Auguste Comte e John Stuart Mill, que culminou na obra-prima de Claude Bernard: *Introduction à la Medicine Experimentale,* que veio a ser um verdadeiro divisor de águas na história da Medicina. Enunciava aquele mestre: *"...para serem válidos, experimentos comparativos devem ser feitos ao mesmo tempo, em pacientes tão comparáveis quanto possível"*. E acrescentava: *"... o experimento comparativo é o sine qua non da Medicina Científica Experimental."* Tais conceitos, fundamentais na sedimentação das disciplinas básicas, passariam mais tarde a fazer parte, também, da terapêutica enquanto área clínica. Aparentemente, um jovem clínico da Cornell University – Harry Gold – assumiria o papel de introdutor dos métodos científicos utilizados na Farmacologia básica na disciplina de terapêutica, quando atuava no ambulatório de cardiologia de Wykoff, no Bellevue Hospital, ainda nos anos 1920, efetuando interessantes trabalhos com digitálicos. Enfatizava a necessidade do uso de controle nos experimentos, da elaboração de curvas dose-efeito e do uso da estatística na avaliação das pesquisas. É verdade, também, que a essa época se dava a convergência de ideias em ebulição em todo o mundo civilizado, o que pode ser constatado pela semelhança das colocações de Amberson e colaboradores, por exemplo, que em 1930 publicavam o primeiro ensaio clínico randomizado e de placebo controlado. Em 1932, Paul Martin publicava ideias idênticas no seu livro *Methodenlehre der Therapeutischklinischen Forschung,* que enfatizou a necessidade da adoção de metodologia básica na investigação terapêutica. Na França, o Prof. Maurice Loeper defendia a utilização da metodologia científica e da estatística nas pesquisas clínicas. Em nosso país, o Prof. Pedro A. Pinto, catedrático de Farmacologia da Faculdade de Medicina da Universidade do Rio de Janeiro, atual UFRJ, publicava, em 1934, o título pioneiro *Lições de Farmacologia Clínica e Bioexperimental,* contendo o embrião da futura disciplina médica.

Em adição à crescente conscientização da necessidade da adoção do método científico básico nos estudos terapêuticos, outros fatos mostraram-se preponderantes na caracterização do perfil da futura disciplina.

O primeiro desses fatos cruciais foi induzido pela radical mudança de mentalidade empresarial por parte da indústria alemã de corantes, após a descoberta do Prontosil – o precursor da sulfanilamida – por Domagk, em 1934. A partir de então, as indústrias vislumbraram que o preenchimento de hiatos terapêuticos através do desenvolvimento de fármacos novos e eficazes resultava na geração de rentáveis monopólios: os monopólios da saúde e da vida. Esse acompanhamento conduziu à próxima consequência primordial na sedimentação da Farmacologia Clínica: a aceleração da pesquisa e o resultante desenvolvimento exponencial de medicamentos altamente eficazes, especialmente após a Segunda Guerra Mundial: a chamada "explosão das drogas" (Modell).

Nesse contexto, o acidente provocado pelo excipiente do xarope de sulfanilamida (dietilenoglicol), ocorrido em 1937, resultou na elaboração de uma regulamentação muito mais rígida por parte da Food and Drug Administration (FDA), que passava a exigir a comprovação cabal de segurança dos medicamentos de uso humano candidatos à liberação para comercialização. Nessa mesma época, 1937, surgiam as famosas Cornell Conferences of Therapy, criadas por Harry Gold, que contribuíram muito para a sedimentação dos conceitos teóricos da futura Farmacologia Clínica.

A necessidade de compatibilização da avalanche de novos fármacos nascidos da aceleração dos processos de pesquisa, com a legislação de vigilância sanitária progressivamente mais rígida, contribuiu, significativamente, para a rápida absorção, pela nova disciplina, dos métodos da Farmacologia Básica e da Bioquímica, e que acabariam por conferir uma nova face à antiga terapêutica. A consolidação das técnicas absorvidas em proveito da Farmacologia Clínica pode ser avaliada no importante trabalho de Bradford Hill, que, em 1951 e 1952, publicava as bases operacionais dos ensaios clínicos. Posteriormente, em 1954, era fundado por Louis Lasagna, no Johns Hopkins Hospital, o primeiro serviço devotado aos estudos de Farmacologia Clínica. Gaddum criaria um serviço similar na Inglaterra no mesmo ano.

Em 1956, surgiram na Suécia os primeiros lentes da disciplina, que passaram a ensinar, de forma integrada, a Farmacologia e terapêutica no departamento de clínica. Atualmente, há grande expansão da Farmacologia Clínica na Alemanha, na Suíça, na França, na Itália, no Japão, entre outros países.

Walter Modell, antigo discípulo de Gold, teve importante papel na sedimentação da Farmacologia Clínica nos Estados Unidos, como fundador do prestigioso periódico *Clinical Pharmacology and Therapeutics,* um dos porta-vozes da especialidade naquele país. Além disso, na qualidade de *chairman* do Advisory Council on Investigational Drugs do FDA, constituído por ocasião do acidente da talidomida, em 1962, e que resultou na Harris-Kefauver Amendment ao Food, Drug, and Cosmetics Act de 1938, teve participação ativa na determinação da exigência adicional de comprovação de eficácia dos novos medicamentos de uso humano, detalhando o padrão de testes pré-clínicos e clínicos indispensáveis. Outro fato relevante, do ponto de vista da legislação de controle de medicamentos, foi a promulgação do Medicine Act pelo Parlamento Britânico, em 1968.

Por fim, em 1969, a 22.ª Assembleia Mundial de Saúde solicitou ao Diretor-Geral da Organização Mundial de Saúde (OMS) a realização de estudos sobre os testes de fármacos e seu controle governamental, o que resultou na instituição do Grupo Científico para os Princípios de Avaliação Clínica de Drogas da OMS. Ainda em 1969, reuniu-se em Genebra um grupo de estudos sobre Farmacologia Clínica, enquanto disciplina médica, sob os auspícios da OMS. Assim, aquele órgão internacional passou a definir Farmacologia Clínica como a disciplina destinada ao "estudo científico de drogas no Homem" (*Informe Técnico* n.º 446, 1970). Além disso, o grupo de trabalho concluiu que:

1. O uso efetivo e seguro de medicamentos é seriamente impedido pela carência de farmacologistas clínicos;
2. A necessidade de desenvolvimento da Farmacologia Clínica se deve, principalmente,
    a) ao número crescente de medicamentos;
    b) à conclusão de que o uso efetivo e seguro dos medicamentos pode ser bastante melhorado pelo estudo e ensino científico; e
    c) à ocorrência de diversos desastres terapêuticos.

DEFINIÇÃO

A Farmacologia Clínica é uma disciplina médica por excelência, devotada ao aperfeiçoamento, em todos os níveis de atuação, dos padrões de eficácia e segurança da administração de medicamentos ao homem, através do conhecimento das características farmacológicas, farmacêuticas, toxicológicas e bioquímicas dos fármacos e dos aspectos farmacodinâmicos e farmacocinéticos da sua interação com o organismo humano, são ou doente.

O farmacologista clínico típico, portanto, seria um médico (ou dentista) com profunda formação clínica e dotado de vastos conhecimentos que envolvem terapêutica, farmacologia, fisiologia, toxicologia, metodologia científica e estatística. A necessidade de profundos conhecimentos clínicos e a indispensável condição legal do poder decisório sobre a escolha terapêutica restringem a gama de profissionais de saúde passíveis de atuação de comando nessa área.

AS CARACTERÍSTICAS E AS ATIVIDADES DA DIVISÃO DE FARMACOLOGIA CLÍNICA

As principais atividades a serem desempenhadas por tal divisão seriam:

1. Atividade de ensino. Deverão ser subdivididas em cinco níveis:
   Nível 1 – ensino de estudantes de graduação de áreas médicas;
   Nível 2 – ensino de residentes médicos e dentistas;
   Nível 3 – ensino de pós-graduação *lato* e *stricto sensu,* em que, além da atividade que envolve temas gerais e específicos da disciplina, deverão ser incluídos: cursos de Bioquímica e Farmacologia; Bioestatística; Cálculos I e II; Computação; Abordagens Terapêuticas em Clínica Médica; e subespecialidades;
   Nível 4 – ensino rotineiro à beira do leito do paciente, em visitas diárias às enfermarias;
   Nível 5 – esse nível de ensino será exercido em cursos de divulgação de tópicos da disciplina fora do âmbito da universidade.
2. Atividade de informação. A Divisão de Farmacologia Clínica deverá coordenar um centro de informações farmacológicas, terapêuticas e de toxicologias, funcionando com consultas específicas.
3. Atividade de consultoria. Essa é, sem dúvida, uma das atividades mais importantes da Divisão de Farmacologia Clínica no ambiente pragmático do hospital. A eficiência desse trabalho é crucial na sedimentação da disciplina na aceitação do corpo clínico. As consultas são, na verdade, grande oportunidade para discussões clínicas de clara relevância para a condução de casos e para o ensino da terapêutica. Além de resolução de problema terapêutico envolvido com escolha de esquema terapêutico, de incompatibilidade de medicamentos, de reações adversas, de interação de drogas, entre outros, o farmacologista clínico deverá desempenhar o papel de "engenheiro terapêutico", elaborando novas terapêuticas para preencher hiatos de tratamento com base nos conhecimentos dos últimos avanços fisiopatológicos em cotejo com mecanismos de drogas específicas. Isso, naturalmente, se não houver impedimentos de caráter bioético.
4. Atividade de participação nos comitês de Ética, de Ensaios Clínicos e de Terapêutica.
5. Atividade de monitoramento de reações adversas.
6. Atividade de monitoramento farmacocinético.
7. Atividade de orientação na elaboração de ensaios clínicos.
8. Atividade própria de pesquisa. É fundamental que a divisão desenvolva os seus próprios projetos de pesquisa como forma de convencer de sua importância o nível de corpo docente, discente e do *staff* do hospital.
9. Atividade de assessoramento de órgãos governamentais, seja na área de produção de medicamentos, de vigilância sanitária de medicamentos, ou de desenvolvimento de medicamentos pela própria indústria farmacêutica.

SITUAÇÃO DA DISCIPLINA NO MUNDO

Atualmente, o mundo civilizado admite a disciplina Farmacologia Clínica como obrigatória para o médico moderno, tendo, na verdade, sofrido grande expansão nas últimas décadas. Tal fato pode ser bem avaliado pelos mais de 2.500 membros efetivos da poderosa

American Society for Clinical Pharmacology and Therapeutics, além dos membros dos quadros do American College of Clinical Pharmacology, da American Society of Clinical Pharmacology and Chemotherapy e da American Therapy Society. Na Europa, a disciplina teve um desenvolvimento especialmente auspicioso na Inglaterra e na Suécia. O grande número de periódicos especializados atesta a importância atribuída à Farmacologia Clínica. Poderiam ser citados o *British Journal of Clinical Pharmacology,* o *European Journal of Clinical Pharmacology,* o *International Journal of Clinical Pharmacology, Therapy and Toxicology,* o *Journal of New Drugs, Clinical Pharmacology and Therapeutics,* o *Clinical Pharmacokinetics,* o *Therapeutic Drug Monitoring, Drug Intelligence, Drug-Nutrient Interactions, Drug Metabolism and Disposition, Antimicrobial Therapy,* o *Hospital Therapy,* o *Journal of Clinical Investigation, Toxicology and Applied Pharmacology,* o *Year Book of Drug Therapy, Adverse Drug Reactions,* o *American Journal of Therapeutics,* o *Journal of Clinical Pharmacology,* entre outros, sem contar que cerca de 30% dos artigos das revistas clínicas clássicas são devotados à Terapêutica. Atualmente, no Reino Unido, das 30 escolas médicas, 29 possuem programas de Farmacologia Clínica. Dentre as 126 faculdades de Medicina dos Estados Unidos e Canadá, 96 têm cursos nessa disciplina. Assim, existe uma clara tendência de os centros médicos esclarecidos adotarem a disciplina como forma de otimização das práticas terapêuticas vigentes.

SITUAÇÃO DA DISCIPLINA NO BRASIL

Apesar das pressões científicas provenientes do exterior e da clara recomendação da OMS em 1970, o meio científico brasileiro, durante anos, manteve-se surdo à inegável necessidade de imediata adoção dessa disciplina na qualidade de matéria obrigatória, até que a convergência de consciências esclarecidas do país culminou com a realização do I Simpósio de Farmacologia Clínica, em 1981, sob os auspícios dos Ministérios da Saúde, da Educação e Cultura e da Previdência Social, da Central de Medicamentos e do CNPq, contando também com a participação das mais relevantes instituições universitárias, técnicas e governamentais. Participaram desse simpósio os membros mais representativos do setor, como Lauro Sollero, Alexandre P. Corrado, José Ribeiro do Valle, Heonir Rocha, Penildon Silva, Manassés Fontelles, Eduardo Faraco, Antonio Carlos Zanini, Aron Jurkiewicz, Luiz Fernando de Oliveira, Luiz Gonçalves Paulo, Nuno Alvares Pereira, Jaime Sertié, José Aleixo Prates, entre outros. Apesar do diagnóstico daquele simpósio, apontando para a necessidade imperiosa da adoção da Farmacologia Clínica no âmbito das escolas de ciência da saúde, especialmente nas de Medicina, Odontologia, Farmácia e Enfermagem, até a presente data, quase 30 anos depois, essa disciplina ainda engatinha, dentro do quadro geral da eterna crise da universidade brasileira, especialmente, da universidade pública. A Farmacologia Clínica tem sido encarada como uma sofisticação a ser oferecida, quando muito, como matéria optativa.

REFERÊNCIAS BIBLIOGRÁFICAS

1. BERNARD, C. *An Introduction to Study of Experimental Medicine.* Trad. inglês C. Greene. New York, MacMillan, 1929.
2. CAR, E.A. Proposed aims, organization and activation of a Division of Clinical Pharmacology. *Clin. Pharmacol. Ther.,* 587, 1968.
3. DENOLER, J.M. Organization of clinical pharmacology in Germany. *Arch. Int. Pharmacodyn. Ther., 192*:81, 1971.
4. DE OLIVEIRA, G.G. Farmacologia Clínica: o resgate do ensino da terapêutica no Brasil. *F. Med.* (BR), *92*:305, 1986.
5. DE OLIVEIRA, G.G. A divisão de Farmacologia Clínica, sua organização e funcionamento. I- *F. Med.* (BR) *95*:51, 1987; e II- *F. Med.* (BR) *95*:141, 1987.
6. GADDUM, A.G. Clinical Pharmacology. *Proc. R. Soc. Med., 45*:195, 1954.
7. GOLD, H. Digitalis elimination. *Arch. Int. Med., 32*:779, 1928.
8. HARRISON, F.N. *Introduction to the History of Medicine.* Philadelphia, W.B. Saunders, 1981.
9. LASAGNA, L. Clinical Pharmacology in United States: a personal reminiscence. *Ann. Rev. Pharmacol. Toxicol., 25*:27, 1985.
10. LECHAT, P.L. Organization et development de la pharmacologie en France. *Arch. Int. Pharmacodyn. Ther., 192*:73, 1971.
11. MODELL, W. Clinical Pharmacology; reflection of a rearwindow mirror. *Clin. Pharmacol. Ther., 23*:497, 1978.
12. REINDENBERG, M.M. The discipline of Clinical Pharmacology. *Clin. Pharmacol. Ther., 38*:2, 1985.
13. SEMINÁRIO sobre Farmacologia Clínica. Ministério da Educação e Cultura. *Cadernos de Ciência e Saúde,* n.º 5, Brasília, 1981.
14. SJÖQVIST, F. Organization and development of Clinical Pharmacology in Sweden. *Arch. Int. Pharmacodyn. Ther., 192*:87, 1971.
15. SPECTOR, R., HELLER, A., JOHNSON, M.W. The structure and function of a Clinical Pharmacology consulting service. *J. Clin. Pharmacol., 19*:257, 1979.
16. VERSELL, E.E. Clinical Pharmacology: a personnal perspective. *Clin. Pharmacol. Ther., 38*:603, 1985.
17. WEINTRAUB, M. Clinical Pharmacology consultation at the University of Rochester. *J. Clin. Pharmacol., 15:*731, 1975.
18. WHO. Clinical Pharmacology. Scope, organization and training. Génève, *Tech. Report.,* 446, 1970.
19. WHO. Organization Requirements for adverse reations reporting. Génève, WHO Printing Office, Feb 1975.

Parte 2

FARMACOLOGIA SISTEMÁTICA

Seção 1

Farmacologia do Sistema Nervoso Autônomo

29

Introdução à Farmacologia do Sistema Nervoso Autônomo

Penildon Silva

Do ponto de vista funcional, o sistema nervoso é subdividido em somático ou voluntário e em autônomo ou visceral ou vegetativo ou involuntário. Entretanto, se encararmos tais subdivisões anatomicamente, vamos verificar que elas se originam das mesmas células primordiais, que se desenvolvem conjuntamente, constituem-se das mesmas unidades básicas (os neurônios), associam-se em arcos reflexos similares, possuem partes centrais e periféricas e estão sempre em relação umas com as outras. As subdivisões e classificações nesse terreno têm apenas finalidade didática. O que há realmente é um delicado entrosamento das várias partes do sistema nervoso geral, total, com graduações fisiológicas que, às vezes, nos parecem independentes da matriz central.

DEFINIÇÃO E DIVISÃO DO SISTEMA NERVOSO AUTÔNOMO (SNA)

O SNA é a subdivisão do sistema nervoso que regula os processos corpóreos que não estão sob a dependência direta do controle voluntário.

O sistema nervoso autônomo (SNA), do ponto de vista funcional, controla muitas funções do corpo. Em associação com o sistema endócrino, o SNA constitui a porção neural do sistema responsável pela homeostase. O SNA e o sistema endócrino controlam continuamente os ajustes da química sanguínea, da respiração, da circulação, da digestão e das respostas do sistema imune que protegem a integridade do meio interno e promovem a coordenação dos músculos esqueléticos e manifestações do comportamento e das emoções.

Pelo exposto, observamos que a natureza autônoma do SNA é uma característica essencial do controle autônomo das funções citadas. Raramente temos consciência dos ajustes reflexos contínuos que mantêm a dinâmica cardiovascular e regulatória, a homeostase fluida e eletrolítica, o equilíbrio energético, as operações do sistema imune e muitas outras funções.

Além disso, a atividade do sistema nervoso autônomo também está ligada e coordenada com a atividade do sistema nervoso somático.

O SNA inerva a musculatura lisa de muitos órgãos, diferentemente do sistema motor somático, que inerva os músculos estriados.

O SNA inerva as vísceras como o coração e pulmões no tórax e os tratos gastrointestinal, genital e urinário no abdome. Também atinge os vasos sanguíneos, glândulas e outros tecidos-alvo nos músculos do tronco, dos membros e pele.

Embora as vias neurais não autonômicas e endócrinas associem o SNA aos sistemas sensorial e motor esquelético, interferindo no compor-

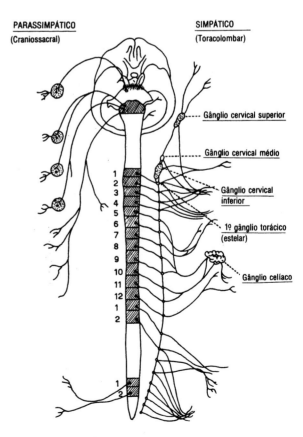

Fig. 29.1 Origens do simpático e parassimpático.

tamento da pessoa, o sistema nervoso autônomo constitui uma divisão distinta do sistema nervoso geral bem caracterizada pelos seus aspectos morfológico, embriológico, funcional e farmacológico.

O SNA compõe-se de partes centrais e periféricas; as centrais localizam-se no cérebro, cerebelo, bulbo e medula, havendo interconexões desses centros. As partes periféricas são formadas de duas cadeias ganglionares paravertebrais, plexos e seus ramos, plexos pré-vertebrais, plexos viscerais, plexos vasculares e fibras autonômicas eferentes.

Possui duas divisões, distinguíveis anatômica e fisiologicamente. São as divisões simpática ou toracolombar e parassimpática ou craniossacral. Do ponto de vista funcional, ainda existem os seguintes sinônimos: sistema adrenérgico ou catabólico (divisão simpática) e sistema colinérgico ou anabólico (divisão parassimpática).

Alguns autores incluem uma terceira divisão do sistema nervoso autônomo, o chamado sistema nervoso entérico.

Constituição do parassimpático ou divisão craniossacral

O sistema nervoso parassimpático ou craniossacral tem sua origem, na parte cranial, nos corpos celulares neuronais localizados nos núcleos do tronco cerebral de quatro nervos craniais: oculomotor (III), facial (VII), glossofaríngeo (IX) e vago (X).

Na parte sacral, origina-se nos corpos celulares neuronais situados no segundo, terceiro e quarto segmentos da medula sacral.

As fibras pré-ganglionares do parassimpático cranial provenientes do tronco cerebral formam parte dos nervos craniais e estabelecem sinapses com neurônios pós-ganglionares situados em gânglios no interior das vísceras inervadas.

As fibras provenientes do núcleo do nervo oculomotor estabelecem sinapses no gânglio localizado na órbita. O gânglio dá origem a fibras que inervam o músculo ciliar e o músculo esfinctérico da íris.

As fibras provenientes do nervo facial que entram em sinapse nos gânglios sublingual e submandibular formam a corda do tímpano e inervam, respectivamente, as glândulas salivares sublinguais e submandibulares.

Outros neurônios do nervo facial estabelecem sinapse no gânglio esfenopalatino. As fibras pós-ganglionares terminam na glândula lacrimal e nas glândulas secretoras de muco do nariz, palato e faringe.

Fibras dos núcleos do glossofaríngeo fazem sinapse no gânglio ótico. Suas fibras pós-ganglionares inervam a glândula parótida.

O vago é importante componente da divisão cranial do sistema nervoso parassimpático. O nervo vago se origina em núcleos vagais situados na medula.

As fibras pré-ganglionares vagais alcançam gânglios localizados no interior do coração e vísceras do tórax e do abdome.

As fibras pós-ganglionares, de comprimento muito pequeno, nascem desses gânglios e terminam nos órgãos citados anteriormente.

As fibras com origem nos segmentos sacrais formam os nervos pélvicos, que fazem sinapse nos gânglios terminais situados perto ou no interior do útero, bexiga, reto e órgãos sexuais.

Diferentemente da organização do sistema simpático, há muito pouca superposição ou divergência no sistema nervoso parassimpático,

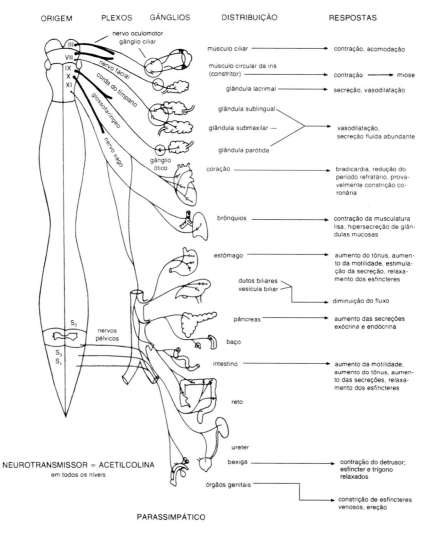

Fig. 29.2 Esquema geral da anatomofisiologia do sistema parassimpático.

com muito poucas exceções (como acontece no plexo de Auerbach, no qual uma fibra pré-ganglionar se relaciona com cerca de 8.000 células pós-ganglionares). O que se observa no parassimpático é a relação um para um entre as fibras pré- e pós-ganglionares, o que torna limitadas e discretas as respostas à ativação do sistema parassimpático.

O sistema parassimpático se caracteriza pela existência de fibras pré-ganglionares relativamente longas e fibras pós-ganglionares muito curtas.

Além disso, com poucas exceções, os gânglios do parassimpático não são anatomicamente bem definidos.

Constituição do simpático ou divisão toracolombar

O sistema simpático se origina de células localizadas nas colunas intermediolaterais da medula, estendendo-se do primeiro segmento torácico ao terceiro segmento lombar.

As fibras pré-ganglionares mielinizadas emergem com as raízes ventrais dos nervos espinhais e fazem sinapse com os neurônios pós-ganglionares em três tipos de gânglios: vertebrais (ou laterais ou paravertebrais), pré-vertebrais e terminais.

As cadeias vertebrais formam 22 pares de gânglios, situados a cada lado da medula e que se conectam entre si através de fibras nervosas.

Os gânglios pré-vertebrais se localizam no abdome e na pelve, incluindo os gânglios celíaco, mesentérico inferior e mesentérico superior.

Os gânglios terminais se situam perto dos órgãos que eles inervam, principalmente bexiga e reto.

Uma das características anatômicas do simpático, de grande significação funcional, é a seguinte: uma única fibra ganglionar pode entrar em contato com até mais de 20 neurônios pós-ganglionares. Isso significa que os impulsos provenientes de um neurônio pré-ganglionar do simpático podem afetar muitos neurônios pós-ganglionares, o que explica o caráter difuso e generalizado das respostas do sistema simpático.

O envolvimento da medula da suprarrenal na atividade simpática, liberando uma mistura de adrenalina e noradrenalina, como resultado de estimulação ganglionar, contribui para os efeitos sistêmicos da atividade simpática.

A acetilcolina é o neurotransmissor na sinapse ganglionar.
A noradrenalina é o neurotransmissor na sinapse neuroefetora.
Existem as seguintes exceções:

– inervação colinérgica nicotínica na medula da suprarrenal;
– inervação colinérgica muscarínica de algumas glândulas sudoríparas;
– inervação colinérgica muscarínica de alguns vasos sanguíneos musculares;
– inervação simpática dopaminérgica de vasos sanguíneos renais.

Diferenciações fisiológicas entre simpático e parassimpático

Alguns órgãos são inervados tanto pelo simpático quanto pelo parassimpático, como, por exemplo, glândulas salivares, coração,

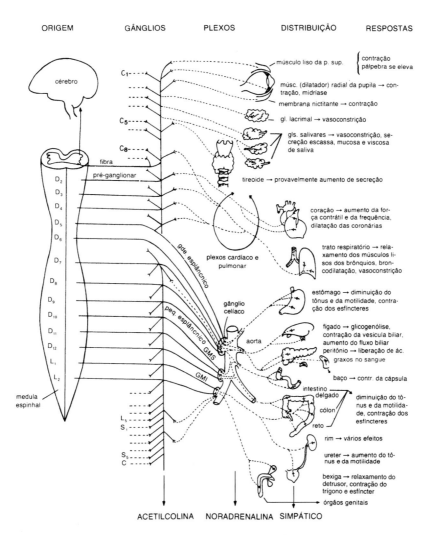

Fig. 29.3 Esquema geral da anatomofisiologia do sistema simpático.

músculo brônquico e vísceras abdominais e pélvicas. Outros órgãos recebem inervação apenas de uma das divisões do sistema nervoso autônomo.

As glândulas sudoríparas, a medula da suprarrenal, os músculos piloeretores e a maioria dos vasos sanguíneos são inervados apenas pelo sistema simpático. Por outro lado, o parênquima da parótida e as glândulas lacrimais e nasofaríngeas só recebem fibras parassimpáticas.

O Quadro 29.1 mostra a distribuição das fibras simpáticas e parassimpáticas para os diversos órgãos, mostrando os efeitos da estimulação dessas fibras com os receptores correspondentes.

A fim de compreendermos os efeitos das drogas autonômicas em determinado órgão, temos de saber de que modo cada divisão do sistema nervoso autônomo atua nesse órgão e também verificar se o órgão é inervado somente pelo simpático ou somente pelo parassimpático, e,

Quadro 29.1 Efeitos da atividade do sistema nervoso autônomo

Órgão	Simpático		Parassimpático	
	Ação	Receptor	Ação	Receptor
Olho				
Íris				
Músculo radial	Contrai	α_1		
Músculo circular			Contrai	M_3
Músculo ciliar			Contrai	M_3
Coração				
Nódulo sinoatrial	Acelera	β_1	Desacelera	M_2
Marcapassos ectópicos	Acelera	β_1	Diminui (átrios)	M_2
Contratilidade	Aumenta			
Músculo liso vascular	Contrai	α		
Pele, vasos esplâncnicos	Relaxa	β_2		
Vasos de músculos esqueléticos	Contrai	α_1		
Endotélio			Libera EDRF	M_3
Músculo liso bronquiolar	Relaxa		Contrai	M_3
Trato gastrointestinal				
Músculo liso	Relaxa	α_2, β_2	Contrai	M_3
Paredes	Contrai	α_1	Relaxa	M_3
Esfíncteres			Aumenta	M_3
Secreção				
Plexo mioentérico	Inibe		Ativa	M_1
Músculo liso genitourinário	Relaxa	β_2	Contrai	M_3
Parede vesical	Contrai	α_1	Relaxa	M_3
Esfíncter	Relaxa	β_2	Contrai	M_3
Útero grávido	Contrai	α_1		
Pênis, vesículas seminais	Ejaculação	α_1	Ereção	M
Pele				
Músculo liso	Contrai	α_1		
Pilomotor				
Glândulas sudoríparas				
Termorregulação	Aumenta	M		
Apócrina (estresse)	Aumenta	α_1		
Funções metabólicas				
Fígado	Gliconeogênese	α_1, β_2		
	Glicogenólise	α_1, β_2		
Adipócitos	Lipólise	β_3		
Rim	Liberação de renina	β_1		

Notas:
1. O endotélio da maioria dos vasos libera EDRF (sigla da expressão inglesa *endothelium-derived relaxing factor*, isto é, o fator de relaxamento derivado do endotélio). Esse fator provoca vasodilatação acentuada em resposta a estímulos muscarínicos. Entretanto, diferentemente dos receptores inervados por fibras colinérgicas do simpático nos vasos sanguíneos do músculo esquelético, esses receptores muscarínicos não são inervados e respondem somente a agentes muscarínicos circulantes.
2. O músculo liso vascular, no músculo estriado, possui fibras colinérgicas vasodilatadoras do simpático.
3. O relaxamento das paredes do músculo liso no sistema gastrointestinal ocorre provavelmente através de inibição pré-sináptica da atividade parassimpática.
4. A gliconeogênese provocada no fígado, pelo simpático, depende da espécie animal estudada.
5. Na lipólise, a partir dos adipócitos, o receptor α_2 inibe; os receptores β_1 e β_2 estimulam.
6. α = alfa; β = beta; M = muscarínico.
7. Classicamente, como neste quadro, registra-se que o sistema simpático relaxa o músculo liso bronquiolar. Na realidade, como não há inervação simpática do músculo liso brônquico, os "efeitos simpáticos" são causados por catecolaminas circulantes. Estudos histoquímicos e farmacológicos demonstraram nervos simpáticos em torno de vasos sanguíneos e glândulas submucosas nos brônquios, mas não foi encontrada inervação simpática no músculo liso. Por outro lado, ocorrem receptores β no músculo liso, no epitélio, glândulas e alvéolos pulmonares. No homem, todos os receptores β das vias respiratórias são praticamente do tipo β_2.

se for por ambas essas divisões do SNA, qual das duas predomina no órgão em questão.

O papel das duas divisões do SNA tem grande importância na modulação da atividade intrínseca dos diversos tecidos.

As características anatômicas e funcionais do simpático e do parassimpático demonstram as grandes diferenças entre essas duas divisões do SNA.

Walter Cannon, grande fisiologista norte-americano, descobriu que o sistema simpático era capaz de provocar uma resposta generalizada e maciça que capacitava o organismo, quando estressado pela dor, asfixia ou fortes emoções, a reagir com resposta adequada, chamada "reação de luta ou fuga". Nessa reação de defesa, o sistema simpático desencadeia de maneira imediata as seguintes respostas: taquicardia, elevação da pressão sanguínea, dilatação dos vasos sanguíneos dos músculos, aumento dos fluxos de energia e de oxigênio. Ao mesmo tempo, os vasos sanguíneos do trato gastrointestinal e da pele se contraem, reduzindo o fluxo através desses órgãos e levando mais sangue para os músculos esqueléticos. As pupilas se dilatam, melhorando a visão. A digestão no trato gastrointestinal é diminuída. A liberação de glicose proveniente do fígado é facilitada. Surge aumento da sudorese, que desempenha várias funções, tais como redução de atrito entre membros e tronco e promovendo dissipação de calor, o que permite melhor trabalho muscular.

Outros ajustes de músculos lisos e miocárdico ocorrem automaticamente a fim de aumentar a reação de luta ou fuga, e quase todos eles são provocados pela subdivisão simpática do sistema nervoso autônomico.

Por outro lado, a divisão parassimpática é adaptada primariamente à proteção, conservação e restauração das reservas orgânicas.

Certos autores, além das subdivisões do simpático e parassimpático do SNA, acrescentam o sistema entérico.

O sistema nervoso entérico é muito extenso, altamente organizado, e se localiza nas paredes do trato gastrointestinal.

O sistema nervoso entérico é formado pelo plexo mioentérico ou plexo de Auerbach e pelo plexo mucoso ou plexo de Meissner.

Essas redes neuronais recebem fibras pré-ganglionares do sistema parassimpático e fibras pós-ganglionares do sistema simpático. Também recebem estímulos sensitivos provenientes da parede intestinal.

As fibras provenientes dos corpos celulares desses plexos se dirigem para a musculatura lisa do intestino a fim de controlar a mobilidade. Outras fibras motoras se dirigem para células secretórias.

As fibras sensitivas transmitem informações da mucosa e de receptores de estiramento para neurônios motores nos plexos e para neurônios pós-ganglionares nos gânglios simpáticos.

As fibras parassimpáticas e simpáticas que fazem sinapse com neurônios do plexo entérico parecem desempenhar um papel modulatório porque a falta dos estímulos simpáticos e parassimpáticos não impede a atividade nos plexos nem no músculo liso nem nas glândulas.

O sistema nervoso entérico é farmacologicamente mais complexo do que o sistema nervoso autônomo. Possui vários tipos de neurotransmissores, tais como muitos neuropeptídios, serotonina, óxido nítrico e ATP. Além disso, possui mais neurônios do que a medula.

Alguns neurônios entéricos funcionam como mecanorreceptores ou quimiorreceptores, proporcionando vias que controlam a função intestinal sem necessidade de outros estímulos.

As fibras simpáticas e parassimpáticas, além de dirigir-se para os neurônios entéricos, também podem dirigir-se diretamente para o músculo liso, glândulas e vasos sanguíneos gastrointestinais.

Na concepção clássica, os efeitos simpáticos se opõem aos parassimpáticos, como se observa no músculo liso do intestino e da bexiga e no coração. Entretanto, há setores em que apenas uma subdivisão do sistema autônomo induz a resposta fisiológica. As glândulas sudoríparas e a maioria dos vasos, por exemplo, só possuem inervação simpática, enquanto o músculo ciliar do olho só apresenta inervação parassimpática. O músculo liso dos brônquios só possui inervação parassimpática (broncoconstritora), embora esse músculo seja muito sensível à ação broncodilatadora da adrenalina circulante. Nas glândulas salivares, os dois sistemas produzem efeitos similares. Devido a tais observações, há autores que consideram uma simplificação excessiva classificar o simpático e o parassimpático como sistemas fisiologicamente opostos. Cada um, como opinam Rang e Dale, exerce seu papel fisiológico próprio e pode ser mais ou menos ativo em determinado órgão ou tecido, de acordo com a necessidade do momento.

Existe uma exceção para a organização bineuronal do sistema simpático que é a inervação da medula suprarrenal, que secreta adrenalina e noradrenalina em resposta ao estímulo simpático. As células da medula suprarrenal são, embriologicamente, neurônios pós-ganglionares modificados.

Componente central do sistema nervoso autônomo

A parte central do SNA é representada principalmente pelo hipotálamo, formada por diversos núcleos e vários sistemas de fibras nervosas. A despeito de pesar apenas 4 g, o hipotálamo controla a homeostasia interna e estabelece padrões de comportamento.

Através de suas relações com o sistema nervoso autônomo e a hipófise, o hipotálamo mantém o meio interno em estado mais ou menos controlado e estável, permitindo ao organismo existir nas mais diferentes condições do meio ambiente. O hipotálamo, para realizar esse equilíbrio notável, controla a temperatura do corpo, o equilíbrio hídrico, a neurossecreção, a ingestão de alimentos e a atividade do simpático e do parassimpático. O hipotálamo inter-relaciona as funções somáticas e viscerais. Vê-se, então, que sistema somático e sistema autônomo são integrados e interdependentes. O controle dessas duas divisões do sistema nervoso é realizado por mecanismos neurais que se situam em vários níveis comuns da medula, no tronco cerebral, no diencéfalo, onde está o hipotálamo, e até no córtex cerebral. Isso significa que as ações motoras do sistema nervoso somático são acompanhadas de respostas viscerais e que as atividades viscerais podem modificar reações somáticas. As eferências motoras do sistema nervoso autônomo são os ramos eferentes de arcos reflexos que são provocados por aferentes viscerais e, às vezes, por aferentes somáticos.

Níveis elevados do sistema nervoso central que incluem hipotálamo, sistema límbico e vários locais corticais proporcionam um controle hierárquico e integração dos reflexos autonômicos. Essa hierarquia coordena diferentes reflexos autonômicos, integrando a função autonômica com a atividade somática. Essa coordenação antecipa necessidades e regula a fisiologia durante muito mais tempo do que se observa com reflexos isolados.

Neurônio

É a célula especializada na captação e na transmissão de estímulo interno ou externo, graças às suas propriedades de excitabilidade e condutibilidade.

Morfologicamente, de interesse farmacológico, vale lembrar os seguintes componentes do neurônio:

- Corpo celular ou soma do pericário;
- Núcleo;
- Citossol, axoplasma, com mitocôndrias, neurofilamentos, microtúbulos, retículo endoplasmático, lisossomos. O axoplasma ou citoplasma do axônio, entre outras funções, realiza o transporte do material do soma para os terminais nervosos. Há um transporte lento (de mitocôndrias, lisossomos e vesículas) e outro rápido (de proteínas);
- Membrana excitável, de importância essencial para a condução e transmissão dos impulsos nervosos;
- Dendritos: conduzem o influxo nervoso para o soma;
- Axônio: conduz o impulso nervoso do soma para fora;
- Vesículas pré-sinápticas;
- Espinhas sinápticas, que são extensões de dendritos que estabelecem sinapses com terminações axônicas de outros neurônios.

Sinapse

A sinapse é um conjunto de estruturas cujas funções de transmissão de informações gravitam em torno do neurotransmissor ou mediador químico, no sentido de sintetizá-lo, armazená-lo, liberá-lo, utilizá-lo e inativá-lo. Sinapse, portanto, pressupõe transmissão nervosa através de uma substância química chamada mediador ou neurotransmissor. Quando, rara e excepcionalmente, essa transmissão nervosa se realiza somente por intermédio do potencial elétrico, sem auxílio do neurotransmissor, a junção é chamada de efapse.

As sinapses unem:

- neurônio a neurônio;
- neurônio a órgão terminal, tipo fibra muscular (sinapse mioneural ou neuromuscular ou placa mioneural) ou célula glandular.

As estruturas da sinapse podem ser agrupadas em três regiões:

- Pré-sináptica;
- Da fenda sináptica;
- Pós-sináptica.

Na região pré-sináptica encontra-se o axônio de um neurônio. Na região pós-sináptica está, na maioria das vezes, o dendrito ou soma de outro neurônio ou então uma célula efetora. Entre as duas regiões situa-se a fenda, o espaço ou o intervalo sináptico onde se encontra o líquido extracelular.

Na região pré-sináptica ou, mais especialmente, no axônio pré-sináptico, devem ser lembradas as seguintes estruturas que interessam na transmissão sináptica:

- Membrana pré-sináptica (membrana do próprio neurônio);
- Axoplasma (citoplasma do axônio);
- Líquido intracelular;
- Mitocôndrias;
- Vesículas pré-sinápticas;
- Varicosidades ou ramificações terminais;
- Receptores pré-sinápticos (autorreceptores e heterorreceptores).

Na região pós-sináptica ou pós-juncional, notar-se-á o seguinte:

- Células pós-sinápticas;
- Membrana pós-sináptica; essa membrana pode ser de uma fibra muscular ou de uma célula glandular ou de um outro neurônio;
- Não existem geralmente vesículas sinápticas no citosol da célula pós-sináptica. A região pós-sináptica se especializa quando pertence à fibra muscular estriada, constituindo a placa mioneural;
- Receptores específicos para interagir com o neurotransmissor ou determinadas drogas.

A fenda ou espaço ou intervalo sináptico encerra líquido extracelular e tem diâmetro, já medido, variável conforme as regiões estudadas e que limita as regiões pós-sinápticas e pré-sinápticas. Na sinapse, a membrana pré-sináptica pertence ao telodendro ou axônio de um neurônio, e a membrana pós-sináptica pode pertencer:

- ao pericário de outro neurônio;
- ao dendrito de outro neurônio;
- ao axônio de outro neurônio;
- a uma célula efetora.

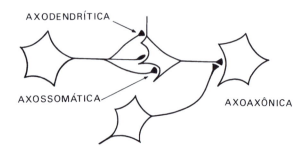

Fig. 29.4 Esquema dos principais tipos de sinapse.

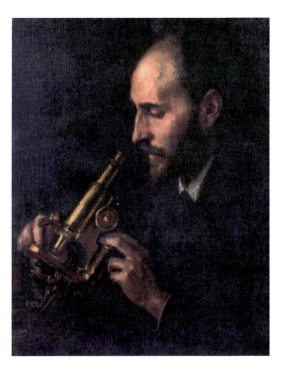

Fig. 29.5 Santiago Ramón y Cajal. Um conceito central é a noção de que o sistema nervoso funciona devido à interação de neurônios que se comunicam entre si através de longos prolongamentos celulares chamados axônios e dentritos.

Esse fato essencial foi estabelecido por Santiago Ramón y Cajal (1852-1934), médico espanhol que se tornou o neuroanatomista mais famoso do mundo.

Quando Cajal iniciou seus estudos microscópicos, acreditava-se que os neurônios se fundiam aos neurônios vizinhos, formando uma rede ou retículo contínuo, sem as atuais fendas sinápticas.

Cajal, desde 1888, reuniu provas experimentais, utilizando novas técnicas de coloração, e comprovou a separação física dos neurônios, nos locais hoje chamados fendas sinápticas. Verificou-se, depois, que a comunicação entre neurônios era realizada por potenciais elétricos e por meio de neurotransmissores.

A doutrina neuronal refutou a então prevalente doutrina reticular.

Em 1906, Cajal compartilhou o prêmio Nobel de Medicina com Camillo Golgi.

Apesar de não haver interpenetrações entre a região pré-sináptica e a região pós-sináptica, pois estão separadas pelo espaço ou fenda sináptica, tem-se verificado a existência de filamentos que formam uma espécie de ponte entre as regiões pré- e pós-sinápticas. Esses filamentos, entretanto, não invalidam a transmissão neuroquímica.

O número de contatos sinápticos depende da complexidade funcional do território nervoso, fazendo com que as sinapses se organizem de maneira peculiar, de acordo com a área considerada. No sistema nervoso central, as células gliais (astrócitos e oligodendrócitos) podem contribuir para a morfologia das sinapses, isolando ou aproximando os locais de justaposição de neurônios.

VESÍCULAS PRÉ-SINÁPTICAS

O imenso número de pesquisas a respeito das vesículas sinápticas atribui a elas as funções de local onde ocorre parte da síntese e do armazenamento dos neurotransmissores. Estruturas esféricas e achatadas, independentes umas das outras, citoplasmáticas, de tamanho variado, as vesículas se concentram na vizinhança da membrana pré-sináptica e encerram, em seu interior, o neurotransmissor.

O potencial de ação se associa à liberação do neurotransmissor porque é capaz de fazer com que as vesículas sinápticas derramem seu conteúdo na fenda sináptica.

Existem três tipos principais de vesículas intra-axonais que aparecem nas regiões terminais dos nervos autonômicos, de acordo com Bülbring e Burn:

- Agranulares (25 a 600 nm) – associadas à acetilcolina;

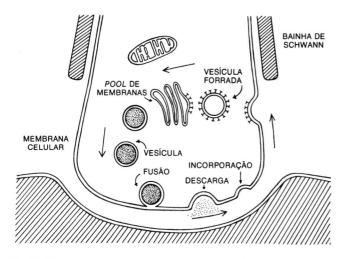

Fig. 29.6 Esta gravura mostra o destino da membrana de uma vesícula sináptica. Uma vesícula originada no *pool* de membranas encerra o neurotransmissor. A vesícula, depois, funde-se com a membrana axonal e, sob o estímulo do potencial de ação, descarrega o seu conteúdo na fenda sináptica. A membrana vesicular passa então a fazer parte da membrana axonal. Noutro ponto, perto da bainha de Schwann, formam-se novas vesículas encapadas que voltam ao *pool* de membranas. (SATIR, B. The final steps in secretion. *Scient. Amer.*, *233*:29, 1975.)

- Granulares pequenas (25 a 60 nm) – que encerram a noradrenalina;
- Granulares grandes (60 a 170 nm) – que podem encerrar noradrenalina, serotonina ou outro transmissor.

NEUROTRANSMISSOR

O neurotransmissor é uma substância química liberada pela terminação nervosa. Nas células pós-sinápticas, o neurotransmissor alcança seus receptores e com eles interage, estimulando ou inibindo essa segunda célula. Hoje já se conhecem diversos neurotransmissores que influem em muitos processos fisiológicos. São os neurotransmissores ou neuromediadores químicos que desencadeiam respostas teciduais, especialmente as musculares (contração e relaxamento) e glandulares (secreção ou inibição). Além dessas funções, os neurotransmissores estimulam a produção de enzimas e de hormônios e se constituem nos instrumentos que regulam, no sistema nervoso central, nossos movimentos e até nossa vida afetiva e o nosso comportamento.

A fim de que possa efetivar-se a atividade do neurotransmissor, certas condições são necessárias:

- Os neurônios devem possuir as enzimas necessárias à biossíntese do neurotransmissor;
- Quando estimulados, os neurônios devem liberar o neurotransmissor;
- O neurotransmissor, que é uma molécula química, depois de liberado, deve reagir com receptores específicos, que são outras moléculas químicas, situadas na célula pós-sináptica ou pré-sináptica ou noutros locais;
- Com a interação entre neurotransmissor e receptor, deve surgir uma resposta biológica, por parte da célula, de excitação ou inibição.

Depois de utilizados, os neurotransmissores devem ser rapidamente inativados. Os mecanismos conhecidos dessa inativação são enzimáticos, de recaptação e de difusão.

Os neurotransmissores consagrados, que preenchem esses requisitos e serão objetivos centrais do nosso estudo, são a acetilcolina e a noradrenalina ou norepinefrina, que caracterizam, respectivamente, os nervos colinérgicos e os adrenérgicos. Outros neurotransmissores conhecidos são dopamina, adrenalina, glicina, ácido gama-aminobutírico (GABA), endorfinas, encefalinas, serotonina, substância P, neuropeptídio Y etc.

TRANSMISSÃO SINÁPTICA

O impulso nervoso realiza seu percurso de dois modos: condução e transmissão. Na condução, o impulso nervoso é impelido ao longo de um axônio ou de uma fibra muscular. Na transmissão, o impulso nervoso transpõe o obstáculo ou espaço de sinapse neuroneuronal ou neuroefetora. A transmissão sináptica habitualmente se faz com a ajuda de um neurotransmissor, porém, no caso de transmissão direta, elétrica, sem auxílio do neurotransmissor, é denominada efáptica.

Do ponto de vista eletrofisiológico, o impulso nervoso é um potencial elétrico que, no caso, se chama potencial de ação em virtude da sua capacidade de propagar-se e provocar uma resposta. Os potenciais implicam migração de íons e dispêndio energético.

As etapas de transmissão sináptica podem ser resumidas nos seguintes pontos:

- Chegada do potencial de ação ao terminal axônico;
- Aporte de Ca^{2+};
- Liberação do neurotransmissor;
- Destinos do neurotransmissor;
- Combinação do neurotransmissor com o receptor, do que resultam:
  – produção de potencial pós-sináptico;
  – início ou inibição da atividade pós-sináptica;
  – respostas metabólicas, musculares e glandulares.
- Inativação do neurotransmissor:
  – enzimática;
  – recaptação pelo terminal axônico;
  – difusão.

Liberação do neurotransmissor

Depois de sintetizado, o neurotransmissor é armazenado nas vesículas pré-sinápticas. É liberado na fenda sináptica sob a influência do potencial da ação gerado pela despolarização do terminal axônico. A vesícula se funde à membrana do terminal axônico e, sob influência do potencial de ação, expele o mediador no espaço sináptico. O íon de Ca^{2+} ativa esse processo de liberação. É possível que existam outros fatores capazes de ativar esse mecanismo de liberação. A vesícula pré-sináptica, depois de esvaziar-se, é recuperada e volta a funcionar como depósito de neurotransmissor.

A exocitose é o principal mecanismo de liberação dos neurotransmissores.

O neurotransmissor, depois de biossintetizado, é armazenado nas vesículas intracelulares pré-sinápticas. No momento da exocitose, as vesículas se fundem com a membrana celular e, em consequência do aumento de cálcio intracelular, descarregam seu conteúdo na fenda sináptica.

Nos neurônios, o processo é iniciado pela chegada de um potencial de ação que despolariza a membrana, abrindo os canais de cálcio regulados pela voltagem, permitindo que o cálcio penetre na célula.

Esse mecanismo foi comprovado por várias observações: (a) a acetilcolina, na junção neuromuscular, tem uma liberação "quantal", isto é, ocorre em pacotes multimoleculares, e cada pacote constitui um *quantum*; (b) observação direta da fusão das vesículas com a membrana celular, durante a liberação do neurotransmissor; e (c) correlação entre a liberação com os passos da capacitância de membrana, à medida que a vesícula se funde e aumenta a área superficial da célula.

Além do neurotransmissor, outros componentes das vesículas pré-sinápticas são liberados concomitantemente.

As vesículas vazias são recaptadas por endocitose, voltando ao interior do terminal axônico, onde se fundem com a membrana endossômica.

O endossomo forma novas vesículas que captam o neurotransmissor do citosol por meio de proteínas transportadoras específicas e são novamente fixadas na membrana pré-sináptica.

A sequência desses eventos é controlada por diversas proteínas associadas à membrana plasmática como a sinaptotaxina e proteínas associadas às vesículas, como as sinaptobrevinas e as sinaptotagmininas, além de proteínas citosólicas.

Diversas dessas proteínas possuem sítios de ligação do cálcio, estabelecendo a conexão entre o influxo de cálcio e a exocitose.

Existem poucas drogas capazes de interferir na liberação de neurotransmissor, entre as quais se encontram as neurotoxinas botulínicas.

Como exemplos de exceção ao mecanismo de exocitose, sabe-se que a acetilcolina e outros mediadores podem ser liberados de terminações nervosas, a partir do compartimento citossólico, sem haver fusão das vesículas pré-sinápticas, utilizando transportadores que existem na membrana plasmática.

O óxido nítrico e os metabólitos do ácido araquidônico (prostaglandinas) são dois importantes exemplos de liberação de mediadores que não necessita de vesículas nem de exocitose, sendo realizada por difusão. Esses mediadores não são armazenados em vesículas e deixam a célula logo após serem sintetizados. Em ambos os casos, a enzima de síntese é ativada pelo cálcio, e o controle da taxa de síntese depende da concentração intracelular do cálcio.

Esse tipo de liberação é mais lento do que a exocitose, mas, no caso do óxido nítrico, é suficientemente rápido para que essa substância seja considerada um neurotransmissor verdadeiro.

Receptores farmacológicos

Nos Caps. 17 e 18 discutem-se detalhes sobre receptores e seus sistemas efetores.

No sistema nervoso autônomo, os efeitos que se observam após a ativação dos receptores são:

1. Relaxamento ou contração de músculo liso (nas sinapses neuromusculares);
2. Aumento ou diminuição na força ou velocidade de contração do músculo cardíaco (nas sinapses neurocardíacas);
3. Secreção ou não de uma glândula (nas sinapses neuroglandulares);
4. Aumento ou diminuição da atividade de um neurônio (nas sinapses neuroneuronais);
5. Determinadas alterações metabólicas (glicogenólise etc.).

O Quadro 29.1 relaciona os efeitos da ativação do simpático e do parassimpático através dos seus receptores.

Potencial de ação

O influxo nervoso é de natureza eletroquímica. Há, portanto, necessidade de fontes de cargas elétricas, encontradas, por sinal, nos líquidos orgânicos, sob a forma de íons positivos e negativos (Cl^-, HCO^{3-}, K^+, Na^+, Ca^{2+}). Esses íons se distribuem nos líquidos orgânicos de forma específica, de acordo com o território tissular.

O líquido intracelular encerra principalmente íons orgânicos e de potássio; o líquido extracelular encerra, primordialmente, íons de cloro e de sódio. Esses dois meios, separados pela membrana celular, criam e mantêm o chamado potencial elétrico de repouso. Nesse caso de equilíbrio elétrico, a célula encontra-se polarizada.

O sódio (Na^+), íon primordialmente extracelular, não atravessa facilmente a membrana, se a célula estiver em repouso. Quando se excita uma fibra nervosa com um estímulo que atinge certo limiar, tem lugar uma modificação do potencial de membrana ou de repouso, originando-

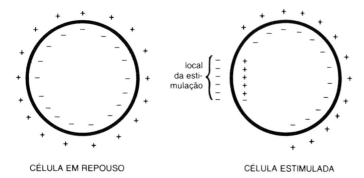

Fig. 29.7 Início da despolarização de uma célula.

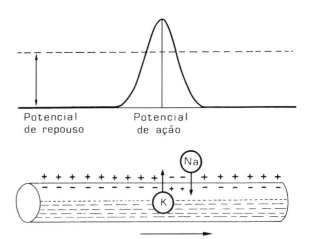

Fig. 29.8 Potencial de ação propagando-se (direção da seta) ao longo do neurônio. Na elevação da onda, os íons de sódio abandonam a fibra e o potencial de repouso se restabelece.

se outro potencial, denominado potencial de ação. Ele é o responsável por uma profunda alteração na permeabilidade aos íons de Na^+, invertendo a polaridade da célula em repouso. Com essa invasão de íons de Na^+, haverá predomínio de cargas positivas dentro da célula, criando-se, assim, um estado de despolarização ou estado de estimulação ou atividade, que se propaga através da fibra nervosa até chegar ao outro neurônio ou a uma célula efetora muscular ou glandular.

Depois que aparece o potencial de ação, com milivoltagem positiva, os íons de Na^+ não podem permanecer no interior da célula, tendo que migrar para o líquido extracelular, que é o seu hábitat natural. Como esses íons de Na^+ não possuem capacidade intrínseca para atravessar a membrana celular, eles são expelidos pelo mecanismo de bomba de sódio, que, para realizar esse trabalho, vai buscar energia no ATP pela ação da ATPase dependente do sódio e do potássio. Depois que os íons de Na^+ são expulsos da célula e os íons de K^+ voltam ao seu interior, a célula se repolariza e retorna ao estado de repouso.

Há, portanto, três estádios elétricos da célula, nesta sequência:

- polarização (repouso);
- despolarização (excitação);
- repolarização (volta ao repouso).

Entretanto, as formas de potencial de ação variam consideravelmente em diferentes células, mas todas são caracterizadas por uma rápida despolarização e uma repolarização um tanto lenta, voltando para o estado de repouso.

Depois de desencadeado, o potencial de ação se propaga sob a forma de uma onda de negatividade, que avança dos pontos de excitação para as porções de repouso do neurônio. A corrente que chega às regiões do potencial de repouso abre os canais de membrana aos íons de Na^+ e, desse modo, proporciona a formação de potencial de ação idêntico ao da região anterior. Assim, o impulso é regenerado, ponto por ponto, ao longo do axônio, e flui de uma extremidade à outra. Logo depois da formação do potencial de ação, a permeabilidade ao potássio aumenta e observa-se a volta ao potencial de repouso, isto é, à repolarização. Esse tipo de propagação ou condução nervosa, ponto por ponto, de modo contínuo, realiza-se na fibra sem mielina. Nas fibras mielinizadas, a condução é descontínua, saltando de um nódulo de Ranvier para outro, sem afetar as zonas intermediárias do axônio. É a chamada propagação saltatória. O influxo nervoso, depois de atravessar o axônio, chega à sua extremidade e esbarra na região sináptica, que se caracteriza por um espaço ou fenda que deve ser atravessado pelo influxo nervoso, a fim de que possa alcançar um outro neurônio ou uma célula efetora muscular ou glandular.

A transmissão sináptica do impulso nervoso é diferente da condução através da fibra axonal. O impulso nervoso, na sinapse, como já se viu, é transmitido, na imensa maioria dos casos, com o auxílio de uma substância química sintetizada pelo próprio neurônio, chamada neurotransmissor.

Arco reflexo

A base morfológica da atividade nervosa é o arco reflexo, criado para reagir às modificações que surgem no meio ambiente e no interior do próprio organismo. É constituído por:

- célula receptora, que recebe o estímulo e é excitada por ele;
- neurônio aferente ou sensitivo, que envia a excitação ao sistema nervoso central;
- sinapse;
- neurônio eferente ou motor, que transmite impulsos dos centros para a periferia;
- efetor ou órgão da reação (glândula, músculo ou sistemas metabólicos).

O músculo reage, contraindo-se ou relaxando-se. A glândula reage, secretando ou não. Os músculos efetores do sistema somático ou voluntário são estriados. Os músculos efetores do sistema autônomo ou visceral ou involuntário são lisos. O músculo esquelético é estriado e está sob o domínio consciente da nossa vontade. Os músculos lisos fazem parte das vísceras e não obedecem ao comando direto da nossa vontade, mas ao sistema autônomo. Há musculatura lisa nas artérias, nas arteríolas, nos brônquios, no esôfago, no intestino, no útero etc. O coração, órgão muscular, de estrutura especial, não está sob o domínio da nossa vontade; é controlado, em grande parte, pelo sistema autônomo.

O órgão, portanto, que encerrar glândulas, musculatura lisa ou fibra miocárdica pode responder à estimulação autônomica. O músculo estriado, apesar de ser primordialmente efetor reflexo do sistema somestésico ou voluntário, em certas oportunidades, é influenciado pelo sistema autônomo, através da subdivisão simpática.

As respostas metabólicas são observadas em vários tipos de células (hepatócitos, néfrons, célula miocárdica etc.) e interessam a todo o organismo.

Os órgãos que respondem ao estímulo autônomico responderão, consequentemente, às drogas autônomicas. Assim, temos:

1. Órgãos que possuem musculatura lisa:
   - olhos
   - vasos sanguíneos
   - brônquios
   - trato gastrointestinal
   - cápsula esplênica
   - ureteres
   - músculo detrusor da bexiga
   - canal deferente
   - útero

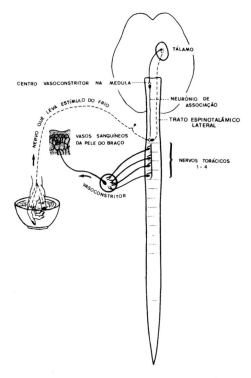

Fig. 29.10 Exemplo de resposta autonômica ativada por estímulo do ambiente. (GREISHEIMER, E.M. *Physiology and Anatomy*. Philadelphia, J.B. Lippincott, 1955.)

2. Glândulas (exócrinas e algumas endócrinas):
   - salivares
   - nasofaríngeas
   - brônquicas
   - mucosas
   - gastrointestinais
   - pancreáticas
   - suprarrenais
   - fígado
3. Miocárdio. Estimulado pelo sistema simpático e deprimido pelo parassimpático em suas principais funções.

O órgão efetor responde à ativação dos receptores, ativação essa realizada pelo neurotransmissor. Tal ativação pode traduzir-se pela estimulação ou inibição do efetor. Os receptores farmacológicos se situam no órgão efetor, na superfície ou no interior de suas células. O neurotransmissor, interagindo com o receptor, vai provocar a resposta do órgão efetor.

A diferença anatômica entre o arco reflexo somático e o arco reflexo autônomo consiste no seguinte: no somático, o neurônio intercalar está totalmente encerrado no sistema nervoso central; no autônomo, o neurônio intercalar só possui o corpo celular no sistema nervoso central, enquanto seu axônio sai do neuroeixo para alcançar um gânglio nervoso, onde faz sinapse com o neurônio pós-ganglionar. O músculo esquelético (efetor do sistema somático) é inervado por um único neurônio eferente (sai do neuroeixo e vai até o músculo estriado diretamente). O músculo liso das vísceras e as glândulas (efetores do autônomo) são inervados por uma via eferente periférica constituída não de um, mas de dois neurônios eferentes. O primeiro neurônio eferente do sistema autônomo sai do neuroeixo, mas não vai diretamente à estrutura visceral; termina em um gânglio nervoso, entrando em sinapse com o segundo neurônio. Esse segundo neurônio sai do gânglio e vai inervar o órgão de resposta ou efetor, também denominado efetuador ou realizador (músculo liso, glândulas, coração). O primeiro neurônio, localizado antes do gânglio, é chamado de pré-ganglionar. O segundo, depois do gânglio, chama-se pós-ganglionar.

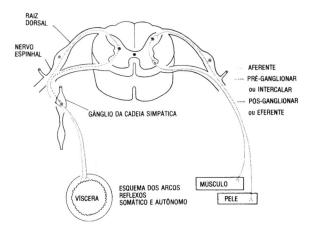

Fig. 29.9 Arcos reflexos somático e autônomico.

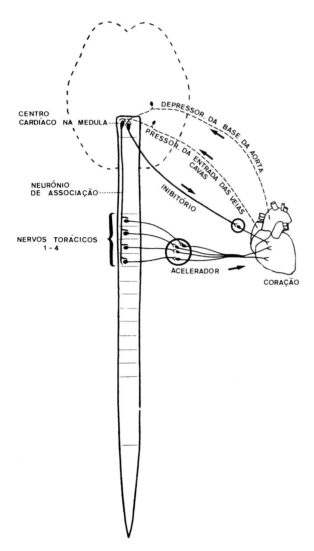

No arco reflexo autonômico existem dois tipos de receptores:

1. Receptor fisiológico, na extremidade periférica da via aferente, sensitiva, para captar estímulos;
2. Receptores farmacológicos das sinapses, pré- ou pós-sinápticos, cuja função é ligar-se ao neurotransmissor ou a uma droga.

As conexões entre neurônios e neurônios e entre neurônios e efetores são realizadas pelas sinapses, que se caracterizam pela sua localização (ganglionar e neuroefetora) e pelo tipo de neurotransmissor responsável pela transmissão sináptica (acetilcolina ou noradrenalina). Somente na sinapse neuroefetora do sistema simpático é que existe noradrenalina. Nas outras sinapses periféricas do SNA, o neurotransmissor é a acetilcolina.

Através da via eferente do SNA é que se observam as ações e os efeitos das drogas autonômicas. Para fins farmacológicos, lembrar que:

1. A via eferente autonômica pode ser simpática ou parassimpática;
2. A via eferente autonômica é bineuronal; possui um neurônio pré-ganglionar e outro pós-ganglionar;
3. A sinapse chamada ganglionar é a que se situa nos gânglios nervosos entre os neurônios pré- e pós-ganglionares;
4. O neurotransmissor das sinapses ganglionares, tanto simpáticas como parassimpáticas, é a acetilcolina;
5. O neurotransmissor da sinapse neuroefetora do sistema parassimpático é a acetilcolina;
6. O neurotransmissor da sinapse neuroefetora do sistema simpático é a noradrenalina.

Importância farmacológica das sinapses

Com o conhecimento adquirido nos últimos anos sobre a estrutura da sinapse, verificou-se que ela pode explicar as ações de praticamente todas as drogas que agem no sistema nervoso central (SNC) e no sistema nervoso autônomo (SNA), com exceção apenas, como é sabido, dos anestésicos locais e da tetrodotoxina, que bloqueiam a condução axonal de forma seletiva.

Pode-se tabular a principal ação das drogas colinérgicas e adrenérgicas através das várias etapas em que elas atuam nos ciclos dos neurotransmissores. Assim é que as drogas, ao nível sináptico, o que vale

Fig. 29.11 Exemplo de arcos reflexos autonômicos. (GREISHEIMER, E.M. *Physiology and Anatomy*. Philadelphia, J.B. Lippincott, 1955.)

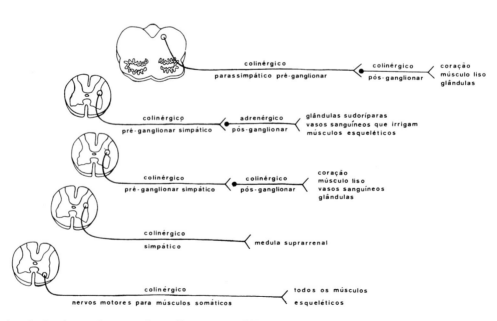

Fig. 29.12 Diferentes tipos de vias eferentes dos arcos reflexos. Observar as possibilidades de variação nas vias eferentes autonômicas no que se refere à localização do neurotransmissor. (GINSBORG, B.L. Ion movements in junctional transmission. *Pharmacol. Rev., 19*:289, 1967.)

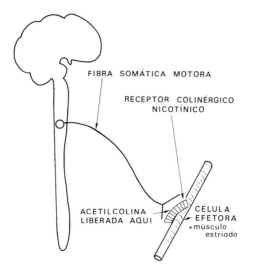

Fig. 29.13 Via eferente de um arco reflexo do sistema somático ou voluntário. Comparar com as vias eferentes do sistema autônomo. (SUTHERLAND, V.C. *Synopsis of Pharmacology*. Philadelphia, W.B. Saunders, 1970.)

dizer ao nível do neurotransmissor, podem exercer sua atividade nos seguintes pontos:

1. Interferindo na síntese do neurotransmissor;
2. Competindo com via metabólica pertencente à síntese do neurotransmissor;
3. Bloqueando o sistema de transporte da membrana axonal;
4. Bloqueando o sistema de transporte da membrana das vesículas pré-sinápticas;
5. Estimulando a liberação do neurotransmissor das suas vesículas de estocagem;
6. Evitando a liberação do neurotransmissor;
7. Imitando (mimetizando) a ação do neurotransmissor pela ação agonista nos receptores pós- e pré-sinápticos (adrenérgicos e colinérgicos diretos);
8. Bloqueando a ação dos neurotransmissores ao nível dos receptores pós-sinápticos ou pré-sinápticos, por competição farmacológica (antiadrenérgicos e anticolinérgicos diretos);
9. Inibindo as enzimas que inativam os neurotransmissores.

Sinapse colinérgica

A sinapse colinérgica caracteriza-se por possuir a acetilcolina como neurotransmissor. É o tipo de sinapse mais comum e apresenta-se em numerosas localizações do sistema nervoso, como se indica a seguir:

1. Sinapse entre neurônio e neurônio no sistema nervoso central;
2. Sinapse ganglionar, isto é, entre os neurônios pré-ganglionares e pós-ganglionares dos sistemas simpático e parassimpático;
3. Sinapses musculares entre neurônio e músculo estriado, do sistema nervoso dito voluntário ou somestésico;
4. Sinapses neuroefetoras do sistema nervoso parassimpático, isto é, entre neurônio pós-ganglionar e músculo liso ou miocárdio ou glândula.

As respostas metabólicas à atividade colinérgica são discretas e localizadas, não assumindo aquele caráter geral e de desgaste das respostas metabólicas provocadas pela atividade adrenérgica.

As funções da sinapse colinérgica podem ser acompanhadas no desenrolar do que poderíamos chamar de ciclo da acetilcolina, desde a biossíntese desse neurotransmissor até sua inativação. Nesse ciclo, superpõem-se fenômenos elétricos e transformações bioquímicas com a finalidade de transmitir o influxo nervoso e obter uma resposta do órgão efetor ou ativar outro neurônio.

O ciclo da acetilcolina – neurotransmissor que responde pela transmissão colinérgica – compõe-se das seguintes etapas:

- Biossíntese
- Estocagem ou armazenamento
- Liberação
- Combinação com receptores colinérgicos
- Inativação

BIOSSÍNTESE

A acetilcolina é sintetizada no citosol do neurônio a partir da acetilcoenzima A e da colina. A acetilcoenzima A tem origem mitocondrial, enquanto a colina provém da fenda sináptica, extracelular. A colina atravessa a membrana do terminal axônico por um mecanismo de transporte ativo específico.

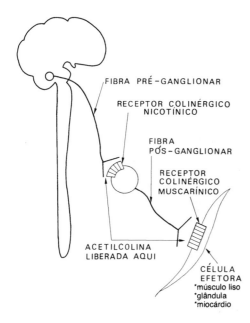

Fig. 29.14 Via eferente de arco reflexo autonômico parassimpático, com os seus componentes de interesse farmacológico. (SUTHERLAND, V.C. *Synopsis of Pharmacology*. Philadelphia, W.B. Saunders, 1970.)

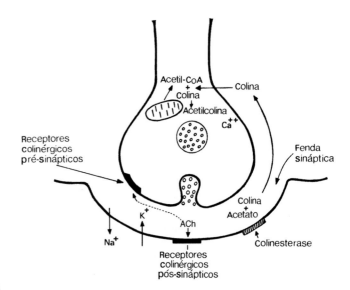

Fig. 29.15 Sinapse colinérgica. (GOTH, A. *Farmacologia Médica*. 6.ª ed. Rio de Janeiro, Guanabara Koogan, 1975.)

A combinação da acetil-CoA à colina é catalisada pela colina-O-acetiltransferase. Depois de formada, a acetilcolina se armazena, por processo ainda não totalmente conhecido, nas vesículas pré-sinápticas.

ESTOCAGEM

As vesículas pré-sinápticas, as mitocôndrias e a colina-O-acetiltransferase derivam do soma do neurônio, sendo transportadas ao terminal axônico, provavelmente, pelos microtúbulos e neurofilamentos.

No terminal axônico, as vesículas pré-sinápticas, contendo acetilcolina, esféricas ou achatadas, de aspecto agranular, ficam concentradas até que haja estímulos que as liberem, como veremos adiante.

LIBERAÇÃO

O impulso nervoso ou potencial de ação que vem do soma e atravessa o axônio, ao chegar ao território das vesículas sinápticas, despolariza a membrana pré-sináptica, que, como se sabe, é a própria membrana do terminal axônico; com essa despolarização, a condutância do cálcio é aumentada e o íon de Ca^{2+} penetra no interior do axônio. A secreção ou liberação do neurotransmissor depende dos íons de Ca^{2+} e Mg^{2+}. A captação do Ca^{2+} constitui um elo entre a despolarização da membrana do terminal axônico e a liberação ou secreção da acetilcolina. As drogas que interferem na concentração intracelular do cálcio influem, consequentemente, na liberação do neurotransmissor. A liberação da acetilcolina varia diretamente com a concentração do Ca^{2+} e inversamente com a concentração de Mg^{2+}.

As vesículas se aproximam da membrana do terminal do axônio, ocorre uma fusão entre as membranas das vesículas e a do axônio, com o posterior rompimento das vesículas e extravasamento do conteúdo dessas para a fenda sináptica (exocitose). Esvaziada, a vesícula logo se recupera, passando por um estágio em que adquire um invólucro. Depois que perde esse invólucro, volta novamente ao estado pré-sináptico, sendo capaz de estocar outra vez a acetilcolina. Com a acetilcolina, outras substâncias são também liberadas: proteínas solúveis, ATP, prostaglandinas. É possível que as proteínas e o ATP sejam responsáveis pela ligação da acetilcolina nas vesículas. As prostaglandinas parecem desempenhar um papel modulador da transmissão.

A liberação da acetilcolina realiza-se de dois modos:

a. Liberação espontânea e contínua em pequenas quantidades (*quanta*), incapazes de fazer surgir um potencial de ação na membrana pós-sináptica, apenas dando origem aos potenciais-miniatura, que não conseguem provocar resposta do efetor ou da atividade elétrica em outro neurônio;
b. Liberação em grande quantidade do neurotransmissor, condicionada pelo potencial de ação pré-sináptico; esse tipo de liberação de acetilcolina é capaz de provocar aparecimento do potencial de ação excitatório e, através desse, uma resposta do efetor (contração ou relaxamento muscular, secreção glandular etc.), ou atividade de outro neurônio (potencial prolongado). Em certos casos, o potencial de ação pode ser inibitório.

A acetilcolina, liberada na fenda sináptica, pode seguir vários destinos:

a) difundir-se no espaço extracelular;
b) ser degradada em colina e ácido acético (acetato) por uma enzima chamada acetilcolinesterase;
c) combinar-se com os receptores colinérgicos pós- e pré-sinápticos.

INTERAÇÕES COM RECEPTORES COLINÉRGICOS

A acetilcolina combina-se com receptores denominados colinérgicos, colinomiméticos, colinoceptivos ou colinoceptores.

Os receptores colinérgicos são ou estão em macromoléculas encontradas nas membranas pré- e pós-sinápticas, apresentando estrutura de proteínas específicas.

Os receptores colinérgicos são classificados em dois grupos:

- Nicotínicos ou N-colinérgicos
- Muscarínicos ou M-colinérgicos

Esses termos, nicotínicos ou muscarínicos, lembram as ações e os efeitos da nicotina e da muscarina. A princípio, pode haver certa confusão quando lemos expressões com o seguinte teor: ações e efeitos muscarínicos de acetilcolina; ações e efeitos nicotínicos de acetilcolina. A dificuldade desaparece quando começamos a associar a palavra nicotínico às ações e efeitos que se iniciam nos seguintes locais:

1. Sinapse colinérgica entre neurônio e músculo estriado (placa mioneural);
2. Sinapse colinérgica ganglionar, entre neurônio pré-ganglionar e neurônio pós-ganglionar, tanto do sistema parassimpático como do simpático.

Quanto à classificação de muscarínico, essa palavra deve ser associada a ações e efeitos que se iniciam nas seguintes sinapses colinérgicas:

1. Neuromiocárdica;
2. Neuromuscular lisa (nas vísceras);
3. Neuroglandular;
4. Neuroneural, em certos circuitos do sistema nervoso central.

O receptor colinérgico tem sido objeto de grande número de pesquisas, e tais estudos contribuíram, recentemente, com algumas noções interessantes. As propriedades que caracterizam, por exemplo, a preferência pelo tipo de receptor, se nicotínico ou muscarínico, foram estabelecidas pela análise cristalográfica da acetilcolina e seus agonistas. De acordo com a conformação da molécula de acetilcolina, poderemos saber se ela vai atingir um receptor nicotínico ou muscarínico, porque a acetilcolina é uma molécula flexível, com dois locais de torção que permitem rotação das suas partes componentes, e, conforme essa rotação, a molécula de acetilcolina se adaptará ao receptor nicotínico ou muscarínico.

Outra nova contribuição digna de nota é a de que nem todos os receptores nicotínicos são iguais. Como ocorre com as enzimas e isozimas ou isoenzimas, podem existir também isorreceptores. São conhecidas as diferenças entre receptores nicotínicos do mesmo músculo em diferentes espécies e de diferentes músculos na mesma espécie. Maiores detalhes sobre receptores colinérgicos estão elaborados e comentados no Cap. 31.

A ação da acetilcolina cessa durante a ascensão do potencial excitatório pós-sináptico, o que leva ao término da condutância. A acetilcolina, entretanto, é removida antes que terminem as alterações da condutância.

A acetilcolina é transmissor excitatório em:

- Eletroplacas (de peixes elétricos);
- Fibras musculares;
- Gânglios autonômicos;
- Algumas células glandulares;
- Muitos neurônios do SNC.

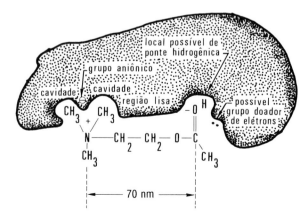

Fig. 29.16 Esquema da acetilcolina encaixada no seu receptor. São indicados os locais das forças atrativas entre os dois.

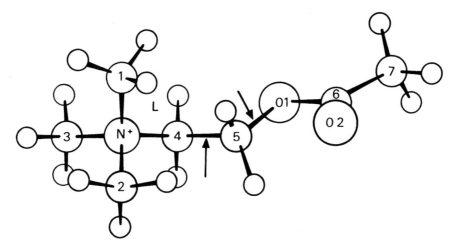

Fig. 29.17 Configuração da molécula de acetilcolina segundo Pauling, indicando a conformação capaz de interagir com a colinesterase. A acetilcolina é uma molécula flexível, e a sua conformação pode variar segundo o tipo de receptor com o qual tenha que interagir. Na figura, os círculos maiores (01 e 02) indicam átomos de oxigênio. Os círculos menores, sem numeração, representam átomos de hidrogênio. Os átomos de carbono são representados por círculos intermediários numerados de 1 a 7. As setas indicam as ligações em torno das quais a rotação é possível. A conformação da acetilcolina em relação aos receptores nicotínicos, por exemplo, possui o ângulo de torção C4-C5-01-C6 = 180° e o ângulo N^+ C4-C5-01 = 75°. (HUBBARD, J.J. & QUASTEL, D.M. Micropharmacology of vertebrate neuromuscular transmission. *Ann. Rev. Pharmacol.*, 13:191, 1973.)

No coração e em alguns sistemas de músculos lisos, a acetilcolina ativa sinapses hiperpolarizantes, isto é, cria potencial pós-sináptico inibitório.

Inativação

A enzima necessária à hidrólise de acetilcolina, a acetilcolinesterase, tem origem na membrana pós-sináptica da sinapse colinérgica. Nessa hidrólise, que ocorre na fenda sináptica, cerca de 50% da colina produzida é recaptada pelo terminal axônico. A colina é reutilizada na biossíntese da acetilcolina.

Na superfície da acetilcolinesterase existem dois centros ativos: um aniônico e outro esterásico. O local aniônico é capaz de interagir, por intermédio de forças coulombianas, com o trimetilamônio de acetilcolina. Essa interação facilita a orientação favorável da molécula do substrato em relação à superfície da enzima, de modo que a hidrólise da molécula da acetilcolina seja realizada pelo centro esterásico.

A hidroxila da serina é o principal grupo funcional do centro esterásico. Admite-se que a elevada reatividade dessa hidroxila da serina seja o resultado da sua interação com o grupo imidazólico da histamina. No centro aniônico, os grupos carboxílicos dos ácidos glutâmico e aspártico parecem ser os únicos grupos funcionais possíveis, com a carga negativa necessária nos pH fisiológicos de 7,3 a 7,4.

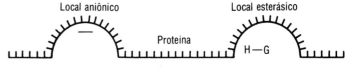

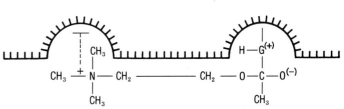

Fig. 29.19 Representação do centro ativo da colinesterase e do complexo enzima-substrato.

Os grupos funcionais dos centros esterásico e aniônico que reagem diretamente com o substrato são provavelmente similares e até mesmo idênticos, nos dois principais tipos de colinesterases: específica ou acetilcolinesterase e não específica ou butirilcolinesterase. É lógico, portanto, supor que o tipo de colinesterase é determinado não pelas diferenças de estruturas dos seus centros ativos, mas sim por algumas diferenças nas estruturas das diversas áreas em torno dos centros ativos.

Existem, ainda, nas sinapses colinérgicas, esterases menos importantes, como acil-hidrolase e esterase carboxílica.

TRANSMISSÃO SINÁPTICA AO NÍVEL DA SINAPSE GANGLIONAR

Apesar de ser colinérgico, esse tipo de sinapse possui certas características próprias.

Além do esquema geral da transmissão colinérgica, há pesquisas que defendem a possibilidade de interferência moduladora de catecolaminas e serotonina endógenas nesse processo. Na modulação, há possibilidade de aumento ou diminuição da atividade colinérgica. O esquema de Triggle ilustra bem o elo adrenérgico da transmissão colinérgica ganglionar.

Outras características da sinapse ganglionar repousam na espécie dos receptores colinérgicos, já referidos, nela existentes, que são predominantemente nicotínicos. Há experiências que indicam também a possibilidade da existência de receptores muscarínicos na sinapse ganglionar.

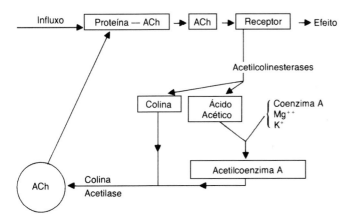

Fig. 29.18 Síntese e hidrólise da acetilcolina (ACh).

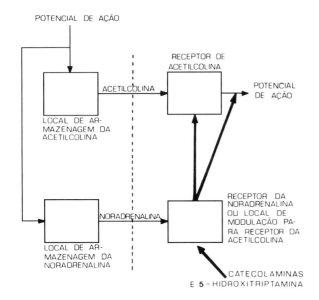

Fig. 29.20 Esquema de Triggle, mostrando o *elo adrenalínico* na transmissão colinérgica ganglionar. (TRIGGLE, D.J. *Chemical Aspects of the Autonomic Nervous System.* New York, Academic Press, 1965.)

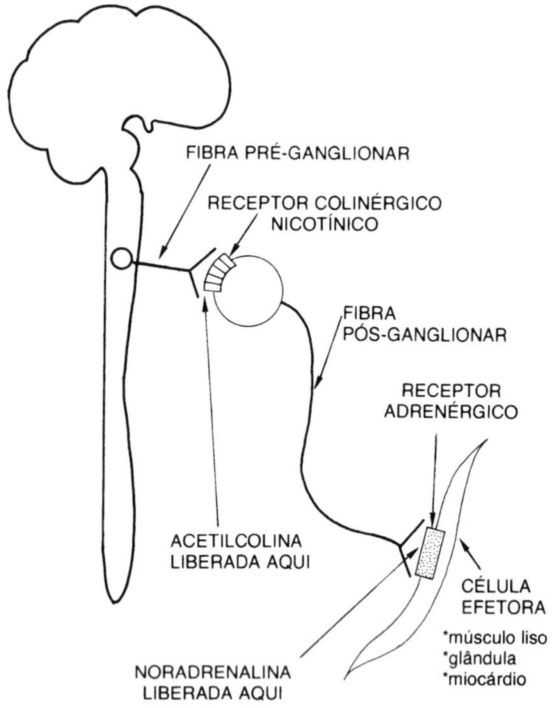

De acordo com alguns pesquisadores, esse receptor nicotínico seria específico da sinapse ganglionar, diferenciável, portanto, do nicotínico de placa mioneural do músculo estriado.

Fig. 29.21 Via eferente de um arco reflexo autonômico simpático, com os componentes de interesse farmacológico. (SUTHERLAND, V.C. *Synopsis of Pharmacology.* Philadelphia, W.B. Saunders, 1970.)

Sinapse adrenérgica

A sinapse adrenérgica caracteriza-se por possuir a noradrenalina ou norepinefrina como seu neurotransmissor e, por isso, é muitas vezes citada com o qualificativo noradrenérgico, mas a tradição consagrou o termo adrenérgico. Esse tipo de sinapse existe no sistema nervoso central e no sistema nervoso autônomo e, nesse, ao nível das sinapses neuroefetoras do sistema simpático.

O sistema adrenérgico promove respostas musculares, glandulares e metabólicas. Essas últimas são indicadas por três tipos: (a) ativação da glicogenólise hepática; (b) ativação da glicogenólise muscular; (c) ativação da lipólise no tecido adiposo. As respostas *a* e *b* levam à hiperglicemia e ao aumento do lactato plasmático. A lipólise eleva a concentração de ácidos graxos no plasma. O interessante é que essas respostas metabólicas são também mediadas pelos receptores adrenérgicos existentes nas membranas celulares.

Antes de entrarmos no ciclo da noradrenalina, vale a pena lembrar certos aspectos morfológicos da sinapse adrenérgica, descobertos com a aplicação da microscopia eletrônica, de métodos histoquímicos de fluorescência e uso de noradrenalina marcada radioisotopicamente. O

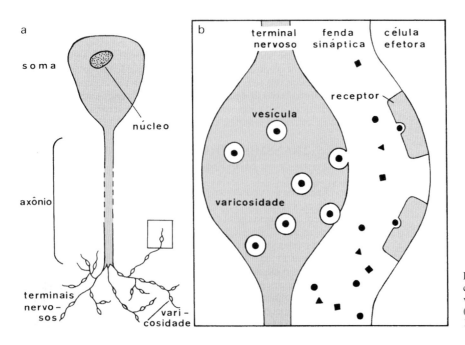

Fig. 29.22 Esquema de neurônio adrenérgico, destacando-se as varicosidades terminais e o detalhe de uma varicosidade fazendo sinapse com uma célula efetora. (AXELROD, J. Neurotransmitters. *Scient. Amer., 30*:59, 1971.)

esquema clássico da morfologia da sinapse adrenérgica foi ampliado, especialmente com a descoberta de que, ao se aproximar do órgão ou tecido inervado, o axônio adrenérgico se subdivide em inúmeras fibrilas terminais que apresentam uma série de varicosidades ou intumescências que lembram, no seu conjunto, um colar de contas. Essas dilatações encerram grupos de vesículas e mitocôndrias e aparecem de modo irregular ao longo das fibrilas individuais. O neurotransmissor – a noradrenalina – encontra-se em diversas partes do neurônio; em baixa concentração, no corpo celular ou soma, e nas regiões pré-terminais dos axônios; em concentração elevada, nas varicosidades terminais. É bem provável que essas varicosidades sejam estruturas especializadas nas quais se processam a síntese, a estocagem, a liberação e a recaptação do transmissor noradrenérgico.

Admite-se atualmente que a inervação simpática dos efetores seja realizada por essas fibrilas muito finas com as suas varicosidades. A comunicação entre a terminação simpática e a célula efetora se faz, como se sabe, através de neurotransmissor, que percorre o espaço ou fenda sináptica entre o neurônio e o efetor. Esse espaço já foi medido e pode variar, em média, de 18 a 40 nanômetros. Através desse espaço migra o neurotransmissor. Uma só fibra adrenérgica pode entrar em sinapse com vários neurônios (no sistema nervoso central) ou com várias células efetoras periféricas (no sistema nervoso autônomo). Por outro lado, uma única célula efetora pode ser inervada por diversas células adrenérgicas. As partes terminais das fibras adrenérgicas não possuem mielina.

A transmissão do impulso nervoso na sinapse adrenérgica é realizada, repetimos, por uma substância química (noradrenalina). O estudo do ciclo desse neurotransmissor constitui um ponto-chave de nossas considerações e compreende os seguintes aspectos:

- Biossíntese;
- Armazenamento ou estocagem;
- Liberação;
- Inativação;
- Interação com receptores adrenérgicos.

BIOSSÍNTESE

Quando nos referimos a neurotransmissor adrenérgico, vem logo à mente a palavra adrenalina. Ficou claro, entretanto, com a descoberta de von Euler, que a noradrenalina era o transmissor adrenérgico. A adrenalina, por sua vez, é lançada no sangue pela medula suprarrenal toda vez que os nervos simpáticos são estimulados. No neurônio adrenérgico ocorre uma cadeia de reações bioquímicas até chegarmos às catecolaminas que mais interessam no momento: dopamina, noradrenalina, adrenalina. A sequência dos passos da biossíntese das catecolaminas nos permitirá entender o mecanismo de ação de certas drogas (adrenérgicos e antiadrenérgicos indiretos) que agem nessas etapas de formação, armazenamento e liberação do neurotransmissor adrenérgico. Eis o esquema geral da biossíntese das catecolaminas nos terminais nervosos adrenérgicos:

TIROSINA
↓ + OH
DI-HIDROXIFENILALANINA
↓ −COOH
DOPAMINA
↓ + OH
NORADRENALINA
↓ + CH₃
ADRENALINA

Observam-se duas hidroxilações (+OH), uma descarboxilação (−COOH) e uma metilação (+CH$_3$). As enzimas responsáveis pela biossíntese da noradrenalina são sintetizadas no soma do neurônio e, depois, levadas aos terminais axônicos, onde vão catalisar a biossíntese do neurotransmissor. São elas:

- tirosina hidroxilase;
- dopa descarboxilase;
- dopamina beta-hidroxilase;
- feniletanolamina N-metiltransferase.

As reações, até chegarmos à adrenalina, são as seguintes.

A tirosina, aminoácido de origem alimentar, é levada pelo sangue aos locais da biossíntese das catecolaminas: às células cromafins da medula suprarrenal e às fibras simpáticas adrenérgicas. A transformação da tirosina em DOPA é realizada pela tirosina hidroxilase. Essa transformação enzimática é controlada por um mecanismo de *feedback*. Quando o produto final (catecolamina) se acumula, a hidroxilação da tirosina é bloqueada. Quando se utilizam as catecolaminas, a tirosina hidroxilase volta a funcionar. O *feedback* citado representa um dos aspectos de regulação geral da biossíntese do neurotransmissor adrenérgico. O neurotransmissor, continuamente, é sintetizado, armazenado, liberado, metabolizado e recaptado. Por outro lado, a atividade nervosa sofre variações, de acordo com os diversos parâmetros fisiológicos. Apesar dessas variações, a quantidade de catecolaminas tissulares permanece relativamente constante. Essa constância é mantida por diversos mecanismos de adaptação que controlam a formação, a liberação e a resposta às catecolaminas.

Tais processos de regulação podem ser lentos ou rápidos. Entre os processos de regulação rápida podem ser citados o de *feedback* da biossíntese da noradrenalina, já citado, e o da ocupação dos alfa-receptores pré-sinápticos. Esses receptores (especificamente os receptores α_2), quando ocupados, também contribuem para a regulação da liberação da noradrenalina, produzindo sua diminuição.

Depois de formada, a DOPA é descarboxilada para formar a dopamina. Essa descarboxilação é realizada pela L-amino descarboxilase ácida aromática ou, simplesmente, dopa descarboxilase.

O passo para formação da noradrenalina é condicionado pela dopamina beta-hidroxilase.

A metilação da noradrenalina para formar a adrenalina é realizada pela feniletanolamina N-metiltransferase. A quase totalidade desse passo metabólico, de noradrenalina para adrenalina, é realizada na medula suprarrenal.

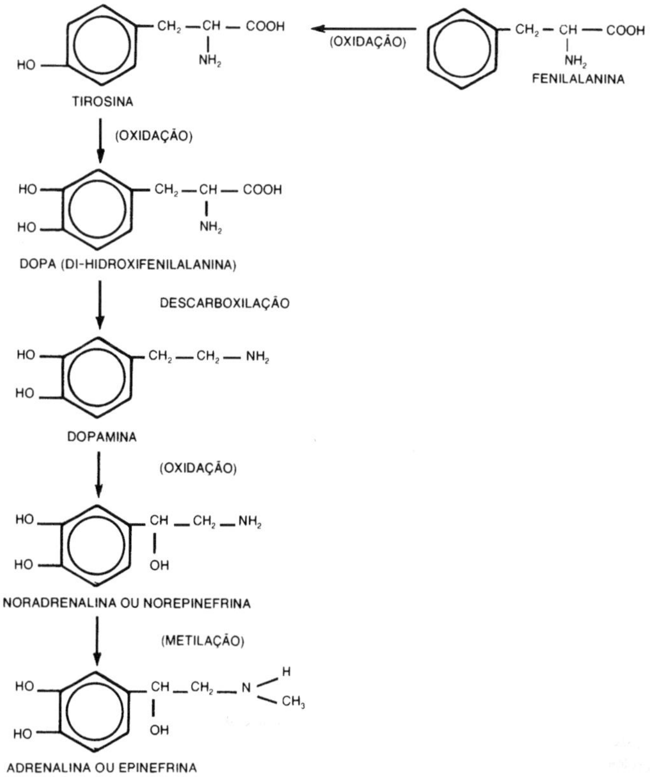

Fig. 29.23 Biossíntese da noradrenalina e da adrenalina.

ESTOCAGEM

Depois de sintetizada, a noradrenalina é armazenada em forma ligada, no interior das vesículas, com ATP e com um grupo de proteínas heterogêneas chamadas cromograninas, constituindo um complexo que não se difunde, sendo, portanto, inativo. Ao lado dessa noradrenalina ligada existe outra forma (ou outras formas) de noradrenalina frouxamente ligada, ou mesmo livre, nos terminais axônicos e nas vesículas de depósito.

As vesículas pré-sinápticas que armazenam a noradrenalina se concentram no terminal adrenérgico e nas suas varicosidades. As vesículas que armazenam noradrenalina podem ainda ser encontradas na medula suprarrenal e até mesmo em certos órgãos sem inervação adrenérgica. As vesículas também encerram dopamina beta-hidroxilase, enzima, como já vimos, que transforma a dopamina em noradrenalina.

Apesar de existirem aspectos ainda a serem averiguados a respeito do ciclo de noradrenalina, já se conhecem os seguintes:

1. A dopamina do citossol é captada e armazenada pelas vesículas pré-sinápticas;
2. Nas vesículas, ocorre a oxidação da dopamina em noradrenalina, sob a ação da dopamina beta-hidroxilase;
3. As vesículas ligam e armazenam a noradrenalina, evitando que ela se difunda para fora da vesícula e também impedindo que sofra destruição enzimática pela monoamina oxidase, encontrada no citossol;
4. Em resposta ao estímulo fisiológico apropriado, as vesículas pré-sinápticas liberam a noradrenalina. A maneira como as vesículas se abrem na fenda sináptica parece ser a mesma observada na liberação da acetilcolina, processo denominado exocitose, em oposição à pinocitose;
5. As vesículas interferem na inativação de noradrenalina citoplasmática livre, recaptando-a e ligando-a ao ATP.

LIBERAÇÃO

A noradrenalina pode ser liberada de acordo com três modalidades:

1. Como efeito de chegada de um potencial de ação no terminal axônico;
2. Liberação espontânea, continuada, com secreção de pequenas quantidades (*quanta*) de noradrenalina; esse tipo de liberação produz os chamados potenciais-miniatura de placa terminal, que não são capazes de provocar resposta da célula efetora;
3. Liberação ou perda espontânea, a partir das vesículas pré-sinápticas, caindo a noradrenalina no axoplasma; nesse caso, a monoamina oxidase de origem mitocondrial inativa a noradrenalina.

A modalidade 1 é a que provoca resposta do efeito muscular ou glandular. O potencial de ação gera despolarização, que provoca a liberação de noradrenalina na fenda sináptica. Também aqui o íon de Ca^{2+} é indispensável para a liberação do neurotransmissor. A despolarização da membrana axonal aumenta a permeabilidade ao cálcio, e parece ser esse íon que inicia o processo de liberação da noradrenalina. O cálcio também é indispensável à liberação de adrenalina pela medula suprarrenal. Alguns pesquisadores ainda admitem que exista o que chamam de elo acetilcolínico na transmissão adrenérgica. A acetilcolina seria um intermediário na liberação da noradrenalina nos terminais nervosos adrenérgicos. A sequência dos fenômenos responsáveis pela liberação do neurotransmissor seria, então, a seguinte:

1. Chegada do potencial de ação ao terminal axônico;
2. Despolarização da membrana axonal pré-sináptica;
3. Liberação da acetilcolina;
4. A acetilcolina aumentaria a permeabilidade da membrana axonal ao Ca^{2+};
5. Entrada do Ca^{2+} no axoplasma;
6. Possível influência das prostaglandinas como moduladoras, isto é, podendo aumentar ou diminuir a liberação;
7. Liberação da noradrenalina na fenda sináptica.

A teoria do elo acetilcolínico e da modulação pelas prostaglandinas na transmissão adrenérgica é apoiada em comprovações experimentais.

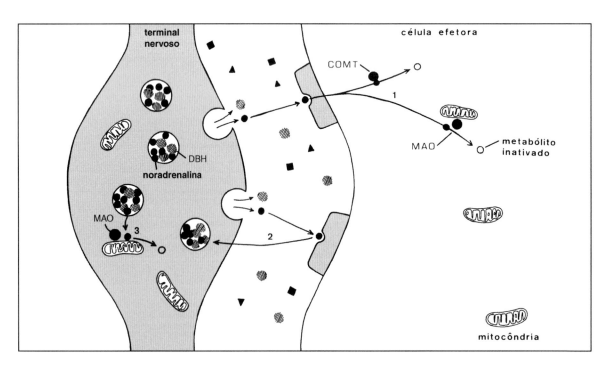

Fig. 29.24 Sinapse adrenérgica. Observar nesta gravura que a enzima dopamina beta-hidroxilase (DBH) é armazenada ao lado da noradrenalina, no interior das vesículas sinápticas, sendo também lançada na fenda sináptica. A noradrenalina, depois, liga-se a seus receptores pós-sinápticos, provocando a resposta da célula efetora. A inativação (1) da noradrenalina é efetuada por degradação enzimática pelo COMT e MAO, assim como pela recaptação (2) e pelo armazenamento. A MAO mitocondrial também inativa a noradrenalina que por fim sai das vesículas e cai no citossol (3). Notar, nesta gravura, que os receptores pós-sinápticos só são ativados por determinadas moléculas, as do neurotransmissor. (AXELROD, J. Neurotransmitters. *Scient. Amer., 30*:59, 1971.)

INTERAÇÃO COM RECEPTORES ADRENÉRGICOS

Os receptores adrenérgicos estão situados em macromoléculas especiais que existem principalmente nas fibras musculares lisas, nas glândulas e no miocárdio. A ativação desses receptores corresponde a determinados efeitos. Além desses receptores pós-sinápticos, há também os receptores pré-sinápticos alfa-2 e beta, que serão analisados mais adiante.

Os receptores adrenérgicos ou adrenoceptores são especificamente sensíveis e ativados pela adrenalina, noradrenalina e drogas simpatomiméticas. Ahlquist classificou os receptores adrenérgicos em alfa (α) e beta (β), baseando-se em um estudo sistemático dos graus de potência de algumas aminas simpatomiméticas em diferentes órgãos. As aminas são: adrenalina (A), noradrenalina (N) e isoprenalina ou isoproterenol (1). Com base em suas atividades, Ahlquist chamou de beta (β) os receptores adrenérgicos nos quais o isoproterenol era o mais potente e a noradrenalina a menos potente ($1 > A > N$). Nos receptores alfa (α), o isoproterenol exerce a menor ação ou não exerce nenhuma ação ($A > N > 1$). A classificação foi corroborada pelo desenvolvimento subsequente de agonistas seletivos dos receptores adrenérgicos alfa (metoxamina, por exemplo) e por antagonistas dos receptores adrenérgicos beta (beta-bloqueadores como o propranolol e muitos outros). Do mesmo modo, existem agonistas dos receptores beta e antagonistas dos receptores alfa (fenoxibenzamina, fentolamina).

Os betarreceptores se acoplam à adenilil ciclase, e o AMP cíclico atua como segundo mensageiro. O betarreceptor é constituído por um polipeptídio único, que já foi isolado em forma pura e inserido em células com deficiência de receptores. A ativação de adenilil ciclase necessita da participação de uma proteína reguladora ligada a um nucleotídio guanínico, na membrana plasmática, chamada proteína G.

Os alfarreceptores funcionam através de vários mecanismos. Em alguns tecidos, o alfarreceptor se acopla à fosfolipase C, que participa na resposta do fosfatidil inositol.

Em outros, os alfarreceptores se acoplam a canais de Ca^{2+}. O influxo de Ca^{2+} pode ativar o mecanismo contrátil ou abrir canais de K^+, que são ativados pelo Ca^{2+}. O influxo de K^+ então hiperpolariza a membrana e, desse modo, inibe a atividade celular. Em alguns tecidos, os receptores alfa se acoplam a canais de Na^+. O influxo de Na^+ provoca a despolarização da membrana e a consequente excitação celular.

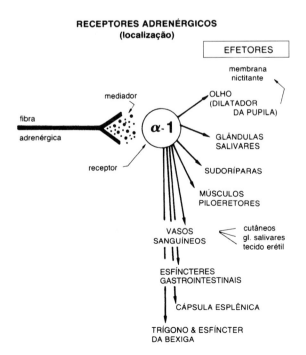

Fig. 29.25 Esquema de localização do receptor alfa em diferentes efetores.

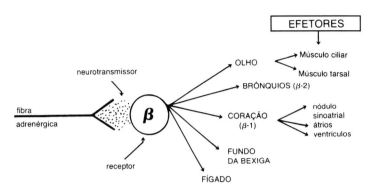

Fig. 29.26 Esquema de localização do receptor beta em diferentes efetores.

Os adrenoceptores alfa e beta foram subdivididos em alfa-1, alfa-2 e em beta-1 e beta-2, de acordo com o critério de graduação de potência de agonistas. Os receptores adrenérgicos alfa-1 situam-se na membrana pós-sináptica. A fenilefrina é exemplo de droga agonista relativamente seletiva de alfa-1, e a prazosina, seu antagonista. Os adrenoceptores alfa-2 situam-se nos terminais nervosos simpáticos, portanto pré-sinápticos. Os receptores alfa-2 podem também ser encontrados em locais pós-sinápticos ou pós-juncionais. Os receptores alfa-2 modulam negativamente a liberação do neurotransmissor, no caso a noradrenalina, por intermédio de mecanismo de *feedback* negativo. Os receptores pré-sinápticos são chamados, de modo geral, autorreceptores e têm por finalidade modular a liberação do neurotransmissor. As varicosidades noradrenérgicas possuem adrenoceptores alfa-2 e beta-adrenoceptores. Os receptores alfa-2 são intermediários da supressão da liberação da noradrenalina, enquanto os betarreceptores pré-sinápticos são responsáveis pelo aumento da liberação de noradrenalina. A estimulação excessiva dos betarreceptores pré-sinápticos pode desempenhar um papel na etiologia de alguns casos de hipertensão. A clonidina é um agonista relativamente seletivo dos adrenoceptores alfa-2, e tal ação promove a supressão da liberação de noradrenalina, efeito que é aproveitado no tratamento da hipertensão arterial.

A ioimbina é um antagonista relativamente seletivo dos receptores adrenérgicos alfa-2.

No coração, encontram-se receptores adrenérgicos beta-1 que, estimulados, produzem aumento da frequência cardíaca e da contratilidade do miocárdio e aceleração da condução atrioventricular. Nos brônquios e vasos sanguíneos encontram-se receptores adrenérgicos beta-2 que, estimulados, produzem, respectivamente, broncodilatação e vasodilatação. Os antagonistas do receptores beta-1 são muito utilizados em clínica (propranolol e outros). Os agonistas dos receptores beta-2 (salbutamol, terbutalina) são utilizados no tratamento da asma.

A adenilil ciclase ou adenilato ciclase é uma enzima que se encontra na maioria das células e que catalisa a formação do AMPc ou adenosina 3', 5-monofosfato no citoplasma, a partir do ATP. O AMPc atua como segundo mensageiro na mediação de diversos hormônios e neurotransmissores. Sob a influência da fosfodiesterase, o AMPc é hidrolisado em 5'-AMP, perdendo sua atividade de segundo mensageiro. A expressão *segundo mensageiro* designa o papel desempenhado pelo AMPc na ação hormonal. O hormônio (o primeiro mensageiro) estimula seus receptores específicos, o que resulta na ativação da adenilil ciclase e na formação de AMPc. O AMP cíclico (o segundo mensageiro) fosforila uma proteína cinase que, através de uma série de reações, promove diversas respostas celulares, como se discute no Cap. 17.

Como exemplos de outros segundos mensageiros podem ser citados o complexo Ca^{2+}-calmodulina, GMPc cíclico, inositol trifosfato, diacilglicerol etc. A estimulação de colinoceptores muscarínicos arteriais provoca a liberação do fator EDRF (sigla em inglês que indica *endothelium-derived relaxing factor*), que, por sua vez, estimula a guanilato ciclase, a fim de produzir o GMP cíclico. Nesse caso, o EDRF seria o segundo

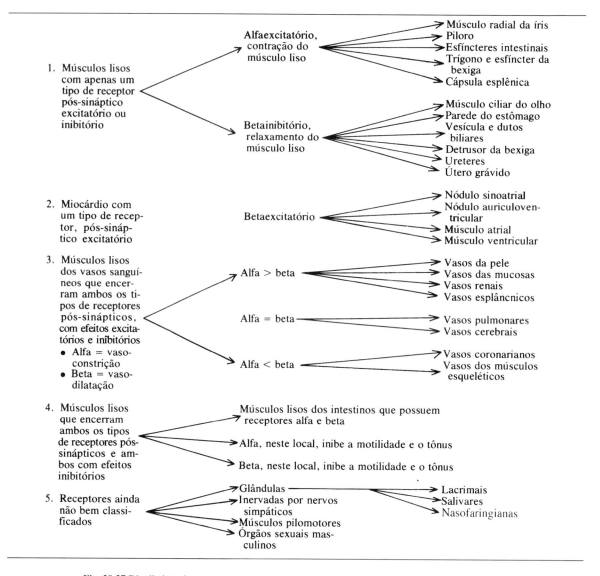

Fig. 29.27 Distribuição dos receptores pós-sinápticos alfa e beta. (Adaptação do esquema de Aviado.)

mensageiro e o GMP, o terceiro mensageiro. O EDRF foi identificado como sendo o óxido nítrico (NO).

Muitos hormônios, neurotransmissores e outros mediadores químicos endógenos provocam alguns dos seus efeitos através da estimulação da adenilil ciclase: a adrenalina e a noradrenalina através dos betarreceptores, o hormônio estimulante da tireoide, a corticotrofina, o hormônio luteinizante e a histamina através da estimulação dos receptores H_2 etc. Para que um hormônio ou um neurotransmissor possa estimular a adenilil ciclase, é necessário que haja na membrana celular receptores específicos para o hormônio ou neurotransmissor em questão, receptores que estão acoplados à adenilil ciclase. O receptor e a enzima são proteínas separadas que interagem funcionalmente quando se produz uma alteração conformacional no receptor, ativada por um agonista específico. Além da enzima e do receptor há necessidade de uma terceira proteína ligada ao GTP e que promove a interação entre o complexo agonista-receptor e a adenilil ciclase. Essa proteína intermediária chama-se proteína G. A sequência das reações atualmente admitidas é a seguinte: o agonista induz uma alteração conformacional na proteína do receptor, o que condiciona sua interação com a proteína ligada ao GTP; outra alteração conformacional na proteína ligada ao GTP provoca uma alteração conformacional na adenilil ciclase, que se transforma da forma inativada em forma ativa.

Uma única proteína receptora ativada pode movimentar-se através da membrana e ativar muitas moléculas de proteína G e de enzima, amplificando desse modo a interação agonista-receptor. A proteína ligada ao GTP é uma GTPase que hidrolisa o GTP ligado em GDP. Esta reação susta imediatamente a ativação da adenilil ciclase.

Em algumas células, a atividade da adenilil ciclase é controlada por duas proteínas ligadas ao GTP: uma proteína estimuladora (G_s) e uma proteína inibitória (G_i). Alguns receptores estão acoplados somente à proteína inibitória ligada ao GTP. A ativação desse tipo de receptor provoca a inativação da enzima, o que resulta em baixa produção de AMPc. Entre esses agonistas inibitórios incluem-se a acetilcolina em alguns colinoceptores muscarínicos, opioides, agonistas em alfa-2-adrenoceptores e adenosina em A_1-purinoceptores.

Alguns compostos podem deixar livres os receptores e ativar diretamente a proteína ligada ao GTP, como, por exemplo, a toxina do cólera e o fluoreto de sódio. A foscolina pode deixar livres o receptor e a proteína ligada ao GTP e ativar diretamente a adenilil ciclase. O complexo de Ca^{2+}-calmodulina pode ativar fisiologicamente a adenilil ciclase.

As células efetoras, situadas nos diferentes órgãos, possuem, de modo geral, predominância de um dos tipos de receptor adrenérgico. Assim é que existem receptores alfa-1 e alfa-2, beta-1 e beta-2, com a finalidade de individualizar certas respostas orgânicas locais. Os efeitos beta no coração, por exemplo, são causados pelo receptor beta-1, enquanto os efeitos beta nos brônquios são produzidos pelo receptor beta-2.

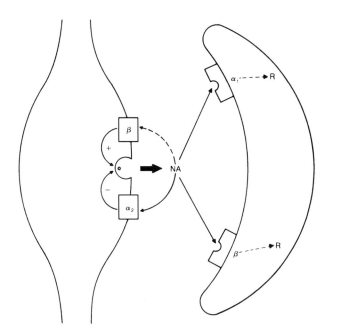

Fig. 29.28 Papel dos alfarreceptores e betarreceptores pré-sinápticos na regulação da liberação da noradrenalina durante a estimulação nervosa. Durante a liberação de noradrenalina (NA) em baixas frequências de estimulação nervosa (quando a concentração do neurotransmissor liberado na fenda sináptica é baixa), o mecanismo de *feedback* positivo, mediado pelos betarreceptores pré-sinápticos, é ativado, conduzindo ao aumento da liberação do neurotransmissor. À medida que a concentração de noradrenalina aumenta, alcança-se um limiar no qual o mecanismo do *feedback* negativo, mediado pelos alfarreceptores pré-sinápticos, é deflagrado, levando à inibição da liberação do neurotransmissor. O receptor alfa pré-sináptico é chamado alfa-2 e o pós-sináptico, alfa-1. Ambos os mecanismos de *feedback* existem nos nervos, independentemente da natureza alfa ou beta dos receptores que medeiam a resposta (R) do efetor. (LANGER, S.Z. Presynaptic receptors and their role in the regulation of transmitter release. *Br. J. Pharmacol.*, 60:481-97, 1977.)

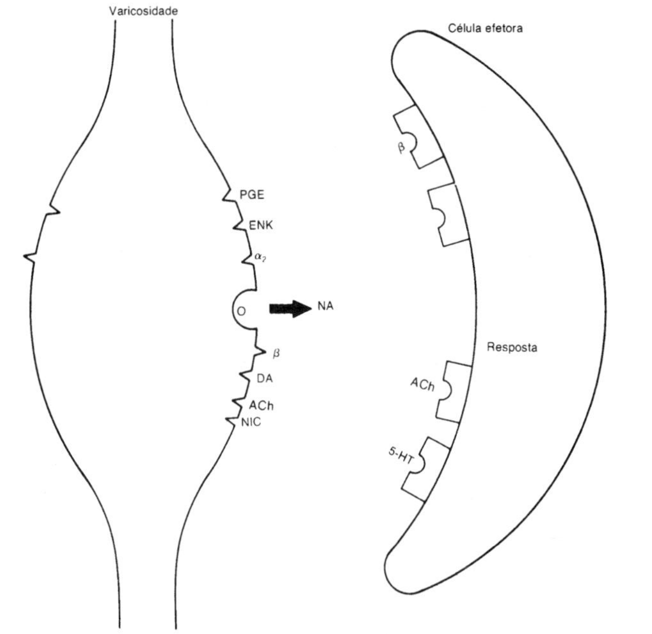

Fig. 29.29 Receptores pré- e pós-sinápticos em sinapse neuroefetora adrenérgica. PGE – prostaglandinas da série E, inibidoras da liberação de noradrenalina (NA); ENK – receptores opioides encefálicos, inibidores da liberação de noradrenalina (NA). Os alfarreceptores pré-sinápticos aumentam a liberação de noradrenalina. Os betarreceptores pré-sinápticos alimentam a liberação de noradrenalina. DA – receptores dopaminérgicos inibem a liberação de noradrenalina. ACh – receptores muscarínicos inibem a liberação de noradrenalina; NIC – receptores nicotínicos inibem a liberação de noradrenalina; receptores da angiotensina II aumentam a liberação de noradrenalina. A célula efetora é representada por uma célula muscular lisa, com os seus receptores pós-sinápticos. A ativação dos betarreceptores provoca relaxamento; a ativação dos alfarreceptores provoca contração; ACh representa receptores muscarínicos cuja ativação provoca contração; 5-HT representa receptores triptaminérgicos cuja ativação provoca contração. (LANGER, S.Z. Presynaptic receptors and their role in the regulation of transmitter release. *Br. J. Pharmacol.*, 60:481-97, 1977.)

Os alfarreceptores pós-sinápticos (alfa-1) predominam nos vasos sanguíneos de resistência da pele, dos músculos, dos intestinos e dos rins. Como esses receptores são excitatórios (com exceção da musculatura intestinal, onde os receptores alfa são inibitórios), observa-se vasoconstrição nas redes vasculares citadas.

Os betarreceptores, por sua vez, predominam no coração, nas artérias e arteríolas dos músculos esqueléticos e nos brônquios. Os betarreceptores são inibitórios, com exceção da sua localização miocárdica, onde são responsáveis pela excitação.

Os receptores adrenérgicos alfa-2 são encontrados nos seguintes locais: nos terminais nervosos simpáticos pré-sinápticos, onde realizam, quando ativados, controle de *feedback* negativo sobre a liberação do neurotransmissor (noradrenalina), no tronco cerebral e outras áreas do sistema nervoso central, em localizações pré- e pós-sinápticas, realizando aí, quando ativados, a redução de efeitos eferentes simpáticos, reduzindo desse modo a pressão sanguínea, e, além disso, diminuem o estado de alerta e reduzem a atividade das plaquetas, aumentando as respostas de agregação; nos músculos lisos vasculares, onde, ativados, provocam vasoconstrição; em neurônios colinérgicos do plexo mioentérico do intestino, onde inibem a liberação da acetilcolina e a resposta contrátil.

Inativação

Depois que interage com seus receptores, situados na célula pós-sináptica e na célula pré-sináptica, o neurotransmissor adrenérgico deve ser inativado rapidamente. Se tal não acontecesse, haveria excesso de sua ação, o que destruiria a homeostase e levaria à exaustão do organismo. A inativação da noradrenalina compreende dois processos: enzimático e recaptação.

No sistema colinérgico, a acetilcolina é rapidamente inativada pela acetilcolinesterase. No sistema adrenérgico, o neurotransmissor catecolamínico é metabolizado por duas enzimas:

1. Catecol-O-metiltransferase (COMT);
2. Monoamina oxidase (MAO).

A MAO é uma enzima desaminadora que retira o grupamento NH_2 de diversos compostos, como noradrenalina, adrenalina, dopamina, serotonina etc. Uma das sedes da MAO localiza-se nas mitocôndrias e, em consequência disso, a MAO se encontra no citosol e no axoplasma do neurônio.

A COMT, abundante no fígado, transforma a noradrenalina em compostos metametilados, metanefrina e normetanefrina. A metilação se efetua por transferência do grupamento metila de S-adenosilmetionina para a função fenol em posição meta da noradrenalina. A COMT regula, principalmente, a concentração das catecolaminas circulantes.

Recaptação da noradrenalina

Julius Axelrod e colaboradores demonstraram um fato curioso: os terminais nervosos adrenérgicos eram capazes não só de liberar noradrenalina, mas também de recaptá-la, a partir da fenda sináptica. Esse processo de recaptação do neurotransmissor (captação 1) constitui o mecanismo mais importante de sua inativação, isto é, por ser o neurotransmissor retirado da fenda sináptica, ele deixa de ter a capacidade de exercer sua função ativadora sobre os receptores adrenérgicos. O processo de recaptação de catecolaminas é de transporte ativo – uma bomba de noradrenalina, em analogia à bomba de sódio. A recaptação de noradrenalina vence considerável gradiente de concentração e pode ser bloqueada por inibidores metabólicos. É um mecanismo mediado por sistema metabólico transportador específico situado na membrana axonal dos nervos adrenérgicos. Depois de recaptada, a noradrenalina é armazenada nas vesículas pré-sinápticas. Para alcançar o interior das vesículas, há necessidade de outro sistema transportador capaz de atravessar a membrana das vesículas pré-sinápticas. Esses processos de transporte podem ser bloqueados por drogas:

1. A anfetamina e a imipramina bloqueiam a recaptação da noradrenalina, fazendo com que esse neurotransmissor demore mais tempo na fenda sináptica, aumentando assim a atividade adrenérgica;
2. A reserpina bloqueia a estocagem nas vesículas pré-sinápticas, e a noradrenalina, permanecendo no citossol, sofre degradação pela MAO de origem mitocondrial. Eis por que a reserpina provoca o esgotamento ou depleção dos depósitos de catecolamina, com seus efeitos de hipotensão arterial e, em alguns pacientes, depressão psíquica.

O mecanismo de recaptação de noradrenalina, além de ser o mais importante meio de remoção da noradrenalina do seu local de ação, também pode suplementar a biossíntese do neurotransmissor. Pode haver recaptação extraneural (captação 2) de noradrenalina.

Transmissão NANC. A expressão NANC foi criada para indicar transmissão não adrenérgica e não colinérgica no sistema nervoso autônomo. Essa proposição foi feita quando se verificou que a transmissão autonômica não era totalmente bloqueada por drogas que abolem as respostas à acetilcolina e à noradrenalina. Pensou-se então que deveria haver outros neurotransmissores, além de acetilcolina e noradrenalina. Assim é que métodos modernos de análise indicaram a presença de substância P, ATP, GABA. 5-HT, dopamina e de peptídios como o neuropeptídio Y (NPY), o peptídio intestinal vasoativo (VIP) e o hormônio liberador do hormônio luteinizante (LHRH) no sistema nervoso autônomo.

O ATP é encontrado em neurônios simpáticos pós-ganglionares (vasos sanguíneos, *vas deferens*) e desencadeia despolarização rápida com contração de músculo liso.

O GABA localiza-se em neurônios entéricos e atua na função do reflexo peristáltico.

Encontra-se dopamina em alguns neurônios simpáticos, no rim, por exemplo, produzindo vasodilatação.

O NPY é encontrado em neurônios simpáticos (vasos sanguíneos), facilitando a ação constritora da noradrenalina.

O VIP localiza-se em nervos parassimpáticos, que se dirigem às glândulas salivares, e na inervação NANC da musculatura lisa das vias respiratórias, auxiliando na broncodilatação. Nessa segunda localização, é cotransmitido com ACh.

O LHRH se encontra em gânglios simpáticos e promove despolarização lenta, cotransmitida com ACh.

A substância P é encontrada em gânglios simpáticos e neurônios entéricos, sendo cotransmitida com ACh e facilitando a despolarização lenta.

Cotransmissão ou coliberação. Pensava-se, há algum tempo, que cada neurônio só era capaz de liberar um único neurotransmissor, o que constituía o princípio de Dale.

Observou-se que os neurotransmissores NANC podem fazer parte da cotransmissão, isto é, um neurônio que pode liberar, ao mesmo tempo, mais de um neurotransmissor. Cada um dos cotransmissores interage com receptores específicos e provoca efeitos frequentemente pré- e pós-sinápticos.

Provavelmente, a cotransmissão constitui a regra mais comum na liberação de neurotransmissores.

As vantagens da cotransmissão sobre a liberação de um único neurotransmissor por um neurônio são as seguintes, de acordo com Rang, Dale e Ritter: (a) um componente da mistura liberada (p. ex., um peptídio) pode ser removido ou inativado mais lentamente que o outro componente (p. ex., uma monoamina) e, consequentemente, alcançar alvos afastados do local de liberação, produzindo efeitos de duração mais longa. Esse parece ser o caso da cotransmissão da acetilcolina e do GnRH nos gânglios simpáticos; (b) o equilíbrio dos neurotransmissores liberados pode variar em condições diferentes. Nos terminais nervosos simpáticos, por exemplo, onde a noradrenalina e o NPY são armazenados em vesículas separadas, o NPY é preferencialmente liberado nas frequências elevadas de estimulação. Desse modo, pode haver liberação diferencial de um ou outro mediador de acordo com a variação dos estímulos.

São possíveis também efeitos diferenciais de moduladores pré-sinápticos, como se observa no exemplo da isoprenalina, que inibe a liberação do ATP e aumenta a liberação de noradrenalina em terminais nervosos simpáticos.

Neuromodulação. Na neuromodulação, o neuromediador atua aumentando ou diminuindo a eficácia da transmissão sináptica, sem participar diretamente como transmissor.

Muitos neuropeptídios atuam de tal maneira em canais iônicos que aumentam ou reduzem a excitabilidade, influindo desse modo na atividade deflagradora da célula.

Na neuromodulação observam-se processos mais lentos (segundos, dias) do que na neurotransmissão, que dura milissegundos. A neuromodulação se efetua através da sequência metabólica de mensageiros intracelulares.

A neuromodulação pode ser pré-sináptica ou pós-sináptica.

Os terminais pré-sinápticos que sintetizam e liberam neurotransmissores em resposta à excitação elétrica também sofrem a influência de outros neurotransmissores ou outras substâncias de produção local. Tais ações podem diminuir ou aumentar a liberação de neurotransmissor.

A adrenalina e a noradrenalina, por exemplo, inibem a liberação da acetilcolina de sinapses parassimpáticas no intestino. Os terminais nervosos simpáticos e parassimpáticos encontram-se muito próximos uns dos outros, no plexo mioentérico. Esse aspecto torna provável que os efeitos do simpático e do parassimpático resultem não só dos efeitos contrários da noradrenalina e da acetilcolina sobre a musculatura lisa, mas também da inibição da liberação de acetilcolina pela noradrenalina, a qual atua nos terminais parassimpáticos. No coração também se observa uma inibição mútua entre acetilcolina e noradrenalina.

A neuromodulação pré-sináptica pode ser homotrópica ou heterotrópica. Na modalidade homotrópica, o próprio neurotransmissor da sinapse se liga a receptores pré-sinápticos ou autorreceptores, realizando a interação. Nos terminais noradrenérgicos, observa-se esse *feedback* homotrópico, que, no caso, vai reduzir intensamente a liberação do neurotransmissor, a noradrenalina. Na sinapse colinérgica também se observa a neuromodulação homotrópica, na qual a própria acetilcolina se liga a receptores pré-sinápticos, inibindo a liberação do neurotransmissor. Se houver antagonistas desses receptores pré-sinápticos, bloqueando desse modo a ação inibitória da acetilcolina nos seus próprios terminais nervosos, a liberação do neurotransmissor pode ser grandemente aumentada.

Na modulação pré-sináptica heterotrópica, um neurotransmissor diferente inibe a liberação de outro transmissor, como nos exemplos citados entre adrenalina e acetilcolina.

Os receptores pré-sinápticos ou autorreceptores podem também responder a substâncias de produção local, como adenosina, ATP, dopamina, serotonina, GABA, peptídios opioides e outros.

Apesar de não se saber inteiramente de que maneira os receptores pré-sinápticos regulam a liberação do neurotransmissor, parece que os canais de cálcio participam, permitindo a entrada desse cátion, que vai desencadear a exocitose do neurotransmissor. A abertura desses canais de cálcio pode ser impedida por muitos dos fármacos que inibem a liberação de neurotransmissor. É possível que esse efeito resulte da fosforilação dos canais pela proteína cinase C. O receptor pré-sináptico se acoplaria, através de uma proteína G, à fosfolipase C, levando à formação de diacilglicerol, que vai ativar a proteína cinase. Outros mecanismos podem também contribuir para a inibição pré-sináptica, como, por exemplo, o aumento da permeabilidade ao K^+, provocando hiperpolarização do terminal nervoso (análogo ao mecanismo pelo qual a acetilcolina reduz a atividade do coração) e também o impedimento do acoplamento entre o cálcio intracelular aumentado e a exocitose.

Na neuromodulação pós-sináptica, os mediadores químicos vão interferir na excitabilidade e na deflagração das estruturas pós-sinápticas, como neurônios, células musculares lisas etc. O mecanismo parece ser idêntico ao da neuromodulação pré-sináptica, isto é, alteração dos canais de cálcio e de potássio, mediada por segundo mensageiro.

A acetilcolina e certos peptídios, por exemplo, provocam efeito excitatório lento em muitos neurônios centrais e periféricos, em decorrência de redução de permeabilidade ao K^+.

O efeito inibitório de vários opioides se deve ao aumento da permeabilidade ao K^+.

O neuropeptídio Y (NPY), que é cotransmissor da noradrenalina em muitos terminais nervosos simpáticos, facilita a transmissão e aumenta a ação vasoconstritora da noradrenalina.

Em certas regiões do cérebro, observa-se uma neuromodulação especial e de longa duração na sinapse do glutamato, chamada potenciação de longa duração, que parece ser importante no mecanismo da memória.

CLASSIFICAÇÃO GERAL DAS DROGAS AUTONÔMICAS

A caracterização das drogas autonômicas pode ser feita de acordo com os seguintes pontos de referência: local de ação da droga, tipo de ação da droga, tipo de neurotransmissor e efeito simpático ou parassimpático.

1. Local de ação da droga:
    a. Se na sinapse ganglionar, isto é, na sinapse que une o neurônio pré-ganglionar ao pós-ganglionar, na via eferente do arco reflexo autonômico;
    b. Se nas sinapses neuroefetoras, isto é, nas sinapses que unem os neurônios pós-ganglionares autonômicos às células efetoras (fibra lisa, miocárdica e glândulas);
    c. Se no metabolismo das enzimas inativadoras dos neurotransmissores;
2. Tipo de ação da droga: se estimulante ou inibitória;
3. Tipos de neurotransmissor nas sinapses referidas: se acetilcolina ou noradrenalina.

Em consequência desses critérios, e também levando-se em conta os mecanismos de ação das drogas autonômicas, a seguinte classificação pode ser proposta:

A definição, por exemplo, de simpatomimético obedece a um raciocínio do seguinte tipo:

1. Local de ação – o simpatomimético vai atuar na subdivisão simpática do SNA e, nessa, na sinapse neuroefetora;
2. Tipos de ação – se estimulante ou inibitória. Pelo sufixo *mimético* já temos a indicação de que se trata de droga que vai estimular ou mimetizar as ações do simpático. Logo, simpatomimético é a droga simpatoestimulante;
3. O neurotransmissor – é a noradrenalina, porque se trata de sinapse adrenérgica neuroefetora;
4. Os efeitos do simpatomimético – são idênticos aos efeitos normais da estimulação dos efetores da sinapse adrenérgica. Se, por exemplo, queremos saber quais os efeitos do simpatomimético na pressão sanguínea, perguntamos: qual o efeito normal da estimulação do simpático nesse caso? Sabemos que, nessa hipótese, a pressão sanguínea se eleva. O primeiro passo, portanto, é saber a função normal do efetor; o segundo, a caracterização da droga autonômica, se estimulante ou depressora. A ação estimulante, na nomenclatura das drogas, é indicada pelos sufixos *-érgico* e *-mimético*, enquanto a ação inibitória, pelos sufixos *-lítico*, *-plégico* e pelo prefixo *-anti*.

A mesma sequência dedutiva pode aplicar-se aos antiadrenérgicos, aos colinérgicos, aos anticolinérgicos e aos gangliolégicos.

Nos órgãos que recebem inervação do simpático e do parassimpático, os efeitos dos adrenérgicos seriam, teoricamente, similares aos efeitos anticolinérgicos, e os efeitos dos colinérgicos, idênticos aos efeitos antiadrenérgicos.

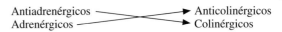

A semelhança, entretanto, é mais aparente do que real. A multiplicidade de respostas em diversos órgãos torna difícil essa simplificação.

Classificação das drogas autonômicas

1. Drogas que agem na sinapse adrenérgica neuroefetora	Adrenérgicos (simpatomiméticos)	Diretos	Alfa-adrenérgicos Beta-adrenérgicos Simultaneamente alfa- e beta-adrenérgicos
		Indiretos	Estimulando biossíntese e liberação de noradrenalina IMAO Evitando recaptação de noradrenalina
		Mistos	(simultaneamente diretos e indiretos)
	Antiadrenérgicos (Simpatolíticos) (Adrenolíticos)	Diretos	Alfabloqueadores Betabloqueadores
		Indiretos	
2. Drogas que agem na sinapse colinérgica neuroefetora	Colinérgicos (Parassimpatomiméticos, colinomiméticos)	Diretos	Muscarínico Nicotínicos
		Indiretos	Anticolinesterásicos
	Anticolinérgicos (Parassimpatolíticos, colinolíticos)	Diretos	Antimuscarínicos Antinicotínicos
		Indiretos	
3. Drogas que agem na sinapse ganglionar (neuroneural)	Gangliomiméticos		
	Gangliolégicos		

A priori, se quiséssemos, por exemplo, uma resposta anticolinérgica, ela poderia ser conseguida, nos órgãos de inervação dupla simpática e parassimpática, através do uso de um anticolinérgico ou de um adrenérgico. Por sinal, usa-se esse esquema em oftalmologia.

De modo geral, entretanto, as outras ações do adrenérgico (sobre o coração, tensão arterial etc.) o tornam contraindicado como sucedâneo perfeito de um anticolinérgico. Clinicamente, por exemplo, não se substitui a atropina (anticolinérgico) pela adrenalina (adrenérgico), apesar de as duas, por definição, possuírem efeitos similares.

Logo, para caracterizarmos os efeitos das drogas autonômicas, temos de conhecer os efeitos da estimulação normal do simpático e do parassimpático nos diversos órgãos, a fim de aplicarmos o raciocínio há pouco elaborado, pois as drogas autonômicas apenas irão exacerbar ou inibir esses efeitos.

DROGAS ADRENÉRGICAS

As drogas adrenérgicas ou simpatomiméticas, quando agem, nada mais fazem do que estimular as funções do sistema nervoso simpático, isto é, as respostas ou efeitos obtidos através da ativação dos receptores adrenérgicos alfa (α) e beta (β). Conhecidas tais funções, os efeitos das drogas adrenérgicas se tornam facilmente compreensíveis. Ainda aqui se aplica o axioma farmacológico de que as drogas não criam funções, mas apenas as modificam, inibindo-as, estimulando-as, perturbando-as. A terapia gênica constitui a grande exceção moderna, por ela poder criar novas funções. Logo, os efeitos das drogas adrenérgicas são parecidos com as respostas provocadas pela estimulação dos nervos simpáticos adrenérgicos.

Agrupam-se as drogas adrenérgicas pela composição química, origem, efeitos predominantes etc. Vamos preferir, agora, um critério que inclui modalidade e local de ação, classificando-as em:

1. Adrenérgicos diretos
2. Adrenérgicos indiretos
3. Adrenérgicos mistos

Além desses três grupos, incluem-se ainda os adrenérgicos de predominante ação central e os de ação anorexígena.

Naturalmente que os diretos e indiretos, na etapa final das suas atividades, vão provocar o mesmo tipo de resposta, porque exteriorizada pela ativação dos receptores adrenérgicos. Entretanto, os caminhos que levam a essa etapa final são diferentes para as duas classes de adrenérgicos. Os adrenérgicos diretos, como indica a palavra, agem diretamente nos receptores alfa e beta. Os adrenérgicos indiretos necessitam de passo intermediário e vão atuar interferindo, inicialmente, nos seguintes pontos:

a. Na biossíntese, na estocagem, na liberação, na recaptação do neurotransmissor;
b. No sistema enzimático responsável pela inativação natural do neurotransmissor.

No caso *a*, os adrenérgicos indiretos favorecem a liberação e impedem a recaptação da noradrenalina, proporcionando, desses dois modos, maior quantidade e maior tempo de ação do neurotransmissor na fenda sináptica e, consequentemente, nos receptores que se encontram na membrana pós-sináptica ou pré-sináptica na sinapse adrenérgica. A tiramina, a efedrina, a anfetamina, a cocaína e a imipramina são exemplos desse grupo. Na eventualidade *b*, os adrenérgicos indiretos vão permitir que a noradrenalina permaneça mais tempo na fenda sináptica e nos receptores, pois fazem com que a monoamina oxidase e a catecol-O-metiltransferase não exerçam sua ação enzimática sobre o neurotransmissor. Os inibidores da monoamina oxidase (IMAO) são exemplos desse tipo de adrenérgicos indiretos. As respostas tissulares e clínicas aos adrenérgicos indiretos são, portanto, condicionadas pelos neurotransmissores naturais, que vão ter sua ação sobre os receptores aumentada e estimulada. Logo, os adrenérgicos indiretos podem ser alfa- ou betamiméticos.

Os adrenérgicos diretos, como, por exemplo, a adrenalina, a noradrenalina e o isoproterenol, vão interagir diretamente com os receptores alfa ou beta ou com ambos, podendo ser alfamiméticos e/ou betamiméticos. Há também a possibilidade de determinados adrenérgicos exercerem sua ação dos dois tipos referidos, parcialmente diretos e indiretos. São os adrenérgicos mistos.

Como agora se admite a existência de receptores pré-sinápticos, drogas que agem nesse local, com atividade adrenérgica ou antiadrenérgica, são também consideradas.

DROGAS ANTIADRENÉRGICAS

De acordo com o tipo de receptor e o local de ação, os antiadrenérgicos também podem ser classificados em diretos e indiretos. Os antiadrenérgicos diretos agem diretamente nos receptores alfa ou beta existentes na célula efetora, ocupando-os e impedindo que o agonista natural exerça sua atividade. São antagonistas competitivos. Inibem seletivamente certas respostas da atividade nervosa adrenérgica, da adrenalina, da noradrenalina e de outras aminas simpatomiméticas. Os antiadrenérgicos diretos podem ser:

1. Antialfa-adrenérgicos, também chamados alfainibidores ou alfalíticos, ou bloqueadores alfa, ou alfabloqueadores;
2. Antibeta-adrenérgicos, também denominados betalíticos ou bloqueadores beta, ou betabloqueadores, ou betainibidores.

Os antiadrenérgicos indiretos são assim denominados porque diminuem a formação, o armazenamento ou a liberação de noradrenalina.

O termo adrenolítico refere-se, principalmente, à droga que se opõe aos efeitos da adrenalina circulante. A palavra simpatolítico refere-se à droga que se opõe aos efeitos da atividade dos adrenérgicos. Na literatura, ainda se encontra menção a bloqueadores adrenérgicos neuronais como sinônimo de antiadrenérgicos.

DROGAS COLINÉRGICAS

As drogas que exercem sua ação através do sistema parassimpático ou colinérgico podem ser classificadas em dois grupos gerais:

1. Colinérgicos – estimulantes
2. Anticolinérgicos – inibitórios

Os colinérgicos, por sua vez, podem ser distribuídos em:

1. Colinérgicos ou colinomiméticos, ou parassimpatomiméticos diretos;
2. Colinérgicos ou colinomiméticos, ou parassimpatomiméticos indiretos (inibidores da colinesterase ou anticolinesterásicos).

Os colinérgicos diretos, em analogia com o que se viu a respeito dos adrenérgicos diretos, agem nos receptores colinérgicos como agonistas, ativando esses receptores e desencadeando respostas similares às provocadas pela estimulação do parassimpático. Logo, o raciocínio volta a ser considerado: quem se lembra das funções do parassimpático facilmente saberá quais os efeitos e respostas provocados pelos colinérgicos.

Os colinérgicos indiretos são drogas que não atuam diretamente nos receptores colinérgicos; vão, indiretamente, condicionar maior tempo de ação da acetilcolina nos receptores colinérgicos.

Os receptores colinérgicos são de dois tipos: muscarínicos e nicotínicos. Não só os colinérgicos diretos mas também os indiretos podem ser muscarínicos e nicotínicos, de acordo com o tipo de receptor atingido.

DROGAS ANTICOLINÉRGICAS

São drogas que diminuem, inibem ou bloqueiam a resposta colinérgica. Sabe-se, por exemplo, que a estimulação colinérgica ao nível do estômago produz aumento do tônus muscular e da secreção gástrica. O anticolinérgico se opõe a essas respostas, pois impede a ação da acetilcolina ao nível dos seus receptores situados no estômago. Esse exemplo pode ser extrapolado para qualquer órgão que possua efetor (musculatura lisa, miocárdio ou glândula) que responda à excitação colinérgica. No efetor, para obtermos uma resposta à estimulação colinérgica, deve existir um receptor farmacológico do tipo muscarínico ou nicotínico. Assim é que o exemplo inicial pode ser aplicado a:

- íris
- brônquios
- intestinos

- coração
- glândulas (salivares, brônquicas, gástricas, intestinais etc.).

Conforme a classificação geral, os anticolinérgicos podem ser:

1. Diretos
2. Indiretos

Os anticolinérgicos diretos competem com a acetilcolina, ocupando seus receptores; são antagonistas competitivos da acetilcolina. O conceito da competição farmacológica explica, hoje, o mecanismo de ação de muitas drogas, além dos anticolinérgicos.

Os anticolinérgicos diretos podem ser:

- antimuscarínicos
- antinicotínicos

Já definimos a localização dos receptores muscarínicos, onde vão atuar os anticolinérgicos muscarínicos diretos. Também já mostramos que os antagonistas possuem afinidade pelos receptores, mas não apresentam atividade intrínseca ou eficácia. Os anticolinérgicos ocupam receptores, mas não os ativam.

Os anticolinérgicos indiretos atuam interferindo na síntese, armazenagem e liberação da acetilcolina.

GANGLIOMIMÉTICOS E GANGLIOPLÉGICOS

Até há pouco tempo, a sinapse ganglionar, localizada entre o neurônio pré-ganglionar e o pós-ganglionar da via eferente do sistema autônomo, era considerada simples estação intermediária, sem maior importância funcional. Nos últimos anos, as pesquisas ao nível dessa sinapse demonstraram sua surpreendente complexidade. Onde apenas se localizava acetilcolina, como neurotransmissor, e se acreditava só existir o receptor colinérgico do tipo nicotínico, já foi comprovada a interferência moduladora (excitando ou inibindo) das catecolaminas e da serotonina, assim como se demonstrou que certas drogas do tipo muscarínico, como a pilocarpina e outras, podiam exercer moderada ação estimuladora ao nível da sinapse ganglionar. Além do papel do AMP cíclico, já estudado anteriormente, Greengard e Kebabian verificaram a intervenção de outro nucleotídio, o GMP cíclico ou 3',5'-monofosfato cíclico de guanosina, na transmissão ganglionar.

Pela arquitetura anatômica do SNA, a sinapse ganglionar antecede a sinapse neuroefetora. Logo, normalmente, o impulso nervoso autonômico eferente, vindo dos centros nervosos para atingir a célula efetora, atravessa duas sinapses: a ganglionar e a neuroefetora. O impulso pode ser estimulado ou bloqueado em uma dessas sinapses. Os medicamentos que agem ao nível da sinapse neuroefetora, do simpático e do parassimpático, já foram vistos.

Veremos, agora, as drogas que atuam na sinapse ganglionar, podendo influir a distância na resposta dos efetores, ativando-os (gangliomiméticos) ou inibindo-os (gangliopégicos). As drogas que atuam ao nível da sinapse ganglionar são subdivididas em:

1. Estimulantes ou gangliomiméticas;
2. Inibitórias ou gangliopégicas.

As drogas ganglioestimulantes ou gangliomiméticas podem ser classificadas em dois grupos:

1. Drogas nicotínicas – possuem ações nicotínicas. Tais ações (também exercidas pela própria nicotina) são caracterizadas pelo seu início rápido e geram um potencial excitatório no neurônio pós-sináptico. A nicotina, a lobelina, o tetrametilamônio (TMA) e o iodeto de dimetilfenilpirazínio (DMPP) são exemplos de drogas nicotínicas. Apesar de não serem usados em terapêutica, os gangliomiméticos foram e continuam sendo drogas indispensáveis na pesquisa farmacológica básica. Basta lembrar que foi a nicotina que permitiu a compreensão da transmissão nervosa ganglionar e de seu bloqueio, inclusive iniciando os primeiros conhecimentos a respeito da fisiologia do sistema autônomo.

A nicotina, na sinapse ganglionar, possui duas fases de ação: estimula, inicialmente, e depois deprime a transmissão ganglionar. Essa ação bifásica da nicotina é tão característica que se criou a classificação nicotínica para esse tipo de atividade dupla, depressora e estimuladora. Naturalmente esse aspecto farmacológico pode, em análise superficial, dificultar a interpretação da atividade nicotínica. Assim é que a nicotina pode produzir taquicardia ou bradicardia, de acordo com a predominância, no momento da observação, de excitação ou depressão dos gânglios sinápticos. A nicotina também tem importância médico-social por ser o alcaloide do fumo.

Os efeitos das drogas nicotínicas podem ser bloqueados por gangliopégicos não despolarizantes do tipo do hexametônio e da mecamilamina.

2. Drogas gangliomiméticas – agem de modo diferente da nicotina, isto é, o início da sua ação é retardado, e produzem potencial excitatório pós-sináptico tardio. Nesse grupo temos a muscarina, a metacolina e os anticolinesterásicos. Os efeitos dessas drogas podem ser bloqueados pela atropina.

Vemos, então, que a classificação clássica de receptores colinérgicos, pela sua localização, em nicotínicos e muscarínicos, deve ser ampliada. Os receptores continuam a ser nicotínicos e muscarínicos, mas suas localizações têm sido ampliadas, especialmente para os muscarínicos, que também podem existir nas sinapses ganglionares. O mais importante é que no sistema nervoso central também se encontram receptores colinérgicos não só do tipo muscarínico, mas também do nicotínico.

Os gangliopégicos ou bloqueadores ganglionares, ou gangliodepressores, agem por competição farmacológica, ocupando os receptores colinoceptivos existentes no neurônio pós-sináptico da sinapse ganglionar ou modificando a polarização elétrica da membrana pós-sináptica. Evita-se, assim, a transmissão do impulso nervoso ao neurônio pós-ganglionar e a consequente resposta do efetor. Os efeitos desse bloqueio ganglionar são observados nas seguintes áreas:

- arteríolas – vasodilatação
  - aumento do fluxo sanguíneo periférico
  - hipotensão
- veias – vasodilatação, *pooling* sanguíneo, diminuição do retorno venoso, diminuição do débito cardíaco
- coração – taquicardia (porque o bloqueio predomina aqui nos gânglios parassimpáticos)
- íris
- trato gastrointestinal – constipação
- bexiga – retenção urinária

Apesar da grande importância dos gangliopégicos como instrumento de trabalho farmacológico, seu uso clínico é limitado, devido aos seus efeitos adversos.

REFERÊNCIAS BIBLIOGRÁFICAS

1. AHLQUIST, R.P. A study of the adrenotropic receptors. *Amer. J. Physiol.,* 153:586, 1948.
2. APPENZELLER, O. *The Autonomic Nervous System.* 4th ed. Amsterdam, 1990.
3. ATTWELL, D., BARBOUR, B. & SZATKOWSKI, M. New vesicles of neurotransmitter. *Neuron,* 11:401-407, 1993.
4. AXELROD, J. Formation, metabolism, uptake and release of noradrenaline. In: *Symposium of Clinical Chemistry of Monoamines.* Amsterdam, Elsevier, 1963.
5. AXELROD, J. Neurotransmitters. *Scient. Amer.,* 30:59, 1971.
6. BERRIDGE, M. T. Inositol triphosphate and diacylglicerol as second messengers. *Biochem. J.,* 220:345, 1984.
7. BOROWSKY, B., HOFFMANN, B. J. Neurotransmitter transporters: molecular biology, function and regulation. *Int. Rev. Neurobiol.,* 38:139-199, 1995.
8. BRADING, A. F. *The Autonomic Nervous System and its Effectors.* Oxford, Blackwell, 1999.
9. BROADLEY, K. J. *Autonomic Pharmacology.* London, Taylor & Francis, 1996.
10. BÜLBRING, E. & BURN, H.H. (eds.) *Smooth Muscle.* 2nd ed. London, Edwards Arnold, 1970.

11. BURNSTOCK, G. Neurotransmission and trophic factors in the autonomic nervous system. *J. Physiol.* (Lond.), *313*:1, 1981.
12. CANNON, W. B. *The Wisdom of the Body*. 2nd ed. New York, Norton, 1939.
13. COOPER, J.R., BLOOM, F.E. & ROTH, R.H. *The Biochemical Basis of Neuropharmacology*. 7th ed. London, Oxford University Press, 1996.
14. DALE, H. H. Pharmacology and nerve endings. *Proc. R. Soc. London., Ser. B.*, *28*:319-332, 1935.
15. DALE, H. H. The action of certain esters and ethers of choline, and their relation to muscarine. *J. Pharmacol. Exp. Ther.*, *6*:147-190, 1938.
16. DEUTCH, A.Y. & ROTH, R.H. Neurotransmitters. *In*: ZIGMOND M. J. et al. *Fundamental Neuroscience*. New York, Academic Press, 1999.
17. ECCLES, J.C. Neuron physiology. *In: Handbook of Physiology-Neurophysiology*. Washington, Williams & Wilkins, 1959.
18. EULER, U.S.V. *Noradrenaline: Chemistry, Physiology, Pharmacology and Clinical Aspects*. Springfield, Ill., Thomas, 1956.
19. FOX, E. A., and POWLEY, T. L. Morphology of identified preganglionic neurons in the dorsal motor nucleus of the vagus. *J. Comp. Neurol.*, *322*:79-98, 1992.
20. FUDER, H. & MUSCHOLL, E. Heteroreceptor-mediated modulation of noradrenaline and acetylcholine release from peripheral nerves. *Rev. Physiol. Biochem. Pharmacol.*, *126*:263-412, 1995.
21. FUDER, H. & MUSCHOLL, E. Heteroreceptor-mediated modulation of noradrenaline and acetylcholine release from peripheral nerves. *Rev. Phisiol. Biochem. Pharmacol.*, *126:*263-412, 1995.
22. FURNESS, J. B., & COSTA, M. *The Enteric Nervous System*. Edinburgh, Churchill Livingstone, 1987.
23. GOYAL, R. K. & HIRANO, I. The enteric nervous system. *N. Engl. J. Med.*, *334*: 1106-1115, 1996.
24. GRAHAME-SMITH & ARONSON, J. K. *Clinical Pharmacology and Drug Therapy*. New York, Oxford University Press, 2002.
25. JÄNIG, W. Neurobiology of visceral afferent neurons: neuroanatomy, functions, organ regulations and sensations. *Biol. Psychol.*, *42*:29-51.
26. KATZUNG, B. K. *Basic & Clinical Pharmacology*. 9th ed. New York, Medical Lange Books. 2004.
27. KENAKIN, T. *A Pharmacology Primer: Theory, Application and Methods*. Amsterdam, Elsevier, 2004.
28. KÜGELGEN, I. & STARKE, K. Noradrenaline – ATP cotransmission in the sympathetic nervous system. *TIPS, 12:*319-324, 1991.
29. KUPFERMANN, I. Functional studies of cotransmission. *Physiol. Rev.,* 71:683-732, 1991.
30. LANGER, S.Z. & HICKS, P.E. Alfa-adrenoceptor subtypes in blood vessels: physiology and pharmacology. *J. Cardiovasc. Pharmacol.*, *6*:5.547, 1984.
31. LANGER, S.Z. Presynaptic regulation of the release of cathecolamines. *Pharmacol. Rev.*, *32*:337, 1980.
32. LANGLEY, J. N. *The Autonomic Nervous System*, Part I. Cambridge, UK, Hefter, 1981.
33. LODWY, A. D., & SPYER, K. M. *Central Regulation of Autonomic Functions*. New York, Oxford University Press, 1990.
34. LUNDBERG, J. M. Pharmacology of co-transmission in the autonomic nervous system: integrative aspects on amines, triptophane amino acids and nitric oxide. *Pharmacol. Rev.*, *48*:114-192, 1996.
35. NAUTA, W. J. H., FIERTAG, M. *Fundamental Neuroanatomy*. New York, Freeman, 1986.
36. RANG, H.P. & DALE, M.M. *Farmacologia*. 2.ª ed. Rio de Janeiro, Guanabara Koogan, 1993.
37. RITTER, S., RITTER, R. C., & BARNES, C. D. *Neuroanatomy and Physiology of Abdominal Vagal Afferents*. Boca Raton, FL, CRC Press, 1995.
38. STÄRKE, K., GOTHERT, M., KILBINGER, H. Modulation of neutransmitter release by presynaptic autoreceptors. *Physiol. Rev.*, *69*:864-989, 1989.
39. STÄRKE, K. Presynaptic receptors. *Annu. Rev. Pharmacol. Toxicol.*, *21*:7, 1981.
40. SÜDHOF, T. C. The synaptic vesicle cycle: a cascade of protein-protein interactions. *Nature, 375*: 645-653, 1995.
41. THOMAS, L. *Autonomy. The Lives of a Cell*. New York, Viking Press, 1974.
42. TIMMERMANS, P.B. & VANZWIETEN, P.A. Alpha-2-adrenoceptors: classification, localization, mechanisms, and targets of drugs. *J. Med. Chem.*, *25:*1.389, 1982.
43. TRIGGLE, D.J. *Chemical Aspects of Autonomic Nervous System*. New York, Academic Press, 1965.
44. TURNER, P. *Clinical Aspects of Autonomic Pharmacology*. Philadelphia, Lippincott, 1969.
45. VALZELLI, L. *Psychopharmacology*. New York, Spectrum Publications, 1973.
46. WILLEMS, J. L. et al. Neuronal dopamine receptors on autonomic ganglia and sympathetic nerves and dopamine receptors of the gastrointestinal system. *Pharmacol. Rev.*, *37*:165,1985.
47. YUN, H. Y., DAWSON, V. L., DAWSON, T. M. Neurobiology of nitric oxide. *Crit. Rev. Neurobiol.*, *10*:291-316, 1996.
48. ZUCKER, R. S., KULMANN, D. M. & BENNETT, A. Release of neurotransmitters. *In*: ZIGMOND, M.J. et al. *Fundamental Neuroscience*. New York, Academic Press, 1999.

30

Adrenérgicos e Antiadrenérgicos

Lineu José Miziara

ADRENÉRGICOS

Neurotransmissão adrenérgica

Embora correndo o risco de estarmos proferindo uma heresia para os não evolucionistas, podemos admitir que o sistema nervoso simpático de répteis e primatas, em 250 milhões de anos, tem sido responsável pela sobrevivência de um sem número de espécies, e, seguramente, foi um dos muitos fatores que asseguraram a postura bípede do homem, permitindo um aporte sanguíneo adequado ao encéfalo na posição ortostática.

É um imperativo didático que o estudo das drogas adrenérgicas e antiadrenégicas comece pela neurotransmissão simpática, pois o mecanismo de ação dos simpaticomiméticos de ação direta, das aminas de ação indireta e de vários anti-hipertensivos só pode ser apreendido quando se está familiarizado com o terminal adrenérgico e sua fisiologia. Uma compreensão ampla do assunto começou em 1930 com Blaschko, em seus estudos sobre a L-dopa descarboxilase. Inúmeros outros trabalhos enriqueceram nosso conhecimento nestes últimos 50 anos.

Sabe-se hoje que a transmissão de impulsos nos terminais simpáticos é feita pela noradrenalina (NA), liberada a partir de vesículas de armazenamento – os exócitos – contidas nesses terminais. A noradrenalina, a adrenalina e a dopamina são as catecolaminas naturais ou endógenas. A adrenalina acha-se presente em altas concentrações na medula das adrenais e em outras células cromafins. Ante estímulos adequados, é lançada na corrente sanguínea, preenchendo, assim, os requisitos para ser classificada como hormônio. A dopamina é um importante neurotransmissor no sistema nervoso central, embora tenha evidentes ações em receptores periféricos, como se verá adiante. A síntese da noradrenalina nas terminações adrenérgicas e da adrenalina na medula das adrenais é resumida na Fig. 30.1. A formação de adrenalina só ocorre na medula das glândulas adrenais e em tecidos semelhantes, porque nesses locais está presente a enzima feniletanolamina N-metil transferase. Essa enzima, por seu turno, de acordo com Wurtman, tem sua síntese induzida pelos glicocorticoides, que, secretados no córtex das adrenais, penetram na medula dessas glândulas por um sistema vascular tipo porta. Assim, em reações ao estresse, há uma íntima conexão entre as funções corticais e medulares das adrenais, o que faz dessas glândulas um todo indissociável, estreitamente ligado a diversas situações adaptativas e a frequentes processos mórbidos do homem contemporâneo.

O terminal neuroadrenérgico é um autêntico laboratório que sintetiza, armazena e libera noradrenalina (NA) (Fig. 30.2).

A tirosina é transportada ativamente para dentro do axoplasma, onde é sucessivamente convertida em dopa, dopamina e noradrenalina (NA). A dopamina é transformada em NA já dentro das vesículas (exócitos) pela ação da dopamina beta-hidroxilase. O estímulo nervoso causa a liberação de NA por um processo de fusão da vesícula (G1) com a membrana, denominado exocitose (1); sempre que ocorre exocitose, a liberação de NA se acompanha de dopamina beta-hidroxilase. As aminas de ação indireta, como a tiramina e o metaraminol, também liberam

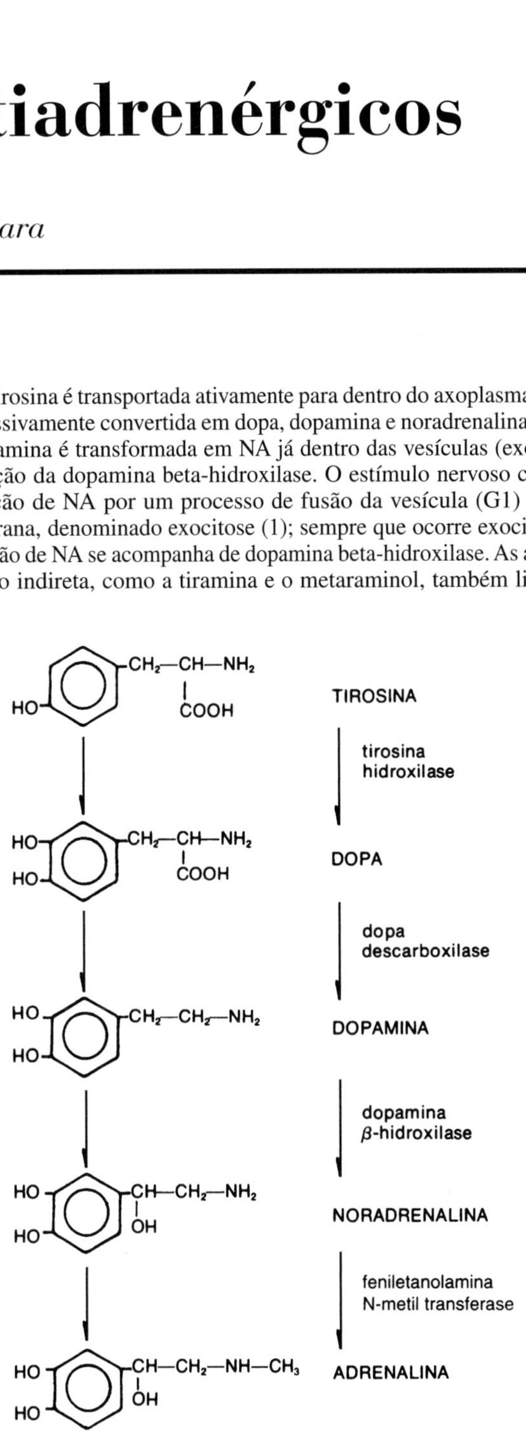

Fig. 30.1 Síntese da noradrenalina e da adrenalina.

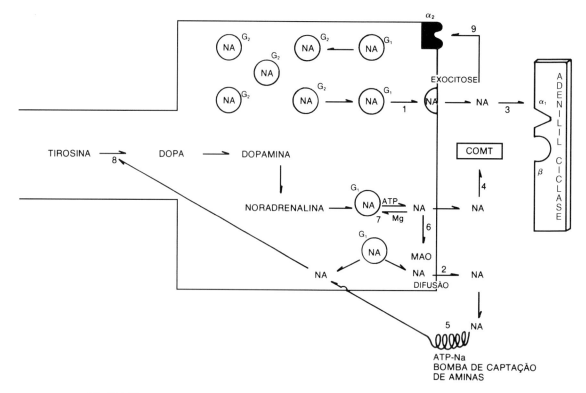

Fig. 30.2 Síntese, armazenamento, liberação, metabolismo e recaptação da NA. Descrição no texto.

NA, só que por um processo de difusão (2), e, portanto, não há saída de dopamina beta-hidroxilase. Na fenda sináptica, a NA pode ligar-se ao receptor (3), pode ser metabolizada pela catecol ortometil transferase (COMT) (4) ou, ainda, pode retornar para o interior da fibra adrenérgica por um sistema de recaptação de aminas ATP-Na dependentes (5). A NA no citoplasma da célula tem um de dois destinos: ou é metabolizada pela monoamina oxidase (MAO) (6), ou retorna para dentro do exócito à custa de um sistema ATP-Mg (7). Como apenas uma porção do conteúdo total de NA da fibra adrenérgica está disponível para liberação, admite-se que haja grânulos de reserva (G2), cujo conteúdo poderia ser transferido, na dependência da demanda de NA, para os grânulos de pronto atendimento (G1). A regulação da síntese e da liberação de NA se faz, fundamentalmente, por dois mecanismos:

a. Através de um processo complexo, a concentração de NA no citoplasma bloqueia a tirosina hidroxilase, limitando a biossíntese de neurotransmissor;

b. Há receptores pré-sinápticos na membrana da fibra adrenérgica, sensíveis à NA – os receptores alfa-2 –, que, quando estimulados, reduzem a exocitose. Assim, quanto maior a concentração de NA na fenda sináptica, menor a ocorrência de exocitose.

Vimos até aqui que o término da ação da NA se dá por recaptação ativa ou por metabolização. De acordo com Fischer e Bhagat, há um terceiro processo denominado captação extraneuronal. Por tal processo, a NA pode ligar-se ao tecido conjuntivo ou à membrana do músculo liso, abandonando assim a fenda sináptica. Nas estruturas de rica inervação, o meio de terminação de efeito da NA é principalmente a recaptação, enquanto nos órgãos escassamente inervados predomina a captação extraneuronal. Finalmente, a título de encerramento desta breve introdução relativa à neurotransmissão adrenérgica, resumimos as vias de inativação metabólica da adrenalina e da noradrenalina na Fig. 30.3.

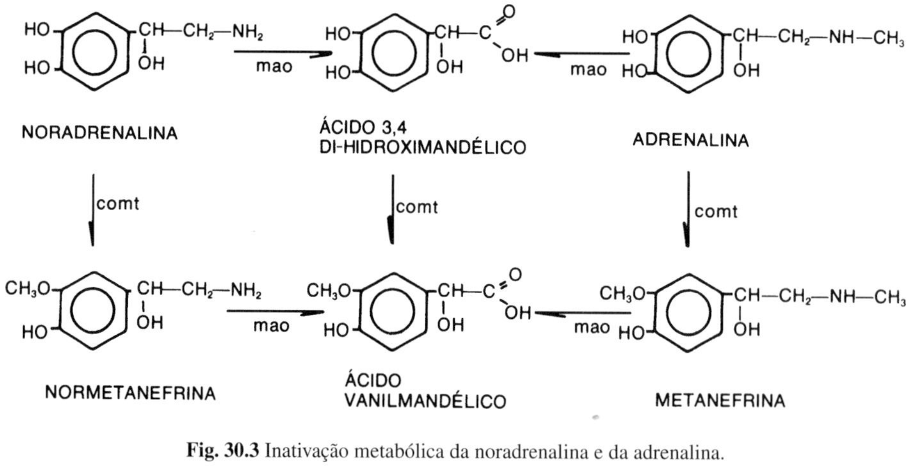

Fig. 30.3 Inativação metabólica da noradrenalina e da adrenalina.

SIMPATICOMIMÉTICOS

Conceito e resumo histórico

Simpaticomiméticos ou adrenomiméticos, ou simplesmente adrenérgicos, são drogas que provocam respostas semelhantes às que são produzidas pela estimulação nervosa simpática. Historicamente, há relatos de uso da erva *ma huang* na China há 3.000 anos, no tratamento de distúrbios respiratórios. No final do século XIX, isolou-se a efedrina da erva *ma huang*, o que veio demonstrar que os chineses, há 30 séculos, eram tão atuais quanto somos hoje quando utilizamos a efedrina no alívio do broncoespasmo.

Em 1895, Oliver e Schaffer demonstraram o efeito pressor de extratos das glândulas adrenais. Em 1897, Dale descreveu a reversão desse efeito pressor pela administração prévia de alcaloides do esporão de centeio (ergot). O princípio ativo do extrato de adrenais foi denominado epinefrina, sinônimo de adrenalina, por Abel em 1899, e a adrenalina foi sintetizada em 1905, independentemente, por Stolz e Dakin.

Relação com receptores adrenérgicos

Quimicamente, as drogas adrenérgicas estão relacionadas com a betafeniletilamina. Dela derivam praticamente todos os fármacos que, de alguma forma, interferem na função simpática (Fig. 30.4).

Os simpaticomiméticos são classicamente divididos em aminas de ação direta – ação nos receptores adrenérgicos – e de ação indireta – liberadora de NA. Há, também, drogas como a dopamina e o metaraminol que atuam tanto diretamente quanto promovendo liberação de NA; são classificadas como aminas de ação mista. Pertencem ao grupo de aminas de ação direta a noradrenalina, a adrenalina e a isopropilnoradrenalina (isoproterenol ou isoprenalina). Esta é sintética, enquanto aquelas são endógenas. Essas três drogas, juntamente com a dopamina, recebem a designação genérica de catecolaminas por possuírem um núcleo químico comum, o ortodi-hidroxibenzeno, conhecido por catecol (Fig. 30.4).

As ações farmacológicas das drogas adrenérgicas podem ser excitatórias e inibidoras. Essas respostas são mediadas pelos receptores adrenérgicos, classificados como alfa e beta, por Ahlquist, em 1948. O estímulo alfa-adrenérgico produz efeito excitatório em todos os órgãos providos de alfarreceptores, com exceção da musculatura intestinal, que se relaxa. A estimulação beta-adrenérgica dá origem a respostas inibidoras, exceto pelo coração e por algumas respostas metabólicas. Recentemente, Lands e colaboradores subclassificaram os receptores beta em beta-1 e beta-2; os beta-1 predominam no coração, no trato gastrointestinal e no tecido adiposo; os beta-2, na musculatura lisa e nas células glandulares. Essa classificação dos betarreceptores em dois subtipos parece ainda insuficiente para explicar muitas respostas teciduais diferentes a vários agonistas, estando indicado que em futuro próximo novos subtipos serão descritos.

Os receptores alfa também foram classificados em dois subtipos: alfa-1 e alfa-2. Alfa-1 refere-se àquele receptor pós-sináptico presente nos órgãos efetores; os receptores alfa-2 estão localizados nos terminais nervosos e são, portanto, pré-sinápticos. Como visto anteriormente, desempenhariam importante função na regulação de liberação de NA. A existência de receptores alfa-2 explicaria, em parte, a inibição da atividade da musculatura intestinal por drogas adrenérgicas, aceitando-se como verdadeira a hipótese de que eles estariam presentes também nas fibras pré-ganglionares do parassimpático. A estimulação alfa-2 resultaria em redução da atividade do plexo mioentérico de Auerbach.

Tendo-se por base investigações, parece provável que o número de receptores adrenérgicos em um tecido seja variável, da mesma forma que a relação entre alfa e beta e entre beta-1 e beta-2. Um fator importante nesses processos contínuos de variação parece ser a própria concentração de agonistas adrenérgicos, que seriam capazes de produzir alterações estruturais na molécula do receptor. Uma teoria atualmente em discussão é a de que a estimulação beta-2 excessiva poderia, por exemplo, reduzir a sensibilidade dos receptores beta-2 dos brônquios. Ainda não é possível, contudo, a efetiva avaliação das implicações fisiopatológicas de tais processos.

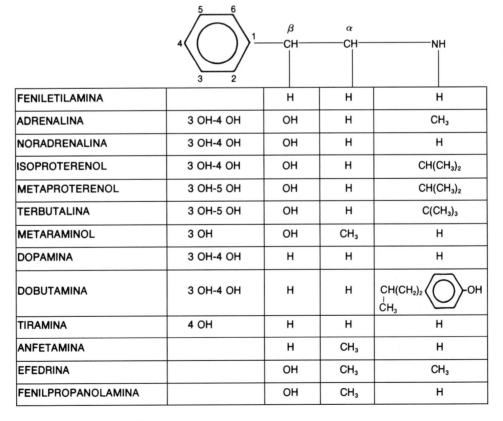

Fig. 30.4 Estrutura química dos principais adrenérgicos.

Quadro 30.1 Sensibilidade dos receptores às catecolaminas

	Alfa-1	Alfa-2	Beta-1	Beta-2
Adrenalina	+++	++	++	++
Noradrenalina	++	+++	++	0 a +
Isoproterenol	0 a +	0	+++	+++

0 = nula   + = discreta   ++ = moderada   +++ = acentuada

A sensibilidade dos receptores adrenérgicos às catecolaminas pode ser estudada no Quadro 30.1.

O mecanismo íntimo de ação de uma catecolamina no receptor adrenérgico está vinculado à adenilil ciclase, enzima presente em todos os tecidos de mamíferos. Essa enzima induz a transformação de adenosina trifosfato em adenosina monofosfato 3', 5' (Fig. 30.5). A relação causal entre o acúmulo de AMP cíclico produzido pelas catecolaminas e as ações farmacológicas dessas drogas tem sido objeto de numerosos estudos. A maioria das ações das aminas catecólicas nos receptores beta-adrenérgicos requer a ativação da adenilil ciclase, com o consequente aumento intracelular do AMP cíclico. Isso já foi demonstrado para os efeitos inibidores do músculo liso (beta-2), para os efeitos excitatórios do miocárdio (beta-1) e para as respostas secretoras das glândulas exócrinas.

Spiegel e colaboradores fizeram atualização sobre os aspectos modernos do sistema da adenilil ciclase, focalizando especialmente o papel das proteínas G. Já se sabe há muito tempo que algumas proteínas de ligação são chamadas proteínas G e têm sido associadas a importantes processos celulares, como, por exemplo, a síntese proteica. Nos últimos anos, foram descobertas três novas proteínas que se localizam na membrana plasmática e que transmitem informações do exterior para o interior da célula.

Duas dessas novas proteínas G fazem parte do sistema da adenilil ciclase, que é um complexo enzimático muito conhecido, ligado à membrana, existente em praticamente todas as células. A terceira proteína G é encontrada nas membranas do disco do segmento exterior do bastonete retiniano.

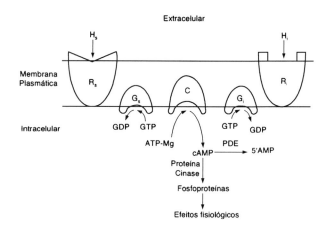

Fig. 30.6 Esquema do sistema adenilato ciclase-AMP cíclico. H_s e H_i indicam agonistas estimuladores e inibitórios, respectivamente; R_s e R_i indicam receptores estimuladores e inibitórios, respectivamente; G_s e G_i indicam proteínas estimuladoras e inibitórias, respectivamente, que se ligam a nucleotídios guanosínicos; C indica a unidade catalítica de adenilato ciclase. (SPIEGEL, A.M. et al. Clinical implications of guanine nucleotide-binding proteins as receptor-effector couplers. *The New England Journal of Medicine*, 313:26-33, 1985.)

A adenilil ciclase é ativada por ligantes que se ligam à superfície extracelular da membrana plasmática, mas a enzima produz AMP cíclico na superfície intracelular. Quando se reconheceu que os nucleotídios guanosínicos eram moduladores da atividade da ciclase, compreendeu-se melhor de que modo a ligação do ligante à superfície da célula poderia ser traduzida na produção de AMP cíclico no interior da célula. Sabe-se agora que as duas proteínas da membrana que se ligam a nucleotídios guanosínicos constituem parte importante do sistema da adenilil ciclase. Como acontece com a unidade catalítica que produz o AMP cíclico, essas proteínas são orientadas para o interior da célula (Fig. 30.6).

A primeira proteína conhecida que se liga a um nucleotídio guanosínico, denominada G, interage com receptores da superfície celular destinados para ligantes estimuladores (R_s). Quando, então, o agonista estimulador se liga ao receptor de superfície intracelular, o GTP se liga à G_s e ativa essa proteína G do lado de dentro da membrana plasmática. A G_s ativada então se dissocia do receptor e estimula diretamente a unidade catalítica, a fim de formar o AMP cíclico.

Ficou também comprovado que o GTP era essencial para a inibição da adenilil ciclase por um agonista inibitório do mesmo modo que para o agonista estimulador. Os agonistas alfa-2 adrenérgicos, por exemplo, que inibem a adenilil ciclase, só podem exercer essa ação na presença do GTP. Além disso, o GTP parece modificar a afinidade de receptores pelos agonistas inibitórios de maneira semelhante aos seus efeitos sobre receptores de agonistas estimuladores. Os efeitos inibitórios do GTP são mediados por uma proteína inibitória G, chamada G_i. Ver Cap. 18 para maiores detalhes.

Relação estrutura química – ação farmacológica

Desde os estudos de Barger e Dale, em 1910, até os dias de hoje, numerosas publicações têm abordado a relação entre a estrutura química e as ações farmacológicas dos adrenérgicos. Graças a esses estudos, pode-se, atualmente, antecipar, com alto grau de confiabilidade, os efeitos de uma droga adrenomimética ou de um antagonista do simpático pela análise de sua fórmula estrutural. Considerando-se a betafeniletilamina como ponto de partida, estudaremos os aspectos mais elucidativos sobre o assunto (ver Fig. 30.4).

a. A hidroxila no carbono beta da cadeia alifática lateral é um dos responsáveis pela atividade adrenérgica, tanto agonista quanto antagonista (ver, a seguir, betabloqueadores). Nos simpaticomiméticos, essa hidroxila geralmente reduz a atividade estimulante do sistema nervoso central por reduzir a lipossolubilidade dessas drogas, diminuindo assim sua passagem pela barreira hematoen-

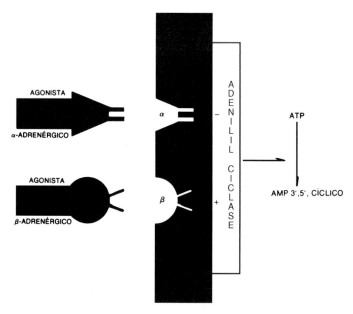

Fig. 30.5 Representação hipotética da molécula de adenilil ciclase e sua relação com os receptores adrenérgicos. A adenilil ciclase seria a unidade catalítica e os receptores, subunidades reguladoras. O estímulo beta-adrenérgico aumentaria a formação de AMP 3', 5', cíclico por aumento da atividade enzimática da adenilil ciclase através da proteína G, e o estímulo alfa teria efeito oposto. (Modificada de ROBISON et al.)

cefálica. Para as aminas simpaticomiméticas, como regra, apenas as beta-hidroxiladas não produzem liberação de NA, predominando acentuadamente a ação direta sobre os receptores. Esse fato não impede que aminas sem a hidroxila no carbono beta tenham também ação direta, como é o caso da dopamina. Finalmente, por ser assimétrico o carbono beta, a posição espacial da hidroxila dá origem a isômeros ópticos, sendo em geral mais ativa a forma levógira. (A l-adrenalina é 45 vezes mais potente como broncodilatadora do que a d-adrenalina; para o isoproterenol, a relação entre as formas levógira e dextrógira é de aproximadamente 800);

b. Em geral, a maior potência simpaticomimética é observada quando dois carbonos separam o anel aromático do grupo amina;
c. As hidroxilas ligadas ao anel nas posições 3 e 4 conferem máxima atividade agonista alfa e beta. A ausência dessas hidroxilas reduz a atividade simpaticomimética periférica direta (p. ex., efedrina). Se as hidroxilas estão colocadas nas posições 3 e 5 e se são aumentados os substituintes ligados ao NH, a substância ganha seletividade por receptores beta-2 (p. ex., metaproterenol e terbutalina). A ausência da hidroxila na posição 3 aumenta a absorção oral e a duração do efeito da droga, porque há um retardo do seu metabolismo pela MAO da mucosa intestinal e do fígado. Torna-se importante ainda salientar que as hidroxilas 3 e 4 do anel aromático dão origem a substâncias polares, com baixo poder de penetração no sistema nervoso central. Assim, a anfetamina é um poderoso psicoestimulante, porque é desprovida dessas hidroxilas;
d. O aumento de tamanho dos substituintes alifáticos do grupo amina intensifica a ação agonista beta;
e. Como regra geral, substituições no carbono alfa bloqueiam a oxidação das substâncias pela MAO. Como as aminas não catecólicas não são metabolizadas pela COMT, a MAO torna-se o principal degradador dessas drogas, podendo-se inferir facilmente que a duração do efeito de aminas simpaticomiméticas substituídas no carbono alfa torna-se prolongada. Tal é o caso da efedrina, do metaraminol e da anfetamina, por exemplo. Além disso, essas drogas são capazes de liberar NA dos locais de armazenamento e de aí permanecer, pois resistem à ação da MAO intraneuronal.

Catecolaminas

Sob esse título estudaremos a adrenalina, a noradrenalina, o isoproterenol, a dopamina e a dobutamina. As fórmulas estruturais de todas elas devem ser revistas na Fig. 30.4.

ADRENALINA

É secretada pela medula das adrenais e por outros tecidos cromafins. Apresenta ações farmacológicas importantes nos seguintes setores do organismo.

Coração

A adrenalina é um estimulante cardíaco muito potente. Por sua ação em receptores beta-1 adrenérgicos, excita tanto as fibras miocárdicas quanto o sistema de condução do coração. Pode ser definida como um agente cronobatmodromoinotrópico positivo, isto é, aumenta o automatismo, a excitabilidade, a condução e a contratilidade. No homem, em infusão intravenosa, nas doses de 0,1 a 0,4 μg/kg/min, a adrenalina aumenta a frequência cardíaca e o volume sistólico. Tem acentuado poder arritmogênico e, em doses altas, causa desde extrassistolia até fibrilação ventricular. O fluxo coronário é grandemente aumentado pela ação da adrenalina em consequência do aumento do metabolismo miocárdico, que produz substâncias vasodilatadoras, e não pela ação da catecolamina em receptores adrenérgicos das coronárias; esses, felizmente para a espécie humana, desempenham papel irrelevante na regulação da nutrição miocárdica em condições normais. Se assim não fosse, a cada descarga adrenérgica ante os diferentes tipos de estresse do quotidiano, o consequente estímulo de receptores alfa das artérias coronárias traria como resultado uma vasoconstrição na vigência de alto consumo de oxigênio, o que seria catastrófico. A propósito, nos últimos 30 anos, talvez por uma adaptação inadequada aos progressos por ele criados, o homem tem sido vítima de situação nova na nosologia médica: o espasmo coronário. Acha-se em discussão o real papel do sistema adrenérgico nessa entidade.

Vasos sanguíneos

A ação da adrenalina sobre os vasos sanguíneos se faz principalmente sobre as arteríolas e esfíncteres pré-capilares, embora artérias maiores e veias também respondam à droga. Por sua ação em receptores alfa-1, a adrenalina causa redução do fluxo sanguíneo cutâneo, mesentérico e renal. A ação beta-2 estimulante predomina nos vasos da musculatura esquelética, com consequente vasodilatação e aumento do fluxo. A irrigação sanguínea cerebral é pouco afetada pela ação da adrenalina. As muitas divergências registradas na literatura concernentes às ações da adrenalina sobre os fluxos sanguíneos regionais podem, ao menos em parte, ser explicadas pelas diferentes doses empregadas. Sabe-se que em doses superiores a 1 μg/kg/min, por infusão intravenosa, a adrenalina provoca efeitos alfa predominantes. Em doses de 0,2 a 0,5 μg/kg/min, os efeitos alfa e beta se equilibram, e em administrações de doses tão baixas quanto 0,05 μg/kg/min evidenciam-se acentuadamente os efeitos beta.

Pressão arterial

O comportamento da pressão arterial do homem diante da adrenalina deve ser analisado à luz de seus efeitos sobre o débito cardíaco – frequência cardíaca e volume sistólico – e sobre a resistência periférica. O aumento do débito cardíaco causado pelo efeito inotrópico positivo e pela taquicardia contribui especialmente para a elevação da pressão sistólica. A pressão diastólica cai porque diminui a resistência periférica. Essa última, por sua vez, se reduz porque, como efeito global, a vasodilatação muscular e renal (efeito beta-2) predomina sobre a vasoconstrição

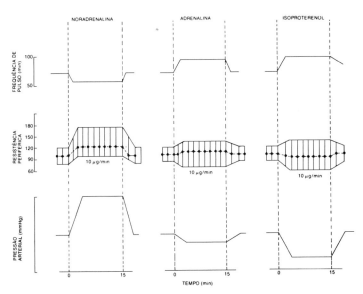

Fig. 30.7 Efeitos cardiovasculares das catecolaminas no homem. (Segundo ALLWOOD *et al.*)

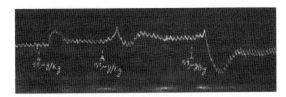

Fig. 30.8 Efeitos das catecolaminas sobre a pressão arterial do cão. O primeiro efeito corresponde à injeção IV de 0,5 μg/kg de noradrenalina (N): observar o aumento da PA, com redução da frequência cardíaca no pico da elevação. O segundo efeito resulta da injeção de 0,1 μg/kg de adrenalina (A): elevação inicial por estímulo alfa predominante e queda secundária por ativação de receptores beta-2. O terceiro efeito foi obtido pela injeção de 0,1 μg/kg de isoproterenol (I): discreta elevação inicial (estímulo beta-1) e acentuada queda secundária (estímulo beta-2). Pressão arterial obtida por canulação da artéria femoral do cão; quimógrafo em velocidade de 20 mm/min. (Registro obtido em aula prática na UFU.)

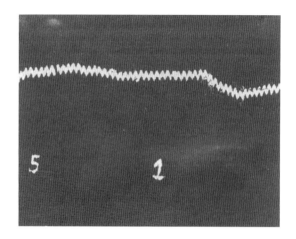

Fig. 30.9 Bloqueio do efeito do isoproterenol (I) pelo propranolol (5). Comparar com a Fig. 30.8.

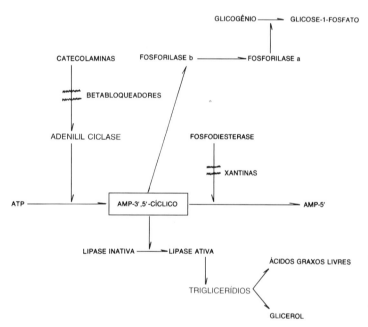

Fig. 30.10 Efeitos metabólicos das catecolaminas.

cutânea, mesentérica e renal (efeito alfa-1). A pressão arterial média não se altera significativamente, não havendo, *ipso facto*, ativação dos barorreceptores (Fig. 30.7). No cão, a injeção intravenosa de 0,1 μg/kg de adrenalina produz uma resposta bifásica de elevação inicial (predomínio alfa-1) e queda posterior (predomínio beta-2), tanto da pressão sistólica quanto da diastólica (Figs. 30.8 e 30.9).

Efeitos metabólicos

Os mais importantes efeitos metabólicos da adrenalina podem ser estudados na Fig. 30.10. Há elevação da glicemia por glicogenólise e há lipólise, com transformação de triglicerídios em ácidos graxos. Esses efeitos devem-se predominantemente à ativação de receptores beta-adrenérgicos, embora a glicogenólise também se deva ao estímulo alfa. A secreção da insulina é aumentada por estímulo beta e inibida por estímulo alfa; o efeito predominante da adrenalina é a inibição, o que concorre para uma hiperglicemia mais acentuada.

Efeitos respiratórios

O efeito mais marcante da adrenalina sobre o sistema respiratório é, sem dúvida, a broncodilatação consequente à estimulação beta-adrenérgica. Esse efeito é mais acentuado quando a musculatura brônquica está contraída por drogas como a histamina ou por patologia como a asma. A ação agonista alfa também contribui para melhorar a ventilação de asmáticos porque alivia a congestão da mucosa brônquica. De acordo com Assem e Schild, a adrenalina e outros estimulantes beta-2 são também capazes de bloquear a liberação de histamina induzida por antígenos. Em doses altas, por via intravenosa, pode haver curto período de apneia, seguindo-se uma fase de hiperpneia. A apneia provavelmente se deve a uma inibição reflexa dos centros respiratórios, resultante da estimulação de barorreceptores periféricos.

Outros efeitos da adrenalina

MÚSCULO LISO

As ações da adrenalina em músculo liso dependem do tipo predominante de receptor adrenérgico do músculo em questão. Toda a musculatura do trato gastrointestinal, em geral, se relaxa pela ação da adrenalina (estímulos alfa e beta). Os esfíncteres, entretanto, apresentam certa seletividade de resposta aos estímulos alfa ou beta.

Assim, a ativação alfa contrai o piloro, e o estímulo beta relaxa a cárdia. Em função desse último achado, os bloqueadores beta-adrenérgicos têm sido propostos para o tratamento do refluxo gastroesofágico.

Para não nos determos nas intrincadas respostas da musculatura uterina às ações da adrenalina, variáveis com a espécie, fase do ciclo menstrual, estado de gestação etc., restrinjamo-nos aos achados de evidentes aplicações terapêuticas: os estimulantes beta-2 relaxam o útero gravídico na espécie humana e, por isso, têm sido utilizados com sucesso para retardar o parto prematuro. Há drogas, entretanto, como veremos a seguir, com ação mais específica sobre receptores beta-2, sem os inconvenientes da ativação beta-1 (efeitos cardíacos) causada pela adrenalina.

Como a adrenalina relaxa o músculo detrusor da bexiga por estimulação beta-2 e contrai o trígono vesical por ação agonista alfa, o uso de bloqueadores alfa-adrenérgicos tem sido recomendado no tratamento da retenção urinária em hiperplasia prostática leve e moderada (Hedlund, 1983).

SISTEMA NERVOSO CENTRAL

Os efeitos da adrenalina no sistema nervoso central são em geral discretos e já sabemos por quê: é uma substância polar e tem dificuldade para atravessar a barreira hematoencefálica. Efeitos que sugerem estimulação central, como ansiedade, inquietação, tremores, são efetivamente decorrentes das ações respiratórias e metabólicas da catecolamina.

Absorção, metabolismo e excreção

A adrenalina não é absorvida por via oral, sendo metabolizada pela MAO da mucosa gastrointestinal. Por via subcutânea, suas propriedades vasoconstritoras tornam a absorção lenta e mais ou menos uniforme: a via intramuscular proporciona um aporte um pouco mais rápido à circulação. A adrenalina, como já se viu, é degradada pela MAO e pela COMT; seus metabólitos são excretados pela urina (Fig. 30.3).

Usos clínicos

As principais indicações da adrenalina são as seguintes:

a. Alívio de broncoespasmo. Utiliza-se com frequência a via subcutânea, na dose de 0,1 a 0,3 mL da solução milesimal, de 4 em 4 ou 6 em 6 horas. Eventualmente, como no choque anafilático, emprega-se a via intravenosa. A adrenalina por inalação cedeu hoje seu lugar a agentes beta-2 estimulantes seletivos, como se verá adiante;
b. Parada cardíaca. A maior emergência da medicina. Utiliza-se a via intracardíaca, injetando-se de 0,5 a 1 mL da solução milesimal, empregando-se, obviamente, outras medidas de ressuscitação;
c. Reações alérgicas graves. Além do choque anafilático, já mencionado, há outras situações causadas por liberação maciça de histamina que requerem o uso da adrenalina; a via de administração dependerá do estado clínico do paciente;
d. Choque e bloqueio atrioventricular. Já foram indicações para a adrenalina, mas o desenvolvimento de agonistas betasseletivos tornou esse uso excepcional.

Reações adversas

Os paraefeitos da adrenalina, na maioria dos casos consequência de suas ações farmacológicas, podem variar desde simples tremores e palpitações até arritmias cardíacas graves. Crises hipertensivas com hemorragia cerebral já foram descritas após injeções intravenosas rápidas e mesmo após injeções subcutâneas de 0,5 mL da solução milesimal. Para o tratamento dessas complicações, deve-se administrar um vasodilatador potente, como o nitroprussiato de sódio, ou um alfabloqueador por via intravenosa, como a fentolamina.

Preparações comerciais

No Brasil, a adrenalina é comercializada sob a forma de ampolas de solução aquosa milesimal – cada mL contém 1 mg da substância ativa.

NORADRENALINA

Também conhecida por levarterenol e norepinefrina. O prefixo NOR da palavra noradrenalina deriva do alemão *Nitrogen ohne Radikal*, significando que a diferença fundamental entre essa catecolamina e a adrenalina é a falta do radical CH_3 no nitrogênio (ver Fig. 30.4).

A noradrenalina é, como vimos, o mediador químico das fibras pósganglionares simpáticas e constitui cerca de 20% do conteúdo de catecolaminas das adrenais humanas.

Ações farmacológicas

É um potente estimulante alfa e beta-1 adrenérgicos, com fraca atuação em receptores beta-2 (Quadro 30.1): como não poderia deixar de ser, considerando o receptor alfa-2 um regulador da liberação de noradrenalina do terminal adrenérgico, esse receptor é também muito sensível a essa catecolamina (ver Fig. 30.2).

Os efeitos cardiovasculares resultantes da infusão intravenosa de 10 μg/min de noradrenalina no homem podem ser analisados na Fig. 30.7. Há aumento da pressão sistólica e diastólica, aumento da resistência periférica e elevação da pressão média. Como resultado do último efeito, há ativação dos barorreceptores com bradicardia reflexa (a atropina abole a bradicardia). O débito cardíaco cai ou permanece inalterado. O fluxo sanguíneo para os rins, fígado e músculo esquelético se reduz. A irrigação coronária aumenta em decorrência do aumento do trabalho cardíaco e da elevação da pressão média. A ação da noradrenalina sobre a pressão arterial do cão pode ser observada na Fig. 30.8.

Os efeitos da noradrenalina no sistema nervoso central são ainda menos evidentes que os observados com a adrenalina. Ocorre hiperglicemia por glicogenólise em virtude da ativação de alfarreceptores pela noradrenalina (Fig. 30.10).

As ações da noradrenalina sobre o músculo liso não vascular são muito discretas e sem relevância prática.

Absorção, metabolismo e excreção

Idênticos aos da adrenalina.

Usos clínicos. A principal indicação terapêutica da noradrenalina – a hipotensão arterial – tornou-se obsoleta como consequência de melhor compreensão da fisiopatologia do choque e do desenvolvimento de novos fármacos. Talvez por isso, baixa margem de lucro à parte, não há preparações comerciais de noradrenalina no Brasil.

Reações adversas

Além daquelas já comentadas para a adrenalina, enfatize-se aqui um efeito colateral que fez muitas vítimas quando a noradrenalina era de uso corrente: necrose no local da injeção intravenosa quando havia extravasamento da solução.

ISOPROTERENOL

A isopropilnoradrenalina, ou isoprenalina, mais comumente conhecida por isoproterenol, é o mais potente estimulante beta-adrenérgico que se conhece. É, como já vimos, uma catecolamina sintética (Fig. 30.4). Foi obtido por Konzett em 1940 e é, desde então, uma droga importantíssima na pesquisa farmacológica relacionada com receptores adrenérgicos. Foi graças ao isoproterenol que muitos conhecimentos sobre relação entre estrutura química e ação farmacológica emergiram no campo dos broncodilatadores e dos estimulantes cardíacos.

Ações farmacológicas

Os efeitos do isoproterenol são fundamentalmente derivados da estimulação beta-adrenérgica e, por isso, se fazem particularmente evidentes no coração, nos brônquios, nos vasos da musculatura esquelética e no trato gastrointestinal. Comparam-se os efeitos cardiovasculares do isoproterenol aos da adrenalina e da noradrenalina na Fig. 30.7. A infusão intravenosa contínua de isoproterenol no homem, na dose de 10 μg/min, causa discreta elevação da pressão sistólica, uma evidente queda da diastólica e uma consequente redução da pressão média. O débito cardíaco é incrementado pelos efeitos inotrópico e cronotrópico positivos. O fluxo sanguíneo muscular esquelético se eleva acentuadamente. Todos esses efeitos se devem ao estímulo beta-1 no coração e beta-2 nos vasos sanguíneos. O isoproterenol relaxa quase todos os tipos de músculo liso que recebem inervação adrenérgica, mas o efeito é muito mais pronunciado na musculatura dos brônquios e do trato gastrointestinal. Esse relaxamento se deve à ativação dos receptores beta-2 adrenérgicos.

A glicogenólise e a resultante hiperglicemia provocada pelo isoproterenol são menos acentuadas que aquelas causadas pela adrenalina, porque, como se viu, esse efeito se deve à estimulação tanto alfa quanto beta, carecendo o isoproterenol de ação alfaestimulante. Como a lipólise – degradação de triglicerídios em ácidos graxos livres – é mediada por receptores alfa-1, esse efeito provocado pelo isoproterenol é comparável ao obtido pela adrenalina.

Observa-se uma secreção aumentada de insulina pela ação do isoproterenol, que se deve à hiperglicemia e ao estímulo de receptores beta nas células pancreáticas.

Todos os efeitos do isoproterenol podem ser antagonizados por doses adequadas de bloqueadores dos receptores beta, como o propranolol, por exemplo. Observe-se o comportamento da pressão arterial do cão nas Figs. 30.8 e 30.9.

Absorção, metabolismo e excreção

Obtém-se completa absorção do isoproterenol quando administrado por inalação, porém a absorção por via oral e sublingual é muito irregular e não confiável. A degradação metabólica é feita pela COMT, sendo o isoproterenol resistente à ação da MAO.

Usos clínicos

As principais indicações para o uso do isoproterenol são asma brônquica, bloqueio atrioventricular, choque cardiogênico e parada cardíaca. As doses e as vias de administração são variáveis; para alívio do broncoespasmo, dá-se preferência à inalação, utilizando-se produtos sob a forma aerossol. Em casos graves indica-se a via subcutânea, na dose de 0,05 a 0,1 g, ou a infusão intravenosa contínua, na dose de 0,5 a 10 μg por minuto.

No choque cardiogênico, usa-se exclusivamente a infusão intravenosa contínua na dose de 1 a 4 μg/min; essa mesma dose é aplicada para tratamento de bloqueio atrioventricular avançado, controlando-se o gotejamento de acordo com a resposta da frequência cardíaca. Na parada cardíaca, o isoproterenol está particularmente indicado na dissociação eletromecânica, procedendo-se como para o bloqueio atrioventricular.

Reações adversas

São comuns as palpitações nos asmáticos que fazem uso frequente de isoproterenol como taquicardias sinusais ou as arritmias ectópicas. Lockett relatou casos de necrose miocárdica por doses intravenosas excessivas de isoproterenol; os bloqueadores dos canais de cálcio, como o verapamil, exerceriam, de acordo com alguns autores, uma ação protetora contra esse efeito.

Preparações comerciais

Todos os que tiveram oportunidade de usar o isoproterenol por via intravenosa em terapêutica ou em pesquisas farmacológicas lamentaram profundamente a infeliz iniciativa que retirou as ampolas do mercado brasileiro. São necessárias múltiplas e profundas lucubrações para se tangenciarem as razões que deixaram o Brasil sem uma única preparação comercial de isoproterenol injetável. O único produto contendo isoproterenol em nosso país é o nebulímetro, com o nome comercial de Isuprel.

ESTIMULANTES SELETIVOS DE RECEPTORES ADRENÉRGICOS BETA-2

Essas substâncias são o fruto da pesquisa farmacológica dirigida para a síntese de drogas com ação broncodilatadora seletiva. Partindo-se da estru-

Quadro 30.2 Preparação e posologia de broncodilatadores

Droga	Nome Comercial	Via de Administração	Doses
Metaproterenol	*Alupent* Nebulímetro Comprimidos de 20 mg Ampolas 0,5 mg	Inalação VO SC, IM ou IV	não exceder 12 ao dia 10 a 20 mg 3 a 4 vezes ao dia ver texto
Terbutalina	*Bricanyl* Comprimidos de 2,5 mg	VO	2,5 a 5 mg 3 a 4 vezes ao dia
	Xarope 1,5 mg/5 mL	VO	2,5 a 5 mL 3 a 4 vezes ao dia
	Gotas 10 mg/20 gotas Ampolas 0,5 mg	Inalação SC, IM ou IV	1 gota/5 kg de peso como o metaproterenol
Salbutamol	*Aerolin* Nebulímetro Comprimidos 2 a 4 mg Ampolas 0,5 mg	Inalação VO SC, IM ou IV	1 a 6 inal./24 horas 2 a 4 mg 3 vezes ao dia como o metaproterenol
Fenoterol	*Berotec* Nebulímetro Comprimidos 2,5 mg Gotas 1 mL = 5 mg	Inalação VO VO	1 a 6 inal./24 horas 2,5 mg 3 a 4 vezes ao dia 1 gota/2 kg 3 a 4 vezes ao dia

tura do isoproterenol, mudanças sucessivas nas hidroxilas do anel aromático e na cadeia alifática lateral convergiram para a obtenção de vários broncodilatadores com pouca ação sobre receptores beta-1. Os principais componentes desse grupo são o metaproterenol, a terbutalina, o salbutamol e fenoterol (ver Fig. 30.4). Essas substâncias, em doses terapêuticas, não afetam significativamente a função cardíaca porque estimulam predominantemente receptores beta-2; em doses maiores e também por outras variáveis – idade do paciente, por exemplo –, podem provocar estimulação cardíaca por ação agonista beta-1. A principal indicação desse grupo de drogas é o alívio do espasmo brônquico. As preparações comerciais, as doses e as vias de administração estão resumidas no Quadro 30.2.

Como já mencionamos, os beta-2 estimulantes têm-se mostrado eficazes no retardamento do parto prematuro e no tratamento do abortamento evitável. Nessas indicações, o metaproterenol é utilizado em doses variáveis de 10 a 20 μg/min em infusão intravenosa contínua ou 40 a 80 mg por dia por via oral, na dependência da gravidade do caso.

Desde a retirada do isoproterenol injetável do mercado nacional, temos recorrido ao metaproterenol injetável para socorrer pacientes com síndrome de Stokes-Adams por bloqueio atrioventricular total. Para obter estímulo de receptores beta-1, temos utilizado a droga em infusão intravenosa contínua na dose de 20 a 40 μg/min. Evidentemente, por tratar-se de uma emergência, essa terapêutica é aplicada até que se providencie a implantação de marcapasso dentro das indicações conhecidas.

Os principais efeitos colaterais desse grupo de drogas são tremores e ansiedade, palpitações, taquicardia e arritmias cardíacas que podem ocorrer na dependência das doses utilizadas.

DOPAMINA

A dopamina é uma catecolamina endógena cuja estrutura química pode ser estudada na Fig. 30.4. É uma substância de múltiplas peculiaridades, entre as quais ressaltaremos as seguintes:

a. É um neurotransmissor central de grande potência, relacionado com a fisiopatologia de grande variedade de manifestações neurológicas, e muito provavelmente está implicado na gênese de algumas doenças mentais. Em outra parte deste livro, discute-se o mecanismo de ação dos neurolépticos que, basicamente, antagonizam os efeitos da dopamina;
b. A dopamina é precursor metabólico da noradrenalina e da adrenalina (Figs. 30.1 e 30.2);
c. Atua em receptores, os dopaminérgicos, presentes no sistema nervoso central, nos vasos mesentéricos e renais e nas coronárias.

Esses receptores foram demonstrados farmacologicamente pelo uso de substâncias antagônicas específicas (Goldberg, 1972);
d. É uma catecolamina que atua diretamente em receptores alfa, beta e dopaminérgicos e, indiretamente, por liberação de NA dos terminais adrenérgicos. Trata-se, portanto, de uma amina de ação mista. Em infusão intravenosa contínua, os efeitos dopaminérgicos – vasodilatação mesentérica, renal e provavelmente coronária – ocorrem com doses de 2,5 a 5 μg/kg/min; com doses de 5 a 20 μg/kg/min, predomina o estímulo beta; o estímulo alfa torna-se evidente com doses acima de 20 μg/kg/min. No cão, todos esses efeitos podem ser analisados pelo comportamento da pressão arterial com as diferentes doses (Fig. 30.11);
e. A dopamina é degradada pela MAO e pela COMT, não sendo eficaz quando administrada por via oral;
f. Não atravessa a barreira hematoencefálica e, portanto, quando injetada, não apresenta efeitos sobre o sistema nervoso central.

Efeitos cardiovasculares

A dopamina exerce efeito inotrópico positivo no miocárdio por ação direta em receptores beta-1 e por liberação de NA. A frequência cardíaca se eleva menos que com o isoproterenol. Com doses não superiores a 10 μg/kg/min há elevação da pressão sistólica, discreto aumento ou nenhuma alteração da pressão diastólica e pouca modificação da resis-

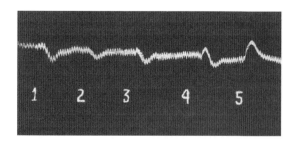

Fig. 31.11 Efeitos de diferentes doses de dopamina sobre a pressão arterial do cão. Os estímulos 1, 2, 3, 4 e 5 representam doses de 2, 5, 10, 20 e 40 μg/kg de dopamina, respectivamente. Observar o progressivo aparecimento do efeito alfa-adrenérgico caracterizado pela elevação da PA. Pressão obtida por canulação da artéria femoral do cão; quimógrafo em velocidade de 10 mm/min. (Registro obtido em aula prática, na UFU.)

tência na filtração glomerular, do fluxo sanguíneo renal e na excreção de sódio. Assim, a dopamina torna-se um importante recurso terapêutico no tratamento do choque, substituindo com vantagens os estimulantes alfa-adrenérgicos que contraem os vasos renais. A administração de dopamina deve ser cuidadosamente controlada, pois a elevação das doses acima de 20 μg/kg/min faz dessa catecolamina um potente agonista alfa-adrenérgico, com o risco de aumento excessivo da pressão arterial e de constrição dos vasos renais.

Usos clínicos

A dopamina encontra particular indicação em situações de hipotensão arterial com resistência periférica baixa ou normal e oligúria. Isso a transforma em droga indispensável nas unidades de terapia intensiva, para o tratamento de diversos tipos de choque e da hipotensão grave após infarto agudo do miocárdio. Nessa última, atenção especial deve ser dada ao fato de o músculo cardíaco estar hipersensível à ação das catecolaminas, controlando-se o gotejamento com extremo rigor. Outra indicação para a dopamina, conforme publicações mais recentes, é a insuficiência cardíaca congestiva crônica refratária, em que seus efeitos cardiotônico e vasodilatador renal podem contribuir para compensar o paciente.

Em todas as indicações mencionadas, a dopamina deve ser administrada por infusão intravenosa contínua. Diluímos duas ampolas (100 mg) em 500 mL de soro glicosado ou fisiológico (este não deve ser usado na insuficiência cardíaca) e obtemos, assim, uma concentração de 200 μg/mL. Obviamente, cada paciente exigirá uma velocidade de gotejamento de acordo com a resposta hemodinâmica almejada. Não se deve diluir a dopamina em soluções alcalinas, pois ela se inativa.

Precauções

As doses de dopamina devem ser reduzidas se o paciente se encontra sob efeitos de inibidores da MAO, de antidepressivos tricíclicos e de guanetidina. Se não se atende a essa recomendação, há risco de crise adrenérgica aguda, que pode convergir para um acidente vascular encefálico ou para arritmias cardíacas graves. Adiante estudaremos o mecanismo responsável pela crise adrenérgica aguda.

Preparações

No Brasil a dopamina está comercializada sob a forma de ampolas de 10 mL contendo 50 mg, com o nome Revivan.

DOBUTAMINA

A dobutamina é uma catecolamina sintética, pontificante exemplo da farmacologia aplicada. Foi desenvolvida por modificações premeditadas na fórmula da betafeniletilamina por Tuttle e Mills, em 1975 (ver Fig. 30.4).

Embora inicialmente considerada um agonista beta-1 seletivo, sabe-se atualmente que ela possui ações adicionais. O efeito predominante, aumento do inotropismo, é, indubitavelmente, mediado por estimulação beta-1, mas em doses terapêuticas a dobutamina tem também, embora discretas, ações estimulantes sobre receptores alfa-1 e beta-2; como esses receptores provocam respostas antagônicas nos vasos – a resistência periférica vascular do cão que recebeu previamente a fentolamina (alfabloqueador) –, a resistência periférica se eleva após administração de dobutamina em cães pré-tratados com propranolol (beta-bloqueador). Para fins hemodinâmicos, é lícito, portanto, considerar a dobutamina um estimulante miocárdico. Por motivos ainda mal compreendidos, o estímulo beta-1 cardíaco da dobutamina se faz predominantemente na função inotrópica, sendo o cronotropismo e a excitabilidade pouco afetados. Assim, a dobutamina causa pouca taquicardia e tem baixo potencial arritmogênico. Está praticamente estabelecido que a dobutamina não libera NA nos terminais adrenérgicos, classificando-se, por isso, como catecolamina de ação direta. É desprovida de ação em receptores dopaminérgicos e não produz vasodilatação renal.

Existe uma relação linear direta entre a dose de dobutamina, a concentração plasmática e a resposta hemodinâmica. A dobutamina é administrada por infusão intravenosa contínua em doses iniciais de 2 a 3 μg/kg/min a cada 10 a 15 minutos até que se obtenham os efeitos hemodinâmicos desejados ou até que surjam efeitos colaterais. As doses de manutenção variam geralmente de 5 a 15 μg/kg/min; doses maiores provocam paraefeitos, dos quais destacamos os mais frequentes: taquicardia excessiva, arritmias, cefaleia, ansiedade e tremores. O início da ação da droga se dá em 2 minutos, e o efeito máximo é atingido em 10 minutos. A meia-vida plasmática é curtíssima (2 a 3 minutos), o que facilita o manuseio posológico. A dobutamina é rapidamente metabolizada no fígado pela COMT, e seus principais metabólitos são o glicuronato de dobutamina e a 3-0-metildobutamina.

Comparação da dobutamina com a dopamina

As drogas mais comumente usadas para suporte inotrópico miocárdico são a dopamina e a dobutamina. Vários estudos compararam as respostas clínicas e hemodinâmicas às duas substâncias e concluíram que elas são diferentes e, de certa forma, complementares. As principais diferenças com relação aos efeitos cardiovasculares devem-se ao maior poder vasoconstritor da dopamina. Como vimos, tal efeito resulta de ação agonista alfa, tanto por estímulo direto do receptor quanto por liberação de NA. A dopamina causa maior aumento da pressão sanguínea do que doses comparáveis de dobutamina. Intensa vasoconstrição arteriolar e, raramente, necrose digital são reações adversas mais frequentes com a dopamina. Esta não causa vasodilatação e não reduz a pré-carga, como faz a dobutamina. Comparativamente, a análise desses efeitos cardiovasculares mostra que a dopamina é um potente agente inotrópico positivo com discreta ação vascular, enquanto a dopamina, além de aumentar a contratilidade miocárdica, é um potente vasopressor. Como corolário de tudo isso, indica-se a dobutamina em situações clínicas em que à falência miocárdica se associa um tônus vasomotor deprimido ou normal. Não se deve esquecer que a dopamina, entre as drogas de sua categoria, é provida da singular propriedade de aumentar o fluxo sanguíneo renal.

Indicações para a dobutamina

A dobutamina apresenta-se como droga preferida inicial para aumentar o inotropismo cardíaco na descompensação secundária à depressão da contratilidade miocárdica: insuficiência cardíaca crônica de baixo débito e falência ventricular na fase aguda do infarto do miocárdio. Em ambas as circunstâncias, havendo hipotensão acentuada, considera-se a dopamina a primeira opção.

Preparações. A dobutamina é comercializada sob a forma de ampolas contendo 250 mg, com o nome de Dobutrex. Como a dopamina, não deve ser diluída em soluções alcalinas.

Aminas de ação indireta e mista

Alguns adrenomiméticos atuam através da liberação de NA e são chamados de aminas de ação indireta; quando, além disso, agem diretamente nos receptores, classificam-se como de ação mista. Por sua importância terapêutica e disponibilidade no mercado brasileiro, estudaremos a efedrina, o metaraminol, a fenilpropanolamina e a anfetamina. Esta receberá um enfoque especial por sua toxicidade, já que faz parte desse crescente pacote de drogas no qual o homem tem procurado emoções e exegese.

EFEDRINA

Ocorre em certas espécies de plantas do gênero *Ephedra*; foi sintetizada em 1927, e desde então sua produção é quase totalmente dependente do laboratório. Sua fórmula estrutural pode ser estudada na Fig. 30.4. É bom recordar que, por ser alfametilada, resiste à ação da MAO, e por isso é absorvida por via oral. Possui meia-vida plasmática mais longa que as catecolaminas. Atua por liberação de NA, mas é também agonista por ação direta em receptores alfa e beta. Como ambos os carbonos da cadeia alifática são assimétricos, seis isômeros ópticos são possíveis; apenas a efedrina racêmica e a levógira são utilizadas em terapêutica. Doses repetidas a curtos intervalos são progressivamente menos eficazes devido à taquifilaxia que resulta da depleção do estoque de NA dos terminais adrenérgicos.

Ações farmacológicas

Os efeitos cardiovasculares da efedrina são semelhantes aos da adrenalina, visto que existe estimulação de receptores alfa e beta-1 por ação direta e por liberação de NA – e de beta-2 – por ação direta. Assim, há aumento da pressão arterial sistólica e diastólica, com aumento da pressão de pulso. A duração desses efeitos é 10 vezes superior à da adrenalina. Há broncodilatação por estímulo beta-2, o que faz da efedrina um importante agente terapêutico na asma brônquica, principalmente pela vantagem da administração oral e pela duração do efeito. Se aplicada topicamente, a efedrina causa midríase por estímulo alfa, mas não se alteram a acomodação e a pressão intraocular. Como vimos anteriormente, a ausência de hidroxilas no anel aromático torna a efedrina uma substância mais lipossolúvel que as catecolaminas, permitindo sua passagem pela barreira hematoencefálica. Por isso ela apresenta ações sobre o sistema nervoso central que se traduzem por excitação, tremores e ansiedade; esses efeitos são, entretanto, mais discretos que os causados pela anfetamina (ver adiante).

Usos clínicos

A principal indicação da efedrina atualmente é o tratamento da asma brônquica, em geral como terapêutica de manutenção. Com frequência, ela é associada aos estimulantes beta-2 seletivos, que são utilizados por inalação. A efedrina deve ser administrada por via oral na dose de 20 a 60 mg diários. No Brasil, as preparações que contêm efedrina são comumente associações com tranquilizantes e teofilina. Como exemplos, citamos Marax, Recenil, Franol.

Reações adversas

Os efeitos colaterais da efedrina referem-se principalmente às suas ações sobre o sistema nervoso central, traduzidas por insônia, agitação, ansiedade, tremores, e sobre o sistema cardiovascular, manifestadas por palpitações, arritmias e elevação da pressão arterial.

METARAMINOL

O metaraminol (Fig. 30.4) é também um adrenérgico de ação mista, utilizado exclusivamente na hipotensão arterial. Suas ações se assemelham às da noradrenalina, pois é um fraco agonista de receptores beta-2. Não apresenta efeitos sobre o sistema nervoso central. É absorvido por via oral, mas as doses necessárias para a obtenção dos mesmos efeitos da via parenteral são 5 a 6 vezes maiores. O efeito hipertensor do metaraminol dura cerca de 90 minutos após uma dose intramuscular de 5 mg. Pode também ser usado por via intravenosa, em bolo ou infusão contínua, diluindo-se 10 a 40 mg em 500 mL de soro glicosado ou fisiológico; a velocidade de gotejamento dependerá da resposta terapêutica. Dispomos, no Brasil, de uma única preparação comercial do metaraminol: Araminol, em ampolas contendo 10 mg.

FENILPROPANOLAMINA

É um simpaticomimético, eficaz por via oral, utilizado como descongestionante das vias respiratórias superiores. Na grande maioria das preparações farmacêuticas, vem associada a um anti-histamínico, a um analgésico ou a ambos. A fenilpropanolamina apresenta efeitos sobre o sistema nervoso central mais discretos que a efedrina. Entre tantas marcas que contêm fenilpropanolamina, citam-se algumas: Naldecon, Descon, Disofrol.

ANFETAMINA

Trata-se de uma amina não catecólica que merece uma abordagem diferente devido ao abuso frequente que se faz dessa droga e de seus derivados. Como *abusus non tollit usum*, estudaremos a anfetamina como droga, com e sem sentido conotativo.

A anfetamina foi preparada pela primeira vez por Edeleano, em 1887. Sua estrutura química (Fig. 30.4) permite-nos entender sua marcante ação no sistema nervoso central (ausência das hidroxilas 3 e 4) e igualmente nos permite deduzir que o radical CH_3 no carbono alfa dá origem a dois isômeros ópticos. A forma racêmica recebe o nome de benzedrina. Por exceção, em relação a outros adrenérgicos, a forma mais ativa da anfetamina é a dextrógira, conhecida pelo nome de dexedrina.

Essas substâncias são simpaticomiméticos com ação predominante no sistema nervoso central. São popularmente conhecidas pelo nome de *bolinhas*.

Foram amplamente utilizadas na Segunda Guerra Mundial por soldados tanto aliados quanto alemães e japoneses com a finalidade de aumentar a coragem e reduzir a fadiga. Embora esses efeitos se fizessem aparentes para os próprios usuários, as autoridades médicas inglesas, em 1943, proibiram o uso dos anfetamínicos por pilotos da Royal Air Force, que, sob efeito dessas drogas, frequentemente cometiam erros fatais. Após o término da guerra, em 1945, o mundo foi invadido pela anfetamina e especialmente por dois de seus derivados: a metanfetamina (Pervin) e a fenmetrazina (Preludin). Os objetivos almejados pelos usuários eram a diminuição da fadiga, a redução do sono, o aumento da capacidade de trabalho e a redução do apetite. Obviamente, todos os que incursionaram nesse vasto universo de promessa pagaram tributo, mais ou menos caro, à toxicidade dos anfetamínicos. Surgiram viciados entre motoristas de caminhão, vigilantes noturnos e universitários, que, mergulhados no entusiasmo, não mediram as doses para passarem noites em vigília. Pessoas obesas vislumbram suas silhuetas dentro dos mais elegantes perfis na ação anorexigênica mágica dessas drogas, e também se viciaram. Assim configurado, o abuso gerou a dependência. E com a dependência surgiu a regulamentação para a venda dos anfetamínicos. Essa medida reduziu o consumo geral dessas substâncias, mas não eliminou o abuso, que passou a se alimentar de traficantes oportunistas. Hoje em dia, as *bolinhas* têm sido progressivamente substituídas por tóxicos mais em moda, e um dos fatores contribuintes para isso, no Brasil, foi a retirada das formas mais ativas de anfetaminas do mercado. A dietilpropiona é o único sobrevivente da espécie. Tem sido usada em associação com um ansiolítico, em várias preparações comerciais utilizadas como anorexigênicas. Em estudo feito por nós, na região do Triângulo Mineiro, após entrevistarmos 200 usuários de tóxicos, constatamos grande preferência, entre os consumidores de anfetaminas, por uma preparação comercializada com o nome de Dualid. O produto é apresentado em cápsulas contendo grânulos de diazepam e grânulos de dietilpropiona. A razão da preferência nos foi explicada por um dos entrevistados: por serem os grânulos de cores diferentes, podem ser separados com o auxílio de pinça e de lente; após a delicada operação, despreza-se o ansiolítico, recolocam-se os grânulos de dietilpropiona na cápsula e ingere-se a droga pura! (Para evitarmos maiores inconveniências, não revelaremos o segredo das cores.)

Após essas considerações sobre o abuso, passemos ao estudo da anfetamina como fármaco utilizado em terapêutica.

Mecanismo de ação

As anfetaminas parecem exercer os seus efeitos por um duplo mecanismo: liberação de NA nos terminais adrenérgicos e ação agonista direta em receptores. A liberação de NA explica as ações farmacológicas observadas perifericamente e algumas no sistema nervoso central. Mas é aqui que ainda pairam muitas dúvidas sobre o modo de ação das anfetaminas. Embora o efeito sobre a locomoção possa ser obtido por liberação do neurotransmissor adrenérgico, as estereotipias conseguidas com doses altas de anfetamina só podem ser explicadas por outro mecanismo que provavelmente envolve a liberação de dopamina, pois a administração de fenotiazínicos abole as estereotipias. Com doses muito elevadas de anfetaminas podem ocorrer distúrbios da percepção e comportamento psicótico. Esses efeitos podem estar relacionados com a liberação de serotonina.

Ações farmacológicas

Praticamente já descrevemos os principais efeitos sobre o sistema nervoso central, alvo maior das ações das anfetaminas. Nos sistemas cardiovascular e respiratório, as ações se assemelham às da efedrina, sendo, entretanto, menos acentuada a broncodilatação. Observa-se sistematicamente midríase, sinal auxiliar importante na identificação do usuário sob efeito anfetamínico.

Usos clínicos

Há poucas indicações terapêuticas. Nos raríssimos casos de narcolepsia e na disfunção cerebral mínima da criança, as anfetaminas podem ser úteis. Em situações especiais, quando a obesidade é ameaça iminente à saúde, e na ausência de resultados positivos com o emprego de restrição calórica, a dietilpropiona pode ser considerada recurso terapêutico para reduzir o apetite.

O tratamento da obesidade, contudo, deve ser global, incluindo exercícios físicos, suporte psicológico e dieta adequada. A dietilpropiona deve ser utilizada em associação a um ansiolítico, e apenas nas primeiras semanas de tratamento, mesmo porque após 20 a 30 dias desenvolve-se tolerância ao efeito anorético.

ADRENÉRGICOS E ANTIADRENÉRGICOS

Reações adversas

Relacionam-se principalmente com os sistemas nervoso central e cardiovascular. Dependência física, insônia, nervosismo, fadiga após o término do efeito e tremores ocorrem com o uso de doses terapêuticas. Doses elevadas, comumente utilizadas pelos dependentes, podem gerar reações psicóticas graves. Os efeitos cardiovasculares incluem palpitações, taquicardia, arritmias e crises hipertensivas.

As anfetaminas são contraindicadas em pacientes com hipertireoidismo, hipertensão arterial e doenças cardíacas em geral. Não devem ser administradas a indivíduos que fazem uso de inibidores da MAO, antidepressivos tricíclicos ou guanetidina. A interação farmacológica com essas drogas pode produzir crise adrenérgica aguda, já mencionada a propósito do estudo da dopamina.

Preparações comerciais

Existem no mercado farmacêutico nacional as seguintes preparações: Moderex, Inibex, Dualid. Todas contêm a dietilpropiona na dose de 75 mg, associada a 10 mg de diazepam. A dose recomendada no tratamento auxiliar da obesidade é de 1 cápsula ao dia, tomada no período da manhã.

Inibidores da MAO (IMAO)

As últimas décadas testemunharam o desenvolvimento de grande número de agentes farmacológicos específicos que revolucionaram o tratamento das doenças mentais. As observações de que certas drogas que alteram o metabolismo das catecolaminas no cérebro também alteram o estado afetivo das pessoas começaram com a descoberta casual da iproniazida, o primeiro IMAO a ser utilizado na terapêutica. A iproniazida é a hidrazida do ácido isonicotínico (Fig. 30.12), que, juntamente com a isoniazida, foi desenvolvida para a quimioterapia da tuberculose, em 1951. Já no início, constatou-se que os pacientes tuberculosos tratados com iproniazida demonstravam graus exagerados de euforia, hiperatividade e, em alguns casos, comportamento maníaco. Por essa razão, a iproniazida foi abandonada como agente quimioterápico em 1955. Em 1958, Kline relatava que mais de 60% dos pacientes acentuadamente deprimidos apresentaram melhora evidente com iproniazida. Um grande número de publicações veio a seguir substanciar a eficácia dessa droga em uma série de distúrbios depressivos. Após a observação inicial de Zeller, em 1952, de que a iproniazida era capaz de inibir a MAO, e com o entusiasmo com o sucesso obtido por Kline, novas drogas foram surgindo e acabaram por substituir a droga-mãe. Chegaram ao uso clínico a nialamida, a afeniparazina, a isocarboxazida, a fenelzina e a tranilcipromina (Fig. 30.12).

Hoje, no Brasil, dispomos apenas da última. Está claro que o mecanismo de ação de todas essas drogas é fundamentalmente o bloqueio da degradação de aminas como a noradrenalina, a dopamina e a serotonina, que são importantes neurotransmissores do sistema nervoso central. O acúmulo dessas monoaminas em certas regiões do cérebro seria responsável pela ação antidepressiva. Ocorre, porém, que a inibição da MAO não se dá apenas no sistema nervoso central. Há também inibição dessa enzima na periferia e bloqueio do sistema enzimático oxidativo do fígado. Em consequência da falta de especificidade dos IMAO pela MAO cerebral, essas drogas têm uso clínico limitado pela ocorrência de numerosos efeitos colaterais e de frequentes interações medicamentosas.

REAÇÕES ADVERSAS E INTERAÇÕES MEDICAMENTOSAS

a. A ingestão de certos tipos de queijo e de vinho que encerram altas concentrações de tiramina pode provocar crise adrenérgica aguda. Estando inibida a MAO intestinal, a tiramina será completamente absorvida e provocará liberação de grandes quantidades da NA dos terminais adrenérgicos. Efeito semelhante pode ocorrer se o indivíduo ingerir medicamentos que contêm aminas de ação indireta, como a fenilpropanolamina, presente em tantos descongestionantes das vias respiratórias. A crise adrenérgica aguda caracteriza-se por taquicardia, tremores, hiperpirexia, arritmia cardíaca e elevação da pressão arterial;
b. Os IMAO potencializam intensamente os efeitos da atropina, meperidina, morfina e agentes anestésicos. Essa potencialização se deve ao bloqueio do sistema oxidativo enzimático dos microssomos hepáticos;
c. É contraindicada a administração de antidepressivos tricíclicos a pacientes em uso de IMAO antes que decorram pelo menos 2 semanas após a suspensão desses. Caso contrário, pode ocorrer a crise adrenérgica aguda;
d. É frequente a ocorrência de hipotensão postural após 10 a 15 dias de uso de IMAO. Embora discutível, o mecanismo de ação do efeito hipertensor é provavelmente a formação de um falso transmissor – a octopamina – a partir da tirosina acumulada no axoplasma em consequência do bloqueio da tirosina hidroxilase.

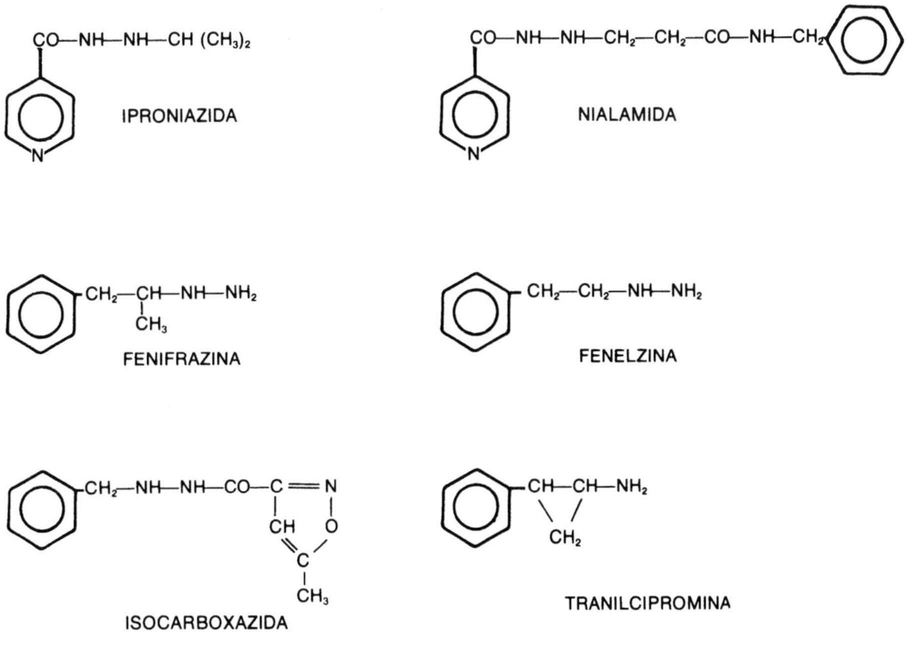

Fig. 30.12 Estrutura química dos principais IMAO.

264 FARMACOLOGIA

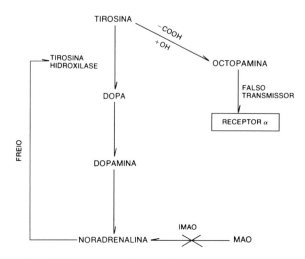

Fig. 30.13 Provável mecanismo do efeito hipotensor dos IMAO.

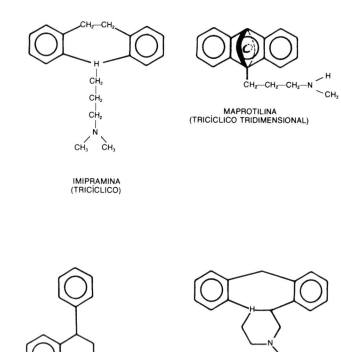

Fig. 30.14 Exemplos de antidepressivos.

Esse efeito, como já viu, decorre da NA pelo bloqueio de MAO (Fig. 30.13);

e. Os principais efeitos colaterais dos IMAO, além dos citados, são icterícia, hiper-reflexia, agitação, tonturas, cefaleia, inibição da ejaculação, retenção urinária e vista turva.

PREPARAÇÕES COMERCIAIS E DOSES

O único IMAO disponível no Brasil é a tranilcipromina, comercializada com o nome de Parnate, em comprimidos de 10 mg. A dose é de 20 a 30 mg diários, devendo-se aguardar pelo menos 1 semana para avaliação da resposta. Existe também uma associação de tranilcipromina e um fenotiazínico com o nome de Stelacapar. Acaba de ser lançado um novo IMAO no Brasil.

Antidepressivos

Sob essa denominação estudaremos drogas não inibidoras da MAO que apresentam estrutura química e mecanismo de ação semelhantes. São classicamente divididas em tricíclicas e tetracíclicas. Recentemente, contudo, surgiu uma nova substância de núcleo tetraidroisoquinolínico, a nomifensina (Fig. 30.14), que não se enquadra nessa classificação.

MECANISMO DE AÇÃO

São potentes inibidores da bomba de recaptação de aminas, prolongando assim a ação da NA e da serotonina liberada pelos neurônios cerebrais. De acordo com Brogden, a nomifensina seria um bloqueador específico da recaptação de NA, não interferindo na serotonina. Por seu turno, a mianserina exerceria seu efeito por um bloqueio de receptores pré-simpáticos centrais (alfa-2), o que aumentaria o *turnover* da NA. Estudos *in vitro* demonstraram algum bloqueio da recaptação de aminas pela mianserina, mas em modelos animais isso não ocorre, a não ser com doses muitas vezes maiores do que a dose terapêutica.

Alguns trabalhos sugerem que a doxepina, a maprotilina e a mianserina apresentam uma ação ansiolítica adicional, mas essas observações são de difícil comprovação clínica.

Os antidepressivos são também potentes bloqueadores dos receptores colinérgicos muscarínicos. A combinação de estimulação adrenérgica e bloqueio colinérgico é a base fundamental dos principais efeitos colaterais dessas drogas.

USOS CLÍNICOS

Os antidepressivos aqui estudados são eficazes em vários distúrbios nos quais a depressão é a manifestação proeminente. Estão indicados na depressão psicótica, na neurose depressiva e na depressão involutiva. Independentemente da nosologia, os antidepressivos tendem a ser mais eficientes em pacientes deprimidos com sintomas secundários, tais como insônia, anorexia, adinamia ou agitação.

A posologia dos antidepressivos deve ser cuidadosamente ajustada para cada caso, iniciando-se sempre o tratamento com doses baixas, e aguardando-se pelo menos 1 semana para a avaliação dos efeitos. Com a imipramina, por exemplo, deve-se começar com 25 mg 2 a 3 vezes ao dia e proceder a aumentos de 25 mg semanalmente. As doses terapêuticas médias dos principais antidepressivos disponíveis no Brasil podem ser estudadas no Quadro 30.3.

Quadro 30.3 Posologia dos antidepressivos

Nome Químico	Nome Comercial	Dose Terapêutica Média (mg/dia)
Imipramina	*Tofranil*	150
Clorimipramina	*Anafranil*	100
Nortriptilina	*Vividyl*	100
Amitriptilina	*Tryptanol*	150
Doxepina	*Sinequan*	150
Maprotilina	*Ludiomil*	100
Mianserina	*Tolvon*	60
Nomifensina	*Alival*	100

Além de ser usada como antidepressivo, a imipramina encontra indicação em certos casos de enurese noturna; nessa circunstância, as doses são menores e raramente há necessidade de se ultrapassar 30 mg por dia, administrados à noite, ao deitar-se.

REAÇÕES ADVERSAS

Os efeitos colaterais dos antidepressivos estão relacionados às suas ações neuronais de potencializar a transmissão adrenérgica e de bloquear receptores colinérgicos. Embora boca seca, sedação e turvação da visão sejam os paraefeitos mais frequentes, não se deve desprezar o potencial tóxico dessas drogas ao prescrevê-las para pacientes com tendências suicidas. A ingestão de doses 4 a 6 vezes maiores do que as terapêuticas pode levar à morte; isso deve desestimular o médico a colocar muitos comprimidos ao alcance do paciente. A potente ação atropínica dos antidepressivos é responsável por xerostomia, visão turva e, em indivíduos com hipertrofia prostática, retenção urinária. A constipação intestinal é frequente, principalmente no paciente idoso. Embora prolonguem a ação da NA, os antidepressivos podem causar hipotensão ortostática, talvez por interferência na transmissão ao nível ganglionar. Impedem a ação da guanetidina porque essa também utiliza a bomba de recaptação de amina para penetrar na fibra adrenérgica. Há também cardiotoxicidade: os antidepressivos retardam a condução atrioventricular e alteram a repolarização ventricular pela ação semelhante à da quinidina. A amitriptilina e a mianserina são os que provocam menor incidência de reações cardíacas adversas. Finalmente, deve-se mencionar que os antidepressivos podem exacerbar a psicose esquizofrênica ou precipitá-la no esquizofrênico latente.

ANTIADRENÉRGICOS

Bloqueadores alfa-adrenérgicos

Os bloqueadores alfa-adrenérgicos existem desde que Henry Dale, em 1897, conseguiu reverter o efeito pressor de extratos de adrenais pela administração prévia de alcaloides do ergot. Esses foram, efetivamente, os primeiros alfabloqueadores. Subsequentemente, surgiram novas substâncias que logo despertaram entusiasmo por seu potencial terapêutico como anti-hipertensivos e vasodilatadores; pouco a pouco, contudo, foram apresentados efeitos inconvenientes que limitaram seu uso clínico. Essas drogas de pouca aplicação podem ser assim classificadas (Fig. 30.15):

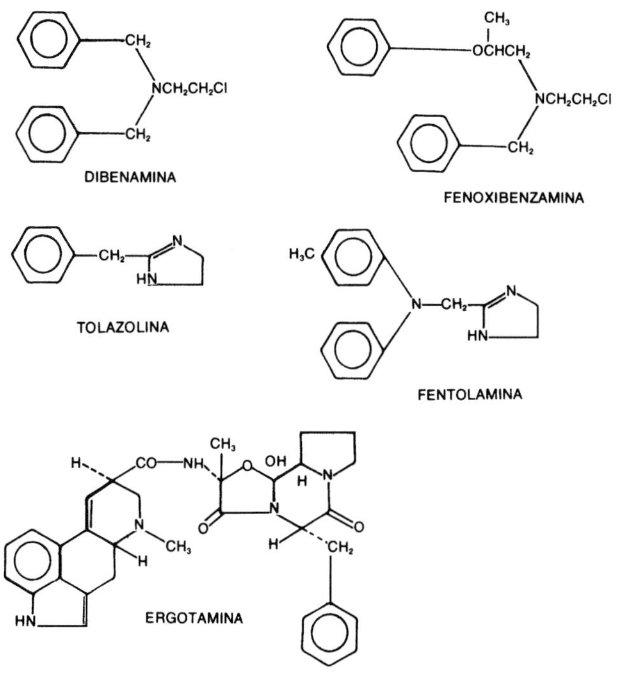

Fig. 30.15 Bloqueadores alfa-adrenérgicos antigos.

A. Curva dose resposta típica para o agonista do receptor.
B. Desvio para a direita produzido pela administração de bloqueador competitivo do agonista na curva A.
C. Alteração da resposta máxima provocada pela administração de bloqueador não competitivo do agonista na curva A.

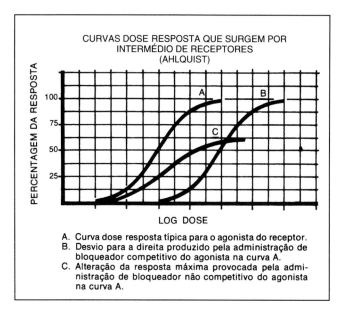

Fig. 30.16 Antagonismo competitivo (B) e não competitivo (C).

a. Haloalquilaminas
   - Dibenamina
   - Fenoxibenzamina
b. Imidazolinas
   - Tolazolina
   - Fentolamina
c. Alcaloides do ergot
   - Ergotoxina (ergocornina, ergocristina, ergocriptina)
   - Ergotamina

Haloalquilaminas. Têm a característica de serem bloqueadores não competitivos e por isso modificam a conformação do receptor, fazendo um bloqueio prolongado e irreversível; desviam a curva dose resposta para a direita, com achatamento da curva (Fig. 30.16). São mais potentes em receptores alfa-1, mas também exercem acentuado efeito em alfa-2; desse fato resulta excessiva liberação da NA com taquicardia intensa. Produzem considerável hipotensão ortostática, o que tornou impraticável seu uso em clínica.

Imidazolinas. Com essas drogas, o bloqueio é competitivo, mas relativamente fugaz. A fentolamina é equipotente em receptores alfa-1 e alfa-2. A tolazolina tem maior afinidade por alfa-2, fator responsável por acentuados efeitos simpaticomiméticos provocados por essa substância. A fentolamina é utilizada mais comumente em pesquisas farmacológicas que em terapêutica, tendo-se tornado clássico o seu uso no teste para diagnóstico do feocromocitoma: a injeção de substâncias com efeito secretor de catecolaminas, como a histamina, produz graves crises hipertensivas em portadores de tumores das células cromafins; o uso prévio da fentolamina reverte o efeito pressor, permitindo a realização do teste.

Não há, no nosso mercado farmacêutico, produtos contendo tolazolina ou fentolamina; essa última, no exterior, é comercializada com o nome de Regitine.

Alcaloides do ergot. Têm apenas importância histórica como alfabloqueadores porque apresentam efeito vasoconstritor por ação agonista parcial, o que limita o seu uso. A vasoconstrição pode ser tão intensa que às vezes leva a necrose de extremidades em indivíduos com vasculopatia. As pessoas que trabalham com cereais parasitados pelo fungo que produz os alcaloides do ergot (*Claviceps purpurea*) algumas vezes apresentam graves fenômenos de isquemia dos dedos, o que é conhecido pelo nome de *ergotismo*. Também os que padecem de enxaqueca às vezes são vítimas de episódios isquêmicos quando se excedem nas doses de ergotamina.

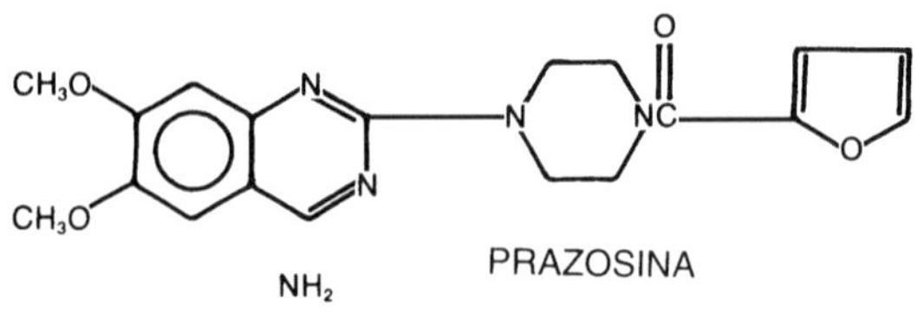

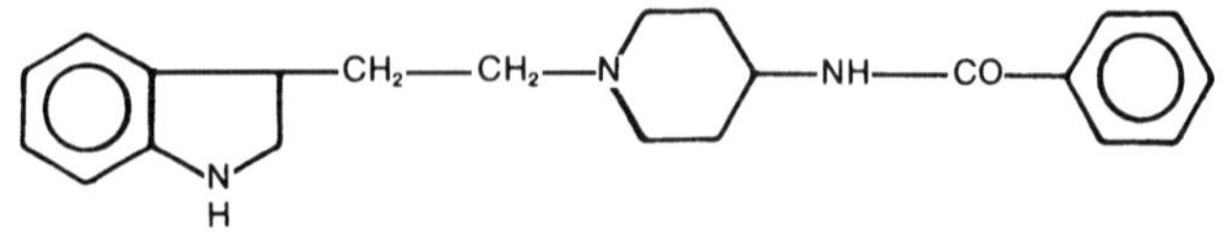

Fig. 30.17 Bloqueadores alfa-adrenérgicos modernos.

Nos últimos anos surgiram duas substâncias alfabloqueadoras que efetivamente representaram um progresso na terapêutica anti-hipertensiva e vasodilatadora: a prazosina e a indoramina (Fig. 30.17). Por apresentarem aplicação prática, vamos nos deter sobre elas.

PRAZOSINA

É uma droga que ressuscitou o interesse pelos bloqueadores alfa-adrenérgicos na terapêutica da hipertensão arterial. Tem sido também preconizada para o tratamento da insuficiência cardíaca congestiva, graças à sua propriedade de reduzir a pré- e a pós-carga.

Mecanismo de ação

A prazosina antagoniza os efeitos pressores da adrenalina e da noradrenalina, mas se distingue de outros alfabloqueadores, como a fentolamina e a fenoxibenzamina, por causar pouca taquicardia. Essas e outras diferenças experimentais levaram Constantine e colaboradores a propor que a prazosina ou interfere na transmissão simpática em um local separado do receptor alfa, mas suficientemente próximo para alterar sua função, ou atua de forma singular no próprio receptor. Sugeriu-se inibição da fosfodiesterase com o consequente acúmulo de AMP, $2'$, $5'$, cíclico, mas estudos farmacológicos subsequentes demonstraram que, efetivamente, a prazosina é um bloqueador alfa-adrenérgico; a peculiaridade seria uma maior afinidade por receptores alfa-1 em relação a alfa-2, o que explicaria a maior eficácia da prazosina na hipertensão arterial, comparativamente a outros alfabloqueadores, e sua menor tendência a causar taquicardia. Há ainda estudos de Randall, utilizando moléculas marcadas, que sugerem mais de um local de ligação do alfarreceptor; esses achados dão consistência à hipótese de Constantine, vista anteriormente.

Ações farmacológicas

Basicamente, interessam apenas as ações cardiovasculares da prazosina. Em cães anestesiados, a dose de 0,4 mg/kg, por via intravenosa, reduz a pressão arterial, aumenta o débito cardíaco e diminui a resistência vascular periférica. Em pacientes com hipertensão arterial, a prazosina geralmente não altera o débito cardíaco, mas ele pode ser aumentado pela droga na vigência de insuficiência cardíaca. A melhora da função cardíaca deve-se provavelmente à redução da pré- e da pós-carga, em consequência de vasodilatação arteriolar e venosa. A prazosina não apresenta efeito inotrópico em preparações de músculo papilar isolado de gato. No homem, o fluxo sanguíneo renal e a filtração glomerular não são modificados pela prazosina.

Usos clínicos

A prazosina é indicada como segunda ou terceira droga no tratamento da hipertensão arterial, comumente associada a um betabloqueador, a um diurético ou a ambos. Além disso, suas propriedades vasodilatadoras têm ensejado recomendações para seu uso, como medida auxiliar, na terapêutica da insuficiência cardíaca refratária. Tratando-se de droga que atua no setor arterial e venoso, a prazosina se assemelha ao nitroprussiato de sódio, mas com a vantagem de ser administrável por via oral e de possuir um tempo de ação de 8 a 12 horas. As doses de prazosina variam de 2 a 20 mg ao dia, na dependência da indicação e da gravidade do caso. Recomenda-se iniciar com doses de 1 a 2 mg ao dia, fazendo-se acréscimos semanais de 1 a 2 g. Adiante, comentam-se as precauções a serem tomadas para a administração da primeira dose.

Reações adversas

Logo após a introdução da prazosina na Inglaterra, em 1974, o Comitê de Segurança de Drogas recebeu relatos de episódios de perda de consciência em pacientes que faziam uso da droga. Essa reação adversa surgia 30 a 90 minutos após a ingestão do primeiro comprimido de 2 mg de prazosina em pelo menos 1% dos pacientes. Vários autores descreveram, a seguir, hipotensão arterial inicial acentuada, associada a síncope, pelo uso da prazosina. Esse efeito colateral é conhecido pelo nome de fenômeno da primeira dose. Estudos subsequentes indicaram que, se a dose inicial de prazosina fosse reduzida para 0,5 mg, tomada à noite, ao deitar-se, o fenômeno da primeira dose poderia ser evitado.

Outro assunto gerador de controvérsia foi o relato de acentuada redução do efeito vasodilatador, a partir do quarto dia de uso da prazosina (Desch, 1979). Isso foi interpretado como taquifilaxia, mas outras publicações demonstraram que a atenuação do efeito é temporária, havendo restauração espontânea das ações farmacológicas após 3 a 4 semanas (Awan, 1982) se se dá continuidade à terapêutica. Torna-se difícil a análise da repercussão clínica desses achados, principalmente nos 2 primeiros meses de uso. Independentemente dessas discussões, do ponto de vista puramente fisiológico, é provável que a ação vasodilatadora periférica da prazosina sem concomitante vasodilatação renal leve a um aumento da atividade da renina plasmática, desencadeando retenção hidrossalina. Essa, ainda que parcialmente, explicaria uma menor resposta vascular à ação da prazosina por aumento da concentração de sódio na parede arteriolar.

Outros efeitos colaterais, menos frequentes, têm sido descritos com o uso da prazosina: tonturas, cefaleias, adinamia, zumbidos, náuseas, vômitos, parestesias, aumento do número de micções e edema. Esse último é mais frequente quando a droga é utilizada isoladamente.

Preparações

A prazosina é comercializada com nome de Minipress, em comprimidos de 1,2 a 5 mg.

INDORAMINA

A indoramina é um bloqueador alfa-adrenérgico competitivo, com propriedades estabilizadoras da membrana e inibidoras de receptores histaminérgicos da tipo H-1. O bloqueio alfa-adrenérgico é mais acentuado para alfa-1. A redução da pressão arterial do homem é comparável à que se obtém com a prazosina. Diferentemente dessa, a indoramina não atua na circulação venosa, o que seria responsável por uma menor incidência de hipotensão postural. A ação anti-histamínica confere propriedade sedativa leve à droga, recomendando-se por isso que a maior dose seja administrada à noite, ao deitar. Alguns estudos experimentais com a indoramina revelam ação antiarrítmica e sobre a propriedade estabilizadora da membrana, não se conhecendo, contudo, as implicações desses achados no homem.

A posição da indoramina no tratamento da hipertensão arterial é a mesma da prazosina, isto é, segunda ou terceira droga, geralmente associada a um betabloqueador ou a um diurético.

Os efeitos colaterais mais frequentes da indoramina são sonolência e xerostomia, que habitualmente são atenuadas com a continuação da terapêutica. A literatura não registra taquifilaxia ou hipotensão acentuada pelo uso dessa droga.

A indoramina é utilizada na dose de 50 a 100 mg diários, em 2 tomadas, e está comercializada com o nome de Wypress, em comprimidos de 25 e 50 mg.

Bloqueadores beta-adrenérgicos

Em 1977, em reconhecimento por seu trabalho sobre o conceito de receptores alfa e beta-adrenérgicos, o professor Raymond Ahlquist foi agraciado com o título de Charbonnier Professor da Faculdade de Medicina da Georgia, em Augusta, nos Estados Unidos. Foi saudado pelo eminente professor Laragh, que, em um trecho de sua oração, assim se expressou:

"Indubitavelmente, ainda estamos por ver as últimas das muitas aplicações potenciais dos betabloqueadores em terapêutica e como agentes para pesquisa. Contudo, o fato fundamental que está amplamente estabelecido acerca dessas drogas é que o conceito que motivou o desenvolvimento e o próprio desenvolvimento, juntos, caracterizam uma das maiores conquistas clínicas e intelectuais do século XX" (J.H. Laragah, 1976, in *Cardiovascular Medicine*).

Efetivamente, a história dos betabloqueadores teve início em 1948, quando Ahlquist conceituou os receptores alfa- e beta-adrenérgicos para explicar respostas diferentes, obtidas com catecolaminas. O passo seguinte foi dado em 1988, quando Moran, Perkins, Powell e Slater descobriram o efeito betabloqueador da dicloroisoprenalina, que não foi utilizada em terapêutica por sua intensa ação agonista parcial. Em 1962, Black e Stephenson obtiveram o pronetalol, e em 1963 surgiram os primeiros ensaios clínicos com essa substância na angina de peito, arritmias cardíacas e hipertensão arterial. Nessa época, demonstrou-se que o pronetalol apresentava propriedades carcinogênicas em camundongos, e em 1964 ele foi substituído pelo propranolol; até hoje o propranolol é a prolífica droga-mãe, ponto principal de referência para todos os betabloqueadores.

CONCEITO

O termo betabloqueador deve ser reservado exclusivamente àquelas substâncias que demonstraram antagonismo específico ao estímulo beta, endógeno ou exógeno. Todos os betabloqueadores inibem competitivamente os efeitos das catecolaminas no local do receptor beta. Isso significa que, na presença do antagonista, uma maior concentração do agonista será requerida para produzir o mesmo efeito; em linguagem farmacológica, a curva dose resposta é deslocada para a direita (Fig. 30.16, curva B).

É importante a compreensão do antagonismo competitivo, por três razões:

a. Entendimento de que não existe bloqueio total ou máximo;
b. Os efeitos de um betabloqueador podem sempre ser superados pela administração de um agonista em dose suficiente (p. ex., isoproterenol);
c. Os efeitos de um betabloqueador só podem ser avaliados na presença de um estímulo simpático.

Ressalte-se, aqui, que a frequência cardíaca durante o processo é influenciada predominantemente pelo parassimpático e, portanto, não é parâmetro adequado para se estudarem os efeitos dos betabloqueadores.

RELAÇÃO ESTRUTURA-AÇÃO

Todos os betabloqueadores desenvolvidos até hoje têm estrutura química semelhante à do isoproterenol (Figs. 30.18–30.20). Na Fig. 30.19 mostra-se a estrutura fundamental dos betabloqueadores: uma fenoxipropanolamina N-alquilada; a parte responsável pela afinidade pelos receptores beta-adrenérgicos é a cadeia alifática lateral e a hidroxila ligada ao carbono beta. Aumentando-se o tamanho da cadeia alifática obtém-se maior afinidade pelos receptores beta. Os substituintes do anel aromático determinam se a substância apresentará cardiosseletividade, atividade agonista parcial ou ação quinidínica.

Por ser o carbono beta assimétrico, a posição da hidroxila gera isômeros dextrógiro e levógiro. A atividade betabloqueadora é apanágio das formas levógiras; por exemplo, a afinidade por receptores beta do l-propranolol é 100 vezes maior do que a do d-propranolol. A grande aplicação farmacológica decorrente desse fato reside na possibilidade de se determinar se certos efeitos do propranolol se devem ao bloqueio beta ou a ações inespecíficas; essas podem ser provocadas pelo d-propranolol.

CLASSIFICAÇÃO

Os betabloqueadores podem ser classicamente divididos de acordo com três propriedades farmacológicas: atividade simpaticomimética intrínseca (ASI), cardiosseletividade e ação estabilizadora da membrana.

Uma quarta característica, a lipossolubilidade, será também comentada (Quadro 30.4).

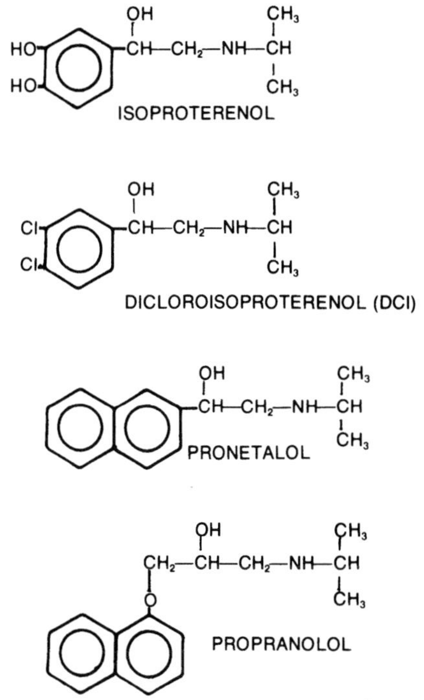

Fig. 30.18 Semelhança estrutural entre o isoproterenol e os betabloqueadores.

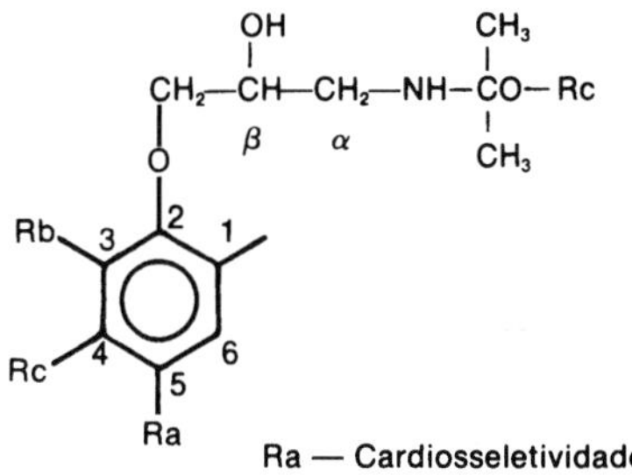

Fig. 30.19 Estrutura química fundamental dos betabloqueadores.

Ra — Cardiosseletividade
Rb — Potência, ASI, ação quinidínica
Rc — Isopropil (H) ou butil terciário (CH$_3$)

Atividade simpaticomimética intrínseca (ASI)

É também denominada ação agonista parcial. É a propriedade segundo a qual alguns betabloqueadores, ao se ligarem ao receptor, exercem um efeito que, embora qualitativamente igual ao produzido pelo agonista, quantitativamente é muito menos acentuado. Esse efeito pode ser demonstrado em condições de baixo tônus simpático, como, por exemplo, em animais adrenalectomizados e pré-tratados com reserpina. A dicloroisoprenalina, o primeiro betabloqueador conhecido, não se prestou para uso clínico por exibir uma ASI muito pronunciada. Dos betabloqueadores utilizados entre nós, os que possuem ASI são o pindolol, o oxprenolol e o acebutolol. Para os pacientes que necessitam de betabloqueadores mas que apresentam vasculopatia periférica, baixa frequência cardíaca ou a redução da função contrátil do miocárdio as drogas com ASI são provavelmente as mais indicadas.

Quadro 30.4 Betabloqueadores

Droga	Equivalência (mg)	Cardiosseletividade	ASI	Ação Quinidínica	Meia-vida (horas)	Nome Comercial	Observações
Propranolol	160	Não	Não	Sim	3–5	*Inderal Propranolol*	Lipossolúvel, acentuado efeito de primeira passagem, metabólitos ativos
Oxprenolol	80 a 160	Não	Sim	Sim	1–2	*Transicor*	Lipossolúvel
Metoprolol	100 a 200	Sim	Não	Não	3–4	*Seloken*	Lipossolúvel
Atenolol	100 a 200	Sim	Não	Não	6–8	*Atenol*	Hidrossolúvel, 100% de excreção renal
Sotalol	200	Não	Não	Não	5–12	*Sotacor*	Pouco lipossolúvel, 70% de excreção renal
Pindolol	15	Não	Sim	Sim	3–4	*Visken*	Pouco lipossolúvel, 60% de excreção renal
Timolol	10 a 20	Não	Não	Não	4–5	*Blocadren*	Lipossolúvel
Acebutolol	400	Sim	Sim	Sim	3–4	*Sectral Prent*	Lipossolúvel, metabólitos ativos
Nadolol	80	Não	Não	Não	13	*Corgard*	Hidrossolúvel, 100% de excreção renal, ação dopaminérgica em vasos renais
Labetalol	400 a 600	Não	Não	Sim	2–4	*Trandate*	Pouco lipossolúvel, também alfabloqueador

Cardiosseletividade

A possibilidade de se bloquearem os receptores beta-1 predominantes no coração sem concomitante bloqueio dos receptores beta-2 surgiu pela primeira vez em 1969 com o practolol. Sua descoberta abriu perspectivas importantes para o uso dos betabloqueadores mesmo em pacientes com asma brônquica. Entretanto, em alguns casos, o practolol causava broncoconstrição, o que abalou o conceito de bloqueio seletivo. Subsequentemente, o practolol foi retirado do mercado por efeitos colaterais não dependentes do bloqueio beta (ver adiante) e foi substituído no campo da cardiosseletividade pelo atenolol, metropolol e acebutolol. Sabe-se hoje que em doses terapêuticas essas drogas têm realmente uma maior afinidade por receptores beta-1, mas, à medida que se aumentam as doses, começam a surgir efeitos sobre receptores beta-2. Além disso, existem publicações sugerindo uma variação contínua no número e no tipo de receptores nos tecidos, o que faria da cardiosseletividade um conceito bastante relativo. As maiores evidências, entretanto, são de que a maioria dos indivíduos propensos à broncoconstrição pode usar os betabloqueadores seletivos, em doses adequadas, sem apresentar distúrbios respiratórios.

Ação estabilizadora da membrana

Conhecida por ação quinidínica ou atividade anestésica local. Refere-se à propriedade de alguns betabloqueadores, em animais, abolirem arritmias cardíacas induzidas pela ouabaína, mesmo utilizando-se as formas dextrógiras, que, como se viu, são desprovidas de ação betabloqueadora (Aguilera e Williams, 1965). Posteriormente, demonstrou-se que as doses necessárias para a obtenção desse efeito no homem são 50 a 100 vezes superiores às usadas em terapêutica. Isso tornou a ação quinidínica irrelevante do ponto de vista prático.

Lipossolubilidade

Outra característica que diferencia os betabloqueadores entre si é a lipossolubilidade. Quanto mais lipossolúvel o betabloqueador, mais rápido será o seu metabolismo hepático e também maior será o seu poder de penetração através da barreira hematoencefálica. Como se verá, algumas reações adversas e certos efeitos terapêuticos se devem à ação dessas drogas no encéfalo. Assim, os betabloqueadores hidrossolúveis, como o atenolol e o nadolol, por não ultrapassarem a barreira hematoliquórica, são alternativas terapêuticas para os pacientes com efeitos colaterais de origem nervosa central, mas não se prestam ao tratamento da esquizofrenia, por exemplo. Além disso, betabloqueadores hidrossolúveis são excretados integralmente pelos rins, o que traz implicações óbvias para pacientes com função renal diminuída. Informações adicionais sobre lipo- e hidrossolubilidade dos diversos betabloqueadores podem ser encontradas no Quadro 30.4.

FARMACOCINÉTICA

Embora os betabloqueadores sejam integralmente absorvidos quando administrados por via oral, a concentração plasmática varia apreciavelmente de uma substância para outra. O fígado é o principal responsável por essas variações, especialmente quando o bloqueador é rapidamente metabolizado na primeira passagem. É esse fenômeno que explica o porquê de o propranolol, por exemplo, ter efeito substancialmente mais potente quando é dado por intravenosa.

A meia-vida plasmática dos betabloqueadores estudados neste capítulo varia de 2 a 13 horas (Quadro 30.4). Várias publicações têm demonstrado que o efeito dos betabloqueadores tem duração consideravelmente maior do que suas meias-vidas levariam a supor. Um dos motivos para a explicação desse fato é a produção de metabólitos ativos; o outro está provavelmente relacionado com o fenômeno da redistribuição e posterior liberação lenta da substância dos tecidos que servem como depósitos.

Em parte, esses dados farmacocinéticos explicam por que as doses requeridas para atingir determinado efeito terapêutico podem ser tão variáveis, de paciente para paciente e de droga para droga. Com base nisso, Lydtin afirma que "os efeitos que um betabloqueador exerce sobre a pressão sanguínea, a frequência cardíaca e o estado subjetivo de um dado paciente são melhores guias terapêuticos do que quaisquer recomendações padronizadas de dosagem".

AÇÕES FARMACOLÓGICAS

A magnitude e a qualidade dos efeitos obtidos com um betabloqueador dependem não somente do espectro de ação da droga em questão e da dose administrada, mas também do grau de atividade adrenérgica no momento do bloqueio beta. Isso fornece uma explicação satisfatória para aparentes diferenças entre os perfis, já que os fabricantes frequentemente enfatizam propriedades fora da realidade farmacológica. Em última análise, singularidades farmacológicas à parte, os betabloqueadores exercem ações farmacológicas semelhantes, independentemente da droga empregada.

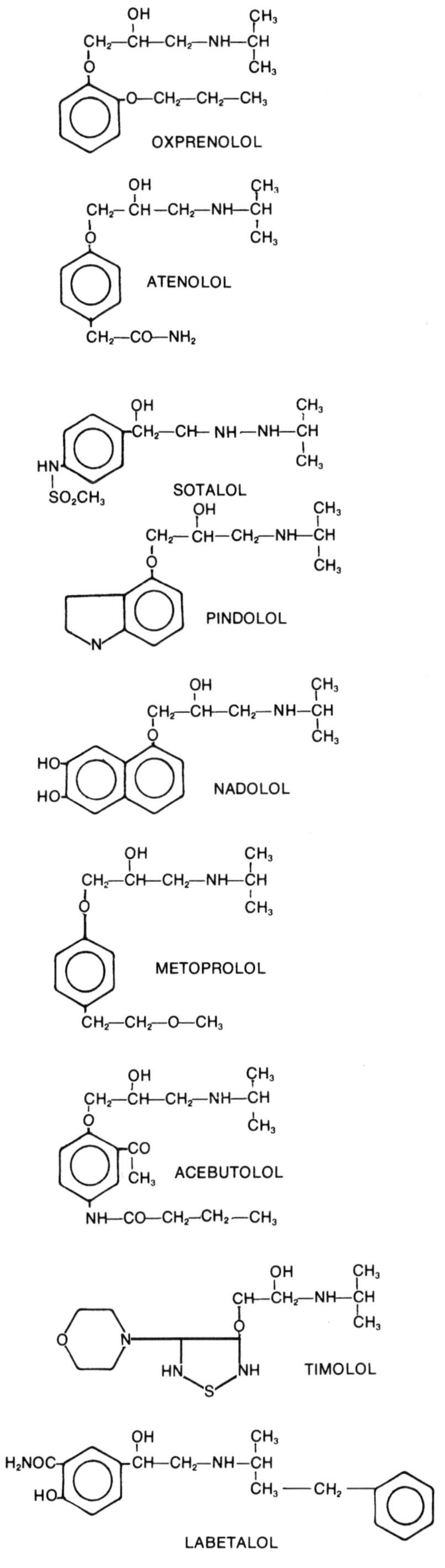

Fig. 30.20 Estrutura química dos principais betabloqueadores.

Coração

Em condições de repouso, o tônus adrenérgico no coração é normalmente muito inferior ao tônus parassimpático. Assim, em geral, os betabloqueadores desprovidos de ASI causam poucos efeitos sobre o coração normal; se há, contudo, hiperatividade adrenérgica, a ação de qualquer betabloqueador é evidente, havendo redução da frequência cardíaca; já em indivíduos normais, as substâncias com ASI podem até causar elevação da frequência cardíaca. Durante o esforço, todas essas variáveis tornam-se irrelevantes, ocorrendo sistemicamente uma menor elevação da frequência cardíaca pela ação dos betabloqueadores.

A contratilidade miocárdica diminui sob a influência dos betabloqueadores, mas tal redução é menor com o pindolol e com o oxprenolol, em consequência de sua ação agonista parcial. O débito cardíaco cai em indivíduos com reserva cardíaca diminuída, o que pode desencadear falência miocárdica.

Os betabloqueadores reduzem a velocidade de condução do estímulo ao nível do nó atrioventricular, mas não a alteram no feixe de His e nas fibras de Purkinje.

Vasos sanguíneos

Ao inibirem a atividade beta-2, os betabloqueadores aumentam o tônus arteriolar; potencializam, também, o efeito vasoconstritor da noradrenalina e da adrenalina e bloqueiam a ação vasodilatadora do isoproterenol.

Como regra geral, a queda do débito cardíaco e o aumento da resistência vascular periférica em consequência da ação de um betabloqueador se contrabalançam, de forma a não produzirem alterações significativas na pressão arterial média. Os betabloqueadores seletivos não impedem a elevação da resistência periférica porque ela é fruto de vasoconstrição reflexa, decorrente da queda do débito. Vários trabalhos, entretanto, sugerem que os betabloqueadores com ASI antagonizam a constrição vascular através de ação agonista beta-2.

Brônquios

Tanto no homem quanto em animais, os receptores beta-2 transmitem impulsos inibidores à musculatura brônquica. Consequentemente, os betabloqueadores aumentam a resistência à passagem de ar, por causarem broncoconstrição. Em asmáticos, são comuns os ataques desencadeados pelo uso de betabloqueadores. Aqui, os cardiosseletivos têm nítida vantagem sobre os não seletivos, mas, como já se discutiu, a cardiosseletividade não é uma característica qualitativa absoluta, e por isso a possibilidade de broncoespasmo aumenta com o aumento das doses.

Útero

No miométrio humano e no de muitos outros mamíferos, os betarreceptores são inibidores e os alfarreceptores são excitatórios. O efeito de estimulantes e bloqueadores adrenérgicos pode ser modificado por hormônios e pela tonicidade uterina. Já se comentou, anteriormente, que os estimulantes beta-2 reduzem a contratilidade uterina no parto prematuro e no aborto iminente. Conforme Wansborough, em úteros humanos, os betabloqueadores diminuem o efeito inibidor dos estimulantes beta-adrenérgicos que são liberados nas fases iniciais do parto prematuro.

Trato gastrointestinal

Os estímulos beta-adrenérgicos inibem a musculatura gastrointestinal, e isso também se aplica aos ductos biliares. O tônus esfincteriano, contudo, é aumentado pela ativação beta, exceto no piloro humano, onde se verifica relaxamento. Já se fez menção ao recente uso dos betabloqueadores no tratamento do refluxo gastroesofágico.

Metabolismo

O metabolismo dos carboidratos e das gorduras e, em menor grau, o das proteínas é influenciado tanto por alfa- quanto por betarreceptores. Serão abordados aqui apenas os efeitos metabólicos dos betabloqueadores que têm importância clínica.

No homem, já se mostrou que a lipólise é decorrente da estimulação beta. Embora não haja dúvida de que o aumento da atividade da fosforilase no músculo esquelético provém de efeito beta-adrenérgico, achados contraditórios foram relatados em várias espécies, com relação à glicogenólise hepática. No fígado do rato, por exemplo, a glicogenólise é insensível ao isoproterenol; nesse animal, a glicogenólise induzida pela adrenalina é apenas parcialmente bloqueada pela dicloroisoprenalina, enquanto é totalmente inibida por alfabloqueadores. Conclui-se daí que a glicogenólise no fígado do rato não é mediada pelos receptores beta. A hiperglicemia provocada pela adrenalina pode ser suprimida por betabloqueadores no cão, mas não marcantemente no homem. Neste, a glicogenólise hepática induzida pela adrenalina provavelmente se deve a estímulos alfa e beta.

A concentração intracelular do AMP, 3', 5', cíclico tem grande importância na regulação de glicogenólise e lipólise. Essa concentração depende da adenilil ciclase, que é ativada pelas catecolaminas e inibida pelos betabloqueadores (Fig. 30.10). A hipoglicemia verificada em alguns pacientes que fazem uso dessas drogas, principalmente diabéticos que tomam insulina, pode ser explicada pelo bloqueio da glicogenólise. Os bloqueadores cardiosseletivos apresentam menor tendência a reduzir os níveis glicêmicos. Não está ainda definido se a inibição da lipólise causada por betabloqueadores tem significação clínica.

Experimentações em animais demonstraram que o tratamento com betabloqueadores pode prevenir a esteatose hepática, induzida pela administração crônica do etanol. Esses achados sugerem que a lipólise causada pelo álcool, ao levar a maior oferta de ácidos graxos ao fígado, desempenha papel importante na degeneração hepática gordurosa.

Com base nos achados disponíveis atualmente, não se pode afirmar categoricamente que os receptores do tecido gorduroso sejam do tipo beta-1 ou beta-2, mas o bloqueio da lipólise pelas drogas cardiosseletivas é menor do que aquele obtido com o propranolol.

Um ponto atraente na ação dos betabloqueadores sobre o metabolismo lipídico é a hipótese de que eles poderiam prevenir arritmias cardíacas deflagradas por certos ácidos graxos liberados por lipólise na fase aguda do infarto do miocárdio.

Apesar de relatos esparsos na literatura, não se sabe ao certo a incidência de hiperglicemia causada pelo propranolol em diabéticos não tratados. Teoricamente, esse efeito poderia decorrer do bloqueio beta sobre as células pancreáticas produtoras de insulina.

Olho

O estímulo beta-adrenérgico leva à dilatação pupilar, e, pela ação de betabloqueadores, é possível impedir-se a midríase e reduzir-se a pressão intraocular em glaucomatosos. Nesses pacientes, resultados animadores têm sido relatados com o uso de timolol em aplicação tópica.

Atividade da renina plasmática

Tanto os bloqueadores cardiosseletivos quanto os não seletivos reduzem a atividade da renina plasmática induzida por estímulos adrenérgicos. Divergências a respeito do efeito dos betabloqueadores com ASI sobre a renina podem decorrer da metodologia empregada. O pindolol e o oxprenolol, provavelmente, aumentam a reninemia se o tônus simpático for baixo, mas, sem dúvida, na prova do ortostatismo, eles bloqueiam a secreção da renina plasmática, que será novamente abordada quando se tratar do seu mecanismo de ação na hipertensão arterial.

USOS CLÍNICOS

Desde a introdução dos betabloqueadores na prática clínica, seu uso tem-se tornado cada vez mais difundido. O conhecimento de suas ações farmacológicas permitiu antever que eles seriam úteis no tratamento da angina de peito, das arritmias e do feocromocitoma. Subsequentemente, a inesperada observação de que os betabloqueadores reduziam a pressão arterial de indivíduos hipertensos os colocou como drogas úteis na terapêutica da hipertensão arterial. A partir daí, vários usos foram sendo propostos, alguns baseados no bloqueio beta e outros a partir de observações empíricas. Atualmente, além das quatro indicações clínicas citadas, os betabloqueadores têm sido utilizados nas seguintes situações: infarto do miocárdio, hipertireoidismo, ansiedade, esquizofrenia, miocardiopatias, enxaqueca, síndromes cardíacas funcionais, glaucoma e prolapso de válvula mitral.

Angina de peito

O uso de betabloqueadores na angina de peito baseia-se na redução do consumo de O_2 pelo miocárdio, resultante da queda da frequência e do trabalho cardíacos. A maioria dos pacientes consegue aumentar a capacidade de realizar exercícios, pois existe prolongamento do tempo necessário para que o consumo de O_2 atinja os níveis críticos. As doses de propranolol variam, em média, de 80 a 480 mg diários, podendo-se utilizar qualquer outro bloqueador em doses equivalentes (Quadro 30.4).

Hipertensão arterial

Atualmente está estabelecido que os betabloqueadores se incluem entre a drogas de primeira escolha no tratamento da hipertensão arterial sistêmica. Entretanto, há situações nas quais eles são particularmente indicados:

– Formas leves de hipertensão;
– Pacientes jovens;
– Pacientes com frequência cardíaca elevada ou outros sinais de hiperatividade adrenérgica;
– Presença ou outras indicações para bloqueadores, por exemplo, angina de peito;
– Pacientes que apresentaram efeitos colaterais acentuados com outros hipotensores.

O mecanismo de ação dos bloqueadores na hipertensão arterial ainda é obscuro. Citam-se as seguintes teorias para explicar seu efeito anti-hipertensivo:

a. Redução do débito cardíaco com reajuste da sensibilidade dos barorreceptores. Os argumentos contrários a essa teoria são: a demora do efeito anti-hipertensivo não relacionada a imediata queda do débito; os betabloqueadores com ASI, que, como se viu, causam pequena ou nenhuma redução do débito cardíaco, têm a mesma eficácia que betabloqueadores sem ASI;
b. Redução da atividade da renina plasmática. A favor dessa hipótese está o fato de os pacientes com reninemia elevada apresentarem excelente resposta anti-hipertensiva ao bloqueio beta, enquanto pacientes com baixos níveis de renina não respondem tão bem (Buhler, 1972). Entretanto, por outro lado, demonstrou-se que a atividade da renina plasmática pode ser bastante reduzida com doses de propranolol que não são eficazes para provocar efeito anti-hipertensivo;
c. O efeito anti-hipertensivo seria devido a uma ação dos betabloqueadores no sistema nervoso central. A argumentação contrária é bastante fundamentada: os betabloqueadores hidrossolúveis não atravessam a barreira hematoencefálica e, no entanto, são tão eficazes quanto os lipossolúveis;
d. Bloqueio de receptores beta pré-sinápticos na periferia. Em 1975, Ablad e colaboradores sugeriram a existência de receptores beta pré-sinápticos na terminação adrenérgica, cuja finalidade seria oposta à dos alfa pré-sinápticos, isto é, serviriam como um mecanismo de *feedback* positivo na liberação de NA. O bloqueio desses receptores resultaria em menor estímulo sináptico. Contudo, a existência desse tipo de receptor ainda não foi concretamente demonstrada, e, além disso, não há redução da produção das catecolaminas durante o tratamento com betabloqueadores;
e. Estímulo da secreção de prostaglandinas. Estudos recentes demonstraram a existência de duas prostaglandinas secretadas pelos rins que poderiam ser relacionadas com a ação anti-hipertensiva dos betabloqueadores: a PGE2 e PGA2. A primeira atua regulando a distribuição do fluxo sanguíneo nos rins e aumentando a excreção de sódio; a PGA2, por não ser destruída na circulação pulmonar, como outras prostaglandinas, pode agir como vasodilatador sistêmico. Embora sem provas concretas, tem-se admitido que os betabloqueadores poderiam aumentar a produção dessas prostaglandinas, o que explicaria, inclusive, a baixa resistência periférica verificada durante o tratamento. Após muitas tentativas para se padronizar um esquema posológico, advogam-se atualmente, para o propranolol, doses de 80 a 360 mg diários na terapêutica da hipertensão arterial, podendo-se, obviamente, utilizar outros betabloqueadores em doses equivalentes. Não há evidências convincentes que recomendem preferência por um determinado betabloqueador quanto à eficácia anti-hipertensiva.

Arritmias cardíacas

Já se demonstrou que o bloqueio beta-adrenérgico é o principal fator responsável pelo efeito antiarrítimico dos betabloqueadores. Como já se viu, a ação quinidínica tem pouca importância, e tudo indica que todos os betabloqueadores têm atividade antiarrítmica comparável, em doses equipotentes. A posologia do propranolol no tratamento das arritmias varia de 30 a 120 mg diários.

Redução da mortalidade após infarto do miocárdio. Vários estudos, alguns multicêntricos, envolvendo mais de 8.000 pacientes, demonstraram uma redução da taxa de mortalidade de 36% a 50% quando se administraram betabloqueadores cronicamente, após a fase aguda do infarto do miocárdio. As substâncias utilizadas foram o aloprenolol (Wilhelmsson, 1974), o metoprolol (Hjalmarson, 1981), o propranolol (B.H.A.T., 1981), o timolol (N.M.S.G., 1981) e o oxprenolol (Taylor, 1982).

A opinião mais aceita a respeito do assunto, na atualidade, pode ser resumida com a seguinte afirmação de Turi e Braunwald: "…com base nas evidências presentes, em pacientes sem contraindicações, o betabloqueador deve ser iniciado entre 1 a 4 semanas após o infarto do miocárdio, e a terapêutica deve ser continuada durante pelo menos 2 anos." O propranolol é recomendado na dose de 160 mg diários; os outros betabloqueadores podem ser igualmente usados em doses equipotentes.

Outros usos

Utilizam-se betabloqueadores na estenose subaórtica hipertrófica idiopática com a finalidade de reduzir a contratilidade do miocárdio; em consequência desse efeito, ocorrem queda do gradiente ventriculoaórtico e melhora sintomática do paciente. Em situação parecida, os betabloqueadores podem ser úteis no tratamento das crises anóxicas de tetralogia de Fallot.

No campo da neurologia, os betabloqueadores têm-se mostrado igualmente eficazes na terapêutica da enxaqueca e do tremor não parkinsoniano. A ansiedade, principalmente com manifestações somáticas cardíacas, tem-se revelado indicação cada vez mais frequente para os betabloqueadores, em razão dos sucessos terapêuticos relatados na literatura. É interessante ressaltar que o mecanismo de ação dessas substâncias no tratamento dos estados ansiosos parece ser periférico, desde que os betabloqueadores hidrossolúveis também são eficientes. Na esquizofrenia, contudo, é essencial que os betabloqueadores sejam lipossolúveis para que haja efeito terapêutico.

No setor da endocrinologia, os betabloqueadores se aplicam especialmente no tratamento das manifestações do hipertireoidismo.

No prolapso da válvula mitral associado a precordialgia e a arritmias, os betabloqueadores produzem grande alívio sintomático. Ainda na área cardiológica, recomendam-se altas doses de betabloqueadores (400 mg de propranolol) a pacientes com a síndrome de QT longo para a prevenção de arritmias cardíacas graves.

Uma publicação que abalou conceitos relativos ao uso de betabloqueadores em terapêutica foi a de Waagstein e colaboradores, em 1975. Esse autor relatou efeitos benéficos do practolol em sete pacientes portadores de miocardiopatia congestiva com insuficiência cardíaca. A melhora obtida foi atribuída, ao menos em parte, à redução da frequência cardíaca. Enquanto os meios cardiológicos ainda se mostravam surpresos com tais achados, o mesmo autor voltou a publicar, em colaboração com Swedberg, em 1980: "Efeitos adversos da retirada de betabloqueadores em pacientes com miocardiopatia congestiva."

Recentemente, Lebrec e Bernuau relataram a eficácia do propranolol na prevenção das recidivas de hemorragia por hipertensão porta.

Todas essas indicações ilustraram a magnitude do potencial terapêutico dos betabloqueadores e as intricadas relações entre suas ações farmacológicas e a fisiopatologia de inúmeras doenças.

REAÇÕES ADVERSAS

Para melhor entendimento das reações adversas causadas pelos betabloqueadores, elas serão divididas conforme seu mecanismo de produção.

Efeitos colaterais devidos ao bloqueio beta-adrenérgico

Os efeitos colaterais aqui incluídos são decorrentes das ações farmacológicas dos betabloqueadores e, em sua maioria, podem ser evitados pela seleção adequada dos pacientes e pelo emprego de doses convenientes. Já foram discutidos no decorrer deste capítulo, mas, por sua importância, devem ser novamente mencionados: insuficiência cardíaca, bloqueio atrioventricular, vasoconstrição periférica, broncoespasmo, diarreia, bradicardia, hipoglicemia e hipotensão.

Efeitos colaterais diretamente ligados ao bloqueio beta-adrenérgico

Os betabloqueadores com ASI têm maior probabilidade de causar efeitos indesejáveis em pacientes hipersensíveis às catecolaminas, como no caso dos portadores de hipertireoidismo. Além disso, a ação agonista parcial tem sido responsabilizada por insônia, pesadelos e espasmos musculares, mas esses dados ainda estão sujeitos a controvérsias.

Depressão, sonolência e alucinações são reações adversas dos betabloqueadores lipossolúveis, o que indica o sistema central nervoso como o provável local de ação responsável por esses efeitos infrequentes.

Quando os betabloqueadores provocam reações cutâneas, habitualmente elas são do tipo eritematoso, aparecem cerca de 48 horas após o início do tratamento e podem ou não se acompanhar de prurido. Não está definitivamente estabelecido se os betabloqueadores podem exacerbar a psoríase.

Síndrome do practolol

Motivou a retirada dessa betabloqueador do mercado farmacêutico. A síndrome do practolol é caracterizada por alterações oculares, manifestações cutâneas e por graves polisserosites, sendo o peritônio o mais frequentemente acometido.

Incidência de efeitos colaterais

No Boston Collaborative Drug Surveillance Program, 25 reações adversas foram registradas em 260 pacientes hospitalizados. Oito desses efeitos foram considerados sérios: três casos de bradicardia acentuada com choque, três de edema pulmonar, um de bloqueio atrioventricular total e um de bradicardia grave com angina de peito. Não se registraram óbitos. Esses dados ilustram a boa margem de segurança para o uso dos betabloqueadores.

Excluindo-se pacientes com descompensação cardíaca, asma brônquica e bloqueio atrioventricular de grau avançado, a incidência de efeitos colaterais devidos aos betabloqueadores é de aproximadamente 5%, o que os inclui na categoria de drogas bem toleradas.

Interrupção da terapêutica com betabloqueadores

Tem-se relatado que a suspensão abrupta de terapêutica com betabloqueadores em coronariopatias pode precipitar crises de angina de peito, arritmias graves, e, ocasionalmente, provocar infarto agudo do miocárdio. Em vista disso, quando se fizer necessária a interrupção de betabloqueadores em pacientes com coronariopatias, parece aconselhável que seja feita gradualmente.

Possíveis efeitos dos betabloqueadores de significado clínico ainda incerto

Alguns efeitos farmacológicos dos betabloqueadores têm sido relatados na literatura sem que se tenha ainda estabelecido seu real significado clínico:

Inibição da	– eosinopenia induzida por adrenalina;
	– agregação plaquetária;
	– síntese de progesterona durante gravidez humana;
	– mobilização das gorduras;
Aumento da	– concentração do hormônio somatotrófico;
Diminuição do	– fluxo lacrimal.

Princípios gerais para a prescrição de betabloqueadores

Em pacientes com diminuição de reserva cardíaca, doença pulmonar obstrutiva ou diabete melito dependente de insulina, a administração de betabloqueadores deve ser feita com extrema cautela. Nas últimas duas situações, uma droga cardiosseletiva será preferível, lembrando sempre de que a cardiosseletividade é uma propriedade que se perde à medida que se aumentam as doses. Pacientes com insuficiência cardíaca franca não devem receber betabloqueadores, embora a situação possa ser reconsiderada a partir da compensação com digitálicos e diuréticos. Aos indivíduos com bradicardia que necessitem de betabloqueadores administrar-se-ão drogas com ASI, como o pindolol, o oxprenolol e o acebutolol. Durante o repouso, como se viu, esses betabloqueadores pouco alteram a frequência cardíaca.

DROGAS QUE REDUZEM A FUNÇÃO DO NEURÔNIO ADRENÉRGICO

As drogas a serem aqui estudadas possuem a característica comum de diminuírem a função dos terminais adrenérgicos, independentemente do mecanismo de ação. Serão discutidos os aspectos farmacológicos mais importantes da reserpina, guanetidina, debrisoquina, metildopa, clonidina, guanabenz e guanfacina (Fig. 30.21).

Reserpina

A reserpina é um dos alcaloides da *Rauwollfia serpentina*, historicamente os primeiros agentes farmacológicos capazes de reduzir a função sináptica. Esses alcaloides já eram conhecidos da medicina hindu há séculos e foram introduzidos no Ocidente para o tratamento de doenças mentais em 1950. A reserpina é o alcaloide mais utilizado, por ser o mais ativo.

MECANISMO DE AÇÃO

A reserpina causa depleção de catecolaminas das fibras simpáticas pós-ganglionares e da medula das adrenais; a adrenalina, a noradrenalina e a serotonina se reduzem também no sistema nervoso central, pela ação da reserpina.

O efeito anti-hipertensivo da reserpina se deve fundamentalmente à depleção periférica de catecolaminas, embora se discuta uma ação hipotensora de ação central.

A reserpina impede a passagem de NA do axoplasma para o interior da vesícula de estocagem através da inibição do sistema ATP-Mg (Fig. 30.2). A NA no citoplasma é então metabolizada pelo MAO, o que leva a uma redução da função simpática. Os efeitos hemodinâmicos resultantes são dependentes do grau de depleção de NA. Assim, doses elevadas podem causar hipotensão ortostática, e doses pequenas produzem efeito anti-hipertensivo discreto.

FARMACOCINÉTICA

A reserpina é bem absorvida por via oral e, em decorrência de sua ação cumulativa, requer de 2 a 3 semanas para exibir o efeito anti-hipertensivo máximo. Não há correlação entre os níveis plasmáticos e o efeito terapêutico. São necessários cerca de 21 dias para que a reserpina seja totalmente eliminada do organismo.

USOS CLÍNICOS

Para o tratamento de hipertensos em regime ambulatorial, as doses iniciais variam de 0,25 a 0,5 mg diariamente, por 7 dias. A seguir, usam-se doses de manutenção entre 0,1 e 0,25 mg diários. A administração parenteral da reserpina causa acentuada obnubilação e pode dificultar a avaliação das funções neurológicas. Por esse motivo, em urgências hipertensivas em que o acidente vascular encefálico seja uma iminência ou uma condição já instalada, a reserpina não deve ser usada. Quando houver indicação, a dose intramuscular é de 1 a 2,5 mg, e o efeito anti-hipertensivo máximo ocorre após 1 a 3 horas. Não há vantagens em utilizar-se a via intravenosa.

REAÇÕES ADVERSAS E INTERAÇÕES MEDICAMENTOSAS

Há casos tão graves de depressão induzida pela reserpina que podem levar ao suicídio, não se devendo, por isso, administrar a droga em pacientes com história de distúrbios depressivos. A reserpina aumenta a acidez gástrica e, portanto, deve ser utilizada com cautela em portadores de úlcera péptica. Outros efeitos colaterais comuns com o uso da reserpina incluem obstrução nasal, diarreia, impotência sexual, pesadelos e aumento de peso. Discute-se se esse último paraefeito se deve a uma ação anabolizante, ao aumento do apetite ou à redução do metabolismo basal.

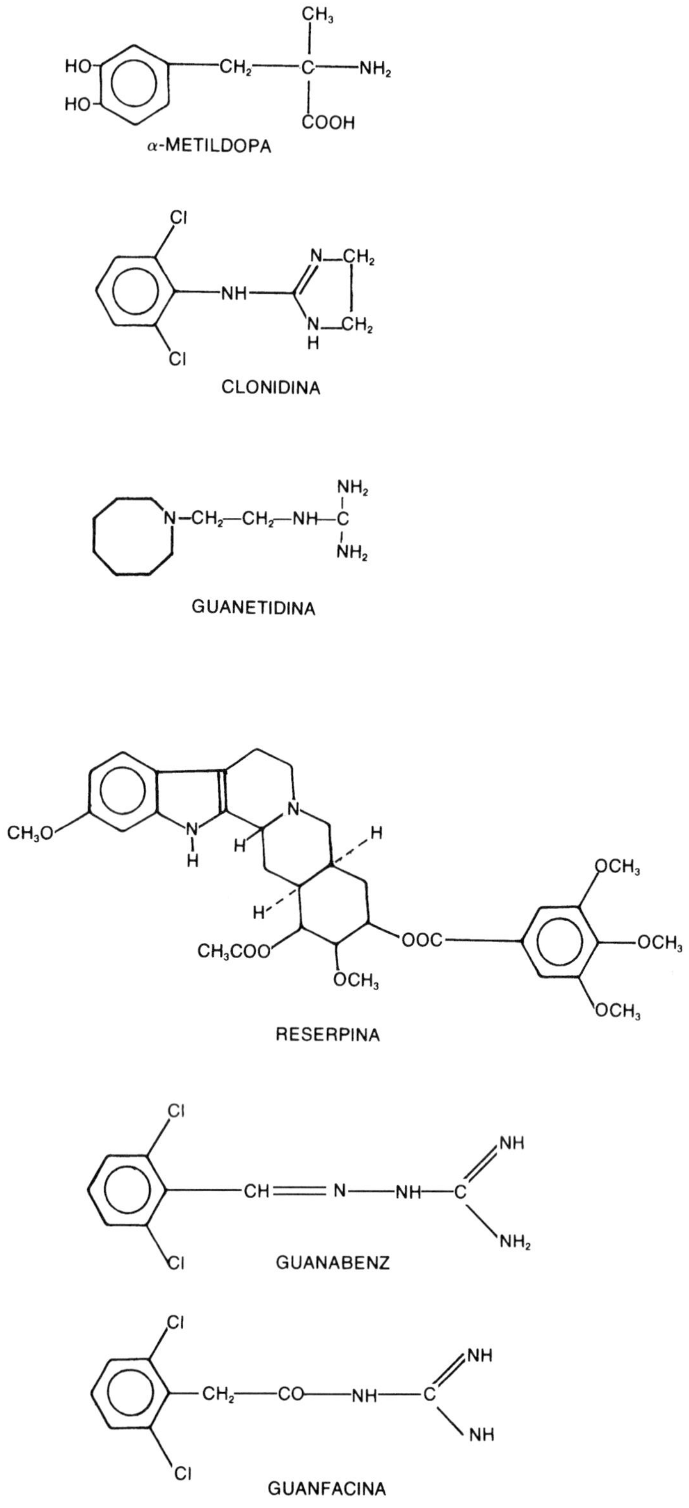

Fig. 30.21 Estrutura química das principais drogas que reduzem a função do neurônio adrenérgico.

Um estudo retrospectivo, do Boston Collaborative Drug Surveillance Program, publicado em 1974, sugeriu que a reserpina pode aumentar em 3 vezes a incidência do câncer de mama na mulher. O significado clínico desse achado tem sido alvo de debates.

O efeito da reserpina na hipertensão arterial é acentuado pelo uso de diuréticos. Crises hipertensivas podem ocorrer em pacientes sob efeito de inibidores da MAO. Pelo exposto quando se tratou do mecanismo de ação, pode-se deduzir que a reserpina reduz os efeitos das aminas de ação indireta.

PREPARAÇÕES

A reserpina está disponível no mercado farmacêutico com o nome comercial de Serpasol, em comprimidos de 0,1 a 0,2 e 1 mg e em ampolas de 1 e 2,5 mg.

Guanetidina

O efeito anti-hipertensivo da guanetidina foi inicialmente relatado por Maxwell, em 1960, em cães anestesiados. É uma das drogas mais potentes para a terapêutica da hipertensão arterial, e está indicada particularmente nas formas graves.

MECANISMO DE AÇÃO

A guanetidina deve seus efeitos a uma inibição dos neurônios simpáticos pós-ganglionares. Ela é ativamente transportada para dentro da fibra adrenérgica pela bomba de recaptação de aminas (Fig. 30.2). Uma vez no citoplasma, a guanetidina penetra nas vesículas de estocagem, desloca a NA e aí permanece. O deslocamento da NA é seguido de liberação da catecolamina, o que pode causar elevação inicial dos níveis pressóricos quando se começa o tratamento com altas doses de guanetidina. Do interior da vesícula, substituindo a NA, a guanetidina pode ser liberada e fazer o papel de "falso transmissor", mas esse mecanismo não parece ser o principal responsável por seus efeitos; o que realmente importa é a depleção de NA do terminal adrenérgico.

Como seria esperado, a guanetidina inibe os efeitos das aminas de ação indireta e também torna os receptores hipersensíveis à administração de noradrenalina ou adrenalina. Esse efeito se deve à "sensibilização por desnervação".

Diferentemente da reserpina, a guanetidina tem pouco poder de penetração pela barreira hematoencefálica, não havendo, por isso, depleção de monoaminas no cérebro. As catecolaminas da medula das adrenais são também pouco afetadas.

Os efeitos hemodinâmicos da guanetidina devem-se inteiramente à sua ação nos terminais adrenérgicos. Assim, o efeito anti-hipertensivo é muito mais acentuado na posição ortostática. Há redução da pressão sanguínea durante o exercício físico; a frequência e o débito cardíacos se reduzem; também o fluxo sanguíneo renal e a taxa de filtração glomerular diminuem pela ação da guanetidina.

USOS CLÍNICOS

A guanetidina encontra indicação no tratamento das formas graves de hipertensão arterial, geralmente em associação com um diurético. Em casos resistentes, outros hipotensores podem ser usados concomitantemente.

A guanetidina é utilizada por via oral e pode ser eficaz em doses que variam de 10 a 400 mg diários. Como se trata de droga de efeito cumulativo, a dose inicial, para a maioria dos pacientes, é de 10 mg ao dia, fazendo-se adições a cada 7 dias até que se obtenha o efeito desejado. Os ajustes de dosagem devem basear-se sempre na medida da pressão arterial com o paciente em posição ortostática. Pacientes hospitalizados podem receber doses iniciais maiores. A guanetidina requer cerca de 2 a 3 semanas para ser completamente eliminada do organismo.

O aumento de volemia pode antagonizar parcialmente o efeito hipotensor da guanetidina, motivo pelo qual o uso concomitante de diuréticos se faz necessário. Outro mecanismo capaz de produzir refratariedade ao tratamento é a hipersensibilidade do receptor alfa pós-sináptico às catecolaminas endógenas; nesse caso, a adição de um alfabloqueador pode restaurar a eficácia da terapêutica.

REAÇÕES ADVERSAS E INTERAÇÕES MEDICAMENTOSAS

A grande maioria dos pacientes que usam guanetidina apresenta hipotensão ortostática, geralmente mais acentuada no período da manhã. A atenuação da função sináptica sem concomitante redução da atividade parassimpática é responsável por diarreia em grande parte dos pacientes. Pode ser aliviada pelos anticolinérgicos. A fadiga é uma queixa comum e está inicialmente relacionada com a hipotensão. Ocasionalmente se observa hiperestesia das parótidas, acompanhada ou não de intumescimento das glândulas. O efeito colateral mais incomodativo em pacientes do sexo masculino é a ejaculação retrógrada causada pela guanetidina. É motivo frequente de abandono do tratamento.

Há interações medicamentosas que devem ser consideradas quando se utiliza a guanetidina; os antidepressivos tricíclicos inibem os efeitos desse hipotensor porque bloqueiam seu mecanismo de transporte para o interior da fibra adrenérgica; a noradrenalina, a adrenalina e a dopamina podem causar efeitos exagerados porque atuam em receptor pós-sináptico hipersensível. Por esse motivo, a guanetidina é contraindicada em pacientes com feocromocitoma.

PREPARAÇÕES

A guanetidina está comercializada com o nome de Ismelina, em comprimidos de 10 e 25 mg.

Debrisoquina

Tem mecanismo de ação igual ao da guanetidina, e eficácia comparável. A debrisoquina, entretanto, apresenta um início de ação de aproximadamente 12 horas, o que permite um ajuste mais rápido de dosagem. As doses variam de 10 a 400 mg diários. A droga está comercializada com o nome de Declinax, em comprimidos de 10 e 20 mg.

α-Metildopa

Em 1960, descreveu-se a ação da α-metildopa pela primeira vez, quando era empregada na tentativa de inibir a descarboxilase para reduzir a produção de serotonina em portadores de tumores carcinoides. Estudos subsequentes demonstraram a eficácia anti-hipertensiva da α-metildopa.

MECANISMO DE AÇÃO

A base principal para a redução da pressão causada pela α-metildopa parece ser sua conversão em alfametilnoradrenalina no sistema nervoso central. Esse metabólito exerce uma ação inibidora sobre o tônus simpático por estímulo alfa-adrenérgico central.

São as seguintes as provas farmacológicas que falam a favor desse mecanismo:

a. A administração direta da metildopa nas artérias vertebrais do gato reduz a pressão arterial em doses que são ineficazes por via intravenosa;
b. Por ser um aminoácido, a metildopa atravessa a barreira hematoencefálica, enquanto a metildopamina não o faz; a administração parenteral da metildopa não reduz a pressão arterial;
c. A inibição da dopa descarboxilase no encéfalo abole o efeito hipotensor da metildopa, o que leva à suposição de que sua ação se deve a metabólito descarboxilado. Por outro lado, a inibição periférica da descarboxilase não interfere na eficácia anti-hipertensiva da metildopa;
d. A inibição da dopamina beta-hidroxilase bloqueia o efeito hipotensor da metildopa e sugere que a alfametilnoradrenalina é o metabólito ativo;
e. A administração central de metildopa produz resposta hipotensora que é antagonizada pela inibição da dopamina beta-hidroxilase;
f. A injeção de alfametilnoradrenalina diretamente no sistema nervoso central produz queda da pressão arterial que pode ser antagonizada por alfabloqueadores.

Em resumo, esses estudos apontam a alfametilnoradrenalina, um metabólito da α-metildopa, como o responsável pela ação hipotensora. Essa, ao que tudo indica, decorre do estímulo alfa-adrenérgico direto nos centros vasomotores do sistema nervoso central. É atraente a hipótese de que a alfametilnoradrenalina atuaria em receptores alfa pré-sinápticos, reduzindo a neurotransmissão adrenérgica, tanto no sistema nervoso central quanto na periferia.

USOS CLÍNICOS

A administração oral de 0,5 a 3 g de metildopa, em 2 ou 3 tomadas ao dia, reduz a pressão arterial de mais de 60% de pacientes hipertensos. O efeito máximo ocorre 4 a 6 horas após a administração, dura até 24 horas, mas é discreto após 12 horas. O uso concomitante de diuréticos aumenta a eficácia da metildopa.

A ação hipotensora da metildopa se deve principalmente à redução da resistência periférica total. A função renal é mantida ou aumentada, provavelmente por vasodilatação das arteríolas aferentes. Alguns autores têm atribuído essa vasodilatação renal a um efeito dopaminérgico.

REAÇÕES ADVERSAS

As queixas mais comuns dos pacientes em uso de metildopa são sonolências, tonturas, xerostomia e congestão nasal. A incidência de sedação é alta, principalmente no início do tratamento, mas tende a declinar com o prosseguimento da terapêutica. A redução da libido é outro efeito colateral frequente e, em homens, pode ser causa de abandono do tratamento. Retenção hidrossalina, de mecanismo desconhecido, ocorre com frequência, exigindo o uso de diuréticos. Febre de até 40°C induzida pela metildopa já foi relatada e apresenta uma incidência em torno de 1%. A febre geralmente se inicia 2 semanas após o início do tratamento e se acompanha de calafrios, simulando infecção. Hepatotoxicidade reversível pode ser causada pela metildopa, caracterizando-se por elevação dos níveis de transaminases e de fosfatase alcalina. Raramente ocorre galactorreia, provavelmente relacionada com a ação da metildopa sobre os níveis de dopamina cerebral. Em 5% a 10% dos pacientes em uso de metildopa surge depressão, que pode exigir a interrupção da terapêutica. Outras indicações para a interrupção da metildopa são a anemia hemolítica e a hepatite, que são bastante raras.

Embora em menor grau do que com a guanetidina, a metildopa também provoca hipotensão postural; o ajuste de doses deve, portanto, basear-se nos níveis pressóricos obtidos com o paciente em posição ortostática.

PREPARAÇÕES

A metildopa é comercializada com o nome de Aldomet, em comprimidos de 250 a 500 mg, para uso oral.

Clonidina

A clonidina é um derivado imidazólico sintetizado em 1962, quando se estudavam drogas descongestionantes nasais. Efetivamente, como se verá, a clonidina possui ações vasconstritoras setoriais, porém seu principal efeito é o de reduzir a pressão arterial.

MECANISMO DE AÇÃO

A clonidina é um antagonista alfa-adrenérgico com ação predominantemente em receptores pré-simpáticos; na periferia, o estímulo alfa-2 seria responsável pela sua ação hipotensora. Entretanto, embora lógica, essa hipótese ainda necessita de comprovação. O mecanismo de ação da clonidina mais aceito atualmente é o do estímulo alfa-adrenérgico no sistema nervoso central, em nível de centros vasomotores, com redução dos impulsos simpáticos à periferia. Como se observa, esse mecanismo de ação é o mesmo proposto para o metabólito da metildopa, a alfametilnoradrenalina. Talvez em consequência da semelhança do mecanismo de ação, a clonidina tem ações farmacológicas comparáveis às da metildopa.

USOS CLÍNICOS

A maioria dos pacientes hipertensos responde a doses inferiores a 900 μg diários de clonidina. As doses médias variam de 150 a 600 μg por dia, em duas tomadas. Como acontece com a metildopa, a clonidina produz maior redução da pressão arterial em posição ortostática do que em decúbito. O uso associado de diuréticos potencializa o efeito hipotensor da clonidina e previne a retenção hidrossalina que ela provoca.

Além de sua eficácia anti-hipertensiva, a clonidina tem sido usada em doses baixas (75 a 150 μg) para a profilaxia da enxaqueca. Nessas doses, observa-se inicialmente um efeito agonista em receptores adrenérgicos pós-sinápticos, com constrição predominante de vasos cutâneos. Por essa razão, a clonidina foi também proposta para alívio sintomático do *flush* de mulheres na menopausa.

REAÇÕES ADVERSAS

Sedação e xerostomia ocorrem na grande maioria dos pacientes no início da terapêutica, mas tendem a desaparecer com a continuação do tratamento. Impotência sexual é queixa relativamente comum no homem, mas sua incidência parece ser menor do que a que se observa com a metildopa. Hipotensão ortostática acentuada, que torna obrigatória a redução das doses, ocorre em cerca de 4% dos pacientes.

Um fenômeno que merece ênfase por sua importância clínica, relacionada com a terapêutica com clonidina, é a possibilidade da hipertensão de rebote, isto é, a elevação brusca da pressão arterial quando se suspende a droga abruptamente. Recomenda-se, por isso, que os pacientes que necessitem de interrupção do tratamento com clonidina não o façam sem supervisão do médico, que deve orientar uma retirada gradual da droga.

PREPARAÇÕES

Há duas preparações comerciais de clonidina no Brasil: Atensina e Catapresan, ambas em comprimidos de 150 g, para uso geral.

Guanfacina e guanabenz

Essas duas drogas pertencem ao grande número de substâncias genericamente denominadas guanidinas (Fig. 30.21). Têm a propriedade de reduzir a pressão arterial, e o seu mecanismo de ação, basicamente, é o estímulo alfa-adrenérgico no sistema nervoso central, o que as torna comparáveis à clonidina e à metildopa. O guanabenz está comercializado em comprimidos de 4 mg (Lisapres e Tenelid), usado na dose de 4 a 6 mg ao dia.

REFERÊNCIAS BIBLIOGRÁFICAS

1. ABLAD, B. *et al.* A survey of the pharmacological properties of metoprolol in animal and man. *Acta Pharmacologica et Toxicologica, X 36*, Suppl. 5: 7-23, 1975.
2. AHLQUIST, R.P. A study of the adrenotropic receptors. *Am. J. Physiol., 153*: 586-600 1948.
3. ALLWOOD, M.J.; COBBOLD A.F. and GINSBERG, J. Peripheral vascular effects of norepinephrine, epinephrine and isoproterenol. *Brit. Med. Bull., 19*: 132, 1963.
4. ALPS B.J. *et al.* Indoramin. *J. Pharm Pharmac., 23*: 678, 1971.
5. ANDERSSON, K. E. Aspects of the pharmacology of beta-adrenoceptor agonists and antagonists. *Acta Anaesth. Scand.,* Suppl. 76: 12-19, 1982.
6. ASSEM, E. S.K. and SCHILD, H. O. Inhibition by sympathomimetic amines of histamine release induced by antigen in passively sensitized human lung. *Nature, 224*: 1028-1029, 1969.
7. ATALLAH, A. *et al.* Radioimunoassay of PGA. *Circ. Res., 33:* 696, 1973.
8. ATHOS, W.J.; McHUGH B.P. *et al.* Effects of guanathidine on the adrenal medulla. *J. Pharmacol. Exp. Ther., 137*: 229, 1962.
9. ATSMON, A. Propranolol therapy helps some patients with mental disorders. *JAMA, 224*: 173, 1973.
10. AWAN, N. Simpósio Interamericano de Hipertensão Arterial. São Paulo, agosto, 1982.
11. BALLA, J.I. Treatment of essential tremor with propranolol. *Lancet, 1*: 205, 1973.
12. BARGER, G. and DALE H.H. Chemical structure and sympathomimetic action of amines. *J. Physiol.* (London), *41*: 19-59, 1910.
13. BETA-BLOCKER HEART ATTACK TRIAL RESEARCH GROUP. A randomized trial of propranolol in patients with acute myocardial infarction: I-Mortality results. *JAMA, 247*: 1707-1714, 1982.
14. BHAGAT, B., BOVELL, G. and ROBINSON I. M. Influence of cocaine on the uptake of H^{3-} norepinephrine and on the response of isolated guinea pig atria to sympathomimetic amines. *J. Pharmacol. Exp. Ther., 155:*472-478, 1967.
15. BLACK, J.W. and STEPHENSON, J.S. Pharmacology of a new adrenergic beta receptor blocking compound (nethalide). *Lancet, 2*: 311, 1962.
16. BLASCHKO, H. The specific action of l-dopa carboxylase. *In:* Goodman and Gilman. *The Pharmacological Basis of Therapeutics.* 9th ed. Macmillan, 1996.
17. BONN, J.A. *et al.* Beta adrenergic receptor blockade with practolol in treatment of anxiety. *Lancet, 1*: 814, 1972.
18. BORGENSEN, S.E., NIELSEN, J.L. and MOLLER, C.E. Prophylactic treatment of migraine with propranolol. *Acta Neurol. Scand., 50*: 651, 1974.
19. BOSTON COLLABORATIVE DRUG SURVEILLANCE PROGRAM. Reserpine in breast cancer. *Lancet, 2*: 669, 1974.
20. BROGDEN, R.N. *et al.* Nomifensine: a review of its pharmacological properties and efficacy in depressive illness. *Drugs, 18*: 1-24, 1979.
21. BUHLER, F.R. *et al.* Propranolol inhibition of renine secretion. *New Engl. J. Med., 287*: 1209, 1972.
22. CARLSSON, A. Pharmacology of the sympathetic nervous system. *In*: GROSS, F. (ed.). *Antihypertensive Therapy, Principles and Practice, International Symposium,* Springer-Verlag, New York, 1966. p. 5.
23. CLARK, B.J. Beta-adrenoceptor-blocking agents: are pharmacologic differences relevant? *Am. J. Heart, 104*: 34-344, 1982.
24. CLAYDEN, J.R. Effect of clonidine on menopausal flushing. *Lancet, 2*: 361, 1972.
25. CONOLLY, M.E., KERSTING, F. and DOLLEERY, C.T. The clinical pharmacology of beta-adrenoceptor blocking drugs. *Progr. Cardiovasc. Dis., 19*: 203, 1976.
26. CONSTANTINE, J.W. *et al.* Analysis of the hypotensive action of prazosin. *In*: ONESTI, G. *Hypertension: Mechanism and Management.* Grune and Stratton, New York, 1973.

27. CRUICKSHANK, J.M., NEILL-DWYER, G., BARTLETT, J. and McAINSH, J. Beta blockers and the blood-brain barrier. *Primary Cardiol. Suppl., 1*:34-37, 1980.
28. DALE, H.H. On some physiological actions of ergot. *J. Physiol.* (London), *34*: 163-206, 1906.
29. DESCH, C. E. et al. Development of pharmacodynamic tolerance to prazosin in congestive heart failure. *The American Journal of Cardiology, 44*: 1178-82, 1979.
30. EDELEANO, L. Übereinige Derivate Der Phenyl-metachryisaure Der Phenylisobutersaure. *In*: SOLLERO, L. *Farmacodependência.* Ed. Agir, p. 60, 1979.
31. EDITORIAL. New drug for schizophrenia? *Brit. Med. J., 4*: 614, 1974.
32. FISCHER, J.E., KOPIN, I.J. and AXELROD, J. Evidence for extraneuronal binding of norepinephrine. *J. Pharmacol. Exp. Ther., 147*: 181-185, 1965.
33. FLEISCH, J.H. Age-related decrease in beta adrenoceptor activity of the cardiovascular system. *TIPS,* 337-339, Dec. 1981.
34. GAFFNEY, T.E. et al. The multiple sites of action of methyldopa. *In*: ONESTI, G., KIM, K.E. and MOYER, J.H. (eds.). *Hypertension: Mechanism and Management.* Grune & Stratton, New York, 1973. p. 289.
35. GOLDBERG, L.I. Dopamine clinical uses of an endogenous catecholamine. *New Engl. J. Med., 291*: 707-12, 1974.
36. GREENBLATT, D.J. and KOCH-WESER, J. Adverse reaction to propranolol in hospitalized medical patients; report from Boston Collaborative Drug Surveillance Program. *Amer. Heart J., 86*: 478, 1973.
37. HARTUNG, W.H. Epinephrine and related compounds: influence of structure on physiologic activity. *Chem. Rev., 9*: 389-465, 1930.
38. HEDLUND, W.H. et al. Effects of prazosin in patients with prostatic benign obstruction. *The Journal of Urology, 130,* 2: 275-278, 1983.
39. HENNING, M. and ZWIETEN, P.A. Central hypotensive effect of alpha methyldopa. *J. Pharm. Pharmacol., 20:* 409, 1968.
40. HJALMARSON, A., HERLITZ, J. et al. Effect on mortality of metapronolol in acute myocardial infarction: a double-blind randomized trial. *Lancet, 2*: 283-27, 1981.
41. ISAAC, L. Clonidine in the central nervous system: site and mechanism of hypotensive action. *J. Cardiovasc. Pharmacol.* 2 (Suppl. 1): 5-19, 1980.
42. JEFFERSON, J.W. Betadrenergic receptor blocking drug in psychiatry. *Arch. Ge. Psychiat., 31*: 681, 1974.
43. JOHNSON, E.S. Indoramin in the treatment of arterial hypertension. *In: Arterial Hypertension.* Velasko, Proceedings of 1st Symposium, Amsterdam, p. 107, 1977.
44. KLINE, N.S. Clinical experieneee with iproniazid ("Marsilid"). *J. Clin. and Exper. Psypathol., 19.* (Suppl. 1): 72, 1958.
45. KONZETT, H. Neue Broncholytische Hochwirksame Körper der Adrelin. *Naunyn Schmiedebergs Arch. Exp. Pharmakol. Pathol.,197*: 27-40 1940.
46. LAFONTAN, M. and BERLAN M. Alpha adrenergic receptors and the regulation of lipolysis tissue. *TIPS,* 126-128, May, 1981.
47. LANDS, A.M. et al. Differentiation of receptor system activated by sympathomimetic amines. *Nature, 214*: 597, 1967.
48. LEBREC, D. and BERNUAU, J. Eficácia do propranolol na prevenção das recidivas de hemorragias por hipotensão porta. *La Press Médicale,* edição brasileira, julho/agosto/setembro, 1983.
49. LECLERC, C., RUOUT, B., VELLTY, J. and SCWARTZ. J. Beta adrenergic receptor subtypes. *TIPS,* 18-20 Jan, 1981.
50. LEIER, C.B. and UNVERFETH, D.V. Dobutamine. *Annals of Internal Medicine, 99*: 490-96, 1983.
51. LEVIT, M. et al. Elucidation of the rate-limiting step in norepinephrine byosinthesis in the perfused guinea pig heart. *J. Pharmacol. Exp. Ther., 148*: 1, 1965.
52. LOCKETT, M. Dangerous effects of isoprenaline in myocardial failure. *Lancet, 2*: 104-106, 1965.
53. LOUIS, W.J., McNEIL, J.J. et al. Beta-adrenoceptor-blocking drugs: current status and the significance of partial activity. *The American Journal of Cardiology, 52*: 104-107, 1983.
54. LYDTIN, H. Beta-Rezeptorenblocker. *Erg. Inn. Med. Kinderheik, 30*: 96, 1970.
55. MASON, D.T. et al. Tratamento da insuficiência cardíaca congestiva aguda e crônica com vasodilatador. *Rev. Bras. Méd., 24*: 1983.
56. MAXWELL, R.A. et al. Pharmacology of (20octahydro-1-azocinyl)-ethyl-guanine sulfate (SU5864). *J. Pharmacol. Exp. Ther., 128*: 22, 1960.
57. MIZIARA, L.J. Aspectos do abuso de drogas na região do Triângulo Mineiro: estudo de 200 casos. Anais do Simpósio Sobre Toxicomanias. UFU, nov. 1984.
58. MIZIARA, L.J., ZORZO, D.O., SILVA, E.E.R. Avaliação do cloridrato de imidazolina (clonidina) isoladamente ou em associação com a hidroclorotiazida em pacientes hipertensos de ambulatórios. *Arq. Bras. Cardiol., 26*: 57-61, 1973.
59. MORALES AGUILERA, A. and VAUGHAN-WILLIAMS, E.M. The effects on cardiac muscle of beta-receptor antagonists in relation to their activity as local anaesthetics. *British Journal of Pharmacology, 24*: 332-338, 1965.
60. MORAN, N.V. and PERKINS, M.E. Adrenergic blockade of the mammalian heart by a dichloroanalogue of isoproterenol. *J. Pharmacol. Exp. Ther., 124*: 223, 1958.
61. NORWEGIAN MULTICENTER STUDY GROUP. Timolol-induced reduction in mortality and re-infarction in patients surviving acute myocardial infarction. *N. Engl. J. Med., 304*: 801-807, 1981.
62. OLIVER, G. and SCHAFFER, E. A. The physiological effects of extracts of the suprarenal capsules. *In*: *Drill's Pharmacology in Medicine.* 3rd ed. McGraw-Hill, p. 463, 1965.
63. ORLOFF, J. Discussion in effect of PGE osmotic water diuresis. *N. Y. Acad. Sci., 180*: 275, 1971.
64. POWELL, C.E. and SLATER, I. H. Blocking of inhibitory adrenergic receptors by a dichloroanalogue of isoproterenol. *J. Pharmacol. Exp. Ther., 122*: 480, 1958.
65. PRICHARD, B.N.C. and GILLAM, P.M.S. Treatment of hypertension with propranolol. *Brit. Med. J., 1*: 7, 1969.
66. RAITIERI, M. et al. Differential binding of antidepressants to noradrenalin and serotonin transport sites in central nerve endings. *Eur. J. Pharmacol., 57*: 407-416, 1979.
67. RANDALL, W. Prazosin. Personal Communication to Scribine, A. *In*: A. SCRIBINE, *Pharmacology of Anti-hypertensive Drugs.* Raven Press, p. 153, 1980.
68. ROBISON, G. A., BUTCHER, R.W. and SUTHERLAND, E.W. Adenyl cyclase as an adrenergic receptor. *Ann. N. Y. Acad. Sci., 139*: 703, 1967.
69. SCRIBINE A. et al. Central vs. peripheral cardiovascular effects of clonidine. Abstracts. 6th International Congress of Pharmacology. Helsink, Finland, 1975. p. 549.
70. SHAFAR, J.E., TALLETT, E.R. and KNOWLSON, P.A. Evaluation of clonidine in prophylaxis of migraine. Double-blind trial and follow-up. *Lancet,* 1: 403, 1972.
71. SHAND, D.B., MORTON, B.H. and OATES, J.A. The release of guanethidine and bethanidine by splanchnic stimulation: quantitative evolution showing dissociation from adrenergic blockade. *J. Pharmacol. Exp. Ther., 184*: 73, 1973.
72. STUME, K.O. and OVERLACK, A. Evaluation of long-term treatment of essential hypertension with guanfacine (BS100-141). *In: Proceedings of the Estulic Symposium,* May, 17 and 18, Basle, Switzerland, 1979.
73. SWEDBERG, K., HALMARSON, A., WAAGSTEIN, F. and WALLENTIN I. Adverse effects of beta-blockade withdrawal in patients with congestive cardiomyopathy. *Brit. Heart. J., 44*: 134-42, 1980.
74. TAYLOR, S.H., SILKE, B., EBBVUTT, A. et al. A long-term prevention with oxprenolol in coronary heart disease. *N. Engl. J. Med., 307*: 1293-1302, 1982.
75. THORPE, J.A.C. Effect of propranolol on the lower oesophageal sphincter in man. *Current Medical Research and Opinion, 7*: 2, 1980.
76. TURI, Z.G. and BRAUNWALD, E. The use of beta-blockers after myocardial infarction. *JAMA, 249*: 2512-1516, 1983.
77. TUTTLE, R.R. and MILLS, J. Dobutamine: development of a new catecholamine to selective increase cardiac contractility. *Circ. Res., 36*: 185-196, 1975.
78. TYRER, P.J. Use of beta blocking drugs in Psychiatry and Neurology. *Drugs, 20*: 300-308, 1980.
79. VAN PRAAG, H.M. Neurotransmitters and central nervous system disease: depression. *Lancet, 4*: 1259-64, 1982.
80. VOGT, M. Neurotransmitters in central nervous system. *J. Physiol.* (London), *123*: 451-481, 1954.
81. WAAGSTEIN, F., HJALMARSON, A., VARNAUSKAS, E. and WALLENTIN, I. Effect of chronic beta adrenergic blockade in congestive cardiomyopathy. *Brit. Heart J., 3*: 1022, 1975.
82. WALKER, B.R., GECZY, M. and GOLD, J.A. A multicenter comparison of guanabenz and methyldopa in hypertension. *Clin. Pharmacol. Ther., 25*: 252 1979.
83. WANSBOROUGH, H. and NAKANISHI H. The effect of adrenergic receptor blocking drugs of human uterus. *J. Obstet. Gyneac. Brit. Cwlth., 75*: 189, 1968.
84. WILHELMSSON, C. and VEDIN, A. Beta blockers in ischemic heart disease. *The American Journal of Cardiology, 52*: 108-112, 1983.
85. WILHELMSSON, C. et al. Reduction of sudden deaths after myocardial infarction by treatment with alprenolol. *Lancet, 2*: 1157-60, 1974.
86. WOODS, P.B. An investigation of the comparative liposolubilities of beta adrenoceptor blocking agents. *J. Pharm. Pharmacol., 33*: 172-173, 1981.
87. WURTMAN, R.J. et al. Adrenocortical control of the biosynthesis of epinephrine and proteins in the adrenal medulla. *Pharmacol. Rev., 24*: 411-426, 1972.
88. ZELLER, A. A. and BARSKY, J. In vivo inhibition of liver and brain monoamine oxidase by 1-isonicotinyl-2-isopropyl-hydrazine. *Proc. Exp. Biol. and Med., 81*: 459, 1972.
89. ZIMMERMAN, T.J. and KAUFMAN, H.E. Timolol: a beta adrenergic blocking agent for the treatment of glaucoma. *Arch. Opthamol., 95*: 605, 1977.
90. ZIZ, A. P. and GOODWIN, F. K. Novel antidepressive and the biogenic amine hypothesis of depression. The case for iprindole and mianserin. *Archs. Gen. Psychiat., 36*: 1097, 1979.

31

Colinérgicos e Anticolinérgicos

Penildon Silva

As drogas que agem ao nível da sinapse colinérgica do SNA se subdividem em colinérgicos e anticolinérgicos.

COLINÉRGICOS

Os colinérgicos, também chamados colinomiméticos, parassimpatomiméticos ou estimulantes dos receptores colinérgicos do SNA, caracterizam-se pelos efeitos que produzem, semelhantes aos da acetilcolina. Os colinérgicos são classificados de acordo com dois critérios: (a) tipo de receptor, se muscarínico ou nicotínico; (b) de acordo com seu mecanismo de ação, se direto (ao nível do receptor) ou indireto (inibição da acetilcolinesterase). Desse modo, os colinérgicos podem ser organizados conforme o esquema a seguir:

DIRETOS: colinérgicos agonistas (estimulantes) dos receptores colinérgicos
- Colinérgicos diretos muscarínicos
- Ésteres da colina
    - acetilcolina
    - betanecol etc.
- Alcaloides
    - muscarina
    - pilocarpina
- Colinérgicos diretos nicotínicos
    - Gangliomiméticos (na sinapse ganglionar)
    - Neuromusculares (na placa mioneural, no músculo estriado)

INDIRETOS: colinérgicos que atuam como inibidores da colinesterase, também chamados anticolinesterásicos
- Reversíveis
    - Edrofônio, carbamatos
- Irreversíveis
    - Inseticidas organofosforados

COLINÉRGICOS DIRETOS OU AGONISTAS MUSCARÍNICOS

Os neurônios que têm como neurotransmissor a acetilcolina ou acetilcolina com outros cotransmissores são chamados colinérgicos.

Os neurônios colinérgicos são muito numerosos e se encontram nos seguintes locais:

- cérebro
- medula
- todos os neurônios pré-ganglionares do sistema nervoso autônomo
- todos os neurônios pós-ganglionares parassimpáticos
- neurônios pós-ganglionares simpáticos que inervam glândulas sudoríparas
- numerosos neurônios do sistema nervoso intestinal
- neurônios motores da placa mioneural dos músculos estriados

Neste capítulo, será focalizada a farmacologia das drogas que atuam nas sinapses colinérgicas do sistema nervoso autônomo.

Os locais da sinapse colinérgica nos quais as drogas colinérgicas e anticolinérgicas atuam predominantemente são os seguintes:

1. Atuação sobre transportador de colina na membrana plasmática do axônio
    - bloqueio pelo hemicolínio provoca redução de acetilcolina;
2. Liberação de acetilcolina
    - bloqueio por falta de Mg^{2+}, Ca^{2+}, excesso de Mg^{2+}, anestésicos locais, neurotoxina botulínica;
3. Receptores muscarínicos
    - ativação através de acetilcolina, muscarina;
    - bloqueio com o uso de atropina;
4. Receptores nicotínicos
    - ativação pela acetilcolina, nicotina, suxametônio;
    - bloqueio com tubocarina e hexametônio;
5. Acetilcolinesterase
    - bloqueio com fisostigmina e alquilfosfatos.

Os colinérgicos diretos se ligam aos receptores muscarínicos ou nicotínicos e os ativam e estimulam. Os colinérgicos indiretos inibem a ação da acetilcolinesterase, evitando a hidrólise da acetilcolina e promovendo o aumento da concentração desse neurotransmissor na fenda sináptica e nas sinapses neuroefetoras. Isso leva a um excesso de acetilcolina, que, ativando os colinoceptores, provoca resposta exagerada dos efetores glandulares, musculares e metabólicos.

Alguns inibidores da colinesterase ou anticolinesterásicos, que são colinérgicos indiretos, podem também exercer uma fraca atividade de ação direta, ativando colinoceptores musculares como, por exemplo, a neostigmina, do grupo dos carbamatos quaternários.

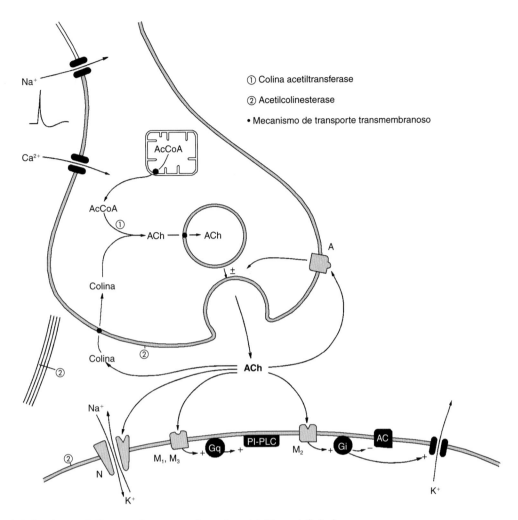

Fig. 31.1 Sinapse colinérgica. As setas indicam movimento, transformação metabólica ou influência.
+ Ativação
− Bloqueio
A acetilcolina (ACh) é sintetizada a partir da colina e da acetil coenzima A.
A célula pós-sináptica possui receptores muscarínicos dos tipos M_1 M_2 e M_3 e receptor nicotínico (N).
Os receptores M_1 e M_3 estimulam uma proteína G da família G, que se acopla à fosfolipase C (PI-PLC), que é específica do fosfatidil inositídio, e desencadeia a via do sistema efetor PEP_2.
Os receptores M_2 bloqueiam a adenilil ciclase através de uma proteína G da família G_i ou abrem os canais iônicos de K^+.
A acetilcolina pode reduzir sua própria liberação agindo sobre receptores pré-sinápticos *(A)* muscarínicos (em neurônios parassimpáticos pós-ganglionares) ou aumentar sua liberação, agindo em receptores nicotínicos nas placas mioneurais. Os receptores nicotínicos pertencem ao grupo de receptores ionóforos ou rápidos. Os receptores muscarínicos pertencem ao grupo de receptores metabotrópicos ou lentos. (FORTH, W., HENSCHLER, D., RUMMEL, W. e STARKE, K. *Pharmakologie und Toxikologie*. 7. Auflage. Berlin, Spektrum Akademischer Verlag, 1998.)

Química

As Figs. 31.2 e 31.3 mostram, respectivamente, os ésteres da colina, alcaloides e análogos sintéticos colinomiméticos.

Como encerram amônio quaternário, os ésteres da colina são permanentemente carregados e pouco lipossolúveis. Os alcaloides pilocarpina, nicotina e lobelina são aminas terciárias, enquanto a muscarina é uma amina quaternária.

Os ésteres da colina são representados pelos seguintes derivados: acetilcolina, acetil-β-metilcolina (metacolina), carbamilcolina (carbacol) e betanecol. Esses compostos, por serem colinérgicos diretos, combinam-se aos receptores colinérgicos, provocando efeitos predominantemente muscarínicos, variáveis de um fármaco para outro. A formação do complexo entre a droga colinérgica e o receptor é condicionada pela estrutura química: entre a cabeça catiônica e o oxigênio estérico de cada composto com uma cadeia de dois carbonos que permite a ligação ao receptor. Quando se adiciona um grupamento metílico, como se observa na metacolina e no betanecol, as propriedades químicas do éster da colina se modificam, reduzindo, por exemplo, a sensibilidade desses colinérgicos à ação da acetilcolinesterase e também a atividade nicotínica. Quando se substitui o grupo metílico terminal da acetilcolina por um grupamento amínico, como se observa no carbacol e no betanecol, esses derivados se tornam totalmente resistentes à ação da acetilcolinesterase. Essas modificações na molécula da acetilcolina permitem que os seus derivados tenham duração de ação mais longa e sejam mais bem aplicados em clínica.

Nos colinérgicos diretos muscarínicos representados por alcaloides naturais (muscarina, pilocarpina) e análogos sintéticos, apesar da complexidade das suas fórmulas, a distância entre as porções ativas da molécula de cada um é similar àquela da acetilcolina, o que explica a ligação similar ao receptor colinérgico. A muscarina é um derivado que possui um amônio quaternário, e a pilocarpina e a oxotremorina são aminas terciárias.

Os colinérgicos diretos predominantemente nicotínicos (nicotina, lobelina, dimetilfenilpiperazínio) serão estudados no item sobre gangliomiméticos e ganglioplégicos.

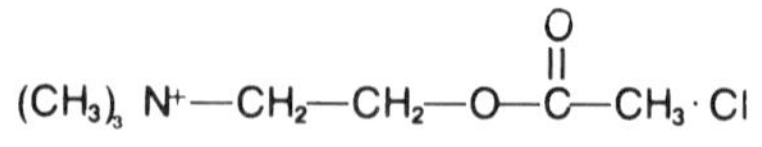

CLORETO DE ACETILCOLINA

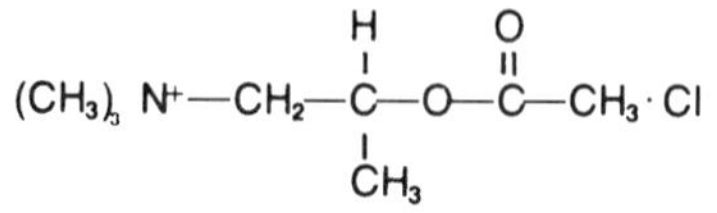

CLORETO DE METACOLINA

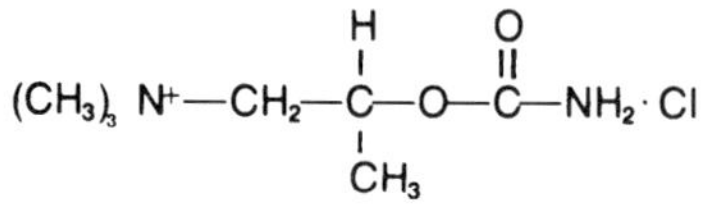

CLORETO DE BETANECOL

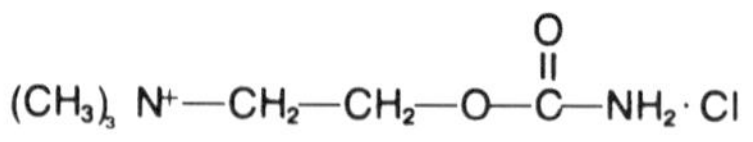

CLORETO DE CARBACOL

Fig. 31.2 Colinérgicos ésteres da colina.

Farmacocinética

Por serem pouco lipossolúveis, os ésteres da colina são fracamente absorvidos, não atingindo o sistema nervoso central. São hidrolisados no trato gastrointestinal e sofrem ação da acetilcolinesterase de modo variável. Assim é que a acetilcolina é extensamente hidrolisada pela acetilcolinesterase, mas a metacolina o é muito menos, e o carbacol e o betanecol não sofrem essa ação. A ação desses ésteres da colina sobre os receptores muscarínicos e nicotínicos é também variável: a metacolina e o betanecol são menos ativos ao nível dos receptores nicotínicos; a acetilcolina exerce ação significativa ao nível dos dois tipos de receptores.

A pilocarpina, a lobelina e a nicotina são amplamente absorvidas e distribuídas. A nicotina pode ser absorvida pela pele. A muscarina tem absorção gastrointestinal incompleta e é tóxica, quando ingerida com os cogumelos de que ela faz parte. A excreção se processa por via renal. A oxitremorina é um agonista muscarínico muito utilizado em pesquisa farmacológica, distribuindo-se para o sistema nervoso central. O dimetilfenilpiperazínio (DMPP) é um derivado sintético de elevada atividade estimulante nicotínica, distribuindo-se fracamente para o sistema nervoso central.

AÇÃO NICOTÍNICA PREDOMINANTE

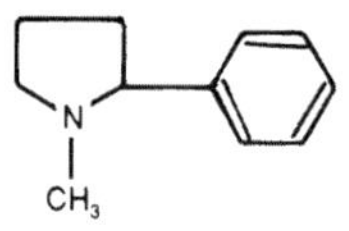

NICOTINA

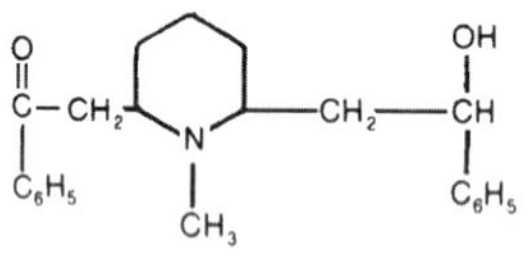

LOBELINA

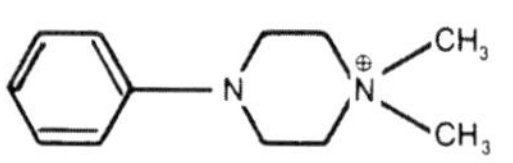

DIMETILFENILPIPERAZÍNIO (DMPP)

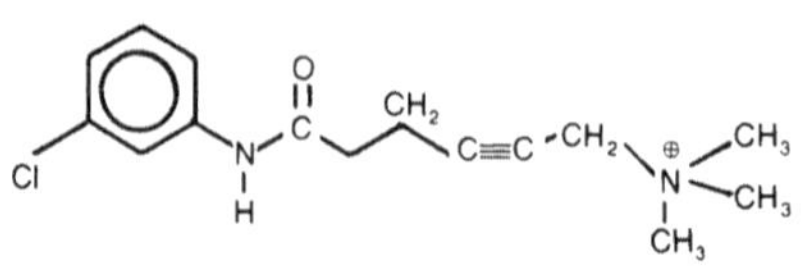

McN — A — 343

AÇÃO MUSCARÍNICA PREDOMINANTE

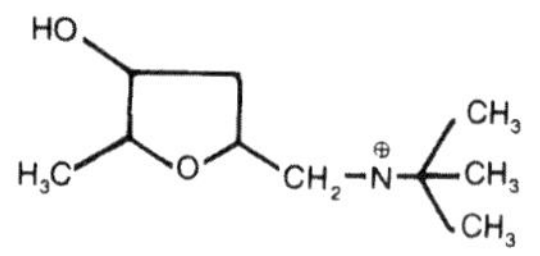

MUSCARINA

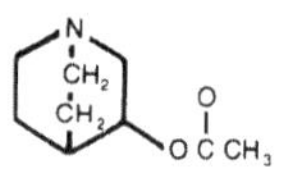

ACECLIDINA

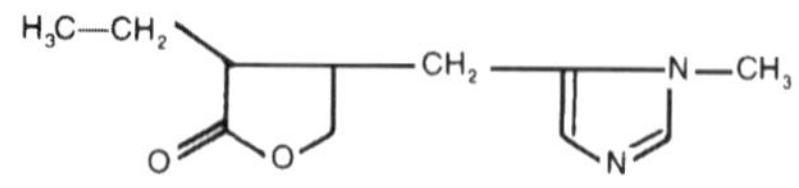

PILOCARPINA

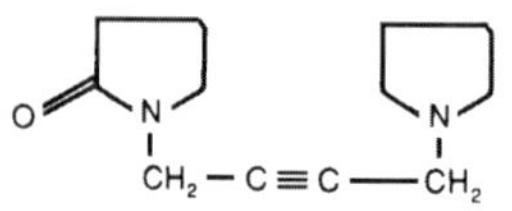

OXITREMORINA

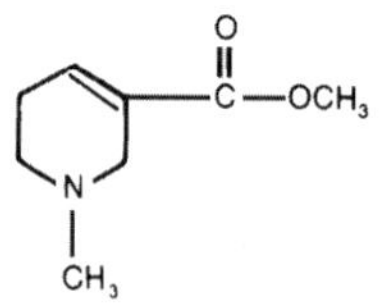

ARECOLINA

Fig. 31.3 Exemplos de colinérgicos diretos muscarínicos e nicotínicos. A injeção parenteral de McN-A-343 provoca elevação da pressão sanguínea e aumento da resistência vascular periférica, como consequência da estimulação de sinapses ganglionares sinápticas, sem estimular os receptores muscarínicos cardíacos e vasculares pós-ganglionares. A oxitremorina é um composto sintético usado em pesquisas, que atua como potente agonista muscarínico. Seus efeitos no sistema nervoso central incluem: tremores, ataxia, espasticidade, resultantes da ativação de receptores muscarínicos dos núcleos basais e de outros locais do SNC.

Receptores colinérgicos

Os receptores colinérgicos ou colinoceptores caracterizam-se por serem ativados pela acetilcolina. O adjetivo colinérgico, de acordo com o proponente da palavra, Henry H. Dale, só deveria ser aplicado às fibras nervosas que biossintetizam e liberam acetilcolina, mas o termo se generalizou para indicar relação com acetilcolina em várias conotações. Encontra-se também o termo *acetilcolínico* para a denominação desses receptores. Os colinoceptores ou receptores colinérgicos subdividem-se em dois tipos: muscarínicos e nicotínicos.

Os receptores muscarínicos são colinoceptores para os quais a muscarina constitui agonista específico. A muscarina é um alcaloide obtido do cogumelo venenoso chamado *Amanita muscaria*, considerada droga parassimpatomimética padrão. Os receptores muscarínicos ou colinoceptores muscarínicos são bloqueados pela atropina. Habitualmente, é a atropina que identifica os receptores muscarínicos, e não a muscarina.

Os receptores muscarínicos possuem três subtipos principais: M_1, M_2 e M_3. Pela clonagem, foram identificados cinco subtipos de receptores muscarínicos: m_1, m_2, m_3, m_4 e m_5. Os subgrupos m_4 e m_5, caracterizados geneticamente, ainda não possuem correspondência na classificação farmacológica de M_1, M_2 e M_3. A Fig. 31.6 mostra a localização na membrana plasmática e a estrutura de vários receptores muscarínicos. A Fig. 31.7 mostra a localização e a estrutura do receptor muscarínico M_2.

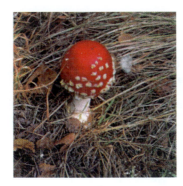

Fig. 31.4 Cogumelo *Amanita muscaria*, fonte natural da muscarina.

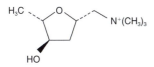

Fig. 31.5 Estrutura da muscarina.

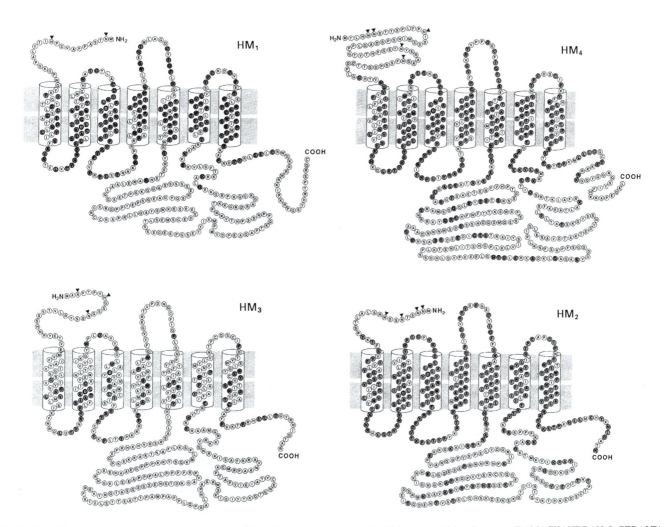

Fig. 31.6 Domínios transmembranosos e sequência de aminoácidos de quatro receptores acetilcolínicos muscarínicos humanos. (RAMACHANDRAN, J., PERALTA, E.G., ASHKENAZI, A., WINSLOW, J.W. e CAPON, D.J. The structural and functional interrelationships of muscarinic acetylcholine receptor subtypes. *BioEssays*, *10*(2, 3):54-57, 1989.)

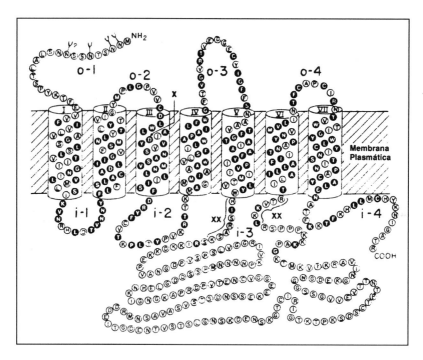

Fig. 31.7 Localização transmembranosa e sequência de aminoácidos do receptor muscarínico M_2. A proteína possui sete domínios alfa-helicoidais, hidrofóbicos, transmembranosos (I a VII), quatro domínios extracelulares (o-1 a o-4) e quatro domínios intracelulares (i-1 a i-4). Os círculos cheios indicam os arninoácidos conservados nos subtipos dos receptores muscarínicos. Embora ainda não se conheçam os locais de ligação dos agonistas e dos antagonistas, o aspartato (marcado com um X no III domínio transmembranoso) é importante na ligação. As sequências de aminoácidos marcadas com XX indicam possíveis locais de ligação das proteínas G. (Segundo GOYAL, R.K. Muscarinic receptor subtypes. Physiology and clinical implications. *The New England Journal of Medicine, 321*(15):1022-1028,1989.)

Os receptores muscarínicos ocorrem em vários locais do organismo:

- células efetoras periféricas do sistema parassimpático;
- neurônios periféricos;
- no sistema nervoso central.

As células efetoras periféricas incluem:

- todas aquelas inervadas pelos neurônios pós-ganglionares do parassimpático, localizadas no coração, músculo liso e glândulas;
- receptores muscarínicos dos vasos sanguíneos inervados;
- receptores muscarínicos em vasos sanguíneos que não apresentam inervação;
- receptores muscarínicos das glândulas sudoríparas;
- neurônios periféricos pós-ganglionares do sistema nervoso autônomo que possuem receptores muscarínicos não apenas nos seus corpos celulares, nas sinapses ganglionares, mas também nas suas terminações; na sinapse ganglionar os receptores nicotínicos são mais importantes que os muscarínicos;
- no sistema nervoso central existem receptores muscarínicos, por exemplo, no núcleo estriado, onde a acetilcolina atua sobre esses receptores.

Os receptores muscarínicos do subtipo M_1 ocorrem em neurônios, onde são excitatórios.

Os receptores muscarínicos do subtipo M_2 ocorrem no coração com atividade cronotrópica negativa.

Os receptores muscarínicos M_3 se situam em músculos lisos e células glandulares, induzindo contração e secreção.

A muscarina foi descoberta por Oswald Schmiedeberg (1838-1921) e seu assistente R. Koppe em Tartu, Estônia, como um dos componentes ativos do cogumelo *Amanita muscaria*.

Em 1914, Henry Dale denominou *ações muscarínicas* da acetilcolina alguns dos efeitos dos ésteres da colina. Atualmente, denominamos tais ações como sendo transmitidas por receptores muscarínicos.

O receptor nicotínico está acoplado a um canal iônico. O mecanismo de comporta ou portão desse canal iônico é controlado pelo receptor. Os subtipos do receptor nicotínico se localizam na placa mioneural (tipo N_m), na sinapse ganglionar do sistema autônomo (tipo N_n) e no sistema nervoso central. O receptor nicotínico transforma a ligação do neurotransmissor (acetilcolina) em um sinal elétrico capaz de estimular a célula receptora, através da despolarização da membrana da célula pós-sináptica. A despolarização é desencadeada pela abertura do canal iônico que permite a passagem de íons de K^+ e de Na^+.

O receptor nicotínico consiste em cinco subunidades de quatro tipos diferentes: alfa (α), beta (β), gama (γ) e delta (δ). Existem duas unidades α. O receptor apresenta um arranjo quase simétrico pentamérico das subunidades (Fig. 31.8).

Ocorre a abertura do canal quando duas moléculas de acetilcolina se ligam ao receptor. Como os locais de ligação da acetilcolina, de agonistas, de antagonistas competitivos e da bungarotoxina (uma toxina que bloqueia o canal) se encontram na subunidade α, isso significa que ambos os locais de ligação da subunidade devem ser ocupados a fim de que ocorra a abertura do canal.

Parece que os íons de Ca^{2+} interferem no fenômeno de abertura do canal iônico. O cálcio liberado pode aumentar a alteração conformacional, fazendo com que o canal se abra. Por outro lado, um influxo subsequente de íons de Ca^{2+} pode ser responsável pelo fechamento do canal.

Ver Cap. 18 para detalhes sobre os sistemas efetores dos receptores muscarínicos e nicotínicos, representados principalmente pelos sistemas de fosfolipase C e fosfatidil inositol e canais iônicos. Observar que, nas respostas provocadas pela ativação desses receptores, as proteínas G também participam. O Quadro 31.1 resume algumas propriedades dos receptores muscarínicos e nicotínicos.

Utilizando-se anticorpos monoclonais contra várias formas do receptor nicotínico colinérgico, foi possível estabelecer as seguintes correlações: homologia estrutural entre as subunidades; homologia estrutural de receptores de diferentes fontes; topografia dos receptores; integridade dos receptores; funções das subunidades beta, gama e delta; natureza do ionóforo; identificação da região do receptor que se liga ao neurotransmissor.

COLINÉRGICOS E ANTICOLINÉRGICOS

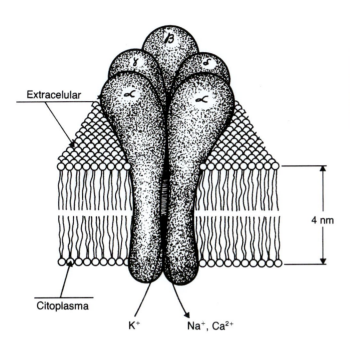

Fig. 31.8 Receptor nicotínico.

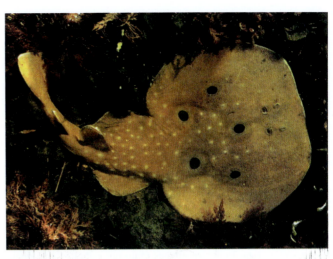

Fig. 31.9 Os órgãos elétricos de peixes dos gêneros *Torpedo* (da figura) e *Electrophorus* (poraquê do rio Amazonas) possuem fontes ricas em receptores nicotínicos.

Os receptores nicotínicos humanos são similares aos receptores nicotínicos dos peixes elétricos.

O órgão gerador de eletricidade desses peixes encerra bilhões de receptores colinérgicos nicotínicos.

Essa nova tecnologia, baseada nas partes do receptor que são imunogênicas, representa promissora linha de pesquisa e estudo dos receptores.

Já se conseguiu, através de técnicas especializadas, o isolamento do receptor nicotínico, a partir principalmente dos órgãos elétricos dos peixes dos gêneros *Torpedo* e *Eletrophorus*. Uma alfatoxina da serpente venenosa *Bungarus multicinctus*, chamada alfabungarotoxina, constitui excelente marcador do receptor nicotínico porque com ele se liga de maneira irreversível, sendo considerada antagonista adequado desse receptor. As alfatoxinas podem ser marcadas radioisotopicamente, possuem peso molecular em torno de 8.000 e apresentam taxas lentas de dissociação do receptor, demonstrando serem antagonistas de elevada afinidade com o receptor nicotínico. O receptor nicotínico foi também isolado de músculo estriado de mamíferos.

ACETILCOLINA

Os efeitos da acetilcolina são rapidamente inativados pela acetilcolinesterase.

No sistema cardiovascular, pequenas doses de acetilcolina provocam:

- vasodilatação nas redes vasculares mais importantes do corpo; essa vasodilatação depende de um intermediário, derivado do endotélio vascular, chamado EDRF (do inglês *endothelium derived relaxing factor*), quimicamente caracterizado como sendo o óxido nítrico (NO);
- queda da resistência periférica;
- queda das pressões sistólica e diastólica;
- ativação reflexa da atividade simpática através dos arcos reflexos baropressores, com produção de taquicardia.

Em doses mais elevadas, observam-se as seguintes respostas:

- efeito depressor sobre o coração, capaz de mascarar a taquicardia reflexa;
- redução da frequência cardíaca, resultante da redução da taxa de despolarização diastólica no nódulo sinoatrial (SA) e diminuição da velocidade de condução de potenciais de ação através das fibras atriais que se dirigem ao nódulo AV;
- redução da condutividade AV;
- redução da força de contração atrial e ventricular; a acetilcolina endógena não exerce ação sobre os ventrículos porque eles praticamente não possuem inervação colinérgica.

No sistema respiratório, a acetilcolina, em doses pequenas, produz broncoconstrição e aumento da secreção, podendo desencadear crises asmatiformes.

As glândulas lacrimais, salivares e sudoríparas são também estimuladas pela acetilcolina. A diaforese é intensa porque a ela se associa o efeito vasodilatador cutâneo da acetilcolina.

No sistema urinário, a acetilcolina provoca contração e redução da capacidade da bexiga.

Quadro 31.1 Receptores colinérgicos

1. Muscarínicos
   - muscarínicos M_1 ("neurais")
     - localização
       - neurônios do SNC
       - neurônios pós-ganglionares simpáticos
       - alguns locais pré-sinápticos
     - resultado de ativação por um ligante (neurotransmissor, droga)
       - formação de trifosfato de inositol (IP_3) e diacilglicerol (DAG)
       - aumento de cálcio intracelular
   - muscarínicos M_2 ("cardíacos")
     - localização
       - miocárdio
       - músculo liso
       - alguns locais pré-sinápticos
     - resultado da ativação por um ligante
       - abertura de canais de potássio
       - inibição da adenililciclase
   - muscarínicos M_3 ("glandulares")
     - localização
       - tecido glandular
       - vasos
       - músculo liso
       - endotélio (com liberação do EDRF)
     - resultado de ativação por um ligante
       - formação de IP_3 e DAG
       - aumento do cálcio intracelular
2. Nicotínicos
   - localização
     - tipo N_n — gânglios autonômicos
     - tipo N_m — músculo esquelético
   - resultado da ativação por um ligante
     - abertura de canais de Na^+ e K^-
     - despolarização

No trato gastrointestinal, a acetilcolina, em doses elevadas, aumenta o tônus da musculatura lisa e a força da contração. Esses efeitos podem ser acompanhados de náuseas e vômitos.

Sobre a íris, a acetilcolina, por via intravenosa, não exerce ação porque não atravessa a barreira sangue-humor aquoso, por possuir um amônio quaternário, carregado eletricamente, o que dificulta a distribuição. Entretanto, se aplicada localmente, produz miose, através da ativação dos receptores muscarínicos no esfíncter da íris.

É difícil observar os efeitos nicotínicos da acetilcolina ministrada por via intravenosa, devido à sua estrutura química (amônio quaternário), que dificulta a distribuição, não sendo ela capaz de atravessar as camadas de gordura que envolvem os gânglios e os músculos esqueléticos. Os efeitos nicotínicos da acetilcolina injetada por via intravenosa podem ser observados quando se usam doses tóxicas ou quando se bloqueiam os efeitos muscarínicos com atropina, utilizando-se doses elevadas de acetilcolina.

Quando se consegue estimulação dos receptores nicotínicos ganglionares pela acetilcolina (após o bloqueio muscarínico com atropina), observa-se a ativação dos receptores tanto nos gânglios simpáticos como nos parassimpáticos. A estimulação dos receptores nicotínicos nos gânglios simpáticos modifica a atividade dos órgãos efetores porque a atropina não bloqueia a sinapse neuroefetora noradrenérgica que libera noradrenalina nas fibras pós-ganglionares simpáticas.

As ações da acetilcolina nos receptores nicotínicos, da medula da suprarrenal, provocam liberação de catecolaminas (adrenalina e noradrenalina) que desencadeiam os seguintes efeitos: vasoconstrição, elevação rápida da pressão sanguínea, aumento da frequência cardíaca e da força de contração do miocárdio, redução da motilidade gastrointestinal, broncodilatação, midríase. Pode haver também estimulação do músculo esquelético com doses elevadas de acetilcolina, que irão agir sobre os receptores nicotínicos da placa mioneural.

Os usos clínicos da acetilcolina são muito limitados devido à sua curta duração de ação e aos efeitos potencialmente tóxicos. Pode ser usada, em oftalmologia, na cirurgia de catarata, a fim de obter-se miose rápida e completa. Nessa aplicação, é usada sob a forma de cloreto, apresentado, em outros países, em frasco que encerra dois compartimentos: no inferior estão 20 mg de acetilcolina e 100 mg de manitol, e no superior, 2 mL de água destilada. Faz-se a solução no momento da aplicação e utiliza-se a dose de 0,5 a 2 mL para se obter miose adequada.

METACOLINA

Os efeitos da metacolina na área dos receptores muscarínicos são idênticos aos da acetilcolina. Entretanto, como a metacolina é muito resistente à ação da acetilcolinesterase, a parada cardíaca produzida pela metacolina se prolonga por mais tempo e pode ser fatal. A metacolina não exerce efeitos nicotínicos.

A absorção da metacolina pelo trato gastrointestinal é muito fraca e irregular, devido à sua constituição química. A via subcutânea, que é utilizada, permite absorção lenta e prolongada. Essa via também permite aplicação de torniquete se surge intoxicação.

A metacolina já foi usada em certas doenças vasculares, como a doença de Raynaud, e na taquicardia atrial, mas atualmente não mais detém essas indicações, devido à sua toxicidade e à descoberta de novos fármacos para essas afecções.

A metacolina pode ainda ser usada como meio de diagnóstico em duas indicações: intoxicação pelos alcaloides da beladona e no diagnóstico da disautonomia familiar. Quando se suspeita de intoxicação pelos alcaloides da beladona, a aplicação de 10 a 30 mg de metacolina, por via subcutânea, confirma a suspeita se surgirem os sinais característicos de ruborização, salivação, lacrimejamento e aumento do peristaltismo intestinal. A ausência indica bloqueio muscarínico realizado pelos alcaloides da beladona (atropina, hiosciamina). A disautonomia familiar caracteriza-se pela degeneração dos nervos autônomos. Uma dose de metacolina local (uma gota de solução a 2,5%) que não produza alteração no tamanho pupilar de pessoas normais provocará intensa miose em pacientes com disautonomia. A metacolina é usada sob a forma de cloreto.

Os efeitos tóxicos da metacolina são extensões das suas ações farmacológicas: excessiva estimulação gastrointestinal, com defecação involuntária; estimulação da bexiga, com incontinência urinária; broncoconstrição pronunciada, com crises asmatiformes.

CARBACOL

Devido à sua peculiar estrutura química, esse éster da colina apresenta propriedades farmacológicas diferentes daquelas da acetilcolina e da metacolina.

Os efeitos nicotínicos são mais pronunciados que os observados com a acetilcolina, estimulando, nas doses terapêuticas, as sinapses ganglionares simpáticas e parassimpáticas, a medula da suprarrenal e os músculos esqueléticos.

No setor muscarínico, seus efeitos também diferem dos da acetilcolina, observando-se ações mais intensas no trato gastrointestinal, na bexiga urinária e na íris. No sistema cardiovascular, suas ações são menos pronunciadas que as da acetilcolina e da metacolina. Entretanto, as doses excessivas de carbacol podem levar a parada cardíaca.

Os efeitos muscarínicos do carbacol são mais resistentes ao bloqueio atropínico que aqueles da acetilcolina. São necessárias doses mais elevadas de atropina para antagonizar os efeitos muscarínicos do carbacol.

Além da diferente estrutura química dos ésteres da colina, os diversos subtipos de receptores muscarínicos e nicotínicos também contribuem para a diversidade quantitativa observada nos efeitos desse colinérgico direto.

Antigamente, o carbacol era usado no tratamento da retenção urinária, mas atualmente só é aplicado em oftalmologia, para diminuir a pressão intraocular do glaucoma, em soluções de concentração que variam de 0,75 até 3%, com aplicação ocular local. A solução a 0,01% também é utilizada para produzir miose durante a cirurgia ocular.

BETANECOL

As ações farmacológicas desse éster da colina se assemelham àquelas da acetilcolina e do carbacol.

Os efeitos muscarínicos do betanecol se assemelham aos do carbacol, atuando mais especificamente sobre o trato gastrointestinal e a bexiga do que a acetilcolina. Nas doses habituais, o betanecol exerce pouca ação sobre o sistema cardiovascular. Como a metacolina, o betanecol praticamente não exerce efeitos nicotínicos.

O betanecol resiste à ação da acetilcolinesterase e é bem absorvido pelo trato gastrointestinal e pela via subcutânea, não devendo ser aplicado por via intravenosa.

O betanecol é usado, principalmente, no tratamento de retenção urinária pós-operatória ou de origem neurogênica.

As reações adversas do betanecol são: ruborização, sudorese, mal-estar epigástrico, cãibras abdominais, salivação. Na superdosagem, pode haver parada cardíaca.

O betanecol é contraindicado na úlcera péptica, asma, insuficiência coronária e hipertireoidismo.

A quinidina e a procainamida, aplicadas simultaneamente ao betanecol, podem antagonizar os efeitos desse colinérgico. Em pacientes em tratamento com gangliopléjicos, o betanecol pode provocar sintomas abdominais graves e queda pronunciada da pressão sanguínea. Administrado juntamente com outras drogas que depletam a serotonina, o betanecol provoca hipotermia.

O betanecol é usado sob a forma de cloreto, em comprimidos com 5, 10 ou 25 mg da droga, e sob a forma de solução a 2 mg/mL; a posologia deve ser ajustada individualmente. A dose habitual é de 10 a 30 mg, de 3 em 3 ou de 4 em 4 horas ao dia. A dose subcutânea habitual é de 2,5 a 5 mg, dada 3 a 4 vezes ao dia.

MUSCARINA

É o alcaloide de ocorrência natural do cogumelo *Amanita muscaria*, que caracterizou os receptores e efeitos muscarínicos. A muscarina não exerce efeitos nicotínicos. A muscarina é responsável pela intoxicação por vários tipos de cogumelos que a encerram, principalmente as espécies do gênero *Inocybe*.

A muscarina é bem absorvida pelo trato gastrointestinal e tem potência cerca de 100 vezes maior do que a acetilcolina. Sua estrutura química difere da acetilcolina, e, não sendo éster da colina, não sofre a ação da acetilcolinesterase, tendo, por isso, ação prolongada. A intoxicação pela muscarina é eficientemente tratada com atropina.

A muscarina, diferentemente dos ésteres da colina, atravessa a barreira hematoencefálica e provoca excitação cortical cerebral, reação essa também condicionada por receptores muscarínicos centrais e, portanto, antagonizável pela atropina.

PILOCARPINA

A pilocarpina é um alcaloide existente nas folhas do *Pilocarpus jaborandi*. Trata-se de um colinérgico direto, predominantemente muscarínico, cujos efeitos são qualitativamente similares aos da acetilcolina. Sobressaem-se os efeitos nas glândulas sudoríparas, salivares e gástricas, essas últimas contendo elevado teor de pepsina.

A pilocarpina atravessa a barreira hematoencefálica e ativa o córtex cerebral.

É utilizada para reduzir a pressão intraocular no tratamento do glaucoma, sob a forma de cloridrato, em solução de 0,25 a 10% para aplicação local no olho. É também apresentada sob a forma de Ocusert, um invólucro membranoso que se coloca no saco conjuntival e que libera a pilocarpina no ritmo de 20 a 40 μg/h, no período de 7 dias.

OXITREMORINA

Trata-se de um alcaloide sintético, usado na pesquisa farmacológica, principalmente por causa de suas ações sobre o sistema nervoso central. Possui também ações muscarínicas periféricas potentes. Como os colinérgicos que atravessam a barreira hematoencefálica, a oxitremorina também produz ativação do córtex cerebral, causando tremores, ataxia, espasticidade, efeitos similares aos que se observam na doença de Parkinson. Esses efeitos centrais da oxitremorina são bloqueados pela atropina, o que leva à conclusão de que os receptores centrais ativados sejam muscarínicos, situados nos gânglios basais. Devido a essa ação, a oxitremorina serve como meio de investigação de novas drogas anticonvulsivantes e antiparkinsonianas.

Os colinérgicos diretos de ação predominantemente nicotínica serão estudados no item sobre gangliomiméticos e gangliopléigicos.

Exemplos de especialidades farmacêuticas de colinérgicos diretos muscarínicos: Pilocarpina (cloridrato); Colírio de Pilocarpina a 2% (Allergan-Lok); Isopto Carpine a 1%, 2%, 3%, 4% (Alcon); Pomada Oftálmica de Pilocarpina a 4% "Kerato" (Allergan-Lok); Pilocarpina a 2% e 4% Colirion (Frumtost); Metacolina (cloridrato); Artisal (Zülzke); Pomalgex (Div. Prata); Carbacol; Isopto Carbachol a 3% (Alcon).

Em outros países existem: cloreto de acetilcolina (Miochol); cloreto de metacolina, USP; cloreto de betanecol, USP (Uercholina, Myotonachol); cloridrato de pilocarpina, USP (Isopto Carpine, Pilocar, Ocusert).

COLINÉRGICOS INDIRETOS OU ANTICOLINESTERÁSICOS

Os colinérgicos indiretos ou anticolinesterásicos bloqueiam a ação da acetilcolinesterase sobre a acetilcolina, evitando a hidrólise desse neurotransmissor. Desse modo, essas drogas facilitam e prolongam a atividade da acetilcolina junto aos seus receptores muscarínicos e nicotínicos. Os anticolinesterásicos ou inibidores de acetilcolinesterase podem também exercer alguma ação direta sobre receptores nicotínicos.

As colinesterases são enzimas que hidrolisam os ésteres de colina, em graus variáveis, de acordo com a estrutura desses ésteres. A colinesterase de maior importância é a acetilcolinesterase, também chamada colinesterase verdadeira ou específica ou eritrocítica, que é a responsável pela inativação da acetilcolina. As outras colinesterases são inespecíficas, também chamadas pseudocolinesterases, das quais se conhecem a butirilcolinesterase e a propilcolinesterase.

A principal função da acetilcolinesterase é exercida na neurotransmissão sináptica. A enzima se localiza nas membranas pré- e pós-sinápticas da sinapse colinérgica, nas cisternas do retículo endoplasmático e nas membranas plasmáticas dos neurônios colinérgicos. Além disso, é ainda encontrada nos eritrócitos e na placenta. As pseudocolinesterases são encontradas no fígado, soro sanguíneo, cérebro, associadas a células gliais e capilares e alguns neurônios. Ainda não se conhecem bem as funções das pseudocolinesterases, embora elas participem do metabolismo de certos fármacos, como succinilcolina, procainamida e outros.

Como foi visto no estudo geral do sistema nervoso autônomo, a acetilcolinesterase é uma macromolécula proteica que possui diversas subunidades. Existem na enzima vários locais ativos onde pode ocorrer a hidrólise da acetilcolina e congêneres. Há dois locais que interagem com a acetilcolina, seu principal substrato: o aniônico e o esterásico. O local aniônico possui um aminoácido carregado negativamente que se liga ao amônio carregado positivamente da acetilcolina, através de forças coulombianas. Essa atração leva o grupamento éster da acetilcolina para o local esterásico da acetilcolinesterase.

Na área esterásica da enzima existe uma molécula de serina que se torna mais reativa pela ligação hidrogênica com uma molécula vizinha da histidina. O oxigênio nucleofílico da serina se combina com o carbono da carbonila da acetilcolina, desfazendo a ligação estérica. Assim, libera-se a colina e se forma uma acetilcolinesterase acetilada, que é logo hidrolisada, liberando a enzima e formando ácido acético. O processo hidrolítico é muito rápido, de cerca de 100 microssegundos.

Química

Os anticolinesterásicos ou inibidores da acetilcolinesterase se subdividem em três classes de derivados:

- aminas mono e biquaternárias;
- carbamatos;
- organofosforados.

As aminas monoquaternárias encerram um amônio quaternário (edrofônio), e as aminas biquaternárias encerram dois amônios quaternários (ambenônio). Essas aminas são carregadas eletricamente (carga positiva do nitrogênio quaternário). Os carbamatos são derivados do ácido carbâmico e possuem a seguinte fórmula geral:

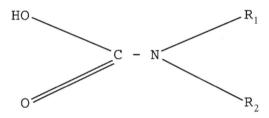

Os grupamentos R_1 e R_2 podem ser orgânicos ou ter um átomo de hidrogênio.

Os oganosfosforados têm a seguinte fórmula geral:

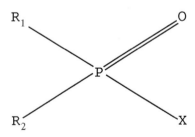

Os R_1 e R_2 são representados por grupamentos alcóxi nos derivados de aplicação clínica. O grupamento X é representado pelo flúor no isoflurofato e pela tiocolina no ecotiofato. O paration e o malation do tionofosfato são caracterizados pelo seguinte grupamento:

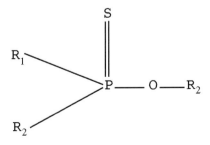

Farmacocinética

As aminas mono- e biquaternárias, devido às suas cargas elétricas, são muito hidrossolúveis. Os carbamatos são também hidrossolúveis. Os organofosforados são muito lipossolúveis, com exceção do ecotiofato, que encerra um grupamento amínico quaternário.

Os carbamatos quaternários, devido à sua carga elétrica, são pouco absorvidos pela pele, pulmões e conjuntiva, o que exige o uso de maiores doses quando se utiliza a via oral em vez da parenteral. Os carbamatos se distribuem muito pouco para o sistema nervoso central.

A fisostigmina é muito bem absorvida em todos os locais e pode ser usada em aplicação local, no olho. Distribui-se para o sistema nervoso central, podendo provocar efeitos tóxicos.

Os inseticidas do grupo dos carbamatos são apolares, atravessam a pele com dificuldade, enquanto os inseticidas fosforados são facilmente absorvidos pela pele.

Os carbamatos são relativamente estáveis em solução aquosa e podem ser metabolizados pela acetilcolinesterase e por esterases inespecíficas.

Os organofosforados, com exceção do ecotiofato, são facilmente absorvidos pela pele, pulmões e trato gastrointestinal. Essa facilidade de absorção por todas as vias é responsável pela fácil intoxicação dos manipuladores humanos e pela sua eficiência como inseticidas. Os organofosforados são menos estáveis na água que os carbamatos, fato que limita o tempo de sua utilização na agricultura. O ecotiofato é altamente polar e mais estável que os outros organofosforados, podendo ser mantido em solução durante semanas.

Os organofosforados do tipo do paration e malation são muito lipossolúveis, motivo de sua fácil absorção. A fim de se tornarem ativos, são biotransformados em derivados oxigenados, passo metabólico que ocorre com muita rapidez, tanto nos insetos como nos vertebrados (Fig. 31.11).

Todos os inseticidas fosforados, com exceção do ecotiofato, se distribuem para todos os tecidos e órgãos, inclusive para o sistema nervoso central.

Parte do edrofônio é metabolizada no fígado em derivado glicuronídio, que é parcialmente excretado pela bile.

Os organofosforados são metabolizados em produtos inativos por hidrolases do plasma, rins, fígado e pulmões.

Os metabólitos dos anticolinesterásicos e, em alguns casos, percentagem significativa da droga original são eliminados pela urina. Em pacientes com insuficiência renal, as meias vidas da neostigmina, piridostigmina e edrofônio são aumentadas de 2 a 3 vezes. A eliminação renal se processa principalmente por filtração glomerular e, no caso das aminas quaternárias, também por secreção tubular.

Mecanismo de ação

As aminas mono- e biquaternárias (edrofônio, ambenônio, demecário) são anticolinesterásicos que inibem a acetilcolinesterase através da formação de uma ligação não covalente com o centro ativo da enzima. O edrofônio compete com a acetilcolina pela ligação no local aniônico do centro ativo. As aminas biquaternárias inibem a acetilcolinesterase durante horas, embora os derivados semelhantes ao edrofônio só atuem durante alguns minutos. A distância entre os dois nitrogênios quaternários parece ser importante no estabelecimento da ligação entre o fármaco e a acetilcolinesterase.

Os anticolinesterásicos do grupo dos carbamatos interagem com o local esterásico da enzima de modo semelhante ao da acetilcolina. Os carbamatos de uso clínico encerram grupamento amínico terciário ou quaternário que se liga não covalentemente ao local aniônico da enzima. Há também ligação covalente com o local esterásico da enzima. A neostigmina, a fisostigmina ou eserina e a piridostigmina são exemplos de anticolinesterásicos do grupo dos carbamatos.

Os anticolinesterásicos organofosforados também interagem com o local esterásico da acetilcolinesterase, sendo, entretanto, menos seletivos do que os carbamatos, porque inibem outros tipos de enzimas que encerram uma molécula de serina no seu centro ativo. A ligação entre o organofosforado e a enzima é muito estável.

Os anticolinesterásicos são, às vezes, classificados em reversíveis e irreversíveis, de acordo com a sua duração de ação. Os inibidores organofosforados são referidos como irreversíveis, e o edrofônio e os carbamatos são classificados como reversíveis.

O edrofônio se liga reversivelmente ao local ativo da acetilcolinesterase, por intermédio de forças eletrostáticas, evitando, assim, o acesso da acetilcolina; esse complexo tem curta duração, de 2 a 10 minutos. Os ésteres de carbamato, representados pela neostigmina e fisostigmina, formam um complexo com a enzima que dura cerca de 30 minutos a 6 horas. Os anticolinesterásicos organofosforados fosforilam o local ativo da enzima, estabelecem ligação covalente e hidrolisam na água muito lentamente, gastando nesse processo centenas de horas, motivo por que se chamam inibidores irreversíveis da acetilcolinesterase. Esse complexo de enzima fosforilada pode sofrer o processo chamado de envelhecimento, que consiste na quebra de uma das ligações entre o oxigênio e o fósforo, resultando em fortalecimento da ligação entre fósforo e enzima. Quando se aplica a pralidoxima, antes de surgir o envelhecimento do complexo, a ligação entre organofosforados e enzima pode ser desfeita, e a acetilcolinesterase pode ser regenerada. Na intoxicação pelos inseticidas fosforados, os regeneradores da acetilcolinesterase podem ser utilizados.

Depois que ocorre o envelhecimento, as oximas (como a pralidoxima) não mais regeneram a acetilcolinesterase. A taxa de envelhecimento parece depender da natureza da enzima (acetilcolinesterase ou pseudocolinesterase) e do anticolinesterásico usado. Como a pralidoxima

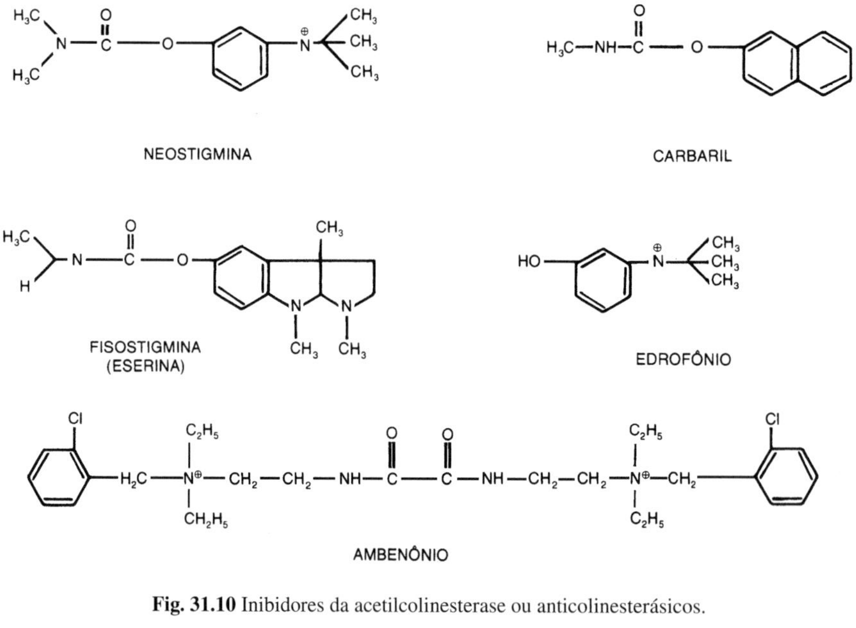

Fig. 31.10 Inibidores da acetilcolinesterase ou anticolinesterásicos.

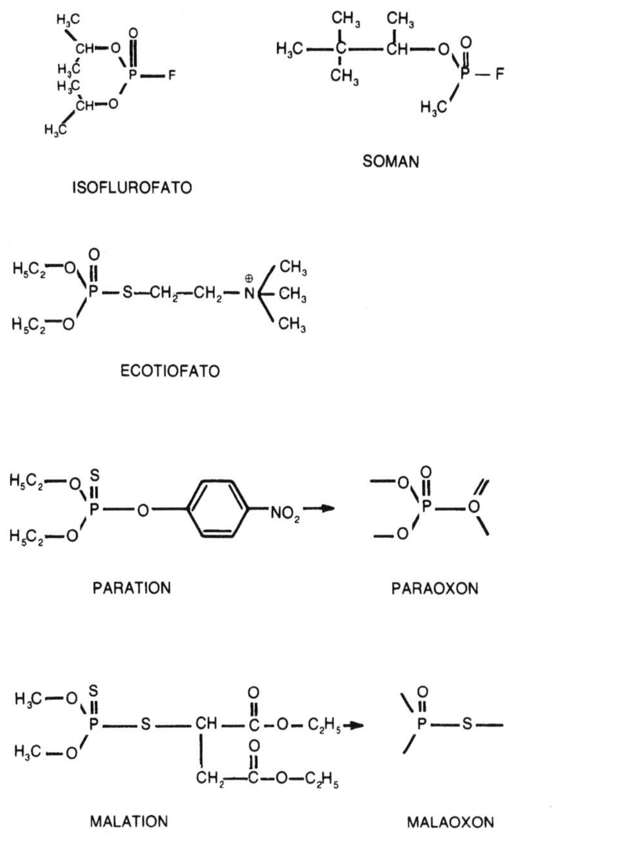

Fig. 31.11 Inibidores da acetilcolinesterase ou aceticolinesterásicos organofosforados.

é uma amina quaternária, ela tem dificuldade em atravessar a barreira hematoencefálica, sendo, portanto, inútil para regenerar colinesterases do sistema nervoso central.

Ações e efeitos farmacológicos

Os anticolinesterásicos, inibindo a acetilcolinesterase, potenciam os efeitos da acetilcolina na placa mioneural, na medula da suprarrenal, nas sinapses ganglionares, nas sinapses neuroefetoras parassimpáticas e também nas sinapses colinérgicas do sistema nervoso central. Os efeitos observados constituem extensões das ações e efeitos fisiológicos da estimulação colinérgica.

Os efeitos dos anticolinesterásicos são os seguintes: sudorese, miose, lacrimejamento, visão turva, perturbação da acomodação visual, salivação, aumento do tônus muscular e da atividade secretória do trato gastrointestinal, cãibras abdominais, vômitos, diarreia, defecação, polaciúria, incontinência urinária, broncoconstrição, aumento das secreções brônquicas, fraqueza ou paralisia dos músculos respiratórios e dos músculos esqueléticos, fasciculações, fraqueza e paralisia (bloqueio despolarizante), bradicardia, efeitos cardiovasculares decorrentes da estimulação da sinapse ganglionar e da medula da suprarrenal (ações nicotínicas); no sistema nervoso central, tremores, ansiedade, inquietude, perturbação da concentração e da memória, confusão, perturbação do sono, assincronia do eletroencefalograma, convulsões, coma, depressão circulatória e respiratória.

O grau e a amplitude desses efeitos dependem do anticolinesterásico usado, da dose aplicada e da via de administração ou de exposição.

A atividade dos anticolinesterásicos ao nível das sinapses ganglionares não é tão intensa como a observada na placa mioneural.

As aminas quaternárias, além das ações anticolinesterásicas de colinérgicos indiretos, podem também exercer ações diretas sobre receptores nicotínicos na placa mioneural. Essa ação direta dos anticolinesterásicos não se verifica nos receptores muscarínicos. Em geral, para verificar-se essa ação direta, devem ser empregadas doses elevadas. A ação direta dos anticolinesterásicos de aminas quaternárias sobre receptores nicotínicos contribui para a eficácia clínica desses inibidores da acetilcolinesterase na junção neuromuscular.

Os inibidores de acetilcolinesterase, de modo geral, iniciam a deflagração antidrômica de potenciais de ação em neurônios motores, talvez como resultado da ativação de receptores colinérgicos pré-sinápticos, situados nos terminais nervosos colinérgicos. Os anticolinérgicos do grupo das aminas quaternárias também agiriam como agonistas nesses locais pré-sinápticos. A deflagração antidrômica é responsável pelas fasciculações provocadas pelos anticolinesterásicos.

Os efeitos dos anticolinesterásicos sobre o sistema cardiovascular são complexos. Os principais são bradicardia, diminuição do débito cardíaco e redução da pressão sanguínea. Entretanto, as ações dos inibidores da acetilcolinesterase ao nível das sinapses ganglionares e medula da suprarrenal podem modificar esses efeitos. Além disso, as respostas reflexas também influem no resultado final desses efeitos.

As ações dos anticolinesterásicos sobre o músculo liso vascular periférico são menos acentuadas que os efeitos dos muscarínicos diretos. Os colinérgicos indiretos só são capazes de modificar o tônus de vasos que possuem inervação colinérgica, e o resultado final representa o somatório de ativação simpática e parassimpática. Como poucas redes vasculares possuem inervação colinérgica, o efeito das drogas colinérgicas ganglionares e neuroefetoras tende a reduzir a resistência periférica e a pressão sanguínea, e a ativação das sinapses ganglionares do sistema simpático se opõe a esses efeitos hipotensores.

Usos dos anticolinesterásicos

REVERSÃO DE BLOQUEIO NEUROMUSCULAR

Os anticolinesterásicos são usados em anestesiologia para reverter bloqueio neuromuscular por miorrelaxantes adespolarizantes, do tipo do curare. Como o bloqueio do curare é competitivo, ele pode ser desfeito pelo aumento da acetilcolina ao nível dos receptores colinérgicos, o que se consegue com os inibidores da acetilcolinesterase. Neostigmina, edrofônio e piridostigmina são utilizados para essa finalidade. Associam-se à atropina ou o glicopirrolato, que são antimuscarínicos, com a finalidade de evitar a bradicardia e outros efeitos resultantes da excessiva estimulação dos receptores muscarínicos pelos anticolinesterásicos.

MIASTENIA GRAVE

Nessa doença, a transmissão sináptica da placa mioneural dos músculos esqueléticos está prejudicada, havendo fadiga fácil e recuperação lenta da atividade muscular. Os sintomas incluem ptose palpebral, diplopia e até, nos casos graves, paralisia respiratória, dependendo dos músculos atingidos. Atualmente, considera-se a miastenia grave uma doença autoimune, com produção de anticorpos que reduzem o número de receptores nicotínicos pós-sinápticos da placa mioneural e, consequentemente, menor sensibilidade à acetilcolina. Os anticolinesterásicos compensam essa baixa de sensibilidade com o aumento da concentração de acetilcolina na fenda sináptica. Pode-se também dirigir o tratamento no sentido do sistema imunológico com timectomia e a administração de corticosteroides.

O estudo histopatológico da placa mioneural na miastenia grave demonstra alterações morfológicas, tais como alongamento da região sináptica e ausência de dobras e reentrâncias nas membranas pós-sinápticas.

A neostigmina, a piridostigmina e, às vezes, o ambenônio são os principais anticolinesterásicos usados no tratamento da miastenia grave. Os colinérgicos diretos não são usados nessa doença.

GLAUCOMA

É uma doença que se caracteriza pelo aumento da pressão intraocular e que, se não for tratada, lesa o nervo óptico e produz cegueira. O tratamento do glaucoma de ângulo fechado é cirúrgico, mas se usam drogas, especialmente pilocarpina, para normalizar a pressão intraocular antes da cirurgia.

O glaucoma de ângulo aberto é tratado principalmente com drogas. Os mióticos facilitam o escoamento do humor aquoso porque, pela contração do músculo ciliar, se abrem as lâminas da rede trabecular. O tratamento inicial se faz com pilocarpina, de ação direta. Raramente se usam anticolinesterásicos de ação curta, do tipo da fisostigmina. Atualmente, usa-se com frequência o betabloqueador timolol como medicamento primário no tratamento do glaucoma de ângulo aberto. Se a pilocarpina ou o timolol falham, pode-se usar um inibidor de anidrase carbônica ou anticolinesterásico de ação do tipo do demecário, isoflurofato ou ecotiofato.

ESTRABISMO

Essa aplicação se limita a certos casos de esotropia de acomodação, em que há um desvio para dentro. Os anticolinesterásicos de longa duração, do tipo do isoflurofato, ecotiofato ou demecário, são usados a fim de melhorar a acomodação visual através do bloqueio da hidrólise de acetilcolina no corpo ciliar.

ATONIA DE MÚSCULO LISO

Os anticolinesterásicos podem ser usados no íleo adinâmico e na atonia da bexiga urinária, especialmente em pós-operatório, contanto que não haja obstrução nesses tratos. Usa-se a neostigmina, por via subcutânea ou intramuscular.

INTOXICAÇÃO POR DROGAS ANTIMUSCARÍNICAS

A atropina, a escopolamina, os antidepressivos tricíclicos e os anti-histamínicos podem produzir intoxicações cujo tratamento pode ser feito com a fisostigmina. Por outro lado, a fisostigmina também pode provocar reações adversas sérias, como arritmias cardíacas e outros efeitos, motivo pelo qual só deve ser utilizada em caso de intoxicação antimuscarínica que ameaça a vida do paciente.

Metoclopramida

Trata-se de uma droga muito utilizada em gastroenterologia, provocando alguns efeitos de natureza colinérgica, através da liberação de acetilcolina nos terminais colinérgicos, nas sinapses neuroefetoras parassimpáticas. A atropina antagoniza os efeitos da metoclopramida. O mecanismo de liberação da acetilcolina não é conhecido. A metoclopramida possui também atividade antidopaminérgica periférica e central.

Toxicidade dos anticolinesterásicos

Os anticolinesterásicos ou inibidores de acetilcolinesterase são usados como inseticidas e pesticidas e, acidentalmente, podem provocar intoxicações. Também pode ocorrer superdosagem no seu uso terapêutico. Alguns anticolinesterásicos têm sido usados na guerra química com os chamados gases que atacam os nervos, como o *sarin* e o *soman*.

Os sintomas da intoxicação aguda são provocados pelo acúmulo de acetilcolina nas sinapses colinérgicas, observando-se broncoconstrição, acúmulo de secreções respiratórias, músculos respiratórios enfraquecidos ou paralisados e paralisia respiratória central.

Além da toxicidade aguda, os inibidores de acetilcolinesterase podem produzir neurotoxicidade retardada que progride para paralisia flácida e eventualmente espástica. A paralisia resulta da desmielinização de neurônios motores.

O tratamento da intoxicação aguda pelos anticolinesterásicos se realiza de acordo com os seguintes passos: evitar ou reduzir a absorção de mais anticolinesterásicos; remover roupas contaminadas, lavar com água e sabão a pele exposta; lavagem gástrica se o fármaco for ingerido; respiração assistida, se necessário; os antídotos usados são atropina e, possivelmente, regeneradores de acetilcolinesterase.

Se a intoxicação é causada por um organofosforado, a aplicação imediata de pralidoxima (regenerador da acetilcolinesterase) desfosforila a enzima na periferia, reduzindo o bloqueio da placa mioneural. Como não atravessa a barreira hematoencefálica, a pralidoxima não reativa a acetilcolinesterase do sistema nervoso central. Além disso, a pralidoxima só é ativa antes do envelhecimento da enzima fosforilada. A pralidoxima é administrada na dose de 1 a 2 g, por via intravenosa, em infusão lenta durante 30 minutos. Como sua meia-vida é de 1 hora, talvez seja necessária uma segunda injeção. A pralidoxima não é comercializada no Brasil, mas em outros países está disponível sob a forma do cloreto em pó, com o qual se faz a solução, ou em comprimidos dosados a 500 mg.

O outro antídoto utilizado é a atropina, sob a forma de sulfato, com a finalidade de bloquear os efeitos do excesso de acetilcolina ao nível dos receptores muscarínicos. A atropina antagoniza a salivação, a secreção brônquica, a broncoconstrição, mas não influi na paralisia muscular esquelética nem dos músculos respiratórios. Dependendo da gravidade dos sintomas, usam-se 2 a 4 mg por via intramuscular ou intravenosa. Repetem-se as doses até que se consiga o bloqueio dos efeitos muscarínicos e se alcance um leve bloqueio muscarínico, mas não se deve permitir que a frequência cardíaca ultrapasse 100 batimentos por minuto. Nos casos de intoxicação pelos organosforados, a atropinização pode ser continuada durante 1 ou mais dias.

Os anticolinesterásicos não devem ser administrados a asmáticos ou pacientes com alterações respiratórias.

Como os anticolinesterásicos também inibem a pseudocolinesterase, esses fármacos potenciam os efeitos da succinilcolina porque evitam a sua inativação enzimática.

Exemplos de especialidades farmacêuticas anticolinesterásicas

Brometo de demecário USP (Mumorsol), em soluções a 0,125 e 0,25% para uso oftálmico; cloreto de edrofônio USP (Humorsol), em ampolas para uso intramuscular ou intravenoso; brometo de neostigmina (Prostigmina Roche), em comprimidos de 15 mg e em ampolas dosadas a 0,5 mg; salicilato de fisostigmina USP (Isotopo Eserine), em ampolas para uso intramuscular ou intravenoso e em soluções e pomadas para uso oftálmico; brometo de piridostigmina (Mestinom Roche), em comprimidos de 60 mg e também em soluções para uso intramuscular ou intravenoso; isoflurofato USP (Florpryl), sob a forma de pomada a 0,025% para uso oftálmico; iodeto de ecotiofato USP (Phospholine Iodide), sob a forma de pó, em quantidades de 1,5 mg, 3,0 mg, 6,25 mg e 12,5 mg destinadas para soluções.

ANTICOLINÉRGICOS

Os anticolinérgicos ou antagonistas dos receptores colinérgicos se subdividem em: antimuscarínicos e antinicotínicos, de acordo com os tipos de receptores que são atingidos. Nesta seção, serão estudados os anticolinérgicos antimuscarínicos. Os anticolinérgicos antinicotínicos são analisados no Cap. 49, e no item deste capítulo sobre gangliomiméticos e gangliopégicos. É também comentada a toxina botulínica, como representante anticolinérgico indireto, bloqueando a liberação da acetilcolina.

Anticolinérgicos antimuscarínicos diretos ou antagonistas dos receptores muscarínicos

Essas substâncias, por possuírem afinidade pelos receptores muscarínicos, são antagonistas da acetilcolina ou de agonistas muscarínicos exógenos.

Alguns órgãos podem não apresentar inervação colinérgica, mas podem possuir receptores muscarínicos, como, por exemplo, os vasos sanguíneos. Nesse caso, os agonistas muscarínicos provocam vasodilatação e os antagonistas são inativos.

A pirenzepina, que é um antagonista muscarínico, apresenta seletividade para os receptores M_1 situados no trato gastrointestinal, principalmente no estômago, onde são responsáveis pela secreção.

Os outros antagonistas muscarínicos não são seletivos em relação aos receptores muscarínicos. Esses antagonistas muscarínicos são, às vezes, denominados *parassimpatolíticos*, mas também podem agir ao nível do sistema nervoso central. Outro sinônimo que pode ser encontrado para designar os antagonistas muscarínicos é de *drogas atropínicas*, de acordo com o protótipo dessas drogas, que é a atropina.

As Figs. 31.12 e 31.13 indicam os principais antagonistas dos receptores muscarínicos. Essas drogas podem ser classificadas em cinco grupos:

1. alcaloides naturais, como atropina e escopolamina;
2. substâncias aplicadas em oftalmologia, como homatropina, ciclopentolato e tropicamida;

3. derivados com amônio quaternário, como butilescopolamina, ipratrópio;
4. derivados usados no tratamento da doença de Parkinson, como a benzatropina que, possui menos efeitos colaterais periféricos que a atropina;
5. grupo da pirenzepina, que tem atividade seletiva sobre os receptores M_1 do estômago.

Ações dos antagonistas muscarínicos

SISTEMA CIRCULATÓRIO

Os anticolinérgicos diretos antagonistas muscarínicos provocam os seguintes efeitos no sistema circulatório:

- agindo sobre o nódulo sinusal, aumentam a frequência cardíaca;
- agindo no nódulo atrioventricular, aumentam a velocidade de condução.

A competição dos antagonistas muscarínicos com a acetilcolina, ao nível do nódulo sinusal, desencadeia taquicardia, efeito que é característico dos antagonistas dos receptores muscarínicos.

Pode-se observar, às vezes, bradicardia quando se usam especialmente pequenas doses do antagonista muscarínico. Isso é explicado porque substâncias como a atropina também bloqueiam receptores pré-sinápticos dos terminais parassimpáticos, receptores esses que impediriam a liberação da acetilcolina.

TRATOS GASTROINTESTINAL E GENITOURINÁRIO

A atropina bloqueia a contração da musculatura lisa gastrointestinal, biliar e ureteral. A droga também reduz a secreção gástrica.

A atropina também bloqueia outros receptores muscarínicos, provocando, por exemplo, boca seca e taquicardia. Esses efeitos colaterais são menos frequentes quando se utilizam derivados de amônio quaternário. A pirenzepina reduz, de maneira seletiva e específica, a secreção gástrica. Esse efeito não depende do bloqueio de receptores muscarínicos (M_3) das células delomórficas, mas sim do bloqueio de receptores muscarínicos (M_1) das células ganglionares autonômicas e das células parácrinas do estômago.

Os antagonistas muscarínicos reduzem a motilidade dos ureteres e provocam relaxamento do músculo detrusor da bexiga, com aumento da resistência à micção.

SISTEMA NERVOSO CENTRAL

Em doses terapêuticas, a atropina exerce pouca ação no sistema nervoso central, mas em doses elevadas provoca agitação, desorientação e alucinações. A escopolamina, em doses terapêuticas, provoca sedação, mas em doses elevadas se torna excitatória.

A escopolamina reduz as náuseas e o vômito observados na cinetose.

Os antagonistas dos receptores muscarínicos são utilizados no tratamento da doença de Parkinson.

SISTEMA BRÔNQUICO

Os antagonsitas ou anticolinérgicos muscarínicos relaxam a musculatura brônquica e reduzem a secreção brônquica.

OLHOS

Os antagonistas muscarínicos relaxam o esfíncter da pupila, produzindo midríase, e relaxam o músculo ciliar, interferindo na acomodação visual.

GLÂNDULAS LACRIMAIS, SALIVARES E SUDORÍPARAS

A secreção dessas glândulas é bloqueada pelos antagonistas muscarínicos.

Os anticolinérgicos antimuscarínicos são representados por fármacos de origem natural, como a atropina, e por derivados sintéticos.

Atropina

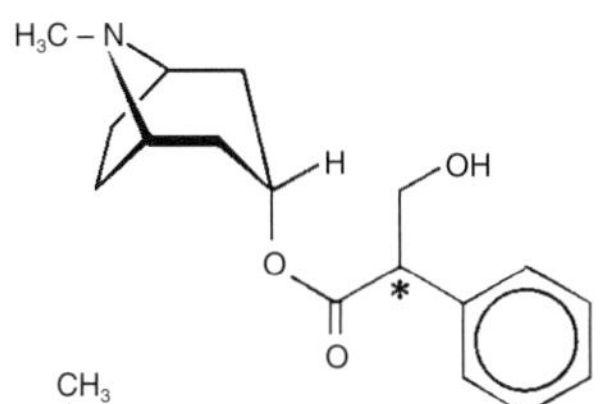

Escopolamina

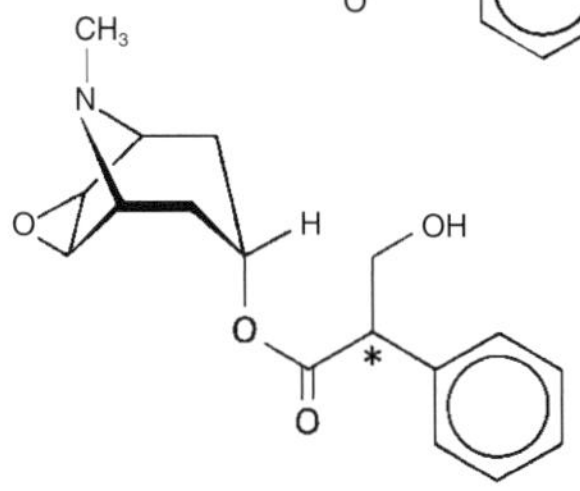

Homatropina

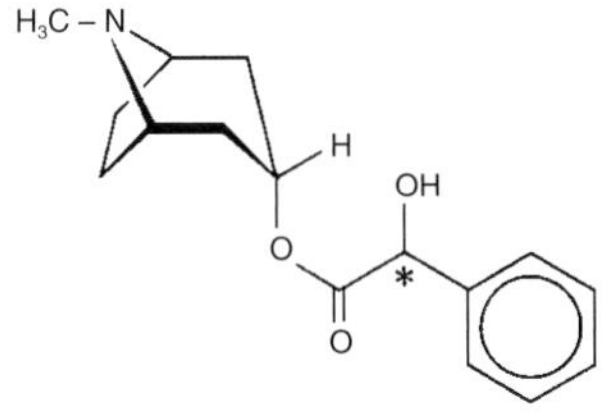

Tropicamida

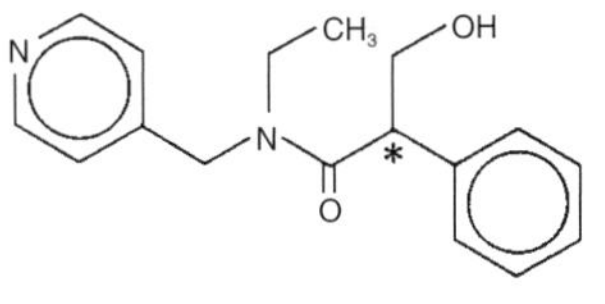

Butilescopolamina

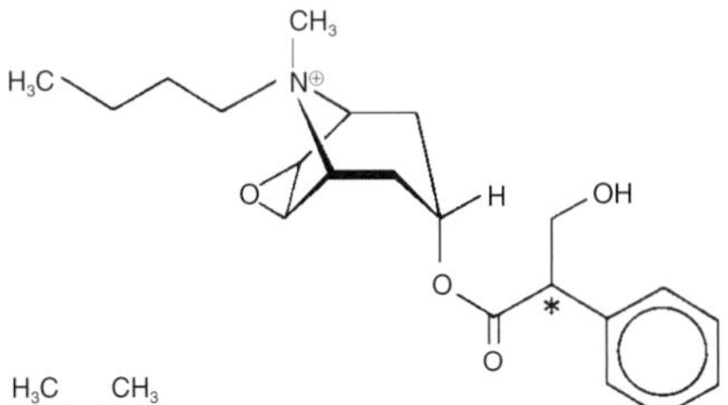

Ipratrópio

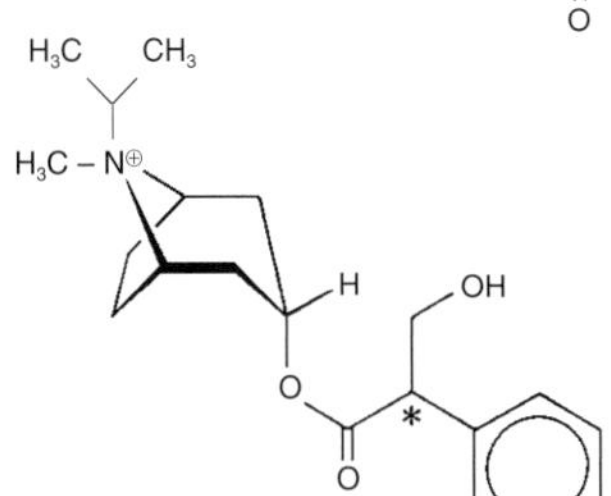

Benztropina

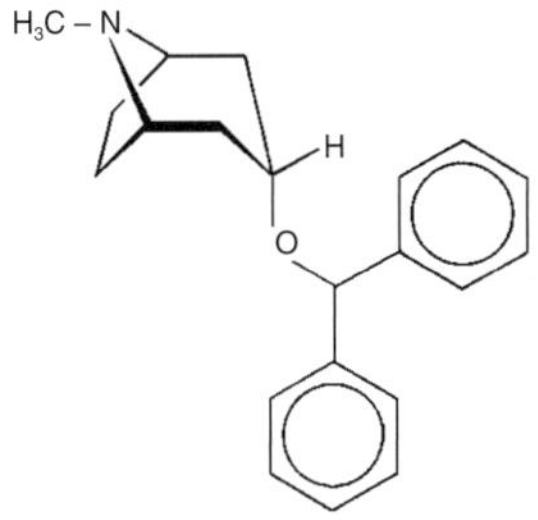

Pirenzepina

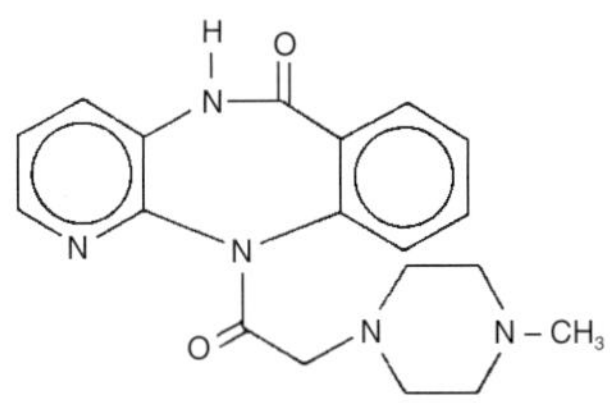

Fig. 31.12 Antagonistas muscarínicos ou anticolinérgicos diretos.

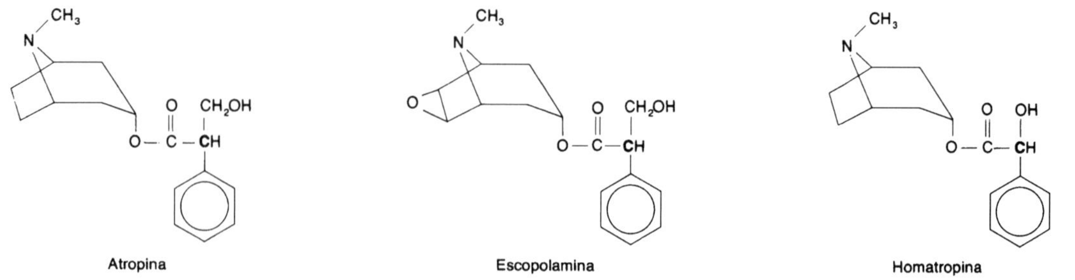

Fig. 31.13 Fórmulas estruturais da atropina, da escopolamina e da homatropina.

A atropina e os congêneres naturais são ésteres de alcaloides que encerram amônio terciário. A atropina é encontrada nas plantas *Atropa belladonna* e *Datura stramonium*. A escopolamina (hioscina) ocorre na planta *Hyoscyamus niger*. A escopolamina é l (—)-isômero. A atropina natural é l (—)-hiosciamina que se racemiza, de modo que o produto final é racêmico: d e l-hiosciamina.

Os derivados semissintéticos do amônio terciário são obtidos pela esterificação da base natural, chamada tropina. A homatropina é o éster do ácido mandélico com a tropina. A Fig. 31.13 mostra derivados sintéticos antimuscarínicos. Outras drogas, pertencentes a diferentes grupos terapêuticos, podem apresentar ações e efeitos antimuscarínicos, como, por exemplo, os antidepressivos tricíclicos, antipsicóticos e alguns anti-histamínicos.

Farmacocinética

A atropina e os outros alcaloides naturais, assim como os antimuscarínicos representados pelas aminas terciárias (diciclomina, tropicamida), são bem absorvidos pelo trato gastrointestinal e pela conjuntiva. A escopolamina pode ser absorvida pela pele se aplicada em veículo adequado. Os derivados representados pelas aminas quaternárias (propantelina, glicopirrolato), por serem pouco lipossolúveis, têm fraca absorção gastrointestinal.

A atropina, a diciclomina e a tropicamida se distribuem amplamente pelos tecidos do organismo e atingem o sistema nervoso central, em concentração significativa, 30 a 60 minutos após a administração. A propantelina e o glicopirrolato, devido à sua baixa lipossolubilidade, não alcançam o sistema nervoso central em concentrações significativas.

A atropina é rapidamente distribuída, desaparecendo do sangue logo após a administração. É excretada pela urina, na percentagem de 80% da dose, com meia vida de 2 horas, eliminando o resto até 13 a 38 horas. Cerca de um terço da droga é excretado em forma inalterada, e a parte metabolizada aparece sob a forma de glicuronídio. Os efeitos da atropina sobre a íris duram 48 a 72 horas, enquanto os outros efeitos parassimpatolíticos desaparecem mais rapidamente.

O coelho possui uma esterase que inativa a atropina e o protege contra os efeitos tóxicos dessa droga.

Mecanismo de ação

A atropina, antimuscarínico típico, é um anticolinérgico que bloqueia as ações da acetilcolina ao nível dos receptores muscarínicos. O bloqueio realizado por pequena dose de atropina pode ser desfeito por maior concentração de acetilcolina, fato que indica tratar-se de bloqueio por competição por local ou locais de ligação nos receptores. O bloqueio do receptor muscarínico pela atropina evita os eventos bioquímicos citados anteriormente quando da ativação dos receptores muscarínicos pela acetilcolina ou outros agonistas.

Os graus de responsividade dos tecidos à atropina obedecem à seguinte escala: (a) os mais sensíveis: glândulas salivares, brônquicas e sudoríparas; (b) moderadamente sensíveis: músculo liso e miocárdio; (c) os menos sensíveis: células gástricas parietais.

De modo geral, na maioria dos tecidos, os fármacos antimuscarínicos são mais ativos contra agonistas colinérgicos exógenos que contra a acetilcolina endógena.

A atropina exerce poucos efeitos sobre os receptores nicotínicos, enquanto os antimuscarínicos sintéticos podem exercer alguma ação sobre esses receptores, sendo a propantelina e o glicopirrolato capazes de produzir efeitos decorrentes de bloqueio ganglionar.

Usos dos anticolinérgicos antimuscarínicos

DOENÇA DE PARKINSON

Apesar do advento de novas e mais eficientes drogas para o tratamento dessa doença, os antimuscarínicos ainda podem ser utilizados nessa indicação, como adjuvantes.

CINETOSE

A escopolamina é um dos fármacos mais antigos usados no tratamento do enjoo do mar, e ainda é utilizada nessa indicação.

OFTALMOLOGIA

Os antimuscarínicos podem ser usados para a paralisia do músculo ciliar a fim de se realizarem medidas de refração em pacientes inquietos. A midríase obtida com os antimuscarínicos facilita o exame da retina. As drogas antimuscarínicas usadas em oftalmologia se apresentam sob a forma de gotas ou ungüentos de atropina, escopolamina, homatropina, ciclopentolato ou tropicamida.

Só se usam antimuscarínicos para a produção de midríase quando também se precisa de cicloplegia ou de ação prolongada. Nos casos em que se deseja uma midríase de ação curta, usam-se alfa-adrenérgicos, como, por exemplo, fenilefrina. As preparações de ação longa, como a homatropina, são usadas para evitar sinéquias na uveíte e irite.

A duração da midríase produzida pelos antimuscarínicos é a seguinte: atropina, 7 a 10 dias; escopolamina, 3 a 7 dias; homatropina, 1 a 3 dias; ciclopentolato, 1 dia; tropicamida, 6 horas. A duração da cicloplegia é a seguinte: atropina, 7 a 12 dias; escopolamina, 3 a 7 dias; homatropina, 1 a 3 dias; ciclopentolato, 6 horas a 1 dia; tropicamida, 6 horas.

GASTROENTEROLOGIA

Nesse campo, as principais indicações dos antimuscarínicos são representadas pela úlcera gástrica e pela hipermotilidade intestinal. A propantelina e o glicopirrolato são os mais indicados nesses casos, porque exercem poucas ações ao nível do sistema nervoso central. As desvantagens desses fármacos são os efeitos colaterais: boca seca, visão turva, dificuldade de micção.

Os antimuscarínicos, especialmente os associados a um opioide (difenoxilato), são úteis nos casos de diarreia branda e condições limitadas de hipermotilidade intestinal.

Certos antagonistas muscarínicos, como a pirenzepina, apresentam seletividade para receptores em determinados tecidos. Embora ainda não esteja muito claro que a sensibilidade à pirenzepina seja consequência de subtipos estruturalmente diferentes de receptores muscarínicos, os receptores que possuem elevada e baixa afinidade pela pirenzepina são chamados, respectivamente, M_1 e M_2.

Admite-se que haja subtipos de receptores muscarínicos no sistema nervoso central e em órgãos periféricos. Esses receptores apresentam afinidades diferentes para certos agonistas e antagonistas muscarínicos. Haverá possibilidade de se desenvolverem fármacos que possuam atividade seletiva sobre secreção gástrica, frequência cardíaca, músculo liso gastrointestinal e outras localizações. A pirenzepina, por exemplo, parece interagir seletivamente com receptores colinérgicos responsáveis pela secreção gástrica, sendo menos potente ao nível de receptores dos átrios, glândulas salivares e músculo liso gastrointestinal.

Embora os compostos atropínicos possuam fraca capacidade de reduzir a secreção do ácido gástrico, existem novos derivados que antagonizam seletivamente os receptores muscarínicos M_1. O exemplo desse último é a pirenzepina. Os efeitos dos fármacos antimuscarínicos interferem na secreção de gastrina, além do ácido, e podem influenciar a secreção de muco.

Essas drogas, portanto, podem influenciar diversos sistemas que modulam tanto a secreção do ácido como a função da barreira mucosa. A eficiência da pirenzepina se aproxima daquela da cimetidina no tratamento da úlcera duodenal.

CARDIOLOGIA

A atropina e outros antimuscarínicos correlatos podem ser utilizados em pacientes que apresentem hipersensibilidade do seio carotídeo, podendo até desmaiar como resultado de uma descarga vagal por pressão sobre o pescoço. No infarto do miocárdio, pode também haver pronunciada descarga vagal que acompanha a dor, o que provoca depressão nos nódulos sinoatrial e auriculoventricular, comprometendo o débito cardíaco.

PNEUMOLOGIA

Antigamente usava-se a atropina na pré-medicação anestésica para evitar irritação da árvore brônquica produzida pelo éter. Com o advento de anestésicos que não são irritantes (enflurano, halotano), tal uso foi abolido.

Na asma, o reflexo neural broncoconstritor é mediado pelo vago e se encontra hiperativo, produzindo, através dos receptores muscarínicos, a broncoconstrição característica dessa doença. O ipratrópio é um derivado sintético, análogo da atropina, que está sendo usado na asma, por via inalatória. Essa via permite maior concentração local do fármaco na árvore brônquica, ao mesmo tempo que reduz seus efeitos sistêmicos.

Intoxicação colinérgica

O uso de inseticidas organofosforados e a ingestão de determinados cogumelos (que encerram muscarina) podem ocasionar a intoxicação colinérgica pelo excesso de atividade da acetilcolina.

Os inseticidas que são anticolinesterásicos produzem sintomas e sinais em decorrência da ativação dos receptores muscarínicos e nicotínicos, como, por exemplo, náuseas, vômitos, sudorese, salivação, lacrimejamento, dispneia, defecação e micção involuntárias, palpitações, bradicardia, vasodilatação, hipotensão, bloqueio cardíaco transitório, sensação de asfixia iminente, edema agudo do pulmão. É uma síndrome que pode levar à morte e representa uma emergência médica.

A fim de combater os efeitos muscarínicos, usa-se a atropina, com a qual se tratam os efeitos sobre o sistema nervoso central ou os periféricos dos inseticidas fosforados. Esse tipo de intoxicação pode ocorrer nas fábricas de produção e embalagem dos inseticidas e na sua aplicação na agricultura. As pessoas que manipulam esse tipo de inseticida devem ser devidamente instruídas quanto ao perigo de seu trabalho.

O paration, quando é o responsável pela intoxicação, exige grandes doses de atropina: 1 a 2 mg de sulfato de atropina, por via intravenosa, de 5 em 5 ou 15 em 15 minutos, até que se combatam os efeitos muscarínicos da intoxicação. Os efeitos agudos dos anticolinesterásicos podem durar 24 a 48 horas.

Existe um outro grupo de fármacos que pode ser usado no tratamento da intoxicação colinérgica e que tem como objetivo a regeneração da acetilcolinesterase destruída pelos anticolinesterásicos. Trata-se do grupo das oximas, que incluem a pralidoxima, a diacetilmonoxima e a obidoxima (Fig. 31.14).

O grupamento oxima (=NOH) desses compostos possui grande afinidade pelo fósforo e, desse modo, as oximas podem hidrolisar o complexo formado pelo anticolinesterásico e a enzima, contanto que esse complexo não tenha envelhecido, isto é, que não tenha ocorrido a quebra de uma das ligações entre o oxigênio e o fósforo, o que proporciona maior energia da ligação enzima-fósforo. Quando se aplica a pralidoxima antes

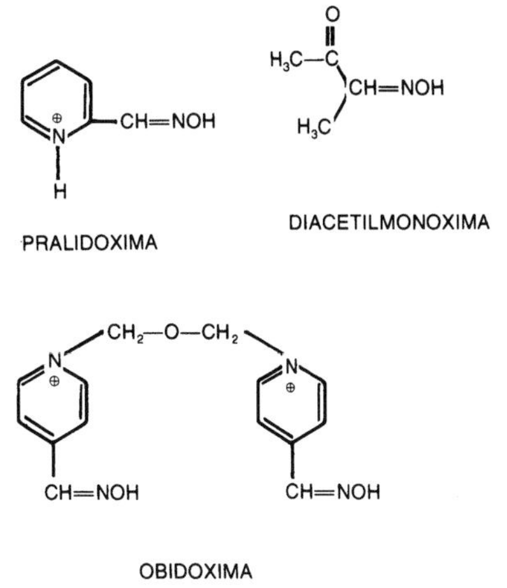

Fig. 31.14 Oximas capazes de regenerar a enzima ativa a partir do complexo organofosforadocolinesterase.

do envelhecimento da enzima, essa oxima é capaz de regenerar a acetilcolinesterase devido à sua intensa propriedade nucleofílica. Depois do envelhecimento, o complexo enzima-anticolinesterásico não pode ser decomposto pelas oximas. A pralidoxima regenera especialmente a colinesterase da placa mioneural. Por ser carregada positivamente, a pralidoxima não consegue atravessar a barreira hematoencefálica, não sendo capaz de converter os efeitos da intoxicação ao nível do sistema nervoso central. A diacetilmonoxima é uma oxima que atravessa a barreira hematoencefálica, sendo capaz de regenerar parte da colinesterase central, em animais experimentais.

A pralidoxima é administrada por via intravenosa, na dose de 1 a 2 mg durante 15 a 30 minutos. A superdosagem da pralidoxima provoca fraqueza muscular e outros efeitos colaterais. Ver Cap. 117.

Classificação clínica dos anticolinérgicos

Os anticolinérgicos são representados pelos alcaloides da planta *Atropa belladona* (atropina, hioscina e hiosciamina), seus sais, preparações galênicas da planta e grande número de compostos sintéticos. Todas essas drogas podem ser divididas em três grandes grupos, de acordo com seus efeitos predominantes:

1. Anticolinérgicos de efeitos predominantes antissecretório e antiespasmódico ao nível do trato gastrointestinal:
   - Ambutônio (ingrediente do Aludrox);
   - Benzilônio (Ulcoban);
   - Diciclomina (Bentyl);
   - Difemanil (Prantal);
   - Emeprônio (Kabi Vitrum);
   - Glicopirrolato (Tarodyn);
   - Isopropamida (Darbid);
   - Mepenzolato (Cantil);
   - Oxifenciclimina (Daricon);
   - Parabenzolato (Relenol);
   - Piperidolato (Dactil);
   - Poldina (Nactisol, Nacton);
   - Propantelina (Pro-Banthine).
2. Anticolinérgicos de efeitos predominantes sobre o sistema motor extrapiramidal, diminuindo os tremores e o excesso de salivação associados ao parkinsonismo:
   - Benaprizina (Brinzin);
   - Benzexol (Artane);
   - Benztropina (Cogentin);
   - Biperiden (Akineton);
   - Clorfenoxamina (Clorevan);
   - Cicrimina (Pagitane);
   - Etopropazina (Parkin);

- Metixeno (Tremonil);
- Orfenadrina (Disipal);
- Prociclidina (Kemadrin);

3. Anticolinérgicos de efeitos midriático e cicloplégico predominantes:
   - Ciclopentolato (Mydrilate, Cyclogyl);
   - Eucatropina;
   - Laquesina;
   - Tropicamida.

Os exemplos indicados nesses três grupos de anticolinérgicos limitam-se aos derivados sintéticos, excluindo-se a beladona, a atropina, a hioscina e a hiosciamina, porque são objeto de análise especial. Esses produtos naturais possuem ações e efeitos que abrangem os três grupos mencionados.

Toxina botulínica

A toxina botulínica do tipo A é um anticolinérgico indireto porque evita a liberação da acetilcolina das terminações nervosas. Apesar de ser a toxina mais potente que se conhece, ela pode ser usada em várias condições clínicas.

A toxina botulínica do tipo A é uma das sete neurotoxinas imunologicamente distintas, produzidas pelo *Clostridium botulinum*. Essa toxina bloqueia a função neuromuscular devido à sua ação anticolinérgica já mencionada. A toxina atua como protease dependente do zinco, que cliva seletivamente uma proteína sináptica (SNPA-25) que desempenha um papel na exocitose. Esse mecanismo explicaria o bloqueio da liberação do neurotransmissor. Como efeito, observa-se paralisia local, o que permite a hipofunção seletiva de músculos individuais.

A toxina butolínica do tipo A é usada no espasmo hemifacial, causado pelo nervo facial, com injeção da toxina nos músculos faciais. Obtém-se 90% de melhora.

A toxina é também usada em distonias focais como as distonias cervical, laríngea, oromandibular, em espasticidade e em estrabismo e blefaroespasmo.

Existe uma especialidade farmacêutica sob a forma de pó (Botox); é usado no tratamento cosmético de rugas faciais.

Toxicidade da atropina e congêneres

A atropina, em adultos, é uma droga relativamente segura, mas em doses elevadas bloqueia as funções do parassimpático. Os intoxicados pela atropina apresentam boca seca, midríase, taquicardia, pele quente (febre atropínica) e rosada, agitação e delírio, que podem durar até 1 semana.

As crianças são muito sensíveis à atropina, ocorrendo morte até com doses de 2 mg, apesar de essa dose letal variar de pessoa para pessoa.

O tratamento de superdosagem de atropina e dos seus congêneres (diciclomina, escopolamina, oxifenciclimina, tridixetil), em pacientes que apresentam taquicardia supraventricular ou elevação pronunciada da temperatura corpórea, é feito com a fisostigmina. Esse anticolinesterásico combate tanto os efeitos centrais como os periféricos da atropina. Aplica-se a fisostigmina, por via intravenosa, lentamente, na dose de 1 a 4 mg em adultos e 0,5 a 1 mg em crianças. Se houver hipertermia grave em crianças, deve-se tratá-la com toalhas umidificadas, e não com aspirina; se houver convulsões, usa-se diazepam por via intravenosa.

Os antimuscarínicos do grupo das aminas quaternárias (glicopirrolato, propantelina, clidínio, isopropamida, mepenzolato, metantelina, oxifênio etc.), em doses elevadas, provocam todos os sinais periféricos do bloqueio do parassimpático, mas não os do sistema nervoso central, como se observa com a atropina. Essas drogas podem, entretanto, também produzir bloqueio da sinapse ganglionar, causando hipotensão ortostática pronunciada. O tratamento dos efeitos muscarínicos pode ser feito com a neostigmina, droga anticolinesterásica. A hipotensão é tratada com droga simpatomimética.

As drogas antimuscarínicas não devem ser usadas em pacientes glaucomatosos, especialmente com glaucoma de ângulo fechado, nem em pacientes com câmara anterior rasa. Nos idosos, a atropina deve ser usada com precaução, e jamais quando houver hipertrofia da próstata.

Um exemplo especial de ação anticolinérgica é fornecido pelo *Clostridium botulinum*, que possui uma das toxinas mais poderosas que se conhece e que inibe a liberação da acetilcolina por exocitose, através da membrana pré-juncional. Um pequeno número de moléculas dessa toxina se liga irreversivelmente aos seus locais de ação, provocando um bloqueio irreversível de todas as sinapses colinérgicas. A morte sobrevém em consequência da parada respiratória.

A toxina botulínica, sob o nome comercial de Botox, é utilizada pelos esteticistas no combate às rugas e ao envelhecimento da pele.

Exemplos de especialidades farmacêuticas

Como seria esperado, devido às propriedades dessas drogas, as especialidades farmacêuticas que encerram atropina ou homatropina ou hiosciamina ou mesmo beladona com os alcaloides totais constituem grupo numeroso de medicamentos. Somente alguns exemplos serão mencionados: metilbrometo de atropina; Norosedin; sulfato de atropina. Atropina I.V.B., Colírio Atropina Frumtost, Colírio de Sulfato de Atropina Wyzon; sulfato de atropina associado a outro: Atropinase Pravaz, Belpar SFK, Donnatal Robins, Lomotil Searle, Vagostesyl; metilbrometo de homatropina. Andriosedil Andrômaco, Bromoneurin Climax, Lepenil Antidistônico Lepetit, Sedorga Bristol; metonitrato de homatropina. Belacodid Clímax; sulfato de hiosciamina; Donnatal Robins, Permigrein Organon, bromidrato de hioscina. Vagoples Orthos; N-butilbrometo de hioscina: Buscopan Boehringer, Buscopaxan Boehringer; propranossulfanato de hioscina: Previum Frumtost; alcaloides de beladona: Belladenal Sandoz, Belergal Sandoz, Ormigrein Organon, Scopan Scil; extrato de beladona: Becosan Pravaz Aclorisan Dovalle; pó de beladona: Edhanol Sintofarma, Castro Sene com Beladona Legrand.

Outros congêneres sintéticos da atropina são indicados principalmente no combate à dor e à superacidez da úlcera péptica ou duodenal. Esses derivados, além de terem atividade anticolinérgica periférica, são gangliopléjicos. Foram criados principalmente para evitar os efeitos colaterais da atropina, como secura da boca, retenção urinária e outras manifestações do bloqueio colinérgico.

Como exemplos desses derivados podem ser citados: o difemanil (Prantal), o oxifenônio (Antrnyl), a metantelina (Banthine), a propantelina (Pro-banthine), o pipenzolato (Piptal), além de outros.

O brometo de emeprônio (Cetiprin Astra) tem ação predominante em bexiga hipertônica.

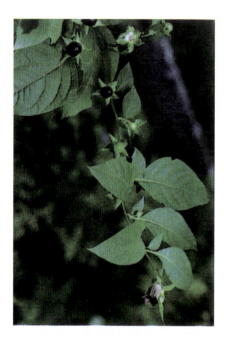

Fig. 31.15 A planta *Atropa belladona*, fonte natural da atropina.

COLINÉRGICOS E ANTICOLINÉRGICOS 291

GANGLIOMIMÉTICOS E GANGLIOPLÉGICOS

Gangliomiméticos são colinérgicos nicotínicos, com ação predominante ao nível das sinapses ganglionares simpáticas e parassimpáticas. Gangliopégicos são anticolinérgicos antinicotínicos com ação predominante ao nível das sinapses ganglionares simpáticas e parassimpáticas. Nicotina, lobelina e dimetilfenilpiperazínio são exemplos de gangliomiméticos. Hexametônio, mecamilamina, pempidina e trimetafan são exemplos de gangliopégicos.

Nicotina

Apesar de não ser usada em terapêutica, a nicotina tem importância não só para a compreensão da farmacoloogia do sistema nervoso autônomo, mas também pelo elevado potencial tóxico intrínseco e sua ação insidiosa no uso e abuso do tabaco.

FARMACOCINÉTICA

A nicotina é absorvida pelas mucosas e também pela pele íntegra; após a absorção, acumula-se no fígado, nos rins e no cérebro. Metabolizada, transforma-se em diversos metabólitos inativos, restando pequena parte inalterada, que é excretada pela urina.

FARMACODINÂMICA

A nicotina age combinando-se aos receptores nicotínicos da acetilcolina da membrana pós-sináptica dos gânglios autônomos, da placa mioneural e da medula da suprarrenal. Inicialmente, observa-se despolarização da membrana pós-sináptica, com estimulação passageira dos neurônios e dos músculos estriados, como acontece com a reação da própria acetilcolina. Quando se aplicam maiores doses de nicotina, a estimulação é sucedida por um bloqueio prolongado da transmissão sináptica. A nicotina combinada ao receptor impede a atuação da acetilcolina, evitando assim seus efeitos.

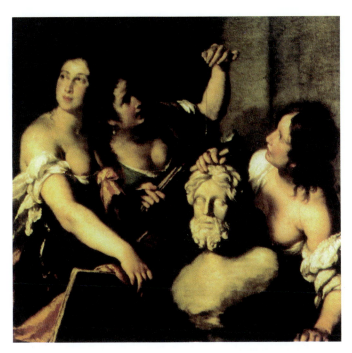

Fig. 31.16 *As Três Parcas,* de Bernardo Strozzi.
Na mitologia grega, as três parcas eram deusas que decidiam o destino dos seres humanos.
Cloto presidia o nascimento, Láquesis media a duração da vida e Átropos cortava o fio da vida. O gênero da planta *Atropa belladonna* lembra a deusa Átropos. A espécie *belladonna* se origina da língua italiana e significa *bela mulher,* porque a história relata que as mulheres usavam a planta para provocar midríase, o que as tornava mais atraentes.

Quadro 31.2 Anticolinérgicos de uso comum (Greenblatt e Shader)

Nome Genérico	Nome Comercial	Dose Oral Unitária	Dose Diária Usual
Alcaloides de beladona	Em muitas especialidades em associações medicamentosas		
Sulfato de atropina		0,4 mg	0,4-3,0 mg
Bromidrato de escopolamina		0,4-0,6 mg	0,4-3,0 mg
Tintura de beladona		10 gotas de solução a 0,03%	10-60 gotas
Extrato de beladona		15 mg	15-60 mg
Cloridrato de triexifenidil	Artane	2-5 mg	4-20 mg
Outras drogas com propriedades anticolinérgicas			
Anti-histamínicos			
Dimenidrato	Dramanina	50 mg	50-200 mg
Difenidramina	Benadryl	25-50 mg	50-200 mg
Cloridrato de orfenadrina	Disipal	50 mg	50-200 mg
Citrato de orfenadrina	Droflex	100 mg	100-200 mg
Ciclizina	Marezina	50 mg	50-200 mg
Meclizina	Bonine	25 mg	25-100 mg
Fenotiazínicos			
Etopropazina	Parsidol	10-100 mg	40-400 mg
Prometazina	Fenergan	12,5-50 mg	25-50 mg
Antidepressivos tricíclicos			
Anticolinérgicos sintéticos			
Compostos de N quaternário			
Glicopirrolato	Robinul	1-2 mg	2-8 mg
Metilbrometo de homatropina	Mesopin	2,5-5,0 mg	5-20 mg
Brometo de metantelina	Banthine	50 mg	50-200 mg
Brometo de propantelina	Pro-Banthine	7,5-15,0 mg	15-60 mg
Compostos de N não-quaternário			
Bromidrato de escopolamina		Solução oftálmica a 2%	
Cloridrato de ciclopentolato	Cyclogyl	Solução oftálmica a 1%	
Mesilato de benzotropina	Cogentin	0,5-2,0 mg	3-12 mg
Cloridrato de biperiden	Akineton	2 mg	2-12 mg
Cloridrato de prociclina	Kemadrin	2-5 mg	4-20 mg

As respostas à ação da nicotina se refletem principalmente ao nível dos sistemas nervoso central, autônomo, cardiovascular, gastrointestinal, muscular estriado, urinário e da pele.

A nicotina, no SNC, excita o córtex motor; na medula, deprime o reflexo patelar monossináptico, sem atingir o reflexo flexor polissináptico.

No sistema nervoso autônomo, a nicotina atinge todos os gânglios autonômicos, simpáticos e parassimpáticos. Além disso, ainda estimula a medula da suprarrenal com liberação da adrenalina e noradrenalina que ativam receptores viscerais, provocando ações reflexas. Em consequência dessas ações múltiplas, registram-se aumento da atividade simpática em alguns órgãos, como nos vasos, coração e pupila, e aumento da atividade parassimpática em outros, como gânglios salivares e tubo gastrointestinal.

No sistema respiratório, a nicotina, inicialmente, exerce estimulação através dos quimiorreceptores dos corpos carotídeo e aórtico.

Depois, com elevação das doses, observa-se depressão. A nicotina pode paralisar os músculos respiratórios pela sua ação direta sobre as junções neuromusculares.

No sistema cardiovascular, a nicotina provoca aumento de frequência cardíaca e pequena elevação da pressão arterial, efeitos resultantes de estimulação do sistema adrenérgico. A taquicardia é produzida por diversas ações da nicotina: (a) na sinapse ganglionar; (b) nos quimiorreceptores; (c) liberação de noradrenalina na sinapse adrenérgica ao nível do miocárdio.

No sistema gastrointestinal, causa redução do apetite; nos músculos estriados, causa tremor dos dedos.

Na pele, observa-se queda da temperatura devida à vasoconstrição provocada por mecanismo central.

No sistema urinário, há antidiurese, pela inibição da vasopressina.

Esses efeitos podem ser comprovados após uso do cigarro com inalação da sua fumaça.

A intoxicação aguda pode ocorrer após ingestão acidental de inseticida que contenha nicotina. Os sintomas que surgem logo após a ingestão incluem: náuseas, sialorreia, vômitos, confusão mental, miose seguida de midríase, pulso lento e depois rápido, a tensão arterial se eleva e depois cai, a respiração se torna irregular quando surgem as convulsões. A morte é causada por paralisia respiratória.

A dependência química e a toxicidade crônica da nicotina são discutidas no Cap. 26.

Lobelina

Esse alcaloide é extraído das folhas e inflorescência da planta *Lobelia inflata*.

Suas ações se assemelham às da nicotina, porém em menor intensidade. Sua aplicação consiste no tratamento do tabagismo, mas os resultados dessa aplicação são variáveis.

Dimetilfenilpiperazínio (DMPP)

Esse derivado, apesar de não ter aplicação terapêutica, foi a primeira droga capaz de estimular os receptores nicotínicos ganglionares da acetilcolina, exercendo muito pouca atividade bloqueadora ao nível da placa mioneural. Em grandes doses, pode bloquear as sinapses ganglionares.

O DMPP é uma droga de grande importância na farmacologia experimental.

Hexametônio

Embora não seja mais usado no controle da hipertensão arterial, o hexametônio continua a ser o protótipo dos gangliopégicos, motivo por que suas principais ações e efeitos são comentados.

Comprovou-se que o hexametônio bloqueava a sinapse ganglionar com a seguinte observação. Quando se estimula a fibra pré-ganglionar do gânglio cervical superior do gato, a sua membrana nictitante (terceira pálpebra) se contrai. Quando se administra hexametônio, a estimulação não provoca a resposta mencionada. Como se pode conseguir a mesma contração, mesmo após o hexametônio, com a injeção de adrenalina que vai agir na sinapse adrenérgica neuroefetora, a conclusão é de que o hexametônio age predominantemente ao nível da sinapse ganglionar.

O mecanismo de ação do hexametônio é de competição farmacológica com a acetilcolina pelos receptores nicotínicos da sinapse ganglionar, tanto simpática como parassimpática.

Os efeitos hemodinâmicos do bloqueio ganglionar causado pelo hexametônio são representados por queda da pressão arterial, hipovolemia, redução do retorno venoso e do débito cardíaco, se o coração não é insuficiente. Na presença de insuficiência cardíaca, observa-se hipovolemia pela vasodilatação periférica, seguida da melhora da função cardíaca e aumento do débito cardíaco.

Nas doses terapêuticas, o hexametônio não exerce ações significativas no sistema nervoso central.

No sistema gastrointestinal, o hexametônio diminui a secreção e mobilidade gástricas e a secreção salivar. Sobre a mobilidade intestinal os efeitos são variáveis, dependendo da predominância simpática ou parassimpática.

No sistema respiratório, a garganta e a laringe tornam-se mais secas, e observa-se broncodilatação.

Ao nível da pele, o bloqueio simpático se revela pela secura e rubor cutâneos.

O hexametônio foi usado sob a forma de brometo, cloreto, iodeto e tartrato no tratamento da hipertensão. Atualmente, foi substituído por gangliopégicos, de ação mais previsível, como a mecamilamina, a pempidina e o trimetafan.

O tartrato de pentolínio, também gangliopégico, foi usado no tratamento da hipertensão arterial antes de surgirem os gangliopégicos e anti-hipertensivos mais modernos.

Mecamilamina

O hexametônio e o pentolínio, por serem derivados do nitrogênio quaternário, apresentam absorção intestinal difícil e imprevisível. A mecamilamina, por outro lado, por ser uma amina secundária, tem absorção intestinal fácil e previsível. Difunde-se por todos os tecidos, inclusive o sistema nervoso central, e também atravessa a placenta.

Mais de 50% da dose administrada por via oral é eliminada inalterada, em 24 horas, na urina ácida. A eliminação é diminuída quando se alcaliniza a urina.

As ações e os usos da mecamilamina são os mesmos dos gangliopégicos, especialmente no tratamento da hipertensão arterial. Tem sido substituída por medicamentos similares que provocam menos efeitos secundários, resultantes do bloqueio parassimpático, como constipação intestinal, retenção urinária, diminuição da secreção salivar e gástrica, perturbação da acomodação visual.

Os efeitos de uma dose oral começam a evidenciar-se em 6 a 12 horas.

A posologia inicial é de 2,5 mg 2 vezes por dia, aumentada gradativamente, em geral com incrementos de 2,5 mg em intervalos não inferiores a 2 dias, até que se obtenha resposta satisfatória.

Os efeitos tóxicos da mecamilamina, seu tratamento e precauções são idênticos aos observados com a pempidina.

A mecamilamina pode criar tolerância. É comercializada sob o nome de Inversina, em comprimidos de 2,5 a 10 mg.

Pempidina

Esse gangliopégico tem a estrutura indicada na Fig. 31.17.

A pempidina é rápida e completamente absorvida pelo trato gastrointestinal, produzindo concentrações sanguíneas máximas 2 horas após a administração oral. Liga-se às proteínas plasmáticas em proporções pequenas; cerca de 63% da dose oral é excretada pela urina em 24 horas e 70% após administração intravenosa. A alcalinização da urina reduz a excreção da droga.

A pempidina bloqueia a transmissão do impulso nervoso da sinapse ganglionar simpática e parassimpática.

O bloqueio simpático provoca vasodilatação periférica, responsável pelo aumento do fluxo sanguíneo, elevação da temperatura cutânea e redução da pressão arterial.

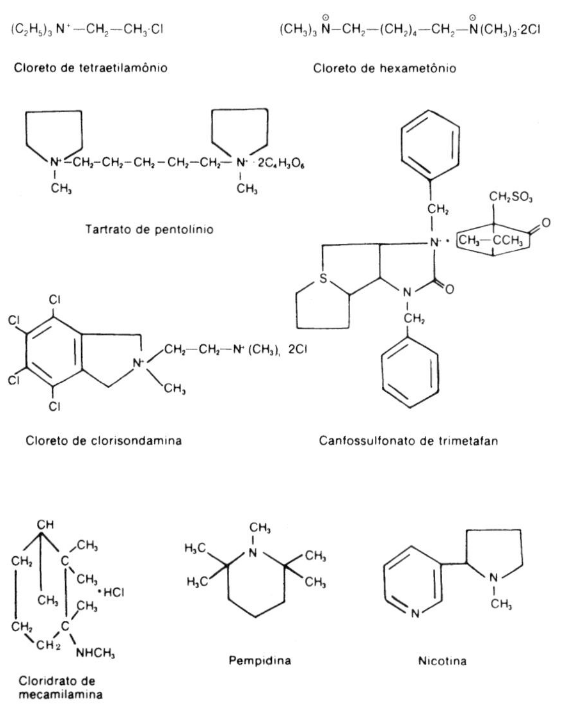

COLINÉRGICOS E ANTICOLINÉRGICOS   293

Fig. 31.17 Estruturas dos principais tipos de ganglioplégicos. A nicotina é incluída para fins comparativos e também para lembrar sua ação ganglioplégica, quando em doses elevadas.

O bloqueio parassimpático provoca diminuição da mobilidade gastrointestinal, retenção urinária, redução das secreções salivar e gástrica e alteração da acomodação visual.

Uma dose, por via oral, provoca, dentro de 1 hora, efeito hipotensor que dura 5 a 8 horas.

A pempidina é indicada no tratamento da hipertensão grave ou maligna, mas atualmente é substituída por outros medicamentos que não provocam os efeitos colaterais do bloqueio parassimpático.

A posologia inicial é de 2,5 mg por via oral, 3 a 4 vezes por dia, ajustando-se as doses, com aumento ou diminuição de 2,5 mg, de acordo com a resposta hipotensora do paciente. A dose usual de manutenção situa-se em torno de 10 a 80 mg diários, divididos em 4 doses com intervalos de 5 horas entre as drogas.

A pempidina raramente cria tolerância. Seus efeitos colaterais são: hipotensão postural, taquicardia ou, às vezes, bradicardia, visão turva, constipação, secura da boca, náuseas, dificuldade à micção, sonolência, diarreia e impotência. Com o uso prolongado da droga, pode surgir íleo paralítico.

Se houver superdosagem, deve-se fazer lavagem gástrica. Acidifica-se a urina para facilitar a excreção da droga.

Os pacientes em hipotensão grave devem ficar deitados, podendo ser feita a infusão de plasma e, com cautela, aplicar-se metaraminol gota a gota por via intravenosa. Podem-se usar neostigmina para tratar a constipação e carbacol para corrigir a secura da boca e as perturbações de acomodação visual.

Não se deve administrar pempidina em pacientes com estenose pilórica, doença vascular cerebral ou coronária, doença renal, nem em idosos e naqueles com trombose da retina.

Os pacientes em tratamento com pempidina são sensíveis aos simpatomiméticos, que só devem ser usados para antagonizar a pempidina em casos de intoxicação com essa droga. Os alcalinizantes da urina aumentam os efeitos da pempidina.

Canfossulfonato de trimetafan

Também chamado de cansilato de trimetafan, esse ganglioplégico tem estrutura indicada na Fig. 31.17.

O trimetafan tem as mesmas propriedades da pempidina, mas a duração de sua ação é muito mais curta. É utilizado para produzir hipotensão controlada, durante certos períodos, em neurocirurgias e em cirurgia cardiovascular. É também usado, por via intravenosa, para controlar crises hipertensivas e para o controle inicial da pressão sanguínea em pacientes com aneurisma aórtico dissecante.

O trimetafan baixa a pressão sanguínea em normotensos e em hipertensos, e o efeito hipotensor persiste durante 10 a 30 minutos.

O trimetafan é administrado, lentamente, por infusão venosa de solução recente em cloreto de sódio puro ou com dextrose, encerrando 1 mg/mL da droga. A infusão é iniciada na velocidade de 3 a 4 mg por minuto e depois ajustada à resposta do paciente. O controle contínuo da pressão sanguínea é fundamental. A quantidade total de trimetafan injetado varia amplamente de 0,05 a 1 g durante o período de 2 horas. A pressão sistólica não deve cair abaixo de 60 mm Hg.

O efeito hipotensor depende da posição do paciente. Se a pressão cai demasiadamente, a cabeceira do leito pode ser elevada, e com essa manobra a pressão pode elevar-se.

Os efeitos colaterais do trimetafan incluem hipotensão ortostática, retenção urinária, retenção de sódio e água, anorexia, vômitos, secura da boca, midríase, ciclopegia. O íleo paralítico só se torna problema quando a infusão venosa ultrapassa 48 horas.

O trimetafan deve ser usado com cautela em pacientes sob a ação de miorrelaxantes ou de drogas que deprimem a função cardíaca e em pacientes diabéticos, renais, addisonianos ou que estejam tomando glicocorticoides.

É comercializado sob o nome de Arfonad, em ampolas de 5 mL, que encerram 50 mg. O produto deve ser conservado em geladeira, porque a solução de trimetafan é muito lábil, devendo ser conservado a menos de 8°C em recipientes bem fechados e impermeáveis ao ar.

REFERÊNCIAS BILIOGRÁFICAS

1. ABOU-DONIA, M.B. & LAPADULA, D.M. Mechanisms of organophosphorus ester-induced delayed neurotoxicity: type I and type II. *Annu. Rev. Pharmacol., 30*:405, 1990.
2. AMA. *Drug Evaluations.* 6th ed. Philadelphia, Saunders, 1986.
3. AMITAI, Y. *et al.* Atropine poisoning in children during the Persian Gulf crisis. *JAMA, 268*:630, 1992.
4. AQUILONIUS, S.M. & HARTVIG., P. Clinical pharmacology of cholinesterase inhibitors. *Clin Pharmacokinet, 11*:236, 1986.
5. BARNES, P. J., MINETTE, P. & MACLAGAN, J. Muscarinic receptor subtypes in airways. *Trends Pharmacol. Sci., 9*:412, 1988.
6. BIRDSALL, N.J.M.; BURGEN, A.S.V. & HULME, E.C. The binding of agonists to brain muscarinic receptors. *Science, 221*:614, 1983.
7. BLUSZTAJN, J.K. & WURTMAN, R.J. Choline and cholinergic neurons. *Science, 221*:614, 1983.
8. BOGNAR, I.T., WESNER, M.T. & FUDER, H. Muscarine receptor types mediating autoinhibition of acetylcholine release and sphincter contraction in the guinea-pig iris. *Naunyn Schmiedebergs Arch. Pharmacol., 341*:22, 1990.
9. BONNER, T.I. *et al.* Identification of a family of muscarinic acetylcholine receptor genes. *Science, 237*:527, 1987.
10. BRIMLECOMBE, R.W. *Drug Actions on Cholinergic System.* Baltimore, University Park Press, 1975.
11. CRONNELY, R., MORRIS, R.B. Antagonism of neuromuscular blockade. *Br. J. Anesth., 54*:183-189, 1982.
12. DEKORT, W.L.A.M., KIESTRA, S.H., SANGSTER, B. The use of atropine and oximes in organophosphate intoxications: a modified approach. *Clin. Toxicol., 26*:199, 1988.
13. DRACHMAN, D.H. Myasthenia gravis. *N. Engl. J. Med., 330*:1797, 1994.
14. FARRAR, H.C., WELLS, T.G., KEARNS, G.L. Use of continuous infusion of pralidoxime for treatment of organophosphate poisoning in children. *J. Pediatr., 116*:658; 1990.
15. FREEDMAN, S.B., BEER, M.S., HARLEY, E.A. Muscarinic M_1, M_2 receptor binding: relationship with functional efficacy. *Eur. J. Pharmacol., 156*:133, 1988.
16. FURCHGOTT, R.F. The role of endothelium in the responses of vascular smooth muscle to drugs. *Ann. Ver. Pharmacol. Toxicol., 24*:175-197, 1984.
17. FURCHGOTT, R.R., ZAWADZKI, J.V. The obligatory role of endothelial cells in relaxation of arterial smooth muscle by acetylcholine. *Nature, 288*:373-376, 1980.

18. GOODMAN, L.S., GILMAN, A. *The Pharmacological Basis of Terapeutics*. 9th ed. New York, MacMillan, 1996.
19. GOYAL, R.K. Muscarinic receptor subtypes: physiology and clinical implications. *N. Engl. J. Med., 321*:1022; 1989.
20. GROSS, N.J., SKOROODIN, M.S. Anticholinergic, antimuscarinic bronchodilators. *Am. Resp., 129*:856-891, 1984.
21. GURNEY, A.M., RANG, H.P. The channel-blocking action of methonium compounds on rat submandibular ganglion cells. *Br. J. Pharmacol, 82*:623; 1984.
22. HAMMER, R. & GIACHETTI, A. Muscarinic subtypes: biochemical and functional characterization. *Life Sci., 31*:2.991-2.998, 1982.
23. HAMMER, R., BERRIE, C.P., BIRDSAL, N.J., BURGEN, A.S.C.V., HULME, E.C. Pirenzepine distinguishes between different classes of muscarinic receptors, *Nature, 281*:90-93, 1980.
24. HAN, X. *et al*. An obligatory role for nitric oxide in autonomic control of mammalian heart rate. *J. Physiol., 476*:309; 1994.
25. HIRSCHOWITZ, B.I., HAMMER, R. GIACHETTI, A. KEIRNS, J.J., LEVINE, R.R. (eds.) Subtypes of muscarinic receptors. *Trends in Pharmacol. Sci.* (Supp.), January, 1984.
26. HOKIM, M.R., HOKIM, L.E. Enzyme secretion and the incorporation of P into phospholipids of pancreas slices. *Biol. Chem., 203*:967-977, 1953.
27. HOLTMANN, G., KÜPPERS, U., SINGER, M.V. Telenzepine, a new M_1-receptor antagonist, is a more potent inhibitor of pentagastrin-stimulated gastric acid output than pirenzerpine in dogs. *Scand. J. Gastroenterol, 25*:293, 1990.
28. JAMES, R.W., FULPIUS, C.M., FISHER, B.I., MARLIN, G.E. The use of monoclonal antibodies to study the nicotinic acetylcholine receptor. *Trends in Pharmacol. Sci., 38*:315, 1982.
29. JENKINS, C.R., CHOW, C.M., FISHER, B.I., MARLIN, G.E. Ipratropium bromide and fenoterol by acrosolized solution. *Br. J. Pharmacol., 14*:113-115, 1982.
30. KAPLINSKY, R. *et al*. Expanded follow-up of intravesical oxybutynin chloride use in children with neurogenic bladder. *J. Urol., 156*:753, 1996.
31. KERLAVAGE, A.R., FRESER, C.M., VENTER, J.C. Muscarinic cholinergic receptor structure: molecular biologic support for subtypes. *Trends Pharmacol. Sci., 8*:426-431, 1987.
32. LEBLANC, F.N., BENSON, B.E., GILG, A.D. A severe organophosphate poisoning requiring the use of an atropine drip. *Clin. Toxicol., 24*:69, 1986.
33. LEVY, M.N., SCHWARTZ, P.J. *Vagal Control of the Heart*. Futura, 1994.
34. LINDSTROM, J., DAU, P. Biology of myasthenia gravis. *Annu. Rev. Pharmacol. Toxicol., 20*:337-364, 1980.
35. MAESEN, F.P. *et al*. Tiotropium bromide, a new long-acting antimuscarinic bronchodilator: a pharmacodynamic study in patients with chronic obstructive pulmonary disease (COPD). *Eur. Respir. J., 8*:1506, 1995.
36. MAZUR, D. *et al*. Clinical and urodynamic effects of propiverine in patients suffering from urgency and urge incontinence: a multicentre dose-optimizing study. *Scan. J. Urol. Nephrol., 29*:289, 1995.
37. MELCHIORRE, C. *et al*. Antimuscarinic action of methoctramine, a new cardioselective M-2 muscarinic receptor antagonist, alone and in combination with atropine and gallamine. *Europ. J. Pharmacol.*, 144-117; 1987.
38. MICHELL, B.H. Inositol phospholipids and cell surface receptor function. *Biochemica et Biophysica Acta, 414*:81-147, 1975.
39. MONCADA, S. *et al*. Nitric oxide: Physiology, pathophysiology and Pharmacology. *Pharmacol. Rev., 43*:109, 1991.
40. MONCADA, S., HERMAN, A.G., VAN HOUTTE, P. Endothelium-derived relaxing factor is identified as nitric oxide. *Trends in Pharmacol. Sci., 8*(10):365-367, 1987.
41. NADE, J.A., BARNES, P.J. Autonomic Regulation of the Airways. *Ann. Vet. Med., 35*:451-467, 1984.
42. NAMBA, T. Cholinesterase inhibition by organophosphorous compounds and its clinical effects. *Bull. WHO, 44*:289-299, 1971.
43. O'ROURKE, S.T, VANHOUTTE P.M. Subtypes of muscarinic receptors on adrenergic nerves and vascular smooth muscle of the canine saphenous in the elderly. *Arch. Intern. Med., 149*:2414, 1989.
44. PAPPANO, A.J. Modulation of the heartbeat by the vagus nerve. *In*: ZIPES, D.P., JALIFE, J. (ed.). *Cardiac Electrophysiology: From Cell to Bedside*. Saunders, 1995.
45. PFEIFFER, A. *et al*. Muscarinic receptors mediating acid secretion in isolated rat gastric mucosa cells are of M3 type. *Gastroenterology, 98*-218, 1990.
46. PUTNEY, J.W. Recent hypotheses regarding the phosphatidylinositol effects. *Life Sci., 29*:1.183-94, 1981.
47. RAFTERY, M.A. *et al*. Acetylcholine receptor: complex of homologous subunits. *Science. 208*:1454, 1990.
48. RANG, H.P. The action of ganglionic blocking drugs on the synaptic responses of rat submandibular ganglion cells. *Br. J. Pharmacol., 75*:151, 1982.
49. RASCOL, O. *et al*. Antivertigo medications and drug-induced vertigo: a pharmacological review. *Drugs, 50*:777, 1995.
50. REN, J., HARTY, R.F. Presynaptic muscarinic receptors modulate acetylcholine release from rat antral mucosal/submucosal nerves. *Dig. Dis. Sci., 39*:1099, 1994.
51. RUMACK, B.H. Anticholinergic poisoning. Treatment with physostigmine. *Pediatrics, 52*:449-451, 1973.
52. SALEM, M.R. Therapeutic uses of ganglionic blocking drugs. *Int. Anesthesol. Clin., 16*:171-180, 1978.
53. SIGMAN, H.H., POLESKI, M.H., GILLICH, A. Effects of pirenzepine on acute mucosal erosions, gastric acid, and mucosal blood flow in the spinal rat stomach. *Digestion, 49*:185, 1991.
54. STARKE, K. *et al*. Modulation of neurotransmitter release by presynaptic autoreceptors. *Physiol. Rev., 69*:864, 1989.
55. TAYLOR, C.W. Recepptor regulation of calcium entry. *Trends in Pharmacol. Sci., 8*:79-80, 1987.
56. VOLLE, R.J.L. Ganglionic transmission. *Am. Rev. Pharmacol., 9*:135-142, 1969.
57. VYBIRAL, T. *et al*. Effects of transdermal scopolamine on heart rate variability in normal subjects. *Am. J. Cardiol., 65*:604, 1990.
58. WADA, Y. *et al*. Comparison of the effects of various anticolinergic drugs on human isolated urinary bladder. *Arch. Int. Pharmacodyn. Ther., 330*:76, 1995.

ID # Seção 2

Farmacologia do Sistema Nervoso Central. Anestésicos Locais. Agentes Bloqueadores Neuromusculares

32

Neurotransmissão Aminérgica Central

Emílio de Castro e Silva

ORGANIZAÇÃO MORFOFUNCIONAL DO SISTEMA NERVOSO CENTRAL

Em função da sua organização celular, o SNC pode ser dividido em dois componentes. Os neurônios formam, com seus processos dendríticos e axônicos, principalmente, o sistema de informação, enquanto as células endoteliais e os astrócitos, que regulam o meio fluido dentro do cérebro, constituem o sistema homeostático. Veremos, mais adiante, que o sistema glial também parece colaborar com as funções relativas aos processos de informação.

Os neurônios no SNC são arranjados como redes de intercomunicação ou sistemas neuronais. Nesses sistemas, inúmeros dendritos recebem informações e inúmeros axônios e terminais nervosos as transmitem. Um único neurônio é capaz de enviar processos que atingem grande quantidade de outros neurônios; por sua vez, ele pode ser alcançado por processos axônicos e dendríticos que se originam de grande quantidade de outros corpos neuronais. Além do componente neuronal, células gliais participam ativamente da rede de comunicação celular que resulta na função cerebral. Os sinais enviados de um neurônio a outro são, frequentemente, de natureza química. Diversos compostos químicos realizam essa comunicação, e a neuroquímica, ramo da ciência que os estuda, tem obtido notável avanço nas últimas décadas.

A combinação de um terminal nervoso com o receptor do seu neurotransmissor nos neurônios adjacentes é denominada sinapse. As sinapses podem operar elétrica ou quimicamente. O modo de funcionamento das redes de intercomunicação exibe grande complexidade quando se considera o número de neurônios (10^{11}) e de sinapses (10^{15}) no cérebro humano. O conjunto das redes de intercomunicação determina todos os aspectos da função cerebral: o controle motor, as percepções, o comportamento e as ideias.

No entanto, é necessário assinalar que o sistema nervoso central, além da clássica sinapse química, utiliza diversos outros processos de comunicação intercelular como transmissão sináptica elétrica e sinalizações autócrinas, parácrinas e de longo curso, nas quais moléculas procedentes do próprio sistema nervoso central, ou de fora dele, deflagram sinais. Além da comunicação interneuronal, existem entre células gliais sinapses elétricas, formadas por *gap junctions* que fornecem uma via colateral de controle da liberação de moléculas sinalizadoras e nutrientes. Sinapses elétricas exercem seus efeitos pós-sinápticos operando pela passagem de corrente através das células. Tais correntes são geralmente produzidas pela passagem dos íons de K⁺. Além disso, canais tipo *gap junctions* são também permeáveis a moléculas menores que 1.000 Da, o que inclui segundos mensageiros como Ca^{2+}, cAMP e IP_3.

Os sistemas neuronais no SNC podem ser classificados, em relação à sua estrutura de funcionamento, em duas categorias: os sistemas hierárquicos e os sistemas difusos ou não específicos. Os sistemas envolvidos diretamente com a percepção sensorial e com o controle motor são de natureza hierárquica. Nesse tipo de sistema, as fibras são mielinizadas e podem conduzir estímulos com uma velocidade superior a 50 m/s. A condução da informação na direção do córtex é feita de maneira fásica, sendo processada sequencialmente por sucessivas integrações em diferentes núcleos específicos. Obviamente, nesse tipo de sistema, uma lesão em qualquer dos níveis o incapacita como um todo.

Nos sistemas hierárquicos, tanto no córtex quanto nos diversos núcleos, se encontram dois tipos diversos de células nervosas: neurônios de projeção e neurônios de circuito local. Os neurônios de projeção têm corpos celulares grandes e axônios longos que emitem ramos colaterais extensamente arborizados. Um registro da atividade elétrica desses neurônios mostra potenciais de ação rápidos e de natureza excitatória. Ao contrário, os neurônios de circuito local exibem potenciais de ação lentos e de natureza inibitória. Geralmente, os neurotransmissores usados pelos neurônios de circuito local são o ácido gama-aminobutírico (GABA) e a glicina. Os axônios desses neurônios são menos arborizados e fazem conexão preferencial com os corpos celulares dos neurônios.

A descrição desse arranjo estrutural nos sistemas hierárquicos torna fácil compreender que os neurônios de projeção servem para fazer prosseguir informações ao longo do trajeto específico, enquanto os neurônios de circuito local desempenham um papel modulatório do tipo *feedback* ou *feedforward*.

Os sistemas difusos são constituídos de neurônios que se arranjam em núcleos pequenos, situados no tronco encefálico e no mesencéfalo. Esses neurônios posuem axônios muito finos e desmielinizados que conduzem estímulos em velocidade muito lenta (−0,5 m/s). Tais axônios possuem um padrão de arborização muito particular, ramificando-se repetidamente, de forma que partes diferentes do SNC podem vir a ser inervadas por um único neurônio. Uma outra característica dos neurônios dos sistemas difusos é a presença de alargamentos axonais periódicos, conhecidos como varicosidades, contendo grande número de vesículas. Nessas varicosidades, os neurotransmissores são liberados de uma forma difusa, não necessariamente na intimidade de um processo neuronal vizinho. Isso indica que os sistemas difusos banham extensas regiões com seus sinais químicos, podendo atingir sítios distantes, desde que esses possuam receptores específicos para os seus produtos de secreção.

Assim, os sistemas difusos têm como alvos os receptores específicos para os seus neurotransmissores, situados em qualquer célula presente no perímetro de difusibilidade desses, através do líquido extracelular. As monoaminas como a noradrenalina (NA), a adrenalina (AD), a dopamina (DA), a serotonina (5-HT) e a histamina (HA), assim como diversos peptídios, constituem os neurotransmissores usuais desses sistemas. Com tal arranjo, não é surpreendente que os sistemas difusos estejam implicados em funções globais, como sono e vigília, atenção, apetite, estados emocionais e cognição.

O recente progresso da neuroquímica nos fez entender muito a respeito do funcionamento do SNC e da localização das suas múltiplas funções. O que torna funcionalmente diversas as diferentes regiões do cérebro não é a natureza dos seus potenciais elétricos, mas o diagrama de suas conexões neuronais. Num paralelo bastante ilustrativo, o que gera a função de um aparelho eletrônico não é propriamente a natureza de corrente elétrica, e sim o diagrama de conexões pelo qual ela passa.

Como consequência da alta complexidade das funções cerebrais, os diagramas de conexão no SNC são necessariamente complicados. A estratégia evolutiva optou, então, pelo uso de diferentes neurotransmissores, possibilitando assim uma espécie de "isolamento" funcional entre as inúmeras áreas cerebrais. Ou seja, a ampla gama de neurotransmissores serve, entre outras coisas, para prevenir "curtos-circuitos" indesejáveis.

Como veremos no decorrer deste capítulo, os modos de interação de uma substância com os elementos do SNC são vários e não se restringem à clássica forma liberação pré-sináptica/pós-sináptica. Essa interação clássica é realizada pelos *neurotransmissores*. Consideram-se *neuromoduladores* substâncias que podem influenciar a atividade neuronal originando-se em sítios não sinápticos. Por exemplo, substâncias como CO e NO e hormônios esteroides circulantes. As substâncias que induzem a atividade da maquinaria neuronal pós-sináptica são consideradas *neuromediadores*. Nessa classe entram alguns dos segundos mensageiros clássicos como o AMP e GMP cíclicos.

Existe uma série de critérios que precisam ser preenchidos para a aceitação de uma substância como neurotransmissor: (1.º) a substância deve ser demonstrada em neurônios pré-sinápticos, assim como nos seus terminais; (2.º) a atividade elétrica neuronal deve promover a sua liberação; (3.º) os efeitos resultantes da sua aplicação exógena a um tecido devem reproduzir aqueles evocados pela liberação endógena do neurotransmissor; e (4.º) a clonagem dos seus receptores.

As próximas seções deste capítulo tratam das características morfofuncionais das principais vias de neurotransmissão central, assim como de aspectos da bioquímica dos seus principais neurotransmissores, o que certamente propiciará um melhor entendimento da farmacologia do SNC.

AMINOÁCIDOS NEUTROTRANSMISSORES

Os registros elétricos da atividade do SNC mostram dois tipos principais de potencial sináptico. A ativação das vias excitatórias gera potenciais pós-sinápticos excitatórios (PPSE) que resultam do aumento da condutância para cátions, despolarizando a membrana celular. A ativação das vias inibitórias gera potenciais pós-sinápticos inibitórios (PPSI) sobretudo como consequência do aumento da condutância aniônica para o cloro, hiperpolarizando a membrana celular. Esses potenciais sinápticos são mediados por aminoácidos. O GABA e a glicina evocam potenciais inibitórios, enquanto o glutamato e o aspartato induzem potenciais excitatórios.

GABA

Hoje sabe-se que esse aminoácido neutro é o mais importante neurotransmissor inibitório das vias supraespinhais no SNC dos vertebrados, sendo usado por cerca de 40% dos neurônios aí localizados e em 20 a 30% das sinapses cerebrais. Além disso, praticamente todos os neurônios centrais são sensíveis à ação do GABA. As células gliais no SNC também possuem receptores GABAérgicos, muito embora seu significado fisiológico seja ainda obscuro. Ao contrário, o sistema nervoso periférico, nesses animais, possui quantidades de GABA bem pequenas.

Suas funções periféricas ainda são pouco conhecidas, muito embora já esteja estabelecido que o GABA pode funcionar como um transmissor inibitório no sistema endócrino.

Como a natureza extremamente polar da sua molécula impede a sua passagem pela barreira hematoencefálica, o GABA utilizado pelos neurônios centrais precisa ser sintetizado ao nível local. Curiosamente, a matéria-prima para a sua síntese é o glutamato, um aminoácido também utilizado como neurotransmissor central. A reação de síntese é extremamente simples: o glutamato é descarboxilado pela enzima glutamato descarboxilase, resultando em GABA. Como a glutamato descarboxilase está presente apenas em neurônios sintetizadores do GABA, a imuno-histoquímica com anticorpos seletivos contra essa enzima tem sido uma técnica importante para o mapeamento das vias GABAérgicas no SNC.

Nos vertebrados, os neurônios GABAérgicos se encontram localizados de maneira difusa no SNC, tanto no cérebro quanto na medula espinhal, fazendo parte de circuitos locais inibitórios. Dessa forma, o GABA é capaz de regular o tônus basal de responsividade neural do cérebro. Além dos neurônios de localização difusa, existem dois tratos longos (organizados como sistemas hierárquicos) que usam o GABA como neurotransmissor: a via que se origina no estriado e se projeta até o globo pálido lateral e o trato que liga o núcleo olivar inferior do cerebelo ao núcleo vestibular.

A ação GABAérgica é rapidamente terminada por um sistema de captação sódio-dependente, altamente específico e de alta afinidade, localizado tanto nos terminais nervosos pré-sinápticos quanto nas células gliais. Alguns distúrbios da captação neuronal e/ou glial de GABA têm sido sugeridos como possíveis mecanismos patogênicos atuando em doenças como coreia de Huntington e epilepsia, e a interferência farmacológica na função dos carreadores pode vir a ser uma estratégia terapêutica válida nessas situações. Existem pelo menos quatro carreadores para GABA no sistema nervoso central, com perfis farmacológicos distintos e diferentes localizações anatômicas nas diversas regiões, denominados GAT-1, GAT-2, GAT-3 e BGT-1. Os carreadores de GABA realizam um processo eletrogênico de cotransporte do Na com o GABA no qual, simultaneamente, passam do espaço extracelular para uma molécula de GABA, 2 íons Na^+ e 1 íon Cl^-. O transporte neuronal de GABA por seus carreadores específicos pode ser regulado por sistemas de segundos mensageiros que alterariam a afinidade ou o número de carreadores disponíveis. Ativadores da proteína cinase do tipo C causam uma inibição significativa no transporte de GABA em culturas de astrócitos que parece depender de uma redução da afinidade do carreador pelo substrato.

O GABA excedente é catabolizado pela GABA transaminase, gerando o semialdeído do ácido succínico, um metabólito inativo. A distribuição da GABA transaminase é muito mais difusa do que a da enzima de síntese do GABA, a glutamato descarboxilase, sugerindo que, no SNC, é de vital importância uma remoção eficaz das moléculas de GABA que se tenham difundido para as várias regiões.

O GABA exerce suas funções fisiológicas através da interação com duas classes de receptores, designados $GABA_A$ e $GABA_B$. Ambos os tipos de receptores GABAérgicos coexistem em muitas áreas cerebrais. No entanto, em certas regiões existe uma predominância significativa de um tipo receptor sobre o outro.

Os receptores para o GABA podem ser diferenciados tanto farmacológica quanto fisiologicamente. Os receptores do tipo $GABA_B$ são minoritários no cérebro dos vertebrados. Eles são ativados pelo GABA e por um antiespasmódico conhecido como baclofeno. Existem receptores $GABA_B$ localizados tanto pré- quanto pós-sinapticamente. Os receptores $GABA_B$ pós-sinápticos parecem ser localizados sobretudo em dendritos, e sua ativação gera potenciais inibitórios resultantes de um aumento da condutância para o efluxo de K^+, sobretudo no hipocampo. Clonado apenas em 1997, esse receptor possui 7 domínios intramembranais, alças intra- e extracelulares, e opera acoplado a uma proteína G regulatória, gerando os seguintes efeitos: (1) abertura de canais de potássio adjacentes: (2) fechamento de canais de cálcio voltagem-dependentes; (3) inibição da adenilato ciclase; e (4) estimulação da fosfolipase A2. Do ponto de vista estrutural, existem duas formas de receptores $GABA_B$, denominadas $GABA_BR1a$ (960 aminoácidos) e $GABA_BR1b$ (844 aminoácidos), que diferem entre si apenas no tamanho das suas sequências aminoterminais. Essas duas variantes do receptor $GABA_B$ possuem uma estrutura arquitetônica similar à dos receptores glutamatérgicos do tipo metabotrópico. De fato, eles operam de forma parecida, desde que não sejam canais iônicos, dependem da formação de segundos mensageiros e, por isso, produzem respostas lentas quando comparadas àquelas geradas em receptores do tipo $GABA_A$. Os receptores $GABA_B$ possuem uma homologia estrutural muito alta como receptor sensor de Ca^{2+}, que se encontra normalmente na paratireoide e em várias regiões cerebrais. Foi recentemente documentado que eles podem funcionar como sensores de Ca^{2+}, na medida em que a presença desse íon potencia as respostas desses receptores ao próprio GABA. Os receptores $GABA_B$ são abundantes em todas as lâminas corticais, nas células piramidais do hipocampo, na lâmina de células granulosas do giro denteado e nos gânglios basais, incluindo o caudado/putâmen, o núcleo acumbente e o tubérculo olfatório. No cerebelo se encontram abundantemente em células de Purkinje e, em menor concentração, na lâmina granulosa.

O tipo principal de receptor GABAérgico no SNC dos vertebrados é o $GABA_A$. Esse receptor é uma proteína hetero-oligomérica transmembranal que pertence à superfamília dos canais iônicos ligante-dependentes, da qual também fazem parte o receptor colinérgico nicotínico, o receptor para a glicina e o receptor serotoninérgico $5-HT_3$.

O receptor $GABA_A$ é formado por diferentes subunidades agrupadas em famílias distintas, as quais podem ou não exibir subtipos diversos. Essas subunidades são denominadas α_1-α_6, β_1-β_4, γ_1-γ_4, δ, ϵ, π e ρ_1-ρ_3. Os receptores $GABA_A$ diversos, resultantes das múltiplas possibilidades de combinação das várias famílias e subtipos de subunidades, apresentam diferenças eletrofisiológicas e de condutância iônica importantes. É claro, portanto, que diferentes combinações de subunidades permitem ao receptor $GABA_A$ apresentar respostas diversas ao GABA ou aos seus agonistas.

O mecanismo de seleção pelo qual determinado conjunto de subunidades é escolhido para formar um receptor numa dada célula é ainda desconhecido em detalhes. Contudo, sabe-se que a proteína associada a microtúbulo é a rapsina, uma proteína associada à formação de receptores nicotínicos. Embora as mais diversas combinações das diversas subunidades possam existir in vitro, a combinação preferencial parece ser aquela formada por 2 subunidades α, 3 subunidades γ e uma subunidade β ou, alternativamente, 2 α, 2 β e 1 γ. A descrição em detalhes dos mecanismos que determinam a escolha da combinação de subunidades a formar um receptor representa um dos objetivos da pesquisa atual em neurociências, desde que isso poderia levar ao desenvolvimento de fármacos seletivos para um subtipo particular composto por uma combinação específica de subunidades que poderiam propiciar ações altamente específicas destituídas de efeitos colaterais.

Os receptores $GABA_A$ são ativados pelo GABA e por seus análogos estruturais, entre os quais o muscimol, um produto originário do cogumelo Amanita muscaria. Parece que ao menos duas moléculas de GABA precisam ligar-se ao receptor $GABA_A$ para uma ativação completa. Ao interagir com esses receptores, o GABA promove, de forma dose-dependente, a abertura de canais iônicos clorosseletivos. Nessas condições, o gradiente eletroquímico promove um influxo de cloro para o interior dos neurônios, hiperpolarizando a membrana e inibindo as descargas neuronais.

A estrutura molecular e as interações funcionais dos receptores $GABA_A$ são extremamente complicadas. Tais receptores são constituídos por um complexo proteico pentamérico que forma um canal central que promove um influxo celular de Cl^-. As várias proteínas que constituem o receptor, além de possuírem sítios de acoplamento para o $GABA_A$ e para as substâncias antagonistas, possuem sítios de acoplamento para o $GABA_A$ e para as substâncias antagonistas e possuem sítios de ligação para barbitúricos, benzodiazepínicos, anestésicos esteroides e etanol.

Devido à sua própria complexidade estrutural, a função dos receptores $GABA_A$ pode ser modificada por várias drogas. A bicuculina, um agente convulsivante de extração vegetal, reduz a atividade GABAérgica nesses receptores por diminuir a frequência e a duração média de abertura do canal de cloro. Tal ação da bicuculina deve-se, provavelmente, a uma competição direta com o GABA ao seu sítio no receptor $GABA_A$ provocado por esse conjunto de drogas. Além disso, os barbitúricos aumentam a atividade do receptor $GABA_A$, o que explica seu efeito depressivo no SNC. Isso é consequência do incremento da afinidade do GABA ao seu sítio no receptor GABA, provocado por esse conjunto de drogas. Além disso, os barbitúricos aumentam a afinidade dos agonistas benzodiazepínicos nesse tipo de receptor, enquanto a afinidade dos antagonistas e agonistas inversos dos benzodiazepínicos é reduzida. O aumento da afinidade do GABA induzida por esse grupo de drogas parece resultar em mudanças eletrofisiológicas importantes. Diversos estudos têm demonstrado que o fenobarbital e o pentobarbital potenciam a ação GABAérgica por aumentar o tempo médio de abertura do canal iônico no receptor GABA, sem alterar a condutância ou a frequência de abertura do canal.

A atividade GABAérgica é inibida pelo uso de um convulsivante de origem vegetal, a picrotoxina. Essa substância se liga a um sítio específico no receptor $GABA_A$ cuja natureza bioquímica não está ainda elucidada. A ligação da picrotoxina a este sítio impede a mudança conformacional da proteína que abre o canal de cloro, impedindo a hiperpolarização celular. A picrotoxina é capaz de fechar canais de cloro espontaneamente abertos ou aqueles abertos por barbitúricos ou esteroides. Estudos recentes levam a crer que o sítio de ligação da picrotoxina é o próprio canal de cloro. Outras drogas agem também no sítio da picrotoxina, reproduzindo seu efeito. Entre elas se incluem um produto natural conhecido como tutina e os convulsivantes policíclicos como o polietilenotetrazol.

Os benzodiazepínicos, uma classe de ansiolíticos largamente utilizada, interagem com porções específicas dos receptores $GABA_A$. Nomenclaturas passadas criaram o termo receptor GABA/benzodiazepínico, o qual deve ser abandonado por recomendação recente da União Internacional de Farmacologia. Isso porque os benzodiazepínicos se ligam a um sítio específico do receptor $GABA_A$, o qual não passa de um entre os demais sítios regulatórios dessa complexa proteína heteromérica.

Ao nível celular, a consequência funcional da interação de um agonista benzodiazepínico com o receptor $GABA_A$ é um aumento na eficácia com que o GABA abre o canal clorosseletivo. É óbvio, portanto, que o grau de efeito de um benzodiazepínico sobre a resposta GABAérgica depende da própria concentração local de GABA. Em níveis baixos de GABA, seus efeitos são máximos, enquanto em níveis elevados (próximos da saturação), os efeitos dos benzodiazepínicos praticamente não se expressam. Tais dados fornecem a base molecular para a compreensão de uma possível seletividade regional no SNC na ação dos benzodiazepínicos. Regiões com sinapses GABAérgicas de alta eficiência, trabalhando em níveis próximos aos da saturação, seriam pouco afetadas pelos benzodiazepínicos, enquanto outras regiões, com sinapses expostas a baixas concentrações de GABA, seriam grandemente afetadas por eles. O aumento na atividade do canal de cloro induzido pelos agonistas benzodiazepínicos no receptor $GABA_A$ parece ser devido a um incremento na frequência sem afetar o tempo médio de abertura ou a condutância. Agonistas inversos dos benzodiazepínicos como as β-carbolinas exibem efeito oposto, reduzindo a atividade do receptor $GABA_A$ por diminuir a frequência de abertura do canal de cloro. Dessa forma, o efeito farmacológico das diversas classes de drogas que agem sobre o receptor benzodiazepínico varia. Os agonistas, como o tradicional diazepam e o midazolam, de uso mais atual, manifestam efeitos ansiolíticos, anticonvulsivantes, sedativos, amnésicos e miorrelaxantes, enquanto os agonistas inversos promovem ansiedade, intensificação do estado de vigília e convulsões. Por sua vez, antagonistas como o flumazenil ocupam o receptor benzodiazepínico, bloqueando quer as ações dos agonistas, quer as ações dos agonistas inversos.

O principal uso clínico dos benzodiazepínicos é o tratamento da ansiedade patológica. Contudo, esses compostos induzem paralelamente outros efeitos (sedação, relaxamento muscular, distúrbios da memória e síndrome de abstinência após suspensão da sua administração) que são considerados indesejáveis. O desenvolvimento de drogas que seletivamente atinjam um determinado tipo de receptor $GABA_A$, formado por uma combinação específica de subunidades, favorece o aparecimento de ansiolíticos desprovidos de efeitos indesejáveis. Esse é, por exemplo, o caso do imidazenil, que se configura num potente ansiolítico que não gera sedação, ataxia ou potenciação pelo etanol.

Esteroides como a progesterona e vários dos seus análogos sintéticos possuem efeito sedativo. Esse fato explica a redução da atividade motora e a tendência ao torpor apresentado durante a gravidez, tanto em seres humanos quanto em outros mamíferos. Esses efeitos parecem depender da ação de metabólitos de esteroides como a progesterona, a corticosterona e a testosterona sobre o receptor $GABA_A$. Esse grupo de substâncias, conhecido como neuroesteroides, potencia a transmissão GABAérgica por aumentar a frequência de abertura do canal de cloro. A presença da subunidade β é essencial para que os neuroesteroides atuem sobre o receptor $GABA_A$. A supressão da ação da progesterona sobre os receptores $GABA_A$ pode estar vinculada aos sintomas da síndrome de tensão pré-menstrual.

Os efeitos do etanol são similares àqueles provocados pela ativação dos receptores $GABA_A$. De fato, o álcool é ansiolítico, anticonvulsivante, sedativo, atáxico e hipnótico. Essas ações do etanol resultam da potenciação da atividade GABAérgica central sobre os receptores $GABA_A$. A presença ou ausência de determinadas subunidades determina as ações do etanol sobre esse receptor. É interessante notar que a administração crônica de etanol reduz os níveis das subunidades α_1, α_2 e α_5 no córtex cerebral e no cerebelo. Por outro lado, a expressão das subunidades α_4, γ_1, γ_2 e β_2 está aumentada em animais etanol-dependentes. Tem sido sugerido que variações na composição dos receptores $GABA_A$, a partir de reuniões de diversas das suas subunidades, possam influir nas respostas orgânicas e comportamentais dos indivíduos ao álcool, assim como nos fenômenos relacionados à sua dependência e tolerância.

O controle do tônus inibitório GABAérgico por drogas e fármacos é largamente utilizado terapeuticamente. Drogas que potenciam esse tônus inibitório podem funcionar como anticonvulsivantes. É o caso do loreclezol, que interage diretamente com os receptores $GABA_A$, da tiagabina, que inibe seletivamente a captação de GABA, e da gabapentina, uma droga cuja ação anticonvulsivante parece resultar do aumento do *turnover* do GABA consequente à estimulação da sua síntese pela glutamato descarboxilase. Além disso, alguns anestésicos gerais, como o isoflurano, o lenflurano, o halotano e o propofol, interagem com receptores $GABA_A$, embora o seu sítio de ligação exato não tenha sido ainda detectado.

Recentemente identificou-se, na retina, um receptor formado a partir de várias isoformas da subunidade ρ que se associa diretamente a um canal de cloro. Esse receptor foi originalmente denominado $GABA_C$. Foram clonados cDNAs de dois diferentes receptores desse tipo, os quais não são bloqueados pela bicuculina nem são modulados por esteroides, barbitúricos ou benzodiazepínicos. A despeito de alguma controvérsia ainda existente, a União Internacional de Farmacologia recomenda que esse receptor seja classificado como um subtipo especial dos receptores $GABA_A$.

Existem mecanismos de servocontrole regulando a transmissão GABAérgica em nível sináptico. Um deles é o decréscimo gradual da corrente de cloro quando a estimulação GABAérgica é prolongada. Isso equivale a uma dessensibilização, cuja importância fisiológica não está de todo esclarecida, mas que, provavelmente, serve para limitar a inibição GABA-mediada durante períodos de liberação excessiva do neurotransmissor. O outro mecanismo diz respeito aos receptores $GABA_B$. Ao menos no córtex cerebral, foi demonstrado que esse receptor é um autorreceptor (ou receptor pré-sináptico). Ao se ligar a tais receptores, o GABA inibe a sua própria liberação, num modelo muito similar ao que acontece na neurotransmissão aminérgica central. Contudo, a importância fisiológica dos receptores $GABA_B$, enquanto autoceptores controlando a liberação do próprio GABA, ainda está por ser inquestionavelmente estabelecida. Pode ser que esse efeito seja farmacológico ou um "artefato funcional" presente apenas em preparações *in vitro*. Nesse sentido, deve-se notar que o bloqueio de receptores $GABA_B$ por antagonistas potentes que cruzam a barreira hematoencefálica não induz mudanças comportamentais ou outros indícios de hiperatividade GABérgica central, como seria esperado. Os receptores $GABA_B$, além de serem receptores pré-sinápticos em neurônios GABAérgicos, existem também na condição de heteroceptores pré-sinápticos em terminais não GABAérgicos modulando a liberação de diversos outros neurotransmissores. Assim, demonstrou-se que a ativação de receptores $GABA_B$ inibe a liberação de NA, DA, acetilcolina (Ach), 5-HT, glutamato e aspartato. A conhecida ação antiespasmódica do baclofeno (um agonista $GABA_B$) parece ser devida à redução da liberação de glutamato em nível medular.

GLICINA

Esse aminoácido exerce papel importante como neurotransmissor inibitório em inter- e motoneurônios espinhais. Além disso, também se postula um papel neurotransmissor da glicina nas porções mais rostrais do SNC e na retina.

Parece claro que a glicina é formada no próprio SNC a partir da serina; a enzima serina-hidroximetil transferase é, provavelmente, a principal responsável pela síntese central de glicina.

O receptor para a glicina (GlyR) é um membro da superfamília de canais iônicos ligante-dependentes que partilha propriedades com o receptor $GABA_A$, sendo permeável a ânions e possuindo canais capazes de exibir múltiplos estados de condutância.

As respostas inibitórias da glicina no SNC são bloqueadas pela estricnina, e, de fato, esse agente convulsivante é um antagonista potente das respostas inibitórias espinhais.

Como veremos no tópico seguinte, além de seus efeitos próprios, a glicina tem papel importante como coantagonista do glutamato, ativando um sítio especial dos receptores glutamatérgicos do tipo NMDA.

GLUTAMATO E ASPARTATO

Os aminoácidos excitatórios são os principais neurotransmissores que mediam a excitação sináptica no SNC. Eles exercem ampla gama de ações fisiológicas, como processamento das informações sensoriais, regulação da atividade neuronal, sinaptogênese e plasticidade sináptica. Em especial, o glutamato parece desempenhar papel importante na diagramação dos circuitos neuronais e nos processos de memória e aprendizado. Além disso, os aminoácidos excitatórios estão diretamente implicados na fisiopatologia de distúrbios neurodegenerativos, como coreia de Huntington, doença de Parkinson, esclerose lateral amiotrófica, epilepsia e doença de Alzheimer.

O metabolismo do glutamato é complexo. Ele pode servir tanto como fonte de energia quanto como reserva de amônia, além de ser também um material plástico importante na síntese proteica. Seu metabolismo no SNC gera a possibilidade de que ele aja como neurotransmissor ou sirva de precursor para a síntese do GABA. O L-glutamato pode ser sintetizado em terminais nervosos centrais tanto a partir da glicose, via ciclo de Krebs e transaminação do α-cetoglutarato, quanto a partir da glutamina, um produto de síntese das células gliais, levado aos neurônios e convertido pela glutaminase em glutamato.

Após a sua síntese, o glutamato é estocado em vesículas sinápticas e liberado a partir de mecanismo de exocitose cálcio-dependente. O acúmulo do glutamato em vesículas e a sua liberação são mecanismos dependentes da presença de ATP e, portanto, acarretam dispêndio energético. A concentração extracelular de glutamato tem de ser mantida em níveis baixos tanto para assegurar uma relação sinal-ruído alta quanto para evitar a geração de potenciais glutamatérgicos excitotóxicos. Por isso, em seguida à sua liberação, a ação do glutamato é rapidamente finalizada por processos de recaptação neuronal e glial, tanto de alta quanto de baixa afinidade. Nas células gliais, o glutamato é convertido em glutamina pela glutamina sintetase, e esta, como vimos, é cedida aos neurônios para servir de precursor para a síntese de glutamato, fechando dessa forma um ciclo. A glutamina na glia pode também ser convertida em α-cetoglutarato, que é ativamente transportado para os neurônios para substituir o α-cetoglutarato usado na síntese do glutamato.

De forma análoga ao que acontece com o GABA, o glutamato também possui um sistema de carregadores específicos mais densamente localizados em células gliais do que em neurônios. Esses carregadores são proteínas de cerca de 80 kD que possuem 10 domínios intramembranais além de várias alças intra- e extracitoplasmáticas. A captação de glutamato em neurônios ou gliais é um processo ativo de cotransporte com o Na^+ cujo gradiente eletroquímico com o espaço intersticial é mantido graças à ação da Na^+/Ka^+-ATPase. O carreador realiza simultaneamente o influxo de 1 molécula de glutamato, 2-3 íons Na^+ e o efluxo de 1 íon K^+. A função dos carreadores de glutamato parece ser também regulada por sistemas de segundos mensageiros, como vimos que acontece com o GABA. Os carreadores de glutamato, no entanto, ao contrário de carreadores do GABA, parecem ser estimulados pela ativação da proteína cinase do tipo C. O sistema β-adrenérgico também parece influenciar a atividade dos transportes de glutamato, desde que o isoproterenol inibe a sua captação. Parece haver heterogeneidade entre os carreadores de glutamato, e recentemente foram individualizadas as sequências primárias do cDNA de três formas distintas desses carreadores, o GLAST, o GLT-1 e o EACC1.

A localização anatômica do glutamato no SNC está estabelecida. Grande parte das conexões corticocorticais é de natureza glutamatérgica. A maior parte das vias glutamatérgicas é descendente, originando-se do neo- e do alocórtex, e, a partir desses sítios, espraiam-se para a maioria das regiões subcorticais e para a medula espinhal. Entre essas vias, as mais importantes são a corticoestriatal e a via perfurante (que vai do córtex entorrinal até o hipocampo). Uma importante via ascendente segue da oliva inferior até as células de Purkinje.

As ações do glutamato no SNC são mediadas por dois tipos de receptores. Aqueles que desencadeiam respostas celulares após a geração de segundos mensageiros, resultantes da ação da fosfolipase C ou da adenilato ciclase funcionalmente acopladas à proteína G regulatória, são chamados de metabotrópicos (já que suas respostas necessitam de passos metabólicos de sinalização celular). Os outros tipos de receptores são conhecidos como ionotrópicos por serem constituídos de canais catiônicos seletivos e pertencem à mesma família do receptor $GABA_A$.

Oito diferentes tipos de receptores glutamatérgicos metabotrópicos são descritos, denominados mGluR1-mGluR8. Com base nos mecanismos de transdução de sinal intracelular e na afinidade por agentes farmacológicos, esses receptores podem ser classificados em três diferentes grupos, como condensado no Quadro 32.1. O papel fisiológico dos receptores metabotrópicos do glutamato começa a ser compreendido. Esses receptores participam de uma série de efeitos que incluem aumento da excitabilidade neuronal e modulação da atividade sináptica. Os canais de potássio são um dos alvos preferenciais da modulação pelos receptores glutamatérgicos metabotrópicos. A ativação desses receptores pode resultar em uma redução da corrente de vazamento de potássio (I_{leak}), em uma corrente lenta não ativadora voltagem-dependente de potássio (I_m), assim como numa corrente voltagem-dependente inativadora lenta de potássio, conhecida como $I_{K(slow)}$; essas ações resultam em um aumento significativo da excitabilidade celular. Além disso, os mGluR podem também exercer efeitos excitatórios diretos sobre os neurônios através da geração de correntes catiônicas não seletivas, resultantes, por exemplo, da ativação do trocador Na^+/Ca^{2+}, ou de correntes catiônicas não específicas ativadas pelo cálcio. Verifica-se também que os mGluR podem modular diretamente canais de cálcio voltagem-dependentes, sobretudo aqueles dos tipo L e N.

No que concerne à modulação da atividade sináptica, um dos principais efeitos dos mGluR é a redução da atividade glutamatérgica. Esse efeito é tipicamente mediado por mGluR pré-sinápticos que servem como autoceptores inibitórios para a liberação neuronal de glutamato. Está estabelecido que múltiplos subtipos de mGluR pertencentes a todos os três grupos principais podem atuar como autoceptores. O mecanismo pelo qual a ativação dos autoceptores metabotrópicos reduz a liberação do glutamato parece associado, entre outros fatores, à redução da atividade de canais de cálcio voltagem-dependentes. Além de funcionarem como autoceptores, os mGluR podem atuar como heteroceptores inibitórios para a liberação da GABA em terminais GABAérgicos.

Os efeitos fisiológicos dos receptores metabotrópicos glutamatérgicos dão ensejo a uma série de aplicações dos seus agonistas e antagonistas. Assim, antagonistas seletivos de subtipos de mGluR envolvidos nas respostas glutamatérgicas originadas da ativação de receptores ionotrópicos poderiam reduzir os fenômenos excitatórios que aparecem no curso de danos traumáticos ou de doenças neurodegenerativas; um efeito que também poderia ser obtido com o uso de agonistas dos autoceptores metabotrópicos.

Como a estimulação glutamatérgica central propicia a plasticidade neuronal, drogas que modulam a atividade dos receptores metabotrópicos podem agir como potenciadores das funções cognitivas, e seus efeitos anticonvulsivantes podem derivar da inibição de potenciais excitatórios gerados pelo glutamato. Adicionalmente, na medida em que os mGluR participam de vários circuitos motores importantes ao nível da medula, dos gânglios basais e do cerebelo, tem sido proposto que drogas que os modulem possam vir a ser usadas no tratamento de distúrbios do movimento, como ataxia cerebelar, esclerose lateral amiotrófica, coreia de Huntington e doença de Parkinson. A modulação da transmissão de estímulos dolorosos por mGluR talâmicos e espinhais faz com que antagonistas seletivos de certos subtipos desses receptores sejam vistos como possíveis de serem usados no tratamento dos fenômenos dolorosos agudos e crônicos. Além disso, sua participação no controle central na pressão arterial em nível pontino e bulbar faz com que algumas drogas relacionadas a esses receptores possam vir a ser usadas no tratamento da hipertensão arterial.

Com base na especificidade dos seus agonistas, os receptores ionotrópicos para o glutamato (iGluRs) são divididos em três grandes subtipos: AMPA, cainato e NMDA. Isso quer dizer que, na ordem em que foram anteriormente apresentados, têm como agonistas preferenciais o α-amino-3-hidroxi-5-metil-4-isoxazolepropionato (AMPA), o ácido caínico e o N-metil-D-aspartato. A inexistência, por muito tempo, de antagonistas que seletivamente distinguissem os receptores AMPA dos receptores cainato fez com que esses fossem classificados coletivamente como receptores não NMDA. Estudos de clonagem agora evidenciam que os receptores AMPA e o cainato são, de fato, estruturas diversas. Demonstrou-se também que os agonistas do AMPA e o cainato podem ativar ambos os receptores, embora com afinidades diversas, e, mais recentemente, antagonistas que distinguem os dois tipos de receptores foram desenvolvidos. Os receptores AMPA eram anteriormente conhecidos como receptores para quisqualato, uma denominação abandonada, desde que o quisqualato se liga também a receptores metabotrópicos e o AMPA é um ligante mais específico.

Os receptores glutamatérgicos ionotrópicos estão difusamente localizados no SNC. O subtipo NMDA está particularmente concentrado nas lâminas superficiais do córtex cerebral, no campo CA1 e giro denteado do hipocampo, nas células granulosas do cerebelo, além do estriado, septo, tálamo e medula espinhal. A distribuição dos receptores AMPA parece ser paralela à dos receptores NMDA. Os receptores do tipo cainato estão situados em poucas áreas cerebrais, como as lâminas profundas do córtex cerebral e certas áreas hipocampais. De forma geral, os receptores glutamatérgicos ionotrópicos se localizam em nível pós-sináptico.

Desses receptores, o tipo NMDA é o mais bem estudado. Ele é uma proteína integral de membrana que se comporta como um canal iônico ao mesmo tempo voltagem e ligante-dependente. Tal estrutura é formada por 1 unidade fundamental NR1 e 4 subunidades adicionais (NR2A-NR2D). De forma análoga ao receptor GABA-benzodiazepínico, esse receptor é um complexo proteico que exibe porções moleculares com propriedades farmacológicas distintas. São identificados: (1) um sítio de reconhecimento para o glutamato ou aspartato; (2) um sítio interno ao canal iônico ao qual se liga o Mg^{2+}, causando um bloqueio voltagem-dependente de funcionamento do canal; (3) um sítio localizado na abertura externa do canal que é bloqueado de forma voltagem-independente pela ligação com o Zn^{2+}; (4) um sítio desconhecido como PCP, localizado dentro do canal, ao qual se ligam anestésicos como a cetamina e a fenciclidina; (5) um sítio de acoplamento da glicina que, ao ser ativado, potencia as respostas do receptor; e (6) um sítio ao qual se ligam poliaminas como a espermina e a espermidina, também potenciando as respostas do receptor.

Quadro 32.1 Receptores metabotrópicos para o glutamato e seus mecanismos de transdução de sinal intracelular

Receptores Metabotrópicos para o Glutamato		
	Subtipo	2.º Mensageiro
Grupo I	mGluR1 mGluR5	Fosfolipase C → ↑ IP_3/Ca^{2+}
Grupo II	mGluR2 mGluR3	↓ cAMP
Grupo III	mGluR4 mGluR6 mGluR7 mGluR8	↓ cAMP

O funcionamento do receptor NMDA é bastante peculiar. Durante o potencial de repouso celular, o receptor permanece quiescente porque, nessa condição, o acoplamento do Mg^{2+} ao seu sítio bloqueia funcionalmente o canal iônico. Esse bloqueio pode ser superado de maneira voltagem-dependente. Dessa forma, despolarizações extremamente potentes ou muito repetidas aliviam o bloqueio Mg^{2+}-dependente do canal, permitindo que o receptor NMDA se ative. As despolarizações necessárias à inativação do bloqueio do canal pelo Mg^{2+} podem ser produzidas pelo próprio glutamato ao se ligar a tipos diversos de receptores que não o NMDA. Todo esse mecanismo parece ser uma forma de proteção visando a impedir toxicidade neuronal devida à entrada excessiva de Ca^{2+} na célula. Todavia, em condições hipóxicas ou isquêmicas, a falência energética celular impede o funcionamento das bombas iônicas, gerando despolarização maciça com notável incremento do K^+ extracelular, o que, por sua vez, é um fator de despolarização para as células que contêm receptores NMDA. A entrada maciça de Ca^{2+} através do canal iônico do receptor NMDA propicia morte neuronal acentuada nessas condições.

O Zn^{2+} é um metal endógeno coliberado com certos neurotransmissores no SNC. O Zn^{2+} pode funcionar, pelo menos em certas áreas cerebrais, como um modulador da atividade do receptor NMDA, já que inibe o funcionamento do seu canal iônico. Tanto a glicina quanto as poliaminas modulam a atividade NMDA não por interferência direta com o canal iônico, mas por potenciar fortemente os efeitos da ativação do receptor. A glicina, como vimos anteriormente, é um aminoácido endógeno que se comporta como neurotransmissor inibitório em sítios medulares sensíveis à estricnina. Contudo, em certas concentrações submicromolares, pode ser considerada um coagonista do receptor NMDA, desde que seu acoplamento parece ser indispensável para a ativação desse receptor. Por sua vez, as poliaminas, que não são indispensáveis para a deflagração funcional do receptor NMDA, potenciam suas respostas. Como a produção de poliaminas durante o trauma ou a isquemia cerebral está aumentada, esse pode ser um dos fatores que favorecem a morte celular acentuada nessas condições.

Existem evidências de cooperação facilitatória entre os sítios do glutamato, da glicina e das poliaminas pela qual o acoplamento de um dos ligantes facilita o dos demais. Alterações metabólicas teciduais também podem afetar a função dos receptores NMDA. Suas respostas são inibitórias por uma diminuição do pH intersticial, e vice-versa, o que poderia revelar-se um mecanismo de proteção durante a isquemia, já que, nessa condição, a acidose resultante serviria de freio para a ação excitotóxica do glutamato. Além disso, o estado redox pode influir sobre a atividade NMDA através de um sítio constituído de grupamentos tiol associados ao receptor. Agentes oxidantes decrescem a atividade do NMDA, enquanto os redutores a potenciam.

Após a entrada na célula, através do canal receptor NMDA, o Ca^{2+} pode engendrar o funcionamento de diversos sistemas efetores da maquinaria celular. A ativação da proteína cinase C gera respostas fisiológicas várias, além de reduzir o bloqueio voltagem-dependente do Mg^{2+} sobre o canal iônico de receptor. A fosfolipase A2 é ativada, produzindo ácido araquidônico a partir de fosfolipídios de membrana, o qual, por sua vez, aumenta a liberação pré-sináptica de glutamato e dificulta a sua recaptação glial, potenciando, em última análise, sua atividade. O Ca^{2+} também ativa a enzima ornitina descarboxilase, resultando na produção de poliaminas que, como vimos anteriormente, também potencializam a atividade do receptor NMDA. Por último, a entrada de Ca^{2+} estimula a óxido nítrico sintase, provocando um aumento da formação do NO, o qual poderia participar dos eventos regulatórios da própria atividade do NMDA. Nesse sentido, observou-se que o NO inibe a entrada celular de Ca^{2+} mediada por esses receptores.

Resumindo, pode-se afirmar que a atividade do NMDA pode ser negativamente modulada por Mg^{2+}, Zn^{2+}, diminuição do pH intersticial, oxidação e NO, enquanto exercem modulação positiva a glicina (considerada um coagonista), as poliaminas, o aumento do pH intersticial, a redução, a ativação da proteína cinase C e o ácido araquidônico.

Os receptores tipo AMPA e cainato diferem consideravelmente do receptor tipo NMDA no que concerne à suscetibilidade aos antagonistas. Como até recentemente inexistiam antagonistas que distinguissem entre os receptores tipo caimato e tipo AMPA, esses ainda são frequentemente referidos na literatura como receptores não NMDA.

Os receptores AMPA medeiam neurotransmissão rápida excitatória em grande parte das sinapses no sistema nervoso central. Eles são proteínas integrais da membrana plasmática formadas por 4 subunidades (GluR1-GluR4), todas com cerca de 900 aminoácidos e que possuem entre si aproximadamente 68-73% de homologia. Combinações homoméricas ou heteroméricas dessas subunidades formam receptores AMPA que diferem notavelmente entre si nas suas propriedades funcionais. Eles estão presentes em todo o sistema nervoso central, com maiores densidades presentes no hipocampo e no córtex cerebral. Os canais iônicos formados pelos receptores AMPA são preferencialmente permeáveis ao Na^+ e ao K^+ e, normalmente, quase impermeáveis ao Ca^{2+}. Agonistas dos receptores AMPA evocam uma rápida e profunda dessensibilização, e as características com que essa dessensibilização acontece parecem depender da composição das subunidades de um dado receptor. As propriedades do canal isolado dos receptores AMPA e cainato são bem menos conhecidas do que aquelas dos receptores NMDA. Contudo, sabe-se que, em relação aos receptores NMDA, as condutâncias iônicas dos receptores não NMDA são de menor amplitude, o tempo de abertura dos seus canais é menor, e verificam-se variações na condutância muito mais significativas.

O receptor AMPA possui ao menos três sítios de ligação distintos para os seus agonistas e antagonistas: um sítio para o glutamato, outro que induz dessensibilização e um terceiro de ligação interno ao canal.

Os receptores AMPA possuem uma cinética rápida com dessensibilização imediata, que é adequada ao papel de neurotransmissor excitatório rápido, contrastando com os receptores NMDA, cuja despolarização lenta e duradoura serve a outros propósitos. É conveniente relembrar que as propriedades de condutância elétrica e de despolarização desses receptores estão associadas ao tipo de combinação de subunidades presente naquele receptor específico, o que permite uma regulação setorial fina da atividade glutamatérgica. Muito embora, como vimos anteriormente, a maioria dos receptores AMPA seja impermeável ao Ca^{2+}, algumas formas de combinações de subunidades formam receptores permeáveis a esse íon, localizados sobretudo em áreas hipocampais, neocorticais e espinhais dorsais, e estão envolvidas na geração de uma entrada de Ca^{2+} sinapticamente ativada, a qual poderia ter um papel na modulação da potenciação de longo curso.

À medida que antagonistas específicos dos receptores AMPA foram desenvolvidos, pode-se perceber que eram capazes de gerar efeitos protetores sobre a morte neuronal causada por isquemia, sugerindo uma participação dos receptores AMPA na patogênese da morte celular isquêmica. O mecanismo pelo qual os receptores AMPA podem propiciar a morte celular parece estar ligado primordialmente à ativação sináptica precedente necessária à estimulação dos receptores NMDA e, secundariamente, ao bloqueio do aporte celular direto de cálcio que ocorre através de algumas de suas variantes, sobretudo aquelas desprovidas da subunidade GluR2.

Os receptores cainato são aqueles preferencialmente ativados pelo ácido caínico, muito embora esse composto possa também estimular potentemente os receptores AMPA. Esses receptores são proteínas integrais da membrana plasmática formadas por cinco diferentes subunidades, conhecidas como GluR6, GluR7, KA1 e KA2, e, a despeito de sua larga distribuição no sistema nervoso central, suas funções são amplamente desconhecidas.

Os receptores cainato e AMPA coexistem na mesma célula. Como o ácido caínico gera respostas elétricas potentes atuando em receptores AMPA, foi, por muito tempo, difícil estudar as respostas elétricas devidas exclusivamente à ativação dos receptores cainato ativos. Assim, grande parte dos estudos eletrofisiológicos foi conduzida em receptores cainato recombinantes formados por receptores homoméricos feitos a partir das subunidades GluR5 e GluR6. Nesses receptores se identificam rápida dessensibilização, assim como significativa permeabilidade ao Ca^{2+}. A inexistência, até quase recentemente, de ferramentas farmacológicas capazes de distinguir entre os receptores AMPA e cainato dificultou enormemente a identificação dos seus papéis fisiológicos. Contudo, hoje parece claro que o receptor cainato está envolvido na transmissão glutamatérgica rápida, em nível pós-sináptico. Em nível pré-sináptico, ao menos em receptores hipocampais da região CA1, esse receptor modula negativamente a liberação do glutamato, ação exatamente oposta ao estímulo da liberação glutamatérgica que esses receptores fazem em sinapses localizadas na área CA3 do hipocampo. Essa ação liberadora do glutamato em área CA3 parece estar na base da ação convulsivante que receptores cainato localizados nas fibras musgoides hipocampais podem exibir. É possível ainda que os receptores cainato sirvam como interface entre a neurotransmissão excitatória e a inibitória, desde que foi recentemente demonstrado que o glutamato sinapticamente liberado pode agir sobre esses receptores em terminais GABAérgicos modulando negativamente a ação do GABA.

Tanto os receptores AMPA quanto os receptores tipo cainato estão presentes de forma expressiva e difusa em todo o SNC, e ambos os receptores podem coexistir numa mesma célula. Receptores AMPA foram também detectados em diversos tipos de células da glia.

Como já referido, o glutamato é o mais importante neurotransmissor excitatório no SNC. Embora tanto receptores NMDA quanto AMPA e cainato estejam presentes em nível sináptico, parece claro que a transmissão rápida excitatória depende desses dois últimos. Demonstra-se um envolvimento direto dos receptores AMPA na geração de correntes excitatórias sinápticas, enquanto os receptores tipo cainato parecem exercer um papel sináptico do tipo modulatório. Além disso, os receptores AMPA participam dos fenômenos de potenciação de longo termo.

Receptores AMPA e cainato são detectados muito precocemente no desenvolvimento embrionário do cérebro. Foi observado notável aumento do número de receptores para glutamato no cérebro embrionário, coincidindo com períodos de imensa sinaptogênese. Contudo, esses efeitos parecem depender mais da ativação dos receptores NMDA do que dos outros dois receptores ionotrópicos. Ao contrário, a ação do glutamato sobre receptores AMPA e cainato reduz o crescimento dendrítico e o número de sítios sinápticos em neurônios hipocampais em cultura.

Os aminoácidos excitatórios, como o glutamato e o aspartato, mediam processos que levam à morte celular em diversas condições como trauma e hipóxia. Esse efeito é conhecido como excitotoxicidade. Muito embora grande ênfase tenha sido colocada no papel dos receptores NMDA na geração da excitotoxicidade, tornou-se agora evidente que os receptores não NMDA podem ter também papel relevante nesse processo.

A excitotoxicidade é deflagrada se a estimulação glutamatérgica for intensa. Está dividida em duas fases distintas: uma fase precoce, na qual ocorre intensa entrada de Na^+, levando a um intumescimento celular, e uma segunda fase, retardada, em que acontece uma entrada intensa de Ca^{2+} que gera notável desintegração neuronal.

Os receptores AMPA e cainato parecem estar mais vinculados à fase precoce, enquanto os receptores NMDA são mais responsáveis pela deflagração da fase retardada. É importante observar que a morte celular provocada por exposição intensa ao glutamato pode ser evitada por bloqueadores NMDA-seletivos, ao passo que o bloqueio dos receptores AMPA e cainato tem apenas pequeno efeito protetor nessa circunstância. Por outro lado, se a ativação seletiva dos receptores AMPA e cainato é prolongada por horas, grande efeito excitotóxico se manifesta. A entrada de Ca^{2+} oriundo do espaço extracelular parece ser a condição básica para que a morte celular ocorra. De fato, experimentos demonstraram uma clara correlação entre a morte celular e a quantidade de $^{45}Ca^{2+}$ acumulada em neurônios durante a exposição a altas concentrações de glutamato.

A ativação dos receptores glutamatérgicos metabotrópicos pode levar tanto a eventos intracelulares que sejam protetores quanto a eventos que potenciam a excitotoxicidade. As limitações da farmacologia desses receptores e dos métodos de estudo in vitro não permitiram, até o presente, a elucidação do seu papel na morte celular induzida por glutamato.

Está demonstrado que os receptores do tipo NMDA têm papel fundamental no aprendizado precoce e na especificidade sináptica. Isso significa que esses receptores mediam o posicionamento das fibras nervosas em relação aos seus alvos adequados e ajustam a sinapse num processo dependente da atividade dela requerida. Ou seja, estamos falando de uma notável interação anatomoquímica impensável de ser compreendida há apenas uma década.

É também claro, atualmente, que os receptores do tipo NMDA são um componente essencial da geração do fenômeno de potenciação de longo termo (PLT). O que vem a ser isso? A PLT representa um mecanismo de aumento da eficácia sináptica que vem sendo proposto como essencial nos processos de aprendizado e memória. Ou seja, sinapses responsáveis pela realização de uma tarefa aumentam sua eficácia de maneira diretamente proporcional à frequência com que são solicitadas a desempenhá-la.

A PLT é um fenômeno bioelétrico no qual a estimulação repetida de um determinado elemento neuronal induz uma potenciação da sua atividade sináptica que pode durar horas, dias ou até semanas. O papel crucial dos receptores NMDA na deflagração desse processo está bem definido, embora os fatores celulares pré- e pós-sinápticos que mantêm a atividade sináptica por um período tão prolongado sejam ainda razoavelmente obscuros.

Não restam dúvidas no presente de que a PLT é um fenômeno indispensável para os processos de memória e aprendizado. A PLT tem sido associada às mudanças de padrão de descargas dos neurônios piramidais hipocampais relacionados ao condicionamento clássico da resposta palpebral em coelhos. Existe uma correlação significativa entre o número de receptores NMDA no hipocampo e o desempenho de ratos em tarefas de memória e aprendizado. Também, a injeção intracerebroventricular de antagonistas dos receptores NMDA previne o desenvolvimento de PLT e dificulta a *performance* na realização de tarefas espaciais em animais de laboratório.

Muito embora não sejam ainda conclusivos, diversos estudos parecem indicar que existe uma redução de conteúdo e de função do glutamato no envelhecimento e que esse poderia ser um dos fatores que levam a déficits de memória na senilidade. A relação do glutamato com as doenças neurodegenerativas como Alzheimer, doença de Parkinson e coreia de Huntington é objeto de intensa investigação atual, muito embora os dados disponíveis não sejam ainda conclusivos.

A maneira pela qual os aminoácidos excitatórios estão envolvidos com os fenômenos de plasticidade neuronal central parece depender da sua capacidade de modular o crescimento neuronal no SNC. De fato, em culturas de células piramidais hipocampais, concentrações elevadas de L-glutamato, quisqualato e cainato reduzem a velocidade de crescimento e o tamanho dos dendritos sem alterar o crescimento axônico. Esse dado, apesar de incipiente, sugere fortemente um envolvimento dos aminoácidos excitatórios na regulação do crescimento neuronal.

ACETILCOLINA

A Ach, um neurotransmissor clássico no sistema nervoso periférico, foi o primeiro composto identificado como neurotransmissor central. Sua síntese no SNC é realizada pela colina acetiltransferase a partir da acetil CoA e da colina. O passo limitante para a síntese de Ach é um sistema de alta afinidade para a captação de colina pela célula. Essa situação é completamente distinta da de outros neurotransmissores centrais como as catecolaminas e a 5-HT, cujo passo limitante da síntese é dependente da atividade de enzimas como a tirosina hidroxilase (catecolaminas) ou triptofano hidroxilase (5-HT). O nível intracelular de Ach parece também influir sobre sua síntese, desde que altas concentrações intraneuronais de Ach diminuem a captação de colina. Esse sistema pode ser bloqueado pelo hemicolínio, um inibidor da captação da colina pelos neurônios; não existem, até o momento, bloqueadores específicos da colina acetiltransferase. A captação neuronal da colina é um processo cineticamente acoplado à síntese da Ach, e a maior parte da colina transportada para o interior das células neuronais é efetivamente utilizada na síntese central de Ach. Alguns trabalhos indicam que aumentos regionais na concentração de colina podem induzir aumento na síntese de Ach. Estudos clínicos, contudo, ao examinarem o efeito da administração de altas doses de colina a pacientes nos quais parece existir uma síntese central inadequada de Ach, deixaram de gerar resultados satisfatórios. Algumas toxinas e venenos podem afetar a síntese e estocagem da Ach no SNC. O veneno da aranha viúva-negra (*Latrodectus mactans*) induz rápida e intensa liberação de Ach, enquanto a toxina botulínica induz bloqueio. No entanto, até o momento, nenhuma das substâncias que afetam a síntese, a estocagem ou a liberação de Ach demonstrou qualquer valor terapêutico nas situações patológicas que parecem resultar da deficiência de acetilcolina central.

A Ach é hidrolisada no SNC pela acetilcolinesterase, uma molécula composta de três unidades catalíticas que se encontra unida a membranas celulares sinaptossomais, axonais e gliais, embora seu local de síntese seja, primariamente, o corpo celular do neurônio. Não há um mecanismo de recaptação neuronal ou glial da Ach. Existem compostos capazes de bloquear seletivamente a acetilcolinesterase do SNC, como a droga SDZ-ENA-713. Apesar de prevenirem a destruição da Ach, não se comprovou nenhuma eficácia terapêutica desses agentes em situações em que parece haver déficit colinérgico.

O sistema colinérgico no SNC é extremamente difuso e inerva a maioria das regiões cerebrais. Diferentemente dos sistemas monoaminérgicos, em que poucos núcleos enviam projeções para inúmeras regiões, os corpos neuronais do sistema colinérgico se encontram difusamente distribuídos por todo o cérebro, estando presentes em mais de 40 núcleos diferentes.

Uma das formas de mapeamento das vias colinérgicas centrais é a imuno-histoquímica que emprega anticorpos seletivos para a colina acetiltransferase. O emprego dessa e de outras metodologias permitiu o estudo da estrutura morfológica das vias colinérgicas centrais. Esses estudos mostram que a estrutura colinérgica do prosencéfalo basal, quando comparada nas diversas espécies animais, evidencia notável diferenciação progressiva que acompanha a evolução filogenética, que se correlaciona com o grau de cerebrização, ou seja, com o desenvolvimento do neocórtex. Do ponto de vista funcional, é importante notar que os neurônios colinérgicos dessa área formam densa rede internuclear. Já no nível do córtex cerebral, os neurônios colinérgicos se apresentam com um padrão de distribuição laminar cujo arranjo sináptico varia muito de área para área, o que sugere envolvimentos diversos na função cortical.

Existem quatro grupos colinérgicos no tronco encefálico que se projetam para o telencéfalo, denominados Ch1-Ch4. O grupo Ch1 designa as células colinérgicas majoritariamente associadas ao núcleo septal medial; o grupo Ch2 está associado ao núcleo vertical da banda diagonal; o Ch3 corresponde à faixa horizontal da banda diagonal; e o Ch4 se associa ao núcleo basal de Meynert. Os grupos Ch1 e Ch2 fornecem grande inervação para o hipocampo; o Ch3 inerva o bulbo olfatório; e o Ch4 se projeta para o córtex cerebral e para a amígdala. A estimulação dos neurônios colinérgicos do núcleo basal de Meynert despolariza neurônios corticais via ativação de receptores muscarínicos M1. Como a distribuição dos neurônios colinérgicos para o córtex é extremamente difusa, é possível que a maior parte das funções corticais sofra modulação colinérgica. Os neurônios do grupo Ch4 no núcleo de Meynert são sensíveis a eventos sensoriais relevantes, e parece que esse grupo neuronal modula os impactos de novos *inputs* sensoriais sobre o córtex. Lesões do núcleo basal suprimem a atividade eletroencefalográfica de baixa voltagem, reduzem a utilização cortical de glicose e interferem com a atenção.

Dois outros grupos colinérgicos, o Ch5 (no núcleo pedunculopontino) e o Ch6 (no núcleo tegmental laterodorsal) também parecem participar da modulação cortical da vigília. A estimulação elétrica do grupo Ch5 causa desinibição dos núcleos talâmicos por suprimir a inibição exercida pelos neurônios GABAérgicos do núcleo reticular do tálamo. A estimulação elétrica de ambos os grupos (Ch5 e Ch6) causa ativação do núcleo geniculado lateral e aumento da sua resposta aos estímulos luminosos. Em conjunto, parece que os neurônios desses dois grupos facilitam a passagem, através do tálamo, de estímulos que trafegam em direção ao córtex.

Estudos farmacológicos clássicos no início deste século indicaram que as ações da Ach podiam ser divididas em nicotínicas (mimetizadas pela nicotina) e muscarínicas (mimetizadas pela muscarina). Se as ações nicotínicas eram sempre excitatórias, as ações muscarínicas poderiam ser tanto excitatórias quanto inibitórias. Foram caracterizados farmacologicamente dois subtipos de receptores muscarínicos, denominados M1 e M2, tomando-se como base sua relativa sensibilidade ao antagonista pirenzepina. Atualmente, estudos de clonagem molecular levaram à identificação de pelo menos cinco clones funcionais (correspondendo a cinco diversos genes) de receptores muscarínicos (M1, M2, M3, M4 e M5). O tipo mais abundante de receptor muscarínico no SNC é o M1.

Todos os receptores muscarínicos são proteínas homólogas que pertencem à família dos receptores ligados à proteína G regulatória, algumas vezes diretamente acopladas a canais iônicos e, em outras, acopladas a sistemas de segundos mensageiros. Os receptores M_1, M_2 e M_3 estão positivamente acoplados à fosfolipase C, aumentando, por conseguinte, a produção de diacilglicerol e inositoltrifosfato, enquanto os receptores M_2 e M_4 inibem a atividade da adenilato ciclase, reduzindo a síntese celular de AMP cíclico. Muito embora já se possua um conhecimento razoável da farmacologia molecular dos receptores colinérgicos no SNC, ainda não existem estudos experimentais ou clínicos importantes empregando antagonistas ou agonistas específicos com resultados conclusivos.

Os receptores nicotínicos neuronais (nAChR) pertencem à superfamília dos canais iônicos ligante-dependentes, na qual se incluem, como vimos em tópicos anteriores, os receptores $GABA_A$, para a glicina, e o 5-HT_3 serotoninérgico. Eles são proteínas integrais da membrana celular que se constituem de cinco subunidades que podem se apresentar em 16 diferentes subtipos: 9 α, 4 β, 1 γ, 1 δ e 1 ε, cuja sequência de aminoácidos demonstra que essas são originadas de um precursor comum. Apesar das muitas similaridades entre os receptores nicotínicos presentes em neurônios e nas junções neuromusculares, os receptores neuronais possuem uma série de propriedades características e uma maior diversidade funcional. Da mesma forma já vista para os receptores ionotrópicos estudados até aqui, como o receptor $GABA_A$ e aqueles para glutamato, os múltiplos arranjos combinatórios das diversas subunidades podem gerar receptores nicotínicos com perfis funcionais e elétricos bastante diversos entre si. O tipo principal de combinação de receptor nicotínico encontrado no sistema nervoso central utiliza 2 unidades $α_4$ e 3 unidades $β_2$, podendo-se, segundo a União Internacional de Farmacologia, usar a notação $(α_4)_2 (β_2)_3$-nACh.

Normalmente a ação colinérgica sobre os receptores nicotínicos gera potencial de ação excitatório rápido, que resulta de um aumento da condutância para os cátions Na^+, K^+ e Ca^{2+}. Isso gera, ao nível póssináptico, uma despolarização rápida cuja ocorrência, apenas muito recentemente, foi demonstrada no hipocampo e no córtex sensorial, encontrada tanto em nível somatodendrítico quanto em terminais; isso poderia explicar a participação dos receptores nicotínicos nas funções cognitivas do hipocampo e do córtex cerebral, assim como no desenvolvimento de melhor atenção, do aprendizado e da memória, enquanto a administração de antagonistas causa déficits. Até essa demonstração ser aceita, o papel dos receptores nicotínicos parecia estar restrito à mediação pré-sináptica da ação de outros neurotransmissores, já que a estimulação a esse nível induz a liberação de dopamina, acetilcolina, glutamato, 5-HT e GABA. Ainda existem muitas dúvidas quanto às formas e aos papéis desempenhados pelos receptores nicotínicos no sistema nervoso central. Desconhecemos até o momento a composição de subunidades dos receptores nativos, sua função neuronal precípua, assim como o papel desempenhado pelo aporte celular de cálcio que sucede à sua estimulação.

Que funções desempenham as vias colinérgicas centrais? É indubitável que o comprometimento dessas vias está presente em situações como demência associada à doença de Alzheimer, doença de Parkinson, doença de Korsakoff e demência pós-alcoólica. A Ach central está associada à memória e aos fenômenos cognitivos, assim como a ações importantes no controle central do equilíbrio hidrossalino. Uma relação quantitativa já foi estabelecida entre o grau de comprometimento da função cognitiva e a extensão da lesão do sistema colinérgico de projeção cortical que se origina no prosencéfalo basal, tanto em animais quanto em pacientes com demência associada à doença de Alzheimer. Não obstante, a eficácia terapêutica de substâncias colinomiméticas em pacientes cuja demência está associada à degeneração colinérgica central tem sido sempre frustrante e desencorajadora. Um elo crucial, portanto, deve ainda ser desvendado.

Há alta prevalência de desordens afetivas, mais comumente uma mistura de depressão e ansiedade, assim como distúrbios da memória, em pessoas idosas. As vias colinérgicas centrais desempenham um papel nesse quadro? Não é uma pergunta de fácil resposta. Não há perda relevante de neurônios colinérgicos no SNC dos idosos, como acontece em pacientes com doença de Alzheimer. Também não parece haver diminuição significativa da síntese de Ach com o envelhecimento. Uma diminuição na liberação de Ach neuronal, contudo, pode representar um mecanismo básico para as disfunções geriátricas. Parece inexistir, no envelhecimento, uma redução significante no número de receptores colinérgicos no SNC. No entanto, a plasticidade dos receptores colinérgicos centrais pode estar comprometida com a idade. Isso quer dizer que o envelhecimento parece afetar a capacidade dos neurônios colinérgicos centrais em compensar períodos de hiper- ou hipoatividade colinérgica através de mudanças na densidade de seus receptores muscarínicos.

Como vimos, portanto, não existem comprometimentos dramáticos na transmissão colinérgica central no envelhecimento. Eles são sutis, e ainda não se sabe se defeitos ou outros sistemas de neurotransmissores centrais podem ser, também, coadjuvantes.

CATECOLAMINAS

A descoberta recente de uma série de métodos de investigação, como marcadores neuronais retrógrados e anterógrados, mapeamento imunocitoquímico das enzimas de síntese de catecolaminas, observação direta ao microscópio eletrônico e a tomografia por emissão de pósitrons, permitiu um rápido avanço na compreensão da anatomia e fisiologia das vias catecolaminérgicas no SNC. Nesse grupo de neurotransmissores estão a DA, a NA e a AD.

As catecolaminas são sintetizadas no SNC a partir do seu aminoácido precursor, a tirosina, que é captada ativamente pelos neurônios centrais e convertida em 3,4-di-hidroxifenilalanina (DOPA) pela enzima tirosina hidroxilase. A DOPA sofre a ação de uma enzima denominada DOPA-descarboxilase, sendo transformada em DA. A dopamina β-hidroxilase, por sua vez, transforma a DA em NA. A NA é transformada, em alguns neurônios especiais do SNC, em AD através da ação da enzima feniletanolamina-N-metil transferasee.

A hidroxilação da tirosina pela tirosina hidroxilase parece ser o passo limitante para a síntese das catecolaminas no SNC. É óbvio, portanto, que o bloqueio dessa enzima resulte em significante redução da síntese catecolaminérgica. Tal bloqueio pode ser conseguido por quatro grupos distintos de compostos: (1) análogos de aminoácidos (a α-metiltirosina é o protótipo clássico); (2) derivados do catecol; (3) tropolonas; e (4) quelantes seletivos de íons.

A síntese das catecolaminas é um processo inteiramente acoplado ao seu uso como neurotransmissor. Sabe-se que a estimulação catecolaminérgica resulta em aumento da atividade da enzima-chave na síntese de catecolaminas, a tirosina hidroxilase. Por outro lado, as próprias catecolaminas exercem ação inibitória sobre essa enzima. Assim, temos um mecanismo de *feedforward*, representado pelo aumento da síntese de catecolaminas induzido pelo incremento da atividade nervosa, e um mecanismo de *feedback*, representado pela autoinibição catecolaminérgica da sua própria síntese. Esses dois mecanismos, agindo de forma harmônica, promovem uma estabilidade nas concentrações de catecolaminas centrais.

As catecolaminas são estocadas em partículas subcelulares altamente especializadas, normalmente denominadas grânulos. Estes também contêm ATP, que serve como um meio de ligação das aminas dentro das partículas. As catecolaminas são liberadas através de um processo de exocitose, e os autoceptores catecolaminérgicos têm importante papel regulatório, já que as catecolaminas, ao interagirem com esses receptores, inibem sua própria liberação.

As catecolaminas são metabolizadas por dois tipos de enzimas: as monoaminoxidases (MAO) e catecol-O-metiltransferase (COMT). No cérebro existem dois tipos de MAO, designadas tipo A e tipo B. A clorgilina é um inibidor específico da MAO-A, enquanto o deprenil é um inibidor específico da MAO-B. A ação das MAO transforma as catecolaminas em seus respectivos aldeídos, os quais são ulteriormente metabolizados para seus ácidos correspondentes.

A metabolização das catecolaminas, ao transformá-las em produtos inativos, dá um passo importante para o término dos seus efeitos sinápticos. No entanto, o principal mecanismo responsável pela finalização da ação catecolaminérgica é a recaptação neuronal, um processo no qual carreadores específicos transportam ativamente as catecolaminas para o interior dos neurônios, mesmo contra um gradiente de concentração. Esse processo de transporte é sódio-dependente e pode ser bloqueado por inibidores da Na^+, K^+-ATPase. Mais especificamente, esses carreadores usam o gradiente de sódio através da membrana (gerado pela atividade da Na^+, K^+-ATPase) para prover a energia necessária ao cotransporte dos neurotransmissores para o interior da célula. Os transportadores neuronais de NA são polipeptídios da membrana plasmática formados por cerca de 600 aminoácidos com 12 domínios transmembranais e uma grande alça extracelular. Substâncias que afetam a recaptação neuronal das catecolaminas representam importante via de manipulação farmacológica da transmissão catecolaminérgica central. Drogas de ampla ação central como a cocaína e os antidepressivos tricíclicos, como a desipramina, têm como mecanismo básico de ação a inibição da recaptação central das catecolaminas e da 5-HT.

DOPAMINA

Em relação à DA, existem informações detalhadas sobre a disposição anatômica das suas vias centrais, a distribuição dos receptores dopaminérgicos no SNC, as propriedades bioquímicas e farmacológicas dos subtipos de receptores dopaminérgicos, os fatores intervenientes na síntese, liberação e catabolismo da DA e as funções dopaminérgicas centrais.

Diferentemente do sistema noradrenérgico, que se projeta difusamente para uma variedade de regiões cerebrais, o sistema dopaminérgico é mais circunscrito, localizando-se em grupos distintos. Os principais grupos dopaminérgicos são descritos a seguir.

Os neurônios dopaminérgicos da *pars compacta* da substância negra (grupo celular A9) se projetam para o estriado (caudado-putâmen), formando o sistema nigroestriatal. Os sistemas dopaminérgicos mesocortical e mesolímbico têm origem na porção ventral da área tegmental (grupo celular A10) e se projetam para os córtex pré-frontal, cingulado e entorrinal ou para estruturas límbicas como o núcleo acumbente, os bulbos olfatórios e a amígdala. Um outro sistema é o tuberoinfundibular, que conecta o núcleo arqueado do hipotálamo à hipófise.

Os receptores dopaminérgicos são heterogêneos e têm sido classificados com base em uma variedade de critérios. A classificação mais frequente é de natureza bioquímica e estabelece que o receptor D_1 induz aumento na produção de AMP cíclico, enquanto o receptor D_2 decresce a formação intracelular desse nucleotídio. Existem também indícios de receptores D_2 acoplados ao sistema fosfatidilinositol, e não ao complexo adenilato ciclase/AMP cíclico.

Atualmente, já foram identificados e clonados 5 diferentes tipos de receptores dopaminérgicos, denominados D_1 a D_5. Os cinco tipos são habitualmente relacionados aos dois grupos principais inicialmente descritos – D_1 e D_2. A família D_1 inclui os receptores D_1 e D_3, enquanto a família D_2 inclui os receptores D_2, D_3 e D_4. Diversas variantes dos receptores D_2, D_3 e D_4 têm sido descritas, muito embora seu significado fisiológico e farmacológico seja ainda obscuro. É importante notar que a DA é 10 vezes mais potente ao agir sobre os receptores D_5 do que sobre os receptores D_1.

Existe uma relação entre a disponibilidade do neurotransmissor (DA) e os seus receptores. Assim, na depleção crônica de DA o *turnover* dos receptores dopaminérgicos está aumentado, enquanto o envelhecimento promove um decréscimo no *turnover* e no número dos receptores para DA no SNC.

As vias dopaminérgicas participam na regulação de uma série de fenômenos comportamentais e motores. Existe uma hipótese dopaminérgica da esquizofrenia propondo que os sistemas dopaminérgicos centrais se encontram hiperativos nessa doença. Tal hiperatividade poderia ser devida a um excesso de liberação da DA ou a uma resposta aumentada a concentrações normais de DA gerada por uma hiperatividade dos seus receptores. Nesse sentido é válido notar que agonistas dopaminérgicos induzem sintomas psicóticos tanto em esquizofrênicos em fase de remissão quanto em indivíduos normais. Os antipsicóticos, um importante grupo de fármacos empregado no tratamento da esquizofrenia no qual se inclui o haloperidol, agem bloqueando a transmissão dopaminérgica central. Sobre qual dos receptores? Há boa correlação entre a potência dos neurolépticos e sua capacidade de bloquear os receptores D_2. Porém, é necessário considerar que os sistemas neuronais ativados por receptores D_1 e D_2 não funcionam isoladamente, mas de forma integrada (ou seja, sistemas paralelos integrados).

No que concerne ao controle motor exercido pelas vias dopaminérgicas centrais, esses dois sistemas de receptores não parecem ser sistemas paralelos e, sim, agir de modo interativo. Concentrações de

DA nigroestriatal na faixa da normalidade são indispensáveis para que o SNC exerça um controle motor adequado. Na sua deficiência, surgem sintomas de rigidez muscular e lentidão dos movimentos, que se constituem no quadro da doença de Parkinson. De fato, essa doença se caracteriza por degeneração significativa de neurônios dopaminérgicos na substância nigra, levando a uma redução de 80-90% na concentração de DA estriatal e a uma concomitante perda dos carreadores da DA. Ao contrário, a superabundância dopaminérgica nessa região produz um quadro de movimentos involuntários bruscos e descoordenados conhecido como coreia de Huntington. Na doença de Parkinson, a suplementação farmacológica dopaminérgica tanto com o precursor L-DOPA quanto com agonistas dopaminérgicos reverte os déficits motores quando empregada nos estágios iniciais. Recentemente descobriu-se que o transportador da DA carreia para dentro dos neurônios potente agente neurotóxico de formação endógena, o MPP+, gerado a partir da oxidação do MPTP, criando-se dessa maneira um modelo experimental de doença de Parkinson em primatas inferiores ao homem.

Um outro sistema dopaminérgico é o tuberoinfundibular, formado por neurônios especiais que deságuam sua produção de DA na hipófise, regulando a secreção de diversos hormônios dessa glândula. O principal hormônio hipofisário sob controle dopaminérgico é a prolactina, tonicamente inibida pela DA. Essa ação dopaminérgica se exerce sobre receptores tipo D_2. A região tuberoinfundibular, por sua vez, é rica em receptores para prolactina, os quais, quando ativados, inibem a descarga de DA. Estabelece-se assim um controle do tipo *feedback* negativo que determina as flutuações normais do hormônio. O hormônio do crescimento é também regulado pela DA tuberoinfundibular, que aumenta a secreção hipofisária em indivíduos normais e a reduz em indivíduos acromegálicos.

É conveniente lembrar que, por antagonizarem indistintamente os dois tipos de receptores dopaminérgicos, os antipsicóticos causam hiperprolactinemia (por ação nos receptores D_2 hipofisários), são antieméticos eficazes e causam problemas motores. Recentemente, descobriu-se que a clozapina, um bloqueador dopaminérgico D_4, é um antipsicótico eficaz no tratamento da esquizofrenia que não gera efeitos colaterais motores por não interferir na função D_2.

NORADRENALINA

As vias noradrenérgicas centrais são originárias de duas regiões distintas; dos neurônios de um núcleo compacto chamado *locus coeruleus*, localizado na matéria cinzenta pontina caudal, e daqueles provenientes da área tegmentar lateral da formação reticular; o número de neurônios no *locus coeruleus* é de aproximadamente 15.000 em cada lado do cérebro humano. A partir daí uma intensa difusão espraia os axônios desses neurônios para inúmeras áreas cerebrais. Um único neurônio noradrenérgico se ramifica repetidamente de forma a inervar uma região extensa. Todos os córtex, núcleos talâmicos e hipotalâmicos, o bulbo olfatório, o córtex cerebelar e, caudalmente, áreas espinhais recebem projeções do *locus coeruleus*. Os neurônios oriundos da área tegmentar lateral parecem projetar-se predominantemente para áreas do prosencéfalo basal, como o septo e a amígdala, além de comunicar-se intensamente com as fibras do *locus coeruleus*. Além disso, foi recentemente demonstrado que os neurônios noradrenérgicos do *locus coeruleus* recebem inervação descendente proveniente da substância cinzenta periaquedutal. Tais projeções descendentes poderiam estar envolvidas com (1) aumento do nível de vigília, (2) modulação da informação nociceptiva e (3) facilitação da ativação cardiorrespiratória.

Os receptores adrenérgicos são divididos em duas diferentes classes, denominadas α e β. As famílias α_1 e α_2 são, por sua vez, subdivididas em três classes (α_{1A}, α_{1B} e α_{1C}), o mesmo acontecendo com a família β (β_1, β_2 e β_3). Os receptores mais predominantes no sistema nervoso central pertencem aos subtipos α_2 e β_1. Todos os receptores β são acoplados ao sistema adenilato ciclase/AMP cíclico. Os receptores β_1 parecem ser exclusivamente pós-sinápticos e usam a ativação da fosfolipase C, gerando os derivados do fosfatidilinositol (inositol trifosfato e diacilglicerol) como segundos mensageiros. Os receptores α_2 estão localizados pré- e pós-sinapticamente. No entanto, o principal papel desempenhado pelos receptores α_2 corresponde ao de autoceptor inibitório para a secreção de catecolaminas. As respostas α_2-adrenérgicas pós-sinápticas parecem depender de influxo de Ca^{2+} extracelular, ao passo que a ativação dos receptores α_2-adrenérgicos pré-sinápticos leva a uma redução do Ca^{2+} intracelular por um mecanismo ainda desconhecido. Os receptores α_2-adrenérgicos estão também associados à inibição da adenilato ciclase.

Existe um padrão de distribuição dos receptores no SNC. No neocórtex, os receptores α_1 existem em alta densidade na lâmina I, V_a e V_c, enquanto os receptores α_2 estão localizados nas lâminas I a IV. No tálamo, α_1-adrenoceptores estão localizados nos núcleos sensoriais e de associação, ao passo que os α_2-adrenoceptores se localizam nos núcleos periventricular, medial-dorsal, da linha mediana e intralaminar. O septo lateral, a estria terminal, os tubérculos olfatórios, o córtex insular, o hipotálamo pré-ótico medial, as partes para- e periventriculares do hipotálamo e os núcleos amigdaloides são ricos em receptores α_2, que também se apresentam em alta concentração na região CA1 do hipocampo. Por outro lado, os receptores α_1 são encontrados em alta densidade no septo medial, núcleo e trato da banda diagonal, hipotálamo lateral e amígdala basal-medial. O quadro de distribuição anterior parece indicar que os receptores α_1 se localizam principalmente nas regiões sensoriais e motoras do SNC, as quais recebem densa inervação do *locus coeruleus*, e que os receptores α_2 se localizam primariamente nas regiões relacionadas com a sensibilidade e a motricidade visceral. Assim, parece que os receptores α_2 formam um sistema que integra informações autonômicas, sensoriais, viscerais e afetivas.

O papel fisiológico das catecolaminas no SNC é extremamente amplo. A função principal do *locus coeruleus* é a de realizar uma integração funcional das várias regiões cerebrais em resposta aos *inputs* externos que atingem o indivíduo e aos eventos viscerais produzidos pelo indivíduo. A ativação concomitante do sináptico periférico pelo *locus coeruleus* e do eixo hipotálamo-hipófise-adrenal coordena os mecanismos fisiológicos das respostas viscerais e comportamentais ao estresse, e, talvez, essa deva ser considerada uma das mais importantes ações do componente adrenérgico central.

Mais especificamente, as vias noradrenérgicas centrais parecem desempenhar um papel importante no controle da pressão sanguínea. Tudo indica que essa ação é devida à ativação de receptores α_2 no tronco encefálico. A redução da pressão sanguínea que se segue à ativação dos α_2-adrenoceptores centrais é consequência tanto da diminuição da atividade simpática quanto do aumento da atividade parassimpática na periferia.

O controle dos estados afetivos pode ser também influenciado pela atividade noradrenérgica central. Existe uma ligação anatomofuncional entre o *locus coeruleus* e o hipocampo que parece estar relacionada ao controle do estado de humor. A inibição da atividade do *locus coeruleus* reduz o *input* noradrenérgico para o hipocampo. Essa é a base racional para o emprego de antagonistas α_2-adrenérgicos (que tendem a aumentar a atividade do *locus coeruleus*) como antidepressivos. A ativação de receptores α_2 centrais, por reduzir a atividade dos neurônios noradrenérgicos que atingem o córtex cerebral, gera sedação e também analgesia. A analgesia fisiológica durante o estresse parece depender, entre outros fatores, dessa ativação de receptores α_2 centrais.

ADRENALINA

A AD é sintetizada no SNC a partir da enzima feniletanolamina-N-metiltransferase (PNMT). Os neurônios centrais que sintetizam a AD e a medula adrenal possuem essa enzima. É interessante notar que uma parte dos neurônios centrais, em vez de sintetizar primeiro a NA para depois transformá-la em AD, pela ação da PNMT, capta a NA liberada localmente e a usa como substrato de ação da PNMT para a síntese de AD. O bloqueio da PNMT por alguns compostos como SKF 64139, LY 134046 e LY 78335 reduz o conteúdo de AD central. Essas drogas, quando administradas a animais, promovem ações comportamentais de excitação. Todas essas substâncias possuem também um α_2 antagonista potente, o que dificulta a análise dos resultados obtidos com elas.

A disponibilidade de anticorpos seletivos contra a PNMT permitiu o mapeamento imunocitoquímico das vias que usam a AD como neurotransmissor. Como o termo adrenérgico é usualmente empregado tanto em relação à AD como em relação à NA, designaremos como "epinefrinérgicas" as situações exclusivamente relacionadas à AD.

Apesar de largamente distribuída no SNC de várias espécies animais, ao longo da escala filogenética, a AD está sempre localizada no hipotálamo, no tronco encefálico e no bulbo, geralmente em áreas próximas à linha mediana do cérebro. Corpos celulares de neurônios epinefrinérgicos são encontrados na formação reticular nas áreas denominadas C1, C2 e C3. Esses neurônios espraiam axônios tanto na direção cortical quanto na medular.

Altas concentrações de AD estão presentes em vários núcleos hipotalâmicos, nas áreas mediais e periventriculares. A área pré-óptica anterior do hipotálamo também é rica em AD. Essa AD hipotalâmica, contudo, está presente em outro tipo celular ou neuronal. Em outras palavras, grande parte da AD hipotalâmica não parece estar associada às projeções ascendentes oriundas dos grupos celulares C1-C3.

Dados recentes ressaltam a importância do *pool* extracelular de AD. Nessa situação, a AD funcionaria como um hormônio, provendo um tônus inibitório da atividade neuronal cerebral, agindo sobre receptores α_2 extrassinápticos. Exatamente como os agonistas α_2 exogenamente administrados, que funcionam como ansiolíticos e sedativos, a AD nesse *pool* controlaria o nível geral de atividade cerebral.

O *pool* de AD estocado em neurônios noradrenérgicos não parece ter nenhuma função, já que a quantidade de NA é muitíssimo maior do que a de AD, nesses neurônios, e, numa liberação conjunta dos dois neurotransmissores, a ação da AD sobre os receptores adrenérgicos seria desprezível. O *pool* constituído pelos neurônios epinefrinérgicos "verdadeiros" parece estar também envolvido no controle do tônus geral de atividade cerebral. Um fato extremamente importante e interessante é a grande densidade de receptores para glucocorticoides presente nesses neurônios originários dos grupos C1-C3. Isso permite supor que, durante o estresse, o aumento dos níveis plasmáticos de glucocorticoides (que atravessam com facilidade a barreira hematoencefálica) gere concentrações também aumentadas desses esteroides no SNC, os quais, por sua vez, modulariam a atividade epinefrinérgica central.

É interessante notar que a AD central serve a propósitos opostos aos da AD periférica liberada pela medula adrenal. Enquanto a AD na periferia responde aos estresses com atividades quase sempre excitatórias, a AD central tem um papel de inibição tônica da atividade do SNC.

SEROTONINA

A 5-HT é uma indolamina de múltiplas funções, extremamente disseminada por todo o organismo. A 5-HT no SNC corresponde a apenas 1-2% da 5-HT total. Como ela não atravessa a barreira hematoencefálica, sua presença no cérebro depende de síntese local. A matéria-prima para essa síntese é o aminoácido triptofano, o qual é ativamente transportado para o SNC por um carreador que também transporta outros aminoácidos neutros como a tirosina e a fenilalanina. A principal fonte de triptofano no organismo é a dieta, e a restrição dietética desse aminoácido é, por si só, capaz de reduzir significativamente a síntese central de 5-HT.

O passo inicial dessa síntese é a hidroxilação do triptofano para 5-hidroxitriptofano por ação da enzima citosólica triptofano hidroxilase. Essa enzima pode ser inibida por alguns compostos, entre os quais o mais comum é a ρ-clorofenilalanina, que a ela se liga irreversivelmente, produzindo uma intensa e duradoura depleção da síntese de 5-HT central. O 5-hidroxitriptofano é descarboxilado por uma enzima sinaptossomal, a 5-hidroxitriptofano descarboxilase, gerando a 5-HT. O fluxo de descargas neuronais nas fibras serotoninérgicas pode modular mais síntese ou vice-versa. Após sua liberação, a 5-HT é catabolizada pela MAO, e o ácido 5-hidroxiindolacético (5-HIAA) é seu principal metabólito.

Existe um sistema de alta afinidade para recaptação da 5-HT cuja cinética é diversa daquela dos carreadores das catecolaminas. De fato, a concentração de 5-HT no espaço intersticial é a resultante da quantidade liberada menos a quantidade recaptada tanto por neurônios quanto por células gliais. A manipulação farmacológica da recaptação da 5-HT é importante estratégia terapêutica no tratamento da depressão, como veremos mais adiante. Além disso, o carreador da 5-HT é o sítio de ação farmacológica para várias drogas antidepressivas, diversos agentes neurotóxicos (incluindo o MDMA, também conhecido como *ecstasy*) e a fenfluramina, um anorético potente. Distúrbios da função dos carreadores da 5-HT têm sido associados a desordens afetivas como a depressão.

Fibras serotoninérgicas são encontradas em praticamente todo o SNC. Os corpos celulares que contêm 5-HT, no entanto, restringem-se ao tronco encefálico, onde se agrupam em núcleos específicos. A partir do advento da histoquímica para aminas biogênicas, desenvolvida em 1962, na Suécia, por Falck e Hillarp, o grupo do Instituto Karolinska, em Estocolmo, liderado por Dahlstrom e Fuxe, descreveu, em 1964, nove grupos de neurônios serotoninérgicos, designados B1 a B9, os quais correspondem mais ou menos aos núcleos da rafe. Esses núcleos projetam-se tanto ascendente quanto descendentemente. Os núcleos B6 a B9 projetam fibras que ascendem até o córtex. Os núcleos B1 a B5 contêm menos fibras serotoninérgicas e dão origem ou a vias de circuitos locais ou a projeções medulares. Embora exista grande densidade de neurônios serotoninérgicos na rafe, esta também possui substancial proporção de neurônios que não contêm 5-HT.

Há algumas décadas, iniciaram-se os experimentos destinados a identificar os tipos de receptores sobre os quais a 5-HT age. Esses primeiros experimentos, conduzidos por Gaddum e Picarelli em 1957, evidenciaram dois tipos diversos de perfil farmacológico que originaram a concepção dos receptores batizados como "D" e "M". Um dos tipos de receptor se localizava em terminais nervosos pós-ganglionares, mediava a liberação de Ach, e seus efeitos eram bloqueáveis pela morfina ("M"). O outro tipo se apresentava em músculos lisos e mediava sua contração, e seus efeitos eram bloqueados pela dibenzilina ("D"). Logo foram descobertos inúmeros antagonistas dos receptores "D", mas, por um longo período, antagonistas "M" não estavam disponíveis. No começo da década de 70, ficou claro que existiam outros receptores para a 5-HT cujo perfil farmacológico era distinto tanto dos receptores "M" quanto dos receptores "D". Em 1979, os trabalhos de Peroutka e Snyder deram origem à descoberta de uma série de receptores serotoninérgicos que foram denominados 5-HT$_1$ (de alta afinidade pela 5-HT) e 5-HT$_2$ (de alta afinidade pela espiperona e baixa afinidade pela 5-HT). Logo se viu, porém, que tais receptores possuíam subtipos. A partir daí, Peroutka e Snyder propuseram uma classificação dos receptores serotoninérgicos que os denominava numericamente (5-HT$_1$-5HT$_N$) de acordo com as funções por eles desempenhadas. O grupo de receptores denominado 5-HT$_1$ compreendia aqueles responsáveis por vasodilatação arteriolar, inibição pré-sináptica da atividade simpática, autoinibição da liberação de 5-HT no SNC e constrição de anastomoses arteriovenosas. Os receptores denominados 5-HT$_2$ seriam aqueles que mediavam vaso- e broncoconstrição, além de agregação plaquetária, enquanto aqueles que mediavam a estimulação ganglionar e a liberação de catecolaminas no coração seriam os 5-HT$_3$.

Atualmente, um grupo de pesquisadores indicados pela União Internacional de Farmacologia tomou a si a responsabilidade de criar uma classificação para os receptores serotoninérgicos. A nomenclatura vigente propõe sete diferentes famílias, podendo algumas delas exibir vários subtipos.

À família de receptores 5-HT$_1$ pertencem os subtipos 5-HT$_{1A}$, 5-HT$_{1B}$ (antes classificados como 5-HT1$_{D\beta}$), 5-ht$_{1E}$ e 5-ht$_{1F}$, todos negativamente acoplados à adenilato ciclase. O receptor 5-HT$_{1A}$ foi um dos primeiros receptores serotoninérgicos a serem clonados. Sua estrutura proteica contém 421 aminoácidos com 7 sítios transmembranais. Ele está presente no hipocampo, ao nível pós-sináptico, e nos núcleos da rafe como autoceptores somatodendríticos; sua estimulação resulta em inibição da atividade neuronal. Estudos com agonistas seletivos desses receptores, como o 8-OH-DPAT, indicam sua participação em uma série de fenômenos, como indução de hiperfagia, hipotermia e modulação da liberação de hormônios, como a prolactina e o hormônio do crescimento. Há muito foi demonstrada hiperatividade serotoninérgica central nos estados de ansiedade. A ativação seletiva dos receptores 5-HT$_{1A}$, inibindo a atividade serotoninérgica central, produz efeitos ansiolíticos, sem exibir os fenômenos colaterais indesejáveis dos benzodiazepínicos (sedação, distúrbios de memória, dependência e descoordenação motora). Estudos com agonistas parciais desses receptores, como a gepirona e a ipsapirona, com finalidades ansiolíticas, têm-se revelado promissores.

Os receptores 5-HT$_{1B}$ e 5-HT$_{1D}$ são autoceptores que reduzem a liberação de 5-HT em quase todas as áreas cerebrais. Ambos inibem a adenilato ciclase e exibem, do ponto de vista da biologia molecular, grande semelhança entre si. Estudos com compostos seletivos mostram que os receptores 5-HT$_{1B}$ são autoceptores em dendritos terminais, enquanto os receptores 5-HT$_{1D}$ são autoceptores ao nível da rafe. Inexistem evidências inquestionáveis de efeitos fisiológicos atribuíveis aos receptores 5-ht$_{1E}$ e 5-ht$_{1F}$. Daí sua notação na tabela classificatória da União Internacional de Farmacologia continuar a ser feita com letras minúsculas.

A família 5-HT$_2$ possui os receptores 5-HT$_{2A}$, 5-HT$_{2B}$ e 5-HT$_{2C}$ que estão funcionalmente acoplados à fosfolipase C, gerando inositol trifosfato e diacilglicerol como segundos mensageiros, e se encontram em várias áreas cerebrais. Sua ativação induz os efeitos alucinógenos típicos de compostos como o LSD e a metoxifeniletilamina. É possível que esses receptores tenham uma função nos efeitos antipsicóticos de certos neurolépticos típicos e atípicos. Curiosamente, o receptor 5-HT$_{2B}$ está presente no cérebro humano, sem que se o tenha demonstrado no cérebro do rato. Inexistem, até o momento, antagonistas que distingam entre os receptores 5-HT$_{2B}$ e 5-HT$_{2C}$. Atualmente, uma série de antagonistas específicos desses receptores está sendo testada na terapia de desordens psiquiátricas, como ansiedade, depressão neurótica e esquizofrenia.

O receptor 5-HT$_3$, o único dos receptores serotoninérgicos não acoplado a uma proteína G regulatória, consiste em uma estrutura proteica típica de canal iônico, formada por 4 unidades de membrana em um total de 487 aminoácidos. Ao ser ativado, esse receptor promove um influxo celular de Na$^+$ e um efluxo de K$^+$, induzindo a despolarização celular e, por conseguinte, excitação neuronal. Ele está presente tanto em neurônios periféricos quanto em neurônios centrais. No SNC se localiza mais acentuadamente no córtex entorrinal, na área postrema e medula espinhal e, com baixa densidade, no cerebelo. O bloqueio dos receptores 5-HT$_3$ periféricos gera um potente efeito antiemético, e, por isso, antagonistas 5-HT$_3$ seletivos têm sido usados no controle dos vômitos incoercíveis geralmente associados à terapia oncológica.

Quadro 32.2 Classificação e nomenclatura dos receptores 5-HT

Nomenclatura	5-HT$_{1A}$	5-HT$_{1B}$	5-HT$_{1D}$	5-ht$_{1E}$	5-ht$_{1F}$
Nome anterior	—	*5-HT$_{1D\beta}$	5-HT$_{1D\alpha}$	—	5-HT$_{1E\beta}$ 5-HT$_6$
Agonistas seletivos	8-OH-DPAT	SB 216641 (9,0)	—	—	—
Antagonistas seletivos (pKB)	(±)WAY 100635 (8,7)	GR 55562 (7,4)	—	—	—
Radioligantes	[^{3}H]-WAY 100635 [^{3}H]-8-OH-DPAT	[^{3}H]sumatriptano [^{125}I]-GTI	[^{3}H]sumatriptano [^{125}I]-GTI	[^{3}H]5-HT	[^{3}H]sumatriptano [^{125}I]LSD
Efetor	G$_{i/o}$	G$_{i/o}$	G$_{i/o}$	G$_{i/o}$	G$_{i/o}$
Gene	5-ht$_{1A}$	h 5-ht$_{1D\beta}$ r 5-ht$_{1B}$†	5-HT$_{1D\alpha}$	5-ht$_{1E}$	5-ht$_{1F}$
Informação estrutural	h 421aa *P8908* 7TM r 422aa *P19327* 7TM	h 390aa *P28222* 7TM r 386aa *P28564* 7TM	h 377aa *P11614* 7TMr 374aa *P28565* 7TM	h 365aa *P28566* 7TM	h 366aa *P30939* 7TM r366aa *P30940* 7TM

Nomenclatura	5-HT$_{2A}$	5-HT$_{2B}$	5-HT$_{2C}$	5-HT$_3$	5-HT$_4$
Nome anterior	D/5-HT$_2$	5-HT$_{2F}$	5-HT$_{1C}$	M	—
Agonistas seletivos	α-Me-5-HT	α-Me-5-HT BW723C86	α-Me-5-HT	2-Me-5-HT m-clorofenilbiguanida	BIMU8 RS67506 ML10302
Antagonistas seletivos (pKB)	quetanserina (8,5-9,5) MDL100907 (9,4)	SB200646 (7,5) SB204741 (7,8)	mesulergina (9,1) SB200646 (7,0)	granisetrona (10) ondasetrona (8-10) tropisetrona (10-11)	GR113808 (9,0-9,5) SB204070 (10,8)
Radioligantes	[^{3}H]-quetanserina	[^{3}H]-5-HT	[^{3}H]-mesulergina	[^{3}H]-zacoprida [^{125}I]-zacoprida	[^{3}H]-GR113808 [^{125}I]-SB207710
Efetor	G$_{q/11}$	G$_{q/11}$	G$_{q/11}$	canal para cátions	Gs
Gene	5-ht$_{2A}$	5-ht$_{2B}$ r 5-ht$_{1B}$†	5-ht$_{2C}$	5-ht$_{3A(a)}$ 5-ht$_{3A(b)}$	5-ht$_{4(a)}$ 5-ht$_{4(b)}$
Informação estrutural	h 471aa7TM r 471aa7TM hm 471aa7TM p 471aa7TM mk 471aa7TM	h 479aa7TM r 479aa7TM	h 458aa 5 7TM r 460aa 7TM	m 487 aa4TM m 481 aa4TM	r 387aa 7TM (a) r 402aa 7TM (b)

Nomenclatura	5-ht$_{5A}$	5-ht$_{5B}$‡	5-ht$_6$	5-HT$_7$
Nome anterior	5-HT$_{5\alpha}$	5-HT$_{5\beta}$	—	5-HT$_x$
Agonistas seletivos	—	—	—	—
Antagonistas seletivos (pKB)	—	—	—	—
Radioligantes	[^{3}H]5-CT [^{125}I]LSD	[^{3}H]5-CT [^{125}I]LSD	[^{3}H]5-CT [^{125}I]LSD	[^{3}H]5-CT [^{125}I]LSD [^{3}H]5-HT
Efetor	Gs?	Desconhecido	Gs	Gs
Gene	5-ht$_{5A}$	5-ht$_{5B}$	5-ht$_6$	5-ht$_7$
Informação estrutural	h 357aa 7TMm 357aa 7TM r 357aa 7TM	m 370aa 7TM r 371aa 7TM	h 440aa 7TM r 438aa 7TM	h 445aa 7TM (a) h 432aa 7TM (b) m 448aa 7TM r 448aa 7TM (a) r 435aa 7T r 7TM (c) § r 7TM (d) § gp 446aa 7TM

*Apenas a forma dos não roedores era previamente chamada 5-HT$_{1D\beta}$. †Apresenta farmacologia diferente das formas dos não roedores. ‡Nenhum equivalente humano foi identificado. §Dados da sequência não publicados. Referências: BW 723C86, Martin (1994); GR55562. Connor et al. (1995); ML 10302 e RS 67507, Eglen et al. (1995); SB 216641, Roberts et al. (in press). Para outros compostos, veja Hoyer et al. (1994).

Traduzido de: HOYER, D., MARTIN, G. 5-HT receptor classification and nomenclature: towards a harmonization with the human genome. *Neuropharmacology* 1997; 36(4/5): 419-428.

O receptor 5-HT$_4$ é um receptor de descoberta recente, ao qual a própria 5-HT se liga com baixa afinidade, e sua ativação estimula a adenilato ciclase. Usando agonistas marcados radioativamente, vários investigadores demonstraram altos níveis de receptores 5-HT$_4$ em estruturas extrapiramidais como a substância nigra, o estriado e o globo pálido, assim como em estruturas límbicas como o tubérculo olfatório, o núcleo acumbente, as células piramidais das regiões CA1-CA3 e a lâmina granular do giro denteado. Os receptores 5-HT$_4$ participam da excitabilidade neuronal e da liberação de neurotransmissores e exibem uma distribuição restrita no sistema nervoso central de mamíferos, sugerindo que suas funções são bastante específicas. Recentemente demonstrou-se que eles podem desempenhar um papel regulatório nos processos cognitivos.

Faltam evidências confirmando que os receptores da família 5-ht$_5$ (5-ht$_{5A}$ e 5-ht$_{5B}$) se expressem em qualquer sítio endógeno, assim como não existem dados que elucidem seus possíveis papéis fisiológicos. É possível que o subtipo 5-ht$_{5A}$ esteja negativamente acoplado à adenilato ciclase.

Os receptores 5-HT$_6$ parecem ser expressos endogenamente no tecido neuronal e, ao menos na sua forma recombinante, acoplam-se positivamente à adenilato ciclase. Esse receptor parece estar presente no SNC de mamíferos, e alguns estudos o identificaram no núcleo caudado. Como muitos antipsicóticos de uso corrente têm alta afinidade por esses receptores, especula-se sua possível participação em desordens afetivas como a esquizofrenia. Sua participação no controle da liberação de acetilcolina no SNC foi também recentemente demonstrada.

O receptor 5-HT$_7$, acoplado positivamente à adenilato ciclase, está presente no sistema nervoso central, localizando-se de forma mais abundante no tálamo, hipocampo e hipotálamo. Esses receptores parecem estar associados ao controle dos ritmos circadianos e à ação de alguns antipsicóticos. O Quadro 32.2 apresenta um sumário dos receptores serotoninérgicos de acordo com a nomenclatura mais recente, proposta pela União Internacional de Farmacologia.

A neurotransmissão serotoninérgica central sofre auto- e heteromodulação. Os diversos antoceptores já mencionados controlam, quer ao nível dos terminais dendríticos, quer ao nível dos corpos celulares na rafe, a liberação de serotonina e, consecutivamente, a função serotoninérgica central. Além da autorregulação, substâncias outras que não a serotonina modulam sua função no sistema nervoso central. Assim, a 5-HT-modulina inibe alostericamente os autoceptores 5-HT$_{1B}$, potenciando, dessa forma, a transmissão serotoninérgica. O aumento da liberação de 5-HT-modulina durante o estresse de imobilização sugere que esse fenômeno pode ser de importância na regulação da atividade serotoninérgica durante o estresse. Por outro lado, a oleomida, uma amida de ácidos graxos isolada no liquor de gatos privados de sono, medeia a atividade de receptores 5-HT$_{2A}$ e 5-HT$_7$ centrais.

A 5-HT foi recentemente descoberta em neurônios de cnidários, e isso parece indicar que ela seria um dos mais antigos neurotransmissores na escala filogenética. Por outro lado, a 5-HT parece ser o neurotransmissor de mais ubíqua distribuição no cérebro dos vertebrados. Praticamente não existem regiões cerebrais em que a inervação serotoninérgica esteja ausente. É fácil entender, a partir desses dados, que a 5-HT desempenha ampla gama de funções no SNC, como controle do comportamento emocional, regulação do ciclo sono/vigília, controle do apetite, termorregulação, controle da pressão sanguínea, percepção dolorosa e controle neuroendócrino. Agindo em 14 diferentes tipos de receptores, começa-se a entender que talvez o principal papel da serotonina central seja o ajuste do modo computacional das redes neuronais.

O uso de agonistas parciais dos receptores 5-HT$_{1A}$, como a buspirona, tem sido eficaz no tratamento da ansiedade associada à depressão. Essa ação parece ser devida à interação com receptores 5-HT$_{1A}$ localizados no hipocampo, tálamo, amígdala e núcleos da rafe. Antagonistas dos receptores 5-HT$_{1D}$ podem vir a ter uso como antidepressivos, como comentado anteriormente. Drogas usadas no controle da enxaqueca são antagonistas potentes dos receptores 5-HT$_{2A}$ como a metisergida, o pizotifeno e a ergotamina. O efeito antiemético dos antagonistas 5-HT$_3$ já foi comentado. Vários receptores da 5-HT parecem estar envolvidos em fenômenos ligados à nocicepção. Receptores 5-HT$_3$ localizados no corno dorsal da medula, em neurônios para substância P, medeiam resposta antinociceptiva. Ao contrário, esses mesmos receptores localizados na periferia medeiam uma resposta algésica. Além disso, a ativação de receptores 5-HT$_2$ e 5-HT$_3$ localizados em aferentes vagais contendo substância P, evoca respostas algésicas, e o uso combinado de antagonistas desses receptores poderia ser de utilidade terapêutica.

Uma estratégia terapêutica importante no combate à depressão é o uso de inibidores da recaptação da 5-HT. Antidepressivos tricíclicos, como a imipramina ou a amitriptina, inibem inespecificamente tanto a recaptação da 5-HT quanto a das catecolaminas. Inibidores seletivos da recaptação da 5-HT também exibem eficácia no tratamento da depressão. Uma droga em especial, a fluxetina, vem se destacando desde a sua descoberta por Wong e colaboradores, em 1974. O mecanismo de ação dessas drogas reside indiscutivelmente no fato de seu uso aumentar a disponibilidade de 5-HT na fenda sináptica. Essa presença aumentada de 5-HT sináptica leva a um incremento da atividade tanto de receptores serotoninérgicos pós-sinápticos quanto de receptores pré-sinápticos. O aumento da atividade dos receptores pós-sinápticos gera uma miríade de efeitos, tendo em vista a sua diversidade e localização diferenciada. A ativação dos receptores pré-sinápticos, localizados nos corpos celulares dos neurônios serotoninérgicos, leva a uma redução da atividade elétrica desses neurônios. No estágio atual do conhecimento, é ainda difícil compreender exatamente qual das ações dos inibidores da recaptação 5-HT é responsável por sua eficácia no tratamento da depressão.

As ações fisiológicas da 5-HT são múltiplas, localizadas em vários órgãos e sistemas, complementares em algumas circunstâncias e antagônicas em outras. Compete ao clínico ou ao farmacologista saber, portanto, que as manipulações farmacológicas da transmissão serotoninérgica central são complexas e que, para atingir um propósito específico, pode-se estar, concomitantemente, influindo em uma série de fatores outros que devem ser atentamente monitorizados.

HISTAMINA

A HA é uma substância das mais profusamente disseminadas no organismo. Seu próprio nome, amina dos tecidos (*histos* = tecido, em grego), subentende isso. Embora sua presença no SNC já tivesse sido revelada desde a década de 1940, suas funções como neurotransmissor central só começaram a ser desvendadas no início dos anos 70.

A HA periférica dificilmente atravessa a barreira hematoencefálica. A HA cerebral precisa, portanto, ser sintetizada localmente. A síntese da HA no SNC compreende dois processos: o transporte do aminoácido histidina, seu precursor, e sua descarboxilação pela histidina descarboxilase (HDC). O transporte da histidina parece ser um processo ativo, dependente de energia, muito embora não se tenha ainda evidenciado um carreador específico. A HDC é uma enzima com alta especificidade para histidina, e o produto de sua ação é a HA. A HDC se encontra principalmente no citosol dos neurônios histaminérgicos centrais.

Pequena quantidade dessa enzima no SNC pode ser encontrada em mastócitos. A substância S-α-fluorometil-histidina é um inibidor específico da HDC e tem sido importante instrumento na pesquisa das funções centrais da HA.

Uma variedade de abordagens, tanto bioquímicas quanto farmacológicas, indica que HA cerebral se encontra em dois *pools* diversos: o neuronal e o mastocitário. Embora os mastócitos sejam escassos no SNC, seu alto teor de HA faz com que esse *pool* mastocitário seja relevante.

A liberação da HA neuronal central parece ser regulada por autoceptores inibitórios do tipo H$_3$ e por alguns heteroceptores. A estimulação de receptores muscarínicos do tipo M1, receptores γ-2 adrenérgicos e κ-opioides também inibe a liberação de HA. Por outro lado, os receptores μ-opioides estimulam a liberação de HA.

Não parece haver um sistema de recaptação neuronal ou glial específico para a HA. A inativação da HA ocorre através da transmetilação pela histamina-N-metil transferase, formando τ-metil-histamina. A desaminação oxidativa, catalisada pela histaminase (diamina oxidase) e que resulta em ácido imidazolacético, é detectada na periferia, mas não no SNC.

A localização das vias histaminérgicas centrais tem sido estudada através da imunocitoquímica com anticorpos monoclonais seletivos contra a HDC, a enzima neuronal de síntese de HA. Os corpos celulares dos neurônios histaminérgicos se encontram na região tuberal hipotalâmica, exclusivamente no núcleo tuberomamilar. Esses neurônios são grandes, e seus dendritos ramificam-se, estabelecendo contato direto com elementos gliais; ao penetrar no epêndima, parecem também entrar em contato com o líquido cefalorraquidiano. É ainda obscuro se os neurônios histaminérgicos deságuam suas secreções no liquor ou são influenciados por substâncias do liquor. Do ponto de vista eletrofisiológico, os neurônios histaminérgicos apresentam atividade elétrica espontânea, descarregam com frequência de 2 Hz, e seus potenciais de ação apresentam notável fase de hiperpolarização. Esse quadro eletrofisiológico é similar ao dos outros neurônios aminérgicos, como os da 5-HT e colinérgicos.

Os neurônios histaminérgicos dos núcleos tuberomamilares não são organizados de forma altamente topográfica. De fato, um único neurônio dá origem a projeções largamente divergentes espraiando-se para o prosencéfalo, cerebelo e mesencéfalo. Contudo, esses neurônios são divididos em 5 agrupamentos denominados E1a E5. Os grupos E1 e E2 estão localizados nas superfícies laterais do corpo mamilar, e são separados pelo núcleo mamilar lateral. O grupo E3 está na superfície ventral do corpo mamilar e o E4, no lado dorsolateral do recesso mamilar. Os neurônios do grupo E5 estão espalhados entre os neurônios dos grupos E2 e E4. Os grupos E1 e E5 mostram padrão de projeções similares, sugerindo que existe uma identidade funcional entre eles.

A partir dos núcleos tuberomamilares, as projeções ascendentes ventrais atingem o núcleo do septo medial e o bulbo olfatório, enquanto as projeções ascendentes dorsais trafegam lateralmente ao terceiro ventrículo e alcançam o tálamo e estruturas prosencefálicas. O córtex cerebral é densamente inervado por fibras histaminérgicas que também se originam nos núcleos tuberomamilares e passam pelo feixe prosencefálico medial. Um longo trato histaminérgico descendente liga os núcleos tuberomamilares a várias estruturas do tronco encefálico e da medula espinhal. Uma importante contribuição em neurônios histaminérgicos é fornecida ainda pelos núcleos supraóptico e paraventricular do hipotálamo.

Os neurônios histaminérgicos recebem uma série de aferentes oriundos principalmente de regiões límbicas prosencefálicas, como o córtex infralímbico, o septo e a região pré-óptica. Fibras de vários neurotransmissores (neuropeptídeo Y, substância P e GABA) projetam-se para os corpos celulares dos neurônios histaminérgicos. Além disso, fibras serotoninérgicas dos núcleos A1-A2 também inervam o núcleo tuberomamilar.

A presença de HA no SNC é constante em todos os vertebrados, inclusive nos não mamíferos, como répteis, anfíbios e peixes teleósteos. Nesses animais, a organização básica do sistema obedece a um padrão similar ao encontrado em mamíferos com os corpos celulares no hipotálamo ventral, projetando-se daí para quase todas as áreas cerebrais.

A HA no SNC atua sobre três receptores diversos, denominados H_1, H_2 e H_3. Os receptores H_1 estão amplamente distribuídos no SNC e utilizam os derivados do fosfatidilinositol como segundos mensageiros. Além disso, embora os receptores H_1 não estejam diretamente acoplados à adenilato ciclase, eles aumentam a produção do AMP cíclico evocada pela estimulação dos receptores H_2. As respostas eletrofisiológicas evocadas pelos receptores H_1 ainda não se encontram satisfatoriamente definidas.

Só muito recentemente descobriu-se um ligante seletivo o bastante (iodoaminopotentidina) que permitisse o estudo dos receptores H_2 centrais. Esse receptor está funcionalmente acoplado à adenilato ciclase, sua localização é tipicamente neuronal e sua distribuição, muito ampla entre as várias regiões cerebrais. Suas respostas eletrofisiológicas parecem ser inibitórias; os estudos nesse campo, porém, estão longe de ser conclusivos.

O agonista seletivo R-(α)-metil-histamina, quando marcado radioativamente, é o instrumento adequado para o mapeamento dos receptores H_3. Esse receptor, também presente na periferia, encontra-se funcionalmente acoplado a uma proteína G regulatória, embora o seu sistema completo de transdução de sinal não seja ainda conhecido. Sua distribuição no SNC é heterogênea e não paralela àquela dos axônios histaminérgicos, sugerindo que esses receptores podem também estar em neurônios não histaminérgicos. De fato, já foram identificados receptores H_3 em neurônios noradrenérgicos e serotoninérgicos no córtex cerebral.

Sua principal função central é a inibição pré-sináptica não só da HA como da 5-HT e da NA. O cDNA do recptor 5-HT_3 histaminérgico não foi clonado até o momento.

São múltiplas as funções das vias histaminérgicas centrais. Uma série de ações neuroendócrinas é conhecida: aumento da secreção de hormônio antidiurético, ACTH, LH e de prolactina e inibição da secreção de GH e de TSH.

A HA central participa na regulação cardiovascular através do aumento do tônus simpático, e ratos espontaneamente hipertensos parecem exibir níveis elevados de HA em áreas hipotalâmicas. O efeito hipertensivo de HA no SNC depende da ativação de receptores H_1. A HA também participa do controle da circulação cerebral aumentando o fluxo sanguíneo, por induzir vasodilatação.

O processo termorregulatório também parece ser influenciado pela HA. A ativação dos receptores H_2 causa efeito contrário. O efeito hipertérmico da HA central pode depender da ativação da síntese de prostaglandinas, porque pode ser bloqueado pelos inibidores da sua síntese. Por outro lado, a ativação de neurônios histaminérgicos hipotalâmicos, principalmente aqueles localizados no hipotálamo anterior e região préóptica, induz hipotermia.

A sensibilidade dolorosa parece ser também influenciada pelas vias histaminérgicas, tendo-se demonstrado efeito antinociceptivo da HA administrada centralmente. Existe uma variação circadiana na liberação de HA hipotalâmica, que é alta durante o período escuro e baixa durante o período de luz. O ciclo sono/vigília é um outro parâmetro afetado por essas vias. A administração intracerebroventricular de HA causa dessincronização do EEG, fazendo supor que essa amina está envolvida com a manutenção do estado de vigília.

A HA central parece exercer um claro efeito anoréxico. Injeções intracerebroventriculares de HA induzem diminuição da ingestão alimentar, enquanto microinjeções de antagonistas H_1 no hipotálamo ventromedial induzem efeito oposto. Além disso, a depleção de HA causa aumento do peso corporal. Por outro lado, injeções de HA em determinadas áreas hipotalâmicas induzem ingestão hídrica mesmo em animais normalmente hidratados. Recentemente demonstrou-se que parte do efeito anoréxico exercido pela leptina parece ser devida à estimulação da atividade histaminérgica hipotalâmica.

Apesar da ampla gama de ações histaminérgicas no SNC, não estão disponíveis, atualmente, fármacos especificamente dedicados a manipularem a neurotransmissão histaminérgica central com propósitos clínicos. O farmacologista e o clínico devem, no entanto, ter consciência de que muitas das drogas usadas rotineiramente para outros fins podem interagir com receptores histaminérgicos centrais, induzindo uma série de efeitos não esperados ou indesejáveis.

REFERÊNCIAS BIBLIOGRÁFICAS

1. ANWYL, R. Metabotropic glutamate receptors: electrophysiological properties and role in plasticity. *Brain Res. Rev., 29:*1, 83-120, 1999.
2. BARNARD, E. A., SKOLNICK, P., OLSEN, R. W., MOHLER, H., SIEGHART, W., BIGGIO, G., BRAESTRUP, C., BATESON, A. N. & LANGER, S.Z. International Union of Pharmacology, XV. Subtypes of α-aminobutyric acid receptors: classification on the basis of subunit structure and receptor function. *Pharmacol. Rev., 50:*291-313, 1998.
3. BARRY, P. H., SCHOFIELD, P. R. & MOORHOUSE, A. J. Glycine receptors: what gets in and why? *Clin. Exp. Pharmacol. Physiol., 26:* 935-936, 1999.
4. BELELLI, D., PISTIS, M., PETERS, J.A. & LAMBERT, J.J. General anaesthesic action at transmitter-gated inhibitory amino acid receptors. *TIPS, 20:*496-502, 1999.
5. BERTRAND, D. & CHANGEUX, J. P. Nicotinic receptor: an allosteric protein specialized for intercellular communication. *Semin. Neurosci., 7:*75-90, 1995.
6. BETTLER, B. & MULLE, C. Neurotransmitter receptors II: AMPA and kainate receptors. *Neuropharmacology, 34:*123-139, 1995.
7. BIGGE, C. F. Ionotropic glutamate receptors. *Curr. Opin. Clem. Biol. Aug., 3:* 441-447, 1999.
8. BLEAKMAN, D. & LODGE. Neuropharmacology of AMPA and kainate receptors. *Neuropharmacology, 37:* 1187-2004, 1998.
9. BORDEN, L.A. GABA transporter heterogeneity: pharmacology and cellular localization. *Neurochem. Int., 29:*335-356, 1996.
10. BORGES, K. & DINGLEDINE, R. AMPA receptors: molecular and functional diversity. *Prog. Brain Res., 116:*153-70, 1998.

11. BRAAK, E., GRIFFING, K., ARAI, K., BOHL, J., BRATZKE, H. & BRAAK, H. Neuropathology of Alzheimer's disease: what is new since Alzheimer? *Eur. Arch. Psychiatry Clin. Neurosci.*, 249 (Suppl. 3): 1999.
12. CAMERON, A.A., KHAN, I.A., WESTLUND, K.N. & WILLIS, W.D. The efferent projections of the periaqueductal gray matter in the rat: a *Phaseolus vugaris*-leucoagglutinin study. Descending projections. *J. Comp. Neurol.*, 351:585-601, 1995.
13. CASSELI, M.D., YI, H. & TALMAN, W.T. Glycine receptor (gephyrin) immunoreactivity is present on cholinergic neurons in the dorsal vagal complex. *Neuroscience*, 95:489-497, 2000.
14. CAULFIELD, M.P. & BIRDSALL, N.J. International Union of Pharmacology. XVII. Classification of muscarinic acetylcholine receptors. *Pharmacol. Rev.*, 50:279-290, 1998.
15. CHANGEUX, J.P., BERTRAND, D., CORRINGER, P.J., DEHAENE, S., EDELSTEIN, S., LÉNA, C., LE NOVÉRE, N., MARUBIO, L., PICCIOTTO, M. & ZOLI, M. Brain nicotinic receptors: structure and regulation, role in learning and reinforcement. *Brain Res. Rev. May*, 26:198-216, 1998.
16. CHEBIB, M. & JOHNSTON, G.A. The 'ABC' of GABA receptors: a brief review. *Clin. Exp. Pharmacol. Physiol. Nov.*, 26:937-940, 1999.
17. CHITTAJALLU, R., BRAITHWAITE, S.P., CLARKE, V.R. & HENLEY, J.M. Kainate receptors: subunits, synaptic localization and function. *Trends Pharmacol. Sci.*, 20:26-35, 1999.
18. CHOI, D.W. Glutamate receptors and the induction of excitotoxic neuronal death. *Prog. Brain Res.*, 100:47-51, 1994.
19. CLITHEROW, J.W., SCOPES, D.I., SKINGLE, M., JORDAN, C.C., FENIUK, W., CAMPBELL, I.B., CARTER, M.C., COLLINGTON, E.W., CONNOR, H.E., HIGGINS, G.A. & TYERS, M.B. Evolution of a novel series of [(N,N-dimethylamino)propyl] – and piperazinylbenzanilides as the first selective 5-HT$_{10}$ antagonists. *J. Med. Chem.*, 37:2253-2257, 1994.
20. CONN, P.J. & PIN, J.-P. Pharmacology and functions of metabotropic glutamate receptors. *Annu. Rev. Pharmacol. Toxicol.*, 37:205-237, 1997.
21. COOPER, J.R. Unsolved problems in the cholinergic nervous system. *J. Neurochem.*, 63: 395-399, 1994.
22. CUBELLS, J.F., KIM, K.S., BAKER, H., VOLPE, B.T., CHUNG, Y.I. & HOUPT, T.A. Differential in vivo regulation of mRNA encoding the norepinephrine transporter and tyrosine hydroxylase in rat adrenal medulla and locus coeruleus. *J. Neurochem.*, 65:502-509, 1995.
23. DARSTEIN, M., LANDWEHRMEYER, G.B., KLING, C., BECKER, C.M. & FEUERSTEIN, T.J. Strychnine-sensitive glycine receptors in rat caudato putamen are expressed by cholinergic interneurons. *Neuroscience*, 96: 33-39, 2000.
24. DEBOERDENNERT, M., DEWIT, R., SCHMITZ, P.I.M., DJONTONO, J., VANBEURDEN, V., STOTER, G. & VERWEIJ, J. Patient perceptions of the side-effects of chemotherapy: the influence of 5HT$_3$ antagonists. *Br. J. Cancer*, 76:1055-1061, 1997.
25. DESCARRIES, L., AUDET, M.A., DOUCET, G., GARCIA, S., OLESKEVICH, S., SÉGUÉLA, P., SOGHOMONIAN, J.-J. & WATKINS, K. C. Morphology of central serotonin neurons. Brief review of quantified aspects of their distribution and ultrastructural relationships. *Ann. N. Y. Acad. Sci.*, 600:81-92, 1990.
26. DEV, K.K. & HENLEY, J.M. The regulation of AMPA receptor-binding sites. *Mol. Neurobiol.*, 17:33-58, 1998.
27. DINGLEDINE, R., BORGES, K., BOWIE, D. & TRAYNELIS, S.F. The glutamate receptor ion channels. *Pharmacol. Rev. Mar.*, 51:7-61, 1999.
28. DUNAH, A.W., YASUDA, R.P., LUO, J., WANG, Y., PRYBYLOWSKI, K.L. & WOLFE, B.B. Biochemical studies of the structure and function of the N-methyl-D-aspartate subtype of glutamate receptors. *Mol. Neurobiol. Apr.*, 19:151-79, 1999.
29. EYMIN, C., CHARNAY, Y., GREGGIO, B. & BOURAS, C. Localization of noradrenaline transporter mRNA expression in the human locus coeruleus. *Neurosci. Lett.*, 193:41-44, 1995.
30. FELDER, C. Muscarinic acetylcholine receptors: signal transduction through multiple effectors. *FASEB J.*, 9:619-625, 1995.
31. GADDUM, J.H. & PICARELLI, Z.P. Two kinds of tryptamine receptors. *Br. J. Pharmacol.*, 12:323-328, 1957.
32. GASTER, L.M. & KING, F.D. Serotonin 5-HT$_3$ and 5-HT$_4$ receptor antagonists. *Med. Res. Rev.*, 17:163-214, 1997.
33. GEGELASHVILI, G. & SHOUSBOE, A. High affinity glutamate transporters: regulation of expression and activity. *Mol. Pharmacol.*, 52:6-15, 1997.
34. GIACOBINO, J.-P. β3-Adrenoceptor: an update. *Eur. J. Endocrinol.*, 377-385, 1995.
35. GRIFFON, N., BUTTNER, C., NICKE, A., KUHSE, J., SCHMALZING, G. & BETZ, H. Molecular determinants of glycine receptor subunit assembly. *EMBO J.*, 18:4711-4721, 1999.
36. GRIMALDI, B., BONNIN, A., FILLION, M.P., PRUDHOMME, N. & FILLION, G. 5-Hydroxytryptamine-moduline: a novel endogenous peptide involved in the control of anxiety. *Neuroscience*, 93:1223-1225, 1999.
37. GUSTAFSON, E.L., DURKIN, M.M., BARD, J.A., ZGOMBICK, J. & BRANCHEK, T.A. A receptor autoradiographic and in situ hybridization analysis of the 5-ht$_7$ receptor rat brain. *Br. J. Pharmacol.*, 117:657-666, 1996.
38. GYERMEK, L. 5-HT$_3$ receptors: pharmacologic and therapeutic aspects. *J. Clin. Pharmacol.*, 35:845-855, 1995.
39. HILL, S.J., GANELLIN, C.R., TIMMERMAN, H., SCHWARTZ, J.C., SHANKLEY, N.P., YOUNG, J.M., SCHUNACK, W., LEVI, R. & HAAS, H.L. International Union of Pharmacology. XIII. Classification of histamine receptors. *Pharmacol. Rev.*, 49:253-278, 1997.
40. HOYER, D., CLARKE, D.E., FOZARD, J.R., HARTIG, P.R., MARTIN, G.R., MYLECHARANE, E.J., SAXENA, P. & HUMPHREY, P.P.A. International Union of Pharmacology Classification of receptors for 5-hydroxytryptamine (Serotonin). *Pharmacol. Rev.* 46:157-203,1994.
41. HOYER, D. & MARTIN, G. 5HT receptor classification and nomenclature: towards a harmonization with the human genome. *Neuropharmacol.*, 36:419-428, 1998.
42. JACKSON, M.B. & YAKEL, J.L. The 5-HT$_3$ receptor channel. *Annu. Rev. Physiol.*, 57:447-468, 1995.
43. JONES, S., SUDWEEKS, S. & YAKEL, J.L. Nicotinic receptors in the brain: correlating physiology with function. *Trends Neurosci.*, 22:555-61, 1999.
44. JOYCE, J.N. The dopamine hypothesis of schizophrenia: limbic interactions with serotonin and norepinephrine. *Psychopharmacology*, 122:S16-S34, 1993.
45. KAILA, K. Ionic basis of GABA$_A$ receptor channel function in the nervous system. *Prog. Neurobiol.*, 42:489-537, 1994.
46. KANAI, Y., BHIDE, P.G., DIFIGLIA, M. & HEDIGER, M.A. Neuronal high-affinity glutamate transport in the rat central nervous system. *Neuroreport*, 6:2357-2362, 1995.
47. KAUPMANN, K., HUGGEL, K., HEID, J., FLOR, P.J., BISCHOFF, S., MICKEL, S., MCMASTER, G., ANGST, C., BITTIGER, H., FROESTI, W. & BETTLER, B. Expression cloning of GABA, receptors uncovers similarity to metabotropic glutamate receptor. *Nature*, 386:239-246, 1997.
48. KELLER, S.H. & TAYLOR, P. Determinants responsible for assembly of the nicotinic acetylcholine receptor. *J. Gen. Physiol.*, 113:171-6, 1999.
49. KOVAC, A. L. Use of serotonin receptor antagonists in the prevention and treatment of nausea and vomiting. *HOSP. Formulary*, 28:988-998, 1993.
50. KRNJEVIC, K. Chemical nature of synaptic transmission in vertebrates. *Physiol. Rev.*, 43:418-450, 1974.
51. LE NOVÈRE, N. & CHANGEUX, J. P. Molecular evolution of the nicotinic acetylcholine receptor family: an example of multigene family in excitable tissue. *J. Mol. Evol.*, 40:155-172, 1995.
52. LERMA, J. Kainate receptors: an interplay between excitatory and inhibitory synapses. *FEBS Lett.*, 430:100-4, 1998.
53. LESCH, K. P. & BENGEL, D. Neurotransmitter reuptake mechanisms. Targets for drugs to study and treat psychiatric, neurological and neurodegenerative disorders. *CNS Drugs* 4:302-322, 1995.
54. LEVIN, E. D. & SIMON, B. B. Nicotinic acetylcholine involvement in cognitive function in animals. *Psychopharmacology*, 138:217-30, 1998.
55. LLINAS, R. R. The intrinsic electrophysiological properties of mammalian neurons: insights into central nervous system function. *Science*, 243:1654-1664, 1988.
56. LUKAS, R. J. Neuronal nicotinic acetylcholine receptors. *In:* BARRANTES, F.J. (ed.) *The Nicotinic Acetylcholine Receptor: current views and future trends.* Landes Bioscience; 1998.
57. LUKAS, R. J., AHANGEUX, J.P., LE NOVERE, N., ALBUQUERQUE, E. X., BALFOUR, D. J. K., BERG, D. K., BERTRAND, D., CHIAPPINELLI, V. A., CLARKE, P. B. S., COLLINS, A. C., DANI, J. A., GRADY, S.R., KELLAR, K. J., LINDSTROM, J. M., MARKS, M. J., QUIK, M., TAYLOR, P. W. & WONNACOTT, S. International Union of Pharmacology. XX. Current status of the nomenclature for nicotinic acetylcholine receptors and their subunits. *Pharmacol. Rev.*, 51:397-401, 1999.
58. LYNCH, J.W., HAN, N. L. R. & SCHOFIELD, P. R. Building new function into glycine receptors: a structural model for the activation of the glycine-gated chloride channel. *Clin. Exp. Pharmacol. Physiol.*, 26:932-934, 1999.
59. MACDONALD, E. & SHEININ, M. Distribution and pharmacology of α2-adrenoceptors in the central nervous system. *J. Physiol. Pharmacol.*, 46:241-258, 1995.
60. MACDONALD, R. L. & OLSEN, R. W. GABA$_A$ receptor channels. *Annu. Rev. Neurosci.*, 17:569-602, 1994.

61. MALENKA, R. C. & NICOLL, R. A. Long-term potentiation – a decade of progress. *Science, 285*:1870-4, 1999.
62. MARTIN, G. R., EGLEN, R. M., HAMBLIN, M. W., HOYER, D. & YOCCA, F. The structure and signalling propertie of 5-HT receptors: an endless diversity? *TIPS 19*:2-4, 1998.
63. MARTIN, G. R. & HUMPHREY, P. P. A. Receptors for 5-hydroxytryptamine: current perspectives on classification and nomenclature. *Neuropharmacology, 33*:261-273, 1994.
64. McBAIN, C. J. & MAYER, M. L. N-methyl-D-aspartic acid receptor structure and function. *Physiol. Rev., 74*:723-760, 1994.
65. McGEHEE, D. S. Molecular diversity of neuronal nicotinic acetylcholine receptors. *Ann. N. Y. Acad. Sci., 868*:565-77, 1999.
66. MEFFORD, I. N. Epinephrine in mammalian brain. *Prog. Neuropsychopharmacol. Biol. Psychiatr., 12(4)*:365-88, 1988.
67. MEHTA, A. K. & TICKU, M. K. An update on $GABA_A$ receptors. *Brain Res. Rev., 29*:196-217, 1999.
68. MESULAN, M.-M. The cholinergic contribution to neuromodulation in the cerebral cortex. *Semin. Neurosci., 7*:297-307, 1995.
69. MISGELD, U., BIJAK, M. & JAROLIMEK, W. A. Physiological role for $GABA_B$ receptors and the effects to baclofen in the mammalian nervous system. *Prog. Neurobiol., 46*:423-462, 1995.
70. MOLLIVER, M. E. Serotonergic neuronal systems: what their anatomic organization tells us about function. *J. Clin. Psychopharmacol., 7(Suppl.)*:3S-23S, 1987.
71. MUNDEY, M. K., FLETCHER, A. & MARDSEN, C. A. Effect of the putative $5-HT_{1A}$ antagonist WAY 100135 and SDZ 216525 on 5-HT neuronal firing in the guinea-pig dorsal raphe nucleus. *Neuropharmacology, 33*:61-66, 1994.
72. MYERS, S. J., DINGLEDINE, R. & BORGES, K. Genetic regulation of glutamate receptor ion channels. *Annu. Rev. Pharmacol., Toxicol., 39*:221-41, 1999.
73. NAKANISHI, S., NAKAJIMA, Y., MASU, M., UEDA, Y., NAKAHARA, K., WATANABE, D., YAMAGUCHI, S., KAWABATA, S. & OKADA, M. Glutamate receptors: brain function and signal transduction. *Brain Res. Rev., 26*:230-5, 1998.
74. NOBREGA, J.N. & SEEMAN, P. Dopamine receptors mapped in rat brain with [3H](+)PHNO. *Synapse, 17*:167-172, 1994.
75. NORDBERG. A. PET studies and cholinergic therapy in Alzheimer's disease. *Rev. Neurol. (Paris), 155* (Suppl. 4):S53-63, 1999.
76. ONODERA, K., YAMATODANI, A., WATANABE, T. & WADAS, H. Neuropharmacology of the histaminergic neuron system in the brain and its relationship with behavioral disorders. *Prog. Neurobiol., 42*:685-702, 1994.
77. OZAWA, S., KAMIYA, H. & TSUZUKI, K. Glutamate receptors in the mammalian central nervous system. *Prog. Neurobiol., 42*:685-702, 1994.
78. PASSANI, M. B., BACCIOTTINI, L., MANNAIONI, P. F. & BLANDINA, P. Central histaminergic system and cognition. *Neurosci. Biobehav. Rev., 24*:107-113, 2000.
79. PATEL, S., ROBERTS, J., MOORMAN, J. & REAVILL, C. Localization of serotonin-4 receptors in the striatonigral pathway in the rat brain. *Neuroscience, 69*:1159-1167, 1995.
80. PERRY, E., WALKER, M., GRACE, J. & PERRY, R. Acetylcholine in mind: a neurotransmitter correlate of consciousness? *Trends Neurosci., 22*:273-80, 1999.
81. PHILLIPS, T., REES, S., AUGOOD, S., WALDVOGEL, H., FAULL, R., SVENDSEN, C. & EMSON, P. Localization of metabotropic glutamate receptor type 2 in the human brain. *Neuroscience, 95*:139-1156, 2000.
82. ROSETH, S., FYSKE, E. M. & FONNUM, F. Uptake of L-glutamate into rat brain synaptic vesicles: effect of inhibitors that bind specifically to the glutamate transporter. *J. Neurochem., 65*:96-103, 1995.
83. ROSETH, S., FYSKE, E. M. & FONNUM, F. Uptake of L-glutamate into rat brain synaptic vesicles: effect of inhibitors that bind specifically to the glutamate transporter. *J. Neurochem., 65*:96-103, 1995.
84. ROTONDO, A., GIANNACCINI, G., BETTI, L., CHIELINI, G., MARAZZITI, D., MARTIN, C., LUCACCHINI, A. & CASSANO, G. B. The serotonin transporter from human brain: purification and partial characterization. *Neurochem. Int., 28*:299-307, 1996.
85. RUFFOLO, R. R. & HIEBLE, J. P. α-Adrenoceptors. *Pharmacol. Ther., 61*:1-64, 1994.
86. SANGER, D.J., BENAVIDES, J., PERRAULT, G., MOREL, E., COHEN, C., JOLY, D. & ZICOVEC, B. Recent developments in the behavioral pharmacology of benzodiazepine (ω) receptors: evidence for the functional significance of receptor subtypes. *Neurosci. Biobehav. Rev. 18*:355-372, 1994.
87. SATO, K., BETZ, H. & SCHLOSS, P. The recombinant GABA transporter GATI is downregulated upon activation of protein kinase C. *FEBS Letters. 375*:1-2, 1995.
88. SAXENA, P. R. Serotonin receptors: subtypes, functional responses and therapeutic relevance. *Pharmac. Ther., 66*:339-368, 1995.
89. SCHOEFFTER, P., FOZARD, J.R., STOLLI, A., SIEGL, H., SEILER, M.P. & HOYER, D. SDZ 216-525, a selective and potent $5-HT1_A$ receptor antagonist. *Eur. J. Pharmacol., 244*:251-257, 1993.
90. SCHWARTZ, J. C., ARRANG, J. M., GARBARG, M., POLLARD, H. & RUAT, M. Histaminergic transmission in the mammalian brain. *Physiol. Rev., 71*:1-51, 1991.
91. SHEN, W. & SLAUGHTER, M. M. Internal calcium modulates apparent affinity of metabotropic GABA receptors. *J. Neurophysiol., 82*:3298-3306, 1999.
92. SLEIGHT, A. J., BOESS, F. G., BOS, M., LEVET-TRAFIT, B. & BOURSON, A. The 5-hydroxytryptamine(6) receptor: localization and function. *Expert Opinion Therapeutic Patents, 8*:1217-1224, 1998.
93. SMILEY, J. F., LEVEY, A. I., CILIAX, B. J. & GOLDMAN-RAKIC, P. S. D1 dopamine receptor immunoreactivity in human and monkey cerebral cortex: predominant and extrasynaptic localization in dendritic spines. *Proc. Natl. Acad. Sci., 91*:5720-5724, 1994.
94. THOMAS, E. A., CARSON, M. J. & SUTCLIFFE, J. G. Oleamide-induced modulation of 5-hydroxytryptamine receptor-mediated signaling. *Advances Serotonin Receptor Research., 861*:183-189, 1998.
95. THOMPSON, S.A., WHITING, P. J. & WAFFORD, K. A. Barbiturate interactions at the human $GABA_A$ receptor: dependence on receptor subunit combination. *Br. J. Pharmacol., 117*:521-527, 1996.
96. TROMBLEY, P. Q., HILL, B.J. & HORNING, M. S. Interactions between GABA and glycine at inhibitory amino acid receptors on rat olfactory bulb neurons. *J. Neurophysiol., 82*:3417-3422, 1999.
97. VANDENBERG, R. J. Molecular pharmacology and physiology of glutamate transporters in the central nervous system. *Clin. Exp. Pharmacol. Physiol., Jun., 25*:393-400, 1998.
98. VANHOENACKER, P., HAEGEMAN, G. & LEYSEN, J. E. 5-HT7 receptors: current knowledge and future prospects. *Trends Pharmacological Sci., 21*:70-77, 2000.
99. VIZI, E. S. & LENDVAI, B. Modulatory role of presynaptic nicotinic receptors in synaptic and non-synaptic chemical communication in the central nervous system. *Brain Res. Rev., 30*:219-35, 1999.
100. WARD-ROUTLEDGE, C. & MARSDEN, C. A. Adrenaline in the CNS and the action of antihypertensive drugs. *Trends Pharmacol. Sci. 9*:209-14, 1988.
101. WISE, A., GREEN, A., MAIN, M. J., WILSON, R., FRASER, N. & MARSHALL, F. Calcium sensing properties of the $GABA_B$ receptor. *Neuropharmacol., 38*:1647-1656,1999.
102. WONG, D. T., BYMASTER, F. P., ENGLEMAN, EA, et. al. Prozac (fluoxetine, Lilly 110140), the first selective serotonin uptake inhibitor: and an antidepressant drug: twenty years since its first publication. *Life Sci., 57*:411-441, 1995.
103. WOTRING, V. E., CHANG, Y. C. & WEISS, D. S. Permeability and single channel conductance of human homomeric rho 1 GABA(C) receptors. *J. Physiol., 521*:327-336, 1999.
104. YOSHIMATSU, K., ITATEYAMA, E., KONDOU, S., TAJMA, D., HIMENO, K., HIDAKA, S., KUROKAWA, M. & SAKATA, T. Hypothalamic neuronal histamine as a target of leptin in feeding behavior. *Diabetes 48*:2286-2291, 1999.
105. ZIFF, E. B. Recent excitement in the ionotropic glutamate receptor field. *Ann. N. Y. Acad. Sci., 868*:465-73, 1999.

33

Antipsicóticos

Roberta Maria de Oliveira Morais e Irismar Reis de Oliveira

INTRODUÇÃO

O desenvolvimento dos *antipsicóticos*, também conhecidos como *neurolépticos*, ou *antiesquizofrênicos* ou, ainda, *tranquilizantes maiores*, representa um dos mais importantes avanços na história da Psicofarmacologia e da Psiquiatria. A clorpromazina, primeiro antipsicótico a ser desenvolvido, tornou-se disponível na Europa em 1952 e nos Estados Unidos em 1955. A melhora do comportamento dos pacientes que passaram a utilizá-la foi tão importante que algum tempo depois praticamente todo esquizofrênico encontrava-se em uso da clorpromazina, pelo menos nos Estados Unidos. As projeções indicam que, não fosse pelos antipsicóticos, os hospitais de doenças mentais estariam ocupados atualmente por um número dez vezes maior de pacientes naquele país. Infelizmente, os antipsicóticos não fazem mais que aliviar a intensidade dos sintomas esquizofrênicos, sendo incapazes de curar o paciente.

HISTÓRICO DOS ANTIPSICÓTICOS

A descoberta da ação antipsicótica da clorpromazina deu-se em parte ao acaso. Em 1950, o cirurgião francês Laborit tentava preparar um coquetel de várias medicações na esperança de proteger os pacientes dos riscos da anestesia. A ideia de que a histamina liberada durante a anestesia era responsável por mortes súbitas levou-o a testar a prometazina, anti-histamínico conhecido também por sua forte ação sedativa. Em virtude do efeito calmante diferente de mera sedação, Laborit decidiu testar todas as drogas relacionadas com a prometazina. Um desses compostos, a clorpromazina, havia sido inicialmente desenvolvido como anti-histamínico em potencial, porém logo posto de lado pelos fabricantes por ser muito sedativo e possuir fraca ação anti-histamínica. Laborit, no entanto, ficou tão impressionado com a "calma beatitude" observada nos seus pacientes cirúrgicos que decidiu sugerir aos colegas psiquiatras o uso da clorpromazina nos pacientes agitados.

Coube aos psiquiatras franceses Delay, Deniker e Harl, em 1951, administrar a clorpromazina, em doses crescentes (outros psiquiatras haviam tentado, sem sucesso, o uso de doses menores), a pacientes agitados, ansiosos, maníacos hiperativos e esquizofrênicos. Todos mostraram graus variáveis de melhora. Apesar de já existirem drogas sedativas, a exemplo dos barbitúricos, a clorpromazina diferia dramaticamente por não induzir o sono, mesmo em doses relativamente altas. Ao contrário, tornava o contato com os pacientes mais fácil, sem alterar a consciência.

Antes da descoberta da clorpromazina, extratos da planta *Rauwolfia serpentina* eram usados pela medicina tradicional indiana durante séculos para tratar distúrbios mentais. A reserpina, isolada dessa planta, também tem propriedades neurolépticas, demonstradas em esquizofrênicos por Nathan Kline aproximadamente ao tempo do estudo da clorpromazina por Delay e Deniker. Embora mantida em medicina apenas para o tratamento da hipertensão arterial, a reserpina contribuiu grandemente para a compreensão do mecanismo da ação antipsicótica e dos efeitos colaterais dos antipsicóticos (ver adiante). Atualmente é considerada em psicofarmacologia apenas em uma perspectiva histórica e como droga experimental.

A experiência com a clorpromazina, bem como com outros antipsicóticos descobertos em seguida, mostrou que sua ação não se limitava a efeito calmante, porém agia diretamente nos distúrbios do pensamento dos esquizofrênicos. Relatou-se ainda, inicialmente, uma ação complementar de "ativação" dos pacientes esquizofrênicos isolados. O efeito meramente sedativo tenderia a deteriorá-los ainda mais.

O termo *neuroléptico* foi proposto em 1955 por Delay e Deniker. Em 1957, esses dois autores caracterizaram cinco propriedades dos antipsicóticos, ainda válidas:

- criação de estado de indiferença psicomotora;
- diminuição da agressividade e da agitação;
- redução progressiva dos distúrbios psicóticos agudos e crônicos;
- produção de síndromes diencefálicas e extrapiramidais secundárias;
- efeitos subcorticais aparentemente predominantes.

O haloperidol, antipsicótico mais empregado na atualidade, foi sintetizado em 1958 por Janssen e testado na Bélgica por Bobon, Divry e Collard no mesmo ano.

Atualmente, os esforços concentram-se na busca de antipsicóticos com menos efeitos extrapiramidais e que sejam eficazes no tratamento dos sintomas negativos da esquizofrenia, denominados *antipsicóticos* ou *neurolépticos atípicos,* a exemplo da clozapina, da risperidona, da olanzapina, da quetiapina, da ziprasidona e do aripiprazol.

NATUREZA E DIAGNÓSTICO DA ESQUIZOFRENIA E OUTRAS PSICOSES

O termo *psicose* descreve distúrbios psiquiátricos graves, geralmente de origem desconhecida ou idiopática, portanto, "funcionais", nos quais são encontrados, além dos distúrbios do comportamento, incapacidade de pensar coerentemente e de compreender a realidade. A orientação e a memória estão conservadas, apesar do comprometimento do pensamento, das emoções e do comportamento. Entre as psicoses funcionais mais importantes encontra-se a *esquizofrenia* (os transtornos do humor são comentados no Cap. 35), termo genérico para um grupo de transtornos mentais que aparecem mais comumente entre os 15 e 35 anos e possuem as seguintes características mais comuns:

- alucinações auditivas;
- delírios, geralmente de natureza paranoide;
- afeto embotado ou incongruente;
- desorganização e incoerência do pensamento.

Outros tipos de psicoses funcionais, agudas ou recorrentes, cuja relação com a esquizofrenia é incerta, também podem ocorrer com a presença de delírios isolados, podendo ser classificados em categorias à parte, denominadas *paranoia* ou *transtorno delirante*.

Além das psicoses funcionais, existem aquelas de origem orgânica, associadas a distúrbios morfológicos, metabólicos, tóxicos ou endócrinos, como os estados confusionais agudos ou *delirium* e as *demências*.

HIPÓTESES BIOLÓGICAS PARA A ESQUIZOFRENIA E OUTRAS PSICOSES

Bases genéticas

As primeiras evidências de alterações biológicas por prováveis mecanismos neuroquímicos para a esquizofrenia e outras psicoses são indiretas. Surgiram a partir de estudos genéticos com indivíduos adotados ou com gêmeos. Nesses, os níveis de concordância para a esquizofrenia encontram-se em torno de 50% em monozigóticos e pouco mais de 10% em dizigóticos. Isso comprova a predisposição genética da doença e sua associação com fatores ambientais. Apenas uma concordância próxima de 100% nos gêmeos homozigóticos (portadores de patrimônio genético idêntico) descartaria o papel dos fatores ambientais. É lógico, portanto, supor que o indivíduo já traga a *predisposição* ou *suscetibilidade,* que, somada a fatores ambientais (sociais, culturais, psicológicos, exposição pré-natal a vírus etc.), se manifeste em alterações neuroquímicas que conduzam às manifestações da doença. Embora o gene ou genes responsáveis ainda não tenham sido identificados (um estudo não comprovado sugeriu sua localização no cromossomo 5), a esquizofrenia e outros transtornos mentais parecem ser determinados por sistemas multifatoriais poligênicos.*

Bases neuroquímicas

Embora o Quadro 33.1 indique pelo menos cinco hipóteses bioquímicas desenvolvidas para explicar a gênese da esquizofrenia, vamos focalizar aquela referente à hiperfunção dopaminérgica central, atualmente mais bem investigada e mais aceita.

Quadro 33.1 Hipóteses bioquímicas da esquizofrenia

1. Distúrbio da transmetilação
2. Deficiência noradrenérgica
3. Redução da atividade da monoamina oxidase
4. Anormalidades da 5-HT
5. Hiperfunção dopaminérgica central
6. Hipofunção glutamatérgica central

---

*Para informações complementares, sugerimos a leitura do artigo de Frota-Pessoa, contido nas referências bibliográficas.

Quadro 33.2 Evidências que sustentam a hipótese dopaminérgica para a esquizofrenia (HOLLISTER, 1992)

1. A maioria das drogas antipsicóticas bloqueia fortemente os receptores D_2 pós-sinápticos no sistema nervoso central, especialmente no sistema mesolímbico central;
2. Drogas que aumentam a atividade dopaminérgica, como a levodopa (precursor), anfetaminas (liberadoras de dopamina) ou a apomorfina (agonista direto do receptor), tanto agravam a esquizofrenia como a desencadeiam em alguns pacientes;
3. A densidade dos receptores dopaminérgicos está aumentada ao exame *post-mortem* nos cérebros de esquizofrênicos não tratados com drogas antipsicóticas;
4. A tomografia por emissão de pósitrons (PET) mostrou que a densidade dos receptores dopaminérgicos está aumentada tanto nos esquizofrênicos tratados quanto naqueles não tratados, em comparação com as tomografias de indivíduos não esquizofrênicos;
5. Há relatos de que o tratamento bem-sucedido dos pacientes esquizofrênicos altera a quantidade de ácido homovanílico (HVA), metabólito da dopamina, no líquido cefalorraquidiano, no plasma e na urina.

No que concerne à base molecular para as psicoses, em particular para a esquizofrenia, a *hipótese dopaminérgica* é a mais desenvolvida, condicionando as pesquisas sobre as terapias farmacológicas atualmente disponíveis. O Quadro 33.2 apresenta várias evidências que sustentam essa hipótese. No entanto, ainda não se sabe se a anormalidade subjacente na esquizofrenia se deve à síntese ou liberação excessiva de dopamina na fenda sináptica, a metabolismo deficiente ou à sensibilidade aumentada dos receptores dopaminérgicos pós-sinápticos. De qualquer modo, conforme Leo Hollister, se a anormalidade da fisiologia da dopamina fosse a única responsável pela esquizofrenia, as drogas antipsicóticas seriam bastante mais eficazes no tratamento desses pacientes; sabemos, no entanto, que elas são apenas parcialmente eficazes para a maioria dos pacientes e mesmo completamente destituídas de eficácia para outros.

É possível que a melhor compreensão dos receptores D_3, D_4 e D_5 lance mais luz a esse respeito. Sabemos, por exemplo, que alguns antipsicóticos atípicos, como a clozapina, possuem comparativamente menos afinidade pelos receptores D_2 do que os antipsicóticos clássicos, sendo a clozapina relativamente mais seletiva para os receptores D_4. Sua maior eficácia comprovada, em comparação com os antipsicóticos clássicos, descarta o papel único dos receptores D_2 na gênese das psicoses.

Além do sistema dopaminérgico, outros sistemas de neurotransmissores centrais parecem desempenhar algum papel. É provável mesmo que vários sistemas estejam envolvidos simultaneamente. Encontra-se em fase de investigação a participação dos sistemas colinérgico, serotoninérgico e GABAérgico, entre outros.

CLASSIFICAÇÃO DOS ANTIPSICÓTICOS

A classificação química dos antipsicóticos é mostrada no tópico referente à química e relação estrutura-atividade.

Os autores anglo-saxões costumam classificar os antipsicóticos de acordo com a potência relativa às doses utilizadas. Assim, temos os antipsicóticos de baixa potência e os de alta potência.

Embora uma classificação baseada em efeitos clínicos diferentes de cada antipsicótico ou de cada grupo químico seja contestada pelos anglo-saxões e, particularmente, pelos americanos, os autores de língua francesa desenvolveram várias classificações com base nos efeitos terapêuticos dos antipsicóticos. Citaremos apenas a classificação de Deniker e Ginestet, que considera os polos sedativo e desinibidor desses produtos, além de dar informações adicionais sobre alguns dos seus efeitos adversos (Quadro 33.3).

QUÍMICA E RELAÇÃO ESTRUTURA-ATIVIDADE

No que diz respeito à ação antipsicótica propriamente dita, os antipsicóticos clássicos que se seguiram à clorpromazina e ao haloperidol pouco se distinguem das drogas iniciais, diferenciando-se apenas na

Quadro 33.3 Classificação dos neurolépticos de acordo com DENIKER & GINESTET (1988)

Classificação	Principais Representantes	Efeitos Secundários
Polo desinibidor		Efeitos neurológicos dominantes
Neurolépticos sedativos	levomepromazina clorpromazina ciamepromazina propericiazina tioridazina sultoprida	Hipotensão ortostática
Neurolépticos polivalentes	haloperidol flufenazina tioproperazina pipotiazina trifluperazina	Síndromes acineto-hipertônicas
Neurolépticos desinibidores	trifluperidol sulpirida pimozida carpipramina	Síndromes hipercinéticas
Polo sedativo		Efeitos vegetativos dominantes

capacidade de produzir sedação e outros efeitos adversos. Por exemplo, dependendo da estrutura química, algumas fenotiazinas são mais ou menos sedativas, podendo produzir ou não hipotensão.

Os antipsicóticos de alta potência, como o haloperidol, possuem pouca ação anticolinérgica, bem como reduzida ação bloqueadora alfa-adrenérgica. São isentos, pois, de efeitos colaterais como boca seca e hipotensão postural. São igualmente menos sedativos que os antipsicóticos de baixa potência como a clorpromazina. Apresentam, no entanto, outros efeitos decorrentes do potente bloqueio dopaminérgico, como o parkinsonismo, que poderiam ser contrabalançados pela ação anticolinérgica. O mesmo não ocorre com os antipsicóticos de baixa potência, que, por suas ações anticolinérgica e bloqueadora alfa-adrenérgica concomitantes, tendem a apresentar boca seca, midríase e hipotensão postural. Ademais, a ação anticolinérgica desses compostos contrapõe-se aos efeitos extrapiramidais.

Mais recentemente, têm surgido novos compostos pertencentes a grupos químicos diferentes com o objetivo de preencher perfil diferenciado não só quanto aos efeitos adversos, porém quanto à ação antipsicótica propriamente dita. Por exemplo, a clozapina, a risperidona, a olanzapina, a quetiapina, a ziprasidona e o aripiprazol, além de possuírem menos efeitos extrapiramidais, parecem ser eficazes nos sintomas negativos da esquizofrenia. A clozapina parece ter a vantagem adicional de ser eficaz nos casos refratários e de difícil tratamento.

A seguir, apresentamos algumas características dos principais antipsicóticos, de acordo com os grupos químicos aos quais pertencem.

Reserpina

A reserpina está representada no Quadro 33.4, por razões meramente didáticas e históricas, uma vez que não tem mais lugar no arsenal terapêutico psiquiátrico.

Fenotiazinas

As fenotiazinas são estruturas tricíclicas (Quadro 33.5). Seus derivados são obtidos a partir da substituição no átomo de carbono de um dos anéis benzeno na posição 2 (R_1) e no átomo de nitrogênio do anel piridínico na posição 10 (R_2). A substituição em R_1 é essencial à atividade antipsicótica. A promazina, por exemplo, é idêntica à clorpromazina quanto à estrutura química, exceto que nessa última houve substituição do hidrogênio pelo cloro (Quadro 33.6). Assim, a clorpromazina possui atividade neuroléptica, tendo fracas propriedades sedativas e anti-histamínicas, enquanto a promazina é potente anti-histamínico e sedativo, porém sem atividade antipsicótica.

As fenotiazinas podem ser divididas em três grupos, de acordo com o tipo de substituição no nitrogênio aromático (R_2). Podem ser alifáticas, piperidínicas ou piperazínicas, o que determina a potência e suas ações farmacológicas. Dentre as fenotiazinas de cadeia alifática, a triflupromazina é mais potente que a clorpromazina, por causa do grupamento CF_3, em R_1. As fenotiazinas com cadeias laterais mais curtas em R_2 não são antipsicóticos, a exemplo da dietazina, da promazina e

Quadro 33.4 Estrutura química da reserpina

Fórmula Estrutural	Nome Genérico
	Reserpina

da prometazina. No Quadro 33.6, apenas a clorpromazina possui atividade neuroléptica.

As principais fenotiazinas piperidínicas (Quadro 33.5) são a tioridazina e a periciazina, equivalentes em potência às alifáticas, porém mais sedativas. Além disso, a tioridazina tem potência antimuscarínica maior do que a clorpromazina, o que provavelmente explica sua menor tendência a produzir sintomas extrapiramidais.

As fenotiazinas piperazínicas constituem alguns dos antipsicóticos mais potentes (Quadro 33.5). São menos sedativas que as outras fenotiazinas e causam menos efeitos autonômicos. Possuem acentuado

Quadro 33.5 Estruturas químicas de algumas fenotiazinas

Fórmula Geral	Cadeia Lateral	R_1	R_2	Nome Genérico
	Alifática	Cl	$CH_2.CH_2.CH_2.N(CH_3)_2$	Clorpromazina
		CF_3	$CH_2.CH_2.CH_2.N(CH_3)_2$	Triflupromazina
	Piperidínica	$S-CH_3$	$CH_2.CH_2$-piperidinil-$N-CH_3$	Tioridazina
		CN	$CH_2.CH_2.CH_2.N$-piperidinil-OH	Periciazina
	Piperazínica	Cl	$CH_2.CH_2.CH_2.N$-piperazinil-$N.CH_3$	Proclorperazina
		CF_3	$CH_2.CH_2.CH_2.N$-piperazinil-$N.CH_3$	Trifluperazina
		Cl	$CH_2.CH_2.CH_2.N$-piperazinil-$N.CH_2.CH_2.OH$	Perfenazina
		CF_3	$CH_2.CH_2.CH_2.N$-piperazinil-$N.CH_2.CH_2.OH$	Flufenazina

Quadro 33.6 Estruturas químicas de algumas fenotiazinas substituídas
(apenas a clorpromazina, nesse grupo, tem atividade neuroléptica)

Fórmula Geral	R_1	R_2	Nome Genérico
	H	$CH_2.CH_2.N(C_2H_5)_2$	Dietazina
	H	$CH_2.CH_2.CH_2.N(CH_3)_2$	Promazina
	H	$CH_2.CH(CH_3).N(CH_3)_2$	Prometazina
	Cl	$CH_2.CH_2.CH_2.N(CH_3)_2$	Clorpromazina

Quadro 33.7 Estruturas químicas dos tioxantenos

Fórmula Geral	R_1	R_2	Nome Genérico
	Cl	CH.CH$_2$.CH$_2$.N(CH$_3$)$_2$	Clorprotixeno
	Cl	CH.CH$_2$.CH$_2$.N⟨ ⟩N.CH$_2$.CH$_2$.OH	Clopentixol
	Cl	CH.CH$_2$.CH$_2$.N⟨ ⟩N.CH$_2$.CH$_2$.OH	Flupentixol

efeito antiemético. Os efeitos colaterais extrapiramidais ocorrem prontamente.

Tioxantenos

O núcleo dos tioxantenos difere das fenotiazinas apenas pela substituição do nitrogênio aromático por um carbono na posição 10 (Quadro 33.7), ao qual se liga a cadeia lateral em R_2. O clorprotixeno é um tioxanteno análogo à clorpromazina, com propriedades farmacológicas semelhantes, porém mais anticolinérgico. Os efeitos extrapiramidais são, portanto, mais potentes que com a clorpromazina. Tem ação antiemética importante. Trata-se do menos potente dos tioxantenos.

O clopentixol e o flupentixol possuem cadeia lateral piperazínica em R_2. São, portanto, análogos às fenotiazinas perfenazina e flufenazina, respectivamente.

Butirofenonas

Diferem dos compostos anteriores por não possuírem estrutura tricíclica (Quadro 33.8). O haloperidol, primeira butirofenona a ser usada, é ainda o antipsicótico mais prescrito no mundo, embora em alguns países já comece a ceder lugar aos atípicos. O bemperidol e o droperidol têm propriedades farmacológicas semelhantes. As drogas desse grupo são antipsicóticos potentes. Diferem das fenotiazinas por possuírem pouca

Quadro 33.8 Estruturas químicas das butirofenonas clinicamente importantes

Fórmula Estrutural	Nome Genérico
F—C$_6$H$_4$—CO—C.CH$_2$.CH$_2$.CH$_2$—N(piperidina-OH)(C$_6$H$_4$-Cl)	Haloperidol
F—C$_6$H$_4$—CO—C.CH$_2$.CH$_2$.CH$_2$—N(piperidina)-benzimidazolinona	Bemperidol
F—C$_6$H$_4$—CO—C.CH$_2$.CH$_2$.CH$_2$—N(tetraidropiridina)-benzimidazolinona	Droperidol

318 FARMACOLOGIA

ou nenhuma atividade anti-histamínica, anticolinérgica ou antiadrenérgica. São pouco sedativas (com exceção do droperidol). As butirofenonas com frequência produzem sintomas extrapiramidais, provavelmente em decorrência da sua baixa potência anticolinérgica. O droperidol tem ação relativamente curta e tem sido usado como pré-medicação anestésica, produzindo estado de calmo relaxamento.

Difenilbutilpiperidinas

São semelhantes, quanto à estrutura química, às butirofenonas (Quadro 33.9). A pimozida é a mais conhecida do grupo. Não é sedativa, mesmo em doses elevadas. A tendência a produzir sintomas extrapiramidais é reduzida, embora esses possam estar presentes em altas doses. Podem ocorrer convulsões após a suspensão. Ao contrário dos outros antipsicóticos em geral, a pimozida possui ação prolongada, de vários dias a 1 semana, mesmo após administração oral.

Benzamidas substituídas

Esse grupo de drogas relaciona-se quimicamente ao antiarrítmico procainamida (Quadro 33.10). Uma modificação da molécula produziu a metoclopramida, com ação antiemética importante, porém sem atividade antipsicótica. A sulpirida, investigada inicialmente na busca de ação antiemética, mostrou tratar-se de droga antipsicótica. Inicialmente, atribuiu-se à sulpirida ausência de sintomas extrapiramidais, o que não foi confirmado na prática.

Dibenzazepinas

Trata-se de estruturas tricíclicas que diferem das fenotiazinas e dos tioxantenos por possuírem anel central com sete membros (Quadro 33.11). A principal droga desse grupo, a clozapina, possui cadeia lateral piperazínica. Trata-se de antipsicótico fortemente sedativo e com propriedades relaxantes musculares. Não produz sintomas extrapiramidais, provavelmente devido à ação anticolinérgica. A clozapina é considerada antipsicótico atípico. Seu uso é feito mediante controle hematológico rígido, por causa da elevada incidência de agranulocitose, não raro fatal.

Quadro 33.10 Estruturas químicas das benzamidas substituídas

Fórmula Estrutural	Nome Genérico
(estrutura química)	Metoclopramida
(estrutura química)	Sulpirida
(estrutura química)	Amisulprida

Quadro 33.9 Estruturas químicas de algumas difenilbutilpiperidinas

Fórmula Estrutural	Nome Genérico
(estrutura química)	Pimozida
(estrutura química)	Penfluridol
(estrutura química)	Fluspirileno

Quadro 33.11 Estruturas químicas de alguns neurolépticos atípicos

Derivado	Fórmula Estrutural	Nome Genérico
da dibenzazepina		Clozapina
		Quetiapina
benzissoxazol		Risperidona
		Olanzapina

A quetiapina (Quadro 33.11) é um novo antipsicótico, estruturalmente relacionado com a clozapina, porém sem necessidade de monitorização sanguínea. Trata-se de um derivado dibenzotiazepínico, com ampla faixa de afinidades pelos diferentes subtipos de receptores no sistema nervoso central. Possui baixa a moderada afinidade pelos receptores $5-HT_{1A}$, $5-HT_2$, D_1 e D_2. O antagonismo desses receptores, com afinidade predominante por $5-HT_2$ em comparação com D_2, é uma das características chaves para sua atipicidade.

Derivado benzissoxazol

A risperidona (Quadro 33.11) caracteriza-se por potente ação bloqueadora dos receptores dopaminérgicos D_2 combinada ao bloqueio dos receptores serotoninérgicos $5-HT_2$. Trata-se de antipsicótico atípico, provavelmente eficaz no tratamento dos sintomas negativos da esquizofrenia, com baixa incidência de efeitos extrapiramidais. A risperidona foi desenvolvida após a observação de que a adição da ritanserina ao tratamento antipsicótico clássico melhorava os sintomas negativos e diminuía os efeitos extrapiramidais. A risperidona associa, pois, em uma só droga o bloqueio dopaminérgico D_2 dos antipsicóticos clássicos e a ação bloqueadora dos receptores $5-HT_2$ da ritanserina.

Derivado tienobenzodiazepínico

A olanzapina (Quadro 33.11), uma tienobenzodiazepina, é um novo antipsicótico que possui afinidade pelos sítios de ligação D_1-D_4, serotoninérgicos ($5\text{-HT}_{2,3,6}$), muscarínicos (subtipos 1-5), adrenérgicos (alfa$_1$) e histaminérgicos (H_1). Nos ensaios clínicos, sugeriu-se que a olanzapina diminui tanto os sintomas positivos quanto os negativos da esquizofrenia e possui baixa incidência de efeitos extrapiramidais.

Derivado di-hidroindolônico

A ziprasidona (Quadro 33.11) possui estrutura química não relacionada aos antipsicóticos disponíveis. Tem perfil único de ligação aos receptores, exibindo afinidade muito maior pelo receptor $5HT_{2A}$ do que pelo receptor D_2. Através da tomografia por emissão de pósitrons (PET), observou-se que o bloqueio desses receptores, 12 horas após a administração de dose única de 40 mg, foi maior que 80% para o receptor $5HT_{2A}$ e maior que 50% para o receptor D_2. Sugere-se que sua atividade antipsicótica seja mediada, em parte, pela combinação de atividades antagonistas. É ainda potente agonista $5HT_{1A}$ e potente antagonista dos receptores $5HT_{1D}$ e $5HT_{2C}$, possuindo afinidade desprezível pelos receptores muscarínicos M_1 e moderada pelos receptores adrenérgicos alfa$_1$ e histaminérgicos H_1. A ziprasidona tem afinidade pelos transportadores neuronais de serotonina e de noradrenalina, inibindo moderadamente a recaptação desses neurotransmissores. Seu perfil de ligação aos receptores a diferencia dos antipsicóticos convencionais e dos demais atípicos e prediz sua ação no tratamento de sintomas positivos, negativos e do humor na esquizofrenia, além da baixa probabilidade de causar sintomas extrapiramidais.

Derivado di-hidrocarbostiril

O aripiprazol (Quadro 33.11) é o mais recente antipsicótico lançado no mercado. Possui mecanismo de ação singular, atuando como agonista parcial de alta afinidade pelos receptores D_2. Esse mecanismo proporciona atividade antagonista em regiões do cérebro com excesso de atividade dopaminérgica, enquanto em regiões com baixa atividade desse neurotransmissor apresenta ação agonista. Possui também ação agonista parcial sobre os receptores $5HT_{1A}$, sendo, no entanto, antagonista sobre os receptores $5HT_{2A}$. Devido a esse tipo peculiar de atuação, acredita-se que o aripiprazol tenha um efeito estabilizador nos sistemas de neurotransmissão dopaminérgico e serotoninérgico. Apresenta ainda baixa afinidade pelos receptores adrenérgicos alfa$_1$ e histaminérgicos H_1, porém não possui afinidade pelos receptores muscarínicos M_1. Esse perfil farmacológico sugere ação no controle dos sintomas positivos e negativos da esquizofrenia, além de baixa tendência para causar sintomas extrapiramidais, hiperprolactinemia, hipotensão ortostática, ganho de peso, sonolência ou prejuízos cognitivos (associados ao bloqueio dos receptores adrenérgicos alfa$_1$, histaminérgicos H_1 e muscarínicos M_1, respectivamente).

FARMACOCINÉTICA

Absorção. Distribuição. Biotransformações. Eliminação

A maioria dos antipsicóticos constitui-se de compostos altamente lipofílicos. São bem absorvidos no trato gastrointestinal, mas a disponibilidade sistêmica é baixa porque sofrem intenso metabolismo hepático de primeira passagem. Além disso, a proporção de extração hepática é alta. A grande maioria dos antipsicóticos possui meia-vida de cerca de 20 horas, devido ao alto volume aparente de distribuição (cerca de 20 L/kg).

Os antipsicóticos, de modo geral, alcançam concentrações máximas 2 a 3 horas após dose oral única. A clorpromazina e a tioridazina apresentam disponibilidade sistêmica de 25% a 35%, enquanto o haloperidol, que sofre menos biotransformações, tem disponibilidade sistêmica média de 65%. A eliminação ocorre principalmente através de metabolismo hepático e excreção renal dos metabólitos. A eliminação renal do composto original é desprezível. A meia-vida de eliminação é da ordem de 12 a 30 horas, e a fase de equilíbrio (*steady-state*) das concentrações plasmáticas é alcançada após 4 a 7 dias de tratamento.

Por se constituírem em drogas altamente lipofílicas, a maioria dos antipsicóticos é sequestrada nos compartimentos lipídicos do organismo, tendo duração de ação muito mais longa do que suas meias-vidas plasmáticas. Metabólitos da clorpromazina podem ser encontrados na urina semanas após interrupção da administração crônica.

Inicialmente, acreditou-se que o haloperidol se constituía em modelo simples para o estudo da farmacocinética clínica dos antipsicóticos, por não possuir metabólitos ativos. Embora tenha sido posteriormente mostrado que o haloperidol pode sofrer redução do grupamento carboxila, transformando-se em metabólito conhecido como haloperidol reduzido, com possível atividade farmacológica, experimentos nos quais esse metabólito foi aplicado diretamente em neurônios de cérebros de ratos não sustentam essa hipótese. Estudos recentes mostraram, ao contrário, que níveis elevados do haloperidol reduzido podem estar associados à má resposta terapêutica ao tratamento com haloperidol. Portanto, o metabolismo do haloperidol parece mais complicado do que se pensou inicialmente.

Dois grupos mais recentes de antipsicóticos – as benzamidas e as difenilbutilpiperidinas – diferem dos antipsicóticos clássicos quanto à farmacocinética. As benzamidas (sulpirida, sultoprida, tiaprida) são compostos relativamente hidrofílicos e são excretados em grande parte inalterados na urina, com meia-vida de eliminação da ordem de 3 a 10 horas. As difenilbutilpiperidinas (pimozida, penfluridol) são compostos apolares com meias-vidas de eliminação de cerca de 100 a 200 horas no homem.

O uso de antipsicóticos de ação prolongada (NAP) ou preparados de *depósito*, como o enantato de flufenazina, ou decanoato de haloperidol e o palmitato de pipotiazina, merece aqui menção especial, pois constitui aquisição de grande valor para o tratamento de manutenção da esquizofrenia. Tais preparados permitem a lenta liberação da droga para a corrente sanguínea, o que possibilita concentrações terapêuticas com administrações semanais ou até mesmo mensais, dependendo do NAP administrado. A falta de antipsicóticos atípicos de ação prolongada era identificada como barreira para sua prescrição, até a risperidona de depósito tornar-se disponível. Ao contrário dos antipsicóticos típicos de depósito que possuem grupo hidroxila livre ($-OH$), permitindo a esterificação em ácido graxo de cadeia longa e a liberação em veículo viscoso oleoso, a risperidona de ação prolongada é uma suspensão aquosa na qual a substância ativa é encapsulada em microesferas poliméricas que são gradualmente quebradas, liberando o antipsicótico. Isso produz níveis plasmáticos constantes com injeções repetidas. Entretanto, como a liberação da risperidona só ocorre a partir de 3 semanas após a primeira injeção, é necessária, nesse período, a administração concomitante de antipsicótico de ação imediata.

CONCENTRAÇÕES SANGUÍNEAS *VERSUS* EFEITO TERAPÊUTICO

Embora os antipsicóticos sejam candidatos à monitorização das suas concentrações plasmáticas, nem todos têm o mesmo potencial a esse respeito. As concentrações plasmáticas dos antipsicóticos, na fase de equilíbrio ou *steady-state*, mostram grande variabilidade interindividual em pacientes que recebem as mesmas doses, porém permanecem razoavelmente estáveis de um dia para outro nos mesmos pacientes. Essa variabilidade interindividual é determinada por fatores como idade, sexo, raça e, provavelmente mais importante, fatores genéticos.

Ao tentarmos encontrar evidências de associação entre as concentrações dos antipsicóticos na fase de equilíbrio e o efeito clínico, podemos ter três situações (Fig. 33.1), também discutidas no Cap. 35:

1. associação de tipo *linear* ou *sigmoide*;
2. associação de tipo *curvilíneo bifásico*, com zona de eficácia terapêutica ótima (*"janela terapêutica"*);
3. ausência de associação.

A relação de tipo sigmoide indica, na porção inicial da curva, relativa ausência de resposta clínica com pequenas concentrações da droga. A porção linear ascendente da curva indica resposta positiva e crescente com o aumento dos níveis plasmáticos. Além da parte linear, observa-se um platô, significando que acréscimos a essas concentrações não produzem aumento de eficácia da droga. Temos razões para supor que a relação de tipo sigmoide também é válida para muitos dos efeitos tóxicos dos antipsicóticos, o que também é esquematizado na Fig. 33.1. A eficácia ótima seria obtida, pelo menos teoricamente, na porção da

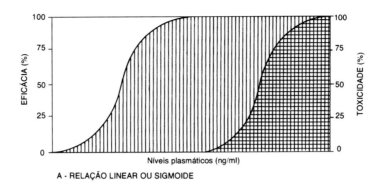

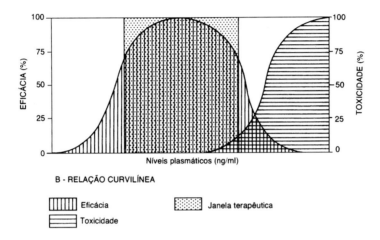

Fig. 33.1 Tipos de correlação entre os níveis sanguíneos dos antipsicóticos *versus* eficácia terapêutica. (DE OLIVEIRA et al., 1989.)

curva anterior ao platô, uma vez que concentrações muito elevadas trazem efeitos tóxicos em detrimento da eficácia da droga.

A associação de tipo curvilíneo bifásico, ou em forma de U invertido, indica a existência de zona de concentração intermediária abaixo e acima da qual a eficácia da droga é mínima ou ausente. Isso pode ser explicado pelo fato de que, com algumas drogas, o aumento das concentrações suprime os efeitos terapêuticos por algum mecanismo ainda desconhecido. Assim, abaixo da "janela terapêutica" não há droga suficiente alcançando os receptores para produzir a resposta clínica. O limite superior da "janela terapêutica" pode ser determinado tanto por toxicidade quanto por resposta farmacológica paradoxal, ou ambas. Van Putten e colaboradores sugerem que a acatisia pode ser a maior causa de perda da eficácia de doses elevadas do haloperidol.

O objetivo clínico da definição de uma zona de eficácia terapêutica da droga é maximizar a probabilidade de resposta terapêutica para um dado paciente. Se tal janela de fato existe, os pacientes com concentrações sanguíneas da droga fora da janela têm menos chances de resposta terapêutica ótima. O Quadro 33.12 resume revisão da literatura realizada por nós sobre os trabalhos que tentam evidenciar a existência de janela terapêutica para os antipsicóticos. Só foi possível tirar conclusões sobre o haloperidol em razão do reduzido número de trabalhos com os demais antipsicóticos.

De modo geral, a monitorização dos antipsicóticos visa a:

- ajustar as doses que produzem níveis adequados;
- minimizar as reações adversas;
- maximizar os efeitos terapêuticos.

Quadro 33.12 Estudos sobre a relação entre as concentrações sanguíneas dos neurolépticos e a resposta clínica (DE OLIVEIRA, 1991)

Neuroléptico	N.º de Estudos	Relação entre Concentração e Efeito		Tipos de Relação	
		Sim	Não	Linear	Curvilínea
Clorpromazina	8	3	5	1	2
Flufenazina	3	2	1	—	2
Haloperidol	31	14	17	3	11
Perfenazina	1	—	1	—	—
Tioridazina	4	1	3	1	—
Tiotixeno	3	3	—	2	1
TOTAL	50	23	27	7	16

Quadro 33.13 Principais indicações da monitorização sanguínea dos antipsicóticos

1. Suspeita-se de não adesão ao tratamento.
2. Deseja-se manter exposição crônica à droga na dose mínima necessária à efetividade clínica.
3. Há evidências de que existe uma zona de eficácia ótima ("janela terapêutica").
4. Necessidade médico-legal de provar que a medicação foi ou não administrada.

As principais indicações das mensurações sanguíneas dos antipsicóticos encontram-se no Quadro 33.13.

FARMACODINÂMICA

Local e mecanismo de ação

A eficácia clínica dos antipsicóticos foi demonstrada antes da compreensão do seu mecanismo de ação. Essa compreensão foi proporcionada por Arvid Carlsson, em 1963, sugerindo que os antipsicóticos (com exceção da reserpina) bloqueiam os receptores dopaminérgicos. A confirmação dessa hipótese só foi possível ao se isolarem dois tipos de receptores dopaminérgicos, D_1 e D_2, com propriedades diferentes (ver Quadro 33.14). Desses, apenas D_2 se mostrou importante, associando-se tanto com os efeitos terapêuticos quanto com os efeitos parkinsonianos.

O bloqueio dos receptores dopaminérgicos pós-sinápticos provoca inicialmente, no neurônio pré-sináptico, aumento na produção e liberação de dopamina, por aumento de atividade da enzima tirosina hidroxilase, na tentativa de vencer o bloqueio. Em condições normais, a dopamina atua nos receptores tanto pós-sinápticos quanto pré-sinápticos. A ação da dopamina nesses últimos é inibitória sobre a tirosina hidroxilase. Como o receptor pré-sináptico também é bloqueado pelo antipsicótico durante o tratamento, a ação inibitória da dopamina não ocorre. Observa-se então aumento da atividade da tiroxina hidroxilase, com consequente aumento da produção e liberação da dopamina na fenda sináptica, que, no entanto, encontrará os receptores bloqueados.

Assim, tanto os efeitos terapêuticos (ação antidelirante etc.) quanto os efeitos indesejáveis neurológicos e endócrinos dos antipsicóticos dependem da inibição dopaminérgica. No caso da reserpina, essa inibição decorre da depleção das monoaminas, entre as quais a dopamina; no caso dos demais antipsicóticos, essa inibição é devida ao bloqueio dos receptores D_2, pré e pós-sinápticos (Fig. 33.2), nas diferentes vias dopaminérgicas centrais mostradas no Quadro 33.15.

Já se encontram identificados e clonados os receptores D_3 e D_4. Sua descoberta veio trazer luz a questões anteriormente não respondidas, principalmente no que diz respeito aos antipsicóticos conside-

Quadro 33.15 Vias dopaminérgicas centrais e suas ações

	Projeções	Funções
Mesolímbico-mesocortical	Dos corpos celulares vizinhos à substância negra ao sistema límbico e neocórtex	Relacionada com comportamentos e emoções
Nigroestriada	Da substância negra ao caudado e putâmen	Coordenação dos movimentos voluntários
Tuberoinfundibular	Dos núcleos arqueados e neurônios periventriculares ao hipotálamo e à hipófise posterior	Inibição da secreção de prolactina
Meduloperiventricular	Neurônios do núcleo motor do vago com projeções não definidas	Comportamento alimentar
Incerto-hipotalâmica	Conexões dentro do hipotálamo e para os núcleos septais laterais	Não definida

Quadro 33.14 Comparação dos subtipos de receptores dopaminérgicos D_1 e D_2 (SNYDER, 1986)

	D_1	D_2
Localização típica do receptor	Glândula paratireoide	Glândula pituitária anterior e intermediária
Efeito sobre os níveis de AMP cíclico	Aumenta	Diminui
Agonistas:		
Dopamina	Agonista completo (fraco)	Agonista completo (potente)
Apomorfina	Agonista parcial (fraco)	Agonista completo (potente)
Antagonistas:		
Fenotiazinas	Potentes	Potentes
Tioxantenos	Potentes	Potentes
Butirofenonas	Fracos	Potentes
Benzamidas substituídas	Inativos	Agonistas completos (potentes)
Ergots dopaminérgicos	Antagonistas ou agonistas parciais (fracos)	Agonistas completos (potentes)

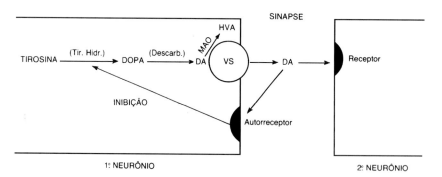

Fig. 33.2 Esquema de uma sinapse dopaminérgica. As enzimas estão representadas entre parênteses: Tir. Hidr. = tirosina hidroxilase; Descarb. = dopa descarboxilase; MAO = monoamina oxidase; HVA = ácido homovanílico, metabólito da dopamina (DA); VS = vesícula sináptica.

Quadro 33.16 Efeitos adversos dos antipsicóticos e seus mecanismos
(modificado de HOLLISTER)

Tipo	Manifestações	Mecanismo
Sistema nervoso autônomo	Perda da acomodação visual, boca seca, constipação, dificuldade miccional	Bloqueio dos receptores colinérgicos muscarínicos
	Hipotensão ortostática, impotência, dificuldade de ejaculação	Bloqueio dos receptores alfa-adrenérgicos
Sistema nervoso central	Estado tóxico-confusional (psicose tóxica)	Bloqueio dos receptores colinérgicos muscarínicos
	Sedação	Bloqueio dos receptores adrenérgicos (?) e dos receptores histamínicos H_1
	Distonias (alterações da expressão facial e movimentos anormais do corpo), acatisia (inquietação motora)	Bloqueio dos receptores dopaminérgicos nigroestriados
	Discinesia tardia	Supersensibilidade dos receptores dopaminérgicos ou degeneração das vias GABAérgicas eferentes do caudado-putâmen
	Convulsões	Hipersincronia com efeitos ativadores ao EEG tanto em epilépticos quanto em pacientes sem história de epilepsia
Sistema neuroendócrino	Amenorreia-galactorreia, infertilidade, diminuição da libido	Bloqueio dos receptores dopaminérgicos tuberoinfundibulares, resultando em hiperprolactinemia
	Aumento do apetite, obesidade	Bloqueio dos receptores dopaminérgicos meduloperiventriculares

rados atípicos. A clozapina, por exemplo, que difere dos antipsicóticos clássicos por ser praticamente destituída de efeitos extrapiramidais, além de bloquear relativamente pouco os receptores D_2, tem importante afinidade pelos receptores D_1, D_4, 5-HT_2, $alfa_1$ e H_1.

Assim, alguns efeitos dos antipsicóticos dependem de sua atuação em outros sistemas de neurotransmissores além do da dopamina, como, por exemplo, as ações anticolinérgica e bloqueadora alfa-adrenérgica (Quadro 33.16).

Interação com outras drogas

Os psiquiatras frequentemente prescrevem outras drogas em associação com os antipsicóticos. Exemplos comuns são os antiparkinsonianos e os antidepressivos. Ocasionalmente, os barbitúricos são também utilizados. O Quadro 33.17 resume as principais interações dos antipsicóticos com outras drogas.

TOXICIDADE E EFEITOS COLATERAIS

O Quadro 33.16 resume os principais efeitos colaterais dos antipsicóticos e seus mecanismos. Esses efeitos são em geral extensão dos efeitos farmacológicos desses produtos e variam de acordo com os diferentes grupos químicos. Assim, as fenotiazinas alifáticas e piperidínicas são responsáveis por efeitos neurovegetativos, em função do bloqueio dos receptores muscarínicos. Do mesmo modo, a hipotensão postural decorrente do bloqueio alfa-adrenérgico é provocada principalmente por essa classe de antipsicóticos.

Os efeitos colaterais mais prevalentes e incômodos referem-se à estimulação extrapiramidal, semelhante à existente na doença de Parkinson. Apesar de esses efeitos serem produzidos por quase todos os neurolépticos, eles estão mais presentes com o uso daqueles com menor ação anticolinérgica, por exemplo, butirofenonas e fenotiazinas piperazínicas. Nos antipsicóticos fortemente anticolinérgicos, a exemplo das outras fenotiazinas, tais efeitos são menos prevalentes.

Quadro 33.17 Interações de drogas envolvendo os antipsicóticos (CSERNANSKY & WHITEFORD)

Compostos	Mecanismo da Interação	Resultado
Hidróxido de alumínio (e outros antiácidos)	Diminuição da absorção gastrointestinal	Diminuição da eficácia do antipsicótico
Anticoagulantes orais	O antipsicótico pode inibir as enzimas microssomais hepáticas	Aumento da atividade anticoagulante
Antidepressivos tricíclicos (ADT)	O antipsicótico pode inibir as enzimas microssomais hepáticas	Aumento dos níveis plasmáticos dos ADT
Mesilato de benzotropina (e outros anticolinérgicos)	Desconhecido	Redução dos níveis plasmáticos, da eficácia e dos efeitos colaterais dos antipsicóticos
Barbitúricos	Indução das enzimas microssomais hepáticas	Redução dos níveis plasmáticos dos antipsicóticos
Álcool (e outros depressores do SNC)	Potencialização dos efeitos depressores do SNC	Aumento da sedação
Anfetamina (também a levodopa)	Antagonismo do bloqueio dopaminérgico	Redução da eficácia dos antipsicóticos
Mesilato de benzotropina (e outros anticolinérgicos)	Interação anticolinérgica	Reversão do parkinsonismo, aumento dos efeitos colaterais anticolinérgicos e sedativos (p.ex.: boca seca, visão turva)
Carbonato de lítio	Irritante do SNC	Aumento dos efeitos neurotóxicos (p.ex.: discinesia, ataxia)
Fenitoína (e outros anticonvulsivantes)	O antipsicótico pode baixar o limiar para as convulsões	Diminuição da eficácia do anticonvulsivante
Propranolol (e outros betabloqueadores)	Potencialização da ação anti-hipertensiva	Efeitos anti-hipertensivos acentuados
Clorotiazida (e outros diuréticos)	Potencialização da ação anti-hipertensiva	Efeitos anti-hipertensivos acentuados
Metildopa	Falso neurotransmissor da dopamina	Aumento do efeito antipsicótico e dos efeitos colaterais

A *discinesia tardia* aparece meses ou anos após o início do tratamento. Trata-se de movimentos principalmente orofaciais involuntários e estereotipados que pioram com a suspensão do antipsicótico e com o uso de drogas anticolinérgicas.

Os efeitos neuroendócrinos decorrentes do bloqueio dopaminérgico tuberoinfundibular, com consequente aumento da produção de prolactina, podem provocar lactação nas mulheres, ginecomastia nos homens e diminuição da libido em ambos os sexos.

Além dos efeitos adversos mostrados no Quadro 33.16, vale salientar a existência de outros, ora mais raros, ora particularmente ligados a certos antipsicóticos. As alterações da temperatura corpórea com hipotermia parecem ser mais frequentes nos pacientes idosos. Por outro lado, a *síndrome maligna* dos antipsicóticos, que acorre em 0,5 a 1% dos indivíduos tratados, é um distúrbio vegetativo central agudo que cursa com hipertermia de até 42°C, alterações da consciência e rigidez extrapiramidal predominante. Acompanham palidez, sudorese profusa, taquicardia, variações bruscas da pressão arterial e sialorreia, podendo estar presente insuficiência respiratória. Esses casos requerem tratamento intensivo devido à alta mortalidade (10-20%).

USOS CLÍNICOS

Os antipsicóticos são medicamentos com amplo espectro de indicações clínicas, não havendo especificidade de acordo com o tipo diagnóstico de psicose a ser tratada. Há, no entanto, tendência crescente a se limitar a amplitude de seu uso, explorando suas ações mais específicas. Os antipsicóticos devem ser restritos ao domínio das doenças mentais, entre as quais as manifestações alucinatório-delirantes das psicoses, bem como psicoses em cujo quadro clínico sobressai a excitação psicomotora. Assim, todas as formas de esquizofrenia, reações exógenas agudas e psicossíndromes cerebrais orgânicas, bem como a fase de hipertimia do transtorno bipolar do humor, podem ser tratadas com os antipsicóticos.

Quanto à especificidade de efeitos das diferentes substâncias, não tem havido, até então, consenso entre os autores, pelo menos no que diz respeito aos antipsicóticos convencionais. Considerando-se, por exemplo, o efeito antialucinatório e antidelirante das fenotiazinas piperazínicas e das butirofenonas, grupos com ação antipsicótica mais incisiva, a escolha entre eles é indiferente para o tratamento dos quadros psicóticos, pelo menos no momento agudo da doença, desde que observados os critérios posológicos e a tolerabilidade individual. A exceção está, naturalmente, nos casos isolados de respostas peculiares (ou ausência de resposta) de determinados indivíduos a esse ou àquele antipsicótico.

As formas crônicas, pouco sintomáticas ou *esvaziadas* de psicoses que caracterizam os sintomas negativos da esquizofrenia tendem a ser refratárias aos antipsicóticos clássicos. O surgimento mais recente dos antipsicóticos atípicos parece melhorar o prognóstico desses pacientes. Por outro lado, nos quadros agudos, de sintomatologia rica, florida, as respostas tendem a ser positivas, rápidas e inespecíficas quanto aos diferentes grupos químicos de antipsicóticos. O Quadro 33.18 resume as principais indicações desses produtos.

Quadro 33.18 Principais indicações dos antipsicóticos

Indicações psiquiátricas
Esquizofrenias
Transtorno esquizoafetivo
Mania
Estados de excitação não maníacos
Síndrome de Tourette
Distúrbios de comportamento na demência senil

Indicações não psiquiátricas
Controle de náuseas e vômitos (clorpromazina)
Tratamento dos soluços incoercíveis (clorpromazina)
Pré-medicação cirúrgica (benzodiazepínicos são preferidos)
Neuroleptanalgesia (droperidol + fentanil)
Coreia de Huntington

Doses

Se usadas em doses inferiores àquelas em que apresentam efeito antipsicótico, essas drogas, de modo geral, podem exercer certo efeito tranquilizante, sendo eventualmente indicadas no tratamento sintomático de certos quadros de ansiedade. Esse procedimento deve, no entanto, ser evitado, uma vez que os ansiolíticos, a exemplo dos benzodiazepínicos, são mais seguros a esse propósito.

A posologia ideal dos antipsicóticos deve ser buscada para cada caso. O limite posológico ótimo para os antipsicóticos que induzem a síndrome parkinsoniana está muito próximo à franca manifestação dessa síndrome, embora o efeito terapêutico seja fenômeno não relacionado com a impregnação extrapiramidal. Por isso, a realização frequente de testes ou exames que visem a detectar os primeiros sinais de incoordenação motora fina (teste da escrita), tremores ou aumento do tônus muscular é recomendada no seguimento dos indivíduos tratados com esses medicamentos. Uma vez alcançado o nível desejado, a posologia deve ser mantida até a cessação completa ou a redução aceitável da sintomatologia, tentando-se então diminuí-la progressivamente para alcançar a chamada dose de manutenção, que poderá ser usada pelo paciente sem prazo definido.

Embora os antipsicóticos sejam mais comumente utilizados sob regime de administração diária e fracionada, a alternativa de dose única diária pode ser tentada. Há estudos que sugerem haver equivalência de resultados entre os dois regimes de tratamento, com vantagens adicionais óbvias para o sistema de dose única, o que pode ser tentado em alguns pacientes.

ANTIPSICÓTICOS ATÍPICOS

O aspecto comum aos antipsicóticos considerados atípicos é a capacidade de promover a ação antipsicótica em doses que não produzem, de modo significativo, sintomas extrapiramidais. No mercado brasileiro, dispomos da clozapina, da risperidona, da olanzapina, da quetiapina, da ziprasidona e do aripiprazol. De acordo com tais critérios, dispomos ainda das benzamidas substituídas (sulpirida e amisulprida) e da tioridazina.

Outras características que estreitam a definição de atipicidade incluem: ausência de hiperprolactinemia; maior eficácia nos sintomas positivos, negativos e de desorganização; e ausência de discinesia tardia ou distonia após administração crônica. Esse segundo grupo de propriedades parece caracterizar apenas a clozapina.

Neste texto, serão discutidas a clozapina, a risperidona, a olanzapina, a quetiapina, a ziprasidona e o aripiprazol.

Clozapina

Antipsicótico atípico de referência, a clozapina foi testada clinicamente na década de 60, na Europa. Infelizmente, observou-se que produzia granulocitopenia ou agranulocitose em taxa muito mais elevada (1-2%) do que aquela observada nos antipsicóticos padrões. Isso levou à sua retirada do mercado.

A importância da clozapina voltou a ser devidamente apreciada a partir de 1988, quando se demonstrou, em um ensaio duplo-cego, em pacientes hospitalizados resistentes, com duração de 6 semanas, sua maior eficácia em 30% ou mais dos pacientes esquizofrênicos que não respondiam a pelo menos três tentativas com outros antipsicóticos. A clozapina mostrou-se útil no alívio dos sintomas tanto positivos quanto negativos. Esse estudo demonstrou ainda que a clozapina era bem tolerada nos pacientes que não toleravam outros antipsicóticos. Com base nesses dados, voltou a ser comercializada. Entretanto, sua principal indicação passou a ser, e continua sendo, a esquizofrenia refratária a outros antipsicóticos.

O início do tratamento com a clozapina deve ser feito na ausência de outras drogas psicotrópicas, a fim de minimizar efeitos colaterais como hipotensão, sedação e efeitos anticolinérgicos, bem como evitar a interferência nos benefícios da clozapina que dependem do seu fraco bloqueio do receptor D_2. Se houver necessidade, entretanto, pode-se administrar um antipsicótico de alta potência, em baixas doses, até que o tratamento com clozapina esteja estabelecido, em geral, dentro de 2 ou 3 semanas.

A dose inicial recomendada da clozapina é de 12,5-25 mg. Aumenta-se lentamente até que doses de 300-450 mg/dia sejam alcançadas, geralmente em 2-3 semanas, em 2 tomadas (meia-vida de 12 a 16 horas). Entretanto, pode-se necessitar de até 900 mg/dia. Na Europa, excetuando-se a Inglaterra, a prática clínica tem sido usar doses entre 200 e 300 mg/dia ou mesmo menores, enquanto nesse país e em outros de língua inglesa, doses de 400-600 mg/dia são comuns. Os pacientes idosos costumam responder a doses mais baixas, de até 300 mg/dia.

A resposta à clozapina, nos pacientes resistentes aos antipsicóticos clássicos, pode não ser evidente até depois de 6 meses ou mesmo por períodos mais longos. Aproximadamente 30% desses pacientes respondem em 6 semanas e outros 30% respondem mais lentamente, em até 2 anos.

Cinquenta a 80% dos casos de neutropenia ou agranulocitose ocorrem nas primeiras 18 semanas de tratamento com a clozapina. Por esse motivo, os hemogramas devem ser semanais nesse período, passando, então, a ser mensais.

Quando o número total de leucócitos cai para $3.000/mm^3$ ou o de neutrófilos para $1.500/mm^3$, a clozapina deve ser interrompida. Nesse caso, leucogramas com contagem diferencial devem ser feitos durante 4 semanas. A clozapina pode ser reintroduzida nos pacientes que a interromperam em presença de neutropenia. No entanto, monitorização mais intensiva e diferencial fica indicada.

A incidência praticamente nula de sintomas extrapiramidais é a principal vantagem da clozapina, em comparação com os antipsicóticos típicos. O fato de produzir muito menos acatisia contribui significativamente para a adesão. Outra grande vantagem é a ausência de discinesia tardia. Ao contrário, essa pode ser tratada com clozapina, observando-se remissão em aproximadamente 30% dos casos e redução da gravidade em outros 30%. Infelizmente, os sintomas recorrem quando a clozapina é interrompida.

A clozapina pode diminuir o limiar de convulsões. Essas podem estar presentes em 1-2% dos pacientes com doses abaixo de 300 mg/dia, porém podem alcançar até 6% em doses que ultrapassem 600 mg/dia. O tratamento das convulsões envolve redução da dose (a interrupção do tratamento raramente é necessária) e tratamento farmacológico com anticonvulsivantes. Nesse caso, a carbamazepina deve ser evitada, por provocar supressão da medula óssea.

Dentre os efeitos colaterais cardiovasculares, a clozapina pode provocar taquicardia, hipotensão ortostática e distúrbios de condução. Betabloqueadores podem ser úteis na redução da taquicardia. A hipotensão, quando ocorre, é mais frequentemente observada nas 2 primeiras semanas de tratamento.

A hipersalivação, observada em cerca de 30% dos pacientes, costuma responder à redução da dose ou ao tratamento com anticolinérgicos. A clonidina, agonista alfa$_2$-adrenérgico, pode também ser útil.

Outro efeito adverso comum com o uso da clozapina é o ganho de peso. Esse pode alcançar, em média, 6 kg ou 9% do peso corpóreo em 16 semanas. A magnitude do ganho de peso correlaciona-se positivamente com a resposta clínica.

Não há relatos sobre elevação dos níveis séricos de prolactina com a clozapina. Entretanto, como todo antipsicótico, ela pode causar síndrome neuroléptica maligna, embora com menor frequência. É interessante notar que a clozapina tem sido utilizada com sucesso nos pacientes que desenvolveram essa síndrome com antipsicóticos típicos.

Em conclusão, a clozapina permanece o antipsicótico atípico de referência, porém de uso limitado aos casos refratários de esquizofrenia, aos pacientes com sintomas extrapiramidais de difícil controle e àqueles portadores de discinesia tardia.

Risperidona

A risperidona é um derivado benzissoxazólico, com forte efeito bloqueador tanto de receptores D_2 quanto $5-HT_2$. Liga-se a receptores α_1, α_2, e H_1, sendo ainda potente antagonista LSD. É, no entanto, praticamente destituída de efeitos anticolinérgicos. A risperidona é eficaz tanto nos sintomas positivos quanto nos negativos da esquizofrenia.

Nosso grupo demostrou, através de meta-análise, que a risperidona pode ser tão ou mais eficaz e possuir menos efeitos extrapiramidais do que o haloperidol (10-20 mg/dia), desde que administrada nas doses entre 4-6 mg/dia. Outros dados, igualmente de meta-análise, demonstraram que a risperidona é superior ao haloperidol quanto à sua eficácia sobre os sintomas negativos. A eficácia da risperidona envolve grande espectro de manifestações da esquizofrenia, como, por exemplo, sintomas positivos e negativos, pensamentos desorganizados, hostilidade e sintomas afetivos.

A risperidona produz menos efeitos extrapiramidais do que o haloperidol, quando administrada em doses inferiores a 8 mg/dia. Há indícios de que essa vantagem seja perdida em doses superiores. Alguns outros efeitos colaterais comuns à risperidona são insônia, agitação, sedação, tontura, rinite, hipotensão, ganho de peso e distúrbios menstruais. Galactorreia pode estar presente. Há relatos de síndrome neuroléptica maligna.

Geralmente, a dose inicial da risperidona é de 1 mg duas vezes ao dia, aumentando-se até 3 mg, 2 vezes ao dia nos próximos dias. Embora a dose ótima se encontre entre 4 e 6 mg/dia, pode-se necessitar de doses maiores para controlar os sintomas positivos em alguns pacientes.

A risperidona foi o primeiro antipsicótico atípico disponível na formulação intramuscular de depósito. Em dois estudos de 12 semanas, randomizados e duplos-cegos de pacientes com esquizofrenia, o uso de 25-50 mg intramuscular a cada 2 semanas foi superior em eficácia ao placebo e com eficácia comparável à risperidona oral de 2-6 mg/dia. Essa formulação pode assegurar menos recaídas nos pacientes com baixa adesão ao tratamento e menor incidência de efeitos colaterais extrapiramidais, além de causar menos flutuações dos níveis plasmáticos do que a droga oral, proporcionando, assim, nova opção no tratamento de pacientes com esquizofrenia.

Olanzapina

Nos ensaios clínicos, sugeriu-se que a olanzapina diminui tanto os sintomas positivos quanto os negativos da esquizofrenia e possui baixa incidência de efeitos extrapiramidais. Os resultados da meta-análise realizada por nosso grupo sugeriram que, nas doses diárias de 7,5 a 20 mg, a olanzapina parece tão ou mais efetiva como antipsicótico que o haloperidol, nas 6 primeiras semanas de tratamento. Em doses menores que 7,5 mg/dia, o haloperidol tendeu a ser superior. Observou-se ainda maior segurança da olanzapina perante o haloperidol, uma vez que houve significativamente menos interrupção prematura do tratamento devido a efeitos adversos com a primeira. Além disso, os pacientes tratados com olanzapina precisaram de muito menos medicações anticolinérgicas, sugerindo então que essa droga produziu significativamente menos sintomas extrapiramidais.

De modo geral, os dados provenientes dos quatro ensaios clínicos com olanzapina mostram perfil de efeitos adversos de leves a moderados, e os mais comuns são sedação e ganho de peso. Observaram-se ainda efeitos anticolinérgicos e tontura leves. Os efeitos sobre disfunção sexual foram irrelevantes.

Em conclusão: (i) o insucesso terapêutico esteve presente em 48% dos pacientes tratados com olanzapina, em comparação com 64% daqueles tratados com haloperidol; (ii) houve mais interrupções prematuras do tratamento por falta de eficácia entre os pacientes tratados com haloperidol do que naqueles tratados com olanzapina; (iii) a interrupção prematura do tratamento devida a efeitos adversos foi mais frequente nos pacientes tratados com haloperidol do que naqueles tratados com olanzapina; (iv) o uso de anticolinérgicos foi necessário em apenas 15% dos pacientes tratados com olanzapina, em comparação com 49% daqueles tratados com haloperidol.

Deste modo, nas 6 primeiras semanas de tratamento, em doses de 7,5-20 mg/dia, a olanzapina parece ser mais efetiva e produzir menos sintomas extrapiramidais do que o haloperidol nas doses de 5-20 mg/dia.

Quetiapina

A quetiapina é um novo antipsicótico, estruturalmente relacionado com a clozapina, porém sem necessidade de monitorização sanguínea.

Quadro 33.19 Faixas posológicas sugeridas para alguns antipsicóticos

Antipsicótico	Posologia Diária (mg)
Clorpromazina	100–1.000
Clorprotixeno	100–1.000
Clozapina	100–600
Flufenazina	0,5–20
Haloperidol	2–15
Olanzapina	5–20
Perfenazina	2–64
Proclorperazina	15–125
Quetiapina	150–750
Risperidona	2–8
Tioridazina	30–800
Tiotixeno	20–60
Trifluperazina	2–30
Triflupromazina	20–150

Trata-se de um derivado dibenzotiazepina, com ampla faixa de afinidades pelos diferentes subtipos de receptores no sistema nervoso central. Possui baixa a moderada afinidade pelos receptores $5-HT_{1A}$, $5-HT_2$, D_1 e D_2. O antagonismo desses receptores, com afinidade predominante por $5-HT_2$ em comparação com D_2, é uma das características chaves para sua atipicidade.

Sete ensaios clínicos randomizados duplos-cegos indicam que a droga é tão eficaz na esquizofrenia quanto os antipsicóticos de referência, possuindo baixa incidência de sintomas extrapiramidais e outros efeitos colaterais.

Os efeitos adversos mais frequentemente relatados são cefaleia (19%), sonolência (19%) e tontura (10%). A incidência de sintomas extrapiramidais é inferior a 10%.

A quetiapina mostrou ser tão eficaz quanto a clorpromazina no que diz respeito aos sintomas positivos e negativos, porém com menos efeitos colaterais, inclusive sintomas extrapiramidais. Não foi demonstrada a presença de hiperprolactinemia em 101 pacientes tratados, em comparação com 100 controles em uso de clorpromazina. As doses mais eficazes encontram-se entre 300 e 450 mg/dia, embora a faixa habitual vá de 150 a 750 mg/dia. As doses devem ser aumentadas gradualmente durante vários dias.

Ziprasidona

A ziprasidona é eficaz no tratamento agudo de pacientes com esquizofrenia e transtorno esquizoafetivo, bem como na manutenção da melhora clínica com a manutenção da terapia. A dose recomendada é de 40-80 mg, 2 vezes ao dia, devendo ser administrada com alimentos.

Os efeitos colaterais mais frequentemente associados à sua administração são sonolência, obstipação, náuseas e astenia. Ao contrário de outros antipsicóticos, inclusive atípicos (clozapina, olanzapina, quetiapina e risperidona), a incidência de ganho de peso é muito baixa. Além disso, apresenta potenciais benefícios no perfil lipídico, reduzindo, assim, o risco cardiovascular.

A ziprasidona provoca prolongamento do intervalo QTc do ECG, de grau leve a moderado. Esse efeito é preocupante pela possibilidade de arritmias graves (*torsade de pointes*), cuja maioria dos casos ocorre quando o QTc $\geqslant$ 500 milissegundos. Durante o programa de desenvolvimento da ziprasidona, não foram identificados casos de *torsade de pointes*, e nos estudos clínicos pré-comercialização ocorreram 2 casos de intervalo QTc > 500 ms de um total de 3.095 (0,06%) pacientes usando ziprasidona e 1 caso entre 440 (0,25%) pacientes recebendo placebo.

A ziprasidona não deve ser administrada concomitantemente a medicamentos que prolonguem o intervalo QT, como drogas antiarrítmicas das classes I e III. É igualmente contraindicada nos pacientes que apresentam prolongamento no intervalo QT, infarto agudo do miocárdio e insuficiência cardíaca descompensada.

A ziprasidona foi o primeiro antipsicótico atípico disponível para administração parenteral, indicada em pacientes com quadros de agitação psicótica aguda. Possui rápido início de ação, tendo efeito calmante, mas sem sedação profunda, associado a baixo risco de aparecimento de sintomas extrapiramidais. A dose inicial recomendada é de 10-20 mg/dia, utilizando-se, quando necessário, doses maiores, de até 40 mg/dia. O uso por mais de 3 dias consecutivos não foi estudado. A transição para a via oral é bem tolerada. A ziprasidona demonstrou vantagem em relação ao haloperidol intramuscular por causar menos transtornos do movimento. Além disso, a ocorrência de prolongamento do intervalo QTc foi similar à do haloperidol. Estudos clínicos de fases II e III que incluíram o traçado de ECG de 671 pacientes não observaram QTc > 500 ms em nenhum caso.

Aripiprazol

O aripiprazol foi aprovado para o tratamento da esquizofrenia em novembro de 2002. Enquanto os antipsicóticos típicos e os outros

Quadro 33.20 Antipsicóticos disponíveis no Brasil e suas apresentações

Nome Genérico	Nome Comercial	Apresentação
Amisulprida	Socian	C—50
Clorpromazina	Amplictil	C—25 e 100; A—25; G—1 gota = 1 mg
Clozapina	Leponex	C—25 e 100
Droperidol	Droperidol	A—2,5/ml
Flufenazina	Flufenan	C—5
	Flufenan Depot	A (1 ml) = 25
Haloperidol	Haldol	C—1 e 5; G—1 ml = 2 mg; A—5
	Haldol Decanoato	A (1 ml) = 70,52 (equivalente a 50 mg)
Olanzapina	Zyprexa	C—5 e 10
Levomepromazina	Neozine	C—5, 25 e 100; A—25; G—1 gota = 0,25 mg (pediátrico)
Penfluridol	Semap	C—20
Pimozida	Orap	C—1 e 4
Periciazina	Neuleptil	C—10; G—1 gota = 1 mg; G—1 gota = 0,25 mg (pediátrico)
Quetiapina	Seroquel	C—25 e 100
Risperidona	Risperdal	C—1, 2, 3 e 4; S—1 ml =1 mg
Sulpirida	Dogmatil	C—50; Ca—200; S—1 ml = 0,02 g
	Equilid	C—200; Ca—50
Tioridazina	Melleril	C—200 (retard); D—50 e 100
Tiotixeno	Navane	C—2 e 10
Trifluperazina	Stelazine	C—2 e 5
Zuclopentixol	Clopixol	C—10 e 25
	Clopixol Acuphase	A—50

A = ampola; C = comprimido; Ca = cápsula; D = drágea; G = gota; S = solução.

atípicos atuam como antagonistas nos receptores de dopamina D_2, o aripiprazol representa a primeira geração de antipsicóticos atípicos com ação agonista parcial dopaminérgica. Esse mecanismo possibilita a redução da atividade dopaminérgica em áreas nas quais existe hiperfunção, melhorando os sintomas positivos da esquizofrenia, e o aumento da atividade nas áreas de hipofunção dopaminérgica, melhorando os sintomas negativos e o funcionamento cognitivo, com poucos ou ausência de sintomas extrapiramidais e hiperprolactinemia.

A eficácia do aripiprazol no tratamento da esquizofrenia foi demonstrada em quatro estudos de curta duração (4 a 6 semanas), controlados com placebo, em pacientes internados com recidiva aguda, sendo que três adicionaram grupo controle ativo com risperidona (um estudo) ou haloperidol (dois estudos). Em estudo controlado de 52 semanas, o aripiprazol foi pelo menos comparável ao haloperidol na melhora dos sintomas positivos e negativos e no tempo para a ocorrência de insucesso em manter a resposta nos pacientes esquizofrênicos com recaída aguda.

O aripiprazol deve ser administrado 1 vez ao dia, em doses que variam de 15-30 mg. Os efeitos colaterais mais frequentes são insônia, ansiedade, acatisia, tremores, tontura e obstipação. Devido ao potencial de antagonismo sobre receptores adrenérgicos alfa$_1$, o uso do aripiprazol pode estar associado a hipotensão ortostática.

REFERÊNCIAS BILIOGRÁFICAS

1. BALDESSARINI, R. J. Drugs and the treatment of psychiatric disorders. *In:* GILMAN, A.G. & GOODMAN, L.S. *The Pharmacological Basis of Therapeutics.* 9th ed. Macmillan, 1996.
2. BAZIRRE, S. *Psychotropic Drug Directory 1999: The professional's pocket handbook and aid memoire.* Quay Books, 1999.
3. BEASLEY, C.M., & TOLLEFSON, G.D., TRAN, P., SATIERLEE, W., SANGER, T., HOLMAN, S. & THE OLANZAPINE HGAD STUDY GROUP. Olanzapine versus placebo and haloperidol: acute phase results of the North American double blind olanzapine trial. *Neuropsychopharmacology, 14*:111-123, 1996.
4. BHANJI, N.H., CHOUINARD, G., MARGOLESE, H.C. A review of compliance, depot intramuscular antipsychotics and the new long-acting injectable atypical antipsychotic risperidone in schizophrenia. *Eur. Neuropsychopharmacol., 14*(2):87-92, 2004.
5. BRADLEY, P.B. Neuroleptic drugs. *In:* BRADLEY, P.B. *Introduction to Neuro-pharmacology.* Wright, London, 1989.
6. BROWN, C.S., MARKOWITZ, J.S., MOORE, T.R., PARKER, N.G. Atypical antipsychotics: part 11: adverse effects, drug interactions, and costs. *Ann. Pharmacother., 33*:210-217, 1999.
7. CARMAN, J., PEUSKENS, J. & V ANGENEUGDEN, A. Risperidone in the treatment of negative symptoms of schizophrenia: a meta-analysis. *Int. Clin. Psychopharmacol., 10*:207-213, 1995.
8. CSERNANSKY, J.G. & WHITEFORD, H.A. Clinically significant psychoactive drug interactions. In: HALFS, R.F. & FRANCES, A J. *American Psychiatric Association Annual Review, 6*:802-821, 1987.
9. DAHL, S.G. Plasma level monitoring of antipsychotic drugs: Clinical utility. *Clin. Pharmacokinetics, 11*:36-61, 1986.
10. DAVIS, J.M., ERICKSEN, S.E. & DEKIRMENJIAN, H. Plasma levels of antipsychotic drugs and clinical response. *In:* LIPTON, M.A., DIMASCIO, A., KILIAN, K.F. (eds.) *Psychopharmacology: A generation of progress.* Raven Press, New York, 1978. p. 905-915.
11. DE OLIVEIRA, I.R. Associação entre níveis sangüíneos dos antipsicóticos e resposta clínica: a questão da *janela terapêutica*. Tese de Doutorado, Faculdade de Medicina, Universidade Federal da Bahia, 1995.
12. DE OLIVEIRA, I.R., DARDENNES, R.M., AMORIM, E.S., DIQUET, B., DE SENA, E.P., DE CASTRO E SILVA, E., PAYAN, C., FERMANIAN, J., MARCÍLIO, C. & SAMUEL-LAJEUNESSE, B. Is there a relationship between antipsychotic blood levels and their clinical efficacy? An analysis of studies design and methodology. *Fund. Clin. Pharm., 9*:488-502, 1995.
13. DE OLIVEIRA, L.R., DE SENA, E.P., PEREIRA, E.L.A., MIRANDA. A.M.A., DE OLIVEIRA, N.F., RIBEIRO, M.G., DE CASTRO E SILVA, E., DARDENNES, R.M., SAMUEL-LAJEUNESSE, B. & MARCÍLIO, C. Haloperidol blood levels and clinical outcome: A meta-analysis of studies relevant to testing the *therapeutic window* hypothesis. *J. Clin. Pharm. Ther., 21*:229-236, 1996.
14. DE OLIVEIRA, I.R., DE SENA, E.P., DE CASTRO E SILVA, E. Olanzapine versus haloperidol in the treatment of schizophrenia: a meta-analysis comparing their efficacy and safety. *Schizophrenia Research, 36*:277, 1999 (abstract).
15. DE OLIVEIRA, I.R., PRADO-LIMA, P.A.S. & SAMUEL-LAJEUNESSE B. Monitoring of tricyclic antidepressant plasma levels: a review of the literature. Part I. *Psychiatr. & Psychobiol.. 4*:43-60, 1989.
16. DE OLIVEIRA, I.R., PRADO-LIMA, P.A.S., SAMUEL-LAJEUNESSE. B. Monitoring of tricyclic antidepressant plasma levels: a review of the literature. Part 11. *Psychiatr. & Psychobiol., 4*:81-90, 1989.
17. DE OLIVEIRA, I.R., RIBEIRO, M.G., FREGONEZE, J.B., DE SENA, E.P., DE CASTRO E SILVA, E. Regional c-fos expression in rat brain may predict antipsychotic therapeutic window. *J. Clin. Psychopharmacol* (in press).
18. DE OLIVEIRA, I.R., MIRANDA SCIPPA, A.M.A., DE SENA, E.P., PEREIRA, E.L.A., RIBEIRO, M.G., DE CASTRO E SILVA, E. & BACAL-TCHUK, L. Risperidone versus haloperidol in the treatment of schizophrenia: a meta-analysis comparing their efficacy and safety. *Journal of Clinical Pharmacy and Therapeutics, 21*:349-358, 1996.
19. ERESHEFSKY, L., DA VIS, C.M., HARRINGTON, C.A., JANN, M.W., BROWNING, J.L., SAKLAD, S.R. & BURCH, N. R. Haloperidol and reduced haloperidol plasma levels in selected schizophrenic patients. *J. Clin. Psychopharmacol., 4*:138-142, 1984.
20. FREEDMAN, R. Schizophrenia. *N. Engl. J. Med., 349*:1738-48, 2003.
21. FROTA-PESSOA, O. Distúrbios mentais: a genética explica? *J. Bras. Psiq., 40* (sup. 1): 5S-14S, 1991.
22. GINESTET, D., KAPSAMBELIS, V. & BRION, N. Neuroleptiques. *In:* GIROUD, J.-P., MATHÉ, G., MEYNIEL G. *Pharmacologie clinique: bases de la thérapeutique.* 2eme éd. Expansion Scientifique Française, Paris, 1988.
23. GOLDSTEIN, J.M. Quetiapine fumarate (Seroquel®): a new atypical antipsychotic. *Drugs of Today, 35*:193-210, 1999.
24. HARISON, T.S., GOA, K.L. Long-acting risperidone: a review of its use in schizophrenia. *CNS Drugs, 18*(2):113-32, 2004.
25. HASAN, S. & BUCKEY, P. Novel antipsychotics and the neuroleptic malignant syndrome: a review and critique. *Am. J. Psychiatry, 155*: 1113-1116, 1998.
26. HOLLISTER, L.E. Antipsychotic agents & lithium. *In:* KATZUNG, B.G. *Basic & Clinical Pharmacology.* 5th ed. Appleton Lange, Connecticut. 1992.
27. JANN, M.W., ERESHEFSKY, L., SAKLAD, S.R., RICHARDS, A. & DAVIS, C.M. Haloperidol and reduced haloperidol plasma levels in schizophrenic patients. *Drug. Intell. Clin. Pharm., 18*:507, 1984.
28. KANE, J., HONIGFELD, G., SINGER, J., MELTZER, H.Y. & THE CLOZARIL COLLABORATIVE STUDY GROUP. Clozapine for the treatment-resistant schizophrenic: a double-blind comparison with chlorpromazine. *Arch. Gen. Psychiatry, 45*:789-796, 1988.
29. KANE, J., MALHOTRA, A. The future of pharmacotherapy for schizophrenia. *Word Psychiatry, 2*:81-5,2003.
30. KARNIOL, I.G. Neurolépticos. *In:* SILVA, P. *Farmacologia.* 3.ª ed. Guanabara Koogan, Rio de Janeiro, 1989.
31. KORPI, E.R., PHELPS, B.H., GRANGER, H., CHANG, W.O., LINNOLLA, M., MEEK, J.L. & WYATT, T.J. Simultaneous determination of haloperidol and its reduced metabolite in serum and plasma by isocratic liquid chromatography with electrochemical detection. *Clin. Chem., 29*:624-628, 1983.
32. KRUPP, P. & BARNES, P. Leponex®-associated granulocytopenia: a review of the situation. *Psychopharmacol.,* (suppl.) *99*:S 118-S 121, 1989.
33. LEHMAN, A.F., LIEBERMAN, J.A., DIXON, L.B., MCGLASHAN, T.H., MILLER, A.L., PERKINS, D.O., KREYENBUHL, J. Practice guideline for the treatment of patients with schizophrenia, second edition. *Am. J. Psychiatry, 161*(2 Suppl):1-56, 2004.
34. LESSA, L.M. Neurolépticos. *In:* SILVA, P. *Farmacologia,* 2.ª ed. Guanabara Koogan, Rio de Janeiro, 1985.
35. LIEBERMAN, J.A. Dopamine partial agonists: a new class of antipsychotic. *CNS Drugs, 18*(4):251-67, 2004.
36. LIMA, F.B., CUNHA, R.S., COSTA, L.M., SANTOS-JESUS, R., DESENA, E.P., MIRANDA-SCIPPA, A., RIBEIRO, M.G. & DE OLIVEIRA, I.R. Meta-análise para avaliar a eficácia e a segurança da olanzapina comparada ao haloperidol no tratamento da esquizofrenia: achados preliminares. *Jornal Brasileiro de Psiquiatria, 48*:169-75,1999.
37. MARDER, S.R., DAVIS, J.M. & CHOUINARD, G. The effects of risperidone on the five dimensions of schizophrenia derived by factor analysis: combined results of the North American trials. *J. Clin. Psychiatry, 58*:538-546, 1997.
38. MELTZER, H.Y. Atypical antipsychotic drugs. *In:* BLOOM, F.E., KUPFER, D J. *Psychopharmacology: The Fourth Generation of Progress.* New York, Raven Press, 1995.
39. MELTZER, H.Y. Treatment of the neuroleptic non-responsive schizophrenic patient. *Schiz. Bull., 18*:515-542, 1992.
40. NABER, D., LEPPIG, M., GROHMANN, R. & HIPPIUS, H. Efficacy and adverse effects of clozapine in the treatment of schizophrenia and tardive dyskinesia a retrospective study of 387 patients. *Psychopharmacology* (Suppl.), *99*:S73-S76, 1989.
41. OWEN, F. & CROSS, AJ. Schizophrenia. *In:* WEBSTER, R.A., JORDAN, C.C. *Neurotransmitters, Drugs and Diseases.* Oxford, Blackwell Scientific Publications, 1989.

42. OWENS, M.J. & RISCH, S.C. Atypical antipsychotics. In: SCHATZBERG, A.F., NEMEROFF, C.B. *Textbook of Psychopharmacology.* Washington, American Psychiatric Press, Inc., 1995.
43. PAJONK, F.G. Risperidone in the acute and long-term therapy of schizophrenia – a clinical profile. *Prog. Neuropsychopharmacol. Biol. Psychiatry, 28*(1):15-23, 2004.
44. PEUSKENS, J., LINK, C.G.G. A comparison of quetiapine and chlorpromazine in the treatment of schizophrenia. *Acta Pscychiatrica Scandinavica, 96:*265-273, 1997.
45. POTKIN, D.G., SHEN, Y., ZHOU, D., PARDES, H., SHU, L., PHELPS, B., POLAND, R. Does a therapeutic window for plasma haloperidol exist? Preliminary Chinese data. *Psychopharmacol Bull., 21:*59-61, 1985.
46. POTTER, W.Z., HOLLISTER, L.E. Antipsychotics agents & lithium. *In:* KATZUNG, B.G. *Basic & Clinical Pharmacology.* 9th ed. New York, Lange Medical Books. 2004.
47. RANG, H.P., DALE, M.M. *Farmacologia.* 2.ª ed. Guanabara Koogan, Rio de Janeiro, 1993.
48. ROBERTSON, G.S., MATSUMURA, H., FIBIGER, H.C. Induction patterns of fos-like immunoreactivity in the forebrain as predictors of atypical antipsychotic activity. *J. Pharmacol. Exp. Therapeutics, 271:*1058-1066, 1994.
49. SERRETTI, A., DE RONCHI, D., LORENZI, C., BERARDI, D. New antipsychotics and schizophrenia: a review on efficacy and side effects. *Curr. Med Chem., 11*(3):343-58, 2004.
50. SIMPSON, G.M., YADALAM, K. Blood levels of neuroleptics: the state of the art. *J. Clin. Psychiatry, 46:*22-28, 1985.
51. SNYDER, S.H. *Drugs and the brain.* Scientific American Library, New York, 1986.
52. VAN PUTTEN, T., MARDER, S.R., MAY, P.R.A., POLAND, R.E., O'BRIEN, R. P. Plasma levels of haloperidol and clinical response. *Psychopharmacol. Bull., 21:*69-72, 1985.

34

Ansiolíticos

Maria Amélia Barata da Silveira

INTRODUÇÃO

Os ansiolíticos são fármacos utilizados no combate aos sintomas causados pela ansiedade. Essa disfunção do sistema nervoso central é mal característico do atual século. Parece, em sua grande parte, ser causada pelo próprio homem. No afã de construir estrutura social que lhe parece adequada, ele não percebe que o está destruindo física e mentalmente.

A Associação Americana de Psiquiatria conceitua ansiedade como tensão, apreensão, desconforto, que se origina de perigo interno ou externo iminente, podendo ser resposta a estresse ou a estímulo ambiental. Muitas vezes ocorre sem causa aparente.

A ansiedade dentro de certos limites é considerada normal, e o indivíduo não requer nenhum tipo de tratamento. Quando o quadro tende a se prolongar ou aprofundar, interferindo com o desempenho normal do indivíduo, torna-se necessária a sua avaliação clínica e, eventualmente, a instituição de algum tipo de tratamento. Muitas vezes, a ansiedade está associada a certos tipos de patologias, como hipertensão, asma, hipertireoidismo ou câncer, podendo causar desconforto grave ao paciente. Nesses quadros, o tratamento constitui grande alívio para o doente.

Atualmente, os transtornos mentais situam-se, em prevalência, no mesmo nível das doenças cardiovasculares, incluindo a hipertensão. Desses transtornos, a ansiedade é o problema mais frequente encontrado em atendimento médico primário e na população de modo geral. A incidência é maior na população ativa, atingida em sua vida pessoal e profissional. Entretanto, torna-se cada vez mais comum a observação de casos de ansiedade em pediatria e as causas mais frequentes estão associadas ao ritmo de vida a elas imposto, bem como a problemas de ordem familiar, mormente os relacionados a separação dos pais. Muitas vezes, não identificando o problema, o paciente não procura ajuda especializada, podendo agravar o quadro clínico.

Na realidade, o termo ansiedade engloba uma série de quadros clínicos diversos, que apresentam prognósticos diferentes e terapêutica específica. Destarte, antes da instituição de qualquer tipo de tratamento, é importante que seja feita a identificação cuidadosa dos principais grupos de sintomas que o paciente apresenta, para o estabelecimento do diagnóstico. Em alguns casos, é mais importante o tratamento psicológico que o farmacoterápico.

A Associação Americana de Psiquiatria reformulou os quadros clínicos da ansiedade da seguinte maneira:

- reação de ajustamento com humor ansioso;
- transtorno de pânico;
- transtorno de pânico com agorafobia;
- agorafobia sem ataques de pânico;
- fobia social;
- fobias específicas;
- transtorno obsessivo compulsivo;
- transtorno de ansiedade generalizado;
- transtorno de estresse pós-traumático.

A *reação de ajustamento com humor ansioso* refere-se à sintomatologia apresentada diante de evento vital estressante. Normalmente o quadro clínico é breve e, em geral, não requer tratamento.

O *transtorno de pânico* é ataque súbito, incontrolável e inexplicável de medo, sensação de terror, normalmente acompanhado de manifestações autonômicas intensas (dispneia, palpitação, vertigem, sudorese das extremidades, sensação de asfixia, desconforto precordial).

O *transtorno de pânico com agorafobia* refere-se ao pânico acompanhado da esquiva de situações sociais diversas.

A *agorafobia sem ataque de pânico* normalmente está associada a outras patologias, e é sintoma secundário.

A *fobia social*, de maneira geral, caracteriza-se pela esquiva de situação que exponha o paciente ao público, limitando, assim, sua vida social.

Fobias específicas são aquelas em que o estímulo fóbico é circunscrito a certas situações. Caracterizam-se pelo medo irracional a certas atividades ou objetos. O medo é demasiadamente desproporcional às ameaças reais.

O *transtorno obsessivo compulsivo* caracteriza-se pelo pensamento ou imagens consideradas sem sentido ou repugnantes e rituais ansiosos (compulsões), em que determinadas ações são realizadas de maneira repetitiva, sem nenhuma finalidade (p.ex., lavar as mãos ou pentear os cabelos com frequência, arrancar cabelos).

O *transtorno de ansiedade generalizado* apresenta sintomas semelhantes aos da reação de ajustamento. É porém crônico e profundo.

O *transtorno de estresse pós-traumático* é quadro ansioso crônico ligado a evento estressante extremo, violento ocorrido com o paciente (p.ex., tortura, estupro).

Nessa classificação, muitos especialistas recomendam a inclusão dos estados mistos depressivos ansiosos, em que há associação das duas disfunções mentais. A superposição de sintomas depressivos e ansiosos dificulta o diagnóstico dessa comorbidade, que chega a atingir até 70% dos pacientes com disfunção mental.

Grande parte dos estados ansiosos, principalmente aqueles passageiros, não necessita de tratamento. O próprio paciente tende a se restabelecer, passado o fato que deu origem ao quadro. Outras vezes, porém, quando a sintomatologia se torna prolongada, profunda, afetando a vida normal do indivíduo, torna-se necessária a instituição de tratamento,

330 FARMACOLOGIA

que poderá ser baseado em terapêutica comportamental, em terapêutica medicamentosa ou na associação de ambas.

A ansiedade, qualquer que seja o fator desencadeante, apresenta como agente etiológico o desequilíbrio entre mediadores estimulantes e depressores centrais. Entretanto, não se conhecem ainda todos os fatores envolvidos, bem como estruturas e mecanismos de ação ao nível de receptores, existindo apenas indicações quanto a determinados tipos compreendidos. Os estudos nesse setor são muito intensos.

Destarte, os fármacos disponíveis no arsenal terapêutico não são curativos, e sim meramente paliativos, atenuando o quadro de desequilíbrio do paciente.

CLASSIFICAÇÃO DOS FÁRMACOS

Os fármacos disponíveis no arsenal terapêutico contra a ansiedade podem ser classificados em:

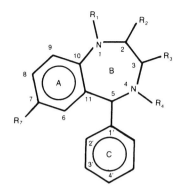

Fig. 34.1 Fórmula geral dos benzodiazepínicos.

- benzodiazepínicos;
- GABA e derivados;
- agonistas parciais do receptor $5HT_A$;
- barbitúricos;
- diversos.

Benzodiazepínicos

O primeiro elemento da série, o clordiazepóxido, foi produto inesperado de síntese planejada por Sternbach, em 1961. Testes preliminares em animais mostraram efeitos miorrelaxantes e calmantes, em doses baixas. Esses resultados incentivaram estudos clínicos feitos em voluntários humanos para comprovar os efeitos tranquilizantes.

Mais de 2.000 derivados benzodiazepínicos foram sintetizados. Os comercializados no Brasil estão arrolados no Quadro 34.1. Nesse quadro não se incluem as associações. Porém, diversas especialidades farmacêuticas que os contêm em associações com outros fármacos são comercializadas. A rigor, essas associações são consideradas irracionais.

Quadro 34.1 Benzodiazepínicos comercializados no Brasil, excluindo-se as associações

Nome Genérico	Nome Comercial	R1	R2	R3	R7	R2′	
Alprazolam	Frontal	Anel triazólico fundido		—H	—Cl	—H	
Bromazepam	Bromazepam Brozepax Deptran Lexotan Nervium Neurilan Novazepam Somalium	—H	=O	—H	—Br	⟩N	
Clobazam	Frisium	—CH3	=O	—H	—Cl	—H	
Clonazepam	Rivotril	—H	=O	—H	—NO2	—Cl	
Clorazepato	Tranxilene	—H	=O	—COO	—Cl	—H	
Clordiazepóxido	Psicosedin	—H	—NHCH3	—H	—Cl	—H	
Cloxazolam	Clozal Elum Olcadil	—H	=O	—H	—Cl	—Cl	Anel tetraidro-oxazólico fundido em 4 e 5
Diazepam	Ansilive Calmociteno Compaz Diazepam Dienpax Kiatrium Letansil Noan Somaplus Valium	—CH3	=O	—H	—Cl	—H	
Flunitrazepam	Rohypnol	—H	=O	—H	—NO2	—F	
Flurazepam	Dalmadorm	—CH2CH2N(C2H5)2	=O	—H	—Cl	—F	
Lorazepam	Calmogenol Lorax Lorium Max-Pax Mesmerim	—H	=O	—OH	—Cl	—Cl	
Midazolam	Dormonid	Anel imidazólico fundido	—	—H	—Cl	—F	
Nitrazepam	Nitrapan Nitrazepam Nitrazepol Sonebon	—H	=O	—H	—NO2	—H	

O estudo da relação estrutura-atividade iniciou-se em 1982 pelo próprio Sternbach. A partir daí, numerosos estudos foram efetuados nessa área.

O termo benzodiazepínico é usado em função da presença do anel A fundido ao anel B. O substituinte 5-aril (anel C) aumenta muito a potência, podendo ser substituído por anel de cinco membros fundido às posições 3 e 4, formando derivado antramicínico. O anel A pode ser substituído por sistema heteroaromático, como o tieno (caso do brotizolam). As propriedades dos substituintes das posições 1 e 3 podem variar bastante, incluindo grupos imidazólicos e triazólicos fundidos em 1 e 2. Grupos aceptores de elétrons na posição 7 realçam a atividade. Grupos doadores de elétrons, grupos substituintes volumosos nessa posição e substituições variadas nas demais posições do anel A reduzem a atividade. Grupos aceptores de elétrons nas posições 2' ou 4' do anel C aumentam a atividade e, em outras posições, a diminuem. A substituição na posição 5 do anel B por carbonila e na posição 4 por grupo metílico dá origem a fármaco antagonista, o flumazenil.

Em 1992, o triazolam (Halcion, Onirium) teve sua comercialização proibida no Brasil, pelo Ministério da Saúde, por causar graves efeitos nocivos à saúde. O mesmo fenômeno ocorreu na maioria dos países europeus e nos Estados Unidos da América do Norte.

Pela sua alta eficácia e relativa segurança, os benzodiazepínicos ainda são considerados os principais ansiolíticos, muito embora outros fármacos tenham sido recentemente introduzidos na terapêutica, com essa finalidade.

Os protótipos dessa classe são o diazepam e o clordiazepóxido. Seus efeitos resultam de ações sobre o sistema nervoso central. Os efeitos principais, além da diminuição da ansiedade, incluem sedação, hipnose, relaxamento muscular e propriedades anticonvulsivantes (clonazepam, clorazepato e diazepam são usados clinicamente com esse objetivo). O alprazolam causa, em alguns casos, efeitos antidepressivos. Alguns efeitos por eles produzidos podem advir de ações periféricas: vasodilatação coronariana que surge após a administração intravenosa de certos benzodiazepínicos e bloqueio neuromuscular após doses elevadas.

Quanto ao uso clínico, são considerados fármacos de primeira escolha no tratamento da ansiedade. Além disso, podem ser úteis como miorrelaxantes, anticonvulsivantes, pré-anestésicos e anestésicos propriamente ditos. A escolha dos diferentes benzodiazepínicos disponíveis deve ser feita após o diagnóstico da disfunção, bem como após a avaliação das condições físicas do paciente. Com o uso crônico aparece a tolerância em relação tanto aos efeitos adversos quanto aos terapêuticos. No caso do diazepam, com relação à tolerância diante dos efeitos terapêuticos, ela aparece após cerca de 22 semanas.

EFEITOS ADVERSOS. PRECAUÇÕES. TOLERÂNCIA. TOXICIDADE

O efeito adverso mais comum, ao ser alcançada a concentração plasmática adequada, é a sedação, que varia conforme o paciente, a idade e condições gerais, comandadas por fatores farmacodinâmicos e farmacocinéticos. Ocorrem também lassidão, incoordenação motora, diminuição da velocidade de raciocínio, ataxia, redução das funções físicas e mentais, confusão, disartria, secura da boca e gosto amargo. A atividade mental é menos afetada que a física. Pode ocorrer aumento de peso corporal, pelo aumento do apetite. Daí serem consideradas irracionais as associações medicamentosas empregadas para o emagrecimento que os contêm em sua formulação com a finalidade de reduzirem os efeitos dos estimulantes anfetamínicos empregados nessas formulações.

A interação com álcool deve ser levada em consideração, podendo ser extremamente grave.

Outros efeitos mais raros são: fraqueza, cefaleia, visão turva, náuseas e vômitos, desconforto epigástrico e diarreia. Podem ainda aparecer dores nas articulações e no tórax.

O nitrazepam e o flurazepam podem ocasionar insônia na primeira semana de uso. Ocasionalmente, o flurazepam pode causar ansiedade, irritabilidade, taquicardia e sudorese. Podem ocorrer euforia e alucinações. Alguns pacientes podem apresentar comportamentos bizarros, hostilidade e agressividade. Paranoia, depressão e tendência ao suicídio são eventos mais raros. Esses efeitos foram a causa da retirada do comércio de fármacos como o triazolam.

Não se deve esquecer que alguns benzodiazepínicos atravessam a barreira placentária. Assim, recém-nascidos de mães dependentes do fármaco podem desenvolver crises de abstinência. Mães que necessitem utilizar o fármaco durante período de amamentação devem ter seus filhos observados quanto a possíveis efeitos relacionados ao fármaco.

Os pacientes epilépticos que utilizam benzodiazepínicos devem ser avaliados de maneira rigorosa e contínua, mormente se empregarem outros depressores ao mesmo tempo.

Apesar de todos os efeitos apontados, os benzodiazepínicos ainda são considerados fármacos com boa margem de segurança. Mesmo em doses maciças, raramente são fatais, a menos que sejam administrados com outros depressores do SNC. Embora não causem problemas circulatórios ou respiratórios profundos ainda que em doses tóxicas, doses terapêuticas podem comprometer a respiração de pacientes com doença respiratória obstrutiva. O flumazenil é o fármaco empregado como antagonista eficaz no tratamento de intoxicações especificamente causadas pelos benzodiazepínicos.

FARMACOCINÉTICA

O uso desses fármacos está intimamente relacionado com a sua farmacocinética e com as suas propriedades físico-químicas. São fármacos lipofílicos, e essa característica pode ser alterada em até 50 vezes, dependendo da polaridade e eletronegatividade dos grupos químicos substituintes.

Em sua maioria, os benzodiazepínicos são completamente absorvidos sem antes sofrer biotransformação. Excetua-se o clorazepato, que é descarboxilado no suco gástrico em nordazepam, para depois ser absorvido.

O diazepam é rapidamente absorvido, atingindo o pico máximo em 1 hora nos adultos e 15 a 30 minutos em crianças. Já o clonazepam e o oxazepam apresentam absorção bastante lenta após a administração oral, levando várias horas para atingir seu pico de concentração plasmática. O alprazolam, o clordiazepóxido e o lorazepam possuem velocidades intermediárias de absorção.

A injeção intramuscular de benzodiazepínicos tem absorção imprevisível, excetuando-se o lorazepam.

A biotransformação dos principais benzodiazepínicos encontra-se esquematizada na Fig. 34.2. Ocorre no fígado, através de enzimas microssômicas. O conhecimento da biotransformação e da natureza dos metabólitos gerados é de fundamental importância em seu uso. Assim, o flurazepam, que tem meia-vida plasmática de 2-3 horas, dá origem ao metabólito N-desalquilflurazepam, que possui meia-vida de mais de 50 horas.

Os benzodiazepínicos, em sua maioria, bem como os seus metabólitos, possuem alta afinidade de ligação a proteínas (85-90%). Esse fator limita a utilização da diálise em casos de intoxicação. O volume aparente de distribuição, em média, situa-se entre 1 a 3 L/kg de peso corporal.

Aparentemente, os benzodiazepínicos não induzem de maneira significativa a síntese de enzimas microssômicas hepáticas. Desse modo, a administração prolongada, de maneira geral, não acelera a biotransformação de outras substâncias. Por outro lado, a cimetidina e os anticoncepcionais orais inibem a N-desalquilação e a 3-hidroxilação dos benzodiazepínicos. O etanol, a isoniazida e a fenitoína também o fazem, mas de maneira menos eficaz. Esses efeitos diminuem em pacientes idosos e naqueles que sofrem de doença hepática crônica. O hábito de fumar diminui a eficácia dos benzodiazepínicos administrados por via oral. O uso do álcool prejudica a biotransformação principalmente do diazepam e do clordiazepóxido. A administração de outros depressores do SNC potencializa a ação dos benzodiazepínicos. Quando houver necessidade do uso concomitante, deve-se ajustar a dose.

São fármacos relativamente seguros desde que a dose terapêutica seja muito menor daquela considerada tóxica. Porém, quando ocorrer intoxicação, seu tratamento é feito com a utilização do flumazenil, antagonista específico de benzodiazepínicos.

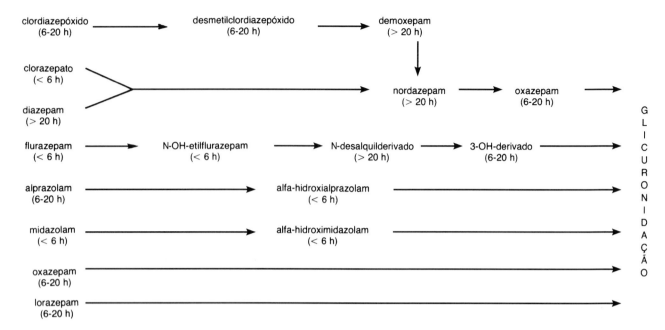

Fig. 34.2 Esquema de biotransformação de alguns benzodiazepínicos.

MECANISMO DE AÇÃO

Grande parte das ações dos benzodiazepínicos, ou talvez todas, parece resultar da sua capacidade de potencializar a ação inibidora neuronal que é mediada pelo ácido gama-aminobutírico (GABA). Essa afirmação é verificada por provas comportamentais e eletrofisiológicas. O efeito dos benzodiazepínicos quase desaparece quando há a administração prévia de um antagonista (como a bicuculina) ou de um inibidor da biossíntese do GABA (como a tiossemicarbazida).

Estima-se que 30% a 40% de todas as sinapses centrais de mamíferos sejam mediadas pelo GABA. Ele está presente em todas as áreas centrais, mormente na substância negra, glóbulo pálido e hipotálamo. Seu conteúdo em outros órgãos é praticamente nulo. O GABA é formado pela descarboxilação do ácido glutâmico e pela descarboxilase glutâmica piridoxal dependente de fosfato. É armazenado em vesículas e delas liberado pela despolarização da membrana, e para isso é indispensável a presença de íons de Ca^{++}.

A ação inibidora do GABA é feita mediante sua interação com o respectivo receptor. Foram identificados dois tipos (A e B). Outro tipo está sob estudo, bem como subtipos diferentes de cada receptor. Os dois tipos isolados não foram completamente elucidados, estando certamente associados ao canal iônico seletivo para cloreto na membrana. O complexo formado entre o GABA e o seu receptor (GABA-R) abre

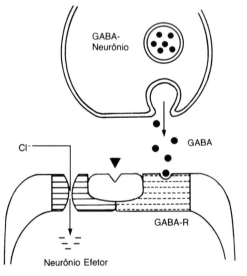

Sinapse GABAérgica. O Cl⁻ passa pelo canal na direção indicada pelo gradiente de concentração e potencial de membrana. A liberação do GABA é inativada pela recaptação da terminação ou pela modulina. (In: Costa E. *The Benzodiazepines: from molecular biology to clinical practice.* Raven, New York, 1983 p. 93-116.)

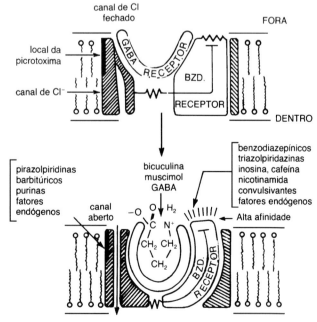

Modelo do complexo receptor GABA-benzodiazepínico-canal de Cl⁻. (Skolnick, P. & Paul, S.M. *Annu. Rep. Med. Chem.*, 16:21,1981.)

Fig. 34.3 Liberação do GABA e interações com o receptor.

o canal de cloreto, aumentando sua condução intracelular e afetando a membrana do neurônio, despolarizando-a. A ação do GABA pode ser inibida por dois tipos de substâncias: os convulsivantes, que bloqueiam o receptor (bicuculina), e os que bloqueiam o canal de cloreto (picrotoxima). São os seus antagonistas.

Existem outras substâncias que inibem a biossíntese (hidrazidas) ou que inibem a sua liberação das vesículas (toxina tetânica).

Verificou-se que os benzodiazepínicos intensificam a ação inibitória do GABA e quase são inativos na depleção do mediador.

A Fig. 34.3 mostra a possível interação entre o GABA, agentes ativos e o receptor.

A alta potência e a afinidade dos benzodiazepínicos, aliadas às relações estrutura-atividade biológicas, indicam que possuem receptores específicos para produzirem seu efeito, sendo óbvio que esses estão intimamente relacionados com os neurônios produtores de GABA.

Para comprovar esses dados experimentalmente, foram feitos estudos radiográficos com derivados benzodiazepínicos convenientemente marcados, em diversas concentrações, verificando-se vários parâmetros, como local de ligação, afinidade e potência de diversos derivados e sua relação com a estrutura química e concentração. Foram obtidas isotermas de concentração, verificando-se que, após atingir concentração crítica (específica para cada fármaco), a ligação não mais ocorre. A afinidade é expressa pela constante de dissociação, estando intimamente relacionada com a estrutura do benzodiazepínico.

Acredita-se que o mecanismo pelo qual os benzodiazepínicos atuam está aliado ao aumento da afinidade do GABA por seu receptor. Uma das hipóteses mais aceitas é a que os receptores do GABA são mantidos em estado de baixa afinidade pela ação de um peptídio endógeno modulador (GABAmodulina).

Os benzodiazepínicos poderiam agir inibindo o efeito dessa modulina, deslocando-a do seu local receptor. Outro mecanismo proposto afirma que o fármaco atua alostericamente, preparando o receptor para a interação com o GABA. É o mais aceito. Outra teoria propõe que os benzodiazepínicos atuariam no plano das terminações nervosas, acarretando maior liberação do GABA.

Da macromolécula que contém o receptor foram isoladas diversas frações: fração receptora benzodiazepínica, correspondendo a 50.900 D; a do GABA, de 54.800 D; e o canal de cloreto, de 137.000 D. Para que haja interação, entretanto, esses receptores devem estar integrados em um polímero de 500.000 D. (D = dálton, unidade utilizada para expressar peso molecular.)

A heterogeneidade do receptor de GABA é fato patente. Esse detalhe está sendo bastante estudado, pois dele poderão resultar conhecimentos que permitem planejar fármacos ansiolíticos mais específicos. Admite-se que as diversas atividades apresentadas pelos benzodiazepínicos sejam resultantes da interação de subtipos diferentes de receptores com o mesmo fármaco e de maneiras diferentes. Outros autores tentam demonstrar que essas atividades diferenciadas originam-se não da presença de diferentes receptores ou subtipos, mas sim de único receptor interagindo com o fármaco de maneira diferente (é notório o fato de que a molécula do benzodiazepínico pode apresentar conformações diferentes energeticamente semelhantes).

Os ligantes para o receptor benzodiazepínico podem ser agonistas, antagonistas ou agonistas inversos. Propõe-se que essas atividades específicas se devam a modelo único de receptor: os receptores induzem eficácia positiva ou negativa, respondendo diferentemente à sua ocupação, dependendo da natureza estrutural do ligante. Assim, resultará espectro contínuo de atividade que vai desde agonista total até agonista inverso total.

USOS TERAPÊUTICOS

Os benzodiazepínicos são considerados fármacos de primeira escolha no tratamento das ansiedades, bem como hipnóticos e sedativos. São relativamente seguros em relação aos outros fármacos disponíveis e mais eficazes.

A escolha dos diferentes benzodiazepínicos deve ser feita após o diagnóstico da disfunção, bem como após a avaliação das condições físicas e da idade do paciente. Além disso, podem ser úteis como miorrelaxantes, anticonvulsivantes, pré-anestésicos e anestésicos propriamente ditos.

Durante seu emprego, o paciente deve ser alertado quanto aos efeitos colaterais, que incluem principalmente sedação e incoordenação motora. Esses efeitos, dependendo da sensibilidade do paciente, podem alterar sua capacidade de operar equipamentos perigosos ou dirigir veículos. Esses efeitos vão diminuindo à medida que se prolonga o tratamento. O efeito ansiolítico também diminui, mas em taxa bem menor. Assim, verifica-se tolerância ao diazepam após 22 semanas.

Ultimamente, devido à alta eficácia e segurança dos benzodiazepínicos como ansiolíticos, vem aumentando o número de casos relacionados a uso abusivo, com sua consequente dependência e os problemas relacionados.

ABUSO E DEPENDÊNCIA

São numerosos os casos de abuso e dependência correlacionados ao uso tanto terapêutico quanto irracional. A dependência pode aparecer tanto com o uso em doses terapêuticas, por tempo prolongado, quanto por doses mais elevadas.

Os sintomas relacionados à abstinência incluem: ansiedade, agitação, irritabilidade, insônia, cefaleia, tremores, tontura, anorexia, náusea, vômitos, diarreia, fraqueza, fotofobia, despersonalização e depressão.

Esses sintomas podem surgir até 1 semana após a retirada do medicamento. Dependem da meia-vida, da conversão em metabólitos ativos e das respectivas meias-vidas.

Muitas vezes, a retirada de fármacos com meia-vida longa não acarreta o aparecimento dos sintomas de abstinência. Em outras, com a utilização de fármacos com tempo de ação curto, chega-se a observar sintomas de ansiedade entre as doses. Nesses casos, existe a tendência a se aumentar a dose, porquanto surge a dificuldade de se interromper a medicação. Não ficou ainda esclarecido se, nesses casos, os sintomas estão relacionados à tolerância ou à abstinência. O alprazolam e o lorazepam são os que mais apresentam esse quadro clínico. Alguns médicos sugerem a substituição por fármacos de ação prolongada, em que cada miligrama deles pode ser substituída por um de clonazepam.

ANTAGONISTA BENZODIAZEPÍNICO

O primeiro elemento dessa classe resultou da pesquisa de substâncias com alta afinidade pelo receptor benzodiazepínico. O intuito inicial era isolar e caracterizar tal entidade. Esse derivado, mais tarde denominado flumazenil (introduzido no Brasil com o nome de Lanexat), mostrou possuir propriedades antagonistas bastante acentuadas. Tem tropismo central, mostrando suave atividade anticonvulsivante, não induz a sonolência nem o relaxamento muscular. Não causa efeitos adversos graves quando usado em doses terapêuticas. Por outro lado, apresenta a propriedade de bloquear, drasticamente, os efeitos dos benzodiazepínicos, mas não dos demais depressores do sistema nervoso central (barbitúricos, carbamatos, etanol, GABAmiméticos, opioides). Por isso, pode ser empregado como agente diagnóstico diferencial em caso de intoxicação em que não se conhece a natureza do agente intoxicante. O flumazenil reverte, de maneira eficiente, mediante doses pequenas, intoxicações graves causadas por benzodiazepínicos.

RELAÇÃO ESTRUTURA-ATIVIDADE

Comparando-se a estrutura do diazepam (agonista) com a do flumazenil (antagonista), observa-se que as conformações dos anéis A e B são bastante semelhantes. Diferem pela presença de um grupo carbonila em C_5 no flumazenil, o que altera levemente a conformação do anel B em relação ao diazepam. Ambos se superpõem quase que perfeitamente na porção 1,4-benzodiazepínica, havendo apenas diferença na porção

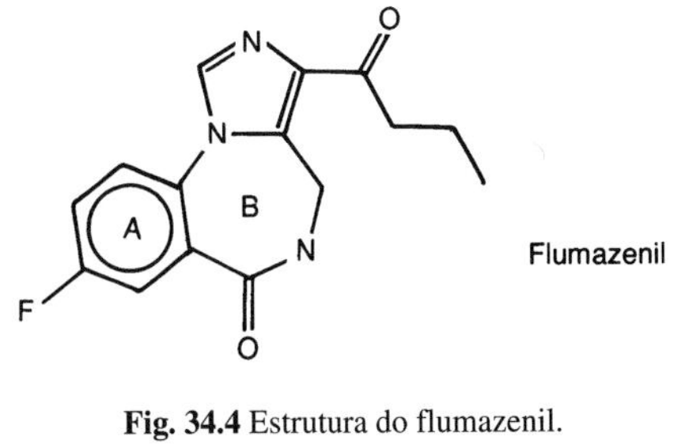

Fig. 34.4 Estrutura do flumazenil.

imidazólica em N_1 e C_2 do flumazenil e na fenila em C_5 do diazepam. A falta dessa última, presente em todos os benzodiazepínicos ansiolíticos, pode explicar a atividade antagonista. Embora esse anel esteja relacionado ao reconhecimento e à atividade intrínseca do ligante pelo receptor, sua ausência não afeta a afinidade pelo receptor.

A estrutura etil-imidazol-3-carboxilato presente no flumazenil é importante para a afinidade com o receptor. Derivados que não a contêm são praticamente inativos, mesmo mantendo-se a função carbonila na posição 2. Existe ampla faixa de tolerância quanto ao tamanho desse grupo alquílico, mas a eficácia de antagonistas e agonistas inversos é sensível à hidrofobicidade. Outra observação importante diz respeito à distância entre o anel A do diazepam e a carbonila em C_2 e a mesma distância entre a anel A do flumazenil e o grupo carbonílico presente na substituição em C_2. Essa distância parece definir o caráter agonista ou antagonista: nos agonistas, é de 4,91 Å, enquanto, nos antagonistas, é de 7,30 Å.

Recentemente, foram isolados e identificados princípios ativos naturais presentes no maracujá (reconhecidamente calmante), com estrutura não benzodiazepínica, mas que atuam no mesmo receptor, exercendo ação calmante semelhante à dos benzodiazepínicos.

Por outro lado, foram descritos compostos não benzodiazepínicos que se ligam fortemente ao receptor, apresentando propriedades agonistas inversas. São derivados de betacarbolinas, que se assemelham estruturalmente aos princípios ativos presentes no maracujá mas cuja ação é oposta: tais compostos despertaram grande interesse tanto no estudo do receptor quanto no desenvolvimento de novos fármacos. Alguns têm atividade intrínseca convulsivante ou de potencialização dos efeitos convulsivantes de fármacos que apresentam tal atividade. São bloqueados pelo flumazenil. Isso comprova que realmente atuam sob o mesmo receptor, mas com ações diametralmente opostas.

Apesar de vários estudos a respeito, não se chegou a provar a existência de "benzodiazepínicos endógenos".

PROPRIEDADES FARMACOLÓGICAS

O flumazenil é indicado na anestesiologia, no encerramento da anestesia geral promovida por benzodiazepínico. Neutraliza efeitos dos benzodiazepínicos em processos diagnósticos, terapêuticos e na superdose. É empregado no diagnóstico diferencial no coma neurológico por ingestão medicamentosa. Tem suave atividade anticonvulsivante. É rapidamente absorvido pela via oral. Atinge pico plasmático de 225 ± 113 µg/L, 20 a 90 minutos após a administração. É rapidamente metabolizado no fígado. Quando se deseja ação rápida, usa-se a via intravenosa. Dose de 10 a 20 µg/L reverte, de maneira eficaz, os efeitos produzidos pelos benzodiazepínicos. A meia-vida de eliminação é de 49-58 minutos. Liga-se na taxa de 40% às proteínas plasmáticas.

É considerado fármaco seguro. Entretanto, sua administração deve ser cuidadosa. O despertar rápido em pacientes com doenças cardiorrespiratórias pode ser perigoso. Poderá haver incidência de ansiedade e agitação. Em pacientes dependentes de benzodiazepínicos pode causar síndrome de abstinência. Os efeitos adversos mais comuns incluem: vômito, náusea, lacrimejamento e desconforto geral.

GABA e derivados

Após o reconhecimento de que o ácido gama-aminobutírico ou ácido 4-aminobutanoico (GABA) é um dos mediadores centrais mais importantes relacionados ao efeito depressor e ao mecanismo de ação dos benzodiazepínicos, alguns países o introduziram na terapêutica como ansiolítico. Entretanto, devido à sua baixa lipofilicidade e portanto dificuldade em atravessar a barreira hematoencefálica, diversos derivados foram obtidos, especialmente através de latenciação e modificação molecular. Alguns indicam outras possíveis atividades como acelerador do metabolismo cerebral, tornando-o útil no tratamento de crianças cujo aprendizado é difícil. Parece atuar como auxiliar nas sequelas oriundas de acidentes vasculares cerebrais e arteriosclerose. No Brasil, além do próprio GABA (Gamibetal®, Gammar®), também é comercializada a vigabatrina, que é o ácido gamavinil-gamabutírico ou ácido 4-amino-5-hexanoico (Sabril®), forma obtida de modificação molecular do GABA, mediante introdução de dupla ligação. Entretanto, a indicação desses é no tratamento das epilepsias. Outros derivados diferentes estão disponíveis em diversos países.

Agonistas da serotonina (receptor HT_{1A})

São considerados ansiolíticos de segunda geração. O primeiro membro dessa classe introduzido no mercado brasileiro foi a buspirona ou S-[4-[4-(2-pirimidinil)-1-piperazinil]butil]-azaspiro[4,5]decano-7,9-diona.

Foi sintetizada em 1972 por Wuet e colaboradores. Sua ação ansiolítica foi observada por Goldberg e Finnerty em 1979. Foi introduzida no Brasil em 1989 e hoje é comercializada com os nomes Ansienon, Ansitec, Buspanil e Buspar. Devido ao grande interesse despertado por essa nova classe de fármacos, outros derivados foram obtidos.

Na estrutura da buspirona distinguem-se dois pontos importantes para a atividade: a imida azaspirodecanodiona e o grupo arilpiperazínico. Observa-se que a atividade máxima é exercida quando a porção imídica é unida ao anel arílico por quatro átomos de carbono. O anel relaciona-se com o bloqueio alfa-adrenérgico. Essa atividade pode ser alterada pela presença de certos substituintes. Desse modo, o grupo 3-ciano (repelente de elétrons) diminui a atividade e o grupo 3-metóxi (doador de elétrons) aumenta a atividade.

PROPRIEDADES FARMACOLÓGICAS

A buspirona apresenta propriedades ansiolíticas comparáveis às do diazepam. Em doses terapêuticas, não causa sedação e nem relaxamento muscular. Outrossim, não exerce atividade anticonvulsivante nem hipnóticossedativa. Parece não dispor de potencial de abuso e nem leva à dependência física e psíquica. Não altera os reflexos, não sofrendo interação significativa com o álcool.

Não possui antídoto específico. Em casos de intoxicação, cujos sintomas são náusea, vômito, tontura, sonolência, miose e distúrbios gástricos, são procedimentos recomendados a lavagem gástrica e o tratamento sintomático.

FARMACOCINÉTICA

Quando administrada pela via oral, a absorção da buspirona é rápida e completa. Por via intravenosa, atinge rapidamente o cérebro. O pico máximo é atingido 60-90 minutos após a administração. Cerca de 95% estão ligados às proteínas plasmáticas. Seu volume de distribuição é de 5,3 L/kg. Sua meia-vida é de 2,1-2,7 horas. Em 24 horas, de 29% a 63% da dose são excretados pela urina e 18% a 38% pelas fezes.

É biotransformada através da hidroxilação e ruptura da cadeia pirimidilpiperazínica, originando a 5-hidroxibuspirona e glicuronídio (inativos) e a 1-(2-pirimidinil)-piperazina, que possui 20% da atividade da buspirona. Os principais efeitos adversos apresentados são sonolência, tontura (em nível mais baixo daquele apresentado pelos benzodiazepínicos), cefaleia, náusea e fadiga. Nervosismo, obnubilação, diarreia, secura da boca e taquicardia são eventos mais raros. Em doses elevadas, pode causar disforia.

Fig. 34.5 Estruturas do GABA e da vigabatrina.

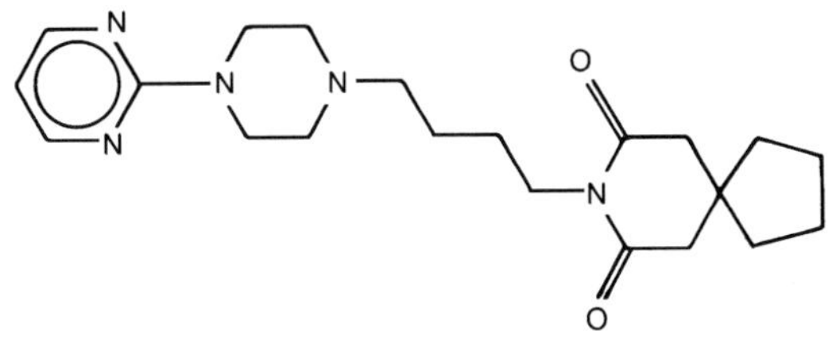

Buspirona

Fig. 34.6 Estrutura da buspirona.

A administração concomitante aos inibidores da MAO acarreta aumento da pressão arterial. Pode deslocar digoxina ligada às proteínas plasmáticas.

Os ansiolíticos de classe das azapironas (buspirona) atuam em outro sistema de mediadores. É o sistema serotoninérgico, que reconhecidamente interfere no processo de ansiedade. São classificados como agonistas parciais potentes do receptor 5 HT_{1A}. Estudos in vitro demonstraram que esses compostos são agonistas totais nos receptores pré-sinápticos e agonistas parciais nos receptores pós-sinápticos. O número de receptores pré-sinápticos é grande, ao contrário do que ocorre com os pós-sinápticos. O mesmo agonista, atuando no mesmo receptor em célula específica, pode mostrar atividade intrínseca diferente, dependendo da concentração do receptor. A resposta da interação também varia de acordo com o segundo mensageiro envolvido, por exemplo, adenilil ciclase ou fosfolipase C. O efeito sobre os receptores pré-sinápticos, por reduzirem temporariamente as concentrações de serotonina, apresenta resultados ansiolíticos. Entretanto, com administração crônica, pode ocorrer a dessensibilização. Outrossim, efeito parcial agonista pós-sináptico pode reduzir os efeitos pós-sinápticos da própria serotonina. Todavia, não existem ainda resultados conclusivos que levem ao perfeito entendimento dessas interações e de suas consequências.

O tempo relativamente grande que a buspirona leva para atingir seu efeito (alguns dias ou semanas) é compatível com o sistema de mediador acoplado a segundos mensageiros, que, por ser sistema em cascata de eventos, leva mais tempo para apresentar efeito do que o sistema em que o fármaco atua diretamente sobre o receptor.

Outros fármacos, pertencentes a outra classes terapêuticas, podem ser empregados como auxiliares. Entre os anti-histamínicos, a hidroxizina foi a mais indicada. Estudos posteriores indicaram que ela não era propriamente ansiolítica, já que na dose recomendada para essa finalidade produzia sedação acentuada. É empregada como medicação pré-anestésica, pois, além da propriedade sedativa, também é antiemética e anticolinérgica.

Barbitúricos

São depressores não seletivos do SNC.

Há algumas décadas, eram fármacos amplamente utilizados como hipnóticos, sedativos e também como ansiolíticos e anticonvulsivantes.

Sua administração causa graves problemas. Apresentam facilidade em desenvolver tolerância, dependência física e graves sintomas de abstinência.

Quando empregados de forma inadequada, podem ser fatais, através de falência respiratória e cardiovascular. Muitos suicídios e homicídios foram cometidos com seu uso.

Potentes indutores de enzimas hepáticas, como o citocromo P450, causam interferências acentuadas na ação de outros fármacos, gerando, muitas vezes, graves problemas. Podem precipitar ataques agudos de porfiria em indivíduos sensíveis.

Atualmente, no Brasil, não são encontradas especialidades farmacêuticas que os contenham com a finalidade unicamente ansiolítica, pois estão disponíveis medicamentos mais seguros e eficazes. Suas principais indicações na atualidade são como anestésicos gerais e como anticonvulsivantes. Existe no comércio uma especialidade contendo pentobarbital (Hypnol®) utilizada como hipnótico. Mesmo assim, os especialistas tendem, na medida do possível, a substituí-los por outros fármacos mais seguros.

Diversos

Há 25 anos, estudos controlados comprovaram a eficácia dos beta-bloqueadores como ansiolíticos. Em algumas situações específicas, alguns, como o propranolol, podem reduzir os sintomas autonômicos associados a fobias específicas, pelo bloqueio periférico dos sintomas beta-adrenérgicos mediados. Podem ser considerados auxiliares no tratamento de alguns tipos de ansiedade e em estresse agudo. Não causam dependência. Porém, o efeito betabloqueador pode produzir uma série de efeitos adversos que devem ser criteriosamente avaliados.

Estão também disponíveis no comércio nacional especialidades que contêm princípios ativos naturais com a finalidade ansiolítica, obtidos da melissa, kava-kava e, principalmente, do maracujá. No caso do maracujá, foram isolados e identificados princípios ativos que, apesar de não apresentarem estrutura semelhante à dos benzodiazepínicos, atuam no mesmo receptor, exercendo efeito calmante.

Além disso, também são empregados, em determinados casos, outros depressores do sistema nervoso central, como a sulpirida e o pimetixeno. A amitriptilina, agente tricíclico antidepressivo, pode também ser utilizada nos casos mistos ansiosos depressivos. Muito embora os valepotriatos – princípios ativos isolados de Valeriana wallichii, que consiste na mistura de diidrovaltrato (80%), valtrato (15%) e acevaltrato (5%) – tenham indicação no tratamento de insônia, exercendo efeitos estabilizantes sobre os centros vegetativo e emocional, o valtrato, especialmente, pode ser utilizado como ansiolítico.

Vários outros fármacos que atuam no SNC foram empregados como ansiolíticos no Brasil. Entretanto, hoje são considerados obsoletos, embora alguns ainda continuem a ser comercializados em outros países e possam ser úteis em casos refratários ao tratamento com a medicação recomendada. Entre eles pode-se citar a classe dos carbamatos de propanodiol, cujo protótipo é o meprobamato. Ainda podem ser citados fármacos não barbitúricos, mas com ação semelhante, como a clormezanona. A não utilização desses fármacos na moderna psiquiatria deve-se ao fato de causarem graves efeitos adversos e intoxicações quando utilizados como ansiolíticos.

REFERÊNCIAS BIBLIOGRÁFICAS

1. AMA. Drug Evaluations, Department of Drugs, American Medical Association, 1991.
2. BARNARD, E.A. et al. International Union of Pharmacology. XV. Subtypes of gamma-aminobutiric acid receptors. Classification on the Basis of Subunit Structure and Receptor Function. *Pharmacol. Rev.*, 50(2), 291-333, 1998.
3. BERNIK, M.A., SOARES, M.B., SOARES, C.N. Benzodiazepines: patterns of use, tolerance and dependence. *Arq. Neuropsiquiatr.*, 48:131, 7, 1990.
4. BIGGIO, G., COSTA, E. (eds.) *GABAergic Transmission and Anxiety*. Raven, New York, 1986.
5. BLOOM, F.E., KUPFER, D.J. (eds.) *Psychoneuropharmacology. The fourth generation of progress*. Raven, New York, 1995.
6. BOUCHARD, L.P., LLORCA, P.M., WOLF, M.A. Current hypotheses of central mechanism of action of benzodiazepines. *Can. J. Psychiatry*, 36:660-6, 1991.
7. BOWERY, N.G. *Actions and Interactions of GABA and Benzodiazepines*. Raven, New York, 1984.
8. BRAESTRUP, C., NIELSEN, E.B. Future directions in anxiety research. *Psychopharmacol. Ser.*, 5P:180-6, 1988.
9. BREIER, A. & PAUL, S.M. The GABA/benzodiazepine receptor: implications for the molecular basis of anxiety. *J. Psychiatr. Res.*, 24:91-104, 1990.
10. BROEKKAMP, C.L., BERENDSEN, H.H., JENCK, F., VAN DELFF, A.M. Animal models for anxiety and response to serotoninergic drugs. *Psychopathol.*, 22(Suppl.):2-12, 1989.
11. BUSTO, V. Benzodiazepines. *Biomed. Pharmacother.*, 41(4): 197, 1987.
12. CACCIA, S., CONTI, I., VIGANO, C., GARATTINI, S. 1-(2-pyrimidinyl)-piperazine as active metabolite of buspirone in a man and rat. *Pharmacol.*, 33:46-51, 1986.
13. CODDING, P.W., MEIER, A.K.S. Molecular structure of Ro-15-1788 and a model for the binding of benzodiazepine. *Mol. Pharmacol.*, 28:178-84, 1985.

14. COLE, J.O. & CHIARELLO, R.J. The benzodiazepines as drugs of abuse. *J. Psychiatr. Res., 24*:135-44, 1990.
15. CONN, P.J., SANDERS-BUSH, E. Central serotonin receptors: effector systems, physiological roles and regulation. *Psychopharmacol., 92*:267-77, 1987.
16. COSTA, E. (ed.) *The Benzodiazepines: from molecular biology to clinical practice.* Raven, New York, 1983.
17. DOMMISSE, G.S., HAYES, P.E. Current concepts in clinical therapeutics: anxiety disorders, part 2. *Clin. Pharm., 6*:196-215, 1987.
18. DUBOVSKY, S.L. Generalized anxiety disorders: new concepts and psychopharmacologic therapies. *J. Clin. Psychiatry, 51*:3-10, 1990.
19. EISON, A.S. Azapirones: history of development. *J. Clin. Psychopharmacol., 10*:25-55, 1990.
20. EISON, A.S., EISON, M.S., STANLEY, M., RIBLET, L.A. Serotoninergic mechanisms in the behavioral effects of buspirone and gepirone. *Pharmacol. Biochem. Behav., 24*:701-707, 1986.
21. EISON, M.S. The new generation of serotoninergic anxiolytics: possible clinical roles. *Psychopharmacol., 22*(Suppl.):13-20, 1989.
22. ENNA, S.J. (ed.) *The GABA Receptors.* Humana, Clifton, N.J., 1983.
23. FEIGHNER, J.P. Impact of anxiety therapy on patient's quality of life. *Am. J. Med., 82*:14-19, 1987.
24. FEIGHNER, J.P., BOYER, W.F. Serotonin 1A anxiolytics: an overview. *Psychopharmacol, 22*(Suppl.):21-6, 1989.
25. FILE, S.E., PILLOW, S. Behavioral pharmacology of minor tranquilizers. *Pharmacol. Ther., 35*(3):265-290, 1987.
26. FOSSATI, C. Untoward side effects of benzodiazepines: dependence and withdrawal. *Clin. Ther., 122*:367-72, 1987.
27. FRENCH, J.F., RAPOPORT, R. M., MATLIB, M.A. Possible mechanism of benzodiazepine induced relaxation of vascular smooth muscle. *J. Cardiovasc. Pharmacol., 14*(3):405-11, 1989.
28. FUNCK-BRENTANO, C. Topics in clinical pharmacology: buspirone, a new non benzodiazepine. *Am. J. Med. Sci., 297*:49-52, 1989.
29. GEISELMANN, B., LINDEN, M., SACHS-ERICSSON, N. Benzodiazepine prescriptions and therapist non-compliance. *Eur. Arch. Psychiatry Neurol. Sci., 239*:180-7, 1989.
30. GHONEIM, M.M., MEWALDT, S.P. Benzodiazepine and human memory: a review. *Anesthesiol., 72*:926-38, 1990.
31. GIUSTI, P., GUIDOTTI, A., COSTA, E., GUIDETTI, G. Preferential antagonism of pentylenetetrazole proconflict response differentiates a class of anxiolytic benzodiazepines with potential antipanic conflict. *J. Pharmacol. Exp. Ther., 257*:1062-1068, 1991.
32. GLENNON, R.A. Central serotonin receptors as targets for drug research. *J. Med. Chem., 30*:1-12, 1986.
33. GOLDBERG, H.L., FINNERTY, R.J. The comparative efficacy of buspirone and diazepam in the treatment of anxiety. *Am. J. Psychiatry, 136*:1184-87, 1987.
34. GORMAN, J.M., PAPP, L.A. Chronic anxiety: deciding the length of treatment. *J. Clin. Psychiatry, 51*:11-15, 1990.
35. GRANT, J.M, HEEL, R.G. Vigabatrin – a review. *Drugs, 41*:889-926, 1991.
36. GRAY, J.A. *The Neuropsychology of Anxiety.* Oxford University Press, Oxford, 1986.
37. GREENBLATT. D.L., MILLER, L.G., SHADER, R.I. Neurochemical and pharmacokinetic correlates of the clinical action of benzodiazepine hypnotics drugs. *Am. J. Med. 88*(3A):185-245, 1990.
38. GREENBLATT, D.J., HARMATZ, J.S., SHADER, R.I. Clinical pharmacokinetics of anxiolytics and hypnotics in the elderly. *Clin. Pharmacokinet., 21*:262-273, 1991.
39. GREENHILL, L.L *et al.* Assessment issues in treatment research of pediatric anxiety disorders. *Psychopharm. Bull., 34*(2), 155-165, 1998.
40. GUIDOTTI, A., ANTONACCI, M.D., GIUSTI, P., MASSOTTI, M., MEMO, M., SCHLICHTING, J.L. The differences in the pharmacological profiles of various benzodiazepine recognition site ligands may be associated with GABA receptor structural diversity. *Adv. Biochem. Psychopharmacol, 46*:73-87, 1990.
41. HAEFELY, W.E. *Mechanisms of Action of the Benzodiazepines.* Hoffman-La Roche, Basel, Switzerland, 1983.
42. HAEFELY, W.E. Pharmacology of the benzodiazepine receptor. *Eur. Arch. Psychiatry Neurol. Sci., 238*:294-301, 1989.
43. HAYWARD, P. WARDLE, J., HIGGETT, A. Benzodiazepine research: current findings and practical consequences. *Br. J. Clin. Psychol., 28*(4):307-27, 1989.
44. HIRSCHFELD, R. M. Future directions in the treatment of anxiety. *J. Psychiatr. Res., 24*:163-7, 1990.
45. HOLDEN, J. Benzodiazepine dependence. *Practitioner, 233*:1479-83, 1989.
46. JACQMIN, P., WIBO, M., LESNE, M. Classification of benzodiazepine receptor agonists, inverse agonists and antagonists using bicuculline in an in vitro test. *J. Pharmacol., 17*:139-45, 1986.
47. KALANT, H., ROSCHLAU, W.H.E. (eds.) *Principles of Medical Pharmacology.* 6th ed. Oxford University Press, New York, 1998.
48. KARAYOKIROS, K.A.T., TSIPIS, G.B. Flumazenil, a benzodiazepine antagonist. *DICP The Annals of Pharmacotherapy, 24*:976-981, 1990.
49. KATZUNG, B.G. *Basic and Clinical Pharmacology.* 7th ed. Appleton & Lange, Connecticut, 1998.
50. KLOTZ, U., KANTO, J. Pharmacokinetics and clinical use of flumazenil. *Clin. Pharmacokinetics, 14*:1-2, 1988.
51. KOROLKOVAS, A., SILVEIRA, M.A.B. Psychopharmacologicals: mechanisms of action. *Cienc. Cult., 40*:946-956, 1988.
52. KOROLKOVAS, A., HARAGUCHI, T. Buspirona, o primeiro ansiolítico de segunda geração. *Rev. Bras. Med., 46*(9):429-436, 1989.
53. KRUEGER, K.E. Peripheral type benzodiazepine receptors: a second site of action for benzodiazepines. *Neuropsychopharmacol., 4*:237-244, 1991.
54. LADER, M. Assessing the potential for buspirone dependence or abuse and effects of its withdrawal. *Am. J. Med., 82*:20-6, 1987.
55. LINNOILA, M.I. Benzodiazepines and alcohol. *J. Psychiatr. Res., 24*:121-7, 1990.
56. MACDONALD, R.L., WEDDLE, M.G., GROSS, R.A. Benzodiazepine, beta-carboline and barbiturate actions in GABA responses. *Adv. Biochem. Psychopharmacol., 41P*:67-78, 1986.
57. MARKIN, R.S., MURRAY, W.J., BOXENUAUM, H. Quantitative structure activity study on human pharmacokinetic parameters of benzodiazepines using the theoretical approach. *Pharm. Res., 5*:201-8, 1988.
58. MARKS, J. *The Benzodiazepines: Use. Overuse. Misuse and Abuse.* 2nd ed., MTP Press, Lancaster, Pa., 1985.
59. MARTIN, W.R. SLOAN, I.W., SALA, E. Flumazenil abstinence in benzodiazepine dependence. *J. Pharmacol. Exp. Ther., 255*:744-55, 1990.
60. MELLER, E., GOLDSTEIN, M., BOHMAKER, K. Receptor reserve for $5HT_{1A}$ mediated inhibition of serotonin synthesis: possible relationship to anxiolytic properties of $5 HT_{1A}$ agonists. *Mol. Pharmacol., 37*:231-7, 1990.
61. MENNINI, T., CACCIA, S., GARATTINI, S. Mechanism of action of anxiolytic drugs. *Prog. Drug. Res., 31*:315-347, 1987.
62. MILLER, L.G., GREENBLATT, D.J. BARNHILL, J.G., SUMMER, W.R., SHADER, R.I. GABA shift in vivo: enhancement of benzodiazepine binding in vivo by modulation of endogenous GABA. *Eur. J. Pharmacol., 148*:123-30, 1988.
63. MILLER, N.S., GOLD, M.S. Benzodiazepines: tolerance, dependence, abuse and addiction. *J. Psychoative Drugs, 22*:23-33, 1990.
64. NABESHIMA, T., TOYAMA, K., ICHIHARA, K., KAMEYAMA, T. Attenuation of benzodiazepine induced passive avoidance deficit by post-training administration of muscimol: interaction with the cholinergic neuronal system. *Eur. J. Pharmacol., 182*:555-60, 1990.
65. NEW, J.S. The discovery and development of buspirone: a new approach to the treatment of anxiety. *Med. Res. Rev., 10*:283-326, 1990.
66. NEW, J.S., YEVICH, J.P., EISON, M.S., TAYLOR, D.P., EISON, A.S., RIBLET, L.A., WANDER-MAELEN, C.P., TEMPLE Jr., D.L. Buspirone analogues. Structure activity relationships of aromatic imide derivatives. *J. Med. Chem., 29*:1476-86, 1986.
67. NOYES, R., GARVEY, M.J., COOK, B.L. & PERRY, P.J. Benzodiazepine withdrawal: a review of the evidence. *J. Clin. Psychiatry, 49*(10):382-9, 1988.
68. NUTT, D.J. The pharmacology of human anxiety. *Pharmacol. Ther., 47*:233-66, 1990.
69. OLSEN, R.W., VENTER, J.C. (eds.) *Benzodiazepine/GABA Receptors and Chloride Channels.* Liss, New York, 1986.
70. PERRAULT, G., MOUL, E., SANGER, D.J., ZIVKOVIC, B. Differences in pharmacological profiles of a new generation of benzodiazepine and non-benzodiazepine hypnotics. *Eur. J. Pharmacol., 187*:487-94, 1990.
71. PERUGI, G., MICHELINI, S., PETRACCA, A., CASSANO, G.B. Benzodiazepine withdrawal syndrome. *Clin. Ter., 137*:117-24, 1991.
72. RACAGNI, G., DONOSO, A.O. (eds.) *GABA and Endocrine Function*, Raven, New York, 1986.
73. RAMPE, D., TRIGGLE, D.J. Benzodiazepine interactions at neuronal and smooth muscle Ca^{++} channels. *Eur. J. Pharmacol., 134*:189-97, 1987.
74. RANG, H.P., DALE, M.M., RITTER, J.M. *Pharmacology.* 4th ed. Churchill & Livingstone, London, 1999.
75. RICKELS, K., SCHWEIZER, E. The clinical course and long-term management of generalized anxiety disorder. *J. Clin. Psychopharmacol., 10*:1015-1105, 1990.

35

Antidepressivos

Ângela Marisa de Aquino Miranda Scippa e Irismar Reis de Oliveira

Os antidepressivos ou timoanalépticos são drogas capazes de elevar o humor. O humor ou timia era definido por Delay (1946) como "o conjunto de disposições afetivas e instintivas que determinam a tonalidade fundamental da atividade psíquica, capaz de oscilar entre os dois polos compreendidos entre euforia expansiva e depressão dolorosa".

Deve-se fazer uma distinção entre *antidepressivos* e *psicoestimulantes*. Esses, a exemplo das anfetaminas, são capazes de provocar apenas euforia superficial e temporária, agindo mais sobre a vigilância que sobre o humor. Apesar de os psicoestimulantes poderem aliviar os sintomas da depressão de leve ou moderada intensidade, não existem evidências de que possam melhorar de forma duradoura a depressão maior.

O termo *depressão* é usado comumente para descrever uma reação humana normal diante de uma perda importante. Outras vezes, representa simplesmente um sentimento de tristeza. Em Psiquiatria, porém, a depressão consiste em um transtorno do humor e representa uma síndrome com sintomas e sinais bem definidos, ou seja, é uma doença médica como outra qualquer. Os transtornos do humor caracterizam-se por uma *alteração fixa do humor* que influencia profundamente o pensamento e o comportamento. Na doença depressiva, observa-se um rebaixamento persistente do humor, ao contrário do que ocorre na mania, que se caracteriza por sua elevação (euforia) duradoura ou grande irritabilidade (disforia).

DIAGNÓSTICO DE DEPRESSÃO

A 4.ª edição revisada do *Manual de Diagnóstico e Estatística dos Transtornos Mentais* (DSM-IV-TR) da Associação Americana de Psiquiatria (APA, 2000) situa a depressão nas categorias *transtorno bipolar* e *transtorno depressivo*, este incluindo a depressão maior com episódios únicos e recorrentes e as distimias. O transtorno bipolar (conhecido antes como psicose maníaco-depressiva) abrange os subtipos I (quando há a presença de pelo menos um episódio de mania, podendo ocorrer ou não depressão) e II (quando ocorrem hipomanias com ou sem depressão); os episódios mistos; o transtorno ciclotímico e os transtornos de humor secundários a doenças médicas, ao uso de medicamentos ou ao uso/abuso de drogas. As manias e as hipomanias (manias leves) correspondem a períodos de alteração anormal e contínua do humor com euforia ou irritabilidade que duram pelo menos 7 e 4 dias, respectivamente, e estão associados a pelo menos três outros sintomas como aumento exagerado da autoestima, diminuição da necessidade de dormir, logorreia, hiperatividade etc. Entende-se por transtorno misto a presença concomitante de depressão e mania ou uma alternância rápida de ambas, com duração mínima de 1 semana. A distimia e a ciclotimia são alterações persistentes do humor, sendo a primeira depressão leve, crônica, de pelo menos 2 anos de duração, e a segunda, transtorno caracterizado por flutuações rápidas entre hipomania e depressão leve, intercaladas por períodos breves de normalidade. O Quadro 35.1 mostra os transtornos do humor, de acordo com o DSM-IV-TR.

Os critérios para um episódio de depressão maior unipolar são idênticos aos do episódio depressivo do transtorno bipolar, exceto que, nesse, o paciente deve ter tido um ou mais episódios de mania ao longo da vida. Para Potter, essa distinção é importante, uma vez que o tratamento padrão para a depressão unipolar não é o melhor tratamento para a depressão bipolar. A depressão maior é diagnóstica quando os sintomas 1 e/ou 2 associados a pelo menos 4 outros sintomas do Quadro 35.2 persistem por, no mínimo, 2 semanas.

A distimia, cujos sintomas correspondem à clássica depressão neurótica, apresenta os mesmos critérios da depressão maior, exceto que a

Quadro 35.1 Transtornos do humor de acordo com o DSM-IV-TR (APA, 2000)

Transtornos Depressivos
   Transtorno depressivo maior
      • Episódio único
      • Recorrente
   Transtorno distímico
   Transtorno depressivo SOE
Transtornos Bipolares
   Transtorno bipolar I
      Episódio único maníaco
      Episódio mais recente   hipomaníaco
                                      maníaco
                                      misto
                                      depressivo
                                      SOE
   Transtorno bipolar II
      Episódio atual ou mais recente hipomaníaco/depressivo
   Transtorno ciclotímico
   Transtorno bipolar SOE
Outros transtornos do humor secundários a outras drogas e/ou abuso de drogas
Transtorno do Humor SOE

SOE = sem outras especificações.

Quadro 35.2 Sintomas de depressão da distimia de acordo com o DSM-IV-TR (APA, 2000)

1. Humor deprimido a maior parte do dia, quase todos os dias.
2. Interesse/prazer acentuadamente diminuído em relação a todas ou quase todas as atividades.
3. Acentuada perda ou ganho de peso, ou diminuição ou aumento do apetite.
4. Insônia ou hipersonia quase todos os dias.
5. Agitação ou retardo psicomotor quase todos os dias.
6. Fadiga ou perda de energia quase todos os dias.
7. Sentimentos de autodesvalorização ou culpa excessiva inapropriada.
8. Diminuição da capacidade para pensar ou se concentrar, ou indecisão.
9. Pensamentos recorrentes de morte, ou ideação ou tentativa de suicídio.
10. Sentimento de desesperança.

distimia é crônica, persistindo por no mínimo 2 anos, e exige a presença de pelo menos mais dois dos sintomas 3, 4, 5, 6, 7, 8, 9 e 10 do Quadro 35.2.

HIPÓTESES BIOLÓGICAS PARA A DEPRESSÃO

O tratamento farmacológico eficaz da depressão teve início na segunda metade da década de 1950, com o desenvolvimento dos antidepressivos inibidores da monoamina oxidase (IMAO) e dos antidepressivos tricíclicos (ADT). A descoberta quase simultânea desses medicamentos proporcionou importantes elementos para as hipóteses biológicas que tentam explicar o surgimento dos transtornos do humor. Dentre elas, sobressaem-se as hipóteses bioquímicas, sendo mais aceitas as *monoaminérgicas*, bem como aquelas que sugerem *alterações ao nível dos receptores*. Recentemente, o papel do sistema imunológico também tem sido implicado na sua gênese.

Hipóteses monoaminérgicas

A descoberta de que os ADT inibem a recaptação da noradrenalina (NA) e serotonina (5-HT), bem como a descoberta de que os IMAO inibem a enzima monoamina oxidase (MAO), ambos os mecanismos aumentando a disponibilidade sináptica dessas monoaminas de volta ao normal em certas áreas do cérebro, vieram corroborar a hipótese de que os neurotransmissores podem estar diminuídos nas sinapses em locais específicos do cérebro durante um episódio depressivo. Várias outras observações haviam conduzido a essa hipótese, como a constatação, por exemplo, de que a reserpina, que produz depleção de NA e de 5-HT cerebrais, causa depressão no homem e, por outro lado, a observação de que a anfetamina, que provoca liberação de NA, está associada a elevações transitórias do humor.

Tais hipóteses sugerem até mesmo tentativas de aproveitar-se o perfil metabólico da depressão na previsão da resposta terapêutica a antidepressivos específicos. Assim, nas depressões ditas *noradrenérgicas* (depressões inibidas), indicar-se-iam antidepressivos mais seletivos quanto à inibição da recaptação de NA (nortriptilina, reboxetina), enquanto nas depressões ditas *serotoninérgicas* (depressões ansiosas) seriam aconselhados os bloqueadores seletivos de recaptação de 5-HT (fluoxetina, sertralina) (ver Fig. 35.3). Atualmente, essa estratégia parece ajudar na prática clínica, embora mais estudos sejam necessários para confirmá-la efetivamente.

Hipóteses sobre alterações de receptores

A disparidade no tempo entre a inibição de recaptação dos neurotransmissores (horas) e a eficácia antidepressiva dessas drogas (semanas) torna a teoria monoaminérgica uma explicação insuficiente. Outra explicação mais convincente e provavelmente complementar pode estar na observação de Sulser de que o número e a sensibilidade dos receptores beta-adrenérgicos pós-sinápticos centrais estariam diminuídos com o uso crônico de praticamente todos os antidepressivos. (Alguns autores observaram o mesmo fenômeno quanto aos receptores alfa-2 pré-sinápticos). Tais modificações dos receptores coincidem no tempo com a melhora clínica da depressão.

A deficiência das monoaminas seria, portanto, explicada pela hipersensibilidade dos receptores monoaminérgicos, a qual, por um mecanismo de *feedback*, diminuiria a síntese e a liberação dos neurotransmissores. Assim, a depressão poderia resultar de uma disfunção do número e da sensibilidade dos receptores, provavelmente, determinada geneticamente. As abordagens antidepressivas disponíveis, incluindo métodos não farmacológicos como a eletroconvulsoterapia (ECT) e a estimulação magnética transcraniana, têm a propriedade de reverter tais alterações.

Além disso, avanços na biologia molecular têm demonstrado alterações nos processos intracelulares de neurônios pós-sinápticos, após a administração crônica de antidepressivos. Assim, a utilização contínua desse grupo de medicamentos promove não só uma infrarregulação de receptores beta-adrenérgicos como também diminuição da produção de adenosina monofosfato cíclico (AMPc), um segundo mensageiro. Essas novas pesquisas abrem caminho para outra linha de investigação, podendo trazer descobertas quanto ao mecanismo de ação desses medicamentos e quanto à própria etiopatogenia dos transtornos depressivos.

Hipótese imunológica

Nos últimos anos tem sido produzida uma série de estudos indicando a existência de uma relação entre o sistema imunológico e o SNC. Sabe-se, hoje, que os sistemas nervoso, endócrino e imune são intimamente relacionados, podendo ser considerados uma rede única com três compartimentos relacionados. Assim, surgiu o termo Psiconeuroimunologia, citado pela primeira vez por Adler em 1981. Nesse sentido, pesquisas sugerem que a depressão maior pode modificar a função imune e afetar negativamente a suscetibilidade a outras doenças, assim como a alteração do sistema imune pode levar ao aparecimento de depressão e de outras patologias. O cérebro pode afetar o sistema imunológico através dos neurotransmissores e da ativação do eixo hipotálamo-hipófise-adrenal (HPA). Por outro lado, o sistema imune pode produzir substâncias e células que podem alterar a função de neurotransmissores, modificando a função endócrina. Entre essas substâncias encontram-se as citocinas, que são fatores de comunicação entre as células imunes e as outras células periféricas.

Estudos demonstraram que as citocinas pró-inflamatórias, tais como o fator de necrose tumoral (TNF alfa) e as interleucinas 1, 2 e 6 (IL1, IL2 e IL6) liberadas durante lesão tissular têm impacto substancial modificando a função neuroendócrina, alterando o metabolismo de neurotransmissores e o comportamento humano. Acredita-se que essas citocinas liberadas na ativação imune possam contribuir para a alta taxa de transtorno de humor nos pacientes com outras doenças. As mudanças comportamentais induzidas por essas substâncias incluem o aparecimento de uma síndrome chamada "comportamento do adoecer", que se caracteriza por: anedonia, disfunção cognitiva, ansiedade, irritabilidade, retardo psicomotor, anergia, fadiga, anorexia, alteração de sono e aumento da sensibilidade à dor, assemelhando-se aos clássicos sintomas da depressão. Pesquisas revelam também que existe elevação da IL6 em pacientes cancerosos deprimidos, comparados àqueles sem depressão. Além disso, a IL2 e a IL6 correlacionam-se à presença de fadiga em pacientes portadores de câncer.

CLASSIFICAÇÃO DOS ANTIDEPRESSIVOS

Tradicionalmente, os antidepressivos foram classificados em dois grupos: os tricíclicos e os inibidores da monoamina oxidase. Posteriormente, surgiram moléculas que não se enquadravam em nenhum desses grupos, os antidepressivos *não tricíclicos e não IMAO*, também conhecidos como antidepressivos *de segunda geração*, ou antidepressivos *atípicos*, ou ainda *novos antidepressivos*.

Os antidepressivos podem também ser classificados de acordo com a *estrutura química*, com o *modo de ação bioquímica*, bem como com o *espectro de sua ação terapêutica*. Na prática, entretanto, levando-se em conta a semiologia da depressão, somente essa última modalidade de classificação pode ser útil para a prescrição. As duas outras serão consideradas nos tópicos referentes à química e ao modo de ação de cada grupo de antidepressivos.

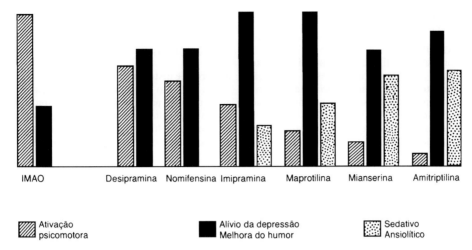

Fig. 35.1 Classificação dos antidepressivos de acordo com o seu perfil farmacológico, segundo Kilholz. A eficácia antidepressiva de pequena expressão dos IMAO, em comparação com os outros antidepressivos, representada nesta figura, deve-se provavelmente ao fato de, inicialmente, os IMAO terem sido utilizados em doses subterapêuticas.

Deve-se a Kilholz a primeira classificação terapêutica dos antidepressivos (Fig. 35.1), considerando-se as propriedades desinibidoras ou ansiolíticas dessas drogas, além da ação antidepressiva propriamente dita.

Tomando como base a classificação tradicional, consideraremos cada grupo de antidepressivos à parte, uma vez que eles possuem características e regras de prescrição próprias.

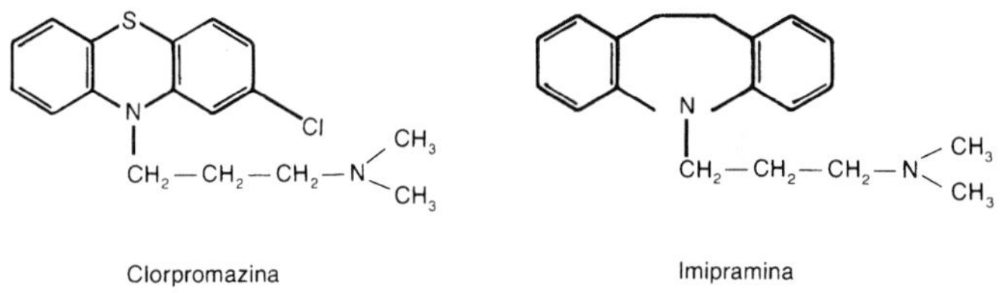

Antidepressivos tricíclicos (ADT)

HISTÓRICO

O iminodibenzil, composto que deu origem aos ADT, foi sintetizado por Thiele e Holzinger em 1891. Os vários derivados desse composto só foram testados na década de 1940, como possíveis anti-histamínicos. A imipramina, um desses derivados, foi utilizada por Kuhn no tratamento de pacientes esquizofrênicos em razão de sua semelhança estrutural com as fenotiazinas (neurolépticos). Apesar do insucesso, Kuhn notou melhora acentuada dos sintomas depressivos de alguns desses pacientes, o que o levou a testar a imipramina em grande número de deprimidos. O resultado desse estudo foi apresentado no II Congresso Internacional de Psiquiatria, na Suíça, em setembro de 1957. No ano seguinte, as propriedades antidepressivas da imipramina, bem como suas indicações peculiares e seus efeitos secundários, já estavam bem estabelecidas. A imipramina, juntamente, com outros ADT, constitui, ainda hoje, um tratamento farmacológico de referência para a depressão, principalmente, aquelas graves e resistentes. Sua descoberta, bem como a dos IMAO, veio diminuir grandemente a utilização da eletroconvulsoterapia (ECT), hoje reservada essencialmente aos casos de depressão com ideação suicida, resistentes à farmacoterapia ou quando há contraindicação formal ao tratamento medicamentoso devido a efeitos adversos intoleráveis.

QUÍMICA

Os ADT resultam da modificação do núcleo fenotiazínico. A imipramina, o primeiro e o principal representante dos ADT, possui estrutura semelhante à da clorpromazina, sendo o enxofre dessa substituído por uma ponte etilênica. A diferença encontra-se, portanto, no ciclo mediano, e as cadeias laterais de ambas são idênticas (Fig. 35.2).

Fig. 35.2 Fórmulas estruturais da clorpromazina e da imipramina.

Quadro 35.3 Derivados do iminodibenzil (diidro-10, 11 dibenzazepina)

Fórmula Geral	−R	−R$_1$	−R$_2$	Nomes Genérico e Químico
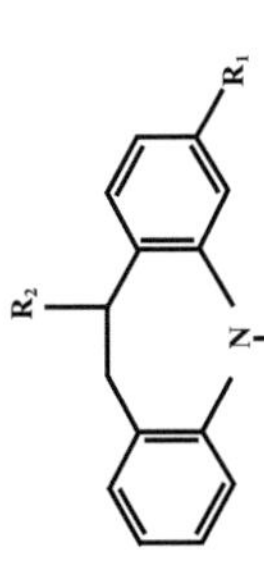	−CH$_2$−CH$_2$−CH$_2$−N(CH$_3$)$_2$	−H	−H	*Imipramina:* (dimetilamino-3 propil)-5 iminodibenzil
	−CH$_2$−CH−CH$_2$−N(CH$_3$)$_2$ com CH$_3$	−H	−H	*Trimipramina:* (dimetilamino-3 metil-2 propil)-5 iminodibenzil
	−CH$_2$−CH$_2$−CH$_2$−N(CH$_3$)$_2$	−Cl	−H	*Clomipramina:* cloro-3 (dimetilamino-3 propil)-5 iminodibenzil
	CH$_2$−CH$_2$−CH$_2$−NH−CH	−H	−H	*Desipramina:* (metilamino-3 propil)-5 iminodibenzil

340 FARMACOLOGIA

Em seguida, representam-se os principais ADT, de acordo com sua estrutura química (Quadros 35.3, 35.4 e 35.5).

RELAÇÃO ESTRUTURA-ATIVIDADE

As aminas terciárias, como a amitriptilina, a clomipramina, a doxepina e a imipramina, em geral são potentes inibidores da recaptação de serotonina (5-HT), enquanto as aminas secundárias, tais como a desipramina, a nortriptilina e a protriptilina, são mais potentes bloqueadores da recaptação de noradrenalina (NA) (Fig. 35.3). Na prática, essa distinção é pouco importante, uma vez que, ao se administrarem aminas terciárias, essas são desmetiladas em aminas secundárias, havendo assim inibição de recaptação de ambos os tipos de neurotransmissores.

FARMACOCINÉTICA

Absorção e distribuição

Os ADT são rapidamente absorvidos após administração oral. Em geral, após um período de 4 horas, a absorção é praticamente completa. Ligam-se em altas proporções às proteínas sanguíneas (75-97%), principalmente à alfa-1-glicoproteína ácida. Concentrações elevadas são encontradas no cérebro e em outros órgãos.

Quadro 35.4 Derivados do dibenzociclo-heptadieno, formando dois subgrupos

Fórmulas Gerais	=R ou −R	Nomes Genérico e Químico
(estrutura dibenzociclo-heptadieno)	=CH−CH₂−CH₂−N(CH₃)₂	*Amitriptilina:* (dimetilamino-3 propilideno)-5 dibenzo(a,d)ciclo-heptadieno
	=CH−CH₂−CH₂−NH−CH₃	*Nortriptilina:* (metilamino-3 propilideno)-5 dibenzo(a,d)ciclo-heptadieno
	=N−O−CH₂−CH₂−N(CH₃)₂	*Noxiptilina:* (dimetilamino-2 etoxiimino)-5 dibenzo(a,d)ciclo-heptadieno
(estrutura dibenzociclo-heptadieno)	−CH₂−CH(CH₃)−CH₂N(CH₃)₂	*Butriptilina:* (dimetilamino-3 metil-2 propil)-5 dibenzo(a,d)ciclo-heptadieno

Quadro 35.5 Outros antidepressivos tricíclicos

Derivados do(a)	Fórmulas Estruturais	Nomes Genérico e Químico
Dibenzociclo-heptatrieno	(estrutura com CH₂−CH₂−CH₂−NH−CH₃)	*Protriptilina:* (metilamino-3 propil)-5 dibenzo(a,d)ciclo-heptatrieno
Iminostilbeno ou dibenzazepina	(estrutura com CH₂−CH₂−CH₂−N(piperazina)N−CH₂CH₂OH)	*Opipramol:* [(hidroxi-2 etil)-4 piperazino]-3 propil-5 5H-dibenzo(b,f)azepina
Dibenzoxepina	(estrutura com CH−CH₂−CH₂−N(CH₃)₂)	*Doxepina:* (dimetilamino-3 propilideno)-11 diidro-6, 11 dibenzo(b,e)oxepina
Dibenzotiepina	(estrutura com CH−CH₂−CH₂−N(CH₃)₂)	*Dosulepina:* (dimetilamino-3 propilideno)-11 diidro-6, 11 dibenzo(b,e)tiepina

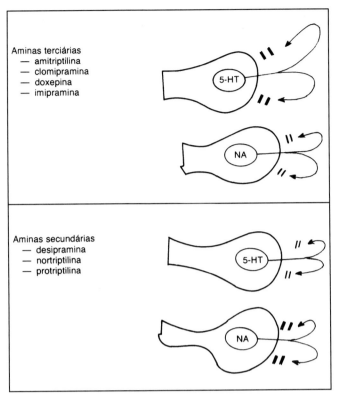

Fig. 35.3 Inibição da recaptação da 5-HT e da NA pelas aminas secundárias e terciárias.

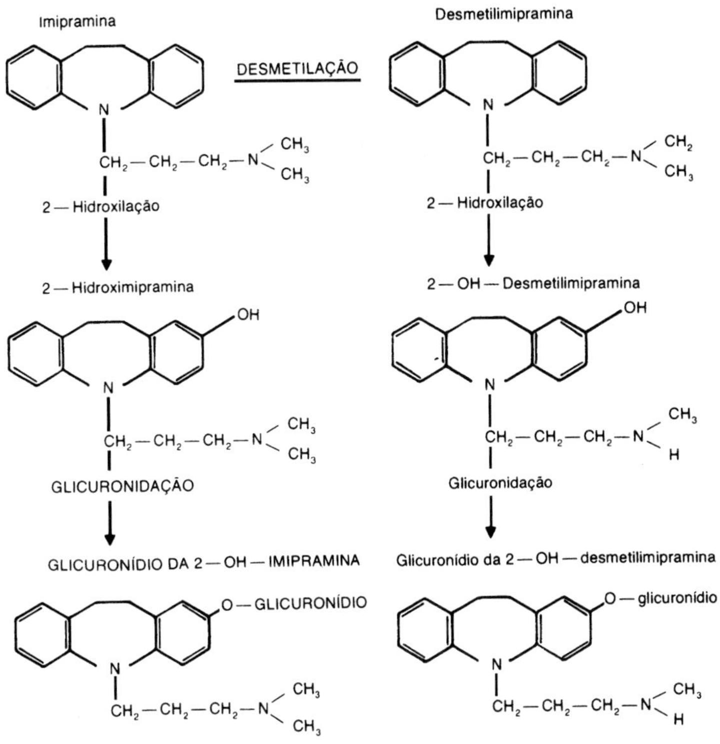

Fig. 35.4 Principais vias metabólicas hepáticas da imipramina no homem, em geral válidas para outros ADT.

Biotransformações

Após administração oral, mesmo que ocorra absorção completa no intestino, apenas uma fração da droga administrada estará disponível biologicamente. A baixa disponibilidade é atribuída, num primeiro tempo, ao efeito de *primeira passagem*, isto é, à metabolização que ocorre durante a primeira passagem da droga através do trato gastrointestinal e do fígado. Esse último é o órgão mais importante para a metabolização dos ADT. Existe grande variabilidade interindividual, seguramente de origem genética, do efeito de primeira passagem.

A meia-vida dos ADT é da ordem de 20 a 30 horas, e o estado de equilíbrio plasmático (*steady-state*) é alcançado depois de cerca de 5 meias-vidas, isto é, em torno de 1 semana ou mais. O estado de equilíbrio plasmático é definido como a diferença entre a quantidade da droga administrada e a metabolizada na mesma unidade de tempo, em posologia constante.

As biotransformações envolvem uma ou mais etapas metabólicas, e os metabólitos podem possuir maior ou menor atividade farmacológica do que o composto original, ou podem ser inativos.

Após administração oral, a imipramina, que é quase inteiramente absorvida, sofre N-desmetilação (60-85% após a primeira passagem), transformando-se em desmetilimipramina ou desipramina, composto que, por sua vez, também possui ação antidepressiva. A Fig. 35.4 ilustra as principais vias metabólicas responsáveis pela biotransformação da imipramina, o que é válido para a maioria dos antidepressivos tricíclicos. Assim, observamos a conversão do grupo das aminas terciárias em aminas secundárias através da N-desmetilação. Outra via metabólica importante é a hidroxilação, responsável pela biotransformação das aminas secundárias e, em menor escala, das terciárias. Um defeito genético de hidroxilação poderá provocar altas concentrações plasmáticas do produto original (aminas terciárias) e dos derivados desmetilados (aminas secundárias), sem efeitos adversos importantes, o que sugere possível implicação dos derivados hidroxilados na produção dos efeitos adversos dessas drogas. A N-oxidação e a desalquilação são vias metabólicas de menor importância no homem.

Eliminação

Os ADT são altamente lipossolúveis, sofrendo biotransformações hepáticas, principalmente em compostos hidrossolúveis, que são eliminados por via renal. Apenas pequena percentagem da droga é eliminada na forma original. A maior parte é excretada pelos rins após hidroxilação seguida de conjugação com o ácido glicurônico (Fig. 35.4).

Concentrações plasmáticas *versus* efeito terapêutico

Por causa de pronunciadas diferenças interindividuais dos sistemas enzimáticos microssômicos hepáticos, seguramente de origem genética, o estado de equilíbrio plasmático dos ADT apresenta igualmente grandes variações interindividuais, de 10 a 30 vezes ou mais, com a mesma posologia. Essa última, portanto, não constitui parâmetro seguro para indicar a eficácia da droga.

Existem diversos estudos que tentam colocar em evidência a relação entre os níveis sanguíneos dos antidepressivos cíclicos, especialmente tricíclicos, e a eficácia terapêutica, semelhante às relações encontradas para drogas como lítio, digoxina e anticonvulsivantes. Como ilustra o Quadro 35.6, o maior número de trabalhos que permitem conclusões quanto à importância das mensuração sanguíneas dos ADT diz respeito à imipramina, à nortriptilina, à amitriptilina, à clomipramina e à desipramina.

As relações entre as concentrações sanguíneas e os efeitos terapêuticos podem ser de tipo:

- linear ou sigmoide (o termo *linear* é mais utilizado, apesar de se tratar, provavelmente, de uma curva de tipo unicamente sigmoide);
- curvilíneo bifásico;
- inexistente.

O tipo linear ou sigmoide (Fig. 35.5) indica que a elevação das concentrações plasmáticas aumenta proporcionalmente com a eficácia terapêutica. É muito provável, entretanto, que a elevação exagerada de tais concentrações, além de não permitir o aumento suplementar de eficácia, possa envolver riscos desnecessários de toxicidade. A grande

Quadro 35.6 Estudos que investigam a relação entre concentração plasmática e efeito terapêutico dos principais antidepressivos heterocíclicos (De DE OLIVEIRA *et al.* 1989)

Antidepressivo	Número de Estudos	Relação entre Conc. Plasmática e Resposta Terapêutica		Tipo de Relação	
		Não	Sim	Linear	Curvilínea
Imipramina	20	7	13	11	2
Nortriptilina	20	9	11	1	10
Amitriptilina	33	15	18	6	12
Clomipramina	14	6	8	4	4
Desipramina	14	7	7	4	3
Doxepina	5	1	4	3	1
Protriptilina	2	—	2	1	1
Maprotilina	5	5	—	—	—
Viloxazina	4	2	2	1	1
Mianserina	4	3	1	—	1
TOTAL	121	55	66	31	35

Quadro 35.7 Concentrações terapêuticas dos antidepressivos tricíclicos mais estudados. Os níveis plasmáticos sugeridos estão longe de obter o respaldo da totalidade dos estudos existentes (De DE OLIVEIRA e PRADO LIMA, 1989)

Antidepressivo	Concentração Terapêutica (ng/mL)
Amitriptilina	80–200
Clomipramina	100–400
Desipramina	115–300
Imipramina	125–250
Nortriptilina	50–150

maioria dos estudos com a imipramina sugere esse tipo de associação (Quadro 35. 6).

A associação de tipo curvilíneo bifásico (Fig. 35.5) sugere a existência de *janela terapêutica* abaixo e acima da qual a eficácia é mínima ou ausente. A nortriptilina é o exemplo típico, com a faixa ou janela terapêutica situada entre 50 e 150 ng/mL. Concentrações superiores em pacientes que não respondem ao tratamento devem conduzir de preferência à redução da posologia.

A situação é menos clara no que diz respeito à amitriptilina, à clomipramina e à desipramina, para as quais os resultados são altamente contraditórios de um autor para outro (Quadro 35.6). Em recente meta-análise (revisão estatística da literatura) realizada pelo nosso grupo, demonstrou-se a existência de faixa terapêutica entre 80 e 200 ng/mL.

Os níveis plasmáticos ótimos de alguns ADT são apresentados no Quadro 35.7. Os resultados são dados em nanogramas (10^{-6} mg) por mililitro e, no caso das aminas terciárias, dizem respeito à soma do composto original com o metabólito ativo.

A importância da monitorização plasmática dos ADT como guia no tratamento de um episódio depressivo merece maiores estudos.

A observação e o julgamento clínico constituem ainda os melhores meios para alcançar-se um efeito terapêutico máximo, na ausência de efeitos indesejáveis. No entanto, a mensuração plasmática dos ADT pode ser útil:

- a fim de verificar se o paciente está realmente tomando o medicamento;
- com o propósito de confirmar, na ausência de efeito terapêutico, a presença eventual de metabolização acelerada nos metabolizadores rápidos, ou então induzida por outras drogas (p. ex., anticonvulsivantes);
- para evidenciar existência de metabolização lenta, com consequente aumento das concentrações plasmáticas, em geral observada em pacientes que apresentam efeitos adversos importantes, apesar da utilização de doses pequenas.

Interações medicamentosas

A administração de barbitúricos parece diminuir os níveis plasmáticos dos ADT em razão da indução enzimática do sistema microssômico hepático. Os barbitúricos são, portanto, desaconselhados nos pacientes em uso de tricíclicos.

Diversos autores assinalaram uma inibição da metabolização dos ADT com consequente aumento dos seus níveis plasmáticos pelos neurolépticos, especialmente clorpromazina, perfenazina, haloperidol e levomepromazina. O mecanismo sugerido consiste na diminuição da hidroxilação. Esses e outros fatores que interferem com os níveis plasmáticos dos ADT são mostrados no Quadro 35.8.

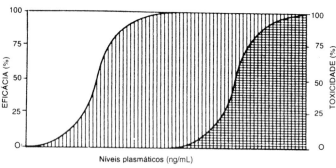

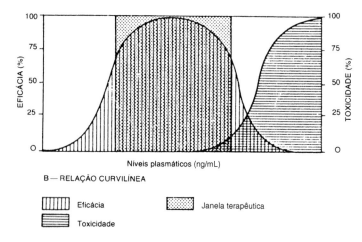

Fig. 35.5 Tipos de associação entre níveis plasmáticos dos antidepressivos heterocíclicos *versus* eficácia terapêutica. (De DE OLIVEIRA *et al.*, 1989.)

Quadro 35.8 Drogas que modificam os níveis plasmáticos dos ADT (De DE OLIVEIRA *et al.*, 1989)

Diminuem	Aumentam
Álcool	Cloranfenicol
Barbitúricos	Corticosteroides
Carbamazepina	Dissulfiram
Contraceptivos orais	Fluoxetina
Fumo	Meperidina
Glutetimida	Metilfenidato
Hidrato de cloral	Morfina
	Neurolépticos

Os ADT, por sua vez, bloqueiam os efeitos anti-hipertensivos da guanetidina, sendo, portanto, contraindicados nos pacientes em uso dessa droga.

FARMACODINÂMICA

Local e mecanismo de ação

Os efeitos fisiológicos dos neurotransmissores liberados pelo impulso nervoso são, em grande parte, interrompidos pela recaptação das aminas para o interior do terminal nervoso. Trata-se de processo de transporte ativo que pode ser inibido farmacologicamente por certas drogas, das quais as mais potentes são os ADT.

Sabe-se que os ADT inibem a recaptação das aminas biogênicas (catecolaminas e indolaminas) na fenda sináptica ao nível do cérebro. Essa inibição da recaptação aumenta a concentração dos neurotransmissores em contato com os receptores, incrementando, assim, a atividade do circuito neuronal. Tal ação pode ser preferencial (seletiva) de acordo com a relação entre a estrutura química dos antidepressivos e a inibição de recaptação de um ou outro neurotransmissor.

Acredita-se mais e mais que as propriedades antidepressivas dessas drogas não podem ser medidas em termos dos seus efeitos sobre um único neurotransmissor, porém como resultado de interações complexas entre estruturas catecolaminérgicas, serotoninérgicas e colinérgicas com modificações do equilíbrio dos neurotransmissores.

Apesar dos achados em favor da hipótese de que a inibição da recaptação seja importante para a ação dos tricíclicos, algumas observações clínicas parecem contradizer essa hipótese. O iprindol e a mianserina, por exemplo, antidepressivos clinicamente eficazes, não atuam através da inibição da recaptação das aminas biogênicas. Por outro lado, as anfetaminas e a cocaína, potentes bloqueadores da recaptação das aminas biogênicas, não possuem ação antidepressiva, apesar de provocarem ação euforizante aguda. Além disso, os antidepressivos só atuam depois de um lapso de tempo considerável (10 a 15 dias ou mais), enquanto o bloqueio de recaptação das aminas faz-se logo após a administração. O mesmo ocorre com a inativação da MAO pelos IMAO (ver adiante).

Atualmente, a atenção está focalizada nos receptores e nos mecanismos de transmissão intraneuronal pós-sináptica, afastando-se das aminas biogênicas ou, pelo menos, diminuindo sua importância.

Os antidepressivos tricíclicos e outros produzem diminuição do número de receptores pós-sinápticos, tanto beta-adrenérgicos pós-sinápticos (observação de Sulser) quanto alfa-2 pré-sinápticos (observação de alguns autores). Esse fenômeno é chamado *dessensibilização* ou *infrarregulação* (do inglês *down-regulation*). Como a dessensibilização dos receptores pós-sinápticos coincide com o tempo habitualmente necessário para o efeito terapêutico, alguns autores sugerem que esse fenômeno seja o suporte bioquímico explicativo da ação terapêutica dos antidepressivos. É interessante notar que esse fenômeno não parece estar relacionado com a concentração das drogas nos tecidos cerebrais, porém depende do tempo. A dessensibilização ou *down-regulation* dos receptores é induzida também por antidepressivos clinicamente eficazes que não bloqueiam a recaptação. A eletroconvulsoterapia (ECT), tratamento não farmacológico, produz dessensibilização mais rápida que as drogas antidepressivas, e sabemos que a ECT possui potente ação antidepressiva, com ação frequentemente mais rápida.

TOXICIDADE E EFEITOS ADVERSOS

Os ADT podem ser perigosos se utilizados em quantidades excessivas. As tentativas de suicídio são frequentemente mortais com doses elevadas e na ausência de tratamento precoce. Os principais efeitos adversos indesejáveis que podem ser provocados por essas drogas encontram-se resumidos no Quadro 35.9, a seguir.

Sistema nervoso central (SNC)

Nos pacientes portadores de transtorno bipolar do humor, os ADT podem provocar o aparecimento de mania ou hipomania através da virada do humor. As chamadas psicoses tóxicas, provavelmente relacionadas com a ação anticolinérgica central, também podem ser observadas, especialmente nos pacientes idosos. Alguns tricíclicos, em particular a amitriptilina e a doxepina, podem causar sonolência e sedação excessivas. O efeito sedativo ou sua ausência parecem estar relacionados com a potência do bloqueio dos receptores histaminérgicos H_1. A confusão

Quadro 35.9 Efeitos indesejáveis dos ADT

SNC
- hipomania ou mania
- psicose tóxica
- sonolência e sedação excessiva (amitriptilina, doxepina)
- insônia, agitação
- tremores finos
- crises convulsivas
- coma

SNA (efeitos anticolinérgicos)
- secura da boca
- dilatação pupilar, visão turva
- agravação de glaucoma de ângulo fechado
- retenção urinária
- constipação
- impotência
- íleo paralítico

ACV
- taquicardia
- hipotensão ortostática
- distúrbio da condução
  - aumento do intervalo QT
  - diminuição do segmento ST
  - achatamento da onda T
- taquiarritmias ventriculares
- morte súbita

Outros
- icterícia colestática
- reações alérgicas da pele
- sudorese excessiva
- agranulocitose (rara)

mental é com frequência motivada por doses excessivas nos pacientes idosos. Outros tricíclicos podem produzir insônia e agitação. Observa-se, frequentemente, o aparecimento de tremores finos, podendo perturbar a escrita e os gestos precisos. Nos paciente sensíveis, podem surgir crises convulsivas (1-4%).

Sistema nervoso autônomo

Devido à ação anticolinérgica dos ADT, observam-se, com frequência, secura da boca, dilatação das pupilas e visão turva. Outros efeitos adversos possíveis são exacerbação do glaucoma de ângulo fechado, polaciúria, retenção urinária, constipação, diminuição da *performance* sexual (traduzida por ejaculação retardada e dificuldade de ereção) e, raramente, íleo paralítico.

Os diferentes ADT possuem graus variáveis de efeitos anticolinérgicos. As aminas terciárias (amitriptilina, imipramina) possuem tais efeitos mais proeminentes do que as aminas secundárias (nortriptilina, desipramina), o que torna essas últimas mais indicadas nos pacientes idosos.

Aparelho cardiovascular

Os ADT são indiscutivelmente cardiotóxicos quando administrados em superdosagem. Entretanto, nas pessoas sem antecedentes cardiovasculares, com doses terapêuticas, os efeitos adversos do ADT que afetam esse sistema são raros, transitórios e, em geral, benignos. Trata-se de modificações da pressão sanguínea e do ritmo cardíaco, bem como de distúrbios da condução e da repolarização.

Taquicardia e hipotensão ortostática são frequentemente observadas. A taquicardia e as palpitações podem resultar dos efeitos adrenérgicos e anticolinérgicos atribuídos a essas drogas. Os ADT produzem também alterações da condução elétrica cardíaca, podendo ser observados no eletrocardiograma aumento do intervalo QT, depressão do segmento ST e achatamento da onda T. Tais alterações podem preceder o aparecimento de taquicardia ventricular.

Quanto aos pacientes deprimidos portadores de cardiopatia, os ADT podem apresentar graus variáveis tanto de benefícios como de riscos. Possuem, por exemplo, propriedades antiarrítmicas e podem ser terapêuticos nos pacientes com atividade ventricular ectópica. Não possuem efeitos deletérios sobre o débito cardíaco, mesmo nos pacientes portadores de insuficiência cardíaca congestiva. O prolongamento da condução cardíaca provocado por essas drogas torna o uso de qualquer ADT arriscado em portadores de bloqueios de ramo, podendo agravá-los.

A hipotensão ortostática, efeito adverso frequente com o uso dos ADT, é potencialmente grave, podendo provocar quedas com fraturas, infarto do miocárdio e, raramente, morte súbita. A nortriptilina parece ser o único ADT cujo grau de redução sistólica postural é pouco significativo, em comparação com os demais ADT. Em estudo realizado por Roose e colaboradores, além de causar significativamente menos hipotensão ortostática, pode também ser utilizada sem problemas nos pacientes que haviam sido forçados a suspender outros tratamentos antidepressivos por causa dos graves sintomas decorrentes da hipotensão ortostática.

Outros

Icterícia colestática discreta foi descrita ocasionalmente com a imipramina. Algumas vezes observam-se reações alérgicas da pele (prurido, urticária e eritema). Sudorese excessiva é um efeito comum. A agranulocitose é raramente descrita.

Tratamento dos efeitos adversos indesejáveis

Os efeitos anticolinérgicos graves podem ser tratados pela fisostigmina (1-3 mg) em infusão intravenosa lenta com monitorização cardíaca. A fisostigmina é preferível à neostigmina, uma vez que atravessa a barreira hematoencefálica, revertendo alguns dos efeitos anticolinérgicos centrais. Sintomas leves como boca seca e visão turva são observados e podem melhorar com o tempo. A constipação responde de modo geral a dieta laxante, e em casos mais intensos podem-se indicar laxativos. Nos casos de retenção urinária, um agonista colinérgico, o betanecol, 10 a 25 mg, 3 a 4 vezes ao dia, pode ser utilizado.

Nos casos de mania ou psicose tóxica, os antidepressivos devem ser suspensos. Tais complicações requerem em geral tratamento com neurolépticos.

Os efeitos adversos autonômicos raramente exigem suspensão dos tricíclicos e podem melhorar com o tempo. Boca seca e visão turva são observados. A constipação responde de modo geral aos laxativos. Se os efeitos adversos anticolinérgicos são graves, um agonista colinérgico, o betanecol, 10 a 25 mg, 3 a 4 vezes ao dia, tem sido recomendado. Os ADT devem ser suspensos em casos de retenção urinária grave ou presença de íleo paralítico.

Contraindicações e precauções

As principais contraindicações aos ADT estão relacionadas com sua atividade anticolinérgica e toxicidade cardíaca. Entre as contraindicações absolutas encontram-se o glaucoma de ângulo fechado, a hipertrofia prostática e certas patologias cardíacas, como insuficiência cardíaca descompensada. Nesse último caso, o problema está mais no risco de hipotensão ortostática, aumentado nesses pacientes, do que no agravamento da insuficiência.

São numerosas as contraindicações relativas. Citam-se insuficiência coronária sem distúrbio do ritmo, alterações orgânicas cerebrais, arterioesclerose generalizada, flebites, epilepsia (baixam o limiar convulsivo) e insuficiências hepática e renal.

O aparecimento de distúrbios do ritmo e da condução cardíaca, bem como história de distúrbios coronarianos antigos, exige observação cardiológica e eletrocardiográfica.

O aparecimento de confusão mental no paciente idoso não constitui contraindicação absoluta, mas exige redução de dose. O agravamento do quadro, no entanto, pode exigir a suspensão da droga. Nos pacientes epilépticos, o tratamento deve ser interrompido se houver agravamento evidenciado pelo traçado eletroencefalográfico ou presença de convulsões.

Apesar da inexistência de provas quanto à teratogenicidade dessas drogas, sua utilização durante o 1.º trimestre de gravidez é desaconselhada. Sua utilização será decidida em função da gravidade do quadro, particularmente se houver risco de suicídio.

Inibidores da monoamina oxidase (IMAO)

HISTÓRICO

Os antidepressivos inibidores da monoamina oxidase (IMAO) foram descobertos quase simultaneamente à descoberta da imipramina. O primeiro IMAO, a iproniazida, sintetizada com vistas ao tratamento da tuberculose, provocava euforia e hiperatividade em alguns pacientes. Em abril de 1957, Kline, Crane e Scherbel, em três estudos independentes, descreveram a ação benéfica da iproniazida em pacientes deprimidos. A observação de que a iproniazida atua bioquimicamente como inibidor da enzima monoamina oxidase já havia sido apresentada por Zeller em 1952.

Os IMAO de primeira geração, irreversíveis e inespecíficos quanto à inibição dos diferentes subtipos de monoamino oxidase, MAO-A e MAO-B, tiveram seu uso limitado durante muitos anos em decorrência de efeitos adversos que incluíam crises hipertensivas (efeito queijo), casos de necrose hepática aguda e interações adversas com outras drogas.

Nos últimos anos, essa categoria de antidepressivos tem sido alvo de grande interesse, após o desenvolvimento dos inibidores específicos em relação aos diferentes subtipos de MAO e, em alguns casos, pela reversibilidade de suas ações. Consequentemente, os efeitos adversos são menos pronunciados do que com os IMAO clássicos.

O Quadro 35.10 apresenta os principais IMAO e suas características quanto à seletividade e reversibilidade.

QUÍMICA

Os IMAO constituem grupo heterogêneo, tendo em comum a capacidade de interferir na função da enzima MAO. Os IMAO de primeira geração incluem os derivados da hidrazina, a exemplo da fenelzina e da isocarboxazida, e os derivados não hidrazínicos, como a tranilcipromina, que resulta da ciclização da cadeia lateral isopropil da anfetamina. Os Quadros 35.11 e 35.12 mostram a estrutura química dos principais IMAO de primeira geração, e o Quadro 35.13, dos IMAO reversíveis.

FARMACOCINÉTICA

Os IMAO são bem absorvidos por via oral. Sua distribuição no organismo se faz de acordo com a localização da MAO, bem como de acordo com a composição lipídica tissular, o que explica as concentrações mais elevadas no fígado, coração e cérebro.

A mensuração das concentrações plasmáticas dos IMAO clássicos, ao contrário do que ocorre com os ADT, parece ser de pouca utilidade, uma vez que eles inibem irreversivelmente a MAO. Enquanto essa enzima possui uma meia-vida de 8-12 dias, os IMAO são eliminados rapidamente do plasma (suas meias-vidas são da ordem de algumas horas). Assim, não há relação entre as concentrações plasmáticas dos IMAO irreversíveis e a sua ação farmacológica. Podem, no entanto, ocorrer efeitos cumulativos substanciais *in vivo* após a sua administração repetida. A inibição da MAO, por estar sujeita à ligação irreversível dos IMAO, necessita de um período de 10-20 dias para que a síntese e a atividade enzimática da MAO retornem aos níveis anteriores ao tratamento.

Quadro 35.10 Principais IMAO e suas características

	Não seletivos	Seletivos para a MAO-A	Seletivos para a MAO-B
Irreversíveis	Iproniazida Pargilina Isocarboxazida Fenelzina Tranilcipromina	Clorgilina	L-Deprenil
Reversíveis	Almoxatona (?)	Moclobemida Brofaromina Toloxatona Cimoxatona Harmalina Amiflamina	

ANTIDEPRESSIVOS

Quadro 35.11 Os IMAO hidrazínicos

	Nomes Genérico e Químico	Fórmula Estrutural
HIDRAZIDAS	*Iproniazida:* isopropil isonicotil-hidrazida	
	Nilamida: N-benzil-carbamoil-2 etilisoniconoil-hidrazida	
	Isocarboxazida: N-benzil(metil-5 isoxazolil-3) carboxi-hidrazida	
	Iproclozida: isopropil-hidrazida	
HIDRAZINAS	*Fenelzina:* fenil-2 etil-hidrazida	
	Feniprazina: fenil-2 metil-1 etil-hidrazina	
	Octamoxina: hidrazino-2 octano	

Quadro 35.12 Os IMAO não hidrazínicos

Nomes Genérico e Químico	Fórmula Estrutural
Tranilcipromina: transdifenilciclopropilamina	
Pargilina: benzil-metil-propargilamina	
Clorgilina: (dicloro-2, 4 fenoxi)-3 propil metil-propargilamina	
L-Deprenil ou *Selegilina:* (fenil-2 metil-1 etil) metil-propargilamina	

Quadro 35.13 Os IMAO reversíveis

Nome Genérico	Fórmula Estrutural
Moclobemida	
Brofaromina	
Toloxatona	
Cimoxatona	
Almoxatona	

Ao contrário dos IMAO irreversíveis, a atividade da MAO retorna aos níveis anteriores logo após a suspensão de um IMAO reversível, como também ilustra a Fig. 35.6.

FARMACODINÂMICA

Local e mecanismo de ação

Da mesma forma que para os tricíclicos, ainda não se sabe, com certeza, como os IMAO exercem sua ação antidepressiva. O rápido

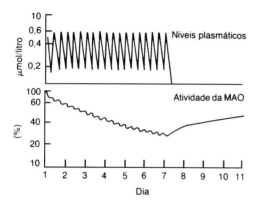

Fig. 35.6 Relação entre os níveis plasmáticos dos IMAO irreversíveis (p. ex., tranilcipromina, 30 mg/dia) e a atividade da monoamina oxidase. (AMREIN, R. et al. Br. J. Psychiatry, 155 (Suppl. 6):66-71, 1989.)

aumento das concentrações das aminas cerebrais, em consequência da inibição da inativação metabólica dessas, pode ser apenas um dos fatores envolvidos.

A metabolização de grande parte das aminas biogênicas que funcionam como neurotransmissores é feita em parte pela MAO, que contribui assim com a manutenção do equilíbrio dinâmico da síntese e catabolismo dessas aminas. É lógico deduzir, portanto, que a inibição da MAO deve alterar as funções cerebrais e comportamentos mediados por essas aminas. Existem duas formas de MAO, chamadas MAO-A e MAO-B, presentes no SNC, como mostra o Quadro 35.14. Essas enzimas inibem, através de desaminação, a NA, a DA, a 5-HT e outros neurotransmissores, tanto nos terminais pré-sinápticos quanto nos corpos celulares, regulando assim as concentrações citoplasmáticas livres dentro do neurônio. Assim, a inibição da MAO reduz a desaminação oxidativa como via metabólica e causa diminuição das funções regulatórias celulares feitas pela MAO, alterando a síntese, a acumulação e a estocagem das monoaminas. A redução do processo de desaminação oxidativa conduz diretamente à acumulação de aminas na célula.

Além dos efeitos sobre a metabolização das monoaminas, mecanismo mais estudado, as ações farmacológicas dos IMAO podem derivar de outros mecanismos que atuam sobre a função amina. Assim, eles podem bloquear a recaptação das aminas ou agir indiretamente, liberando as aminas dos sítios de estocagem.

A hipótese de possível dessensibilização (*down-regulation*) dos receptores, discutida quanto ao mecanismo de ação dos ADT, pode ser considerada para os IMAO.

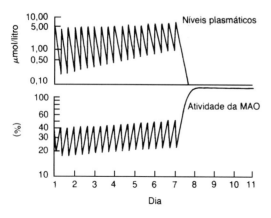

Fig. 35.7 Relação entre os níveis plasmáticos dos IMAO reversíveis (p. ex., moclobemida, 450 mg/dia) e a atividade da monoamina oxidase. (AMREIN, R. et al. Br. J. Psychiatry, 155 (Suppl. 6):66-71, 1989.)

Quadro 35.14 Ocorrência da MAO-A e da MAO-B no SNC (De CESURA e PLESTCHER)

	MAO-A	MAO-B
Neurônios:		
Serotonina	não	sim
Noradrenalina	sim	não
Adrenalina	sim	?
Dopamina	(sim)*	não
Histamina	?	sim
Células da glia	sim	sim

*A MAO-A está presente apenas em uma população mínima dos neurônios dopaminérgicos que contêm neuromelanina na substância negra humana.

INTERAÇÕES

O Quadro 35.15 resume os efeitos das interações entre os IMAO clássicos e outras drogas ou constituintes dietéticos observados em animais e nos homens.

A metabolização dos barbitúricos, da aminopirina, da acetanilida, da cocaína e da meperidina é alterada por alguns IMAO. Esses podem, assim, prolongar os efeitos dessas drogas.

Os IMAO são também capazes de potencializar a ação de compostos tipo anfetamina (*amphetamine-like*), das aminas simpatomiméticas utilizadas no tratamento de alergias e dos agentes anticolinérgicos empregados no tratamento do parkinsonismo.

Os IMAO reversíveis não apresentam os mesmos inconvenientes dos IMAO clássicos, listados anteriormente. Em uma revisão sobre as interações da moclobemida com outras medicações administradas concomitantemente, Amrein e colaboradores concluem que diferentes interações foram observadas nos diversos estudos e compreendem potencialização dos opioides em estudos animais, diminuição da reatividade à tiramina com a desipramina, leve aumento dos efeitos adversos com os neurolépticos, efeito levemente aumentado da ação anti-hipertensiva do metoprolol e pequeno aumento da pressão arterial produzido pela fenilefrina. Nenhuma dessas alterações pode ser considerada importante. Não foi observada nenhuma interação com a digoxina, os contraceptivos orais, o nifedipino, a hidroclorotiazida ou o femprocumon. A única interação observada até o momento, levando à necessidade de redução em 50% da dose da moclobemida, foi com a cimetidina.

Quadro 35.15 Interações entre os IMAO clássicos e outras drogas ou constituintes dietéticos

Substância	Efeito da Inibição da MAO
1. Certas aminas e precursores das aminas (p. ex., tiramina, triptamina, dopamina, L-dopa)	Potencialização dos efeitos pressores
2. Drogas simpatomiméticas (p. ex., anfetaminas, efedrina, fenilefrina, metaraminol, fenilpropanolamina e ADT)	Potencialização dos efeitos pressores e hiperpiréticos
3. Reserpina, metildopa	Conversão da resposta hipotensora em resposta hipertensora
4. Cafeína, teofilina	Conversão da hipocinesia e resposta hipotérmica em hipercinesia, agitação e resposta hipertérmica
5. Insulina, clorpropamida, tolbutamida	Potencialização da resposta hipoglicêmica
6. Analgésicos narcóticos	Interação tóxica com agitação, tremor, fasciculação, hiper-reflexia, hiperpirexia e, raramente, coma e morte

TOXICIDADE E EFEITOS ADVERSOS

IMAO irreversíveis

O uso dos IMAO em doses elevadas pode estar associado a numerosos efeitos adversos, alguns dos quais provavelmente ligados à inibição irreversível da MAO. Os efeitos tóxicos podem manifestar-se em poucas horas (Quadro 35.16).

SISTEMA NERVOSO CENTRAL

Os efeitos adversos centrais constituem, na verdade, extensão da ação estimulante central dessas drogas. Entre eles observam-se insônia, irritabilidade e agitação. A conversão de depressão inibida em depressão ansiosa ou agitada tem sido relatada – sugerindo cautela quanto a um possível *raptus* suicida –, bem como a virada de depressão para hipomania ou mania.

SISTEMA NERVOSO AUTÔNOMO

Entre os efeitos autonômicos observam-se, de maneira variável, secura da boca, retenção urinária, constipação, impotência e ejaculação precoce.

APARELHO CARDIOVASCULAR

Nies chama a atenção para a ausência de cardiotoxicidade direta dos IMAO. Apesar da ação hipotensora, essas drogas não interferem na condução cardíaca, nem na frequência. A hipotensão ortostática, efeito importante durante a utilização dos IMAO, é explicada através de ação essencialmente central.

Entre as reações tóxicas mais importantes da utilização dos IMAO irreversíveis está o efeito queijo. Trata-se de reação de incompatibilidade, felizmente rara, caracterizada por hipertensão arterial e cefaleia de aparecimento súbito e de localização sobretudo occipital. Acompanham o quadro vômitos, hiperpirexia, dor torácica, fasciculações musculares e impaciência. A síndrome, em geral, desaparece em poucas horas, sem sequela, mas pode complicar-se com hemorragia intracraniana, às vezes fatal.

Essa síndrome hipertensiva é provocada pelo aumento do teor plasmático de tiramina, induzido pela ingestão de alimentos que contêm essa amina, encontrada em níveis mais elevados em certos alimentos, como queijos não pasteurizados, certas cervejas, vinho tinto, fígado de galinha, leveduras, chocolates etc. A tiramina, não inativada pela MAO bloqueada, tem sua concentração plasmática aumentada quando da utilização dos IMAO.

Mesmo antes da descoberta dessa incompatibilidade, com a consequente instituição de cuidados alimentares adequados, já se observara que a incidência desse fenômeno varia de um IMAO para o outro. Notou-se, por exemplo, que a tranilcipromina estava particularmente implicada na aparição dessa síndrome hipertensiva. A clorgilina, IMAO seletivo para a MAO-A, também está implicada nesse fenômeno (potencialização do efeito da tiramina). Tal efeito está provavelmente mais ligado à inibição da MAO-A do trato gastrointestinal, uma vez que a maior parte da tiramina presente em certos alimentos e bebidas é inativada predominantemente pela MAO-A ao nível da mucosa intestinal. A inibição desse subtipo de enzima provoca elevação da quantidade de tiramina que alcança a circulação sistêmica e pode liberar noradrenalina a partir do axoplasma das terminações nervosas simpáticas. Daí a suposição de que todos os inibidores irreversíveis da MAO que inativam, seletivamente ou não, a MAO-A possam potencializar os efeitos das aminas simpáticas.

OUTROS

As hidrazinas têm o potencial, embora raro, de produzir uma síndrome semelhante ao lúpus e hepatotoxicidade. Hepatites tóxicas, às vezes letais, foram observadas com os IMAO, particularmente com a iproniazida. As discrasias sanguíneas são raras. Casos de cegueira às cores vermelha e verde foram descritos com a fenipraxina. Reações patológicas da pele, como *rash* maculopapular, embora raras, podem ocorrer.

IMAO reversíveis

Dentre os IMAO reversíveis, apenas a moclobemida encontra-se disponível no Brasil. A incidência e a gravidade dos efeitos adversos são baixas, demonstrando-se boa tolerabilidade a essa droga. Ao nível do SNC, podem ser observadas insônia, irritabilidade, agitação, hipomania, embora mais raramente que com os IMAO clássicos. Os efeitos anticolinérgicos típicos dos ADT (perturbações visuais, secura da boca, constipação, sudorese, sonolência) foram observados menos frequentemente com a moclobemida, embora, no que diz respeito a insônia, fadiga, cefaleia e palpitações, a moclobemida se comporte como os ADT. Os efeitos anticolinérgicos são praticamente inexistentes com a brofaromina, IMAO reversível não comercializado no Brasil.

A potencialização das aminas simpatomiméticas não ocorre com os inibidores reversíveis da MAO-A, a exemplo da moclobemida e da brofaromina, uma vez que a afinidade dessas drogas pela MAO é baixa. Como consequência, no trato gastrointestinal, os IMAO reversíveis podem ser deslocados da enzima pelas aminas pressoras (p. ex., tiramina) ingeridas com os alimentos e bebidas.

TRATAMENTO DAS REAÇÕES ADVERSAS DOS IMAO IRREVERSÍVEIS

O tratamento dos efeitos adversos produzidos pela utilização dos IMAO depende do tipo e da gravidade da reação. A intoxicação aguda por dose elevada pode exigir lavagem gástrica e suporte da função cardiovascular. A manutenção do equilíbrio hidroeletrolítico é essencial.

A estimulação central, quando intensa, pode exigir a suspensão do tratamento. Nos casos de hepatotoxicidade com alteração dos testes de função hepática, a suspensão imediata e a substituição do tratamento impõem-se diante do risco de complicações irreversíveis.

O aparecimento de crise hipertensiva exige a suspensão imediata dos IMAO e tratamento com agentes anti-hipertensivos.

CONTRAINDICAÇÕES

Entre as contraindicações dos IMAO irreversíveis, a hipertensão arterial e os acidentes vasculares cerebrais estão em primeiro plano, em razão do risco de picos hipertensivos. Antecedentes de insuficiência hepática e icterícia também contraindicam formalmente essas drogas, em virtude de sua hepatotoxicidade potencial. A presença de toxicomania exige prudência, devido a eventuais interações dos IMAO com drogas do tipo dos opioides, das anfetaminas e dos barbitúricos. O alcoolismo crônico contraindica igualmente o uso dos IMAO clássicos.

Antidepressivos não tricíclicos e não IMAO

O primeiro antidepressivo que não pertence nem ao grupo dos tricíclicos nem ao grupo dos IMAO, a maprotilina, surgiu em 1970. Estruturalmente, a maprotilina é um tetracíclico cujo espectro antidepressivo e sedativo se aproxima da amitriptilina.* Possui efeitos adversos semelhantes aos dos ADT e tem risco elevado de desencadear convulsões.

Quadro 35.16 Toxicidade e efeitos adversos dos IMAO clássicos

SNC
- insônia
- irritabilidade
- agitação
- conversão de depressão inibida em ansiosa ou agitada (risco de suicídio)
- conversão de depressão em hipomania ou mania

SNA
- secura da boca
- retenção urinária
- constipação
- impotência
- ejaculação precoce
- hipotensão ortostática

AVC
- síndrome hipertensiva

Outros
- síndrome tipo lúpus (hidrazinas)
- hepatotoxicidade
- discrasias sanguíneas
- reações patológicas da pele

---

*Em *As Bases Farmacológicas da Terapêutica*, de Goodman e Gilman, Ross Baldessarini classifica a maprotilina entre os antidepressivos tricíclicos.

348 FARMACOLOGIA

Em seguida, outros antidepressivos de estrutura original foram sendo descobertos, entre eles a amineptina, que possui uma forte ação no sistema dopaminérgico, e a mianserina, fraco inibidor da recaptação de serotonina e noradrenalina, com alta afinidade por receptores alfa-2-adrenérgicos e histaminérgicos. A partir da década de 1980, foram desenvolvidos novos grupos farmacológicos com propriedades seletivas que conseguiram manter a eficácia no tratamento da depressão, trazendo como vantagens menos efeitos adversos anticolinérgicos e menor risco de toxicidade, se ingeridos em altas doses. Assim, podem ser usados com mais segurança em pacientes com glaucoma, lesão prostática, cardiopatas e idosos. Essas novas substâncias vieram demonstrar que nem sempre a estrutura tricíclica ou a estrutura aromática são indispensáveis para a obtenção dos efeitos antidepressivos (Quadro 35.17). Os novos antidepressivos ou antidepressivos de segunda geração distribuem-se entre os grupos farmacológicos que serão descritos a seguir: inibidores seletivos da recaptação de serotonina (ISRS); inibidores da recaptação de serotonina e noradrenalina (IRSN); antidepressivo noradrenérgico e serotoninérgico específico (ANASE); inibidor seletivo da recaptação de noradrenalina (ISRN) e inibidor da recaptação de noradrenalina e dopamina (IRND). Esse último é representado pela bupropiona, que também é indicada no tratamento do tabagismo, do transtorno de déficit de atenção e hiperatividade e no transtorno de compulsão alimentar, nesse último em fase de estudos. Os parâmetros farmacocinéticos, os efeitos adversos mais específicos e algumas apresentações desses antidepressivos estão expostos nos Quadros 35.18, 35.19 e 35.20.

Inibidores seletivos da recaptação de serotonina (ISRS)

Em 1988, uma nova classe de antidepressivos surgiu, inaugurada, inicialmente, pela fluoxetina e seguida por vários outros: paroxetina, sertralina, citalopram e fluvoxamina. Esses fármacos apresentam vantagens em relação aos antidepressivos convencionais: suas meias-vidas prolongadas permitem administração em dose única diária, contribuindo assim para maior adesão ao tratamento; podem ser usados também no tratamento do transtorno obsessivo-compulsivo (TOC), transtorno do pânico, transtorno de ansiedade generalizada, transtorno de ansiedade social (fobia social) e bulimia; possuem baixo risco de toxicidade se ingeridos em doses altas e têm menos efeitos anticolinérgicos que os ADT. Recentemente, o escitalopram, derivado do citalopram, retomou o conceito de quiralidade, trazendo ao mercado um composto com efeitos diferentes do seu análogo. O conceito de quiralidade diz respeito às noções de forma e conteúdo. Trata-se do reconhecimento de que compostos com a mesma fórmula química e a mesma sequência de ligação entre seus átomos podem ter atividades farmacológicas totalmente diversas, desde que sua configuração tridimensional seja diferente. O conceito histórico remonta a 1848, quando Pasteur efetuou a separação mecânica das formas (+) e (−) do ácido tartárico. Em 1874, van Hoff e Le Bel propuseram que a configuração tetraédrica do átomo de carbono propiciaria a existência de isômeros com a mesma fórmula e sequência, tridimensionalmente diferentes (estereoisômeros). Quando são imagens especulares e não podem ser sobrepostos, são denominados enantiômeros. A nomenclatura dos enantiômeros pode basear-se na rotação ótica, que leva em consideração a direção que a luz polarizada toma ao passar pela substância. Caso desvie a luz para a direita, denomina-se dextro ou (+), caso a desvie para a esquerda, chama-se levo ou (−). Quanto à configuração, podem ser classificados como R− ou S− (*rectus* ou *sinister*) ou D− ou L− (aminoácidos e carboidrato). Esse sistema baseia-se na sequência dos números atômicos dos constituintes das substâncias, traçando-se um círculo do maior número atômico para o menor. Caso a direção da linha traçada seja para a esquerda, o composto é S ou *sinister*. Caso contrário, é o R ou *rectus* (convenção de Cahn-Inghold-Prelog). Os enantiômeros possuem propriedades físico-químicas idênticas (índices de refração, espectros de infravermelho, pontos de fusão e ebulição, solubilidade em solventes comuns, densidades e velocidades de reação com solventes aquirais). A diferença é que causam rotação do plano de luz polarizada em direções opostas e possuem velocidades de reação com solventes quirais diferentes. Um exemplo macroscópico de quiralidade são as mãos. A mão direita é a imagem em espelho da esquerda e vice-versa, mas não podem ser sobrepostas. A quiralidade é uma característica da grande maioria dos sistemas biológicos e está presente nas proteínas,

Quadro 35.17 Alguns antidepressivos não tricíclicos não IMAO

Nome Genérico	Estrutura Química
Amineptina	tricíclico com NH—(CH$_2$)$_6$—COOH
Maprotilina	CH$_2$—CH$_2$—CH$_2$—NH—CH$_3$ (estrutura com ponte)
Mianserina	tetracíclico com N—CH$_3$
Paroxetina (ISRS)	piperidina com OCH$_2$ ligado a benzodioxol
Sertralina	tetralina com NHCH$_3$ e fenil-diclorado
Citalopram	NC—benzofurano com O, fenil-F e N(CH$_3$)$_2$
Fluoxetina	F$_3$C—C$_6$H$_4$—O—CHCH$_2$CH$_2$NHCH$_3$ com fenil
Venlafaxina (ISRN)	fenil-OCH$_3$, ciclohexil-OH, CH$_2$—N(CH$_3$)$_2$
Reboxetina (ISRN)	CH$_3$CH$_2$O—fenil—O—CH(fenil)—morfolino com NH·HOSO$_2$CH$_3$

glicídios, lipídios e nucleotídios que são compostos de L-aminoácido e D-carboidratos (em virtude da sua estrutura helicoidal como a dupla hélice de DNA e a alfa-hélice das proteínas). Entende-se por mistura racêmica a substância que é composta de 1:1 de dois enantiômeros (R e S). O escitalopram é o S-enantiômero do citalopram, que é o componente que detém a capacidade de inibir a recaptação de serotonina. Essa seletividade pode proporcionar maior eficácia, redução de efeitos adversos, menor dosagem, melhor correlação entre concentração plasmática e efeito terapêutico. Sua farmacocinética é semelhante à do S-citalopram administrado como mistura racêmica (citalopram), proporcionando utilização

Quadro 35.18 Alguns parâmetros farmacocinéticos dos novos antidepressivos

	Absorção	Biotransformações	Eliminação	Meia-vida
Fluoxetina	Boa. Via oral	Desmetilação	Renal	1–4 dias
Maprotilina	Total. Via oral	N-desmetilação Desaminação Hidroxilação	Renal, 75% como glicuronídio	43 h
Mianserina	Boa. Via oral	Desmetilação Hidroxilação	Renal, como desmetilmianserina e 8-hidroximianserina	10 h
Milnaciprano	Boa. Via oral	Conjugação	Renal	8–10 h
Paroxetina	Boa. Via oral	Oxidação Metilação Conjugação	Urina e fezes	24 h
Fluvoxamina	Boa. Via oral	Desmetilação oxidativa	Urina	15,5 h
Sertralina	Boa. Via oral	Desmetilação em desmetilsertralina Desaminação Redução Hidroxilação	Urina e fezes	26 h
Citalopram	Boa. Via oral	Desmetilação Desaminação Oxidação	Urina e fezes	36 h
Escitalopram	Boa. Via oral		Urina e fezes	30 h
Venlafaxina	Boa. Via oral	Desmetilação	Urina e fezes	5 h**
Mirtazapina	Boa. Via oral	Desmetilação Oxidação	Urina e fezes	20–40 h
Reboxetina	Boa. Via oral	Hidroxilação Oxidação	Urina	13 h
Bupropiona	Boa. Via oral	Hidroxilação Redução	Urina e fezes	21 h

*De 7–15 dias para a desmetilfluoxetina, metabólito ativo.
**De 11 horas para a o-desmetilvenlafaxina.

Quadro 35.19 Alguns efeitos colaterais próprios de alguns antidepressivos de segunda geração existentes no Brasil

Amineptina
- efeito estimulante do SNC, com ansiedade e insônia
- relatos de hepatite colestática

Fluoxetina
- efeito estimulante do SNC, com ansiedade e insônia
- anorexia e perda de peso
- distúrbios gastrointestinais (náuseas, diarreia)

Maprotilina
- efeitos anticolinérgicos e cardiovasculares indistinguíveis dos ADT
- incidência elevada de convulsões
- reações alérgicas da pele (2 vezes mais que os ADT)

Mianserina
- sedação
- risco de convulsões
- discrasias sanguíneas potencialmente fatais (anemia aplástica, agranulocitose)

Mirtazapina
- sonolência
- ganho de peso
- aumento de apetite

Sertralina
- alterações plaquetárias (?)

Bupropiona
- convulsões

Venlafaxina
- hipertensão

Quadro 35.20 Antidepressivos disponíveis no Brasil e algumas das suas apresentações

Nome Genérico	Nome Comercial	Apresentação (mg)
Amineptina	Survector	C- 100
Amitriptilina	Tryptanol	C- 25 e 75
Bupropiona	Zyban, Wellbutrin	C- 150 SR
Citalopram	Cipramil	C- 20
S-citalopram	Lexapro	C- 10
Clomipramina	Anafranil	A- 25, C- 75 (liberação lenta), D- 10 e 25
Fluoxetina	Prozac	Ca- 20 e C- 20 solúvel
	Verotina	C- 20, gotas
	Daforin, Fluxene	Ca- 20, gotas
Fluvoxamina	Luvox	C- 100
Imipramina	Tofranil	Ca- 75 e 150, D- 10 e 25
Maprotilina	Ludiomil	A- 25, C- 25 e 75
Mianserina	Tolvon	C- 30 e 60
Mirtazapina	Remeron	C- solúvel Sol-tab, 15, 30 e 45
Moclobemida	Aurorix	C- 100, 150 e 300
Nortriptilina	Pamelor	Ca- 10, 25, 50 e 75
Paroxetina	Aropax, Cebrilim	C- 20
	Pondera	C- 10, 20, 30 e 40
Sertralina	Zoloft, Serserim	C- 50, 100
	Tolrest, Assert	C- 25, 50 e 75
Reboxetina	Prolift	C- 4
Tranilcipromina	Parnate	D- 10
Venlafaxina	Efexor	C- 37,5, 50 e 75 Ca- XR75 e XR150

A = ampola; C = comprimido; Ca = cápsula; D = drágea; SR = *sustained release*; XR = liberação controlada; Sol-tab = solução-comprimido.

de metade da dose, ou seja: 20 mg de escitalopram equivalem, virtualmente, a 40 mg de citalopram racêmico.

FARMACOCINÉTICA

Absorção e distribuição

Os ISRS são absorvidos de forma lenta e completa pelo trato gastrointestinal e não sofrem alterações significativas nas suas concentrações plasmáticas quando ingeridos na presença de alimentos. Suas concentrações máximas são atingidas entre 3 e 8 horas após administração oral. Em geral, ligam-se às proteínas plasmáticas em mais de 95%. Exceção se faz à fluvoxamina e ao citalopram, que têm taxas de ligação em torno de 80% e 50%, respectivamente. Possuem meias-vidas que variam entre 15,6 horas (fluvoxamina) e 15 dias (fluoxetina). São moléculas lipofílicas que atravessam as membranas biológicas, com volume de distribuição que varia entre 400-4.000 l.

Biotransformação

Todos os ISRS sofrem metabolização hepática pelas enzimas do citocromo P450. A paroxetina, a fluvoxamina e a fluoxetina não têm farmacocinética linear, pois inibem seu próprio metabolismo, devido aos seus efeitos inibitórios no citocromo P450 CYP2D6. A sertralina, o citalopram e o escitalopram têm farmacocinética linear. A sertralina é metabolizada pelo citocromo P450 2D6 em n-desmetilsertralina, metabólito inativo. A metabolização do citalopram e a do escitalopram a desmetilescitalopram (composto inativo) são feitas pelas enzimas CYP 3A4, 2C19 e 2D6.

Eliminação

Os ISRS são eliminados através da urina e das fezes. A fluvoxamina, a paroxetina e a sertralina têm *clearance* alto, em torno de 1-3 L/min; o citalopram e a fluoxetina têm *clearance* de 0,5 L/min.

Interações medicamentosas

Todos os ISRS inibem a CYP2D6, e a paroxetina, a fluoxetina e a fluvoxamina são as mais potentes. Essa propriedade dá a esses compostos potencial de interação medicamentosa porque promove inibição da oxidação de outras drogas no sistema enzimático do fígado. A fluvoxamina inibe as enzimas citocrômicas CYP (1A2, 2C19 e 3A4). Assim, se usada concomitantemente a aminas terciárias, teofilina, cafeína, propranolol, diazepam, alprazolam, clozapina e varfarina, pode provocar elevação dos níveis plasmáticos desses. A fluoxetina inibe as enzimas CYP 2D6 e 2C19, podendo levar ao aumento dos níveis plasmáticos de ADT e neurolépticos. O uso concomitante de fluoxetina e terfenadina deve ser evitado, pois a norfluoxetina inibe a isoenzima CYP 3A4, aumentando as concentrações plasmáticas de terfenadina, que em altas doses se torna uma substância cardiotóxica. O citalopram, o escitalopram e a sertralina, apesar de serem inibidores da CYP 2D6, não parecem promover interações farmacocinéticas clinicamente significativas, e são considerados mais seguros em pacientes polimedicados.

Embora os ISRS não pareçam interagir com o álcool, seu uso deve ser evitado concomitantemente.

FARMACODINÂMICA

Local e mecanismo de ação

Os ISRS possuem ação seletiva bloqueando a recaptação de serotonina nos receptores 5-HT1, 5-HT2 e 5-HT3, aumentando a concentração de serotonina na fenda sináptica. Em geral, esses compostos têm pouca afinidade pelos receptores histaminérgicos, alfa-1-adrenérgicos e muscarínicos, consequentemente, produzem menos efeitos anticolinérgicos que os antidepressivos convencionais.

EFEITOS ADVERSOS E TOXICIDADE

Os efeitos adversos mais frequentes observados com os ISRS são os distúrbios gastrointestinais: diarreia, vômitos, dispepsia e náusea, sendo essa o mais frequente (20% a 30%). Esses efeitos são provocados pela ação estimulante desses fármacos nos receptores 5-HT3. A cefaleia também é um efeito bastante frequente, ocorrendo em torno de 15% a 20%. Agitação, pânico, insônia e disfunções sexuais são promovidos pela ação desses antidepressivos nos receptores 5-HT2. Também são observados sintomas extrapiramidais, tais como distonia, acatisia e tremores, que ocorrem principalmente com a utilização da fluoxetina. Caso sejam ingeridos em altas doses (superdosagem), os ISRS apresentam, ao contrário dos ADT, baixo risco de toxicidade. São relativamente seguros em pacientes com forte potencial para uso excessivo de substâncias (ideação suicida).

CONTRAINDICAÇÕES E PRECAUÇÕES

O uso concomitante de ISRS e IMAO pode desencadear a síndrome serotoninérgica, que é uma hiperestimulação do sistema serotoninérgico caracterizada por: confusão mental, excitação, sudorese, mioclonias, tremores, incoordenação motora e hipertermia. Essa síndrome pode ser grave e levar o paciente ao óbito se não reconhecida logo. Outro aspecto importante relativo a essas substâncias é o reconhecimento da síndrome de descontinuação, que são sinais e sintomas que ocorrem após a suspensão abrupta desses fármacos, tais como: tontura, ansiedade, náusea, diarreia, vômitos, palpitações e sudorese. Para evitá-la, caso haja a necessidade de suspensão do tratamento, deve-se fazer uma retirada progressiva do ISRS em uso. Nesse aspecto, a fluoxetina, por ter meia-vida longa, é a que menos ocasiona a síndrome de descontinuação.

A utilização de ISRS em mulheres grávidas e em período de lactação ainda não foi bem estabelecida, e, embora alguns estudos mostrem a ação segura da fluoxetina nesses casos, o uso dessas substâncias deve ser evitado. Em crianças, apenas a sertralina foi aprovada pela Food and Drug Administration (FDA) para o tratamento do transtorno obsessivo-compulsivo.

Inibidores da recaptação de serotonina e noradrenalina (IRSN)

A venlafaxina é uma feniletilamina, primeira representante de um grupo estruturalmente novo de antidepressivos. É um composto racêmico chamado (R/S)-1 (2-dimetilamino-1- (4-metoxifenil) etil) ciclo-hexanol. Outros representantes do grupo são o milnaciprano e a duloxetina.

O cloridrato de milnaciprano é um pó branco, inodoro, solúvel em água, etanol e clorofórmio. Sua fórmula química corresponde a: 1R,2S-1(N,N-dietil)carbamoil-1-fenil-2-aminometil-ciclopropano.

FARMACOCINÉTICA

Absorção e distribuição

A venlafaxina é bem absorvida pelo trato gastrointestinal. Seu pico de concentração e o do seu metabólito ativo, a o-desmetilvenlafaxina (ODV), ocorrem respectivamente em 2,4 e 4,3 horas, após dose única via oral. A administração conjunta com alimentos não afeta suas concentrações plasmáticas de maneira significativa. O volume aparente de distribuição varia entre 6 e 10 L/kg e o da ODV entre 4 e 7 L/kg. Esses dados sugerem captação moderada pelos tecidos. A ligação às proteínas plasmáticas é baixa, cerca de 27,2% a 30%, para a venlafaxina e a ODV, respectivamente. O milnaciprano também é absorvido rápida e amplamente pelo trato gastrointestinal, atingindo níveis plasmáticos 30 minutos a 2 horas após a ingestão. Possui meia-vida curta de 8-10 horas, tem farmacocinética linear e atinge concentrações de equilíbrio em torno de 2 a 3 dias, quando administrado 2 vezes ao dia. Apresenta elevada biodisponibilidade (>85%) e níveis plasmáticos previsíveis com baixo teor de ligação a proteínas plasmáticas (13%). Distribui-se amplamente no organismo, com um volume de distribuição de aproximadamente 5 L/kg.

Biotransformação

A venlafaxina é extensamente metabolizada no fígado pela CYP 2D6, tendo um único metabólito ativo, a o-desmetilvenlafaxina (ODV), que é metabolizada pela CYP 3A4. A meia-vida da venlafaxina é de 5 horas, e a da ODV, de 11 horas. Estudos pré-clínicos *in vitro* mostram que a venlafaxina é fraca inibidora do citocromo P450 CYP 2D6. O milnaciprano não sofre metabolização pelo citocromo P450 e circula no sangue na forma inalterada e conjugada (proporções iguais). A biotransformação do milnaciprano é simples, limitando-se à conjugação com o ácido glicurônico. Não há metabólito ativo.

Eliminação

A principal via de excreção da venlafaxina é a urinária, com uma depuração renal de 49 mL/h/kg e de 94 mL/h/kg para a venlafaxina e a ODV, respectivamente. O milnaciprano é eliminado de forma inalterada, principalmente pelos rins (90% da dose administrada), após ser secretado pelo túbulo renal, tendo um *clearance* da ordem de 40 L/h.

Interações medicamentosas

A venlafaxina, por possuir baixa ação inibitória no citocromo P450, ter meia-vida curta, grande volume de distribuição e ligação proteica baixa, apresenta risco pequeno de interação medicamentosa. Nesse aspecto, estudos avaliando a utilização concomitante de venlafaxina com lítio, diazepam, álcool, cimetidina e vários agentes hipertensivos não mostraram alterações significativas dos seus níveis plasmáticos. O milnaciprano, por não sofrer metabolização hepática, apresenta baixo teor de interação medicamentosa, não requerendo reajustes posológicos em portadores de insuficiência hepática. Em pacientes com insuficiência renal com *clearance* de creatinina ≤ 60 mL/min, preconiza-se reduzir a dose ou alterar a frequência de administração do fármaco.

FARMACODINÂMICA

Local e mecanismo de ação

A venlafaxina é um potente inibidor da recaptação de serotonina e noradrenalina e um fraco inibidor da recaptação de dopamina (dessa, somente quando usada acima de 150 mg/dia). Não tem afinidade *in vitro* por receptores muscarínicos, histaminérgicos, alfa-1-adrenérgicos e dopaminérgicos. Promove dessensibilização significativa dos receptores beta-adrenérgicos (*down-regulation*). O milnaciprano é um inibidor de recaptação de serotonina e de noradrenalina e não tem afinidade por receptores colinérgicos (muscarínicos), alfa-1-adrenérgicos, histaminérgicos H_1, dopaminérgicos D1 ou D2 e receptores benzodiazepínicos e opioides.

TOXICIDADE E EFEITOS ADVERSOS

O efeito adverso mais comum observado com a venlafaxina é a náusea, que ocorre em cerca de 25%. Também foram observados: cefaleia, tontura, boca seca, sonolência ou insônia, sudorese, constipação, anorexia, nervosismo e disfunções sexuais. Em doses mais elevadas, pode promover hipertensão arterial, insônia e agitação. Os efeitos adversos mais comuns com o milnaciprano são: vertigem, diaforese, ansiedade, fogachos e disúria. Outros efeitos relatados com menor frequência são: náusea, vômitos, xerostomia, constipação, tremores e palpitações.

CONTRAINDICAÇÕES E PRECAUÇÕES

A venlafaxina é um antidepressivo seguro e com baixo poder de interação medicamentosa. Quando administrada em pacientes com insuficiência renal e hepática, suas doses devem ser reduzidas. Em casos de suspensão do tratamento, sua retirada deve ser gradativa, pois pode acarretar a síndrome de descontinuação, caracterizada por náusea, tontura, mal-estar e sudorese, que pode persistir por até 30 dias após sua suspensão. O milnaciprano é bem tolerado e possui baixo poder de interação medicamentosa. Ajustes na posologia devem ser feitos em pacientes com insuficiência renal. Seu uso deve ser evitado em pacientes com problemas genitourinários ou hipertrofia de próstata. O uso de IRSN não está aprovado para o uso na gravidez. O milnaciprano é excretado no leite materno em pequenas quantidades, e por isso a amamentação é contraindicada. Assim como todos os antidepressivos que atuam no sistema serotoninérgico, os IRSN podem desencadear a síndrome serotoninérgica se usados concomitantemente a IMAO ou outros agentes serotoninérgicos. Assim como todos os outros antidepressivos, o uso dos IRSN em pacientes bipolares pode promover virada maníaca.

Antidepressivo noradrenérgico e serotoninérgico específico (ANASE)

A mirtazapina é o representante único do grupo dos ANASE e faz parte de uma série de compostos conhecidos como piperazinoazepinas. Sua estrutura molecular não contém a cadeia lateral básica que é considerada responsável pela atividade anticolinérgica dos ADT. A mirtazapina é uma mistura racêmica dos enantiômeros R e S-mirtazapina, ambos essenciais para o seu efeito terapêutico e perfil de efeitos adversos. A S-mirtazapina é responsável pelo bloqueio alfa-2-adrenérgico (auto e hetero) e de 5-HT2. A R-mirtazapina é um bloqueador alfa-2-adrenérgico (hetero) e de 5-HT3.

FARMACOCINÉTICA

Absorção e distribuição

A mirtazapina é rapidamente absorvida após administração oral. Sua biodisponibilidade absoluta é de aproximadamente 50%, após dose única ou múltipla. A presença de alimentos no estômago ou refeições ricas em gorduras não exercem efeitos significativos na sua absorção. Nas doses recomendadas (15 mg a 45 mg), segue a farmacocinética linear.

Biotransformação

A mirtazapina é extensamente metabolizada no fígado. As principais vias de biotransformação no homem são a desmetilação e a oxidação, seguidas pela conjugação. As isoenzimas hepáticas CYP450 2D6 e 1A2 estão envolvidas na transformação do hidroximetabólito, enquanto a 3A4 está envolvida na formação dos metabólitos desmetil e N-óxido. Possui um único metabólito ativo, a desmetilmirtazapina, cuja atividade farmacológica é bem menor que a do seu composto original. A meia-vida da mirtazapina é de aproximadamente 20 a 40 horas e, após 3 a 5 dias de uso, atinge o seu estado de equilíbrio.

Eliminação

A mirtazapina e seus metabólitos são eliminados através das fezes e da urina, poucos dias após a administração oral. Aproximadamente 100% da dose é excretada em 4 dias, sendo 85% através da urina e 15% pelas fezes. Cerca de 4% do que é eliminado pela urina pode sair em forma inalterada.

Interações medicamentosas

Estudos iniciais sugerem que a mirtazapina possui tendência muito baixa para interações, apesar de inibir as isoenzimas hepáticas CYP450 (2D6, 1A2 e P3A4). Seu potencial de ligação às proteínas plasmáticas é em torno de 85%. A administração concomitante com diazepam ou etanol resultou em diminuição do desempenho motor.

FARMACODINÂMICA

Local e mecanismo de ação

A mirtazapina aumenta a liberação de noradrenalina através do bloqueio dos autorreceptores alfa-2 e aumenta a liberação de serotonina através de dois mecanismos: estimulação dos receptores alfa-1-adrenérgicos e bloqueio dos heterorreceptores alfa-2-adrenérgicos nos terminais serotoninérgicos (prevenindo a ação inibitória da NA na liberação de 5-HT). A estimulação do sistema serotoninérgico dá-se, basicamente, por sua ação nos receptores 5-HT1A, pois sua ação nos receptores 5-HT2 e 5-HT3 é de bloqueio. Possui também propriedades anti-histaminérgicas.

TOXICIDADE E EFEITOS ADVERSOS

A ação anti-histaminérgica pode promover sonolência, sedação excessiva, aumento de apetite e de peso. Algumas reações incomuns também podem ocorrer, tais como: depressão da medula óssea, hipotensão ortostática, edema e tremores. Em altas doses, demonstrou baixo potencial de toxicidade.

CONTRAINDICAÇÕES E PRECAUÇÕES

Estudos iniciais mostram boa tolerabilidade com a mirtazapina e nenhuma contraindicação absoluta. Em pacientes com insuficiência renal ou hepática, sua dose deve ser reduzida. Sua segurança ainda não foi estabelecida em crianças, mulheres grávidas e lactantes, por isso deve ser evitada nesses casos. Pode promover viradas maníacas em pacientes bipolares e desencadear síndrome serotoninérgica, se usados juntamente com IMAO ou outro agente serotoninérgico.

Inibidor seletivo da recaptação de noradrenalina (ISRN)

A reboxetina é um ISRN cuja denominação química é metanossulfonato de (2RS, (RS)-2 (-2- etoxi (fenil)) morfina. Sua fórmula molecular é $C_{28}H_{27}NO_6S$, com peso molecular de 409,49 dáltons.

FARMACOCINÉTICA

Absorção e distribuição

A reboxetina é rapidamente absorvida pelo trato gastrointestinal e não sofre alterações significativas com a presença de alimentos. Níveis plasmáticos são alcançados cerca de 2 horas após a administração oral. Tem perfil farmacocinético linear. Em modelos animais, sua meia-vida é de 1 a 2 horas. A reboxetina e os seus metabólitos distribuem-se para todos os tecidos, através da corrente sanguínea. As concentrações mais elevadas são observadas em órgãos muito perfundidos, como fígado, rins e pulmões. No homem, sua capacidade de ligação às proteínas plasmáticas é de 97%.

Biotransformação

A reboxetina é extensamente metabolizada pelas mono-oxigenases hepáticas. Não tem ação inibitória sobre as enzimas do citocromo CYP450 (1A2, 2C4, 2D6, 2E1 e 3A4). Sua meia-vida no homem é de 13 horas, o que justifica sua administração 2 vezes ao dia.

Eliminação

A excreção da reboxetina dá-se 78% através da urina e 16% através das fezes. Sua taxa de depuração (*clearance*) renal é de 29 mL/min.

Interações medicamentosas

Estudos em ratos não mostraram potencial de interação medicamentosa com os sistemas metabólicos do fígado. Além disso, a reboxetina não afetou o metabolismo dos hormônios sexuais. Vale ressaltar que o uso concomitante da reboxetina e outros antidepressivos e o lítio não foi avaliado durante os estudos clínicos.

FARMACODINÂMICA

Local e mecanismo de ação

A reboxetina age seletivamente no sistema noradrenérgico, inibindo a recaptação de noradrenalina nos neurônios pré-sinápticos, aumentando a concentração de NA na fenda sináptica.

TOXICIDADE E EFEITOS ADVERSOS

Os efeitos adversos mais frequentes observados com a reboxetina são: secura da boca, constipação, insônia, sudorese, aumento da frequência cardíaca, tontura, retenção urinária e impotência. Alguns pacientes podem apresentar inquietação.

CONTRAINDICAÇÕES E PRECAUÇÕES

A reboxetina é uma substância cuja segurança em crianças, mulheres grávidas e lactantes ainda não foi avaliada, por isso deve ser evitada nesses grupos. O uso de doses elevadas (acima de 12 mg) pode provocar hipotensão ortostática, ansiedade e hipertensão. Como a maioria dos antidepressivos, a reboxetina pode baixar o limiar convulsivógeno, e seu uso deve ser descontinuado se ocorrerem convulsões. Pacientes bipolares podem apresentar virada maníaca.

Inibidor de recaptação de noradrenalina e dopamina (IRND)

A bupropiona é o primeiro antidepressivo da classe das aminocetonas quimicamente não relacionado aos tricíclicos, tetracíclicos, ISRS, IMAO e outros. Seu nome químico é {±}-1{3-clorofenil}-2-{(1,1-dimetiletil) amino}-1-propanona, com fórmula molecular C13H18ClNO.HCL.

FARMACOCINÉTICA

Absorção e distribuição

O pó do cloridrato de bupropiona é branco, altamente solúvel em água. É disponível em comprimidos de liberação imediata (não disponível no Brasil) e prolongada (SR – *sustained release*), o que acarreta absorção mais lenta que não é modificada pela presença de alimentos. O pico de concentração plasmática ocorre cerca de 3 horas após a ingestão e segue um padrão bifásico. Para o seu metabólito ativo, a hidroxibupropiona, o pico de concentração é de 6 horas. A meia-vida de eliminação da bupropiona e da hidroxibupropiona é de 21 ± 9 horas e 20 ± 5 horas, respectivamente. A biodisponibilidade em humanos não foi determinada; em rato e cães, varia de 5% a 20%. A ligação às proteínas plasmáticas é de 80%.

Biotransformação

A bupropiona é amplamente metabolizada pelo sistema microssômico hepático, e seu principal metabólito é a hidroxibupropiona. Essa metabolização, feita principalmente pela ação da CYP 2D6, produz também a eritrobupropiona e a treobupropiona. Embora as isoenzimas 1A2, 2C9, 2D6, 2E1, 2A6 e 3A4 sejam capazes de originar níveis detectáveis de hidroxibupropiona, a taxa de formação é muito mais baixa. Esses metabólitos são biotransformações da redução do grupo carbonila e/ou da hidroxilação do grupo butila da bupropiona.

Eliminação

Após metabolização hepática, seus metabólitos sofrem excreção renal. Oitenta e sete por cento da droga e de seus metabólitos ativos são eliminados pela urina e 10% pelas fezes.

Interações medicamentosas

Estudos *in vitro* indicam que a bupropiona é metabolizada pela CYP 2D6. Assim, existe potencial de interação com outras substâncias que sejam metabolizadas por esse citocromo, a exemplo da orfenadrina e da ciclofosfamida. Os anticonvulsivantes induzem o metabolismo da bupropiona, reduzindo os níveis da mesma. Há relatos de que o uso concomitante de levodopa e bupropiona aumenta a ocorrência de tremores.

FARMACODINÂMICA

Local e mecanismo de ação

A bupropiona é um inibidor da recaptação de noradrenalina e dopamina. Produz infrarregulação dos receptores beta-adrenérgicos e dessensibilização da NE adenilciclase. Não altera as taxas de transmissão serotoninérgica no feixe dorsal, nem atua nos receptores muscarínicos, histaminérgicos, alfa-adrenérgicos ou dopaminérgicos do tipo D2.

EFEITOS ADVERSOS E TOXICIDADE

A bupropiona é uma substância bem tolerada e apresenta como efeitos adversos: SNC (2,2%): agitação, insônia, cefaleia, vertigens, tremores, alucinose e convulsões (0,1-0,4%); trato gastrointestinal (1%): constipação, náusea e perda de apetite; pele (2,6%): exantema, urticária e prurido. Com exceção da convulsão e da alucinose, esses efeitos são transitórios e de intensidade leve a moderada. Vale ressaltar que o risco de convulsão é dose-dependente. Outros efeitos mais raros foram descritos: bloqueio AV completo, extrassistolia, flebite, embolia pulmonar, colite, secreção inapropriada de ADH, glicosúria, rabdomiólise e broncoespasmo.

CONTRAINDICAÇÕES E PRECAUÇÕES

A bupropiona é contraindicada em pacientes com epilepsia ou com história de convulsões. Deve ser usada com cautela em pacientes que têm baixo limiar convulsivo, tais como aqueles com passado de traumatismo cranioencefálico, portadores de neoplasias do SNC ou de outras lesões cerebrais orgânicas. Deve-se ter cuidado especial em pacientes com transtorno alimentar, pois as alterações metabólicas encontradas nessa população podem predispor ao risco de convulsões com a bupropiona. Não deve ser prescrita a pacientes previamente expostos a essa substância que tiveram *rash* cutâneo ou outra manifestação alérgica. Uma vez que a bupropiona e seus metabólitos são excretados pelos rins, após conjugação hepática do seu composto original, pacientes com insuficiência renal ou hepática devem iniciar o tratamento com doses menores. Não pode ser usada juntamente com IMAO, dando-se um intervalo de pelo menos 2 semanas para troca de um pelo outro. Sua utilização em crianças e adolescentes ainda não foi comprovada. Em idosos, não há evidências de que deva ocorrer redução de doses, embora o uso de qualquer substância nessa faixa etária deva ser feito com cautela. A bupropiona atravessa a barreira placentária, devendo ser evitada durante a gravidez. Também é contraindicada na lactação, pois é excretada no leite materno.

Utilização clínica dos antidepressivos

A decisão para o início do tratamento com antidepressivos deve ser baseada no diagnóstico de depressão maior e/ou distimia (tenham sido essas desencadeadas ou não por fatores externos psicossociais). Assim, termos que outrora determinavam o uso dessas substâncias, tais como depressão endógena e depressão reativa, não são mais usados na prática clínica. Entretanto, é importante enfatizar que a presença de sintomas típicos da melancolia (piora do humor no início da manhã, despertar precoce matinal e inibição psicomotora) predizem melhor resposta terapêutica com antidepressivos. Por outro lado, depressões associadas a transtornos de personalidade, ansiedade e outros transtornos psiquiátricos possuem resultados terapêuticos menos satisfatórios.

A eficácia dos antidepressivos foi largamente confirmada. Morris e Beck mostraram, em 85 estudos controlados, que substâncias como a imipramina, a desipramina, a protriptilina, a amitriptilina e a doxepina foram significativamente superiores a placebo em 70% dos pacientes. Posteriormente, outros estudos controlados mostraram a eficácia dos antidepressivos no tratamento da depressão.

Os antidepressivos tricíclicos, como a imipramina e o anafranil, devem ser administrados em doses progressivamente crescentes, começando-se com 25-50 mg/dia até doses de 150-200 mg/dia ou mais, num período de 3 a 7 dias, se necessário. Os antidepressivos de segunda geração (ISRS) podem ser iniciados com a dose total recomendada; outros podem requerer apenas um pequeno ajuste inicial em situações especiais, como em pacientes temerosos em usar medicação ou naqueles extremamente ansiosos. A remissão do episódio depressivo implica necessariamente o desaparecimento total dos sintomas, que começa a ocorrer após 2 a 3 semanas do início do tratamento (período que corresponde ao início do efeito terapêutico). Alguns antidepressivos possuem ação ansiolítica ou desinibidora predominante que se manifesta desde os primeiros dias de tratamento. Esses efeitos podem promover uma melhora inicial da sintomatologia que oferece seguramente melhores condições para dar continuidade à terapêutica. Outros medicamentos (ISRS) podem provocar inicialmente aumento da ansiedade e insônia, dificultando a manutenção do plano terapêutico. Nesses casos, pode-se fazer uma associação com benzodiazepínicos por tempo limitado. Ainda não existem evidências de que a escolha da substância, a dosagem, a via de administração ou associações com outros antidepressivos encurtem o espaço de tempo necessário para o início do efeito terapêutico.

É provável que os antidepressivos bem-sucedidos num episódio depressivo anterior respondam positivamente no episódio atual, embora essa observação não constitua uma regra. Uma vez escolhido o AD avaliando-se o subtipo de depressão, potencial de interação medicamentosa e perfil de efeitos adversos, ele deve ser mantido por pelo menos 4-6 semanas. Caso o antidepressivo utilizado não seja eficaz, após ter atingido sua dose máxima terapêutica dentro de 4 a 6 semanas, pode-se lançar mão de estratégias, tais como associar o carbonato de lítio, ou hormônio tireoidiano (preferencialmente a tri-iodotironina ou T3) ou, até mesmo, uma anfetamina, a fim de potencializar o antidepressivo escolhido; substituir o antidepressivo em uso por um outro pertencente a um grupo farmacológico diferente. Substitui-se, por exemplo, um ISRS por um IRSN ou tricíclico, ou ainda um desses por um IMAO. Os IMAO clássicos (tranilcipromina), em razão da frequência de efeitos adversos indesejáveis e da necessidade de controle dietético e medicamentoso, são reservados para os casos resistentes aos outros antidepressivos, embora exista um IMAO mais seletivo com menor potencial de toxicidade (a moclobemida), o que dispensa o controle alimentar e facilita sua utilização na prática clínica. Uma outra estratégia, em casos de difícil resposta, é a associação de dois antidepressivos, como tricíclico mais ISRS. A associação de tricíclicos e IMAO, embora desaconselhada e mesmo proibida em alguns países, pode ser utilizada com muita cautela nas depressões resistentes, promovendo resultados favoráveis. Entende-se por depressão resistente aquela que não responde a pelo menos dois antidepressivos de grupos farmacológicos diferentes que tenham sido usados por tempo e doses adequados.

Além de eficazes na depressão, os antidepressivos em geral podem ser utilizados no tratamento de várias outras condições médicas, a exemplo do transtorno do pânico, do transtorno obsessivo-compulsivo, da fobia social, do transtorno de ansiedade generalizada e da bulimia. As dores crônicas como as cefaleias e a fibromialgia podem ser aliviadas com baixas doses de ADT, principalmente a nortriptilina e a amitriptilina. A bupropiona é aprovada para o tratamento do tabagismo e do transtorno de déficit de atenção e hiperatividade, e seu uso no transtorno de compulsão alimentar é objeto de estudos recentes.

Perspectivas

Atualmente, a despeito da estrutura e do suposto modo de ação dos antidepressivos, a maioria deles tem eficácia terapêutica semelhante. A maior vantagem clínica dos antidepressivos de *segunda geração* parece estar mais relacionada com a ausência de cardiotoxicidade e pequena prevalência de efeitos adversos anticolinérgicos do que com a sua eficácia em tratar a depressão. Na verdade, o maior progresso na farmacologia desses compostos só surgirá quando os fármacos descobertos forem mais eficazes do que a eletroconvulsoterapia, promovendo resultados mais imediatos e seguros. Recentemente, os avanços na biologia molecular com as descobertas sobre os mecanismos intracelulares pós-sinápticos, envolvendo segundos mensageiros, abriram caminho para a criação de novas substâncias com ação pós-sináptica intraneuronal, que já se encontram em fase de pesquisas. Outra linha de investigação diz respeito ao estudo dos neuropeptídios e do seu papel na regulação do humor. De fato, pesquisas recentes mostraram alterações das concentrações de colecistocinina, somatostatina e neuropeptídio Y no SNC de pacientes com depressão e ansiedade. Esperamos que, em futuro próximo, o esclarecimento da fisiopatologia dos transtornos de humor possa contribuir para a melhor eficácia no tratamento da depressão, tendo em vista os quadros refratários que ainda ocorrem em 20% a 30% dos casos.

REFERÊNCIAS BIBLIOGRÁFICAS

1. ALLEVATO, M. Quando a forma é tão importante quanto o conteúdo: quiralidade. *Rev. Bras. Med*, 60(3):140-142, 2003.
2. AMERICAN PSYCHIATRIC ASSOCIATION. *Diagnostic and Statistical Manual of Mental Disorders* (DSM-IV-TR), 4th edition, text revised. Washington, DC, American Psychiatric Association, 2000.
3. ANDERSON, I.M. Selective serotonin reuptake inhibitors versus tricyclic antidepressants: a meta-analysis of efficacy and tolerability. *J. Affect. Disorders*, 58:19-36, 2000.
4. ASBERG, M. & CRÖNHOLM, B., SJÖQVIST, R. et. al. Relationship between plasma level and therapeutic effect of nortriptiline. *J. Br. Med*, 3:331-334, 1971.
5. ASCHER, J.A. Bupropion: a review of its mechanism of antidepressant activity. *J. Clin. Psychiatry*, 56:395-401, 1995.
6. BALDESSARINI, R.J. Drugs and the treatment of psychiatric disorders. *In*: GOODMAN & GILMAN. *The Pharmacological Basis of Therapeutics*. 7th ed. New York, Macmillan Publishing Company, 1986, p. 387-445.
7. BAN, T.A. *Psychopharmacology of Depression: a Guide for Drug Treatment*. Basel, Karger, 1981, p. 127.
8. BERGER, P.A & BARCHAS, J.D. Biochemical hypotheses of affective disorders. *In*: BARCHAS, J.D., BERGER, P.A., CIANARELLO, R.D., & ELLIOT, G.R. *Psychopharmarcology: From Theory to Practice*. New York, Oxford University Press, 1977. p.151-173.
9. BIEDSKY, R.J. & FRIEDEL R.O. Prediction of tricyclic antidepressant response. A critical review. *Arch. Gen. Psychiatry*, 33:1479-1489, 1976.
10. BIGGS, J.T., CLAYTON, P.J., ZIEGLER, V.E. Nortriptyline plasma levels and therapeutic response. *The Pharmacologist*, 18;129-131,1976.
11. BODKIN, I.A. Combining serotonin reuptake inhibition and bupropion in partial responders to antidepressant monotherapy. *J. Clin. Psychiatry*, 58:137, 1997.
12. BOYER, W.F. & LAKE, C.R. What desipramine plasma levels are therapeutic? *J.Clin. Psychopharmacol*, 4:118-123,1984.
13. BOYER, P. & BRILEY, M. Milnacipran, a new specific serotonin and noradrenaline reuptake inhibitor. *Drugs of Today*, 34(8):708-790, 1998.
14. BRAITHWAITE, R.A., GOULDINE, R., THEANO, E. et al. Plasma concentration of amitriptyline and clinical response. *Lancet, 1*:1297-1300, 1972.
15. BREYER-PFAFF, U., GAERTNER, H.J., KEUTER, F. et al. Antidepressant effect and pharmacokinetics with consideration of unbound drug and 10-hydroxy-nortriptyline plasma levels. *Psychopharmacol*, 76:240-244, 1982.
16. BRILEY, M., PROST, J.F., MORET, C. Preclinical pharmacology of milnacipran. *Int. Clin. Psychopharmacol, 11*(4):10-14, 1996.
17. BROSEN, K. & NARANJO, C.A. Review of pharmacokinetic and pharmacodynamic interaction studies with citalopram. *Eur. Neuropsychopharmacol., 11*(4):275-283, 2001.
18. BROSEN, K., RASMUSSEN, B.B. Selective serotonin re-uptake inhibitors in long-term treatment of depression. *In*: FEIGHNER, J.P and BOYER,

W.F. *Selective Serotonin Re-uptake Inhibitors: Advances in Basic Research and Clinical Practice.* Vol. 5, pp 87-108. Second edition. Edt., 1996.
19. BURKE, W.J., GERGEL, I., BOSE, A. Fixed-dose trial of the single isomer SSRI escitalopram in depressed outpatients. *J. Clin. Psychiatry*, 4:20-24, 2002.
20. CALIL H.M., PIRES, M.L.N., MIRANDA, A.M.A. Terapias farmacológicas e outros tratamentos biológicos. *In*: *Manual de Psiquiatria*. Rio de Janeiro Guanabara Koogan, 1996. p. 265-284.
21. CESURA, A.M. & PLETSCHER, A. The new generation of monoaminoxidase inhibitors. *Progress. Resch.*, 38:171-297, 1992.
22. CORDIOLI, A.V. *Psicofármacos: consulta rápida*. 2.ª ed. Porto Alegre; Artes Médicas Sul, 2000.
23. CORONA, G.L., CUCCHI, M.L., PRATTINI, P. *et al*. Amitriptyline and nortriptyline plasma levels, urinary 3-methoxy-4-hydroxyphenylglycol and clinical response in depressed women. *Neuropsychobiol.*, 16:97-102, 1986.
24. DE BOER, T. & RUIGT, G.S.F. The selective alpha-2-adrenoceptor antagonist mirtazapine (org 3770) enhances noradrenergic and 5-HT1A mediated serotonergic neurotransmission. *CNS Drugs*, 4: 29-39, 1995.
25. DE MONTIGNY, C., HADDJERI, N., MONGEAU, P., BLIER, P. The effects of mirtazapine on interactions between central noradrenergic and serotonergic systems. *CNS Drugs*, 4 (1):13-17, 1995.
26. DE OLIVEIRA, I.R. L'apport des dosages sanguins des antidépresseurs polycycliques au traitement de la dépression: proposition d'une méthode d'évaluation de la qualité des études. Memorial para obtenção do "Certificat d'Études Spéciales" de Psiquiatria pela Université René Descartes, Paris, 1988.
27. DE OLIVEIRA, I.R. & PRADO-LIMA, P.A.S. L'apport des dosages plasmatiques des antidépresseurs polycycliques au traitement des dépressions. *Ann. Psychiatrie*, 4:253-259, 1989.
28. DE OLIVEIRA, I.R., PRADO-LIMA, P.A.S., SAMUEL-LAJEUNESSE, B. Monitoring of tricyclic antidepressant plasma levels: a review of the literature. Part II, *Psychiatrie & Psicobiologie*, 4:81-90, 1989.
29. DE OLIVEIRA, I.R. & PRADO-LIMA, P.A.S. Monitorização dos níveis plasmáticos dos antidepressivos tricíclicos e resposta clínica. *J.Bras.Psiq.*, 39(1): 73S-76S, 1990.
30. DE OLIVEIRA, I.R. Monitorização dos níveis plasmáticos dos antidepressivos tricíclicos no paciente idoso. *J. Bras. Psiq.*, 39 (1): 77S-78S, 1990.
31. DESSIAN, E.C., SCHATZBERG, A.F., WOODS, B.T. *et al*. Maprotiline treatment in depression. A perspective on seizure. *Arch. Gen. Psychiatry*, 43:86-90, 1986.
32. DEVANE, C.L. Differential pharmacology of newer antidepressants. *J. Clin. Psychiatry*, 59 (20):85-93, 1998.
33. DOSTERT, P., BENEDETTI, M.S., PAGESSI, I. Review of the pharmocokinetics and metabolism of reboxetine, a selective noradrenaline reuptake inhibitor. *Eur. Neuropsychopharmacol.*, 7 (1): S23-S35, 1997.
34. FARAVELLI, C., BROADHURST, A.D., AMBONET, A. *et al*. Double-blind trial with oral versus intravenous clomipramine on primary depression. *Biol. Psychiatry*, 18:693-705, 1983.
35. FEIGHNER, J.P. Mechanisms of action of antidepressant medications. *J. Clin. Psychiatry*, 60 (4):4-11, 1999.
36. FERRIS, R.M. Mechanism of antidepressant activity of bupropion. *J. Clin. Psychiatry*, 11(1):2-14, 1993.
37. GEDDES, J.R. *et al*. Relapse prevention with antidepressant drug treatment in depressive disorders: a systematic review. *Lancet*, 361: 653, 2003.
38. GLASSMAN, A.H., PEREL, J.M., SHOSTAK, M. *et al*. Clinical implications of imipramine plasma levels for depressive illness. *Arch. Gen. Psychiatry*, 34:197-204, 1977.
39. GREENBLATT, D.J., VON MOLTKE, L.L., HARMATZ, J.S., SHADER, R.I. Drug interactions with newer antidepressants: role of human cytochromes P450. *J. Clin. Psychiatry*, 59 (5):19-27, 1988.
40. GUTIERREZ, M. & MENGEL H. Pharmacokinetics of escitalopram. Poster presented at the 42nd Annual Meeting of the New Clinical Drug Evaluation Unit (NCDEU), Boca Raton, FL, USA, June-1013, 2002.
41. HARVEY, A.T. Evidence of the dual mechanism of action of venlafaxine. *Arch. Gen. Psychiatry*, 57: 503, 2000.
42. HOLLIDAY, S.M. & BENFIELD, P. Venlafaxine: a review of its pharmacology and therapeutic indication in depression. *Drugs*, 49:280-294, 1995.
43. LEONARD, B.E. Noradrenaline in basic models of depression. *Eur. Neuropsychopharmacol.*, 7 (l): S11-S16, 1997.
44. LINEBERRY, C.G. A fixed-dose (300mg) efficacy study of bupropion and placebo in depressed outpatients. *J. Clin. Psychyatry*, 51:532-537, 1997.
45. LINGJAERD, O. Biochemistry of depression. A survey of monoaminergic, neuroendocrinological and biorythmic disturbances in endogenous depression. *Acta Psychiatry*, 302: 36-51, 1983.
46. MENDLEWICZ, J. Pharmacologic profile and efficacy of venlafaxine. *Int. Clin. Psychopharmacol.*, 10 (2): 5-13, 1995.
47. MISCHOLOU, D. Strategies for managing depression refractory to selective serotonin reuptake inhibitor treatment: a survey of clinicians. *Can. J. Psychiatry*, 45 (5): 476-481, 2000.
48. MODELL, J.G. Comparative sexual side effects of bupropion, fluoxetine, paroxetine, and sertraline. *Clin. Pharmacol Ther.*, 61(4): 476-487, 1997.
49. MOLLER, H.J. & PAYKEL, E.S. *Renaissance of monoaminoxidase inhibitors. The new selective and reversible generation*. Royal Society of Medicine Services Limited, London, 1992.
50. MONTEJO, A.L. Incidence of sexual dysfunction associated with antidepressant agents: a prospective multicenter study of 1022 outpatients. Spanish working group for the study of psychotropic related sexual dysfunction. *J. Clin.Psychiatry*, 62 (3): 10-21, 2001.
51. MONTGOMERY, S.A. Safety of mirtazapine: a review. *Int. Clin. Psychopharmacol.*, 10 (4): 37-45, 1995.
52. MONTGOMERY, S.A. Reboxetine: additional benefits to the depressed patient. *J. Psychopharmacology*, 11 (4): S9-S15, 1997.
53. MORET, C., CHAVERON, M., FINBERG, J.P.M., COUZINIER, J.P, BRILEY, M. Biochemical profile of milnacipran (F 2207), 1-phenyl-1-diethyl-aminocarbonyl-2-aminomethyl-cyclopropane (z) hydrochloride, a potential fourth generation antidepressant drug. *Neuropharmacology*, 24:1211-1219, 1985.
54. MUCCI, M. Reboxetine: a review of antidepressant tolerability. *J. Psychopharmacol.*, 11: S33-S37, 1997.
55. OTHMER, E. Long-term efficacy and safety of bupropion. *J. Clin. Psychiatry*, 44:153-156, 1995.
56. POSNER, J. The dispositition of bupropion and its metabolites in health male volunteers after single and multiple doses. *Eur. J. Clin. Pharmacol.*, 29:97-103, 1985.
57. PRESKORN, S. Targeted pharmacotherapy in depression management: comparative pharmacokinetics of fluoxetine, paroxetine and sertraline. *Int. Clin. Psychopharmacol.*, 9 (Suppl 3): 13-19, 1994.
58. RIVA, M., BRUNELO, N., ROVESCALI, A.C. *et al*. Effect of reboxetine, a new antidepressant drug, on the central noradrenergic system: behavioural and biochemical studies. *J. Drug Dev. Clin. Pract.*, 1(4): 243-253, 1989.
59. -SÁNCHEZ, C., BOGESO, K.P., EBERT B., REINES, E.H., BRAESTRUP, C. Escitalopram versus citalopram: the surprising role R-enantiomer. *Psychopharmacology*, 174(2): 163-176, 2004.
60. SCHATZBERG, I. Molecular and cellular mechanisms in depression. *In*: DAVIS, K.L. *et al*. (eds.). *Neuropsychopharmacology. The Fifth Generation of Progress.* Lippincott Williams & Wilkins, 2002.
61. SCHUKIT, M., ROBINS, E., FEIGNER, J. Tricyclic antidepressants and monoaminoxidase inhibitors: combination therapy in the treatment of depression. *Arch. Gen. Psychiatry*, 24:509-514, 1971.
62. SCHULD, A., SCHMID, D.A. Hypothalamo-pituitary-adrenal function in patients with depressive disorders is correlated with baseline cytokine levels, but not with cytokine responses to hydrocortisone. *Journal of Psychiatric Research*, 37:463-470, 2003.
63. SETTLE, E.C. Bupropin sustained release; side effect profile. *J. Clin. Psychiatry*, 59 (4):32-36, 1998.
64. SHAD, MV., PRESKORN, S.H., MARCOLIN, MA. Interações farmacológicas com drogas antidepressivas. *In*: Interações *Farmacológicas com Drogas Psiquiátricas.* Rio de Janeiro, Editora Medsi, 1998, p. 21-91.
65. SPENCER, A.M. & WILDE M.I. Milnacipran, review of its use in depression. *Drugs*, 53 (3): 405-427, 1998.
66. STAHL, S.M. Comparative efficacy between venlafaxine and SSRIs: a pooled analysis of patients with depression. *Biol. Psychiatry*, 52:1166, 2002.
67. STAHL, S.M. *Psicofarmacologia. Base Neurocientífica e Aplicações Práticas.* 2.ª ed. Rio de Janeiro, Editora Medsi, 2002.
68. STENGER, A., COUZIER, J.P., BRIELEY, M. Psychopharmacology of milnacipran, 1-phenyl-1diethyl-aminocarbonyl-2-amioethyl-cyclopropane hydrochloride (F 2207) a new potential antidepressant, 91:147-153, 1987.
69. TANAKA, S., MATSUNAGA, H. *et al*. Autoantibodies against four kinds of neurotransmitter receptors in psychiatric disorders. *Journal of Neuroimmunology*, 141: 155-164, 2003.
70. VOLLMAYR, B. & HENN, F.A. Stress models of depression. *Clinical Neuroscience Research*, 3:245-251, 2003.
71. VOORTMAN, G. & PAANAKLER, J.E. Bioavailability of mirtazapine from Remeron tablets after single and multiple oral dosing. *Hum. Psychopharmacol.*, 10 (2): S83-S96, 1995.
72. WADE, A. Long-term treatment of depression with escitalopram is safe and well tolerated. *Int. J. Neuropsychopharmacol.*, 5 (1):S146, 2002.
73. WANG, J. & GOA, K.L. Escitalopram. A review of the use in the treatment of depression and anxiety disorders. *CNS Drugs*, 17 (5):343-362, 2003.

36

Lítio e Outras Drogas Reguladoras do Humor

Pedro Antônio Schmidt do Prado Lima

Vários medicamentos, além do lítio, são atualmente usados na profilaxia do transtorno de humor bipolar. Esses novos estabilizadores do humor são, em sua maioria, antiepilépticos, como a carbamazepina, o ácido valproico, a gabapentina, a lamotrigina e o topiramato. Além disso, alguns bloqueadores de canais de cálcio também apresentam efeito estabilizador do humor, e a clonidina é eficaz no tratamento da mania. Como são fármacos usados mais frequentemente em outras patologias não-psiquiátricas, neste capítulo somente serão abordadas as indicações nos transtornos mentais. Os aspectos farmacológicos propriamente ditos serão abordados em outros capítulos deste livro.

LÍTIO

Histórico

O uso do lítio em medicina não é recente. Já em 1859, sua eficácia e segurança eram preconizadas no tratamento da gota. No final do século passado, inúmeras preparações que continham pequenas concentrações de lítio popularizaram-se nos Estados Unidos e na Europa como panaceia para o tratamento de várias afecções.

O lítio foi inicialmente considerado destituído de efeitos adversos até que, no início deste século, uma série de publicações alertou para a sua toxicidade.

No final da década de 1940, o médico australiano John Cade administrou lítio a cobaias em um experimento sobre a influência do lítio na toxicidade da ureia, e observou que os animais desenvolviam letargia profunda, apesar de permanecerem perfeitamente vígeis. A seguir, em 1949, Cade utilizou lítio em pacientes psiquiátricos que apresentavam mania, demência precoce (antiga denominação de esquizofrenia) e melancolia. Os pacientes que apresentavam mania melhoraram; os outros não mostraram resultados, com exceção de alguns pacientes com "demência precoce" que haviam sido descritos como agitados e barulhentos, sendo provável que esses fossem maníacos, e não esquizofrênicos. O lítio foi administrado sem o controle dos níveis plasmáticos, tendo a observação clínica (efeitos terapêuticos e adversos) sido utilizada para o ajuste das doses.

Nas décadas de 40 e 50, o único tratamento anti-hipertensivo eficaz era a dieta com restrição de sódio; os pacientes eram então orientados a utilizar substitutos do sal com o propósito de melhorar o sabor dos alimentos. O cloreto de lítio era considerado seguro e foi prescrito como produto dietético, sem controle clínico ou laboratorial. Inúmeros pacientes apresentaram intoxicações graves ou mesmo morreram, em decorrência do aumento na reabsorção renal de lítio que a dieta hipossódica provoca.

Devido ao uso em concentrações plasmáticas inadequadas, estabeleceu-se a noção de que o lítio era perigoso. Em 1954, o psiquiatra Morgen Schou iniciou o uso de dosagens plasmáticas no controle do tratamento com lítio, possibilitando a prescrição segura desse elemento em psiquiatria.

Química

O lítio é um cátion monovalente que substitui prontamente o sódio, o potássio, o magnésio e o cálcio. Seu número atômico é 3, e seu peso atômico é de 6,939. Trata-se de um íon inorgânico, geralmente administrado por via oral sob a forma de carbonato de lítio, embora esteja disponível como sulfato, acetato, cloreto e citrato. Existem vestígios de lítio no corpo humano, entretanto, sua eventual importância fisiológica é desconhecida.

Farmacocinética

ABSORÇÃO, DISTRIBUIÇÃO E EXCREÇÃO

O lítio é quase completamente absorvido após administração oral. A absorção completa ocorre em aproximadamente 8 horas, e a concentração sanguínea máxima é observada 2 a 4 horas após ingestão.

O lítio apresenta-se livre no sangue, não ligado às proteínas plasmáticas. O volume de distribuição é de 0,7 a 0,9 L/kg. A passagem pela barreira hematoencefálica é lenta (o ponto de equilíbrio é obtido em 24 horas) e a concentração no líquido cefalorraquidiano é de 40% a 50% da concentração no plasma.

O lítio é excretado quase exclusivamente pelos rins. Aproximadamente 95% de uma dose única é eliminada na urina. É filtrado pelos glomérulos, e 80% é reabsorvido nos túbulos contorcidos proximais (através da bomba de sódio) e na alça de Henle. Não ocorre reabsorção nos túbulos contorcidos distais, e, por esse motivo, os diuréticos que agem nesse local, como os tiazídicos, não facilitam a excreção de lítio. A excreção é rápida nas primeiras 6 a 12 horas, após o pico na concentração plasmática, e posteriormente a eliminação ocorre de forma lenta por 10 a 14 dias. A meia-vida de eliminação é de 24 a 48 horas. A depuração do lítio pelos rins é de 15 a 30 mL/min. Nos pacientes idosos, a depuração é menor e a meia-vida de eliminação, maior, em função da diminuição na taxa de filtração glomerular.

DOSAGENS PLASMÁTICAS

Em decorrência do índice terapêutico baixo, o tratamento eficaz e seguro com lítio exige dosagens plasmáticas periódicas. O lítio não deve ser administrado a pacientes que não tenham acesso a um laboratório que o dose adequadamente. Por outro lado, a dosagem plasmática não deve ser solicitada a pacientes que não fazem uso de lítio, uma vez que as concentrações normais do íon no plasma são baixas e não são detectadas pela fotometria de chama. O sangue deve ser colhido cerca de 12 horas após a última dose oral do medicamento.

Geralmente, quanto maior a concentração plasmática de lítio, maior a eficácia do tratamento e maiores os efeitos colaterais. Não há consenso quanto ao nível sérico adequado na profilaxia do transtorno de humor bipolar. Embora concentrações baixas possam ser eficazes, níveis de 0,8 a 1,0 mEq/L são claramente mais eficazes que níveis de 0,4 a 0,6 mEq/L. Em geral, concentrações intermediárias (0,6 a 0,8 mEq/L) são eficazes e bem toleradas. Concentrações menores (0,4 a 0,6 mEq/L) podem ser usadas nos pacientes idosos, bem como naqueles que não toleram efeitos colaterais.

Na mania, indicam-se concentrações plasmáticas elevadas de lítio (0,8 a 1,0 mEq/L).

INTERAÇÕES MEDICAMENTOSAS

Alguns medicamentos interferem na farmacocinética do lítio, podendo aumentar ou diminuir os seus níveis plasmáticos (Quadro 36.1).

Farmacodinâmica

LOCAIS E POSSÍVEIS MECANISMOS DE AÇÃO

O lítio impede a formação do segundo mensageiro AMPc através da inibição da adenilil ciclase. Como essa ação ocorre somente em concentrações elevadas de lítio, é improvável que esse seja o mecanismo do efeito terapêutico. Tal mecanismo pode, no entanto, ser o responsável por certos efeitos colaterais como a poliúria e o bócio, resultantes da inibição da adenilil ciclase dos receptores de ADH e TSH.

O lítio também inibe a produção dos segundos mensageiros trifosfato de inositol (IP_3) e diacilglicerol (DAG), através da redução da disponibilidade do precursor bifosfato de fosfatidilinositol (PIP_2). Por esse mecanismo, em concentrações terapêuticas, o lítio altera o funcionamento de vários sistemas neurotransmissores, como o noradrenérgico e o serotoninérgico.

A síntese da serotonina (5-HT) é influenciada pelo aumento na captação do triptofano, precursor da 5-HT, pelos neurônios. Embora a atividade da enzima triptofano hidroxilase seja o fator determinante da quantidade de 5-HT produzida, a maior disponibilidade do substrato proporcionada pelo lítio pode tornar sua síntese mais estável.

Com o uso do lítio, há alteração da distribuição de sódio, potássio e cálcio nos neurônios. Entretanto, esse efeito ocorre somente em concentrações maiores do que aquelas utilizadas terapeuticamente.

Quadro 36.1 Drogas que interferem nos níveis séricos do lítio

Aumentam	Diminuem
Agonistas da aldosterona	Acetazolamida
Anti-inflamatórios não hormonais	Diuréticos osmóticos
Diuréticos tiazídicos	Cafeína
Diuréticos de alça	Teofilina
Metoclopramida	
Metronidazol	
Tetraciclinas	

Toxicidade e efeitos adversos

O uso do lítio é dificultado pelo seu baixo índice terapêutico, ou seja, as doses consideradas eficazes são próximas das doses tóxicas. De qualquer modo, mesmo em níveis terapêuticos, 80% dos pacientes tratados com lítio apresentam algum tipo de efeito adverso. O Quadro 36.2 esquematiza os efeitos indesejáveis descritos durante a utilização clínica do lítio.

SISTEMA NERVOSO CENTRAL

Distúrbios cognitivos podem estar presentes nos pacientes em uso de lítio. Observam-se queixas de embotamento afetivo, indiferença, diminuição da criatividade, bem como diminuição da atenção, da concentração e da memória. O estudo dessas queixas torna-se difícil, uma vez que elas podem dever-se também a um episódio depressivo leve, à sensação de perda de um estado hipomaníaco (valorizado pelo paciente) ou a um hipotireoidismo secundário. Para diminuí-las, é útil proceder-se à redução da dose do medicamento.

Efeitos adversos neurológicos como letargia, fadiga, fraqueza e tremor ocorrem frequentemente com níveis séricos terapêuticos. O tremor é rápido (7-16 Hz) e ocorre durante a ação, à semelhança do tremor essencial. Agrava-se no desempenho de movimentos delicados,

Quadro 36.2 Efeitos indesejáveis do lítio

Sistema Nervoso Central
- distúrbios cognitivos
- distúrbios neurológicos
- alteração do nível de consciência
- letargia, fadiga, fraqueza
- alterações do EEG
- distúrbios extrapiramidais (hipertonia com roda dentada)
- hipertensão intracraniana benigna (rara)
- irritabilidade neuromuscular (fasciculações e contrações)
- ataxia
- disartria
- incoordenação
- tremor

Trato Gastrointestinal
- anorexia
- náuseas, vômitos
- cólica súbita

Aparelho Cardiovascular
- alterações do ECG
- arritmias cardíacas
- morte súbita

Aparelho Urinário
- incapacidade de concentração urinária
- diabete insípido nefrogênico
- poliúria, polidipsia
- nefrite intersticial
- síndrome nefrótica

Sistemas Endócrino e Metabólico
- diminuição dos hormônios tireoidianos
- bócio
- aumento dos níveis de TSH
- hipertireoidismo
- aumento do apetite e do peso
- hipercalcemia (rara)

Sistema Hematopoético
- leucocitose com neutrofilia

Pele
- acne
- psoríase
- *rash* maculopapular
- foliculite
- alopecia

na ansiedade e nos pacientes em uso concomitante de antidepressivos tricíclicos. Por ser o tremor dependente da dose, diminuindo-se os níveis séricos do lítio obtém-se a redução da sua intensidade. A cafeína deve ser abolida, uma vez que o aumenta.

Os betabloqueadores (propranolol 10-20 mg, 2 vezes ao dia, ou atenolol 50 mg/dia) podem ser utilizados no controle do tremor provocado pelo lítio. O atenolol é preferível por ser menos lipofílico e, assim, atuar menos ao nível do SNC. O uso de betabloqueadores pode ser contínuo ou eventual. O tremor intenso pode ser de intoxicação.

A letargia, a fadiga e a fraqueza podem ser confundidas com um episódio de depressão.

Ocasionalmente, o lítio é capaz de provocar efeitos extrapiramidais, sobretudo hipertonia com roda dentada, não revertida com o uso de anticolinérgicos. Entretanto, o lítio não predispõe à ocorrência de discinesia tardia. Frequentemente, provoca alterações eletroencefalográficas. Em níveis terapêuticos, porém, parece agravar somente as epilepsias temporo-límbicas, pouco alterando o limiar convulsivante de outras formas de epilepsia. O relato de hipertensão intracraniana benigna com o uso de lítio é raro. Os pacientes apresentam cefaleia, visão turva e edema de papila. Outros efeitos colaterais neurológicos provocados pelo lítio, sugestivos de intoxicação, incluem irritabilidade neuromuscular (fasciculações e contrações), ataxia, tremor intenso, disartria, incoordenação, confusão, distúrbio visual e alterações do nível de consciência.

TRATO GASTROINTESTINAL

Náuseas, vômitos, anorexia, diarreia e cólicas podem ocorrer mesmo com níveis séricos terapêuticos de lítio. Esses efeitos colaterais são provocados pela presença do fármaco no trato gastrointestinal, bem como podem estar relacionados com níveis séricos elevados. Para evitá-los, são úteis a administração do lítio após as refeições e o fracionamento da posologia. Tais efeitos são mais frequentes no início do tratamento.

APARELHO CARDIOVASCULAR

Em concentrações séricas terapêuticas, o lítio pode provocar alterações eletrocardiográficas da repolarização ventricular, como inversão ou achatamento da onda T, similares às que ocorrem na hipocalemia; com níveis séricos tóxicos, ocorrem depressão do segmento ST e prolongamento do intervalo Q-T.

O lítio pode provocar arritmias, preferencialmente nos pacientes com doença cardíaca preexistente, e aquelas causadas por disfunção no nódulo SA são as mais frequentes (taquicardia ou bloqueio SA). São, no entanto, reversíveis após a retirada do lítio e podem ocorrer com níveis séricos terapêuticos. Pacientes que apresentam disfunção do nódulo SA podem ser tratados com segurança somente com o uso de marcapasso cardíaco. Devido ao efeito do lítio no nódulo SA, ele não deve ser associado aos bloqueadores dos canais de cálcio, como o verapamil, que também é eficaz no tratamento da mania.

Foram descritas arritmias ventriculares, embora raras, provocadas pelo lítio. Entretanto, muitos desses pacientes faziam uso concomitante de bloqueadores dos canais de cálcio ou de neurolépticos.

Há relatos de alguns casos de morte súbita com o uso de lítio; a maioria desses pacientes estava em uso de lítio para o tratamento de leucopenia secundária a quimioterapia oncológica e apresentava alguma patologia cardíaca.

APARELHO URINÁRIO

O problema renal mais frequente causado pelo lítio é a incapacidade de concentração urinária, devida à inibição da adenilil ciclase dependente do ADH nos ductos coletores. Dessa forma, 30% a 50% dos pacientes tratados com lítio apresentam poliúria e 10% desenvolvem diabete insípido nefrogênico (volume urinário > 3 litros/24 horas). A poliúria e a polidipsia que se desenvolvem secundariamente devem ser tratadas se interferirem na vida normal e no sono dos pacientes; são dependentes da dose, e a redução da posologia pode diminuir esses efeitos colaterais. Os diuréticos tiazídicos (hidroclorotiazida 50 mg/dia) ou poupadores de potássio (amilorida 5 a 10 mg, 2 vezes ao dia) são eficazes no controle da poliúria, porém a posologia do lítio deve ser diminuída em 50%. No caso do uso de tiazídicos, a hipocalemia deve ser corrigida.

Raramente, o uso de lítio pode provocar nefrite intersticial, com aumento agudo da creatinina sérica, ou síndrome nefrótica. O lítio deve ser suspenso e os pacientes impedidos de recebê-lo novamente.

Os pacientes tratados com lítio desenvolvem edema de membros inferiores (sobretudo pré-tibial) e de face, que pode regredir espontaneamente ou requerer o uso de diuréticos.

SISTEMAS ENDÓCRINO E METABÓLICO

O lítio interfere na produção e na liberação dos hormônios tireoidianos, diminuindo os níveis séricos desses hormônios. O efeito principal do lítio parece ser a inibição de hormônios, provavelmente através da estabilização dos microtúbulos. Entretanto, também diminui a captação de iodo pela tireoide e a iodação da tirosina. Tais alterações são provavelmente causadas pela inibição da adenilil ciclase dependente de TSH. Como consequência, os pacientes podem desenvolver bócio, com ou sem hipotireoidismo; muitos pacientes desenvolvem aumento dos níveis de TSH.

As dosagens de TSH, T_3 e T_4 são necessárias antes do uso do lítio. O controle dos níveis de TSH deve ser feito no mínimo a cada 6 meses de tratamento, além de se realizarem anamnese e exame clínico periódicos dirigidos à função tireoidiana, uma vez que as alterações provocadas pelo lítio podem desenvolver-se a qualquer momento durante o tratamento. Pacientes com anticorpos antitireoidianos parecem apresentar maior risco de desenvolvimento de hipotireoidismo, e, portanto, é útil a investigação desses antes do tratamento.

O desenvolvimento de uma disfunção tireoidiana não exige a interrupção do uso do lítio. Ocorrendo bócio ou hipotireoidismo, o paciente deve ser tratado com reposição hormonal (usualmente de T_4). A elevação dos níveis de TSH sem bócio ou hipotireoidismo geralmente não requer tratamento.

O lítio, com frequência, provoca aumento do apetite e do peso, o que pode ser motivo de recusa do seu uso, sobretudo por parte das mulheres e de pacientes obesos. Apresenta efeitos semelhantes à insulina no metabolismo dos carboidratos e pode afetar o metabolismo dos lipídios.

Raramente pode ocorrer elevação dos níveis séricos de cálcio e do hormônio paratireoidiano com o uso do lítio. A hipercalcemia pode provocar o surgimento de sintomas psiquiátricos característicos da depressão. Portanto, no caso de resistência ao tratamento ou alterações da sintomatologia, deve ser obtida uma dosagem de cálcio sérico.

SISTEMA HEMATOPOÉTICO

O lítio provoca moderada leucocitose (raramente excedendo 15.000) à custa do número de neutrófilos, porém sem diminuição da sua função.

PELE

As reações dermatológicas parecem ser idiossincrásicas, não relacionadas com a dose. Acne é a mais frequente, podendo ocorrer de forma transitória ou permanente durante o tratamento. Acomete usualmente a face, o pescoço, os ombros e o dorso, podendo ocasionar o abandono do tratamento, sobretudo pelas mulheres e adolescentes. Responde aos tratamentos usuais da acne.

O lítio pode provocar a exacerbação ou o início de uma psoríase. Com a suspensão do fármaco, normalmente há regressão da doença; durante o uso do lítio, porém, as manifestações clínicas da psoríase são habitualmente resistentes ao tratamento.

Rash maculopapular, usualmente acompanhado de prurido, pode ocorrer raramente, bem como outras reações dermatológicas, como foliculite assintomática.

A perda de cabelo é rara e em geral acomete mulheres. É importante investigar outras causas de alopecia, sobretudo o hipotireoidismo.

INTOXICAÇÃO

Para que a intoxicação por lítio seja imediatamente diagnosticada, o paciente deve conhecer os seus sinais e sintomas. Na intoxicação, estão sempre presentes sintomas mentais e neuromusculares e sintomas gastrointestinais (náuseas, vômitos, diarreia e cólicas). O diagnóstico é feito através de critérios clínicos, devendo-se usar os níveis séricos como parâmetro.

A *intoxicação leve* caracteriza-se por sensação discreta de apatia, letargia, lentificação, sonolência, redução da capacidade de concentrar-se, fraqueza muscular, marcha instável, tremor grosseiro das mãos e discretas contrações musculares.

Na *intoxicação moderada*, os sintomas são semelhantes aos descritos anteriormente, porém mais intensos, podendo ocorrer disartria e ataxia.

Na *intoxicação grave*, ocorrem, além dos sintomas já relatados, confusão, *delirium*, alteração da consciência (obnubilação ou coma), crises convulsivas e insuficiência renal. A intoxicação grave pode provocar a morte.

A intoxicação por lítio pode provocar sequelas como ataxia cerebral e diminuição permanente da memória. O desenvolvimento das sequelas depende tanto dos níveis séricos quanto da duração da intoxicação.

No tratamento da intoxicação, o objetivo é a remoção do lítio do organismo. Nos casos de intoxicação leve, a simples interrupção do uso do medicamento é suficiente. Nas intoxicações de moderadas a graves, o paciente deve ser hospitalizado. Com sintomas moderados e níveis plasmáticos inferiores a 3 mEq/L, pode ser administrada solução salina (150-200 mL/h), desde que as funções renal e cardíaca estejam adequadas. Caso os sintomas sejam graves ou os níveis plasmáticos estejam acima de 3 mEq/L, o paciente deve ser submetido a diálise. A hemodiálise é mais eficaz; entretanto, quando não disponível, pode ser realizada diálise peritoneal. Há redistribuição do lítio após esse procedimento, e, por esse motivo, é necessária a realização de dosagens plasmáticas sequenciais para avaliar a necessidade de nova diálise. Nos casos de intoxicação de moderada a grave, deve haver controle hídrico e eletrolítico. Nas intoxicações graves, o paciente deve ter acesso a cuidados intensivos cardiorrespiratórios, podendo haver necessidade de intubação do paciente comatoso.

Usos clínicos

O Quadro 36.3 esquematiza as indicações do tratamento com lítio.

MANIA

O lítio é eficaz no tratamento de 70% a 80% dos casos de mania. O início da melhora ocorre em 7 a 14 dias, e a remissão completa da sintomatologia pode necessitar de 30 dias ou mais. Quando a síndrome maníaca não é intensa, é possível utilizar o lítio isoladamente. Nos casos de sintomatologia grave, entretanto, deve-se associar outro medicamento com propriedades antimaníacas (como os antipsicóticos) para o rápido controle do quadro clínico.

Fatores prenunciadores de má resposta ao lítio são história prévia de ineficácia do tratamento, ciclagem rápida (4 ou mais episódios de mania ou depressão no período de 1 ano), sintomas disfóricos e sintomas mistos de depressão e mania.

DEPRESSÃO MAIOR

Embora apresente algum efeito antidepressivo, o lítio é menos eficaz que os antidepressivos no tratamento da depressão maior e não deve ser usado isoladamente nessa condição. Vinte e cinco por cento dos pacientes com depressão maior são resistentes ao tratamento com antidepressivos. A adição de lítio, porém, potencializa o efeito antidepressivo, levando ao sucesso terapêutico em 50% dos casos anteriormente com ausência de resposta. A remissão do quadro em geral ocorre em 3 semanas após a associação.

EPISÓDIO DE DEPRESSÃO NO TRANSTORNO DE HUMOR BIPOLAR

O lítio apresenta fraco efeito antidepressivo. Entretanto, é geralmente utilizado no tratamento da depressão do transtorno de humor bipolar, em associação com antidepressivos, no intuito de prevenir a ocorrência de mania secundária ao uso dos antidepressivos.

Quadro 36.3 Usos psiquiátricos do lítio

Mania
Depressão maior*
Episódio depressivo do transtorno de humor bipolar*
Profilaxia do transtorno de humor bipolar
Profilaxia da depressão maior recorrente
Transtorno esquizoafetivo
Transtornos de personalidade
Impulsividade e agressividade

*Em associação com antidepressivos.

PROFILAXIA DO TRANSTORNO DE HUMOR BIPOLAR

A maioria dos pacientes com transtornos de humor bipolar apresenta múltiplos episódios de depressão e de mania. O lítio é eficaz em diminuir a intensidade e/ou a frequência dos episódios de mania em 70% a 80% dos pacientes, sendo, porém, menos eficaz na prevenção dos episódios depressivos. O efeito profilático pode requerer de 6 meses a 1 ano de uso contínuo do medicamento para desenvolver-se. O lítio é pouco eficaz na profilaxia dos pacientes cicladores rápidos, sendo indicado nesse caso o uso de carbamazepina.

PROFILAXIA DA DEPRESSÃO MAIOR RECORRENTE

A profilaxia da depressão maior recorrente é habitualmente feita com o uso de antidepressivos; entretanto, o lítio também pode ser empregado. Não há consenso na literatura quanto a esse emprego do lítio. Não há consenso se o lítio é mais, menos ou igualmente eficaz em comparação com os tricíclicos nessa situação clínica.

TRANSTORNO ESQUIZOAFETIVO

O diagnóstico de transtorno esquizoafetivo é geralmente dado ao paciente que apresenta episódios de mania e/ou depressão associados a sintomas característicos de esquizofrenia, mesmo em períodos de normotimia. O lítio é útil no tratamento do transtorno esquizoafetivo, por sua eficácia no controle das alterações do humor. É, entretanto, ineficaz na redução dos sintomas psicóticos.

TRANSTORNOS DE PERSONALIDADE

O lítio pode ser útil no tratamento de pacientes portadores de transtornos de personalidades que apresentam labilidade afetiva, instabilidade emocional, impulsividade e agressividade, a exemplo do que ocorre nos transtornos de personalidade limítrofes (*borderline*).

IMPULSIVIDADE E AGRESSIVIDADE

O lítio é eficaz no tratamento da impulsividade e da agressividade, exceto nos pacientes que apresentam epilepsia do lobo temporal (nos quais o tratamento indicado é a carbamazepina) e nos pacientes com síndrome cerebral orgânica (esses podem beneficiar-se com o uso de propranolol).

Princípios da utilização clínica do lítio

EXAMES PRÉVIOS

Antes do início do tratamento, o paciente deve ser avaliado clínica e laboratorialmente para a identificação de situações de risco do uso do lítio, tais como insuficiência cardíaca congestiva, insuficiência renal, doença do nódulo SA, uso de anti-inflamatórios não esteroides e outros. Devem ser obtidos uma história médica prévia, a anamnese atual e o exame físico. Laboratorialmente, são necessários a dosagem de creatinina sérica e exame qualitativo da urina, TST, T_3, T_4 e ECG. Opcionalmente, podem ser solicitados hemograma e cálcio sérico, em função da leucocitose e da hipercalcemia que podem se desenvolver com o uso do lítio.

O lítio não deve ser administrado durante a gravidez. Portanto, as pacientes em idade fértil e com vida sexual ativa devem fazer uso de métodos anticoncepcionais seguros. Em casos de dúvidas quanto à existência de eventual gravidez, deve ser solicitado teste do hormônio gonadotrofina coriônica (HCG) sérica antes da introdução do medicamento.

INTRODUÇÃO DO LÍTIO E POSOLOGIA

Em adultos, a dose inicial pode variar de 150 a 300 mg 2 vezes ao dia, conforme o volume corporal e a urgência de se obterem níveis terapêuticos. Nos pacientes idosos, pode-se usar uma posologia inicial menor (150 mg 1 a 2 vezes ao dia).

Cinco dias após o início do tratamento, o nível sérico de lítio usualmente atinge a fase de equilíbrio (*steady-state*), devendo ser realizada dosagem plasmática e ajustada a posologia, conforme o resultado encontrado. Cinco dias após o ajuste da posologia, realiza-se novo controle dos níveis plasmáticos, que devem estar situados na faixa entre 0,6 e 1,0 mEq/L.

INTERVALOS DE ADMINISTRAÇÃO DAS DOSES

A forma de administração do lítio deve ser o mais simples possível, em função do caráter crônico envolvido na maioria dos tratamentos com lítio.

Normalmente, os pacientes recebem lítio em 2 doses diárias. O regime de 3 tomadas somente deve ser adotado para diminuir os efeitos colaterais gastrointestinais. Entretanto, nesse caso, é frequente que os pacientes ocasionalmente "esqueçam" de tomar o medicamento. Dose única diária à noite provoca menos efeitos renais (poliúria e outros), mas exacerba os efeitos gastrointestinais. Embora os dados sejam limitados, o regime de dose única parece ser tão eficaz quanto o regime de dose parcelada.

A administração do lítio após a alimentação diminui os efeitos adversos gastrointestinais.

TRATAMENTO CRÔNICO

No tratamento crônico, as dosagens de lítio devem ser feitas a cada 2 meses. Creatinina sérica e TSH devem ser avaliados a cada 6 meses, a fim de se detectar precocemente o aparecimento de alterações na função renal e endócrina.

USO NA GRAVIDEZ E NA LACTAÇÃO

O lítio é teratogênico. Seu uso no 1.º trimestre da gravidez está associado a malformações cardíacas, sobretudo à anomalia de Ebstein da válvula tricúspide. A incidência de anormalidade congênita associada ao uso do lítio pela mãe é de aproximadamente 10%.

Ocorre secreção do lítio no leite; a concentração encontrada nele corresponde a 50% da concentração plasmática materna. Não se conhecem os efeitos do lítio sobre o crescimento e o desenvolvimento da criança. Portanto, as mães que utilizam lítio não devem amamentar.

OUTRAS DROGAS ESTABILIZADORAS DO HUMOR

Alguns outros medicamentos são eficazes na estabilização do humor, como a carbamazepina, o ácido valproico e alguns bloqueadores de canais de cálcio. Outros fármacos, como a gabapentina e o topiramato, também parecem possuir efeito estabilizador do humor.

Carbamazepina

A carbamazepina pode ser utilizada no tratamento dos episódios agudos de mania e de depressão, bem como na profilaxia do transtorno de humor bipolar.

MANIA

A incidência e a evolução dos efeitos antimaníacos da carbamazepina são comparáveis às observadas com os neurolépticos, embora se tenha demonstrado eficácia levemente mais rápida com os neurolépticos nos primeiros 3 dias de tratamento, diferença que desaparece em 1 semana.

Algumas características clínicas parecem prever melhor resposta ao uso de carbamazepina, entre eles, pacientes acentuadamente mais maníacos no início, aqueles que tendem a ser mais disfóricos, apresentando ciclagem rápida, bem como aqueles que apresentem história familiar negativa da doença nos parentes de primeiro grau. De acordo com Post, essas características parecem estar associadas a uma resposta satisfatória ao lítio.

As doses sugeridas para o tratamento da mania são de 400 mg/dia inicialmente, com acréscimos rápidos de 100 a 200 mg diariamente até que a resposta observada ou a dose de 1.000 mg/dia seja alcançada. Nesse momento, a dosagem plasmática da carbamazepina deve ser realizada com o intuito de verificar se a concentração eficaz (8 a 12 µg/mL) foi alcançada. Naturalmente, o aumento das doses deve ajustar-se aos efeitos adversos, como sedação excessiva, ataxia, disartria ou diplopia. Além disso, a quantidade de leucócitos e a função hepática devem ser periodicamente verificadas com o uso de carbamazepina.

PROFILAXIA DO TRANSTORNO DE HUMOR BIPOLAR

Uma série de estudos, predominantemente não controlados, demonstrou que a carbamazepina é eficaz na profilaxia do transtorno de humor bipolar. Ela deve ser preferida ao lítio em pacientes que apresentam ciclagem rápida ou história de episódios mistos ou de mania com disforia. Como todos os estabilizadores de humor, a carbamazepina é mais eficaz na profilaxia dos episódios de mania que dos de depressão. Com o uso contínuo, ela pode provocar a indução de enzimas hepáticas, e, consequentemente, ocorrerá diminuição nos seus níveis plasmáticos; nesse caso, é necessário o ajuste da dose. Não há consenso em relação às concentrações plasmáticas de carbamazepina na profilaxia do transtorno de humor bipolar. Desse modo, é aconselhável utilizar-se a faixa terapêutica preconizada para o tratamento da mania, que é de 8 a 12 µg/mL.

DEPRESSÃO

A carbamazepina apresenta um pequeno efeito antidepressivo, tanto em pacientes unipolares quanto bipolares. Por esse motivo, seu uso isolado no tratamento da depressão não deve ser considerado.

AGRESSIVIDADE E IMPULSIVIDADE

A carbamazepina é eficaz na diminuição da impulsividade e agressividade, podendo ser útil no tratamento de alguns transtornos psiquiátricos em que esses sintomas sejam proeminentes, como o transtorno de personalidade limítrofe ou o descontrole episódico.

SÍNDROME DE ABSTINÊNCIA DO ÁLCOOL

Alguns estudos controlados demonstraram que a carbamazepina é eficaz no tratamento da síndrome de abstinência do álcool, apresentando eficácia equivalente à dos benzodiazepínicos. A vantagem do uso da carbamazepina é que ela não provoca dependência, ao contrário dos benzodiazepínicos, que provocam dependência cruzada justamente com o etanol. A potencial hepatotoxicidade da carbamazepina pode ser um fator limitante do seu uso nos alcoólatras.

Ácido valproico e divalproato

O uso do valproato no tratamento da mania e na profilaxia do transtorno de humor bipolar tem-se popularizado nos últimos anos.

MANIA

Estudos controlados demonstraram que o valproato é superior ao placebo e igualmente eficaz ao lítio e ao haloperidol no tratamento da mania. Fatores que predizem uma melhor resposta ao valproato em relação ao lítio são a presença de disforia durante a mania, episódio de estado misto (sintomatologia depressiva e maníaca ao mesmo tempo), ciclagem rápida, anormalidades neurológicas (especialmente eletroencefalográficas) e início tardio da patologia.

O início da resposta antimaníaca ocorre normalmente 1 a 2 semanas após atingida a concentração terapêutica de 50 a 100 mcg/mL. O uso concomitante de outros fármacos antimaníacos como os antipsicóticos acelera a resposta terapêutica.

PROFILAXIA DO TRANSTORNO DE HUMOR BIPOLAR

O uso do valproato na profilaxia do transtorno de humor bipolar tem aumentado nos últimos anos. Alguns fatores que influenciaram o crescente uso desse fármaco são a sua maior segurança em superdosagem e a menor incidência de alterações cognitivas quando comparado com outros estabilizadores do humor, a menor incidência de alergia ou discrasias sanguíneas do que a carbamazepina e a facilidade de estabilizar a concentração plasmática em comparação à carbamazepina (pelo fato de ser um fraco indutor de enzimas do citocromo P-450). Em relação ao lítio, o valproato é mais eficaz na profilaxia de cicladores rápidos ou de pacientes que apresentem episódios de estado misto. Assim como outros estabilizadores do humor, ele é mais eficaz da profilaxia da mania do que da depressão.

Gabapentina

A gabapentina é outro antiepiléptico que apresenta efeito antimaníaco, estabilizador do humor e ansiolítico. Esse medicamento apresenta uma baixa incidência de efeitos colaterais e uma grande segurança em superdosagem. A dose normalmente utilizada na profilaxia do transtorno de humor é de 900 a 1.800 mg/dia.

Topiramato

Vários relatos de casos e ensaios clínicos não controlados têm atribuído ao topiramato uma série de efeitos psiquiátricos, como eficácia na profilaxia do transtorno de humor bipolar, mesmo em cicladores rápidos, tratamento da mania, de estados mistos, da depressão, da bulimia, do comer compulsivo e do transtorno de estresse pós-traumático.

Lamotrigina

A lamotrigina é um antiepiléptico eficaz como antidepressivo no transtorno de humor bipolar dos tipos I e II, mesmo em casos resistentes a outras terapêuticas antidepressivas. Não está claro se ela pode propiciar o desencadeamento de quadros maníacos em alguns pacientes bipolares ou se, ao contrário, possui um efeito antimaníaco.

Bloqueadores dos canais de cálcio

Desde a década de 80, a eficácia do verapamil no tratamento do episódio de mania foi demonstrada através de estudos controlados. Mais recentemente, não só o verapamil, mas outros bloqueadores dos canais de cálcio, como o diltiazem e o nimodipino, têm sido utilizados no tratamento do episódio de mania e na profilaxia do transtorno de humor bipolar, o que abre uma perspectiva de abordagem a pacientes em situações especiais, como a gravidez ou a comorbidade do transtorno de humor, como a enxaqueca ou a síndrome de Gilles de la Tourette.

No tratamento do episódio de mania, a maior experiência é com o uso de verapamil. Ele é mais eficaz em pacientes que respondem ao lítio, ou seja, em episódios maníacos típicos, com poucos sintomas disfóricos, de pacientes que não são cicladores rápidos. A dose empregada de verapamil é de 120 e 480 mg/dia, em geral dividida em duas administrações diárias. Os bloqueadores dos canais de cálcio também parecem ser mais eficazes na prevenção da síndrome maníaca secundária ao uso de antidepressivos.

Existem poucos trabalhos abordando a eficácia dos bloqueadores dos canais de cálcio (verapamil e nimodipino) na profilaxia do transtorno de humor bipolar. Eles apontam para uma eficácia desses fármacos sobretudo em pacientes que não são cicladores rápidos.

Os bloqueadores dos canais de cálcio não são eficazes na depressão e podem ser usados no tratamento da discinesia tardia.

Clonidina

Há pouco mais de uma década, a clonidina era citada em psiquiatria por seu efeito colateral de poder desencadear depressão. Hoje, ela é útil no tratamento de uma série de transtornos mentais.

Alguns estudos não controlados, sobretudo de origem francesa, demonstraram que a clonidina é eficaz no tratamento da síndrome maníaca. O efeito ocorre rapidamente, em geral após 1 semana de tratamento, e é obtido com doses de 0,225 a 0,45 mg/dia em 3 administrações diárias. O efeito antimaníaco da clonidina parece não apresentar uma janela terapêutica; doses superiores a 0,45 mg/dia são ineficazes.

A clonidina também pode ser empregada no tratamento da abstinência de opioides. Uma série de estudos controlados demonstrou que a clonindina pode suprimir sobretudo os sintomas autonômicos da abstinência de opioides (hiperatividade, irritabilidade, hipertensão, taquicardia, suores etc.), sendo menos eficaz na redução dos sintomas subjetivos. A dose de clonidina na abstinência de opioides varia de 0,3 a 0,9 mg/dia em 3 administrações diárias, conforme a intensidade da síndrome de abstinência e a tolerabilidade à clonidina.

Ela também pode ser empregada no tratamento da síndrome de Gilles de la Tourette, embora tradicionalmente a primeira escolha farmacológica sejam os antipsicóticos potentes, como a pimozida e o haloperidol. Nessa síndrome, a clonidina deve ser introduzida em baixas doses (0,1 mg/dia em 2 administrações diárias), que devem ser aumentadas lentamente, em geral atingindo a dose de 0,3 mg/dia em 2 administrações diárias. O resultado terapêutico pode levar de 2 a 3 meses para manifestar-se.

Embora não tenha o efeito de aumentar a atenção, a clonidina pode ser usada como coadjuvante em pacientes com transtorno de déficit de atenção e hiperatividade, com o intuito de modular o humor e os níveis de atividade, sobretudo nos pacientes hiperativos, impulsivos, irritados, explosivos e com humor lábil.

REFERÊNCIAS BIBLIOGRÁFICAS

1. ARANA, G., HIMAN, S. *Handbook of Psychiatric Drug Therapy*. 2nd ed. Little Brown & Co., Boston, 1991. p. 79-127.
2. BALDESSARINI, R. J. Drugs and the treatment of psychiatric disorders. *In*: GILMAN, A. G., GOODMAN, L. S. *The Pharmacological Basis of Therapeutics*. 8th ed., Macmillan, 1990.
3. BERNSTEIN, J. *Handbook of Drug Therapy in Psychiatry*. PSG Publishing Co., Littleton 2nd ed., 1988. p. 206-251.
4. BLOOM, F., KUPFER, D. *Psychopharmacology. The fourth generation of the progress*. Raven Press, New York, 1995.
5. CHARNEY, D. S., NESTLER, E. J., BUNNEY, B. S. *Neurobiology of Mental Illness*. Oxford University Press, Oxford, 1999.
6. CREELMAN, W., CIRAULO, T., SHADER, E. Interações medicamentosas do lítio. *In*. CIRAULO, T., SHADER, R., GREENBLANT, D. *Manual de Interações Medicamentosas em Psiquiatria*. Artes Médicas, Porto Alegre, 1991. p. 99-120.
7. GELLENBERG, A., KANE, J., KELLER, M. Comparison of standard and low serum levels of lithium for maintenance treatment of bipolar disorder. *New Engl. J. Med.*, 321:1489-1493, 1989.
8. HYMAN, S., ARANA, G., ROSEMBAUM, J. *Handbook of Psychiatric Drug Therapy*. 3rd ed. Little Brown & Co., Boston, 1995.
9. JEFFERSSON, J., GREIST, J., ACKERMAN, D. *Lithium Encyclopedia for Clinical Practice*. 2nd ed., American Psychiatric Press, Washington, 1987.
10. MANJI, H., HSIAO, J., RISBY, E. The mechanisms adenylate cyclase activity of lithium. Effects on serotoninergic and noradrenergic systems adenylate cyclase activity and beta-adrenergic receptor binding in normal subjects. *Arch. Gen. Psychiatry*, 48:505-512, 1991.
11. McELROY, S. L., WELLER, E. Psychopharmacological treatment of bipolar disorder across the life span. *In*: McELROY, S.L. *Psychopharmacology Across the Life Span (Review of Psychiatry)*. American Psychiatry Press, Washington DC, 1998. IV31-85.
12. POST, R. M. Use of anticonvulsants in the treatment of maniac-depressive illness In: POST, R. M, TRIMBLE, M. R., PIPPENGER, C. E. *Clinical Use of Anticonvulsants in Psychiatric Disorders*. Demos Publications, New York, 1989. p. 113-152.
13. POST, R. M., BALLENGER, J. C., UHDE, T. W. *et al*. Efficacy of carbamazepine in maniac-depressive illness. Implications for underlying mechanisms. *In*: POST, R. M., BALLENGER, J. C. *Neurobiology of Mood Disorders*. Williams & Wilkins, Baltimore, 1984. p. 777-816.
14. RIBSY, E. HSIAO, J., MANJI, H. The mechanisms of action of lithium. Effects on adenylate cyclase activity and beta-adrenergic receptor binding in normal subjects. *Arch. Gen. Psychiatry*, 48:513-524, 1991.
15. SCHATZBERG, A., NEMEROFF, C. *Textbook of Psychopharmacology*. American Psychiatric Press, Washington DC, 1996.
16. SCHOU, M., VESTERGAARD, P. Prospective studies on a lithium cohort. Renal function, water and electrolyte metabolism. *Acta Psychiatr. Scand.*, 78:427-433, 1988.
17. TABORDA, J., PRADO-LIMA, P., BUSNELLO, E. *Rotinas em Psiquiatria*. Artes Médicas, Porto Alegre, 1995.
18. VESTERGAARD, P., POULSTRUP, I., SCHOU, M. Prospective studies on a lithium cohort. Tremor, weight gain, diarrhea and psychological compliance. *Acta Psychiatri. Scand.*, 78:434-441, 1988.

37

Alcoolismo

Esdras Cabus Moreira, Eduardo Pondé de Sena e Irismar Reis de Oliveira

INTRODUÇÃO

Nos dias atuais, o álcool representa substância psicoativa altamente consumida. Em doses baixas a moderadas, o álcool produz uma melhora da ansiedade e um estado de bem-estar ou mesmo euforia. O álcool é a droga mais consumida no mundo, sendo responsável por um grande custo médico e social. Nos EUA, aproximadamente 75% da população adulta consome álcool regularmente. Nos EUA, igualmente, 10% da população adulta é incapaz de limitar sua ingesta etílica, caracterizando-se um abuso. Os indivíduos que continuam a ingerir álcool, a despeito dos problemas médicos e das consequências sociais relacionadas ao seu consumo, sofrem de alcoolismo, um transtorno complexo que parece envolver determinantes genéticos e ambientais (Masters, 2001).

Segundo o I Levantamento Domiciliar Sobre o Uso de Drogas Psicotrópicas no Brasil, realizado pelo Cebrid (Centro Brasileiro de Informações sobre Drogas Psicotrópicas) em 2001, aproximadamente dois terços dos brasileiros já haviam consumido bebida alcoólica pelo menos uma vez na vida e 11,2% apresentavam dependência ao álcool. Ademais, quase a metade (48,3%) das pessoas entrevistadas, entre 12 e 17 anos, informou já ter consumido bebida alcoólica em algum momento de suas vidas, sendo a prevalência da dependência do álcool, nessa mesma faixa etária, ainda segundo esse estudo, de 5,2%. Tais dados são importantes se considerarmos que os jovens possuem pouca experiência com o uso do álcool e baixa tolerância aos seus efeitos, bem como estratégias insuficientes para minimizar os danos associados ao consumo dessa droga. É oportuno salientarmos que o uso agudo do álcool, padrão de consumo mais difundido nesse grupo, é responsável pela perda maior de anos, de qualidade de vida e de produtividade do que seu uso crônico, padrão observado em consumidores mais velhos.

Recentemente, a Organização Mundial da Saúde (OMS) lançou o livro *Neurociência do Uso e da Dependência de Substâncias Psicoativas* (OMS, 2004), informando sobre a carga imposta à sociedade pelo uso de álcool, devido à sua associação com mortes prematuras e anos vividos com incapacidade. O uso de bebida alcoólica é responsável por 4% da carga global das doenças, sendo o 5.º colocado entre os 10 fatores de risco que mais contribuem para a perda de anos de vida por incapacidade ou morte.

A publicação faz uma análise do padrão de uso do álcool em diferentes países, utilizando uma escala de risco de 1 a 4. O risco de valor 1 é atribuído aos países em que o consumo está frequentemente associado às refeições e com menor ocorrência do consumo pesado. O risco maior, de valor 4, descreve um consumo predominante em locais públicos e festas, sem relação com as refeições. Além disso, quanto mais o risco se aproxima de 4, mais frequente se torna o padrão de consumo pesado do álcool. O Brasil tem padrão de consumo com risco 3,1. Países como Austrália, Japão e França obtiveram risco menor, próximo a 1 (maior consumo do álcool nas refeições). Os campeões de padrão arriscado de consumo foram os países da Federação Russa e a Ucrânia (valor de 3,6).

A relação do ser humano com o álcool é antiga. Como outras drogas conhecidas pelo homem, a sua utilização problemática vai depender também das características do indivíduo e do seu meio. Como observa Escohotado (2004), *o gênio dos gregos batizou as drogas com um termo (pharmakon) que significa ao mesmo tempo remédio e veneno, pois é dependendo do conhecimento, da ocasião e do indivíduo que um se transforma no outro*. A seguir faremos uma análise da farmacocinética e da farmacodinâmica do álcool e discutiremos alguns aspectos ligados ao fenômeno do alcoolismo, seu tratamento e estratégias de redução de danos.

FARMACOCINÉTICA

Absorção

O etanol ou álcool etílico é totalmente absorvido no estômago (20%) e porção superior do intestino delgado (80%). Na maioria dos indivíduos, o pico de concentração sanguínea máxima dá-se entre 30 e 90 minutos após a última dose. Esse tempo é largamente alterado pela alimentação. Os alimentos retardam o esvaziamento gástrico e a absorção do etanol pelas paredes do estômago, elevando em até três vezes o período de latência para a concentração sanguínea máxima.

Distribuição

Após sua absorção a partir do trato gastrointestinal, o etanol penetra a circulação sistêmica, através do fígado. Por causa das suas características de solubilidade, distribui-se pela massa corpórea *magra* (cérebro, músculos, fígado etc.). Assim, o volume de distribuição é menor nas mulheres do que nos homens, uma vez que as mulheres possuem proporcionalmente mais gordura e menor massa corpórea magra. Isso resulta em concentrações sanguíneas de álcool mais elevadas nas mulheres do que nos homens, com doses equivalentes.

O etanol é imediatamente distribuído em todos os compartimentos aquosos do organismo, e sua concentração é diretamente proporcional ao conteúdo de água. Não há membranas impermeáveis à sua passagem, e a sua concentração sanguínea reflete a de todo o organismo. Difunde-se sem resistência pela barreira hematoencefálica e placenta, atingindo, no feto, os mesmos níveis de alcoolemia da mãe.

Metabolização e excreção

Após a sua absorção, mais de 90% do etanol é metabolizado no fígado e uma pequena fração é eliminada sem alterações pelos pulmões e rins. Essa fração, no entanto, pode elevar-se após o consumo de grandes quantidades.

A metabolização hepática é realizada por três diferentes vias. A da álcool desidrogenase, mais importante, é responsável pela maior parte de todo o processo metabólico. Nela, a molécula de etanol sofre a ação da enzima álcool desidrogenase (ADH) em reação que utiliza a nicotinamida adenina dinucleotídio (NAD) como receptor de hidrogênio, produzindo a nicotinamida dinucleotídio reduzida (NADH). Forma-se, assim, o acetaldeído, produto tóxico do etanol, responsável por alguns dos seus efeitos, como o rubor e a perda de calor devidos à vasodilatação dos capilares cutâneos. Uma vez formado, o acetaldeído é então oxidado pela ação da acetaldeído desidrogenase, também com a conversão de NAD em NADH, gerando H_2O, CO_2 e acetato ou acetil coenzima A, podendo essa última ser oxidada através do ciclo do ácido cítrico ou participar de outras vias anabólicas, como a síntese de ácidos graxos e colesterol.

A metabolização do etanol gera cerca de 7 cal/g. Oxidando 7 g de etanol por dia, uma pessoa com cerca de 70 kg poderia gerar 1.200 cal/dia, ou seja, cerca de 80% da energia necessária para a manutenção diária dos gastos orgânicos. Essa, no entanto, é considerada uma "energia vazia", já que não proporciona os aminoácidos, sais minerais, vitaminas e outros nutrientes necessários ao metabolismo humano.

EFEITOS AGUDOS DO ETANOL

Os efeitos agudos mais evidentes do consumo do álcool ocorrem no sistema nervoso central. *Grosso modo*, são de dois tipos: comportamentais e sobre as funções psicomotoras e coordenação. O Quadro 37.1 esquematiza tais efeitos, de acordo com as concentrações sanguíneas do etanol.

O álcool é um depressor do SNC. Apesar de ser consumido especialmente por sua ação estimulante, essa é aparente e ocorre com doses moderadas, resultando da depressão de mecanismos controladores inibitórios. O córtex, por exemplo, que tem papel integrador, sob o efeito do álcool é liberado dessa função, resultando em pensamento desorganizado e confuso, bem como em interrupção da operação adequada do controle motor.

Os efeitos sobre o SNC são proporcionais à alcoolemia. Concentrações próximas de 50 mg/dL têm efeito ansiolítico e levemente euforizante. Aos 150 mg/dL já aparecem sinais de moderada embriaguez. A partir dos 250 mg/dL, observa-se embriaguez importante, com ataxia e incoordenação motora, voz pastosa, humor lábil e emotividade incontrolável. Podem ocorrer alterações mnêmicas e comportamento inadequado. Nessa fase, é comum aparecerem náuseas e vômitos em consequência da irritação gástrica. Níveis acima de 350 mg/dL podem levar ao coma. A dose letal é de aproximadamente 500 mg/dL. A ingestão de 180 mL de um destilado a 40% por um adulto de 70 kg, com o estômago vazio, produz uma alcoolemia de 100 mg/dL. No entanto, é importante ressaltar que essa relação entre a alcoolemia e os seus efeitos pode ser muito alterada pela tolerância que os grandes bebedores adquirem após consumo crônico de etanol.

AÇÕES DO ETANOL SOBRE O SNC E SISTEMAS DE NEUROTRANSMISSÃO

GABA

As vias neuronais que utilizam o ácido gama-aminobutírico (GABA) desempenham importante ação inibitória sobre as demais vias nervosas. Assim, a sua ativação promove, entre outros efeitos, uma elevação no limiar convulsivo, devido a uma inibição generalizada do encéfalo; hipnoindução, por sua ação sobre neurônios do sistema reticular ativador ascendente; relaxamento muscular, através da contenção das vias motoras; e incoordenação, decorrente da inibição cerebelar. O receptor do GABA encontra-se associado a um canal de cloro e ao receptor de benzodiazepínicos, formando um complexo funcional. Quando o GABA se acopla ao seu receptor, promove um aumento na frequência de abertura dos canais de cloro, permitindo assim a passagem de maior quantidade do íon para o meio intracelular, tornando-se ainda mais negativo e promovendo, assim, uma hiperpolarização neuronal. Em consequência, o neurônio irá requerer um potencial de ação mais elevado para se despolarizar.

O etanol potencializa o fluxo de cloro mediado pelos receptores GABA em diversas áreas cerebrais. Baixas concentrações alcoólicas promovem facilitação da inibição GABAérgica no córtex cerebral e na medula espinhal.

A interação entre o etanol e o receptor do GABA se evidencia em estudos que demonstram haver uma redução de sintomas da síndrome de abstinência alcoólica com o uso de substâncias que incrementam a atividade do GABA, como os benzodiazepínicos. Esses últimos atuam através de receptores que, como dissemos anteriormente, estão associados aos receptores de GABA e ao canal de cloro. Após a interação do benzodiazepínico com o seu receptor, observa-se uma modificação no

Quadro 37.1 Efeitos do álcool em várias concentrações sanguíneas (Saunders)

Alcoolemia mg/100 mL	(g%)	Efeitos Clínicos
30	0,03	Sensação de bem-estar e relaxamento. Mais falante. Reações levemente mais lentas.
50	0,05	Euforia. Aumento da autoconfiança. Diminuição da atenção, do julgamento e das reações psicomotoras. Risco aumentado de acidentes.
75	0,075	Desinibição. Tagarelice. Aumento da perda de julgamento e coordenação. Náuseas.
100	0,10	Instabilidade emocional. Disposição briguenta. Diminuição do equilíbrio. Aparecimento de ataxia (passo cambaleante). Fala indistinta. Tontura. Desejo de dormir quando sozinho.
150	0,15	Confusão e desorientação. Apatia. Sonolência. Diminuição da sensibilidade dolorosa. Piora da ataxia.
200	0,20	Estupor. Inércia. Incapacidade de ficar de pé e andar. Vômitos. Incontinência.
300+	0,30+	Coma. Anestesia. Hipotermia. Possibilidade de morte por paralisia respiratória, aspiração do vômito.

Considerar que os efeitos são típicos daqueles experimentados pelos bebedores não tolerantes. Quando ocorre tolerância, os efeitos sobre o comportamento e a coordenação podem não ser vistos até que a alcoolemia esteja 4 vezes mais alta. Considerar também que disforia, apatia e náuseas são experimentadas geralmente com alcoolemias abaixo de 75 mg/100 mL durante a curva descendente da alcoolemia.

receptor do GABA, tornando-o de alta afinidade e promovendo, assim, por via semelhante à do etanol, um aumento do influxo de íons de cloro que irão hiperpolarizar e, por isso mesmo, inibir a atividade neuronal.

Uma atividade dessa tríade de receptores aos efeitos da exposição crônica ao etanol poderia explicar alguns dos fenômenos observados nos alcoolistas, como a tolerância e a dependência. Uma rápida tolerância ao aumento do influxo de cloro mediado pelo GABA inicia-se já nas primeiras doses e se estabelece durante o uso crônico do álcool. A adaptação a esses níveis de exposição permanentemente elevados que estimulam artificialmente a ação GABAérgica seria a responsável por uma subatividade dessa mesma ação na ausência do etanol, produzindo assim os sinais e sintomas da síndrome de abstinência.

Receptores de glutamato (NMDA)

O sistema glutamatérgico, que utiliza o glutamato como neurotransmissor e que é uma das principais vias excitatórias do sistema nervoso central, também parece desempenhar um papel relevante nas alterações nervosas promovidas pelo etanol. Essas vias possuem, entre outros, um receptor denominado N-metil-D-aspartato (NMDA), associado a canais de íons permeáveis ao cálcio, ao sódio e ao potássio. Devido à sua atividade excitatória, o glutamato desempenha uma função antagônica ao GABA, que é inibitório. Observou-se que baixas concentrações de etanol são capazes de inibir a ação estimulante mediada pelo NMDA sobre células hipocampais em cultura, bem como diminuem a produção de GMPc induzida por esse. Esses achados poderiam também participar na gênese da dependência física ao álcool através de um processo inverso ao observado no GABA, ou seja, uma vez retirado o etanol, as vias glutamatérgicas produziriam uma superexcitação do sistema nervoso central, gerando convulsões, ansiedade, *delirium* etc.

Canais iônicos do cálcio

O influxo de íons de cálcio para o interior da célula desempenha uma importante função na liberação dos neurotransmissores na fenda sináptica, como também na atividade de segundo mensageiro celular. O etanol inibe a passagem de cálcio através dos canais iônicos, diminuindo a liberação de neurotransmissores. Esse também poderia ser um dos mecanismos de produção da dependência e da tolerância, uma vez que, retirado o álcool, esses canais iônicos estariam hiperatuantes, promovendo um incremento no fluxo de cálcio e, em consequência, na neurotransmissão, gerando os sinais e sintomas da síndrome de abstinência. Sabe-se, por exemplo, que os antagonistas dos canais de cálcio, como o nitrendipino e o nimodipino, previnem as convulsões da abstinência.

Serotonina

A serotonina e seus metabólitos, especialmente o ácido 5-hidroxi-indolacético (5-HIAA), estão diminuídos no líquido cefalorraquidiano de muitos indivíduos que fazem uso abusivo do álcool, sugerindo que a dependência e o abuso dessa substância podem ter uma base bioquímica relacionada com uma deficiência central de 5-HT. É interessante notar que uma deficiência bioquímica semelhante tem sido proposta para outros transtornos que, de modo parecido com a dependência ao álcool, se caracterizam por um baixo grau de controle comportamental. Esse é o caso da bulimia, do transtorno obsessivo-compulsivo, dos comportamentos violentos e do suicídio. Drogas que aumentam a transmissão serotoninérgica central, especialmente os inibidores seletivos da recaptação de serotonina, constituem agentes terapêuticos eficazes no tratamento dessas condições. Da mesma forma, estudos recentes indicam que tais agentes podem reduzir o consumo de álcool em indivíduos dependentes.

INTERAÇÃO COM OUTRAS DROGAS

O efeito do álcool é potencializado por outras drogas depressoras do SNC, a exemplo dos sedativos, hipnóticos, anticonvulsivantes, antidepressivos ou analgésicos opioides. Entretanto, os ansiolíticos do grupo das azapironas, como a buspirona, não têm nenhuma interação com o álcool, sendo utilizados de modo crescente nos pacientes alcoolistas ansiosos.

A interação do álcool com algumas substâncias, como o dissulfiram e o metronidazol, provocando sintomas intensamente desagradáveis, forma a base para o tratamento aversivo do alcoolismo. Os hipoglicemiantes orais podem também provocar sintomas desagradáveis como náuseas e vômitos, podendo haver, por outro lado, flutuações nas concentrações da glicose em decorrência do efeito hipoglicemiante do álcool. Interações semelhantes às que ocorrem com o dissulfiram podem também ser observadas com as cefalosporinas.

Uma outra interação importante é a que ocorre na associação do uso de álcool com a cocaína. Em revisão da literatura sobre os efeitos psicológicos e somáticos do uso combinado de álcool e cocaína, Pennings e colaboradores (2002) observaram que os efeitos no comportamento humano induzidos pelo álcool são, consistentemente, antagonizados (inibidos ou suprimidos) pela cocaína. Por exemplo, a cocaína antagoniza a sedação induzida pelo álcool, bem como os déficits de aprendizagem e de desempenho psicomotor. Em relação à frequência cardíaca, ambas as drogas podem aumentá-la. Quando a cocaína é dada ao mesmo tempo ou após o uso do álcool, a maioria dos estudos mostra aumento na frequência cardíaca. Como a cocaína é tóxica ao coração, seu uso em conjunto com o álcool pode colocar o usuário em risco maior de cardiotoxicidade.

Ocorre um aumento de quase 30% dos níveis sanguíneos da cocaína, quando esta é utilizada ao mesmo tempo ou após o uso do álcool. O mesmo não acontece se a droga for utilizada 30 minutos antes da ingestão alcoólica. Isso, provavelmente, ocorre devido à inibição pelo álcool das enzimas que destroem a cocaína (as esterases hepáticas).

A percepção da embriaguez pelo usuário, segundo alguns estudos, pode se encontrar diminuída pelo uso conjunto da cocaína. Entretanto, outros estudos não mostram esse efeito. O álcool dado antes ou simultaneamente à cocaína aumentou a sensação de euforia. De novo, o uso da cocaína antes do álcool elimina qualquer efeito interativo das duas substâncias.

Com relação à produção da substância cocaetileno, essa só ocorre quando há uso combinado do álcool e da cocaína. Nunca quando são utilizados separadamente. O cocaetileno foi associado a aumento da frequência cardíaca e da sensação de euforia.

O reconhecimento do uso conjunto das duas drogas é importante. Existem tratamentos comportamentais eficazes para a dependência da cocaína e do álcool. Ainda não existem medicações contra a dependência da cocaína, como para o álcool (p. ex., naltrexona). O tratamento da dependência do álcool pode reduzir o uso da cocaína. Isso porque se observa que nos indivíduos dependentes das duas substâncias o uso do álcool pode determinar uma recaída ao uso da cocaína.

DEPENDÊNCIA, TOLERÂNCIA E SÍNDROME DE ABSTINÊNCIA

Dependência

A adaptação do SNC ao uso repetido e prolongado do etanol produz um estado de dependência física. De acordo com o DSM-IV-TR (2000), a dependência do álcool é caracterizada por *um padrão mal-adaptativo de uso da substância levando ao comprometimento ou sofrimento clinicamente significativo*, representado por três ou mais dos seguintes critérios, que devem ocorrer em qualquer momento de um mesmo período de 12 meses:

- A pessoa bebe frequentemente em maiores quantidades e por mais tempo do que pretendia;
- A pessoa reconhece que bebe de modo excessivo, tendo tentado, sem sucesso, reduzir ou controlar o uso;
- Perde-se muito tempo nas atividades necessárias para conseguir o álcool, bebê-lo e recuperar-se de seus efeitos;
- A pessoa pode sofrer os sintomas da intoxicação ou da retirada mesmo em situações em que tem alguma obrigação importante a cumprir;
- Abandona atividades sociais, ocupacionais ou recreacionais importantes por causa do álcool;

- Com o uso intenso e prolongado do álcool, ocorrem vários problemas sociais, psicológicos e físicos, que podem ser exacerbados pelo seu uso contínuo;
- Com o uso contínuo, ocorre tolerância, ou seja, necessidade de beber cada vez maiores quantidades de álcool para obter os mesmos efeitos.

Nem todos os usuários frequentes do álcool apresentam critérios para alcoolismo. Muitos manifestam um padrão mal-adaptativo e recorrente de uso com consequências danosas, embora sem critérios para dependência (abuso de álcool). É importante salientarmos que o abuso de álcool não leva, inexoravelmente, à sua dependência. Vaillant (2003) apresenta os resultados do seguimento de 456 homens de uma vizinhança proletária de Boston, Estados Unidos, e de 268 estudantes da Universidade de Harvard de 1940 a 2000. O seguimento de 60 anos possibilitou a observação da evolução dos casos diagnosticados, em algum ponto desse período, como abuso ou dependência ao álcool.

Com base nos seus dados, o autor observa que o abuso de álcool só pode ser inexoravelmente progressivo nos estágios iniciais do consumo. Comparações com o uso de cigarro demonstram que alguns fumantes progridem para o uso de dois maços de cigarro em poucos anos, e outros se mantêm em um maço ao dia por décadas. Do mesmo modo, o estudo mostra que alguns indivíduos que abusam do álcool permanecem com controle do seu consumo sem nunca progredirem para comportamentos tais como beber pela manhã, perder o emprego ou apresentar abstinência grave, característicos da dependência do álcool. No entanto, aqueles com dependência grave ao álcool, segundo observação do autor, raramente voltam a ter o diagnóstico de abuso do álcool. Ou seja, seus achados não corroboram a ideia da possibilidade de uma redução do consumo como meta de tratamento para os bebedores mais graves.

Tolerância

O uso contínuo da mesma quantidade de etanol, durante 1 a 3 semanas, leva a uma redução de 2 a 3 vezes na sua potência. A tolerância se dá em nível tanto metabólico quanto farmacodinâmico. No primeiro caso, ocorre aumento da atividade da álcool desidrogenase e do sistema microssômico de oxidação hepática do etanol. Do ponto de vista farmacodinâmico, a tolerância resulta da adaptação das células nervosas ao efeito do álcool. Como consequência, doses cada vez maiores são necessárias para provocar os mesmos efeitos comportamentais. Pode haver tolerância cruzada com outros depressores do SNC, como barbitúricos e hipnóticos; entretanto, o uso concomitante de dois ou mais depressores centrais pode potencializar os efeitos um do outro.

Síndrome de abstinência

A síndrome de abstinência pode instalar-se quando o consumo é interrompido após dias ou semanas de uso. Observa-se então, dentro de algumas horas, tremores, enjoo ou vômitos, mal-estar ou fraqueza, taquicardia, sudorese, ansiedade e humor deprimido ou irritável. Cefaleia e insônia são frequentes. Podem ocorrer alucinações (visão de objetos, animais ou pessoas inexistentes) ou ilusões (percepção distorcida de animais ou pessoas que realmente existem).

Essa síndrome pode evoluir para uma forma temível e de graves complicações, o *delirium tremens* (DT), uma síndrome cerebral orgânica aguda. É importante fazer a distinção entre síndrome de abstinência alcoólica e DT, esse último mais raro, embora frequentemente se utilize o termo *delirium tremens* para uma descrição genérica da síndrome de abstinência alcoólica. O DT costuma ocorrer entre 72 e 96 horas após a interrupção do consumo de álcool, portanto, mais tardiamente. É precedido de tremores e frequentemente de convulsões. Caracteriza-se por confusão mental, desorientação, delírios e alucinações que se sobrepõem à disfunção motora e autônoma. Os estados confusionais (*delirium*) são vistos raramente na síndrome de abstinência. No DT, o paciente apresenta-se frequentemente com sudorese profusa, taquicardia, hiper-reflexia, tremores de moderados a graves, hipertensão e febre. Pode ser fatal.

EFEITOS TÓXICOS DO ETANOL

Sistema nervoso

Níveis permanentemente elevados de etanol são responsáveis por uma série de lesões potencialmente permanentes do sistema nervoso, seja através da toxicidade direta da molécula mãe ou dos seus metabólitos, seja pelas deficiências vitamínicas e nutricionais que o seu uso acarreta. Entre essas deficiências, ocupa um papel destacado a da tiamina (vitamina B_1), responsável pelas lesões do fórnix e dos corpos mamilares, além de outras regiões do tronco cerebral e do sistema límbico, promovendo o aparecimento da síndrome de Wernicke-Korsakoff, caracterizada por ataxia, alterações dos movimentos oculares extrínsecos e desorientação, seguida de distúrbios mnêmicos.

A polineuropatia é complicação neurológica frequente do alcoolismo crônico, decorrente de deficiência vitamínica e da ação direta do álcool. A polineuropatia pode ser inicialmente assintomática ou oligossintomática, com diagnóstico baseado no exame físico, e restrita aos membros inferiores. Pode haver, entretanto, comprometimento de outras estruturas, como os nervos bulbares, em especial o nervo vago.

Aparelho cardiovascular

O uso crônico de álcool pode se constituir em uma das principais causas de miocardiopatia no mundo ocidental. Além disso, observam-se distúrbios da condução e do ritmo nos alcoolistas crônicos.

Trato gastrointestinal

Em concentrações elevadas, o álcool pode provocar gastrite erosiva, o que explica a frequência elevada dessa condição em alcoolistas crônicos. Além de lesões gástricas, o álcool pode produzir lesões do esôfago e do duodeno.

Fígado

A esteatose é a lesão mais encontrada, parecendo não progredir para estágios mais avançados. Já a hepatite alcoólica se constitui em quadro mais grave, podendo progredir para cirrose. Aproximadamente 30% dos alcoolistas desenvolvem doença hepática, e a presença de obesidade torna a sua incidência 2,5 a 3 vezes maior (Bunot, 1999).

Efeitos teratogênicos

A placenta, por ser permeável ao álcool, permite sua livre passagem para a circulação do feto. Uma consequência grave do uso de álcool por mulheres grávidas é a síndrome alcoólica fetal, caracterizada por microcefalia, QI baixo, atraso do crescimento, bem como anormalidades da face como fissuras palpebrais curtas, hipoplasia do lábio superior e nariz curto, além de outras malformações. A síndrome alcoólica fetal ocorre pela exposição do feto ao álcool, levando à inibição do crescimento intrauterino e do desenvolvimento pós-natal. É a principal causa de retardo mental nos Estados Unidos. Há a possibilidade de uma variedade de comportamentos mal-adaptativos no adulto estar associada a essa síndrome (Sadock & Sadock, 2004).

Sistema hematopoético

Pode haver envolvimento das séries vermelha e branca, bem como das plaquetas. Anemia é achado comum, sendo a mais frequente a anemia megaloblástica e, em seguida, a sideroblástica.

O envolvimento da série branca compromete a imunidade do alcoolista, havendo facilitação de infecções por alteração da função dos macrófagos.

A diminuição do número de plaquetas pode ser encontrada em até 25% dos casos de intoxicação alcoólica aguda, sendo reversível em até 2 semanas após a interrupção do consumo, na ausência de doença hepática. Além da redução do número das plaquetas, ocorre alteração da função, o que favorece fenômenos hemorrágicos.

Sistema endócrino

O efeito do álcool sobre os testículos provoca redução dos níveis de testosterona. Impotência e perda da libido são frequentes no homem. O hipogonadismo secundário ao álcool provoca impotência, atrofia testicular e diminuição do crescimento dos pelos. Observam-se também hiperestrogenismo, com ginecomastia, aranhas vasculares e distribuição feminina do tecido adiposo.

TRATAMENTO FARMACOLÓGICO DO ALCOOLISMO

Os tratamentos farmacológicos para a dependência alcoólica de um modo geral podem ser classificados em:

- Tratamento da intoxicação aguda
- Tratamento da síndrome de abstinência
- Tratamento com fármacos bloqueadores do efeito reforçador das drogas, as chamadas drogas anti-*craving* (p. ex., naltrexona, acamprosato)
- Tratamento aversivo (dissulfiram)
- Tratamento da comorbidade psiquiátrica.

Tratamento da intoxicação alcoólica aguda ou embriaguez

A menos que o paciente apresente um quadro de embriaguez patológica, um importante cuidado é evitar qualquer droga depressiva do sistema nervoso central, a fim de prevenir possível potencialização do efeito depressor central do álcool.

Indivíduos não tolerantes com alcoolemias acima de 200 mg/100 mL podem apresentar grave depressão do sistema nervoso central, o que constitui urgência médica. Deve-se, portanto, proceder a uma lavagem gástrica, uma vez que o estômago é um reservatório, para impedir vômitos e sua aspiração pulmonar.

Torna-se imperiosa a vigilância dos sistemas vitais, e, quando necessário, administração de oxigênio e hidratação venosa. Nos casos mais graves, suportes ventilatório e circulatório podem ser exigidos. O uso de antídotos tem-se mostrado pouco útil.

A embriaguez patológica, devido à excitação psicomotora intensa que pode colocar em risco tanto o paciente quanto os que o cercam, constitui quadro grave que requer sedação e contenção.

Tratamento da síndrome de abstinência

A síndrome de abstinência de moderada a grave constitui uma complicação médica, devendo o paciente ser tratado em clínica especializada ou ambiente hospitalar. As drogas de escolha recaem sobre os benzodiazepínicos, apesar de esses ou outros sedativos deverem ser evitados se o paciente ainda estiver intoxicado. O diazepam, cuja meia-vida é longa (18-40 horas para a molécula-mãe e até 5 dias para o seu metabólito desmetilado, desmetildiazepam), é o mais utilizado. De acordo com Saunders, na síndrome de abstinência grave uma dose de 10-20 mg IV lenta (5 minutos) pode ser seguida, se necessário, de mais 10 mg IV na próxima meia hora; subsequentemente, manter 1-5 mg por hora, com redução progressiva nas 24 horas, através de infusão venosa. Esse autor aconselha a presença do médico durante pelo menos 15 minutos após as injeções IV e que essas se façam mediante suporte adequado, pela possibilidade de episódios de apneia transitória. Nos casos leves a moderados, 5-10 mg por via oral de 6 em 6 ou de 8 em 8 horas devem ser utilizados. Em geral, após 5-7 dias, torna-se desnecessário o uso dos benzodiazepínicos.

Deve-se fazer reposição de tiamina oral, 100 mg diários, bem como de ácido fólico, 1 mg 4 vezes ao dia, além de multivitaminas e nutrição adequada. Nos casos de nutrição muito deficiente, administra-se a tiamina nas doses de 100-200 mg IM ou IV, e isso deve ser feito antes de qualquer situação em que seja necessário o uso de glicose, já que a infusão desta pode afetar as reservas de tiamina. Esse procedimento evita o desenvolvimento da encefalopatia de Wernicke.

Nos pacientes com doença crônica do fígado, deve-se fazer o diagnóstico diferencial entre síndrome de abstinência e encefalopatia hepática, sendo os benzodiazepínicos formalmente contraindicados nessa última condição.

Vários outros grupos de drogas têm sido utilizados no tratamento farmacológico da síndrome de abstinência. Os antipsicóticos, a exemplo do haloperidol, estão indicados na presença de alucinações. Possuem, porém, a desvantagem de baixar o limiar para convulsões, não devendo ser utilizados rotineiramente. Outros medicamentos empregados como adjuvantes no tratamento da síndrome de abstinência são os betabloqueadores, a clonidina e a carbamazepina, essa última recentemente proposta em monoterapia nos casos não complicados.

Tratamento farmacológico a longo prazo

Drogas aversivas. O dissulfiram inibe a enzima aldeído desidrogenase, observando-se então, mesmo em quantidades pequenas de álcool, uma reação tóxica decorrente do acúmulo de acetaldeído no sangue. O tratamento é então mantido durante semanas ou meses, até que desapareça o desejo ou a compulsão para beber. A administração inicial do dissulfiram não deve ser feita antes de 24 horas após a última dose de álcool. A reação tóxica decorrente do uso concomitante desse medicamento com o álcool caracteriza-se por rubor, sensação de calor na face, membros superiores e tórax, náuseas e vômitos intensos, tontura, palpitações, falta de ar e dormência nas extremidades.

Podem ocorrer complicações graves, como hipotensão grave e choque, confusão mental e psicose tóxica. Há relatos de reações fatais. Essas complicações devem, portanto, desestimular o uso do dissulfiram nos pacientes pouco ou não motivados e sem o seu consentimento, muito menos sem o seu conhecimento.

O metronidazol tem sido utilizado isoladamente ou em associação com o dissulfiram, por produzir reações semelhantes às desse último.

Drogas não aversivas. A observação de níveis reduzidos da serotonina em áreas cerebrais de linhagens de ratos que desenvolvem dependência espontânea ao álcool conduziu à realização de vários estudos animais e ensaios clínicos que comprovam a redução do consumo de álcool nos indivíduos dependentes. Foram testados especialmente os antidepressivos inibidores de recaptação da serotonina (fluoxetina, zimelidina, citalopram etc.). Outras drogas com ação direta sobre os receptores serotoninérgicos têm sido igualmente investigadas, com comprovada redução do consumo ou preferência pelo álcool, a exemplo da buspirona (agonista 5-HT_{1A}), da ritanserina (bloqueador dos receptores 5-HT_2) e do ondansetron (antagonista 5-HT_3). Apesar de essas drogas representarem importantes instrumentos de pesquisa para a compreensão dos mecanismos envolvidos na dependência ao álcool, os resultados têm sido modestos, até o momento, no combate ao alcoolismo.

Foi sugerido por Mallat-Tostes que a associação de carbamazepina com a buspirona, medicamentos largamente utilizados no tratamento de outras condições médicas, seria eficaz no tratamento do alcoolismo, tornando o paciente abstêmio, ou dando-lhe a capacidade de beber moderadamente. Em um estudo aberto, não controlado, Mallat-Tostes tratou 14 pacientes que preenchiam os critérios do DSM-III-R para a dependência ao álcool. A capacidade de beber controladamente foi alcançada pela maioria dos pacientes sem que houvesse necessidade de internamento. O tratamento foi eficaz em todos os pacientes, com exceção de 2, nos quais os efeitos colaterais exigiram a interrupção dos medicamentos. Vale salientar que, no estudo de Mallat-Tostes, nenhum paciente se tornou abstêmio, porém todos adquiriram a capacidade de beber controladamente.

O nosso grupo realizou um estudo aberto, igualmente não controlado, para testar a associação carbamazepina-buspirona em uma série de 10 pacientes dependentes de álcool (De Oliveira *et al.*, 1993). Durante o acompanhamento clínico, com duração de 6 meses, os indivíduos relatavam sistematicamente o desinteresse total ou parcial pela ingestão de bebidas: 5 pacientes tornaram-se totalmente abstêmios, 5 passaram a beber moderadamente e 1 voltou a beber como anteriormente, após um período de abstinência que durou 2 meses.

Em outra publicação nossa, observamos a eficácia da associação carbamazepina-buspirona em um estudo naturalístico realizado na população de alcoolistas de um hospital universitário (De Sena *et al.*, 1997). Em um período de 3 anos de observação, verificamos que 47,3% dos pacientes que preencheram os critérios de dependência do álcool (DSM-

II-R) obtiveram remissão parcial (8,9%) ou total (39,2%) da dependência. Nesse estudo, os pacientes foram tratados com doses de 400 a 800 mg/dia de carbamazepina e 10 a 40 mg/dia de buspirona.

Duas drogas estão mais bem estabelecidas no tratamento da dependência do álcool: a naltrexona, mais utilizada nos EUA, e o acamprosato, mais utilizada na Europa. Alguns estudos controlados sugerem que esses fármacos reduzem o risco de recaída e a frequência de episódios de intoxicação.

NALTREXONA

A naltrexona é um fármaco bloqueador dos receptores opioides que tem seu uso aprovado na dependência do álcool. A droga diminui a avidez pelo álcool, bem como o seu consumo e a euforia por ele produzida. Utilizado na dose de 50 mg ao dia, o fármaco, combinado com estratégias terapêuticas psicossociais, é um tratamento efetivo na dependência ao álcool. Efeitos comuns são náusea e tontura. Não tem efeito sedativo e não age sobre o humor.

ACAMPROSATO

Com uma estrutura similar à do GABA, o acamprosato tem-se mostrado numa alternativa terapêutica no tratamento do alcoolismo. Seu mecanismo de ação sugerido é o da inibição da hiperexcitabilidade por antagonismo da atividade aminoácida excitatória e a redução do fluxo de íon de cálcio. Droga bem tolerada, seus efeitos colaterais mais comuns estão nas esferas gastrointestinal e dermatológica. O medicamento é disponível em comprimidos de 333 mg, devendo ser tomado em 3 administrações. A dose situa-se entre 4 e 6 comprimidos ao dia.

Seja qual for a droga utilizada, os resultados são sempre melhores com a associação da naltrexona ou acamprosato à psicoterapia e técnicas de prevenção de recaída. O acamprosato não tem ação aversiva. É uma droga utilizada para diminuir a fissura pelo álcool, dificultando a recaída, aumentando o tempo de abstinência ou reduzindo o consumo de bebida alcoólica. Como já relatado, ele parece agir na redução da ação do glutamato, neurotransmissor excitatório cuja função está aumentada no período de abstinência, levando ao desejo intenso pela droga. A naltrexona, por sua vez, ao agir no cérebro bloqueando a ação dos opioides exógenos (p. ex., heroína, morfina, codeína) e dos opioides endógenos (endorfinas), reduz a ação dessas substâncias na liberação da dopamina no sistema nervoso central.

O álcool, como todas as outras drogas, com exceção dos benzodiazepínicos (p. ex., diazepam), cria dependência em seus usuários ao provocar o aumento da dopamina no sistema de recompensa cerebral (sistema mesolímbico). Tal efeito é responsável pela sensação de prazer, reforçando positivamente o uso dessa substância. Ao reduzir a liberação da dopamina, através do bloqueio da ação das endorfinas, a naltrexona reduz a sensação de prazer pelo uso do álcool. O uso diário da naltrexona pelo alcoolista reduz sua vontade de beber e previne recaídas, aumentando o período de abstinência, ou mesmo, em alguns casos, permitindo um uso moderado do álcool. Por isso, a naltrexona é utilizada como estratégia de redução de danos pelo álcool.

Em uma recente revisão da literatura sobre os usos clínicos da naltrexona, Modesto-Lowe (2002) avaliou os dados existentes sobre a sua eficácia clínica no tratamento da dependência de álcool, opioides, cocaína e nicotina. Nos pacientes dependentes do álcool, o uso da naltrexona reduz o consumo da droga, aumenta o tempo de abstinência e diminui a frequência das recaídas. Os pacientes com nível elevado de queixas somáticas e fissura intensa parecem responder melhor à naltrexona.

O acamprosato e a naltrexona têm sido associados à prevenção de recaídas e à redução do consumo de álcool. Como os efeitos colaterais dessas drogas são reduzidos, é interessante questionarmos como seria a resposta à combinação das duas. Isso foi realizado e publicado por um grupo de pesquisadores alemães da Universidade de Hamburgo (Kiefer *et al.*, 2003). Nesse estudo, 160 pacientes foram aleatoriamente divididos em 4 grupos de 40 pessoas. Um grupo recebeu placebo; um outro, naltrexona. O terceiro grupo utilizou acamprosato e o último, acamprosato associado à naltrexona. Todos os indivíduos receberam psicoterapia semanal, baseada na prevenção de recaídas e no desenvolvimento de habilidades para lidar com o estresse. O tratamento durou 12 semanas.

Os resultados mostraram que a prevenção de recaídas foi superior nos que utilizaram acamprosato ou naltrexona comparados com o uso do placebo. A associação das duas drogas foi mais eficaz do que o placebo ou a utilização isolada do acamprosato. O grupo que utilizou as duas drogas apresentou resultados melhores do que os obtidos com o grupo que utilizou apenas a naltrexona. Contudo, essa diferença não foi estatisticamente significante. Ou seja, não podemos dizer que a superioridade encontrada, ao juntarmos as duas drogas em relação à naltrexona, realmente exista. Entretanto, tal achado aponta para essa possibilidade e requer outros estudos para ser confirmada ou afastada.

Uma terceira droga utilizada para antagonizar os efeitos de recompensa pelo uso do álcool é o topiramato. Trata-se de um derivado da frutopiranose sulfamato que facilita a ação do GABA, diminuindo a liberação da dopamina no sistema mesolímbico, e antagoniza a atividade glutamatérgica. Tais ações no SNC tornaram-no um candidato para o tratamento da dependência do álcool.

Johnson (2003) observou que, em doses de 200 a 300 mg ao dia, o topiramato foi mais eficaz que o placebo na redução do uso de álcool e na promoção da abstinência em pacientes dependentes. Houve redução importante da fissura pelo álcool nos pacientes tratados. Pelo seu mecanismo de ação, que não envolve função serotoninérgica ou opioide (associadas ao alcoolismo de início precoce), é possível que o topiramato seja eficaz no alcoolismo de início precoce, associado a história familiar e comportamento antissocial, bem como, no de início mais tardio, a determinação mais psicossocial.

INTERVENÇÕES PSICOTERÁPICAS BREVES NO TRATAMENTO DO ABUSO DE ÁLCOOL

As pesquisas sobre intervenções breves iniciaram-se há 20 anos, na Escócia, avaliando sua eficácia em enfermarias de hospitais gerais e na prática do médico generalista. Uma das definições aceitas para intervenções breves não prevê mais de 4 sessões e requer informação relacionada à redução da utilização do álcool. Tais sessões podem envolver técnicas para aumentar a motivação para a parada do uso problemático de bebida alcoólica ou mesmo folhetos informativos sobre riscos e danos causados pelo consumo abusivo dessa substância. Atualmente, tem-se buscado evidências de que tais intervenções, limitadas no tempo, mantêm seu impacto na redução do consumo alcoólico além dos primeiros 12 meses.

Hulse e Tait (2003) analisaram os resultados de intervenções breves em indivíduos com transtorno mental e uso excessivo de álcool. Durante 2 anos, a partir de 1994, os casos de uso excessivo de álcool foram selecionados em enfermarias psiquiátricas de três hospitais psiquiátricos da Austrália. Os 120 pacientes selecionados foram divididos, aleatoriamente, em 2 grupos. O primeiro, com 62 pacientes, recebeu intervenção do tipo "entrevista motivacional", enquanto o segundo foi submetido a um pacote de informações sobre redução do consumo e riscos relacionados ao álcool, com recomendações sobre o uso seguro dessa droga.

A entrevista motivacional é uma abordagem em que o terapeuta tenta buscar na pessoa sua motivação intrínseca e recursos próprios para a mudança do comportamento inadequado. O entrevistador tenta revelar a ambivalência que mantém ciclos repetidos de conduta autodestrutiva.

Comparando esses dois grupos com os pacientes que não foram expostos a tais intervenções (grupo controle), os estudiosos observaram, após 5 anos, que os pacientes expostos às intervenções breves (entrevista motivacional e informação) permaneceram um menor tempo internados, apresentando maior período inicial sem novo atendimento ou internamento, além da metade das complicações observadas no grupo controle.

Esses resultados significam a possibilidade de redução de custos hospitalares e chance de difusão de intervenções breves na rede de atenção primária direcionadas à redução do uso problemático de bebidas alcoólicas, com resultados promissores na redução do consumo do álcool, visto como problema de saúde pública.

A mortalidade também é reduzida nos indivíduos com uso problemático do álcool quando utilizamos intervenções breves. Cuijpers e colaboradores (2004) realizaram uma meta-análise dos dados disponíveis, observando os efeitos na mortalidade das intervenções breves para pacientes com o beber problemático. A meta-análise integra estatisticamente vários estudos, dando maior força aos seus resultados. Nesse trabalho, os autores avaliaram 32 estudos, num total de 7.521 sujeitos

(4.190 submetidos às intervenções e 3.331 sem intervenção – grupo controle). Apesar das limitações metodológicas do projeto de cada estudo, como também das dificuldades na comparação de diferentes estudos, houve indicações claras de que as intervenções breves reduziram a mortalidade.

Ao lado das evidências na literatura da eficácia das intervenções breves na redução do consumo alcoólico, as abordagens rápidas, pontuais e simples podem significar uma redução na mortalidade de pacientes com uso problemático de bebida alcoólica. Tais práticas parecem eficazes, muito mais por implicarem o aumento do número daqueles que tentam reduzir o consumo do que devido a melhora nas taxas de sucesso daqueles que já tentaram um consumo moderado, anteriormente (Heather, 2003).

USO DO ÁLCOOL ENTRE ADOLESCENTES E IDOSOS

Há um aumento considerável da utilização do álcool ao longo da adolescência, sendo o seu uso compulsivo e intenso, comum nesse grupo, associado ao suicídio, a acidentes de carro, à violência, a gestações indesejadas e à contaminação por doenças sexualmente transmissíveis (Michael & Johnson, 2004). Tal uso mostra-se responsivo a intervenções psicossociais (terapia familiar, terapia de grupo, entrevista motivacional, terapia cognitivo-comportamental etc.). Entretanto, a taxa de recaída, após o tratamento, é alta. Embora pouco estudado, o uso de medicamentos que reduzem o consumo e a fissura pelo álcool em adultos (antidepressivos, antagonistas opioides, anticonvulsivantes etc.), nessa população, poderia aumentar a sua resposta aos tratamentos psicossociais.

Além disso, dada a alta frequência de comorbidade nesse grupo, o uso de tais psicotrópicos poderia aumentar a retenção no tratamento, pela redução de sintomas psiquiátricos. É provável que a ocorrência frequente de transtornos mentais como o transtorno do estresse pós-traumático, o transtorno de conduta, o transtorno por déficit de atenção e hiperatividade, o transtorno de ansiedade e a depressão, possa dificultar a retenção desses indivíduos nas terapias propostas, quando não tratados (2004).

Considera-se que o uso problemático do álcool nessa fase de desenvolvimento é resultante da interação dos fatores neurobiológicos (reorganização das sinapses cerebrais e alteração de neurotransmissores) com história familiar de uso de droga e a presença de sintomas psiquiátricos. Essa determinação multifatorial levaria à existência de subtipos de consumidores entre os adolescentes, com respostas diferentes aos medicamentos. O desenvolvimento dessa tipologia traria maior sucesso no controle farmacológico da compulsão e fissura pelo álcool, levando a uma melhor resposta no campo das intervenções psicossociais.

Os transtornos pelo uso de álcool entre os idosos são comuns e levam a danos consideráveis para a saúde (O'Connell *et al.*, 2003). A probabilidade de uma pessoa idosa relatar seu consumo excessivo de álcool é pequena, e os profissionais de saúde têm um baixo grau de suspeição desse problema quando avaliam essa população. Mesmo diagnosticado, pode não ser tratado por estar relacionado a problemas supostamente sem solução, como a mudança do papel social, o isolamento familiar e as perdas afetivas.

A dificuldade diagnóstica do transtorno pelo uso do álcool no idoso relaciona-se, também, à sua apresentação atípica. Não encontramos as complicações sociais, legais e ocupacionais, centrais para a sua identificação nos jovens, mas a ocorrência de quedas, confusão mental e depressão. O consumo excessivo de bebida pode também ser mascarado por doença somática ou psiquiátrica, tornando o seu diagnóstico ainda mais difícil.

A história de uso intenso de álcool em algum momento da vida parece ter repercussões duradouras. O idoso que bebeu ou bebe de forma pesada tem maior probabilidade de adoecer, de ir a médicos, de ser menos satisfeito com a vida e de possuir uma rede social mais restrita do que aquele que nunca bebeu ou o fez de forma moderada.

É importante lembrar que o transtorno por uso de álcool pode desenvolver-se tardiamente na vida da pessoa (11-33% dos idosos apresentam início tardio), podendo estar relacionado a perdas afetivas, a mudanças no papel social ou ao surgimento de doença física.

As pesquisas de tratamentos para esse transtorno direcionados para o idoso têm aumentado e vêm mostrando respostas positivas, semelhantes às encontradas nas populações mais jovens. Portanto, é possível fazer a prevenção e o controle desse problema que se difunde silenciosamente, dada a maior ênfase das iniciativas da saúde pública e da mídia na sua abordagem entre os jovens.

USO DE ÁLCOOL ENTRE MULHERES

Nos últimos anos, observamos um aumento do consumo de bebidas alcoólicas entre as mulheres (Miller, 1997). Estudos epidemiológicos americanos (Brockington, 1996) têm mostrado que as mulheres:

a) Bebem menos e usam menos drogas ilegais do que os homens;
b) Usam de forma exagerada drogas prescritas pelos médicos (mais do que os homens);
c) Aumentaram o uso de substâncias psicoativas nos últimos anos, a ponto de o câncer de pulmão ter ultrapassado o câncer de mama como causa de morte nas mulheres americanas;
d) Ao usarem álcool, deterioram de forma mais rápida que os homens. Iniciam o uso numa idade mais avançada, mas aparecem para o tratamento na mesma idade e com a mesma gravidade da doença.

Uma dada dose de etanol produz uma concentração sanguínea aumentada na mulher. No homem, a concentração alcoólica após uma certa dose de etanol tende a ser a mesma dia a dia. Na mulher, há maior variabilidade.

É comum a observação de:

a) Complicações médicas ocorrendo mais cedo;
b) Maior probabilidade de desenvolverem dependência a múltiplas substâncias do que os homens;
c) Maior probabilidade de doença psiquiátrica concomitante;
d) Diminuição da autoestima;
e) Maior incidência de abuso sexual no passado;
f) Menor comportamento antissocial;
g) Com maior frequência não bebem em público;
h) Mais vulneráveis aos déficits cognitivos induzidos pelo álcool.

Há prevalência do uso de drogas durante a gravidez. Nos EUA, 20% das grávidas fumam, 19% bebem e 5% usam drogas ilícitas. As substâncias psicoativas atravessam a barreira placentária (como a cerebral). Agitação, diarreia e taquicardia foram observadas em crianças amamentadas por mães dependentes de álcool (Gelder, 1996), além da síndrome alcoólica fetal.

Observam-se outros riscos associados à dependência alcoólica em mulheres: cuidados perinatais insuficientes, nutrição inadequada da mãe, aumento da probabilidade de infecção, aumento do risco de violência, diminuição das reservas financeiras e diminuição do suporte social.

Alguns fatores dificultam a identificação dos casos de abuso de álcool entre as mulheres:

a) O estigma que as faz beber sozinhas;
b) Ingestão menor – não reconhecida como de risco pelo clínico;
c) Menor número de brigas públicas e prisões;
d) Com frequência não estão empregadas;
e) Os clínicos costumam suspeitar menos das mulheres associadas a homens;
f) A busca de ajuda é menor, com temor da perda de custódia.

Diretrizes gerais para o tratamento: desenvolver políticas públicas que enfatizem o tratamento e não a punição; identificar e tratar a comorbidade; questionar a paciente sobre o uso de drogas psicoativas prescritas por médicos; diminuir a dependência financeira e emocional aos parceiros também dependentes; observar e intervir nos efeitos adversos sobre os filhos e a vida familiar; educar para os efeitos do uso de substâncias psicoativas na reprodução, na sexualidade e para os riscos de doenças sexualmente transmissíveis; melhorar a autoestima e trabalhar seu papel social (Brockington, 1996).

Nas mulheres grávidas: pré-natal, educação para a atividade sexual e uso das drogas, orientação nutricional, acompanhamento psicoterápico e organização de planos para os cuidados e suporte do bebê e planejamento de novas gravidezes.

ESTRATÉGIAS DE REDUÇÃO DE DANOS PELO ALCOOLISMO

A utilização de estratégias de redução de danos dos problemas do uso de álcool é uma alternativa aos programas que têm como meta a abstinência. Muitos jovens que abusam do álcool não pensam em parar, mesmo apresentando um padrão de consumo que eleva os riscos para a saúde e para a sociedade. Nesse e em outros casos, referentes a populações com perfil específico de utilização do álcool, intervenções preventivas e terapêuticas que visem ao uso moderado dessa substância podem reduzir consequências danosas como o sexo inseguro e a ocorrência de acidentes, de violência doméstica e de crime.

Nos indivíduos com dependência grave ao álcool, tais estratégias de redução do consumo são especialmente indicadas. Contudo, não há unanimidade em relação aos resultados. Muitos autores consideram rara a adoção de um controle maior da ingestão de álcool nessa população.

Alan Marlatt (2002) analisa as estratégias de redução de danos para o alcoolismo. Tais estratégias oferecem intervenções mais pragmáticas, baseadas em três objetivos: (1) redução das consequências negativas do uso do álcool; (2) geração de abordagens alternativas aos tratamentos que visam apenas à abstinência, estabelecendo padrões de ingestão alcoólica compatíveis com as necessidades do indivíduo; e (3) promoção do acesso a serviços alternativos para a prevenção e o tratamento.

A possibilidade de os indivíduos com dependência passarem a um padrão moderado de ingestão alcoólica começou a ser discutida há 30 anos. Observa-se, em alguns casos, um período de redução do consumo antes da abstinência. Dados americanos mostram que mais de 20% dos alcoolistas tratados mantêm uso moderado de bebida nos primeiros 12 meses após o tratamento.

O uso moderado de bebida alcoólica é definido como o consumo de 2 ou menos drinques por dia, para o homem, e de 1 ou menos drinques por dia, para a mulher (1 drinque é o equivalente a 120 mL de vinho ou 300 mL de cerveja). Beber moderadamente tem sido associado, por exemplo, a um menor risco de doenças cardiovasculares e disfunção cognitiva.

Para a Organização Mundial da Saúde (OMS), os problemas relacionados ao uso do álcool apresentam vários níveis de gravidade e especificidade. Dessa forma, diferentes abordagens de prevenção e terapêutica estão surgindo, por exemplo, para adolescentes, adultos jovens e para os serviços de atenção primária.

Existem experiências visando ao uso moderado do álcool com grupos de autoajuda e de terapia de exposição (*moderation-oriented clue exposure*) e terapias comportamentais (*behavioral self-control training*) (2002). Com a ajuda desses programas, alguns indivíduos reduzem o consumo, inclusive aqueles com dependência ao álcool grave. Uma outra prática de redução de danos é a utilização de intervenções farmacológicas para a redução do consumo do álcool, como a naltrexona e o acamprosato, além da utilização de antidepressivos e ansiolíticos para os indivíduos com comorbidade psiquiátrica.

Nyanda Mcbride e colaboradores (2004) descrevem uma interessante abordagem de redução de riscos associados ao consumo de álcool em 2.300 estudantes de nível médio de escolas australianas. A intervenção ocorreu em duas fases, em 2 anos consecutivos. A primeira fase foi implementada no primeiro ano do ensino médio, em que a maioria dos estudantes tem 13 anos de idade. Consistia em 10 aulas com 40 a 60 minutos de duração. A segunda fase, no ano seguinte, incluiu 12 atividades realizadas no período de 5 a 7 semanas. O programa realizou atividades interativas que disseminaram informações sobre o álcool, treinaram habilidades sociais e a tomada de decisões individuais e em grupo e promoveram discussões baseadas em cenários propostos pelos próprios estudantes. Essas atividades baseavam-se na identificação de situações de risco associadas ao consumo do álcool e na construção de estratégias para a sua redução.

O consumo de álcool foi menor no grupo de estudo nos primeiros 20 meses, mas não foi diferente da quantidade utilizada pelo grupo controle quando avaliado após 32 meses. Não obstante, os danos associados ao uso do álcool permaneceram mais baixos entre os estudantes que receberam a intervenção, quando comparados ao grupo controle, durante todo o período de 32 meses.

Esse resultado é importante sobretudo porque mostra a possibilidade de as mensagens de redução de danos para o uso de álcool serem adequadamente utilizadas por jovens que já fazem uso dessa substância. Essa população tradicionalmente não responde às intervenções baseadas na abstinência e no retardo do início do seu consumo. Outro fato importante observado por McBride foi a resposta mais imediata na redução da quantidade de álcool consumida pelos estudantes do seu programa. Em geral, a mudança de tal comportamento se dá em um tempo maior nos programas que objetivam a abstinência e não a redução de danos.

REFERÊNCIAS BIBLIOGRÁFICAS

1. BROCKINGTON, I. Motherhood and mental health. Oxford University Press, Oxford, 1996.
2. BUNOUT, D. Nutritional and metabolic effects of alcoholism: their relationship with alcoholic liver disease. *Nutrition*, 15:583-589, 1999.
3. CABERNITE, L. O alcoolismo no Brasil e as dificuldades na área – epidemiologia e prevenção. *J. Bras. Psiq.*, 31:89-112, 1982.
4. CHU, N.S. Carbamazepine: prevention of alcohol withdrawal seizures. *Neurology*, 29:1397-1401, 1989.
5. CUIJPERS, P., RIPER, H., LEMMERS, L. The effects on mortality of brief interventions for problem drinking: a meta-analysis. *Addiction*, 99: 839-845, 2004.
6. DAWES, M.A., JOHNSON, B.A. Pharmacotherapeutic trials in adolescent alcohol use disorders: opportunities and challenges. *Alcohol & Alcoholism*, 39:166-177, 2004.
7. DE OLIVEIRA, I.R., LEDO-PEREIRA, E.A. Farmacologia do álcool etílico. Tratamento farmacológico do alcoolismo. In: SILVA, P. FARMACOLOGIA. 5.ª ed., Guanabara Koogan, Rio de Janeiro, 1998.
8. DE OLIVEIRA, I.R., DA ROCHA F.P., LEDO-PEREIRA, E., MIRANDA A.A., RIBEIRO, M.G., MELO, A. Combined carbamazepine-buspirone treatment of alcohol dependence. *J. Clin. Psychiatry*, 54:488, 1993.
9. DE-SENA, E.P., SANTOS-JESUS, R., SARMENTO, C.A., COSTA, L.M., CUNHA, R.S., MIRANDA-SCIPPA, A., DE CASTRO-E-SILVA, E., DE OLIVEIRA, I.R. Use of carbamazepine-buspirone combination in alcohol dependence. *J. Bras. Psiq.*, 46 (12):645-649, 1997.
10. ESCOHOTADO, A. *História elementar das drogas*. Antígona, Lisboa, 2004.
11. FABRE, L.F. Buspirone in the management of major depression. *J. Clin. Psychiatry*, 51 (Suppl.):55-61, 1990.
12. GARBUTT, J.C., WRST S.L., CAREY T.S., LOHR K.N., CREWS F.T. Pharmacological treatment of alcohol dependence: a review of the evidence. *JAMA*, 281:14,1318-1325, 1999.
13. GELDER, M. *et al. Oxford Textbook of Psychiatry*. 3rd ed. Oxford University Press, Oxford, 1996.
14. GORELICK, D.A. Effect of fluoxetine on alcohol consumption in male alcoholics. *Alcohol Clin. Exp. Res.*, 10:113, 1986.
15. HEATHER, N. Brief alcohol interventions have expanded in range but how they work is still mysterious. *Addiction*, 98 (8):1025-1026, 2003.
16. HULSE, G.K., TAIT, R.J. Five-year outcomes of a brief alcohol intervention for adult in-patients with psychiatric disorders. *Addiction*, 98 (8):1061-1068, 2003.
17. JOHNSON, B.A., AIT-DAOUD, N., BOWDEN, C.L., DICLEMENTE, C.C., ROACHE, J.D., LAWSON, K., JAVORS, M.A., MA, J.Z. Oral topiramate for treatment of alcohol dependence: a randomized controlled trial. *Lancet*, 361:1677-1685, 2003.
18. KIEFER, F., JOHN, H., TARNASKE, T., HELWIG, H., BRIKEN, P., HOLZBACH, R., KAMPF, P., STRACKE, R., BAEHR, M., NABER, D., WIEDEMANN, K. Comparing and combining naltrexone and acamprosate in relapse prevention of alcoholism: a double-blind, placebo-controlled study. *Arch. Gen. Psychiatry*, 60 (1):92-99, 2003.
19. MALLAT-TOSTES, L.R. Alcoolismo: rápida indução do "beber controlado" pela associação carbamazepina-buspirona. *J. Bras. Psiq.* 39:285-292, 1990.
20. MCBRIDE, W.J., MURPHY, J.M., LUMENG L., LI T.-K. Serotonin and ethanol preference. In: GALANTER, M. (ed.) *Recent Developments in Alcoholism: Treatment Research*. Vol. 7. Plenum Press, New York, 1989. p. 187-209.

21. MCBRIDE, N., FARRINGDON, F., MIDFORD, R., MEULENERS, L., PHILLIPS, M. Harm minimization in school drug education: final results of the school health and alcohol harm reduction project – SHAHRP. *Addiction, 99* (3):278-291, 2004.
22. MARLATT, A. Harm reduction approaches to alcohol use: health promotion, prevention, and treatment. *Addictive Behaviors, 27* (6):867-886, 2002
23. MASTERS, S.B. The alcohols. KATZUNG B.G. *Basic & Clinical Pharmacology.* 8th ed. McGraw-Hill, New York, 2001. p. 382-94.
24. MATTILA, M.J., ARANKO K., SEPPALA, T. Acute effects of buspirone in alcohol psychomotor skills. *J. Clin. Psychiatry, 43*:56-60, 1982.
25. MILLER, S.N., GOLD M.S., SMITH, D.E. *Manual of Therapeutics for Addictions.* Wiley-Liss, New York, 1997.
26. MODESTO-LOWE, V., VAN KIRK, J. Clinical uses of naltrexone: review of the evidence. *Exp. Clin. Psychopharmacology, 10* (3):213-227, 2002.
27. MONTEIRO, M.G., MONTEIRO, M.A., SANTOS, B.R. Detecção do alcoolismo na população geral através do questionário CAGE: o que mudou em cinco anos? *Revista ABP-APAL, 13*:45-48, 1991.
28. NARANJO, C.A., SELLERS, E.M. Serotonin uptake inhibitors attenuate ethanol intake in problem drinkers. *In*: GALANTER, M. (ed.) *Recent Developments in Alcoholism: Treatment Research.* Vol. 7. Plenum Press, New York, 1990. p. 255-266.
29. NARANJO, C.A., SELLERS, E.M., JULLIVAN, J.T., WOODLEY, D.V., KADLEK, K., SYKORA, K. The serotonin uptake inhibitor citalopram attenuates ethanol intake. *Clin. Pharmacol. Ther., 41*:266-274, 1987
30. O'CONNELL, H., CHIN, A.V., CUNNINGHAN, C., LAWLOR, B. Alcohol use disorders in elderly people – redefining an age old problem in old age. *BMJ, 327*:664-667, 2003.
31. O'MALLEY, S.S., JAFFE, A.J., CHANG, G., SCHOTTENFELD, R.S., MEYER, R.E., ROUSANVILLE, B. Naltrexone and coping skills therapy for alcohol dependence: a controlled study. *Arch. Gen. Psychiatry, 49*:881-887, 1992.
32. O'MALLEY, S.S., JAFFE, A.J., CHANG, G., RODE, S., SCHOTTENFELD, R.S., MEYER, R.E., ROUSANVILLE, B. Six month follow-up of naltrexone and psychotherapy for alcohol dependence. *Arch. Gen. Psychiatry, 53*:217-224, 1996.
33. PENNINGS, E.J., LECCESE, A.P., WOLFF, F.A. Effects of concurrent use of alcohol and cocaine. *Addiction, 97* (7):773-783, 2002.
34. PEREIRA, M.O. Transtorno de ansiedade, dependência a álcool e benzodiazepínicos: comorbidade e aspectos clínicos em comum. *J. Bras. Psiq., 40* (supl. 1):28S-31S, 1991.
35. RAISTRICK, D., DUMBAR, G., DAVIDSON, H.B. Development of a questionnaire to measure alcohol dependence. *Brit. J. Addict, 78*:89-95, 1981.
36. RIBEIRO, M.S., TEIXEIRA, Y.B. O tratamento farmacológico do alcoolismo. *J. Bras. Psiq., 48* (8):345-353, 1999.
37. SADOCK, B.J., SADOCK, V.A. *Concise Textbook of Clinical Psychiatry.* Lippincott Williams & Wilkins, Philadelphia, 2004. p. 89.
38. SANTANA, V.S., ALMEIDA-FILHO, N. Aspectos epidemiológicos do alcoolismo. *In*: RAMOS, S.P., BERTOLOTE, J.M. (eds.) *Alcoolismo hoje.* Artes Médicas, Porto Alegre, 1990.
39. SAUNDERS, J.B. Medical aspects of management: basic pharmacology of alcohol and principles of assessment. In: CLARKE, J.C. *Alcoholism and Problem Drinking: theories and treatment.* Pergamon Press, 1988.
40. SOYKA, M., SASS, H. Acamprosate: a new pharmacotherapeutic approach to relapse prevention in alcoholism – preliminary data. *Alcohol, 2*:531-536, 1994.
41. STUPPACK, C.H., BARNAS, C., HACKENBERG, C.H. Carbamazepine monotherapy in the treatment of alcohol withdrawal. *Int. Clin. Psychopharmacol., 5*:273-278, 1990.
42. TOLLEFSON, G.D. The association of buspirone and its metabolite 1-pyrimidinylpiperazine in the remission of comorbid anxiety with depressive features and alcohol dependency. *Psychopharmacol. Bull., 27*:163-170, 1990.
43. VAILLANT, G.E. A 60-year follow-up of alcoholic man. *Addiction, 98* (8):1043-1051, Aug. 2003.
44. VERBANCK, P.M.P. Pharmacological treatment of alcoholism: from basic science to clinical medicine. *Alcohol & Alcoholism, 30*:757-764, 1995.
45. VOLPICELLI, J.R., ALTERMAN, A.L., HAYASHIDA, M., O'BRIEN, C.P. Naltrexone in the treatment of alcohol dependence. *Arch. Gen. Psychiatry, 49*:876-880, 1992.
46. VOLPICELLI, J.R., RHINES, K.C., RHINES, J.S., VOLPICELLI, L.A., ALTERMAN, A.L., O'BRIEN, C.P. Naltrexone and alcohol dependence: role of subject compliance. *Arch. Gen. Psychiatry, 54*:737-742, 1997.
47. WILDE, M.I., WAGSTAFF, A.J. Acamprosate. A review of its pharmacology and clinical potential in the management of alcohol dependence after detoxification. *Drugs, 53*:1038-1053, 1997.

38

Hipnóticos

José Manoel da Silva Correia e Túlio Cesar Azevedo Alves

Desde a antiguidade, o fenômeno do sono desperta o interesse e a curiosidade dos homens, que, através de explicações mitológicas, filosóficas ou religiosas, sempre buscaram compreendê-lo, assim como suas manifestações, principalmente o sonho.

A insônia é um sintoma que se refere à incapacidade de iniciar e de manter o sono, acompanhada de sono de baixa qualidade, interrompido ou de duração reduzida, e insuficiente para restaurar o alerta completo. Pode ser classificada de forma esquemática em: (a) de curta duração, transitória ou situacional; (b) de média duração; (c) de longa duração ou crônica.

A insônia de curta duração dura geralmente de 3 a 5 dias, secundária a um fator de estresse bem definido e agudo, como dificuldade passageira no trabalho ou desavenças em família. A de média duração dura até 3 semanas e está relacionada a situações de perda maior, como no luto, perda de emprego ou de objetos com maior valor para o indivíduo. A insônia de longa duração é a que persiste além de 3 semanas, e está relacionada a quadros crônicos, entre outros depressão, ansiedade, hábitos inadequados de dormir e mesmo o uso de substâncias como estimulantes, álcool e múltiplas drogas em uso no tratamento de doenças clínicas e cujos efeitos colaterais comprometem o sono.

O tratamento da insônia deve ser considerado em três aspectos: tratamento etiológico, higiene do sono e hipnóticos.

Os hipnóticos são substâncias que determinam graus variados de depressão do sistema nervoso central (SNC). Essa depressão depende de alguns fatores, como a via de administração, dose da substância hipnótica e maior ou menor sensibilidade do paciente à droga. Assim é que pode ocorrer sedação, que é um grau mais superficial de depressão e que corresponde a uma sonolência acompanhada de discreto relaxamento muscular, com diminuição da ansiedade. Aprofundando-se mais, surge a hipnose, estado de depressão semelhante ao sono fisiológico e que dele se distingue pelo fato de, na hipnose induzida por drogas, haver um encurtamento daquela fase do sono chamada de sono paradoxal ou de movimentos oculares rápidos (expressão resumida nas iniciais MOR, ou REM, do inglês *rapid eyeball movements*), que corresponde à fase dos sonhos e é benéfica para a estabilização psíquica. Em uma fase seguinte de depressão, encontramos o estado de anestesia geral, que se caracteriza por perda da consciência, diminuição de reflexos, perda da sensibilidade à dor, ausência de reações aos estímulos externos, ficando mantidas as funções vitais. Com doses maiores, ou caso haja maior sensibilidade ao hipnótico, ocorrerá o coma, que apresenta as mesmas características da anestesia geral e do qual se diferencia porque a fase da anestesia geral é uma condição desejável em que as funções vitais são, ou pelo menos devem ser, preservadas e à qual o indivíduo é levado, enquanto o coma é uma condição indesejável quando nem sempre as funções vitais podem ser mantidas; tornando-se mais profunda essa depressão, haverá comprometimento bulbar com paralisia respiratória, parada cardíaca e morte.

Na insônia de curta duração, os hipnóticos podem ser utilizados para o alívio do desgaste noturno, possibilitando melhor desempenho no dia seguinte. Nessa situação, essas drogas devem ser mantidas por poucos dias por tratar-se de uma insônia situacional. Nas insônias de média ou longa duração, o uso de hipnóticos pode ser bem indicado no início ou nas recrudescências desse sintoma.

Outro aspecto de grande importância no tratamento da insônia é identificar, em cada paciente, qual a parte da noite com dificuldade. Nas insônias acometendo principalmente o início da noite, por vezes levando horas até conciliar o sono, o hipnótico de escolha deve ter um rápido início de ação e meia-vida de eliminação curta. Nas insônias comprometendo principalmente o terço médio ou final da noite, caracterizadas por despertares repetidos e prolongados, o hipnótico deve possuir meia-vida de eliminação longa.

Atualmente, de acordo com a importância clínica, encontram-se propriedades hipnóticas nos benzodiazepínicos, nos barbitúricos e em um terceiro grupo que poderíamos chamar de substâncias não benzodiazepínicas e não barbitúricas, o qual engloba um número variado de substâncias farmacologicamente hipnóticas, mas com pouco uso clínico.

BENZODIAZEPÍNICOS

Constituem o grupo mais importante e de maior uso prático dos hipnóticos, seguramente graças às suas quatro atividades fundamentais: ansiolítica, hipnótica, anticonvulsivante e relaxante muscular, além de, eventualmente, um efeito amnésico. Neste capítulo, estudaremos mais de perto o efeito hipnótico dessas drogas. Nesse aspecto, poderíamos chamar a atenção para dois fatos importantes: primeiro que, em determinados casos, o efeito hipnótico pode ser consequência do efeito ansiolítico, isto é, a causa da insônia é a ansiedade, a neurose, a fobia, enfim, o desajuste emocional do indivíduo. E, em segundo lugar, que nos benzodiazepínicos hipnóticos a dose hipnótica da droga está muito próxima da dose ansiolítica, razão pela qual essas drogas dificilmente poderiam ser usadas apenas como ansiolíticas sem que se instalasse o efeito hipnótico. São usadas então, frequentemente, como hipnóticas.

HIPNÓTICOS

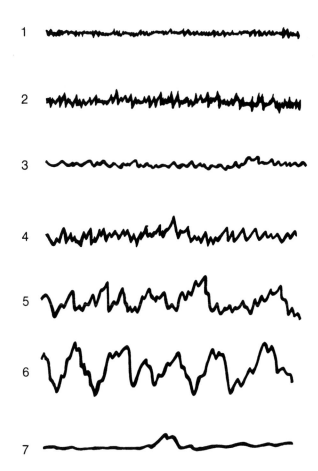

Fig. 38.1 Esquemas dos padrões eletroencefalográficos do sono: (1) estado de alerta; (2) sonolência; (3) sono (fase transitória); (4) sono (fase inicial); (5) sono (fase mediana); (6) sono (fase profunda); (7) sono paradoxal (fase do REM). (VALZELLI, I. *Psychopharmacology. An introduction to experimental and clinical principles*. New York, Spectrum Publications, 1973.)

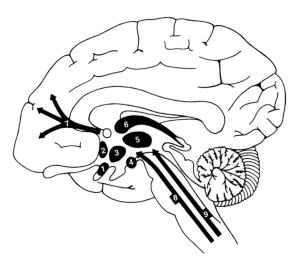

Fig. 38.2 Substratos anatômicos do sono: (1) núcleos supraópticos; (2) núcleos pré-ópticos; (3) hipotálamo; (4) corpos mamilares; (5) tálamo; (6) núcleo caudado; (7) projeções frontais; (8) rafe mesencefálica; (9) sistema reticular. (VALZELLI, I. *Psychopharmacology. An introduction to experimental and clinical principles*. New York, Spectrum Publications, 1973.)

Algumas características farmacológicas fizeram com que os benzodiazepínicos se tornassem, na atualidade, as substâncias hipnóticas mais importantes, substituindo os barbitúricos no lugar privilegiado que ocuparam, durante muitos anos, no uso clínico. Entre as vantagens dos benzodiazepínicos podemos citar: (1) uma grande distância entre a dose terapêutica efetiva e a depressão do SNC, permitindo grande margem de segurança quanto ao aparecimento de depressão respiratória e psíquica e cardiovascular; (2) menor potencial de dependência física e psíquica, quando comparados aos barbitúricos; (3) não produzem indução enzimática considerável, não interferindo, portanto, no metabolismo de drogas que, eventualmente, possam estar sendo usadas ao mesmo tempo que os benzodiazepínicos.

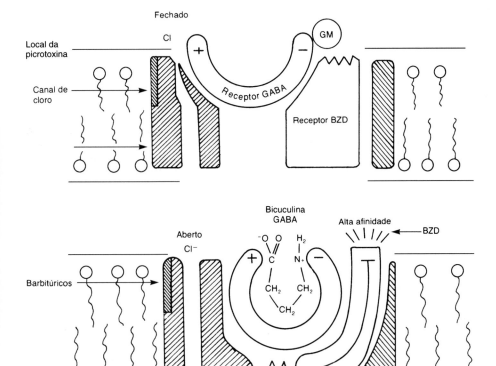

Fig. 38.3 Diagrama representando as proteínas componentes da unidade supramolecular que contém o receptor do ácido gama-aminobutírico (GABA), inseridas na camada biomolecular de fosfolipídios (círculos vazados com prolongamentos em ziguezague), que constituem a membrana pós-sináptica de um neurônio. A metade superior da figura mostra o receptor do GABA acoplado a um canal de Cl^- e associado a um receptor benzodiazepínico (BZD), em estado conformacional de baixa afinidade, devido à presença da proteína moduladora GABAmodulina (GM). O receptor de GABA acha-se vago e o canal de Cl^- está fechado. Nesse último, está indicado o local de ação do convulsivante picrotoxina, que impede a abertura do canal ao se combinar com ele.
Na metade inferior da figura, uma molécula de GABA está combinada com o receptor, cuja conformação se acha modificada, no sentido de maior afinidade, pela ação de um BZD que deslocou a GM. A combinação do GABA com o receptor resultou na abertura do canal de Cl^-. Os ansiolíticos e barbitúricos facilitam também a ação do GABA ao se combinarem com o mesmo local que a picrotoxina, porém aumentando o tempo de abertura de um canal. Um outro convulsivante, a bicuculina, antagoniza o GABA, competindo diretamente pelo seu receptor. (BAESTRUP e NIELSEN, 1980.)

Mecanismo de ação

Do ponto de vista neurofisiológico, os benzodiazepínicos deprimem a atividade elétrica na formação reticular, o que explica o efeito hipnótico sedativo e a diminuição do nível de alerta cortical. De modo mais eficaz, essas substâncias deprimem o sistema límbico, notadamente o núcleo amigdaloide, o que explicaria o efeito ansiolítico e a ação antagonista dessas drogas para as convulsões produzidas pelos anestésicos locais, uma vez que se sabe que essas convulsões são determinadas por ativação da amígdala e do hipocampo.

Ao nível celular, o que ocorre é que os benzodiazepínicos atuam fazendo parte de um complexo existente nas membranas celulares (dos neurônios), envolvendo o receptor dos benzodiazepínicos, o receptor GABA, alguns peptídios com função moduladora e o canal de cloro. Dessa forma, os benzodiazepínicos facilitam a transmissão inibitória do SNC. Várias hipóteses foram aventadas para explicar a facilitação inibitória pelo GABA induzida pelos benzodiazepínicos, e conclui-se que não se trata de interferência sobre o metabolismo do GABA nem de uma simples ligação droga/receptor, mas de um mecanismo mais complexo, caracterizado pelo seguinte: (1) os benzodiazepínicos se ligam a receptores existentes ao nível dos neurônios, receptores esses que, à semelhança daqueles existentes para hipnoanalgésicos, deveriam existir no organismo, não para se ligarem aos benzodiazepínicos, que são substâncias exógenas, mas, sim, a substâncias endógenas com certas propriedades semelhantes às dos benzodiazepínicos. Algumas dessas substâncias já são conhecidas, como é o caso de derivados das purinas (iosina e hipoxantina) e ainda do tromboxano; (2) esse receptor do benzodiazepínico determinaria modificações na configuração do receptor do GABA, e a mudança na configuração faria com que houvesse um aumento ou diminuição da afinidade de GABA para com o seu receptor. A afinidade aumentaria no momento em que o benzodiazepínico se liga ao seu receptor, fazendo com que uma pequena molécula proteica chamada GABAmodulina seja deslocada do seu local, que é diferente daquele dos benzodiazepínicos, propiciando, graças a isso, uma modificação na conformação do receptor do GABA e, consequentemente, uma maior afinidade entre ambos (GABA + receptor). Esse aumento de afinidades determina abertura dos canais de cloro ao nível do terminal excitatório, aumentando a condutância ao cloro, produzindo hiperpolarização da membrana e determinando efeito inibitório.

Farmacocinética

Os benzodiazepínicos, na sua maioria, são absorvidos em 1 a 3 horas, quando usados oralmente. Alguns podem ser usados parenteralmente, como o diazepam, o flunitrazepam, o lorazepam e o midazolam. Em geral, a absorção da droga, quando usada por via intramuscular, é irregular, salvo com o lorazepam, e as substâncias lipossolúveis são mais bem absorvidas que as hidrossolúveis. Quanto ao uso intravenoso, deve-se alertar para a irritação venosa com dor à injeção, flebite e trombose que podem ocorrer com alguns benzodiazepínicos lipossolúveis, como o diazepam, reações essas inexistentes com preparados hidrossolúveis, como o midazolam.

Os benzodiazepínicos se ligam, em percentual elevado, às proteínas plasmáticas, principalmente à albumina.

A biotransformação de alguns benzodiazepínicos em metabólitos ativos pode ser importante na escolha da droga; o clordiazepóxido, o diazepam e o flurazepam são transformados em metabólitos ativos, com meia-vida de eliminação longa, enquanto o lorazepam, o oxazepam e o triazolam não formam metabólitos ativos de longa duração, o mesmo ocorrendo com o midazolam. A meia-vida de eliminação dos benzodiazepínicos é prolongada principalmente em idosos e pacientes com doença hepática. Com relação aos idosos, isso se deve tanto à diminuição da quantidade de enzimas metabolizadoras como ao aumento no volume de distribuição, devido à proporção maior de gordura em relação ao peso corporal. Além disso, a diminuição do metabolismo cerebral nesses pacientes os torna mais sensíveis às drogas depressoras do SNC.

Reações adversas

Após o uso oral, pode ocorrer no dia seguinte, ou até algumas horas depois, sedação, acompanhada de sensação de fadiga e, eventualmente, vertigens, reações essas dependentes da dose, que são, entretanto, mais comuns em pacientes idosos e debilitados. Cansaço muscular, discreta hipotensão postural e amnésia podem surgir após o uso intravenoso, como acontece em pré-anestesia, sedação transoperatória ou pela necessidade de uma sedação mais acentuada (excitação psicomotora, distúrbio do comportamento, convulsões etc.). Reações mais graves como depressão respiratória, apneia, depressão miocárdica com hipotensão grave são difíceis de ocorrer nas doses terapêuticas, aparecendo apenas na superdosagem, principalmente em pacientes idosos ou quando em associação com outros depressores do SNC, como morfinomiméticos, barbitúricos e bebidas alcoólicas. Efeitos paradoxais como irritabilidade, insônia e hiperatividade têm sido relatados em raríssimos casos.

Gravidez e recém-nascidos

Os hipnóticos benzodiazepínicos devem ser evitados em gestantes durante a fase embrionária (até o 4.º mês de gestação), mesmo sabendo-se que seu potencial de teratogenicidade é menor do que o de outros hipnóticos não benzodiazepínicos. Durante o trabalho de parto, se necessário, devem-se preferir substâncias de meia-vida curta e que não forneçam metabólitos ativos, para evitar-se a passagem de grandes quantidades de droga para a circulação fetal, o que poderia determinar um baixo índice de Apgar, com depressão respiratória, hipotonia muscular, diminuição de reflexos, entre outros inconvenientes.

Dependência e tolerância

A dependência física e psíquica com o uso de benzodiazepínicos, apesar de não ser tão frequente como se observa com os barbitúricos e morfínicos, pode, entretanto, desenvolver-se de forma muito lenta, principalmente quando esse uso é feito em associação com outras drogas de forma regular e por tempo prolongado. Discreta tolerância pode ocorrer, levando à necessidade de pequeno aumento nas doses iniciais. Alguns autores falam ainda na possibilidade de tolerância cruzada para com os hipnóticos não benzodiazepínicos, como barbituratos, metaqualona e até alcoóis. Quanto à indução enzimática, é praticamente desprezível com os benzodiazepínicos.

Interação com outras drogas

Considerando-se a importância clínica dos benzodiazepínicos, necessário se faz analisar as principais interações desses com outros grupos de drogas. Os efeitos sedativos e hipnóticos são potencializados pelos demais depressores do SNC (vários ansiolíticos, barbitúricos, morfínicos, antipsicóticos, anti-histamínicos etc.), devendo-se ter cuidado com a ingestão de bebidas alcoólicas quando em uso de benzodiazepínicos. Outras substâncias não depressoras do SNC, como a cimetidina, a isoniazida e alguns anticoncepcionais que encerram estrógenos, podem prolongar a meia-vida de eliminação dos benzodiazepínicos através de inibição do sistema enzimático microssomal hepático.

Usos

Os hipnóticos benzodiazepínicos mais usados clinicamente são os seguintes.

CLORDIAZEPÓXIDO (LIBRIUM)

Caracteriza-se principalmente pelo seu efeito ansiolítico. É absorvido mais rapidamente por via oral que por via intramuscular; usado com eficácia no tratamento do alcoolismo.

DIAZEPAM (VALIUM)

É o mais conhecido e provavelmente o mais usado dos benzodiazepínicos, e muito mais utilizado como ansiolítico, relaxante muscular e anticonvulsivante que propriamente como hipnótico. É absorvido rapidamente por via oral, irregularmente por via intramuscular, enquanto o seu uso intravenoso apresenta o inconveniente de produzir dor, flebite e até trombose, principalmente quando administrado em veias de pequeno calibre. O seu principal metabólito, o N-desmetil-diazepam, tem propriedades depressoras do SNC, semelhantes às do diazepam, e é responsável pela prolongada meia-vida de eliminação dessa droga.

FLURAZEPAM (DALMADORM)

Trata-se de uma substância essencialmente hipnótica, muito utilizada no tratamento da insônia. Os efeitos hipnóticos têm início, em média, 15 a 20 minutos após a administração oral e se mantêm por 7 a 8 horas. O percentual do sono REM é diminuído durante o uso da droga.

LORAZEPAM (LORAX)

É uma droga tão eficaz como ansiolítico quanto como hipnótico, podendo ainda produzir amnésia quando usada parenteralmente, o que faz com que seja usada como medicação pré-anestésica. Não produz metabólitos ativos, motivo pelo qual tem meia-vida relativamente curta. Os principais efeitos colaterais são vertigens, fraqueza e sonolência após o uso prolongado ou quando usada por via parenteral.

OXAZEPAM

É usado principalmente no tratamento daquele tipo de insônia em que o tempo total de sono é pequeno, não sendo muito útil para casos em que há dificuldade em conciliar o sono porque a sua absorção por via oral é muito lenta. Como o lorazepam, não apresenta metabólitos ativos, o que faz com que tenha uma curta meia-vida de eliminação. Além disso, a ausência de metabólitos ativos permite que a farmacocinética da droga não seja alterada em casos de lesão hapática, como cirroses e hepatites.

TRIAZOLAM (HALCION)

Caracteriza-se principalmente por apresentar um efeito hipnótico de início rápido e de duração relativamente curta, propriedades devidas a características farmacocinéticas da droga, como: boa e rápida absorção por via oral, curta meia-vida de eliminação e metabólitos com pouca ou quase nenhuma atividade depressora. É usado exclusivamente por via oral.

NITRAZEPAM (MOGADON)

Tem como vantagem principal o fato de induzir um sono bem semelhante ao sono fisiológico. É também usado apenas por via oral, tendo como inconveniente o aparecimento de agitação, principalmente na presença de estímulos dolorosos.

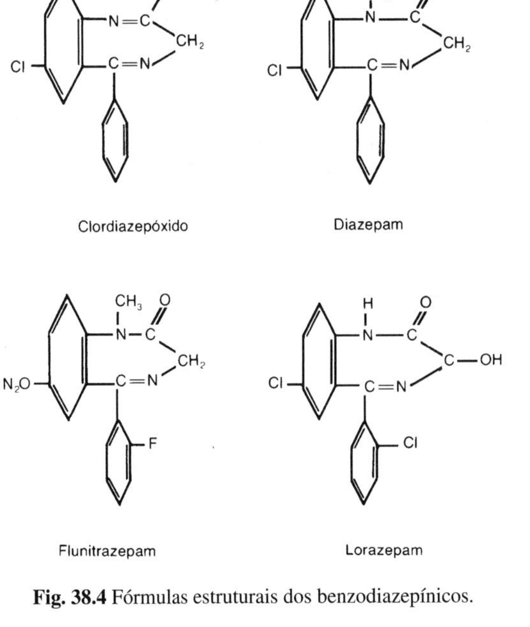

Fig. 38.4 Fórmulas estruturais dos benzodiazepínicos.

FLUNITRAZEPAM (ROHYPNOL)

É um derivado do nitrazepam que pode ser usado por via oral, intramuscular ou venosa; suas vantagens para o uso parenteral são as seguintes: (1) por ser hidrossolúvel, não produz dor nem flebite quando usado por via venosa; (2) induz o aparecimento de amnésia, o que o torna útil em medicação pré-anestésica; (3) apresenta meia-vida curta, e seus metabólitos não têm atividade depressora sobre o SNC, razão pela qual seus efeitos desaparecem rapidamente, não ocorrendo sonolência nem hipotonia prolongadas. Já foram observados, entretanto, casos de excitação, quando usado oralmente, e de depressão respiratória, quando associado a hipoanalgésicos por via venosa.

Antagonistas dos benzodiazepínicos

O aperfeiçoamento no conhecimento sobre o mecanismo de ação dos benzodiazepínicos facilitou a descoberta de drogas com propriedades antagonistas. O flumazenil, uma imidazobenzodiazepina, é o primeiro antagonista disponível para uso clínico. Esse fármaco bloqueia os efeitos de agentes que atuam através do receptor dos benzodiazepínicos, ligando-se, de modo competitivo, ao receptor $GABA_A$.

A biodisponibilidade do flumazenil é baixa quando administrado por via oral, preferindo-se, portanto, a via intravenosa. Sua indicação clínica usual é a de reverter os efeitos da sedação benzodiazepínica, além da sua utilização no retorno da respiração espontânea e da consciência nos pacientes em terapia intensiva e tratamento das reações paradoxais às benzodiazepinas. O método recomendado para reverter os efeitos das benzodiazepinas é por titulação, começando com uma dose intravenosa de 0,2 mg, que será aumentada gradualmente com doses de 0,1 mg, até alcançar o efeito desejado. Outras indicações possíveis são: encefalopatia hepática, intoxicação alcoólica e diversas formas de coma; entretanto, essas indicações encontram-se em fase de experimentação. A droga também tem sido administrada por via oral, em doses diárias de 10 a 90 mg, para o tratamento da epilepsia.

Embora o flumazenil exerça um efeito anticonvulsivante intrínseco leve, não se recomenda o uso desse fármaco em pacientes epilépticos tratados cronicamente com benzodiazepinas. Ao se suprimir, abruptamente, o efeito protetor do agonista benzodiazepínico, pode-se provocar uma crise convulsiva.

Apesar de atuar apenas como antagonista, têm sido descritas reações ansiogênicas com o uso do flumazenil. Sem dúvida, a maioria dessas reações se deve à rápida reversão da sedação profunda de pacientes amnésicos em um ambiente médico não familiar.

HIPNÓTICOS BARBITÚRICOS

Os hipnóticos barbitúricos foram os fármacos hipnóticos mais utilizados na medicina, até que surgiram os benzodiazepínicos.

Antes de entrarmos propriamente no seu estudo, vale a pena lembrar algumas fases da história dos barbitúricos, que deu origem a todo esse grupo; em 1903, von Mering utilizou, pela primeira vez em clínica, o barbital, também conhecido como Veronal. Em 1912, começou a ser usado o fenobarbital (Luminal, Gardenal), e, em nossos dias, existem cerca de 50 especialidades comercializadas e uma dúzia delas de uso frequente.

Química

Quando se faz a associação da ureia com o ácido malônico, obtém-se a malonil-ureia, também conhecida como ácido barbitúrico, e que não apresenta propriedades hipnóticas: essas surgem quando o ácido barbitúrico sofre modificações, principalmente ao nível dos carbonos da posição 2 e da posição 5. Assim, por exemplo, quando substituímos os hidrogênios do C5 por um radical etila e um radical fenila, obtemos o etilfenilbarbitúrico ou fenobarbital. Quando substituímos o oxigênio ligado ao C2 por um átomo de enxofre, obtemos os tiobarbitúricos, que também podem ser obtidos pela junção da tioureia com o ácido malônico (Fig. 38.5).

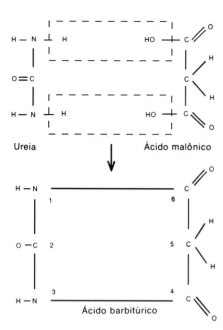

Fig. 38.5 Combinação da ureia com o ácido malônico para formar malonil-ureia.

Classificação

Os barbitúricos são tradicionalmente classificados, de acordo com a duração da ação, em quatro grandes grupos:

1. Barbitúricos de ação ultrarrápida e ultracurta. São substâncias cujos efeitos se iniciam rapidamente (alguns segundos após a administração) e desaparecem também rapidamente (20-30 minutos). São utilizados de preferência por via intravenosa e representados pelos tiobarbitúricos, empregados como anestésicos gerais intravenosos. Os principais exemplos são o tiopental sódico (Thionembutal) e o tiamilal (Surital). Devemos lembrar ainda do metoexital sódico (Brietal), que, mesmo sendo um oxibarbitúrico, faz parte desse grupo.
2. Barbitúricos de ação rápida e curta; são utilizados por via venosa ou intramuscular. Seus efeitos se iniciam rapidamente (10-15 minutos) e se mantêm até 3 horas depois; têm utilidade quando necessitamos de hipnose rápida, como no caso dos pacientes que apresentam excitação psicomotora ou sofrem um trauma de qualquer natureza. Os principais são o pentobarbital (Nembutal) e o secobarbital (Seconal).
3. Barbitúricos de ação intermediária. Utilizam-se por via intramuscular ou oral, e sua ação dura aproximadamente 6 a 12 horas. São úteis no tratamento da insônia crônica de indivíduos que conciliam o sono mas têm dificuldade em mantê-lo regularmente. Como exemplos temos o butabarbital e o amobarbital.
4. Barbitúricos de ação prolongada. São utilizados preferencialmente por via oral, algumas vezes por via intramuscular e raramente por via venosa. Esses barbitúricos têm sua maior aplicação médica como antiepilépticos e anticonvulsivantes, permitindo o uso de 1 ou 2 doses diárias apenas, pois seus efeitos podem durar até 24 horas; podem também ser utilizados como sedativos. Os principais representantes desse grupo são o fenobarbital (Luminal, Gardenal) e o barbital (Veronal).

Lipossolubilidade

Uma característica muito importante no estudo dessas drogas é a solubilidade que apresentam na gordura e que varia de um barbitúrico para outro; dessa lipossolubilidade vão depender quase todas as ações do barbitúrico no organismo, como absorção, ligação às proteínas, distribuição, degradação metabólica, duração da ação e eliminação renal.

Absorção e metabolismo

Os barbitúricos administrados por via intravenosa ganham diretamente a circulação geral, e a absorção muscular dessas drogas é beneficiada por se apresentarem sob a forma de sais sódicos. A absorção por via oral ocorre principalmente ao nível do estômago e do duodeno. Depois de absorvida, a droga liga-se às proteínas plasmáticas e assim é transportada até atravessar a barreira hematoencefálica e atingir o SNC, onde produz sua ação. Os efeitos dos barbitúricos estão na dependência de três fatores principais: (1) redistribuição, (2) degradação metabólica e (3) eliminação renal.

A redistribuição é o fator responsável pela fugacidade do efeito dos barbitúricos de ação ultracurta e pode ser analisada do seguinte modo: quando introduzidos no organismo, os tiobarbitúricos atingem altas concentrações sanguíneas; como o fluxo sanguíneo é maior ao nível do cérebro, coração e rins, a substância atinge inicialmente esses órgãos, preferencialmente o cérebro, pela sua grande lipossolubilidade. Haverá, portanto, maior impregnação do SNC pela droga. Em seguida, o sangue atinge músculos, pele, vísceras abdominais, tecidos gordurosos, e, à medida que isso ocorre, leva barbitúricos para esses órgãos. Com isso, a concentração sanguínea de barbitúricos é menor que a concentração cerebral, dando origem a um gradiente de concentração cérebro/sangue que determina a saída do barbitúrico do cérebro para o sangue. Caindo a concentração cerebral, o efeito anestésico ou hipnótico desaparece e o paciente tende a acordar, permanecendo, entretanto, na chamada ressaca barbitúrica, resultante da presença da droga nos músculos e tecidos gordurosos.

Ações e efeitos farmacológicos

SISTEMA NERVOSO CENTRAL

Os barbitúricos exercem ação depressora sobre o SNC, principalmente sobre o córtex, hipotálamo e sistema reticular ativador. Os barbitúricos que deprimem de preferência o córtex têm ação predominantemente sedativa e anticonvulsivante. Aqueles que agem mais sobre o hipotálamo têm uma ação hipnótica mais evidente, enquanto os que atuam sobre o sistema reticular ativador se caracterizam pela ação anestésica geral.

APARELHO RESPIRATÓRIO

A ação depressora dos barbitúricos sobre o aparelho respiratório é a principal causa de morte por intoxicação ou envenenamento por essas drogas. Essa ação depressora caracteriza-se inicialmente por diminuição de amplitude respiratória, isto é, a expansibilidade torácica; segue-se a diminuição da frequência para, em uma fase mais adiantada, observar-se arritmia respiratória que antecede a parada respiratória. Esse fenômeno resulta da ação da droga sobre o centro bulbar de respiração.

APARELHO CARDIOVASCULAR

Em doses normais, os barbitúricos produzem apenas leves alterações no aparelho circulatório, caracterizadas por pequena hipotensão e, às vezes, discreta bradicardia. No entanto, na superdosagem barbitúrica absoluta (utilização de dose realmente grande) ou relativa (aumento da sensibilidade do indivíduo à droga) podemos encontrar depressão miocárdica, consequência da atuação do barbitúrico sobre o miocárdio, associada à depressão dos centros vasomotores. A depressão miocárdica se manifesta clinicamente com o aparecimento da acentuada hipotensão, bradicardia, graves arritmias cardíacas, às vezes, parada cardíaca.

APARELHO DIGESTIVO

Os barbitúricos normalmente não apresentam nenhuma reação colateral sobre o aparelho digestivo e são bem tolerados por via oral, mesmo em pacientes com distúrbios gástricos.

APARELHO URINÁRIO

Em doses normais, não causam alterações evidentes; entretanto, a superdosagem pode levar o indivíduo à oligúria e até mesmo à anúria pela ação antidiurética dos barbitúricos, que se deve a: (1) liberação do HAD pela neuro-hipófise; (2) diminuição do fluxo renal devido às alterações hemodinâmicas que os barbitúricos produzem e que fazem diminuir a quantidade de sangue que chega até o parênquima renal para ser filtrado.

Fatores que potencializam a ação dos barbitúricos

1. Doenças hepáticas e renais que dificultam a metabolização e eliminação da droga;
2. Uso de drogas que inibem as enzimas do sistema microssomal hepático, responsáveis pela metabolização dos barbitúricos;
3. Uso concomitante de drogas depressoras do SNC.

Fatores que diminuem a ação dos barbitúricos

1. Uso de estimulantes do SNC juntamente com o barbitúrico;
2. Utilização de meios que promovem a retirada da droga do organismo, como uma hidratação adequada;
3. Alcalinização da urina que acelera a eliminação, no caso do fenobarbital.

Posologia

A classificação que se segue esquematiza as doses terapêuticas habituais dos diversos barbitúricos:

Barbitúricos	Dose
De ação longa (7 a 8 ou mais horas)	
Barbital (Veronal)	0,3 a 0,5 g
Mefobarbital (Mebaral)	0,1 a 0,2 g
Fenobarbital (Gardenal, Luminal)	0,1 a 0,2 g
De ação intermediária (6 a 8 horas)	
Amobarbital	0,5 a 0,2 g
Butabarbital	0,1 a 0,2 g
De ação curta (4 a 6 horas)	
Pentobarbital	0,05 a 1,0 g
Secobarbital	0,1 a 0,2 g
De ação ultracurta	
Tiopental sódico	0,1 a 0,5 g

Interações medicamentosas

Os efeitos depressores dos barbitúricos são aumentados pelos fenotiazínicos (clorpromazina), butirofenônicos (haloperidol), reserpina e álcool etílico.

O uso simultâneo de barbitúricos e inibidores da monoamina oxidase (IMAO) leva à taquicardia e à hiper-reflexia.

Como os barbitúricos são indutores enzimáticos ao nível dos microssomos hepáticos, muitos medicamentos aplicados simultaneamente com os barbitúricos têm seu metabolismo acelerado: são exemplos a fenilbutazonar, a difenilidantoína, dicumarínicos etc.

Intoxicação aguda

A intoxicação barbitúrica aguda pode ocorrer voluntariamente, no caso de ingestão de grandes quantidades de droga de uma só vez; é o que ocorre na tentativa de suicídio. Esse, inclusive, é um dos meios mais utilizados mundialmente para a prática do suicídio. Pode também acontecer acidentalmente, como, por exemplo, na anestesia geral com barbitúricos.

De uma forma ou de outra, o quadro clínico caracteriza-se por:

1. Perda de consciência. O indivíduo se apresenta inconsciente, podendo sobrevir o coma barbitúrico;
2. Deficiência respiratória. A respiração se mostra débil, havendo diminuição acentuada da amplitude respiratória;
3. Cianose de pele e mucosas. Surge em consequência da hipoxia que se estabelece;
4. Diminuição e abolição de reflexos. Ocorrem pela ação depressora central;
5. Hipotensão e hipotermia;
6. Miose e diminuição de reflexo fotomotor;
7. Infecções diversas. Ocorrem principalmente por motivo da imobilização do paciente no leito. As mais comuns são infecção respiratória e infecção urinária.

ALCALINIZAÇÃO DA URINA

Usa-se esse processo especificamente no tratamento da intoxicação por fenobarbital empregando-se o bicarbonato de sódio, que vai elevar a percentagem da parte ionizada do fenobarbital para 86%, contra apenas 14% da porção não ionizada. Como a parte ionizada escapa à reabsorção tubular, a eliminação da droga é acelerada. O pKa do fenobarbital é igual a 7,3, o que permite esse tratamento, enquanto o pKa de outros barbitúricos é mais elevado e a alcalinização não modifica sensivelmente a dissociação.

Intoxicação crônica

A intoxicação crônica surge naqueles indivíduos que usam barbitúricos por tempo prolongado, seja por necessidade orgânica seja por necessidade psíquica (dependentes). Em ambos os casos, a intoxicação barbitúrica crônica é, além de um problema médico, também um problema social, que envolve os aspectos da tolerância e dependência.

Tolerância

Consiste no fato de o indivíduo necessitar de doses cada vez maiores do hipnótico para conseguir o mesmo efeito da dose inicial. A tolerância pode explicar-se de duas maneiras: a primeira refere-se à atividade de enzimas responsáveis pela metabolização dos barbitúricos, o que determina degradação mais rápida da droga e faz com que doses maiores sejam usadas para produzir os efeitos iniciais; a outra explicação é a de que haveria uma adaptação do tecido nervoso ao medicamento e, consequentemente, menor resposta às suas ações depressoras. Atualmente, aceita-se mais a primeira hipótese.

Dependência física e psíquica

Os barbitúricos são conhecidos como produtores de dependência, e o indivíduo sente a necessidade tanto orgânica como psíquica da droga. Um aspecto interessante da dependência ao barbitúrico e que o torna grave problema social é que o dependente aos barbitúricos não consegue exercer suas atividades normais, pela sonolência e adinamia produzidas pela droga.

Síndrome de abstinência

A retirada brusca da droga de um dependente pode levar ao aparecimento de uma gama de sinais e sintomas que constituem a síndrome de abstinência, dos quais os mais frequentes são fraqueza, irritação, tremores, insônia, cólicas, náuseas, vômitos, hipertermia, blefaroclono, hipotensão, confusão e convulsões violentas, podendo ser confundidas com crises epilépticas e *delirium tremens*.

A suspensão da droga deve ser feita com o paciente hospitalizado; começa-se oferecendo uma dose de barbitúrico semelhante à última que vinha sendo usada; diminui-se, então, progressiva e paulatinamente, a dose até chegar-se ao ponto em que, com zero miligrama da droga durante vários dias, o paciente não apresente nenhum sinal de necessidade física ou psíquica do barbitúrico. Nesse momento, o paciente está liberado para sua vida normal.

Contraindicações

1. Idiossincrasia;
2. Insuficiência renal ou hepática (difícil metabolização e eliminação da droga);
3. Parkinsonismo (possível agravamento de rigidez muscular);
4. Psiconeuroses (risco de confusão mental);
5. Dor (quando usados sem associação a droga analgésica);

6. Ex-dependentes (profilaxia do desencadeamento de nova dependência);
7. Porfiria (aumentam a eliminação da porfirina);
8. Choque (aumento da vasodilatação e depressão miocárdicas, agravando, assim, as condições do paciente);
9. Insuficiência cardíaca (ação depressora sobre o miocárdio).

HIPNÓTICOS NÃO BENZODIAZEPÍNICOS E NÃO BARBITÚRICOS

Os hipnóticos desse grupo são representados pelas substâncias hipnóticas mais antigas e que foram amplamente usadas até o advento dos barbitúricos. Com a introdução desses últimos na prática médica, as drogas desse terceiro grupo passaram a ser menos usadas, uma redução de uso que ficou mais evidenciada com o aparecimento dos benzodiazepínicos na terapêutica clínica. As substâncias desse grupo são as seguintes: alcoóis, derivados de piperidinodiona, carbamatos, hidrato de cloral e paraldeído, brometos (inorgânicos) e metaqualona.

Alcoóis

Dos diversos tipos de alcoóis, os que têm alguma utilização terapêutica como hipnóticos são os alcoóis terciários, notadamente o etilclovinol e o metilparafinol, usados em portadores de insônia crônica que não possam fazer uso de outros medicamentos. São substâncias depressoras gerais do SNC que produzem síndrome de abstinência quando suprimidas bruscamente e que são usadas nas doses hipnóticas de 500 a 1.000 mg e sedativas de 300 a 600 mg, com o nome comercial de Placidyl.

ÁLCOOL ETÍLICO

Sua maior importância como depressor do SNC não é como hipnótico, mas sim em toxicologia, no alcoolismo crônico. O álcool etílico é responsável pelo grande número de acidentes de trânsito, pois, por ser um depressor do SNC, diminui os reflexos e impede que os motoristas dirijam corretamente após algumas doses. O álcool etílico é um depressor de todas as funções do SNC, explicando-se aquela excitação que os indivíduos apresentam como uma ação depressora da droga sobre os centros das inibições, fazendo com que haja liberação transitória do indivíduo.

Derivados da piperidinodiona

O metilprilon (Nodular), a glutetimida (Doriden) e a talidomida são as três substâncias farmacológicas de importância médica nesse grupo; as duas primeiras (metilprilon e glutetimida) são hipnóticos ainda em uso e de fórmula estrutural semelhante à dos barbitúricos, mas sem apresentarem vantagens sobre esses. São usados principalmente como hipnóticos, em doses que variam entre 300 e 500 mg diários. Como principais efeitos colaterais podem produzir intoxicações agudas, caracterizadas principalmente pela alternância de melhora e piora que faz o paciente entrar em coma e dele sair, até morrer inesperadamente, apesar de o prognóstico ser bom; isso acontece em consequência da irregularidade da absorção da droga pelo intestino. Além disso, ambas as drogas levam à dependência, após uso prolongado.

Quanto à talidomida, trata-se de uma droga que, apesar de ter sua fabricação impedida e a comercialização proibida, apresenta importância médica por dois aspectos:

1. É uma substância que, por sua baixa toxicidade sistêmica, se aproxima do hipnótico ideal, podendo dar informações aos pesquisadores sobre as bases químicas do sono através do seu mecanismo de ação;
2. O fato de essa droga produzir efeitos teratogênicos graves, determinando o aparecimento de malformações em recém-nascidos de gestantes que a utilizaram nos primeiros meses de gravidez, fez com que os médicos e as próprias gestantes passassem a ter bastante cautela quanto ao uso de qualquer droga durante a gestação e, principalmente, nos 3 primeiros meses, que correspondem à fase de formação do embrião.

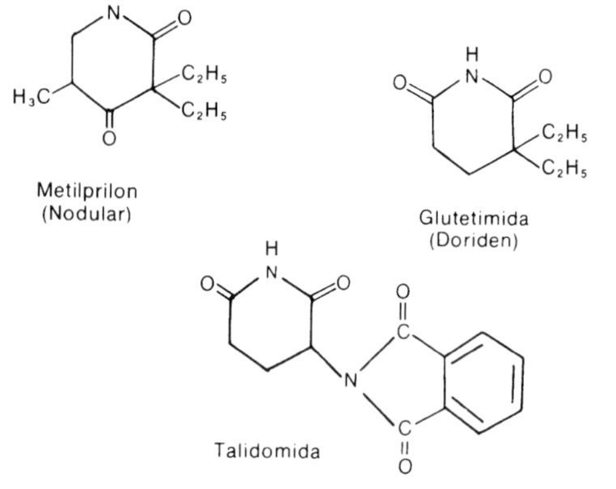

Fig. 38.6 Derivados da piperidinodiona.

Carbamatos

Desse grupo vale salientar a uretana, que corresponde ao carbamato de etila (hipnótico fraco), usado em veterinária e, mais recentemente, como antineoplásico, e o etinamato (Valmid), que é também um hipnótico fraco e de pouca utilização prática, podendo funcionar como sedativo. O meprobamato (Equanil) é uma droga difícil de se classificar farmacologicamente, já que pode ser usado como hipnótico e sedativo, pequeno tranquilizante e relaxante muscular de ação central, pois apresenta um pouco de cada uma dessas propriedades, sem predominância maior de nenhuma delas. Por isso pode ser usado para qualquer uma dessas situações, em doses de 500 mg 1 a 2 vezes ao dia.

Hidrato de cloral e paraldeído

O hidrato de cloral, apesar de antigo, é um hipnótico ainda utilizado principalmente naqueles pacientes em que o barbitúrico não é bem tolerado, como nos pacientes idosos. A ação hipnótica do hidrato de cloral deve-se, provavelmente, à sua transformação em tricloroetanol, substância dotada de propriedades hipnóticas. A irritação gástrica que produz, aliada ao seu desagradável odor característico, são as principais desvantagens do hidrato de cloral em comparação com os barbitúricos. Além disso, a superdosagem pode determinar depressão miocárdica, razão pela qual é contraindicado em portadores de doença cardíaca.

Usa-se o paraldeído por via oral em doses que vão de 4 a 8 mL; grande parte dessa dose é excretada pelos pulmões. Produz um odor desagradável, o que constitui uma das suas desvantagens. Sua utilização prática se prende a pacientes hospitalizados para fazerem a retirada do álcool ou no tratamento de estados convulsivos, como eclâmpsia e tétano.

Brometos

Os brometos fazem parte dos hipnóticos inorgânicos: foram utilizados até alguns anos atrás e, hoje em dia, estão praticamente desprezados devido aos efeitos colaterais que produzem, por exemplo, irritação

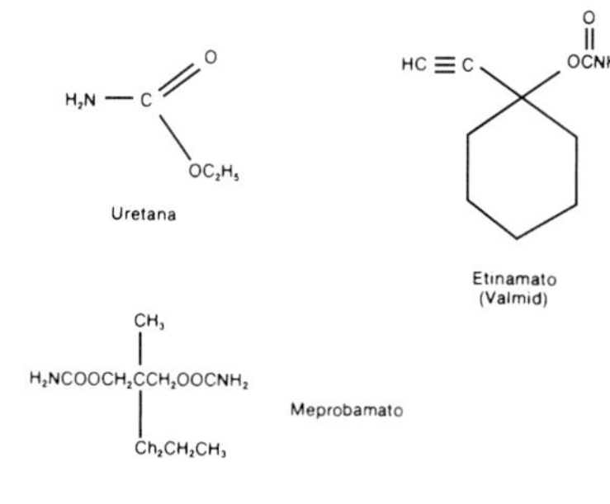

Fig. 38.7 Carbamatos.

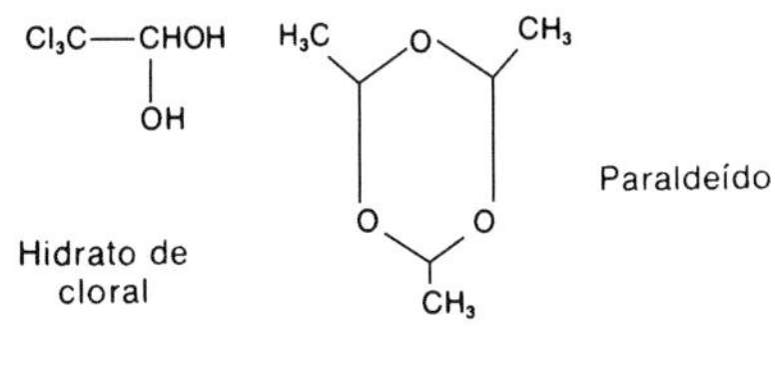

Fig. 38.8 Estruturas de hidrato de cloral e paraldeído.

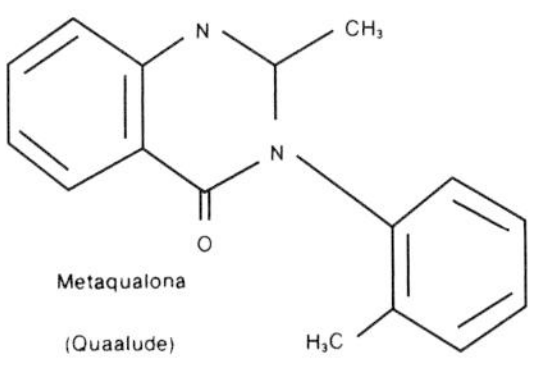

Fig. 38.9 Estrutura de metaqualona.

gastrointestinal e lesões de pele decorrentes do poder cumulativo dessas drogas no organismo, principalmente no SNC. Nesse último, pouco a pouco vão tomando o lugar dos cloretos e, consequentemente, modificando as funções das células nervosas.

Metaqualona (Mequalon, Quaalude)

Trata-se de um hipnótico que não apresenta grandes vantagens sobre os barbitúricos, podendo, entretanto, substituí-los quando forem contra-indicados. A dose utilizada é de 1 a 2 comprimidos de 150 mg cada, diariamente. Quanto à dependência, ainda não está bem caracterizada, porém parece ser mais moderada que a produzida pelos barbitúricos.

NOVOS HIPNÓTICOS

Duas novas substâncias não benzodiazepínicas vêm sendo usadas clinicamente com sucesso. São o Zolpidem e o Zopiclone.

Zolpidem

Derivado da imidazopiridina que age com o complexo GABA — receptor benzodiazepínico — canal de cloro, apresenta seletividade pelo receptor benzodiazepínico. Entre as suas vantagens para o uso clínico podemos citar:

1. absorção rápida após administração oral;
2. meia-vida de eliminação plasmática em torno de 2 horas, aproximadamente;
3. não fornece metabólitos ativos;
4. não interfere no sono REM;
5. não apresenta "rebote da insônia" quando retirado bruscamente.

Os efeitos do zolpidem são antagonizados pelo flumazenil, da mesma forma que ocorre com os benzodiazepínicos. Diferentemente desses, possui efeitos anticonvulsivantes e miorrelaxantes mínimos. O risco de desenvolvimento de tolerância e dependência com o uso prolongado de zolpidem é menor do que com o uso dos hipnóticos benzodiazepínicos.

O zolpidem é rapidamente biotransformado no fígado em metabólitos inativos, através das reações de oxidação e hidroxilação. A meia-vida de eliminação é de 1,5 a 3,5 horas, com redução do *clearance* em pacientes idosos ou que estejam utilizando cimetidina concomitantemente.

Principais efeitos colaterais: insônia, fadiga, alteração da memória anterógrada.

Zopiclone

Zopiclone é um derivado da ciclopirrolona com boa atividade hipnótica e baixa toxicidade que se caracteriza por uma curta meia-vida de eliminação — cerca de 5 horas, aproximadamente —, ausência de metabólitos de longa duração e mínimos efeitos residuais no dia seguinte.

Apesar de apresentar atividade anticonvulsivante, relaxante muscular e ansiolítica, essa droga vem sendo mais utilizada como hipnótico, devido aos seus efeitos sedativos. Pode ser usado como indutor do sono antes de procedimentos cirúrgicos, mas os benzodiazepínicos têm-se mostrado mais eficazes no alívio da ansiedade pré-operatória.

Seu mecanismo de ação ocorre devido a sua ligação ao nível do complexo GABA — receptor benzodiazepínico — canal de cloro. Sua dose média é de 7,5 mg, e, com sua curta duração de ação, o zopiclone é uma boa alternativa aos outros hipnóticos, especialmente em pacientes que não toleram os efeitos residuais de outras drogas do grupo.

O zopiclone é bem tolerado, tanto em pacientes idosos como em pacientes jovens com insônia. O efeito colateral mais comumente observado é um gosto metálico. Outros efeitos, como dificuldade de deambulação e redução da concentração, podem ocorrer, embora em proporção menor do que ocorre com os benzodiazepínicos de longa ação.

Após administração por via oral, o zopiclone é rapidamente absorvido, atingindo pico de concentração plasmática dentro de 0,5 a 2 horas. A taxa de ligação é baixa, com a fração livre distribuindo-se amplamente nos tecidos corporais. A concentração na saliva é elevada, excedendo aquela do plasma, o que pode resultar em gosto amargo.

REFERÊNCIAS BIBLIOGRÁFICAS

1. BAESTRUP, C., NIELSEN, M. Multiple benzodiazepine receptor. *Trends in Neurosciences,* 3:301-303, 1980.
2. BIXLER, E.O. *et al.* Rebound insomnia and elimination half-life: assessment of individual subject response. *J. Clin. Pharmacol.,* 2:39-109, 1977.
3. BREIMER, D.D. Clinical pharmacokinetics of hypnotics. *Clin. Pharmacokinet.,* 2:93-109, 1977.
4. BRODIE, B.B., BURNS, J.J. *et al.* The fate of pentobarbital in man and dog; a method for its estimation in biological material. *J. Pharmacol. Exp. Ther.,* 109:26-34, 1953.
5. CHOKROERTY, S. Sleep disorders. *In: Medicine: basic science, technical considerations and clinical aspects.* Washington; Butterworth-Heineman, 1994.
6. CONCAS, A., SERRA, M. & SANTORO, G. *et al.* The effect of cyclopyrrolones on GABA receptor function is different from that of benzodiazepines. *Naunhmiedebergs Arch. Pharmacol.,* 350:294-300, 1994.
7. CONNEY. A.H. Pharmacological implications of microsomal enzyme induction. *Pharm. Rev.,* 19:347-66, 1967.
8. DIAGNOSTIC CLASSIFICATION STEERING COMMITTEE. The International Classification of Sleep Disorders Association, 1990.
9. EHRNEBO, M. Pharmacokinetics and distribution properties of pentobarbital in humans following oral and intravenous administration. *J. Pharm. Sci.,* 63:14-18, 1974.
10. GOA, K.L. & HEEWL, R.C. Zopiclone: a review of its pharmacodynamic and pharmacokinetic properties and therapeutic efficacy as an hypnotic. *Drugs, 32*:48-65, 1986.

39

Relaxantes Musculares de Ação Central

Paula de Camargo Neves Sacco

INTRODUÇÃO

O aumento do tônus muscular é a principal característica de muitas doenças que atingem o sistema nervoso central.

O tônus muscular aumentado provoca incapacitação e dor. Os relaxantes musculares de ação central são utilizados para atenuar a limitação e o desconforto provocados por essas enfermidades.

Outras drogas de ação central são úteis para o tratamento de doenças que alteram o movimento normal e o tônus muscular, porém não são classificadas como relaxantes de ação central e serão estudadas separadamente neste mesmo capítulo.

De modo geral, os relaxantes musculares são classificados, de acordo com sua ação, em:

- **Relaxantes de ação central**: têm ação seletiva no sistema nervoso central e são usados principalmente para aliviar os espasmos musculares dolorosos ou a espasticidade que ocorrem em distúrbios musculoesqueléticos e neuromusculares. Seu mecanismo de ação não é totalmente entendido, mas sua atividade depressora no sistema nervoso central deve contribuir para seus efeitos relaxantes musculares.
- **Relaxantes de ação direta**: exercem ação direta na musculatura esquelética, e são usados para aliviar a espasticidade associada a uma variedade de condições.
- **Bloqueadores neuromusculares**: atuam na junção neuromuscular e são usados como auxiliares na anestesia geral. São divididos em dois subtipos: os despolarizantes e adespolarizantes.

DROGAS

Baclofeno

MODO DE AÇÃO

É um clorofenil derivado do GABA, que age como agonista nos receptores $GABA_B$.

Em 1950, o GABA foi identificado, e desde então cada vez mais têm-se caracterizado ações, tipos diferentes, agonistas e antagonistas desse aminoácido. Ele medeia ações inibitórias de interneurônios no cérebro e pré-sinápticas da medula espinhal.

Seus receptores foram divididos em dois tipos principais: $GABA_A$ e $GABA_B$. O primeiro, mais abundante, é o canal de cloreto, aberto após liberação do aminoácido. O segundo é membro da família dos receptores associados à proteína G, que também regulam alguns canais iônicos.

A ativação desses receptores no cérebro resulta em hiperpolarização, que restringe o influxo de cálcio e portanto a liberação de neurotransmissor, pré-sinapticamente. Essa inibição pré-sináptica pode ser aumentada pela ligação da droga pós-sinapticamente, aumentando a condutância ao potássio.

Ele pode também reduzir a dor em pacientes com espasticidade. Esse efeito é baseado na provável ação dos receptores $GABA_B$ na regulação das respostas aos estímulos agudos de alta intensidade, do estado doloroso que é gerado pela lesão tecidual e dos componentes de hiperalgesia (aumento da resposta ao estímulo doloroso) e alodinia (percepção de estímulo não tóxico como dor) que ocorrem após a injúria nervosa. O mecanismo dessas ações não é totalmente conhecido, mas sabe-se que há receptores $GABA_B$ na substância cinzenta da medula espinhal, com máxima concentração na lâmina II de Rexed, no corno dorsal da mesma. Agonistas desses receptores produzem redução da liberação de neurotransmissores, tais como a substância P e o peptídio relacionado ao gene da calcitonina, ambos excitatórios na transmissão da dor; porém, seu papel na analgesia espinhal ainda não está completamente definido.

FARMACOCINÉTICA

É rápida e completamente absorvido após dose oral, não havendo alteração na presença de alimentos. Tem pico plasmático de 1 a 3 horas e meia-vida de eliminação de 3 a 4 horas no plasma e 5 horas no liquor.

Quinze por cento da droga é metabolizada no fígado, e 70-80% é excretada inalterada pela urina.

O baclofeno é dialisável, e pelo menos tão efetivo quanto o diazepam, sem causar tanta sedação, e não reduz a força muscular como o dantrolene.

EFEITOS ADVERSOS

Sonolência, fraqueza, vertigens, náuseas, confusão e hipotensão. Geralmente são transitórios e dose-dependentes, podendo ser minimizados pelo aumento ou redução graduais.

Outros efeitos incluem euforia, alucinações, depressão, cefaleia, tinido, parestesias, alterações na fala, vômitos, diarreia ou constipação,

RELAXANTES MUSCULARES DE AÇÃO CENTRAL

Quadro 39.1 Classificação dos relaxantes musculares

Ação Central	Ação Direta	Bloqueadores Neuromusculares		
		Adespolarizantes	Despolarizantes	Miscelânea
Afloqualona	Dantrolene sódico	Cloreto de alcurônio	Brometo de decametônio	Toxina botulínica A
Baclofeno		Besilato de atracúrio	Iodeto de decametônio	Brometo de carbolônio
Carisoprodol		Cloreto de doxacúrio	Cloreto de suxametônio	
Carbamato de clorfenesina		Brometo de fazadínio		
Cloridrato de ciclobenzaprina				
Clorzoxazona		Trietiodeto de galamina		
Hidrocloreto de eperisona		Iodeto de metocurina		
Hidrocloreto de isoxazol (MS-322)				
Hidrocloreto de lamperisona (NK 433)		Brometo de vecurônio		
Hidrocloreto de tizanidina		Cloreto de mivacúrio		
Hidrocloreto de tolperisona		Brometo de pancurônio		
Idrocilamida		Brometo de pipecurônio		
Mefenesina		Cloreto de tubocurarina		
Mesilato pridinol				
Metaxalona				
Metocarbamol				
Tiocolchicosida				

tremores, insônia, distúrbios visuais, *rash* cutâneo, prurido, distúrbios urinários, deterioração da função hepática. Foi descrito aumento da atividade convulsiva em pacientes epiléticos.

O baclofeno deve ser usado com precaução em pacientes com história de úlcera péptica, doença psiquiátrica severa ou convulsões, que podem ser exacerbadas com o uso dessa droga. Deve-se monitorar a função hepática e reduzir a dose em insuficiência renal, havendo estudos que relatam casos de intoxicação em pacientes com insuficiência renal grave. Os casos de insuficiência respiratória devem ser avaliados com cuidado.

O controle da glicemia em pacientes diabéticos é necessário. Em pacientes com esfíncter vesical hipertônico, pode haver retenção urinária.

O baclofeno pode precipitar broncoespasmo em pacientes suscetíveis. Durante o tratamento, o paciente não deve dirigir, operar maquinaria ou realizar serviços que exigem atenção.

A suspensão abrupta pode causar síndrome de abstinência e exacerbação da espasticidade. As doses devem ser gradualmente reduzidas durante 2 semanas. O paciente pode apresentar alucinações, ansiedade, agitação, confusão, taquicardia e convulsões, melhorando com a reiniciação da droga.

Superdose pode causar convulsões, coma, depressão respiratória e hipotonia com arreflexia. Pode também haver tetraparesia, com ondas epiletiformes no eletroencefalograma. A terapêutica é de suporte, sem existir antídoto específico. A atropina, 600 μg endovenosamente, auxilia o tratamento.

INTERAÇÕES

Bebidas alcoólicas e outros depressores do SNC podem exacerbar os efeitos do baclofeno. Em contrapartida, o lítio pode gerar severo agravamento dos sintomas hipercinéticos. Há risco de aumento da fraqueza muscular se associado a antidepressivos tricíclicos e de aumento do efeito hipotensivo se associado a anti-hipertensivos. Parkinsonianos em uso de levo e carbidopa podem sofrer agitação, confusão e alucinações.

Foram relatados três casos de bradicardia e hipotensão em pacientes em uso de baclofeno que foram submetidos a anestesia geral, tendo um caso evoluído em parada cardiorrespiratória e os outros dois tratados com vasopressor e anticolinérgico.

USOS

É usado no tratamento das distonias, soluço intratável, síndromes dolorosas relacionadas a espasmos, não possuindo atividade analgésica mas potencializando a analgesia produzida por opioides (neuralgia do trigêmeo). Também é útil no tratamento da espasticidade, especialmente em lesões de medula espinhal, esclerose múltipla e paraplegia.

É um dos agentes que melhoram a discinesia tardia causada pela clorpromazina e outros antipsicóticos e tem seu papel no tratamento do tétano, geralmente por infusão intratecal, sendo porém necessárias doses elevadas e posicionamento do cateter acima de T_{11}.

A dose oral inicial é de 5 mg, 3 vezes ao dia, aumentando-se de 15 em 15 mg a cada 4 dias, até se obter o efeito desejado, não superar 80 a 100 mg/dia. Doses acima de 150 mg/dia devem ser dadas a pacientes cuidadosamente supervisionados. Em insuficiência renal, devem ser reduzidas para 5 mg/dia, e, se a terapia não mostrar benefício após 6 a 8 semanas após chegar na dose máxima, a terapia deve ser gradualmente retirada.

Para crianças, sugere-se dose de 0,75 a 2 mg/kg, até 2,5 mg em crianças acima de 10 anos, iniciando com 2,5 mg, 4 vezes ao dia, aumentando-se a dose a cada 3 dias até chegar ao efeito desejado. As doses recomendadas são: 10 a 20 mg até 2 anos, 20 a 30 mg de 3 a 6 anos e 30 a 60 mg de 6 a 10 anos.

A injeção intratecal também pode ser utilizada em casos de intolerância oral, falha terapêutica ou em hipertonia secundária a traumatismo cranioencefálico. Devem ser realizadas doses-teste, inicialmente com 25 a 50 μg/dia, aumentando-se 25 μg a cada 24 horas até 100 μg ou adequada resposta terapêutica, diluídas em solução de cloreto de sódio a 0,9% sem preservativos, numa concentração de 50 μg/mL. O início da ação ocorre em 60 minutos após a dose, durando 4 a 8 horas, com meia-vida de eliminação de 90 minutos. A maior desvantagem desse tipo de tratamento é a manutenção do cateter. Ainda não se conhece muito bem a sua distribuição intratecal. As doenças neurodegenerativas geram alterações na função neuronal e sensibilidade variável à droga.

Mesmo assim, análises cuidadosas de terapia com baclofeno intratecal a longo prazo demonstraram grande melhora da qualidade de vida de pacientes selecionados. Porém, há relatos de tolerância e abstinência, havendo até risco de vida nesse caso.

Carisoprodol

MODO DE AÇÃO

Trata-se do isopropilmeprobamato, um relaxante de ação central que bloqueia a atividade interneuronal na formação reticular descendente e na medula espinhal, tendo mecanismo de ação complexo e ainda não totalmente entendido.

FARMACOCINÉTICA

É absorvido no trato gastrointestinal, e seus efeitos iniciam-se 30 minutos após a administração.

Seu pico plasmático ocorre em 4 horas, e a duração de ação é de 4 a 6 horas, com meia-vida de eliminação de 8 horas. É dialisável.

O metabolismo é hepático, e um de seus metabólitos é o meprobamato. Apresenta excreção urinária, e menos de 1% é eliminado inalterado.

Acumula-se no leite materno em concentrações 2 a 4 vezes a concentração plasmática materna.

EFEITOS ADVERSOS

Podem ocorrer reações idiossincrásicas poucos minutos após a administração da droga, causando fraqueza grave e distúrbios centrais. Também há relatos de tetraplegia, hipotensão ortostática, taquicardia, febre, queimação nos olhos, angioedema e broncoespasmo.

É contraindicado em pacientes com porfiria intermitente aguda.

Superdose pode causar estupor, coma, choque, depressão respiratória. Como tratamento específico, incluem-se assistência ventilatória, estimulantes do sistema nervoso central e agentes pressores, se necessário. Se ingeridas altas doses da medicação, pode haver mioclonias com hiperatividade muscular, hiper-reflexia, convulsões e agitação.

Como é metabólito do carisoprodol, o meprobamato pode causar tolerância e dependência, sendo droga controlada. Há relatos de sua presença em autópsias de intoxicações (acidentais ou suicidas), geralmente associada a outras drogas, como o propoxifeno, causando depressão respiratória.

INTERAÇÕES

A sonolência pode ser potencializada por álcool ou depressores centrais.

USOS

A dose utilizada está em torno de 350 mg, 3 a 4 vezes ao dia, devendo ser reduzida em idosos, hepato- ou nefropatas. Para crianças de 5 a 12 anos, a dose é 6,25 mg por kg de peso, 4 vezes ao dia. Não foram estabelecidas doses para crianças abaixo de 5 anos.

Existem preparações comerciais associadas a analgésicos, tais como ácido acetilsalicílico.

Carbamato de clorfenesina

MODO DE AÇÃO

É uma droga relacionada à mefenesina. Seu modo de ação ainda é pouco conhecido, mas está relacionado aos efeitos depressores do SNC.

FARMACOCINÉTICA

É completamente absorvido no trato gastrointestinal, metabolizado pelo fígado e excretado na urina como glicuronídio, em 85%.

Seu pico de ação é de 1 a 3 horas, e a meia-vida de eliminação, de 2,3 a 5 horas.

EFEITOS ADVERSOS

Produz sonolência, vertigem, náuseas, cefaleia, fraqueza, agitação, confusão, insônia, hipersensibilidade e alterações sanguíneas, como agranulocitose, leucopenia ou trombocitopenia.

USOS

Como adjunto em tratamento sintomático de síndromes dolorosas por espasmo muscular, na dose inicial de 800 mg, 3 vezes ao dia, reduzindo para 400 mg, 4 vezes ao dia ou menos, de acordo com a resposta terapêutica. Não se recomenda prolongar o tratamento acima de 8 semanas. Não foram estabelecidas doses pediátricas.

Clorzoxazona

É uma benzoxazolinona, quimicamente distinta dos outros relaxantes musculares.

MODO DE AÇÃO

Inibe o espasmo muscular por exercer um efeito primário ao nível de medula espinhal e áreas subcorticais do cérebro. Reduz o *turnover* dopaminérgico no núcleo estriado e diminui a liberação neuronal da dopamina na substância negra.

FARMACOCINÉTICA

É completamente absorvida após ingestão oral, com pico plasmático de 1 a 2 horas, duração de 3 a 4 horas e meia-vida de eliminação de 1 hora.

Seu metabolismo é hepático, pela citocromo P450, a 6-hidroxiclorzoxazona, um metabólito inativo, e a excreção é urinária, como glicuronídio ou de forma inalterada (menos de 1%).

EFEITOS ADVERSOS

Podem ocorrer sonolência e vertigem e ocasionalmente irritação gastrointestinal e sangramento, além de causar cefaleia, estimulação e hipersensibilidade, incluindo petéquias, equimoses, *rash* cutâneo, urticária, prurido e muito raramente angioedema, reações anafilactoides e dano hepático. Tem sido associada à exacerbação de porfiria.

A superdose gera distúrbios gastrointestinais, sonolência, vertigem, cefaleia, lentidão dos movimentos seguida de marcada perda do tônus muscular, hipotensão e depressão respiratória. O tratamento consiste em lavagem gástrica ou êmese, seguido da administração de carvão ativado e terapia de suporte, com expansão volêmica e uso de vasopressores. Tem sido descrito o uso de flumazenil, antagonista benzodiazepínico, na reversão do quadro.

INTERAÇÕES

A isoniazida interage com a droga inibindo seu *clearance* em 56%; o dissulfiram inibe a atividade do sistema enzimático P450.

USOS

É utilizada como adjuvante ao tratamento sintomático de espasmo muscular doloroso. Não é eficaz para distúrbios espásticos ou discinéticos.

Sua dose inicial é de 500 mg, 3 a 4 vezes ao dia, podendo ser reduzida subsequentemente para 250 mg; em alguns casos são necessárias doses acima de 750 mg, 3 a 4 vezes ao dia.

Para crianças, doses de 125 a 500 mg; 3 a 4 vezes ao dia, têm sido recomendadas.

Nas preparações comerciais, têm sido associada a analgésicos, como o acetaminofeno.

Cloridrato de ciclobenzaprina

MODO DE AÇÃO

É uma droga estrutural e farmacologicamente relacionada aos antidepressivos tricíclicos, e pensava-se que sua ação relaxante muscular central fosse devida à atividade α_2-agonista, reduzindo o tônus muscular por diminuir a atividade de neurônios descendentes noradrenérgicos. Porém, estudos sugerem que o efeito relaxante se deve à sua ação antagonista do receptor 5-HT_2 em nível espinhal e tronco cerebral, com inibição de sistemas descendentes serotoninérgicos na medula espinhal.

Os receptores 5-HT_{1b}, 5-HT_{1c} e 5-HT_2 mediam a excitação motoneuronal α, estimulam diretamente o núcleo da rafe, e os neurônios descendentes serotoninérgicos provavelmente influenciam o sistema motor espinhal.

FARMACOCINÉTICA

É completamente absorvido pelo trato gastrointestinal. Aproximadamente 93% está ligado a proteínas.

O início de ação se dá 1 hora após a ingesta, e a meia-vida é de 1 a 3 dias. O metabolismo é extensivo, principalmente por glicuronidação, e a excreção, renal; pouca droga é excretada inalterada pela bile e pelas fezes.

EFEITOS ADVERSOS

Tem propriedades anticolinérgicas, e deve-se ter cuidado em pacientes com glaucoma de ângulo fechado ou hiperplasia prostática. Também causa sonolência e efeitos relacionados aos antidepressivos tricíclicos.

É contraindicado na fase aguda do infarto do miocárdio e em pacientes com hipertireoidismo, arritmias, bloqueio de ramo, distúrbios de condução ou insuficiência cardíaca congestiva.

INTERAÇÕES

Com o álcool, pode ser fatal, devido ao aumento da sonolência. Já foi descrito um caso de afogamento na banheira em que a autópsia revelou a presença de ciclobenzaprina (1.786 mg/litro) e etanol (215 mg/dL).

Pode prolongar o intervalo QT do eletrocardiograma se associado a drogas que também tenham esse efeito, como as butirofenonas, tendo sido relatado um caso de *torsade de pointes* que evoluiu para fibrilação ventricular em um paciente usando essa associação.

USO

É usado como adjunto em espasmo muscular doloroso, na dose de 10 mg, 3 vezes ao dia. Seu uso na fibromialgia tem sido alvo de meta-análises que observaram uma melhora precoce da dor e do sono, sem porém alterar a fadiga ou os *tender points*.

A dose diária total não deve exceder 60 mg, e a duração do tratamento não deve ultrapassar 3 semanas.

É uma opção no tratamento de dor crônica não oncológica.

Mefenesina

MODO DE AÇÃO

É um éter aromático, que age principalmente na medula espinhal, causando inibição seletiva da excitação polissináptica de neurônios motores. Seu mecanismo de ação celular é pouco conhecido.

FARMACOCINÉTICA

É absorvida pelo trato gastrointestinal, tem metabolismo hepático e excreção urinária de metabólitos com pequena quantidade de droga inalterada.

EFEITOS ADVERSOS

Fadiga, sonolência, fraqueza, perda de apetite, náuseas, vômitos e reações alérgicas.

A superdose pode produzir distúrbios visuais, incoordenação motora, hipotonia, hipotensão e paralisia respiratória.

USO

É limitado pela curta duração de ação, e pode ser dada em injeção venosa para reduzir espasmo muscular agudo resultante de lesão. Sua dose gira em torno de 1,5 a 3 g diários.

Metaxalona

MODO DE AÇÃO

Seu modo preciso de ação não é bem conhecido, devendo estar relacionado às suas propriedades sedativas.

FARMACOCINÉTICA

É absorvida pelo trato gastrointestinal, tendo início de ação em 1 hora, pico plasmático em 2 horas e meia-vida de eliminação em 2 a 3 horas, por metabolismo hepático.

A excreção é renal, e o metabólito excretado dá falso-positivo em testes de glicosúria, pela provável presença de uma substância redutora.

EFEITOS ADVERSOS

Pode causar sonolência.

DOSE

Oitocentos miligramas, 3 a 4 vezes ao dia, por via oral. Não foram estabelecidas doses pediátricas.

Metocarbamol

MODO DE AÇÃO

Trata-se de um relaxante muscular central cujo modo de ação não está estabelecido, devendo ser pela ação depressora no sistema nervoso central.

FARMACOCINÉTICA

É absorvido completamente pelo trato gastrointestinal após a administração oral. Seus efeitos iniciam-se 30 minutos após a administração oral e imediatamente se endovenosa, com meia-vida de 1 a 2 horas. O metabolismo dá-se por dealquilação e hidroxilação, e a excreção dos metabólitos é urinária, sendo pequena a quantidade inalterada excretada pelas fezes.

EFEITOS ADVERSOS

Pode provocar náuseas, anorexia, vertigem, sonolência, cansaço, ansiedade, confusão, visão borrada, febre, cefaleia, hipersensibilidade com *rash*, prurido, urticária, angioedema, conjuntivite com congestão nasal e raramente convulsões.

Após a injeção, os pacientes podem sentir calor e gosto metálico, incoordenação, diplopia, nistagmo, vertigem, hipotensão, bradicardia, anafilaxia e síncope. Podem ocorrer feridas e tromboflebite se houver extravasamento da droga. A injeção pode ser feita sem diluição sem exceder 3 mL por minuto ou diluindo-se com dextrose 5% ou solução de cloreto de sódio.

Seu preparo para injeção contém um solvente, o polietilenoglicol, que pode piorar a acidose e reter ureia em pacientes com insuficiência renal. É obrigatória a monitoração da função renal quando a terapia se prolongar por mais de 3 dias.

É contraindicado em coma, lesão cerebral, miastenia grave ou epilepsia.

INTERAÇÕES

Pode potencializar os efeitos de anoréticos e anticolinérgicos.

USOS

É uma opção como adjunto no tratamento do tétano, com doses de 1 a 2 g, por via endovenosa, suplementados por infusão acima de 3 g, repetidos a cada 6 horas, tomando-se o cuidado de não ultrapassar a dose de 300 mg/min, até que a terapia oral seja possível. Em crianças usam-se doses de 15 mg/kg de peso.

A dose oral inicial é de 1,5 g, 3 a 4 vezes ao dia, reduzida para 4 g diários depois de 2 a 3 dias. A aplicação intramuscular de 500 mg é feita a cada 8 horas.

Um estudo em pós-operatório de mamoplastia de aumento com manipulação do músculo peitoral mostrou melhora da dor.

As preparações comerciais associam analgésicos à droga, para o tratamento da dor musculoesquelética.

Cloridrato de tizanidina

MODO DE AÇÃO

É um imidazólico, α_2-agonista.

Age na medula espinhal, de modo similar ao da clonidina. Aumenta os mecanismos inibitórios espinhais pré- e pós-sinápticos, inibindo a transmissão nociceptiva na medula dorsal. Tem efeito anticonvulsivante mediado pelos α_2-receptores.

EFEITOS ADVERSOS

Pode causar sonolência, boca seca, hipotensão, fadiga, vertigem, dor muscular, fraqueza, distúrbios do sono, ansiedade, cefaleia, bradicardia e distúrbios do trato gastrointestinal. Há relato de hepatotoxicidade em um caso isolado, em que o paciente usava 36 mg ao dia, tendo sido afastadas outras causas.

Deve ser administrado com cuidado a pacientes com terapia anti-hipertensiva.

É descrita tolerância aos efeitos sedativos, mas não ao antiespástico.

USOS

Há benefício significativo em pacientes com vários tipos de espasticidade, podendo ser usado só ou em associações. Sua eficácia é provavelmente comparável à do diazepam, do baclofeno e do dantrolene, sem causar fraqueza, diferentemente das outras drogas. É uma opção útil na terapia sintomática da esclerose múltipla, tendo sido também utilizada na neuralgia do trigêmeo.

Tem efeito anticonvulsivante mediado pelos receptores α_2-adrenérgicos, observado em vários estudos. Outros verificaram a redução dos sintomas de abstinência a opioides em pacientes usando essa droga, como alteração de excreção de fezes e urina, salivação, aumento de temperatura e do limiar nociceptivo, provavelmente devido à sua ação α_2-agonista.

Tem sido investigado seu efeito na proteção da isquemia cerebral focal, por sua ação α_2-agonista, que inibe a liberação de ácidos aspártico e glutâmico.

Usa-se dose inicial de 2 a 4 mg, 3 vezes ao dia, aumentando-se, conforme a necessidade, até 36 mg. Não existem estudos em crianças.

Há estudos sobre a boa tolerância em infusão intratecal em ovelhas, na dose de 4 mg/dia. É considerada opção à clonidina no tratamento de síndromes dolorosas, por apresentar efeitos colaterais indesejáveis, tais como hipotensão e bradicardia, bem mais leves e toleráveis.

Clonidina

MODO DE AÇÃO

Atua em múltiplos níveis no sistema nervoso central, incluindo sua atividade α_2-agonista no cérebro, tronco cerebral e substância gelatinosa no corno dorsal da medula espinhal, gerando inibições pré-sinápticas aferentes.

FARMACOCINÉTICA

A via oral tem seu pico de ação entre 3 e 5 horas, com meia-vida de eliminação entre 5 e 19 horas.

EFEITOS ADVERSOS

Bradicardia, hipotensão, depressão, boca seca, sonolência, tontura, constipação e edema de tornozelos.

USOS

A experiência para espasticidade é limitada e não superior à do baclofeno.

São usadas doses iniciais de 25 µg, 2 vezes ao dia, aumentando-se até chegar ao efeito desejado.

Cloridratos de tolperisona e eperisona

MODO DE AÇÃO

São α e β-aminopropiofenonas que suprimem as atividades α e β eferentes na medula espinhal.

A primeira é um relaxante muscular que não causa sedação ou abstinência. Tem atividade semelhante à da lidocaína, estabilizando membranas nervosas. Bloqueia as sinapses em nível espinhal.

EFEITOS ADVERSOS

Podem provocar cefaleia, desconforto gástrico, tontura, fraqueza e dor muscular. Num estudo com 138 pacientes, houve apenas um caso de sedação e sonolência.

USOS

Em espasmos musculares dolorosos associados a doenças da medula espinhal ou articulações proximais em doenças reumáticas e na distonia tardia.

Progabida, glicina e hidrocilamida

A progabida é agonista $GABA_A$ e $GABA_B$, com metabólitos ativos, incluindo o próprio GABA. A glicina é outro neurotransmissor inibitório. Há relatos de ação relaxante muscular local e efeitos anti-inflamatórios.

A hidrocilamida pode ser usada por via oral, intramuscular ou tópica. Quando dada por via oral, pode haver dor abdominal, náuseas e sonolência. Podem ocorrer excitação, euforia, alucinações ou depressão.

Não estão disponíveis no momento, estando ainda sob investigação.

Cloridratos de isoxazol e lamperisona

São drogas ainda em investigação. Ambas deprimem reflexos espinhais. O cloridrato de isoxazol tem ação sinérgica em fusos musculares, e a lamperisona também atua na inibição noradrenérgica descendente tônica, sendo bloqueador α_1-adrenérgico na medula espinhal.

Também são drogas ainda sob investigação.

Toxina botulínica tipo A

Tem sido usada para muitos problemas relacionados a contração muscular excessiva, por causar relaxamento muscular dose-dependente reversível.

Sua ação na enxaqueca tem mecanismo antinociceptivo distinto, tanto através da ação em fusos musculares quanto por efeito direto no sistema nervoso central.

ALTERAÇÕES DO MOVIMENTO

Constituem um subgrupo de distúrbios neurológicos definidos pelas características dos movimentos, representando mudanças na função motora que podem ser produzidas por diversas doenças.

Várias drogas são usadas por diferentes vias e para diferentes fins, tanto no diagnóstico quanto no tratamento dessas alterações. A maioria delas é administrada como terapia sintomática para reduzir a intensidade e a frequência de movimentos anormais, assim como melhorar o desconforto que elas provocam.

Em alguns distúrbios, as drogas provocam movimentos anormais que atrapalham o diagnóstico, devendo ser usadas com cuidado, por poderem causar outro tipo de anormalidade de movimento.

Elas também são empregadas como profilaxia da lesão ou degeneração cerebral, bem como na regeneração da função em doenças degenerativas.

Diferentes doenças do gânglio basal envolvem diferentes vias e sistemas transmissores, e a resposta farmacológica de cada droga é diferente em cada doença.

As drogas que modificam o sistema motor extrapiramidal geralmente agem alterando a concentração de neurotransmissor ou interagindo seletivamente com seus receptores no cérebro. São os agentes dopaminérgicos.

O tratamento da hipertonicidade e dos espasmos musculares, assim como o uso da toxina botulínica, estende-se para a junção neuromuscular e fusos musculares. Exceção a esse mecanismo são as drogas antiepiléticas e certos relaxantes musculares que agem em membrana celular.

Em geral, as alterações do movimento induzidas por drogas, como as reações distônicas induzidas por neurolépticos, são altamente responsivas à terapia com outras drogas. Isso reflete a seletividade das drogas que causam essas desordens e, mais importante que isso, a ausência de dano cerebral.

Muitas formas paroxísticas ou periódicas de distúrbios do movimento (coreoatetose cinesigênica paroxística) são bem controladas com terapia. Nesses casos, a anormalidade é provavelmente na função da membrana, com transmissão química e condutividade intactas.

Outros tipos de distúrbios respondem mal às drogas, como a degeneração nigroestriada; o dano à população de células ou ao sistema neurotransmissor torna difícil a ação das drogas usadas para tratar movimentos anormais porque já existe a lesão, e, portanto, a resposta ao tratamento é mais difícil.

O aspecto temporal também é importante para algumas doenças, tais como a doença de Parkinson, que requer muitos ajustes na dose. Com o progredir da doença, a lesão e as doses necessárias são cada vez maiores, com efeitos cada vez menores.

Entretanto, outras doenças, como o tremor essencial, o parkinsonismo pós-encefalite e distúrbios periódicos e paroxísticos, são relativamente estáticas e não requerem grandes modificações de doses.

Parkinsonismo

É uma doença neurológica progressiva causada pela degeneração de neurônios dopaminérgicos do sistema nervoso e perda grave de dopamina na sua região de projeção terminal, o estriado. No estado patológico de redução da tirosina hidroxilase, a taxa de síntese de dopamina no cérebro é baixa, e, se cai abaixo do limiar fisiológico de 20% do normal, os sinais motores do parkinsonismo aparecem, como bradicinesia, rigidez, tremor de repouso, postura em flexão e impedimento do balanço.

A administração de tirosina não resolve porque o problema é a falta de enzima. Embora a atividade da enzima aromática L-aminoácido descarboxilase (que metaboliza a L-dopa em dopamina) no estriado esteja reduzida, sua quantidade continua suficiente.

Distonia

É uma síndrome caracterizada por contrações musculares sustentadas, que frequentemente causam movimentos repetidos e posturas anormais, com mecanismo fisiopatológico ainda pouco conhecido.

Uma série de drogas a altera, sugerindo um mecanismo complexo e não um fator isolado dominante.

Em geral, é apenas moderadamente tratável. O número de diferentes agentes que podem influenciá-la é grande, e a previsão da sua efetividade, limitada.

Exceções incluem reações distônicas induzidas por neurolépticos, distonia responsiva à dopa, distonia cinesigênica paroxística e distonia hipnogênica paroxística, que respondem adequadamente aos agentes. A existência dessas formas de distonia e as propriedades farmacológicas dos medicamentos sugerem que o mecanismo envolve neurotransmissores colinérgicos e dopaminérgicos e sua condução em circuitos motores específicos.

A distonia sensitiva anticolinérgica responde a doses de anticolinérgicos. Outras formas que respondem bem à terapia são a distonia secundária a lesão perinatal e a distonia tardia.

A toxina botulínica tem sido eficaz no tratamento de distonias focais como blefaroespasmo, e o baclofeno também é útil no tratamento sintomático de algumas delas.

Ainda há a distonia paroxística pós-reabilitação induzida pelo exercício, que responde melhor à terapia anticonvulsivante que ao baclofeno.

Tremor

É definido como oscilações rítmicas, involuntárias, que envolvem qualquer parte do corpo. Os tipos básicos são o tremor de repouso, o tremor postural e de ação (essencial), o tremor fisiológico exagerado e os tremores relacionados a doenças cerebelares. Os vários tipos respondem diferentemente às drogas, sugerindo mecanismos diferentes.

Agonistas dopaminérgicos e agentes anticolinérgicos com atividade central são efetivos em suprimir o tremor de repouso.

Os β-antagonistas são efetivos em reduzir o tremor de ação, o tremor postural e o tremor fisiológico exagerado. O efeito ocorre devido à ação periférica nos receptores $β_2$ presentes nas fibras musculares. Embora 2/3 dos pacientes com tremor essencial respondam a β-antagonistas, o efeito é imprevisível.

Os tremores associados a doença cerebelar não respondem à terapia, podendo refletir o grau ou a extensão do dano orgânico.

Coreia

Caracteriza-se por movimentos rápidos, como abalos, de localização casual, que ocorrem tanto no repouso quanto ao movimento, altamente tratáveis. O número de agentes é relativamente pequeno, e seu efeito, previsível.

Os antagonistas dopaminérgicos e depletores pré-sinápticos dopaminérgicos a reduzem, ao passo que os anticolinérgicos podem agravá-la, efeito que sugere que o mecanismo envolva vias dopaminérgicas e equilíbrio dopamina-colinérgico de atividade no estriado. Achados sugerem que a coreia é produzida por aumento da atividade dopaminérgica no estriado.

A *doença de Huntington* é autossômica dominante, caracterizada por alterações degenerativas do gânglio basal e outras regiões cerebrais, com desenvolvimento de coreia e demência. No início da doença predomina a coreia, sendo substituída por distonia e bradicinesia. A alteração que ocorre é a atrofia do núcleo caudado e putâmen, com perda de neurônios que utilizam GABA/metencefalina ou GABA/substância P como transmissores, gerando desinibição da via talamocortical, produzindo a coreia.

Os antagonistas dopaminérgicos diminuem a atividade da via direta, devendo restaurar o equilíbrio e suprimir a coreia.

O *hemibalismo* caracteriza-se por movimentos proximais rápidos dos membros, de larga amplitude, com componente rotacional, semelhantes à ação de arremesso. É associado a lesões do núcleo subtalâmico ou suas aferências ou eferências com o globo pálido. Há uma interrupção da via subtálamo-pálida ou da via inibitória palidotalâmica. Os antagonistas dopaminérgicos e os depletores dopaminérgicos pré-sinápticos também têm ação no alívio da sintomatologia.

A *coreoatetose cinesigênica paroxística* é caracterizada por breves ataques que se iniciam na infância, com movimentos coreiformes ou distônicos precipitados por movimentação voluntária, tais como levantar-se de uma cadeira ou iniciar a marcha. Os acessos duram menos de 5 minutos e podem ocorrer acima de 100 vezes ao dia. É uma forma de convulsão envolvendo o gânglio basal, e por isso a fenitoína e outras drogas antiepiléticas são efetivas em controlá-la.

Mioclonias

São movimentos muito rápidos, breves, semelhantes a choques, abalos, que podem ocorrer espontaneamente ou não. Seus tipos básicos incluem regiões cortical, subcortical e espinhal, diferindo nos sítios de origem das descargas anormais.

Ainda há a mioclonia de ação anóxica, associada a baixo nível de ácido hidroxi-indolacético (5-HIAA), que é o maior metabólito da serotonina no cérebro, tendo dramática resposta ao tratamento com L-5-hidroxitriptofano, precursor da mesma.

Os benzodiazepínicos, em particular o clonazepam e o ácido valproico, são efetivos em algumas formas de mioclonias.

Tiques motores

São movimentos simples ou complexos, rápidos ou lentos, estereotipados, que podem afetar a cabeça e a face, associados com obsessão interior e voluntariamente suprimíveis.

Os antagonistas dopaminérgicos e depletores pré-sinápticos de dopamina são eficazes, sugerindo o envolvimento do sistema dopaminérgico. Há evidências de que a clonidina reduz sua ocorrência, sugerindo também o envolvimento do sistema noradrenérgico.

Agitação motora

A acatisia é um estado de inquietação motora de membros e de mudanças nas posições do corpo associadas a um estado de tensão. A acatisia, em geral, é efeito adverso do uso de neurolépticos, podendo também ocorrer na doença de Parkinson.

Aquela gerada por antagonistas dopaminérgicos e depletores pré-sinápticos da dopamina pode ser suprimida por β-antagonistas e opioides. Por outro lado, a acatisia tardia é suprimida pelos antagonistas dopaminérgicos, podendo até piorar com o uso de agentes anticolinérgicos.

Hipertonicidade

É uma alteração do tônus muscular frequentemente associada a distúrbios do movimento.

Rigidez é um aumento generalizado do tônus, em membros e músculos axiais, e um componente da síndrome motora da doença de Parkinson. Os agentes mais específicos são os agonistas dopaminérgicos e as drogas anticolinérgicas. Embora ela não pareça impedir o movimento diretamente, pode gerar dor crônica na porção proximal dos membros e no dorso; por isso, deve ser tratada.

Espasticidade é o aumento no tônus muscular, dependente de velocidade, associado a hiper-reflexia e outros sinais da síndrome do neurônio motor superior. Parece resultar de diminuição da atividade em vias inibitórias espinhais e de aumento da excitabilidade reflexa de interneurônios flexores; está envolvida em vias GABA e glicinérgicas inibitórias.

Na espasticidade, os α-motoneurônios e os interneurônios, envolvidos em reflexos flexores, estão num estado hiperexcitável e sua inibição pré-sináptica está reduzida. Os sintomas incluem aumento do tônus muscular e dos reflexos, impedindo a realização de movimentos voluntários, fraqueza, postura anormal e muitas vezes distúrbios da marcha, Babinski, espasmos flexores e extensores e aumento ou exagero nos reflexos tendíneos profundos.

A espasticidade grave ou a longo prazo pode levar a contraturas e anquilose de articulações, o que dificulta gravemente os cuidados com o paciente e restringe sua reabilitação.

É sintoma de várias condições neurológicas, como lesões medulares, esclerose múltipla, trauma craniano e acidentes vasculares. De acordo com os dados da base de dados Cochrane, várias drogas têm sido utilizadas para tratar a espasticidade da esclerose múltipla (baclofeno, dantrolene, tizanidina, toxina botulínica, vigabatrin, prazepam, treonina e canabinoides), porém nenhuma conclusão foi tirada devido à pobreza da documentação e da validação das medidas de espasticidade.

A fisioterapia é adjuvante aos agentes antiespásticos, que podem aliviar os sintomas e a dor ou piorá-los, levando a diminuição de força muscular e perda da destreza.

Os benzodiazepínicos têm papel limitado porque as doses requeridas causam efeitos adversos indesejáveis. O valor do baclofeno é limitado por seus efeitos colaterais, e é mais útil na espasticidade espinhal que na cerebral. Existem poucos estudos comparando o baclofeno com o dantrolene, mas parece que o segundo é menos vantajoso. Já a tizanidina tem a mesma eficácia do baclofeno, com menor fraqueza muscular. Existe atualmente um bom número de casos com o uso da toxina botulínica. O que é necessário é a avaliação de cada caso, visando esclarecer o tratamento de cada paciente, considerando pequenas mudanças na estratégia, a fim de melhorar o custo-benefício da terapêutica.

Síndrome neuroléptica maligna é caracterizada por rigidez muscular, hipertermia, instabilidade autonômica, redução do nível de consciência, leucocitose e aumento do nível de CPK. Sua incidência é desconhecida, mas a frequência varia entre 0,02% e 2,44%. É um efeito colateral potencialmente fatal dos neurolépticos, podendo também ser causada pelo tratamento com depletores da dopamina ou durante sua abstinência. Podem ocorrer dispneia, disfagia e rabdomiólise. O bloqueio de receptores dopaminérgicos no estriado, no hipotálamo e na medula espinhal é o mecanismo proposto. O tratamento com agonistas dopaminérgicos ou dantrolene pode ser útil.

Síndrome do homem rígido é um distúrbio progressivo caracterizado pelo desenvolvimento insidioso de endurecimento nas costas, pescoço e porção proximal dos membros, associado a espasmos dolorosos. Lordose lombar, marcha com pernas endurecidas e quedas em resposta aos espasmos são característicos. É uma doença autoimune com anticorpos contra a enzima ácido glutâmico descarboxilase, que resulta na redução da síntese do GABA e sua atividade no sistema nervoso central. Como tratamento, o diazepam e o clonazepam são eficazes.

Espasmo muscular

Trata-se de contração involuntária dolorosa do músculo que pode causar movimentos, interferir e limitar sua função. Muitas vezes ocorre como resposta protetora a uma lesão local, podendo ser exagerado e exigir tratamento. É sintoma de muitos distúrbios musculares, e o tratamento deve primariamente objetivar a causa.

Relaxantes musculares centrais podem ser utilizados para terapêutica, incluindo o carisoprodol, a clorfenesina, a clorzoxazona, o metocarbamol, a orfenadrina e a ciclobenzaprina, podendo também se usar o diazepam. Todos são superiores ao placebo em aliviar os sintomas e sinais de espasmo muscular localizado, mas nenhum é mais eficaz que analgésicos e anti-inflamatórios na melhora da dor. O metocarbamol e a orfenadrina podem ser utilizados por via endovenosa em casos mais graves, e os relaxantes via oral têm indicação em trauma cerebroespinhal, paralisia cerebral e esclerose múltipla.

Estudos para identificar as melhores drogas para o tratamento do espasmo são difíceis de serem conduzidos por haver sintomas subjetivos, variáveis e autolimitados.

Cãibras são espasmos musculares de início abrupto, ao repouso, e normalmente duram segundos ou minutos. Podem ser precipitadas por desidratação e hiponatremia, exercício vigoroso, sudorese intensa, diarreia, vômitos e estão associadas ao uso de algumas drogas e hemodiálise. Sais de quinino podem ser usados. Um estudo sugeriu a orfenadrina como alternativa, e num outro alguns pacientes responderam ao verapamil.

Ataxia

Refere-se à incoordenação dos movimentos dos membros ou da marcha. O mecanismo fisiopatológico envolvido é complexo e abrange cerebelo e vários circuitos.

Geralmente não melhora com terapia. Em poucos casos, o tratamento específico pode revertê-la, preveni-la ou reduzir sua progressão, como na ataxia periódica hereditária e na deficiência de vitamina E.

Tétano

É uma doença gerada pela infecção por *Clostridium tetani*, que produz uma neurotoxina potente, a tetanoespasmina. Seus sintomas musculares incluem trismo, espasmo de glote, espasmo muscular generalizado, opistótono, espasmo respiratório e paralisia. Distúrbios hidroeletrolíticos podem causar hipertensão, taquicardia e constrição vascular.

Como medicação, relaxantes centrais como o baclofeno, altas doses de diazepam (20 a 120 mg/kg/dia), vecurônio (ventilação mecânica), assim como a precoce detecção da disfunção autonômica e o uso do propranolol, podem ser úteis no tratamento.

Dorsalgia inespecífica

O uso de relaxantes centrais no tratamento da dorsalgia inespecífica é controverso, mas há fortes evidências do efeito benéfico da ciclobenzaprina em dor aguda de curta duração; deve-se porém tomar cuidado com seus efeitos adversos. Outros estudos são necessários para avaliar se são mais eficazes que os analgésicos e anti-inflamatórios não hormonais.

Paralisia cerebral

As crianças apresentam espasticidade, e drogas como benzodiazepínicos, baclofeno, dantrolene, α_2-agonistas e gabapentina têm sido utilizadas para reduzi-la.

DROGAS DE ATUAÇÃO CENTRAL NOS DISTÚRBIOS DO MOVIMENTO, NÃO CLASSIFICADAS COMO RELAXANTES MUSCULARES CENTRAIS

L-Di-hidroxifenilalanina (L-Dopa, Levodopa)

MODO DE AÇÃO

A L-dopa é um aminoácido precursor da dopamina e de outras catecolaminas, exercendo seus efeitos apenas após metabolizada a dopamina, pela enzima aromática L-aminoácido descarboxilase (AADC).

No estado normal, a dopamina é sintetizada no cérebro, a partir da tirosina. O metabolismo da tirosina a L-dopa, pela enzima citossólica tirosina hidroxilase, tem taxa limitada. A L-dopa é sintetizada e rapidamente metabolizada pela L-aminoácido aromático descarboxilase (AADC). Quando administrada exogenamente, a L-dopa é transportada através das células endoteliais cerebrais e membranas nervosas, entrando em células que contenham AADC (neurônios catecolaminérgicos e serotoninérgicos) e é metabolizada em dopamina, no núcleo caudado e no putâmen.

FARMACOCINÉTICA

Tem pico plasmático de 1 a 3 horas após ingestão; apenas 0,1% da dose é encontrada sob a forma de dopa ou dopamina no cérebro. É amplamente distribuída e acumula-se no pâncreas, glândulas salivares, fígado, rins, pele e intestino.

Acima de 90% da dose oral é metabolizada antes de chegar à circulação sistêmica. Após a administração endovenosa, 70% da L-dopa é descarboxilada pela AADC na parede gastrointestinal, embora essa enzima também esteja presente no fígado, rins e outros tecidos, tais como neurônios noradrenérgicos e células cromafins da glândula adrenal.

A descarboxilação da L-dopa resulta na formação do ácido 3,4 di-hidrofenilacético e no ácido homovanílico.

Menos de 1% da droga é encontrada inalterada na urina, após dose oral, e acima de 5% é excretada como dopamina; uma pequena fração é excretada como ácido vanilmandélico. No cérebro, a maior via de metabolismo é a AADC, e a dopamina formada é metabolizada pela MAO e COMT para DOPAC, 3-metoxitiramina e ácido homovanílico.

Sua meia-vida de eliminação é de 36 a 54 minutos.

EFEITOS ADVERSOS

Observam-se anorexia, náuseas, vômitos, hipotensão postural, arritmias cardíacas (estímulo β), dilatação pupilar, discinesia (movimentos coreoatetóticos), psicose devido a supersensibilidade do receptor dopaminérgico nas regiões límbicas do cérebro.

USOS

Aproximadamente 85% dos pacientes respondem ao tratamento.

Age em todos os sintomas e sinais motores da doença de Parkinson, e é mais eficiente na bradicinesia e na rigidez do que nos tremores de repouso. Seus efeitos são dependentes do estágio da doença. Bradicinesia e tremor, que respondem bem à L-dopa, são sintomas iniciais da doença, ao passo que disartria, disfagia e desequilíbrio são sinais de estágio avançado e respondem mal à terapia.

Com o uso crônico da droga, há tendência a redução da duração da resposta, levando a piora dos sintomas antes da dose seguinte, efeito chamado flutuação clínica, que incide em mais de 50% dos pacientes após 2 a 5 anos de terapia. Está relacionada a alterações no nível de dopamina disponível agindo no estriado, perda da capacidade de estoque nas vesículas sinápticas devido à degeneração dos terminais dopaminérgicos no estriado e dessensibilização ou bloqueio despolarizante dos receptores dopaminérgicos.

Inibidores periféricos da descarboxilase

CARBIDOPA, BENZERAZIDA

São inibidores reversíveis da AADC periférica (tecidos periféricos e sangue), tendo maior efeito no metabolismo pré-sistêmico da L-dopa para dopamina no intestino.

A coadministração dessas drogas com a L-dopa oral aumenta a biodisponibilidade da L-dopa e suas concentrações plasmáticas, reduzindo a dose necessária de L-dopa e melhorando a maioria dos efeitos da doença de Parkinson.

Agonistas dopaminérgicos

BROMOCRIPTINA, PERGOLIDA, LISURIDA

Modo de ação

A bromocriptina é o protótipo dos derivados do ergot, com ação dopaminérgica acentuada, e é potente agonista D_2 no estriado, tendo também diversas ações em D_1.

Os efeitos clínicos na doença de Parkinson estão relacionados à sua atividade em D_2 no estriado.

Efeitos adversos

Observam-se náuseas, vômitos e hipotensão postural. Cronicamente, levam a alucinações, paranoia, confusão, discinesia, eritromelalgia, reações fibróticas e vasoespasmo digital.

Usos

São eficazes em melhorar todos os sintomas motores da doença, podendo ser usadas sós ou associadas à L-dopa. Também têm sido usadas no tratamento da distonia e da síndrome neuroléptica maligna.

Depletores pré-sinápticos dopaminérgicos

TETRABENAZINA

Modo de ação

Como a reserpina, age nos neurônios depletando vesículas sinápticas de dopamina e outras monoaminas. Causa a liberação da dopamina das vesículas sinápticas e bloqueia sua captação. Produz diminuição no conteúdo e na atividade da dopamina, noradrenalina e serotonina no cérebro.

Uso

Seu uso terapêutico inclui a coreia, a discinesia tardia, o hemibalismo e a distonia.

Tem os efeitos colaterais da reserpina.

Drogas anticolinérgicas

TRIEXIFENIDIL, BENZTROPINA, PROCICLIDINA, BIPERIDEN, ETOPROPRAZINA

Modo de ação

Os anticolinérgicos centrais são sintéticos e têm poucos efeitos colaterais periféricos. Eles bloqueiam receptores muscarínicos no sistema nervoso central e periférico, mas agem mais seletivamente em receptores colinérgicos centrais. Há evidências de que muitos desses compostos inibem a recaptação ativa de dopamina, sendo a benztropina um potente bloqueador da recaptação de dopamina. O pico plasmático ocorre 1,3 hora após a dose oral, tendo meia-vida de 1,7 hora.

Efeitos adversos

Boca seca, visão borrada, constipação, retenção urinária, midríase (contraindicados no glaucoma de ângulo fechado e na hiperplasia de próstata).

O brometo de piridostigmina pode ser usado em doses de 30 a 60 mg, 4 vezes ao dia, para antagonizar os efeitos periféricos. Seus efeitos centrais incluem redução da memória, confusão, delírio e alucinações. Podem piorar a coreia, a discinesia tardia e a discinesia induzida por L-dopa.

Usos

Os neurônios dopaminérgicos nigroestriados exercem efeito inibitório em interneurônios colinérgicos estriados.

Melhoram o parkinsonismo por reduzirem a atividade dos interneurônios colinérgicos estriados desinibidos. São mais eficazes em diminuírem o tremor e a rigidez do que a bradicinesia; considerados tratamento de escolha para o parkinsonismo induzido por neurolépticos. São usados também no tratamento da distonia e em certas formas de acatisia e distonia.

Citrato de orfenesina

É análogo aos anti-histamínicos.

FARMACOCINÉTICA

O início de ação ocorre em 1 hora se a administração é oral e em 5 minutos se intramuscular. O pico de ação após a administração oral é de 6 a 8 horas, intramuscular em 30 minutos e imediato se endovenosa. O metabolismo é hepático, e a eliminação, renal e fecal, tendo meia-vida de 14 horas.

EFEITOS ADVERSOS

Devido à sua ação anticolinérgica, provoca visão turva, secura da boca e da pele, excitação leve, vertigens, síncope e risco de hipoglicemia quando há a administração concomitante de propoxifeno ou fenotiazínicos.

USOS

Como relaxante muscular, deve ser administrado na dose de 100 mg, via oral, 2 vezes ao dia. Se for por via parenteral, 60 mg a cada 12 horas é a dose sugerida.

Em um estudo em pacientes com cãibras noturnas em membros inferiores, houve melhora dos episódios dolorosos em mais de 50% dos casos. Não é eficaz em distúrbios espásticos ou discinéticos.

Agentes glutaminérgicos

AMANTADINA

Modo de ação

Além de ser antagonista do receptor NMDA (glutamato), a amantadina tem propriedades agonistas dopaminérgicas.

Aumenta a síntese e a liberação de dopamina e inibe sua recaptação. Existe evidência de que tem efeito direto nos receptores dopaminérgicos pós-sinápticos, alterando sua afinidade.

O mecanismo de ação da amantadina na doença de Parkinson não é claro. Supõe-se que sua ação se deva à sua capacidade de aumentar a síntese e a liberação pré-sináptica de dopamina, inibindo a sua recaptação, além de bloquear receptores glutaminérgicos cerebrais.

Estudos em animais sugerem que a hiperatividade do núcleo subtalâmico está envolvida no mecanismo da síndrome motora da doença de Parkinson, e já se sabe que as vias que vêm e vão desse núcleo utilizam o glutamato como neurotransmissor.

Usos

É eficaz em reduzir a bradicinesia, a rigidez e o tremor na doença de Parkinson, tendo porém menor eficácia que a L-dopa ou os agentes anticolinérgicos.

Benzodiazepínicos

DIAZEPAM

Modo de ação

Os benzodiazepínicos agem seletivamente nos receptores $GABA_A$ mediando a resposta sináptica inibitória rápida produzida por neurônios GABAérgicos. Aumentam a resposta do GABA por facilitarem a abertura dos canais de cloreto.

O receptor $GABA_A$ é um canal iônico com subunidades. Sua ligação requer a presença das subunidades α e β, ao passo que a ligação com os benzodiazepínicos requer subunidades α e γ. Sua ação na redução do tônus muscular é independente de seu efeito sedativo.

Farmacocinética

O pico de ação ocorre em 1 hora após a dose oral, e a meia-vida de eliminação é de 20 a 80 horas. O metabolismo hepático origina um metabólito ativo, o desmetildiazepam.

Usos

O diazepam tem ação antiespástica, além de ansiolítica, hipnótica e antiepilética. Sua ação relaxante muscular é resultado de sua capacidade em promover inibição pré-sináptica mediada pelo GABA no sistema nervoso central e em deprimir neurônios no sistema reticular lateral descendente, que facilita os motoneurônios gama; entretanto, nenhum sítio espinhal ou supraespinhal foi estabelecido.

A sedação e a letargia resultantes são ruins e constituem a maior razão para a suspensão da droga.

É útil em uma variedade de desordens do motoneurônio superior nas quais há espasticidade. Não tem atividade relaxante muscular periférica, portanto é apropriado a pacientes com força muscular limítrofe. Também é usado em distúrbios traumáticos agudos localizados associados a espasmo muscular doloroso e melhora os sintomas de atetose como resultado da ação ansiolítica e sedativa.

É moderadamente eficaz na síndrome do homem rígido. Deve ser útil na agitação motora, embora sua ação seja mais por ansiólise e sedação do que antiespástica.

Quando endovenoso, auxilia nos espasmos do tétano, embora sua ação antiepilética também tenha algum papel. Deve ser administrado lentamente, 5 mg a cada minuto, podendo-se utilizar infusão contínua, porém é absorvido pelo plástico e meios de infusão. Sua dose em adultos é de 2 a 10 mg, 3 a 4 vezes ao dia.

Pode levar à dependência física e psíquica.

Dose: Para adultos para espasticidade ou espasmos localizados – 2 a 10 mg, 3 a 4 vezes ao dia.

Crianças acima de 6 meses – 0,12 a 0,8 mg/kg de peso ao dia, divididos em 3 ou 4 doses.

Síndrome do homem rígido – 20 a 100 mg ao dia.

Não pode ser usado em pacientes com insuficiência respiratória.

REFERÊNCIAS BIBLIOGRÁFICAS

1. ALDEN, T.D., LYTTLE, R.A., PARK, T.S., NOETZEL, M.J. et al. Intrathecal baclofen withdrawal: a case report and review of the literature. *Childs Nerv Syst.*, 18(9-10):522-5, 2002.
2. ALTENBURG, S.P., FARAH, M.B. Tizanidine protects mice against convulsions induced by lidocaine: involvement of alpha-2 adrenoceptors. *Pharmacol. Toxicol.*, 84(1):29-33, 1999.
3. AMERICAN MEDICAL ASSOCIATION. Drugs used for spasticity and muscle spasm. In: *Drug Evaluations*. 1995. p. 447-62.
4. ANANTH, S.; PARAMESWARAN, S., GUNATILAKE, S. et al. Neuroleptic malignant syndrome and atypical antipsychotic drugs. *J. Clin. Psychiatry*, 65(4):464-70, 2004.
5. BEARD, S.; HUNN, A.; WIGHT, J. Treatments for spasticity and pain in multiple sclerosis: a systematic review. *Health Technol. Assess.*, 7(40):III, ix-x, 1-111, 2003.
6. BERKMAN, M.Z.; ZIRH, T.A; BERKMAN, K.; PAMIR, M.N. Tizanidine is an effective agent in the prevention of focal cerebral ischemia in rats: an experimental study. *Surg. Neurol.*, 50(3):264-70, 1998.
7. BLOOM, F.E. Neurotransmissão e o sistema nervoso central. In: GOODMAN & GILMAN. *As Bases Farmacológicas da Terapêutica*. 9.ª ed, McGraw-Hill, 1996. p. 197-216.
8. BRENNER, R., HYMAN, N., KNOBLER, R., O'BRIEN, M., STEPHAN, T. An approach to switching patients from baclofen to tizanidine. *Hospital Medicine*, 59(10):778-82, 1998.
9. BREESE, G.R., MUELLER, R.A. Relationship of drugs acting on the central nervous system to neurotransmission. In: MUNSON, P.L. *Principles of Pharmacology*. New York, Chapman & Hall, 1995. p. 211-26.
10. BROWNING, R., JACKSON, R.S., O'MALLEY, P.G. Cyclobenzaprine and back pain: a meta-analysis. *Arch. Intern. Med.*, 161(13):1613-20, 2001.
11. BURNS, R.S., RABEY, J.M. Drug treatment of movement disorders. In: MUNSON, P.L. *Principles of Pharmacology*. New York, Chapman & Hall, 1995. p. 325-52.
12. CAMPISTOL, J. Fármacos empleados por vía oral para el tratamiento de la espasticidad. *Rev. Neurol.*, 37(1):70-4, 2003.
13. CHEN, K.S., BULLARD, M.J., CHIEN, Y.Y., LEE, S.Y. Baclofen toxicity in patients with severely impaired renal function. *Ann. Pharmacother.*, 31(11):1315-20, 1997.
14. CURATOLO, M.; BOGDUK, N. Pharmacologic pain treatment of musculoskeletal disorders: current perspectives and future prospects. *Clin. J. Pain*, 17(1):25-32, 2001.
15. DAVIS, G. G., ALEXANDER, B. A review of carisoprodol deaths in Jefferson County, Alabama. *Southern Med. Journal*, 91(8): 726-30, 1998.
16. DELZELL, J.E. Jr. & GRELLE, A. R. Trigeminal neuralgia. New treatment options for a well-known cause of facial pain. *Arch. Fam. Med.*, 8(3):264-8, 1999.
17. DENIZBA, S.A.; OZYAZGAN, S., SKAZAN, E. The effect of tizanidine on maximal electroshock seizures (MES) in mice. *Gen. Pharmacol.*, 32(4):513-6, 1999.
18. DRESSNANDT, J., KONSTANZER, A., WEINZIERL, F.X., PFAB, R., KLINGELHOFER, J. Intrathecal baclofen in tetanus: four cases and a review of reported cases. *Intensive Care Medicine*, 23(8):896-902, 1997.
19. DUBLIN, J., KOVACS, L., RAMM, S., HORVATH, F., EBELING, L., KOHNEN, R. Evaluation of sedative effects of single and repeated doses of 50 mg and 150 mg tolperisone hydrochloride. Results of a prospective, randomized, double-blind, placebo-controlled trial. *Pharmacopsychiatry*, 31(4):137-42, 1998.
20. FELS, G. Tolperisone: evaluation of the lidocaine-like activity by molecular modeling. *Archives Pharm.*, 329(4):171-8, 1996.
21. GRACIES, J.M., ELOVIC, E., McGUIRE, J., SIMPSON, D. Traditional pharmacological treatments for spasticity part II: general and regional treatments. *Muscle & Nerve*, S6:92-112, 1997.
22. KAWAMATA, T., OMOTE, K., KAWAMATA, M., IWASAKI, H., NAMIKI, A. Antinociceptive interaction of intrathecal alpha-2 adrenergic agonists, tizanidine and clonidine, with lidocaine in rats. *Anesthesiology*, 87(2):436-48, 1997.
23. KOBAYASHI, H., HASEGAWA, Y., ONO, H. Cyclobenzaprine, a centrally acting muscle relaxant, acts on descending serotoninergic systems. *European Journal of Pharmacology*, 311:29-35, 1996.
24. KRACH, L.E. Pharmacotherapy of spasticity: oral medications and intrathecal baclofen. *J. Child Neurol.*, 16(1):31-6, 2001.
25. KROIN, J.S., McCARTHY, R.J., PENN, R.D., LUBENOW, T.R., IVANKOVICH, A.D. Intrathecal clonidine and tizanidine in conscious dogs: comparison of analgesic and hemodynamic effects. *Anesth. Analg.*, 82(3):627-35, 1996.
26. LAZORTHES, Y., SOL, J.C., SALLERIN, B., VERDIÉ, J.C. The surgical management of spasticity. *Eur. J. Neurol.*, 9 Suppl 1:35-41, discussion 53-61, 2002.
27. LIM, E.C., WONG, Y.S. Post-traumatic paroxysmal exercise induced dystonia: case report and review of literature. *Parkinsonism Relat. Disord.*, 9(6):371-3, 2003.
28. MAYER, N.H. Clinicophysiologic concepts of spasticity and motor dysfunction in adults with an upper motoneuron lesion. *Muscle & Nerve*, S6:1-10, 1997.
29. MEDINA, P.J., SIPOLS, J.M., GEORGE, J.N. Drug-associated thrombotic thrombocytopenic purpura-hemolytic uremic syndrome. *Curr. Opin. Hematol.*, 8(5):286-93, 2001.
30. MERSKEY, H. Pharmacological approaches other than opioids in chronic non-cancer pain management. *Acta Anaesthesiol. Scand.*, 41:187-90, 1997.

31. METZ, L. Multiple sclerosis: symptomatic therapies. *Semin. Neurology*, *18*(3):389-95, 1998.
32. MICHALETS, E.L., SMITH, L.K., VAN TASSEL. Torsade de pointes resulting from the addition of droperidol to an existing cytochrome P450 drug interaction. *Ann. Pharmacother.*, *32*(7-8):761-5, 1998.
33. MILLER, R.D. Skeletal muscle relaxants. In: KATZUNG, B.C. *Basic & Clinical Pharmacology*. 7th ed. Stamford, Appleton & Lange, 1998, p. 434-49.
34. MORGAN, G.E. & MIKHAIL, M.S. Pain management. In: *Clinical Anesthesiology*. 2nd ed. Stamford, Appleton & Lange, 1996. p. 274-316.
35. NISIJIMA, K.; SHIMIZU, M.; ISHIGURO, T. Treatment of tardive distonia with an antispastic agent. *Acta Psychiatr. Scand.*, *98*: 341-3, 1998.
36. OCHS, G., LOEW, M., TONN, J., TOYKA, K. Distribution, tolerability and tissue compatibility of intrathecal tizanidine in the sheep. *Acta Anaesthesiol. Scand.*, *42*(7):786-93, 1998.
37. OLMEDO, R., HOFFMAN, R.S. Withdrawal syndromes. *Emerg. Med. Clin. North Am.*, *18*(2):273-88, 2000.
38. PINELLI, A., TRIVULZIO, S., SPEZIA, R. Effects of tizanidine administration on precipitated opioid withdrawal signs in rats. *Drug Alcohol Depend.*, *50*(1):81-8, 1998.
39. PRATZEL, H.G., ALKEN, G., RAMM, S. Efficacy and tolerance of repeated oral doses of tolperisone hydrochloride in the treatment of painful reflex muscle spasm: results of a prospective placebo-controlled double-blind trial. *Pain*, *67*:417-25, 1996.
40. RANG, H.P., DALE, M.M., RITTER, J.M. Antiepileptic drugs and centrally acting muscle relaxants. In: *Pharmacology*. 4th ed. London, Churchill Livingstone, 1999. p. 566-78.
41. RANG, H.P., DALE, M.M., RITTER, J.M. Anxiolytic and hypnotic drugs. In: *Pharmacology*. 4th ed. London, Churchill Livingstone, 1999. p. 528-38.
42. RAO, S.G. The neuropharmacology of centrally-acting analgesics medications in fibromyalgia. *Rheum. Dis. North Am.*, *28*(2):235-59, 2002.
43. REYNOLDS, J.E.F. Skeletal muscle relaxants. In: MANTINDALE. *The Extra Pharmacopeia*. London, Royal Pharmaceutical Society, 1996. p. 1511-32.
44. ROBERGE, R. J., ATCHLEY, B., RYAN, KENNETH, R., KRENKELOK, E.P. Two clorzoxazone overdoses and coma in one patient: reversal with flumazenil. *American J. of Emergency Medicine*, 16: 393-4, 1998.
45. ROTH, B.A., VINSON, D. R., KIM, S. Carisoprodol-induced myoclonic encephalopathy. *Clin. Toxicology*, *36*(6):609-12, 1998.
46. ROYAL COLLEGE OF PHYSICIANS. Spasticity: current and future management. *Hospital Medicine*, *59*(1):61-9, 1998.
47. SAKITAMA, K., OZAWA, Y., AOTO, N., TOMITA, H., ISHIKAWA, M. Effects of a new acting muscle relaxant, NKK 433 (lanperisone hydrochloride) on spinal reflexes. *European Journal of Pharmacology*, *337*: 175-87, 1997.
48. SAMPSON, F.C., HAYWARD, A., EVANS, G., MORTON, R., COLLET, B. Functional benefits and costs of continuous intrathecal baclofen infusion for the management of severe spasticity. *J. Neurosurg.*, *96*(6):1052-7, 2002.
49. SCHNEIDER, M.S. Pain reduction in breast augmentation using methocarbamol. *Aesthetic Plastic Surgery*, *21*(1):23-4, 1997.
50. SHAKESPEARE, D.T., BOGGILD, M., YOUNG, C. Anti-spasticity agents for multiple sclerosis. *Cochrane Database Syst. Rev.*, *(4)*:CD001332, 2003.
51. SILBERSTEIN, S.D. Review of botulinum toxin type A and its clinical applications in migraine headache. *Expert Opin. Pharmacother.*, *2*(10):1649-54, 2001.
52. SINGHI, S., JAIN, V., SUBRAMANIAN, C. Post-natal tetanus: issues in intensive care management. *Indian J. Pediatr.*, *68*(3):267-72, 2001.
53. TARICCO, M., ADONE, R., PAGLIACCI, C., TELARO, E. Pharmacological interventions for spasticity following spinal cord injury. *Cochrane Database Syst. Rev.*, *(2)*:CD001131, 2000.
54. TOFFERI, J.K., JACKSON, J.L., O'MALLEY, P.G. Treatment of fibromyalgia with cyclobenzaprine: a meta-analysis. *Arthritis Rheum.*, *51*(1):9-13, 2004.
55. VAN TULDER, M.W., TOURAY, T., FURLAN, A.D. *et al*. Muscle relaxants for nonspecific low back pain: a systematic review within the framework of the Cochrane collaboration. *Spine*, *28*(17):1978-92, 2003.
56. WAKELIN, S.H. & WHITE, I.R. Dermatitis from chlorfenesin in a facial cosmetic. *Contact Dermatitis*, *37*:138-9, 1997.
57. WARD, A.B. Long-term modification of spasticity. *J. Rehabil. Med.*, *41*(Suppl):60-5, 2003.
58. YAKSH, T.L. A drug has to do what a drug has to do. *Anesth. Analg.*, *89*(5):1075-7, 1999.

40

Anestésicos Inalatórios

Valdir Cavalcanti Medrado

INTRODUÇÃO

A abolição temporária da percepção geral aos estímulos dolorosos pode ser obtida tanto com o emprego de agentes inalatórios quanto com a administração de certas drogas por via parenteral, retal, oral ou intraperitoneal; essa última via é reservada para investigações laboratoriais.

Inicialmente, os anestésicos inalatórios foram usados como únicos agentes na anestesia, isto é, sem coadjuvantes; isso ocorreu com o éter, o ciclopropano, o etileno, o clorofórmio, o óxido nitroso, o cloreto de etila etc. Com a introdução do conceito de anestesia balanceada, por Lundy, os anestesiologistas passaram a usar dois ou mais agentes, reduzindo assim a concentração de cada um.

Posteriormente, com o advento dos relaxantes musculares e de anestésicos intravenosos, a anestesia balanceada tornou-se popular, mantendo-se até os dias atuais.

Vale mencionar a associação da anestesia geral inalatória ou venosa com a anestesia regional, sobretudo com a peridural, criando-se assim a técnica anestésica perigeral, com a grande vantagem de proporcionar ao paciente analgesia pós-operatória com opioides ou anestésicos locais, injetados em dose única ou por meio de cateter passado no espaço peridural.

A perda da sensação dolorosa e o estado de inconsciência decorrem de uma depressão progressiva irregular do sistema nervoso central e estão sendo associados a redução do tônus muscular e da atividade reflexa. Collins defende um conceito mais amplo da anestesia geral: é um estado em que os sistemas fisiológicos do corpo estão sob regulação externa, pela ação de agentes químicos. Verificam-se com a anestesia geral:

1. Bloqueio sensorial, isto é, o córtex não interpreta como dor os estímulos aplicados aos órgãos sensitivos periféricos. Os efeitos observados refletem depressão leve, quando somente se obtém analgesia ou depressão profunda de todas as sensações, e, nesse caso, a anestesia é alcançada com envolvimento do córtex, do hipotálamo, dos núcleos subcorticais talâmicos e de outros núcleos sensitivos cerebrais;
2. Bloqueio motor, observado com depressão do córtex motor e pré-motor, dos impulsos eferentes, de centros subcorticais e extrapiramidais que controlam a função e o tônus musculares. À medida que se aprofunda a anestesia, ocorre relaxamento da musculatura esquelética na seguinte ordem: intercostais inferiores, superiores e diafragma. A musculatura da laringe é relaxada, permitindo ao endoscopista e ao anestesiologista a realização de manobras como laringoscopia, broncoscopia e intubação traqueal. No curso da anestesia, quando ainda persiste atividade do globo pálido, aparecem sinais de descorticação; posteriormente, com o envolvimento de núcleos motores que integram informações proprioceptivas ao nível do globo pálido, ponte e tronco cerebral, surge a rigidez de descerebração. Por fim, este último estado é abolido com a depressão do núcleo vestibular;
3. Bloqueio de reflexos indesejáveis para a anestesia, como a produção de secreções mucosas, espasmo da laringe e brônquios, alterações do tônus vascular, arritmias, depressão da atividade contrátil cardíaca e bloqueio do reflexo do vômito;
4. Bloqueio da atividade psíquica.

Essas observações de Collins provavelmente foram baseadas na anestesia pelo éter empregado como único agente. Na realidade, com a anestesia geral inalatória ocorre uma depressão gradual do sistema nervoso central, iniciando-se com sedação, hipnose, perda de consciência e analgesia e terminando com completa anestesia.

O ANESTÉSICO INALATÓRIO IDEAL

Numerosas têm sido as substâncias que mostram atividade anestésica; poucas, entretanto, conseguiram lugar no arsenal anestésico até o presente momento. Se, por um lado, muitas apresentam propriedades que se ajustam às requeridas para um bom agente, por outro lado exibem outras características que as condenam. Até o presente momento ainda não foi encontrado o anestésico que preencha as qualidades que o identifiquem como ideal.

As características para um agente anestésico geral inalatório ideal são:

1. Ser realmente depressor reversível do sistema nervoso central;
2. Ter potência compatível com o uso de adequada concentração de oxigênio na mistura;
3. Ser essencialmente inerte, não sofrer biotransformação e ser eliminado pela expiração;
4. Não possuir, nas concentrações clínicas em que for usado, toxicidade sistêmica, principalmente em relação ao fígado, rins, sistema cardiovascular e sistema nervoso central;
5. Possuir odor agradável e não ser irritante para as vias respiratórias;
6. Não estimular o centro do vômito ou a sua zona deflagradora, também chamada zona de gatilho;

ANESTÉSICOS INALATÓRIOS 389

Quadro 40.1 Propriedades físicas dos atuais anestésicos halogenados

Agente	Peso Molecular	Ponto de Ebulição °C (760 mm Hg)	Pressão do Vapor a 20°C mm Hg	Densidade do Líquido	Estabilidade
Halotano	197,4	50,2	24,1	1,86	Sim
Metoxiflurano	165	104,7	22,5	1,43	Sim
Enflurano	184,5	56,5	17,5	1,517	Não
Isoflurano	184,5	48,5	23,8	1,496	Não
Desflurano	168	23,5	66,4	1,505	Não
Sevoflurano	200	58,5	16,0	1,45	Não

7. Ter coeficiente de solubilidade sangue/gás relativamente baixo, pois assim a indução e a recuperação anestésicas não serão demoradas;
8. Possuir coeficiente de solubilidade óleo/gás relativamente alto para ter potência biológica;
9. Ter baixa solubilidade em plásticos e borracha;
10. Não reagir com bases fortes (alcalinos), como as usadas para a absorção de gás carbônico nos sistemas com reinalação (fechado e semifechado); o tricloroetileno, usado no passado, na presença de alcalinos, produz dicloroetileno, que é tóxico para alguns pares cranianos. Anestésicos halogenados modernos, quando usados em circuito fechado e baixo fluxo em contato com alcalinos absorventes, podem sofrer degradação;
11. Não ser inflamável nem explosivo nas concentrações usadas, permitindo assim o uso, nas salas de cirurgia, do cautério e de outros aparelhos que liberem centelhas;
12. Ter ponto de ebulição nem muito alto, o que dificulta sua vaporização, nem muito baixo, pois, em temperaturas tropicais nas salas de cirurgia sem condicionamento de ar, o anestésico passa rapidamente ao estado de vapor, dificultando a manutenção da anestesia;
13. Não ter pressão do vapor alta a 20°C, pois isso acelera o processo de vaporização e, com facilidade, atmosferas com pressões parciais altas do anestésico são facilmente atingidas, como ocorre com o cloreto de etila e o éter divinílico. No entanto, a pressão muito baixa, como ocorre com o metoxiflurano, dificulta a vaporização;
14. Ter um calor específico (número de calorias necessárias para a temperatura de 1 g de anestésico em 1°C) não alto, como, por exemplo, o da água, que é 1, pois seria mais difícil a promoção de calor. Esse constitui a energia a ser gasta para vencer a coesão molecular do líquido anestésico;
15. Ter um calor latente de vaporização (quantidade de calorias necessárias para converter 1 g de anestésico em estado líquido na quantidade correspondente de vapor, sem aumento de temperatura) não alto, pois dificulta a vaporização;
16. Ter estado físico preferencialmente líquido, pois é a forma mais fácil de armazenamento, transporte e administração;
17. Ser estável na presença de ar, da luz e no contato com metais. O halotano necessita de um estabilizador à base do timol (0,01%);
18. Não possuir atividade convulsiva;
19. Ponto de ebulição entre 50 e 100°C para hidrocarbonetos halogenados alifáticos e éteres de cadeia curta, pois aqueles com ponto de ebulição mais baixo podem causar convulsões.

As propriedades físicas e os coeficientes de partição dos anestésicos inalatórios são apresentados nos Quadros 40.1 e 40.2.

CLASSIFICAÇÃO E ESTRUTURA QUÍMICA

Os gases e líquidos voláteis empregados na anestesia inalatória podem ser agrupados, do ponto de vista químico, do seguinte modo:

I – Inorgânicos
   A – Óxido nitroso
   B – Xenônio
   C – Nitrogênio
   D – Argônio
II – Orgânicos
   A – Líquidos voláteis
     1 – Halogenados
        a – Clorofórmio
        b – Cloreto de etila
        c – Tricloroetileno
        d – Fluoroxano
        e – Halotano
        f – Halopropano
        g – Metoxiflurano
        h – Enflurano
        i – Isoflurano
        j – Desflurano
        k – Sevoflurano
     2 – Éteres não halogenados
        a – Dietílico
        b – Etinílico
        c – Divinílico
        d – Metilpropílico
        e – Metilisopropílico
        f – Ciclometílico
        g – Glicoetílico
        h – Ciclopropílico
   B – Gases
     a – Ciclopropano
     b – Etileno
     c – Enflurano

A estrutura química dos anestésicos inalatórios mais usados no passado e atualmente é apresentada na Fig. 40.1.

Quadro 40.2 Coeficiente de partição de anestésicos halogenados a 37°C

Agente	Sangue/Gás	Cérebro/Sangue	Fígado/Sangue	Óleo/Gás	Borracha/Gás
Halotano	2,3	2,9	2,6	22,4	120
Enflurano	1,91	1,4	2,1	98,5	74
Isoflurano	1,4	2,6	2,5	90,8	62
Sevoflurano	0,60	1,7	1,85	53,4	29,1
Desflurano	0,42	1,29	1,31	18,7	19,3
Óxido nitroso	0,47	1,1	0,8	1,2	1,2
Metoxiflurano	12	2	1,9	9,70	6,30

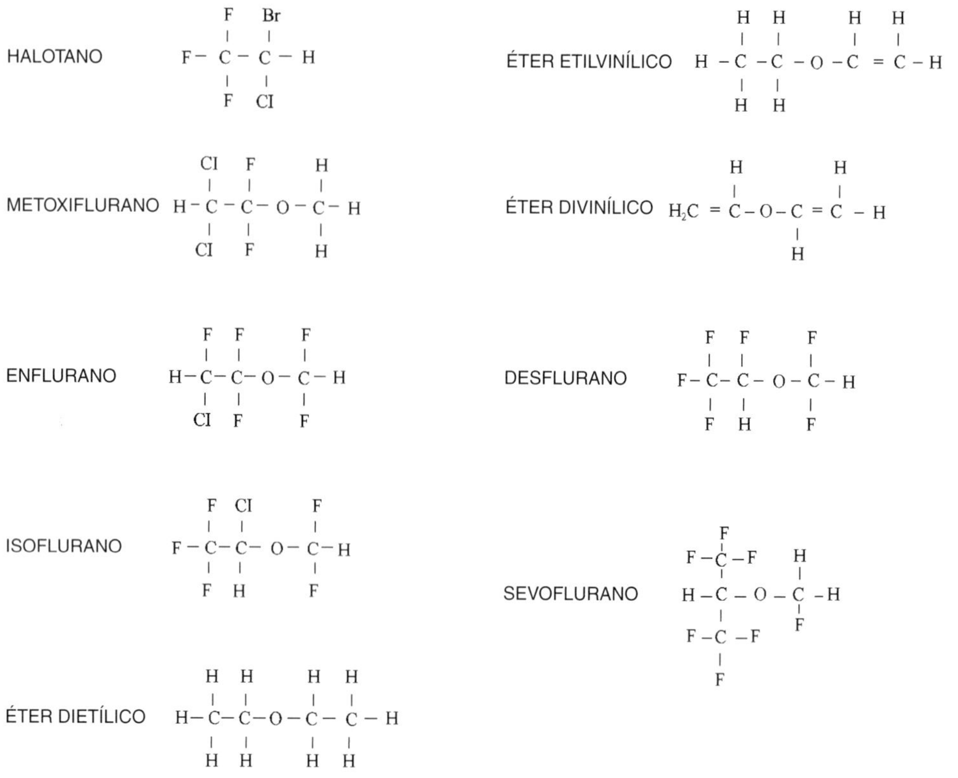

Fig. 40.1 Fórmulas estruturais de alguns anestésicos inalatórios.

A relação entre estrutura química e atividade contribuiu decisivamente para o desenvolvimento de agentes anestésicos como éter divinílico até a série de hidrocarbonetos halogenados: halotano e os éteres etil-metil-halogenados atualmente muito usados, como o enflurano, o isoflurano, o sevoflurano e o desflurano. Foram os avanços na química do flúor, associados à pesquisa nuclear, em 1940, que permitiram sua incorporação nas moléculas dos atuais anestésicos. Hoje sabemos que:

1. A substituição de hidrogênio por halógenos causa progressivo aumento no ponto de ebulição. No entanto, a substituição de todos os átomos de hidrogênio por átomos de flúor reduz o ponto de ebulição do composto;
2. A introdução de átomos de flúor reduz a inflamabilidade do agente e confere estabilidade;
3. Hidrocarbonetos unicamente fluorados não têm potência anestésica. No mínimo um átomo de hidrogênio deve estar presente;
4. O flúor forma com o carbono uma forte ligação, difícil de ser atingida por processos enzimáticos. O flúor é consideravelmente mais eletronegativo;
5. A introdução de átomos de iodo e bromo torna o hidrocarboneto instável;
6. A halogenação de hidrocarbonetos da série dos alcanos produz arritmias cardíacas;
7. Os dimetil-éteres halogenados são de síntese difícil e instáveis, enquanto os dietil-éteres causam convulsões e arritmia respiratória.

Os éteres etil-metil-halogenados vêm sendo usados clinicamente porque são mais estáveis do ponto de vista químico, não causam arritmias cardíacas e excepcionalmente excitam o sistema nervoso central.

ADMINISTRAÇÃO

A administração de um anestésico inalatório envolve o aparelho de anestesia, vaporizadores, circuito anestésico e ventilador. O óxido nitroso, atualmente o único anestésico gasoso em uso, é armazenado sob a forma líquida em cilindros apropriados, sob alta pressão, em uma central, e distribuído para a rede hospitalar nos locais onde será usado. Atenção e vigilância máxima são necessárias na identificação da rede e do local de saída, para que não seja confundido com o oxigênio ou ar comprimido. Têm sido registradas fatalidades envolvendo a administração de óxido nitroso supondo-se ser oxigênio. Nessa situação, ocorre hipoxia grave, que poderá ser identificada caso esteja sendo usada oximetria de pulso. A concentração de óxido nitroso a ser administrada é regulada por meio de fluxômetro adequado e codificado segundo normas técnicas. Jamais o óxido nitroso poderá ser usado em concentrações inferiores à do oxigênio na atmosfera. Habitualmente, é usado na faixa de 50% a 66%. Atenção especial deve ser dada à eficiência dos fluxômetros de oxigênio e óxido nitroso.

Os anestésicos inalatórios líquidos voláteis precisam de vaporizadores; os de uso universal geralmente não têm a precisão dos de uso individual. Estes são compensados por modificações de temperatura do fluxo de gases diluentes (óxido nitroso e oxigênio) e bloqueiam a pressão reversa que pode ocorrer no sistema de administração. Vale mencionar, ainda, que, nos aparelhos de anestesia aprovados pelas comissões de normas técnicas e pela vigilância sanitária, toda vez que há redução na concentração de oxigênio inalada abaixo de 25%, automaticamente ocorre bloqueio do fluxo de óxido nitroso.

O ponto de saída dos gases ou vapores anestésicos e do oxigênio é comum nos aparelhos de anestesia. Estes são enviados ao circuito anestésico, que tem por função eliminar o gás carbônico expirado para o exterior ou absorvê-lo através de sua passagem por filtro que contém uma mistura absorvedora de gás carbônico, seja a cal sodada (*sodalime*) ou a cal baritada (*baralime*). Nesta, o hidróxido de bário substitui o hidróxido de sódio encontrado na composição da cal sodada. A técnica de administração de anestésicos inalatórios pertence especificamente ao anestesiologista e depende de sua preferência. Assim, temos técnicas em que o sistema é fechado, inclusive com baixo fluxo, semifechado e aberto, valvular ou não. O valvular foi classificado por Mapleson, de acordo com a posição da válvula em relação ao balão reservatório e à entrada de gases frescos, em: A, B, C, D, E e F. Bain introduziu uma modificação no sistema Mapleson D. É um circuito coaxial em que os gases frescos fluem através de um tubo estreito localizado dentro de um tubo corrugado de maior diâmetro. O tubo central origina-se próximo ao balão reservatório, e os gases frescos entram no circuito próximo à face do paciente. O sistema Mapleson A também é conhecido como circuito de Magill. Ele consiste em um tubo corrugado, um balão reservatório, uma entrada para os gases, próxima do referido balão, e uma válvula expiratória próxima a uma máscara, ou ao tubo traqueal, caso o paciente esteja intubado, por onde escapa a mistura de gases expirados. O sistema requer um fluxo de gases, introduzido no circuito, de 80% a 90% do volume-minuto respiratório, para que ocorra eliminação adequada do gás carbônico expirado. Assim, na prática, a ventilação controlada deve ser evitada com esse sistema, reservando-o para anestesia com respiração espontânea quando o fluxo de gases exigido no circuito é próximo ao volume-minuto do paciente. No sistema Mapleson B, a entrada dos gases situa-se próxima ao paciente e antes da válvula expiratória. Pode ser usada com respiração tanto espontânea como controlada. O volume de gases a ser introduzido nesse sistema deve ser superior a duas vezes o volume-minuto do paciente. No sistema Mapleson C, o tubo corrugado é mais curto que nos sistemas anteriores. Isso, efetivamente, reduz o volume de gases e permite uma boa mistura de gases expirados com os introduzidos. O fluxo de gases deve ser duas vezes o volume-minuto do paciente para evitar reinalação; o gás carbônico a ser inspirado será menor do que o observado no sistema Mapleson B. O sistema Mapleson D também é descrito como tendo uma peça em T por onde entram os gases provenientes do aparelho de anestesia, localizado próximo ao paciente, e um escape por onde saem os gases expirados próximo ao balão reservatório. Reinalação nesse sistema pode ser prevenida usando-se um fluxo de gases superior a duas vezes o volume-minuto do paciente. Normocapnia pode ser mantida durante respiração espontânea se o fluxo de gases for de 100 mL/kg/min, embora possa ocorrer pequena reinalação. Em crianças de 1 a 5 anos, é recomendado um fluxo de 200 mL/kg/min. Outros admitem, porém, um fluxo de 2 litros/min para crianças pesando menos de 10 kg; 3,5 litros/min para crianças pesando entre 10 e 50 kg e 70 mL/kg/min para pacientes pesando mais de 60 kg. No sistema Mapleson E não existe balão reservatório e a entrada dos gases ocorre próximo ao paciente. É uma modificação da peça T de Ayre, desenvolvida em 1937 por Phillip Ayre, para uso em pacientes pediátricos programados para cirurgia intracraniana e de fenda palatina. O fluxo de gases deve ser superior a três vezes o volume-minuto ventilatório para evitar reinalação. Ventilação controlada pode ser obtida com oclusão intermitente da extremidade do ramo expiratório. No sistema Mapleson F, a entrada de gases situa-se próximo ao paciente e o escape localiza-se na porção distal do balão reservatório. Jackson-Rees introduziu uma modificação de Mapleson D em que uma válvula de alívio é introduzida próximo ao balão reservatório. Uma outra modificação é a introdução do duplo T, um para admissão dos gases e outro para escape durante a expiração. É o sistema proposto por Baraka e muito usado nos dias atuais, tanto com a respiração espontânea como controlada. Em 1976, Lack apresentou uma versão coaxial do sistema Mapleson A na qual uma válvula expiratória está situada no aparelho de anestesia.

Sistemas com absorção de gás carbônico, quando a mistura expirada passa através de um reservatório que contém mistura de substâncias com capacidade de absorvê-lo, são mundialmente usados, e, atualmente, alguns anestesiologistas defendem seu emprego com baixo fluxo de gases, visando reduzir a poluição do ambiente cirúrgico e o custo operacional, visto que o consumo de anestésico é consideravelmente reduzido. No entanto, existe a possibilidade de infecção cruzada por contaminação do circuito por pacientes anteriormente anestesiados sem que o circuito sofresse a devida desinfecção; há possibilidade ainda da incapacidade de absorção do gás carbônico pela mistura, por exaustão da mesma, ou por defeito das válvulas direcionais do circuito, o que acarreta reinalação de gás carbônico e consequentes hipercarbia e acidose respiratória. Alguns anestésicos, ao atravessarem a mistura absorvedora (cal sodada ou baritada) podem sofrer alterações, como ocorre com o halotano (formação de bromo cloro difluoreteno – BCDFE). Esse metabólito contém um grupamento tóxico, o difluorovinil ($C=CF^2$), que é uma nefrotoxina específica, pois causa uma lesão na junção corticomedular em ratos, devido a necrose tubular proximal, e que se manifesta bioquimicamente por diurese, glicosúria, proteinúria, elevação de ureia e da creatinina sérica. O mecanismo da nefrotoxicidade do BCDFE e de vinil haletos correlatos em ratos já foi esclarecido por vários laboratórios. Vinil haletos tóxicos são conjugados no fígado com a glutationa, tripeptídio contendo cisteína, para formar conjugados de glutationa. A clivagem de dois aminoácidos dos conjugados de glutationa produz conjugados de cisteína que são levados na corrente sanguínea para os rins. Nos rins, os conjugados de cisteína são metabolizados pela enzima cisteína B liase conjugada em uma toxina altamente reativa, que causa a morte das células renais. BCDFE e vinil haletos são toxinas específicas para os túbulos proximais renais porque a enzima ativadora B liase é encontrada em altas concentrações nas células tubulares proximais dos rins.

Embora o BCDFE seja nefrotóxico em ratos, até agora não foi observada nefrotoxicidade em seres humanos anestesiados com halotano, inclusive em circuito fechado. Provavelmente isso se deve ao fato de a atividade da B liase nos rins humanos ser 10% da encontrada em ratos.

O sevoflurano, como o halotano, pode reagir com bases fortes dos absorvedores de gás carbônico no circuito anestésico e ser decomposto, gerando flúor metil-2,2-diflúor-1-(triflúor metil vinil éter), também conhecido como composto A, que é nefrotóxico em ratos, causando lesão tubular proximal. A LC 50 para 1 e 3 horas de exposição ao composto A em ratos foi de 1.050 a 1.090 ppm e de 330 a 420 ppm, respectivamente.

O composto A tem sido detectado e quantificado durante anestesia com sevoflurano no homem em circuito fechado com baixo fluxo. As concentrações máximas de composto A foram de 8 a 24 ppm e de 20 a 32 ppm com cal sodada e baritada, respectivamente. Os efeitos da produção do composto A durante a anestesia com sevoflurano foram investigados no homem, e não foram detectadas alterações funcionais. Valores mais altos do composto A na inspiração foram observados com a cal sodada aquecida, concentrações altas de sevoflurano, baixo fluxo de gases e alta produção de gás carbônico.

Por fim, o que vem preocupando os anestesiologistas é a formação de monóxido de carbono no circuito anestésico, como resultado da degradação de anestésicos voláteis pelas bases fortes dos absorvedores de gás carbônico, durante a anestesia com circuito fechado. Essa ocorrência já havia sido observada no passado com o uso do clorofórmio e do tricloroetileno. Moon e colaboradores descreveram 31 casos de envenenamento intraoperatório pelo monóxido de carbono com anestesia pelo enflurano e pelo isoflurano, em que sua concentração excedeu 1.000 ppm e níveis de carboxi-hemoglobina alcançaram 30%. A toxicidade por CO é dependente da concentração inalada e da formação de carboxi-hemoglobina. Assim, 1 hora de exposição ao CO com 50 a 1.000 ppm resulta em 2% e 30% de COHb, respectivamente. A máxima exposição ao CO aceita é de 35 ppm por 1 hora ou 9 ppm por 8 horas. Não fumantes têm níveis de COHb inferiores a 1%, e fumantes podem ter níveis de até 10%. Níveis entre 12% e 18% podem comprometer o desempenho psicomotor. A maioria dos pacientes que desenvolveram intoxicação pelo CO foi anestesiada numa segunda-feira, e não houve a troca do absorvedor de gás carbônico, implicando maior tempo de contato do anestésico no circuito com a mistura absorvedora e maior formação de CO. Níveis de COHb em torno de 32% foram observados. Os efeitos tóxicos do CO são bem conhecidos. Sabe-se que a afinidade do CO pela hemoglobina é 220 vezes maior do que para o oxigênio, e, ainda, o CO tem a capacidade de deslocar o oxigênio da Hb, formando carboxi-hemoglobina (COHb), que desloca a curva de dissociação do oxigênio da hemoglobina para a esquerda, dificultando assim a liberação do oxigênio para os tecidos. As manifestações da intoxicação por CO são neurológicas e psicológicas, idênticas às da hipoxia, como: cefaleia, náuseas, vômitos, irritabilidade, distúrbios visuais e motores e alterações do nível da consciência. Mais graves são as manifestações vistas no pós-operatório, que devem ser tratadas de imediato: déficits cognitivos, demência, incontinência, alterações da personalidade etc. Essas manifestações podem aparecer 3 a 21 dias após a exposição ao CO em 67% dos pacientes. A identificação intraoperatória de toxicidade pelo CO é difícil, e a oximetria de pulso em nada contribui. Somente a determinação da COHb ajuda no diagnóstico. A oximetria de pulso não distingue a COHb da O_2Hb. Ela representa, geralmente, a soma da saturação de O_2Hb com a da COHb. Podemos ter uma saturação de O_2Hb de 20% e uma da COHb de 80%; nessa situação, a oximetria de pulso mostra uma saturação superior a 90%.

O mecanismo da intoxicação por CO tem sido estudado, embora ainda seja controverso. Alguns afirmam que a hipoxia tissular altera a função cardíaca causando hipotensão, hipoperfusão e encefalopatia. Outros acreditam que se liga a hemoproteínas do citocromo celular, alterando a atividade enzimática e a função mitocondrial. Por fim, alguns sugerem que deva ocorrer peroxidação de lipídios cerebrais e possível interferência nos neurotransmissores cerebrais. O tratamento do envenenamento por CO também é controverso. No mínimo 100% de oxigênio deve ser administrado, inclusive oxigenação hiperbárica, principalmente em pacientes que desenvolvam perda da consciência, anormalidade neuropsicológica, coma e graves alterações cardiovasculares, com níveis de COHb acima de 40%. Gestantes, portadores de doença cardíaca isquêmica refratária à oxigenação normobárica e com COHb acima de 15% também devem ser submetidos à oxigenação hiperbárica.

A cal sodada ou a cal baritada contendo água na sua composição não formam CO com a passagem dos anestésicos usados atualmente; no entanto, quando desidratadas, formam concentrações de CO na seguinte ordem: desflurano (19.700 ppm), enflurano (5.380 ppm), isoflurano (1.250 ppm). O halotano e o sevoflurano produzem quantidade mínima de CO. Esses dados foram obtidos tendo-se como referência 1 CAM.

O sistema com absorção foi idealizado por Waters, em 1926, e é conhecido como vaivém (*to and fro*). Visava Waters, além da economia de anestésico, reduzir a chance de explosões na sala de cirurgia quando anestésicos inflamáveis como o éter e o ciclopropano eram usados. O sistema pode ser totalmente fechado com baixo fluxo ou com reinalação parcial. Recomenda-se a monitoração do gás carbônico do fim da expiração ($EtCO_2$), quando do uso do sistema fechado, como indicador de efetiva absorção do CO_2 expirado pela cal sodada.

Duas formulações para absorção do gás carbônico no sistema circular são usadas: a cal baritada e a cal sodada. Esta última é a mais utilizada. A cal sodada consiste em hidróxido de cálcio 94%, hidróxido de sódio 5%, hidróxido de potássio 1%, um ativador (violeta de etila) para identificar a exaustão da mistura absorvedora e um pouco de sílica para conferir dureza e impedir a formação de pó. A cal baritada é composta de hidróxido de cálcio 80% e hidróxido de bário 20%. É mais estável que a cal sodada e não exige sílica. Ambas as formulações contêm água, necessária à primeira reação como se segue:

a – cal sodada
1. $CO_2 + H_2O \leftrightarrow H_2CO_3$
2. $Na(HOK) \leftrightarrow CO_3Na_2(CO_3K_2) + H_2O + calor$
3. $CO_3Na_2(CO_3K_2) + (HO)_2Ca \leftrightarrow CO_3Ca + 2HONa(HOK)$

b – cal baritada
1. $(HO)_2Ba + 8H_2O + CO_2 \leftrightarrow CO_3Ba + 9H_2O + calor$
2. $9H_2O + 9CO_2 \leftrightarrow {}_9CO_3H_2$
3. $9CO_3H_2 + 9(HO)_2Ca \leftrightarrow CO_3Ca + 18H_2O + calor$

Vale mencionar que o indicador do pH das formulações, o violeta de etila, nem sempre pode ser confiável. A luz fluorescente pode desativar o violeta de etila, de tal forma que a coloração dos grânulos da cal sodada e da cal baritada continua como se não houvesse exaustão, isto é, com a coloração inicial.

O uso de alguns anestésicos como o tricloroetileno é incompatível com o emprego do circuito fechado com absorção de CO_2, pois, em contato com alcalinos presentes nas formulações absorvedoras, leva à formação de dicloroacetileno, que lesa os pares cranianos. O sevoflurano, embora instável, em contato com a cal sodada e baritada não desenvolve efeitos tóxicos. A taxa de degradação desse agente anestésico está diretamente relacionada com a temperatura. O halotano também pode sofrer degradação com bases fortes no absorvedor de CO_2, como já mencionado.

FARMACOCINÉTICA E FARMACODINÂMICA DOS ANESTÉSICOS INALATÓRIOS

Absorção e distribuição

A absorção e a distribuição dos anestésicos são definidas como a entrada do anestésico no corpo e o seu envio aos tecidos, até que uma condição de equilíbrio ocorra entre esses e os alvéolos. A concentração de um anestésico que sai de um vaporizador excede aquela necessária à

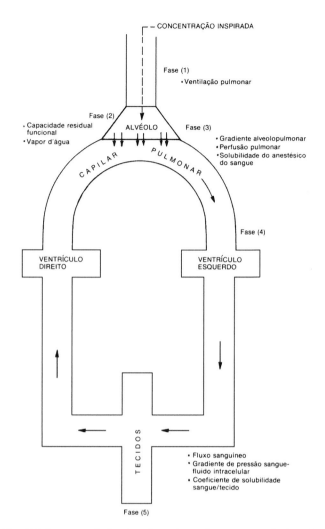

Fig. 40.2 Representação das cinco fases observadas no processo de absorção de um anestésico inalatório.

obtenção do estado de anestesia cirúrgica. Por quê? Porque entre o vaporizador e o cérebro do paciente a pressão parcial do anestésico diminui progressivamente à medida que diversas etapas são percorridas nesse trajeto; essa diminuição decorre da diluição do anestésico, seja com outros gases do sistema empregado, seja com ar existente nos pulmões (capacidade residual funcional), ou após sua transferência para o sangue e, finalmente, para o cérebro e outros tecidos, de acordo com o fluxo sanguíneo. Cinco fases têm sido descritas no processo de absorção de um anestésico inalatório (Fig. 40.2).

A primeira fase consta do movimento dos gases ou vapores da atmosfera anestésica para os alvéolos; essa fase depende da ventilação pulmonar e pode ser acelerada, quando o paciente está hiperventilando, ou reduzida ante uma hipoventilação. Quanto mais alta for a concentração anestésica, mais rápido será o aumento da concentração alveolar. A administração de alta concentração de um gás como o óxido nitroso facilita o aumento da concentração alveolar de outro agente inalatório usado simultaneamente; é o fenômeno conhecido como "efeito do segundo gás", mais pronunciado quando o óxido nitroso é usado em associação com um anestésico potente, como o halotano.

A segunda fase consiste na mistura dos gases ou vapores anestésicos inspirados com o ar alveolar, em que ocorre a diluição dos mesmos. Nessa fase, o vapor de água contribui ainda mais para diluir a concentração anestésica, reduzindo a pressão parcial do anestésico. É uma fase rápida, motivo pelo qual se estabelece um estado de equilíbrio entre o ar alveolar e o inspirado em 2 minutos. Condições que reduzem a capacidade residual funcional aceleram esta segunda fase. Esse fato é observado nos últimos meses da gestação. Ao contrário, em pacientes com enfisema pulmonar que têm capacidade residual funcional aumentada, o estado de equilíbrio é obtido em tempo maior, requerendo até 11 minutos.

A terceira fase está dividida em duas partes: (a) difusão dos gases alveolares através da membrana alveolocapilar para o sangue; (b) a dissolução do anestésico no sangue que flui através dos capilares pulmonares. Essa fase depende do gradiente de pressão parcial do anestésico entre o alvéolo e o sangue, da perfusão pulmonar, da solubilidade do agente no sangue e das condições da membrana pulmonar.

A absorção de um anestésico inalatório dos alvéolos para o sangue e a distribuição para outros tecidos são determinadas pela solubilidade do anestésico no sangue (coeficiente de partição sangue:gás), fluxo sanguíneo através dos pulmões, fluxo sanguíneo tissular, solubilidade do anestésico nos tecidos (coeficiente de partição tecido:sangue) e pela massa tissular. Quanto menor o coeficiente de partição sangue:gás de um anestésico, mais rápidas serão a indução e a recuperação. O Quadro 40.2 mostra a solubilidade dos atuais anestésicos em uso.

A quarta fase corresponde ao transporte do agente anestésico dissolvido no sangue para os capilares dos tecidos.

A quinta fase está representada pela difusão do anestésico dos capilares tissulares para os fluidos intersticial e extracelular, e através da membrana celular para o fluido intracelular. Essa fase depende do fluxo sanguíneo tissular, do gradiente de pressão parcial do anestésico entre o sangue e o fluido intracelular e do coeficiente de solubilidade tecido:sangue do agente anestésico.

Conceito de concentração alveolar mínima – CAM

A CAM é a concentração alveolar mínima de anestésico inalatório, a uma atmosfera de pressão, que produz imobilidade em 50% dos pacientes ou animais expostos a estímulos dolorosos, como o causado pela incisão cirúrgica. Esse parâmetro reflete a potência do agente anestésico e é um conceito aplicado a todos os anestésicos inalatórios. Obviamente, essa noção não pode ser considerada quando relaxantes musculares são usados. A CAM é equivalente à pressão parcial do anestésico no local de ação. É um parâmetro mais importante que o conhecimento da concentração inspirada, pois não tem uma relação constante com a pressão parcial ou a concentração do anestésico no local de ação do mesmo. Geralmente, a CAM é constante e não é criticamente dependente da escolha ou da intensidade do estímulo. A passagem da corrente elétrica através de eletrodos na pele, o pinçamento da cauda do animal ou a incisão da pele são estímulos que requerem a mesma concentração alveolar para abolir o movimento. Algumas vezes é referida em relação ao tempo: é a CAM/hora. Outras vezes utilizam-se os termos 2 CAM, 3 CAM, 1,5 CAM/hora para identificar a concentração anestésica usada, sobretudo em investigações clínicas ou laboratoriais. Alterações do equilíbrio ácido-base não foram capazes de modificar a CAM dos anestésicos; assim, ela não é modificada, no homem, pela administração de bicarbonato de sódio ou de ácido clorídrico, capazes de induzir um excesso de base de +7 mmol e déficit de base de −20 mmol, respectivamente. Quanto à acidose metabólica, alguns acham que ela reduz a CAM.

A hiperventilação, causando elevação do pH para 7,6, também não produziu alterações. Esses resultados, no entanto, parecem conflitar com as impressões clínicas. A elevação da $PaCO_2$ acima de 90 torr (mm Hg) aumenta o efeito anestésico do halotano. A modificação da temperatura corporal, como a hipotermia, reduz a CAM para todos os agentes anestésicos; a relação entre o grau de hipotermia e a CAM varia com o tipo de agente. O hipertireoidismo eleva a CAM em 15% e o consumo de oxigênio em 32%. O processo de envelhecimento reduz a CAM. Assim, a CAM do halotano no recém-nato é de 1,11%, enquanto no homem de 70 anos é de 0,63%. Esse fato pode ser explicado pela diminuição da densidade neuronal e do metabolismo cerebral com o avanço da idade. Também, níveis aumentados de neurotransmissores centrais, como ocorre com o uso de inibidores da monoamina oxidase, com a administração aguda de dextro-anfetamina, cocaína, efedrina, levodopa, inibidores tricíclicos etc., podem elevar a CAM, o mesmo ocorrendo com o abuso crônico do etanol em condições que levem a hipernatremia.

Quadro 40.3 Concentração alveolar mínima (CAM) de alguns anestésicos (%) de uma atmosfera

Anestésicos	CAM
Halotano	0,77
Enflurano	1,7
Isoflurano	1,15
Sevoflurano	1,71
Desflurano	6,00
Óxido nitroso	1,04

Outras condições fisiológicas ou farmacológicas contribuem para reduzir a CAM: hipoxia (PaO_2 < 38 mm Hg), hipotensão induzida, nível de neurotransmissores centrais diminuído (alfa-metildopa, reserpina, administração crônica de dextro-anfetamina), clonidina, hiponatremia, lítio, hipo-osmolalidade, gestação, intoxicação aguda por etanol, tetra-hidrocanabinol etc.

Os opioides, como a morfina, a meperidina, o alfentanil, o sufentanil, o remifentanil, o tramadol e outros, reduzem a CAM de todos os anestésicos halogenados. Os benzodiazepínicos também podem reduzir a CAM.

Outros índices para avaliação da intensidade anestésica foram introduzidos, como CAM EI e CAM Bar. Esses índices têm valor quando da anestesia em cardíacos. A CAM EI 50/59 representa a concentração anestésica exigida para permitir, na laringoscopia, fácil visualização da glote, relaxamento das cordas vocais, ausência de movimento das extremidades e de reação durante a passagem de um tubo traqueal em 50 ou 95% da população cirúrgica. A CAM Bar 50/59 representa a concentração anestésica que bloqueia a resposta adrenérgica causada pela incisão cutânea em 50% e 95%, respectivamente, dos pacientes na indução anestésica.

Pacientes com boa função ventricular esquerda toleram concentrações mais altas, sem maiores consequências. No entanto, naqueles com baixa reserva, tais concentrações devem ser evitadas, e os anestesiologistas devem recorrer a outros agentes ou técnicas, como a associação com opioides.

A CAM acordada é a concentração alveolar mínima em que o paciente ora anestesiado apresenta mais sinais de recuperação.

A CAM dos anestésicos halogenados é apresentada no Quadro 40.3.

Local de ação

O local de ação pode ser em três níveis: macroscópico, microscópico e molecular.

Em nível macroscópico, a formação reticular do tronco cerebral talvez seja o mais importante local de ação dos anestésicos. Os impulsos nervosos sensitivos alcançam o córtex por via direta e rápida ou por uma rota mais lenta, fazendo estágio na formação reticular. No entanto, a formação reticular não é o único local onde a transmissão nervosa é interrompida. Existem evidências eletroencefalográficas de ação direta de certos anestésicos sobre o córtex e a medula espinhal. Tanto as vias polissinápticas como as monossinápticas são sensíveis aos anestésicos.

Embora a condução nervosa através dos nervos periféricos não seja comprometida, a transmissão sináptica pode ser bloqueada. Um anestésico pode ter efeito dominante em um local, enquanto outro anestésico pode ter local de ação diferente.

Em nível microscópico, os anestésicos podem bloquear as sinapses excitatórias. O envolvimento da condução axonal requer concentrações anestésicas 3 a 10 vezes maiores. Com relação à transmissão sináptica, admite-se que seu bloqueio seja causado:

1. Por uma interferência na liberação do transmissor químico;
2. Por um antagonismo específico do transmissor na membrana pós-sináptica;
3. Por uma estabilização da membrana pós-sináptica.

Em nível molecular, a correlação de algumas propriedades de anestésicos com sua potência pode implicar local de ação subcelular. Assim, podemos correlacionar a solubilidade lipídica de um anestésico com sua concentração alveolar mínima (CAM). Essa correlação sugere que o local de ação do anestésico tem propriedades hidrofóbicas.

O local mais provável de ação dos anestésicos envolve as membranas pré- e pós-sinápticas. Os anestésicos podem agir diminuindo a liberação do neurotransmissor ao nível das vesículas e, assim, comprometer a transmissão sináptica. A liberação do neurotransmissor pode ser afetada diretamente pela interrupção da exocitose.

A formação de neurotransmissor e a atividade de receptores podem ser alteradas pelos anestésicos. A transmissão sináptica pode ser bloqueada através da obstrução dos poros da membrana.

Mecanismo de ação

Os anestésicos inalatórios e a maioria dos anestésicos intravenosos deprimem as atividades espontânea e evocada de neurônios de muitas regiões do cérebro.

As antigas teorias sobre o mecanismo de anestesia geral se baseavam na interação dos anestésicos com a membrana bilipídica neuronal, provocando alterações no fluxo de íons.

Atualmente, estudos experimentais demonstraram que as alterações das correntes iônicas provocadas pelos anestésicos gerais dependem de interações mais específicas com os componentes da membrana.

O mecanismo iônico pode variar de acordo com o anestésico geral considerado, mas essas interações envolvem a família dos canais iônicos operados pelo mecanismo de portão ou comporta operados por ligantes.

O alvo molecular primário de muitos anestésicos gerais é o canal de cloreto do receptor $GABA_A$, que é o mais importante inibidor da transmissão sináptica.

Os anestésicos inalatórios, os barbitúricos, os benzodiazepínicos, o etomidato e o propofol facilitam a inibição mediada pelo GABA em locais do receptor GABA.

Os receptores GABA são sensíveis a concentrações adequadas dos anestésicos gerais e provocam efeitos estereoespecíficos no caso de drogas enantioméricas.

O canal de cloreto do receptor $GABA_A$ é um conjunto pentamérico de cinco proteínas derivadas de várias subclasses de polipeptídios.

A combinação de três subunidades importantes (α, β e γ) é necessária para as funções fisiológicas e farmacológicas.

Os receptores do $GABA_A$, em diferentes áreas do sistema nervoso central, encerram diferentes combinações das subunidades, o que confere diferentes propriedades farmacológicas a cada subtipo do receptor.

Os anestésicos inalatórios e intravenosos ativam diretamente os receptores $GABA_A$, mas em baixas concentrações também podem facilitar a ação do $GABA_A$ no sentido de aumentar o fluxo iônico de cloreto.

Por outro lado, os benzodiazepínicos que não possuem propriedades anestésicas gerais (midazolam, por exemplo) facilitam a ação do GABA, mas não possuem ações diretas sobre os receptores $GABA_A$, mesmo em elevadas concentrações na ausência de GABA.

Estudos de engenharia genética com células transfectadas utilizando receptores $GABA_A$ quiméricos e que sofreram mutação revelaram que as moléculas dos anestésicos gerais não interagem diretamente com o local de ligação do GABA, mas sim com locais específicos nos domínios transmembranosos das subunidades α e β.

Dois radicais específicos de aminoácidos nos segmentos transmembranosos 2 e 3 das subunidades α_2 do receptor $GABA_A$, ser 270 e Ala 291, são fundamentais para o aumento da função do receptor $GABA_A$ provocado pelos anestésicos inalatórios.

Uma consequência da ação do isoflurano com esse domínio consiste numa alteração do mecanismo de comporta do canal do íon de cloreto.

Ocorrem, entretanto, diferenças nos locais precisos de ligação dos diferentes anestésicos gerais.

Há, por exemplo, necessidade de um radical específico de aspartato no segmento transmembranoso do receptor $GABA_A$ na subunidade α_2 para a atividade do etomidato, mas não essencial para a atividade dos barbitúricos ou do propofol.

A cetamina não produz seus efeitos através da facilitação das funções do receptor $GABA_A$, mas ela pode agir através de antagonismo de ação do neurotransmissor excitatório ácido glutâmico no receptor NMDA.

Além das ações nos canais de cloreto do $GABA_A$, os anestésicos inalatórios podem provocar hiperpolarização membranosa (uma ação inibitória) através da sua ativação de canais de potássio operados por ligantes.

Esses canais são onipresentes no sistema nervoso central e estão associados a diversos neurotransmissores, tais como dopamina, noradrenalina e serotonina.

As análises eletrofisiológicas do fluxo iônico membranoso em células cultivadas mostram que os anestésicos inalatórios diminuem a duração de abertura dos canais catiônicos nicotínicos ativados, ação essa que reduz os efeitos excitatórios da acetilcolina nas sinapses colinérgicas.

A maioria dos anestésicos inalatórios inibe isoformas do receptor nicotínico acetilcolínico, aquelas que encerram a subunidade α_4, embora tais ações não pareçam estar envolvidas nas suas ações imobilizadoras.

O receptor de glicina que é sensível à estricnina tem outro canal iônico operado por ligante que pode funcionar como um alvo para os anestésicos inalatórios, os quais podem provocar abertura do canal direta e independentemente da ligação do neurotransmissor.

De acordo com Trevor e White, a base neurofarmacológica dos efeitos que caracterizam os estágios da anestesia geral parece ser a sensibilidade de neurônios ou vias neuronais específicos às drogas anestésicas.

Os neurônios da substância gelatinosa do corno dorsal da medula são muito sensíveis a baixas concentrações de anestésico.

A interação com neurônios nessa região interrompe a transmissão sensorial no trato espinotalâmico, inclusive de estímulos nociceptivos.

Esses efeitos contribuem para o estágio I de analgesia e sedação consciente.

Os efeitos desinibitórios dos anestésicos gerais (estágio II), que ocorrem nas mais elevadas concentrações cerebrais, decorrem de ações neuronais complexas que incluem bloqueio de muitos pequenos neurônios inibitórios, tais como as células de Golgi do tipo II, ao lado de uma facilitação paradoxal de neurotransmissores excitatórios.

A depressão progressiva de vias ascendentes do sistema reticular de ativação ocorre durante o estágio III da anestesia, ao lado de supressão da atividade reflexa medular, a qual contribui para o relaxamento muscular.

Os neurônios dos centros respiratório e vasomotor da medula são relativamente insensíveis aos anestésicos gerais, mas em elevadas concentrações eles são deprimidos, levando ao colapso cardiorrespiratório (estágio IV).

Ainda não se sabe se a variação regional das ações dos anestésicos gerais corresponde a variações regionais dos subtipos do receptor $GABA_A$.

A sensibilidade diferencial de neurônios ou de vias neuronais específicos aos anestésicos poderia refletir suas interações com outras moléculas da família dos canais iônicos cujas comportas sejam operadas por ligantes e de maneira rápida ou com outras moléculas-alvo ainda não caracterizadas.

Biotransformação, eliminação e ações

Pensou-se, no passado, que os anestésicos inalatórios fossem eliminados integralmente sem sofrer degradação no corpo. Assim, os pulmões foram considerados a via natural de eliminação, embora traços de alguns anestésicos tivessem sido detectados na urina, na bile e em outras secreções. Posteriormente, graças ao emprego de radioisótopos, que serviram para marcar os carbonos das moléculas dos anestésicos, foi possível a verificação de que esses são, em maior ou menor extensão, biotransformados pela ação de enzimas microssômicas hepáticas do sistema P450 e assim eliminados pela urina. Também se comprovou que a atividade enzimática pode ser estimulada pelo uso prévio de um grande número de agentes medicamentosos, como o pentobarbital e alguns tranquilizantes, e, muitas vezes, até pela inalação crônica de concentrações infraanalgésicas de certos agentes inalatórios de uso corrente.

O óxido nitroso é quase totalmente eliminado pela expiração. Traços podem ser encontrados no suor, na urina e nos gases intestinais. Uma condição conhecida como hipoxia difusional, ao término da anestesia com óxido nitroso, explica sua eliminação rápida nos primeiros minutos, com produção de grandes volumes de óxido nitroso nos alvéolos e passagem de pouco nitrogênio do ar inspirado para o sangue. O oxigênio alveolar é então diluído pela presença de grandes volumes de óxido nitroso. Também o maior volume do gás carbônico expirado reduz a $PaCO_2$ e surge hipoventilação. Essa situação ocorre nos primeiros 5 minutos após o encerramento da administração da anestesia com o óxido nitroso, podendo levar a hipoxemia. O etileno, que não é mais usado, é eliminado pela expiração em torno de 90% nos 3 primeiros minutos após suspensão da anestesia. Traços podem ainda ser encontrados no sangue por 3 ou 4 horas, provenientes dos tecidos de baixo fluxo sanguíneo, como o adiposo. O ciclopropano também não é mais usado, não sofre biotransformação e é eliminado, em geral, em 10 minutos. Como ocorre com os gases anteriormente citados, traços permanecem no sangue durante algum tempo. O ciclopropano é eliminado pelos pulmões e traços pela pele.

Os éteres dietílico e divinílico não são alterados no corpo; são eliminados pelos pulmões em torno de 90%.

O tricloroetileno talvez tenha sido o único anestésico no passado a sofrer biotransformação. Sabe-se que pequena fração desse agente é transformada em ácido tricloroacético.

O halotano, embora seja eliminado rapidamente pela expiração, pode sofrer metabolismo de no mínimo 15%. Esse metabolismo ocorre no sistema microssômico hepático por processo oxidativo com perda do bromo da molécula, exigindo para esse processo NADPH (nicotinamida adenina dinucleotídio fosfato) e oxigênio molecular. Os metabólitos do halotano na via oxidativa são: o bromo, o ácido trifluoroacético, trifluoroacetiletanolamida e carbonos trifluorados. O metabolismo do halotano é descrito como ocorrendo em duas fases. Fase 1 – Nessa fase ocorrem alterações estruturais de pequeno porte, como hidroxilação e desmetilação. Fase 2 – Ocorrem reações envolvendo a junção de metabólitos formados na Fase 1 com uma molécula endógena, tal como um peptídio ou ácido glicurônico. Os metabólitos da Fase 1 são os geradores de toxicidade mais comuns. Os metabólitos da Fase 2 são usualmente inócuos e excretados rapidamente pela urina e pela bile. Os metabólitos formados na Fase 1 podem causar toxicidade por diferentes mecanismos, dois dos quais estão envolvidos na hepatotoxicidade. No primeiro mecanismo, alguns metabólitos reativos têm a capacidade de reagir indiscriminadamente com macromoléculas celulares, resultando em necrose tissular ou orgânica. Como o fígado é o principal local de metabolismo de drogas, tal mecanismo resulta em hepatotoxicidade. No segundo mecanismo, metabólitos reativos podem ter ligações covalentes com moléculas proteicas endógenas, formando um hapteno e anticorpos dirigidos contra esse conjugado proteína-hapteno, resultando em reação imune quando da readministração do halotano – são os anticorpos anti-halotano. A hepatotoxicidade induzida pelo halotano apresenta-se sob duas formas. Uma é de intensidade média e transitória, ocorrendo dano hepático subclínico comprovado pelas alterações nos testes de função hepática. Esse dano pode ser acentuado em situações de hipoxia hepática, como ocorre na redução do fluxo sanguíneo para o órgão, e pode ser visto com o uso do halotano.

O segundo tipo de dano hepático pelo halotano é muito menos comum que o anterior e manifesta-se por necrose hepática maciça e fulminante, geralmente com alta mortalidade. Grave hepatotoxicidade ocorre mais frequentemente após repetidas exposições ao halotano. Pacientes obesos e do sexo feminino são mais suscetíveis à hepatotoxicidade pelo halotano. Esse anestésico também é contraindicado em pacientes com história de icterícia não explicável ou pirexia após exposição ao halotano.

O metoxiflurano é metabolizado entre 5% e 20% no homem; alguns autores apresentam taxas bem mais elevadas de biotransformação. Os metabólitos são os ácidos metoxidifluoroacético, dicloroacético e oxálico, flúor inorgânico e cloro.

O metoxiflurano, devido à sua ação nefrotóxica, não é mais usado em anestesia. Desde 1984, passou-se a conhecer as características e mecanismos da nefrotoxicidade anestésica. Mostrou-se que o metoxiflurano podia causar uma insuficiência renal poliúrica que não respondia à vasopressina e era acompanhada de hipertermia, hiperosmolalidade e elevação da ureia e creatinina séricas, além de altas concentrações de oxalato e fluoreto na urina. Investigações laboratoriais e clínicas concluíram que a indução ou inibição do metabolismo do metoxiflurano levaram a um aumento ou diminuição da toxicidade renal e correlacionaram essa última com o aumento do flúor inorgânico. A administração desse metabólito em animais causou alterações funcionais e morfológicas nos rins semelhantes às causadas após o uso do metoxiflurano. O mesmo não ocorreu com a administração do outro metabólito: o ácido oxálico. Determinou-se que concentrações séricas de flúor menores do que 40 mmol/L não comprometiam a função renal, o mesmo não ocorrendo com concentrações de 50 a 80 mmol/L, que provocam toxicidade subclínica, e 90 a 120 mmol/L, em que se observou toxicidade clínica. Grave nefrotoxicidade ocorreu com níveis séricos acima de 120 mmol/L. Esses dados foram marcantes para a exclusão do metoxiflurano do arsenal anestésico e para a síntese de novos agentes halogenados que sofressem pouca biodegradação, comparada à do metoxiflurano, que pode atingir 75%. Assim, foram sintetizados o enflurano, o isoflurano, o desflurano e o sevoflurano, que têm as seguintes taxas metabólicas: 8%, 0,1%-0,2%, 0,02%-0,2% e 2,5%.

O enflurano geralmente não é nefrotóxico com concentrações de 2 a 4 CAM/hora. No entanto, exposição prolongada com 9,6 CAM/hora determinou uma diminuição significativa da capacidade de concentração renal (osmolalidade urinária diminuída). O que mais chamou a atenção foi a concentração de flúor inorgânico menor do que 35 mmol/L quando esse nível foi comparado com o da exposição ao metoxiflurano (50 mmol/L). O isoflurano produziu concentrações de 5 mmol/L, e não houve evidências de toxicidade renal. Também não se observou toxicidade com o desflurano e o sevoflurano, embora esse último possa produzir concentrações de flúor excedendo 50 mmol/L em 7% dos pacientes anestesiados. Níveis de até 90 mmol/L após grandes exposições foram observados sem sinais de toxicidade renal. Essas observações em altos níveis séricos de flúor sem sinais de nefrotoxicidade induziram a uma reavaliação da hipótese tradicional de ser o nível de flúor sérico o determinante da nefrotoxicidade. Assim surgiu a hipótese do flúor modificada, que correlaciona a nefrotoxicidade com a duração da exposição a um nível elevado de flúor ou com área da curva concentração de flúor/tempo. A eliminação mais rápida pelos pulmões dos agentes menos solúveis enflurano, isoflurano e sevoflurano, comparada com a do metoxiflurano, promove menor chance de metabolismo de gases e um declínio na taxa de flúor inorgânico, bem como menor área na curva referida. Contrariando essa hipótese, surgiram observações mostrando que o uso prolongado de isoflurano para sedação (23 dias) aumentou o nível de flúor inorgânico e principalmente a área da curva concentração de flúor-tempo, sem determinar nefrotoxicidade. Outra hipótese lançada foi a do metabolismo intrarrenal do agente anestésico, gerando flúor ou outros metabólitos com potencial tóxico. Essa hipótese precisa ainda ser mais bem testada. O metoxiflurano e, possivelmente, o enflurano podem ser desfluoronizados extensamente nos rins pelos citocromos P450 – 2A6 e P450 – 3A, o que não ocorre com o sevoflurano.

Outra explicação para a ocorrência de nefrotoxicidade é a interação de anestésicos voláteis com as substâncias absorvedoras de gás carbônico do circuito anestésico. Assim, o halotano pode sofrer degradação em contato com bases fortes no absorvedor de gás carbônico, formando o composto A, como já mencionamos anteriormente. Os efeitos farmacológicos dos anestésicos inalatórios podem ser influenciados por numerosas variáveis, como: concentração anestésica, ventilação espontânea × controlada, variação da normocapnia, estimulação cirúrgica, idade dos pacientes, doença coexistente, uso concomitante de outras drogas (interação), volume do fluido intravascular, medicação pré-anestésica e alterações da temperatura corporal.

Efeitos sobre o sistema nervoso central, metabolismo e fluxo sanguíneo cerebral

O consumo de energia pelo cérebro é relativamente constante em razão da ausência de fases de trabalho e repouso, como ocorre com outros departamentos orgânicos. Durante o sono profundo, o consumo de oxigênio nas células cerebrais é o mesmo verificado em condições de intensa concentração cerebral. Uma outra característica do tecido cerebral é seu alto nível de consumo de energia. Embora o seu peso corresponda a 20% do peso total do corpo, consome 20% de toda a energia do organismo. Esse consumo energético se dá dentro dos neurônios, não sendo possível ao cérebro reduzir os gastos em situações de emergência. Ele utiliza energia para síntese, transporte e liberação de transmissores nervosos e na manutenção de gradientes iônicos. Um aspecto crítico em relação ao cérebro é que toda essa energia provém do metabolismo oxidativo local da glicose. Em situações especiais, o cérebro pode obter energia do metabolismo de ácidos gordurosos. Habitualmente, quando há brusca redução dos níveis de glicose no sangue, observam-se rápida depleção de energia e morte cerebral. Com relação ao fluxo sanguíneo, o cérebro recebe 15% do débito cardíaco para atender às suas necessidades metabólicas, e esse fluxo permanece constante, dentro da faixa de pressão de perfusão de 60 a 180 torr; essa capacidade é conhecida como autorregulação cerebral. As arteríolas cerebrais dilatam-se quando a pressão de perfusão cai e, com a baixa resistência, o fluxo aumenta. Assim, temos:

$$F(fluxo) = \frac{\text{Pressão de perfusão}}{\text{Resistência vascular}}$$

A pressão de perfusão cerebral não é idêntica à pressão arterial média, sendo influenciada por fatores hidrostáticos e, principalmente, pela pressão intracraniana, por drogas vasodilatadoras ou por condições que aumentam ou diminuem a resistência periférica.

Durante a anestesia, o consumo de energia cerebral é, de modo geral, muito reduzido no homem. A necessidade de oxigênio é bruscamente reduzida com os anestésicos inalatórios halogenados atuais com 0,4 CAM. O óxido nitroso tem efeito mínimo sobre o fluxo sanguíneo cerebral e o consumo de oxigênio. Em voluntários sadios, estudos demonstram que o metabolismo cerebral está reduzido em 10% a 20%, sem modificação do fluxo sanguíneo. O halotano, em experimentos realizados por Cohen na concentração de 1,2%, produziu uma queda de 15% no metabolismo e aumento de 20% no fluxo sanguíneo cerebral. McHenry encontrou uma baixa de 26% no metabolismo cerebral e um leve aumento no fluxo sanguíneo com concentração de 1% de halotano e 50% de óxido nitroso com oxigênio.

Essa característica do halotano em reduzir o metabolismo cerebral e aumentar o fluxo sanguíneo, causando um estado de hiperperfusão, parece ser comum a todos os anestésicos voláteis.

O enflurano, na concentração de 3%, causa redução de 50% no metabolismo cerebral.

Os anestésicos voláteis afetam a autorregulação vascular cerebral, e o fluxo sanguíneo não pode ser mantido devido à redução da pressão sanguínea. A resposta ao CO_2 é preservada, o que explica o considerável aumento do fluxo durante a anestesia, quando os níveis da $PaCO_2$ são elevados. Isso não tem significado nos pacientes sem doença cerebral quando levados a cirurgia extracraniana, mas assume grande importância nos pacientes com patologia cerebral aguda levados a cirurgia intracraniana. Concluindo, podemos dizer que todos os anestésicos inalatórios de uso atual com 0,6 CAM aumentam o fluxo sanguíneo cerebral, a despeito da redução do metabolismo cerebral. Maior aumento ocorre com o halotano, seguido do enflurano. O isoflurano não interfere no fluxo. O halotano usado com 1,1 CAM aumenta em 200% o fluxo, enquanto o enflurano aumenta em 30% a 50%. Em pacientes com tumores cerebrais, a administração de halotano associado ao óxido nitroso com 1,5 CAM causa um aumento de 166% no fluxo sanguíneo, enquanto o enflurano, nas mesmas condições, eleva o fluxo em 35% e o isoflurano não modifica. O mesmo ocorre com a produção do líquido cefalorraquidiano, que é aumentada com o halotano e o enflurano e mantida na anestesia com isoflurano. A resistência à reabsorção do liquor também é aumentada com o halotano e o enflurano, o mesmo não ocorrendo com o isoflurano.

Todos os anestésicos voláteis deprimem a respiração mitocondrial, bloqueando a transferência de elétrons do NADH e, com isso, alterando as funções do sistema nervoso central, interferindo no suprimento de reservas de energia sob a forma de fosfatos. Sobre o eletroencefalograma, os anestésicos inalatórios com < 0,4 CAM causam aumento na voltagem e frequência das ondas. Com concentrações próximas a 1 CAM, a frequência é reduzida e ocorre voltagem máxima. Com concentração de 2 CAM, observa-se silêncio elétrico, exceto com o enflurano, que na presença de repetidos estímulos auditivos pode iniciar atividade convulsiva. O isoflurano possui propriedades anticonvulsivas. Abalos nas extremidades, mandíbula e pescoço parecem estar relacionados à administração de altas concentrações, plano profundo de anestesia pelo enflurano e redução de $PaCO_2$. Quando a anestesia é aprofundada, observam-se no eletroencefalograma onda em pico de alta voltagem e fenômenos de supressão brusca. Com a elevação da $PaCO_2$, a irritabilidade do sistema nervoso central diminui. Ao contrário, a hipocarbia acentua as alterações vistas no EEG durante a anestesia profunda com o enflurano. Sobre o potencial evocado, os anestésicos inalatórios causam redução dose-dependente, diminuição de aumento na latência do componente cortical somatossensorial do nervo mediano, potencial visual e auditivo.

Efeitos sobre o sistema respiratório

As ações dos anestésicos inalatórios sobre a respiração variam de anestésico para anestésico e estão relacionadas com o emprego ou não de depressores na medicação pré-anestésica. Os efeitos são observados sobre a ventilação pulmonar e envolvem o padrão ventilatório, a resposta ventilatória ao gás carbônico e à hipoxemia, alterações na resistência das vias respiratórias e hipoxemia caso a FiO_2 seja inadequada.

O tricloroetileno, em concentrações moderadas, não é irritante para a árvore traqueobrônquica; em concentrações altas, devido à provável paralisia dos receptores de estiramento e à estimulação dos receptores de deflação pulmonar, causa taquipneia e redução da amplitude respiratória.

O clorofórmio tem ação direta sobre o centro respiratório e os músculos respiratórios, causando depressão da ventilação pulmonar.

O halotano é um poderoso depressor respiratório e reduz consideravelmente o volume corrente sem interferir muito na frequência respiratória. Se a analgesia não for satisfatória para permitir o início da cirurgia, o estímulo doloroso é suficiente para aumentar a ventilação pulmonar pela elevação do volume e da frequência respiratória. A depressão ventilatória causada por concentração anestésica alta de halogenados eleva a $PaCO_2$ e reduz o pH arterial, produzindo acidose respiratória. O halotano deprime o reflexo laríngeo e relaxa os músculos masseteres, permitindo manobras endoscópicas de curta duração, como a laringoscopia e a intubação traqueal; apresenta ação broncodilatadora pela ação direta sobre a musculatura lisa e tem sido o anestésico recomendado para os portadores de asma brônquica.

O metoxiflurano não é irritante para as vias respiratórias, não estimula secreções brônquicas, nem reduz o diâmetro dos brônquios; também deprime a ventilação pulmonar, exigindo, na maioria das vezes, assistência ventilatória.

O fluroxano tem um odor mais suave que os outros anestésicos, tendo, no passado, grande aceitação pelos doentes; por não ser estimulante respiratório, facilita o emprego de ventilação controlada.

O ciclopropano, administrado com oxigênio à medida que o plano de anestesia é aprofundado, causa redução do volume corrente e aumento da frequência respiratória. Se narcóticos forem administrados na medicação pré-anestésica, não se observa aumento da frequência respiratória. O ciclopropano pode desenvolver broncoespasmo em pacientes com história de episódios de alergia respiratória (asma brônquica). Em animais, o ciclopropano produz broncoconstrição por sua ação parassimpatomimética.

O etileno e o óxido nitroso, em concentrações inferiores a 80%, não causam modificações respiratórias.

O éter etílico produz vapores irritantes para as vias respiratórias e estimula as glândulas mucosas, aumentando as secreções brônquicas. Em plano profundo ocorre inibição das secreções; tem ação broncodilatadora. Até o primeiro plano do terceiro estádio de anestesia, causa aumento da ventilação pulmonar, por estimulação reflexa do centro respiratório, envolvendo receptores localizados a distância, como os da árvore traqueobrônquica. Em planos mais profundos, causa depressão da ventilação pulmonar, elevação e redução do pH do sangue arterial. Também a resposta do centro respiratório ao CO_2 é deprimida.

O éter divinílico também produz broncodilatação e aumento da frequência em plano superficial de anestesia; em concentração mais alta, a respiração torna-se bem superficial e estertorosa. Palidez, seguida de cianose por parada respiratória, surge com concentrações elevadas.

O cloreto de etila também é depressor respiratório. O sevoflurano e o desflurano deprimem menos a ventilação que o halotano. O sevoflurano tem um odor agradável, o que facilita a indução anestésica em pediatria.

Efeitos cardiovasculares

O óxido nitroso a 80%, com oxigênio, deprime levemente a contratilidade do miocárdio por ação direta e aumenta discretamente a resposta do músculo liso vascular à adrenalina. Observa-se depressão da pressão sanguínea e da frequência e tônus muscular com concentração a 50% com oxigênio, quando associado ao halotano e ao metoxiflurano em baixas concentrações.

O etileno pode ser usado em concentrações pouco inferiores às do óxido nitroso e não deprime o sistema cardiovascular; foi muito usado em cirurgia cardíaca no passado.

O ciclopropano no homem anestesiado aumenta o débito cardíaco em plano superficial, por provável estimulação simpática e liberação de catecolaminas. Esse efeito contrasta com o observado em animais, em que o ciclopropano deprime a contratilidade cardíaca, a pressão diastólica final e o volume sistólico, na dependência da concentração usada. O ciclopropano reduz a frequência cardíaca, notadamente se a morfina for empregada na medicação pré-anestésica; caso contrário, o ciclopropano, em concentração de 18%, pode ser inspirado sem causar alterações na frequência cardíaca. Quando se usam doses altas de atropina (1 a 2 mg), pode-se observar aceleração da frequência cardíaca, com aparecimento de arritmias ou fibrilação ventricular. A retenção de CO_2 durante anestesia com ciclopropano pode precipitar a aceleração cardíaca pelo aumento da taxa de liberação de catecolaminas nos nervos simpáticos. Price e colaboradores demonstraram que o ciclopropano tem um efeito direto sobre o coração. Produz também vasoconstrição periférica na pele e nos músculos, mesmo em baixa concentração. Esse efeito é intenso com altas concentrações e deve-se a uma ação direta sobre os vasos ou, indiretamente, pela elevação da noradrenalina e ao efeito direto sobre o músculo liso da parede vascular. Uma queda da pressão arterial, às vezes observada ao término da anestesia com ciclopropano, se deve à brusca redução da $PaCO_2$. As duas arritmias mais frequentes na anestesia com ciclopropano são alteração do ritmo nodal e a extrassístole ventricular. O ciclopropano não é mais usado em clínica anestésica.

O éter dietílico aumenta a atividade simpática com liberação de noradrenalina proporcional à concentração anestésica; observam-se alterações tensionais. O éter não sensibiliza o miocárdio, como o ciclopropano, sob a ação das aminas simpatomiméticas de efeito central.

Em animais com o coração isolado ou com a preparação coração-pulmão, o éter deprime a contratilidade do miocárdio em concentrações anestésicas, produz dilatação dos vasos cutâneos, principalmente ao nível da face, em plano superficial de anestesia, e, em planos mais profundos, esse efeito torna-se menos acentuado, assumindo novas características, isto é, a pele torna-se pálida. Nos pacientes em choque ou com hemorragia, o quadro vascular periférico é agravado e os mecanismos compensatórios são bloqueados.

Examinando-se o tipo de curva de função ventricular, quando o trabalho externo realizado (volume sistólico ejetado) é relacionado com o comprimento inicial da fibra muscular (pressão ventricular no fim da diástole), pode-se reconhecer a capacidade do miocárdio, isto é, sua força para realizar o trabalho.

A anestesia pelo éter deprime a curva de função ventricular esquerda. Quando se aumenta a pressão aórtica (*after-load*), melhora-se a atividade contrátil ventricular; no entanto, o mesmo não se observa em relação ao ventrículo direito, que permanece com boa atividade contrátil.

Com o cloreto de etila, os efeitos sobre a irritabilidade cardíaca são discutíveis; no entanto, observa-se estimulação vagal com bradicardia e vasodilatação generalizada por depressão dos centros vasomotores. Com o aprofundamento da anestesia, o coração dilata-se e o débito cardíaco é diminuído. Devido às propriedades físicas do cloreto de etila, pode-se inadvertidamente administrar concentrações elevadas, causando parada cardiorrespiratória.

O tricloroetileno pode desencadear vários tipos de arritmias em planos profundos de anestesia, com taquicardia ventricular e extrassístole ventricular. Em plano superficial da anestesia, pode aparecer bradicardia sinusal.

Estudos realizados por Price com o halotano mostraram que a força contrátil, o volume sistólico e o débito cardíaco foram diminuídos, a despeito de aumento da pressão venosa, levando a bradicardia e hipotensão, que estão relacionadas com a concentração do anestésico.

A resistência periférica também é reduzida. A administração de concentrações muito altas em curto período de tempo pode causar parada cardíaca. Uma explicação para o efeito cardiovascular do halotano é dada pelo fato de que, em concentrações crescentes, bloqueia a ação da noradrenalina ao nível dos efetores: coração, sistema nervoso central e tecidos periféricos. Como o tricloroetileno, o halotano sensibiliza o miocárdio aos efeitos da adrenalina; no entanto, a adrenalina poderia ser usada em pacientes que recebem anestesia com halotano desde que a concentração e a dose total estejam dentro dos limites permissíveis e não ocorra hipercarbia ou hipoxemia, simultaneamente. Concentrações entre 1:100.000 e 1:200.000 e um volume nunca superior a 1 mL em períodos de 10 minutos podem ser injetados. Sobre a circulação periférica, o halotano causa dilatação das veias da pele e músculos, gerando uma redução da resistência periférica total e hipotensão.

O metoxiflurano causa, em pacientes não pré-medicados, diminuição do volume sistólico, do débito cardíaco e da resistência vascular sistêmica e aumento da frequência cardíaca. Seus efeitos lembram os do halotano. Durante a administração do metoxiflurano, observa-se progressiva diminuição da força contrátil ventricular e da pressão aórtica. Não se verifica aumento plasmático de catecolamina com a administração de metoxiflurano. A arritmia mais frequente é a bradicardia sinusal, que responde bem à atropina. O metoxiflurano também sensibiliza os ventrículos à ação de aminas simpatomiméticas de ação central. O metoxiflurano e o halotano deprimem também as curvas de função, tanto do ventrículo esquerdo como do direito. No entanto, com aumento da pressão aórtica média acentua-se a depressão das curvas de função ventricular.

O isoflurano também causa hipotensão e bradicardia em anestesia profunda.

O enflurano produz depressão cardiocirculatória proporcional à concentração empregada. Em uma série de pacientes estudados, verificou-se hipotensão, com aumento de frequência cardíaca.

O isoflurano também deprime a contratilidade do miocárdio, causando hipotensão arterial. A velocidade máxima de contração do músculo cardíaco é reduzida com 1 CAM de isoflurano em 36% do normal, enquanto com o enflurano e o halotano a redução alcança 10% e 40%, respectivamente. Por ordem, os anestésicos mais depressores da atividade cardíaca são: halotano, enflurano, metoxiflurano, éter dietílico e isoflurano. Estudos recentes revelam que o conteúdo de GMP cíclico no miocárdio está aumentado na anestesia com halogenados.

O halotano deprime o tempo de condução através do feixe de His-Purkinje, o que pode explicar o seu efeito arritmogênico. Depressão funcional vascular também é observada, sobretudo com o halotano. Tanto este como o isoflurano e o enflurano inibem a contração de aorta de ratos provocada pela fenilefrina (neossinefrina). A resposta simpaticoadrenal em cães submetidos a anestesia com halotano e isoflurano revelou uma redução de 50% dos valores obtidos com os animais acordados nos níveis de catecolaminas, o que não se observou com o ciclopropano.

Os efeitos cardiovasculares do sevoflurano e do desflurano são muito parecidos com os do isoflurano e do halotano. Todos diminuem a pressão arterial, embora por mecanismos diferentes. Desflurano, sevoflurano e isoflurano tendem a manter a força contrátil, reduzindo a pressão arterial por diminuição da resistência periférica. Em contrapartida, o halotano compromete a força sem envolver resistência periférica. O desflurano, como o isoflurano, eleva a frequência cardíaca, e o efeito do primeiro é concentração-dependente. O chamado roubo coronariano, como o observado com o isoflurano, não ocorre com o sevoflurano e o desflurano. Em pacientes de risco (portadores de doença cardiovascular), o aumento da pressão arterial e da frequência cardíaca observado na indução anestésica com os atuais halogenados pode causar isquemia miocárdica. Cardiologistas e anestesiologistas preocupam-se com a possibilidade de depressão da função miocárdica em pacientes usando betabloqueadores que são submetidos a anestesia com halogenados. Estudos em animais revelam que essa interação pode ocorrer, causando redução da frequência e do débito cardíaco, da depressão pulmonar e da pressão arterial. Essas alterações são mais acentuadas quando doses de 0,5 mg/kg de propranolol foram administradas em cães, e, principalmente, quando os animais estavam hipovolêmicos. Em todos os animais, a resistência vascular sistêmica foi preservada. Embora essas interações sejam reconhecidas em animais, do ponto de vista clínico, concordamos com uma maioria de observadores que mantêm o uso dos bloqueadores mesmo que o anestésico venha a ser um halogenado, que, nesse caso, deve ser usado com cautela, e, de preferência, os escolhidos devem ser o isoflurano, o enflurano ou os mais recentes sevoflurano e desflurano.

Efeitos sobre o sistema neuromuscular

O óxido nitroso e o etileno, quando empregados isoladamente, não comprometem a transmissão neuromuscular. Para obter-se anestesia cirúrgica com o óxido nitroso, no homem, é necessária uma pressão parcial de 760 torr, com boa oxigenação, o que só é possível se o paciente for mantido em condições hiperbáricas. No entanto, quando o óxido nitroso é administrado em concentração analgésica (acima de 50%) e associado ao tiopental e a opioides, é possível que ocorra pequeno envolvimento da transmissão neuromuscular. O ciclopropano exerce ação estimulante sobre a musculatura esquelética e aumenta a tensão por estimulação direta e indireta, porém bloqueia a transmissão neuromuscular.

O éter dietílico causa, a partir do segundo plano do terceiro estádio de anestesia, relaxamento muscular por depressão do sistema nervoso central e pela ação sobre a via eferente motora. O éter reduz a resposta dos músculos esqueléticos e a estimulação nervosa à injeção arterial de acetilcolina. As concentrações usadas em clínica anestésica comprometem a transmissão neuromuscular, com provável envolvimento da membrana pós-sináptica. O mecanismo de ação tem sido comparado ao da D-tubocurarina, e deve-se tomar cuidado quando o éter for administrado e o relaxante muscular for do grupo da D-tubocurarina, pois ocorre o fenômeno de adição pelo sinergismo medicamentoso. Esse efeito do éter sobre a junção mioneural pode ser revertido com o uso de prostigmina. O éter também aumenta o bloqueio neuromuscular causado por certos antibióticos, tais como neomicina, canamicina, estreptomicina, polimixina e outros.

O tricloroetileno, em concentrações clínicas, não causa relaxamento muscular apreciável, exceto para o músculos da mandíbula.

O clorofórmio deprime a transmissão neuromuscular em concentração que acarreta depressão respiratória e envolvimento cardiovascular.

O halotano tem mínimo efeito sobre a musculatura esquelética e não potencializa os relaxantes adespolarizantes. O grau de relaxamento muscular causado pelo halotano permite a realização de cirurgia ginecológica e abdominal. Como acontece com o éter dietílico, o halotano, associado a relaxantes adespolarizantes (D-tubocurarina, galamina etc.), desenvolve sinergismo. Assim, pequenas doses de relaxantes causam ação profunda e prolongada. Por outro lado, a D-tubocurarina, quando usada na anestesia com o halotano, pode provocar hipotensão.

O fluoroxano interfere pouco na transmissão neuromuscular, e, quando se necessita de relaxamento durante a cirurgia, os relaxantes adespolarizantes poderão ser empregados com segurança.

O metoxiflurano pode produzir vários graus de relaxamento muscular, na dependência da concentração empregada, provocando, porém, hipotensão. A D-tubocurarina tem sua ação aumentada durante o uso do metoxiflurano.

O enflurano, devido aos seus efeitos sobre o sistema nervoso central e sobre a membrana pós-juncional, proporciona também relaxamento muscular dose-dependente, compatível com a realização da cirurgia abdominal, mas é preferível que se empregue relaxante muscular quando houver necessidade de relaxamento, pois assim não ocorrerá depressão cardiocirculatória.

Embora haja uma diferença quantitativa no efeito do halotano e do enflurano sobre o músculo esquelético, o enflurano tem efeitos similares aos do halotano sobre o músculo uterino e deve ser evitado em pacientes que vão ser submetidas a curetagem uterina por restos ovulares, devido à possibilidade de maior perda sanguínea. Como o halotano, o enflurano pode desenvolver hipertermia maligna em indivíduos suscetíveis. Com o isoflurano, essa possibilidade é menor. O mecanismo do desenvolvimento da hipertermia maligna nos suscetíveis, com o uso dos halogenados, deve ser o mesmo que ocorre sobre o miocárdio, isto é, interferência no fluxo do cálcio no sarcoplasma. Há relatos de hipertermia maligna com os novos halogenados.

Efeitos sobre o sistema urinário

Muitos pesquisadores têm avaliado a função renal durante a anestesia e a cirurgia. Os dois rins têm um peso aproximado de 300 g e recebem 20% e 25% do débito cardíaco. O fluxo urinário antes da anestesia e cirurgia é de aproximadamente 1 mL/kg/min; durante a anestesia, o fluxo cai consideravelmente. Deve-se salientar que muitos fatores independentes do anestésico podem contribuir de maneira considerável para reduzir o fluxo urinário, como: o grau de hidratação e volume pré-, peri- e pós-operatório, a presença de vômitos, os efeitos de drogas previamente administradas, o estresse cirúrgico com liberação de hormônio antidiurético, liberação de catecolaminas ou as respostas do sistema renina-angiotensina com produção de aldosterona. Todos esse fatores têm efeito profundo sobre função renal. Nesse sentido, há pesquisas que têm mostrado alterações no fluxo urinário, na taxa de filtração glomerular, no fluxo sanguíneo renal e na excreção de eletrólitos, mais provavelmente causadas pelo tipo e pela duração da cirurgia e fatores já referidos do que, propriamente, determinados pela ação do anestésico empregado.

Apesar disso, os possíveis efeitos dos anestésicos sobre a função renal seriam efeitos indiretos e devidos a envolvimento do sistema cardiovascular, com hipotensão, vasoconstrição das artérias renais e depressão do miocárdio. Os efeitos dos anestésicos sobre o sistema nervoso simpático e sobre o sistema endócrino podem também causar alterações renais. De modo geral, os efeitos diretos dos anestésicos sobre os rins são revertidos após a suspensão da anestesia, como os efeitos sobre o fluxo renal e a taxa de filtração glomerular. A capacidade de excretar uma urina concentrada, entretanto, pode ficar deprimida por alguns dias.

O óxido nitroso e o etileno não causam disfunção renal. O éter, o ciclopropano e o clorofórmio causam vasoconstrição renal, diminuição da taxa de filtração glomerular, redução do fluxo plasmático renal e aumento da reabsorção tubular de água, pela maior secreção do hormônio antidiurético. A função retorna ao normal após a anestesia. Pode ocorrer irritação tubular, com o aparecimento de albuminúria.

Muitas das alterações citadas como oriundas do uso de alguns anestésicos inalatórios, como albuminúria, glicosúria e oligúria, não foram posteriormente confirmadas. O flúor inorgânico é um metabólito do enflurano e, a despeito de esse último ser apreciavelmente menos metabolizado que o halotano, níveis de flúor 10 vezes maiores são observados na anestesia com enflurano. O isoflurano, que tem uma taxa metabólica de 0,2% quando usado com 3 CAM/h, produz 2 a 3 μmol/L de flúor inorgânico. O enflurano deve ser evitado em pacientes com doença renal preexistente. O mesmo ocorre com o desflurano, que tem uma taxa metabólica de 0,02%. O sevoflurano tem uma taxa 100 vezes maior do que o desflurano.

Deve ser mencionada a possibilidade da ocorrência de indução enzimática microssômica hepática; assim é que níveis altos de flúor inorgânico podem aparecer no sangue, apesar do uso de concentrações clínicas dos anestésicos fluorados.

Admite-se que mais de uma centena de drogas possam causar indução enzimática por estimulação do citocromo P450, principalmente algumas manipuladas na medicação pré-anestésica, como sedativos e tranquilizantes, e mesmo a inalação de agentes anestésicos.

Embora existam registros de lesões renais graves e morte com a ingestão do tricloetileno, ele não tem efeito significativo quando usado em anestesia clínica.

O halotano reduz o fluxo sanguíneo renal e a taxa de filtração glomerular, interferindo na liberação do hormônio antidiurético.

O fluoroxano não causa depressão da função renal.

O metabolismo foi inicialmente responsabilizado como indutor de nefrotoxicidade, caracterizada por uma poliúria resistente à vasopressina. Crandell e colaboradores relataram 13 casos de insuficiência renal em 41 pacientes que receberam metoxiflurano para cirurgia abdominal. Posteriormente, Mazze e colaboradores relataram nefrotoxicidade do metoxiflurano, também caracterizada por poliúria sem resposta à administração de hormônio antidiurético, perda de peso, hiperosmolalidade sérica e elevação da ureia, da creatinina e do ácido úrico. Também se verificou aumento na concentração de flúor inorgânico e do ácido oxálico no soro e na urina de pacientes anestesiados com metoxiflurano, sendo o primeiro o responsável pela lesão tubular proximal.

A nefrotoxicidade do metoxiflurano foi considerada dose-dependente. O início da toxicidade renal ocorre com aproximadamente 2,5 a 3 CAM/h (concentração alveolar mínima do metoxiflurano multiplicada pela duração da anestesia), o que corresponde a um nível sérico de flúor inorgânico de 50 a 80 μM/L. Os pacientes demoram a normalizar a osmolalidade e o ácido úrico sérico. Ocorre toxicidade com manifestações clínicas leves em pacientes que receberam 5 CAM/h; eles apresentam níveis maiores de flúor inorgânico, de 90 a 120 μM/L, com hiperosmolalidade sérica, hipernatremia, poliúria e baixa osmolalidade urinária. Pacientes que receberam 7 a 9 CAM/h de metoxiflurano tiveram o flúor inorgânico elevado para 80 a 75 μM/L e apresentaram pronunciada alteração na função renal. Esses dados chamam a atenção para o perigo do emprego do metoxiflurano em concentrações elevadas (uso de vaporizadores não calibrados) por longos períodos, acima de 2 horas, além da inclusão do vaporizador no circuito anestésico e do emprego do anestésico em pacientes com doença renal ou cirurgia envolvendo o sistema urinário. Como já foi mencionado, existem atualmente outras hipóteses explicando a causa da nefrotoxicidade.

Efeitos sobre o sistema gastrointestinal

O óxido nitroso não altera a atividade desse sistema.

O ciclopropano aumenta o tônus intestinal por sua ação parassimpatomimética e direta sobre a musculatura lisa.

O inverso ocorre com a anestesia pelo éter dietílico, em que o grau de depressão da atividade motora é proporcional à profundidade da anestesia. Com o éter, a motilidade intestinal é reduzida e o tempo de evacuação, retardado. Tanto o ciclopropano como o éter dietílico, o clorofórmio e o éter vinílico causam alta incidência de náuseas e vômitos na recuperação da anestesia ou na indução, principalmente se essa é lenta. Os halogenados também deprimem a motilidade gastrointestinal, e o halotano antagoniza os efeitos da prostigmina e da morfina sobre a contração intestinal. A incidência de náuseas e vômitos com anestésicos halogenados é bem menor do que com os demais anestésicos, excetuando-se o óxido nitroso.

Efeitos sobre o fígado

Alterações na função hepática ocorrem após a maioria dos procedimentos anestésicos e parecem estar relacionadas não só com os efeitos anestésicos, mas também com os da cirurgia. Temos que diferenciar os efeitos sobre o fluxo sanguíneo através da artéria hepática dos causados diretamente sobre o hepatócito. O halotano reduz o fluxo arterial hepático, o mesmo não ocorrendo com o isoflurano, o sevoflurano e o desflurano. O óxido nitroso e o etileno, em concentrações inferiores a 70%, não causam alterações na função hepática. O ciclopropano causa redução transitória da função hepática, com excreção diminuída de bromossulfaleína e tolerância reduzida à glicose. Acredita-se que ocorra redução no fluxo sanguíneo com relação direta com a profundidade da anestesia. Provavelmente essa ação se deve à liberação de catecolaminas que causam redução do fluxo sanguíneo esplâncnico. Também o ciclopropano causa maior sensibilização do músculo liso vascular à ação da noradrenalina.

O éter dietílico, com administração prolongada e na vigência de hipoxia, pode lesar a célula hepática. O éter estimula a medula suprarrenal e o sistema nervoso autônomo, causando liberação de adrenalina e noradrenalina, que transformam o glicogênio hepático e muscular em glicose, elevando assim a glicemia.

O éter divinílico pode causar dano hepático semelhante ao causado pelo clorofórmio, se usado em altas concentrações e por longo período. Necrose centrolobular é observada com exposições prolongadas e repetidas ao anestésico e pode ser acentuada com dieta pobre em proteínas, glicose e aminoácidos. Durante a anestesia, devem-se evitar hipoxia e hipercarbia, pois essas condições também produzem lesões hepáticas semelhantes às causadas pelo éter vinílico.

Com relação ao tricloroetileno, não há evidências de lesão hepática após seu uso. As concentrações de ácido glutâmico, transaminases e desidrogenase lática têm sido normais no sangue de pacientes sob anestesia com tricloroetileno. Há relatos, entretanto, de necrose aguda do fígado em pacientes anestesiados com tricloroetileno e de retenção de bromossulfaleína em pacientes expostos a anestesia prolongada.

O fluoroxano, embora seja halogenado, parece não causar modificações funcionais do fígado. O halotano causa redução do fluxo sanguíneo hepático; as ações sobre o fígado têm sido de caráter polêmico desde que surgiram os primeiros relatos de necrose maciça, que levaram à realização de um inquérito nacional nos Estados Unidos sobre a possível hepatotoxicidade.

Uma hepatite tóxica tem sido atribuída ao halotano; no entanto, uma relação entre causa e efeito ainda não foi bem estabelecida. A possibilidade de que portadores de hepatite a vírus, no período de incubação, tenham sofrido anestesia ou que outros pacientes tenham recebido transfusão de sangue, antibiótico e outros agentes causadores de lesão hepática cria dificuldades para avaliação dos efeitos do halotano. Admite-se que a célula, quando exposta ao halotano, responda exibindo uma reação de sensibilidade. Estudos *in vitro* dos efeitos do halotano sobre cultura de células hepáticas não mostram alterações evidentes na morfologia celular, exceto nos casos de exposição prolongada por 2 dias e em concentrações que causam anestesia cirúrgica profunda; mesmo assim, as vacuolizações são reversíveis.

As impurezas no halotano, como o hexafluorbutano, têm sido responsabilizadas pelo envolvimento hepático; inclusive certos metais, como o cobre, podem acelerar a produção do butano. Essas hipóteses, entretanto, não tiveram confirmação. Os sintomas exibidos pelos pacientes com provável envolvimento hepático são: febre, leucocitose com eosinofilia e icterícia em 5 a 21 dias após a anestesia. A disfunção hepática é confirmada pela positividade dos testes: elevação da fosfatase alcalina e da transaminase glutâmica oxalacética.

O achado patológico é de extensa necrose hepatocelular, com predominância central e de tipo coagulativo, com vacuolização citoplasmática. Quanto ao metoxiflurano, embora produza retenção de bromossulfaleína, ainda não há nada definitivamente esclarecido quanto à sua ação hepatotóxica. Em pacientes com insuficiência hepática, por precaução, deve-se evitar anestesia com metoxiflurano. A via oxidativa de metabolismo do halotano pode gerar produtos que se ligam a proteínas e lipídios, causando dano celular. O complexo proteína-metabólito anestésico estimula a formação de anticorpos. Na exposição seguinte ao halotano pode ocorrer dano celular. Tem-se mostrado que o enflurano e, possivelmente, o isoflurano, quando metabolizados, podem formar ligações covalentes, reconhecidas por anticorpos de pacientes que tiveram hepatite pelo halotano. O enflurano também produz aumento das transaminases. Nos portadores de fibrose hepática, os halogenados têm sido empregados sem que houvesse maior envolvimento funcional do fígado. Exposição diária ao isoflurano por um período de 6 semanas (crianças submetidas a radioterapia) não causou lesão hepática. O halotano é contraindicado em pacientes com história de icterícia inexplicada ou de pirexia em anestesia anterior com esse agente.

Os efeitos do ciclopropano sobre a função hepática são transitórios. Observam-se excreção diminuída de bromossulfaleína e tolerância reduzida à glicose.

O éter não é agente hepatotóxico, mesmo quando empregado em anestesia profunda e demorada. Admite-se que tenha a mesma ação do ciclopropano, isto é, pequenas alterações funcionais transitórias podem ser evidenciadas, mas sem nenhuma ligação com uma possível ação tóxica sobre o fígado.

EFEITOS DA ANESTESIA SOBRE AS DEFESAS IMUNOLÓGICAS CONTRA INFECÇÃO E CÂNCER

A anestesia e a cirurgia podem afetar muitas fases da resposta imune, isto é, causar imunossupressão, embora esse ainda seja um campo muito polêmico.

Alguns dos efeitos imunossupressores que são relatados:

1. Inibição da divisão celular por depressão da medula óssea, com leucopenia. O óxido nitroso foi o primeiro agente em que esse fato

foi observado, no tratamento de tetânicos: tais pacientes desenvolveram redução de 50% nos leucócitos, e o quadro infeccioso agravou-se. Posteriormente, em relatos, comprovou-se o efeito imunossupressor com 24 a 48 horas de anestesia com halotano e óxido nitroso;
2. Inibição de mobilização de leucócitos em camundongos anestesiados com halotano;
3. Inibição da fagocitose, também verificada com 6 horas de anestesia com halotano a 1%;
4. Produção de anticorpos. Os resultados das pesquisas são contraditórios;
5. Os efeitos sobre o crescimento de tumores também são contraditórios. Animais têm apresentado uma diminuição da resistência ao câncer após a anestesia, e a incidência de metástase é aumentada. Outros estudos mostram que a anestesia com halotano, durante 24 horas, pode retardar o crescimento de tumores, sem maior significado clínico;
6. Podem ocorrer depressão na transformação de linfócitos, 2 horas após a indução anestésica, e acentuação no pós-operatório imediato;
7. Efeito sobre o sistema reticuloendotelial. Quando se administra albumina marcada com isótopos radioativos em pacientes com anestesia e cirurgia prolongadas ou que desenvolvam hipotensão, a taxa de depuração é reduzida.

Essa depressão, entretanto, pode ser causada pela redução do fluxo sanguíneo hepático devido à ação anestésica.

OUTRAS AÇÕES E EFEITOS

O ciclopropano e o éter dietílico aumentam consideravelmente a glicemia, pela estimulação da medula suprarrenal com liberação de adrenalina, que transforma o glicogênio hepático e muscular em glicose. O ciclopropano aumenta em 200% a glicemia. A acidose metabólica pode aparecer com o uso desses agentes, pela formação de ácidos lático e pirúvico. Observa-se elevação de ácidos gordurosos não esterificados e de corpos cetônicos. Tanto a hiperglicemia como a acidose podem ser impedidas com o bloqueio simpático ou adrenalectomia. Dos halogenados, o halotano não eleva a glicemia, enquanto o enflurano e o metoxiflurano produzem aumentos de 50% e 20%, respectivamente. O enflurano eleva em 100% o nível de cortisol e aumenta o número de leucócitos. O halotano tem pequena ação sobre a transmissão ganglionar simpática, que não é suficiente para explicar sua ação hipotensora. Também o halotano, como outros agentes anestésicos, causa diminuição na resposta hipofisária e suprarrenal. A liberação de hormônio antidiurético (ADH) é inibida. Os níveis de testosterona são diminuídos (12%) durante a anestesia com halotano, e ocorre profunda queda no primeiro dia de pós-operatório (50%); valores baixos persistem por 1 semana. Esse fato tem grande repercussão, pois a testosterona é um importante anabolizante.

O clorofórmio causa aumento na contagem de leucócitos e hemácias. O conteúdo de O_2 arterial é reduzido, pois o clorofórmio inibe a combinação de O_2 com a hemoglobina. O tempo de coagulação e a permeabilidade capilar são aumentados.

O óxido nitroso, em alta pressão, pode causar, em cultura de células de mamíferos, um bloqueio metafásico reversível da mitose. Os anestésicos inalatórios atravessam prontamente a placenta, e os efeitos sobre o feto dependem da concentração e do tempo de exposição. Com exceção do óxido nitroso e do etileno, todos os anestésicos inalatórios comprometem a atividade contrátil e o tônus uterino. O éter, a partir do primeiro plano do terceiro estádio da anestesia, reduz progressivamente a contratilidade uterina. Os halogenados, em planos superficiais, causam redução do tônus e da contratilidade e, em planos profundos, podem deprimir acentuadamente a atividade uterina. Essa ação sobre a contratilidade e o tônus permite a realização de manobras intrauterinas. Também em casos de inversão uterina, por ocasião do delivramento, os halogenados facilitam as manobras de correção.

O tricloroetileno, apesar de ser halogenado, foi amplamente empregado na analgesia obstétrica, isoladamente ou associado ao óxido nitroso. O tricloroetileno é um potente analgésico e não deprime muito as contrações uterinas, a não ser quando a analgesia é prolongada e se administram concentrações elevadas.

Os agentes anestésicos inalatórios deprimem a atividade uterina, mas esse efeito pode ser revertido satisfatoriamente com o uso de ocitocina intravenosa gota a gota.

O metoxiflurano, embora tenha sido recomendado para analgesia de parto, pode, na dependência da concentração empregada, deprimir as contrações.

Os efeitos sobre o útero dos halogenados sevoflurano e desflurano são semelhantes aos do halotano, enflurano, isoflurano e metoxiflurano.

REFERÊNCIAS BIBLIOGRÁFICAS

1. ADRIANI, J. *The Chemistry and Physics of Anesthesia*. 2nd ed. Springfield, Illinois, Charles C. Thomas, 1962.
2. ADRIANI, J. The chemistry of anesthesia. Springfield, Illinois, Charles C. Thomas, 1959.
3. ANDERSEN, N. B. & AMARANATH, L. Anesthestic effects on cell membrane. *Anesthesiology, 39*:127-130, 1973.
4. AUSTIN, A. T. The chemistry of the higher oxides of nitrogen as related to the manufacture, storage and administration of nitrous oxide. *Brit. J. Anesthesia, 39*:345, 1967.
5. BARRIER, G. *Anesthesie, réanimation en obstetrique. Encyclopédie médico-chirurgicale*. Paris, Editions Tecnicques, 1972.
6. BENNETT, P. B. *Mechanisms of Action of Volatile Anesthetics*. Annual Refresher Course Lectures, American Society of Anesthesiologists Inc., 1974.
7. BONICA, J. J. *Principle and Practice of Obstetric Anesthesia*. Philadelphia, 1968.
8. BRECHNER, V. L., & BALLINGER, C. M. *Pharmacology of Anesthetic Agents and Their Measurement*. Salt Lake City, University of Utah Press, 1969.
9. BROWN, J. R., & BURNEL, R. Hepatic microsomal enzyme induction. *Anesthesiology, 39*:115, 1973.
10. BRUCE, D. L. The effect of halothane anesthesia on extravascular mobilization of neutrophils. *J. Cell Phys., 68*:81, 1966.
11. BRUCE, D. L., LINDE, H. W. Halothane content in recovery room air. *Anesthesiology, 36*:517, 1972.
12. BRUCE, D. L., WINGARD, D. W. Anesthesia and immune response. *Anesthesiology, 34*:271, 1971.
13. BUNKER, J. P. Final on the national halothane study. *Anesthesiology, 29*:231, 1968.
14. BUTKER, T. C. Metabolic transformation of trichlorethylene. *J. Pharmacol. Exp. Ther., 97*:84, 1949.
15. CASCORBI, H. F. *Anesthesia Toxicity*. 25th Annual Refresher Course Lectures. American Society of Anesthesiologists, 1975.
16. CASCORBI, H. F. Biotransformation of drugs used in anesthesia. *Anesthesiology, 39*:115, 1973.
17. CHENOWETH, M. B. *Modern Inhalation Anesthetic. Handbook of Experimental Pharmacology*. Berlin, Springer-Verlag, 1972.
18. COHEN, E. Metabolism of the volatile anesthetics. *Anesthesiology, 36*:193, 1971.
19. COHEN, E. N., BELLE VILLE, J. W., BUOZIKIEWICZ, H., & WILLIAMS, D. H. Impurities in halothane. *Science, 141*:899, 1972.
20. COHEN, E. N., WINSLOQ, H. W., BELL VILLE & J. W., SHER, R. The chemistry and toxicology of dichlorohexafluorbutane. *Anesthesiology, 26*:140, 1965.
21. COHEN, E. N., BROWN, B. W., BRUCE, D. L., CASCORBI, H. F., CORBETT, T. H., JONES, T. W., & WHITCHER, C. E. Occupational disease among operating room personnel: a national study. Report of and "ad hoc" committee on the effects of trace anesthetics on the health of operating room personnel, American Society of Anesthesiologists. *Anesthesiology, 41*:321, 1974.
22. COLLINS, V. J. *Principles of Anesthesiology*. Philadelphia, Lea & Febiger, 1976.
23. CORBERT, T., & BALL, G. T. Chronic exposure to methoxyflurane: a possible occupational hazard to anesthesiologists. *Anesthesiology, 34*:532, 1971.
24. CULLEN, B. F. *Relationship of anesthesia and surgical stress to postoperative changes in white blood cell count and depression of lymphocyte transformation*. Annual Meeting of the American Society of Anesthesiologists, Washington, 1974.
25. CULLEN, B. *Cellular Effects and Toxicity of Anesthetics*. Annual Refresher Course, American Society of Anesthesiologists, 1977.
26. DEKAN, W., VAMVAKAS, S., & ANDERS, M. W. *Formation and fate of nephrotoxic and cytotoxic gluthatione. conjugates: cystine conjugate B – lyase pathway. Advances in Pharmacology*. San Diego, Academic Press, 1994.

27. DOBKIN, A. B., DEUMOND, K., & PURKIN, N. Anesthesia with the azeotropic mixture of halothane and diethyl ether. *Brit. J. Anaesth., 31*:53, 1959.
28. DRIPPS, R. D. Signs and stages of anesthesia. *In*: GOODMAN, L. S., GILMAN, A. *The Pharmacological Basis of Therapeutics*. 9th ed. New York, Macmillan, 1996.
29. DUNCAN, P. B., CULLEN, B. F. Anesthesiology and immunology. *Anesthesiology, 45*:522, 1976.
30. EGER, R. I. *New Inhalation Agents*. Annual Refresher Course Lectures, American Society of Anesthesiologists, *252*:1-7, 1995.
31. EGER, R. I. II. *Anesthetic Uptake and Action*. Baltimore, Williams & Wilkins, 1974.
32. EMBREY, M. P., GARRET, W. J., PRYER, D. L. Inhibitory action of halothane on contractility of human pregnant uterus. *Lancet*, 21093, 1958.
33. EPSTEIN, R. A. In my opinion: carbon monoxide: what should we do? *APSF NEWSLETTER, 95*; 9:37-41, 1994.
34. FISHER, B., & FISHER, O. R. Effect of surgical trauma on growth of experimentally induced hepatic metastases. *Ann. Surg., 50*:73, 1959.
35. GALINDO, A. Anesthesia and synaptic transmission. *In*: FINK, B. R. *Cellular Biology and Toxicity of Anesthetics*. Baltimore, Williams and Wilkins, 1997.
36. GALL, E. A. Report of pathology panel-national halothane study. *Anesthesiology, 29*:233, 1968.
37. GRANDELL, W. B., PAPAS, S. G., & MACDONALD, A. Nephrotoxicity associated with methoxyflurane anesthesia. *Anesthesiology, 27*:591, 1966.
38. GREEN, C. D., EASTWOOD, D. W. Effect of nitrous oxide inhalation on hemopoiesis in rats. *Anesthesiology, 24*:341, 1963.
39. GREEN, N. M. *Halothane. Clinical Anesthesia 1*. Oxford Blackwell Scientific Publications, 1968.
40. GREEN, N. M. The metabolism of drugs employed in anesthesia. Part II. *Anesthesiology, 29*:127, 1968.
41. HALSEY, M. J., MILLAR, R. A., & SUTTON, J. A. *Molecular Mechanism in General Anaesthesia*. London, Churchill Livingstone, 1974.
42. HILL, D. W. *Physics Applied to Anaesthesia*. London, Butterworth Publishers, 1972.
43. HOLADAY, D., SMITH, F. Clinical characteristics and biotransformation of sevoflurane in healthy human volunteers. *Anesthesiology, 54*:100-106, 1981.
44. KENNA, J. G., JONE, R. M. The organ toxicity of inhaled anesthetic. *Anesthesia e Analgesia*; *81*:551, 1995.
45. KHARASCH, E. D. *Inhalation Anesthetic Toxicity: Current Controversies*. Annual Refresher Course Lectures, American Society of Anesthesiologists, 264:1-7, 1995.
46. KRNJEVIC, K. *Central Actions of General Anaesthetics. Molecular Mechanism in General Anaesthesia*. A. Glaxo Symposium. Edinburgh, Churchill, Livingstone, 1974.
47. KRNJEVIC, K. The mechanism of general anesthesia. *Anesthesiology, 34*:215, 1971.
48. LINDE, H. W., BRUCE, D. L. Occupational exposure of anesthetics to halothane, nitrous oxide, and radiation. *Anesthesiology, 30*:363, 1969.
49. MADUSKA, A. L. Serum inorganic fluoride levels in patients receiving enflurane anesthesia. *Anest. Analg. (Cleve), 53*:351, 1974.
50. MAZZE, R. *Anesthetic Metabolism and Toxicity*. Annual Refresher Course Lectures, American Society of Anesthesiologists, 1977.
51. MAZZE, R. The safety of sevoflurane in humans. *Anesthesiology, 77*:1062-1063, 1992.
52. MAZZE, R. I. *Renal Effects of Anesthesia*. Annual Refresher Course Lectures. American Society of Anesthesiologists Inc., 1974.
53. MAZZE, R. I., CALVERLEY, R. K., SMITH, N. T. Inorganic fluoride nephrotoxicity: prolonged enflurane and halothane anesthesia in volunteers. *Anesthesiology, 46*:265, 1977.
54. MAZZE, R. I., SHUE, G. L. Renal dysfunction associated with methoxyflurane anesthesia: a randomized prospective clinical evaluation. *JAMA, 216*:278, 1971.
55. MAZZE, R. I., TRUDELL, J. R., COUSINS, M. J. Methoxyflurane metabolism and renal dysfunction: clinical correlation in man. *Anesthesiology, 35*:247, 1971.
56. MEDRADO, V. C., VANIA, W. Penthrane–Novo agente anestésico. *Rev. Méd. Bra., 18*:33, 1962.
57. MEDRADO, V. C. & PEREIRA, D.C. Hepatotoxicidade do metoxiflurano em animais de laboratório. *Rev. Bras. Anest., 3*:197, 1963.
58. MEDRADO, V. C., DARZÉ, E., & CARVALHO, F. Efeitos do etrano sobre a contração uterina. *Rev. Bras. Anest., 24*:226, 1974.
59. MORIO, M., FUJII, K., SATHO, N. *et al.* Reaction of sevoflurane and its degradation products with soda lime. Toxicity of the by products. *Anesthesiology, 77*:1155-1164, 1992.
60. NINNO, V. S., SMITH, G. Inhalation and intravenous anaesthetic agent. *In*: JONES, R. M. *Anesthesia*. Vol. 1. Oxford, Blackwell Scientific Publications, 1989.
61. PATON, W. D. M., & SPEDEN, R. N. Uptake of anesthetics and their action on the central nervous system. *Brit. Med. Bull., 21*:44, 1965.
62. PAUL, B.B., & RUBINSTEIN, D. Metabolism of carbon tetrachloride and chloroform by the rat. *J. Pharmacol. Exp. Ther., 141*:141, 1963.
63. PAULING, R. Molecular theory of anesthesia. *Science, 134*:15, 1961.
64. PENNINGTON, S. N. The effects of gamma radiation on halothane. *Anesthesiology, 29*:153, 1968.
65. PERRY, L. B., VANDYKE, R. A., & THEYE, R. A. Sympathoadrenal and hemodynamic effects of isoflurane, halothane and cyclopropane in dogs. *Anesthesiology, 40*:465-470, 1974.
66. PRICE, H. L. & DRIPPS, R. D. Volatile anesthetics: diethyl ether, divinyl ether, chloroform, halothane, methoxyflurane and other halogenated volatile anesthetics. *In*: GOODMAN, L. S., GILMAN, A. *The Pharmacological Basis of Therapeutics*. New York, Macmillan, 1996.
67. PRICE, H. L., DRIPPS, R. D. Gas anesthetics: nitrous oxide, ethylene, cyclopropane and other gaseous anesthetics. *In*: GOODMAN, L. S., & GILMAN, A. *The Pharmacological Basis of Therapeutics*. New York, Macmillan, 1996.
68. RAVENTOS, J., DEE, J. Action of the halothane. Diethyl-ether azeotropic mixture on experimental animals. *Brit. J. Anesth., 31*:46, 1959.
69. RICHARDS, C. D. *The action of general anesthetics on synaptic transmission within the central nervous system. Molecular mechanisms in general anesthesia*. A. Glaxo Symposium. Edinburgh, Churchill Livingstone, 1974. p. 90.
70. ROIZEM, M. F., HORRIGAN, R. W., FRAZER, B. M. Anesthetic doses blocking adrenergic (stress) and cardiovascular response to incision – M. A. C. BAR. *Anesthesiology, 54*:390-398, 1981.
71. ROZEMBERG, P. H. Inhibition of the effect of oxytocin by methoxyflurane *in vitro*. *Canad. Anaesth. Soc. J., 20*:559, 1973.
72. SABA, T. K. Mechanisms mediating reticuloendothelial system depression after surgery. *Proc. Soc. Exp. Biol. Med., 133*:344, 1971.
73. SCHATTEN, W. E., & KRAMER, V. M. An experimental study of postoperative tumor metastases II. Effect of anesthesia, operation and cortisone administration on growth of pulmonary metastases. *Cancer, 11*:469, 1958.
74. SCHELLER, M. S. New volatile anesthetics: desflurane and sevoflurane. *Semin Anesth., 11*:114-122, 1992.
75. SMITH, E. B. *Physical chemical investigations of the mechanisms of general anesthesia. Molecular mechanism in general anaesthesia*. A. Glaxo Symposium. Edinburgh, Churchill Livingstone, 1974.
76. SMITH, N. T. *Myocardial Contractility and the Anesthesiologists*. Annual Refresher Course Lectures. American Society of Anesthesiologists, 1974.
77. STEPHEN, C. R., MEDRADO, V., DUVOISIN, P., & HALL, K. D. Laboratory and clinical comparisons of halothane and the azeotrope halothane ethyl ether. *Anest. and Analg. – Current Researches, 40*:509, 1961.
78. STERN, S. A., FRISH, H. L. Dependence of inert gas narcose on lipid "free volume". *J. Appl. Physiol., 34*:366, 1976.
79. STEVEN, W. C. Inhalation agents. *In*: KIRBY, R.R., GRAVENSTEIN, N. *Clinical Anesthesia Practice*. Philadelphia, W. B. Saunders Company, 1994.
80. STEVEN, W. C., KINGSTON, H. G. G. Inhalation anesthesia. *In*: BARASH, P. G., CULLEN, B. F., & STOCLTING, R. K. *Inhalation Anesthesia*. 2nd ed. Philadelphia, J. B. Lippincott Company, 1992.
81. SUTTON, T., KOBBIN, D., GRUENKE, L., WEISKOPT, R., RAMPIL, I., & WASKELL, L. E. Fluoride metabolites following prolonged exposure of volunteers and patients to desflurane. *Anesth. Analg., 73*:180-185, 1991.
82. TREVOR A. R. & WHITE P. General anesthetics. *In*: KATZUNG, B. G. *Basic & Clinical Pharmacology*. 9th ed. New York Lange Medical Books, 2004.
83. TRUDELL, J. R. *Molecular Theories of Anesthesia*. Annual Refresher Course Lectures, American Society of Anesthesiologists, 1977.
84. VILJANEN, M. K. Immunosuppression by halothane. *Brit. Med., 3*:499, 1973.
85. VULLIENOZ, Y., VEROSKY, M., ALPERT, M. Effect of halothane and isoflurane on myocardial cGMP. *Anesthesiology, 55*:A 295, 1981.
86. WHITCHER, C. E. *Control of Occupational Exposure to Inhalational Anesthetics, Current Status*. Annual Refresher Course Lectures, American Society of Anesthesiologists, 1977.
87. WOLLMAN, H., DRIPPS, R. D. Uptake, distribution, elimination, and administration of inhalation anesthetic. *In*: GOODMAN, L. S., & GILMAN, A. *The Pharmacological Basis of Therapeutics*. New York, Macmillan, 1996.

41

Anestésicos Gerais Intravenosos

Túlio César Azevedo Alves, Edilma Maria Lima Dórea e Rogério Franco de Andrade

HISTÓRICO

Os estudos de Williams Harvey sobre a circulação permitiram que Christopher Wren, famoso arquiteto inglês, e Daniel Johann imaginassem a injeção de medicamento na corrente sanguínea.

Deve-se atribuir a Sigismund Elsholtz o primeiro intento deliberado para obter anestesia intravenosa, quando, em 1665, injetou, em si mesmo, uma solução de ópio, com o propósito de adquirir insensibilidade.

O desenvolvimento da medicação intravenosa tomou impulso em 1853, quando Alexandre Wood, de Edinburgh, combinou a agulha hipodérmica oca idealizada por Frances Rynd, um cirurgião de Dublin, a uma seringa, constituindo o primeiro protótipo para a administração de anestésicos intravenosos.

Foi a partir da introdução do hexabarbital por Helmut Weese (Wuppertal-Elbert, 1932) e do tiopental por John Lundy (Rochester, Minnesota, 1936) que a anestesia intravenosa expandiu-se por todo o mundo; na atualidade, é o método mais comumente utilizado para a indução da anestesia geral, que consiste em quatro características essenciais: inconsciência, analgesia, relaxamento muscular e controle dos reflexos autonômicos.

DEFINIÇÃO

O que é um anestésico intravenoso? Há algum tempo, responderíamos: "Uma droga que, em doses adequadas, produzisse, com segurança e reversibilidade, perda de consciência, preferivelmente em um tempo de circulação braço-cérebro." Com a crescente popularidade dos opioides e do uso de uma combinação de drogas com ações seletivas, para produzir todos os componentes da anestesia geral, esse conceito foi se tornando menos claro. Daí definirmos atualmente anestésico intravenoso como droga ou combinação de drogas que induzem anestesia quando administradas adequadamente.

CLASSIFICAÇÃO

De acordo com Dundee, os anestésicos intravenosos podem ser classificados conforme o Quadro 41.1.

Quadro 41.1 Classificação dos anestésicos intravenosos

Agentes de ação rápida:
Tiobarbitúricos: tiopental, tiamilal
Barbitúricos: meto-hexital
Compostos imidazólicos: etomidato
Alquil-fenóis: propofol

Agentes de ação mais lenta:
Cetamina
Benzodiazepínicos: diazepam, midazolam, flunitrazepam
Opioides em grandes doses: fentanil, alfentanil, sufentanil
Combinações neurolépticas: opioide + neuroléptico

Barbitúricos (tiopental, meto-hexital, pentobarbital)

QUÍMICA

Os barbitúricos são sais hidrossolúveis derivados do produto da reação de condensação do ácido malônico com a ureia (Fig. 41.1). Esse ácido barbitúrico não apresenta atividade depressora no sistema nervoso central (SNC), porém derivados ativos podem ser obtidos pela substituição de radicais aril ou alquil no carbono 5 e pela substituição nos átomos de nitrogênio (Fig. 41.2).

O tiopental e outras drogas endovenosas de uso comum são tiobarbitúricos em que o átomo de oxigênio em C-2 no anel é substituído por um átomo de enxofre. O meto-hexital mantém o átomo de oxigênio, mas um grupo de metil substitui o hidrogênio anexado ao N-1 no anel. Essas pequenas diferenças químicas resultam em acentuadas alterações nas propriedades físico-químicas, conferindo aos barbitúricos intravenosos um rápido início de ação e duração relativamente curta de efeito sobre o SNC, em comparação com outros barbitúricos.

PROPRIEDADES FÍSICO-QUÍMICAS

O sal sódico do tiopental é um pó amarelo, higroscópico, contendo 6% de carbonato de sódio anidro para prevenir a formação de ácido livre insolúvel pelo dióxido de carbono atmosférico. É prontamente solúvel em água ou solução salina, porém a solução aquosa tem estabilidade limitada, em torno de 2 semanas, recomendando-se que seja preparada quando de uso imediato.

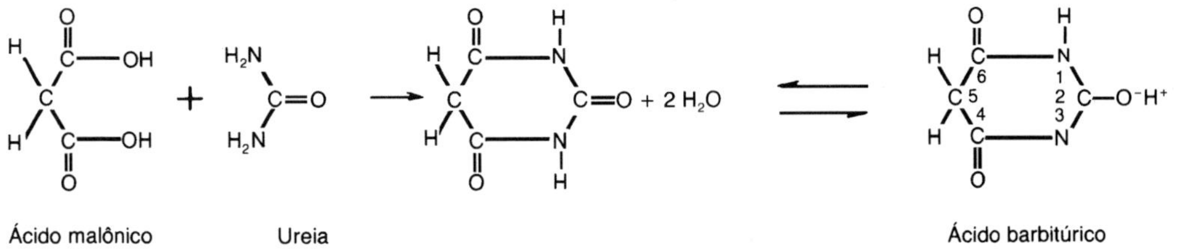

Fig. 41.1 A condensação do ácido malônico com a ureia para formar ácido barbitúrico.

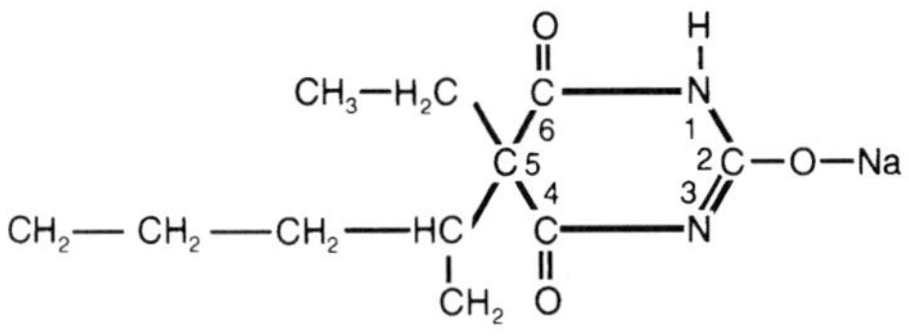

Fig. 41.2 A estrutura do pentobarbital possui os grupos etil e 1-metilbutil no carbono 5.

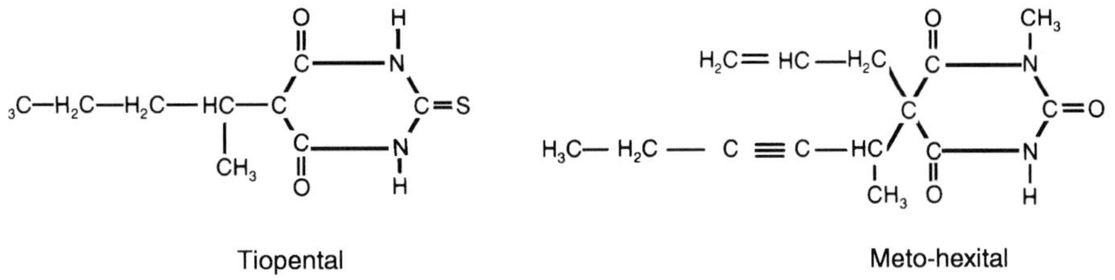

Fig. 41.3 Estruturas químicas do tiopental e meto-hexital.

O pH da solução a 25% é da ordem de 10,5, extremamente irritante para os tecidos orgânicos. A injeção de tiopental extravascular pode causar lesão tissular localizada; quando intra-arterial, gera uma complicação grave, em que pode ocorrer necrose tecidual extensa. O uso de soluções relativamente diluídas diminui a possibilidade de lesão.

As diferenças no perfil farmacocinético entre os barbitúricos estão estritamente relacionadas com fatores como pKa, solubilidade lipídica e ligação proteica (Quadro 41.2). Como observado nesse quadro, apesar de o pentobarbital apresentar alta percentagem de fração não ionizada ao pH 7,4 e baixa ligação proteica, seu início de ação é mais longo em comparação com o tiopental e o meto-hexital. Isso provavelmente pode se dever à sua baixa solubilidade lipídica.

FARMACOCINÉTICA

O tiopental tornou-se o agente de indução mais amplamente utilizado por causa do seu rápido efeito hipnótico (um tempo circulatório braço-cérebro), ausência de irritação vascular e geralmente total segurança.

Após administração intravenosa rápida (3-5 mg/kg) ocorre imediatamente distribuição no cérebro e em outros órgãos ricamente perfundidos, com perda da consciência em 10-15 segundos e produção do estado anestésico que dura 5 a 10 minutos. O início da ação é uma função da velocidade de injeção.

O término da ação, por sua vez, relaciona-se com a redistribuição da droga do cérebro e de outros órgãos ricamente perfundidos para tecidos menos vascularizados, como o músculo esquelético (despertar precoce) e depois para o tecido adiposo, onde concentrações máximas só são atingidas algumas horas mais tarde, com queda dos níveis plasmáticos e cerebrais (Fig. 41.4).

Os tiobarbitúricos são metabolizados principalmente no fígado, com pequena participação dos rins e cérebro (aproximadamente 15% por hora), enquanto os oxibarbitúricos são metabolizados exclusivamente no fígado. Esses mecanismos envolvem reações de oxidação dos radicais na posição 5 do anel barbitúrico, dessulfuração e rotura do anel por hidrólise.

Os dois principais metabólitos são oxidados, hidroxitiopental e o derivado ácido carboxílico, e têm pequena atividade hipnótica. Contudo, após a administração de doses altas por período prolongado, pode ocorrer a reação de dessulfuração com a produção de pentobarbital (hipnoticamente ativo). A excreção renal é desprezível.

A meia-vida dos barbitúricos varia consideravelmente, e a do pentobarbital é várias vezes maior do que a do meto-hexital ou do tiopental. Existem maiores diferenças na meia-vida de eliminação, que se devem a alterações correspondentes no *clearance* (Quadro 41.3).

É importante notar no Quadro 41.3 que o meto-hexital é eliminado três vezes mais eficientemente que o tiopental e 20 vezes mais que o pentobarbital.

A dose necessária de tiopental diminui com o aumento da idade, porém os mecanismos envolvidos ainda não estão completamente estabelecidos. Crianças necessitam, com frequência, de doses maiores.

Na gravidez, o volume de distribuição para o tiopental aumenta, resultando em uma meia-vida terminal maior. O *clearance* permanece inalterado.

Na obesidade, o volume de distribuição, a meia-vida terminal e o *clearance* estão aumentados, porém essa diferença torna-se insignificante se os valores são normalizados pelo peso corporal.

Quadro 41.2 Propriedades físico-químicas

	Pentobarbital	Tiopental	Meto-hexital
pKa	8,1	7,6	7,9
Fração não ionizada ao pH 7,4 (%)	83	61	75
Solubilidade lipídica	0,05	3,3	2,4
Ligação proteica (%)	40	85	85

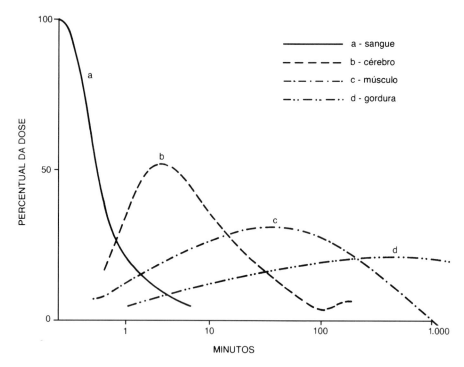

Fig. 41.4 Distribuição do tiopental nos vários compartimentos, após administração intravenosa. Notar a escala semilogarítmica para o tempo. As regiões específicas são quatro: volume sanguíneo do *pool* central; vísceras, incluindo o sistema nervoso central, coração, rins, fígado e intestinos; tecido extravisceral, especialmente músculos; e o tecido gorduroso.

Quadro 41.3 Farmacocinética dos barbitúricos após dose única intravenosa em pacientes cirúrgicos*

	Pentobarbital	Tiopental	Meto-hexital
T 1/2 (min) inicial	240	8,5	5,6
T 1/2 (min) intermediária		62	58
T 1/2 (h) terminal	50	11,6	3,9
V_i (L)	—	26	27
V_{ss} (L)	136	172	168
CL (mL·min^{-1} kg^{-1})	0,4	3,4	10,9
Razão de extração hepática	0,02	0,16	0,52
CL hepático (mL·min^{-1} kg^{-1})	0,42	4	22,75

*Dados obtidos de Smith *et al.*, 1973; Hudson, Stauski e Burch, 1983.
V_i = Volume inicial aparente.
V_{ss} = Volume *steady-state* aparente.
CL = *Clearance*.

Nos renais crônicos, devido à hipoproteinemia, a fração livre do tiopental aumenta de 16% para 28% e, como a difusão para o cérebro é determinada pela concentração livre da droga, a dose de indução é menor.

Nos cirróticos, apesar de o *clearance* permanecer inalterado pelo equilíbrio entre o aumento da fração livre e a redução do *clearance* hepático, é esperada menor dose de indução.

Estima-se que em pacientes com alta ingestão de álcool sem sinais de insuficiência hepática as doses suplementares e a velocidade de infusão do tiopental para a manutenção de anestesia sejam maiores.

O tiopental pode ser deslocado dos seus locais de ligação proteica por altas concentrações plasmáticas de drogas anti-inflamatórias não esteroides, como aspirina, indometacina, ácido mefenâmico, fenilbutazona e naproxeno. Esse mecanismo tem sido também evidenciado com o uso de sulfafurazol. Observou-se comportamento similar com o meto-hexital. Com o aumento da fração livre da droga, pode-se esperar efeito farmacológico intenso.

MECANISMO DE AÇÃO

Devido à grande complexidade do SNC, nem a neurotransmissão nem os mecanismos de ação das drogas anestésicas intravenosas estão completamente elucidados.

Existem várias teorias com o propósito de explicar os mecanismos dos vários agentes anestésicos. Algumas dessas teorias sugerem que essas drogas afetam diretamente as membranas celulares (teoria biofísica), enquanto outras sugerem interação direta com sistemas neurotransmissores (teoria transmissora). Porém, há evidência substancial sugerindo que a maioria das drogas anestésicas intravenosas exerce vários de seus efeitos por modular a transmissão GABAérgica.

Os barbitúricos, ao se ligarem aos receptores GABA, diminuem a possibilidade de liberação do GABA de seu receptor, aumentando dessa forma a atividade desse neurotransmissor e, consequentemente, mantendo o canal de cloreto aberto. Em doses altas, os barbitúricos agem de maneira independente desse neurotransmissor.

Existem evidências de que essas drogas exercem suas atividades anticonvulsivante e ansiolítica através da interação com o complexo receptor/canal iônico, mas seus efeitos sedativo e hipnótico podem possuir outro substrato de ação.

Em axônios isolados, os barbitúricos exercem uma ação estabilizadora da membrana. Eles aumentam o limiar à estimulação elétrica, retardam o aumento da permeabilidade ao íon de sódio, diminuem a condutância do sódio e potássio, reduzem a amplitude do potencial de ação e diminuem a velocidade de condução. Existe pequena alteração no potencial de repouso de membrana. Parece provável que os barbitúricos (os quais são ácidos fracos) penetram a membrana em sua forma não ionizada, e, uma vez na membrana, uma proporção das moléculas torna-se ionizada e atua dentro da célula (isso é similar ao modo de ação do anestésico local). As propriedades estabilizadoras dos barbitúricos ocorrem em concentrações mais altas do que as comumente encontradas em uso clínico. No entanto, é possível que concentrações mais baixas estabilizem as membranas pré-sinápticas.

EFEITOS FARMACOLÓGICOS

SNC

Os efeitos, diretamente proporcionais à dose, variam de sedação discreta a inconsciência e apneia. Não são analgésicos; na realidade, o uso de doses subclínicas aumenta a sensibilidade à dor somática, e esse estado de antianalgesia (ou hiperalgesia), que está associado a uma baixa concentração barbitúrica cerebral, também ocorre durante recuperação de grandes doses.

Pequenas doses de tiopental antagonizam também a analgesia produzida por óxido nitroso ou petidina, e podem exaltar os reflexos das vias respiratórias, onde a estimulação propicia o aparecimento de laringoespasmo e tosse. É um fraco relaxante muscular.

Efeitos clinicamente desejáveis incluem reduções no fluxo sanguíneo cerebral, metabolismo, pressões no SNC e nos padrões de sono no EEG; esses efeitos são especialmente importantes para pacientes com patologia intracraniana e pressão intracraniana (PIC) aumentada.

O tiopental causa aumento na amplitude e redução na frequência do EEG (2-8 Hz). Se a dose for bastante alta, ocorrerá supressão e aparecerá um traçado isoelétrico.

A administração regular causa um desequilíbrio das fases do sono, ou seja, redução do sono REM. Quando a droga é retirada, existe um aumento de rebote na proporção de sono REM que permanece por várias noites. O paciente tem pesadelos e a sensação de dormir mal. Esse tipo de interferência nas fases normais do sono é um fator importante no desenvolvimento de tolerância e dependência.

Os barbitúricos, em função da dose, reduzem o fluxo sanguíneo cerebral (FSC), o consumo cerebral de oxigênio ($CMRO_2$) e a pressão intracraniana (PIC), porém o FSC é reduzido em proporção menor do que o $CMRO_2$. Assim, a relação perfusão/consumo de O_2 cerebral fica aumentada, o que é importante em pacientes com isquemia cerebral encaminhados à cirurgia. Eles reduzem a pressão intraocular (PIO).

O tiopental previne aumento excessivo da PIC após intubação traqueal, desde que não ocorra tosse.

É o agente de indução intravenoso preferível para epiléticos, exceto em emergência de controle das convulsões, em que o meto-hexital tem a vantagem de ser menos irritante.

Respiratórios

Os barbitúricos estão entre os mais potentes depressores centrais da respiração, de forma que habitualmente ocorre um período de apneia durante a indução da anestesia. O volume corrente é reduzido em maior proporção do que a frequência respiratória.

A sensibilidade do centro respiratório ao dióxido de carbono é deprimida proporcionalmente à profundidade da anestesia.

O uso de pré-medicação e a intensidade do estímulo cirúrgico determinam em grande parte a ocorrência de apneia a certo grau de narcose. Isso é importante, pois o paciente pode estar respirando satisfatoriamente quando deixa a sala de operação, porém, quando retorna ao leito, onde não é estimulado, pode ocorrer depressão respiratória grave. Metohexital, provavelmente, tem comportamento similar aos barbitúricos.

A respiração fetal é particularmente sensível aos barbitúricos.

Existe uma impressão definida de maior incidência de laringoespasmo após o uso de barbitúricos. Esse perigo tem sido marcadamente reduzido pela disponibilidade da succinilcolina.

A ocorrência de tosse ou soluço é maior após meto-hexital do que com tiopental, porém sua incidência é reduzida em pacientes pré-medicados com atropina ou hioscina.

Cardiovasculares

Os mecanismos envolvidos para a redução no débito cardíaco (DC) pelos barbitúricos são: ação depressora miocárdica direta (dose-relacionada), diminuição do retorno venoso e redução transitória do efluxo simpático do SNC. O aumento da frequência cardíaca (FC) em torno de 10-36% que se segue após a administração do tiopental provavelmente resulta da estimulação reflexa simpática, mediada por barorreceptores.

A magnitude das alterações hemodinâmicas depende do volume intravascular e da função miocárdica.

Quando o tiopental é administrado em pacientes hipovolêmicos, existem uma redução significativa do DC (69%) e uma importante redução na pressão sanguínea, indicando que pacientes sem mecanismos compensatórios adequados podem ter depressão hemodinâmica grave quando induzidos com tiopental. Os efeitos podem ser atenuados pela administração lenta.

O uso de tiopental para intubação traqueal em pacientes renais e com doença cardíaca isquêmica é acompanhado por marcada hipertensão e taquicardia, sendo potencialmente deletério pelo aumento do consumo de O_2 pelo miocárdio. Essa resposta pode ser atenuada pela administração de fentanil (0,01 mg/kg).

O meto-hexital parece não ter vantagens cardiovasculares sobre o tiopental. Em pacientes hipertensos, o meto-hexital ocasionou maior queda na pressão arterial.

Outros

O tiopental deverá ser usado com cautela nos pacientes que têm falência ventricular esquerda ou direita, tamponamento cardíaco, hipovolemia, mixedema, miastenia grave, DPOC e outras situações de risco. O tiopental tem contraindicação absoluta na porfiria.

Liberação de histamina tem sido demonstrada com o uso de barbitúricos, especialmente quando utilizados em altas dosagens e injeção rápida. Reações anafilactoides ocasionalmente ocorrem após o uso de tiopental.

Posologia: Doses comumente recomendadas (via intravenosa) – adultos saudáveis: tiopental – 3,5 mg/kg; meto-hexital – 1-1,5 mg/kg.

Para identificar pacientes sensíveis a essas drogas, recomenda-se injetar aproximadamente 25% da dose incial calculada e então observar o nível de consciência, respiração e resposta cardiovascular. Se o efeito for acentuado com essa dose pequena, a dose calculada, com base na média da população, deverá ser reduzida.

O tiopental está disponível no Brasil em frascos/ampolas de 500 mg e 1 g.

CETAMINA

Química

A cetamina [cloridrato de DL-2-(O-clorofenil)-2-(metilamino) ciclohexano] é uma arilciclo-hexilamina, estruturalmente relacionada com a fenciclidina (PCP) (Fig. 41.5). Foi desenvolvida e liberada nos Estados Unidos em 1970.

A molécula da cetamina é muito lipossolúvel (aproximadamente 10 vezes mais que o tiopental), porém com um pKa de 7,5. É parcialmente ionizada ao pH 7,4 e por isso moderadamente hidrossolúvel. Como uma base orgânica, sua ionização é aumentada pela formação em uma solução ácida (pH = 3,5-5,5), que se torna apropriada para administração intravenosa ou intramuscular.

Farmacocinética

A cetamina age rapidamente sobre o sistema nervoso central, embora um pouco mais lentamente que o tiopental. Após uma dose intravenosa de 2 mg/kg, a consciência é habitualmente perdida em 2-4 minutos, porém o início pode ser retardado por 6-8 minutos. A consciência retorna em 10-15 minutos, mas, como no início da anestesia, é difícil determinar o momento exato em que isso ocorre.

O padrão de biodisposição da cetamina demonstra certa semelhança com o tiopental. A droga atinge rapidamente os tecidos ricamente perfundidos, como o cérebro, se redistribui para os tecidos menos perfundidos (músculos) e depois para o tecido adiposo. A fase de distribuição dura em torno de 30 minutos, com uma meia-vida de 7-17 minutos. A fase de eliminação tem uma meia-vida de 2,5-3,0 horas.

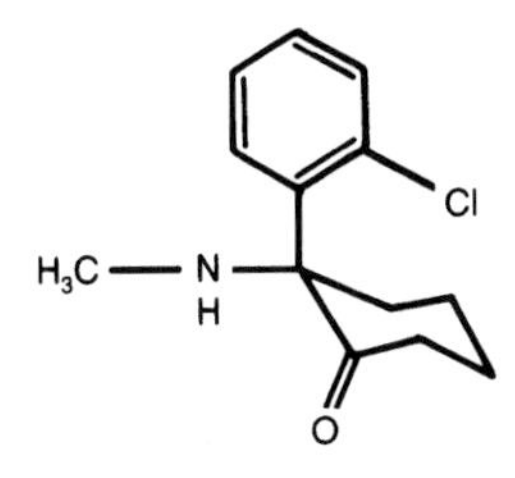

Fig. 41.5 Estrutura da cetamina.

Após administração intramuscular, aproximadamente 93% da dose alcança a circulação sistêmica, e o pico plasmático só é atingido após 22 minutos. O início da anestesia está relacionado com a dose, porém maior concentração e uma ação prolongada são consequências inevitáveis. Após dose oral, a primeira passagem pelo alto metabolismo hepático faz com que somente 16% da dose alcance a circulação sistêmica, e, com isso, os níveis de pico plasmático não são atingidos por uns 30 minutos após a ingesta.

A cetamina é metabolizada extensamente por enzimas hepáticas. O principal processo metabólico é a N-desmetilação pelo citocromo P 450 para formar a norcetamina. Esta é hidroxilada e posteriormente conjugada, e eliminada pelos rins na forma de glicuronídio inativo.

O principal metabólito da cetamina, como o do diazepam, tem propriedades hipnóticas, e a norcetamina tem aproximadamente um terço a um quinto de potência da cetamina como anestésico. Isso pode explicar a sonolência residual prolongada com o uso de grandes doses.

Como seria esperado de uma droga lipossolúvel, com alta fração livre plasmática, a cetamina tem extensa distribuição tecidual. O modelo bicompartimental, refletindo o perfil de concentração, tem os volumes central e de distribuição no estado de equilíbrio de 85 a 214 L, respectivamente. Assim, como o propofol, esses grandes volumes são condizentes com extensa distribuição para o tecido adiposo. A depuração da cetamina é muita alta, em torno de 19 mL/kg/min, correspondendo à taxa de extração hepática de 0,8. Ela representa bom exemplo de droga com alto *clearance*, porém com meia-vida de eliminação longa por causa de seu grande volume de distribuição.

Apresenta uma taxa de ligação proteica em torno de 45% a 50%, com maior afinidade pela glicoproteína α-1 do que pela albumina (aproximadamente 12%).

Mecanismo de ação

Certos aminoácidos excitatórios, como o glutamato e o aspartato, agem como agonistas nos receptores *N*-metil-D-aspartato (NMDA) e participam na ativação dos neurônios nociceptivos no corno dorsal da medula espinhal. A cetamina bloqueia os canais iônicos acoplados aos receptores NMDA, comportando-se como antagonista não competitivo do aspartato e glutamato. Evidências substanciais revelam que a cetamina exerce seu efeito bloqueador após o canal ter sido aberto, presumivelmente por um estímulo nociceptivo prévio. Essas evidências poderiam explicar o pequeno efeito analgésico da cetamina sobre a dor aguda e fásica, porém marcante influência na hiperexcitabilidade central, inibindo o fenômeno de *wind-up* nos neurônios do corno dorsal.

Têm sido sugeridos outros locais de interação da cetamina, como a subclasse sigma de receptores opioides e os receptores colinérgicos muscarínicos. Em concentrações clinicamente relevantes, a cetamina inibe a transmissão muscarínica através dos receptores M1. Essa ação poderia explicar alguns dos seus efeitos anticolinérgicos, tanto ao nível central, efeito sobre a memória e consciência, como periférico, tônus simpático proeminente, broncodilatação e midríase.

O padrão eletroencefalográfico da anestesia com cetamina difere do padrão dos barbitúricos, com registro de atividade excitatória no tálamo e no sistema límbico; porém não existem evidências de que a atividade tipo "convulsiva" se estenda a áreas corticais, ou de que ocorram manifestações clínicas de atividade epiletiforme. Altas doses por via intravenosa causam inconsciência, aumento do tônus muscular e movimentos oculares exagerados e incoordenados.

O despertar da anestesia com essa droga está associado a várias alterações psíquicas em mais de um terço dos pacientes. Elas podem ser similares àquelas que ocorrem com o uso de drogas alucinógenas (LSD) e são reduzidas pelo uso associado de benzodiazepínicos, como diazepam ou midazolam e droperidol.

Ao contrário dos outros agentes anestésicos intravenosos, a cetamina aumenta o fluxo sanguíneo central e a pressão intracraniana; portanto, não deverá ser usada em pacientes nos quais um aumento da PIC seria deletério.

Efeitos farmacológicos

SNC

Produz um estado descrito como "anestesia dissociativa", caracterizado por profunda analgesia, desconexão do meio ambiente (catalepsia) e sedação superficial. Postula-se que haja dissociação funcional e eletrofisiológica entre o tálamo e o sistema límbico.

Os efeitos da cetamina sobre o SNC estão intimamente relacionados com sua ação analgésica potente e com sua propensão à produção de sonhos e alucinações.

RESPIRATÓRIOS

A depressão respiratória é mínima e transitória após doses clínicas de cetamina, quando utilizada na ausência de medicação depressora. O grau de depressão respiratória relaciona-se com a dose e com a velocidade de injeção da droga. Não ocorre alteração na curva da resposta ao CO_2.

Há depressão respiratória dos reflexos de tosse e deglutição. Tosse, soluço ou laringoespasmos raramente ocorrem após cetamina. Salivação e secreções traqueobrônquicas estão aumentadas, e o uso profilático de anticolinérgico é recomendado, particularmente em crianças. Produz broncodilatação.

Recomenda-se intubação traqueal nos pacientes com possibilidade de aspiração.

CARDIOVASCULARES

A cetamina age direta e indiretamente sobre o sistema cardiovascular. Sua ação direta determina modesto efeito inotrópico negativo e alguma redução na resistência vascular sistêmica. Esses efeitos são normalmente sobrepujados pelos efeitos indiretos, que são mediados, em parte, pela estimulação do SNC e em parte pelo efeito simpatomimético produzido pelo bloqueio da recaptação de catecolamina. Isso resulta no aumento de débito cardíaco, pressão arterial média e frequência cardíaca, com discreta alteração na resistência vascular.

A cetamina pode aumentar a resistência vascular pulmonar e, por isso, é contraindicada no paciente com reserva ventricular direita comprometida.

Os efeitos cardioestimulantes dessa droga têm indicado seu uso nos pacientes em estado de choque. Apesar dos resultados satisfatórios obtidos nessa circunstância, existem relatos de colapso cardiovascular nos pacientes com exaustão das reservas do simpático. Isso demonstra os efeitos cardiodepressores diretos da cetamina e seus metabólitos. Representa a droga de escolha na anestesia para cirurgia cardíaca pediátrica, devido aos seus efeitos cardiovasculares.

OUTROS

Em doses terapêuticas, a cetamina parece não provocar efeitos adversos sobre a função hepática ou renal. Provoca a elevação discreta da pressão intraocular, de curta duração (2-3 minutos). O tônus uterino é levemente aumentado. A glicemia tem um aumento discreto e variável, alcançando um pico em torno de 10-15 minutos após injeção de cetamina, retornando aos níveis anteriores em 2 horas.

A cetamina potencializa os efeitos dos relaxantes musculares despolarizantes e adespolarizantes, porque inibe a pseudocolinesterase plasmática e diminui a liberação de acetilcolina nas terminações pré-sinápticas. É descrita como tendo propriedades anestésicas locais e efeitos bloqueadores diretos dos canais de cálcio. Em comum com outras drogas intravenosas, a cetamina causa pequena redução no nível de potássio sérico.

A incidência de náuseas e vômitos é discretamente maior com essa droga, em comparação com os barbitúricos.

Não tem sido descrita toxicidade orgânica específica para cetamina, porém o efeito colateral mais importante (alucinações de emergência) limita o seu uso, principalmente nos adultos, nos quais são mais frequentes.

Posologia: com doses comumente recomendadas, obtém-se anestesia com 103 mg/kg, IV, ou 5-10 mg/kg, IM. A inconsciência ocorre em torno de 1 minuto após a dose IV e a 5-8 minutos após a IM.

No Brasil, a cetamina está disponível sob o nome de Ketalar (cada mililitro contém: cloridrato de cetamina, 57,67 mg, equivalente a cetamina base 50,0 mg).

ETOMIDATO

Química

O etomidato [R-(+)-etil-1H-imidazol 5-carboxilato sulfato] ($C_{14}H_{16}$, N_2, $O_2H_2S_2O_4$), cuja fórmula estrutural é mostrada na Fig. 41.6, foi sintetizado por Janssen e colaboradores em 1971 e empregado pela primeira vez em 1972. Somente o isômero dextrógiro é ativo como hipnótico. Não tem ação analgésica.

Por ser uma base orgânica não ionizada em solução aquosa, é fracamente hidrossolúvel. Consequentemente, é preparada como uma solução em 35% de propilenoglicol, a um pH de 4,5-5,0 a 37°C, e contém 2 mg/mL. A solução permanece estável, à temperatura ambiente, por 2 anos.

Farmacocinética

O etomidato produz anestesia em um tempo circulatório braço-cérebro, e sua potência é 25 vezes superior à do tiopental, com uma dose de indução de 0,3 mg/kg. A hipnose dura 3 a 5 minutos e pode ser mantida com infusão contínua da droga à velocidade de 6-8 mg/kg/min. Em comum com os barbitúricos, os processos de redistribuição da droga do cérebro para outros compartimentos teciduais parecem ser responsáveis pela curta duração do efeito farmacológico.

A droga é hidroxilada rapidamente ao seu metabólito inativo de ácido carboxílico por enzimas hepáticas e, em alguma proporção, por esterases plasmáticas. Sua eliminação é renal, com pequena quantidade na forma inalterada. Possui uma meia-vida de distribuição (T $1/2\alpha$) de 2,6 ± 1,3 min, uma meia-vida de eliminação (T $1/2\beta$) de 4,6 ± 2,6h, com volume aparente de distribuição 4,5 ± 2,2 L/kg e um *clearance* de 860 ± 230 mL/min. Apresenta alta taxa de ligação proteica (75%), principalmente à albumina sérica. Por isso deverá ser usado com cautela nos pacientes portadores de doença hepática ou renal.

Por essas características de rápida distribuição, meia-vida de eliminação curta e rápido *clearance* plasmático, o etomidato é tido como apropriado para uso em infusão contínua para manutenção da anestesia com mínima ação cumulativa. Não foram observados fenômenos de tolerância.

O etomidato tem índice terapêutico (margem de segurança) seis vezes maior do que o do tiopental e três vezes maior do que o do metohexital.

Efeitos farmacológicos

SNC
Os efeitos são similares aos dos barbitúricos, com redução do metabolismo cerebral, do fluxo sanguíneo e da pressão intracraniana. As alterações eletroencefalográficas da anestesia com o etomidato são similares às dos barbitúricos, e não há evidências de que os movimentos mioclônicos involuntários, observados com o uso dessa droga, sejam epileptiformes.

Os efeitos excitatórios do etomidato podem ser reduzidos com o uso prévio de um opioide.

RESPIRATÓRIOS
Ocorre diminuição, relacionada com a dose, na frequência respiratória, no volume corrente, bem como, ocasionalmente, apneia transitória.

CARDIOVASCULARES
Os efeitos do etomidato sobre vários parâmetros cardiovasculares são mínimos ou ausentes, o que representa a sua maior vantagem. Diminui o consumo de oxigênio pelo miocárdio (MVO_2) e produz discreta diminuição da resistência vascular sistêmica.

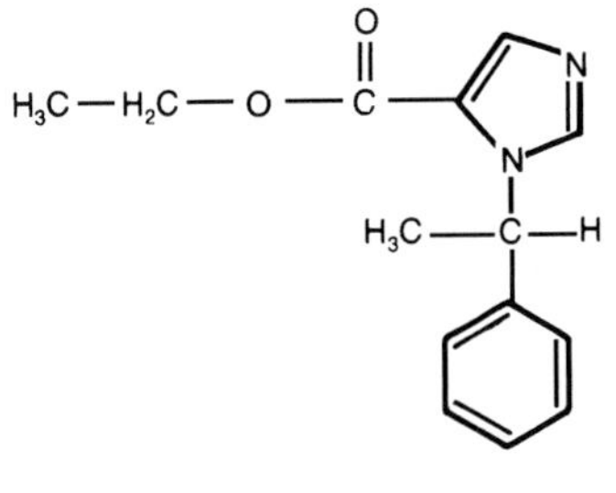

É prática estabelecida administrar etomidato com fentanil ou, mais recentemente, com o alfentanil. Com isso, a dose de indução do etomidato é reduzida, contribuindo para a mencionada baixa toxicidade cardiovascular.

FUNÇÃO ADRENOCORTICAL
O etomidato inibe a enzima 11-β-hidroxilase, diminuindo a síntese de cortisol, aldosterona, 17-hidroxiprogesterona e corticosterona. Essa supressão é mais pronunciada em infusões prolongadas, mas pode ocorrer, mesmo quando o uso é limitado à indução da anestesia de forma transitória.

OUTROS
O etomidato não provoca efeitos diretos sobre os músculos esqueléticos nem interage com os relaxantes musculares comumente usados. Ao contrário de outros analgésicos intravenosos, o etomidato não libera quantidades significativas de histamina.

Mioclonias, náusea e vômito, supressão transitória de esteroidogênese adrenal e dor à injeção são as suas características indesejáveis. Essa última pode ser minimizada ou anulada, não só pela administração prévia de fentanil 75-150 μg, IV, como também pela escolha de veias de grosso calibre e injeção lenta da droga (30-45s). Antieméticos profiláticos (p. ex., droperidol 0,5-1,0 mg ou metoclopramida 10-20 μg IV) são recomendados para diminuir a náusea e o vômito pós-operatórios.

O etomidato pode ser útil como agente de indução e manutenção da anestesia em pacientes alérgicos a barbitúricos e naqueles com reserva vascular diminuída.

Não se recomenda seu uso na gravidez, durante a lactação e em crianças com menos de 10 anos.

Posologia: dose recomendada (via intravenosa) – em adultos e crianças acima de 10 anos a dose usual é de 0,3 mg/kg, podendo variar de 0,2 a 0,6 mg/kg.

Está disponível no Brasil com o nome Hypnomidate (solução de 2 mg/mL) em recipientes de 10 a 20 mL.

PROPOFOL

Química

O propofol [2,6-di-isopropil (fenol)], cuja fórmula estrutural é mostrada na Fig. 41.7, foi introduzido em anestesia em 1977 e liberado para uso nos EUA em novembro de 1989. Por ser um ácido orgânico fraco com um pKa de 11, encontra-se quase inteiramente na forma não ionizada em pH 7,4.

É uma molécula de baixo peso molecular (178), virtualmente insolúvel em água e de alta lipossolubilidade. Atualmente é preparado em solução contendo lecitina e óleo de semente de soja.

Farmacocinética

O propofol tem um perfil farmacocinético singular em relação às outras drogas (Quadro 41.4). Análise farmacocinética tem revelado uma meia-vida de eliminação curta (1-3h) secundária a uma alta taxa de *clearance*, que excede o fluxo sanguíneo hepático e sugere que outros locais podem estar envolvidos na eliminação da droga (p. ex., rins e pulmões). Esse rápido *clearance*, uma de suas características mais importantes, o torna clínica e farmacocineticamente diferente do tiopental.

Os grandes volumes de distribuição no estado de equilíbrio refletem extensa distribuição para músculos e tecido adiposo.

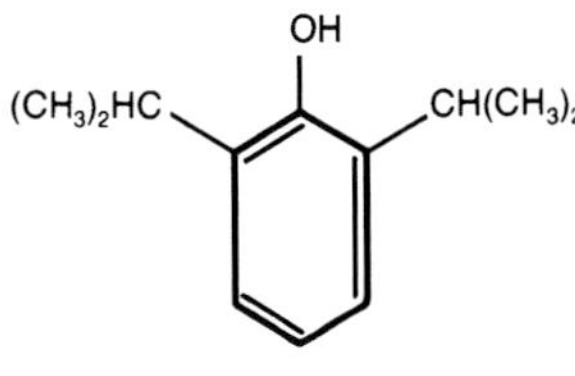

Fig. 41.6 Estrutura do etomidato.

Fig. 41.7 Fórmula estrutural do propofol.

Quadro 41.4 Dados farmacocinéticos do propofol relacionados com os do tiopental

	Propofol	Tiopental
Volume inicial	6,3	12,7
Volume *steady-state*	530	120
Clearance metabólico (L/min)	1,7	0,2
Clearance dist. rápida (L/min)	1,7	2,6
Clearance dist. lenta (L/min)	2,1	0,6
Clearance total (L/min)	5,5	3,4
Meia-vida de eliminação (h)	6,3	12,7

Após bolo intravenoso de propofol e tiopental, ocorre uma queda rápida das concentrações plasmáticas nos primeiros minutos (Fig. 41.8). As formas similares das curvas desse período refletem meia-vida de distribuição semelhante para o propofol e o tiopental. Contudo, após esse tempo, a queda da concentração plasmática do propofol é mais rápida que a do tiopental. Isso se deve ao rápido *clearance* hepático e possivelmente extra-hepático do propofol em relação ao tiopental.

A recuperação da anestesia com propofol resulta da redistribuição e do metabolismo da droga. Esse metabolismo parece ser rápido e principalmente hepático, com 40% de uma dose administrada aparecendo na urina como conjugado glicuronídico. Não há metabólitos ativos.

Efeitos farmacológicos

SNC

O propofol diminui o fluxo sanguíneo, o consumo metabólico de oxigênio, e aumenta a resistência vascular cerebral. No início de sua administração, o EEG é ativado, e perda de consciência ocorre ao máximo de ativação, e então o EEG torna-se lento até que a supressão é alcançada com doses adicionais. A experiência clínica em pacientes com pressão intracraniana aumentada é limitada, e a droga não está aprovada para uso em pacientes nessa condição. Sugeriu-se que o propofol pode ser potencialmente útil no tratamento do estado epilético generalizado, quando drogas como os benzodiazepínicos, barbitúricos e difenil-hidantoína falharam.

RESPIRATÓRIOS

O propofol pode causar apneia em doses hipnóticas, como visto com outros hipnóticos intravenosos. A depressão respiratória é potencializada pela administração concomitante de opioides e é dose-dependente.

CARDIOVASCULARES

Com doses de indução, o propofol diminui a pressão arterial sistólica e diastólica em aproximadamente 20-30% e o débito cardíaco e a resistência vascular sistêmica em 10-20%, com mínima alteração venosa e arterial. Pacientes que respondem com excessiva redução na pressão sanguínea após a administração de propofol deverão ser tratados com infusão de volume.

OUTROS

O propofol não parece apresentar efeito analgésico intrínseco. A incidência de dor à injeção pode ser diminuída com a escolha de veias de grosso calibre para punção e com a administração prévia de lidocaína 1% 2-3 mL IV. A ocorrência de movimentos involuntários e soluços é rara. O propofol pode ter efeito direto sobre os músculos esqueléticos. Não existem relatos de toxicidade hepática ou renal e de qualquer interferência na função adrenocortical. Vantagens associadas ao uso de propofol em anestesia de paciente ambulatorial estão relacionadas com sua eliminação e incidência baixa de náusea e vômito no pós-operatório. A recuperação da anestesia com esse agente é mais rápida que com o tiopental e o meto-hexital. Contudo, a recuperação completa da função psicomotora pode requerer mais de 3 horas após indução e manutenção de anestesia com o propofol. Em virtude de seu perfil farmacocinético, a droga se presta para infusões contínuas, na dosagem de 10-200 µg/kg/min, para manutenção da anestesia. Recentemente, o propofol vem conquistando espaço: (1) no seu uso como sedativo, principalmente nas unidades de terapia intensiva; (2) como anestésico alternativo para pacientes submetidos a cirurgia cardíaca; (3) em pacientes pediátricos na dose de 25-30 mg/kg (observou-se que a dose necessária de indução da anestesia com propofol foi maior nas crianças pré-escolares do que nas maiores). A necessidade para acesso venoso antes da indução e dor à injeção são os maiores obstáculos ao uso amplo em anestesia pediátrica; (4) como antiemético intrínseco, em doses subanestésicas (10 mg), principalmente na êmese induzida por quimioterapia. Uma teoria interessante mostra que o propofol atua como antagonista competitivo da serotonina ao nível dos receptores $5HT_3$. De acordo com recente estudo clínico, o propofol, em dose subanestésica, não foi eficaz na redução da incidência do vômito induzido pela apomorfina, indicando que a atividade antidopaminérgica, proposta por alguns autores, não parece ser significativa nessa dosagem.

Há relatos da anafilaxia com o uso do propofol. Os autores não recomendam seu uso nos pacientes com diagnóstico de reação anafilática a relaxantes musculares ou com história de alergia a várias drogas.

O propofol ainda é popular como anestésico primário para anestesia intravenosa total. Recentemente, alguns autores concluíram que o propofol eliminou efetivamente os efeitos colaterais da cetamina e que a combinação dessas drogas é útil para anestesia intravenosa total.

Posologia: Indução – adulto: dosagem 20-25 mg/kg. Recomenda-se a titulação da droga (aproximadamente 4 mL (40 mg a cada 10 segundos em pacientes saudáveis) até se alcançarem os efeitos desejados.

Manutenção: A taxa da administração varia entre 3-9 mg/kg/hora.

O propofol deve ser administrado com outros agentes terapêuticos ou fluidos de infusão, estes antes de sua administração. Pode ser administrado através de equipo em Y próximo ao local de injeção em infusões de dextrose 5%. As diluições não devem exceder a proporção de 1:5 (2 mg de propofol/mL), devendo ser preparadas antes da administração e usadas nas primeiras 8 horas.

Está disponível no Brasil com o nome de Diprivan (solução 10 mg/mL). O produto é apresentado em caixas com 5 ampolas de 20 mL.

BENZODIAZEPÍNICOS

O clordiazepóxido foi o primeiro benzodiazepínico de aplicação clínica, sintetizado pelo grupo de Steinbach nos laboratórios Roche, no final da década de 1950, seguido pelo diazepam, oxazepam e uma série de outros derivados desde então.

Foram introduzidos inicialmente como ansiolíticos, tornando-se úteis em anestesiologia geral e para medicação pré-anestésica.

Esse grupo de drogas tem o mesmo local da ação no SNC. Elas agem em receptores específicos localizados predominantemente no córtex cerebral, hipocampo e cerebelo, e em concentrações interme-

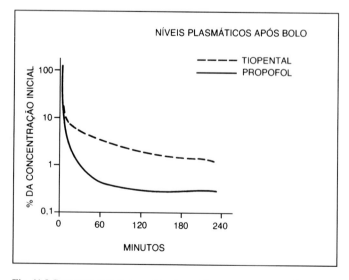

Fig. 41.8 Concentrações de propofol e tiopental, como percentagem da concentração inicial, após injeção em bolo.

diárias, na medula espinhal, amígdala e substância negra. Esses receptores estão funcionalmente ligados ao sistema GABAérgico, formando um complexo GABA-benzodiazepínico – canais ionóforos de íons de cloro.

Seus efeitos são produzidos pela potencialização da neurotransmissão inibitória GABAérgica nos níveis pré- e pós-sináptico, aumentando a afinidade do GABA pelos seus receptores. O GABA diminui a atividade neuronal, abrindo os canais de cloro, o que aumenta o influxo de cloro para o interior da célula. Nos locais pós-sinápticos, essa alteração iônica hiperpolariza a célula, tornando-a menos responsiva a outros estímulos.

Existem evidências de que os benzodiazepínicos apoiam a teoria da potencialização do GABA; não se exclui a participação de outros mecanismos de ação.

Neste capítulo faremos a descrição dos principais benzodiazepínicos utilizados em anestesiologia.

Diazepam

Quimicamente, o diazepam é o 7-cloro-1,3-diidro-1-metil-5-fenil-2H-1,4-benzodiazepina-2-ona e tem a fórmula estrutural mostrada na Fig. 41.9.

É uma base cristalina, incolor, insolúvel em água, com peso molecular de 284,74. A preparação endovenosa mais frequentemente usada é uma solução da droga em propilenoglicol e ácido benzoico. Muitas vezes aparece precipitação transitória ao se diluir diazepam em água ou solução salina; parece que sua potência não é acentuadamente afetada. Porém, a diluição do preparado comercial não é recomendada pelos fabricantes, porque produz uma emulsão de pequenas partículas.

Após administração oral, o diazepam é rapidamente absorvido, atingindo pico de concentração plasmática 1 hora após a ingestão. Por via intramuscular, a absorção é lenta e imprevisível, atingindo pico de concentração plasmática em 10 a 12 horas. Após administração intravenosa, a ação da droga é um tanto lenta e irregular. A concentração plasmática cai rapidamente nos primeiros 10 a 20 minutos e, após esse período, volta a aumentar gradualmente, atingindo em 6 a 8 horas níveis plasmáticos máximos, com retorno da sonolência. Esse efeito é provavelmente resultante da recirculação entero-hepática, como sugeriram Van der Klein e colaboradores.

O diazepam se liga extensamente à albumina sérica, na proporção de 98%. Em certos estados patológicos, como cirrose e hipoalbuminemia, a concentração da droga ativa livre está aumentada. O volume de distribuição aparente é grande (1 a 1,5 L/kg) e está aumentado em pacientes idosos. O elevado volume de distribuição, associado a uma depuração muito baixa (0,2 a 0,5 mL/kg/min), resulta em meia-vida de eliminação longa (20 a 40 horas). A droga atravessa a barreira placentária e é excretada no leite materno.

O diazepam é extensamente metabolizado pelo fígado por vários sistemas enzimáticos microssômicos diferentes. Através de metabolismo oxidativo, produz metabólitos ativos como o desmetildiazepam, 3-hidroxidiazepam e oxazepam. O metabolismo secundário envolve a conjugação desses produtos com o ácido glicurônico para formar glicuronídios inativos, eliminados pelos rins. A biotransformação do diazepam e do desmetildiazepam é dificultada em pacientes com doença hepática grave, e a meia-vida pode aumentar até seis vezes. A biotransformação é inibida pela administração concomitante de dissulfiram e etanol.

Midazolam

Quimicamente, o midazolam é o 8-cloro-6-(2-fluorefenol)-1-metil-4-imidazol-(1,5-a) (1,4) benzodiazepam, e tem a fórmula estrutural mostrada na Fig. 41.10.

O midazolam é um derivado imidazobenzodiazepínico de curta ação utilizado como agente sedativo-hipnótico, pré-anestésico, amnésico, assim como agente de indução. Foi o primeiro benzodiazepínico capaz de formar sais solúveis em água. A hidrossolubilidade em pH ácido é decorrente da estrutura do anel imidazoico da molécula do midazolam. O anel abre reversivelmente em valores de pH abaixo de 4, concedendo solubilidade em água. No pH do plasma o anel se fecha e a lipossolubilidade é aumentada.

O midazolam não possui nenhuma incompatibilidade conhecida com outros fármacos, e após administração intravenosa há incidência muito baixa de dor local, rubor e tromboflebite.

Para efeitos clínicos comparáveis, as doses do midazolam por via oral são duas vezes maiores do que as doses usadas por via IV. Isso decorre do extenso metabolismo de primeiro passo, realizado pelo fígado.

Entre 60 e 90 segundos após dose de indução de 0,15 a 0,20 mg/kg por via IV, obtém-se hipnose que dura cerca de 4,5 minutos. Após administração IM, a droga é bem absorvida, com efeitos máximos alcançados em 15 a 30 minutos.

O midazolam se liga extensamente às proteínas plasmáticas na proporção de 96% a 97%, principalmente à albumina. Atravessa a placenta e entra na circulação fetal. Possui elevado volume de distribuição aparente (1-2,5 L/kg), depuração rápida (4 a 8 mL/kg/min) e meia-vida de eliminação em torno de 2,5 horas. Esses parâmetros farmacocinéticos são responsáveis pela curta duração de ação desse fármaco, comparado com outros benzodiazepínicos endovenosos. A rápida depuração ocorre, principalmente, da elevada taxa de metabolismo hepático, desde que o *clearance* renal contribui muito pouco. Após dose única, o término da ação decorre, principalmente, da redistribuição e menos significativamente da biotransformação.

A droga é rapidamente metabolizada em 1-hidroximetilmidazolam, que é posteriormente conjugado com o ácido glicurônico e eliminado pelos rins. O hidroximetabólito possui atividade farmacológica consideravelmente menor do que a droga original. Menos de 0,03% do fármaco é excretado na urina de forma inalterada.

Em pacientes sem lesões intracranianas, a indução está associada a uma moderada diminuição na pressão do fluido cerebroespinhal, semelhante ao tiopental.

Em dose sedativa (0,1 mg/kg), o midazolam pode aumentar a resistência das vias respiratórias supraglóticas e induzir apneia central durante os primeiros minutos após injeção IV, seguida de apneia obstrutiva.

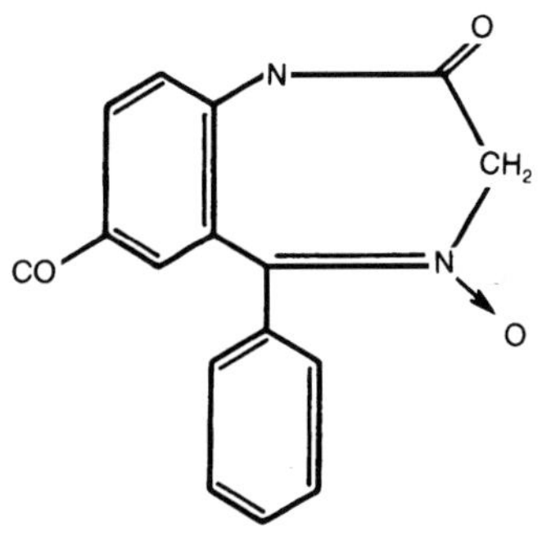

Fig. 41.9 Diazepam.

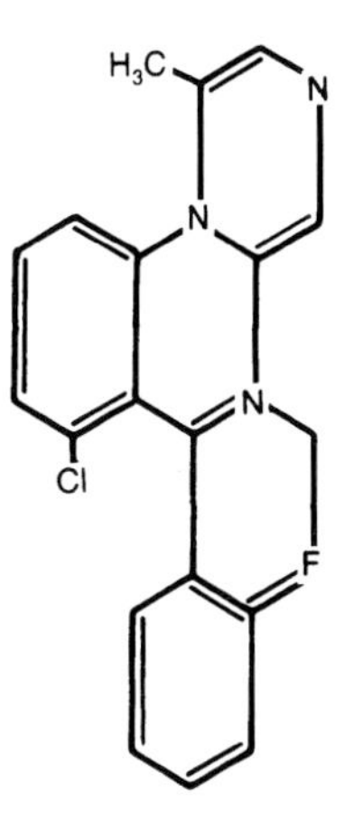

Fig. 41.10 Midazolam.

Produz discreta diminuição da pressão arterial média, do débito cardíaco e da resistência vascular sistêmica, que é dose-dependente.

Os efeitos amnésico e hipnótico do midazolam são potencializados pelo próprio propofol e opioides.

Reduz moderadamente a pressão intraocular em pacientes sem doenças dos olhos, porém não previne o aumento da mesma durante a intubação traqueal e o uso de succinilcolina.

Indicações: pré-medicação, indução de anestesia geral, endoscopia, procedimentos cirúrgicos de curta duração.

Contraindicações: hipersensibilidade aos benzodiazepínicos, glaucoma agudo de ângulo estreito. O uso em glaucoma de ângulo aberto só deverá ser feito se os pacientes estiverem recebendo terapia apropriada.

O midazolam é comercializado com o nome de Dormonid, em comprimidos de 15 mg e ampolas de 3 mL com 5 mg/mL.

ANTAGONISTA BENZODIAZEPÍNICO: FLUMAZENIL

O flumazenil é um derivado imidazobenzodiazepínico estruturalmente relacionado com o midazolam. Representa uma nova classe de antagonistas específicos dos benzodiazepínicos, competindo com eles pelo local de ligação no receptor GABAérgico (ver Fig. 41.11). Sua fórmula estrutural é mostrada na Fig. 41.12.

O flumazenil bloqueia os efeitos dos benzodiazepínicos ao nível do sistema nervoso central e, por isso, tem indicações previstas em vários campos da medicina, especialmente na anestesiologia. Outras indicações estão em estudo, como no tratamento da encefalopatia portal sistêmica associada a insuficiência hepática. Efeitos dos benzodiazepínicos, como sedação, hipnose, ansiólise, relaxamento muscular e amnésia, são rapidamente revertidos com o uso do flumazenil.

A administração intermitente de pequenas doses (0,1 mg) é aconselhável, podendo-se atingir a dose total de 1,0 mg em 1 a 3 minutos.

Após administração intravenosa, apresenta rápido início de ação, e a duração do efeito é relativamente curta (1 a 3,5h), com meia-vida de eliminação em torno de 60 minutos.

OPIOIDES: FENTANIL, ALFENTANIL, SUFENTANIL E REMIFENTANIL

Fentanil

É um opioide sintético, derivado da fenilpiridina. Sua fórmula estrutural é mostrada na Fig. 41.13.

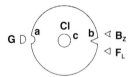

Fig. 41.11 Representação esquemática do receptor GABA-ionóforo de cloro. O flumazenil (F_L) compete com os benzodiazepínicos (B_Z) pelo local ligante, representado pela letra b. G = GABA; a = local de ligação do GABA; c = canal de cloro.

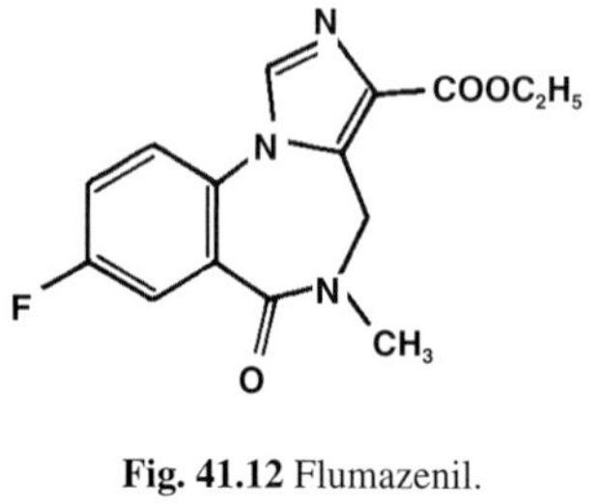

Fig. 41.12 Flumazenil.

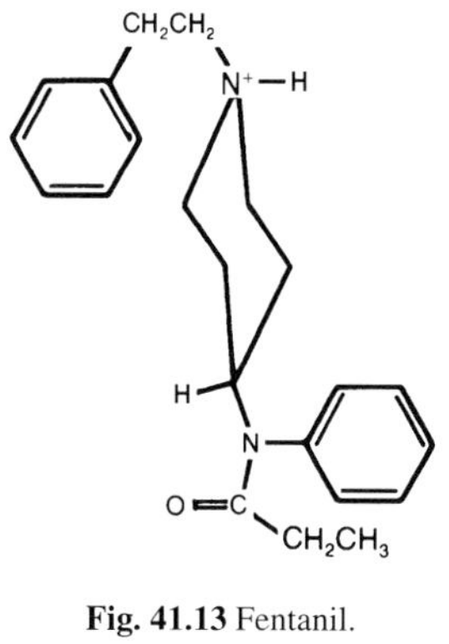

Fig. 41.13 Fentanil.

O fentanil é primariamente um agonista dos receptores opioides, com potência analgésica 80 a 100 vezes a da morfina e 10 vezes mais potente que a meperidina. Os efeitos favoráveis de altas doses de fentanil foram realçados inicialmente por Stanley e Webster em 1978. Dose analgésica (2 a 10 μg/kg) ou anestésica (30 a 100 μg/kg) raramente produz depressão cardiovascular significativa, mesmo em pacientes com função ventricular esquerda deficiente. Diminuições modestas na pressão arterial média e no índice de resistência vascular sistêmica foram observadas por Hickey e colaboradores. Obtém-se, então, excelente estabilidade cardiovascular com doses clínicas de fentanil, podendo ocasionalmente surgir hipotensão, que é geralmente secundária a bradicardia. A redução da frequência cardíaca decorre da estimulação dos núcleos centrais do vago produzida por todos os opioides, com exceção da meperidina.

Em altas doses, o fentanil produz rigidez muscular, que é antagonizada pela naloxona, porém, na indução, os antídotos mais adequados são os relaxantes musculares. A rigidez parece ser decorrente da ação dos opioides na transmissão dopaminérgica no núcleo estriado. Parece que a velocidade da injeção está relacionada com a intensidade da rigidez. Em pacientes mais idosos, ou quando se utiliza N_2O concomitantemente, a rigidez torna-se mais comum.

O fentanil, assim como outros opioides, estimula diretamente a zona de deflagração do quimiorreceptor do vômito, na área postrema do bulbo (CTZ), produzindo náuseas e vômitos. Os neurolépticos, como o droperidol, reduzem esse efeito. O fentanil e outros agonistas opioides estimulam o núcleo de Edinger-Westphal, causando miose. Diminui a motilidade gástrica, aumentando o tempo de esvaziamento gástrico, e, dessa forma, aumenta a possibilidade de refluxo esofágico. Produz ainda retenção urinária e contração do esfíncter de Oddi, aumentando a pressão no duto biliar comum.

Após injeção IV de fentanil, obtém-se efeito máximo em 10 a 20 minutos. Ocorre rápida redistribuição e a duração de ação é de aproximadamente 30 minutos. Com a administração repetida ou após grandes doses, a droga acumula-se no organismo, levando a prolongada depressão respiratória e maior duração da sedação. A depressão respiratória caracteriza-se principalmente pela diminuição da frequência respiratória, ocorrendo também diminuição da amplitude. O mecanismo primário para esse efeito reside na diminuição da sensibilidade dos centros respiratórios do tronco cerebral em responder às elevações da $PaCO_2$.

Aproximadamente 80% a 90% do fármaco é metabolizado no fígado pelos processos de N-desalquilação, hidroxilação e hidrólise. Cerca de 10% a 20% é eliminado nas fezes e urina sob a forma ativa. É possível que haja metabolização extra-hepática.

É comercializado com o nome de Fentanil, em ampola e frasco-ampola com 50 μg/mL.

Alfentanil

O alfentanil, sintetizado em 1976, é um derivado tetrazólico do fentanil e tem a fórmula estrutural apresentada na Fig. 41.14.

Possui aproximadamente 1/4 da potência e 2/3 da duração de ação do fentanil, além de um início de ação mais rápido. Estudos em animais

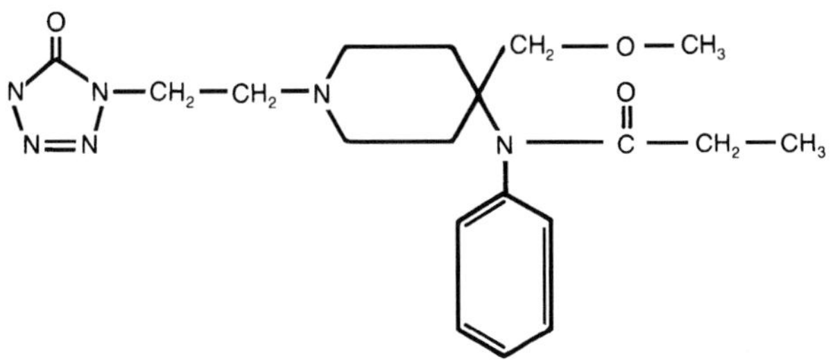

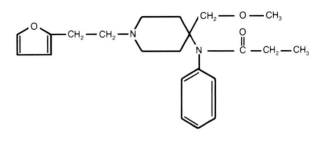

Fig. 41.14 Alfentanil.

Fig. 41.15 Sulfentanil.

têm demonstrado que é 140 vezes mais potente que a meperidina e 72 vezes mais potente que a morfina. Após injeção intravenosa, o pico de efeito analgésico ocorre em 1 minuto, comparado com 4 minutos para o fentanil e 30 minutos para a morfina.

As características farmacocinéticas do fentanil, do sufentanil e do alfentanil são mostradas no Quadro 41.5.

Sufentanil

O sufentanil, sintetizado em 1974, é um agonista opioide poderoso que apresenta elevada seletividade e uma afinidade pelos receptores mu (μ) aproximadamente 10 vezes maior do que a do fentanil. As características farmacocinéticas são mostradas no Quadro 41.5, e a estrutura é apresentada na Fig. 41.15.

Remifentanil

O remifentanil é um agonista puro do receptor mu (μ) com pouca atividade sobre os receptores kappa (κ), sigma (σ) e delta (δ). As propriedades farmacológicas desses opioides são semelhantes às do fentanil, do alfentanil e do sufentanil. Além de potente analgésico, apresenta os seguintes efeitos: sedação, depressão respiratória, náuseas, prurido, redução da concentração alveolar mínima (CAM) dos anestésicos inalatórios, entre outros.

O perfil farmacocinético do remifentanil é singular dentre os analgésicos opioides (ver Fig. 41.16). Esse fármaco é um éster, sendo rapidamente metabolizado pelas esterases plasmáticas e teciduais em derivados com pouca atividade sobre os receptores μ. O rápido *clearance*, combinado com um pequeno volume aparente de distribuição, resulta em certas vantagens, como titulação precisa dos efeitos farmacológicos, rápida recuperação e fácil manejo durante as técnicas de infusão contínua e analgésica controlada pelo paciente.

AGONISTAS α_2-ADRENÉRGICOS

Uma interessante e promissora linha de pesquisa está desenvolvendo uma série de agonistas dos receptores α_2-adrenérgicos para uso em anestesiologia. Esses fármacos (clonidina, dexmedetomidina e azepexol) tornar-se-ão valiosos no manejo anestésico do paciente cirúrgico, uma vez que exibem propriedades sedativa, ansiolítica e analgésica e determinam boa estabilidade cardiovascular.

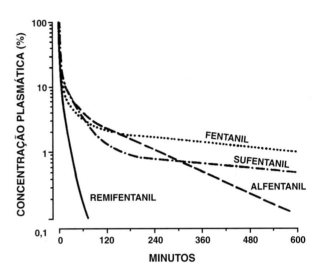

Fig. 41.16 Níveis plasmáticos de alguns opioides, após injeção em bolo.

Classificação dos receptores adrenérgicos

Os receptores adrenérgicos foram classificados inicialmente por Alquist em alfa (α) e beta (β). O desenvolvimento de antagonistas seletivos dos receptores alfa resultou na divisão desses receptores em dois subtipos: α_1 e α_2 (ver Fig. 41.17). A ioimbina bloqueia seletivamente os receptores α_2, enquanto a prazosina bloqueia preferencialmente os receptores α_1.

Classificação dos receptores α_2-adrenérgicos

Duas nomenclaturas distintas reconhecem a existência de pelo menos três subtipos de receptores α_2: a nomenclatura baseada em estudos farmacológicos (α_2A, α_2B e α_2C) e a nomenclatura baseada em estudos de biologia molecular (α_2c_2, α_2c_4, α_2c_{10}). Essa última nomenclatura utiliza o critério da localização cromossômica do gene para o subtipo do receptor.

Quadro 41.5 Farmacocinética dos analgésicos

	Meia-vida de Distribuição Rápida (min)	Meia-vida de Eliminação (h)	Vol. de Distribuição (L/kg)	*Clearance* mL (kg/min)	Ligação Proteica (%)	pKa
Fentanil	1,4–1,7	3,1–4,4	3,2–5,9	11–21	79–87	8,43
Sufentanil	1,4	2,7	2,8	13	92,5	8,01
Alfentanil	1–3,5	1,2–1,7	0,5–1	5–7,9	89–92	6,5

412 FARMACOLOGIA

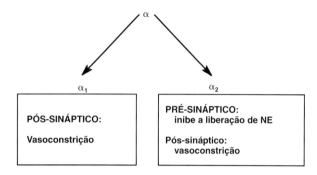

Fig. 41.17 Subtipos de receptores α-adrenérgicos. NE = noradrenalina.

Proteína G

Os receptores α_2 estão funcionalmente ligados a uma proteína G intermediária. Essa proteína possui três subunidades denominadas alfa, beta e gama. Diferenças na sequência de aminoácidos da subunidade alfa dão origem a mais de 20 espécies de proteínas G. Pelo menos quatro diferentes espécies fazem parte dos receptores α_2, incluindo Gi, Gi2, Gi3 e Go. Essas proteínas acoplam o adrenorreceptor α_2 aos seus sistemas efetores (ver Fig. 41.18).

Sistemas efetores

Quando são ativados, os adrenorreceptores α_2 inibem a adenilato ciclase, com diminuição subsequente ao acúmulo de AMP cíclico (AMPc). A diminuição dos níveis de AMPc atenua a ativação das proteínas cinases AMPc-dependentes, reduzindo a fosforilação de proteínas alvos reguladoras.

Em muitos casos, porém, a diminuição na produção de AMP cíclico não é suficiente para mediar os efeitos do adrenorreceptor α_2. Um outro mecanismo efetor é o efluxo de potássio através de um canal ativado. Essa alteração na condutância da membrana ao íon K^+ pode hiperpolarizar a membrana excitável e proporcionar um efeito de supressão de descarga neuronal.

A ativação dos adrenorreceptores α_2 pode, também, bloquear a entrada de cálcio no terminal nervoso. Essa ação pode ser responsável pelos efeitos inibitórios que os agonistas α_2 exercem sobre a exocitose de neurotransmissores.

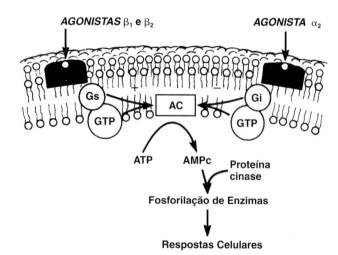

Fig. 41.18 Efeitos moleculares dos agonistas dos adrenorreceptores α_2, β_1 e β_2. Gs = proteína G estimuladora; Gi = proteína G inibidora; AC = adenilato ciclase; GTP = trifosfato de guanosina; ATP = trifosfato de adenosina; AMPc = adenosina monofosfato cíclico; + = estimula; – = inibe.

Os agonistas α_2-adrenérgicos podem ser classificados em três grupos:

a) FENILETILAMINAS
   Ex.: Metilnoradrenalina
b) IMIDAZOLINAS
   Ex.: Clonidina
c) OXALOAZEPINAS
   Ex.: Azepexol

Clonidina

A clonidina, um derivado imidazolínico, introduzida inicialmente como medicação anti-hipertensiva, ganhou espaço na psiquiatria, na pediatria e na prática veterinária. A presença de efeitos colaterais indesejáveis durante o tratamento da hipertensão e o surgimento de drogas anti-hipertensivas mais eficazes desbancaram o grande entusiasmo despertado inicialmente.

Um renovado interesse pela clonidina tem coincidido com o desenvolvimento de agonistas α_2 superseletivos, tal como a dexmedetomidina, no campo da anestesiologia. De acordo com os trabalhos de Kaukinen e Pyykko, a clonidina reduz a dose necessária de analgésicos e anestésicos. Essa propriedade é resultante da estimulação dos receptores α_2-adrenérgicos no sistema nervoso central.

Após administração oral, a clonidina é rapidamente absorvida, atingindo pico de concentração plasmática em 60 a 90 minutos. A meia-vida de eliminação é de aproximadamente 9 a 12 horas. Metade da droga é biotransformada no fígado em metabólitos inativos, e a outra é excretada *in natura* pelos rins.

Quando administrada como medicação pré-anestésica, produz sedação pré-operatória, atenuação da resposta cardiovascular à intubação, boa estabilidade hemodinâmica intraoperatória, redução da necessidade de anestésico e menor consumo de analgésico no pós-operatório.

Após administração intratecal, tem-se observado um acentuado efeito analgésico, além de intensificar e prolongar o bloqueio sensitivo da tetracaína e da bupivacaína.

Recentemente, a clonidina tem sido administrada por via retal, com biodisponibilidade de 95%. Essa forma de administração pode ser útil sobretudo em crianças.

Medetomidina

A medetomidina, um composto do grupo imidazolínico, é o protótipo dos novos agonistas α_2 superseletivos com amplo uso na prática veterinária em várias regiões da Europa. A medetomidina é extremamente potente, sendo ativa em concentrações nanomolares. O isômero dextrógiro ou dexmedetomidina é o composto ativo da mistura racêmica e está sendo desenvolvido para uso clínico nos Estados Unidos e na Europa. Trabalhos experimentais revelam que esse composto reduz a concentração alveolar mínima (CAM) do halotano em mais de 95%, indicando que pode produzir um estado anestésico quando utilizado isoladamente.

REFERÊNCIAS BIBLIOGRÁFICAS

1. ALLONEN, H., SEEGLER, G. & KLOTZ, U. Midazolam kinetics. *Clin. Pharmacol. Ther., 30*: 653, 1981.
2. ALQUIST, R.P. A study of the adrenotropic receptors. *American Journal of Physiology, 153*: 586-600, 1949.
3. AMREIN, R. *et al.* Clinical pharmacology of dormicum (midazolam) and anexate (flumazenil). *Ressuscitation, 16*(suppl.): 5-27, 1988.
4. ANIS, A., BERRY, S.C., BURTON, N.R. & LODGE, D. The dissociative anesthetics, ketamine and phencycline, selectively reduce excitation of central mammalian neurons by N-methyl-aspartate. *Br. J. Pharmacol., 79*: 565-75, 1983.
5. ANONSEN, L.M., LEI, S, & WILCOX, G.L. Excitatory amino acid receptors and nociceptive neurotransmission in rat spinal cord. *Pain, 41*: 309-21, 1990.
6. ANTAA, R., KANTO, J., SCHENIN, M., KALLIO, & SCHEININ, H. Dexmedetomidine, an α2-adrenoceptor agonist, reduces anesthesic requirements for patients undergoing minor gynecologic surgery. *Anesthesiology, 73*: 230-235, 1990.

7. BAILEY, P.L., WILBRINK, J., KWANIKKEN, P. et al. Anesthetic induction with fentanyl. *Anesthesia and Analgesia, 64:* 48, 1985.
8. BAIRD, E.S. & HALLEY, D.H. Delayed recovery from a sedative: correlation of the plasma levels of diazepam with clinical effects after oral and intravenous administration. *Br. J. Anaesth., 44:* 803-808, 1972.
9. BAYLEY, P.L. & STANLEY, T.H. Narcotic intravenous anesthesic. *In:* MILLER, R.D. *Anesthesia.* 3rd ed. New York, Churchill Livinsgtone, 1990.
10. BEDDER, M.D., KOZODY, R., PALAHNIUK, R.J. et al. Clonidine prolongs tetracaine spinal anesthesia in dogs. *Anesth. Analg., 65:* 514, 1986.
11. BONNET, F., BUISSON, V.B., FRANÇOIS, Y. et al. Effects of oral and subarachnoid clonidine on spinal anesthesia with bupivacaine. *Reg. Anesth., 15:* 211-214, 1990.
12. BORGEAT, A., WINDER-SMITH, H.G., WILDER-SMITH, C.H. et al. Adjuvant propofol for cisplatin-associated nausea and vomiting. *Lancet, 340:* 679-80, 1992.
13. BOVIL, J.G., SEBEL, P.S., BALCKBURN, C.L. et al. The pharmacokinetics of alfentanil (R39209), a new opioid analgesic. *Anesthesiology, 57:* 439, 1982.
14. BOWVERY, N.G. (ed.) *Actions and Interactions of GABA and Benzodiazepines.* New York, Raven Press, 1984.
15. BREIMER, D.D. Pharmacokinetics and hypnotics. *Clin. Pharmacokinetics, 2:* 93-109, 1977.
16. BREIMER, D.D. Pharmacokinetics and metabolism of various benzodiazepines used as hypnotics. *Br. J. Clin. Pharmacological,* (8 suppl.) *1:* 75-135, 1979.
17. BYLUND, D.B. & U'PRITCHARD, D.C. Characterization of alpha-1 and alpha-2 adrenergic receptors. *International Review of Neurobiology, 24:* 343-431, 1983.
18. BYLUND, D.B. Subtypes of α2-adrenoceptors; pharmacological and molecular biological evidence converge. *Trends in Pharmacological Sciences, 9:* 356-361, 1988.
19. CAMU, F., GEPTS, E., RUCQUIO, M. et al. Pharmacokinetics of alfentanil in man. *Anesth. Analg., 61:* 657, 1982.
20. CARTRIGHT, F.F. *The English Pioneers of Anaesthesia.* Bristol, John Wright and Sons, 1952.
21. CASEY, P.J. & GILMAN, A.G. G protein involvement in receptor-effector coupling. *Journal of Biological Chemistry, 263:* 2577-2580, 1988.
22. CATIGLIONE, A. *Storia Della Medicina.* Milano, Mondadori, 1936.
23. CHRISTENSEN, J.H., ANDRESEN, F. & JENSEN, J.A. Influence of age and sex on the pharmacokinetics of thiopentone. *Br. J. Anaesth, 53:* 1189-95, 1981.
24. CLEMENTS, J.A. & NINMO, W.S. Pharmacokinetics and analgesic effects of ketamine in man. *Br. J. Anaesth., 53:* 27, 1981.
25. COOMBS, D.W., SAUNDERS, R.L. & LACHANCE, D. et al. Intrathecal morphine tolerance: use of intrathecal and intraventricular morphine. *Anesthesiology, 62:* 358-63, 1985.
26. CREVOISER, C.H., ZIEGLER, W.H., ECKERT, M. et al. Relationship between plasma concentration and effect of midazolam after oral and intravenous administration. *Br. J. Pharmacol., 16*:515, 1983.
27. CRISP, T., PERROTTI, J.M., SMITH, D.L. et al. The local monoaminergic dependency of spinal ketamine. *Eur. J. Pharmacol., 194:* 167-72, 1991.
28. DAVIES, S.N. & LODGE, D. Evidence for involvement of N-methyl-D-aspartate receptors in "wind up" of class 2 neurones in the dorsal horn of the rat. *Brain Res., 424:* 402-6, 1987.
29. DiFLORIO, T. Is propofol a dopamine antagonist? *Anesth. Analg., 77:* 200, 1993.
30. DOZE, V.A., CHEN B.X. & MAZE, M. Dexmedetomidine produces a hypnotic anesthetic action in rats via activation of central alpha-2-adrenoceptors. *Anesthesiology, 71:* 75-79, 1989.
31. DUNDEE, J.W. & WYANT, G.M. *Intravenous Anesthesia.* 2nd ed. London, Churchil Livingstone, 1987.
32. DURIEX, M.E. Inhibition by ketamine of muscarinic acetylcoline receptor function. *Anesth. Analg., 81:* 56-62, 1995.
33. DUTHIE, D.J.R. & NIMMO, W.S. Adverse effects of opoid analgesic drugs. *Br. J. Anaesth., 59:* 61-67, 1987.
34. FLACKE, J.W., BLOOR, B.C., FLACKE, E.E. et al. Reduced narcotic requirement by clonidine with improved hemodynamic and adrenergic stability in patients undergoing coronary bypass surgery. *Anesthesiology, 67:* 11-19, 1987.
35. FRAGEN, R.J. & AVRAN, M.J. Nonopioid intravenous anesthetics. *In:* BARASH, P.G., CULLEN, B.F. & STOELTING, R.K. *Clinical Anesthesia.* Philadelphia, J.B. Lippincott 1989, p. 227-53.
36. FREYE, E. & KUSCHINKY, K. Effects of fentanyl and droperidol on the dopamine metabolism of the rat striatum. *Pharmacology, 14:* 1, 1976.
37. GHORPADE, A & ADVOKAT, C. Evidence of a role for N,methyl-D-aspartate (NMDA) receptors in the facilitation of tail withdrawal after spinal transection. *Pharmacol. Biochemistry Behav., 48:* 175-181, 1994.
38. GREENBLATT, D.J., LOCNISKAR, A., OCHS, H.R. et al. Automated gas chromatography for studies of midazolam pharmacokinetics. *Anesthesiology, 55:* 176, 1981.
39. HARPER, M.H., HICKEY, R.F., CROMWEL, T.H. & LINWOOD, S. The magnitude and duration of respiratory depression produced by fentanyl and fentanyl plus droperidol in man. *J. Pharmacol. Exp. Ther., 199:* 464-468, 1976.
40. HEIZMANN, P. & MAZE, M. Alpha-2 adrenoceptor agonists and anesthesia. *Br. J. Anaesth., 71:* 108-118, 1993.
41. HEIZMANN, P., ECKERT, M. & ZIEGLER, W.H. Pharmacokinetics and bioavailability of midazolam in man. *Br. J. Pharmacol., 16:* 435, 1983.
42. HICKEY, P.R., HANSEN, D.D. & CRAMOLINI, G.M. Pulmonary and systemic hemodynamic responses to ketamine in infants with normal and elevated pulmonary vascular resistance. *Anesthesiology and Analgesia, 61:* 435, 1983.
43. HICKEY, P.R., HANSEN, D.D. & WESSEL, D. Pulmonary and systemic responses to high dose fentanyl in infants. *Anesthesia and Analgesia, 64:* 48, 1985.
44. HOLDERNESS, M.C., CHASE, P.E. & DRIPPS, R.D. A narcotic analgesic and a butyrophenone with nitrous oxide for general anesthesia. *Anesthesiology, 24:* 336, 1963.
45. HOMER, T.D., STANSKI, D.R. The effect of increasing age on thiopental disposition and anesthetic requirement. *Anesthesiology, 62:* 714-24, 1985.
46. HVARFNER, A., HAMMAS, B., THORN, S.-E. & WATTWIL, M. The influence of propofol on vomiting induced by apomorphine. *Anesth. Analg., 80:* 967-9, 1995.
47. JAMALI, S., MONIN S., BEGON, C. et al. Clonidine in pediatric caudal anesthesia. *Anesth. Analg., 78:* 663-668, 1994.
48. JANSSEN P.S.J. Foreword: the past, present, and future of opioid analgesic in anesthesia. *In:* ESTAFAUNOUS, F.G. *Opioids in Anesthesia.* Boston, Butterworth-Heinemann, 1991.
49. KAUKINEN, S. & PYYKKO, K. The potentiation of halothane anesthesia by clonidine. *Acta Anaesthesiol. Scand., 23:* 107-11, 1979.
50. KEYS, T.E. *The History of Surgical Anesthesia.* New York, Schumans, 1945.
51. LAXENAIRE, C.M., BERMEJO, M.E. & ANTRIN, M.A.D., GUEANT L.J. Life-threatening anaphylactoid reactions to propofol. *Anesthesiology,* vol. 77, n.º 2, Aug. 1992.
52. LONNQVIST, P.A., BERGENDAHL, H.T.G., EKSBORG, S. Pharmacokinetics of clonidine after rectal administration in children. *Anesthesiology, 81:* 1097-1101, 1994.
53. LUNDY, J.S. Intravenous anesthesia: preliminary report of the use of two new thiobarbiturates. *Mayo Clinic. Proc., 10:* 534-543, 1935.
54. MAYERSOHN, M., CAKINS, J.M., PERRIER, D.G. & JUNG, D. Thiopental kinetics in obese surgical patients. *Anesthesiology, 55:* A178, 1981.
55. MAZE, M. *Clinical uses of alpha-2 agonists.* Annual Refresher Course Lectures. American Society of Anesthesiologists Inc., 1995.
56. MOANTRAERS, P., DUREVIL, B. & DESCONTS, J.M. Effects of IV midazollam on upper airway resistance. *Br. J. Anaesth., 68:* 27-31, 1992.
57. OSLEN, R.W. GABA – drug interaction. *Prog. Drug. Res., 31:* 224-231, 1987.
58. PANDLE, G., CHAUX, F., SALVADORI, C., FARINOTTI, M., DUVAL-DESTIN, P. Thiopental pharmacokinetics in patients with cirrhosis. *Anesthesiology, 59*: 123-6, 1983.
59. REITAN, J. A., STENGERT, K. B., WYMORE, M. L. et al. Central vagal control of fentanyl induced bradycardia during halothane anesthesia. *Anesthesia and Analgesia, 57*: 31, 1978.
60. REN, K., HYLDEN, J.L.K., WILLIAMS, G. M. et. al. The effects of a noncompetitive MMDA receptor antagonist MK-801 on behavioral hyperalgesia and dorsal horn neuronal activity in rat with unilateral inflammation. *Pain, 50:* 331-44, 1992.
61. REVES, J.G., GLASS, P.S.S. Nonbarbiturate intravenous anesthetics. *In:* MILLER, R. D. *Anesthesia.* 3rd ed. New York, Churchill-Livingstone, 1990, p. 243-79.
62. SARMA, V.J. Use of ketamine in acute severe asthma. *Acta Anaesthesiol. Scand., 36:* 106-107, 1992.
63. SCHEININ, H., VIRTANEN, R., MacDONALD, E. et al. Medetomidine – a novel α2-adrenoceptor agonist: a review of its pharmacodynamic effects. *Progress in Neuropharmacology and Biological Psychiatry, 13:* 633-651, 1989.
64. SCHER, C. S., AMAR, D., McDOWALL, R. H., BARTS, S.M. Use of propofol in the prevention of chemotherapy-induced nausea and emesis in oncology patients. *Can. J. Anesth., 39:* 170-2, 1992.
65. SEGAL, I.S., JARVIS, D. J., DUNCAN, S. R. et al. Clinical efficacy of oral-transdermal clonidine combinations during the perioperative period. *Anesthesiology, 74:* 220-5, 1991.

66. SEGAL, I.S., VICKERY, R.G., WLATON, J.K., DOZE, V.A., MAZE, M. Dexmedetomidine diminishes halothane anesthetic requirements in rats through postsynaptic alpha 2 adrenergic receptors. *Anesthesiology, 69*: 818-823, 1988.
67. SHAFER, S.L. *New intravenous anesthetic agents*. Annual Refresher Course Lecture. American Society of Anesthesiologists, Inc., 1995.
68. SMITH, D.J., BOUCHAI, R.L., de SANCTIS, C.A. *et. al.* Properties of the interaction between ketamine and opiate binding sites in vivo and in vitro. *Neuropharmacology, 26*: 1253-60, 1987.
69. STANLEY, T.H., WEBSTER, L. R. Anesthetic requirements and cardiovascular effects of fentanyl-oxygen and fentanyl-diazepam-oxygen anesthesia in man. *Anesthesia and Analgesia, 57*: 411-416, 1978.
70. STANLEY, T.H. *New developments in intravenous anesthesia*. Annual Refresher Course Lectures. American Society of Anesthesiologists, Inc., 1989.
71. STOELTING, R.K., GIBBS, P.S., CREASSER, C.W. et. al. Hemodynamic and ventilatory responses to fentanyl, fentanyl-droperidol, and nitrous oxide in patients with acquired valvular heart disease. *Anesthesiology, 42*: 319, 1975.
72. TWYMAN, R.E., ROGERS, C.J., MacDONALD, R.L. Differential regulation of gama-aminobutyric and receptor channel by diazepam and phenobarbital. *Ann. Neurol., 25*: 213-220, 1989.
73. VAN DER KLEIN, E., VAN ROSSUM, J.J.M., MUSKENS, E.T.J.M., RISNTIJES, N.V.M. Pharmacokinetics of diazepam in dogs, mice and humans. *Acta Pharmacologica et Toxicologica, 29*: 109-127, 1971.
74. VICKERY, R.G., SHERIDAN, B. S., SEGAL, I. S., MAZE, M. Anesthesic and hemodynamic effects of the stereoisomers of medetomidine, an alpha 2-adrenergic agonist, in halothane-anesthetized dogs. *Anesth. Analg., 67*: 611-615, 1988.
75. VINCENT, J.P., CAVERY, D., KAMENKA, J.M., *et al*. Interaction of phencyclidine with the muscarinic and opiate receptors in the central nervous system. *Brain Res., 152*: 176-82, 1978.
76. WEESE, H. Pharmacology of short-acting intravenous anesthetic agent evipan natrium (evipal sodium). *Dtsch. Med. Wochenschr, 59*: 47, 1932.
77. WEISKOPF, R.B., EGER, E.I., NOORANI, M., DANIEL, M. Fentanyl, esmodol and clonidine blunt the transient cardiovascular stimulation induced by desflurane in humans. *Anesthesiology, 81*: 1350-51, 1994.
78. WHITE, F.P. *General anesthetic technique for ambulatory surgery*. Refresher Course Lecture. American Society of Anesthesiologists, Inc., 1992.

42

Drogas Antiepilépticas

Fernanda de Sena Arandas e Eduardo Pondé de Sena

INTRODUÇÃO

A epilepsia é um transtorno neurológico comum. Aproximadamente 2 milhões de indivíduos nos EUA têm epilepsia, e 3% das pessoas na população geral terão epilepsia em algum ponto de suas vidas (Annengers, 2001). O termo epilepsia engloba várias diferentes síndromes caracterizadas pela recorrência de crises que podem ser classificadas de acordo, por exemplo, com suas características clínicas (p. ex., crises parciais complexas e crises tônico-clônicas generalizadas) (Commission on Classification and Terminology of the International League against Epilepsy, 1981).

As síndromes epilépticas podem ser divididas em duas grandes categorias: crises generalizadas e crises parciais (Commission on Classification and Terminology of the International League against Epilepsy, 1989; Benbadis, 2001). Nas crises generalizadas ocorre envolvimento simultâneo de ambos os hemisférios cerebrais. Muitas formas de epilepsia generalizadas têm forte componente genético; contudo, em geral, a função neurológica encontra-se normal. Por outro lado, epilepsias parciais, originadas em um ou mais focos localizados, podem resultar de agressão ao sistema nervoso central (SNC), embora, em muitos casos, a natureza da agressão jamais seja identificada. As epilepsias parciais podem, secundariamente, envolver todo o cérebro (Chang & Lowenstein, 2003).

Na maioria das vezes, a causa da epilepsia é desconhecida (epilepsia idiopática). Por outro lado, traumatismo craniano, meningite, doenças febris na infância, tumores cerebrais e doenças degenerativas são condições associadas ao aparecimento de crises recorrentes que podem necessitar de tratamento com drogas anticonvulsivantes. Crises epilépticas também podem estar relacionadas à manifestação tóxica de drogas com ação sobre o SNC; podem ocorrer na hipertermia, na eclâmpsia, na uremia, na hipoglicemia e na deficiência de piridoxina; ou podem ser parte integrante da síndrome de abstinência de drogas sedativas e depressoras do SNC (Craig e Stitzel, 2003).

CLASSIFICAÇÃO DA EPILEPSIA

O sistema de classificação de crises epilépticas mais utilizado é o proposto pela Liga Internacional contra a Epilepsia (Quadro 42.1). De acordo com esse sistema, as crises são consideradas parciais ou generalizadas. As parciais podem ser subdivididas em simples ou complexas.

A crise parcial simples pode ocorrer em qualquer parte do corpo e decorre de descarga excessiva originada no córtex contralateral. A crise motora focal pode restringir-se apenas a uma determinada área ou propagar-se para áreas corticais contíguas. As crises parciais complexas envolvem comprometimento da consciência.

As crises generalizadas envolvem, desde o seu início, ambos os hemisférios cerebrais. As categorias principais são as crises de ausência (pequeno mal) e os tônico-clônicas (grande mal). A crise de ausência é

Quadro 42.1 Classificação das crises epilépticas segundo a Liga Internacional contra a Epilepsia (simplificada)

I. CRISES PARCIAIS
  A) CRISES PARCIAIS SIMPLES (CONSCIÊNCIA NÃO AFETADA)
   1. Com sinais motores
   2. Com sintomas sensoriais ou somatossensitivos
   3. Com sintomas autonômicos
   4. Com sintomas psíquicos

  B) CRISES PARCIAIS COMPLEXAS (COM COMPROMETIMENTO DA CONSCIÊNCIA)
   1. Início parcial simples progredindo para comprometimento da consciência
   2. Com comprometimento da consciência desde o início

  C) CRISES PARCIAIS EVOLUINDO PARA CRISES GENERALIZADAS SECUNDARIAMENTE
   1. Crises parciais simples evoluindo para crises generalizadas
   2. Crises parciais complexas evoluindo para crises generalizadas
   3. Crises parciais simples evoluindo para crises parciais complexas e, subsequentemente, para crises generalizadas

II. CRISES GENERALIZADAS (CONVULSIVAS OU NÃO CONVULSIVAS)
  A. Ausência
   1. Crises de Ausência
   2. Crises de Ausência Atípica
  B. Crises Mioclônicas
  C. Crises Clônicas
  D. Crises Tônicas
  E. Crises Tônico-clônicas
  F. Crises Atônicas
  G. Formas Combinadas

III. CRISES NÃO CLASSIFICADAS

típica das crianças, podendo perdurar até a adolescência. Numa crise de ausência, o paciente, subitamente, cessa o que está fazendo, muitas vezes interrompendo a fala no meio de uma frase, esboçando um olhar vago com ou sem pequeno componente motor. Há amnésia para os eventos relacionados ao icto. Um paciente pode apresentar inúmeros episódios no curso do mesmo dia. Essas crises são facilitadas pela hiperpneia, e, tipicamente, o traçado eletroencefalográfico apresenta um padrão de descarga generalizada de espícula-onda a 3 c/s.

A crise tônico-clônica generalizada consiste numa contração de toda a musculatura após a perda da consciência, o que constitui a fase tônica (espasmo extensor). Observa-se apneia, ocorrendo, com frequência, micção, defecação e salivação. Essa fase inicial dura, geralmente, cerca de 30 segundos, seguida imediatamente da fase clônica, que se caracteriza por abalos musculares com duração de cerca de 2 minutos. O paciente permanece inconsciente por mais alguns minutos, recuperando-se gradualmente, podendo permanecer confuso por algum tempo.

MECANISMO DE AÇÃO DAS DROGAS ANTIEPILÉPTICAS

Alguns mecanismos gerais da ação das drogas antiepilépticas são importantes (Meldrum, 1996):

– potencialização das ações do GABA;
– inibição da função dos canais de sódio e cálcio;
– ação em receptores excitatórios.

Alguns outros mecanismos que podem ser importantes em determinados fármacos são a inibição da liberação do glutamato e o bloqueio de receptores de glutamato.

Potencialização das ações do GABA

Várias drogas antiepilépticas atuam através da ativação dos receptores GABA-A, promovendo a abertura de canais de cloro. O receptor GABA-A possui locais para ligação do GABA e outros que reconhecem benzodiazepínicos e barbitúricos, por exemplo.

A ativação de sítios GABAérgicos ou o aumento da disponibilidade sináptica do GABA têm efeito anticonvulsivante. Além dos diazepínicos e dos barbitúricos, a vigabatrina e a tiagabina também agem na neurotransmissão GABAérgica.

Inibição da função dos canais de sódio e cálcio

Vários fármacos antiepilépticos (fenitoína, carbamazepina, valproato, lamotrigina) afetam a excitabilidade da membrana celular através de bloqueio de canais de sódio voltagem-dependentes. A ação sobre os canais de cálcio também pode ocorrer com fármacos antiepilépticos, em particular com a etossuximida, que bloqueia especificamente o canal de cálcio tipo T, que está envolvido na descarga rítmica associada a ataques de ausência. A gabapentina pode atuar sobre canais de cálcio tipo L, embora não se saiba ao certo a importância disso nas suas propriedades antiepilépticas.

Outras ações

O glutamato é o mais importante neurotransmissor excitatório no SNC e o subtipo mais relevante para gênese e controle da atividade convulsiva do NMDA. Esses receptores modulam um canal de cálcio específico, e a sua atividade excessiva associa-se a convulsões e até mesmo a morte neuronal. Infelizmente, drogas que atuam como antagonistas desse receptor (psicotomiméticos como a fenciclidina e análogos) não se prestam para uso clínico como anticonvulsivantes. O mecanismo sugerido para a ação da lamotrigina é a diminuição da liberação do glutamato.

AS DROGAS ANTIEPILÉPTICAS

As drogas antiepilépticas têm larga aplicação em neurologia e psiquiatria. Primariamente desenvolvidas para tratamento de crises epilépticas, as drogas em questão também mostram-se úteis em outras condições como dor neuropática e transtorno bipolar do humor. A seguir, detalham-se alguns aspectos farmacológicos das principais drogas antiepilépticas.

Fenobarbital

O fenobarbital é um anticonvulsivante de baixo custo e eficaz, apresentando, contudo, algumas desvantagens, tais como: toxicidade cognitivo-comportamental, tolerância, dependência e pequeno índice terapêutico. Em função disso e da disponibilidade de outros fármacos anticonvulsivantes com melhor tolerabilidade, sua utilização decresceu bastante. O fenobarbital é bem absorvido por via oral e largamente distribuído. Cerca de 50% da droga encontra-se ligada à albumina. É metabolizada pelas enzimas microssomais hepáticas, e cerca de 25% da droga é excretada na urina. É eliminada lentamente e tem meia-vida de cerca de 100 horas. Por tratar-se de um ácido fraco, sua eliminação renal pode ser aumentada com a alcalinização da urina.

Acredita-se que o seu mecanismo de ação se deva, ao menos em parte, à inibição neuronal em decorrência do aumento da neurotransmissão GABAérgica.

A principal reação adversa encontrada é a sedação, embora observe-se tolerância a esse efeito com o uso continuado. *Rashes* cutâneos, nistagmo e ataxia podem surgir. Anemia megaloblástica pode ocorrer. A droga, assim como outros barbitúricos, pode precipitar crises de porfiria.

O fenobarbital é indutor enzimático e pode reduzir as concentrações sanguíneas de outros medicamentos tais como outros anticonvulsivantes, contraceptivos orais, betabloqueadores e anticoagulantes. Por outro lado, outras drogas, como o ácido valproico, elevam os níveis sanguíneos do fenobarbital, podendo produzir um quadro de toxicidade.

As dosagens do fenobarbital em crianças estão na faixa de 3-6 mg/kg/dia. Em adultos, a faixa terapêutica situa-se entre 50 e 300 mg/dia, 1 ou 2 vezes ao dia.

Primidona

A primidona é quimicamente similar ao fenobarbital, porém difere dele no que diz respeito ao espectro anticonvulsivante. A droga é adequadamente absorvida, e convertida, ao nível hepático, em fenobarbital e feniletilmalonamida (PEMA). Trata-se de fármaco eficaz no tratamento de crises parciais complexas, em função do seu composto metabólico, o PEMA. É também efetiva em crises tônico-clônicas generalizadas e nas parciais simples. Reações adversas relatadas com o uso da primidona incluem *rashes* cutâneos, leucopenia, trombocitopenia, anemia megaloblástica e lúpus eritematoso sistêmico.

Fenitoína

A fenitoína foi a primeira droga não sedativa disponível para o arsenal dos fármacos anticonvulsivantes. Tem utilidade no tratamento de crises tônico-clônicas generalizadas e crises parciais complexas.

A farmacocinética da fenitoína é a mais complexa dentre as drogas anticonvulsivantes. Após administração oral, sua absorção é lenta e, usualmente, completa, ocorrendo principalmente ao nível do duodeno. Os antiácidos diminuem a absorção da droga. O uso intravenoso do fármaco tem indicação no tratamento do estado de mal epiléptico.

A fenitoína liga-se em cerca de 90% à proteína plasmática. A droga pode deslocar-se e ser deslocada por outras drogas do seu sítio de ligação à proteína plasmática. Essas interações são importantes com tiroxina, triiodotironina e ácido valproico, por exemplo.

A metabolização da fenitoína segue cinética de saturação. Em níveis sanguíneos baixos da droga, o seu metabolismo é proporcional a esses níveis sanguíneos. Entretanto, com a elevação dos níveis sanguíneos, a capacidade das enzimas metabolizadoras é excedida, e aumentos posteriores na dose do fármaco podem levar a aumentos desproporcionais de sua concentração sanguínea (cinética de saturação). Ao lidar com esse anticonvulsivante, é recomendável a solicitação da dosagem dos seus níveis sanguíneos. A faixa terapêutica é de 10-20 μg/mL. No uso pediátrico, a posologia está situada na faixa de 4 a 8 mg/kg/dia. Uma dosagem padrão da fenitoína para pacientes adultos é de 100 mg, três vezes ao dia. Uma interação farmacocinética importante da fenitoína ocorre com o ácido valproico, que inibe o seu metabolismo, podendo a coadministração desses fármacos levar a uma toxicidade aguda da fenitoína.

Os efeitos adversos da fenitoína compreendem ataxia, nistagmo, prejuízo cognitivo, reações de hipersensibilidade, variando desde *rash* cutâneo até a síndrome de Stevens-Johnson.

Outros efeitos incluem hiperplasia gengival, hirsutismo e anemia megaloblástica, podendo essa última condição ser revertida com a administração de ácido fólico.

Carbamazepina

A carbamazepina tem estrutura química semelhante à dos antidepressivos tricíclicos. É absorvida, por via oral, de forma lenta. O pico de concentração plasmática máximo é obtido 4 a 8 horas após a administração. Embora lenta, a absorção da carbamazepina dá-se de maneira completa. Ocorre ligação da droga às proteínas plasmáticas em cerca de 75%. A carbamazepina é metabolizada no fígado, e a sua administração continuada é acompanhada pelo fenômeno de autoindução enzimática, o que se observa após 3-4 semanas.

O metabólito principal da carbamazepina é o 10-11 epóxido, o qual é farmacologicamente ativo. A meia-vida da carbamazepina, após dose única inicial, é de 35 horas, embora reduzida a cerca de 15-20 horas quando a autoindução se completa.

A carbamazepina é eficaz no tratamento de crises tônico-clônicas generalizadas e particularmente útil no tratamento de crises parciais complexas, situação em que é droga de primeira escolha. A carbamazepina é ineficaz em crises de ausência, e seu uso pode agravá-las. Outros usos clínicos da droga incluem neuralgia do trigêmeo, transtornos bipolares do humor e síndrome de abstinência alcoólica.

As reações adversas incluem reações relativamente comuns, toleráveis e reversíveis, de um lado, e, de outro, reações raras e ameaçadoras, tais como anemia aplástica, agranulocitose, hepatite e síndrome de Stevens-Johnson. As reações mais comuns são: sedação, turvação visual, tontura, ataxia e diplopia. Observa-se alguma tolerância a esses últimos efeitos, valendo lembrar que o início com doses baixas e o aumento posológico gradual podem minimizá-los.

Dentre as reações idiossincráticas, a mais comum é um *rash* morbiliforme que ocorre em cerca de 10% dos pacientes. A síndrome de Stevens-Johnson é bem menos comum. Pode-se observar leucopenia transitória e discreta (em cerca de 10% dos pacientes), revertida em cerca de 4 meses de tratamento, não requerendo descontinuação do fármaco, a menos que haja evidências de infecção ou a contagem leucocitária caia abaixo de 2.000/mm^3. Em cerca de 2% dos pacientes pode desenvolver-se leucopenia persistente, exigindo a retirada da droga. A anemia aplástica surge em aproximadamente 1 em cada 200.000 pacientes tratados com o fármaco, e ocorre nos 3 primeiros meses de tratamento, com uma taxa de mortalidade entre 33% e 50%. As anormalidades hepáticas mais comuns incluem elevações transitórias das enzimas em cerca de 5% a 10% dos pacientes. Hepatite secundária à carbamazepina constitui-se em reação de hipersensibilidade rara, em geral ocorrendo nas primeiras semanas de exposição à droga, acompanhada de febre, *rash*, eosinofilia e desenvolvimento de granulomas hepáticos.

Importantes interações medicamentosas observam-se em relação à carbamazepina e a outros fármacos. A droga pode reduzir os níveis sanguíneos de contraceptivos orais, haloperidol, valproato, teofilina, etossuximida, clonazepam e fenobarbital. Da mesma forma, outros medicamentos podem reduzir os níveis sanguíneos da carbamazepina, por induzirem seu metabolismo, tais como fenobarbital e fenitoína. Por outro lado, alguns fármacos, como eritromicina, cimetidina, verapamil e diltiazem, podem inibir o metabolismo da carbamazepina.

A carbamazepina é iniciada com a posologia de 200 mg 1 ou 2 vezes ao dia, podendo-se proceder a acréscimos de 200 mg a cada 2 ou 3 dias. A faixa terapêutica varia entre 400 e 1.600 mg/dia, embora doses de até 2.000 mg/dia possam ser necessárias. Os níveis de concentração sanguínea terapêutica variam entre 4 e 12 μg/mL. Na faixa pediátrica, a dose preconizada é de 10 a 20 mg/kg/dia.

Valproato

O valproato é reconhecido como um dos anticonvulsivantes mais importantes na prática clínica. Trata-se de um ácido monocarboxílico simples, quimicamente diferente de qualquer outro fármaco antiepiléptico. O valproato é eficaz em muitos tipos de epilepsia. É utilizado nas crises de ausência e mioclônicas e eficaz nas crises de ausência acompanhadas por outros tipos de crises epilépticas. É vantajoso na monoterapia, ou em terapia combinada em crises tônico-clônicas generalizadas e em crises parciais complexas.

O valproato é um inibidor fraco de dois sistemas enzimáticos que inativam o GABA: a GABA transaminase e a desidrogenase semialdeído succínica; contudo, estudos *in vitro* demonstraram que esses efeitos são leves quando de sua utilização clínica. Há alguma evidência indicando que o valproato pode potencializar a ação do GABA por uma ação póssináptica. O valproato pode ter efeitos sobre canais de sódio, porém mais fracos do que o da fenitoína.

O valproato é bem absorvido por via oral, e as concentrações plasmáticas máximas são atingidas em torno de 1-4 horas após a administração. Liga-se em cerca de 90% às proteínas plasmáticas. Sua meia-vida está em torno de 15 horas. O valproato é quase completamente metabolizado e excretado como glicuronídio na urina.

O valproato aumenta os níveis sanguíneos de outros fármacos, tais como: fenobarbital, primidona, fenitoína, carbamazepina, etossuximida e lamotrigina.

A reação adversa mais séria associada ao valproato é a lesão hepática, que pode ser fatal, principalmente quando a droga é administrada em politerapia a crianças com menos de 2 anos de idade. É uma reação idiossincrática, não relacionada com a dose, podendo ocorrer em indivíduos de outras faixas etárias, razão pela qual deve ser evitado em hepatopatas.

O valproato pode determinar alopecia em cerca de 5% dos pacientes, a qual é reversível. Pode acontecer também encrespamento do cabelo em uma parcela dos pacientes. Outros efeitos incluem distúrbios gastrointestinais, ganho de peso e tremores. O valproato é teratogênico, e está relacionado a defeitos do tubo neural e espinha bífida.

A dose inicial recomendada é de 15 mg/kg/dia, podendo ser aumentada em 5-10 mg/kg/dia semanalmente. A dose máxima recomendada é de 60 mg/kg/dia. Para o adulto, a dose inicial é de 250 a 500 mg/dia, dividida em 2 a 4 tomadas diárias. Pode-se elevar a dose em cerca de 250 mg a cada 3-6 dias até atingir a faixa dos 1.500 a 2.000 mg/dia.

Os níveis sanguíneos da droga estão entre 50-100 μg/mL.

Etossuximida

A etossuximida foi durante muito tempo tida como droga preferencial no tratamento das crises de ausência; atualmente, muitos especialistas optam pelo valproato. A etossuximida é bem absorvida após administração oral, atingindo picos de concentração plasmática em cerca de 3 horas. A meia-vida está em torno de 20 horas em adultos e aproximadamente 30 horas em crianças. Liga-se muito pouco às proteínas plasmáticas.

A etossuximida é excretada em cerca de 25% inalterada na urina. Seu metabólito principal é a 2-(1-hidroxietil)-2-metilsuccinimida. As reações adversas comuns são distúrbios gastrointestinais, alterações neuropsiquiátricas e *rashes*. A eosinofilia é observada em cerca de 10% dos pacientes. Efeitos hematológicos como pancitopenia e anemia aplástica já foram descritos, bem como lúpus eritematoso sistêmico e síndrome de Stevens-Johnson.

Benzodiazepínicos

Alguns benzodiazepínicos ocupam lugar de especial importância no tratamento das epilepsias. Essas drogas são largamente utilizadas como agentes ansiolíticos e hipnóticos. Os benzodiazepínicos são usados no estado de mal epiléptico, bem como no tratamento de crises parciais e generalizadas. Esses fármacos exibem tolerância e dependência, observando-se a existência de uma síndrome de retirada que pode, inclusive, significar uma acentuação da gravidade e da frequência das crises epilépticas.

O diazepam é relativamente ineficaz quando usado por via oral no tratamento da epilepsia. A droga é de valor inestimável no manejo clínico do estado de mal epiléptico.

Outros fármacos como o lorazepam, o clonazepam e o midazolam têm sido indicados para o *status epilepticus*.

O nitrazepam é o benzodiazepínico mais empregado como hipnótico. Contudo, tem sido utilizado no tratamento de crises mioclônicas, espasmos infantis e síndrome de Lennox-Gastaut.

O clorazepato é ocasionalmente aplicado como antiepiléptico, em tratamento combinado com outras drogas no controle de crises parciais.

O clobazam é outro medicamento que tem sido útil como antiepiléptico, apresentando a vantagem de produzir menor sedação do que outros benzodiazepínicos.

O clonazepam é um benzodiazepínico utilizado primariamente na terapêutica da epilepsia, embora possa ter importante valor no tratamento dos distúrbios de humor e no transtorno do pânico. Esse agente de longa ação mostra-se eficaz em crises de ausência e crises mioclônicas, sendo também usado no tratamento dos espasmos infantis. Observa-se sedação proeminente, em especial no início da terapia. O Quadro 42.2 ilustra aspectos farmacológicos das principais drogas antiepilépticas.

Oxcarbazepina

A oxcarbazepina foi desenvolvida para evitar o metabólito epóxido da carbamazepina, responsável por muitos dos efeitos tóxicos da droga. A oxcarbazepina, também, possui ação bloqueadora dos canais de sódio. A droga é eficaz como anticonvulsivante e é equivalente à carbamazepina, numa dosagem 50% mais alta. Assim, 200 mg de carbamazepina correspondem a 300 mg de oxcarbazepina. Em geral, a oxcarbazepina é mais bem tolerada do que a carbamazepina. As reações cutâneas, por exemplo, são menos frequentes. Além disso, aproximadamente 75% dos pacientes que descontinuam a carbamazepina por causa de reações cutâneas toleram bem a oxcarbazepina. A hiponatremia ocorre, por outro lado, mais com a oxcarbazepina e é relacionada diretamente à dose da droga e ao nível sanguíneo da hidroxicarbazepina, seu metabólito principal. Outros efeitos colaterais são semelhantes aos da carbamazepina, tais como: sedação, tonturas e ataxia. A oxcarbazepina, também, exibe menos interações farmacocinéticas, não induzindo o metabolismo de outras drogas antiepilépticas.

Lamotrigina

A lamotrigina é uma droga da classe feniltiazínica, não relacionada quimicamente a nenhuma das drogas antiepilépticas convencionais.

Quadro 42.2 Doses e faixas de concentrações séricas de alguns antiepilépticos em adultos

Drogas	Dose Inicial Variação da Dose	Concentração Sérica
Carbamazepina	200 mg 600-1.200 mg/dia	4-10 µg/mL
Fenitoína	200 mg 300-400 mg/dia	10-20 µg/mL
Fenobarbital	100 mg 50-200 mg/dia	10-40 µg/mL
Valproato	250 mg 2 × dia 500-2.000 mg/dia	50-100 µg/mL
Lamotrigina	25 mg 100-300 mg/dia	Não é útil
Topiramato	25 mg 200-400 mg/dia	Não é útil

A lamotrigina tem eficácia clínica estabelecida como terapia adjuvante para pacientes epilépticos adultos com crises parciais refratárias, com ou sem generalização secundária. Alguns estudos sugerem, igualmente, eficácia da droga em pacientes com ausência atípica, epilepsia mioclônica juvenil e síndrome de Lennox-Gastaut. Seu mecanismo de ação sugerido é pela diminuição da liberação de aminoácidos excitatórios (glutamato e aspartato), atuando também sobre canais de sódio voltagem-dependentes, promovendo a estabilização da membrana neuronal.

A lamotrigina é quase completamente absorvida, atingindo picos de concentração plasmática em cerca de 1-3 horas. A absorção não é significativamente afetada pela presença de alimentos. Liga-se em cerca de 55% às proteínas plasmáticas. Ocorre metabolização hepática e 70% de uma dose única é recuperada na urina como um conjugado glicuronídeo. Sua meia-vida está em torno de 25 horas, variando entre 14 a 50 horas. Parâmetros farmacocinéticos são alterados com a coadministração de agentes indutores enzimáticos, tais como carbamazepina, fenitoína, fenobarbital e primidona. O valproato, contrariamente, aumenta a meia-vida da lamotrigina e reduz a sua eliminação renal em torno de 50%.

Efeitos colaterais comuns incluem cefaleia, distúrbio da concentração, nervosismo, tontura, visão turva, *rash* e mais raramente síndrome de Stevens-Johnson. Essas reações de hipersensibilidade são mais comuns na população pediátrica. O risco de *rash* e de reações de hipersensibilidade é reduzido com uma titulação mais lenta da droga.

A droga é administrada em doses entre 100-300 mg/dia. Quando associada ao valproato (que pode dobrar a sua meia-vida), a lamotrigina deve ser usada em dosagem menor. A droga é usualmente administrada 2 vezes ao dia.

Vigabatrina

A vigabatrina é estruturalmente derivada do GABA, e um inibidor suicida da GABA transaminase ao determinar uma ligação covalente irreversível com a enzima. A droga tem sido, principalmente, proposta para crises parciais, com ou sem generalização secundária. Eficácia em algumas epilepsias infantis também pode ser observada, podendo, contudo, agravar a ausência ou crises mioclônicas. A droga ainda precisa ser avaliada em monoterapia.

A vigabatrina é bem absorvida, atingindo concentrações plasmáticas máximas cerca de 1 hora após a administração. A meia-vida é de cerca de 6-8 horas, mas não reflete a duração de ação da droga. A vigabatrina não se liga às proteínas plasmáticas. A droga não é metabolizada ao nível hepático e é eliminada inalterada na urina.

Os efeitos adversos comuns são sonolência, ganho ponderal, ataxia, diplopia e vertigens.

Depressão e estados francamente psicóticos podem surgir, sobretudo em pacientes com história psiquiátrica, incluindo retardo mental. Evidência de neurotoxicidade foi achada em animais, não ocorrendo em humanos.

A droga é iniciada com 500 mg 2 vezes ao dia; incrementos da dose até 1,5-2,0 g/dia são sugeridos. Algumas vezes, doses de 3 a 4 g/dia podem ser necessárias.

Gabapentina

A gabapentina é um composto estruturalmente relacionado ao aminoácido GABA, mas diversos estudos têm falhado em demonstrar a atividade do fármaco no sistema GABAérgico.

A base molecular das suas propriedades anticonvulsivantes permanece desconhecida. A indicação principal é como terapia adjuvante de pacientes adultos com crises parciais refratárias.

A gabapentina é absorvida oralmente, com biodisponibilidade em torno de 59%. As concentrações plasmáticas máximas são obtidas 2-3 horas após administração. A meia-vida da droga é de 5-6 horas. A gabapentina não é metabolizada e não é ligada às proteínas plasmáticas. A droga não é um inibidor nem um indutor enzimático, não interferindo com o metabolismo de drogas antiepilépticas comumente usadas.

Os efeitos adversos são: sonolência, tontura, ataxia, ganho de peso. A droga é iniciada com 300 mg três vezes ao dia. A faixa posológica situa-se entre 900-1.800 mg/dia, com uma dose média em torno de 1.200 mg/dia.

Felbamato

O felbamato é um análogo estrutural do obsoleto agente sedativo meprobamato, porém sem propriedades marcantes no que diz respeito a sedação e efeito miorrelaxante, não havendo evidências de que induza dependência.

As indicações para o seu uso são como monoterapia ou terapia adjuvante em crises parciais, com ou sem generalização secundária em adultos, e na síndrome de Lennox-Gastaut.

O uso do medicamento tem sido ultimamente restrito a pacientes com síndrome de Lennox-Gastaut refratária a outras drogas, devido à ocorrência de casos de anemia aplástica e insuficiência hepática aguda após a sua comercialização nos EUA.

A droga é bem absorvida, atingindo picos plasmáticos em 2-6 horas. Tem pequeno volume de distribuição e meia-vida em torno de 16-19 horas. Não é extremamente metabolizada. A ligação às proteínas plasmáticas é em torno de 25%. O fármaco é excretado inalterado na urina em cerca de 40-50% ou como metabólitos.

O felbamato aumenta os níveis sanguíneos da fenitoína e do valproato. Reduz os níveis sanguíneos da carbamazepina e eleva o nível sanguíneo do metabólito epóxido.

Os efeitos adversos mais comuns com o uso dessa droga são transtornos gastrointestinais, cefaleia, sonolência, diplopia, ataxia, tontura e *rash*.

Efeitos adversos graves estão, principalmente, associados a toxicidade hematológica grave (anemia aplástica) e hepatotoxicidade.

A dose de felbamato inicial é de 1.200 mg/dia dividida em 3-4 tomadas.

Aumentos de 600 mg a cada 2 semanas podem ser feitos até se atingir 2.400 mg/dia. Uma dose de até 3.600 mg/dia pode ser atingida. Recomendam-se esquemas posológicos diferentes quando a droga é coadministrada com outros antiepilépticos, devido às interações farmacocinéticas.

Topiramato

O topiramato é mais uma das novas drogas epilépticas, aprovada inicialmente como fármaco adjuvante para crises parciais. Estudos adicionais sugerem sua eficácia também em monoterapia e sua indicação para crises tônico-clônicas generalizadas e síndrome de Lennox-Gastaut. A droga exibe uma cinética linear, pode ser ingerida com ou sem alimento, é eliminada pelo rim e se liga pouco às proteínas plasmáticas (20%). Tem meia-vida de cerca de 20-30 horas. A droga age por múltiplos mecanismos, tais como bloqueio de um subtipo de receptor do glutamato não NMDA, melhoria do efeito do GABA e bloqueio de canais de sódio. Os efeitos colaterais mais comuns são tontura, nervosismo, distúrbios cognitivos, perda de apetite e peso, parestesias e desenvolvimento de litíase renal, essa última numa frequência de 1,5%, particularmente em pacientes com história pregressa de formação de cálculos renais ou com uma história familiar positiva de nefrolitíase. Recomenda-se uma hidratação adequada quando da utilização da droga. Nos estudos clínicos iniciais, as doses chegaram a até 1.600 mg/dia, com uma dose ideal na faixa de 200 a 400 mg/dia. A dose total diária deve ser administrada em 2 tomadas. A tendência atual é a de se titular mais vagarosamente a dosagem, com minimização dos efeitos colaterais.

Tiagabina

Tiagabina é uma nova droga antiepiléptica indicada como terapia adjuvante em pacientes com crises parciais. Seu mecanismo de ação consiste no bloqueio da recaptação do GABA. Os ensaios clínicos apontam para a eficácia da droga contra crises parciais e tônico-clônicas generalizadas, com doses em torno de 16-48 mg/dia. O fármaco tem meia-vida de 5-8 horas, decrescendo para 2 a 3 horas, com a administração concomitante de outras drogas antiepilépticas. É dada 3 a 4 vezes ao dia. Seus efeitos colaterais mais comuns são tontura, astenia, sonolência, náusea, nervosismo, tremor, dor abdominal e problemas cognitivos.

Levetiracetam

O levetiracetam é um composto químico semelhante ao agente nootrópico piracetam. Droga estruturalmente diferente de qualquer outro agente antiepiléptico, o levetiracetam é eficaz no tratamento de crises parciais, como adjuvante ou em monoterapia. Após uma dose oral, sua absorção é rápida (atinge concentração máxima em 1 hora) e praticamente completa (96%). Sua ligação às proteínas plasmáticas é de apenas 10%. Uma porção menor da droga sofre metabolização hepática. A droga é eliminada em grande parte (66%) sem sofrer metabolização. Tem muito pouco risco de interações medicamentosas. Em geral, o levetiracetam é bem tolerado. Efeitos colaterais mais comuns incluem sonolência, astenia e tontura. A droga é usualmente iniciada em 500 mg 2 vezes ao dia. Doses de mais de 3.000 mg/dia não oferecem vantagem terapêutica.

FARMACOLOGIA CLÍNICA DAS DROGAS ANTIEPILÉPTICAS

Passo inicial e decisivo no sucesso da utilização de drogas anticonvulsivantes parte de um diagnóstico correto de epilepsia e do tipo de crise em questão. A instituição de um tratamento correto e precoce parece contribuir para um melhor prognóstico desses pacientes, e isso parece ser reforçado pela observação experimental do fenômeno de *kindling*. Embora assunto controverso, alguns sugerem iniciar o tratamento após a primeira crise, desde que se certifique da natureza epiléptica da convulsão. Se há uma causa corrigível da epilepsia, ela deve ser tratada; mesmo nesse caso, é comum a utilização de drogas que terão, no mínimo, um papel profilático.

Em geral, é recomendável que se opte, sempre que possível, pela monoterapia. O início da droga dá-se de maneira gradual para se minimizarem os efeitos colaterais. O reajuste da posologia deve seguir o período do *steady-state* da droga.

No caso de não haver resposta a uma droga, deve-se utilizar outra, lembrando sempre que a transição deve processar-se de maneira gradual, a fim de se evitar o aparecimento de um estado de mal epiléptico. Na impossibilidade de monoterapia (e isso pode ocorrer com alguns pacientes), duas ou mais drogas devem ser utilizadas para controle das crises.

Convém averiguar, contudo, se o paciente realmente está fazendo uso correto do medicamento. A utilização da dosagem dos níveis sanguíneos do fármaco pode fornecer ajuda ao clínico que suspeite de não aderência do paciente. Além disso, pode facilitar reajustes posológicos e é extremamente importante nos regimes de politerapia.

A duração da terapia antiepiléptica é algo ainda não muito bem estabelecido. Existem certos pacientes com risco elevado de recidiva quando da supressão das drogas antiepilépticas. Pacientes com anormalidades neurológicas, com crises de controle demorado, com anormalidades eletroencefalográficas persistentes, com vários tipos de crises associadas e com crises parciais complexas e tônico-clônicas ao despertar, por exemplo, exibem elevado risco de recidiva com a descontinuidade do tratamento. Se um paciente fica livre de crises por 3 ou 4 anos, uma suspensão lenta e gradual poderá, talvez, ser tentada.

A seguir consideraremos os fármacos de escolha em alguns tipos de crises epilépticas. O Quadro 42.3 resume as drogas utilizadas nos diferentes tipos de crises epilépticas, e o Quadro 42.4 apresenta alguns anticonvulsivantes disponíveis no Brasil.

CRISES TÔNICO-CLÔNICAS GENERALIZADAS E CRISES PARCIAIS SIMPLES

Nesse grupo de epilépticos destacam-se como drogas de escolha a carbamazepina e a fenitoína. Uma segunda opção inclui o fenobarbital e a primidona, se essas drogas falharem. Embora primariamente recomendadas para crises de ausência, algumas evidências sugerem que o valproato pode ser tão útil quanto a carbamazepina ou a fenitoína em monoterapia.

Crises de ausência

A etossuximida e o valproato são igualmente eficazes no tratamento de crises de ausência. Se existirem, associadamente, em um mesmo paciente, crises tônico-clônicas generalizadas, a droga de escolha é o

Quadro 42.3 Seleção da droga antiepiléptica

Tipo de Crise	Drogas de Escolha
Crises generalizadas tônico-clônicas (grande mal)	Carbamazepina Valproato Fenitoína Lamotrigina
Crises generalizadas de ausência (pequeno mal)	Valproato Clonazepam Etossuximida Lamotrigina
Crises parciais (simples e complexas)	Carbamazepina Fenitoína Valproato Lamotrigina
Crises mioclônicas	Clonazepam Valproato Lamotrigina

Quadro 42.4 Algumas drogas antiepilépticas disponíveis no Brasil

Nome Genérico	Nome Comercial	Apresentação
Carbamazepina	Tegretol	C = 200 ou 400 mg CR = 200 ou 400 mg S = 100 mg/5 mL
Fenitoína	Hidantal	C = 100 mg A = 50 mg/mL (5 mL)
Fenobarbital	Gardenal	C = 50 ou 100 mg S = 1 mg/gota A = 200 mg/mL (1 mL)
Valproato	Depakene	Ca = 250 mg C = 300 ou 500 mg S = 250 mg/5 mL
Clonazepam	Rivotril	C = 0,5 ou 2,0 mg Gotas = 0,1 mg/gota
Diazepam	Valium	C = 5 ou 10 mg A = 5 mg/mL (2 mL)
Oxcarbazepina	Trileptal	C = 300 ou 600 mg
Lamotrigina	Lamictal	C = 25, 50 ou 100 mg
Vigabatrina	Sabril	C = 500 mg
Topiramato	Topamax	C = 25, 50 ou 100 mg
Gabapentina	Neurontin	Ca = 300, 400, 600 mg

A = ampola; C = comprimido; CR = comprimido *retard*; Ca = cápsula; S = suspensão ou solução.

valproato. O clonazepam é uma alternativa nas crises de ausência, apresentando a desvantagem de determinar tolerância.

Crises parciais complexas

O tratamento dessas crises é, em regra, menos eficaz do que o das crises tônico-clônicas generalizadas ou das crises de ausência. A carbamazepina constitui-se droga de escolha. A fenitoína e o valproato podem, também, ser utilizados. Na ausência de controle das crises, pode-se prescrever a carbamazepina em associação com a fenitoína. Fármacos mais recentes, também, têm sido propostos como adjuvantes do tratamento de crises parciais complexas, tais como lamotrigina, gabapentina e topiramato.

Estado de mal epiléptico

O estado de mal epiléptico é caracterizado por convulsões contínuas ou repetidas, com recuperação incompleta da consciência. É uma emergência médica, podendo ser fatal. Exige tratamento imediato para evitar risco de lesão cerebral.

Decorre muitas vezes da descontinuação abrupta das drogas antiepilépticas. Medidas de suporte ventilatório e correção de distúrbios metabólicos e de arritmias cardíacas são utilizadas. O diazepam é a droga de escolha para interromper as crises. Uma dose inicial de 0,2-0,3 mg/kg EV é lentamente administrada (2 mg/min).

O diazepam por via endovenosa pode deprimir a respiração; assim, manobras de ressuscitação devem estar disponíveis quando da sua administração.

Uma dose máxima recomendada para adultos está em torno de 30 mg. Como a ação do diazepam não é duradoura, deve-se fazer a administração EV da fenitoína 15-20 mg/kg, a uma taxa máxima de 50 mg por minuto. A droga deve ser administrada em bolo, embora também possa ser diluída em solução salina; a fenitoína precipita-se na presença de glicose. Em casos graves, a administração intravenosa de tiopental, com ou sem relaxante muscular, pode ser necessária. Esse procedimento requer a assistência de um anestesiologista.

DROGAS ANTIEPILÉPTICAS E GRAVIDEZ

O tratamento de mulheres epilépticas grávidas apresenta árduos problemas para o clínico. Existem claras evidências de que a maioria dos anticonvulsivantes produz efeitos teratogênicos. Além disso, é possível que, em algumas pacientes epilépticas, os fatores genéticos, mais do que os fatores relacionados com a droga, possam ter maior importância no aparecimento de anomalias fetais. Uma questão ainda não muito clara, mas talvez de mérito, é a ocorrência de crises epilépticas na paciente grávida, podendo afetar diretamente o feto. Certamente, na vigência de crises motoras severas, ou de *status epilepticus*, o perigo de hipóxia fetal está presente.

A suspensão do medicamento de uma paciente grávida é algo arriscado tanto para a paciente quanto para o feto. Contudo, a depender da frequência e da intensidade das crises, a redução cautelosa para uma dose mínima pode ser possível e mesmo aconselhável, especialmente no 1.º trimestre. A monoterapia é, evidentemente, preferível à politerapia.

Embora uma síndrome fetal pela fenitoína tenha sido descrita, nem todos os autores acreditam na sua existência. Além disso, casos semelhantes têm sido atribuídos ao fenobarbital e à carbamazepina. Defeitos observados incluem anormalidades cardíacas, fenda palatina, defeitos craniofaciais, hipoplasia ungueal e retardo de desenvolvimento. O valproato tem sido implicado numa malformação específica, a espinha bífida, que se apresenta em cerca de 1% a 2% das crianças nascidas de mães que utilizaram a droga na gravidez.

Deficiências de folato durante a gestação têm sido associadas a crescimento e desenvolvimento anormais, devendo-se recordar que muitas drogas antiepilépticas causam deficiência de ácido fólico. É aconselhável a utilização de suplementos de folato, especialmente no 1.º trimestre da gravidez.

Os recém-nascidos de mães que receberam anticonvulsivante na gravidez podem apresentar sérios distúrbios hemorrágicos. Isso ocorre porque essas drogas agem como inibidoras competitivas de fatores de coagulação dependentes de vitamina K. O sangramento pode ser evitado pela administração dessa vitamina, ao menos nos últimos 10 dias de gestação.

ANTICONVULSIVANTES EM PSIQUIATRIA

O uso dos anticonvulsivantes em psiquiatria tem como principal indicação o tratamento do transtorno bipolar do humor.

O transtorno bipolar representa doença crônica e recorrente, associada a elevados custos econômicos e sociais, incluindo perda de produtividade, piora da qualidade de vida e suicídio (Calabrese et al., 2002; Goodwin et al., 2002). Em geral, o transtorno bipolar era considerado doença fásica, com boa recuperação entre os episódios. Contudo, tem sido demonstrado que esses pacientes sofrem de disfunções social, conjugal, ocupacional e cognitiva, mesmo quando estão, supostamente, recuperados (Ferrier et al., 1999).

Importância especial deve-se dar ao reconhecimento dos estados mistos. Episódios mistos são encontrados em 30% a 40% dos indivíduos com transtorno bipolar (McElroy et al., 1992). Os indivíduos com estados mistos apresentam-se com maiores níveis de ansiedade, taxas maiores de psicose e suicídio (Dilsaver et al., 1997) e pior prognóstico (Swann et al., 1993; Goldberg et al., 1998). A seguir citamos alguns dados de estudos clínicos de alguns anticonvulsivantes no tratamento do transtorno bipolar do humor.

Carbamazepina

Desde o estudo clínico não controlado de Okuma et al. (1973), a carbamazepina tem sido foco de atenção como tratamento do transtorno bipolar. Ensaios controlados posteriormente realizados confirmaram a eficácia antimaníaca da carbamazepina (Okuma et al., 1979; Ballenger et al., 1980; Lerer et al., 1987; Okuma et al., 1990). A carbamazepina (CBZ) pode ser eficaz em pacientes que não respondem ao lítio, nos pacientes com mania disfórica e nos cicladores rápidos.

Valproato

Ensaios clínicos demonstraram a eficácia do valproato no tratamento da mania aguda (Pope et al., 1991; Bowden et al., 1994). O estudo de Pope e colaboradores avaliou 36 pacientes maníacos hospitalizados em ensaio clínico de 3 semanas de duração, no qual 17 receberam valproato e 19, placebo. Embora poucos pacientes tenham completado o estudo, observou-se que os pacientes em tratamento com valproato tiveram 54% de melhora na escala YMRS (Young Mania Rating Scale), em comparação com apenas 5% dos indivíduos que utilizaram placebo ($p = 0,003$).

Em 1994, Bowden et al. conduziram ensaio clínico randomizado duplo-cego compreendendo 179 pacientes hospitalizados com mania aguda, no qual fizeram comparação do tratamento com valproato, lítio e placebo. Embora muitos pacientes não tenham terminado o estudo, observou-se que, entre aqueles que completaram as 3 semanas de tratamento, metade dos pacientes que utilizaram valproato e metade daqueles com lítio tiveram melhora clínica, em comparação com apenas 25% dos pacientes do grupo placebo. Nesse estudo, a resposta ao valproato foi independente de resposta prévia ao lítio; contudo, a resposta ao lítio foi observada nos indivíduos com história de resposta prévia a seu tratamento.

Outros estudos sustentam o uso preferencial do valproato em estados disfóricos, mistos ou de ciclagem rápida. Eficaz no tratamento e na prevenção da mania. Útil em cicladores rápidos e para tratamento de transtornos comportamentais e para redução de agressividade.

Lamotrigina

Anand et al. (1999) conduziram estudo duplo-cego placebo-controlado que produziu resultados negativos da avaliação da eficácia da lamotrigina em 16 pacientes maníacos ou hipomaníacos refratários ao lítio. Nesse estudo de 8 semanas de duração, 5 dos 8 pacientes que foram randomizados para lamotrigina em doses de até 200 mg/dia responderam, porém 4 dos 8 indivíduos alocados para o grupo placebo também obtiveram resposta; a diferença das percentagens dos respondedores entre os dois grupos não alcançou significância estatística.

Em revisão da literatura dos estudos controlados da lamotrigina na mania aguda, Yatham et al. (2002) resumiram que, de 4 estudos controlados disponíveis, 3 não demonstraram eficácia do tratamento, ao passo que o único estudo com resultados positivos foi limitado por questões metodológicas.

Gabapentina

Dois ensaios clínicos controlados não demonstraram eficácia da gabapentina no tratamento da mania aguda. No primeiro, Pande et al. (2000) investigaram o papel da gabapentina em comparação com placebo como terapia adjuvante a estabilizador de humor. Ambos os grupos obtiveram melhora, conforme avaliação da diminuição dos escores da YMRS, porém o grupo placebo foi significativamente mais eficaz do que o grupo tratado com a gabapentina. No segundo estudo, Frye et al. (2000) conduziram ensaio clínico comparando gabapentina, lamotrigina e placebo em 31 pacientes com transtorno do humor resistente (bipolar e unipolar), concluindo que a gabapentina não era superior ao placebo em pacientes refratários. A gabapentina não deve ser considerada em monoterapia para tratamento da mania ou dos ciclos rápidos.

Topiramato

Não existem estudos controlados do topiramato no tratamento da mania aguda. Em 1998, Marcotte relatou que 52% (n = 23) do total de 44 indivíduos bipolares refratários com sintomas maníacos ou mistos obtiveram melhora clínica em estudo aberto de 16 semanas de duração. Em 2000, McElroy et al. conduziram estudo ambulatorial naturalístico aberto do uso do topiramato como adjuvante do tratamento do transtorno bipolar, encontrando eficácia de 63% nos pacientes maníacos.

CONCLUSÃO

O uso das drogas antiepilépticas requer do clínico conhecimento de suas propriedades farmacológicas. Diversos são os fármacos disponíveis para uso clínico, em função principalmente do desenvolvimento mais recente dos anticonvulsivantes de nova geração. A utilização adequada à sua indicação clínica, o reconhecimento de sua possível toxicidade e interações medicamentosas são essenciais no manuseio desses agentes terapêuticos.

REFERÊNCIAS BIBLIOGRÁFICAS

1. ANAND, A., OREN, D.A., BERMAN, A. et al. Lamotrigine treatment of lithium failure outpatient mania: a double-blind placebo controlled trial [abstract]. *Bipolar Disorders, 1*:23, 1999.
2. ANNENGERS, J.F. The epidemiology of epilepsy. *In*: WYLLIE, E. (ed.) *The Treatment of Epilepsy: principles and practice*. 3rd ed. Philadelphia, Lippincott Williams & Wilkins, 2001. p. 131-8.
3. BALLENGER, J.C., POST, R.M. Carbamazepine in maniac-depressive illness: a new treatment. *Am. J. Psychiatry, 137*:782-90, 1980.
4. BENBADIS, S.R. Epileptic seizures and syndromes. *Neurol. Clin., 19*:251-70, 2001.
5. BOWDEN, C.L., BRUGGER, A.M., SWANN, A.C., CALABRESE, J.R., JANICAK, P.G., PETTY, F. et al. for the Depakote Mania Study Group. Efficacy of divalproex vs lithium and placebo in the treatment of mania. *JAMA, 271*:918-24, 1994.
6. BRODIE, M.J., DICHTER, M.A. Antiepileptic drugs. *N. Engl. J. Med., 334*:168-75, 1996.
7. CALABRESE, J.R., SHELTON, M.D. Long-term treatment of bipolar disorder with lamotrigine. *J. Clin. Psychiatry, 63*(suppl 10):18-22, 2002.
8. CHANG, B.S., LOWENSTEIN, D.H. Epilepsy. *N. Engl. J. Med., 349*:1257-66, 2003.
9. COMMISSION on Classification and Terminology of the International League against Epilepsy. Proposal for revised clinical and electroencephalographic classification of epileptic seizures. *Epilepsia, 22*:489-501, 1981.
10. COMMISSION on Classification and Terminology of the International League against Epilepsy. Proposal for revised classification of epilepsies and epileptic syndromes. *Epilepsia, 30*:389-99, 1989.
11. CRAIG, C.R., STITZEL, R.E. *Modern Pharmacology with Clinical Applications*. 6th ed. Philadelphia, Lippincott Williams & Wilkins, 2003. p. 374-84.
12. DILSAVER, S.C., CHEN, Y.W., SWANN, A.C., SCHOAIB, A.M., TSAI-DILSAVER, Y., KRAJEWSKY, K.J. Suicidality, panic disorder and psychosis in bipolar depression, depressive-mania and pure-mania. *Psychiatry Res., 73*:47-56, 1997.
13. FERRIER I.N., STANTON, S.R., KELLY, T.P., SEOTT, J. Neuropsychological function in euthymic patients with bipolar disorder. *Br. J. Psychiatry, 175*:246-51, 1999.

14. FRYE, M.A., KETTER, T.A., KIMBRELL, T.A., DUNN, R.T., SPEER, A.M., OSUEH, E.A., LUCKENBAUGH, D.A., CORA-OEATELLI, G., LEVERIEH, G.S., POST, R.M. A placebo controlled study of lamotrigine and gabapentin monotherapy in refractory mood disorders. *J. Clin. Psychopharmacol.*, *20*:607-14, 2000.
15. GOLDBERG, J.F., GAMO, J.L., LEON, A.C., KOESIS, J.H., PORTERA, L. Association of recurrent suicidal ideation with nonremission from acute mixed mania. *Am. J. Psychiatry*, *155*:1753-5, 1998.
16. *Goodman & Gilman's The Pharmacological Basis of Therapeutics*. 9th ed. McGraw-Hill, 1996.
17. GOODWIN, F.K. Rationale for long-term treatment of bipolar disorder and evidence for long-term lithium treatment. *J. Clin. Psychiatry*, *63*(suppl 10):5-12, 2002.
18. GUERREIRO, C.A.M. & GUERREIRO, M.M. *Epilepsia*. 2.ª ed. São Paulo, Lemos Editorial, 1996.
19. GUERREIRO, M.M., MANREZA, M.L.G., SCOTONI, A.E. et al. *Arq. Neuropsiquiatr.* 57(2-A):167-75, 1999.
20. LERER, B., MOORE, N., MEYENDORFF, E., CHO, S.R., GERSHON, S. Carbamazepine versus lithium in mania, a double-blind study. *J. Clin. Psychiatry*, *48*:89-93, 1987.
21. LEVY, R.H., DREIFUSS, F.E., MATTSON, R.H., et al. *Antiepileptic Drugs*. 3rd ed. New York, Raven Press, 1989.
22. MARCOTTE, D. Use of topiramate, a new anti-epileptic as a mood stabilizer. *J. Affect. Disord.* *50*:245-51, 1998.
23. McELROY, S.L., KECK, P.E., Jr., POPE, H.G. Jr., HUDSON, J.I., FAEDDA, G.L., SWANN, A.C. Clinical and research implications of the diagnosis of dysphoric or mixed mania or hypomania. *Am. J. Psychiatry*, *149*:1633-44, 1992.
24. McELROY, S.L., SUPPES, T., KECK, P.E., FRYE, M.A., DENICOFF, K.D., ALTSHULER, L.L. et al. Open-label adjunctive topiramate in the treatment of bipolar disorders. *Biol. Psychiatry*, *47*:1025-33, 2000.
25. MUNSON, P.L. *Principles of Pharmacology*. London, Chapman & Hall, 1995.
26. OKUMA, T., KISHIMOTO, A., INOUE, K., MATSUMOTO, H., OGURA, A. Anti-maniae and prophylactic effects of carbamazepine (Tegretol) on maniae depressive psychosis. A preliminary report. *Folia Psychiatr. Neurol. Jpn.* 27:283-97, 1973.
27. OKUMA, T., IANAGA, K., OTSUKI, S., SARAI, K., TAKAHASHI, R., HAZAMA, H. et al. Comparison of the antimaniac efficacy of carbamazepine and chlorpromazine: a double-blind controlled study. *Psychopharmacology*, *66*:211-17, 1979.
28. PANDE, A.C., CROCKATT, J.G., JANNEY, C.A., WERTH, J.L., TSAROUCHA, G. Gabapentin in bipolar disorder: a placebo-controlled trial of adjunctive therapy. Gabapentin Bipolar Disorder Study Group. *Bipolar Disord*; 2:249-55, 2000.
29. PERUCCA, E. Pharmacokinetic profile of topiramate in comparison with other new antiepileptic drugs. *Epilepsia*, *37*(SuppI2):S8-S13, 1996.
30. POPE, H.G., Jr., McELROY, S.L., KECK, P.E. Jr., HUDSON, J.I. Valproate in the treatment of acute mania: a placebo-controlled study. *Arch. Gen. Psychiatry*, *48*:62-8, 1991.
31. RANG, H.P., DALE, M.M., RITTER, J.M., MOORE, P.K. *Farmacologia*. Tradução da 5.ª edição. São Paulo; Elsevier Editora, 2004.
32. SENA, E.P. Drogas antiepilépticas. *In*: SILVA, P. *Farmacologia*. Rio de Janeiro, Guanabara Koogan, 2002.
33. SHORVON, S.D. Safety of topiramate: adverse events and relationship to dosing. *Epilepsia*, *37*(Suppl 2):S18-822, 1996.
34. SHORVON, S.D. The epidemiology and treatment of chronic and refractory epilepsy. *Epilepsia*, *37*(SuppI2):S1-S3, 1996.
35. SWANN, A.C., SECUNDA, S.K., KATZ, M.M., CROUGHAN, J., BOWDEN, C.L., KOSLOW, S.H. et al. Specificity of mixed states: clinical comparison of dysphoric mania and agitated depression. *J. Affect. Disord.*, *28*:81-9, 1993.
36. YATHAM, L.N., KUSUMAKAR, V., CALABRESE, J.R., RAO, R., SCARROW, G., KROEKER, G. Third generation anticonvulsants in bipolar disorder: a review of efficacy and summary of clínical recommendations. *J. Clin. Psychiatry*, *63*:275-83, 2002.

43

Antiparkinsonianos

Mônica Gonçalves Ribeiro

INTRODUÇÃO

O parkinsonismo é uma síndrome clínica que apresenta uma tríade característica, representada por tremor, bradicinesia e rigidez muscular. Essa tríade, no entanto, não está presente em todos os casos. Apenas um dos sinais pode ser encontrado e predominar por longo tempo. O início da doença pode ser unilateral, embora, na maioria dos casos, ambos os lados estejam envolvidos.

Tremor – é um dos achados mais característicos da doença. Aparece principalmente em repouso, melhorando com os movimentos voluntários. Acomete mais frequentemente as extremidades (mãos: polegar e indicador), mas pode atingir também a cabeça, o queixo, os lábios e os membros inferiores. É exacerbado pela emoção e, geralmente, desaparece durante o sono. Pode estar ausente em alguns casos, principalmente nos estágios iniciais da doença.

Bradicinesia – aparece sob a forma de lentidão e pobreza dos movimentos, com dificuldade de iniciá-los. O paciente desenvolve dificuldade na escrita e evolui com micrografia. Apresenta diminuição da expressão facial e olhar fixo (máscara facial), podendo surgir também alteração da marcha. Há diminuição dos movimentos automáticos (ausência do balanço dos braços ao caminhar e diminuição do piscar dos olhos).

Rigidez muscular – observa-se aumento do tônus muscular. O paciente apresenta-se com os membros superiores rígidos, tronco fletido e encurvado para a frente, caminhando com passos curtos e arrastados, como se fosse uma peça em monobloco. Ocorre resistência aos movimentos passivos (roda dentada).

A essa tríade podem somar-se outros sintomas:

Instabilidade postural – aparecimento de retro- e propulsão.

Sintomas autonômicos – pele excessivamente gordurosa, sialorreia e distúrbios vasomotores (hipotensão ortostática).

Alterações emocionais – maior tendência a depressão, ansiedade e melancolia.

Alterações da voz – voz monótona, sem entonação.

Espasmos dolorosos – cãibras.

O parkinsonismo pode ser dividido em grupos, conforme sua etiologia:

1. Primário ou idiopático (doença de Parkinson);
2. Secundário ou adquirido;
   a) infecção – parkinsonismo pós-encefalítico;
   b) toxinas – manganês, monóxido de carbono, MPTP;
   c) medicamentos – antipsicóticos, reserpina, alfa-metildopa, metoclopramida, cinarizina, flunarizina e outros;
   d) vascular;
   e) trauma;
   f) tumor.
3. Parkinsonismo *plus*, no qual existem outros achados neurológicos:
   a) degeneração nigroestriatal;
   b) paralisia supranuclear progressiva;
   c) síndrome de Shy-Drager;
   d) hidrocefalia de pressão normal;
   e) doença de Alzheimer;
   f) doença de Wilson;
   g) doença de Huntington.

A doença de Parkinson primária ou idiopática foi descrita por James Parkinson, em 1817, com o nome de paralisia agitante *(shaking palsy)*. É a causa mais frequente da síndrome de Parkinson. Sua incidência aumenta com a idade, acometendo aproximadamente 1% de todos os adultos com mais de 65 anos de idade. Trata-se de doença progressiva e incapacitante, na qual se observa perda de neurônios pigmentados na substância negra, com diminuição da dopamina ao nível estriatal.

O corpo estriado é rico em acetilcolina e dopamina. A acetilcolina tem efeito excitatório, ao passo que a dopamina é inibitória. Os sintomas do parkinsonismo resultam do desequilíbrio entre esses dois sistemas. Trata-se de doença neurodegenerativa que apresenta comprometimento principalmente dos gânglios da base, especificamente do sistema dopaminérgico nigroestriatal, que contém 80% da dopamina presente no cérebro.

A degeneração de neurônios na substância negra causa deficiência da inervação dopaminérgica nos gânglios da base. Os gânglios da base formam parte do sistema extrapiramidal e estão envolvidos na regulação da atividade motora (regulação do tônus muscular, movimentos automáticos e semiautomáticos). A dopamina é o neurotransmissor dos neurônios da substância negra. A diminuição desse neurotransmissor nessa área é subjacente às manifestações do parkinsonismo. Isso só ocorre, porém, quando a depleção ultrapassa 80%.

O parkinsonismo também pode ocorrer como efeito colateral de certas drogas com capacidade de alterar a ação da dopamina nos gânglios da base. Como exemplo, temos os antipsicóticos (fenotiazinas, butirofenonas) que bloqueiam os receptores pós-sinápticos da dopamina e causam sintomas extrapiramidais semelhantes aos da doença de

424 FARMACOLOGIA

Parkinson, principalmente em idosos. Também a reserpina produz a síndrome parkinsoniana, depletando a dopamina dos neurônios pré-sinápticos.

Em 1982, na Califórnia, um grupo de jovens viciados em drogas desenvolveu subitamente sintomas parkinsonianos. A causa foi relacionada com a substância l-metil-4-fenil-1,2,3,6-tetra-hidropiridina (MPTP), encontrada como contaminante de uma preparação que pretendia ser um análogo da meperidina. A MPTP provoca lesão total da substância negra, com destruição irreversível dos neurônios dopaminérgicos nigroestriatais, produzindo estado semelhante ao da doença de Parkinson. Isso acontece porque a monoamina oxidase tipo B (MAO B) transforma a MPTP em MPP, produto tóxico que se acumula dentro dos neurônios dopaminérgicos da substância negra, destruindo-os.

Desenvolveu-se um modelo animal com primatas, injetando-se MPTP e observando-se parkinsonismo irreversível. Quando foi dada selegilina, inibidor seletivo da MAO B, evitou-se a neurotoxicidade induzida pela MPTP. Isso se deveu ao fato de a selegilina impedir que a MAO transformasse a MPTP em MPP. Especulou-se que substâncias como a MPTP pudessem estar disseminadas em nosso ambiente e que a exposição repetida a pequenas quantidades dessas substâncias fosse um dos fatores etiológicos no desenvolvimento da doença de Parkinson.

PRINCÍPIOS GERAIS DO TRATAMENTO

O objetivo principal do tratamento é a autonomia do paciente, ou seja, ele deve ser mantido independente o maior tempo possível. A terapia deve ser individualizada, com escolha da medicação adequada a cada paciente, e o esquema posológico será reavaliado e reajustado periodicamente a fim de atingir-se o equilíbrio perfeito entre o alívio dos sintomas e a prevenção de reações adversas indesejáveis.

Os sintomas em geral são aliviados ou suprimidos com o tratamento, porém as consequências do uso crônico das medicações devem ser pesadas antes de se iniciar o tratamento, uma vez que o emprego dessas drogas a longo prazo pode levar a reações adversas incapacitantes.

Quando a doença é leve e os sintomas não interferem na qualidade de vida do paciente, devemos optar por protelar o início do uso de medicações, reservando-as para fase posterior, quando os sintomas começam a causar problemas que limitem as atividades do paciente.

Até o momento, as drogas utilizadas no tratamento do parkinsonismo são apenas sintomáticas, uma vez que nenhuma delas faz desaparecer a degeneração neuronal. A escolha da medicação depende da etapa da doença em que se encontra o paciente, e a terapêutica pode e deve ser mudada de acordo com a progressão e com os efeitos colaterais que venham a surgir.

Não se deve esquecer que, além do tratamento farmacológico, existem medidas de extrema importância, como exercícios físicos, terapia ocupacional, psicoterapia e suporte familiar. Antes de abordar as drogas propriamente ditas, devemos esclarecer a etiologia do parkinsonismo e, se ele for secundário, tratar a causa básica. Por exemplo, deve-se evitar contato com substâncias tóxicas, suspender medicamentos etc.

A maior parte deste capítulo diz respeito ao tratamento do parkinsonismo idiopático (doença de Parkinson).

CLASSIFICAÇÃO DOS ANTIPARKINSONIANOS

Os antiparkinsonianos podem ser classificados em:

1. precursores da dopamina (levodopa);
2. anticolinérgicos (biperideno, triexefenidil, benztropina);
3. inibidor da monoamina oxidase tipo B (selegilina);
4. agonistas dopaminérgicos (bromocriptina, lisurida, pergolida, pramipexol, apomorfina, ropinirol);
5. amantadina;

Levodopa

HISTÓRICO

O corpo estriado e a substância negra contêm 80% da dopamina presente no cérebro. Essa monoamina age como neurotransmissor, e é encontrada principalmente nos neurônios da *pars compacta* da substância negra. É responsável pela ação inibitória que os neurônios nigroestriatais exercem nos interneurônios colinérgicos.

Após a descoberta de que a doença de Parkinson estava associada à perda de dopamina do corpo estriado, foram feitas tentativas de tratamento através da sua reposição. Porém, como é incapaz de atravessar a barreira hematoencefálica, a dopamina não pode ser administrada como tratamento. A levodopa, precursor imediato da dopamina, no entanto, atravessa a barreira hematoencefálica e se converte em dopamina.

Em 1967, foram obtidos os primeiros resultados terapêuticos com a mistura racêmica do composto. Em seguida, observou-se que a forma levógira da dopa é o componente realmente eficaz.

QUÍMICA

Quimicamente, a L-dopa é a L-3,4-di-hidroxifenilalanina, precursor metabólico imediato da dopamina.

A levodopa é formada a partir da L-tirosina, como intermediário na síntese enzimática de catecolaminas. A dopamina é sintetizada diretamente a partir da levodopa, sob a ação de enzima citoplasmática, a descarboxilase dos L-aminoácidos aromáticos.

A levodopa é o isômero levógiro da dopa. A estrutura química da levodopa encontra-se na Fig. 43.1.

FARMACOCINÉTICA

Absorção e distribuição

A levodopa é bem absorvida no intestino delgado, e sua absorção depende da taxa de esvaziamento e do pH gástricos. Por exemplo, o esvaziamento gástrico demorado (refeições, drogas anticolinérgicas) e a hiperacidez do suco gástrico retardam o aparecimento da levodopa no plasma, modificando sua biodisponibilidade.

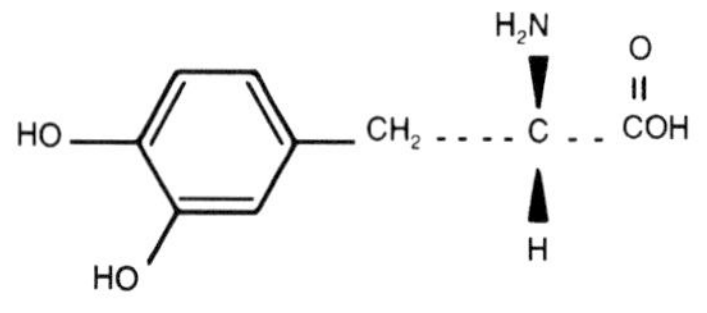

Quadro 43.1 Drogas antiparkinsonianas

Nome Genérico	Nome Comercial	Apresentação (mg)
Amantadina	Mantidan	C = 100
Biperideno	Akineton	C = 2; A = 5
	Akineton retard	D = 4
Bromocriptina	Bagren	C = 2,5
	Parlodel	C = 2,5
Entacapone	Comtan	C = 200
Levodopa/benserazida	Prolopa	C = 200/50
	Prolopa HBS	C = 100/25
Levodopa/carbidopa	Cronomet	C = 200/50
	Levocarb	C = 250/25
	Sinemet	C = 250/25
	Sinemet CR*	C = 200/50
Lisurida	Dopergin	C = 0,2
Pergolida	Celance	C = 0,05, 0,25 e 1
Pramipexol	Mirapex	C = 0,125, 0,25 e 1
	Sifrol	C = 0,25 e 1
Selegilina	Deprilan	C = 5
	Eldepril	C = 5
	Jumexil	C = 5
	Niar	C = 5
Tolcapone	Tasmar	C = 100 e 200
Triexifenidil	Artane	C = 2 e 5
	Triexiphenidil	C e A = 5

*Apresentação não disponível no Brasil.

Fig. 43.1 Estrutura química da levodopa.

Biotransformações

Após dose oral única, as concentrações plasmáticas da levodopa atingem seu pico entre 1 e 2 horas, e a meia-vida plasmática é curta, geralmente entre 1 e 3 horas.

Mais de 95% da levodopa é descarboxilada na periferia pela enzima descarboxilase dos L-aminoácidos aromáticos, convertendo-se em dopamina. Com a descarboxilação periférica, apenas pequena quantidade da droga inalterada chega à circulação cerebral, e aproximadamente 1% penetra no sistema nervoso central. Como a dopamina não penetra na barreira hematoencefálica, torna-se necessário grande quantidade de levodopa para que se obtenha efeito terapêutico, pois, como vimos, apenas 1% das doses conseguem chegar ao SNC. Entretanto, quando a levodopa é administrada em associação com inibidor da dopa-descarboxilase, que não penetra na barreira hematoencefálica, aumenta-se acentuadamente a fração de levodopa não metabolizada, disponível para atravessar a barreira hematoencefálica e penetrar no cérebro.

Metabolismo e eliminação

A maior parte da levodopa é convertida em dopamina, que é rapidamente metabolizada em seus principais produtos de excreção, o ácido 3,4-di-hidroxifenilacético (DOPAC) e o ácido 3-metoxi-4-hidroxifenilacético ou o ácido homovanílico (HVA). Os metabólitos da dopamina são excretados na maior parte pela urina (cerca de 8 horas após uma dose oral), porém também são encontrados em pequena quantidade no liquor e em mínimas frações nas fezes.

Interações medicamentosas

Drogas que bloqueiam os receptores da dopamina, como os antipsicóticos (fenotiazinas, butirofenonas etc.), aquelas que depletam as reservas centrais de dopamina, como a reserpina, e outras drogas como a fenitoína, a papaverina e a metoclopramida, diminuem a eficácia da levodopa. Quando esta é usada isoladamente, sem inibidores da descarboxilase, seu efeito pode ser diminuído pela ação da piridoxina (vitamina B_6). Isso se deve ao aumento da descarboxilação periférica da levodopa, induzida pela piridoxina.

O uso concomitante da levodopa com IMAO não seletivos, como a fenelzina e a isocarboxazida, pode levar a crises hipertensivas. Por isso, os IMAOs devem ser suspensos pelo menos 14 dias antes do uso da levodopa. Exceção se faz ao inibidor seletivo da MAO B (selegilina), que tem sido utilizado no tratamento da doença de Parkinson, como veremos mais adiante.

Os anticolinérgicos apresentam sinergismo de ação com a levodopa, em relação a determinados sintomas. Não devemos esquecer, no entanto, que, quando usados em grandes doses, os anticolinérgicos podem diminuir a absorção da levodopa, uma vez que retardam o esvaziamento gástrico.

Os agonistas dopaminérgicos, bem como a amantadina e a selegilina, podem intensificar os efeitos colaterais motores e mentais produzidos pela levodopa.

Inibidores da descarboxilase dos L-aminoácidos aromáticos

Como vimos anteriormente, a dopamina não atravessa a barreira hematoencefálica, sendo necessário administrar o seu precursor, a levodopa, para que ela atravesse a barreira e seja transformada em dopamina no SNC. A administração isolada da levodopa faz com que esta seja quase totalmente descarboxilada prematuramente na periferia, transformando-se em dopamina, restando, assim, apenas quantidade muito pequena de levodopa para penetrar no SNC. Com isso, necessitaríamos de doses cada vez mais elevadas de levodopa para conseguirmos efeito mínimo no cérebro, o que aumenta significativamente os efeitos colaterais da dopamina extracerebral (náuseas, vômitos, efeitos cardiovasculares).

A administração concomitante de inibidor da dopa descarboxilase bloqueia a conversão da levodopa em dopamina na periferia, ao inibir a enzima descarboxilase dos L-aminoácidos aromáticos. Com isso, tem-se o aumento dos níveis plasmáticos de levodopa e maior disponibilidade dela para penetrar a barreira hematoencefálica e exercer sua ação central. Diminuem-se, assim, as reações secundárias à formação de catecolaminas na periferia.

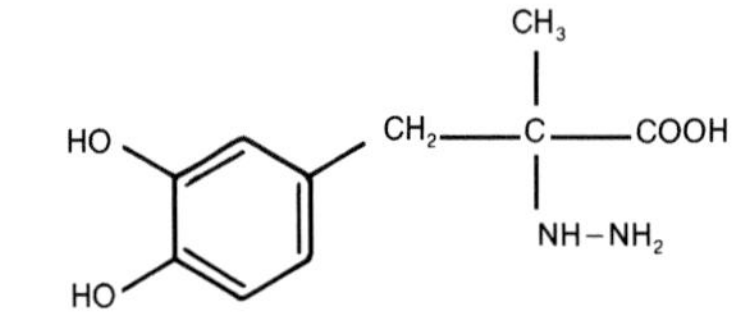

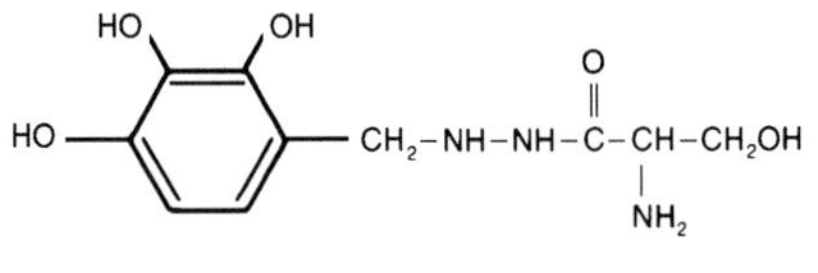

Fig. 43.2 Estruturas químicas da carbidopa e da benserazida.

A terapia combinada (levodopa + inibidor da dopa descarboxilase) tem as seguintes vantagens:

1. aumento da concentração plasmática da levodopa;
2. diminuição da dose necessária de levodopa em aproximadamente 75%;
3. diminuição dos efeitos adversos como náuseas, vômitos e efeitos cardiovasculares;
4. a dose terapêutica pode ser alcançada mais rapidamente com menos efeitos colaterais;
5. evita-se ou diminui-se o antagonismo da levodopa pela piridoxina.

Atualmente, existem dois inibidores da dopa descarboxilase: a carbidopa e a benserazida.

As estruturas químicas da carbidopa e da benserazida encontram-se na Fig. 43.2.

FARMACODINÂMICA

Local e mecanismo de ação

A levodopa ultrapassa a barreira hematoencefálica, e é descarboxilada pela ação da enzima dopa descarboxilase em dopamina. Com isso, restauram-se as reservas desse neurotransmissor, que se encontra depletado. A levodopa é convertida em dopamina nos neurônios nigroestriatais. Com exceção dos pacientes alérgicos à carbidopa e à benserazida, a levodopa deve ser administrada sempre em associação com esses inibidores da descarboxilase, que não atravessam a barreira hematoencefálica, impedindo a conversão prematura da levodopa em dopamina nos tecidos periféricos.

TOXICIDADE E EFEITOS COLATERAIS

Gastrointestinais

Dominam o quadro no início do tratamento. Cerca de 80% dos pacientes apresentam anorexia, náuseas, vômitos e desconforto epigástrico na fase inicial, quando a levodopa é administrada sem os inibidores periféricos da descarboxilase. Esses sintomas podem ser aliviados com o uso de pequenas doses no início do tratamento, com aumento progressivo da posologia e administração concomitante aos alimentos. Esses efeitos indesejáveis desaparecem, na maioria dos pacientes, após alguns dias.

Cardiovasculares

São pouco frequentes, porém uma variedade de arritmias cardíacas tem sido descrita (fibrilação atrial, taquicardia sinusal, extrassístoles ventriculares). Devemos estar atentos aos pacientes com arritmias cardíacas prévias. O uso de betabloqueadores pode controlá-las. O emprego concomitante da levodopa com inibidores da descarboxilase diminui significativamente o aparecimento desses distúrbios do ritmo cardíaco. Aproximadamente 30% dos pacientes apresentam hipotensão ortostática no início do tratamento. Na maioria das vezes, ela é assintomática e desaparece com a continuidade do tratamento.

Alterações mentais

Surgem em 15% dos pacientes, constituindo-se de agitação, confusão mental, alucinações, ilusões, ideias paranoides, sonhos vívidos, hipomania, depressão, conduta hipersexual e psicoses.

Distúrbios neurológicos

As discinesias são movimentos involuntários anormais que podem aparecer em muitos pacientes logo após os primeiros meses de tratamento com a levodopa. São movimentos bucolinguais, caretas, oscilações da cabeça e outros movimentos coreiformes ou distônicos dos braços, pernas ou tronco. São dose-dependentes e diminuem com a redução da dose. Com isso, temos também diminuição da eficácia terapêutica. Esse efeito colateral é um dos mais importantes e limita muito a manipulação da dosagem da levodopa.

Alterações da resposta terapêutica ocorrem com mais frequência à medida que o tratamento continua. O paciente pode evoluir com acinesia de fim de dose *(wearing-off)*, aparecendo várias horas após a última dose de levodopa e antes da dose seguinte. O fenômeno *on-off* (liga-desliga) ocorre em 20% dos casos, durante o 1.º ano, e em 50% dos casos após 6 anos de tratamento. O paciente apresenta períodos "desligados" de acentuada acinesia, nos quais, muitas vezes, permanece sem conseguir se movimentar *(freezing)*. Esses períodos alternam-se em poucas horas com períodos "ligados" de melhora dos movimentos, porém com acentuada discinesia.

A eficácia do tratamento com a levodopa declina após 3 a 5 anos, apesar do aumento da posologia. Esse é um fenômeno cujo mecanismo exato não é conhecido. Sabe-se, no entanto, que o período *off* está relacionado a queda dos níveis plasmáticos da levodopa. Aparece de forma irregular, podendo durar várias horas, recidivar várias vezes por dia e desaparecer de forma súbita. Na tentativa de evitar os períodos desligados, podemos fracionar as doses em pequenas quantidades, tomadas a intervalos mais curtos, por exemplo, a cada 2 ou 3 horas.

Outros efeitos

Midríase, discrasia sanguínea, Coombs positivo, priapismo e agravamento da gota podem ser observados raramente.

A maioria dos pacientes que usam a levodopa apresenta efeitos colaterais diretamente relacionados com o tempo e a dose do tratamento.

CONTRAINDICAÇÕES E PRECAUÇÕES

A levodopa deve ser evitada em pacientes com insuficiências renal, cardíaca e hepática graves, bem como na presença de psicoses e psiconeuroses, glaucoma de ângulo fechado, melanoma maligno, demência grave, convulsão, gravidez e amamentação. Deve ser usada com cautela nos pacientes com hipotensão ortostática, diabete e úlcera péptica.

Devemos ter cuidado em relação aos idosos, uma vez que eles não toleram doses elevadas. A suspensão abrupta da levodopa tem riscos importantes que devem ser evitados, a menos que se trate de intoxicação grave.

USO CLÍNICO E POSOLOGIA

A levodopa, em combinação com inibidor periférico da dopa descarboxilase, é o agente padrão mais eficaz no tratamento do parkinsonismo. Essa associação é eficaz em 80% dos casos. Todos os sintomas podem ser melhorados. A eficácia é maior, entretanto, quando há acinesia e rigidez, e menor quando ocorrem tremores e alterações da marcha.

A levodopa não impede a progressão da doença de base, porém melhora substancialmente os sintomas. Em vista da série de efeitos colaterais que surgem com seu uso, principalmente com a terapia prolongada, deve-se iniciá-la somente quando os pacientes apresentam sintomas parkinsonianos que interfiram em suas atividades diárias. No início do tratamento, aproximadamente 80% dos pacientes melhoram e 20% restabelecem a sua função normal. Entretanto, à medida que a doença avança, a resposta ao tratamento se deteriora.

O tratamento deve ser iniciado com pequenas doses, que devem ser ajustadas cuidadosamente, a fim de obter-se a melhor resposta com o mínimo de efeitos colaterais. A dose deve ser aumentada lentamente e o paciente, observado atentamente. Caso apareça qualquer reação adversa, deve-se diminuí-la. Em geral, o tratamento é iniciado com 10/100 mg de carbidopa/levodopa, respectivamente. Aumenta-se, subsequentemente, a dose, dependendo da resposta terapêutica e dos efeitos colaterais que o paciente apresente. O aumento da dose deve ser de 3 em 3 dias ou mais, a fim de reduzir os efeitos colaterais. A dose usual de levodopa é de 300 a 1.000 mg/dia e de carbidopa, 75 a 150 mg/dia. Isso proporciona quantidade suficiente para inibir a atividade da dopa descarboxilase periférica na maioria dos pacientes. Os pacientes com doenças mais avançadas podem necessitar de dosagens maiores.

As preparações de levodopa com liberação controlada estão indicadas principalmente nos pacientes com flutuações da resposta terapêutica, pois esse tipo de liberação permite a administração de doses mais espaçadas, diminuindo os períodos *off*. Muitos, no entanto, consideram muito prolongado o tempo necessário para que essas preparações alcancem seu efeito máximo podendo causar transtornos nos pacientes que requerem efeito mais rápido. Alguns pacientes realmente se beneficiam com essas preparações, porém nem todos notam diferença em relação às apresentações convencionais da levodopa.

Anticolinérgicos

INTRODUÇÃO

A acetilcolina está envolvida na doença de Parkinson. Age nos interneurônios estriatais (núcleo caudado e putâmen), onde exerce função excitatória. Ao mesmo tempo, a dopamina atua nos neurônios nigroestriatais, exercendo ação inibitória. Apesar de os neurônios colinérgicos não estarem lesados na doença de Parkinson, a diminuição da dopamina faz com que haja hiperatividade funcional do sistema colinérgico. É desse desequilíbrio entre a ação da dopamina e a da acetilcolina que surge a sintomatologia do parkinsonismo. Logo, outra forma de tratamento para o parkinsonismo é a diminuição da atividade colinérgica, a fim de reequilibrar esses sistemas excitatório (colinérgico) e inibitório (dopaminérgico).

Os anticolinérgicos têm sido utilizados desde 1940. São comumente empregados os compostos piperidílico (triexifenidil) e seus análogos, bem como os derivados do tropanol, a exemplo da benztropina.

QUÍMICA

O triexifenidil é o protótipo do grupo e possui qualitativamente as mesmas propriedades da atropina. Trata-se de sal piperidínico substituído, o cloridrato de 3-(1-piperidil)-fenilciclo-hexil-l-propanol. O biperideno é o 3-piperidino-l-fenil-l-biciclo-heptenil-l-propanol. As estruturas químicas correspondentes encontram-se na Fig. 43.3.

FARMACOCINÉTICA

Absorção e distribuição

Os aspectos farmacocinéticos do triexifenidil ainda são pouco conhecidos. Após administração oral, o produto sofre rápida e quase completa

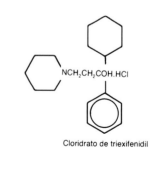

Fig. 43.3 Estruturas químicas do cloridrato de triexifenidil e do cloridrato de biperideno.

absorção intestinal. Tal produto desaparece rapidamente dos tecidos. Concentrações plasmáticas máximas são alcançadas entre 1 e 2 horas após dose oral, e a meia-vida de eliminação está entre 10 e 12 horas.

Metabolismo e excreção

Ainda são pouco entendidos. Três metabólitos hidroxilados do triexifenidil são encontrados na urina. Setenta e duas horas após a administração, cerca de 56% da dose administrada é excretada sob a forma de metabólitos hidroxilados, sendo dois terços na forma livre.

Interações medicamentosas

Seus efeitos colaterais podem ser potencializados por todos os produtos que possuem propriedades atropínicas como os antiespasmódicos, antidepressivos tricíclicos com atividade anticolinérgica, bem como os fenotiazínicos e anti-histamínicos.

FARMACODINÂMICA

Local e mecanismo de ação

Inibem diretamente o sistema parassimpático central e periférico. Na doença de Parkinson, a diminuição da dopamina (inibitória) libera o sistema excitatório (colinérgico), cujo mediador químico é a acetilcolina. Os anticolinérgicos agem bloqueando os receptores colinérgicos nos gânglios da base e também, provavelmente, impedindo a recaptação da dopamina pelos terminais nervosos, aumentando sua disponibilidade. Assim, o bloqueio dos receptores muscarínicos situados nos interneurônios estriatais explica sua ação antiparkinsoniana.

As propriedades farmacológicas dos outros anticolinérgicos são as mesmas do triexifenidil.

TOXICIDADE E EFEITOS COLATERAIS

A maioria dos efeitos colaterais dos anticolinérgicos está relacionada ao bloqueio da atividade colinérgica central e periférica exercido por essas drogas. Podemos observar midríase com turvação da visão, boca seca, anidrose, hipertermia, taquicardia, hipotensão postural, constipação, urgência e retenção urinária. Confusão mental, alucinações, sonolência e psicose ocorrem nos pacientes com mais de 70 anos de idade e são determinadas pela ação antimuscarínica central.

A intoxicação aguda se traduz por taquicardia com midríase paralítica, astenia, cefaleia e, sobretudo, agitação com delírio e alucinação, podendo evoluir para coma.

CONTRAINDICAÇÕES E PRECAUÇÕES

Os anticolinérgicos são contraindicados nos pacientes com megacólon, adenoma prostático e glaucoma de ângulo fechado. Pacientes com hipertrofia prostática podem desenvolver retenção urinária e, por isso, precisam ser monitorizados cuidadosamente. Os pacientes com obstipação podem formar fecalomas se não forem bem observados. Muito cuidado deve ser tomado com o emprego dessas medicações nos pacientes idosos, principalmente naqueles com algum grau de demência, pois podem causar confusão mental, excitação e alteração da memória. Por isso, devem ser evitadas em pacientes com mais de 70 anos de idade.

Deve-se evitar a parada brusca do triexifenidil, em razão do risco de estado confusional e desidratação.

USO CLÍNICO E POSOLOGIA

Os anticolinérgicos foram as drogas mais eficazes no tratamento do parkinsonismo durante vários anos. Porém, com o aparecimento de outras drogas, deixaram de exercer o papel principal para se tornarem coadjuvantes. Têm eficácia bem menor (aproximadamente 25%) do que a levodopa. São mais utilizados no início da doença, principalmente nos pacientes jovens com incapacidades mínimas. Também são usados naqueles que não toleram a levodopa ou não respondem a ela. Possuem maior efeito sobre o tremor, porém menor sobre a rigidez e quase nenhum sobre a bradicinesia. São também empregados como tratamento suplementar à levodopa ou aos agonistas dopaminérgicos, pois observam-se efeitos sinérgicos benéficos aos pacientes. Constituem agentes de escolha no parkinsonismo induzido por drogas. Devem ser iniciados com a menor dose possível, e o seu aumento deve ser gradual, até a melhora dos sintomas ou o início dos efeitos colaterais indesejáveis.

O triexifenidil deve ser iniciado com 1 mg, de 12 em 12 horas, e aumentado progressivamente a cada 3 a 5 dias, até a dose de 6 a 8 mg/dia. O biperideno deve ser iniciado com 2 mg/dia, divididos em 2 tomadas, aumentando-se lentamente até 8 mg/dia, divididos em 3 tomadas.

Selegilina

INTRODUÇÃO

Vários experimentos têm demonstrado a importância da selegilina ou deprenil no tratamento da doença de Parkinson. O principal deles foi desenvolvido com a substância MPTP (l-metil-4-fenil-1,2,3,6-tetra-hidropiridina). Observou-se que os usuários de drogas que contêm essa substância desenvolveram parkinsonismo irreversível. Estudos posteriores com primatas revelaram que a selegilina protegia os animais dos efeitos do MPTP. Os macacos tratados com selegilina antes de receberem MPTP não desenvolveram parkinsonismo, enquanto todos aqueles que receberam MPTP sem estar sob a proteção da selegilina desenvolveram o distúrbio.

Outro estudo muito importante, com seres humanos, foi o DATATOP (*deprenyl and tocopherol antioxidative therapy of Parkinson*). Os resultados desse estudo sugerem que a selegilina pode retardar o início da incapacidade grave por melhorar a doença de Parkinson.

QUÍMICA

A selegilina (deprenil, fenilisopropil-N-metilpropinilamina) é inibidor seletivo da monoamina oxidase tipo B. A estrutura química desse composto encontra-se na Fig. 43.4.

FARMACOCINÉTICA

Absorção e distribuição

A selegilina, após administração oral, possui absorção rápida, em torno de 30 minutos. Seu pico máximo é em cerca de 2 horas. A taxa de ligação às proteínas séricas é de 95%.

Metabolismo e eliminação

A selegilina produz três metabólitos, excretados essencialmente na urina: a L-metanfetamina, a L-anfetamina e a N-desmetilselegilina. Sua eliminação é lenta.

Interações medicamentosas

Interações medicamentosas são observadas quando a selegilina é associada à guanetidina e a simpatomiméticos. Não causa potencialização letal dos efeitos das catecolaminas quando associada a aminas simpatomiméticas de ação indireta. Não produz "efeito queijo", podendo haver ingestão de alimentos que contêm tiramina. A selegilina intensifica e prolonga a ação da levodopa. Devemos evitar o uso concomitante de outro IMAO, bem como da meperidina e de outros opioides.

FARMACODINÂMICA

Local e mecanismo de ação

A selegilina é um IMAO B que inibe a degradação intraneural de dopamina no sistema nigroestriatal e bloqueia a recaptação dessa substância. A IMAO B é uma das enzimas que degradam a dopamina no cérebro.

TOXICIDADE E EFEITOS COLATERAIS

Quando a selegilina é usada em associação com a levodopa, observam-se efeitos secundários próprios da dopaterapia. O paciente pode apresentar secura da boca, mal-estar intestinal, vertigem, confusão

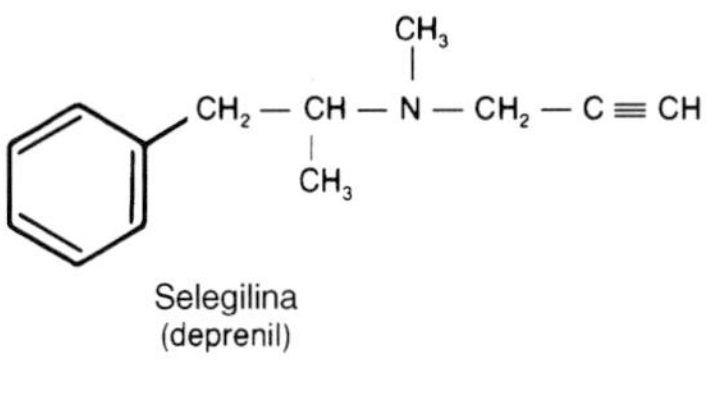

Fig. 43.4 Estrutura química da selegilina.

mental, alucinações, insônia, cãibras, hipotensão ortostática e arritmias cardíacas. Esses efeitos ocorrem quando a selegilina é associada a levodopa/carbidopa, pois isso aumenta o efeito dopaminérgico, causando principalmente aumento das discinesias, náuseas e alucinações.

CONTRAINDICAÇÕES E PRECAUÇÕES

A selegilina é contraindicada na gravidez e nas pacientes que estão amamentando. Deve-se ter cuidado com o seu uso em pacientes com insuficiência renal ou hepática grave, afecções graves do sistema cardiovascular, glaucoma de ângulo fechado, tireotoxicose e presença de psicose.

USO CLÍNICO E POSOLOGIA

A selegilina é utilizada na tentativa de aumentar a resposta da levodopa ao inibir a degradação da dopamina. Evidências sugerem que a selegilina pode retardar o avanço da doença de Parkinson, por exercer efeito neuroprotetor. Pode ser usada isoladamente nos casos leves, no início do tratamento. É mais eficaz, porém, como coadjuvante da levodopa. Parece prolongar a ação dessa e, por isso, tem utilidade nos pacientes com acinesia de fim de dose, por diminuir a frequência e a extensão dos períodos *on-off*. Quando utilizamos a selegilina em associação com a levodopa, devemos diminuir a dose dessa última em até 30%. Em um grande estudo controlado por placebo, realizado em 1989, o uso da selegilina retardou significativamente a necessidade do emprego de levodopa em aproximadamente 1 ano. O valor da selegilina é limitado nos pacientes com doença avançada.

O tratamento deve ser iniciado com 2,5 mg no café da manhã, aumentando-se lentamente para 2,5 mg no café da manhã e no jantar. Pode-se chegar à dose total de 10 mg/dia, dividida em 5 mg no café e 5 mg no jantar. Não se observa benefício com doses superiores a 10 mg/dia.

Agonistas dopaminérgicos

Conhecemos atualmente vários agonistas de ação direta sobre os receptores da dopamina, como a bromocriptina, a lisurida, a pergolida, o pramipexol, a apomorfina e o ropinirol. Apesar de diferirem em suas propriedades farmacocinéticas, tais drogas são muito semelhantes em sua eficácia clínica.

BROMOCRIPTINA

Histórico

A bromocriptina foi inicialmente introduzida para o tratamento da galactorreia e da ginecomastia.

Química

É um derivado dos alcaloides do esporão de centeio, e ainda potente agonista dos receptores da dopamina no sistema nervoso central. Sua estrutura química encontra-se na Fig. 43.5.

Farmacocinética

ABSORÇÃO E DISTRIBUIÇÃO

A bromocriptina é rapidamente absorvida pelo trato gastrointestinal após a administração oral. Atinge concentração plasmática máxima dentro de 1 a 3 horas. Liga-se em aproximadamente 95% às proteínas plasmáticas. Possui meia-vida plasmática de 4 a 6 horas.

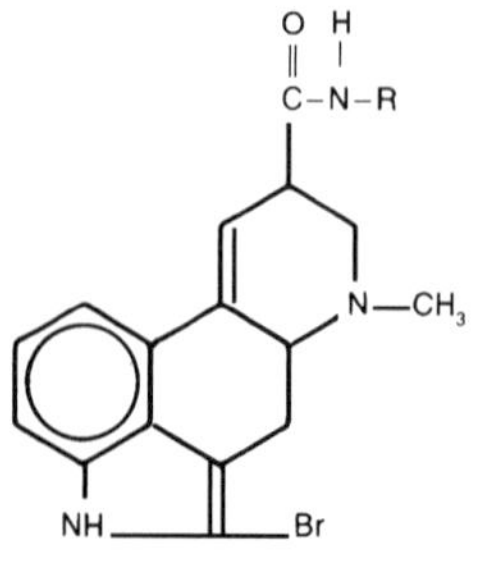

METABOLISMO E EXCREÇÃO

Sofre metabolismo hepático. Sua eliminação se dá pela bile e pelas fezes, e menos de 5% pela urina.

INTERAÇÕES MEDICAMENTOSAS

Como a levodopa, e pelas mesmas razões, a bromocriptina não deve ser associada aos neurolépticos. Os anti-hipertensivos devem ser usados com prudência e com vigilância dos níveis tensionais, em razão da ação hipotensora própria da bromocriptina. A eritromicina aumenta seus níveis plasmáticos.

A anestesia do paciente tratado pela bromocriptina requer a suspensão do tratamento, da mesma forma que com a levodopa.

Farmacodinâmica

LOCAL E MECANISMO DE AÇÃO

A bromocriptina estimula os receptores dopaminérgicos do SNC, sistema cardiovascular, eixo hipotálamo-hipofisário e trato gastrointestinal. Inibe a secreção do hormônio da hipófise anterior.

Toxicidade e efeitos colaterais

Esses efeitos relacionam-se com o aumento da atividade dopaminérgica. No início do tratamento, alguns pacientes podem apresentar náuseas, vômitos, tontura, fadiga, hipotensão ortostática, constipação, sonolência e secura da boca. A hipotensão é o efeito colateral inicial mais significativo. A hepatotoxicidade é rara e resolve-se com a suspensão da droga. Podemos também observar fenômeno de Raynaud e eritromelalgia nas extremidades dos membros inferiores, que desaparecem com a suspensão do medicamento. Trata-se de edema vermelho e quente dos membros inferiores, associado a vasculopatia infiltrativa mononuclear da pele.

A bromocriptina tem efeitos colaterais psiquiátricos semelhantes aos provocados pela levodopa que podem aparecer mais tardiamente. Apresenta menor tendência a causar movimentos involuntários e fenômenos *on-off*.

Contraindicações e precauções

A bromocriptina deve ser usada com cuidado nos pacientes com história de psicoses, doença cardiovascular grave, infarto do miocárdio recente, úlcera péptica e patologia vascular periférica. Derrame pleural e fibrose retroperitoneal podem ser observados quando a droga é usada em grandes doses e por tempo prolongado.

Uso clínico e posologia

A bromocriptina é indicada como monoterapia no início do tratamento ou como alternativa à levodopa quando esta não pode ser usada. Atualmente, seu principal uso é como adjuvante da levodopa no tratamento de pacientes que apresentam excessivos fenômenos *on-off* ou que não estão controlados com a levodopa. Infelizmente, a bromocriptina tende a perder seu efeito com o uso prolongado. Seu custo é muito elevado, o que é um impedimento para o emprego em maior escala.

A bromocriptina deve ser iniciada sempre com alimentos, empregando-se pequenas doses (1,25 mg/dia) à noite, com o paciente deitado, para evitar fenômeno de primeira dose (hipotensão súbita). O aumento das doses deve ser feito lentamente (em meio comprimido por semana) até atingir 15 a 30 mg/dia, divididos em 3 tomadas. Os pacientes com doença leve geralmente respondem a 15 a 30 mg/dia. Em fase mais avançada, podem exigir 50 a 100 mg/dia. Quando em combinação com outras drogas, devem ser empregadas doses menores.

MESILATO DE PERGOLIDA

É um agonista dos receptores de dopamina D1 e D2, derivado do ergot. É quimicamente designado como [8-beta-(metil-tio)metil]-6-propilergolina. A fórmula estrutural da pergolida encontra-se na Fig. 43.6.

Farmacocinética

Possui boa absorção após administração oral e se liga em aproximadamente 90% às proteínas plasmáticas. Pouco sabemos sobre sua distribuição. Sua principal via de excreção é a renal.

Fig. 43.5 Estrutura química da bromocriptina.

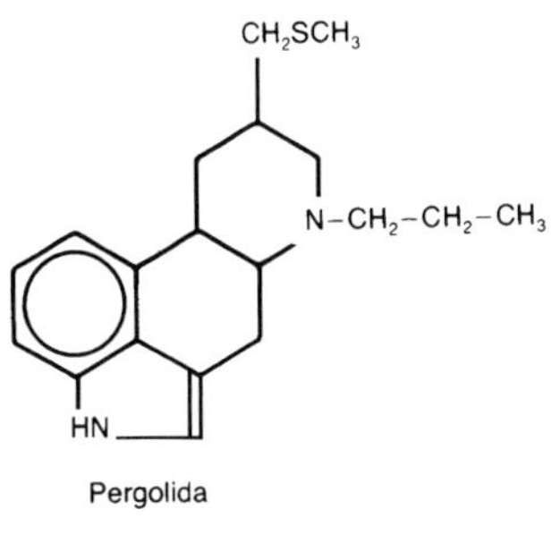

ANTIPARKINSONIANOS 429

Fig. 43.6 Fórmula estrutural da pergolida.

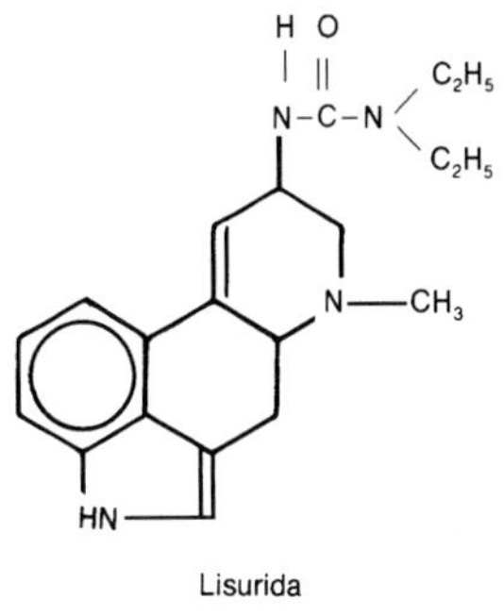

Fig. 43.7 Fórmula estrutural da lisurida.

INTERAÇÕES MEDICAMENTOSAS
Como o mesilato de pergolida está aproximadamente 90% ligado às proteínas plasmáticas, devemos estar atentos ao seu uso concomitante a drogas que afetam a ligação proteica. Os neurolépticos e a metoclopramida podem diminuir a sua eficácia, por serem antagonistas da dopamina. Quando usada juntamente com a levodopa, a pergolida pode precipitar ou exacerbar efeitos dopaminérgicos, como alucinações, confusão ou discinesias.

Farmacodinâmica

LOCAL E MECANISMO DE AÇÃO
É um potente agonista dos receptores de dopamina, estimulando diretamente os receptores D_1 e D_2 no sistema nigroestriatal.

Toxicidade e efeitos colaterais
Seus efeitos colaterais são frequentes no início do tratamento e semelhantes aos da bromocriptina. Relatam-se discinesias, alucinações, sonolência, insônia, confusão, náuseas, diarreia, dispepsia, constipação, rinites e outras queixas respiratórias, assim como hipotensão ortostática no início do tratamento.

Contraindicações e precauções
O mesilato de pergolida é contraindicado em pacientes que apresentam hipersensibilidade a essa droga ou a outros derivados do ergot. Deve-se ter cautela quando se usa em pacientes portadores de arritmias cardíacas, pois foram encontrados mais episódios de extrassístoles atriais e taquicardia sinusal associados ao seu uso.
Na ausência de estudos controlados na gravidez, seu uso só deve ser justificado nos casos estritamente necessários. Não deve ser usado durante a amamentação, pois não se sabe se é excretado no leite humano.

Uso clínico e posologia
Está indicado como monoterapia nas fases iniciais da doença de Parkinson idiopática ou em fases mais avançadas em associação com outras drogas antiparkinsonianas. Deve ser iniciado gradualmente, com a dose de 0,05 mg/dia, nos primeiros 3 dias, e aumentado 0,1 ou 0,15 mg por dia, de 3 em 3 dias, nos primeiros 12 dias do tratamento e depois aumentado 0,25 mg/dia de 3 em 3 dias, até a dose desejada. A dose média diária é de 3 mg/dia, podendo chegar à dose máxima de 5 mg/dia, dividida em 3 tomadas.
Quando utilizada com a levodopa/carbidopa, ou levodopa/benserazida, a levodopa deve ser reduzida a fim de se diminuírem os efeitos colaterais dopaminérgicos. A interrupção deve ser gradual, para evitar quadros semelhantes aos encontrados na síndrome neuroléptica maligna.

LISURIDA
É um agonista dos receptores dopaminérgicos e derivado do ergot. Sua fórmula estrutural encontra-se na Fig. 43.7.
Possui meia-vida curta e duração de ação de 2 a 3 horas.
Suas indicações, contraindicações e precauções são as mesmas da pergolida.

Reações adversas
Relatam-se náuseas, vômitos, cefaleia, constipação, tontura e hipotensão ortostática. Esses efeitos tendem a diminuir com o decorrer do tratamento ou com a redução da dose. Outros efeitos adversos relatados foram confusão mental, pesadelo e alucinações.

Posologia
Iniciar gradualmente e de preferência à noite, com meio comprimido, e aumentar meio comprimido por semana até a dose desejada. A dose média diária é de 0,6 a 2 mg, dividida em 3 tomadas. Aconselha-se ingerir com refeições ou lanche.

DLCLORIDRATO DE PRAMIPEXOL
É um agonista da dopamina do tipo aminobenzotiazol e não derivado do ergot, cujo nome químico é dicloridrato de (s)-2-amino-4,5,6,7-tetrahidro-6-propilamino-benzotiazol mono-hidratado. Sua fórmula estrutural encontra-se na Fig. 43.8.

Farmacocinética

ABSORÇÃO E DISTRIBUIÇÃO
A absorção do pramipexol é rápida e se dá de forma completa após sua administração por via oral. Ela pode diminuir com a ingestão de alimentos. Atinge concentrações plasmáticas máximas entre 1 e 3 horas, e sua biodisponibilidade é superior a 90%.
O pramipexol se liga pouco às proteínas plasmáticas (< 20%), e sua distribuição tecidual é elevada.

METABOLISMO E EXCREÇÃO
Possui pequeno metabolismo. Sua excreção principal é pela urina, e de forma inalterada (70-78%). Menos de 2% é excretado nas fezes. Possui meia-vida de eliminação longa, variando de 8 a 12 horas de acordo com a idade do paciente, pois, à medida que o indivíduo envelhece, há diminuição da sua função renal, e, consequentemente, as drogas com eliminação renal possuirão meia-vida de eliminação mais prolongada.

INTERAÇÕES MEDICAMENTOSAS
Como o pramipexol é eliminado pelos rins, qualquer medicação ou doença que interfira com a capacidade renal pode levar à necessidade de ajuste da dose (p. ex., quando utilizado com a cimetidina, pode ser necessária a diminuição da dose do pramipexol). Quando o pramipexol é utilizado concomitantemente à levodopa, recomenda-se a diminuição da dose de levodopa, a fim de evitar efeitos colaterais dopaminérgicos (discinesias).

Farmacodinâmica

LOCAL E MECANISMO DE AÇÃO
Os receptores da dopamina estão divididos em dois tipos principais de subfamílias, D_1 e D_2. A subfamília D_1 possui dois subtipos de receptores, D_1 e D_5; a subfamília D_2 possui três subtipos, D_2, D_3 e D_4.

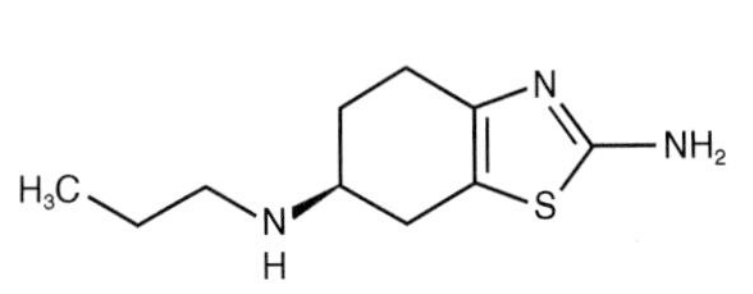

Fig. 43.8 Estrutura química do pramipexol.

O pramipexol é um agonista da dopamina que possui elevada seletividade e afinidade pela subfamília D_2 (D_2, D_3 e D_4) e dessa, principalmente, pelo subtipo de receptor D_3. As propriedades agonistas dopaminérgicas do pramipexol são consequência de sua ligação com esses receptores, estimulando-os.

Toxicidade e efeitos colaterais

Relatam-se náuseas, constipação, tontura, sonolência, insônia, astenia, alucinações, hipotensão postural, cefaleia, confusão e discinesias. A administração do pramipexol com os alimentos pode diminuir as náuseas. Por não ser derivado do ergot, não possui efeitos colaterais próprios desse grupo, como a fibrose retroperitoneal e pulmonar, fenômeno de Raynaud e eritromelalgia.

Contraindicações e precauções

É contraindicado apenas nos pacientes que apresentam hipersensibilidade ao pramipexol ou a qualquer componente de sua fórmula. Deve-se ter cuidado no seu uso em associação com a levodopa, necessitando-se diminuir a dosagem dessa última para evitar discinesias e alucinações.

Nos pacientes com doença renal, a dose deve ser ajustada, pois sua eliminação é predominantemente renal. Como com a idade há diminuição do *clearance* renal, pode ser necessário um ajuste posológico nos idosos.

Como não existem estudos controlados em mulheres grávidas, seu uso só se justifica nessa população quando os benefícios forem muito superiores aos potenciais riscos para o feto. Não se deve usar durante o aleitamento, pois inibe a secreção de prolactina.

Uso clínico e posologia

O pramipexol é indicado como monoterapia na fase inicial da doença de Parkinson idiopática ou em associação com outras drogas em fases mais avançadas da doença. A posologia recomendada para iniciar o tratamento é de 0,375 mg/dia, dividida em doses de 0,125 mg, 3 vezes ao dia. Essa dosagem deve ser ajustada gradualmente, até obter-se o efeito terapêutico desejado, levando-se em conta os efeitos colaterais. O aumento deve ser realizado a cada 5 a 7 dias. A dose eficaz situa-se em torno de 1,5 mg, podendo-se chegar ao máximo de 4 mg/dia. Não esquecer que, quando associado com levodopa/carbidopa, esta deve ser diminuída em torno de 30%, a fim de evitar efeitos colaterais dopaminérgicos.

Nos pacientes com insuficiência renal, devemos iniciar o tratamento com doses menores (0,125 mg, 2 vezes ao dia ou 1 vez ao dia, dependendo da função renal). O aumento da dose deve ser mais lento e com monitorização para a depuração de creatinina, podendo manter-se apenas 1 ou 2 doses diárias de acordo com a função renal.

A interrupção do tratamento deve ser gradual, no decorrer de 1 semana.

CLORIDRATO DE AMANTADINA

Histórico

A amantadina foi introduzida inicialmente como droga antiviral para proteção contra a influenza A. Porém, em 1969, descobriu-se o seu benefício na doença de Parkinson. Esse efeito foi notado quando se usou essa droga em um paciente parkinsoniano para prevenção da influenza, observando-se paralelamente acentuada melhora dos sintomas extrapiramidais.

Química

É um sal de uma amina primária. Sua fórmula estrutural encontra-se na Fig. 43.9.

Farmacocinética

ABSORÇÃO E DISTRIBUIÇÃO

Após administração oral, a amantadina é rápida e totalmente absorvida ao nível intestinal. Seus níveis séricos máximos são alcançados em 1 a 4 horas. Tem duração de ação relativamente longa, com meia vida plasmática entre 9 e 15 horas, que é multiplicada por 2 nos pacientes idosos. Distribui-se amplamente em todos os tecidos, principalmente no pulmão, cérebro e fígado, e se difunde no leite materno.

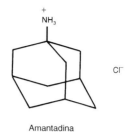

Fig. 43.9 Fórmula estrutural da amantadina.

METABOLISMO E EXCREÇÃO

A amantadina é pouco metabolizada no organismo. Encontra-se inalterada na urina 92% da droga ingerida. Após ingestão de dose única, 56% é eliminada em 24 horas e 90%, em 5 dias. A rapidez de eliminação depende do pH urinário. A alcalinização aumenta os níveis plasmáticos.

INTERAÇÕES MEDICAMENTOSAS

Desaconselha-se o seu uso com neurolépticos e antieméticos. Potencializa a ação dos anticolinérgicos, podendo induzir reação psicótica aguda. Pode exacerbar a discinesia induzida pela levodopa.

Farmacodinâmica

LOCAL E MECANISMO DE AÇÃO

A amantadina aumenta a liberação de catecolaminas nos gânglios da base. Libera a dopamina de suas reservas nos terminais pré-sinápticos. Parece ter também algumas propriedades anticolinérgicas.

Toxicidade e efeitos colaterais

Em comparação com a levodopa e os anticolinérgicos, a amantadina é relativamente desprovida de efeitos colaterais. Quando existem, eles são geralmente leves, transitórios e reversíveis. A hipotensão ortostática é frequente, porém habitualmente moderada, e não obriga à suspensão do tratamento. Os transtornos digestivos são pouco importantes, e as náuseas e os vômitos são muito menos frequentes que com a levodopa.

Distúrbios tróficos dos membros inferiores, mais raramente dos membros superiores, ocorrem em 1/6 dos casos. Trata-se de edema duro localizado primeiro na região maleolar, de onde se difunde para todo o pé e para a perna. Acompanha-se de livedo *(livedo reticularis)* nas pernas, coxas e até mesmo no antebraço. Sua aparição deve levar à diminuição da dose de amantadina e, algumas vezes, à sua suspensão.

As manifestações psiquiátricas são um tanto frequentes (1/10 dos casos) e aparecem sobretudo com doses elevadas (400 mg), podendo regredir com a diminuição dessas. Trata-se de estado confusional com alucinações visuais e auditivas, agitação psicomotora de tipo hipomania e insônia, que é muito frequente. Observam-se crises comiciais com doses de 800 mg (muito além das doses terapêuticas). Deve ser utilizada com cautela nos epiléticos, pois diminui o limiar de convulsão. A associação com a levodopa não aumenta os efeitos colaterais, exceto os psiquiátricos, quando a amantadina é utilizada em doses superiores a 300 mg/dia.

Contraindicações e precauções

A amantadina é contraindicada na gravidez e durante a amamentação. Deve ser usada com cautela em pacientes com cardiopatia, insuficiência renal e epilepsia.

Uso clínico e posologia

A amantadina é menos eficaz que a bromocriptina e a levodopa. Sua ação diminui no decorrer do tempo. É útil como monoterapia nas fases iniciais da doença de Parkinson. Age principalmente no tremor. Pode ser usada em associação com a levodopa ou anticolinérgicos. Sua posologia média é em torno de 100 mg/dia.

Inibidores da COMT

INTRODUÇÃO

A dopa descarboxilase (DDC) e a catecol-O-metil-transferase (COMT) são as enzimas mais importantes do catabolismo da levodopa. A COMT é a enzima intracelular que apresenta maior atividade no fígado, rim e mucosa gastrointestinal de mamíferos, e também é encontrada em outros órgãos, como coração, pulmão, músculos, eritrócitos e sistema nervoso central.

A levodopa é rapidamente catabolizada na periferia pela DDC e pela COMT. Essas enzimas convertem a levodopa em dopamina e 3-O-metildopa, reduzindo a biodisponibilidade da levodopa. Por essa razão, as preparações de levodopa usadas no tratamento da doença de Parkinson passaram a ser associadas a inibidores da DDC (benserazida e carbidopa) em suas preparações. Após essa administração continuada da levodopa com os inibidores da DDC, o catabolismo principal da levodopa passou a ser realizado pela COMT, dando origem à 3-O-metildopa. Inibindo-se a COMT, é possível prolongar a meia-vida da levodopa no plasma e no cérebro. Uma das medidas para aumentar e prolongar os efeitos da levodopa é prevenir sua degradação pelas enzimas metabolizadoras. Na ausência de inibidor da DDC, como a carbidopa, 70% da levodopa sofre descarboxilação enzimática e 10% é O-metilada pela COMT para formar 3-O-metildopa (3-OMD). Logo, quando a levodopa é administrada concomitantemente à carbidopa ou à benserazida, o catabolismo pela COMT é a via principal. Inibindo-se a COMT, é possível prolongar a meia-vida da levodopa no plasma e no cérebro.

Dois inibidores reversíveis da COMT estão disponíveis no mercado: o entacapone e o tolcapone.

TOLCAPONE

O tolcapone é um inibidor reversível da COMT, central e periférico, e, portanto, aumenta a levodopa periférica através da diminuição da produção de 3-OMD, e também reduz a 3-O-metilação da dopamina no cérebro.

Química

A fórmula molecular do tolcapone é $C_{14}H_{11}NO_5$. Sua estrutura química é 3,4-diidroxi-4-metil-5-nitrobenzofenona, e encontra-se na Fig. 43.10.

Farmacocinética

ABSORÇÃO E DISTRIBUIÇÃO

O tolcapone é rapidamente absorvido por via oral, e essa absorção é retardada pelos alimentos. Após administração oral, possui biodisponibilidade de aproximadamente 65%. Seu volume de distribuição é pequeno, pois o tolcapone está altamente ligado às proteínas plasmáticas (quase 100%).

O tolcapone possui meia-vida curta, de aproximadamente 1 a 2 horas.

METABOLISMO E EXCREÇÃO

Sofre metabolismo quase total antes de ser excretado, e é encontrada apenas uma quantidade mínima na urina. Sua excreção se faz pelas fezes e pela urina.

INTERAÇÕES MEDICAMENTOSAS

O tolcapone pode alterar a farmacocinética de drogas metabolizadas pela COMT como, por exemplo, o rimeterol, a isoprenalina, a adrenalina, a noradrenalina, a dopamina, a dobutamina, a alfa-metildopa e a apomorfina. Por isso, deve-se avaliar a necessidade de diminuição das doses desses compostos quando eles forem administrados concomitantemente ao tolcapone.

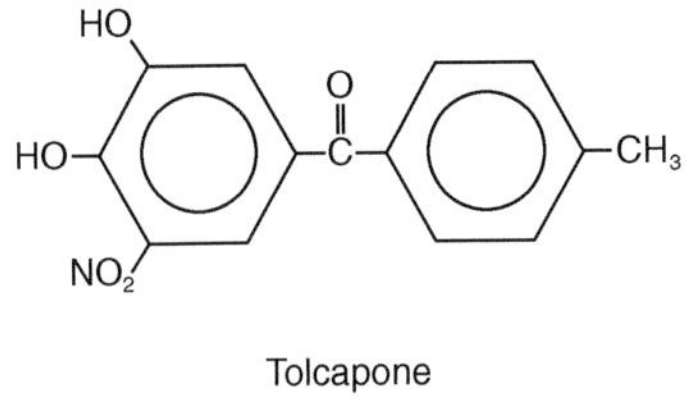

O tolcapone também pode interferir com drogas que sofrem ação do citocromo P450 do tipo 2C9, devido à sua afinidade por essa enzima. Como exemplo dessas drogas, temos a varfarina, cujo uso associado ao tolcapone requer monitorização mais cuidadosa dos parâmetros de coagulação.

Farmacodinâmica

LOCAL E MECANISMO DE AÇÃO

O tolcapone é potente inibidor seletivo e reversível da catecol-O-metiltransferase (COMT), reduzindo o metabolismo da levodopa para 3-O-metildopa (3-OMD) e, consequentemente, aumentando a biodisponibilidade da levodopa periférica. Também reduz a 3-O-metilação da dopamina no cérebro. Portanto, o tolcapone age tanto ao nível extracerebral como também tem efeito inibitório sobre a atividade da COMT cerebral.

Toxicidade e efeitos colaterais

Os efeitos colaterais mais frequentes são anorexia, náuseas, diarreia, dispepsia, hipotensão postural, tontura, cefaleia, sonolência leve, transtorno do sono e discinesia; desses, a diarreia foi responsável pela suspensão do tratamento em 5% dos pacientes. As discinesias podem ser diminuídas com a redução da dose de levodopa em torno de 20% a 30% no início do tratamento. Também pode ser relatada a descoloração temporária da urina.

Outro efeito colateral importante é a disfunção hepática, sendo necessária a monitorização periódica das transaminases durante o uso do tolcapone. Há relatos de aumento nas transaminases em 1% a 3% dos pacientes tratados com o tolcapone, e já foram descritos casos de hepatite fulminante. Recomenda-se a checagem das transaminases antes do início do tratamento e a cada 2 semanas durante os primeiros 12 meses.

Contraindicações e precauções

O tolcapone é contraindicado em pacientes com hipersensibilidade a essa droga, assim como em pacientes com evidência de doença hepática ou aumento das transaminases, história prévia de síndrome neuroléptica maligna, rabdomiólise não traumática e discinesias graves.

O tolcapone não deve ser administrado em associação a IMAO não seletivos (p. ex., fenelzina ou tranilcipramina), ou IMAO A e IMAO B, simultaneamente, pois funcionam como inibidores não seletivos da MAO. Os IMAO B seletivos como a selegilina não devem ser usados em doses maiores que 10 mg/dia associadas ao tolcapone, pois acima dessas doses também podem perder sua seletividade.

É desaconselhável o seu uso na gravidez, por não existirem estudos clínicos nessa população de pacientes.

Uso clínico e posologia

Devido ao risco de hepatite aguda potencialmente fatal, o tolcapone não deve ser considerado terapia de primeira linha. Seu uso está indicado como coadjuvante da levodopa/benserazida ou levodopa/carbidopa na doença de Parkinson, apenas para o manejo de pacientes que apresentem flutuações de resposta e não tenham obtido melhora satisfatória com outras terapêuticas coadjuvantes.

O tolcapone deve ser administrado por via oral, começando-se com 100 mg, 3 vezes ao dia. Sua primeira dose diária deve ser administrada juntamente com a primeira dose diária da levodopa, e as doses seguintes do tolcapone administradas 6 e 12 horas após a primeira dose desse medicamento.

No início da terapia com o tolcapone, os pacientes podem necessitar de ajuste na dose da levodopa, principalmente quando essa dose for superior a 600 mg/dia ou quando os pacientes apresentarem discinesias moderadas a graves. Quando esse ajuste é necessário, a redução média da dose diária da levodopa encontra-se em torno de 30%. Se o paciente não obteve melhora, e o benefício esperado justifica os riscos de hepatotoxicidade com doses mais elevadas, a posologia do tolcapone poderá ser aumentada para 200 mg, 3 vezes ao dia, não excedendo a dose máxima de 600 mg/dia, pois não se demonstrou aumento da eficácia acima dessas

Fig. 43.10 Estrutura química do tolcapone.

doses. Lembrar que, quando se faz esse aumento na dose do tolcapone, pode ser necessário nova diminuição na posologia da levodopa.

Caso se necessite suspender o uso do tolcapone, deve-se avaliar a necessidade do aumento das doses diárias da levodopa, para evitar quadro semelhante ao da síndrome neuroléptica maligna.

ENTACAPONE

Química

O entacapone [(E)-2-ciano-N,N-dietil-3-(3,4-di-hidroxi-5-nitrofenil)-propenarnida] é potente, reversível e seletivo inibidor da COMT periférica. Sua fórmula molecular é $C_{14}H_{15}N_3O_5$. Sua fórmula estrutural encontra-se na Fig. 43.11.

Farmacocinética

ABSORÇÃO, DISTRIBUIÇÃO E METABOLIZAÇÃO

A absorção oral do entacapone é rápida e não afetada pelos alimentos. Sua meia-vida é de 1 a 2 horas. Possui biodisponibilidade de aproximadamente 100% após administração oral e sofre metabolismo de primeira passagem.

O entacapone se liga extensamente às proteínas plasmáticas (98%), permanecendo apenas 2% livre na circulação. É metabolizado principalmente por glicuronização. Sua eliminação se faz principalmente por excreção biliar e, em menor percentagem, pela urina (10%).

INTERAÇÕES MEDICAMENTOSAS

Além das interações medicamentosas já referidas para o tolcapone, devidas à limitada experiência na utilização do entacapone concomitantemente a inibidores seletivos da MAO A ou antidepressivos tricíclicos, não se recomenda essa associação.

Farmacodinâmica

MECANISMO DE AÇÃO

O entacapone inibe a COMT perifericamente, aumentando, de forma dose-dependente, os níveis plasmáticos de levodopa e diminuindo o seu metabolismo para 3-OMD, quando associado a levodopa/inibidor da dopa descarboxilase. O entacapone não atravessa a barreira hematoenccfálica e, portanto, não age na COMT em nível central.

Toxicidade e efeitos colaterais

São semelhantes aos efeitos descritos para o tolcapone, com exceção da hepatotoxicidade, pois não há evidências de que o entacapone cause qualquer toxicidade hepática significativa. Portanto, não há exigência de monitorização da função hepática durante o tratamento com o entacapone.

Contraindicações e precauções

O entacapone é contraindicado em pacientes com hipersensibilidade aos componentes droga, assim como em pacientes com comprometimento hepático e feocromocitoma. Quando administrado com a selegilina, a dose dessa não deve exceder 10 mg/dia.

O uso do entacapone está contraindicado em associação com inibidores não seletivos da MAO A e MAO B (p. ex., fenelzina, tranilcipramina), assim como seu uso com um IMAO A e IMAO B concomitantemente.

Seu uso na gravidez e na lactação é contraindicado.

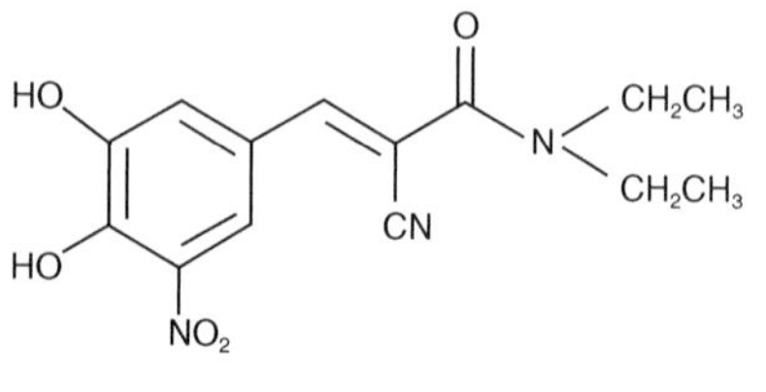

Fig. 43.11 Fórmula estrutural do entacapone.

Uso clínico e posologia

O entacapone é indicado como coadjuvante da levodopa no tratamento de pacientes com doença de Parkinson e flutuações motoras. Sua posologia é de um comprimido de 200 mg associado a cada dose de levodopa. A dose máxima diária é de 2.000 mg/dia.

Como já foi dito para o tolcapone, pode ser necessário um ajuste na posologia da levodopa no início do tratamento com o entacapone. Esse ajuste pode ser a redução de aproximadamente 30% da dose da levodopa.

CONCLUSÕES E PERSPECTIVAS

Infelizmente, a doença de Parkinson segue curso progressivo, e os medicamentos utilizados até o momento não detêm a doença, exercendo papel apenas no tratamento sintomático. Apesar dos benefícios alcançados com as drogas antiparkinsonianas, eles diminuem com o seu uso prolongado, aparecendo vários efeitos colaterais incapacitantes com o tratamento a longo prazo. Por isso, deve-se evitar o tratamento sintomático do parkinsonismo leve até que os sintomas comecem a interferir na qualidade de vida do paciente. Exceção se faz ao uso da selegilina em pacientes com Parkinson leve, uma vez que ela parece retardar a progressão da doença, e seu uso deve ser considerado.

O desenvolvimento na área dos transplantes tem permitido o enxerto de tecido cerebral de fetos abortados, ricos em dopamina, no corpo estriado de pacientes com doença de Parkinson. A perspectiva de maior impacto é o desenvolvimento de linhagens celulares em cultura de laboratório para servir como fonte doadora de tecido de transplante, evitando problemas éticos.

REFERÊNCIAS BIBLIOGRÁFICAS

1. AMERICAN MEDICAL ASSOCIATION. Drugs used in extrapyramidal movement disorders. *AMA Drug Evaluations,* 1992.
2. AMINOFF, M.J. Pharmacologic management of parkinsonism and other movement disorders. *In*: KATZUNG, B.G. *Basic & Clinical Pharmacology.* 5th ed. Appleton & Lange, 1992.
3. CALNE, D.B. Treatment of Parkinson's disease. *N. Engl. J. Med.,329*:1021-1027, 1993.
4. CEDARBAUM, J.M. & SCHLEIFER, L.S. Drogas para a doença de Parkinson, espasticidade e espasmos agudos. *In*: GOODMAN & GILMAN. *As Bases Farmacológicas da Terapêutica.* 8.ª ed., Guanabara Koogan, Rio de Janeiro, 1991.
5. COLCHER, A. & SIMUNI. T. Clinical manifestations of Parkinson's disease. *Med. Clin. North Am., 83*:327-347, 1999.
6. DJALDETTI, R. & MELAMED, E. Management of response fluctuations: practical guidelines. *Neurology 51* (suppl. 2):S36-S40, 1998.
7. DOOLEY, M. & MARKHAM, A. Pramipexol: revisão de sua utilização no tratamento da doença de Parkinson inicial e avançada. *Drugs & Aging, 12*:495-514, 1998 (tradução).
8. FACTOR, S.A. Dopamine agonists. *Med. Clin. Norlh Am., 83*:415-443, 1999.
9. FAHN, S. Fetal-tissue transplants in Parkinson's disease. *N. Engl. J. Med., 327*:1589-1590, 1992.
10. FAHN, S. Inibição da COMT no tratamento da doença de Parkinson. *Neurology, 50*:SI-S2, 1998 (tradução).
11. FAHN, S. Medical treatment of Parkinson's disease. *J. Neurol., 245*(suppl. 3):PI5-P24, 1998.
12. GOTTWALD, M.D., BAINBRIDGE, J.L., DOWLING, G.A., AMINOFF, M. & ALLDREDGE, B.K. New pharmacotherapy of Parkinson's disease. *Ann. Pharmacother., 31*:1205-1217, 1997.
13. HARDIE, R. The differential diagnosis of Parkinson disease. *Rev. Clin. Gerontol., 5*:155-163, 1995.
14. HAUSER, R.A. & ZESIEWICZ, T.A. Management of early Parkinson's disease. *Med. Clin. North Am., 83*:393-414, 1999.
15. HOLM, KJ. & SPENCER, C.M. Entacapone: revisão de sua utilização na doença de Parkinson. *Drugs, 58*:159-177, 1999 (tradução).
16. KNOLL, J. Deprenyl (selegiline): the history of its development and pharmacological action. *Acta Neurol. Scand., 68* (suppl. 95):57-80, 1983.
17. LIEN, C.T.C & MUTCH, WJ. The treatment of Parkinson's disease in older people. *Scot. Med. J., 42*: 147-150, 1997.
18. MOURADIAN, M. M. & CHASE, T.N. Improved dopaminergic therapy of Parkinson's disease. *In*: MARSDEN, C.D. & FAHN, S. (eds.) *Movement Disorders* 3, Oxford, 1994.
19. OLANOW, C.W. & KOLLER, W.C. An algorithm (decision free) for the management of Parkinson's disease: treatment guidelines. *Neurology. 50* (suppl. 3):S1-S57, 1998.

20. RANG, H.r. & DALE, M.M. *Farmacologia*. 2.ª ed. Guanabara Koogan, Rio de Janeiro, 1993.
21. RINNE, J.O. & ROYTTA. M. Selegiline (deprenyl) treatment and death of nigral neurons in Parkinson's disease. *Neurology, 41*:859-861, 1991.
22. RINNE, V.K. Lisuride, a dopamine agonist in the treatment of early Parkinson's disease. *Arch. Neurol., 46*:336-339, 1989.
23. RONDOT, P., DE RECONDO, I. & MONTASTRUC, J.L. Antiparkinsonians. *In:* GIRAUD, J.P. *Pharmacologie Clinique: Bases de la Thérapeutique.* Expansion Scientifique Française, 1988.
24. SHARRE, D.W. & MAHIER, M.E. Parkinson's disease: making the diagnosis, selecting drug therapies. *Geriatries, 49*:14-23, 1994.
25. SILVER, D.E. & RUGGIERI, S. Initiating therapy for Parkinson's disease. *Neurology, 50* (suppl. 6):S 18-S22, 1998.
26. SIMON, D.K. & STANDAERT, D.G. Neuroprotective therapies. *Med. Clin. North Am., 83*:509-523, 1999.
27. STANDAERT, D.G. & YOUNG, A.B. Treatment of central nervous system degenerative disorders. *In:* MUNSON, P.L. *Principles of Pharmacology: Basic Concepts & Clinical Applications.* Chapman & Hall, New York, 1995.
28. STOCCHI, F., NORDERA, G. & MARSDEN, C.D. Strategies for treating patients with advanced Parkinson's disease with disastrous fluctuations and dyskinesias. *Clin. Neuropharmacol., 20:*95-115, 1997.
29. TANNER, C.M. Drug-induced movement disorders (tardive dyskinesia and dopa-induced dyskinesia) *In: Handbook of Clinical Neurology.* Elsevier Science Publishers, 1986.
30. TETRUD, J.W, & LANGSTON, J.W. The effect of deprenyl (selegiline) on the natural history of Parkinson's disease. *Science, 245*:515-519, 1989.
31. THE PARKINSON STUDY GROUP DATA TOP. A multicenter controlled clinical trial in early Parkinson's disease. *Neurology, 35*: 1196-1198, 1985.
32. THE PARKINSON STUDY GROUP. Effects of deprenyl on the progression of disability in early Parkinson's disease. *N. Engl. J. Med., 321*:1364-1371, 1989.
33. WATERS, C.H., KURTH, M. & BAILEY, P. Tolcapone in stable Parkinson's disease: efficacy and safety of long-term treatment. *Neurology, 49*:665-671, 1997.
34. YOUNG, R. Update on Parkinson's disease. *Am. Family Physician, 59*:2155-2167, 1999

44

Estimulantes do Sistema Nervoso Central. Hiperatividade. Narcolepsia

Dietlind Eikmeier Auguello

ESTIMULANTES DO SISTEMA NERVOSO CENTRAL

Certas drogas apresentam como ação primária a estimulação do sistema nervoso central (SNC) de modo geral ou melhorando certas funções cerebrais.

Muitas outras drogas estimulam o sistema nervoso central como efeitos adversos ou em doses elevadas.

Os estimulantes do SNC produzem uma ação generalizada que pode, em doses elevadas, provocar convulsões.

Os estimulantes do SNC podem ser assim classificados, de acordo com um critério clínico:

1. Convulsivantes
   - Estricnina
   - Picrotoxina
   - Bicuculina
   - Pentilenotetrazol
2. Analépticos
   - Doxapram
   - Niquetamida
3. Psicoestimulantes
   - Anfetaminas
   - Metilfenidato
   - Pemolina
   - Cafeína
   - Cocaína

Convulsivantes

A **estricnina** é um alcaloide das sementes da *Strychnos nux vomica*. É um potente convulsivante. As convulsões produzidas são reflexas tônico-clônicas e simétricas.

A estricnina é classificada como convulsivante medular porque a dose que provoca convulsões é a mesma nos animais medulares e nos intatos. A droga estimula todo o eixo cerebromedular.

A estricnina atua bloqueando a inibição pós-sináptica produzida pelo neurotransmissor inibitório glicina. Um dos locais de ação da estricnina são as sinapses das células de Renshaw na medula, através das quais ocorre a inibição de músculos antagonistas. Devido à falta de inibição sináptica, qualquer impulso nervoso se generaliza, provocando excitação aparente a convulsões. A estricnina fazia parte da formulação dos antigos "tônicos". Atualmente só tem importância toxicológica. Pode ocorrer envenenamento, especialmente em crianças, que é tratado como estado de mal epiléptico.

A estricnina é rapidamente absorvida ao nível do trato gastrointestinal, distribuindo-se logo a todos os tecidos. Metabolizada pelo fígado, por oxidação, é excretada lentamente pela urina. O uso da estricnina como tônico, com base no seu gosto amargo e ação sobre o sistema nervoso central, não tem nenhuma justificativa terapêutica, além de ter sido responsável por intoxicações, até fatais, sobretudo em crianças de tenra idade. Nesse emprego empírico e ilógico, a estricnina era usada sob a forma de sais solúveis tais como cloridrato, nitrato e sulfato.

A estricnina é classificada entre os venenos cruéis e, em alguns países, é proibida até para matar animais indesejáveis.

O envenenamento por estricnina caracteriza-se por uma sintomatologia produzida pela estimulação do sistema nervoso central. Os primeiros sinais são tremores dos membros, seguidos de convulsões repentinas que logo atingem todos os músculos. O corpo curva-se para trás, em hiperextensão, com os braços e pernas estendidos e os pés virados para dentro. A fácies, conhecida como riso sardônico, é típica: o mandibular se fixa rigidamente em trismo e os músculos faciais se contraem, produzindo a expressão facial do riso sardônico. A respiração é interrompida por contração do diafragma e espasmo dos músculos abdominais e torácicos. Convulsões e fases de relaxamento se alternam. Em geral, entre o segundo e o quinto ataque convulsivo, sobrevém a morte por asfixia ou paralisia medular. A dose mortal, por via oral, situa-se em torno de 100 mg. O tratamento da intoxicação por estricnina visa, em primeiro lugar, a controlar as convulsões e evitar a asfixia. A medida imediata consiste na injeção intravenosa de um barbitúrico de ação curta como o tiopental e de miorrelaxantes do tipo do cloreto de tubocurarina ou cloreto de succinilcolina. Pode-se usar também, com a mesma finalidade anticonvulsivante, o diazepam, na dose de 10 mg por via venosa, que pode ser repetida de 30 em 30 minutos, se necessário.

Quando as convulsões estão controladas, pode-se fazer lavagem gástrica com solução de permanganato de potássio a 0,02%. Não se deve usar medicação emética. O paciente deve permanecer no leito, em quarto escuro e calmo. Se sobrevier depressão respiratória, pode ser utilizada a ventilação mecânica com oxigênio.

A **picrotoxina** é obtida da planta *Amanita cocculus*. É um potente convulsivante, provocando convulsões clônicas, espontâneas e assimétricas.

As convulsões são acompanhadas por vômitos e estimulação vasomotora e respiratória. Devido a esses efeitos, a picrotoxina é considerada um estimulante medular, com pouca seletividade quanto aos locais de ação.

O mecanismo de ação da picrotoxina envolve inibição pré-sináptica mediada pelo GABA, mas não é antagonista competitivo porque não age no receptor do GABA, mas em local distal, e evita a abertura do canal de Cl^-. O diazepam, que facilita a transmissão GABAérgica, é a droga de escolha para tratar o envenenamento pela picrotoxina.

A picrotoxina não tem nenhuma indicação terapêutica.

A **bicuculina** é um convulsivante sintético com ação semelhante à da picrotoxina. É um antagonista competitivo do receptor $GABA_A$. O receptor $GABA_B$ é insensível à ação da bicuculina. A bicuculina é raramente utilizada como instrumento de pesquisa.

O **pentilenotetrazol** é um poderoso estimulante do SNC cujo mecanismo de ação parece ser representado por despolarização de neurônios centrais. Além disso, interfere na inibição GABAérgica, semelhante à ação da picrotoxina.

As doses baixas provocam excitação enquanto as doses altas produzem convulsões semelhantes às provocadas pela picrotoxina. A dose convulsivante é muito mais elevada nos animais medulares. É a droga mais utilizada para testar anticonvulsivantes em animais de laboratório.

No passado, o pentilenotetrazol foi usado na paralisia respiratória, na insuficiência respiratória e para melhora física e mental na demência. A margem de segurança é estreita, e a droga não deve ser utilizada para essas finalidades. Também foi usada na terapia de choque da depressão e psicoses, nas quais se prefere atualmente a terapia eletroconvulsivante (eletrochoque).

Analépticos ou estimulantes respiratórios

Esse grupo consiste em drogas que estimulam a respiração e podem ser usadas em estados comatosos e desmaio.

Elas estimulam a respiração, em doses subconvulsivantes, porém a margem de segurança é estreita e o paciente pode entrar em convulsões, mesmo ainda em coma. O quadro clínico pode piorar na presença de depressão após o evento.

A respiração artificial por meios mecânicos e outras medidas para melhorar a circulação são mais eficientes e mais seguras.

O papel dos analépticos na terapêutica é muito limitado.

As situações em que eventualmente podem ser aplicados são as seguintes:

a) como medida eventual em envenenamento por drogas hipnóticas até que se institua a ventilação mecânica. Não são drogas confiáveis para uso a longo prazo porque podem prejudicar o resultado final;
b) sufocação em afogamento e insuficiência respiratória aguda;
c) apneia em lactente prematuro;
d) insuficiência respiratória devido à elevada concentração de oxigênio em pacientes com doença pulmonar crônica;
e) falha em ventilar espontaneamente após anestesia geral.

O **doxapram** é um analéptico que atua através da excitação de neurônios centrais. Em baixas doses, o doxapram é mais seletivo para o centro respiratório do que outros analépticos. A respiração é estimulada através dos quimiorreceptores carotídeo e do bulbo aórtico, e a baixa pressão arterial é corrigida.

A infusão contínua de doxapram pode abolir a apneia no lactente prematuro que não responde à teofilina.

A **niquetamida** é a dietilamida do ácido nicotínico e se apresenta como líquido oleoso, levemente amarelado, ou sob a forma de massa cristalina de odor característico. É miscível em água, álcool, clorofórmio e éter. A solução aquosa a 25% tem o pH de 6,0 a 7,8.

A niquetamida possui ações semelhantes às do doxapram e, antigamente, era aplicada pelas vias oral, intramuscular e intravenosa. Era utilizada no tratamento da depressão do SNC provocada por superdosagens de depressores centrais. Atualmente essa aplicação é considerada sem valor e pode até ser perigosa.

Na estimulação reflexa, usa-se cheirar amônia ou colocar uma gota de álcool no nariz, no desmaio histérico. Nesse caso, não se devem usar os analépticos.

Psicoestimulantes

Essas drogas exercem ação predominantemente cortical, e seus efeitos psíquicos são mais importantes que a ação nos centros vitais medulares.

As **anfetaminas** são simpatomiméticos centrais.

Estimulam mais a atividade mental do que a motora.

ANFETAMINAS

Química

As anfetaminas constituem um grupo de compostos derivados da β-fenetilamina, como mostra o Quadro 44.1.

Farmacocinética

As anfetaminas são rapidamente absorvidas do trato gastrointestinal e distribuídas na maior parte dos tecidos, atingindo concentrações elevadas no sistema nervoso central e no liquor. Apesar de serem metabolizadas por diversas vias metabólicas, uma considerável parte das anfetaminas é excretada na urina em forma inalterada. Esse fato permite que se reduza a sua reabsorção tubular com a acidificação da urina. Como as anfetaminas são bases orgânicas fracas, em meio ácido elas são mais facilmente eliminadas porque a ionização evita a absorção.

Mecanismo de ação

As anfetaminas são simpatomiméticos indiretos, liberando neurotransmissores em sinapses monoaminérgicas periféricas, no SNC, especialmente no córtex cerebral e na medula, com atividade agonista alfa e beta. Além disso, inibem a recaptação amínica neuronal e atuam como agonistas diretos em receptores dopaminérgicos e serotoninérgicos.

Em certos receptores alfa-adrenérgicos, podem atuar como antagonistas.

As anfetaminas também interferem em diversos sistemas de neuropeptídios. Os sistemas peptidérgicos estão associados ao circuito dopaminérgico mesoestriatal e desempenham um papel modulador na atividade dopaminérgica.

As vias de neurotensina (NT) também modulam a atividade dopaminérgica.

Demonstrou-se experimentalmente que as anfetaminas elevam os níveis de NT e da substância P. Essas alterações nos níveis desses neuropeptídios podem mediar alguns dos efeitos comportamentais das anfetaminas.

Efeitos periféricos

As anfetaminas são potentes simpatomiméticos, e suas ações e efeitos resultam da estimulação de receptores alfa e beta.

Efeitos cardiovasculares. Esses efeitos são acentuados. As anfetaminas elevam as pressões sanguíneas sistólica e diastólica, e a frequência cardíaca é reduzida reflexamente. Com doses elevadas, podem surgir taquicardia e arritmias.

Regulação térmica. As anfetaminas provocam hipertermia periférica através da ativação do sistema simpatoadrenal. Entretanto, produzem hipotermia de origem central mediada pela atividade do hipotálamo anterior.

Efeitos comportamentais

Locomoção. Em animais experimentais, baixas doses de anfetamina provocam aumento da atividade locomotora, corrida e movimento anterógrado associados a comportamento exploratório. Esse aumento de atividade locomotora é mediado pelo sistema dopaminérgico mesolímbico.

O sistema serotoninérgico desempenha um papel modulador inibitório nos efeitos da anfetamina.

Quadro 44.1 β-fenetilamina e seus derivados

Estrutura geral

Substância	R_1	R_2	R_3	R_4	R_5	R_6	R_7
Anfetamina	H	H	H	H	H	H	CH_3
Clorfentermina	H	H	CH_3	H	H	Cl	CH_3
Dietilpropiona	CH_2CH_3	CH_2CH_3	H	=O	H	H	CH_3
Efedrina	H	CH_3	H	OH	H	H	CH_3
Femproporex	CH_2CH_2CN	H	H	H	H	H	CH_3
Fenfluramina	CH_2CH_3	H	H	H	CF_3	H	CH_3
Fenilefrina	H	CH_3	H	OH	OH	H	H
Feniprazina	H	NH_2	H	H	H	H	CH_3
Fentermina	H	H	CH_3	H	H	H	CH_3
Metanfetamina	CH_3	H	H	H	H	H	CH_3

Segundo CHASIN, A.A.M. e SALVADORI, M.C. Estimulantes do Sistema Nervoso Central. *In*: OGA, S. *Fundamentos de Toxicologia*. São Paulo, Atheneu, 1996.

Estereotipias. Doses elevadas de anfetamina provocam comportamento estereotípico em várias espécies animais. Esses comportamentos são atos continuamente repetitivos que, aparentemente, não têm nenhuma finalidade. No rato, o comportamento estereotípico consiste nos atos de fungar, lamber, morder, ranger os dentes, e movimentos das pernas e cabeça.

Agressão. Os efeitos que aumentam o comportamento agressivo dependem da dose, do ambiente e do indivíduo. Outros estudos têm demonstrado que a anfetamina reduz o comportamento agressivo.

A droga reduz o comportamento violento em meninos hiperativos e agressivos.

Em situações de conflito social, a anfetamina provoca aumento, dose-dependente, de fuga e respostas defensivas em camundongos, ratos, gatos e macacos.

Anorexia. As anfetaminas são potentes anorexígenos. Esse efeito é mediado pela transmissão dopaminérgica e também pelo hipotálamo lateral.

Outros derivados relacionados, tais como a fenfluramina, parecem agir através de um mecanismo serotoninérgico.

Reações adversas

O abuso crônico de doses elevadas de anfetaminas provoca alterações fisiopatológicas tóxicas nos sistemas monaminérgicos centrais. Há, por exemplo, depleção de noradrenalina no bulbo, no mesencéfalo, no hipotálamo e no córtex frontal. Os níveis de dopamina são também reduzidos, principalmente no putâmen caudado.

As anfetaminas também influem no sistema serotoninérgico, interferindo na atividade da triptofano hidroxilase, no conteúdo de serotonina e nos locais de recaptação.

Foram também observadas alterações na circulação cerebral, com dificuldade de enchimento vascular e fragmentação dos vasos, podendo surgir hemorragia com morte.

As reações adversas dos estimulantes psicomotores podem ser classificadas com o tipo de uso das drogas. Quando se utilizam doses elevadas, observam-se: redução da condução cardíaca, irritabilidade ventricular com arritmias potencialmente fatais, episódios hipertensivos, hiperpirexia que pode ser fatal ou provocar convulsões, coma e hemorragia cerebral.

No uso dos estimulantes psicomotores em orgias de drogas, observam-se: exaustão física, com julgamento e raciocínio prejudicados, ideação psicótica, potencial para violência, depleção de neurotransmissores, destruição de neurônios, comportamento de alto risco (compartilhar seringas, acidentes automobilísticos, promiscuidade sexual).

No uso crônico, registram-se: depleção de neurotransmissores, destruição neuronal, lesão cerebrovascular, psicose.

O abuso de anfetaminas é condicionado pelas suas propriedades euforizantes e estimulantes psicomotoras.

As anfetaminas criam tolerância, dependência e síndrome de abstinência. Nessa última, os efeitos são opostos ao estado produzido pelas anfetaminas, envolvendo alguma forma de anergia e disforia.

Durante a fase de consumo crônico de doses elevadas de anfetaminas, pode surgir a "psicose anfetamínica".

A psicose é mais comum com as anfetaminas que com a cocaína, devido à dificuldade em se manterem elevados níveis crônicos de cocaína.

Usos clínicos

O sulfato de dexanfetamina é aplicado por via oral. É usado clinicamente no tratamento de narcolepsia e como adjuvante às medidas psicológicas, educacionais e sociais no tratamento dos distúrbios de hiperatividade das crianças.

Na narcolepsia, a dose inicial habitual é de 5 a 10 mg diariamente, com aumentos semanais, se necessário, de 5 a 10 mg, até o máximo de 60 mg diários.

Nas crianças hiperativas, a individualização do tratamento é essencial. Em crianças com 6 anos ou maiores, inicia-se com 5 mg 1 ou 2 vezes ao dia, podendo aumentar, semanalmente, até o máximo de 20 mg por dia.

O sulfato de dexanfetamina pode ser usado no tratamento a curto prazo de obesidade, nas doses diárias de até 30 mg. Essa indicação é condenada pelos especialistas. Pode também ser usado contra o cansaço, indicação essa também desaconselhada.

METILFENIDATO

Esse estimulante do SNC é utilizado sob a forma de cloridrato.

É absorvido prontamente no trato gastrointestinal, rapidamente metabolizado e excretado por via renal.

Uma a 3 horas após a dose de 20 mg de metilfenidato radioisotopicamente marcado, por via oral, registra-se a radioatividade máxima da droga. Dentro de 6 horas, 50% da radioatividade é detectada na urina, e 80% 24 horas depois, de acordo com as investigações de Dayton e colaboradores, em 1970. A meia-vida do metilfenidato é de cerca de 30 minutos.

O metilfenidato é um simpatomimético com ação estimuladora do sistema nervoso central, semelhante à da anfetamina. Por via oral, não modifica a respiração, a tensão arterial, a frequência cardíaca, nem o apetite.

Sua principal aplicação é na disfunção cerebral mínima ou síndrome hipercinética em crianças com mais de 5 anos de idade. O tratamento é indicado com 5 mg 2 vezes ao dia, aumentando-se essa dose, de acordo com a necessidade do caso, até o máximo de 60 mg/dia. A fim de se evitar o retardo de crescimento da criança, a droga pode deixar de ser dada nos fins de semana e nos feriados.

Outras indicações do metilfenidato: narcolepsia, letargia causada por outras drogas, para vencer o cansaço e as depressões, especialmente dos idosos.

Nessas indicações, as doses variam de 60 mg a 120 mg/dia. De modo geral, o metilfenidato é bem tolerado, mas, às vezes, pode causar anorexia, náuseas, nervosismo, arritmias cardíacas, palpitações. Por via venosa, pode provocar alterações na tensão arterial e na frequência cardíaca. A intoxicação por superdosagem provoca hiperpirexia, alucinações, convulsões e coma, e seu tratamento é o mesmo que se aplica na intoxicação anfetamínica.

Não se deve administrar metilfenidato a hipertensos, epiléticos, glaucomatosos, deprimidos graves, nem a pacientes muito agitados e excitáveis.

As interações medicamentosas mais importantes do metilfenidato se observam com outros simpatomiméticos, inibidores da monoamina oxidase, anticoagulantes, fenilbutazona, imipramina e fenitoína.

O metilfenidato pode criar tolerância e dependência do tipo anfetamínico.

Apresenta-se comercialmente sob o nome de Ritalina Ciba, em comprimidos de 10 mg e em ampolas de 20 mg.

PEMOLINA

Quimicamente, é um derivado oxazolidínico, diferente da anfetamina e do metilfenidato.

A absorção da pemolina, no trato gastrointestinal, é facilitada pela associação de hidróxido de magnésio.

A pemolina é um estimulante do sistema nervoso central cuja ação se situa entre a da anfetamina e a da cafeína. É indicada como medida auxiliar no tratamento da síndrome hipercinética das crianças. A posologia da pemolina, em crianças com mais de 6 anos de idade, inicia-se com 37,5 mg por dia, em dose única, pela manhã. A dose é aumentada, em intervalos semanais, de 18,75 mg, até que se obtenha resposta clínica adequada. A dose eficaz usual varia de 56,25 a 75 mg por dia, e a dose máxima diária não deve ultrapassar 115 mg.

A melhora com pemolina é gradual e só se evidencia 3 a 4 semanas após o início do seu uso.

Os efeitos colaterais mais comuns são insônia, anorexia, tonturas, cefaleia, sonolência e leve depressão.

Apesar de não haver registro de abuso de pemolina, é possível que ele surja, como ocorre com os outros estimulantes centrais.

A pemolina é comercializada com o nome de Cylent Abbott, sob a forma de comprimidos.

CAFEÍNA

A cafeína, a teobromina e a teofilina formam o grupo das xantinas usadas em farmacoterapia, por causa de suas atividades sobre o sistema nervoso central, miocárdio, musculatura lisa e diurese. A cafeína e seus sais são usados principalmente pela sua atividade estimuladora do SNC. Os efeitos diuréticos são mais intensos com a teobromina e a teofilina.

A aminofilina, derivado da teofilina, é utilizada, em cardiologia, em dispneia paroxística associada a insuficiência cardíaca esquerda. A aminofilina também é útil como broncodilatador no tratamento da asma.

A cafeína é um alcaloide encontrado no café, no chá, no guaraná e na cola. É rapidamente absorvida a partir das vias oral, retal ou parenteral. Cinquenta a 75 minutos após a ingestão oral, registram-se as concentrações plasmáticas máximas da cafeína.

A cafeína atua no sistema nervoso central, nos músculos estriados, no miocárdio e nos rins. No SNC, produz estado de alerta mental e aumenta a atividade mental, facilita e aumenta a capacidade de trabalho muscular. Pode estimular o centro respiratório, aumentando a profundidade e a frequência da respiração. Sua ação excitadora sobre o centro circulatório é compensada pelo efeito vasodilatador arteriolar periférico, de modo que a tensão arterial não se eleva.

Pela ação renal, reduz a reabsorção tubular, mas a influência da cafeína na diurese é menor do que a da teobromina.

A cafeína é associada à ergotamina no tratamento da enxaqueca, e também à aspirina e à codeína em misturas analgésicas. Os efeitos colaterais da cafeína são representados por náuseas, cefaleia e insônia. As doses elevadas podem causar inquietude, excitação, tremores musculares, tinido, escotoma, taquicardia e extrassístole. Aumenta a secreção gástrica e pode provocar ulceração gástrica. A dose fatal da cafeína é de cerca de 10 g.

O tratamento da intoxicação por dosagem excessiva deve ser feito com lavagem gástrica, e a excitação, controlada com um barbitúrico de ação curta ou diazepam.

COCAÍNA

Alcaloide das folhas de *Erythroxylon coca*, cuja importância atual deriva da dependência que cria.

A cocaína é absorvida com dificuldade porque produz vasoconstrição, metabolizada em grande parte pelo fígado e excretada pela urina.

Apesar de ter sido usada como analgésico local de superfície, seu uso hoje é muito restrito à cirurgia oftalmológica e do nariz, ouvido e garganta. Aplicada nas superfícies mucosas, a anestesia surge em 5 a 10 minutos, persistindo por cerca de 20 minutos.

Quando absorvida e distribuída, a cocaína estimula o córtex cerebral e produz uma sensação de bem-estar e euforia, diminuindo a fadiga e aumentando a capacidade para o trabalho. O emprego repetido da cocaína leva à dependência.

Na dependência da cocaína, não se desenvolve a tolerância, e o uso repetido da droga em pequenos intervalos pode levar à intoxicação grave.

A dependência é apenas psíquica, não havendo a síndrome da abstinência característica da dependência física.

É usada pelos viciados sob forma de pó inspirado, que causa ulceração e, em uso prolongado, pode destruir o septo nasal. O cloridrato pode ser usado por via intravenosa pelos viciados, puro ou mais comumente associado à morfina, que controla os efeitos excitatórios da cocaína. Na forma de base (*crack*) aquecida, pode ser inalada.

A dependência à cocaína, além da deterioração mental que acarreta, provoca perturbações digestivas, náuseas, anorexia, magreza, parestesias, alucinações, insônia e tremores. O tratamento da dependência é realizado com a retirada abrupta da droga e tratamento sintomático das perturbações apresentadas pelo paciente.

Quando ocorre dosagem excessiva de cocaína, são característicos os sinais de estimulação do SNC e do sistema simpático. A dose única de 1,2 g pode ser fatal. Existem pessoas que têm idiossincrasia à cocaína e podem morrer por insuficiência cardiovascular mesmo com doses de apenas 20 mg.

Quando ingerida em grande dose, faz-se lavagem gástrica com uma solução a 0,02% de permanganato de potássio.

Para o controle dos sintomas simpatomiméticos, faz-se injeção intravenosa lenta de propranolol, na dose de 2,5 a 5 mg, e mesilato de fentolamina, na dose de 5 mg. Para as convulsões, usa-se diazepam ou um barbitúrico de ação curta.

As precauções, os efeitos tóxicos da cocaína e seu tratamento são os mesmos que se observam com os anestésicos locais.

HIPERATIVIDADE

A síndrome de déficit de atenção e de hiperatividade é um distúrbio do comportamento que se evidencia primariamente durante a infância.

O quadro patológico, às vezes, é também denominado hipercinesia, síndrome hipercinética, disfunção cerebral mínima, distúrbio de falta de atenção e distúrbio de déficit de atenção com hiperatividade.

Caracteriza-se por um comportamento inapropriado e socialmente disruptivo, que apresenta graus variados de hiperatividade, desatenção e impulsividade.

As crianças atingidas por essa síndrome são distraídas e incapazes de completar suas tarefas e deveres.

Podem também apresentar baixo nível de tolerância, labilidade do humor e agressividade.

Algumas crianças continuam a exibir esses sintomas até a adolescência e a idade adulta.

O tratamento depende da gravidade da síndrome.

Quando se indica a farmacoterapia, usam-se inicialmente estimulantes do sistema nervoso central.

Essas drogas não são curativas, mas aliviam os sintomas. Usualmente, a dexanfetamina e o metilfenidato são as primeiras drogas, e a pemolina também é utilizada.

O uso prolongado de estimulantes centrais pode retardar o crescimento, motivo pelo qual se adotam os "feriados da droga" quando se utiliza essa medicação.

A OMS recomenda que essas drogas não sejam aplicadas em crianças com menos de 5 anos de idade.

Antidepressivos, antipsicóticos, clonidina e certos tipos de dieta têm sido usados no tratamento dessa síndrome.

Não se devem usar benzodiazepínicos porque essas drogas podem piorar o quadro e, paradoxalmente, provocar excitação e agitação.

Como veremos adiante, a narcolepsia é uma espécie de epilepsia do sono que se caracteriza por um desejo repentino e incontrolável de dormir, em intervalos irregulares e sem causa predisponente aparente. Se na narcolepsia o uso de estimulantes do SNC parece lógico, na síndrome hipercinética essa aplicação é, à primeira vista, paradoxal. O fato, entretanto, é que, em estudos controlados, verificam-se efeitos benéficos, de curta duração, de certos estimulantes centrais na síndrome hipercinética das crianças.

O tratamento medicamentoso é apenas um componente auxiliar na terapêutica da síndrome hipercinética, que tem que ser completada com outras medidas de natureza psicológica, educacional e social.

As drogas mais utilizadas nessa aplicação são a dextroanfetamina, o metilfenidato e a pemolina.

O tratamento da síndrome hipercinética exige demorado acompanhamento da criança, o que pode se prolongar até a adolescência.

NARCOLEPSIA

A síndrome da narcolepsia se caracteriza por excessiva sonolência diurna e crises de sono irresistível que podem durar alguns minutos e, às vezes, até horas.

A síndrome narcoléptica é frequentemente acompanhada por outros sintomas, tais como cataplexia, paralisia do sono, alucinações hipnagógicas ou sono perturbado.

A cataplexia consiste em perda repentina e temporária do tônus muscular e paralisia de músculos voluntários induzida por emoções fortes. A gravidade da paralisia é variável, e alguns pacientes podem apresentar colapso total, mas não há perda da consciência.

A paralisia do sono consiste em episódios transitórios de completa paralisia durante a vigília, sem afetar a respiração.

Alguns pacientes queixam-se de vívidas alucinações auditivas e visuais, o que constitui as alucinações hipnagógicas.

A cataplexia e a paralisia do sono são tratadas com antidepressivos, como, por exemplo, imipramina, clomipramina, proptilina, femoxetina e fluoxetina.

Os pacientes que necessitam tratar a narcolepsia e a cataplexia concomitantemente podem usar estimulantes centrais e antidepressivos, mas, nesse caso, exigem cuidados e monitoração, pois essa associação pode provocar sérias reações adversas, como, por exemplo, a hipertensão.

A narcolepsia é causada por um defeito no gene que codifica o receptor tipo 2 da hipocretina (HCRTR2). As hipocretinas (orexinas) são neuropeptídios expressos por um pequeno conjunto de neurônios situados no hipotálamo lateral. Para agir, as hipocretinas precisam ligar-se a receptores, um dos quais pode ser invalidado funcionalmente por uma mutação que se observa nos pacientes com narcolepsia. A mutação parece surgir em um ancestral comum desses pacientes no gene HCRTR2 localizado na vizinhança do HLA-DQBI*0602 e do DQAI*0102. Como a mutação é relativamente recente, não houve tempo suficiente para que ela se separasse dos dois alelos HLA-DQ pelo processo de *crossing over* nos casos mais graves de narcolepsia. Consequentemente, os três genes aparecem juntos em frequências mais elevadas do que as esperadas das combinações randômicas de suas frequências na população, situação que é denominada desequilíbrio de ligação.

No tratamento da narcolepsia, o paciente é aconselhado a inicialmente obedecer a curtos períodos planejados regulares de sono durante o dia e evitar eventos estressantes que podem provocar as crises. Quando é necessária a utilização de drogas, os estimulantes do sistema nervoso central são as drogas de escolha.

Entretanto, os estimulantes do sistema nervoso central não são eficazes contra a cataplexia.

Seleção, dose e regime posológico dos estimulantes do sistema nervoso central devem ser adaptados a cada paciente. Sugere-se que, com essas drogas, se observem os "feriados da droga", a fim de se evitar a tolerância.

As anfetaminas foram as primeiras drogas usadas, mas frequentemente prefere-se o metilfenidato porque possui ação rápida e provoca poucas reações adversas.

Outros estimulantes do sistema nervoso central utilizáveis são o mazindol, a pemolina e a selegilina.

A selegilina é um inibidor seletivo e irreversível da monoamina oxidase do tipo B, que pode ser usada em narcolepsia, podendo também ser empregada na cataplexia.

A monoamina oxidase do tipo B é uma enzima envolvida na degradação da dopamina no cérebro.

A selegilina é rapidamente absorvida do trato gastrointestinal e atravessa a barreira hematoencefálica. Sofre extenso metabolismo de primeira passagem no fígado, produzindo 5 metabólitos, incluindo a norselegilina e a l-(-) anfetamina. É excretada na urina sob a forma principalmente de metabólitos, e 15% aparece nas fezes.

É administrada em dose diária de 10 mg em dose única pela manhã ou em 2 doses divididas de 5 mg.

REFERÊNCIAS BIBLIOGRÁFICAS

1. AMA DRUG EVALUATIONS. American Medical Association, 1995.
2. AYD Jr., F. J. & BLACKWELL, B. *Discoveries in Biological Psychiatry*. Philadelphia, Lippincott, 1970.
3. BICKERMAN, H. A. & CHUSID, E. L. The case against the use of respiratory stimulants. *Chest*, 58:53-6, 1970.
4. CORNISH, H. H. & CHRISTMAN, A. A. A study of the metabolism of theobromine, theophylline, and caffeine in man. *J. Biol. Chem.*, 228:315-23, 1957.
5. ERENBERG, G. Drug therapy in minimal brain dysfunction: a commentary. *J. Pediat.*, 81:359-65, 1972.
6. ESPLIN, D. W. & CURTO, E. M. Effects of trimethadione on synaptic transmission in the spinal cord; antagonism of trimethadione and pentylenetetrazol. *J. Pharmacol. Exp. Ther.*, 121:457-67, 1957.
7. ESSMAN, W. B. & VALZELLI, L. *Current Developments in Psychopharmacology*. New York, Spectrum Publications, 1975, v. 2.
8. GOLDSTEIN, A., KAIZER, S., WARREN, R. Psychotropic effects of cafeine in man. II. Alertness, psychomotor coordination, and mood. *J. Pharmacol. Exp. Ther.*, 150:146-51, 1965.
9. HAHN, F. Analeptics. *Pharmacol. Rev.*, 12:447-530, 1960.
10. HARDIN, J. A. & GRIGGS, R. C. Diazepam in the treatment of strychnine poisoning. *Lancet*, 2:372-73, 1971.
11. HERISHANU, Y. & LANDAU, H. Diazepam in the treatment of strychnine poisoning. *Brit. J. Anaesth.*, 44:747-8, 1972.
12. HOFMANN, A. The discovery of LSD and subsequent investigations on naturally occurring hallucinogens. *In*: AYD, JR., F.J. & BLACKWELL, B. *Discoveries in Biological Psychiatry*. Philadelphia. Lippincott, 1970.
13. JANOWSKY, A. J., HAUGER, R. L. CNS stimulants. *In*: MUNSON, P. *Principles of Pharmacologhy*. New York, Chapman and Hall, 1995.
14. KING, G. R. & ELLINWOOD, E. H. Amphetamines and other stimulants. *In*: LOWINSON, J. H. et al. *Substance Abuse. A Comprehensive Textbook*. 2nd. ed. Baltimore, Williams & Wilkins, 1992.
15. KNIGHTS, R. M. & HINTON, G. S. The effects of methylphenidate (Ritalin) on the motor skills and behaviour of children with learning problems. *J. Nerv. Ment. Dis.*, 148:643-53, 1969.
16. LYON, M. & ROBBINS, T. The action of central nervous system stimulant drugs: a general theory concerning amphetamine effects. *In*: ESSMAN, W. B. & VALZELLI, L. *Current Developments in Psychopharmacology*. New York, Spectrum Publications, 1975, v. 2. p. 81-163.
17. MARK, L. C. Analeptics: changing concepts, declining status. *Amer. J. Med. Sci.*, 254:296-302, 1967.
18. MILLICHAP, J. G. Drugs in management of hyperkinetic and perceptually handicapped children. *JAMA*, 206:1527-30, 1968.
19. NICHOLSON, D. P. & CHICK, T. W. A reevaluation of parenteral aminophylline. *Amer. Ver. Resp. Dis.*, 108:241-47, 1973.
20. PICCHIONI, A. L. Clinical status and toxicology of analeptic drugs. *Amer. J. Hosp. Pharm.*, 28:201-3, 1971.
21. TAYLOR, D. A. *Central Nervous System Stimulants*. Boston, Little, Brown and Company, 1994.
22. VALZELLI, L. *Psychopharmacology: an introduction to experimental and clinical principles*. New York, Spectrum Publications, 1973.
23. WANG, S. C., WARD, J. W. Analeptics. *In*: WIDDICOMBE, J. G. *Respiratory Pharmacology*. Oxford, Pergamon Press, 1982.

45

Anti-inflamatórios Não Esteroides, Analgésicos, Antipiréticos e Drogas Utilizadas no Tratamento da Gota

Wilson Andrade Carvalho

INTRODUÇÃO

A dor e a febre, associadas ou não a processos inflamatórios, têm preocupado a humanidade há muitos séculos. A utilização de infusões de plantas, notadamente de *Salix alba vulgaris* (casca do salgueiro), como antipirético remonta ao século XVIII. Da casca do salgueiro Leroux isolou, em 1827, a salicina, que, por hidrólise, libera glicose e álcool salicílico (saligenina). Mais tarde, em 1838, Piria isolou um ácido da salicina, a que denominou ácido salicílico. Em 1844, o ácido salicílico foi isolado por Cahours do óleo de gaultéria (*wintergreen*), e, finalmente, em 1860, Kolbe e Lautemann conseguiram obtê-lo através de síntese. Em 1899, Dreser introduziu no uso clínico o ácido acetilsalicílico. Tais descobertas foram seguidas pela introdução de novos produtos, dando início à terapêutica de importantes compostos de ação analgésica, antipirética e anti-inflamatória, que ainda hoje continuam em franco desenvolvimento.

Neste capítulo, estudaremos fundamentalmente esses compostos derivados do ácido salicílico e outros que os sucederam (salicilato-símiles), também denominados analgésicos não opioides, para diferenciá-los dos analgésicos opioides, derivados da morfina. Os opioides possuem mecanismos de ação e ações farmacológicas muito diferentes, sendo capazes de desencadear farmacodependência e tolerância e aliviar dores de grande intensidade, enquanto os salicilatos e compostos correlatos aliviam apenas as dores brandas e moderadas e não produzem dependência.

Quanto à ação anti-inflamatória, são também denominados anti-inflamatórios não esteroides (AINEs), a fim de diferenciá-los dos corticoides, que também possuem potente ação anti-inflamatória e distintos mecanismos de ação e toxicidade.

QUÍMICA E CLASSIFICAÇÃO

Os analgésicos antipiréticos e anti-inflamatórios não esteroides (AINE) constituem um grupo de compostos muito heterogêneos com várias estruturas químicas, podendo ser distribuídos em diversas classes, de acordo com o grupo químico a que pertencem (Quadro 45.1).

Mecanismo de ação dos anti-inflamatórios não esteroides (AINEs)

Os AINEs são particularmente eficazes no tratamento da dor associada à inflamação e à lesão tecidual. Como anti-inflamatórios, têm sido empregados principalmente no tratamento de distúrbios musculoesqueléticos, como artrite reumatoide, osteoartrite e espondilite anquilosante. A compreensão do mecanismo de ação desses fármacos requer o conhecimento da fisiopatologia da reação inflamatória.

O processo inflamatório ocorre como resposta do tecido à lesão celular e caracteriza-se por um fenômeno complexo, dinâmico e multimediado, que pode se manifestar a partir de qualquer agente lesivo, como físico (queimadura, radiação, trauma), biológico (micro-organismo, reações imunológicas) ou químico (substância cáustica). A resposta inflamatória aguda envolve uma complexa cascata de eventos bioquímicos e celulares, consistindo fundamentalmente em uma reação inata, não imunológica, com eventos vasculares e celulares e uma resposta imune adquirida. A primeira resposta vascular é caracterizada inicialmente por vasodilatação arteriolar, com consequente aumento do fluxo sanguíneo local, seguido de uma redução na velocidade do fluxo e estase sanguínea, contribuindo para os sinais de calor e vermelhidão. A segunda alteração é a de ativação das células endoteliais e dos leucócitos circulantes, que passarão a expressar moléculas de adesão, permitindo a migração transendotelial dos leucócitos com extravasamento para os tecidos. Essas alterações são iniciadas pelas citocinas (interleucinas, IL) produzidas pelos macrófagos ativados. A terceira alteração vascular é caracterizada pelo aumento na permeabilidade vascular com exsudação de líquido para os tecidos, resultando em edema e dor. O extravasamento plasmático contribui para a ativação de uma série de proteases inativas componentes de quatro cascatas enzimáticas proteolíticas: o sistema do complemento, o sistema da coagulação, o sistema fibrinolítico e o sistema das cininas. A ativação dessas cascatas no tecido desencadeia a formação de substâncias quimiotáticas que atraem células e estimulam a liberação de diversos mediadores inflamatórios, destacando-se a histamina, bradicinina, serotonina, produtos da cascata do ácido araquidônico e ATP.

Quadro 45.1 Classificação dos analgésicos, antipiréticos e anti-inflamatórios não esteroides (AINEs)

Inibidores Não Seletivos da COX

Derivados do Ácido Salicílico (salicilatos)
Ácido Acetilsalicílico (Aspirina), Salicilato de Sódio, Salicilato de Metila, Diflunisal, Flunfenisal, Sulfassalazina, Olsalazina
Derivados Pirazolônicos
Dipirona, Fenilbutazona, Apazona, Sulfimpirazona
Derivados do Para-aminofenol
Acetaminofeno (Paracetamol)
Derivados do Ácido Indolacético e Ácido Indenoacético
Indometacina, Sulindaco, Etodolaco
Derivados do Ácido N-fenilantranílico (fenamatos)
Ácido Mefenâmico, Ácido Meclofenâmico, Ácido Flufenâmico, Ácido Tolfenâmico, Ácido Etofenâmico
Derivados do Ácido Pirrolalcanoico
Tolmetino, Cetorolaco
Derivados do Ácido Fenilacético
Diclofenaco de Sódio
Derivados do Ácido Propiônico
Ibuprofeno, Naproxeno, Flurbiprofeno, Cetoprofeno, Fenoprofeno, Oxaprozino, Indoprofeno, Ácido Tiaprofênico
Derivado do Ácido Enólico (Oxicam)
Piroxicam, Meloxicam, Tenoxicam, Sudoxicam, Isoxicam, Ampiroxicam, Droxicam, Lornoxicam, Cinoxicam. Ampiroxicam, Droxicam, Pivoxicam
Derivado do Ácido Naftilacético
Nabumetona, Proquazona
Derivados do Ácido Carbâmico
Flupirtina

Inibidores Seletivos da COX-2

Derivado da Sulfonanilida
Nimesulida
Derivado do Ácido Indolacético
Etodolaco
Derivado Furanona Diarilsubstituído
Rofecoxib
Derivado Pirazol Diarilsubstituído
Celecoxib
Derivado Bipiridínico Diarilsubstituído
Etoricoxib
Derivado Isoxazol Diarilsubstituído
Valdecoxib

Os macrófagos e os leucócitos polimorfonucleares recrutados pelos sítios de lesão celular desempenham um papel fundamental no desenvolvimento do processo inflamatório mediante a liberação de fatores solúveis de regulação da fase aguda denominados citocinas (ou interleucinas, IL), destacando-se inicialmente a liberação de interleucina-1 (IL-1), interleucina-6 (IL-6) e fator de necrose tumoral α (TNF-α). A migração dessas células envolve um rígido mecanismo de regulação de adesão ao endotélio e subsequente migração transendotelial até o local do processo inflamatório. A interação dos leucócitos com o endotélio vascular envolve a participação de três importantes grupos de moléculas de adesão: as famílias das selectinas e das integrinas e as moléculas de adesão intercelular (ICAMs). A família das selectinas compreende três proteínas, designadas E-selectinas (de endotélio), P-selectinas (de plaquetas) e L-selectinas (de leucócitos). As duas primeiras são expressas pelas células endoteliais, e a L-selectina é expressa somente nos leucócitos. As moléculas de adesão intercelular (ICAM) consistem em uma superfamília de imunoglobulinas de superfície celular; cinco membros dessa família são expressos em células endoteliais e estão envolvidos na adesão de leucócitos: molécula de adesão intercelular 1 e 2 (ICAM-1 e ICAM-2), molécula de adesão das células vasculares 1 (VCAM-1), molécula de adesão celular plaqueta-endotelial 1(PECAM-1) e a CAM dirigida para mucosa (*mucosal addressin* CAM-1, MAdCAM-1). O evento inicial envolve a ativação do endotélio e dos leucócitos pelas citocinas, quimiocinas e agentes quimiotáticos produzidos localmente no processo inflamatório. Essa interação adesiva com o endotélio constitui um processo dinâmico, envolvendo a interação entre moléculas de aderência da superfície da célula endotelial, representada pela família da selectina e a ICAM, com moléculas correspondentes da família da integrina e do neutrófilo e posterior migração dessas células atraídas por substâncias quimiotáticas do processo inflamatório.

Além disso, os macrófagos e neutrófilos, bem como as células teciduais lesadas, liberam uma variedade de substâncias oxidantes e enzimas, criando um estresse oxidativo, no qual espécies reativas de oxigênio (ROS) e nitrogênio são produzidas em abundância, promovendo a indução de um grande número de fatores transcricionais, como NF-κB, dímero fos-jun e AP-1, bem como perda dos estoques energéticos celulares, rompimento de mitocôndrias com liberação de enzimas líticas, peroxidação e destruição de membranas e dano em DNA, que por sua vez estimulam a produção de citocinas, receptores de superfície celular, moléculas de adesão, fatores de crescimento, como o fator de crescimento do nervo (NGF), de outros mediadores inflamatórios e ativação de outras cascatas inflamatórias.

Os mediadores inflamatórios, uma vez liberados, promovem de forma sinérgica uma alteração no mecanismo de transdução periférica do estímulo nociceptivo, aumentando a sensibilidade de transdução dos nociceptores polimodais de elevado limiar, com consequente redução no limiar de percepção do estímulo doloroso e exagerada resposta a estímulos nociceptivos supralimiares (hiperalgesia) e dor espontânea (alodinia). Os nociceptores estão presentes em neurônios aferentes nociceptivos representados pelas fibras C não mielinizadas (nociceptores polimodais C) e pelas fibras mielinizadas A-δ. Essas fibras penetram na medula espinhal através das raízes dorsais e terminam na substância cinzenta do corno dorsal, onde transmitem o estímulo nociceptivo para interneurônios locais e vias ascendentes da dor que se dirigem para o tálamo e córtex cerebral. Os mediadores inflamatórios potencialmente hiperalgésicos e que são particularmente importantes na produção da dor na inflamação incluem principalmente interleucina-1 (IL-1), interleucina-8 (IL-8), TNF-α, fator de crescimento do nervo (NGF), prostaglandinas, leucotrienos, serotonina, adenosina, histamina e substância P. A bradicinina produz grande número de efeitos pró-inflamatórios, incluindo a liberação de prostaglandinas, citocinas (interleucina-1 e TNF-α) e radicais livres de uma grande variedade de células. Também estimula e sensibiliza os neurônios sensoriais e simpáticos pós-ganglionares, influenciando o calibre dos vasos, desgranula mastócitos, liberando histamina e outros mediadores inflamatórios, é potente agente algogênico e induz dor pela estimulação direta dos nociceptores sensibilizados pelas prostaglandinas e citocinas. A hiperalgesia produzida pela bradicinina é mediada pelo TNF-α, que estimula a liberação das citocinas IL-1 e IL-8. A ativação de fibras sensoriais pela bradicinina causa também a liberação de neuropeptídios como a substância P, a neurocinina A e o peptídio geneticamente relacionado com a calcitonina (CGRP). Esses peptídios podem mediar grande número de efeitos pró-inflamatórios locais e contribuem para sensibilização do nociceptor e hiperalgesia.

Por se tratar de um processo multimediado, diversos componentes do mecanismo fisiopatológico da reação inflamatória poderiam constituir importantes alvos para a ação de drogas anti-inflamatórias. Um dos possíveis sítios de ação seria imediatamente após a instalação do processo inflamatório com a consequente migração de células e liberação dos primeiros mediadores inflamatórios representados pelas citocinas, prostaglandinas, cininas e neurocininas, responsáveis pela sensibilização dos nociceptores dos aferentes primários da dor. Nessa primeira etapa poderíamos atuar bloqueando, inicialmente, a formação de moléculas de adesão e de quimiocinas, interferindo na migração transendotelial das células inflamatórias e consequentemente inibindo a cascata de formação dos mediadores no sítio inflamatório. Os AINEs podem inibir a expressão ou a atividade de algumas células de adesão celular, porém estão sendo desenvolvidos atualmente novos anti-inflamatórios com atividade direta sobre as moléculas de adesão celular. Estão também sendo testados drogas e anticorpos que modificam ou bloqueiam a produção de citocinas ou que funcionam como antagonistas de seus receptores. Recentemente foram desenvolvidos o infliximab e o etanercept, que são anticorpos anti-TNF-α e que estão sendo utilizados no tratamento da artrite reumatoide.

Uma outra possibilidade é o desenvolvimento de fármacos com ação inibitória sobre enzimas específicas envolvidas na síntese dos mediadores inflamatórios, como as fosfolipases, lipoxigenase, ciclo-oxigenases e calicreínas, ou, ainda, com atividade bloqueadora sobre os receptores dos mediadores produzidos por esses sistemas enzimáticos. Recentemente foram desenvolvidos, por exemplo, antagonistas seletivos dos receptores da bradicinina. O icatibante constitui um desses antagonistas.

John Vane, em 1971, propôs que os anti-inflamatórios não esteroides (AINEs) têm como mecanismo de ação o bloqueio da síntese de prostaglandinas. As prostaglandinas são obtidas através do metabolismo do ácido araquidônico, que se encontra esterificado nos fosfolipídios das membranas celulares. Uma vez liberado pela ação das fosfolipases, o ácido araquidônico é metabolizado através de duas vias enzimáticas distintas: a via das ciclo-oxigenases, que desencadeia a biossíntese das prostaglandinas, prostaciclina e tromboxanos, e a via das lipoxigenases, responsável pela síntese dos leucotrienos, lipoxinas e outros compostos. A ciclo-oxigenase é encontrada em duas isoformas, denominadas ciclo-oxigenase-1 (COX-1) e ciclo-oxigenase-2 (COX-2). A COX-1 é expressa constitutivamente, ou seja, está presente nas células em condições fisiológicas, principalmente nos vasos sanguíneos, plaquetas, estômago e rins. A COX-2 pode ser induzida na presença de interleucina-1, interleucina-2 e fator de necrose tumoral α (TNF-α), ésteres do forbol, fatores de crescimento e endotoxinas, e é expressa por células envolvidas no processo inflamatório (macrófagos, monócitos e sinoviócitos), embora possa também ser constitutivamente expressa em algumas regiões. Acredita-se que as prostaglandinas produzidas pela COX-1 participem de funções fisiológicas como secreção de muco para proteção da mucosa gástrica, homeostasia e manutenção da função renal, enquanto a COX-2 contribui para a formação do processo inflamatório e de outras alterações patológicas.

As prostaglandinas estão envolvidas em diversos processos fisiológicos e patológicos, incluindo, por exemplo, vasodilatação ou vasoconstrição; contração ou relaxamento da musculatura brônquica ou uterina; hipotensão; ovulação; metabolismo ósseo; aumento do fluxo sanguíneo renal, resultando em diurese, natriurese, caliurese e estimulação da secreção de renina; proteção da mucosa gástrica e regulação do fluxo sanguíneo local; inibição da secreção ácida gástrica; crescimento e desenvolvimento nervoso; resposta imunológica; hiperalgesia; regulação da atividade quimiotática celular; resposta endócrina; angiogênese; progressão metastásica, entre outros.

Na maioria dos leitos vasculares, as prostaglandinas da família E (PGEs) são potentes vasodilatadores. A atividade vasodilatadora envolve principalmente arteríolas, esfíncteres pré-capilares e vênulas pós-capilares. A PGD_2 causa geralmente vasodilatação na vasculatura mesentérica, coronariana e renal e vasoconstrição na circulação pulmonar. A PGI_2 é um eficiente vasodilatador, podendo causar importante hipotensão, enquanto o TXA_2 apresenta potente atividade vasoconstritora. No sangue, as prostaglandinas modulam também a função plaquetária. A PGE_1, PGD_2 e a PGI_2 são inibidoras da agregação de plaquetas, ao passo que o tromboxano A_2 é forte indutor da sua agregação. A PGI_2 é sintetizada pelo endotélio vascular, controlando a adesão de células ao endotélio e a agregação plaquetária, contribuindo como mecanismo antitrombogênico da parede vascular intata. As plaquetas são especialmente suscetíveis à inativação irreversível e prolongada da ciclo-oxigenase pelo ácido acetilsalicílico, devido à baixa atividade ou incapacidade para a biossíntese de proteínas e, dessa forma, a inabilidade de regenerar a ciclo-oxigenase. Uma única dose de aspirina é capaz de inibir a ciclo-oxigenase plaquetária durante toda a vida da plaqueta, que corresponde a um período de 8 a 11 dias. Uma dose diária de 40-60 mg de ácido acetilsalicílico, administrada cronicamente, é suficiente para inibir essa produção no homem, constituindo importante alternativa para o tratamento profilático de doenças de elevado risco tromboembólico, como no infarto do miocárdio.

As PGEs e as PGI_2 inibem a secreção ácida gástrica estimulada pela alimentação, histamina ou gastrina e reduzem o volume de secreção, a acidez e o conteúdo de pepsina. As prostaglandinas são vasodilatadoras na mucosa gástrica e parecem estar envolvidas na regulação do fluxo sanguíneo local. A secreção de muco no estômago e intestino delgado é aumentada pelas PGEs. Esses efeitos ajudam a manter a integridade da mucosa gástrica e conferem proteção às células epiteliais; são referidos como propriedades citoprotetoras das prostaglandinas sintetizadas pela COX-1. De fato, os efeitos adversos gastrointestinais dos AINEs estão associados à supressão da expressão constitutiva da COX-1, resultando em lesão gástrica, hemorragia e ulceração.

As prostaglandinas também influenciam a distribuição do fluxo sanguíneo renal, a reabsorção de sódio e água e a liberação de renina. A PGI_2, PGE_2 e PGD_2 determinam secreção de renina no córtex renal, provavelmente por um efeito direto nas células justaglomerulares.

As prostaglandinas e os leucotrienos, quando liberados, exercem também papel fundamental na gênese dos sinais e sintomas do processo inflamatório. Foi demonstrado que a PGE e a PGI_2 hipersensibilizam os nociceptores polimodais das fibras C a estímulos mecânicos e químicos. A atividade analgésica dos AINEs decorre da inibição da síntese de prostaglandinas com consequente redução da hiperalgesia e da sensibilização dos nociceptores à ação da bradicinina e de outros mediadores inflamatórios algógenos.

Foi demonstrado que as prostaglandinas são produzidas em neurônios e vasos do SNC com importante participação em diversas funções centrais, incluindo o controle do ciclo do sono e do despertar, a termogênese febril e a transmissão nociceptiva. As prostaglandinas e citocinas (interleucina-6) encontram-se também implicadas na fisiopatologia de algumas doenças degenerativas cerebrais, como a esclerose múltipla, a demência associada à síndrome de imunodeficiência adquirida (AIDS) e a doença de Alzheimer. Sabe-se que lipopolissacarídios (LPS) e citocinas podem promover a indução de COX-2 em várias regiões cerebrais e que a COX-1 é constitutivamente expressa em diversos neurônios. Durante a reação inflamatória, as endotoxinas causam a liberação de interleucina-1β (IL-1β) pelos macrófagos, que passam a atuar como estímulo pirogênico, promovendo a síntese central de PGE_2, e esta, por sua vez, através da elevação do AMP cíclico, ativa o centro termorregulador situado na área pré-óptica do hipotálamo anterior, desencadeando a febre. A ação antipirética dos AINEs deve-se, em parte, ao bloqueio da síntese de prostaglandinas, especialmente da PGE_2, provocada por agentes que potencializam a liberação de citocinas sobre o hipotálamo mas que não são capazes de inibir a febre quando a PGE_2 é diretamente injetada no hipotálamo. Há evidências de que as prostaglandinas não constituem os únicos mediadores da febre, e desse modo a inibição da COX não explica completamente a ação antipirética dos AINEs.

Os salicilatos e os anti-inflamatórios não esteroides mais antigos inibem tanto a COX-1 quanto a COX-2, com baixa seletividade sobre a COX-2, diferindo dos AINEs inibidores seletivos da COX-2 desenvolvidos mais recentemente (Quadro 45.1). O ácido acetilsalicílico modifica covalentemente tanto a COX-1 quanto a COX-2, resultando em uma inibição irreversível da atividade da ciclo-oxigenase. O ácido acetilsalicílico atua sobre a COX-1 produzindo acetilação da serina 530, impedindo consequentemente a ligação do ácido araquidônico no sítio ativo da enzima e bloqueando assim a atividade enzimática na formação de prostaglandinas. Ao nível da estrutura da COX-2, a aspirina produz acetilação da serina na posição 516. O flurbiprofeno interage através do seu grupo carboxila com a arginina, na posição 120 da estrutura da enzima, enquanto o ibuprofeno inibe seletivamente a COX-1 pela competição de substrato com o ácido araquidônico.

As ações anti-inflamatória, analgésica e antipirética dos AINEs decorrem principalmente da ação inibitória sobre a COX-2, enquanto os efeitos colaterais são resultantes notadamente da inibição da COX-1.

INIBIDORES NÃO SELETIVOS DA COX-2 – SALICILATOS

O ácido salicílico ou ácido orto-hidroxibenzoico é um composto orgânico extremamente simples, de atividade farmacológica comprovada, porém excessivamente irritante para uso sistêmico. Sua aplicação deve ser exclusivamente por via externa. Derivados menos irritantes têm sido obtidos por alterações químicas diversas em sua molécula, quais sejam: (a) alteração do grupo carboxila através da formação de sais, ésteres e/ou amidas; (b) substituições no grupo hidroxila; (c) modificação de ambos os grupos funcionais; e (d) introdução de grupos químicos no anel fenílico (Fig. 45.1).

O salicilato de metila pertence ao primeiro grupo e é empregado apenas como contrairritante cutâneo em forma de unguentos ou linimentos. O ácido salicílico é recomendado isoladamente ou associado, para aplicação local como queratolítico, em cremes, pomadas, emplastros, líquidos e outras preparações tópicas.

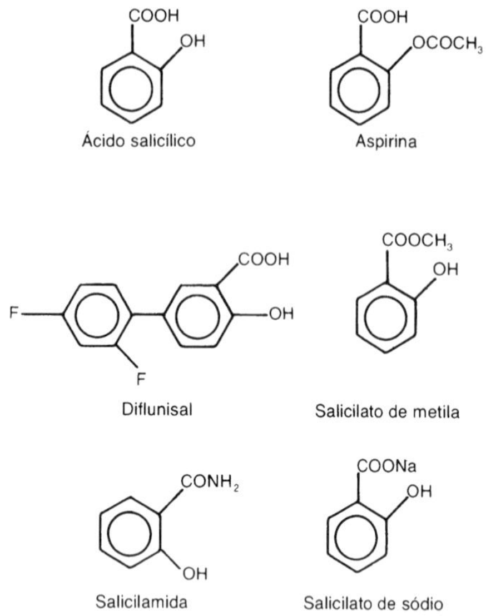

442 FARMACOLOGIA

Fig. 45.1 Estrutura química dos salicilatos.

Desse grupo, são empregados como analgésicos a salicilamida, o salicilato de colina, o salicilato de fenazona, o salicilato de sódio e o salicilato de etanolamina.

O ácido acetilsalicílico pertence ao segundo grupo e é uma das drogas mais amplamente utilizadas em todo o mundo.

Os derivados do terceiro grupo compreendem produtos que são hidrolisados *in vivo*, liberando ácido acetilsalicílico, como, por exemplo, acetilsalicilato de alumínio, acetilsalicilato de magnésio, salicilato de fenila, talossalato, benorilato (produto de hibridação do ácido acetilsalicílico com paracetamol) etc.

No quarto grupo, encontramos o diflunisal e o fendosal. Outras drogas incluem o ácido salicilsalícilico (Salsalato), o tiossalicilato de sódio (injetável), o salicilato de colina e o salicilato de magnésio.

Farmacocinética dos salicilatos

ABSORÇÃO

A via mais importante de administração dos salicilatos é a oral. Quando aplicados por essa via, são rapidamente absorvidos em pequena parte pelo estômago e, na maior parte, pelo intestino delgado. O pico de concentração plasmática é atingido em cerca de 2 horas.

Diversos fatores, como composição, velocidade de desintegração e dissolução das formas farmacêuticas, presença de alimentos, pH e tempo de esvaziamento gástrico, podem influenciar na absorção gastrointestinal dos salicilatos. A absorção do ácido acetilsalicílico (aspirina) é mais rápida quando dada em solução. A aspirina é absorvida no homem predominantemente como salicilato, e a aplicação de aspirina com o estômago vazio produz níveis sanguíneos de salicilato mais altos durante a primeira hora. Esses níveis são ainda aumentados se a aspirina for administrada com grande volume de água. A ingestão de alimentos sólidos antes da administração da aspirina reduz os níveis sanguíneos tanto da aspirina quanto do salicilato durante a primeira hora após a aplicação.

O pH gástrico exerce influência significativa na absorção dos salicilatos, uma vez que ocorre principalmente pela difusão passiva das moléculas não dissociadas, e, portanto, lipossolúveis. A absorção através da mucosa gastrointestinal se processa mais facilmente quando o pH é baixo, no qual a maior parte da droga se encontra na forma não ionizada.

A constante de dissociação (pKa) da aspirina é de 3,5, ou seja, igual número de moléculas encontra-se ionizado e não ionizado a um pH 3,5, de acordo com a equação de Henderson-Hasselbalch. Em pH 2,5 teremos possibilidade de 91% da droga encontrar-se não ionizada, e nessa forma ela seria rapidamente absorvida pela mucosa gástrica, enquanto em pH 4,5 a droga poderia estar ionizada na taxa de 91%, e menor quantidade seria absorvida.

Além da ionização, a baixa solubilidade dos salicilatos no pH gástrico é um fator limitante de sua absorção. Bates e colaboradores (1969), ao investigarem a correlação entre a velocidade de dissolução de diferentes formas farmacêuticas de salicilamida e sua absorção oral, observaram que a velocidade de dissolução das diferentes preparações representava o processo limitante na biodisponibilidade da droga.

Naturalmente que as diferentes formulações dos salicilatos irão promover distintas biodisponibilidades, de acordo com a velocidade de desintegração e dissolução da preparação, como podemos observar na Fig. 45.2, onde várias formulações de aspirina, todas com dose total equivalente a 640 mg de aspirina, foram administradas ao homem por via oral.

O aumento da absorção gástrica tem sido obtido por formulações de aspirina que encerram antiácidos, as denominadas preparações tamponadas. Nesse caso, a pequena quantidade de antiácido é insuficiente para aumentar significativamente o pH gástrico, porém é capaz de promover maior velocidade na dissolução do ácido acetilsalicílico, resultando na absorção mais rápida e mais efetiva.

A meia-vida de absorção da aspirina não tamponada tem sido descrita como de aproximadamente 30 minutos; da aspirina tamponada, em torno de 20 minutos, e da solução, menor ainda.

Essa combinação com antiácidos tem sido também recomendada com a finalidade de reduzir a irritação da mucosa gástrica. Embora alguns indivíduos relatem tolerar melhor preparações tamponadas do que a aspirina isolada, os resultados de estudos clínicos controlados têm sido contraditórios, o mesmo ocorrendo em relação à biodisponibilidade e ao efeito analgésico.

Desse modo, tem sido observada pouca diferença nas taxas de absorção entre as formulações de salicilato de sódio, do ácido acetilsalicílico e das preparações tamponadas de salicilatos.

As preparações com revestimento entérico podem ser usadas para evitar reações gástricas, reduzindo bastante a incidência de lesões da mucosa gastrointestinal, porém prolongam a absorção do produto.

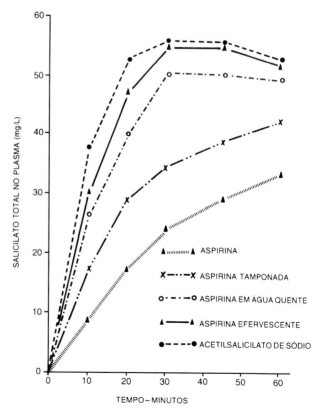

Fig. 45.2 Concentrações de salicilato total no plasma seguidas da administração oral de várias preparações de aspirina. A dose total foi equivalente a 640 mg de aspirina em todos os casos.

As preparações de liberação prolongada não oferecem vantagens sobre os comprimidos padrão utilizados, uma vez que prolongam bastante o tempo de eliminação do salicilato.

O diflunisal é bem absorvido após a administração oral. O pico de concentração plasmática é obtido em cerca de 2 horas. A meia-vida plasmática do diflunisal é aproximadamente 4 vezes maior do que a do ácido salicílico e varia entre 8 e 12 horas.

O tempo necessário para alcançar a concentração plasmática média de equilíbrio varia com a dose de diflunisal, correspondendo de 3 a 4 dias para dose de 125 mg, de 4 a 5 dias para 250 mg, de 6 a 7 dias para 375 mg e de 7 a 9 dias para dose de 500 mg.

Supositórios de salicilatos para aplicação retal são encontrados no comércio, indicados para pacientes impedidos de medicação oral. Entretanto, a absorção de ácido acetilsalicílico após a administração retal é variável, podendo ser lenta e incompleta ou rápida e causar reações adversas. Além disso, o ácido acetilsalicílico pode causar irritação retal. Por essas razões, os supositórios são de utilidade questionável, desaconselhando-se, por conseguinte, a aplicação clínica dessas formulações.

DISTRIBUIÇÃO

Na circulação, os salicilatos são encontrados livres e ligados às proteínas plasmáticas, notadamente à albumina. O ácido acetilsalicílico liga-se à albumina em torno de 49%, acetilando-a no grupo amino da lisina. A ligação do ácido salicílico à albumina é dose-dependente, apresentando ligação plasmática de 70% a 90% e volume aparente de distribuição variando de 0,1 a 0,35 L/kg, dependendo da concentração da droga. A meia-vida do salicilato aumenta com a dose, correspondendo de 3,1 a 3,2 horas com 300 a 650 mg, 5 horas com 1 g e 9 horas com 2 g. Quando a meia-vida aumenta, a excreção urinária decresce, resultando em acumulação e consequente efeito tóxico quando há o aumento da dose sem aumentar o intervalo entre as doses.

O salicilato livre no sangue se distribui rapidamente, podendo atravessar as barreiras hematoencefálica e placentária. Ele pode ser detectado ainda nos líquidos sinovial e peritoneal, bem como na saliva, leite, suor e fezes.

A biodisponibilidade do ácido acetilsalicílico após a administração oral é de 68%, o volume de distribuição, 0,15 ± 0,03 L/kg (150 mL/kg) e a meia-vida, de 0,25 ± 0,03 hora.

Em pacientes urêmicos, a ligação proteica dos salicilatos encontra-se consideravelmente reduzida.

Os níveis plasmáticos de salicilato livre podem estar mais elevados em pacientes com artrite reumatoide ativa, sugerindo como fator responsável a hipoalbuminemia, que geralmente é encontrada em tais pacientes. A hipoalbuminemia pode ocorrer na artrite reumatoide ativa e em outras situações clínicas, como insuficiência renal, síndrome nefrótica, doenças hepáticas e doenças infecciosas.

Clinicamente, em condições associadas ao decréscimo de concentração de albumina no soro, o volume aparente de distribuição dos salicilatos é aumentado e a concentração total da droga no sangue é relativamente baixa. Reduzida concentração de albumina no plasma de crianças resulta em baixas concentrações da droga no sangue, mas concorre para altas concentrações nos tecidos.

A ligação proteica dos salicilatos no sangue pode sofrer competição com penicilina, sulfimpirazona, bilirrubina, ácido úrico, tiopental, tiroxina, metotrexato, sulfonamidas e varfarina.

O diflunisal liga-se em torno de 98% a 99% às proteínas plasmáticas. A biodisponibilidade do diflunisal é significativamente diminuída pelo gel de hidróxido de alumínio ou pela mistura de hidróxido de alumínio e hidróxido de magnésio em pacientes em jejum, porém esse efeito de antiácidos diminui em pacientes alimentados. Devido à sua grande ligação às proteínas plasmáticas, o diflunisal tem um volume de distribuição relativamente baixo, de 7,53 L/kg, em pacientes com função renal normal, mas é significativamente aumentado em indivíduos nefropatas.

METABOLIZAÇÃO E ELIMINAÇÃO

Esterases presentes na mucosa gastrointestinal hidrolisam o ácido acetilsalicílico e o salicilato de metila a ácido salicílico, que em seguida é absorvido. Embora a metabolização dos salicilatos ocorra em diversos tecidos, as reações bioquímicas mais importantes têm predominância no fígado.

As principais reações de metabolização do ácido salicílico são representadas pela conjugação com a glicina, formando ácido salicilúrico, e a conjugação como ácido glicurônico, formando o glicuronídio salicilfenólico e o salicilacílico, além da possibilidade de pequena parte sofrer oxidação em ácido gentísico e compostos fenólicos relacionados, como pode ser visto nas Figs. 45.3 e 45.4.

A salicilamida é transformada em gentisamida e conjugada como sulfato fenólico e glicuronídio. Sua excreção é muito mais rápida que com os salicilatos, com uma meia-vida de cerca de 1 hora, presumivelmente devido à sua baixa ligação às proteínas plasmáticas. No homem,

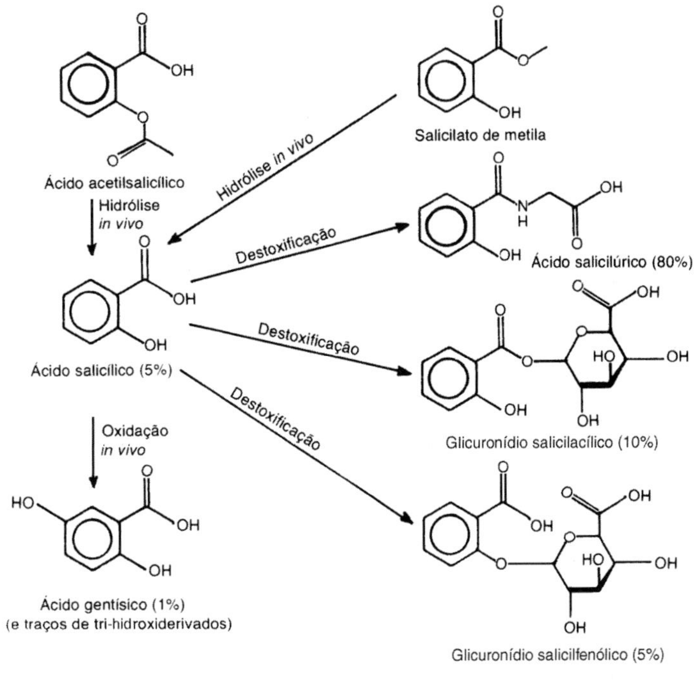

Fig. 45.3 Metabolismo dos salicilatos.

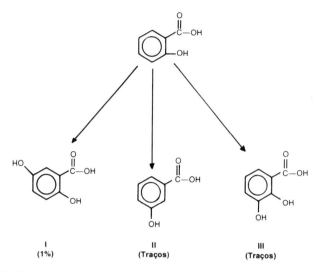

Fig. 45.4 Metabolismo do ácido salicílico. I = 2,5-di-hidroxibenzoico, II = ácido 2,3-di-hidroxibenzoico e III = ácido tri-hidroxibenzoico.

a fração excretada como sulfato é de até 70% em doses mais baixas, caindo para cerca de 30% em doses mais elevadas.

O diflunisal é principalmente metabolizado por conjugação com ácido glicurônico, sendo que 64% corresponde ao glicuronídio em forma de éter e cerca de 20%, ao glicuronídio em forma de éster.

A principal via de excreção dos salicilatos e seus metabólitos é através dos rins, e influenciada por fatores relacionados com o pH urinário e a competição por outros ácidos orgânicos.

A cinética de eliminação do salicilato no homem é dependente da dose. A meia-vida de eliminação dos salicilatos e do diflunisal aumenta com a elevação da dose.

Estudos recentes de farmacocinética demonstraram que a formação de ácido salicilúrico e de glicuronídios no homem constitui as principais reações velocidade-limitantes na excreção renal dos salicilatos. Verificou-se, por exemplo, que quando quantidades de salicilato excedem 360 mg a conjugação com a glicina alcança o limite máximo de reação. A glicuronidação também se torna saturada nos altos níveis de dose. Em consequência, há um aumento da meia-vida e um decréscimo na excreção urinária da droga. Diferenças individuais na meia-vida de eliminação dos salicilatos devem-se, portanto, a diferentes capacidades em sua metabolização, notadamente na velocidade de formação do ácido salicilúrico. Dessa forma, ao se aumentar a dose sem que se amplie o intervalo entre as doses, pode-se ter acúmulo da droga, e efeitos tóxicos poderão ocorrer.

Essas últimas observações implicam a recomendação da individualização da dosagem de salicilatos, principalmente para o tratamento prolongado, fazendo-se monitorização dos níveis séricos de salicilato no paciente, quando for possível.

O pH da urina tem grande influência nos níveis plasmáticos de salicilato, uma vez que a urina ácida favorece a reabsorção tubular, enquanto a urina alcalina aumenta a excreção do salicilato. Levy e colaboradores (1965), estudando o efeito de alcalinização da urina nos níveis séricos de salicilato, utilizando dois antiácidos, o hidróxido de alumínio e o hidróxido de magnésio, constataram que com o aumento do pH urinário a concentração de salicilato no soro decrescia de 30% a 70%. Levy e Leonards (1971) observaram que a administração de 1 g de aspirina, 4 vezes ao dia a indivíduos adultos com pH urinário variando de 5,6 a 6,1 produzia níveis plasmáticos médios de salicilato de 27 mg/100 mL. A administração concomitante de bicarbonato de sódio a esses indivíduos aumentava a faixa de pH de 6,2 a 6,9 e causava um decréscimo na concentração plasmática de salicilato para 15 mg/100 mL. Na urina alcalina, mais de 30% da droga ingerida pode ser eliminada como salicilato livre, enquanto na urina ácida esse valor pode ser de até 2%.

As concentrações plasmáticas dos salicilatos podem estar mais elevadas em condições clínicas que reduzem a excreção renal da droga, como na insuficiência renal, ou na presença de inibidores que competem pelo sistema de excreção renal, como a probenecida.

O diflunisal é eliminado principalmente pela urina (95%), com 85% a 90% em forma de conjugados glicuronídios altamente solúveis. Cerca de 80 a 95% de uma dose oral de diflunisal são excretados na urina em 72 a 96 horas. A excreção urinária ocorre após a ingestão de antiácidos, os quais decrescem a biodisponibilidade do diflunisal.

Indicações clínicas dos salicilatos

As indicações mais importantes dos salicilatos são principalmente como analgésicos, antipiréticos e anti-inflamatórios.

As dores que podem ceder após o uso dessas drogas compreendem dores de pequena a moderada intensidade. As dores agudas, de origem visceral de grave intensidade, normalmente não são controladas. Os salicilatos, principalmente a aspirina, são mais úteis no tratamento da cefaleia, neuralgia, mialgia, dismenorreia, artralgia e outras dores de origem tegumentar e inflamatória. Entretanto, podem aliviar dores moderadas de origem pós-operatória, pós-parto ou dores viscerais, como as secundárias a trauma ou câncer.

A aspirina é menos eficaz na dismenorreia do que outros anti-inflamatórios não hormonais mais recentes, notadamente os ácidos mefenâmico e flufenâmico, que demonstraram ser tão eficazes quanto a associação de dextropropoxifeno-paracetamol.

Os salicilatos baixam a temperatura corpórea em pacientes febris, mas não exercem nenhum efeito em indivíduos com temperatura normal. Sudorese intensa geralmente se encontra associada a redução da febre nos pacientes tratados com salicilatos. Devido à associação epidemiológica do aumento da incidência da síndrome de Reye com o uso de aspirina no tratamento da febre, que ocorre no curso da fase prodrômica da varicela ou em infecções por influenza A ou B, o uso do acetaminofeno somente tem sido recomendado como antipirético para febres de etiologia desconhecida em crianças e adolescentes.

Como anti-inflamatórios, os salicilatos são úteis no tratamento da artrite reumatoide ou em alterações musculoesqueléticas em que a inflamação faz parte, como, por exemplo, na espondilite anquilosante, gota aguda, artrite, bursite, tendinites e artralgias do lúpus.

A artrite reumatoide responde extremamente bem à aspirina. Os salicilatos reduzem acentuadamente a dor e a inflamação nos tecidos das articulações e estruturas vizinhas, permitindo assim a execução de exercícios terapêuticos mais eficazes. Doses relativamente altas de salicilatos, em torno de 4 a 6 g diários, são exigidas. O grau de suspensão da inflamação aumenta com a concentração plasmática do salicilato, situando-se o nível subtóxico usual na faixa de 20 a 30 mg/dL.

Embora a maioria dos pacientes com artrite reumatoide seja tratada com salicilatos ou outros AINEs, alguns deles com doença progressiva ou refratária ao tratamento com essas drogas necessitam de outros agentes terapêuticos, denominados agentes antirreumáticos modificadores da doença. Esses agentes incluem os compostos do ouro, imunossupressores (metrotexato, clorambucil, ciclofosfamida, ciclosporina, azatioprina), antimaláricos (cloroquina, hidroxicloroquina), penicilamina, sulfa (sulfassalazina), agentes bloqueadores do TNF-α (adalimumab, infliximab e etanercerpt), leflunomida, glicocorticoides e aférese por imunoadsorção.

Na febre reumática aguda, os salicilatos suprimem o processo inflamatório exsudativo agudo sem afetar a progressão da doença, bem como as fases mais tardias de inflamação granulomatosa ou cicatricial. Comumente, 24 a 48 horas após iniciada a terapêutica com os salicilatos ocorre uma redução considerável da dor, do edema, da imobilidade e de outros sinais inflamatórios, como calor local e eritema, que envolvem as articulações. Naturalmente, lesões cardíacas, coreia, encefalopatia, nódulos subcutâneos e outras intercorrências da doença não são reduzidos pelo uso dos salicilatos. A ação anti-inflamatória máxima exige níveis plasmáticos de salicilato de 250 a 350 mg/mL, embora a poliartrite e a febre possam responder a níveis mais baixos.

A espondilite anquilosante responde melhor ao uso dos anti-inflamatórios mais recentes do que à aspirina.

Embora tenham ação uricosúrica comprovada, os salicilatos não são recomendados para tratamento da artrite gotosa aguda ou crônica.

Na crise aguda, a droga de escolha deve ser a colchicina. A fenilbutazona, a oxifembutazona e a indometacina também são consideradas eficazes nessa fase. A ação uricosúrica dos salicilatos depende da dose. Doses baixas de cerca de 1 a 2 g por dia podem, ao contrário do que se espera na gota, diminuir a excreção de urato e elevar as suas concentrações plasmáticas; doses intermediárias de 2 ou 3 g por dia geralmente não alteram a excreção de urato; e doses elevadas, acima de 5 g por dia, promovem efeitos uricosúricos e queda dos níveis plasmáticos de uratos. Essas doses elevadas podem, todavia, propiciar o surgimento de efeitos colaterais desagradáveis, desaconselhando-se assim o uso dos salicilatos nessa doença.

Devido à ação antiagregante plaquetária dos salicilatos, tem-se ultimamente testado a eficácia dessas drogas, notadamente da aspirina, no tratamento ou na profilaxia do infarto do miocárdio, doença coronariana e doenças tromboembólicas. As drogas antitrombóticas suprimem a função plaquetária e são utilizadas principalmente na doença trombótica arterial, ao passo que as drogas anticoagulantes, como a heparina e a varfarina, suprimem a síntese ou a função dos fatores de coagulação e são utilizadas no controle dos processos tromboembólicos venosos. Como vimos anteriormente, o ácido acetilsalicílico (aspirina) inibe a liberação do ADP das plaquetas e sua agregação através da acetilação das enzimas plaquetárias que sintetizam as prostaglandinas e o tromboxano A_2 (TxA_2). A inibição da ciclo-oxigenase das plaquetas é irreversível, permanecendo durante toda a vida da plaqueta, que tem uma vida média de aproximadamente 1 semana. Desse modo, torna-se necessário que novas plaquetas apareçam na circulação para que se restabeleça a atividade da homeostasia. Doses de 0,325 a 1,3 g podem prolongar o tempo de sangramento por vários dias após a suspensão da droga.

Ao contrário do que normalmente ocorre com as plaquetas, as células subendoteliais que produzem PGI_2, substância antiagregante plaquetária, restauram em poucas horas seus níveis de ciclo-oxigenase, enquanto a produção de TxA_2 pelas plaquetas permanece ainda inibida.

Estudos clínicos recentes têm confirmado a eficácia da aspirina na redução da incidência de ataques isquêmicos transitórios, angina instável, trombose da artéria coronária com infarto do miocárdio e trombose venosa profunda pós-operatória.

Breddin e colaboradores (1980) observaram que em pacientes infartados tratados com doses de 500 mg 3 vezes ao dia de aspirina (1,5 g/dia) a mortalidade diminuía quando se comparava ao placebo e outra droga. Lewis e colaboradores (1983) constataram que o tratamento com 324 mg/dia de aspirina reduz a incidência de infarto agudo do miocárdio e morte em pacientes do sexo masculino com angina instável.

Estudos realizados em pacientes com arteriosclerose, com ataques isquêmicos transitórios, demonstraram que doses diárias de 1,3 g de aspirina são capazes de reduzir a frequência dos ataques, a incidência de acidente vascular cerebral (AVC) e morte.

O ácido salicílico é usado topicamente como substância ceratolítica ou em associação com ácido benzoico para o tratamento da epidermofitose. O ácido salicílico é empregado para a remoção de calos e verrugas.

O salicilato de metila é empregado externamente em entorses e traumatismos musculares, sob a forma de linimentos ou pomadas.

Em relação ao diflunisal, são necessárias menores doses do que com aspirina para a obtenção de iguais efeitos anti-inflamatórios, analgésicos, antipiréticos e uricosúricos. A atividade analgésica do diflunisal é cerca de 13 vezes mais potente que a da aspirina, em ensaio de inflamação em pata de rato, embora seja levemente mais ativo na dor do pós-operatório no homem.

Embora tenha pequena atividade antipirética, o diflunisal tem demonstrado ação superior à da aspirina como analgésico no tratamento de osteoartrite, lesões musculoesqueléticas e entorses.

Em estudos realizados em primíparas com dor resultante de episiotomia, tem-se constatado que a duração do efeito analgésico do diflunisal compreende um período mínimo de 8 a um máximo de 12 horas, enquanto a analgesia com a aspirina envolve período de tempo bem mais reduzido.

Observações recentes demonstram que na pré-eclâmpsia e na hipertensão gestacional ocorre predominância de tromboxano A_2 (TXA_2) em comparação com os níveis de prostaciclina (PGI_2). A administração de 60-100 mg de ácido acetilsalicílico ao dia em mulheres grávidas com risco de desenvolverem hipertensão parece reduzir a incidência de hipertensão nessas mulheres, como também prevenir a pré-eclâmpsia em grupo de pacientes com pressão arterial elevada.

A mesalazina (ácido 5-aminossalicílico), na forma de supositório e enema de suspensão retal, tem sido utilizada para o tratamento da doença inflamatória intestinal e da proctossigmoidite. As formulações de olsalazina (azodissalicilato de sódio) e de mesalazina para uso oral, que liberam a droga em segmentos mais distais do intestino, têm sido recomendadas para o tratamento da doença intestinal inflamatória, principalmente da colite ulcerativa. A sulfassalazina (salicilazossulfapiridina), formada pela condensação molecular da mesalazina com a sulfapiridina, é também indicada para a mesma finalidade.

Informações obtidas de diversos estudos epidemiológicos humanos, de modelos animais e de experimentos *in vitro* de cultura de células têm evidenciado a participação da COX-2 no desenvolvimento de processos neoplásicos, abrindo a perspectiva do uso dos inibidores da COX-2 na prevenção e no tratamento de diversos tipos de câncer. Estudos epidemiológicos revelaram que a aspirina é capaz de reduzir em 40-50% a incidência de câncer de cólon. Diversos outros AINEs, incluindo os inibidores seletivos da COX-2, têm demonstrado excelentes resultados na prevenção de vários tipos de câncer, incluindo neoplasia de pâncreas, fígado, esôfago, estômago, pulmão, mama, próstata, entre outros.

Interação de drogas

O tratamento prolongado com aspirina pode provocar um decréscimo da produção de protrombina, com consequente aumento do tempo de protrombina e tendência a sangramento. Pequenas doses são necessárias para provocar uma inibição da agregação plaquetária, aumentando o tempo de coagulação. Devido a essas ações, a aspirina não deve ser recomendada para pacientes em uso de anticoagulantes orais.

Altas doses de aspirina podem reduzir a concentração de glicose no sangue, aumentando o efeito dos hipoglicemiantes orais.

Embora grandes doses de salicilatos exerçam efeito uricosúrico, doses analgésicas usuais causam retenção de ácido úrico, levando a hiperuricemia em alguns pacientes. Os salicilatos antagonizam a atividade dos agentes uricosúricos, e nos pacientes com gota deve ser evitado o uso concomitante com probenecida ou outras substâncias uricosúricas.

Os corticosteroides podem potencializar a ação ulcerogênica dos salicilatos.

Devido à grande ligação proteica dos salicilatos, eles podem deslocar o metotrexato e a varfarina desses locais de ligação, aumentando a concentração livre dessas drogas em níveis potencialmente tóxicos.

A biodisponibilidade do diflunisal é significativamente decrescida pela ingestão concomitante de hidróxido de alumínio, ou mistura de hidróxido de alumínio e hidróxido de magnésio.

Devido à competição pela ligação à albumina, o diflunisal, administrado em doses de 250 mg 2 vezes por dia, pode aumentar em 30% a 35% a concentração plasmática de indometacina, quando administrada concomitantemente em doses de 25 mg, 3 vezes ao dia.

A interação entre diflunisal e varfarina tem pouca importância clínica, contribuindo com o aumento pouco significativo de apenas 1,02 a 1,34% da percentagem de varfarina livre, não havendo nesse caso alteração da resposta anticoagulante.

Toxicidade

A toxicidade dos salicilatos pode ocorrer sobre o aparelho gastrointestinal, rins, fígado, medula óssea, sangue, equilíbrio ácido-básico, metabolismo e sistema imunológico.

Os efeitos gastrointestinais são os mais frequentemente observados. A intolerância gástrica, na forma de dor ou desconforto epigástrico, náusea, vômito e anorexia, é comum em pacientes em tratamento prolongado com elevadas doses de aspirina. Promovem ulceração na mucosa gástrica com sangramento gástrico, ocasionando perda de sangue nas fezes e anemia por deficiência de ferro. A ingestão de etanol pode aumentar a perda de sangue oculto induzido pela aspirina. O mecanismo ulcerogênico da aspirina se deve principalmente à acumulação de altas concentrações de ácido clorídrico e da droga na mucosa gástrica, causando liberação de radicais de oxigênio e enzimas lisossômicas dos tecidos destruídos, combinados com perturbações da síntese de prostaglandinas da microvasculatura, permitindo isquemia localizada, anóxia celular e micro-hemorragia. Em associação a esse efeito haveria também perturbações da produção dos mediadores responsáveis pelo controle de secreção ácida pela célula parietal, representados principalmente pela histamina, acetilcolina, prostaglandinas E_1 e I_2 e gastrina ou prostanoides vasoativos e histamina, que controlam a remoção pela circulação gástrica de retrodifusão dos íons H^+ que provêm dos prótons dissociados das drogas ácidas, bem como dos íons H^+ absorvidos para dentro da mucosa após quebra da barreira de permeabilidade da membrana. Os efeitos adversos gastrointestinais dos AINEs estão associados à inibição da COX-1 constitutiva.

A incidência de sangramento é maior com as formas de salicilatos que se dissolvem lentamente e se depositam em forma de partículas nas dobras da mucosa.

A aspirina pode causar úlcera gástrica após longo tempo de uso.

Altas doses de aspirina por longo período podem causar hipoprotrombinemia, que é revertida pela vitamina K_1. Ação antiagregante de plaquetas aumenta o tempo de sangramento.

Hepatotoxicidade reversível tem sido associada a altas doses administradas em crianças com doenças reumáticas e em adultos com lúpus eritematoso ou artrite reumatoide. O efeito é dependente da concentração plasmática do salicilato e geralmente excede 25 mg/dL. Há uma elevação sérica de transaminases [(AST(TGO) e ALT(TGP)], e em cerca de 5% dos pacientes podem-se observar hepatomegalia, anorexia, náusea e icterícia.

Evidências epidemiológicas disponíveis sugerem que o ácido acetilsalicílico tem um papel potencializador na patogênese da lesão hepática e da encefalopatia observadas na síndrome de Reye. Essa síndrome ocorre mais comumente após infecções por vírus da influenza A, influenza B e herpes varicela-zoster e é acompanhada de uma encefalopatia aguda e ocasionalmente fatal, associada a infiltração gordurosa hepática e a alterações metabólicas. A síndrome de Reye ocorre mais comumente em crianças de 1 a 15 anos, tendo sido relatada em adolescentes e raramente em adultos. Desse modo, deve-se contraindicar o uso de salicilatos em crianças ou adolescentes com catapora ou influenza.

Nefrotoxicidade tem sido observada com a ingestão crônica de associações de ácido salicílico com fenacetina ou paracetamol. A incidência de necrose papilar e nefrite intersticial em pacientes artríticos tem sido verificada no nível de 21-28%. A necrose papilar ocorre não somente com o ácido acetilsalicílico, mas também com o uso de aminofenazona, fenazona, fenilbutazona, fenoprofeno, ibuprofeno, indometacina e paracetamol. Os salicilatos podem causar retenção de sal e água e redução da função renal em pacientes com insuficiência cardíaca congestiva ou hipovolemia. Em pacientes com artrite reumatoide tratados com ácido acetilsalicílico, tem sido observada queda na filtração glomerular, com moderada retenção de água, sódio, potássio e urato. Embora esses efeitos não sejam preocupantes na maioria dos pacientes, parecem ser de particular risco em portadores de lúpus eritematoso sistêmico.

Reações de hipersensibilidade podem ocorrer com o uso de aspirina, envolvendo principalmente a pele e o aparelho respiratório. As reações de hipersensibilidade à aspirina se manifestam por *rash* cutâneo, erupções, angioedema, alterações vasomotoras, rinite, púrpura, asma, pólipos nasais e sintomas anafilactoides, como dificuldade respiratória, fraqueza, sudorese, síncope e colapso. Reação cruzada com outros anti-inflamatórios não esteroides pode ocorrer em indivíduos sensíveis.

Foram observados anticorpos contra plaqueta, desenvolvidos durante trombocitopenia induzida por aspirina e fenilbutazona.

Intoxicação grave por salicilatos pode ocorrer principalmente em crianças com febre e desidratação, e é responsável por grande número de óbitos.

Os sinais mais comuns de superdosagem crônica de aspirina são representados por zumbidos, uma sensação de plenitude nos olhos e diminuição da acuidade auditiva. Tais efeitos podem ser abolidos dentro de 24 horas com a redução da dose.

Na intoxicação aguda podem ocorrer hiperventilação, cefaleia, irritabilidade, tontura, zumbidos, psicose, confusão mental, visão turva, dificuldade na audição, náusea, vômito, colapso cardiovascular, sonolência. Em intoxicação mais grave podem ocorrer comprometimento do SNC e alterações do equilíbrio ácido-básico. As manifestações neurológicas incluem confusão, agitação, hiperatividade, alterações na linguagem, alucinações, convulsões generalizadas e coma. O desacoplamento da fosforilação oxidativa resulta em hiperpirexia e hipoglicemia, principalmente em crianças.

Uma das consequências mais sérias que ocorrem durante a intoxicação por salicilatos é o desequilíbrio ácido-básico, principalmente em crianças. Surge da seguinte forma: concentrações terapêuticas de salicilato aumentam o consumo de O_2 e a produção de CO_2 pelo desacoplamento da fosforilação oxidativa. Ocorre um aumento compensatório da ventilação, devido à maior produção de CO_2. Nas concentrações plasmáticas de salicilato de 35 mg/100 mL ocorre estimulação dos centros respiratórios, causando hiperventilação e alcalose respiratória. Se persistem elevadas concentrações de salicilato, haverá excreção compensatória de bicarbonato, sódio e potássio e o pH do sangue tende a voltar ao normal, resultando, porém, em alcalose respiratória, com decréscimo concomitante da capacidade tampão do sistema. A elevação de salicilato a níveis superiores a 50 mg/100 mL levará à depressão dos centros respiratórios. A hipoventilação resultante, combinada com o aumento da produção de CO_2, produzirá acidose respiratória, representada laboratorialmente pelo aumento da pCO_2 plasmática, baixa concentração de bicarbonato e decréscimo do pH do sangue. Pela interferência dos salicilatos no metabolismo dos carboidratos e da gordura, haverá acumulação de ácidos lático e pirúvico e de cetoácidos, além do acúmulo de salicilatos ácidos. Tais distúrbios promoverão finalmente uma acidose metabólica, que representa frequentemente o evento terminal no quadro de pacientes intoxicados por salicilatos, que é bastante comum em crianças e mais raro em adultos. A desidratação é um achado frequente, principalmente em crianças desnutridas, resultante da hiperpirexia, da hiperventilação com perda de vapor de água e de vômitos.

Podem ainda complicar o quadro a redução da síntese de protrombina, a diminuição do fator VII e ação desagregante de plaquetas que podem ocasionar fenômenos hemorrágicos.

Quando o paciente é visto pela primeira vez pelo médico, pode encontrar-se em alcalose ou acidose. O diagnóstico de intoxicação e o tratamento a ser instituído dependem do quadro clínico do paciente, da determinação plasmática de salicilato, do conteúdo de CO_2, potássio, sódio, cloro e pH arterial. A determinação de salicilatos pode ser realizada por métodos quantitativos ou simplesmente, em casos de emergência, pelo teste qualitativo do cloreto férrico a 10%, que é adicionado à urina acidificada do paciente, dando-lhe uma coloração púrpura ou violeta característica.

O tratamento do intoxicado visa inicialmente a impedir maior absorção da droga, o que é conseguido provocando-se vômitos ou por lavagem gástrica e administração de carvão ativado, na proporção de 50 a 100 g para adultos.

A hipertermia deve ser tratada com medidas físicas. Em crianças pode ser utilizada uma esponja embebida com água morna ou álcool.

O controle da desidratação e do equilíbrio ácido-básico deve ser instituído rapidamente, sempre orientado por determinações seriadas de eletrólitos. O controle de PVC em pacientes gravemente intoxicados é necessário na monitorização adequada da administração de líquidos. A acidose metabólica deve ser tratada pela administração venosa de bicarbonato de sódio. A correção da hipoglicemia é conseguida pela administração de glicose a 5%.

Fenômenos hemorrágicos podem ser controlados pela administração de sangue total, vitamina K ou ambos.

Déficits graves de potássio devem ser corrigidos pela administração oral ou endovenosa de potássio.

Foi demonstrado que a alcalinização da urina com bicarbonato de sódio, na dose de 3 a 5 mEq/kg, aumenta bastante a excreção do ácido salicílico.

Nas intoxicações graves, outras medidas são mais eficazes para a remoção dos salicilatos e dos seus metabólitos além da diurese alcalina, como por exemplo a diálise peritoneal e a hemodiálise. A hemodiálise ou a diálise peritoneal podem ser usadas com muito mais sucesso nas seguintes condições:

1. Quando o nível de salicilato no soro for maior do que 100 mg/100 mL;
2. Nível maior do que 90 mg/100 mL e incluindo a ingestão de outras drogas;

3. Agravamento do quadro clínico dos pacientes;
4. Insuficiência renal;
5. Grave alteração do equilíbrio ácido-básico;
6. Concentrações muito elevadas de salicilatos no soro.

Quando disponível, a hemodiálise é preferível à diálise peritoneal.

A dose tóxica da aspirina é de 200 a 300 mg/kg, ou seja, mais de 30 comprimidos para o adulto, enquanto para o salicilato de metila é somente de 7,5 mL.

Há uma boa correlação entre os níveis plasmáticos de salicilato e o quadro clínico da intoxicação. Desse modo, a concentração plasmática de 35 mg/100 mL causa hiperventilação por estimulação do centro respiratório; 50 mg/100 mL produzem alcalose respiratória; 60 mg/100 mL, acidose metabólica; e 80 mg/100 mL, colapso cardiovascular.

Contraindicações

Devido aos efeitos dos salicilatos, principalmente da aspirina, sobre a agregação plaquetária, esses fármacos não devem ser usados por pacientes em tratamento com anticoagulantes orais e em pacientes com alterações da coagulação, como, por exemplo, na hemofilia.

A aspirina deve ter sua dose reduzida gradativamente, 1 semana antes, em pacientes cirúrgicos, para prevenir ou minimizar hemorragias no pós-operatório.

A aspirina não deve ser usada por pacientes com história recente de gastrite, úlcera péptica ou sangramento gastrointestinal.

Altas doses de salicilatos podem reduzir a concentração da glicose no sangue, aumentando o efeito dos hipoglicemiantes orais.

Embora não se tenha comprovado que doses moderadas de salicilatos possam exercer ação teratogênica no homem, deve-se evitar sua utilização durante o primeiro trimestre da gravidez, uma vez que, nos animais de laboratórios, já se comprovou sua ação teratogênica em altas doses. Mesmo sendo utilizado nos últimos dias de gravidez, a administração da aspirina deve ser interrompida antes do parto, a fim de evitar o prolongamento do trabalho de parto, o aumento de sangramento no pós-parto e o fechamento intrauterino no duto arterioso. Além disso, recém-nascidos de baixo peso, aumento da mortalidade perinatal, anemia, gestação prolongada e complicações no parto têm sido relacionados à utilização de salicilatos durante a gravidez.

Os salicilatos não devem ser recomendados em pacientes com hepatopatia crônica.

Os salicilatos devem ser contraindicados em pacientes sensíveis porque podem apresentar sintomas que variam desde rinite com secreção aquosa profusa, edema angioneurótico, urticária generalizada e asma brônquica até edema laríngeo, broncoespasmo, hipotensão, choque, perda da consciência e colapso vasomotor.

Em alguns pacientes com asma, a aspirina precipita ataques asmáticos, provavelmente relacionados com o desvio do metabolismo do ácido araquidônico, promovendo maior produção dos leucotrienos pela via da lipoxigenase.

Preparações comerciais e posologia

Várias formas farmacêuticas contendo salicilatos encontram-se disponíveis no comércio. De acordo com o produto e a via a ser utilizada, podemos encontrar comprimidos, cápsulas, soluções, suspensões, supositórios, preparações efervescentes, tamponadas, com revestimento entérico e de liberação lenta, microcristais, unguentos, linimentos e pomadas.

As preparações de uso sistêmico mais utilizadas são o salicilato de sódio e o ácido acetilsalicílico (aspirina), além de outras de menor uso, como o salsalato (ácido salicilsalicílico), tiossalicilato de sódio, salicilato de colina, salicilamida, salicilato de magnésio, acetilsalicilato de lisina e diflunisal.

Para uso tópico utilizam-se ácido salicílico e o salicilato de metila.

Para analgesia e antipirese, em adultos e crianças acima de 12 anos, administrar 650 mg de 4 em 4 horas, quando necessário, ou 500 mg a 1 g inicialmente, seguido de 500 mg de 3 em 3 horas, ou 1 g de 6 em 6 horas, até o máximo de 4 g diariamente. Para crianças abaixo de 12 anos, usar o seguinte critério: de 2 a 3 anos, 160 mg; de 4 a 5 anos, 240 mg; de 6 a 8 anos, 320 mg; de 9 a 10 anos, 400 mg; e para 11 anos, usar 480 mg. Repetir a dose de 4 em 4 horas, quando necessário.

Na febre reumática aguda, recomendam-se de 6 a 8 g diariamente, em doses regulares de 1 g. Em crianças, administram-se 100 a 125 mg/kg diariamente, a intervalos de 4 a 6 horas, durante 1 semana. Reduzir então a dose a intervalos semanais, até atingir 60 mg/kg por dia, e manter pelo tempo necessário. Após a remissão dos sintomas, retirar a droga gradativamente. Caso os sintomas e sinais clínicos da doença reapareçam, reinstituir o tratamento com o salicilato.

Na artrite reumatoide são aconselhados de 4 a 6 g diários.

Para a obtenção de efeitos anti-inflamatórios satisfatórios em pacientes com doenças reumáticas, são necessárias concentrações plasmáticas de salicilato da ordem de 150 a 300 μg/mL. Sinais de hiperventilação ocorrem com 350 μg/mL. Concentração sérica de salicilatos de 500 μg/mL ocasiona intoxicação grave, e quantidades acima de 750 μg/mL são potencialmente fatais.

A dose recomendada de diflusinal como analgésico é de uma dose de ataque de 1 g, seguida de 500 mg a intervalos de 8 a 12 horas. Doses de 500 mg inicialmente, seguidas por 250 mg a cada 8 a 12 horas, podem ser apropriadas em alguns pacientes. Para osteoartrite, aconselham-se de 250 a 500 mg 2 vezes ao dia. A dose de manutenção não deve exceder 1 g/dia.

Algumas das especialidades de salicilatos existentes no Brasil são as seguintes; *Aspirina* (ácido acetilsalicílico, comprimido), *AAS* (ácido acetilsalicílico, comprimido), *Buferin* (ácido acetilsalicílico, tamponado, comprimido), *Alka-Seltzer* (ácido acetilsalicílico, preparação efervescente), *Ecasil* (ácido acetilsalicílico, microgrânulos revestidos), *Ronal, Solpirin* (acetilsalicilato de lisina, injetável, 500 mg). *Endosprin* (acetilsalicilato de lisina, gotas e injetável), *Lentocetil* (ácido acetilsalicílico, cápsulas de liberação lenta), *Salicetol* (salicilato de sódio, drágeas), *Iodocitol* (salicilato de sódio, injetável), *Linimento Panvis* (salicilato de metila, linimento), *Iodex* (com salicilato de metila, pomada), *Fluprim* (salicilamida, drágeas), *DORBID* (diflunisal).

DERIVADOS PIRAZOLÔNICOS

As drogas mais importantes desse grupo incluem: antipirina (fenazona), aminopirina (aminofenazona), dipirona (metilmelubrina), fenilbutazona, oxifembutazona, sulfimpirazona e as mais recentes, a apazona (azapropazona) e a feprazona (prenazona).

A antipirina e a aminopirina foram as primeiras drogas do grupo a serem utilizadas. Embora tenham ação efetiva como analgésico, antipirético e anti-inflamatório, não são mais comercializadas na grande maioria dos países em virtude de, ocasionalmente, causarem agranulocitose fatal. A antipirina é usada frequentemente em estudos de metabolismo de drogas, e a aminopirina é ainda utilizada em alguns países em associação com outros analgésicos.

As drogas mais utilizadas desse grupo compreendem a fenilbutazona, a oxifembutazona, a apazona (azapropazona) e a feprazona (Fig. 45.5).

Farmacocinética

A fenilbutazona é rapidamente absorvida pelo trato gastrointestinal e reto. O pico máximo de concentração plasmática de fenilbutazona é atingido dentro de 2 horas. Liga-se em torno de 96% às proteínas plasmáticas. A taxa de ligação proteica encontra-se diminuída em pacientes cirróticos, com hepatite viral aguda, uremia, e em idosos. O volume de distribuição é de 0,097 ± 0,005 L/kg em pacientes hígidos e encontra-se aumentado na uremia.

A fenilbutazona se distribui nos espaços sinoviais, e concentrações significativas persistem nas articulações por até 3 semanas após o tratamento. A meia-vida da fenilbutazona é de 56 ± 8 horas.

A fenilbutazona sofre ampla metabolização ao nível do sistema microssômico hepático, dando origem a dois metabólitos, a oxifembutazona, produzida por hidroxilação do grupo fenólico, e a gama-hidroxifenilbutazona, obtida pela hidroxilação da cadeia butílica lateral. Além dessas reações, pode ainda sofrer reação da glicuronidação.

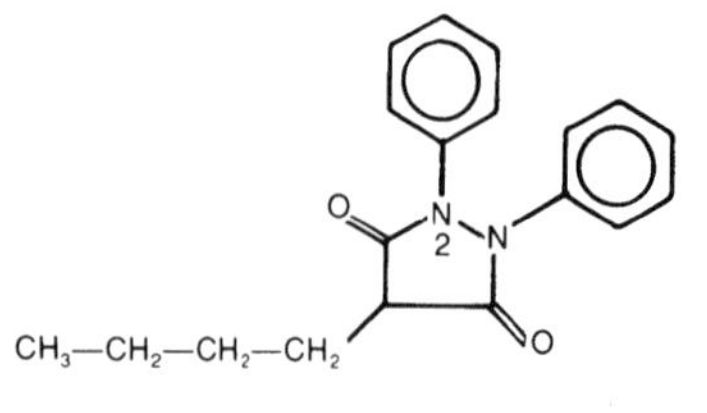

448 FARMACOLOGIA

Fig. 45.5 Fórmulas estruturais dos derivados pirazolônicos.

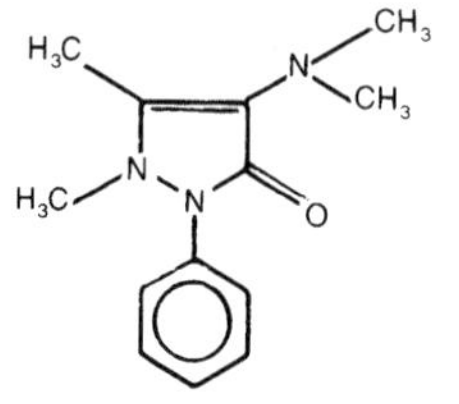

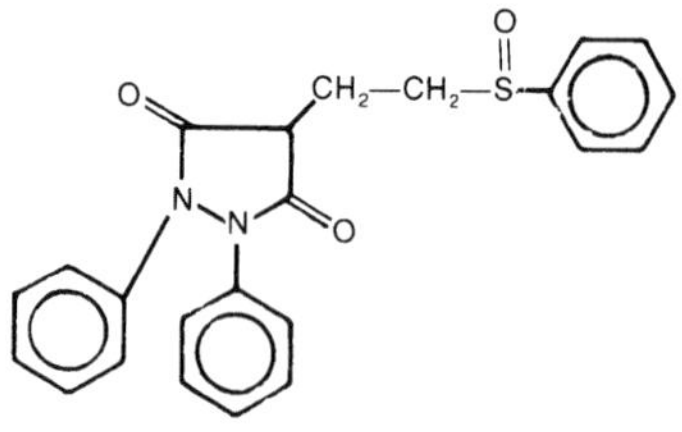

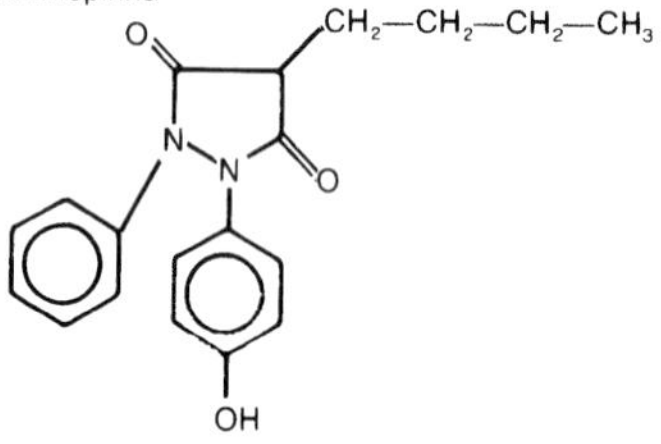

Apenas traços da fenilbutazona não metabolizada são excretados na urina, e os demais metabólitos são excretados lentamente, sobretudo na forma conjugada.

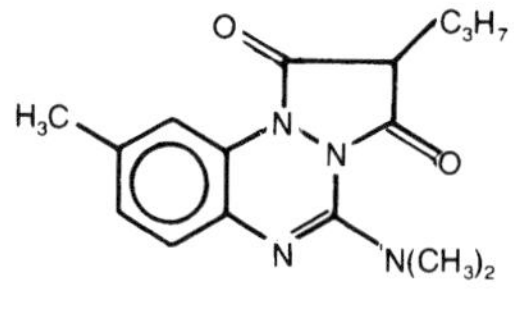

A oxifembutazona liga-se, em taxa elevada, às proteínas plasmáticas e possui meia-vida plasmática de vários dias, acumulando-se de forma significativa durante os tratamentos prolongados. A oxifembutazona é também excretada pela urina principalmente como O-glicuronídio.

A apazona (azapropazona) é rapidamente absorvida após administração oral e alcança pico máximo de concentração plasmática em 4 horas. No sangue, liga-se em mais de 95% às proteínas plasmáticas. Em torno de 65% da droga é excretada na urina sem sofrer metabolização, e cerca de 20%, como derivado hidroxilado. Pode sofrer recirculação entero-hepática.

Indicações clínicas

A fenilbutazona e a oxifembutazona são particularmente eficazes em pacientes com artrite reumatoide, gota aguda, espondilite anquilosante e osteoartrite. É ainda eficaz na síndrome de Reiter e bursite, tendinites ou tenossinovites. Tem ação mais reduzida no tratamento de tromboflebite, pericardite e pleurisia.

Em vista de sua potencial toxicidade para a medula óssea, a utilização dessas drogas somente se justifica nas situações clínicas nas quais outras drogas falharam, considerando-se sempre a relação entre risco e benefício para o paciente. O uso de fenilbutazona em distúrbios musculoesqueléticos crônicos deve ser sempre evitado, limitando-se à utilização nas exacerbações agudas da artrite reumatoide e da gota. Na crise aguda da gota, a colchicina constitui excelente alternativa, ao lado da indometacina, promovendo remissão dos sintomas agudos em período de 24 a 36 horas.

A dipirona é um derivado da aminopirina que, devido à grande tendência de causar discrasias sanguíneas, não é mais utilizada em muitos países do mundo, inclusive nos EUA, embora continue sendo amplamente utilizada no Brasil. Por apresentar maior solubilidade do que a aminopirina, ela pode ser encontrada em solução injetável para uso intramuscular. Possui excelente ação analgésica, antiartrítica e também antipirética. Sua utilização só se justifica em condições graves em que uma preparação antipirética parenteral é necessária após o insucesso de outras drogas menos tóxicas, como por exemplo em doenças neoplásicas (p. ex., na doença de Hodgkin) ou em convulsões febris em crianças.

A apazona (azapropazona) é um dos derivados mais recentes da pirazolona, com características farmacológicas bastante semelhantes às da fenilbutazona e com toxicidade mais reduzida que essa. Suas principais indicações incluem o tratamento da artrite reumatoide, osteoartrite e gota. É um fraco inibidor de ciclo-oxigenase e inibe a migração de neutrófilos.

A feprazona tem ação anti-inflamatória eficaz no tratamento da artrite reumatoide e da osteoartrite. Pode ser administrada por via oral e retal.

Interação de drogas

Pela grande afinidade de ligação dessas drogas às proteínas plasmáticas, elas podem deslocar destes locais diversas outras, como, por exemplo, anticoagulantes orais, sulfonamidas, hipoglicemiantes orais e outras drogas anti-inflamatórias. Essa mesma interação proteica com os hormônios tireoidianos pode influenciar nos resultados dos testes da função tireoidiana.

A fenilbutazona exerce uma ação indutora de enzimas microssômicas hepáticas, aumentando dessa forma seu próprio metabolismo e o de outras drogas.

Toxicidade

A dipirona pode produzir agranulocitose fatal, púrpura, trombocitopenia, anemia aplásica, anemia hemolítica, *rash*, edema, tremores, náusea, vômitos, hemorragia gastrointestinal, anúria e reações alérgicas como asma e angioedema. Pode aumentar a hipoprotrombinemia.

Os efeitos colaterais relacionados com o uso de fenilbutazona são principalmente náuseas, vômitos, desconforto epigástrico, diarreia, formação ou perfuração de úlcera péptica e fenômenos hemorrágicos. Além desses, têm sido observadas insônia, irritação, euforia, vertigem, visão turva e hematúria. Retenção de sódio ocorre frequentemente e pode, algumas vezes, produzir edema. As reações mais graves, porém, são representadas por agranulocitose, leucopenia, trombocitopenia, anemia aplásica, hepatite, nefrite e reações de hipersensibilidade. A fenilbutazona é capaz de causar insuficiência renal crônica, após o uso prolongado, caracterizada principalmente por necrose papilar.

Pacientes em tratamento com pirazolônicos devem ser submetidos a estudos hematológicos frequentes, incluindo leucograma e contagem diferencial de leucócitos. Evitar sempre tratamentos prolongados.

Os dados disponíveis indicam que a apazona é em geral bem tolerada. Os efeitos gastrointestinais mais frequentes compreendem náusea, dor epigástrica, dispepsia e azia. Erupções na pele foram observadas em 3% dos pacientes, enquanto cefaleia e vertigem, em menor número deles. Embora não haja evidências de que a apazona provoque agranulocitose, é preciso cautela no emprego da droga e supervisão do quadro hematológico dos pacientes submetidos ao tratamento até que se disponha de resultados mais conclusivos.

Os efeitos colaterais da feprazona sobre o aparelho gastrointestinal são menos intensos que os produzidos pela fenilbutazona, mas os demais são semelhantes.

Contraindicações

Não devem ser indicados para idosos, devido à maior gravidade dos efeitos tóxicos nesses pacientes.

Pacientes com insuficiência hepática, insuficiência renal, hipertensão arterial, alterações das funções cardíacas e com história anterior de gastrite ou úlcera péptica não devem usar essas drogas.

Uma contraindicação importante é também para os pacientes com hipersensibilidade ou portadores de discrasias sanguíneas, promovidas por patologias importantes ou por exposição ocupacional ou ambiental a agentes químicos inibidores da medula óssea.

Posologia

A dipirona está disponível em forma de comprimidos de 500 mg, em soluções injetáveis de 1 e 2,5 g e em gotas para administração a intervalos de 6 a 8 horas.

A fenilbutazona pode ser encontrada em forma de drágeas de 200 mg, pomada e produto injetável de 500 a 600 mg por 5 mL de solução. A dose recomendada para gota é de 800 mg diários durante 2 dias ou 600 mg no 1.º dia, seguidos por 300 mg diários durante 3 dias. Na sinovite aconselha-se a utilização de uma dose de 600 mg no 1.º dia, seguida por 400 mg ao dia durante 3 dias. De modo geral, doses diárias de 600 mg divididas em 3 tomadas, ou uma ampola contendo 600 mg por via intramuscular por dia, proporcionam efeitos terapêuticos máximos. Quando a administração é feita por via oral, deve ser realizada de preferência com as refeições, a fim de reduzir a irritação gástrica.

A oxifembutazona é comercializada na forma de drágeas ou comprimidos contendo 100 mg do princípio ativo e substâncias alcalinas associadas na apresentação de creme. A dose inicial recomendada é de 1 a 2 drágeas 2 e 3 vezes ao dia, seguida de uma dose de manutenção de 100 mg 2 a 3 vezes por dia, durante 3 a 5 dias.

A apazona é comercializada em cápsulas de 300 mg e comprimidos de 600 mg. A dose terapêutica é de 1.200 mg por dia, fracionada. Na gota aguda administra-se uma dose inicial de 2.400 mg dividida em 4 dosagens no 1.º dia, seguida de doses diárias de 1.800 mg, até regressão do quadro agudo. Para manutenção, até o desaparecimento dos sintomas, utilizam-se doses diárias de 1.200 mg.

A feprazona é comercializada em cápsulas de 200 mg para administração oral, iniciando-se com uma cápsula 3 vezes ao dia, seguida de uma cápsula 2 vezes ao dia após as refeições.

Apresentações disponíveis no Brasil: *Dipirona*: Dipirona, ampola de 500 mg; Novalgina, ampola de 2,5 e 1 g; Novalgina, comprimido de 500 mg; Novalgina, gotas, 500 mg/mL; Novalgina, xarope, 250 mg/5 mL; Feprazona: Zepelan, cápsulas de 200 mg.

DERIVADOS DO PARA-AMINOFENOL

Um dos primeiros derivados desse grupo a ser empregado em terapêutica foi a acetanilida, em 1886, logo depois retirada do mercado farmacêutico em virtude de sua excessiva toxicidade. Posteriormente, em 1887, surgiu a fenacetina (acetofenetidina), amplamente usada como antipirético e analgésico, principalmente associada a outras drogas. Em 1949, quando ficou conhecido como metabólico ativo da fenacetina e da acetanilida, o acetaminofeno (paracetamol ou N-acetil-p-aminofenol) passou a ser a droga mais usada do grupo. As estruturas químicas dessas drogas podem ser vistas na Fig. 45.6.

A adição do grupo alquílico à hidroxila fenólica do para-aminofenol (como ocorre na fenacetina), ou mesmo a introdução de um grupo acetila na porção amínica da molécula (como ocorre no paracetamol), diminui bastante a toxicidade, indicando que a presença, principalmente, do grupo amino livre parece estar envolvida no mecanismo da toxicidade, notadamente da ação meta-hemoglobinizante dessas drogas.

Farmacocinética

Após administração oral, tanto o acetaminofeno como a fenacetina são rapidamente absorvidos no trato gastrointestinal. A biodisponibilidade, após a administração oral de uma dose terapêutica de acetaminofeno, é de 88%. Pico de concentração plasmática de 5 a 20 μg/mL ocorre em 30 a 60 minutos com doses terapêuticas de acetaminofeno.

Não se observa ligação significativa da droga às proteínas plasmáticas em doses terapêuticas. A meia-vida plasmática em indivíduos sadios é de 2 horas. A meia-vida pode aumentar em pacientes com neoplasia e hepatite e diminuir no hipertireoidismo. O pico de concentração plasmática máxima de fenacetina é alcançado dentro de 1 hora após administração oral da droga. As atividades analgésicas e antipiréticas do paracetamol estão relacionadas a concentrações plasmáticas de 10-20 μg/mL.

O paracetamol sofre metabolização hepática, e é conjugado com ácido glicurônico (cerca de 60%), sulfato (cerca de 35%) ou cisteína (cerca de 3%), e pequena parte sofre reações de hidroxilação e desacetilação (Fig. 45.7).

A metabolização do paracetamol pode produzir intermediários altamente reativos para as células hepáticas, processo esse denominado bioativação. O analgésico é bastante seguro nas doses terapêuticas; entretanto, sob determinadas condições, a administração do acetaminofeno resulta em hepatotoxicidade. No processo de biotransformação, o acetaminofeno é rapidamente conjugado com sulfato e ácido glicurônico (Fig. 45.7).

Após a administração de doses elevadas ocorre exaustão do *pool* do sulfato, antes mesmo de a maior parte de droga sofrer biotransformação. Como o processo de glicuronidação é de velocidade limitada, a maior parte da droga é desviada para biotransformação pelo sistema do citocromo P450. Essa via metabólica produz o N-hidroxi-acetaminofeno, que é convertido a uma forma ressonante de quinonamina, cujo átomo de carbono na posição *orto* em relação ao grupo fenólico é altamente eletrofílico e reage com o grupo nucleofílico sulfidrila da glutationa. Através dessa reação de conjugação com a glutationa, esse intermediário reativo pode ser desintoxicado. Entretanto, o *pool* da glutationa é depletado pelo paracetamol, impedindo a desintoxicação e permitindo, nessas circuns-

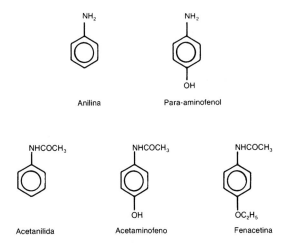

Fig. 45.6 Fórmulas estruturais dos derivados do para-aminofenol e da anilina.

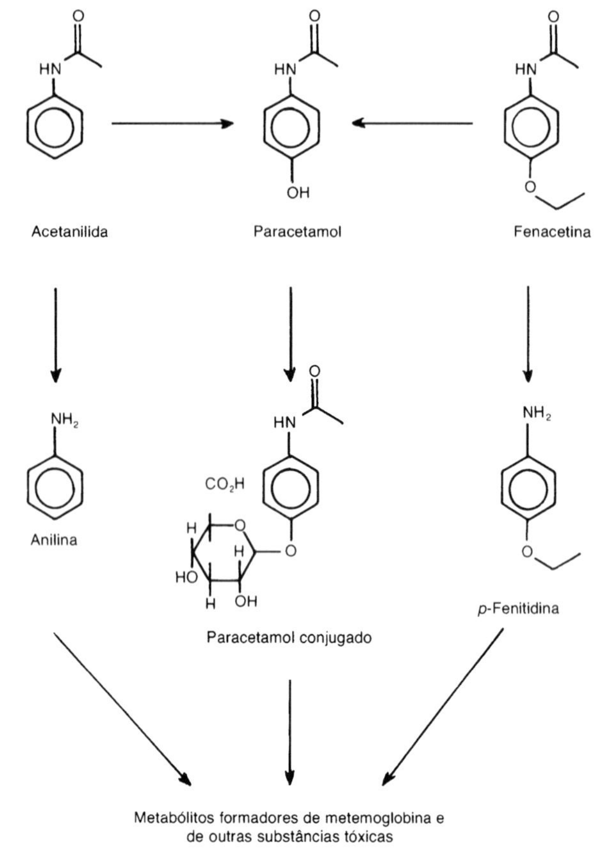

Fig. 45.7 Metabolismo dos derivados do para-aminofenol.

tâncias, que o intermediário eletrofílico reaja covalentemente com substituintes nucleofílicos presentes em macromoléculas, promovendo a hepatotoxicidade. Se ocorrer uma indução da via metabólica de citocromo P450 ou se o *pool* do sulfato e/ou da glutationa for depletado por um estresse prévio, a toxicidade de determinada dose do acetaminofeno será aumentada. A administração de compostos contendo grupos sulfidrila, como cisteamina, cisteína, N-acetilcisteína e metionina, pode reduzir a gravidade da lesão hepática. Desse modo, a toxicidade hepática do acetaminofeno requer uma dose ou doses suficientes para promover depleção do *pool* do sulfato, inibir a glicuronidação, aumentar a biotransformação pela via do citocromo P450 e, finalmente, depletar a glutationa. As crianças apresentam menor capacidade de glicuronidação que os adultos.

A fenacetina é metabolizada em cerca de 75% a 80% em paracetamol, além de vários outros metabólitos através de N-desacetilação, hidroxilação e posterior biotransformação em parafenetidina. Um metabólito, ainda desconhecido, é responsável pela formação de meta-hemoglobina e hemólise eritrocitária. Em pacientes com capacidade reduzida de metabolização de fenacetina em paracetamol, por fatores de ordem genética, haverá maior conversão da fenacetina em metabólitos tóxicos, provavelmente com possibilidade de provocar meta-hemoglobinemia e hemólise (Fig. 45.8).

A excreção de fenacetina e do paracetamol ocorre principalmente por via renal. Após a administração de doses terapêuticas de paracetamol, 90% a 100% da droga pode ser recuperada na urina no 1.º dia, principalmente na forma conjugada com ácido glicurônico e, em menor proporção, com o ácido sulfúrico e a cisteína. A fenacetina também é excretada por via urinária após sofrer extensa metabolização, e menos de 1% pode ser encontrada inalterada na urina.

Ações farmacológicas e indicações clínicas

O paracetamol e a fenacetina possuem efeitos analgésicos e antipiréticos comparáveis aos dos salicilatos. Essas drogas, porém, apresentam efeitos anti-inflamatórios menos potentes quando comparadas a membros pertencentes aos demais grupos. Essa fraca atividade anti-inflamatória é explicada pela fraca ação inibidora do paracetamol sobre a COX-1 e COX-2. Tem-se observado também que as enzimas responsáveis pela síntese de prostaglandinas nos diferentes tecidos são isoenzimas, daí existirem talvez as diferentes sensibilidades aos anti-inflamatórios, não somente do ponto de vista farmacológico, mas também em relação aos efeitos colaterais, como, por exemplo, a irritação da mucosa gastrointestinal, que guarda estreita relação com a síntese local de prostaglandinas comentada anteriormente. Evidências recentes sugerem que o paracetamol pode inibir uma terceira isoforma da ciclo-oxigenase, a COX-3. A COX-3 parece ser uma variante do gene da COX-1.

Diferentemente da aspirina, o paracetamol e a fenacetina têm efeito muito fraco sobre as plaquetas e, desse modo, não causam alterações no tempo de sangramento. Não promovem erosão ou sangramento gástrico e nem exercem efeitos importantes sobre os sistemas cardiovascular e respiratório.

As suas principais indicações clínicas compreendem a utilização como analgésico e como antipirético. Nessas situações, são tão eficazes quanto a aspirina. O paracetamol é usado no tratamento da cefaleia, mialgia moderada, artralgia, dor crônica do câncer, dor pós-parto e do pós-operatório e febre.

O paracetamol é uma droga alternativa à aspirina em pacientes que não toleram essa droga, em portadores de alterações da coagulação (hemofílicos) ou em indivíduos com história de úlcera péptica. Em crianças, o uso do paracetamol como analgésico ou antipirético é mais segura do que a aspirina, no que se refere a acidentes tóxicos de superdosagem, e é preferido em substituição à aspirina em crianças com infecções virais.

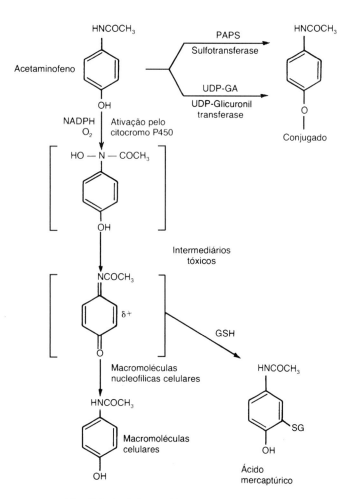

Fig. 45.8 Metabolismo e bioativação do paracetamol.

Toxicidade

Doses terapêuticas de paracetamol e fenacetina causam poucos efeitos colaterais. Insuficiência renal crônica, caracterizada por nefrite intersticial e necrose papilar, tem sido frequentemente atribuída à fenacetina. Entretanto, a associação comercial de aspirina e fenacetina também tem sido amplamente relacionada com esse tipo de nefropatia.

Reações de hipersensibilidade têm ocorrência pouco frequente e geralmente são de natureza eritematosa ou urticariforme e algumas vezes mais graves, com febre medicamentosa e lesões da mucosa. Pode haver sensibilidade cruzada com os salicilatos.

Com menor frequência, com o uso de paracetamol, podem ocorrer leucopenia e pancitopenia.

Ocorre quadro de intoxicação grave com ingestão de superdosagem de fenacetina ou de paracetamol.

Na intoxicação aguda por fenacetina, podem ocorrer meta-hemoglobinemia e anemia hemolítica, embora essas reações sejam mais frequentes em superdosagem de longa duração. A intoxicação aguda por fenacetina está associada a cianose, cefaleia, zumbidos, desorientação, hiperexcitabilidade, tremores, às vezes convulsões, coma e manifestações gastrointestinais como náuseas, vômitos e dores em queimação na região retroesternal. Depressão respiratória e parada cardíaca podem levar o paciente à morte. O tratamento de intoxicação aguda envolve medidas de esvaziamento gástrico por êmese ou lavagem gástrica, seguida de tratamento da meta-hemoglobinemia com 1 a 2 mg/kg de azul de metileno por via venosa e da anemia hemolítica com transfusões de sangue. A hemodiálise, o tratamento de choque e de outras intercorrências clínicas podem ainda ser necessários nas intoxicações graves.

Na intoxicação aguda pelo paracetamol ocorrem, nas primeiras 24 horas, náuseas, vômitos, anorexia e dor abdominal, e dentro de 36 horas pode haver evidências clínicas de lesão hepática, tornando-se mais evidente no 3.º dia de evolução. Ocorre elevação plasmática das transaminases (AST e ALT), hiperbilirrubinemia moderada e prolongamento do tempo de protrombina. Insuficiência hepática fulminante (usualmente fatal) surge do 3.º ao 6.º dia, em pequeno número dos pacientes. A insuficiência renal devida a necrose tubular aguda é uma outra complicação pouco comum. A biópsia hepática e estudos *post mortem* revelam extensa necrose hepática centrolobular com reação inflamatória. Após uma dose tóxica de paracetamol, a glutationa hepática é depletada. Constatou-se que a necrose hepática está diretamente relacionada à extensão de depleção da glutationa. Lesão hepática importante no homem é muito incomum após absorção de menos de 125 mg/kg de paracetamol. Entretanto, ocorre lesão grave em torno de 50% dos indivíduos após absorção de 250 mg/kg e em todos aqueles que absorvem 350 mg/kg ou mais.

O mecanismo de hepatotoxicidade do paracetamol envolve a formação do metabólito ativo n-acetil-para-benzoquinonimina através do citocromo P450 e depleção da glutationa (GSH) (Fig. 45.8). A dose hepatotóxica de paracetamol por via oral é de 10-15 g. Os alcoólatras podem apresentar hepatotoxicidade com doses menores.

O diagnóstico da intoxicação deve ser realizado o mais breve possível. O tratamento inicial do intoxicado visa primordialmente evitar a contínua absorção do agente, seja através de indução dos vômitos por manobra mecânica, ou por administração de xarope de ipeca, seja pela lavagem gástrica seguida da aplicação de suspensão de carvão ativado. Esses procedimentos devem ser instituídos dentro de 4 horas da ingestão da droga.

Os resultados obtidos com a utilização da hemoperfusão e hemodiálise no tratamento de intoxicados por paracetamol são desapontadores.

A N-acetilcisteína é considerada a droga preferida para o tratamento de intoxicações pelo paracetamol, na dose inicial de 140 mg/kg, diluídos em soluções a 5%, seguida por 70 mg/kg cada 4 horas, num total de 18 doses, por via oral. Resultados bastante eficazes têm sido obtidos quando a acetilcisteína é administrada dentro de 10 horas de ocorrida a intoxicação e pouco eficazes após 16 horas do acidente tóxico. Tratamento após 24 horas do acidente tóxico utilizando a acetilcisteína não é recomendado.

A acetilcisteína é comercializada no Brasil com o nome de Fluimucil, em apresentação de envelope contendo granulado com sabor de laranja com 100 mg e 200 mg de droga e em ampolas a 10% e 20%, contendo 100 mg e 200 mg de acetilcisteína.

Contraindicações

O paracetamol e a fenacetina são contraindicados em pacientes com hipersensibilidade a essas drogas. Os pacientes sensíveis aos salicilatos podem apresentar sensibilidade cruzada.

A fenacetina não é recomendada para pacientes com insuficiência renal ou algum comprometimento da função hepática.

Posologia e apresentações comerciais

O paracetamol pode ser encontrado em comprimidos (500 mg), cápsulas (500 mg), supositórios e soluções com nomes de fantasia de Tylenol, Parador, Parnol, Termofen etc. A dose oral recomendada para adultos e crianças acima de 12 anos é de 325 a 650 mg a cada 4 horas ou 500 mg a 1 g inicialmente, seguida de 500 mg a cada 3 horas ou 1 g a cada 6 horas. A dose máxima diária é de 4 g.

Para crianças com menos de 12 anos, devem-se administrar doses isoladas de 40 mg a 480 mg, a depender do peso e da idade, em proporção em torno de 10 a 15 mg/kg.

DERIVADOS DO ÁCIDO ANTRANÍLICO (FENAMATOS)

Os derivados do ácido N-fenilantranílico mais importantes são os ácidos mefenâmico, meclofenâmico, tolfenâmico, flufenâmico e etofenâmico. Entre esses, os mais utilizados são os ácidos mefenâmico, meclofenâmico e flufenâmico (Fig. 45.9).

Farmacocinética

O ácido mefenâmico sofre rápida absorção gastrointestinal quando aplicado por via oral, alcançando a concentração máxima no plasma em torno de 2 a 4 horas. O meclofenamato é mais rapidamente absorvido após administração oral e atinge o pico máximo plasmático em cerca de 30 minutos a 2 horas. O ácido mefenâmico liga-se em taxa elevada às proteínas plasmáticas.

O ácido mefenâmico é metabolizado em derivados 3′-hidroximetil e 3′-carboxilato, que são excretados na urina como acilglicuronídios. Cerca de 20% da dose é eliminada nas fezes como metabólito 3′-carboxil não conjugado.

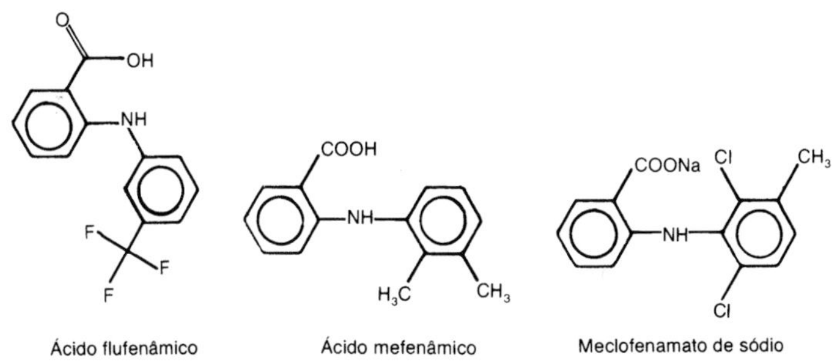

Fig. 45.9 Fórmulas estruturais dos derivados do ácido antranílico (fenamatos).

Ácido flufenâmico   Ácido mefenâmico   Meclofenamato de sódio

Ações farmacológicas e indicações clínicas

Os ácidos mefenâmico e meclofenâmico têm propriedades analgésicas, anti-inflamatórias e antipiréticas. Devem ser empregados como analgésicos para dores de pequena e moderada intensidade, e o tratamento não deve exceder 1 semana. Estudos comparativos com a aspirina demonstraram que o ácido mefenâmico não é mais eficaz do que essa e outros analgésicos do grupo. Quanto à atividade anti-inflamatória, demonstrou possuir cerca da metade da potência da fenilbutazona, e o ácido flufenâmico, cerca de uma vez e meia.

Além da ação inibitória da ciclo-oxigenase, parece que os fenamatos são capazes de antagonizar certos efeitos das prostaglandinas.

Resultados de diversos estudos têm indicado que o ácido mefenâmico alivia a dor da dismenorreia primária.

Contraindicações

O ácido mefenâmico é contraindicado em pacientes com inflamação ou ulceração gastrointestinal e naqueles com comprometimento da função renal. Deverá ser usado com cautela em asmáticos, devido ao fato de poderem exacerbar essa condição. A segurança da utilização do ácido mefenâmico durante a gravidez ou em crianças com menos de 14 anos ainda não foi estabelecida, e, por isso, é contraindicado nesses dois grupos de pacientes.

Toxicidade

Sintomas gastrointestinais são os efeitos colaterais mais comuns. Dispepsia, constipação, náusea, dor abdominal, vômito, cefaleia, vertigem e mal-estar têm sido observados. Diarreia ocorre em número significativo de pacientes, e esteatorreia pode ser associada. Sangramento gastrointestinal é observado menos frequentemente do que com a aspirina. Foram também relatadas anemia hemolítica, agranulocitose, púrpura trombocitopênica e anemia megaloblástica.

Posologia e apresentações comerciais

O ácido mefenâmico está disponível no Brasil sob a forma de comprimidos de 500 mg com o nome comercial de Ponstan 500. A dose recomendada é de 500 mg inicialmente, seguida de 250 mg a cada 6 horas durante as refeições. O ácido flufenâmico é comercializado como Mobilisin para uso tópico como anti-inflamatório.

DERIVADOS DO ÁCIDO INDOLACÉTICO

A introdução da indometacina como novo agente antiartrítico há cerca de 3 décadas marcou o começo de uma nova direção nas pesquisas dos anti-inflamatórios. A descoberta das propriedades anti-inflamatórias da indometacina surgiu em decorrência de pesquisa planejada de síntese química e estudos dos efeitos biológicos dessa droga. O sulindaco surgiu posteriormente, como resultado de investigação de uma série de indeno-isósteros, derivados do ácido indolacético, com a finalidade de se encontrarem compostos que tivessem potente ação anti-inflamatória com pequena ou nenhuma ação ulcerogênica gastrointestinal, efeito colateral que é normalmente encontrado na indometacina. O etodolaco é o derivado indolacético mais recente.

Química

As estruturas químicas da indometacina, do sulindaco e do etodolaco estão apresentadas na Fig. 45.10.

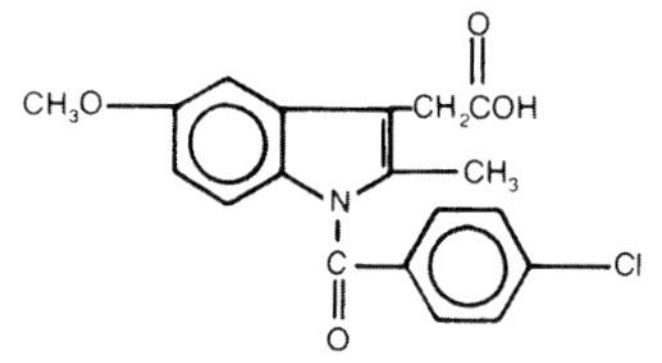

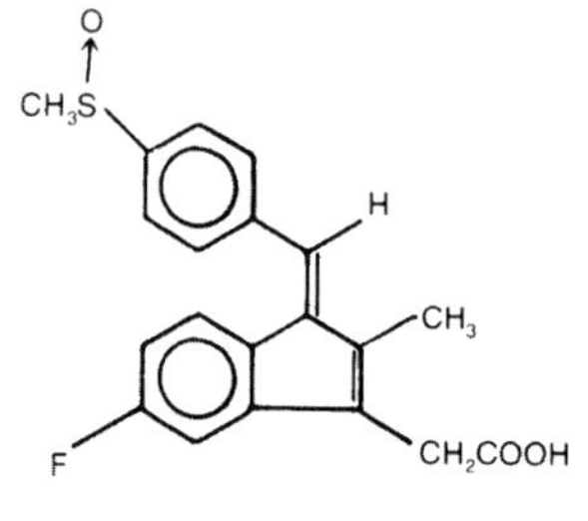

Farmacocinética

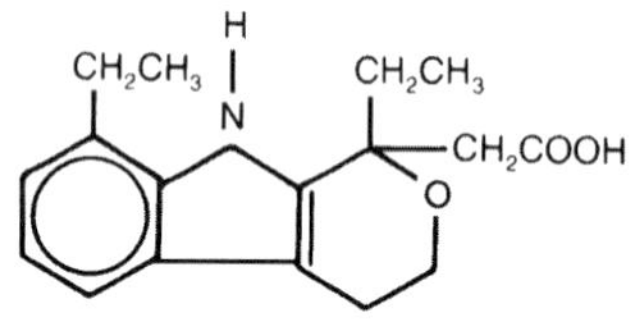

A indometacina sofre rápida absorção gastrointestinal após administração oral e alcança o pico máximo de concentração plasmática dentro de 2 horas com o indivíduo em jejum e em tempo um pouco maior quando aplicada após as refeições. A concentração plasmática média em tratamento a longo prazo, com aplicações de doses terapêuticas, é aproximadamente 0,5 mg/mL. A biodisponibilidade oral da droga, após administração de doses terapêuticas, é de 98%. A indometacina se liga em torno de 90% às proteínas plasmáticas. O volume de distribuição da indometacina é de 0,26 L/kg, e a meia-vida é de 24 horas, aumentando em pacientes com neoplasia e em prematuros. Há significativa circulação entero-hepática (50% após dose intravenosa), que pode contribuir para as reduzidas concentrações plasmáticas da droga encontradas durante longos períodos de tempo. A indometacina se distribui em muitos tecidos, inclusive no líquido sinovial de pacientes artríticos, em que o pico de concentração aparece cerca de 1 hora após o pico plasmático. O equilíbrio entre o plasma e o líquido sinovial é estabelecido em cerca de 3 horas após uma única dose. Nas 4 horas seguintes, a concentração sinovial cai mais lentamente do que no plasma, e da 5.ª até a 9.ª hora a concentração encontrada é levemente mais elevada que no plasma.

O sulindaco é absorvido em torno de 90% após administração oral e o pico de concentração máxima no plasma é atingido após 1 hora. A meia-vida do sulindaco é de cerca de 7 horas, e a do seu metabólito, sulfeto ativo, de 18 horas.

A indometacina (I) sofre metabolização hepática através de uma reação de O-desmetilação (III) seguida de N-desacilação (IV), embora possa ocorrer desacilação sem desmetilação (II). Menos de um terço da dose administrada é excretado como indometacina, e somente cerca da metade é na forma conjugada com ácido glicurônico. A excreção fecal, que varia de 21% a 42% da dose, ocorre na forma desmetilada (III) sem sofrer conjugação ou como indometacina desmetilada (IV) (Fig. 45.11). A indometacina livre, conjugada com ácido glicurônico ou em forma de metabólitos livres ou conjugados, é eliminada pela urina, bile e fezes.

A principal via de de biotransformação do sulindaco envolve uma oxidação irreversível do grupo sulfóxido em sulfona (II) e uma redução reversível em sulfeto (I). Um metabólito di-hidroxilado pode também ser encontrado na urina (III) (Fig. 45.12).

Na urina podemos encontrar o sulindaco livre, o metabólito sulfona (II) e seus glicuronídios. Em geral, o metabólito sulfona e seu glicuronídio são os maiores constituintes, cerca de 28%, enquanto o sulindaco e seu glicuronídio correspondem a 20%. No plasma, ao contrário da urina, as concentrações de sulfeto, sulindaco e sulfona são todas compa-

Fig. 45.10 Estrutura química dos derivados do ácido indolacético.

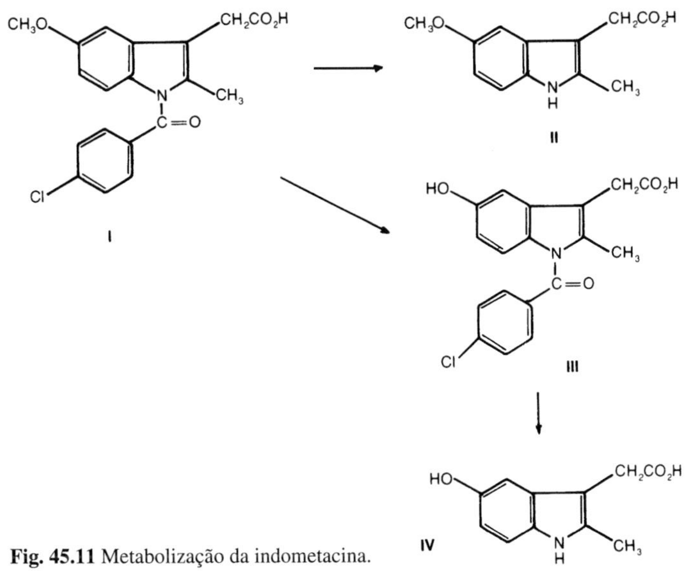

Fig. 45.11 Metabolização da indometacina.

ráveis. O sulindaco também sofre circulação entero-hepática extensa. No plasma, o metabólito sulfeto ativo tem uma meia-vida de 18 horas. Após a dosagem de sulindaco 2 vezes diariamente, durante 5 dias, na dose de 400 mg/dia, os níveis de sulfeto plasmático alcançam o estado de equilíbrio. O sulindaco e seus metabólitos são excretados na urina e nas fezes.

O etodolaco é rapidamente absorvido após administração oral. Cerca de 99% do etodolaco circulante encontra-se ligado às proteínas plasmáticas. Sofre metabolização hepática e pode sofrer circulação entero-hepática. É excretado na urina e nas fezes. A meia-vida plasmática do etodolaco é de cerca de 7 horas.

Propriedades farmacológicas e indicações clínicas

A indometacina é um dos mais potentes inibidores da ciclo-oxigenase. Além dessa ação, ela inibe a motilidade dos leucócitos polimorfonucleares. A indometacina provoca, da mesma forma que os salicilatos, um desacoplamento da fosforilação oxidativa celular e inibição da agregação de plaquetas.

A indometacina possui propriedades anti-inflamatórias, analgésicas e antipiréticas semelhantes às dos salicilatos.

As indicações mais importantes da indometacina compreendem o tratamento da artrite reumatoide, espondilite anquilosante, crise aguda de gota e osteoartrite do quadril. Ensaios clínicos com a indometacina e revistos por Shen e Winter (1977) demonstraram que a droga, na artrite, alivia a dor, reduz o edema e a sensibilidade das articulações, aumenta a força de pressão e diminui a duração da rigidez matutina.

Devido aos graves efeitos colaterais, a indometacina não é recomendada como analgésico ou antitérmico. Todavia, houve comprovação de que ela é um antipirético muito eficaz no tratamento da doença de Hodgkin, principalmente quando a febre é refratária a outros antipiréticos. Outra indicação importante da indometacina é no tratamento de prematuros com duto arterioso persistente.

Outras indicações da indometacina incluem tratamento de inflamação ocular, derrame pericárdico, doença periodontal e síndrome de Bartter.

O sulindaco tem indicação no tratamento de artrite reumatoide, osteoartrite, espondilite anquilosante, doença periarticular e gota aguda e na polipose adenamatosa familiar.

O etodalaco tem atividade anti-inflamatória e é um inibidor seletivo da COX-2, produzindo menor toxicidade gástrica. Tem atividade

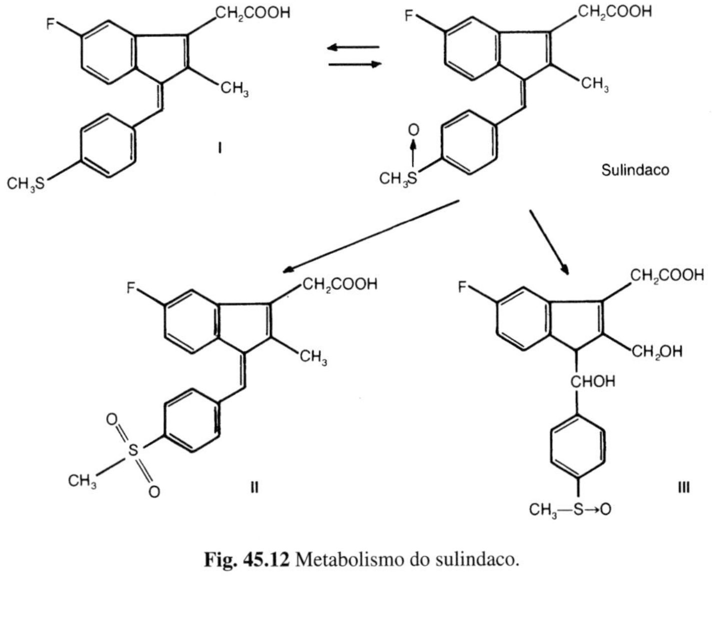

Fig. 45.12 Metabolismo do sulindaco.

454 FARMACOLOGIA

uricosúrica e analgésica e é eficaz no tratamento da osteoartrite e da artrite reumatoide.

Interação de drogas

A probenecida aumenta os níveis plasmáticos da indometacina e de seus metabólitos. A indometacina antagoniza os efeitos natriuréticos e anti-hipertensivos da furosemida e dos diuréticos tiazídicos e reduz os efeitos anti-hipertensivos dos beta-bloqueadores e dos inibidores da enzima conversora de angiotensina.

Toxicidade

A maioria dos efeitos colaterais da indometacina cai em uma das duas seguintes categorias: sintomas do SNC ou efeitos gastrointestinais. A primeira categoria inclui cefaleia (observada em 25% a 50% dos pacientes), vertigem, tonturas, sensação de cabeça vazia, confusão mental, alucinações e distúrbios psiquiátricos (inclusive depressão e psicose). A segunda categoria é às vezes mais séria e inclui dor epigástrica, anorexia, dispepsia, náuseas e vômitos, úlcera péptica, sangramento gastrointestinal, diarreia, prisão de ventre e flatulência. Foram relatadas úlceras múltiplas ou única de todo o trato gastrointestinal superior, ocorrendo às vezes perfuração e hemorragia. Já foram constatadas também, com o uso de indometacina, pancreatite aguda, retenção hídrica e insuficiência renal. Recomenda-se avaliação oftalmológica periódica devido à possibilidade de complicações visuais (depósitos corneanos, retinopatias). Podem ocorrer reações hematopoéticas, como neutropenia, trombocitopenia e anemia aplásica. Reações de hipersensibilidade se caracterizam por erupções cutâneas, prurido, urticária, crises agudas de asma e edema angioneurótico.

Os efeitos colaterais resultantes do uso do sulindaco ocorrem com menor frequência e gravidade do que com a indometacina. Os efeitos gastrointestinais ocorrem em 20% dos pacientes e incluem geralmente dor abdominal, dispepsia, náusea, vômitos, diarréia e constipação. Os efeitos colaterais relacionados com o SNC são observados em 10% dos pacientes e compreendem tontura, zumbido, cefaleia e nervosismo. Reações de hipersensibilidade com erupção cutânea e prurido ocorrem em 5% dos pacientes. Com o uso de supositórios, têm sido relatadas irritação, dor e sensação de ardor na área retal.

Por ser inibidor seletivo da COX-2, o etodolaco produz menor toxicidade gástrica que a indometacina e o ácido acetilsalicílico. Produz efeitos colaterais em cerca de 5% dos pacientes em uso crônico, incluindo, principalmente, exantemas e sobre o SNC.

Contraindicações

Processos psiquiátricos, epilepsia e parkinsonismo podem ser agravados pelo uso da indometacina, que, portanto, não é indicada nessas condições clínicas. Não deve ser prescrita a pacientes sensíveis à indometacina, gestantes, lactantes, pacientes com doenças renais e lesões ulcerativas no estômago ou duodeno. A função plaquetária pode ser alterada e o tempo de sangramento prolongado, devendo haver bastante cautela na utilização do sulindaco e da indometacina em pacientes com anormalidades na coagulação sanguínea.

Posologia e preparações farmacêuticas disponíveis no Brasil

A indometacina (Indocid) pode ser encontrada em cápsulas de 25 e 50 mg, suspensão e supositórios de 100 mg. A dose habitual é de 25 mg, 2 a 4 vezes ao dia, e, se tolerada, a posologia pode ser elevada até não mais de 200 mg diários. A concentração plasmática eficaz é de 0,3 a 3 µg/mL, e a concentração tóxica é maior do que 5 µg/mL.

O sulindaco (Clinoril) é encontrado na forma de comprimidos com 150 ou 200 mg para administração oral e supositórios de 200 mg para uso retal. A posologia é de 400 mg/dia divididos em 2 vezes, administrados com líquidos ou alimentos. No tratamento da artrite gotosa aguda, a terapia é realizada com 200 mg 2 vezes ao dia.

DERIVADOS DO ÁCIDO PIRROLACÉTICO

Dessa classe destacam-se a tolmetina, o zomepiraco e o cetorolaco (pirrolalcanoicos).

Química

As estruturas químicas da tolmetina, do zomepiraco e do cetorolaco são encontradas na Fig. 45.13.

Farmacocinética

A tolmetina é rápida e quase completamente absorvida após a administração oral, e o pico de concentração plasmática é dose-dependente.

O pico de concentração plasmática é geralmente obtido em 20 a 60 minutos após a ingestão de comprimidos ou solução. A concentração plasmática média da tolmetina foi reduzida em 20% quando doses repetidas de aspirina de 3.900 mg/dia foram administradas concomitantemente, mas a área sob a curva de concentração plasmática não foi alterada significativamente. A administração concomitante de antiácidos também não exerceu efeitos significativos na concentração plasmática da tolmetina.

A tolmetina no sangue se liga às proteínas plasmáticas em cerca de 99%, e o volume aparente de distribuição é de 0,098 L/kg.

A extensão de ligação proteica plasmática é reduzida para 9,6% na presença de 200 µg/mL de ácido salicílico. O volume aparente de distribuição é aumentado em cerca de 40% durante a administração simultânea de aspirina. A meia-vida plasmática da droga é de 1 a 2 horas. A tolmetina é metabolizada no organismo por oxidação do seu grupo parametílico em ácido carboxílico e seu conjugado (50 a 70%), aproximadamente 10% em tolmetina conjugada e 3% como outros metabólitos. Cerca de 17% da droga não é metabolizada. A principal via de excreção é urinária, em que 99% da dose administrada pode ser recuperada em 24 horas.

O zomepiraco, da mesma forma que a tolmetina, é quase completamente absorvido no trato gastrointestinal após administração oral, e

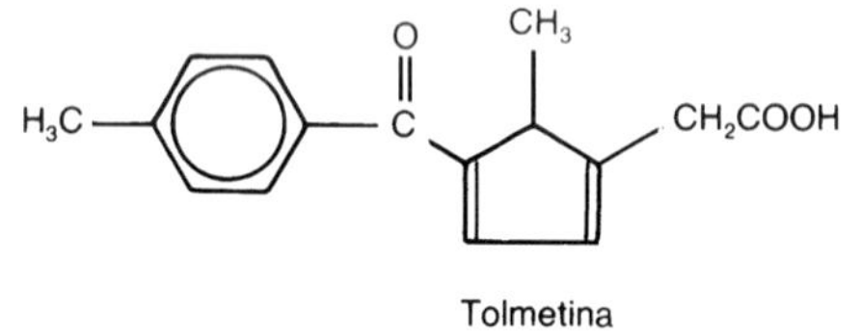

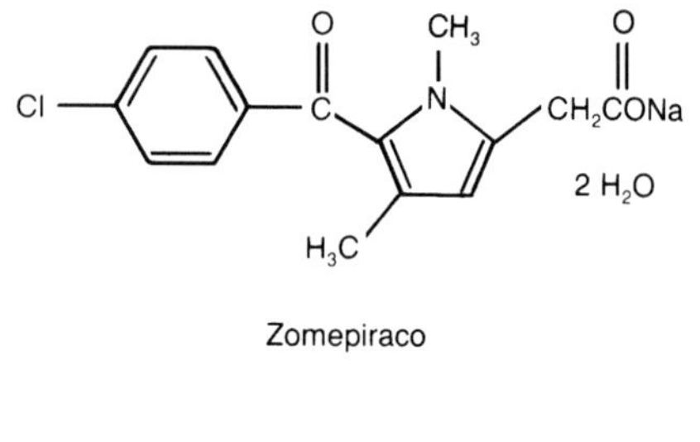

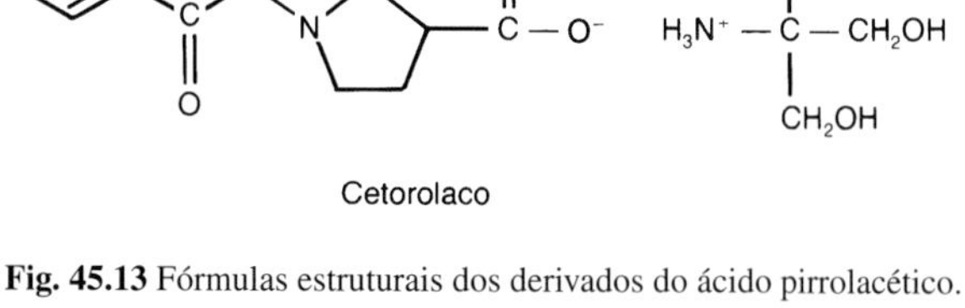

Fig. 45.13 Fórmulas estruturais dos derivados do ácido pirrolacético.

o pico de concentração plasmática é alcançado em aproximadamente 35 minutos. A administração de antiácidos não alterou a biodisponibilidade oral do zomepiraco. A concentração plasmática média estável do zomepiraco foi alcançada dentro de 3 dias durante a administração oral de 100 ou 150 mg 4 vezes ao dia. O zomepiraco liga-se na taxa de 98,5% às proteínas plasmáticas. Cerca de 94% de uma única dose é recuperada na urina nas primeiras 24 horas e em torno de 1% nas fezes. Na excreção do zomepiraco, cerca de 22% da droga é eliminada na urina sem sofrer metabolização, 57% da dose em forma de glicuronídio, enquanto o hidroxizomepiraco e o ácido 4-clorobenzoico constituem os metabólitos menos frequentes.

O cetorolaco é bem absorvido por via oral ou intramuscular e atinge concentrações máximas no sangue dentro de 30 minutos. No sangue o cetorolaco se liga em grande proporção às proteínas plasmáticas, apresentando, consequentemente, pequeno volume de distribuição (0,17 a 0,25 L/kg).

A meia-vida de eliminação do cetorolaco em pacientes hígidos é de 4,5 horas; nos pacientes idosos, em pacientes com disfunção hepática e naqueles com disfunção renal a meia-vida de eliminação encontra-se aumentada, respectivamente, para 7,0; 5,4 e 9,6 horas.

A eliminação do cetorolaco ocorre principalmente por via renal (90%), após sofrer reação metabólica de conjugação com o ácido glicurônico. A depuração plasmática do cetorolaco varia de 0,027 L/h/kg, em voluntários jovens, a 0,016 L/h/kg em pacientes portadores de patologias renais.

Doses de 30 a 60 mg de cetorolaco proporcionam até 6 horas de analgesia, enquanto doses equivalentes de morfina proporcionam somente de 3 a 4 horas. Estudo realizado comparando o cetorolaco IV com a morfina IV, para analgesia pós-operatória, revelou que 10 mg de cetorolaco são superiores a 4 mg de morfina.

Propriedades farmacológicas e indicações clínicas

A tolmetina e o zomepiraco são potentes inibidores da síntese de prostaglandinas, agindo sobre a COX-1 e COX-2.

A tolmetina é uma droga anti-inflamatória com eficácia comparável à da fenilbutazona e da indometacina e superior à do ácido acetilsalicílico. A ação antipirética da tolmetina é comparável à da aspirina e menor que a da fenilbutazona. Além disso, a tolmetina possui ação analgésica, principalmente em dores originárias de processos inflamatórios. A tolmetina e o zomepiraco exercem ação sobre a função plaquetária, prolongando o tempo de sangramento.

A tolmetina é eficaz no tratamento da osteoartrite e da artrite reumatoide e na espondilite anquilosante.

O zomepiraco é uma droga com efeitos anti-inflamatório, analgésico e antipirético. Há comprovação experimental de que o zomepiraco é aproximadamente equivalente, em potência, à tolmetina e à indometacina, como inibidor da síntese de prostaglandinas.

O zomepiraco possui ação analgésica comparável à da aspirina. A indicação principal dessas drogas é como anti-inflamatório no tratamento da osteoartrite e da artrite reumatoide e na espondilite anquilosante.

O cetorolaco inibe a ciclo-oxigenase e possui acentuadas atividades anti-inflamatórias, antipiréticas e analgésicas. Estudos experimentais realizados em animais demonstraram que o cetorolaco possui atividade analgésica superior à da aspirina, da fenilbutazona, do naproxeno e da indometacina. Além da utilização como anti-inflamatório, o cetorolaco tem sido recomendado principalmente em analgesia pós-operatória. É ainda eficaz na dor decorrente de traumatismo, cólica renal, câncer, e em condições inflamatórias de olho.

Interação de drogas

Embora a tolmetina e o zomepiraco tenham alta ligação às proteínas plasmáticas e baixo volume de distribuição, estudos realizados com varfarina e outras drogas hipoglicemiantes orais não têm revelado interação clinicamente significativa entre essas drogas. Entretanto, como essas drogas exercem efeito inibitório sobre a função plaquetária, a administração concomitante de varfarina deve ser realizada com cautela. A absorção de tolmetina e de zomepiraco não é influenciada pela administração concomitante de antiácidos.

Toxicidade

Os efeitos colaterais da tolmetina e do zomepiraco são principalmente de três categorias: gastrointestinais, sobre o sistema nervoso central e hipersensibiliade. Foi relatada uma incidência de 25% a 40% de efeitos colaterais nos pacientes tratados com essas drogas.

Os efeitos gastrointestinais têm sido os mais comumente reportados e consistem em dor epigástrica, dispepsia, náuseas e vômitos, úlcera gástrica e duodenal e sangramento gastrointestinal. Os efeitos que ocorrem no SNC são representados por cefaleia, nervosismo, ansiedade, insônia, sonolência e distúrbios visuais. A incidência de zumbidos, surdez e vertigem ocorre com menor frequência do que com o uso de aspirina. Tem sido registrada a ocorrência de erupção cutânea, urticária, *rash* e edema. Há também elevada incidência de reações anafilactoides graves com o uso dessas drogas, o que ocasionou a recente retirada do mercado brasileiro do Zomax (zomepiraco).

Os efeitos colaterais mais frequentes com o uso de cetorolaco incluem sonolência, náusea, vômitos, boca seca, sudorese e palpitação. O uso prolongado de doses de 90 mg, por via IM, administradas de 6 em 6 horas, ocasiona erosões das mucosas gástrica e duodenal, com incidência comparável quando da administração de 650 mg de aspirina, por via oral, 4 vezes ao dia. Os pesquisadores sugerem uma dose de cetorolaco limitada até 30 mg a fim de minimizar esse efeito colateral. O cetorolaco aumenta o tempo de sangramento de forma similar aos outros fármacos anti-inflamatórios não esteroides, porém não afeta a contagem de plaquetas, tempo de protrombina ou o tempo de tromboplastina parcial.

Posologia

A tolmetina é encontrada em comprimidos de 200 mg e cápsulas de 400 mg para aplicação oral. O esquema posológico habitual é de 1.200 mg diariamente divididos em 3 ou 4 doses para adultos, e para crianças, 20 mg/kg diariamente, fracionados em 3 ou 4 doses. Recomenda-se a utilização da droga com leite, alimentos ou antiácidos para diminuir o desconforto abdominal.

O esquema posológico de administração IM de cetorolaco inclui uma dose inicial de 30 a 60 mg, seguida de uma dose de manutenção de 15 a 30 mg a cada 6 horas. A dose é de 5-30 mg.

DERIVADO DO ÁCIDO FENILACÉTICO

O representante desse grupo é o diclofenaco de sódio. A estrutura química do diclofenaco de sódio é demonstrada na Fig. 45.14.

O bronfenaco, outro derivado do grupo, foi retirado do mercado em virtude da elevada toxicidade hepática, até irreversível em alguns pacientes.

Farmacocinética

O diclofenaco de sódio é rapidamente absorvido após administração oral e parenteral. O pico de concentração plasmática é alcançado dentro de 2 a 3 horas. Quando se administram 75 mg de diclofenaco por via intramuscular, as concentrações plasmáticas máximas são atingidas entre 10 e 22 minutos. A área abaixo da curva de concentração plasmática

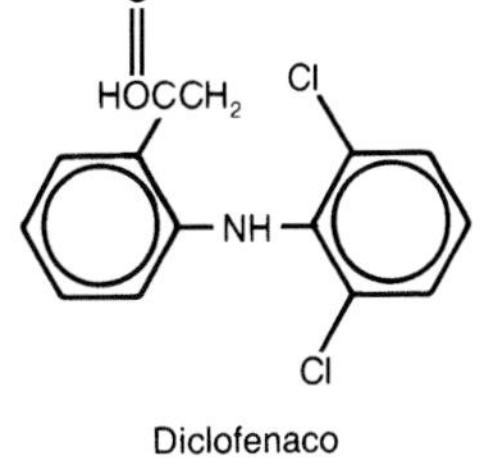

Fig. 45.14 Estrutura química do diclofenaco.

(AUC) alcançada após a administração parenteral da droga é de aproximadamente o dobro da curva observada após a administração da mesma dose por via oral. Atribui-se essa diferença ao metabolismo de primeira passagem que ocorre após a administração oral da droga.

O diclofenaco, após sofrer a absorção, se liga às proteínas plasmáticas em uma proporção de 99,7%. A meia-vida de eliminação é de 1 a 2 horas, e a droga tende a se acumular no líquido sinovial.

O diclofenaco sofre metabolização hepática, transformando-se em 4-hidroxidiclofenaco, principal metabólito, e outros produtos hidroxilados. Após hidroxilação, sofre conjugação com ácido glicurônico e com sulfato e é eliminado na urina (65%) e através da bile (35%). Menos de 1% da droga é excretada na urina de forma inalterada.

Propriedades farmacológicas e indicações clínicas

O diclofenaco é um potente inibidor da ciclo-oxigenase com potência bem maior do que a do naproxeno, da indometacina e de outras drogas do grupo. Possui excelentes atividades anti-inflamatórias, analgésicas e antipiréticas. Como anti-inflamatório, tem apresentado excelentes resultados no tratamento das afecções reumáticas inflamatórias e degenerativas, como na artrite reumatoide, osteoartrite, espondiloartrites e na espondilite anquilosante. Como analgésico, tem sido largamente empregado nas dores da coluna vertebral, na dor pós-traumática aguda, na dor pós-operatória e na dismenorreia. O diclofenaco é recomendado para analgesia pós-operatória em infusão intravenosa contínua de 2 mg/kg/24 horas.

A preparação combinando diclofenaco e misoprostol (prostaglandina) reduz a ulceração gástrica, porém pode causar diarreia. Uma outra combinação com omeprazol demonstrou eficácia na prevenção de sangramento, mas apresentou mais efeitos adversos renais em pacientes de alto risco.

Solução oftálmica de diclofenaco a 0,1% tem sido recomendada na prevenção de inflamação ocular pós-operatória, e é indicada após implantação de lentes e cirurgia de estrabismo.

Interações e contraindicações

O diclofenaco pode elevar as concentrações plasmáticas de lítio, digoxina e metotrexato, quando administrados conjuntamente. O uso concomitante com diuréticos poupadores de potássio pode estar associado a elevação dos níveis séricos do potássio. O diclofenaco, quando administrado em doses elevadas, promove inibição da agregação plaquetária, exigindo precaução à sua associação com outros antiagregantes plaquetários.

As contraindicações são semelhantes às dos demais fármacos do grupo e incluem pacientes portadores de gastrites, úlcera péptica e que apresentem reações de hipersensibilidade ao diclofenaco ou a outras drogas inibidoras da ciclo-oxigenase. A droga não deve ser administrada em hepatopatas, crianças e gestantes ou mulheres em período de amamentação.

Toxicidade

A incidência de efeitos colaterais com o uso do diclofenaco atinge cerca de 20% dos pacientes. Os efeitos colaterais mais comuns são os relacionados com o trato gastrointestinal e incluem sangramento, ulceração ou perfuração da parede intestinal. O efeito hepatotóxico também é relativamente frequente, e em 15% dos pacientes tratados podem ocorrer elevações reversíveis das transaminases, podendo evoluir mais raramente para hepatite tóxica com ou sem icterícia. Como precaução, deve-se avaliar a atividade das transaminases durante as 8 semanas iniciais do tratamento, interrompendo-o nos casos de persistência de valores enzimáticos anormais ou de surgimento de sintomas. Mais raramente, tem-se observado induração no local da aplicação de injeção intramuscular, abscesso e necrose local. Efeitos relacionados com o SNC e visuais podem ocorrer, incluindo principalmente tinido, irritabilidade, convulsões, visão borrada e diplopia.

Outros efeitos indesejáveis do diclofenaco, porém mais raros, incluem erupções cutâneas, eritema multiforme, queda do cabelo, síndromes de Stevens-Johnson e de Lyell, edema angioneurótico, reações de fotossensibilidade, insuficiência renal aguda, nefrite intersticial, hematúria, síndrome nefrótica, trombocitopenia, leucopenia, agranulocitose, anemia aplásica e hemolítica.

Apresentações comerciais e posologia

O diclofenaco de sódio (Voltaren) é comercializado em comprimidos de 50 mg, comprimidos de liberação lenta de 100 mg (Voltaren Retard 100), supositórios de 50 mg e solução injetável para uso intramuscular de 75 mg. No Brasil não dispomos de apresentação injetável para uso intravenoso, como em outros países. A dose habitual recomendada para adultos é de 100 a 200 mg por dia, dividida em 2 a 3 tomadas. Na osteoartrite recomenda-se de 100 a 150 mg e na espondilite anquilosante, de 100 a 125 mg, em intervalos semelhantes.

DERIVADOS DO ÁCIDO PROPIÔNICO

As drogas mais importantes desse grupo são representadas pelo ibuprofeno, oxaprozina, fenoprofeno, flurbiprofeno, fembufeno, suprofeno, indoprofeno, cetoprofeno e alclofenaco. São drogas relativamente recentes. O ibuprofeno foi uma das primeiras drogas desse grupo a ser utilizada, e atualmente encontra-se em franca expansão, com o surgimento de diversos derivados.

Química

As estruturas químicas de alguns desses produtos são representadas na Fig. 45.15.

Farmacocinética

No homem, o ibuprofeno, naproxeno e o fenoprofeno são rapidamente absorvidos após administração oral. A presença de alimentos no estômago retarda a absorção e diminui o pico de concentração plasmática. A meia-vida do fenoprofeno é de cerca de 2,5 a 3 horas, do ibuprofeno, de 2 horas, e do naproxeno, de 12 a 15 horas. O pico de concentração plasmática de indoprofeno após absorção oral é alcançado após 30 a 120 minutos de aplicação. O volume de distribuição do fenoprofeno é de 0,08 a 0,1 L/kg.

As drogas desse grupo ligam-se amplamente às proteínas plasmáticas, geralmente em proporções superiores a 90%. O fenoprofeno liga-se em cerca de 99% e não aparece no leite materno, líquido amniótico, sangue do cordão umbilical fetal ou saliva. O ibuprofeno pode atingir altas concentrações nos espaços sinoviais. O naproxeno é absorvido após a administração oral e retal. Quando aplicado por via retal, o pico de concentração plasmática é alcançado mais lentamente. O naproxeno atravessa a placenta e pode ser eliminado através do leite materno em concentrações correspondentes a cerca de 1% da encontrada no plasma materno.

Os derivados desse grupo geralmente sofrem extensa metabolização hepática. Os principais metabólitos do fenoprofeno são o glicuronídio do 4-hidroxifenoprofeno (45%), o glicuronídio do fenoprofeno (45%) e o 4-hidroxifenoprofeno (2 a 5%). Os metabólitos do ibuprofeno incluem ácido 2-(2-carboxipropil)-fenil propiônico (37%), ácido 2-(p-2-hidroxi-2-metilpropil)-fenilpropiônico (25%) e ibuprofeno conjugado (14%).

Cerca de 60% do naproxeno é eliminado pelos rins, principalmente como glicuronídio. Em torno de 28% é excretado como glicuronídio do metabólito 6-desmetilado. Menos de 10% é excretado na urina não metabolizado, e menos de 3% do naproxeno e seus metabólitos são eliminados nas fezes. A meia-vida de eliminação do naproxeno não é dose-dependente. A eliminação do ibuprofeno é rápida e completa. Mais de 90% de uma dose administrada por via oral é eliminada na urina, como metabólitos ou seus conjugados. A excreção urinária de uma única dose da droga e seus metabólitos é completada em 24 horas.

Propriedades farmacológicas e indicações clínicas

As drogas desse grupo possuem atividades farmacológicas semelhantes, embora haja variação em potência entre algumas delas. Todos

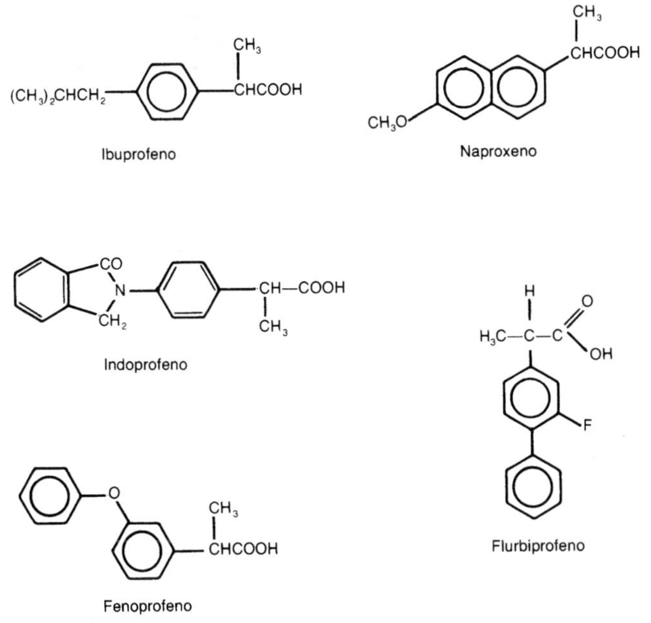

Fig. 45.15 Fórmulas estruturais dos derivados do ácido propiônico.

os derivados são inibidores eficazes da ciclo-oxigenase (COX-1 e COX-2).

O ibuprofeno, além desse efeito sobre a síntese de prostaglandinas, exerce ação sobre o sistema das cininas e histamina na mediação da inflamação e também afeta a produção da substância de reação lenta da anafilaxia. O ibuprofeno tem leve efeito na estabilização das membranas lisossômicas, conhecidas como amplificadoras do processo inflamatório. A motilidade leucocitária e a fagocitose são parcialmente suprimidas pelo ibuprofeno. A fenilbutazona, a indometacina, o ibuprofeno e o naproxeno possuem maior potência nesse particular. A fenilbutazona, a indometacina e o ibuprofeno inibem a estimulação de cito-hemaglutinina linfocitária.

Outro efeito importante desse grupo é sobre a função plaquetária. O fenoprofeno, do mesmo modo que a aspirina e a fenilbutazona, inibe a agregação plaquetária *in vitro* e *in vivo*. Ação semelhante é verificada com o naproxeno e menos intensamente com o ibuprofeno.

Os derivados do ácido propiônico são principalmente destinados ao tratamento da artrite reumatoide, osteoartrite, espondilite anquilosante, artrite gotosa aguda e condrocalcinose, periarterite escapuloumeral, bursites, capsulites, sinovites, tenossinovites, epicondilites, tendinites e processos inflamatórios odontológicos.

Como analgésicos, têm várias aplicações, notadamente em lesões traumáticas, musculoesqueléticas, em lombalgias e dores pós-operatórias. As apresentações de supositório do cetoprofeno e de outros derivados têm excelente indicação para o tratamento da dor aguda pós-operatória em crianças de baixa idade.

Na utilização desses derivados na artrite reumatoide, observa-se uma redução do edema das articulações, da dor e da duração da rigidez matutina, melhorando a força, a mobilidade e a resistência articular. Embora os estudos clínicos tenham demonstrado a eficácia dessas drogas no tratamento da artrite reumatoide juvenil, comparada à da aspirina, os dados são ainda considerados insuficientes para uma indicação segura no uso prolongado em crianças.

O ibuprofeno e o naproxeno são mais eficazes que a aspirina no alívio da dor da dismenorreia. O ibuprofeno alivia a dor pós-operatória moderada (odontológica, episiotomia) e a cefaleia. A ação analgésica do naproxeno tem sido demonstrada em várias condições, como dor pós-operatória, inclusive dor ortopédica e odontológica, bem como dores do pós-parto, dores musculoesqueléticas agudas ou crônicas e inflamação de tecidos moles, cefaleia e dismenorreia primária. Resultados de diversos estudos comparativos demonstraram que o efeito analgésico do naproxeno é comparável ou superior ao da aspirina, aspirina com codeína, acetaminofeno ou pentazocina, e é de duração mais longa. Foi demonstrado que o naproxeno também é tão eficaz quanto a indometacina no alívio da dor de alterações musculoesqueléticas e trauma. O ibuprofeno demonstrou ser mais eficaz no alívio da dor aguda do que o acetaminofeno, a aspirina, a codeína, a oxicodona, o propoxifeno ou combinações dos três últimos com aspirina. O ibuprofeno é útil na síndrome de Bartter e duto arterioso patente.

Além das ações analgésicas e anti-inflamatórias, os derivados propiônicos também possuem atividade antipirética. O naproxeno demonstrou ser antipirético mais potente do que a aspirina, e de duração mais longa. O suprofeno possui ação antipirética mais potente do que a indometacina.

Contraindicações e interações

Há interação do ibuprofeno com a aspirina. Ocorre uma leve redução do pico sanguíneo do ibuprofeno quando dado com aspirina. O ibuprofeno também desloca a indometacina dos locais de ligação nas proteínas plasmáticas. O fenobarbital induz aumento do metabolismo hepático do ibuprofeno. As concentrações plasmáticas do fenoprofeno no homem são reduzidas pela administração concomitante de doses terapêuticas de aspirina. Uma ligeira diminuição da ligação proteica da varfarina foi observada em experimentos com fenoprofeno.

Devido à possibilidade de ocorrer uma reação de hipersensibilidade cruzada entre aspirina e outras drogas anti-inflamatórias não esteroides, o fenoprofeno e os outros derivados não deverão ser administrados a pacientes nos quais a aspirina ou outros agentes não hormonais tenham induzido sintomas de asma, rinite ou urticária.

O fenoprofeno e as outras drogas do grupo devem ser administrados sob cuidadosa supervisão a pacientes com história de doença gastrointestinal alta, e deverão ser evitados em pacientes com história de doença de úlcera péptica.

Como tais compostos sofrem eliminação principalmente por via renal, deverão ser dados com precaução quando há comprometimento da função renal.

A toxicidade do fenoprofeno e de outras drogas relacionadas na gravidez e durante a lactação não foi ainda bem estabelecida, devendo ser evitados nessas condições.

Em pacientes tratados com anticoagulante do tipo cumarínico, a administração concomitante de fenoprofeno pode prolongar o tempo de protrombina.

Esses agentes reduzem a agregação plaquetária e prolongam o tempo de sangramento em animais. Pacientes cuja saúde pode ser adversamente afetada pelo prolongamento do tempo de sangramento deverão ser cuidadosamente observados durante a terapia com fenoprofeno e outras drogas do grupo.

Toxicidade

Os efeitos colaterais gastrointestinais com as drogas desse grupo são menos frequentes que com a aspirina e geralmente atingem cerca de 5% a 15% dos pacientes. Tais efeitos tóxicos compreendem, principalmente, dor ou desconforto epigástrico, náusea, vômito, diarreia, azia, sensação de plenitude gastrointestinal e constipação. Pacientes que receberam ibuprofeno, fenoprofeno ou naproxeno experimentaram menor sangramento gastrointestinal do que aqueles que receberam aspirina. Entretanto, como ocorreram úlceras em um pequeno número de pacientes, é indispensável precaução no uso dessas drogas em pacientes com úlcera péptica ou com história desse quadro patológico no passado.

Outros efeitos do ibuprofeno que ocorrem menos frequentemente incluem trombocitopenia, erupções cutâneas, cefaleia, tontura, visão turva, ambliopia tóxica, retenção de líquido e edema. Icterícia, edema angioneurótico, trombocitopenia e agranulocitose também já foram relatados com o uso de naproxeno.

Além dos efeitos gastrointestinais comuns aos derivados propiônicos, têm sido descritos outros efeitos menos frequentes com o fenoprofeno, que incluem zumbidos, palpitações, anorexia, flatulência, confusão, retenção de água, tremor e insônia.

Foi demonstrado em animais que o fenoprofeno é capaz de causar necrose papilar renal. O naproxeno é capaz de produzir nefrite intersticial aguda com proteinúria. Já foi relatada síndrome nefrótica com o uso de fenoprofeno e naproxeno.

Apresentações comerciais e posologia

O cetoprofeno (Profenid) está disponível sob a forma de cápsulas de 50 mg, comprimidos de ação prolongada de 200 mg (Profenid Retard), supositórios de 100 mg e solução injetável de 100 mg.

A posologia para adulto é de 100 a 200 mg ao dia, administrados em 2 ou 3 tomadas. O comprimido retard deve ser administrado pela manhã ou à noite, durante ou após as refeições.

O ibuprofeno (Motrin) é encontrado em drágeas de 400 mg, que, em adultos, deverão ser administradas 3 vezes ao dia. A droga pode ser administrada juntamente com os alimentos, com o objetivo de minimizar os efeitos colaterais.

O fenoprofeno (Algipron, Fenopron) tem apresentação comercial em cápsulas de 300 mg para administração oral. A dosagem recomendada para o tratamento da artrite reumatoide ou osteoartrite é de 300 a 600 mg, administrados 3 a 4 vezes ao dia, podendo atingir um máximo de 3,2 g por dia. Nas aplicações como analgésicos, a dose recomendada é de 200 mg a cada 4 ou 6 horas.

O naproxeno (Naprosyn) é comercializado em comprimidos de 500 e 250 mg para administração oral. A dose recomendada para o tratamento de artrite reumatoide, espondilite anquilosante e osteoartrite é de 250 a 375 mg, administrados 2 vezes ao dia. Na crise da gota aguda, a dose inicial é de 750 mg, seguidos de 250 mg a cada 8 horas até o desaparecimento da crise. Na utilização como analgésico, recomenda-se uma dose inicial de 500 mg, seguida de 250 mg a intervalos de 6 ou 8 horas.

DERIVADOS DO ÁCIDO ENÓLICO (OXICAM)

O piroxicam e o tenoxicam pertencem a uma série de N-carboxamidas heterocíclicas de 1,2-benzotiazina-1,1-dióxido, que foi designada pelo Committee of United States Approved Names (Usan) como Oxicam. A estrutura química do piroxicam encontra-se na Fig. 45.16. Nesse grupo, incluem-se ainda o mecloxicam, sudoxicam, isoxicam, ampiroxicam, droxicam, lornoxicam, cinoxicam e as pró-drogas ampiroxicam, droxicam e pivoxicam.

Farmacocinética

O piroxicam é rapidamente absorvido após administração oral ou retal. O pico de concentração plasmática é obtido dentro de 2 horas após a administração oral e em cerca de 5,5 horas após a administração retal como supositório.

Dosagens repetidas de 10, 20 e 30 mg, diariamente, em pacientes com artrite reumatoide, produzem equilíbrio plasmático após o 7.º dia.

As concentrações plasmáticas do piroxicam não são significativamente influenciadas pelo uso concomitante de aspirina, sulfato ferroso, antiácidos e alimentos.

Acredita-se que ocorra circulação êntero-hepática de piroxicam, e estima-se que sua meia-vida plasmática seja de aproximadamente 45 horas. A meia-vida prolongada constitui uma vantagem em relação às demais drogas, pois permite a administração de uma única dose diária.

Após a absorção, o piroxicam liga-se, na proporção de 99,3%, às proteínas plasmáticas. O piroxicam penetra no líquido sinovial de pacientes com artrite reumatoide.

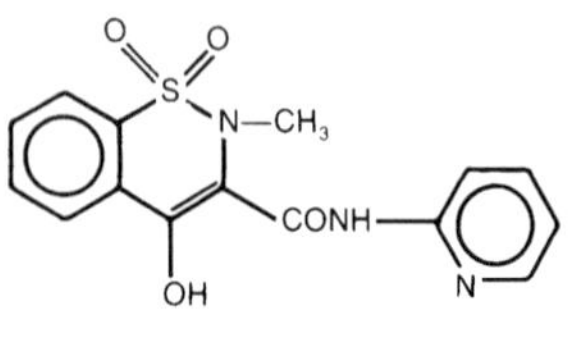

Fig. 45.16 Fórmula estrutural do piroxicam.

O piroxicam é extensamente metabolizado no homem pelas vias de hidroxilação do anel 5-piridílico, formação de glicuronídios, ciclodesidratação e hidrólise amídica. O principal metabólito no homem é o produzido por hidroxilação do anel piridílico e formação de glicuronídios. Cerca de 10% é eliminado na urina sem sofrer metabolização dentro dos primeiros 8 dias após a administração. A droga é eliminada principalmente pelos rins e fezes.

O tenoxicam é rapidamente absorvido após administração oral, retal ou parenteral. O pico de concentração plasmática alcançado após a administração oral de uma única dose de 20 mg é de aproximadamente 3,0 μg/mL, e o tempo para alcançar essa concentração ($t_{máx}$) pode variar de 3 a 5 horas. O estado de equilíbrio no plasma (*steady state*) com o uso de tenoxicam é alcançado após a administração de 10 doses diárias consecutivas. A concentração plasmática média no estado de equilíbrio (*steady state*) alcançada com o uso do tenoxicam varia de 10 a 20 mg/L.

Crevoiser e colaboradores (1989) constataram que, após a administração de doses múltiplas de tenoxicam por via oral, a concentração plasmática do estado de equilíbrio foi alcançada após 10 doses diárias consecutivas; a concentração plasmática máxima ($C_{máx}$) no estado de equilíbrio foi de 13,63 ± 3,33 μg/mL; a concentração plasmática média mínima (C_{min}), de 9,67 ± 3,25 μg/mL, e a meia-vida (t ½) encontrada foi de 74,2 ± 13,3 horas, sugerindo uma farmacocinética linear durante a administração de doses múltiplas de tenoxicam. Após 15 minutos da administração intramuscular, os níveis plasmáticos atingem 90% ou mais das concentrações plasmáticas máximas. O tenoxicam, quando aplicado em forma de supositório de 20 mg, apresenta um pico de concentração plasmática de 1,8 μg/mL, e o tempo para alcançar essa concentração ($t_{máx}$) é de 1,25 hora.

A farmacocinética do tenoxicam não difere muito após a administração por via intramuscular, intravenosa e oral, exceto que elevadas concentrações são alcançadas durante as 2 primeiras horas, após a dose parenteral. Ambas as aplicações parenterais, intramuscular e intravenosa, do tenoxicam apresentam um rápido início de ação e alívio eficaz da sensação dolorosa. A aplicação parenteral é especialmente adequada para terapia inicial em afecções reumáticas dolorosas e agudas.

A biodisponibilidade de tenoxicam administrado por via parenteral é de aproximadamente 100%.

O tenoxicam, após a absorção, se distribui rapidamente em diversos tecidos e fluidos orgânicos, e a concentração alcançada no líquido sinovial é de até 45% da concentração plasmática. Liga-se em mais de 99% às proteínas plasmáticas, notadamente à fração albumina. Sua meia-vida de eliminação varia de 60 a 80 horas e encontra-se discretamente aumentada nos pacientes hepatopatas.

O volume de distribuição do tenoxicam é pequeno. A droga sofre metabolização hepática quase total, e somente 0,5% é excretada na urina de forma inalterada. Cerca de 2/3 dos metabólitos são excretados por via renal e 1/3, por via biliar.

Propriedades farmacológicas e indicações clínicas

O piroxicam tem demonstrado atividade anti-inflamatória superior à da indometacina, do naproxeno e da fenilbutazona, e inibe a ativação dos neutrófilos.

Além da ação anti-inflamatória, possui atividades analgésica e antipirética. A ação analgésica tem se revelado superior à do fenoprofeno, do ibuprofeno, do naproxeno e da fenilbutazona.

O piroxicam, de maneira similar a diversas outras drogas não esteroides, inibe a fase secundária da agregação plaquetária induzida pelo ADP, após a administração oral em indivíduos sadios ou em pacientes artríticos. Inibe, também, a agregação plaquetária induzida pelo colágeno, tanto *in vivo* quanto *in vitro*. O efeito na agregação plaquetária permanece por período de até 2 semanas após a suspensão do tratamento com piroxicam.

As principais indicações clínicas do piroxicam incluem o tratamento da artrite reumatoide, osteoartrite, espondilite anquilosante, gota aguda e na artrite reumatoide juvenil. Sua atividade analgésica tem sido demonstrada em afecções musculoesqueléticas, na dor do pós-parto e em traumatismos de menor intensidade que ocorrem nas práticas esportivas.

O tenoxicam é um potente inibidor da síntese das prostaglandinas, o que determina sua excelente ação anti-inflamatória, analgésica e antitérmica.

Testes realizados *in vitro* com peroxidase de leucócitos sugerem que o tenoxicam pode neutralizar o oxigênio ativo produzido no local da inflamação.

O tenoxicam administrado por via oral, retal ou parenteral possui ação analgésica e anti-inflamatória eficaz, e é indicado no tratamento de artrite reumatoide, osteoartrite, osteoartrose, espondilite anquilosante e várias condições extra-articulares, como por exemplo tendinite, bursite, lombalgias, lombociatalgias, artrite gotosa, periartrite dos ombros ou dos quadris e distensões ligamentares.

O meloxicam apresenta moderada seletividade para COX-2, observando-se menos efeitos colaterais gastrointestinais que com os inibidores não seletivos da COX. Entretanto, são necessários estudos clínicos adicionais a fim de comprovar a seletividade do meloxicam no homem.

Toxicidade

Os efeitos colaterais gastrointestinais são os que ocorrem com maior frequência, atingindo 16% dos pacientes tratados. Úlcera péptica tem ocorrido em cerca de 1% dos pacientes com doença artrítica crônica. Tem sido relatada uma incidência maior de ulceração de 2,6% a 6,9% dos pacientes, quando são utilizadas altas dosagens.

Outros efeitos colaterais compreendem cefaleia, mal-estar, zumbidos, *rash*, edema, prurido, vertigem, insônia, depressão, nervosismo, alucinações, confusão mental e parestesia. Têm sido relatadas elevações reversíveis do nitrogênio ureico e da creatinina. Elevações de transaminases têm sido também constatadas. Já foram relatadas púrpura não trombocitopênica, anemia, trombocitopenia, leucopenia e eosinofilia.

Os efeitos colaterais mais comumente observados com o uso do tenoxicam incluem epigastralgia, náuseas, vômitos, diarreia, gastrite, ulceração e hemorragia gastrointestinal, prurido, aumento transitório de transaminases, cefaleia, sonolência, erupções cutâneas, síndrome de Stevens-Johnson ou síndrome de Lyell, entre outros menos frequentes.

Contraindicações

Pacientes com úlcera péptica ativa não devem receber a medicação. Em pacientes com história de hipersensibilidade ao piroxicam ou a outra droga anti-inflamatória não esteroide, o uso de piroxicam encontra-se contraindicado.

Os supositórios não devem ser utilizados por pacientes portadores de processos inflamatórios do reto ou ânus ou em pacientes com história recente de sangramento anal ou renal.

Em virtude de ainda não haver sido estabelecida a segurança do uso de piroxicam durante a gravidez ou em período de lactação, não se recomenda a sua administração nessas circunstâncias. Por outro lado, a posologia, bem como as indicações para uso em crianças, ainda não foi estabelecida.

Pacientes portadores de alterações da coagulação devem usar o piroxicam somente quando indispensável, sob rigorosa supervisão clínica e laboratorial, em vista dos efeitos da droga sobre a agregação plaquetária, aumentando o tempo de sangramento. Além disso, nos tratamentos prolongados, devem-se realizar periodicamente avaliações hematológicas, devido à possibilidade de ocorrência de discrasias sanguíneas.

Os salicilatos competem com os locais de ligação proteica do tenoxicam no plasma, aumentando o volume de distribuição do tenoxicam e sua concentração plasmática.

Não se aconselha administrar o tenoxicam associado a diuréticos poupadores de potássio.

A colestiramina diminui a concentração plasmática do tenoxicam por interferir na circulação entero-hepática da droga.

A absorção do tenoxicam não é afetada pela administração concomitante de antiácidos.

O tenoxicam não deve ser administrado em pacientes com reconhecida hipersensibilidade ao tenoxicam ou aos inibidores da ciclo-oxigenase, bem como em portadores de úlceras gástrica ou duodenal, ou de gastrite.

Não foi ainda estabelecido o risco do uso do tenoxicam em crianças, durante a gravidez e na lactação.

Por ser um inibidor de agregação plaquetária, o tenoxicam não deve ser recomendado para uso concomitante com antiagregantes ou em pacientes com distúrbios da coagulação ou que serão submetidos a intervenções cirúrgicas, devido ao risco de sangramento.

Preparações e posologia

O piroxicam (Feldene) é comercializado na forma de cápsulas de 10 e 20 mg, comprimidos de 10 e 20 mg e supositórios de 20 mg. A dose recomendada no tratamento da artrite reumatoide, osteoartrite e espondilite anquilosante é de 20 mg em dose única diariamente.

O tenoxicam (Tilatil, Tenoxen) é comercializado sob a forma de comprimidos, supositórios ou produto injetável contendo 20 mg. A aplicação parenteral pode ser realizada tanto por via intramuscular quanto por via venosa.

Em vista de sua longa meia-vida, o tenoxicam é recomendado na dose de 20 mg 1 vez ao dia. Para as preparações de uso parenteral recomenda-se utilizar um frasco-ampola contendo 20 mg, por via intramuscular ou intravenosa, 1 vez ao dia, durante 2 dias, e em seguida continuar o tratamento por via oral com 1 comprimido de 20 mg, 1 vez ao dia, ou usar 1 supositório de 20 mg, por via retal, 1 vez ao dia. A utilização de doses maiores encontra-se relacionada a aumento da incidência e da intensidade das reações adversas, devendo ser evitada. A utilização em forma de supositório é bastante cômoda e indicada na analgesia pós-cirúrgica em crianças de menor idade.

A dose recomendada de meloxicam para o tratamento da osteoartrite é de 7,5 mg/dia e para a artrite reumatoide, de 15 mg/dia.

DERIVADOS DO ÁCIDO NAFTILACÉTICO

Os principais representantes desse grupo são a nabumetona e a proquazona. A estrutura química da nabumetona é apresentada na Fig. 45.17.

Farmacocinética

A nabumetona é bem absorvida no trato gastrointestinal e é metabolizada no fígado, transformando-se em ácido 6-metoxi-2-naftilacético, inibidor de ciclo-oxigenase. Sofre posterior conjugação com o ácido glicurônico e é eliminada na urina com meia-vida de 24 horas. É um pró-fármaco, produzindo o composto ativo após a absorção e metabolização.

Propriedades farmacológicas e indicações clínicas

Possui atividades anti-inflamatória, antipirética e antitérmica. É indicado no tratamento da artrite reumatoide, da osteoartrite, e em lesões de partes moles.

Toxicidade

A nabumetona apresenta menor incidência de ulceração gástrica do que a aspirina e outras drogas anti-inflamatórias. Outros efeitos colaterais incluem erupções cutâneas, cefaleia, tontura, zumbido e prurido.

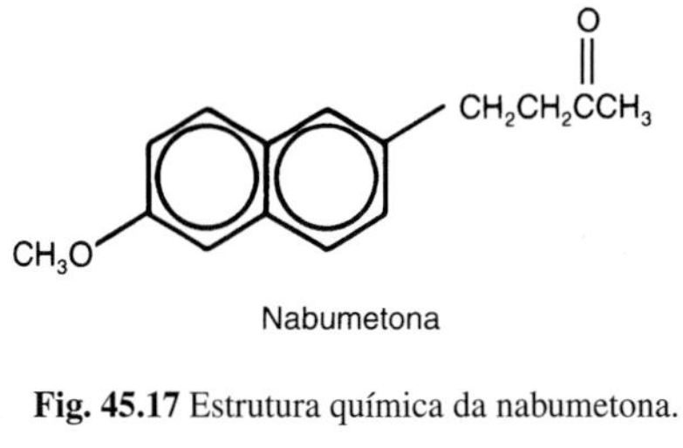

Fig. 45.17 Estrutura química da nabumetona.

DERIVADOS DO ÁCIDO CARBÂMICO

A droga representante desse grupo é a flupirtina, cuja estrutura química é apresentada a seguir e corresponde quimicamente ao éter etílico do ácido 2-amino-6-[(4-fluorfenil) metil]amino]-3-piridinil] carbâmico (Fig. 45.18).

Farmacocinética

A flupirtina é rápida e quase completamente absorvida (90%) pelo trato gastrointestinal. O efeito inicia-se 15 minutos após a administração oral da droga e atinge o máximo dentro de 30 minutos, durando 3 a 5 horas. A concentração plasmática média máxima de 2,0 mg/L é alcançada 1,4 a 2,6 horas após a administração oral de 200 mg. A flupirtina circulante se liga à albumina em uma proporção de 84%.

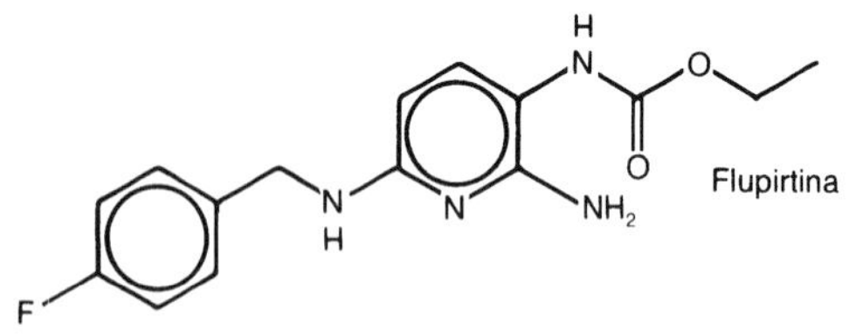

A biodisponibilidade é de 90% para as cápsulas e de 73% para os supositórios. A meia-vida é de aproximadamente 10 horas. A flupirtina é metabolizada principalmente no fígado, destacando-se, entre outros metabólitos, o ácido p-flúor-hipúrico (M_2) e a 2-amino-3-acetamido-6-(4-flúor)-benzilaminopiridina (M_1) (Fig. 45.19).

A eliminação ocorre principalmente pela urina (70%) em forma inalterada e de metabólitos, e aproximadamente 18% é eliminada através das fezes.

Propriedades farmacológicas e indicações clínicas

A flupirtina é um fraco inibidor da síntese de prostaglandinas, daí a sua fraca ação anti-inflamatória e antitérmica. Possui efeito analgésico situado entre o da morfina e o do paracetamol. Embora não se conheça perfeitamente o mecanismo de ação da flupirtina, sabe-se que ela atua em nível do SNC tanto na região espinhal quanto supraespinhal. De acordo com informações recentes, o mecanismo central parece envolver o sistema noradrenégico.

A flupirtina é indicada principalmente como analgésico nas seguintes condições clínicas: dores por síndromes de irritação radicular cervical ou

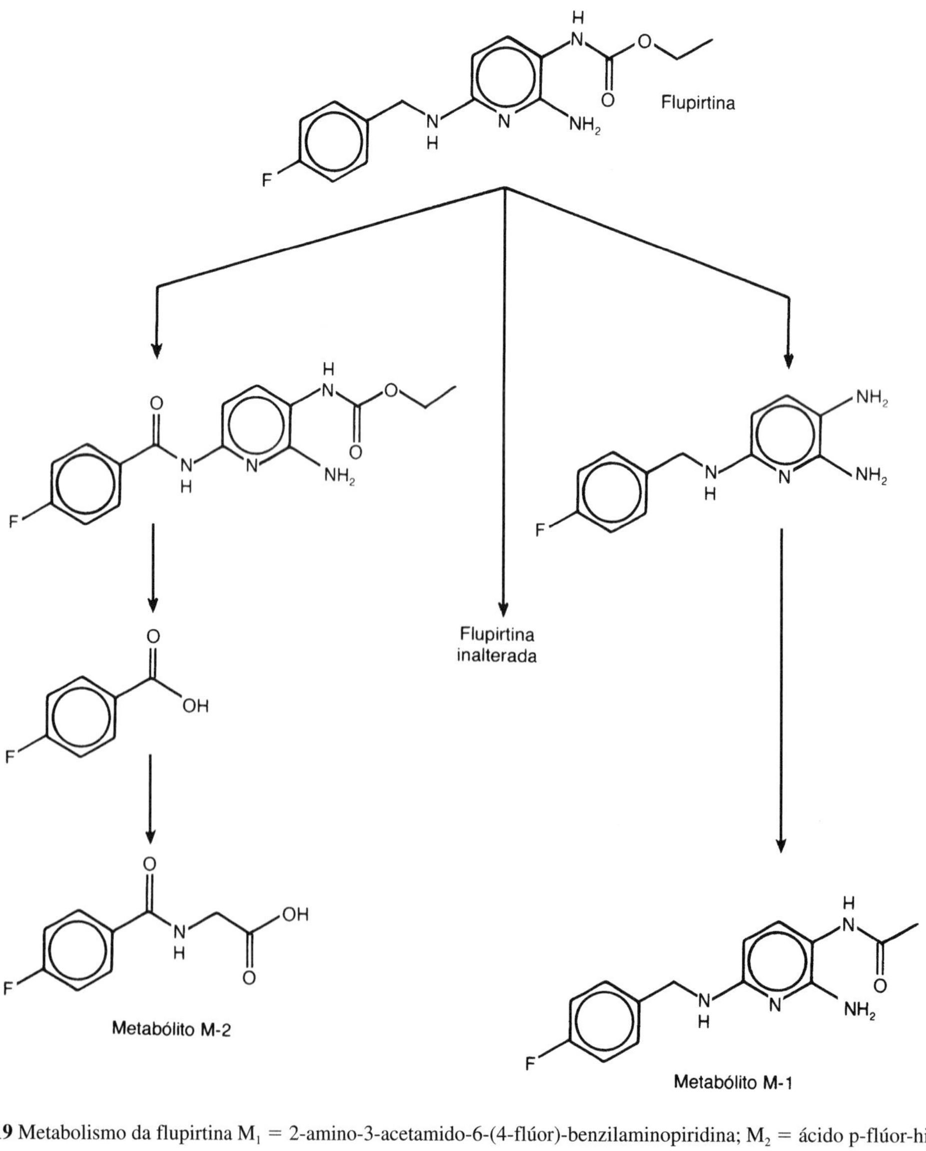

Fig. 45.18 Estrutura química da flupirtina.

Fig. 45.19 Metabolismo da flupirtina M_1 = 2-amino-3-acetamido-6-(4-flúor)-benzilaminopiridina; M_2 = ácido p-flúor-hipúrico.

lombar; dores por doenças musculoesqueléticas e reumáticas; cefaleias, dismenorreias, dores odontológicas e pós-operatórias.

Interações e contraindicações

A droga pode potencializar o efeito do álcool e de drogas depressoras do SNC. Por sua ação inibidora da síntese de prostaglandinas, não deve ser administrada concomitantemente a fármacos anticoagulantes. Não deve ser administrada com o paracetamol.

O produto é contraindicado em pacientes com história de hipersensibilidade à droga. Não se deve usar em gestantes ou durante a amamentação e em pacientes com doenças neurológicas e hepáticas. Devido ao efeito relaxante muscular, a flupirtina não deve ser utilizada em pacientes com miastenia grave.

Toxicidade

Os principais efeitos colaterais são sonolência, náuseas, vertigens, queixas gastrointestinais, tontura, distúrbios circulatórios e constipação intestinal. Efeitos tóxicos menos frequentes incluem: sudorese, boca seca, distúrbios visuais e reações cutâneas.

Apresentações comerciais e posologia

A flupirtina é comercializada sob o nome de Katadolon, em forma de comprimidos e supositórios. A dose habitual recomendada para adultos é de 100 mg, 3 a 4 vezes ao dia, até atingir 600 mg. A dose deve ser ajustada em pacientes com insuficiência renal.

INIBIDORES SELETIVOS DA CICLO-OXIGENASE-2 (COX-2)

A recente descoberta das distintas isoformas da ciclo-oxigenase e a observação de que a COX-2 é uma isoforma induzida e expressa predominantemente durante o processo inflamatório abriram uma nova perspectiva para o desenvolvimento de drogas anti-inflamatórias mais seletivas e com menores efeitos adversos, originando uma segunda geração de anti-inflamatórios inibidores seletivos da COX-2, denominados coxibes.

O piroxicam, o naproxeno, o cetoprofeno e a indometacina pertencem ao grupo de AINEs com maior seletividade sobre a COX-1 e com atividade sobre a COX-2, ao passo que a aspirina inativa ambas as enzimas através de ligação covalente com uma molécula de serina do sítio ativo, resultando em inibição irreversível da atividade da ciclo-oxigenase. Os inibidores competitivos reversíveis de ambas as isoformas incluem o mefenamato e o ibuprofeno. Esses compostos, por não apresentarem seletividade sobre a COX-2, ainda estão relacionados com diversos efeitos colaterais gastrointestinais.

A nimesulida, o etodolaco e o meloxicam pertencem à primeira geração propriamente dita dos inibidores seletivos da COX-2. A descoberta da seletividade desses produtos foi na realidade constatada após a comercialização, em decorrência principalmente de observações clínicas e experimentais de reduzida incidência de efeitos colaterais gastrointestinais, constatada posteriormente através de estudos *in vitro*. A nimesulida tem sido considerada exemplo aberrante de um AINE com boa potência *in vivo* em modelos inflamatórios mas com fraca inibição *in vitro* de preparações da COX. A nimesulida, além de exibir seletividade de ação sobre a COX-2, apresenta, ainda, outros efeitos que intensificam a atividade anti-inflamatória, destacando-se sua inibição da ativação de neutrófilos e propriedades antioxidantes. O meloxicam foi inicialmente sugerido como inibidor seletivo da COX-2, baseando-se em estudos *in vitro*, porém, quando testado *in vivo* em seres humanos, sua seletividade sobre a COX-2 foi somente cerca de 10 vezes maior do que a da COX-1, apresentando ainda inibição de COX-1 plaquetária. A modificação molecular desses produtos, notadamente da nimesulida, fornecendo produtos com ausência de um grupo carboxílico e com a presença de grupos sulfonamida ou de sulfona, permitiu o desenvolvimento de compostos mais seletivos, considerados inibidores seletivos de segunda geração, ou específicos. Esse grupo inclui o celecoxib, o rofecoxib, o valdecoxib e o etoricoxib, os dois primeiros dos quais já se encontram em comercialização (Fig. 45.20).

Os inibidores seletivos da COX-2 apresentam efeitos analgésicos, antipiréticos e anti-inflamatórios, similares aos AINEs não seletivos, mas com reduzido efeito adverso sobre o aparelho gastrointestinal. Entretanto, os inibidores seletivos da COX-2 têm demonstrado pouco impacto sobre a agregação plaquetária, que é mediada pela COX-1, e, em resultado, os inibidores da COX-2 não oferecem o efeito cardioprotetor tradicionalmente observado com os salicilatos e demais inibidores não seletivos.

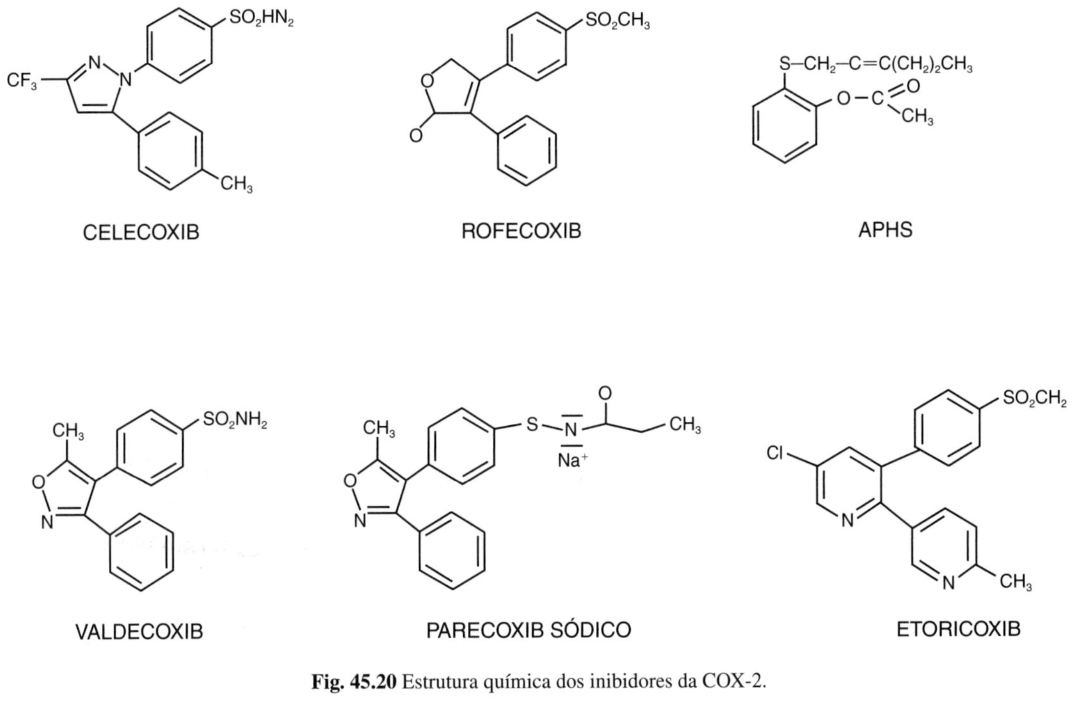

Fig. 45.20 Estrutura química dos inibidores da COX-2.

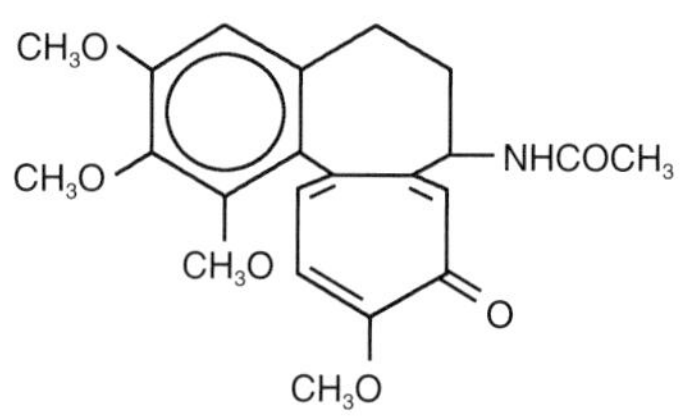

Derivado da sulfonanilida

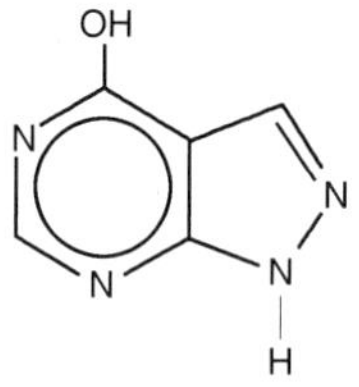

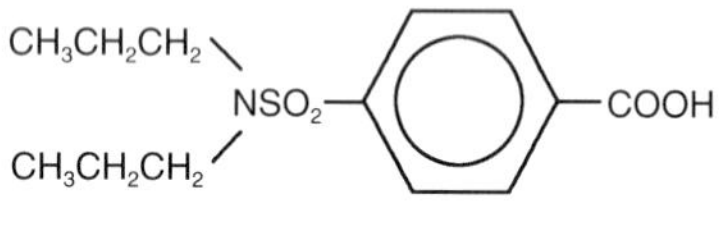

A droga representante desse grupo é a nimesulida ou 4-nitro-2'-fenoximetanossulfanilida. A nimesulida sofre rápida absorção gastrointestinal, alcançando o pico de concentração plasmática dentro de 1 a 2 horas. Sofre metabolização hepática, circulação êntero-hepática, e é eliminada pelas fezes (73%) e pela urina (24%).

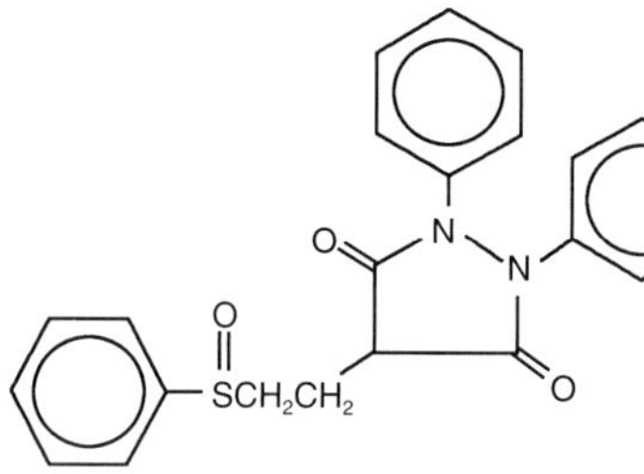

É um inibidor seletivo da COX-2 e apresenta ações analgésicas, anti-inflamatórias e antipiréticas, sendo indicado no tratamento de estados febris, processos inflamatórios relacionados com a liberação de prostaglandinas, notadamente osteoarticulares e musculoesqueléticas, e como analgésico em cefaleias, mialgias, e no alívio da dor pós-operatória. Além da inibição seletiva da COX-2, neutraliza a formação de radicais livres de oxigênio produzidos durante o processo inflamatório.

Em virtude da atividade seletiva sobre a COX-2, apresenta menor incidência de efeitos colaterais gastrointestinais.

O produto não deve ser recomendado em pacientes com hipersensibilidade à nimesulida. Não deve ser usado por pacientes portadores de hemorragias gastrointestinais, úlcera duodenal ou gástrica, patologias hepáticas e com insuficiência renal.

A nimesulida está disponível na forma de comprimidos de 100 mg, granulado em envelopes de 100 mg e suspensão oral para uso pediátrico, contendo 50 mg/5 mL. É comercializada com o nome de Scaflam. A dose recomendada para adulto é de 50-100 mg, 2 vezes ao dia, podendo alcançar até 200 mg. Para crianças, recomenda-se uma dose de 5 mg/kg, em 2 tomadas iguais ao dia.

Derivado furanônico diarilsubstituído

O único representante desse grupo disponível no mercado é o rofecoxib (Fig. 45.21).

É absorvido por via oral e apresenta o pico de concentração plasmática dentro de 2-3 horas. A meia-vida é de cerca de 17 horas, e a duração analgésica é superior a 24 horas. O rofecoxib é um potente inibidor da COX-2 e, quando administrado em doses terapêuticas, não inibe a COX-1 nem a agregação plaquetária. O rofecoxib apresenta atividade anti-inflamatória, antipirética e analgésica. Foi demonstrado, através de estudos clínicos, que a incidência de ulceração gástrica, observada por meio de endoscopia digestiva durante o tratamento, era bem menor quando comparada com grupos de pacientes tratados com ibuprofeno. O emprego de doses mais elevadas encontra-se associado ocasionalmente a edema e hipertensão. A dose recomendada para adultos é de 12,5 a 50 mg/dia.

Derivado pirazol diarilsubstituído

O celecoxib é um inibidor altamente seletivo para a COX-2 e cerca de 10-20 vezes mais seletivo para a COX-2 do que para a COX-1. É absorvido por via oral, apresentando concentração plasmática máxima dentro de 3 horas. A presença de alimento reduz a sua absorção em torno de 20-30%. Liga-se em torno de 97% às proteínas plasmáticas. A meia-vida é de 11 horas. Liga-se às proteínas plasmáticas e sofre metabolismo hepático através da CYP2C9. É indicado no tratamento de artrite reumatoide, osteoartrite e outros processos inflamatórios osteoarticulares. A ação analgésica tem duração de 12-24 horas. O efeito colateral mais frequente é representado por moderado desconforto gastrointestinal, incluindo dispepsia, diarreia e dor abdominal. A dose recomendada é de 100-200 mg, 2 vezes ao dia.

Derivado bipiridínico diarilsubstituído

O etoricoxib é um derivado bipiridínico e inibidor altamente seletivo da COX-2. Sofre metabolização hepática envolvendo o citocromo P450 e é eliminado pelos rins, apresentando uma meia-vida de 22 horas. Tem sido recomendado para o tratamento da osteoartrite (60 mg, 1 vez por dia), artrite reumatoide (90 mg, em dose única diária), gota aguda (120 mg, em dose única diária) e o tratamento da dor musculoesquelética aguda, 60 mg em dose única diária. Estudos clínicos revelaram que o etoricoxib (90 mg, em dose única diária) apresenta eficácia superior a 500 mg de naproxeno, administrado 2 vezes ao dia, para o tratamento da artrite reumatoide, por período superior a 12 semanas.

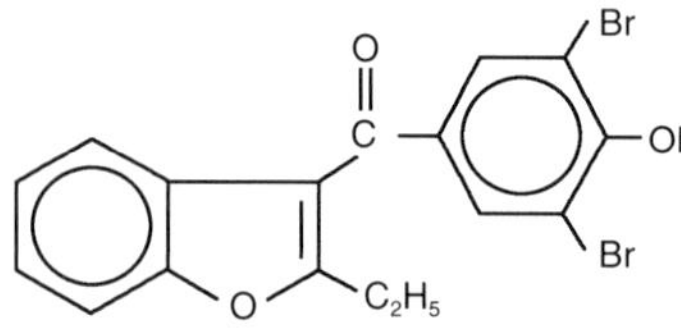

Fig. 45.21 Estrutura química dos fármacos utilizados no tratamento da gota.

EFEITOS COLATERAIS DOS INIBIDORES SELETIVOS DA COX-2

Os termos seletividade e especificidade, contrariamente ao que vem sendo visto, não devem ser interpretados como índices de eficácia terapêutica ou de menor toxicidade. De fato, evidências recentes sugerem que o sonho de um anti-inflamatório ideal ainda está por vir.

Dois grandes estudos clínicos multicêntricos foram realizados com a finalidade de avaliar a eficácia clínica e complicações gastrointestinais dos coxibes (celecoxib e rofecoxib), o denominado Vioxx Gastrointestinal Outcomes Research (VIGOR) e o Celecoxib Long-Term Arthritis Safety Study (CLASS). O Vioxx foi retirado do mercado devido a efeitos colaterais. No ensaio VIGOR, foram observados 8.076 pacientes com artrite reumatoide, tratados em média durante 9 meses, com uma dose diária de 50 mg de rofecoxibe, comparado com 1 dose de 500 mg de naproxeno administrado 2 vezes ao dia. Nesse grupo, a média de idade dos pacientes era de 58 anos, e 80% deles eram do sexo feminino. Cerca de 60% haviam recebido terapia com glicocorticoide durante longo período, e 8% tinham história de perfuração gastrointestinal, hemorragia ou sintomas de úlcera péptica. Os resultados desse estudo revelaram uma incidência de perfuração e hemorragia gastrointestinal ou sintomas de úlcera péptica em 4,5 por 100 pacientes/ano no grupo do naproxeno e de 2,1 por 100 pacientes/ano no grupo do rofecoxib, uma diferença estatisticamente significativa de 54%.

O ensaio CLASS consistiu em dois estudos separados. Em um deles, o celecoxib (400 mg 2 vezes ao dia) foi comparado com diclofenaco (75 mg 2 vezes ao dia). No outro, o celecoxib foi comparado com o ibuprofeno (800 mg, 3 vezes ao dia). Dos pacientes estudados, 72% tinham osteoartrite e 68,5% eram do sexo feminino. A duração do estudo foi de 13 meses, e nesse caso era permitido o uso de aspirina na dose de até 325 mg/dia. Não foi observada diferença estatisticamente significante entre os grupos na incidência de úlcera gástrica, obstrução ou sangramento gastrointestinal alto.

De acordo com o ADRAC (Adverse Drug Reactions Advisory Committee), desde o início da comercialização do celecoxib (Celebrex), em outubro de 1999, já foram registrados mais de 919 relatos sobre efeitos colaterais relacionados com o seu uso. Como esperado, poucos pacientes relataram alterações gastrointestinais como náusea, dor abdominal, diarreia e dispepsia. No entanto, outros efeitos colaterais têm sido mais proeminentes com o uso do celecoxib e de outros inibidores seletivos da COX-2, entre eles urticária, cefaleia, alergia (como edema de língua e angioedema) e insuficiência renal.

Os resultados obtidos com o estudo VIGOR demonstraram maior risco de desenvolvimento de eventos cardiovasculares trombóticos com o uso do rofecoxib, incluindo infarto do miocárdio, angina instável, trombos cardíacos, morte súbita, ataques isquêmicos e ataques isquêmicos transitórios. Outros estudos demonstraram resultados semelhantes entre o rofecoxib e o celecoxib.

Drogas usadas no tratamento da artrite reumatoide

A artrite reumatoide é uma doença autoimune na qual ocorrem inflamação articular, proliferação sinovial e destruição da cartilagem articular. Complexos imunes formados de IgM ativam complemento e fatores quimiotáticos para neutrófilos. A ativação de macrófagos e a liberação de IL-1 e TNF-α irão, por sua vez, estimular a produção de colagenase e de outras proteases em fibroblastos sinoviais e condrócitos articulares, promovendo dano da cartilagem, de tecidos periarticulares e de estrutura óssea articular. No tratamento da artrite reumatoide têm sido utilizados, além dos anti-inflamatórios não esteroides (AINEs), vistos anteriormente, os agentes antirreumáticos modificadores da doença (DMARDs, *disease-modifying antirheumatoid drugs*), incluindo os compostos do ouro (auranofina, aurotioglicose e aurotiomalato de sódio), a sulfassalazina, a hidroxicloroquina, imunossupressores (ciclosporina, clorambucil, ciclosporina, metotrexato, azatioprina) e os corticosteroides (prednisolona). Mais recentemente, graças ao melhor entendimento da fisiopatologia da doença, outras alternativas terapêuticas foram introduzidas, incluindo principalmente a aplicação de IL-1Ra recombinante, anticorpo anti-TNF-α, TNF-α solúvel fundido com a porção Fc da Ig da IgG humana, receptores de TNF solúvel (para remover o TNF-α), receptor de IL-1 solúvel (para remover a IL-1), terapia gênica com IL-1Ra cDNA, estimulação da produção de IL-1Ra endógeno, inibidor da di-hidro-orotato desidrogenase da síntese de pirimidinas afetando a função de linfócitos (leflunomida) ou através de antagonistas do TNF-α. A leflunomida é um imunomodulador com atividades anti-inflamatória, analgésica e antipirética, testada recentemente para o tratamento da artrite reumatoide. Como modificadores da resposta do TNF, têm sido testados dois produtos, o infliximab, que é um anticorpo monoclonal antagonista do TNF-α, e o etanercept, que é uma forma recombinante do receptor do TNF.

Os AINEs utilizados no tratamento da artrite reumatoide, embora promovam alívio sintomático, com redução da dor e da inflamação e preservação da função, exercem pouco efeito sobre a progressão da doença e destruição da articulação e cartilagem. Os agentes modificadores da doença (DMARDs) melhoram os sintomas e apresentam a propriedade de reduzir a atividade da doença. De modo geral, os efeitos terapêuticos desse grupo de fármacos são evidenciados somente após diversas semanas ou meses de tratamento. Devem ser reservados para aqueles pacientes refratários ao tratamento com AINEs, associados a repouso e fisioterapia.

Compostos de ouro

Os compostos de ouro incluem o aurotiomalato de sódio, a aurotioglicose e a auranofina. A auranofina é administrada por via oral; apresenta baixa biodisponibilidade e alcança o estado de equilíbrio plasmático após 8-12 semanas de uso, com meia-vida no organismo de cerca de 80 dias seguida da interrupção do tratamento. O aurotiomalato de sódio e a aurotioglicose são administrados por via intramuscular profunda, atingindo concentrações plasmáticas máximas dentro de 2-6 horas, com meia-vida plasmática de cerca de 7 dias. Os compostos de ouro acumulam-se nos tecidos; cerca de 60-90% da droga é eliminada nas fezes e 10-40%, nas fezes.

Os compostos de ouro inibem a proliferação de linfócitos, reduzem a liberação e a atividade de enzimas lisossomais e inibem a quimiotaxia dos neutrófilos e a liberação de mediadores. A auranofina inibe a indução de IL-1 e do TNF-α.

A toxicidade dos compostos do ouro incluem trombocitopenia, leucopenia, pancitopenia, anemia aplásica, proteinúria, estomatite, glossite, pigmentação cutânea, enterocolite, icterícia colestática, diarreia e dermatite. Mais raramente, podem ser observados encefalite, neurite periférica, hepatite e infiltrados pulmonares.

O ouro é utilizado nos estágios da artrite reumatoide ativa, particularmente nos casos que progridem apesar do uso adequado de AINEs, repouso e fisioterapia. A dose habitual é de 10 mg para os produtos injetáveis durante a 1.ª semana, passando subsequentemente para 25-50 mg por semana até atingir um total de 1 g. A auranofina é administrada por via oral em dose diária de 3-6 mg, fracionada em 1 ou 2 doses, podendo atingir 9 mg caso não seja observada resposta favorável depois de 3 meses. A penicilamina e a hidroxicloroquina constituem alternativas terapêuticas bastante eficazes por via oral para associação com os compostos de ouro, em pacientes com doença inicial leve e não erosiva.

Imunossupressores

Dos imunossupressores utilizados no tratamento da artrite reumatoide destacam-se principalmente o metotrexato, a ciclofosfamida, a ciclosporina, a azatioprina e o micofenolato. A farmacologia dessas drogas pode ser encontrada no capítulo correspondente deste livro. O metotrexato é considerado a droga DMARD de escolha no tratamento da artrite reumatoide. Os principais mecanismos do metotrexato envolvidos na doença reumática provavelmente envolvem a inibição da aminoimidazolcarboxamida transformilase e da timidilato sintetase, com consequentes efeitos sobre a síntese de purinas; inibe a produção de citocinas e estimula a liberação de adenosina. Efeitos adicionais sobre a di-hidrofolato redutase, afetando as funções de linfócitos e macrófagos, também contribuem para a atividade da droga. Além da indicação na artrite reumatoide, tem sido também utilizada na psoríase, artrite psoriática, polimiosite, dermatomiosite, granulomatose de Wegener, arterite de células gigantes, lúpus eritematoso e vasculite. A dose habitualmente recomendada na artrite reumatoide é de 7,5 a 15,0 mg por semana, com lenta instalação do efeito terapêutico, sendo observados resultados dentro de 2 a 3 semanas de iniciada a terapêutica. Cerca de 45% a 67% dos pacientes permanecem em uso terapêutico do metotrexato por cerca de 5 a 7 anos. A droga pode ser administrada por via oral, intramuscular ou subcutânea. Os efeitos adversos incluem principalmente náusea, vômitos, estomatite, diarreia, hepatotoxicidade, trombocitopenia, leucopenia e, mais raramente, fibrose pulmonar e pneumonite.

A azatioprina é um outro imunossupressor que tem sido recomendado para o tratamento da artrite reumatoide, como também a ciclosporina. A azatioprina age através de seu metabólito 6-tioguanina, que suprime a síntese do ácido inosínico e a função de células B e T. A dose oral recomendada de azatioprina na artrite reumatoide é de 50-150 mg diariamente. O efeito antirreumático da azatioprina pode ser observado dentro de 3 a 4 semanas, e, se o paciente não responde até a 12.ª semana, a droga deve ser descontinuada. Os efeitos colaterais mais comumente observados com o uso da azatioprina incluem supressão da medula óssea e distúrbios gastrointestinais. A ciclosporina apresenta nefrotoxicidade significativa, e recomenda-se a monitorização laboratorial dos níveis plasmáticos da droga durante o tratamento.

A leflunomida é um moderno imunossupressor com comprovada eficácia no tratamento da artrite reumatoide; ela inibe a di-hidro-orotato desidrogenase, promovendo inibição da proliferação de linfócitos e modulação da inflamação. A dose recomendada é de um bolo inicial de 100 mg diariamente durante 3 dias, seguido de uma dose de manutenção de 20 mg diariamente. Em geral, apresenta como efeito adverso diarreia e elevação das enzimas hepáticas.

Agentes bloqueadores do TNF-α

As citocinas têm uma participação central na resposta imune da artrite reumatoide. Os principais representantes desse grupo são o adalimumab, o infliximab e o etanercept. O adalimumab é um anticorpo monoclonal recombinante humano anti-TNF. O adalimumab complexa-se com TNF-α solúvel e evita sua interação com os receptores de superfície celular p55 e p75. É administrado por via subcutânea e tem uma meia-vida de 9-14 dias. A droga é efetiva em monoterapia ou associada ao metotrexato. A dose usual é de 40 mg/semana. O adalimumab, assim como as demais drogas do grupo, aumenta o risco de infecções oportunistas como a tuberculose. Mais raramente, causa leucopenia e vasculite.

O infliximab é um anticorpo monoclonal quimérico e se liga com elevada afinidade ao TNF-α solúvel e ligado à membrana, inibindo a habilidade de ligação dessa citocina com o seu receptor. A meia-vida é de cerca de 9-12 dias. A dose recomendada por via venosa é de 3 mg/kg na 1.ª, 2.ª e 6.ª semana e então a cada 8.ª semana. A posologia habitualmente pode variar de 3 a 5 mg/kg. Tem sido recomendada a associação de infliximab e metotrexato. Após terapia intermitente, cerca de 62% dos pacientes podem desenvolver anticorpos antiquiméricos, e a associação com o metotrexato comumente reduz a prevalência de formação desses anticorpos. Estudos clínicos têm revelado que a associação de infliximab e metotrexato apresenta resultados superiores na melhora da progressão do dano articular do que em pacientes tratados somente com o metotrexato. O infliximab tem sido usado na artrite reumatoide, colite ulcerativa, psoríase, artrite psoriática, artrite crônica juvenil, granulomatose de Wegener, arterite de células gigantes e sarcoidose. Infecções do trato respiratório, náusea, cefaleia, sinusite, *rash*, tosse, febre e prurido são os efeitos colaterais mais comuns.

O etanercept é uma proteína de fusão que consiste em dois receptores TNF p75 solúveis ligados a um fragmento Fc da IgG$_1$ humana. A droga se liga ao TNF, tornando-o biologicamente inativo e evitando a sua interação com os receptores TNF da superfície celular. Também inibe a linfotoxina-α. A droga é administrada por via subcutânea, na dosagem de 25 mg 2 vezes por semana. A droga é bem absorvida, apresentando concentração plasmática máxima dentro de 72 horas; a meia-vida é de 4,5 dias. É usada isoladamente ou associada ao metotrexato. Têm sido relatados casos de pancitopenia e síndrome neurológica desmielinizante com o uso prolongado do etanercept.

Antagonistas de receptores da interleucina-1 (IL-1Ra, anakinra) têm sido testados nos Estado Unidos, demonstrando maior efetividade que placebo quando administrada isoladamente ou combinada ao metotrexato. A droga age como antagonista competitivo do receptor tipo 1 da IL-1, reduzindo a dor e a inflamação produzidas pela IL-1.

DROGAS USADAS NO TRATAMENTO DA GOTA

A gota é uma doença metabólica com produção excessiva de purinas, caracterizada por episódios recorrentes de artrite aguda, devido ao depósito de urato monossódico nas articulações e cartilagem. A doença está normalmente associada a elevados níveis séricos de ácido úrico, devido a uma produção excessiva ou excreção diminuída. A formação de cálculos de ácido úrico nos rins pode também ocorrer nesses pacientes. Na doença, os cristais de urato são inicialmente fagocitados pelos sinoviócitos, que então liberam prostaglandinas, enzimas lisossomais e IL-1, ocorrendo também migração de leucócitos polimorfonucleares e macrófagos que intensificam o processo inflamatório. A incidência de gota na população varia entre 20 a 35 casos por 100.000 pessoas, e é mais frequente no homem. O tratamento da gota visa ao alívio da dor do ataque agudo de gota, à prevenção de complicações associadas com a deposição crônica dos cristais de urato nos tecidos e da litíase. Os AINEs e a colchicina são utilizados para o tratamento da gota aguda, e no tratamento preventivo utilizam-se drogas capazes de inibir a síntese de ácido úrico, como o alopurinol, ou que aumentem a sua excreção renal, os denominados agentes uricosúricos, como a probenecida, a sulfimpirazona e a benzobromarona (Fig. 45.21).

Colchicina

A colchicina é um alcaloide do *Colchicum autumnale* usada no ataque agudo da artrite gotosa. Não influencia na excreção renal de ácido úrico, bem como na sua produção ou concentração sanguínea. Impede a migração de neutrófilos para a articulação ligando-se à tubulina, interferindo nos fusos mitóticos e causando despolarização dos microtúbulos, interferindo na motilidade celular. A colchicina inibe a liberação de histamina e a secreção pancreática de insulina. A colchicina sofre eficiente e rápida absorção oral, atingindo concentrações plasmáticas máximas dentro de 30 minutos a 2 horas. A dose oral inicial recomendada é de 1 mg, seguida de 0,6 mg a cada 2 horas, até atingir o total de 8 mg. A via intravenosa também pode ser utilizada. A dor, o edema e o eritema regridem dentro de 12 horas e desaparecem completamente dentro de aproximadamente 48-72 horas. Os efeitos colaterais incluem náusea, vômitos, dor abdominal, diarreia, hemorragia gastrointestinal e lesão renal. O uso prolongado está associado a agranulocitose, anemia aplásica, miopatia, neuropatia periférica, azoospermia e alopecia.

Alopurinol

O alopurinol (Fig. 45.21) inibe a biossíntese do ácido úrico pela inibição da xantina oxidase, resultando na diminuição da concentração plasmática de ácido úrico e em sua excreção urinária, facilitando a dissolução dos tofos teciduais e o desenvolvimento e a progressão da artrite gotosa crônica. A terapêutica com alopurinol também reduz a formação de cálculos de ácido úrico, reduzindo dessa forma o desenvolvimento da nefropatia gotosa. O alopurinol é eficaz na hiperuricemia primária da gota, como também na hiperuricemia secundária à terapêutica de discrasias sanguíneas e na terapêutica antineoplásica. Aproximadamente 80% do alopurinol é absorvido por via oral, atingindo concentração plasmática máxima dentro de 60-90 minutos e meia-vida de 1-2 horas. É transformado em oxipurinol ativo, que é lentamente excretado na urina, com meia-vida de 18-30 horas em pacientes com função renal normal. A probenecida aumenta a depuração do oxipurinol, enquanto o alopurinol prolonga a meia-vida da probenecida e potencializa o seu efeito uricosúrico. Ataques agudos de gota podem ocorrer no início do tratamento com alopurinol e devem ser controlados pela associação com colchicina ou indometacina, a menos que o alopurinol esteja sendo usado em combinação com probenecida ou sulfimpirazona. Podem ocorrer náuseas, vômitos ou diarreia. Reação alérgica dérmica pode ocorrer em 3% dos pacientes, e caracteriza-se por lesões maculopapulares pruriginosas ou por lesão urticariforme. Raramente pode progredir para uma síndrome de Stevens-Johnson grave. Mais raramente, têm sido reportados casos de catarata, leucopenia ou leucocitose, toxicidade hepática e nefrite intersticial com insuficiência renal progressiva. O alopurinol reduz o metabolismo e a depuração da mercaptopurina e da azatioprina, recomendando-se a redução da dosagem em cerca de 75% quando os quimioterápicos mercaptopurínicos estão sendo administrados concomitantemente ao alopurinol. O alopurinol potencializa o efeito do antineoplásico ciclofosfamida e aumenta o efeito dos anticoagulantes orais, inibindo o seu metabolismo. A dose inicial recomendada é de 100 mg/dia, aumentando de 100 mg a intervalos semanais até atingir a dose máxima de 800 mg, de acordo com a resposta terapêutica. A dose de manutenção para adultos é de 200-300 mg/dia para a gota leve e de 400-600 mg para os casos mais graves, devendo-se reduzir a dose para pacientes com comprometimento da função renal.

Agentes uricosúricos

São drogas que aumentam a excreção de ácido úrico; os mais comumente utilizados são a probenecida, a sulfimpirazona e a benzobromarona (Fig. 45.21).

A probenecida é bem absorvida por via oral e atinge concentrações plasmáticas máximas dentro de 2-4 horas. Liga-se cerca de 85-95% às proteínas plasmáticas e é ativamente secretada pelo túbulo renal. A sulfimpirazona é também bem absorvida por via oral, liga-se cerca de 99% às proteínas plasmáticas e apresenta uma meia-vida de cerca de 3 horas. A benzobromarona é bem absorvida por via oral, atinge concentrações plasmáticas máximas dentro de 4 horas.

A probenecida inibe o transporte de diversos ácidos orgânicos no túbulo renal e aumenta a excreção de ácido úrico. A sulfimpirazona inibe a reabsorção tubular de ácido úrico e de diversos outros ânions orgânicos, enquanto a benzobromarona é um potente e reversível inibidor do permutador de urato-ânions no túbulo proximal do néfron. A secreção de outros ácidos fracos, como a penicilina, é também reduzida pelos agentes uricosúricos.

Os agentes uricosúricos deverão ser iniciados após diversos ataques de artrite gotosa, quando surgem evidências de tofos, ou ainda nos pacientes gotosos com elevada hiperuricemia. Pode ocorrer ataque agudo de gota em até 20% dos pacientes tratados apenas com probenecida, devendo-se nesses casos associar ao tratamento a colchicina ou a indometacina. A dose oral de probenecida recomendada é de 250 mg 2 vezes ao dia durante 1 semana, seguidos de 500 mg administrados 2 vezes ao dia. A sulfimpirazona é iniciada na dose oral diária de 200 mg, aumentando progressivamente para 400-800 mg diariamente. A benzobromarona é administrada em dose única oral de 40-80 mg. A benzobromarona pode ser associada ao alopurinol. A ação uricosúrica da benzobromarona pode ser atenuada pelo ácido acetilsalicílico ou pela sulfimpirazona. O uso de salicilatos está contraindicado na gota aguda, uma vez que, quando usados, podem elevar os níveis de ácido úrico e antagonizar a ação da probenecida e da sulfimpirazona. Os pacientes com hiperuricemia leve a moderada e que não apresentam artrite devem ser aconselhados a ingerir grande quantidade de líquido, a instituir uma dieta pobre em purinas e a limitar o consumo de álcool.

Os agentes uricosúricos causam irritação gastrointestinal. As reações de hipersensibilidade são mais frequentes com o uso da probenecida e consistem em exantemas cutâneos em 2-4% dos pacientes. Síndrome nefrótica tem sido relatada com o uso de probenecida. A sulfimpirazona e a probenecida podem, mais raramente, causar anemia aplásica.

REFERÊNCIAS BIBLIOGRÁFICAS

1. ABBAS, A.K., LICTMAN, A.H., & POBER, J.S. *Imunologia Celular e Molecular*. Rio de Janeiro, Revinter, 1995.
2. ADAMS, D.H., & NASH, G.B. Disturbance of leucocyte circulation and adhesion to the endothelium as factors in circulatory pathology. *Br J Anaesth*, 77: 17-31, 1996.
3. ALBELDA, S.M., BUCK, C.A. Integrins and other cell adhesion molecules. *FASEB J*, 4: 2868-2880, 1990.
4. AREND, W.P. Cytokine imbalance in the pathogenesis of rheumatoid arthritis: the role of interleukin-1 receptor antagonist. *Semin. Arthritis Rheum*, 30: 1-6, 2001.
5. BATES, R.T., LAMBERT, D.A., JOHNS, W.H. Correlation between the rate of dissolution and absorption of salicylamide from tablet and suspension dosage forms. *J.Pharm.Sci.*, 58:1468-1470, 1969.
6. BAUMANN, T.J. Pain management. *In*: DIPIRO, J.T., TALBERT, R.L., YEE, G.C., MATZKE, G.R., WELLS, B.G. & POSEY, L.M. *Pharmacotherapy. A Pathophysiologic Approach*, 5th ed., New York, McGraw-Hill, 2002.
7. BONICA, J.J., YAKSH, T., LIEBESKIND, J.C. Biochemistry and modulation of nociception and pain. *In*: Bonica, J.J. *The Management of Pain*. 2nd ed. vol 1, Malvern, Lea & Febiger, 1990, p. 95-121.
8. BREDER, C., SAPER, C.B. Expression of inducible cycloxygenase mRNA in the mouse brain after systemic administration of bacterial lipopolyssaccharide. *Brain Res*, 713:64-9, 1996.
9. BRENDDIN, K., LOEW, D., LECHNER, K., UEBERLA, K. & WALTER, E. Secondary prevention of myocardial reinfarction with acetilsalicylic acid, placebo and phenprocoumon. Aspirin Symposium, 1980, Royal Society and Medicine International Congress and Symposium Series 39, London, Academic Press, 1980, p. 40-62.
10. BREEDVELD, F.C. Is there a place for leflunomide in the treatment of rheumatoid arthritis? *Lancet*, 358:1198-1199, 2001.
11. BRESNIHAN, B. The safety and efficacy of interleuklin-1 receptor antagonist in the treatment of rheumatoid arthritis. *Semin. Arthritis Rheum.*, 30: 17-20, 2001.
12. CARVALHO, W.A. Mecanismos de ação das drogas anti-inflamatórias não-esteróides. I. Ações farmacológicas das prostaglandinas e leucotrienos. *F. Méd.*, 100: 37-44, 1990a.
13. CARVALHO, W.A. Mecanismos de ação de drogas anti-inflamatórias não-esteróides. II. Ações analgésicas, anti-inflamatórias e antipiréticas. *F. Méd.*, 100: 111-122, 1990b.
14. CARVALHO, W.A., CARVALHO, R.D.S., MEDRADO, V.C. et al. Biologia molecular dos receptores farmacológicos e seus sistemas efetores de interesse em anestesiologia. *Ver. Brás. Anestesiol.*, 47 (2): 152-67, 1997.
15. CARVALHO, W.A. & LEMONICA, L. Farmacologia de los analgésicos opióides. *In*: Sancho, M.G. *Medicina Paliativa en la Cultura Latina*. Madrid, Arán Ediciones, 1999, p. 535-584.
16. CARVALHO, W.A. & LEMONICA, L. Mecanismos celulares e moleculares da dor inflamatória. Modulação periférica e avanços terapêuticos, *In*: BRAZ, J.R.C. & CATIGLIA, Y.M.M. *Temas de Anestesiologia. Para o Curso de Graduação em Medicina*. 2.ª ed., São Paulo, Artes Médicas, 2000a. p. 265-280.
17. CARVALHO, W.A. & LEMONICA, L. Mecanismos centrais de transmissão e de modulação da dor. Atualização terapêutica, *In*: BRAZ, J.R.C. & CATIGLIA, Y.M.M. *Temas de Anestesiologia para o Curso de Graduação em Medicina*. 2.ª ed., São Paulo, Artes Médicas, 2000b, p. 281-296.
18. CARVALHO, W.A., CARVALHO, C.D.S., SANTOS, F.R. Participação das moléculas de adesão e das citocinas na inflamação: estratégias de desenvolvimento de novas drogas anti-inflamatórias e analgésicas. *Ciência e Saúde*, 2(1): 33-47, 2002.
19. CARVALHO, W.A.; CARVALHO, R.D.S., RIOS-SANTOS, F. Analgésicos inibidores específicos da ciclo-oxigenase-2: avanços terapêuticos. *Rev. Bras. Anestesiol.*, 54:448-464, 2004.
20. DAY, R. Adverse reactions to TNF-α inhibitors in rheumatoid arthritis. *Lancet*, 359: 540-541, 2002.
21. EMMERSON, B.T. The management of gout. *N. Engl. J. Med.*, 334: 445-451, 1996.
22. FERREIRA, S.H. The role of interleukins and nitric oxide in the mediation of inflammatory pain and its control by peripheral analgesics. *Drugs, 46* (Suppl. 1): 1-9, 1993.
23. FERREIRA, S.H., LORENZETTI, B.B., BRISTOW, A.F. Interleukin-1β as a potent hyperalgesic agent antagonized by a tripeptide analogue. *Nature*, 334: 698-700, 1988.
24. FOEGH, M.L., RAMWELL, P.W. The eicosanoids: prostaglandins, thromboxanes, leukotrienes, & related compounds. *In*: KATZUNG, B.G. *Basic & Clinical Pharmacology*. 9th ed., New York, Lange Medical Books, McGraw-Hill, 2004, p. 299-312.
25. HULS, G., KOORNSTRA, J.J., Kleibeuker, J.H. Non-steroidal anti-inflammatory drugs and molecular carcinogenesis of colorectal carcinomas. *Lancet*, 362: 230-232, 2003.
26. JOUZEAU, Y., TERLAIN, B., ABID, A., NÉDÉLE, E., NETTER, P. Cyclo-oxygenase isoenzymes. How recent findings affect thinking about nonsteroidal anti-inflammatory drugs. *Drugs*, 53:563-582, 1997.
27. LANE, N.E. Pain management in osteoarthritis: the role of COX-2 inhibitors. *J. Rheumatol.*, 24: 20-24, 1997.
28. LEONARDS, J.R. The influence of solubility on the rate of gastrintestinal absorption of aspirin. *Clin. Pharmacol. Ther.*, 4: 476-479, 1963.
29. LEVINE, J.D., & TAIWO, Y. Inflammatory pain. *In*: WALL, P.D., MELZACK, R. *Textbook of Pain*. 3rd ed., Edinburgh, Churchill Livingstone, 1994, p. 45-56.
30. LEVY, G. Pharmacokinetics of salicylate elimination in man. *J. Pharm. Sci.*, 54: 959-67, 1965.
31. LEVY, G., LEONARDS, J.R. Urine pH and salicylate therapy. *JAMA*, 217:81, 1971.
32. LEWIS, H.D., DAVIS, J.W., ARCHIBALD, D.G., STEINKE, W.E., SMITHEMAN, T.C., DOHERTY, J.E., SCHAPER, H.W., LEWINTER, M.M., LINARES, E., POUGET, M., SABHARWAL, S.C., CHESLER, E., DEMOTS, H. Protective effects of aspirin against acute myocardial infarction and death in men with instable angina. *N. Engl. J. Med.*, 309: 396-403, 1983.
33. MEYER, R.A., CAMPBELL, F.N., RAJA, S.N. Peripheral neural mechanisms of nociception. *In*: WALL, P.D., MELZACK, R. *Textbook of Pain*. 3rd. ed., Edinburgh, Churchill Livingstone, 1994.

34. MITCHELL, J.A., AKARASEREENONT, P., THIEMERMANN, C. *et al.* Selectivity of nonsteroid anti-inflammatory drugs as inhibitors of constitutive and inducible ciclooxygenase. *Proc. Natl. Acad. Sci., 90*:11693-11697, 1993.
35. MORROW, J.D., ROBERTS, II, L.J. Lipid-derived autacoids. Eicosanoids and platelet-activating factor. *In:* HARDMAN, J.G., LIMBIRD, L.E., GILMAN, A.G. *Goodman & Gilman's The Pharmacological Basis of Therapeutics.* 10th ed., New York, McGraw-Hill, 2001.
36. OLSEN, N.J., STEIN, C.M. New drugs for rheumatoid arthritis. *N. Engl. J. Med., 2*167-2179, 2004.
37. Rang HP, Urban L - New molecules in analgesia. *Br. J. Anaesth.* 75: 145-156, 1995.
38. RANG, H.P., BEVAN, S, DRAY, A. Nociceptive peripheral neurons: cellular properties, *In:* WALL, P.D., MELZACK, R. *Textbook of Pain.* 3rd ed. Churchil Livingstone, Edinburgh, 1994, p. 57-78.
39. RANG, H.P., Dale, M.M., RITTER, J.M. *Farmacologia.* Rio de Janeiro, Guanabara Koogan, 2004.
40. ROBERTS, L.J., MORROW, J.D. Analgesic-antipyretic and antiinflammatory agents and drugs employed in the treatment of gout. *In:* HARDMAN, J.G., LIMBIRD, L.E., GILMAN, A.G. *Goodman & Gilman's The Pharmacological Basis of Therapeutics.* 10th ed., New York, McGraw-Hill, 2001.
41. SANDLER, R.S., HALABI, S., BARON, J.A., BUDINGER, S., PASKETT, E., KERESZTES, R., PETRELLI, N., PIPAS, J.M., KARP, D.D., LOPRINZI, C.L., STEINBACH, G., SCHILSKY, R. A randomized trial of aspirin to prevent colorectal adenomas in patients with colorectal cancer. *N. Engl. J. Med., 348*: 883-890, 2003.
42. SHEN, T.Y., WINTER, S.A. Chemical and biological studies on indomethacin, sulindac, and their analogues. *Adv. Drug. Res., 12*: 90-245, 1997.
43. SHUNA, A.A. Rheumatoid arthritis. *In:* DIPIRO, J.T., TALBERT, R.L., YEE, G.C., MATZKE, G.R., WELLS, B.G., POSEY, L.M. *Pharmacotherapy. A Pathophysiologic Approach.* 5th ed. New York, McGraw-Hill, 2002.
44. SIPES, I.G., GANDOLFI, A.J. Biotransformation of toxicants. *In:* KLASSEN, C.D., AMDUR, M.O., DOUL, J. *Casarett and Doull's Toxicology.* The *Basic Science of Poisons*, 3rd ed., New York, MacMillan Publishing Company, 1986.
45. SIEGLE, I., KLEIN, T., BACKMAN, J.T., SAAL, J.G., Nüsing RM, Fritz P. Expression of cyclooxygenase 1 and cyclooxygenase 2 in human synovial tissue. *Arthritis Rheum., 41*:122-129, 1998.
46. TRIPATHI, K.D. Nonsteroidal antiinflammatory drugs and antipyretic-analgesics. *In:* TRIPATHI, K.D. *Essentials of Medical Pharmacology.* 5th ed. New Delhi, Jaypee Brothers, 2003.
47. TRIPATHI, K.D. Additional drugs for rheumatoid arthritis and drugs for gout. *In:* TRIPATHI, K.D. *Essentials of Medical Pharmacology.* 5th ed. New Delhi, Jaypee Brothers, 2003.
48. WAGNER, W., KHANNA, P., FURST, D.E. Nonsteroidal anti-inflammatory drugs, disease-modifying antirheumatic drugs, nonopioid analgesics, & drugs used in Gout. *In:* KATZUNG, B.G. *Basic & Clinical Pharmacology.* 9 ed. New York, Lange Medical Books, McGraw-Hill, 2004.
49. WOODFORK, K.A.; DYKE, K.V. Antiinflammatory and antirheumatic drugs. *In:* CRAIG, C.R., STITZEL, R.E. *Modern Pharmacology with Clinical Applications*, 6th ed. Philadelphia, Lippincott Williams and Wilkins, 2004.

46

Opioides

Durval Kraychete

INTRODUÇÃO

Os opioides são utilizados há muitos anos no tratamento da dor aguda e crônica. Desde a identificação da morfina, em 1817, e a descoberta de outros alcaloides do ópio, houve uma utilização desses agentes em larga escala, inclusive no tratamento de soldados feridos na Guerra Civil americana. Nessa época, foram descritos os efeitos colaterais da morfina, assim como o desenvolvimento de tolerância e o risco de dependência.

A partir de 1950, a morfina foi empregada em anestesia para cirurgia cardíaca; contudo, a técnica foi proscrita por conta de inconsciência incompleta, bloqueio insuficiente da resposta endócrino-metabólica ao trauma e complicações cardiocirculatórias. O avanço no desenvolvimento de técnicas cirúrgicas evidenciou a necessidade de incentivo à pesquisa de novas drogas, e desde 1970 surgiram agonistas potentes, como o fentanil, o sufentanil e outros alcaloides de manuseio farmacológico mais seguro. Também foram isolados os receptores para opioides no sistema nervoso central e iniciadas pesquisas clínicas e experimentais no intuito de compreender os mecanismos intracelulares desencadeados após a junção opioide-receptor, objetivando a descoberta de drogas que acarretem o menor risco possível para o indivíduo e o esclarecimento de fenômenos como tolerância, dependência física e outros efeitos adversos que tanto limitam o emprego dessas substâncias. A questão atual é difundir de forma adequada a aplicabilidade das técnicas de analgesia com opioides, de modo a beneficiar milhões de pessoas que sofrem de síndromes dolorosas.

TERMINOLOGIA

Para o estudo desses fármacos, é importante diferenciar os seguintes termos:

Opioides – são considerados opioides todas as drogas, naturais e sintéticas, com propriedades semelhantes às da morfina, incluindo peptídios endógenos. Esse termo pode ser utilizado para agonistas, agonistas parciais, agonistas-antagonistas e antagonistas competitivos.

Opiáceos – são as substâncias (alcaloides) derivadas do ópio, como a morfina, e as semissintéticas, como a codeína.

Ópio – é derivado de *opos*, palavra grega para suco. A droga ópio é obtida do exsudato de sementes da planta *Papaver somniferum*.

Narcótico – é um termo inespecífico, derivado do grego *narkotikos*, e foi utilizado para descrever a morfina e analgésicos semelhantes. O uso no contexto legal, contudo, se refere a qualquer droga não opioide, incluindo a cocaína, que produz dependência. Desse modo, o termo narcótico não deve ser utilizado na prática clínica ou farmacológica.

Tolerância – é um estado em que doses cada vez maiores de opioides são necessárias para a obtenção de um efeito. Ocorre mais para analgesia, euforia e depressão respiratória que para miose, efeito convulsivante e constipação. Existe tolerância cruzada entre opioides; contudo, a frequência e a intensidade com que esse fenômeno aparece e desaparece diferem entre os diversos fármacos. A tolerância se inicia com a primeira dose de um opioide, mas se manifesta clinicamente após a 2.ª ou 3.ª semana do tratamento. A tolerância pode ser provocada por um agonista-antagonista e persiste para a euforia e efeitos respiratórios por alguns dias e, para vômitos, por alguns meses.

Tolerância cruzada – morfina, meperidina e metadona e semelhantes apresentam tolerância cruzada para ação sedativa, analgésica, euforizante e respiratória.

Dependência física – é caracterizada pela necessidade contínua de tomar a droga para evitar a síndrome de abstinência. A síndrome de abstinência acontece alguns dias após a última dose e é caracterizada por rinorreia, lacrimejamento, diaforese, bocejos, calafrios, contrações abdominais, náusea e vômito, aumento de temperatura, dores generalizadas, rigidez nos membros, ansiedade, irritabilidade, insônia e agressividade. O início, a intensidade e a duração dos sintomas dependem da meia-vida da droga e do grau de dependência física. Para morfina e heroína, os sintomas se iniciam após 6 a 10 horas, atingem o pico com 36 horas e podem persistir por 5 dias ou até meses. Para metadona, os sintomas de abstinência ocorrem após vários dias ou em 2 semanas. A síndrome pode ser precipitada por antagonistas e após uso repetido de um agonista-antagonista.

Dependência – é a necessidade compulsiva de obter a droga para satisfazer um desejo individual de bem-estar (euforia, indiferença ao estímulo externo e sedação). Houve, também, relato de sensações abdominais associadas a orgasmo sexual intenso. Em inglês, usa-se a palavra *addiction* para indicar esse fenômeno.

CLASSIFICAÇÃO DOS OPIOIDES

AGONISTAS, ANTAGONISTAS PARCIAIS, AGONISTAS-ANTAGONISTAS E ANTAGONISTAS

Agonista

Para compreender-se o conceito de droga agonista, é necessário saber duas características relacionadas aos receptores:

- **Afinidade** – é a capacidade da substância em unir-se ao sítio receptor e produzir um complexo estável.
- **Atividade instrínseca ou eficácia** – resposta máxima induzida pela administração de um agente ativo. É descrita como uma curva de dose-efeito relacionado à combinação da droga com o receptor. A variação da eficácia é de zero (sem efeito) ao efeito máximo possível (platô do gráfico). A droga agonista pura é aquela que não possui efeito teto para analgesia, ou seja, o aumento da dose do agente produzirá alívio da dor em uma função linear tipo log. O fato que pode limitar a eficácia dessas drogas é o aparecimento de efeitos colaterais. Por outro lado, é importante diferenciar eficácia de potência. Potência é a dose necessária para produzir um efeito e está relacionada à afinidade da droga com o receptor

Antagonistas parciais

Possuem baixa eficácia, ou seja, sua curva dose-resposta produz um efeito teto menor que o máximo obtido com o agonista puro. Assim, o aumento da dose de um agonista parcial acima da dose teto não resultará em aumento da resposta analgésica.

Agonista-antagonista

Produz um efeito agonista em um tipo de receptor e uma ação antagonista em outro tipo de receptor.

Antagonista

Não possui atividade farmacológica intrínseca, mas pode interferir na ação de um agonista. Os antagonistas podem ser competitivos (agem no receptor para opioides) e não competitivos (através de outro mecanismo de ação).

POTÊNCIA RELATIVA E DOSE EQUIANALGÉSICA

É a relação entre a dose de dois analgésicos para produzir o mesmo efeito. Por convenção, a potência relativa entre dois opioides comumente utilizados é comparada a 10 mg de morfina.

Relação entre estrutura e atividade

A estrutura básica da morfina consiste na fusão de quatro ou cinco anéis aromáticos, rígidos, em forma de T, com um anel fenilpiperidina e um anel aromático hidroxilado, constituindo, respectivamente, a parte superior e o eixo vertical. É importante salientar que:

1. Uma variedade de drogas é derivada da substituição de grupamentos químicos ligados ao anel de nitrogênio, com adição de:
   - Grupos ciclobutil – produz agonistas parciais;
   - Derivado alil – caracteriza efeito antagonista da molécula.
2. A eliminação de anéis da estrutura básica da morfina forma estruturas químicas para as séries de benzomorfanos (3 anéis); fenilpiperidinas (2 anéis); molécula de tiramina (1 anel).
3. Os opioides são inativados, caso haja as seguintes alterações:
   - Modificação no anel piperidínico;
   - Eliminação do nitrogênio;
   - Bloqueio do radical hidroxil do anel fenólico em C_3.

De outro modo, a acetilação dos grupos hidroxil causa a síntese de heroína, que possui a capacidade de atravessar rapidamente a barreira hematoencefálica. A ligação de um grupamento metil ao grupo fenólico hidroxil em C_3, como na oxicodona, caracteriza moléculas de menor suscetibilidade à glicuronidação, diminuindo os efeitos do metabolismo de primeira passagem no fígado.

Quadro 46.1 Classificação dos grupos químicos dos analgésicos

Estrutura Básica	Agonistas	Agonistas Agonistas-antagonistas
Benzomorfano		Pentazocina
Fenantreno	Morfina, codeína, oxicodona	Nalbufina, buprenorfina, naloxona
Feniletilaminas	Metadona, propoxifeno	
Fenilpiperidina	Meperidina, fentanil, sufentanil, alfentanil	
Morfina		Levalorfan, butorfanol

FARMACOCINÉTICA

Absorção

Os opioides podem ser absorvidos por via subcutânea, transdérmica, intramuscular, mucosa do nariz, boca e trato gastrointestinal. A biodisponibilidade dos fármacos utilizados por via oral, contudo, sofre uma redução devido ao metabolismo de primeira passagem no fígado; a dose utilizada por essa via deve ser maior que a por via parenteral para que se atinja uma concentração terapêutica eficaz. Ao convertermos a dose total empregada por via parenteral para o uso oral, é importante lembrar que o número de enzimas hepáticas varia entre indivíduos, interferindo, então, na quantidade de droga proposta por tabelas de conversão, para mais ou menos. Existem duas formas de apresentação para comprimidos de opioides: os de liberação imediata e os de liberação lenta. Os comprimidos de liberação imediata permitem a absorção mais rápida da droga para a circulação sanguínea, com picos plasmáticos mais elevados e riscos de ultrapassar concentração limite para toxicidade; consequentemente, essa apresentação está associada a maior incidência de efeitos colaterais. Essa via, contudo, atinge as concentrações de equilíbrio (*steady-state*) entre sangue e tecido-alvo nas primeiras 24 horas.

Os comprimidos de liberação lenta utilizam matriz de controle dual com dois tipos diferentes de polímero de retardo (um hidrofóbico, outro hidrofílico), cuja proporção assegura a liberação controlada da substância ativa. Os fluidos gastrointestinais dissolvem a superfície do comprimido, expondo a matriz hidrofóbica. A substância ativa da droga começa a difundir-se atravessando o comprimido e tornando-se disponível para absorção. Esses comprimidos possuem a vantagem de oferecer concentrações analgésicas eficazes por tempo prolongado (8 a 12 horas) e sem picos plasmáticos acima da dose tóxica. A desvantagem, todavia, é que são necessárias 48 a 72 horas para que o indivíduo atinja a concentração de equilíbrio no sangue, retardando o tempo para alívio adequado da dor. Também, o pH baixo do estômago aumenta a taxa de absorção da droga, podendo interferir no tempo de ação do opioide.

Os comprimidos de oxicodona de liberação lenta possuem polímero acrílico com duas macromoléculas hidrofóbicas que permitem a liberação uniforme dentro do ambiente ácido (pH 1,1) ou alcalino (pH 7,5). Por outro lado, os comprimidos de oxicodona apresentam um padrão bifásico de absorção, caracterizado por uma rápida absorção inicial e início de ação dentro de 1 hora na maioria dos pacientes. As concentrações de estado de equilíbrio podem ser atingidas após 24 a 36 horas da dose regular a cada 12 horas.

Distribuição

A captação de opioides por vários órgãos e tecidos está relacionada a fatores químicos ou fisiológicos. Essas drogas se ligam a proteínas plasmáticas (albumina e alfa-1 glicoproteína ácida) ou aos eritrócitos e se distribuem inicialmente para tecidos altamente vascularizados (pulmão, fígado, baço e rim) e depois para os de vascularização moderada e baixa. Nesses tecidos, especialmente em músculo e gordura, os opioides podem acumular-se e provocar um novo pico plasmático horas após a administração da última dose ou a suspensão da infusão do medicamento.

Quadro 46.2 Padrão farmacocinético de oxicodona de liberação controlada (LC) e de liberação imediata (LI) em indivíduos normais que receberam 20 mg da droga em 24 horas

Parâmetro	LC de 10 mg-20 mg/dia	LI – 20 mg	LC/LI (%)	Intervalo de Confiança 90%
Concentração Máxima (mg/mL)	18,8 ± 6,1	41,6 ± 13,2**	45	32–57
Tempo médio para absorção (h)	0,92 ± 0,41	0,35 ± 0,21**	264	216–310
Tempo para atingir a concentração máxima (h)	2,62 ± 1,07	1,30 ± 0,63**	201	170–232

**Este quadro demonstrou que os comprimidos de oxicodona de liberação lenta produziram cerca da metade da concentração plasmática em um tempo duas vezes maior que o de liberação imediata.

Quadro 46.3 Parâmetros farmacocinéticos médios de oxicodona e morfina de liberação controlada, após doses múltiplas de 160 mg e 240 mg, respectivamente

Parâmetro	Oxicodona (n = 33)	Morfina (n = 34)
Concentração máxima (ng/mL)	138,9*	103,9*
Concentração mínima (ng/mL)	67*	37*
Diferença graduada ($C_{máx}-C_{mín}$)	0,78*	1,12*

*Estatisticamente significantes.
Este quadro sugere que a oxicodona proporciona concentrações plasmáticas mais estáveis, com menor flutuação entre os valores máximos e mínimos.

A barreira hematoencefálica dificulta a passagem de opioides com alto grau de ionização, como a morfina, e facilita a entrada, no sistema nervoso central, de drogas com radical hidroxil no anel aromático.

A ligação dos opioides a proteínas é altamente dependente do pH, de modo que em pH ácido existe um aumento da proporção da fração livre da droga.

Metabolismo

Os compostos com grupamento hidroxil são conjugados com ácido glicurônico (morfina) e os ésteres (meperidina e heroína) são hidrolisados pelas esterases hepáticas. Também, pode haver O-desmetilação ou N-desacilação. Os opioides possuem extração hepática elevada, e o metabolismo depende do fluxo sanguíneo do fígado. Acúmulos de metabólitos ativos dos opioides, como a morfina-glicuronídio e a normeperidina, podem prolongar a analgesia ou causar hiperexcitabilidade de neurônios e fibras nervosas, com hiperalgesia e alodinia. Durante a terapia crônica com morfina oral, a concentração de morfina-6-glicuronídio pode estar bem maior que a da morfina e ser responsável pela gravidade dos efeitos colaterais. Assim, deve-se tomar cuidado com o emprego dessas drogas em pacientes idosos ou naqueles com insuficiência renal ou hepática.

Excreção

Os opioides podem ser excretados em forma inalterada ou em compostos polares pela urina. Os conjugados com glicuronídio são excretados na bile, mas a circulação entero-hepática representa apenas uma pequena porção do processo de eliminação dessas drogas.

Quadro 46.4 Características físico-químicas e farmacocinéticas dos opioides mais comumente utilizados

Parâmetro	Morfina	Meperidina	Fentanil	Sufentanil	Alfentanil	Remifentanil
pKa	7,9	8,5	8,4	8,0	6,5	7,26
% não ionizado	23	7	8,5	20	89	58
Coeficiente Octanol/água	1,4	39	816	1.757	128	—
Ligação à proteína (%)	35	70	84	93	92	93
Depuração (mL/min^{-1})	1.050	1.020	1.530	900	238	4.000
Volume de distribuição	224	305	335	123	27	30
Meia-vida de distribuição rápida (min)	—	—	1,2	1,4	1,0-3,5	0,5
Meia-vida de distribuição lenta (min)	1,5–4,4	4–16	9,2–19	17,7	9,5–17	2,0–3,7
Metabólitos	M6-G M3-G	Normeperidina Ácido meperidínico	Norfentanil	Inativos	Inativos	Inativos
Meia-vida de eliminação (h)	1,7–3,3	3–5	3,1–6,6	2,2–4,6	1,5	0,17–0,33

Quadro 46.5 Algumas características farmacocinéticas de opioides comumente utilizados

Parâmetro	Tramadol	Codeína	Oxicodona	Metadona	Propoxifeno
Ligação à proteína (%)			45%	90%	
Volume de distribuição (l/kg)	3,1		2,1–3,83	3,51–5,24	0,7–1,8
Metabólitos ativos	—	Morfina	Oximorfona; noroxicodona	Normetadona	Norpropoxifeno
Clearance (mL/kg/m)	6,1		0,32–0,81		

470 FARMACOLOGIA

Quadro 46.6 Biodisponibilidade oral dos analgésicos mais utilizados

Analgésico Opioide	Biodisponibilidade (%)
Oxicodona	60–87
Meperidina	52
Morfina	24
Tramadol	77
Buprenorfina	14

Quadro 46.7 Fatores de multiplicação para converter a dose diária de opioide prévio em dose diária de oxicodona oral (mg/dia de opioide prévio × fator = mg/dia de oxicodona oral)

Opioide Prévio	Oral	Parenteral
Oxicodona	1	—
Codeína	0,15	—
Meperidina	0,1	0,4
Metadona	1,5	3
Morfina	0,5	3

FARMACODINÂMICA

Opioides endógenos

Foram identificadas três famílias de peptídios com precursores específicos no sistema nervoso central: as encefalinas, as endorfinas e as dinorfinas.

RECEPTORES OPIOIDES

Vários tipos de receptores opioides foram identificados no sistema nervoso e em outros tecidos. Foram descritas substâncias endógenas e exógenas que se ligam a esses receptores em graus variados. A predominância e a natureza dessa combinação caracterizam um determinado perfil farmacológico.

Os receptores para opioides são classificados em cinco tipos: μ (mu), κ (kappa), δ (delta), σ (sigma), e ε (épsilon). Alguns desses receptores são subdivididos em diferentes subtipos: μ_1, μ_2, κ_1, κ_2, κ_3, δ_1, δ_2. Os receptores μ_1 e κ_3, μ_2 e κ_1, quando acionados, provocam, respectivamente, analgesia em nível supraespinhal e espinhal, além de determinados efeitos adversos dos opioides. A estimulação de receptores sigma, todavia, ocasiona alterações comportamentais como euforia, alucinações, delírio e efeitos cardíacos. Por outro lado, em animais de

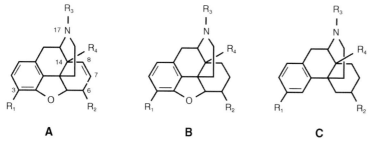

Nome genérico	Modelo	R₁	R₂	R₃	R₄
Morfina	A	—OH	—OH	—CH₃	—H
Codeína	A	—OCH₃	—OH	—CH₃	—H
Heroína	A	—OCOCH₃	—OCOCH₃	—CH₃	—H
Hidrocodona	B	—OCH₃	=O	—CH₃	—H
Oxicodona	B	—OCH₃	=O	—CH₃	—OH
Di-hidrocodeína	B	—OCH₃	—OH	—CH₃	—H
Hidromorfona	B	—OH	=O	—CH₃	—H
Oximorfona	B	—OH	=O	—CH₃	—OH
Levorfanol	C	—OH	—H	—CH₃	—H
Butorfanol	C	—OH	—H	—CH₂-◇	—OH
Nalbufina	B	—OH	—OH	—CH₂-◇	—OH
Buprenorfina	B	—OH	—OCH₃	—CH₂-△	—OH
Naloxona	B	—OH	=O	—CH₂CH=CH₂	—OH
Naltrexona	B	—OH	=O	—CH₂-△	—OH
Nalmefona	B	—OH	=CH₂	—CH₂-△	—OH

Fig. 46.1 Agonistas, agonistas-antagonistas e antagonistas opioides.

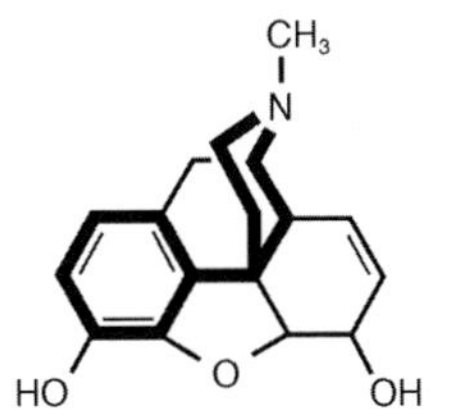

Nome genérico	Modelo	R₁	R₂	R₃
Meperidina	A	—CH₃	—COOCH₂CH₃	—H
Difenoxilato	A	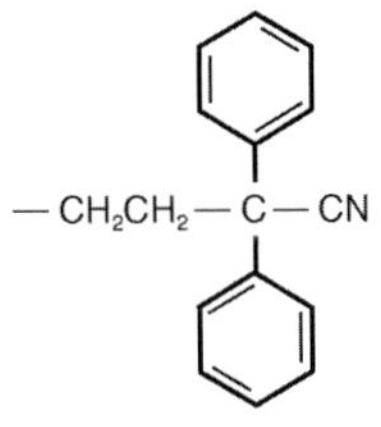 —CH₂CH₂—C(C₆H₅)₂—CN	—COOCH₂CH₃	—H
Loperamida	A	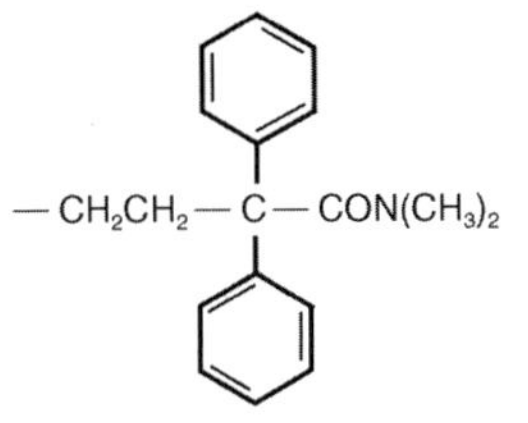 —CH₂CH₂—C(C₆H₅)₂—CON(CH₃)₂	—OH	—Cl
Fentanil	B	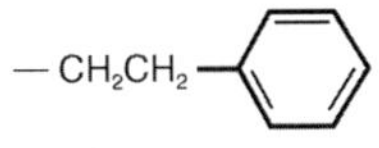 —CH₂CH₂—C₆H₅	—COCH₂CH₃	—H
Sufentanil	B	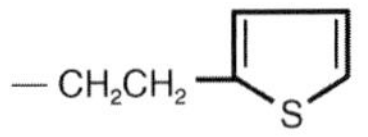 —CH₂CH₂—(tiofeno)	—COCH₂CH₃	—CH₂OCH₃
Alfentanil	B	—CH₂CH₂—N(tetrazolona)N—CH₂CH₃	—COCH₂CH₃	—CH₂OCH₃

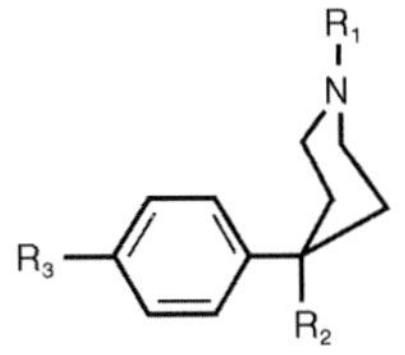

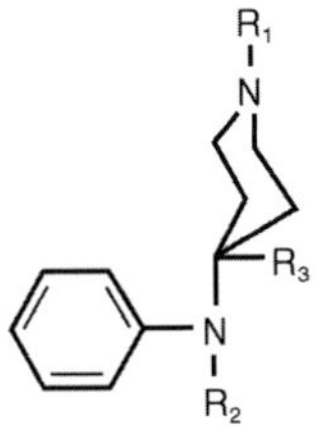

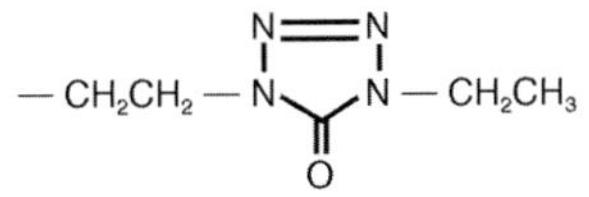

Fig. 46.2 Analgésicos fenilpiperidínicos e piperidínicos.

experimentação, a ativação de receptores delta potencializa a analgesia induzida pela ligação dos opioides a receptores mu.

DISTRIBUIÇÃO DE RECEPTORES

Os sítios receptores para opioides foram isolados com técnicas de imuno-histoquímica e de autorradiografia. Uma elevada concentração de receptores está localizada no corno dorsal da medula espinhal (lâminas I e II), núcleo trigêmeo medular, tálamo, hipotálamo, substância periaquedutal cinzenta, núcleos da rafe, na região ventral superior do bulbo e da ponte e *locus coeruleus*. Algumas dessas regiões estão relacionadas às vias inibitórias descendentes que modulam a transmissão do estímulo doloroso. Observa-se, também, presença de receptores nas amídalas e córtex cerebrais, no hipocampo, no núcleo caudado e globo pálido, na medula suprarrenal, nos plexos nervosos e glândulas exócrinas de estômago e intestino, sugerindo a participação dos opioides na regulação do comportamento motor, afetivo, neurovegetativo e neuroendócrino.

Efeitos celulares

Ao nível molecular, os receptores opioides estão acoplados à proteína G e, uma vez acionados, provocam uma alteração dos canais iônicos, da disposição do cálcio intracelular e da fosforilação de proteínas.

Os opioides podem inibir a passagem do estímulo nervoso, hiperpolarizando as membranas celulares pré ou pós-sinápticas. Isso está relacionado ao aumento da saída de potássio do compartimento intracelular, ou à redução da entrada de cálcio nas terminações pré-sinápticas e a uma menor liberação de neurotransmissores excitatórios (acetilcolina, noradrenalina, dopamina, serotonina e substância P) na fenda sináptica.

Segundos mensageiros

A ligação dos opioides ao receptor ativa outras moléculas celulares, denominadas segundos mensageiros. Dessa forma, ocorre uma sequência de eventos complexos no interior da célula. O segundo mensageiro mais conhecido é o monofosfato de adenosina ciclíco (cAMP), que é sintetizado pela adenilil ciclase. O cAMP modifica a ação de outras enzimas envolvidas na fosforilação de proteínas. Também, os compostos alfa e beta-adrenérgicos, colinérgicos muscarínicos e serotoninérgicos estão acoplados à adenilil ciclase, cuja atividade é modulada pela guanosina trifosfato (GTP) da proteína G. As proteínas G são formadas por três subunidades (alfa, beta e gama) e inibem ou estimulam a adenilil ciclase. Os receptores opioides estão associados à adenilil ciclase através da proteína G inibitória, provocando assim uma diminuição nos níveis de AMP cíclico.

ETAPAS APÓS ATIVAÇÃO DO RECEPTOR OPIOIDE

1. Ligação ao receptor opioide;
2. Transformação da guanosina bifosfato (GPD) em guanosina trifosfato (GPT);
3. Dissociação do receptor da proteína G e das subunidades da proteína G (beta e gama);
4. A subunidade alfa da proteína G age, então, sobre o sistema efetor;
5. Liberação do agonista do receptor;
6. A atividade intrínseca enzimática hidrolisa na subunidade alfa a guanosina trifosfato (GTP) para a guanosina bifosfato (GDP);
7. As subunidades beta e gama se associam à subunidade alfa;
8. O receptor se acopla à proteína G.

Clonagem molecular dos receptores opioides

RECEPTOR δ

A importância de investigar receptores clonados significa a possibilidade de estudar as características farmacológicas, estrutura, função, tradução de sinal e propriedades moleculares de receptores humanos, considerando uma fonte ilimitada de proteínas de cada tipo particular de receptor, e desenvolver modelos experimentais para servir de instrumento de teste para diversas drogas terapêuticas. Alguns autores isolaram, em camundongos, a sequência de cDNA que codifica o receptor δ. O vetor para a expressão genética foi o pCDM8 de uma linhagem de células híbridas NG 108-15 de glioma e neuroblastoma de ratos e camundongos. Esse vetor foi transferido para células Cos, selecionadas com o objetivo de proporcionar a ligação com as encefalinas na membrana celular. A identificação de células positivas acarretou o isolamento de cDNA contendo um sistema para leitura aberta de 1.116 bp com regiões não codificadas de cadeia curta 5 e longa 3. Esse cDNA foi denominado mDOR (receptor δ do camundongo). Análise da sequência dessa proteína indica que esse receptor é um membro da superfamília da proteína G.

RECEPTORES μ, κ

Alguns investigadores, utilizando técnicas de clonagem semelhantes, identificaram receptores μ em cérebros de ratos (MOR), camundongos (mMOR), humanos (hMOR) e receptores κ em ratos (rKOR), cobaias (gpKOR) e humanos.

PROPRIEDADES FARMACOLÓGICAS DE RECEPTORES CLONADOS DOR, MOR E KOR

As propriedades farmacológicas de receptores clonados preenchem os mesmos critérios para os sítios de ligação para opioides:

1. A ligação com o alcaloide é seletiva para misturas racêmicas;
2. O radical de tirosina na cadeia N-terminal dos peptídios endógenos é necessário para alta afinidade com o receptor;
3. A constante de dissociação possui variação nanomolar;
4. DOR, MOR e KOR apresentam um perfil de seletividade correlacionado com as classes de receptores μ, κ e δ descritos nos tecidos nervosos.

TRADUÇÃO DE SINAL

Há inibição da via do cAMP (ciclase) após ativação de DOR, MOR e KOR de várias linhagens de célula, incluindo as epiteliais, as secretórias, as de feocromocitoma e as de neuroblastoma. Esses receptores estão acoplados a subunidades alfa de proteína G (Gi_{2alfa}, Gi_{3alfa}, Go_{2alfa}) e podem interagir com essas proteínas ativando diversas vias no ambiente intracelular da mesma célula. Desse modo, podem ocorrer efeitos excitatórios ou inibitórios, como:

- inibição da via do cAMP;
- redução da condutância dos canais cálcio-dependentes;
- aumento do influxo de potássio;
- ativação da fosfolipase C e do fosfatidilinositol;
- inibição da proteína cinase C.

Aspectos particulares da família de receptores opioides

PRESENÇA DE QUATRO GENES HOMÓLOGOS

A família de receptores opioides tem sido caracterizada ao nível molecular e depende de quatro genes homólogos. Três deles codificam os receptores μ, κ, δ e o quarto codifica o receptor órfão com sequência de proteína 55% semelhante à de receptores clonados, que foi isolado no cDNA do tronco cerebral de humanos, ratos e camundongos.

Ligação ao receptor e tradução de sinal

A ligação ao receptor e à proteína G pode depender de diferenças entre os radicais transmembranosos e extracelulares, da sequência de proteína nas alças e da carga elétrica dos radicais dos receptores. A semelhança da sequência das regiões intracelulares dos receptores sugere que exista a ativação dos mesmos efetores.

Modificação do sinal

Existem sítios para fosforilação na terceira alça citoplasmática da cadeia terminal –COOH dos receptores clonados.

Isso sugere que haja uma regulação da atividade dos receptores pelas cinases intracelulares (fosforilação) que parece estar envolvida na dessensibilização do receptor.

Conservação através das espécies

As sequências de proteínas entre humanos e outras espécies são idênticas em 85% a 90%. As regiões de maior variabilidade são as dos terminais —NH_2 e —COOH.

Clonagem genômica e perspectivas

A identificação dos genes que regulam e caracterizam os fatores de transcrição associados à síntese desses receptores opioides está sob investigação. A descoberta desses elementos pode auxiliar na compreensão de como controlar, de forma espacial e temporal, as diversas situações fisiológicas e patológicas envolvidas na expressão genética dos receptores opioides. Desse modo, permitirá o estudo da correlação entre propriedades estruturais dos receptores opioides, defeitos na percepção da dor e mecanismos para a dependência.

Papel da colecistocinina (CCK) na modulação do efeito opioide

A colecistocinina está distribuída em altas concentrações no sistema nervoso central: córtex cerebral, núcleo caudado, nas terminações nevosas da amídala, substância periaquedutal cinzenta, núcleos da rafe e corno dorsal da medula espinhal. De modo interessante, a distribuição de CCK e de receptores para CCK é semelhante à dos opioides.

Existem relatos experimentais de que a CCK modula a atividade antinociceptiva dos opioides. Isso porque a injeção de morfina aumenta a quantidade de CCK na medula espinhal de ratos. A CCK reduz o número ou a biodisponibilidade de substâncias que agem no receptor δ. Consequentemente, o bloqueio do receptor da CCK pode provocar aumento na liberação ou na atividade de substâncias que atuam via receptores δ, resultando em uma modulação positiva, com aumento da potência e eficácia dos opioides. Por outro lado, a injeção de agonistas para

Quadro 46.8 Principais substâncias que se ligam aos receptores clonados

Receptor	Substâncias Agonistas
DOR	Pró-opiomelanocortina, pré-pró-encefalina, encefalinas (DPDPE, DSLET, DADLE)
MOR	Pró-opiomelanocortina, morfina, pré-pró-encefalina, encefalinas
KOR	Pró-dinorfina, diprenorfina e bremazocina, U-50, 488, U-69593

receptores de CCK em camundongos causa um decréscimo da potência antinociceptiva dos agonistas opioides δ. Do mesmo modo, a administração repetida de agonista δ produz tolerância não apenas aos próprios agonistas δ, como, de maneira interessante, aos antagonistas para receptores CCK. Assim, observa-se tolerância cruzada e bidirecional.

Modulação do efeito opioide por receptores κ

Diversos investigadores constataram que existe uma ação antagônica entre agonistas que agem em receptores δ e μ. Foi demonstrado que a administração de agonistas κ (MR2034) em preparações isoladas de vaso deferente antagoniza o efeito dos agonistas μ. Também, o emprego de agonistas κ (U50488H e Dinorfina A) por via central antagoniza os efeitos inibitórios da morfina na transmissão da dor e na contração da bexiga durante a micção espontânea.

Efeitos em órgãos e sistemas

ANALGESIA

Os opioides diminuem a percepção da dor e as respostas fisiopatológicas decorrentes do estímulo agressivo em estudos clínicos e experimentais. A analgesia envolve interações complexas com receptores opioides em diversas áreas do sistema nervoso central e periférico. Microinjeções de morfina ao nível de substância periaquedutal cinzenta, núcleos *magnus* da rafe, *locus coeruleus* e medula espinhal modulam a transmissão da dor. Alguns trabalhos sugerem a existência da ação de opioides em tecidos nervosos periféricos inflamados. Haveria, no local, a migração de células do sistema imune e síntese de receptores opioides.

OUTROS EFEITOS NO SNC

Após dose de morfina, um paciente com dor pode apresentar uma sensação agradável de estar flutuando, diminuição da ansiedade e da angústia. Outros pacientes, entretanto, relatam inquietação, mal-estar, nervosismo, tristeza, desorientação, alucinações e delírio.

Há uma prevalência elevada de sonolência e diminuição da capacidade cognitiva, principalmente em idosos. A sedação é benéfica em alguns pacientes que necessitam de relaxamento, repouso ou ventilação mecânica. Em outros, contudo, que desejam permanecer alertas ou que necessitam interagir com a família ou profissionais de saúde, a perda do sensório pode ser desastrosa para uma boa recuperação clínica.

Existem relatos de sonhos vívidos, redução do sono REM (*rapid eye movement*) e das ondas de sono lentas no eletroencefalograma. Observa-se também, em animais de experimentação, efeito paradoxal dose-dependente, ocorrendo excitação do sistema nervoso central, agitação, mioclonia e convulsões.

A literatura relata que pacientes de câncer utilizando doses elevadas de morfina podem apresentar mioclonia, abalos musculares e aumento do tônus muscular. Isso pode ser decorrente da depressão de neurônios inibitórios e não está relacionado ao aumento da atividade convulsiva no córtex cerebral. Há boa resposta terapêutica com o emprego de clonazepam, 2–6 mg/dia.

Alterações no estado mental são descritas frequentemente com a meperidina. A meperidina é metabolizada no fígado para normeperidina, que é um metabólito ativo, tóxico, com meia-vida de eliminação de 15 a 30 horas. Assim, doses repetidas de meperidina podem levar a acúmulo de normeperidina, resultando em hiperexcitabilidade do sistema nervoso central (apreensão, irritabilidade, tremores, mioclonia) e convulsões. O acúmulo de normeperidina é mais acentuado em pacientes com disfunção hepática ou renal.

Os opioides podem afetar o eixo hipotálamo-hipofisário, alterando a regulação da temperatura (hipo- ou hipertermia), inibindo a alteração do CRH (hormônio liberador da corticotropina) e diminuindo as concentrações sanguíneas do hormônio adrencorticotrópico (ACTH), da β-endorfina, do hormônio folículo-estimulante (FSH) e do hormônio luteinizante (LH).

DEPRESSÃO RESPIRATÓRIA

Os opioides podem provocar depressão respiratória por ação no tronco cerebral. Todas as fases da respiração estão alteradas:

- frequência respiratória;
- volume-minuto;
- volume corrente.

Os opioides também modificam a curva-resposta decorrente da estimulação dos centros respiratórios pelo aumento do gás carbônico. Há diminuição da inclinação e desvio da curva-resposta para a direita, provocando retenção de PCO_2. Esse efeito é pouco tolerado em indivíduos com aumento da pressão intracraniana, asma e DPOC.

A resposta ventilatória se correlaciona com a dose, a via de administração e as características farmacocinéticas e farmacodinâmicas da droga. Ocorre maior incidência de depressão respiratória com a via intravenosa do que com a subcutânea ou intramuscular. Em doses equipotentes, o grau de depressão respiratória é semelhante para agonistas μ; contudo, alguns autores constataram maior efeito depressor com o fentanil do que com os demais agentes.

Por outro lado, existem relatos de depressão respiratória tardia provocada por um novo pico plasmático da droga. Alguns fatores podem estar associados com esse achado:

- Uso concomitante de benzodiazepínicos ou de relaxantes musculares – com efeito residual desses fármacos potencializando o efeito dos opioides;
- Insuficiência hepática ou renal – prolonga a meia-vida de eliminação da droga e seus metabólitos ativos;
- Recirculação enterossistêmica – o pH ácido do estômago aumenta a fração ionizada do opioide que é sequestrada em tecidos próximos. A droga é liberada tardiamente e absorvida na forma não ionizada no intestino delgado;

Quadro 46.9 Receptores opioides relacionados aos efeitos adversos

	μ_1	μ_2	κ	σ	δ
Analgesia	+	−	+	−	?
Sedação	−	+	+	−	?
Indiferença	+	−	−	−	−
Alucinação	−	−	−	+	−
Vômitos	+	−	−	−	+
Hipo- ou hipertermia	+	−	−	−	−
Depressão respiratória	−	+	±	−	+
Taquipneia	−	−	−	+	−
Bradicardia	−	+	−	−	−
Constipação	−	+	−	−	−
Retenção urinária	+	−	−	−	−
Diurese	−	−	+	−	−
Prurido	+	−	−	−	+
Tolerância/dependência	+	+	−	−	+

+ = efeito fraco; ? = resultados insuficientes; − = sem efeito; ± = efeito parcial.

Quadro 46.10 Efeitos relacionados ao SNC

	Sedação	Sensório Alterado	Náuseas e Vômitos
Morfina	+++	+	+++
Meperidina	++	++	++
Metadona	++	±	++
Oxicodona	+++	+	+++
Fentanil	+++	+	++++
Sufentanil	+++	+	++++
Alfentanil	+++	+	++++
Remifentanil	+++	+	++++
Buprenorfina	+++	±	+++
Nalbufina	+++	±	++

+ = efeito fraco; ++ = efeito moderado; +++ e ++++ = efeito acentuado; ± = efeito parcial.

- Uso da via transdérmica porque a pele pode ser um reservatório para opioides;
- Infusão por tempo prolongando – maior retenção tissular da droga;
- Emprego da via espinhal – opioides hidrossolúveis ascendem lentamente no liquor em direção ao tronco cerebral, sendo a incidência de depressão respiratória 12 a 18 horas após a injeção.

A literatura também relata broncoespasmo, laringoespasmo e edema pulmonar relacionados à terapia por tempo prolongado e ao uso de altas doses de opioides. Os mecanismos propostos para explicar esses efeitos são: liberação de histamina, ativação do sistema imune, lesão hipóxica do endotélio e aumento da permeabilidade vascular.

SUPRESSÃO DA TOSSE

O efeito antitussígeno é decorrente da ação direta dos opioides no centro da tosse no tronco cerebral ou em receptores μ e κ localizados na via respiratória. Essas drogas podem tratar tosse persistente no curso de alguma patologia ou reduzir a resposta da irritação mecânica causada pelo tubo endotraqueal em pacientes ventilando artificialmente. Em pacientes respirando espontaneamente, entretanto, a supressão da tosse dificulta a higiene pulmonar habitual.

MIOSE

A ação dos opioides sobre o diâmetro da pupila é significativamente diferente entre as espécies. O efeito, com produção de miose, é mediado via núcleo de Edinger-Westphal do nervo oculomotor. A miose é uma ação farmacológica de pouca tolerância, dose-dependente, e pode ser, mesmo em usuários habituais de opioides, de valor diagnóstico na depressão respiratória e na superdose.

RIGIDEZ

A rigidez de tronco é um efeito adverso frequente em 20% a 30% dos pacientes que recebem opioides antes ou durante a cirurgia. O mecanismo é desconhecido, mas pode estar relacionado com a ativação de receptores para ácido γ-aminobutírico, serotonina e opioides no *locus coeruleus* e núcleos da rafe. Alguns autores demonstraram que a rigidez muscular pode ser revertida com a redução do tônus simpático causado por agonistas α_2-adrenérgicos. Isso foi evidenciado em animais de experimentação com o emprego de clonidina e dexmedetomidina. Na prática clínica, todavia, o uso de midazolam e diazepam atenua esse efeito.

A rigidez muscular interfere com a complacência e a ventilação pulmonares, resultando em hipoventilação, retenção de gás carbônico, acidose respiratória e aumento da pressão venosa central. Esse efeito é frequentemente descrito para doses elevadas de fentanil, sufentanil e alfentanil. Quanto maiores a velocidade de administração e a lipossolubilidade do fármaco utilizado, maior a rigidez muscular. Observa-se também rigidez muscular tardia que deve ser diferenciada de convulsões.

NÁUSEA E VÔMITO

É efeito colateral comum e pouco tolerado pelos pacientes. A incidência de náusea e vômito é semelhante para os diversos opioides e vias de administração, incluindo a oral, a intramuscular, a intravenosa, a subcutânea, a transmucosa, a transdérmica e a espinhal. Os opioides ativam a zona de gatilho quimiorreceptora para náusea e vômitos no tronco cerebral. A estimulação vestibular que ocorre durante a deambulação também contribui para o aumento dessa sintomatologia. O centro do vômito também recebe impulsos provenientes da faringe, trato gastrointestinal, mediastino e centro visual e é modulado por neuromediadores como os opioides, a dopamina, a serotonina, a histamina e a acetilcolina. A profilaxia e o tratamento desses sintomas incluem o emprego de drogas antagonistas de sítios receptores para essas substâncias na zona de gatilho e outras, como o propofol e os benzodiazepínicos, de mecanismo de ação desconhecido.

SISTEMA IMUNE

Investigações recentes sugerem que os opioides exacerbam infecções. Em camundongos, a administração de morfina reduz o número de leucócitos polimorfonucleares e macrófagos e diminui o nível da atividade fagocítica. Há relatos de supressão da resposta imune primária que pode ser revertida com naloxona. As reações anafiláticas aos opioides, embora raras, já foram descritas na literatura.

Quadro 46.11 Grau de efeitos respiratórios

	Depressão Respiratória	Efeito Antitussígeno
Morfina	+++	+++
Meperidina	+++	++
Metadona	++	++
Oxicodona	+++	+++
Fentanil	++++	+++
Sufentanil	+++	+++
Alfentanil	+++	+++
Remifentanil	+++	+++
Buprenorfina	+++	–
Nalbufina	++	–

+ = efeito fraco; ++ = efeito moderado; +++ e ++++ = efeito acentuado; – = sem efeito.

Efeitos periféricos

CARDIOVASCULARES

Pode ocorrer vasodilatação arterial e venosa com hipotensão arterial. Esse efeito é atribuído à liberação de histamina ou depressão central do sistema vasomotor, principalmente se houver o uso associado de benzodiazepínicos.

A ação dos opioides em receptores μ provoca estimulação do nervo vago, com bradicardia. Não foi observada alteração do débito cardíaco, do eletrocardiograma e do fluxo sanguíneo cerebral.

Os efeitos dos opioides na resistência vascular são maiores quando o tônus simpático é alto. Pacientes criticamente enfermos podem apresentar hipotensão arterial com doses de opioides que normalmente não provocariam instabilidade hemodinâmica.

TRATO GASTROINTESTINAL

Os opioides afetam a motilidade gastrointestinal, a secreção gástrica e pancreática através da estimulação de receptores opioides no cérebro, na medula espinhal e na musculatura lisa entérica. Há diminuição da secreção ácida no estômago, aumento do tônus gástrico, do intestino delgado e grosso, com espasmos periódicos, retardo das ondas de peristaltismo com redução da absorção de água e, consequentemente, constipação. A morfina diminui o tônus do esfíncter esofagiano inferior e produz sintomas de refluxo gastrointestinal em pacientes e voluntários sadios. Isso pode aumentar o risco de regurgitação e aspiração do conteúdo gástrico em indivíduos anestesiados e sedados.

Os efeitos adversos no trato gastrointestinal podem ser minimizados com o uso de laxativos e emolientes para constipação e com drogas que estimulem o trânsito gastrointestinal como metoclopromida, atropina e antagonistas opioides.

TRATO BILIAR

Há constrição do esfíncter de Oddi com refluxo das secreções biliares e pancreáticas e elevação de lipases e amilases. Esse efeito pode ser decor-

Quadro 46.12 Grau relativo de efeitos cardiovasculares

	Bradicardia	Hipotensão	Liberação de Histamina
Morfina	±	±	++++
Meperidina	±	+++	++++
Metadona	–	–	–
Oxicodona	±	±	?
Fentanil	+++	+++	+
Sufentanil	+++	+++	+
Alfentanil	+++	+++	+
Remifentanil	+++	+++	+
Buprenorfina	±	±	?
Nalbufina	–	–	?

+ = efeito fraco; – = sem efeito; +++ e ++++ = efeito acentuado; ± = efeito parcial; ? = resultados insuficientes.

Quadro 46.13 Grau relativo de efeito gastrointestinal

	Diminuição da Motilidade e Peristalse	Aumento da Pressão do Duto Biliar
Morfina	+++	++
Meperidina	++	+++
Metadona	++	?
Oxicodona	+++	?
Fentanil	+++	+
Sufentanil	+++	?
Alfentanil	+++	?
Remifentanil	+++	?
Buprenorfina	+++	+
Nalbufina	+	?

+ = efeito fraco; ++ = efeito moderado; +++ = efeito acentuado; ? = resultados insuficientes.

rente da liberação de histamina e é menos frequente com fentanil, sufentanil e alfentanil. No tratamento da dor na pancreatite aguda, recomenda-se a utilização da via epidural com anestésico local e opioide lipossolúvel.

TRATO GENITOURINÁRIO

Existem diminuição do fluxo plasmático renal e aumento da secreção do hormônio antidiurético, reduzindo o débito urinário. Há elevação do tônus muscular ureteral, do esfíncter uretral e da bexiga, ocasionando retenção urinária. A resposta interindividual a esse efeito é variada e predispõe ao desenvolvimento de infecção urinária. A sedação contribui para diminuir a percepção do aumento do volume da bexiga. Os agonistas κ podem produzir diurese por supressão dos níveis plasmáticos de vasopressina. Os agonistas dopaminérgicos (apomorfina) também são efetivos no tratamento da retenção urinária. Contudo, provocam muitos vômitos, e não são recomendados na prática clínica.

Quanto ao útero, pode haver redução do tônus muscular, com prolongamento da gravidez. Também, há aumento da secreção de prolactina e inibição de LH.

LIBERAÇÃO DE HISTAMINA

Os opioides estimulam a liberação de histamina dos basófilos circulantes e dos mastócitos localizados na pele e nos pulmões. Essa ação, provavelmente, não é mediada via receptor opioide, visto que o tratamento com naloxona não inibe a liberação de histamina.

Os fármacos que mais induzem a liberação de histamina são a morfina e a meperidina e estão relacionados a maior incidência de instabilidade hemodinâmica, aumento da resistência vascular pulmonar e edema pulmonar.

REAÇÕES DE PELE

Os pacientes que utilizaram opioides podem apresentar dilatação dos vasos sanguíneos da pele (liberação de histamina?) e manifestar rubor em face, pescoço, porção superior do tronco, sudorese e urticária. O prurido parece ser mediado por receptores μ ao nível da medula espinhal. Por outro lado, a ação da morfina no mesencéfalo provoca alívio do prurido.

Mecanismo de tolerância

A ação da morfina no receptor μ na medula espinhal produz inibição na atividade da adenilil ciclase e, consequentemente, reduz a formação de monofosfato de adenosina cíclico (cAMP). Por outro lado, a diminuição do cAMP ativa a proteína cinase C (PKC) que fosforila a G_1 glutamil transpeptidase acoplada ao receptor μ, enzima que inativa a adenilil ciclase. Desse modo, o emprego de opioides também pode aumentar a atividade da adenilil ciclase e do cAMP, caso haja aumento da PKC. A PKC é responsável por outras alterações na membrana, como:

1. Modulação dos canais de potássio, facilitando a passagem do estímulo nervoso;
2. Aumento da ação da fosfolipase C nos lipídios da membrana com produção de fosfatidil inositol 1,4,5 trifosfato (IP_3), que mobiliza as reservas de cálcio do meio intracelular, e de diacilglicerol (DAG), que ativa a PKC e aumenta a entrada de cálcio no meio intracelular;
3. O aumento do cálcio intracelular facilita a produção de substâncias agressivas ao neurônio, como metabólitos do ácido araquidônico, óxido nítrico e proto-oncogenes;
4. Redução do bloqueio dos canais de NMDA (N-metil D-aspartato) pelo magnésio e aumento da ação dos neurotransmissores excitatórios, como o glutamato.

Assim, pode-se inferir que no mecanismo intracelular da tolerância há uma hiperexcitabilidade das células do corno dorsal da medula espinhal semelhante ao que ocorre para a transmissão do estímulo doloroso.

Uso clínico

O tratamento das síndromes dolorosas agudas e crônicas requer a elaboração diagnóstica adequada a fim de determinar o tipo de medicamento necessário para o alívio da dor. A terapêutica apropriada, contudo, não tem sido prescrita, apesar da disponibilidade de drogas eficazes no mercado farmacêutico. Muitos profissionais de saúde apresentam dificuldade no manuseio de opioide na dor aguda e crônica, pelas seguintes razões:

- medo de dependência e tolerância;
- dificuldade em diferenciar as pessoas que apenas procuram droga das que podem se beneficiar com o medicamento;
- a ideia de que o uso crônico de opioides é prejudicial;
- medo dos efeitos colaterais e de problemas com o Conselho Regional de Medicina.

O emprego de opioides por longo período em dor crônica raramente resulta em tolerância. Os opioides podem beneficiar pacientes com:

- dor somática – proveniente de pele, músculo e ossos. Exemplos: osteoartrite, anemia falciforme, cefaleia, dor de coluna;
- dor visceral – envolve as vísceras. Exemplos: dor pélvica crônica e cistite intersticial;
- dor neuropática – resulta de lesão de nervo. Exemplos: neuropatia diabética, neuralgia pós-herpética e síndromes complexas regionais mediadas pelo simpático.

COMO MONITORIZAR O PACIENTE EM USO DE OPIOIDE POR TEMPO PROLONGADO

É importante que haja uma discussão prévia com o paciente sobre os riscos e benefícios do uso do tratamento e o estabelecimento de regras contratuais para que algumas normas não sejam violadas. Nesse contrato (consentimento informado), o paciente deve concordar com os seguintes itens:

- Quanto às receitas antigas – serão abandonadas. O médico deverá prescrever opioides por 1 mês;
- Outras drogas que alterem o humor devem ser evitadas ou notificadas;
- Durante o curso de tratamento, o emprego de doses mais elevadas de opioide pode ser necessário, caso haja aumento do estímulo nociceptivo proveniente de outra região não relacionada à doença clínica. Exemplo: cirurgia dentária;
- Farmácia de referência – isso porque, caso ocorra algum problema com a receita, o contato com a farmácia será imediato;
- Não se altera dose sem contato com o médico – o ajuste da dose sempre será discutido;
- Receitas precoces – não se faz nova receita devido a desculpas como roubo, perda ou destruição acidental. Pode haver exceções, dependendo do paciente e da situação;
- Consultas recomendadas – normalmente da equipe multidisciplinar para abordagem da dor crônica;
- Estão proscritos álcool e drogas ilegais;
- Obtenção da amostra de urina sempre que necessário, para afastar a suspeita de dependência.

Diagnóstico de dependência

A suspeita clínica de dependência é elaborada de acordo com os seguintes sintomas e sinais:

- Uso irregular do medicamento – o paciente não toma medicamento como prescrito e faz mudanças sem consultar o médico (horários distintos e associação com outras drogas);
- Perda de controle sobre o uso da droga – a quantidade da caixa da droga sempre termina antes do período previsto;
- Comportamento de procura – o paciente requer novas receitas, justificando com sentenças criativas: a medicação foi roubada pelo vizinho, ou caiu no tanque, ou foi deixada no ônibus ou no hotel, ou foi ingerida pelo cão. Há prescrições de farmácias e médicos diferentes;
- Abuso de outras drogas – história de uso de maconha, cocaína e outras drogas ilegais;
- Contato com a linguagem das ruas – venda de prescrições ou compra com traficantes;
- Consequência negativa do uso – acidentes de trânsito por conta de sedação excessiva, ou perda de interesse pelo que está ao redor.

Prescrição de opioides

- Três importantes conceitos devem ser lembrados ao utilizarmos opioides:
- empregar a via oral;
- prescrever os fármacos a intervalos regulares (de horário);
- acatar a sugestão da OMS (Organização Mundial de Saúde) de utilizar opioides de acordo com a intensidade da dor.

O emprego da via oral

Os opioides potentes são eficazes por via oral, alguns possuem a biodisponibilidade menor que outros e uma parte da droga pode ser perdida no metabolismo de primeira passagem. Isso implica uma dose oral 2 a 3 vezes maior que a intravenosa. A via oral pode não ser indicada em pacientes que apresentam vômitos ou impossibilidade de deglutir por conta de alguma patologia.

Outras vias de administração

A via intramuscular – Deve ser proscrita. Além de dolorosa, as concentrações plasmáticas obtidas são imprevisíveis. Em indivíduos que recebem injeções musculares múltiplas, as concentrações oscilam em dois campos, e o tempo até que seja alcançado o pico plasmático varia em três campos. Também, entre populações de pacientes, as concentrações podem variar em cinco campos, e o tempo para alcançar o pico, em sete campos. Ao mesmo tempo, as concentrações plasmáticas irão flutuar entre a que produz toxicidade (logo após a aplicação) e a inferior à concentração analgésica mínima eficaz (quando o paciente solicitar a próxima dose).

A via transdérmica – É utilizada, na prática clínica, com o uso de adesivos contendo fentanil. É uma técnica simples, de fácil aplicação e boa aceitação pelo paciente, com a vantagem de provocar poucos efeitos cardiovasculares e no sistema nervoso central (sedação e vômitos). O fentanil é uma droga lipossolúvel bem absorvida pela pele (biodisponibilidade de 92%), não é degradado pelo metabolismo de primeira passagem e promove concentrações estáveis por um período de 72 horas. Os adesivos possuem duas partes: uma é o reservatório, com uma matriz de gel que fornece força para difusão, e a outra, uma superfície coberta por microporos que controla a frequência de liberação da droga. Existem adesivos com áreas diferentes que oferecem uma frequência de infusão aproximada de 25, 50, 75 e 100 $\mu g/h$ e proporcionam, respectivamente, concentrações plasmáticas de 1, 1,5 e 2 mg/mL. É importante lembrar que a derme funciona como um reservatório secundário do fármaco, de forma que após a remoção do adesivo pode haver aumento da concentração plasmática da droga, com efeitos colaterais graves e tardios. O fentanil transdérmico não deve ser utilizado no pós-operatório por apresentar um início de ação lento (12 a 28 horas para atingir concentrações de equilíbrio) e meia-vida de eliminação (15 a 21 horas) com concentrações interindividuais variando em até 200%. A incidência de náusea e vômito oscila entre l0% e 90%, prurido ocorre entre 4% e 39%, retenção urinária, entre 3% e 27%, reações na pele (eritema) entre 20-60%, e em alguns casos há depressão respiratória com morte. A maior aplicabilidade dessa via é para pacientes com câncer.

A via retal – A mucosa retal possui uma superfície de absorção de 200 a 400 cm^2, aproximadamente 500 a 1.000 vezes menor que o intestino delgado. Os opioides são absorvidos no plexo venoso submucoso, que drena para veias retais superior, média e inferior. A veia retal superior se dirige do sistema portal para o fígado, e as veias retais médias e inferiores se comunicam com a circulação sistêmica via veias ilíaca interna e cava inferior. Existe uma variabilidade interindividual da linha divisória entre a circulação portal e a sistêmica, fato que torna difícil a redução da quantidade de droga aplicada por via retal que chega a uma circulação ou à outra. Assim, as concentrações plasmáticas são variáveis, dificultando a análise da resposta terapêutica dos opioides administrados por via retal. A maior vantagem dessa via, entretanto, é que a absorção da droga independe da motilidade intestinal, da velocidade de esvaziamento gástrico ou da presença de náuseas ou vômito. A via retal é utilizada em pacientes com câncer, e a droga mais utilizada é a morfina. A biodisponibilidade é alta, com a proporção retal/parenteral de 30%.

Oral transmucosa – A mucosa bucal e sublingual possui 200 cm_2 de área total e é rica em vasos sanguíneos e linfáticos. A drenagem é direta na circulação sistêmica, o que evita a degradação gastrointestinal e o metabolismo de primeira passagem no fígado. A transferência de opioides na mucosa bucal depende da lipossolubilidade da droga. A não aceitação da técnica pelo paciente pode estar relacionada ao gosto desagradável ou à ação corrosiva do fármaco. A morfina transbucal pode ser utilizada como um comprimido colocado entre o lábio superior e o primeiro incisivo. A biodisponibilidade da droga é boa, e a absorção dura 6 horas.

O citrato oral de fentanil transmucoso (OFTC) é solúvel em água e matrizes de vários bombons, e pode ser utilizado como medicação pré-operatória em crianças e para sedação e analgesia em adultos. O fentanil, que é absorvido pelo trato gastrointestinal junto com a saliva, sofre a ação do metabolismo de primeira passagem no fígado, provocando diferenças na concentração plasmática entre indivíduos. Na dose de 15 $\mu g/kg$, a biodisponibilidade é de 46% a 52%, a concentração de pico ocorre com 23 minutos, e a plasmática é de 3 ± 1 ng/mL. A concentração plasmática de fentanil decresce para 1 ng/mL com 75 a 135 minutos após a exposição da mucosa. A dose de 800 μg de OFTC resulta em início, duração e qualidade de analgesia semelhantes a 10 mg de morfina no pós-operatório de pacientes com dor leve a moderada. Não há diferenças estatisticamente significantes em relação aos efeitos colaterais.

Para a via sublingual, a buprenorfina, um agonista parcial, é a droga mais utilizada. A buprenorfina é uma droga 5 vezes mais lipossolúvel que a morfina, com biodisponibilidade em torno de 55%, duração de ação prolongada (8 horas), apesar de possuir uma meia-vida curta (5 horas). A buprenorfina não é utilizada com frequência na prática clínica por apresentar início de ação lento, dose limite para alcance de analgesia e efeitos colaterais frequentes, como hipotensão arterial, náuseas e vômitos e depressão respiratória de difícil reversão com naloxona. Isso pode ser explicado pela alta afinidade da droga e dissociação lenta do receptor.

Administração intranasal – A área da cavidade nasal em adultos é de aproximadamente 180 cm^2, e a cavidade inteira é altamente vascularizada, com fluxo sanguíneo em torno de 40 $mL/min^2.100g^{-1}$ de tecido. Essa via, apesar de pouco estudada, pode ser eficaz com drogas lipossolúveis e de baixo peso molecular, como o fentanil. O emprego de 1 a 9 doses de 27 μg de fentanil intranasal foi eficaz no alívio da dor pós-operatória imediata, quando comparada com a via intravenosa. O início de ação e o tempo para atingir concentração plasmática de pico foram menores para a via intranasal; todavia, a dose média necessária do fentanil foi de 106 ± 60 μg, semelhante à utilizada por via intravenosa. A incidência de efeitos colaterais, como irritação da mucosa nasal, não foi estatisticamente significante.

Aplicação transpulmonar – A inalação de medicamento produz oferta rápida da droga devido à estreita espessura da barreira alvéolo-sangue, perfusão tissular elevada e enorme área de superfície do pulmão. Assim, a administração de morfina e fentanil na forma de aerossol é efetiva. O fentanil é empregado em cápsulas de lipossomos para aumentar o tempo de ação da droga. Os lipossomos são vesículas compostas de um compartimento aquoso envolvido por uma camada de fosfolipídios que age como uma barreira permeável, fornecendo, desse modo, um sistema de liberação controlada para a droga encapsulada. Existem poucas publicações utilizando essa via, de forma que a análise dos resultados é limitada. Para o fentanil, a mistura da fração livre com a encapsulada, na dose de 200 μg, produz, em voluntários, concentração de pico plasmática de 1,15 ng/mL aos 22 minutos, e após 24 minutos é de 0,12 ± 0,16 ng/mL, indicando uma meia-vida lenta. A biodisponibilidade do fentanil é de 12% a 20%, compatível com a das outras drogas comumente administradas por essa via. A variação da eficácia clínica com diversas doses (100, 250 e 500 μg/mL) em analgesia pós-operatória pode estar relacionada a diferenças no projeto do estudo, técnica de nebulização e tipo de população cirúrgica.

Injeção perineural – Alguns investigadores demonstraram a presença de receptores opioides no sistema nervoso periférico, oferecendo o suporte teórico de que a ativação desses receptores após a injeção perineural poderia impedir a propagação do potencial de ação por bloqueio de canais iônicos. Entretanto, o emprego de opioides em bloqueios regionais não tem demonstrado ser eficaz para a melhora da qualidade de analgesia, a redução da necessidade de dose complementar de analgésicos ou a diminuição de efeitos colaterais desses agentes.

A via regional intravenosa – A migração axonal de receptores opioides ocorre, preferencialmente, na direção do sítio inflamatório tissular. Isso explica, em modelos experimentais, que a ação periférica dos opioides é mais evidente quando se aplica o fármaco diretamente no local da inflamação, em contato íntimo com as terminações nervosas. As investigações clínicas, todavia, são poucas e inconclusivas: plano de estudo insatisfatório, amostra pequena e dados insuficientes.

Administração intra-articular – De acordo com alguns estudos, a injeção intra-articular de opioides pode ser melhor que a perineural, devido à menor vascularização da articulação. Isso favorece a absorção mais lenta dessas drogas e de seus metabólitos, intensificando o efeito anti-inflamatório no local. Existem várias publicações na literatura evidenciando a ausência de alívio da dor pós-operatória com diferentes doses de morfina em articulação de joelho. Outros autores, contudo, obtiveram bons resultados. Esses achados controversos provavelmente estão relacionados a erro de metodologia. O benefício que a aplicação intra-articular de opioides pode promover aos pacientes com dor de origem reumática deve incentivar os investigadores à elaboração de novos modelos para pesquisa clínica e experimental na área.

Uso de horário

Existe uma faixa terapêutica de concentração analgésica mínima eficaz (CAME) para opioides no sangue que deve ser mantida para obtenção de analgesia. As doses maiores que a CAME podem levar à toxicidade e as menores, a controle inadequado da dor. O uso de medicamento de horário impede que as concentrações plasmáticas declinem ao ponto de prejudicar a qualidade da analgesia. A administração de opioides em regime de demanda pelo paciente (se necessário) é uma prática frequente, contudo, não é compatível com o padrão farmacocinético desses fármacos. O paciente solicita medicamento quando existe uma concentração da droga no sangue menor que a CAME; até que aconteça o preparo, a aplicação de analgésico e a recuperação dos níveis sanguíneos terapêuticos, o paciente sentirá dor por um período prolongado.

Uso progressivo

Desde 1986, a Organização Mundial de Saúde (OMS) sugere o emprego de opioides de acordo com a intensidade da dor. Inicia-se com um opioide fraco (codeína, tramadol ou propoxifeno) e, caso a dor aumente, recomenda-se o emprego de morfina, oxicodona ou metadona, drogas de potência e eficácia semelhantes.

Regras gerais para a administração de opioides

- Individualizar o tratamento;
- Fazer medicação de horário;
- Prescrever dose de escape (normalmente 1/10 da dose total diária) para dor espontânea ou desencadeada por algum esforço físico ou estresse emocional;
- Iniciar o tratamento baseado em doses equivalentes de opioides. Exemplo: 75 mg de meperidina equivalem a 10 mg de morfina intramuscular;
- Para morfina por via oral, começar com a de liberação imediata a cada 4 horas, aguardar 48 horas e dividir a dose total necessária em 2 doses para a apresentação de liberação lenta;
- A vantagem de comprimidos de liberação lenta é diminuir os efeitos colaterais, pois as concentrações séricas são pequenas, não ultrapassando o limite para toxicidade;
- O emprego de fármacos em apresentação bifásica (oxicodona) pode eliminar a primeira etapa com comprimidos de liberação imediata;
- Aumentar a dose em 25%, conforme a necessidade do paciente. Na maioria das vezes, o aumento da dose relaciona-se com progressão da doença ou tolerância;
- Diferenciar tolerância (aumento da dose para obter o mesmo efeito) de dependência física (síndrome de abstinência) e adição (necessidade compulsiva da droga pela sensação de bem-estar);
- Tratar os efeitos colaterais: obstipação, náuseas, distúrbios de comportamento e sonolência limitam o uso da droga. Observar esses efeitos por 1 semana, antes de optar por uma outra técnica;
- Nunca utilizar meperidina em doses intermitentes, pois leva à formação de metabólitos tóxicos (normeperidina) que se acumulam no organismo e provocam irritabilidade do SNC;
- Não existe dose máxima para o paciente; a dose correta é aquela que controla a dor, com poucos efeitos colaterais;
- Cuidado com os efeitos colaterais relacionados ao sistema nervoso central; afastar qualquer possibilidade de distúrbio metabólico ou metástase cerebral antes de suspender o opioide;
- Ajustar a dose em neonatos, crianças, idosos, e na insuficiência hepática ou renal de acordo com os padrões farmacocinéticos e a resposta terapêutica;
- A metadona é uma droga bem tolerada, não apresenta tolerância cruzada e possui menor custo, sendo uma boa opção para a população de baixa renda;
- Drogas como tramadol e metadona podem ser mais eficazes no tratamento da dor neuropática, pois ativam o sistema inibitório descendente da dor;
- A associação de opioides com um adjuvante é recomendada. Evitar, entretanto, as seguintes associações:
  1. Agonistas μ com agonista-antagonista – essa sequência pode reverter a analgesia ou precipitar a síndrome de abstinência. Pode ser utilizada para reverter sedação ou prurido;
  2. Agonistas μ com agonista κ – essa associação pode ou não ser sinérgica e aumentar a possibilidade de efeitos colaterais;

Quadro 46.14 Efeitos no trato urinário

	Aumento do Tônus do Ureter	Aumento do Tônus da Bexiga
Morfina	++	+++
Meperidina	+	+
Metadona	?	?
Oxicodona	++	?
Fentanil	–	±
Sufentanil	–	±
Alfentanil	–	±
Remifentanil	–	±
Buprenorfina	–	–
Nalbufina	–	–

+ = efeito fraco; ++ = efeito moderado; +++ = efeito acentuado; – = sem efeito; ± = efeito parcial; ? = resultados insuficientes.

Quadro 46.15 Doses dos opioides mais utilizados em clínica de dor

Droga	Via de Administração	Dose de Ataque (mg/kg)	Dose de Manutenção (mg/kg)	Intervalo (horas)
Tramadol	Via oral	1,5–2,0	1,0–1,5	6–8
Codeína	Via oral	1,5	0,75	3–4
Oxicodona	Via oral	0,15	0,07–0,15	3–4
Morfina	Via oral	0,5–1,0	0,5–1,0	4
	Intravenosa	0,15	0,01–0,04/h	Contínuo
Metadona	Via oral	0,2–0,4	0,1–0,4	6–12
Fentanil	Intravenosa	0,0008–0,0016	0,0003–0,0016/h	Contínuo

- Os agonistas parciais e agonistas-antagonistas possuem baixa eficácia clínica, e o emprego dessas drogas tem sido progressivamente abandonado.

Falha do tratamento por via oral

Obstrução gastrointestinal, síndromes de má absorção, vômitos contínuos, disfagia ou dificuldade em obter analgesia eficaz indicam a necessidade de mudança de técnica. As possibilidades, além das citadas anteriormente, são as seguintes:

Infusão contínua por via subcutânea – após a inserção de cateter de calibre 27G em região torácica. A droga ideal é a morfina, pois não provoca irritação tecidual. A velocidade ideal de infusão é de 1 a 2 mL/hora, e não se deve ultrapassar 5 mL/hora. Os níveis plasmáticos da droga são detectados 1 hora após a administração;

Infusão contínua intravenosa – é frequentemente utilizada nas fases terminais em pacientes com câncer e no tratamento da dor pós-operatória. Possui as seguintes vantagens:

- início de ação quase imediato, produzindo alívio da dor e menor incidência de ansiedade e efeitos emocionais graves;
- a droga atinge rapidamente a concentração de pico, facilitando a titulação de acordo com as necessidades individuais;
- o declínio das concentrações no sangue não demora, o que diminui a incidência de efeitos colaterais.

Para se obter essas vantagens, preconiza-se a injeção de pequenas doses, de forma lenta e repetida, conforme a necessidade individual. Após a primeira dose, o paciente deve ser monitorado nos primeiros 15 a 20 minutos para a incidência de efeitos colaterais. O método de administração intermitente, contudo, não é prático, e requer um maior trabalho da equipe de enfermagem para que se mantenha a CAME.

A infusão contínua de opioides previne flutuações na CAME. É necessária a utilização de uma dose de ataque seguida da infusão contínua do agente para que ocorra transferência adequada da droga para os compartimentos tissulares ricos em receptores opioides. No momento de equilíbrio entre a concentração no tecido-alvo e a do sangue, a infusão deve ser diminuída, para que não haja acúmulo da droga no organismo. No geral, com base nos padrões farmacocinéticos da droga e em situações simuladas em computador, preconiza-se velocidade inicial de administração do fármaco elevada por um período médio de 15 a 30 minutos. A partir desse momento, a infusão é reduzida, progressivamente, até um valor estável de manutenção. A interrupção da injeção deve ser feita antes do término do procedimento, de acordo com o conceito de meia-vida sensível ao contexto (tempo necessário para a queda de 50% da concentração sanguínea ao fim de uma infusão). A droga mais indicada para infusão contínua por tempo prolongado com base na taxa de transferência do opioide para tecido-alvo e na meia-vida sensível ao contexto deve ser aquela que, ao término da intervenção, atinja níveis sanguíneos abaixo da CAME o mais rápido possível. Alguns autores propuseram a seguinte ordem: remifentanil, sufentanil (para infusões menores que 8 horas), alfentanil, morfina e fentanil.

Infusão autocontrolada – Concentrações de analgésico discretamente inferiores à CAME podem estar associadas a dor. O CAME apresenta uma considerável variabilidade interindividual e depende de fatores farmacocinéticos (correlacionados com o uso de opioide de horário) e farmacodinâmicos (número de opioides endógenos e receptores) e psíquicos (perfil emocional, motivacional e cognitivo no enfrentamento da doença). A bomba de infusão autocontrolada está acoplada a um injetor que pode ser pressionado quando o paciente desejar (dose de demanda). Dessa forma, a CAME estaria intimamente relacionada às características do paciente. Para a bomba de PCA (*patient-controlled analgesia*), quatro variáveis podem ser controladas:

- a dose de demanda – normalmente, a morfina na dose de 1 a 2 mg é a droga mais utilizada;
- intervalo de segurança (intervalo mínimo entre uma dose de demanda e outra, para que não haja superdose e efeitos colaterais). Foi preconizado entre 5 e 15 minutos;
- dose de infusão contínua – alguns trabalhos demonstraram que o emprego dessa técnica não diminui o número total de doses de demanda em 24 horas e pode aumentar a possibilidade de efeitos colaterais);
- limite de 4 horas – o uso é controverso, pois não se pode prever a necessidade individual de cada paciente.

O emprego da técnica PCA é seguro e eficaz. A incidência de efeitos colaterais como náusea, vômito, sudorese ou prurido raramente é maior que 10% a 20%. A depressão respiratória está mais relacionada à dose total de opioide utilizada em um período de tempo específico do que ao tipo de agente ou emprego de PCA. Os problemas mecânicos com a bomba que podem ocasionar um fluxo contínuo da droga e parada respiratória são raros, de 1,45 em 1.000.000. Normalmente, os erros que provocam acidentes são, em 67% das vezes, de programação.

Analgesia por via epidural ou intratecal

Proporciona controle adequado da dor com doses 15 a 80 vezes menores que as utilizadas por via oral, visto que o analgésico será injetado próximo ao corno dorsal da medula espinhal.

Quadro 46.16 Tabela de equivalência de drogas

Droga	Dose Equivalente a 1 mg de Morfina	Biodisponibilidade da Dose Oral (%)	Intervalo (Baseado na Meia-vida em Horas)
Morfina	1	0,3	3–4
Tramadol	10	0,3	4–6
Codeína	6	0,3	3–4
Metadona	1	0,8	8–12
Oxicodona	1	0,8	3–4

Exemplo: Um paciente está confortável utilizando 48 mg/dia de morfina por via intravenosa. Isso equivale a 60 mg de oxicodona oral, divididos em 4 vezes = 15 mg de 4/4 horas.

Quadro 46.17 Problemas potenciais com o uso de bomba de infusão autocontrolada

Erro do profissional de saúde
- na programação da dose e do intervalo de segurança
- na conexão de equipamentos e tubos
- nas respostas aos alarmes
- em não fornecer instruções adequadas aos pacientes quanto ao uso da bomba

Erro do paciente
- não compreensão das instruções
- tentativa intencional de alterar a programação

Mau funcionamento da máquina
- vazamento das soluções
- disfunção das válvulas e alarmes
- inabilidade de iniciar ou parar a oferta de droga

A via epidural

Apresenta as seguintes vantagens:

- a via para aplicação da droga pode ser próxima da área de maior estímulo nociceptivo;
- a dura-máter age como uma barreira contra infecção e lesão química;
- o opioide pode ser utilizado com outros agentes;
- efeitos colaterais menos intensos;
- as disfunções do catéter epidural são menos comuns do que com catéter intratecal.

A via intratecal

- não há risco de fibrose do catéter ou migração;
- analgesia potente e de maior duração;
- a dose do opioide é 10% menor que a da via epidural;
- efeitos colaterais mais graves: náuseas, vômito, retenção urinária e depressão respiratória;
- a solução utilizada para injeção é de pequeno volume.

Na escolha entre as técnicas, é bom considerar:

- para pacientes com câncer de sobrevida menor que 3 meses ou na dor pós-operatória, a via epidural requer técnicas mais simples e de menor custo;
- a associação opioide-anestésico local é mais segura quando se utiliza a via epidural;
- a via intratecal está mais indicada para o uso prolongado de opioides, pois após 3 meses, na região próxima ao catéter epidural, ocorrem fibrose, oclusão e dor à injeção.

A escolha do fármaco

O fármaco ideal para uso espinhal deve ter as seguintes características:

- longa duração de ação;
- efeitos colaterais mínimos;
- nenhum efeito tóxico sobre a medula espinhal;
- não provocar dor à injeção;
- ser compatível com os sistemas para oferta da droga.

Muitas das propriedades farmacocinéticas e farmacodinâmicas dos opioides podem ser explicadas pela solubilidade do agente, peso e forma molecular e grau de ionização. Outros fatores interferem na velocidade de passagem do opioide através da membrana: a área de exposição e espessura da dura-máter, gradiente de concentração e volume da solução injetada. Uma vez no espaço subaracnoide, a droga pode ser absorvida através de vasos sanguíneos, dependendo da dose administrada, do modo de infusão e do uso de epinefrina.

Quadro 46.18 Doses comumente utilizadas para PCA por via intravenosa

Doses/Concentração	Bolo (mg)	Intervalo de Segurança (min)
Morfina (1 mg/mL)	0,5–2,5	5–10
Meperidina (10 mg/mL)	5–25	5–10
Metadona (1 mg/mL)	0,5–2,5	8–20
Fentanil (0,01 mg/mL)	0,01–0,02	3–10
Sufentanil (0,002 mg/mL)	0,002–0,005	3–10
Buprenorfina (0,03 mg/mL)	0,03–0,1	8–20
Nalbufina (1 mg/mL)	1–5	5–15
Alfentanil (0,1 mg/mL)	0,1–0,2	5–8

Existem drogas com as seguintes características:

- De início e duração rápidos (4 a 6 horas) – elevada lipossolubilidade, ligação específica alta ao receptor e baixa ionização. A lipossolubilidade é medida pelo coeficiente de partição octanol-tampão, correlacionando-se com o coeficiente de permeabilidade meníngea de maneira não linear. Esse valor é maior para o alfentanil (129). A reabsorção de drogas lipossolúveis no espaço epidural e através da membrana aracnoide é rápida e completa, apesar de a zona hidrofílica (fluido extra- e intracelular) dificultar a penetração dessas substâncias, criando um fator limitante à frequência para a passagem de drogas através da membrana. Também, à medida que a difusão ao longo do eixo cerebroespinhal aumenta, a concentração ao nível do receptor diminui. Essas drogas possuem ação segmentar, próximo ao local da injeção. Exemplo: fentanil, alfentanil, sufentanil.
- De início e duração de ação prolongados (6 a 24 horas) – alto peso molecular, baixa lipossolubilidade e estabilidade de ligação ao receptor. Esses fármacos ascendem pelo liquor com ação em sítios distantes do local da administração. Exemplo: morfina e hidromorfina.

No espaço subaracnoide lombar, os opioides ascendem para nível cervical em 20 minutos para o fentanil, 3 horas para a morfina e 1 hora para a meperidina, com risco de ação em sítios do sistema nervoso central relacionado ao controle da respiração.

A seleção de opioides é problemática. A maioria dos autores sugere que a droga de escolha deve ser um agonista puro, pouco lipossolúvel e que não seja reabsorvido rapidamente para a circulação sistêmica. Drogas como o fentanil, o sufentanil e o alfentanil necessitam de infusão contínua, e, ao longo do tempo, os níveis plasmáticos da droga se assemelham aos de pacientes que receberam infusão intravenosa desses agentes. Desse modo, a morfina tem sido utilizada como a droga padrão, em infusão contínua, no modo PCA e em doses de bolo. O paciente deve ser monitorado por um período de 12 a 24 horas para os efeitos colaterais comuns aos opioides.

Quadro 46.19 Doses, início, latência e duração de ação da analgesia com opioides por vias epidural e intratecal

Via, Droga	Dose (mg), (mg/h)	Início (min)	Duração (h)
Epidural			
Morfina	1–10; 0,1–1,0	30	6–24
Metadona	1–10; 0,3–0,5	10	6–10
Fentanil	0,025–0,15; 0,025–0,1	5	4–6
Sufentanil	0,015–0,075; 0,01–0,05	5	4–6
Subaracnóidea			
Morfina	0,1–0,5	15	8–24
Fentanil	0,010–0,020	5–15	1–5
Sufentanil	0,005–0,010	5–15	1–5

Quadro 46.20 Complicações com o uso de opioides por via intraespinhal

Complicações	Incidência (%)		Tratamento
	Espinhal	Epidural	
Depressão respiratória	5–7	0,1–2	Suporte ventilatório; naloxona
Prurido	60	1–100	Naloxona
Náuseas e vômitos	20–50	20–30	Antiemético, naloxona, escopolamina
Retenção urinária	50	15–25	Cateterização, naloxona

AGONISTAS-ANTAGONISTAS

Nalbufina. É o único agonista κ e antagonista μ disponível no Brasil. Pode ser utilizada como coadjuvante na anestesia e analgesia pós-operatória ou para tratar a depressão respiratória (com a vantagem de não reverter a ação analgésica dos opioides) ou o prurido provocado por agonistas puros. A nalbufina, entretanto, apresenta eficácia clínica limitada no tratamento da dor, possui efeito teto e pode precipitar síndrome de abstinência em pacientes dependentes.

Naloxona. É o antagonista puro mais comumente utilizado na prática clínica; é estruturalmente relacionado à morfina e tem ação antagonista em receptores μ, κ, δ. A naloxona pode reverter qualquer efeito opioide; desse modo, preconiza-se titular a dose para evitar efeitos adversos graves, como dor aguda, hipertensão arterial, taquicardia, arritmias ventriculares e até edema agudo de pulmão. O mecanismo do edema agudo de pulmão está associado à liberação de catecolaminas que atuam aumentando a pressão nos vasos pulmonares. A naloxona induz a síndrome de abstinência em indivíduos dependentes, possui efeito de pico com 1 a 2 minutos e duração de ação de 1 a 4 horas. Os autores sugerem doses de 20 a 40 μg a cada 1-2 minutos até que se recupere o padrão fisiológico normal, sem antagonizar a analgesia. Infusões contínuas de 3 a 10 mg/h podem ser eficazes quando se deseja um efeito antagonista prolongado.

CONCLUSÃO

Os opioides são drogas excelentes que somente devem ser utilizadas quando indicadas de forma precisa no controle da dor aguda e crônica. O emprego dessas substâncias deve ser monitorado em protocolos específicos, proporcionando abordagem e tratamento imediato dos efeitos colaterais. O risco de dependência física, psíquica e tolerância existe, mas a incidência é pequena entre os pacientes com dor. Esses conceitos necessitam ser esclarecidos na comunidade hospitalar para que não haja prejuízo na proposta terapêutica dos pacientes com dor crônica. Também, o mundo contemporâneo exige drogas mais seguras, de início de ação imediato, rápida recuperação e menor toxicidade possível. Para isso, é necessário o conhecimento de biologia molecular e dos conceitos que envolvem tradução de sinal após a ativação de receptores dos opioides. As legislações atuais nos EUA permitem o uso desses fármacos em dor crônica não relacionada a câncer. Essa medida tem estimulado a educação médica continuada (pesquisa e extensão) em torno do tema e contribuído para o aumento da prescrição de opioides, medida importante no combate das síndromes dolorosas complexas.

REFERÊNCIAS BIBLIOGRÁFICAS

1. AKIL, H. *et al.* Endogenous opioids: overview and current issues. *Drug Alcohol Depend.*, *51*:127, 1998.
2. BEAER, W. T. (ed.) Appropriate management of pain in primary care practice. Symposium. *Am J. Med.*, *77* (suppl) 3(A):1,1984.
3. BENEDDETTI, C, BONICA, J.J. (eds.). Recent advances in intraspinal pain therapy. *Acta Anaesthesiol Scand*, *31* (suppl 85): 1, 1987.
4. BICKEL, W. K. *et al.* A clinical trial of buprenorphine. Comparison with methadone in detoxification of heroin addicts. *Clin. Pharmacol., Ther.*, *43*:72, 1990.
5. CRAIN, S. M., SHEN K. F. Opioids can evoke direct receptor-mediated excitatory effects on sensory neurons. *Trends Pharmacol. Sci.*, *11*:77, 1990.
6. EVANS, C. J. *et al.* Cloning of a delta opioid receptor by functional expression. *Science*, *252*:1952, 1992.
7. FIELDS, H.L., BASBAUM, A. I. Central nervous system mechanism of pain modulation. *In:* WALL, P. D., MELZACK, R. (eds.).*Textbook of Pain*. Churchill Livingstone, 1990.
8. FIELDS, H. L., HEINRICHER, M. M., MASON, P. Neutotransmitters in nociceptive modulatory circuits. *Ann. Rev. Neurosci.*, *14*:219, 1991.
9. GOLDSTEIN, A., NAIDU, A. Multiple opioid receptors: ligand selectivity profiles and binding site signatures. *Mol. Pharmacol.*, *36*:265, 1989.
10. HILL, H. F., MATHER, L. E. Patient-controlled analgesia. Pharmacokinetic and therapeutic considerations. *Clin. Pharmacokinetic, 24*:124, 1993.
11. IRWIN, R.S., CURLEY, F. J., BENNET, F. M. Apropriate use of antitussives and protussives: a practical review. *Drugs, 46*:80, 1993.
12. JOHNSON, S. M., FLEMING, W. W. Mechanisms of cellular adaptive sensitivity changes: applications to opioid tolerance and dependence. *Pharmacol. Rev.*, *41*:435, 1989.
13. KIEFER, B. L. Opioids: first lessons from knockout mice. *Trends Pharmacol. Sci.*, *20*:19, 1999.
14. KROMER, W. Endogenous and exogenous opioids in the control of gastrointestinal motility and secretion. *Pharmacol. Rev.*, *40*:121.
15. LABROO, R. B. *et al.* Fentanyl metabolism by human hepatic and intestinal cytochrome P450 3A4: implication for interindividual variability in disposition, efficacy, and drug interactions. *Drug Metab. Dispos.*, *25*:1072, 1997.
16. MELLON, R. D. *et al.* Evidence for central opioid receptors in the immunomodulatory effects of morphine: review of potential mechanisms of action. *J. Neuroimmunology*, *83*:19, 1998.
17. MILLAN, M. J. κ-Opioid receptors and analgesia. *Trends Pharmacol. Sci.*, *11*:70, 1990.
18. PASTERNAK, G. W. Pharmacological mechanisms of opioid analgesics. *Clin. Neuropharmacol.*, *16*:1, 1993.
19. PECHNIK, R.N. Effect of opioids on the hypothalamo-pituitary-adrenal axis. *Ann. Rev. Pharmacol. Toxicol.*, *32*:353, 1993.
20. QUOCK, R. M. *et al.* The delta-opioid receptor: molecular pharmacology, signal transduction, and determination of drug efficacy. *Pharmacol. Rev.*, *51*:503, 1999.
21. SELF, D. W., NESTLER, E. Molecular mechanisms of drug reinforcement and addiction. *Ann. Rev. Neurosci.*, *18*:463, 1995.
22. STEIN, C. The control of pain in peripheral tissue by opioids. *N. Engl. J. Med.*, *332*:1685, 1995.
23. YASTER, M., DESHPANDE, J. K. Management of pediatric pain with opioid analgesics. *J. Pediatr.*, *113*:421, 1988.

47

Farmacoterapia das Enxaquecas

Gilberto Rebello de Mattos

INTRODUÇÃO

Embora a causa e o exato mecanismo das enxaquecas não sejam conhecidos, certos aspectos fisiopatogênicos comprovados cientificamente nos dão atualmente caminhos para seu tratamento.

A enxaqueca, de acordo com a Sociedade Internacional de Cefaleia, é um distúrbio que se caracteriza por perturbações autonômicas.

Os tipos mais comuns de enxaqueca são aqueles com aura e sem aura.

A aura é uma sensação subjetiva ou fenômeno motor que precede e marca o início de um episódio de uma condição neurológica, especialmente crise epilética ou crise de enxaqueca.

A enxaqueca sem aura, antigamente chamada enxaqueca comum, caracteriza-se por crises repetidas de cefaleia que duram de 4 a 72 horas.

Em 6% das crises, a cefaleia se restringe a um único lado. É pulsátil, de intensidade moderada a grave e agravada pela atividade física. Em sua forma típica, acompanha-se de náuseas, vômitos, fotofobia e fonofobia. Para que o diagnóstico de enxaqueca seja confirmado, é necessário que surjam, pelo menos, cinco crises do tipo descrito.

A enxaqueca com aura, antigamente chamada enxaqueca clássica ou acompanhada, caracteriza-se por sintomas e déficits neurológicos que se localizam, de preferência, em áreas corticais (escotomas, hemianopsia, déficits sensoriais, afasia) ou no tronco cerebral (parestesia, vertigem com nistagmo, ataxia, diplopia).

Esses sintomas surgem dentro de 5 a 20 minutos e desaparecem completamente em menos de 60 minutos.

Concomitantemente ou dentro de 1 hora após o desaparecimento dos sintomas neurológicos, surge a cefaleia típica, acompanhada por distúrbios autonômicos.

Em alguns casos, pode ocorrer aura sem cefaleia, especialmente em pacientes cuja enxaqueca aparece após a idade de 20 anos.

Alguns dos subtipos da enxaqueca são os seguintes: enxaqueca com aura prolongada (mais de 60 minutos), enxaqueca hemiplégica familiar (defeito genético), enxaqueca oftalmoplégica (lesão temporária do terceiro nervo craniano) e enxaqueca retiniana (escotoma monocular, amaurose monocular).

A incidência do fator hereditário nas enxaquecas clássicas atinge cerca de 70% de seus portadores, o que, para alguns pesquisadores, contribuiria para o aparecimento das crises por dois mecanismos: o primeiro, devido a uma vasolabilidade regional alterada, explicando o envolvimento de determinados territórios da árvore circulatória cerebral; o segundo, uma labilidade anormal do sistema límbico, responsável pelo controle emocional e intimamente relacionado com as influências hormonais do eixo hipotálamo-hipofisário.

Os estudos bioquímicos têm demonstrado a importância da liberação de certas substâncias cerebrais no desenvolvimento das crises, representadas principalmente pela serotonina, histamina, noradrenalina, bradicinina e prostaglandinas.

Wolf, em 1927, desenvolveu a teoria mecânica da enxaqueca, baseada nas modificações do calibre vascular e, consequentemente, do fluxo sanguíneo cerebral que seriam responsáveis pelos sintomas das crises. Os pródromos, representados por déficit de funções neurais localizadas, como escotomas, hemianopsias, paresias, afasias e parestesias, estariam relacionados à vasoconstrição inicial, com diminuição do aporte sanguíneo regional. Como fenômeno de compensação, surgiria uma vasodilatação responsável pela dor do tipo vascular e pelos sintomas ligados ao edema cerebral consequente.

Atualmente, as pesquisas do fluxo sanguíneo cerebral, por meio de técnicas ultrassofisticadas, ratificam tais mecanismos, embora o processo dependa primariamente de modificações bioquímicas com repercussão sobre o tônus vascular e o limiar da dor. Acredita-se que a liberação de serotonina e de histamina seja o passo inicial para o desenvolvimento do processo, reduzindo o tônus vascular, com dilatação dos vasos, aumento da permeabilidade desses, transdução de substâncias algógenas, como bradicinina, e redução do limiar da dor.

Frequentemente, as crises surgem de forma espontânea. Em certos pacientes, porém, é fácil reconhecer fatores que desencadeiam o processo. Os mais frequentes são de origem emocional, seguindo-se os sensoriais (odores fortes, luminosidade, mudanças climáticas), os alimentícios, principalmente aqueles que contêm tiramina (queijo, vinho tinto) e, nas mulheres, uma nítida influência do ciclo menstrual. Processos irritativos cerebrais com padrões eletroencefálicos anormais poderiam, para alguns autores, ser considerados desencadeantes das enxaquecas.

É necessário o diagnóstico exato, porque outras cefaleias podem simular enxaqueca, e algumas drogas aqui referidas são específicas do seu tratamento.

A enxaqueca é um quadro clínico complexo, caracterizado por paroxismos, nos quais sobressai a dor tipo vascular, pulsátil e hemicrânica, na grande maioria intensa, acompanhada de anorexia, náuseas e vômitos, hipersensibilidade à luz (fotofobia), a odores e ruídos. A enxaqueca é precedida por fenômenos que variam de indivíduo para indivíduo e de uma certa crise para outra, referidos como distúrbios visuais, parestesias, afasias etc. Seu término é precedido por sonolência, apatia, cefaleia difusa, ou, às vezes, processa-se bruscamente após vômito. Tem início na idade jovem, e sua frequência é variável, havendo períodos de melhora ou piora, frequentemente relacionados com processos emocionais ou metabólicos.

Além do quadro já descrito, denominado enxaqueca clássica, o Comitê *Ad Hoc* de Classificação das Cefaleias relaciona os seguintes tipos: enxaqueca acompanhada (hemiplégica e oftalmoplégica), na qual o comprometimento motor persiste durante e após as crises, sendo, entretanto, reversível; enxaqueca comum, nos casos sem pródromos e localização específica; e a cefaleia de Horton ou em salvas, caracterizada por dor pulsátil intensa, atingindo as regiões orbitária e periorbitária unilaterais, acompanhada de fenômeno de congestão vascular local, com hiperemia ocular, lacrimejamento e obstrução nasal. A duração é de alguns minutos, raramente ultrapassando 1 hora, repetindo-se durante o dia em períodos de semanas ou meses, com remissões de 1 ano ou mais. A cefaleia de Horton atinge cerca de 80% dos homens, ao contrário dos outros tipos, que têm nítida preferência pelo sexo feminino.

TRATAMENTO DA CRISE AGUDA DE ENXAQUECA

De acordo com Diener, Kaube e Limmroth, esse tratamento é realizado com:

- Antieméticos;
- Analgésicos;
- Ergotamina;
- Diidroergotamina;
- Agonistas dos receptores serotoninérgicos $5\text{-}HT_{1B}$ e $5\text{-}HT_{1D}$;
- Sumatriptana;
- Toxina botulínica;
- Topiramato;
- Bloqueadores dos receptores da angiotensina II.

Antieméticos

A maioria dos pacientes, na crise aguda de enxaqueca, apresenta náuseas, vômitos e diarreia.

Quando a enxaqueca é tratada, a estase gástrica se torna importante porque pode provocar a absorção reduzida ou suprimida das drogas antienxaqueca.

A absorção rápida das drogas e a concentração plasmática máxima imediata são importantes para a eficácia das drogas.

Os antieméticos do tipo da metoclopramida e domperidona atenuam a disfunção autonômica e aceleram o esvaziamento gástrico.

Os antieméticos devem ser usados logo no início da crise.

A metoclopramida é disponível sob as formas de comprimido, supositórios e injeções intramusculares ou intravenosas.

A domperidona é disponível sob a forma de comprimidos.

As principais reações adversas da metoclopramida são efeitos motores extrapiramidais como distonia, tremores, acatisia e crise oculogírica.

A metoclopramida e a domperidona não devem ser usadas em crianças.

Analgésicos

Analgésicos, anti-inflamatórios não esteroides e ácido acetilsalicílico atuam através da inibição da síntese de prostaglandinas e podem afetar receptores periféricos e a liberação de mediadores inflamatórios.

O ácido acetilsalicílico exerce efeitos também no processamento central das aferências nociceptivas do trigêmeo, bloqueando ainda o extravasamento de proteína plasmática neurogênica na dura-máter do rato, após estimulação do trigêmeo.

Ácido acetilsalicílico, ibuprofeno e acetaminofeno constituem os analgésicos de primeira escolha para as crises brandas e moderadas de enxaqueca.

Os efeitos adversos típicos do ácido acetilsalicílico e anti-inflamatórios não esteroides são desconforto abdominal e refluxo gastroesofagiano.

As contraindicações são distúrbios gastrointestinais (úlceras), gastrite, coagulopatias, zumbido e asma.

O ácido acetilsalicílico pode ser utilizado quando ergotamina, diidroergotamina e triptanas são contraindicadas, como, por exemplo, na presença de doença cardíaca coronária, infarto do miocárdio prévio, hipertensão, claudicação intermitente e em pacientes com fatores múltiplos de risco vascular.

Paracetamol ou acetaminofeno pode ser aplicado por via oral ou retal em doses de 500 mg a 1.000 mg, podendo essa dose ser ampliada até 4.000 mg por dia.

Os efeitos analgésicos e antipiréticos do acetaminofeno são comparáveis aos do ácido acetilsalicílico ou aspirina, mas suas ações anti-inflamatórias são fracas.

Esse fato explica por que a maioria dos pacientes prefere aspirina em vez do paracetamol no tratamento das crises de enxaqueca.

O paracetamol pode exercer alívio melhor e mais rápido da dor quando associado à domperidona.

O paracetamol, em geral, é bem tolerado, e os efeitos colaterais são raros.

Ocasionalmente, pode ocorrer *rash* cutâneo (urticariforme ou eritematoso). Em alguns raros casos, foram observadas neutropenia, pancitopenia e leucopenia.

Já se suspeitou de que o paracetamol, por ser metabólito da fenacetina, poderia provocar lesão renal. Entretanto, nenhum distúrbio renal foi observado com o paracetamol, a não ser em pacientes alcoólatras ou em usuários crônicos de analgésicos.

Ergotamina e diidroergotamina

Essas duas drogas são vasoconstritoras e inibem a inflamação asséptica perivascular e a liberação do peptídio relacionado ao gene da calcitonina.

A ergotamina é disponível sob a forma de comprimidos, supositórios e em injeções para uso subcutâneo.

Em alguns países, a ergotamina é formulada com cafeína, alcaloides da beladona, barbitúricos ou analgésicos simples.

A diidroergotamina é disponível em forma oral. Em muitos países, é formulada com cafeína ou analgésicos. A diidroergotamina é também disponível sob a forma de *spray* nasal e formulação parenteral, pelas vias subcutânea, intravenosa ou intramuscular.

A ergotamina e, em menor extensão, a diidroergotamina podem provocar muitos efeitos adversos, tais como náuseas, vômitos, piora da cefaleia, dormência, tontura, vertigem, sintomas gástricos, boca seca e inquietude.

O uso crônico da ergotamina pode provocar ergotismo e também (menos com a diidroergotamina) aumento da frequência da enxaqueca e até cefaleia diária (cefaleia induzida pela ergotamina). Esse tipo de cefaleia apresenta caráter difuso e desagradável, indistinguível da cefaleia do tipo tensional.

O uso crônico de ergotamina tira a eficácia das medidas profiláticas da enxaqueca.

Ergotamina e diidroergotamina são contraindicadas na presença de doença cardíaca isquêmica, infarto do miocárdio, claudicação intermitente, doença de Raynaud, hipertensão e gravidez.

A ergotamina não deve ser administrada dentro de 12 horas após o uso de triptanas.

Agonistas dos receptores serotoninérgicos $5\text{-}HT_{1B}$ e $5\text{-}HT_{1D}$

Todas as triptanas, inclusive a sumatriptana, agem pré-sinapticamente nos receptores serotoninérgicos $5\text{-}HT_{1B}$ na parede vascular.

Em modelo animal, provocam constrição das artérias, com maior intensidade nas artérias cerebrais e durais do que nas artérias coronarianas ou periféricas.

Além disso, as triptanas inibem a inflamação asséptica perivascular, em vasos sanguíneos da dura-máter, induzidas pela estimulação do gânglio do trigêmeo, através de receptores serotoninérgicos $5\text{-}HT_{1D}$.

O aumento da concentração do peptídio relacionado ao gene da calcitonina, observado na veia jugular de pacientes humanos durante crises de enxaqueca, diminuiu após injeção de sumatriptana.

A sumatriptana não atravessa a barreira hematoencefálica intata.

Os agonistas do $5\text{-}HT_{1D}$ mais novos, como zolmitriptana, naratriptana, rizatriptana e eletriptana, atravessam a barreira hematoencefálica e se ligam a neurônios no núcleo caudado no tronco cerebral e na medula cervical superior.

Dentro de 60 minutos, a administração oral de agonistas de 5-HT$_{1B/D}$ provoca melhora da cefaleia (de grave ou moderada a branda ou nenhuma) em 30% a 40% dos pacientes com crises de enxaqueca.

Após 2 horas, a taxa de melhora se eleva para 50% até 70%. Náuseas, vômitos, fotofobia e fonofobia são também melhorados.

Quando a primeira dose é ineficaz, uma segunda dose não melhora o quadro.

Um problema típico com todas as triptanas é a recidiva da cefaleia, de intensidade moderada a grave, que pode aparecer dentro de 24 horas, após boa resposta inicial à medicação.

Esse efeito colateral é observado em cerca de 30% a 40% dos pacientes.

A cefaleia pode recidivar porque as drogas antienxaqueca melhoram os sintomas de uma crise, mas não são capazes de fechar o "gerador de enxaqueca" situado no tronco cerebral.

A sumatriptana é disponível em diversas formulações e doses, o que permite individualização do tratamento.

Dependendo da gravidade das crises, as doses entre 25 e 110 mg são eficazes. A escolha da posologia depende da relação entre eficácia e intensidade dos efeitos adversos. Podem ser usados supositórios de sumatriptana (25 mg) em pacientes com náuseas iniciais que não podem ingerir comprimidos.

O *spray* nasal (20 mg) é mais eficaz, mas possui gosto desagradável para alguns pacientes.

A forma subcutânea (6 mg) é indicada em pacientes nos quais há necessidade de início rápido de ação.

A duração de ação se reduz, e, inversamente, aumenta a recidiva da cefaleia, na sequência comprimidos – supositórios – *spray* nasal – injeção subcutânea.

A diidroergotamina, por via subcutânea, é menos eficaz do que a sumatriptana pela mesma via, mas possui menor taxa de recidiva da cefaleia.

A zolmitriptana é disponível sob a forma de comprimidos de 2,5 a 5 mg.

Sua eficácia não difere da sumatriptana, porém é mais eficaz em pacientes que não respondem à sumatriptana.

A naratriptana é menos eficaz do que a sumatriptana, porém provoca, significativamente, menos efeitos adversos, sendo por isso indicada em crises de gravidade moderada ou em pacientes que apresentam efeitos adversos desagradáveis com a sumatriptana.

Devido à sua longa meia-vida, a naratriptana não deve ser associada a outras triptanas ou à ergotamina no período de 24 horas após uso dessas drogas.

A rizatriptana possui início rápido de ação, devido à sua absorção rápida. Essa triptana exerce efeito constritor nas artérias coronárias.

A eletriptana demonstrou ser superior à sumatriptana em doses orais de 40 a 80 mg.

Os efeitos adversos das triptanas, apesar de raros, são os seguintes: fadiga, tontura, sintomas na garganta, fraqueza, dor no pescoço, sedação e sintomas torácicos.

Após a injeção subcutânea de sumatriptana, os seguintes efeitos adversos podem ser observados: reação à injeção, formigamento, sensação de calor, tontura, vertigem, *flushing*, sintomas torácicos, dor no pescoço.

Os poucos efeitos adversos sérios, tais como infarto do miocárdio, angina do peito ou arritmias cardíacas, foram observados em pacientes que apresentavam claras contraindicações ao uso dessas drogas.

Sumatriptana

QUÍMICA

A sumatriptana tem a seguinte estrutura, sob a forma de succinato.

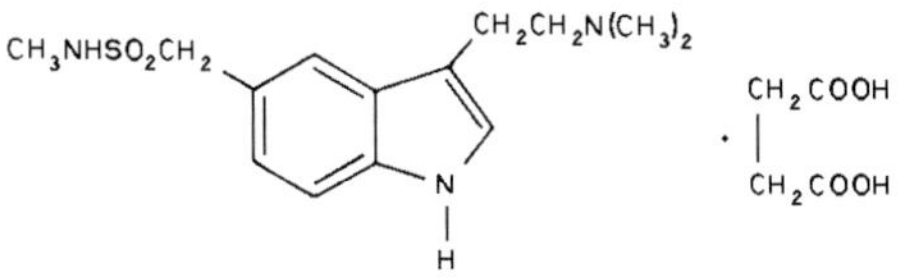

Fig. 47.1 Succinato de sumatriptana.

FARMACOCINÉTICA

A injeção subcutânea de doses de 6 mg produz concentrações máximas plasmáticas de 74 ng/mL, 12 minutos após a injeção.

A droga se liga às proteínas plasmáticas, na taxa de 14% a 21%, e tem um volume de distribuição em torno de 170 L. A biodisponibilidade por via subcutânea é de cerca de 97%.

Cerca de 78% da droga é metabolizada, e o metabólito principal é inativo.

A meia-vida plasmática é de cerca de 2 horas.

A dose deve ser ajustada na presença de insuficiência hepática.

A biodisponibilidade oral é somente de 14%, devido ao metabolismo de primeira passagem e à absorção irregular.

Na estase gástrica, que pode ocorrer em uma crise de enxaqueca, a absorção por via oral pode ser reduzida em até 20%.

Por via oral, a sumatriptana é metabolizada na taxa de 87%, e 38% aparece nas fezes, com 9% em forma inalterada. Após a injeção parenteral, apenas 1% da droga aparece inalterada nas fezes.

MECANISMO DE AÇÃO

A sumatriptana é um agonista do receptor 5-HT$_1$. Existem vários subtipos de receptores serotoninérgicos. Quando ativados, esses receptores provocam vasodilatação ou vasoconstrição, de acordo com a rede vascular ou com o tônus vascular preexistente.

A sumatriptana possui elevada afinidade para o receptor 5-HT$_{1D}$, que se localiza predominantemente nos vasos sanguíneos cranianos.

Parece que a ação antienxaquecosa da sumatriptana se faz através da constrição de vasos sanguíneos cranianos. Esse efeito se opõe à vasodilatação produzida pela enxaqueca, principalmente da artéria basilar e das artérias da dura-máter.

USO CLÍNICO

A sumatriptana é útil na enxaqueca com ou sem aura. Pode também ser útil na cefaleia em salvas.

Não deve ser usada em subtipos de enxaqueca associados a fenômenos neurológicos e oftalmológicos persistentes, na enxaqueca basilar ou na enxaqueca complicada.

Deve ser usada logo que se inicia a cefaleia. Entretanto, diferentemente do tartarato da ergotamina, a sumatriptana é eficaz mesmo depois do início da cefaleia. A sumatriptana deve ser usada após o início da cefaleia e não durante a aura.

Em um estudo com a sumatriptana em mais de mil adultos, na dose de 6 mg, por via subcutânea, 70% dos pacientes experimentaram alívio da cefaleia de moderada a grave. A droga também aliviou as náuseas e a fotofobia.

REAÇÕES ADVERSAS

Os efeitos adversos mais comuns, quando se usa a via subcutânea, são reações locais na área de aplicação da injeção, com dor, eritema, parestesias com sensações de calor, dormência e sensação de queimação. Embora transitórios, podem aparecer cansaço, rubor, tontura, sonolência e sensação de pressão torácica.

A droga é contraindicada em pacientes com doença isquêmica do miocárdio, pois pode provocar espasmo coronariano. É também contraindicada em pacientes hipertensos.

A droga é embriotóxica e teratogênica em coelhos.

Devido à possibilidade de efeitos vasoconstritores aditivos, a sumatriptana não deve ser administrada dentro de 24 horas após o uso de preparações ergotamínicas.

PREPARAÇÕES E POSOLOGIA

Por via subcutânea, em adultos, a dose única máxima é de 6 mg. Se ocorrerem reações adversas, doses menores podem ser usadas. Uma segunda dose de 6 mg pode ser aplicada 1 ou mais horas depois.

No Brasil existem as especialidades farmacêuticas Imigran, Midril e Sumax.

A sumatriptana, que pertence ao grupo farmacológico das triptanas, atua seletivamente como agonista nos subtipos dos receptores serotoninérgicos 5-HT$_{1B}$ e 5-HT$_{1D}$.

Representa tratamento eficaz da crise aguda da enxaqueca e, na forma injetável, é também eficaz nas cefaleias em salvas.

A sumatriptana, administrada pelas vias subcutânea, oral, intranasal ou retal, demonstrou, em ensaios clínicos, ser mais eficaz do que o placebo em aliviar a cefaleia da enxaqueca e reduzir ou abolir os sintomas associados à enxaqueca, como náuseas, fotofobia e fenofobia.

A cefaleia recidiva em 21% a 57% dos pacientes que receberam sumatriptana por via oral ou subcutânea, porém a maioria dos pacientes responde a uma segunda dose da droga.

As taxas de resposta à sumatriptana oral foram idênticas às respostas terapêuticas ao tratamento, por via oral, com a naratriptana, a rizatriptana ou o acetilsalicilato de lisina associado à metoclopramida.

A sumatriptana é considerada opção útil de tratamento de primeira e segunda opções no tratamento de enxaqueca moderada a grave.

Enxaqueca em crianças

Nesse caso, a droga de escolha é o paracetamol. A dose deve ser ajustada de acordo com o peso da criança.

Nas idades abaixo de 12 anos, a aspirina é a segunda droga de escolha.

Náuseas e vômitos não devem ser tratados com metoclopramida, porque podem ocorrer efeitos adversos extrapiramidais. Nesse caso, pode-se usar a domperidona.

A sumatriptana não é eficaz nas crianças, talvez devido à curta duração das crises.

Na profilaxia, podem ser usados antagonistas do receptor beta.

Profilaxia da enxaqueca

A profilaxia da enxaqueca deve ser realizada de acordo com os seguintes fatores:

- ocorrem 3 ou mais crises de enxaquecas por mês;
- a duração da crise excede 48 horas;
- há extrema gravidade da cefaleia;
- não se obtém alívio adequado com a medicação usada durante a crise;
- o tratamento da crise aguda provoca efeitos adversos inaceitáveis.

Ainda não se sabe se a associação de drogas é melhor do que a monoterapia.

Entretanto, é preferível não usar associação de drogas na profilaxia da enxaqueca, porque os efeitos adversos não podem ser atribuídos a uma única substância.

As drogas utilizadas na profilaxia da enxaqueca são: antagonistas do receptor beta (propranolol, metaprolol, atenolol), antagonistas do cálcio (flunarizina, verapamil, ciclandelato), diidroergotamina; antagonistas de receptor serotoninérgico (pizotifeno, metisergida), aspirina e anti-inflamatórios não esteroides; lisurida; amitriptilina; ácido valproico.

A profilaxia da enxaqueca deve ser iniciada com antagonistas do receptor beta.

A flunarizina deve ser usada em pacientes com problemas de anorexia e de perturbações do sono.

Toxina botulínica

A toxina do botulismo é uma potente neurotoxina usada principalmente em doenças que se manifestam pelo aumento da atividade muscular. Descobriu-se que a toxina botulínica apresentava efeitos antinociceptivos, independentes de sua ação relaxante muscular. Verificou-se que a toxina botulínica era eficaz na prevenção da enxaqueca, como pesquisaram Ashkenzi e Silbustein.

A toxina botulínica é produzida pela bactéria anaeróbica *Clostridium botulinum*. A droga provoca relaxamento muscular dose-dependente porque bloqueia a liberação de acetilcolina na sinapse neuromuscular.

A intoxicação pela toxina botulínica é provocada usualmente pela ingestão da bactéria e/ou da toxina em alimentos estragados, causando o botulismo, que se manifesta por paralisia muscular aguda, potencialmente fatal.

Nos últimos 20 anos, a toxina botulínica, injetada localmente, tem sido usada em diversos distúrbios associados a tônus muscular aumentado, como distonia, acalasia, bexiga espástica e hiper-hidrose.

Ultimamente, a toxina botulínica tem sido usada em diversas síndromes dolorosas, como dor neuropática, dor nas costas, enxaqueca e outros tipos de cefaleias.

Na distonia e na espasticidade, a toxina é aplicada nos músculos afetados. Na enxaqueca, a toxina botulínica é usualmente aplicada na musculatura frontal, temporal e cervical, locais da distribuição da dor.

A toxina botulínica é muito usada para tratar rugas faciais.

O efeito analgésico da toxina botulínica não pode ser explicado apenas pela redução do tônus muscular. Existem algumas teorias para explicar o efeito analgésico da toxina botulínica: (1) a redução prolongada da contração muscular pode reduzir a liberação de várias substâncias que sensibilizam os nociceptores musculares; (2) a toxina botulínica pode bloquear a dor muscular associada à contração porque a droga provoca alterações no processamento sensitivo nos níveis elevados do sistema nervoso central; (3) a toxina botulínica suprime a inflamação neurogênica, a qual tem sido implicada na patogênese da enxaqueca e de outras síndromes dolorosas; (4) a toxina botulínica pode afetar a liberação de outros neurotransmissores tais como substância P e glutamato.

Vários ensaios clínicos comprovam a eficácia da toxina botulínica no tratamento agudo e na profilaxia da enxaqueca usando-se não só a do tipo A como o tipo B da toxina.

A toxina botulínica é bem tolerada, e os efeitos adversos são temporários e representados por blefaroptose, diplopia e fraqueza no local de injeção.

Com base em estudos animais, a dose letal nos seres humanos é estimada em cerca de 3.000 unidades. A dose usada em enxaqueca (25 a 100 unidades) não é tóxica.

Na eventualidade de superdose acidental, existe uma antitoxina.

A toxina botulínica deve ser usada com precaução em pacientes com doença da sinapse neuromuscular (miastenia grave). É contraindicada em pacientes que estão usando aminoglicosídios. Não é recomendado seu uso em mulheres grávidas e lactantes.

No Brasil, a toxina botulínica do tipo A é comercializada sob o nome de Botox, em frasco-ampola contendo 100 unidades.

Topiramato

O topiramato é um derivado de D-frutose usado como anticonvulsivante. Na enxaqueca, o topiramato atua através de diversos mecanismos: (a) bloqueia canais de sódio e de cálcio do tipo L; (b) atua sobre o receptor $GABA_A$, aumentando a transmissão de GABA; (c) reduz a neurotransmissão glutamatérgica excitatória e (d) é um fraco inibidor da anidrase carbônica.

Esses efeitos se devem provavelmente a mecanismo de modulação de receptor e fosforilação de canais.

Storer e Goadsby verificaram que o topiramato reduzia a deflagração de neurônios no complexo trigeminocervical, evocada pelo seio sagital superior de maneira dose-dependente.

Diversos ensaios clínicos comprovam a eficácia do topiramato no tratamento da enxaqueca.

O topiramato é uma droga bem tolerada, e os efeitos adversos são parestesias, mudança no paladar, anorexia, cansaço e náuseas.

A posologia varia entre 50 a 300 mg por dia.

Bloqueadores dos receptores da angiotensina II

Os antagonistas dos receptores da angiotensina II bloqueiam o sistema da renina-angiotensina. Desses antagonistas, o candesartan, bloqueador do tipo I da angiotensina II, demonstrou eficácia na prevenção da enxaqueca, na dose de 16 mg por dia, durante 2 períodos de 12 semanas cada um.

Ainda não se conhece o mecanismo de ação dessa droga.

A angiotensina II afeta o fluxo sanguíneo cerebral através dos receptores AT_1 e também modula a atividade de vários neurotransmissores tais como a serotonina, a dopamina e a melatonina. A angiotensina também ativa indiretamente a síntese do óxido nítrico (NO), aumentando a sua concentração. A molécula do NO afeta as vias nociceptivas.

O bloqueio da atividade da angiotensina II pode servir como medida profilática contra a enxaqueca.

REFERÊNCIAS BIBLIOGRÁFICAS

1. ANTHONY, M. & LANCE, J.W. Histamine and serotonin in cluster headache. *Arch. Neurol.*, 25:225, 1971.
2. AOKI, R. The development of BOTOX – its history and pharmacology. *Pain Digest.*, 8:337-41, 1998.
3. AREZZO, J.C. Possible mechanisms for the effects of botulinum toxin on pain. *Clin J. Pain*, 18:S125-S132, 2002.
4. ASHKENAZI, A., SILBERSTEIN, S.D. The evolving management of migraine. *Curr. Opin. Neurol.*, 16(3):341-45, 2003.
5. BARDE, B. New studies on the circulatory effects of ergot compounds with implications to migraine. Background to migraine. Migraine Symposium, 4, Williams Heinemann Medical Books, 1971.
6. BARTHOLINI, G. & PLETSCHER, A. Two types of 5-hydroxy-tryptamine release from isolated blood platelets. *Experientia*, 20:376, 1964.
7. BENDER, W.I. ACE inhibitors for prophylaxis of migraine headaches. *Headache*, 35:470-71, 1995.
8. BRIN, M.F. Botulinum toxin: chemistry, pharmacology, toxicity, and immunology. *Muscle Nerve*, 20:S146-S168, 1997.
9. CARROL, J.D. & HILTON, B.P. The effects of reserpine injection on methyllysergic acid treated control and migrainous subjects. Background to Migraine. Migraine Synposium, 5, 1972. Williams Heinemann Medical Books, 1973.
10. CUI, M., LI, Z., YOU, S. et al. Mechanisms of the antinociceptive effects of subcutaneous Botox®: inhibition of peripheral and central nociceptive processing. *Arch. Pharmacol.*, 365:33 (Abstr.), 2003.
11. DAEY, M.J. & FARMER, J.B. The mode of action of tyramine. *J. Pharm. Pharmacol.*, 15:178, 1963.
12. DIENER, H.C., KAUBE, H. & LIMMROTH, V. A practical guide to the management and prevention of migraine. *Drugs*, 156:811-824, 1988.
13. DOOLEY, M. & FAULDDS, D. Rizatriptan. *Drugs*, 58(4):699-723, 1999.
14. DRUG EVALUATIONS. American Medical Association, 1995.
15. ENSINK, F.B.M. Subcutaneous sumatriptan in the acute treatment of migraine. *J. Neurol.*, 238:S66-S69, 1991.
16. FORZARD, J.R. Drug interactions on an isolated artery. Background to migraine. Migraine Symposium, 5, 1972. Williams Heinemann Medical Books, 1973.
17. GRAHAM, J.R. & WOLFF, G.H. Mechanism of migraine headache and action of ergotamine tartrate. *Res. Ner. Ment. Dis.*, 18:638, 1973.
18. GREENE, R. *Current Concepts in Migraine.* New York, Raven Press, 1978.
19. HANINGTON, E. & HARPER, A.M. The role of tyramine in the etiology of migraine and related studies in the cerebral and extracerebral circulation. *Headache*, 8:84, 1968.
20. HANINGTON, E. & Preliminary report of tyramine headache. *Brit. Med. J.*, 1:550, 1967.
21. HEYCK, H. *El Dolor de Cabeza.* Ed. Alambra, Madrid, 1977.
22. HILTON B.P. & CUMMINGS J.N. 5-hydroxy-tryptamine levels and platelet aggregation in subjects with acute migraine headache. *J. Neurol. Neurosurg. Psychiat.*, 35:505, 1972.
23. HORTON, B.T. MACLEAN A.R. & CRAIG, W.M. A new syndrome of vascular headache; results of treatment with histamine: preliminary report. *Mayo Clin. Proc.*, 14:257, 1939.
24. JANKOVIC, J., BRIN, M.F. Therapeutic uses of botulinum toxin. *N. Engl. J. Med.*, 324:1186-94, 1991.
25. LANCE, J.N. *Cefaleia.* São Paulo, Manole, 1976.
26. LODER, E., BIONDI, D. Uses of botulinum toxins for chronic headaches: a focused review. *Clin. J. Pain*, 18:S169-S176, 2002.
27. MATHEW, N.T., KAILASAM, J., MEADORS, L. Prophylaxis of migraine, transformed migraine, and cluster headache with topiramate. *Headache*, 42:796-803, 2002.
28. MATHEW, N.T. et al. Dose ranging efficacy and safety of subcutaneous sumatriptan in the acute treatment of migraine. *Arch. Neurol.*, 49:1271-1276, 1992.
29. MATOS, G.R., PIMENTA, E.J.B. & SANTOS, W.T. Tratamento profilático nas cefaléias vasculares. *Folha Médica*, 75:33, 1977.
30. MUNCHAU, A., BHATIA, K.P. Uses of botulinum toxin injection in medicine today. *BMJ*, 320:165, 2000.
31. PEARCE, J. Modern topics in migraine. Williams Heinemann Medical Books, 1977.
32. PERRY, C.M. & MARKHAM, A. Sumatriptan. An update review of its use in migraine. *Drugs*, 55(6):889-922 1998.
33. SCHULZ, I.S., POMPEU, F., SZTAJNBERG, M.C., CARNEIRO, S.F., LEITE, S.P., TEIXEIRA, I. & BALASSIANO, S.L. Pizotifeno na profilaxia das cefaléias de origem vascular. *Folha Médica*, 65:656, 1972.
34. SCOTT, A.B., MAGOON, E.H., MCNEER, K.W., et al. Botulinum treatment of childhood strabismus. *Ophthalmology*, 97:1434-38, 1990.
35. SHAPIRO, R.L., HATHEWAY, C., SWERDLOW, D.L. Botulism in the United States: a clinical and epidemiologic review. *Ann. Intern. Med.*, 129:221-28, 1998.
36. SICUTERI, F. Mast cells and their substances: their role in the pathogenesis of migraine. *Headache*, 3:86, 1963.
37. SICUTERI, F. Prophylactic and therapeutic properties of 1-methyllysergic acid butamolamide in migraine. *Int. Arch. Allerg.*, 15:300, 1959.
38. SICUTERI, F., TESTI, A. & ANSELMI, B. Biochemical investigations in headache; increase in hydroxyindolacetic acid excretion during migraine attacks. *Int. Arch. Allerg. Appl. Immun.*, 19:55, 1961.
39. SILBERSTEIN, S.D. Review of botulinum toxin type A and its clinical applications in migraine headache. *Expert Opin. Pharmacother.*, 2:1649-54, 2001.
40. SPENCER, C.M., GUNASEKARA, N.S. & HILLS, C. Zolmitriptan. *Drugs* 58(2):348-379, 1999.
41. STORER, R.J., GOADSBY, P.J. Topiramate inhibits trigeminovascular traffic in the cat: a possible locus of action in the prevention of migraine. *Neurology*, 60:A238 (Abstr.), 2003.
42. THE SUBCUTANEOUS SUMATRIPTAN INTERNATIONAL STUDY GROUP. Treatment of migraine attacks with sumatriptan. *N. Engl. J. Med.*, 325:316-21, 1991.
43. THE SUMATRIPTAN CLUSTER HEADACHE STUDY GROUP. Treatment of acute of cluster headache with sumatriptan. *N. Engl. J. Med.*, 325:322-326, 1991.
44. THOMPSON, W.H. Ergot in the treatment of periodic neuralgia. *J. Ner. Ment. Dis.*, 21:124, 1984.
45. TRONVIK, E., STOVNER, L.J., HELDE, G. et al. Prophylactic treatment of migraine with an angiotensin II receptor blocker: a randomized controlled trial. *JAMA*, 289:65-69, 2003.
46. WEBER, R.B. & REINMULH, O.M. The treatment of migraine with propranolol. *Neurology*, 21:404, 1971.
47. WOLFF, H.G. *Headache and Other Pains.* 2nd ed. New York, Oxford University Press, 1963.

48

Anestésicos Locais

Túlio Cesar Azevedo Alves e Oliveiros Guanais

INTRODUÇÃO

Anestésicos locais são substâncias capazes de impedir, de modo reversível, a condução de impulsos nas fibras nervosas. As sensações que vêm da periferia para o sistema nervoso central (aferentes) e as mensagens que o sistema nervoso central envia para a periferia (eferentes) deixam de ser conduzidas pelo nervo sob ação do anestésico local, desaparecendo as diversas formas de sensibilidade (tátil, térmica, dolorosa) e a atividade motora da área em que se distribui o nervo ou grupo de nervos bloqueados.

Dos efeitos resultantes da ação dessas drogas, o que mais interessa é a abolição da dor, por isso o nome de anestésicos locais.

A ação farmacodinâmica mais importante (bloqueio da condução nervosa) resulta da deposição do agente nos compartimentos tissulares em que se encontram os nervos que se quer bloquear. Ao contrário disso, os anestésicos gerais atuam depois de entrar na corrente sanguínea e têm um comportamento farmacodinâmico global, ou seja, todos os órgãos e tecidos sofrem o impacto desses agentes, e várias alterações funcionais são inseparáveis da sua ação. Essa diferença confere vantagem aos anestésicos locais, justificando seu grande uso em medicina e odontologia.

O bloqueio da condução nervosa pode ser conseguido por vários meios: trauma mecânico, baixa temperatura, anoxia, concentração muito baixa de sódio na vizinhança da fibra, anestésicos gerais gasosos e voláteis em altas pressões, alcoóis e fenóis, ácidos e bases orgânicas, derivados da guanidina, aminoésteres, aminoamidas e muitos outros compostos químicos.

No entanto, certas propriedades devem ser apresentadas por uma substância para que possa ser utilizada como anestésico local. São requisitos desejáveis:

1. Bloqueio reversível do nervo, sem risco de produzir lesão permanente;
2. Irritação mínima para os tecidos em que são injetados;
3. Boa difusibilidade através dos tecidos, para que sejam atingidos os nervos a que são destinados;
4. Baixa toxicidade sistêmica;
5. Eficácia quando administrados por infiltração ou por meios tópicos;
6. Início rápido de ação;
7. Duração do efeito adequada às necessidades cirúrgicas habituais.

HISTÓRICO

A substância que inaugurou a história da anestesia local foi a cocaína, alcaloide extraída de plantas andinas (*Erythroxylon coca*).

No final do século XIX, Kohler observou que a cocaína, em contato direto, produzia entorpecimento da língua. Um ano depois (1885), Halstead conseguiu analgesia injetando cocaína na vizinhança de nervos periféricos. Os efeitos da cocaína sobre o sistema nervoso central, sua capacidade de induzir toxicomania e o fato de ser uma substância que dependia da extração em fontes da natureza levaram à busca de agentes sintéticos que apresentassem propriedades anestésicas locais sem os inconvenientes da cocaína.

Em 1890, Ritsert sintetizou a benzocaína, composto pouco solúvel em água e de pequena eficácia quando injetado.

Em 1905, Einhorn e Braun sintetizaram muitos anestésicos locais, com o objetivo de reduzir a irritação local e os danos teciduais produzidos por esses compostos, assim como diminuir a toxicidade sistêmica e aumentar a duração de ação. A lidocaína, sintetizada por Löfgren em 1943, foi resultado dessas pesquisas e pode ser considerada o protótipo para o estudo da potência e toxicidade dos novos agentes que vêm sendo sintetizados.

QUÍMICA

Estrutura

Quase todos os agentes usados como anestésicos locais se apresentam na forma de aminas terciárias (mais raramente secundárias) e situam-se em duas categorias: aminoésteres ou aminoamidas. Sua estrutura molecular tem esta representação:

Uma cadeia alifática (pivô), com 6 a 9 ängstroms de extensão, tendo:

Numa extremidade, um grupo amino (terciário ou secundário), com radicais alquila ligados ao nitrogênio;

Na outra extremidade, um hidrocarboneto cíclico, geralmente aromático.

O grupo amino representa a porção hidrofílica da molécula e facilita sua difusão em meio aquoso.

O grupo aromático confere lipossolubilidade à molécula do anestésico local e permite sua solubilidade em gorduras, favorecendo sua transposição por barreiras celulares.

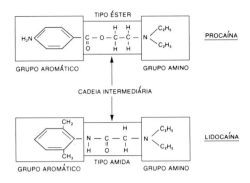

Fig. 48.1 Estrutura química dos anestésicos locais.

A união da cadeia intermediária (pivô) com o sistema aromático faz-se por meio de ligações do tipo éster (procaína) ou amida (lidocaína).

Os anestésicos locais do tipo éster são obtidos pela combinação de um ácido aromático com um aminoálcool. No caso da procaína, a reação resulta do ácido para-aminobenzoico com o dietil-aminoetanol.

Os que possuem ligação tipo amida resultam da combinação de uma amina aromática com um aminoácido; a lidocaína ilustra a série. Este é o grupo funcional característico de éster:

$$R-\underset{\underset{O}{\parallel}}{C}-O-$$

O radical da amida tem esta representação:

$$-N-\underset{\underset{O}{\parallel}}{C}-R$$

RELAÇÃO ESTRUTURA/ATIVIDADE

Pela observação da molécula de um anestésico, é possível antecipar certas características decorrentes da relação existente entre estrutura e atividade:

1. Numa série de compostos homólogos, o aumento de peso molecular resulta em maior potência anestésica. Mas, se o peso molecular aumentar além de certo limite, a potência anestésica diminui;
2. O crescimento da cadeia intermediária aumenta a solubilidade lipídica e diminui a solubilidade em água;
3. A presença de radicais alquila longos no nitrogênio do grupo amino aumenta a natureza básica do composto, possibilitando ligações hidrofóbicas mais firmes com substâncias apolares de natureza lipídica. Por outro lado, as ligações eletrostáticas (interações íon-íon) tornam-se mais fracas, diminuindo a polaridade, e a molécula se prende de forma débil ao receptor. Essas influências opostas resultam em um equilíbrio final;
4. Alterações no grupo aromático ou amino de um anestésico local interferem no coeficiente de distribuição lipídio/água e na capacidade de ligação a proteínas.

    A presença de um radical butila no núcleo aromático da tetracaína torna essa droga 100 vezes mais lipossolúvel que a procaína (da qual é análoga, ambas do grupo éster), conferindo-lhe ainda a capacidade de ligação a proteínas 10 vezes maior. Esses fatos, certamente, concorrem para justificar a maior potência anestésica e a maior duração do efeito da tetracaína em relação à procaína;
5. A introdução de radicais alquila no anel aromático altera a configuração tridimensional da molécula, conferindo-lhe características novas. Os dois radicais metila no anel da lidocaína dificultam a sua hidrólise, ao mesmo tempo em que favorecem a sua difusibilidade;
6. A substituição do radical metila no nitrogênio aminado da mepivacaína pelo radical butila dá lugar à bupivacaína, que tem um coeficiente de partição em lipídios três vezes maior e maior capacidade de ligação a proteínas. Isso pode explicar por que a atividade anestésica intrínseca da bupivacaína é quatro vezes maior do que a da mepivacaína, e explicaria também a maior duração do seu efeito anestésico;
7. A introdução de um halogênio (Cl) na posição 2 do anel aromático da procaína resulta na formação da clorprocaína, substância que tem uma velocidade de hidrólise quatro vezes maior e uma toxicidade reduzida à metade quando comparada à procaína;
8. A ausência do radical metila na posição 6 do anel benzênico faz com que a prilocaína sofra metabolização mais rápida que a lidocaína e apresente toxicidade menor;
9. O grupo carbonila (=C=O), encontrado nos dois tipos de anestésicos locais (união da cadeia intermediária ao grupo aromático), desempenha papel importante na atividade anestésica.

O anel benzênico representa a maior parte da molécula dessas substâncias; por ser plano, pode aproximar-se intimamente de outras moléculas, induzindo fortes ligações tipo van der Waals. Grupos doadores de elétrons (em particular, —NH2), na posição *para* do núcleo benzênico, aumentam a densidade eletrônica do anel e facilitam o deslocamento de elétrons até o grupo =C=O, aumentando a eletronegatividade do átomo de oxigênio e dando origem a um dipolo

$$(-\underset{\underset{\parallel}{}}{\overset{\delta+\ \delta-}{C-O-}}),$$

o que torna mais fácil a união do anestésico com a fibra nervosa.

A existência de uma densidade eletrônica elevada no oxigênio do grupo carbonila resulta em aumento da potência anestésica. Se, por outro lado, tivermos, em vez de doadores, grupos receptores de elétrons na posição *para* do anel benzênico (como o —NO$_2$), a característica de dipolo do grupo carbonila diminui, e a potência fica reduzida. Os paranitrobenzoatos, por exemplo, têm potência anestésica desprezível.

A NATUREZA BÁSICA DOS ANESTÉSICOS LOCAIS

Com poucas exceções, os anestésicos locais são aminas, comportando-se como bases fracas; a natureza básica desses compostos é dada pelo átomo de nitrogênio existente no grupo amino.

Os anestésicos locais de importância clínica têm algo em comum com os compostos do amônio quaternário e com grupo de compostos neutros (sem capacidade de ionização).

São aminas que apresentam características estruturais intermediárias, podendo ser encontradas na forma neutra ou na forma ionizada, em proporções que dependem do pKa do composto considerado e do pH do meio em que se encontram.

DISSOCIAÇÃO DOS ANESTÉSICOS LOCAIS

Como aminas, na forma de bases fracas, os anestésicos locais são instáveis e pouco solúveis em água; daí serem apresentados na forma de sais de ácidos fortes, para que tenham maior estabilidade e sejam solúveis em água.

As soluções desses sais, geralmente cloridratos, são ácidas. Sua estrutura apresenta uma parte catiônica (R_3N^+H) e outra aniônica (Cl^-).

Em meio aquoso, a forma catiônica liberada (BH^+) tem a capacidade de se dissociar, fornecendo próton (H^+), atuando, portanto, como um ácido, ao tempo que se regenera a forma básica, não ionizada (B):

$$BH^+ \rightleftarrows B + H^+$$

CONDUÇÃO NERVOSA

O processo de despolarização gera um campo elétrico que se propaga para as regiões vizinhas, avançando vários milímetros ao longo do axônio. Uma corrente percorre o nervo, com cargas negativas externas e positivas no interior. É o processo de despolarização que avança, como se fosse uma centelha propagando-se ao longo de um rastilho de pólvora.

Há dois meios de impedir que a intensidade de uma corrente que percorre o nervo caia: um é o aumento do diâmetro das fibras nervosas, que não é possível nos modelos biológicos gerados pela natureza; o outro é um artifício na morfologia da fibra nervosa.

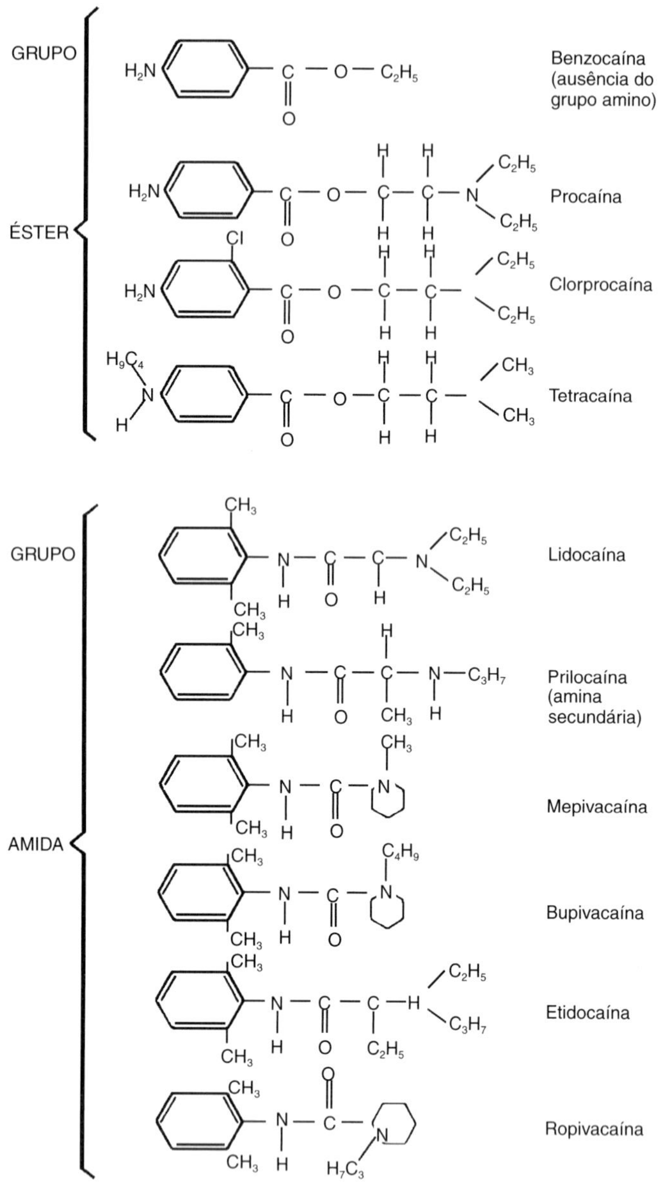

488 FARMACOLOGIA

Fig. 48.2 Estrutura química de alguns anestésicos locais.

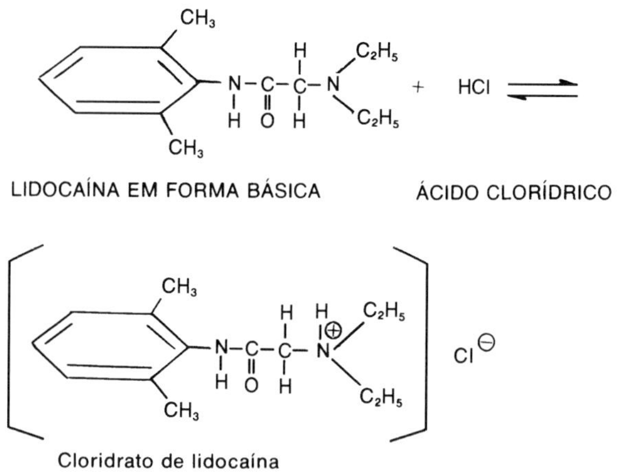

Fig. 48.3 Ionização de um anestésico local.

A bainha de mielina

A bainha de mielina é uma lâmina lipoproteica que se enrola em espiral em torno da fibra nervosa; é proveniente da célula de Schwann, que se encontra na superfície da membrana da fibra nervosa. As camadas concêntricas da bainha impedem que a membrana fique em contato com o meio extracelular e diminuem, dessa forma, sua resistência, evitando que a corrente, isto é, o impulso nervoso, perca intensidade em seu percurso.

A intervalos variáveis, a bainha de mielina se interrompe e a membrana entra em contato direto com o meio extracelular. Esses pontos sem mielina são os nódulos de Ranvier, e têm cerca de 1 mícron de extensão; a distância de um nódulo de Ranvier para outro varia de 0,5 a 3 mm, a depender do calibre da fibra; fibras finais têm nódulos mais próximos. Nas fibras mielinizadas, as trocas iônicas só se processam nos nódulos de Ranvier, nos quais ocorre o processo de realimentação da corrente. Como a troca iônica não é contínua, mas a intervalos (nódulos de Ranvier), a corrente elétrica se faz aos saltos, de um nódulo a outro. Daí ser chamada de condução saltatória.

A condução saltatória possibilita a propagação do estímulo nervoso com uma velocidade maior do que a observada nas fibras sem mielina, mesmo naquelas de grande calibre; por exemplo, no axônio gigante da lula, sem mielina mas com 500 micra de diâmetro, a velocidade do impulso é da ordem de 30 m/s. Em fibras mielinizadas de 20 micra, o impulso se propaga a uma velocidade de 100 m/s.

A membrana nervosa

A membrana é o componente funcionalmente mais importante da fibra nervosa. Ela é sede dos fenômenos iônicos que geram os potenciais de repouso e de ação; por ela é que se propaga o potencial de ação, resultando na condução do estímulo nervoso. O axoplasma tem papel importante nos processos metabólicos de nutrição da fibra nervosa, mas não participa dos eventos que levam à formação e à propagação dos potenciais. Isso foi demonstrado substituindo-se o axoplasma por soluções eletrolíticas ricas em K^+: os fenômenos elétricos de despolarização e condução continuavam a processar-se.

Os lipídios e as proteínas têm papel importante na composição e organização da membrana celular, imprimindo grande importância a certas propriedades físico-químicas dos anestésicos locais (lipossolubilidade e ligação a proteínas) em suas interações com as membranas nervosas.

MECANISMO DE AÇÃO

O equilíbrio das formas básicas e catiônicas em que se apresentam os anestésicos locais está na dependência da constante da dissociação (pKa) de cada anestésico e do pH do meio.

O anestésico local difunde-se através dos tecidos e coberturas neurais na forma lipossolúvel, não ionizada. Na ausência de barreiras à difusão, ou quando em contato direto com o nervo, a forma catiônica é da maior importância para estabelecer o bloqueio da condução.

O interior da fibra nervosa tem pH em torno de 7, o que permite o aparecimento de uma quantidade maior de forma catiônica; essa forma catiônica interagiria com receptores de carga negativa existentes na superfície interna da membrana e bloquearia os canais que dão passagem ao Na^+. Como resultado, a membrana ficaria incapacitada de despolarizar-se, já que os movimentos iônicos (entrada de sódio) que geram e alimentam os fenômenos elétricos estão comprometidos.

Por outro lado, há provas de que o anestésico local de forma neutra pode produzir bloqueio. A benzocaína, por exemplo, que não tem amina terciária e é pouco carregada em pH 7, tem efeito bloqueador, independente do pH do meio externo; além disso, a permeabilidade da membrana nervosa ao sódio pode ser inibida seletivamente por alcoóis alifáticos e por formas neutras de barbitúricos. Independentemente do mecanismo de ação molecular desses compostos neutros, fica a certeza de que as moléculas anestésicas, para serem ativas, não precisam estar eletricamente carregadas.

Existe um ponto pacífico: os anestésicos locais agem bloqueando o fluxo de sódio para dentro da célula e impedindo o potencial de ação.

O potássio não tem importância na gênese do bloqueio anestésico, e o potencial de repouso não é comprometido. Ainda que os canais de K⁺ sejam completamente obstruídos, não ocorre bloqueio do potencial de ação; há apenas aumento de sua duração.

Existem várias teorias para explicar como se processa o bloqueio do fluxo de sódio para o interior das células por ação dos anestésicos locais. Atualmente, aceita-se que o principal mecanismo de ação dessas drogas envolve sua interação com um ou mais locais de ligação específicos dentro do canal de sódio.

Os canais de sódio do cérebro de mamíferos são constituídos por três subunidades de proteínas glicosiladas, denominadas α, β1e β2, que se agregam para formar uma grande molécula heterotrimérica de 260 KDa. A subunidade α contém quatro domínios homólogos numerados de I a IV. Cada domínio homólogo possui seis segmentos ou hélices transmembranosas (S1 a S6; ver Fig. 48.4). O quarto segmento transmembranoso (S4) em cada domínio homólogo da subunidade α funciona como sensor de voltagem e encontra-se positivamente carregado.

Os segmentos (ou hélices) transmembranosos S5 e S6, juntamente com as alças curtas situadas entre eles (segmentos SS1 e SS2; ver Fig. 48.5), formam as paredes do canal transmembranoso, que é seletivo ao sódio e está localizado no centro dos quatro domínios homólogos. Radicais de aminoácidos encontrados nos segmentos SS1 e SS2 são determinantes cruciais da seletividade e condutância do canal a esse íon. Outros aminoácidos encontrados no sexto segmento transmembrana (S6) do quarto domínio homólogo são importantes na ligação do anestésico local ao canal de sódio. Na Fig. 48.5 observamos a interação da lidocaína com os aminoácidos fenilalanina e tirosina.

A alça curta intracelular, que faz a conexão do terceiro e quarto domínios homólogos, funciona como portão de inativação do canal de sódio (ver Fig. 48.4). Poucos milissegundos após a abertura do canal, o portão de inativação (h) oclui a boca intracelular do canal transmembrana e, dessa forma, bloqueia o fluxo de íon, inativando o canal.

A atividade do canal de sódio pode ser modulada por fosforilações proteicas. A fosforilação do portão de inativação, entre os domínios homólogos III e IV, reduz a inativação; essa fosforilação é realizada

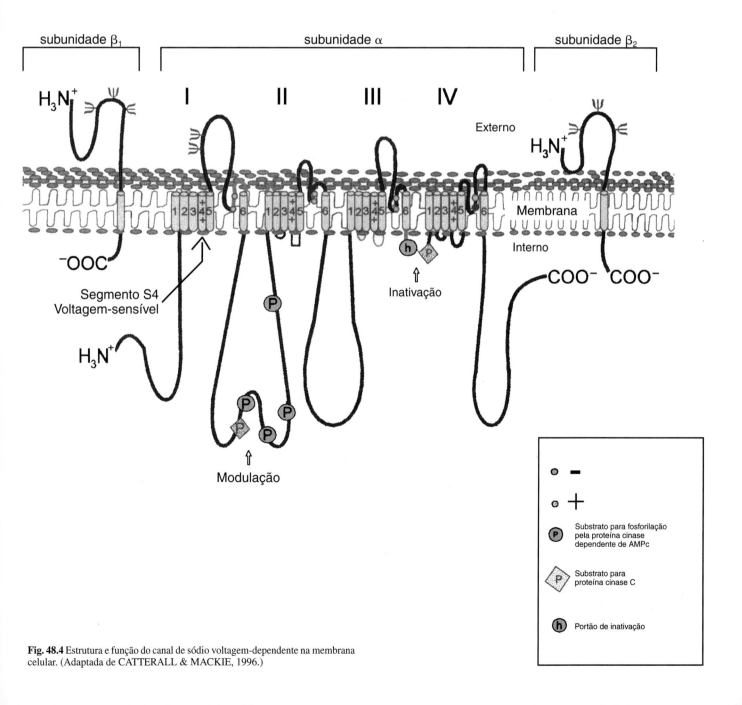

Fig. 48.4 Estrutura e função do canal de sódio voltagem-dependente na membrana celular. (Adaptada de CATTERALL & MACKIE, 1996.)

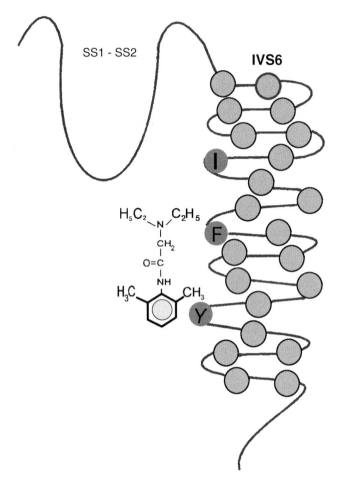

Fig. 48.5 Locais de ligação dos anestésicos locais no canal de sódio da membrana celular. (CATTERAL & MACKIE, 1996.)

pela proteína cinase C. A fosforilação de determinados locais na alça intracelular, entre os domínios homólogos I e II, reduz a ativação; essa fosforilação é realizada pela proteína cinase C ou pela proteína cinase dependente de AMP cíclico (ver Fig. 48.4).

Portanto, o fluxo de sódio através da membrana depende da conformação do canal. Postula-se que esse canal exista em três estados conformacionais: aberto, fechado e inativado (ver Fig. 48.6). A conformação aberta é condutora, isto é, permite o fluxo de íons, porém as conformações fechada e inativada não são condutoras. Esses estados conformacionais dependem da variação de voltagem existente através da membrana, e a cada variação da voltagem corresponde uma conformação do canal.

A ligação dos anestésicos locais aos canais de sódio depende da conformação do canal, sendo, portanto, um fenômeno dependente de voltagem. Esses fármacos ligam-se mais firmemente ao estado inativado do canal, mantendo-os nessa conformação, e, desse modo, estabilizam a membrana. Logo, quanto maior o contingente de canais de sódio no estado inativado, maior a intensidade do bloqueio. Quanto maior a frequência de estímulos em determinada fibra, um maior número de canais se abre, se fecha e se inativa. Com a frequência de estímulos aumentada, eleva-se, então, o número de canais inativados que possuem maior afinidade pelos anestésicos locais; esse fenômeno é denominado bloqueio de frequência (uso dependente ou fásico). Esse conceito é útil para entendermos a instalação do bloqueio e, também, para compreendermos a cardiotoxicidade dos anestésicos locais. Certos fatores como hipoxia, ritmos rápidos e acidose, que despolarizam a membrana, determinam maior impregnação do miocárdio por esses fármacos.

Quando uma concentração adequada de anestésico local chega à fibra nervosa, ocorre o bloqueio de condução; não tendo efeito significativo na permeabilidade que a membrana em repouso oferece aos íons de sódio e de potássio, os anestésicos locais não alteram o potencial de repouso, produzindo um bloqueio do tipo não despolarizante.

Com sua administração, observam-se:

1. redução na altura de potencial de ação;
2. retardo no desenvolvimento desse potencial;
3. diminuição da velocidade de condução do impulso;
4. aumento do período refratário.

Concentração anestésica mínima

Para um axônio ser bloqueado é preciso que determinada concentração do agente anestésico atue sobre ele, reduzindo o seu potencial de ação em 50% do valor normal. Essa concentração é chamada de concentração anestésica mínima (Cm), e deve ser atingida em 10 minutos após a administração do anestésico.

Fatores que interferem na concentração anestésica mínima:

1. Tamanho da fibra: fibras nervosas poucas calibrosas são bloqueadas por concentração menores de anestésicos (Cm baixa). As fibras A_δ e C, que são mais delgadas e estão ligadas à condução da dor, são as primeiras a serem bloqueadas. As fibras A_α e A_β, ligadas à condução de impulsos motores e de sensibilidade tátil e proprioceptiva, só mais tarde apresentam evidências de bloqueio. O fato de umas fibras estarem bloqueadas enquanto outras ainda conduzem estímulos constitui o que se chama "bloqueio diferencial". A ordem de desaparecimento das sensações após bloqueio pode sofrer alguma variação, mas, em geral, obedece a esta cronologia: primeiro, abolição da dor, calor e frio; depois, a abolição da sensibilidade tátil, seguida da abolição da sensação proprioceptiva e depressão profunda; finalmente, há o desaparecimento da atividade motora.

Se a concentração anestésica não for suficiente, algumas sensações podem ser abolidas sem que outras o sejam. Assim, concentrações baixas podem abolir a dor sem interferir na atividade motora: haverá analgesia, mas os movimentos são conservados na área anestesiada.

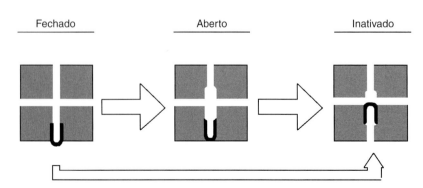

Fig. 48.6 Estados conformacionais do canal de sódio. (Adaptada de ISOM *et al.*, 1990.)

O bloqueio diferencial é mais fácil de ser observado no período de recuperação, quando as diversas funções começam a se restabelecer, na ordem inversa do seu desaparecimento.

2. Tipo de anestésico: a concentração anestésica mínima varia de um anestésico para outro. No Quadro 48.1 estão as concentrações de diversos agentes, necessárias para reduzir em 50% o potencial de ação do nervo ciático da rã.

   Estudos em animais mostram que em concentrações equipotentes o grau de bloqueio motor da ropivacaína é menos pronunciado que o da bupivacaína, porém a ropivacaína tem maior potência em bloquear as fibras A_δ e C. Essas características, se confirmadas, tornar-se-ão valiosas em pacientes obstétricas.

3. pH: a concentração anestésica mínima sofre variações com o pH. Como já foi referido, em nervos com os revestimentos fibrosos intatos, os anestésicos locais são mais eficazes em pH alcalino (predomínio da forma básica); se o nervo for desprovido de seus revestimentos, a eficácia anestésica será maior em pH ácido (predomínio da forma catiônica).

4. Hiponatremia: quanto menor o teor de sódio que banha o nervo, maior a potência do anestésico local (menor Cm). A própria hiponatremia pode produzir bloqueio semelhante ao produzido pelos anestésicos locais. As preparações comerciais de anestésicos locais de mais alta concentração possuem baixo teor de sódio, o que contribui para aumentar sua potência.

5. Mielina: os nervos mielinizados têm condução saltatória, isto é, o impulso elétrico pula de um nódulo de Ranvier para outro, sem que se despolarize a porção da membrana recoberta por mielina. Campos elétricos poderosos podem dar origem a uma condução saltatória que não se faz necessariamente de um nódulo para o nódulo vizinho, podendo, ao contrário, saltar um ou até dois nódulos. Para se obter com segurança o bloqueio em um nervo mielinizado, a Cm do anestésico local deve estar presente numa extensão que inclua três nódulos. Como a distância internodal varia de 0,5 a 2 mm, é aconselhável que o anestésico seja exposto numa extensão de 6 mm ou, para maior segurança, de 10 mm.

Indução do bloqueio

Quando a solução anestésica chega ao nervo, há um processo de difusão da periferia para o centro; a forma não ionizada do anestésico local (base) transpõe as diversas barreiras que cobrem o nervo. Essas barreiras, incluindo a bainha nervosa, não constituem grande obstáculo ao movimento das moléculas do anestésico. A que é transposta com mais dificuldade é o perilema (camada interna do perineuro).

O anestésico local não é injetado na intimidade do nervo, mas em sua vizinhança; a grande massa de moléculas depositada na periferia se difunde em dois sentidos: para os tecidos vizinhos e para o interior do nervo. Inicialmente, a concentração do anestésico é maior na periferia e só mais tarde se eleva nas fibras centrais do nervo, resultando em equilíbrio de concentração. Dessa forma, na instalação de um bloqueio, a concentração anestésica mínima é atingida primeiro nas fibras periféricas e só mais tarde nas fibras centrais. Essa é a razão pela qual a anestesia de um membro se instala primeiro nas porções proximais e só depois nas porções distais: é que as fibras que inervam a porção proximal estão na periferia e as que se dirigem à porção distal estão no centro do nervo.

Quando um bloqueio está na fase final, ou de reversão, as moléculas da periferia são as primeiras a serem eliminadas, ficando a concentração ainda alta nas porções centrais do nervo. Dessa forma, as fibras perifé-

Quadro 48.1 Cm de alguns anestésicos locais

Anestésico	Cm (% solução)
Procaína	0,22
Lidocaína	0,07
Tetracaína	0,02
Dibucaína	0,01

Segundo Truant e Takman.

Quadro 48.2 Classificação das fibras nervosas

Tipo de Fibra	Mielina	Diâmetro (μ)	Função
A-alfa	++	6-22	Eferentes motoras, aferentes proprioceptivas
A-beta	++	6-22	Eferentes motoras, aferentes proprioceptivas
A-gama	++	3-6	Eferentes de fusos dos músculos
A-delta	++	1-4	Aferentes da dor, temperatura e tato
B	+	<	Autônomas pré-ganglionares
C	–	0,3-1,3	Aferentes da dor, temperatura e tato; autônomas pós-ganglionares

ricas contêm anestésico abaixo da concentração anestésica mínima (há retorno de sensibilidade) e as fibras centrais continuam bloqueadas, por conterem anestésico ao nível ou acima dessa concentração (Cm).

Nessa fase, para que o bloqueio seja restabelecido integralmente, é suficiente uma dose menor de anestésico. Dá-se a esse bloqueio (ou reforço de bloqueio), obtido com pequenas doses complementares do agente, quando a ação anestésica começa a dissipar-se, o nome de bloqueio recorrente.

Tempo de indução (latência) é o tempo que vai do momento da injeção até a completa instalação do bloqueio.

Vários fatores interferem no tempo de indução:

1. Coeficiente de permeabilidade, que está na dependência do peso molecular – quanto menor o peso molecular, maior a difusão do agente e mais fácil a sua penetração no nervo – e da solubilidade lipídica – quanto maior a solubilidade lipídica, mais rápida a penetração das moléculas nas membranas hidrofóbicas.
2. Diâmetro da fibra – nas fibras menores, a instalação do bloqueio é mais rápida.
3. Concentração da droga – quanto maior a concentração do agente empregado, mais rápido a anestesia se instala.
4. pH da solução – interfere através da quantidade de base liberada. Quanto maior a quantidade de base, menor o tempo de indução; isso se observa em condições de alcalinidade.

   Atualmente, realiza-se cada vez mais a adição de bicarbonato à solução contendo anestésico local, com o objetivo precípuo de aumentar o pH dessa solução e, com isso, aumentar a percentagem da forma não dissociada (base) do anestésico local.
5. pKa da solução anestésica – quanto menor o pKa, mais rápida a instalação do bloqueio.

   Observação: Não existe correlação entre a potência de um anestésico local e o tempo de indução do bloqueio por ele determinado.
6. Adição de CO_2. A mistura de CO_2 (700 mm Hg) com a solução de anestésico local está também associada a uma latência menor. O mecanismo desse fenômeno é a alta difusibilidade de CO_2 através da membrana nervosa que, com a redução do pH axoplásmico, aumenta a concentração intracelular da forma dissociada do anestésico local, o que é importante para que o anestésico se ligue ao receptor e realize o bloqueio neural.

Bloqueio de Wedensky

Quando se atinge a concentração anestésica mínima, a fibra nervosa não é mais capaz de conduzir impulsos isolados, mas há uma fase de transição em que a fibra, apesar de não conduzir impulsos isolados, pode conduzir alguns impulsos, se uma série de estimulações rápidas for realizada. O nervo se encontra em um estágio intermediário entre sua capacidade de condução normal e o bloqueio completo.

Um estímulo isolado não é capaz de provocar a despolarização, mas pode reduzir o potencial transmembrana e permitir que a voltagem de

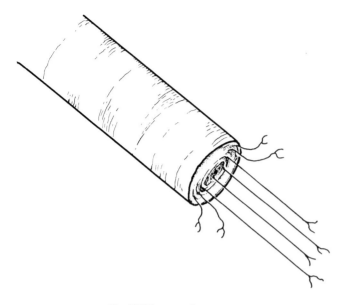

Fig. 48.7 Esquema de um nervo.

um impulso que chegue logo depois atinja o potencial de ação. Isso só é possível se esse segundo impulso chegar próximo do primeiro, sem contudo incidir sobre o período refratário.

Esse fenômeno, conhecido como bloqueio de Wedensky, é transitório e desaparece quando a concentração anestésica mínima se estabelece plenamente, de forma que o fluxo iônico seja desprezível, não tendo mais capacidade de gerar um potencial de ação.

Na prática clínica, o bloqueio de Wedensky explica por que um paciente não experimenta dor com uma picada de agulha e reage a uma incisão de bisturi, que representa uma descarga de impulsos dolorosos.

Duração de ação

É o tempo que vai desde a instalação completa do bloqueio até os primeiros sinais de que a condução volta a se processar.

A duração do bloqueio varia de uma fibra para outra, sendo menor nas fibras de grande calibre porque estas se livram com mais rapidez da ação do anestésico. Varia de acordo com a persistência do agente nos tecidos neurais – a solubilidade alta em lipídios e proteínas mantém o anestésico em contato mais demorado com o nervo, produzindo um bloqueio de duração maior.

A alcalinidade, aumentando o teor de bases anestésicas, facilitará a penetração do agente, o que concorre para que o bloqueio seja mais demorado.

Os sais dos anestésicos locais são ácidos, mas nas preparações comerciais o pH é corrigido para 6-7; quando se adiciona adrenalina, as soluções podem ter o pH de 3-4. Isso não se deve à ação da adrenalina, mas à adição de um antioxidante (bissulfito de sódio) que se usa para preservá-la. Para se evitar esse efeito desfavorável sobre o pH, pode-se adicionar adrenalina à solução anestésica no momento de se fazer o bloqueio.

A capacidade tampão dos tecidos em que os anestésicos locais são injetados corrige o seu pH para os valores biológicos; se isso não ocorre de modo satisfatório, a acidez impede a liberação de base e o anestésico será menos eficaz, como acontece em áreas infectadas.

A utilização de anestésicos locais em forma de bicarbonato, em vez de cloridrato, tem sido investigada como uma alternativa para tornar mais eficaz a sua ação bloqueadora, porque os sais de ácido carbônico provocam menores desvios para o lado ácido.

A lidocaína em forma de bicarbonato, por exemplo, produz um bloqueio 30% mais intenso e de instalação mais rápida que na forma de cloridrato.

A adrenalina, associada a soluções anestésicas, produz vasoconstrição, retarda a remoção do agente e aumenta o seu contato com o nervo, resultando em bloqueio mais longo.

O menor fluxo sanguíneo, resultante da ação de adrenalina, parece favorecer ainda o estabelecimento de uma acidose local, deixando menos base disponível para a difusão do anestésico a partir do nervo para a periferia. Essa acidose seria intensificada pelo aumento do metabolismo determinado pela própria adrenalina.

Os anestésicos de curta duração são os mais favorecidos pela adição de adrenalina; a farmacocinética dessa substância (absorção, metabolismo) é mais rápida que a ação dos anestésicos de longa duração, e, talvez por isso, eles não sejam muito beneficiados com a interação.

O fluxo sanguíneo tem grande importância no desempenho de um anestésico local; um menor fluxo sanguíneo interfere no bloqueio, promovendo:

1. menor tempo de indução (início de ação mais rápido);
2. maior intensidade;
3. maior duração de ação;
4. maior tempo de recuperação;
5. menor grau de difusão.

Em condições de baixa perfusão, como na arteriosclerose e no choque, o bloqueio é mais prolongado. Com base na duração do bloqueio motor em espécies animais, os anestésicos locais podem ser agrupados em três (ou quatro) categorias:

1. Compostos de ação curta
   - Procaína
   - Clorprocaína

2. Compostos de ação média
   - Lidocaína
   - Mepivacaína
   - Prilocaína

3. Compostos de ação longa
   - Tetracaína
   - Bupivacaína
   - Etidocaína
   - Ropivacaína

Um quarto grupo (sem uso clínico) poderia ser acrescentado:

4. Composto de ação ultralonga
   - Tetradotoxina
   - Saxitoxina

Fator importante na duração de uma anestesia local é a dose total do agente empregado; concentração e volume têm menos importância. Pode-se associar, na prática clínica, um agente de início rápido e de ação curta ou intermediária a outro agente de início longo e de ação prolongada, para se obter a vantagem de uma latência curta com longa duração do bloqueio; por exemplo, procaína + tetracaína; lidocaína + tetracaína.

	Lidocaína 1%	+	Tetracaína 0,2%
início de ação (minutos)	2		4
duração (minutos)	123		272

Taquifilaxia

Verifica-se um fenômeno oposto ao bloqueio recorrente quando se usam doses repetidas de anestésico local em um nervo bloqueado no espaço peridural, por exemplo, através de um catéter. À medida que novas doses são administradas, o efeito vai-se tornando menor – é a taquifilaxia. Isto é frequente quando se permite que o nervo recupere sua função. Se as injeções forem repetidas em intervalos mais curtos, antes que o nervo tenha recuperado a sua capacidade de condução, é provável que se obtenha bloqueio recorrente. Injeções repetidas em intervalos maiores, após a recuperação funcional do nervo, resultam em taquifilaxia.

De acordo com trabalhos de Bromage, a taquifilaxia se torna mais intensa quanto mais longo o intervalo entre a recuperação das sensações e a injeção de novas doses do agente anestésico, atingindo-se um grau constante de taquifilaxia quando o intervalo interanalgésico excede 60 minutos. Não é fácil a explicação desse comportamento antagônico, que se traduz por bloqueio recorrente ou taquifilaxia: a taquifilaxia poderia ser o resultado de condições que dificultam o contato do anestésico local com o nervo (edema, hemorragia, coágulos, transudatos) ou de hipernatremia produzida pelas soluções salinas do anestésico local injetado ou de acidose local, impedindo a liberação de base anestésica. Evidência que favorece a importância da acidose no aparecimento da taquifilaxia é o fato de ser esse fenômeno mais frequente com anestésico de pKa baixo, tipo mepivacaína (7,6); quando o pKa é baixo, menores alterações de pH resultarão em maior quantidade de anestésico local na forma catiônica e menor na forma básica.

FARMACOCINÉTICA DOS ANESTÉSICOS LOCAIS

Absorção

Os anestésicos locais não são injetados na intimidade do nervo, mas colocados nos tecidos adjacentes. Há várias formas de se administrar um anestésico local:

1. Infiltração: o anestésico é injetado nos tecidos vizinhos e, por difusão, chega às terminações nervosas periféricas; ou a injeção se faz na rede venosa de um membro em que se produziu exsanguinação e garroteamento, e o anestésico extravasa para o espaço extravascular e vai agir, como no caso anterior, sobre as terminações nervosas periféricas – é a anestesia venosa regional.
2. Bloqueio do nervo periférico: o anestésico é colocado próximo de um nervo isolado ou de um grupo de nervos vizinhos e chega, por difusão, às suas fibras, bloqueando a condução.
3. Bloqueio de nervos situados no SNC: peridural e intra-aracnoidiano.
4. Anestesia tópica: o anestésico é colocado em estruturas de superfície (mucosas), com a finalidade de anestesiá-las por contato.

FATORES QUE INTERFEREM NA ABSORÇÃO

Local da injeção

O teor de anestésicos locais que chega à corrente sanguínea varia de acordo com a área em que são injetados ou administrados por meios tópicos.

A pele íntegra é resistente à ação dos anestésicos locais. Se houver abrasão ou queimadura de 3.º grau, pode-se obter anestesia por contato, e o agente será absorvido para a corrente sanguínea. Nem todas as mucosas se deixam atravessar por anestésicos locais. Pelo trato gastrointestinal não se verifica absorção devido ao baixo pH gástrico, impedindo a liberação de base. Se alguma porção do agente for absorvida, haverá inativação em sua passagem pelo fígado. No trato genitourinário a absorção é pequena, e nula na mucosa intacta da bexiga.

A absorção pela faringe é lenta, mas é fácil e rápida ao nível da traqueia e brônquios, dando níveis sanguíneos elevados e risco de fenômenos tóxicos.

O fluxo sanguíneo tem muita importância na absorção do agente. Essa absorção se dá, predominantemente, pelos capilares, mas ocorre também através das paredes de meta-arteríolas e vênulas. O papel desempenhado pela permeabilidade capilar tem menos importância, o essencial é o fluxo. Por isso, é grande a importância da vascularização da área no processo de absorção. Em regiões pouco perfundidas, como o espaço intra-aracnoidiano, a absorção é lenta; em áreas de maior suprimento sanguíneo, como a região extradural caudal, que apresenta grande vascularidade dos tecidos ósseos, a absorção pode ser extremamente rápida.

Os níveis sanguíneos mais altos têm sido ligados aos bloqueios de nervos intercostais. Isso seria resultante de injeções múltiplas, ficando o anestésico em contato com maior área de absorção.

No espaço peridural lombar há muito tecido gorduroso que parece servir como depósito para armazenar o anestésico e retardar a sua absorção vascular; quando injetado em massa muscular, a absorção é variável. Níveis sanguíneos mais elevados ocorrem após infiltração no deltoide. Na musculatura glútea, a absorção é lenta.

No tecido subcutâneo, onde é injetada grande parte do agente que se destina a bloqueios infiltrativos, a absorção é lenta devido ao pequeno suprimento sanguíneo aí existente.

Característica farmacológica da droga

A natureza química do agente tem importância nos níveis sanguíneos que são obtidos.

Não se conhece bem a farmacocinética dos anestésicos locais do grupo éster (procaína, clorprocaína, tetracaína) por causa da hidrólise rápida desses agentes, mas, como todos eles produzem vasodilatação, a adição da adrenalina prolonga sua atividade anestésica.

A administração peridural lombar de agentes com potência anestésica equivalente (prilocaína, lidocaína, mepivacaína) mostrou que os níveis sanguíneos de prilocaína são mais baixos, enquanto os de lidocaína e mepivacaína são iguais. Isso poderia ser explicado pela maior ação vasodilatadora da lidocaína e da mepivacaína, por um lado, e, por outro, pela maior rapidez da eliminação da prilocaína.

Se a comparação for feita entre dois agentes de longa duração, bupivacaína e etidocaína, por exemplo, observa-se que a administração de doses iguais desses agentes por via peridural resulta em níveis sanguíneos mais elevados de bupivacaína. Isso poderia resultar da maior lipossolubilidade da etidocaína e da maior rapidez com que essa droga se distribui pelos tecidos.

Os agentes que têm maior afinidade pelos componentes dos tecidos neurais (lipídios) fixam-se com mais intensidade a essas estruturas, liberando-se lentamente para a corrente sanguínea.

Quando se usa anestesia tópica, alguns agentes são absorvidos com mais facilidade do que outros. A tetracaína, administrada na traqueia por intermédio de *spray*, fornece níveis sanguíneos elevados, com risco de manifestações tóxicas. O mesmo não se observa com tanta frequência quando se usa lidocaína, cuja absorção através da mucosa traqueal é mais demorada.

No Quadro 48.3 vê-se a influência da atividade vasodilatadora e da solubilidade lipídica nos níveis sanguíneos de diversos agentes administrados no espaço peridural.

A cocaína produz vasoconstrição principalmente por causa de um impedimento da recaptação da noradrenalina já liberada pelos terminais nervosos.

Em concentrações menores do que 1%, a ropivacaína reduz o fluxo sanguíneo cutâneo. Efeito vasoconstritor semelhante tem sido demonstrado nos vasos sanguíneos epidurais. No entanto, não se observou nenhum efeito adverso sobre o fluxo sanguíneo na artéria uterina.

Uso de vasoconstritores

Os vasoconstritores retardam a absorção dos agentes anestésicos, impedem a elevação de seus níveis sistêmicos e reduzem os perigos de reações tóxicas. Além disso, prolongam a ação do agente, aumentando sua captação pelo nervo.

A ação do agente vasoconstritor é mais intensa em alguns anestésicos locais que em outros; a adição de adrenalina, por exemplo, em concentrações de 1:200.000, reduz significativamente os níveis sanguíneos de lidocaína e mepivacaína. O mesmo não se observa quando se adiciona adrenalina, na mesma concentração, à prilocaína, bupivacaína e etidocaína, usadas no espaço peridural. Isso poderia ser explicado, no caso da prilocaína, por sua difusão extremamente rápida nos tecidos. A bupivacaína e a etidocaína seriam pouco influenciadas devido à sua grande solubilidade lipídica (seriam armazenadas no tecido adiposo, como parece ocorrer no espaço peridural) e ao grande efeito vasodilatador que apresentam, contrabalançando o efeito vasoconstritor da adrenalina.

O agente vasoconstritor que se tem mostrado mais eficaz é a adrenalina em solução de 1:200.000 ou seja, 5 μg/mL (1 gota para cada 10 mL da solução). Essa concentração mostrou-se mais satisfatória porque assegura retardo de absorção, aumenta a duração do efeito e produz manifestações cardiovasculares mínimas.

Soluções mais concentradas (1:100.000; 1:50.000) são usadas em odontologia, mas essas concentrações elevadas obrigam ao uso de

Quadro 48.3 Influência da atividade vasodilatadora e da solubilidade lipídica na absorção de anestésicos locais no espaço peridural (COVINO, B.G. & VASSALLO, H.G. *Local Anaesthetics Mechanisms of Action and Clinical Use*. New York, Grune & Stratton, 1976.)

Agente	Atividade Vasodilatadora Relativa	Solubilidade Lipídica Aproximada	Níveis Sanguíneos Máximos (Administração Peridural)	
			Dose (mg)	Concentração (µg/L)
Lidocaína	1	2,9	300	1,4
Prilocaína	0,5	1,0	300	0,9
Mepivacaína	0,8	0,8	300	1,5
Bupivacaína	2,5	27,5	150	1,0
Etidocaína	2,5	141	150	0,5

volumes menores e aumentam o risco das reações sistêmicas da adrenalina (apreensão, taquicardia, arritmias e opressão torácica).

Outras aminas simpatomiméticas têm sido usadas em lugar da adrenalina, mas não são tão eficazes. São elas:

Noradrenalina   sol. 1:20.000
Fenilefrina   sol. 1:20.000

Aminas não simpatomiméticas também têm sido experimentadas, como a octapressina (0,9 µg/mL).

Dose

A absorção do AL não está relacionada à concentração nem ao volume empregado: o que importa é a dose total administrada. Não se observa diferença nos níveis sanguíneos com prilocaína, lidocaína ou etidocaína usadas em concentrações diferentes, desde que a dose total seja a mesma, como mostra a Fig. 48.8.

Distribuição

Uma vez na corrente sanguínea, os anestésicos locais tomam dois caminhos:

1. Distribuição;
2. Eliminação por vias metabólicas ou excretoras.

A distribuição para os tecidos é influenciada pelo processo de metabolização. Assim, a procaína, que sofre hidrólise rápida, praticamente não se acumula no plasma ou em outros tecidos. Já a tetracaína, que tem hidrólise lenta, permite melhor estudo da distribuição dos anestésicos do tipo éster.

Na farmacocinética dos anestésicos locais, como ocorre com outras drogas, são muito importantes o grau de perfusão dos órgãos considerados e o coeficiente de partição entre o sangue e os tecidos.

Da corrente sanguínea os agentes passam primeiro para os órgãos de grande perfusão: cérebro, pulmão, fígado, rim; em seguida, chegam aos tecidos que têm suprimento sanguíneo intermediário, como os músculos; por fim, deslocam-se para os tecidos de baixa perfusão, como as gorduras.

Quando se injeta um bolo de lidocaína, a concentração sanguínea do agente cai rapidamente, distribuindo-se pelos diversos tecidos de acordo com a perfusão e o coeficiente de partição (sangue/tecido) de cada um deles. O coeficiente de partição para a lidocaína é mais alto nos pulmões (5,4) do que em qualquer outro órgão. Por isso, em 1 minuto, 30% da dose injetada estará nos pulmões.

Cinco minutos após uma injeção de lidocaína, a maior parte da droga estará alojada nos tecidos de alta perfusão; algum tempo depois (cerca de 10 minutos) restabelece-se o equilíbrio entre os níveis do agente nos órgãos de muita perfusão e o sangue. Por volta dos 15 minutos, a quantidade do agente que se distribui pelos músculos é muito grande, a despeito de seu baixo coeficiente de participação (0,92), bem inferior àquele do tecido gorduroso (2,9).

O grande armazenamento de anestésico local no músculo se deve à sua maior perfusão e à grande massa muscular. Após 15 minutos, o tecido muscular faz retornar o agente para a corrente sanguínea, e daí ele vai distribuir-se pelas gorduras. Após 2 horas, a maior quantidade do anestésico local estará no tecido adiposo, mas a essa altura já terá

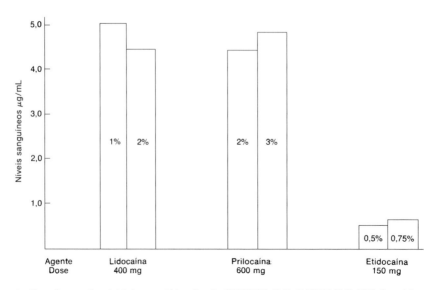

Fig. 48.8 Relação entre concentração, volume e dose total dos anestésicos locais. (COVINO, B.G. & VASSALO, H.G. *Local Anaesthetics Mechanisms of Action and Clinical Use*. New York, Grune & Stratton, 1976.)

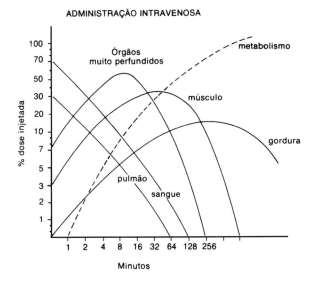

Fig. 48.9 Cinética da lidocaína. (ROWLAND, M. Local anaesthetic absortion, distribution and elimination. *In:* EGER, E.I. *Anaesthetic Uptake and Action.* Baltimore, Williams & Wilkins, 1974. p. 332.)

Quadro 48.4 Coeficiente de partição da lidocaína (em macaco Rhesus) (ROWLAND, M. Local anaesthetic absortion distribution and elimination. *In*: EGER, E.I. *Anaesthetic Uptake and Action.* Baltimore, Williams & Wilkins, 1974, p. 332.)

Tecido	Coeficiente de Partição
Sangue	1
Pulmão	5,4
Fígado	2,9
Cérebro	1,7
Órgãos muito perfundidos	2,9
Músculo	0,92
Gordura	2,9
Órgãos pouco perfundidos	0,84

metabolizado a maior parte da dose injetada. O fígado remove 70% da lidocaína que lhe é ofertada pelo fluxo sanguíneo.

A velocidade com que os anestésicos locais desaparecem do sangue varia de um agente para outro e sofre influência do grau de ligação às proteínas e da solubilidade lipídica. Compostos que se ligam pouco a proteínas (prilocaína) ou que possuem grande solubilidade lipídica (etidocaína) distribuem-se com mais rapidez entre o sangue e os tecidos.

A ligação a proteínas prolonga a permanência dos anestésicos locais na corrente sanguínea. Essa ligação se faz com a fração albumina, e é pequena a afinidade dos anestésicos locais pelas gamaglobulinas.

À medida que aumenta a concentração plasmática, aumenta a fração não ligada às proteínas, isto é, os locais de ligação poderiam ficar saturados. Por ser a fração não ligada aquela que responde pela atividade do agente no sangue, é dela que dependem os efeitos tóxicos dos anestésicos locais.

Concentrações plasmáticas de lidocaína em torno de 1 a 4 μg/mL são comuns na prática clínica, e a elas corresponde, aproximadamente, 30% da droga livre. Quando os níveis sanguíneos atingem 6 a 10 μg/mL, surgem sinais de toxicidade, e a fração livre estará em torno de 40%.

TRANSFERÊNCIA DE BARREIRAS

Os anestésicos locais atravessam barreiras com relativa facilidade. A barreira hematoencefálica, por exemplo, permite um equilíbrio entre o sangue e o líquido cefalorraquidiano (LCR) em 10 minutos, quando se usa lidocaína ou procaína por via venosa. Isso é importante no aparecimento de sintomas ligados à presença do anestésico local no SNC.

A dura-máter espinhal, ao que parece, também é atravessada pelo anestésico local depositado no espaço peridural; cerca de 10% de procaína injetada no espaço peridural pode ser recolhida no LCR.

A placenta permite o trânsito dos anestésicos locais. Se a lidocaína for administrada à mãe por via venosa, em 2 a 3 minutos aparecerá no sangue da veia umbilical e lá permanecerá, em quantidades mensuráveis, durante 30 a 45 minutos.

No caso da lidocaína e da mepivacaína, 50 a 70% das cifras encontradas na circulação materna aparecerão na circulação fetal. A placenta representa, no caso, uma barreira que limita o trânsito desses agentes, já que não existe aí nenhuma atividade metabólica para essas drogas.

A transferência da lidocaína aumenta quando o tempo entre a injeção e o nascimento for maior; em alguns casos, os níveis de lidocaína no sangue fetal podem ser iguais aos do sangue materno.

A prilocaína atravessa a placenta com muita facilidade: 10 minutos após uma injeção peridural de prilocaína, as concentrações do sangue materno e fetal se igualam.

A procaína, apesar de sua rápida hidrólise, pode apresentar níveis equivalentes a 50% dos observados no sangue materno.

Os anestésicos locais parecem atravessar a placenta por difusão passiva, mas a velocidade e o grau de difusão variam com os diversos agentes e parece haver uma correlação inversa com o grau de ligação às proteínas. A prilocaína apresenta relação veia umbilical/sangue materno (VU/SM) mais alta, da ordem de 1:1,08, enquanto sua ligação a proteínas é baixa (55%). Por outro lado, a relação VU/SM para a bupivacaína é de 0,31:0,44, e sua ligação proteica é de 95%.

O Quadro 48.5 demonstra a importância que a ligação a proteínas exerce na relação VU/SM. Quando se faz qualquer modalidade de anestesia de condução, os níveis do agente no sangue materno, sejam altos ou baixos, não alteram a relação VU/SM.

Metabolismo

Os processos de degradação metabólica dos anestésicos locais que se observam em animais podem não ser idênticos aos verificados no homem. A procaína, por exemplo, é quase inteiramente hidrolisada no plasma humano, enquanto no cão e no gato o local principal da hidrólise é o fígado. A cocaína é excretada inalterada pela urina, no homem e no cão; no coelho, sofre hidrólise completa no plasma.

Quadro 48.5 Avaliação de anestésicos locais em obstetrícia (POPPERS, P.J. Evaluation of local anaesthetic agents for regional anaesthesia in obstetrics. *Brit. J. Anaesth.*, 47:322, 1975.)

Agente	Capacidade de Ligação a Proteínas (%)	Concentrações Sanguíneas Maternas (μg/mL)	Concentrações na Veia Umbilical (μg/mL)	Relação VU/SM
Prilocaína	55	1,03-1,5	1,07-1,5	1,0-1,18
Lidocaína	64	1,23-3,5	0,8-1,8	0,52-0,69
Mepivacaína	77	2,91-6,9	1,9-4,9	0,69-0,71
Bupivacaína	95	0,26	0,08-0,11	0,31-0,44
Etidocaína	94	0,25-1,3	0,07-0,45	0,14-0,35

ANESTÉSICOS LOCAIS DO GRUPO ÉSTER

Estes sofrem hidrólise, mas a velocidade da reação varia com o agente e com a espécie animal. A tetracaína é hidrolisada cinco vezes mais lentamente que a procaína; alguns agentes desse grupo são pouco afetados por enzimas plasmáticas. A piperocaína, por exemplo, é hidrolisada mais rapidamente no fígado que no plasma.

Afirma-se que os ésteres do ácido para-aminobenzoico ou seus derivados (procaína, tetracaína) são hidrolisados mais prontamente por enzimas plasmáticas, enquanto os ésteres de outros ácidos aromáticos, como a piperocaína, são hidrolisados principalmente no fígado.

A hidrólise da procaína dá, como resultado, dietilaminoetanol e ácido para-aminobenzoico.

A colinesterase verdadeira (acetilcolinesterase) não tem papel na hidrólise da procaína: a enzima que participa dessa hidrólise é a pseudocolinesterase. Pequenas quantidades dessa enzima estão presentes no nervo e nos tecidos circunvizinhos, mas têm pequena importância na hidrólise da procaína, que se faz quase integralmente ao nível do plasma.

A clorprocaína (um cloro na posição 2 do anel benzoico da procaína) sofre hidrólise com grande rapidez – quatro vezes mais rápida que a verificada com procaína.

Por outro lado, a tetracaína é hidrolisada cerca de quatro vezes mais lentamente que a procaína.

A procaína não tolera bem a autoclavagem, mas a tetracaína pode ser autoclavada várias vezes.

Parece haver uma relação inversa entre toxicidade potencial e a velocidade da hidrólise.

ANESTÉSICOS DO GRUPO AMIDA

A degradação metabólica dos agentes desse grupo é feita principalmente ao nível do fígado (microssomos hepáticos) e tem natureza complexa. Se o fluxo sanguíneo para o fígado for muito baixo ou houver grau avançado de insuficiência hepática, a metabolização desses anestésicos será retardada, aumentando o risco de toxicidade.

A lidocaína sofre um processo lento, mas quase completo, de metabolização; apenas 10% da lidocaína injetada é recuperada na urina, sem alteração, no prazo de 24 horas.

A lidocaína pode sofrer hidrólise, mas esse processo é difícil quando se trata da molécula original, na forma de amina terciária. Uma etapa prévia, de desmetilação oxidativa, dá um derivado monoetilado (amina secundária, a monoetilglicina xilidida), que sofre hidrólise com mais facilidade.

Alguns metabólitos da lidocaína apresentam atividade antiarrítmica ou podem ter potencial tóxico.

A prilocaína é metabolizada de modo semelhante à lidocaína. Embora o fígado seja o local mais importante, no rim também ocorre degradação metabólica de prilocaína. O metabolismo dessa droga é mais rápido e completo que o da lidocaína, e cerca de oito produtos de sua degradação já foram identificados na urina, entre eles a ortotoluidina, causadora de meta-hemoglobinemia.

A mepivacaína sofre também desmetilação da cadeia lateral, dando um produto menos tóxico que é posteriormente desdobrado e conjugado, formando produtos de toxicidade ainda mais baixa.

A dificuldade de hidrólise não enzimática dos anestésicos do grupo amida ainda explica a resistência desses agentes a agressões físicas e químicas.

Os dois radicais metila na molécula da lidocaína aumentam ainda mais sua estabilidade, dificultando a degradação; a lidocaína é muito estável, podendo ser fervida com ácidos ou álcalis fortes ou autoclavada com vapor supersaturado.

A ropivacaína sofre N-desalquilação e hidroxilação do núcleo aromático nas posições 3 e 4, resultando em 2',6'-pipecolilxilidida (PPX), 3'-hidroxirropivacaína (3'-OH Rop) e 4'-hidroxirropivacaína (4'-OH Rop), respectivamente (ver Fig. 48.10). As isoenzimas do sistema microssomal hepático CYP3 A 4 e CYP 1 A 2 estão envolvidas nessas vias metabólicas. O PPX é o principal metabólito.

A isoenzima CYP3 A 4 é responsável pela metabolização de várias outras drogas, incluindo nifedipino, alfentanil, midazolam e quinidina. Essas drogas, comumente utilizadas durante anestesia, podem competir com a ropivacaína pelo mesmo sistema metabólico, elevando os seus níveis séricos e predispondo a uma maior incidência de efeitos indesejáveis. Por outro lado, os barbitúricos e a dexametasona induzem o sistema microssomal hepático, incrementando a biotransformação da ropivacaína.

Excreção

O metabolismo dos anestésicos locais dá lugar à formação de produtos menos tóxicos ou inativos, que devem ser eliminados. O rim desempenha o papel mais importante nesse processo de eliminação, que é mais eficiente na vigência de urina ácida.

Alguns anestésicos locais (mepivacaína, prilocaína), pela desmetilação das cadeias laterais, dão lugar à formação de CO_2, que é eliminado pelos pulmões (cerca de 5%).

Quadro 48.6 Níveis sanguíneos máximos após administração peridural de volumes e concentrações variáveis de alguns anestésicos locais

Clorprocaína	4,7 micromoles/mL/h
Procaína	1,1 micromol/mL/h
Tetracaína	0,3 micromol/mL/h

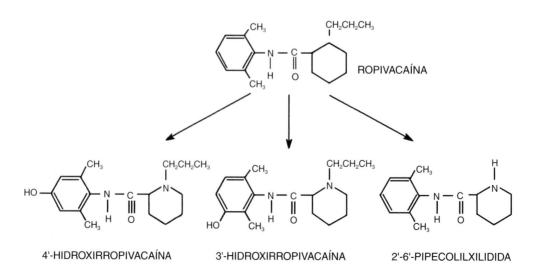

Fig. 48.10 Metabolismo da ropivacaína.

Outros (procaína, lidocaína, mepivacaína) aparecem na bile, mas em quantidades tão pequenas que não chegam a ser detectadas nas fezes. A excreção biliar da tetracaína é maior, e metabólitos desse agente podem ser identificados nas fezes.

A hidrólise da procaína é muito eficiente, e só uma fração mínima do produto original (não mais que 2%) é excretada pelos rins.

Dos produtos da hidrólise da procaína, o ácido para-aminobenzoico aparece na urina, puro ou conjugado, num total de 90%. Do outro produto da hidrólise, o dietilaminoetanol, 1/3 aparece inalterado na urina, e o restante é degradado em outros metábolitos.

A prilocaína, que se liga de maneira menos firme às proteínas, é eliminada com mais rapidez que a lidocaína; parece que parte da prilocaína é eliminada pelos túbulos renais, levando a uma diurese discreta.

A mucosa gástrica parece ter importância como órgão excretor de alguns anestésicos locais (p. ex., mepivacaína), quando os seus níveis sanguíneos estiverem excessivamente elevados.

Somente traços da clorprocaína e tetracaína inalterados são identificados na urina; o mesmo se aplica aos anestésicos locais do grupo amida.

Na urina humana, foram localizados, sem alteração:

lidocaína – menos 10%;
mepivacaína – de 1% a 16%;
bupivacaína – cerca de 16%.

A cocaína é o único anestésico local que é eliminado, em sua maior parte, pelos rins, na forma original.

Produtos de degradação dos anestésicos locais do grupo amina podem ter interesse clínico, principalmente se houver intercorrência de situações que retardam sua eliminação (insuficiência renal, insuficiência cardíaca, estado de choque etc.).

A 2′,6′-pipecolilxilidida (PPX), principal metabólito da ropivacaína, é amplamente excretada pelos rins. Apresenta toxicidade de aproximadamente 1/8 do composto original.

EFEITOS SISTÊMICOS E TOXICIDADE

Fenômenos alérgicos

As manifestações alérgicas ligadas ao uso de anestésicos locais são raras e restringem-se aos agentes do grupo éster, não havendo relato desses problemas com agentes do grupo amida. Por medida de segurança, aconselha-se não usar anestésico local do grupo éster em pacientes com história de alergia a um agente do mesmo grupo, devido ao risco de sensibilidade cruzada. Se um paciente sofre manifestações alérgicas à procaína, por exemplo, deve-se evitar o emprego de tetracaína nesse paciente. As manifestações alérgicas mais frequentes incluem edema, rinite e broncoespasmo.

Muitos dos fenômenos atribuídos a alergia ou sensibilidade são decorrentes de níveis sanguíneos elevados do agente administrado. Situações dramáticas, como colapso cardiovascular e parada cardíaca, não devem ser relacionadas, *prima facie*, com reações anafiláticas, porque a maior probabilidade é de que estejam ligadas a níveis sanguíneos tóxicos. Uma substância (metilparabeno), incluída como preservativo em muitas soluções de anestésicos locais, tem sido responsabilizada pelo desencadeamento de fenômenos de hipersensibilidade. Como o metilparabeno é derivado do ácido para-aminobenzoico, é possível que ocorra sensibilidade cruzada com a procaína.

Os fenômenos alérgicos que ocorrem com anestésicos do grupo éster não resultam das drogas originais, e são atribuídos ao ácido para-aminobenzoico, metabólito comum à procaína, à clorprocaína e à tetracaína.

Reações locais

Nas concentrações usadas, a toxicidade dos anestésicos locais sobre células e fibras nervosas não é grande. Reações tissulares atribuídas a alguns anestésicos locais parecem resultar de íons metálicos presentes em certas soluções desses agentes (cobre, zinco e níquel).

A adrenalina, pela acidificação que confere aos preparados e pela vasoconstrição que determina, intensifica o efeito citotóxico desses metais. Para prevenir a ocorrência desses fenômenos, recomenda-se não usar frascos ou seringas que contenham porções metálicas para armazenagem ou administração de anestésicos locais.

Os bloqueios nervosos podem ter duração muito maior do que a prevista, mas a ação do anestésico local não parece ser a causa direta dessa ocorrência. A presença de edema e compressão vascular, impedindo que o agente se desprenda da fibra nervosa, é uma explicação provável para esses bloqueios de longa duração.

As alterações anatômicas e histológicas ocasionalmente verificadas em nervos periféricos por ação de determinados agentes (piperocaína, hexilcaína) são completamente reversíveis.

Em nervo ciático de rã, em pH 7, as concentrações de anestésicos locais necessárias para produzir bloqueio irreversível são tão elevadas que chegam a produzir hemólise de eritrócitos. Essas concentrações, evidentemente, confirmam-se em âmbito experimental e extrapolam o interesse clínico.

Em conclusão, pode-se afirmar que os anestésicos locais, nas concentrações usadas em clínica, não causam lesões tissulares nem bloqueio irreversível da condução da fibra nervosa. Os bloqueios prolongados parecem ter mecanismo fisiopatológico alheio à ação farmacodinâmica do anestésico local.

Nervos periféricos

A própria fibra periférica não é bloqueada por anestésicos locais administrados por via intravenosa, quando os níveis sanguíneos se encontram na faixa de segurança. Para se obter um bloqueio de condução ao nível de nervo periférico, seriam necessárias doses de procaína em torno de 25 a 50 mg/kg, administrados por via intravenosa.

Doses que não atingem os limites de toxicidade não impedem, portanto, a condução do nervo periférico.

Transmissão sináptica

Os anestésicos locais deprimem a transmissão sináptica, e essa ação depressora é mais intensa na transmissão polissináptica. Os reflexos monossinápticos são mais resistentes, e alguns estudos concluíram que ao nível de monossinapses não há depressão, podendo-se observar, ao contrário, evidência de facilitação.

Transmissão neuromuscular

Não há comprovação de que os anestésicos locais, dados por via venosa em doses menores do que as tóxicas, afetem a junção neuromuscular. Por via intra-arterial, doses dentro do limite de segurança reduzem a resposta muscular à estimulação de um nervo, e a contração tetânica é deprimida mais cedo que a contração resultante de estímulos isolados.

A procaína bloqueia a contração muscular induzida pela acetilcolina, ação que é aditiva à do curare, e prolonga e intensifica a paralisia muscular produzida pela succinilcolina.

Como a procaína depende da pseudocolinesterase para a sua hidrólise, deve-se ter cuidado no uso simultâneo desse agente e a succinilcolina, que depende da mesma enzima para degradação. A procaína deve ser usada com parcimônia ou excluída em casos de pseudocolinesterase atípica.

Músculo liso

Os anestésicos locais deprimem as contrações no intestino isolado e intato, ao que parece, devido a uma ação direta sobre o músculo liso.

Útero

Os anestésicos locais são muito empregados em obstetrícia, principalmente em anestesias aplicadas na raque, para evitar os efeitos depressores que os anestésicos gerais exercem sobre o feto. Mas o anestésico local que é absorvido exerce efeito depressor sobre o músculo uterino. A força e a frequência das contrações podem ser diminuídas.

Isso é mais acentuado quando se usa lidocaína; por outro lado, os anestésicos locais atravessam a barreira placentária, possivelmente por difusão passiva.

Sangue

Doses extremamente elevadas de anestésicos locais podem provocar a lise de eritrócito, fato que só tem interesse experimental.

Um metabólito da prilocaína, a ortotoluidina, leva à formação de meta-hemoglobina (hemoglobina em que o ferro do núcleo heme é oxidado da forma ferrosa, Fe^{++}, para férrica, Fe^{+++}). A meta-hemoglobina não tem capacidade de transportar oxigênio e dá lugar ao aparecimento de cianose, quando sua concentração sanguínea é maior do que 1,5%; não se deve, por isso, utilizar prilocaína em doses superiores a 600 mg. Recomenda-se, pelo mesmo motivo, cautela no uso de prilocaína em anestesias peridurais contínuas, principalmente em analgesias de parto, já que a meta-hemoglobina aparece também na circulação fetal e compromete de forma mais intensa o transporte de oxigênio no feto.

Aparelho respiratório

Os anestésicos locais, em doses terapêuticas, não exercem efeitos importantes sobre o aparelho respiratório; por ação direta, causam broncodilatação. A lidocaína, por via intravenosa, exerce efeito depressor sobre o reflexo da tosse.

Doses tóxicas de qualquer anestésico local, produzindo depressão generalizada no SNC, causam depressão respiratória, podendo-se chegar à apneia.

Sistema cardiovascular

Os anestésicos locais, com exceção da cocaína, produzem vasodilatação que se evidencia mesmo após bloqueio dos receptores α e β-adrenérgicos. A ação é direta sobre a musculatura da parede vascular, e o grau de vasodilatação varia de um anestésico para outro.

A cocaína, talvez devido à sua configuração estérica diferente da apresentada pelos agentes sintéticos, produz vasoconstrição.

Os anestésicos locais causam hipotensão, propriedade que não é compartilhada por todos. A lidocaína, em pequenas doses (até 5 mg/kg), chega a causar elevações tensionais. Outros agentes, como a procaína, têm uma ação hipotensora mais intensa. Em doses elevadas, todos os anestésicos locais, mesmo a lidocaína, causam hipotensão por ação depressora direta do miocárdio e dos vasos sanguíneos.

No coração, os anestésicos locais exercem vários efeitos:

1. elevam o limiar de excitação;
2. aumentam o tempo de condução intracardíaca;
3. alargam o complexo QRS;
4. reduzem a força de contração miocárdica.

A ação antiarrítmica dos anestésicos locais é bem conhecida e parece dever-se à estabilização da membrana das células dos marca-passos.

Em doses terapêuticas, a lidocaína tem pouco efeito sobre a força de contração miocárdica, mas doses maiores podem causar depressão.

Estudos realizados com a procaína demonstram que os efeitos sobre a excitabilidade e a condução estariam relacionados com a forma catiônica. A fração não ionizada seria responsável pela depressão da contração miocárdica.

De acordo com vários estudos, a cardiotoxicidade dos anestésicos locais pode ser atribuída especialmente ao isômero dextrógiro desses compostos. Admite-se que essa forma dextrógira é mais cardiotóxica, pois deprime mais intensamente a excitabilidade, a velocidade de condução e a contração muscular do coração.

Arlock (1988) demonstrou, *in vitro*, que o enantiômetro S(-) da ropivacaína é menos arritmogênico, e em estudos *in vitro*, realizados por Feldman & Covino (1988) comprovou-se menor toxicidade letal desse isômero. Vanhoutte e colaboradores (1991) demonstraram que o isômero dextrógiro do bupivacaína deprime mais intensamente a velocidade de elevação da fase 0 do potencial de ação (Vmax.) e induz bloqueio frequência-dependente bastante pronunciado.

Assim, a menor toxicidade potencial da forma levógira favoreceu o surgimento da ropivacaína e, mais recentemente, da levobupivacaína.

Sistema nervoso central

Os anestésicos locais agem de forma paradoxal sobre o SNC; em pequenas doses, têm ação anticonvulsivante; em doses elevadas, produzem convulsões.

A ação anticonvulsivante tem sido demonstrada experimentalmente e confirmada na clínica; a dibucaína e a tetracaína parecem ser mais eficazes como anticonvulsivantes, vindo, a seguir, a lidocaína. A procaína e a piperocaína têm menos eficácia. A distância entre a dose terapêutica e a dose tóxica de lidocaína no entanto é grande, fazendo convergir sobre essa substância a preferência como agente local anticonvulsivante.

A lidocaína em níveis sanguíneos de 4 a 7 μg/mL aumenta a irritabilidade cortical; acima de 7 μg/mL, aparece a atividade convulsiva.

Quando os níveis do anestésico se elevam, aparecem sintomas relacionados com a sua ação sobre o sistema nervoso central: cocaína e procaína provocam estado de euforia, e a lidocaína produz sedação e amnésia; o entorpecimento da língua e dos lábios é um dos sinais mais precoces de toxicidade dos anestésicos locais, mas não é certo que esteja relacionado com a ação sobre o SNC, pois poderia resultar de uma concentração elevada do agente nesses locais devido à sua grande vascularização.

Sinais indicativos de níveis elevados no SNC são: tontura, zumbido, disartria, sensação de calor, inquietação e tremores nas extremidades ou generalizados. Essas manifestações servem de alerta para o médico, pois são premonitórias da complicação mais grave: a convulsão generalizada.

Os fenômenos pré-convulsivos podem não se acompanhar de alterações no EEG; se estas aparecem, são discretas. No entanto, estruturas cerebrais profundas, em especial o hipocampo e a amídala, apresentam atividade elétrica intensa, caracterizada por espículas e ondas que não se refletem no EEG.

A dose convulsiva de uma anestésico local está relacionada com a sua potência anestésica intrínseca; quanto mais potente for o agente, menor será o nível capaz de produzir convulsão.

As convulsões são generalizadas, tônico-clônicas, e geralmente têm curta duração, porque o nível convulsivante do anestésico cai. No entanto, são graves, comprometem a função respiratória e podem resultar em morte se medidas terapêuticas apropriadas não forem instituídas.

As convulsões induzidas pelos anestésicos locais não têm origem no córtex nem em áreas do tronco encefálico. Há evidências seguras de que se originam em estruturas do sistema límbico, amídala e hipocampo, e a contribuição maior é dada pela amídala. Embora as experiências que chegaram a esses resultados sejam convincentes, não há explicação satisfatória para o fato de a amídala ser a formação cerebral mais vulnerável à ação dos anestésicos locais, apresentando fenômenos elétricos antes que eles ocorram em outras áreas.

Uma teoria unitária foi proposta para explicar a dualidade de ação dos anestésicos locais no SNC (anticonvulsivante em pequenas doses; convulsivantes em doses mais elevadas). Ao exercerem um efeito estabilizador nas membranas celulares, os anestésicos locais deprimiriam a função do sistema nervoso central em nível celular ou sináptico, e a inibição de circuitos inibitórios liberaria a atividade neuronal sob controle dessa inibição, permitindo o seu funcionamento livre e exacerbado; isso explicaria a convulsão. A depressão do SNC que ocorre com doses elevadas de anestésico local seria explicada também por esta teoria: quando as estruturas facilitatórias fossem atingidas, a depressão ocorreria.

O limiar de convulsão por anestésico local torna-se mais baixo quando há elevação da temperatura e da $PaCO_2$, ou redução do pH. Na vigência de hipertermia, hipercarbia e acidose, portanto, doses menores do anestésico local são capazes de desencadear convulsão.

A redução do limiar convulsivo produzido pelo CO_2 poderia dever-se a um aumento de fluxo sanguíneo cerebral (levando mais agente para o cérebro) ou a uma ação excitatória direta do SNC, produzida pela CO_2; ou, ainda, a uma queda do pH intracelular, levando a um aumento da forma catiônica do anestésico local.

A acidose metabólica que resulta do episódio convulsivo tende a prolongar a excitabilidade do SNC, aumentando o tempo de duração da convulsão.

Muitos agentes já foram experimentados com a finalidade de prevenir ou tratar a convulsão por anestésicos locais; a droga mais eficaz para combater a convulsão é o tiopental por via intravenosa. Medidas gerais de apoio ao paciente são importantes, especialmente aquelas orientadas para a função respiratória: oxigenoterapia, ventilação com pressão positiva intermitente e relaxantes musculares.

O agente mais eficaz na profilaxia da convulsão é o diazepam. Como os derivados diazepínicos atuam eletricamente deprimindo a hiperexcitabilidade de formações do sistema límbico, e como é exatamente daí (amídala e hipocampo) que partem as descargas convulsivas, o uso do diazepam encontra fundamento lógico. A dose recomendada é de 0,1 mg/kg, devendo ser usada sempre que se pretenda administrar grandes doses de anestésicos locais ou quando o bloqueio for dos que se associam com mais frequência a níveis sanguíneos elevados (bloqueios de nervos intercostais, peridural, caudal etc.).

INTERAÇÃO COM OUTRAS DROGAS

Os anestésicos locais têm ação discreta sobre a junção neuromuscular, mesmo se administrados por via intravenosa. No entanto, o uso concomitante de anestésicos locais e relaxantes musculares, quer despolarizantes, quer não despolarizantes, resulta em intensificação do bloqueio neuromuscular.

Procaína e succinilcolina competem pela mesma enzima (pseudocolinesterase) para a sua biotransformação. O uso simultâneo desses dois agentes pode resultar em apneia prolongada.

Tem-se atribuído à iproniazida, ao cloranfenicol, à prometazina e à meperidina a capacidade de potencializar a ação convulsivante dos anestésicos locais.

Substâncias que induzem os sistemas enzimáticos nos microssomos hepáticos, como fenobarbital, podem acelerar a degradação biológica dos anestésicos locais do grupo amida.

O ácido para-aminobenzoico, formado pela hidrólise da procaína, inibe a ação das sulfonamidas.

A cocaína potencializa as respostas excitatórias e inibitórias da ação adrenérgica. Isso se deve ao bloqueio da recaptação de noradrenalina no terminal dos nervos simpáticos, sensibilizando os órgãos efetores.

O alfentanil, o midazolam e o nifedipino competem com a ropivacaína pelo mesmo sistema metabólico, constituindo-se em importante interação farmacocinética.

USOS CLÍNICOS

O principal uso dos anestésicos locais é na produção da anestesia cirúrgica; podem ser aplicados também no tratamento de condições dolorosas não relacionadas a procedimentos operatórios, como neoplasias malignas avançadas. Mas, para essa finalidade, agentes que bloqueiam a condução nervosa sem estarem incluídos na categoria dos anestésicos locais (alcoóis e fenóis) têm melhor indicação.

Os anestésicos locais têm sido utilizados para objetivos diversos da abolição da dor:

1. Usos curiosos, como o da procaína (novocaína), para efeito de rejuvenescimento, levado a efeito, durante algum tempo, no Leste Europeu;
2. Usos perigosos, como o da cocaína, para simular felicidade não encontrada na realidade da vida. Esse foi, aliás, o primeiro motivo pelo qual a planta da qual se extrai a cocaína fosse consumida por tribos indígenas das regiões andinas. Essa droga, por sua ação sobre o SNC, produz uma sensação de bem-estar, euforia, aumento da capacidade intelectual, maior resistência muscular e menores sinais de fadiga. Ao lado das sensações agradáveis ligadas à estimulação do córtex cerebral, o estímulo de centros subcorticais e medulares, produzido por doses mais elevadas, dá lugar ao aparecimento de tremores, convulsões tônico-clônicas e, em doses maiores, parada respiratória, causa de muitas mortes provocadas pela cocaína. A intoxicação aguda pela cocaína manifesta-se por exacerbação daqueles sinais de estimulação do SNC já referidos, surgindo ainda cefaleia, taquicardia, febre, midríase, náuseas, vômitos e respiração irregular, podendo chegar à parada respiratória. O tratamento mais eficiente consiste na administração de diazepam, lorazepam ou tiopental por via IV, junto com medidas de suporte clínico, principalmente orientadas para o aparelho respiratório.

A cocaína por ser cara, só está ao alcance dos que podem pagar por ela preços exageradamente elevados; isso restringe o seu uso.

Anestésicos locais como anticonvulsivantes

Parece que a atividade anticonvulsivante é inerente a todos os anestésicos locais, incluindo a cocaína.

A lidocaína tem sido usada com resultados satisfatórios em *status epilepticus*; a dose a ser empregada é de 2 a 3 mg/kg, com a média de 40 a 50 μg/mL. O efeito se manifesta com níveis sanguíneos que variam de 0,5 a 4 μg/mL.

Anestésicos locais como antiarrítmicos

Atividade antiarrítmica semelhante à da quinidina foi identificada na procaína, há muitos anos, mas a hidrólise rápida da procaína não permitiu a sua utilização clínica como antiarrítmico. Em lugar dela surgiu a procainamida, resultante da troca da ligação éster por ligação amina na molécula da procaína.

A procainamida é mais estável no organismo e útil no tratamento de algumas formas de arritmia.

A lidocaína é o anestésico local mais importante no tratamento de arritmias ventriculares, mesmo aquelas decorrentes de infarto recente do miocárdio ou de intoxicação digitálica. O efeito da lidocaína sobre as arritmias ventriculares supraventriculares é inconstante, não se justificando o seu uso nessas formas de arritmia.

A lidocaína deve ser dada como um bolo de 50 a 100 mg/via IV, podendo-se tomar como referência a dose de 1,5 mg/kg. O efeito dessa dose é fugaz, com duração de 10 a 20 minutos. Daí a necessidade de ser instituída uma infusão contínua, à base de 15 a 20 μg/mL por minuto. Níveis sanguíneos de 2 a 5 μg/mL têm eficácia antiarrítmica e não apresentam perigo de toxicidade. A lidocaína, em doses terapêuticas, determina, ao nível do coração:

1. Prolongamento ou abolição da fase de despolarização diastólica lenta (fase 4) nas fibras de Purkinje;
2. Menor duração do potencial de ação e do período refratário efetivo nas fibras de Purkinje e nas fibras musculares do miocárdio. A relação período refratário efetivo/duração do potencial de ação aumenta, da mesma forma que acontece com outros antiarrítmicos (quinidina, procainamida);
3. Pouca alteração da condução ao nível das fibras de Purkinje;
4. Facilidade de condução na junção das fibras de Purkinje com as fibras musculares miocárdicas;
5. Alteração eletrofisiológica mínima no músculo atrial;
6. Nenhuma alteração no potencial de repouso, nem na amplitude nem na velocidade de elevação do potencial de ação.

A abolição ou retardo da fase lenta de despolarização que a lidocaína determina parece decorrer de um maior fluxo de potássio para fora da célula.

Isso se verifica nas fibras do ventrículo, pois nas fibras atriais não se observa esse fenômeno. A secção farmacológica do feixe de His, por meio de formalina, leva ao aparecimento de um marca-passo ventricular que ficará responsável pela ativação elétrica do ventrículo. Nessa condição, cada marca-passo (atrial e ventricular) mandará impulsos com uma frequência própria, sendo mais elevada a frequência do marca-passo atrial. Se for administrada lidocaína a um animal com o coração assim preparado, ocorrerá uma grande redução da frequência ventricular, sendo o marca-passo atrial pouco afetado. Não se deve, por isso, usar lidocaína para a correção de arritmias ventriculares quando existe concomitância do bloqueio AV total. Nas doses clínicas habituais, a lidocaína causa menos depressão miocárdica e hipotensão que a procainamida.

Outros usos

Pode-se tirar proveito da ação depressora exercida pelos anestésicos locais sobre arcos polissinápticos: o reflexo da tosse, presente em planos superficiais de anestesia, pode ser abolido pela administração intravenosa de lidocaína.

A vasodilatação produzida pelos anestésicos locais pode ser explorada em casos de espasmos arteriais, embora sejam mais eficazes as medidas que resultam do bloqueio da atividade simpática sobre o vaso comprometido.

Espasmos que dificultam a cateterização venosa podem ser melhorados com o auxílio de anestésicos locais.

Embora se reconheça que os anestésicos locais potencializam os efeitos dos relaxantes musculares, despolarizantes ou não despolarizantes, sobre a junção neuromuscular, não se tira proveito clínico dessa propriedade.

Os anestésicos locais (procaína e, em menor escala, lidocaína) têm sido utilizados para produzir anestesia geral. Embora se diga que a anestesia geral obtida através de anestésico local seja uma prática muito difundida na América do Sul, isso não corresponde à realidade, pelo menos no que concerne ao Brasil, onde esse procedimento não é adotado; na Argentina, no entanto, o procedimento já teve muita aceitação.

Usos como bloqueadores da condução nervosa

Para produzir bloqueio nervoso (anestesia), os anestésicos locais podem ser administrados por diversas técnicas.

ANESTESIA INFILTRATIVA

A solução anestésica é injetada na área a ser anestesiada; por difusão, o agente atinge as terminações nervosas sensitivas, impedindo sua excitação. A essa técnica se aplica, *lato sensu*, a designação anestesia local. Sua utilidade reserva-se a procedimentos cirúrgicos localizados e de superfície, e é muito empregada em odontologia.

Aqui, como em outras situações em que se usam anestésicos locais, deve-se prestar atenção às doses máximas recomendadas para cada agente, para evitar superdose e fenômenos tóxicos.

Concentrações baixas são satisfatórias porque as moléculas dos agentes não precisam atravessar barreiras resistentes para chegar às terminações nervosas livres; mas o processo de difusão pelos meios tissulares exige a participação da forma básica do anestésico e, por essa razão, a anestesia infiltrativa não é satisfatória em áreas inflamadas, onde o pH pode ser extremamente baixo (4-5), impedindo a liberação da forma não ionizada do agente.

Qualquer que seja o anestésico local usado, a latência é curta na anestesia infiltrativa, ou seja, o bloqueio se instala com rapidez.

A duração da anestesia será variada, dependendo do agente empregado; o bloqueio será mais prolongado, em uma ordem crescente, de procaína para lidocaína e dessa para bupivacaína.

Embora concentrações mais altas de um agente produzam anestesias de mais longa duração, a adição de adrenalina é mais efetiva que o uso de concentrações elevadas para aumentar o tempo de bloqueio.

O efeito da adrenalina no prolongamento da anestesia é mais relevante quando se trata de anestésico de duração curta ou moderada, como a lidocaína.

Os agentes de longa duração, como a bupivacaína, não se beneficiam tanto com a adição de adrenalina.

A importância da associação de adrenalina aos anestésicos locais é maior na prática odontológica.

Lidocaína a 1%, por exemplo, é ineficaz para produzir anestesia bulbar; na mesma concentração, dá resultados 100% satisfatórios se for acrescentada adrenalina à base de 25 μg/mL (1:40.000).

A anestesia infiltrativa, embora muito usada em pacientes de alto risco, não está isenta dos perigos decorrentes de superdoses ou de elevação dos níveis sistêmicos do agente.

ANESTESIA VENOSA REGIONAL

Essa técnica apresenta em comum com a anestesia infiltrativa o fato de o agente atuar nas terminações nervosas sensitivas.

Consiste em se injetar a solução anestésica no interior da rede vascular previamente exsanguinada, por intermédio de uma faixa de Esmarch, e com o suprimento sanguíneo impedido por garroteamento arterial. O agente anestésico, injetado por via venosa, difunde-se para o espaço extravascular, onde vai impedir o estímulo das terminações nervosas aí existentes.

Essa técnica, também conhecida como bloqueio de Bier, aplica-se aos membros superiores, mas pode ser usada, embora com menos eficácia, para anestesia dos membros inferiores.

Apesar de não ser indispensável a exsanguinação prévia, com ela se conseguem maior rendimento e segurança, já que doses menores do agente podem ser empregadas. As doses recomendadas de lidocaína para anestesia venosa regional de um membro superior são de 1,5 a 3 mg/kg de peso corporal; as concentrações devem ser baixas, e volumes de 20 a 40 mL são habitualmente usados. Há divergência de opiniões quanto ao efeito da liberação do garroteamento sobre os níveis sanguíneos atingidos pelo agente. Alguns afirmam que o agente sai com rapidez da rede vascular e que a retirada do torniquete aos 5 ou aos 10 minutos após injeção não resulta em variações dos níveis sanguíneos atingidos pelo anestésico local.

Outros sustentam que a retirada precoce do garroteamento, em procedimentos de curta duração, é acompanhada de níveis sistêmicos elevados dentro do primeiro minuto, caindo logo a seguir. Essa elevação, mesmo fugaz, poderia resultar em manifestações tóxicas para o lado do sistema cardiovascular ou do SNC.

Apesar de se admitir que o bloqueio das terminações nervosas seja o mecanismo de ação da anestesia venosa regional, parece que doses maiores ou um tempo de oclusão prolongado levam a bloqueio da condução em fibras nervosas grossas. As fibras mais delgadas, A_δ e C, têm sua condução reduzida mesmo nos bloqueios realizados com as doses habituais. Atribuem-se o relaxamento muscular e a paralisia motora que ocorrem na anestesia venosa regional à ação do anestésico sobre a junção neuromuscular. Após a retirada do garrote, a anestesia desaparece.

BLOQUEIO DE NERVOS PERIFÉRICOS

Pode-se fazer o bloqueio de um nervo periférico isolado ou pode-se bloquear dois ou mais nervos, para um determinado procedimento cirúrgico; é mais frequente o bloqueio de um conjunto de nervos agrupados em plexos. Em qualquer desses procedimentos, é importante que sejam observados os princípios que governam o manuseio dos anestésicos locais para que sejam colhidos os melhores resultados com riscos mínimos.

O bloqueio de um nervo único não é habitual para finalidades cirúrgicas; as áreas anatômicas comprometidas por um processo patológico cirúrgico dificilmente se encontram demarcadas nos limites de um nervo apenas; esse tipo de bloqueio pode ser mais importante para finalidades diagnósticas ou terapêuticas. Quando se realiza o bloqueio de um nervo único, o volume da solução anestésica será pequeno, desde que as referências anatômicas para sua abordagem sejam conhecidas para orientar um procedimento técnico seguro. O agente escolhido será da maior importância para determinar a duração do bloqueio, mas a adição de adrenalina também é importante.

Quando o agente possui duração de ação intermediária (lidocaína, mepivacaína), a adição de adrenalina produz grande aumento no tempo de duração da anestesia, não apenas quando se trata de bloqueio de nervo isolado, mas também quando se administram esses agentes por outras técnicas (anestesia peridural, por exemplo).

A adição de adrenalina não aumenta a duração da anestesia peridural quando se usam agentes de duração prolongada (bupivacaína, etidocaína). Mas, quando se realiza bloqueio de nervos isolados, o efeito da adrenalina no prolongamento do tempo de anestesia também pode ser observado, embora de forma menos intensa que no uso de vasoconstritor com agentes de ação intermediária.

A influência desses fatores (agentes anestésicos e adrenalina) na duração do bloqueio de um nervo isolado pode ser observada no gráfico na Fig. 48.11, composto a partir de resultados obtidos por Löfström em nervo cubital de voluntários.

Para procedimentos cirúrgicos, são mais frequentes os bloqueios conjugados de dois ou mais nervos, para que seja atingida toda a região anatômica que interessa ao procedimento operatório. Isso se consegue bloqueando-se individualmente os nervos que se dirigem para a região que se quer anestesiar ou colocando-se um volume adequado da solução

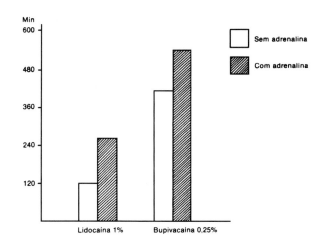

Fig. 48.11 Influência da adrenalina na duração do bloqueio de um nervo isolado. (LÖFSTRÖM, J.B. Ulnar nerve blockade for the evaluation of local anaesthetic agents. *Brit. I. Anaesth., 47*:297, 1975.)

anestésica em contato com troncos nervosos que se juntam formando plexos. Exemplificando, temos os bloqueios dos nervos ciático e femoral, para anestesia de membro inferior; dos intercostais, para anestesia das porções anteriores do tórax ou abdome superior; bloqueio de plexo braquial, para anestesia do membro superior.

Quando realizamos bloqueios de plexos ou de nervos múltiplos, os volumes das soluções injetadas são grandes. A latência pode ser curta, no caso do bloqueio dos intercostais, ou longa, como ocorre no bloqueio do plexo braquial. A variação da latência está ligada à qualidade do anestésico. Bloqueios de plexo braquial instalam-se:

1. aos 14 minutos, quando se usa lidocaína ou mepivacaína;
2. aos 25 minutos, quando se usa bupivacaína;
3. aos 9 minutos, quando se usa etidocaína.

A instalação lenta dos bloqueios do plexo resulta, por um lado, da existência de muitas barreiras que devem ser atravessadas pelo anestésico e, por outro lado, da espessura dos troncos nervosos que devem ser penetrados pelo agente para que a concentração anestésica mínima seja atingida em todas as suas fibras.

Bloqueios de plexos ou de nervos dispostos em vizinhança, como os intercostais, são de longa duração; isso se aplica quando se trata de plexo braquial, pelos grandes volumes injetados para superar dificuldades técnicas ou para o período de latência, podendo-se invocar, ainda, a pequena vascularização da área em que é injetada a solução.

A duração desses bloqueios é mais prolongada, podendo atingir 16 a 20 horas quando se usam agentes como bupivacaína.

BLOQUEIOS REALIZADOS NO CONDUTO VERTEBRAL

Os nervos podem ser bloqueados com a introdução de soluções anestésicas, em quantidades e concentrações apropriadas, ao nível do conduto vertebral: são as anestesias raquianas, porque realizadas ao nível da raque. As anestesias raquianas podem ser divididas em dois grupos:

1. peridurais;
2. intra-aracnoidianas.

Nos bloqueios peridurais (ou extradurais ou epidurais), a solução anestésica é colocada no conduto vertebral, fora do estojo dural; não há perfuração do folheto dura-máter-aracnoide.

Pode-se realizar um bloqueio peridural em qualquer segmento da coluna, mas a região cervical habitualmente não é usada. Os bloqueios peridurais são feitos ao nível da coluna torácica e lombar (mais frequente) ou através do hiato sacrococcígeo. Nesse último caso, a peridural é mais conhecida como anestesia caudal.

O espaço peridural, onde se coloca a solução anestésica, é um espaço virtual que se estende do forame magno à membrana sacrococcígea; seu conteúdo é representado por tecido adiposo, linfáticos e vasos sanguíneos. Esse espaço é mais largo ao nível das regiões lombar e torácica inferior, e vai se estreitando nos sentidos cefálico e caudal da coluna.

Quando se injeta o anestésico local no espaço peridural, obtém-se bloqueio de nervos com os quais o agente entra em contato. Há muita especulação quanto aos locais de ação dos agentes anestésicos para produzir anestesia peridural:

1. A solução anestésica se difundiria pelos forames intervertebrais, bloqueando os nervos que emergem da coluna por esses orifícios (seria um bloqueio em série de nervos paravertebrais);
2. O anestésico agiria ao nível do gânglio da raiz dorsal;
3. O anestésico agiria sobre essas raízes depois de transpor a dura-máter, que é mais delgada nessa região. Essa migração transdural seria favorecida pela existência de numerosas vilosidades aracnoidianas aí existentes, aumentando a área de difusão;
4. O anestésico agiria diretamente sobre a medula espinhal.

Embora haja evidências a favor de cada uma dessas hipóteses, parece provável que a anestesia peridural resulta da ação dos anestésicos locais sobre as raízes dos nervos espinhais e sobre os próprios nervos no seu percurso através dos forames intervertebrais. Não se afasta, no entanto, a possibilidade de uma ação complementar ao nível da própria medula.

Alguns fatores são importantes quando se considera uma anestesia peridural:

1. Local da injeção: o acesso é mais fácil através da região lombar; o anestésico difunde-se com mais facilidade no sentido cefálico do que no sentido caudal (o estreitamento do conduto vertebral é mais pronunciado em direção ao sacro, dificultando a progressão do anestésico); os segmentos nervosos são atingidos por volumes e concentrações mais altos do agente na vizinhança do local da injeção;
2. Velocidade da injeção: embora haja divergência de opiniões, injeções mais rápidas parecem favorecer a difusão do agente, apesar de implicarem maior desconforto para o paciente;
3. Posição do paciente: os anestésicos são levemente hiperbáricos em relação ao conteúdo do espaço peridural e, dessa forma, tendem a orientar-se no sentido da gravidade. Isso, no entanto, não é tão pronunciado como acontece na anestesia intra-aracnoidiana;
4. Idade: pacientes idosos apresentam oclusão dos forames intervertebrais, o que impede que a solução do agente anestésico escape por seu intermédio. Disso resulta que a difusão neuroaxial é maior, produzindo-se bloqueios mais extensos que nos pacientes jovens;
5. Volume da solução: a extensão do bloqueio será tanto maior quanto maior for o volume da solução empregada;
6. Dose do anestésico: é o fator mais importante a que estão relacionadas a latência, a intensidade e a duração do bloqueio. A dose total empregada é mais importante para influenciar esses parâmetros que o volume ou a concentração;
7. Arteriosclerose: reduzindo a absorção vascular, a arteriosclerose possibilita maior contato da solução anestésica com o nervo, resultando em maior extensão do bloqueio.

Anestesia intra-aracnoidiana

Esse bloqueio é mais conhecido por raquianestesia, anestesia raquiana ou raquidiana, mas, a rigor, essas expressões aplicam-se a todas as anestesias praticadas ao nível da raque, seja a intra-aracnoidiana, seja a peridural, em qualquer dos segmentos em que for realizada, incluindo a peridural caudal.

Na anestesia intra-aracnoidiana, a agulha que vai ser usada para injetar a solução do anestésico passa pelo espaço peridural, perfura o folheto bilaminar formado pela adesão das membranas dura-máter e aracnoide e atinge o interior do estojo por elas delimitado, onde se encontra o líquido cefalorraquidiano (liquor).

Os locais mais usados para a abordagem do estojo dural na realização dessa anestesia são os espaços interespinhosos L2-L3, L3-L4 e L4-L5; níveis mais alto são evitados pelo risco de se lesar a medula, que termina em torno de L-1, L1-L2 ou no corpo de L2.

Locais abaixo de L5-S1 não podem ser utilizados devido à soldadura das vértebras sagradas, que faz desaparecerem os espaços interespinhosos. Na anestesia intra-aracnoidiana, a solução anestésica é colocada em contato com fibras nervosas descobertas, e o agente atua com facilidade. O período de latência é curto, ou seja, o bloqueio instala-se com rapidez. A dose empregada é menor do que aquelas usadas nas anestesias peridurais; a duração do bloqueio, no entanto, é também menor.

A anestesia intra-aracnoidiana apresenta como vantagens sobre a anestesia peridural:

1. período de latência curto;
2. graus mais acentuados de relaxamento muscular;
3. uso de doses menores, o que reduz os riscos de toxicidade sistêmica.

No entanto, essa técnica vem sendo questionada em muitos meios, havendo profissionais que dão ampla preferência aos bloqueios peridurais porque:

1. A técnica peridural permite a colocação de um catéter para injeções repetidas do anestésico, prolongando-se, pelo tempo desejado, a duração da anestesia: é a peridural contínua. A introdução de um catéter no estojo dural, embora possível, não recebeu acolhida favorável na prática clínica;
2. O fato de não se abordar e não se colocar drogas no espaço intra-aracnoidiano reduz o risco de lesões e sequelas neurológicas;
3. A não perfuração da dura-máter afasta o risco de extravasamento do líquido cefalorraquidiano, causa provável das cefaleias que aparecem após a anestesia intra-aracnoidiana.

Três anestésicos locais são de uso corrente para a realização de anestesias intra-aracnoidianas:

1. Lidocaína a 5% associada a glicose (7,5%). É uma solução hiperbárica em relação ao líquido cefalorraquidiano, e, por isso, a orientação do bloqueio sofre influência da gravidade;
2. Tetracaína em forma de cristais ou como solução a 1%, que deve ser diluída em glicose a 10% para se obterem soluções de 0,25 ou 0,5%, ambas hiperbáricas;
3. Prilocaína a 5%, também associada a glicose, tendo comportamento igual ao da lidocaína. É comum adicionar-se adrenalina a essas soluções para que a duração do bloqueio seja maior (0,25 a 0,3 mg de adrenalina são suficientes).

Quadro 48.7 Concentração e eficácia de anestésicos locais (COVINO, B.G. & VASSALLO, H.G. *Local Anaesthetics Mechanisms of Action and Clinical Use*. New York, Grune & Stratton, 1976.)

Agente	Concentrações Anestésicas Eficazes	
	Injetável	Tópica
Procaína	1,0-4,0%	10-20%
Tetracaína	0,25-1,0%	0,2-1,0%
Lidocaína	0,5-2,0%	2,0-4,0%
Mepivacaína	0,5-2,0%	12-15%

ANESTESIA TÓPICA

Anestesia tópica é aquela que se obtém colocando-se o anestésico local em contato com as superfícies expostas que se quer bloquear. A anestesia tópica apresenta dois aspectos que merecem considerações:

1. Nem todos os agentes são eficazes para a sua produção. Os que têm maior poder de penetração, em ordem decrescente, são tetracaína, cocaína, dibucaína e lidocaína.

    Outros agentes eficazes, quando administrados por infiltração, só produzem anestesias de superfície se usados em concentrações extremamente altas.

    O Quadro 48.7 demonstra a variação existente entre agentes e concentrações necessárias para a produção de anestesias infiltrativas e tópicas.
2. Não se obtém anestesia tópica com a mesma facilidade em todas as superfícies corporais; a pele não é sensível à ação tópica dos agentes anestésicos. Para se produzir anestesia em pele intata, com o uso tópico de agentes anestésicos, seriam necessárias concentrações extremamente altas (benzocaína a 20%; lidocaína a 30-40%). Atribui-se essa resistência da pele à barreira representada pela camada epitelial ou à rápida absorção vascular que se seguiria à difusão do agente através da epiderme.

A pele lesada por abrasão ou queimadura de 3.º grau torna-se vulnerável à ação tópica dos anestésicos locais por deixar a descoberto as terminações nervosas sensitivas.

A eficácia tópica dos anestésicos locais varia conforme a mucosa em que são aplicados: o trato gastrointestinal é pouco afetado; nenhuma anestesia se obtém pela administração oral desses agentes, o que se atribui à acidez do meio gástrico. Um anestésico eficaz em pH baixo, a oxetazaína, foi sugerido para o tratamento de esofagite e úlcera duodenal. Sua eficácia estaria ligada à inibição das terminações vagais e ao bloqueio subsequente da formação de gastrina. A mucosa uretral não se deixa bloquear bem com anestésicos de contato, mas na prática clínica usam-se preparados de geleia viscosa com anestésicos tipo lidocaína, com resultados razoáveis.

Boca e orofaringe representam barreiras difíceis de serem atravessadas pelos anestésicos; não são intensas as anestesias obtidas nessas regiões. Formações da árvore respiratória (laringe, traqueia e brônquios) têm mucosa sensível à ação tópica dos anestésicos locais. As anestesias aí obtidas são satisfatórias, mas os níveis sanguíneos resultantes são altos.

Um novo anestésico local: ropivacaína

A ropivacaína é um novo anestésico local do grupo amida, estruturalmente relacionado com a bupivacaína e a mepivacaína (Fig. 48.2). Ao contrário desses, que são misturas racêmicas, a ropivacaína é exclusivamente o S(-) enantiômero da 1-propil-2-6 pipecolilxilidida. As propriedades físico-químicas da ropivacaína estão resumidas no Quadro 48.8.

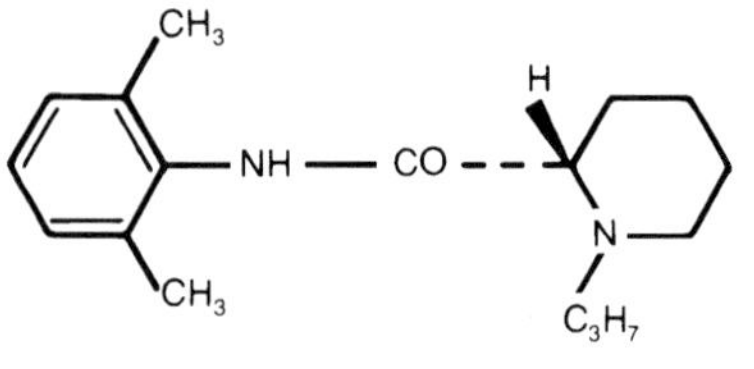

Fig. 48.12 Ropivacaína.

Quadro 48.8 Propriedades físico-químicas da ropivacaína

Peso Molecular	328,89
Forma ativa	Isômero S(-)
pKa	8,07
Ligação proteica	94%
Coeficiente de partição em octanol/fosfato* (lipossolubilidade)	147

*HICKEY *et al.*

REFERÊNCIAS BIBLIOGRÁFICAS

1. AKERMAN, B., HELLEBERG, I.B. & TROSSIVIK, C. Primary evaluation of the local anaesthetic properties of the amino amide agent ropivacaine (ELA 103). *Acta Anaesthesiol. Scand.*, 32:571-8, 1988.
2. ALVES, T.C.A. Efeitos da associação da clonidina à ropivacaína na anestesia peridural. Tese (Doutorado) – Faculdade de Medicina, Universidade Estadual Paulista – Unesp-Botucatu, 1999.
3. ALVES, T.C.A., BRAZ, J.R.C., GANEM, E.M. Influência da medicação pré-anestésica com clonidina sobre a associação da sufentanila e bupivacaína na anestesia subaracnóidea. *Rev. Bras. Anestesiol.*, 49:320-6, 1999.
4. ALVES, T.C.A., GUANAIS, O. Anestésicos locais. *In*: SILVA, P. (ed.) *Farmacologia* 5.ª ed. Rio de Janeiro, Guanabara Koogan, 1998.
5. ARLOCK, P. Actions of three local anaesthetics: lidocaine, bupivacaine and ropivacaine on guinea pig papillary muscle sodium channels (Vmax). *Pharm. Toxicol.*, 63:96-104, 1988.
6. BADER, A.M., DATTA, S., FLANAGAN, H., COVINO, B.G. Comparison of bupivacaine and ropivacaine induced conduction blockade in the isolated rabbit vagus nerve. *Anesth. Analg.*, 68:724-727, 1989.
7. BROCKWAY, M.S., BANNISTER, J., McLURE, J.H. *et al.* Comparison of extradural ropivacaine and bupivacaine. *Br. J. Anaesth*, 66:31-7, 1991.
8. BROWN, D.L., CARPENTER, R.L. & THOMPSON, G.E. Comparison of 0,5% ropivacaine and bupivacaine for epidural anesthesia in patients undergoing lower-extremity surgery. *Anesthesiology*, 72:663-636, 1990.
9. BUTTERWORTH, J. F. & STRICHARTZ, G. R. The molecular mechanisms by which local anesthetics produce impulse blockade: review. *Anesthesiology*, 72:711-734, 1990.
10. CATTERALL, W.A. & MACKIE, K. Local anesthetics. *In*: HARDMAN, J.G., LIMBIRD, L.E., MOLINOFF, P.B.; RUDDON, R.W., GILMAN, A.G. *Goodman & Gilman's*: *The Pharmacological Basis of Therapeutics*. 9th ed. McGraw-Hill Companies, 1996.
11. CEDERHOLM, I., EVERS, H., LÖFSTRÖM, J.B. Skin blood flow after intradermal administration of ropivacaine in various concentrations with and without epinephrine evaluated by laser doppler flowmetry. *Reg. Anesth*, 17:322-217, 1992.
12. COURTNEY, K.R. Mechanism of frequency-dependent inhibition of sodium currents in frog myelinated nerve by the lidocaine derivative GEA 968. *J. Pharmacol. Exp. Ther.*, 195:225, 1987.
13. COVINO, B.G. & VASSALO, H.G. *Local Anaesthetic Mechanism of Action and Clinical Use*. New York, Grune & Stratton, 1976.
14. DAHL, J.B., SIMONSEN, L., MONGENSES, T. *et al*. The effect of 0,5% ropivacaine on epidural blood flow. *Acta Anesthesiol. Scand.*, 34:308-310, 1990.
15. DATTA, S. *Pharmacology of the Local Anesthetics*. Annual Refresher Course Lecture and Clinical Update Program. America Society of Anesthesiology Inc., 1992.
16. De JONG, R.H. *Physiology and Pharmacology of Local Anaesthesia*. Springfield, Charles C. Thomas, 1970.
17. FELDMAN, H.S. Toxicity of local anesthetic agents. *In*: RICE, S.A., FISH, K.J. (eds.) *Anesthetic Toxicity*. New York, Raven Press, 1994. p.107-33.
18. FELDMAN, H.S., ARTHUR, G.R. & COVINO, B.G. Comparative systemic toxicity of convulsant and supraconvulsant doses of intravenous ropivacaine, bupivacaine, and lidocaine in the conscious dog. *Anesthesia and Analgesia*, 69:794-801, 1989.
19. FELDMAN, H.S.; COVINO B.G. Comparative motor-blocking effects of bupivacaine and ropivacaine, a new amino amide local anesthetic, in the rat and dog. *Anesth. Analg.*, 67:1047-52, 1988.
20. FINUCANE, B.T. Ropivacaine – a worthy replacement for bupivacaine? *Canadian Journal of Anaesthesia*, 37:722-725, 1990.
21. GUENGERICH, F.P., MARTIN, M.V., BEAUNE, P.H. *et al.* Characterization of rat and human liver microsomal cytochrome P-450 forms involved in nifedipine oxidation: a prototype for genetic polymorphism in oxidative drug metabolism. *J. Biol. Chem.*, 261:5051-5060, 1986.
22. GUYTON, A. *Tratado de Fisiologia Médica*. Rio de Janeiro, Guanabara Koogan, 1989.
23. HICKEY, R., CANDIDO, K.D., RAMAMURTHY, S., WINNIE, A.P. *et al.* Brachial plexus block with a new local anaesthetic: 0,5 per cent ropivacaine. *Can. J. Anaesth.*, 37:732-738, 1990.
24. ISOM, L.L., De JONGH, K.S. and CATTERALL, W.A. Auxiliary subunits of voltage-gated ion channels. *Neuron.*, 12:1183-1194, 1994.
25. KATZ, J.A., BRIDENBAUGH, P.O., KNARR, D.C., HELTON, S.H. & DENSON, D.D. Pharmacodynamics and pharmacokinetics of epidural ropivacaine in humans. *Anesth. Analg.*, 70:16-21, 1990.
26. LEVY, R.H. Local anaesthesia structure activity and mechanism of action *In*: EGER, E.I. *Anesthetic Uptake and Action*. Baltimore, 1974. Williams & Wilkins, p. 323.
27. LÖFSTRÖM, J.B. Ulnar nerve blockade for the evaluation of local anaesthetic agents. *Br. J. Anaesth.*, 47:297, 1975.
28. MORISHIMA, H.O., FINSTER, M., ARTHUR, G.R., COVINO, B.G. Pregnancy does not alter lidocaine toxicity. *Am. J. Obstet.*, 162:1320-1324, 1990.
29. MORISHIMA, H.O., PEDERSEN, H., FINSTER, M. *et al.* Bupivacaine toxicity in pregnant and nonpregnant ewes. *Anesthesiology,* 63:134-139, 1985.
30. MORRISON, L.M.M., EMANUELSSON, B.M., McLURE, J.H. *et al.* Efficacy and kinetics of extradural ropivacaine: comparison with bupivacaine. *Br. J. Anaesth.*, 72:164-9, 1994.
31. MORRISON, R.T. & BOYD, R.N. *Organic Chemistry*. 2nd ed. Boston, Allyn and Bacon, 1970.
32. ODA, Y., FURUICHI, K., TANAKA, K. *et al.* Metabolism of new local anesthetic, ropivacaine, by human hepatic cytochrome P450. *Anesthesiology*, 82:214-220, 1995.
33. PITKANEN, M., COVINO, B.G., FELSOMN, H.S., ARTHUR, G.R. Chronotropic and inotropic effects of ropivacaine, bupivacaine and lidocaine in heart. *Reg. Anaesth.*, 17:183-92, 1992.
34. POPPERS, P.J. Evaluation of local anaesthetic agents for regional anaesthesia in obstetrics. *Br. J. Anaesth.*, 47:322, 1975.
35. REIZ, S., HAGGMARK, S., JOHANSSON, G. & NATH, S. Cardiotoxicity of ropivacaine – a new amide local anaesthetic agent. *Acta Anaesthesiol. Scand.*, 33:93-8, 1989.
36. RITCHIE, J.M. Mechanism of action local anaesthetic agents and biotoxins. *Br. J. Anaesth.*, 47:191, 1975.
37. ROWLAND, M. Local anaesthetic absortion, distribution and elimination. *In*: EGER, E.I. *Anesthetic Uptake and Action*. Baltimore, 1974. Williams & Wilkins, p. 332.
38. RUTTEN, A.J., NANCARROW, C., MATHER, L.E. *et al.* Hemodinamic and central nervous system effects of intravenous bolus doses of lidocaine, bupivacaine and ropivacaine in sheep. *Anesth. Analg.*, 69:291-9, 1989.
39. RUTTEN, A.J., MATHER. L.E., NANCARROUW, C. *et al.* Cardiovascular effects and regional clearances of intravenous ropivacaine in sheep. *Anesth. Analg.*, 70:577-582, 1990.
40. SANTOS, A.C., ARTHUR, G.L., ROBERTS, D.J. *et al.* Effects of ropivacaine and bupivacaine on uterine blood flow in pregnant ewes. *Anesth. Analg.*, 74:63-67, 1992.
41. SANTOS, A.C., ARTHUR, G.L., WLODY, D. *et al.* Comparative systemic toxicity of ropivacaine and bupivacaine in nonpregnant and pregnant ewes. *Anesthesiology*, 82:734-740, 1995.
42. SANTOS, A.C., ARTHUR, G.R., PEDERSEN. H. *et al.* Systemic toxicity of ropivacaine during ovine pregnancy. *Anesthesiology*, 75:137-141, 1991.
43. SANTOS, A.C., PEDERSEN, H., HARMON, T.W. *et al.* Does pregnancy alter the systemic toxicity of local anesthetics? *Anesthesiology*, 70:991-995, 1989.
44. SCOTT, D.B. Evaluation of the toxicity of local anaesthetic agents in man. *Br. Anaesth.*, 47:56, 1975.
45. SCOTT, D.B., LEE, A., FRAGAN, D. *et al.* Acute toxicity of ropivacaine compared with that of bupivacaine. *Anesth. Analg.*, 69:563-569, 1989.
46. STEINHAUS, J.E. Reações tóxicas aos anestésicos locais. *Rev. Bras. Anest.,* 23:233, 1973.
47. STRIZHARTZ, G. Molecular mechanism of nervous block by local anesthetics. *Anesthesiology, 45*:421, 1976.
48. TAKMAN, B.H. The chemistry of local anaesthetic agents: classification of blocking agents. *Br. J. Anaesth.*, 47:183, 1975.
49. VANHOUTTE, F., VEREECKE, J., VERBEKE, N., CARMELIET, E. Stereoselective effect of the enantiomers of bupivacaine on the electrophysiological properties of the guinea pig papillary muscle. *Br. J. Pharmacol.*, 103:1275-81, 1991.
50. WIKINSKI, J.A. & USUBIAGA, J.E. Fisiopatologia da anestesia condutiva. *Rev. Bras. Anest.*, 23:159, 1973.
51. WOLFF, A.P., HASSELTROM, L., KERKKAMP, H.E., GIELEN, M.J. Extradural ropivacaine and bupivacaine in hip surgery. *Br. J. Anaesth.*, 74:458-60, 1995.
52. YUN, C.H., WOOD, M., WOOD, A.J.J., GUENGERICH, F.P. Identification of the pharmacogenetic determinants of alfentanil metabolism: cytochrome P. 450 3 A 4. *Anesthesiology*, 77:467-474, 1992.

49

Agentes Bloqueadores Neuromusculares

Pedro Thadeu Galvão Vianna e Eliana Marisa Ganem

INTRODUÇÃO

O conhecimento de drogas capazes de bloquear a contração muscular através da ação na junção neuromuscular teve início com a descoberta do nosso continente. Naquela época, os primeiros exploradores eram levados a imaginar a possibilidade de encontrar, nas novas plagas, fatos que viessem a estarrecer o mundo europeu civilizado. A frustação daqueles desbravadores foi grande; porém, algo veio diminuir essa decepção, quando se verificou que os índios da bacia amazônica utilizavam um poderoso veneno que, colocado na extremidade da flecha, tinha o poder de paralisar e matar, por asfixia, o animal caçado, e, o mais surpreendente, os que se alimentavam dessa carne não apresentavam nenhum sinal de intoxicação. Esses venenos eram extraídos de plantas e receberam o nome genérico de *curare*. Em 1850, Claude Bernard conseguiu provar, através de experiência simples e elegante, que o efeito relaxante muscular do curare era periférico, ou seja, entre a junção nervosa e muscular.

Daí, surgiram inúmeras pesquisas, culminando com a descoberta da estrutura essencial da d-tubocurarina, viabilizando a pureza e a síntese da droga. Em 1942, Griffith e Johnson sugeriram o uso desse fármaco em anestesiologia, com a finalidade de causar relaxamento muscular durante a cirurgia. Atualmente, existem em terapêutica diversas drogas, tais como pancurônio, doxacúrio, rocurônio, pipecurônio, vecurônio, atracúrio e cisatracúrio, todas sintéticas e, juntamente com o curare ou d-tubocurarina, classificadas como agentes despolarizantes. O decametônio (sem utilização clínica) e a succinilcolina atuam na transmissão neuromuscular por mecanismo diferente dos adespolarizantes e são chamados de agentes despolarizantes. Essas drogas exibem em sua estrutura química um nitrogênio quaternário (ver Fig. 49.1). Isso confere algumas características comuns, tais como alto grau de ionização e pequeníssima solubilidade nas gorduras e consequente dificuldade em atravessar as membranas biológicas. Por isso, a via de administração preferencial é venosa. Como são pouco absorvidas pelo trato gastrointestinal, fica esclarecido por que não havia efeitos nas pessoas que se alimentavam de animais contaminados com curare.

MECANISMO DE AÇÃO DA TRANSMISSÃO NEUROMUSCULAR

Para que exista a transmissão, é fundamental a liberação da acetilcolina da terminação nervosa motora. A acetilcolina se difunde através da fenda sináptica para o receptor colinérgico localizado na placa terminal motora. Quando o receptor e a acetilcolina se combinam, dá-se a permeabilidade da membrana terminal motora ao sódio e também ao potássio. O sódio atravessa a membrana, e o potencial de repouso dela modifica-se de -90 milivolts para próximo de zero. Essa modificação em milivolts é denominada potencial da placa terminal. A magnitude do potencial da placa terminal relaciona-se diretamente com a quantidade de acetilcolina liberada. Se o potencial é pequeno, não se estabelece permeabilidade, e desse modo o potencial da membrana retorna ao normal sem a propagação dos impulsos. No entanto, se o potencial da placa motora é maior, ultrapassando o potencial limiar, dá-se a despolarização da membrana, com a propagação do impulso para toda a fibra muscular; desse modo, tem-se a contração muscular. A acetilcolina é removida da placa motora através da difusão e destruição enzimática pela acetilcolinesterase; os receptores pós-sinápticos estão localizados na porção mais elevada da fenda juncional (ver Fig. 49.3).

Receptores da acetilcolina

Os receptores da acetilcolina são entidades moleculares que possuem locais de ligação para a acetilcolina e canais para a migração de íons.

Os receptores pós-sinápticos colinérgicos nicotínicos são estruturalmente constituídos de cadeia polipeptídica glicosilada organizada em unidades, com a forma de pétalas de lírios, com um canal central através do qual os íons circulam (ver Fig. 49.4). Esses receptores são constituídos de cinco unidades: α, duas β, γ e δ. Somente as α-subunidades são capazes de reconhecer a acetilcolina, o agonista reversível e o veneno α-bungarotoxina. As subunidades α possuem uma localização extracelular e outra intracelular na membrana pós-sináptica. A caracterização e identificação das propriedades desses receptores só foram possíveis graças ao veneno de ofídio, denominado α-bungarotoxina (polipeptídio que se liga específica e irreversivelmente aos receptores nicotínicos da musculatura esquelética). Essa toxina compete com o agente colinérgico, como antagonista, no mesmo local de atuação da acetilcolina, ou seja, no seu receptor. Graças aos experimentos com essa toxina, foi possível identificar e determinar a estrutura do receptor da acetilcolina.

Esses estudos experimentais também vieram demonstrar que os receptores da acetilcolina, como afirmado anteriormente, localizam-se na entrada e porção superior da fenda pós-sináptica e são numerosos, ou seja, acima de 20.000 por μm^2. No estado de repouso, existem descargas espontâneas de pequenas quantidades de acetilcolina das vesículas (*quanta*) na terminação pré-sináptica do nervo. Como essas estruturas ou

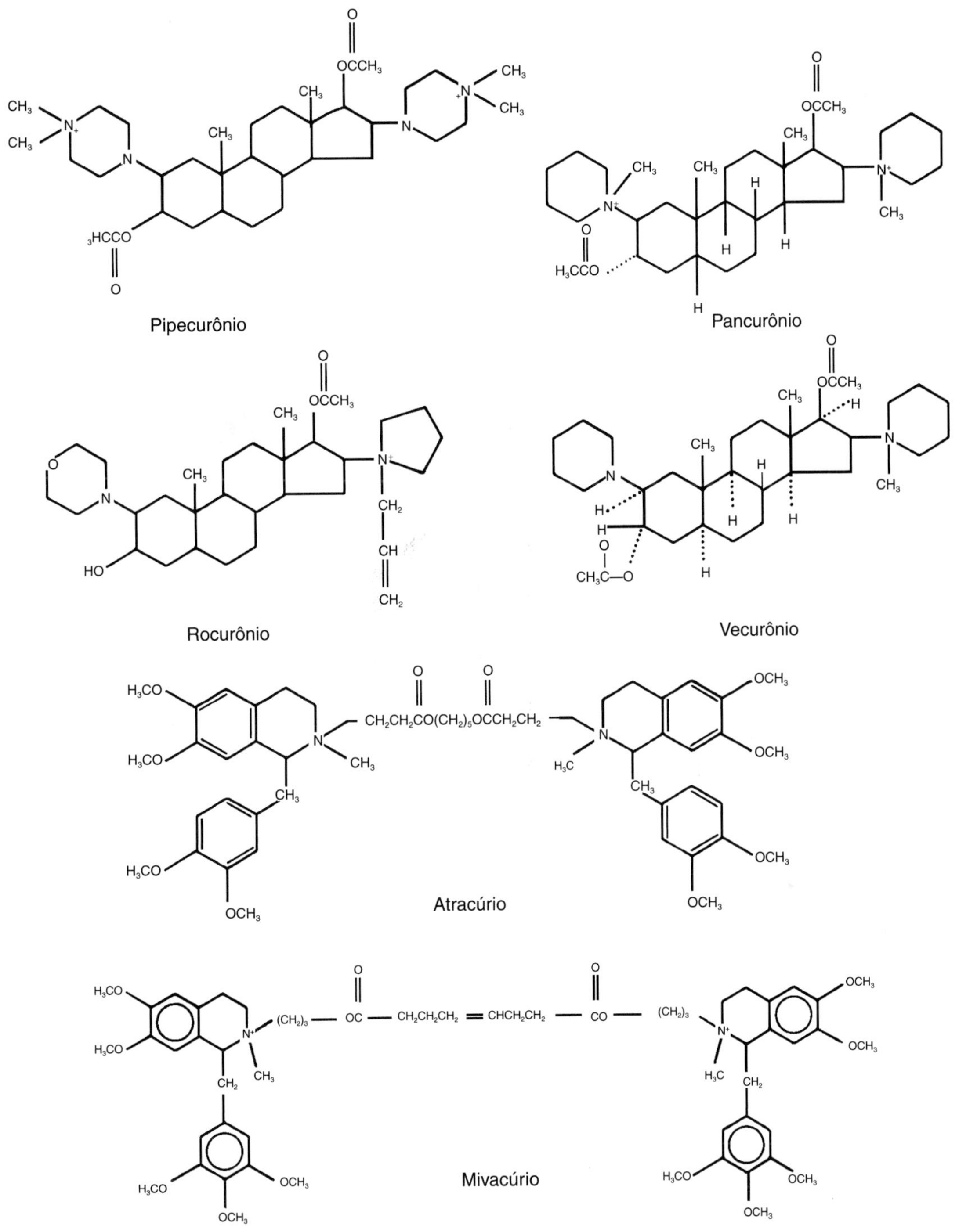

Fig. 49.1 Estrutura química dos bloqueadores neuromusculares.

vesículas são uniformes no tamanho, foi lógico postular que cada vesícula possuísse uma quantidade determinada de acetilcolina, e a isso se denominou *quantum* (à semelhança da teoria quântica do átomo). Essas descargas não são capazes de causar despolarização e são chamadas de "miniatura de potencial da placa terminal". Contudo, quando existe um estímulo e o nervo é despolarizado, o cálcio penetra na área pré-sináptica, causando movimentação das vesículas até a membrana celular, provocando a liberação de grande quantidade de acetilcolina (*quanta*) para a fenda sináptica. Um potencial de ação libera cerca de 200 a 500 *quanta* de acetilcolina, cada *quantum* contendo 2.000 a 10.000 moléculas transmissoras. Duas moléculas de acetilcolina ligam-se ao receptor que irá mudar a conformação, permitindo a abertura do canal aos íons e a consequente despolarização da placa terminal, causando a contração muscular. O receptor, desse modo, atua como poderoso amplificador, convertendo a corrente muito mais intensa e poderosa transmitida por centenas de cátions. Desse modo, os receptores atuam, por analogia, como se fossem um interruptor de corrente elétrica através da alternância da abertura ou fechamento dos canais, ou seja, com a passagem ou interrupção da corrente quando as moléculas de acetilcolina estão unidas ou separadas do receptor.

Atualmente se dispõe de informações suficientes para apoiar a existência de mais de um tipo de receptor de acetilcolina. Assim, tem-se descrito a presença de receptores pré-sinápticos, pós-sinápticos clássicos e extrajuncionais.

506 FARMACOLOGIA

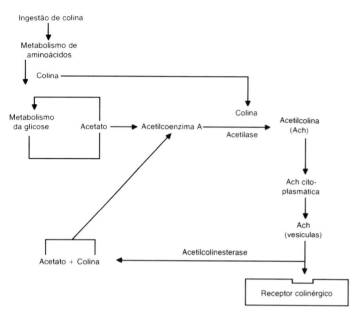

Fig. 49.2 Ciclo da acetilcolina.

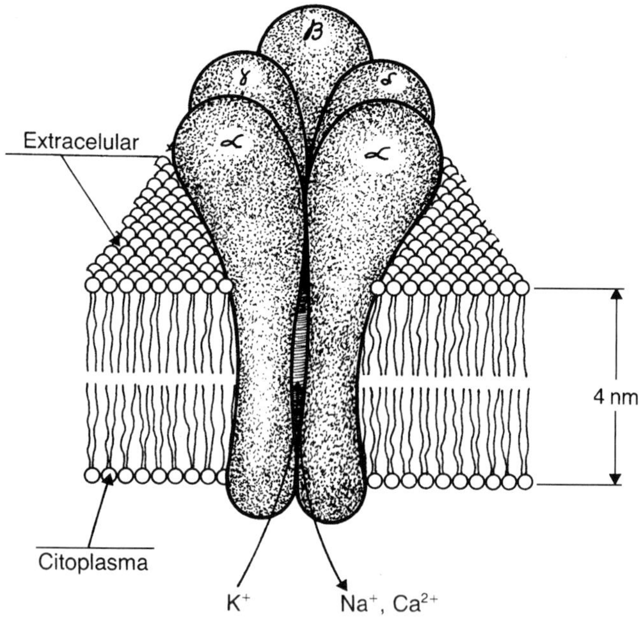

Fig. 49.4 Receptor colinérgico nicotínico.

Receptores extrajuncionais

Além do receptor juncional, observa-se, no adulto normal, uma quantidade muito pequena de receptores extrajuncionais incorporada na membrana plasmática muscular. Eles possuem estrutura e modo de ação semelhantes aos dos receptores juncionais, e são constituídos de glicoproteínas, podendo, em determinadas circunstâncias, ser sintetizados. Essa situação surge principalmente quando os nervos motores são menos ativos que o normal (quando há estimulação deficiente dos músculos pelo nervo), como é o caso de desnervação muscular, lesões por queimaduras hipofuncionantes motivadas por lesões da medula espinhal ou mesmo quando os nervos estão imobilizados por aparelho ou bandagem ortopédicos. De particular interesse é a possibilidade do aparecimento de receptores extrajuncionais em pacientes submetidos ao uso contínuo de bloqueadores neuromusculares, tão comum nas assistências ventilatórias prolongadas das unidades de terapia intensiva. Quando ocorre esse fenômeno, o número de receptores aumenta, 2 a 3 dias após o evento, até atingir um nível máximo em 1 a 2 semanas, para depois declinar lentamente. Esses receptores extrajuncionais também são encontrados na musculatura estriada embrionária de diversas espécies animais.

Os receptores extrajuncionais respondem intensamente aos agonistas (succinilcolina, acetilcolina) e muito pobremente aos antagonistas dos receptores (pancurônio, atracúrio, vecurônio, d-tubocurarina etc.). Havendo grande movimentação do fluxo de íons através da membrana muscular, pode surgir liberação de elevada concentração sérica de potássio com possibilidade de hiperpotassemia e consequentes disritmias cardíacas sérias (inclusive assistolia). Como os bloqueadores neuromusculares adespolarizantes atuam de forma medíocre nos receptores extrajuncionais, pode ocorrer diminuição da ação relaxante muscular da droga em pessoas com aumento desses receptores. Além disso, pode até existir efeito oposto, ou seja, a d-tubocurarina pode atuar como agonista nesses receptores, abrindo o canal e causando despolarização e contração do músculo desnervado. Também, devido ao fraco desempenho das drogas adespolarizantes nos receptores extrajuncionais, esses fármacos não conseguem prevenir o efeito hipercaliêmico da succinilcolina.

Mecanismo de ação dos bloqueadores neuromusculares

Quando duas moléculas de acetilcolina se ligam às duas unidades alfa, causam nova conformação no receptor, abrindo o canal à passagem principalmente de Na^+; é nesse local que ocorre a competição entre o agonista e o antagonista colinérgicos. Por isso, quando uma ou ambas as α-unidades estão ocupadas por um antagonista, o canal permanece fechado, e nenhum fluxo iônico ocorre. Os bloqueadores neuromusculares ditos adespolarizantes, como o pancurônio ou a d-tubocurarina (curare), atuam pela ligação de uma ou ambas as α-unidades, impedindo a acetilcolina de ligar-se ao receptor colinérgico nicotínico e abrir os canais à passagem de íons. Esse é um antagonismo competitivo e por isso depende das concentrações relativas das drogas para que exista a predominância de uma sobre a outra. Esse antagonismo competitivo é o mais importante efeito dos relaxantes que também podem atuar na transmissão neuromuscular através do mecanismo conhecido por bloqueio do canal; esse ocorre porque o canal iônico é muito mais largo na porção extracelular do que na porção intramembranosa. Desse modo, as grandes moléculas, como é o caso do pancurônio ou similares, que entram no canal são incapazes de atravessá-lo e atuam como rolha, prevenindo o

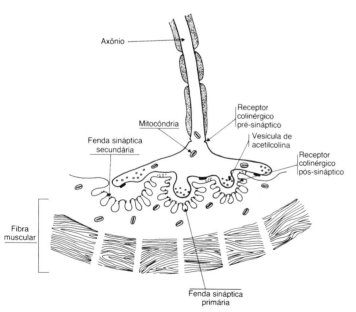

Fig. 49.3 Junção neuromuscular.

fluxo normal de íons. Com isso, a despolarização não é feita e a transmissão neuromuscular não se efetua. Existem dois tipos de bloqueio de canal: *aberto* – a droga penetra em um canal previamente estimulado pelo agonista, porém há drogas que podem atuar na entrada, e sua presença previne a passagem fisiológica dos íons através do canal. E essa relação ocorre na porção mais proximal do canal, independentemente de o canal estar aberto ou não. Os relaxantes musculares são cátions capazes de entrar no canal do receptor e, desse modo, reforçar a sua ação de bloqueadores da transmissão neuromuscular. Assim, a d-tubocurarina e o pancurônio necessitam de altas doses para que atuem como bloqueadores do canal, além da sua ação bloqueadora do receptor; já a galamina atua em ambos os locais em qualquer concentração. Finalmente, o decametônio assume o papel de agonista, abrindo os canais, porém, como cátion, penetra no canal, bloqueando o fluxo de íons.

Os receptores são constituídos de macromoléculas flexíveis que estão sujeitas a alterações dependentes de estímulos elétricos e químicos. São denominados receptores dessensibilizados aqueles que, ao receberem os agonistas e a eles se ligarem, não conseguirem modificar a sua forma, o que irá abrir a passagem para o fluxo íons e desencadear o potencial de ação. Existem diversos fármacos capazes de promover essa dessensibilização dos receptores: anestésicos locais, voláteis e venosos, antibióticos, fenotiazinas, bloqueadores do canal de sódio, álcool etc.

Os bloqueadores neuromusculares adespolarizantes agem primariamente bloqueando os receptores, mas grande percentagem de receptores tem que ser bloqueada para que exista inibição da contração neuromuscular, e só após um percentual de receptores bloqueadores existe depressão da contração muscular. Esse fenômeno foi estudado por Paton e Wand e tem grande importância clínica, pois testes como volume corrente e capacidade vital podem estar nos limites da normalidade e, no entanto, o paciente se apresenta com 70% dos receptores ocupados por bloqueadores neuromusculares.

Monitorização da transmissão neuromuscular

Na prática clínica, a avaliação neuromuscular pode ser monitorada através de um estimulador nervoso aplicado no trajeto nervoso; o nervo ulnar é o mais utilizado.

O estímulo simples é aplicado a uma frequência de 0,1 a 1 Hz, ou seja, um estímulo a cada 10 segundos (0,1 Hz) ou um estímulo por segundo (1 Hz). Esse padrão de estimulação é geralmente bem tolerado pelo paciente acordado. Apresenta o inconveniente de a existência de uma resposta completa não ser geralmente da recuperação do bloqueio neuromuscular (BNM). No presente, a utilidade desse método está reduzindo a determinação da intensidade para alcançar estímulos supramáximos.

Na estimulação tetânica, são usados estímulos supramáximos com frequências de 50 a 200 Hz. Na prática clínica, 50 Hz são a frequência mais utilizada. Quando não existe bloqueio neuromuscular ou quando ele é do tipo despolarizante, a contração muscular é mantida durante o estímulo; porém, quando existe um bloqueio adespolarizante, a concentração muscular sofre decréscimo. Essa técnica é muito dolorosa e não deve ser empregada quando o paciente estiver acordado. Atualmente, esse método é usado para a realização da monitorização da transmissão neuromuscular através do método chamado PTC (*post-tetanic count*).

Chama-se de sequência de quatro estímulos (TOF= *train of four*) quando se administram quatro estímulos de 2 Hz com intervalos de 0,5 segundo. Cada estímulo da sequência de quatro produz uma contração muscular, e a amplitude da quarta resposta em relação à primeira é o que se denomina quociente T4/T1 (ver Fig. 49.5). Na ausência de bloqueio neuromuscular, as quatro respostas serão de idêntica amplitude. Com a administração de bloqueadores adespolarizantes, o quociente diminuirá quando o bloqueio for parcial e desaparecerá quando ele for total. Ao se usar um bloqueador neuromuscular despolarizante, as quatro respostas apresentarão idênticas amplitudes, porém em níveis inferiores aos do controle. O método da sequência de quatro estímulos é muito utilizado na avaliação do bloqueio neuromuscular antes da intubação endotraqueal e na avaliação da sua recuperação (ver Quadros 49.1 e 49.2).

O estímulo simples e a sequência de quatro estímulos são incapazes de avaliar o bloqueio profundo, pois nessa situação não haverá

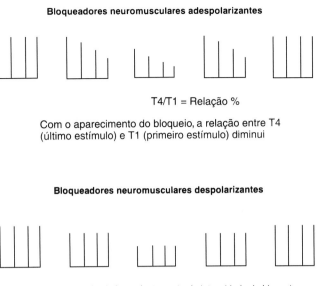

Fig. 49.5 Representação diagramática da resposta da sequência de quatro estímulos (2 Hz com intervalos de 0,5 s).

uma resposta mensurável a ambos os métodos. Nesse caso, utiliza-se o PTC. Para realizá-lo, aplica-se um estímulo tetânico de 50 Hz durante 5 segundos, e as respostas são contabilizadas após o uso de PTC e o tempo transcorrido até o aparecimento da primeira resposta à sequência de quatro estímulos.

Outro método de monitorização do bloqueio neuromuscular é o DBS (*double burst stimulation*); consiste na aplicação de dois estímulos tetânicos separados por curto intervalo de tempo. Esse método é muito utilizado para avaliar a recuperação do bloqueio neuromuscular (ver Quadros 49.1 e 49.2).

TIPOS DE BLOQUEIO NEUROMUSCULAR

Bloqueadores neuromusculares adespolarizantes

Esses fármacos são compostos carregados de nitrogênio quaternário que causam paralisia flácida ao competirem com a acetilcolina nas subunidades alfa do receptor colinérgico, na união neuromuscular.

Existem diversas drogas em uso clínico, pertencentes a dois tipos estruturais básicos: os compostos aminoesteroides, pancurônio, vencurônio, pipecurônio e rocurônio, e os compostos benzilisoquinolínicos, atracúrio, mivacúrio e cisatracúrio.

Bloqueadores neuromusculares despolarizantes

Nessa categoria existem duas substâncias: decametônio e succinilcolina. Na clínica, usa-se apenas a succinilcolina. Seu efeito é semelhante

Quadro 49.1 Uso clínico dos métodos de monitorização do bloqueio neuromuscular (BNM)

	Intubação Traqueal	BNM Intenso	BNM Moderado	Reversão
Estímulo simples	**	0	0	0
TOF	**	0	**	**
PTC	0	***	0	0
DBS	0	**	**	***

0 = inadequado; ** = adequado; *** = muito adequado (segundo Marín e Miranda, 1996).

Quadro 49.2 Relação entre as respostas do TOF e as percentagens de receptores ocupados

Receptores Ocupados %	T_1 % do Controle	T_4/T_1	Intensidade do Bloqueio
100	0%	0	Não permite reversão
90	10%	0	Permite reversão
80	25%	0	BNM cirúrgico
80-70	95%	0,6-0,7	Recuperação clínica
60	100%	0,9-1	Recuperação clínica

(Segundo Marín e Miranda, 1996.)

ao da acetilcolina, diferindo na duração de ação, que é mais prolongada com a succinilcolina.

A succinilcolina reage com o receptor colinérgico nas subunidades alfa, causando abertura do canal e despolarização na união neuromuscular; atualmente, considera-se que as contrações generalizadas desorganizadas da unidade motora muscular, chamadas de fasciculação muscular, sejam um fenômeno pré-juncional. Quimicamente, a succinilcolina é constituída de duas moléculas de acetilcolina, porém, como não é metabolizada tão rapidamente como a acetilcolina, a membrana despolarizada assim se mantém por um período maior (5 a 10 minutos) e não responde aos impulsos, observando-se então o bloqueio neuromuscular. A despolarização, quando produzida por succinilcolina, acetilcolina ou qualquer outro agente despolarizante, causa dessensibilização, ou seja, ausência de resposta ao agonista. Normalmente, a acetilcolina é hidrolisada tão rapidamente que não tem nenhum potencial para causar essa dessensibilização; entretanto, a succinilcolina atua por alguns minutos na junção neuromuscular e tem a capacidade de causar essa dessensibilização. Outro mecanismo seria a inativação do canal de sódio. Caso a placa terminal mantenha-se em estado de despolarização por causa da continuada presença da succinilcolina, o canal de sódio presente na placa terminal e na área perijuncional estará inativado; assim, não há dúvida de que o modo de ação da succinilcolina se modifica com o tempo e a dosagem. É por isso que doses repetidas, administradas de modo intermitente ou contínuo, promovem o aparecimento desse tipo de bloqueio, que possui as seguintes características:

1. estímulo não sustentado;
2. fasciculação pós-tetânica;
3. na sequência do conjunto de quatro estímulos, a relação T4/T1 é menor que 70%;
4. é revertido pelos anticolinesterásicos.

Essas características surgem de modo gradual, e, por isso, os autores enumeram cinco fases do desenvolvimento desse bloqueio, culminando com as já citadas, que são semelhantes ao bloqueio adespolarizante. Diversos fatores interferem no desenvolvimento desse bloqueio, tais como: anestésicos empregados, via de administração, músculo estudado, fatores do paciente, infusão contínua ou doses repetidas.

Ainda é controvertida a verdadeira causa desse bloqueio. Deve ser lembrado que o bloqueio neuromuscular produzido por succinilcolina não é totalmente resultante da despolarização, visto que, em preparação de músculo isolado, a despolarização produzida por esse fármaco é transitória, enquanto o bloqueio neuromuscular é mais persistente. Por outro lado, Katz e Thesleff demonstraram que a succinilcolina, de modo semelhante à acetilcolina, produz dessensibilização da junção neuromuscular de anfíbio *in vitro*. A dessensibilização é definida como o processo em que o receptor de acetilcolina, após a presença contínua do agonista, passa do estado eficaz (responde à presença da acetilcolina ou similar) para o inativo (sem resposta à presença da acetilcolina ou similar). Pode-se conjeturar que esse efeito exista *in vivo*, sendo o responsável por esse bloqueio.

FARMACOCINÉTICA E FARMACODINÂMICA DOS BLOQUEADORES NEUROMUSCULARES ADESPOLARIZANTES

Farmacocinética

Quando se administra, em dose adequada, um relaxante adespolarizante, obtém-se uma resposta desejável, que é a paralisia muscular. A correlação entre a dose e a paralisia consiste em duas partes: um componente farmacocinético, que descreve a correlação entre dose e concentração sanguínea do relaxante muscular, e um farmacodinâmico, que descreve a correlação entre a concentração sanguínea do relaxante muscular e a intensidade da paralisia. Ambos os componentes podem ser influenciados por fatores fisiológicos ou patológicos.

Existem vários modelos matemáticos para caracterizar a farmacocinética dos relaxantes musculares adespolarizantes, porém são quatro os termos básicos usados para descrever os dados desses estudos:

1. meia-vida de distribuição ($T\alpha_{1/2}$), que é o tempo decorrido para a concentração plasmática cair pela metade, durante a fase farmacocinética de distribuição (ver Fig. 49.6);
2. meia-vida de eliminação ($T\alpha_{1/2}$), que avalia o tempo necessário para a concentração plasmática cair pela metade, durante a fase farmacocinética de eliminação (ver Fig. 49.6);
3. volume de distribuição em condições de estabilidade (Vd), que é a soma dos volumes dos compartimentos central e periférico;
4. depuração (D), o volume plasmático do qual o relaxante muscular é removido na unidade de tempo.

Conhecendo-se o significado desses termos, torna-se possível a interpretação dos estudos farmacocinéticos de importância clínica. Numa curva de estudo farmacocinético, a taxa de desaparecimento do relaxante muscular do sangue é caracterizada por rápida queda inicial, seguida de queda mais lenta. A grande causa da queda rápida é a distribuição da droga para os tecidos, e da mais lenta é a excreção, por via tanto renal quanto biliar. Como são substâncias altamente ionizáveis, os relaxantes não atravessam todas as membranas, e o Vd é limitado.

Quadro 49.3 Principais diferenças entre o bloqueador neuromuscular adespolarizante e o despolarizante

	Adespolarizante	Despolarizante
a. Uso de estimulador de nervo periférico (eletrodos subcutâneos ou de superfície para estimulação do nervo ulnar. Em clínica, a região utilizada é a do punho) 1. Estímulo isolado (0,01 a 1,0 Hz) 2. Estímulo tetânico (30-100 Hz) 3. Sequência de quatro estímulos (2 Hz com intervalos de 0,5 s)	contração diminuída não sustentada, facilitação pós-tetânica <70%	idem sustentada >70%
b. Fasciculação muscular	ausente	presente
c. Inibidores da acetilcolinesterase	antagonismo	intensificação do bloqueio

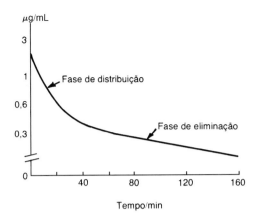

Fig. 49.6 Curva farmacocinética da d-tubocurarina (0,3 mg/kg).

Em pacientes com insuficiência renal, deve-se evitar o uso da galamina, pois a eliminação é inteiramente renal. O pancurônio, além da eliminação renal, tem a via hepática como alternativa, porém, mesmo assim, a meia-vida de eliminação está aumentada em 2 ou 3 horas. Como o volume de distribuição não está alterado na insuficiência renal, o efeito de uma dose única é pequeno, não diferindo do normal. Isso está em contraste com o que ocorre com os pacientes que apresentam cirrose hepática, quando o aumento do volume de distribuição do pancurônio está associado a uma resistência inicial.

Finalmente, o atracúrio e o mivacúrio possuem meios alternativos que dependem muito pouco da função renal. O atracúrio é rapidamente biodegradado em meio ao pH fisiológico à temperatura elevada (37ºC), através da chamada *eliminação de Hofmann*. O mivacúrio é metabolizado pela pseudocolinesterase plasmática. Ambas as drogas constituem excelente indicação nos indivíduos anéfricos (ver Quadro 49.4).

IDADE

No indivíduo idoso, pode existir degeneração da junção neuromuscular com alteração farmacodinâmica da resposta ao relaxante neuromuscular; existe também diminuição da eliminação dessa droga porque a função renal diminui em 1,5% para cada ano vivido; após a maturidade (cerca de 40 anos), junta-se a esse fato a menor metabolização dessas drogas, uma vez que há diminuição da circulação hepática. A ligação proteica está diminuída, aumentando a concentração da droga livre e ativa. Com a idade avançada, há menos água corporal e maior percentagem de gordura. Esses fatores reduzem o volume de distribuição (Vd) e a meia-vida (T$\alpha_{1/2}$), resultando em elevada concentração da droga na junção neuromuscular. De tudo isso, conclui-se que há maior duração do bloqueio neuromuscular com drogas adespolarizantes.

Com relação aos recém-nascidos, o volume de distribuição (Vd) do pancurônio é maior do que em crianças maiores e mesmo do que em adultos; isso está correlacionado ao alto volume do líquido extracelular encontrado nos primeiros. Por outro lado, a meia-vida de eliminação (T$\beta_{1/2}$) tem duração mais prolongada em crianças pequenas que em crianças maiores, sugerindo que a duração de ação da dose inicial maior ou de doses múltiplas estaria prolongada em neonatos. Algumas crianças apresentam resistência aos efeitos neuromusculares do pancurônio, enquanto outras são mais sensíveis. Essas observações foram comprovadas por meio de determinação da concentração plasmática do pancurônio. A maior sensibilidade a essa droga pode dever-se à imaturidade da junção neuromuscular. Com relação à resistência, a explicação torna-se mais difícil, porém estudos em animais mostraram que em célula muscular em desenvolvimento surgem os receptores extrajuncionais, que poderiam ser os causadores da resistência ao curare.

Os recém-nascidos mostram grande variabilidade de resposta aos efeitos da injeção de pancurônio, e por isso essa droga deve ser utilizada com muito cuidado, usando-se pequenas doses que podem ser aumentadas por rigorosa avaliação clínica e monitorização neuromuscular.

Quadro 49.4 Resultados farmacocinéticos obtidos dos relaxantes musculares adespolarizantes

Pacientes Adultos Normais

Agente	$T_{1/2}$	$V_{mL/kg}$	$D_{mL/min/kg}$
Atracúrio	20,6	182	6,1
Doxacúrio	99	220	2,7
Mivacúrio	—	112	70
Pancurônio	132	261	1,7
Pipecurônio	137	309	2,4
Rocurônio	71	207	2,9
Vecurônio	78	194	3,0

Pacientes com Insuficiência Renal

Agente	$T_{1/2}$	$V_{mL/kg}$	$D_{mL/min/kg}$
Atracúrio	23,7	224	6,7
Doxacúrio	221	270	1,2
Mivacúrio	—	150	76,6
Pancurônio	97	296	0,9
Pipecurônio	1,6	309	1,6
Rocurônio	97	264	2,9
Vecurônio	97	240	2,5

Paciente com Doença Hepatobiliar

Agente	$T_{1/2}$	$V_{mL/kg}$	$D_{mL/min/kg}$
Atracúrio	22	207	6,5
Doxacúrio	115	290	2,3
Mivacúrio	—	124	33,3
Pancurônio	267	307	1,15
Pipecurônio	99	303	1,3
Rocurônio	29	242	2,41
Vecurônio	84	246	2,73

Bloqueador Neuromuscular	Eliminação Renal — %
Galamina	>95
Doxacúrio	>90
Pipecurônio	>90
Pancurônio	85
Rocurônio	—
Vecurônio	40-50
Atracúrio	10-40
Mivacúrio	<5

Bloqueador Neuromuscular	Eliminação Hepática — %
Rocurônio	60
Vecurônio	50-60
Pancurônio	15
Doxacúrio	<10
Pipecurônio	<10
Mivacúrio	nenhuma
Atracúrio	idem

Com relação ao vecurônio e ao atracúrio, os neonatos mostraram pequena sensibilidade a essas drogas, porém as diferenças são tão insignificantes que, do ponto de vista prático, as doses do recém-nascido e do adulto podem ser consideradas proporcionalmente semelhantes.

HIPOTERMIA

A transmissão neuromuscular não é alterada de modo significativo pela hipotermia, pelo menos nas variações compreendidas entre 31,8 e 35,8ºC. Em gatos, a redução da temperatura de 34 para 28ºC diminui a depuração sérica, bem como as excreções renal e hepática tanto da d-tubocurarina quanto do pancurônio. É provável que esses achados expliquem o prolongamento do bloqueio neuromuscular durante a hipotermia. Deve ser acrescentado que o tempo para se obter a paralisia está aumentando com a d-tubocurarina e o pancurônio, possivelmente devido à diminuição de perfusão da junção neuromuscular.

PASSAGEM PLACENTÁRIA

Os relaxantes musculares, apesar de serem altamente ionizados, atravessam em pequenas doses a barreira placentária. Entretanto, essas pequenas quantidades dos bloqueadores neuromusculares adespolarizantes não possuem efeito direto sobre o feto.

AGENTES ANESTÉSICOS

A dose dos relaxantes musculares adespolarizantes varia com os diferentes anestésicos e com a profundidade da anestesia. A dosagem requerida está diminuída com o uso de agente anestésico volátil, quando se compara com o de anestésicos venosos, e com o aumento da profundidade da anestesia medida através da concentração alveolar mínima (CAM) de cada agente anestésico volátil. Os anestésicos voláteis e venosos não interferem nos principais parâmetros farmacocinéticos, ou seja, captação, distribuição e eliminação da d-tubocurarina e, possivelmente, de todas as drogas adespolarizantes. As alterações são todas farmacodinâmicas.

PROPRIEDADES NÃO RELAXANTES DOS BLOQUEADORES ADESPOLARIZANTES

Liberação da histamina

Os bloqueadores neuromusculares podem causar reações anafiláticas a anafilactoides com liberação da histamina. Esta é um autacoide capaz de causar efeitos indesejáveis no organismo.

Na reação anafilática, o anticorpo IgE causa de maneira explosiva a liberação do conteúdo dos mastócitos e basófilos e, portanto, de histamina, heparina, proteases, hidrolases, enzimas oxidativas, adenosina e derivados do ácido araquidônico que são metabolizados para várias prostaglandinas e leucotrienos. Todas essas substâncias contribuem para o imediato e prolongado efeito respiratório e cardiovascular; essas reações são autossustentadas, podendo levar o paciente à morte. Por isso, é imprescindível o tratamento imediato e eficaz com adrenalina, para efetivamente interromper, ao nível de mastócitos, a liberação das substâncias citadas anteriormente. Essas reações ocorrem frequentemente após os primeiros minutos de injeção da droga. No caso dos bloqueadores neuromusculares, geralmente acontece nos primeiros 10 minutos após a indução da anestesia; essas reações são causas imediatas do colapso cardiovascular, de edema angioneurótico e, mais raramente, de broncoespasmo. Nos pacientes acometidos, há predominância de jovens do sexo feminino.

Os mastócitos são capazes de reagir aos estímulos químicos induzidos por drogas, liberando histamina. Entre essas drogas, situam-se os bloqueadores neuromusculares cujas moléculas possuem o radical benzilisoquinolina, tais como d-tubocurarina, metocurarina, atracúrio e mivacúrio; demonstrou-se que esses fármacos, quando administrados rapidamente e em altas doses, liberam histamina. Há uma dose limiar para cada droga produzir essa liberação de histamina. Para o atracúrio, essa dose limiar é de 0,5 mg/kg, ou seja, 2 a 3 vezes a dose efetiva. A potência relativa entre a capacidade de produzir bloqueio neuromuscular e liberação de histamina do atracúrio é de 1/3 quando comparada com a d-tubocurarina. A dose limiar para o mivacúrio em injeção rápida é de 0,2 mg/kg (três vezes a ED_{95}). Outro bloqueador neuromuscular capaz de causar liberação de histamina é a succinilcolina. Em doses clínicas, os bloqueadores neuromusculares doxacúrio (que é também um derivado benzilisoquinolínico), alcurônio, galamina, pancurônio, pipecurônio, rocurônio e vecurônio produzem liberações mínimas de histamina.

A histamina determina alterações clínicas no organismo humano, a depender das concentrações plasmáticas. Concentrações de 1 a 2 ng/mL podem causar fenômenos tromboembólicos, cuja única repercussão hemodinâmica é a elevação da pressão arterial, motivada por aumento da contratilidade do miocárdio. Com os níveis situados entre 3 e 10 ng/mL, a histamina produz elevação da adrenalina endógena, manifestações cutâneas, rubor, urticária, vasodilatação, taquicardia e hipotensão. Concentrações maiores do que 10 ng/mL podem causar broncoespasmo, disritmias e, muito raramente, parada cardíaca. Quando a liberação da histamina é causada por fenômeno químico (reação anafilactoide), é raro o aparecimento de broncoespasmo. Em clínica, é impossível distinguir uma reação anafilática de uma reação anafilactoide, apesar de elas serem intrinsecamente diferentes. As reações anafilactoides, ou quimicamente mediadas, podem ser intensas, porém tendem a ser autolimitadas devido à curta meia-vida da histamina.

A histamina atua nos receptores H_1 e H_2. A estimulação dos *receptores H_1* pela histamina causa: liberação de prostaciclina, vasoconstrição coronariana e diminuição da condução do impulso cardíaco através do nódulo atrioventricular. A estimulação dos *receptores H_2* pela histamina produz: estimulação do sistema nervoso central, disritmias cardíacas, aumento da contratilidade miocárdica e da frequência cardíaca, vasodilatação coronariana, broncodilatação e aumento do suco gástrico. Ambos os receptores são responsáveis pelo aumento da permeabilidade capilar e da vasodilatação periférica.

Terapia das reações anafiláticas e anafilactoides

TRATAMENTO AGUDO

Conforme descrito anteriormente, o anestesiologista, em geral, é incapaz de distinguir uma reação imunológica de uma reação não imunológica de liberação de histamina; porém, de acordo com Moss, as principais diretrizes para a suspeita clínica e o tratamento de uma reação à droga são:

1. a elevação súbita da frequência cardíaca em mais de 30 batimentos/min ou a queda da pressão arterial além de 30 mm Hg indicam reação à droga, principalmente se ela foi injetada pouco tempo (10 minutos) antes dessas alterações clínicas;
2. sintomas associados de broncoespasmo e sinais de *rash* cutâneo confirmam o diagnóstico de reação à droga;
3. a principal repercussão dessa reação à droga é a diminuição da resistência vascular sistêmica; desse modo, deve ser instituída generosa infusão venosa de cristaloides; a quantidade dessa infusão pode, muitas vezes, ultrapassar 4 a 6 L;
4. a anestesia deve ser interrompida, as vias respiratórias devem ser mantidas através de tubo traqueal ou máscara laríngea, e deve ser administrado oxigênio a 100%;
5. adrenalina, 0,2 a 0,4 mg, por via endovenosa, pode ser empregada. Essa injeção pode ser seguida de infusão de 5 a 10 μg/kg/h;
6. injetar bicarbonato de sódio o mais precocemente possível;
7. caso as reações persistam, os antagonistas de H_1 e H_2 devem ser considerados para uso, com a finalidade de alterar a permeabilidade e as modificações hemodinâmicas sistêmicas;
8. o paciente deve ser observado durante 24 horas após o episódio agudo;
9. caso indicado, solicitar testes para obter o diagnóstico e a etiologia da reação à droga.

Para conseguir esse último intento, o anestesiologista deve, simultaneamente ao tratamento agudo, coletar, em tubo contendo ácido etileno diamino tetracético, 2 a 5 mL de amostra sanguínea do paciente, conservando-a a −10ºC, para posteriores dosagens plasmáticas de histamina. Como a meia-vida da histamina é muito curta, quando a amostra sanguínea é coletada tardiamente, a melhor opção é a dosagem da triptase plasmática; ela é liberada durante a desgranulação dos mastócitos, permanecendo com elevados níveis plasmáticos por várias horas.

TRATAMENTO PROFILÁTICO

A incidência de pacientes com reações de hipersensibilidade aos bloqueadores neuromusculares é maior quando há história de alergia, atopia e asma. Entretanto, existe alta frequência de doentes em que ocorre anafilaxia sem que tenha havido contato anterior com a droga; a explicação para esse fenômeno é atribuída a sensibilização anterior causada por alimentos, material de limpeza e cosméticos que possuem o radical de amônio quaternário.

Ocorre também reatividade cruzada entre bloqueadores neuromusculares, ou seja, um bloqueador neuromuscular é capaz de sensibilizar o paciente a outro relaxante muscular. O maior índice dessa reatividade cruzada é o existente entre o pancurônio e o vecurônio.

Apesar das dificuldades anteriormente mencionadas em detectar e prevenir as reações aos bloqueadores neuromusculares, algumas sugestões podem ser feitas:

1. nos pacientes com história de atopia, reação alérgica e asma, empregar, antes da anestesia, os antagonistas H_1 e H_2. Eles devem ser ministrados no dia anterior ao da anestesia, com a finalidade de, adequadamente, antagonizar os receptores H_1 e H_2; foi comprovado que isso é eficaz na redução dos efeitos colaterais da liberação de histamina;
2. como a liberação da histamina é dose-dependente, é recomendável que se evitem grandes doses dos medicamentos derivados da benzilisoquinolina; também, a velocidade da injeção desses bloqueadores neuromusculares deve ser lenta;
3. a literatura sugere que os mastócitos e basófilos dos pacientes atópicos podem liberar histamina mais facilmente que os dos indivíduos normais; portanto, embora esse assunto seja controvertido, é sensato utilizar, nesses pacientes, os bloqueadores neuromusculares com maior margem de segurança na liberação da histamina.

INIBIÇÃO DAS COLINESTERASES

De modo similar à acetilcolina, todos os bloqueadores neuromusculares interagem com as colinesterases, conforme Quadro 49.5.

Desse quadro, salientamos apenas o pancurônio com relação à butirilcolinesterase. A função fisiológica da butirilcolinesterase plasmática é desconhecida, e a inibição dessa enzima pela pancurônio é de pouca consequência prática, a não ser dificultar a metabolização de drogas como a procaína e a succinilcolina.

EFEITOS CARDIOVASCULARES DOS BLOQUEADORES NEUROMUSCULARES

Margem de segurança autonômica

É definida como a relação entre a dose da droga que produz 95% de bloqueio neuromuscular (ED_{95}) e a dose que determina efeitos autonômicos (ED_{50}).

A margem de segurança autonômica indica o número de múltiplos da ED_{95} a ser administrado para que se obtenham efeitos colaterais. Habitualmente, utilizam-se os seguintes quocientes:

$$\frac{ED_{50} \text{ (bloqueio ganglionar)}}{ED_{95} \text{ (bloqueio neuromuscular)}}$$

$$\frac{ED_{50} \text{ (bloqueio vagal cardíaco)}}{ED_{95} \text{ (bloqueio neuromuscular)}}$$

$$\frac{ED_{50} \text{ (bloqueio de histamina)}}{ED_{95} \text{ (bloqueio neuromuscular)}}$$

Quanto maior a relação, menor a probabilidade de ocorrência dos efeitos autonômicos.

ED_{95} e a margem de segurança autonômica dos bloqueadores neuromusculares estão listados no Quadro 49.5, e os efeitos cardiovasculares, no Quadro 49.6.

RELAXANTES MUSCULARES DESPOLARIZANTES (AVALIAÇÃO CLÍNICA)

Succinilcolina

É um éster da dicolina rapidamente hidrolisado pela butirilcolinesterase do fígado e do plasma. O metabólito inicial, a succinilmonocolina, é muito pouco potente, com ação bloqueadora neuromuscular predominantemente do tipo adespolarizante. Em circunstâncias normais, a ação da succinilcolina é breve (5 a 10 minutos), porém drogas anticolinesterásicas ou atividade normal da colinesterase plasmática podem prolongar sua ação. Atua despolarizando a membrana pós-sináptica de modo semelhante ao neurotransmissor acetilcolina, com a ocorrência inicial de fasciculações. Geralmente, uma dose única é usada para produzir um relaxamento breve com a finalidade de facilitar a intubação endotraqueal. A succinilcolina tem pouco efeito no gânglio autonômico ou em junções colinérgicas pós-ganglionares. Não atravessa a barreira hematoliquórica. Como o fígado é o local da síntese de butirilcolinesterase, o efeito desse relaxante muscular pode ser prolongado em pacientes com hepatopatias. Outra causa de prolongamento da paralisia pode ser a administração de sulfato de magnésio, carbonato de lítio, anticolinesterásicos mióticos (ecotiofato) e inseticidas (ver Quadros 49.7 e 49.8).

EFEITOS COLATERAIS E COMPLICAÇÕES

A succinilcolina é a droga relaxante muscular que pode apresentar maior número de efeitos colaterais e complicações, porém continua sendo uma droga amplamente empregada na prática clínica pela sua rápida ação e pequena duração.

Imediatamente após a injeção venosa, surgem fasciculações musculares, que são um fenômeno transitório e que coincidem com o início da despolarização das fibras musculares. Têm-se preconizado diversos tratamentos para redução e eliminação dessas fasciculações, porém o mais eficaz é o uso de diazepam 0,05 mg/kg venoso administrado antes da injeção de succinilcolina. Muitos pacientes também se queixam de mialgia pós-operatória, cujo mecanismo ainda não está elucidado. Finer e Nylen (1961) observaram que o risco de parada cardíaca era 10 vezes maior nos pacientes queimados do que em outros pacientes. Esse aumento do risco de parada cardíaca foi esclarecido após a observação de que esses pacientes apresentavam, após o uso da succinilcolina, elevação acentuada da potassemia, apontada como a causa de graves disritmias ou mesmo de parada cardíaca. Outras patologias, como trauma nervoso ou doença nervosa, também apresentam susceti-

Quadro 49.5 ED_{95} e margem de segurança autonômica dos bloqueadores neuromusculares

Drogas	ED_{95}	Bloqueio Vagal	Bloqueio Ganglionar	Liberação de Histamina
d-Tubocurarina	0,45-0,50	0,6	0,2	0,6
Pancurônio	0,05-0,07	3	>250	—
Alcurônio	0,20-0,25	3	4	—
Doxacúrio	0,015-0,03	>50	>100	2,0
Atracúrio	0,20-0,25	16	40	2,5
Mivacúrio	0,06-0,08	>50	>100	30
Vecurônio	0,04-0,06	20	>250	—
Rocurônio	0,25-0,30	3	>100	—
Pipecurônio	0,04-0,05	25	>100	—

Adaptado de Miller (1994); Silverman (1994).

Quadro 49.6 Efeitos cardiovasculares comparativos dos BNM adespolarizantes

	Bloqueio Ganglionar	Bloqueio Vagal	Liberação de Catecolaminas	Liberação de Histamina
d-Tubocurarina	3	2	1	3
Pancurônio	1	2	2	1
Vecurônio	1	1	1	1
Atracúrio	1	1	1	2
Mivacúrio	1	1	1	2
Doxacúrio	1	1	1	1-2
Pipecurônio	1	1	1	1
Rocurônio	1	1-2	1	1
Alcurônio	2	2	1	1

1 — Nenhum ou mínimo   Adaptado de Silverman (1994).

bilidade à elevação do potássio sérico, de modo semelhante aos queimados. Outra observação importante é que a resposta hipercaliêmica à succinilcolina raras vezes é observada imediatamente após o trauma. Nos indivíduos normais, a succinilcolina causa pequenas elevações de potássio sérico que não ultrapassam 0,5 mEq/L. Juntando todos esses fatos, pode-se atribuir o aumento da capacidade da succinilcolina em elevar a potassemia ao aparecimento de receptores extrajuncionais como mecanismo de adaptação à nova situação da musculatura, a despolarização como resposta à redução do fenômeno contracional muscular (lesões nervosas, imobilização com bandagem ortopédica) ou à musculatura queimada. Havendo o aparecimento dos receptores extrajuncionais como mecanismo de adaptação à nova situação da musculatura, a despolarização, que normalmente fica restrita à placa terminal, ocorre ao longo de todo o comprimento da fibra muscular, ou seja, nos locais onde estão localizados os receptores extrajuncionais. A succinilcolina provoca aumento da pressão intraocular e por isso é contraindicada em procedimentos oftalmológicos nos quais tal aumento é indesejável, tais como tonometrias e lesões oculares com comprometimento da câmara anterior. Existe aumento da pressão intraocular porque os músculos extraorbitários reagem paradoxalmente, com contratura muscular, à ação da succinilcolina. O aumento da pressão intragástrica é diretamente relacionado com a intensidade da fasciculação muscular. Em crianças, tem-se observado pressão intragástrica menor. O efeito predominante da succinilcolina no sistema cardiovascular é um leve aumento da pressão arterial e, após injeções sucessivas, bradicardia independentemente da idade. Na criança, essa bradicardia pode surgir já na primeira dose; essa complicação ainda não está esclarecida, porém, como pode ser bloqueada pela injeção prévia de atropina, sugere-se que tal efeito sobre o coração seja mediado por via nervosa colinérgica. Extremamente raro é o aparecimento de mioglobinúria, cuja causa é desconhecida. Paradoxalmente, a injeção de succinilcolina pode causar contração muscular generalizada nos pacientes portadores de miotonia congênita ou distrófica ou mesmo esclerose lateral amiotrófica. Dor local intensa também se inclui entre os sintomas, e essa síndrome é o resultado de doença na célula muscular, que pode apresentar hiperexcitabilidade e contratura em resposta à estimulação. O tratamento desse sintoma pode ser feito com relaxante muscular adespolarizante.

A hipertermia maligna é uma hipersensibilidade hereditária à succinilcolina, ou ao anestésico volátil halotano, ou a ambos. Sua incidência é pequena, atingindo 1 entre 15.000 (crianças), 1 entre 50.000 (adultos) e é precedida de taquipneia, taquicardia, hipermetabolismo, aumento da temperatura, disritmias e, às vezes, rigidez muscular (cerca de 25% dos casos). Como alteração de exame de laboratório, pode-se encontrar elevação da creatina fosfoquinase. O mecanismo exato dessa doença ainda não está totalmente esclarecido, porém existe acúmulo de cálcio intracelular. Por isso, o tratamento mais eficaz é o emprego de dantroleno, que reduziu o índice de mortalidade catastrófico de 70 para 7%. Tal droga atua diretamente no mecanismo contrátil da musculatura esquelética, bloqueando a liberação do cálcio do retículo sarcoplasmático, reduzindo o tônus muscular e a produção de calor. Além disso, a hipertermia deve ser tratada rapidamente com resfriamento, oxigenoterapia e correção da acidose metabólica.

A succinilcolina, por ser estruturalmente semelhante à acetilcolina, tem seus efeitos cardiovasculares decorrentes da estimulação dos receptores colinérgicos nicotínicos dos gânglios simpáticos e parassimpáticos e dos receptores muscarínicos do nó sinusal, favorecendo o aumento tanto do tônus simpático como do parassimpático.

O aumento do tônus autonômico é maior do lado não predominante do sistema nervoso autônomo, ou seja, bradicardia sinusal em pacientes simpatotônicos e taquicardia nos vagotônicos.

Porém, após a administração de succinilcolina, comumente observam-se aumentos na frequência cardíaca e na pressão arterial em adultos, que podem se associar a taquiarritmias ventriculares, especialmente nos pacientes que fazem uso de drogas simpatomiméticas ou substâncias que bloqueiam a recaptação das catecolaminas. O efeito cronotrópico

Quadro 49.7 Causas de atividade anormal da butirilcolinesterase plasmática

Redução da butirilcolinesterase plasmática
1. Grávidas, recém-nascidos, idosos
2. Doenças hepáticas, queimaduras, neoplasias
3. Glicocorticoides, estrogênios e pílulas anticoncepcionais

Inibição da colinesterase plasmática
1. Inibição irreversível
   Inseticida, ecotiofato
2. Inibição reversível
a. Edrofônio, neostigmina, piridostigmina
b. Pancurônio, trimetafam, anestésicos locais, butirilcolinesterase plasmática atípica (fator genético)

Quadro 49.8 Principais complicações encontradas após o uso da succinilcolina

1. Fasciculações musculares
2. Mialgia pós-operatória
3. Hipercalemia
4. Aumento da pressão intraocular
5. Aumento da pressão intragástrica
6. Efeitos cardiovasculares
7. Mioglobinúria
8. Miotonia
9. Hipertermia maligna

positivo parece ocorrer através da estimulação indireta do nó sinoatrial pelas catecolaminas liberadas das terminações nervosas adrenérgicas.

Entretanto, a bradicardia sinusal é a disritmia mais frequente após a utilização da succinilcolina. Ela pode estar presente em crianças simpatotônicas e não atropinizadas e em adultos ansiosos, refletindo a estimulação dos receptores muscarínicos cardíacos.

As bradiarritmias ocorrem após a administração da segunda dose de succinilcolina, sugerindo que os produtos do metabolismo da droga (succinilmonoclina) sensibilizam o coração, estimulando os receptores colinérgicos cardíacos.

A administração de tiopental, atropina e drogas bloqueadoras ganglionares e a pré-curarização com bloqueadores neuromusculares adespolarizantes podem evitar as bradiarritmias.

Os ritmos juncionais refletem intensa e predominante estimulação dos receptores colinérgicos do nódulo sinusal, resultando em supressão da atividade desse nódulo e emergências do nódulo atrioventricular como marca-passo.

A lentificação exagerada da frequência cardíaca pode favorecer o aparecimento de batimentos ventriculares ectópicos. Extrassístoles ventriculares teriam como etiologia o aumento na concentração sanguínea do potássio, secundário à ação despolarizante da droga, especialmente em pacientes com aumento no número de receptores extrajuncionais, como queimados, politraumatizados e doentes neurológicos.

A succinilcolina pode favorecer a liberação de histamina. Dos casos de anafilaxia relacionados com drogas anestésicas observados na França em um período de 5 anos, os bloqueadores neuromusculares responderam por 78,3%, quase 50% dos quais atribuídos à utilização da succinilcolina.

BLOQUEADORES ADESPOLARIZANTES (AVALIAÇÃO CLÍNICA)

Trietiodeto de galamina (Flaxedil)

É um agente sintético com duração mais prolongada que a da d-tubocurarina. Possui como efeito colateral atividade anticolinérgica cardíaca e frequentemente causa taquicardia sinusal. É excretado intato por via renal, e, portanto, deve-se tomar cuidado ao empregá-lo em pacientes com insuficiência renal. Como relaxante muscular adespolarizante, possui ação semelhante à das demais drogas do grupo. Está disponível em solução estéril contendo 20 mg/mL (ampolas de 2 mL com 40 mg e utilizada na dose de 1 a 2 mg/kg de peso corpóreo).

Brometo de fazadínio (Fazadon)

É empregado como agente bloqueador competitivo de ação rápida. A concentração plasmática diminui graças à sua metabolização hepática. Esse agente pode ser vantajoso em cirurgias de curta duração e procedimentos diagnósticos ou ainda em pacientes com comprometimento renal.

d-Tubocurarina

É o mais antigo representante dessa categoria que bloqueia a transmissão neuromuscular pela oclusão reversível dos locais de ligação da acetilcolina no receptor colinérgico. A reversão do bloqueio obtida com agentes anticolinesterásicos (neostigmina – ação prolongada – 1 a 3 mg, edrofônio – ação fugaz – 10 mg) preserva e aumenta a concentração funcional da acetilcolina, causando deslocamento da d-tubocurarina do receptor colinérgico. Esses agentes são frequentemente utilizados após a atropina ou o glicopirrolato, que têm a finalidade de neutralizar os efeitos da excessiva estimulação muscarínica. A d-tubocurarina, também chamada de curare, é constituída de alcaloides encontrados em plantas da família *Minispermaceae* do gênero *Strychnus*. Como o princípio ativo dessa droga era veiculado em tubos de bambu, foi-lhe dada a designação d-tubocurarina. Do ponto de vista farmacológico, bloqueia os receptores nicotínicos da acetilcolina localizados na placa terminal dos músculos, nos gânglios e nos neurônios adrenérgicos, porém não possui efeito sobre os receptores muscarínicos da acetilcolina. Ao ser injetada por via endovenosa, causa flacidez progressiva, afetando inicialmente músculos oculares, seguindo-se os músculos dos dedos e, sucessivamente, os músculos da cabeça, do pescoço, dos membros, os intercostais e, finalmente, o diafragma. A reversão obedece à sequência inversa. A paralisia dos músculos abdominais não pode ser feita sem comprometimento dos músculos ventilatórios, e, por isso, associada ao seu uso clínico está indicada a respiração controlada com ventilação sob pressão positiva intermitente. Essa respiração controlada é mantida até a completa recuperação respiratória.

A molécula de d-tubocurarina (dTC) possui apenas um amônio quaternário permanente, o outro nitrogênio pertence à amina terciária em equilíbrio com o próton em pH fisiológico.

A presença da amina terciária é a responsável pela liberação de histamina e pelo bloqueio ganglionar que a droga desencadeia. A liberação de histamina ocorre nas doses empregadas em clínica, principalmente após injeções rápidas. Os níveis plasmáticos da dTC podem aumentar em até 250% do controle, muitas vezes acompanhados de redução na pressão arterial, aumento na frequência cardíaca e eritemia no tronco e na face.

Estudo em animais demonstrou que a d-TC possui ação vagolítica bastante próxima da bloqueadora neuromuscular. A droga bloqueia os receptores ganglionares nicotínicos do sistema nervoso simpático e parassimpático em doses próximas às utilizadas na clínica. O bloqueio ganglionar e a liberação da histamina seriam os mecanismos responsáveis pela hipotensão observada após sua administração em seres humanos. A liberação de histamina tem papel de destaque na ação hipotensora da dTC, e os efeitos bloqueadores ganglionares autonômicos são considerados de pequena relevância.

Estímulo dos receptores H_1 e H_2 vasculares, ocasionando vasodilatação arteriolar e venosa, e a resposta reflexa do seio carotídeo, desencadeando vasodilatação, seriam os determinantes da redução da pressão arterial.

Após administração de dTC, observa-se diminuição do débito cardíaco secundária à queda da resistência vascular sistêmica: tal redução é mais intensa quando se utilizam anestésicos voláteis e menos intensa na anestesia balanceada.

Nas doses de 6 a 9 mg, utilizadas para bloqueio da transmissão neuromuscular, a d-tubocurarina provoca bloqueio incompleto da transmissão ganglionar. A metade dessa dose pode ser empregada para a manutenção do bloqueio; cerca de 40% da dose é excretada na forma intata pelo rim em um período de 24 horas.

Pancurônio

O pancurônio, um aminoéster de longa duração, é um bloqueador neuromuscular que determina aumento na frequência cardíaca, na pressão arterial e no débito cardíaco nas doses utilizadas para se obter relaxamento muscular.

Em pacientes coronariopatas, foram descritos sinais eletrocardiográficos compatíveis com isquemia miocárdica quando a droga foi associada a altas doses de fentanil e sufentanil. Com relação ao fentanil, tal alteração nem sempre foi observada por outros pesquisadores.

Quando se associa pancurônio a opioides, observam-se aumentos na frequência cardíaca. Há redução na pressão arterial e no índice de resistência vascular sistêmica já nos primeiros minutos que seguem à injeção das drogas, valores que se mantêm baixos, principalmente quando o opioide utilizado é o sufentanil.

As alterações hemodinâmicas desencadeadas pelo pancurônio são resultantes da ação bloqueadora vagal cardíaca e da atividade do sistema nervoso simpático, tendo essa última papel secundário no aumento da frequência cardíaca. O pancurônio acelera a condução atrioventricular, reduzindo o tempo de condução do nó sinusal ao feixe de His. Esse efeito pode ser resultante da inibição vagal ou da estimulação simpática.

Vários são os mecanismos responsáveis pela estimulação do sistema nervoso simpático após a administração do pancurônio. A droga atua nas terminações nervosas pós-ganglionares adrenérgicas, favorecendo a liberação de noradrenalina e impedindo a sua recaptação. Também é descrito bloqueio dos receptores muscarínicos de um interneurônio dopaminérgico localizado em uma via inibitória pré-sináptica, a qual facilita a transmissão ganglionar durante períodos de intensa estimulação.

A ocorrência de arritmias ventriculares em pacientes anestesiados com halotano e óxido nitroso está associada ao pancurônio, além de contrações prematuras ventriculares, ritmo juncional atrioventricular e extrassístoles atriais naqueles em quem se utilizaram doses altas de sufentanil.

As disritmias podem ser promovidas por desequilíbrio entre o sistema nervoso simpático e o parassimpático após ação vagolítica cardíaca, acentuando-se a influência adrenérgica na condução atrioventricular e propiciando a irritabilidade ventricular.

O pancurônio não favorece a liberação de histamina. É aproximadamente cinco vezes mais potente que a d-tubocurarina. Não causa hipotensão arterial, pois é desprovido de ação bloqueadora ganglionar e provoca liberação desprezível de histamina. Pode causar elevação da frequência e débito cardíacos e da pressão arterial através da ação primária anticolinérgica e da ação secundária pelo bloqueio da recaptação neuronal da noradrenalina. A condução atrioventricular é acelerada, porém a contratilidade cardíaca e a resistência periférica não se modificam. É utilizado em clínica com dose inicial de 0,04 a 0,1 mg/kg, seguida de 0,01 a 0,02 mg/kg, quando necessário, geralmente em intervalo compreendido entre 20 e 40 minutos.

Atracúrio

É um composto de amônio quaternário cuja molécula é fracionada na ausência de enzimas plasmáticas através da denominada *eliminação de Hofmann* e, em menor quantidade, da hidrólise do éster. A eliminação de Hofmann é um método não biológico de degradação que ocorre a temperatura e pH fisiológicos. Com a diminuição da temperatura e do pH, a intensidade dessa reação diminui. A hidrólise do éster não requer butirilcolinesterase e é facilitada por um pH ácido. Os produtos resultantes dessas reações são a laudanosina e um ácido quaternário, porém nenhum deles apresenta efeitos bloqueadores neuromusculares. O atracúrio tem potência e duração menores do que o pancurônio. Como a sua metabolização não é dependente do fígado e do rim, é a droga preferida em pacientes portadores de insuficiência nesses dois órgãos. Também está indicado nos indivíduos idosos, que normalmente têm esses órgãos com suas funções reduzidas. Além disso, em todos esses casos as dosagens não necessitam de redução, como acontece com os demais relaxantes adespolarizantes conhecidos.

O atracúrio, um diéster benzilisoquinolínico, é bloqueador neuromuscular potencialmente capaz de liberar histamina, dependendo da dose e da velocidade da injeção.

Postula-se que a liberação de histamina, após a administração de drogas, não envolve mecanismos imunológicos, sendo consequência dos deslocamentos não específicos de histamina e de outras substâncias vasoativas dos mastócitos vasculares. Entretanto, estudos recentes demonstram que podem ocorrer reações mediadas tanto química quanto imunologicamente após a administração de bloqueadores neuromusculares.

As manifestações clínicas decorrentes da liberação de histamina podem variar desde reações cutâneas leves até acidentes graves, muitas vezes fatais. Essas manifestações têm sido atribuídas a vários mecanismos. A histamina exerce seu efeito inotrópico positivo mediado por receptores H_2, enquanto seu efeito cronotrópico pode ser em parte também resultante da liberação de catecolaminas.

Para que ocorram alterações significativas na pressão arterial e frequência cardíaca, é necessário que haja aumentos nos níveis plasmáticos de histamina em aproximadamente 200%. Estes podem correlacionar-se com alterações hemodinâmicas cardiovasculares, porém são independentes das manifestações cutâneas.

A administração de até $2 \times ED_{95}$ de atracúrio mantém parâmetros cardiovasculares estáveis. Reduções na pressão arterial de até 20% e na frequência de 8% que se iniciam cerca de 15 minutos após a infusão da droga e desaparecem após 5 minutos podem ocorrer com $3 \times ED_{95}$ e podem associar-se a leve rubor facial.

A administração lenta (75 s) do atracúrio evita o aumento na concentração plasmática de histamina, mantendo-se os parâmetros cardiovasculares estáveis. O pré-tratamento com bloqueadores H_1 e H_2 conduz a aumento moderado na concentração de histamina sem, entretanto, alterar a hemodinâmica cardiovascular.

Em cães, estudo *in vitro* demonstrou que a hipotensão determinada pelo atracúrio não é somente decorrente da liberação de histamina, mas também de depressão simpática direta. Já outros autores acreditam que o atracúrio não altera a atividade do sistema nervoso autônomo periférico em seres humanos, mesmo em altas doses.

Observou-se que altas concentrações de laudanosina, metabólito do atracúrio, também podem determinar redução na pressão arterial e aumento na liberação de noradrenalina.

É utilizado em clínica na dose de 0,3 a 0,6 mg/kg, com dose posterior de 0,05 a 0,1 mg/kg. Em unidade de terapia intensiva (UTI), tem-se preconizado o seu emprego em injeção contínua, com a finalidade de manter o paciente sob assistência ventilatória através de prótese. Devido à sua rápida recuperação, a reversão com anticolinesterásicos nem sempre é necessária; contudo, a paralisia é rapidamente antagonizada pela neostigmina, com uma dose de 2,5 mg, e, mesmo no caso do bloqueio completo, a recuperação é rápida se a dose é aumentada para 5 mg.

Vecurônio

É um agente monoquaternário, análogo ao pancurônio, porém um pouco mais potente, e a sua duração de ação é menos da metade da deste; é desprovido de efeitos vagolíticos.

Por não possuir ação bloqueadora ganglionar e não favorecer a liberação de histamina, essa droga é considerada praticamente livre de efeitos hemodinâmicos cardiovasculares.

Não foram observadas mudanças na concentração plasmática de histamina após a administração de $2 \times ED_{95}$ do vecurônio, e com dose de $4 \times ED_{95}$ foram descritos aumentos na concentração plasmática dessa substância. Entretanto, são descritas reações histaminoides após a utilização de vecurônio, e em estudo retrospectivo observou-se que 24,5% das reações anafiláticas atribuídas a bloqueadores neuromusculares deviam-se ao vecurônio.

Em pacientes asmáticos, os efeitos adversos cardiovasculares ou respiratórios decorrentes da liberação de histamina foram considerados, em sua maioria, leves (redução da pressão arterial e da frequência cardíaca), não acompanhados de dificuldades respiratórias ou de quedas na saturação arterial de oxigênio quando se administram $2 \times ED_{95}$ de vecurônio.

Por ser droga que não possui efeitos vagolíticos, sua associação com alguns anestésicos ou determinadas manobras cirúrgicas pode desencadear bradicardia no intraoperatório. É o que se observa em pacientes submetidos a revascularização do miocárdio que foram anestesiados com altas doses de opioides, fentanil e sufentanil. A bradicardia algumas vezes se acompanha, transitoriamente, de assistolia e dissociação atrioventricular. A bradicardia também foi observada quando se administraram doses baixas de opioides. Quando ocorre bradicardia, ela se torna mais evidente após 10 minutos da administração do vecurônio.

Em pacientes coronariopatas anestesiados com halotano e óxido nitroso, doses de até $7 \times ED_{95}$ de vecurônio determinam apenas discreto aumento no débito cardíaco (9%) e redução na resistência vascular sistêmica (12%), considerados clinicamente pouco importantes.

Experimentalmente, em coração isolado de cobaias, não foram observadas, após a utilização do vecurônio, alterações significativas na atividade do marca-passo ou no sistema de condução cardíaca.

O vecurônio, após injeções repetidas, não causa efeito cumulativo. Em pacientes com insuficiência renal crônica, a duração do bloqueio não está prolongada, porque essa droga não é dependente da via renal para sua eliminação, porém é necessário um funcionamento hepático normal. A dose inicial pode ser de 0,04 a 0,14 mg/kg, seguida de doses sucessivas de 0,015 a 0,02 mg/kg.

Rocurônio

O rocurônio, um bloqueador neuromuscular aminoesteroide monoquaternário, possui propriedades químicas e neuromusculares semelhantes às do vecurônio e início de ação mais rápido dentre os bloqueadores adespolarizantes. Caracteriza-se por não desencadear a liberação de histamina, mesmo em infusão rápida de até $4 \times ED_{95}$, e por manter praticamente estáveis a frequência cardíaca e a pressão arterial média em pacientes ASA I, II e III anestesiados com sufentanil, fentanilisoflurano ou isoflurano.

Em pacientes coronarianos submetidos a revascularização do miocárdio, observam-se aumentos significativos no índice cardíaco (11%) e no índice sistólico (15%), além de redução na pressão de oclusão do capilar pulmonar (25%) após administração de $2 \times ED_{95}$ de rocurônio. Essas alterações foram acompanhadas por discreta redução na pressão arterial média (5%) e aumento na frequência cardíaca (7%), sem, contudo, terem grande importância clínica.

Pipecurônio

O pipecurônio é um bloqueador neuromuscular esteroide de longa duração de ação, sintetizado a partir da modificação do radical $2,16 \beta$ piperidino do pancurônio para $2,16 \beta$ piperazino, com quaternização do nitrogênio distal.

Essas alterações estruturais resultaram em aumento da potência de 20% a 30% e perda dos efeitos vagolíticos.

O pipecurônio não desencadeia liberação de histamina nem determina bloqueio autonômico, e, teoricamente, é desprovido de efeitos cardiovasculares.

Em pacientes coronarianos submetidos a cirurgia cardíaca sob anestesia venosa em infusão contínua com etomidato e sufentanil, utilizando-se $4 \times ED_{95}$ do pipecurônio, observou-se que, apesar de terem ocorrido discretas alterações hemodinâmicas, houve estabilidade na frequência cardíaca e preservação na oferta de oxigênio para o miocárdio.

Também em pacientes coronarianos submetidos a revascularização do miocárdio, durante anestesia com fentanil não foram encontradas alterações na frequência cardíaca, pressão arterial média, pressão de cava inferior, pressão de oclusão da artéria pulmonar e no índice cardíaco, índice de resistência vascular sistêmica e pulmonar quando a dose de pipecurônio foi de $2 \times ED_{95}$.

Doxacúrio

O doxacúrio, um diéster benzilisoquinolínico biquaternário, é considerado o mais potente dos bloqueadores neuromusculares da atualidade.

Quando utilizado em doses clínicas, é praticamente desprovido de efeitos autonômicos e não libera histamina.

Apesar da estrutura benzilisoquinolínica, não se observaram alterações hemodinâmicas, nem sinais de liberação de histamina em pacientes anestesiados com óxido nitroso-fentanil-tiopental que receberam infusões venosas de até $2,7 \times ED_{95}$ (80 μg/kg) de doxacúrio.

Doses $3 \times ED_{95}$ não desencadearam alterações cardiovasculares significativas em pacientes anestesiados com sufentanil submetidos a cirurgia de revascularização de miocárdio e cirurgia vascular. Essas mesmas doses provocaram apenas pequena diminuição na frequência cardíaca, sem alterações no índice cardíaco e na pressão arterial, em pacientes coronarianos anestesiados com fentanil.

Descreveu-se um caso de hipotensão grave acompanhada de *rash* cutâneo em resposta ao doxacúrio, na dose de 0,05 mg/kg ($1,7 \times ED_{95}$), em pacientes anestesiados com fentanil. A hipotensão não se acompanhou de taquicardia reflexa, talvez por doença própria do paciente ou pela anestesia utilizada. A ausência de mecanismo compensatório pode ter aumentado o efeito hipotensor de liberação de histamina.

Entretanto, outros autores, utilizando a mesma dosagem de doxacúrio em pacientes ($1,7 \times ED_{95}$) ASA III e IV submetidos a cirurgia cardíaca (revascularização do miocárdio ou correção valvular) e anestesiados com fentanil ou sufentanil, não observaram sinais de liberação de histamina ou alterações hemodinâmicas que pudessem ser consideradas clinicamente significativas. Houve discreta redução na frequência cardíaca, pressão arterial, pressão venosa central, pressão da artéria pulmonar e pressão de oclusão da artéria, com manutenção do índice cardíaco, da resistência vascular sistêmica e pulmonar e do volume sistólico.

Em pacientes não cardiopatas, jovens e idosos, que receberam fentanil-óxido nitroso-isoflurano como anestésicos, houve hipotensão ou bradicardia leves, sem relevância clínica.

Como é desprovido de efeitos cardiovasculares indesejáveis, o doxacúrio pode ser utilizado em pacientes que necessitam de estabilidade hemodinâmica, principalmente os cardíacos.

Mivacúrio

O mivacúrio, um diéster bis-benzilisoquinolínico metabolizado pela colinesterase plasmática, é o primeiro bloqueador neuromuscular adespolarizante de curta duração.

Como é um composto benzilisoquinolínico, possui, potencialmente, capacidade de liberar histamina, que é a principal responsável pelos efeitos cardiovasculares observados após a administração da droga.

Quando se utilizaram doses de até $2 \times ED_{95}$, não foram encontradas alterações clinicamente significativas na frequência cardíaca e pressão arterial média de pacientes ASA I e II anestesiados com fentanil-óxido nitroso, isoflurano-óxido nitroso, halotano-óxido nitroso, tiopental-fentanil-óxido nitroso. Relatou-se que, nessas dosagens, já ocorrem aumentos transitórios nos níveis plasmáticos de histamina, que retornam ao normal em poucos minutos; porém, os sinais clínicos de tal manifestação ocorrem apenas ocasionalmente, em especial em infusões rápidas.

Em pacientes ASA III submetidos a revascularização do miocárdio sob anestesia com fentanil/diazepam, dose de $2 \times ED_{95}$ do mivacúrio administrada em 160 segundos não alterou a pressão arterial média, a frequência cardíaca, a resistência vascular sistêmica e o débito cardíaco. Os efeitos hemodinâmicos tornam-se mais evidentes após injeções rápidas de doses maiores do que $2 \times ED_{95}$.

Independentemente da técnica anestésica (opioide, barbitúrico, halogenado) e do estado físico, $2,5 \times ED_{95}$ e $3 \times ED_{95}$, em injeção rápida, culminaram com hipotensão arterial e aumentos na frequência cardíaca com duração de no máximo 5 minutos. Essas alterações foram acompanhadas de sinais clínicos de liberação de histamina, como rubor cutâneo na face e no tronco, e de aumento nos níveis plasmáticos de histamina que retornaram ao normal em 5 minutos.

Quando a droga é administrada em injeções mais lentas, de 30 a 60 segundos, os sinais hemodinâmicos são atenuados, mesmo em pacientes submetidos a revascularização miocárdica, cuja hipotensão foi leve (de até 30%) e efêmera (menor do que 60 segundos), associada apenas a queda da resistência vascular sistêmica.

Assim, as variações na pressão arterial média e na frequência cardíaca estão associadas ao aumento dos níveis plasmáticos de histamina e tornam-se mais evidentes com doses ainda maiores de mivacúrio – $4 \times ED_{95}$.

Portanto, o mivacúrio pode promover alterações hemodinâmicas transitórias, decorrentes da liberação de histamina, quando se utilizam doses maiores do que $2 \times ED_{95}$ em infusões rápidas, efeitos que podem ser atenuados reduzindo-se a velocidade de administração da droga.

Cisatracúrio

O besilato de cisatracúrio, forma purificada do isômero 1 R-cis, isômero do atracúrio, é um bloqueador neuromuscular benzilisoquinolínico de duração intermediária. Uma de suas principais vantagens é a reduzida (praticamente inexistente) capacidade em liberar histamina quando utilizado em doses clínicas. Doses de $2,4 \times ED_{95}$, a $8 \times ED_{95}$ não desencadearam alterações significativas na pressão arterial e na frequência cardíaca de pacientes saudáveis submetidos a cirurgia eletiva. Em pacientes coronarianos submetidos a revascularização do miocárdio, não foram observadas diferenças significativas com o cisatracúrio na dose de 3 mg/kg^{-1} e o vecurônio com relação a frequência cardíaca, pressão arterial média, pressão de oclusão e resistências vasculares pulmonar e sistêmica.

A ED_{95} do cisatracúrio é de 0,05 mg·kg^{-1} em adulto e de 0,04 mg·kg^{-1} em crianças. Em virtude do seu lento início de ação, que é maior que do atracúrio e do vecurônio, clinicamente utilizam-se $2,4 \times ED_{95}$ para reduzir o tempo de latência. A dose de 1,35 μg·kg^{-1}, administrada em infusão contínua, determina bloqueio de 95% de um estímulo simples (t1), cuja recuperação é semelhante àquela obtida com a utilização de dose única.

O principal mecanismo de eliminação do cisatracúrio é a via de Hofmann, processo bioquímico dependente de pH e temperatura. O fígado e os rins, apesar de desempenharem papéis pouco significativos na eliminação da droga *in natura*, são as vias primárias para a eliminação dos metabólitos produzidos, que clinicamente são desprovidos de atividade neuromuscular.

Rapacurônio

Análogo do vecurônio, o rapacurônio (ORG 9487), ou 16-N-alil-17-propionato, é um composto lipofílico de fraca potência (DE$_{95}$ de 1,15 mg·kg^{-1}). Essa baixa potência determina a injeção de maior número de moléculas da droga para o paciente e consequente menor tempo de latência. Ao ser injetado na dose de 1,5-2,5 mg·kg^{-1}, determina o tempo de latência de aproximadamente 60 segundos e uma duração de efeito de aproximadamente 15-30 segundos. Com essas características, o rapacurônio apresenta-se como droga com grande possibilidade de ser usada na sequência rápida de intubação orotraqueal. Outra característica é a rápida reversão do bloqueio neuromuscular (BNM) com anticolinesterásicos, mesmo quando existe intenso grau de BNM. Semelhante ao rocurônio, esse fármaco é capaz de aumentar a frequência cardíaca. Desse modo, durante a introdução da anestesia, esse efeito cardíaco poderá antagonizar a bradicardia causada pelos opioides. Até a presente data, não se comprovou ser esse medicamento, em doses clínicas, capaz de liberar histamina. O perfil farmococinético da injeção em bolo é pouco alterado nos pacientes com insuficiência renal, mas o seu metabólito ativo (3-descetil) tem a excreção diminuída, e o uso prolongado do rapacurônio nos pacientes nefropatas pode causar efeito prolongado.

GW 280430^A

É um BNM não despolarizante de ação ultracurta comprovada em experimentos em animais e, recentemente, em 31 indivíduos voluntários do sexo masculino. O ED$_{95}$, nesses indivíduos, foi de 0,18 mg·kg^{-1}. O tempo de latência (60-90 segundos) e a recuperação espontânea (7 minutos) são similares aos da succinilcolina. A curta duração do GW 280430^A é devida à sua degradação química no sangue, demonstrada *in vitro*.

INTERAÇÃO DE OUTRAS DROGAS COM OS RELAXANTES MUSCULARES

A interação na função neuromuscular pode ocorrer em quatro locais diferentes:

1. no nervo terminal – interferindo na propagação do potencial de ação (anestésico local) ou no fluxo de cálcio (verapamil e nifedipino), e através de interferência nas enzimas envolvidas no controle desse fluxo de cálcio (teofilina e azatioprina). O lítio e certos antibióticos atuam na pré-sinapse, inibindo a síntese de acetilcolina;
2. na membrana pós-sináptica – bloqueando a acetilcolina nos receptores, à semelhança dos relaxantes musculares adespolarizantes (alguns antibióticos e provavelmente a procainamida);
3. na fenda sináptica – interferindo na hidrólise enzimática da acetilcolina (hexaflorênio, inseticida organofosforado);
4. distalmente à junção neuromuscular – bloqueando o fenômeno excitação-contração muscular e prevenindo a ação mecânica normal do músculo (Dantroleno). A tobramicina, a lincomicina e a clindamicina atuam na membrana da célula muscular.

REFERÊNCIAS BIBLIOGRÁFICAS

1. ALI, H. H. & SAVARESE, J. J. Monitoring of neuromuscular function. *Anesthesiology*, 14:216-49, 1976.
2. ALMEIDA, M. C. S. Rapacurônio: chegou o substituto da succinilcolina? *Vet. Bras. Anestesiol.*, 49: 6:411-418, 1999.
3. BARASH, P. G. Annual Refresher Course Lectures, Atlanta. Philadelphia. Lippincott-Raven, 1995, 532p.
4. BASTA, S. J., ALI, H. H. SAVARESE, J. J. *et al.* Clinical pharmacology of atracurium besylate (BW 33A): a new non-despolarizing muscle relaxant. *Anesth. Analg.*, 61:723-9, 1982.
5. BASTA, S. J., ALI, H. H., SAVARESE, J. J. *et al.* Clinical pharmacology of doxacurium chloride. *Anesthesiology*, 69:478-86, 1988.
6. BASTA, S. J. SAVARESE, J. J., ALI, H. H. *et al.* Histamine-releasing potencies of atracurium besylate (BN 33 A), metocurine and d-tubocurarine. *Anesthesiology*, 37:A261, 1982.
7. BELMONT, M. R., LIEN, C. A., QUESSY, S., ABOU-DONIA, M. M., ABALOS, A., EPPICH. L. *et al.* The clinical neuromuscular pharmacology of 51W89 in patients receiving nitrous oxide/opioid/barbiturate anesthesia. *Anesthesiology*, 82:1139-1145, 1995.
8. BEVAN, D. R. Complications of muscle relaxants. *Semin. Anesth.*, 14:63-70, 1995.
9. BEVAN, D. R., KAHWAJI, R., SHANKS C. C. *et al.* A new rapid onset muscle relaxant: dose ranging study in adults. *Anesth. Analg.*, 82:S27, 1996.
10. BOWMAN, W. C. Non-relaxant properties of neuromuscular blocking drugs. *Br. J. Anaesth.*, 54:147-60, 1982.
11. BRITT, B. A. Dantrolene. *Can. Anaesth. Soc. J.*, 31:61-75, 1984.
12. CALDWELL, J. E., LAU, M., FISHER, D. M. Atracurium versus vecuronium in asthmatic patients. *Anesthesiology*, 83:986-91, 1995.
13. CANNON, J. E, FAHEY, M. R., MOSS, J. *et al.* Large doses of vecuronium and plasma histamine concentrations. *Can. J. Anaesth.*, 35:350-3, 1988.
14. CHOI, W. W., MURRAY, D. J., FORBES, R. B. *et al.* Neuromuscular and cardiovascular effects of mivacurium chloride in surgical patients receiving nitrous oxide-narcotic or nitrous oxide-isofluranne anaesthesia. *Ca. J. Anaesth.*, 36:641-50, 1989.
15. COOK, D. R. Muscle relaxants in children. *ASA Refresher Courses in Anesthesiology*, 12:47-61, 1984.
16. DOENICK, A., SOUHUP, J., HOERNECKE, R., MOSS, J. The lack of histamine release with cisatracurium: a double-blind comparison with vecuronium. *Anesth. Analg.*, 84:623-628, 1997.
17. DOMENECK, J. S., GARCIA, R. C., SASIAIN, J. M. R. *et al.* Pancuronium bromide: an indirect sympathomimetic agent. *Br. J. Anaesth.*, 48:1143-8, 1976.
18. DREYER, F. Acetylcholine receptor. *Br. J. Anaesth.*, 54:115-30, 1982.
19. DUARTE, D. F. Relaxantes musculares. *In*: CREMONESI, E. (ed.) *Temas de Anestesiologia*. São Paulo, Sarvier, 1987. 101p.
20. DURANT, N. N. & KATZ, R. L. Suxamethonium. *Br. J. Anaest.*, 54:195-208, 1982.
21. DURRANI, Z., OíHARA, J. Histaminoid reaction from vecuronium priming: a case report. *Anesthesiology*, 67:130-2, 1987.
22. DURVAL NETO, G. F. Efeitos cardiovasculares dos relaxantes neuromusculares. *Ver. Bras. Anestesiol.*, 38:25-41, 1988.
23. EASTWOOD N. B., BOYD A. H., PARKER M. A., HUNTHER J. M. Pharmacokinetics of 1R-cis 1'R cis-atracurium besylate (51W89) and plasma laudanosine concentrations in health and chronic renal failure. *Br. J. Anaesth.*, 74:400-404, 1995.
24. EASTWOOD, N. B., BOYD, A. H., PARKER, M. A., HUNTHER, J. M. A comparison of the pharmacodynamics and pharmacokinetics of an infusion of cisatracurium (51W89) or atracurium in critically ill patients undergoing mechanical ventilation in the intensive therapy unit. *Br. J Anaesth*, 76:382-388, 1996.
25. EMMOTT, R. S., BRACEY, B. J., GOLDHILL, D. R. *et al.* Cardiovascular effects of doxacurium, pancuronium and vecuronium in anaesthetized patients presenting for coronary artery bypass surgery. *Br. J. Anaesth.*, 65:480-65, 1990.
26. FAHEY, M. R., RUPP, S. M., FISHER, D. M., MILLER, R. D., SHARMA, M., CANFELL, C., CASTAGNOLI, K., HENNIS, P. J. The pharmacokinetics and pharmacodynamics of atracurium in patients with and without renal failure. *Anesthesiology*, 61:699-702, 1984.
27. FINER, B. L. e NYLEN, B. O. Cardiac arrest in the treatment of burns, and report on hypnosis as a substitute for anesthesia. *Plast. Reconstr. Surg.*, 27:49-54, 1961.
28. FISHER, D. M., KAHWAJI, R., BEVAN, D. *et al.* Factors affecting the pharmacokinetic characteristics of rapacuronium. *Anesthesiology*, 90:993-1000. 1999.
29. FROM, R. P., PEARSON, K. S., CHOI, W. W. *et al.* Neuromuscular and cardiovascular effects of mivacurium chloride (BW B1090U) during nitrous oxide-fentanyl-thiopentone and nitrous oxide-halothane anaesthesia. *Br. J. Anaesth.*, 64:193-8, 1990.
30. GARDIER, R. W., TSEVDOS, E. J., JACKSON, D. B. Effects of gallamine and pancuronium on inhibitory transmission in cat sympathetic ganglion. *J. Pharmacol Exp. Ther.*, 204, p46-53, 1978.
31. GEHA, D. G., ROZELLE, B. C., RAESSLER, K. L. Pancuronium bromide enhances atrioventricular conduction in halothane-anesthetized dogs. *Anesthesiology*, 46:342-5, 1977.

32. GONDSONZIAN, N. G. Muscle relaxants in infants and children. *Can. Anaest. Soc. J., 32*:S27-S31, 1985.
33. GONDSONZIAN, N. G. & STANDAERT, F. G. The infant and the mioneural junction. *Anaesth. Analg., 65*:1.208-17, 1986.
34. GRAVLEE, G. P., RAMSEY, F. M., ROY, R. C. et al. Rapid administration of a narcotic and neuromuscular blocker: a hemodynamic comparison of fentanyl, sufetanil, pancuronium, and vecuronium. *Anesth. Analg., 67*:39-47, 1988.
35. GRIFFITH, H. R. & JOHNSON, G. E. The use of curare in general anesthesia. *Anesthesiology, 3*:418-20, 1942.
36. HAM, J. Factors affecting administration of nondepolarizing, neuromuscular blocking agents. *ASA Refresher Courses in Anesthesiology, 8*:61-78, 1980.
37. HUNTER, J. M. Adverse effects of neuromuscular blocking drugs. *Br. J. Anaesth., 59*:46-60, 1987.
38. INOUE, K., EL-BANAYOSY, A., SOLARSKI, L. et al. Vecuronium induced bradicardia following induction of anaesthesia with etomidate or thiopentone, with or without fentanyl. *Br. J. Anaesth., 60*:10-7, 1988.
39. IVANKOVICH, A. D., MILETICH, D. J., ALBRECHT, R. F. et al. The effect of pancuronium on myocardial contraction and catecholamine metabolism. *J. Pharmacol., 27*:837-41, 1975.
40. JONES, R. M. Neuromuscular transmission and its blockade. Pharmacology, monitoring and physiology update. *Anaesthesia, 40*:964-76, 1985.
41. KATZ, B. & THESLEFF, S. A study of "desensitization" produced by acetylcholine at the motor end-plate. *J. Physiol., 138*:63-80, 1957.
42. KATZ, R. L. (ed.) *Muscle Relaxants: Basic and Clinical Aspects*. Orlando, Grune & Stratton, 1985, 305p.
43. KENNEDY, B. R., KELMAN, G. R. Cardiovascular effects of alcuronium in man. *Br. J. Anaesth., 42*:625-9, 1970.
44. KINJO, M., NAGASHIMA, H., VIZI, E. S. Effect of atracurium and laudanosine on the release of 3H-noradrenaline. *Br. J. Anaesth., 62*:638-90, 1989.
45. KOCH-WESER, J. Disorders of neuromuscular transmission caused by drugs. *New Engl. J. Med., 301*:409-13, 1979.
46. KONSTADT, S., THYS, D. M., REICH, D. et al. A study on the hemodynamic effects of BWA938U – a new long acting nondepolarizing muscle relaxant. *Anesthesiology, 67*:A369, 1987.
47. KUMAR, A. A., THYS, J., VAN AKEN, H. K. et al. Severe anaphylactic shock after atracurium. *Anesth. Analg., 76*:423-5, 1993.
48. LEIGH, M. D., McCOY, D. D., BELTON, K. et al. Bradycardia following intravenous administration of succinylcholine chloride in infants and children. *Anesthesiology, 18*:698-702, 1957.
49. LEVY, J. H., DAVIS, G. K., DUGGAN, J. et al. Determination of the hemodynamics and histamine release of rocuronium (ORG9426) when administered in increased doses under N_2O/O_2-sufentanil anaesthesia. *Anesth. Analg., 78*:318-21, 1994.
50. LIEN C. A., BELMONT, M. R., ABALOS A., EPPICH, L., QUESSY, S. ABOU-DONIA, M. M. et al. The cardiovascular effects and histamine-releasing properties of 51W89 in patients receiving nitrous oxide/opioid/barbiturate anesthesia. *Anesthesiology, 82*:1131-1138, 1995.
51. LIEN, C. A., SCHMITH, V. D., BELMONT, M. R. KISOR, D. SAVARESE, J. J. Pharmacokinetics/dynamics of 51W89 in patients during opioid anesthesia. *Anesthesiology, 81*:A1075, 1994.
52. LIEN, C. A., BELMONT, M. R., KOPMAN, A. F. et al. New and currently available muscle relaxants. *Ref. Courses Anesthesiol., 21*:255-82, 1993.
53. LIEN, C. A., BELMONT, M. R., KOPMAN, A. F. et al. What is really new about the new relaxants? *Anesthesiol. Clin. North Am., 11*:729-78, 1993.
54. MANGAR, D., CONNELL, G. R., FARRELL, C. Pancuronium does not increase heart rate during anesthesia for cardiac operations. *Anesthesiology, 77*:A947, 1992.
55. MANHÃES, W. L. Bloqueadores neuromusculares. *In:* PASSO, I. P. (ed.) *Anestesiologia*. São Paulo, Panamed Editorial, 1986. 285p.
56. MARÍN, J. S. e MIRANDA, F. G. Monitorización del bloqueo neuromuscular. *In:* GOMES, J. A. A. & MIRANDA, F. G. (eds.) *Relaxantes Musculares en Anestesía y Terapía Intensiva*. Madrid, Editorial Libro Del Ano, 1996. 265p.
57. MARSHALL, R. J., MUIR, A. W., SLEIGH, T. et al. Research and development of aminosteroid neuromuscular blocking agents: past and future. *Eur. J. Anaesthesiol., 12*:5-10, 1995.
58. MARTLEW, R. A., HARPER, J. N. the clinical pharmacology of doxacurium in young adults and in elderly patients. *Anaesthesia. 50*:779-82, 1995.
59. MAYER, M., DOENICKE, A. LORENZ, N. et al. Histamine releasing potency of rocuronium. *Anesthesiology, 77*:A906, 1992.
60. McCOURT, K. C., MIRAKHUR R. K., CAROLYN K. et al. Spontaneous or neostigmine-induced recovery after three maintenance doses of RG 9487. *Br. J. Anaesth., 80*:A422, 1998.
61. McCOY, E. P., MADDINENI, V. R., ELLIOTT, P. Haemodynamic effects of recuronium during fentanyl anaesthesia: comparison with vecuronium. *Can. J. Anaesth., 40*:703-8, 1993.
62. MILLER, R. D. Pharmacokinetics of competitive muscle relaxants, *Br. J. Anaesth., 54*:161-7, 1982.
63. MILLER, R. D. Reversal of neuromuscular blockade. *ASA Refresh Courses in Anesthesiology, 5*:125-36, 1977.
64. MILLER, D., RUPP, S. M., FISHER, D. M., CRONNELLY, R., FAHEY, M. R., SOHN, Y. J. Clinical pharmacology of vecuronium and atracurium. *Anesthesiology, 61*:444-53, 1984.
65. MILLER, R. D. *Anesthesia*. New York: Churchill Livingstone, 1994. 1361p.
66. MORRIS, R. B., CAHALAN, M. K., MILLER, R. D. et al. The cardiovascular effects of vecuronium (ORG NC 45) and pancuronium in patients undergoing coronary artery bypass grafting. *Anesthesiology, 58*:438-40, 1983.
67. MOSS, J. Adverse drug reactions caused by histamine. *ASA Refresher Courses in Anesthesiology, 20*:155-158, 1992.
68. MOSS, J. Adverse drug reactions caused by histamine. *Ref. Courses Anesthesiol., 20*:155-68, 1992.
69. MOSS, J., ROSOW, C. E. Histamine release by narcotics and muscle relaxants in humans. *Anesthesiology, 59*:330-9, 1983.
70. NAGUIB, M., SAMARKANDI, A. H., BAKHAMEES, H. S. et al. Histamine-release haemodynamic changes produced by rocuronium, vecuronium, mivacuronium, atracurium and tubocurarine. *Br. J. Anaesth., 75*:588-92, 1995.
71. ORTIZ J. R., PERCAZ J. A., CARRASCOSA F. Cisatracurium. *Ver. Esp. Anestesiol. Reanin, 45*:242-247, 1998.
72. OSMER C., WULF K., VÖGELE C. et al. Cardiovascular effects of ORG9487 under isoflurane anaesthesia in man. *Eur. J. Anaesthesiol., 15*:585-589, 1998.
73. PATON, W. D. M. & WAND, D. R. The margin of safety of neuromuscular transmission. *J. Physiol. 191*:59-90, 1967.
74. PEPER, K., BRADLEY R. J., DREYER F. The acetylcholine receptor at the neuromuscular junction. *Physiological Reviews, 62*:1.271-340, 1982.
75. POWERS, D., SIMPSON, K., MORICI, M. et al. The hemodynamic effects of mivacurium chloride in patients undergoing coronary artery bypass graft during fentanyl/valium anesthesia. *Anesthesiology, 69*:A530, 1988.
76. RATHMELL, J. P., BROOKER, R. F., PRIELIPP, R. C. et al. Hemodynamic and pharmacodynamic comparison of doxacurium and pipecuronium with pancuronium during induction of cardiac anesthesia: does the benefit justify the cost? *Anesth. Analg., 76*:513-9, 1993.
77. REICH, D. L. Transient systemic arterial hypotension and cutaneous flushing in response to doxacurium chloride. *Anesthesiology, 71*:783-5, 1989.
78. REICH, D. L., KONSTADI, S. N., VAN AKEN H. et al. A three-center study of cardiovascular effects of cisatracurium in patients with coronary artery disease. *Anesthesiology, 85*:834, 1997.
79. SALMENPERÄ M., PELTOLA K., TAKKUNEN O. et al. Cardiovascular effects of pancuronium and vecuronium during high-dose fentanyl anesthesia. *Anesth. Analg., 62*:1059-64, 1983.
80. SAVARESE, J. J. The automatic margins of safety of metocurine and d-tubocurarine in the cat. *Anesthesiology, 50*:40-6, 1979.
81. SAVARESE, J. J., ALI, H. H., BASTA, S. J. et al. The cardiovascular effects of mivacurium chloride (BW B1090U) in patients receiving nitrous oxide-opiate-barbiturate anesthesia. *Anesthesiology, 70*:386-94, 1989.
82. SAVARESE, J. J., ALI, H. H., BASTA, S. J. The clinical neuromuscular pharmacology of mivacurium chloride (BW1090U). *Anesthesiology, 68*:723-32, 1988.
83. SAVARESE, J. J., ROSOW, C. E., EMBREE, P. B. et al. A quantal analysis of the dose-response of mivacurium for plasma histamine increase, facial erythema and arterial pressure decrease. *Anesthesiology, 69*:A527, 1988.
84. SCHOENSTADT, D. A., WHITCHER, C. E. Observations on the mechanism of succinyldicholine-induced cardiac arrhythmias. *Anesthesiology, 24*:358-62, 1963.
85. SCOTT, R. P. F, SAVARESE, J. J., BASTA, S. J. et al. Atracurium: clinical strategies for preventing histamine release and attenuating the hemodynamic response. *Br. J. Anesth., 57*:550-553, 1985.
86. SILVERMAN, D. G. *Neuromuscular Block*, Philadelphia: J. B. Lippincott, 1994. 372p.
87. SOKOLL, M. D. & GERGIS, S. D. Neuromuscular transmission: anatomy, physiology and pharmacology. *ASA Refresher Courses in Anesthesiology, 5*:179-90, 1977.
88. SOKOLL, M. D. & GERGIS, S. D. Antibiotics and neuromuscular function. *Anesthesiology, 55*:148-59, 1981.
89. SOUKUP, J., DOENICKE, A., HOERNECKE, R., QASS, J. Cisatracurium in the stereoisomer an "ideal" relaxant. Histamine liberation and

tryptase determination after bolus administration of cisatracurium: a comparison with vecuronium. *Anesthesist, 46*:486-491, 1997.

90. SPARR, H. J., MELLINGHOFF, H., BLOBNER, M. *et al.* Comparison of intubating conditions after rapacuronium (ORG 9487) and succinylcholine following rapid sequence induction in adult patients. *Br. J. Anaesth., 82*:537-541, 1999.

91. STANDAERT, F. G. Interactions among neuromuscular blocking agents and other drugs. *ASA Refresher Courses in Anesthesiology, 6*:111-24, 1978.

92. STARR, N. J., SETHNA, D. H., ESTAFANOUS, F. G. Bradycardia and asystole following the rapid administration of sufentanil with vecuronium. *Anesthesiology, 64*:521-3, 1986.

93. STOELTING, R. K. The hemodynamic effects of pancuronium and d-tubocurarine in anesthetized patients. *Anesthesiology, 36*:612-7, 1972.

94. STOELTING, R. K. Choice of muscle relaxants in patients with heart Disease. *Semin. Anesth., 4*:1-8, 1985.

95. STOELTING, R. K. Choice of muscle relaxants in patients with heart disease. *Semin. Anesth., 14*:26-34, 1995.

96. STOOPS, C. M., CURTIS, V. A., KOVACH, D. A. *et al.* Hemodynamic effects of doxacurium chloride in patients receiving oxygen sufentanil anesthesia for coronary artery bypass grafting or valve replacement. *Anesthesiology, 69*:365-70, 1988.

97. STOOPS, C. M., CURTIS, C. A., KOVACH, D. A. *et al.* Hemodynamic effects of BW A938U in coronary artery bypass graft and valve replacement patients receiving oxygen sufentanil anesthesia. *Anesthesiology, 67*:A368, 1987.

98. TAYLOR, P. Neuromuscular blocking agents. *In*: GILMAN, A. G., GOODMAN, L. S., GILMAN, A. (ed.) *The Pharmacological Basis of Therapeutics.* 7th ed. New York: Macmillan, 1985. 222p.

99. THOMSON, I. R., MacADAMS, C. L., HUDOSN, R. J. *et al.* Drug interations with sufentanil. Hemodynamic effects of premedications and muscle relaxants. *Anesthesiology, 76*:922-9, 1992.

100. THOMSON, I. R., PUTNINS, C. L. Adverse effects of pancuronium during high-dose fentanyl anesthesia for coronary artery bypass grafting. *Anesthesiology, 62*:708-13, 1985.

101. VAN DER BROEK, L., WIERDA, J. M. K. H., SMEULERS, N. J. *et al.* Pharmacodynamics and pharmacokinetics of an infusion of ORG 9847, a new short-acting steroidal neuromuscular blocking agent. *Br. J. Anaesth., 73*:331-335, 1994.

102. VERCRUYSSE, P., BOSSUYT, P., HANEGREEFS, G. *et al.* Gallamine and pancuronium inhibit pre and postjunctional muscarinic receptors in canine saphenous veins. *J. Pharm. Exp. Ther., 209*:225-30, 1979.

103. VIANNA, P. T. G. Efeitos indesejáveis dos bloqueadores neuromusculares: liberação de histamina *In*: GOMEZ, J. A. A. & MIIRANDA, G. G. (eds.) *Relaxantes Musculares en Anestesía y Terapía Intensiva.* Madrid: Editorial Libro Del Ano, 1996. 223p.

104. VIANNA, P. T. G. Relaxantes musculares. *In*: SILVA, P. (ed.) *Farmacologia*. 4.ª ed. Rio de Janeiro, Guanabara Koogan, 1994. 507p.

105. VOLLE, R. L. Drugs that affect neuromuscular transmission. *In*: CRAIG & STILFZER (eds.) *Modern Pharmacology.* Little Brown, 1986. 234p.

106. WAND, B. E. Interactions of muscle relaxants and other drugs. *ASA Refresher Courses in Anesthesiology, 9*:213-24, 1981.

107. WEBER, G., STARK G., STARK, U. Direct cardiac eletrophysiologic effects of sufentanil and vecuronium in isolated guinea-pig hearts. *Acta Anesthesiol. Scand., 39*:1071-4, 1995.

108. WEBER, S., BRANDOM, B., POWERS, D. M. *et al.* Mivacurium chloride (BW B1090U) – induced neuromuscular blockade during nitrous oxide-isoflurane and nitrous oxide-narcotic anesthesia in adult surgical patients. *Anesth. Analg., 67*:495-9, 1988.

109. WIERDA, J. M. K. H., KARLICZER, G. F., VANDENBROM, R. H. G. *et al.* Pharmacokinetics and cardiovascular dynamics of pipecuronium bromide during coronary artery surgery. *Can. J. Anaesth., 37*:183-91, 1990.

110. WIERDA, J. M. K. H., KLEEF, U. W., AGOSTON, S. Preliminary investigations of the clinical pharmacology of three short-acting non-depolarizing neuromuscular blocking agents, ORG 9453, ORG 9489 and ORG 9487. *Can J. Anaesth, 41*:213-220, 1994.

111. WIERDA, J. M. K. H., VAN DEN BROEK, L., PROOST, J. H. *et al.* Time course in action and endotracheal intubating conditions of ORG 9487, a new short-acting steroidal muscle relaxant; a comparison with succinylcholine. *Anesth. Analg., 77*:579-584, 1993.

112. WILLIAMS, C. H., DEUSTSCH, S., LINDE, N. H. *et al.* Effects of intravenously administered succinyldicholine on cardiac rate, rhythm, and arterial blood pressure in anesthetized man. *Anesthesiology, 22*:947-54, 1961.

113. WRIGHT, P. M. C., BROWN, R., LAU, M. *et al.* A pharmacodynamic explanation for the rapid onset/offset of rapacuronium bromide. *Anesthesiology, 90*:16-23, 1999.

114. YASUDA, I., HIRANO, T., AMAHA, K. *et al.* Chronotropic effects of succinylcholine and succinylmonocholine on the sinoatrial node. *Anesthesiology, 57*:289-92, 1982.

115. YONEDA. I., NISHIZAWA, M., BENSON. K. T. *et al.* Effects of atracurium on sympathetic nerve activity. *Anesthesiology, 75*:A780, 1991.

Seção 3

Imunofarmacologia. Anti-inflamatórios. Anti-histamínicos

50

Introdução à Imunofarmacologia

Álvaro A. Cruz e Edgard M. Carvalho

Segundo Dale e Foreman, imunofarmacologia é a área da biologia em que imunologia, patologia e farmacologia se superpõem, ocupando-se da abordagem farmacológica da interação entre o hospedeiro mamífero e agentes nocivos ou patógenos invasores. Reasor e Wierda simplificam afirmando que imunofarmacologia é o estudo da utilização de agentes farmacológicos como moduladores da resposta imune.

Há compostos que têm a propriedade de inibir a resposta imunológica, sendo denominados imunossupressores. Os fármacos que são capazes de restaurar ou reforçar a resposta imunológica são chamados de imunoestimulantes. Drogas, produtos biológicos e micro-organismos que tenham essas propriedades são chamados genericamente de imunomoduladores, termo que indica capacidade de modificar a resposta imune.

O nosso organismo defende-se de agentes agressores inicialmente através de mecanismos não imunológicos, que compreendem a barreira mucocutânea, presença de secreções, flora bacteriana normal, vias de drenagem fisiológicas e a fagocitose, compondo o que se chama resistência natural do hospedeiro.

MECANISMOS IMUNOLÓGICOS DE DEFESA DO HOSPEDEIRO

Os mecanismos de defesa imunológicos são subdivididos em *mecanismos humorais*, relacionados com a presença de anticorpos, e *mecanismos celulares*, nos quais ocorre a participação dos linfócitos T, de suas linfocinas e dos linfócitos K (*killer*).

Mecanismos humorais
- Neutralização
- Lise dependente de complemento
- Opsonização

Mecanismos celulares
- Ativação de macrófagos através de linfocinas
- Citotoxicidade mediada por linfócitos T
- Citotoxicidade natural
- Citotoxicidade dependente de anticorpo

Há evidências claras de que os compartimentos distintos do sistema imune não são independentes. Níveis altamente complexos de interdependência e comunicação têm sido observados, sendo esse um dos campos mais interessantes para pesquisa em imunologia atualmente. Nesse sentido, estudam-se cada vez mais as linfocinas (citocinas) e seu papel como mediadoras da regulação do sistema imune. Os macrófagos, além da sua função fagocítica bem conhecida, demonstram-se capazes de desempenhar funções metabólicas importantes. Começam a ser identificadas possibilidades de interligação entre o sistema imunológico e o sistema endócrino e entre esses e o sistema nervoso.

A RESPOSTA IMUNOLÓGICA

É fundamental para o entendimento da imunofarmacodinâmica que conheçamos bem as células acessórias, essas últimas compreendendo os polimorfonucleartes neutrófilos e os monócitos/macrófagos. Como resultado do contato entre antígenos e macrófagos, são secretadas citocinas (monocinas), que estabelecem comunicação e cooperação entre essas células e os linfócitos, que, por sua vez, também são capazes de produzir citocinas (linfocinas) quando estimulados. Os linfócitos são divididos em dois grandes grupos: os linfócitos T (timodependentes) e os linfócitos B. Os primeiros são subdivididos em linfócitos T auxiliadores e T supressores (células reguladoras da resposta imune) e linfócitos T citotóxicos.

O sistema imune é modulado de um complexo circuito de *feedback* positivo e negativo, controlado através da secreção de numerosas citocinas e da produção de anticorpos idiotipos e anti-idiotipos. Os objetivos principais da terapia imunomoduladora relacionam-se com as possibilidades de interferência nos mecanismos de regulação da resposta imune, de modo a beneficiar o paciente. Para compreendê-lo melhor, precisamos revisar mais detalhadamente a origem e as funções das células responsáveis pela imunidade.

Medula óssea

A medula óssea é a fonte de todas as células do sistema imune. Suas células pluripotentes são capazes de diferenciar-se em quaisquer das células sanguíneas. A orientação de quais tipos de células produzir prioritariamente depende da demanda dos órgãos periféricos do sistema imune: sangue, baço, timo, linfonodos e placas de Peyer. A diferenciação celular é dirigida por fatores de crescimento liberados nesses locais. Por exemplo, fibroblastos da medula óssea liberam fator estimulador de colônias (CSF), que faz as células pluripotentes transformarem-se em mieloblastos; a eritropoetina, produzida pelos macrófagos da medula óssea, leva ao surgimento de eritroblastos. Mais recentemente, foi demonstrada uma participação efetiva dos linfócitos T no estímulo à formação de células da série mieloide, através da produção de linfocinas.

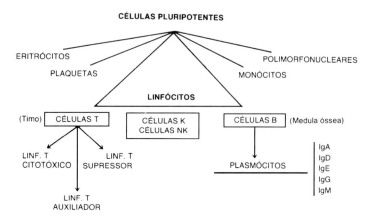

Fig. 50.1 Diagrama representativo da hemopoese.

A medula óssea é um ponto de contínua proliferação celular para substituição das células do sangue. Exatamente isso é que a torna muito suscetível a drogas imunossupressoras, constituindo-se no órgão limitador da dosagem de qualquer quimioterapia imunossupressiva. A perda de células pluripotentes e da capacidade de produzir novas células sanguíneas resulta em aplasia medular. Quando a toxicidade é menos grave, o paciente pode tornar-se imunossuprimido, porque não ocorre produção eficaz de linfócitos e fagócitos ou porque a função dessas células fica alterada. A mielotoxicidade é um efeito colateral da maioria dos imunossupressores, e é justamente por essa razão que é tão importante monitorizar a produção de sangue e a resposta imune durante o emprego desses compostos.

Fagócitos

Os leucócitos polimorfonucleares neutrófilos compõem a linha de frente de defesa do hospedeiro contra infecções. São células de grande mobilidade que migram para o local de infecção através de quimiotaxia, atraídas por produtos dos próprios micro-organismos invasores, bem como de linfócitos, de outros fagócitos e através da ativação de componentes do sistema complemento. Ao entrarem em contato com os agentes agressores, os neutrófilos os fagocitam e os aprisionam em vacúolos citoplasmáticos chamados de fagossomos, que em seguida se fundem a grânulos lisossomais para formar fagolisossomos, em que costuma ocorrer a destruição dos micro-organismos. Esse fenômeno pode transformar-se em processo autolesivo quando muitos neutrófilos se concentram numa determinada área e liberam suas enzimas lisossomais, como acontece nas colagenoses, resultando em destruição tecidual. O uso de anti-inflamatórios é dirigido no sentido de reduzir a agressão tecidual.

A outra célula fagocítica que participa de resposta imune é um leucócito mononuclear, o macrófago. Esse fagócito está presente em quase todos os tecidos do nosso organismo e, da mesma forma que os neutrófilos, tem a capacidade de fagocitar e destruir micro-organismos. Os macrófagos, entretanto, participam ativamente também das fases iniciais e da modulação da resposta imune, através da secreção de citocinas (monocinas), que agem sobre os linfócitos. A interleucina-1, produzida por macrófagos, faz os linfócitos T liberarem a interleucina-2, que induz a proliferação linfoblástica pela secreção de prostaglandina E. Por outro lado, esses fagócitos sofrem a influência de linfocinas produzidas pelas células T, que têm a propriedade de ativá-los, aumentando a sua capacidade microbicida. Na complexa rede de autorregulação do sistema imune, o monócito/macrófago tem papel muito importante.

Linfócitos B

Essas são as células que produzem os anticorpos ou imunoglobulinas. A resposta imune associada aos linfócitos B é chamada de humoral porque os anticorpos circulam por todo o corpo.

As imunoglobulinas são cadeias de polipeptídios com pontos reativos específicos para aquele antígeno que provocou a sua produção. Para cada determinante antigênico existe um clone de linfócitos B capaz de produzir anticorpos. Em seguida à primeira exposição dos linfócitos B a um antígeno, uma série de etapas de divisão e maturação é observada. Esses linfócitos reconhecem o antígeno como estranho ao organismo e, com a ajuda inicial do macrófago que processou o antígeno, começam a dividir-se, resultando em grande número de linfócitos B que podem produzir anticorpos específicos contra aquele antígeno. Durante a maturação dos linfócitos B formam-se algumas células de memória (imunidade), que não secretam anticorpos. Reexposição posterior ao mesmo antígeno ativará as células de memória, que irão proliferar e produzir anticorpos, fazendo-o mais rapidamente e em maior quantidade do que acontece no primeiro contato.

Drogas imunossupressoras podem interferir em vários instantes da resposta imune humoral, mas, em geral, a resposta a um primeiro contato com antígeno desconhecido é mais atingida do que a reação a uma reexposição. Uma vez formada a população de linfócitos B de memória, é mais difícil bloquear a sua função imunossupressora. As células B imaturas em proliferação, produzidas durante a primeira exposição a determinado antígeno, são muito mais suscetíveis aos imunomoduladores.

Linfócitos T

As células T participam da defesa do hospedeiro predominantemente contra infecções intracelulares e neoplasias. A resposta imunológica dependente desses linfócitos é denominada resposta imune celular. Os linfócitos T auxiliadores e os supressores modulam a resposta imune tanto de linfócitos T como dos linfócitos B, através da produção de citocinas. Há receptores nas células T que reconhecem as linfocinas e as citocinas produzidas pelos macrófagos. Após a interação do antígeno com linfócito T, ocorrem expansão de clones de células sensibilizadas àquele antígeno e produção de várias linfocinas, dentre as quais destacam-se: interleucina-2, gama-interferon, fator de inibição da migração de macrófagos e fatores estimuladores de colônias (fator estimulador de colônias de monócitos e granulócitos – GMSF – e fator de proliferação de células B – BCGF). A expansão clonal resulta também na formação de células T de memória, que persistem no hospedeiro durante anos. Quando ocorre uma segunda exposição, a divisão celular e a maturação vão ocorrer mais precocemente do que na primeira vez.

Os linfócitos T citotóxicos são os componentes da resposta imune predominantemente envolvidos na rejeição de transplantes. Essa reação pode ser inibida pela supressão da resposta imune celular. Em certos casos, particularmente no transplante renal, a imunidade humoral pode estar também relacionada, como fica evidenciado pela presença de anticorpos citotóxicos imediatamente após o transplante.

A prevenção da rejeição de órgãos e o tratamento do câncer têm estimulado muito a pesquisa de agentes imunossupressores.

Mastócitos

Essas células dispõem-se estrategicamente nos pontos de maior possibilidade de entrada de agentes agressores nos tecidos: superfície cutânea, membrana mucosa de revestimento das cavidades corpóreas e em torno de vasos sanguíneos. São capazes de produzir e liberar vários mediadores que modificam reações celulares e vasculares, bem como conseguem interferir sobre fatores plasmáticos. Os mastócitos têm receptores para anticorpos e complemento. Eles podem ser ativados a liberar mediadores não somente através dos seus receptores de membrana, mas, de modo igual, por fatores produzidos pelos neutrófilos. Podem ainda liberar mediadores após agressão física direta. A substância mais importante liberada pelos mastócitos é a histamina, a qual, através de receptores H1, pode dilatar vasos sanguíneos, aumentar a permeabilidade vascular e contrair a musculatura lisa, predominantemente nos bronquíolos e trato gastrointestinal.

FENÔMENOS DE AUTOAGRESSÃO

A resposta imune pode, em determinadas situações, estar voltada para antígenos próprios do hospedeiro, levando nesses casos a uma agressão tecidual. Esse fenômeno anormal é chamado de autoimunidade. Habitualmente os mecanismos de autorregulação do sistema imune bloqueiam a autoimunidade, porém em certas circunstâncias o controle pode ser perdido, resultando em doença.

Várias enfermidades com base imunológica resultam de fenômenos de autoagressão, sendo observados processos patológicos dessa natureza que envolvem todos os sistemas e aparelhos do nosso organismo. Em algumas destas situações, a autoimunidade é mediada por anticorpos que podem destruir células de certos tecidos, ou através de deposição de imunocomplexos, como no caso do lúpus eritematoso sistêmico, resultando em inflamação e lesão tecidual. Na miastenia grave, a produção de anticorpos contra receptores da acetilcolina bloqueia, na junção neuromuscular, a transmissão do estímulo nervoso.

Pode haver também fenômenos de autoimunidade com participação predominante de linfócitos T, tendo como exemplo a destruição do diabete melito dependente de insulina.

REFERÊNCIAS BIBLIOGRÁFICAS

1. DALE, M. M., FOREMAN, J. C. Introduction to the immunology and pathology of host defense mechanisms. *In*: DALE, M. M., FOREMAN, J. C. *Textbook of Immunopharmacology*. Blackwell Scientific Publication, Oxford, 1984.
2. EPSTEIN, R. L., NOBLE, J. The host defenses system. *In*: NOBLE, J. *Textbook of General Medicine and Primary Care*. Little, Brown and Company, Boston/Toronto, 1987.
3. PAUL, W. E. The immune system. *In*: WYNGAARDEN, J. B., SMITH, Jr. L. J. *Cecil Textbook of Internal Medicine*. WB Saunders Company, 1985.
4. PAUL, W. E. The immune system. An introduction. *In*: PAUL, W. E. *Fundamental Immunology*. Raven Press, New York, 1984.
5. REASOR, M. J., WIERDA, D. Immunomodulating drugs. *In*: CRAIG, C. R., STITZEL, R. E. *Modern Pharmacology*. 2nd ed. Little, Brown and Company, Boston, 1986.
6. WEEB, D. R., Jr, WINKELSTEIN, A. Immunossuppression, immunopotentiation and anti-inflamatory drugs. *In*: STITES, D. P., STROBE, J. D., FUDENBERG, H. H., WELLS, J. V. *Basic and Clinical Immunology*. 4th ed. Lange Medical Publications, Los Altos, Califórnia, 1982.

51

Imunoestimulantes

Álvaro A. Cruz e Edgard M. Carvalho

Há mais de 60 anos, Ramon demonstrou ser possível aumentar a produção de anticorpos antidiftéricos e antitetânicos pela administração de vacinas associadas a bactérias piogênicas ou alguns outros compostos. Desde então, pesquisadores têm buscado potencializar a resposta imune com estimulantes, enquanto tentam minimizar os seus frequentes paraefeitos. Entretanto, por muito tempo, pouco se conhecia da estrutura do sistema imune para que essa tarefa fosse racionalmente atraente. Hoje em dia, a situação mudou profundamente. Os conhecimentos na área da imunologia avolumaram-se nos últimos anos, e as publicações que descrevem imunoestimulação multiplicam-se.

Não se encontra uniformidade na terminologia utilizada nessa área. Aplicam-se os termos imunopotenciação, imunomodulação ou imunoestimulação, com o mesmo significado. Em virtude de a expressão imunomodulador relacionar-se a efeito ora estimulante ora supressor sobre o sistema imune, preferimos utilizar a palavra imunoestimulante, por não deixar dúvidas quanto à propriedade principal do grupo de compostos a estudar.

Nos últimos anos, tem havido interesse clínico crescente em modalidades de tratamento que envolvem modificação farmacológica da resposta imune. A importância de poder-se aumentar a resposta imunológica de um hospedeiro deve-se principalmente ao fato de que a quimioterapia de infecções bacteriana, micótica e por protozoários pode ser insatisfatória em pacientes imunossuprimidos. Além disso, não se obtém sucesso no tratamento de infecções virais, mesmo em indivíduos com uma resposta imune preservada. Uma segunda área, não menos importante, em que a estimulação imunológica poderia ampliar as atuais possibilidades terapêuticas é a oncologia clínica. Alguns métodos têm efetivamente contribuído no tratamento do câncer, e não é exagerado esperar-se um maior avanço nos porcentuais de cura de diversas condições malignas através de meios imunofarmacológicos. Em vista disso, não é surpresa que a imunofarmacologia tenha crescido tão depressa nos últimos anos.

É válido discutir algumas características clínicas e experimentais dos compostos imunoestimulantes mais bem estudados, ainda que permaneçam em fase de investigação até o presente. O poder terapêutico representado por esses fármacos é restrito no momento, porém cresce muito rápido, e dificilmente se pode avaliar até onde chega o seu potencial.

Fugindo à regra deste livro, que aborda preferencialmente a sedimentada farmacologia dos compostos mais utilizados rotineiramente na prática terapêutica, consideramos que, no caso particular dos imuno-

Quadro 51.1 Imunoestimulantes
(classificação de J.F. Bach, modificada)

BACTÉRIAS E PRODUTOS MICROBIANOS
    micobactérias — BCG, MER, MDP
    corinebactérias — *C. parvum*
    polissacarídios e compostos correlatos
    ubiquinonas

MEDIADORES FISIOLÓGICOS
    linfocinas — alfa-interferon, gama-interferon, interleucina 2, fator estimulador de colônias
    hormônios tímicos
    tuftsin
    neuropeptídios
    peptídios do colostro e do leite

COMPOSTOS SINTÉTICOS
    levamisol
    inosiplex
    cimetidina
    dietilditiocarbamato (DTC)
    azimexona

ADJUVANTES IMUNOLÓGICOS
    compostos de alumínio
    lipossomas
    adjuvante de Freund completo (FCA)
    adjuvante de Freund incompleto

estimulantes, vale a pena discutir até mesmo determinados aspectos desvinculados da aplicabilidade clínica imediata, em face do interesse, da curiosidade de hoje e da importância futura desse campo da medicina.

BACTÉRIAS E PRODUTOS MICROBIANOS

Micobactérias e seus produtos

O BCG (bacilo Calmette-Guérin) e o seu resíduo extraído com metanol (MER) exigem um sistema imune intato para produzirem os seus efeitos, promovendo imunoestimulação inespecífica. O BCG é uma cepa atenuada do *Mycobacterium bovis*, que é administrada em inóculos viáveis, embora bactérias não viáveis tenham também a capacidade de estimular o sistema imune. O menor composto ativo derivado do BCG é o dipeptídio muramil (MDP). O mecanismo de ativação da resposta imunológica verificada com esse grupo de imunoestimulantes envolve linfócitos T e macrófagos.

Apesar de o BCG ter sido usado com sucesso na imunoterapia de certos tumores, os resultados publicados são muito variáveis e parecem modificar-se de acordo com o tipo de neoplasia e o estado imunológico do paciente. Alguns resultados positivos, quer seja melhora clínica, regressão do tumor, prolongamento de remissões ou aumento de sobrevida, têm sido obtidos com o uso do BCG nas seguintes patologias: melanoma, uso local; carcinoma de bexiga, uso local; leucemia linfocítica; leucemia mieolocítica; linfomas; carcinoma colorretal; carcinoma de mama e tumores de pulmão. Em outros tipos de neoplasias, numerosos estudos demonstram a sua ineficácia. Mesmo nas enfermidades em que têm sido descritos benefícios da aplicação do BCG, essa terapia carece de padronização para alcançar uso rotineiro na prática médica, devendo o seu emprego, por enquanto, restringir-se a centros especializados.

Há três tipos de preparações disponíveis no Brasil para aplicação do BCG: vivo liofilizado, vivo não liofilizado e morto liofilizado. A administração pode ser intradérmica, intralesional e por escarificação.

As complicações mais perigosas dessas preparações são a hipersensibilidade, que pode levar a choque, formação de imunocomplexos com aparecimento de lesão renal, febre, calafrios, mal-estar. Em pacientes imunossuprimidos, eventualmente uma carga excessiva de micobactérias vivas pode produzir infecções perigosas.

Corynebacterium parvum

Uma simples inoculação de *C. parvum* em cobaias induz hiperplasia linfoide, ativa macrófagos e aumenta significativamente a resistência contra infecções bacterianas.

Vários estudos têm sido realizados utilizando essas bactérias, com resultados promissores. Entretanto, da mesma forma que acontece com o BCG, o seu uso é dificultado por vários efeitos colaterais, que incluem febre e hepatoesplenomegalia. A análise dos resultados dos diversos trabalhos fica prejudicada, também, pela falta de padronização de cepa do *C. parvum*.

Polissacarídios e compostos correlatos

A maioria dos polissacarídios que interessam como potenciais imunoestimulantes foi isolada de fungos. Quase todos têm em comum o 1,3 beta-D-glucano ou manano como componentes estruturais básicos. Quando administrado em animais de experimentação, por via venosa ou intraperitoneal, os glucanos protegem contra os efeitos letais de inúmeras infecções. Além disso, os 1,3 beta-D-glucanos retardam o crescimento tumoral nesses animais. Ao que parece, esse grupo de substâncias age através da estimulação direta dos macrófagos.

O *lentinan* tem sido empregado em estudos clínicos no Japão, associado ou não a quimioterapia antineoplásica. Apesar de esse composto parecer melhorar vários parâmetros imunológicos, reatividade cutânea ao PPD, transformação linfoblástica estimulada pela PHA (fito-hemaglutinina), número de linfócitos e nível de IgC, não há resultados clínicos definitivos que assegurem a sua utilidade. Infelizmente, o mesmo pode ser dito do *krestin*, que é amplamente utilizado no Japão como adjuvante na terapêutica do câncer, ainda sem comprovação científica de sua eficácia clínica.

Ubiquinonas

As ubiquinonas formam um grupo de benzoquinonas lipossolúveis que são constituintes importantes dos sistemas de oxirredução biológica. Em animais de laboratório, parecem estimular os fagócitos polimorfonucleares e os macrófagos, conferindo proteção contra infecções com inóculos letais de *S. pyogenes*, *E. insidiosa*, *E. coli* e *S. thyphimurium*.

No Japão, existe a disponibilidade da ubiquinona Q 10 para uso clínico na insuficiência cardíaca, mas a eficácia clínica desse composto, em imunoestimulação, ainda não foi adequadamente estudada mesmo em pacientes granulocitopênicos.

MEDIADORES FISIOLÓGICOS

Linfocinas

Linfocinas são glicoproteínas secretadas pelos linfócitos e monócitos em resposta a estímulo antigênico. Esses compostos representam sinais bioquímicos que modulam essencialmente três funções básicas do sistema imune: multiplicação, diferenciação e ativação. Há um número considerável dessas proteínas sinalizadoras que podem agir de modo estritamente localizado ou de forma generalizada. Podem ser antígeno-específicas ou não específicas em relação ao antígeno. A ação das linfocinas na regulação imunológica ainda não é totalmente compreendida, embora pareça certo que o seu potencial terapêutico resida exatamente no importante papel fisiológico desempenhado.

As concentrações dessas substâncias nos fluidos corpóreos ou em meios de cultura são muito baixas, e sua purificação tem exigido muito trabalho. Existem numerosos relatos da eficácia da injeção local dessas substâncias em tumores, bem como dos efeitos da administração sistêmica. No entanto, resultados definitivos e reprodutíveis estarão sendo atingidos, a partir da recente padronização, purificação e produção em maior quantidade de algumas linfocinas. Métodos modernos de engenharia genética tornaram possível isolar genes que codificam esses compostos ou, se a sequência de aminoácidos é conhecida, sintetizá-los. Vários desses genes têm sido clonados e implantados em fungos ou bactérias para produção em maior escala. Entre as linfocinas purificadas, vêm sendo utilizadas: interleucina 2, alfa- e gama-interferons.

Experimentalmente, tem-se empregado o *fator de transferência*, ou *extrato leucocitário dialisável* (DLE), com o objetivo de estimulação imunológica na doença de Hodgkin, sarcoidose, micoses sistêmicas, viroses, micobacterioses e em neoplasias em geral. É obtido a partir de leucócitos periféricos de indivíduos que tenham sido sensibilizados com determinados patógenos, através de processos de lise por congelamento-degelo e posterior diálise do extrato, seguidos de liofilização. Funciona preponderantemente como estimulante antígeno-específico, provavelmente produzido por linfócito T, que atua sobre linfócitos e/ou macrófagos e potencializa a resposta imune celular.

ALFA-INTERFERON

Essa foi uma das primeiras linfocinas empregadas em experiências clínicas. Estudos controlados utilizando esse composto no tratamento de infecções virais do trato respiratório superior têm mostrado a capacidade do alfa-interferon de impedir o agravamento ou induzir melhora clínica dos pacientes. Infelizmente essa linfocina não se mostra eficaz no tratamento de pacientes com a síndrome de imunodeficiência adquirida.

GAMA-INTERFERON

É uma glicoproteína ácido-lábil produzida pelos linfócitos T em resposta a estímulo antigênico. O gene para o gama-interferon já foi clonado e implantado em *E. coli*, e quantidades suficientes dessa linfocina começam a ser disponíveis para experimentação clínica. Com base em seu efeito antiviral, esse produto linfocitário foi considerado 100 vezes mais potente que o alfa-interferon na indução da lise de micro-organismos por populações de células T ou de células destruidoras naturais (*natural killers*). A expectativa é de que o gama-interferon trará contribuição significativa no avanço da imunoestimulação, principalmente no contexto da terapia do câncer e de certas imunodeficiências, resulta do fato de essa linfocina ativar macrófagos e ser, muito provavelmente, idêntica ao fator ativador de macrófagos (MAF). A estimulação do gama-interferon sobre macrófagos, *in vitro*, pode ser ainda aumentada se a linfocina é incorporada a lipossomas de fosfatidilcolina + fosfatidilserina, em vez de acrescentada pura aos meios de cultura. A veiculação do gama-interferon em lipossomas permite que se obtenha alta concentração da linfocina dirigida às células-alvo, macrófagos, reduzindo o porcentual de perdas no organismo.

A utilização sistêmica do gama-interferon purificado, recombinante, não tem obtido sucesso na síndrome de imunodeficiência adquirida. Recentemente, foram descritos resultados promissores de infiltração cutânea dessa linfocina em portadores de hanseníase lepromatosa, tendo ocorrido aumento dos números de macrófagos e linfócitos T na lesão, ao mesmo tempo que se verificou redução do número de bacilos. Acredita-se no potencial terapêutico do gama-interferon tanto em doenças infecciosas quanto em neoplasias.

INTERLEUCINA 2

Essa linfocina é produzida pelos linfócitos T após interação com antígenos e com a interleucina 1. A interleucina 2 mantém a multiplicação e diferenciação dos clones de linfócitos T até chegar às células T auxiliadoras ou às células T citotóxicas.

O uso da interleucina 2 em ensaios terapêuticos envolvendo neoplasias e a síndrome de imunodeficiência adquirida não vinha revelando resultados promissores, provavelmente pela necessidade de altos níveis teciduais não obtidos com a administração sistêmica desse composto. Entretanto, há descrição de bons resultados clínicos em animais de experimentos com o emprego das LAK *cells* (linfócitos destruidores ativados por linfocina), quando se reinoculam linfócitos incubados *in vitro* na presença de interleucina 2 em portadores de câncer.

FATOR ESTIMULANTE DE COLÔNIAS (CSF)

É uma glicoproteína secretada por macrófagos e linfócitos T. Estimula a formação de granulócitos e monócitos a partir de células primitivas pluripotentes da medula óssea, assim como de células precursoras que já tenham apresentado alguma diferenciação. Há inúmeros indícios de que o CSF tenha fundamental importância em infecções bacterianas ou micóticas no animal granulocitopênico, porém não existe experiência clínica com essa linfocina, que poderia ser útil na profilaxia de infecção em casos de granulocitopenia ou agranulocitose. Recentemente, identificaram-se o fator estimulador de granulócitos e o fator estimulador de linfócitos T como frações do CSF.

Hormônios tímicos

Os hormônios tímicos são polipeptídios isolados do timo que teriam utilidade em situações de imunodeficiência envolvendo linfócitos T. Essas preparações incluem, no momento, três substâncias bem caracterizadas: a *timopoetina,* com 49 aminoácidos, a *timosina alfa 1*, com 28 aminoácidos, e a *timulina,* que é um nonapeptídio que contém zinco.

De acordo com o estado imunológico do receptor, a timulina estimula, inibe ou mantém inalterada a sua resposta imune. A explicação mais provável para esse fenômeno é que esse hormônio seja capaz de estimular ambos os linfócitos T supressores e os auxiliadores, a depender da dose administrada e do estado imunológico do animal. Estudos clínicos estão sendo realizados, com esses hormônios tímicos já sintetizados, em várias patologias em que há disfunção de células T: infecções virais graves em hospedeiro comprometido, câncer de pulmão, câncer de cabeça e pescoço, artrite reumatoide, ataxia, telangiectasia e síndrome de Di Giorge. Ainda é cedo para tirar conclusões sobre o futuro terapêutico dos vários hormônios tímicos, mas já está bem claro que os peptídios tímicos puros, quimicamente definidos, são tão ativos quanto os extratos desse órgão linfoide.

Tuftsin

Assim designado por ter sido descoberto pela Universidade de Tufts em Boston, EUA, é um tetrapeptídio obtido da clivagem da fração Fc de uma IgC chamada leucocinina, que tem a capacidade, assim como essa imunoglobina, de estimular fagócitos polimorfonucleares e mononucleares. Pode-se inferir que o tuftsin é um ativador fisiológico da função fagocítica, partindo das observações que demonstram serem os portadores de deficiência desse composto, congênita ou adquirida, suscetíveis a infecções graves recorrentes. Estudos clínicos preliminares encontram-se em andamento.

Neuropeptídios

A despeito das observações que sugeriram maior suscetibilidade ao câncer e à infecção nos indivíduos deprimidos ou estressados, até um passado recente o sistema imune ainda era considerado completamente autorregulado por suas células e mediadores solúveis. Dados anatômicos, fisiológicos, neuroquímicos e psicológicos vêm demonstrando que há estreita ligação entre o sistema imunológico e o sistema nervoso.

Diversos relatos, predominantemente de estudos *in vitro*, descrevem a ação de neuropeptídios sobre a resposta imune: endorfinas, encefalinas, angiotensina, substância P, somatostatina e substância vasoativa intestinal (VIP) têm sido associadas a efeitos estimulantes ou supressores. Contudo, não há ainda nenhuma definição de aplicabilidade terapêutica dos neuropeptídios.

Peptídios do colostro e do leite

Partindo de imunoglobulinas do colostro ovino, Starosick e colaboradores obtiveram, em 1983, um nonapeptídio que tem demonstrado, em experiências com camundongos, propriedades imunomoduladoras semelhantes às dos hormônios tímicos.

Através da digestão enzimática da caseína humana, Werner e colaboradores conseguiram um peptapeptídio que ativa fagócitos de animais de laboratórios, protegendo-os contra infecções com inóculos letais de bactérias. Também com essas substâncias, ainda não há estudos clínicos conclusivos.

COMPOSTOS SINTÉTICOS

Levamisol

Utilizado inicialmente como anti-helmíntico, foram percebidas as suas propriedades imunoestimulantes, passando então a ser empregado com esse objetivo terapêutico. O levamisol é um derivado sintético do tetramasol, hidrossolúvel e estável em solução aquosa ácida. É rapidamente absorvido pelo trato gastrointestinal e atinge nível sérico máximo 1 a 2 horas após a dose oral. Sua meia-vida plasmática é de 4 horas. A droga é metabolizada no fígado, e acredita-se que a sua atividade imunoestimulante se deva a um dos seus metabólitos. *In vitro*, o levamisol é capaz de restaurar as principais funções das células efetoras envolvidas na resposta imune celular, linfócitos T e macrófagos. O mecanismo pelo qual isso ocorre não está claro, embora a modulação dos níveis dos nucleotídios cíclicos intracelulares pareça ser importante.

O levamisol não estimula os linfócitos B a proliferarem ou a produzirem anticorpos, nem apresenta atividade anti-inflamatória. Em doses terapêuticas, esse medicamento não produz nenhum efeito em indivíduos com resposta imune normal. Tem sido usado clinicamente como adjuvante da quimioterapia antineoplásica, em infecções crônicas e na artrite reumatoide. Estudos controlados em portadores de artrite reumatoide demonstram que o seu emprego pode melhorar a evolução clínica da doença em dose de 300 a 450 mg por semana, o que infelizmente está associado a toxicidade. Os resultados dessa droga no tratamento do câncer são ainda contraditórios. Há autores que recomendam o seu uso durante o inverno em crianças que têm infecções respiratórias repetidas, com base em estudos que indicam redução considerável dos episódios infecciosos. Contudo, essa não é uma prática aceita por pediatras, otorrinolaringologistas ou pneumologistas. Deve-se levar em conta que esse composto pode provocar leucopenia e até mesmo agranulocitose.

Em suma, pode-se dizer que o levamisol obteve um desempenho modesto no tratamento da artrite reumatoide. No tratamento do câncer, a expectativa inicial não foi correspondida, e nas infecções respiratórias recorrentes da infância não se faz uso rotineiro pelo receio de paraefeitos potencialmente graves e pela falta de estudos mais completos definidos sobre o papel da droga nessa condição.

Inosiplex

O inosiplex (isoprinosine) é uma droga sintética que estimula não seletivamente a imunidade celular. Trata-se do sal ácido paracetaminobenzoico do inosino-dimetilaminoisopropranolol. *In vitro*, o inosiplex ativa macrófagos por meio da estimulação de linfócitos. Estudos clínicos não controlados sugeriram algum efeito protetor dessa droga na estomatite aftosa, hepatite por citomegalovírus, artrite reumatoide, herpes zoster e encefalite viral aguda. Não há, por outro lado, dados que assegurem efeito benéfico no tratamento de doenças malignas, e inexistem observações sobre a sua ação em infecções bacterianas no hospedeiro comprometido. A dose recomendada é de 50 mg/kg, por via oral, diariamente.

Cimetidina

Tem sido amplamente utilizada como bloqueadora dos receptores H2 e inibidora da secreção ácida gástrica. Demonstrou reduzir a formação de linfócitos T supressores em camundongos, e em humanos aumenta a reatividade cutânea tardia a vários antígenos, havendo relato de bons resultados no tratamento da candidíase mucocutânea crônica. Até o presente, não se sabe se a propriedade desse composto de inibir as células supressoras pode ser útil no tratamento do câncer.

Dietilditiocarbamato (DTC)

O DTC de sódio acentua as reações mediadas pelos linfócitos T sem afetar as células B. No homem, 1 semana após a administração desse fármaco, aumenta a resposta linfoproliferativa dos linfócitos do sangue periférico e antígenos dependentes de células T.

Azimexona

O uso desse novo composto tem sido associado à estimulação de linfócitos e macrófagos, com consequente atividade antineoplásica em camundongos. Em humanos, há estudos que indicam estimulação de linfócitos T, mas o seu potencial terapêutico é limitado pelo risco de desencadeamento de anemia hemolítica.

ADJUVANTES IMUNOLÓGICOS

Adjuvantes são preparações que, inoculadas em associação com antígenos, exacerbam a resposta imunológica à estimulação efetuada, o que os torna particularmente úteis no preparo de vacinas.

Compostos de alumínio

Os sais de alumínio são utilizados desde 1926, e no presente são os adjuvantes mais administrados em seres humanos pela sua quase completa inocuidade. Funcionam principalmente potencializando a estimulação da produção de anticorpos, ou seja, têm ação predominante sobre os linfócitos B.

Lipossomos

São preparações lipídicas envolvendo antígenos, que têm a capacidade de estimular a resposta imune celular, bem como a produção de anticorpos, quando inoculadas por via subcutânea, intramuscular ou infundidas por via venosa.

Adjuvante de Freund completo (FCA)

É uma combinação de emulsão de óleo mineral com micobactérias mortas, constituindo-se num dos mais potentes adjuvantes conhecidos, tanto para a imunidade humoral quanto para a resposta imune celular. É, no entanto, muito tóxico para ser usado fora do laboratório de experiências. O dipeptídio muramil (MDP), já discutido entre os compostos de origem bacteriana, é a menor fração da micobactéria que mantém as suas propriedades também no caso do FCA.

Adjuvante de Freund incompleto

Trata-se de emulsão de óleo mineral pura e simples, que tem ação preferencial na estimulação de linfócitos B a produzirem anticorpos. Chegou a ser empregado clinicamente em vacinas contra gripe, mas foi retirado do mercado pelo receio das reações adversas. Ocorre formação de granulomas e cistos nos locais de injeção, e em camundongos há relatos do desenvolvimento de tumores.

CONSIDERAÇÕES FINAIS

São três os caminhos básicos na busca de estimulação farmacológica.

O primeiro consiste no estudo de estruturas microbianas que têm a propriedade de estimular inespecificamente a resposta imune. Essa linha de investigação tem permitido a identificação de estruturas químicas simples como o 1,3 beta-D-glucano ou o dipeptídio muramil, as quais apresentam amplas perspectivas de aproveitamento terapêutico.

O segundo caminho diz respeito à avaliação da capacidade de certos fármacos, desenvolvidos e utilizados com outros objetivos, de estimular a resposta imune. Vários desses compostos foram discutidos ao longo desta revisão, mas outros, em virtude de carecerem de estudos mais aprofundados, serão apenas citados: anfotericina B, pirimetamina, carbonato de lítio, eritromicina, dapsona, pirazinamida, forfenicinol, NPT 15392 e 16416, lipopeptídios, vitamina C, vitamina A, bestatina.

O terceiro rumo é a identificação e o emprego das linfocinas. Por serem esses compostos os mediadores naturais da resposta imunológica, e já se conhecendo, através de estudos *in vitro*, que são fundamentais para que o sistema imune funcione de modo eficaz, essa é uma área que deverá ser muito explorada. Somente há pouco começou-se a estudar o efeito desses agentes em situações clínicas.

A despeito do interesse cada vez maior na identificação de substâncias capazes de aumentar o mecanismo imunológico de defesa, contra agentes infecciosos ou células neoplásicas, essa continua sendo uma área que necessitará de muito tempo para sedimentar conclusões. Os estudos bem controlados com os agentes imunoestimulantes têm-se concentrado em pacientes com comprometimento grave do sistema imune e em portadores de neoplasias ou da síndrome de imunodeficiência adquirida. No caso do tratamento do câncer, são habitualmente escolhidos pacientes já submetidos a vários cursos da quimioterapia com drogas que são imunodepressoras. Os pacientes com a síndrome de imunodeficiência adquirida apresentam defeitos múltiplos da resposta imune, principalmente pelo fato de o vírus infectar as células T auxiliadoras. É, portanto, compreensível a ineficácia desses agentes diante de condições tão adversas.

Do lado oposto a essa situação, existem estudos que sugerem benefício de diversos compostos quando empregados em pacientes com doenças mais leves, mas que se relacionam a alterações da resposta imune. Entretanto, a carência de estudos controlados nessas condições, a natureza benigna das afecções ou o caráter transitório dessas enfermidades ainda não nos dão segurança de recomendar o uso de imunoestimulação farmacológica, exceto em estudos controlados.

REFERÊNCIAS BIBLIOGRÁFICAS

1. BACH, J.F. Imunopotentiation. *In*: LACHMANN, P.J., PETERS, D.K. *Clinical Aspects of Immunology*. Volume 1. Blackwell Scientific Publications, 1982.
2. BOMFORD, R. Immunological adjuvants. *In*: DALE, M.M., FOREMANN, J.C. *Textbook of Imunopharmacology*. Blackwell Scientific Publications, 1984.
3. CRUZ, A.A. Efeito da pirazinamida sobre a resposta imune celular humana. Dissertação de Mestrado, 77p. Faculdade de Medicina da Universidade Federal da Bahia, 1985.
4. DREWS, J. Immunoestimulation. Clinical and experimental perspectives. *Klin. Wocheschr.*, 62:254-64, 1984.
5. EXECUTIVE COMMITTEE OF DANISH BREAST CANCER COOPERATIVE GROUP. Increased breast cancer recurrence after adjuvant therapy with levamisole. *Lancet*, II:824-7, 1980.

6. HADDEN, J.W., CHEDID, L., MULLEN, P., SPREAFICO, F. *Advances in Immunopharmacology*. volume 1. Pergamon Press, Oxford, 1981, p. 237-240.
7. HADDEN, J.W., DELMONTE, L., ORTTGEN, H.F. Mechanism of immunopotentiation. In: HADDEN, J.W., COFFEY, R.G., SPREAFICO, F. *Immunopharmacology*. Plenum Medical Book Company, 1977.
8. ISHIBASHI, T., TAKAMOTO, M., SHINODA, A., SUGIYAMA, K. Fundamental and clinical studies on forphenicinol, a small molecular immunomodulator. *Japanese J. Antibiotics, 37*(2):185-97, 1984.
9. KENNES, B., DUMONT, L., BROHEE, D., HUMBERT, C., NEVES, P. Effect of vitamin C supplements on cells mediated immunity in old people. *Gerontology, 29*(5):305-10, 1983.
10. LANE, H.C., FAUCI, A.S. Immunologic reconstitution in the acquired immunodeficiency syndrome. *Ann. Intern. Med., 103*:714-18, 1985.
11. LIEB, J. Immunopotentiation and inhibition of herpesvirus activation during therapy with lithium carbonate. *Medical Hypothesis, 7*:855-90, 1981.
12. MALKOVISKY, M., EDWARD, A.J., HUNT, R., PALMER, L., MEDWAR, P.E.T. Cell mediated enhancement of host versus graft reactivity in mice fed a diet enriched in vitamine A acetate. *Nature, 302*(5.906):538-40, 1983.
13. MOORE, M., Interferons. In: DALE, M.M., FOREMANN, J.C. *Textbook of Immunopharmacology*. Blackwell Scientific Publications, 1984.
14. RAMON, G. Sur l'augmentation anormale de l'antitoxine chez les chevaux producteurs de sérum antidiphtérique. *Bull. Soc. Centr. Med. Vet., 101*:227, 1925.
15. REASOR, M.J. WIERDA, D. Immunomodulating drugs. In: CRAIG, C.R. STITZEL, R.E. *Modern Pharmacology*. 2nd ed. Little Brown and Company, Boston, 1986.
16. ROSEMBERG, S.A., LOTZE, M.T. Cancer immunotherapy using interleukin 2 activated lymphocytes. *Am. Ver. Immunol., 4*:681-709, 1986.
17. RUZICKA, T., BAUER, A., GLUEK, S., BORN, M. Effects of dapsone on positive Arthus reaction, chemotaxis and phagocytosis of polymorphonuclear leukocytes. *Archives of Dermatological Research, 270*:347-52. 1981.
18. SALMON, S.E. Drugs and immune system. In: KATZUNG, B.G. *Basic and Clinical Pharmacology*. Lange Medical Publications, 1982.
19. SHIRLEY, S.F., RUSSEL LITTLE, J. Immunopotentiating effects of amphotericin B. II – Enhanced *in vitro* proliferative response of murine lymphocytes. *J. Immunol., 123*(6): 2.883-9, 1979.
20. STAROSICK, K., JANUSZ, M., ZIMECKI, M., WIEEZOREK, Z., LISOWSKI, J. Immunological active nonapeptidic fragment of a prolin rich polypeptide from ovine colostrum. Amino acid, sequence and immunoregulatory properties. *Molec. Immunol., 20*:1.377-82, 1983.
21. THONG, Y.H., FERRANTE, A. Immunopotentiation by pyrimetamine in the mouse. *Clin. Exp. Immunol., 39*:190-4, 1980.
22. VAN RENSBURG, C.E.J., ANDERSON, R., JOONE, G., VAN DER MERWE, M., VAN RENSBURG, A.J. Effects of erythromycin on cellular and humoral immune function *in vitro* and *in vivo*. *J. Antimicrob. Chemother., 8*:467-74, 1981.
23. WAAREN, H.S., VOGEL, F.R., CHEDID, L.A. Current status of immunological adjuvants. *Ann. Rev. Immnol., 4*:369-88, 1986.
24. WERNER, G.H., FLOC, H.F., MIGLIORE-SAMOUR, D., JOLLÉS, P. Immunomodulating peptides. *Experientia, 42*:521-31, 1986.

52

Fármacos Imunossupressores

Egidio Lima Dórea

INTRODUÇÃO

A modulação do sistema imunológico tem-se revestido de fundamental importância nas últimas décadas, não só utilizando a supressão do sistema imune para a realização de alotransplantes, bem como para o tratamento de doenças em que interleucinas e citocinas relacionadas parecem ter importante papel fisiopatológico.

O surgimento e o uso de agentes imunossupressores determinaram um grande avanço no campo de transplantes de órgãos sólidos, com aumento da sobrevida de dezenas de milhares de receptores a cada ano. Melhores respostas foram observadas no transplante renal com o advento da ciclosporina, do tacrolimus e do mofetil de micofenolato, porém o sucesso no caso de órgãos como coração e fígado vem aumentando acentuadamente.

Além do transplante, essas drogas podem ser utilizadas no tratamento de diversas doenças de caráter autoimune ou inflamatórias. Alguns casos já estão bem definidos, como metotrexato para artrite reumatoide e psoríase. Outros ainda estão em fase de investigação: azatioprina para trombocitopenia e anemia hemolítica; ciclosporina para síndrome nefrótica, diabete melito de começo recente, uveíte, psoríase e anemia aplástica.

Deve-se ressaltar, entretanto, que, apesar desses importantes avanços terapêuticos, sérios efeitos colaterais podem ocorrer durante o uso dessas medicações, tais como aumento de infecções virais, bacterianas e fúngicas e o aparecimento de neoplasias malignas (três a 100 vezes mais comuns).

Este capítulo destina-se ao estudo das principais drogas utilizadas como agentes imunossupressores.

CICLOSPORINA

As drogas imunossupressoras – azatioprina e corticosteroides – inibem a divisão celular e a produção de citocinas por todos os elementos do sistema imune. Em contrapartida, a ciclosporina (CSA) inibe seletivamente respostas imunes adaptativas (LT). A despeito de sua especificidade imunológica, a terapia com essa droga é muito mais complexa, devido à variedade de efeitos tóxicos não imunológicos relacionados a ela.

Química

A ciclosporina é um undecapeptídio cíclico, neutro, lipofílico, com peso molecular de 1.202 dáltons, extraído do fungo *Tolypocladium inflatum gans*. Os aminoácidos da posição 11,1,2 e 3 formam o local ativo da imunossupressão.

Farmacocinética

A biodisponibilidade da CSA varia individualmente de 20% a 50% (média de 30%), bem como o seu pico de concentração (3 a 4 horas, média de 3,8 horas). O processo de absorção pela mucosa gastrointestinal é limitado pela sua baixa solubilidade em fluidos aquosos. Esse processo é adversamente afetado pela terapia com colestiramina, colestase, esvaziamento gástrico retardado, aumento da motilidade gastrointestinal, esteatorreia e secreção exócrina pancreática diminuída. Nível sanguíneo normal de lipoproteínas de baixa densidade, coadministração com alimentos e terapia prolongada promovem a sua absorção.

A maior parte da CSA circulante está associada a lipoproteínas de alta, baixa ou muito baixa densidade (34%, 34% e 10%, respectivamente) e a quilomícrons. Cerca de 10% a 20% está ligada a leucócitos e parte dela está livre, porém essa fração não ligada não se correlaciona com o nível sanguíneo total ou com efeitos tóxicos da droga. A extensão da deposição tecidual da CSA varia de paciente para paciente, com volume aparente de distribuição de 4 a 8 L/kg. A falta de correlação entre o volume de distribuição e a obesidade sugere que outros fatores, além do componente hidrofílico da CSA, estão envolvidos. Os tecidos com maiores taxas de deposição são: fígado, pâncreas, tecido adiposo, sangue, coração, pulmão, rim, tecido muscular e nervoso.

A CSA é convertida por isoenzimas do citocromo P450 em metabólitos de alta polaridade que retêm sua estrutura cíclica.

A CSA é eliminada primariamente por metabolismo com meia-vida de 6,4 a 8,7 horas; o *clearance* varia de 2 a 32 mL/min/kg. Em crianças, o *clearance* é cerca de 40% mais elevado, daí a necessidade de doses maiores de CSA. Depurações menores são encontradas em idosos, disfunção hepática e níveis reduzidos de lipoproteínas de baixa densidade, colesterol e triglicerídios. Cerca de 90% dos metabólitos são eliminados na bile, e cerca de 6% da dose aparece na urina. Assim, devido ao baixo nível de excreção urinária, a falência renal não altera a eliminação da CSA.

Farmacodinâmica

A CSA inibe reversivelmente as respostas alo- e autoimunes mediadas por LT, através do bloqueio da ativação necessária à produção de linfocinas. A síntese de interleucina 2 encontra-se reduzida, tanto in vitro quanto in vivo, em transplantes renais e de medula óssea. Similarmente, a droga inibe a produção de gama-interferon, necessário à ativação de macrófagos e monócitos. O timo também representa um alvo da ação da CSA, a qual diminui não só o número de timócitos como bloqueia a maturação intratímica dos mesmos. A CSA não atua diretamente em LB, nem de maneira importante nas células acessórias do sistema imune.

O mecanismo molecular de ação da CSA envolve a sua ligação com a imunofilina, ciclofilina, interagindo com a calcineurina e inibindo, assim, a atividade dessa fosfatase cálcio- e calmodulina-dependente. Essa inibição evita que o fator nuclear das células T ativadas (NF-ATc) dê início à transcrição do gene de IL-2.

Interações com drogas

A coadministração de drogas que interagem com o citocromo P450 pode afetar o metabolismo da CSA. Os inibidores do citocromo que aumentam os níveis de CSA incluem cetaconazol, eritromicina, andrógenos, anticoncepcionais orais e bloqueadores de cálcio. Outros agentes induzem o citocromo diminuindo os níveis de CSA, como rifampicina, fenobarbital, fenitoína, carbamazepina e valproato.

Toxicidade clínica

As principais manifestações tóxicas da CSA são as renais, que ocorrem em 25-75% dos casos, podendo ser agudas ou crônicas. HAS é vista em mais de 30% dos pacientes com transplante renal, hepático e cardíaco que recebem CSA, provavelmente decorrente do aumento da resistência vascular renal e maior retenção de sódio. Embora a CSA não pareça cruzar a barreira hematoliquórica intata, efeitos neurológicos ocorrem em cerca de 20% dos casos, resultando em síndromes de tremores, parestesias, cefaleia, confusão, sonolência, depressão, desordens visuais e coma. Hipertricose na face, braços e ombros se desenvolve em até 50% dos transplantados renais em uso de CSA. Edema facial foi relatado em 11 crianças em uso de CSA por 6 meses. A incidência de infecções está aumentada, porém em menor grau do que com outros imunossupressores. Quando usada em combinação com outras drogas, podem surgir linfomas malignos. Ocasionalmente são observados: sinusite, ginecomastia, conjuntivite e tinido. Embora a droga seja embriotóxica em animais e o seu uso deva ser evitado na gravidez, várias gestações têm ocorrido com sucesso durante sua utilização.

Usos terapêuticos

A CSA é usada em associação com a prednisona em transplante renal, hepático, cardíaco e de medula óssea. Existem pelo menos cinco doenças de caráter autoimune em que a CSA tem atuado: psoríase, uveíte, diabete tipo I de começo recente, glomerulopatias e artrite reumatoide.

A Novartis introduziu uma nova formulação sob a forma de microemulsão da CSA (Neoral), com uma melhora da sua biodisponibilidade, manifestada pelo aumento significativo de sua absorção. Um recente estudo de caráter prospectivo e retrospectivo que comparou uma coorte de pacientes transplantados de coração não demonstrou nenhuma diferença significativa na incidência de episódios de rejeição aguda entre o Neoral e a formulação tradicional da CSA (Sandimmune). Outro estudo canadense utilizando transplantados renais não encontrou diferença nos níveis de creatinina sérica ou em episódios de rejeição entre o grupo de pacientes que foi convertido para o Neoral e o grupo que utilizou a CSA tradicional. Esses estudos demonstram sumariamente que o potencial imunossupressor da droga é similar, sendo entretanto mais fácil atingir os níveis terapêuticos com a nova formulação.

TACROLIMUS (FK506)

É um imunossupressor macrolídio isolado em 1984 do fungo *Streptomyces tsukubaensis* e primeiramente descrito em 1987. Desde a sua descoberta, tem sido amplamente investigado em vários tipos de transplante de órgãos sólidos, sobretudo fígado e rins. Atualmente existem evidências, embora limitadas, de sua eficácia em transplante de órgãos torácicos, doença do enxerto *versus* hospedeiro após transplante de medula óssea e transplante de pâncreas com ou sem transplante renal.

Farmacocinética

A absorção do tacrolimus varia após a sua administração oral, independentemente do tipo de órgão transplantado. A biodisponibilidade da droga é geralmente baixa, de 4 a 93%, com média de 25%. As concentrações plasmáticas máximas são atingidas em 0,5 a 1 hora, muito embora uma absorção mais lenta seja vista em alguns pacientes. A absorção e a biodisponibilidade relativa do tacrolimus parecem ser reduzidas pela alimentação.

Em geral, as doses orais de tacrolimus precisam ser 3 a 4 vezes maiores que as intravenosas para se obterem concentrações plasmáticas similares. Crianças requerem doses maiores do que adultos, provavelmente devido ao seu maior *clearance*.

O tacrolimus encontra-se 72% a 99% ligado a proteínas plasmáticas, primariamente à albumina e à α-1-glicoproteína ácida. Não se liga significativamente à fração lipoproteica do plasma, diferentemente da CSA.

Altas concentrações de tacrolimus são encontradas em pulmão, baço, coração, rins, pâncreas, cérebro, músculos e fígado, muito embora não tenha sido detectado no liquor. A droga atravessa a barreira placentária, e também é detectada no leite materno.

O tacrolimus é metabolizado no fígado e em menor extensão no intestino pelo citocromo P450 em pelo menos 15 metabólitos, dos quais o principal é o 13-*O*-dimetil-tacrolimus. Sua eliminação está diminuída em pacientes com disfunção hepática, e o rim é responsável por menos de 1% do *clearance* corporal total.

Farmacodinâmica

O mecanismo celular do tacrolimus é similar ao da CSA, muito embora as drogas não sejam estruturalmente relacionadas. Resumidamente, o tacrolimus apresenta um potente efeito inibitório na ativação dos linfócitos T. A droga se liga a imunofilinas, e a isoforma FKBP12 parece ser a mais envolvida na atividade imunossupressora do tacrolimus. Esse complexo se liga à calcineurina, inibindo a sua atividade de fosfatase, interrompendo a transdução de sinais nas células T. O tacrolimus necessita de uma concentração 10 a 100 vezes menor do que a CSA para inibir a transcrição de genes para IL2 e outras citocinas, como IL3, IL4, interferon gama, fator estimulador de colônias de macrófagos, fator de necrose tumoral, proto-oncogenes (*ras, myc e rel*). O tacrolimus estimula a apoptose antígeno-induzida em timócitos e células T periféricas de ratos, o que não ocorre com a CSA. Outros efeitos que podem contribuir para o modo de ação do tacrolimus incluem a inibição de outras atividades celulares como ativação da síntese de óxido nítrico, desgranulação e apoptose celular e potencialização da ação dos glicocorticoides.

Interações com drogas

O tacrolimus é metabolizado pelo citocromo P450 isoenzima CYP3A, responsável pelo metabolismo de outras drogas como bloqueadores dos canais de cálcio, corticosteroides, CSA e antibióticos macrolídios. Logo, drogas que inibam ou ativem esse sistema metabólico podem interferir com as concentrações sanguíneas de tacrolimus. Assim, drogas que aumentam a concentração do tacrolimus incluem: nifedipino, diltiazem, fluconazol, eritromicina, dexametasona, cimetidina, captopril, omeprazol. Drogas que diminuem: carbamazepina, fenitoína, rifampicina, hidróxido de alumínio, bicarbonato de sódio.

Toxicidade clínica

A nefrotoxicidade é o principal efeito adverso da terapia com o tacrolimus, com taxas similares ou até maiores do que a CSA. Muito embora a toxicidade renal possa ser diminuída com a redução das doses usadas, não existe uma boa correlação entre as concentrações sanguíneas da droga e a função renal.

A neurotoxicidade é outro efeito tóxico associado ao uso do tacrolimus, incluindo: afasia, convulsões, confusão mental, psicose e tremores.

Tem sido descrita associação com hiperglicemia após transplante de fígado, rim e coração. Alguns estudos *in vitro* demonstraram que o tacrolimus inibe a transcrição gênica da insulina, podendo assim explicar o seu efeito diabetogênico.

Em relação ao metabolismo lipídico, não tem sido relatada necessidade do uso de medicação hipolipemiante em pacientes tratados com tacrolimus.

Usos terapêuticos

Tacrolimus é atualmente um agente imunossupressor para terapia primária e de resgate em pacientes com transplante de fígado e rim. Tem sido também investigado em outros tipos de transplantes como: coração, pulmão, pulmão-coração, pâncreas, ilhota pancreática e intestino e na prevenção da doença do enxerto *versus* hospedeiro. Os protocolos para o tacrolimus como terapia primária ou de resgate variam a depender do tipo de órgão, e muitos incluem corticosteroides com ou sem azatioprina, e menos frequentemente um agente antilinfocitário. Os esquemas terapêuticos e as doses variam entre os grandes centros de transplante. A administração intravenosa deve ser evitada devido aos riscos de efeitos adversos. Caso seja necessário, deve ser iniciado com dose de 0,01 a 0,1 mg/kg/dia em adultos e 0,03 a 0,1 mg/kg/dia em crianças. Tão logo seja possível a terapia oral, deve ser iniciado a 1 dose de 0,1 a 0,3 mg/kg/dia em adultos e 0,15 a 0,3 mg/kg/dia em crianças, em 2 doses a intervalos de 12 horas.

O tacrolimus deve ser iniciado dentro de 12 horas no caso do transplante de fígado e dentro de 24 horas no de rim. Não deve ser usado associadamente com a CSA. Ao se substituir uma droga pela outra, deve-se esperar de 12 a 24 horas.

Agentes citotóxicos

Muitos agentes utilizados na quimioterapia do câncer determinam mielotoxidade e consequente imunossupressão, levando assim à sua utilização na prevenção da reação de rejeição ao transplante.

AZATIOPRINA

A azatioprina (AZA) é uma droga do grupo das tiopurinas. É o derivado nitroimidazólico da 6-mercaptopurina, sintetizado no fim dos anos 1950 com a intenção de ser uma pró-droga de liberação lenta da 6-mercaptopurina.

Farmacocinética

A AZA é absorvida facilmente após a sua ingestão oral, sem dano ao epitélio intestinal. Apesar de sua biodisponibilidade oral sistêmica ser de apenas 18%, a fração da AZA absorvida antes da conversão de primeira passagem de AZA a 6-MP é de 41-44%. A AZA é rapidamente convertida a 6-MP *in vivo*. Após administração intravenosa e oral no homem, o pico de concentração plasmática de 6-MP foi de 5 a 15 minutos e de 1 a 2 horas, respectivamente. Além disso, devido a uma ampla biotransformação, tanto a AZA quanto a 6-MP desaparecem rapidamente do plasma, com meia-vida de 50 e 74 minutos, respectivamente.

A clivagem inicial *in vivo* da AZA ocorre primariamente por atividade nucleofílica da glutationa hepática sobre o anel metilnitroimidazólico, resultando na liberação de 6-MP. Essas 6-MP formadas metabolicamente podem ser posteriormente catabolizadas ou, então, sofrer os processos anabólicos intracelulares normais das bases purínicas, resultando na formação de tiopurinas-ribonucleotídeos responsáveis pela maior parte da atividade farmacológica da AZA. A 6-MP é inicialmente convertida a seus ribosídios 5′fostato e ácido tioinosínico (MPRP), e o anabolismo ulterior gera a 6-tioguanima (TGN). Após uma dose oral de AZA, os níveis de TGN das hemácias apresentam um leve declínio durante 24 horas, sugerindo que a eliminação da TGN seja lenta. A meia-vida da TGN nas hemácias foi estimada em 13 dias. Essa depuração retardada reforça o uso de uma dose diária de AZA.

Existem duas vias hepáticas principais de degradação de 6-MP. Ela pode ser diretamente oxidada pela xantino-oxidase a 8 hidroxi-6-MP e, então, a 6-TU; alternativamente, pode ocorrer a S-metilação da 6-MP, que então é seguida pela oxidação dos derivados metilados. Dessa forma, todas as vias catabólicas resultam em 6-TU como produto final. A disfunção renal não prejudica a eliminação global da AZA, ou 6-MP, e, apesar de a eliminação do 6-TU estar retardada, o 6-TU é isento de atividade imunossupressora e seu acúmulo não tem significado farmacológico. Entretanto, isso não exclui a possibilidade de que um aumento da sensibilidade da medula óssea aos produtos do metabolismo da AZA possa contribuir para a frequente observação de mielossupressão em pacientes portadores de disfunção renal.

Farmacodinâmica

A AZA exerce efeito imunossupressor mais potente sobre o linfócito T do que sobre as células B. As evidências atuais sugerem que a atividade imunossupressora da AZA seja mediada pela inibição da síntese de purina; mais especificamente, essa ação parece ser dependente da formação de metabólitos intracelulares ativos, principalmente os nucleotídios: ácido tioinosínico (MRPR) e 6-tioguanina (TGN). O MRPR inibe a fosforribosilpirofosfato-amidotransferase, que mediara a primeira etapa da síntese de purinas. Ao depletar as reservas intracelulares de purinas, o MPRP inibe a síntese de DNA, RNA e diversas outras proteínas e coenzimas.

A TGN foi demonstrada no início dos anos 1980 como o metabólito mais abundante da AZA no interior de linfólitos e hemácias. Uma vez incorporada ao DNA, a TGN pode exercer citotoxicidade retardada ao causar ruptura de cromossomas e malformações de ácidos nucleicos e, dessa forma, ser parcialmente responsável pela atividade imunossupressora e mielotóxica da AZA. Além dos mecanismos aqui citados, a AZA pode, por si mesma, bloquear o reconhecimento do antígeno através da alquilação de grupos tiol na superfície da membrana das células T.

Toxicidade

A depressão medular é a mais frequente, e a série leucocitária é a mais atingida, seguida da vermelha e plaquetária. Essa frequência é tanto maior quanto mais inadequadamente se usa a droga. As evidências atuais sugerem que essa mielotoxicidade possa ser parcialmente devida à deficiência genética na enzima tiopurina metiltransferase (TPMT) e, dessa forma, ao metabolismo aberrante da AZA. A suspensão temporária ou a redução da dose leva à recuperação medular. Outras alterações hematológicas: aplasia de células vermelhas e eritropoese megaloblástica.

Geralmente ocorre hepatotoxicidade em esquemas terapêuticos prolongados (> 6 meses), com quadro do tipo colestático. A pancreatite pode resultar de reação alérgica à AZA. Outra complicação é a ocorrência de doença veno-oclusiva.

Embora a AZA apresente efeitos teratogênicos em animais submetidos a doses bem acima daquelas usadas na clínica, a teratogênese humana não tem sido relatada. Porém, deve ser evitada no aleitamento.

Assim como outros imunossupressores, ao atuar sobre a resposta imunológica do paciente, a AZA pode determinar, a longo prazo, o desenvolvimento de carcinoma de células escamosas, linfoma de Hodgkin, carcinoma cervical, tumores renais e hepatocelulares.

Usos clínicos e doses

Azatioprina (Imuran) está disponível para administração oral em comprimidos de 50 mg. Terapia de manutenção crônica em transplante renal é de aproximadamente 2,0 mg/kg/dia (1,5 a 2,5 mg/kg/dia), nunca superior a 2,5 mg/kg/dia. Além da insuficiência renal e da hepatopatia, o hiperesplenismo é outra situação em que a dose deve ser reduzida.

O tratamento da artrite reumatoide é iniciado em doses diárias de 1 mg/kg, dado em 1 ou 2 doses. Após 6 a 9 semanas, a dose diária é aumentada lentamente até o máximo de 2,5 mg/kg.

METOTREXATO

O metotrexato (MTX) é um potente inibidor da diidrofolato redutase, com consequentes efeitos nas reações de biossíntese de timidilato e purinas, os quais requerem folato para serem processados. Daí advém sua ação imunossupressora, decorrente da inibição da proliferação de LT e LB. O MTX é utilizado isoladamente ou em associação com a ciclosporina na profilaxia da doença hospedeiro-enxerto, no transplante de medula óssea. Em pacientes leucêmicos que recebem transplantes de medula óssea, existem evidências de que a recorrência da doença é menor nos que usam MTX, provavelmente devido a um efeito antileucêmico intrínseco da droga.

O MTX é absorvido do trato gastrointestinal em doses menores que 25 mg/m^2, porém em doses maiores a absorção é incompleta, necessitando da administração venosa. Concentrações plasmáticas máximas de 1 a 10 μg são obtidas após doses de 25 a 100 mg/m^2. Existe uma relação direta entre dose e concentração plasmática. Cerca de 35% estão ligados a proteínas plasmáticas, podendo ser deslocados quando do uso concomitante de sulfonamidas, salicilatos, cloranfenicol e fenitoína. Da droga absorvida, cerca de 40% a 50% de uma dose pequena (2,5 a 15 μg/kg) e até 90% de uma dose maior (150 μg/kg) são excretados na urina em 48 horas; a maior fração, em 8 horas. Uma pequena quantidade é excretada nas fezes. O metabolismo do MTX no homem é mínimo.

É importante enfatizar que as concentrações de MTX no líquido cefalorraquidiano chegam somente a 3% daquelas na circulação sistêmica; logo, células neoplásicas do SNC não são destruídas por regimes-padrão; porém, com altas doses, podem-se obter concentrações citotóxicas no sistema nervoso.

O MTX foi aprovado para o uso em casos graves e refratários de artrite reumatoide, bem como de psoríase. Para artrite reumatoide, a dose usual é de 7,5 mg/semana. A dose pode ser aumentada lentamente até 20 mg/semana. Tratamento similar é dado à psoríase.

O tratamento crônico com MTX acarreta toxicidade diferente das encontradas em tratamento para neoplasias: 30% a 40% dos pacientes com psoríase apresentam cirrose e fibrose hepáticas, não encontradas em pacientes em uso de MTX para artrite reumatoide. Pneumonite não séptica aguda e crônica é encontrada em pacientes com artrite reumatoide em uso de MTX. Outros efeitos colaterais: gastrointestinais (náuseas, vômitos, diarreia, anorexia) – 10%; estomatite – 6%; hematológicos (leucopenia, anemia, trombocitopenia) – 3%; alopecia (habitualmente reversível) – 1%. Outros efeitos raros associados ao uso de MTX são anormalidades fetais, oligospermia, febre, ginecomastia, osteoporose localizada e vasculite.

Anticorpos

Diversas preparações de anticorpos têm sido usadas no tratamento de crises de rejeição, bem como na sua profilaxia. Alguns desses anticorpos interagem diretamente com células linfoides, determinando a perda de sua função (OKT3) ou sua destruição (globulinas antilinfocitárias).

GLOBULINA ANTILINFOCITÁRIA

A utilização da globulina antilinfocitária (ALG) na prevenção e no tratamento de rejeição do transplante começou em 1967, com Starzl. Desde então, essa preparação vem sendo usada por diversos centros de transplante.

As preparações antilinfocitárias são produzidas pela imunização de animais de laboratório (em geral, cavalos e coelhos, podendo ocasionalmente ser utilizada a cabra), com células linfoides humanas (linfoblastos e timócitos). Como os antissoros produzidos por animais isoladamente podem variar em potência, eles são misturados para se obter algum grau de uniformidade na sua composição. Os anticorpos indesejáveis são removidos por adsorção a eritrócitos, plaquetas e proteínas séricas. Como a atividade imunossupressora reside exclusivamente na fração IgM, esta geralmente é isolada para se obter a ALG ou a globulina antimócito (ATG).

Mecanismo de ação

Há pouca documentação sobre a farmacodinâmica ou a farmacocinética da ALG (ou ATG). Seu mecanismo de ação ainda não é conhecido, apesar de evidências atuais sugerirem um sinergismo favorável com a ciclosporina.

A administração da ALG resulta em uma rápida depleção de linfócitos T circulantes, enquanto as células B e as *natural killers* são poupadas. Dessa forma, sugeriu-se que a ALG bloqueia diretamente o mecanismo de rejeição mediado por célula ao diminuir a disponibilidade de células ativadas. Entretanto, a linfopenia não parece ser essencial para a atividade imunossupressora da ALG, devendo existir um mecanismo adicional de ação. Recentemente, observou-se formação de células T imunossupressoras inespecíficas após o tratamento com ALG em animais, o que pode justificar a inibição prolongada da proliferação de células, apesar de um aumento gradual no número de células T periféricas, após a interrupção do tratamento.

Efeitos colaterais

A incidência e a gravidade dos efeitos colaterais vão depender da fonte animal, da dose, da duração do tratamento e do grau de pureza. A primeira dose está associada ao aparecimento de febre e calafrios, que podem ser mediados pela liberação de citocinas decorrentes da linfocitólise. Outros efeitos colaterais incluem: hematúria, náuseas, vômitos, diarreia, mialgia, artralgia, *rash* eritematoso e prurido. Anafilaxia ocorre em 1% dos casos.

O uso IM e SC da globulina está associado a resposta inflamatória local, e a injeção através da veia periférica pode resultar em flebite. Consequentemente, a ALG é diluída a 1 a 2 mg/mL em solução salina hipotônica e infundida durante 4 a 6 horas através de uma veia central. A ALG é um potente imunossupressor e está associada a um maior número de infecções, como citomegalovírus e herpes simples.

Uso clínico

Pode ser usada, apesar de resultados controversos, na profilaxia da rejeição ao transplante. Porém, seu uso está restrito atualmente a quadros de rejeição refratários ao tratamento com corticoides, em que têm sido encontradas taxas de remissão de até 80%. É também usada no tratamento de anemias aplásicas graves.

OKT3 ORTOCLONAL

O OKT3 é um anticorpo IgG2a especificamente dirigido contra o complexo T3 (CD3) da superfície de linfócitos T maduros pós-tímicos. Foi inicialmente avaliado quanto à reversão da rejeição em 1980, surgindo então como um potente imunossupressor no transplante de órgãos. O complexo T3 consiste em três subunidades glicoproteicas posicionadas adjacentes ao complexo receptor-célula (Ti), envolvido no reconhecimento de antígenos estranhos. O acoplamento entre o antígeno específico e o complexo Ti resulta em um sinal para o complexo T3, que, por sua vez, dispara a divisão e a proliferação dos linfócitos T efetores. O OKT3 liga-se a uma das subunidades de 20 K dáltons do complexo T3, bloqueando dessa forma o reconhecimento dos antígenos do complexo de histocompatibilidade (HLA) das classes I e II.

Farmacocinética

Após uma única dose intravenosa de 5 mg de OKT3, a concentração da droga 1 hora após a dose é de 996 μg/mL, diminuindo para 104 μg/mL após 24 horas. Com a administração contínua, a concentração sérica atinge um estado de equilíbrio entre o 3.º e o 14.º dia em um nível de 902 μg/mL, que é compatível com a inibição *in vitro* da função citotóxica das células T. A interrupção do OKT3 após 14 dias determina uma queda da sua concentração para 12 μg/mL em 48 horas.

Efeitos adversos

A administração da primeira dose de OKT3 frequentemente está associada ao desenvolvimento de uma constelação de sintomas, como febre, calafrios, dispneia, sibilos, opressão torácica, náuseas, vômitos e diarreia. Menos frequentemente, podem ocorrer taquicardia, hipertensão, hipotensão e/ou artralgia. Essa síndrome inicia-se 40 a 45 minutos após a dose e regride após algumas horas. É provável que essas reações decorram da liberação de citocinas pelos linfócitos ligados ou pela ativação das células T citotóxicas, ou das células *natural killers* pelo OKT3. A prática comum para se evitar essas reações consiste na utilização da metilprednisolona intravenosa 6 a 12 horas antes da aplicação do OKT3, podendo ser também utilizados hidrocortisona (100 mg), acetaminofeno (650 mg) e cloridrato de difenidramina oral (Benadryl).

Um efeito colateral menos frequente (ocorre em 1% dos casos), porém mais perigoso, é o edema agudo de pulmão, em geral após a primeira dose. Outra reação importante, embora autolimitante, é a meningite asséptica, também mediada pela liberação de linfocinas e que pode ocorrer alguns dias após o início do tratamento com OKT3.

A imunossupressão exagerada com o OKT3 pode estar associada ao aumento da incidência e da gravidade de infecções, incluindo aquelas causadas por germes oportunistas como *Legionella, Pneumocystis, Cryptococcus, Nocardia, Listeria, Mycobacterium tuberculosis, Yersinia,* citomegalovírus e herpesvírus.

Uso clínico

O anticorpo monoclonal para o CD3 é indicado como adjuvante a outros imunossupressores em pacientes que estão apresentando rejeição ao transplante, sobretudo naqueles refratários ao tratamento com corticosteroides. Pode ser também usado em esquemas profiláticos de rejeição.

Muromonab CD3 (orthoclone OKT3) é disponível em solução (1 mg/1 mL). A dose diária intravenosa é de 5 mg, e o tratamento é continuado por 10 a 14 dias.

OUTROS AGENTES IMUNOSSUPRESSORES

Sulfassalazina

Utilizada inicialmente no tratamento da retocolite ulcerativa e de outras doenças inflamatórias do intestino, está sendo usada atualmente no tratamento da artrite reumatoide. O mecanismo de sua ação terapêutica parece ser a supressão da atividade das células *natural killers* e o bloqueio da transformação linfocítica.

Mofetil de micofenolato

Mofetil de micofenolato é a pró-droga do imunossupressor ácido micofenólico, um produto da fermentação de várias espécies de *Penicillium*. O ácido micofenólico foi inicialmente desenvolvido em 1960, e suas propriedades antineoplásicas, antipsoriáticas e antibióticas foram revistas antes de sua ação imunossupressora.

FARMACOCINÉTICA

O mofetil de micofenolato é rapidamente hidrolisado para o ácido micofenólico (metabólito ativo) pelas esterases plasmáticas após a sua administração oral. As áreas sob as curvas de concentração plasmática do ácido micofenólico foram proporcionais às doses utilizadas numa faixa de 100 a 3.500 mg/dia. O volume aparente de distribuição é da ordem de 3,6 L/kg em voluntários saudáveis. Sua ligação com a albumina plasmática depende da sua concentração plasmática, em que aumentos de sua concentração estão associados a uma menor ligação. Em concentrações clinicamente relevantes, as ligações do ácido micofenólico e seu metabólito, o glicuronídeo, com a albumina são respectivamente de 97% e 82%. Após sua transformação em ácido micofenólico, este sofre reação de glicuronidação no fígado, com a formação do metabólito inativo. O ácido micofenólico sofre recirculação hepática, o que é corroborado pela presença do seu metabólito inativo na bile e pelo pico secundário de concentração plasmática do ácido 6 a 12 horas após sua administração. Cerca de 93% da droga é eliminada na urina, a maior parte sob a forma de glicuronídeo; 6% é eliminada nas fezes. A meia-vida aparente do ácido micofenólico é de 17,9 horas. O *clearance* plasmático é da ordem de 11,6 L/h (193 mL/min).

A área sob a curva da concentração do ácido micofenólico não se altera em pacientes com rim transplantado com função diminuída. Não existem dados suficientes em crianças para se determinar o perfil farmacocinético da droga nelas.

FARMACODINÂMICA

O ácido micofenólico é um potente inibidor da síntese *de novo* de purinas. Nos linfócitos T e B não ativados, a via *de novo* ocorre através da conversão da 1-pirofosfato 5-fosforribosil para monofosfato de inosina (IMP). Este é convertido em guanosinamonofosfato (GMP) pela desidrogenase de monofosfato de inosina (IMPDH). Posteriormente, é produzido o trifosfato de guanosina, que está envolvido na síntese de DNA e RNA. O ácido micofenólico é um inibidor potente, reversível e específico da IMPDH. Essa inibição depleta o estoque celular de GMP, deixando intatos os de trifosfato de adenosina. Consequentemente, o ácido micofenólico inibe a formação das células T citotóxicas e a rejeição das células alogênicas.

INTERAÇÃO COM DROGAS

Drogas que são eliminadas via secreção tubular podem competir com a secreção do metabólito glicuronídio do ácido micofenólico, determinando maiores concentrações desse último, como é o caso do aciclovir.

Agentes que interferem com a circulação entero-hepática (colestiramina, certos antibióticos) podem reduzir a quantidade de ácido micofenólico disponível para reabsorção.

TOXICIDADE CLÍNICA

Os efeitos adversos associados ao uso do micofenolato parecem ser dose-dependentes, e 2 g/dia são em geral mais bem tolerados que doses de 3 g/dia. Distúrbios gastrointestinais (diarreia, que ocorreu em cerca de 31% dos pacientes tratados com dose de 2 g/dia, vômitos, dispepsia e náuseas), hematológicos e linfáticos (leucopenia, que ocorre em 10,9%; e anemia, em 4,2% dos casos) e infecciosos (sepse e infecções oportunistas) são os mais comuns. Comparativamente à AZA o tratamento com micofenolato determinou maior incidência de diarreia e sepse, sobretudo a viremia com citomegalovírus invasivo (de 3,0% a 6,9% dos casos), bem como maior proporção de leucopenia após tratamento com doses de 3 g/dia. O risco geral de malignidades associado ao micofenolato foi similar ao da AZA.

USOS TERAPÊUTICOS

Apesar de estudos clínicos terem demonstrado uma diminuição no número de episódios de rejeição aguda pós-transplante quando da utilização do micofenolato como terapia adjuvante comparativamente à AZA, melhoria significativa na sobrevida do enxerto não tem sido demonstrada. Atualmente o mofetil de micofenolato é utilizado em pacientes que têm contraindicação ao uso da AZA. A dose inicial recomendada é de 2 g/dia, dividida em 2 doses.

Sirolimus (rapamicina)

Sirolimus é um imunossupressor macrolídio isolado do actinomiceto *Streptomyces hygroscopicus*, encontrado em Rapa Nui. Foi inicialmente descoberto como agente antifúngico em meados de 1970, não sendo entretanto utilizado como tal após a descoberta de suas ações imunossupressoras.

Estruturalmente semelhante ao tacrolimus, é hidrofóbico e apresenta baixa estabilidade em soluções aquosas.

FARMACOCINÉTICA

Após administração oral, o sirolimus é rapidamente absorvido, com pico de concentração sanguínea de 1,4 hora. A biodisponibilidade oral é de 15% em transplantados renais; a meia-vida é de 60 horas. No sangue, mais de 95% da droga encontra-se ligada às hemácias. A droga é amplamente distribuída pelos tecidos. É metabolizada pelo citocromo P450, e mais de 10 metabólitos já foram identificados.

FARMACODINÂMICA

O principal modo de ação do sirolimus é a sua função antiproliferativa, decorrente de sua propriedade em bloquear o crescimento das células T estimulado pelas citocinas, como IL2 e IL4. Essa inibição não é específica para as células T, pois a proliferação das células B e mastócitos também é afetada. Apesar de estruturalmente similar ao tacrolimus, o sirolimus não atua na calcineurina. O alvo do sirolimus são duas cinases associadas ao ciclo celular fase G1, TOR1 e TOR2. Essas cinases são essenciais para a fosforilação ribossômica e a progressão do ciclo celular, e consequente proliferação das células T.

TOXICIDADE CLÍNICA

O conhecimento dos efeitos adversos da droga decorre de estudos pré-clínicos em transplante de rim. Cefaleia, náuseas, tonturas, epistaxe, infecções, plaquetopenia, leucopenia foram descritas com o uso agudo da droga. Hipertrigliceridemia foi descrita em associação com tratamento prolongado da droga, e parece ser dose-relacionada. Estudos em animais de experimentação não demonstraram a nefrotoxicidade comumente observada com a CSA e o tacrolimus, provavelmente devido à não inibição da calcineurina. Entretanto, foram descritos casos de hipomagnesemia, lesão tubular renal, vasculite, infartos do miocárdio e da retina e toxicidade gastrointestinal importante.

USOS CLÍNICOS

A grande maioria dos estudos clínicos com o sirolimus foi realizada em transplantados de rim. Esses estudos de fase I demonstraram uma grande variabilidade interindividual nos parâmetros farmacocinéticos da droga, sugerindo que é requerida uma monitorização adequada das concentrações da droga. O sirolimus é utilizado em alguns casos de rejeição refratária de transplante renal como terapia de resgate.

REFERÊNCIAS BIBLIOGRÁFICAS

1. BIESENBACH, G., ZAZGORNIK, J. *et al.* Cyclosporin requirement during pregnancy in renal transplant recipients. *Nephrology Dialysis Transplantation*, *4*:667-9, 1989.
2. BURKE III, G., VERCELLOTTI, G. *et al.* Reversible pancytopenia following OKT3. *Transplantation, 48*:403-8, 1989.
3. CHAN, G., SCOTT, G. *et al. Fundamentos da imunossupressão*. Clínicas de Terapia Intensiva, vol. 4, 1990.
4. CURTIS, J., LUKE, R. *et al.* Hypertension in cyclosporine treated renal transplant recipients is sodium dependent. *The American Journal of Medicine, 85*:134-8, 1988.
5. FARGE, D., PARFREY, P. *et al.* Reduction of azathioprine in renal transplant patients with chronic hepatitis. *Transplantation, 41*:55-9, 1986.
6. FEUTREN, G., ASSAN, R. *et al.* Cyclosporin increases the rate and length of remissions in diabetes of recent onset. *Lancet, 119*-23, July, 1986.
7. FULTON, B., MARKHAM, A. Mycophenolate mofetil. *Drugs, 51*(2):278-98, 1996.
8. GERBER, D.A., BONHAM, C.A. *et al.* Immunossupressive agents: recent developments in molecular action and clinical application. *Transplantation, 30*:1573-1579, 1998.
9. GILMAN, A. and RALL, T. *The Pharmacological Basis of Therapeutics*. 9th ed. New York, McGraw-Hill, 1995.
10. GOLDSTEIN, G., KREMER, A. *et al.* OKT3 monoclonal antibody reversal of renal and hepatic rejection in pediatric patients. *The Journal of Pediatrics, 111*:1046-50, 1987.
11. GUMMERT, J.F., IKONEN, T. *et al.* Newer immunossupressive drugs: a review. *Journal of American Society of Nephrology, 10*:1366-80, 1999.
12. HEROLD, K., LANCKI, D. *et al.* Immunossupressive effects of cyclosporin A on cloned T cells. *The Journal of Immunology, 136*:1315-21, 1986.
13. IANHEZ, L., DAVID, E. Imunossupressão a longo prazo em transplantes renais. Unidade de Transplante Renal do HCFM-USP, 1987.
14. KAHAN, B. Cyclosporine. *The New England Journal of Medicine, 321*:1715-38, 1989.
15. LIAÑO, E., MORENO, A. Veno-occlusive hepatic disease of the liver in renal transplantation: is azathioprine the cause? *Nephron, 51*:509-16, 1989.
16. LIPSKY, J. Mycophenolate mofetil. *The Lancet, 348*:1357-9, 1996.
17. MORRIS, P. Therapeutic strategies in immunosupression after renal transplantation. *The Journal of Pediatrics, 111*:1004-7, 1987.
18. MYERS, B., NEWTON, L. *et al.* Chronic injury of human renal microvessels with low dose cyclosporin therapy. *Transplantation, 46*:694-703, 1988.
19. SHAPIRO, R., JORDAN, M. *et al.* Kidney transplantation under FK506 immunossupression. *Transplantation Proceedings, 23*:920-3, 1991.
20. SILVA, P. *Farmacologia*. 5.ª ed. Rio de Janeiro, Guanabara Koogan, 1998.
21. SPENCER, C.M., GOA, K.L. *et al.* Tacrolimus. *Drugs, 54*(6):925-75, 1997.
22. STARZL, T. Transplantation. *JAMA, 261*:2894-5, 1989.
23. TAUBE, D., WILLIANS, D. Differentiation between alograft rejection and cyclosporin nephrotoxicity in renal transplant recipients. *The Lancet, 171*, 4 July 27, 1985.
24. TOIT, D., HEYDENRYCH, J. The application and mechanism of action and side effects of immunossupressive agents in clinical transplantation. *South African Medical Journal, 70*:687-91, 1986.
25. TUGWELL, P., BENNET, K. *et al.* Methotrexate in rheumatoid arthrits. *Annals of Internal Medicine, 107*:358-66, 1987.

53

Drogas Imunossupressoras e Esquemas de Imunossupressão no Transplante de Órgãos Sólidos

Paulo Lisboa Bittencourt, Alberto Queiroz Farias, Margarida Maria Dantas Dutra e Jorge Bastos

INTRODUÇÃO

As primeiras tentativas de transplante de órgãos sólidos – rim, fígado e coração – ocorreram na década de 1970 no Brasil.[1-3] No entanto, com exceção do transplante renal, a maioria desses procedimentos foi abandonada devido às altas taxas de insucesso, decorrentes de complicações técnicas e infecciosas e da elevada frequência de rejeição que determinava perda do enxerto e redução inaceitável na sobrevida do receptor.[4,5] O advento de novas drogas imunossupressoras e o progresso na técnica operatória e no manejo pós-operatório dos receptores de órgãos foram responsáveis, a partir de 1980, por melhoria significativa na sobrevida global dos pacientes submetidos a transplantes,[6,8] tendo sido crucial a descoberta da ciclosporina em 1978,[9] que inaugurou nova fase na terapia imunossupressora, que se tornou mais seletiva e eficaz. A partir dessa data, a maioria dos centros de transplantes passou a usar imunossupressão tripla com associação de ciclosporina ao esquema duplo inicial com azatioprina e prednisona. Desde então, o arsenal de drogas imunossupressoras vem aumentando gradativamente, com a introdução do tacrolimus em 1993,[10] do micofenolato em 1995 e, mais recentemente, do basiliximab, daclizumab, sirolimus, everolimus e FTY720.[3,11-15] A consequente redução na incidência de rejeição e a maior eficácia no seu tratamento com essas drogas foram, entretanto, associadas ao surgimento de efeitos colaterais adversos, a maior frequência de infecções oportunistas e a maior recidiva de infecções virais, particularmente no transplante de fígado.[16] Dessa forma, o objetivo atual da imunossupressão no transplante de órgãos sólidos é a redução da frequência de rejeição associada à presença de efeitos colaterais aceitáveis e à melhoria na sobrevida do enxerto e do paciente. Esse objetivo torna-se possível apenas pela individualização da imunossupressão de acordo com o tipo de transplante e com as características clínicas e laboratoriais do enxerto e do receptor, devendo o risco de rejeição e de perda do enxerto ser contrabalançado pelos riscos dos efeitos adversos da imunossupressão.[17]

A rejeição dos transplantes de órgãos sólidos realizados em seres humanos com doador e receptor geneticamente distintos (transplantes alogênicos) é usualmente classificada em hiperaguda (ou humoral), aguda (ou celular aguda) e crônica, de acordo com os mecanismos imunológicos subjacentes envolvidos e a sua expressão clínica e anatomopatológica (Quadro 53.1).[18,19]

A rejeição hiperaguda é mais frequentemente observada em casos de incompatibilidade ABO entre doador e receptor ou em casos de prova cruzada positiva em transplante renal. A rejeição humoral não tem tratamento efetivo e geralmente leva à perda do enxerto e ao retransplante no período pós-operatório imediato. A rejeição celular aguda (RCA) é o tipo de rejeição mais comumente observado. Ocorre em cerca de 20% a 80% dos pacientes transplantados, a depender do tipo de transplante de órgãos e do esquema imunossupressor empregado.[3,20,21] Usualmente é tratada com adequação da imunossupressão. A RCA apresenta impacto negativo em alguns transplantes de órgãos, como ocorre no transplante renal, com

Quadro 53.1 Classificação da rejeição aos alotransplantes

Tipo	Tempo de Ocorrência após o Transplante	Mecanismos
Hiperaguda	horas a dias	Trombose por lesão e/ou ativação de células endoteliais por anticorpos pré-formados
Aguda	8 a 14 dias ou meses	Células T ativadas contra epítopos alogênicos presentes nas células endoteliais e em outras células do enxerto
Crônica	2 semanas a anos	Pouco esclarecidos, provavelmente mediados por imunidade celular e/ou humoral ou secundários a episódios graves ou recorrentes de rejeição celular aguda

maior risco de perda do enxerto; no entanto não se associa à redução na sobrevida do enxerto e do receptor do transplante de fígado. A RCA em geral ocorre precocemente nas primeiras 2 semanas após o procedimento cirúrgico e caracteriza-se por infiltrado inflamatório linfomononuclear no órgão-alvo da lesão, que agride preponderantemente o endotélio. A lesão é mediada por linfócitos T ativados do receptor que reconhecem aloantígenos do doador presentes nas células-alvo do enxerto. A rejeição aguda é habitualmente tratada com doses elevadas de corticosteroides ou com aumento na dose ou alteração de esquema imunossupressor. Ocorre com mais frequência em indivíduos com maior disparidade no sistema HLA, particularmente no transplante renal, em que a imunossupressão é individualizada de acordo com a identidade HLA.[18,19]

A rejeição crônica é caracterizada por lesão progressiva das células do enxerto caracterizada por obliteração vascular, glomeruloesclerose e fibrose intersticial no transplante renal; lesão biliar e dutopenia no transplante hepático e bronquiolite obliterante e arteriosclerose concêntrica, respectivamente, nos transplantes de pulmão e coração. A rejeição crônica representa a principal causa de perda do enxerto após o transplante e constitui a indicação mais frequente, a longo prazo, de retransplante.[19]

Os resultados atuais na sobrevida dos receptores de transplantes, que alcançam taxas de 80% a 90% em 1 ano e de 70% a 80% em 5 anos, levaram a um impulso considerável no número de equipes de transplantadores no país e a um crescimento exponencial no número de pacientes transplantados,[3,22] que passaram a ser acompanhados não apenas em centros de referência especializados, tornando o conhecimento acerca das drogas imunossupressoras e dos principais esquemas de imunossupressão, particularmente no transplante renal e hepático, essencial para a qualificação da prática médica. Por outro lado, cada vez mais drogas restritas previamente à seara dos transplantes são usadas na prática clínica para tratamento de doenças autoimunes como artrite reumatoide, lúpus eritematoso sistêmico, doença inflamatória intestinal e hepatite autoimune.

DROGAS IMUNOSSUPRESSORAS

Ciclosporina

A introdução da ciclosporina A (CyA) na prática clínica, no início dos anos 1980, revolucionou o controle da rejeição do enxerto, permitindo uma imunossupressão mais seletiva e um consequente aumento do número de transplantes. A CyA é um peptídio cíclico de 11 aminoácidos obtido do fungo *Beauvirea nivea* (antigo *Tolypocladium inflatum*), um habitante dos solos que inibe a síntese da interleucina 2 (IL-2). O mecanismo de ação da CyA e do tacrolimus está relacionado à inibição de uma fosfatase ativada pelo cálcio denominada calcineurina. Por esse motivo, essa classe de drogas é denominada inibidores da calcineurina (IC). A ligação da CyA à proteína citossólica ciclofilina, ao cálcio intracelular e à calmodulina leva à formação de um complexo que inibe a atividade da calcineurina. Essa inibição impede a ativação de fatores de transcrição, essenciais para a indução da IL-2, bloqueando a entrada da célula T na fase S do ciclo celular e interferindo na sua ativação e proliferação em resposta a aloantígenos.[23] A CyA não apresenta efeitos clínicos importantes nas células T após sua ativação. Portanto, quando a rejeição celular aguda se instala e as células já estão ativadas, o simples aumento da dose da droga não é capaz de revertê-la. No Quadro 53.2, estão apresentados, de forma resumida, os mecanismos de ação das principais drogas imunossupressoras.

A CyA é uma molécula hidrofóbica, necessitando de emulsificação pelos sais biliares para sua absorção, o que explica a necessidade de doses maiores nos pacientes que possuem drenagem biliar externa. A biodisponibilidade da CyA é influenciada pela quantidade de bile, dieta e uso concomitante de outras drogas, colestase e insuficiência hepática e pela motilidade gastrointestinal. Após a administração oral, a droga é absorvida pelo sistema linfático no jejuno proximal e alcança um pico no sangue em 2 a 4 horas.

A atividade do citocromo CYP3A4 no trato gastrointestinal representa a principal explicação para a biodisponibilidade irregular da CyA. A meia-vida da droga é de 10 a 40 horas. Cinquenta por cento da droga se liga aos eritrócitos, 10% aos leucócitos e 40% a lipoproteínas.[24] A CyA cruza a placenta e é excretada no leite. O metabolismo é, principalmente, hepático e depende da função do citocromo P450. A excreção é, sobretudo, biliar, e uma pequena parte da droga é reabsorvida no ciclo entero-hepático. Em menor escala, ocorre biotransformação da droga também na mucosa intestinal e no rim.

As drogas que estimulam o citocromo P450, como, por exemplo, fenobarbital, rifampicina e isoniazida, aumentam também o metabolismo da CyA e consequentemente reduzem os seus níveis no sangue. Do mesmo modo, os fármacos que são metabolizados ou que inibem CYPP450, tais como diltiazem, cetoconazol e anti-inflamatórios não hormonais, levam ao aumento dos níveis da CyA, potencializando a sua toxicidade. As drogas metabolizadas pela isoenzima P450A3 podem interagir também com a CyA, alterando o metabolismo de uma das drogas. A ocorrência de polimorfismo genético das isoenzimas do citocromo P450 torna essas interações ainda mais complexas e imprevisíveis.[25,26] No Quadro 53.3, estão apresentados exemplos de algumas interações medicamentosas com a CyA e com o tacrolimus.

O preparado de CyA atualmente comercializado é uma microemulsão em meio aquoso (Neoral), que é absorvida mais rapidamente e de modo mais uniforme, sem depender da emulsificação com sais biliares. Resulta em uma $C_{máx}$ mais precoce que a obtida com a antiga formulação galênica denominada sandimmune,[27] cujo uso foi limitado devido à sua absorção irregular e incompleta, com grande variação entre a dose administrada e os níveis sanguíneos.

A dose da CyA deve ser individualizada, de forma a manter o nível de vale adequado, o que varia de acordo com o tipo de enxerto e com o tempo de transplante. Neoral está disponível em cápsulas de 25, 50 e 100 mg e na forma líquida (100 mg/mL). A dose oral inicial geralmente é de 10 mg/kg de peso. A maior parte dos pacientes necessita de doses entre 100 e 400 mg diários, fracionados em 2 tomadas. Embora atualmente de uso mais raro, a CyA pode ser administrada por via intravenosa,

Quadro 53.2 Mecanismo de ação das principais drogas imunossupressoras

CICLOSPORINA E TACROLIMUS	Inibidores da calcineurina, produzindo inibição da transcrição da interleucina 2
GLICOCORTICOSTEROIDES	Inibição não seletiva da apresentação de antígenos, da produção de citocinas e da proliferação de linfócitos
AZATIOPRINA	Inibição não seletiva da síntese das purinas
MICOFENOLATO DE MOFETIL	Inibição da enzima inosina monofosfato desidrogenase, produzindo inibição da síntese *de novo* das purinas
SIROLIMUS	Bloqueio da cinase mTOR e inibição da transdução do sinal de fatores de crescimento
ANTICORPOS POLICLONAIS (ATG)	Depleção de células T circulantes, modulação de receptores de membrana
ANTICORPOS MONOCLONAIS (OKT3)	Ligação ao complexo CD3-receptor de células T
ANTICORPOS QUIMÉRICOS (basiliximab)	Anticorpos anti-CD25 que bloqueiam seletivamente o receptor da IL-2
ANTICORPOS HUMANIZADOS (daclizumab)	Anticorpos anti-CD25 que bloqueiam seletivamente o receptor da IL-2
ANTICORPOS HUMANIZADOS (alentuzumab)	Anticorpos anti-CD52

Quadro 53.3 Exemplos de drogas que interagem com a ciclosporina e com o tacrolimus

Aumentam os Níveis	Diminuem os Níveis	Aumentam a Toxicidade
Claritromicina	Carbamazepina	**Nefrotoxicidade**
Cimetidina	Fenobarbital	Aminoglicosídios
Diltiazem	Rifampicina	Anfotericina B
Eritromicina	Fenitoína	Melfalana
Fluconazol	Cotrimoxazol	Sulfonamidas
Cetoconazol	Isoniazida	Indometacina
Itraconazol	Corticosteroides	Vancomicina
Danazol		Cisplatina
Doxiciclina		Ciclosporina/Tacrolimus
Nicardipino		AINH
Tiazídicos		Hipercalemia
Verapamil		Cloreto de potássio
Itraconazol		Espironolactona
Inibidores de protease (HIV)		Amilorida
Metoclopramida		Triantereno
		Neurotoxicidade
		Aciclovir
		Ciprofloxacino
		Imipenem
		Varfarina
		Ganciclovir

diluída a 1 mg/mL em solução glicosada a 5%, em recipiente de vidro (a droga adere a muitos tipos de plásticos) e administrada lentamente, geralmente à razão de 1 a 1,5 mg/kg a cada 12 horas.

Os inibidores da calcineurina são drogas que apresentam uma faixa terapêutica estreita, grande variação farmacocinética entre pacientes e elevado potencial de interação com outras drogas. Por isso, a monitorização dos seus níveis no sangue é obrigatória. Essa monitorização pode ser realizada pela determinação dos níveis de vale ($C_{mín}$), dos valores de pico ($C_{máx}$) ou ainda da área sob a curva de concentração da droga em função do tempo (AUC). A monitorização da AUC tem-se mostrado útil na redução da incidência de toxicidade e na otimização da eficácia da droga.[28] Entretanto, poucos serviços realizam rotineiramente a monitorização da AUC. Parâmetros alternativos de monitorização vêm sendo pesquisados. Nesse sentido, destaca-se a monitorização da concentração de CyA 2 horas após a sua administração oral (C_2), que se correlacionaria melhor com a AUC. No Quadro 53.4, os parâmetros de monitorização dos níveis de CyA estão apresentados de forma esquemática.

Existem duas modalidades de dosagem dos níveis de CyA: por imunoensaio e por cromatografia líquida de alta pressão (HPLC). O imunoensaio com anticorpos monoclonais ou policlonais contra a CyA é a forma mais utilizada porque é mais simples e automatizada. No entanto, apresenta a desvantagem de que parte dos valores dosados reflete a detecção de metabólitos inativos, podendo superestimar a concentração da CyA em cerca de 40%.[29] A HPLC, em contrapartida, permite a separação da CyA dos seus metabólitos. Por isso, é considerada o melhor método, embora seja pouco empregada por se tratar de metodologia trabalhosa.

A nefrotoxicidade é o principal efeito adverso, acometendo até 40% dos pacientes. Outros efeitos colaterais importantes incluem hipertensão arterial, dislipidemia, hirsutismo, hipercalemia, hiperglicemia, hipomagnesemia, hiperuricemia, hipertricose, hiperplasia gengival, neurotoxicidade (parestesias, tremores, cefaleia, confusão mental), síndrome hemolítico-urêmica, hepatotoxicidade, mialgia, artralgia, trombocitopenia, neutropenia e reações alérgicas. Muitos efeitos adversos, na verdade, estão associados à combinação do corticosteroide com a CyA.[17]

Tacrolimus (FK506)

Tacrolimus é um antibiótico macrolídio obtido do *Streptomyces tsukubaensis*. Embora estruturalmente não relacionados, o tacrolimus e a ciclosporina apresentam ações semelhantes em níveis celular e molecular, inibindo a ativação do linfócito T. Entretanto, diferentemente da CyA, o tacrolimus é um agente aprovado tanto para imunossupressão primária quanto para o tratamento de resgate da rejeição celular aguda resistente a esteroides e da rejeição crônica.

A droga liga-se, no citoplasma, especificamente a imunofilinas denominadas proteínas ligantes do FK506 (FKBP), particularmente à isoforma FKBP 12. De modo análogo ao que ocorre com a ciclosporina, o complexo tacrolimus-FKBP 12 inibe a transcrição dos genes de ativação precoce da célula T para a IL-2 e outras citocinas como as interleucinas 3 e 4, interferon gama, fator estimulante de colônias de granulócitos-macrófagos, fator de necrose tumoral alfa e os protooncogenes *ras*, *myc* e *rel*. O tacrolimus suprime ainda a expressão dos receptores das interleucinas 2 e 7, e é 10 a 100 vezes mais potente que a ciclosporina.[30]

Embora o tacrolimus tenha um mecanismo de ação semelhante ao da CyA, alguns pacientes que apresentam rejeição resistente à CyA podem ser tratados eficazmente com o tacrolimus. As razões para o sucesso dessa conversão ainda não foram determinadas. O tacrolimus não inibe a proliferação secundária de células T ativadas em resposta à IL-2, não interfere com a apresentação de antígenos ou com a função fagocítica mononuclear nem com a função da célula NK. Pode, porém, inibir a ativação da síntese do óxido nítrico, a desgranulação celular e a apoptose.[30,31]

A biodisponibilidade da droga varia de 5% a 67%, com um valor médio de 27%. A meia-vida varia de 5,5 a 16,6 horas (média 8,7 h).[32] De modo contrário à CyA, sua absorção não é influenciada pelos sais biliares. O tacrolimus se liga às proteínas plasmáticas alfaglicoproteína ácida e albumina, bem como aos eritrócitos e linfócitos.

A droga é metabolizada principalmente no fígado pelo sistema do citocromo P450 (CYP3A4). Menos de 1% da dose é eliminada na urina. Pelo menos 15 metabólitos são produzidos e eliminados pelas vias biliares. Em menor extensão, o tacrolimus é metabolizado no intestino, de modo semelhante ao que ocorre com a CyA. Portanto, qualquer droga que atue sobre o sistema de citocromos poderá interagir também com o tacrolimus. O *clearance* da droga parece ser maior em crianças, de forma que elas habitualmente necessitam de doses mais elevadas. Geralmente é desnecessária a administração do tacrolimus por via intravenosa, porém em casos selecionados pode-se empregar uma dose inicial de 0,01 a 0,1 mg/kg de peso por dia para adultos e 0,03 a 0,1 mg/kg/dia para crianças, em infusão contínua. A dose por via oral é de 0,1 a 0,3 mg/kg/dia para adultos e de 0,15 a 0,3 mg/kg/dia para crianças, devendo ser fracionada em 2 tomadas a cada 12 horas. Os pacientes da raça negra podem necessitar de doses mais elevadas que os das raças branca e amarela.

O tacrolimus e a CyA não devem ser administrados concomitantemente, o que poderá prolongar a meia-vida da CyA para até 74 horas. Um intervalo de 12 a 24 horas é recomendado em caso de necessidade de conversão de um agente para o outro. Quando o tacrolimus é administrado por via oral, recomenda-se um intervalo de pelo menos 2 horas para o uso de antiácidos e de cátions multivalentes como sais de cálcio, ferro ou magnésio.

De modo semelhante ao que ocorre com a CyA, a monitorização dos níveis do tacrolimus no sangue é obrigatória. Os níveis recomendados variam de acordo com o tipo de enxerto e o tempo de transplante.

Muitos efeitos colaterais do tacrolimus são também comuns a outras drogas imunossupressoras, particularmente à CyA. Os principais são nefrotoxicidade, neurotoxicidade, complicações cardiovasculares e diabete melito. Outros efeitos adversos incluem alopecia, anorexia, anemia, diarreia, hipercalemia, prurido, vômito, hipertensão arterial

Quadro 53.4 Parâmetros utilizados para monitorização dos níveis de ciclosporina (Neoral) no sangue

$C_{mín}$ – é o nível de vale, ou seja, a concentração da droga medida no sangue imediatamente antes da dose seguinte.

C_2 – é a concentração da droga medida no sangue 2 horas após a sua administração.

$C_{máx}$ – é o valor de pico, ou seja, a concentração máxima da droga no sangue.

AUC – é a área sob a curva em função do tempo. Mede a exposição total à droga no intervalo entre as doses administradas.

e cefaleia. Os efeitos adversos são dose-dependentes. A associação do micofenolato de mofetil ou do sirolimus vem-se mostrando uma estratégia útil na redução dos efeitos adversos dos inibidores da calcineurina.[33,34]

Glicocorticosteroides

Os corticosteroides fazem parte dos principais esquemas de imunossupressão, geralmente associados a outras drogas como a CyA ou o tacrolimus. Representam ainda drogas de primeira escolha para o tratamento de resgate da rejeição celular aguda.

Embora não seletivos, os corticosteroides são potentes drogas imunossupressoras e anti-inflamatórias que inibem o recrutamento de todas as células inflamatórias e reduzem a resposta das células T a aloantígenos. Inibem ainda a síntese de citocinas como a IL-2 e o interferon gama, a secreção de IL-1 pelos macrófagos e a expressão de moléculas de HLA de classe II e de moléculas de adesão pelas células endoteliais.[35]

Os corticosteroides são metabolizados pelo fígado e excretados pelo rim. A prednisolona não precisa ser inicialmente metabolizada para ser ativa. Por isso, as doses por via oral e intravenosa são iguais. A prednisona, ao contrário, é convertida em prednisolona, que é a forma ativa da droga, e a metilprednisolona precisa sofrer hidrólise da molécula de succinato.

Os corticosteroides possuem efeitos sistêmicos, o que explica os mais variados efeitos colaterais que apresentam. Os mais importantes são hipertensão arterial e retenção de sódio e água, hiperglicemia, hiperlipidemia, sintomas psicológicos e psiquiátricos (como euforia, alucinações, depressão, insônia e psicose), gastrite, síndrome de Cushing, leucocitose, miopatia, osteoporose, necrose asséptica de ossos, glaucoma, catarata e predisposição a infecções. Na tentativa de minimizar esses efeitos adversos, várias estratégias têm sido adotadas, como a associação de múltiplos agentes em doses menores e a suspensão precoce do uso dos corticosteroides. No caso dos enxertos hepáticos, há uma tendência em descontinuar o seu uso entre 3 e 6 meses após o transplante, salvo quando a doença hepática de base for de natureza autoimune, como hepatite autoimune, cirrose biliar primária e colangite esclerosante primária.

Geralmente, a droga utilizada por via parenteral é a metilprednisolona, e, para manutenção por via oral, a longo prazo, a prednisona. As doses iniciais costumam ser altas, porém são progressivamente reduzidas nos meses subsequentes ao transplante. Os corticosteroides podem interagir com as drogas que inibem o citocromo P450, podendo ocorrer diminuição da sua meia-vida. Porém, na prática, o impacto dessas interações não é significativo.

Azatioprina

A azatioprina é um análogo das purinas que inibe a síntese de nucleosídios de purina e, desse modo, a mitose e a proliferação celular. Embora sua ação não seja seletiva, as células que se dividem rapidamente como os linfócitos são mais suscetíveis à sua ação. A azatioprina é utilizada como agente imunossupressor adjuvante para a prevenção de rejeição em transplante de órgãos sólidos, geralmente em esquemas triplos com corticosteroides e inibidores da calcineurina.

A droga é rapidamente absorvida no trato gastrointestinal, e 30% liga-se às proteínas séricas. A azatioprina torna-se ativa após a sua conversão para 6-mercaptopurina, cujos metabólitos são incorporados aos ácidos nucleicos, produzindo a supressão da síntese da guanina e da adenina. Embora o metabolismo da droga ainda não esteja completamente elucidado, sabe-se que a eliminação dos metabólitos ocorre pelo rim. A meia-vida da azatioprina é de aproximadamente 3 horas, porém pode se prolongar até 50 horas nos casos de anúria.[17]

Embora a azatioprina seja geralmente bem tolerada, seu uso está associado a inúmeros efeitos adversos. O mais significativo e comum é a depressão medular, que pode ocorrer em mais de 50% dos transplantados. Outros efeitos colaterais incluem náuseas, vômitos, diarreia, anorexia, alopecia, cólicas abdominais, ulcerações de mucosas, pancreatite aguda, *rash*, febre, mialgia, artralgia, cefaleia, hepatotoxicidade (lesão endotelial, colestase, peliose e raramente doença veno-oclusiva) e aumento na incidência de neoplasias malignas.

A dose inicial é de 1 mg/kg de peso, por via oral, devendo ser individualizada de acordo com o grau de supressão medular e de comprometimento da função renal. Um preparado para uso intravenoso também é comercializado. A dose por via intravenosa é semelhante à oral. Habitualmente, a dose deve ser diminuída na presença de infecções ou de sinais de toxicidade medular.

O uso concomitante do alopurinol não é recomendado, porque essa droga inibe o metabolismo oxidativo da mercaptopurina pela xantina oxidase, aumentando a imunossupressão e o risco de toxicidade medular. Caso não se possa descontinuar o uso de uma das drogas, a dose de azatioprina deve ser reduzida para cerca de 25% da dose inicial e o paciente cuidadosamente monitorizado. A sulfassalazina e o ácido 5-aminossalicílico podem inibir enzimas que degradam as purinas, aumentando a toxicidade medular da azatioprina. Os bloqueadores da enzima de conversão da angiotensina podem, por um mecanismo ainda não esclarecido, levar a anemia e leucopenia quando associados à azatioprina.[36,37]

Micofenolato de mofetil

O micofenolato de mofetil (MMF) é um agente antimetabólico (antiproliferativo) obtido do fungo *Penicillium glaucum*. O MMF é uma pró-droga que, após conversão ao ácido micofenólico pelas esterases hepáticas, inibe de modo não competitivo e reversível a enzima inosina monofosfato desidrogenase, que regula uma etapa importante da síntese *de novo* das purinas. A consequência dessa inibição é uma imunossupressão mais seletiva sobre os linfócitos. A maior parte das células possui mais de uma via para a síntese das purinas. Todavia, os linfócitos dependem da denominada via *de novo* e por isso, se não houver quantidade adequada da enzima inosina monofosfato desidrogenase, não são capazes de sintetizar guanina e adenina. Isso implica redução da proliferação de células T e B. Entretanto, a ação mais relevante que levou à utilização do MMF nos esquemas de imunossupressão foi justamente a diminuição da proliferação de células T, fundamental na resposta imunológica ao aloenxerto.[38]

A droga é rapidamente absorvida pelo trato gastrointestinal. No fígado, é convertida em micofenolato e conjugada a glicuronídio, que é excretado na bile e pelo rim. As doses recomendadas são de 2 a 3 g/dia, por via oral, divididas em 2 tomadas. Cápsulas de 250 mg são comercializadas. Uma formulação para uso intravenoso também está disponível. A dose precisa ser ajustada quando a taxa de filtração glomerular for menor que 25 mL/min.

Os efeitos adversos mais comuns são náuseas, vômitos, diarreia, anemia, plaquetopenia e leucopenia. Uma grande vantagem da droga, além da imunossupressão mais seletiva que a obtida com a azatioprina, é o fato de que ela não interage com alopurinol, o que pode ser vantajoso em pacientes portadores de hiperuricemia. Em contrapartida, a incidência de leucopenia e de diarreia parece ser mais comum com o MMF. O uso concomitante de antiácidos ou de colestiramina pode levar à diminuição dos níveis de MMF. O aciclovir e possivelmente a probenecida podem aumentar os níveis da droga no sangue.

A maior experiência com a droga é com pacientes transplantados renais. Um dos seus primeiros usos foi permitir a redução da dose dos inibidores da calcineurina ciclosporina ou tacrolimus, porém, atualmente, é empregada em protocolos de indução após o transplante hepático e para resgate do enxerto em casos de rejeição resistente a corticosteroides.[39,40]

Inibidores da mTOR

SIROLIMUS (RAPAMICINA)

O sirolimus é um antibiótico macrolídio produzido pelo *Streptomyces hygroscopicus*, estruturalmente relacionado com o tacrolimus. É um potente inibidor da proliferação de células T, dependentes da IL-2. A droga inibe a cinase proteica mTOR (*mammalian target of rapamicin*), associada à progressão da célula para a fase G1, bem como inibe a síntese de várias proteínas ribossômicas. É metabolizada pelo sistema do citocromo P450. A meia-vida é longa, de cerca de 24 horas. Sua associação ao esquema imunossupressor pode ser potencialmente útil para permitir a redução da dose dos IC ou a suspensão do uso dos corticosteroides. A maior experiência até o momento foi em transplantados renais. A droga é administrada por via oral, na dose de 2 a 6 mg por dia. Os principais efeitos adversos são dislipidemia e depressão medular. Em alguns relatos, o sirolimus foi associado a trombose da artéria hepática em transplantados de fígado.[41,42]

EVEROLIMUS

O everolimus é um derivado do sirolimus, que apresenta o mesmo mecanismo de ação, inibindo a proliferação de linfócitos e de células não hematopoéticas de origem mesenquimal. Comparado ao sirolimus, o everolimus é mais hidrofílico e apresenta menor meia-vida de eliminação (cerca de 30 horas). O metabolismo é dependente do sistema do citocromo P450. De modo similiar ao que ocorre com o sirolimus, os principais efeitos adversos são dislipidemia e exacerbação da nefrotoxicidade da ciclosporina.[43] A maior experiência com a droga tem sido em transplantados renais e cardíacos.

Anticorpos antilinfócitos

Até a década de 1980, as globulinas antilinfocítica (ALG) e antitimocítica (ATG) eram os únicos preparados disponíveis, administrados por cerca de 1 ou 2 semanas após o transplante, na tentativa de reduzir a toxicidade da CyA. No entanto, à medida que se acumulava experiência sobre os efeitos adversos desses preparados de anticorpos policlonais e se desenvolviam formas de monitorização dos níveis da CyA no sangue, permitindo o seu uso mais seguro, os esquemas imunossupressores foram modificados. Passou-se então, na maior parte dos centros de transplante, a recomendar-se rotineiramente um protocolo tríplice, constituído por CyA, corticosteroide e azatioprina. Atualmente os anticorpos antilinfócitos são indicados em esquemas de indução (profiláticos) e para tratamento da rejeição celular aguda resistente a esteroides (tratamento de resgate). Esses agentes biológicos são classificados em: anticorpos policlonais: ALT e ATG, anticorpos monoclonais murinos OKT3, anticorpos monoclonais quiméricos basiliximab, anticorpos monoclonais humanizados daclizumab e alentuzumab.[44-54]

ANTICORPOS POLICLONAIS

Os agentes ALG e ATG, por sua composição policlonal, reduzem o número de linfócitos circulantes por diversos mecanismos, muitos ainda não definidos claramente, como a sua ação contra moléculas de adesão, particularmente a LFA-1.[44] As dosagens de ALG variam entre 10 a 25 mg/kg/dia, com o objetivo de reduzir a contagem global de linfócitos a menos de 200 células/µL. Cerca de 10% dos pacientes tratados apresentam efeitos colaterais como febre, calafrios e trombocitopenia. Apresentam também reações alérgicas, devendo-se realizar um teste cutâneo antes da sua administração por via intravenosa. ALT e ATG são agentes de primeira geração, produzidos em coelhos ou cavalos, e preparados menos puros que os anticorpos monoclonais, particularmente o OKT3, introduzido nos protocolos de imunussupressão em 1983. Permanecem como opção de segunda escolha quando não se dispõe ou não se podem usar os agentes monoclonais em função da existência de anticorpos neutralizantes.

ANTICORPOS MONOCLONAIS MURINOS

O OKT3 é um anticorpo monoclonal murino, da subclasse IgG2, dirigido contra a molécula CD3 presente em todos os linfócitos T maduros. Na maior parte dos estudos, o OKT3 foi administrado diariamente na dose de 5 mg durante 7 a 10 dias, junto com a azatioprina e o corticosteroide.[45-49] A CyA foi utilizada somente a partir dos últimos dias do tratamento antilinfocítico. Os níveis de linfócitos CD3 positivos devem ser reduzidos a menos de 5% para efetividade da terapia. Com o OKT3, a contagem de linfócitos CD3 considerada terapêutica deve estar abaixo de 100/mm³ (valor normal 1.100 a 2.100/mm³). Após a suspensão da droga, pode ocorrer repopulação com linfócitos CD3 negativos, o que explica sua atividade imunossupressora prolongada.

O OKT3 está associado a efeitos adversos atribuídos à liberação de citocinas como TNF alfa, IL-2 e interferon gama, que levam a febre, taquicardia, diarreia, náuseas e mialgias e, menos comumente, a edema pulmonar e a quadro neuropsiquiátrico pelo edema cerebral.[17] A grande vantagem do OKT3 é a ausência de nefrotoxicidade, em contraste com os protocolos de imunossupressão baseados em ciclosporina. Antes da administração do OKT3, é recomendável avaliar a volemia do paciente, evitando o seu uso nos casos de hipertensão arterial não controlada, insuficiência cardíaca ou congestão pulmonar. Os efeitos adversos podem ser minimizados administrando-se previamente metilprednisolona, paracetamol e anti-histamínicos.

O surgimento de infecções, particularmente por citomegalovírus, vírus herpes simples e vírus Epstein-Barr, e de doenças linfoproliferativas representa um grande obstáculo ao uso rotineiro da terapia antilinfocítica com ALG ou OKT3. Além disso, os anticorpos antilinfócitos são proteínas não humanas, que podem estimular o surgimento de anticorpos contra elas, reduzindo a sua eficácia. Xenoanticorpos devem ser pesquisados após o início do tratamento e antes de qualquer retratamento. A presença em títulos baixos não é uma contraindicação à reutilização desses agentes. A principal indicação do OKT3 atualmente é o tratamento da rejeição celular aguda resistente a esteroides.[17]

ANTICORPOS MONOCLONAIS QUIMÉRICOS E HUMANIZADOS

Outros anticorpos, dirigidos contra o receptor da IL-2, também estão disponíveis comercialmente. Ao contrário do OKT3, que age sobre todas as células T, os anticorpos monoclonais contra o receptor da IL-2 atuam somente sobre a célula T ativada, o que explica a menor incidência de efeitos colaterais mediados pela liberação de citocinas, bem como de infecções e de doenças linfoproliferativas.

O basiliximab é um anticorpo quimérico (aproximadamente 75% humano e 25% de camundongo) que apresenta uma afinidade cerca de 10 vezes maior pelo receptor da IL-2 que o daclizumab. A maior vantagem do daclizumab é o fato de ser um anticorpo humanizado (90% humano e 10% murino), isto é, em que foram introduzidos genes que codificam a porção Fc de imunoglobulinas humanas nas células do camundongo que produz o anticorpo monoclonal, o que teoricamente permitiria um menor estímulo à produção de anticorpos xenorreativos. Esses anticorpos monoclonais ligam-se ao CD25, que é a cadeia alfa do receptor da IL-2, produzindo um bloqueio da proliferação das células T. Não têm capacidade de sinalização porque não se ligam às demais cadeias beta e gama, importantes para a ativação da IL-2. Por esse motivo, não causam síndrome de liberação de citocinas e nem ativam o endotélio. Do mesmo modo, não se prestam ao tratamento da rejeição se utilizados isoladamente, uma vez que não inibem a IL-2. Igualmente, não são capazes de inibir as células NK, que expressam as cadeias beta e gama de IL-2. Embora não estejam envolvidas diretamente na rejeição ao enxerto, essas células participam da imunidade contra vírus. Os anticorpos monoclonais basiliximab e daclizumab devem ser utilizados como parte do esquema de imunossupressão, em esquemas de indução, na tentativa de reduzir a toxicidade das drogas imunossupressoras. A dose de basiliximab recomendada é 40 mg (20 mg 2 horas antes da cirurgia de transplante e 20 mg 4 dias após). A dose do daclizumab é de 1 mg/kg de peso, iniciada até 24 horas após o transplante. Deve-se repetir a dose a intervalos de 14 dias, totalizando 5 doses.[50-52]

O alentuzumab é um anticorpo monoclonal humanizado dirigido contra o antígeno CD52, presente em linfócitos e monócitos. A administração desse anticorpo é acompanhada por uma síndrome de liberação de citocinas, caracterizada por febre, calafrios, *rash* e, eventualmente, dispneia e hipotensão. O efeito adverso mais significativo é a linfopenia grave e prolongada, com risco de desenvolvimento de infecções oportunistas. A aplicação atual do alentuzumab inclui o tratamento de malignidades hematológicas (particularmente da leucemia linfoide crônica e da leucemia prolinfocítica de células T), a prevenção da doença do enxerto contra o hospedeiro e a prevenção da rejeição do enxerto no transplante de medula óssea e de órgãos sólidos.[53]

Outras drogas

Várias outras drogas com função imunossupressora estão em fases I-IV de pesquisa clínica, incluindo a leflunomida, o FK778, o FTY720 e várias outras moléculas tais como antagonistas de quimiocinas, IL-10 e bloqueadores de coestimulação e de adesão de células T e de moléculas acessórias. As drogas mais promissoras são a leflunomida e o FTY720.[16,54]

LEFLUNOMIDA

É uma droga antimetabólica que inibe a desidro-orotato desidrogenase, uma enzima que participa da síntese da pirimidina. Foi avaliada em estudos de fase I em receptores estáveis de enxerto renal, hepático ou cardíaco, tratados com CyA e prednisona. Os dados disponíveis ainda não permitem conclusões sobre a sua eficácia clínica.[33]

FTY520

É uma droga imunomoduladora que diminui os níveis circulantes de linfócitos por induzir sua sequestração em órgãos linfoides secundários mediada por quimiocinas. Está associada a diminuição de rejeição a transplante renal em modelos experimentais e está em fase de pesquisa clínica em humanos.

ESQUEMAS DE IMUNOSSUPRESSÃO

Nos esquemas de imunossupressão, devem ser considerados o tratamento de indução, o de manutenção e o tratamento dos episódios de rejeição aguda e crônica. O primeiro se refere ao tratamento utilizado no momento do transplante ou imediatamente antes desse, e o de manutenção se refere àquele utilizado para prevenir o desenvolvimento de rejeição aguda ou crônica. Serão abordados os principais esquemas de imunossupressão empregados nos dois principais tipos de transplante de órgãos sólidos: rim e fígado.

Transplante de rim

Os protocolos em uso estão estruturados com: (a) corticosteroides; (b) um inibidor de calcineurina (ciclosporina Neoral ou tacrolimus); e (c) uma droga antiproliferativa (azatioprina, micofenolato ou sirolimus). Os protocolos também podem conter diferentes tipos de anticorpos. A maioria dos centros utiliza esquemas baseados nas seguintes variáveis: tipo de doador (vivo ou cadáver), qualidade do órgão e risco imunológico do receptor. São considerados receptores de baixo risco imunológico os receptores de rins HLA idênticos e pacientes idosos, enquanto crianças, pacientes de raça negra, pacientes sensibilizados, retransplantes e pacientes com disfunção inicial do enxerto são considerados pacientes de alto risco imunológico. Para esses últimos, há necessidade de maior intensidade na imunossupressão, cujo objetivo pode ser alcançado pelo uso de terapias de indução que envolvem o uso de anticorpos, pelo emprego de drogas mais potentes ou pela combinação das duas estratégias.[3,55]

Assim, o Ministério da Saúde publicou, em 2002, após consulta à comunidade de transplantadores e ajustes de custo-efetividade, o Protocolo Clínico e Diretrizes Terapêuticas: Transplantados renais – Drogas Imunossupressoras, que resumimos a seguir:[55]

1. Transplante com rim de doador vivo HLA idêntico: ciclosporina + azatioprina + corticosteroides. (Alternativa: prednisona + ciclosporina.)
2. Transplante com rim de doador vivo HLA não idêntico: ciclosporina + azatioprina + prednisona ou ciclosporina + micofenolato + prednisona. (Alternativa: sirolimus no lugar da ciclosporina + micofenolato ou azatioprina e prednisona.)
3. Transplante com rim de doador cadavérico em receptor com baixa reatividade contra painel de linfócitos: IC + azatioprina + prednisona ou ciclosporina + micofenolato + prednisona. (Alternativa: sirolimus ou micofenolato no lugar da azatioprina. Pode-se também utilizar, nesses casos, terapia com anticorpos anti-IL-2, anti-CD3 (OKT3) ou policlonais.)
4. Transplante com rim de doador cadavérico em receptor com alta reatividade contra painel de linfócitos (igual ou superior a 50%) e retransplantes: OKT3 ou anticorpos policlonais + tacrolimus + micofenolato de mofetil + prednisona.
5. Transplante em receptores menores de 16 anos: tacrolimus + micofenolato ou azatioprina + prednisona, adaptando-se às particularidades da criança (pode ser necessária indução como no item 4).

As principais doses das medicações imunossupressoras utilizadas na indução e manutenção inicial da imunossupressão do transplante renal estão resumidas no Quadro 53.5.

Quadro 53.5 Doses das medicações imunossupressoras utilizadas na indução e manutenção inicial do transplante renal

Metilprednisolona: transoperatório e/ou até o 3.º dia – 250 a 1.000 mg, por via intravenosa.
Prednisona: pós-operatório inicial – 1 a 2 mg/kg de peso/dia, via oral.
Azatioprina – 3 mg/kg/dia administrada por via oral em uma única tomada. Em transplantes intervivos, inicia-se o uso 2 dias antes do transplante.
Micofenolato de mofetil (MMF) – 0,5 a 1,5 g, 2 vezes ao dia, por via oral.
Sirolimus – no 1.º dia 5 mg em dose única, por via oral. Após, 2 mg em dose única diária, via oral.
Ciclosporina – 3 a 6 mg/kg de peso 2 vezes ao dia, administrada por via oral.
Tacrolimus – 0,1 a 0,15 mg/kg de peso 2 vezes ao dia, administrado por via oral.
Basiliximab – 20 mg/dose, nos dias 0 e 4 pós-transplante, administrado por via intravenosa (2 doses).
Daclizumab – 1 mg/kg/dose, a cada 14 dias, iniciando no dia do transplante, administrado por via intravenosa (2 a 5 doses).
OKT3 – 2,5 a 5 mg/dia, por até 14 dias, administrado por via intravenosa.
Anticorpos policlonais:
– De origem de cavalo, 50 mg/mL, timo como imunógeno: 10–30 mg/kg.
– De origem de cavalo, 10–20 mg/mL, timo como imunógeno: 10 mg/kg.
– De origem de coelho, 5 mg/mL, timo como imunógeno: 1,25–2,5 mg/kg.
– De origem de coelho, 20 mg/mL, células Jurkat como imunógeno: 1–5 mg/kg.

No período de manutenção da imunossupressão, as doses são muito variáveis, a depender do tipo de doador e de sua compatibilidade imunológica com o receptor, tempo pós-transplante, eventos imunológicos e interações medicamentosas com outros fármacos.

Os níveis de CyA de vale preconizados variam entre 250 a 350 ng/mL nos primeiros 3 meses e a longo prazo entre 150 a 180 ng/dL. Mais recentemente, foi demonstrado que a dosagem do nível sanguíneo obtido 2 horas após a última dose (C2) correlaciona-se com o nível da área sobre a curva. Alguns autores sugerem manter o nível de C2 entre 1.500 e 2.000 ng/mL no 1.º mês pós-transplante, 1.500 ng/mL no 2.º mês, 1.300 ng/mL no 3.º mês, 1.100 do 4.º ao 6.º mês, 900 ng/mL do 7.º ao 12.º mês e 800 ng/mL a partir do 12.º mês.

O nível de vale do tacrolimus deve ser mantido entre 15 e 20 ng/mL no 1.º mês (na prática, mantém-se entre 12 e 15 ng/mL), entre 10 e 15 ng/mL entre o 1.º e o 3.º mês. Do 3.º ao 12.º mês, a concentração sanguínea deve ser mantida entre 5 e 12 e, a partir de então, entre 4 e 8 ng/dL.

A dose da prednisona é reduzida gradativamente de 1 a 2 mg/kg/dia, da fase inicial, para 0,10 a 0,15 mg/kg/dia no final do 2.º mês. Não existe regra fixa para a redução da prednisona, mas recomenda-se que a redução ocorra progressivamente, de modo que no final do 1.º mês não ultrapasse 40 mg e no final do 2.º mês esteja em torno de 10 mg em adultos. A maioria dos pacientes é mantida com doses diárias matinais. Em crianças, o uso da prednisona em dias alternados é benéfico na redução do retardo de crescimento.

A dose de manutenção da azatioprina é de 1 a 2 mg/kg/dia. Pacientes idosos são muito sensíveis à azatioprina, e pacientes hepatopatas toleram mal a droga, necessitando de doses menores. A dose da azatioprina deve ser diminuída na insuficiência renal grave e quando o número de leucócitos for inferior a 5.000/mm^3 e suspensa quando inferior a 3.000/mm^3 em mielossupressão.

A dose de manutenção do MMF é de 2,0 g/dia, dividida em 2 tomadas, podendo ser reduzida para 1,5 a 1,0 g/dia, dependendo dos efeitos colaterais. A monitorização da concentração do ácido micofenólico não é feita rotineiramente. O tacrolimus interfere no metabolismo do MMF, induzindo ao aumento de seus níveis. Por esse motivo, foi sugerida para crianças a dose de MMF de 600 mg/m^2 de superfície corpórea a cada 12 horas quando associado à ciclosporina e 300 mg/m^2 quando associado ao tacrolimus.

O tratamento dos episódios de rejeição aguda é feito com metilprednisolona – 250 a 1.000 mg – por 3 a 5 dias, administrado por via intravenosa. Caso não haja resposta ou caso a RCA seja grave, com componente vascular visto em biópsia do enxerto, pode-se optar por OKT3 – 2,5 a 5 mg/dia – por até 14 dias, administrado por via intravenosa. Outra estratégia nos episódios de RCA é a modificação da imunossupressão de base, ou seja: se o paciente vem usando ciclosporina, modifica-se para tacrolimus, e se está usando azatrioprina, modifica-se para MMF.

Transplante hepático

Os esquemas de imunossupressão empregados no transplante de fígado são compostos geralmente por três drogas, incluindo IC (Neoral ou tacrolimus), corticosteroides e azatioprina ou tacrolimus e corticosteroides.[17]

A dose inicial de tacrolimus é de 0,1/0,3 mg/kg/dia via oral em 2 tomadas caso o paciente tenha função renal satisfatória e esteja hemodinamicamente estável. A dose de manutenção deve ser ajustada para manutenção de níveis de CO entre 10-15 ng/mL no 1.º mês e 5-10 ng/mL após 3 meses.

A dose inicial de ciclosporina Neoral é de 10-14 mg/kg/dia via oral caso o paciente tenha função renal satisfatória e esteja hemodinamicamente estável. A dose de manutenção deve ser ajustada para manutenção de níveis de CO 150-250 ng/mL nos 3 primeiros meses e de 100-150 ng/mL após 3 meses.

A dose inicial de corticosteroides é de 100 mg de hidrocortisona intravenosa de 12/12 horas até a conversão para prednisona (20 mg/dia) por via oral. Alguns centros indicam o uso de metilprednisolona no intraoperatório do transplante com uso intravenoso de 1.000 mg, seguido do uso de hidrocortisona, conforme já exposto. A dose de manutenção de prednisona é de 20 mg/dia no 1.º mês, 10-15 mg/dia no 2.º mês e 7,5-10 mg/dia até o 3.º mês, quando a droga é suspensa em todos os pacientes cuja doença de base não tenha sido doença autoimune do fígado: colangite esclerosante primária e hepatite autoimune. Nesses casos, mantém-se prednisona 7,5 mg/dia a partir do 4.º mês.

A dose inicial e de manutenção da azatioprina é de 1,0-1,2 mg/kg/dia a partir do 2.º dia, interrompendo-se seu uso após o 1.º ano de transplante na maioria dos centros. Várias equipes empregam esquema duplo de IC e prednisona sem azatioprina, particularmente no emprego do tacrolimus.

A dose inicial do micofenolato de mofetil é de 2 g/dia por via oral, divididos em 2 tomadas.

A dose dos anticorpos antilinfocíticos é semelhante àquela apresentada para o transplante renal.

O diagnóstico de rejeição no transplante hepático deve ser sempre baseado nos achados histopatológicos de biópsia hepática de acordo com os critérios de Banff. A rejeição aguda leve deve ser tratada apenas na presença de deterioração clínica ou bioquímica. A rejeição aguda moderada a acentuada deve ser tratada de acordo com o seguinte esquema:

1.º episódio: Prednisona 200 mg/dia via oral por 3 dias ou metilprednisolona 1 g/dia IV por 3 dias.

2.º episódio ou rejeição aguda tardia (> 3 meses): Prednisona 200 mg/dia via oral por 3 dias ou metilprednisolona 1 g/dia IV por 3 dias. Devem ser considerados o aumento da dose de tacrolimus para níveis de CO entre 15-20 ng/mL e/ou a substituição da azatioprina por micofenolato de mofetil 2 g/dia.

Os episódios de rejeição corticorresistente devem ser tratados com aumento da dose de tacrolimus para níveis de CO entre 15-20 ng/mL e/ou substituição da azatioprina por micofenolato de mofetil 2 g/dia ou com OKT3 5 mg IV por 7-10 dias.

A rejeição dutopênica deve ser tratada com aumento da dose de tacrolimus para níveis de CO entre 15-20 ng/mL e/ou substituição da azatioprina por micofenolato de mofetil 2 g/dia. Deve-se considerar conversão para ciclosporina Neoral e indicação de retransplante.

REFERÊNCIAS BIBLIOGRÁFICAS

1. BATIUK, T.D., URMSON, J., VICENT, D. *et al*. Quantitating immunosuppression. *Transplantation*, 61:1618-24, 1996.
2. BERARD, J.L., VELEZ, R.L., FREEMAN, R.B., TSUNODA, S.M. A review of interleukin-2 receptor antagonists in solid organ transplantation. *Pharmacotherapy*, 19: 1127-37, 1999.
3. BITTENCOURT, P.L., COUTO, C.A., LALLEE, M.P., FARIAS, A.Q., MASSAROLLO, P., FIGUEIRA, E., RAIA, S., MIES, S. Incidence and risk factors for acute and chronic hepatic allograft rejection [abstract]. *Liver Transpl.*, 6: C45, 2000.
4. BITTENCOURT, P.L., FARIAS, A.Q., MIES, S. Imunossupressão no transplante hepático. *In*. GAYOTTO, L.C.C. & ALVES, V.A.F. *Doenças do Fígado e Vias Biliares*. São Paulo, Editora Atheneu, 2001.
5. BOONELOY-BERARD, N., VINCENT, C., REVILLARD, J.P. Antibodies against functional leucocyte surface molecules in polyclonal antilymphocyte and antithymocyte globulins. *Transplantation*, 51: 669-673, 1991.
6. BRAZELTON, T.R., MORRIS, R.E. Molecular mechanisms of action of new xenobiotic immunosuppressive drugs: tacrolimus (FK506), sirolimus (rapamycin), mycophenolate mofetil and leflunomide. *Current Opinion in Immunology;* 8:710-720, 1996.
7. BUDDE, K., SCHMOUDER, R.L., BRUNKHORST, R. *et al*. First human trial of FTY720, a novel immunomodulador, in stable renal transplant patients. *J. Am. Soc. Nephrol.*, 13:1073-83, 2002.
8. CALNE, R.Y., WHITE, D.J.G., THIRU, S. *et al*. Cyclosporine A in patients receiving renal allografts from cadaver donors. *Lancet ii 1*:323-7, 1978.
9. CHAPMAN, T.M., KEATING, G.M. Basiliximab: a review of its use as induction therapy in renal transplantation. *Drugs*, 63: 2803-35, 2003.
10. COLONNA, J.O., MILLIS, J.M., MARTELLO, J. *et al*. The successful use of repeated course of OKT3 for hepatic allograft rejection using T3 cells to adjust dose. *Transplant. Proc.*, 21:2247-48, 1989.
11. CONTI, F., MORELON, M., CALMUS, Y. Immunosuppressive therapy in liver transplantation. *J. Hepatol.*, 39: 664-678, 2003.
12. COSIME, A.B., COLVIN, R.B., BARTON, R.C. *et al*. Use of monoclonal antibodies to T-cell subsets for immunologic monitoring and treatment in recipients of renal allografts. *N. Engl. J. Med.*, 305:308-14, 1981.
13. COSIMI, A.B., JENKINS, R.L., ROHRER, R.J. *et al*. A randomized clinical trial of prophylatic OKT3 monoclonal antibody in liver allograft recipients. *Arch. Surg.*, 125:781-85, 1990.
14. FORMICA, R.N. Jr., LORBER, K.M., FRIEDMAN, A.L. *et al*. The evolving experience using everolimus in clinical transplantation. *Transplant. Proc.*, 36 (2 Suppl): 495S-499S, 2004.
15. FRAMPTON, J.E., WAGSTAFF, A.J. Alemtuzumab – Immunosuppressive treatment. *Drugs*, 63: 1229-43, 2003.
16. FREI, U. Overview of the clinical experience with neoral in transplantation. *Transplant. Proc.*, 31:1669-74, 1999.
17. FURUKAWA, H., TODO, S. Evolution of immunosuppression in liver transplantation: contribution of cyclosporine. *Transplant. Proc.*, 36:274S-284S, 2004.
18. GARDIER, A.M., MATHE, D., GUEDENEY, X. *et al*. Effects of plasma lipid levels on blood distribution and pharmacokinetics of cyclosporin A. *Ther. Drug. Mon.*, 15:278-80, 1994.
19. GONÇALVES, E.L., MACHADO, M.C.C., BEVILACQUA, R.G. *et al*. Apresentação no 21.º Congresso Brasileiro de Gastroenterologia, Recife, Brasil, 1969.
20. GOSSMANN, J., KACHEL, H.-G., SCHOEPPE, W., SCHEUERMANN, E.-H. Anemia in renal transplantation recipients caused by concomitant therapy with azatioprine and angiotensin-converting enzyme inhibitors. *Transplantation*, 56: 585-89, 1993.
21. HAYES, J.M. The immunobiology and clinical use of current immunossuppresive therapy for renal transplantation. *J. Urol.*, 149: 437-48, 1993.
22. HEBERT, M.F., ASCHER, N.L., LAKE, J.R. *et al*. Four-year follow-up of mycophenolate mofetil for graft rescue in liver allograft recipients. *Transplantation*, 67:707-12, 1999.
23. HOOD, K.A., ZAREMBSKI, D.G. Mycophenolate mofetil: a unique immunosuppressive agent. *Am. J. Health Syst. Pharm.*, 54:285-94, 1997.
24. KAHAN, B.D. *et al*. Efficacy of sirolimus compared to azathioprine for reduction in acute renal allograft rejection: a randomized multicentre study. *Lancet*, 356:194-202, 2000.
25. KAPLAN, B. Everolimus. *Curr. Op. Organ. Transplant.*, 7: 359-65, 2000.
26. KATO, T., RUIZ, P., DEFARIA, W. *et al*. Mycophenolate mofetil rescue therapy in patients with chronic hepatic allograft rejection. *Transplant., Proc.*, 31:396, 1999.
27. MATHEW, T.H. *et al*. The Tricontinental Mycophenolate Mofetil Renal Transplantation Study Group. A blinded, long-term, randomized multi-center study of mycophenolate mofetil in cadaver renal transplantation. *Transplantation*, 65:1450-54, 1998.
28. MIES, S. Liver transplantation. *Rev. Assoc. Med. Bras.*, 44(2): 127-34, 1998.
29. MILLIS, J.M., McDIARMID, S.V., HIATT, J.R. *et al*. Randomized prospective trial of OKT3 for early prophylaxis of rejection after liver transplantation. *Transplantation*, 47: 82-88, 1989.
30. MORRIS, R.E. Mechanisms of action of new immunosuppressive drugs. *Kidney Int.*, 49 (suppl S3): 26-38, 1996.
31. MURRAY, J.E. Remembrances of the early days of renal transplantation. *Transpl. Proc. 13*(Suppl): 9, 1981.

32. NATIONAL INSTITUTES OF HEALTH Consensus Development Conference Statement on Liver Transplantation. June 20-23, 1983. *Hepatology, 4*: 107S-110S, 1984.
33. NEFF, G.W., MONTALBANO, M., TZAKIS, A.G. Ten years of sirolimus therapy in orthotopic liver transplant recipients. *Transplant. Proc., 35* (3 Suppl): 209S-216S, 2003.
34. ONRUST, S.V., WISEMAN, L.R. Basiliximab. *Drugs., 57*:207-13, 1999.
35. PESTANA, J.O.M.; MACHADO, P.G.P.; SILVA, Jr. H.T., VAZ, M.L.S.; FELIPE, C.R. Imunossupressão no transplante renal. *J. Bras. Transpl., 5* (1):19-45, 2002.
36. PROTOCOLO CLÍNICO E DIRETRIZES TERAPÊUTICAS: Transplantados Renais – drogas imunossupressoras. Portaria 221 do Ministério da Saúde. *In: Diário Oficial da União*. n.62, seção 1, 2 de abril de 2002.
37. RAIA, S., SILVA, L.C., PINTO, I. *et al*. Monografia apresentada à Academia Nacional de Medicina, 1969.
38. SCHARSCHMIDT, B.F. Human liver transplantation: analysis of data on 540 patients from four centers. *Hepatology, 4*(Suppl.):95S-101S, 1984.
39. SCOTT, L.J., McKEAGE, K., KEAM, S.J., PLOSKER, G.L. Tacrolimus: a further update of its use in the management of organ transplantation. *Drugs*. 63: 1247-97, 2003.
40. SPENCER, C.M., GOA, K.L., GILLIS, J.C. Tacrolimus. Atualização da farmacologia e da eficácia clínica no tratamento do transplante de órgãos. *Drugs., 54*: 925-75, 1997.
41. STARZL, T.E., PUTNAM, C.W. *Experience in Hepatic Transplantation*. Philadelphia, WB Saunders, 1969.
42. STARZL, T.E. History of liver and other splanchnic organ transplantation. *In*: BUSUTTIL, R.W., KLINTMALM, G.B. (eds.). *Transplantation of the Liver*. Philadelphia, W.B. Saunders, 1996.
43. SZUMLANSKI, C.L., WEINSHIBOUM, R.M. Sulphasalazine inhibition of thiopurine methytransferase: possible mechanism for interaction with 6-mercaptopurine and azathioprine. *Brit. J. Clin. Pharmacol., 39*: 456-59, 1995.
44. TAYLOR, P.J., SALM, P., ROSS, L. *et al*. Comparison of high performance liquid chromatography and monoclonal fluorescence polarization immunoassay for the determination of whole-blood cyclosporine A in liver and heart transplant patients. *Ther. Drug. Monitoring, 16*:526-30, 1994.
45. THOMSON, A.W., BONHAM, C.A., ZEEVI, A. Mode of action of tacrolimus (FK 506): molecular and cellular mechanisms. *Ther. Drug Monit., 17*: 584-91, 1995.
46. TROTTER, J.F. Sirolimus in liver transplantation. *Transplant Proc,. 35* (3 Suppl): 193S-200S, 2003.
47. VANBUSKIRK, A.M., PIDWELL, D.J., ADAMS, P.W., OROSZ, C.G. Transplantation immunology. *JAMA, 278*: 1993-1999.
48. VICENTI, F. *et al*. Interleukin-2 receptor blockage with Daclizumab to prevent acute rejection in renal transplantation. *N. Engl. J. Med., 338*: 161-5, 1998.
49. VIERLING, J.M. Immunology of acute and chronic hepatic allograft rejection. *Liver Transpl. Surg., 5*: S1-S20, 1999.
50. WALLEMACQ, P.E., REDING, R. FK506 (Tacrolimus). A novel immunosuppressant in organ transplantation: clinical, biomedical and analytical aspects. *Clin. Chem., 39* (11)2219-28, 1993.
51. WIESNER, R.H., DEMETRIS, A.J., BELLE, S.H., SEABERG, E.C., LAKE, J.R., ZETTERMAN, R.K., EVERHART, J., DETRE, K.M. Acute hepatic allograft rejection: incidence, risk factors and impact on outcome. *Hepatology, 28*: 638-645, 1998.
52. WOODLE, E.S., THISTLEWAIT, J.R., EMOND, J.C. *et al*. OKT3 therapy for hepatic allograft rejection. Differential response in adults and children. *Transplantation, 51*:1207-12, 1991.
53. YEE, G.C., McGUIRE, T.R. Pharmacokinetic drug interactions with cyclosporin (part I). *Clin. Pharmacokinet., 13*: 319-32, 1990.
54. YEE, G.C., McGUIRE, T.R. Pharmacokinetic drug interactions with cyclosporin (part II). *Clin. Pharmacokinet., 13*: 400-15, 1990.
55. ZIMM, S., COLLINS, J.M., O'NEILL, D. *et al*. Inhibition of first-pass metabolism in cancer chemotherapy: interaction of 6-mercaptopurine and allopurinol. *Clin. Pharmacol. Ther., 34*: 816-17, 1983.

54

Imunizações

Jacy Amaral Freire de Andrade

INTRODUÇÃO

A área de imunizações representa hoje um grande avanço no controle das doenças transmissíveis, e seus conhecimentos são indispensáveis aos profissionais que lidam na área de saúde pública.

O campo da imunização, também conhecido como vacinologia e vacinação, é amplo, rico em detalhes, exigente da necessidade de leituras constantes, criativo no que diz respeito às oportunidades para usar vacinas, demanda autenticidade e veracidade nas suas indicações e está suscetível a preconceitos e conceitos errôneos quando se busca entender a percepção dos riscos dos que recebem e indicam os imunobiológicos. É também um campo melancólico, quando constatamos que ainda existem muitas populações desassistidas, determinando heterogeneidades gritantes nas coberturas vacinais em diferentes regiões do mundo.

A imunização tem ainda uma característica especial, pois, para ser colocada em prática, necessita da integração de diferentes especialidades médicas, possibilitando a troca de experiências e o diálogo entre os profissionais de saúde de diferentes níveis, devendo fazer parte da avaliação rotineira de qualquer paciente.

Nos últimos anos, tem-se observado um declínio importante das doenças infecciosas, o que certamente resulta de um maior investimento na educação, melhoria no saneamento básico, uso de antimicrobianos e vacinas. Essas últimas representam um grande avanço tecnológico no combate às doenças infecciosas, o qual se tem traduzido por intervenções bem-sucedidas na área de saúde pública, a exemplo da varíola, da poliomielite e do sarampo.

Em poucas áreas, como a de imunizações, verifica-se uma qualificação crescente do serviço público, numa demonstração rara de continuidade de programas preventivos em nosso país. Em 8 de abril de 2004, a Portaria 597 do Ministério da Saúde instituiu em todo o território nacional os calendários de vacinação da criança, do adolescente, do adulto e do idoso, com o objetivo de controlar, eliminar e erradicar doenças imunopreveníveis, através do Programa Nacional de Imunização, que já completou 30 anos de atuação. O conjunto de vacinas prioritárias recomendadas para serem utilizadas pela população num determinado país ou região constitui o "**calendário vacinal**". Na definição dessas vacinas básicas entra em pauta uma série de considerações que permeiam desde conceitos básicos de segurança e disponibilidade dos imunobiológicos a serem utilizados, passando pela eficácia desses produtos, até questões epidemiológicas, socioeconômico-político-culturais e operacionais. Por essas razões, o calendário vacinal exige um repensar constante do conhecimento científico, é dinâmico, deve ser flexível e não tem privilégio de idade, abrangendo desde o recém-nascido ao idoso. Os Quadros 54.1, 54.2 e 54.3 ilustram esses calendários. Além das 12 vacinas sistematicamente indicadas pelo PNI (Programa Nacional de Imunizações do Ministério da Saúde) no calendário básico, a Sociedade Brasileira de Pediatria recomenda quatro imunobiológicos adicionais, que estão no Quadro 54.4. Para crianças e adultos com situações especiais de saúde (anemia falciforme, diabete, HIV/AIDS, insuficiência renal e outras), o PNI oferece além do calendário básico, imunobiológicos prioritários na dependência da situação clínica específica, através dos Centros de Referência de Imunobiológicos Especiais (CRIEs), disponíveis na maioria dos estados brasileiros.

Quadro 54.1 Calendário básico de vacinação da criança – Brasil, 2004

Idade	Vacinas
Ao nascer	BCG intradérmico + Hepatite B
1 mês	Hepatite B
2 meses	Pólio oral + DPT + Hib
4 meses	Pólio oral + DPT + Hib
6 meses	Pólio oral + DPT + Hib + Hepatite B
9 meses	Febre amarela*
12 meses	Tríplice viral
15 meses	DPT + Pólio oral
4 a 6 anos	DPT + Tríplice viral
6 a 10 anos	BCG intradérmico
10 anos	Febre amarela

Fonte: Ministério da Saúde/Secretaria de Vigilância em Saúde. Disponível em http://www.saude.gov.br/svs (acesso em agosto de 2004).
*Para áreas de risco: endêmicas (estados: AP, TO, MA, MT, MS, RO, AC, RR, AM, PA, GO e DF), áreas de transição (alguns municípios dos estados do PI, BA, MG, SP, PR, SC e RS) e áreas de risco potencial (alguns municípios dos estados da BA, ES e MG).

Quadro 54.2 Calendário de vacinação do adolescente – Brasil, 2004

Idade	Vacina
De 11 a 19 anos (primeira visita ao serviço de saúde)	Hepatite B (1.ª dose) dT (dupla adulto, difteria e tétano) Febre amarela* Tríplice viral (sarampo, caxumba, rubéola)
1 mês após 1.ª dose Hepatite B	Hepatite B (2.ª dose)
6 meses após 1.ª dose Hepatite B	Hepatite B (3.ª dose)
2 meses após 1.ª dose dT (difteria, tétano)	dT (2.ª dose)
4 meses após 1.ª dose dT (difteria, tétano)	dT (3.ª dose)
Cada 10 anos	dT (difteria, tétano) Febre amarela

Fonte: Ministério da Saúde/Secretaria de Vigilância em Saúde. Disponível em http://www.saude.gov.br/svs (acesso em agosto de 2004).
*Para adolescentes de áreas de risco: endêmicas (estados: AP, TO, MA, MT, MS, RO, AC, RR, AM, PA, GO e DF), áreas de transição (alguns municípios dos estados do PI, BA, MG, SP, PR, SC e RS) e áreas de risco potencial (alguns municípios dos estados da BA, ES e MG).

Quadro 54.3 Calendário de vacinação do adulto e idoso (2004)

Idade	Vacina
A partir de 20 anos	dT (1.ª dose dupla adulto, difteria e tétano) Febre amarela* Tríplice viral (sarampo, caxumba, rubéola) ou dupla viral (sarampo, rubéola)
2 meses após 1.ª dose dT	dT (2.ª dose)
4 meses após 1.ª dose dT	dT (3.ª dose)
Cada 10 anos	dT (2.ª dose) Febre amarela
60 anos ou mais	Influenza (dose anual) Pneumococo

Fonte: Ministério da Saúde/Secretaria de Vigilância em Saúde. Disponível em http://www.saude.gov.br/svs (acesso em agosto de 2004).
*Para adultos/idosos de áreas de risco: endêmicas (estados: AP, TO, MA, MT, MS, RO, AC, RR, AM, PA, GO e DF), áreas de transição (alguns municípios dos estados do PI, BA, MG, SP, PR, SC e RS) e áreas de risco potencial (alguns municípios dos estados da BA, ES e MG).

Quadro 54.4 Calendário de vacinação 2003 da Sociedade Brasileira de Pediatria

Idade	Vacina
Ao nascer	BCG intradérmico + Hepatite B
1 mês	Hepatite B
2 meses	Pólio oral (OPV) ou inativada (IPV) + DPT ou DPaT + Hib + Pneumococo
4 meses	Pólio oral (OPV) ou inativada (IPV) + DPT ou DPaT + Hib + Pneumococo
6 meses	Pólio oral (OPV) ou inativada (IPV) + DPT ou DPaT + Hib + Hepatite B + Pneumococo
12 meses	Tríplice viral (sarampo, caxumba, rubéola) + Varicela + Hepatite A + Pneumococo
15 meses	DPT ou DPaT + Pólio oral (OPV) ou inativada (IPV)
18 meses	Hepatite A
4 a 6 anos	DPT ou DPaT + Pólio oral (OPV) ou inativada (IPV) + Tríplice viral
10 anos	BCG intradérmico*
14 – 16 anos	Dupla adulto (difteria + tétano)

Fonte: Sociedade Brasileira de Pediatria. Calendário Vacinação 2003. Disponível em: www.sbp.com.br/img/documentos/doc_calendario2003.pdf (cesso em setembro de 2004).
*Segunda dose do BCG de acordo com políticas regionais de saúde.
De acordo com a situação epidemiológica local, fazer vacina contra febre amarela (a partir de 6 meses, em áreas endêmicas, e a partir dos 9 meses, em áreas de transição) e contra meningococo C conjugada (3, 5 e 7 meses – a partir de 12 meses, apenas 1 dose).

CONCEITOS BÁSICOS EM IMUNIZAÇÃO

O organismo humano tem a capacidade de reconhecer como "próprios" os materiais constituintes de seu corpo e como "não próprios" os materiais estranhos à sua constituição, o que define **imunidade**. Os agentes infecciosos, na sua maioria, são reconhecidos como "não próprios" pelo sistema imune, e o indicador mais comum dessa imunidade é a presença de anticorpos (imunoglobinas), em geral indicando proteção. O sistema imune se caracteriza por uma complexa interação celular com o objetivo principal de reconhecer o que é "não próprio", sendo o "não próprio" definido como antígeno.

A **imunidade inata ou inespecífica** consiste em células especializadas que são rapidamente ativadas diante de um desafio representado por um agente infeccioso (macrófagos, neutrófilos, células dendríticas, células *natural killer*, citocinas, interferon, proteína C reativa, componentes do complemento), caracterizando-se por uma resposta rápida diante de um antígeno. A **imunidade adquirida**, ou adaptativa, caracteriza-se por apresentar memória e especificidade, que são propriedades específicas dos linfócitos. Hoje sabe-se que o sistema inato é intimamente conectado ao sistema imune adaptativo, sendo fundamental a interação entre as células apresentadoras de antígenos (macrófagos e células dendríticas) do sistema inato com as células (linfócitos) do sistema adaptativo.

Alguns fatores influenciam a resposta imune do indivíduo aos imunobiológicos, tais como via de administração, presença de adjuvantes, idade, imunossupressão e conservação adequada dos imunobiológicos. Esse último é de grande importância para a qualidade dos imunobiológicos, e a manutenção da "**rede de frios**" se constitui num ponto crítico dos serviços de imunização.

A maioria dos imunobiológicos deve ser conservada entre $+2$ e $+8$ °C, preferencialmente em câmara destinada especificamente para essa função, com controle adequado de temperatura (máxima e mínima), que deve ser realizado pelo menos 2 vezes por dia e registrado em gráfico apropriado. A composição de uma vacina é fundamental na determinação da temperatura ideal para sua conservação. O prazo de validade dos imunobiológicos deve ser seguido rigorosamente, conforme especificado pelo fabricante. Algumas vacinas são mais sensíveis à luz, como o BCG; vacinas que contêm adjuvantes não podem ser congeladas em função da desagregação dos seus componentes. Além do rigor na conservação dos imunobiológicos, atenção especial também deve ser dispensada às técnicas de aplicação, que variam desde administração oral, via intramuscular, via subcutânea, intradérmica, percutânea, sempre especificada pelo laboratório fabricante. Muitas vacinas são disponibilizadas já envasadas em seringas individuais, e seu manuseio é prático e seguro; as apresentações multidose, mais econômicas e práticas para serem armazenadas, devem ser manipuladas com todo rigor.

Os mecanismos básicos de aquisição da imunidade são assim caracterizados:

Imunidade ativa. Quando o sistema imune do indivíduo é estimulado a produzir resposta imune humoral e celular específica para um determinado antígeno. A proteção em geral é permanente através da imunidade humoral com anticorpos e imunidade celular, facilitando a eliminação do antígeno. Há memória imunológica, que é responsável pela proteção após uma reexposição. Pode resultar de infecção natural ou secundária à utilização de vacinas.

Imunidade passiva. Quando o indivíduo recebe anticorpos já formados, produzidos em animal ou no homem, induzindo proteção efetiva e imediata, tendo duração limitada, semanas ou meses (vida média das imunoglobulinas). As fontes mais comuns de anticorpos para indução de imunidade passiva são: *pool* de anticorpos homólogos (imunoglobulinas), globulinas hiperimunes homólogas (contra tétano, raiva, varicela) e soro hiperimune heterólogo ou antitoxina (contra tétano, raiva, difteria). Contudo, também quando o concepto recebe anticorpos maternos através da placenta, o sangue e seus derivados são fontes importantes de imunoglobulinas.

Há situações clínicas, como na prevenção da raiva, tétano e hepatite B, em que, muitas vezes, há necessidade do uso concomitante de imunização ativa (vacinas) e passiva (imunoglobulinas).

O termo **imunobiológico** se refere a produtos farmacêuticos de diversas composições que são utilizados para imunização ativa ou passiva. O termo **vacina** é restrito a um imunobiológico, também de composição diversa, que é utilizado para imunização ativa.

As vacinas podem ser classificadas em:

Vacinas vivas. Resultam da modificação de vírus selvagens ou bactérias em laboratório, habitualmente em subcultivos sucessivos. A vacina resultante desse processo precisa replicar no hospedeiro para que possa induzir uma resposta imune, simulando, portanto, a da infecção natural. A imunidade resultante é duradoura, havendo necessidade de menor número de doses para proteção. Esses produtos sofrem interferência importante do calor e da luz, da presença de anticorpos circulantes e do estado imunológico do indivíduo. Raramente podem reverter a patogenicidade causando doença, sobretudo em indivíduos imunossuprimidos. Exemplo de vacinas vivas atenuadas: sarampo, caxumba, rubéola, poliomielite, febre amarela, varicela, BCG e febre tifoide.

Vacinas inativadas. Produzidas a partir de bactérias ou vírus, são inativadas em laboratório através do calor ou através de processos químicos (formalina). Podem-se constituir de micro-organismos inteiros ou fracionados e purificados. Necessitam de múltiplas doses para imunizar e não causam doença mesmo na situação de imunossupressão, pois não podem se replicar. O título de anticorpos declina com o tempo, e uma dose de reforço é necessária. São menos efetivas que as vacinas vivas e sofrem interferência mínima dos anticorpos circulantes. Exemplo de vacinas inativadas inteiras: poliomielite, raiva, hepatite A, pertussis. Fracionadas de base proteica (subunidade): hepatite B, influenza, pertussis; fracionadas (toxoide): difteria, tétano; e fracionada de base polissacarídica: pneumococo, menigococo.

Aditivos químicos são muito utilizados na composição das vacinas:

- líquido em suspensão: água estéril, salina, fluidos contendo proteínas;
- preservativos e estabilizadores, para manter as vacinas inalteradas: albumina, glicina, fenóis;
- adjuvantes que potencializam resposta vacinal: sais de alumínio;
- antibióticos: são utilizados para evitar crescimento bacteriano nas culturas de preparo das vacinas;
- proteína do ovo: algumas vacinas são preparadas em embrião de galinha;
- formaldeído: utilizado para inativação em vacinas constituídas de toxoides;
- glutamato monossódico e 2-fenoxietanol: utilizados como estabilizadores com o objetivo de manter a vacina inalterada diante de estímulos de luz, calor, acidez, umidade;
- timerosal: preservativo que evita deterioração da vacina.

Antes da administração de qualquer imunobiológico, uma anamnese cuidadosa deve avaliar alguns aspectos importantes:

- alergia a um dos componentes identificados na vacina indicada ou história prévia de anafilaxia a uma determinada vacina devem contraindicar a utilização do produto;
- identificar doenças imunossupressoras atuais e/ou a utilização de medicamentos imunossupressores que contraindiquem o uso de imunobiológicos imunossupressores atenuados. Em procedimentos como quimioterapia, radioterapia, corticoterapia ou mesmo transplante de órgãos, deve ser levado em consideração o período da imunossupressão, bem como o histórico vacinal do paciente. Vacinas inativadas podem ser administradas num período mais curto que vacinas atenuadas. Se houver indicação de utilização de vacinas inativadas durante a imunossupressão, elas devem ser repetidas após o procedimento para assegurar resposta imune adequada. Na situação específica de utilização de corticoides, as vacinas vivas atenuadas não devem ser utilizadas se a dose dessa medicação for 20 mg ou mais de prednisona por dia, ou mais de 2 mg/kg/dia, por período maior que 14 dias. Contudo, corticosteroides em formulações aerossolizadas, tópicas, substituição fisiológica ou mesmo doses altas em curto período de tempo <14 dias não contraindicam vacinas atenuadas. O portador de HIV/AIDS pode se beneficiar com várias vacinas, inclusive as atenuadas, na dependência do grau de imunossupressão. Uma vez identificado um paciente imunossuprimido, cuidado especial deve ser dispensado na orientação da imunização de seus contatantes domiciliares, pois eles não devem receber rotineiramente vacinas atenuadas;
- sempre que possível, seguir os intervalos recomendados entre as doses dos esquemas vacinais. Caso seja identificado atraso em uma ou mais doses, não há necessidade de reiniciar o esquema, apenas de completá-lo. Doses anteriores não se perdem por causa da memória imunológica do indivíduo, exceto se o indivíduo não tiver comprovação e/ou não se lembrar das vacinas que já utilizou anteriormente;
- identificar necessidade de utilização de imunoglobulinas ou derivados de sangue após aplicação de vacina atenuada. Nessa situação, o intervalo mínimo deve ser de 2 semanas, visando assegurar o tempo necessário para uma resposta imune adequada da vacina, sem interferência de imunoglobulinas. Na situação contrária, utilização prévia de imunoglobulinas, o intervalo de tempo para utilização posterior de vacina atenuada varia conforme a concentração de anticorpos do produto utilizado, podendo chegar a meses;
- não há contraindicação à administração simultânea de nenhuma vacina. Contudo, vacinas virais atenuadas injetáveis tríplice viral, varicela e febre amarela, se não forem administradas simultaneamente, devem ser aplicadas com intervalo mínimo de semanas. Vacina viva atenuada oral Sabin pode ser aplicada independentemente do tempo de qualquer dessas vacinas atenuadas. Na situação de duas vacinas inativadas, ou vivas e inativadas, a aplicação pode ser feita em qualquer intervalo de tempo entre elas;
- como regra geral, vacinas atenuadas são contraindicadas durante a gravidez por causa do risco teórico de transmissão do vírus vacinal para o feto. Se uma vacina atenuada é inadvertidamente aplicada a uma mulher grávida ou se a gravidez se instala nas primeiras 4 semanas após aplicação de vacina atenuada, a mulher deve ser aconselhada sobre o risco potencial para o feto; contudo, isso não constitui indicação para abortamento. Gravidez só deve ocorrer após 30 dias de aplicação de vacina viral atenuada (rubéola e varicela, por exemplo);
- nenhuma vacina deve ser contraindicada, se a criança recebe leite materno, o mesmo ocorrendo com as nutrizes;
- crianças hospitalizadas devem ter seu calendário vacinal avaliado e atualizado;
- crianças prematuras, em geral, podem receber o mesmo esquema vacinal e dose que as crianças a termo, com exceção da vacina contra hepatite B, que deve ser administrada nas acima de 2 kg;
- indivíduos com doenças crônicas (insuficiência renal, diabete, cardiopatias, pneumopatias, cirrose hepática, anemia falciforme e outras) devem ser orientados a utilizar vacinas que imunizem contra doenças infecciosas frequentes nessas situações;
- no caso de indicação de teste tuberculínico, ele deve ser realizado simultaneamente à vacina tríplice viral ou deve-se aguardar sua realização para 4 a 6 semanas após a vacina tríplice viral, pois o componente sarampo suprime sua reatividade.

Evento adverso a uma vacina se refere a qualquer evento adverso que ocorre após a aplicação de um imunobiológico. Os mais comuns são **reações locais** caracterizadas por dor, edema e vermelhidão no local da aplicação. Essas reações são mais frequentes com vacinas inativadas que contêm adjuvante, ocorrem poucas horas após aplicação e em geral são autolimitadas. **Reações sistêmicas** são mais generalizadas e inespecíficas, como febre, astenia, mialgia, cefaleia, perda de apetite. Podem ser confundidas com infecção viral concomitante à aplicação de um imunobiológico. Esse tipo de reação ocorre com frequência 1 a 2 semanas após a aplicação de vacinas virais atenuadas e é semelhante a uma forma leve da doença contra a qual o indivíduo se vacinou.

O evento adverso mais grave é representado por uma **reação alérgica**, causada pelo antígeno vacinal ou por qualquer um dos componentes da vacina, que pode ocorrer minutos a horas após a aplicação da vacina, exteriorizando-se clinicamente como urticária, edema de glote, dificuldade de respirar, sibilos, hipotensão ou choque. A proteína animal mais imunogênica é a proteína do ovo encontrada em algumas vacinas (febre amarela, influenza). As vacinas contra caxumba e sarampo, rotineiramente consideradas produzidas em proteína do ovo, na verdade são produzidas em fibroblastos de embrião de galinha, e é a gelatina o componente provavelmente responsável pelas reações alérgicas nessa situação. Como regra geral, pessoas que são capazes de se alimentar com ovo ou seus produtos são capazes de receber vacinas que contenham ovo na preparação. Pessoas com história de alergia (anafilaxia) a látex não devem receber imunobiológicos cuja apresentação seja em embalagens que contenham borracha natural.

Os eventos adversos devem ser relatados aos órgãos oficiais que coordenam o programa de imunização local, pois a notificação desses eventos tem papel fundamental na monitorização após lançamento dos imunobiológicos.

Muitas vezes, a desinformação sobre eventos esperados após a utilização de imunobiológicos justifica atrasos infundados e mesmo a suspensão de esquemas vacinais de rotina.

Na maioria das vezes, as chamadas **falsas contraindicações** são ditadas por profissionais de saúde, caracterizando as "**oportunidades perdidas**" em imunização (terapia antibiótica, amamentação, gravidez nos contatantes de casa, prematuridade, alergia a produtos que não são constituintes da vacina, febre baixa, infecção do trato respiratório superior, diarreia leve, internamento atual, exposição à doença ou convalescença, desnutrição, doença neurológica estável, história familiar de convulsão, aleitamento materno).

Contudo, em algumas situações, há **contraindicações verdadeiras**, como reação de hipersensibilidade a algum componente da vacina, doença febril moderada a grave, gravidez (vacinas atenuadas), encefalopatia nos primeiros 7 dias após vacina pertussis. Já a **precaução** diz respeito a uma situação na qual a contraindicação não é absoluta, mas devem-se avaliar os riscos e benefícios de determinada imunização.

As vacinas têm um papel muito importante no controle das doenças imunopreveníveis, e cada vez tem aumentado mais o número de imunobiológicos utilizados no calendário básico de imunizações. Na atualidade, o grande avanço na área das vacinas diz respeito às **combinações de vacinas** em que se oferecem vários imunobiológicos numa mesma apresentação. Essas combinações têm sido utilizadas amplamente, facilitando em muito a adesão ao calendário vacinal, que passa a ter menor número de injeções, se comparado com a aplicação dos antígenos individuais, não havendo somatório de eventos adversos, além de redução de custos a longo prazo. Na combinação de vacinas não há interferência na resposta aos diferentes componentes da vacina, e a resposta imune individual a cada antígeno é mantida.

Ao contrário, na **conjugação de vacinas**, uma proteína é associada ao antígeno-alvo (polissacarídio) com o objetivo de mudar a resposta imune, aumentando a imunogenicidade. A resposta imune às vacinas polissacarídicas puras é caracteristicamente independente, e é predominantemente do tipo IgM; não têm resposta de reforço e não são imunogênicas em crianças abaixo de 2 anos de idade. Por essas razões, elas são conjugadas a uma proteína e assim formam a resposta de reforço, podendo ser utilizadas a partir de 2 meses de idade. Exemplo: *Haemophilus influenzae*, pneumococo.

A estimulação múltipla e simultânea com diferentes antígenos não sobrecarrega o sistema imune do indivíduo. Também diferentes estudos demonstraram a ausência de associação causal entre algumas vacinas e situações clínicas como autismo, doenças alérgicas e diabete.

Desafio difícil e importante é fazer com que a população entenda que eventos adversos são mais evidentes à medida que controlamos as doenças imunopreviníveis. Nesse sentido, a mídia tem uma responsabilidade muito grande na divulgação dos eventos adversos devido ao uso de imunobiológicos. Daí a valorização do registro dos eventos adversos de forma adequada, ao lado da utilização de imunobiológicos seguros, sobretudo porque é bem documentado, na literatura científica, um movimento crescente antivacinas, que não tem sentido se avaliarmos os benefícios do uso das vacinas no controle das doenças imunopreveníveis.

Na época da Internet e da comunicação de massa, as informações precisam ser divulgadas num contexto adequado, sobretudo de forma verdadeira e segura. Deve-se levar em conta que na questão da "**percepção de risco**" entram aspectos subjetivos, religiosos, sendo a vacina um produto classificado como categoria de alto risco na percepção das pessoas em geral.

Temos ainda muitos desafios na área de imunizações, e a malária, a AIDS e a tuberculose são doenças contra as quais ainda teremos de descobrir vacinas que possam oferecer proteção adequada.

Para aprofundar o estudo sobre imunizações, é importante, além de um livro-texto adequado, consultar *sites* confiáveis na Internet para atualizar informações sobre vacinas, lembrando sempre que o calendário vacinal é dinâmico e as recomendações devem ser atualizadas periodicamente. Os Quadros 54.5 e 54.6 resumem os imunobiológicos utilizados para imunização ativa e passiva.

VACINAÇÃO DA GESTANTE

O risco de interferência da imunização ativa no desenvolvimento fetal durante a gravidez é teórico, e a vacinação da gestante sempre deve ser avaliada quando houver situação de risco à doença.

Regra geral, as vacinas vivas atenuadas são contraindicadas durante a gestação. Contudo, se uma mulher grávida for inadvertidamente vacinada com vacina viral atenuada, não há indicação de interrupção da gravidez. Se no entanto uma mulher em idade fértil utiliza vacina viral atenuada, a gravidez deve ocorrer 4 semanas após a vacinação. O Quadro 54.7 resume a vacinação na gestante.

Em relação à imunização passiva, se houver indicação, não há risco de utilização de imunoglobulinas na gestante.

VACINAÇÃO EM PACIENTES IMUNOCOMPROMETIDOS

A imunização de pacientes imunossuprimidos ainda é um tema que suscita muitas discussões, devendo-se levar em consideração não só o indivíduo imunocomprometido como também seus contatantes. No caso de transplante de órgãos, tanto o doador como o receptor devem ser avaliados quanto aos antecedentes.

Algumas vezes a imunodeficiência de um paciente se manifesta através de um evento adverso, como ocorre, por exemplo, na disseminação do BCG, que é uma vacina bacteriana atenuada numa criança imunodeprimida.

Na situação de imunossupressão secundária a quimioterapia e radioterapia, vacinas inativadas podem ser administradas, se necessário, tendo-se o cuidado de repeti-las após o procedimento imunossupressor, com a finalidade de assegurar resposta imune adequada. Após 3 a 6 meses do procedimento imunossupressor, o indivíduo pode receber vacinas virais atenuadas, na dependência da situação clínica.

Em relação à corticoterapia, na dependência da dose, do tempo de uso e da patologia de base que motivou uso do corticoide, as vacinas virais atenuadas devem ser proteladas, conforme discutido no início do capítulo.

A vacinação dos contatantes do paciente que apresenta imunossupressão, quer seja em nível domiciliar ou hospitalar, deve ser rigorosamente encaminhada, pois eles são fonte importante de transmissão de várias doenças imunopreveníveis, colocando em risco essas pessoas.

Determinadas situações de imunodepressão, como insuficiência renal crônica e síndrome da imunodeficiência adquirida, exigem doses

Quadro 54.5 Produtos imunobiológicos utilizados para imunização ativa

Vacina	Tipo de Vacina	Apresentação	Via de Administração	Indicações	Contraindicações
BCG Intradérmico	Bacteriana atenuada: bacilo Calmette-Guérin	BCG intradérmico: 1, 2 e 5 mg liofilizados, correspondendo a 10, 20 e 50 doses	Via intradérmica	Rotina em recém-nascidos	Recém-nascido < 2 kg Imunossupressão congênita/adquirida Queimadura ou lesão grave da pele Infecção sintomática HIV/AIDS
DPT	Bacteriana inativada: *Bordetella pertussis* Toxoide diftérico e tetânico	Isolada ou combinada com outras vacinas inativadas bacterianas (*Haemophilus influenzae*) ou inativadas virais (hepatite B, poliovírus)	Intramuscular profunda	Rotina a partir de 2 meses	Reação anafilática à dose anterior Encefalopatia 7 dias seguintes à vacinação Convulsão nas 72 horas após vacinação Síndrome hipotônica hiporresponsiva
dT (dupla adulto)	Toxoide diftérico e tetânico	Injetável	Intramuscular profunda	Dupla infantil até 6 anos 11 meses, nas situações de contraindicações à DPT e, não sendo, disponível DPaT Dupla adulto nas doses de reforço a partir de 7 anos, se não disponível DPaT de adulto	Reação anafilática à dose anterior
DPaT	Componentes da *Bordetella pertussis* (acelular) Toxoide diftérico e tetânico	Injetável, isolada ou combinada com outras vacinas inativadas bacterianas (*Haemophilus influenzae*) ou inativadas virais (hepatite B, poliovírus)	Intramuscular profunda	Pode ser utilizada na rotina a partir de 2 meses	Reação anafilática à dose anterior Encefalopatia 7 dias seguintes à vacinação Convulsão nas 72 horas após a vacinação Síndrome hipotônica hiporresponsiva
DPaT (adulto)	Componentes da *Bordetella pertussis* (acelular) Toxoide diftérico e tetânico	Injetável	Intramuscular profunda	Reforço a cada 10 anos	Reação anafilática à dose anterior
Haemophilus influenzae	10 μg polissacarídio capsular polirribosilribitolfosfato purificado (PRP) do *Haemophilus influenzae* b conjugado a proteína	Injetável, isolada			
Pneumococo (23 valente)	Polissacarídios *S. pneumoniae* (23 sorotipos)	Injetável	Intramuscular ou subcutânea	Risco de doença pneumocócica > 2 anos Rotina a partir de 60 anos	Componentes da vacina crianças < 2 anos
Pneumococo (7 valente)	Polissacarídios *S. pneumoniae* conjugados a proteína (7 sorotipos)	Injetável	Intramuscular profunda	Rotina a partir de 2 meses, com ênfase nas crianças com risco para doença pneumocócica	Anafilaxia a componentes da vacina
Meningococo polissacarídica	Polissacarídios meningococo, sorotipos A e C	Injetável	Via subcutânea		

(*continua*)

Quadro 54.5 Produtos imunobiológicos utilizados para imunização ativa (continuação)

Vacina	Tipo de Vacina	Apresentação	Via de Administração	Indicações	Contraindicações
Meningococo conjugado tipo C	Polissacarídios meningococo C conjugado a proteína	Injetável	Intramuscular profunda	Pode ser utilizada na rotina a partir de 2 meses, na dependência da epidemiologia local	Anafilaxia a componentes da vacina
Sabin	Poliovírus tipos I, II e III atenuados	Suspensão oral	Via oral	Rotina a partir de 2 meses	Anafilaxia a componentes da vacina Paralisia flácida pós-vacinal Imunossupressão
Salk	Poliovírus tipos I, II e III inativados	Injetável	Intramuscular profunda	Rotina a partir de 2 meses	Anafilaxia a componentes da vacina
Hepatite B	Partículas de antígeno do vírus da hepatite B, inativadas	Injetável, isolada ou combinada com vacina contra vírus da hepatite A ou outras vacinas bacterianas e virais inativadas	Intramuscular profunda	Rotina a partir do nascimento	Anafilaxia a componentes da vacina
Hepatite A	Vírus inativado	Injetável, isolada ou associada a vacina contra vírus da hepatite B	Intramuscular profunda	Rotina a partir de 12 meses	Anafilaxia a componentes da vacina
Sarampo	Vírus atenuado	Injetável	Via subcutânea	Rotina a partir de 12 meses	Anafilaxia a componentes da vacina Imunossupressão
Caxumba	Vírus atenuado	Injetável	Via subcutânea	Rotina a partir de 12 meses	Anafilaxia a componentes da vacina Imunossupressão
Rubéola	Vírus atenuado	Injetável	Via subcutânea	Rotina a partir de 12 meses	Anafilaxia a componentes da vacina Imunossupressão
Tríplice viral (sarampo, caxumba, rubéola)	Vírus atenuado	Injetável	Via subcutânea	Rotina a partir de 12 meses	Anafilaxia a componentes da vacina Imunossupressão
Varicela	Vírus atenuado	Injetável	Via subcutânea	Rotina a partir de 12 meses	Anafilaxia a componentes da vacina Imunossupressão Crianças < 1 ano
Febre amarela	Vírus atenuado	Injetável	Via subcutânea	Rotina a partir de 12 meses	Anafilaxia a componentes da vacina Imunossupressão
Influenza	Partículas virais inativadas (composição anual, segundo OMS)	Injetável	Intramuscular subcutânea	A partir de 6 meses em pessoas com risco elevado de complicações da influenza Rotina > 60 anos	Anafilaxia a componentes da vacina

maiores dos imunobiológicos utilizados na tentativa de se conseguir resposta imune adequada, a exemplo do que ocorre com a vacina contra hepatite B.

Em relação ao HIV/AIDS, esses indivíduos devem receber orientação vacinal precocemente em função de menor comprometimento do seu sistema imune.

Vacinas atenuadas podem ser utilizadas nessa situação sempre que o grau de imunossupressão não seja avançado.

Por todas essas razões, a imunização de um indivíduo imunossuprimido demanda discussão entre seu médico assistente e o profissional responsável pela imunização. Guias específicos podem ser consultados para melhor entendimento dos esquemas vacinais indicados na situação de imunossupressão.

IMUNIZAÇÃO DO VIAJANTE

Com a maior facilidade dos meios de comunicação e de transportes, os deslocamentos humanos se tornaram mais frequentes, possibilitando a viabilização de viagens com as mais diferentes motivações: trabalho, lazer, obrigação pessoal e turismo.

Quadro 54.6 Produtos imunobiológicos utilizados para imunização passiva

Indicação	Imunoglobulina	Dose
Hepatite A	Imunoglobulina inespecífica intramuscular	Pré-exposição: 0,02 mL/kg via IM, se o período de exposição < 3 meses; se > 3 meses, 0,06 mL/kg Pós-exposição: 0,02 mL/kg IM até 2 semanas após
Hepatite B	Imunoglobulina específica contra hepatite B (HBIG)	Exposição percutânea (até 1 semana) e sexual (até 2 semanas): 0,06 mL/kg IM, logo que possível Exposição perinatal: dose de 0,5 mL IM dentro das primeiras 12 horas após nascimento associada a vacina em outro sítio muscular
Sarampo	Imunoglobulina inespecífica intramuscular	Indivíduos hígidos: 0,25 mL/kg IM Imunocomprometidos: 0,5 mL/kg (máximo 15 mL)
Raiva	Imunoglobulina específica contra raiva	20 UI/kg
Tétano	Imunoglobulina específica contra tétano	Pós-exposição: 250–500 unidades IM Tratamento: 1.000–10.000 unidades IM
Varicela	Imunoglobina específica contra varicela	Recém-nascidos: 125 U/10 kg Adulto, dose máxima: 625 U
Difteria	Soro antidiftérico (antitoxina, imunoglobulina heteróloga)	20.000 a 120.000 unidades na dependência da forma clínica
Citomegalovírus	Imunoglobulina específica contra citomegalovírus	Uso ainda controverso na situação pós-transplante de medula óssea e órgãos sólidos

Quadro 54.7 Vacinação de gestante

Vacina	Indicada	Contraindicada	Observações
Hepatite A			Risco ainda não determinado em gestante
Hepatite B	✓		
Influenza (inativada)	✓		
Dupla adulto (difteria, tétano)	✓		
Sarampo		✓	
Caxumba		✓	
Rubéola		✓	
Pneumococo			Risco ainda não determinado no 1.º trimestre
Poliomielite (inativada)			Só se houver risco para a gestante
Poliomielite (atenuada)			Só se o risco for imediato para a gestante
Varicela		✓	
Febre amarela			Só se viagem para área endêmica for inevitável
BCG		✓	
Raiva	✓		
Meningococo	✓		

Independentemente do objetivo da viagem, é importante que o viajante esteja atento a algumas orientações gerais sobre sua saúde e, em especial, sobre a necessidade de se prevenir contra determinadas doenças, que, na dependência da situação epidemiológica própria de cada local, podem ser endêmicas, epidêmicas, emergentes ou reemergentes. Na avaliação das vacinas a serem indicadas para o viajante, deve-se levar em conta o destino e a duração da viagem, a presença de alguma doença de base, bem como visita à área rural. Mesmo que já tenha visitado previamente uma área geográfica, o viajante necessita informar-se sobre as condições epidemiológicas, em função de mudanças que podem ocorrer em relação ao perfil das doenças imunopreveníveis naquele local, levando à necessidade de utilização de novas vacinas. Nessas situações, a informação atualizada é imperativa para que se possa orientar adequadamente o viajante.

Orientações atualizadas e confiáveis para o viajante são disponibilizadas nos seguintes sites: www.cd.gov e www.who.org.

SITES PARA CONSULTA E ATUALIZAÇÃO SOBRE IMUNIZAÇÕES

http://www.cdc.gov/mmwr
http://www.cdc.gov.nip/publication/pink
http://www.who.org
http://www.saude.gov.br/svs

REFERÊNCIAS BIBLIOGRÁFICAS

1. AGAEN, D. & PRINCE, A.M. Mechanisms of diseases: hepatitis B virus infection – natural history and clinical consequences. *N. Engl. J. Med.*, *350* (11):1118-1129, 2004.
2. ANDRADE, J. Avaliação da resposta imune humoral a quatro esquemas de vacinação anti-rábica pré-exposição. Tese de Doutorado em Medicina. Universidade Federal da Bahia, Salvador, 1997, 139p.
3. ANDRADE, J., ANDRADE, L., NEVES, N. BCG e Adenopatia. XXXVIII Congresso da Sociedade Brasileira de Medicina Tropical. Foz do Iguaçu, Paraná, 2002.
4. ANDRADE, J., ROCHA, E., SOUZA, G. Reação lupóide secundária a BCG. XXXVIII Congresso da Sociedade Brasileira de Medicina Tropical. Foz do Iguaçu, Paraná, 2002.
5. BELL, B. P., FEINSTONE, S.M. Hepatitis A vaccine. *In*: PLOTKIN, S, ORENSTEIN, W. (eds.) *Vaccines*. 4th ed., Elsevier Inc., Philadelphia, 2004, p. 269-297.
6. BLOOM, B.R. and LAMBERT, P.H. *The Vaccine Book*. (eds.) 1st ed. Academic Press, San Diego, 2003.
7. BRASIL, FUNDAÇÃO NACIONAL DE SAÚDE. *Recomendações para imunizações ativa e passiva de doentes com neoplasias*. Brasília, Ministério da Saúde, 2002.
8. BRASIL, FUNDAÇÃO NACIONAL DE SAÚDE. *Recomendações para vacinação em pessoas infectadas pelo HIV*. Brasília, Ministério da Saúde, 2002.
9. CALENDÁRIO BÁSICO DE VACINAÇÃO DA CRIANÇA. Disponível em dtr2001.saude.gov.br/imu/imuOO.htm (acesso em agosto de 2004).
10. CALENDÁRIO DE VACINAÇÃO DO ADOLESCENTE. Disponível em dtr2001.saude.gov.br/svs/imu/imuOO.htm (acesso em agosto de 2004).
11. CALENDÁRIO DE VACINAÇÃO DO ADULTO E DO IDOSO. Disponível em dtr2001.saude.gov.br/svs/imu/imuOO.htm (acesso em agosto de 2004).
12. CALENDÁRIO DE VACINAÇÃO DA SOCIEDADE BRASILEIRA DE PEDIATRIA, 2003. Disponível em www.sbp.com.br/img/documentos/doc calendario2003.pdf (acesso em setembro de 2004).
13. CAMPINS-MARTI, M. *et al*. Recommendations are needed for adolescent and adult pertussis immunization: rationale and strategies for consideration. *Vaccine*, *20*:641-646, December, 2001.
14. CDC. General Recommendations on Immunization. Recommendations of the Advisory Committee on Immunization Practices (ACIP) and the American Academy of Family Physicians (AAFP). *MMWR, 51(RR02)*: 1-36, 2002.
15. CDC. Immunizations of Adolescents. Recommendations of the Advisory Committee on Immunization Practices, the American Academy of Pediatrics, the American Academy of Family Physicians and the American Medical Association. *MMWR, 45*, November 1996.
16. CDC. Morbidity and Mortality Weekly Report. Recommendations and Reports. *Yellow Fever Vaccine. 51* (RR-17). November, 2002.
17. CHATTEJEE, A. Vaccine and immunization resources on the World Wide Web. *Clinical Infectious Disesases*, *36*:355-362, 2003.
18. CRAIG, A.S., SCHAFFNER, W. Prevention of Hepatitis A with the Hepatitis A vaccine. *N. Engl. J. Med.*, *350*(5):476-481, January 29, 2004.
19. DECKER, M.D., EDWARDS, K.M., BOGAERTS, H.H. Combination vaccines. *In*: PLOTKIN, S. ORENSTEIN, W. (eds.) *Vaccines*. 4th ed. Philadelphia, Elsevier Inc., 2004.
20. EDWARDS, M.D.; EDWARDS, K.M.; BOGAERTS, H.H. Combination vaccines. *In*: PLOTKIN, S., ORENSTEIN, W. (eds.) *Vaccines*. 4th ed. Philadelphia, Elsevier Inc., 2004.
21. FARHAT, C. K. *et al*. (ed.) *Imunizações. Fundamentos e Práticas*. 4.ª ed. Editora Atheneu, São Paulo, 2000.
22. FUKUDA, K. & LEVANDOWSKI, R.A. Inactivated influenza vaccines. *In*: PLOTKIN, S., ORENSTEIN, W. (eds.) *Vaccines*. 4th ed. Philadelphia, Elsevier Inc., 2004.
23. FUNASA. *Manual de Procedimentos para Vacinação*. Brasília. Fundação Nacional de Saúde, 2000.
24. GENERAL RECOMMENDATIONS ON IMMUNIZATIONS. Disponível em: www.cdc.gov/nip/publications/pink/genrec.pdf (acesso em 05/08/2004).
25. GRANOFF, D.M., FEAVERS, I.M., BORROW, R. Miningococcal vaccines. *In*: PLOTKIN, S.A., ORENSTEIN, W.A. (eds.) *Vaccines*. 4th ed. Philadelphia, Elsevier Inc., 2004.
26. GUIDE TO CONTRAINDICATIONS TO VACCINATION. Disponível em: www.cdc.gov/nip/recs/contraindicationguide.pdf (acesso em 05/08/2004).
27. GUIDELINES FOR VACCINATING PREGNANT WOMEN. Recommendations of the Advisory Committee on Immunization Practices (ACIP). Disponível em: www.cdc.gov/nip/publications/preggguide.pdf (acesso em 05/08/2004).
28. HECTOR, N. *et al*. Thrombocytopenic purpura after hepatitis B vaccine: case report and review of the literature. Letters. *Pediatr. Infect Dis. J., 23*(2):183-184, 2004.
29. HEPATITES VIRAIS – VACINAS. Consenso do Departamento de Gastroenterologia da Sociedade Brasileira de Pediatria. Documento científico da Sociedade Brasileira de Pediatria, abril 2004.
30. HEPATITIS B. Disponível em: www.cdc.gov/nip/publications/pink/hepa. pdf (acesso em 05/08/2004).
31. HEPATITIS B. Disponível em: www.cdc.gov/nip/publications/pink/hepb. pdf (acesso em 05/08/2004).
32. LJUGMAN, P. Vaccination in the immunocompromised host. *In*: PLOTKIN, S., ORENSTEIN, W. (eds.) *Vaccines*, 4th ed. Philadelphia, Elsevier Inc., 2004.
33. *MANUAL DE IMUNIZAÇÕES*. Centro de Imunizações Hospital Israelita Albert Einstein. Gillio A.E. (coordenador), 2.ª ed. São Paulo, Office Editora, 2004.
34. *MANUAL DOS CENTROS DE REFERÊNCIA DE IMUNOBIOLÓGICOS ESPECIAIS*. Comitê Técnico Assessor de Imunizações do Ministério da Saúde. Brasília, Ministério da Saúde, Fundação Nacional de Saúde, 2001.
35. MAST, E., MAHONEY, F. KANE, M., MARGOLIS, H. Hepatitis B vaccine. *In*: PLOTKIN, S., ORENSTEIN, W. (eds.) VACCINES. 4th ed. Philadelphia, Elsevier Inc., 2004.
36. NORMA TÉCNICA DE TRATAMENTO ANTI-RÁBICO HUMANO. Ministério da Saúde. Brasília, Programa Nacional de Profilaxia da Raiva, 1994.
37. PLOTKIN, A. S., RUPPRECHT, C.E., KOPROWSKI, H. Rabies vaccine. *In*: PLOTKIN, S.A., ORENSTEIN, W.A. (eds.) *Vaccines*. 4th ed. Philadelphia, Elsevier Inc., 2004.
38. PLOTKIN, A.S., RUPPRECHT, C.C., KOIPROWSKI, H. Rabies vaccine. *In*: PLOTKIN, S.S., ORENSTEIN, W.A. (eds.) *Vaccines*. 4th ed. Philadelphia, Elsevier Inc., 2004.
39. POSTELS-MULTANI, S. *et al*. Symptoms and complications of pertussis in adults. *Infection*, *23*:139-142, 1995.
40. PRINCIPLES OF VACCINATION. Disponível em: www.cdc.gov/nip/publications/prinvac.pdf (acesso em 05/08/2004).
41. SADECK, L.S.R., ARAMOS, J.L.A. Resposta immune à vacinação contra hepatite B em recém-nascidos pré-termo, iniciada no primeiro dia de vida. *Jornal de Pediatria*, *80*(2):113-118, 2004.
42. SBP. Sociedade Brasileira de Pediatria. Consenso do Departamento de Gastroenterologia. *Hepatites virais – Vacinas*, abril de 2004.
43. TREANOR J. Influenza Vaccine – Outmaneuvering Antigenic Shift and Drift. *N. Engl. J. Med.*, 15: 218-220, 2004.
44. VACCINE RESOURCES PINPOINTED ON THE MEDIA WATCH. The Lancet Infectious Diseases, volume 4, February, 2004. Disponível em: <http:infection.thelancet.com>. Acesso em fevereiro 2004.
45. VACCINE SAFETY. Disponível em: www.cdc.gov/nip/publications/prink/ safety.pdf. (acesso em 05/08/2004).
46. WECKX, L.Y. & AMATO NETO, V. Controvérsias em imunizações. São Paulo, Lemos Editorial, 2002.

55

Histamina e Anti-histamínicos

Mário Augusto da Rocha Júnior

HISTAMINA

A histamina, sintetizada em 1907, despertou grande interesse nos meios científicos, em vista de sua intensa e variada atividade farmacológica.

No início do último século (1910, 1911), Dale e Laidlaw submeteram a histamina a intenso estudo farmacológico, evidenciando sua capacidade de estimular diversos grupos de músculos lisos e de produzir intensa vasodilatação. Deve-se a esses mesmos pesquisadores a primeira notícia da semelhança entre o quadro de envenenamento pela histamina e as reações imediatas de um animal que recebe uma injeção de uma proteína inerte à qual foi previamente sensibilizado (reação anafilática).

Em 1927, Best, Dale, Dudley e Thorpe isolaram a histamina de tecidos hepático e pulmonar frescos, provando a sua ocorrência natural no organismo e derrubando a hipótese, até então aceita, de que a histamina era produto da putrefação. Não tardaram as evidências da presença da histamina em vários outros tecidos, derivando daí o seu nome (do grego *histos* = tecido).

Na mesma época, Lewis e colaboradores demonstraram que uma certa *substância H* era liberada das células da pele por estímulos nocivos que incluíram a reação antígeno-anticorpo. O próprio Dale, em 1929, defendeu entusiasticamente a ideia de que a *substância H* de Lewis era a própria histamina, o que foi logo comprovado experimentalmente.

Sabe-se hoje que a histamina endógena está envolvida em inúmeros processos fisiológicos, além de reações alérgicas e secundárias a agressões tissulares.

Química

A histamina, ou 2-(4-imidazolil) etilamina ou, ainda β-aminoetilimidazol, é uma molécula hidrofílica que apresenta um anel imidazol e um grupamento amino conectados por dois grupos metila (ver Fig. 55.1). A forma farmacologicamente ativa é a forma catiônica.

Existem inúmeras drogas com atividade farmacológica semelhante à da histamina e, em sua grande maioria, possuem pequenos anéis heterocíclicos contendo nitrogênio, aos quais estão ligadas cadeias laterais 2-aminoetil.

Farmacocinética

A histamina está amplamente distribuída por todo o reino animal, é constituinte de vários venenos e secreções irritantes e pode ser encontrada em bactérias e plantas. Na espécie humana, praticamente todos os tecidos contêm histamina pré-formada em quantidades variáveis. Seus níveis mais altos são encontrados na pele, nos pulmões e na mucosa intestinal. A histamina está presente no plasma humano em concentrações relativamente baixas (< 0,5 ng/mL), em contraste com o sangue total, em que as concentrações podem ser até 30 vezes maiores, refletindo o conteúdo dos basófilos, células que armazenam essa substância.

Todos os tecidos humanos que contêm histamina são capazes de sintetizá-la a partir da histidina, graças à enzima L-histidina descarboxilase, em presença do fosfato de piridoxal. Na maioria dos tecidos, o principal local de depósito da histamina é o mastócito ou, no sangue, o basófilo. Nessas células, a histamina, uma vez sintetizada, é armazenada em grânulos associada à heparina ou ao sulfato de condroitina. A histamina ligada é inativa e a proteína à qual está associada é responsável por diferentes sensibilidades dos mastócitos diante de agentes químicos histaminoliberadores.

Em diversos tecidos, a histamina é encontrada em células diferentes dos mastócitos ou basófilos. No cérebro, ela é um neurotransmissor envolvido em funções diversas, tais como controle neuroendócrino, regulação cardiovascular, termorregulação e vigília. No estômago, as células do fundo gástrico liberam histamina como estimulante da secreção gástrica. Essa histamina existente fora dos mastócitos e basófilos contribui significativamente para a excreção urinária diária da histamina e de seus metabólitos.

A excreção urinária de histamina inalterada é da ordem de 10 a 40 μg/24 h.

Liberação da histamina endógena

LIBERAÇÃO IMUNOLÓGICA

O passo inicial para a liberação da histamina dos mastócitos e basófilos consiste na ligação de antígenos específicos a anticorpos reagínicos (IgE) que se fixam na superfície dessas células-alvo. Cada anticorpo IgE possui dois locais de ligação para o antígeno. A formação do complexo antígeno-anticorpo na superfície da célula-alvo determina a mobilização de íons cálcio e energia metabólica com consequente extrusão dos grânulos de secreção e liberação da histamina no meio extracelular juntamente com outras substâncias com ela armazenadas, notadamente o ATP, que, por sua vez, potencializa a desgranulação dos mastócitos.

Várias substâncias de uso clínico corriqueiro e drogas diversas possuem atividade antigênica, isto é, são capazes de, uma vez introdu-

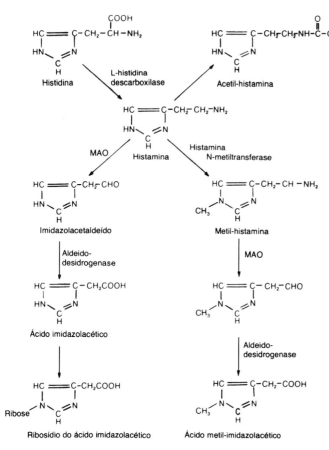

Fig. 55.1 Química, biossíntese e metabolismo da histamina.

zidas no organismo, desencadear a produção de anticorpos específicos, formando um complexo antígeno-anticorpo que determinará a liberação da histamina dos mastócitos e basófilos.

LIBERAÇÃO SECUNDÁRIA A ESTÍMULOS QUÍMICOS OU MECÂNICOS

Diversos compostos que incluem agentes terapêuticos e diagnósticos podem estimular diretamente a liberação de histamina sem sensibilização prévia e sem gasto de energia. Essas substâncias são denominadas *histaminoliberadores*. Dentre elas destacam-se o composto 48/80, uma mistura de polímeros de baixo peso molecular, o A23187, um ionóforo de cálcio (molécula que se incorpora à membrana celular, funcionando como um canal de Ca^{2+}), a morfina, a codeína, a *d*-tubocurarina, a guanetidina, a bradicinina, a substância P, a somatostatina e alguns contrastes radiológicos. Agressões químicas (clorpromazina) ou mecânicas aos mastócitos podem levar à desgranulação e liberação de histamina.

Logo após a injeção intravenosa de um histaminoliberador, o paciente experimenta uma sensação de queimação e prurido, como se sua pele estivesse sendo espetada por agulhas. Esse efeito, mais pronunciado nas palmas das mãos, face, couro cabeludo e orelhas, é seguido de sensação de intenso calor. A pele torna-se avermelhada, espalhando-se o rubor pelo tronco. Ocorrem queda da pressão, taquicardia e cefaleia intensa. Em poucos minutos recupera-se a pressão sanguínea, e edema e placas de urticária gigante espalham-se sobre a pele, particularmente no tórax e abdome, acompanhados de cólicas intestinais, náuseas, hipersecreção gástrica com vômitos ácidos e broncoespasmo moderado. O efeito torna-se menos intenso com injeções sucessivas do histaminoliberador, à medida que os depósitos de histamina nos mastócitos e basófilos são depletados.

As substâncias histaminoliberadoras desencadeiam a liberação de histamina por aumentarem a concentração de Ca^{2+} intracelular, seja aumentando a permeabilidade da membrana a esse íon, criando novos canais de Ca^{2+} (ionóforos), seja mobilizando cálcio de depósitos intracelulares.

Farmacodinâmica

Uma vez liberada, a histamina vai determinar seus efeitos farmacológicos típicos através da interação com receptores específicos. Existem três tipos de receptores da histamina, denominados H_1, H_2 e H_3, todos pertencentes à superfamília de receptores que apresentam sete domínios transmembranosos e estão associados à proteína G. Os receptores H_1, cuja estimulação leva ao aumento na hidrólise do fosfoinositol e do cálcio intracelular, são aqueles responsáveis pelas ações vasculares e são bloqueados pelos anti-histamínicos clássicos (antialérgicos). Os receptores H_2, que, quando estimulados, elevam os níveis intracelulares de AMP cíclico, são os responsáveis pelo aumento da secreção ácida gástrica induzido pela histamina, têm como agonistas seletivos a impromidina e o dimaprit e são bloqueados pelos anti-histamínicos classificados como antiulcerosos (cimetidina, por exemplo). Existem evidências da presença de receptores H_2 nos mastócitos que, quando ativados, inibem a liberação de histamina. Os receptores H_3, situados no sistema nervoso central, são seletivamente estimulados pela (R)-α-metil-histamina e bloqueados pela impromidina e pela tioperamida. Autorreceptores do tipo H estão presentes no córtex cerebral humano com função inibitória sobre a liberação de histamina exercida, provavelmente, por uma diminuição do influxo do cálcio através dos canais do tipo N.

As ações da histamina são especialmente intensas sobre os músculos lisos, contraindo uns (músculos lisos dos brônquio e intestinos) e relaxando outros (vasos sanguíneos mais finos); secreção ácida gástrica, estimulando-a e participando de sua regulação fisiológica; e terminações nervosas sensoriais, estimulando-as.

Os efeitos decorrentes dessas ações formam o quadro global da resposta à histamina.

Alguns desses efeitos, como broncoconstrição e contração da musculatura lisa intestinal, são mediados por receptores do tipo H_1 e facilmente bloqueados pela prometazina e outros anti-histamínicos clássicos. Outros efeitos, como o aumento da secreção ácida gástrica principalmente, são refratários aos bloqueadores H_1 e somente são inibidos pelos bloqueadores H_2, como cimetidina e ranitidina.

Outros, ainda, como hipotensão resultante da vasodilatação, são mediados por ambos os receptores, uma vez que só podem ser completamente antagonizados pelo uso simultâneo de bloqueadores H_1 e H_2.

A histamina, no homem e em muitos outros animais, exerce efeito predominantemente vasodilatador sobre os vasos sanguíneos mais finos, resultando em rubor, queda da resistência periférica total e redução da pressão sanguínea. Além disso, a histamina aumenta a permeabilidade vascular. Seus efeitos sobre o coração são praticamente desprezíveis.

A vasodilatação, erroneamente denominada *dilatação capilar*, é a ação característica da histamina sobre a árvore vascular e é, certamente, a mais importante no homem. Ela envolve tanto receptores H_1 quanto H_2 distribuídos através dos vasos de resistência na maioria dos leitos vasculares.

Os receptores H_1 apresentam afinidade maior pela histamina, são ativados a baixas concentrações da droga e mediam uma resposta dilatadora de aparecimento relativamente rápido e de curta duração. Ao contrário, a ativação dos receptores H_2 causa dilatação de desenvolvimento mais lento e mais duradouro. Por isso, os bloqueadores H_1 administrados isoladamente são capazes de bloquear eficazmente pequenas respostas dilatadoras maiores provocadas por grandes doses. Os efeitos dessas doses maiores de histamina somente são bloqueados por completo pela combinação de antagonistas H_1 e H_2. Após a injeção de histamina no homem, a vasodilatação é mais aparente na pele da face e parte superior do corpo (*área de rubor*), que se torna quente e avermelhada.

O *aumento da permeabilidade vascular* é o segundo dos efeitos clássicos da histamina nos vasos de menor calibre e resulta na passagem de líquido e proteínas do plasma para o espaço extravascular e consequente formação de edema. Os receptores H_1 são os responsáveis por essa resposta.

Embora seja comum relacionar a vasodilatação e o aumento da permeabilidade vascular a uma ação sobre os capilares, isso não é verdadeiro. As ações dilatadoras da histamina são exercidas sobre o músculo liso de meta-arteríolas, arteríolas, esfíncteres pré-capilares e veias musculares. A dilatação dos capilares verdadeiros e vênulas pós-capilares, que são destituídos de músculo liso, é passiva e devida à queda na resistência pré-capilar (com consequente aumento do fluxo sanguíneo) e ao aumento da pressão ao nível das grandes veias que são contraídas pela histamina.

O aumento da permeabilidade resulta principalmente da ação da histamina sobre as células endoteliais das vênulas pós-capilares, que se contraem separando-se umas das outras e expondo a membrana basal, que é, por sua vez, livremente permeável ao plasma e a suas proteínas. A separação ativa das células endoteliais é favorecida pela dilatação das vênulas.

Quando a histamina é injetada por via intradérmica, desencadeia-se uma tríade de fenômenos característicos, denominada *tríplice reação de Lewis*, que compreende (1) uma pequena mancha vermelha, localizada, que se estende por poucos milímetros em volta do local da injeção, de aparecimento rápido, atingindo um máximo em cerca de 1 minuto e logo adquirindo uma tonalidade arroxeada. Isso é o resultado do efeito vasodilatador direto da histamina sobre os vasos de pequeno calibre; (2) uma zona de rubor de contornos irregulares estendendo-se por cerca de 1 cm além da mancha vermelha inicial e de desenvolvimento mais lento. Essa segunda fase é devida a reflexos axonais induzidos pela histamina, que causam vasodilatação por via indireta; e (3) uma zona de edema localizado que ocupa a área da lesão inicial e é perceptível em 1 a 2 minutos. Essa terceira etapa é resultado do aumento da permeabilidade vascular induzido pela histamina.

A histamina contrai os vasos sanguíneos de maior calibre. Embora haja significativa variação entre espécies, na microcirculação do homem vasos maiores que 80 μm, sejam arteríolas ou vênulas, tendem a contrair-se em resposta à histamina. Os receptores H_1 são os responsáveis por esse fenômeno.

A histamina apresenta ações diretas sobre o coração que afetam tanto a contratilidade quanto os eventos elétricos. Ela aumenta a força de contração atrial e ventricular por aumentar o influxo de íons de cálcio, e aumenta a frequência cardíaca por encurtar a despolarização diastólica no nódulo sinoatrial. A histamina ainda atua diretamente reduzindo a velocidade de condução atrioventricular, que envolve principalmente receptores H_1.

Cabe ressaltar que as ações e efeitos descritos anteriormente são desprezíveis com doses usuais de histamina e inexistentes em condições fisiológicas.

No homem, bem como em outras espécies animais, a histamina diminui a pressão sanguínea porque reduz a resistência periférica. Nesse processo estão envolvidos tanto receptores H_1 (fase inicial da vasodilatação, aumento da permeabilidade vascular, constrição de grandes vasos) quanto H_2 (fase mantida da vasodilatação).

CHOQUE HISTAMÍNICO

A histamina, em altas doses, provoca queda acentuada e progressiva da pressão sanguínea. À medida que se dilatam, os pequenos vasos sanguíneos represam grandes quantidades de sangue, e, como sua permeabilidade aumenta, o plasma escapa do espaço intravascular. Esses efeitos reduzem o volume sanguíneo, o retorno venoso e significativamente o débito cardíaco. A condição é semelhante ao choque cirúrgico ou traumático.

MÚSCULOS LISOS

A histamina estimula ou, mais raramente, relaxa vários músculos lisos. A contração se deve à ativação de receptores H_1, e o relaxamento (na maior parte), à ativação de receptores H_2.

A musculatura lisa da árvore brônquica das cobaias é extremamente sensível à histamina, e a broncoconstrição resultante leva à morte. Pequenas doses de histamina também provocam intensa broncoconstrição em pacientes portadores de asma brônquica e algumas outras doenças pulmonares. No homem sadio, o efeito é muito menos pronunciado. Embora a influência espasmogênica dos receptores H_1 seja dominante na musculatura brônquica humana, receptores H_2 com função dilatadora também estão presentes. Assim, o broncoespasmo induzido por histamina *in vitro* é levemente reforçado pelo bloqueio H_2. Em indivíduos asmáticos em particular, o broncoespasmo induzido pela histamina pode envolver um componente reflexo adicional que começa com a estimulação de terminações nervosas aferentes vagais.

O útero de algumas espécies é contraído pela histamina, enquanto o da rata é relaxado. No útero humano, grávido ou não, a resposta é desprezível.

As respostas do músculo liso intestinal também variam com a espécie e região estudadas, mas o efeito clássico é a contração.

Outras preparações de músculo liso são pouco ou nada afetadas pela histamina.

GLÂNDULAS GÁSTRICAS

A histamina é um estimulante da secreção ácida gástrica extremamente poderoso, mesmo em doses bem abaixo daquelas que alteram a pressão sanguínea. No homem, a histamina determina aumento da liberação de pepsina e fator intrínseco de Castle juntamente com o ácido.

Esse efeito resulta de uma ação direta da histamina sobre os receptores H_2 existentes nas células parietais, determinando a ativação de uma bomba de membrana (H^+-K^+-ATPase) que elimina prótons.

O estímulo fisiológico para a produção da secreção ácida gástrica envolve, além da histamina, a acetilcolina liberada pela atividade vagal e o secretagogo hormonal gastrina. Existem importantes interações de esforço mútuo entre os três secretagogos. Por exemplo, a redução da influência vagal, por vagotomia ou administração de atropina, reduz o efeito da histamina. Por outro lado, o bloqueio dos receptores H_2 não somente inibe a produção ácida em resposta à histamina, mas também reduz o efeito da gastrina ou estimulação vagal.

Os efeitos da histamina sobre as demais glândulas exócrinas são pouco importantes, e, quando acontecem, são geralmente inconstantes.

TERMINAÇÕES NERVOSAS

A histamina pode estimular várias terminações nervosas. Quando injetada na epiderme, causa prurido, e, se injetada mais profundamente na pele, produz dor por vezes acompanhada de prurido. As ações estimulantes em um e outro tipo de terminação nervosa, incluindo aferentes e eferentes autonômicos, já foram mencionadas como fatores que contribuem para o segundo componente (*zona de rubor*) da tríplice reação de Lewis e para os efeitos indiretos da histamina sobre o coração, os brônquios e outros órgãos. Os receptores neuronais para a histamina são, geralmente, do tipo H_1.

MEDULA SUPRARRENAL E GÂNGLIOS

A histamina pode estimular as células ganglionares e cromafins quando administrada em grandes quantidades e por injeção arterial próxima ao alvo, mas não em doses intravenosas convencionais. Não obstante, uma elevação secundária da pressão sanguínea, atribuível à estimulação da medula suprarrenal, é vista em animais de experimentação que recebem grandes doses intravenosas de histamina e em pacientes portadores de feocromocitoma, mesmo com pequenas doses.

SISTEMA NERVOSO CENTRAL

A histamina não atravessa a barreira hematoencefálica de forma significativa, e efeitos sobre o sistema nervoso central não costumam ser detectáveis em resposta a injeções parenterais da droga.

Entretanto, quando injetada diretamente nos ventrículos cerebrais ou aplicada por iontoforese em certas regiões do cérebro, a histamina pode desencadear respostas comportamentais, elevação da pressão sanguínea ou diminuição do limiar de disparo de certos neurônios e estímulo ou inibição da secreção de vários hormônios da adeno-hipófise. Esses efeitos centrais parecem envolver todos os tipos de receptores conhecidos (H_1, H_2 e H_3).

Funções da histamina endógena

Embora a correlação entre os efeitos do envenenamento pela histamina e o choque anafilático fosse conhecida desde 1910 através dos trabalhos de Dale e Laidlaw, somente após 1929 demonstrou-se a hipótese de que a histamina estava envolvida na mediação de fenômenos de hipersensibilidade.

Após a Segunda Guerra Mundial, com a descoberta dos primeiros antagonistas da histamina capazes de reduzir a intensidade de várias reações de hipersensibilidade, ficou patente o papel da histamina nos fenômenos anafiláticos e alérgicos. Entretanto, essas mesmas drogas, por sua incapacidade de suprimir completamente tais reações, mostraram que a histamina não é o único fator envolvido.

Ao ser liberada dos mastócitos e basófilos, a histamina leva ao seu lado outros constituintes do conteúdo dos grânulos de secreção, incluindo heparina, proteína e peptídios. Esses últimos englobam um *fator quimiotático eosinofílico* (ECF-A), um *fator neutrofílico* (NCF-A) e enzimas como glicuronidase, peroxidase e outras. Por outro lado, além dessas substâncias pré-formadas liberadas juntamente com a histamina, vários outros compostos são sintetizados, seja pelos próprios mastócitos e basófilos, seja por tecidos vizinhos em resposta às enzimas liberadas. Dentre esses compostos estão metabólitos do ácido araquidônico, o *fator ativador de plaquetas* (PAF) e cininas, todos com potente atividade biológica que contribui para a reação alérgica.

Em algumas condições clínicas como a urticária do frio, a urticária colinérgica e a urticária solar, ocorre liberação de histamina que parece incluir a participação da IgE ligada aos mastócitos e basófilos.

Sugere-se que a histamina tenha um papel na regulação da microcirculação em situações de aumento local das necessidades de sangue resultante de estímulos nocivos (inflamação, por exemplo). Deve-se entretanto lembrar que várias outras substâncias pró-inflamatórias estão identificadas e podem estar envolvidas no processo.

Os tecidos em processo de reparação ou crescimento rápido apresentam a capacidade de formar histamina em taxas excepcionalmente altas. O tecido embrionário, o tecido hepático em processo de regeneração, feridas, tecidos de granulação e tumores malignos são especialmente ricos em histamina, que pode desempenhar algumas funções relacionadas aos processos anabólicos.

Existem várias situações ligadas a processos patológicos nas quais as manifestações apresentadas pelo paciente são típicas da liberação excessiva de histamina. Na urticária pigmentosa e na mastocitose sistêmica, a urticária, o dermografismo, o prurido, a cefaleia, a hipotensão e as alterações gastrointestinais, que podem incluir úlcera péptica, são atribuíveis à histamina. Certas leucemias e tumores carcinoides gástricos também cursam com liberação aumentada de histamina.

A histamina é também encontrada no cérebro, onde desempenha a função de neurotransmissor. Corpos celulares de neurônios histaminérgicos são evidenciados, por exemplo, no núcleo tuberomamilar. A histamina está relacionada ao controle neuroendócrino, regulação central da atividade do aparelho cardiovascular, termorregulação e manutenção do estado de vigília.

As células do fundo gástrico produzem, estocam e liberam histamina, que estimula as células produtoras de ácido da mucosa gástrica.

Usos clínicos da histamina

As aplicações da histamina, limitadas ao seu uso como agente diagnóstico, são hoje extremamente reduzidas.

A – *Capacidade secretora de ácido gástrico*: utilizou-se a histamina para evidenciar a capacidade do estômago de secretar ácido para determinar a massa de células parietais reduzida na anemia perniciosa. Seu uso foi substituído pelo betazol ou pentagastrina, que apresentam incidência muito menor de efeitos colaterais.

B – *Diagnóstico do feocromocitoma*: a histamina causa liberação de catecolaminas das células da medula da suprarrenal em indivíduos portadores de feocromocitoma, efeito praticamente indetetável em indivíduos sadios. Esse procedimento diagnóstico perigoso não mais se justifica hoje em dia, pois dispomos de métodos laboratoriais eficientes para a determinação dos níveis de catecolaminas e seus metabólitos em indivíduos suspeitos de serem portadores desse tumor.

C – *Teste de função pulmonar*: aerossóis de histamina ainda são eventualmente utilizados em laboratórios de função pulmonar como teste provocativo para evidenciar a hiper-reatividade brônquica.

Toxicidade

Efeitos tóxicos por superdosagem de histamina são extremamente raros e, quando ocorrem, são representados por cefaleia intensa, rubor, queda acentuada da pressão sanguínea, broncoespasmo, dispneia, sabor metálico, vômitos e diarreia. O tratamento da intoxicação depende da gravidade do caso, e vai desde a administração de bloqueadores H_1 e H_2, nos casos leves, até o uso de antagonistas fisiológicos da histamina e medidas gerais de suporte, nos casos graves.

Preparações

Não existem no Brasil produtos comercializados contendo histamina como única substância ativa.

Betazol: ampolas de solução injetável contendo 50 mg de betazol (Histalog) indicadas para provas de secreção gástrica.

ANTI-HISTAMÍNICOS

Quando se descobriu que a histamina era importante mediador químico das reações alérgicas, a procura de substâncias que agissem como antagonistas específicos da histamina despertou grande interesse.

Em 1937, Bovet e Staub relataram que certos ésteres fenólicos podiam inibir algumas ações da histamina. Embora os compostos originalmente desenvolvidos fossem muito tóxicos para uso clínico, nos anos 1940 começaram a aparecer os primeiros anti-histamínicos clinicamente eficientes e relativamente atóxicos, a exemplo do maleato de pirilamina, sintetizado em 1944. Desde então, numerosos anti-histamínicos foram comercializados e destinados principalmente ao tratamento da rinite e de outras manifestações alérgicas. Apesar de terem provado sua utilidade no tratamento das afecções alérgicas, a eficácia terapêutica dos anti-histamínicos é desapontadora em muitos aspectos. São várias as razões para tal fato. Os anti-histamínicos agem predominantemente como inibidores competitivos das ações da histamina. Em muitos casos, é difícil atingir e manter uma concentração adequada da droga anti-histamínica. Além disso, existem dúvidas quanto à capacidade dos anti-histamínicos de atingir certos receptores aos quais a histamina tem rápido acesso. Deve-se ainda acrescentar que a histamina é apenas um dos possíveis e vários mediadores químicos que participam nas reações alérgicas.

No curso do desenvolvimento dos primeiros anti-histamínicos, logo se percebeu que nem todos os efeitos da histamina são antagonizados com igual eficácia por essas drogas. Algumas ações da histamina, notadamente o aumento da secreção ácida gástrica, não são inibidas em nenhum grau por esses antagonistas. Por outro lado, drogas com atividade agonista sobre os receptores da histamina nem sempre conseguem mimetizar todas as ações desse autacoide. A impromidina, por exemplo, é extremamente eficaz em determinar aumento da secreção ácida gástrica, mas não consegue reproduzir as reações vasculares induzidas pela histamina, e a 2-tiazoliletilamina, capaz de determinar respostas vasculares significativas, não interfere na secreção ácida gástrica.

Isso levou à conclusão de que devem existir, ao nível periférico, pelo menos dois tipos de receptores com os quais a histamina interage. Esses receptores são agora convencionalmente chamados de receptores H_1 e H_2.

As drogas que inibem os efeitos farmacológicos da histamina são, portanto, assim classificadas:

a) *Bloqueadores dos receptores H_1*: drogas capazes de antagonizar as respostas vasculares induzidas pela histamina, mas que não influem sobre o aumento da secreção ácida gástrica;
b) *Bloqueadores dos receptores H_2*: drogas capazes de diminuir a secreção ácida gástrica estimulada pela histamina. Esses compostos são o resultado de estudos e descobertas mais recentes, tendo sido a burimamida o primeiro deles, sintetizada por Black e colaboradores em 1972.

BLOQUEADORES DOS RECEPTORES H_1

Química

A grande maioria dos produtos classificados como anti-histamínicos tem certa semelhança estrutural com a histamina. Essa semelhança consiste na presença de um grupamento etilamina como parte integrante da molécula, seja como cadeia aberta, seja como parte de um anel.

É de grande importância para as ações dos compostos anti-histamínicos que várias aminas biogênicas apresentem essa mesma semelhança estrutural.

Os bloqueadores dos receptores são convencionalmente classificados de acordo com a natureza do grupo conectado ao grupamento etilamina (X na Fig. 55.2). Assim, as principais classes incluem etanolaminas (X = oxigênio), alquilaminas (X = carbono), etilenodiaminas (X = nitrogênio), piperazinas (X = núcleo piperazina), fenotiazinas (X = núcleo fenotiazínico) e piperidinas (X = núcleo piperidina).

Existe ainda outro grupo, estreitamente relacionado à atropina, do ponto de vista estrutural, que apresenta propriedades anti-histamínicas e anticolinérgicas associadas.

Algumas drogas utilizadas principalmente pelas suas ações anti-histamínicas são difíceis de serem classificadas nos grupos anteriormente mencionados. E, ainda, uma variedade de agentes empregados por outras ações farmacológicas (alfabloqueadores, ansiolíticos, antidepressivos) possui propriedades anti-histamínicas.

Farmacocinética

Os anti-histamínicos bloqueadores dos receptores H_1 clássicos são, em geral, bem absorvidos por vias oral e parenteral. Após administração oral, os efeitos aparecem entre 15 e 30 minutos, aumentam rapidamente até o fim da 1.ª hora e desaparecem após 3 a 6 horas. Existem preparações de liberação lenta cujos efeitos podem durar até 12 horas.

A difenidramina deixa a circulação e atinge os tecidos em, aproximadamente, 1 hora. Sua concentração mais alta se verifica nos pulmões, no cérebro, nos músculos e na pele. Esses tecidos estão praticamente livres da droga em cerca de 6 horas.

A maior parte da droga é biotransformada no fígado e excretada pela urina e bile como produtos de degradação, sendo completamente eliminada em 24 horas. Pequena quantidade é excretada na urina de forma inalterada.

Tripelenamina, clorciclizina, clorfeniramina e ciclizina também apresentam farmacocinética semelhante à da difenidramina.

Terfenadina, fexofenadina, astemizol, ebastina, epinastina, azelastina, loratadina e cetirizina são denominados anti-histamínicos de segunda geração, pois apresentam maior duração de ação e menor penetração na barreira hematoencefálica.

A terfenadina apresenta características farmacocinéticas diferentes dos demais anti-histamínicos bloqueadores dos receptores H_1. Graças à sua menor lipossolubilidade, esse agente tem menor penetração através da barreira hematoencefálica, não exercendo efeitos significativos sobre o sistema nervoso central. Após administração oral, a droga é bem absorvida e atinge seus níveis plasmáticos mais altos em cerca de 20 horas. Sessenta por cento da dose administrada é eliminada por via fecal e o restante, pelos rins. A fexofenadina, um metabólito da terfenadina, também é utilizada clinicamente.

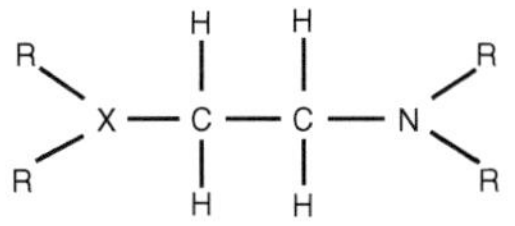

Fórmula geral dos bloqueadores dos receptores H_1

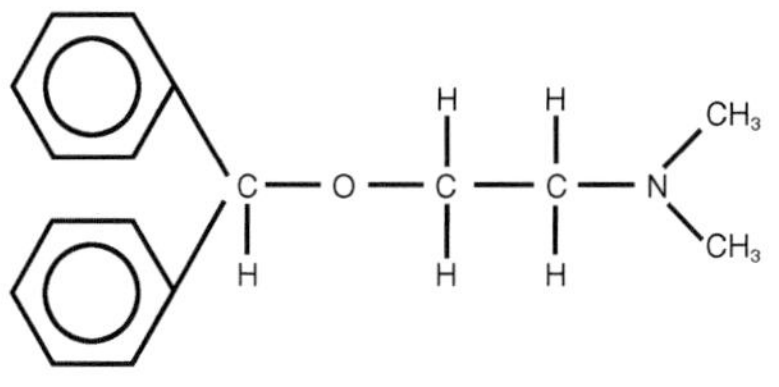

Etanolamina
(Difenidramina)

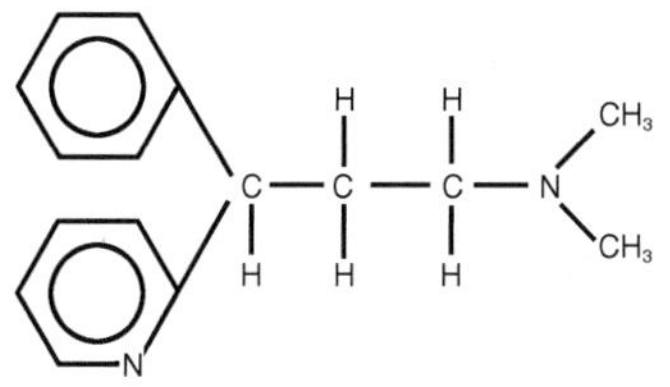

Alquilamina
(Feniramina)

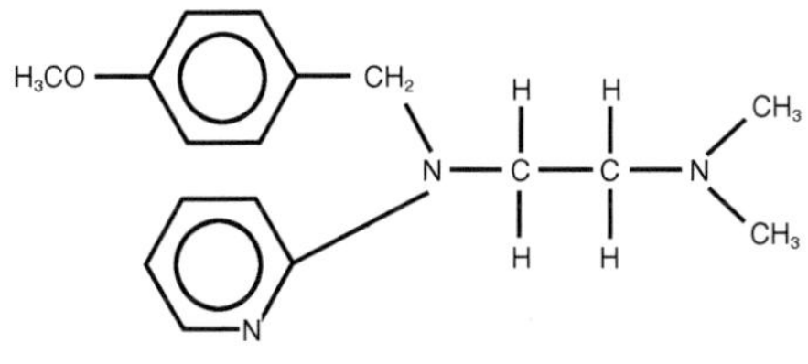

Etilenodiamina
(Pirilamina)

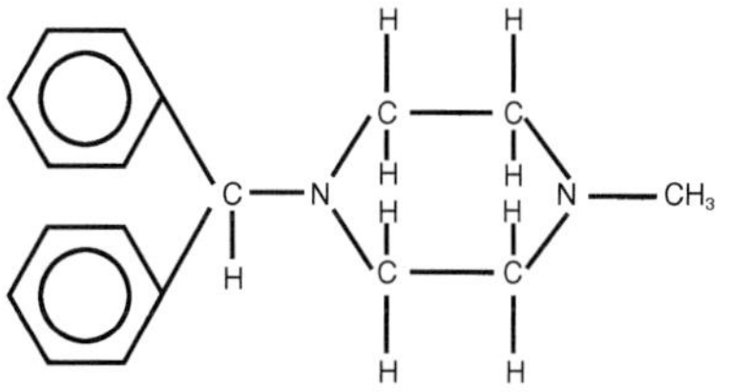

Piperazina
(Ciclizina)

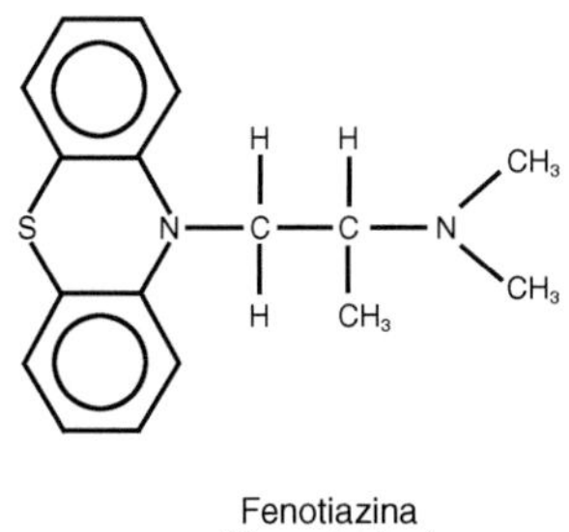

Fenotiazina
(Prometazina)

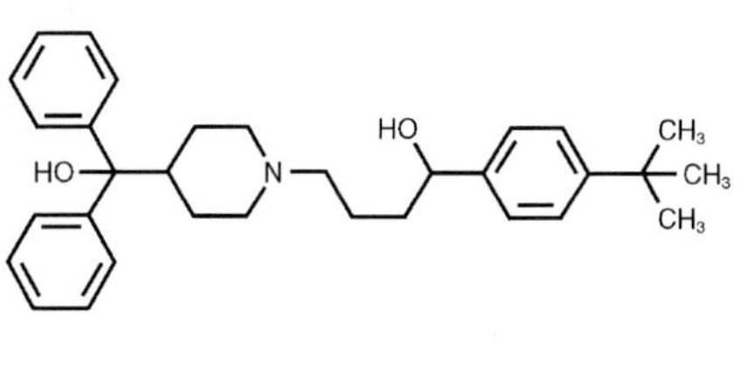

Piperidina
(Terfenadina)

Fig. 55.2 Anti-histamínicos.

O astemizol é um bloqueador dos receptores H_1 de longa duração de ação. Como a terfenadina, é pouco lipossolúvel, não atravessando a barreira hematoencefálica de maneira significativa. É rápida e completamente absorvido após administração oral, mas a presença de alimentos interfere na sua absorção. O astemizol sofre importante metabolismo de primeira passagem e é largamente excretado por via fecal. A recirculação entero-hepática de seus metabólitos pode contribuir para o seu efeito prolongado. Sua meia-vida está entre 9 a 13 dias após dose única. O efeito terapêutico do astemizol se instala lentamente, e, por essa razão, ele é menos eficaz que outros anti-histamínicos no controle dos sintomas alérgicos agudos. Sua utilidade maior está na profilaxia e no tratamento de manutenção das afecções alérgicas crônicas.

A ebastina, a loratadina e a cetirizina apresentam perfil farmacocinético semelhante ao do astemizol, mas sua absorção não é influenciada pela presença de alimentos.

A epinastina é outro anti-histamínico de longa duração, e seu perfil farmacocinético difere dos anteriormente citados por apresentar metabolismo hepático muito discreto, sendo excretada pela urina (25%) e pelas fezes (70%) de forma inalterada.

A azelastina, por sua absorção eficaz através da mucosa, é utilizada por via tópica nasal.

Farmacodinâmica

O mecanismo pelo qual os anti-histamínicos interferem nos efeitos da histamina parece ser, em sua maior parte, o de competição com a histamina pelos seus receptores específicos. Em alguns casos, especialmente em relação aos bloqueadores H_1 de segunda geração, a inibição na liberação da histamina e de fatores pró-inflamatórios parece ser importante para eficácia dessas substâncias.

A maioria dos anti-histamínicos adapta-se perfeitamente ao receptor H_1, impedindo que a histamina chegue até ele. Em outros casos, a droga bloqueadora não ocupa o receptor *per se*, mas fixa-se suficientemente próxima a ele, de tal forma que a molécula de histamina é impedida de adaptar-se convenientemente ao receptor, não conseguindo ativá-lo.

Em vista da semelhança estrutural entre várias aminas biogênicas, não surpreende que os compostos que inibem competitivamente uma delas também possa mostrar alguma atividade bloqueadora contra outras. As drogas anti-histamínicas clássicas apresentam alguma atividade anticolinérgica e, ocasionalmente, alfabloqueadora. Alguns agentes, como a cipro-heptadina, são inibidores tanto da histamina quanto da serotonina.

Os anti-histamínicos de segunda geração apresentam seletividade muito maior pelos receptores H_1, e são praticamente isentos de atividade anticolinérgica, antisserotoninérgica ou alfabloqueadora.

Por outro lado, várias drogas primariamente anticolinérgicas ou alfabloqueadoras também possuem atividade anti-histamínica.

Alguns tranquilizantes que exercem suas ações através da alteração da atividade de outras substâncias endógenas (GABA, por exemplo) também apresentam propriedades anti-histamínicas.

Algumas drogas antidepressivas atualmente em uso clínico também apresentam forte atividade anti-histamínica.

Por causa dos seus mecanismos de ação, as drogas anti-histamínicas não se apresentam tão potentes em seu antagonismo às ações da histamina quanto os chamados antagonistas fisiológicos (adrenalina, por exemplo), que serão citados ao final deste capítulo e estudados em outros capítulos deste livro.

Os anti-histamínicos bloqueadores dos receptores H_1 são mais úteis como preventivos do que para debelar uma manifestação alérgica já instalada. Obtemos melhores resultados contra as ações da histamina se o anti-histamínico atinge os receptores em primeiro lugar. Assim, os bloqueadores dos receptores H_1 são mais eficientes clinicamente quando podem ser administrados antes do aparecimento dos sintomas alérgicos.

INTERAÇÕES COM OUTRAS DROGAS

Os bloqueadores dos receptores H_1 devem ser usados cautelosamente quando em associação com barbitúricos, tranquilizantes benzodiazepínicos ou outras drogas depressoras do sistema nervoso central (inclusive o álcool), pela possibilidade de potencialização dos efeitos depressores desses agentes. Constituem exceção os anti-histamínicos de segunda geração, que, por serem menos lipossolúveis do que os anti-histamínicos clássicos, ultrapassam em menor quantidade a barreira hematoencefálica.

Os bloqueadores H_1 podem também aumentar os efeitos anticolinérgicos de certas drogas como atropina, antidepressivos tricíclicos e paroxetina. Devem ainda ser usados com especial cuidado em indivíduos portadores de glaucoma, retenção ou obstrução urinária e em pacientes idosos. Mais uma vez, os anti-histamínicos de segunda geração constituem exceção por serem praticamente destituídos de atividade anticolinérgica.

Alguns bloqueadores dos receptores H_1 podem antagonizar a ação de antiadrenérgicos usados no tratamento da hipertensão arterial (guanetidina, betanidina, debrisoquina).

Experimentalmente, os bloqueadores H_1 estimulam as enzimas microssomais hepáticas envolvidas no metabolismo de várias drogas, como corticosteroides, hormônios sexuais, fenobarbital, difenil-hidantoína e vários anticoagulantes. Com esse meio, os bloqueadores H_1 reduziriam a duração da ação de todas essas drogas.

A utilização concomitante de terfenadina ou astemizol e cetoconazol, itraconazol ou antibióticos macrolídios como a eritromicina pode produzir prolongamento do segmento QT do eletrocardiograma e aparecimento de graves arritmias cardíacas (*torsade de pointes*) potencialmente fatais. O mecanismo parece estar relacionado com o bloqueio de canais de potássio responsáveis pela repolarização da membrana.

AÇÕES E EFEITOS

Os anti-histamínicos bloqueadores dos receptores H_1 inibem várias das atividades da histamina. A extensão em que a atividade histamínica é inibida por esses compostos varia significativamente, dependendo da resposta em questão e do tipo de agente utilizado.

A permeabilidade das arteríolas terminais e vênulas pós-capilares aumentada pela histamina é reduzida pelos compostos anti-histamínicos. A dilatação e o relaxamento da musculatura lisa produzidos pela histamina nesses vasos parecem ser parcialmente inibidos pelos bloqueadores dos receptores H_1. Isso pode ser devido ao fato de ambos os receptores (H_1 e H_2) estarem presentes em músculos lisos de alguns vasos. Experimentalmente, a combinação de bloqueadores H_1 e H_2 demonstrou mais eficiência na inibição dos efeitos da histamina do que cada um usado isoladamente.

A contração brônquica induzida pela histamina em espécies sensíveis (cobaia, por exemplo) pode ser inibida com eficiência pelos bloqueadores dos receptores H_1. No homem, a musculatura brônquica é menos sensível à histamina, e o broncoespasmo alérgico é mediado principalmente por leucotrienos. Por essa razão, os bloqueadores H_1 são pouco eficazes para combater o broncoespasmo na espécie humana.

O efeito inibitório dos anti-histamínicos convencionais sobre a contração dos outros músculos lisos determinada pela histamina é eficiente em diversas espécies animais, mas, no homem, é menos evidente.

Os bloqueadores dos receptores H_1 são inibidores eficientes do prurido e do eritema produzidos pela histamina e são capazes de inibir os efeitos estimulatórios da histamina nas células cromafins adrenais.

Os anti-histamínicos tradicionais reduzem as secreções nas glândulas salivares e em outras glândulas exócrinas. Esse efeito, praticamente inexistente nos anti-histamínicos de segunda geração, é principalmente devido ao bloqueio muscarínico produzido pelos primeiros.

Os anti-histamínicos, especialmente os de segunda geração, também são capazes de inibir a liberação de histamina pelos mastócitos.

Os anti-histamínicos bloqueadores dos receptores H_1 possuem a capacidade de estimular ou inibir o sistema nervoso central, propriedades essas relacionadas com a dose, o composto utilizado e a resposta peculiar do indivíduo que usa a droga. Esses agentes podem produzir convulsões, mas existem registros de casos em que eles são utilizados para controlar pacientes portadores de pequeno mal epiléptico, embora esse não seja um uso corrente.

Alguns desses compostos (difenidramina, por exemplo) também possuem marcada atividade antiparkinsoniana, e outros (prometazina e dimenidrinato, por exemplo) exercem efeitos anticinetóticos.

Além disso, existem anti-histamínicos que apresentam atividade anestésica local, alguns deles mais potentes que a procaína. Tendem, entretanto, a ser irritantes locais, o que limita o seu uso nessa indicação.

Quadro 55.1 Classificação dos bloqueadores dos receptores H_1

Classe	Drogas
ANTI-HISTAMÍNICOS DE PRIMEIRA GERAÇÃO	
Etanolaminas	Carbinoxamina
	Difenidramina
	Difenilpiralina
	Dimenidrinato
	Doxilamina
Etilenodiaminas	Antazolina
	Clemizol
	Mepiramina (Pirilamina)
	Tripelenamina
Alquilaminas	Bronfeniramina
	Clorfeniramina
	Dexclorfeniramina
	Dimetindeno
	Feniramina
	Triprolidina
Piperazinas	Ciclizina
	Hidroxizina
	Meclizina
Fenotiazinas	Isotipendila
	Prometazina
Outros	Cipro-heptadina
	Fenindamina
ANTI-HISTAMÍNICOS DE SEGUNDA GERAÇÃO	
Piperidinas	Astemizol
	Azatadina
	Azelastina
	Ebastina
	Epinastina
	Fexofenadina
	Terfenadina
Outros	Loratadina
	Cetirizina

As propriedades anticolinérgicas de alguns anti-histamínicos (particularmente difenidramina, prometazina e feniramina) já foram mencionadas anteriormente.

Em doses suficientemente altas, alguns anti-histamínicos produzem efeitos sobre a condução miocárdica semelhantes aos da quinidina, possivelmente relacionados com as suas propriedades de anestésico local.

Existem relatos de intensificação de algumas respostas à adrenalina e de diminuição de respostas à tiramina quando se usam anti-histamínicos bloqueadores dos receptores H_1.

Usos terapêuticos

Os anti-histamínicos bloqueadores encontram sua maior utilidade terapêutica no tratamento sintomático das reações alérgicas e, em particular, no controle da rinite e conjuntivite alérgicas e urticária aguda. Em todas essas condições, o aumento da permeabilidade vascular e o prurido induzidos pela histamina têm papel preponderante. Em geral, os anti-histamínicos apresentam maior sucesso no controle das reações alérgicas agudas que no de reações crônicas.

BLOQUEADORES H_1 NA RINITE E CONJUNTIVITE ALÉRGICAS

Não fugindo à regra geral, os anti-histamínicos são mais úteis na rinite e conjuntivite alérgicas agudas que nas crônicas.

No caso das rinites e conjuntivites alérgicas, quando o alérgeno é conhecido, o tratamento com anti-histamínico é mais eficiente se a droga é usada antes da exposição ao alérgeno.

Nas rinites alérgicas periódicas ligadas às estações do ano, quando os sintomas mais intensos aparecem às primeiras horas do dia, o tratamento com um anti-histamínico de longa duração usado à noite produz bons resultados.

Os anti-histamínicos são úteis como terapêutica auxiliar no tratamento das rinites vasomotoras, da *febre do feno* (associados a descongestionantes) e nos resfriados comuns quando existe um componente alérgico.

BLOQUEADORES H_1 NAS URTICÁRIAS AGUDAS E CRÔNICAS

Os anti-histamínicos são de grande valor no tratamento das urticárias agudas e crônicas, embora sua eficácia nas formas crônicas seja, por vezes, desapontadora. Em algumas séries de estudos, a hidroxizina provou ser mais eficiente que outros anti-histamínicos tradicionais em controlar a urticária crônica e o prurido, enquanto entre os anti-histamínicos de segunda geração a cetirizina parece ser o mais eficaz. Em muitos pacientes com *urticária do frio* (alergia cutânea ao frio como agente físico), a cipro-heptadina parece ser superior a outros compostos tradicionais, o que pode ser consequente a suas atividades anticinina e antisserotonina concomitantes.

BLOQUEADORES H_1 NO ANGIOEDEMA

Os anti-histamínicos têm utilidade variável no angioedema e parecem ter pequeno valor no tratamento do edema angioneurótico familiar.

BLOQUEADORES H_1 NOS PRURIDOS

Os anti-histamínicos têm provado sua utilidade no tratamento do prurido, exceto naqueles induzidos por proteases ou quando a histamina não age como mediador.

BLOQUEADORES H_1 NA ASMA BRÔNQUICA

De alguma utilidade na prevenção da asma leve, os anti-histamínicos são ineficazes para reverter uma crise já instalada. A pouca utilidade dos anti-histamínicos no combate à asma brônquica é provavelmente devida ao fato de serem os leucotrienos, e não a histamina, os mediadores do broncoespasmo alérgico no homem. Além disso, alguns efeitos colaterais dos anti-histamínicos tradicionais, secundários à sua atividade anticolinérgica (ressecamento das mucosas, por exemplo), podem agravar o quadro da asma brônquica.

BLOQUEADORES H_1 NA ANAFILAXIA

Em vista de seu mecanismo de ação torná-los mais adequados para uso preventivo, os anti-histamínicos são drogas de segunda linha no tratamento do choque anafilático instalado. Nesses casos, a hipotensão grave e o broncoespasmo determinam a necessidade de intervenção rápida, e a droga de primeira escolha ainda é a adrenalina. Entretanto, os anti-histamínicos podem e devem ser usados como medicação coadjuvante por suas ações sobre a urticária, o angioedema e o prurido.

BLOQUEADORES H_1 EM USO TÓPICO

Os anti-histamínicos estão indicados para uso tópico quase exclusivamente nas conjuntivites. A aplicação sobre a pele íntegra não tem valor e sobre a pele inflamada pode determinar irritação local.

OUTROS USOS DOS BLOQUEADORES H_1

Os anti-histamínicos são úteis no controle da urticária associada à doença do soro.

As piperazinas e fenotiazinas são usadas com êxito nas cinetoses.

O efeito hipnótico ou sedativo de alguns anti-histamínicos tradicionais (difenidramina, por exemplo) pode ser empregado terapeuticamente.

Os anti-histamínicos podem ser usados por via sistêmica para aliviar a dor, a sensação de calor ou o prurido associados a algumas afecções dermatológicas.

As associações de anti-histamínicos com antitussígenos encontradas no mercado constituem formulações empíricas de utilidade extremamente duvidosa.

Toxicidade e efeitos colaterais

Todos os anti-histamínicos bloqueadores dos receptores H_1, em doses terapêuticas, podem produzir efeitos colaterais. Embora tais efeitos raramente assumam alguma gravidade e costumem desaparecer com a continuação do uso do medicamento, podem chegar a ser tão desagradáveis que obriguem à suspensão do tratamento.

Os efeitos colaterais mais comuns dos bloqueadores dos receptores H_1 tradicionais incluem sedação, efeitos depressores ou estimulantes do sistema nervoso central e ressecamento das membranas mucosas. Esses efeitos estão ausentes nos anti-histamínicos de segunda geração.

Sintomas gastrointestinais, como perda de apetite (ou aumento do apetite), náuseas e desconforto epigástrico, podem ocorrer com qualquer bloqueador dos receptores H_1.

Raramente as fenotiazinas podem exercer um bloqueio alfa-adrenérgico suficiente para interferir no efeito dos agentes adrenérgicos ou revertê-lo.

Reações de hipersensibilidade, incluindo fotossensibilidade, podem ser encontradas com alguns anti-histamínicos.

Leucopenia e agranulocitose são reações extremamente raras com o uso de bloqueadores H_1.

Os bloqueadores dos receptores H_1 podem interferir no resultado de testes cutâneos de sensibilidade. Nos pacientes em que o dermografismo constitui um obstáculo para a realização de tais testes, os anti-histamínicos podem então ser úteis.

Terfenadina e astemizol podem produzir prolongamento do segmento QT do eletrocardiograma e aparecimento de graves arritmias cardíacas (*torsade de pointes*) potencialmente fatais. O risco de aparecimento de tal arritmia aumenta com a associação a outras drogas, tais como itraconazol, cetoconazol ou antibióticos macrolídios. O mecanismo parece estar relacionado ao bloqueio dos canais de potássio responsáveis pela repolarização da membrana. Outros anti-histamínicos de segunda geração, como cetirizina, loratadina, acrivastina e fexofenadina, não parecem envolvidos nesse tipo de reação.

A incidência e o tipo de efeito colateral variam grandemente de composto para composto e de um indivíduo para outro. Por exemplo, o efeito de sedação é particularmente intenso no grupo das etanolaminas; as alquilaminas possuem menor capacidade sedativa, porém causam mais sintomas digestivos.

Excetuando-se os compostos que apresentam alta incidência de determinado efeito colateral (efeito sedativo da difenidramina, por exemplo), o maior determinante de efeitos colaterais é a resistência ou sensibilidade individual aos efeitos potenciais de cada droga.

Nos casos em que tratamentos prolongados com bloqueadores são necessários, pode desenvolver-se tolerância não só aos efeitos colaterais, mas também aos efeitos terapêuticos da droga. A mudança da droga utilizada até então justifica-se como tentativa de retornar aos níveis iniciais de potência terapêutica.

O uso de associações de fármacos bloqueadores dos receptores pode potencializar a ação terapêutica das drogas sem aumento significativo de efeitos colaterais indesejáveis.

As informações a respeito de efeitos dos anti-histamínicos sobre o feto humano são relativamente escassas, mas existem relatos de casos de teratogênese em animais de experimentação. Entretanto, há muito tempo os anti-histamínicos bloqueadores dos receptores são empregados durante a gravidez e raramente estiveram envolvidos em casos de teratogênese, o que faz parecer pouco provável que o risco de indução de malformação no homem seja alto. Todavia, como ocorre com todas as outras drogas, os anti-histamínicos só devem ser empregados durante a gravidez se seu uso for inevitável, principalmente no 1.º trimestre.

Os anti-histamínicos utilizados no último estágio da gravidez foram algumas vezes associados a disfunções plaquetárias; as fenotiazinas podem induzir icterícia em recém-nascidos prematuros e, possivelmente, sinais extrapiramidais.

A clorpromazina atravessa a barreira placentária, mas não se sabe se essa propriedade é comum aos anti-histamínicos a ela relacionados.

Os anti-histamínicos podem ser encontrados em pequenas concentrações no leite materno.

OUTRAS DROGAS UTILIZADAS NO COMBATE ÀS MANIFESTAÇÕES ALÉRGICAS

Adrenalina e betaestimulantes

Como já foi dito anteriormente, a adrenalina é a droga preferida quando se deseja combater o choque anafilático. A razão desse emprego reside nas propriedades vasoconstritora, hipertensora e broncoconstritora da histamina.

Tal antagonismo não é competitivo, como ocorre com o que existe entre histamina e anti-histamínicos. Enquanto a histamina produz efeitos através da interação com seus receptores específicos, a adrenalina e os betaestimulantes antagonizam fisiologicamente tais efeitos, agindo sobre os receptores alfa- e beta-adrenérgicos do sistema nervoso autônomo.

Por sua potente ação broncodilatadora, a adrenalina, o isoproterenol e as drogas predominantemente estimulantes de receptores beta-adrenérgicos são usados com êxito no combate à asma brônquica.

Glicocorticoides

Os glicocorticoides são usados com êxito em quase todas as manifestações alérgicas. Tal uso está especialmente difundido no tratamento das alergias cutâneas e respiratórias. As propriedades imunossupressoras e anti-inflamatórias dos glicocorticoides constituem a base farmacológica desse uso.

Conquanto realmente úteis no tratamento de quase todas as afecções alérgicas agudas ou crônicas, as variadas ações e o grande número de efeitos colaterais que podem provocar sugerem prudência e absoluto domínio desse grupo de medicamentos por parte de quem os prescreve.

Outras drogas

As metilxantinas (aminofilina e teofilina) são drogas broncodilatadoras ainda de largo uso, especialmente pelo baixo custo em comparação com os betaestimulantes, mas que apresentam índice terapêutico estreito e importantes efeitos colaterais, tais como convulsões e arritmias cardíacas.

O cromoglicato de sódio (cromalina) é uma droga que impede a liberação da histamina dos mastócitos, especialmente aqueles do tecido pulmonar. Seu uso como coadjuvante no tratamento da asma brônquica é discutido em capítulo específico.

O brometo de ipratrópio é uma droga anticolinérgica cujo uso como coadjuvante no tratamento dos espasmos brônquicos tem mostrado alguma utilidade.

BLOQUEADORES DOS RECEPTORES H_2

Química

Os bloqueadores dos receptores H_2 exibem semelhança estrutural particularmente notável com a histamina.

O primeiro bloqueador dos receptores H_2 conhecido foi a burimamida, que apresentava o inconveniente de não poder ser utilizada pela via oral. Em seguida, veio a metiamida, ativa por via oral, mas causadora de efeitos colaterais graves. A cimetidina foi a substância sintetizada a seguir. Ativa pelas vias oral e parenteral e apresentando efeitos

---

Quadro 55.2 Reações adversas associadas ao uso dos bloqueadores H_1

1. Sonolência, lassidão, fadiga, fraqueza, depressão, incapacidade de julgamento, ataxia, incoordenação, hiporreflexia, delírio, coma; tinido, vertigem, diplopia, visão turva, midríase; insônia, cefaleia, "nervosismo", tremores, hiper-reflexia, parestesias, paralisia; convulsões, síncope, anormalidades eletroencefalográficas. Sonhos vívidos associados ao astemizol.
2. Taquicardia, hipertensão, hipotensão, choque, anormalidades eletrocardiográficas; terfenadina e astemizol estão associados ao aparecimento de prolongamento do segmento QT do eletrocardiograma e ao aparecimento de graves arritmias cardíacas (*torsade de pointes*) potencialmente fatais.
3. Febre, hipertermia intensa.
4. Perda do apetite (cipro-heptadina e buclizina aumentam o apetite), náuseas, desconforto epigástrico, vômitos, obstipação, diarreia.
5. Disúria, aumento da frequência urinária, retenção urinária, insuficiência renal.
6. Ressecamento das membranas mucosas (boca, nariz e garganta) e tosse.
7. Leucopenia, agranulocitose, anemia hemolítica, hepatite (fenotiazinas).
8. Hipersensibilidade, incluindo fotossensibilidade (fenotiazinas).
9. Os anti-histamínicos de segunda geração praticamente não apresentam os efeitos centrais ou antimuscarínicos que aparecem nos itens anteriores.

colaterais toleráveis, foi o primeiro bloqueador dos receptores H_2 a ser comercializado. Foram entregues ao consumo a ranitidina, a famotidina e a nizatidina, que se mostraram mais potentes e com menor incidência de efeitos colaterais que a cimetidina.

Em geral, os bloqueadores dos receptores H_2 aparecem como moléculas menores do que os bloqueadores H_1, são muito menos lipossolúveis e não apresentam grupamento amino polarizável. Essas propriedades podem ser responsáveis pela pouca capacidade desses anti-histamínicos de atingir o sistema nervoso, se comparados com os bloqueadores H_1.

Farmacocinética

A cimetidina é bem absorvida por vias oral e parenteral. A partir da administração oral, atinge as concentrações sanguíneas máximas entre 45 e 90 minutos. Sua distribuição é bastante ampla, e é grande a concentração na bile 1 a 2 horas após a administração. Sua meia-vida está em torno de 2 horas. Cerca de 70% da cimetidina é eliminada pelos rins de forma inalterada. O restante é eliminado nas formas de 5-hidrometil-cimetidina e sulfóxido de cimetidina. Cerca de 10% da eliminação da droga é feita através das fezes.

Após uma dose oral de ranitidina, as concentrações plasmáticas máximas são atingidas em cerca de 2 horas. Sua distribuição é ampla, mas sua capacidade de ultrapassar a barreira hematoencefálica é ainda menor do que a da cimetidina. Sua meia-vida também é de cerca de 2 horas. A eliminação da ranitidina é feita pelos rins, predominantemente de forma inalterada. Entre 2% e 4% são eliminados na forma do metabólito ativo dimetil-ranitidina.

A famotidina é bem absorvida por via oral e atinge níveis terapêuticos em cerca de 1 hora. É eliminada principalmente por via renal, mas é também excretada no leite materno.

A nizatidina é rápida e quase completamente absorvida ($>$ 90%) após administração oral. Liga-se às proteínas do plasma em cerca de 35%. Biotransformada no fígado, é eliminada principalmente por via renal. Como a famotidina, também é excretada no leite materno.

Farmacodinâmica

Todos os bloqueadores dos receptores H_2 conhecidos são antagonistas competitivos, reversíveis, das ações da histamina sobre esses receptores. Entretanto, esse pode não ser o único mecanismo de ação dessas drogas, pois o bloqueio do efeito secretagogo da pentagastrina, por exemplo, não pode ser inteiramente explicado dessa forma.

INTERAÇÃO COM OUTRAS DROGAS

A cimetidina retarda o metabolismo de anticoagulantes orais, antidepressivos tricíclicos, antipirina, aminopirina e benzodiazepínicos, por inibir o sistema microsomal hepático. Tal inibição ainda não foi demonstrada com a ranitidina.

AÇÕES E EFEITOS

Os bloqueadores dos receptores H_2 reduzem eficazmente a secreção ácida gástrica estimulada por alimentos, pentagastrina, insulina, cafeína ou histamina. Essa diminuição está relacionada com redução tanto do conteúdo ácido quanto do volume do suco gástrico, e ocorre em indivíduos sadios e em portadores de úlcera péptica.

A secreção de pepsina é reduzida em cerca de 30% após doses normais de cimetidina. Essa redução é, entretanto, muito menor do que a sofrida pelo conteúdo do suco gástrico. A redução de pepsina é, em sua maior parte, devida à redução de volume do suco gástrico determinada pelos bloqueadores H_2.

A secreção de fator intrínseco é também reduzida pelos bloqueadores H_2, mas, como em condições fisiológicas o fator intrínseco é secretado em grande excesso, a absorção de vitamina B_{12} permanece suficiente, mesmo nas terapias de longa duração com bloqueadores H_2.

Não há influência dos bloqueadores H_2 sobre a secreção pós-prandial de lipase, tripsina e ácidos biliares, assim como não é alterada a secreção pancreática.

Embora tenha sido evidenciada a interferência dos bloqueadores H_2 nas respostas vasculares induzidas pela histamina em animais, a extensão dessa atividade no homem permanece obscura.

A histamina bloqueia o seu próprio metabolismo, efeito esse especialmente inibido pelos bloqueadores dos receptores H_1 e H_2. Os bloqueadores dos receptores H_2 podem induzir um aumento na atividade da histidina descarboxilase (enzima envolvida na transformação da histidina em histamina).

Usos terapêuticos

Os anti-histamínicos bloqueadores dos receptores H_2 têm grande aceitação no tratamento das afecções que cursam associadas a hiperacidez gástrica e, em particular, no tratamento da úlcera péptica.

Como regra geral, uma inibição de 50% da secreção ácida gástrica é obtida com concentração plasmática de 800 ng/mL de cimetidina ou 100 ng/mL de ranitidina. A cimetidina (na dose de 1.000 mg/dia) reduz em 50% a secreção ácida em 24 horas em 70%. As inibições da secreção ácida noturna atingem, com as doses anteriores, 70% com a cimetidina e 90% com a ranitidina.

BLOQUEADORES H_2 NA ÚLCERA DUODENAL

Os bloqueadores dos receptores H_2 aumentam a percentagem de cura da úlcera duodenal em pacientes ambulatoriais. Pesquisas controladas mostram um índice de cura, com redução da duodenite e remissão dos sintomas, de 80% a 94% dos pacientes em 4 a 6 semanas de

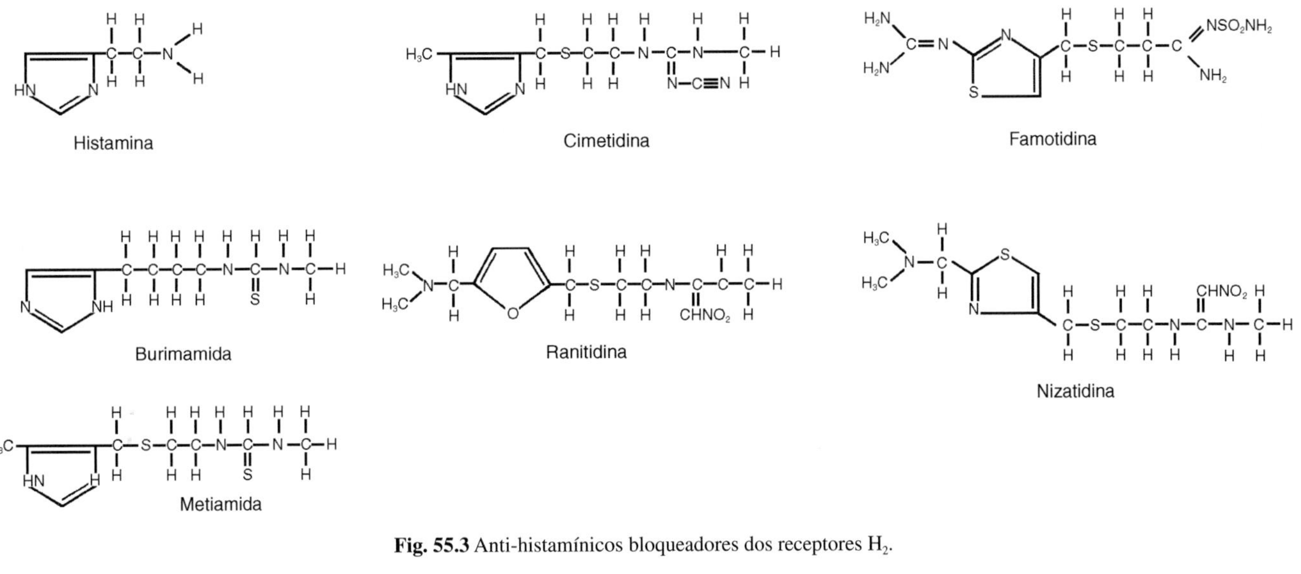

Fig. 55.3 Anti-histamínicos bloqueadores dos receptores H_2.

tratamento com cimetidina ou ranitidina, com comprovação endoscópica.

O número de recorrência pode ser significativamente diminuído com uma única dose noturna de manutenção após o tratamento da fase aguda.

BLOQUEADORES H₂ NA ÚLCERA GÁSTRICA

Os bloqueadores H₂ aceleram a cura da úlcera gástrica benigna, atingindo 50% a 75% após 8 semanas de tratamento.

O uso profilático dos bloqueadores H₂ reduz significativamente o número de recidivas.

Entretanto, devido à possibilidade de os bloqueadores H₂ mascararem os sintomas iniciais de uma lesão maligna, é indispensável que, antes de se iniciar o tratamento com essas drogas, haja cuidadosa exploração endoscópica com a finalidade de assegurar que se trata de úlcera gástrica benigna.

BLOQUEADORES H₂ NAS ESOFAGITES

Os bloqueadores dos receptores H₂ são úteis no tratamento das esofagites de refluxo graças à sua capacidade de reduzir o volume e o conteúdo ácido da secreção gástrica.

BLOQUEADORES H₂ NA SÍNDROME DE ZOLLINGER-ELLISON

Nessa situação, caracterizada pela excessiva produção de gastrina que eleva a níveis insuportáveis a secreção ácida gástrica, os bloqueadores H₂ permitem o controle dos vômitos e diarreias e possibilitam a cicatrização das úlceras pépticas. Entretanto, os *inibidores da bomba de prótons* (ver adiante) mostram-se mais eficazes no controle da síndrome.

Quadro 55.3 Reações adversas associadas ao uso dos bloqueadores dos receptores H₂

1. Cefaleia, astenia, tonturas, confusão mental
2. Diarreia ou obstipação intestinal
3. Dores musculares e reações cutâneas
4. Neutropenia e agranulocitose
5. Elevação da creatinina sérica e das transaminases
6. Elevação da prolactina: mastodinia, ginecomastia, galactorreia (cimetidina e famotidina)

BLOQUEADORES H₂ NAS HEMORRAGIAS GASTROINTESTINAIS

Os bloqueadores dos receptores H₂ podem ser utilizados para prevenir hemorragias digestivas em pacientes portadores de insuficiência hepática ou no tratamento das hemorragias associadas à gastrite ou às erosões esofágicas, gástricas ou duodenais.

Toxicidade e efeitos colaterais

Dentre os efeitos colaterais induzidos pelos bloqueadores dos receptores H₂, os mais comuns são cefaleia e astenia, diarreia ou obstipação intestinal, dores musculares, reações cutâneas, tonturas e confusão mental, perda da libido e impotência sexual.

Embora existam alguns relatos de neutropenia em pacientes em tratamento com cimetidina, esses mesmos pacientes estavam em uso simultâneo de outras drogas que podem, reconhecidamente, causar esse efeito colateral, o que dificulta a identificação do causador da anormalidade.

Quadro 55.4 Anti-histamínicos bloqueadores dos receptores H₁ e suas posologias usuais

Substâncias	Nomes Comerciais	Apresentações e Posologias
Astemizol	Cilergil (Cilag), Hismanal (Janssen), Hisnot (Farmasa), Histabloc (I.Q.C.), Histamizol (Aché)	Cápsulas: 10 mg Suspensão oral 1 e 2 mg/mL Via oral, 10 mg/dia
Azatadina	Cedrin (Schering-Plough) — assoc.	Cápsulas: 1 mg; Xarope: 1 mg/5 mL Via oral, 1 a 2 mg, 2 ou 3 vezes/dia
Azelastina	Lastinol (Sintofarma) Rino Lastin (Asta Médica)	Solução nasal: 1 mg/mL Uso: um jato em cada narina (0,14 mg), 2 vezes ao dia
Bronfeniramina	Bromphen, Chlorphed, Codimal-A, Conjec-B, Cophene-B, Dehist, Histaject Modified, Nasahist, Oraminic, Stat Revised	Comprimidos: 4 a 8 mg Comprimidos a.p.: 8 e 12 mg Elixir: 2 mg/5 mL Sol. inj.: 10 e 100 mg/mL Via oral: comp. ou elixir, 4 mg, cada 4 a 6 horas; comp. a.p., 8 mg, 2 a 3 vezes/dia ou 12 mg/dia Via IM, IV ou SC: 10 mg, 2 a 3 vezes ao dia
Cetirizina	Zyrtec (Glaxo)	Comprimidos: 10 mg Via oral: 5 a 10 mg/dia
Cipro-heptadina	Periatin (Prodome) e as associações Apevitin BC (EMS), Cobactin (Zambon), Cobavital (Sintofarma), Periatin BC (Prodome), Periavita (Prodome)	Comprimidos: 4 mg Xarope: 2 mg/5 mL Via oral: 4 mg, 3 vezes/dia
Clemastina (meclastina)	Agasten (Sandoz)	Comprimidos: 1 mg Xarope: 0,75 mg/15 mL Via oral, 1 comprimido ou 15 mL do xarope, 3 ou 4 vezes ao dia
Clorfeniramina (clorfenamina)	Analgin C-R (EMS) e as associações Colizin (Sedabel), Benegrip (Newlab), Cheracap (Rhodia), Cortagripe D (UCI-Farma), Descon (Merrell Lepetit), Sedagripe (Novaquímica), Termigripe C (Luper), Tetrapulmo (I.Q.C.)	Comprimidos: 2 e 8 mg Sol. oral: 0,75 mg/5 mL; 1 mg/mL; 1 mg/5 mL Sol. inj.: 2,5 e 5 mg/fr.-amp. Via oral: 4 mg, 4 a 6 vezes ao dia Via IM, IV ou SC: 5 a 40 mg em dose única
Dexclorfeniramina	Dex-Clorfeniramina (Sanval), Dextro-Clorofeniramina (Royton), Polaramine (Schering-Plough)	Comprimidos: 2 mg Comprimidos a.p.: 6 mg Sol. oral: 2 mg/mL Via oral: 2 mg, cada 4 a 6 horas, ou um comp. a.p., cada 12 horas
Difenidramina	Benadryl (Aché), Bronquidex (Farmalab), Dimex (Casi), Ozonyl Expectorante (Gross), Rinosite (Sanval)	Comprimidos: 12,5 mg Sol. inj.: 8,3 mg/mL; 10 mg/5 mL; 10 mg/15 mL Sol. inj.: 10 e 50 mg/mL Via oral: 25 a 50 mg, cada 6 a 8 horas Via IV ou IM profunda: 10 a 50 mg
Dimenidrinato	Dramin (Byk), Dramin B-6 (Byk), Dramin B-6 DL (Byk)	Comprimidos: 50 e 100 mg Sol. oral: 25 mg Via oral: 50 a 100 mg, cada 4 horas

(continua)

Quadro 55.4 Anti-histamínicos bloqueadores dos receptores H$_1$ e suas posologias usuais (continuação)

Substâncias	Nomes Comerciais	Apresentações e Posologias
Doxilamina	Associações: Bisolvon Complex (Boehringer de Angeli), EMS Expectorante (EMS), Revenil Dospan (Merrell Lepetit), Revenil Expectorante (Merrell Lepetit), Revenil Xarope (Merrell Lepetit), Silomat Plus (Boehringer de Angeli)	Comprimidos: 25 mg Xarope: 7,5 mg/10 mL; 6 mg/5 mL; 3,75 mg/5 mL Sol. oral: 9 mg/mL Via oral: 12,5 a 25 mg, cada 4 a 6 horas
Ebastina	Ebastel (Rhodia)	Comprimidos: 10 mg; Xarope: 1 mg/mL Uso: 10 mg/dia
Epinastina	Talerc (Boehringer Ingelheim)	Comprimidos revestidos: 10 e 20 mg Uso: 10 a 20 mg/dia
Fenindamina	Superhist (Wyeth-Whitehall) — assoc.	Comprimidos: 25 mg Via oral: 25 mg, cada 4 a 6 horas
Fexofenadina	Allegra (Hoechst Marion Roussel)	Cápsulas: 60 mg Uso: 60 mg, 2 vezes/dia
Loratadina	Alertal (Sintofarma), Claritin (Schering-Plough), Claritin D (Schering-Plough) — assoc.	Comprimidos: 5 a 10 mg Xarope: 5 mg/5 mL Via oral: 10 mg/dia
Mepiramina (pirilamina)	As associações: Alergo Glucalbert (Dansk-Flama), Alersan (QIF), Cefunk (Apsen), Triaminic (Sandoz)	Comprimidos: 20 mg Sol. oral: 20 mg/5 mL Via oral: 20 a 40 mg, cada 8 horas
Prometazina	Fenergan (Rhodia), Pamergan (Cristália), Prometazina (Biochímico, Cristália, Vital Brazil)	Comprimidos: 10, 12,5, 25 e 50 mg Xarope: 2,5 mg/mL, 6,25 mg/5 mL, 10 mg/5 mL, 25 mg/5 mL Sol. inj.: 25 e 50 mg/mL Via oral: 10 a 12,5 mg, cada 6 horas Via IM ou IV: 25 mg
Terfenadina	Fenasil (Sintofarma), Histadane (Cibran), Pridinol (Millet Roux), Teldane (Merrell Lepetit)	Comprimidos: 60 e 120 mg Sol. oral: 6 mg/mL Via oral: 60 mg, 2 ou 3 vezes/dia, ou dose única diária de 120 mg
Tripelenamina	Asmosterona (Zambon)	Comprimidos: 50 mg Xarope: 150 mg/100 mL Via oral: 25 a 50 mg, cada 4 a 6 horas
Triprolidina	Trifedrin (Wellcome — ICI) — assoc.	Xarope: 0,5 mg/5 mL Via oral: 2,5 mg, cada 4 a 6 horas

Obs.: 1. Nem todas as especialidades farmacêuticas que contêm anti-histamínicos e comercializadas no Brasil constam do quadro.
2. Algumas das especialidades citadas apresentam outras formas farmacêuticas.
3. A posologia apresentada refere-se ao adulto e pode ser modificada de acordo com o quadro clínico e as características próprias do paciente.

Quadro 55.5 Anti-histamínicos bloqueadores dos receptores H$_2$ e suas posologias usuais

Substâncias	Nomes Comerciais	Apresentações e Posologias
Cimetidina	Cimecol (Biochímico), Cimetidan (Honorterápica), Cimetidina (Inaf, Fleming, Fisioquímica, Sanval, Teuto-Brasileiro), Cimetil (Infabra), Cimetin (Cristália), Cimex-Retard (Baldacci), Climatidine (Clímax), Duomet (União Química), Gastrodine (Apsen), Neocidine (Calbos), Stomakon (Biolab Searle), Stomet (Farmoquímica), Tagamet (Smith Kline/Beecham), Ulcedine (Sanofi Winthrop), Ulcedine 400 (Sanofi Winthrop), Ulcedor (Brasifa), Ulcemex (Catarinense), Ulcenon (Legrand), Ulcerase (Herald's), Ulcimet (Farmasa), Ulgastrin (Cibran), Up Med (Cimed), Zagastrol (Riedel/Zabinka)	Comprimidos: 200 e 400 mg Sol. inj.: 300 mg/2 mL Via oral: 400 a 600 mg, 2 vezes ao dia
Famotidina	Famodine (Farmasa), Famoset (Sintofarma), Famox (Aché)	Comprimidos: 20 e 40 mg Via oral: 20 mg, 2 vezes ao dia, ou 40 mg ao deitar
Nizatidina	Axid (Eli Lilly)	Comprimidos: 150 e 300 mg Via oral: 150 mg, 2 vezes ao dia, ou 300 mg ao deitar
Ranitidina	Antak (Glaxo), Label (Asta Médica), Logat (Libbs), Radan (Marjan), Ranidin (União Química), Ranitil (EMS), Regalil (Farmoquímica), Ulcoren (I.Q.C.), Zadine (UCI-Farma), Zylium (Farmasa)	Comprimidos: 120, 150, 200 e 300 mg Comp. efervescente: 150 e 300 mg Xarope: 15 mg/10 mL Sol. inj.: 50 mg/2 mL Via oral: 150 mg, 2 vezes ao dia, ou 300 mg ao deitar Via IM: 50 mg, a cada 6 a 8 horas Via IV: 50 mg, a cada 6 a 8 horas, diluídos em 20 mL de solução de NaCl 0,9% ou em infusão contínua de 6,35 mg/hora diluída em solução compatível

Obs.: 1. Nem todas as especialidades farmacêuticas que contêm bloqueador do receptor H$_2$ e comercializadas no Brasil constam do quadro.
2. A posologia apresentada refere-se ao adulto e pode ser modificada de acordo com o quadro clínico e as características próprias do paciente.

Em alguns casos, pode-se encontrar aumento de creatinina sérica em pacientes em uso de bloqueadores H_2, mas essa alteração tende a desaparecer com a continuação do tratamento.

As transaminases também podem estar aumentadas durante o tratamento, e esse fator pode indicar lesão hepática leve sem que sejam afetados outros valores bioquímicos indicativos da função hepática.

O uso continuado de altas doses de cimetidina e famotidina pode determinar alterações nas mamas, tais como dor, ginecomastia e galactorreia, devidas ao aumento significativo dos níveis sanguíneos de prolactina. Ranitidina e nizatidina parecem desprovidas de efeitos estimulantes sobre a produção de prolactina.

OUTRAS DROGAS UTILIZADAS NO CONTROLE DA SECREÇÃO ÁCIDA GÁSTRICA E DA ÚLCERA PÉPTICA

Inibidores da bomba ácida gástrica ("bomba de prótons")

O omeprazol é o protótipo das drogas inibidoras reversíveis da H^+-K^+-ATPase existente na membrana das células parietais e responsável pelo conteúdo ácido da secreção gástrica. Essas drogas inibem o último passo da secreção ácida gástrica e são, portanto, eficazes em reduzir a secreção ácida gástrica por quaisquer meios.

Análogos das prostaglandinas

Esse grupo de drogas, representado principalmente pelo misoprostol, um análogo sintético da PGE, embora não modifique o volume ou o conteúdo ácido da secreção ácida gástrica, aumenta os mecanismos de proteção das paredes gástrica e duodenal, permitindo a cicatrização rápida e eficiente das úlceras pépticas.

REFERÊNCIAS BIBLIOGRÁFICAS

1. ALTOUNYAN, R.E.C. Inhibition of experimental asthma by a new compound, disodium cromoglycate, "INTAL". *Acta Allergol.* (Kbh.) *22*:487-489, 1967.
2. ALTURA, B.M. Reticulo-endothelium cell function and histamine release in shock and trauma; relationship in microcirculation. *Klin. Wochenscher.*, *60*:882-890, 1982.
3. ASH, A.S., SHILD, H.O. Receptors mediating some actions of histamine. *Br J. Pharmacol.*, *27*:427-439, 1966.
4. BEAVEN, M. *Histamine: Its Role in Physiological and Pathological Processes.* S. Karger, Basel, 1978.
5. BERALDO, W.T. e SILVA, W.D. da. Release of histamine by animal venoms and bacterial toxins. *In: Handbuch der Experimentellen Pharmakologie.* Berlim, Springer-Verlag, v. 18, 1966. p. 1.334-336.
6. BEST, C.H., DALE, H.H., DUDLEY, H.W., THORPE, W.V. The nature of the vasodilatador constituents of certain tissue extracts. *J. Physiol.* (Lond.), *62*:397-417, 1927.
7. BINDER, H.J., DONALDSON, R.M., Jr. Effect of cimetidine on intrinsic factor and pepsin secretion in man. *Gastroenterology*, *74*:371-375, 1978.
8. BLACK, J.W., DUNCAN, W.A.M., DURANT, C.J., GANELLIN, C.R., PARSONS, E.M. Definition and antagonism of histamine H_2-receptors. *Nature*, *236*:385-390, 1972.
9. BOHMAN, T., MYREN, J., LARSEM, S. Inhibition of the histaminestimulated gastric secretion in healthy subjects by the H_2-receptor antagonist ranitidine. *Scand. J. Gastroenterol.*, *15*:183-185, 1980.
10. BOVET, D., STAUB, A. Action protectrice des éthers phénoliques au cours de l'intoxication histaminique. *C.R. Séanc. Soc. Biol.*, *124*:547-549, 1937.
11. BRODGEN, R.N., CARMINE, A.A., HELL, R.C., SPEIGHT, T.M., AVERY, G.S. Ranitidine: a review of its pharmacology and therapeutic use in peptic ulcer disease and other allied diseases. *Drugs*, *24*:267-303, 1982.
12. DAHLEN, S.E., HANSSON, G., HEDQUIST, P., BJORK, T., GRANSTROM, E., DAHLEN, B. Allergen challenge of lung tissue from asthmatics elicits bronchial contraction tract correlates with the release of leukotrienes C_4, D_4 and E_4. *Proc. Natl. Acad. Sci. U.S.A.*, *80*:1712-1716, 1983.
13. DALE, H.H. The anaphylactic reaction of plain muscle in guinea pig. *J. Pharmacol. Exp. Ther.*, *4*:167-223, 1913.
14. DALE, H. H., LADLAW, P. P. The physiological action of β-imidazolylethelamine. *J. Physiol.* (London), *41*:318-334, 1910.
15. EULER, U.S. Relationship between histamine and the autonomic nervous system. *In: Haunbuch der Experimentellen Pharmacologie.* Springer-Verlag. Berlin, V.8, 1966. p. 1.318-333.
16. FAINGOLD, C.L. Antihistamines as central nervous system depressants. Histamine. *In:* ROCHA E SILVA, M. (ed.) Histamine II and Anti-Histaminics: Chemistry, Metabolism and Physiological and Pharmacological Actions. Handbuch der Experimentellen Pharmakologie, 18(2.561):573, 1978.
17. FELLENIUS, E., BERGLINDH, T., SACHS, G., OLBE, L., ELANDER, B., SJOSTRAND, S.E., WALMARK, B. Substituted benzimidazole inhibit gastric acid and secretion by blocking (H^+-K^+) ATPase. *Nature*, *290*: 159-61, 1981.
18. FLACKE, W., ATANACKOVIC, D., GILLIS, R.A., ALPER, M.H. The action of histamine on the mammalian heart. *J. Pharmacol. Exp. Ther.*, *155*:271-278, 1967.
19. GUSTAVSSON, S., ADAMI, H.D., LOFF, L., NYBERS, A., NYREN, D. Rapid healing of duodenal ulcers with omeprazole. *Lancet*, *2*:124-125, 1983.
20. HENRY, A., MacDONALD, I.A., KITCHINGMAN, G., BELL, G.D., LANGMAN, M.J.S. Cimetidine and ranitidine: comparison of effects on hepatic drug metabolism. *Brit. Met. J.*, *281*:775-777, 1980.
21. HIRSCHOWITZ, B.I. H_2 histamine receptors. *Annu. Ver. Pharmacol. Toxicol.*, *19*:203-244, 1979.
22. HUNT, R.H., MILLS, J.G., BERESFORD, J., BILLINGS, J.A., BURLAND, W.L., MILTON-THOMPSON, G.J. Gastric secretory studies in humans with impromidine (DKeF92676) – a specific H_2 histamine receptor agonist. *Gastroenterology*, *78*:505-511, 1980.
23. ISHIZAKA, K. (ed.) Mast cell activation and mediator release. *Prog. Allergy*, *34*:1-438, 1984.
24. JANSEN, R.T., COLLEN, M.J., PANDOL, S.J., ALLENDE, H.D., RAUFMAN, J.P., BISSONETE, B.M., DUNCAN, W.C., DURGAN, P. L., CILLIN, J.C., GARDNER, J.D. Cimetidine induced impotence and breast changes in patients with hypersecretory states. *N. Engl. J. Med.*, *308*:883-888, 1983.
25. KAHLSON, G., ROSENGREN, E. *Biogenesis and Physiology of Histamine.* Edward Arnold, Ltd., London, 1971.
26. KLEIST, D. von, GRAF, K.J., DOUGHEHERTY, F.C., HAMPEL, K.E. Effects of cimetidine and ranitidine on gastric transmural potential difference and prolactine secretion in man. *Hepato-gastroenterol.*, *28*:210-212, 1981.
27. KONTUREK, S.J., OBTULOWICZ, W., KWIECIEN, N., KOPP, B., OLESKY, J. Dynamics of gastric acid and inhibition by ranitidine in duodenal ulcer patients. *Digestion*, *22*:119-125, 1981.
28. LAGUNOFF, D., MARTIN, T.W., READ, G. Agents that release histamine from mast cell. *Annu. Rev. Pharmacol. Toxicol.*, *23*:331-351, 1983.
29. LANGMAN, M.J.S., HENRY, D.A., BELL, G.D., BURHANM, W.R., OGILVY, A. Cimetidine and ranitidine in duodenal ulcer. *Brit. Med. J.*, *281*:473-474, 1980.
30. LORENZ, W., DOENICKE, A., SCHONING, B., NEUGEBAUER, E. The role of histamine in adverse reactions to intravenous agents. *In:* THORNTON, J.A. (ed.) *Adverse Reactions to Anaesthetic Drugs.* Elsevier/North Holland, Amsterdam, 1981. p. 169-238.
31. McINTIRE, F.C. Histamine release by antigen-antibody reactions. *In: International Encyclopedia of Pharmacology and Therapeutics.* Pergamon Press, Oxford, 1973.
32. McINTOSH, F. C. Histamine as a normal estimulant of gastric secretion. *Q. J. Exp. Physiol.*, *28*:87, 1938.
33. MIGNON, M., VALLOT, T., MAYEUR, S., TREFFOT, M. J., BONFILS, S. Intérét d'un nouvel antagoniste des récepteurs H_2, la ranitidine, dans le traitement du syndrome de Zollinger-Ellison. *Gastroenterol. Clin. Biol.*, *5*:42-47, 1981.
34. MISIEWICZ, J. J., WORMSLEY, K. G. (eds.) *The Clinical Use of Ranitidine.* Medical Publishing Foundation, Oxford, 1982.
35. PATON, W. D. M. Histamine release by compounds of simple chemical structure. *Pharmacol, Rev.*, *9*:269-328, 1957.
36. PEDEN, N. R., BOYD, E. J. S., SAUNDERS, J. H. B., WORMSLEY, K. G. Ranitidine in the treatment of duodenal ulceration. *Scand. J. Gastroenterol.*, *18*(3):325-32, 1981.
37. RAITERI, M. Functional studies of neurotransmitter receptors in human brain. *Life Sciences*, *54*:1635-1647, 1994.
38. REITE, O. B. Comparative physiology of histamine. *Physiol. Rev.*, *52*:778-819, 1972.
39. RILEY, A. J., SALMON, P. R. (eds.) *Ranitidine.* Excerpta Medica, Amsterdam, 1982.

40. ROBERTS, F., CALCUTT, C. R. Histamine and the hypothalamus. *Neuroscience, 9*:721-739, 1983.
41. ROCHA E SILVA, M. (ed.) Histamine: its chemistry, metabolism and physiological actions. *In: Handbuch der experimental Pharmakologie.* Berlin, Springer-Verlag, 1966. v. 18. pt. 1.
42. SACHS, G. Pump blockers and ulcer disease. *N. Engl. J. Med., 310:*785-786, 1984.
43. SCHAYER, R. W. Induced synthesis of histamine, microcirculatory regulation and the mechanism of the glucocorticoid hormones. *Prog. Allergy, 7:*187-212, 1963.
44. SCHAYER, R. W. Histamine and microcirculation. *Life Sci., 15*:391-401, 1974.
45. SEDMAN, A. J. Cimetidine – drug interactions. *Am. J. Med., 76*:109-114, 1984.
46. SHEERS, R., McKAY, J. S., HUGHES, S. Ranitidine and duodenal ulceration: a short-term and maintenance study. *J. of the Royal Society of Medicine, 7*:323-326, 1982.
47. THEOHARIDES, T. C., SIEGHART, W., GREENGARD, P., DOUGLAS, W. W. Antiallergic drug cromolyn may inhibit histamine secretion by regulating phosphorylation of a mast cell protein. *Science, 207*:80-82, 1980.
48. WALT, R. P., GOMES, M. D., LOSAN, L. H., POUNDER, R. E. Effect of daily oral omeprazole on 24 hour intragastric acidity. *Br. Med. J. (Clin. Res.), 287*:12-14, 1983.
49. WEST, S., BRANDON, B., STOLLEY, P., RUMRILL, R. A review of antihistamines and the common cold. *Pediatrics, 56*:100-107, 1975.
50. ZANINI, A. C., BASILE, A. C., MARTIN, N. I. C., OGA, S. *Guia de Medicamentos – 1995.* Atheneu Editora, São Paulo, 1995.

56

Autacoides

Penildon Silva

Os autacoides constituem um grupo heterogêneo de substâncias formadas pelo organismo que possuem intensa atividade fisiológica e fisiopatológica.

Os autacoides são, às vezes, denominados hormônios locais, agentes autofarmacológicos ou secreções parácrinas e autócrinas.

A palavra *autacoide* vem do grego *autos* (próprio) e *akos* (remédio ou agente medicinal). Alguns autores usam a palavra *autocoide* e não *autacoide*, mas a última grafia é considerada melhor.

Na realidade, os hormônios, os neurotransmissores e os autacoides não são categorias separadas em termos de função e local de ação. Essas categorias se imbricam do ponto de vista funcional. A maioria dos mediadores químicos do corpo faz parte de um espectro, de acordo com Rang e colaboradores, com substâncias que são predominantemente neurotransmissores (como acetilcolina) e outras que são predominantemente hormônios (esteroides sexuais). Os mediadores químicos da inflamação e outras substâncias são intermediários nesse espectro e integram o grupo dos autacoides.

Os autacoides, na sua maioria, não são pré-formados nem armazenados em grânulos secretórios ou vesículas.

Os autacoides agem na própria célula de origem (efeito autócrino) ou em células vizinhas (efeito parácrino) e englobam as seguintes substâncias:

– eicosanoides
– citocinas
– cininas
– óxido nítrico
– fator ativador das plaquetas
– histamina
– serotonina
– angiotensina

EICOSANOIDES

A palavra *eicosanoides* vem do grego *eikosa*, vinte, e *eidos*, forma. Os eicosanoides constituem uma família de ácidos graxos essenciais de 20 átomos de carbono, formados principalmente a partir do ácido araquidônico.

Desempenham funções importantes na fisiologia e patologia de todo o organismo. Os eicosanoides são representados pelas prostaglandinas, tromboxanos, leucotrienos e lipoxinas.

O ácido araquidônico é assim chamado porque é derivado ácido do amendoim, *Arachis hypogaea*. Trata-se de um ácido graxo insaturado que encerra 20 carbonos e quatro ligações duplas com o nome químico de ácido 5, 8, 11, 14-eicosatetraenoico. É o material inicial para a síntese das prostaglandinas, tromboxanos, leucotrienos e lipoxinas. O ácido araquidônico é um ácido graxo ômega-6 e um dos ácidos graxos comuns derivados dos fosfolipídios da membrana celular.

As prostaglandinas (PG_s) formam um grupo de ácidos graxos de 20 carbonos, poli-insaturados, que encerram um anel ciclopentânico entre C8 e C12.

As prostaglandinas podem ser consideradas derivadas do ácido prostanoico, um composto hipotético.

As prostaglandinas se dividem em classes (A-J) de acordo com os grupamentos substituintes no ciclo do anel ciclopentânico.

As prostaglandinas são também subdivididas de acordo com o número de duplas ligações na cadeia lateral, o que é indicado por um número índice, como, por exemplo, PGE_2.

Os subscritos α e β indicam a configuração tridimensional dos grupos alcoólicos ligados às estruturas cíclicas. O subscrito α indica que o substituinte se situa abaixo do plano do anel, o β indica que o substituinte se situa acima do plano do anel. As PGF_s que ocorrem naturalmente têm a configuração α, por exemplo $PGF_{2\alpha}$.

O ácido araquidônico se converte em prostaglandinas dienoicas, isto é, que encerram duas ligações duplas.

Os ácidos di-homo-γ-linolênico e eicosapentaenoico formam as séries monoenoica e trienoica de prostaglandinas.

O termo *prostanoide* é usado para designar derivados do ácido prostanoico, tais como prostaglandinas e prostaciclina.

A prostaciclina possui estrutura similar à das prostaglandinas, mas encerra um segundo anel.

Os tromboxanos (TX: A e B) foram inicialmente descobertos como produtos do metabolismo do ácido araquidônico nas plaquetas sanguíneas ou trombócitos. Os tromboxanos, em lugar do anel pentânico das prostaglandinas, encerram um anel oxânico.

Os leucotrienos (LT_s) são assim chamados porque foram detectados inicialmente nos leucócitos e porque possuem um sistema triênico (três duplas ligações) na sua estrutura.

Os leucotrienos não possuem o anel ciclopentânico nem o anel oxânico e são divididos em grupos (A-F) de acordo com diferenças estruturais.

Formam-se diferentes compostos bioativos pela ação combinada de duas enzimas, lipoxigenases, que deram origem ao termo lipoxinas. Duas principais lipoxinas são formadas a partir do ácido araquidônico, referidas como lipoxina A (LX_A) e lipoxina B (LX_B).

Formação dos eicosanoides

Os precursores dos eicosanoides são os ácidos araquidônico, linoleico, linolênico, eicosapentaenoico e docosaexanoico, que são obtidos de fontes dietéticas. Estudaremos a formação de prostaglandinas, tromboxanos, leucotrienos e lipoxinas.

As prostaglandinas constituem uma família de ácidos carboxílicos, de cadeia linear, que encerram 20 carbonos, um anel ciclopentânico e graus variáveis de insaturação.

As chamadas prostaglandinas "primárias" possuem o mesmo esqueleto de carbonos, originário do ácido prostanoico, do qual se originam a numeração e a nomenclatura das estruturas de origem biológica e dos derivados sintéticos correlatos.

Existem 10 grupos de prostaglandinas, designadas de A a J para indicar as diferenças na estrutura molecular.

As classes E e F, por exemplo, são denominadas de acordo com a presença de um grupamento ceto ou hidroxílico no anel ciclopentânico, na posição 9. A classe D possui um grupamento ceto na posição 11.

O número de duplas ligações nas cadeias laterais alquílicas distingue os membros de cada classe e é indicado pelos índices 1, 2 ou 3.

Três subclasses A, B e C são formadas quimicamente a partir de compostos E, por desidratação.

Todas as prostaglandinas e substâncias correlatas são produzidas a partir dos ácidos graxos livres eicosatrienoico (série 1), araquidônico (série 2) e eicosapentaenoico (série 3), que são liberados de glicerofosfolipídios tissulares pela enzima fosfolipase A_2 ou por uma combinação da fosfolipase C com glicerídio lipase.

Os tromboxanos, diferentemente das prostaglandinas, são assim designados devido à sua relação com um "ácido trombonoico" hipotético, que possui um anel oxânico de seis átomos.

As outras enzimas que atuam na síntese das prostaglandinas, prostaciclina e tromboxanos são as ciclo-oxigenases (COX). A COX I, que é a forma predominante, e a COX II são sensíveis às drogas anti-inflamatórias esteroides e não esteroides tais como indometacina e ácido acetilsalicílico. Em consequência dessa ação, as ciclo-oxigenases são inibidas.

As ciclo-oxigenases transformam o ácido araquidônico nos instáveis endoperóxidos cíclicos das prostaglandinas (PGG_2 e PGH_2).

A enzima isomerase do endoperóxido da prostaglandina converte os endoperóxidos nas prostaglandinas PGD_2, PGE_2 e $PGF_{2\alpha}$.

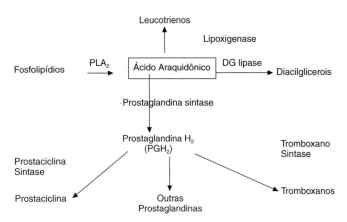

Fig. 56.1 O ácido araquidônico é o principal precursor dos eicosanoides. A prostaglandina sintase catalisa o primeiro passo de uma via metabólica que leva às prostaglandinas, à prostaciclina e aos tromboxanos.

O TXA_2 e a PGI_2 são formados por enzimas do citocromo P450 chamadas tromboxano sintase e prostaciclina sintase, respectivamente.

Todas essas enzimas são referidas como *complexo da prostaglandina sintase* e se encontram ligadas à membrana plasmática e/ou ao retículo endoplasmático de muitos tipos de células.

A síntese de eicosanoides é estimulada pela liberação de ácido araquidônico, por traumatismo na membrana celular, reações de antigeno-anticorpo, proteases como trombina e por hormônios.

Embora o complexo da prostaglandina sintase seja ubíquo, existe considerável especificidade para a ocorrência das diferentes vias metabólicas.

As plaquetas humanas convertem os endoperóxidos em TXA_2 que é o fator responsável pelo início da "reação de liberação" e agregação das plaquetas.

A enzima do citocromo P450 é também abundante em macrófagos, pulmões, baço e cérebro, mas praticamente ausente no coração, estômago e fígado.

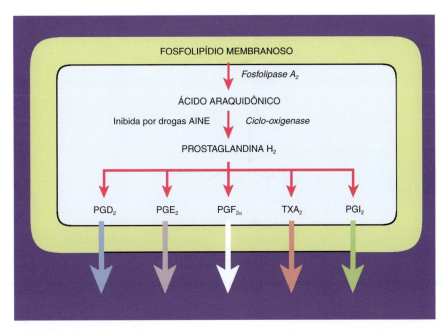

Fig. 56.2 As prostaglandinas são produzidas quando o ácido araquidônico derivado dos fosfolipídios da membrana celular sofre uma série de reações enzimáticas. O tipo final da prostaglandina depende das sintases que são específicas para cada tipo de célula. (NEEDLEMAN, P., ISAKSON, P.C. Selective inhibition of cyclooxygenase 2. *Science and Medicine*. January/February, p. 30-35, 1998.)

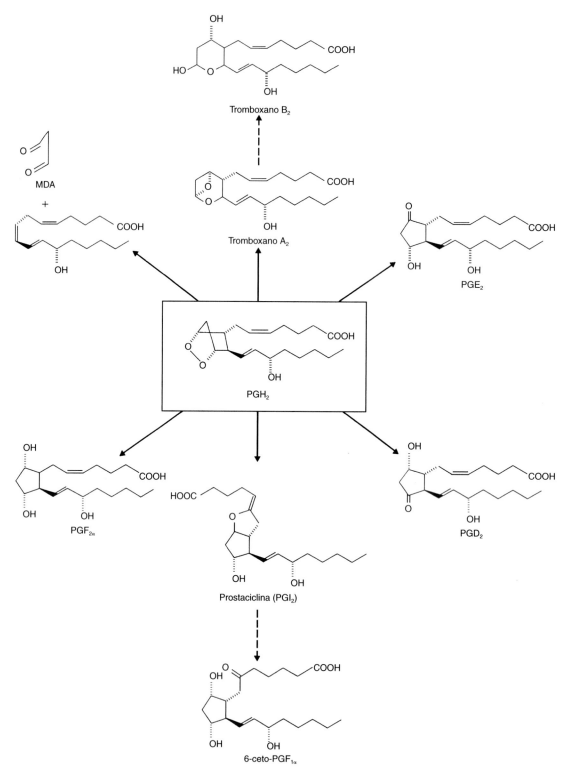

Fig. 56.3 Transformação do prostaglandina endoperóxido (PGH$_2$) em prostaglandinas, prostaciclina e tromboxanos.

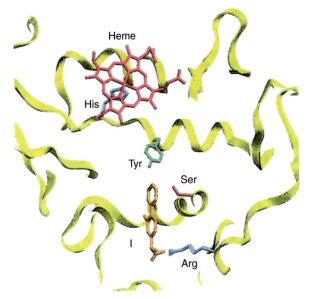

Fig. 56.4 Estrutura do sítio ativo da prostaglandina H_2 sintase.
Um inibidor competitivo que ocupa o sítio do substrato forma uma ponte com uma cadeia lateral da arginina.
O ácido acetilsalicílico inibe a enzima irreversivelmente, acetilando o radical adjacente de serina (PICOT, D., LOLL, P.J., GARAVITO, R.M. *Nature*, 367:243. Copyright 1994 MacMillan Magazine Limited.)

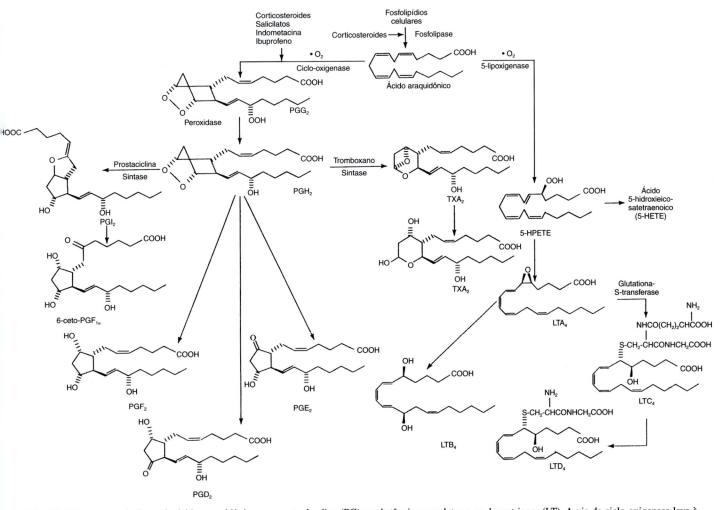

Fig. 56.5 Vias do metabolismo do ácido araquidônico em prostaglandina (PG) e substâncias correlatas e em leucotrienos (LT). A via da ciclo-oxigenase leva à formação dos endoperóxidos cíclicos PGG_2 e PGH_2, e, subsequentemente, prostaciclina (PGI_2), tromboxano (TX) ou prostaglandinas estáveis (E_2, $F_{2\alpha}$, D_2). A via da lipoxigenase resulta na formação do ácido 5-hidroperoxieicosatetraenoico (5-HPETE) e, subsequentemente, dos leucotrienos A_4, B_4, C_4 e D_4. As setas abertas indicam as etapas metabólicas inibidas pelos corticosteroides ou agentes anti-inflamatórios não esteroides, como a aspirina e a indometacina. Não são mostrados os leucotrienos E_4 e F_4, nem outras vias da lipoxigenase. (YAGIELA, E. A., NEIDLE, E. A., DOWN, F. J. *Pharmacology and Therapeutics for Dentistry*. 4th ed. Mosby, St. Louis, 1998.)

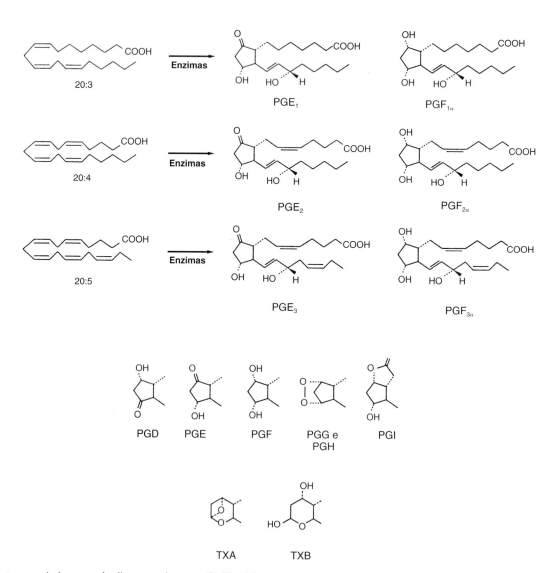

Fig. 56.6 Estruturas gerais das prostaglandinas e tromboxanos. (PACE-ASCIAK, C.R., KADAR, D. The eicosanoids. *In*: KALANT, H. & ROSCHLAU, W. *Principles of Medical Pharmacology*. 6th ed. Oxford University Press, New York, 1998.)

A prostaciclina sintase é uma enzima do citocromo P450 no estômago, no músculo liso e nas células endoteliais de vasos sanguíneos. Essa enzima transforma endoperóxido em PGI_2 que se opõe à ação do TXA_2, inibindo a agregação plaquetária e é muito ativa em reduzir a pressão arterial sistêmica.

A PGI_2 sofre hidratação espontânea, transformando-se na inativa 6-ceto $PGF_{2\alpha}$, e é excretada na urina.

O rim contém enzimas que convertem especificamente os endoperóxidos em PGD_2, PGE_2 e $PGF_{2\alpha}$.

Toda a sequência de síntese das prostaglandinas depende da disponibilidade dos ácidos graxos precursores na forma livre porque os ácidos graxos ligados aos fosfolipídios ou os ésteres derivados não são transformados em prostaglandinas.

A PGE_2, a PGF_2 e a PGD_2 são inativadas por uma enzima específica dependente do NAD chamada 15-hidroxiprostaglandina desidrogenase (15-PG DH), que é abundante praticamente em todos os tecidos.

Essa inativação é rápida e extensa. Uma única passagem, por exemplo, pelos pulmões inativa mais de 90% de PGE_2. Os produtos metabólicos são então excretados na urina.

A via da lipoxigenase envolve a adição de oxigênio molecular a uma ou outra das duplas ligações do ácido graxo poli-insaturado através de diferentes enzimas.

Designam-se as diferentes lipoxigenases de acordo com o local em que elas inserem o oxigênio molecular na molécula do ácido araquidônico com a formação do correspondente ácido hidroperoxieicosatetraenoico (HPETE).

Os produtos mais importantes nos seres humanos são o 5-HPETE, o 12-HPETE e o 15-HPETE.

Esses peróxidos são instáveis e produzem seus derivados hidroxi (HETEs) correspondentes ou são transformados em outros produtos biológicos potentes.

A biossíntese dos leucotrienos (LT) se inicia com a transformação do precursor 5-HETE no instável trieno LTA_4, que é convertido em LTB_4 nos leucócitos polimorfonucleares e em LTC_4 nos mastócitos. O LTD_4, o LTE_4 e a LTF_4 são metabólitos do LTC_4.

A substância de lenta reação da anafilaxia (SRS-A) foi descrita em 1938, e mais tarde verificou-se que a SRS-A era liberada do pulmão de cobaia na reação antígeno-anticorpo. Comprovou-se depois que a SRS-A era uma mistura de LTC_4 e LTD_4.

As lipoxinas A e B com um grupamento hidroxílico correspondente em C-8 ou C-10 e epóxido em C-11 e C-12, para ambas, são derivadas de 12-HPETE pelo rearranjo intramolecular em hidroepóxidos.

Esses produtos são inativados por epóxido hidrolases específicas, transformando-se nos derivados hidroxi correspondentes inativos.

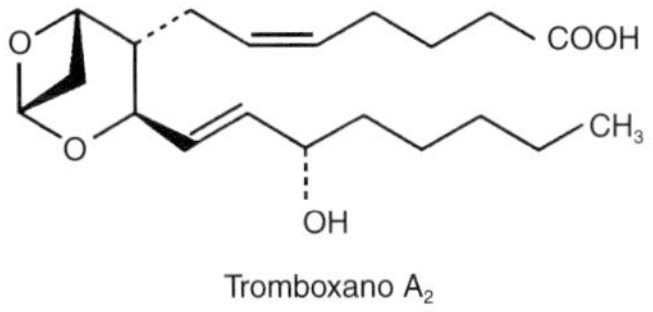

Fig. 56.7 Estruturas do tromboxano A_2 e do tromboxano B_2. O tromboxano A_2 induz agregação plaquetária irreversível e provoca contração da aorta isolada de coelho e liberação de serotonina e ADP de plaquetas em plasma rico em plaquetas.

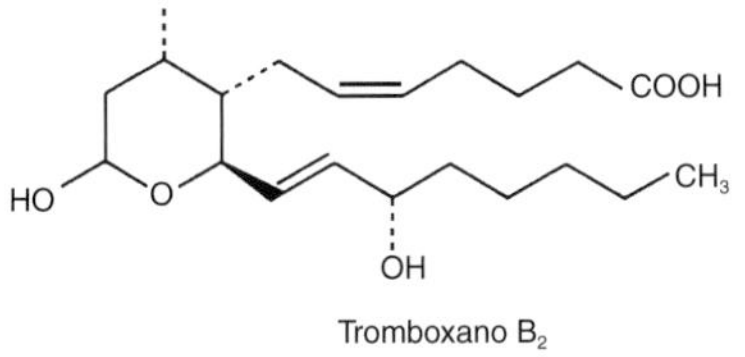

O tromboxano B_2 é um metabólito estável do tromboxano A_2 nas plaquetas, inicialmente considerado inativo. O tromboxano B_2 é liberado durante anafilaxia em pulmões isolados de cobaia, e foi isolado de homogenatos de cérebro de cobaia e de granuloma induzido pela carragenina. Também possui propriedades quimiotáticas.

Os metabólitos do 15-HPETE, com atividade biológica, geram as lipoxinas (LX), produtos esses que possuem três grupamentos hidroxílicos nas posições 5, 6 e 15 para a LXA e nas posições 5, 14 e 15 para LCB.

Na via metabólica da epoxigenase, um sistema de mono-oxigenase do citocromo P450 epoxida as duplas ligações do ácido precursor nos correspondentes derivados monoepóxidos do ácido graxo (EPETEs).

Esses derivados estão envolvidos na manutenção do tônus vascular, no transporte de íons, no crescimento celular, na transdução de sinais, na hemostase e na hematopoese.

Os produtos epóxidos são transformados nos correspondentes derivados diidroxi pela ação de epóxido hidrolases.

Mecanismo de ação dos eicosanoides

Os eicosanoides exercem seus efeitos através de receptores específicos situados nas membranas celulares.

Esses receptores estão associados a proteínas G que modificam a atividade da adenilil ciclase ou ativam a fosfolipase C. Nessa última ativação, há aumento na formação de diacilglicerol e trifosfato de inositol, o que provoca aumento da concentração citosólica de cálcio. Ver Cap. 18 para detalhes sobre esses sistemas efetores desses receptores.

Existem cinco tipos principais e vários subtipos de receptores dos eicosanoides. São denominados de acordo com o eicosanoide de maior afinidade, com o tipo de tecido em que é encontrado e o tipo de resposta provocada.

PGG_2, PGH_2 e TXA_2 iniciam agregação plaquetária através do aumento da concentração de cálcio.

PGE_1, PGD_2 e PGI_2 inibem a inibição plaquetária através do aumento da concentração do AMP cíclico.

Em geral, a liberação de cálcio induzida pelos eicosanoides provoca contração de músculos lisos, ao passo que o aumento do AMP cíclico induz o relaxamento.

Efeitos biológicos dos eicosanoides

Os eicosanoides se formam quando a fosfolipase ou outras lipases são ativadas em determinado tecido.

Essa ativação pode ser provocada pela ação de um estímulo fisiológico (por exemplo, pela angiotensina, bradicinina, noradrenalina) ou por estímulo patológico (lesão tissular). Quando o ácido araquidônico é liberado da forma esterificada existente na membrana celular, ele é transformado em diversos produtos, pela ação de várias enzimas, representadas, principalmente, pelas ciclo-oxigenases e lipoxigenases.

De acordo com o tecido considerado, existe considerável especificidade tissular nos tipos de produtos formados. Nas plaquetas sanguíneas, por exemplo, existem uma ciclo-oxigenase e uma lipoxigenase, mas os produtos principais formados pelas plaquetas são TXA_2 e 12-HPETE.

Os principais produtos formados pela papila renal são PGE_2 e $PGF_{2\alpha}$.

As prostaglandinas e os produtos da lipoxigenase são formados em todos os tecidos e apresentam elevada potência biológica, desencadeando muitos efeitos biológicos.

Os eicosanoides são inativados rapidamente em uma ou duas passagens na circulação. Essa inativação é realizada pela 15-PGDH e numerosas outras enzimas. Os metabólitos são excretados pela urina.

Os principais efeitos biológicos dos eicosanoides serão comentados agora.

SISTEMA CARDIOVASCULAR

Em geral, as prostaglandinas D_2, E_2 e I_2 provocam vasodilatação nas arteríolas e esfíncteres pré-capilares, aumentando assim o fluxo sanguíneo. O débito cardíaco é aumentado e a pressão sanguínea é reduzida.

A $PGF_{2\alpha}$, na maioria das espécies, é vasoconstritora das artérias e veias pulmonares. O TXA_2 é um potente vasoconstritor.

Em certos vasos sanguíneos, como aqueles da mucosa nasal, as prostaglandinas provocam um efeito vasoconstritor e, por isso, são indicadas como descongestionantes nasais.

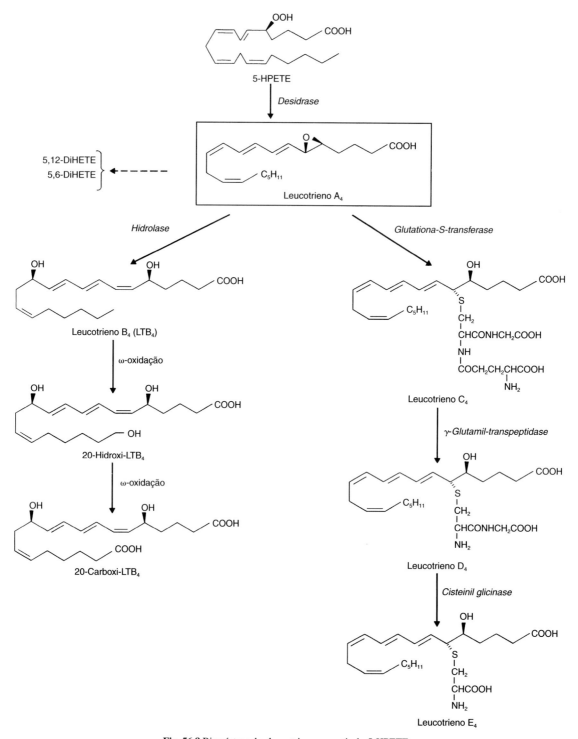

Fig. 56.8 Biossíntese dos leucotrienos a partir do 5-HPETE.

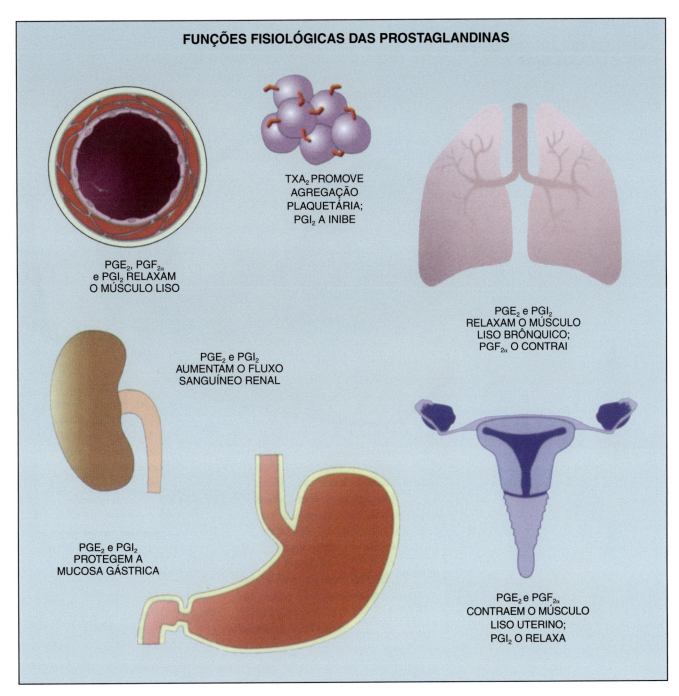

Fig. 56.9 Efeitos fisiológicos das prostaglandinas. (NEEDLEMAN, P. & ISAKSON, P. Selective inhibition of cyclooxygenase. 2. *Science and Medicine*. January/February, p. 30-35, 1998.)

O TXA_2 é um potente iniciador da agregação plaquetária, ao passo que a PGI_2 se opõe à agregação plaquetária, devido à elevação da concentração do AMP cíclico na plaqueta.

Além disso, a PGI_2 pode desagregar conjuntos formados de plaquetas, inibir a formação de trombos e cooperar na manutenção da fluidez do sangue.

As propriedades opostas do TXA_2 e da PGI_2 na função plaquetária fornecem um mecanismo de regulação da função hemostática. Um desequilíbrio entre PGI_2 e TXA_2 pode explicar alguns estados patológicos da formação de trombos e da inflamação.

Em modelos experimentais, a PGI_2 reduz o tamanho dos enfartes do miocárdio, diminui a lesão hipóxica em fígado isolado de gato e reduz a lesão isquêmica durante transplante de rim no cão.

A PGI_2, a PGE_2 e o óxido nítrico são liberados simultaneamente de células endoteliais. A PGE_2 inibe a diferenciação de linfócitos B em plasmócitos secretores de anticorpo, a proliferação de linfócitos T e a liberação de citocinas.

MUSCULATURA LISA

O músculo liso pode ser relaxado ou contraído pelas prostaglandinas, dependendo do órgão estudado, da espécie e do tipo de prostaglandina.

Os músculos brônquicos são relaxados nos humanos e na maioria das outras espécies por PGE_1, PGE_2 e PGE_2 e contraídos por TXA_2, LTC_4 e LTD_4.

O músculo uterino grávido é sempre contraído *in vivo* por PGE_1, PGE_2 e $PGF_{2\alpha}$, induzindo o aborto.

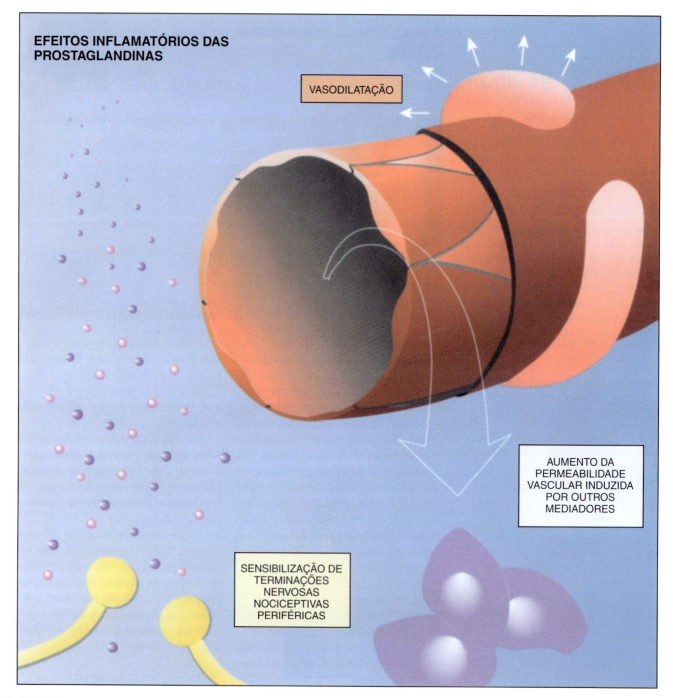

Fig. 56.10 Efeitos inflamatórios das prostaglandinas. (NEEDLEMAN, P. & ISAKSON, P. Selective inhibition of cyclooxygenase. 2. *Science and Medicine*. January/February, p. 30-35, 1998.)

O útero não grávido é contraído por PGI_2 e TXA_2, porém relaxado pelas PGEs.

TRATO GASTROINTESTINAL

As PGEs e a PGI_2 inibem a secreção de ácido gástrico. O volume de secreção e o conteúdo de pepsina são também reduzidos, mas a secreção de bicarbonato, a produção de muco e o fluxo sanguíneo são aumentados.

A secreção de enzimas pancreáticas e de muco no intestino delgado é aumentada.

As prostaglandinas produzem diarreia porque induzem movimento de água e eletrólitos para a luz intestinal.

Enquanto as prostaglandinas e prostaciclina são citoprotetoras, o TXA_2 é ulcerogênico no cão e pode exercer efeitos citolíticos nos tecidos hepático e miocárdico.

As PGE_2 provocam contração na musculatura intestinal longitudinal e relaxamento da musculatura circular, mas as PGFs, PGG_2, PGH_2, TXA_2, PGI_2, LTB_4 e LTC_4 contraem ambas as camadas musculares.

SISTEMA RENAL

As prostaglandinas aumentam a formação de urina, a natriurese e a caliurese porque alteram o fluxo sanguíneo renal e as funções tubulares renais. PGD_2, PGE_2 e PGI_2 ativam a liberação de renina.

As PGEs inibem a reabsorção de água, induzida pelo hormônio antidiurético.

SISTEMA NERVOSO

Em animais experimentais, a injeção intracerebroventricular de prostaglandinas provoca catatonia e sedação. Além disso, a PGE_2 induz uma resposta hipertérmica que pode ser relacionada à febre produzida por pirogênio.

A ação antipirética do ácido acetilsalicílico e drogas similares resulta da interferência dessas substâncias na atividade da ciclo-oxigenase. Nos humanos, as prostaglandinas provocam dor quando injetadas por via intradérmica, e as PGEs, PGI_2 e LTB_4 sensibilizam as terminações nervosas para a dor causada por histamina, bradicinina ou por estímulos mecânicos.

SISTEMA ENDÓCRINO

As prostaglandinas podem estimular a liberação de ACTH, hormônio do crescimento, prolactina e gonadotropinas. Além disso, possuem efeitos semelhantes aos da tireotropina e do LH.

Em vários mamíferos, a $PGF_{2\alpha}$ pode provocar involução do corpo amarelo, o que interrompe a gravidez precoce nesses animais. Esse efeito, entretanto, não foi observado nas mulheres.

O 12-HETE aumenta a liberação de aldosterona tanto diretamente quanto através da formação de angiotensina II.

Funções dos eicosanoides na fisiologia e na patologia

Os eicosanoides participam das funções de quase todos os sistemas fisiológicos. Uma dessas funções consiste no apoio da perfusão renal em muitas doenças associadas a circulação deficitária.

O ácido acetilsalicílico (ASA) (inibidor de COX I e COX II) não influencia a maioria desses sistemas fisiológicos.

Os eicosanoides desempenham papel importante na lesão e inflamação tissulares.

As prostaglandinas atuam sinergicamente com agentes que provocam dor, possivelmente baixando o limiar da dor e sensibilizando os receptores da dor, como, por exemplo, se observa na potenciação da dor induzida pela histamina ou bradicinina.

Como PGE_1, PGE_2 e PGI_2 são também vasodilatadores potentes, elas potencializam as ações da histamina, bradicinina e LTD_4 e LTB_4 para produzir edema.

A inibição da ciclo-oxigenase é considerada a base das ações analgésicas e antiedematosas dos compostos anti-inflamatórios não esteroides (indometacina, ibuprofeno).

Os eicosanoides podem também desempenhar um papel na artrite crônica que provoca destruição da cartilagem e reabsorção óssea.

Quanto aos leucotrienos, acredita-se que façam parte da SRS-A. Os leucotrienos são formados a partir do ácido araquidônico pela ação da 5-lipoxigenase.

Os leucotrienos LTB_4, LTC_4 e LTD_4 podem ser produzidos em leucócitos polimorfonucleares em humanos, coelhos e ratos e, após provocação imunológica, são liberados de pulmões humanos ou de cobaias.

Os leucotrienos LTC_4, LTD_4, LTE_4 e LTF_4 apresentam poderosa atividade vasoconstritora (por exemplo, nas artérias coronárias) e provocam broncoconstrição e aumento da secreção de muco traqueal.

O LTB_4 é um potente agente quimiotático e promove geração de superóxido e migração transendotelial de neutrófilos.

Os leucotrienos aumentam a permeabilidade da parede vascular, provocando extravasamento em vênulas pós-capilares, o que provoca formação de edema tissular. Essas ações são reforçadas pelas prostaglandinas.

Os leucotrienos podem desempenhar importante papel nas respostas imediatas de hipersensibilidade como mediadores de broncoconstrição alérgica e aumento da permeabilidade vascular.

A ação dos corticosteroides reduz a produção de leucotrienos porque eles diminuem a liberação de ácido araquidônico e a formação de endoperóxidos. Essa ação explicaria as atividades anti-inflamatória, antialérgica e antiasmática dos corticosteroides.

O ácido acetilsalicílico (ASA), que não influencia na formação de leucotrienos, não possui propriedades antialérgicas e antiasmáticas.

A asma induzida pelo ASA poderia ser produzida pelo redirecionamento do ácido araquidônico para a via metabólica de síntese dos leucotrienos.

O LTB_4 pode ser produzido por leucócitos polimorfonucleares humanos e constitui em poderoso agente quimiocinético, quimiotático e agregante em muitos tipos de células.

O LTB_4 pode desempenhar um papel na inflamação e na lesão tissular. O LTB_4 pode induzir acúmulo de leucócitos polimorfonucleares em doenças articulares tais como gota e artrite e também em lesões da pele em pacientes com psoríase.

Aplicações terapêuticas

ESTIMULAÇÃO UTERINA

As prostaglandinas estimulam contrações do útero grávido e, em doses elevadas, do útero não grávido.

A PGF_2 ou dinoprostona, sob o nome de Prostin E_2, é usada sob a forma de óvulos vaginais (20 mg) para aborto entre a 12.ª e a 20.ª semana de gravidez.

Os óvulos são administrados de 3-5 em 3-5 horas durante não mais de 48 horas até que ocorra o aborto.

O Prostin E_2 pode também ser usado sob a forma de comprimidos (0,5 mg) para a indução eletiva de parto nos casos de pós-maturidade, hipertensão, toxemia da gravidez, rotura prematura das membranas amnióticas, incompatibilidade de Rh, diabete melito, morte intrauterina ou retardamento de crescimento fetal.

O produto é administrado por via oral, de hora em hora, até que se obtenha resposta adequada.

As doses únicas não devem exceder 1,5 mg, e a duração do tratamento não deve exceder 18 horas.

O Prostin E_2 pode também ser usado sob a forma de gel vaginal.

Se for usada também ocitocina, essa droga deve ser aplicada 1 hora depois da última dose de Prostin E_2.

Os efeitos adversos mais frequentes causados pela dinoprostona são: náusea, diarreia, alteração da frequência cardíaca fetal e hipertonia uterina.

O Carboprost ou 15-metil $PGF_{2\alpha}$ ou trometamina de carboprost é usado somente por via intramuscular para provocar aborto entre a 12.ª e a 20.ª semana de gravidez.

A dose é de 250 μg a cada 1-3 horas, dependendo da resposta uterina.

É também empregada em sangramento uterino refratário pós-parto, devido à atonia uterina.

O Dianoprot ou $PGF_{2\alpha}$ ou Prostin F_2 Alfa ou Leutalyse é usado para injeção intra-amniótica para induzir aborto ou parto.

A concentração do produto comercial é de 5 mg/mL.

A dose inicial é de 5 mg, que é repetida, se necessário, até um total de 40 mg. Se a resposta não é satisfatória dentro de 24 horas e as membranas ainda estão intatas, pode-se administrar uma dose adicional de 10-40 mg.

DUCTUS ARTERIOSUS

Nos recém-nascidos prematuros, o canal arterial pode permanecer aberto devido provavelmente à produção excessiva de PGI_2. Em tais casos, injeta-se indometacina para reduzir a síntese de prostaglandinas e fechar o canal.

Nos recém-nascidos que apresentam defeitos cardíacos congênitos tais como atresia ou estenose pulmonar, atresia da tricúspide, coartação da aorta, tetralogia de Fallot, interrupção do arco aórtico ou transposição dos grandes vasos, um canal arterial aberto pode ser essencial para a sobrevida.

Nesses casos, administra-se PGI_1 a fim de manter o canal aberto até que se realize a correção cirúrgica.

A preparação usada é o alprostadil (PGE_1, Prostin VR) em forma injetável com 0,5 mg de PGE_1 em etanol anidro.

A taxa inicial de infusão é de 0,05-0,01 μg/kg/min. A droga pode ser aplicada em uma grande veia ou através de um cateter na artéria umbilical. A droga é diluída em solução de cloreto de sódio ou de dextrose.

Os efeitos adversos são rubor, bradicardia, febre e diarreia.

O uso a longo prazo pode enfraquecer as paredes do canal arterial e das artérias pulmonares, assim como causar obstrução da saída do estômago e proliferação cortical de ossos longos.

TRATO GASTROINTESTINAL

O misoprostol (Cytotec) é um éster metílico sintético da PGI_2 usado para evitar ulceração gástrica provocada pelo uso de anti-inflamatórios não esteroides, corticosteroides e anticoagulantes.

Além disso, pode ser usado sozinho ou associado a antiácidos no tratamento da úlcera duodenal.

É administrado sob a forma de comprimidos (100 a 200 μg). A dose para prevenção de úlcera induzida por drogas é de 400-800 μg/dia, e para úlcera duodenal, 800 μg/dia em doses divididas. A droga pode provocar aborto. Os efeitos adversos mais frequentes são: diarreia, dor abdominal e flatulência.

AGREGAÇÃO PLAQUETÁRIA

O epoprostenol (PGI_2, prostaciclina, Cyclo-Prostin, Flolan) é usado como substituto da heparina em alguns pacientes em hemodiálise para evitar agregação plaquetária nos sistemas de circulação extracorpórea.

A PGI_2 melhora a colheita e a armazenagem de plaquetas para transfusão terapêutica.

IMPOTÊNCIA MASCULINA

O alprostadil (PGE_1, Carvajet) é injetado nos corpos cavernosos do pênis a fim de iniciar e manter ereção completa ou parcial durante 1-3 horas.

Foi experimentado em associação com papaverina e fentolamina a fim de reduzir a frequência dos efeitos adversos. Ver Cap. 124.

INIBIDORES DE LEUCOTRIENOS

Os leucotrienos são mediadores de eventos inflamatórios que contribuem para broncoespasmo em pacientes asmáticos.

O primeiro antagonista de receptor de leucotrienos foi o pranlukast, lançado no Japão em 1995. Em seguida apareceram dois outros antagonistas de receptores dos leucotrienos: o zafirlukast e o montelukast.

Existe também, atualmente, um inibidor da síntese dos leucotrienos, chamado zileuton.

O zafirlukast e o montelukast possuem estrutura complexa que encerra uma porção sulfurada e lembra a estrutura dos leucotrienos C_4, D_4 e E_4 (LCT_4, LCD_4 e LTE_4).

Por causa dessa semelhança estrutural, as drogas são capazes de competir com os leucotrienos diante do seu receptor, chamado receptor $CysLT_1$. Esse receptor media a inflamação, o edema, a broncoconstrição e a secreção de muco espesso e viscoso das vias respiratórias.

O zafirlukast e o montelukast são administrados por via oral e são bem absorvidos pelo intestino; ambos se ligam amplamente (>99%) às proteínas plasmáticas e são extensamente metabolizados pelas enzimas do citocromo P450.

A meia-vida do zafirlukast dura cerca de 10 horas; a do montelukast, apenas 4 horas.

O montelukast é administrado uma vez por dia, à noite, e o zafirlukast é dado, usualmente, 2 vezes ao dia.

A atividade biológica do montelukast persiste mais tempo do que os níveis séricos da droga.

Os antagonistas dos receptores leucotriênicos são considerados alternativas a outras drogas anti-inflamatórias usadas no controle de longo prazo da asma branda a moderada.

Os antagonistas dos leucotrienos melhoram a função pulmonar, controlam os sintomas e podem reduzir significativamente a incidência de crises de asma. Os efeitos benéficos dessas drogas são cumulativos, e a eficácia máxima pode exigir semanas e meses de tratamento. O principal efeito benéfico é a redução na inflamação das vias respiratórias; também se observa broncodilatação significativa dentro de 1 hora após a administração medicamentosa.

Embora não sejam indicadas no tratamento de broncoespasmo agudo, essas drogas aumentam o efeito broncodilatador dos agonistas dos receptores β_2-adrenérgicos. Essa interação pode reduzir doses dos β_2-agonistas.

Os antagonistas dos receptores leucotriênicos oferecem as vantagens de administração oral e efeitos adversos mínimos. Entretanto, não são tão eficazes quanto os glicocorticoides no tratamento da asma moderada a grave.

Além disso, não são recomendados como monoterapia no tratamento da asma provocada pelo exercício.

Os antagonistas leucotriênicos são relativamente livres de efeitos adversos sérios. Entretanto, observou-se vasculite granulomatosa (síndrome de Churg-Strauss) em alguns pacientes.

O zafirlukast inibe as isoenzimas CYP2C9 e CYP3A4 do citocromo P450 e, desse modo, pode interferir no metabolismo da fenitoína e da varfarina (drogas metabolizadas pela CYP2C9), do astemizol, da cisaprida, do felodipino, da lovastatina e do triazolam (drogas metabolizadas pela CYP3A4).

O montelukast não inibe essas isoenzimas nem apresenta interações importantes, motivo pelo qual deve ser preferido em pacientes que estão usando outras drogas ao mesmo tempo.

O zileuton inibe a 5-lipoxigenase, a enzima responsável por catalisar a formação de leucotrienos a partir do ácido araquidônico.

Bloqueando a síntese dos leucotrienos, a droga protege as vias respiratórias contra os efeitos inflamatórios e broncoconstritores dos leucotrienos.

O zileuton é administrado por via oral, 4 vezes ao dia (com as refeições e na hora de dormir). É rapidamente absorvido pelo intestino, mas sofre parcialmente metabolismo hepático de primeira passagem. Na circulação sistêmica, é quase inteiramente metabolizado por glicuronidação, com uma meia-vida de eliminação de cerca de 2 horas.

A síntese de leucotrienos aumenta durante a crise asmática. Esse aumento pode ser evitado pelo uso prolongado de zileuton em pacientes com asma branda a moderada. O zileuton pode também ser benéfico em pacientes com artrite reumatoide e colite ulcerativa.

Como o zileuton deve ser usado 4 vezes ao dia, a obediência do paciente ao regime terapêutico pode ser um problema.

Entre os efeitos adversos, observam-se síndrome semelhante à influenza, cefaleia, sonolência e dispepsia.

O zileuton eleva as concentrações das enzimas hepáticas de modo que se devem monitorar sinais de hepatite. O zileuton deve ser usado com cautela em alcoólatras. O zileuton inibe as isoenzimas CYPIA2 e CYP3A4 e pode elevar as concentrações plasmáticas de teofilina e varfarina.

Os pacientes que usam essas drogas concomitantemente ao zileuton devem ser cuidadosamente monitorados.

Outras interações medicamentosas com o zileuton ainda não foram avaliadas.

CITOCINAS

As citocinas são polipeptídios que funcionam como mediadores entre as células, especialmente no desempenho do sistema imune. Além desses mediadores, o sistema imune pode exercer sua função através de contato direto entre as células.

As citocinas são importantes mediadores da defesa do hospedeiro contra infecções, lesões e inflamações agudas e crônicas.

As citocinas são liberadas por células e agem sobre linfócitos e macrófagos e outras células fora do sistema imune. As citocinas, portanto, são mensageiros proteicos que influenciam e interligam o sistema imune aos outros sistemas fisiológicos do organismo.

Os métodos de clonagem genética trouxeram grande contribuição para o conhecimento da estrutura das citocinas e dos seus receptores.

A disponibilidade de anticorpos específicos contra citocinas aumentou o conhecimento das suas funções e permitiu seu teste imunoquímico.

George e Vaughan, em 1962, investigaram a influência de antígenos sobre a migração nos tubos capilares de células inflamatórias de exsudato peritoneal que consistiam principalmente em macrófagos com alguns linfócitos. Resultados experimentais demonstraram que as células de animais imunizados de modo que eles desenvolvessem hipersensibilidade de tipo retardado poderiam ser impedidas de migrar pelo antígeno imunizante. Comprovou-se que eram os linfócitos que interagiam com o antígeno, liberando uma proteína solúvel no fluido da cultura e que inibia a migração dos macrófagos.

Essa proteína, denominada fator inibitório da migração (MIF), foi uma das primeiras citocinas descobertas.

Atualmente o número de citocinas conhecidas é elevado e inclui:

– interleucinas – de IL-1 a IL-10
– interferons (INFs)
– fatores estimulantes de colônias (CSFs)
– citocinas ou fatores de necrose tumoral (TNF-α e TNF-β ou linfotoxina).

Do ponto de vista genético, a análise da sequência de nucleotídios ou de aminoácidos das citocinas mostra que esse grupo não compartilha de

Quadro 56.1 Características bioquímicas das citocinas*

Citocina	Número de Aminoácidos		PM da Proteína Nativa (kDa)*	Glicosilação	Número de Pontes de Dissulfeto	Número de Genes Determinantes
	Precursor	Proteína Madura				
IL-1α	271	159	17,5	Nenhuma	0	2
IL-1β	269	153	17,5	Nenhuma	0	2
IL-2	153	133	23	O	1	4
IL-3	152	133	25	N	1	5
IL-4	153	129	25	N	3	5
IL-5	134	114	45	N	1	5
IL-6	212	184	26	N	2	7
IL-7	177	152	25	N	3	8
IL-8	99	72	8,5	Nenhuma	2	4
IL-9	144	126	32-39	N	5	5
IL-10	178	160	± 19	N	2	1
MCP-1	99	76	8,7	N	2	17
G-CSF	204	174	22	O	1	17
M-CSF	256	224	$(35)_2$	N	2	5
GM-CSF	144	127	24	N/O	2	5
TNF-α	233	157	$(17)_3$	Nenhuma	1	6
TNF-β (LT)	195	171	$(20)_3$	N	0	6
INF-γ	166	143	$(45)_2$	N	1	12

G-CSF — fator estimulante de colônia de granulócitos; GM-CSF — fator estimulante de colônia de granulócitos/macrófagos; TNF-α — interferon-α; IL-1 a IL-10 — interleucina 1 a interleucina 10; LT — linfotoxina; MCP-1 — proteína 1 quimiotática de monócitos; M-CSF — fator estimulante de colônia de monócitos; TNF-α/β – fatores α/β de necrose tumoral.
(*) Os números entre parênteses indicam tamanho do monômero.
(+) N- ou O-glicosilação ou nenhuma.
(HAMBLIN, A.S. Cytokines. *In*: DALE, M.M. et al. *Textbook of Immunopharmacology*. 3rd ed. London, Blackwell Scientific Publications, 1994.)

homologia geral e que elas todas não podem fazer parte de uma família, como, por exemplo, a família de supergenes das imunoglobulinas.

Entretanto, algumas citocinas compartilham de homologia significativa de nucleotídios e de aminoácidos, sugerindo que elas podem ter tido origem dos mesmos genes primordiais.

As citocinas agem sobre as células ligando-se a receptores específicos situados na membrana celular. Esses receptores são glicoproteínas integrantes da membrana celular.

Alguns pares de citocinas, como IL-1α e IL-1β ou TNF-α e TNF-β, são capazes de ligar-se aos mesmos receptores, embora em cada caso existam dois tipos de receptores que possuem estruturas diferentes e são encontrados em diferentes células. As outras citocinas se ligam a receptores individuais específicos para cada citocina.

A estrutura de muitos desses receptores já foi estabelecida por clonagem molecular. Embora, até o momento, os polipeptídios transmembranosos não tenham sido clonados, é provável que muitos receptores consistam em duas ou mais cadeias polipeptídicas, como se observa no receptor da IL-2, que consiste em p 55 (ou cadeia α) e em p 75 (ou cadeia β). Essa letra *p* indica símbolo de *proteína*, e o número indica a massa molecular relativa da proteína em quilodáltons.

A ligação de uma citocina ao seu receptor resulta na síntese de novas proteínas que irão alterar as funções celulares.

Quadro 56.2 Fontes e alvos das citocinas

Citocina	Fonte Celular	Alvo Celular
IL-1α e IL-1β	Macrófagos, fibroblastos, células T, células B, células endoteliais, outras	Células T, células B, neutrófilos, células endoteliais, osteoclastos, fibroblastos, astrócitos, células pancreáticas B, outras
IL-2	Células T	Células T, células LAK, células B, macrófagos, oligodendrócitos
IL-3	Células T, mastócitos, queratinócitos	Células-tronco hemopoéticas pluripotenciais, eosinófilos
IL-4	Células T	Células T, células B, mastócitos, megacariócitos, células LAK
IL-5	Células T, mastócitos	Células T, células B, eosinófilos
IL-6	Macrófagos, fibroblastos, células T, outras	Células B, células T, células-tronco hemopoéticas, hepatócitos
IL-7	Medula óssea e estroma tímico	Células T, células pró-B, timócitos
IL-8	Monócitos, fibroblastos, células endoteliais, outras	Neutrófilos, células T
IL-9	Células T	Macrófagos, mastócitos, progenitores eritroides (humanos)
IL-10	Células T, macrófagos	Macrófagos, mastócitos, células NK
MCP-1	Células T, monócitos, fibroblastos	Monócitos
G-CSF	Fibroblastos, células endoteliais, macrófagos	Polimorfos, células-tronco hemopoéticas
M-CSF	Monócitos, placenta, células endoteliais	Células-tronco hemopoéticas, macrófagos
GM-CSF	Células T, placenta, células endoteliais	Células-tronco hemopoéticas, neutrófilos, eosinófilos, macrófagos
TNF-α	Macrófagos, células T, células B, outras	Neutrófilos, eosinófilos, células T, células B, macrófagos, células endoteliais, osteoclastos
INF-β	Células T	
INF-α	Células T, células NK	Células T, células B, células NK, macrófagos, neutrófilos

Células LAK — células matadoras ativadas de linfocinas.
Células NK — células matadoras naturais.
(HAMBLIN, A.S. Cytokines. *In*: DALE, M.M., FOREMAN, J.C. & TAI-PING, D. FAN. *Textbook of Immunopharmacology*. 3rd ed. London, Blackwell Scientific Publications, 1994.)

Quadro 56.3 Citocinas na inflamação

Citocina	Alvo Celular	Efeitos
IL-1α e IL-1β	Células endoteliais	Indução de atividade procoagulante, síntese de prostaciclina, expressão de moléculas de adesão, síntese de citocinas (IL-1, IL-6, GM-CSF)
TNF-α e TNF-β	Neutrófilos	Expressão de moléculas de adesão, ativação (aumento da fagocitose e de ADCC)
	Monócitos/macrófagos	Expressão de moléculas de adesão, síntese de citocinas
	Fibroblastos	Mitose, síntese de citocinas, síntese e expressão de antígenos da classe 1 MHC
	Condrócitos	Síntese de colagenase
	Osteoclastos	Ativação para reabsorção de osso
TNF-α e TNF-β	Células endoteliais	Expressão de antígenos da classe 1 MHC
	Neutrófilos	Síntese de metabólitos reativos do oxigênio
IL-3	Eosinófilos	Ativação (produção do ânion peróxido e de ADCC), fagocitose
	Monócitos/macrófagos	Ativação
IL-5	Eosinófilos	Ativação
IL-8	Neutrófilos, células T	Quimiotaxia
MCP-1	Monócitos	Quimiotaxia
G-CSF	Granulócitos	Ativação (ADCC), fagocitose e produção do ânion peróxido
M-CSF	Monócitos/macrófagos	Ativação, síntese de citocinas
GM-CSF	Eosinófilos, neutrófilos	Ativação (ADCC), ativação (excitação respiratória)
		Expressão de moléculas de adesão, quimiotaxia
	Monócitos/macrófagos	Ativação, síntese de citocinas
INF-α	Monócitos/macrófagos	Expressão de antígeno da classe I MHC
		Expressão de antígeno da classe II MHC
		Expressão de FcR IgG
		Secreção de proteínas inclusive de citocinas
		Ativação
	Células NK e LAK	Aumento de citotoxicidade

ADCC — Citotoxicidade dependente de anticorpo mediada por células.
(HAMBLIN, A.S. Cytokines. *In*: DALE, M.M., FOREMAN, J.C. & TAI-PING, D. FAN. *Textbook of Immunopharmacology*. 3rd ed. London, Blackwell Scientific Publications, 1994.)

Propriedades biológicas das citocinas

As citocinas não são pré-formadas e armazenadas em vesículas no interior das células; são sintetizadas e secretadas quando certos ligantes se associam aos seus receptores situados na superfície celular.

A expressão dos genes das citocinas ocorre quando um estímulo externo é aplicado à célula, o que provoca a desrepressão dos genes.

As citocinas são pleiotrópicas, isto é, cada uma delas age em diferentes células-alvo, produzindo diferentes efeitos. Suas ações são autócrinas e parácrinas, isto é, atuam nas células que as produzem (efeito autócrino) e influenciam nas funções de células vizinhas (efeito parácrino).

Os efeitos das citocinas são limitados ao ambiente de resposta imune, como, por exemplo, num linfonodo no qual o antígeno tenha sido aprisionado ou num sítio de inflamação local. Em circunstâncias especiais, as citocinas podem ser detectadas no soro, e sua liberação na circulação significa que as citocinas podem atuar em células em locais distantes de sua origem.

As citocinas são produzidas por muitas células diferentes, embora as células T e os macrófagos sejam as fontes principais.

Subpopulações de linfócitos CD4$^+$ secretam diferentes tipos de citocinas. As chamadas células THI secretam IL-2, INF-α e LT (linfotoxina, também conhecida como TNF-β), e as chamadas células THZ secretam IL-4, IL-5, IL-6 e IL-10. Esses tipos de células secretam IL-3 e o fator estimulante de colônias de granulócitos e macrófagos (GM-CSF).

O fato de que as citocinas com diferentes atividades são produzidas por diferentes células levanta a possibilidade de que diversas respostas imunes normais e anormais possam ser atribuídas à atividade de diversas subpopulações de célula T.

As citocinas atuam em conjunto frequentemente, agindo sinergicamente entre si ou com outros estímulos para influenciar as funções celulares. As citocinas podem estimular outras células a produzir outras citocinas, o que provoca uma cascata de reações.

Essas interações complexas das citocinas são importantes porque os eventos biológicos atribuídos a determinada citocina podem não ser um efeito direto, mas sim a consequência da indução de outras citocinas.

A injeção, por exemplo de IL-2, em pacientes, provoca a liberação do TNF-α, o qual gera febre e liberação aguda de proteína, e isso se reflete nos sintomas clínicos dos pacientes.

Alguns inibidores específicos de várias citocinas foram purificados a partir de fluidos corpóreos e incluem formas solúveis de receptores celulares. Esses inibidores e drogas correlatas podem servir de base de intervenção farmacológica das respostas imunes e inflamatórias.

Interleucina 1 (IL-1)

Essa citocina representa uma família de três citocinas que consistem em dois agonistas, IL-1α e IL-1β, e em um antagonista endógeno do receptor IL-1 (IL-IRA).

As moléculas de interleucina 1 são produzidas na presença de infecção e lesão ou numa provocação antigênica, e sua fonte primária são os macrófagos ativados.

A IL-1α permanece associada às células e é ativa principalmente durante contato entre as células, ao passo que a IL-1β solúvel é a forma predominante nos fluidos biológicos.

Todas as moléculas de interleucina 1 atuam em receptores específicos nos tecidos-alvo.

A IL-1 é uma citocina proinflamatória importante, especialmente nas manifestações sistêmicas da inflamação, como a febre, por exemplo. É sinérgica com o TNF-α em muitos dos seus efeitos, e sua síntese é estimulada pelo TNF-α.

A IL-1 participa de vários quadros patológicos, como artrite reumatoide, doença intestinal inflamatória, choque séptico e diversas doenças autoimunes. Um desequilíbrio local entre IL-1 e IL-1α pode provocar o desenvolvimento e a progressão de algumas dessas doenças.

Outros detalhes sobre citocinas e interleucinas serão discutidos no Cap. 127.

CININAS

As cininas são pequenas moléculas peptídicas originárias da ação de proteinases (calicreínas) que agem sobre um substrato de cininogênio. Em seguida, as cininas são decompostas em peptídios menores, pela ação de cininases.

O sistema calicreína-cininogênio-cinina-cininase (abreviado em inglês KKKK) apresenta dois aspectos interessantes: (1) em baixa concentração, as cininas exercem ações profundas em diversos sistemas

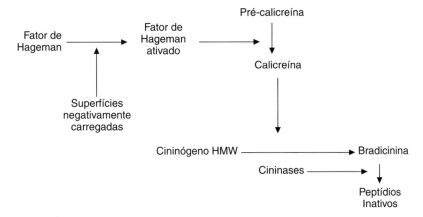

Fig. 56.11 Formação e degradação da bradicinina. O cininógeno HMW atua provavelmente tanto como substrato para calicreína quanto como cofator na ativação da pré-calicreína. (RANG et al. Pharmacology. 4th ed. London, Churchill Livingstone, 1999.)

biológicos; (2) o onipresente sistema KKKK, apesar de ter sido investigado nos últimos 50 anos, ainda não revelou todos os segredos das suas funções fisiológicas.

O sistema desempenha importante papel em alguns quadros patológicos.

A ampla distribuição desses peptídios na natureza sugere que eles possuem significância evolutiva. Novas cininas continuam a ser descobertas, como, por exemplo, a T-cinina.

O cininógeno humano é uma proteína de origem hepática, encontrada no plasma e fluidos tissulares.

Existem duas formas de cininógenos, conhecidas como de alto peso molecular (HMW) e de baixo peso molecular (LMW).

Ambos os cininógenos são especificados por um único gene que pode ser emendado (splicing) para fornecer as formas HMW e LMW.

As calicreínas separam bradicinina ou lisilbradicinina a partir de cininógenos, deixando as duas cadeias ligadas por uma ligação dissulfeto.

O cininógeno é uma proteína multifuncional, e todas as funções são relacionadas com as respostas tissulares inflamatórias.

A calicreína é uma enzima que gera cininas e que é derivada do pâncreas. As calicreínas são serinas proteinases que se apresentam em duas formas: calicreína plasmática e calicreína tissular (calicreína glandular).

A calicreína plasmática utiliza cininógeno HMW como substrato e libera bradicinina, enquanto a calicreína tissular pode usar tanto o cininógeno HMW quanto o LMW, produzindo a lisilbradicinina, às vezes chamada calidina.

A calicreína tissular se encontra em todo o organismo, porém as maiores fontes são representadas pelos rins, pâncreas, glândulas salivares, vias respiratórias e mucosa intestinal.

A bradicinina é metabolizada por duas metaloenzimas que contêm zinco, chamadas cininase I e cininase II. Essas enzimas convertem a bradicinina em peptídios inativos. Além disso, com a lisilbradicinina (calidina), uma enzima adicional, uma aminopeptidase, é responsável pela remoção da lisina do N-terminal.

No plasma a calidina é, primeiro, convertida em bradicinina por uma aminopeptidase antes de ser metabolizada pelas cininases.

A maior parte do metabolismo das cininas ocorre nos pulmões, que são a maior fonte de cininase II.

A enzima conversora da angiotensina (ACE) é semelhante à cininase II, clivando os dois aminoácidos do C-terminal da angiotensina I, a fim de formar o poderoso vasoconstritor angiotensina II.

A afinidade das cininas pela cininase II é 100 vezes maior do que pela angiotensina I, e se observa que as cininas podem modificar o tônus vascular indiretamente, competindo com a angiotensina I pelo sítio ativo na cininase II.

As cininas atuam em receptores membranosos, provocando a geração de uma cascata de segundos mensageiros.

Atualmente, são conhecidos três tipos de receptores das cininas: B_1, B_2 e B_3.

A des-Arg^9-bradicinina é um agonista dos receptores B_1 e pode ser formada a partir da bradicinina após ação da cininase I ou da lisilbradicinina após ataque consecutivo por uma aminopeptidase e depois pela cininase I.

A potência relativa de análogos da bradicinina tem sido estudada usando-se contrações da aorta isolada de coelho.

A maioria dos receptores da bradicinina é do tipo B_2, insensível à des-Arg^9-bradicinina e bloqueada pelos novos antagonistas da bradicinina.

A potência dos agonistas B_2 é derivada das suas potências em contrair músculos lisos in vitro, tais como preparações de íleo de gato, veia jugular de coelho, artéria carótida de cão e útero de rata.

Em geral, a bradicinina, a calidina e a Tyr $(Me)^8$-bradicinina são equipotentes em relação à Ala^3-bradicinina em algumas preparações, mas não em todas.

Uma característica da maioria dos receptores das cininas é a extraordinária rapidez com que eles se tornam dessensibilizados, e a atividade só retorna após período prolongado depois da remoção da cinina.

Parece que a dessensibilização é devida ao desacoplamento das proteínas G, internalização ou inativação.

O potente antagonista Hoe 140, aparentemente, não é internalizado, de modo que a internalização e a ativação parecem estar associadas.

A ativação dos receptores B_2 envolve diversos mecanismos de transdução, como, por exemplo, aumento do cálcio intracelular, do AMP cíclico e do GMP cíclico e liberação de prostaglandinas. Parece que todos esses eventos são provocados pela ativação de receptores ligados a proteínas G que não são sensíveis à toxina da coqueluche.

Ações farmacológicas das cininas

As cininas provocam contração e relaxamento de diversos músculos lisos. Em certos músculos, o efeito das cininas não é previsível ou não é o mesmo em espécies diferentes.

Por via intravenosa, as cininas provocam efeito hipotensor, às vezes seguido de hipertensão de rebote. Observa-se intensa vasodilatação nas redes vasculares dos rins, coração, mesentério e músculo esquelético. As arteríolas são dilatadas pelas cininas, elevando a pressão nos capilares e vênulas pós-capilares, o que, juntamente com a venoconstrição, produz aumento da permeabilidade vascular nas vênulas, com a formação de edema.

A formação de PGI_2 ou de EDRF pode justificar a vasodilatação arteriolar. Por outro lado, a injeção intracerebral de bradicinina produz um efeito hipertensivo.

A bradicinina pode excitar as terminações nervosas sensitivas e provocar dor.

As cininas exercem importantes ações sobre os epitélios, usualmente estimulando secreção eletrogênica de ânions, como, por exemplo, nos epitélios do trato gastrointestinal, da vesícula biliar e das vias respiratórias.

Ao nível renal, as cininas provocam diurese e natriurese. Em muitos casos, parece que os efeitos das cininas não são diretos sobre as células epiteliais, mas sobre estruturas subepiteliais, que, então, geram outros mensageiros, como, por exemplo, as prostaglandinas.

Foram demonstrados efeitos de promoção de crescimento ou efeitos mitogênicos das cininas em muitos tipos de células. Possivelmente, as cininas poderiam desempenhar uma função na angiogênese *in vivo*.

Efeitos fisiológicos e fisiopatológicos das cininas

Segundo Cuthbert, que vem realizando excelente investigação sobre as cininas, ainda não está estabelecida a função desempenhada pelo sistema KKKK na fisiologia normal. É claro que os efeitos das cininas, usualmente, fazem parte de uma cascata complexa dos eventos de modo que a eliminação da ação das cininas pode gerar mecanismos compensadores que obscureçam o verdadeiro papel do sistema.

Com o uso de novos e estáveis antagonistas, a compreensão do problema pode ser possível no futuro.

Por outro lado, em alguns quadros patológicos, as cininas desempenham importantes ações.

Na cirurgia sem sangue, por exemplo, a formação de cininas é importante no restabelecimento de perfusão normal, após a remoção da restrição. A provocação nasal de indivíduos alérgicos com, por exemplo, pólen de ambrosia americana eleva o cininogênio e as cininas nas secreções nasais.

Podem-se usar antagonistas de cininas como analgésicos contra dor periférica, devido à formação de cininas na vizinhança de terminações sensitivas.

Também podem ser usados antagonistas nas condições inflamatórias, nas quais as cininas participam na formação de edema através do aumento da permeabilidade vascular.

Há uma possível relação entre o sistema renina-angiotensina e o sistema calicreína-cinina no manejo renal do sódio e na sua relação com a hipertensão.

A função das calicreínas consiste em gerar cininas a partir do cininogênio, e o destino das cininas depende das cininases. É provável que as calicreínas, como serina proteases, possam exercer outras ações em outros substratos *in vivo*.

A pré-calicreína plasmática é ativada pelo sistema do fator de Hageman (fator XII), ao qual se liga junto com o cininogênio HMW. Em contato com uma superfície negativamente carregada, o complexo pode ser atacado pela calicreína, ativando o fator de Hageman e liberando a calicreína da pré-calicreína.

O fator XI de coagulação é ativado de maneira semelhante, ligando-se com o fator de Hageman e com o cininogênio HMW na superfície do complexo.

As superfícies negativamente carregadas que promovem essas reações incluem membranas basais, colágenos, elastinas e lipopolissacarídios bacterianos, os quais podem ser expostos após trauma ou doença, promovendo a reação inflamatória.

A calicreína, além do que foi exposto, pode ativar o plasminogênio e componentes do sistema complemento. Também pode participar de processamento de pró-hormônios, como, por exemplo, prorrenina, proinsulina, pró-opiomelanocortina e proatriopeptina e também no processamento da apolipoproteína B-100.

ÓXIDO NÍTRICO

O óxido nítrico (NO) é formado numa reação entre oxigênio molecular e L-arginina, catalisada pelas enzimas NO sintases (NOS).

O óxido nítrico desempenha importante papel como molécula sinalizadora nos sistemas cardiovascular e nervoso, além de participar da defesa do organismo.

A primeira função do NO foi descoberta quando se verificou que o fator relaxante derivado do endotélio (EDRF), descrito por Furchgott e Zawadzki, em 1980, era o óxido nítrico. Também se descobriu que o NO era o ativador endógeno da guanilil ciclase solúvel, levando à formação de GMP cíclico, que desempenha o papel de segundo mensageiro em muitas células tais como neurônios, miócitos e plaquetas.

As enzimas NO sintases (NOS) controlam a biossíntese do NO e existem em três isoformas: uma forma *induzível*, encontrada em macrófagos, células de Kupffer, neutrófilos, fibroblastos, músculo liso vascular e células endoteliais, em resposta a estímulos patológicos; duas formas *constitutivas*, presentes em condições fisiológicas no endotélio e nos neurônios.

O átomo de nitrogênio do NO provém do grupamento guanidínico terminal da L-arginina. O NO reage com oxigênio para formar N_2O_4, que se combina com água para produzir uma mistura de ânions nitrito e nitrato.

Os íons de nitrito são oxidados em nitrato pela oxi-hemoglobina.

$2NO + O_2 \rightarrow N_2O_4$
$N_2O_4 + H_2O \rightarrow NO_3^- + NO_2^- + 2H^-$
$NO_2^- + HbO \rightarrow NO_3 + Hb$

O óxido nítrico se difunde facilmente através das membranas celulares, o que explica suas ações parácrinas sobre o músculo liso vascular e sobre monócitos e plaquetas que aderem ao endotélio.

O NO pode também exercer ações longe do seu local de produção.

O NO é instável, mas pode formar nitrosotióis mais estáveis, especialmente com um radical de cisteína na globina, de modo que os eritrócitos podem atuar como uma espécie de tampão do NO.

O NO é inativado pela combinação com heme da hemoglobina ou pela oxidação em nitrito e nitrato, que são excretados pela urina.

O NO exerce seus efeitos através de dois mecanismos: (1) ativação da guanilil ciclase, influenciando indiretamente a concentração intracelular de Ca^{2+}; (2) produção de efeitos citotóxicos através da combinação com o ânion superóxido para produzir o ânion peroxinitrito.

As ações do NO abrangem: vasodilatação, inibição de adesão e agregação de plaquetas e de monócitos, inibição de proliferação de músculo liso, proteção contra aterogênese, efeitos sinápticos no sistema nervoso central e periférico, efeitos citoprotetores na defesa do hospedeiro e efeitos citotóxicos em micro-organismos patógenos.

Na terapêutica, os doadores de NO (nitroprussiato e nitrovasodilatadores) são bem estabelecidos. O NO inalado pode ser utilizado no tratamento da síndrome de angústia respiratória.

A inibição da biossíntese do NO, por exemplo pela N^G- monometil-L-arginina, pode ser benéfica em pacientes com hipotensão causada por insuficiência de múltiplos órgãos.

Em fisiopatologia, a produção aumentada ou reduzida de NO pode participar de certos processos mórbidos.

Na estenose hipertrófica pilórica em crianças, há insuficiência de produção de NO.

A produção endotelial de NO é reduzida em pacientes com hipercolesterolemia e outros fatores de risco de aterosclerose, podendo contribuir para aterogênese.

A superprodução de NO pode ser importante em doenças degenerativas e no choque séptico.

FATOR ATIVADOR DAS PLAQUETAS (PAF)

Nos anos 1960, diversos experimentos demonstraram que a histamina liberada do coelho era consequência da ativação IgE-dependente de basófilos. Essas células respondiam à estimulação alérgica liberando uma substância que era capaz de ativar as plaquetas.

Essa substância biologicamente ativa foi denominada, por Bienveniste, Henson e Cochrane, fator ativador das plaquetas (PAF – do inglês *platelet activating factor*).

Em 1981, foi obtido o PAF sintético, e seus efeitos farmacológicos foram comprovados em diversos sistemas.

Quimicamente, o PAF é um lisofosfolipídio, sob a forma de acetilgliceril-éter-fosforilcolina.

O PAF é formado em vários tipos de células a partir de fosfolipídios precursores chamados plasmalógenos, que são componentes da membrana celular.

Nas reações inflamatórias e alérgicas, o PAF é formado através de uma via metabólica na qual alquiacilglicerofosfocolinas são transformadas em PAF, por meio de um intermediário liso, pela ação conjunta da fosfolipase A_2 e da acetil-CoA:1-alquil-2-liso-*sn*-glicero-3-fosforilcolina acetiltransferase.

Esse ciclo geral pode proporcionar um caminho de ida e volta para a transferência de araquidonato entre os éter-lipídios. Em consequência disso, a biossíntese do PAF por essa via metabólica está frequentemente associada à formação de ácido araquidônico e seus produtos de oxidação como prostaglandinas, tromboxano A_2 e leucotrienos.

Existe uma segunda via de formação do PAF a partir do 1-alquil-2-liso-sn-glicero-3-fostato, ocorrendo acetilação, desfosforilação e transferência de fosforilcolina, pela ação da fosfocolina transferase.

Existem vários locais de elevada afinidade de ligação do PAF (receptores) demonstrados em plaquetas, neutrófilos, eosinófilos, macrófagos e tecido pulmonar. Após a ligação do PAF ao seu receptor, há subsequente internalização do complexo PAF-receptor, o qual, talvez, explique a rápida taquifilaxia das respostas induzidas pelo PAF em diversos tecidos.

As ações do PAF são amplas e se estendem aos sistemas cardiovascular, gastrointestinal, pulmonar e renal e na reprodução.

Sistema cardiovascular

Após injeção de um bolo intravenoso do PAF, há queda abrupta da pressão sanguínea, que volta ao normal dentro de 10-15 minutos. Esse efeito é determinado principalmente pela ação do PAF sobre a parede vascular, possivelmente através de mecanismo endotelial em algumas redes vasculares. Observam-se também neutropenia e trombocitopenia pronunciadas que refletem o acúmulo de plaquetas agregadas e de neutrófilos no interior da microcirculação dos pulmões e fígado.

Além de ser capaz de induzir efeitos diretos na musculatura lisa vascular, o PAF é um dos mais potentes agentes endógenos para aumentar a permeabilidade vascular. O PAF é cerca de mil vezes mais potente do que a histamina na formação de edema da pele.

O PAF pode provocar edema também nos pulmões e nos rins.

Sistema respiratório

O PAF é capaz de provocar broncoconstrição aguda reversível em todas as espécies examinadas, exceto no rato.

Os humanos (asmáticos ou normais) que inalam PAF sofrem broncoconstrição aguda reversível, que apresenta taquifilaxia.

O PAF aumenta a produção de muco e altera as propriedades do muco produzido pelos pulmões.

O PAF pode provocar hiper-reatividade brônquica, efeito que parece depender das plaquetas.

Sistema gastrointestinal

A administração de PAF, por via oral ou sistêmica, produz, em animais de laboratório, erosão pronunciada da mucosa do estômago e do intestino. Esse efeito parece ser causado pela redução do fluxo sanguíneo na mucosa, como consequência da hipotensão e hemoconcentração.

Ações renais

O PAF é produzido pelas células medulares renais e por glomérulos isolados. O PAF pode modificar a função renal alterando o fluxo sanguíneo e afetando a permeabilidade glomerular, porque o PAF contrai as células mesangiais.

A capacidade do PAF em induzir inflamação sustentada lembra a possibilidade de esse agente ser a causa de alguns aspectos da doença inflamatória renal. O PAF, por si, produz muitas das características da inflamação celular associada a deposição de complexo imune nos glomérulos.

Antagonistas seletivos do PAF têm demonstrado um efeito protetor em modelos animais de deposição de complexo imune.

PAF e reprodução

O ovo fertilizado de mamíferos produz quantidade substancial de PAF durante os estágios iniciais da divisão celular, antes da implantação. Há correlação direta entre produção de PAF e implantação adequada do embrião, por ativação metabólica do blastócito.

Antagonistas do PAF

Muitos antagonistas do PAF, sintéticos e de ocorrência natural, foram descritos e estão auxiliando a compreensão das funções do PAF na fisiologia e na fisiopatologia. Esses antagonistas têm sido experimentados em diversos modelos animais de doença alérgica, choque e nefrite glomerular, o que tem sugerido um papel potencial para o PAF nessas condições clínicas.

A serotonina é discutida no Cap. 32, a histamina, no Cap. 55, a angiotensina, no Cap. 69, e os interferons, no Cap. 127.

REFERÊNCIAS BIBLIOGRÁFICAS

1. ABBA, A.K., MURPHY, K.M., SHER, A. Functional diversity of helper lymphocytes. *Nature, 383*:787-793, 1996.
2. ADAMS, D.H., LLOYD, A.R. Chemokines: leucocyte recruitment and activation cytokines. *Lancet, 349*:490-495, 1997.
3. ARAI, K., LEE, F., MIYAJIMA, A. et al. Cytokines: coordinators of immune and inflammatory responses. *Annu. Rev. Biochem., 59*:783-836, 1990.
4. BORDEN, E.C. Interferons – expanding therapeutic roles. *N. Engl. J. Med., 326*:1491-1493, 1992.
5. BUSSE, W.W., GADDY, J.N. The role of leukotriene antagonists and inhibitors in the treatment of airway disease. *Am. Rev. Resp. Dis., 143*:S103-S107, 1991.
6. CARLOS, T.M., HARLAN, J.M. Leucocyte-endothelial adhesion molecules. *Blood, 84*:2068-2101, 1994.
7. CASCIARI J.J., SATO, H. et al. 1996. Tabular lexicon of cytokine structure and function. *In*: CHABNER, B.A., LONGO, D.N. (eds.) *Cancer Chemotherapy and Biotherapy*. 2nd ed. Lippincott Raven, Philadelphia, 1996.
8. COLEMAN, R., Eicosanoid receptors. *In*: DALE, M.M., FOREMAN, J.C., FAN, T.-P.D. (eds.) *Textbook of Immunopharmacology*. 3rd ed. Blackwell Scientific Publications, Oxford, 1994, Ch 12. p. 143-154.
9. COLEMAN, R.A., HUMPHREY, P.A. et al. Prostanoid receptors: their function and classification. *In*: VANE, J., O'GRADY, J. (eds.) *Therapeutic Applications of Prostaglandins*. Edward Arnold, London, 1993. Ch. 2, p. 15-36.
10. CUTHBERT, A.M. Kinins *In*: DALE, M.M. et al. *Textbook of Immunopharmacology*. 3rd ed. Blackwell Scientific Publication, London, 1994.
11. DALE, M.M., FOREMAN, J.C. FAN, T.P.D. *Textbook of Immunopharmacology*. 3rd ed. Blackwell Scientific Publications, London, 1994.
12. DAVIES, P., et al. The role of arachidonic acid oxygenation products in pain and inflammation. *Annu. Rev. Immunol., 2*:335-357, 1984.
13. DINARELLO, C.A. Interleukin-1. *Cytokine and Growth Factor Rev., 8*:232-265, 1997.
14. DINARELLO, C.A. Role of interleukin-1 and tumor necrosis factor in systemic responses to infection and inflammation. *In*: GALLIN, J.I., GOLDSTEIN, I.M., SNYDERMAN, R. (eds.) *Inflammation: Basic Principles and Clinical Correlates*. 2nd ed. Raven Press, New York, 1992.
15. DIXON, R.A.F., DIEHL, R.E., OPAS, E., RANDS, E., VICKERS, P.J., EVANS, J.F., GILLIARD, J.W., MILLER, D.K. Requirement of a 5-lipoxygenase-activating protein for leukotriene sythesis. *Nature, 343*:282-284, 1990.
16. EBERT, R.H., GRANT, L. The experimental approach to the study of inflammation. *In:* ZWEIFACH, B.W., GRANT, L., McCLUSKEY, R.T. (ed.) *The Inflammatory Process*. 2nd ed. vol 1. Academic Press, New York, 1974.
17. ENGELHARD, V.H. How cells process antigens. *Scientific American* (August): 44-51, 1994.
18. FAN, T.-P. D. and DALE, M.M. The vascular endothelial cell. *In*: DALE, M. M. et al. *Textbook of Immunopharmacology*. 3 rd. ed. Blackwell Scientific Publications, London, 1994.
19. FURCHGOTT, R.F. & XANHOUTTE, P.M. Endothelium-derived relaxing and contracting factors. *FASEB J., 3*:2007-2018, 1989.
20. FURCHGOTT, R.F. & ZAWADZKI, J.V. The obligatory role of endothelial cells in the relaxation of arterial smooth muscle by acetylcholine. *Nature, 288*:373-376, 1980.
21. HAMBERG, M. Inhibition of prostaglandin synthesis in man. *Biochem. Biophys. Res. Commun., 49*:720-726, 1972.
22. HAMBLIN, A.S. Cytokines. *In*: DALE, M.M. et al. *Textbook of Immunopharmacology*. 3rd ed. Blackwell Scientific Publications, London. 1994.
23. JOHNSON, H.J., BAZER, F.W. et al. How interferons fight disease. *Scientific American* (May): 40-47, 1994.
24. KELLAWAY, C.H., TRETHEWIE, R.E. The liberation of a slow reacting smooth muscle stimulating substance of anaphylaxis. *Q. J. Exper. Physiol., 30*:121-145, 1940.
25. LECOMTE, M. et al. Acetylation of human prostaglandin endoperoxide synthase-2 (cyclooxygenase-2) by aspirin. *J. Biol. Chem., 269*:13207-13215, 1994.

26. LEVY, DA. Histamine and serotonin. *In*: WEISSMAN, G. (ed.) *Mediators of Inflammation*. Plenum Press, New York, 1974.
27. LEWIS, R.A., AUSTEN, K.F., SOBERMAN, R.J. Leukotrienes and other products of the 5-lipoxygenase pathway. *N. Engl. J. Med., 323*:645-655, 1990.
28. MANTOVANI, A., BUSSOLINO, F., INTRONA, M. Cytokine regulation of endothelial cell function: from molecular level to the bedside. *Immunol. Today, 5*:231-239, 1997.
29. MASFERRER, J.L. *et al*. Selective inibition of, inducible cyclooxygenase-2 in vivo is antiinflammatory and nonulcerogenic. *Proc. Nat. Acad. Sci. USA, 91*:3228-3232, 1994.
30. MENKES, C.J. Effects of disease-modifying anti-rheumatic drugs, steroids and non-steroidal anti-inflammatory drugs on acute-phase proteins in rheumatoid arthritis. *Br. J. Rheumatol., 23* (suppl. 3): 14-18, 1993.
31. MITCHELL, J.A., *et al*. Selectivity of nonsteroidal antiinflammatory drugs as inhibitors of constitutive and inducible cyclooxygenase. *Proc. Nat. Acad. Sci. USA, 90*:11693-11697, 1993.
32. NEEDLEMAN, P., MINKES, M.S., RAZ, A. Thromboxanes: selective biosynthesis and distinct biological properties. *Science, 193*:163-165, 1976.
33. PAGE, C.P. Platelet activating factor. *In*: DALE, M.M. *et al. Textbook of Immunopharmacology*. 3rd ed. Blackwell Scientific Publications, London, 1994.
34. PATRONO, C. Aspirin as an antiplatelet drug, *N. Engl. J. Med., 330*:1287-1294, 1994.
35. PIPER, J.M. *et al*. Corticosteroid use and peptic ulcer disease: role of nonsteroidal anti-inflammatory drugs. *Ann. Intern. Med., 114*:735-740, 1991.
36. POLISSON, R. Nonsteroidal anti-inflammatory drugs: practical and theoretical considerations in their selection. *Am. J. Med., 100*:31S-36S, 1996.
37. RANG, H.P., DALE, M.M. and RITTER, J.M. *Pharmacology*. 4th ed. Churchill Livingstone, London, 1999.
38. SALMON, J.A. & HIGGS, G.A. The eicosanoids: generation and action. *In*: DALE, M.M. *et al. Textbook of Immunopharmacology*. 3rd ed. Blackwell Scientific Publications, London, 1994.
39. SAMMUELSSON, B., DAHLÉN, S.-E., LINDGREN, J.A., ROUZER, C.A., SERHAN, C.N. Leukotrienes and lipoxins: structures, biosynthesis, and biological effects. *Science, 237*:1171-1176, 1987.
40. SAMMUELSSON, B., HAMMASTRÖM, S. Leukotrienes: a novel group of biologically active compounds. *Vitam. Horm., 39*:1-30, 1982.
41. SAMUELSSON, B. Leukotrienes: mediators of immediate hypersensitivity reactions and inflammation. *Science, 220*:568-575, 1983.
42. STROM, T.B., KELLY, V.R., MURPHY, J.R., NICHOLS, J. Interleukin-2 receptor-directed therapies: antibody- or cytokine-based targeting molecules. *Ann. Rev. Med., 44*:343-353, 1993.
43. VANE, J.R. Inhibition of prostaglandin synthesis as a mechanism of action for aspirin-like drugs. *Nature New Biol., 231*:232-239, 1971.
44. VANE J.R., O'GRADY, J. (eds.) *Therapeutic Applications of Prostaglandins*. Edward Arnold, London, 1993.
45. VANE, J.R., BOTTING, R.M. New insights into the mode of action of anti-inflammatory drugs. *Inflammation Res., 44*:1-10, 1995.
46. WIN, P.L., LINDER, D.J. *et al*. Pharmacology of interferons: induced proteins, cell activation, and antitumour activity. *In*: CHABNER, B.A., LONGO, D.L. (eds.) *Cancer Chemotherapy and Biotherapy*. Lippincott-Raven, Philadelphia, Ch. 25, 1996. p. 585-607.
47. YAMAGUCHI, T., KOHROGI, H, HONDA. I, *et al*. A novel leukotriene antagonist, ONO-1078, inhibits and reverses human bronchial contraction induced by leukotrienes C_4 and D_4 and antigen in vitro. *Am. Rev. Respir. Dis., 146*:923-929, 1992.

Seção 4
Farmacologia do Sangue

57

Tratamento das Anemias

Michel Jamra

O estudo clínico de anemia resulta de uma diminuição da massa de glóbulos vermelhos com redução da oferta de oxigênio aos tecidos. Para estabelecer o diagnóstico de anemia, há necessidade de determinar a concentração de hemoglobina e o valor do hematócrito.

Nos homens ocorre anemia quando a hemoglobina encontra-se em valores inferiores a 12 g/100 mL de sangue e o hematócrito abaixo de 41,0%. Nas mulheres, haverá anemia com hematócrito inferior a 36,0% e taxa de hemoglobina abaixo de 11 g/100 mL de sangue.

Na gestação há uma anemia especial, por diluição do sangue, em razão de um aumento do volume de plasma, sem ocorrer diminuição de massa de glóbulos. Essa "anemia por hemodiluição" também se verifica em situações de hiper-hidratação. Não é uma anemia verdadeira.

O Quadro 57.1 indica os valores mais baixos aceitos como normais para a hemoglobina e o hematócrito. Foi preparado por uma equipe de especialistas de reputação mundial com base nos seus estudos sobre diversas anemias. O texto que apresenta esse quadro foi preparado por solicitação da Organização Mundial de Saúde exatamente para estabelecer critérios e padrões para os dois sexos, as diversas idades e as várias regiões do mundo.

Só se estabelece o diagnóstico de anemia quando o nível de hemoglobina é menor do que o nível de hemoglobina de indivíduos normais de mesmos sexo e grupo etário, vivendo no mesmo ambiente físico. O ambiente, a altitude, a composição atmosférica, em indivíduos normais, influem no nível de hemoglobina. Ver o Quadro 57.1, no qual se dá ênfase à altitude, que tem muita importância nas regiões montanhosas.

A anemia tem múltiplas etiologias e oferece dois problemas ao laboratório: (1) estabelecer com certeza a presença de anemia; (2) definir a causa provocada da anemia. Os testes de laboratório desenvolvidos nas três ultimas décadas permitiram excelente definição e separação das muitas variedades de anemia. A ampla maioria das anemias pode ser corretamente diagnosticada e sua causa subjacente determinada com um mínimo de recursos de laboratório. A utilidade da observação microscópica cuidadosa das preparações de sangue é imensa. Na rotina laboratorial, a forma mais simples de entender as anemias é classificá-las em macrocíticas, normocíticas e microcíticas. As causas prevalentes de anemia têm que ser sempre levadas em conta de acordo com a região e o grupo populacional em que se está exercendo a atividade médica. Os esfregaços de sangue podem exibir aspectos muito próximos na talassemia e na anemia por deficiência de ferro. Em uma região em que não ocorre talassemia, um filme de sangue com glóbulos vermelhos hipocrômicos deve ser atribuído a carência de ferro. Da mesma forma, uma elevada prevalência de hemoglobinopatia em certa região, ou de deficiência de enzima eritrocitária ou de malária, tem que ser sempre levada em conta como possível causa da anemia em estudo. Frequentemente, muitas e diversas causas de anemia coexistem num mesmo indivíduo, o que torna difícil o diagnóstico etiológico.

Quadro 57.1 Valores normais (limites inferiores) para hemoglobina e hematócrito

Idade	(Altitude = Nível do Mar)* Hemoglobina (g/100 mL)	Hematócrito (%)	(Correção Altitude)** Metros Acima do Nível do Mar/Hemoglobina g/100 mL
Recém-nascidos (a termo)	13,6	44	750 / 0,2
Crianças (3 meses)	9,5	32	900 / 0,2
Crianças (1 ano)	11,0	36	1.500 / 0,5
Crianças (10-12 anos)	12,0	38	1.850 / 0,8
Mulheres (não grávidas)	13,0	40	2.250 / 1,1
Mulheres (grávidas)	12,0	38	2.550 / 1,3
Homens	13,0	40	3.000 / 2,0

*Evatt, B.L.; Lewis, S.M.; Lothe, F. e McArthur, J.R. *Anemia — Fundamental diagnostic hematology*. U.S. Dept. of Health and Human Services, Public Health Service, Centers for Disease Control, Atlanta, Georgia, USA, and World Health Organization, Genève, Switzerland, April, 1983.
**Cook, J.D.; Alvarado, J.; Gutnisky, A.; Jamra, M.; Labardini, J.; Layrisse, M.; Linares, J.; Loría, A.; Maspes, V.; Restrepo, A.; Reynafarje, C.; Sánchez-Medal, L.; Vélez, H. e Viteri, F. Nutritional deficiency and anemia in Latin America. A collaborative study. *Blood*, 38:591-603, 1971.

Quadro 57.2 Classificação morfológica das anemias (modificada por Kellermeyer, R.W., 1984)*

a) *Macrocíticas normocrômicas* (VCM: > 103 μ^3; CHCM: 30-32%)

1. Com medula óssea megaloblástica
   — Déficit de B_{12}
   — Déficit de ácido fólico
   — Anemia megaloblástica refratária

2. Com medula óssea normoblástica
   — Hepatopatias
   — Secundária a tratamento com antimetabólitos
   — Anemias com reticulocitose: hemolíticas, pós-hemorrágicas

b) *Normocíticas normocrômicas* (VCM: 82-103 μ^3; CHCM: 32-36%)
   — Perda aguda de sangue
   — Anemias hemolíticas sem reticulocitose importante
   — Déficit na produção de hemácias
      = Aplasia medular
      = Endocrinopatias
      = Insuficiência renal
      = Enfermidades crônicas

c) *Microcíticas hipocrômicas* (VCM: 60-82 μ^3; CHCM: 20-30%)
   — Anemia ferropênica
   — Anemia sideroblástica
   — Talassemias
   — Saturnismo

*Díaz Fernández, A.J. e Martínez Santos, P. *Hematología*, Pregrado 4, Collección de Lecciones de Patología Médica, Luzan 5, S.A., Ediciones, Madrid, Espanha, 1985.
VCM — Volume corpuscular médio; CHCM — Concentração média de hemoglobina corpuscular.

CLASSIFICAÇÃO MORFOLÓGICA

Pelos informes morfológicos exibidos pelos glóbulos vermelhos através das suas características nos esfregaços de sangue e através da determinação do conteúdo de hemoglobina, do valor do hematócrito e do número de glóbulos por milímetro cúbico, as anemias se dividem em macrocíticas e microcíticas, conforme os eritrócitos sejam maiores, de igual tamanho ou menores do que os glóbulos de um indivíduo normal (Quadro 57.2).

CLASSIFICAÇÃO FISIOPATOLÓGICA

Os mecanismos que podem produzir anemia são:

1. Anemia por perda aguda ou crônica de sangue;
2. Anemia por diminuição da produção dos eritrócitos;
3. Anemia por aumento da destruição dos eritrócitos.

A anemia por perda aguda de sangue (trauma, ulceração aguda da parede vascular, dequitação da mucosa uterina etc.) é do tipo normocítico e normocrômico; os sintomas são devidos à hipovolemia que se instala agudamente. A anemia por perda crônica de sangue é microcítica e hipocrômica.

As anemias por produção diminuída de eritrócitos compreendem os seguintes subgrupos:

1. Por alterações na síntese de hemoglobina;
2. Por alterações na síntese do DNA;
3. Por alterações da "célula-mãe" hemopoética.

As anemias devidas a alterações da síntese de hemoglobina são hipocrômicas. São devidas seja a alterações na síntese do heme, como ocorre na anemia por déficit de ferro (anemia ferropênica), seja à má utilização do ferro (anemia sideroblástica). As alterações de síntese da hemoglobina estão, às vezes, localizadas no mecanismo de síntese da outra parte da molécula de hemoglobina, a globina. Essas alterações na síntese da globina são próprias das hemoglobinopatias. As moléculas anormais de hemoglobina levam à destruição fácil dos eritrócitos. As hemoglobinopatias se acompanham de anemias de mecanismo duplo: síntese de globina alterada e excessiva destruição dos eritrócitos.

As anemias devidas a alterações na síntese do DNA são macrocíticas e provocadas por deficiência de fatores de maturação das células formadoras dos eritrócitos na medula óssea hemopoética – os eritroblastos. Quando os fatores de maturação estão ausentes ou são deficientes, os eritroblastos da medula óssea assumem tamanho aumentado e não amadurecem – transformam-se em microeritroblastos ou mesmo em megaloblastos. Esses fatores de maturação são o ácido fólico e a vitamina B.

Alterações do metabolismo das purinas ou pirimidinas (agentes quimioterápicos) também podem, com menor frequência, levar a uma anemia macrocítica.

As alterações da célula-mãe da hemopoese (*stem cell*) levam a uma acentuada diminuição da produção de eritrócitos e também de leucócitos e plaquetas, produzindo o estado de "anemia aplástica". A célula-mãe pode ser atingida por substâncias químicas ou por irradiações, ou mesmo por anticorpos desenvolvidos contra os eritroblastos.

TRATAMENTO DAS ANEMIAS

Tratamento das anemias por perda aguda ou crônica de sangue

O julgamento clínico de emergência levará ao uso de transfusão de sangue no caso de perda aguda, preferivelmente de concentrados de glóbulos vermelhos. Na perda crônica, seja por via genital, digestiva ou outra, será sempre necessário estancar a perda sanguínea, seja por procedimento cirúrgico ou clínico. O tratamento da anemia hipocrômica por perda crônica de sangue deve fazer-se com sais de ferro por via oral. O sulfato de ferro é o mais empregado. Cada 100 mg desse composto ferroso contém 60 mg de ferro elementar.

Como num indivíduo com déficit de ferro é possível incorporar-se à hemoglobina cerca de 100 mg por dia de ferro, e sabendo-se que no intestino apenas 25% da dose de ferro administrada é absorvida, cerca de 2.000 mg de sulfato ferroso teriam que ser administrados, representando 1.200 mg de ferro elementar, dos quais apenas 25% seriam absorvidos, ou seja, cerca de 300 mg de ferro elementar. Entretanto, 2 g de sulfato de ferro não são tolerados: há intolerância digestiva, náuseas, epigastralgias, diarreias, dores abdominais. Na prática, utilizam-se cerca de 300 mg de sulfato de ferro, isto é, 180 mg de ferro elementar, dos quais 100 mg capazes de serem incorporados à hemoglobina seriam absorvidos. Essa circunstância faz com que o tratamento tenha que ser prolongado de 4 a 6 meses, pois os depósitos de ferro têm de ser refeitos, e a partir desses depósitos o ferro é liberado para incorporação à hemoglobina. Podem-se administrar outros sais ferrosos (fumarato, succinato, gluconato) que têm melhor tolerância digestiva. Em casos com acentuada intolerância gástrica, de má absorção intestinal, ou quando se necessita de uma rápida reposição de ferro, a via parenteral pode ser empregada com injeções intramusculares de complexos de ferro-dextrana ou sorbitol-citrato-ferro. De modo cauteloso, sempre será feita uma prova preliminar para afastar a existência de eventual hipersensibilidade com reação anafilactoide. Esses complexos contêm 50 mg de ferro por centímetro cúbico, administrando-se em geral 2 cm^3, em injeção profunda, para evitar deposição do complexo no subcutâneo e no músculo.

Tratamento das anemias por produção diminuída de eritrócitos

POR ALTERAÇÕES NA SÍNTESE DA HEMOGLOBINA

A hemoglobina é a proteína encarregada do transporte de oxigênio. Tem peso molecular de 64.000 dáltons. Consta de uma proteína incolor, a globina, que representa 96% da molécula, e de um grupo prostético, o heme, que é um núcleo de quatro anéis pirrólicos. A hemoglobina A, hemoglobina normal do adulto, possui dois pares de cadeias polipeptídicas (alfa e beta), que diferem em sua composição e sequência. O grupo heme se une a cada uma das quatro cadeias polipeptídicas e é o que confere a cor vermelha da hemoglobina. O ferro da hemoglobina se inclui no heme como elemento covalente ligado à histidina proximal. O oxigênio se une com o ferro e a histidina distal. A hemoglobina A tem estrutura tridimensional e se diferencia das outras hemoglobinas pela sequência de seus aminoácidos, sequência essa que determina as suas propriedades de solubilidade, mobilidade eletroforética e afinidade pelo oxigênio. A hemoglobina A, do adulto normal, é constituída de duas cadeias beta e representa cerca de 97% de toda a hemoglobina contida no eritrócito: $HbA = \alpha_2\beta_2$. No adulto normal há ainda, no eritrócito, cerca de 2,0% de uma hemoglobina chamada A_2, dotada de duas cadeias alfa e duas cadeias delta: $HbA_2 = \alpha_2\delta_2$. E no eritrócito do adulto normal ainda está presente a HbFetal, constituída de duas cadeias alfa e duas cadeias gama: $HbF = \alpha_2\gamma_2$.

As alterações na síntese das cadeias da globina levam às anemias hemolíticas hemoglobinopáticas: talassemias e anemia falciforme. As beta-talassemias são originadas por desequilíbrio na síntese das cadeias globínicas: diminuição da síntese das cadeias beta (β) e excesso de cadeias alfa (α). Existem duas variantes: a β_0-talassemia, quando há ausência total de cadeias beta, e a β-talassemia, que é a que tem síntese diminuída de cadeias beta, mas ainda apresenta uma certa capacidade de síntese. De acordo com sua gravidade, as talassemias são distintas nas formas maior (grave), intermédia ou menos grave (menor). São próprias dos habitantes das áreas geográficas que limitam o mar Mediterrâneo. As talassemias, sobretudo as formas *major*, conhecidas como anemia de Cooley, necessitam, para o seu tratamento, de múltiplas e repetidas transfusões. Essas levam à hemossiderose secundária de várias vísceras. Para essa hemossiderose usam-se agentes quelantes do ferro, capazes de removê-lo das células onde está depositado. A hemoglobinopatia S (drepanocitose ou anemia falciforme) é caracterizada por eritrócitos em foice, que adotam essa forma sempre que há diminuição da pressão de oxigênio, PO_2. A anormalidade bioquímica é uma substituição da glicina por valina na cadeia beta. Está presente em 5% a 20% das populações de origem africana. Acompanha-se de hemólise crônica, maior ou menor. Evolui com crises de destruição globular. O tratamento consiste nos casos muito graves, sobretudo em transfusões, a cada 6 semanas, de modo a manter uma porção de cerca de 60% de eritrócitos com hemoglobina normal, HbA. Com níveis mais altos de hemoglobina, reduz-se o nível de eritropoetina e diminui-se a formação de HbS. Deve-se, para o bom curso clínico do portador de anemia falciforme, evitar a hipoxia. Essa é a causa desencadeante das crises de hemólise. Há um grupo de medidas preventivas para pacientes homozigotos com falcemia: vacina antipneumocócica, penicilina-benzatina periódica, além de outras.

POR ALTERAÇÕES NA SÍNTESE DO DNA

Essas alterações produzem um retardamento no processo de divisão das células precursoras dos eritrócitos, com aumento do tamanho dessas células. A maior parte dessas células se destrói no interior do órgão formador de eritrócitos, a medula óssea. Essas células adquirem as características do megaloblasto e do macroeritroblasto. Essa destruição torna a formação de eritrócitos, a eritropoese, insuficiente. Os eritrócitos que acabam se formando caem na circulação como elementos de grande tamanho, os macrócitos. Também se alteram as outras linhagens celulares, com a formação de granulócitos hipersegmentados. A grande maioria dessas anemias, chamadas macrocíticas megaloblásticas, deve-se a déficit de vitamina B_{12} ou ácido fólico. O déficit de vitamina B_{12} pode decorrer da não secreção, pelo estômago, do "fator intrínseco" ou por falta de ingestão de fator alimentar, o "fator extrínseco". A interação do fator alimentar com o intrínseco leva à formação do "fator de maturação". A falta do fator intrínseco é observada nas gastrectomias amplas ou na produção, pelo organismo, de "anticorpos antifator intrínseco". O tratamento consiste na administração de vitamina B_{12} por via parenteral. É preferível o emprego da hidroxicobalamina ao da cianocobalamina porque ela se liga mais firmemente às proteínas plasmáticas, atuando por mais tempo no organismo. Deve-se começar com 100 μg diários por via intramuscular, durante 1 semana; a seguir 100 μg a cada 15 dias até se atingir 2.000 μg. E, pelo resto da vida, 100 μg ao mês. A anemia por déficit de ácido fólico é muito mais frequente. O déficit se instala seja por ingestão (alimentação) inadequada, seja por alcoolismo, seja por má-absorção intestinal, por hepatopatias crônicas ou pelo uso de medicamentos (antifólicos, anticonvulsivantes, metotrexato, 6-mercaptopurina, 5-fluorouracil), seja por aumento das necessidades, como ocorre na gestação, nas anemias hemolíticas, nas neoplasias. O tratamento é feito pela administração de ácido fólico, 1 mg ao dia, ou, nos casos de má-absorção intestinal, 5 a 10 mg ao dia. O tratamento deve ser mantido por 2 meses até a normalização dos parâmetros de eritrócitos e hemoglobina. O ácido fólico piora a sintomatologia neurológica das anemias por déficit de vitamina B_{12}. Nessas anemias, não se deve empregar o ácido fólico. O quadro clínico na anemia por déficit de ácido fólico é muito próximo, do ponto de vista hematológico, do da anemia por déficit de vitamina B_{12}, que com grande frequência se acompanha de alterações neurológicas. Na deficiência de folato, o nível sérico desse é muito baixo, menor do que 6 nanogramas/mL. É determinação não regularmente feita nos laboratórios, mas de grande valor nas anemias macrocíticas.

POR ALTERAÇÕES DA CÉLULA-MÃE DA HEMOPOESE – ANEMIAS APLÁSTICAS

Essas anemias são caracterizadas por pancitopenia e redução da medula óssea hemopoética, com plaquetas muito reduzidas, reticulócitos ausentes ou em cifras baixas, leucopenia acentuada, com granulócitos em nível muito diminuído e biópsia da medula óssea mostrando pobreza celular. O tratamento depende da identificação das possíveis causas e da remoção delas, quando possível. A correção da anemia, da plaquetopenia, o tratamento e a profilaxia das infecções são etapas essenciais. Agentes estimulantes da hemopoese normal são o recurso para ser reativada e restabelecida a capacidade hemoformadora da medula óssea. A manutenção da concentração de hemoglobina, por transfusões, entre 6 e 8 g de hemoglobina, permite desempenho físico satisfatório e ainda é capaz de produzir estimulação medular. As transfusões devem ser limitadas ao mínimo. Os indivíduos politransfundidos geram anticorpos contra antígenos das plaquetas. Os antígenos plaquetários são do sistema HLA e também de outros sistemas. Esses anticorpos antiplaquetários provocam a destruição acelerada das plaquetas. A anemia aplástica, mesmo tratada com a reposição dos elementos sanguíneos em falta, é doença grave, com mortalidade acima de 50%. Nos pacientes com menos de 40 anos de idade, a reposição da medula deve ser tentada com o transplante de medula óssea, sobretudo se o paciente tiver doador compatível no sistema HLA. O tratamento com agentes imunossupressores é indicado, seja porque na anemia aplástica há atividade exaltada dos linfócitos citotóxicos, supressores, e dos linfócitos "assassinos", *natural killers*, seja porque com esses agentes se permite alcançar uma regulação mais próxima da hemopoese, uma imunorregulação. A globulina antilinfocitária (GAL) produz, com frequência, bons resultados na anemia aplástica. A ciclofosfamida, agente alquilante imunossupressor, também foi usada há tempos e se mostrou capaz de obter bons resultados. Os corticosteroides, em doses de 1 a 2 mg/kg, produzem efeito benéfico em pequeno percentual de casos. O uso de doses elevadas, por via endovenosa, sob a forma de pulsos, costuma produzir respostas em maior proporção. Os andrógenos ativam a hemopoese, seja elevando a produção de eritropoetina, seja estimulando a proliferação de células-mãe, seja estimulando as células formadoras de colônia da linhagem eritroblástica e granulocítica. Os mais usados são a oximetalona (3 a 5 mg/kg/dia), por via oral, e o decanoato de nandrolona (5 mg/kg), via intramuscular, semanalmente. Esse último composto revelou menor hepatotoxicidade do que a oximetalona. Nos casos graves, esses andrógenos não conseguem modificar o curso da anemia aplástica. Foram ensaiados ainda a ciclosporina A, o carbonato de lítio e o aciclovir (supondo-se etiologia viral em alguns pacientes), com resultados parciais que não permitem sua indicação regular.

METABOLISMO DO FERRO

Um dos elementos mais importantes no metabolismo das células vivas é o ferro. É através desse metal que os elementos aeróbicos respiram. É através desse elemento que o sangue transporta o oxigênio (O_2). Ocorre, todavia, que o ferro é muito tóxico quando depositado em tecidos inadequados para o seu armazenamento.

Talvez o único mamífero que não tenha via de excreção para o ferro seja o homem. Por esse motivo, uma terapêutica errada poderá provocar no paciente uma doença por excesso de armazenamento de ferro.

Há, portanto, necessidade de se conhecer tanto a fisiologia do metabolismo do ferro como o porquê do uso terapêutico de determinados compostos e vias de aplicação. Devem-se também conhecer os riscos de uma terapêutica inadequada.

O ferro é um elemento que tem a absorção controlada a fim de evitar o seu excesso. No entanto, a eficiência desse controle depende da concentração e da quantidade diária ofertada ao indivíduo. Em condições normais, um ótimo padrão alimentar contém cerca de 10 a 20 mg de ferro, e o indivíduo absorve cerca de 5% a 10% desse total. Isso quer dizer que há a absorção de cerca de 1 mg de ferro por dia. Essa absorção compensa uma perda da mesma grandeza. Essa perda processa-se através da descamação de células, das vias digestivas e urinária, completadas pelas vias respiratórias e da pele, eliminando o ferro nelas contido.

As micro-hemorragias, no entanto, são muito importantes, porque o ferro faz parte da molécula de hemoglobina e perfaz 0,335% do peso dessa molécula, ou seja, 1 g de hemoglobina contém 3,35 mg de ferro. Essa quantidade, contida em 1 g de hemoglobina, é maior do que a quantidade média diária perdida. Em um indivíduo normal, essa quantidade de hemoglobina está contida em 6 a 8 mL de sangue. Nesse mesmo indivíduo, as perdas de ferro por micro-hemorragias somam cerca de 0,1 a 3 mg.

O controle da absorção faz-se através de mecanismo complexo no sentido de se obter do bolo alimentar exatamente a quantidade perdida do metal. Se, no entanto, a quantidade de ferro que chega ao tubo digestivo é três ou mais vezes superior àquela contida na alimentação normal, o organismo não poderá controlar a absorção do ferro.

O ferro é absorvido através das células da mucosa intestinal, principalmente no duodeno e nas primeiras porções do jejuno. O material absorvido é transportado na corrente sanguínea, ligando-se a uma proteína plasmática, a transferrina ou sidefilina. Essa proteína, que tem peso molecular de cerca de 400.000 dáltons, satura-se com dois átomos de ferro. É praticamente impossível haver ferro livre no plasma. A ligação do ferro com a transferrina é fraca, e pode ser desfeita até pela diálise. A transferrina circulante pode conter dois, um ou nenhum átomo de ferro. Cerca de 1/3 da transferrina circulante está ligado ao ferro que assim chega aos locais de utilização ou de armazenamento. A maior utilização do ferro é na síntese de hemoglobina, mas também faz parte de muitas enzimas e dos citocromos, além da mioglobina. Porém, o ferro contido nesse último conjunto de substâncias não ultrapassa 20% do contido na hemoglobina.

O controle da absorção faz-se através da célula da mucosa, que, uma vez amadurecida, aflora na cripta da vilosidade intestinal. A seguir migra para o ápice e descama-se. Esse trânsito tem duração de 5 a 8 dias. Logo que a célula inicia sua atividade, antes de aflorar à superfície, recebe uma carga de ferro endógeno, através da transferrina plasmática, e essa quantidade é proporcional à saturação daquela proteína. Isso porque um dos mecanismos de controle da absorção se faz através da saturação dessa célula. O ferro, evidentemente, é absorvido pela célula através da face voltada para a luz intestinal. Nessa superfície encontra-se uma tênue lâmina de uma proteína secretada por essa célula. Essa proteína (apotransferrina) liga-se ativamente ao ferro do conteúdo intestinal. Talvez seja esse o elemento mais importante no controle da absorção do ferro, pois sua secreção diminui à medida que a célula se satura com o ferro. Se houver uma grande saturação dessa celula, a lâmina proteica desaparece. Uma vez ligado à apotransferrina, o ferro é levado ao interior da célula, de onde pode seguir diretamente para ligar-se à transferrina plasmática, ou permanecer no interior dessa célula. Nessa última hipótese, o ferro liga-se à apoferritina, formando a ferritina, proteína que é a forma de armazenamento final do ferro. Ela é composta de seis unidades de proteína em forma de concha, as quais se ligam entre si formando uma esfera, com seus orifícios (poros), através dos quais entra o ferro, que se cristaliza em seu interior. Diferentemente da transferrina, que contém um máximo de dois átomos de ferro, cada molécula de ferritina pode conter até 4.000 átomos de ferro.

O mecanismo de controle mais importante é, assim, a saturação da célula epitelial, cuja apotransferrina da superfície externa da membrana, captando o ferro dos alimentos na luz intestinal, penetra no interior da célula. Quando a célula se satura, a apotransferrina desaparece da superfície externa da membrana dessa célula. O segundo mecanismo de controle da absorção é a saturação da transferrina plasmática pelo ferro. Quanto mais saturada estiver essa proteína, menor a quantidade de ferro retirada das células da mucosa intestinal e maior a saturação dessas células quando entram em função (amadurecimento). Uma vez ligado à transferrina, o ferro será levado às células que vão utilizá-lo, ou então para armazenamento, que é feito sob a forma de ferritina, conforme já descrito anteriormente. Há diferenças estruturais entre a ferritina produzida por células de diferentes órgãos. Quando a célula se impregna em excesso, a ferritina é eliminada para o espaço intercelular, o que ocorre também com a morte dessa célula. Nesse ponto, a ferritina degrada-se e forma um outro composto de ferro mais difícil de ser mobilizado, que é a hemossiderina. Em condições normais, como foi visto anteriormente, há absorção de quantidade de ferro equivalente à perda, isto é, de cerca de 1 a 2 mg/dia. Essa quantidade será ultrapassada se a perda for maior, provocada por uma espoliação de sangue mais significativa. Porém a absorção tem um limite, e em cerca de 80% da população esse limite é de 6 a 8 mg/dia.

Temos que considerar ainda que há alimentos que favorecem a absorção (hemínicos) e outros que não (vegetais). Há alguns que contêm substâncias que tornam os sais de ferro insolúveis, prejudicando sua absorção (tanatos e fitatos). Todavia, mesmo com alimentos que favorecem muito a absorção, há respeito aos limites já citados. Através da suplementação com sais de ferro, esses limites podem ser ultrapassados, porém dificilmente ultrapassarão 10 mg. Se, na tentativa de tornar uma terapêutica mais eficiente, a dose ingerida pelo paciente for aumentada, poderá haver uma enterite com descamação da camada superficial da mucosa intestinal. Isso prejudicará a absorção do metal, ao invés de favorecê-la. Se uma sobrecarga de ferro inorgânico for administrada em crianças, pode haver uma lesão entérica grave.

O importante, porém, é que os limites normais de absorção (1 a 2 mg/dia) poderão ser levemente ultrapassados, mesmo em indivíduos normais. Isso leva a um balanço positivo do ferro, o que é indesejável, pois, como ele não será utilizado, deverá ser armazenado. Se essa situação se mantiver por muito tempo (mais de 1 ano, por exemplo), poderá ocorrer hemossiderose nesse paciente. Esse risco será maior se o tratamento for aplicado desnecessariamente em pacientes com anemia e siderose concomitante, como ocorre nas talassemias, na anemia falciforme e em outras anemias. Isso porque, em pacientes anêmicos, haverá anoxia, com aumento na produção da eritropoetina, hormônio esse que favorece a absorção de ferro, burlando os controles fisiológicos de bloqueio à absorção. Como são pacientes com hemossiderose, em virtude do excesso de absorção, numerosas vezes o armazenamento, já indesejável, piora por haver necessidade de transfusões de sangue. Cada unidade de glóbulos leva ao paciente cerca de 150 a 200 mg de ferro.

Há na população mundial um gene que provoca aumento da absorção do ferro. Esse gene está presente na moléstia conhecida como hemocromatose. Ocorre em 1/200 indivíduos da população, o que significa que há um homozigoto em cada 5.000 pessoas. Mesmo sem suplementação de ferro, esses indivíduos têm absorção maior do que os normais, e, se um homozigoto for identificado, o tratamento consistirá em evitar alimentos ricos em ferro e tomar infusão de folhas ricas em tanatos, os quais prejudicarão a absorção do ferro. Por outro lado, sua condição será muito agravada se houver suplementação de ferro.

Em vista da fisiopatologia dessas duas condições (pacientes anêmicos com hemossiderose e portadores do gene da hemocromatose), há motivo suficiente para evitar-se o enriquecimento de alimentos com ferro. Porém, se esse enriquecimento for feito visando à cura do carente, com a adição diária de 50 mg de ferro às refeições de um dia, mesmo os indivíduos normais passariam a ter um balanço positivo com armazenamento indesejável. Assim, num período de 10 a 15 anos, teríamos um número muito grande de casos de hemossiderose iatrogênica. Essa doença é muito grave, de tratamento difícil e dispendioso. Por outro lado, as sideropenias, cujo sintoma mais grave é a anemia, se forem graves, necessitam de tratamento urgente e podem ser curadas em 24 a 48 horas com transfusões de glóbulos. Em seguida, o tratamento à base de ferro levará o paciente à reposição dos depósitos no prazo máximo de 6 meses.

Em um indivíduo adulto normal, com cerca de 70 kg de peso, o ferro tem a seguinte distribuição:

Hemoglobina – 2.000 a 2.500 mg de ferro (60%).

Armazenamento (ferritina e hemossiderina) – 1.500 mg de Fe (30%).

Hemepigmentos, hemenzimas e mioglobina – 400 mg de Fe (10%).

Convém chamar a atenção para o fato de que o ferro de todo o sistema hemopoético de defesa (fagocitose e imunidade) não ultrapassa 50 mg.

O papel da eritropoetina nas anemias é estudado no Cap. 127.

58

Anticoagulantes, Antiagregantes Plaquetários e Trombolíticos

Marcelo Guimarães Pereira

INTRODUÇÃO

Os distúrbios tromboembólicos constituem uma das causas mais comuns de morbidade e mortalidade. Podem ocorrer como complicações de câncer, insuficiência cardíaca, infarto agudo do miocárdio, doença valvular reumática, aterosclerose coronária, cerebral e arterial periférica e de veias varicosas. Tabagismo, gravidez, trauma, cirurgias e/ou imobilizações prolongadas e uso de contraceptivos orais são fatores de risco bem determinados.

Para a compreensão das medidas farmacológicas utilizadas na profilaxia e terapêutica desses distúrbios, é necessário que se conheçam os mecanismos e fatores envolvidos na hemostase e na trombose. Podem-se identificar quatro fases inter-relacionadas que concorrem para manter a fluidez do sangue e promover a resposta pronta e apropriada a fim de se evitar a perda sanguínea: as fases vascular, plaquetária, da coagulação e fibrinolítica.

Na fase vascular têm grande participação as células endoteliais, através de: (1) manutenção da carga elétrica transmural negativa, importante na prevenção de adesão plaquetária; (2) liberação de um ativador do plasminogênio, que ativa a via fibrinolítica; (3) liberação de cofator (trombomodulina), que ativa a proteína C, um fator inibidor da coagulação; e (4) liberação da prostaciclina (PGI_2), um potente inibidor da agregação plaquetária.

A lesão dos vasos sanguíneos e/ou alterações no fluxo sanguíneo proporcionam o contato das plaquetas com estruturas subendoteliais e liberação de substâncias que levam à coagulação sanguínea no interior do vaso, constituindo-se assim o trombo, que consiste em material celular e fibrina. A composição precisa do trombo depende de sua idade e das condições de sua formação. O trombo venoso tem maior composição de fibrina e hemácias (trombo vermelho), e o arterial tem maior composição das plaquetas (trombo branco). Esses aspectos têm implicações terapêuticas, pois os anticoagulantes que inibem a formação de fibrina constituem a terapêutica preferida na trombose venosa, enquanto os antiagregantes plaquetários têm seu mais amplo uso nos processos arteriais.

A fase plaquetária, que tem grande importância na gênese e nas complicações da doença aterosclerótica, desenvolve-se em duas etapas: adesão plaquetária e agregação plaquetária.

A adesão plaquetária refere-se à ligação das plaquetas à superfície vascular lesada, como uma placa aterosclerótica ulcerada. Tal adesão depende principalmente de dois fatores experimentalmente demonstráveis: a turbulência do fluxo, contato e adesão das plaquetas com os polímeros do fator subendotelial VIII:vWF (fator de von Willebrand).

Na segunda etapa, as plaquetas aderem umas às outras. Essa agregação parece depender do aumento do cálcio citoplasmático plaquetário, e é mediada por três processos: liberação de compostos de grânulos intracitoplasmáticos, particularmente adenosina difosfato (ADP); liberação de tromboxano A_2 (TXA_2); e estimulação das plaquetas por estímulos extrínsecos, como ADP de eritrócitos e fator de ativação plaquetária (FAP) de células endoteliais. O exato mecanismo pelo qual esses processos se realizam, bem como a agregação plaquetária resultante, ainda não é completamente conhecido. Muitas substâncias, inclusive a serotonina, a epinefrina e endoperóxidos, participam desse processo.

A síntese do TXA_2 se inicia a partir da formação de ácido araquidônico pela ação da fosfolipase da membrana plaquetária. O processo enzimático subsequente consiste na conversão do ácido araquidônico, pela ciclo-oxigenase, em endoperóxidos cíclicos, que são convertidos em TXA_2 pela tromboxano sintase existente nas plaquetas.

Durante a adesão e agregação plaquetárias, o mecanismo de coagulação poderá ser ativado pela liberação do fator 3 plaquetário, que interage com o fator Xa, fator V e íons de cálcio a fim de ativar a protrombina (fator II). Evidências experimentais sugerem outros mecanismos, que envolvem a alteração da superfície plaquetária e a ativação do fator XII pela exposição de plaquetas ao ADP, e iniciação da coagulação pelas plaquetas estimuladas pelo colágeno na presença do fator XI e na ausência do fator XII. O fator plaquetário 4 (FP_4, neutralizador da atividade da heparina) tem papel ainda pouco compreendido na hemostasia.

A coagulação constitui-se em uma série de reações proteolíticas em cascata, em que, em cada etapa, um fator de coagulação sofre proteólise limitada, tornando-se uma protease ativa. Essas proteínas participam de dois processos diferentes, mas relacionados: as vias intrínseca e extrínseca. A via final comum para ambas inicia-se com a ativação do fator X e termina na formação de fibrina, que reforça o tampão inicial de plaquetas. Na via intrínseca, todos os fatores necessários estão presentes no sangue circulante, e a reação é decorrente do contato do sangue com a superfície negativamente carregada (colágeno subendotelial). Na via extrínseca, não é um componente do plasma, mas do fluido tissular, que

ANTICOAGULANTES, ANTIAGREGANTES PLAQUETÁRIOS E TROMBOLÍTICOS

FASES DA COAGULAÇÃO SANGUÍNEA

1. *FASE VASCULAR*
   - Lesão
     - Vasoconstrição --- Fluxo sanguíneo reduzido
     - Liberação tissular ------ ADP
                         ------ Tromboplastina tissular
     - Exposição do sangue ao colágeno e à membrana basal subendotelial

   Ativação pelo contato

2. *FASE PLAQUETÁRIA*
   - Ação do fluxo reduzido do sangue, do ADP, dos polímeros do fator VIII:vWF, dos fatores coagulantes e endoperóxidos sobre plaquetas circulantes produzidos:
     - alteração da forma das plaquetas
     - adesão plaquetária
     - reação de liberação
     - agregação
   - O agregado plaquetário libera
     - PF-3
     - ADP
     - Endoperóxidos
     - TXA_2

3. *FASE DE COAGULAÇÃO*
   - Via Intrínseca
     - HMWK, Pre-K
     - XII
     - XI
     - IX
     - PF-3
     - VIII:c
   - Via Extrínseca
     - Fator tissular (Tromboplastina)
     - VII
   - Via Comum
     - X
     - V
     - PF-3
     - Protrombina (II)
     - Fibrinogênio
     - XIII

Fig. 58.1 Esquema das fases de coagulação. PF-3 = fator plaquetário 3; HMWK = cininogênio de elevado peso molecular (sigla da expressão inglesa *high molecular weight kininogen*); Pre-K = pré-calicreína; os fatores II, VII, IX e X dependem da vitamina K para serem ativados.

Quadro 58.1 Fatores de coagulação sanguínea

Fator	Sinônimos
I	Fibrinogênio
II	Protrombina
III	Tromboplastina
	Fator tissular
IV	Ca^{2+}
V	Fator lábil
	Proacelerina
	Globulina aceleradora
VII	Proconvertina
	Acelerador da conversão da protrombina sérica (SPCA)
VIII:C	Globulina anti-hemofílica (AHG)
	Fator anti-hemofílico (AHF)
IX	Componente tromboplastínico plasmático (PIC)
	Fator de Christmas
X	Fator de Stuart-Prower
XI	Antecedente tromboplastínico plasmático (PTA)
XII	Fator de Hageman
XIII	Fator estabilizador de fibrina
Proteína C	Antiprotrombina II-A
HMWK	Cininogênio de elevado peso molecular
	Fator de Fitzgerald
Pré-K	Pré-calicreína
	Fator de Fletcher
K	Calicreína
	Fosfolipídio plaquetário

inicia o processo de coagulação. Na via intrínseca, a coagulação leva vários segundos para formar o coágulo, enquanto na via extrínseca, em que as reações iniciais são transpostas, o coágulo se forma em segundos (teste de Quick).

Durante a ativação plaquetária e a formação de fibrina, mecanismos endógenos tendem a limitar a formação do trombo. Os três mais importantes são: a formação de prostaciclina, a ativação de proteína C e fibrinólise e a presença de antitrombina III.

A prostaciclina (PGI_2) é um potente vasodilatador e o mais potente inibidor da agregação plaquetária conhecido até agora. É o principal metabólito do ácido araquidônico, produzido pela parede vascular, especialmente pelo endotélio. O ácido araquidônico é convertido pela ciclo-oxigenase em endoperóxidos cíclicos, que são subsequentemente convertidos em PGI_2 pela prostaciclina sintase na parede vascular. Nas plaquetas, os endoperóxidos cíclicos são convertidos em TXA_2. Um desequilíbrio nesses dois sistemas (TXA_2 e PGI_2) pode levar à trombose e à doença vascular. É prevalente o conceito de que as plaquetas, nas zonas de turbulência com discreta lesão da íntima, podem aderir e estimular a proliferação de células musculares lisas da íntima e que, infiltradas por colesterol, formam a placa aterosclerótica.

A trombina associada ao seu cofator, a trombomodulina endotelial, tem a função adicional de transformar a proteína C em proteína C ativada. A proteína C ativada limita a trombose por destruição dos fatores VIIa e Va e inicia a fibrinólise, que requer a conversão do plasminogênio (presente em coágulos e no plasma) em plasmina, uma enzima proteolítica relativamente inespecífica normalmente não presente no sangue. Essa conversão é iniciada pelo ativador do plasminogênio tissular (APT), sintetizado pelo endotélio e liberado na circulação. A plasmina catalisa a hidrólise da fibrina, do fibrinogênio e de outros fatores da coagulação. A especificidade relativa do APT, a ligação do plasminogênio à fibrina, a ação de inibidores que rapidamente neutralizam a plasmina ou inibem a ação do APT restringem a fibrinólise na vizinhança imediata do trombo.

Outro fator importante na limitação da trombose é a antitrombina III, também conhecida como cofator da heparina, que inibe a trombina e o fator Xa. Seus níveis podem estar diminuídos na presença de trombose aguda e coagulação intravascular disseminada.

ANTICOAGULANTES

Esses fármacos evitam a coagulação do sangue, interferindo nas vias de coagulação. Os anticoagulantes usados terapeuticamente são representados pela heparina e pelos anticoagulantes orais (derivados cumarínicos e indandiônicos).

Heparina

A heparina é constituída por uma mistura de moléculas altamente eletronegativas de ácidos mucopolissacárídios sulfatados, com peso molecular que varia de 7.000 a 40.000 dáltons. As preparações comerciais são formadas de polímeros de dissacarídios dos ácidos D-glicosamina-L-glicurônico e D-glicosamina-D-glicurônico.

A heparina é sintetizada nos mastócitos, e abundante nos pulmões, fígado e intestinos dos mamíferos. A heparina comercial é extraída de pulmão bovino e da mucosa intestinal suína.

FARMACOCINÉTICA

Não é bem absorvida pelo trato gastrointestinal, devendo ser administrada por via parenteral. A via intravenosa é a via preferida devido ao seu efeito imediato. A via subcutânea tem absorção lenta, com início de ação 2 horas após a administração. A via intramuscular não deve ser usada porque provoca formação de hematomas.

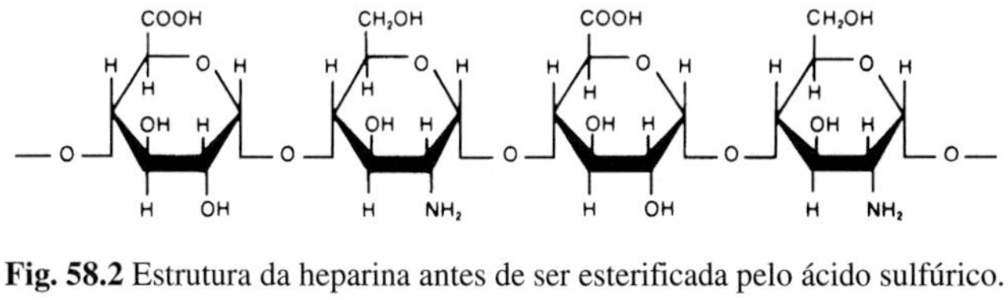

Fig. 58.2 Estrutura da heparina antes de ser esterificada pelo ácido sulfúrico.

Após a administração intravenosa, a distribuição é geralmente limitada ao compartimento intravascular, distribuindo-se pequena quantidade aos tecidos. Não se liga às proteínas plasmáticas. Não é secretada pelo leite nem atravessa a placenta. Dependendo da via de administração, a heparina é rapidamente captada pelas células do endotélio vascular, linfático e do retículo endotelial.

É metabolizada principalmente no fígado pela heparinase. A eliminação é feita pelos rins, em parte não metabolizada, que é dose-dependente. A meia-vida é dose-dependente, e é mais prolongada na insuficiência renal. As doses intravenosas de 100, 200 e 400 unidades/kg possuem as meias-vidas de 56, 96 e 152 minutos, respectivamente.

FARMACODINÂMICA

A ação fisiológica da heparina ainda não está completamente conhecida, mas sua súbita liberação no choque anafilático indica que ela pode desempenhar certo papel nas reações imunológicas, mantendo a eletronegatividade da superfície dos vasos sanguíneos. A heparina pode reduzir a adesividade plaquetária às células endoteliais, talvez porque diminua a liberação local de fator de crescimento das plaquetas e pela sua ação antilipêmica, reduzindo o desenvolvimento de placas ateroscleróticas, em que participa a proliferação de células musculares lisas. A heparina também possui atividade anti-histamínica e anticomplemento.

As ações farmacológicas da heparina são representadas pelas atividades anticoagulante e antilipêmica. A ação anticoagulante se exerce de forma imediata tanto *in vivo* como *in vitro*. Atua acelerando a formação de complexos que envolvem antitrombina III e vários fatores de coagulação, especialmente a trombina e o fator Xa, além dos fatores XIIa, IXa e VIIa, talvez induzindo uma mudança na conformação da antitrombina III. A heparina não é destruída nem alterada durante a formação do complexo trombina-antitrombina III. Dados bioquímicos sugerem que sua ação profilática é mediada pelo fator Xa. Pequenas quantidades ou a fração da heparina de baixo peso molecular (menor do que 6.000 dáltons) têm potente ação anti-Xa e moderada atividade antitrombina. Grandes quantidades e a fração de peso molecular maior do que 25.000 dáltons têm maior atividade antitrombina e sobre fatores precoces de coagulação, com consequente maior atividade coagulante. A coagulação do sangue é impedida totalmente pela concentração de 1 unidade de heparina por mililitro de sangue total.

A heparina pode aumentar paradoxalmente a tendência trombótica no homem pela redução progressiva da atividade da antitrombina III, que ocorre habitualmente em até um terço da sua concentração durante o uso da heparina.

A ação antilipêmica é resultado da liberação de enzimas que hidrolisam os lipídios ligados aos tecidos. A mais conhecida, a lipase lipoproteica, hidrolisa triglicerídios dos quilomícrons e lipoproteínas de densidade muito baixa, ligados às células endoteliais capilares, em ácidos graxos e glicerídios.

EFEITOS ADVERSOS

A hemorragia constitui a principal complicação do uso da heparina e pode ocorrer mesmo com monitorização adequada dos parâmetros da coagulação, especialmente em pacientes com outras doenças e/ou em uso de outros medicamentos. Pode ocorrer nos tratos gastrointestinal e urinário e na glândula adrenal. Citam-se ainda hematoma subdural, pancreatite aguda hemorrágica, hemartrose e equimoses. Quando o sangramento excede os possíveis efeitos benéficos, deve-se suspender a heparina e administrar a protamina.

A trombocitopenia pode ocorrer de forma transitória e imediata, durante a infusão venosa em bolo, devido à ação direta nas plaquetas, e raras vezes é observada clinicamente. A forma persistente e retardada ocorre durante cerca de 10 dias após a instituição da terapêutica, não tendo relação com os esquemas utilizados. A causa não é conhecida, e a recuperação ocorre em torno de 6 dias após a suspensão da heparina. Algumas observações sugerem maior relação com a heparina do pulmão bovino e uma possível causa imunológica, envolvendo a adsorção de anticorpos da heparina às plaquetas, reação de liberação dos grânulos intraplaquetários, formação de agregados plaquetários e *clearance* de plaquetas do sangue. A incidência varia entre 12% e 30%. A contagem de plaquetas deve ser obtida antes, no decorrer da terapia, e, se ocorrer trombocitopenia associada a tromboembolismo, a heparina deve ser suspensa, administrando-se a varfarina imediatamente.

A purificação dos preparados comerciais de heparina tornou raras as reações de hipersensibilidade (calafrios, febre, urticária e até choque anafilático). Todavia, deve-se ter cuidado em pacientes com antecedentes alérgicos. Outras reações adversas incluem alopecia, necrose de pele e osteoporose. Essa última caracteriza-se pela rarefação óssea com fraturas espontâneas, envolvendo especialmente costelas e vértebras. Sua manifestação mais precoce é a dor nas costas. O mecanismo não é conhecido, e ocorre em pacientes que recebem altas doses de heparina por tempo prolongado. A heparina deve ser suspensa se houver, radiologicamente, perda de densidade óssea.

POSOLOGIA E VIAS DE ADMINISTRAÇÃO

Há dois esquemas terapêuticos na administração da heparina: doses completas por via intravenosa e baixas doses por via subcutânea. Os dois regimes posológicos não podem ser usados alternativamente. Se um paciente requer doses completas, mas a heparinoterapia é contraindicada por causa do risco de sangramento, o regime de baixas doses não é a terapêutica preferida. Não há evidências disponíveis que sugiram que baixas doses de heparina possam prevenir a extensão de trombose venosa ou a recorrência de embolia pulmonar quando essas condições se tenham tornado clinicamente manifestas.

As doses completas podem ser dadas de forma intermitente ou contínua. A melhor forma de administração, por manter a anticoagulação mais estável e consistente, é a infusão contínua. Administra-se uma dose inicial de 5.000 a 10.000 unidades em forma de bolo e inicia-se a infusão com 20.000 a 30.000 unidades por dia (aproximadamente 1.000 unidades por hora), e 1.000 mL de solução salina a 0,9% ou glicose a 5%. Se não é possível a administração por infusão constante, recomenda-se a infusão intermitente em bolo de 5.000 a 10.000 unidades, um esquema de doses fixas a cada 4 horas, num total de 24.000 a 30.000 unidades por dia. Esses esquemas são mantidos na fase aguda do processo tromboembólico, por 10 e 15 dias, antes da suspensão da heparina.

Para profilaxia com doses baixas, o esquema é o de 5.000 unidades, 2 horas antes da cirurgia, por via subcutânea, seguindo-se, a cada 8 ou 12 horas, a mesma dose até a alta hospitalar. As doses de 5.000 a 10.000 unidades a cada 8 a 12 horas também são utilizadas em outros grupos de risco.

CONTROLE DO TRATAMENTO

Esse controle pode ser feito mediante realização do tempo de tromboplastina parcial ativada (TTPA) ou do tempo de coagulação (TC), que é menos sensível. O TTPA e o TC devem ser mantidos o mais próximo possível de duas vezes o tempo basal. São utilizados para controle dos esquemas intermitente e contínuo de administração. Devem ser realizados frequentemente no início da heparinização e diariamente, cerca de 1 hora antes da dose programada, após alcançar-se a dose de heparina desejada. Além disso, consideram-se necessárias a determinação prévia do tempo de protrombina (TP) e a contagem de plaquetas.

INDICAÇÕES CLÍNICAS

A heparina é usada como medida profilática ou terapêutica nas seguintes indicações:

1. Anticoagulação para ajudar a manter a circulação extracorpórea durante a cirurgia cardíaca e a hemodiálise renal;
2. Imediata anticoagulação na trombose, de diagnóstico inequívoco, especialmente em pacientes com leucemia aguda do tipo promielocítico;
3. Coagulação intravascular disseminada, de diagnóstico inequívoco, especialmente em pacientes com leucemia aguda do tipo promielocítico;
4. Profilaxia de tromboembolismo venoso e embolia pulmonar nos grupos de risco moderado, isto é, em pacientes com mais de 40 anos de idade que se submeteram a cirurgia neurológica, abdominal ou torácica, sob anestesia geral de duração superior a 40 minutos, e que tenham associados ou não obesidade, imobilização prolongada, uso de anticoncepcionais, insuficiência cardíaca, infarto agudo do miocárdio prévio, veias varicosas e câncer. Não é medicamento de escolha dos pacientes de risco muito elevado, como aqueles com mais de 40 anos que se submeteram a cirurgias ortopédicas maiores (membros inferiores e bacia) ou com

câncer avançado ou trombose venosa profunda prévia, ou, ainda, com embolia pulmonar;
5. Profilaxia de tromboembolismo venoso na fase precoce do infarto agudo do miocárdio em pacientes de alto risco. Ainda não foi definido seu uso em doses completas na trombose mural ventricular esquerda e no embolismo sistêmico;
6. Profilaxia de tromboembolismo, por via subcutânea, em pacientes grávidas com valva cardíaca artificial (mitral artificial ou aórtica não biológica) ou história de tromboembolismo importante. Tratamento de tromboflebite grave e embolia pulmonar;
7. Nos primeiros 10 dias após trombólise coronária seguida de aspirina.

CONTRAINDICAÇÕES

Absolutas: cirurgias recentes do SNC e olhos, metástases cerebrais, retinopatia diabética proliferativa, hemorragia cerebrovascular, distúrbios hemorrágicos e hipertensão arterial sistêmica grave. Relativas: cirurgias recentes (exceto no SNC) e procedimentos invasivos (p. ex., punção lombar e biópsia de víscera), úlcera duodenal ativa, colite ulcerativa, carcinoma visceral, pericardite, endocardite bacteriana, vasculite, gravidez, aneurisma aórtico, doenças renal e hepática graves, disfunções hepática e renal, história de sangramento oculto, drenagens torácica e abdominal e trombocitopenia.

INTERAÇÕES

As drogas que inibem a agregação ou causam disfunção plaquetária incrementam o risco de hemorragia.

As seguintes drogas podem inibir a heparina *in vivo* ou quando presentes na mesma solução: anti-histamínicos, quinidina, quinina, fenotiazinas, tetraciclinas e neomicina.

A diidroergotamina produz uma constrição dos vasos de capacitância dos membros. O resultante incremento no fluxo venoso diminui a estase, que é condição favorável para a formação do trombo. Minidoses de heparina (5.000 UI) associadas a 0,5 mg de mesilato de diidroergotamina têm mostrado maior proteção que a heparina isoladamente na profilaxia de trombose venosa profunda após cirurgias torácica, pélvica e adominal.

UNIDADES DE HEPARINA

A padronização de uma amostra de heparina baseia-se na comparação *in vitro* com um padrão conhecido, em ensaio inespecífico da atividade anticoagulante. A unidade USP de heparina é a quantidade que impede que 1,0 mL de uma solução de plasma citratado de ovino coagule durante 1 hora após o acréscimo de 0,2 mL de uma solução de $CaCl_2$ a 1:100. A heparina sódica derivada do pulmão contém, pelo menos, 120 unidades USP/mg e, pelo menos, 140 unidades USP/mg, quando derivada de outros tecidos.

PROTAMINA

O sulfato de protamina é utilizado para neutralizar a heparina em casos de hemorragia grave. A protamina é uma mistura de proteínas básicas de baixo peso molecular, positivamente carregadas, que têm elevada afinidade pelas moléculas negativamente carregadas de heparina. A protamina tem fraca atividade coagulante. É utilizada na dose de 1,0 mg para neutralizar 80 a 100 unidades de heparina. A droga deve ser dada lentamente para evitar complicações trombóticas: não deve exceder 20,0 mg por minuto ou até 50,0 mg em 10 minutos. A lenta administração também minimizará a ocorrência de hipotensão aguda, bradicardia, dispneia e rubor facial. A dose requerida pode basear-se na meia-vida e no tempo da última dose de heparina. Está disponível sob a forma de solução, contendo 10,0 mg/mL.

ANTICOAGULANTES ORAIS

Os anticoagulantes orais são drogas ácidas, solúveis em gordura, derivadas da 4-hidroxicumarina (compostos cumarínicos) ou da indan-1,3-diona (compostos indandiônicos). A característica essencial para atividade anticoagulante dos cumarínicos é o núcleo de 4-hidroxicumarina ou com substituinte na posição 3. A varfarina sódica, o acenocumarol e femprocoumon têm um átomo assimétrico de carbono no grupo substituinte e estão disponíveis para uso clínico em misturas racêmicas, compostas de dois isômeros ópticos.

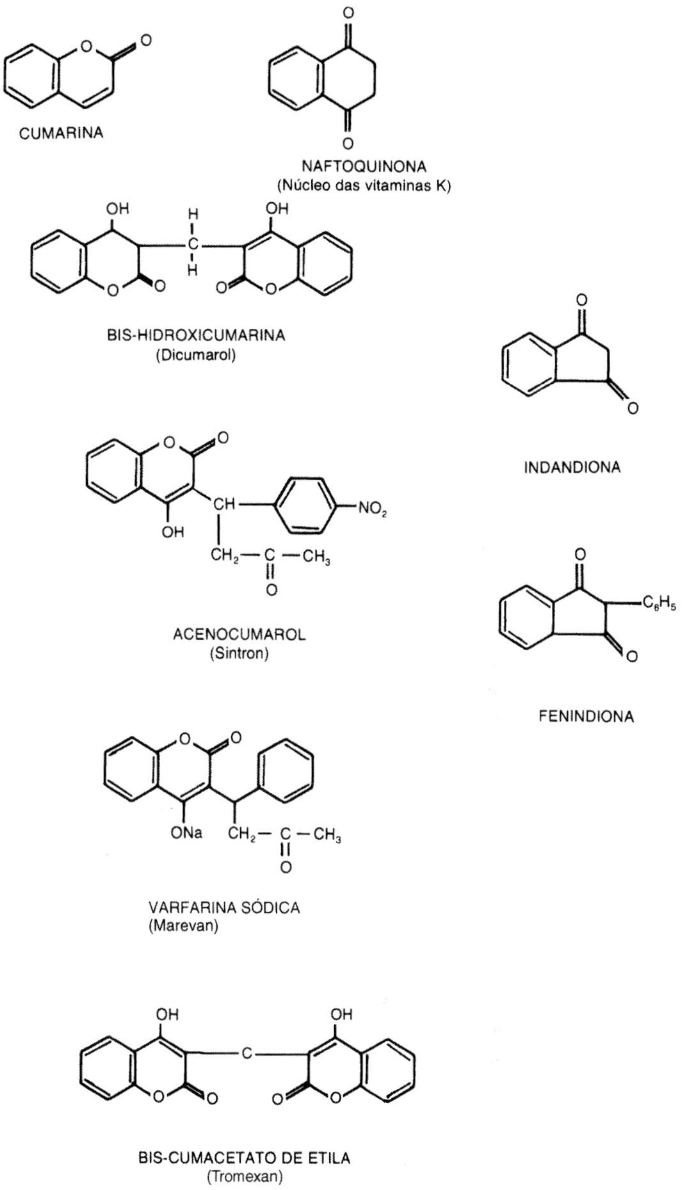

Fig. 58.3 Estrutura dos anticoagulantes cumarínicos, indandiônicos e da vitamina K.

Farmacocinética

A varfarina é rápida e quase completamente absorvida por via oral, atingindo concentração máxima sanguínea 2 a 4 horas após a administração. Os alimentos reduzem a taxa de absorção. A absorção do dicumarol e de outros anticoagulantes é variável.

Os dicumarínicos ligam-se, na faixa terapêutica, somente à albumina. A varfarina liga-se na faixa de 99%, com limitada distribuição nos líquidos corporais; sua ligação proteica é reduzida nos estados urêmicos, o que resulta em aumento do *clearance* corporal e menor meia-vida. Os anticoagulantes dicumarínicos não atravessam a barreira hematoencefálica. Entretanto, podem atravessar a placenta e causar teratogênese e hemorragias sérias nos recém-nascidos. Seu aparecimento no leite não provoca efeitos apreciáveis em crianças em amamentação.

A varfarina e o dicumarol são transformados em metabólitos pouco ativos, no retículo endoplasmático da célula hepática pela conjugação com o ácido glicurônico. A meia-vida mostra grande variação individual, talvez como resultado das diferentes vias metabólicas dos seus isômeros ópticos. A meia-vida é independente da dose, e em média é de 35 horas, mas pode alcançar até 44 horas.

Os metabólitos são excretados na bile e transferidos para o intestino, onde são parcialmente absorvidos. Os metabólitos são eliminados na urina e nas fezes. Apenas quantidades mínimas são eliminadas em forma inalterada. Metabólitos de indandiona podem produzir cor vermelho-alaranjada na urina, que desaparece com a acidificação.

Farmacodinâmica

Diferentemente da heparina, os anticoagulantes orais induzem hipocoagulabilidade apenas *in vitro*. Agem inibindo a síntese dos fatores da coagulação dependentes da vitamina K (II, VII, IX e X), das vias intrínseca e extrínseca e da proteína C. Essa ação se dá pelo impedimento da ativação da vitamina K pela epóxido-redutase. A vitamina K reduzida é necessária na etapa de alfacarboxilação dos radicais de ácido glutamático dos precursores dos fatores da coagulação dependentes da vitamina K. Esses radicais são importantes porque se ligam ao cálcio e facilitam a orientação dos fatores da coagulação na superfície fosfolipídica e promovem a formação de trombina.

O efeito terapêutico não é imediato, e o período de latência é determinado, em parte, pelas propriedades farmacocinéticas de cada droga e, em parte, pela meia-vida dos fatores de coagulação dependentes da vitamina K. O fator VII tem meia-vida de 5 horas, o II, de 100 horas, e os fatores IX e X, meia-vida entre 20 e 30 horas. A varfarina tem seu efeito terapêutico em torno de 8 a 12 horas e seu efeito hipoprotrombinêmico máximo retardado de 1 a 3 dias em relação ao pico de concentração máxima da droga no plasma.

Efeitos adversos

Os anticoagulantes orais são potencialmente tóxicos, e seu uso deve ser cuidadoso em condições nas quais sua eficácia não está bem estabelecida. Reações cutâneas, hematológicas, hepáticas, renais, algumas vezes fatais, surgiram em pacientes que recebiam fenindiona, e podem ser consideradas possíveis com a anisindiona. Reações de hipersensibilidade aos derivados da indandiona têm resultado em sérios efeitos tóxicos e fatais, devendo ser suspensos se surgir *rash* ou febre.

A hemorragia é a principal reação adversa encontrada durante a terapêutica anticoagulante. A incidência de hemorragia depende da intensidade da anticoagulação, da duração da administração, da colaboração do paciente, da disponibilidade de testes laboratoriais e da ocorrência da interação de drogas. Hemorragias pelos tratos urinário e gastrointestinal, hemorragia cerebral ou adrenal, pancreatite aguda hemorrágica e necrose hemorrágica da pele são complicações possíveis. Se a hemorragia é pequena, pode ser tratada com a suspensão do anticoagulante e a administração de vitamina K intravenosa, que necessita de várias horas para que o tempo de protrombina volte aos níveis normais. Nos casos de hemorragia grave, há necessidade de administração de plasma ou concentrados de plasma que encerrem fatores de coagulação dependentes da vitamina K.

Reações adversas ocasionais incluem distúrbios gastrointestinais, especialmente diarreia com dicumarol, elevação de transaminases, dermatite, leucopenia e alopecia.

Interações

Terapia anterior ou concomitante com um grande número de drogas farmacologicamente não relacionadas exige ajuste de doses dos anticoagulantes orais.

As drogas que prolongam ou intensificam os efeitos dos anticoagulantes incluem sulfimpirazona, aspirina, oxifenilbutazona, fenilbutazona, dissulfiram, clofibrato, dextrotiroxina, esteroides anabólicos e androgênicos, metronidazol, sulfametoxazol com trimetoprima, cimetidina, hidrato de cloral, cloranfenicol, glucagon, heparina, ácido mefenâmico, fenitoína, quinidina, intoxicação aguda pelo álcool.

As drogas que diminuem a resposta aos anticoagulantes incluem barbitúricos, glutetimida e rifampicina. Outras drogas implicadas são a colestiramina, carbamazepina, diuréticos, alopurinol, griseofulvina, contraceptivos orais, analgésicos opioides, antiácidos, laxativos, drogas anticolinérgicas e vitamina C em altas doses.

O dicumarol pode levar ao acúmulo de tolbutamida (hipoglicemiante oral) e fenitoína.

Alguns fatores fisiológicos e patológicos podem aumentar ou reduzir as respostas às drogas anticoagulantes orais. Os principais fatores que aumentam a resposta hipoprotrombinêmica são os que acarretam deficiência de vitamina K (dieta inadequada, doenças do intestino delgado, uso de antibióticos), doenças hepáticas, alcoolismo crônico, estados hipermetabólicos (febre e hipertireoidismo). Dentre os fatores que reduzem a resposta hipoprotrombinêmica, incluem-se gestação, síndrome nefrótica e hipertireoidismo.

Indicações clínicas

1. Na profilaxia a longo prazo da trombose venosa profunda e da embolia pulmonar bem diagnosticadas, por período de até 6 meses. A recorrência de tromboembolismo após 6 meses indica a necessidade de uso por toda a vida;
2. Na fibrilação atrial, quando associada a miocardiopatia congestiva, doença cardíaca isquêmica, doença da valva mitral ou prótese valvar mitral. Utilizados na anticoagulação durante 2 a 3 semanas após a cardioversão;
3. Em portadores de valva mitral artificial ou aórtica não biológica;
4. Na insuficiência cerebrovascular com isquemia cerebral transitória. É controversa a indicação no infarto cerebral trombótico e na doença vascular periférica;
5. Nas condições de alto risco de tromboembolismo com longa imobilização no leito;
6. Doença valvular mitral, particularmente estenose, com febre reumática, insuficiência cardíaca congestiva, trombo atrial ou episódio de embolia.

Contraindicações

São contraindicados na presença de cirurgias recentes do SNC e olhos, retinopatia, doença renal ou hepática, gravidez, trombocitopenia, presença de ulceração gastrointestinal ativa ou passada, endocardite bacteriana, hipertensão maligna, pericardite e vasculite, hemorragia cerebrovascular, condições laboratoriais inadequadas, cooperação insatisfatória do paciente (p. ex., por alcoolismo crônico), procedimentos invasivos (p. ex., punção lombar).

Controle terapêutico

Realizado através do tempo de protrombina (TP) de um estágio, inicialmente a cada 2 dias ou mesmo diariamente. A partir da 2.ª semana, pode ser realizado a cada 3 dias, mantendo-se avaliações mensais depois de atingida a dose de manutenção da droga anticoagulante oral utilizada. O TP deve ser mantido em torno de 25% (2 vezes o valor basal normal de 12 segundos).

DERIVADOS CUMARÍNICOS

Dicumarol (di-hidroxicumarina)

Tem as mesmas ações e usos dos demais anticoagulantes orais. Para se atingir o máximo de ação nas doses habituais, são necessários 3 a 5 dias. Sua ação hipoprotrombinêmica persiste durante 2 a 10 dias após a suspensão da administração. Seu uso clínico é difícil, pois é incompletamente absorvido pelo trato gastrointestinal. Frequentemente causa flatulência, náuseas, dores abdominais e diarreia.

POSOLOGIA

Oral em adultos. Dose de 200 a 300 mg no 1.º dia, seguida de 25 a 200 mg diariamente, sob monitorização do tempo de protrombina (TP), que deve ser obtido diariamente nos primeiros 7 a 14 dias. A dose de manutenção varia de 25 a 150 mg diariamente, mantendo-se o TP entre 1 a 1 ½ vez o normal.

Varfarina

É o anticoagulante mais usado nos Estados Unidos. As vias oral, intramuscular e intravenosa são utilizadas, e a via parenteral é vantajosa apenas nos casos de intolerância à terapia oral. Seu efeito máximo é alcançado em 36 a 72 horas (ação intermediária), tendo completa absorção oral.

REAÇÕES COLATERAIS

Hemorragia, dermatite, necrose da mama, da parede abdominal, pênis e pele nas extremidades inferiores; irritação gastrointestinal, urticária, elevação das transaminases; não provoca leucopenia. Quando dada no 1.º trimestre (especialmente entre a 6.ª e 9.ª semanas) de gravidez, provoca embriopatias caracterizadas mais comumente por hipoplasia nasal e anormalidades esqueléticas, acrescentando-se defeitos oculares, e no SNC. Um terço das crianças expostas consiste em natimortas ou anormais.

POSOLOGIA

O esquema preferido é de 15 e 10 mg nos 3 primeiros dias, com doses de manutenção entre 5 e 7,5 mg diariamente sob controle do TP.

APRESENTAÇÃO

Varfarina sódica – comprimido de 2; 2,5; 7,5; 10 e 25 mg e ampolas (50 mg com 2 mL de água destilada ou 75 mg com 3 mL de água destilada). No Brasil existe com o nome de Marevan (comprimidos de 5 mg). A varfarina potássica se apresenta em comprimidos de 5 e 10 mg.

Femprocoumon (hidroxicumarina)

Droga de longa ação, com início completo de efeito anticoagulante entre 48 e 72 horas após a dose inicial. Sua meia-vida é de 6 dias.

EFEITOS COLATERAIS

São frequentes as náuseas, diarreia e dermatite.

POSOLOGIA

Adultos: 9 mg no 1.º dia, 6 mg no 2.º e 8 mg no 3.º dia, com doses de manutenção entre 0,75 e 6 mg. As doses iniciais podem ser reduzidas em função do TP basal.

No Brasil existe com o nome de Marcoumar (comprimidos de 3 mg).

DERIVADOS DA INDANDIONA

Anisindiona

Fármaco de longa ação. Devido à sua potencialidade tóxica, deve ser reservado para pacientes que não toleram os cumarínicos. O máximo do efeito é alcançado em 48 a 72 horas, com retorno gradual dos fatores de coagulação 24 a 72 horas após a suspensão da droga.

REAÇÕES ADVERSAS

Dermatite é o único efeito adverso consistentemente relacionado com sua administração. Por causa de sua relação com a fenindiona, que produz sérios efeitos adversos, a ansindiona deve ser vista com o potencial de causar sérias complicações. A droga deve ser suspensa caso surja febre, dor de garganta ou *rash*.

Ocasionalmente, provoca coloração vermelho-alaranjada em urina alcalina, simulando hematúria, que deve ser diferenciada com acidificação da urina (desaparece).

POSOLOGIA

Adultos: 300 mg no 1.º dia, 200 mg no 2.º dia e 100 mg no 3.º dia, com doses de manutenção de 25 a 250 mg diariamente. O TP deve ficar entre 2 e 2 ½ vezes o normal.

Fenindiona

As indicações e precauções são idênticas às da anisindiona. O efeito máximo é produzido 1 a 2 dias após o início da terapia. O TP retorna ao normal 1 a 2 dias após a suspensão da droga.

DOSE DE MANUTENÇÃO

A dose de manutenção é de 100 mg ao dia.

APRESENTAÇÃO

Dindevan (comprimidos de 50 mg).

ANTIAGREGANTES PLAQUETÁRIOS

O termo antiagregante plaquetário abrange um grande número de compostos com diferentes mecanismos de ação e que inibem a reatividade plaquetária. Seu uso deriva de evidências experimentais em que a adesão e agregação plaquetárias ao endotélio vascular são o evento primário no desenvolvimento de trombose, tromboembolismo arterial, vasoespasmo coronariano e, possivelmente, no desenvolvimento de lesões ateroscleróticas. Do ponto de vista clínico, persistem controvérsias em relação à eficácia desses fármacos antiagregantes na prevenção secundária do infarto agudo do miocárdio (IAM), dos acidentes vasculares isquêmicos cerebrais e prolongamento de desobstrução de pontes aortocoronarianas.

Incluem-se nesse amplo grupo de fármacos os bloqueadores adrenérgicos (propranolol, fentolamina, diidroergotamina), anti-inflamatórios não esteroides (aspirina, indometacina, fenilbutazona), antagonistas da serotonina (cipro-heptadina, dipiridamol), anti-histamínicos (difenidramina), antidepressivos (desmetilimipramina), uricosúricos (sulfimpirazona), bloqueadores do cálcio (verapamil), hipoglicemiantes orais (glipizida) e outros. Em decorrência da necessidade de doses tóxicas para se obter efeito antiagregante e da falta de eficácia *in vivo* da maioria dessas drogas, hoje poucas são utilizadas clinicamente.

Aspirina

Esse anti-inflamatório não esteroide é um inibidor por acetilação da ciclo-oxigenase, enzima necessária à síntese do tromboxano A_2 (TXA_2) e da prostaciclina (PGI_2), ao nível plaquetário, e do endotélio vascular, respectivamente. O efeito ao nível plaquetário é irreversível, pois as plaquetas, por não possuírem núcleo, são incapazes de sintetizar novas moléculas de enzima para substituir as inativadas. Isso não ocorre no endotélio vascular, que tem a capacidade de síntese de novas moléculas. A inibição da síntese de TXA_2 é benéfica também porque essa substância produz espasmo vascular. Outro possível mecanismo benéfico seria a acetilação do fibrinogênio, fator importante na agregação plaquetária, inibição da liberação do ADP das plaquetas. Entretanto, a aspirina pode não reduzir a adesividade plaquetária ao subendotélio, nem prolongar a sobrevida das plaquetas.

POSOLOGIA

Ainda não foi estabelecida. Os trabalhos têm mostrado ação antiagregante em doses que variam de 40 a 1.500 mg. Tem-se tentado determinar a eficácia de doses baixas para melhor tolerabilidade. O conceito de que doses elevadas podem trazer risco trombogênico tem sido questionado com dados experimentais e epidemiológicos. Experimentalmente, a aspirina é trombogênica apenas em doses muito elevadas (200 mg/kg). Estudos epidemiológicos de pacientes com artrite reumatoide tratados com grandes doses de aspirina não têm mostrado aumento na incidência de trombose e aterosclerose.

USOS

Atualmente há grande interesse na utilização da aspirina na doença vascular. Tem-se demonstrado, em ensaios clínicos bem planejados, que a aspirina é benéfica nos seguintes grupos de doenças cardiovasculares:

1. Redução de complicações tromboembólicas, observada em pacientes com válvula mitral artificial, associada a anticoagulantes orais na dose de 500 mg, com alta frequência de sangramento gastrointestinal;
2. Prevenção de acidente vascular isquêmico, de episódios de isquemia cerebral transitória e morte em pacientes com isquemia cerebral transitória associada ou não a dipiridamol;
3. Diminuição na incidência de oclusão trombótica de cânula arteriovenosa de silicone em pacientes submetidos a hemodiálise crônica (com disfunção plaquetária);

4. Redução na incidência de infarto do miocárdio e morte cardíaca em pacientes com angina instável;
5. Possível diminuição de trombose venosa em homens, após cirurgia de bacia.

Os resultados são controversos no aumento da desobstrução de pontes de safena aortocoronárias, associada ou não ao dipiridamol (no pré-operatório), e no efeito benéfico na prevenção secundária do infarto agudo do miocárdio. O último grande ensaio (Paris II) traz evidências da redução significativa dos eventos coronarianos, não demonstrando, todavia, redução na mortalidade cardíaca.

EFEITOS COLATERAIS

São especialmente gastrointestinais: náuseas, dor epigástrica, sangue oculto nas fezes, hematêmese e melena. Esses efeitos podem ser atenuados com o uso de cimetidina, antiácidos ou aspirina de liberação entérica. Os preparados tamponados não contêm álcali suficiente para neutralizar os efeitos da aspirina sobre a mucosa gástrica. Gota e alergia em forma de *rash* cutâneo são incomuns.

Dipiridamol

De absorção muito variável, podendo ser mínima.

Altamente ligado às proteínas (albumina e alfa-ácido glicoproteico) em torno de 91% a 99%, e pouca ligação às plaquetas.

Metabolizado como glicuronídio, eliminado por excreção biliar e sujeito à recirculação entero-hepática. A meia-vida dura em torno de 10 horas.

Há dados conflitantes que sugerem prolongamento de sua meia-vida quando coadministrado com salicilatos, pela inibição competitiva de sua glicuronidação, permitindo administração 2 vezes ao dia.

Possui ação vasodilatadora e questionada ação antitrombótica *in vivo*. Apesar da evidência de aumento da sobrevida das plaquetas, não prolonga o tempo de sangramento em doses terapêuticas. Têm sido sugeridos vários mecanismos de ação antitrombótica: (1) inibição da enzima fosfodiesterase nas plaquetas, resultando em aumentos de concentração no AMP cíclico intraplaquetário e consequente potenciação das ações inibidoras das prostaciclinas sobre as plaquetas; (2) estimulação direta da liberação das prostaciclinas pelo endotélio vascular; (3) inibição da captação e do metabolismo celular da adenosina, aumentando sua concentração na interface vaso-plaqueta. O primeiro mecanismo é o mais aceito.

É amplamente prescrito como antitrombótico, comumente em associação com a aspirina, em esquemas posológicos os mais variados na prevenção do IAM, isquemia transitória, acidente vascular cerebral isquêmico, manutenção da desobstrução precoce e tardia de pontes de safena aortocoronária e prevenção de trombose. As evidências de ação do dipiridamol em pacientes humanos são muito limitadas nas doses habituais de 75 a 400 mg/dia. A única recomendação atual é o uso associado à varfarina, na profilaxia de tromboembolismo em pacientes com próteses de válvulas cardíacas.

Disponível com os nomes de Procor (comprimidos de 75 a 100 mg), Persantin (comprimidos de 75 mg e ampolas de 10 mg), Cordantin (comprimidos de 100 mg), Procor S e Persantin S (comprimidos de 75 mg de dipiridamol com 330 mg de ácido acetilsalicílico).

Sulfimpirazona

Droga uricosúrica com fracas propriedades anti-inflamatórias. É estruturalmente relacionada com a fenilbutazona. Tem absorção quase completa. A sua meia-vida é de 6 horas. Liga-se à albumina plasmática em taxa elevada, sendo eliminada por excreção urinária após metabolização em glicuronídio conjugado, sulfona, sulfeto e hidroximetabólito, que permanecem ativos.

Seu mecanismo de ação antitrombótica ainda não está esclarecido. Estudos mostram que a sulfimpirazona inibe fraca e completamente a ciclo-oxigenase e a liberação da serotonina das plaquetas, estimulada pelas baixas concentrações de colágeno. Prolonga a sobrevida encurtada das plaquetas em vários grupos de pacientes. Alguns estudos indicam que um efeito antiagregante cumulativo é visto durante o tratamento prolongado, enquanto outros estudos não demonstram nenhuma evidência desse fenômeno.

EFEITOS COLATERAIS

Exacerbação de úlceras pépticas, aumento de sensibilidade aos anticoagulantes cumarínicos e às drogas hipoglicemiantes (sulfonilureias) e possível formação de cálculos de ácido úrico.

USOS CLÍNICOS

Reduz a incidência da oclusão de cânulas arteriovenosas e a oclusão precoce de pontes de veia safena aortocoronárias. Permanecem controversos os benefícios na prevenção secundária do IAM, e requer confirmação de decréscimo do tromboembolismo em pacientes com válvulas cardíacas artificiais. É ineficaz na prevenção de acidentes vasculares cerebrais isquêmicos e na angina instável.

POSOLOGIA

Dose de 800 mg por dia.

APRESENTAÇÃO

Anturan (drágeas com 200 mg).

Ticlopidina

Derivado tienopiridínico com atividade antiagregante plaquetária e mecanismo de ação possivelmente relacionado com o bloqueio da interação do fator de von Willebrand e fibrinogênio com as plaquetas. Têm sido descritas, em vários pacientes, leve queda na contagem de leucócitos e, em poucos, uma agranulocitose rapidamente reversível. Essa complicação parece ocorrer precocemente, após início da terapia.

POSOLOGIA

Dose de 250 mg 2 vezes ao dia.

APRESENTAÇÃO

Ticlid (drágeas de 250 mg).

Inibidores de tromboxano A_2 (TXA_2)

Do ponto de vista teórico, a inibição da síntese de TXA_2 pode representar uma conquista para o tratamento das doenças tromboembólicas. São citados como inibidores seletivos o dazoxiben, o inidazol e o metilimidazol. Na maioria dos estudos, apenas fracos efeitos têm sido relatados, provavelmente em decorrência dos efeitos proagregantes dos endoperóxidos acumulados pela inibição da tromboxano sintase.

Dextrana 70 e Dextrana 75

Polímeros da glicose, parcialmente hidrolisados, que são usados como expansores do volume plasmático, mas com ações antitrombóticas em virtude de sua capacidade de reduzir a adesividade plaquetária. As dextranas revestem a formação do trombo por baixarem os níveis do fator de von Willebrand, incrementarem a suscetibilidade dos coágulos à fibrinólise e reduzirem a agregação de eritrócitos, a viscosidade e estase sanguíneas, e diluírem os fatores de coagulação do seu efeito oncótico.

EFEITOS COLATERAIS

Reações alérgicas (urticária, sibilos, hipotensão leve e, raramente, anafilaxia grave), hipervolemia, desidratação extravascular e insuficiência renal, e, em alguns pacientes, aumento significativo do tempo de sangramento (TS).

USOS CLÍNICOS

Em sua maioria, os estudos têm-se mostrado similares à varfarina em eficácia, em pacientes de alto risco, na profilaxia de tromboembolismo venoso e pulmonar. Em pacientes de baixo risco, as dextranas são equivalentes a baixa dose de heparina.

CONTRAINDICAÇÕES

Pacientes com anemia grave, trombocitopenia grave e concentração reduzida do fibrinogênio plasmático.

PRECAUÇÕES

Pacientes com edema pulmonar, insuficiência cardíaca congestiva e insuficiência renal.

POSOLOGIA

A administração deve ser lenta, na dose de 10 a 15 mL/kg, por via intravenosa, durante 12 a 24 horas.

APRESENTAÇÃO

Macrodex (dextrana 70 a 6% em solução de glicose a 5% ou de cloreto de sódio a 0,9%). Dextrana 75 e Gentran 75 (dextrana 75 a 6% em solução de glicose a 5% ou de cloreto de sódio a 0,9%).

TROMBOLÍTICOS

O sistema fibrinolítico presente no sangue normal participa na restrição da propagação do trombo. A fibrinólise requer a conversão do plasminogênio em plasmina. As drogas trombolíticas disponíveis para uso clínico são ativadoras dessa conversão, mas, diferentemente do ativador do plasminogênio tecidual, elas não necessitam de fibrina como cofator. Consequentemente, sua infusão na circulação resulta na ativação do plasminogênio levado à fibrina e do plasminogênio circulante no plasma, levando a um estado lítico sistêmico provocado pelo excesso de plasmina.

Essas drogas são usadas quando se necessita de rápida dissolução do trombo, para preservar a função do órgão ou membro (oclusão arterial) ou a função de válvula venosa (oclusão venosa). A rápida lise do trombo diminui prontamente a hipertensão pulmonar e corrige os distúrbios hemodinâmicos em pacientes com embolia pulmonar. A reperfusão miocárdica na fase precoce (primeiras 4 horas) limita a área de necrose.

As drogas trombolíticas mais conhecidas são a estreptoquinase e a uroquinase. Há uma segunda geração de drogas trombolíticas, ativadoras do plasminogênio tissular, representadas pela acil-estreptoquinase e prouroquinase, com a vantagem de induzir fibrinólise limitada ao trombo.

Estreptoquinase

É uma proteína de peso molecular de 47.000 dáltons, produto catabólico secretado pelo estreptococo beta-hemolítico do grupo C. Tem propriedade antigênica, embora as reações pirogênicas ou alérgicas raramente sejam graves com produtos comerciais altamente purificados. A maioria dos indivíduos tem alguma sensibilidade e anticorpos resultantes de infecções estreptocócicas prévias.

A meia-vida da estreptoquinase é bifásica: uma rápida, de aproximadamente 13 minutos, e uma lenta, de aproximadamente 83 minutos, na ausência de anticorpos. A atividade logo desaparece, após a suspensão da terapia.

A estreptoquinase ativa o plasminogênio de maneira indireta. Combina-se com o plasminogênio na proporção de 1:1, produzindo uma alteração conformacional no plasminogênio e conversão do complexo em plasmina-estreptoquinase, com consequente fragmentação da estreptoquinase em produtos de baixo peso molecular.

REAÇÕES ADVERSAS

Hemorragia é a complicação mais comum e séria que pode ocorrer. São mais frequentes os sangramentos locais de punção vascular, hematúria, hematêmese, hemoptise, hemorragia intraperitoneal e intracranial. Se a hemorragia no local invasivo não é grave, a pressão na área e a contínua supervisão no local invasivo são suficientes, sem necessidade de suspensão da terapêutica trombolítica. Se ocorre hemorragia espontânea séria, o tratamento deve ser suspenso, e devem ser administrados expansores plasmáticos para a manutenção da normalidade hemodinâmica. Se a perda sanguínea é grande, pode ser necessária a administração da concentração de hemácias ou de sangue total. Para a rápida reversão do estado fibrinolítico, podem ser usados inibidores de fibrinólise, como ácido aminocaproico em lenta injeção intravenosa. Entretanto, prefere-se o plasma fresco congelado, pois ele restitui fatores de coagulação. Ocorre moderada redução do hematócrito, não relacionada à hemorragia clínica, em 20% a 30% dos pacientes que recebem drogas trombolíticas.

A estreptoquinase, apesar de ser uma proteína estranha, raramente produz broncoespasmo, *rash* ou reações anafiláticas. Reações alérgicas menores podem ser evitadas se a dose inicial é dada durante 30 minutos. Se as reações alérgicas são graves, a estreptoquinase deve ser suspensa e pode-se administrar a hidrocortisona (40 a 80 mg) intravenosamente. Na hipersensibilidade, a pós-medicação com corticoide ou anti-histamínico, por via intravenosa, pode prevenir reações como febre.

USOS CLÍNICOS

Embolia pulmonar extensa, trombose coronariana aguda associada a IAM e angina estável, tromboflebite ileofemoral grave.

CONTRAINDICAÇÕES

Absolutas: hemorragia interna ativa, acidente vascular cerebral ou outros acidentes cerebrovasculares nos últimos 2 meses, neoplasia intracraniana, diátese hemorrágica e durante as 18 primeiras semanas de gravidez. Relativas: hipertensão grave, cirurgias maiores, puerpério, biópsia, hemorragias gastrointestinais graves, traumas graves, aneurisma dissecante, carcinoma visceral, tuberculose ativa com cavitação de início recente e infecções sistêmicas, além de todas as outras dos anticoagulantes.

PRECAUÇÕES

Nos seguintes casos: reanimação cardiopulmonar recente, endocardite bacteriana subaguda, doença mitral com fibrilação atrial, distúrbios hemostáticos associados a doença renal ou hepática, retinopatia diabética, gravidez, tromboflebite séptica, cânula arteriovenosa ocluída em local seriamente infectado, reação alérgica grave prévia ao agente trombolítico e idade acima de 75 anos.

POSOLOGIA

Varia de acordo com as indicações clínicas e a via de administração. Usar em solução isotônica de cloreto de sódio ou glicose a 5% num volume de aproximadamente 45 mL, devendo ser administrada em 24 horas. Após a preparação da solução, evitar agitação para minimizar floculação e espuma. A solução deve ser guardada a 2 a 4°C.

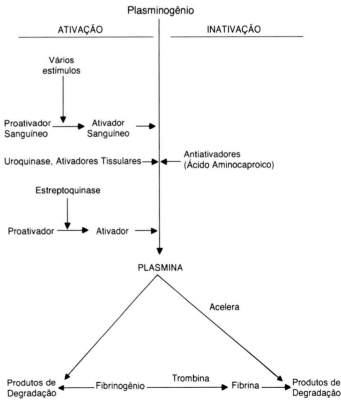

Fig. 58.4 Sistema fibrinolítico. (O'REILLY, R.A. Anticoagulant antithrombotic and thrombolytic drugs. *In:* GOODMAN and GILMAN'S. *Base Farmacológica de Terapêutica.* 7.ª ed. Guanabara Koogan, Rio de Janeiro, 1987).

VIA INTRAVENOSA

Em adultos, no IAM, a dose total varia de 1 a 1,5 milhão de UI; 750 mil UI são administradas durante os primeiros 10 a 15 minutos, e o restante, em 60 minutos. Para outras indicações, a dose inicial é de 250 mil UI aplicadas em 30 minutos, seguida de 100 mil UI por hora (durante 24 horas na embolia pulmonar, 24 a 72 horas em pacientes com trombose arterial ou embolia e 72 horas em pacientes com trombose venosa profunda).

VIA INTRA-ARTERIAL

Não é recomendada para perfusão local do vaso ocluído. Para desobstruir cânula arteriovenosa ocluída, 250 mil UI diluídas em 2 mL em cada extremidade da cânula, durante 30 minutos, seguidas de clampeamento da cânula durante 2 horas.

VIA INTRACORONÁRIA

No local do coágulo, 20 mil UI seguidas de 2 mil UI por minuto, com interrupção de administração a cada 15 minutos, para avaliação cinecoronariográfica de lise do trombo. A administração é continuada até ocorrer a reperfusão (habitualmente 150 a 250 mil UI), com tempo de infusão de 60 a 90 minutos. São administradas 5 mil a 10 mil UI de heparina por via intra-arterial, previamente à angiografia, substituída, após a trombólise, por anticoagulação oral ou antiagregação plaquetária durante 3 a 6 meses.

MONITORIZAÇÃO DA TERAPIA

Com o objetivo de determinar se existe diátese hemorrágica, devem ser realizados previamente: tempo de trombina (TT), tempo de tromboplastina parcial ativada (TTPA), tempo de protrombina (TP), hematócrito, concentração de fibrinogênio e contagem de plaquetas.

Quando se utiliza a estreptoquinase em condições diferentes do IAM, a atividade do sistema fibrinolítico deve ser confirmada pelo TT, 3 a 4 horas após o início da infusão do agente trombolítico. Todavia, essa conduta não prevê eficácia fibrinolítica ou risco de hemorragia. O hematócrito deve ser determinado repetidamente.

Após infusão de estreptoquinase, os anticoagulantes devem ser interrompidos até que o TP seja menor do que 2 vezes o normal.

APRESENTAÇÃO

Kabikinase (ampolas liofilizadas com 250.000; 600.000 e 750.000 UI); Setreptase (ampolas liofilizadas com 250.000 e 750.000 UI).

Uroquinase

Enzima proteolítica, isolada da urina humana ou de culturas de tecido de rins humanos. Existem duas formas moleculares: uma de peso molecular de aproximadamente 34.000 dáltons e outra de peso molecular de 54.000 dáltons.

MECANISMO DE AÇÃO

Diferentemente da estreptoquinase, a uroquinase é um ativador direto do plasminogênio.

REAÇÕES ADVERSAS

Não é pirogênica nem antigênica. Entretanto, têm sido relatadas reações alérgicas menores; as reações alérgicas graves são raras.

USO CLÍNICO

Pode ser usada quando é grande a resistência à estreptoquinase ou quando um segundo curso de tratamento é requerido em pacientes alérgicos à estreptoquinase.

APRESENTAÇÃO

Está disponível sob a forma de pó liofilizado em frascos de 5.000 ou 250.000 UI para ser usada em água destilada; a solução é diluída posteriormente em salina a 0,9% ou glicose a 5% (Abbokinase).

POSOLOGIA

Usar apenas em água destilada, e imediatamente. Qualquer porção não utilizada deve ser descartada.

VIA INTRAVENOSA

Dose de 4.400 UI/kg, infundida em período de 10 minutos, seguida de infusão contínua de 4.400 UI/kg por hora, durante 12 a 24 horas.

VIA INTRACORONÁRIA

Dose de 6.000 UI por minuto durante 2 horas. A dose média requerida para a lise é de 500.000 UI. Monitorização cinecoronariográfica a cada 15 minutos (30 a 60 minutos).

Para cateteres intravenosos: 5.000 UI/mL, administradas com seringa de tuberculina em quantidade igual ao volume interno do cateter. Deve ser repetido até obtenção da patência do cateter.

Ativador do plasminogênio tipo tissular (APTT)

Trata-se de uma protease produzida por biotecnologia recombinante do DNA. Tem as mesmas características do APTT produzido pelas células endoteliais da parede vascular. Também conhecido pela sigla TPA (*tissue plasminogen activator*).

Possui elevada afinidade pela fibrina e ativa em maior extensão o plasminogênio ligado à fibrina do que o plasminogênio circulante. Todavia, essa seletividade não é absoluta. Quando se administram grandes doses por períodos prolongados, pode-se observar fibrinólise sistêmica.

Tem meia-vida curta, de aproximadamente 8 minutos, no plasma circulante. É degradado no fígado.

Por via intravenosa, apresenta a mesma eficácia que a estreptoquinase por via intracoronariana, com os inconvenientes de risco, custo e tempo de arteriografia coronária na fase aguda do IAM.

Com o TPA, é necessário o tempo de infusão de cerca de 90 minutos para que se alcance patência ótima de artérias ocluídas. A manutenção de infusão com baixas doses após 90 minutos reduz a reoclusão.

As complicações hemorrágicas são menos frequentes que com o uso de estreptoquinase.

Anisoylated plasminogen streptokinase complex (APSAC)

É um novo trombolítico pré-enzima que é ativado *in vivo*. Após injeção na circulação, a hidrólise leva à desacilação do complexo, que se torna enzimaticamente ativo. Tem relativa seletividade pela fibrina do coágulo. A deposição de APSAC no trombo ocorre e exerce sua atividade fibrinolítica após remoção do grupo acil. A meia-vida de acilação é de cerca de 40 minutos, levando a prolongada atividade fibrinolítica. O APSAC não ligado à fibrina é rapidamente inativado pela antiplasmina, havendo menos fibrinólise. Outra vantagem dessa preparação é que ela pode ser dada sob a forma de injeção lenta em bolo. Não é necessária nenhuma infusão. A tolerância para APSAC é geralmente boa, embora haja incidência de efeitos colaterais, comparados com o tratamento convencional (náuseas, sangramentos menores, rubor facial).

Ácido aminocaproico

É um antídoto específico para superdosagem de agente fibrinolítico. Age como antagonista específico da plasmina. É contraindicado se existem evidências de coagulação intravascular. Está disponível sob a forma de injeção, xarope e comprimidos. A dose habitual é de 5 g iniciais (p.o. ou IV), seguidos de 1 g/h até controle do sangramento. A posologia não deve exceder 30 g em 24 horas. Recomenda-se não aplicar injeção intravenosa para evitar hipotensão, bradicardia e outras arritmias.

REFERÊNCIAS BIBLIOGRÁFICAS

1. BERKOF, M.A. & LEVINE, R.L. Management of the vascular patient with multisystem artherosclerosis. *Progress in Cardiovascular Diseases,* 29(5):347, 1987.
2. CHESEBRO, J.H., CLEMENTS, I.P., FUSTER, V. et al. Platelet inhibitor drug trial in coronary, artery bypass operation benefit of perioperative dipyridamole and aspirin therapy on early postoperative vein graft patency. *N. Engl. J. Med.,* 307(2):73:78, 1982.
3. CHESEBRO, J.H., FUSTER, V., ELVEBACK, L.R., McSOON, D.C., PLUTH, J.B., PUGA, F.J., WALLACE, R.B., DANIELSON, G.K., ORSZULAK, T.A., PIEHLER, J.H., SCHAFF, H.V. Trial of combined warfarin plus dipyridamole or aspirin therapy in prosthetic heart valve replacement. Danger of aspirin compared with dipyridamole. *Am. J. Cardiol.,* 51(2):1537:1541, 1983.

4. CHESEBRO, J.H., FUSTER V., ELVEBACK, L.R. *et al.* Effect of dipyridamole and aspirin on late vein-graft patency after vein-graft after coronary bypass operations. *N. Engl. J. Med., 310*(4):209-214, 1984.
5. CHESEBRO, J.H. & FUSTER, V. Antithrombotic therapy for acute myocardial infarction: mechanism and prevention of deep venous, left ventricular, and coronary arterial thromboembolism. *Circulation, 74*(Suppl. III):1-10, 1986.
6. CHEVIGNE, H., DAVID, J.L., RIGO, P., LISET, P. Effect of ticlopidine on saphenous vein bypass patency rates: a double-blind study. *The Annals of Thoracic Surgery, 37*(5):371-378, 1984.
7. CZER, L. S., MATLOFF, J. M., CHAUX, A. *et al.* Comparative clinical experience with porcine bioprosthetic and St. Jude valve replacement. *Chest, 91*:603-614, 1987.
8. DEWOOD, M. A., SPORES J., NOTSKA, R. N. *et al.* Prevalence of total coronary occlusion during the early hours of transmural myocardial infarction. *N. Engl. J. Med., 303*(16):897-992, 1980.
9. FITZGERALD, G. A. Dipyridamole. *N. Engl. J. Med., 316*(20)1247-1257, 1987.
10. FUSTER, V., ADAMS, P. C., BADIMON, J. J., CHESEBRO, J. H. Platelet inhibitor drug´s role on coronary artery disease. *Progress in Cardiovascular Diseases, 29*(5):325-346, 1967.
11. FUSTER, V. & CHESEBRO, J. H. Role of platelets and platelet inhibitors in aortocoronary artery vein-graft disease. *Circulation, 73*(2):227-232, 1986.
12. GOLDBERG, P. J., GORE, J. M., DELEN, J. E., ALPERT, J. S. Long-term anticoagulant therapy after acute myocardial infarction. *Am. Heart. J., 109*(2):616-622, 1985.
13. GRUPO ITALIANO PER LO STUDIO DELLA STREPTOCHINASE NELL'INFARTO MIOCARDIO (GISSI). Effectiveness of intravenous thrombolytic treatment in acute myocardial infarction. *Lancet,* 397-401, Feb. 22, 1986.
14. HAMMON, J. W. & OATES, J. A. Interaction of platelets with vessel wall in the pathophysiology of sudden cardiac death. *Circulation, 73*(2):224-225, 1985.
15. HARKER, L. A. Clinical trials evaluating platelet-modifying drugs in patients with atherosclerotic cardiovascular disease and thrombosis. *Circulation, 73*(2):206-223, 1986.
16. HEALTH AND PUBLIC POLICY COMMITTEE, AMERICAN COLLEGE OF PHYSICIANS. Thrombolysis for evoluting myocardial infarction. *Ann. Inter. Med., 103*(3):463-469, 1985.
17. HOHL, M. K., LUSCHER, K. P., TICHY, J. *et al.* Prevention of postoperative thromboembolism by dextran 70 or low-dose heparin. *Obstetrics & Gynecology, 65*(4):497-508, 1980.
18. HOUBEN, J. J.G. Two new thrombolytic agents give striking results. *Trends in Pharmacological Sciences, 8*(1):1-4, 1987.
19. KISTLER, J. P., ROOPER, H. A., HEROS, R. C. Therapy of ischemic cerebral vascular disease due to atherothrombosis. *N. Engl. J. Med., 311*:100-105, 1984.
20. KLIMT, C. R., KNATTERUD, S. L., STAMLAR, J., MEIER, P. Persantine Aspirin Reinfarction Study. Part II. Secondary Coronary Prevention with Persantine and Aspirin. *J. Am. Coll. Cardiol., 7*(2)251:268, 1986.
21. LEWIS, H. D., DAVIS J. W., ARCHIBALD, D. G. *et al.* Protective effects of aspirin against acute myocardial infarction and death of men with unstable angina. *N. Engl. J. Med., 309*:396-403, 1983.
22. LEWIS, H. D. Unstable angina: status of aspirin and other forms of therapy. *Circulation, 72*(suppl. V): 155-160, 1985.
23. LORENZ, R. L., von SCHARCKY, C., WEBER, M. *et al.* Improved aortocoronary bypass patency. Low-dose aspirin (100 mg daily) effects on platelet agregation and thromboxane formation. *Lancet, 1:*1261-1264, 1984.
24. MARCUS, A. J., SAFIER, L. R., ULLMAN, H. L. *et al.* Inhibition of platelet function in thrombosis. *Circulation, 72*(4):698-701, 1986.
25. MASERI, A., CHIERCHIA, S., DAVIES, G. Pathophysiology of coronary of platelet cyclooxygenase inhibition. *Circulation, 72*(6):1177-1184, 1985.
26. PATRONO, C., CIABATTONI, G., PATRIGNANI, P. *et al.* Clinical pharmacology of platelet cyclooxygenase inhibition. *Circulation, 73*(2):233-239, 1986.
27. PEDERSEN, A. K. & FITZGERALD, G. A. The human pharmacology of platelet inhibition; pharmacokinetics relevant to drug action. *Circulation, 72*(6):1164-1176, 1985.
28. POWERS, S. K. & EDWARDS, M. S. B. Prophylaxis of thromboembolism in the neurosurgical patient: a review. *Neurosurgery, 10*(4):509-513, 1982.
29. RENTROP, K. P. Thrombolytic therapy in patients with acute myocardial infarction. *Circulation, 73*(2):240-243, 1984.
30. RITER, J. M. & DOLLERY, C. T. Therapeutic opportunities in vasooclusive disease. *Circulation, 73*(2):240-243, 1986.
31. SOAN, J. F. & SHERRY, S. Coronary thrombolysis for evolving myocardial infarction. *Drugs, 28*:465-483, 1984.
32. SPIRITO, P., BELLOTTI, P., CHIARELLA, F. *et al.* Prognostic significance and natural history of left ventricular thrombi in patients with acute anterior myocardial infarction: a two-dimensional echocardiographic study. *Circulation, 72*(4):774-780, 1986.
33. THE I. S. A. M. STUDY GROUP. A prospective trial of intravenous streptokinase in acute myocardial infarcion. *N. Engl. J. Med., 314*(23)1465-1571, 1986.
34. URGATE, M., DE TERESA, E. LORENZ, P. *et al.* Intracoronary platelet activation in ischemic heart disease: effects of ticlopidine. *Am. Heart J., 109*(4):738-743, 1985.
35. VANHOUTTE, H. M. & HOUSTON, D. S. Platelets, endothelium and vasospasm. *Circulation, 72*(4):728-734, 1985.
36. WEINREICH, D. J., BURKE, J. F., PAULETTO, F. Left ventricular mural thrombi complicating acute myocardial infarction. Long-term follow-up with serial echocardiography. *Ann. Intern. Med., 100*(6):789-794, 1984.

59

Hemostáticos

Valdir Sant'Ana Lisboa

INTRODUÇÃO

Para se empregar corretamente um agente hemostático, é indispensável que se conheçam os mecanismos da coagulação e fibrinólise.

Hemostasia é o efeito combinado de vários mecanismos que evitam ou limitam o sangramento, após a lesão de um vaso sanguíneo. A hemostasia depende basicamente de quatro componentes: vasos sanguíneos, plaquetas, mecanismo de coagulação e sistema fibrinolítico. Os seguintes fenômenos são observados após a lesão de um vaso:

1. Vasoconstrição reflexa, causada pela liberação local de serotonina;
2. Liberação de ADP plaquetário, que, atraindo mais plaquetas, constituirá um agregado plaquetário, formando um tampão hemostático. Essas plaquetas liberam os fatores plaquetários 3 e 4, que são elementos importantes para o início da coagulação do sangue;
3. Coagulação do sangue, que ocorre mediante a ativação sequencial de uma série de fatores (Quadro 59.1), supostamente adsorvidos à superfície lipídica do vaso lesado.

Dentre as várias hipóteses sobre o fenômeno da coagulação, a apresentada na Fig. 59.1 prevê a existência de três fases:

A. Formação da tromboplastina plasmática ou tromboplastina intrínseca: os fatores XII e XI, ativados por contato, ativam o fator IX, que, conjugado ao fator VIII, fator plaquetário 3 e íons de cálcio, ativa o fator X; esse, junto com o fator V, converte a protrombina em trombina;
B. Formação da tromboplastina extrínseca: o fator tissular (tromboplastina dos tecidos) e o fator VII na presença de íons de cálcio formam a tromboplastina extrínseca, que ativará o fator X; esse, junto com o fator V, pode converter a protrombina em trombina.
C. Na 3.ª fase, a trombina converte o fibrinogênio em fibrina solúvel, que, estabilizada pelo fator XII, irá reparar a lesão original.

O fenômeno da coagulação é limitado à área lesada por inibidores fisiológicos dos fatores ativados. A antitrombina II é o principal e atua neutralizando os fatores IX, X e XI ativados, impedindo que o fenômeno se estenda além da área lesada.

No plasma existe ainda o sistema fibrinolítico, cuja ação é solubilizar a fibrina depois que ela cumpriu sua função. Esse sistema é composto de dois precursores ou proteínas inativas, o proativador e o plasminogênio. A conversão do proativador ocorre por conta de enzimas (estreptoquinase, estafiloquinase e fator XII a). Esses ativadores transformam o plasminogênio na enzima ativa, plasmina, que degrada a fibrina em fragmentos. O organismo dispõe também de antiativadores plasmáticos para regular a atividade do sistema fibrinolítico (Fig. 59.2), que são: alfa-2-macroglobulina e alfa-1-antitripsina.

Os diagnósticos clínico e, sempre que possível, laboratorial de uma diátese hemorrágica, antecedendo qualquer conduta terapêutica, são indispensáveis para o sucesso do tratamento. O diagnóstico e o tratamento poderão ser relativamente simples, como, por exemplo, na deficiência hereditária de um dos fatores anti-hemofílicos. O mesmo, entretanto, pode não ocorrer nas deficiências adquiridas múltiplas.

AGENTES HEMOSTÁTICOS

Os agentes hemostáticos disponíveis são usados por via sistêmica ou local, conforme a situação.

Entre os hemostáticos de uso sistêmico estão os derivados do sangue humano (globulina anti-hemofílica, fibrinogênio, complexo protrombínico, plasma fresco, etc.), estudados no Cap. 60, as preparações de vitamina K e os agentes antifibrinolíticos.

Os hemostáticos usados para controlar sangramentos locais são as esponjas de gelatina e trombina.

Quadro 59.1 Fatores de coagulação

I	Fibrinogênio
II	Protrombina
III	Tromboplastina
IV	Ca^{++}
V	Fator V (proacelerina)
VII	Proconvertina
VIII	GAH (Globulina anti-hemofílica)
IX	Fator da hemofilia B (Christmas)
X	Fator de Stuart
XI	Fator da hemofilia C (PTA)
XII	Fator de Hageman
XIII	Fator estabilizador da fibrina

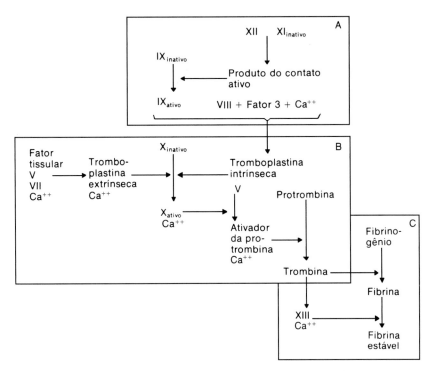

Fig. 59.1 Esquema da coagulação, segundo Blomback, 1966.

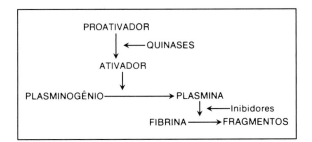

Fig. 59.2 Ativadores e antiativadores da hemostase.

Vitamina K

Dam, em 1929, observou que frangos alimentados com uma dieta livre de esteróis, extraídos com éter, apresentavam hemorragia. Foi então constatado que o sangue dessas aves estava incoagulável e que a readição da substância extraída normalizava a coagulação. Dam denominou essa substância desconhecida de vitamina K (*koagulation vitamin*).

Ainda na década de 30, várias investigações culminaram com importantes conhecimentos, entre os quais: (1) nos frangos com diátese hemorrágica, a concentração de protrombina apresentava-se acentuadamente reduzida; (2) a vitamina K mostrou-se eficaz no tratamento das diáteses hemorrágicas de pacientes com icterícias obstrutivas, fístulas biliares e na doença hemorrágica do recém-nascido; (3) a vitamina K foi isolada e identificada; (4) observou-se que os cumarínicos eram antagonistas específicos da vitamina K.

QUÍMICA

Os vários tipos de vitamina K apresentam em comum o núcleo de naftoquinona. A vitamina K_1, ou fitonadiona (2-metil-3-fitil-4-naftoquinona) foi inicialmente isolada em plantas e tem um cadeia lateral com 20 carbonos ligada ao núcleo de naftoquinona pelo carbono 3.

A vitamina K_2, ou menaquinona, foi inicialmente isolada em alimentos putrefatos de peixe e em bactérias. É representada por uma série de compostos que apresentam uma cadeia lateral com 20 a 60 carbonos ligada ao núcleo de naftoquinona pelo carbono 3. Os tipos de alto peso molecular da vitamina K_2 são as principais formas de reserva no homem.

A vitamina K_2, ou menadiona, é uma forma sintética, lipossolúvel, sem cadeia lateral ligada ao átomo de carbono 3 do núcleo de naftoquinona. As vitaminas hidrossolúveis, bissulfito de menadiona e sódio e o difosfato de menadiol e sódio são preparados a partir da vitamina K.

FARMACOCINÉTICA

As vitaminas K, com exceção dos sais hidrossolúveis de menadiona (bissulfito de menadiona e sódio e difosfato de menadiol e sódio), são absorvidas no trato intestinal somente na presença de quantidades adequadas de sais biliares e lipase pancreática.

A necessidade diária estimada de vitamina K é de 0,03 μg/kg de peso corporal para adultos e de 1 a 5 μg/kg para crianças. A oferta vitamínica alimentar satisfaz habitualmente essas necessidades, sendo improvável a deficiência por carência dietética. Os vegetais verdes têm alto teor de vitamina K, enquanto o teor é baixo na carne e no leite. Embora controvertido, alguma vitamina K produzida por bactérias do cólon é também absorvida. As vitaminas K entram na circulação por via linfática (lipossolúveis) ou diretamente (hidrossolúveis). Quando administradas por via intramuscular, tanto as hidrossolúveis em solução aquosa como as lipossolúveis em veículo oleoso são absorvidas imediatamente.

A vitamina é transportada no plasma ligada à albumina, que representa seu principal *pool* de reserva. As reservas orgânicas não são significativas, e aquelas existentes no fígado, baço e pulmões não são duradouras. Os anticoagulantes orais, por exemplo, determinam aumento progressivo do tempo de protrombina, o que, pela aparente correlação

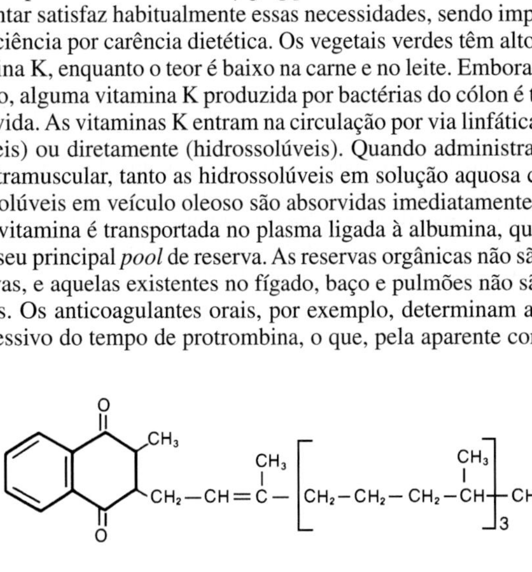

VITAMINA K_1 (FITONADIONA)

Fig. 59.3 Estrutura da vitamina K_1.

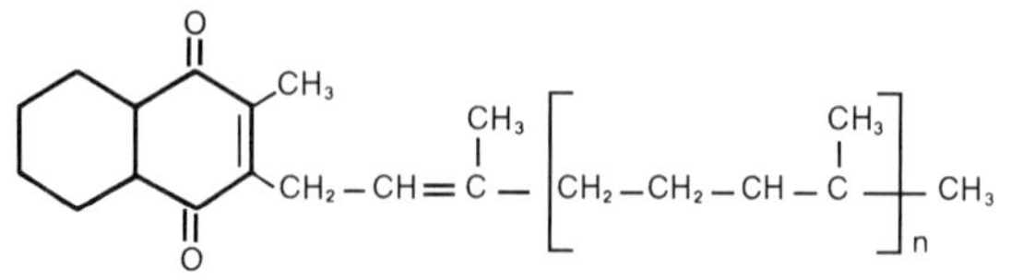

Fig. 59.4 Estrutura da vitamina K₂.

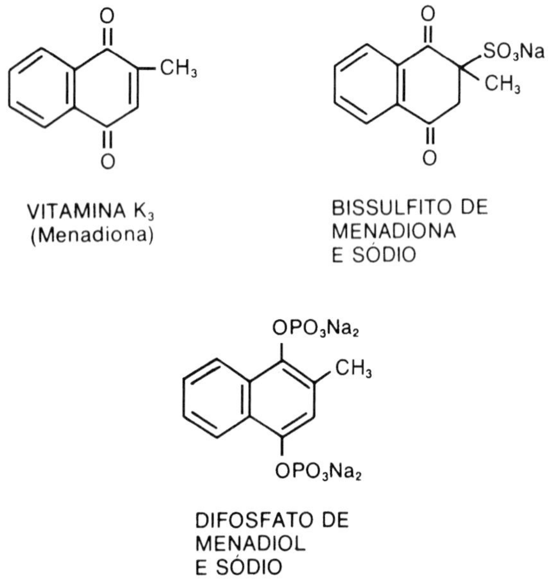

Fig. 59.5 Estrutura da vitamina K₃ e derivados.

com a $t_{1/2}$ dos fatores II, VII e X, reflete a escassa reserva orgânica dessa vitamina.

A vitamina K é encontrada em considerável quantidade nas fezes, produzida pela microflora colônica. É escassa na bile e na urina.

FARMACODINÂMICA

Os fatores da coagulação II (protrombina), VII, IX são sintetizados no fígado na dependência da vitamina K. Esses fatores ativam-se ao entrar em contato com algumas superfícies biológicas, mas para isso devem estar ligados aos íons de cálcio. A capacidade de protrombina em ligar-se aos íons de cálcio está relacionada com a existência do aminoácido gamacarboxiglutâmico em sua molécula; essa combinação decorre do fato de que, no plasma de pacientes sob tratamento cumarínico, existe uma molécula de protrombina funcionalmente inativa. Essa protrombina cumarínico-induzida difere da protrombina normal por apresentar os radicais de ácido glutâmico descarboxilados. Assim, a carboxilação dos radicais de ácido glutâmico da molécula de protrombina, e presumivelmente dos fatores VII, IX e X, representa o mecanismo pelo qual a vitamina K age estimulando a síntese dos fatores K-dependentes, biologicamente ativos.

As causas mais comuns de deficiência adquirida dos fatores da coagulação decorrem de disfunção hepática ou da falta de aporte de vitamina K ao fígado. O fibrinogênio e os fatores II, VII, IX, X e provavelmente o fator V são sintetizados no fígado, e todos, exceto o fibrinogênio e o fator V, são dependentes da vitamina K. A deficiência de vitamina K ocorre em várias situações clínicas: (1) na doença hemorrágica do recém-nascido (DHRN) e durante o uso de antibióticos de amplo espectro, provavelmente por esterilização da flora intestinal; (2) esteatorreia, icterícia obstrutiva, fístula ou atresia biliar, por absorção insuficiente; (3) no bloqueio da síntese, por anticoagulantes orais. Nessas situações, podem ocorrer diáteses hemorrágicas, cuja gravidade varia com o grau de deficiência dos fatores K-dependentes. As manifestações mais comuns são grandes equimoses cutâneas, hemorragias de mucosas, sangramento gastrointestinal e hematúria. Hemorragia intracranial é relatada e tem alta prevalência em crianças com 2 meses a 1 ano de vida, a exemplo da DHRN. A resposta clínica e laboratorial à vitamina K ocorre 2 a 6 horas após o início do tratamento.

A DHRN se manifesta do 2.° ao 3.° dia de vida por sangramento gastrointestinal, equimoses ou sangramento do cordão umbilical. É prevalente em recém-nascidos amamentados ao seio e que logo após o nascimento não foram medicados profilaticamente com 0,5 a 1 mg de vitamina K₁. A hemorragia cessa em algumas horas após 1 mg de vitamina K₁ intramuscular ou endovenosa. O tempo de protrombina (TP) estará normalizado ou menos alongado em 4 a 8 horas.

Para o controle de uma superdosagem de cumarínicos, 5 mg, por via oral, são suficientes para normalizar o tempo de protrombina. Se existir hemorragia grave e não se prever a continuidade do anticoagulante, uma dose de 25 a 50 mg estará indicada; nesse caso, poderá ocorrer uma resistência subsequente ao cumarínico por 2 semanas. Se a hemorragia não é ameaçadora, está prevista a continuação de anticoagulação oral; uma dose de 5 a 10 mg de vitamina K é adequada.

INTERAÇÕES MEDICAMENTOSAS

O principal exemplo é o antagonismo fisiológico com os anticoagulantes orais, cumarínicos e indandiônicos. Esses anticoagulantes bloqueiam a síntese normal dos fatores hepáticos dependentes de vitamina K, por competição fisiológica. O efeito desses anticoagulantes é observado 36 a 48 horas após a ingestão oral. Os hidantoinatos também podem alterar a função dos fatores K-dependentes.

TOXICIDADE

Os tipos de vitamina K mais frequentemente implicados com reações adversas são as menadionas. As reações após doses terapêuticas são raras nos adultos. As manifestações são vistas principalmente depois de administração endovenosa e caracterizam-se por hipersensibilidade ou anafilaxia, podendo, às vezes, incluir choque ou parada respiratória. Em crianças prematuras ou deficientes de G6PD e na DHRH, que recebem vitamina K para fins profiláticos ou terapêuticos, podem-se observar episódios hemolíticos caracterizados por anemia, icterícia e hiperbilirrubinemia.

USOS. POSOLOGIA

A indicação de tratamento com vitamina K está limitada àquelas condições em que a manifestação hemorrágica decorre do nível reduzido dos fatores K-dependentes.

Vitamina K₁ (fitonadiona)

Para normalizar o tempo de protrombina (TP), prolongado por excesso de cumarínico, 5 mg por via oral são suficientes; quando há grande sangramento, 5 a 15 mg IM ou EV, diluídos em soro glicosado ou fisiológico, não excedendo 10 mg/min, o que encurta o TP em 2 horas. O efeito terapêutico é observado em 4 a 6 horas. Doses mais elevadas podem eventualmente ser usadas. Na profilaxia ou terapia da DHRN, usa-se 0,5 a 1 mg IM ou EV. O uso de vitamina K após o nascimento, nessa dose, ou 1 a 5 mg para a gestante, 12 a 24 horas antes do parto, reduz consideravelmente a incidência da DHRN. No tratamento da redução do complexo protrômbico das doenças obstrutivas, a vitamina K₁ associada a sais biliares por via oral é eficaz na dose de 10 mg/dia por IM.

ESPECIALIDADES FARMACÊUTICAS

Kanakion (Roche) – para administração parenteral: ampolas de 1 cm³ com 10 mg de vitamina K₁; frasco conta-gotas de 2,5 cm³ contendo 50 mg de vitamina K₁ por cm³; Mephyton (Merck Sharp & Dohme; comprimidos de 5 mg; Aquamephyton (Merck Sharp & Dohme) – ampolas de 0,5 mL; ampolas de 1 a 2,5 mL, contendo 10 mg/mL.

Bissulfito de menadiona e sódio (Hykinone) e dissulfato de menadiol e sódio (Synkavit)

Esses compostos hidrossolúveis dispensam o uso concomitante de sais biliares quando administrados por via oral nos distúrbios de absorção da vitamina K. Assim como a menadiona, são usados por via oral para o tratamento de deficiência da vitamina K por má absorção. A dose usual desses derivados é de 5 mg/dia. As vias subcutâncas, IM ou EV podem ser usadas. Os efeitos colaterais são semelhantes aos da menadiona.

O bissulfito de menadiona e sódio é usado na dose de 2,5 a 10 mg/dia, conforme o caso e a via escolhida.

O Hykinone Abbott, em ampolas de 1 mL contendo 5 a 10 mg/dia, não existe no Brasil. O difosfato de menadiol e sódio é usado na dose de 5 a 15 mg/dia em crianças. Doses mais elevadas podem ser usadas se a hemorragia não for controlada com as doses habituais.

O Synkavit Roche apresenta-se em ampolas de 1 cm³ contendo 20 mg de vitamina K, para uso SC, IM ou EV, em comprimidos com 10 mg para uso oral.

Antifibrinolíticos

A fibrina resultante da coagulação do sangue é degradada pelo sistema fibrinolítico e subsequentemente removida pelo sistema reticuloendotelial (SER). Quando ocorre um desequilíbrio entre o mecanismo da coagulação e o sistema fibrinolítico, pode surgir na circulação sanguínea um excesso de produtos de degradação da fibrina (PDF). Os menores fragmentos de fibrina (e fibrinogênio) são inibidores da formação do coágulo, e, quando em excesso, podem originar hemorragias.

Denomina-se fibrinólise a atividade degradante da plasmina sobre a fibrina. A fibrinólise pode apresentar-se com os seguintes aspectos: (1) fibrinólise primária sistêmica, aguda ou crônica; (2) fibrinólise local, por liberação local de ativadores do plasminogênio e plasmina; (3) fibrinólise secundária, frequentemente associada a uma coagulopatia de consumo, na qual o mecanismo da coagulação se encontra anormalmente ativado.

Os antifibrinolíticos usados em clínicas são substâncias sintéticas que inibem a fibrinólise. Essas substâncias começaram a ser analisadas em 1950, e as mais utilizadas são o ácido épsilon-aminocaproico (EACA) e o ácido tranexâmico (AMCA).

QUÍMICA

As estruturas químicas desses dois ácidos são as seguintes:

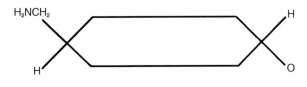

Fig. 59.6 Estrutura do EACA e do AMCA.

FARMACOCINÉTCA

O EACA é rapidamente absorvido no trato gastrointestinal, e 2 horas após uma dose terapêutica observa-se uma concentração sérica de 200 μg/mL; 12 a 24 horas depois, ele é excretado pela urina. A administração endovenosa origina uma elevada concentração sérica inicial, seguida de acentuada redução em 3 a 4 horas, e cerca de 80% da droga é recuperável na urina, sem alteração química.

O AMCA é 10 vezes mais ativo e menos tóxico que o EACA; porém, a absorção no trato intestinal é inferior, e, por essa via, supera o EACA em 3 a 4 vezes. A administração oral de 1.000 μg/mL do AMCA determina em 3 horas uma concentração sérica de 80 μg/mL e excreção urinária de cerca de 40% e, em 24 horas, de 90%.

Em virtude do elevado *clearance* renal dessas substâncias, somente com doses a intervalos regulares ou por via endovenosa contínua poderão ser obtidos níveis plasmáticos constantes.

FARMACODINÂMICA

Os antifibrinolíticos EACA e AMCA atuam por inibição competitiva do plasminogênio. O efeito antifibrinolítico parece estar relacionado com a presença dos grupos amino e carboxila livres, e a potência é proporcional à distância entre esses radicais na molécula. Em alta concentração, são também inibidores não competitivos da plasmina e de outras enzimas proteolíticas, como a pepsina e a tripsina. Em consequência de suas propriedades antifibrinolíticas, são capazes de antagonizar o efeito das enzimas uroquinase e estreptoquinase usadas na terapêutica trombolítica.

TOXICIDADE

Os antifibrinolíticos raramente causam toxicidade aguda. Uma complicação potencial é a formação de coágulos resistentes à lise, que podem ocorrer em cavidades ou nas vias urinárias. A embolia ou a trombose são raras. Todavia, podem ocorrer quando os antifibrinolíticos são usados durante muito tempo, especialmente na coexistência de nefropatia ou vasculopatia. Entre os efeitos colaterais relatados no homem, citam-se: diarreia, náuseas, vômitos, desconforto abdominal e congestão nasal. Em animais de experimentação, têm causado efeitos teratogênicos e distúrbios da fertilidade, e, por isso, seu uso é desaconselhável nos 2 primeiros trimestres da gravidez humana.

USOS. POSOLOGIA

Os ativadores do plasminogênio encontram-se na maioria dos tecidos e líquidos do organismo humano e são normalmente elevados na urina, útero e próstata, gânglios linfáticos e suprarrenal.

A atividade fibrinolítica normal ou exacerbada pode ser inibida. Na urina, onde a uroquinase se encontra em altas concentrações, a atividade fibrinolítica em indivíduos saudáveis foi reduzida consideravelmente com doses terapêuticas de EACA ou AMCA.

A aplicação clínica destina-se a inibir a fibrinólise local ou sistêmica. Na coagulação intravascular disseminada, a existência de hemorragia grave e uma comprovação laboratorial inequívoca de fibrinólise associada podem justificar o uso de antifibrinolíticos associado à heparinoterapia. Nos casos agudos, uma só dose é, em geral, suficiente para controlar a hemorragia.

Nos casos raros de fibrinólise primária, usa-se o EACA na dose de 100 mg/kg de peso ou AMCA 10 mg/kg, por via EV, em intervalos de 4 a 6 horas.

Em situações clínicas complicadas por hemorragia, como pós-operatório de próstata, úlcera gástrica, colite ulcerativa, rotura de aneurisma cerebral e hemorragias uterinas, os ativadores do sistema fibrinolítico também se apresentam elevados. Nessas situações, observam-se efeitos benéficos, traduzidos pela redução do volume e/ou duração da hemorragia. Na hemofilia, as hemorragias decorrentes de avulsão dentária são substancialmente reduzidas, com consequente menor necessidade de terapia com globulina anti-hemofílica. São eficazes nas hematúrias procedentes de vias urinárias superiores, mas podem ocasionar retenção de coágulos, que, embora passíveis de dissolução com a suspensão da droga, ocasionam dor intensa e, por fim, lesão renal.

As doses habituais são: para o ácido tranexâmico – 2 a 6 g/dia locais a cada 4 a 6 horas; para o ácido épsilon-aminocaproico – 100 mg/kg a intervalos de 4 a 5 horas.

ESPECIALIDADES FARMACÊUTICAS

Ipsylon (ácido épsilon-aminocaproico), comprimidos de 0,5 g e xarope com 0,5 g/5 mL. Transamin (ácido tranexâmico), em ampolas de 5 mL, contendo 250 mg.

HEMOSTÁTICOS LOCAIS ABSORVÍVEIS

Utilizam-se os hemostáticos locais para controlar hemorragias superficiais; habitualmente são inócuos. Quando, entretanto, existe infecção local da aplicação, eles podem interferir na cicatrização. Entre esses hemostáticos estão as esponjas de gelatina, celulose oxidada e trombina.

No Brasil, o hemostático mais amplamente utilizado é a esponja de gelatina (Gelfoam). Essa esponja cirúrgica é aplicada localmente para controlar hemorragias capilares ou francas. É insolúvel em água e deve ser mergulhada em solução estéril de soro fisiológico antes da aplicação. É capaz de absorver mais de 30 vezes seu peso em água e em sangue. Por ser absorvível, pode ser aplicada em feridas cirúrgicas fechadas. O material é absorvido em 4 a 6 semanas, sem causar formação excessiva de cicatriz ou reação celular.

Usos e especialidades farmacêuticas

Usados em sangramentos superficiais ou cirúrgicos. A quantidade mínima requerida é aplicada cobrindo a área hemorrágica. Existem embalagens em dimensões variadas da esponja de gelatina para cirurgia geral, neurocirurgia, ginecologia, proctologia e odontologia. Em nosso meio, é comercializável em envelopes com uma esponja de 100 cm^2, sob o nome de Gelfoam Upjohn.

REFERÊNCIAS BIBLIOGRÁFICAS

1. BIGGS, R. *Human Coagulation Haemostasis and Thrombosis*. 2nd ed. Great Britain, Blackwell, 1976.
2. BLOMBACK, B. *et al.* Turnover of ^{131}I labelled fibrinogen in man. Studies in normal subjects, in congenital coagulation factor deficiency states, in liver cirrhosis, in polycythemia vera and epidermolisis bullosa. *Acta Med. Scand., 179*:557, 1966.
3. BRANCHET-ISRANGKURA, P. *et al.* A bleeding syndrome of infants. Acquired prothrombin complex deficiency of unknown aetiology. *Southeast Asian J. Trop. Med. Public Health, 6*(4):592-8, 1975.
4. CADENAT, H. *et al.* Hemostasis disorders and tooth extraction. *Rev. Stomatol. Chir. Maxillofac., 74*:686-9, 1973.
5. DAM, H. Haemorrhage in chicken reared on artificial diets. A new deficiency disease. *Nature, 133*:909-10, 1934.
6. DAM, H. The anti-haemorrhagic vitamin of the chick. *Biochem. J., 29*:1273-85, 1935.
7. GERATZA, J.D. *et al.* The inhibition of urokinase by aromatic diamidines. *Thromb. Diath. Haemoorth., 33*:230-43, 1975.
8. MANN, K.G. & OWEN, A.C., Jr. Symposium on vitamin K. *Mayo Clinics Proceedings, 49*:911-44, 1974.
9. MARIN, J. *et al.* Factores de coagulación vitamina K-dependientes en el recién nascido. *Sangre, 21*:281-6, 1976.
10. NILSSON, I.M. *Hemorrhagic and Thrombotic Disease*. New York, John Wiley & Sons, 1972.
11. NUSSBAUM, M. & MOSCHOS, C.B. Anticoagulants and anticoagulation. *Med. Clin. of N. Am., 60*:855-6, 1976.
12. O'RELLY, R.A. Vitamin K and the oral anticoagulant drugs. *27*:245-61, 1976.
13. PELL, G. Tranexamic acid – its use in controlling dental post-operative bleeding in patients with defective clotting mechanisms. *Br. J. Oral Surg., 11*:155-64, 1973.
14. QUICK, A.J. The role of vitamin in hemostasis. *Thromb. Diath. Haemorrh., 33*:191-8, 1975.
15. RAINSFORD, S.G. *et al.* Tranexamic acid in the control of spontaneous bleeding severe haemophilia. *Thromb. Diath. Haemorrh., 30*:272-9.
16. SILVA, B.R., BRUZZI, N., DIAS, A.G. Nova conduta terapêutica em avulsões dentárias nas hemofilias. *Boletim do Centro de Estudos do Hospital dos Servidores do Estado, 17*(7, 8 e 9), 1965.
17. STENFLO, J. Vitamin K, prothrombin and gamacarboxyglutamic acid. *New Engl. J. Med., 296*(11):624-6, 1977.
18. THORSEN, S. *et al.* Substrate composition and effect of epsilon-aminocaproic acid on tissue plasminogen activador and urokinase induced fibrinolyses. *Thromb. Diath. Haemorrag., 32*:306-40, 1974.
19. WINTROBE, M.M. *Clinical Hematology*. 7th ed. Philadelphia, Lea & Febiger, 1974.

60

Farmacologia do Sangue e de Seus Derivados

Maurício Gonzaga Chaves e Marcos Fonseca Chaves

INTRODUÇÃO

Desde a época pré-histórica, o homem deve ter tido consciência da importância do sangue ao verificar que os ferimentos seguidos de grande hemorragia levavam a uma acentuada debilidade ou mesmo à morte. Na antiguidade, além de encontrarmos o sangue caracterizado como um princípio vital pelos egípcios e pelos judeus anteriores a Cristo, existem registros de intervenções hemoterápicas, como a lenda greco-romana de Medéia que rejuvenesceu Anquises tirando-lhe o sangue e substituindo-o pelo sangue de jovens. Um outro exemplo da chamada *"cura medeana"* data de 1492, realizada no pontífice Inocêncio VIII, não estando esclarecido se o sangue dos três jovens doadores, que faleceram em consequência da sangria, foi transfundido intravascularmente ou dado por via oral.

No desenvolvimento da transfusão sanguínea, devem-se ao francês Jean-Baptiste Denis notáveis experiências. Em 1667, ele transfundiu sangue de carneiro a um paciente anêmico, tendo o fato obtido grande repercussão. Denis chegou a realizar cerca de 80 transfusões, e, devido a alguns fracassos, a hemoterapia foi proibida na França em 1675.

Durante o século XIX, algumas transfusões foram realizadas com êxito, e em 1895 Bordet estabeleceu que as hemácias de um animal são aglutinadas pelos soros de animais de outra espécie. Em 1900, Landsteiner, realizando provas cruzadas entre soro e hemácias de seis colaboradores seus, classificou o sangue em três grupos, conhecidos como grupos "O", "A" e "B". Em 1902, seus discípulos Decastello e Sturli descobriram a existência do grupo "AB", completando assim o sistema ABO, o de maior importância em hemoterapia. Ainda nas primeiras décadas do século XX, foi a hemoterapia premiada com a observação de Ottenberg de que o sangue é incompatível toda vez que o soro do receptor aglutina as hemácias do doador. A descoberta de outros sistemas e fatores sanguíneos, principalmente a do fator Rho, em 1939, por Levine e Stetson e pelos trabalhos de Landsteiner e Wiener, em 1940, associada ao conhecimento do comportamento dos anticorpos, que levou ao estabelecimento dos testes de compatibilidade pré-transfusionais, faz hoje da hemoterapia uma especialidade de grande aplicação na medicina.

As técnicas de conservação e fracionamento do sangue tornaram viáveis as transfusões seletivas, que apresentam vantagens ao uso do sangue total. Dispõe assim o hemoterapeuta de condições de ministrar o componente mais indicado ao paciente, livrando-o da maioria dos riscos inerentes ao uso do sangue total. Com o uso dos componentes sob a forma de concentrados, torna-se possível alcançar os níveis desejados sem o perigo da sobrecarga circulatória, além da vantagem da possibilidade do aproveitamento por vários pacientes de uma única unidade doada.

Do sangue total são obtidos os seguintes componentes e derivados: concentrado de hemácias, concentrado de plaquetas, concentrado de leucócitos, plasma, albumina, crioprecipitado rico em fator VIII e fibrinogênio, concentrado de fator VIII, concentrado dos fatores II, VII, IX e X, imunoglobulinas e imunoglobulinas específicas.

SANGUE TOTAL

Utilizado inicialmente através de técnicas que permitiam a passagem direta do sangue do doador para a circulação do receptor, dispomos hoje, rotineiramente, do sangue total preservado, que é coletado em recipientes (bolsas plásticas) que contêm solução anticoagulante/preservante (CPD, CPDA-1, CP2D) e que, mantidas as condições adequadas, permite maior viabilidade dos seus componentes. Com o uso de soluções aditivas, tornou-se possível a estocagem de sangue para transfusão por um período de até 42 dias. As mais utilizadas são a solução SAG-M, AS1 (Adsol) e AS3 (Nutricel).

Durante a estocagem do sangue, decresce o nível do ATP intracelular (adenosina trifosfato), levando a uma perda de lipídios da membrana do eritrócito, que, em consequência, se torna rígida, modificando a forma do mesmo e levando também a alterações da bomba de Na^+/K^+. Tais células, quando transfundidas, são rapidamente retiradas da circulação pelo SRE. Assim, verificou-se que a adição de adenina mantém o ATP eritrocitário, e esse composto foi adicionado à fórmula do CPD, que passou a ser conhecida como CPDA-1 ou CPD-1 adenina.

As soluções preservantes e aditivas visam também à manutenção dos níveis de 2,3-DPG, de grande importância na capacidade de liberação de oxigênio pelos eritrócitos para os tecidos.

Solução CPD

Componentes: citrato de sódio, ácido cítrico, glicose, fosfato de sódio.

Período de estocagem: 21 dias.

Solução CPDA-1
Componentes: citrato de sódio, ácido cítrico, glicose, fosfato de sódio, adenina.
Período de estocagem: 35 dias.

Solução CP2D
Componentes: citrato de sódio, ácido cítrico, glicose, fosfato de sódio.
Período de estocagem: 21 dias.

Solução AS1 (adsol) CPD
Componentes: dextrose, adenina, manitol, cloreto de sódio.
Período de estocagem: 42 dias.

Solução AS3 (nutricel) CP2D
Componentes: dextrose, adenina, fosfato de sódio, cloreto de sódio.
Período de estocagem: 42 dias.

SAG-M CPD
Componentes: dextrose, adenina, manitol, cloreto de sódio.
Período de estocagem: 42 dias.

O uso do sangue total está indicado nos casos de hemorragia aguda em que há risco de levar o paciente a um choque hipovolêmico. Nesses casos, o volume sanguíneo a ser reposto deverá ser estabelecido através da avaliação clínica do paciente, visando detectar um quadro de hipovolemia com a verificação da tensão arterial, do pulso, da presença de dispneia, de sudorese, perda de consciência, extremidades frias, palidez etc., pois, no curso de uma hemorragia aguda a determinação do hematócrito e a dosagem da hemoglobina podem não demonstrar com fidelidade a verdadeira situação do paciente. Quando utilizado para correção de anemia, cada unidade de 500 mL transfundidos em um paciente adulto eleva a hemoglobina em cerca de 1 g% e o hematócrito em 3%, aproximadamente. Mollison, tomando por base que uma concentração de Hb de 15,0 g% corresponde a um volume de eritrócitos de 30 mL/kg de peso corporal, sugeriu que uma transfusão de 2 mL de eritrócitos/kg de peso corporal elevará a concentração de Hb em 1,0 g%. Para o sangue total preservado que contém 1/3 do seu volume de eritrócitos, seriam necessários 6 mL (3×2)/kg de peso corporal para elevar a concentração de Hb em 1,0 g%.

Com as técnicas de fracionamento e preservação atualmente utilizadas, as indicações para o uso do sangue total poderão ser atendidas com a utilização do concentrado de hemácias, plasma fresco e cristaloides. Está indicado na exsanguineotransfusão em recém-nascidos, quando estocados, no máximo, até o 7.º dia.

SANGUE TOTAL POBRE EM LEUCÓCITOS

É o sangue total em que a maioria dos leucócitos foi removida. Apresenta as mesmas indicações e restrições de uso que o sangue total.

Especificamente, está indicado para os pacientes que apresentam reações transfusionais em decorrência de incompatibilidade a antígenos leucocitários, naqueles que apresentam sorologia negativa para citomegalovírus (CMV) e candidatos a transplantes de órgão ou tecido em que se deseja evitar a sensibilização por antígenos do sistema HLA. A incompatibilidade leucocitária é encontrada com maior frequência nos pacientes politransfundidos e em multíparas.

CONCENTRADO DE HEMÁCIAS

É o componente obtido pela remoção de cerca de 2/3 do plasma de uma unidade de sangue total. A preparação resultante deverá ter um hematócrito entre 70% a 80%; se estocada com solução aditiva, entre 52% a 60%.

Está indicado nas anemias que não estão acompanhadas de hipovolemia (anemias hemolíticas, carenciais, aplasia medular etc.), nas intoxicações em que há comprometimento do transporte do oxigênio pela hemácia (intoxicação pelo monóxido de carbono, metemoglobina etc.) e nas hemorragias em que não há risco de choque hipovolêmico.

O concentrado de hemácias oferece as seguintes vantagens sobre o uso do sangue total: possui a mesma quantidade de eritrócitos em um volume bastante menor, o que reduz o perigo de sobrecarga circulatória; apresenta menor quantidade de sódio, potássio, amônia e citrato, que são inconvenientes aos pacientes portadores de insuficiência cardíaca, renal e hepática; apresenta menor incidência de reações alérgicas em decorrência do menor volume plasmático.

CONCENTRADO DE HEMÁCIAS POBRE EM LEUCÓCITOS

É o concentrado de hemácias em que a maioria dos leucócitos foi removida, estando indicado nos pacientes que apresentam reações transfusionais por incompatibilidade a antígenos leucocitários, nos que apresentam sorologia negativa para CMV, nos candidatos a transplantes de órgãos e tecidos em que se deseja evitar a sensibilização por antígenos do sistema HLA e na transfusão intrauterina.

CONCENTRADO DE HEMÁCIAS LAVADAS

Constitui o concentrado de hemácias ao qual se adicionou solução fisiológica de cloreto de sódio e cujo sobrenadante em seguida é centrifugado e retirado, operação essa repetida cerca de 3 vezes. Está indicado nos pacientes que apresentam frequentes reações alérgicas às transfusões (principalmente nos deficientes de IgA que apresentaram anteriormente reações anafiláticas quando transfundidos) e na hemoglobinúria paroxística noturna (controverso).

CONCENTRADO DE HEMÁCIAS CONGELADAS

Nesse concentrado de hemácias, adiciona-se uma solução crioprotetora (glicerol a 40% ou 20%); pode ser estocado à temperatura de $-80°C$ ou menos por 10 anos. Apresenta como vantagens a possibilidade de transfusões autólogas e o armazenamento prolongado de tipos raros de sangue.

TRANSFUSÃO DE SANGUE IRRADIADO

Visa evitar a proliferação dos linfócitos T presentes em hemocomponentes através da irradiação gama, a fim de prevenir a ocorrência da doença do enxerto contra o hospedeiro (DECH).

SUBSTITUTOS DO SANGUE

Pesquisas têm sido realizadas com compostos perfluorados, hemoglobina de estroma livre e encapsulação da hemoglobina, que têm capacidade de transportar oxigênio mas que apresentam alguns inconvenientes, destacando-se dentre eles a apresentação de meias-vidas intravasculares curtas, alta afinidade pelo oxigênio, potencial oncogênico, hipotensão, leucopenia e insuficiência pulmonar.

TRANSFUSÃO DE PLAQUETAS

As plaquetas podem ser utilizadas para transfusão sob a forma de concentrados de plaquetas obtidos pela centrifugação individual do sangue total ou obtidos por aférese.

O concentrado de plaquetas individual contém 50% a 70% das plaquetas do sangue total ($5,5 \times 10^{10}$, aproximadamente 55 bilhões) em um volume de 50 a 70 mL.

A transfusão de plaquetas está indicada em alguns tipos de trombocitopenia e trombocitopatias com a finalidade de prevenir ou tratar sangramentos. Hemorragias espontâneas podem ocorrer quando o número de plaquetas está abaixo de 50.000/mm^3, havendo, entretanto, pacientes que não apresentam evidências de hemorragia com o número de plaquetas em níveis de 5.000 ou 10.000/mm^3. Assim, a indicação para transfusão de plaquetas não pode seguir normas rígidas, devendo ser avaliada a necessidade individual de cada paciente. A principal indicação para transfusão de plaquetas é nos pacientes portadores de leucemia aguda, nos pacientes em tratamento quimioterápico e nos sangramentos em decorrência de plaquetopenia por transfusão maciça de sangue estocado. Os casos de púrpura trombocitopênica idiopática e hiperesplenismo não apresentam bom aproveitamento com transfusões de plaquetas, ficando essas reservadas para os casos em que há sangramento grave. Na anemia aplástica também só devem ser utilizadas no curso de sangramento grave, a fim de evitar a isoimunização pelo uso de diversos concentrados oriundos de vários doadores. É também utilizada nos casos de coagulação intravascular disseminada com sangramento ativo. Está contraindicada na plaquetopenia induzida por heparina, na púrpura trombocitopênica trombótica (PTT) e na síndrome hemolítico-urêmica (SHU). A vida média das plaquetas é em torno de 8 a 10 dias, mas nos pacientes trombocitopênicos as plaquetas transfundidas desaparecem em um período menor, possivelmente por serem utilizadas na hemostasia. Nos pacientes trombocitopênicos com hemorragia, procuram-se alcançar níveis plaquetários acima de 30.000/mL. A prescrição da transfusão de plaquetas varia de acordo com a resposta individual de cada paciente, que é afetada pela presença de febre, esplenomegalia, infecção, por isoimunidade preexistente, por drogas, pela gravidade da hemorragia e pela viabilidade das células transfundidas. Na prática, recomenda-se o uso de um concentrado para cada 10 kg de peso corporal. Em adultos, cada concentrado deverá elevar em cerca de 5.000/mL o número de plaquetas circulantes.

Os concentrados de plaquetas obtidos por aférese equivalem a 6 concentrados de plaquetas randômicas (3×10^{11}, aproximadamente 300 bilhões) em um volume de 200 a 400 mL de plasma. Oferecem a vantagem de serem provenientes de um único doador, diminuindo assim a ocorrência de isoimunização e o risco de transmissão de doenças.

Os concentrados de plaquetas pobres em leucócitos estão indicados para os pacientes que apresentam reações transfusionais devido a isoimunização, nos que apresentam sorologia negativa para CMV e nos candidatos a transplantes de órgãos e tecidos em que se deseja evitar a isoimunização por antígenos do sistema HLA.

TRANSFUSÃO DE LEUCÓCITOS (GRANULÓCITOS)

A transfusão de granulócitos está indicada para os pacientes portadores de grave leucopenia (número de granulócitos abaixo de 1.000/mm^3) e que apresentam infecção refratária ao uso de antibióticos. Sempre que possível, a compatibilidade do sistema HLA entre doador e receptor deverá ser verificada, pois o risco de isoimunização é grande.

TRANSFUSÃO DE PLASMA FRESCO

O plasma é o componente sanguíneo obtido pela centrifugação do sangue total e que contém todos os elementos do sangue, exceto as células. Plasma fresco é aquele que em até 8 horas após a coleta é transfundido, congelado ou liofilizado. Está indicado para os pacientes que apresentam sangramento por deficiência de um ou mais fatores da coagulação, quando não se dispõe do concentrado específico ou não se conhece o fator deficiente. A dosagem varia de acordo com a resposta clínica e testes laboratoriais para avaliação da coagulação.

A transfusão de plasma também tem indicação na púrpura trombocitopênica trombótica (PTT), na síndrome hemolítico-urêmica (SHU), em pacientes que apresentam sangramento ativo por uso de anticoagulante oral, por deficiência de vitamina K, na insuficiência hepática grave e na coagulação intravascular disseminada (CIVD).

CRIOPRECIPITADO RICO EM FATOR VIII E FIBRINOGÊNIO

O crioprecipitado de fator VIII é a fração do plasma obtida pela crioprecipitação de uma unidade individual de plasma fresco congelado. Contém de 80 a 100 unidades de fator VIII:C, 150 a 250 mg de fibrinogênio, fator de von Willebrand (40% a 70% da bolsa de origem) e fator XIII (20% a 30% da bolsa de origem).

Está indicado nas disfibrinogenemias e nas deficiências de fibrinogênio congênitas ou adquiridas, e a dose indicada dependerá da avaliação de cada paciente, utilizando-se a seguinte fórmula: dose de fibrinogênio = (nível de fibrinogênio desejado em mg/dL − nível inicial de fibrinogênio em mg/dL) × volume plasmático do paciente).

Poderá também ser utilizado no tratamento das deficiências de fator VIII (hemofilia A), de fator XIII, e na doença de von Willebrand, quando não houver disponibilidade dos fatores específicos submetidos a tratamento para inativação viral, em dosagens de 1 crioprecipitado para cada 5 a 10 kg de peso, e a intervalos de 8, 12 ou 24 horas, a depender do quadro clínico apresentado pelo paciente.

CONCENTRADO DE FATOR VIII

Obtido por processamento industrial do plasma, está indicado para os pacientes portadores de hemofilia A. A quantidade de fator está expressa no rótulo do frasco, devendo a dosagem ser avaliada para cada caso. A dose a ser utilizada poderá ser calculada pela seguinte fórmula: dose de fator VIII em unidades internacionais = peso corpóreo/2 × aumento desejado do nível plasmático de fator VIII em unidades /dL.

Está também indicado para os pacientes portadores da doença de von Willebrand por apresentar na sua composição o fator de von Willebrand.

CONCENTRADO DE FATOR IX

Preparado a partir de técnicas de fracionamento do plasma, está indicado para o tratamento dos pacientes portadores de hemofilia B (deficiência do fator IX) com dose calculada através da seguinte fórmula: dose de fator IX em unidades internacionais = peso corpóreo kg × aumento desejado do nível plasmático do fator IX (U/dL).

O complexo de fator IX (complexo protrombínico) contém, além do fator IX, os fatores II, VII e X, tendo assim indicação para uso nas deficiências dos mesmos, como também nos pacientes hemofílicos que desenvolvem inibidores (anticorpos) para os fatores VIII e IX.

ALBUMINA

Encontrada comercialmente nas concentrações de 5% e 25%. Apresenta indicações controversas, e é utilizada principalmente no choque devido a hemorragia, nas queimaduras extensas, na hidropisia fetal, na hipoalbuminemia aguda e na associada a ascite, principalmente pósparacentese.

O cálculo da dose poderá ser obtido pela fórmula: (albuminemia desejada − albuminemia encontrada) × 0,7 × peso em kg.

FRAÇÕES PROTEICAS DO PLASMA

Encontradas na concentração de 5%, contém quase toda a albumina mais as globulinas alfa e beta do plasma. Têm as mesmas indicações da albumina.

IMUNOGLOBULINAS

Encontradas sob a forma de frações de gamaglobulina do plasma de vários doadores (*pool*), contém anticorpos contra diversos agentes infecciosos. Estão indicadas para os casos de hipogamaglobulinemia e agamaglobulinemia e como agentes imunomoduladores no tratamento de pacientes portadores de algumas doenças autoimunes.

IMUNOGLOBULINAS ESPECÍFICAS

São imunoglobulinas que possuem anticorpos em elevado título contra determinado agente, como as imunoglobulinas antitetânica, antipertussis, antiparotidite, antirrubéola, antissarampo, antidifteria, antipoliomielite, anti-herpes-zoster, anti-Rho (anti-D). Estão indicadas para pessoas não imunizadas que apresentam risco de adquirir a doença específica. A imunoglobulina anti-Rho previne a sensibilização por hemácias portadoras do antígeno Rho em pacientes Rho-negativos que receberam transfusão de sangue Rho-positivo, na prevenção da sensibilização de gestantes Rho-negativas e no pós-parto imediato (até 72 horas) de mulheres Rho-negativas que pariram filhos Rho-positivos.

As imunoglobulinas, ao atuarem pelo mecanismo da imunização passiva, agem apenas por algumas semanas. O Quadro 60.1 resume as indicações do sangue total e seus derivados.

Quadro 60.1 Indicações do sangue total e de seus derivados

Sangue total
- hemorragias agudas com risco de choque hipovolêmico
- exsanguineotransfusão

Sangue total pobre em leucócitos
- reações transfusionais por incompatibilidade leucocitária, na prevenção da aloimunização por antígenos do sistema HLA e na prevenção, em pacientes com sorologia negativa, da transmissão do CMV

Concentrado de hemácias
- anemias não hipovolêmicas (hemolítica, carenciais, aplasia medular etc.)
- intoxicações com comprometimento do transporte de oxigênio pela hemácia (monóxido de carbono, meta-hemoglobina etc.)
- hemorragias sem risco de choque hipovolêmico

Concentrado de hemácias pobre em leucócitos
- quando desejado evitar os mesmos inconvenientes citados no ST leucorreduzido

Concentrado de hemácias lavadas
- reações alérgicas frequentes ou graves às transfusões
- hemoglobinúria paroxística noturna (controverso)

Concentrado de hemácias congeladas
- transfusões autólogas
- transfusões de tipos sanguíneos raros

Transfusão de sangue irradiado
- prevenção da DECH (doença do enxerto contra o hospedeiro)

Transfusão de plaquetas
- trombocitopenias em pacientes portadores de leucemia aguda e/ou em pacientes em tratamento quimioterápico
- trombopatias
- sangramentos em decorrência de plaquetopenia por transfusão maciça de sangue estocado
- púrpura trombocitopênica idiopática, hiperesplenismo e anemia aplástica (nos sangramentos graves)
- coagulação intravascular disseminada (CIVD)

Transfusão de plaquetas pobre em leucócitos
- quando desejado evitar os mesmos inconvenientes citados para o ST e CH leucorreduzidos

Transfusão de leucócitos (granulócitos)
- leucopenia grave com infecção refratária aos antibióticos

Transfusão de plasma fresco
- sangramento por deficiência de um ou mais fatores da coagulação quando não se dispõe do concentrado específico ou não se conhece o fator deficiente
- púrpura trombocitopênica trombótica (PTT)
- síndrome hemolítico-urêmica (SHU)
- sangramento ativo por deficiência de vitamina K ou utilização de anticoagulante oral
- CIVD
- doença hepática grave

Crioprecipitado rico em fator VIII e fibrinogênio
- disfibrinogenemias e deficiência de fibrinogênio
- hemofilia A e doença de von Willebrand (quando não houver disponibilidade dos concentrados do fator com tratamento para inativação viral)
- deficiência do fator XIII

Concentrado de fator VIII
- hemofilia A
- doença de von Willebrand

Concentrado de fator IX
- hemofilia B

Complexo de fatores II, VII, IX e X
- deficiências dos fatores específicos
- pacientes hemofílicos que desenvolveram inibidores (anticorpos) ao fator VIII ou IX

Albumina e frações proteicas do plasma
- choque devido a hemorragia
- queimaduras extensas
- hidropisia fetal
- hipoalbuminemia aguda
- pós-paracentese

Imunoglobulinas
- agamaglobulinemia ou hipogamaglobulinemia
- imunomodulador em algumas doenças autoimunes

Imunoglobulinas específicas (antitetânica, antipertussis, antidifteria etc.)
- pessoas não imunizadas para as doenças específicas
- anti-Rho: na prevenção da sensibilização ao antígeno Rho (D)

COMPLICAÇÕES E RISCOS DA HEMOTERAPIA

Acidente transfusional hemolítico

Ocorre pela destruição das hemácias em decorrência de incompatibilidade sanguínea.

Incompatibilidade sanguínea é o encurtamento da sobrevida da hemácia transfundida ou da hemácia do paciente. A vida média dos eritrócitos transfundidos é de 34 dias (Gruber). Atualmente, os testes para tipagem sanguínea, para pesquisa de anticorpos irregulares e de compatibilidade pré-transfusional fazem com que os acidentes por incompatibilidade sanguínea sejam uma ocorrência rara.

O acidente transfusional hemolítico pode apresentar-se, na dependência do tipo do anticorpo, por uma hemólise intravascular ou extravascular.

A hemólise intravascular é aquela em que a destruição das hemácias se dá na corrente sanguínea.

Na hemólise extravascular, os anticorpos apenas se ligam aos eritrócitos na corrente sanguínea, e esses eritrócitos são *sensibilizados* e removidos intatos da circulação pelas células do SRE, onde são destruídos (principalmente no baço e no fígado).

O quadro clínico de uma grave reação hemolítica é devido à formação de complexos antígeno-anticorpo que levam à ativação de frações do complemento, da cascata da coagulação e de substâncias vasoativas, e pode ser representado por febre, cefaleia, desconforto precordial, náuseas, dor lombar, choque, hemorragias por coagulação intravascular disseminada e fibrinólise. A isquemia renal, provocada pelo choque, pela anemia, pela hipovolemia e pela vasoconstrição reflexa, poderá levar o paciente a uma insuficiência renal aguda. A hiperbilirrubinemia apresenta-se com bilirrubina indireta bastante aumentada em relação à bilirrubina conjugada.

Uma hemólise extravascular, dependendo do título de anticorpos, poderá apresentar quadro clínico semelhante ao descrito anteriormente, ser representada por uma reação tardia com hiperbilirrubinemia ou mesmo passar despercebida.

O tratamento de um acidente transfusional hemolítico irá depender da intensidade da sintomatologia apresentada. O sangue incompatível deverá ser suspenso imediatamente, mantido o acesso venoso com solução fisiológica e, se possível, substituído por sangue compatível. O uso de diuréticos poderá ser utilizado logo que constatado o quadro hemolítico. Instalada a insuficiência renal, o paciente poderá necessitar de diálise peritoneal ou hemodiálise, associadas aos cuidados necessários para manter o equilíbrio hidroeletrolítico.

Reações alérgicas

Ocorrem devido a substâncias existentes no plasma do doador que agem como alérgenos para o receptor. São mais frequentes em pacientes que já apresentam história de alergia. As manifestações mais frequentes são urticária, edema facial e, menos comumente, asma brônquica e anafilaxia (em pacientes deficientes de IgA) e outras. Ao apresentar-se uma reação alérgica, a transfusão deve ser interrompida e o paciente tratado com anti-histamínico, corticoides ou solução milesimal de adrenalina, dependendo da intensidade da reação.

Em caso de manifestações menos graves e que respondem ao uso de anti-histamínicos, a transfusão poderá ser reiniciada, evitando-se assim a necessidade de utilizar sangue de outro doador.

Reação febril não hemolítica

São reações febris, geralmente acompanhadas de calafrios, que ocorrem pela presença de anticorpos antiplaquetários, antileucocitários e antieritrocitários no receptor, por citocinas liberadas pelos leucócitos durante a estocagem, ou ainda pela presença de substâncias pirogênicas geralmente de origem bacteriana. A transfusão deverá ser interrompida e o paciente, tratado com medicação antitérmica.

Transmissão de doenças

A anamnese bem orientada, associada ao exame físico cuidadoso, e os testes sorológicos pré-transfusionais do doador são os recursos de que o hemoterapeuta dispõe para evitar a transmissão de doenças pela transfusão de sangue ou derivados. Rotineiramente, são realizados em nosso meio testes sorológicos para investigação de lues, da doença de Chagas, das hepatites por vírus B e C, do HIV, do HTLV 1 e 2. Na anamnese, investigamos a possibilidade de o doador ser portador de malária e outras doenças. Devemos também considerar a possibilidade de transmissão de outras doenças infecciosas pela transfusão.

Transfusão de sangue contaminado

Com o uso do material descartável, a possibilidade de contaminação do sangue estocado ficou bastante reduzida. Entretanto, por ser o sangue ótimo meio de cultura, e havendo bactérias que proliferam a temperaturas baixas (4 a 16°C), a má assepsia do braço do doador ou a má esterilização do material a ser utilizado poderá levar à contaminação do sangue.

O quadro clínico que acompanha a transfusão de sangue contaminado pode ser grave, e é caracterizado por calafrios, elevação da temperatura corporal, dor abdominal, vômito, diarreia, cianose, colapso circulatório, distúrbios hemorrágicos e anúria. A sintomatologia descrita deve-se ao quadro séptico e hemolítico desencadeado pela contaminação. O prognóstico do paciente geralmente é ruim, e o tratamento deverá ser orientado no sentido de combater o choque, usar antibióticos de largo espectro e aplicar as medidas já descritas para o quadro hemolítico.

Lesão pulmonar aguda
É devida à presença de anticorpos antileucocitários ou de mediadores inflamatórios presentes na bolsa do doador que se ligam aos neutrófilos do receptor, causando lesão capilar e levando a um edema pulmonar não cardiogênico, com quadro clínico representado por desconforto respiratório, hipoxia, edema pulmonar, hipotensão e febre. Geralmente ocorre durante ou até 4 horas após o término da transfusão.

O tratamento é representado por medidas de suporte respiratório.

DECH (doença do enxerto contra o hospedeiro)
É devida ao enxerto de linfócitos T do doador que proliferam e agridem os tecidos do receptor. Geralmente fatal, origina-se 10 a 12 dias após a transfusão, com sintomatologia representada por febre, eritema cutâneo, hepatite, diarreia e aplasia medular.

Toxicidade do citrato de sódio

O citrato de sódio existente nas soluções anticoagulantes atua como tal por promover a quelação dos íons cálcio, e pode ocasionar hipocalcemia quando transfundido rapidamente, sobretudo se a função hepática estiver comprometida, como ocorre nos pacientes em choque, com insuficiência hepática, nos lactentes e na hipotermia. Pode também ocorrer em procedimentos de aférese. Assim, poderá conduzir o paciente a um quadro de toxicidade representado por formigamento perioral e nos dedos, tetania e alterações do ritmo cardíaco. A fim de prevenir o quadro tóxico pelo citrato de sódio, alguns hemoterapeutas recomendam administrar pequenas quantidades de gluconato de cálcio a 10% nas transfusões rápidas, volumosas, e nos pacientes cuja função hepática esteja comprometida. Quando a função hepática está conservada, o citrato de sódio é transformado em bicarbonato de sódio, conduzindo a uma alcalose pós-transfusional, destituída de importância clínica na maioria dos casos.

Intoxicação pelo potássio

A concentração do potássio plasmático aumenta no sangue estocado. A intoxicação pelo potássio pode ocorrer nas transfusões em que se utiliza sangue estocado nos pacientes com função renal limitada, em neonatos, na exsanguineotransfusão, nas cirurgias cardíacas pediátricas e no transplante de fígado.

Hipotermia

A transfusão de grandes quantidades de hemocomponente gelado, principalmente em pacientes sob anestesia que apresentam menor capacidade de termorregulação, pode levar a alterações do ritmo cardíaco em decorrência da diminuição da temperatura corporal.

Alterações da coagulação sanguínea

Em pacientes transfundidos com grandes quantidades de sangue, há o risco de alterações do mecanismo da coagulação devido à deficiência dos fatores plasmáticos da coagulação e das plaquetas no sangue estocado.

Púrpura pós-transfusional

Reação transfusional tardia que ocorre 1 a 3 semanas após a transfusão, representada por plaquetopenia acentuada devido a anticorpos do paciente contra antígenos plaquetários que, por mecanismo ainda não estabelecido, também destroem as plaquetas autólogas.

Sobrecarga circulatória

Sempre que estamos transfundindo um paciente, temos que considerar a possibilidade de sobrecarga circulatória. Fatores como rapidez da transfusão, pacientes portadores de cardiopatia e transfusão de quantidade excessiva aumentam o risco de sobrecarga circulatória. Em crianças normovolêmicas, a quantidade a ser transfundida deve estar compreendida entre 10 e 20 mL/kg de peso corporal. A profilaxia da sobrecarga circulatória poderá ser feita com as seguintes medidas:

1. Exame do aparelho circulatório do paciente antes e no decorrer da transfusão.
2. Sempre que possível, utilizar concentrados que possuem menor volume, principalmente nos pacientes portadores de alterações cardiovasculares.
3. Transfundir lentamente os pacientes normovolêmicos portadores de alterações cardiovasculares, não ultrapassando 2 mL por minuto.
4. Calcular o volume entre 10 e 20 mL/kg de peso corporal para transfusões em crianças.
5. Procurar evitar a ocorrência de reações febris, que representam esforço adicional para o coração.

A sobrecarga circulatória pode apresentar-se por opressão precordial, palidez e dispneia e chegar ao edema agudo do pulmão. O tratamento é feito com cardiotônicos, diuréticos, sangria e oxigênio.

Embolia

Apesar da filtração do sangue no momento da transfusão, têm-se descrito casos de embolia pulmonar por microcoágulos, além da possibilidade da embolia gasosa, que poderá ocorrer principalmente quando o sangue estiver sendo transfundido sob pressão ou em procedimentos de aférese.

Hemossiderose

As transfusões repetidas durante longo período poderão levar quantidade de ferro maior do que aquela que o organismo irá utilizar e eliminar. O ferro excedente poderá depositar-se nos tecidos, principalmente no fígado, pâncreas e coração, constituindo o quadro de hemossiderose.

Sempre que possível, devemos utilizar a transfusão autóloga, que não trará riscos imunológicos, infecciosos ou de reações alérgicas.

REFERÊNCIAS BIBLIOGRÁFICAS

1. BANDRES, J. R. *Transfusión de Sangre*. Madrid, Editorial Marban, 1967.
2. BEUTLER, E., LICHTMAN, M. A., COLLER, B. S., KIPPS, T. J., SELIGSOHN, U. *Williams Hematology*. 6th ed. McGraw-Hill, 2001.
3. CHAMONE, D., NOVARETTI, M., LACER, P. *Manual de Transfusão Sanguínea*. São Paulo, Roca, 2001.
4. GENETET, B., ANDREU, G., BIDET, J. M. *Guia de Hemoterapia Prática*. Atheneu, 1992.
5. GRUBER, U. *Reposición de la Volemia en los Estados de Shock*. Basilea, Suiza, Editorial Científico-Médica (Barcelona, Esp.), 1971.
6. HARMENING, D. *Técnicas Modernas em Bancos de Sangue e Transfusão*. Rio de Janeiro, Revinter, 1992.
7. MOLLISON, P.L. *Blood Transfusion in Clinical Medicine*. Blackwell Scientific Publications, Great Britain, 1993.
8. PETZ, L.D. *Clinical Practice of Transfusion Medicine*. 3rd ed. New York, Churchill Livingstone, 1996.
9. *TERAPEUTICA TRANSFUSIONAL*. Associação Americana de Bancos de Sangue. Bethesda, MD, 2002.
10. ZAGO M. A., FALCÃO R. P., PASQUINI R. *Hematologia. Fundamentos e prática*. São Paulo, Atheneu, 2001.

61

Terapia Nutricional Parenteral e Enteral

Antonio Luiz Matheus Biscaia e Maria do Céu Carvalho de Araújo

O suporte nutricional, tal como é hoje compreendido, constitui fator de grande importância no apoio para a recuperação de pacientes com enfermidades de grau moderado a grave. Constitui, juntamente com a anestesia, assepsia e antibioticoterapia, os maiores avanços da medicina no último século e meio. Entretanto, até chegarmos à situação atual, longo caminho foi percorrido.

Inicialmente, Hipócrates (460-430 a.C.) afirmava que as dietas mais simples eram mais aconselháveis para o tratamento dos enfermos. Acrescentava que os velhos toleram menos o jejum que os adultos e esses, mais que os jovens e crianças, sobretudo os mais ativos. Asseverava que as pessoas gordas falecem mais precocemente que as de constituição delgada.

Galeno (130-200 d.C.) dava especial destaque às prescrições dietéticas.

Com a descoberta da circulação, em 1616, por William Harvey, seguiram-se as tentativas do uso dessa via na espécie humana, inicialmente para a infusão de drogas. Assim é que Sir Cristopher Wren (1655), arquiteto da Catedral de St. Paul (Londres), fez administração venosa de vinho, cerveja e morfina em cães. Robert Boyle fez a primeira transfusão de cão a cão em 1657. Em 1662, Johann P. Major administrou no homem, pela primeira vez, medicação venosa. Jean-Baptiste Denis, médico de Luís XIV, fez, em 1667, a primeira transfusão de sangue de carneiro para o homem, com resultados desastrosos. Em 1838, Lata (Escócia) fez perfusão endovenosa de solução salina em pacientes desidratados devido à cólera, salvando a vida de vários deles.

As contribuições de Boyle, Cavendish, Priestley e Lavoisier, no início do século XIX, permitiram a Magendie fazer a separação das substâncias em nitrogenadas, carboidratos e gorduras.

Leibig (Paris), em 1842, determinou o valor calórico das diversas substâncias, e logo em seguida Claude Bernard (1843) fez a primeira infusão venosa de glicose em animais. Em 1860, Joseph Lister e Semmelweiss iniciaram a assepsia. S. Ringer (EUA), em 1885, formulou a solução de Ringer. Em 1891, Rodolf Matas (EUA) usou perfusão salina em choque cirúrgico. Em 1900, descobrem-se os grupos sanguíneos (Karl Landsteiner).

Em 1904, Aberdhalden e Rona descobrem os hidrolisados proteicos, e Friedrich propõe nutrição parenteral com peptonas, lipídios, sal e glicose. Henriques e Andersen utilizam hidrolisados proteicos por via endovenosa em 1913.

Em 1931, W. C. Rose (EUA) faz a classificação dos aminoácidos em essenciais e não essenciais.

Em 1932, D. P. Cuthbertson (Inglaterra) demonstrou o catabolismo proteico pós-trauma.

Em 1939, Robert Elman (EUA) utilizou hidrolisados proteicos no homem; anteriormente, em 1936, já havia utilizado no cão.

Em 1942, Gamble estabelece o conceito de compartimento líquido. Clark e Bruns Chwing fazem nutrição endovenosa com proteínas, carboidratos e gordura no homem.

Em 1944, Wretlind preparou as primeiras soluções de aminoácidos bem toleradas pelo homem. No mesmo ano, Cannon e Wissler (EUA) chamaram a atenção sobre a relação déficit proteico/infecção.

Em 1949, H. C. Meng fez nutrição parenteral completa em cães.

Em 1950, Aubaniac (Argélia) demonstrou o acesso à veia subclávia por via subclavicular.

Em 1960, A. Wretlind, na Suécia, introduz óleo de soja por via endovenosa.

Em 1963, Giordano (Itália) fez seleção de aminoácidos, para insuficiência renal.

Em 1965, Winitz estrutura a dieta espacial, feita para a NASA, visando a alimentar os astronautas, com dieta sem resíduo.

Em 1966, Schubert trata a doença de Crohn com nutrição parenteral total, conseguindo repouso intestinal completo nesses pacientes.

Em 1968, a demonstração de que filhotes de cachorro de raça Beagle, fazendo exclusivamente nutrição parenteral, cresciam de modo igual aos controles foi a grande descoberta de Stanley Dudrick (EUA), seguida da observação de Wilmore, que manteve em ótimas condições de saúde, apenas com nutrição parenteral total, crianças sem trato intestinal funcionante.

Em 1969, Stephens e Randall empregaram as dietas especiais na prática médica; tais dietas tiveram seu uso incentivado pela disponibilidade das sondas (catéteres siliconizados) de Dobbie e Hoffmeister.

Em 1970, nos EUA, Belding e Scribner iniciaram a nutrição parenteral domiciliar, e em 1974, Solassol e Joyeux (França) iniciaram a nutrição parenteral ambulatorial.

Em 1975, foi lançada a solução de Fisher, com aminoácidos ramificados para a insuficiência hepática.

A partir de então, os avanços da nutrição parenteral, com o surgimento de novas soluções cada vez mais aperfeiçoadas (por exemplo,

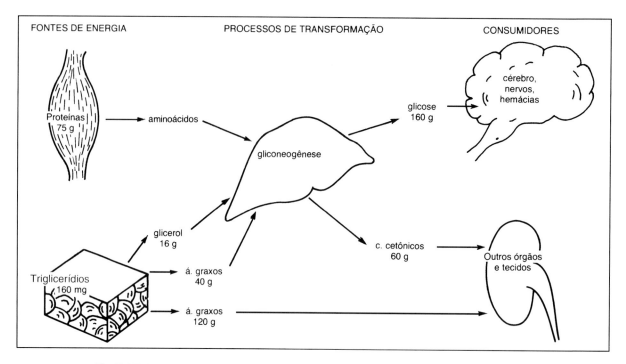

Fig. 61.1 Balanço calórico no jejum não complicado (dispêndio total: 1.800 kcal) (FAINTUCH, J., 1976).

dipeptídios), bem como de métodos para avaliação dos pacientes, tornaram-se corriqueiros.

O desenvolvimento e a manutenção das funções vitais do organismo são efetuados pela oferta continuada de substâncias de caráter plástico, energético e regulador, representadas, respectivamente, por proteínas, lipídios e hidratos de carbono (macronutrientes), vitaminas e sais minerais (micronutrientes) e oligoelementos, a uma estrutura de 55% a 65% de água.

As substâncias energéticas são oxidadas, liberando energia, de forma lenta e regulada, para a produção de calor e atividade física.

No organismo humano, tomando-se como exemplo um indivíduo de 70 kg, a energia é armazenada sob a forma de gordura (15 kg × 9,3 kcal = 140.000 kcal), hidrato de carbono [glicogênio hepático (75 g × 4 kcal = 300 kcal); glicogênio muscular (150 g × 4 kcal = 600 kcal) e glicose sanguínea (20 g × 4 kcal = 80 kcal)] e proteína.

A proteína existente equivale a cerca de 6 kg, que, multiplicados por 4 calorias, fornecerão 24.000 calorias. Por ser substância de caráter essencialmente plástico, tem funções estrutural (pele, músculos, vísceras e ossos), enzimática, osmótica (proteínas plasmáticas) e imunológicas. Tão logo são satisfeitas as necessidades orgânicas de proteína, ela é metabolizada e excretada sob a forma de nitrogênio livre e ureia. O excesso de calorias provenientes da metabolização das proteínas é transformado em tecido adiposo.

Na falta de oferta de substâncias nutritivas, ou seja, no jejum, o organismo lança mão, inicialmente, das reservas de glicogênio, sobretudo para fornecer energia oriunda da oxidação da glicose, aos tecidos que a usam preferencialmente (cérebro, hemácias, medula óssea, medula renal, fagócitos, fibroblastos e nervos periféricos).

Durante o jejum de 24 horas, o consumo de glicogênio convertido em glicose fornece calorias (245 g × 4 kcal = 980 kcal) que são insuficientes para as necessidades energéticas desse período. Assim, o organismo utiliza a gliconeogênese a partir de proteínas e lipídios. Inicialmente há um consumo de 4,8 calorias de gordura para cada caloria derivada de proteína, passando posteriormente para 17 calorias de gordura para cada caloria de proteína, a fim de reduzir de modo significativo a destruição proteica que em 3 a 4 semanas seria incompatível com a vida, caso fosse mantido o consumo proteico inicial.

No entanto, em situações de trauma, a elevação das necessidades calóricas, proporcionais à intensidade da agressão (Quadro 61.1 e Fig. 61.2), faz com que o organismo tenha que continuar se readaptando, a fim de evitar um desgaste exagerado do seu conteúdo proteico (Fig. 61.3). Apesar de todo esforço orgânico nesse sentido, com o decorrer do tempo, a predominância do catabolismo leva o paciente à desnutrição.

A desnutrição é a patologia mais frequente encontrada no mundo, podendo ser primária – comum nos países subdesenvolvidos e em desenvolvimento, como consequência da falta de acesso aos princípios alimentares. Decorre na maioria das vezes da baixa renda das populações desses países.

Nos países desenvolvidos, tem-se a desnutrição calórico-proteica secundária devida a diversos estados mórbidos tais como anorexia, náuseas, vômitos, diarreia, aumento do catabolismo (estresse, sepse etc.) em pacientes anteriormente bem nutridos e inadequadamente repostos.

Diversos trabalhos têm demonstrado a desnutrição intra-hospitalar detectada de avaliação clínica, antropométrica, bioquímica

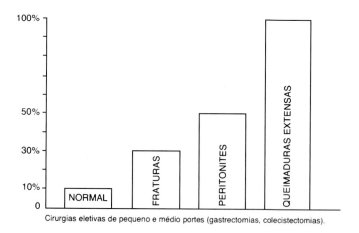

Fig. 61.2 Catabolismo tecidual no pós-operatório e no trauma (FAINTUCH, J., 1976).

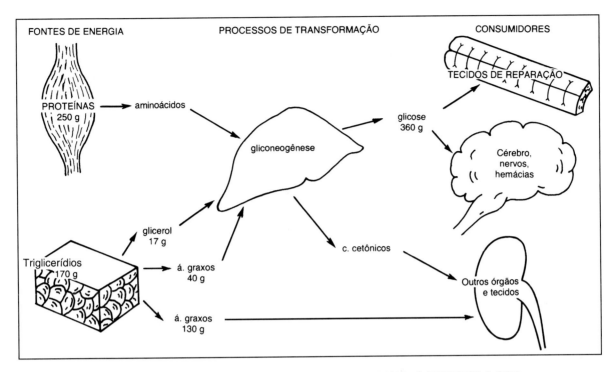

Fig. 61.3 Balanço calórico no pós-operatório (dispêndio figurado: 2.100 kcal) (FAINTUCH. J., 1976).

Quadro 61.1 Tecidos utilizadores obrigatórios de glicose (g/24 h)

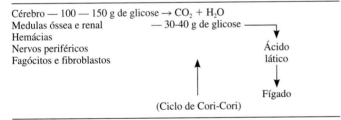

etc., e variando de 25% a 60%. Esse índice elevado deve-se à pouca atenção dada ao problema, levando ao aumento expressivo da morbimortalidade.

O Inquérito Brasileiro de Nutrição (Ibanutri, Waitzenberg et al.) demonstrou que, em pacientes internados, 45,8% deles apresentavam desnutrição, e, desses, 15% apresentavam desnutrição calórico-proteica grave.

RESPOSTA METABÓLICA AO JEJUM E AO TRAUMA

O não preenchimento total ou parcial das necessidades calóricas, proteicas, vitamínicas e de oligoelementos leva o paciente a diversos graus de desnutrição e suas consequências. A perda ponderal do jejum torna-se incompatível com a vida se alcança 30% a 40% da massa corpórea (Quadro 61.2).

Esse é o clássico quadro de marasmo, desnutrição sem estresse metabólico, em que a baixa insulinemia resultante do pequeno aporte de carboidratos leva o paciente a utilizar as suas reservas de glicogênio muscular, pois a reserva hepática, por ser menor, esgota-se rapidamente ao ser convertida em glicose. O glicogênio muscular, por sua vez, devido à inexistência de glicose-6-fosfatase, segue a via glicolítica, chegando a piruvato. Parte desse é convertido, ao nível mitocondrial, em CO_2 e H_2O, e outra parte, em lactato, que retorna ao fígado, sendo transformado em glicogênio (ciclo de Cori-Cori).

Tais reservas logo se esgotam, e a reposição calórico-proteica passa a ser feita a partir de aminoácidos glicogênicos, glicerol e alanina, com desgaste do músculo esquelético. Visando preservar a sua proteína, o organismo adapta-se, passando a utilizar ácidos graxos livres liberados do tecido adiposo como fonte calórica.

Esses processos servem preferencialmente para poupar órgãos vitais, tais como cérebro, rins, coração, sistema imunológico e vísceras de modo geral, à custa dos músculos esqueléticos e tecido conjuntivo. Assim, o gasto energético por quantidade de tecido magro é reduzido, diminuindo a perda de massa celular corpórea.

Com o prolongamento do jejum, o estado desnutricional instala-se de modo progressivo, com baixa de albumina, leucócitos e transferrina (*kwashiorkor*), atingindo diversos órgãos e aparelhos, como por exemplo:

- redução da massa muscular respiratória e diminuição da capacidade ventilatória;
- diminuição do tamanho do coração com bradicardia, e redução da ejeção, levando à diminuição do débito cardíaco e à elevação

Quadro 61.2 Desnutrição

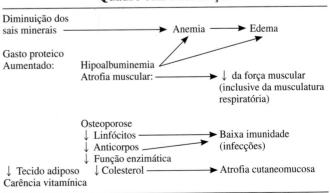

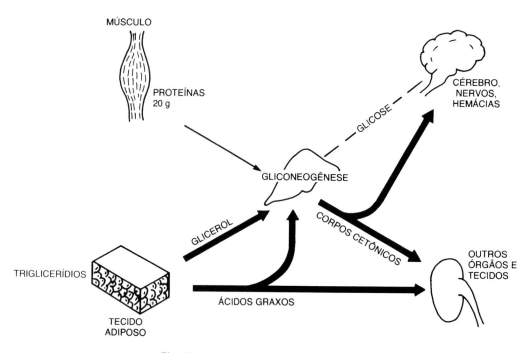

Fig. 61.4 Adaptação metabólica ao jejum prolongado.

da PVC (pressão venosa central) por incapacidade cardíaca de suportar a sobrecarga;
- hipoplasia do trato gastrointestinal e pâncreas, com aumento da atividade da dissacaridase, aumento do transporte de glicose e aumento da permeabilidade intestinal favorecendo a penetração de endotoxinas e bactérias (translocação bacteriana);
- redução da eritropoese e da resposta imunológica;
- alterações decorrentes da deficiência de ácidos graxos essenciais.

Diferentemente do exposto anteriormente, o quadro nutricional que se apresenta em resposta a injúria (traumas, infecção, grande queimado etc.) é desnutritivo hipoalbuminêmico, consequente ao metabolismo do estresse, que difere substancialmente da simples desnutrição.

Se o jejum se adiciona ao trauma, haverá exacerbação dos gastos e consequente aumento da morbimortalidade dos pacientes, fato frequentemente encontrado em nosso meio.

Parece-nos, pois, bem adequada a classificação dos estados nutricionais proposta por Hill:

1. depleção nutricional sem estresse;
2. depleção nutricional com estresse;
3. estado nutricional normal com estresse.

Concluímos que as diferenças fisiopatológicas e o grau do trauma geram uma diversidade de situações clínicas que requerem profundas diferenças no programa nutricional a ser instituído e que as respostas obtidas também serão substancialmente diferentes.

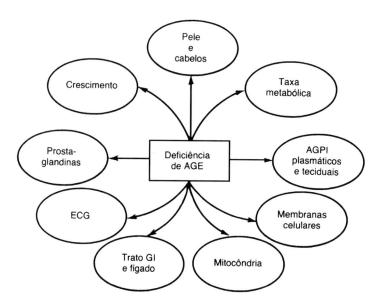

Fig. 61.5 Alvos de deficiência de ácidos essenciais (FISCHER, J.E.).

RESPOSTA ENDÓCRINA AO TRAUMA

A resposta metabólica ao trauma está intimamente relacionada às alterações endócrinas, que, por sua vez, estão condicionadas ao grau de estresse a que o organismo foi submetido.

A partir da agressão, entram em jogo mecanismos de contrarregulação (*feedback*) dos hormônios catabólicos, anabólicos e reguladores do equilíbrio hidroeletrolítico. Assim é que, imediatamente após o trauma, as catecolaminas são lançadas na circulação, sendo rapidamente inativadas por metilação, nos rins e no fígado, através da catecol-O-metil-transferase, que as transforma em metanefrinas e normetanefrinas. Posteriormente, são oxidadas, por ação das monoaminoxidases (MAO), em ácidos 3-metoxi-4-hidroximandélico (VMA), em 60% a 70% do total, e eliminadas pela urina (Fig. 61.6). A essa rápida inativação o organismo responde produzindo catecolaminas de modo contínuo, por muitos dias ou até semanas, na dependência da magnitude do trauma.

As catecolaminas exercem variados efeitos sobre os órgãos da economia: no fígado e músculos, ativam a adenilil ciclase que converte ATP em AMP cíclico, que promove a ativação da fosforilase, desencadeando a glicogenólise. No fígado, esse processo se faz por completo; no músculo, porém, devido à inexistência de glicose-6-fosfatase, o glicogênio segue a via glicolítica chegando, via piruvato, a CO_2, H_2O e ácido lático, que retorna ao fígado, sendo transformado em glicogênio (ciclo de Cori-Cori).

Também estimulam a secreção de glucagon e a lipólise, inibem a secreção de insulina e a captação de glicose pelos tecidos periféricos, como também intensificam a liberação de aminoácidos pelos músculos esqueléticos. Exercendo função teleológica, estimulam, no eixo hipotálamo-hipofisário, a liberação de ACTH, que, agindo sobre o córtex suprarrenal, libera corticosteroides que vão favorecer a mobilização de aminoácidos a partir da proteína muscular, para promover a reposição do glicogênio hepático (gliconeogênese), inibir a síntese proteica (exceto das proteínas constituintes das enzimas da via gliconeogênica) e estimular a lipólise.

Fechando a participação dos hormônios catabólicos, temos a atuação do glucagon (hormônio das células alfa das ilhotas de Langerhans do pâncreas), que, estimulado pelas catecolaminas, promove glicogenólise, gliconeogênese e proteólise.

A insulina é um potente hormônio anabólico secretado pelas células beta do pâncreas, que age inibindo a glicogenólise e gliconeogênese hepática através da VDPG glicosil-transferase, fosfori-

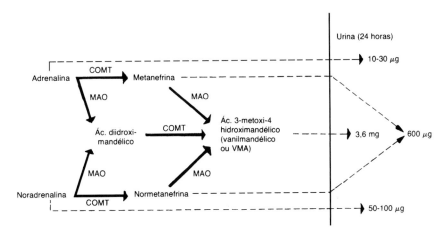

Fig. 61.6 Esquema das vias de metabolização das catecolaminas MAO: monoaminoxidase; COMT: catecol-O-metil-transferase (HOUSSAY, B.A., 1980).

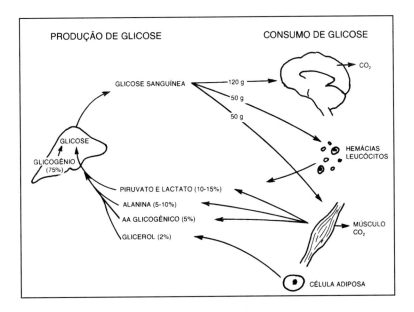

Fig. 61.7 Balanço de glicose no estado pós-absortivo. Observar que o cérebro é o principal consumidor de glicose. A maior parte da glicose liberada pelo fígado provém da glicogenólise. Com a manutenção do jejum, a gliconeogênese substitui a glicogenólise na formação de glicose (RIELLA, M.C., 1985).

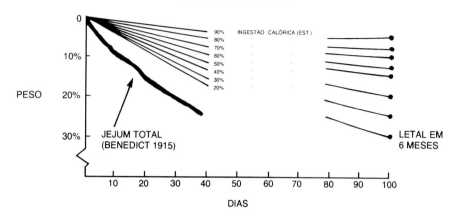

Fig. 61.8 Perda de peso que ocorre durante o jejum total e por um período (110 dias) de ingestão hipocalórica (KINNEY, J.M. In: RIELLA, M.C.).

lase e piruvato carboxilase. Sob sua ação, observam-se elevação da captação de potássio, glicose e aminoácidos nos tecidos periféricos e consequente aumento da síntese proteica. Na fase inicial do trauma, sua concentração encontra-se baixa devido à ação inibitória das catecolaminas.

O estresse também estimula, de modo significativo, a produção de GH, o que resulta em retenção de potássio, fósforo, nitrogênio, oxidação de ácidos graxos e cetogênese, antagonismo à ação da insulina e facilitação da síntese proteica por captação de aminoácidos.

O último dos hormônios anabólicos, a testosterona, estimula a síntese proteica, reduz o catabolismo de aminoácidos e promove as demais manifestações do efeito anabólico (retenção de sódio, potássio, fósforo e cálcio). Encontra-se também reduzido no pós-estresse imediato por ação das catecolaminas.

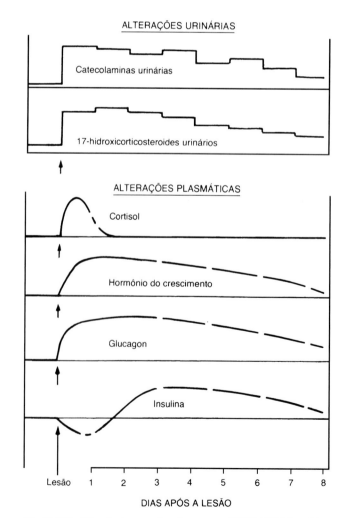

Fig. 61.9 Modificações hormonais após o trauma (CHERNOW, B., 1989).

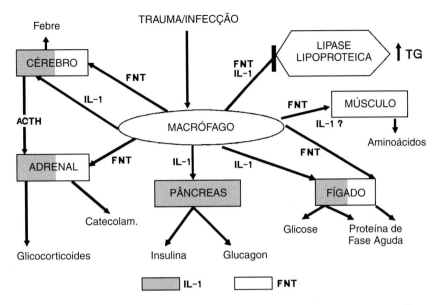

Fig. 61.10 Efeito dos mediadores da inflamação em diversos sistemas do paciente estressado.

MEDIADORES INFLAMATÓRIOS

Nos últimos anos, foram identificados fatores peptídicos elaborados por células inflamatórias (monócitos, linfócitos T, macrófagos, fibroblastos, mastócitos etc.). Esses fatores podem agir sobre células vizinhas (efeito parácrino), sobre as próprias células produtoras (efeito autócrino) e sobre células distantes (efeito endócrino). Embora tenham diferentes origens, esses fatores foram agrupados com o nome de citocinas e desempenham o papel de iniciar, modular e manter a resposta imunológica, defendendo o hospedeiro e promovendo o reparo da lesão. Porém, essas citocinas, quando secretadas em quantidades imoderadas, ou quando atuam por muito tempo, podem promover alterações metabólicas indesejáveis, com agravamento do quadro clínico.

Assim é que a interação da interleucina I (IL-1) com o fator de necrose tumoral concorre, juntamente com o sistema neuroendócrino, para aumentar o catabolismo do músculo esquelético e do tecido conjuntivo.

O TNF age sobre os macrófagos e sobre as células endoteliais, provocando a liberação da IL-1, que, por sua vez, estimula a biossíntese de outras citocinas que juntamente com ela (IL-1) aumentam a sensibilidade do tecido ao TNF.

Além da ação já descrita, a IL-1 também promove a secreção de ACTH-glicocorticoides, insulina e glucagon.

Na sepse, as lesões causadas pela IL-1 parecem atingir o endotélio vascular e são mantidas pela produção de PGE1, PGE2, fator ativador de plaquetas e de tromboxano (a partir de neutrófilos e macrófagos), que levam a um aumento da aderência dos leucócitos ao endotélio vascular, resultando em leucopenia do paciente séptico.

O TNF também estimula, na medula suprarrenal, a produção de catecolaminas, que, por sua vez, inibem a produção de IL-1 pelos macrófagos. Atua ainda como potente mobilizador de aminoácidos da musculatura periférica.

Agindo sinergicamente, o TNF e a IL-1 reduzem a albumina e a transferrina, inibem a lipase hepática, elevam triglicerídios e estão envolvidos na geração da febre e da proteólise muscular.

Sinteticamente, essas ações podem ser vistas na Fig. 61.10.

EQUILÍBRIO HIDROELETROLÍTICO NO ESTRESSE

A hipovolemia e a hipertonicidade durante o trauma constituem poderoso estímulo para a liberação da ADH pela hipófise posterior, com consequente aumento da reabsorção tubular renal de água.

Os níveis da aldosterona também se elevam, a partir da produção de renina pelo aparelho justaglomerular, que é desencadeada pela hipovolemia. A renina produzida efetiva a conversão de angiotensina 1 em angiotensina 2, gerando uma elevação nos níveis de aldosterona.

AVALIAÇÃO NUTRICIONAL

Durante muito tempo, o estado nutricional do paciente foi avaliado de modo empírico e a desnutrição pressentida apenas quando atingia seus graus mais graves. A divulgação dos métodos avaliatórios antropométricos, bioquímicos e imunológicos feita por Blackburn e colaboradores permitiu a avaliação adequada dos estados nutricionais e a percepção da desnutrição, mesmo nos seus estágios iniciais.

Esses autores verificaram, nos EUA, que a prevalência de déficit nutricional era de 50% em pacientes clínicos e cirúrgicos hospitalizados. Esse déficit era resultante da baixa ingestão de nutrientes durante a hospitalização, acrescida das necessidades calóricas decorrentes da enfermidade. Constituía a chamada carência secundária, e era responsável por um aumento da morbidade e da mortalidade naqueles pacientes.

Em nosso meio, na grande maioria dos casos, lidamos com pacientes cuja condição nutricional já é previamente insatisfatória (carência primária), adicionando-se a essa carência secundária.

Estabelecida a necessidade de bem avaliar o estado nutricional do paciente, a fim de evitar as consequências desastrosas da desnutrição, métodos avaliatórios cada vez mais precisos vêm sendo instituídos e aperfeiçoados na prática médica (Fig. 61.11).

DADOS ANTROPOMÉTRICOS

A antropometria tem, a seu favor, o baixo custo, a simplicidade do procedimento, a facilidade na obtenção dos resultados e a confiabilidade do método, quando aplicado por profissionais bem treinados.

Relação peso/altura e variação ponderal

Registram-se altura e peso do paciente, deduzindo-se, a partir da altura, o peso ideal (Quadros 61.9 e 61.10). É importante salientar que o valor absoluto do peso é de pouca valia, visto que indivíduos sadios apresentam um peso inferior ao ideal sem que isso signifique algum grau de desnutrição. Estados de hidratação variáveis como retenção hídrica (ascite, edemas etc.) e uso de terapêutica diurética também interferem nesse parâmetro.

616 FARMACOLOGIA

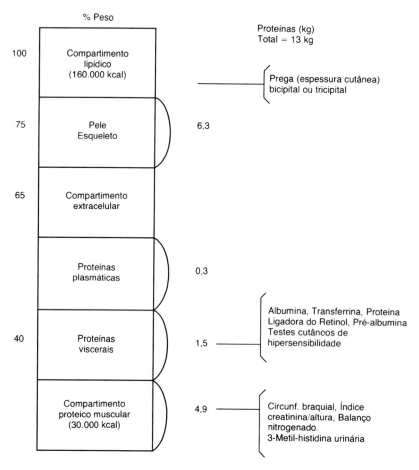

Fig. 61.11 Divisão dos diferentes compartimentos orgânicos em percentagem em relação ao peso corporal.

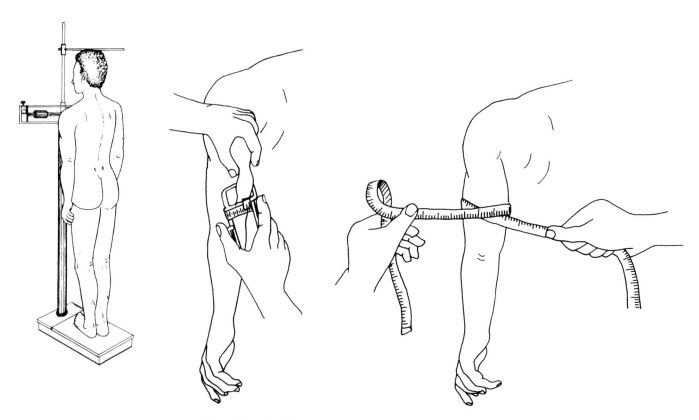

Fig. 61.12 Avaliação da massa muscular e das reservas de gordura.

Mas é em relação ao valor absoluto do peso que determinamos o percentual de variação ponderal.

Utilizando os valores obtidos, calculamos:

$$\% \text{ do peso ideal} = \frac{\text{peso atual}}{\text{peso ideal}} \times 100$$

$$\% \text{ do peso habitual} = \frac{\text{peso atual}}{\text{peso habitual}} \times 100$$

$$\% \text{ de variação do peso} = \frac{\text{peso habitual} - \text{peso ideal}}{\text{peso habitual}} \times 100$$

Avaliação da massa muscular e das reservas de gorduras

Os parâmetros avaliatórios mais utilizados no momento para determinação da massa muscular são a circunferência muscular do braço e o índice creatinina/altura, e das reservas de gordura são a prega cutânea do tríceps.

A espessura da PCT (prega cutânea do tríceps) estima as reservas de gordura do subcutâneo, e é determinada utilizando um adipômetro ou paquímetro, colocado no ponto médio entre o acrômio e o olecrânio do membro superior não dominante. O valor obtido é comparado a tabelas de medidas-padrão.

Circunferência muscular do braço

Obtém-se circunferência muscular do braço medindo-se com fita métrica colocada no ponto médio entre o acrômio e o olecrânio do braço não dominante e diminuindo-se desse valor a espessura da prega cutânea do tríceps multiplicada por 0,314. A necessidade da operação matemática deve-se ao fato de a circunferência total do braço compreender, além da musculatura, o osso e o tecido gorduroso.

CMB (cm) = CB (cm) − [0,314 × PCT (mm)], em que:

CMB = circunferência muscular do braço
CB = circunferência do braço
0,314 = constante
PCT = prega cutânea do tríceps

Quadro 61.3 Valores normais da prega do tríceps
(Adaptado de BLACKBURN *et al.*)
(FAINTUCH, J. *In*: RIELLA, M.C.)

	Homens (mm)	Mulheres (mm)
Normal	12,5	16,5
90% N	11,3	14,9
80% N	10,0	13,2
70% N	8,8	11,6
60% N	7,5	9,9

Quadro 61.4 Valores normais da circunferência da musculatura do braço
(Adaptado de BLACKBURN *et al.*)
(FAINTUCH, J. *In*: RIELLA, M.C.)

	Homens (cm)	Mulheres (cm)
Normal	25,3	23,2
90% N	22,8	20,9
80% N	20,2	18,6
70% N	17,7	16,2
60% N	15,2	13,9

Quadro 61.5 Valores ideais para creatinina urinária
(FAINTUCH, J. *In*: RIELLA, M.C.)

Homens*		Mulheres**	
Altura (cm)	Creatinina Ideal (mg)	Altura (cm)	Creatinina Ideal (mg)
157,5	1.288	147,3	830
160,0	1.325	149,9	851
162,6	1.359	152,4	875
165,1	1.386	154,9	900
167,6	1.426	157,5	925
170,2	1.467	160,0	949
172,7	1.513	162,6	977
175,3	1.555	165,1	1.006
177,8	1.596	167,6	1.044
180,3	1.642	170,2	1.076
182,9	1.691	172,7	1.109
185,4	1.739	175,3	1.141
188,0	1.785	177,8	1.174
190,5	1.831	180,3	1.206
193,0	1.891	182,9	1.240

*Coeficiente de creatinina (homens) = 23 mg/kg de peso ideal.
**Coeficiente de creatinina (mulheres) = 18 mg/kg de peso ideal.

Índice de creatinina/altura

O índice de creatinina/altura reflete também a massa corpórea magra, e, embora existam variações individuais na excreção da creatinina urinária, considera-se que, em média, ocorre excreção de 18 mg/kg de peso corpóreo na mulher e 23 mg/kg no homem, por 24 horas.

Aplicando-se a fórmula:

$$\text{ICA} = \frac{\text{creatinina urinária atual}}{\text{creatinina urinária ideal}} \times 100$$

obtém-se o índice de creatinina/altura. Valores encontrados entre 80% e 60% do ideal são considerados déficits moderados, e valores abaixo de 60% configuram déficit grave.

Salientamos que é importante obter o valor da creatinina atual a partir da média de pelo menos 3 coletas urinárias de 24 horas.

Os valores ideais para creatinina são apresentados no Quadro 61.5.

DETERMINAÇÕES BIOQUÍMICAS

Proteínas plasmáticas

A variação nas taxas de algumas proteínas viscerais reflete, dentro de certos limites, o metabolismo proteico do paciente e configura-se como parâmetro avaliatório de importância.

A albumina nos fornece dados de desnutrição de longa duração por ser a sua meia-vida de 20 dias; a transferrina-betaglobulina transportadora do ferro sérico, por ter meia-vida curta (8 dias), permite a avaliação de quadros desnutricionais mais precoces. A pré-albumina tem meia-vida de apenas 2 dias e é muito sensível às variações do metabolismo proteico, apresentando rápida queda do seu nível sérico nos casos de alta demanda de síntese proteica.

Podemos ainda utilizar as variações nas taxas da proteína ligadora do retinol, que tem meia-vida extremamente curta (12 horas), e a 3-metil-histidina, que é um aminoácido quase exclusivamente muscular, sintetizado pela metilação dos radicais de histidina após a síntese de actina e miosina. Cada 3,31 mmol de 3 MH corresponde a 1 g de proteína muscular, não sendo reutilizados pelas sínteses proteicas. Sua eliminação é urinária e reflete a proteólise muscular, que pode ser calculada através da seguinte fórmula:

$$\text{Proteína catabolizada (g/24 h)} = \frac{\text{3 MH urinária (mmol/25 h)}}{4,2}$$

Quadro 61.6 Interpretação dos exames de avaliação da proteína visceral
(Modificado de BLACKBURN et al.) (FAINTUCH, J. In: RIELLA, M.C.)

Determinação	Normal	Desn. Moderada (20% redução)	Desn. Grave (40% redução)
Albumina	4,5 g/100 mL	3,6 g/100 mL	2,7 g/100 mL
Transferrina	200 mg/100 mL	160 mg/100 mL	120 mg/100 mL
Linfocitometria	1.500 linf./mm^3	1.200 linf./mm^3	900 linf./mm^3
Perfil imunológico	Uma ou mais respostas		Nenhuma resposta

Vale salientar as interferências dos vários estados patológicos que funcionam como limitantes desses parâmetros, quais sejam: a albumina pode estar baixa na doença hepática ou renal grave, na ICC, e elevada ou normal na administração exógena da albumina; a transferrina é influenciada pela carência de ferro e pela queda da síntese hepática.

No momento, em nosso meio, têm-se dificuldades técnicas para a dosagem da pré-albumina, da proteína ligadora do retinol e da 3 MH.

DADOS IMUNOLÓGICOS

Existe inter-relação direta e bem conhecida entre a capacidade de resposta do sistema imunitário e o estado nutricional do indivíduo.

A avaliação da função imunológica compreende a avaliação da imunidade celular e da imunidade humoral.

Imunidade celular

Avaliamos a imunidade celular com a contagem de linfócitos totais no sangue periférico e das distintas subpopulações de linfócitos. A queda da taxa de linfócitos, avaliada através do leucograma, indica desnutrição moderada quando se encontra entre 800-1.200 e desnutrição grave abaixo de 800.

Utilizamos também nessa avaliação as reações de hipersensibilidade cutânea tardia para as quais são utilizados antígenos intradérmicos. Os antígenos mais frequentemente utilizados são: Tricofitina 1:100 (Instituto Adolfo Lutz – SP), Streptoquinase/Streptodornase 1:100 (Varidase, Lederle – EUA), PPD (Mantoux) 5U (Connaught Laboratories, Canadá), Caxumba 2U (Eli Lilly, EUA) e *Candida* 1:100 (Hollister-Stier Laboratories, Canadá).

Faz-se a administração intradérmica de antígenos cutâneos padronizados e 48 horas após procede-se à leitura do diâmetro da área de enduração (pápula). Diâmetro superior a 5 mm caracteriza reação positiva. Existem indivíduos que só consideram positiva uma reação acima de 10 mm. A anergia total, ou seja, ausência de formação da pápula, pode ser encontrada em desnutridos graves.

Imunidade humoral

A imunidade humoral pode ser avaliada pela contagem específica de linfócitos CD20 (linfócitos B) e pela dosagem de imunoglobulinas A, G e M. Os fatores do complemento C3 e C4 e a capacidade hemolítica do soro permitem conhecer o estado de imunidade inata.

Embora nos quadros de depleção nutricional possa existir uma falha geral da resposta imunitária, é a imunidade celular que se encontra mais afetada.

BALANÇO NITROGENADO

A relação entre a entrada e a perda do nitrogênio no organismo constitui o balanço nitrogenado. Se a entrada supera a perda, temos o chamado balanço positivo (anabolismo), cujo resultado líquido é ganho. Por exemplo: crescimento, gravidez, desenvolvimento muscular, convalescença etc. Outrossim, quando a perda supera a entrada, temos o balanço negativo (catabolismo). Por exemplo: inanição, infecções, neoplasias, hipertermia etc.

As fontes de nitrogênio são constituídas por aminoácidos resultantes da digestão das proteínas alimentares. As perdas nitrogenadas são avaliadas pela medida do nitrogênio fecal adicionado ao nitrogênio não ureico e ureico da urina.

A perda urinária e fecal não ureica é mínima – 2 g/dia para cada uma delas. Assim sendo, em pacientes com função renal competente e sem diarreia, a dosagem da ureia na urina, acrescida das perdas não ureicas, vem a constituir a perda total de nitrogênio.

Resumindo:

BN = Nitrogênio ingerido − (N fecal + N urinário não ureico + N ureico)
Nitrogênio ingerido = através da dieta ou nutrição parenteral
Nitrogênio fecal = 2 g/dia
Nitrogênio urinário não ureico = 2 g/dia
Nitrogênio ureico = ureia urinária × 0,47 (constante)

Se tivermos uma ingestão de 16 g de nitrogênio e uma ureia urinária de 20, teremos:

$16 - [2 + 2 + (20 \times 0,47)] =$
$= 16 - (2 + 2 + 9,40) =$
$= 16 - 13,40 =$
$= +2,6$ (BN positivo).

ÍNDICES COMPOSTOS

Devido às limitações inerentes a cada um dos parâmetros avaliatórios, foram propostos, por vários autores, índices compostos visando aumentar a prescrição da avaliação nutricional.

Índice prognóstico nutricional
(BUZBY e colaboradores)

Tenta prever o risco de morbimortalidade pós-operatória baseado em medidas nutricionais. Assim, IPN <30% equivale a baixo risco; entre 30% e 59% indica risco intermediário; e superior a 60% indica alto risco.

Os parâmetros envolvidos no cálculo do IPN são albumina sérica (A), transferrina sérica (T), prega cutânea do tríceps (PCT) e hipersensibilidade cutânea tardia (HT).

IPN% = 158 − 16,6 (A) − 0,78 (PCT) − 0,20 (T) − 5,8 (HT)

Observação: Para a obtenção da hipersensibilidade cutânea tardia (HT), foram usados três antígenos, e para leitura do teste utilizou-se a seguinte graduação: não reativo = 0;

< 5 mm = 1;
≥ 5 mm = 2.

Avaliação nutricional instantânea

Utilizando albumina sérica e linfocitometria total, os autores verificaram aumento significativo da morbimortalidade nos pacientes que apresentavam esses índices muito baixos.

IMPEDÂNCIA BIOELÉTRICA

O método de determinação da impedância bioelétrica baseia-se na medida das modificações na condução de uma corrente elétrica aplicada ao organismo. Os líquidos intra- e extracelulares que compõem o organismo humano se comportam como condutores elétricos e as membranas celulares, como condensadores.

Esse método nos permite avaliar a massa corpórea magra, a água total do organismo e a gordura corpórea total.

NOVOS MÉTODOS

Citaremos novos métodos para avaliação nutricional ainda não utilizados corriqueiramente:

- Análise por ativação de nêutron
- Cálcio corporal total
- Potássio corporal total
- Medida da absorção de raios X por dupla energia ou densitometria
- Técnicas de imagem: tomografia computadorizada, ressonância magnética
- Ultrassonografia
- Infravermelho

INTRODUÇÃO AO TRATAMENTO

Para conseguirmos corrigir as carências nutricionais, não raras vezes dispomos apenas da via parenteral, a qual durante muito tempo foi impossível de ser utilizada devido à inexistência de técnicas que permitissem acesso seguro e de substâncias adequadas para infusão.

A evolução dos conceitos e técnicas médicas, aliada ao progresso da indústria farmacêutica, nos deu, de um lado, a veia subclávia como via de introdução de substâncias de osmolaridade elevada e, de outro, a confecção de produtos contendo os mais variados tipos de aminoácidos: essenciais (AAE), não essenciais (AANE), de cadeia ramificada (AAR): dipeptídios e lipídios (triglicerídeos de cadeia média – MCT e de cadeia longa – LCT), que, juntamente com a glicose, vitaminas, sais minerais e oligoelementos, constituem todas as substâncias requeridas para manutenção e reposição do organismo animal.

Outrossim, naqueles pacientes cujo tubo digestivo se apresenta pérvio e com boa capacidade absortiva, as novas sondas enterais e os variáveis tipos de dieta confeccionada para elas permitem a manutenção do suporte nutricional requerido para a correção das carências primárias e secundárias existentes.

Após a avaliação nutricional do paciente, cabe ao profissional calcular a ingesta (parenteral ou por via digestiva) para manter ou recuperar o equilíbrio nutricional do referido paciente. Deverão ser fornecidos água, macronutrientes (AA, hidratos de carbono e lipídios), eletrólitos (sódio, potássio, magnésio, fósforo, cálcio), vitaminas hidro- e lipossolúveis e oligoelementos (ferro, cobre, zinco, manganês, iodo).

Em pacientes com nutrição adequada, e no jejum não complicado, podem ser fornecidos os nutrientes conforme exemplo a seguir:

Necessidades Quantitativas/kg

	Adulto	Criança
Água	30 mL	120-150 mL
Energia	30 kcal	90-120 kcal
AA	0,7 a 0,95 g	2,59 g

Nos estados desnutritivos e de jejum complicado, o ideal seria o uso da calorimetria direta ou indireta para um cálculo mais preciso das necessidades calóricas do paciente, porém a aplicação do método pressupõe aparelhagem e demanda mais tempo que o despendido usando fórmulas simples e que fornecem resultados satisfatórios, podendo ser utilizadas na maioria dos pacientes que temos na prática diária.

Fórmula de Harris-Benedict
Homem: TMB = 66 + (13,75 × P) + (5,0 × H) − (6,8 × I)
Mulher: TMB = 665,1 + (9,56 × P) + (1,85 × H) − (4,7 × I)
em que: TMB = taxa de metabolismo basal
P = peso (kg)
H = altura (cm)
I = idade (anos)

Entretanto, como existem fatores que interferem na TMB, faz-se necessária a correção dessa fórmula levando em conta tais fatores. Para tanto, foi criado o GER (gasto energético real), que vem a ser a TMB multiplicada pelo fator de atividade, pelo fator de lesão ou pelo fator térmico.

Cumpre-nos assinalar que ultimamente são de aceitação geral ofertas calóricas mais modestas em pacientes críticos – 25 a 30 kcal/kg.

INDICAÇÕES DA TERAPIA NUTRICIONAL

Nos quadros agudos, logo após a injúria, e seguindo-se por 12 a 36 horas, o organismo secreta hormônios de estresse (catecolaminas, glicocorticoides, glucagon etc.) que dificultam a incorporação dos princípios alimentares. Concomitantemente, existem marcantes alterações cardiorrespiratórias, hidroeletrolíticas e do equilíbrio ácido-base, entre outras. Nesse momento, a prioridade terapêutica está voltada para a correção dos referidos distúrbios, não sendo indicado o suporte nutricional. Após a obtenção da homeostase, o suporte deverá ser iniciado.

Nos pacientes desnutridos crônicos e em preparo pré-operatório, o suporte será iniciado de modo imediato pela via escolhida como a mais indicada para o caso. Tal suporte poderá ser total ou parcial (de apoio) e hipo-, normo- ou hipercalórico, conforme as necessidades que se apresentem.

Indicações gerais

a) pacientes com déficit nutricional ou secundário;
b) pacientes que não aceitam comida;
c) pacientes incapazes de comer o suficiente;
d) pacientes que não podem comer;
e) pacientes que não devem comer.

Indicações da via de terapia nutricional

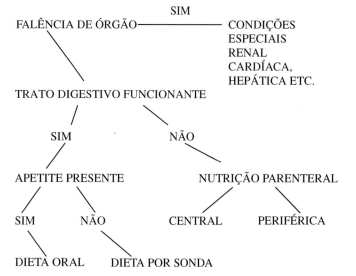

INDICAÇÃO DA TERAPIA NUTRICIONAL PARENTERAL

Procedimento indicado para o preenchimento das necessidades nutricionais e metabólicas dos pacientes que se encontram impedidos de fazê-lo por via digestiva, tais como:

1. Trato gastrointestinal não funcionante
   - Íleo paralítico grave. Por exemplo, isquemia mesentérica, sepse intra-abdominal, pancreatite necrotizante
2. Impossibilidade de uso do trato gastrointestinal
   - Vômito intratável
   - Peritonite
   - Obstrução esofágica, pilórica e intestinal sem ostomias distais à obstrução
   - Fístula enterocutânea de alto débito (mais de 1.500 mL/24 h) e sem possibilidade de nutrição distal à fístula
   - Diarreia grave de origem no intestino delgado e com volume superior a 1.500 mL/24 h
   - Síndrome do intestino curto
3. Necessidade de repouso intestinal
   - Doença inflamatória grave, sobretudo quadros agudos (enterocolite granulomatosa, enterocolite ulcerativa, tuberculose intestinal etc.).

Via de suporte parenteral

a) Central – Feita por cateter colocado na veia subclávia (via supra ou infraclavicular) e, menos frequentemente, na jugular interna.

O acesso através de veias de grande calibre e alto fluxo permite o uso de soluções com elevada concentração e grande oferta calórica em menores volumes de infusão.

b) Periférica – Feita habitualmente através de infusão em veia de membro superior (cefálica, basílica ou mediana) que, em virtude do pequeno calibre e baixo fluxo, suporta soluções de concentrações que não ultrapassem 700 mOsm (AA e glicose). Essas soluções, por terem baixa concentração, têm, consequentemente, baixa oferta calórica, a não ser que se utilizem grandes volumes, o que acarreta risco de hipervolemia.

Nesses casos, para aumentar o valor calórico sem usar grandes volumes de infusão, comumente utilizam-se soluções lipídicas a 10% e 20%, o que, por sua vez, eleva demasiadamente o custo da nutrição parenteral.

A nutrição em veia periférica está principalmente indicada nos pacientes com baixa necessidade calórica, na nutrição de apoio ou quando alterações na coagulação do paciente impedem o acesso à veia central.

Está contraindicada quando há necessidade de restrição hídrica, na insuficiência cardíaca e renal e na síndrome de angústia respiratória (SARA). Além do exposto, faz-se necessária a troca do acesso venoso, em média, a cada 48 horas, a fim de evitar processos de flebite.

FORMULAÇÃO DA NUTRIÇÃO PARENTERAL

A nutrição parenteral deverá fornecer todos os nutrientes quantitativa e qualitativamente, de modo semelhante ao da dieta oral balanceada. O mesmo deverá acontecer com a oferta de eletrólitos e oligoelementos.

Água

O organismo requer 30 a 40 mL de água/kg/24 h, ajustada a oferta ao grau de hidratação e perdas diárias normais ou patológicas (vômitos, diarreia, febre etc.).

Fontes de nitrogênio

Em nosso meio, dispomos de soluções de aminoácidos de composições variadas e concentrações que variam de 5% a 10% e proporção aproximada de 1:2 aminoácidos essenciais (AAE) e não essenciais (AANE), a fim de corresponderem às requisições patológicas apresentadas pelo paciente (convencionais, para insuficiência hepática, para insuficiência renal, para pediatria).

Deverá ser prescrito um valor médio de 1 g/kg de peso ideal/24 h. Para ser incorporada (BN +), a fonte nitrogenada necessita de 120 a 150 kcal de hidrato de carbono ou lipídios por grama de nitrogênio. Pacientes com estresse grave (sepse, trauma, queimadura) podem melhor se beneficiar com menores relações caloria/nitrogênio com 80:1 e 100:1. Em crianças menores de 1 ano, essa relação pode chegar de 200 a 300 kcal/1 g.

Fontes calóricas

A glicose é a fonte calórica mais usada e de menor custo. Utilizam-se glicose a 10% em veia periférica e glicose até 50% ou mais em veia central, o que fornece valor calórico adequado para retenção nitrogenada. Note-se que a glicose deverá aumentar de concentração de forma progressivamente crescente, de modo a promover melhor tolerância por parte do organismo, nunca ultrapassando taxa de infusão de 5 mg/kg/minuto. Deve-se observar criteriosamente o controle glicêmico, visto que glicemias acima de 200 mg% aumentam em 5 vezes o risco de infecção nosocomial (frequentemente também por fungos), por reduzir a atividade fagocitária dos leucócitos.

Os lipídios são usados para fornecer ácidos graxos essenciais e como fonte calórica.

Existem no mercado soluções com LCT (triglicerídios de cadeia longa), compostas de óleo de soja emulsificado com lecitina de ovo ou fosfatídios de soja e adicionadas com xilitol ou glicerol diluído. Posteriormente, foram lançadas soluções contendo LCT + MCT (triglicerídios de cadeia média), que trazem na composição uma mistura da solução descrita anteriormente com triglicerídios neutros dos ácidos caprílico e cáprico.

Os MCT apresentam como vantagens em relação aos LCT maior facilidade de fragmentação da molécula, utilização independentemente da presença de carnitina, alta taxa de oxidação e baixa taxa de acumulação.

As soluções mais comumente usadas são misturas LCT/MCT.

Eletrólitos

Serão fornecidas as necessidades basais de sódio, potássio e magnésio acrescidas das perdas adicionais que o paciente possa sofrer. A nutrição também será suplementada de cálcio e de fósforo, que têm o seu consumo elevado pela entrada de glicose na célula.

Em pacientes sem desnutrição prévia e com NP de curta duração, é improvável a necessidade de doação de ferro. Porém, quando há carência de ferro (NP prolongada, anemia ferropriva, defeito medular), é oferecido ferro coloidal segundo a fórmula FE (g) = (Hb desejada − Hb do paciente) × 0,22. O ferro é diluído em 500 mL de solução salina a 0,9% em veia periférica. O gotejamento inicial deverá ser de 20 gotas/minuto por 10 minutos. Não havendo reação adversa, passar o gotejamento para 40 gotas/minuto até o final da infusão.

Vitaminas e oligoelementos

Fornecidos de acordo com as tabelas de NDI (necessidades diárias do indivíduo), excetuando-se os quadros carenciais, os quais são analisados caso a caso (ver Apêndices).

SEGUIMENTO CLÍNICO-LABORATORIAL DO PACIENTE EM TERAPIA NUTRICIONAL

- peso e balanço diários;
- RX de tórax realizado logo após a inserção do cateter central para verificação da sua posição;
- TA, TPR e glicemia capilar de 6/6 h ou 8/8 h;
- glicemia laboratorial quando houver alteração significativa da glicemia capilar, ou semanalmente;

- Na, K, Ca e P – 3 vezes por semana;
- ureia e creatinina – 1 vez por semana;
- albumina – semanalmente;
- AST, ALT, gama GT, fosfatase alcalina e bilirrubinas – de 10/10 dias;
- balanço nitrogenado – semanalmente ou quando se faça necessário para checagem da incorporação;
- transferrina – semanalmente.

CONTRAINDICAÇÕES À NUTRIÇÃO PARENTERAL

1. todos os pacientes com possibilidade de nutrição pelo trato gastrointestinal;
2. doença terminal;
3. é muito questionável e constitui contraindicação relativa o uso de NPT por curto prazo, pois ela produz resposta orgânica exagerada, com grande elevação dos hormônios contrarregulatórios e de citocinas.

COMPLICAÇÕES DA NUTRIÇÃO PARENTERAL

Embora seja medida terapêutica de insofismável valor, a nutrição não é isenta de complicações. As mais comuns são mostradas nos Quadros 61.8 e 61.9.

Dentre as complicações, nos deteremos apenas na explicação da translocação bacteriana.

De importância crescente tem sido o conhecimento de que, no paciente crítico, a subutilização do tubo gastrointestinal que ocorre durante a nutrição parenteral total levará ao desencadeamento do referido fenômeno.

Em indivíduos com nutrição oral adequada, o aparelho digestivo é exposto a elevadas concentrações de nutrientes, variados tipos de secreções, hormônios e produtos bacterianos que estimulam e mantêm a função dos enterócitos. A presença de alimento no trato gastrointestinal estimula a motricidade, que por sua vez favorece o adequado fluxo sanguíneo às paredes do tubo.

Adicionalmente, fibras não digeridas no trato gastrointestinal alto e alguns carboidratos são metabolizados no cólon a ácidos graxos de cadeia curta, que, em parte, são absorvidos e em parte utilizados pelos colonócitos como fonte suplementar de energia.

O paciente crítico com nutrição parenteral exclusiva, em posição supina, com numerosos catéteres de acesso e de controle, encontra-se frequentemente colocado em posição de crucifixo. Tais fatos, além de reduzirem a atividade muscular, prejudicando vários setores orgânicos, como função ventilatória pulmonar, diminuição do fluxo sanguíneo aumentando o risco de tromboembolismo etc., promovem hipomotilidade gastrointestinal, redução dos hormônios digestivos (secretina, colecistocinina) e das secreções biliar, pancreática e entérica, fatores que mantêm a troficidade dos enterócitos. Aliado a isso, diminui também o trofismo da mucosa pelo déficit de glutamina e ácidos graxos de cadeia curta, o que resultará na redução da massa muscular epitelial, com consequente queda da barreira protetora do trato gastrointestinal. Sem a barreira, há facilitação da entrada de bactérias e toxinas para o sistema vascular, as quais têm significativa participação na gênese das complicações sépticas. A introdução de dipeptídios para uso endovenoso com a finalidade de fornecer glutamina – substância trófica para o intestino – tem sido preconizada para evitar o processo patológico anteriormente descrito.

Com relação à infecção em NPT organizada a partir de contaminação de catéteres venosos centrais (CVC), os dados da literatura são muito variáveis: Curry e Quie – 27%; Saunders e Sheldon – 8%. Atualmente, com o surgimento de equipes multiprofissionais especializadas e bem organizadas para execução da terapia nutricional, está havendo declínio nos índices de contaminação, conforme podemos observar nos relatórios do Centers for Disease Control (CDC) (EUA).

No relatório do Hospital Espanhol de Salvador, foram catalogados 45 catéteres contaminados em 889 casos de infecção hospitalar no período de 2 anos, com índice de contaminação de 5,1%. No mesmo hospital e no mesmo período, no serviço dos autores, em 87 catéteres manipulados pela equipe multiprofissional e utilizados exclusivamente para NP não houve nenhum contaminado, enquanto nos catéteres multiuso e manipulados por vários profissionais houve cultura positiva de 7,0%.

Do exposto, concluímos que a NPT deverá ter uso limitado aos pacientes com incompetência para o uso do TGI. A seguir, relacionamos as desvantagens da nutrição parenteral em relação à nutrição enteral:

1. expõe o paciente a sobrecarga quando não administrada criteriosamente;

Quadro 61.7 Complicações de cateterização venosa central
(DUKE, J.H. e DUDRICK, S.J. — *Manual of Surgical Nutrition*)

Infecciosas	Técnicas
1. Contaminação no local de inserção:	Pneumotórax
a) Contaminação durante inserção	Pneumotórax hipertensivo
b) Contaminação na manipulação	Hemotórax, hidrotórax
2. Contaminação do catéter	Tamponamento cardíaco
a) Técnicas impróprias no manuseio	Hidromediastino
b) Transfusão de sangue pelo mesmo catéter	Lesão do plexo braquial
	Síndrome de Horner
c) Uso do catéter para medir PVC	Paralisia do nervo frênico
d) Uso do catéter para obter amostra de sangue	Lesão da artéria carótida
	Lesão da artéria subclávia
	Hematoma de subclávia
e) Uso do catéter para administrar medicações	Trombose da veia subclávia e da veia superior
f) Solução contaminada	Fístula arteriovenosa
g) Contaminações nas conexões	
h) Torneiras de três vias	
3. Secundária	Fístula broncovenosa
a) Septicemia bacteriana ou fúngica	Embolia gasosa
b) Embolia séptica	Embolia do catéter
c) Artrite séptica	Tromboembolismo
d) Endocardite	Má colocação do catéter
	Perfuração cardíaca
	Endocardite
	Laceração de duto torácico
	Laceração da veia subclávia ou da veia inominada

Quadro 61.8 Complicações metabólicas potenciais de NPP
(DUKE, J.H. e DUDRICK, S. J. *Manual of Surgical Nutrition.* Cap. 13)

Problemas	Provável Etiologia
1. Metabolismo da glicose	
a. Hiperglicemia, glicosúria, diurese osmótica, desidratação hiperosmolar não cetótica e coma	Dose excessiva total ou frequência de infusão da glicose; insulina endógena inadequada; glicocorticoides; sepse
b. Cetoacidose em diabete melito	Resposta inadequada da insulina endógena; pouca insulina exógena
c. Hipoglicemia pós-infusional	Persistência da produção de insulina endógena, graças à infusão de alto teor de glicose
2. Metabolismo dos aminoácidos	
a. Acidose metabólica hiperclorêmica	Excesso de cloreto compondo soluções de aminoácidos
b. Desequilíbrio de aminoácidos séricos	Ofertas não fisiológicas de soluções de aminoácidos; má utilização dos aminoácidos, devido a doenças
c. Hiperamonemia	Excesso de amônia em soluções de hidrolisados de proteínas; arginina, histidina, ornitina, ácidos aspártico e glutâmico em quantidades deficientes; hepatopatias primárias
d. Azotemia pré-renal	Infusão excessiva de hidrolisados proteicos e de aminoácidos
3. Metabolismo do cálcio e do fósforo	

a. Hipofosfatemia
      — Diminuição do 2,3-DPG da hemácia
      — Aumento da afinidade da hemoglobina pelo oxigênio
      — Aberração no metabolismo intermediário do eritrócito
	Administração inadequada de fósforo e redistribuição intracelular do fósforo sérico

b. Hipocalcemia	Administração inadequada de cálcio; resposta recíproca à repleção de fósforo sem infusão simultânea de cálcio; hipoalbuminemia
c. Hipercalcemia	Doses excessivas de cálcio com ou sem altas doses de albumina; dose excessiva de vitamina D
4. Metabolismo dos ácidos graxos essenciais: deficiências séricas de fosfolipídios, ácidos linoleico e/ou araquidônico, elevações séricas de ácido eicosatrienoico	Administração inadequada de ácidos graxos essenciais; administração inadequada de vitamina E
5. Problemas diversos	
a. Hipopotassemia	Ingestão inadequada de potássio, relacionada com o aumento da sua necessidade para o anabolismo proteico e metabolismo da glicose
b. Hiperpotassemia	Administração excessiva de potássio, especialmente em acidose metabólica; descompensação renal
c. Hipomagnesemia	Administração inadequada de magnésio relacionada com o aumento de sua necessidade para o anabolismo proteico e metabolismo da glicose
d. Hipermagnesemia	Administração excessiva de magnésio; descompressão renal
e. Anemia	Deficiência de: ferro, ácido fólico, vitamina B_{12}, cobre e outras deficiências
f. Sangramento	Deficiência de vitamina K
g. Hipervitaminose A	Administração excessiva de vitamina A
h. Elevações em TGO, TGP e fosfatase alcalina sérica	Descompensação aminoácida, secundária a indução enzimática; deposição excessiva de glicogênio e/ou gordura no fígado
i. Hepatite colestática	Diminuição do conteúdo aquoso da bile

2. propicia atrofia do TGI, aumentando o risco de translocação bacteriana;
3. ignora os processos fisiológicos de digestão, absorção e metabolização hepática dos nutrientes;
4. apresenta risco de complicações metabólicas e infecciosas quando não bem monitorada;
5. altera as flutuações hormonais normais relacionadas com alimentação e jejum (insulina, glucagon, hormônios GI);
6. monitorização mais frequente;
7. custo mais elevado.

Quadro 61.9 Valores normais de relação peso/altura nas mulheres (Adaptado de BISTRIAN, B.R. *et al.*)

Altura (cm)	Peso (kg)
147,3	46,1
149,9	47,3
152,4	48,6
154,9	50,0
157,5	51,4
160,0	52,7
162,6	54,3
165,1	55,9
167,6	58,0
170,2	59,8
172,7	61,6
175,3	63,4

NUTRIÇÃO ENTERAL

A oferta de alimentos por via digestiva é preferencial sempre que possível, pois mantém a sequência fisiológica – digestão, absorção e incorporação dos princípios alimentares essenciais ao organismo e necessários para a manutenção da integridade funcional e trófica do trato gastrointestinal. A presença de substratos intraluminais mantém as funções absortiva, imune e de barreira do intestino – órgão complexo de grande importância na homeostase metabólica, mediador na resposta ao trauma cuja integridade limita a resposta metabólica ao trauma.

No paciente incapaz de usar a via oral, a nutrição enteral é administrada por meio de catéter siliconizado (Silastic ou poliuretano), de fino calibre, nasoduodenal ou nasojejunal (sonda tipo Dobbhoff – anagrama do nome dos seus inventores, Dobie e Hoffinmeister) ou sonda mais calibrosa para via nasogástrica. Também poderá ser feita por ostomias: esofagostomia, pouco usada, e gastrostomia e jejunostomia, mais frequentemente utilizadas.

A dieta por sonda é líquida, deve ter baixa viscosidade, a fim de facilitar a passagem através dela, boa estabilidade entre o soluto e o solvente e concentração de sólidos abaixo de 20%. Do mesmo modo que a dieta via oral e a nutrição parenteral, deverá conter todos os requisitos nutricionais do indivíduo. Pode ser administrada de forma contínua ou intermitente, utilizando-se ou não de bomba de infusão.

As dietas por sonda podem ser industrializadas ou manipuladas no serviço de nutrição dos próprios hospitais, e certos tipos até em domicílio, com a devida orientação dos familiares por profissionais habilitados.

As dietas industrializadas geralmente têm composição exata, bom controle bacteriológico, viscosidade e osmolaridade conhecidas, e são de fácil preparo. Podem ser monoméricas, oligoméricas e poliméricas.

As monoméricas ou elementares são compostas de AA, glicose, oligossacarídios e lipídios com alto teor de ácido linoleico.

As oligoméricas possuem oligossacarídios, oligopeptídios e lipídios (TCM e AGE). As proteínas podem ser obtidas a partir da hidrólise de lactoalbumina, caseína, proteína de peixe, ovo e soja, e, se necessário, suplementadas por AA cristalinos, sobretudo aqueles prejudicados pela hidrólise.

As dietas oligo- e monoméricas, devido ao seu baixo peso molecular, são hiperosmolares, frequentemente causam diarreia, e, por esse motivo, quando da administração ao paciente, deve-se aumentar a concentração de modo progressivo, até se alcançar o volume de água recomendado para cada envelope.

Na composição das dietas poliméricas entram carboidratos, lipídios e proteínas íntegros ou parcialmente hidrolisados; possuem baixa osmolaridade.

Todas as dietas citadas anteriormente possuem quantidades adequadas de vitaminas, sais minerais e oligoelementos.

As dietas artesanais são poliméricas, podem ser preparadas a partir de alimentos naturais e/ou industrializados, contêm mais fibras, têm baixo custo e podem ser manipuladas no setor de dietoterapia do hospital. Como desvantagens apresentam maior possibilidade de contaminação, viscosidade e osmolaridade variáveis.

Destacamos que algumas dietas têm como fonte calórica a lactose, que requer, para sua utilização, a presença da lactase, existente na borda em escova dos microvilos. Quando há déficit na produção dessa enzima, o paciente apresenta distensão abdominal, náuseas, vômitos e diarreia osmótica. Seu uso é preconizado nos casos em que existe um trato gastrointestinal em bom estado funcional.

Dietas modulares são módulos dietéticos incompletos que podem ser combinados a qualquer tipo de dieta e assim suprir necessidades específicas (módulo lipídico, módulo proteico etc.). São portanto suplementares.

Indicações

Está indicada em toda patologia que requeira suplementação alimentar, desde que se tenha um trato gastrointestinal íntegro, funcional e anatomicamente.

Vantagens da nutrição enteral para o TGI

1. atenua a resposta metabólica ao estresse;
2. reduz o aparecimento de úlcera de estresse;
3. mantém a secreção dos peptídios intestinais, IGE secretora e mucina;
4. atenua a perda nitrogênio/proteína associada à atrofia por desuso;
5. estimula a síntese de enzimas;
6. mantém as funções da barreira intestinal, função absortiva e imunológica do TGI;
7. estimula a motricidade, com consequente exoneração intestinal e eliminação de grande número de bactérias;
8. mantém a presença e ação das secreções biliar e pancreática que favorecem o crescimento e a regeneração epitelial.

Complicações da nutrição enteral

	Tipos	Conduta
Mecânicas	Luz do tubo obstruída pela solução	Lavagem/troca da sonda
	Erosão esofágica	Retirada da sonda
Gastrointestinais	Aspiração de conteúdo gástrico	Analisar causa/tratar consequências
	Vômitos, estase e gastroparesia	Usar administração contínua com baixo volume
		Reduzir concentração de lipídios
		Verificar uso de drogas inibidoras do peristaltismo
		Reduzir velocidade de infusão
		Uso de metoclopramida, cisaprida e bromoprida
		Uso de eritromicina (exclusivo em gastroparesia)
Metabólicas	Flatulência (intolerância à lactose/infusão rápida)	Dieta sem lactose/redução do gotejamento
	Diarreia	
	Hiperglicemia e glicosúria	
	Coma hiperosmolar	
	Edema, ICC	
	Hipernatremia e hipercalcemia	
	Deficiência de ácidos graxos essenciais	

CONDIÇÕES ESPECIAIS

O suporte nutricional (parenteral ou enteral) deve ser versátil, modificando-se diante das diferentes patologias.

Hepatopatias

A grande maioria dos portadores de doença hepática, de etiologia alcoólica ou não, apresenta desnutrição calórico-proteica que pode comprometer a restauração e regeneração da célula hepática. Para a ocorrência de tal fato concorrem a restrição alimentar imposta, náuseas, vômitos, anorexia, deficiência de enzimas digestivas e sais biliares, reduzindo o processo digestivo e, consequentemente, a absorção dos alimentos, sangramentos digestivos e infecções diversas, sobretudo as intestinais.

A desnutrição calórico-proteica desses pacientes apresenta expressiva melhora com a oferta de proteína de alta qualidade em doses que variam de 0,8 a 2,2 g/kg, por 24 horas, acompanhada de oferta calórica adequada, chegando a apresentar balanço de nitrogênio positivo.

Porém, parte desses pacientes apresenta intolerância manifesta ao uso de proteínas, vindo a desenvolver encefalopatia portossistêmica. Se levados a restrição proteica, haverá aceleração do quadro carencial e consequente queda da imunidade, com suscetibilidade a infecções.

O aminograma dos pacientes anteriormente referidos revela baixa concentração de aminoácidos de cadeia ramificada (AAR), leucina, valina e isoleucina; elevação da concentração de metionina e aminoácidos aromáticos (AAA), fenilalanina, tirosina e triptofano. Agindo de modo competitivo, os AAA se elevam no sistema nervoso central, gerando falsos neurotransmissores. A elevação da taxa de fenilalanina dificulta a transformação da tirosina em catecolamina (neurotransmissor verdadeiro) através de mecanismo de competição pela tirosina beta-hidroxilase, dando origem à betafeniletanolamina (falso neurotransmissor). A elevação do triptofano também dificulta, por outro mecanismo, a conversão da tirosina, que, não metabolizada, poderá ser convertida em outro falso neurotransmissor.

Outrossim, o aumento da amônia endógena agrava a encefalopatia por sua própria ação tóxica, facilitando a penetração dos AA aromáticos no SNC, como também pela elevação dos ácidos graxos e mercaptanos.

Estudos prospectivos de diversos autores e a experiência do nosso serviço assinalam que o suporte nutricional com AA ramificados, isolados ou combinados com lactulose ou neomicina oral, tem sido mais efetivo que o tratamento convencional com glicose, lactulose e/ou neomicina e aminoácidos totais.

Estando o fígado impedido de sintetizar normalmente e tendo esse paciente diversas alterações hidroeletrolíticas, a doação de vitaminas e a correção dos distúrbios já citados deverão ser seriamente consideradas.

Uso em insuficiência renal

O aporte de calorias através da oferta de glicose no sentido de reduzir a degradação proteica foi há muito tempo assinalado por Gamble. Giordano e Gionvanetti aplicaram, em pacientes com insuficiência renal, dieta com aminoácidos essenciais na forma levógira baseando-se no fato de que o suprimento de aminoácidos não essenciais viria da amônia (resultante da degradação da ureia pelas bactérias intestinais), que, captada pelo fígado, os sintetizaria.

Os trabalhos de Abel vieram reforçar o conceito que preconiza o uso de AAE + histidina via parenteral, a fim de se obter queda da ureia e fornecimento de AA para reestruturação renal.

Os trabalhos de Toback comprovaram, no entanto, que as soluções compostas de AANE + AAE reduziam de modo mais efetivo a ureia e facilitavam a cicatrização das membranas celulares dos túbulos renais, cápsula de Bowman e restauração da membrana basal e endotélio capilar do rim.

A controvérsia reinante na literatura originou orientação da ASPEN (American Society of Parenteral and Enteral Nutrition), seguida pela maioria dos serviços de suporte nutricional e nefrologia, com alguns acréscimos e modificações:

1. melhoria das condições clínicas do paciente (drenagem de abscessos, tratamento das infecções e alterações hemodinâmicas);
2. satisfazer todas as necessidades nutricionais, sobretudo no paciente hipercatabólico e com alta taxa de geração de ureia (TGU), o qual deve receber dieta com AAE + AANE, glicose e 30% do valor calórico sob a forma de triglicerídios de cadeias média e longa (MCT/LCT). A relação caloria/nitrogênio deve ser mantida em 110/1;
3. não restringir a oferta proteica máxima nos pacientes em diálise;
4. a dieta com AAE deve ser usada em pacientes com baixo catabolismo e com pequena ou nenhuma patologia agravante, e por curto tempo, visando baixar a ureia, monitorando a amônia sanguínea;
5. não se deve reduzir a oferta proteica com a finalidade de retardar ou não dialisar o paciente. De acordo com Steefe, a indicação de diálise é importante para garantir que as necessidades nutricionais sejam satisfeitas.

Uso em insuficiência respiratória

O aparelho respiratório é composto basicamente de 3 unidades: (a) comando nervoso – constituído pelas diferentes estruturas bulbopontinas (áreas respiratórias): (b) músculos inspiratórios habituais (intercostais externos, porção cartilaginosa dos intercostais internos e diafragma); (c) duplo fole – composto pela caixa torácica e pulmões. O duplo fole pode ser acionado pelas estruturas musculares sob o comando nervoso e permear pelas vias respiratórias o ar necessário para o processo de hematose.

Nos pacientes com DPOC existem perda da reserva gordurosa, diminuição da massa magra (musculatura), redução da surfactante, redução da replicação do epitélio pulmonar. Se a essas alterações se associam hipoalbuminemia, deficiência imunológica e consequente infecção com o paciente em uso de ventilação mecânica por tempo prolongado – que

Quadro 61.10 Valores normais de relação peso/altura nos homens (Adaptado de BISTRIAN, B.R. *et al.*)

Altura (cm)	Peso (kg)
157,5	56,0
160,0	57,6
162,6	59,1
165,1	60,3
167,6	62,0
170,2	63,8
172,7	65,8
175,3	67,6
177,8	69,4
180,3	71,4
182,9	73,5
185,4	75,6

promove apenas movimentos passivos, com prejuízo anatomofisiológico da musculatura –, haverá significativo agravamento do caso. Procurando preservar a anatomofisiologia e manter o funcionamento adequado da musculatura respiratória é que devemos satisfazer os requerimentos calórico-proteicos e de nutrientes essenciais (cálcio, fósforo, potássio, magnésio) desses pacientes.

Porém a oferta calórica total e a oferta de carboidratos devem ser moderadas para evitar o aumento da produção de CO_2, aumentando o coeficiente respiratório (relação entre CO_2 produzido e O_2 consumido), pois para excreção do excesso de CO_2 é necessário aumentar a frequência respiratória, o que é prejudicial a esses pacientes. Do mesmo modo, a administração de lipídios em excesso reduz a capacidade de difusão pulmonar.

É suficiente a oferta de soluções com 1 a 2 g/kg/24 h de proteína, lipídios de 20% a 50% no máximo do valor calórico e 3 a 5 g/kg/h de hidrato de carbono.

Uso em AIDS

Os pacientes portadores de AIDS apresentam manifesta deficiência nutricional, com variável grau de perda ponderal.

Sabe-se que muitas substâncias nutritivas têm marcante importância na manutenção do estado imunológico e que problemas diversos como baixa ingestão por anorexia, má-absorção, diarreia, periodontite, gengivite, esofagite ulcerada, protozooses, interação entre fármacos e nutrientes concorrem para o estado desnutritivo. Por isso, a ASPEN estabeleceu normas práticas para a nutrição nesses pacientes:

1. em todo paciente infectado por HIV deve-se realizar avaliação nutricional em estágio precoce, preferencialmente em período assintomático;
2. devem-se quantificar as necessidades de calorias nos pacientes com AIDS que apresentem perda de peso não explicável, de maneira a instituir um plano nutricional adequado;
3. causas subjacentes de depleção nutricional devem ser diagnosticadas e tratadas sempre que possível;
4. o tratamento nutricional deve ser incluído no plano geral de atenção médica.
    O tratamento deverá ser delineado de tal modo que permita preservar os tecidos magros, mantendo boa digestão e absorção de nutrientes a fim de proporcionar boa resposta terapêutica. Para isso, o suporte nutricional deverá ser individualizado de acordo com as possibilidades de via oral, enteral ou parenteral;
5. realizar o suporte nutricional com o máximo controle para diminuir os riscos de infecção e outros efeitos adversos.

Uso em insuficiência cardíaca

Nos cardíacos, a retenção hídrica obriga ao uso de soluções mais concentradas, a fim de que possamos fornecer as calorias necessárias, em menor volume.

Quadro 61.11 Necessidades dietéticas diárias recomendadas (RDA, 1980)

	Idade (anos)	Proteínas (g)	Vitaminas Lipossolúveis			Vitaminas Hidrossolúveis							Minerais				
			Vit. A (mg RE)	Vit. D (mg)	Vit. E (mga-TE)	Vit. C (mg)	Tiamina (mg)	Riboflavina (mg)	Niacina (mg NE)	Vit. B$_6$ (mg)	Folacina (mg)	Vit. B$_{12}$ (mg)	Cálcio (mg)	Fósforo (mg)	Magnésio (mg)	Ferro (mg)	Zinco (mg)	Iodo (mg)
Recém-nascidos	0,0-0,5	kg × 2,2	420	10	3	35	0,3	0,4	6	0,3	30	0,5	360	240	50	10	3	40
	0,5-1,0	kg × 2,0	420	10	4	35	0,5	0,6	8	0,6	45	1,5	540	360	70	15	5	50
Crianças	1-3	23	400	10	5	45	0,7	0,8	9	0,9	100	2,0	800	800	150	15	10	70
	4-6	30	500	10	6	45	0,9	1,0	11	1,3	200	2,5	800	800	200	10	10	90
	7-10	34	700	10	7	45	1,2	1,4	16	1,6	300	3,0	800	800	250	10	10	120
Homens	11-14	45	1.000	10	8	50	1,4	1,6	18	1,8	400	3,0	1.200	1.200	350	18	15	150
	15-18	56	1.000	10	10	60	1,4	1,7	18	2,0	400	3,0	1.200	1.200	400	18	15	150
	19-22	56	1.000	7,5	10	60	1,5	1,7	19	2,2	400	3,0	800	800	350	10	15	150
	23-50	56	1.000	5	10	60	1,4	1,6	18	2,2	400	3,0	800	800	350	10	15	150
	51+	56	1.000	5	10	60	1,2	1,4	16	2,2	400	3,0	800	800	350	10	15	150
Mulheres	11-14	46	800	10	8	50	1,1	1,3	15	1,8	400	3,0	1.200	1.200	300	18	15	150
	15-18	46	800	10	8	60	1,1	1,3	14	2,0	400	3,0	1.200	1.200	300	18	15	150
	19-22	44	800	7,5	8	60	1,1	1,3	14	2,0	400	3,0	800	800	300	18	15	150
	23-50	44	800	5	8	60	1,0	1,2	13	2,0	400	3,0	800	800	300	18	15	150
	51+	44	800	5	8	60	1,0	1,2	13	2,0	400	3,0	800	800	300	10	15	150
Gestação		+30	+200	+5	+2	+20	+0,4	+0,3	+2	+0,6	+400	+1,0	+400	+400	+150	+30	+5	+25
Lactação		+20	+400	+5	+3	+40	+0,5	+0,5	+5	+0,5	+100	+1,0	+400	+400	+150	+30	+10	+50

Uso em câncer

As decisões em terapia nutricional nesses pacientes devem basear-se no seu estado nutricional, no tipo de tumor e nas intervenções médicas específicas utilizadas no seu tratamento.

A caquexia do câncer, característica do processo maligno, inclui anorexia, depleção de musculatura, disfunção orgânica e debilidade geral. Dada a magnitude do desgaste associado a essa caquexia, a terapia nutricional constitui-se em medida de suporte decisiva.

Frequentemente, esses pacientes apresentam diminuição de tolerância à glicose, hipoglicemia, aumento do catabolismo da proteína muscular, hipertrigliceridemia, aumento da lipólise e catabolismo acelerado dos depósitos de gordura.

Devemos levar em conta que muitas vezes a quimio- e a radioterapia podem piorar o estado de desnutrição.

As metas a serem alcançadas pela terapia nutricional deverão melhorar a ingesta nutricional, prevenir ou minimizar as deficiências nutricionais, prevenir a perda de peso, manter depósitos adequados de proteína e normalizar a massa celular corporal.

O tratamento efetivo da caquexia do câncer inclui a superação da anorexia, administrando quantidades apropriadas de nutrientes por via oral, endovenosa ou enteral, e a correção das desordens metabólicas que impedem a utilização efetiva dos nutrientes.

As evidências sugerem que a terapia nutricional pode reduzir as complicações pós-operatórias e as taxas de mortalidade pós-cirurgia em pacientes gravemente desnutridos e aumenta o bem-estar do paciente. Para alguns, a terapia nutricional intensiva promove ganho de peso e balanço nitrogenado positivo, aumento de tolerância ao tratamento contra o câncer e melhora da resposta imune. Não existe evidência conclusiva de que a terapia nutricional em humanos alimente preferencialmente o tumor. A via oral é sempre preferível; na sequência, será dada preferência à nutrição enteral sobre a parenteral. A associação das vias poderá ser feita, caso necessário.

A atenção individualizada é importante para maximizar os resultados. A terapia nutricional dos pacientes com câncer não pode ser padronizada devido à complexidade desses pacientes.

Além das situações especiais abordadas anteriormente, existem dietas específicas ou adaptadas para sepse, fístulas, queimaduras, diabete, síndrome do intestino curto, doenças inflamatórias intestinais (Crohn, colite ulcerativa) etc. Em resumo, o suporte nutricional é de grande utilidade como apoio no tratamento de diversas enfermidades, devendo ser utilizado com habilidade e versatilidade, para atingir as suas finalidades.

Apêndice 61.1 Dietas enterais disponíveis no mercado

Produto	Distribuição Percentual sobre VCT			kcal/L	Cal/gN	Minerais (mEq/L)						Minerais (mg/L)						mOsm/kg
	Proteína (%)	Lipídios (%)	CH (%)			Na	K	Cl	CSR	Ca	P	Mg	Mn	I μg	Cu	Zn	Fe	
ADVERA	18,7	15,8	65,5	1.300	133:1	46,0	73,0	42,0	503	1.083	1.083	338	5	127	2,5	16	19	680
ALITRAQ	21,0	13,0	66,0	1.000	120:1	44,0	30,7	37,0	410	733	733	267	3	100	1,3	20	15	480
DIABETISOURCE	20,0	44,0	36,0	1.000	100:1	43,0	36,0	31,0	311	670	870	270	3	100	1,3	15	12	360
DIALAMINE	11,0	6,0	83,0	1.215	244:1	—	—	—	6,8	—	—	—	—	—	—	—	—	386
EL DIET	11,0	13,0	76,0	964	258:1	37,0	21,0	20,0	222	479	375	167	2	62,5	0,8	6,3	7,5	585
GLUCERNA	16,7	50,0	33,3	1.000	150:1	40,0	40,0	41,0	360	704	704	282	4	106	1,5	16	13	328
HEPATO-AID	10,2	19,6	70,2	537	220:1	13,0	15,0	14,0	126	150	150	70	1	30	0,4	6	0,4	900
HEPATO-DIET	12,0	15,0	73,0	1.012	198:1	9,8	16,0	10,0	210	359,1	281,3	62,5	2	46,9	0,6	4,7	—	799
IMPACT	22,0	25,0	53,0	1.000	71:1	48,0	36,0	37,0	340	800	800	270	2	100	1,7	15	12	375
IMUNONUTRIL	18,0	19,0	63,0	1.052	97:1	37,0	22,0	16,0	338	500	498	167	2	62,5	1,1	9,3	7,5	340
LIOPROTEIN-D	18,6	37,9	43,5	1.649	112:1	18,0	63,0	1,9	511	158	1.617	459	2	91,5	1,2	9,4	27	300
LIOPROTEIN-HEPA	12,0	29,7	58,3	1.795	183:1	17,0	1,4	3,0	329	1.000	1.000	402	4	0,2	146	15	18	380
LIOPROTEIN-NEFRO	5,5	22,0	72,5	1.520	426:1	13,0	7,2	9,1	149	625	320	251	2	91,5	1,2	9,4	11	400
NEFRO-AID	5,4	44,8	49,8	1.469	441:1	8,7	10,0	8,6	142	600	196	195	2	96	2	3	12	700
NEFRO-DIET	11,0	15,0	74,0	956	461:1	—	—	—	148	—	—	—	—	—	—	—	—	550
OSMOCAL	14,6	19,5	65,9	1.370	146:1	35,0	39,0	37,0	395	500	500	200	2	75	1	15	9	890
PEPTI-DIET	20,0	29,0	51,0	967	114:1	37,0	21,0	20,0	347	479,2	375	167	2	167	0,8	6,3	7,5	550
PEPTISON	16,0	9,0	75,0	1.000	146:1	35,0	36,0	36,0	334	460	360	150	4	60	1	7	10	470
PERATIVE	20,5	25,0	54,5	1.300	122:1	45,0	44,0	47,0	516	867	867	347	4	130	1,74	20	16	304
PROFORT	25,0	23,0	52,0	1.000	100:1	44,0	51,0	36,0	486	1.200	1.200	400	5	150	2	24	18	286
PULMOCARE	17,0	55,0	28,0	1.500	150:1	57,0	49,0	48,0	506	1.056	1.056	423	5	159	2,1	24	19	475
PULMO-DIET	17,0	54,0	29,0	1.480	129:1	48,0	48,0	49,0	493	900	900	400	4	150	2	15	18	390
REPLENA	6,0	43,0	51,0	2.000	418:1	34,0	29,0	29,0	262	1.385	728	211	5	158	2,1	24	19	427
RESOURCE DIABETIC	24,0	40,0	36,0	1.060	79:1	42,0	29,0	26,0	379	930	930	210	3	110	1,1	12	9,5	450
SANDO SOURCE PEPTIDE	20,0	15,0	65,0	1.000	100:1	52,0	41,0	27,0	320	570	1.600	230	2	86	1,1	13	10	490
TRAUMA-DIET	21,0	28,0	51,0	1.019	120:1	37,0	21,0	20,0	350	479	375	167	2	62,5	0,8	6,3	7,5	630
VIVONEX-PLUS	18,0	6,0	76,0	1.000	115:1	27,0	28,0	27,0	260	560	560	220	2	89	1,1	13	10	650

Apêndice 61.2 Dietas enterais disponíveis no mercado (Continuação)

Produto	Proteína (%)	Lipídios (%)	CH (%)	kcal	Cal/gN	Minerais (mEq/L) Na	K	Cl	Ca	Minerais (mg/L) P	Mg	Zn
COMPLEAT MODIFIED	16	31	53	1.070	131:1	43	36	31	670	870	270	15
CONFIBRA-DIET	14,1	27,9	58	881	134:1	29,4	19,2	23,4	447,5	412	150	10
ENSURE	14	31,5	54,5	1.060	178:1	37	40	41	1.268	1.268	212	12
ENSURE HN	17,5	30,1	53,2	1.060	150:1	53	54	45	1.055	1.055	422	14
ENSURE PLUS HN	16,7	30	53,3	1.500	150:1	46	50	54	1.056	1.056	282	19
FIBERSOURCE	14	30	56	1.200	151:1	48	46	31	670	670	270	17
FIBERLAN	17	30	53	1.200	125:1	44	44	39	800	800	320	12
HIPER DIET TCM *Energy Plus*	16	35	49	1.500	134:1	34,7	34	35	570	570	200	10
HIPER DIET TCM *Standard*	16	35	49	1.000	133:1	34,7	34	35	500	500	200	10
HIPER DIET	20	27.5	52,5	1.000	98,5:1	6,52	25,1	24,3	575	450	200	7,5
ISOLAN	15	31	54	1.060	141:1	39	34	31	800	800	320	12
ISOSOURCE	14	30	56	1.200	148:1	52	43	31	670	670	270	17
ISOSOURCE HN	18	30	52	1.200	116:1	48	43	31	670	670	270	17
ISOSOURCE 1,5	18	38	44	1.500	116:1	57	54	45	1.100	1.100	430	32
JEVITY	17	30	53	1.060	150:1	40	40	41	707	755	303	14
JEVITY PLUS	18,5	29	52,5	1.200	135:1	58,7	47,4	42,8	1.200	1.200	400	23
LIOPROTEIN	14,4	32,2	55,4	1.507	150:1	75,2	111,7	34,3	1.157	1.362	545	9
LIOPROTEIN-E	14,1	28	57,9	1.566	152:1	43,2	47,4	45,7	518	835	335	13
NEOCAL	14	31,5	54,5	1.060	153:1	34,5	36,2	36,9	496	496	199	15
NEOCAL PLUS	14,8	31,4	53,8	1.482	144:1	43,3	56,2	51,2	596	596	299	23
NITROCAL	19	29	52	1.240	104:1	38	38	31	800	800	320	12
NUTRIDRINK	13	39	48	1.500	166:1	34,8	38,5	22,9	800	800	300	15
NUTRILAN	14	31	54	1.060	149:1	30	34	21	630	630	253	10
NUTROGAST	14	36	50	1.330	151:1	18,4	29,7	26,5	800	800	233	10
OSMOLITE	14	31,4	54,6	1.060	178:1	28	26	24	530	—	212	12
OSMOLITE HN	16,7	30	53,3	1.060	150:1	40,4	40	41	755,3	755	301,7	17
OSMOLITE PLUS HN	18,5	29	52,5	1.200	135:1	61,7	45,7	44	1.200	1.200	400	23
RESOURCE PLUS	15	32	53	1.500	146:1	57	54	45	700	700	310	24
RESOURCE FRUIT B.	20	0	80	760	105:1	10	2	26	570	680	210	16
SOYA-DIET	11,9	29,6	58,5	964	189:1	29,3	19,2	23,4	447,9	412	150	8
SOYA-DIET hipossódico. Sem sacarose	12,2	28,5	59,3	852	185:1	4,4	19,2	23,4	570	413	150	8,2
ULTRALAN	16	0	54	1.500	131:1	51	49	48	1.000	1.000	400	15

Apêndice 61.3 Composição das soluções comercializadas de aminoácidos para pacientes hepáticos

Aminoácidos	Concentração (g/L) Hepamino F	Portamim	Aminosteril hepa 8%	Hepanutrin 8%
L-Isoleucina	9,00	9,00	10,40	9,0
L-Leucina	11,00	11,00	13,09	11,00
L-Lisina HCI	4,60	8,60	6,88	7,6
L-Metionina	1,00	1,00	1,10	1,00
L-Fenilalanina	1,00	1,00	0,88	1,00
L-Treonina	4,50	3,40	4,40	4,50
L-Triptofano	0,76	0,76	0,70	0,76
L-Valina	8,40	8,40	10,08	8,40
L-Alanina	7,50	7,50	4,64	7,50
L-Arginina	6,00	4,96	10,72	6,00
L-Histidina	2,40	1,76	2,80	2,40
L-Prolina	8,00	8,00	5,73	8,00
L-Serina	5,00	5,00	2,24	5,00
Glicina	9,00	9,00	5,82	9,00
L-Cisteína	0,40	0,40	0,52	0,40
Água para injeção q.s.p.	1.000	1.000	1.000	1.000
Nitrogênio total	12,22	11,60	12,90	12,2

Apêndice 61.4 Composição das soluções comercializadas de aminoácidos para pacientes renais

Aminoácidos	Nefroamino	Aminosteril Nefro	Aminorin
L-Histidina	5,50	4,88	4,86
L-Isoleucina	7,00	7,52	7,00
L-Leucina	11,00	11,36	8,00
L-Lisina	8,00	9,64	11,00
L-Metionina	11,00	6,60	11,00
L-Fenilalanina	11,00	7,76	5,00
L-Treonina	5,00	6,80	2,50
L-Triptofano	2,50	2,92	8,00
L-Valina	8,00	9,52	11,00
L-Ácido málico	—	6,25	—
Sorbitol	—	25,0	—
Xilitol	—	25,0	—
Água para injeção q.s.p.	1.000	1.000	1.000
Nitrogênio total	8,8	8,8	8,17

Apêndice 61.5 Produtos para administração por veia periférica ou central — lipídios

Laboratórios	Intralipid 10% Travelol	Intralipid 20% Travelol	Lipofundin MCT/LCT 10% B. Braun	Lipofundin MCT/LCT 20% B. Braun	Lipovenos 10% Fresenius	Lipovenos 20% Fresenius	Ivelip 10% Baxter	Ivelip 20% Baxter
Composição (g/L)								
Glicerol	22,5	22,5	25,0	25,0	25,0	25,0	25,0	25,0
Lecitina de ovo	12,0	12,0	—	—	12,0	12,0	12,0	12,0
Triglicerídio de cadeia média	—	—	50,0	100,0	—	—	—	—
Fosfatídio de ovo	—	—	12,0	12,0	—	—	—	—
Óleo de soja	100,0	200,0	50,0	100,0	100,0	200,0	100,0	200,0
Oleato de Na^+	—	—	—	—	—	—	0,3	0,3

Apêndice 61.6 Composição das soluções de aminoácidos disponíveis no comércio

	Concentração (g/L)
Aminoácidos 5%	Aminoplasmal L5A
L-Leucina	4,45
L-Isoleucina	2,25
L-Lisina-Acetato	2,80
L-Metionina	1,90
L-Fenilalanina	2,55
L-Treonina	2,06
L-Triptofano	0,90
L-Valina	2,40
L-Arginina	4,60
L-Histidina	2,60
L-Alanina	6,85
L-Prolina	4,45
L-Ácido aspártico	0,65
L-Asparagina H_2O	1,65
L-Cisteína-HCl · H_2O	0,25
L-Ácido glutâmico	2,30
L-Ornitina. HCl	1,25
L-Serina	1,20
N-Acetil L-Tirosina	0,65
Glicina	3,95
Água para injeção q.s.p.	1.000
Nitrogênio total	8,03
$CH_3COO^=$ (mEq/L)	10,00
Cl^- (mEq/L)	11,50

Apêndice 61.7 Composição das soluções de aminoácidos disponíveis no comércio (Continuação)

	Concentração (g/L)				
Aminoácidos 10%	Aminoplasmal LS10As	Aminoplasmal L10s	Aminosteril 800 com Eletrólitos e Carboidratos	Aminosteril 10% com Eletrólitos e sem Carboidratos	Aminosteril 10% sem Eletrólitos e sem Carboidratos
L-Isoleucina	5,10	5,10	2,50	4,67	5,00
L-Leucina	8,90	8,90	3,70	7,06	7,40
L-Lisina-Acetato	5,60	5,60	3,30	5,97	6,60
L-Metionina	3,80	3,80	2,15	4,10	4,30
L-Fenilalanina	5,10	5,10	2,55	4,82	5,10
L-Treonina	4,10	4,10	2,20	4,21	4,40
L-Triptofano	1,80	1,80	1,00	1,82	2,00
L-Valina	4,80	4,80	5,10	5,92	6,20
L-Alanina	13,70	13,70	7,50	15,00	15,00
L-Arginina	9,20	9,20	6,00	10,64	12,00
L-Histidina	5,20	5,20	1,50	2,88	3,00
L-Prolina	8,90	8,90	7,50	15,00	15,00
L-Serina	2,40	2,40	—	—	—
Glicina	7,90	7,90	7,00	15,95	14,00
L-Cisteína-HCl. H_2O	0,50	0,50	—	—	—
L-Ácido aspártico	1,30	1,30	—	—	—
L-Asparagina H_2O	3,30	3,30	—	—	—
L-Ácido glutâmico	4,60	4,60	—	—	—
L-Ornitina HCl	2,50	2,50	—	—	—
N-Acetil L-Tirosina	1,30	1,30	—	—	—
Água para injeção q.s.p.	1.000	1.000	1.000	1.000	1.000
Nitrogênio total	16,00	16,00	8,20	16,00	16,40
Carboidratos-Sorbitol	100,00	—	75,00	—	—
Eletrólitos (mEq/L)					
Na^+	34	—	30	30	—
K^+	25	—	20	20	—
Mg^{++}	5	—	10	10	—
$CH_3COO^=$	91	38	—	—	—
Cl^-	23	23	60	60	—
$PO_4^=$	—	—	—	—	—

Apêndice 61.8 Composição de soluções disponíveis no comércio — vitaminas e oligoelementos

POLIVIT A

Composição
Cada mL de POLIVIT A contém:

Vitamina A	330 UI
Vitamina D	20 UI
Vitamina E	1 UI
Vitamina B_1	0,3 mg
Vitamina B_2	0,36 mg
Vitamina B_3	4 mg
Vitamina B_5	1,5 mg
Vitamina B_6	0,4 mg
Vitamina C	10 mg

Indicações
Manutenção de níveis séricos de vitaminas em pacientes (adultos e crianças com mais de 11 anos) submetidos a nutrição parenteral.
Fornece as quantidades diárias recomendadas pela American Medical Association/Nutrition Advisory Group (1979) para uso parenteral.

Apresentações
Dose individual: embalagem com 25 frascos-ampolas POLIVIT A 10 mL. Multidose (para uso de misturas intravenosas em centrais farmacêuticas): embalagem individual frasco-ampola 50 mL (5 doses).

POLIVIT B

Composição
Cada mL de POLIVIT B contém:

Biotina	12 µg
Ácido fólico	80 µg
Vitamina B_{12}	1 µg

Indicações
Manutenção de níveis séricos de vitaminas em pacientes (adultos e crianças com mais de 11 anos) submetidos a nutrição parenteral.
Fornece as quantidades diárias recomendadas pela American Medical Association/Nutrition Advisory Group (1979) para uso parenteral.

Apresentações
Dose individual: embalagem com 25 frascos-ampolas POLIVIT B 5 mL.
Multidose (para uso de misturas intravenosas em centrais farmacêuticas): embalagem individual frasco-ampola 25 mL (5 doses).

POLIVIT A — PEDIÁTRICO

Composição
Cada mL de POLIVIT A — PEDIÁTRICO contém:

Vitamina A	230 UI
Vitamina D	40 UI
Vitamina E	0,7 UI
Vitamina B_1	0,12 mg
Vitamina B_2	0,14 mg
Vitamina B_3	1,7 mg
Vitamina B_5	0,5 mg
Vitamina B_6	0,1 mg
Vitamina C	8 mg

Indicações
Manutenção de níveis séricos de vitaminas em pacientes (crianças com menos de 11 anos) submetidos a nutrição parenteral.
Fornece as quantidades diárias recomendadas pela American Medical Association/Nutrition Advisory Group (1979) para uso parenteral.

Apresentações
Dose individual: embalagem com 25 frascos-ampolas POLIVIT A 10 mL.
Multidose (para uso de misturas intravenosas em centrais farmacêuticas): embalagem individual frasco-ampola 50 mL (5 doses).

POLIVIT B — PEDIÁTRICO

Composição
Cada mL de POLIVIT B — PEDIÁTRICO contém:

Biotina (Vit. B_7)	4 µg
Ácido fólico	28 µg
Cianocobalamina (Vit. B_{12})	0,2 µg

Indicações
Manutenção de níveis séricos de vitaminas em pacientes (crianças com menos de 11 anos) submetidos a nutrição parenteral.
Fornece as quantidades diárias recomendadas pela American Medical Association/Nutrition Advisory Group (1979) para uso parenteral.

Apresentações
Dose individual: embalagem com 25 frascos-ampolas POLIVIT B 5 mL.
Multidose (para uso de misturas intravenosas em farmacêuticas): embalagem individual frasco-ampola 25 mL (5 doses).

OLIPED-4

Composição
Cada mL de OLIPED-4 contém:

Zinco	100 µg
Manganês	1 µg
Cobre	20 µg
Cromo	0,2 µg

Indicações
Manutenção dos níveis séricos normais dos oligoelementos em pacientes (crianças com menos de 5 anos) em suporte nutricional parenteral prolongado.

Apresentações
Dose individual: embalagem com 25 frascos-ampolas 5 mL.
Multidose (para uso de misturas intravenosas em centrais farmacêuticas): embalagem individual frasco-ampola 25 mL (5 doses).

POLITRACE-4

Composição
Cada mL de POLITRACE-4 contém:

Zinco	1.000 µg
Manganês	100 µg
Cobre	200 µg
Cromo	2 µg

Indicações
Manutenção dos níveis séricos normais dos oligoelementos em pacientes (adultos e crianças com mais de 5 anos) em suporte nutricional parenteral prolongado.

Apresentações
Dose individual: embalagem com 25 frascos-ampolas 5 mL.
Multidose (para uso de misturas intravenosas em centrais farmacêuticas): embalagem individual frasco-ampola 25 mL (5 doses).

POLITRACE-5

Composição
Cada mL de POLITRACE-5 contém:

Zinco	1.000 µg
Manganês	100 µg
Cobre	200 µg
Cromo	2 µg
Selênio	12 µg

Indicações
Manutenção dos níveis séricos normais dos oligoelementos em pacientes (adultos e crianças com mais de 5 anos) em suporte nutricional parenteral prolongado.

Apresentações
Dose individual: embalagem com 25 frascos-ampolas 5 mL.
Multidose (para uso de misturas intravenosas em centrais farmacêuticas): embalagem individual frasco-ampola 25 mL (5 doses).

ZINC-VITA

Composição
Cada mL de ZINC-VITA contém:

Zinco	1.000 µg

Indicações
Suplementação de zinco em pacientes adultos em estados hipercatabólicos e/ou com perdas intestinais acentuadas, em associação a POLITRACE-4 ou POLITRACE-5.

Apresentações
Dose individual: embalagem com 25 frascos-ampolas 5 mL.
Multidose (para uso de misturas intravenosas em centrais farmacêuticas): embalagem individual frasco-ampola 25 mL (5 doses).

NEO-ZINC

Composição
Cada mL de NEO-ZINC contém:

Zinco	200 µg

Indicações
Suplementação de zinco a recém-nascidos prematuros com menos de 3 kg de peso que comprovadamente necessitam de maiores quantidades de zinco quando comparados a recém-nascidos a termo.

Apresentações
Dose individual: embalagem com 25 frascos-ampolas 5 mL.
Multidose (para uso de misturas intravenosas em centrais farmacêuticas): embalagem individual frasco-ampola 25 mL (5 doses).

REFERÊNCIAS BIBLIOGRÁFICAS

1. ABEL, R.M., BECK, C.H., ABBOTT, W. M. et al. Improved survival from acute failure after treatment with intravenous essencial L amino acids and glucose. *N. Engl. J. Med.,* 288:699, 1973.
2. ALVERDY, J.C., AOYS, E., MOSS, G.S. Total nutrition promotes bacterial translocation. *Gut Surgery,* 104:917-23, 1988.
3. ALVERDY, J.C. The effect of nutrition in gastrointestinal barrier function. *Semin. Respir. Infec.,* 9 (4): 248-255, 1994.
4. AMBROSE, N.S. *The Clinical Significance of Gut Translocation of Bacteria.* Intake, Vol. 3, num. 3, 1990.
5. ASPEN Board of Directors. Guidelines for Use of Enteral Nutrition in Adult Patients. *JPEN,* 11(5); 433-439, 1987.
6. BAXTER, Y.C., WAITZENBERG, D.L., GAMA RODRIGUES, J., PINOTTI, H.W. *In:* WAITZENBERG, D.L. *Nutrição Enteral e Parenteral na Prática Clínica.* Atheneu, Rio de Janeiro/São Paulo, 1990.
7. BAXTER, Y.C., WAITZENBERG, D.L., GAMA RODRIGUES, J., PINOTTI, H.W. Atualização em dietas poliméricas no Brasil. *J. Rev. Bras. de Nut. Clin.,* 10:6-1, 1991.
8. BAXTER, Y.C., WAITZENBERG, D.L., GAMA RODRIGUES, J., PINOTTI, H.W. Atualização em dietas enterais especializadas no Brasil. *Rev. Bras. de Nut. Cli.* Vol. 7:1:15-17, 1992.
9. BISCAIA, A.L.M. *Bases Fisiológicas da Insuficiência Pulmonar.* Informativo de aperfeiçoamento da Equipe de Saúde – HMV. Salvador, BA., n.º 1. 47-54, 1979.
10. BISCAIA, A.L.M., ARAÚJO M.C., et al. Catéteres venosos centrais de uso exclusivo para nutrição parenteral versus CVC multiuso – Índice de contaminação. XIII Congresso Brasileiro de Nutrição Parenteral e Enteral. *Rev. Bras. Nutr. Clin.,* 14; 1:52, 1999.
11. BISTIAN, B.R., BLACKBURN, G.L. et al. Protein status of general surgical patients. *JAMA,* 230:858, 1974.
12. BISTIAN, B.R., BLACKBURN, G.L., VITALE, J. Prevalence of malnutrition in general medical patients. *JAMA,* 235:1567, 1976.
13. BISTRIAN, B.R. Anthropometric norms used in assessment of hospitalized patients. *Am. J. Clin. Nutr.,* 32:2211-4, 1980.
14. BISTRIAN, B.R. Metabolic response to injury implications for nutritional support. *Rev. Bras. de Nut.,* Vol. 10, n.º 3, 94-99, 1995.
15. BISTRIAN, B.R. Influence of total parenteral nutrition on immune function. *Rev. Bras. de Nut.,* 10(3):110-113, 1995.
16. CAPACCI, M.L.L., SILVA, A.S. Insuficiência hepática, manejo e papel da nutrição parenteral. *In:* RIELLA, M. C. *Suporte nutricional parenteral e enteral.* Guanabara Koogan, Rio de Janeiro, 1993.
17. CARNEVALLI, Y., CECCONELO, F.I. *In:* PINOTTI, H.W. *Nutrição Enteral em Cirurgia.* BYK, São Paulo, 1997.
18. CARROL LITMAN, M.S. Nutrition support in acute failure on nutrition support inespecific disease states. Postgraduate Course 5.111°Clin. Congress. ASPEN, New Orleans, 1987.
19. CARVALHO, E.B., COUTO, C.M.F., CAMPOS, J.B. Perfil metabólico na desnutrição simples e estressada. *In:* CARVALHO, E.B. *Manual de Suporte Nutricional.* Medsi, Rio de Janeiro, 1992.
20. CAVALCANTE, W.A. Nutrição parenteral. *In:* SILVA, P. *Farmacologia.* Guanabara Koogan, Rio de Janeiro, 1995.
21. CERRA, F.B., HOLMAN, R.T. et al. Nutrition – its role in the hipermetabolism-organ failure syndrome. *Crit. Care Med.,* 18:154-8, 1990.
22. CHERNOW, B. *Principles of Intensive Care.* Oxford University Press, 1989.
23. CURRY, C.R., QUIE, P.G. Septicemia in patients receiving parenteral hyperalimentation. *New Engl. J. Med.,* 285:121-125, 1971.
24. DONA, H.E., ROGERS, N. Nutritional assessment and support in chronic obstrutive pulmonary disease. *Clin. Chest. Med.,* 11:87-504, 1990.
25. DOUGLAS, R.G., SHAW, J.H.F. Metabolic responses to sepsis and trauma. *Br. J. Surg.* 76:115-22, 1989.
26. DUCRIC, S.J. et al. Parenteral hiperalimentation. Metabolic problems and solutions. *Am. Surg.,* 176:259-264, 1972.
27. DUDRIC, S.J. Intravenous hyperalimentation. *Med. Clin. North Amer.,* 54:582-1970.
28. FAINTUCH, J., MACHADO, M.C.C., JOYEUX, H. *Alimentação Parenteral Prolongada.* Manole, São Paulo, 1976.
29. FAINTUCH, J. Normas gerais para o suporte nutricional enteral. *In:* PINOTTI, H.W. *Nutrição Enteral em Cirurgia.* BYK, São Paulo, 1997. p. 110-114.
30. FAINTUCH, J.C. Nutrição parenteral. *In:* RIELLA, M. C. *Princípios de Nefrologia e Distúrbios Hidroeletrolíticos.* Guanabara Koogan, Rio de Janeiro, 1978.
31. FEINSTEINS, E. L., KOPPLE, J.D., SILBERMAN H. et al. Total parenteral nutrition with high or low nitrogen intakes in patients with acute renal failure. *Kidney,* 26:5319-23, 1983.
32. FEINSTEINS, E.L.C. Total parenteral nutritional support of patients with acute renal failure. *Nutr. Clin. Pract.,* 3:9, 1988.
33. FISCHER, J.E. *Nutrição Parenteral.* Guanabara Koogan, Rio de Janeiro, 1978.
34. FISCHER, J. E. Branched-chain enriched aminoacid solutions in patients with liver failure. An example of nutritional pharmacology. *JPEN,* 14:244-256, 1990.
35. FLEMING, R., NELSON, J.J. Nutritional options. *In:* KINNEY, JEEJEEBHOY, K. N. et al. *Nutritional and Metabolism in Patient Care.* W. B. Saunders, Philadelphia, 1988.
36. GAMBLE, J.L. *Anatomía, Fisiología y Patología Químicas del Líquido Extracelular.* La Prensa Médica Mexicana, México, 1950.
37. GAMBLE, J.L. Information gained from studies on life rat ration. *Harve y Lect,* 42:247-273, 1974.
38. GONÇALVES, E. L. *Nutrição e Cirurgia.* Sarvier, São Paulo, 1978.
39. GRANT, A., TOOD, E. *Nutrição Enteral e Parenteral.* Revinter, Rio de Janeiro, 1991.
40. GRAUCHER, D., JEAN-BLANI, C., FREY, A. et al. Studies on the tolerance of medium chain triglycerides in dogs. *JPEN,* 11:280-6, 1987.
41. GREENBERGUER, N.J., SKILMAN, T.G. Medium-chain triglycerides physiologic considerations and clinical implications. *N. Engl. J. Med.,* 280:1045-1058, 1969.
42. GRIMBLE, J.K. *Enteral Nutrition.* Intake, Vol 3, n.º 3, 1990.
43. GUITHRIE, E.B., HINES, C. Use of intravenous albumin in critically ill patients. *Am. J. Gastroenter.,* 86:255-63, 1991.
44. HAWANG, T.L., HAWANG S.L., CHEN, M. F. Effects of intravenous fat emulsion on respiratory failure. *Chest,* 97:934-938, 1990.
45. HILL, G. L., BEDDOE, A.H. Dimensions of the human body and its compartments. *In:* KINNEY, J.M., JEEJEEBHOY, K.N., HILL, G.L., OWEN, O.E. (eds.). *Nutrition and metabolism in patient care.* Philadelphia, WB Saunders, 1988. p. 89-118.
46. HILL, G.L. The role of nutrition in the outcome of surgical patients. *Rev. Bras. de Nut.,* 10, vol 3, 98-100 agost/set. 1995.
47. HISSACHI, T., BURINI, R.C. Participação dos hormônios e citoquinas nas alterações metabólicas do trauma. *Rev. de met. e Nut.* Vol. 2, n.º 1, 18-22, 1995.
48. HOUSSAY, B.A. *Fisiologia Humana.* Guanabara Koogan, Rio de Janeiro, 1984.
49. HUGHES, C.A., BATES, T., DOWLING, R.H., Cholecystokinin and secretin prevent. The intestinal mucosa of total parenteral nutrition in dog. *Gastroenterology,* 75:34-41, 1978.
50. JEEJEEBHOY, K.N. Is enteral nutrition required for the maintenance of enterocyte structure and function? Intake Vol. 3, n.º 3, 1990.
51. JORGE FILHO, I., ERNESTO DOS SANTOS, J., BASILE FILHO, A. *Suporte Nutricional. Aspectos Básicos.* Sociedade Brasileira de Nutrição Parenteral e Enteral, 1989.
52. JUSTINO DA SILVA, S. R., ANDRADE, R.J., RIELLA, M.C. *In:* RIELA, M.C. *Suporte Nutricional Parenteral e Enteral.* Guanabara Koogan, Rio de Janeiro, 1993.
53. KINNEY, J.M. et al. Tissue fuel and weight loss after injury. *J. Clin. Pathol.* 23:65, 1970.
54. LAMEU E. B., ROSENFELD, R.S., MATOS, W. et al. *Revista Brasileira de Nut. Clín.,* 10:188-194, 1995.
55. LONG, J.M., WILMORE, D.W., MASON, A. D., PRUITT, B.A. Effects of carbohydrate and fat intake on nitrogen excretion during total intravenous feeding. *Am. Surg.,* 185:417, 1977.
56. McCULLOUGH, A.J., MULLEN, K.D., SMANIK, E.J. et al. Nutritional therapy in liver disease. *Gastro. Clin. Am.,* 18:619-643, 1989.
57. NORMAS para suporte metabólico nutricional. Parte IV. *Rev. Met. Nut.* Vol. 2, n.º 3, 133-134, 1995.
58. POMPOSELI, J.J., FLORES, F.A., BISTRIAN. B.R. Role of biochemical mediators in clinical nutrition and surgical metabolism. *J. Pen.,* 12-212-8, 1988.
59. RASSLAN, S. Indicações da nutrição parenteral. *In.* RIELLA, M.C. *Suporte Nutricional Parenteral e Enteral.* Guanabara Koogan, Rio de Janeiro, 1985.
60. RIELLA, M.C. *Suporte Nutricional Parenteral e Enteral.* Guanabara Koogan, Rio de Janeiro, 1985.
61. RIELLA, M.C. Insuficiência renal aguda, crônica e transplante de rim. *In:* Waitzenberg, D. L. *Nutrição Parenteral e Enteral na Prática Clínica.* Atheneu, Rio de Janeiro, 1990.
62. RIELLA, M.C, *Suporte Nutricional Parenteral e Enteral.* 2.ª ed. Guanabara Koogan, Rio de Janeiro, 1993.
63. RIGATO, M. Insuficiência. *In:* TARANTINO, A. B. *Doenças Pulmonares.* Guanabara Koogan, Rio de Janeiro, 1976.
64. ROEDIGER, WEW. Bacterial short-chain fatty acids and mucosal disease of colon. *Brit. J. Surg.,* 75:346-8, 1988.

65. ROMBEAU, J.L. *Clinical nutrition: enteral and tube feeding*, Vol. 1. W.B. Saunders Company, 1984.
66. ROSMARIN, D. K., MIRTALLO, J.M., WARDLAW, G.M., The relationship between TPNT dextrose infusion rate and incidence of hyperglycemia. *Nutr. Clin. Pract., 11*:71, 1996.
67. ROSS, L.H., GRANT, J.P. Parenteral nutrition. *In:* CHERNOW, B. *Essentials of Critical Care. Pharmacology.* Williams & Wilkins, Baltimore, 1989.
68. ROTHSCHILD, M.A., SHELDON, G.F. Septic complications of total parenteral nutrition. *Am. J. Surg., 132*:214-220, 1976.
69. SANTOS, J. E., IUCIF Jr., N., MONTEIRO DOS SANTOS, P.C. *In:* RIELLA, M.C. *Suporte Nutricional Parenteral e Enteral.* Guanabara Koogan, Rio de Janeiro, 1985.
70. STEEP, W. P. Nutritional support in renal failure. *Supl. Clin. N. Am., 61*:661-70, 1981.
71. TALBOT, J.M. Guidelines for the scientific review of enteral food products for special medical proposes. *JPEN, 15*:122, 1991.
72. TERAPIA NUTRICIONAL TOTAL. Abbott Laboratórios, 1997.
73. TOBACK, F.G. Aminoacid enhancement of renal regeneration after acute tubular necrosis. *Kidney Int., 12*:193-8, 1977.
74. VAN DER HULST, R.W.J., VON MEIENFELOT, M.F., ARENDS, J.N., SETTERS, P.B. Glutamine and preservation of gut integrity. *The Lancet, 341*:1363-1365, 1993.
75. VIANNA, R., LAMEU, E., MAIA, F. *Manual de Suporte Parenteral e Enteral.* Ed. Cultura Médica, Rio de Janeiro, 1986.
76. VIANNA, R., MAIA, F. Insuficiência respiratória. *In:* WAITZENBERG, D. L. *Nutrição Enteral e Parenteral na Prática Médica.* Atheneu, Rio de Janeiro, 1990.
77. WAITZENBERG, D.L. Avaliação nutricional do doente cirúrgico. *In:* GONÇALVES, E. *Nutrição e Cirurgia.* Sarvier, São Paulo, 1988.
78. WAITZENBERG, D.L. *Nutrição Enteral e Parenteral na Prática Clínica.* Atheneu, RJ/SP, 1990 e 1995.
79. WAITZENBERG, D.L., CORREIA, I., CAIFFA W.M. Multicenter group of brazilian nutritional survey on hospital malnutrition and nutritional therapy. *JPEN, 21*;510, 1997.
80. WAITZENBERG, D.L. Nutrição enteral, *In:* WAITZBERG, D.L. eds. Nitrogênio, aminoácidos, peptídios e proteínas em nutrição enteral. Atheneu, São Paulo, 1998. p. 1-2.
81. WALKER, J. D., DODDS, R.A. *et al.* Restriction of dietary protein and progression of renal failure in diabetic nephropathy. *Lancet,* 1:411-4.

Seção 5

Farmacologia Cardiovasculorrenal

62

Tratamento da Insuficiência Cardíaca Congestiva

Gilson Soares Feitosa

INTRODUÇÃO

A insuficiência cardíaca representa uma síndrome de mau funcionamento cardíaco para a qual convergem várias das afecções cardíacas resultantes de danos estruturais do músculo cardíaco ou de suas válvulas, por etiologias as mais diversas, tais como a cardiopatia isquêmica, cardiopatia hipertensiva, valvulopatia, doenças que envolvem primariamente o músculo cardíaco, defeitos congênitos, entre outros.

Frequentemente, tem um caráter progressivo e impõe ao paciente graus variáveis de limitação física, eventualmente incapacitação e morte, destacando-se no momento como principal responsável por internamentos hospitalares por razões cardiovasculares no mundo contemporâneo desenvolvido ou em desenvolvimento.[1]

Reveste-se, portanto, de enorme importância nosológica e representa o chamado "paradoxo" da terapêutica cardiovascular, na medida em que sua prevalência é crescente no mundo, como resultado de tratamentos de afecções básicas cardiovasculares.

Como oferecem em geral uma perspectiva parcial de benefícios, tais tratamentos possibilitam a maior sobrevivência de seus portadores, deixando-os porém por mais tempo sujeitos à incidência da síndrome de insuficiência cardíaca.

Entretanto, em populações submetidas a melhores condições de tratamento, já se começa a detectar uma pequena redução de sua incidência.[2]

Por conta disso, tem-se procurado analisá-la mais recentemente sob um ponto de vista mais abrangente, de modo a possibilitar uma abordagem sistematizada do problema, que termine por culminar no desenvolvimento de ações que resultem ou na sua própria prevenção ou num tratamento mais precoce e mais eficaz[3-9] (Quadro 62.1).

FISIOPATOLOGIA

A insuficiência cardíaca representa uma síndrome complexa em que o coração doente se mostra incapaz de fornecer um débito car-

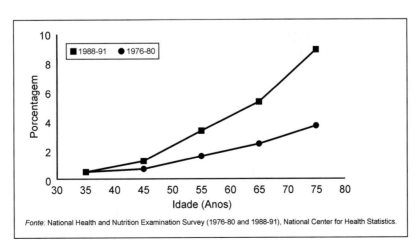

Fig. 62.1 Prevalência de IC em dois períodos de observação: 1976-80 e 1988-91. Observa-se a crescente prevalência, especialmente nos indivíduos mais idosos.

Quadro 62.1 Estágios da insuficiência cardíaca

Estágio A

(Pacientes de alto risco para o desenvolvimento da síndrome)

São pacientes com alto risco de desenvolver IC pela presença de condições clínicas tais como: hipertensão arterial sistêmica, dislipidemias, diabete melito, obesidade, entre outras associadas ao desenvolvimento dessa enfermidade. Tais pacientes não apresentam nenhuma alteração funcional ou estrutural do pericárdio, miocárdio ou de valvas cardíacas, e nunca apresentaram sinais ou sintomas de IC.

Estágio B

(Disfunção ventricular assintomática)

São pacientes que já desenvolveram cardiopatia sabidamente associada a IC, tais como valvulopatias, doença arterial coronária, hipertrofia ventricular esquerda, mas que nunca exibiram sinais ou sintomas de insuficiência cardíaca.

Estágio C

(IC sintomática)

Pacientes com sintomas prévios ou presentes de IC, associados a cardiopatia estrutural subjacente.

Estágio D

(IC refratária)

Pacientes com cardiopatia estrutural e sintomas acentuados de IC em repouso, apesar de terapia clínica máxima, e que requerem intervenções especializadas.
Uma outra forma útil e consagrada pelo tempo é a da avaliação clínica da classe funcional do paciente, conforme há muito sugerido pela New York Heart Association (NYHA).

Classe funcional I	Sem limitações para as atividades habituais
Classe funcional II	Limitações às atividades habituais
Classe funcional III	Dispneia aos pequenos esforços
Classe funcional IV	Dispneia em repouso

díaco que atenda à necessidade dos órgãos e tecidos periféricos, ou só é capaz de fazê-lo sob condições de altas pressões de enchimento de suas câmaras.

Duas formas básicas cardíacas são reconhecidas como determinantes da síndrome: a disfunção sistólica e a disfunção diastólica.

Dessas, a forma mais estudada, e sobre a qual repousam os estudos clínicos que determinam as diretrizes de tratamento, é a da disfunção sistólica.

Nela, o processo básico da insuficiência cardíaca implica um insulto representado por uma sobrecarga volúmica ou pressórica, a exemplo do que ocorre com os defeitos valvulares regurgitantes ou com destruição de cardiomiócitos, como no infarto ou nas miocardiopatias, no primeiro caso, ou com as lesões estenosantes de válvulas aórticas ou pulmonar e processos hipertensivos arteriais, no segundo caso.

Na dependência da magnitude e rapidez de instalação do insulto, um processo adaptativo cardiocirculatório se estabelece, de modo a garantir

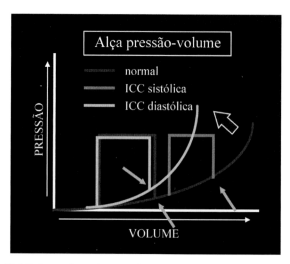

Fig. 62.2 Relação alça-volume de funcionamento do coração normal, com disfunção sistólica e com disfunção diastólica.

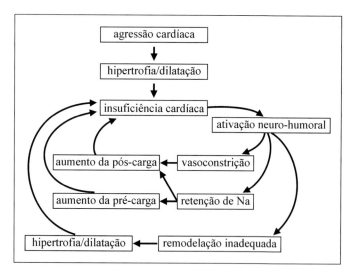

Fig. 62.3 Ciclo vicioso da insuficiência cardíaca.

a manutenção do débito cardíaco. Isso culmina com o fenômeno da remodelação cardíaca, de modo a atingir a forma que propicie tal adaptação, quer como numa dilatação que enseja uma maior manipulação de volume sanguíneo, quer por proporcionar uma hipertrofia miocárdica compensatória, no caso das sobrecargas pressóricas.

Alterações fenotípicas são reconhecidas nesse processo.[10-13]

Por algum tempo tais alterações são suficientes para a preservação do funcionamento. Ocorre que o insulto é de natureza intensa e persistente, e uma progressiva ativação neuro-hormonal e inflamatória se processa, determinando amplas repercussões cardíacas e sistêmicas que conduzem a progressiva remodelação cardíaca e deterioração.

O tratamento da insuficiência cardíaca com agentes farmacológicos procura corrigir tais alterações reduzindo o excesso de líquido que se acumula no organismo, modificando mecanismos compensatórios excessivos que terminam por propiciar uma intensa vasoconstrição sistêmica, melhorando a contratilidade cardíaca e, de forma mais exitosa, atenuando o estímulo neuro-hormonal exacerbado.[14,15]

Diversos sistemas neuro-hormonais são ativados, destacando-se, por sua importância como alvo terapêutico atual, o sistema renina-angiotensina-aldosterona[16,17] e o sistema adrenérgico,[18,19] embora outros sejam reconhecidos como importantes, porém sem a representação terapêutica correspondente aos supracitados, tais como a arginina-vasopressina,[20,21] a endotelina,[22,23] os peptídeos natriuréticos[24] e outros.

QUADRO CLÍNICO

A insuficiência cardíaca pode se apresentar de distintas formas, que são reconhecidas e classificadas de acordo com a câmara ventricular principalmente afetada, se ventricular direita ou esquerda, o mecanismo da disfunção, se sistólico ou diastólico, de acordo com o tipo evolutivo, se crônico, agudo ou crônico agudamente descompensado. Os sintomas e sinais principais a serem reconhecidos na síndrome se relacionam a manifestações congestivas: dispneia, edemas de membros inferiores, distensão venosa de jugulares e hepatomegalia, ou de redução da perfusão tecidual: fadiga, pele fria, palidez, sudorese, entre outros.

As manifestações de baixa perfusão, como a fadiga, podem ser reconhecidas na insuficiência cardíaca resultante tanto da falência ventricular esquerda como da falência ventricular direita. As manifestações congestivas as distinguem, sendo a dispneia, principalmente a ortopneia, resultante de congestão pulmonar, característica da insuficiência ventricular esquerda, enquanto a congestão sistêmica, representada pelos edemas de membros inferiores, estase às jugulares e hepatomegalia, é comumente vista na insuficiência ventricular direita.

Convém lembrar que é comum o surgimento evolutivo de insuficiência ventricular direita algum tempo depois da instalação da insuficiência ventricular esquerda, como resultado da hipertensão arterial pulmonar resultante.

O mecanismo mais comumente visto na determinação de insuficiência cardíaca é o de disfunção sistólica,[25-27] em que se registram indicações de hipocontratilidade do ventrículo esquerdo. Esse é o mecanismo predominante nas lesões regurgitantes valvulares, nas miocardiopatias dilatadas e na cardiopatia isquêmica.

A disfunção diastólica é o mecanismo predominante na insuficiência cardíaca do hipertenso, de alguns isquêmicos, principalmente quando idosos, e nas lesões estenosantes de válvulas aórtica ou pulmonar.

É comum que as formas coexistam.

É frequentemente difícil afirmar-se que o surgimento da insuficiência cardíaca diastólica se deva exclusivamente a um mecanismo intrínseco do coração, por conta das inúmeras influências externas que afetam a diástole.

Por isso, prefere-se a denominação insuficiência cardíaca com função sistólica preservada.

A insuficiência cardíaca geralmente evolui por meses ou anos com sintomas evolutivos, e, assim, é considerada crônica.

A forma de apresentação aguda é comumente vista como edema agudo do pulmão ou como choque cardiogênico, que representam situações graves em consequência de insultos agudos como infarto agudo do miocárdio, mau funcionamento agudo de válvulas por rotura ou tromboembolismo pulmonar maciço.

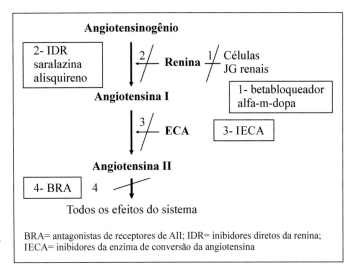

Fig. 62.4 Possibilidades de inibição do sistema renina-angiotensina.

Há um reconhecimento, mais recentemente explorado, da insuficiência cardíaca agudamente descompensada em pacientes com insuficiência cardíaca crônica que, por razões variadas, descompensados agudamente, com intensas congestões, ou quadros de hiperfusão, como resultado da evolução da doença, ou por intercorrências, como por exemplo infecções pulmonares, ou por uso inadequado do tratamento instituído. Esses são os pacientes que mais frequentemente se encontram internados nas nossas unidades de tratamento intensivo.[28]

TRATAMENTO FARMACOLÓGICO

Considerações gerais

O tratamento farmacológico da insuficiência cardíaca tem evoluído consideravelmente nos últimos anos com a melhor compreensão do mecanismo de ação dos fármacos e, principalmente, pela melhor utilização da metodologia científica, avaliando-se sua eficácia em ensaios clínicos randomizados que testam, em terapêutica clínica (em seres humanos), seu real papel no tratamento da síndrome, afastando-se assim do empirismo que até um passado recente norteava as condutas.

Considerando-se que a síndrome de insuficiência cardíaca tem desfechos clínicos da mais alta relevância, como mortalidade e morbidade incapacitante, que exigem cuidados hospitalares, consideraremos de início, na sequência da apresentação dos fármacos utilizados para tratamento da insuficiência cardíaca, aqueles que reconhecidamente são capazes de melhorar esses dois desfechos.

Tal atitude tem por finalidade estabelecer que esses grupos de fármacos sejam parte integrante do tratamento da insuficiência cardíaca, e não os utilizar, exceto por uma impossibilidade muito bem demonstrada, se constitui numa prática médica de menor qualidade.[29,30-33]

Tratamento da insuficiência cardíaca crônica

ATENUADORES DO SISTEMA RENINA-ANGIOTENSINA-ALDOSTERONA

São assim considerados os inibidores da enzima conversora da angiotensina, os antagonistas da angiotensina II e, mais recentemente, os inibidores diretos da renina, além dos antialdosterônicos (Fig. 62.4).

INIBIDORES DA ENZIMA CONVERSORA DA ANGIOTENSINA (IECAs)

Introdução

São, a rigor, o primeiro grupo de medicamentos com o qual se demonstrou a capacidade de reduzir mortalidade em insuficiência cardíaca.[34]

Seu uso se fundamenta no conhecimento de que, quando ativado, o sistema renina-angiotensina gera produção plasmática e tissular de angiotensina II que é capaz de intensificar o estado de vasoconstrição existente em insuficiência cardíaca, além de desenvolver uma ação trófica e fibrosante que determina remodelamento cardíaco.

Mecanismo de ação

Os IECAs agem inibindo a enzima de conversão da angiotensina que se encontra na superfície capilar pulmonar, impedindo a formação de angiotensina II a partir da angiotensina I.[35-39]

Além disso, os IECAs também impedem a degradação da bradicinina, o que tem sido apontado por alguns como parcialmente responsável pela dilatação vascular.[40]

Esse próprio acúmulo de bradicinina tem sido responsabilizado pelo surgimento de tosse seca em uma percentagem apreciável de casos (10 a 12%).[41]

Também reduz, pela mesma razão de diminuição de formação da angiotensina II, a estimulação de formação de aldosterona. Essa última ação é sobrepujada por outros estímulos que induzem à formação de aldosterona, sendo, portanto, fugaz.[42]

Os inibidores da enzima conversora da angiotensina também exercem sua ação terapêutica por diversos outros mecanismos, ilustrados no Quadro 62.2.

Seu efeito básico, como já mencionado, refere-se ao efeito inibidor da formação de angiotensina II por inibição da ECA, enzima conversora da angiotensina I.

Como, ao agir no receptor específico tipo I, a angiotensina II exerce todos os efeitos conhecidos do sistema ativado, decorrem daí então, por sua diminuição de produção, todos os benefícios identificados dos inibidores da enzima conversora da angiotensina, inclusive a diminuição do efeito constritor da angiotensina II, com consequente redução da pós-carga, além de sua interação com múltiplos sistemas hormonais e das cadeias protrombóticas e inflamatórias, favorecendo a remodelação ventricular.

A redução da produção de angiotensina II origina diversos benefícios, como a diminuição da sua ação vasoconstritora arteriolar e venosa e sua ação trófica e tóxica no miocárdio.

Além disso, a angiotensina II atua como facilitadora da atividade simpática e da liberação de vasopressina, como estimulante de endotelina, com consequente menor produção de NO, e como estimulante da produção de inibidor do ativador de plasminogênio (PAI-1). Além disso, a atividade parassimpática é aumentada com a inibição da ECA, além de promover a maior produção de NO e reduzir a trombogenicidade da condição.

A diminuição da produção da aldosterona tem merecido interesse particular, pois, além da sua ação na retenção de Na e água, também atua através de receptores específicos em fibroblastos, estimulando a proliferação desses e sua produção de colágeno tipo I, que contribui para uma remodelagem indesejável.

Por outro lado, a diminuição da degradação da bradicinina possivelmente também concorre para efeitos benéficos, tanto na remodelação molecular como na origem de prostaglandinas vasodilatadoras (Quadro 62.2).

Propriedades farmacológicas

A despeito de algumas variações de suas propriedades farmacológicas, funcionam essencialmente da mesma maneira no contexto da insuficiência cardíaca, como grupo de medicamentos da mesma classe (Quadro 62.3).

Os inibidores da enzima conversora de angiotensina são habitualmente bem tolerados, e a ocorrência de tosse seca é atribuída possivelmente ao acúmulo pulmonar de bradicinina, seu efeito colateral mais frequente, e que às vezes impossibilita o seu uso continuado.

Como pacientes em insuficiência cardíaca congestiva têm seu sistema renina-angiotensina (SRA) muito ativado, inclusive pelo uso concomitante de diuréticos, pode ocorrer hipotensão arterial no início do tratamento, razão por que se deve iniciá-lo com doses pequenas, com elevação progressiva até a meta de dosagem preestabelecida, se tolerado.

Quadro 62.2 Mecanismos de ação dos inibidores da enzima conversora da angiotensina

1. Ação neuro-hormonal

Redução da angiotensina II
Aumento da bradicinina
Redução da atividade simpática
Redução da vasopressina
Redução de aldosterona
Redução de endotelina
Redução de PAI-1
Outros

2. Ação hemodinâmica

Redução da pós-carga
Redução da pré-carga

3. Ação trófica

Redução de remodelagem ventricular

Quadro 62.3 Propriedades farmacológicas dos inibidores da enzima conversora da angiotensina

Grupo	Pró-droga	Via de Eliminação	Posologia Diária	Tomadas ao Dia
Sulfidril				
Captopril	Não	Renal	25-150 mg	2-3
Carboxil				
Enalapril	Sim	Renal	5-40 mg	1-2
Lisinopril	Não	Renal	10-80 mg	1
Ramipril	Sim	Renal	2,5-10 mg	1-2
Cilazapril	Sim	Renal, GI	2,5-10 mg	1
Benazapril	Sim	Renal, hepática	5-20 mg	1-2
Trandolapril	Sim	....	...	...
Fosfinil				
Fosinopril	Sim	Renal, hepática, GI	5-40 mg	1

Quadro 62.4 Estudos com os inibidores da enzima conversora da angiotensina

Estudo	Ano	N	IECA	Condição
CONSENSUS[44]	1987	253	Enalapril	ICC CF IV
V-HeFT II[45]	1991	804	Enalapril	ICC CF II e III
SOLVD[46]	1991	2.569	Enalapril	ICC CF II e III
SAVE[47]	1992	2.231	Captopril	ICC CF II e III
SOLDV prevenção[48]	1992	4.228	Enalapril	ICC CF I
AIRE[49]	1993	2.003	Ramipril	IAM ICC
GISSI-3[50]	1994	19.394	Lisinopril	IAM
TRACE[51]	1995	1.749	Trandolapril	IAM disfunção VE
ISIS[52]	1995	58.050	Captopril	IAM disfunção VE

Pode também reduzir a função renal quando o fluxo renal está muito comprometido, o que exige a monitorização de ureia, creatinina e K sérico, nesse último caso principalmente quando diuréticos poupadores de potássio estão em uso.

Estudos que fundamentam seu uso clínico

Os estudos apresentados no Quadro 62.4 são os principais a demonstrar efeitos benéficos, inclusive de redução de mortalidade, além de outros benefícios de melhora de sintomas, redução de hospitalização e melhora da fração de ejeção.

Tais benefícios foram demonstrados numa ampla gama de apresentações de insuficiência cardíaca quanto à sua classe funcional e etiologia.

Seu emprego em insuficiência cardíaca com disfunção sistólica é obrigatório, exceto quando da existência de algum impedimento absoluto, como tosse muito incomodativa ou hipotensão sintomática ou estenose bilateral de artéria renal.

O estudo ATLAS[43] nos aponta para a necessidade de ter como meta alcançar as maiores doses plenas demonstradas nos ensaios clínicos, de modo a se promover todo o benefício demonstrado com essas medicações.

ANTAGONISTAS DA ANGIOTENSINA II

Introdução

Os antagonistas de angiotensina II representam um grupo de drogas que inibem o sistema renina-angiotensina (SRA) por um mecanismo de bloqueio seletivo de receptores específicos de angiotensina II, os receptores AT1, impedindo assim todas as ações da angiotensina II. O protótipo dos antagonistas de angiotensina II é o losartan, porém, além dele, já se encontram em uso clínico vários outros; losartan, valsartan, irbesartan e candesartan já foram testados no contexto de insuficiência cardíaca.

Seu perfil hemodinâmico em muito se assemelha ao uso dos inibidores da enzima conversora de angiotensina, e o seu atributo principal é a uma melhor tolerabilidade, já que não se associa ao aparecimento de tosse, como ocorre com certa frequência no emprego dos IECAs.[53,54]

Mecanismo de ação

Os antagonistas da angiotensina II impedem a ativação do receptor tipo I da angiotensina II.

Dessa forma, produzem os benefícios da falta da estimulação desse receptor, observados no caso dos inibidores da enzima conversora da angiotensina, já que com os IECAs há diminuição do estímulo desses receptores, devido à redução da produção da angiotensina II, como já visto anteriormente.

Há ainda a possível vantagem adicional de produzirem um bloqueio mais completo do sistema, impedindo que vias alternativas de formação da angiotensina II, não bloqueadas pelos inibidores da enzima conversora da angiotestina, a exemplo da via da quinase, promovam o escape do bloqueio.

Além disso, por não interferirem com a degradação da bradicinina, ela não se acumula com o seu uso, e por isso não aparece como seu efeito colateral, como pode acontecer no caso dos inibidores da enzima conversora da angiotensina.

Propriedades farmacológicas

Os antagonistas da angiotensina II estão disponíveis para uso clínico. Os testados no contexto de insuficiência estão no Quadro 62.5.

Estudos que fundamentam seu uso clínico

A experiência acumulada até o momento com o uso dos antagonistas de angiotensina II em insuficiência cardíaca congestiva justifica o seu emprego em pacientes que não podem utilizar os inibidores da enzima conversora da angiotensina.

Em casos selecionados resistentes aos inibidores da enzima conversora da angiotensina, pode haver benefício em acrescentar antagonistas da angiotensina II, com a cautela devida relacionada a hipotensão e insuficiência renal.

Quadro 62.5 Propriedades farmacológicas dos antagonistas da angiotensina II

Fármaco	Pró-droga	Via de Eliminação	Posologia Diária (mg)	Tomadas ao Dia
Losartan	Sim	Renal/hepática	50-100	1
Valsartan	Não	Renal/hepática	80-320	1
Irbesartan	Não	Hepática/renal	150-300	1
Candesartan	Sim	Hepática/renal	8-16	1
Telmisartan	Não	Fezes	40-80	1
Olmesartan	Não	Renal/fezes	20-40	1

Quadro 62.6 Principais estudos com antagonistas da angiotensina II em ICC

Estudo	Ano	N	BRA	Condição
ELITE II[55]	2000	3.152	Losartan	ICC CF II-IV
OPTIMAAL[56]	2002	5.477	Losartan	IC IAM
(Val-HeFT)[57]	2001	5.010	Valsartan	ICC CF II e III
VALIANT[58]	2003	14.703	Valsartan	IAM e IC
CHARM[59]	2003	7.601	Enalapril	IC CF II-III

Quadro 62.8 Estudo com inibidor direto da renina

Estudo	Ano	N	IDR	Condição
ALOFT[61]	2008	302	Alisquireno	IC II-IV

Estudos que fundamentam seu uso clínico

O estudo inicial de alisquireno comprova sua eficácia em reduzir BNP plasmático, além do que já é alcançado pela terapêutica habitual, inclusive com o uso de losartan, e sugere benefícios. Estudos que avaliam desfechos clínicos estão em andamento (Quadro 62.8).

ANTIALDOSTERÔNICOS

Introdução

Os antialdosterônicos de efeito comprovado em insuficiência cardíaca são a espironolactona e a eplerenona. A primeira é mais antiga e mais utilizada. A espironolactona age como um antagonista de receptores de aldosterona com menor especificidade que a eplerenona, daí por que também bloqueia receptores androgênicos, o que ocasionalmente resulta em ginecomastia no paciente do sexo masculino (cerca de 10%).

Mecanismo de ação

A espironolactona e a eplerenona são antagonistas da aldosterona, bloqueando o seu receptor no túbulo contorcido distal, o que facilita a excreção de Na e retenção de K.

Também bloqueiam a ação de aldosterona em receptores específicos de fibroblastos, reduzindo a produção de colágeno tipo l, o que pode favorecer o processo de remodelagem miocárdica que ocorre na insuficiência cardíaca congestiva.

Seu efeito indesejável mais comum é a indução de ginecomastia, que ocorre em cerca de 10% dos seus usuários, com mastalgia intolerável em 1%.

Seu efeito mais temível é a elevação do nível sérico de K^+, principalmente na presença de insuficiência renal, o que exige frequente monitorização durante o seu emprego, principalmente quando a creatinina sérica estiver acima de 2 mg%.

Propriedades farmacológicas

São drogas de metabolização hepática. A espironolactona é mais eficaz quando tomada com alimentos. A eplerenona não sofre influência da alimentação (Quadro 62.9).

Estudos que fundamentam seu uso clínico

O estudo RALES[62] com espironolactona mostrou sua eficácia em reduzir a mortalidade em pacientes graves, portadores de insuficiência cardíaca CF IV ou CF III que apresentassem características de CF IV nos últimos 6 meses.

INIBIDORES DIRETOS DA RENINA

Introdução

A inibição direta da renina já foi tentada em passado distante com eficácia comprovada e limitada aplicação clínica, dada a impossibilidade de uso oral dos fármacos.

Décadas depois dos estudos iniciais com a saralazina, agora, como resultado de consideráveis investimentos em engenharia genética, a criação de modelos transgênicos de animais que expressam a renina humana possibilitou experimentações que levaram ao surgimento de medicamentos com uso oral.

O alisquireno[60] é o protótipo dos inibidores da renina, e, além de ser usado como anti-hipertensivo, foi utilizado em insuficiência cardíaca em estudo recentemente publicado.

Mecanismo de ação

Age diretamente na renina, impedindo a sua ação no angiotensinogênio, do que resulta diminuição da produção de angiotensina I e angiotensina II.

Diminui portanto a atividade plasmática da renina, em oposição aos demais medicamentos mencionados anteriormente, que promovem aumento dessa atividade.

Propriedades farmacológicas

Os inibidores diretos da renina, representados pelo protótipo do alisquireno, mostram-se agentes anti-hipertensivos eficazes, e recentemente vêm sendo empregados experimentalmente no contexto da insuficiência cardíaca. São de fácil utilização e boa tolerabilidade. (Quadro 62.7).

Quadro 62.7 Propriedades farmacológicas do inibidor direto da renina

Fármaco	Pró-droga	Via de Eliminação	Posologia Diária (mg)	Tomadas ao Dia
Alisquireno	Não	Fezes	150-300	1

Quadro 62.9 Propriedades farmacológicas dos antialdosterônicos

	Pró-droga	Via de Eliminação	Posologia Diária (mg)	Tomadas ao Dia
Espironolactona	Não	Hepática	25-100	1
Eplerenona	Não	Hepática	25-50	1

Quadro 62.10 Estudos com antialdosterônicos

Estudo	Ano	N	Antialdosterônico	Condição
RALES[62]	1999	1.663	Espironolactona	IC III-IV
EPHESUS[63]	2003	6.632	Eplerenona	IAM com disfunção ventricular

Se esses dados podem ser extrapolados para CF I e II é ainda matéria de discussão e ainda está sendo testado em um estudo que está sendo conduzido.

A eplerenona não está disponível no Brasil no momento (Quadro 62.10).

BETABLOQUEADORES

Introdução

Os betabloqueadores representam um grande avanço farmacológico, talvez o mais significativo, para o tratamento da insuficiência cardíaca congestiva,[64,65] principalmente com os recentes trabalhos realizados com o carvedilol, o bisoprolol e o metoprolol de liberação lenta, e, mais recentemente, com o nebivolol.[66]

Há alguns anos, pesquisadores suecos vinham demonstrando sua experiência com o uso dos betabloqueadores em insuficiência cardíaca congestiva, com melhora dos sintomas em um bom número de casos.[67]

De início, e na realidade até recentemente, o emprego dos betabloqueadores encontrava certa incredulidade e reservas por parte de um número de cardiologistas, pelo receio do seu efeito depressor da contratilidade miocárdica, que já se encontra comprometida no curso da insuficiência congestiva. Tal receio não é obviamente sem razão, e prova disso é a evolução desfavorável que alguns pacientes apresentam com o seu uso, principalmente com as primeiras doses, e no paciente em situação instável de piora da insuficiência cardíaca.

As evidências acumuladas nos últimos anos vieram a consolidar seu emprego em insuficiência cardíaca congestiva em todas as classes funcionais, em forma isquêmica ou não isquêmica de cardiopatia.

Mecanismos de ação

Os betabloqueadores exercem seus efeitos benéficos em insuficiência cardíaca congestiva por diversos mecanismos, registrados mais plenamente depois de algum tempo de uso.

O Quadro 62.11 enumera alguns desses possíveis benefícios.

Quadro 62.11 Efeitos dos betabloqueadores em ICC

- Redução da frequência cardíaca
- Controle da pressão arterial
- Controle das arritmias
- Diminuição da renina
- Maior expressão de betarreceptores
- Proteção miocárdica contra efeitos tóxicos da ativação simpática exacerbada
- Proteção contra efeitos imunológicos mediados por estimulação simpática
- Melhor utilização de substrato energético

Como resultado desses efeitos, tem-se a comprovação de remodelação ventricular favorável, melhora da fração de ejeção, melhora clínica e da sobrevida.

Seu uso deve ser judicioso em pacientes agudamente descompensados, ou com congestão não corrigida.

Hipotensão poderá ser um fator limitante, assim como bradicardias ocasionais, requerendo às vezes o ajuste de outros medicamentos para corrigi-las.

Propriedades farmacológicas

Os betabloqueadores mais utilizados para o tratamento de insuficiência cardíaca congestiva, com comprovação demonstrada em ensaios clínicos de insuficiência cardíaca, são o carvedilol, o bisoprolol, o metoprolol e, mais recentemente, o nebivolol.

O carvedilol é o betabloqueador mais extensamente testado e apresenta suas propriedades bloqueadoras acrescidas de uma ação alfabloqueadora e de propriedades antioxidantes.[68] O quanto essas duas últimas propriedades acrescentam de benefícios às suas comprovadas ações de redução de mortalidade, melhora da classe funcional e da fração de ejeção nunca foi definitivamente comprovado.

Sua introdução no tratamento da insuficiência cardíaca congestiva deve ser feito muito judiciosamente, depois que o paciente já atingiu um período de compensação parcial com as demais intervenções, recomendando-se seu início algum tempo depois do desaparecimento do edema de membros inferiores, geralmente 2 semanas.

A dose de início é de 3,125 mg 2 vezes ao dia com o propósito de ir dobrando essa dose a períodos de 2 semanas, até se atingir a dose ideal de 25 mg 2 vezes ao dia, desde que tolerado pelo paciente.

Limitações ao seu emprego são bradicardias sintomáticas, asma brônquica, entre outras.

Observa-se uma tendência a uma piora inicial dos sintomas durante os 2 primeiros meses de tratamento, com retorno a uma situação de progressiva melhora daí por diante.

Quadro 62.12 Propriedades farmacológicas dos betabloqueadores

Fármaco	Pró-droga	Via de Eliminação	Ação	Posologia	Tomadas ao Dia
Carvedilol	Não	Hepática	Betabloqueador não seletivo, bloqueador alfa-adrenérgico, antioxidante	6,250-50	2
Bisoprolol	Não	Hepática	$\beta1$-seletivo	1,25 – 10	1
Metoprolol	Não	Hepática	$\beta1$-seletivo	25-200	1
Nebivolol	Não	Hepática	$\beta1$-seletivo, $\beta3$-agonista (vasodilatação por NO). Ação antioxidante		1

Quadro 62.13 Estudo com betabloqueadores em IC

Estudo	Ano	N	BRA	Condição
US-Carvedilol the effect of carvedilol on morbidity and mortality in patients with chronic heart failure	1996	1.094	Carvedilol	ICC CF II-III
CIBIS II The cardiac insufficiency bisoprolol Study II (CIBIS-II): a randomised trial	1999	2.647	Bisoprolol	IC CF II-IV
MERIT-HF Effect of metoprolol CR/XL in chronic heart failure. Metoprolol CR/XL randomised intervention trial in congestive heart failure	1999	3.991	Metoprolol – XR	ICC CF II e IV
SENIORS Randomized Trial to determine the effect of nebivolol on mortality and cardiovascular hospital admission in elderly patients with heart failure	2005	2.128	Nebivolol	IC idosos

O bisoprolol[69] e o metoprolol[70] são utilizados com os mesmos cuidados aplicados ao emprego do carvedilol.

Recomenda-se o uso do bisoprolol com dose de início de 1,26 mg ao dia, com a meta de atingir a dose de 10 mg ao dia após algumas semanas de titulação progressiva.

Com o metoprolol de liberação lenta, preconiza-se a dose de início de 12,5 mg ao dia, com a meta de atingir 200 mg ao dia, progressivamente.

O nebivolol, de introdução mais recente, apresenta propriedades parecidas com as do carvedilol, e é mais beta-1-específico (Quadro 62.12).

Evidências baseadas em ensaios clínicos randomizados

Diversos ensaios clínicos já concluídos atestam o benefício do emprego de betabloqueadores em insuficiência cardíaca congestiva, destacando-se entre eles os estudos Carvedilol[71], COPERNICUS[72] e CAPRICORN[73] com o carvedilol, os estudos CIBIS[74] com o bisoprolol, o MERIT[75] com o metoprolol e o SENIORS[76] com o nebivolol.

Estudos representativos do uso em insuficiência cardíaca são apresentados no Quadro 62.13.

DIURÉTICOS

Introdução

São os agentes por via oral mais efetivos para o controle de sintomas da insuficiência cardíaca congestiva, rotineiramente empregados quando da existência de congestão pulmonar e edemas.[77]

Também servem ao propósito de manter a eficácia dos outros agentes que tendem a reter sódio com o seu uso continuado.

São disponíveis para uso clínico: os tiazídicos, os diuréticos de alça e os poupadores de K.

Os diuréticos tiazídicos são derivados sulfonamídicos e têm como seus representantes principais a clorotiazida e a hidroclorotiazida. Modificações de seu núcleo benzotiazínico têm originado outras substâncias que podem ser enquadradas nesse grupo, como a clortalidona, a indapamida, entre outras.

Os diuréticos de alça são a furosemida, a bumetamida e o ácido etacrínico, entre outros. Os diuréticos poupadores de K são a amilorida, a espironolactona, a eplerenona e o triantereno.

Mecanismo de ação

Os tiazídicos agem impedindo a reabsorção de Na no túbulo contorcido distal; com isso, promovem leve diurese.

Os diuréticos de alça agem no ramo ascendente da alça de Henle, inibindo a proteína responsável pelo transporte de Na/K/2Cl. São os diuréticos mais potentes, podendo agir mesmo em situações em que a função renal esteja comprometida.

Dentre os diuréticos poupadores de potássio, os mais usados são a amilorida e a espironolactona.

A amilorida age nos túbulos coletores impedindo a reabsorção de Na e a eliminação de K.

A espironolactona e a eplerenona são antagonistas da aldosterona bloqueando os seus receptores no túbulo contorcido distal, facilitando a excreção de Na e a retenção de K. Esses últimos agentes, já descritos anteriormente, são utilizados hoje em dia com a qualidade fundamental de serem antifibrosantes, favorecendo a remodelação reversa.

Propriedades farmacológicas

O uso clínico de diuréticos já se encontra bem estabelecido há algum tempo.[78,79]

Os tiazídicos são diuréticos leves e têm sua ação impedida na presença de insuficiência renal. São úteis no tratamento de insuficiência cardíaca congestiva leve, ou em conjunção com diuréticos de alça, quando estes se mostram pouco eficazes em casos de insuficiência cardíaca congestiva refratária.

Seus principais efeitos colaterais são a hipocalemia e a hipomagnesemia, de particular importância na insuficiência cardíaca congestiva, dado o uso concomitante de digital, podendo por isso potencializar o aparecimento de arritmias.

Seu efeito de retenção de cálcio não costuma ser de maior expressão, porém pode ser útil na prevenção de osteoporose.

Como efeitos indesejáveis, apresentam ainda intolerância à glicose, alterações do perfil lipídico, com aumento do colesterol total e de triglicerídios, e ativação do sistema renina-angiotensina (SRA).

Dos principais tiazídicos ou derivados, a hidroclorotiazida e a clortalidona são mais utilizadas na forma mais intensa de insuficiência cardíaca congestiva. A mais utilizada dentre eles é a furosemida, que pode ser usada tanto por via oral como por via venosa. Em situações de edema agudo de pulmão, tem-se demonstrado um efeito direto da furosemida sobre a resistência vascular pulmonar, promovendo sua redução antes que se registre seu efeito diurético.[80]

Podem induzir os mesmos efeitos metabólicos descritos com os tiazídicos, e, principalmente em doses mais elevadas, podem lesar o oitavo par craniano, com hipoacusia reversível ou não. Esse último efeito colateral atua sinergisticamente com o uso concomitante de antibióticos aminoglicosídios.

Quadro 62.14 Propriedades farmacológicas dos diuréticos

Diurético/Via	Dose Diária (mg)	Início da Ação (horas)	Pico da Ação (horas)	Duração da Ação (horas)
Tiazídicos				
Hidroclorotiazida	25-100	2	4-6	6-12
Clorotiazida	250-2.000	1-2	4	6-12
Clortalidona	12,5-50	2	2-6	24-72
Indapamida	1,5-5,0	1-2	2	36
Diuréticos de Alça				
Furosemida (IV)	20-160	5 min	30 min	2-4
(VO)	20-160	30 min	1	6-8
Bumetamida (IV)	0,5-2,0	5 min	30-60 min	2
(VO)	0,5-2,0	0,5-1	1-2	4-6
Poupadores de Potássio				
Espironolactona	25-100	24-48	48-72	48-72
Amilorida	5-20	8-16	16-24	24
Triantereno	100-300	8-16	16-24	24

A furosemida é usada habitualmente por via oral numa dosagem de 40 a 160 mg, em 1 ou 2 tomadas ao dia.

Pode ser usada por via IV, que é preferível em situações agudas ou em estados edematosos mais pronunciados ou resistentes. Quando da presença de insuficiência renal, sua dosagem pode ser muito aumentada, para até 1 a 2 g em infusão lenta.

A amilorida é um diurético pouco potente e tem como vantagem, quando em associação ao tiazídico, promover a retenção de K e Mg. Pode ter como efeito indesejável a elevação do K sérico, principalmente na presença de insuficiência renal.

A espironolactona é mais eficaz como diurético em situações que se associam a grandes elevações de aldosterona, como nas ascites associadas a hepatopatias.

Tem no entanto um efeito diurético coadjuvante ao uso de diuréticos de alça e é utilizada com a intenção de poupar potássio.

Como já mencionado, bloqueia também a ação de aldosterona em receptores específicos de fibroblastos, reduzindo a produção de colágeno tipo I, o que viria a favorecer o processo de remodelagem miocárdica que ocorre na insuficiência cardíaca congestiva.

Seu efeito indesejável mais comum é a indução de ginecomastia, podendo também elevar o nível sérico de K, principalmente na presença de insuficiência renal.

A espironolactona tem sido empregada em doses de 25 a 100 mg/dia; na insuficiência cardíaca congestiva, são mais recomendáveis as dosagens mais baixas. Recentemente surgiu a eplerenona, como sucedâneo da espironolactona, com propriedades semelhantes porém com maior especificidade para o bloqueio da aldosterona, daí por que se associa menos ao aparecimento de ginecomastia, já que não bloqueia receptores androgênicos em mamas, como ocorre com a espironolactona. Ocasionalmente, em casos resistentes ao uso de diuréticos, um resultado favorável pode ser obtido com a combinação de um tiazídico e um diurético de alça (Quadro 62.14).

Evidências baseadas em ensaios clínicos randomizados

Os diuréticos têm sido sistematicamente utilizados nos grandes ensaios terapêuticos de insuficiência cardíaca congestiva, tanto nos grupos controle como nos de teste de drogas, por serem considerados elementos básicos para o alívio das manifestações congestivas.

Os tiazídicos e os diuréticos de alça nunca foram, por isso, submetidos a estudos de desfechos clínicos, porém o interesse no assunto é crescente, e em breve deveremos ter algumas informações conclusivas sobre o assunto.[82]

Questiona-se um possível efeito deletério dos diuréticos quando utilizados abusivamente em situações agudas.[83]

A espironolactona mostrou-se capaz de reduzir a mortalidade em pacientes com insuficiência cardíaca congestiva de classes funcionais III e IV, e a eplerenona demonstrou capacidade de prevenir a mortalidade em portadores de disfunção ventricular pós-infarto.

DIGITÁLICOS

Introdução

Os compostos digitálicos são empregados no tratamento da insuficiência cardíaca congestiva há mais de 200 anos.

O termo compostos digitálicos refere-se ao grupo de glicosídios esteroides cardioativos com propriedades inotrópicas e eletrofisiológicas. São extraídos principalmente de plantas da família das apocináceas: *Digitalis lanata* e *Digitalis purpurea*, daí o nome digitálicos. Seus produtos mais utilizados são a digoxina e a digitoxina.

Mecanismo de ação

Sua ação inotrópica positiva se deve, em última análise, ao favorecimento que proporciona de disponibilidade de cálcio junto às proteínas contráteis, do que resultam a dissociação de tropomiosina e maior possibilidade de sítios de interação entre actina e miosina.

O digital consegue tal ação por diversos modos, e o principal deles é a inibição da proteína de membrana sarcoplasmática Na-K-ATPase, o que impede o efluxo ativo de Na, possibilitando sua troca com o Ca extracelular e seu consequente influxo. Outros possivelmente incluem abertura de canais lentos de cálcio e redução da captação do retículo sarcoplasmático do cálcio.

Seu efeito eletrofisiológico se traduz por alentecimento da condução atrioventricular do estímulo elétrico, ação essa que é particularmente benéfica no paciente com fibrilação atrial. Isso se deve ao estímulo vagal proporcionado pelo digital, além de sua ação direta nas células da junção.

O estímulo vagal ou a melhoria das condições hemodinâmicas, com consequente menor estimulação simpática, causam redução da frequência cardíaca.

Quadro 62.15 Propriedades farmacológicas dos digitálicos

Digitálico	Absorção VO	Início da Ação (min)	Máximo (h)	Meia-vida Plasmática	Eliminação	Dose Diária
Digoxina	55% a 75%	90	4-6	36 a 48 h	Renal, GI	0,125 a 0,25 mg
Digitoxina	90% a 100%	30-120	4-12	4 a 6 dias	Hepática	0,1 mg
Lanatosídeo C	Incerta	10-30	1 a 2	33 h	Renal	Uso venoso

Outra ação importante do digital é a neuromodulação que proporciona, principalmente ao nível dos barorreceptores, estabelecendo sua ação frenadora do centro regulador vasomotor, diminuindo o estímulo simpático.

Uma leve ação diurética é também verificada com o digital.

Propriedades farmacológicas

Os digitálicos têm lugar garantido no tratamento da insuficiência cardíaca congestiva em todos os casos em que se constate disfunção sistólica sintomática.[84] Os benefícios são facilmente evidenciados nos pacientes que se apresentam com insuficiência cardíaca congestiva e fibrilação atrial, nos quais a sua ação efetiva no controle da frequência ventricular, permitindo um melhor enchimento diastólico ventricular, se alia à sua ação inotrópica.[85] Também nos pacientes com ritmo sinusal porém se registram benefícios, embora essa situação tenha sido motivo de controvérsias recentes.[86]

Sua faixa terapêutica é relativamente estreita, com níveis terapêuticos plasmáticos de 0,8 a 2,0 µg/L.

O uso atual de digitálicos para o tratamento da insuficiência cardíaca congestiva recomenda menor ênfase na dose de impregnação, como se fazia no passado, e uma dose de manutenção que raramente ultrapassa 0,25 mg/dia para a digoxina, que é o produto mais comumente utilizado nos dias atuais. Além disso, as doses são menores ou seu emprego é mais espaçado em doentes idosos, nefropatas e mulheres.[87,88] Também deve-se ter cuidado em prevenir a hipocalemia induzida por diuréticos.

Com essa nova atitude, se registram atualmente menos casos de intoxicação digitálica.

Quando esses casos surgem, o fazem sob a forma de manifestações digestivas: anorexia, náuseas, vômitos ou diarreia ou arritmias cardíacas: extrassistolia ventricular, taquicardia ou bradicardia sinusal e bloqueios AV.

Quando se suspeita de sua ocorrência, a medida mais eficaz é a pronta suspensão do uso da droga, correção da hipocalemia, se houver, e raramente uso de antiarrítmicos, como drogas ou marca-passo.

Anticorpos para casos mais graves, como em tentativas de suicídio com a droga, podem ser empregados com êxito, embora raramente sejam utilizados.

Evidências baseadas em ensaios clínicos randomizados

No estudo DIG,[89] prospectivo, randomizado, comprovou-se em definitivo os benefícios a serem colhidos com o uso do digital em portadores de insuficiência cardíaca congestiva em ritmo sinusal no que tange à redução de piora dos sintomas, hospitalizações e morte por progressão da insuficiência cardíaca, embora não tenha sido demonstrada redução da mortalidade global. Uma análise posterior desse estudo mostrou ser prudente a utilização de digoxina em doses menores em pacientes do sexo feminino (Quadro 62.16).

VASODILATADORES ORAIS

Introdução

Isoladamente, os dilatadores venosos nitratos, utilizados por via oral, e ocasionalmente por via transdérmica,[90] o alfabloqueador prazosina e os dilatadores arteriais diretos, a exemplo da hidralazina, foram tentados no tratamento da insuficiência cardíaca com alguma eficácia[91] e comparados aos inibidores da enzima conversora da angiotensina, que demonstraram superioridade em relação aos primeiros.[92,93]

A combinação de nitrato e hidralazina em altas doses mostrou-se também inferior aos inibidores da enzima conversora da angiotensina. Por algum tempo se apresentaram como uma alternativa aos intolerantes ao emprego dos inibidores da enzima conversora da angiotensina. Com o surgimento dos antagonistas da angiotensina II, essa possibilidade praticamente desapareceu.

Recentemente, um estudo sugeriu seu potencial benefício em acréscimo ao tratamento com inibidores da enzima conversora da angiotensina em indivíduos da raça negra, teoricamente funcionando como tratamento doador de óxido nítrico.

Mecanismo de ação

A hidralazina age como vasodilatador arterial direto, promovendo o relaxamento da musculatura lisa das arteríolas de resistência.

Como consequência, há redução da pós-carga do ventrículo esquerdo, aumento do débito cardíaco e taquicardia reflexa. Sua ação vasodilatadora preferencialmente arteriolar pode determinar retenção líquida e edema de membros inferiores.

O nitrato libera óxido nítrico com subsequente ativação da guanilil ciclase, proporcionando dilatação, preferencialmente venosa, reduzindo dessa forma a pré-carga cardíaca, complementando a ação do dilatador arteriolar direto quando combinado a ele. Com ambos pode-se registrar queda da pressão arterial. Taquifilaxia é registrada com os dois fármacos.

Propriedade farmacológica

Nitratos e hidralazina em insuficiência cardíaca são utilizados em doses elevadas de cada um, resultando em muitos comprimidos em cada tomada, o que pode acrescentar alguma dificuldade ao manuseio desses pacientes, que ordinariamente já fazem uso de polifarmácia. Tem havido o interesse em produzir comprimidos que associem as drogas (Quadro 62.17).

Evidências baseadas em ensaios clínicos randomizados

O estudo V-HeFT mostrou resultados comparativos da combinação de altas doses de nitrato e ligeiramente inferiores de hidralazina numa população de portadores de insuficiência cardíaca. Esses resultados porém haviam sido superiores a placebo em estudo prévio. Anos depois, dosagem parecida, porém numa associação de nitrato e hidralazina em um mesmo comprimido, foi administrada em acréscimo à terapêutica padrão de insuficiência cardíaca em afro-americanos, mostrando resultados positivos de redução de desfechos clínicos relevantes (Quadro 62.18).

Quadro 62.16 Estudo randomizado com desfecho clínico com digital

Estudo	Ano	N	Digitálico	Condição
DIG[89]	1997	6.800	Digoxina	ICC CF I-IV

Quadro 62.17 Propriedades farmacológicas dos vasodilatadores orais

	Pró-droga	Via de Eliminação	Posologia Diária (mg)	Tomadas ao Dia
Nitrato	Não	Hepática	60-160	3 a 4
Hidralazina	Não	Hepática	100-300	3 a 4

Quadro 62.18 Estudos clínicos com vasodilatadores orais

Estudo	Ano	N	Antialdosterônico	Condição
V-HeFT II[94]	1991	804	Nitrato e hidralazina *versus* enalapril	IC II-III
A-HeFT[95]	2004	1.050	Nitrato e hidralazina	IC em pacientes da raça negra

Tratamento da IC aguda

O tratamento da insuficiência cardíaca aguda, além do uso de diuréticos, geralmente utilizados por via venosa, exige, com frequência, a utilização, por via intravenosa, de potentes vasodilatadores ou de agentes inotrópicos.

Na maioria dos casos, a escolha recai nos vasodilatadores, já que em boa parte esses casos se apresentam com sinais de congestão pulmonar e pressão arterial sistêmica em limites aceitáveis. A principal razão para escolha de um agente inotrópico nessa situação é a hipotensão.

VASODILATADORES VENOSOS

Introdução

Os vasodilatadores representam um grande avanço no tratamento da insuficiência agudamente descompensada.[96]

Por sua ação imediata, são capazes de promover intensas modificações hemodinâmicas que aliviam a congestão e favorecem a perfusão sistêmica.

Seu uso exige constante monitorização dos seus efeitos, pois a hipotensão arterial, com suas consequências, pode sobrevir, devendo ser prevenida ou imediatamente revertida.

Mecanismo de ação

Seu uso fundamenta-se na demonstração de que o coração em falência é muito sensível a variações da resistência periférica.

A Fig. 62.5 procura representar graficamente o que observações experimentais e clínicas têm documentado.

Enquanto o coração normal tolera amplas faixas de variação da resistência periférica, o coração em falência, principalmente quando grave, mostra-se muito sensível a pequenos aumentos dessa resistência, com resultante declínio do débito cardíaco. Em contrapartida, o coração em falência se beneficia consideravelmente de reduções da resistência periférica e da impedância aórtica.

Esse é o principal efeito da dilatação arteriolar dos vasodilatadores na insuficiência cardíaca congestiva.[97]

Um outro efeito se relaciona à diminuição da regurgitação mitral, principalmente durante o exercício, que os corações dilatados apresentam.

Sua ação venodilatadora sistêmica resulta em menor acúmulo de sangue na circulação central, diminuindo assim a congestão pulmonar. A diminuição do retorno venoso ao ventrículo direito permite, por redução da pressão pericárdica, um melhor retorno venoso ao ventrículo esquerdo, mantendo assim o débito sistêmico.

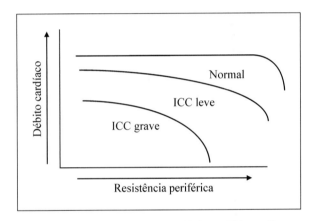

Fig. 62.5 Influência da resistência periférica no débito cardíaco.

Propriedades farmacológicas

O nitroprussiato de sódio é um potente vasodilatador misto, de ação arteriolar e venosa, que é usado por infusão venosa.

Seu principal mecanismo de ação se faz por meio de doação de NO livre, que, por intermédio da guanilil ciclase, promove dilatação muscular independente do endotélio.

Seu início de ação é quase imediato, requerendo constante monitorização durante sua infusão. Seu emprego, na dose de 0,5 a 10 µg/kg/min, que se deve iniciar lentamente, é para a situação de insuficiência cardíaca congestiva aguda em unidade de tratamento intensivo, com os cuidados de proteção do medicamento contra a exposição à luz, o que causaria sua degradação.

Tem como efeitos colaterais a indução de hipotensão arterial grave, habitualmente rapidamente reversível com a suspensão da droga e com a redução de sua infusão.

Em casos de infusão prolongada, de mais de 72 h, efeitos tóxicos podem se manifestar como resultado de acúmulo de tiocianato e cianeto, que se manifestam por astenia, *rash* cutâneo, cefaleia, desorientação, psicoses agudas, convulsão e coma.

Tal manifestação é mais registrada em pacientes com insuficiência renal, e sua profilaxia consiste no uso de hidroxicobalamina, 25 mg/h, que fixa o excedente de cianeto, transformando-se em cianocobalamina, que é excretada na urina.

A nitroglicerina venosa apresenta propriedade vasodilatadora quase tão potente quanto a do nitroprussiato de sódio, porém algo mais intenso,

Quadro 62.19 Propriedades farmacológicas dos vasodilatadores venosos

	Ação Vasodilatadora	Via de Eliminação	Posologia (µg/mg/min)	Cuidados Especiais
Nitroprussiato de sódio	Mista	Hepática	0,5 a 5	Proteção da luz Monitorização da PA
Nitroglicerina	Venosa	Hepática	0,10 a 0,25	Monitorização da PA
Nesiritida	Mista	– Proteólise lisossomal – Endopeptidase – Filtração renal	Bolo 2 µg/kg 0,015 a 0,03	Monitorização da PA

no território venoso. Seu emprego é privilegiado em casos de cardiopatia isquêmica por apresentar efeitos adicionais benéficos. Nesse contexto, como exemplo, cita-se a dilatação de vasos colaterais. A maior dificuldade do seu uso é a tolerância, que se estabelece de maneira mais ou menos rápida, não permitindo seu emprego por tempo mais prolongado.

A dose recomendada é iniciada com 0,10 a 0,25 µg/kg/min. A nesiritida é um derivado sintético do peptídio natriurético atrial do tipo B e demonstra propriedades vasodilatadoras potentes, ação excretora de sódio e inibidora do sistema renina-angiotensina, além de supressão simpática.

Sua dose de início recomendada é de 0,015 µg/kg/min, devendo ser titulada de acordo com a resposta.

Seu efeito colateral tem sido apenas o de hipotensão arterial, exigindo o controle rigoroso de sua infusão.

Recentemente tem havido questionamento quanto ao seu efeito deletério sobre a função renal, praticamente desfeito por estudo realizado em pacientes já portadores dessa disfunção sem que houvesse agravamento da disfunção.[98]

Seu emprego por infusões intermitentes não se revelou benéfico como inicialmente esperado[99] (Quadro 62.19).

Estudos que fundamentam seu uso clínico

Poucos estudos randomizados com desfechos clínicos foram realizados com vasodilatadores venosos desde a sua introdução no armamentário terapêutico da insuficiência cardíaca aguda.

Os estudos iniciais de eficácia comprovam sua importante ação hemodinâmica, como já ressaltado.

Um estudo mais recente permite a comparação a curto prazo de nitroglicerina com nesiritida e placebo, mostrando, a rigor, efeitos dos dois fármacos muito próximos (Quadro 62.20).

Quadro 62.20 Estudo comparativo com vasodilatadores venosos

Estudo	Ano	N	Vasodilatador	Condição
VMAC[100]	2002	489	Nitroglicerina × nesiritida × placebo	IC IV

INOTRÓPICOS

Introdução

Os inotrópicos aqui considerados são aqueles utilizados na fase aguda da insuficiência cardíaca, por infusão venosa.[101,102]

Destacam-se os agonistas beta-1, os inibidores da fosfodiesterase e os agentes sensibilizadores do cálcio.

Noradrenalina e adrenalina são usadas em medidas de ressuscitação ou choque.

Mecanismo de ação

Os agonistas beta-1 agem estimulando os receptores beta-1 cardíacos, possibilitando, através da mediação das proteínas G, a ativação da adenilil ciclase, resultando na formação da AMPc e daí de reações de fosforilação, que ativam a chegada de Ca às proteínas contráteis, estimulando assim a contratilidade cardíaca.

Os inibidores da fosfodiesterase impedem a ação de degradação dessa enzima na AMPc, aumentando assim o conteúdo intracelular dessa enzima e potencializando a contratilidade cardíaca (Fig. 62.6).

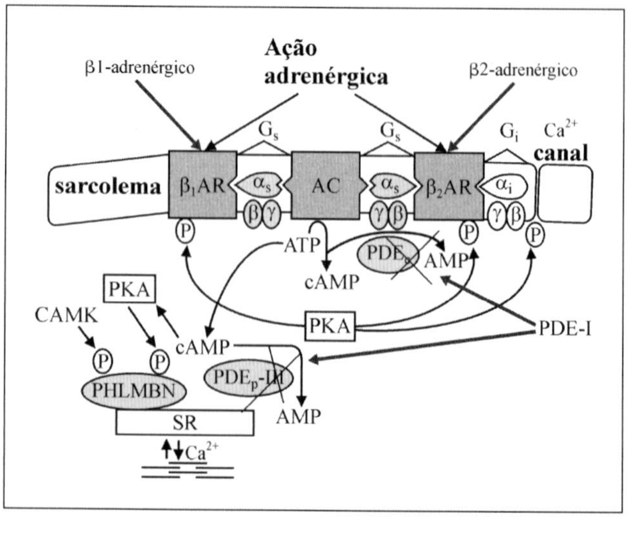

Fig. 62.6 Mecanismo de ação dos agentes adrenérgicos e inibidores da fosfodiesterase. $\beta_1 AR$ = receptor adrenérgico β_1; $\beta_2 AR$ = receptor adrenérgico β_2; AC = adenilil ciclase; G_i = proteína G inibitória com subunidade; ATP = adenosina trifosfato; cAMP = adenosina monofosfato cíclico; PDE_c = fosfodiesterase citosólica; PDE_p = fosfodiesterase associada a partículas ao retículo sarcoplasmático; SR = retículo sarcoplasmático; PHLMBN = fosfolambana; PKA = proteína cinase A dependente do adenosina monofosfato; CAMK = cinase ativada pela calmodulina; AMP = adenosina monofosfato.

Quadro 62.21 Propriedades farmacológicas dos inotrópicos venosos

	Bolo	Posologia (µg/kg/min)
Dobutamina	-	2-20
Dopamina	-	1 a 10
Milrinona	25-75 µg/kg em 20 min	0,375-075
Levosimendan	12-24 em 10 min	0,05 a 0,2

Os agentes inotrópicos sensibilizadores de cálcio agem por um mecanismo distinto, aumentando o inotropismo sem concentrar cálcio no interior do cardiomiócito. Eles estabilizam as mudanças de tropomiosina (de conformação) induzidas pelo cálcio, aumentando a possibilidade de interação entre a actina e a miosina.[103]

Propriedades farmacológicas

O Quadro 62.21 apresenta propriedades farmacológicas dos inotrópicos venosos. São agentes de potente efeito inotrópico, muitas vezes superior ao que possibilitam os digitálicos. Seu uso exige vigilância atenta devido a arritmias ou alterações das cifras pressóricas.

Dentre as drogas liberadas para uso clínico destacam-se, dos agonistas beta-1, a dopamina e a dobutamina, dentre os inibidores da fosfodiesterase, a milrinona, e dentre os sensibilizadores do cálcio, o levosimendan. A dopamina e a dobutamina têm ação no miocárdio, mas também apresentam ações periféricas através de estímulos em receptores adrenérgicos e dopaminérgicos.

A dopamina, infundida IV em doses pequenas de < 2 µg/kg/min, age principalmente nos receptores dopaminérgicos DA1 e DA2, promovendo vasodilatação coronariana e mesentérica e aumentando o inotropismo cardíaco sem modificar a resistência vascular periférica ou causar taquicardia. Em doses de 5 a 10 µg/kg/min, o inotropismo é máximo, porém seus demais efeitos são predominantemente de estímulo alfa-adrenérgico, com aumento da resistência vascular periférica e taquicardia.

A dobutamina possui efeitos beta-1, beta-2 e alfa-adrenérgicos e não ativa receptores dopaminérgicos. Enquanto tais efeitos no miocárdio induzem a um aumento da contratilidade, o equilíbrio de ações beta-2 e alfa-adrenérgica transcorre na resistência vascular periférica. Ocasionalmente, uma dessas ações prepondera, fazendo dela um leve vasodilatador ou vasoconstritor.

É habitualmente infundida IV, em doses de 5 a 20 µg/kg/min.

A milrinona inibe a fosfodiesterase III, e com isso AMPc se acumula no interior de células miocárdicas e da musculatura vascular lisa de vasos periféricos. Promove assim potente ação inotrópica e vasodilatadora periférica. Seu uso é recomendado como infusão IV em bolo de 50 µg/kg/min.

Os sensibilizadores do cálcio, cujo protótipo é o levosimendan, atuam por dois mecanismos principais que os tornam inodilatadores. Primeiro, ligam-se reversivelmente à troponina C, aumentando assim a contratilidade e, segundo, promovem abertura de canais de potássio, sensíveis à ATP, promovendo vasodilatação.

O levosimendan tem sido utilizado por infusão venosa contínua, em dose de manutenção de 0,1 mg/kg-1/min, durante 24 h, com ou sem uma dose de ataque de 12-24 mg/kg-1 em 10 minutos.

Estudos que fundamentam seu uso clínico

Essas medicações têm sido utilizadas no tratamento da insuficiência cardíaca agudamente descompensada, principalmente em condições em que há dificuldades do controle da PA com vasodilatadores.

Vários estudos de eficácia hemodinâmica comprovam seus benefícios, porém registram-se arritmias e efeitos indesejáveis a longo prazo.[106]

A tentativa do uso prolongado dessas drogas, com infusão intermitente de dobutamina, embora se associe a alívio temporário dos sintomas,

Quadro 62.22 Estudo comparativo de inotrópicos

Estudo	Ano	N	Inotrópicos	Condição
SURVIVE[109]	2007	1.327	Dobutamina × levosimendan	IC CF IV

se depara com a progressiva tolerância ao uso da droga, por redução da expressão de receptores adrenérgicos nas células miocárdicas, e aumento da mortalidade, que tem sido atribuído ao aumento da frequência cardíaca.

A milrinona por via oral foi testada em estudo prospectivo – PROMISE[105] – e demonstrou ter um efeito adverso na mortalidade, obrigando à interrupção prematura do estudo.

Os mesmos achados têm-se confirmado com outras drogas dessa categoria de inotrópicos não digitálicos, como o xamoterol, a ibopamina, entre outros.

O levosimendan mostra-se eficaz em situações agudas[106,107] e parece ter um menor perfil arritmogênico, porém, numa comparação direta com a dobutamina, publicada recentemente – estudo SURVIVE[108] –, os resultados entre as duas medicações foram essencialmente semelhantes.

Em pacientes em uso concomitante de betabloqueadores, dá-se preferência ao emprego de milrinona ou levosimendan como agentes inotrópicos.

Outros fármacos em condições especiais

Alguns fármacos têm sido usados na condição especial de insuficiência cardíaca decorrente de hipertensão pulmonar, destacando-se o sildenafil e o bosentan. O sildenafil[110] é um agente inibidor da fosfodiesterase-5, inicialmente usado para tratamento da disfunção erétil do homem.

Descobriu-se subsequentemente seu efeito vasodilatador na circulação, mais notadamente na circulação pulmonar, propiciando alívio sintomático parcial em portadores de insuficiência cardíaca por hipertensão pulmonar. De início, seu emprego se deu na hipertensão pulmonar primária e subsequentemente estendeu-se para formas secundárias e *cor pulmonale*.

Estudo recente demonstra potencial benéfico na insuficiência cardíaca por insuficiência ventricular esquerda.[111]

As doses utilizadas têm sido de 20 a 80 mg, 2 a 3 vezes ao dia, e 50 mg, 2 vezes ao dia, é a dosagem mais frequentemente utilizada.

O bosentam[112] é outro fármaco utilizado na mesma condição. Trate-se de um antagonista de receptor de endotelina utilizado na dosagem de 150 a 250 mg 2 vezes ao dia e com eficácia comprovada em reduzir sintomas nessa condição.

O iloprost, um análogo sintético da prostaciclina, tem sido igualmente utilizado como aerossol em casos resistentes.

O alto preço desses produtos dificulta seu uso mais sistemático.

Outros agentes têm sido usados experimentalmente na insuficiência cardíaca, como os receptores solúveis de TNF-alfa, mostrando resultados promissores, porém com barreiras práticas associadas à perspectiva do seu uso a longo prazo, dados a necessidade do seu uso parenteral e seu custo elevado.

Antiarrítmicos e anticoagulantes não encontram respaldo em ensaios randomizados para o seu emprego rotineiro em pacientes com insuficiência cardíaca congestiva.

O uso de antiarrítmicos[113] pode ser bastante útil em casos selecionados de risco, reconhecidamente aumentado para formas mais graves de arritmias que não estejam sendo controladas pelos betabloqueadores.

Da mesma forma anticoagulantes são benéficos nos que já apresentaram evidências de tromboembolismo pulmonar ou apresentam perspectivas de risco aumentado para o mesmo.

REFERÊNCIAS BIBLIOGRÁFICAS

1. DARGIE, H.J., MCMURRAY, J.J., MCOONAGH, T.A. Heart failure–implications of the true size of the problem. *J. Intern. Med.*, 239(4):309-15, 1996.
2. CURTIS, L.H., WHELLAN, O.J., HAMMILL, B.G. *et al.* Incidence and prevalence of heart failure in elderly persons, 1994-2003. *Arch. Intern. Med.*, 168(4):418-24, 2008.

3. AMMAR, K.A., JACOBSEN, S.J., MAHONEY, O.W. et al. Prevalence and prognostic significance of heart failure stages: application of the American College of Cardiology/American Heart Association heart failure staging criteria in the community. *Circulation, 115*(12):1563-70, 2007.
4. AZEVEDO, A., BETTENCOURT, P., DIAS, P., ABREU-LIMA, C., HENSE, H.W., BARROS, H. Population-based study on the prevalence of the stages of heart failure. *Heart, 92*(8):1161-3, 2006.
5. ERIKSSON H., WILHELMSEN L., CAIDAHL K., SVARDSUDD, K. Epidemiology and prognosis of heart failure. *Z. Kardiol., 80* Suppl 8: 1-6, 1991.
6. HOES, A.W., MOSTERD, A., GROBBEE, D.E. An epidemic of heart failure? Recent evidence from Europe. *Eur. Heart J., 19* Suppl L:L2-L9, 1998.
7. MCDONALD, K., CONLON, C., LEDWIDGE, M. Disease management programs for heart failure: not just for the 'sick' heart failure population. *Eur. J. Heart Fail., 9*(2):113-7, 2007.
8. TAYLOR, S.H. Therapeutic targets and expectations for the treatment of heart failure. *Eur. Heart. J., 10* Suppl C: 19-24, 1989.
9. WILHELMSEN, L., ERIKSSON, H., SVARDSUDD, K., CAIDAHL, K. lmproving the detection and diagnosis of congestive heart failure. *Eur. Heart J.,* I O Suppl C: 13-8, 1989.
10. DONAHUE, M.P., MARCHUK, D.A., ROCKMAN, H.A. Redefining heart failure: the utility of genomics. *J. Am. Col. Cardiol., 3*;48(7): I 289-98, 2006.
11. MIROTSOU, M, DZAU, VJ, PRATT, R.E., WEINBERG, E.O. Physiological genomics of cardiac disease: quantitative relationships between gene expression and left ventricular hypertrophy. *Physiol Genomies, 27*(1):86-94, 2006.
12. GARCIA, S., CHIRINOS, J., JIMENEZ, J. et al. Phenotypic assessment of endothelial microparticles in patients with heart failure and after heart transplantation: switch from cell activation to apoptosis. *J Heart Lung Transplant., 24*(12):2184-9, 2005.
13. WEBER, K.T. The proinflammatory heart failure phenotype: a case of integrative physiology. *Am. J. Med. Sci., 330*(5):219-26, 2005.
14. MIDDLEKAUFF, H.R., MARK, A.L. The treatment of heart failure: the role of neurohumoral activation. *Intern. Med.,* 3 7(2): 112-22, 1998.
15. WARD, R.P., ANDERSON, A.S. Slowing the progression of CHF. Drug therapy to correct neurohormonal abnormalities. *Postgrad. Med., 109*(3):36-5, 2001.
16. PITT, B. Blockade of the renin-angiotensin system. Effect on mortality in patients with left ventricular systolic dysfunction. *Cardiol. Clin.,* 12(1): 101-14, 1994.
17. YOUNG, J.B. Heart failure, ventricular remodelling and the renin-angiotensin system: insights from recently completed clinical trials. *Eur. Hearl J.,* 14 Suppl C:14-7, 1993.
18. PACKER, M. Current role of beta-adrenergic blockers in the management of chronic heart failure. *Am. J. Med.* 7;110 Suppl 7A:81S-94S, 2001.
19. SIGURDSSON, A., SWEDBERG, K. The role of neurohormonal activation in chronic heart failure and postmyocardial infarction. *Am. Heart J.,* 132(1 Pt 2 Su):229-34, 1996.
20. ALI F., OUGLIN, M., VAITKEVICIUS, P., OHALI, J.K. Therapeutic potential of vasopressin receptor antagonists. *Drugs, 67*(6):847-58, 2007.
21. ARAI, Y., FUJIMORI, A., SUDOH, K., SASAMATA, M. Vasopressin receptor antagonists: potential indications and clinical results. *Curr. Opin. Pharmacol., 7*(2): 124-9, 2007.
22. KRUM, H., OU, A., WILSHIRE-CLEMENT, M. et al. Changes in plasma endothelin-l levels reflect clinical response to beta-blockade in chronic heart failure. *Am. Heart, 131*(2):337-41, 1996.
23. KJAER, A., HESSE, B. Heart failure and neuroendocrine activation: diagnostic, prognostic and therapeutic perspectives. *Clin. Physiol.* 21 (6):661-72, 2001.
24. VILAS-BOAS, F., FEITOSA, O.S., SOARES, M.B.P., PINHO-FILHO, J. et al. Invasive and noninvasive correlations of B-type natriuretic peptide in patients with heart failure due to chagas cardiomyopathy. *Congest. Heart Fail.;14*:121-6, 2008.
25. FEDERMANN, M., HESS, O.M. Differentiation between systolic and diastolic dysfunction. *Eur. Heart J., 15* Suppl D:2-6, 1994.
26. DILLER, P.M., SMUCKER, D.R., DAVID, B., ORAHAM, R.J. Congestive heart failure due to diastolic and systolic dysfunction. Frequency and patient characteristics in an ambulatory setting. *Arch. Fam. Med., 8*(5):414-20, 1999.
27. KOSTIS, J.B. From hypertension to heart failure: update on the management of systolic and diastolic dysfunction. *Am. Hypertens., 16*(9 Pt 2): 18S-22S, 2003.
28. COSTANZO, M.R., MILLS, R.M., WYNNE, I. Characteristics of "Stage D" heart failure: insights from the Acute Decompensated Heart Failure National Registry Longitudinal Module (ADHERE LM). *Am. Heart J., 155*(2):33947, 2008.
29. ANDERSSON, F., CLINE, C., RYDEN-BERGSTEN, T., ERHARDT, L. Angiotensin converting enzyme (ACE) inhibitors and heart failure. The consequences of underprescribing. *Pharmacoeconomics, 15*(6):535-50, 1999.
30. CLELAND, J.O., SWEDBERG, K., COHEN-SOLAL, A. et al. The Euro Heart Failure Survey of the EUROHEART survey programme. A survey on the quality of care among patients with heart failure in Europe. The Study Group on Diagnosis of the Working Group on Heart Failure of the European Society of Cardiology. The Medicines Evaluation Group Centre for Health Economics University of York. *Eur. Heart Fail., 2*(2):123-32, 2000.
31. FARRELL, M.H., FOODY, J.M., KRUMHOLZ, H.M. Beta-blockers in heart failure: clinical applications. *JAMA, 20*;287(7):890-7, 2002.
32. HOLLAND, R., BROOKSBY, I., LENAGHAN, E. et al. Effectiveness of visits from community pharmacists for patients with heart failure: HeartMed randomised controlled trial. *EM, 26*;334(7603):1098, 2007.
33. WEIL, E., TU, J.V. Quality of congestive heart failure treatment at a Canadian teaching hospital. *CMAJ, 7*; 165(3):284-7, 2001.
34. Effects of enalapril on mortality in severe congestive heart failure. Results of the Cooperative North Scandinavian Enalapril Survival Study (CONSENSUS). The CONSENSUS Trial Study Group. *N. Engl. J. Med., 4*;316(23):1429-35, 1987.
35. BECKWITH. C., MUNGER, M.A. Effect of angiotensin-converting enzyme inhibitors on ventricular remodeling and survival following myocardial infarction. *Ann. Pharmacother., 27*(6):755-66. 1993.
36. CLELAND, J.G., Morgan., K. Inhibition of the renin-angiotensin-aldosterone system in heart failure: new insights from basic c1inical research. *Curr. Opin. Cardiol.,* 11 (3):252-62, 1996.
37. REMME, W.J. Effect of ACE inhibition on neurohormones. *Eur. Heart J., 19* Suppl.J:J 16-J23, 1998.
38. SOLOMON, S.D. Beyond remodeling: a new paradigm for angiotensin-converting enzyme inhibitors following myocardial infarction. *J. Cardiovasc. Pharmacol., 37* Suppl:S31-S34. 2001.
39. WITTSTEIN, I.S., KASS, D.A., PAK, P.H., MAUGHAN, W.L., FETICS, B., HARE, J.M. Cardiac nitric oxide production due to angiotensin-converting enzyme inhibition decreases beta-adrenergic myocardial contractility in patients with dilated cardiomyopathy. *J. Am. Coll. Cardiol., 38*(2):429-35, 2001.
40. REMME, W.J. Bradykinin-mediated cardiovascular protective actions of ACE inhibitors. A new dimension in anti-ischaemic therapy? *Drugs, 54* Suppl 5:59-70, 1997.
41. PITT, B. ACE inhibitor use in elderly patients with systolic left ventricular dysfunction: problems and opportunities. *J. Clin. Pract. Suppl., 84*:11-6, 1996.
42. PITT, B. "Escape" of aldosterone production in patients with left ventricular dysfunction treated with an angiotensin converting enzyme inhibitor: implications for therapy. *Cardiovasc. Drugs Ther., 9*(1):145-9, 1995.
43. PACKER, M., POOLE-WILSON, P.A., ARMSTRONG, P.W. et al. Comparative effects of low and high doses of the angiotensin-converting enzyme inhibitor, lisinopril, on morbidity and mortality in chronic heart failure. ATLAS Study Group. *Circulation, 7*; 100(23):2312-8, 1999.
44. Effects of enalapril on mortality in severe congestive heart failure. Results of the Cooperative North Scandinavian Enalapril Survival Study (CONSENSUS). The CONSENSUS Trial Study Group. *N. Engl. J. Med., 4*;316(23):1429-35, 1987.
45. COHN, J.N., JOHNSON, G., ZIESCHE, S. et al. A comparison of enalapril with hydralazine-isosorbide dinitrate in the treatment of chronic congestive heart failure. *N. Engl. J. Med., 1*;325(5):303-10, 1991.
46. Effect of enalapril on survival in patients with reduced left ventricular ejection fractions and congestive heart failure. The SOLVD Investigators. *N. Engl. J. Med., 1*;325(5):293-302, 1991.
47. PFEFFER, M.A., BRAUNWALD, E., MOYE, L.A. et al. Effect of captopril on mortality and morbidity in patients with left ventricular dysfunction after myocardial infarction. Results of the survival and ventricular enlargement trial. The SAVE Investigators. *N. Engl. J. Med., 3*;327(10):669-77, 1992.
48. Effect of enalapril on mortality and the development of heart failure in asymptomatic patients with reduced left ventricular ejection fractions. The SOL YD Investigators. *N. Engl. J. Med., 3*;327(10):685-91, 1992.
49. Effect of ramipril on mortality and morbidity of survivors of acute myocardial infarction with clinical evidence of heart failure. The Acute Infarction Ramipril Efficacy (AIRE) Study Investigators. *Lancet, 2*;342(8875):821-8, 1993.
50. GISSI-3: effects of lisinopril and transdermal glyceryl trinitrate singly and together on 6-week mortality and ventricular function after acute

myocardial infarction. Gruppo Italiano per 10 Studio della Sopravvivenza nell'infarto Miocardico. *Lancet, 7*;343(8906): 1115-22, 1994.
51. GUSTAFSSON, I., TORP-PEDERSEN, C., KOBER, L, GUSTAFSSON, F., HILDEBRANDT, P. Effect of the angiotensin-converting enzyme inhibitor trandolapril on mortality and morbidity in diabetic patients with left ventricular dysfunction after acute myocardial infarction. Trace Study Group. *J. Am. Col. Cardiol., 34*(1):83-9, 1999.
52. ISIS-4: a randomised factorial trial assessing early oral captopril, oral mononitrate, and intravenous magnesium sulphate in 58,050 patients with suspected acute myocardial infarction. ISIS-4 (Fourth lnternational Study of Infarct Survival) Collaborative Group. *Lancet, 18*;345(8951):66985, 1995.
53. GREMMLER, B., KISTERS, K., KUNERT, M., SCHLEITING, H., ULBRICHT, L.J. Effects of different ATI-receptor antagonists in the therapy of severe heart failure pretreated with ACE inhibitors. *Acta Cardiol., 62*(4):321-8, 2007.
54. HUDSON, M., HUMPHRIES, K., TU, J.V., BEHLOULI, H., SHEPPARD R., PILOTE, L. Angiotensin 11 receptor blockers for the treatment of heart failure: a class effect? *Pharmacotherapy, 27*(4):526-34, 2007.
55. KONSTAM, M.A., NEATON, J.D., POOLE-WILSON P.A. *et al.* Comparison of losartan and captopril on heart failure-related outcomes and symptoms from the losartan heart failure survival study (ELITE 11). *Am. Heart J., 150*(1):123-31, 2005.
56. OICKSTEIN, K., KJEKSHUS, I. Effects of losartan and captopril on mortality and morbidity in high-risk patients after acute myocardial infarction: the OPTIMAL randomised trial. Optimal Trial in Myocardial Infarction with Angiotensin II Antagonist Losartan. *Lancet, 7*;360(9335):75260, 2002.
57. COHN, J.N., TOGNONI G. A randomized trial of the angiotensin-receptor blocker valsartan in chronic heart failure. *N. Engl. J. Med., 6*;345(23): 1667-75, 2001.
58. PFEFFER, M.A., MCMURRAY, J.J., VELAZQUEZ, E.J. *et al.* Valsartan, captopril, or both in myocardial infarction complicated by heart failure, left ventricular dysfunction, or both. *N. Engl. J. Med., 13*;349(20): 1893-906, 2003.
59. PFEFFER M.A., SWEDBERG, K., GRANGER, C.B. *et al.* Effects of candesartan on mortality and morbidity in patients with chronic heart failure: the CHARMOverall programme. *Lancet, 6*;362(9386):759-66, 2003.
60. AZIZI, M. Direct renin inhibition: clinical pharmacology. *J Mol. Med., 86*(6):647-54, 2008.
61. MCMURRAY, JJV. Effects of the oral direct renin inhibitor aliskiren in patients with symptomatic heart failure. *Circulation: Heart Failure, 1* (I): 17-24, 2008.
62. PITT, B., ZANNAD, F., REMME, W.J. *et al.* The effect of spironolactone on morbidity and mortality in patients with severe heart failure. Randomized Aldactone Evaluation Study Investigators. *N. Engl. J. Med., 2*;341 (10):709-17, 1999.
63. PITT, B., REMME, W., ZANNAD, F. *et al.* Eplerenone, a selective aldosterone blocker, in patients with left ventricular dysfunction after myocardial infarction. *N. Engl. J. Med., 3*;348(14):1309-21, 2003.
64. BOHM, M., MAACK, C. Treatment of heart failure with beta-blockers. Mechanisms and results. *Basic Res Cardiol., 95* Suppl 1:115-124, 2000.
65. FOODY, J.M., FARRELL, M.H., KRUMHOLZ, H.M. Beta-blocker therapy in heart failure: scientific review. *JAMA, 20*;287(7):883-9, 2002.
66. AGABITI, R.E., RIZZONI, O. Metabolic profile of nebivolol, a beta-adrenoceptor antagonist with unique characteristics. *Drugs, 67*(8):1097-107, 2007.
67. HJALMARSON, A., KNEIDER, M., WAAGSTEIN, F. The role of beta-blockers in left ventricular dysfunction and heart failure. *Drugs, 54*(4):50 1-10, 1997.
68. LOMBARDI, W.L., Gilbert, E.M. Carvedilol in the failing heart. *Clin. Cardiol., 24*(12): 757-66, 2001.
69. ROSENBERG, J., GUSTAFSSON, F. Bisoprolol for congestive heart failure. *Expert Opin. Pharmacother., 9*(2):293-300, 2008.
70. PRAKASH, A., MARKHAM, A. Metoprolol: a review of its use in chronic heart failure. *Drugs, 60*(3):647-78, 2000.
71. COLUCCI, W.S., PACKER, M., BRISTOW, M.R. *et al.* Carvedilol inhibits clinical progression in patients with mild symptoms of heart failure. US Carvedilol Heart Failure Study Group. *Circulation, 1*;94(11):2800-6, 1996.
72. KRUM, H., ROECKER, E.B., MOHACSI, P. *et al.* Effects of initiating carvedilol in patients with severe chronic heart failure: results from the COPERNICUS Study. *JAMA, 12*;289(6):712-8, 2003.
73. OARGIE, H.J. Effect of carvedilol on outcome after myocardial infarction in patients with left-ventricular dysfunction: the CAPRICORN randomised trial. *Lancet, 5*;357(9266):1385-90, 2001.

74. LEIZOROVICZ, A., LECHAT, P., CUCHERAT, M., BUGNARD, F. Bisoprolol for the treatment of chronic heart failure: a meta-analysis on individual data of two placebocontrolled studies – CIBIS and CIBIS II. Cardiac Insufficiency Bisoprolol Study. *Am. Heart, 143*(2):301-7, 2002.
75. Effect of metoprolol CRlXL in chronic heart failure: Metoprolol CRlXL Randomised Intervention Trial in Congestive Heart Failure (MERIT-I-IF). *Lancet, 12*;353(9169):2001-7, 1999.
76. FLATHER, M.O., SHIBATA, M.C., COATS, A.J. *et al.* Randomized trial to determine the effect of nebivolol on mortality and cardiovascular hospital admission in elderly patients with heart failure (SENIORS). *Eur. Heart, 26*(3):215-25, 2005.
77. COHN J.N. Physiological rationale for co-treatment with diuretics in heart failure. *Br. Heart, 72*(2 Suppl):S63-S67, 1994.
78. LANT, A. Diuretics. Clinical pharmacology and therapeutic use (Part I). *Drugs, 29*(2): 162-88, 1985.
79. VAN KRAAIJ, O.J., JANSEN, R.W., GRIBNAU, F.W., HOEFNAGELS, W.H. Diuretic therapy in elderly heart failure patients with and without left ventricular systolic dysfunction. *Drugs Aging, 16*(4):289-300, 2000.
80. BIDDLE, T.L., YU, P.N. Effect of furosemide on hemodynamics and lung water in acute pulmonary edema secondary to myocardial infarction. *Am. J. Cardiol., 43*(1):86-90, 1979.
81. OSTER, J.R., EPSTEIN, M., SMOLLER, S. Combined therapy with thiazide-type and loop diuretic agents for resistant sodium retention. *Ann. Intern. Med. 99*(3):405-6, 1983.
82. Rationale and design of a randomized trial to assess the effects of diuretics in heart failure: Japanese Multicenter Evaluation of Long- vs Short-Acting Diuretics in Congestive Heart Failure (J-MELODIC). *Ore. J., 71* (7):1137-40, 2007.
83. DI P.P., SARULLO, F.M., PATERNA, S. Novel strategies: challenge loop diuretics and sodium management in heart failure – part II. *Congest. Heart Fail., 13*(3):170-6, 2007.
84. ABARQUEZ, R.F., Jr. The old but reliable digitalis: persistent concerns and expanded indications. *Int J Clin Praet., 55*(2):108-14, 2001.
85. GHEORGHIADE, M., FERGUSON, D. Digoxin. A neurohormonal modulator in heart failure? *Circulalion, 84*(5):2181-6, 1991.
86. GJESDAL, K., FEYZI, J., OLSSON, S.B. Digitalis: a dangerous drug in atrial fibrillation? An analysis of the SPORTIF III and V data. *Heart, 94*(2):191-6, 2008.
87. AHMED, A. Digoxin and reduction in mortality and hospitalization in geriatric heart failure: importance of low doses and low serum concentrations. *J. Gerontol. A. Biol. Sci. Med. Sci., 62*(3):323-9, 2007.
88. ROSEN, D., DECAL' O.M.V., GRAHAM, M.G. Evidence-based treatment of chronic heart failure. *Compr. Ther., 33*(1):2-17, 2007.
89. The effect of digoxin on mortality and morbidity in patients with heart failure. The Digitalis Investigation Group. *N. Engl. J. Med., 20*;336(8):525-33, 1997.
90. MEISTER, S.G., ENGEL, T.R., GUIHA, N. *et al.* Sustained haemodynamic action of nitroglycerin ointment. *Br. Heart. J., 38*(10):1031-6, 1976.
91. COHN, J.N., ARCHIBALD, D.G., ZIESCHE, S. *et al.* Effect of vasodilator therapy on mortality in chronic congestive heart failure. Results of a Veterans Administration Cooperative Study. *N. Engl. J. Med., 12*;314(24):154752, 1986.
92. ISIS-4: a randomised factorial trial assessing early oral captopril, oral mononitrate, and intravenous magnesium sulphate in 58,050 patients with suspected acute myocardial infarction. ISIS-4 (Fourth International Study of Infarct Survival) Collaborative Group. *Lancet, 18*;345(8951):66985, 1995.
93. COHN, J.N. Nitrates versus angiotensin-converting enzyme inhibitors for congestive heart failure. *Am. J. Cardiol., 9*;72(8):21C-4C, 1993.
94. COHN, J.N., JOHNSON, G., ZIESCHE, S. *et al.* A comparison of enalapril with hydralazine-isosorbide dinitrate in the treatment of chronic congestive heart failure. *N. Engl. J. Med., 1*;325(5):303-10, 1991.
95. TAYLOR, A.L., ZIESCHE, S., YANCY, C. *et al.* Combination of isosorbide dinitrate and hydralazine in blacks with heart failure. *N. Engl. J. Med., 11*;351(20):2049-57, 2004.
96. COHN, J.N., FRANCIOSA, J.A., FRANCIS, G.S. *et al.* Effect of short-term infusion of sodium nitroprusside on mortality rate in acute myocardial infarction complicated by left ventricular failure: results of a Veterans Administration Cooperative Study. *N. Engl. J. Med., 13*;306(19):1129-35, 1982.
97. ELKAYAM, U., JANMOHAMED, M., HABIB, M., HATAMIZADEH, P. Vasodilators in the management of acute heart failure. *Crit. Care Med., 36*(1 Suppl):S95-105, 2008.
98. WITTELES, R.M., KAO, D., CHRISTOPHERSON, D. *et al.* Impact of nesiritide on renal function in patients with acute decompensated heart failure and pre-existing renal dysfunction a randomized, double-blind, placebo-controlled clinical trial. *J. Am. Coll. Cardiol., 6*;50(19):1835-40, 2007.

99. CLELAND, J.G., COLETTA, A.P., CLARK, A.L. Clinical trials update from the American College of Cardiology 2007: ALPHA, EVEREST, FUSION II, VALIDD, PARR-2, REMODEL, SPICE, COURAGE, COACH, REMADHE, pro-BNP for the evaluation of dyspnoea and THIS-diet. *Eur. J. Heart Fail., 9*(67):740-5, 2007.
100. Intravenous nesiritide *vs* nitroglycerin for treatment of decompensated congestive heart failure: a randomized controlled trial. *JAMA, 27*;287(12):1531-40, 2002.
101. BANNER, N.R., LYSTER, H., PRABHAKAR, A., RAHMAN-HALEY, S. Intravenous inotropic agents in heart failure. *Br. J. Hosp. Med. (Lond), 69*(1):24-30, 2008.
102. PETERSEN, J.W., FELKER, G.M. Inotropes in the management of acute heart failure. *Crit. Care Med., 36*(1 Suppl):S 106-S 111, 2008.
103. LEHTONEN, L., PODER, P. The utility of levosimendan in the treatment of heart failure. *Ann. Med. 39*(1):2-17, 2007.
104. PACKER, M., MEDINA, N., Yushak, M. Hemodynamic and clinical limitations of long-term inotropic therapy with amrinone in patients with severe chronic heart failure. *Circulation, 70*(6):1038-47, 1984.
105. PACKER, M., CARVER, J.R., RODEHEFFER, R.J. *et al*. Effect of oral milrinone on mortality in severe chronic heart failure. The PROMISE Study Research Group. *N. Engl. J. Med., 21*;325(21):1468-75, 1991.
106. FOLLATH, F., CLELAND, J.G., JUST, H. *et al*. Efficacy and safety of intravenous levosimendan compared with dobutamine in severe low-output heart failure (the LIDO Study): a randomised double-blind trial. *Lancet, 20*;360(9328):196-202, 2002.
107. MOISEYEV, V.S., PODER, P., ANDREJEVS, N. *et al*. Safety and efficacy of a novel calcium sensitizer, levosimendan, in patients with left ventricular failure due to an acute myocardial infarction. A randomized, placebo-controlled, double-blind study (RUSSLAN). *Eur. Heart J., 23*(18):1422-32, 2002.
108. MEBAZAA, A., NIEMINEN, M.S., PACKER, M. *et al*. Levosimendan *vs* dobutamine for patients with acute decompensated heart failure: the SURVIVE Randomized Trial. *JAMA, 2*;297(17):1883-91, 2007.
109. MEBAZAA, A., NIEMINEN, M.S., PACKER, M. *et al*. Levosimendan *vs* dobutamine for patients with acute decompensated heart failure: the SURVIVE Randomized Trial. *JAMA, 2*;297(17):1883-91, 2007.
110. BARNETT, C.F., MACHADO RF. Sildenafil in the treatment of pulmonary hypertension. *Vasc. Health Risk Manag., 2*(4):411-22, 2006.
111. BOCCHI, E.A., GUIMARAES, G., MOCELIN, A., BACAL, F., BELLOTTI, G., RAMIRES, J.F. Sildenafil effects on exercise, neurohormonal activation, and erectile dysfunction in congestive heart failure: a double-blind, placebo-controlled, randomized study followed by a prospective treatment for erectile dysfunction. *Circulation, 27*;106(9):1097-103, 2002.
112. RICH, S., MCLAUGHLIN, V.V. Endothelin receptor blockers in cardiovascular disease. *Circulation, 4*;108(18):2184-90, 2003.
113. PINTO, J.V. Jr, RAMANI, K., NEELAGARU, S., KOWN, M., GHEORGHIADE, M. Amiodarone therapy in chronic heart failure and myocardial infarction: a review of the mortality trials with special attention to ST AT-CHF and the GESICA trials. Grupo de Estudio de la Sobrevida en la Insuficiencia Cardiaca en Argentina. *Prog. Cardiovasc. Dis., 40*(1):85-93, 1997.

63

Antiarrítmicos

Oto Oliveira Santana

INTRODUÇÃO

O coração é um órgão composto de fibras dotadas de contratilidade e que possui também um sistema de células e fibras especializadas em gerar e conduzir um impulso elétrico, de modo rítmico, que deflagra a função mecânica da bomba cardíaca. Esse sistema está representado de forma resumida na Fig. 63.1A.

O nó sinusal ou sinoatrial (SA) detém a função marca-passo, pois é o gerador habitual do impulso cardíaco. Esse é conduzido à intimidade da musculatura atrial e ao nó atrioventricular (AV) através dos fascículos atriais. O nó AV funciona como um desacelerador temporário do impulso, criando assim uma significativa diferença de tempo entre a excitação atrial e a ventricular. Finalmente, o feixe de His, seus ramos e a rede terminal de Purkinje conduzem rapidamente o impulso à intimidade da musculatura ventricular.

A excitação de qualquer fibra cardíaca decorre de modificações transitórias de natureza eletroquímica ao nível da membrana celular. A utilização de microeletrodos aplicados dentro e fora da célula permitiu a obtenção de um registro dessa ativação, que se traduz no que se chama curva de potencial de ação (PA) e que se configura em dois modelos básicos: um de resposta lenta e outro de resposta rápida (Fig. 63.1B). O primeiro é verificado nas células do nó SA, nó AV e tecidos dos anéis valvulares atrioventriculares; o segundo, com pequenas variações, ocorre em fibras da musculatura atrial e ventricular, fascículos atriais e rede de Purkinje. A resposta rápida tipicamente permite identificar cinco fases da curva: fase 0 – ascensão súbita (despolarização); fase 1 – repolarização inicial; fase 2 – conservação da despolarização (fase do platô); fase 3 – repolarização final; fase 4 – período diastólico (repouso).

Durante a fase 4, a membrana tem uma diferença de potencial cujo valor é geralmente constante, definindo-se mais positivamente na sua face externa e menos na interna. Isso tem correlação principal com a distribuição ativa (transporte ativo) dos íons de Na^+ (predomínio intracelular), nas seguintes concentrações habituais em milimoles por litro de água: extracelular, sódio = 145 e potássio = 4,0; intracelular, sódio = 15 e potássio = 150.

Quando se diz que o potencial de repouso, por exemplo, na fibra de Purkinje, é de $-90mV$, significa que o interior da célula é negativo para 90 milivolts em relação ao fluido extracelular. O aparecimento do potencial de ação (PA) deve-se a correntes iônicas, conforme resumimos a seguir:

a. Corrente rápida de entrada (sódio-dependente) – responsável pela fase 0 da resposta rápida.
b. Corrente lenta de entrada (cálcio-dependente) – responsável pela fase 2 da resposta rápida e pela fase 0 da resposta lenta.

A menor importância do sódio na fase 0 da despolarização lenta deve-se ao fato de os canais para sua condução terem baixa atividade diante do nível menos negativo do potencial diastólico da membrana (-60 mV) se comparado ao observado na célula de despolarização rápida (-90 mV). Do mesmo modo, se essa célula estiver com potencial de repouso anormal ao nível de -60 mV (p. ex., sob efeito de isquemia, ação de drogas etc.), a corrente de cálcio (canais mais ativos nessa voltagem) poderá gerar respostas lentas, resultando em focos de automatismo anormal e arritmias ou em distúrbio de condução.

A inativação dessas correntes, bem como o retorno dos íons mediante transporte ativo, conduz à repolarização da membrana. O íon de potássio flui para fora da célula durante a repolarização, e é fundamental para esse fenômeno, sobretudo na fase 3. O íon de cloro participa de pequena corrente de entrada na célula passível de incremento pela ativação do receptor adrenérgico, favorecendo a repolarização.

Os canais iônicos e mais os receptores autonômicos e neuroendócrinos, transportadores/bombeadores ativos e, certamente, o sistema citoplasmático de mensagens são primordiais para a função elétrica da membrana. Trata-se, em geral, de glicoproteínas ou peptídios, dos quais vários já têm conhecida a sequência de aminoácidos e já se iniciou a detecção de genes responsáveis. As drogas antiarrítmicas interagem com esses componentes da membrana e interferem nos parâmetros eletrofisiológicos vigentes. Drogas que bloqueiam os canais de Na^+ deprimem a fase 0 do PA (efeito anestésico ou "estabilizador" da membrana) e reduzem a velocidade de condução; aquelas que bloqueiam os canais de K^+ prolongam a fase 3, aumentando a refratariedade; os bloqueadores dos canais de Ca^{2+}, tendo à parte o efeito na contratilidade, afetam as células de resposta lenta (diminuindo o automatismo e a condução); o bloqueio dos betarreceptores adrenérgicos tem efeito geralmente indireto nos fluxos iônicos, limitando as correntes de Ca^{2+}, K^+ e Cl^- (reduzindo o automatismo, aumentando a refratariedade e o tempo de condução nodal AV, por exemplo). Por outro lado, correntes de Ca^{++} e K^+ são limitadas também indiretamente via ativação dos receptores colinérgicos, com resultados similares aos do betabloqueio (efeito vagal).

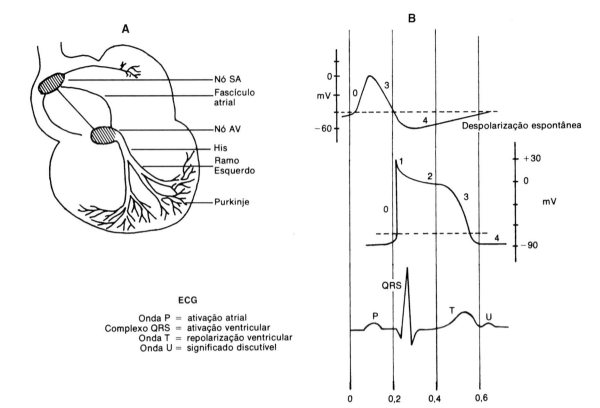

Fig. 63.1 *A,* Esquema simplificado do sistema excito-condutor cardíaco. *B,* Registros eletrofisiológicos típicos: *superior,* PA de resposta lenta (nó SA); *médio,* PA de resposta rápida (Purkinje); *inferior,* deflexões do eletrocardiograma. As linhas interrompidas indicam o *limiar de excitabilidade.* Ver comentários no texto.

FUNÇÃO MARCA-PASSO

Essa função permite ao coração a autoexcitação e ritmicidade que lhe são peculiares. As fibras de resposta lenta, notadamente as do nó SA, lideram esse mecanismo; as de resposta rápida o executam, mas em nível bem inferior. O registro dessa função é visível na fase 4, na forma de uma ascensão gradual da curva designada como despolarização diastólica espontânea. Essa despolarização se deve aparentemente ao seguinte: entrada gradual de Na^+, no contexto da desativação da saída do K^+, tendo como condições subjacentes e contínuas uma outra corrente de saída do K^+ e outras de entrada de Na^+ e Ca^{++}. No ponto em que essa ativação gradual alcança o limiar de excitabilidade da fibra (Fig. 63.1B), imediatamente sobrevêm a despolarização total e a propagação desse impulso para diante.

O Quadro 63.1 ilustra claramente as diferenças básicas entre áreas típicas do coração (célula sinoatrial e fibra de Purkinje), caracterizando a fisiologia aplicada de cada uma delas.

Como alguns termos relativos a condições eletrofisiológicas são continuamente citados, nesta ou em outras publicações, daremos a seguir uma definição dos mais utilizados.

Automaticidade. Define a capacidade de gerar um impulso (fase 4 do PA).

Excitabilidade. Define a sensibilidade a um impulso despolarizante, ditada pelo limiar de excitabilidade e conforme sua distância em relação ao potencial de repouso.

Período refratário (PR). Refere-se ao intervalo de tempo em que a responsividade da membrana varia diante de um novo estímulo porque ainda se encontra sob influência do estímulo anterior. O PR é absoluto quando não é possível uma resposta (membrana ainda no início da fase 3); é relativo quando um estímulo mais forte que o habitual consegue provocar uma resposta (fase 3); é efetivo quando a membrana se torna incapaz de propagar um impulso (é o conceito mais usado para caracterizar o efeito de uma droga); é funcional quando representa o menor intervalo de tempo para um impulso se propagar num tecido (não é aplicável à célula isolada). Há um período coincidente com o final da fase 3 que possibilita a resposta da membrana a estímulos subliminares devido à vizinhança com o limiar de excitabilidade (período supernormal).

Duração do potencial de ação (DPA). Vai do início da fase 0 ao final da fase 3 e, em geral, relaciona-se com o período refratário efetivo (PRE) na célula de resposta rápida; o PRE na célula de resposta lenta é maior do que a DPA, uma vez que ela leva mais tempo para ser excitada e propagar um impulso, por depender principalmente da corrente de cálcio, mesmo já estando repolarizada. Podemos acrescentar que, também por esse motivo, as fibras de resposta lenta são condutores bem mais limitados do que as fibras de resposta rápida (Quadro 63.1).

Quadro 63.1 Comparação de parâmetros eletrofisiológicos entre célula do nó sinusal e fibra de Purkinje

	Nó SA	Purkinje
Tipo de resposta do PA	lenta	rápida
Potencial de repouso	-60 mV	-90 mV
Fase 0		
Taxa de despolarização	10 V/s	500 V/s
Fluxo iônico	Ca^{2+} e Na^+ (E) [Final: Na^+Ca^{2+} (E)]	Na^+ (E)
Pico do PA	0 mV	30 mV
Fase 2 (platô)	ausente	presente
Fase 4		
Taxa de despolarização espontânea	100 mV/s	20 mV/s
Frequência de autoexcitação	60/min e mais	30/min
Velocidade de condução	5 cm/s	200 cm/s

V = volt; mV = milivolt; E = fluxo de entrada.

ETIOPATOGÊNESE DAS ARRITMIAS CARDÍACAS

A despeito das inúmeras causas relacionadas com o surgimento de batimentos cardíacos anormais (hipoxia, inflamação, isquemia localizada, agressão por drogas, influência neuroendócrina etc.), dois mecanismos básicos parecem refletir o seu substrato eletrofisiológico: (1) alteração da automaticidade e (2) reentrada. A combinação dos dois representa uma terceira possibilidade. Além disso, anomalias do potencial de ação podem deflagrar atividade arritmogênica.

Alteração da automaticidade

Conforme já vimos, diversos setores têm a propriedade maior ou menor de gerar impulsos propagáveis de acordo com a despolarização espontânea da fase 4. O nó SA raramente permite que outro foco de estimulação se manifeste no coração sadio. Entretanto, sua disfunção abre campo para a ação de outros focos; por outro lado, focos anômalos resultantes de hiperestimulação ou agressão à fibra cardíaca podem gerar uma função marca-passo exacerbada e eventualmente competir e até suplantar o nó SA, quer na forma de exacerbação de automatismo normal de marca-passos latentes, quer no surgimento de automatismo anormal ou de atividades deflagradas por ondulações do potencial de ação, chamadas de pós-despolarizantes precoces (após a fase 2) e tardias (após a fase 3). Essas oscilações, contudo, diferem do conceito clássico de automatismo, pela necessidade prévia de um potencial de ação no qual se manifestem. Por exemplo, no caso do aumento da duração do PA (e do intervalo QT), pós-despolarizações precoces podem deflagrar a taquicardia *torsade de pointes*.

Teoria da reentrada

Baseia-se na circunstância em que o impulso iniciador (seja de origem sinusal ou outra qualquer), além de gerar o batimento correspondente, recircula em área propícia do coração e, a partir daí, se capacita a provocar um ou mais novos batimentos, a depender das condições favoráveis do circuito, naturalmente anormais. Teoricamente, isso requer as seguintes complexas interações:

1. Presença de uma área (em geral fibra ou feixe de condução) de refratariedade maior, a qual retarda a condução e determina um bloqueio de entrada (unidirecional);
2. Passagem do impulso, em geral mais lentamente, numa via colateral que lhe permita alcançar o lado oposto da área refratária, lenta ou normalmente, a ponto de encontrar o sistema já repolarizado e passível de nova excitação, antes da chegada de outro impulso do ritmo de base.

Esse mecanismo está ilustrado na Fig. 63.2.

É preciso esclarecer que, apesar das evidências experimentais e mesmo clínicas a favor de tais mecanismos arritmogênicos, muitos aspectos obscuros e controversos são frequentemente levantados, de modo a não representarem a última compreensão sobre o assunto.

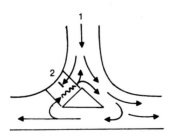

Fig. 63.2 Modelo de reentrada de Schimitt-Erlanger: *1*, impulso primário; *2*, área de bloqueio unidirecional, condução retrógrada lenta e reentrada.

DROGAS ANTIARRÍTMICAS

Aspectos básicos

As drogas antiarrítmicas são classificadas de acordo com seus efeitos específicos na condutância iônica desde a apresentação original de Vaughan-Williams (1969), com adaptação recente, conforme mostra o Quadro 63.2.

As drogas da classe I exercem bloqueio direto nos canais de sódio, com potência variável, e se diferenciam nas subclasses: IA – Depressão moderada da fase 0 e da velocidade de condução, com bloqueio adicional dos canais de potássio e retardo da repolarização; IB – Depressão discreta a moderada da fase 0 (ausente em miocárdio normal) e sem efeito nos canais de potássio; IC – Depressão acentuada da fase 0 e da condução, com pouco ou nenhum efeito nos canais de potássio. A classe II compreende os betabloqueadores. A classe III inclui as drogas que retardam a repolarização via bloqueio dos canais de potássio, com pouco ou nenhum efeito nos canais de sódio. Finalmente, o bloqueio dos canais de cálcio é o atributo das drogas da classe IV.

Essa classificação é imperfeita porque, na prática, algumas drogas manifestam efeito preponderante sobre outras, principalmente conforme a dose, e nem todas da mesma classe têm comportamento homogêneo. Além disso, o digital e a adenosina, entre outras, de uso antiarrítmico comum, não estão incluídos. Por essa razão, uma classificação mais abrangente que lida também com aspectos arritmológicos e clínicos vem sendo debatida, no sentido de adequar melhor a droga ao paciente (ver Referência 22).

Uma droga antirrítmica costuma alterar um ou mais parâmetros eletrofisiológicos de modo direto ou indireto, conforme já vimos. O ECG detecta superficialmente esses efeitos, como exemplifica o Quadro 63.3. O que não se pode garantir é que o resultado sempre seja favorável em termos clínicos, sendo possível o surgimento de síndromes iatrogênicas de bradicardia ou taquicardia ou o agravamento de distúrbios prévios, frutos de alterações inconvenientes entre aqueles efeitos e os provocados pela própria lesão cardíaca (efeito pró-arrítmico ou pró-arritmia). Distúrbios eletrolíticos, amiúde aqueles causados por diuréticos (depleção de potássio e magnésio), drogas cardioativas em uso, entre outros, são fatores predisponentes a tais complicações.

Todas as drogas antiarrítmicas determinam efeitos individualizados que podem ser diretos ou indiretos. Os digitálicos, por exemplo, têm ação antiarrítmica à custa do efeito vagal; já os betabloqueadores devem sua ação predominante ao bloqueio da ação das catecolaminas. As demais drogas têm sua ação apoiada principalmente em efeitos diretos na membrana celular com alterações resultantes nos fluxos iônicos. Os efeitos eletrofisiológicos resultantes permitiram agrupá-las conforme ilustra o Quadro 63.2.

As drogas da classe I interferem diretamente na corrente de sódio da fase 0 da despolarização da membrana (estabilizadores da membrana) e possuem propriedade anestésica local (diz-se tipo quinidina). Aquelas

Quadro 63.2 Classificação de drogas antiarrítmicas

Classe		Efeitos	Drogas Principais
I		Bloqueio dos canais de sódio	
	A	Depressão moderada da fase 0 Aumento da duração do PA ↓ Velocidade de condução (++)	Quinidina, Procainamida, Disopiramida
	B	Depressão mínima da fase 0 Diminuição da duração do PA ↓ Velocidade de condução (0 a +)	Lidocaína, Fenitoína, Mexiletina, Tocainida
	C	Depressão acentuada da fase 0 Duração do PA pouco afetada ↓ Velocidade de condução (++++)	Flecainida, Encainida, Propafenona, Indecainida
II		Bloqueio beta-adrenérgico	Propranolol e outras
III		Aumento da duração do PA	Amiodarona, Bretílio, Sotalol
IV		Bloqueio dos canais de cálcio	Verapamil, Diltiazem

Quadro 63.3 Efeitos eletrocardiográficos das drogas antiarrítmicas

Droga	P-R	QRS	QTc
Quinidina	0^+	+	+
Procainamida	0^+	+	+
Disopiramida	0	0^+	+
Propafenona	0^+	0^+	0
Mexiletina	0	0	0^-
Lidocaína	0	0	0^-
Fenitoína	0	0	0
Propranolol	0^+	0	0
Amiodarona	0^+	$0/0^+$	+
Verapamil	+	0	0
Sotalol	0^+	0^+	+

+ = aumenta; − = diminui; 0 = não altera.

da subclasse A tendem a aumentar a duração da repolarização, enquanto as listadas nas subclasses B e C a encurtam ou não a modificam, respectivamente. A velocidade de condução é reduzida, porém em graus variáveis.

Enquanto na classe II estão os bloqueadores, na classe III está a amiodarona, que primeiramente prolonga o duração do potencial de ação por efeito bloqueador na corrente repolarizante de potássio na fase 3. A classe IV é a dos antagonistas do cálcio. A classificação não é perfeita, pois a quinidina em alta dose pode ter ação da classe III, o propranolol em alta dose pode ter ação da classe I, e a amiodarona pode ter ação das classes I e II.

Amiodarona

Essa droga teve o seu uso clínico iniciado na Europa em 1967. Explorava-se o seu efeito antianginoso, mas logo se evidenciou sua potente ação antiarrítmica. Em nosso meio, vem ocupando posição de destaque na terapia de praticamente todas as arritmias. Trata-se de um derivado do benzofurano, de estrutura química parecida com a da tiroxina e que possui dois átomos de iodo em cada molécula (uma dose de 400 mg contém cerca de 148 mg de iodo).

FARMACOLOGIA

É disponível para uso oral e parenteral, na forma de cloridrato. A taxa de absorção gastrointestinal é limitada, oscilando ao redor de 50%. O pico plasmático ocorre de 3 a 7 horas após a dosagem oral única, e a concentração terapêutica situa-se entre 1 e 2,5 µg/mL. Sofre um processo cumulativo gradual nos tecidos, especialmente no adiposo e no miocárdio, de onde só se libera lentamente. Isso tem dificultado a abordagem dos parâmetros farmacocinéticos. A droga possui ações antiadrenérgicas, antiarrítmicas e antianginosas. A amiodarona caracteriza-se por prolongar a duração do potencial de ação, com pouco efeito sobre a fase 0, atuando no miocárdio atrial e ventricular, também retardando o tempo de recuperação do nó sinusal e deprimindo a condução no nó AV. Todo o sistema de condução se torna mais refratário, inclusive as vias acessórias. Seus efeitos hemodinâmicos incluem bradicardia e redução da resistência vascular coronariana e periférica, além de aumento do débito cardíaco. O início de ação da amiodarona é algo imprevisível, mas, em geral, conforme a maioria das observações, a supressão da arritmia fica evidente em torno do quinto dia de uso oral, diário, de 400 a 600 mg; ao ser suspensa, a sua eliminação, além de lenta e aleatória, é influenciada pela dose e pelo tempo de uso, com persistência da ação por até 30 dias ou mais. Parte da droga é desalogenada e produz iodo, que é rapidamente excretado, e é metabolizada principalmente no fígado, gerando a desetilamiodarona, que também é dotada de efeitos similares. O uso endovenoso permite um início de ação bem mais precoce, ocorrendo em até 15 minutos após uma administração relativamente lenta de 5 minutos de duração e, do mesmo modo, um desaparecimento rápido do efeito; porém, os efeitos do uso crônico não se destacam inicialmente, observando-se melhor o retardo da condução nodal AV (provável efeito antiadrenérgico).

A amiodarona é uma droga única pelo fato de somar sua ação sobre o potencial de ação da fibra cardíaca à indução do relaxamento da musculatura lisa arterial e à ação frenadora sobre os alfa- e betarreceptores. É capaz, portanto, de suprimir arritmias, aumentar o fluxo sanguíneo coronariano e reduzir o consumo miocárdico, e não é hipotensora.

TOXICIDADE

Trata-se de uma droga bastante segura e de raros efeitos colaterais sérios. A dose letal média, por via endovenosa, é 10 vezes superior à dose terapêutica, e praticamente inexistente quando por via oral. Seu efeito indesejável maior é a ocorrência de microdepósitos na córnea em 90% ou mais dos pacientes, determinando distúrbios visuais (turvação, ofuscamento etc.) e desaparecendo lentamente após a suspensão do tratamento. Alguns autores citam o uso do colírio de metil-celulose como protetor contra esses depósitos. Cerca de 10% dos pacientes podem apresentar dermatose por fotossensibilidade e um tom cinza-azulado na pele, que também cede com a redução ou a suspensão da droga, devendo ser evitada a exposição à luz solar direta.

Menos de 5% podem desenvolver hipotireoidismo, ao que parece bem definido, por um bloqueio da conversão periférica de T_4 em T_3, ou hipertireoidismo, de acordo com a sensibilidade ao iodo extra. Têm-se relatado um raro quadro pulmonar de alveolite fibrosante difusa e casos de neuropatia periférica e de hepatite aguda. A suspensão da droga e corticoterapia em casos selecionados são medidas que revertem a maioria dessas situações. Exames periódicos e observações frequentes, sobretudo naqueles pacientes em uso de dose de manutenção acima de 300 mg por dia, permitem a prevenção de formas graves da intoxicação. Sintomas de intolerância incluem náusea, obstipação, anorexia e insônia.

A amiodarona com frequência pode induzir anormalidade da função sinusal e bloqueios AV de graus acentuados em pacientes já com alguma predisposição a tais distúrbios, de modo a requerer atenção especial e eventualmente ser necessário o emprego de marca-passo artificial para continuar o tratamento. O prolongamento do intervalo QT raramente poderá resultar em pró-arritmia e taquicardia ventricular tipo *torsade de pointes*.

USO CLÍNICO

A amiodarona é útil no tratamento e na prevenção da maioria das arritmias cardíacas e em quase todas as patologias cardiovasculares, sejam de origem supraventricular ou ventricular. Deve-se evitá-la na síndrome do QT prolongado e na intoxicação digitálica. Portadores de arritmias dependentes de condução por feixes acessórios, por exemplo, na síndrome de Wolff-Parkinson-White (W-P-W), têm nela um recurso de grande valor.

VIA ENDOVENOSA

Indicada para a obtenção dos efeitos a curto prazo. Dois modos são descritos: (1.º) direto, com ação da droga verificada em até 15 minutos e durando pouco tempo, na dose de 5 mg/kg de peso corporal diluídos e administrados em 4 a 5 minutos; (2.º) infusão contínua, para a manutenção prolongada dos efeitos, diluída em SG 5% ou SF, na dose de 0,5 a 1 mg/minuto. Algumas vezes, os dois modos podem ser associados. A principal reação é descrita como ondas de calor. Recomenda-se vigiar o paciente, visando à bradicardia e, raramente, à hipotensão arterial.

VIA ORAL

Iniciar em doses variáveis de 600 a 1.000 mg/dia. Após cerca de 10 dias, reduzir para uma dose que mantenha a eficácia obtida, em geral de 200 a 400 mg. Recomenda-se não usar 2 dias por semana nem 1 semana por mês, a fim de tentar prevenir o excesso de impregnação. O uso inicial de 2 g e a dose de 2,6 a 4 g/dia no primeiro dia, com redução diária para a dose de manutenção na primeira semana, poderão suprimir episódios de taquicardia ventricular grave já no segundo dia de tratamento. Todavia, maior incidência pode ser observada com esse esquema (ataxia, fraqueza, tremores, náuseas etc.), reservando-se seu uso para condições mais críticas. Por outro lado, não fazer a impregnação inicial vai retardar em vários meses o aparecimento do efeito desejado.

Em crianças, preconizam-se dose intravenosa de 2,0 mg/kg durante 5 minutos, podendo repetir, se necessário, após 15 minutos, e infusão contínua para 10 mg/kg/dia; a impregnação por via oral se faz com a dose de 10-15 mg/kg/dia por 10 dias e manutenção inicial com 5-7 mg/kg/dia, com desejada redução posterior para menor dose eficaz.

ESPECIALIDADES FARMACÊUTICAS

Aecoron, Atlansil e Miodaron. Comprimidos de 200 mg e ampolas de 150 mg. Suspensão oral (gotas) do Ancoron.

Mexiletina

Essa droga foi obtida há pouco mais de 2 décadas, inicialmente estudada como anticonvulsivante, e foi testada numa época em que se questionava a propriedade antiarrítmica de tais drogas, verificando-se então sua potencialidade nessa área. Tem estrutura química semelhante à da lidocaína, lembrando inclusive o seu modo de ação, daí produzindo, por via oral, os efeitos dela (apenas de uso parenteral), aliando-se a isso uma mínima toxicidade cardiovascular.

FARMACOLOGIA

A taxa de absorção gastrointestinal é acima de 90%, e em torno de 60 minutos após a ingestão a droga já apresenta seus efeitos. O nível plasmático terapêutico se situa entre 0,8 e 2 µg/mL; a meia-vida de eliminação varia de 8 a 14 horas, com média de 11 horas, permitindo o uso de 2 ou 3 doses diárias. É metabolizada no fígado, mas uma proporção de até 20% sofre excreção urinária, podendo ser de até 50% se o pH urinário for muito ácido.

TOXICIDADE

Os efeitos adversos da mexiletina são dose-dependentes, frequentes, atingindo cerca de 30% ou mais dos usuários, com acometimento sobretudo do sistema nervoso e do trato gastrointestinal. As manifestações neurológicas incluem tontura, tremores, nistagmo, e até confusão e alucinação já foram descritas. Náuseas e dispneia, às vezes intensas e seguidas de vômitos, são decorrentes de irritação gástrica. Pacientes com graves distúrbios do nó SA ou da condução AV podem apresentar agravamentos. Hipotensão arterial é uma ocorrência rara. Naturalmente, a droga deve ser evitada em hepatopatas. De modo geral, é a magnitude dos seus paraefeitos o fator que limita ou impossibilita o seu uso.

A mexiletina é indicada apenas para tratamento de arritmias ventriculares, atingindo níveis satisfatórios de eficácia. Tem a vantagem de não deprimir a contratilidade, a função marca-passo nem a condutibilidade cardíaca, a menos que gravemente comprometidas. Quanto aos paraefeitos gastrointestinais, o uso da droga, junto com boa porção de alimentos ou com antiácidos, poderá reduzi-los significativamente.

A dose média recomendada é de 200 mg 3 vezes ao dia, se necessário iniciando com uma dose única de 400 mg. Só excepcionalmente haverá tolerância a doses contínuas de 400 mg. O uso endovenoso é pouco indicado. Uma opção prática é sua associação inicial ou mesmo crônica com droga de outras classes, de modo que doses menores de ambas poderão ser eficazes e mais bem toleradas.

ESPECIALIDADE FARMACÊUTICA

Mexitil, em cápsulas de 100 e 200 mg.

PROPAFENONA

É também um antiarrítmico de qualidade consagrada, com espectro de ação mais abrangente do que o da mexiletina, mas dotado de mais efeitos cardiodepressores. As observações já realizadas permitem situá-la como uma opção de valor em nosso arsenal terapêutico.

A propafenona tem limitada absorção gastrointestinal, em taxa em torno de 50%; seus efeitos podem ser notados entre 1,5 e 2,5 horas após a ingestão e duram até cerca de 8 horas em alguns pacientes, mas bem menos em outros. Isso decorre de grande variabilidade interindividual nos parâmetros a seguir, conforme investigação de Connolly *et al.*: concentração plasmática terapêutica média de 588 ng/mL (variação de 64 a 1.044 ng/mL) e meia-vida plasmática média de 6 horas (variação de 2,4 a 11,8 h); um indivíduo pode ter, por exemplo, mesmo com meia-vida de droga tão curta quanto 2,4 horas, uma supressão prolongada da sua arritmia se ele for altamente sensível à droga, por exemplo, à concentração de 64 ng/mL. Além disso, a propafenona se liga fortemente (90% ou mais) às proteínas plasmáticas, e há metabolismo hepático inicial já no primeiro passo circulatório após a absorção. Esses fatores variam amplamente entre os indivíduos e contribuem bastante para a grande variabilidade farmacocinética. O metabolismo e a eliminação da propafenona se fazem por via hepática. Essa droga tem algum efeito betabloqueador e inibidor do cálcio, porém inferior ao das drogas clássicas e de expressão pouco significativa na clínica.

TOXICIDADE

A droga tem moderado efeito inotrópico negativo, e em pacientes com graus mesmo leves de doença sinusal ou distúrbios da condução AV ou intraventricular e portadores de insuficiência cardíaca mal compensada poderá acentuar esse problema. Até 50% dos pacientes apresentam alguns sintomas do tipo sabor metálico ou amargo, secura bucal, náusea e obstipação. Efeitos neurológicos do tipo tontura, distúrbios visuais e desorientação têm sido relatados. Menos amiúde, citam-se casos de hepatite colestática, leucopenia e erupção cutânea.

USO CLÍNICO

A propafenona pode ser considerada um antiarrítmico polivalente, pois tem ação demonstrada em arritmias supraventriculares, inclusive naquelas de síndrome de W-P-W e especialmente em arritmias ventriculares.

Apesar da grande variabilidade farmacocinética, já referida, que, a rigor, exigiria que cada paciente tivesse o seu esquema de tratamento ajustado minuciosamente, recomenda-se uma dose de 150 mg a cada 8 horas, podendo chegar ao máximo diário de 900 mg. O uso parenteral ainda não foi suficientemente manipulado em nosso meio.

ESPECIALIDADE FARMACÊUTICA

Ritmonorm, em comprimidos de 300 mg.

Disopiramida

É uma droga de uso amplo e já consolidado em diversos países, em face de sua eficácia comprovada em diversas arritmias.

Em nosso meio, com alta prevalência de miocardiopatias e de pacientes frequentemente em estágios maiores de dilatação cardíaca, seu emprego é limitado devido ao forte efeito inotrópico negativo.

FARMACOLOGIA

A taxa de absorção grastrointestinal é da ordem de 90% e manifesta seus efeitos já 1 hora após a ingestão; o nível plasmático terapêutico situa-se entre 2 e 4 µg/mL, enquanto a meia-vida de eliminação vai de 6 a 8 horas. A disopiramida é depurada predominantemente por via renal.

TOXICIDADE

A disopiramida exerce forte efeito inotrópico negativo e aumenta a resistência vascular periférica em torno de 20%, do que resulta disfunção do ventrículo esquerdo, rara em corações normais, mas atingindo metade dos cardiopatas mesmo bem compensados, sendo altamente prejudicial em casos de franca insuficiência cardíaca.

Seus principais paraefeitos são devidos à sua ação anticolinérgica, incluindo secura bucal, distúrbios da acomodação visual e dificuldade miccional (precipita retenção urinária, especialmente em idosos e com hipertrofia prostática) e até indução de glaucoma de ângulo fechado. Outros efeitos adversos englobam náuseas, vômitos, diarreia, fadiga e cefaleia. Há casos relatados de hipoglicemia, psicose aguda, colestase intra-hepática e precipitação de contrações uterinas em gestantes.

A disopiramida não deve ser empregada em portadores de disfunção miocárdica moderada ou grave, e mesmo nos casos leves deve-se buscar uma outra opção de tratamento. Pacientes com doença de nó SA e aqueles com bloqueio AV do 2.º grau merecem observação atenta. Os pacientes renais crônicos exigem redução da dose.

USO CLÍNICO

A disopiramida é indicada no tratamento e na profilaxia de arritmias supraventriculares e ventriculares, dentro das limitações também vigentes para a quinidina (principal droga da classe IA). Devido à ação anticolinérgica, os pacientes com fibrilação ou *flutter* atrial poderão melhorar a condução AV e aumentar a frequência ventricular, sendo necessário o uso concomitante de inibidores dessa condução (p. ex., a digoxina). O uso parenteral é muito limitado, devido à pouca experiência acumulada.

A dose recomendada varia de 100 a 200 mg a cada 6 ou 8 horas.

ESPECIALIDADE FARMACÊUTICA

Dicorantil em cápsulas de 100 mg.

Lidocaína

Esse anestésico local passou a ser um antiarrítmico importante há mais de 2 décadas em face da boa tolerância e rápida ação por via venosa no controle da taquiarritmias ventriculares. Seu uso oral é impossibilitado devido aos efeitos colaterais aliados à brevidade de ação.

FARMACOLOGIA

Usa-se na dose de 1 a 2 mg/kg de peso corporal, numa injeção endovenosa rápida (bolo), seguida de infusão venosa contínua para manutenção de nível plasmático terapêutico situado entre 2 e 5 μg/mL, o que se obtém com 2 a 4 mg/minuto. A meia-vida plasmática de uma única dose é de cerca de 30 minutos, e a droga é rapidamente metabolizada no fígado, cujos metabólitos são excretados por via renal.

TOXICIDADE

Os efeitos indesejáveis da lidocaína se concentram no SNC, representados por sonolência, desorientação, distúrbios visuais e convulsões, em geral quando ultrapassa o nível terapêutico. Isso ocorre principalmente em pacientes idosos, pelo menor metabolismo hepático. A suspensão ou a redução da dose em uso reverterá essas manifestações em curto tempo. Pacientes com graves deficiências de condução AV poderão progredir para bloqueio total. A lidocaína não altera a contratilidade miocárdica e raramente pode ocasionar hipotensão. Evidentemente, pacientes hepatopatas ou com fluxo sanguíneo hepático diminuído deverão ser medicados com maior cautela.

USO CLÍNICO

A lidocaína tem pronta indicação para o controle de arritmias ventriculares nas mais diversas situações em que se requer um antiarrítmico parenteral, inclusive nos caso de intoxicação digitálica, com alta e imediata eficácia na cessação de episódios de taquicardia ventricular paroxística. Não age satisfatoriamente em arritmias supraventriculares. Alguns autores também justificam o seu uso por via intramuscular, na dose de 4 a 5 mg/kg de peso, como profilaxia contra arritmias letais na fase pré-hospitalar da insuficiência coronariana aguda.

ESPECIALIDADES FARMACÊUTICAS

Xilocaína Astra e Lidocaína Cristália. Ampolas de 10 mg/mL (1%) e 20 mg/mL (2%).

Procainamida

Desde a década de 1950, essa droga se tornou universalmente aceita para o tratamento de arritmias ventriculares e, em menor grau, das supraventriculares. Atualmente, apesar de menos indicada para o tratamento crônico, em virtude das complicações, ainda tem valor para uso a curto prazo, quer por via oral ou parenteral.

FARMACOLOGIA

A procainamida é bem absorvida pela mucosa intestinal, em taxa de até 95%, iniciando sua ação em 46 a 60 minutos. O nível plasmático terapêutico situa-se entre 3 e 8 μg/mL, enquanto a meia-vida de eliminação dura 2,5 a 4,7 horas. Pouco mais de 50% da droga é excretada em forma inalterada pelos rins; o restante sofre metabolismo hepático e posterior excreção renal. Um metabólito de procainamida, a N-acetil-procainamida (NAPA), tem também forte ação antiarrítmica e se encontra no momento em investigação.

TOXICIDADE

Os paraefeitos são comuns, alcançando até mais de 50% dos pacientes em tratamento prolongado. Na área do aparelho digestivo predominam náuseas, vômito, anorexia e gosto metálico. Reações de hipersensibilidade incluem erupção cutânea, febre e agranulocitose. Ao nível do SNC, têm sido observados tremores, insônia, psicose e depressão mental. De grande importância é a observação de que 60% a 70% dos pacientes tratados por até 12 meses desenvolvem anticorpos antinucleares (ANA), dos quais 20% a 30% manifestam, com a continuação da terapia, uma síndrome parecida com o lúpus eritematoso sistêmico (*lupus-like syndrome*). Manifesta-se por febre e artralgia, podendo sobrevir pericardite, hemopericárdio, pleuropneumonite e hepatomegalia, entre alterações menos frequentes. A suspensão do tratamento reverte o quadro. Devido a moderado efeito inotrópico negativo, pacientes mal compensados pioram da insuficiência cardíaca, enquanto aqueles com disfunção importante do nó SA ou condução AV ou intraventricular podem ter sua condição agravada pela ação da droga. Um alargamento de 25% no complexo QRS requer vigilância, não se tolerando aumentos superiores.

USO CLÍNICO

A procainamida por via endovenosa é um substituto para a lidocaína no controle de arritmias ventriculares agudas, exceto em pacientes com intoxicação digitálica ou com o intervalo QT prolongado. Seu uso oral, eventualmente mantido por mais tempo, é indicado na prevenção de arritmias tanto atriais quanto ventriculares. Devido à ação anticolinérgica, seu emprego em taquiarritmias atriais requer o uso associado de um frenador da condução AV (betabloqueador ou digitálico).

Uso endovenoso: injeção de 0,3 a 0,5 mg/kg/min até alcançar a interrupção da arritmia ou completar a dose total de 1 g (em adultos) ou surgirem efeitos colaterais (o principal é a hipotensão). Daí em diante, em caso de boa resposta, manter uma infusão contínua de 1 a 2 mg/kg/minuto.

Uso oral: 300 a 600 mg/cada 4 ou 6 horas.

ESPECIALIDADE FARMACÊUTICA

Procamide, em comprimidos de 300 mg e ampolas com 500 mg.

Quinidina

É o mais antigo antiarrítmico em uso. Trata-se de um alcaloide isômero da quinina, extraído da casca da cinchona, dotado também de atividade antimalárica, cuja eficácia em controlar arritmias atriais ficou patenteada desde 1918. Em alguns países, ainda é empregada como um antiarrítmico polivalente para uso a curto ou a longo prazo. Em nosso meio, vem sendo paulatinamente substituída por novas drogas.

FARMACOLOGIA

A quinidina é bem absorvida no trato gastrointestinal e inicia seus efeitos dentro de 1 hora, como sulfato, e pouco mais tarde, como gluconato de quinidina. O nível plasmático terapêutico fica entre 2 e 5,5 μg/mL. Ela se liga intensamente à albumina plasmática. A meia-vida de eliminação é de 6 a 7 horas, e é metabolizada no fígado e eliminada pela urina, embora cerca de até 20% sofra excreção renal sob forma inalterada. Essa droga não causa depressão na contratilidade miocárdica, possui efeito anticolinérgico significativo e efeito bloqueador alfa-adrenérgico.

TOXICIDADE

Cerca de 30% dos pacientes apresentam efeitos adversos desde o início do tratamento, justificando a sua suspensão. Entretanto, os que continuam tratados devem ser acompanhados de perto, em virtude da pequena distância entre os níveis plasmáticos terapêuticos e tóxicos. O paraefeito mais comum se observa principalmente ao nível gastrointestinal, na forma de diarreia intensa. Uma reação tóxica denominada cinchonismo ocorre em 15% dos casos e se compõe de cefaleia, vertigem e distúrbios visuais, auditivos e gastrointestinais. Reações de hipersensibilidade incluem febre, anafilaxia, trombocitopenia e a ocorrência de síncope e falência cardíaca, devidos a taquicardia tipo *torsade de pointes* ou fibrilação ventricular. A suscetibilidade a essa reação não requer necessariamente a presença de níveis tóxicos da droga ou ECG com o intervalo QT prolongado, embora esse possa exprimir um assincronismo na repolarização do miocárdio, facilitando assim a ação desestabilizadora de estímulos ectópicos.

A verificação de que a partir do nível plasmático de 2 μg/mL o complexo QRS e o intervalo QTc se alargam progressivamente justifica a vigilância desses parâmetros para controle da dose a ser mantida; um alargamento de 25% sobre os valores iniciais requer atenção e seria o máximo aceitável. Em altas doses, a droga pode causar disfunção sinusal intensa, bloqueio AV de alto grau, e provocar arritmias ventriculares, além de hipotensão arterial. A quinidina interage com as seguintes drogas: cumarínicos (aumenta o tempo de protrombina), digitálicos (aumenta o nível plasmático e facilita a intoxicação digitálica), fenobarbital e fenitoína (cai o seu nível plasmático) e vasodilatadores (induz hipotensão postural intensa).

USO CLÍNICO

O campo de utilização da quinidina está cada vez mais restrito, em função da disponibilidade de novas drogas com eficácia comparável e incidência bem menor de reações tóxicas. No caso de arritmias comprovadamente refratárias a outras drogas, seu uso pode ser indicado. Sua principal eficácia está na prevenção de qualquer arritmia supraventricular, podendo ainda efetuar ou auxiliar a reversão para ritmo sinusal. Ela também é eficaz na prevenção de arritmias ventriculares. Não deve ser usada em casos de intoxicação digitálica nem em portadores de QT prolongado. Seu efeito anticolinérgico exige os cuidados já citados, caso seja empregada em casos de fibrilação ou *flutter* atrial.

A via parenteral está em desuso. Por via oral, a dose varia de 0,8 a 1,6 g/dia, em 4 doses para o sulfato de quinidina e em 3 doses para o gluconato.

ESPECIALIDADES FARMACÊUTICAS

Quinicardine, em comprimidos de 200 mg. Quinidine Duriles, em comprimidos de 250 mg.

Propranolol

Essa droga é estudada no Cap. 64, e aqui abordaremos apenas o seu efeito antiarrítmico.

USO CLÍNICO

A indicação maior desse betabloqueador é a redução da velocidade de condução no nó AV e, portanto, diminuição da frequência ventricular nos casos de fibrilação, *flutter* e taquicardia atrial, eventualmente chegando a causar reversão a ritmo sinusal. Arritmias ventriculares em geral não respondem bem, a não ser quando deflagradas por esforços ou emoções ou nos portadores de QT prolongado congênito. Tem ampla indicação no período pós-infarto do miocárdio como redutor dos índices de mortalidade, inclusive da morte súbita, cujos mecanismos ainda são debatidos.

O uso oral comporta doses que vão de 60 a 240 mg/dia em 3 a 4 tomadas. O uso endovenoso é poucas vezes indicado, com doses de apenas 1 mg em injeção lenta, repetida a cada 5 minutos se necessário e sem ultrapassar um total de 5 mg, sob um rigoroso controle do ritmo cardíaco e da tensão arterial.

Fenitoína

É um anticonvulsivante dotado de ação adicional em determinadas arritmias cardíacas e já abordado no Cap. 42, apenas interessando agora sua ação cardiovascular.

USO CLÍNICO

A indicação habitual e praticamente única em nosso meio é relativa às arritmias da intoxicação digitálica, quer atriais ou ventriculares. Seu uso poderá ser relembrado em associação a betabloqueadores na arritmia ventricular grave da síndrome do QT prolongado congênito.

Quando usada por via venosa, a dose é de 100 mg em injeção lenta (4 a 5 minutos), repetida a cada 5 minutos, até se conseguir o efeito esperado ou se completar 1 g ou surgirem reações tóxicas (ataxia, nistagmo, vertigem, distúrbios mentais etc.); a manutenção EV se faz com 400 a 500 mg/24 horas. Por via oral, uma dose de ataque de 1 g no primeiro dia é seguida por uma dose diária de manutenção de 300 a 500 mg.

Verapamil

Essa droga é o único antagonista do cálcio utilizado atualmente como antiarrítmico; é bastante eficaz, por via parenteral, no controle de taquirritmias supraventriculares. Algumas outras indicações, que não serão detalhadas aqui, incluem seu efeito antianginoso e hipotensor, à custa de efeito vasodilatador coronariano e periférico.

FARMACOLOGIA

O verapamil é absorvido pela mucosa intestinal em taxa superior a 90%, e o início de ação se dá a partir de 1 hora após a ingestão. Apesar de boa absorção, os níveis plasmáticos são baixos e muitas vezes imprevisíveis, devido a uma acentuada captação e metabolismo hepáticos, chegando a 80% do total absorvido já no primeiro passo circulatório. O uso crônico melhora esse parâmetro e aumenta a meia-vida, que inicialmente é de 5 a 6 horas. Ele se liga intensamente às proteínas plasmáticas. Da droga circulante no plasma, 70% sofre excreção renal na forma de metabólitos produzidos no fígado e 15% é eliminado pelas fezes. Quando usado por via endovenosa, o efeito se inicia em 3 a 5 minutos, chega ao máximo em 15 minutos e dura até 6 horas.

O verapamil tem certo efeito inotrópico negativo, mas de significado clínico maior apenas em indivíduos com distúrbios da contratilidade ou em uso de outros cardiodepressores.

O efeito fundamental do verapamil como antiarrítmico se dá sobre as fibras de resposta lenta, especialmente no nó AV, bloqueando os canais de entrada do cálcio e determinando aumento no período refratário efetivo e redução da velocidade de condução do impulso; no nó SA, exerce efeito depressor da automaticidade.

TOXICIDADE

São poucos os efeitos adversos durante o uso oral, consistindo em intolerância gástrica, constipação, vertigem e cefaleia. O uso endovenoso pode induzir hipotensão, bradicardia sinusal ou bloqueio AV, especialmente quando há comprometimento prévio nessas áreas. É interessante salientar as várias alterações possíveis observadas no ritmo cardíaco quando se dá a supressão de um episódio de taquicardia supraventricular paroxística por meio do verapamil: (a) término súbito da taquicardia; (b) redução gradativa na frequência ventricular seguida de uma breve pausa e surgimento do ritmo sinusal; (c) dissociação AV e ritmo juncional de escape seguido de ritmo sinusal; (d) fibrilação atrial transitória e ritmo sinusal subsequente; (e) extrassistolia ventricular frequente, por alguns instantes, até estabilização do ritmo sinusal. Considera-se aqui um coração sadio, visto que esses efeitos poderão ser mais sérios em órgãos lesados.

USO CLÍNICO

Como antiarrítmico, o verapamil tem boa eficácia na reversão de taquicardia supraventricular, principalmente quando ela é decorrente de mecanismo de reentrada no nó AV. Reverte em menor escala episódios de *flutter* atrial e menos ainda os casos de fibrilação atrial, mas exercendo efeito benéfico, que é tornar mais lenta a frequência ventricular habitualmente exagerada nessas arritmias, já que atua deprimindo a condução AV. Não é indicado nas arritmias da síndrome de W-P-W sem reentrada no nó AV e não tem ação significativa em arritmias ventriculares, exceto um tipo particular de taquicardia chamada, por esse motivo, verapamil-sensível.

Seu uso oral em altas doses tem eficácia apenas parcial na prevenção das arritmias citadas, não chegando a representar uma opção importante.

O uso endovenoso comporta a dose de 0,15 mg/kg de peso corporal, administrada em 5 minutos, podendo repetir-se, se necessário, 15 minutos após, sempre com vigilância do ritmo cardíaco e da tensão arterial. Ao primeiro sinal de reversão da arritmia, deve-se parar a administração da droga. Se for conveniente, uma infusão contínua pode ser estabelecida à taxa da dose de 0,005 mg/kg/minuto.

O uso por via oral se faz na dose de 80 a 120 mg, 2 a 3 vezes ao dia. Deve-se iniciar com doses pequenas e aumentá-las progressivamente.

ESPECIALIDADE FARMACÊUTICA

Dilacoron, em comprimidos de 40, 80 e 120 mg e ampolas de 5 mg.

Sotalol

É um bloqueador beta-adrenérgico hidrossolúvel sem atividade simpatomimética intrínseca, cuja propriedade antiarrítmica específica, além daquelas comuns a esse grupo, consiste no "efeito classe III", isto é, bloqueio dos canais de K^+ e retardo de repolarização, o que o diferencia dos demais. O resultado de suas ações é o aumento de refratariedade atrial, ventricular, nodal AV e do sistema His-Purkinje, bem como de vias acessórias de pré-excitação, além de atrasar o ciclo sinusal e prolongar o intervalo QT.

O sotalol é completamente absorvido no intestino e atinge o pico plasmático 2 a 3 horas após a ingestão. Tem meia-vida plasmática de 10 a 15 horas e é excretado primariamente pelos rins praticamente inalterado. Trata-se também de um antiarrítmico polivalente, eficaz nas diversas arritmias, exceto nos casos de intoxicação digitálica ou de intervalo QT prolongado.

A dose inicial em adultos é de 80 mg 2 vezes ao dia, e a resposta clínica permite reduzir ou dobrar a dosagem, buscando-se sempre a menor dose eficaz. Em nefropatas, pode ser suficiente 1 só tomada diária.

Entre os seus efeitos indesejáveis devem ser lembrados todos aqueles comuns aos betabloqueadores, particularmente em pacientes com disfunção ventricular ou bradiarritmias. O prolongamento do QT causado pelo sotalol pode resultar em taquicardia ventricular maligna tipo *torsade de pointes*.

Uma das recomendações a esse respeito é prevenir o prolongamento do QTc (corrigido para a frequência cardíaca) acima de 550 ms, embora isso não signifique abolição total do risco.

ESPECIALIDADE FARMACÊUTICA
Sotacor, em comprimidos de 80 mg.

Adenosina

É um nucleosídio de presença obrigatória na composição bioquímica celular, sendo a base do ATP. Sua administração parenteral exerce um efeito vagomimético, ativando um canal específico de potássio que também é alvo da acetilcolina, de modo a encurtar a duração do potencial de ação e a hiperpolarizar a membrana no nó sinusal, no miocárdio atrial e nó AV, retardando a excitação e a condução e diminuindo a contratilidade atrial. Além disso, deprime a corrente de cálcio envolvida na função marca-passo. O resultado mais evidente é o bloqueio nodal AV de qualquer grau e a depressão sinusal (pode ocorrer taquicardia sinusal reflexo-mediada).

O endotélio e as células sanguíneas metabolizam rapidamente a adenosina; sua meia-vida é apenas de 1 a 6 segundos, tornando fugazes os efeitos descritos.

A adenosina pode ser considerada droga de primeira escolha para supressão imediata das taquicardias supraventriculares cuja reentrada inclui o nó AV; ela não se destina ao tratamento de outras taquiarritmias, embora um raro tipo de taquicardia ventricular possa responder ao seu uso (TV adenosina-sensível). Ela deve ser administrada apenas em forma de bolo EV de 0,1 a 0,3 mg/kg. Seu uso oral ou parenteral prolongado é inviável.

Entre os efeitos colaterais corriqueiros estão a sensação de compressão torácica, dispneia e hipercirculação cefálica, bem toleráveis e resolvidos em cerca de 1 minuto da aplicação. Ocasionalmente, os átrios se desestabilizam e sobrevêm fibrilação atrial transitória, que em geral reverte em menos de 5 minutos. Isso poderia ser perigoso apenas em portadores de síndrome de W-P-W cuja via acessória tivesse exagerada condutibilidade aos ventrículos, exigindo a cardioversão elétrica.

ESPECIALIDADE FARMACÊUTICA
Striadyne (França), em ampola de 20 mg/2 mL; Adenocard (Brasil).

ANTIARRÍTMICOS NÃO DISPONÍVEIS NO BRASIL

Entre as drogas não comercializadas em nosso meio estão algumas de uso corrente em outros países e outras ainda mantidas em fase experimental.

A etmozina (moricizina), agrupada na classe I, é um derivado fenotiazínico sintetizado e usado na Rússia, com indicação para extrassistolia atrial e ventricular. Só recentemente foi liberada pelo FDA nos Estados Unidos para tratamento de arritmias ventriculares.

A tocainida é similar em todos os aspectos à mexiletina, porém de uso reservado devido ao risco de diversos paraefeitos.

O tosilato de bretílio é usado por via parenteral em situações de emergência e naquelas em que houve ineficácia de drogas convencionais, portanto, seu uso é limitado a ambientes hospitalares; é notável o seu efeito antifibrilatório ventricular, enquanto entre os paraefeitos a hipotensão arterial é significativa na posição ortostática.

A aprindina foi desenvolvida na Bélgica há mais de 25 anos e é mantida em uso até hoje, por via oral ou parenteral, indicada para arritmias ventriculares ou supraventriculares; a eficácia é um tanto limitada, enquanto efeitos adversos (neurológicos e gastrointestinais) são frequentes, havendo a vantagem especial de permitir-se apenas uma dose diária.

A cibenzolina é um derivado da imidazolina que associa o efeito anestésico local a uma ação antagonista do cálcio, o que descaracteriza um pouco sua classificação; é citada para emprego apenas em arritmias ventriculares.

O pirmenol é de uso intravenoso e parece ter poucos efeitos adversos, com indicação apenas para arritmias ventriculares. Tem ação eletrofisiológica semelhante à da quinidina.

A ajmalina é um alcaloide derivado da *Rauwolfia serpentina* e desde 1956 tem suas propriedades antiarrítmicas descritas, destacando-se por provocar diminuição da velocidade de condução em todas as áreas excitáveis do coração, às vezes bastante acentuada.

A flecainida e a encainida são potentes bloqueadores da condutância do sódio e são liberadas nos EUA desde 1986. Seu uso atual é reservado para taquiarritmia ventricular grave, limitação essa resultante de observações de importante estudo (CAST, 1989) em que se demonstrou pior efeito dessas drogas na sobrevida de pacientes com moderada arritmia ventricular na fase pós-infarto do miocárdio em comparação a efeito placebo. Essa restrição não alcança, a princípio, o tratamento de arritmias supraventriculares, observando-se eficácia aparente inclusive na síndrome de Wolff-Parkinson-White.

O esmolol é um betabloqueador de ação rápida e curta (inferior a 15 minutos), usando apenas por via intravenosa para controle de taquiarritmias supraventriculares.

Eletrólitos × arritmias

É bastante íntima a relação entre determinados eletrólitos e o enfoque clínico na abordagem do processo arritmogênico, uma vez que eles são protagonistas da homeostase elétrica da membrana e são suscetíveis a variação nas concentrações diante de diversas interações (p. ex., o uso de diuréticos).

Potássio

A hipocalemia resulta em maior chance de atividade marca-passo ectópica, especialmente na presença de efeito do digital. A hipercalemia se relaciona com a depressão de marca-passos ectópicos e atraso de condução. Vale destacar a observação da associação entre nível sérico de potássio e a probabilidade de ocorrer taquicardia ventricular na fase aguda do infarto do miocárdio (12% para nível de 5,0 mM/L e de 38% para 3,5 mM/L) (Nordrehany *et al.*, 1985). Assim, torna-se fundamental procurar normalizar os gradientes e o teor de potássio no organismo.

Magnésio

O magnésio sabidamente influencia a Na^+, K^+-ATPase, a condutância nos canais de sódio e cálcio e certos canais de potássio, mas não está claro como ocorre o efeito antiarrítmico da infusão desse cátion. Sua administração parece estar indicada em pacientes com arritmias induzidas pelo digital se houver hipomagnesemia concomitante, e pode ser indicada em alguns pacientes com síndrome do QT prolongado (passíveis de desenvolver taquicardia ventricular do tipo *torsade de pointes*) e em alguns pacientes na fase aguda do IM. O esclarecimento da ação e das indicações do magnésio como um agente antiarrítmico aguarda novas investigações (Hondeghen e Mason, 1992).

INTERAÇÃO ENTRE AS DROGAS ANTIARRÍTMICAS

Em geral, é comum que as drogas ajam entre si e sob a ação metabólica do organismo. Embora esse fato não seja conhecido em todas as possibilidades, algumas interações bem documentadas justificam a preocupação com essas drogas em função da morbidade resultante; é o caso, por exemplo, da elevação do nível plasmático da digoxina quando usada em associação com a quinidina e precipitação de quadros de intoxicação digitálica. O conhecimento desse fato implica que a dose do digitálico seja reduzida para cerca da metade da dose anterior, ou menos, dependendo da observação cuidadosa dos efeitos.

Algumas das principais interações conhecidas entre as drogas antiarrítmicas estão relacionadas no Quadro 63.4.

Atualmente, as arritmias são mais bem tratadas através de técnicas cirúrgicas, com o uso de cateteres intracardíacos.

Quadro 63.4 Interações medicamentosas das drogas antiarrítmicas

Interação	Efeito
Quinidina com:	
Fenobarbital	Aumenta a velocidade de eliminação da quinidina e encurta seu tempo de ação
Fenitoína	Idem
Digoxina	Duplica o nível plasmático da digoxina
Anticoagulantes orais	Aumenta o tempo de protrombina
Lidocaína com:	
Cimetidina	Aumenta o nível plasmático da lidocaína
Succinilcolina	Potencia o efeito curarizante
Amiodarona com:	
Digoxina	Semelhante ao efeito da quinidina
Fenitoína	Aumenta o nível plasmático da fenitoína
Procainamida	Aumenta o nível plasmático da procainamida
Quinidina	Aumenta o nível plasmático da quinidina
Anticoagulantes orais	Semelhante ao efeito da quinidina
Verapamil com:	
Digoxina	Semelhante ao efeito da quinidina

REFERÊNCIAS BIBLIOGRÁFICAS

1. ALMEIDA, E.C., GUIMARÃES, A.C. e MAGUIRE, J.H. Efficacy of amiodarone for the treatment of ventricular extrasystoles in chronic Chagas myocarditis. *Trop. Cardiol., 9*(34):65-71, 1983.
2. ANTMAN, E.M., STONE, P.H., MULLER, J.E. e BRAUNWALD, E. Calcium channel blocking agents in the treatment of cardiovascular disorders. Part. I: Basic and clinic eletrophysiologic effects. *Ann. Int. Med., 93*:875-85, 1980.
3. BIGGER, J.T. Jr., HOFFMAN e B.F. Drogas antiarrítmicas. *In:* GILMAN, A., GOODMAN, L.S. e GILMAN, A.G. (editors). *As bases farmacológicas da terapêutica.* 8.ª edição, Guanabara Koogan, Rio de Janeiro, 1992.
4. CONNOLY, S.J., KATES, R.E. LEBSACK, C.S. HARRISON, D.C. e WINKLE, R.A. Clinical pharmacology of propafenone. *Circulation, 68*:5889-96, 1983.
5. DREYFUS, L.S. Nuevas drogas antiarrítmicas. *In:* KAPLAN, N.M. e FELDSTEIN, C.A. (editores). *Terapéutica cardiovascular.* Editorial Médica Panamericana, Buenos Aires, p. 382-404, 1987.
6. FLAIM, S.F. e ZELIS, R. (editores). *Calcium blockers: mechanisms of action and clinical applications.* Urban and Schwarzenberg, Baltimore, 1982.
7. HONDEGHEN, L.M. e MASON, J.W. Agents used in cardiac arrhythmias. *In:* KATZUNG, B.G. (editor). *Basic and clinical pharmacology.* 5th edition. Appleton and Lange, Connecticut, 1922.
8. MASON, J.W. Amiodarone. *N. Engl. J. Med., 386*:455, 1987.
9. MORADY, F. SCHEINMAN, M.M. e DESAI, J. Disopyramide. *Ann. Int. Med., 96*:337-43, 1982.
10. MOSTOW, N. D., VROBEL, T.R., NOON, D. e RAKITA, L. Rapid suppression of complex ventricular arrhythmias with high-dose of oral amiodarone. *Circulation, 73:*231, 1986.
11. NORDREHANY, J.E. *et al.* Serum potassium concentration as a risk factor of ventricular arrhythmias early in acute myocardial infarction. *Circulation, 71:*645, 1985.
12. PODRID, P.J. e LOWN, B. Mexiletine for ventricular arrhythmias. *Am. J. Cardiol., 47*:895-902. 1981.
13. REIFFEL, J.A., ESTES III, A.M., WALDO, A.L. PRYSTOWSKY, E.N., DIBIANDO, R.A. Consensus report on antiarrhythmic drug use. *Clin. Cardiol., 17*: 103-116, 1994.
14. REYNOLDS, J.E.F. (editor). *The extra pharmacopeia of Martindale,* 20th ed., The Pharmaceutical Press, London, 1982.
15. ROSENBAUM, M.B., CHIALE, P.A., HALPERN, M.S. *et al.* Clinical efficacy of amiodarone as an antiarrhythmic agent. *Am. J. Cardiol., 38*:934-44, 1976.
16. SANDOE, E. JULIAN, D.G. e BELL, J.W. (editores). Management of ventricular tachycardia; role of mexiletine. Proceedings of a symposium held in Copenhagen, 1978, Amsterdam *Excerpta Medica, 1978.*
17. SANTANA, O.O., GUIMARÃES, A.C. e MAGUIRE, J.H. Extra-sístoles ventriculares na cardiomiopatia chagásica. Eficácia da mexiletina através de teste agudo. *Arq. Bras. Cardiol., 39*(supl. 1):26, 1982.
18. SEIPEL, L. e BREITHARDT, G. Propafenone, a new antiarrhythmic drug. *Europ. Heart. J., 1*:309-303, 1980.
19. STONE, P.H., ANTMAN, E.M., MULLER, J.E. e BRUNSWALD, E. Calcio channel blocking effects and clinical applications. *Ann. Int. Med., 93*:886-904, 1980.
20. TAN, H.L., HOU, C.J.Y., LAUER, M.R. SUNG, R.J. Electrophysiologic mechanisms of the long QT interval syndromes and torsade de pointes. *Ann. Intern. Med., 122*:701-714, 1995.
21. The Cardiac Arrhythmia Supression Trial (CAST) Investigators. Preliminary report. Effect of encainide and flecainide on mortality in a randomized trial of arrhythmia suppression after myocardial infarction. *N. Eng. J. Med., 321:*406-9, 1989.
22. THE SICILIAN GAMBIT. A new approach to the classification of antiarrhythmic drugs based on their actions on arrhythmogenic mechanisms. Task Force of the Working Group on Arrhythmias of the European Society of Cardiology. *Circulation, 84:*1831-1851, 1991.
23. VAUGHAN-WILLIAMS, E.M. Classification of antiarrhythmic drugs. *In:* Symposium on Cardiac Arrhythmias. SANDOE, E., FLENSTED-JENSEN, E., OLSEN, H.K. (eds). Astra, Elsinore, Denmark, p. 449-472, 1970.
24. WATANABE, Y. e HABUCHI, Y. Electrofisiología y clasificación de los agentes antiarrítmicos. *In:* KAPLAN, N.M. *Terapéutica cardiovascular.* Editora Panamericana, Buenos Aires, 1987.
25. ZIPES, D.P. Genesis of cardiac arrhythmias: electrophysiological considerations. Management of cardiac arrhythmias: pharmacological, electrical and surgical techniques. *In:* BRAUNWALD, E. (editor). *Heart disease.* 4th ed. W.B. Saunders Company, Philadelphia, 1992.

64

Farmacologia da Angina do Peito

Paulo Ribeiro Silva, Isabel Cristina Britto Guimarães e Armênio Costa Guimarães

Angina é, usualmente, a manifestação clínica de um desequilíbrio transitório entre as necessidades miocárdicas de oxigênio e o fluxo coronariano. Eventualmente, uma diminuição crítica do conteúdo de oxigênio no sangue arterial pode representar um importante fator, como na anemia. Esse desequilíbrio pode ocorrer porque um aumento no consumo de oxigênio miocárdico (MVO_2) não é satisfeito por uma elevação correspondente no fluxo coronariano (exercício físico, emoção), ou porque uma crítica e súbita redução do fluxo coronariano deixa de satisfazer às demandas miocárdicas básicas de oxigênio (angina sem estresse físico ou psicológico). A primeira situação é a mais comum, secundária à obstrução, por aterosclerose, das artérias coronárias de grande e médio calibres, enquanto a segunda tem como fator causal principal o espasmo de uma coronária pérvia ou parcialmente obstruída. Todavia, na maioria dos casos de angina, espasmo e obstrução mecânica estão comumente associados, contribuindo em graus diversos para a síndrome anginosa. Em cerca de 10% a 20% dos pacientes com angina, o angiograma coronariano mostra ausência de obstrução e não é possível documentar espasmo, espontâneo ou provocado; nesses pacientes, a causa mais provável da isquemia é uma redução episódica e crítica do fluxo coronariano periférico, por anormalidades na microcirculação coronariana. Outras causas menos frequentes de angina estão relacionadas primariamente a: (1) hipertrofia e/ou dilatação ventricular, como ocorre na cardiomiopatia hipertrófica, na cardiopatia hipertensiva, na estenose aórtica e na cardiomiopatia dilatada; (2) dilatação ventricular associada a uma baixa pressão média de perfusão coronariana, como acontece na insuficiência aórtica e em outras graves síndromes hipercinéticas, na taquicardia paroxística com resposta ventricular muito rápida e na anemia grave. Em algumas dessas condições, a presença de doença coronariana obstrutiva pode ser um importante fator de agravamento.

Assim, a base para o tratamento clínico da angina do peito repousa, por um lado, na restauração do equilíbrio fisiológico entre suplência de oxigênio e necessidades metabólicas do miocárdio, o que pode ser alcançado por uma elevação do fluxo sanguíneo coronariano através de: (1) vasodilatação das artérias epimiocárdicas e arteríolas coronárias periféricas, levando a um aumento do diâmetro luminal do segmento arterial estenosado e diminuição da resistência coronariana periférica; (2) redução da estenose coronariana (anatômica e funcional) através da regressão da placa aterosclerótica e correção da disfunção endotelial, com diminuição do componente vasoespástico; (3) melhora nas condições de relaxamento miocárdico e no tempo de enchimento ventricular. Por outro lado, repousa na diminuição do consumo de oxigênio miocárdico (MVO_2), através do controle das principais variáveis envolvidas na sua regulação: frequência cardíaca, pressão arterial sistólica, contratilidade miocárdica, tempo de ejeção ventricular e tensão miocárdica (estresse sobre a parede ventricular). Na prática, é muito frequente a intervenção terapêutica simultânea sobre esses dois tipos de distúrbio.

O primeiro objetivo terapêutico pode ser conseguido diretamente pelo uso de nitratos isolados ou associados a drogas como betabloqueadores, antagonistas do cálcio, amiodarona e, indiretamente, através da ação sobre a dinâmica da placa ateromatosa, pelo uso de redutores do colesterol isolados ou associados a antiagregantes plaquetários e/ou anticoagulantes. Na mulher, no climatério, ou, mais especificamente, na menopausa, a reposição estrogênica pode ter efeito benéfico direto, pelo alívio do vasoespasmo, ou indireto, através da influência benéfica sobre o perfil trombótico e lipídico. O segundo objetivo obtém-se diretamente pelo emprego dos betabloqueadores, antagonistas do cálcio e da amiodarona.

NITRATOS

Os nitratos são drogas utilizadas no tratamento da angina do peito há mais de um século, mas ainda com amplo emprego na terapia atual.

Farmacocinética

VIA ORAL E SUBLINGUAL – ABSORÇÃO

Os nitratos são mais bem absorvidos pela mucosa oral que pelo trato gastrointestinal.

VIA ENDOVENOSA

Disponível para a nitroglicerina e para o 5-mononitrato de isossorbida, e de utilização importante nos eventos isquêmicos agudos, principalmente se associados a insuficiência ventricular esquerda. Podem ser utilizados também por via intracoronária para alívio dos espasmos que ocorrem durante procedimentos diagnósticos (coronariografia) e terapêuticos de revascularização miocárdica, através de angioplastia ou cirurgia.

PELE

A nitroglicerina é bem absorvida pela pele, sendo utilizada como base da pomada e das placas transdérmicas para aplicação cutânea.

METABOLISMO

Esses compostos desaparecem rapidamente da corrente sanguínea, não havendo correlação cronológica entre nível sanguíneo e efeito terapêutico. Isso sugere uma passagem rápida da droga para o interior da célula, local de sua ação.

Os nitratos são rapidamente metabolizados no fígado pela enzima nitrato glutationa redutase. A nitroglicerina é convertida em nitrito inorgânico e metabólitos não nitratos com pouca ou nenhuma atividade vasodilatadora. O dinitrato de isossorbida é metabolizado em 2-mononitrato de isossorbida, que é inativo, e 5-mononitrato de isossorbida, com propriedade vasodilatadora. Esse último composto está disponível para uso por vias oral e venosa.

Quando usados por via sublingual, a nitroglicerina, o dinitrato de isossorbida e o propanilnitrato ganham rapidamente a circulação venosa, o que evita a primeira passagem no fígado, garantindo um início imediato da ação terapêutica, mais rápido com a nitroglicerina, cujo pico de nível plasmático é atingido em 1 a 2 minutos e cuja meia-vida é de 7 minutos. Quando usada profilaticamente, sua eficácia pode durar 20 a 30 minutos, e ocasionalmente até 1 hora. A ação do dinitrato de isossorbida e do propanilnitrato por via sublingual pode ser mais prolongada, durante até 2 horas.

Pela via transdérmica, a nitroglicerina mostra também um rápido início de ação e mais longa duração da eficácia terapêutica, por ser facilmente absorvida e evitar a primeira passagem ao nível do fígado. Essa é a base do unguento e do disco para aplicação cutânea.

O unguento de nitroglicerina tem um início de ação lento, com duração de 4 a 6 horas. A quantidade de nitroglicerina absorvida dependerá da área coberta pelo unguento e das condições da pele, o que pode causar variações no nível plasmático.

Os discos de nitroglicerina contêm nitroglicerina na forma de matriz. Atingem níveis plasmáticos em aproximadamente 60 minutos e pico em torno de 4 a 8 horas, podendo sua ação durar até 24 horas. A quantidade de nitroglicerina a ser liberada dependerá mais da área coberta pelo disco do que da quantidade de nitroglicerina. Tolerância pode ocorrer com o uso permanente, especialmente quando os níveis plasmáticos são elevados. Por isso, a terapia intermitente é preconizada com utilização do disco por 12 a 16 horas, a cada 24 horas.

Pela via oral, o dinitrato de isossorbida tem uma biodisponibilidade de aproximadamente 30%, e sua meia-vida é breve; o metabólito ativo (5-mononitrato de isossorbida) tem biodisponibilidade de 90% e meia-vida de 4 horas. A administração crônica resulta em elevados e prolongados níveis plasmáticos da droga original e do seu metabólito.

Farmacodinâmica

MODO DE AÇÃO

Os nitratos têm como ação básica o relaxamento da musculatura lisa da parede vascular, secundário à interação nitrato-metabolismo intracelular. Após alcançarem a camada média muscular da parede dos vasos, eles são convertidos em óxido nítrico, que por sua vez estimula a guanilato ciclase a produzir guanosina monofosfato cíclico (GMP cíclico). Essa substância produz vasodilatação pela queda do cálcio celular, seja pela inibição da entrada do íon de cálcio ou por facilitação do seu efluxo do citoplasma para o meio extracelular, induzindo o relaxamento da musculatura lisa. Os grupos sulfidrila são necessários para a formação do óxido nítrico e estimulação da guanilato ciclase. A tolerância ocorre quando os grupos sulfidrila são expostos excessivamente aos nitratos, produzindo depressão da cisteína citoplasmática.

A propriedade antianginosa dos nitratos depende de sua ação na circulação periférica e coronária. Sua principal ação sistêmica decorre de uma diminuição do tônus venoso, com armazenamento de sangue na periferia e consequente redução na pré-carga. O menor volume diastólico ventricular resultante contribui para reduzir a tensão sistólica da fibra miocárdica, diminuindo o MVO_2, e a menor pressão diastólica ventricular contribui para aumentar o fluxo sanguíneo coronariano. Em doses mais altas, os nitratos causam, também, uma moderada diminuição da resistência periférica, com consequente redução da póscarga, levando a uma diminuição do trabalho e do tempo de ejeção do ventrículo esquerdo (VE), o que reduz ainda mais as demandas miocárdicas de oxigênio.

Os nitratos também aumentam o fluxo sanguíneo coronariano em áreas isquêmicas, através da sua ação sobre as artérias coronárias epimiocárdicas, aliviando o espasmo coronário e aumentando o fluxo colateral. Além disso, o menor MVO_2 tende a dirigir o fluxo sanguíneo para as regiões isquêmicas, onde a resistência periférica permanece baixa devido ao acúmulo de metabólitos, principalmente lactato (Fig. 64.1).

O papel das ações direta e indireta dos nitratos no tratamento da angina do peito depende, em parte, da fisiopatologia do processo isquêmico. De fato, em pacientes com predominância de obstrução fixa ao

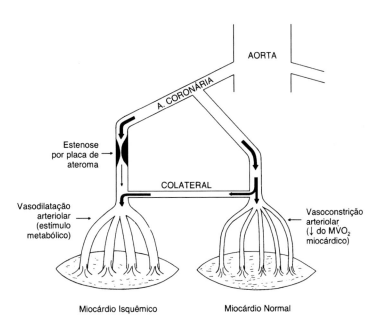

Fig. 64.1 Provável mecanismo de ação dos nitratos sobre a circulação coronária. O aumento da resistência no leito arterial irrigando o miocárdio normal, devido à queda do MVO_2 miocárdico, acarreta aumento do fluxo sanguíneo para a área isquêmica, através de colaterais.

fluxo coronariano, a ação periférica parece ser a mais importante, enquanto em pacientes com predominância do componente espasmódico, como ocorre na angina variante, a ação vasodilatadora coronariana sobressai em importância.

Deve-se salientar que essas propriedades dos nitratos são também muito eficazes para o tratamento da insuficiência cardíaca congestiva (ICC), razão pela qual eles constituem, hoje em dia, uma valiosa arma terapêutica nessa síndrome.

Efeitos colaterais, toxicidade, tolerância e contraindicações

Os efeitos colaterais observados com os nitratos decorrem, principalmente, de sua ação cardiovascular. O mais comum deles, a cefaleia, independe da via de administração. Algumas vezes, essa manifestação pode atingir tal intensidade que impede o uso continuado da droga. Na maioria das vezes, porém, a cefaleia, se presente inicialmente, tende a desaparecer progressivamente. Outras manifestações ligadas à ação cardiovascular dos nitratos incluem tonturas, enrubescimento e palpitações. A síncope é consequente a hipotensão, geralmente ortostática.

Erupção cutânea e distúrbios gastrointestinais podem também ocorrer, esses últimos principalmente com os nitratos orais.

Os nitratos podem levar à formação de meta-hemoglobina, por oxidação direta ou indireta da oxi-hemoglobina. Todavia, nas doses terapêuticas habituais, esse problema é irrelevante.

A tolerância aos nitratos tem sido admitida tanto no uso experimental como clínico. Nesse último, sua relação parece depender do uso de nitratos de ação prolongada por longos períodos. A teoria atualmente aceita para explicar o desenvolvimento de tolerância é a da depleção dos grupos sulfidrila. Esses grupos, derivados da cisteína, são necessários para a formação intracelular de óxido nítrico, que por sua vez desempenha papel central na vasodilatação promovida pelos nitratos. Doadores sulfidrílicos como a acetilcisteína ou a metionina podem prevenir a tolerância através da oferta de grupos sulfidrila, com a formação intracelular de nitrotióis ou formando tióis extracelulares que podem penetrar nas células musculares da parede vascular.

O uso de nitratos deve ser evitado para o tratamento da angina do peito em pacientes com cardiomiopatia hipertrófica. A redução do volume diastólico do VE e da resistência sistêmica e o aumento da contratilidade miocárdica secundária à ativação simpática reflexa podem levar a uma redução do débito cardíaco e ao aparecimento ou exacerbação de fenômenos obstrutivos, com piora da angina e possibilidade de episódios isquêmicos cerebrais.

Tem-se mencionado que os nitratos podem aumentar a pressão intraocular e precipitar ataques de glaucoma, mas a experiência clínica e os dados existentes na literatura a respeito não apoiam tal afirmativa.

Modo de uso e posologia

Existe atualmente ampla variedade de nitratos orgânicos disponíveis para uso clínico pelas vias oral, sublingual, transdérmica e endovenosa que permitem grande flexibilidade terapêutica, tanto nas doses como no tempo de ação. Devem ser usados no tratamento e na prevenção da angina, mais comumente no primeiro. O paciente deve ser orientado no sentido de, tão logo sinta dor, usar um comprimido sublingual, deixá-lo dissolver-se e procurar sentar-se, deitar-se ou continuar em movimento a fim de evitar hipotensão postural. Na maioria das vezes essa dose é suficiente para suprimir a dor em poucos minutos. Em casos de crises mais graves e refratárias, o paciente poderá repetir a dose a cada 3 a 5 minutos, devendo ser evitado o uso simultâneo de mais de 1 comprimido. Se após 2 a 3 doses não houver melhora significativa, é imperativo procurar atendimento médico especializado, pois pode tratar-se de infarto agudo do miocárdio.

O número de comprimidos usados semanalmente constitui um bom parâmetro para a avaliação da gravidade da angina e da eficácia da terapêutica em uso.

Todavia, o uso preventivo dos nitratos é muito importante. Identificadas as causas precipitantes, o paciente é instruído a usar um comprimido antes de expor-se a essas causas. Esse tipo de conduta pode ser empregado em relação à atividade física e mental do paciente: exercício físico, atividade sexual e emoções previsíveis.

Embora a ação máxima dos nitratos sublinguais dure 15 a 30 minutos, eles podem ser usados a cada 2 a 4 horas em pacientes com angina instável ou grave disfunção ventricular esquerda, principalmente o dinitrato de isossorbida e o propanilnitrato, cuja ação pode se prolongar por até 2 horas.

A via endovenosa é utilizada nas síndromes isquêmicas agudas refratárias ao tratamento convencional e/ou na falência ventricular esquerda, permitindo titulação da dose até uma redução de 10% na pressão arterial média ou 15% na pressão arterial sistólica. Uma vez atingido o objetivo terapêutico clínico e/ou hemodinâmico, substitui-se a via venosa pela via oral ou transdérmica. Para uso endovenoso, dispomos da nitroglicerina e do 5-mononitrato de isossorbida.

As vias oral e transdérmica devem ser utilizadas no tratamento a longo prazo. Alguns cuidados devem ser tomados para evitar-se tolerância: (1) iniciar com baixas doses; (2) determinar a dose ideal para alívio dos sintomas ou melhora hemodinâmica; (3) evitar o uso contínuo de formulações de ação prolongada; (4) prover diariamente um período livre de concentrações sanguíneas eficazes de nitratos, a fim de permitir a recuperação dos mecanismos celulares responsáveis pelos efeitos vasodilatadores (p. ex., nitroglicerina transdérmica, utilizá-la por períodos de 12 a 16 horas, a cada 24 horas; dinitrato de isossorbida ou propanilnitrato, 10 mg 3 vezes/dia [sugestão: às 7, 14 e 21 h ou 8, 15 e 23 h]).

Especialidades existentes e posologia

Composto	Especialidade Farmacêutica	Via de Administração	Posologia
Nitroglicerina	Tridil	EV	10 a 200 μg/min
	Trinitrina	SL	0,5 mg
	Nitradisc	transdérmica	5 a 10 mg/dia
Dinitrato de isossorbida	Isordil e Isocord	SL	2,5 a 5 mg
		VO	10 a 20 mg 3 a 4 ×/dia
		VO (LP)	20 a 40 mg 3 ×/dia
Propanilnitrato	Sustrate	SL	10 mg
		VO	10 mg 3 a 4 ×/dia
5-mononitrato de isossorbida	Monocordil	VO	20 a 40 mg 2 a 3 ×/dia
		EV bolo	20 a 40 mg 2 a 3 ×/dia
		EV contínuo	0,4 a 1,2 mg/kg/h

BETABLOQUEADORES (β-Bs)

Constituem um grupo de fármacos que trouxe grande contribuição à terapêutica cardiovascular, principalmente no tratamento da cardiopatia isquêmica e da hipertensão arterial. Sua base experimental começou em 1906, quando Sir Henry Dale observou a abolição dos efeitos da adrenalina em animais previamente tratados com compostos de ergotina. Outro grande avanço sobreveio com a classificação dos receptores terminais adrenérgicos em alfa e beta por Ahlquist, em 1948. Atualmente, os betarreceptores são diferenciados em beta-1 (β_1) e beta-2 (β_2), de acordo com sua localização e efeito estimulador. Apresentam ampla distribuição pelo organismo, valendo salientar a sua localização no coração, artérias, arteríolas, brônquios e rins. A estimulação dos receptores β_1 associa-se, principalmente, a taquicardia e aumento da contratilidade e excitabilidade miocárdicas, enquanto a dos β_2 associa-se a vasodilatação periférica e broncodilatação.

A primeira droga com efeito betabloqueador eficiente (dicloroisoproterenol) foi lançada em 1958 por Powell e Slater, tendo tido seu uso clínico impedido por possuir, também, considerável poder de estimulação adrenérgica. Posteriormente, Black e Stephensen desenvolveram o pronetalol e, em 1963, o propranolol, que apresentavam, ao lado da eficácia como β-Bs, fraca atividade agonista adrenérgica. Esse foi um marco histórico, a partir do qual se desenvolveu toda uma gama de β-Bs, alguns deles se diferenciando do propranolol, tomado como tipo padrão, pela sua maior capacidade de estimulação adrenérgica (atividade simpatomimética intrínseca – ASI), e outros pela sua maior capacidade de bloquear os receptores β_1 (cardiosseletividade).

Química

As estruturas químicas dos β-Bs em uso clínico estão ilustradas na Fig. 64.2. Sua principal semelhança estrutural está no radical isopropilamina, ligado ao Cl da cadeia alifática, que parece favorecer a interação com os receptores beta. Nesse aspecto, também se assemelham ao agonista correspondente, o isoproterenol. As propriedades de betabloqueio, de ASI e de cardiosseletividade se relacionam com a natureza da cadeia alifática, que, pela presença de carbono assimétrico, confere isomeria óptica à molécula, sendo os levoisômeros mais potentes que os dextroisômeros.

Farmacocinética

Os principais dados farmacocinéticos dos β-Bs em uso clínico estão ilustrados no Quadro 64.1. Todos são bem absorvidos pelo trato gastrointestinal e podem ser usados por via endovenosa. Apresentam diferenças metabólicas em função de sua lipo- ou hidrossolubilidade. Os hidrofílicos (atenolol, nadolol e sotalol) mostram menores graus de absorção gastrointestinal e de metabolização, bem como meia-vida mais prolongada, e são excretados pelos rins; têm baixa penetração cerebral e, por isso, menor chance de causar distúrbios nervosos centrais, os quais, porém, têm sido eventualmente descritos com esse grupo de drogas.

Vale salientar que não há boa correlação entre os níveis plasmáticos dos β-Bs e a resposta terapêutica, por isso esses níveis não são úteis no seu monitoramento. Como exemplo, a meia-vida do propranolol (Quadro 64.1) é de aproximadamente 3 horas, mas a administração continuada satura o processo hepático que o remove da circulação, tornando sua meia-vida efetiva mais prolongada. A meia-vida biológica de todos os β-Bs excede consideravelmente a sua meia-vida plasmática. Certamente, a maior dose dos β-Bs corresponde um efeito biológico mais prolongado.

Os β-Bs que reduzem o débito cardíaco podem levar a uma diminuição do fluxo sanguíneo renal, o que causaria diminuição na taxa de filtração glomerular se não houvesse uma autocompensação renal. Apenas com o propranolol existe evidência de diminuição da taxa de filtração glomerular. Nos casos de insuficiência renal, os β-Bs de excreção renal, principalmente os hidrossolúveis, devem ter suas doses reduzidas. Agentes que são metabolizados pelo fígado podem ser dados com doses inalteradas. Não existem evidências de que alguns β-Bs, como nadolol, melhorem as taxas de filtração glomerular em pacientes com diminuição da função renal. Todos os β-Bs reduzem os níveis de renina circulante, o que pode contribuir para a sua ação anti-hipertensiva.

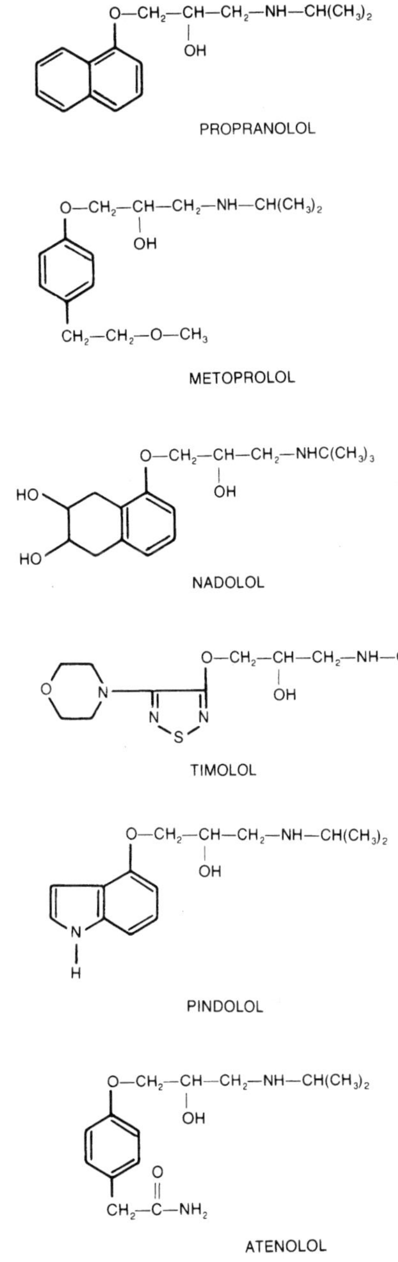

Fig. 64.2 Estruturas de alguns betabloqueadores.

Farmacodinâmica

Os efeitos do betabloqueio são mais manifestos no aparelho circulatório, onde, além da grande densidade de betarreceptores, as consequências da sua estimulação são facilmente observáveis. Todavia, em algumas situações, os resultados desse bloqueio sobre outras musculaturas – principalmente a brônquica – e sobre determinados aspectos metabólicos assumem grande importância clínica.

Ação sobre o aparelho cardiovascular

O efeito do betabloqueio sobre o coração se manifesta, principalmente, por diminuição da frequência cardíaca, em repouso e durante

Quadro 64.1 Farmacocinética dos betabloqueadores

Nome	Biodisp. %	M.-V. Horas	Lip.	Lig. Prot. %	Exc. Ur. In. %	Met.-At.
Propranolol	30	2-3	3,65	93	0,5	Sim
Atenolol	40	6-7	0,23	5	85	Não
Metoprolol	50	3-4	2,15	10	10	Não
Nadolol	30	20-24	0,71	30	76	Não
Oxprenolol	30	2	2,18	80	5	Não
Pindolol	75	3-4	1,75	57	30-40	Não
Timolol	50	4	2,10	< 10	15	Não
Sotalol	60	15-17	0	5	60	Não
Esmolol	*	9 min	0	55	< 2	Não

Abreviaturas: Biodisp.= Biodisponibilidade; M.-V. = Meia-vida;
Lip.= Lipossolubilidade (coeficiente octanol/água); Lig. Prot. = Ligação proteica
Exc. Ur. In. = Excreção urinária inalterada da droga; Met.-At. = Metabólito ativo

o exercício. Simultaneamente, ocorre, também, diminuição na contratilidade e excitabilidade miocárdicas e na condução A-V, cujos graus, para doses idênticas de β-Bs, dependem em muito do estado prévio de cada uma dessas propriedades. Assim, em pacientes com diminuição da reserva contrátil, o betabloqueio pode precipitar ou agravar sintomas de insuficiência cardíaca, enquanto naqueles com limitação da condução A-V podem provocar o aparecimento ou o agravamento de bloqueio A-V. A avaliação da ação sobre a excitabilidade miocárdica depende, naturalmente, da presença prévia de arritmia, principalmente ventricular. Em particular, vale salientar que a propriedade membrano-estabilizadora dos β-Bs não contribui, provavelmente, para o efeito antiarrítmico. O sotalol é o único dos β-Bs que, além de propriedades antiadrenérgicas, exerce atividade antiarrítmica, pelo prolongamento do período refratário efetivo das fibras de Purkinje e das musculaturas atrial e ventricular, sendo classificado no grupo 3 dos antiarrítmicos, juntamente com a amiodarona.

A pressão sanguínea arterial pode também diminuir em indivíduos previamente normotensos. Esse efeito hipotensor pode dever-se, em parte, a uma redução do débito cardíaco não totalmente compensada por um aumento concomitante na resistência periférica. Todavia, em pacientes hipertensos, apesar da diminuição da pressão sanguínea, a resistência periférica apresenta queda ou permanece inalterada. Nesses pacientes, a ação anti-hipertensiva dos β-Bs pode estar relacionada ao seu efeito antirrenina e/ou a outro tipo de influência sobre o mecanismo renal de regulação da pressão sanguínea arterial.

O labetalol e, mais recentemente, o bevantolol podem também reduzir a pressão sanguínea arterial através das suas propriedades de bloqueadores dos receptores alfa-1, o que os torna compostos especiais para o tratamento de hipertensos com angina no peito.

Os β-Bs diminuem o fluxo coronariano e aumentam a resistência periférica coronária, certamente como reflexo da redução do MVO_2, consequente à diminuição da frequência cardíaca, da contratilidade miocárdica e da pressão sistólica.

A intensidade do betabloqueio cardíaco não é a mesma para todos os β-Bs. No Quadro 64.2, esses compostos estão classificados de acordo com duas propriedades farmacodinâmicas fundamentais: cardiosseletividade e ASI. Atualmente, a cardiosseletividade tem recebido muita atenção por causa de evidências indicativas da existência de receptores beta-2 no coração. Esse fato pode ter duas implicações clínicas importantes: (1) menor efeito cronotrópico e dromotrópico negativo dos β-Bs cardiosseletivos, especialmente durante o exercício; (2) menor proteção em relação à hipocalemia induzida pelo aumento da secreção de adrenalina em situações de estresse. Esse último aspecto se reveste de grande importância, principalmente em pacientes nas fases iniciais do infarto agudo do miocárdio, quando a instabilidade elétrica do coração é maior. Contudo, deve ser ressaltado que cardiosseletividade é uma propriedade que tende a desaparecer à proporção que a dose do β-B aumenta.

No que concerne à ASI, é uma propriedade útil quando a droga é empregada em pacientes com diminuição da reserva contrátil do miocárdio e/ou frequência cardíaca basal em torno de 60 batimentos/min. Contudo, como será discutido posteriormente, pode não ser uma propriedade muito útil para uso em pacientes com angina de esforço ou angina grave.

Ações metabólicas

O betabloqueio inibe a ação da enzima adenilil ciclase e, em consequência, promove alterações no metabolismo das gorduras e dos carboidratos. É através do estímulo sobre a atividade dessa enzima que se efetua a ação das catecolaminas sobre esses metabolismos. Como revela a Fig. 64.3, no nível celular, a atividade da adenilil ciclase é fundamental para a produção de 3′,5′-adenosina monofosfato cíclico (3′,5′-AMP cíclico) a partir da adenosina trifosfato (ATP). Sobre o metabolismo dos carboidratos, o resultado final da ação do 3′,5′-AMP cíclico se traduz por um aumento na glicogenólise, enquanto sobre o metabolismo dos lipídios o resultado se traduz por um aumento na produção de ácidos graxos livres a partir dos triglicerídios.

Em indivíduos normais, não se observou alteração da concentração sanguínea de glicose ou de insulina após o uso de propranolol nas doses terapêuticas habituais. Porém, o tempo de recuperação da glicemia pós-insulina se mostrou aumentado. A diminuição da glicogenólise, consequente ao betabloqueio, leva a um aumento do glicogênio nos músculos cardíaco e esquelético e no fígado. Esse fato pode ser benéfico na cardiopatia isquêmica, na qual estudos experimentais sugerem que uma elevação do glicogênio miocárdico pode protegê-lo contra hipoxia.

No que concerne ao metabolismo dos lipídios, os betabloqueadores inibem, no homem, a elevação da concentração plasmática de ácidos graxos livres induzida pela ação direta das aminas simpatomiméticas ou pela estimulação do sistema nervoso simpático. Também é inibida, de modo seletivo, a ação lipolítica das catecolaminas sobre o tecido adiposo. Além disso, tendem a elevar o nível sérico dos triglicerídios (em 10% a 15%) e a diminuir o nível do colesterol HDL. Essas ações sobre o metabolismo dos lipídios variam na razão inversa do grau de ASI do β-B, e são insignificantes no caso do pindolol.

Quadro 64.2 Classificação dos betabloqueadores de acordo com a cardiosseletividade e o grau de atividade simpatomimética intrínseca (ASI)

Tipo de Betabloqueador	Nome
Alta cardiosseletividade	Atenolol
	Metoprolol
Não cardiosseletivos ($\beta_1 + \beta_2$)	Pindolol
	Propranolol
	Nadolol
	Sotalol
Com ASI	Pindolol

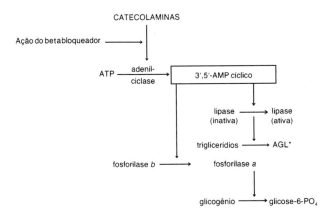

Fig. 64.3 Representação esquemática das prováveis vias de ação das catecolaminas sobre os metabolismos dos hidratos de carbono e dos lipídios. AGL = ácidos graxos livres.

As plaquetas de pacientes com angina do peito revelaram, *in vitro*, maior sensibilidade a concentrações agregantes de adenosina-difosfato (ADP), a qual se normalizou com o uso de 80 mg diários de propranolol, por via oral. Essa propriedade do propranolol e a de desviar a curva de dissociação da hemoglobina para a direita podem ser vantajosas no tratamento da angina do peito, pela possibilidade de aumentar a disponibilidade de oxigênio para o miocárdio, através da prevenção da formação de microagregados de plaquetas durante situações de grande tensão emocional ou isquemia.

Uso na angina do peito

Os β-Bs são compostos especialmente indicados para o tratamento da angina do peito relacionada, primariamente, a um aumento do MVO_2, como ocorre durante o exercício e a emoção. Em tais situações, o controle da resposta da frequência cardíaca e da pressão arterial (duplo produto) é de vital importância para evitar que o paciente alcance o nível crítico de isquemia miocárdica que precipita a angina (limiar de angina). Esse efeito anti-isquêmico dos β-Bs tem sido observado também com pacientes com isquemia silenciosa, documentado pela redução ou pelo desaparecimento das alterações específicas do ST-T durante monitorização ambulatorial do ECG (Holter).

Além dessas ações que reduzem o MVO_2, os β-Bs podem, nesses pacientes, ao contrário do observado em normais, melhorar, simultaneamente, o fluxo coronariano para o miocárdio isquêmico. Isso pode acontecer devido a dois fatores: (1) melhora do relaxamento ventricular; (2) aumento do período diastólico devido a diminuição da frequência cardíaca, em repouso e durante o exercício.

Esses efeitos poupadores de oxigênio dos β-Bs geralmente sobrepujam aqueles outros tendentes a elevar o MVO_2, tais como o aumento do volume e do tempo de ejeção ventricular, ambos secundários ao efeito inotrópico negativo desses compostos.

O efeito antiarrítmico dos β-Bs é também útil em pacientes com angina do peito, os quais, durante o episódio isquêmico do miocárdio, podem apresentar arritmias ventriculares repetitivas (pares e salvas de extrassístoles ventriculares), como tem sido documentado em portadores de angina variante.

A escolha do β-B deve ser individualizada, levando em consideração vários aspectos. Primariamente, a ausência de seletividade e de atividade simpatomimética intrínseca pelo efeito bradicardizante mais intenso e da sua provável maior eficácia contra a hipocalemia adrenalinorresistente, o que pode contribuir para prevenir arritmias ventriculares associadas aos episódios de isquemia miocárdica. Nesse particular, o propranolol é a droga preferida, por possuir tais propriedades aliadas a um baixo custo.

Na escolha de um β-B seletivo, devem ser considerados, especialmente, efeitos extracardíacos como broncoespasmo, vasoconstrição periférica e influência sobre o metabolismo dos carboidratos. Assim, pacientes com asma, história pregressa de asma, doença pulmonar obstrutiva crônica (DPOC), doença vascular periférica (síndrome de Raynaud) ou diabete melito devem receber, se indicado, um β-B do tipo seletivo. Todavia, mesmo esses compostos devem ser usados com precaução, visto que, como enfatizado, a seletividade é uma propriedade relativa, dose-dependente.

Os β-Bs com ASI são úteis para pacientes com diminuição da reserva cardíaca, principalmente se não digitalizados, com bradicardia sinusal e hipertrigliceridemia. O grau de hipertrigliceridemia observado com esses compostos parece ser inversamente proporcional ao seu grau de ASI. Assim, o pindolol (o β-B com a ASI mais potente) pode, mesmo quando associado à clortalidona, impedir a hipertrigliceridemia causada por esse diurético. Os β-Bs com ASI mais intensa devem ser evitados devido ao efeito bradicardizante reduzido ou ausente.

Os β-Bs podem ser eficazes como monoterapia na angina do peito, mas amiúde são usados em associação com os nitratos. Essa associação apresenta efeitos aditivos que tendem a diminuir o MVO_2; os β-Bs atenuam ou abolem a taquicardia reflexa causada pelos nitratos, enquanto esses tendem a corrigir o aumento no volume ventricular e a queda na fração de ejeção causada pelos β-Bs. A associação de um β-B ao nifedipino pode ser muito útil em casos de angina variante, visando abolir ou atenuar a elevação da frequência cardíaca e da pressão arterial que precedem ou ocorrem, algumas vezes, simultaneamente aos episódios de angina. Além disso, esses pacientes podem apresentar episódios de taquicardia ventricular em associação a episódios de isquemia silenciosa ou sintomática, que podem ser controlados com o uso dos β-Bs. Em algumas situações especiais, é possível a associação do β-B com outros antagonistas do cálcio, como o diltiazem e o verapamil; contudo, deve-se fazê-lo com precaução, a fim de evitar os efeitos aditivos sobre a diminuição do cronotropismo, dromotropismo e inotropismo.

Uso no infarto agudo do miocárdio

Os mecanismos precisos pelos quais os β-Bs melhoram a sobrevida no infarto agudo do miocárdio não são completamente entendidos. Os efeitos benéficos incluem: menor MVO_2, pela redução do duplo produto e da contratilidade miocárdica; influência favorável na distribuição de fluxo sanguíneo miocárdico; diminuição na incidência de arritmias ventriculares. Esses efeitos podem resultar em limitação do tamanho do infarto, diminuição do estresse da parede miocárdica, prevenção de ruptura cardíaca e diminuição do risco de isquemia recorrente. Essa cardioproteção tem sido demonstrada apenas com os agentes sem ASI (propranolol, timolol, atenolol e metoprolol). Além da atividade antiarrítmica e da capacidade de reduzir o MVO_2, os β-Bs são fracos antiagregantes plaquetários e parecem ter propriedades antitrombóticas, relacionadas diretamente com a estabilização da placa de ateroma, com menor risco de ruptura e fissura.

Com base nesses dados, a utilização dos β-Bs no infarto agudo do miocárdio deve ser iniciada o mais precocemente possível por via endovenosa ou oral, assim que as condições hemodinâmicas do paciente o permitam. Contudo, a via endovenosa deve ser utilizada com muita cautela e vigilância adequada, devido à possibilidade de acarretar intensa bradicardia e distúrbios de condução e precipitar ou agravar a disfunção ventricular esquerda.

Estudos prospectivos randomizados demonstraram uma redução relativa de 25% na mortalidade cardiovascular e de cerca de 24% dos reinfartos não fatais. Assim, os sobreviventes de infarto sem contraindicações específicas devem ser tratados com β-Bs a longo prazo. As doses médias diárias ministradas nesses estudos estão no Quadro 64.3. Apesar desses dados, estudos recentes mostram que menos de 50% dos sobreviventes de infarto com indicação para a terapêutica betabloqueadora recebem esse tipo de tratamento.

Reações adversas, precauções e interações

EFEITOS CARDIOVASCULARES

Os principais incluem grave bradicardia, insuficiência cardíaca e bloqueio A-V do segundo ou terceiro grau. De fato, esses compostos não devem ser ministrados a pacientes com doença do nó sinusal. Porém, se necessários, em pacientes com frequência cardíaca basal igual ou inferior a 60 batimentos/min, a escolha deverá recair sobre um β-B com ASI, sobretudo o pindolol. Bradicardia entre 55 e 45 batimentos/min, se assintomática, não é indicação para suspender ou diminuir a dose do β-B. Em pacientes com cardiomegalia, devido ao risco de precipitarem ou piorarem a insuficiência cardíaca, os β-Bs devem ser usados com muita precaução. Se usados nessas circunstâncias para controle de hipertensão ou angina, o paciente deve estar previamente digitalizado, as doses iniciais devem ser menores do que as habituais, e o seu aumento progressivo deve ser cuidadosamente titulado. Contudo, o uso de β-Bs pode ser uma indicação primária para o tratamento da insuficiência cardíaca em pacientes com taquicardia sinusal refratária e/ou grave comprometimento do relaxamento ventricular. Em tais situações, o efeito poupador do oxigênio pela diminuição do duplo produto e melhora da função diastólica ventricular supera o efeito adverso sobre a hipocontratilidade miocárdica induzido pelo β-B. Todavia, deve-se reenfatizar a necessidade de o paciente ser digitalizado e de as pequenas doses de β-B serem cuidadosamente tituladas até a obtenção do resultado terapêutico desejado. Além disso, exceto em pacientes com insuficiência cardíaca discreta e moderada, que podem ser tratados ambulatorialmente, os demais pacientes devem ser hospitalizados para administração do β-B. Em pacientes com bloqueio A-V do primeiro grau, o uso de β-B deve ser feito com precaução, se há indiscutível indicação para o seu emprego. Em tais casos, deve ser preferível o uso de um β-B com ASI, a despeito da ausência de garantia de que ele não aumente o retardo na condução A-V. Os β-Bs não devem ser usados em pacientes com bloqueio A-V do segundo ou terceiro grau, a menos que estejam em uso de marca-passo artificial.

A ação bradicardizante dos β-Bs pode ser antagonizada pelo uso de sulfato de atropina ou isoproterenol; porém, devido à natureza competitiva do betabloqueio, grandes doses de isoproterenol devem ser empregadas.

Os β-Bs devem ser evitados em pacientes com miocardite crônica chagásica devido à elevada frequência de lesões importantes do nó sinusal, do sistema de condução e do miocárdio contrátil.

A brusca suspensão de elevadas doses de β-Bs tem, ocasionalmente, sido seguida, em questão de vários dias a 2 semanas, de recorrência de angina instável, taquicardia ventricular, IAM fatal ou morte súbita. Essas complicações são mais comuns nos pacientes com angina instável estabilizados pelo uso da droga. Reações de rebote mais suaves incluem aumento na frequência cardíaca, palpitações, tremores e sudorese. A síndrome supressiva dos β-Bs tem sido atribuída a um aumento na densidade e sensibilidade dos betarreceptores. Se for necessário parar o tratamento, a dosagem deverá ser reduzida gradualmente, por um período de 1 a 2 semanas, com restrição da atividade física durante esse intervalo. Não é necessária nem desejável a interrupção do β-B antes de qualquer cirurgia; a administração da droga poderá diminuir o risco de arritmias supraventriculares após revascularização miocárdica.

Os β-Bs podem causar extremidades frias, precipitar ou agravar o fenômeno de Raynaud e piorar a claudicação intermitente. Essas reações podem dever-se ao bloqueio β_2, à diminuição de débito cardíaco e/ou a uma resposta vasoconstritora periférica compensatória à redução do débito cardíaco. Os efeitos dos β-Bs e dos alcaloides da ergotina sobre a circulação periférica podem ser aditivos. Os β-Bs, principalmente os não seletivos, devem ser evitados em pacientes com doença arterial periférica oclusiva crônica.

Altas doses de β-Bs com ASI podem, paradoxalmente, aumentar a pressão sanguínea arterial. Reações hipertensivas paradoxais têm ocorrido ocasionalmente, também, em consequência da interação entre propranolol e adrenalina endovenosa, ou quando o propranolol foi administrado em pacientes com feocromocitona sem bloqueio prévio dos receptores alfa. Reações hipertensivas têm sido relatadas também após a suspensão abrupta de clonidina em pacientes em uso simultâneo de propranolol ou quando o atenolol foi substituído abruptamente por clonidina. Todas essas interações são decorrentes de bloqueio β_2, que impede a vasodilatação adrenérgica e permite a liberação da ação dos alfarreceptores.

EFEITOS RESPIRATÓRIOS

O bloqueio dos receptores β_2 pode promover broncoconstrição e provocar ataques de asma em pacientes asmáticos, com DPOC ou história pregressa de asma. Apesar de o emprego de um β-B cardiosseletivo ser menos arriscado nesses casos, mesmo tais compostos devem ser usados com cuidado por causa da variabilidade na sensibilidade individual e da possível perda de cardiosseletividade quando doses terapeuticamente eficazes são alcançadas. Se ocorre broncoespasmo, deve ser usado um agonista β_2 ou aminofilina. Todavia, o primeiro tipo de composto deve ser evitado em portadores de cardiopatia isquêmica e/ou hipertensão arterial, devido ao risco de arritmias ventriculares, potencialmente fatais, e/ou crise hipertensiva.

EFEITOS METABÓLICOS

Como já mencionado, o bloqueio β_2 pode impedir a resposta simpática à hipoglicemia, mascarando manifestações clínicas importantes como taquicardia sinusal. Apesar de os β-Bs poderem ser usados sem problemas em muitos diabéticos, deve-se estar consciente de que eles podem prolongar o tempo de duração da hipoglicemia induzida pela administração da insulina. Além disso, podem provocar hipoglicemia em pacientes na fase pós-anestésica, em diálise, em crianças submetidas a jejum prolongado e durante longos períodos de exercício. Em pacientes hipertensos, a pressão sanguínea arterial pode elevar-se durante hipoglicemia.

Outros efeitos metabólicos importantes incluem elevação dos triglicerídios e diminuição do colesterol HDL e, menos frequentemente, elevação do colesterol LDL. Em indivíduos com dislipidemia, o agravamento das alterações lipídicas pode contraindicar seu uso. Os β-Bs podem também agravar as alterações sanguíneas da glicose, dos lipídios e dos uratos acarretadas pelo uso dos diuréticos, indicando precaução e vigilância quando do emprego dessa associação em pacientes com distúrbios prévios desses metabolismos.

EFEITOS NEUROLÓGICOS, NEUROMUSCULARES E PSIQUIÁTRICOS

Fadiga e letargia são os paraefeitos mais comuns dos β-Bs sobre o sistema nervoso central. Além desses, podem ocorrer insônia, sonhos frequentes e pesadelos. Alucinações visuais, delírio e reações psicóticas ocorrem raramente. Parestesias, atropatia e miopatia proximal também têm sido relatadas.

Os paraefeitos sobre o sistema nervoso central parecem ser mais comuns com os compostos lipofílicos, tais como o propranolol, mas ocorrem, também, com compostos hidrofílicos como o atenolol.

Disfunção sexual

Os β-Bs podem causar impotência sexual e perda da libido.

Reações dermatológicas

Vários tipos de reações dermatológicas têm sido relatados com o uso dos β-Bs, inclusive eritemas, psoríase e prurido.

Síndromes fibrosantes

Não há evidência clara de que os β-Bs possam induzir fibrose retroperitoneal ou doença de Peyronie, uma síndrome fibrosante menos grave. Em ambas as situações, as evidências sugerem que os β-Bs têm sido usados para tratar as suas complicações, em vez de serem agentes causais.

GRAVIDEZ E LACTAÇÃO

Os β-Bs atravessam a barreira placentária, mas raramente causam bradicardia, hipotensão e hipoglicemia no recém-nascido. Eles também são excretados pelo leite materno.

Quadro 64.3 Betabloqueadores usados a longo prazo no pós-infarto agudo do miocárdio[23]

Betabloqueador	Dose Diária (mg)
Metoprolol	200
Pindolol	15
Propranolol	180-240
Sotalol	320
Timolol	20

FARMACOLOGIA DA ANGINA DO PEITO

OUTRAS REAÇÕES ADVERSAS

Os β-Bs podem acarretar distúrbios gastrointestinais, discrasias sanguíneas, febre, queiloestomatite e alopecia. Muito raramente, foi relatada surdez reversível.

Os β-Bs podem mascarar os sintomas e sinais de hipertireoidismo, e uma tireotoxicose latente pode tornar-se manifesta com a suspensão da droga.

Especialidades farmacêuticas existentes no Brasil
1) *Cardiosseletivos*:
   – Atenolol: Atenol. Comprimidos de 50 e 100 mg.
      Angipress. Comprimidos de 25, 50 e 100 mg.
   – Metoprolol: Seloken. Comprimidos de 100 e 200 mg.
      Seloken Duriles. Comprimidos de 200 mg.
      Seloken para uso EV. Ampolas de 5 mg.
2) *Com atividade simpatomimética intrínseca*:
   – Pindolol: Visken. Comprimidos de 5 e 10 mg.
3) *Sem cardiosseletividade e sem ASI*:
   – Nadolol: Corgard. Comprimidos de 40 e 80 mg.
   – Propranolol: Inderal e Propranolol. Comprimidos de 10, 40 e 80 mg.
   – Sotalol: Sotacor. Comprimidos de 160 mg.

Objetivos terapêuticos e posologia

Tanto no tratamento da angina do peito como no do infarto do miocárdio, o principal objetivo do uso dos β-Bs é reduzir o MVO_2 a um mínimo compatível com a integridade funcional. Isso pode ser monitorado através da redução da frequência cardíaca e da pressão arterial sistólica (duplo produto). Assim, a frequência do pulso deverá ser diminuída para 55 a 60 batimentos/min e a pressão arterial sistólica, para 100 a 110 mm Hg em repouso. Exceção a essa regra inclui pacientes que mostram evidência de baixa perfusão tecidual (cérebro, coração e rins) nesses níveis de frequência cardíaca e de pressão arterial sistólica. Propensos a esse tipo de problema são os pacientes hipertensos e os portadores de grave insuficiência coronariana, especialmente aqueles com mais de 65 anos de idade, nos quais a redução de pressão arterial sistólica para os níveis de 140 a 130 mm Hg pode ser mais conveniente.

Para alcançar esses objetivos, é necessário individualizar a dose do β-B, que deverá ser titulada a partir de pequenas doses, de acordo com a sensibilidade de cada paciente. O ajuste da dose poderá ser feito a intervalos de 1 a 7 dias, dependendo da meia-vida da droga e da gravidade do caso.

São as seguintes as dosagens diárias habitualmente recomendadas para os β-Bs anteriormente relacionados:

1) *Cardiosseletivos*
   Atenolol: Iniciar com 25 a 100 mg diários, em dose única. A dosagem pode ser elevada até 200 mg por dia; dosagens mais elevadas não parecem aumentar a eficácia terapêutica.
   Metoprolol: Para a angina, iniciar com 50 a 100 mg 2 vezes ao dia, aumentando até 200 mg 2 vezes ao dia. Para o uso de maiores doses, a forma de liberação retardada é mais conveniente.
   Para a prevenção pós-IAM, a longo prazo, 100 mg 2 vezes ao dia. Para terapia na fase inicial do IAM, após uso endovenoso, o tratamento oral deverá ser iniciado 15 minutos após o uso venoso, com dose inicial de 25 a 50 mg de 6/6 horas, por 48 horas, seguida da dose de manutenção já referida.
2) *β-B com ASI*. Não recomendamos para cardiopatia isquêmica.
3) *β-B sem cardiosseletividade e sem ASI*
   Nadolol: Iniciar com 40 mg e aumentar até 240 mg 1 vez por dia; doses maiores deverão ser ministradas 2 vezes ao dia.
   Propranolol: Para angina, iniciar com 10 a 20 mg 2 a 3 vezes ao dia, elevando a dose até 240 mg. Em casos mais graves e com necessidade de maiores doses, dividi-la em 4 tomadas diárias até o objetivo terapêutico ou o aparecimento de intolerância.
   Para prevenção secundária do IAM, até 180 a 240 mg diários, de acordo com a tolerância, divididos em 3 doses.
   Sotalol: Classificado no grupo III dos antiarrítmicos, apropriado para cardiopatas isquêmicos em que o componente arrítmico ventricular e/ou supraventricular é importante. Iniciar com 80 mg 2 vezes ao dia, podendo chegar a 320 mg ao dia.

ANTAGONISTAS DO CÁLCIO

Os antagonistas do cálcio ou bloqueadores dos canais de cálcio representam uma valiosa alternativa no tratamento da angina do peito e da hipertensão arterial. A eficácia e os poucos efeitos colaterais tornaram esse grupo de drogas um dos mais utilizados no tratamento das doenças cardiovasculares. Atualmente, encontram-se disponíveis para uso clínico o verapamil, o diltiazem e as diidropiridinas (nifedipino, anlodipino, felodipino, isradipino, nicardipino, nimodipino, nisoldipino, nitrendipino e lacidipino).

A base científica para a incorporação dos antagonistas do cálcio na terapêutica cardiovascular decorre, principalmente, do papel do cálcio como ativador da contração muscular e da atividade específica das células dos nós sinusal e A-V. A entrada celular do cálcio faz-se através de canais específicos, a maioria do tipo voltagem-dependente. No miocárdio, ele se incorpora à troponina e reverte a inibição que o complexo troponina-tropomiosina exerce sobre o acoplamento dos filamentos de actina e miosina, etapa essencial para o início da contração muscular. Na musculatura lisa dos vasos, o estímulo para esse acoplamento faz-se pela ligação do cálcio à calmodulina. Por sua vez, a despolarização das células do nó sinusal e do nó A-V é altamente dependente da corrente lenta de cálcio. Fica assim evidente que a ação desse grupo de fármacos pode interferir na contração da musculatura miocárdica e da parede dos vasos e na geração e condução do estímulo sinusal.

Os atuais antagonistas do cálcio são compostos de estrutura química heterogênea. O verapamil, um derivado da papaverina; o diltiazem, um derivado benzodiazepínico, e as diidropiridinas, com o nifedipino como o protótipo desse grupo. A Fig. 64.4 mostra essas diferenças estruturais, o que sugere a possibilidade de diferentes mecanismos de ação, porém com uma propriedade em comum: a capacidade de bloqueio dos canais de cálcio.

Verapamil

Entre os antagonistas do cálcio, o verapamil tem o maior número de indicações terapêuticas, incluindo angina do peito, hipertensão arterial, cardiomiopatia hpertrófica e arritmias supraventriculares.

FARMACOCINÉTICA

Bem absorvido após administração oral. Sofre metabolismo de primeira passagem em cerca de 85% e tem ligação proteica de 90%. Os níveis plasmáticos dos seus metabólitos, por desmetilação e desalquilação, podem atingir o dobro da sua concentração. O metabólito norverapamil é responsável por cerca de 15% dos efeitos hemodinâmicos da

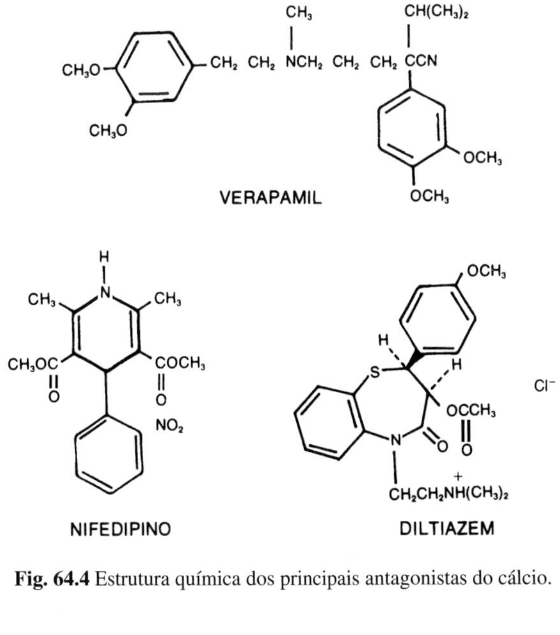

Fig. 64.4 Estrutura química dos principais antagonistas do cálcio.

droga. Após metabolismo, aproximadamente 70% da droga é excretada pelos rins e 15% pelo trato intestinal.

Após dose oral única, observam-se os efeitos sobre o tempo de condução A-V, e o máximo de ação antiarrítmica ocorre cerca de 5 horas depois. Em seguida a um bolo venoso, os níveis plasmáticos têm a meia-vida da fase alfa (distribuição) de 3,5 minutos e da fase beta (eliminação) de 110 minutos. A duração do intervalo PR do ECG varia na razão direta dos níveis plasmáticos. Após injeção endovenosa, os efeitos vasodilatadores e antiarrítmicos podem ser observados em 5 minutos, o primeiro revertendo em 30 minutos e o segundo, em cerca de 6 horas. Vale salientar, com base nesses resultados, a grande afinidade do verapamil pelo tecido nodal A-V.

FARMACOCINÉTICA

O bloqueio de entrada de cálcio na célula miocárdica reduz a contratilidade e aumenta a complacência ventricular, enquanto na célula muscular lisa dos vasos promove vasodilatação, sendo preponderante a ação sobre as artérias periféricas. As ações cardíaca e periférica dos antagonistas do cálcio levam a uma diminuição do MVO_2, base da sua propriedade antianginosa. Hemodinamicamente, combina dilatação arteriolar e consequente diminuição da pós-carga a redução da frequência cardíaca e efeito inotrópico negativo, sem nenhuma ou com pouca alteração no débito cardíaco.

O verapamil apresenta efeitos eletrofisiológicos, como inibição dos circuitos de reentrada responsáveis pela maioria das taquicardias paroxísticas supraventriculares, restaurando o ritmo sinusal em 75% dos casos, e aumenta o período refratário do nó A-V.

MODO DE USO E POSOLOGIA

O verapamil geralmente é indicado para pacientes com angina de esforço e contraindicação ao uso de β-B (p. ex., pacientes asmáticos, diabéticos e com DPOC). É também utilizado em pacientes com hipertensão arterial e/ou arritmia supraventricular associada.

Uma indicação específica para o uso de verapamil são os pacientes com angina do peito e coronariografia normal. Nesses, o verapamil diminui a resistência arterial coronária periférica, patologicamente elevada.

Sua dose inicial é de 80 mg 3 vezes ao dia, podendo ser elevada, de acordo com as necessidades terapêuticas, até 480 mg diários.

Diltiazem

Na prática clínica, apresenta indicações terapêuticas semelhantes às do verapamil. O diltiazem tem uma ação mais intensa ao nível do nó sinusal, levando a maior redução da frequência cardíaca.

FARMACOCINÉTICA

Apresenta boa absorção por via oral (90%), com importante metabolismo na primeira passagem pelo fígado. O início da ação ocorre em 15 a 30 minutos, com o pico em 1 a 2 horas, e sua biodisponibilidade é de aproximadamente 40%. Sua meia-vida é de 4 a 7 horas, requerendo, assim, doses a cada 6 a 8 horas para manutenção do efeito terapêutico. A concentração plasmática terapêutica varia de 50 a 300 ng/mL, e 80% a 86% da droga está ligada às proteínas plasmáticas. O metabolismo hepático envolve desacetilação, com 2% a 4% do composto excretado inalterado pela urina. Diferentemente do verapamil e do nifedipino, só 35% do diltiazem é excretado pelos rins e 65% o é pelo trato gastrointestinal.

FARMACODINÂMICA

O dialtiazem, como o verapamil, tem efeito vasodilatador coronariano e diminui o MVO_2 pela redução da frequência cardíaca e da resistência arterial periférica e discreto efeito inotrópico negativo, tanto em repouso como durante o exercício. Além disso, previne o espasmo na circulação coronariana, sendo útil no tratamento da angina variante de Prinzmetal. Estudos têm demonstrado seu efeito benéfico no tratamento do IAM sem onda Q, por prevenir o reinfarto.

MODO DE USO E POSOLOGIA

Sua dose inicial é de 30 mg 3 a 4 vezes ao dia, com elevação até a dose total de 360 mg diários. Nas apresentações de liberação lenta, de 90, 120 ou 180 mg, pode ser administrado de 12/12 horas.

Nifedipino

O nifedipino é a diidropiridina mais utilizada atualmente para o tratamento de crises hipertensivas, por sua ação hipotensora rápida e eficiente. Devido à sua intensa ação antiespasmódica sobre as artérias coronárias de grande e médio calibres, é também a droga preferida no tratamento da angina variante.

FARMACOCINÉTICA

Quase totalmente absorvida pelo trato gastrointestinal, atinge o pico do nível sérico em 20 a 45 minutos e tem meia-vida de 3 horas. Tem ligação proteica ao nível de 92% e sofre intenso metabolismo hepático na primeira passagem, sendo seus metabólitos inativos. O efeito hipotensor começa em 20 minutos após uma dose oral (na forma de cápsula) e em 5 minutos por via sublingual ou quando mastigada e deglutida. A duração da ação varia de 4 a 8 horas. Com as formas de liberação lenta, os níveis séricos situam-se entre 20 e 30 ng/mL por 24 horas. Na apresentação *retard* (20 mg), a meia-vida é prolongada para 5 a 11 horas.

FARMACODINÂMICA

Os efeitos eletrofisiológicos do nifedipino são pouco proeminentes. Em doses terapêuticas, não exerce efeito depressor significativo sobre o nó A-V, a condução A-V e a contratilidade miocárdica, podendo, mesmo, aumentar a frequência cardíaca e a condução A-V como resultado da ativação simpática reflexa, secundária à sua potente ação vasodilatadora.

Os principais benefícios do nifedipino no tratamento da angina do peito são devidos ao seu efeito vasodilatador periférico e coronariano, com consequente redução da pós-carga e do MVO_2 e aumento do fluxo sanguíneo coronariano.

MODO DE USO E POSOLOGIA

Sua dose inicial é de 10 mg 3 vezes ao dia, antes ou fora das refeições. Geralmente essa dose é eficaz, mas casos mais graves e pacientes com angina variante podem requerer doses maiores, de 40 a 120 mg por dia, com intervalos mais frequentes (6/6 horas). Doses acima de 180 mg não são recomendáveis. Em pacientes ambulatoriais, usualmente não ultrapassamos 40 mg diários. Havendo necessidade de ação terapêutica mais intensa, preferimos associar um β-B ou um nitrato oral. O ajuste da dose deve ser feito em período variável de 3 a 15 dias, de acordo com a resposta e a gravidade do caso. A associação com um β-B é também útil no controle do aumento da atividade simpática reflexa que pode ocorrer com maiores doses de nifedipino. Atualmente, esse tipo de inconveniente pode ser evitado com o uso de formas de liberação prolongada.

ANTAGONISTAS DO CÁLCIO DE SEGUNDA GERAÇÃO

A segunda geração de antagonistas do cálcio é formada por diidropiridinas com propriedades farmacológicas, contraindicações e efeitos colaterais semelhantes aos do nifedipino.

Anlodipino

A maior vantagem do anlodipino sobre o nifedipino é o seu início de ação mais lento e um efeito mais prolongado. Sua absorção é lenta, atingindo nível sérico máximo em torno de 6 a 12 horas. Sofre intensa metabolização hepática a metabólitos inativos, com meia-vida de eliminação de 35 a 48 horas. Em idosos com *clearance* reduzido, a dose deve ser reajustada.

No tratamento da angina do peito, a dose recomendada é de 10 mg diários, em dose única.

AS DEMAIS DIIDROPIRIDINAS

Felodipino, isradipino, nitrendipino, nisoldipino, nicardipino e lacidipino são utilizadas no tratamento da hipertensão arterial e até o momento com pouca experiência clínica no tratamento da angina do peito. O nimodipino é empregado apenas nos quadros vasculares cerebrais.

REAÇÕES ADVERSAS

São pouco frequentes se as indicações e as doses usadas são apropriadas.

As reações adversas mais importantes estão relacionadas aos efeitos circulatórios. De fato, com o diltiazem e o verapamil, deve-se ter cuidado quanto às ações depressoras sobre o nó sinusal, o nó A-V e a contratilidade miocárdica. Assim, eles podem induzir intensa bradicardia, bloqueio A-V de alto grau e insuficiência cardíaca; essas duas últimas complicações são mais frequentes com o uso do verapamil. Como já foi mencionado, uma adição desses efeitos poderá ser observada com a associação de um β-B. Em pacientes com diminuição de reserva contrátil do miocárdio, essas drogas devem ser usadas juntamente com digital, que, todavia, também pode acarretar efeito aditivo sobre a depressão da função dos nós sinusal e A-V.

Embora o nifedipino oral tenha ação inotrópica negativa muito fraca, em geral compensada pela taquicardia reflexa, ele poderá ter importância em pacientes com grave déficit contrátil do miocárdio, exigindo assim cuidadosa observação quanto a sinais de piora de insuficiência cardíaca ou refratariedade ao tratamento após o início do seu uso.

Frequência cardíaca de 50 batimentos/min pode ser bem tolerada, não necessitando de interrupção da droga, exceto se associada a sintomas (fadiga fácil e tonturas, em repouso e aos esforços) e a sinais de baixo débito cardíaco. Um grau discreto de bloqueio A-V (BAV do 1.º grau-PR entre 0,22 e 0,26 segundo) não requer nenhuma atitude, se não for progressivo.

A vasodilatação periférica induzida por esses compostos pode acarretar grave hipotensão postural, algumas vezes assintomática. Isso pode ser visto particularmente com o nifedipino e é mais frequente em idosos. Essa hipotensão pode associar-se a isquemia miocárdica, especialmente em pacientes com angina de esforço, que parece estar relacionada a um fenômeno de roubo (*coronary steal*). Assim, em tais pacientes, se em uso de nifedipino, o controle da pressão sanguínea arterial deve ser feito na posição supina e em pé.

Devido também a esse efeito vasodilatador, edema das pernas e dos pés pode ser um evento frequente em pacientes idosos ou com varicosidades dos membros inferiores. Essas complicações podem ocorrer com pequenas doses, e é mais comum incidirem nos meses mais quentes e se a ingesta diária de sal se eleva. A resposta desse tipo de edema aos diuréticos é variável, e ocasionalmente pode exigir a suspensão da droga.

Outras reações adversas incluem cefaleia, fraqueza, ondas de calor, rubor fácil, distúrbios gastrointestinais (pirose, anorexia, náusea, diarreia, obstipação e desconforto abdominal), reações dermatológicas (eritema, prurido e hiperpigmentação das pernas e dos pés). Deve-se salientar que obstipação intestinal é um paraefeito mais comumente relacionado com o verapamil, podendo, algumas vezes, ser tão intensa que leva à interrupção da droga.

Piora da angina tem sido raramente observada como consequência da suspensão abrupta desses compostos.

O nifedipino pode, ocasionalmente, induzir disfunção renal reversível, que tem sido atribuída a uma alteração na hemodinâmica intrarrenal. Glomerulonefrite do tipo autoimune também pode ocorrer raramente. Outros paraefeitos raros com o nifedipino incluem intolerância a carboidratos, hepatite, menorragia e edema gengival.

Com o verapamil têm sido também observadas disfunções de percepção (sensação de frio e parestesias), hiperprolactinemia e galactorreia.

Algumas importantes interações ocorrem com a digoxina, a cimetidina e a quinidina. Assim, o verapamil e, em menor grau, o nifedipino podem elevar o nível sérico da digoxina; por sua vez, a cimetidina pode diminuir o *clearance* desses antagonistas do cálcio. Algumas vezes, o nifedipino altera a distribuição da quinidina, provavelmente pelos seus efeitos hemodinâmicos, observando-se um aumento na concentração sérica da quinidina quando o nifedipino é suspenso. O verapamil por via endovenosa pode interagir com quinidina e causar hipotensão, e pode ter a sua biodisponibilidade reduzida pela rifampicina ou similares. As preparações de cálcio têm-se mostrado eficazes no tratamento da intoxicação por verapamil e possivelmente reduzem a resposta terapêutica ao verapamil e demais antagonistas do cálcio.

O verapamil e o diltiazem são excretados também pelo leite materno.

Especialidades farmacêuticas existentes no Brasil
- Diltiazem
    a) Balcor. Comprimidos de 30 e 60 mg.
       Balcor Retard. Comprimidos de 90, 120 e 180 mg.
    b) Cardizem. Comprimidos de 30 e 60 mg.
       Cardizem SR. Cápsulas de 90 e 120 mg.
    c) Diltiazem AP. Comprimidos de 60, 90, 120 e 240 mg.
- Nifedipino
    a) Adalat. Cápsulas de 10 mg para uso oral ou sublingual.
       Adalat Retard. Comprimidos de 20 mg.
       Adalat Oros. Comprimidos de 30 e 60 mg.
    b) Cardalin. Comprimidos de 10 mg para uso oral ou sublingual.
       Cardalin Retard. Comprimidos de 20 mg.
    c) Oxcord. Cápsulas de 10 mg e comprimidos de 10 e 20 mg.
- Outras diidropiridinas
- Anlodipino
    a) Norvasc. Comprimidos de 5 e 10 mg.
    b) Cordarene. Comprimidos com 2,5, 5 e 10 mg.
- Felodipino
    a) Splendil. Comprimidos de 2,5, 5 e 10 mg.
- Isradipino
    a) Lomir. Comprimidos de 2,5 mg.
       Lomir SRO. Cápsulas de 5 mg.
- Nitrendipino
    a) Caltren. Comprimidos de 10 e 20 mg.
    b) Nitrencord. Comprimidos de 10 e 20 mg.
- Verapamil
    a) Dilacoron. Comprimidos de 80 mg.
       Dilacoron AP. Comprimidos de 120 mg.
       Dilacoron Retard. Comprimidos de 240 mg.
       Dilacoron Injetável. Ampolas de 2 mL com 5 mg.

Outros agentes terapêuticos

AMIODARONA

O principal uso atual desse fármaco é para o tratamento das arritmias, principalmente ventriculares, malignas ou potencialmente malignas. Todavia, tem eficaz ação antianginosa, propriedade pela qual foi lançada no tratamento das doenças cardíacas.

Sua ação antianginosa parece decorrer, basicamente, do seu efeito redutor do MVO_2 e elevador do fluxo coronariano. O primeiro deles é consequência das suas ações sobre o nó sinusal e vasodilatadora periférica, enquanto o segundo é consequente à melhora do relaxamento diastólico ventricular, comprometido pela isquemia, e da vasodilatação coronariana.

Além disso, por sua própria ação antiarrítmica, a amiodarona pode ser útil em pacientes com angina, devido ao seu potencial arritmogênico, consequente à isquemia miocárdica.

Na nossa experiência pessoal, a amiodarona tem-se mostrado extremamente útil como droga de segunda escolha quando, na angina estável ou instável, o tratamento inicial à base de nifedipino, β-Bs e nitratos revelou-se insatisfatório. Nesses casos, deve-se adicioná-la ao esquema terapêutico em vigor, obtendo-se, geralmente, boa resposta com doses inciais de 600 a 800 mg diários por 3 a 5 dias, seguidas de manutenção de 200 a 600 mg diários. Caso o paciente permaneça assintomático por cerca de 8 a 12 semanas, pode ser tentada a redução gradativa das maiores doses de manutenção.

ANTIAGREGANTES PLAQUETÁRIOS

Fatores determinantes da agregação plaquetária e trombose coronariana

Durante a década passada, demonstrou-se que a agregação plaquetária e a formação de trombo são ocorrências importantes na doença isquêmica do coração, tanto nas suas manifestações crônicas (angina estável) como agudas (angina instável, infarto agudo do miocárdio e morte súbita).

O fator desencadeante da agregação plaquetária e da trombose coronariana nas síndromes isquêmicas é a exposição do sangue circulante a uma superfície trombogênica como a do endotélio vascular lesado, levando à liberação de substâncias agregantes e vasoconstritoras. O endotélio vascular lesado ativa receptores plaquetários que são glicoproteínas (GP) de membrana, que permitem a ligação das plaquetas ao fator de von Willebrand (receptor GP Ib), ao colágeno subendotelial (receptor GP Ia) ou ao fibrinogênio (receptor GP IIb/IIIa). O fator de von Willebrand também se liga ao receptor GP IIb/IIIa, contribuindo para maior adesão e agregação plaquetárias.

Durante e após a agregação, as plaquetas liberam potentes agentes vasoconstritores, como serotonina e tromboxano A_2, e outras substâncias importantes como fator plaquetário e o fator de crescimento derivado das plaquetas (PDGF). Além disso, o mecanismo de coagulação é ativado através de fatores procoagulantes, derivados das plaquetas (via intrínseca de coagulação), e de fator tissular (tromboplastina) oriundo da placa (via extrínseca), com a liberação de trombina, que catalisa a conversão enzimática do fibrinogênio em fibrina. A fibrina polimerizada, por sua vez, estabiliza a massa plaquetária e permite ao trombo arterial resistir à força do fluxo sanguíneo.

Principais agentes antiagregantes plaquetários

ASPIRINA

A aspirina (ácido acetilsalicílico) inativa, irreversivelmente, a enzima ciclo-oxigenase, presente nas plaquetas e no endotélio vascular. Nas plaquetas, essa inativação resulta no bloqueio da síntese do tromboxano A_2, potente vasoconstritor e agregante plaquetário, derivado do ácido araquidônico. Estudos têm demonstrado que pequenas doses de aspirina, como 30 mg por dia, são capazes de inibir a síntese do tromboxano A_2.

Sugeriu-se que o efeito antitrombótico da aspirina poderia ser diminuído pela inibição concomitante da prostaciclina, também derivada do ácido araquidônico e produzida pelo endotélio vascular, e que possui propriedades antiagregante e vasodilatadora. Diferentemente das plaquetas, que são anucleadas, as células endoteliais ressintetizam a ciclo-oxigenase; assim, a produção de prostaciclina é recuperada horas após a administração da aspirina. Contudo, a administração de aspirina a longo prazo, mesmo em pequenas doses, pode também deprimir a síntese de prostaciclina, embora não haja demonstração de prejuízo dos benefícios clínicos do efeito antiagregante.

Uso na angina estável e instável

As características da dinâmica da cadeia de eventos supracitada determinam os quadros isquêmicos agudos (infarto, morte súbita e angina instável) e crônicos (angina estável). No primeiro caso, estudos randomizados, duplo-cegos e controlados com placebo, demonstraram que em pacientes com angina estável a aspirina em doses diárias de 75 a 1.300 mg reduz em 50% a 70% a incidência de infarto do miocárdio e de morte cardíaca. Nos quadros de angina estável, a avaliação dos benefícios clínicos do uso de aspirina é mais difícil de ser evidenciada como dado isolado, devido aos aspectos crônicos da doença. No entanto, a fisiopatologia da progressão da estenose coronariana, tendo como um de seus principais componentes sucessivos episódios trombóticos não oclusivos na placa aterosclerótica madura, fornece a base científica para o uso da aspirina nesses casos.

Efeitos colaterais

O efeito adverso mais comum da aspirina, a intolerância gastrointestinal, é proporcional à dose. Irritação gástrica (dispepsia, náusea e vômito) pode limitar seu uso em até 20% dos pacientes. Sangramento gastrointestinal ocorre em cerca de 5%. Ele pode ocorrer lenta e gradualmente, e é conveniente o controle periódico do hematócrito (a cada 3 a 6 meses nos seus usuários).

A intolerância gastrointestinal pode ser reduzida com o uso de aspirina tamponada ou de liberação entérica e, principalmente, com a utilização da menor dose possível, como 100 mg diários.

TICLOPIDINA

É um agente antiagregante plaquetário com mecanismo de ação diferente da aspirina, ou seja, não interfere na enzima ciclo-oxigenase. Provavelmente atua em receptores de membrana inibindo a fosfolipase C e o aumento do cálcio intraplaquetário.

Tem boa absorção por via oral, atingindo níveis plasmáticos máximos em 2 horas, com efeito antiagregante inicial em 2 dias e máximo em torno de 5 a 8 dias. A dose recomendada para doença arterial coronária é de 250 mg 2 vezes ao dia.

Os efeitos colaterais mais frequentes são: neutropenia, trombocitopenia, erupção cutânea, diarreia e manifestações hemorrágicas, todos reversíveis com a suspensão da droga.

Especialidade farmacêutica existente no Brasil
Ticlid. Comprimidos de 250 mg. Uso 2 vezes/dia.

TRATAMENTO ANTICOAGULANTE

A razão para o uso de anticoagulantes na doença cardíaca isquêmica é seu efeito antitrombótico. Para quadros agudos, pode também servir ao propósito de prevenir a formação de trombos intracavitários, como no caso de infarto anterior complicado, principalmente com insuficiência cardíaca, em que a estase venosa periférica resultante do distúrbio hemodinâmico se alia àquela secundária ao repouso prolongado.

O tratamento agudo deve ser iniciado com heparina e, se houver indicação, continuado com anticoagulação por via oral. Salvo contraindicação, o uso de heparina por via endovenosa, nos 3 a 4 dias pós-infarto agudo do miocárdio, tem sido rotina, mesmo em pacientes não trombolisados. A heparina, por via subcutânea, de 12/12 horas, fica reservada para situações em que a infusão endovenosa não é viável. O controle terapêutico é feito pelo tempo de tromboplastina parcial ativado (TTPA), que deve ser ajustado para 1,5 a 2,5 do valor basal. Na impossibilidade desse tipo de controle, poder-se-á usar o tempo de coagulação prolongado para 30 a 40 minutos, controlado pela manhã e à noite. A gravidade do quadro clínico, já mencionada, a detecção de trombo intracardíaco ou a presença de fibrilação atrial crônica podem recomendar o uso de anticoagulação crônica, que deve ser iniciada ainda durante o uso de heparina, com o controle do tempo de protrombina. O RNI deverá ficar entre 2,0 e 3,0, mais próximo do limite inferior, e controlado periodicamente com um máximo de 4 semanas.

Casos de angina estável grave e resistente ao uso da terapêutica habitual podem se beneficiar, também, de tratamento anticoagulante prolongado. Nessas circunstâncias, não é conveniente o uso de antiagregante plaquetário, devido ao maior risco de sangramento.

O risco de hemorragia é a principal complicação do tratamento anticoagulante. As manifestações mais frequentes são hemorragia gengival, cutânea e renal. Pode-se suspeitar dessa última mesmo na ausência de hematúria microscópica, pelo aparecimento de dor lombar. Nesses casos, a suspensão temporária do anticoagulante e o ajuste da dose de manutenção são suficientes para o controle da situação sem o emprego de vitamina K, que deve ser reservado para casos mais graves. Pacientes em uso crônico de anticoagulante podem submeter-se a tratamento dentário com RNI entre 1,6 e 2,0, sem risco de hemorragia. A heparina atua potencializando a atividade da antitrombina III, exercendo efeito inibitório em diferentes níveis do sistema de coagulação, principalmente ao nível do fator Xa e da trombina.

Heparina – Doses utilizadas

Por via endovenosa: bolo inicial de 80 a 100 UI/kg, seguido de infusão contínua de 1.000 UI/h, ou injeções intermitentes de 5.000 a 10.000 a cada 4 ou 6 h.
Por via subcutânea: administrada em doses que variam de 7.500 a 20.000 UI a cada 12 h.

O tempo de tromboplastina parcial ativado (TTPA) deve ser ajustado para 1,5 a 2,5 vezes o valor basal do paciente.

Os principais efeitos adversos são trombocitopenia e fenômenos hemorrágicos.

A heparina é neutralizada rapidamente pelo sulfato de protamina na proporção de 1 mL para 1.000 UI de heparina.

Anticoagulantes orais

a) Marcoumar (femprocumona): comprimidos de 3 mg.

Dose inicial de 1 comprimido de 8/8 horas no primeiro dia e de 12/12 horas no segundo dia, com ajuste da dose no 3.º dia, após nova determinação do tempo de protrombina. Essas doses iniciais poderão ser diminuídas caso o paciente esteja usando medicamentos que potencializam a ação anticoagulante, como cimetidina, amiodarona, anti-inflamatórios não hormonais, antiagregantes plaquetários e heparina. A dose de manutenção se situa, na maioria dos casos, entre ½ e ¼ comprimido diário, com doses intercaladas de 1 comprimido ou ½ comprimido se necessário para a obtenção do RNI desejado. Quando a dose de manutenção estiver estabilizada, o controle do tempo de protrombina não deverá exceder 4 semanas.

b) Marevan (Varfarina sódica): comprimidos de 5 mg. Titulação da dose e cuidados semelhantes aos do Marcoumar.

TERAPIA HIPOLIPEMIANTE

A redução de 20% a 40% no nível do colesterol LDL, por período de 4 a 5 anos, reduz a incidência de morte coronariana em 28%, de infarto não fatal em 31%, e a mortalidade global em 22%, em termos de prevenção primária, e em 42%, 34% e 30%, respectivamente, em nível de prevenção secundária. Além disso, estudos angiográficos prospectivos demonstraram que, após 2 anos de redução do LDL-colesterol nas proporções mencionadas, ocorrem, em comparação com o grupo placebo, não progressão da doença aterosclerótica em 48/41%, regressão em 18/9% e redução de 47% de novos eventos clínicos. O excesso no percentual de redução dos eventos clínicos, comparando com o das alterações angiográficas, sugere que a simples estabilização da placa e a normalização da resposta vasomotora endotelial são componentes importantes nesse benefício clínico auferido. Em pacientes com doença coronária, os maiores benefícios clínicos e angiográficos, já significativos após o primeiro ano de tratamento, são auferidos com nível de colesterol LDL < 100 mg/dL.

Tratamento hipolipemiante:
  Objetivo principal: LDL < 100 mg/dL
  Objetivos secundários: HDL > 35 mg/dL
  TG < 200 mg/dL

1. Dieta: sempre indicada, com = < 30% de gordura, < 7% de gordura saturada, < 200 mg de colesterol.
2. Drogas redutoras:
   LDL < 100 mg/dL: não indicadas
   LDL de 100 a 130 mg/dL: indicadas nos casos de maior risco
   LDL > 130 mg/dL: sempre indicadas
   Esquemas de tratamento:

Drogas em ordem decrescente de prioridade:

TG < 200 mg/dL	TG 200 a 400 mg/dL	TG > 400 mg/dL
Vastatina	Vastatina	Combinado:
Resina	Niacina	Niacina, fibrato
Niacina	Fibrato	Vastatina

REFERÊNCIAS BIBLIOGRÁFICAS

1. AHLQUIST, R.P. Study of the adrenotropic receptors. *Amer. J. Physiol.*, 153:586, 1948.
2. ANTMAN, E. et. al. Nifedipine therapy for coronary artery spasm. Experience in 127 patients. *N. Engl. J. Med.*, 302:1269-1273, 1980.
3. BATTOCK, D.J., ALVARES, H. e CHIDSEY, C.A. Effects of propranolol and isosorbide dinitrate on exercice performance and adrenergic activity in patients with angine pectoris. *Circulation*, 39:157, 1969.
4. BLACK, J.W. e STEPHENSON, J.S. Pharmacology of a new adrenergic beta-receptor blocking compound (nethalide). *Lancet*, 2:311, 1962.
5. CHAMBERLAIN, D.A. Effects of beta adrenergic blockade on heart size. *Amer. J. Cardiol.*, 18:321, 1966.
6. CHENG, T.O., BASHOUR, T., KELSER, JR. G.A., WEISS, L. e BACOS, J. Variant angina of Prinzmetal with normal coronary arteriograms. *Circulation*, 47:476, 1973.
7. COHEN, J. ABC of secondary prevention for patients with atherosclerotic disease. *Cardiology Special Edition*, 2:1, 13-15, 1996.
8. CUTLER, J.A. A review on going trials of beta blockers in the secondary prevention of coronary heart disease. *Circulation*, 67 (suppl.) I,1-62, 1983.
9. DAWSON, J.R. et al. Calcium antagonist in chronic stable angina. Comparison of verapamil and nifedipine. *Br. Heart J.*, 46:508-512, 1981.
10. ELLIOT, W.C. e STONE, J.M. Beta-adrenergic blocking agents for the treatment of angina pectoris. *Prog. Cardiov. Dis.*, 12:83, 1969.
11. FAM, W.M. e GREGOR, M. Effect of coronary vasodilator drugs on retrograde flow in areas of chronic myocardial ischemia. *Cir. Res.*, 15:355, 1964.
12. FRISHMAN, W.H. Pharmacology of the nitrates in angina pectoris. *Am. J. Cardiol.*, 56:31, 1985.
13. FRISHMAN, W.H., SMITHEN, C., CHRISTO-DONLON, J., WESKSLER, B., BRACHFELD, N. e KILLIP, T. Medical management of angina pectoris: multifactorial action of propranalol. In: NORMAN, J.C. *Coronary artery medicine and surgery, concepts and controversies.* New York, Appleton-Century-Crofts, 1975.
14. FROELICHER JR., V.F. In: NAUGHTON, J.P. e HELLERSTEIN, H.K. *Exercise testing and exercise training in coronary heart disease,* New York, Academic Press, 1973.
15. FUSTER, V. e PEARSON, T.A. 27th Bethesda Conference: Matching the intensity of risk factor management with the hazard for coronary disease events. *JACC*, 27:5,964-1047, 1996.
16. GERSTENBLITH, G. et al. Nifedipine in unstable angina. Double blind randomized trial. *N. Engl. J. Med.*, 306:885-889, 1982.
17. GIBSON, D e SOWTON, E. The use of beta-adrenergic receptor blocking drugs in dysrhythmias. *Proc. Cardiol. Dis.*, 12:16, 1969.
18. GOLDBARG, A.N., MORAN, J.F., BUTTERFIELD, T.K., NEMICKAS, R. e BERMUDEZ, G.A. Therapy of angina pectoris with propranolol and long-acting nitrates. *Circulation*, 40:847, 1969.
19. GOLDSTEIN, R.E. e EPSTEIN, S.E. Medical management of patients with angina pectoris. *Prog. Cardiov. Dis.*, 14:360, 1972.
20. GROVES, B.M., MARCUS, F.K., EWY, G.A. e PHIBBS, B.P. Coronary arterial spasm in variant angina produced by hyperventilation and Valsalva-document by coronary arteriography. In: NORMAN, J.C. *Coronary artery medicine and surgery concepts and controversies.* New York, Appleton-Century-Crofts, 1975.
21. GUIMARÃES, A.C. e MAGALHÃES, L.B.N.C. Temas de cardiologia: Angina do peito. *Rev. Bras. Med.*, 43:244, 1986.
22. GUIMARÃES, A.C. e OLIVEIRA G.B. Observações não publicadas, 1968.
23. GUIMARÃES, A.C. Temas de Cardiologia: Novos recursos terapêuticos em cardiologia. *Rev. Bras. Med.*, 43:302, 1986.
24. HOSSACK, K.F. et al. Efficacy of diltiazem in angina on effort. Multicenter trial. *J. Cardiol.*, 49:567-572, 1982.
25. JOHANSSON, B.W. Effect of beta blockade on ventricular fibrilation and ventricular tachycardia-induced circulatory arrest in acute myocardial infarction. *Am. J. Cardiol.*, 57:34F, 1986.
26. JOHNSON, S.M. et al. Comparison of verapamil and nifedipine in treatment of variant angina pectoris. Preliminary observation in 10 patients. *Am. J. Cardiol.*, 47:1295-1300, 1981.
27. KRIKLER, D.M. Amiodarone: the background. In: KRIKLER, D.M., MCKENNA, W.J. e CHAMBERLAIN, D.A. (editors). *Amiodarone and arrythmias.* Pergamon Press, Oxford, 1982, p. 3.
28. LIVESLEY, B. et al. Double-blind evaluation of verapamil, propranolol and isosorbide dinitrate against a placebo in treatment of angina pectoris. *Br. Med. J.*, 1:375-378, 1973.
29. LOW, R.J. et al. Effects of calcium blocking agents on cardiovascular function. *Am. J. Cardiol.*, 49:547-553, 1982.
30. LUCCHESI, B.R. e WHITSITT, L.S. The pharmacology of beta-adrenergic agents. *Prog. Cardiov. Dis.*, 11:410, 1969.
31. MAY G.S. A review of acute-phase beta-blocker trials in patients with myocardial infarction. *Circulation*, 67 (suppl. I): L-21, 1983.
32. MAY G.S. A review of long-term beta-blocker trial in survivors of myocardial infarction. *Circulation*, 67 (suppl. I): I 46, 1983.
33. McALLSTER, R.G. Clinical pharmacology of slow channel blocking agents. *Prog. Cardiov. Dis.*, 25:83, 1982.
34. MOSKOWITZ, R.M. et al. Nifedipine therapy for stable, angina pectoris: preliminary results of effects on angina frequency and treadmil exercise response. *Am.J. Cardiol.*, 44:811-816, 1979.
35. MUELLER, H.S. e CHAHINE, R.A. Interim report of multicenter double-blind, placebo controlled studies of nifedipine in chronic stable angina. *Am. J. Med.*, 71:645-657, 1981.

36. MUELLER, H.S., RELIGA, A.R., EVANS, R.G. e AYRES, S.M. Improved myocardial infarction by propranolol. *In:* NORMAN, J.C. *Coronary artery medicine and surgery: concepts and controversies.* New York, Appleton-Century Crofts, 1975.
37. NICKERSON, L.M. Vasodilator drugs. *In*: GOODMAN, L.S. e GILMAN, A. *The pharmacological basis of therapeutics.* MacMillan Publishing, New York, 1975.
38. NICKERSON, M. e COLLIER, B. Beta-adrenergic blocking agents. *In:* GOODMAN, L.S. e GILMAN, A. *The pharmacological basis of therapeutics,* MacMillan Publishing, New York, 1975.
39. OPIE, L.H., CHATTERJEE, K. *et al.* Antianginal agents. *In: Drugs for the heart.* W.B. Saunders Company, Philadelphia, 1991, p. 1-42.
40. PARKER, J.O. Nitrate tolerance. *Am. J. Cardiol., 56*:281, 1985.
41. POWELL, C.E. e SLATER, L.H. Blocking of inhibitory adrenergic receptors by a dichloro analog of isoproterenol. *J. Pharmacol. Exp. Ther., 122*:480, 1958.
42. Randomised trial of cholesterol lowering in 4444 patients with coronary heart disease: the Scandinavian Simvastatin Survival Study (48). *Lancet, 344*:1383, 1994.
43. REID, J.L., WHYTE, K.F. e STRUTHERS A.D. Epinephrine-induced hipokalemia: the role of beta adrenoceptor. *Am. J. Cardiol., 57*:23F, 1986.
44. ROSENTHAL, S.J. *et al.* Efficacy of diltiazem for control of symptoms of coronary artery spasm. *Am. J. Cardiol., 46*:1027-1032, 1980.
45. SCHEDT, S. Update on transdermal nitroglycerin: an overview. *Am. J. Cardiol., 56*:31, 1985.
46. SHANKS, R.G. The pharmacology of beta-sympathetic blockade. *Amer. J. Cardiol., 18*:308, 1966.
47. SINGH, B.N., HECHT, H.S., NADEMANEE, K e CHEW, C.Y.A. Eletrophysiologic and hemodynamic effects of slow-channel blocking drugs. *Prog. Cardiov. Dis., 25*:103, 1982.
48. SOWTON, E. e HAMER, J. Hemodynamic changes after beta adrenergic blockade. *Amer. J. Cardiol., 18*:317, 1966.
49. STONE, P.H. *et al.* Calcium channel blocking agents in treatment of cardiovascular disorders. *Ann. Int. Med., 93*:886-904, 1980.
50. TAYLOR, S.H. A symposium: Bevantolol – a new cardiovascular agent with a unique profile. Introduction. *Am. J. Cardiol., 58*:1E, 1986.
51. THADANI, U. Clinical management of stable angina. *Cardiology clinics.* W. B. Saunders Company, 9:1, 79-94, 1991.
52. VINCENT, H.H., IN'T VELD, A.J.M., BOOMSM, F. e SHALE-KAEMP, M.A.D.H. Prevention of epinephrine-induced hypokalemia by nonselective beta blockers. *Am. J. Cardiol., 56*:10D, 1985.
53. WEIDMAN, P., GERBER, A. e MORDASINI, R. Effects of anthypertensive therapy on serum lipoproteins. *Hypertension 5* – (suppl. III): III-120, 1983.
54. WEISSE, A.B. e REGAN, T.J. The current status of nitrites in the treatment of coronary artery disease. *Prog. Cardiov. Dis., 12*:72, 1969.
55. West of Scotland Coronary Prevention Study (WOSCOPS). Sheperd, *N. Engl. J. Med., 333*:1301-1307, 16; 1995.

65

Drogas para Uso em Dislipidemias

Lucélia Batista Neves Cunha Magalhães

INTRODUÇÃO

A importância do uso terapêutico de drogas que normalizam o perfil lipídico do sangue tem crescido muito desde que se provou cientificamente que:

1) Doenças altamente prevalentes em todo o mundo, como infarto agudo do miocárdio (IAM), acidente vascular encefálico (AVE), angina do peito, morte súbita e insuficiência cardíaca, são determinadas, na maioria das vezes, pela aterosclerose;

2) A aterosclerose é fortemente determinada pela presença aumentada da lipoproteína de baixa densidade (LDL), cujo principal componente é o colesterol e que tem como função transportá-lo para os tecidos periféricos. Tem-se, consistentemente, demonstrado que, quanto maior o valor de LDL, maior o risco de aterosclerose. Inversamente relacionada com a aterosclerose está a lipoproteína de alta densidade (HDL), cujo componente também é o colesterol e que tem como função transportá-lo dos tecidos periféricos para ser excretado pelo fígado ou metabolizado. Assim, quanto maior a HDL, menor a chance de formação da placa aterosclerótica;

3) Estudos mais recentes têm revelado que, com o uso de dieta e/ou de drogas que diminuem a LDL e aumentam a HDL, pode-se estabilizar o processo de aterosclerose, cuja história natural se mostra progressiva. Mais recentemente, observou-se que a mesma abordagem pode reverter as placas já existentes. Na prática clínica, a dislipidemia deve ser tratada como prevenção primária e secundária, mostrando redução de morbimortalidade geral para as doenças cardiovasculares, bem como melhorando a qualidade de vida dos pacientes.

Hoje, essas drogas constituem um grande conjunto terapêutico para se evitar e tratar as obstruções arteriais, o que, até bem pouco tempo, só era possível com métodos cruentos cujo valor a longo prazo tinha duvidosa eficácia.

METABOLISMO, TRANSPORTE LIPÍDICO E LIPOPROTEÍNAS

Existem três tipos de substâncias associadas às gorduras mais importantes no nosso organismo: o colesterol, os triglicerídios e os fosfolipídios. Do ponto de vista clínico, o colesterol é o mais importante, devido à sua estreita relação com a obstrução das artérias; em seguida estão os triglicerídios, que têm maior importância como causadores de pancreatite e, em menor escala, dos processos degenerativos dos vasos.

O colesterol entra na circulação de duas formas principais: absorvido pela ingesta alimentar (via exógena), através de alimentos predominantemente de origem animal, e sintetizado pelo fígado (via endógena). Parece que na nossa cultura as duas vias contribuem de modo similar.

O colesterol é captado pelo fígado vindo da circulação para formar hormônios esteroides, vitaminas, produção e armazenamento de energia, ou para formar suas próprias membranas celulares. O colesterol é transportado no plasma acoplado a partículas proteicas que constituem as lipoproteínas. Quando presente em excesso, ele é captado pelos fibroblastos e macrófagos, formando na camada íntima da artéria a placa aterosclerótica. O fígado é o órgão básico de captação e degradação do colesterol. A maior parte do colesterol que chega ao fígado é convertida em ácidos biliares, que são secretados para a luz intestinal, com a finalidade de emulsionar as gorduras ingeridas para serem absorvidas. Esses ácidos biliares são, após sua ação, absorvidos e reciclados.

Os triglicerídios são gorduras constituídas pelo glicerol (álcool) e pelos ácidos graxos ou gordurosos. Entram na circulação pelas mesmas vias do colesterol e têm como função produzir energia de reserva e constituir o principal formador do tecido celular subcutâneo. São oriundos dos animais e vegetais. Também como o colesterol, são transportados por lipoproteínas específicas, como se verá mais adiante.

Estas gorduras não atingem os tecidos na forma livre, pois para circularem no sangue devem apresentar estrutura especial para o meio aquoso. Essas gorduras se ligam às proteínas cuja parte externa é hidrofílica. Estas ligações entre lipídios e proteínas dá origem a complexos moleculares chamados lipoproteínas (LP). A parte proteica das LP recebe o nome de apolipoproteínas ou apoproteínas (APO), que, além de função transportadora e estrutural, são cofatores necessários a atividades enzimáticas e metabólicas específicas.

As LP transportam em sua molécula diferentes lipídios, triglicerídios, fosfolipídios e colesterol livre e esterificado.

Existem quatro tipos de lipoproteínas, com nomes e características das suas diversas superfícies e contato, que estão resumidos na Fig. 65.1, segundo sua migração eletroforética.

Contudo, a classificação de consenso das LP se faz em função de sua densidade via ultracentrifugação. Foram assim definidas as LP de densidades alta, baixa, intermediária e muito baixa, passando a ser referidas pelas siglas do nome em língua inglesa, a saber: HDL (*high density lipoprotein*; densidade $\cong 1,063$); LDL (*low density lipoprotein*; densidade $\cong 1,030$); IDL (*intermediate density lipoprotein*; densidade $\cong 1,006$

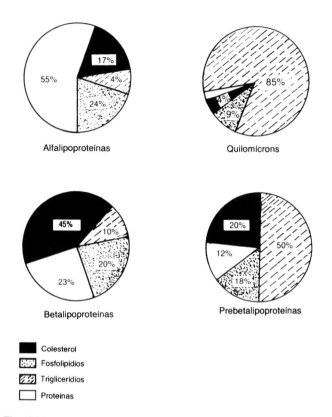

Fig. 65.1 Resumo da nomenclatura, composição aproximada, tamanho e potencial aterosclerótico relativo das partículas de lipoproteínas, que servem como veículo de transporte para colesterol e triglicerídios.

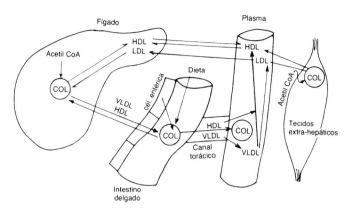

Fig. 65.2 Sistema de transporte das lipoproteínas. *Via exógena.* Gorduras ingeridas são transformadas em quilomícrons no intestino e entram em circulação pelos linfáticos. Ao deixarem os intestinos, os quilomícrons adquirem a apoproteína CII, desencadeando a ação na lipase lipoproteica nos capilares. Triglicerídios são liberados degradados em ácidos graxos livres e glicerol. Quilomícrons remanescentes são removidos pelo fígado. O colesterol dos ácidos biliares provêm das gorduras para ser absorvido pelo intestino. *Via endógena.* Transporte de triglicerídios e algum colesterol por VLDL, sintetizada pelo fígado. Ácidos graxos livres das VLDL são depositados no tecido adiposo e muscular após lipólise pela lipoproteína lipase. As IDL resultantes seguem duas vias. A maior parte é captada pelos hepatócitos. As restantes perdem triglicerídios e também a apoproteína E e tornam-se LDL, que é a maior transportadora do colesterol. As LDL entram no hepatócito ou nas células extra-hepáticas. A capa proteica é removida, e o éster de colesterol é hidrolisado e liberado como colesterol livre. O colesterol é captado e transportado como HDL, que é convertido em IDL e retorna para o fígado. (Modificada de BROWN, M.S. e GODSTEIN, I. L. *In: Harrison's Principles of Internal Medicine.* 12th ed. McGraw-Hill, New York, 1991).

g/mL). Temos também os quilomícrons (densidade < 0,95 g/mL), que são a forma transitória de transporte da gordura que vem do intestino. Normalmente, essas partículas não costumam aparecer no sangue após jejum ≥ 12 horas.

Via endógena

Nessa via, os triglicerídios são transportados pela lipoproteína VLDL (lipoproteína de densidade muito baixa). Oitenta por cento são sintetizados pelo fígado e 20% pelos intestinos. A fonte de triglicerídios da VLDL são os ácidos graxos sintetizados pelo fígado ou liberados pelo tecido adiposo (ver Fig. 65.2). As VLDL têm 60% de triglicerídios e 30% de colesterol. A presença de apoproteínas CII na VLDL estimula a lipoproteína lipase a metabolizá-la, produzindo as IDL (lipoproteínas de densidade intermediária). As IDL tomam dois caminhos: a maior parte se liga aos receptores dos hepatócitos Apo E e se transforma em LDL, que possui 60% de colesterol e 10% de triglicerídios e tem como especificidade uma molécula de Apo B 100 na sua superfície. Existem na superfície da célula do hepatócito receptores específicos para Apo B 100 ligados às LDL. Quando as LDL são ligadas a esse receptor, são transportadas para o citoplasma, incorporadas nos lisossomos e separadas do receptor. A capa da partícula é removida, o colesterol é diidrolisado e liberado como colesterol livre. Essa liberação do colesterol tem dois grandes efeitos no metabolismo do colesterol:

1) A concentração intracelular do colesterol afeta o conteúdo celular da enzima hidroximetil glutaril coenzima A redutase (HMG-CoA redutase). Então, se a concentração do colesterol aumenta, a síntese interna do colesterol diminui;
2) Aumentos nas concentrações de colesterol intracelular diminuem a transcrição do receptor LDL no RNA mensageiro, levando à diminuição dos receptores das LDL na superfície do hepatócito.

Esses efeitos permitem às células ajustar sua concentração de colesterol de acordo com suas necessidades. Por exemplo, na duplicação de fibroblastos, os quais requerem novas membranas, há 40.000 receptores por célula, enquanto fibroblastos quiescentes têm apenas 1/10 desse valor. Diminuição do número de receptores LDL é a base da hipercolesterolemia familiar. Outros distúrbios genéticos dificultam a formação do receptor LDL. Essas condições determinam hipercolesterolemias graves com ataques cardíacos precoces. Nos casos homozigóticos, os pacientes morrem na segunda década da vida por IAM.

A elevação da concentração do colesterol sanguíneo pode ser diretamente relacionada com a redução do número de receptores LDL. *Grosso modo,* 25% do colesterol é removido pelas vias da limpeza.

O tipo restante de lipoproteína é a HDL (lipoproteína de alta densidade). É uma partícula pequena. Ela é sintetizada ou pelo fígado, HDL nascente ou através do fragmento das VLDL ou quilomícrons durante lipólise. HDL é o maior veículo para transporte do colesterol dos tecidos periféricos para o fígado, para seu próprio uso ou para excreção.

TRATAMENTO DAS DISLIPIDEMIAS

O controle dos níveis lipídicos no sangue, como vimos, é bastante complexo, e as formas pelas quais a modificação dietética e a terapia com drogas baixam as concentrações lipídicas não são totalmente compreendidas. Muitas hiperlipoproteinemias podem ser reduzidas por controle dietético. Contudo, a extensão da redução dependerá das condições específicas de tratamento e das variações individuais. Um período de aproximadamente 6 meses é geralmente reservado para avaliar o efeito da dieta na prevenção primária. Nas pessoas com risco de ataque cardíaco ou pancreatite, o uso concomitante com droga deve ser analisado. Os níveis de lipídios plasmáticos (colesterol total e colesterol LDL) considerados para tratamento encontram-se no Quadro 65.2. Vale ressaltar que na associação de fatores de risco ou na doença aterosclerótica concomitante ou prévia os valores de lipídios exigidos são menores.

A adição de drogas deve ser iniciada somente se a abordagem dietética benfeita, geralmente multidisciplinar, se mostra inadequada. Uma vez prescritas as drogas, não se deve negligenciar a dieta, e essa pres-

Quadro 65.1 Classificação fenotípica das hiperlipidemias (Fredrickson *et al.*)

Fenótipo	Lipoproteínas (principal alteração)				Lipídios Plasmáticos (valores mais comuns)		Aparência do Plasma ou do Soro
	Qm	VLDL	IDL	LDL	CT (mg/dL)	TG (mg/dL)	
I	↑↑↑				160-400	1.500-5.000	Sobrenadante cremoso
IIa				↑a ↑↑↑	>240	200	Transparente
IIb		↑a ↑↑		↑a ↑↑↑	240-500	200-500	Turvo
III			↑↑a ↑↑↑		300-600	300-600	Turvo
IV		↑a ↑↑↑			240	300-1.000	Turvo
V	↑a ↑↑↑	↑a ↑↑↑			160-400	1.500-5.000	Camada superior cremosa, inferior turva

Abreviaturas: Qm (Quilomícrons); VLDL (Densidade muito baixa); IDL (Densidade intermediária); LDL (Densidade baixa); CT (Colesterol total); TG (Triglicerídios).

crição deve ser orientada por toda a vida, entendendo-se que não se trata apenas de desequilíbrio dietético, mas de algum transtorno genético. O acompanhamento médico do seu uso deve ser realizado para monitorar alguns paraefeitos já descritos ou outros que possam ser detectados.

Redução do peso corporal em obesos pode ser acompanhada de diminuição dos lipídios plasmáticos, especialmente triglicerídios.

Dietas que têm alto conteúdo em gorduras saturadas aumentam o colesterol sérico, enquanto os ácidos graxos poli-insaturados e monossaturados têm efeito oposto; esses poderiam aumentar a conversão do colesterol livre nas células hepáticas (forma metabolicamente ativa), levando ao aumento da síntese dos receptores LDL e causando diminuição do nível de LDL plasmático.

Aumento da ingestão de álcool e carboidratos pode, em dislipidêmicos, aumentar a produção de VLDL pelo hepatócito. O tabagismo produz intensa redução do HDL. Nessas circunstâncias, a diminuição da ingesta de álcool e de carboidratos e a supressão do fumo e o aumento da atividade física constituem o melhor tratamento desses casos de dislipidemias.

TRATAMENTO MEDICAMENTOSO

A decisão para a escolha da droga deverá levar em consideração a idade, o tipo de dislipidemia, os fatores de risco associados e as doenças concomitantes. É muito importante afastar causas secundárias de dislipidemias, como diabete melito, hipotireoidismo, doença obstrutiva hepática, algumas formas de doenças renais e o uso de drogas como diuréticos, hormônios esteroides e progestínicos. Às vezes, o tratamento da causa básica ou a retirada da droga podem normalizar o perfil lipídico.

A Sociedade Europeia de Aterosclerose elaborou um guia para o tratamento clínico das dislipidemias (ver Quadro 65.3).

As drogas hipolipidêmicas podem ser classificadas de acordo com suas formas de ação:

1) Sequestrantes de ácidos biliares
   Colestiramina
2) Ácido nicotínico ou niacina
3) Derivados do ácido fíbrico
   Benzafibrato
   Clofibrato
   Etofibrato
   Genfibrozila
4) Inibidores da hidroximetil glutaril coenzima A redutase (HMG-CoA redutase) – Vastatinas
   Fluvastatina
   Lovastatina
   Pravastatina
   Sinvastatina
   Cerivastatina
   Atorvastatina
5) Probucol

Sequestrantes de ácidos biliares

Existem duas drogas dessa classe: a colestiramina e o colestipol. Apenas a colestiramina está disponível no Brasil.

MECANISMO DE AÇÃO

Após a ingestão oral, a droga permanece no trato digestivo, onde é prontamente trocada pelos íons de cloro dos sais biliares no intestino delgado, levando a um aumento importante da excreção desses sais nas fezes. A diminuição da concentração de sais biliares que retornam ao fígado diminui a inibição do mecanismo de retroalimentação da 7-alfa-

Quadro 65.2

A. Valores de referência do CT, LDL-C, HDL-C e dos TG em adultos (idade 20 anos)

Lipídios	Valores (mg/dL)		
	Desejável	Limítrofe	Aumentado
CT	< 200	200-239	≥ 210
LDL-C	< 130	130-159	≥ 160
HDL-C	≥ 35	—	—
TG	< 200	—	≥ 200

B. Acompanhamento recomendado

CT desejável → repetir com 5 anos		
CT limítrofe sem doença coronária ou dois outros fatores de risco para doença arterial coronária (um pode ser sexo masculino).	→	Orientação dietética cuidadosa e repetir valores com 1 ano.
Com doença coronária ou dois outros fatores para doença coronária (um pode ser sexo masculino).	→	Análise das frações se a LDL estiver ≥ 130, tratamento dietético rigoroso associado a drogas.
CT aumentado		

Quadro 65.3 Guia europeu para tratamento de dislipidemias

Grupo	Nível Diagnóstico mg/dL	Investigação	Tratamento
A	CT 200-250 tg < 200	Avaliar risco de DAC. História familiar de DAC, hipertensão, diabetes, fumo e HDL ≤ 35, sexo masculino.	Tratar peso se for elevado. Dieta para baixar lipídios, corrigir fatores de risco. Se LDL responder inadequadamente, considerar droga em pacientes de risco.
B	CT 250-300 tg < 200	Avaliar risco de DAC, como no grupo A.	Tratar peso elevado. Prescrever e monitorizar resposta; se CT ou LDL alto, considerar droga. Corrigir fatores de risco.
C	CT < 200 tg 200-500	Procurar causas secundárias de hipertrigliceridemia (obesidade, álcool, diabete, drogas etc.).	Tratar causa básica, se presente. Dieta. Corrigir fatores de risco, se presentes.
D	CT 200-300 tg 200-500	Avaliar risco de DAC, como A. Procurar causas de hipertrigliceridemia, como C.	Tratar peso elevado, se houver. Tratar causa básica. Dieta. Corrigir fatores de risco. Se o tratamento prévio for ineficaz e houver alto risco, considerar droga.
E	CT > 300 tg > 500	Aprofundar nas frações lipídicas e exames laboratoriais mais sofisticados.	Dieta com terapia com droga. Encaminhar para especialista.

DAC — Doença arterial coronária.
CT — Colesterol total.
tg — Triglicerídios.

hidroxilase, produzindo aumento da degradação do colesterol hepático. Esse aumento do catabolismo do colesterol leva a um aumento da atividade da HMG-CoA redutase, a enzima que controla a biossíntese do colesterol. Na grande maioria dos indivíduos, esse aumento não compensa o catabolismo, e o colesterol intracelular cai, levando a um aumento da captação de LDL, diminuindo-o da circulação.

USO CLÍNICO

A colestiramina é eficaz e segura para o tratamento da hipercolesterolemia isolada com aumento da LDL. Vale ressaltar que não aumenta o HDL nem diminui triglicerídios nem VLDL. A redução da LDL ocorre rotineiramente em torno de 20% a 25%. Xantomas e seus equivalentes podem desaparecer. Infelizmente, a colestiramina é ineficaz em casos de hipercolesterolemia familiar homozigótica, uma condição geralmente fatal na idade pediátrica.

REAÇÕES ADVERSAS

Geralmente os paraefeitos são mínimos. A tolerância com a nova preparação *light* tem melhorado bastante. Obstipação é a queixa mais comum; flatulência, pletora e enjoo têm sido descritos. Uma leve esteatorreia pode ocorrer, devido ao aumento da excreção fecal de ácidos graxos de cadeia longa. Em altas doses, pode ocorrer má absorção das vitaminas lipossolúveis (A, D, K). Dados da farmacocinética encontram-se no Quadro 65.4.

Quadro 65.4 Parâmetros farmacocinéticos dos hipocolesterolêmicos usados no Brasil

Drogas	Absorção Oral	%	Excreção Renal (R) Hepática (H)	Doses mg/dia vezes/dia	Meia-vida h	Cuidados ou Situações Especiais
Sequestrantes de ácidos biliares						Pode alterar a absorção de outras drogas.
1. Colestiramina	não absorvida		—	8 a 24 2 a 3	6 a 12	
Derivados do ácido fíbrico	+					Administrar antes das refeições.
Benzafibrato	+	95	Renal (R)	600 a 900 1 a 2		
Clofibrato	+	99	H (10%) R (90%)	1.000 2	15 a 20	
Etofibrato	+	90	R	500 a 1.000 1	—	
Genfibrozila	+	90	R	600 2	—	
Inibidores da HMG-CoA						Administrar com alimento.
Fluvastatina	+	—	H	20 a 40	—	
Lovastatina	+	30		20 a 80 1	1,4	Droga ativa.
Pravastatina	+	34	H (70%) R (20%)	10 a 80 1	1,9	Prodroga.
Sinvastatina	+	85	H (90%) R (10%)	10 a 40 1	1,5	
Probucol	+	10		500 1		Permanece no tecido adiposo por meses.

Ácido nicotínico ou niacina

Essa substância diminui o nível tanto de LDL como de triglicerídios. As propriedades hipolipêmicas são diferentes das suas ações como vitamina.

MECANISMO DE AÇÃO

Seus efeitos hipolipêmicos se devem à diminuição da secreção hepática das VLDL, o que resulta na redução da síntese de triglicerídios. Como a LDL é derivada da VLDL, a redução da concentração plasmática de VLDL pode levar a menor concentração dos níveis de LDL e, consequentemente, do colesterol.

USO CLÍNICO

É eficaz no tratamento das hipercolesterolemias e da hipertrigliceridemia, especialmente nos casos em que os aumentos de LDL e VLDL são predominantes. Diminuição de 15% a 25% do colesterol e de até 60% de triglicerídios tem sido descrita. A niacina também eleva a HDL, o que traz benefício para a prevenção da aterosclerose. Nos EUA, em casos de hipercolesterolemias graves, tem-se recomendado o uso de niacina em combinações com outras drogas.

A reação mais comum e limitante ao seu uso é um intenso rubor e prurido cutâneos, 1 e 2 horas após a ingestão. Por causa dessa reação, é fraca a obediência ao uso dessa substância. Essa reação é desencadeada por prostaciclinas e pode ser reduzida com o uso prévio de aspirina. Desconforto gastrointestinal tem sido relatado, havendo redução desse efeito com o uso de antiácidos e quando usado às refeições. Pode ocorrer disfunção hepática, o que o contraindica em pacientes hepatopatas. Em pacientes diabéticos, devem ser tomados cuidados, pois tem-se verificado piora da resistência à insulina.

Apresentação comercial – Não existe no Brasil.

Derivados do ácido fíbrico

Essas drogas reduzem em até 50% as VLDL e, consequentemente, os triglicerídios, com modesta redução na LDL. Aumento da HDL ocorre em torno de 10%. Seus mecanismos de ação não são completamente compreendidos. Essas drogas estimulam a lipase lipoproteica, aumentando a hidrólise de triglicerídios nos quilomícrons e nas VLDL. Elas também provavelmente reduzem a produção de VLDL hepática, aumentando sua recaptação. Além dessas ações, os fibratos também reduzem o fibrinogênio plasmático e melhoram a tolerância à glicose, embora ainda não se saiba se esses efeitos são clinicamente importantes.

USO CLÍNICO

A maior indicação para uso dos fibratos são as hiperlipoproteinemias do tipo IV (ver Quadro 65.1), com reduções de triglicerídios em até 60%, e a do tipo III, pela potente indução do *clearance* de lipoproteínas por essas drogas. Os fibratos de eliminação lenta estão indicados em casos graves de hiperlipemia tipo II.

Dados da farmacocinética são resumidos no Quadro 65.4. A experiência clínica tem mostrado que a resistência ao tratamento com um fibrato não exclui uma resposta satisfatória a um outro.

REAÇÕES ADVERSAS

Miosites podem ocorrer, e são as reações mais preocupantes; ocorrem mais comumente em pacientes com insuficiência renal devido à baixa eliminação e à baixa ligação com as proteínas plasmáticas. Leves queixas gastrointestinais são relatadas em menor número e intensidade do que com os sequestradores de sais biliares.

Clofibrato. Foi o primeiro fibrato para uso clínico há mais de 25 anos. Estudos abertos e controlados iniciais com essa droga mostraram que o clofibrato podia reduzir a incidência de doença isquêmica coronária ou angina em pacientes com lipídios anormais, mas não reduzia a mortalidade em pacientes pós-infarto. Outro estudo conduzido pela OMS mostrou que após 5 anos de uso do clofibrato o colesterol diminuiu *versus* placebo, correspondendo a uma queda de 25% na incidência de infarto não fatal. Infelizmente, no grupo de clofibrato ocorreu maior mortalidade não cardíaca estatisticamente significante. A experiência mostrou também uma tendência a produzir cálculos vesicais e complicações em pacientes em colecistectomia. Por causa desses achados, o uso desse fibrato foi quase abandonado.

Apresentação comercial – Atromid.

Etofibrato. A vantagem desse fibrato é a meia-vida prolongada, o que permite usar apenas 1 comprimido ao dia. Queda de cabelo tem sido relatada como especificidade desse fibrato.

Apresentação comercial – Tricerol.

Genfibrozila. É eficaz em aumentar o HDL e a apoproteína AL. Recentemente, o Helsink Heart Study mostrou diminuição de 34% na mortalidade cardiovascular comparada com placebo e ausência de aumento das mortes não cardiovasculares com o uso desse fibrato, sem que tenha havido também aumento da incidência de cálculos vesicais. Com essa droga, está bem documentado o aumento da atividade da lipoproteína lipase, que é uma enzima extracelular. Uma ação menos documentada dessa droga é a diminuição da lipólise intracelular no tecido adiposo.

Reações adversas. Sintomas gastrointestinais leves, exantemas e aumentos de transaminases e fosfatase alcalina têm sido descritos. Raramente são observadas anemia e leucopenia.

Apresentação comercial – Lopid.

Vastatinas

Essas drogas têm como mecanismo básico de ação a inibição da enzima HMG-CoA redutase que regula a produção do colesterol intracelular no hepatócito. Essa enzima catalisa a conversão da HMG-CoA, vinda do acetato, em ácido mevalônico, que leva à síntese do colesterol. Esses agentes foram inicialmente extraídos de espécies de fungos do gênero *Penicillium* e, depois, de outros tipos de fungos do gênero *Aspergillus*. Os derivados originais (compactinas) tinham efeitos muito tóxicos, por isso não se investiu no seu desenvolvimento. Os primeiros agentes para uso clínico foram a lovastatina, a sinvastatina e a provastatina, que são drogas sintéticas derivadas da compactina inicial. Elas têm sido amplamente estudadas e são inibidores específicos, reversíveis e competitivos da HMG-CoA redutase. Essa afinidade é cerca de 10.000 vezes maior do que seu substrato natural. O resultado é a diminuição da síntese hepática do colesterol, levando a um aumento da síntese de receptores LDL na superfície do hepatócito e, consequentemente, a um aumento do *clearance* de LDL. Em estudos clínicos mais recentes, demonstrou-se que, além da síntese do colesterol intrahepático, as vastatinas podem também reduzir a absorção do colesterol intraluminal. Estudos têm mostrado uma diminuição de LDL de 30% a 40%, e, quando combinadas com sequestrantes, essa diminuição pode chegar a até 59%. Existe um leve aumento de HDL. Essas drogas são mais bem toleradas que os sequestrantes. Dados da farmacocinética são apresentados no Quadro 65.4.

REAÇÕES ADVERSAS

A lovastatina foi a droga mais estudada em milhares de pacientes acompanhados em todo o mundo por mais de 10 anos, sem mostrar aumento da incidência de fatores adversos graves. As outras duas apresentaram os mesmos resultados, porém com menor tempo de acompanhamento.

Em pacientes tratados, foi demonstrada uma pequena incidência de toxicidade hepática, traduzida pelo aumento das transaminases. Aumento das creatinofosfoquinases, traduzindo agressão muscular, embora raro, tem sido descrito com todas as vastatinas. É necessária a monitorização dessas enzimas. Mialgia clínica ocorre em 5% dos pacientes que associam vastatinas a fibratos. Essa associação deve ser evitada. As vastatinas interferem na embriogênese, não devendo, portanto, ser dadas a gestantes; devem ser retiradas vários meses antes do planejamento da gestação.

Fluvastatina. Nova vastatina e, como a pravastatina, não precisa ser metabolizada para atuar. Têm sido relatados menos distúrbios do sono.

Apresentação comercial – Lescol.

Lovastatina. É a mais amplamente estudada. É uma prodroga. Estudos recentes têm demonstrado melhora da função endotelial com

Quadro 65.5 Modificações em variáveis lipídicas induzidas pelo uso de vastatinas em diferentes doses

Fármaco	Dose Diária (mg)	Modificações em Variáveis Lipídicas (%)		
		LDL-C	HDL-C	TG
Lovastatina	20	−24	7	−10
	40	−34	9	−16
	80	−40	10	−19
Sinvastatina	10	−28	5	−4
	20	−35	5	−11
	40	−40	12	−19
Pravastatina	10	−19	12	−9
	20	−25	16	−13
	40	−27	16	−15
Fluvastatina	20	−21	2	−7
	40	−25	8	−10
	80			
Atorvastatina	10	−39	6	−19
	20	−43	9	−26
	40	−50	6	−29
	80	−60	5	−37
Cerivastatina	0,2	−28	−	−20,3
	0,4	−30		−20,3

LDL = lipoproteína de baixa densidade; HDL = lipoproteína de alta densidade.

essa droga em pacientes com aumento da LDL e doença arterial coronária. Demonstrou-se potencialização de anticoagulantes do tipo cumarínico com o uso da lovastatina, o que exige ajuste de doses.
Apresentação comercial – Mevacor, Minor, Reducol.
Pravastatina. Essa droga não necessita de metabolização para ser ativa. Tem excelente tolerabilidade.
Apresentação comercial – Provacor.
Sinvastatina. Tem excelente tolerabilidade na população de dislipidêmicos.
Em voluntários sadios, essa droga aumentou o nível sérico de digoxina; a importância clínica desse achado ainda precisa ser avaliada.
Apresentação comercial – Zocor, Levacor, Sinvascor.
Esses grandes estudos de seguimento com populações distintas de dislipêmicos mostram, de forma consistente, redução de morbi-mortalidade por eventos ateroscleróticos com o uso das vastatinas na prevenção primária ou secundária, com excelente tolerabilidade. Esses medicamentos proporcionam grande possibilidade de tratamento clínico desses pacientes, constituindo, sem sombra de dúvida, um novo e eficaz meio terapêutico que possibilita reverter a história natural da aterosclerose.
Atorvastatina. Essa vastatina tem maior potência comparada na redução dos níveis de LDL, porém ainda há poucos estudos epidemiológicos.
Apresentação comercial – Lipitor, Citalor.
Cerivastatina. É a mais nova vastatina no mercado.
Apresentação comercial – Lipobay.
Dados de redução dos lipídios e posologia encontram-se nos Quadros 65.5 e 65.6, respectivamente.
Além da ação das vastatinas sobre as lipoproteínas, a lovastatina, a sinvastatina e a fluvastatina em animais experimentais são capazes de inibir a proliferação e a migração das células musculares lisas, o que melhoraria o componente fibrótico e inflamatório da placa aterosclerótica. Existem fortes evidências do efeito antitrombótico da sinvastatina e da pravastatina reduzindo a oxidação do LDL por alterar sua composição.

Ensaios clínicos

A despeito do uso recente dos inibidores da hidroximetil glutaril coenzima A redutase (vastatinas/HMG-CoA redutase) na terapia da aterosclerose coronária, amplas evidências apontam para sua segurança e eficácia na prevenção primária e secundária. Essas drogas têm sido usadas em ensaios clínicos que monitorizam não somente parâmetros lipídicos e anatômicos, mas também os desfechos clínicos, tais como morbidade e mortalidade global e cardiovascular.
No Quadro 65.7 vemos alguns ensaios clínicos das referidas drogas, resumo dos protocolos e resultados.

Probucol

Tem uma estrutura bastante diferente dos outros dislipidêmicos. Seu mecanismo de ação é obscuro. Parece inibir a síntese de esteroides e/ou aumentar o transporte do colesterol do tecido periférico para o fígado. Dados da farmacocinética encontram-se no Quadro 65.4. Tem ação prolongada devido à sua lipossolubilidade. Reduz a HDL e levemente a LDL, e esse tem sido um dos grandes inconvenientes do uso dessa droga. Estudos recentes em animais demonstraram que essa droga pode inibir a aterogênese através de outro mecanismo que não a redução dos lipídios. Suas propriedades antioxidantes, bloqueando os radicais livres, levariam à inibição da hidroperoxidação das LDL, impedindo a formação da célula espumosa, célula fundamental para o processo da aterosclerose. Têm sido demonstradas arritmias cardíacas importantes.
Não tem sido usado em populações até o momento.
Apresentação comercial – Lesterol.

Quadro 65.6 Vastatinas — apresentação, posologia, horário preferencial de administração

Fármaco	Apresentação	Dose Habitual	Dose Máxima	Horário Preferencial de Administração
Lovastatina	comprimidos, 20 mg	20-40 mg	80 mg	no jantar
Sinvastatina	comprimidos, 5, 10 e 20 mg	10 mg	40 mg*	ao deitar
Pravastatina	comprimidos, 10 mg	20 mg	40 mg	ao deitar
Fluvastatina	cápsulas, 20 e 40 mg	20 mg	80 mg	ao deitar
Atorvastatina	comprimidos, 10, 20 e 40 mg	10 mg	80 mg	não há
Cerivastatina	comprimidos, 0,2 e 0,4 mg	0,2 a 0,4 mg	0,4 mg	no jantar

*Doses bem mais elevadas (80 mg/dia) já foram empregadas em casos de hipercolesterolemia grave.

Quadro 65.7 Alguns ensaios clínicos randomizados com vitaminas, controlados por placebo

Estudo (Sigla)	N ♀ ♂	Idade (anos)	Nível de Colesterol Total mg/dL	Droga	Tempo (anos)	Resultados
MARS	270	37-67	190-295	Lovastatina, 80 mg/dia	2	Grupo controle com redução de 40% de estenose contra 1% do placebo e melhora na progressão das lesões ateroscleróticas no grupo droga.
CCAIT	331	21-70	220-300	Lovastatina, 36 mg/dia	2	A progressão das lesões ateroscleróticas foi significativamente menor no grupo droga ativa.
PLAC I	408	40-70	130-190	Pravastatina	3	Desfechos coronarianos ocorrerão menos no grupo droga ativa, no mínimo 90 dias após o uso da medicação.
WOSCOPS	6.595	45-64	Prevenção primária	Pravastatina, 40 mg/dia	4,9	Redução de 31% de infarto do miocárdio ou doença arterial coronária com droga ativa.
MAAS	381	30-67		Sinvastatina, 20 mg/dia	4	O grupo ativo teve aumento da luz coronariana comparado a placebo.
4S	4.444	35-70	210-310 Prevenção secundária	Sinvastatina, 20 mg/dia a 40 mg/dia	5,4	Diminuição de mortalidade de 30% no grupo droga ativa altamente significativa.
CARE	2.081	46-70	≤ 240	Pravastatina, 40 mg/dia	5	O grupo droga ativa mostrou redução do risco de evento coronário de 25% estatisticamente significante.
WSS	6.595	45-64	$\bar{Y} = 272$	Pravastatina, 40 mg/dia	6	Houve, no grupo droga ativa, redução de 32% na mortalidade.

MARS — Monitored Atherosclerosis Regression Study; CCAIT — Canadian Coronary Atherosclerosis Intervention Trial; PLAC I — Pravastatin Limitation of Atherosclerosis in the Coronary Arteries; WOSCOPS — West of Scotland Coronary Prevention Study; MAAS — Multicenter Anti-Atheroma Study; 4S — Scandinavian Survival Study; CARE — Cholesterol and Recurrent Events; WSS — West of Scotland Study.

REFERÊNCIAS BIBLIOGRÁFICAS

1. CENEDELLA, R.J. Cholesterol and hypocholesterolemic drugs. *In:* CRAIG, C.R. & STITZEL, R.E. *Modern Pharmacology.* 4th ed. Little, Brown and Company, Boston, 1994, p. 197-209.
2. GIANNINI, S.D. Prevenção primária e secundária da doença coronária aterosclerótica. *Rev. Bras. Med.,* 47:113-19, 1990.
3. KWITEROVICH JR, P.O. Beyond cholesterol. *The Johns Hopkins Complete Guide Avoiding Heart Disease.* The Johns Hopkins Press, 1989.
4. MANNINEN, V., ELO, M. FRICK, H.M. *et al.* Lipid alterations and decline in the incidence of coronary heart disease in the Helsink Heart Study. *JAMA,* 260(5):641, 1988.
5. PYORALLA, K. Determinants of plasma HDL cholesterol level and its status as a CHD risk factor. *Lipid Rev.,* 4:2530, 1990.
6. SCANDINAVIAN SIMVASTATIN SURVIVAL STUDY GROUP. Randomized trial of cholesterol lowering in 444 patients with coronary heart disease. The Scandinavian Simvastatin Study. *Lancet, 344:*1383-89, 1994.
7. SHEPERD, J., COBBE, S.M., FORD, I. *et al.* Prevention of coronary heart disease with pravastatin in men with hipercholesterolemia. *New Engl. J. Med., 333:*1301-1307(16), 1995.
8. SLATER, E.E., MacDONALD, J.S. Mechanism of action and biological profile of HGM-CoA reductase inhibitors. A new therapeutic alternative. *Drugs,* 36(Suppl. 3):72-82, 1988.
9. TREASURE, C.B. *et al.* Benefits of cholesterol lowering therapy in the coronary endotelium in patients with coronary artery disease. *N. Engl. J. Med.,* 332(8):481-487, 1995.

66

Drogas que Visam a Agir na Circulação Periférica

Marcelo Araújo

INTRODUÇÃO

A circulação sanguínea compreende três setores distintos dos pontos de vista anatômico e fisiológico: sistemas arterial, venoso e linfático. Os vasos constituintes desses sistemas estão presentes em maior ou menor quantidade, dependendo do tecido biológico considerado (vísceras, músculos, glândulas, etc.). Além disso, podem assumir aspectos fisiopatológicos peculiares em determinados locais, como circulação pulmonar, pênis e cérebro, entre outros. Considerando-se que nenhuma droga cria função, mas apenas modifica uma função, é de se esperar que a ação dos fármacos na circulação periférica dependa eminentemente da fisiologia de cada órgão-alvo.

A interação desses sistemas também deve ser considerada, pois em determinadas situações podem ocorrer afecções concomitantes em mais de um sistema.

A busca por drogas que possam beneficiar os pacientes portadores de doenças vasculares periféricas tem sido uma preocupação antiga da indústria farmacêutica. Entretanto, os grandes avanços e investimentos certamente foram feitos na pesquisa de drogas de utilização cardiovascular.

O desenvolvimento de drogas de ação vascular periférica tem crescido ultimamente, sobretudo as que visam a modificar o fluxo arterial. Já não se pensa apenas no aspecto virtualmente mecânico vascular. O conhecimento da biologia molecular e o da hemorreologia são os pontos que têm merecido maior destaque. Em vez de promoverem a dilatação pura e simples de uma vaso aterosclerótico – que fisiologicamente já está dilatado ao máximo –, as drogas agem modificando a capacidade de deformação dos eritrócitos para que possam passar entre as placas ateromatosas.

A utilização de fármacos vasoativos para combater a disfunção erétil sai definitivamente da obscuridade, libertando-se do embasamento científico precário de até então, e certamente terá grande avanço nesta década graças à compreensão da fisiologia genital masculina. Antigas drogas passaram a ter aplicação clínica eficaz após modificações farmacológicas, e novas drogas surgiram, abrindo um caminho de boas perspectivas nesse segmento.

Nos sistemas venoso e linfático, as drogas são basicamente as mesmas. Quase sempre são extratos vegetais ou substâncias purificadas de ocorrência natural e menos frequentemente semissintéticas ou sintéticas. A pluralidade de elementos químicos encontrados nesses extratos por vezes dificulta a compreensão da farmacodinâmica dessas drogas, o que não invalida a sua real utilidade.

Diferentemente das drogas de ação cardiovascular, a aceitação do benefício da maioria das drogas de ação periférica é polêmica para grande parte dos estudiosos. Não obstante, a larga utilização dessas drogas requer o mínimo de conhecimento a respeito de suas características farmacológicas, objetivo deste capítulo.

DROGAS USADAS PARA AUMENTAR O FLUXO SANGUÍNEO

As drogas destinadas a aumentar o fluxo arterial encontram basicamente três situações para seu emprego: insuficiência periférica – crônica (AOP) ou aguda –, disfunção erétil e insuficiência circulatória cerebral.

As drogas consideradas vasodilatadoras por excelência já não apresentam justificativa fisiopatológica para o seu emprego na insuficiência arterial periférica, salvo quando se utilizam em doenças vasoespásticas (Raynaud, espasmo vascular pós-trauma ou cirurgia). Preconiza-se atualmente a utilização de drogas de ação hemorreológica, como a pentoxifilina, para a claudicação intermitente. Algumas drogas já comercializadas com finalidade vasodilatadora parecem apresentar também ação sobre a viscosidade sanguínea, pois em alguns estudos têm apresentado melhora da claudicação intermitente (naftidrefuril e buflomedil).

Na insuficiência circulatória cerebral, além da vasodilatação, alteração da viscosidade sanguínea e função plaquetária, sugere-se também que as drogas que promovem uma suposta ação metabólica cerebral podem ser úteis. Os derivados do ergot são classicamente utilizados no tratamento das labirintopatias e melhoria da função cognitiva na senilidade. Da mesma forma, atribuem-se ao *Ginkgo biloba* esses benefícios.

DROGAS DE AÇÃO HEMORREOLÓGICA E AFINS

Pentoxifilina (Trental®, Pentox®)

É uma metilxantina derivada da teobromina. Atualmente é a única droga aprovada nos Estados Unidos para o tratamento da claudicação intermitente. Foi a droga que apresentou maior interesse para tratamento da insuficiência arterial por suas propriedades hemorreológicas, embora tivesse sido lançada como vasodilatadora. É considerada o protótipo das drogas de ação hemorreológica.

FARMACOCINÉTICA

A droga é rapidamente absorvida pelo trato gastrointestinal, sofrendo extenso metabolismo de primeira passagem, e é metabolizada no fígado e nos eritrócitos. Tem como metabólitos ativos o 5-hidroxi-hexil e o 3-carboxipropil. A meia-vida é de 0,4 a 0,8 hora, e a dos metabólitos é de 1 a 1,6 hora. Noventa e cinco por cento da droga é eliminada sob a forma de 3-carboxipropil na urina e 4% nas fezes. Hepatopatas e idosos têm eliminação diminuída.

FARMACODINÂMICA

A base da ação dessa droga parece residir na sua capacidade de modificar a flexibilidade eritrocitária, a adesão e a agregação plaquetárias, reduzindo consequentemente a viscosidade sanguínea. Ocorrem também diminuição do fibrinogênio e redução da função dos granulócitos e das plaquetas.

USO CLÍNICO

É usada nos casos de insuficiência cerebrovascular, vasculopatias associadas ao diabete, infertilidade com oligoastenozoospermia e claudicação intermitente. Alguns autores também preconizam o seu uso em pacientes com úlceras isquêmicas e isquemia grave das extremidades, porém com benefícios questionáveis.

POSOLOGIA E VIAS DE ADMINISTRAÇÃO

Quatrocentos mg por via oral, 2 a 3 vezes ao dia; 100 mg por via intravenosa ou intra-arterial ao dia em 5 minutos; em casos graves, 300 mg diluídos em 500 mL de solução fisiológica a 0,9% ou glicosada a 5%, em infusão por 90 a 180 minutos, 100 mg por via intramuscular 1 a 3 vezes ao dia.

PRECAUÇÕES

Deve-se evitar o uso de pentoxifilina em pacientes com intolerância às xantinas e seus derivados e em pacientes com doença coronariana grave. Há risco de potencialização de anti-hipertensivos, e ela deve ser usada com cautela em hipotensos. Não se aconselha o uso em hepatopatas, e pode haver necessidade de ajuste posológico na vigência de insuficiência renal grave. Há risco de hipoglicemia em diabéticos que fazem uso de insulina. Os metabólitos alcançam o leite materno, devendo ser evitada durante a gestação e a amamentação.

REAÇÕES ADVERSAS

Distúrbios gastrointestinais, náuseas, vômitos e cefaleia têm sido relatados, exigindo suspensão do tratamento em 3% a 5% dos casos. Outros efeitos incluem angina, arritmias cardíacas, *flushing*, reações de hipersensibilidade. Episódios de sangramento raramente são relatados; quando ocorrem, habitualmente estão associados a outros fatores de sangramento. Foi descrito um caso de bloqueio atrioventricular em uma mulher de 22 anos que tentou o suicídio.

Pentifilina e propentifilina também são derivados xantínicos para uso em distúrbios vasculares. Não estão disponíveis no nosso meio.

Buflomedil (Bufedil®)

Quimicamente, é o cloridrato de 4-(1-pirrolidinil)-1-(2,4,6-trimetoxifenil)-1-butazona. Ultimamente também passou a figurar no grupo de drogas com provável ação hemorreológica, pelo mesmo motivo do naftidrofuril.

FARMACOCINÉTICA

Quando administrado por via oral, é absorvido no trato gastrointestinal, e 20% da dose absorvida pode sofrer metabolismo de primeira passagem. É amplamente distribuído, apresentando uma biodisponibilidade de 50% a 80% e atingindo o pico de concentração de 1,5 a 4 horas. A meia-vida é de 1,5 a 4,3 horas. Em concentrações terapêuticas, 60% a 80% encontra-se ligado a proteínas plasmáticas. A excreção se faz por via urinária sob forma inalterada e como metabólitos.

FARMACODINÂMICA

O mecanismo de ação inclui inibição específica de alfa-adrenoceptores da musculatura lisa dos vasos, inibição da agregação plaquetária, aumento da flexibilidade das hemácias, atividade antagonista inespecífica do cálcio e anti-hipoxemiante.

USO CLÍNICO

Embora fosse também utilizado como vasodilatador, o buflomedil apresentou, em um pequeno número de estudos controlados e com placebo, algum grau de melhora dos sintomas em pacientes com claudicação intermitente, melhorando o fluxo em tecidos isquêmicos, e na insuficiência cerebrovascular, aliviando os sinais de alterações congnitivas e psicomotoras. Resultados alentadores têm sido relatados em pacientes com fenômeno de Raynaud, algodistrofias, retinopatia diabética e disfunções vestibulococleares. Estudos mais bem elaborados poderão definir melhor o papel dessa droga na terapia clínica.

POSOLOGIA E ADMINISTRAÇÃO

Podem-se utilizar diariamente 450 mg via oral ou 100 mg via intravenosa lenta.

REAÇÕES ADVERSAS

Cefaleia, distúrbios gastrointestinais, hipotensão e parestesias.

TOXICIDADE

Doses elevadas podem provocar taquicardia, hipotensão grave e convulsões.

Naftidrofuril (Iridux®)

Estudos experimentais demonstram que essa droga é capaz de inibir a contração da membrana nictitante em gatos, após a estimulação do simpático cervical, motivo pelo qual é classificamente conhecida como droga de ação gangliopégica. A ação musculotrópica – sobre as fibras musculares da parede vascular – também é enfatizada para a obtenção do efeito vasodilatador. Entretanto, em alguns estudos nos quais foi empregado como vasodilatador e houve melhora dos sintomas, levantou-se a possibilidade de esses efeitos serem decorrentes de outros fatores como diminuição da viscosidade sanguínea e função plaquetária.

FARMACOCINÉTICA

A meia-vida é de 1 hora após administração oral.

FARMACODINÂMICA

Seu mecanismo de ação parece ser complexo. Supõe-se que a vasodilatação ocorra pela inibição competitiva da acetilcolina no axônio ou no gânglio simpático. Atribui-se ainda uma ação na parede vascular provavelmente pela inibição dos receptores serotoninérgicos 5-HT$_2$, assim como a produção da ATP pela estimulação da entrada de carboidratos e gordura no ciclo do ácido tricarboxílico, por uma ação insulino-símile e por diminuir a concentração de lactato nas áreas isquêmicas. Ultimamente, tem sido estudada a possibilidade de redução da viscosidade sanguínea em consequência dessas ações, o que explicaria a melhora obtida em alguns poucos estudos controlados sobre a claudicação intermitente.

USO CLÍNICO

Tem sido utilizado para tratamento da claudicação, com resultados bons em alguns estudos. Também tem sido estudada sua ação com relação à redução do balanço nitrogenado negativo após cirurgias grandes ou traumas.

Na insuficiência cerebrovascular, vários estudos sugerem melhora da memória e do comportamento. Entretanto, os critérios de inclusão têm sido criticados por alguns autores. Spagnoli e Tognoli acham esses resultados inconclusivos. Os benefícios da droga ainda não estão claramente definidos.

POSOLOGIA E ADMINISTRAÇÃO

Preconizam-se 100 mg 3 vezes ao dia por via oral para insuficiência cerebrovascular e 100 a 200 mg 3 vezes ao dia para insuficiência vascular periférica. Tem sido usado em casos de dor em repouso e isquemia grave (pacientes não cirúrgicos) por via intravenosa ou intra-arterial na dose 200 mg 2 vezes ao dia por no mínimo 90 minutos, em 250 ou 500 mL de cloreto de sódio a 0,9%, solução glicosada a 5% ou dextrana venosa junto com a terapia oral, que deve ser continuada por 3 meses.

PRECAUÇÕES
Não deve ser usado em portadores de bloqueio atrioventricular. Na insuficiência cardíaca ou nos distúrbios da condução, pode-se usar com cautela.

REAÇÕES ADVERSAS
Dor epigástrica e náuseas podem ocorrer. Convulsões foram relatadas após administração coronariana. McCloy e Kane relatam um caso de ulceração esofágica relacionada ao uso da droga. Woodhouse e Eadie sugerem a ocorrência de tromboflebite em pacientes que faziam uso venoso do naftidrofuril, o que foi confirmado em outros trabalhos.

TOXICIDADE
Depressão da condução cardíaca pode ocorrer com altas doses.

Ginkgo biloba (Tebonin®, Tanakan®, Kladon®)

É um produto originado das folhas de uma antiga árvore chinesa que possui esse nome.

Habitualmente utilizado sob a forma de extrato, é constituído de numerosos componentes dessa folha. Como nem todos os componentes são úteis para terapia, em 1965 foi introduzido na prática médica ocidental um extrato dessa planta conhecido pelo nome de EGb 761. Ele é constituído de uma fração flavonoica e uma não flavonoica (terpenoides ginkgolídios e bilobalídios). Atribuem-se a esse extrato ações metabólica e hemorreológica, e ele tem sido usado como ativador cerebral e facilitador da circulação periférica.

FARMACOCINÉTICA
Estudos em ratos com EGb 761 marcado com radioisótopos demonstraram uma absorção de 60%. As propriedades farmacocinéticas mostraram obedecer a um modelo bicompartimental com aparente fase de primeira ordem e meia-vida de cerca de 4,5 horas. Durante as 3 primeiras horas, a radioatividade foi detectada principalmente no plasma, mas após 48 horas a atividade específica dos eritrócitos foi a mesma do plasma.

Fração flavonoica
Os flavonoides sofrem a ação de bactérias intestinais, são metabolizados no fígado, e parte é eliminada por via renal.

FARMACODINÂMICA
Por tratar-se de um extrato com vários componentes, o mecanismo de ação não pode ser totalmente esclarecido. As diversas frações isoladamente parecem ter seu papel. Ações aditivas, antagonistas e sinergísticas parecem ocorrer em experimentos farmacológicos como resultado da interação de vários constituintes de diversos sítios de membranas. Foram identificados cinco tipos principais de ginkgolídios, assim designados: A, B, C, J e M. Estudos demonstram que eles possuem atividade como antagonistas das ações de potentes autacoides. A fração flavonoica parece interferir com a fosfodiesterase da GMPc e inibir a COMT e a MAO. Estudos experimentais em coelhos demonstram ação antitrombótica, aumentando a produção local de PGI_2. Há também indícios de redução da permeabilidade capilar através da rutina presente no extrato.

USO CLÍNICO
Tem sido usado nos quadros de insuficiência circulatória arterial, especialmente no território cerebral.

REAÇÕES ADVERSAS
Perturbações digestivas podem ocorrer raramente.

POSOLOGIA E VIAS DE ADMINISTRAÇÃO
A utilização é feita por via oral na dose de 80 a 120 mg, divididos em 2 ou 3 doses, preferentemente antes das refeições.

ALFABLOQUEADORES

As drogas alfabloqueadoras, diferentemente das betabloqueadoras, sempre tiveram um uso limitado como hipotensoras e vasodilatadoras. Distinguem-se três categorias básicas: haloalquilaminas, imidazolinas e derivados do ergot.

A fentolamina, que era utilizada basicamente em pesquisas farmacológicas, ganhou nos últimos anos um papel de destaque no tratamento da disfunção erétil. Disponível no mercado há muito tempo sob a forma de cloridrato, apresentava limitações para o uso clínico. A modificação para a forma mesilato de fentolamina permitiu o uso por via oral.

Fenoxibenzamina e tolazolina

A fenoxibenzamina é uma haloalquilamina que exerce mais bloqueio alfa-1 que alfa-2. Assim como a tolazolina (imidazolina), não tem sido utilizada na prática angiológica, pois não traz benefício em doenças vasculares obstrutivas. A tolazolina, quando associada a outras drogas, pode ser útil em alguns casos de fenômeno de Raynaud grave. Podem-se usar 25 a 50 mg por via oral 3 vezes ao dia.

Fentolamina (Regitina®, Vasomax®)

É um bloqueador dos receptores alfa-1 e alfa-2 adrenérgicos pertencente à classe das imidazolinas. Foi utilizado inicialmente no tratamento da hipertensão arterial e no diagnóstico do feocromocitoma. Assim como outros alfabloqueadores, apresentava grandes limitações para uso clínico no controle pressórico. Posteriormente, passou a ser empregada, sob a forma de cloridrato, por via intracavernosa, isolada ou associada a outras drogas, para o tratamento da disfunção erétil (DE). No momento, acabou de ser lançada sob a forma de mesilato, o que possibilitou sua utilização por via oral, criando uma promissora opção para o tratamento da DE. Como essa é a apresentação de interesse clínico atual, consideraremos o seu perfil farmacológico a seguir.

FARMACOCINÉTICA
Estudos em indivíduos saudáveis demonstraram uma rápida absorção, atingindo a concentração plasmática de pico em 30 minutos em jejum e uma meia-vida de cerca de 2 horas. A presença no estômago de alimentos ricos em gordura reduz a taxa de absorção, aumentando o tempo para alcançar o pico de concentração plasmática para 1 hora e meia. A biodisponibilidade é de 75% com a dose oral de mesilato de fentolamina. O volume aparente médio de distribuição é de 1.459 litros após a dose de 40 mg por via oral. Estudos revelam que 41,6% da dose oral de mesilato de fentolamina foi encontrada na urina como seu metabólito e 8% como fentolamina. O metabolismo hepático *in vitro* revelou processos de conjugação ou oxidação do grupo metil, metoxilação do anel fenólico e abertura do anel imidazólico, originando os seguintes metabólicos: glicuronídio de fentolamina, sulfato de fentolamina, fentolamina com "anel aberto", glicuronídio de fentolamina com "anel aberto", "ácido" de fentolamina, metoxiglicuronídio de fentolamina e metoxissulfato de fentolamina. A excreção urinária foi de 70%.

FARMACODINÂMICA
A fentolamina age diretamente bloqueando competitivamente os receptores alfa-1 e alfa-2, diminuindo portanto a função que a noradrenalina possui na fase de flacidez e detumescência peniana. Há indícios de que a fentolamina exerça também uma ação não adrenérgica indireta, mediada pelo óxido nítrico, no endotélio do corpo cavernoso, o que aumentaria o monofosfato de guanosina cíclica (GMPc) no papel de segundo mensageiro e diminuiria o cálcio intracelular, promovendo a vasodilatação preferencialmente das artérias helicinais e cavernosas.

USO CLÍNICO
Tratamento da disfunção erétil.

EFEITOS COLATERAIS
Congestão nasal, tontura, taquicardia, cefaleia e náuseas são os efeitos adversos mais comuns, em ordem de frequência.

POSOLOGIA E VIAS DE ADMINISTRAÇÃO
Deve ser administrada 15 a 30 minutos antes da atividade sexual na dose de 40 a 80 mg (mesilato de fentolamina). Pode ser utilizada sob a forma de cloridrato de fentolamina isoladamente ou associada a papaverina intracavernosa.

DERIVADOS ERGÓTICOS

Vários alcaloides do ergot encontram utilização variada na prática clínica. Analisaremos apenas os dois mais frequentemente utilizados para o tratamento das vasculopatias periféricas e disfunções cerebrais.

Mesilato de di-hidroergocornina (Hydergine®)

FARMACOCINÉTICA

São poucos os dados disponíveis. Pode ser absorvido por via oral ou sublingual em até 25% da dose. Em um estudo envolvendo 8 indivíduos saudáveis usando técnica de radioimunoensaio, verificou-se rápida absorção; entretanto, houve uma baixa biodisponibilidade, variando entre 5,25% a 12,4%. O pico de concentração plasmática, de 576 pg/mL, foi alcançado em 1 hora.

FARMACODINÂMICA

Inicialmente acreditava-se que os efeitos eram obtidos pela ação vasodilatadora consequente à atividade alfabloqueadora. Atualmente, é qualificada como droga de ação metabólica, pois acredita-se que, à semelhança de outros alcaloides, essa droga funcione como agonista ou antagonista parcial dos receptores da serotonina e da dopamina, assim como dos receptores alfa-adrenérgicos.

USO CLÍNICO

É utilizado na demência senil leve a moderada. Quatro estudos submetidos ao FDA demonstraram uma melhora de 11% a 21% em parâmetros como orientação, memória recente, cuidados pessoais, labilidade emocional, depressão e estado de alerta. Entretanto, os efeitos clínicos relatados variaram bastante.

POSOLOGIA E ADMINISTRAÇÃO

Preconizam-se 3 a 4,5 mg/dia por via oral em dose única ou divididos em 3 doses, preferencialmente antes das refeições; 300 μg por via intramuscular ou subcutânea 1 ou 2 vezes ao dia, intravenoso lento ou gota a gota, diluído em 20 mL de solução glicosada a 5% ou fisiológica a 0,9% 2 vezes ao dia.

PRECAUÇÕES

Deve-se ter cautela na vigência de bradicardia grave.

REAÇÕES ADVERSAS

Náuseas, vômitos, cefaleia, *rash* e hipotensão ortostática.

Mesilato de di-hidroergocristina (Iskemil®, Iskevert®, Isketam®)

É um dos componentes do mesilato de di-hidroergocornina, com ações semelhantes e posologia variando de 3 a 6 mg/dia, por via oral e 300 a 600 μg por via intramuscular ou intravenosa.

Cinarizina (Stugeron®, Antigeron®, Cinageron®, Estuger®, Vessel®)

Droga anti-histamínica, de origem piperazínica, sem efeitos sedativos pronunciados, usada também em afecções vasculares.

FARMACOCINÉTICA

É rapidamente absorvida no trato gastrointestinal, sofre metabolismo hepático e é excretada na urina sob a forma de metabólitos. A meia-vida variou de 3 a 24 horas num estudo feito em voluntários sadios.

FARMACODINÂMICA

Antagoniza a contração das fibras musculares lisas dos vasos induzidas por substâncias vasoconstritoras e inibe o transporte dos íons cálcio através das membranas celulares. Provoca depressão do reflexo vestibular causado por estimulação térmica labiríntica.

USO CLÍNICO

Cinetoses, tonturas, insuficiência vascular periférica e cerebral. Não tem eficácia comprovada nessas duas últimas situações. Spagnoli e Tognoni avaliaram quatro estudos controlados com placebo e não confirmaram sua eficácia. Bull acredita que possa ser útil na claudicação intermitente, porém essa não é a impressão da maioria dos autores. A droga tem maior utilização no tratamento do mal de Ménière e de outras labirintopatias.

PRECAUÇÕES

Não deve ser usada em pacientes com porfiria.

REAÇÕES ADVERSAS

Astenia, náusea, vômito, sonolência podem ocorrer. Foi descrito em caso de líquen plano penfigoide em uma mulher de 72 anos. Sintomas extrapiramidais também foram descritos.

Flunarizina (Sibelium®, Vertizine®, Vertix®, Flunarin®, Fluvert®)

Bastante semelhante à cinarizina. Holmes, em sua revisão sobre a flunarizina, verificou grande variação interindividual do *steady state* e da concentração plasmática da droga. Sugere que ela proteja contra o dano celular provocado pelo excesso de cálcio, as células cerebrais contra os efeitos da hipoxia e os eritrócitos contra a rigidez de suas membranas. Também foram encontrados efeitos anti-histamínicos, antiarrítmicos e anticonvulsivantes. Spagnoli e Tognoni concluíram que não há benefício no tratamento dos sintomas mentais da demência senil.

INIBIDORES DA FOSFODIESTERASE

Papaverina

É um alcaloide derivado natural do ópio, do grupo da benzilisoquinolina, depressor da musculatura lisa sem ação sobre o sistema nervoso central; não é euforizante. Ocorre na proporção de 1%. Considerada o protótipo das drogas vasodilatadoras, costuma ser confrontada em testes de novas substâncias para esse propósito.

FARMACOCINÉTICA

Quando administrada por via oral, a meia-vida é de 1 a 2 horas; entretanto, há uma grande variação interindividual. Liga-se a proteínas plasmáticas em 90%, é metabolizada no fígado e excretada na urina quase totalmente como metabólitos fenólicos conjugados com glicuronídios.

Há evidências de que a meia-vida seja prolongada no *bypass* cardiopulmonar. O metabolismo ocorre no fígado, e a excreção é por via urinária, sob a forma de metabólitos.

FARMACODINÂMICA

Relaxa a musculatura lisa vascular por inibição inespecífica da fosfodiesterase, promovendo aumento do AMP cíclico.

USO CLÍNICO

Tem ação espasmolítica, e é útil em processos caracterizados por espasmo vascular. Essa provavelmente é sua única indicação. É usada em pacientes com insuficiência arterial periférica por AOP e cerebral, porém encontra-se na mesma situação dos demais vasodilatadores. É útil para a realização do teste de ereção farmacoinduzida e como droga utilizada para autoinjeção em pacientes com impotência sexual orgânica isoladamente ou associada a outras drogas.

POSOLOGIA E ADMINISTRAÇÃO

Utilizam-se 600 mg por via oral por dia. Pode também ser usada por via intravenosa ou intramuscular.

PRECAUÇÕES

Deve-se ter cautela em pacientes com arritmias cardíacas, glaucoma e depressão miocárdica. É contraindicada em portadores de bloqueio atrioventricular total.

REAÇÕES ADVERSAS

Distúrbios gastrointestinais, *flush* facial, cefaleia, sonolência, *rash* cutâneo, sudorese, vertigem. Em casos de hipersensibilidade, podem ocorrer icterícia, eosinofilia e alteração da função hepática.

Sildenafil (Viagra®)

Essa droga certamente é um marco nas pesquisas e na terapia da disfunção erétil. O maior conhecimento da fisiologia da ereção e a identificação das vias responsáveis por esse processo permitiram identificar diferentes fosfodiesterases. O sildenafil é um inibidor da fosfodiesterase-5 (PDE-5), a mais importante no controle da ereção. Essa droga é estudada com detalhes no Cap. 124, Tratamento Farmacológico da Disfunção Erétil.

DROGAS QUE AUMENTAM O AMP CÍCLICO

Prostaglandinas

Prostaglandinas são produtos endógenos, do metabolismo do ácido araquidônico, com potente ação vasodilatadora e antiagregante plaquetária. Foram sintetizadas, assim como algumas substâncias análogas, e são utilizadas em algumas doenças vasculares. Discorremos a seguir sobre o epoprostenol (PG I_2 ou prostaciclina). Ciprostene e Iloprost são substâncias análogas ao epoprostenol, e Alprostadil pertence à classe de PG E_1. As propriedades e o uso clínico são similares.

PG I_2 (Epoprostenol®); análogos à PG E_1 (Alprostadil®)

FARMACOCINÉTICA

O epoprostenol é usado por via intravenosa e apresenta uma meia-vida curta de aproximadamente 3 minutos, sendo hidrolisado para uma forma mais estável, porém menos ativa (6-cetoprostaglandina $F_{1\alpha}$). Difere de outras prostaglandinas por não ser inativado na circulação pulmonar.

FARMACODINÂMICA

Parece promover o aumento do AMP cíclico intracelular por estimulação da adenil ciclase. É inativada pela ação da 15-OH-prostaglandina-desidrogenase (15-OH-PG-DH), produzindo as 15-cetoprostaglandinas, depois sofre ação da Δ-redutase, formando as di-hidroprostaglandinas. A seguir há uma β-oxidação e uma ω-oxidação, da mesma forma que os demais ácidos graxos. Tal processo encontra nos pulmões o principal local de ação, onde há maior quantidade 15-OH-PG-DH.

USO CLÍNICO

Por ser uma substância de ocorrência natural, produzida por vários tecidos, suas ações manifestam-se em muitos locais, como brônquios, tubo digestivo, útero e outros. Neste capítulo, interessa-nos a ação sobre os vasos e o sangue. Tem sido usada como vasodilatador em casos de isquemia severa, vasoespasmo e doença de Raynaud. A utilidade clínica, entretanto, tem sido conflitante nos diversos trabalhos.

POSOLOGIA E VIAS DE ADMINISTRAÇÃO

Até 10 mg/kg/min por via intravenosa, durante 60 minutos, embora a maioria dos efeitos colaterais tenha ocorrido em doses de 4 mg/kg/min.

PRECAUÇÕES

Cardiopatia, uso de anticoagulantes e discrasia sanguínea.

REAÇÕES ADVERSAS

Normalmente são dose-dependentes. Podem surgir hipotensão, *flushing*, cefaleia, náusea, palidez, desconforto abdominal e sudorese. Sonolência e dor torácica também podem ocorrer.

BETA-ADRENÉRGICOS

Sulfato de butil-simpatol (Vasculat®), Isoxuprina (Duvadilan®), Nilidrina, Isoproterenol (Isuprel®)

A angiocinese nas extremidades ocorre também em função da ação simpática, tanto nos músculos como na pele. Há predomínio dos receptores alfa (vasoconstritores) em relação aos beta (vasodilatadores) na pele. Nos músculos, essa relação se inverte. Essas drogas agem estimulando os receptores adrenérgicos, diminuindo a concentração de cálcio, devido a sua ação sobre a adenilil ciclase, e, por conseguinte, aumentando os níveis de AMP cíclico intracelular e promovendo assim a vasodilatação. Desses, o mais usado é o butil-simpatol, na posologia de 25 mg 4 vezes ao dia por via oral ou intramuscular.

BLOQUEADORES DOS CANAIS DE CÁLCIO

Bloqueadores de canal de cálcio como nifedipino (Adalat®, Vasicor®, Diaflux®, Oxcord®), diltiazem (Balcor®, Cardizem®, Diltiazem®), verapamil (Dilacoron®, Veracoron®, Verapamil®) determinam vasodilatação, podendo ser úteis em casos de vasoespasmo como no fenômeno de Raynaud. Não são usados em outras situações de moléstias vasculares periféricas, provavelmente pelo mesmo motivo dos inibidores da ECA.

INIBIDORES DA ENZIMA DE CONVERSÃO

Drogas usadas para o controle da hipertensão arterial como os inibidores da enzima de conversão, por exemplo captopril (Capoten®), lisinopril (Prinivil®), enalapril (Renitec®), ramipril (Triatec®), cilazapril (Vascase®), têm efeito bloqueando a formação da angiotensina II. Alguns trabalhos relatam a utilização de captopril em fenômeno de Raynaud e Raynaud associado a esclerodermia. Tosi e cols., na primeira situação, afirmam ser a droga eficaz, mas não obtiveram boa resposta no segundo, atribuindo a falha do tratamento à obstrução orgânica que ocorre nesse caso. Setenta por cento dos pacientes no estudo apresentaram tonturas episódicas em ortostase, embora não tenha sido considerada grande a redução da pressão arterial nesses pacientes. Habitualmente essas drogas não são usadas primariamente em doenças vasculares periféricas, pois os efeitos cardiocirculatórios, incluindo o principal, a hipotensão arterial, limitam o seu uso para esse fim. Catalano e Libretti porém acreditam que pacientes hipertensos ou cardiopatas com doença arterial espástica associada podem ser beneficiados.

SIMPATOLÍTICOS

As drogas depletoras de catecolaminas como a reserpina (Reserpina®, Ortoserpina®) e a guanetidina (Ismelina®) podem ser úteis em fenômenos vasoespásticos graves isoladamente ou em associação, porém não são de uso corrente, e são estudadas em outro capítulo deste livro.

GANGLIOPLÉGICOS

Canfossulfonato de trimetafan (Arfonad®)

É uma droga de uso restrito que pode ser útil, entre outras situações, nos casos de dissecção aguda de aorta, em que é a droga preferida para o controle pré-cirúrgico. Possui potente ação bloqueadora ganglionar simpática e parassimpática, promovendo vasodilatação e hipotensão, entre outros efeitos. É discutido no Cap. 31, Colinérgicos e Anticolinérgicos.

COMENTÁRIOS A RESPEITO DO USO DE DROGAS VASODILATADORAS E VASOATIVADORAS

A maioria dos autores aceita que as drogas vasodilatadoras podem ser úteis no tratamento das afecções em que ocorra espasmo vascular; entretanto, nas situações em que há obstrução orgânica, e essa é a situação mais frequente, como nos casos de insuficiência arterial por AOP, manifestada por claudicação intermitente, dor em repouso ou gangrena iminente, os benefícios de uma forma geral não foram essencialmente comprovados. Em alguns casos, o emprego de vasodilatadores pode piorar a isquemia pela dilatação de vasos sadios (sem obstrução aterosclerótica) e desvio do sangue pela menor resistência oferecida ao fluxo sanguíneo. A suposta ação sobre vasos colaterais também não foi aceita, já que esses vasos são constituídos de finas paredes com número reduzido de células musculares e de importância funcional restrita sob a condição de vasodilatação. Recentemente, um melhor entendimento da fisiologia circulatória, associado a uma evolução incontestada da cirurgia vascular periférica, acrescentou um grande interesse aos pesquisadores e médicos envolvidos no tratamento dessas vasculopatias. O estudo do fluxo e da viscosidade sanguínea – hemorreologia – permitiu um novo dimensionamento da situação. A ação sobre o conteúdo (sangue) em vez do continente (vaso) parece ter firmado a indicação em casos selecionados para claudicação intermitente. Melhores resultados são obtidos com drogas de ação hemorreológica, particularmente a pentoxifilina, em situações específicas, como a claudicação intermitente em casos selecionados. O buflomedil e o naftidrufuril parecem ser também de valor em determinadas ocasiões.

No território cerebral, os resultados são mais conflitantes. Alguns estudos relatam benefícios questionáveis com o emprego de derivados do ergot, extrato de *Ginkgo biloba* e bloqueadores dos canais de cálcio, em especial o nimodipino.

Já no tratamento da disfunção erétil (DE), verificou-se uma legítima revolução com o emprego das drogas vasodilatadoras. A reformulação de antigas substâncias como a fentolamina e o alprostadil permitiu a fácil utilização por via oral ou tópica, eliminando a necessidade da injeção intracavernosa em grande número de casos. A descoberta do sildenafil também contribuiu para que muitos homens pudessem recuperar a autoestima. O grande revés desse ponto é o enorme risco potencial de os profissionais médicos inadvertidos, e em especial os pacientes que se automedicam, deixarem de proceder a uma investigação diagnóstica adequada, partindo diretamente para o tratamento da DE. Dessa forma, a suspensão de drogas reconhecidamente inibidoras da função sexual que são utilizadas pelo paciente e DE de etiologias potencialmente graves, como, por exemplo, tumores hipofisários, podem ser perigosamente negligenciadas.

Devemos ainda lembrar que o tratamento farmacológico não é indispensável nas vasculopatias obstrutivas. Os cuidados higieno-dietéticos como abandono do tabagismo, controle do peso, prática de atividade física orientada, controle da hiperlipidemia e diabetes são essenciais, indispensáveis e insubstituíveis em relação às drogas vasoativas. O custo do tratamento também deve ser cuidadosamente ajuizado, pois esses pacientes habitualmente são idosos e utilizam outras drogas imprescindíveis como anti-hipertensivos, hipoglicemiantes, hipolipemiantes, entre outros. Além disso, muitos desses casos, quando convenientemente avaliados, podem beneficiar-se da cirurgia vascular restauradora tradicional ou minimamente invasiva como a endovascular.

DROGAS QUE VISAM A AGIR SOBRE OS SISTEMAS VENOSO E LINFÁTICO

Os transtornos da circulação venosa são certamente os mais frequentes na prática angiológica. Podem manifestar-se através de vários sinais e sintomas, incluindo sensação de peso nas pernas, cansaço, parestesias, câimbras e edema. Em casos mais avançados, podem ocorrer alterações tróficas (hiperpigmentação, eczemas, lipodermatoesclerose) e até ulceração cutânea. Tal quadro pode ser consequência de uma trombose venosa profunda ou apenas de uma insuficiência venosa crônica de longa duração.

Acredita-se que a fisiopatologia da insuficiência venosa crônica seja mais complexa do que se pensava inicialmente. Assim como no setor arterial, as drogas utilizadas podem agir em diferentes níveis fisiopatológicos. Além de aumentar o tônus da parede venosa, um dos principais e mais conhecidos efeitos, alguns parâmetros da microcirculação parecem ser afetados por essas drogas. Nesse nível, visam a diminuir a produção de mediadores inflamatórios, a fragilidade capilar, a hiperpermeabilidade capilar, a viscosidade sanguínea, a impactação e a ativação dos leucócitos, e melhorar a pressão parcial de oxigênio.

Muitas drogas destinadas ao tratamento dos distúrbios venosos e linfáticos são derivadas da flavona. Elaboradas a partir de extratos e misturas desse pigmento vegetal, são assim genericamente chamadas de flavonoides. São substâncias de baixo peso molecular, amplamente encontradas no reino vegetal. Essas drogas são naturais, mas podem ser semissintéticas e sintéticas. Atribui-se aos flavonoides uma série de papéis na fisiologia das plantas, assim como interferência em muitas funções celulares dos mamíferos, como ações antialérgica, anti-inflamatória e até antiviral. Alguns anos atrás, a mistura de dois flavonoides foi chamada de vitamina P, em função da atividade inibidora da permeabilidade capilar. Por não possuir os requisitos necessários para ser enquadrada como vitamina, a denominação foi abandonada. Considera-se complemento semiessencial da dieta, porém de relevância desconhecida para a saúde humana.

As drogas que visam a melhorar o retorno venoso podem ser agrupadas, didaticamente, em três categorias: flebotônicos ou venotônicos, as que reduzem a permeabilidade capilar e as que aumentam a reabsorção do transudato. Essa classificação é baseada no suposto mecanismo de ação das drogas, e não deve ser encarada como um referencial isolado, pois muitos dos produtos costumam associar substâncias de vários grupos, e alguns grupos apresentam características comuns. As principais são analisadas a seguir.

FLEBOTÔNICOS OU VENOTÔNICOS

São drogas que agem promovendo a venoconstrição. Os mais conhecidos são descritos a seguir.

Derivados sintéticos da di-hidroergocristina

Têm potente e conhecida ação vasoconstritora. Promovem o aumento do tônus da parede venosa com consequente aceleração do esvaziamento venoso. A associação de heparina ao mesilato de di-hidroergotamina tem sido utilizada, demonstrando ser mais eficaz que a heparina isoladamente na prevenção da estase venosa, importante fator predisponente à trombose venosa profunda dos MMII. Os efeitos colaterais, especialmente a vasoconstrição arterial que ocorre na intoxicação (ergostismo), limitam o seu uso clínico. Pode ocorrer isquemia intestinal e periférica.

Substâncias Químicas	Componente Ativo
Produtos naturais	Rutina
	Troxerrutina
Flavonoides (γ-benzopironas)	Diosmina
	Hesperidina
Cumarinas (α-benzopironas)	Cumarinas (*benzopirona*)
	Derivados
Saponinas	Escina
Derivados do ergot	Di-hidroergotamina
	Di-hidroergocristina
	Di-hidroergocripitina
Produtos sintéticos	Diodimina
	Tribenosido
	Dobesilato de cálcio

Derivados da castanha-da-índia

Os derivados da castanha-da-índia são conhecidos há muito tempo e utilizados em grande número de preparações farmacêuticas comerciais. Origina-se da planta *Aesculus hippocastanum*, que contém vários princípios ativos, como esculosídeo (esculina: 6-β-d-glicopiranosixoloxi-7- hidroxicumarina), escina (uma mistura de saponinas) e a esculetina. Glicosídios da flavona são também encontrados. Algumas espécies podem ser venenosas. Sua ação se faz notadamente nas veias do plexo hemorroidário, mas também ocorre nas veias dos MMII. O princípio também é a venoconstrição. Atribui-se também um efeito de redução da permeabilidade capilar. A utilização pode ser por via oral, retal, tópica e intravenosa. A posologia intravenosa é de 20 mg/dia. Existe um potencial nefrotóxico, tendo ocorrido relatos da falência renal em pacientes que utilizaram altas doses, algumas vezes quando em associação com outras drogas nefrotóxicas. Hellberg relata a ocorrência de disfunção renal leve em 16 pacientes submetidos a cirurgia cardíaca que receberam 360 μg/kg/dia e em 40 que usaram a dose média de 510 μg/kg/dia. Setenta pacientes não apresentaram nenhuma alteração renal usando 340 μg/kg/dia. Alguns casos de envenenamento em crianças foram relatados, atribuindo-se tal efeito ao esculosídeo.

Derivados da rutina

A rutina é um derivado da flavona extraído de plantas como *Ruta graveolens* (arruda comum), *Fagopyrum esculentum* (trigo-sarraceno),

Principais produtos comerciais usados em patologias venosas e/ou linfáticas disponíveis no Brasil

Nome Comercial	Substância Química	Posologia	Vias de Administração
Capilarema	Aminaftona	150-225 mg/dia	via oral
Daflon	Diosmina	600-1.800 mg/dia	via oral
Daflon 500	Diosmina e hesperidina	1.000 mg/dia	via oral
Doxium	Dobesilato de cálcio	1.000-1.500 mg/dia	via oral
Glyvenol	Tribenosido	600-800 mg/dia	via oral
Reparil	Escina	20-60 mg/dia	via oral
Reparil injetável	Escinato de sódio	10-20 mg/dia	via intravenosa
Venalot	Benzopirona e troxerrutina	15-90 a 60-360 mg/dia	via oral
Venocur Triplex	Rutina, castanha-da-índia e miroton	1 a 2 drágeas após as refeições	via oral
Venofortan	Beta-escina e vitamina B_1	1 a 2 drágeas após as refeições	via oral
Venoruton 300	Rutina	300-900 mg/dia	via oral
Venoruton 500	Rutina	500-1.000 mg/dia	via oral
Venostasin Retard	Castanha-da-índia	300-900 mg/dia	via oral

Sophora japonicae e folhas de várias espécies de *Eucalyptus*. Quimicamente, é o 3, 3',4',5, 7-penta-hidroxiflavona-3-ramnoglicosídio. A rutina aumenta o tônus venoso, e acredita-se que tenha associada uma ação "impermeabilizante capilar", semelhante à vitamina P, devido à inibição da hialuronidase. Tal ação impediria a passagem de proteínas que contribuiriam para a formação do edema. A troxerrutina é uma mistura que contém tri-hidroxietil-rutosídio, e também mono-, di-, tetra-hidroxietil-rutosídio. É muito usada em preparações comerciais. Oxerrutina é um termo usado para designar cinco tipos de diferentes o-(β-hidroxietil) rutosídios com não menos que 45% de troxerrutina.

REDUTORES DA PERMEABILIDADE

Os bioflavonoides parecem promover aumento da resistência da parede vascular, com diminuição da permeabilidade capilar consequente à inibição da hialuronidase. Alguns, como a diosmina e a hesperidina, apresentam também atividade flebotônica. Estudos experimentais sugerem que a associação dessas duas substâncias potencializa a ação vasoconstritora da noradrenalina. A posologia habitual é de 1.000 mg/dia divididos em 2 doses. A aminaftona, a vitamina P e as leucocianidas também são incluídas nesse grupo. A aminaftona tem ação hemostática, e é usada em doses de 150 a 225 mg/dia.

O dobesilato de cálcio tem sido usado com a finalidade de reduzir os edemas na IVC, em retinopatias diabética e hipertensiva e na doença hemorroidária. Atribui-se o efeito ao aumento da proteólise pelos macrófagos, normalização da permeabilidade capilar, aumento da resistência das paredes dos capilares e incremento da permeabilidade capilar, aumento da resistência das paredes dos capilares e incremento do transporte linfático. A remoção das proteínas evita a formação da fibrose nos edemas crônicos.

O tribenosido, derivado sintético de um açúcar, pertencente ao grupo dos glicofuranosídios, parece agir promovendo redução da permeabilidade capilar. Recomenda-se o uso de 200 mg por via oral, 3 a 4 vezes ao dia. É usado na doença hemorroidária e em distúrbios venosos.

DROGAS QUE AUMENTAM A REABSORÇÃO

Ao *Melilotus officinalis* (trevo-de-cheiro) atribui-se um importante efeito linfogogo devido à sua ação cumarínica. O nome genérico de benzopirona foi adotado para diferenciar a cumarina dos derivados cumarínicos como dicumarol, que é um potente anticoagulante. Sua fórmula é a 5, 6-benzo-α-pirona, sua estrutura básica é de anticoagulante, mas a cumarina não possui essa ação. Os hidroxietil rutosídios em doses adequadas também apresentam esse efeito. Atribuem-se a essa substância aumento da drenagem linfática, diminuição da permeabilidade capilar e ação sobre os histiócitos do tecido conjuntivo.

MISCELÂNEA

A pentoxifilina tem sido estudada como potencial recurso farmacológico na insuficiência venosa crônica. A nova visão da fisiopatologia da úlcera venosa atribui importante papel aos leucócitos, que, por serem maiores que as hemácias, impactam e obstruem mais facilmente os capilares, tornando-os ativados e liberando os fatores envolvidos na inflamação. A melhor deformabilidade das células sanguíneas, ação atribuída a essas drogas, evita essa impactação e consequentemente o desencadeamento do processo inflamatório. Os resultados clínicos são controversos. Weitgasser, num estudo duplo-cego com 59 pacientes, e Dale e cols. não encontraram diferença estatisticamente significante num estudo similar envolvendo 200 pacientes.

COMENTÁRIOS A RESPEITO DO USO DAS DROGAS FLEBOLINFOTRÓPICAS

Se no setor arterial há uma grande controvérsia sobre a utilidade clínica dessas drogas, no campo das flebolinfopatias essa situação é ainda mais nebulosa. As flebolinfopatias são doenças de caráter crônico, evolutivo, em que frequentemente há recidivas e os processos patológicos são complexos e multifatoriais, o que impede o tratamento causal. Bourde acredita que na insuficiência venosa crônica os benefícios são pobres, talvez até inexistentes. A ação flebotônica é contestada por muitos pelo fato de acreditarem que a veia varicosa não tem capacidade de contração. Outro aspecto a ser observado é que o efeito da medicação é praticamente restrito ao período de uso da droga. Apesar disso, essas medicações têm mostrado melhora dos sintomas subjetivos, como sensação de peso, queimor e cansaço, e, em alguns casos, de dados objetivos, como a mensuração do edema e traçado da pletismografia e *laser* Doppler. Como foi dito para o setor arterial, os cuidados higienodietéticos (peso, exercícios físicos, etc.), evitar o uso de roupas apertadas e calçados inadequados, bem como o ortostatismo e a elastocompressão, são a base do tratamento clínico.

REFERÊNCIAS BIBLIOGRÁFICAS

1. ACCETTO, B. Beneficial hemorheologic therapy of chronic peripheral arterial disorders with pentoxifylline: results of double-blind study versus vasodilator-nylidrin. *Am. Heart J.,103*:864, 1982.
2. APPOLONIO, A. *et al*. Tricopidine-pentoxifylline combination in the treatment of atherosclerosis and the prevention of cerebrovascular accidents. *J. Int. Med. Res., 17*:28-35, 1989.
3. ARTURSON, G. Effects of O-(β-hydroxyethyl)-rutosides (HR) on the increased microvascular permeability in experimental skin burns. *Acta Chem. Scand., 32*:111-7, 1972.
4. AYLWARD, M. *et al*. Long-term monitoring of the effects of thymoxamine hydrochloride tablets in the management of patients with Raynaud's disease. *Curr. Med. Res. Opinion, 8*:158-70, 1982.

5. BARBARINO, C. Pentoxifylline in the treatment of venous leg ulcers. *Curr. Med. Res. Opin.,* 12(9):547-51, 1992.
6. BERFER, M.E., GOLUB, M.S., CHANG, C.T., al-KHAROUF, J.A., NYBY, M.D., HORI, M., BRICKMAN, A.S., TUCK, M.L. Flavonoid potentiation of contractile responses in rat blood vessels. *J. Pharmacol. Exp. Ther.,* 263(1):78-83, 1992.
7. BILTO, Y.Y., ABDALLA, S.S. Effects of selected flavonoids on deformability, osmotic fragility and aggregation of human erythrocytes. *Clin. Hemorheol. Microcirc.,* 18(2-3):165-73, 1988.
8. BLOMBERY, P.A. Intermittent claudication. An update on management. *Drugs.* 34(3):404-10, Sup. 1987.
9. BOLTON, T. & CASLEY-SMITH, J.R. An in vitro demonstration of proteolysis by macrophages and its increase with coumarin. *Specialia,* 271-3, 1975.
10. BOURDE, C., MEDVEDOWSKY, F. Intérêt de l'héparine dans les syndromes pos-phlébitiques. *Phlébologie,* 37(4):479-81, 1984.
11. BRENMAN, A.S. Pentoxifylline as adjunctive therapy in leg ulcer management. *J. Am. Osteopath. Assoc.,* 91(7):677-86, 1991.
12. CASLEY-SMITH, J.R. A double-blind trial of calcium dobesilate in chronic venous insufficiency. *Angiology,* 30(10):853-7, 1988.
13. CASLEY-SMITH, J.R., CASLEY-SMITH, J.R. Modern treatment of lymphoedema. II. The benzopyrones. *Australas J. Dermatol.,* 33(2):69-74, 1992.
14. CATALANO, M. & LIBRETTI, A. Captopril for the treatment of patients with hypertension and peripheral disease. *Angiology,* 36(5)293-6, 1985.
15. CLISSOLD, S.P., LYNCH, S., SORKIN, E.M. Buflomedil. A review of its pharmacodynamic and pharmacokinetic properties and therapeutic efficacy in peripheral and cerebral vascular diseases. *Drugs,* 33(5):430-60, 1987.
16. CLISSOLD, S,P,, LYNCH, S,, SORKIN, E.M. Pentoxifylline. A review of its pharmacodynamic and pharmacokinetic properties and its therapeutic efficacy. *Drugs,* 34:50-97, 1987.
17. CLOAREC, M., CLEMENT, R., GRITON, P. A double blind trial of hydroxyethylrutosides in the signs of chronic insufficiency. *Phlebology,* 11:76-82, 1996.
18. CODY, V. Crystal and molecular structures of flavonoides. *Prog. Clin. Biol. Res.,* 280:29-44, 1988.
19. COLGAN, M.P., DORMANDY, J.A., JONES, P.W., SCHRAIBMAN, I.G., SHANIK, D.G., YOUNG, R.A. Oxpentifylline treatment of venous ulcers of the leg. *BMJ,* 14; 300:972-5, 1990.
20. DALE, J.J., RUCKLEY, C.V., HARPER, D.R., GIBSON, B., NELSON, E.A., PRESCOTT, R.J. Randomised, double-blind placebo controlled trial of pentoxifylline in the treatment of venous leg ulcers. *BMJ,* 2;319(7214):875-8, 1999.
21. DE ANNA, D., MARI, F., INTINI, S., GASBARRO, V., SORTINI, A., POZZA, E., MARZOLA, R., TADDEO, U., BRESADOLA, F., DONINI, I. Effects of therapy with aminaftone on chronic venous and lymphatic stasis. *Minerva Cardioangiol.,* 37(5):251-4, 1990.
22. DE FEUDIS, F.V. Ginkgo biloba extracts (Egb 761): Pharmacological activities and clinical applications. *Editions Scientifiques Elsevier,* Paris, 1991, 187p.
23. DESABLENS, B. & MESSERSCHMITT, J. Toxicité hématologique des vasodilatateurs. *Nouv. Rev. Fr. Hematol.,* 24:313-4, 1982.
24. DIEHM, C., TRAMPISCH, H.J., LANGE, S., SCHMIDT, C. Comparison of leg compression stocking and oral horse-chestnut seed extract therapy in patients with chronic venous insufficiency. *Lancet,* 3; 347(8997):292-4, 1996.
25. DORMANDY, J.A., YATES, C.J.P., BERENT, A. Clinical relevance of blood viscosity and red cell deformability including newer therapeutic aspects. *Angiology,* 32:236-42, 1981.
26. FÖLDI-BÖRCSÖK VON, E., BEDALL, F., RAHLFS, V.W. Die antiphlogistischwe und ódemhemmende wirkung von cumarin aus *Melilotus officinalis. Arzneim Forsch (Drug Res)*, 2025-30, 1971.
27. FRAMPTON, J.E., BRODGEN, R.N. Pentoxifylline (oxpentifylline). A review of its therapeutic efficacy in the management of peripheral vascular and cerebrovascular disorders. *Drugs Aging,* 7(6):480-503, 1995.
28. HACHEN, H.J. & LORENZ, P. Double-blind clinical and plethysmographic study of calcium dobesilate in patients with peripheral microvascular disorders. *Angiology,* 480-2, 1982.
29. HARTMANN, U., MEULEMAN, E.J., CUZIN, B., EMRICH, H.M., DECLERCQ, G.A., BAILEY, M.J., MAYTOM, R. Sildenafil citrate (VIAGRA): Analysis of preferred doses in a European, six-month, double-blind, placebo-controlled, flexible dose-escalation study in patients with erectile dysfunction. Multicentre Study Group. *Ind. J. Clin. Pract.,* Suppl; 102:27-9, 1999.
30. HELLBERG, K. et al. Drug induced acute renal failure. *Thoraxchirurgie,* 23:396-400, 1975.
31. HENRIET, J. Insuffisance veineuse fonctionelle: essai clinique comparatif d'une seule prise par jour de Diovenor 600 mg (600 mg de diosmin d'hemisynthèse) versus 2 prises par jour d'un mélange de 500 mg de flavonoides (900 mg Diosmine). *Phlébologie.,* 48:285-90, 1995.
32. HERSKOVITS, E. et al. Randomised trial of pentofixillyne versus acetylsalicylic acid plus dipyridamole in preventing transient ischaemic attacks. *Lancet.,* 1:966-8, 1981.
33. JAGGY, H. The active ingredients of the Ginkgo Biloba Extract Egb 761. *Hemostaseology,* 13:7-10, 1993.
34. JANSEN, W. et al. The treatment of the dementia associated with cerebrovascular insufficiency: a comparative study of buflomedil and dihydrogenated ergot alkaloid. *Med Res.,* 13:48-52, 1985.
35. KIEVAL, J. & MYERBURG, R.J. The hemodynamic effects of calcium channel blocking agents: a brief review. *Angiology,* 516-21, 1982.
36. KOCH, E. & CHATTERJEE, S.S. The therapeutical application of Ginkgo extract Egb 761 in the treatment of vascular diseases: the experimental background. *Hemostaseology,* 13:11-27, 1993.
37. LACOMBE, C., BUCHERER, C., LELIEVRE, J.C. Hemorheological improvement after Daflon 500 mg treatment in diabetes. *Int. Angiol.,* 7(2 Suppl):21-4, 1988.
38. LAURENT, R., GILLY, R., FRILEUX, C. Clinical evaluation of a venotropic drug in man. Example of micronized diosmin 500 mg. *Int. Angiol.,* 7(suppl. to n.º 23)39-43, 1988.
39. MASHIAH, A., PATEL, P., SCHRAIBMAN, I.G., WORTH, C.D. Drug therapy in intermittent claudication: an objective assessment of the effects of three drugs on patients with intermittent claudication. *Br. J. Surg.,* 65:342-5, 1978.
40. McCLOY, E.C. & KANES, S. Drug-induced oseophageal ulcer. *Br. Med. J.,* 282:1703, 1981.
41. MUSCHIETTI, B. Comparaison clinique en double insu entre la diosmin naturalle et synthétique et el trebénoside. *Praxis,* 67:1449-52, 1978.
42. NAGY, M. Human poisoning from horse chestnuts. *JAMA,* 226:213, 1973.
43. NEUMANN, H., VAN DEN BROEK, M. A comparative clinical trial of graduated compression stockings and O-(beta-hydroxyethyl)-rutosides (HR) in the treatment of patients with chronic venous insufficiency. *Phlebology,* 24:78-81, 1995.
44. PECCHI, S., DE FRANCO, V., DAMIANI, P., GUERRINI, M., DI PIERRI, T. Calcium dobesilate in the treatment of primary venous insufficiency of the lower limbs. A controlled clinical study. *Clin. Ter.,* 31;132(6):409-17, 1990.
45. PREROVSKY, I., ROZTOCIL, K., HLAVOVA, A., KOLEILAT, Z., RAZGOVA, L., OLIVA, I. The effect of hydroxyethylrutosides after acute and chronic oral administration in patients with venous diseases. A double-blind study. *Angiologica,* 9:408-14, 1972.
46. PULVERTAFT, T.B. Paroven in the treatment of chronic venous insufficiency. *The Practitioner,* 233:838-41, 1979.
47. REHN, D., BRUNNAUER, H., DIEBSCHLAG, W., LEHMACHER, W. Investigation of the therapeutic equivalence of different galenical preparations of the O-(beta-hydroxyethyl)-rutosides following multiple dose peroral administration. *Arzeneim-Forsch. (Drug Res.),* 46:488-92, 1996.
48. RENTON, S., LEON, M., BELCARO, G., NICOLAIDES, N.A. The effects of hydroxyethylrutosides on capillary filtration in moderate venous hypertension. *Angiol,* 13:259-62, 1994.
49. ROZTOCIL, K., PREROVSKY, I., OLIVA, I. Critical study of the therapeutic effects of phlebotropic drugs on chronic venous insufficiency. *Phlebologie,* 32(4):395-8, 1979.
50. SMITH, P.D.C. The management of chronic venous disorders of the leg: an evidence-based report of an international task force. *Phlebology,* 14(suppl 1):1-126, 1999.
51. SONNENFELD, T. & CRONESTRAND, R. Pharmacological vasodilation during reconstructive vascular surgery. *Acta. Chir. Scand.,* 146: 9-14, 1980.
52. SULLIVAN, G.W., CARPER, H.T., NOVICK, W.J., MANDELL, G.L. Inhibition of the inflammatory action of interleukin-1 and tumor necrosis factor (alpha) on neutrophil function by pentoxiffyline. *Infect. Immunol.,* 56:1722, 1988.
53. THOMSON, G.J.L. & VOHRA, R.K., CAAR, M.H., WALKER, M.G. A clinical trial of Gingko Biloba Extract in patients with intermittent claudication. *International Angiology,* 9(2):75-8, 1990.
54. TOSI, S., MARCHESONI, A., MESSINA, K., BELLINTANI, C., SIRONI, G., FARAVELLI, C. Treatment of Raynauds's phenomenon with captopril. *Drugs Expt. Clin Res.,* XIII(1)37-42, 1987.
55. UNKAUF, M., REHN, D., KLINGER, J., DE LA MOTTE, S., GROSMANN, K. Investigation of the efficacy of thoxerutins compared to placebo in patients with chronic venous insufficiency treated with compression stockings. *Arzneim-Forsch. (Drug Res.),* 46:478-82, 1996.

56. VIN, F., CHABANEL, A., TACCOEN, A., DUCROS, J. *et al*. Double-blind trial of the efficacy of troxerutin in chronic venous insufficiency. *Phlebology,* 9:71-6, 1994.
57. WADWORTH, N.A., FAULDS, D. Hydroxyethylrutosides. A review of their pharmacology and therapeutic efficacy in venous insuficiency and related disorders. *Drugs,* 44(6):1013-32, 1992.
58. WARD, A., CLISSOLD, S.P. Pentoxifylline. A review of its pharmacodynamic and pharmacokinetic properties and its therapeutic efficacy. *Drugs,* 34(1):50-97, 1987.
59. WEITGASSER, H. The use of pentoxifylline (Trental 400) in the treatment of leg ulcers: the results of a double-blind trial. *Pharmatherapeutica,* 3 (Suppl 1):143, 1983.
60. WIDMER, L., BILAND, L., BARRAS, J.P. Doxium 500 in chronic venous insufficiency: a double-blind placebo controlled study. *Int. Angiol.,* 9(2):105-10 Apr 1990.
61. WOODHOUSE, C.R.J. & EADIE, D.A.G.A. Severe thrombophlebitis with praxilene. *Br. Med. J., 1*:1320, 1977.
62. ZUCARELLI, F. Efficacité clinique et tolérance de la coumarine rutine. Etude contrôllé en double aveugle versus placebo. *La Gazette Médicale,* 94(32): 1-7, 1987.
63. ZUCCARELLI, F. Evaluation de l'efficacité de Ginkor fort sur la symptomatologie fonctionelle de l'insuffisance veineuse chronique. *Phlébologie, 49*:105-10, 1996.

67

Anti-hipertensivos

Lucélia Batista Neves Cunha Magalhães

INTRODUÇÃO

A hipertensão arterial (HA) sistêmica é o agravo mais comum na população adulta em todo o mundo e um fator de risco muito importante para as doenças cardiovasculares. Dentre esses, destaca-se o acidente vascular encefálico (AVC).

Estima-se que na Bahia, em 1998, cerca de 950.000 pessoas adultas estariam hipertensas. Dessas, apenas 40% têm consciência do problema e apenas 15% estão sob tratamento e bem controladas.

As dificuldades para conseguirmos manter uma pessoa hipertensa com níveis pressóricos normais e, consequentemente, sem esses riscos são:

- Ausência de sintomas na grande maioria dos casos;
- Ausência de "cura" e a necessidade de tratamento por toda a vida;
- Necessidade imperiosa de mudança de estilo de vida, que envolve educação da condição de pessoas ativas (não pacientes) e equipe multidisciplinar, tarefa pouco estabelecida na nossa prática médica diária.

Contudo, esses grandes desafios precisam ser vencidos, porque tratar hipertensão vale a pena. Os 14 grandes estudos metodologicamente seguros, acompanhando 36.908 pessoas em um período médio de 5 anos, concluem que o tratamento eficaz da hipertensão reduz os acidentes cerebrovasculares em 42% e os eventos coronários em 33%.

Hipertensão é definida com pressão arterial sistólica (PAS) $\geq$ 140 mm Hg e diastólica (PAD) $\geq$ 90 mm Hg em pelo menos 2 tomadas em momentos distintos, seguindo-se as recomendações do 6.º Joint National Committee (JNC).

TRATAMENTO

O tratamento da hipertensão depende de sua causa básica. E, genericamente, existem dois tipos de hipertensão: a essencial ou idiopática, que corresponde a 95% a 97% de todos os casos, e a secundária, cujas causas vasculares, neurológicas e endócrinas podem ser identificadas e tratadas com especificidade. Contudo, nas hipertensões essenciais, que constituem o dia a dia do clínico, as causas são multifatoriais, e as histórias familiar e pessoal com sua herança e hábitos deletérios (ingesta de sódio e baixa ingesta de potássio, obesidade, inatividade física, álcool e estresses) são as responsáveis pelo desencadeamento e pela manutenção da doença, desempenhando papéis maiores ou menores, dependendo da comunidade e/ou dos indivíduos estudados.

É fácil concluir que sem tratar as causas pertinentes a cada caso qualquer adição de medicação poderá ser ineficaz para o controle pressórico em si, como frequentemente ocorre, além de provocar efeitos colaterais indesejáveis.

TRATAMENTO MEDICAMENTOSO

O uso clínico de medicamentos para o controle dos níveis pressóricos na hipertensão arterial surgiu por volta de 1947, o que torna essa prática, do ponto de vista histórico, recentíssima. Na realidade, estamos engatinhando. Desde o uso do agente antimalárico pentaquina, houve um progresso farmacológico estupendo com drogas cada vez mais específicas em seu local de ação para uso bem indicado, por via oral e com irrelevantes efeitos adversos.

A eficácia do tratamento anti-hipertensivo em prevenir complicações cardiovasculares baseia-se na teoria de que pressão arterial elevada, por si, produz hiperplasia reativa e alterações fibróticas hialinas nas artérias e arteríolas, bem como hipertrofia do coração, predominantemente. Por tal motivo, recomenda-se o tratamento precoce, quando essas alterações anatomopatológicas e funcionais ainda não estão presentes ou, caso já existam, que se possa sustar sua progressão.

Para que possamos entender as ações das drogas para o controle pressórico da HA, é necessário compreender as relações entre pressão, fluxo e resistência periférica (parâmetros hemodinâmicos) do ponto de vista matemático. Essas relações podem ser definidas pela seguinte equação matemática:

PAM = DC × RVP, em que:
- PAM = Pressão arterial média (pressão de perfusão)
- DC = Débito cardíaco (produto da frequência cardíaca × volume sistólico)
- RVP = Resistência vascular periférica (força que regula a perfusão)
- RVP = 1/r, em que r = raio do vaso.

Daí concluímos que o débito cardíaco é inversamente proporcional à resistência vascular periférica para um mesmo nível de pressão arterial. Nos estados hipertensivos estabelecidos, encontramos aumento da RVP, aumento da PAM com diminuição do DC. A RVP é inversamente proporcional à quarta potência do raio dos vasos. Assim, pequenas dilatações dos vasos correspondem a grandes quedas da RVP. O controle da pressão estaria bastante dependente do raio (dilatação) das artérias de pequeno calibre (meta-arteríolas).

Contudo, os mecanismos intrínsecos exatos que iniciam e mantêm a hipertensão não são conhecidos. Não se sabe por que em todas as formas clínicas de hipertensão ocorre o aumento da RVP ao fluxo cardíaco.

CONSIDERAÇÕES SOBRE FARMACOCINÉTICA E FARMACODINÂMICA DAS DROGAS ANTI-HIPERTENSIVAS NO TRATAMENTO CLÍNICO DO HIPERTENSO

O tratamento medicamentoso dos hipertensos deve basear-se, por um lado, em estudos farmacológicos das drogas e, por outro, no perfil individual e único do paciente, tendo como mediador desses o clínico, que deve estar preparado para adequar os dois elementos. No passado recente (1947-1963), com poucos agentes anti-hipertensivos disponíveis, e com hipertensão em estágios avançados e sem conhecimento científico a respeito da farmacologia, altas doses de medicações eram a tônica, e os preços pagos por essa conduta foram frequentes e às vezes graves. Por conta disso, o conceito recente de tratamento da hipertensão baseia-se no escalonamento, que orienta baixas doses das drogas usadas em combinações racionais para se alcançar o controle pressórico com efeito anti-hipertensivo aditivo de acordo com o 6.º JNC.

Essa prática, embora possa ser criticada, tem mostrado diminuição das reações adversas às drogas com relativa facilidade do controle pressórico (Fig. 67.1).

O resultado da resposta anti-hipertensiva aos fármacos estudados tem mostrado grande dispersão e muitas vezes uma imprevisibilidade na prática clínica, devido em parte a:

- Grande variabilidade da pressão do indivíduo nas 24 horas, o que representa a necessidade de usar "randomização" e placebo concomitante nos ensaios clínicos;
- Necessidade de estudos em fase crônica prolongada, devido às reações compensatórias tardias apresentadas pelos indivíduos expostos aos anti-hipertensivos;
- Considerar aspectos demográficos e clínicos na análise das variáveis farmacológicas, incluindo idade, etnia, atividade de renina plasmática e outras variáveis ainda não identificadas. Esses aspectos são pouco considerados em muitos dos estudos farmacológicos dessas drogas.

Quando se fala em mecanismos de ação, doses médias, tempo de ação, posologia etc., é preciso ter em mente que essas informações são um guia geral e que cada paciente deve ser individualizado, sendo a flexibilidade a base para o tratamento farmacológico dessa condição, cujo entendimento da pressão arterial e do indivíduo ainda encerra muitos pontos obscuros.

São muitas as drogas anti-hipertensivas de uso habitual, e elas podem ser classificadas de várias maneiras, embora consideremos a seguinte classificação a mais simples:

1) Diuréticos
2) Inibidores do sistema nervoso simpático (Fig. 67.2)
    a) Drogas de ação central
    b) Drogas de ação intermediária
        – Bloqueadores ganglionares
        – Bloqueadores pós-ganglionares
    c) Drogas de ação periférica
        – Antagonistas dos adrenorreceptores beta ou betabloqueadores
        – Antagonistas dos adrenorreceptores alfa ou alfabloqueadores
3) Vasodilatadores diretos
4) Antagonistas dos canais de cálcio
5) Inibidores da enzima conversora
6) Antagonistas do receptor da angiotensina II
7) Inibidores de endotelina

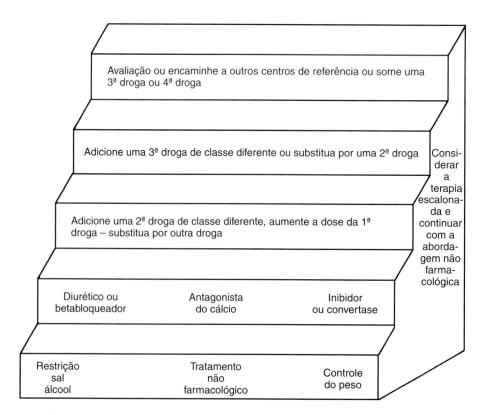

Fig. 67.1 Terapia escalonada e individualizada da hipertensão. Para alguns pacientes, a terapia não farmacológica deve ser tentada primeiro. Se a redução da pressão não é alcançada, adiciona-se a terapia farmacológica.

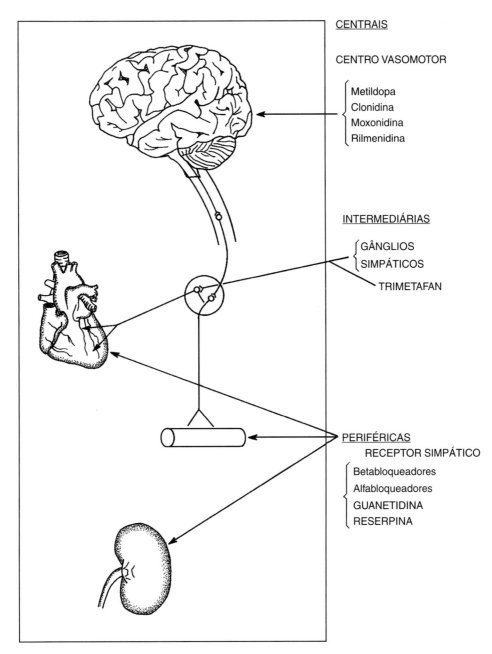

Fig. 67.2 Locais de ação das drogas anti-hipertensivas inibidoras do sistema nervoso simpático.

Diuréticos

Os diuréticos têm sido as drogas mais usadas no tratamento da hipertensão há mais de 40 anos e têm um papel vital no controle dessa condição, seja isoladamente ou em combinações com outras drogas.

Essas drogas ainda são as mais extensamente estudadas em ensaios clínicos em larga escala, e têm mostrado consistentemente redução das complicações cardiovasculares decorrentes da hipertensão. Nos últimos anos, o uso dos diuréticos tem sido reduzido nos EUA, devido aos seus efeitos metabólicos adversos potenciais.

MECANISMO DE AÇÃO

O local de ação dessas drogas é o néfron (unidade morfofuncional do rim). O mecanismo exato pelo qual os diuréticos baixam a pressão sanguínea não é totalmente compreendido. Inicialmente, eles produzem uma leve depleção de sódio, levando a diminuição do fluido extracelular e do débito cardíaco. Com a continuação da terapia, ocorrem diminuição da resistência vascular periférica e restauração do débito cardíaco. Contudo, sua atuação a longo prazo consiste na depleção de sódio. Acredita-se que o sódio contribua para a resistência periférica, aumentando a rigidez vascular e a atividade neural, possivelmente em decorrência do cálcio intracelular. Essas drogas depletam o sódio através da inibição do transporte de eletrólitos nos túbulos renais.

USO GERAL

Estudos têm mostrado que 50% a 60% dos pacientes com hipertensão leve respondem a diuréticos isoladamente, com o tempo médio de resposta ocorrendo em 2 a 4 semanas, embora alguns pacientes possam necessitar de 12 semanas. Ajustes nas posologias não devem ser feitos antes desse prazo. Em hipertensões moderadas e graves, o uso dessas drogas em associação torna-se, na maioria das vezes, imprescindível. Entre os diuréticos usados para o tratamento da hipertensão, os benzotiazídicos são os mais extensamente estudados (Quadro 67.1). Eles permitem uma ação anti-hipertensiva lenta, com reações compensatórias reflexas menos intensas. São especialmente indicados em pacientes com renina baixa, negros e idosos.

Quadro 67.1 Parâmetros farmacocinéticos dos diuréticos mais usados em HA

Droga	Doses Habituais (mg/dia)	Duração da Ação (h)	Absorção (%)	Lig. Prot. (%)	Meia-vida de Eliminação (h)	Eliminação Renal (R) Hepática (H)
Benzotiazídicos	25-50	12		40	6-15	70% em 48 h R
Hidroclorotiazida	25-50	72	60-80	75	40-50	50% em 60 h R
Clortalidona	2,5	12-24	65	79	18	0,6% R
Idapamida			> 95			
Diuréticos de alça	25-500	—		99	90	Não metabolizada
Furosemida	6-12	1-48	65	94,2		73%, não metabolizada
Piretanida	50	—		90	50	
Ácido etacrínico	0,5-2,5	—	95	> 95	90	50%, não metabolizada
Bumetanida			> 95			
Diuréticos poup. de K	50-100	—		90-98	—	Eliminação de metabólitos
Espirolactona	100-200	—	> 90	67	—	Eliminação de metabólitos
Triantereno	5-20	12	Variável	—	10	> 60%, não metabolizada
Amilorida			15-26			
Outros	—	4-12		—	12-15	—
Xipamida			—			

A grande potência e o início rápido dos diuréticos de alça não proporcionam vantagem adicional para o tratamento diário da hipertensão crônica em que não exista insuficiência renal ou cardíaca ou edema refratário. Exceção parece haver com a piretanida.

A prevenção dos efeitos adversos como dislipidemias, intolerância à glicose, hipocalemia, impotência sexual e hiperuricemia é alcançada com doses cada vez menores e monitorização dessas variáveis no tratamento individualizado.

Os diuréticos tiazídicos e de alça diminuem a excreção renal de cálcio. Esse efeito foi associado recentemente à baixa incidência de fraturas em pacientes idosos.

Os diuréticos poupadores de potássio devem ser dados a pacientes muito vulneráveis à hipocalemia, especialmente àqueles com história de arritmias cardíacas que recebem digitálicos ou aqueles com alterações no eletrocardiograma. Esse grupo de drogas está indicado no hiperaldosteronismo primário (síndrome de Conn).

A xipamida é um diurético que age no túbulo distal do néfron; é um dos derivados do ácido 4-clorossalicílico e tem sua eficácia e efeitos adversos semelhantes aos dos benzotiazídicos.

EFEITOS ADVERSOS

O efeito mais relevante se observa com os diuréticos de alça, ocorrendo depleção de fluido com desidratação e hipotensão. Altas doses de furosemida podem induzir otoxicidade.

Em idosos, qualquer diurético pode produzir hipotensão ortostática, especialmente na vigência de diarreia, vômitos ou diminuição da ingestão de líquidos. Pode ocorrer impotência.

CONCLUSÃO

Estas drogas, em baixas doses, são eficazes em baixar a pressão sanguínea, com boa tolerabilidade e poucos efeitos adversos, reduzindo a mortalidade por AVC, sobretudo em idosos.

Inibidores do sistema simpático central

DROGAS DE AÇÃO CENTRAL

O cérebro exerce o controle maior sobre a circulação. O bulbo e o hipotálamo parecem ser os locais responsáveis pela atividade do coração e dos vasos. Parece lógico atuar farmacologicamente nessa área para a diminuição da pressão arterial dos hipertensos. Clonidina e metildopa são drogas desse tipo, usadas para tratar cronicamente a hipertensão em nosso meio.

Mecanismo de ação

Essas duas substâncias (clonidina e alfametildopa) deprimem o tônus simpático por ação agonista nos receptores pré-sinápticos alfa-2-adrenérgicos e imidazólicos do sistema nervoso central (SNC). Essa estimulação diminuiria a eficácia da liberação de noradrenalina nos nervos terminais em resposta à despolarização. A única diferença entre a clonidina e a alfametildopa é que a primeira age diretamente nos receptores alfa-2-adrenérgicos e imidazólicos, enquanto a segunda tem que ser convertida em alfametilnoradrenalina para atuar (prodroga). Elas reduzem o nível de renina plasmática por mecanismos ainda não esclarecidos. Não alteram o fluxo sanguíneo renal ou a taxa de filtração glomerular, porém reduzem a resistência vascular renal.

Uso geral

São eficazes na hipertensão moderada a grave e geralmente são usadas com diuréticos devido à pseudotolerância após algumas semanas. Isso ocorre por causa da expansão do volume plasmático, principalmente com a alfametildopa. Podem causar bradicardia como resultado da redução da atividade simpática e ativação dos centros vagais. A farmacocinética está resumida no Quadro 67.2.

Alfametildopa é a droga preferível para a hipertensão específica da gestação, por reduzir a morbimortalidade materna e fetal em estudos epidemiológicos em grande número de gestantes.

Em pacientes com insuficiência renal crônica, essas drogas também são indicadas.

Reações adversas

Com a clonidina, são muito frequentes boca seca e tonturas; cerca de 7% dos pacientes têm de interromper o seu uso por causa das reações adversas. Cuidados devem ser tomados com a interrupção súbita da droga, devido ao efeito rebote, com crise hipertensiva grave em alguns casos. Os pacientes devem ser alertados para esse fato.

As reações mais frequentes da alfametildopa são sedação (28%), tonturas (15%), boca seca (9%) e cefaleia (9%). Algumas vezes podem ocorrer diarreia, alterações do sono, congestão nasal, depressão e impotência sexual. Anemia hemolítica com Coombs positivo está descrita, em algumas séries, em 10% a 20% dos casos, com um tempo médio de exposição de 18 meses. Pode ocorrer comprometimento hepático simulando hepatite viral.

Quadro 67.2 Parâmetros farmacológicos das drogas anti-hipertensivas de ação central usadas em HA

Droga	Doses Habituais (mg/dia)	Duração de Ação (h)	Absorção (%)	Lig. Prot. (%)	Eliminação R/H
Clonidina	0,150-0,600	12-24	50	12	H
Alfametildopa	500-2.000	24		1,7	H/R
Moxonidina	0,2-0,4	24	90		R
Rilmenidina	1-2	24	70		R

R — Renal; H — Hepática.

Recentemente, foram lançadas no Brasil duas drogas de ação central, a moxonidina e a rilmenidina, porém com ação predominantemente agonista dos receptores imidazólicos. Esses receptores se localizam na região ventrolateral da medula e são tonicamente ativos na manutenção da pressão arterial e integração de vários reflexos cardiovasculares, tais como reflexos dos barorreceptores, reflexos de elevação da pressão arterial associados a dor, exercício e emoções.

A moxonidina e a rilmenidina parecem provocar menor frequência dos efeitos colaterais clássicos em relação aos simpatolíticos de ação central. Isso deve ocorrer devido à alta afinidade dessas drogas pelos receptores imidazólicos e à baixa afinidade pelos receptores alfa-2.

Com a moxonidina e rilmenidina, esses efeitos são menos frequentes, e a suspensão súbita do seu uso não acarreta efeito rebote.

DROGAS DE AÇÃO INTERMEDIÁRIA

Essas drogas atuam na porção intermediária da via simpática entre o SNC e os nervos periféricos. Ver Fig. 67.2. São drogas menos usadas hoje em dia devido aos seus efeitos colaterais.

Bloqueadores ganglionares

Agem na sinapse ganglionar. O representante da classe é o trimetafan.

A base da ação anti-hipertensiva dessas drogas repousa na sua capacidade de bloquear a transmissão através do gânglio autonômico (Fig. 67.2). Essa ação resulta da diminuição do número de impulsos simpáticos que passam através da sinapse para a porção ganglionar, diminuindo como consequência o tônus vascular, o débito cardíaco e a pressão sanguínea. Essas drogas também evitam a interação da acetilcolina com os receptores nicotínicos nas membranas neuronais pós-sinápticas do sistema nervoso parassimpático (SNPS). São bastante potentes e reduzem drasticamente a pressão arterial. Por esses bloqueios, a frequência e a intensidade dos efeitos adversos restringem seu uso. Podem ocorrer hipotensão postural acentuada, visão turva, secura da boca, constipação, íleo paralítico, retenção urinária e impotência. Só está indicado o uso endovenoso como droga de ação rápida tipo cansilato de trimetafan em emergências hipertensivas e/ou pré-operatória (neurocirurgia) na qual a hipotensão é desejada, pelo risco de hemorragia.

APRESENTAÇÃO COMERCIAL
Trimetafan-Arfonad EV.

Bloqueadores pós-ganglionares neuronais

São drogas que diminuem a PA, por dificultarem a liberação fisiológica normal de noradrenalina (NA) nos neurônios simpáticos pósganglionares (Fig. 67.2). A guanetidina e a reserpina são os representantes em nosso meio.

GUANETIDINA
Em doses altas, essa droga produz efeitos deletérios, pela simpatoplegia profunda. Foi muito usada no passado para a crise hipertensiva.

Mecanismo de ação. A guanetidina inibe a liberação de NA que ocorre quando o potencial de ação atinge as terminações nervosas simpáticas. Essa droga é transportada através da membrana nervosa simpática pelo mesmo mecanismo que transporta a NA, e a captação é essencial para a sua ação. Após penetrar no nervo, ela é concentrada nas vesículas transmissoras no lugar da NA. Contudo, na primeira administração pode ocorrer crise hipertensiva pela liberação de vesículas de NA já estocada.

Efeitos adversos. Em doses acima de 50 mg/dia, pode ocorrer hipotensão postural sintomática, especialmente após exercício e diminuição do fluxo sanguíneo para órgãos-alvo, podendo levar ao choque. Ejaculação retardada e diarreia podem ocorrer. A interação dessa droga com a fenilpropanolamina (usada comumente para resfriados) pode produzir hipertensão. O mesmo efeito pode ocorrer em pacientes com feocromocitoma e em pessoas em uso de antidepressivos tricíclicos.

RESERPINA
É um alcaloide extraído da planta indiana *Rauwolfia serpentina*. Foi uma das primeiras drogas usadas em grande escala para o tratamento da hipertensão. Hoje ainda é considerada um fármaco eficaz e seguro no seu tratamento.

Mecanismo de ação. A droga bloqueia a capacidade das vesículas neurotransmissoras de captar e armazenar aminas biógenas. Isso resulta em depleção de NA, adrenalina e serotonina dos neurônios periféricos e centrais. Esses efeitos parecem duradouros, podendo-se observar traços da droga nas vesículas adrenérgicas por vários dias. A deleção dessas aminas em nível periférico é responsável pelo efeito anti-hipertensivo benéfico dessa droga. Em doses baixas, essa droga assemelha-se a drogas de ação central tipo alfametildopa, preservando os reflexos simpáticos. Ela diminui a pressão pela queda do débito cardíaco e da resistência vascular periférica.

Efeitos adversos. São geralmente decorrentes de sua ação sobre o cérebro e o trato gastrointestinal. Sedação, lassidão, pesadelos e distúrbios mentais podem ocorrer. Raramente pode haver efeitos extrapiramidais semelhantes aos da doença de Parkinson. Podem ocorrer leve diarreia e aumento da secreção gástrica. Não deve ser usada em pessoas com história de úlcera péptica e psicoses.

Apresentações comerciais. Guanetidina-Ismelina. Reserpina-Serpasol e Reserpina.

DROGAS DE AÇÃO PERIFÉRICA

Betabloqueadores

São drogas que antagonizam competitivamente as respostas a catecolaminas, mediadas pelos receptores beta. Embora existam perfis farmacológicos diferentes entre elas (ver Quadro 67.3), parece claro que esse bloqueio é responsável pela sua capacidade de baixar a pressão sanguínea. São drogas muito populares, bem toleradas, e com efeitos adversos sérios raramente observados.

MECANISMO DE AÇÃO
Ainda não é bem entendido como os betabloqueadores produzem uma redução persistente da pressão sanguínea. Diminuição tanto da frequência quanto do débito cardíaco são os resultados indubitavelmente encontrados após administração dessas drogas. Em um primeiro momento, a resistência vascular periférica é elevada por via reflexa como resultado da diminuição do débito. Contudo, com o tratamento crônico, a diminuição da pressão arterial se correlaciona melhor com alterações na resistência vascular periférica do que com variações na frequência ou no débito cardíaco induzidas por essas drogas. O retorno venoso, o volume e a atividade de renina plasmática são também diminuídos com essas drogas. Essa última atividade estaria implicada em um outro mecanismo de ação, antagonizando o efeito da noradrenalina no aparelho justaglomerular (rins) e talvez nas terminações pré-sinápticas dos nervos noradrenérgicos periféricos ou reajustando os barorreceptores de ação central a níveis de pressão mais baixos.

Existem variações farmacológicas dos betabloqueadores: seletividade (S), atividade simpatomimética intrínseca (ASI), lipossolubilidade (L), hidrossolubilidade (H) etc. (Quadro 67.3). O conhecimento desses parâmetros é útil na escolha individual dessa classe.

USO GERAL
A redução da pressão sanguínea com betabloqueador é geralmente proporcional ao nível da pressão sanguínea inicial. Em 2 a 3 semanas, o efeito máximo é observado. Eles podem ser muito úteis como monoterapia, embora na hipertensão grave possam ser eficazes em combinação com diuréticos ou outras drogas.

São muito eficazes em controlar o aumento exagerado da PAS durante o exercício dinâmico e em produzir queda normal da pressão arterial durante o sono. Os jovens e os brancos respondem bem aos betabloqueadores. Deve-se evitar a suspensão brusca da droga, especialmente em isquêmicos.

EFEITOS ADVERSOS
As reações adversas são geralmente relacionadas com a farmacologia (S, ASI, H, L). São mais comuns em altas doses e em idosos. Muitas são assintomáticas, porém em uma condição como HA a perda da sensação de bem-estar leva a baixa adesão ao tratamento e a seletividade (S) diminui nessa possibilidade.

Quadro 67.3 Parâmetros farmacocinéticos dos betabloqueadores usados na HA

Droga	Doses Habituais (mg/dia)	Duração da Ação (h)	Absorção (%)	Meia-vida de Eliminação (h)	Eliminação Renal ou Hepática	Hidrossolubilidade Lipossolubilidade	Potência
Não seletivos							
SEM ASI							
Nadolol	80-240	24	30	10-24	R	H (+)	0,5-1
Propranolol	80-320	12	> 90	3-6	H	L (++++)	1,0
Sotalol	80-32	24	> 90	7-15	R	H (++)	0,3
Timolol	5-60	15-23	> 90	2-5	—	L (++)	6,0
COM ASI							
Oxprenolol	80-240	12	90	1-2	H	L (++)	0,5-1,0
Pindolol	5-45	8-12	> 90	2-5	H + R		6
Alfabloqueio							
Labetalol	100-400	12	> 90	3-6	H	L (+++)	0,3
Seletivos							
SEM ASI							
Atenolol	50-100	24	40-60	5-7	R	H (+++)	1
Metoprolol	50-200	12	> 90	3-4	H	L (++)	0,8-1
Besofnolol	2,5-5	24	> 90	9-12	H + R	H (+++)	10
COM ASI							
Acebutolol	400-800	12-10	70	2-7	H + R	H (+)	0,3

Seletividade — B1 ou cardiosseletividade
ASI — Atividade simpatomimética intrínseca
H — Hepática
R — Renal
H — Hidrossolubilidade
L — Lipossolubilidade.

Fadiga, letargia e frieza de extremidades são as queixas mais comuns com o uso de betabloqueador.

Com os lipossolúveis podem ocorrer insônia e pesadelos. Os betabloqueadores podem provocar broncoconstrição e não devem ser usados em pessoas com passado de asma, mesmo os beta-1-seletivos.

Secura de mucosas e turvação da visão por queda da pressão ocular interna têm sido relatadas. Por isso, são usados como colírio para o glaucoma.

Em pacientes com função ventricular bastante deprimida, os betabloqueadores devem ser prescritos com muita cautela e com tratamento concomitante da disfunção ventricular sistólica.

As alterações metabólicas do uso dessas drogas são atualmente as mais estudadas devido à possibilidade de agravamento da aterosclerose e do diabete.

Os betabloqueadores induzem alterações no perfil lipídico através do aumento nos triglicerídios. Com ASI e S, essas alterações são menores. Apesar dessas alterações, o uso dos betabloqueadores reduziu significativamente a mortalidade em pacientes infartados. Os betabloqueadores não seletivos podem aumentar o açúcar sanguíneo e a tolerância à glicose e a sensibilidade à insulina.

Os não seletivos podem aumentar levemente o potássio sérico.

CONCLUSÃO

Está comprovado que os betabloqueadores previnem sequelas cardiovasculares. Estão especialmente indicados na isquemia miocárdica ou em outras condições em que o betabloqueio se faz necessário. Parece que os beta-1-seletivos, sem ASI, possuem bom efeito anti-hipertensivo, com baixa incidência de paraefeitos.

Alfabloqueadores

São drogas que bloqueiam os receptores alfassimpáticos, levando a uma potente vasodilatação arterial com queda na RVP, que geralmente se encontra aumentada na HA. Contudo, o bloqueio não seletivo de receptores alfa-1 e alfa-2 produz taquicardia reflexa, retenção de sódio e água, o que tem limitado seu uso crônico na HA. A fentola-

Quadro 67.4 Parâmetros farmacocinéticos dos alfabloqueadores usados em HA

Droga	Doses Habituais (mg/dia)	Duração da Ação (h)	Absorção (%)	Eliminação Renal ou Hepática	Meia-vida de Eliminação (h)
Não seletivos					
Fentolamina	100	2-4	—	Renal	—
Fenoxibenzamina	150	24	30	Renal/hepática	—
Seletivos					
Prazosina	2-10	6-10	60	Hepática	3
Terazosina	1-40	24	90	Hepática	12
Seletivos com outras ações					
Labetalol	100-400	12	> 90	Hepática	3-6
Urapidil	30-60	12	—	Renal	3
Indoramina	50-200	8-12	—	Renal/hepática	10

mina (Quadro 67.4) é o único usado na preparação pré-operatória do feocromocitoma.

Os alfa-1-seletivos, cujo representante é a prazosina, têm sido aplicados com algum sucesso no tratamento da HA.

MECANISMO DE AÇÃO

Não há dúvida de que a ação vasodilatadora e anti-hipertensiva desse antagonista alfa-1 é baseada no bloqueio do adrenorreceptor alfa-1 no local pós-sináptico das arteríolas pré-capilares (vasos de resistência) da circulação periférica através de uma interação competitiva. Os adrenorreceptores são componentes cruciais da transmissão sináptica do sistema nervoso simpático. Eles podem ser divididos em função da afinidade seletiva dos antagonistas e agonistas.

USO GERAL

A eficácia da prazosina na HA leve e grave tem sido demonstrada em muitos ensaios terapêuticos como monoterapia. Contudo, essa droga é frequentemente combinada com diuréticos e/ou betabloqueadores. A prazosina pode ser usada em pacientes com insuficiências renal e cardíaca. Hipotensão ortostática da primeira dose pode ser evitada dando-se uma dose inicial de 0,5 mg à noite e continuada a cada 8 horas, por 3 dias. Os outros alfabloqueadores não diferem da prazosina, com exceção da ausência do efeito da primeira dose. Essas drogas não produzem dislipidemias e nem alterações no metabolismo glicídico. Alguns estudos têm apresentado aumento do HDL (colesterol protetor).

EFEITOS ADVERSOS

São proporcionais à potência alfabloqueadora. Podem ser encontradas hipotensão, tonturas, cefaleia, congestão da mucosa nasal e dificuldade de ejaculação. Sonolência é mais comum com indoramina e urapidil. Em idosos, alguns cuidados devem ser tomados:

1) evitar a hipotensão ortostática pelo risco de queda e de fraturas;
2) evitar concentrações séricas elevadas em caso de algum comprometimento da função hepática, principalmente com a prazosina;
3) vigiar incontinência urinária, que pode ser desencadeada pelo efeito relaxante do esfíncter da bexiga.

CONCLUSÃO

Podem ser drogas úteis em combinação, quando não se consegue um controle monoterápico eficaz.

Vasodilatadores diretos

São drogas que têm um efeito relaxador direto no músculo liso vascular sem intermediação de receptores específicos. O resultado da vasodilatação da arteríola pré-capilar é a queda na RVP. Isso pode ser compensado pelo aumento na atividade simpática, o qual aumenta o débito cardíaco e pode, via sistema renina-angiotensina, levar à retenção de fluido. Estudaremos a *hidralazina* e o *minoxidil*, drogas usadas para o tratamento crônico da HA.

HIDRALAZINA

É droga bastante usada nos Estados Unidos para o tratamento da hipertensão grave da toxemia gravídica, por via parenteral. Ela diminui a pressão arterial e aumenta a pressão venosa central pelo seu caráter seletivo (somente arterial). Como resultado do seu mecanismo de ação, a PAD é geralmente reduzida em uma extensão maior do que a PAS. Atualmente essa droga é pouco usada por via oral devido aos frequentes efeitos adversos.

Uso geral

É usada sempre em combinação, geralmente com diuréticos e betabloqueadores, como terapia tripla em casos graves ou muito resistentes.

Dados da farmacologia encontram-se no Quadro 67.5.

Pode ser usada, por via oral, no tratamento crônico da hipertensão arterial durante a gravidez, bem como por via parenteral, no tratamento de emergências hipertensivas na gravidez.

Efeitos adversos

Produz reações adversas em 18,5% dos pacientes hospitalizados: cefaleia, náuseas, hipotensão postural e taquicardia são as mais frequentes. Ocasionalmente, podem encontrar-se diarreia, constipação, pesadelos e ansiedade. A hidralazina pode causar angina em pacientes com insuficiência coronária, pela diminuição da perfusão coronária e taquicardia reflexa compensadora. Em longa exposição e altas doses, pode-se encontrar uma síndrome semelhante ao lúpus eritematoso.

MINOXIDIL

É um vasodilatador oralmente eficaz. Seu efeito parece resultar da abertura dos canais de potássio nas membranas das células do músculo liso. Como a hidralazina, ele dilata as arteríolas, mas não as veias.

Informações farmacológicas são apresentadas no Quadro 67.5.

Uso geral

É indicado em esquemas triplos em que haja insuficiência renal e hipertensão arterial grave.

Reações adversas

Taquicardia, palpitações, angina e edema são observados quando a dose de betabloqueador e de diuréticos é inadequada. Cefaleia, sudorese e hipertricose podem ocorrer independentemente.

Antagonistas dos canais de cálcio

O verapamil endovenoso foi usado há mais de 50 anos para baixar a pressão arterial em pacientes renais crônicos. De lá para cá, quatro classes de antagonistas dos canais de cálcio foram sintetizadas, e o uso como monoterapia e em dose única diária tem sido otimizado para o tratamento crônico da HA.

Na HA em fases iniciais ou nos jovens, prevalece a resposta mediada pelos receptores beta (aumento de FC e de renina plasmática), tendo como consequência uma resistência periférica global normal. Nas fases avançadas com HA estabelecida (doença) ou nos idosos, a mediação é feita pelos receptores alfa-1 e alfa-2 pós-sinápticos e dependentes do influxo de cálcio, tendo como consequência o aumento importante da resistência vascular periférica global. Essa vasoconstrição via receptores alfa é dependente da concentração de cálcio livre intracelular.

Quadro 67.5 Parâmetros farmacocinéticos vasodilatadores diretos usados em HA

Droga	Doses (mg/dia)	Duração de Ação (h)	Absorção (%)	Eliminação R/H	Meia-vida (h)
Hidralazina	40-200	12	90	Renal	Depende do fenótipo 2-4 Aceleradores rápidos 2-4
Hidralazina injetável	20-40 IM				
Minoxidil	5-80	24	—	Hepática	4-24

IM — Intramuscular.

MECANISMO DE AÇÃO

Na HA essencial e estabelecida, o aumento da RVP depende do fluxo de cálcio aumentado. Os antagonistas dos canais de cálcio (ACC) diminuem as concentrações de cálcio livre intracelular principalmente através desse influxo transmembrana via canais L, levando a uma potente vasodilatação arteriolar. Essa vasodilatação é acompanhada de mecanismos compensatórios reflexos, levando ao aumento da FQ, do índice cardíaco, da concentração de NA plasmática e da atividade de renina. Essas alterações simpáticas reflexas são maiores em pessoas com barorreflexos normais; nos idosos hipertensos, ocorrem uma diminuição funcional desses barorreflexos e, consequentemente, uma menor resposta simpática reflexa; contudo, isso pode ser importante em certas circunstâncias. Existe uma correlação inversa entre atividade de barorreceptores e queda da PA após o uso de ACC. Essas drogas parecem também interferir na vasoconstrição mediada pela angiotensina II e na síntese e secreção de aldosterona, especialmente nos estados hipertensivos, em que a aldosterona é inapropriadamente alta.

Essas drogas, por um lado, diminuem a vasoconstrição, via influxo de cálcio na musculatura lisa do vaso, e, por outro, aumentam, via barorreceptores, a atividade do SNS e da aldosterona, levando à vasoconstrição. Diferentemente de outros vasodilatadores, essas drogas não produzem retenção de sódio e água.

USO GERAL

Em fases iniciais de HA e em jovens, os inibidores da enzima conversora (IECA) e os betabloqueadores são mais eficazes que os ACC. Na faixa etária abaixo de 40 anos, os ACC normalizam a pressão arterial (95 mm Hg) em apenas 20%, por volta dos 50, em torno de 50%, e acima de 60 anos a normalização ocorre em 80% dos testados. Taxas baixas de resposta ocorrem com os hiper-reninêmicos e taxas altas, com os hiporreninêmicos.

Os ACC parecem ter padrão de resposta muito semelhante ao dos diuréticos, e são também muito eficazes em negros. Com terapia combinada, parece mais eficaz associar ACC a betabloqueador e/ou IECA.

Esse grupo de drogas inclui uma longa lista de substâncias com características farmacológicas diferentes. Somente algumas são usadas para o tratamento da HA. Embora todas façam competição com a entrada de cálcio para dentro da célula, elas têm locais de ligação diferentes nesses canais e afinidade variável pelos tecidos nos locais de ligação. Os parâmetros farmacológicos estão no Quadro 67.6.

PROPRIEDADES ANTIATEROSCLERÓTICAS

In vitro e em animais, essas drogas parecem ter uma ação na diminuição ou mesmo reversão do processo de aterosclerose; contudo, em seres humanos, os resultados ainda precisam de consistência dos achados.

Atividade simpática intermitente aumentada dos antagonistas do cálcio de ação curta

O tratamento da HA pressupõe como um dos objetivos a diminuição da morbimortalidade cardiovascular. Os ACC diminuem a PA por vasodilatação arterial. Uma diminuição aguda da RVP é associada a aumento reflexo da atividade simpática. Tem-se considerado que esses aumentos desaparecem durante o tratamento crônico, com remodulação dos barorreflexos arteriais. Contudo, estudos recentes indicam que o aumento rápido e intermitente de NA que ocorre agudamente pode resistir durante o tratamento crônico. Essa característica parece estar relacionada a aumento do risco coronariano nos hipertensos e dependente das propriedades farmacológicas dessas drogas. O aumento de NA depende das taxas máximas e mínimas das preparações. Quanto maiores as variações de concentrações plasmáticas e, consequentemente, de RVP, maiores as alterações intermitentes de NA. Ao contrário, quanto mais estáveis as concentrações plasmáticas, menor a liberação de NA. A NA é sabidamente um hormônio que aumenta o trabalho cardíaco e a demanda de oxigênio do miocárdio, o que pode indubitavelmente levar a manifestações clínicas de isquemia. Além disso, a NA pode ser um impedimento para a regressão da hipertrofia ventricular esquerda (HVE).

Assim, as preparações convencionais dos 1,4-di-hidropiridínicos, semelhantes ao nifedipino, claramente causam menos regressão da HVE, e em pacientes com doença arterial coronária (DAC) esses compostos parecem aumentar o risco de morte cardíaca e reinfarto. Por outro lado, essa atividade simpática intermitente aumentada pode ser diminuída ou até evitada em formulações e compostos com um efeito gradual e sustentado nos intervalos das dosagens. Formulações de liberação lenta tipo "SR", "SRO", "GITS" etc., com ativações simpáticas mínimas, teriam um efeito positivo maior.

Estudos de curto prazo com anlodipino mostraram ausência de risco cardiovascular. Contudo, são necessários estudos maiores, mais longos, cegos e controlados com placebo com essas drogas e com essas novas formulações de liberação lenta. Achamos que o papel real dessa classe deverá se consolidar daqui a poucos anos.

VERAPAMIL

Tem afinidade maior pelo miocárdio, incluindo o tecido de condução (Quadro 67.6). É um depressor do miocárdio e um anti-hipertensivo potente quando associado a IECA ou a betabloqueador. O uso EV deve ser cauteloso devido a hipotensão acentuada com piora da isquemia miocárdica em isquêmicos. Estudos têm mostrado inibição da agre-

Quadro 67.6 Parâmetros farmacocinéticos dos antagonistas do cálcio usados na HA

Droga	Doses (mg/dia)	Duração da Ação (h)	Meia-vida de Eliminação (h)	Eliminação Hepática ou Renal	Vascular	Seletividade Tecido de Cond. Nodal	Miocárdio
Fenilalquilaminas							
Verapamil	40-320	12-24*	3-7 11 (liberação lenta)	H	+	+	+
Benzotiodiazepínicos							
Diltiazem	60-300	12-24*	4-8	H	+	+	+
Di-hidropiridínicos							
Nifedipino	20-80	1-120*	3 10-12 (liberação lenta)	R	++	−	+
Nitrendipino	20-100	12-24*	8-23	H	+++	−	+
Felodipino	5-10	24	35	H	++++	−	+
Anlodipino	5-10	24	15-22	H	++++	−	+
Isradipino	2,5-5	—	8	H	++++	−	+
Necardipino	—	24	1-2 7,5	H	++++	−	+
Nisoldipino	10-30	24	10	H	++++	−	+
Lacidipino	4-8	24-30	8	H	++++	−	+

*Depende do tipo de preparação.
Seletividade (+ a ++++).

gação plaquetária induzida pela NA e pela serotonina com o uso dessas drogas.

Efeitos adversos

Podem ocorrer obstipação, descompensação da insuficiência cardíaca e bloqueio de condução.

Os benzotiodiazepínicos como o diltiazem são menos depressores do coração e são eficazes em angina e hipertensão. Com esses não di-hidropiridínicos, existem evidências de que reduzem a mortalidade e a recorrência de eventos cardíacos em subgrupos que estão em recuperação de IAM.

DI-HIDROPIRIDÍNICOS

Esse grupo tem uma afinidade vascular preponderante. São muito eficazes como monoterapia no tratamento da HA nas formas leve e moderada e como terapia combinada na forma grave. Em torno de 50% a 75% desses pacientes têm redução significativa ou mesmo normalização das pressões. As formulações comuns necessitam de 2 ou 3 tomadas ao dia. As preparações de ação lenta ou prolongada permitiram uma única dose diária. Geralmente, os ACC apresentam eficácia e efeitos colaterais comparáveis aos dos diuréticos e betabloqueadores, sem os seus efeitos metabólicos indesejáveis, e estão indicados em pacientes com doença vascular periférica. A resposta anti-hipertensiva ocorre em torno de 3 semanas.

O nifedipino sublingual tem sido muito usado na crise hipertensiva, com bons resultados. Em idosos, as doses devem ser fracionadas. Estudos com a via oral têm mostrado utilidade do exercício na HA.

Efeitos adversos

Podem atingir 10% dos usuários. A diminuição da RVP é responsável por cefaleia, rubor facial e edema maleolar. Hiperplasia gengival tem sido descrita com o nifedipino.

Inibidores da enzima conversora (IECA)

Essas drogas desencadearam um grande avanço no tratamento da HA. A partir do surgimento dos primeiros compostos, houve uma enorme expansão no conhecimento do sistema renina-angiotensina. Esses compostos inibem a formação de angiotensina II (AII), bloqueando esse sistema. Usados isoladamente ou em combinação com outras drogas, eles são muito eficazes em diminuir a PA na maioria dos pacientes. Têm perfis metabólico e hemodinâmico favoráveis e podem ser usados na vigência de outras doenças associadas. Têm poucos efeitos adversos e uma excelente tolerabilidade subjetiva.

O SISTEMA RENINA-ANGIOTENSINA-ALDOSTERONA (SRAA)

A ativação da cadeia enzimática que culmina com a formação de AII começa com a secreção de renina pelos rins. Essa enzima proteolítica transforma o angiotensinogênio (produzido pelo fígado e encontrado no plasma) em AI. A enzima conversora de angiotensina transforma a AI em AII. Essa conversão ocorre durante a passagem da circulação nos pulmões. A AII aumenta a PA por diferentes mecanismos:

1) ação vasoconstritora direta;
2) interação com o sistema simpático por vários mecanismos e locais;

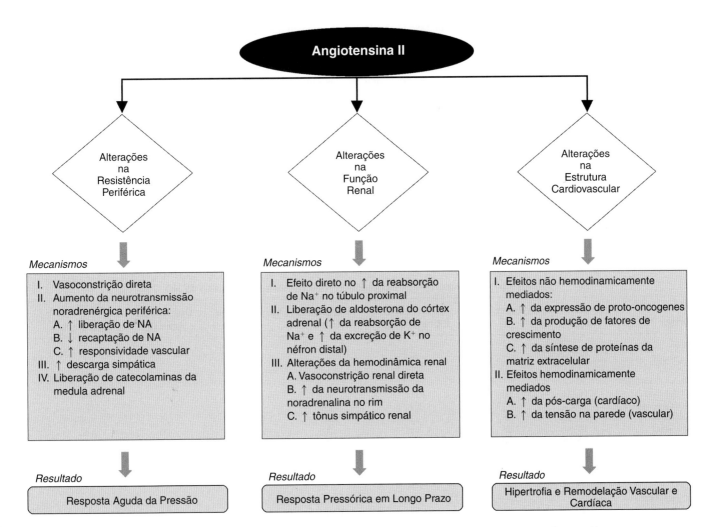

Fig. 67.3 Resumo dos três principais efeitos da angiotensina II e seus mecanismos fisiológicos (TAVARES, A. *et al.*).

3) exacerbação da resposta ao estímulo alfa-adrenérgico;
4) estímulo à produção de aldosterona, levando à retenção de sódio e água;
5) crescimento das células musculares lisas devido à hipertrofia vascular.

MECANISMO DE AÇÃO

O desaparecimento da AII da circulação é provavelmente o mecanismo principal responsável pelo efeito anti-hipertensivo dos IECA. Pacientes com renina alta são os melhores respondedores, embora possam ser eficazes nos demais. Além disso, no bloqueio da enzima conversora existe uma exacerbação do sistema cinina-calicreína que promove vasodilatação através do fator relaxante derivado do endotélio (EDRF) e de prostaciclinas, proporcionando um efeito aditivo.

O fato de o sistema simpático não se tornar ativado durante o bloqueio da síntese de AII certamente representa uma grande vantagem para a ação dessas drogas. Ao contrário, tem-se observado leve estímulo parassimpático.

EFEITOS HEMODINÂMICOS

Não há variação da FC e nem queda do débito cardíaco (DC) a longo prazo, que pode até se elevar (hipertensão maligna). A queda da RVP que ocorre com os IECA pode estar associada a diminuição da pressão de enchimento cardíaco, refletindo um efeito relaxante dessa classe de drogas.

USO GERAL

IECA como monoterapia baixa a pressão arterial em mais de 50% dos pacientes com HA leve a moderada. Em geral, brancos hipertensos respondem melhor dos que negros, e os jovens, melhor do que os velhos. Na hipertensão renovascular causada por estenose unilateral da artéria renal, os IECA são úteis sem necessidade de associação de múltiplas drogas. Contudo, a diminuição de AII produzida por essas drogas pode ter um efeito adverso na função renal, na vigência de estenose. Quando a pressão de perfusão para o glomérulo é significativamente reduzida, a AII pode tornar-se a única substância que mantém a pressão de filtração adequada. Isso ocorre porque a AII pode induzir uma potente vasoconstrição das arteríolas eferentes do glomérulo. Esse problema renal com o uso dos IECA foi demonstrado em pacientes com estenose bilateral da artéria renal. Azotemia aparece nesses casos e é revertida com a suspensão da droga. Do ponto de vista prático, recomenda-se checar a função renal poucos dias após o início da terapêutica com os IECA naqueles pacientes que apresentam HA de difícil controle.

Pacientes com doença arterial coronária (DAC) podem usar essas drogas. Elas também têm mostrado capacidade de reduzir a microalbuminúria em hipertensos com ou sem doença parenquimatosa renal. Isso tem sido muito promissor em diabéticos para preservação dos rins.

Essas drogas são neutras em relação ao perfil lipídico. Dados da farmacocinética dessas drogas encontram-se no Quadro 67.7. Apesar de haver três classes distintas, elas são muito semelhantes.

CONTRAINDICAÇÕES

O uso dos IECA é contraindicado em grávidas, na anúria neonatal e no retardo do fechamento do canal arterial.

FARMACOCINÉTICA

(Ver Quadro 67.7.)

Alguns dos IECA são prodrogas (enalapril e ramipril) e têm que ser convertidos (desesterificação) pelo fígado em um componente ativo. As formas ativas das drogas alcançam um nível sérico alto mais tarde. A meia-vida de eliminação dos diferentes componentes é curta; contudo, essa meia-vida média curta pode ser associada a uma ação prolongada quando a afinidade pela enzima conversora é alta (ramipril).

A via primária de eliminação é a renal, levando, consequentemente, à redução da dose em pacientes com função renal diminuída.

EFEITOS ADVERSOS

Hipotensão, hipercalemia e deterioração da função renal representam paraefeitos típicos que são causados pelo bloqueio da produção da AII.

O risco de hipercalemia com risco de vida pode ser visto em pacientes com insuficiência renal que usam suplemento de potássio e/ou diuréticos poupadores de potássio. Na ausência de estenose da artéria renal, o desenvolvimento de insuficiência renal é pouco provável, a menos que existam lesões vasculares extensas nos rins.

Tosse seca não produtiva é um efeito adverso clássico, ocorrendo em 1% a 10% dos pacientes. Uma explicação parece ser dada pela potencialização ou liberação de cininas ou da substância P.

Edema angioneurótico é um problema raro, porém potencialmente sério. Essa reação é tipicamente vista logo após a primeira dose e ocorre por mecanismos não imunológicos.

No início do uso do captopril (primeiro IECA), eram usadas altas doses, e foram descritas leucopenia e proteinúria. Com a redução das doses, esses efeitos declinaram drasticamente, hoje com apenas 0,36%.

Antagonistas do receptor da angiotensina II

O sistema renina-angiotensina (SRA) tem sido há muito tempo implicado na fisiopatologia da HA. Locais de receptores para AII são encontrados em vários órgãos, que estão envolvidos com a homeostase da circulação. Esses locais incluem: córtex adrenal, vasos sanguíneos, rins e terminações nervosas noradrenérgicas. A ligação da AII a seus

Quadro 67.7 Parâmetros farmacocinéticos dos IECA no tratamento da HA

Droga	Doses (mg/dia)	Absorção (h)	Meia-vida de Eliminação (h)	Excreção R/H/G	Apresentação (mg)	Duração da Ação (h)	Prodroga
Grupo sulfidril							
Captopril	25-100	>25	17	R	25-50	10	Não
Grupo carboxil							
Enalapril (PD)	10-40	60	11	R	5-20	12	Sim
Benazepril (PD)	10-20	>37	22	H/R	5-10	—	Sim
Cilazapril	1,25-5,0	55	22	G/R	1,0-2,5-5,0	24	Sim
Lisinopril	10-40	25	41	R	5-10-20	20	Não
Ramipril	2,5-15	60	13-17	R	5-2,5	24	Sim
Tandolapril	2-4	60	12-24	R	2	24-30	Sim
Perindopril	4-8	60	9	R	4	24	Sim
Quinapril	5-40	40-60	9-12	R	10	24	Sim
Grupo fosfinil							
Fosinopril	1/80	25	24	R-G-H	10-20	24	Sim

G — Gastrointestinal; R — Renal; H — Hepática; PD — Prodroga.

receptores na superfície celular nesses tecidos modula eventos como formação e secreção de aldosterona, vasoconstrição, reabsorção renal de sódio e água e liberação de NA. Por isso, o bloqueio da AII e dos seus receptores tem sido objeto de intensas pesquisas. O primeiro antagonista do receptor da AII foi a saralazina, em 1970, mas a meia-vida e ação muito curtas e seu uso parenteral não são úteis para tratamento crônico da HA. Em 1982, Furakawa e cols. descobriram o primeiro antagonista oral da AII, e após várias modificações moleculares sintetizaram o losartan, o único oralmente disponível no mercado até o momento.

Os antagonistas do receptor da angiotensina II podem ser classificados farmacologicamente em três grupos:

(1) aqueles que bloqueiam especificamente os receptores AT_1;
(2) aqueles que bloqueiam os receptores AT_2;
(3) aqueles que bloqueiam os dois subtipos de receptores.

Ainda não há informações precisas sobre a função dos receptores AT_2. No momento, só dispomos de bloqueadores de AT_1 para uso clínico. São eles: losartan, irbesartan e candesartan.

O bloqueio dos receptores AT_1 *in vitro* inibe o efeito contrátil da angiotensina II (AII) e previne e reverte todos os seus efeitos conhecidos, tais como respostas hipertensoras e, a longo prazo, estimulação do sistema nervoso simpático periférico e central, liberação de catecolaminas da adrenal, secreção de aldosterona e crescimento celular.

LOSARTAN

Seus dados farmacocinéticos se encontram no Quadro 67.8.

Estudos recentes têm mostrado eliminação aumentada de ácido úrico em pacientes em uso de losartan, o que seria útil nos pacientes com ácido úrico aumentado.

Modo de ação

Substância não peptídica, antagonista total, competitivo e específico do receptor da angiotensina II.

Antagoniza as respostas endógenas da AII, levando principalmente a vasodilatação, excreção de sódio e diminuição da atividade noradrenérgica.

Diferentemente dos IECA, essa droga não interfere nos sistemas de cininas e das prostaglandinas. O significado disso na hipertensão e nos órgãos-alvo será mais bem entendido agora com o advento dessa nova classe de drogas.

Farmacocinética

Trata-se de um antagonista potente e seletivo dos receptores da AII e é metabolizado em ácido carboxílico E-3174, que é similar e tão seletivo quanto o losartan e mais potente que esse. Nas doses terapêuticas (25 a 100 mg), existe uma relação linear entre a dose de losartan e de E-3174. Ambos se ligam altamente às proteínas plasmáticas (99%), com concentrações livres para os órgãos-alvo nos locais de seus receptores. Em pacientes com aumento de creatinina não é necessário alterar a dose. Em estudos preliminares, não mostrou interação com os antiinflamatórios não esteroides ou com drogas que alteram a atividade do citocromo P-450, como a cimetidina e o fenobarbital.

Uso geral

Essa droga mostrou ser capaz de reduzir a pressão arterial em hipertensos com uma diminuição média de 20 mm Hg na PAS e de 10 mm Hg na PAD, com o uso isolado em hipertensão leve a moderada. Estudos iniciais mostraram aspectos demográficos semelhantes aos IECA, tendo sido úteis em idosos em estudos iniciais. Não aumentam a FC e parecem conferir proteção renal e efeitos antitróficos como na hipertrofia ventricular e vascular. Os estudos iniciais analisando os vários parâmetros metabólicos não mostraram alterações desfavoráveis nos lipídios ou na glicose. Houve uma tendência a diminuição do ácido úrico, sendo indicado para pacientes hiperuricêmicos. A creatinina e o potássio não se modificaram.

Contraindicações

O uso em gestantes parece produzir más formações fetais, o que o contraindica nessas pacientes ou em mulheres em fase reprodutiva com risco de engravidar. Em pacientes com insuficiência hepática, deve ser administrado com cautela, e, ao ser usado, deve-se ajustar a dose, pois sua metabolização e excreção são preferencialmente hepáticas.

Efeitos adversos

Os ensaios clínicos mostraram reações subjetivas semelhantes às dos IECA, com exceção da tosse. Quando comparados com placebo, apenas a tontura (4,1%) foi relevante. Estudos a longo prazo se fazem necessários para consolidar essa experiência inicial, que parece ser muito boa.

Inibidores da endotelina

O endotélio vascular não age apenas como barreira passiva entre o plasma e o fluido extracelular, mas também como fonte de numerosos mediadores químicos potentes.

Além de determinar a contração da musculatura lisa, também interfere nas funções dos elementos figurados do sangue, como plaquetas e células mononucleares.

A descoberta do fator de relaxamento derivado do endotélio (EDRF) e sua subsequente identificação como óxido nítrico (NO) pelo grupo de Moncada e cols. em 1988 expandiram enormemente o papel do endotélio. O endotélio secreta vários peptídios vasoativos, como "peptídio C-natriurético", adrenomedulina e endotelina, um potente vasoconstritor de longa ação.

Essa substância é estimulada pela ativação plaquetária, endotoxinas, trombina, várias citocinas, fatores de crescimento, angiotensina II, vasopressores, adrenalina, insulina, hipoxemia e baixo atrito vascular. É inibida por óxido nítrico, peptídio natriurético, prostaglandinas E_2 e I_2, heparina e alto atrito vascular.

Existem no mínimo dois tipos de receptores de endotelina, designados ET_A e ET_B. ET_A medeia resposta de vasoconstrição, broncoconstrição e secreção de aldosterona; ET_B medeia resposta de vasodilatação por estímulo de óxido nítrico.

Está sendo lançado no mercado um antagonista do receptor de ET_A, efetivo por via oral BMS 182874, com o nome genérico de OMAPATRILATO, que poderá ser uma grande forma de atuar na resposta bastante específica ao desequilíbrio homeostático que acontece com a hipertensão arterial sistêmica.

Quadro 67.8 Parâmetros farmacocinéticos dos antagonistas da angiotensina II no tratamento da hipertensão arterial

	Biodisponibilidade (%)	Concentração Máxima (h)	Meia-vida (h)	Posologia (mg/dia)	Metabolismo
Losartan	33	1	2 9 (metabólito)	29-50	H
Irbesartan	30-35	1,5-2	11-15	150-300	H
Candersartan	40	3-4	9	4-8	H
Valsartan	40	2	9	80-160	H

H — Hepático.

ESPECIALIDADES FARMACÊUTICAS

• Diuréticos

PREPARAÇÕES DISPONÍVEIS
Hidroclorotiazida – Diuresin, Drenol, Clorana Aldazida (Associação), Hidroclorotiazida, Hydromet (Associação), Iguassina (Associação), Moduretic (Associação)
Clorotiazidona – Higroton
Idapamida – Natrilix
Furosemida – Lasix, Diurana, Hidrion, Furosemida
Piretanida – Arelix
Bumetamida – Burinax
Ácido Etacrínico – Edecrin
Espironolactona – Aldactone, Aldazida (Associação)

• Betabloqueadores

PREPARAÇÕES DISPONÍVEIS
Nadolol – Corgard
Propranolol – Propranolol, Ideral
Sotalol – Sotacor
Timolol – Blocadren
Carvedilol – Coreg – Dilatrend
Oxprenolol – Visken
Labetalol – Trandate
Atenolol – Atenolol, Angipress, Tenoremin
Metroprolol – Lopressor, Seloken
Acebutolol – Sectral
Bisoprolol – Biconcor

• Alfabloqueadores

PREPARAÇÕES DISPONÍVEIS
Prazosina – Minipress
Terazosina – Hytrin
Urapidil – Ebrantil
Fenoxibenzamina – Regitina
Indoramina – Wypress

• Simpatolíticos de ação central

Alfametildopa – Aldomet
Clonidina – Atensina (Cloridrato)
Moxonidina – Cynt
Rilmenidina – Hypemina, Hyperium

• Bloqueadores dos canais de cálcio

Lecarnidipino – Zanidip
Verapamil – Dilacoron
Lecardipino – Lacipil/Nidotens
Diltiazem – Diltiazem/Balcor/Cardizen/Angiolong
Nifedipino – Adalat/Oxcord/Nifedipina
Nitrendipino – Caltren/Nitrencord
Felodipino – Splendil
Anlodipino – Norvasc/Cordarex/Pressat
Isradipino – Lomir Sro
Nisoldipino – Syscor
Manidipino – Manivasc

• Inibidores da enzima conversora

APRESENTAÇÃO COMERCIAL
Captopril – Capoten
Enalapril – Renitec/Eupressin
Delapril – Delakete
Benzepril – Lotensin
Cilazapril – Vascase
Lisinopril – Prinivil
Ramipril – Triatec
Perindopril – Coversyl
Fosinopril – Monopril
Tandrolapril – Odrik/Gopten
Quinapril – Accupril

• Antagonistas do receptor da angiotensina II

Losartan – Cozaar, Corus
Irbesartan – Aprovel/Avapro
Candersartan – Blopress/Atacand
Valsartan – Diovan
Telmisartan – Pritor

REFERÊNCIAS BIBLIOGRÁFICAS

1. BUCKERT, C., MUHLHAUSLER, W., FRATZER, U. A Double-blind multicentre study of piretanide and hydroclorothiazide in patients with essential hypertension. *J. Med. Res., 12*-81, 1984.
2. BUHLER, F.R., HULTNEN, U.L., KIOWSKI, W., BOLLI, P. Greater antihypertensive efficacy of the calcium channel inhibitor verapamil in older and low renin patients. *Clin. Sci., 63*:439-442; 1992.
3. COLLINS, R., PETO, R., MacMAHON, S. et al. Blood pressure, stroke, and coronary heart disease. Part 2, Short-term reductions in blood pressure: overview of randomized drug trials in their epidemiological context. *Lancet., 335*:827-838; 1990.
4. FREIS, E.D., WILKINS, R. W. Historical development of antihypertensive treatment. Chapter 164, p. 2744. *In*: LARAGH E BRENNER. *Hypertension*. 2nd. ed. Raven Press, NY. *Proc. Soc. Exp. Biol. Med., 64*:731-736; 1947.
5. HELD, P.H., YUSUF, S., FUNBERG, C.D. Calcium channel blockers in acute myocardial infarction and unstable angina: an overview. *Br. Med. J., 299*:1187-1192; 1989.
6. LAMBERT, C.R., HILL, J.A., FELDMAN, R.L., PEPINE, C.J. *Am J. Cardiol., 55*:844-845; 1985.
7. LECHAT, P. Antihypertensive drugs. Chapter 26. *In*: MUNSON, P. *Principles of Pharmacology*. Chapman & Hall, London, 1995.
8. PERSSON, S. Calcium antagonists in secondary prevention after myocardial infarction. *Drugs, 42* (suppl) 2:54-60; 1991.
9. REID, J.L., MEREDITH, P.A. Concentration-effect analysis of antihypertensive drugs responses. *Hypertension, 16*:12-28; 1990.
10. REIS, D.J., RUGGIERO, D.A., MORRISON, S.F. The C1 area 07 the rostral ventrolateral medula oblongata. A critical brainstem region of control of resting and reflex integration of arterial pressure. *Am. Hypertens., 3*(12 pt 2): 3635-3745, 1989.
11. SCHANZENBACHER, P., DEEG, P., LIEBAU, G., KOCHSIEK, K. *Am. J. Cardiol., 53*:345-346; 1984.
12. TAVARES, A. GINOZA, M. e RIBEIRO, A. B. Antagonistas dos receptores da angiotensina II. *In:* BATOULINI, M. e RAMIRES, J.A. *Farmacologia e Terapia Cardiovascular*. Editora Atheneu, São Paulo, 1999.
13. The Holland Interuniversity Nifedipine/Metoprolol Trial (HINT) Research Group. *Br. Heart J., 56*:400-413; 1986.
14. The Report of the Joint National Committee on detection, evaluation and treatment of High Blood Pressure–National Institutes of Health. National Heart Lung, and Blood Institute, N.º 93-1088, January 1999.
15. TSENODA, K., ABE, K., HAGINO, T. et al. Hypotensive effect of locartan, a nonpeptide angiotensin II receptor antagonist in essencial hypertension. *Am. J. Hypertens., 6*:28-32; 1993.
16. WATERS, D. *Circulation, 84*:2598-2600; 1991.
17. WESTFALL, D.P. Antihypertensive drugs. Chapter 22. *In:* CRAIG, C.R. e STZEL, R.E. *Modern Pharmacology*. 4th ed. Little, Brown and Company, Boston, 1994.

68

Choque

*Paulo André Jesuíno dos Santos, Sydney Agareno de Souza Filho e
Antonio Jesuíno dos Santos Netto*

INTRODUÇÃO: ASPECTOS HISTÓRICOS E CONCEITUAIS

Choque é uma ocorrência relativamente comum na prática médica, principalmente para aqueles que lidam com a atualmente chamada "medicina crítica", ou seja, aqueles que trabalham em emergências, unidades semi-intensivas e intensivas, e especialmente para os que exercem especialidades cirúrgicas e/ou clínicas correlatas (p. ex., cirurgia geral, trauma, cirurgia cardíaca, cardiologia, pneumologia, infectologia, etc.).

O conceito de choque tem evoluído à medida que progrediram e se aprofundaram os conhecimentos na área médica. Os conceitos inicialmente eram puramente filosóficos, próprios para o nível de conhecimento científico da época, como os de Samuel Gross (1872), que definiu choque como "desarranjo rude na máquina da vida", ou John Collins Warren (1895), que o denominou "pausa momentânea no ato da morte".

Embora representem o pensamento científico da ocasião e possuam um valor histórico, conceitos como esses são de pouca utilidade para o médico que se encontra diante do seu paciente em choque.

Embora a palavra choque tenha aparecido na língua inglesa em 1743, numa tradução para o inglês de *A Treatise, or Reflections Drawn from Experiences with Gunshot Wounds,* de Henri François LeDran, ela foi utilizada por esse autor como sinônimo de "explosão" ou "impacto violento". Foi o cirurgião inglês George James Guthrie, em seu livro *On Gunshot Wounds of the Extremities*, publicado em 1815, que utilizou pela primeira vez a palavra choque com a conotação de "instabilidade hemodinâmica".

Foram necessárias as contribuições de diversos investigadores ao longo do último século para que chegássemos a uma definição útil para o nosso dia a dia. Destacam-se os trabalhos de George W. Crile, que no final do século XIX criou modelos experimentais de choque hemorrágico e descreveu as respostas hemodinâmicas básicas à hipovolemia e ressuscitação com líquidos; de Cannon e Bayliss, que, através de suas observações iniciais em feridos na Primeira Guerra Mundial, foram capazes de mensurar um número significativo de alterações bioquímicas e fisiológicas que ocorrem em pacientes em choque, inclusive o conceito de acidose como resultado de hipoperfusão; e de Alfred Blalock, que em 1930, através de seus experimentos em cães, demonstrou que a causa primária do choque em pacientes vítimas de trauma é a hipovolemia.

Os conhecimentos gerados até então foram confirmados por observações feitas durante a Segunda Guerra Mundial e permitiram a sua aplicação na prática através da introdução da reposição volêmica intravenosa. Os pacientes que a utilizaram não mais morriam de perda volêmica aguda e passaram a apresentar outras manifestações de choque, como insuficiência renal e síndrome da angústia respiratória do adulto (SARA), ou seja, síndrome de disfunção de múltiplos órgãos e sistemas (DMOS). Desde então, os esforços dos diversos grupos de pesquisadores nesse campo vêm-se concentrando em desvendar a correlação entre as alterações hemodinâmicas e os desequilíbrios metabólicos que caracterizam o choque. Investigam-se cada vez mais os mecanismos intracelulares, utilizando-se conceitos derivados da pesquisa em áreas básicas como a bioquímica, a genética e a imunologia.

À luz dos conhecimentos atuais, define-se **choque** como **um desequilíbrio entre a quantidade de oxigênio que chega às células (transporte ou oferta de oxigênio; DO_2) e a quantidade de que a célula necessita para executar suas funções (consumo de oxigênio; VO_2). O choque é portanto, uma síndrome que resulta de uma perfusão tecidual inadequada**. A perfusão tecidual no choque é insuficiente para suprir as necessidades metabólicas desses tecidos. Como consequência, ocorrem alterações no metabolismo celular que levam a disfunção, elaboração de mediadores inflamatórios e lesão celular. Se a perfusão tecidual puder ser restaurada de maneira rápida e eficaz, a lesão celular poderá ser reversível. Em contrapartida, se o grau e/ou duração da hipoperfusão forem demasiados, instala-se um quadro de disfunção orgânica múltipla que pode levar o paciente à morte.

A compreensão das variáveis que influenciam no transporte e consumo de oxigênio permite não só o planejamento e a execução de uma terapêutica racional para os pacientes vítimas de choque como também a definição de seus objetivos finais, além de auxiliar no entendimento de sua classificação. O objetivo deste capítulo é o de analisar essa definição, discutindo os princípios básicos que norteiam o tratamento do choque, com ênfase nos aspectos farmacológicos.

CLASSIFICAÇÃO DO CHOQUE E ASPECTOS FISIOPATOLÓGICOS

Os seres humanos dependem do metabolismo aeróbio para sobreviverem. A quantidade de oxigênio que chega às células (transporte de oxigênio; DO_2) depende do conteúdo arterial de oxigênio (CaO_2), isto é, a capacidade transportadora de oxigênio do sangue, e do débito cardíaco (**DC**), isto é, o volume de sangue ejetado pelos ventrículos por minuto. Para comparar essas variáveis entre seres humanos com estruturas corpóreas distintas, elas são corrigidas por um valor que leva em conta o peso e a altura, a superfície corpórea (**SC**), que é representada pela fórmula **SC (m²) = peso^{0,425} (kg) × altura^{0,75} (cm),** gerando um índice (p. ex., o DC dividido pela SC gera o índice cardíaco). O DO_2 é representado pela fórmula **$DO_2 = CaO_2 × DC$**.

O $CaCO_2$ compreende o oxigênio ligado à hemoglobina somado ao oxigênio diluído no plasma, e é representado pela fórmula **$CaCO_2$ = (Hb × SaO_2 × 1,34) + (PaO_2 × 0,0031) vol%,** em que Hb é a hemoglobina em g%; SaO_2 é a saturação arterial de Hb; PaO_2 é a pressão parcial de oxigênio no sangue arterial em mmHg; 1,34 é a constante que define a quantidade de oxigênio por grama de Hb; e 0,0031 é a constante que define o coeficiente de solubilidade do oxigênio.

O DC por sua vez é determinado pelo volume sistólico (**VS**), isto é, o volume de sangue ejetado em cada sístole ventricular multiplicado pela frequência cardíaca (**FC**), que representa o número de batimentos cardíacos por minutos (**DC = VS × FC**).

O VS depende de três variáveis: a **pré-carga**, que deve ser entendida como **volemia** (volume circulante efetivo), a **contratilidade miocárdica**, que nada mais é do que o **inotropismo**, e a **pós-carga**, que representa a **resistência vascular sistêmica (RVS)**.

Em situações normais, no ser humano hígido, o transporte é maior que o consumo de oxigênio (DO_2 = 520 − 720 mL/min; VO_2 = 100 − 180 mL/min). Isso equivale a dizer que a quantidade de oxigênio que chega às células normalmente é superior à sua necessidade para execução de suas funções. Uma maneira didática para demonstrar esse fato pode ser conseguida colhendo-se amostras de sangue arterial e venoso de determinado órgão e calculando-se o seu conteúdo de oxigênio (conteúdo arterial = **CaO_2 e conteúdo venoso = CvO_2**). Subtraindo o CaO_2 do CvO_2 temos a **diferença arteriovenosa de oxigênio, (C(a-v)O_2)**, que de maneira geral é grande. Atesta-se assim que existe, em condições normais e gerais, uma grande reserva de oxigênio circulando pelo corpo dos seres humanos. A quantidade de oxigênio que é retirada da circulação durante a passagem de sangue pelos diversos tecidos é conhecida como **taxa de extração de oxigênio** e é variável, a depender da necessidade daquele tecido (geralmente em torno de 30%).

Quando se analisa pormenorizadamente o DO_2 para territórios específicos, percebe-se entretanto que o conceito de abundância de oxigênio para os tecidos no ser humano hígido é uma meia verdade.

Existem na verdade dois tipos de circulação sanguínea no corpo humano, sob a ótica da C(a-v)O_2. A maioria dos tecidos recebe sim uma quantidade maior de oxigênio do que de fato necessita para o seu metabolismo. Diz-se pois tratar-se de circulações com uma C(a-v)O_2 alta, ou seja, com uma taxa de extração de oxigênio baixa e, consequentemente, com uma grande reserva de oxigênio. Esse é o caso das circulações esplâncnica, renal e cutânea, entre outras. Existem porém circulações em que o metabolismo é extremamente alto mesmo em condições normais, como no coração e no cérebro. A C(a-v)O_2 nesses territórios é baixa, o que significa dizer que existem uma alta taxa de extração e consequentemente uma baixa reserva de oxigênio.

Todas as vezes em que há uma necessidade maior de oxigênio em determinado tecido, quando há um aumento no VO_2, o organismo lança mão de uma série de mecanismos que visam a manter a homeostase; são os mecanismos compensadores. Assim é que, por exemplo, iniciando-se um exercício localizado, utilizando-se um determinado grupo muscular, o VO_2 nesse tecido irá aumentar progressivamente. À medida que aumenta o VO_2, aumenta a taxa de extração de oxigênio naquela circulação. Se o esforço continua, o VO_2 aproxima-se do DO_2. Se a tensão tissular de oxigênio começa a cair, significando que a necessidade de oxigênio está maior do que a quantidade que está sendo ofertada, os mecanismos compensadores entram em ação, aumentando a perfusão tissular. Isso é conseguido através da vasodilatação arteriolar, que repercute como uma diminuição na resistência vascular sistêmica, favorecendo o aumento do fluxo sanguíneo local ao mesmo tempo em que se abrem capilares que em condições habituais permanecem fechados, aumentando a área capilar total naquele tecido e diminuindo a distância capilar-célula, a distância para difusão do oxigênio, o que facilita a sua extração.

Para manter o DO_2 diante de uma diminuição da resistência vascular sistêmica e a necessidade de se preencher um leito capilar maior, ocorre um aumento da frequência cardíaca ativada por receptores adrenérgicos que detectam a queda na CaO_2, assim como ocorre um aumento no volume sistólico também em resposta ao aumento da pré-carga gerado por um fluxo sanguíneo maior.

No choque, de maneira geral, o que ocorre é uma incapacidade de se fornecer a quantidade de oxigênio necessária para suprir a demanda metabólica do organismo. Existe pois um desequilíbrio entre o transporte (DO_2) e o consumo de oxigênio (VO_2).

Muitas são as causas que podem levar a esse desequilíbrio. Basta que haja alteração em qualquer uma das variáveis que determinam o DO_2, em magnitude importante, para que possa se instalar uma situação de hipoperfusão tissular. A consequência dessa hipoperfusão é o metabolismo anaeróbio, gerando acúmulo de ácido lático. Se não forem adotadas medidas terapêuticas cabíveis e a magnitude do déficit de oxigênio for muito grande, assim como sua duração, o resultado pode ser a morte celular por hipoxia, levando a uma disfunção orgânica múltipla e/ou à morte.

As inúmeras causas de choque podem ser didaticamente agrupadas, gerando uma classificação. Existem diversas classificações, o que reflete a imperfeição de cada uma delas. O que acontece é que, na verdade, vários mecanismos atuam nos diversos tipos de choque e não apenas um. Assim, o máximo que se consegue é agrupar as diversas causas do choque de acordo com o mecanismo fisiopatológico predominante, ficando implícito o imbricamento desses mecanismos.

A classificação mais aceita pelos estudiosos do assunto é aquela que admite a existência de cinco "tipos" de choque: o **hipovolêmico,** o **cardiogênico,** o **obstrutivo,** o **distributivo** e o **misto** ou **séptico.**

No **choque hipovolêmico**, o mecanismo que gera a hipoperfusão celular é a diminuição importante do volume circulante efetivo (pré-carga) de maneira geralmente aguda, seja por perdas sanguíneas (hemorragia; p. ex., lesões traumáticas, hemorragias digestivas, diarreias, vômitos, etc.) ou de líquidos do espaço intravascular (hipovolemia; p. ex., peritonite secundária difusa, pancreatite aguda grave, queimaduras, etc.). No caso das perdas por hemorragia, além da redução na pré-carga (volume), que gera uma diminuição no volume sistólico, existe também uma redução na hemoglobina, que, por sua vez, gera uma diminuição no CaO_2. O DO_2 é portanto afetado por em duas variáveis.

No choque hipovolêmico hemorrágico, a queda na tensão tissular de oxigênio para um nível crítico ($DO_2 = VO_2$) faz com que o organismo lance mão de mecanismos que tentem compensar essa redução. Um dos mais importantes dentre esses mecanismos é a vasoconstrição dita "periférica". Por se caracterizarem como circulações de baixa reserva de oxigênio (alta extração; D(a-v)O_2 baixa), o coração e o cérebro tendem a ser preservados da diminuição da oferta de oxigênio através do desvio de fluxo para as suas microcirculações. Isso se dá através de uma redução importante do fluxo sanguíneo para as circulações de alta reserva de oxigênio (baixa extração; D(a-v)O_2 alta), principalmente a circulação esplâncnica, a cutânea e a renal. Se não houver uma interrupção do mecanismo de perda (controle da hemorragia), a tensão de oxigênio ao nível desses tecidos torna-se crítica, levando ao metabolismo anaeróbio e à morte celular por hipoxia. Quanto maiores o déficit de oxigênio (magnitude de perda) e o tempo deste déficit, pior será o prognóstico. O padrão hemodinâmico encontrado no choque hipovolêmico hemorrágico é portanto uma diminuição no CaO_2 devido à queda de Hb e uma diminuição no débito cardíaco devido a uma queda na pré-carga (volume), gerando uma compensação através do aumento da frequência cardíaca e da pós-carga (resistência vascular sistêmica).

No **choque cardiogênico**, o mecanismo mais importante implicado no processo é a perda da contratilidade miocárdica (inotropismo), geralmente devido ao infarto agudo. Como mecanismo compensador, ocorre uma vasoconstrição periférica (aumento da resistência vascular sistêmica) na tentativa de manutenção do débito cardíaco, além do aumento da frequência cardíaca. O padrão hemodinâmico encontrado é o de um CaO_2 inalterado e débito cardíaco baixo com uma pré-carga (volume) e pós-carga (resistência vascular sistêmica) elevadas, assim como a frequência cardíaca.

No **choque obstrutivo**, o mecanismo básico é a elevação abrupta pós-carga, como acontece na embolia pulmonar grave, no uso de pressão positiva no final da expiração (PEEP) muito elevada (acima de 15 mmHg), no pneumotórax hipertensivo e no tamponamento cardíaco. Os aumentos da pré-carga e da frequência cardíaca são os mecanismos compensadores. O padrão hemodinâmico típico mostra um CaO_2 inalterado (exceto nas condições que geram uma diminuição concomitante na PaO_2) e uma queda do débito cardíaco devido a um aumento da pós-carga com pré-carga e frequência cardíaca aumentadas.

Já no **choque distributivo**, o mecanismo principal é a queda da pós-carga (resistência vascular sistêmica), devido, por exemplo, a uma anafilaxia ou a uma lesão medular (choque neurogênico). O mecanismo compensador é um aumento da frequência cardíaca (exceto no choque neurogênico) e da contratilidade miocárdica. O padrão hemodinâmico encontrado mostra um CaO_2 inalterado, um débito cardíaco geralmente normal ou baixo devido a uma pós-carga (resistência vascular sistêmica) muito baixa, associado a um aumento na frequência (exceto no choque neurogênico) e na contratilidade. A pré-carga encontra-se geralmente baixa, mas pode estar normal.

Embora exista o imbricamento de mecanismos em todos os "tipos" de choque, é no **choque séptico** que esse fato se torna mais evidente. Daí ser chamado também de **choque "misto"**. Embora o termo séptico esteja relacionado a infecção, admite-se hoje que qualquer quadro que gere uma resposta inflamatória sistêmica por mecanismos muito semelhantes a um quadro infeccioso com repercussão sistêmica pode desencadear um quadro de choque, denominado, por conveniência, choque séptico. Devido a imprecisões nos termos usados na literatura médica em torno dos quadros "sépticos", realizou-se em 1992 uma reunião de consenso na tentativa de melhor defini-los a fim de se criar um conjunto de conceitos e definições que pudessem ser aceitos universalmente e respeitados durante a elaboração de modelos de pesquisa e de publicações, permitindo a sua comparação e utilização na prática clínica diária. **Infecção** foi definida como a invasão de um tecido por micro-organismo, determinando uma lesão localizada. **Bacteremia** seria a presença de bactérias viáveis no sangue circulante detectada por hemocultura. Septicemia é um termo questionável que foi abandonado. **Síndrome de resposta inflamatória sistêmica (SRIS)** é a presença de duas ou mais das seguintes condições: temperatura maior que 38°C, frequência maior que 90 bpm, frequência respiratória maior que 20 incursões/min ou $PaCO_2$ menor 32 mmHg e leucograma com leucocitose maior que 12.000/mm³ ou leucopenia com menos que 4.000/mm³ ou presença de mais de 10% de formas imaturas. **Sepse** é a resposta inflamatória sistêmica a uma infecção documentada. **Sepse/SRIS severa** é a sepse ou SRIS associada a hipotensão, responsiva a infusão de volume, hipoperfusão ou disfunção orgânica, que pode incluir acidose lática, oligúria e/ou alteração aguda nos níveis de consciência, sem que no entanto se limitem a elas. A hipotensão é definida como uma TA sistólica menor que 90 mmHg ou uma redução maior que 40 mmHg nos níveis de TA médios em pacientes com hipertensão. Define-se **choque séptico/SRIS** quando existe hipotensão que não responde a ressurreição volêmica adequada, associada a sinais de hipoperfusão que podem incluir acidose lática, oligúria e/ou alteração aguda nos níveis de consciência, mas não se limitam a elas. Pacientes que estejam em uso de drogas inotrópicas ou vasopressoras podem não estar hipotensos no momento em que manifestam sinais de hipoperfusão e/ou sinais de disfunção orgânica. A **síndrome de disfunção orgânica múltipla (SDOM)** é definida como a presença de alteração funcional orgânica aguda em pacientes gravemente enfermos para os quais a homeostase só pode ser mantida com intervenção. **Choque séptico/SRIS refratário** é definido pela manutenção da hipotensão apesar do suporte com volume e drogas inotrópicas e/ou vasopressoras. Pode-se deduzir que os processos sépticos/SRIS são um contínuo, em que um agente agressor, infeccioso ou não, gera uma resposta inflamatória do hospedeiro. Essa resposta pode generalizar-se, tornando-se sistêmica, perdendo, de alguma maneira ainda pouco conhecida, o controle por parte do ser agredido. O resultado passa a ser uma agressão celular de tal monta que parece haver uma alteração metabólica que a impede de utilizar adequadamente o oxigênio, fonte essencial para a sua sobrevivência.

O choque séptico costuma evoluir em duas fases hemodinamicamente distintas. Na primeira fase, a fase I, também conhecida como fase hiperdinâmica, predomina o padrão distributivo, com uma queda acentuada da pós-carga (resistência vascular sistêmica). Como compensação, ocorre um aumento da frequência cardíaca e da contratilidade. O padrão hemodinâmico encontrado mostra um CaO_2 inalterado (exceto na presença de disfunções orgânicas graves) e um débito cardíaco aumentado à custa de uma queda acentuada da pós-carga e de aumento da frequência e da contratilidade. A pré-carga costuma estar normal ou baixa.

A segunda fase do choque séptico, a fase II, ou hipodinâmica, caracteriza-se por depressão miocárdica (provavelmente citocina-induzida) levando a uma queda do débito cardíaco. Como compensação, existem uma tendência a elevação da pós-carga e um aumento da frequência cardíaca. A pré-carga geralmente está elevada.

DIAGNÓSTICO, MONITORIZAÇÃO E PLANEJAMENTO TERAPÊUTICO

O conceito clínico de choque está intimamente ligado à presença de hipotensão arterial, definida como uma TA sistólica inferior a 90 mmHg ou queda de mais de 40 mmHg dos níveis médios de um paciente hipertenso. À luz dos conhecimentos atuais, compreende-se que a hipotensão assim como sinais clínicos/laboratoriais como taquicardia, sudorese, oligúria, palidez cutaneomucosa, retardo no tempo de enchimento capilar, pressão de pulso (diferença entre a pressão arterial sistólica e diastólica), taquipneia, nível de consciência e acidose metabólica à hemogasometria são marcadores relativamente tardios e pouco específicos do choque, quando passamos a entendê-lo dentro dessa ótica mais fisiopatológica do que clínica. As manifestações clínicas são uma consequência tardia da hipoperfusão tissular, tornando-se cada vez mais claras à medida que começa a ocorrer uma ineficiência dos mecanismos compensadores.

Torna-se evidente a necessidade de se utilizarem outros parâmetros em conjunto com os dados clínicos, a fim de se diagnosticar o desequilíbrio entre o transporte e o consumo de oxigênio (DO_2 e VO_2), que resulta na hipoperfusão celular com todas as suas consequências sobre o bom funcionamento do organismo. Pode-se afirmar que quanto mais complexo for o mecanismo fisiopatológico do choque, maior a necessidade de basear-se em dados mais objetivos para o seu diagnóstico e planejamento terapêutico. Esses dados mais objetivos geralmente só são conseguidos utilizando-se procedimentos invasivos.

Por exemplo, no choque hipovolêmico hemorrágico acometendo um paciente sem comorbidade, podem-se utilizar parâmetros clínicos que auxiliam na estimativa da perda volêmica e consequentemente na estratégia terapêutica. Embora didática, a divisão do choque hemorrágico em classes, como proposta pelo Comitê de Trauma do Colégio Americano de Cirurgiões, nem sempre é possível na prática clínica, sendo a distinção entre elas às vezes difícil.

Na classe I estão as perdas de até 15% da volemia (no indivíduo de 70 kg = 750 mL). Os sinais e sintomas são mínimos. O pulso está menor que 100 bpm; a TA, normal; a pressão de pulso, normal ou aumentada; a frequência respiratória, entre 16 e 20 incursões/min; a diurese, acima de 0,5 ml/kg/h; e o paciente está levemente ansioso. A reposição volêmica pode ser feita habitualmente com cristaloides, a depender da resposta do paciente.

A classe II corresponde a perdas de 15% a 30% da volemia (750 a 1.500 mL). Clinicamente, o paciente estará com um pulso acima de 100 bpm; a TA pode ainda estar normal, porém com pressão de pulso já diminuída; a frequência respiratória, entre 20 a 30 incursões/min; a diurese estará diminuída (20 a 30 mL/h), e o paciente pode ficar agitado ou sonolento. A reposição volêmica pode ser iniciada apenas com cristaloides.

Quando as perdas correspondem a 30% a 40% da volemia (1.500 a 2.000 mL), estamos na classe III. O pulso do paciente estará acima de 120 bpm; hipotensão arterial; pressão de pulso diminuída; frequência respiratória entre 30 e 40 incursões/min; diurese mais baixa (5 a 15 mL/h), e o paciente pode apresentar-se confuso. Esses pacientes requerem a reposição volêmica com cristaloide e transfusões sanguíneas, numa proporção de 3:1, respectivamente.

A hemorragia classe IV, em que as perdas são estimadas em mais de 40% da volemia (mais de 2.000 mL), é grave, com risco iminente de vida. Os pacientes se apresentam com taquicardia acentuada, com pulso acima de 140 bpm; TA bem diminuída, assim como a pressão de pulso; a frequência respiratória estará acima de 40 incursões/min; a diurese será desprezível, e o paciente encontra-se com nível de consciência profundamente deprimido. Essa situação exige a reposição imediata de volume com cristaloides e sangue.

Tendo-se a estimativa da perda baseada em parâmetros clínicos e a sugestão para a reposição volêmica no paciente com choque hipovolêmico, a questão seguinte passa a ser a quantidade e a duração dessa reposição.

Em outras palavras: quais são os objetivos terapêuticos?

No choque em questão, esses objetivos parecem óbvios. Primeiro, controlar a fonte de sangramento; impedir que a hemorragia evolua para exsanguinação (classe IV). Segundo, reposição volêmica inicial com cristaloides e/ou sangue, de acordo com a estimativa da perda, na tentativa de corrigir o mecanismo do choque (diminuição do CaO_2 devido a queda da Hb e diminuição do débito cardíaco devido a diminuição da pré-carga). Terceiro, garantir que a reposição está sendo efetivada na correção da hipoperfusão, monitorizando de início parâmetros essencialmente clínicos, como os dados vitais, o nível de consciência e principalmente o débito urinário, que deve ser superior a 0,5 mL/kg/h. Procurar avaliar o comprometimento metabólico através da hemogasimetria arterial (presença de acidose metabólica), dosagem de ácido lático no sangue arterial ou medição do pH da mucosa gástrica (tonometria gástrica) e sinais de disfunção orgânica (provas de função orgânica, sobretudo renal). A quantidade, o tipo e a duração da reposição volêmica serão determinados pela resposta do paciente a essa terapêutica.

Analisando uma situação semelhante, um choque hipovolêmico hemorrágico em pacientes com uma comorbidade importante, por exemplo, uma insuficiência cardíaca congestiva, os objetivos continuam os mesmos, porém alcançá-los torna-se mais complexo. Controla-se a fonte de sangramento. Inicia-se a reposição volêmica. Monitora-se a eficiência da reposição. O paciente começa a apresentar sinais de congestão pulmonar. A diurese está insatisfatória (menor que 0,5 mL/kg/h), a taquicardia se mantém e a TA sistólica persiste em 80 mmHg. A hemogasimetria revela uma acidose metabólica. O que fazer? Continuar a reposição volêmica independentemente da congestão pulmonar? Como corrigir o mecanismo do choque se a reposição volêmica não está sendo bem tolerada? Respostas difíceis. À medida que aumenta a complexidade da situação, maior é a necessidade de nos basearmos em parâmetros mais objetivos.

A aplicação apenas do conhecimento das variáveis que afetam o transporte de oxigênio, mesmo sem utilizar a sua mensuração, pode definir uma estratégia terapêutica mais fácil de ser aplicada na prática clínica. A estratégia terapêutica passa a ser uma só: aumentar a oferta de oxigênio para os tecidos. O objetivo é evitar e/ou corrigir a hipoperfusão celular, consequente a disfunção orgânica. A operacionalização da estratégia se dá analisando-se as variáveis numa sequência lógica: primeiro o CaO_2, depois o DC.

Em relação ao CaO_2, garantir uma PaO_2 acima de 60 mmHg avaliada por hemogasimetria; isso pode ser conseguido sem nenhuma intervenção, com uma intervenção mínima, como aumento da fração inspiratória de oxigênio com um cateter ou máscara de oxigênio, ou com intervenções mais complexas, como a ventilação mecânica, uma Hb entre 7 e 10 g/dL (avaliada por dosagem no sangue; a tendência é transfundir cada vez menos; Hb abaixo de 7 g/dL, transfundir; Hb acima de 10 g/dL, não transfundir; Hb entre 7 e 10 g/dL, transfundir apenas na vigência de doença isquêmica) e uma CaO_2 maior que 92%.

Em relação ao DC, analisar primeiro a pré-carga (volêmica) que deve ser corrigida (pode ser avaliada somente com parâmetros clínicos, principalmente o débito urinário ou através de métodos invasivos mais simples, porém pouco objetivos, como a medida da pressão venosa central, ou mais complexos, porém mais fidedignos, como a pressão de encunhamento da artéria pulmonar, que necessita de catéter de Swan-Ganz). A correção da pré-carga deve ser realizada com a reposição volêmica. O tipo de líquido a ser administrado, se coloide ou cristaloide, é motivo de debate há anos. A tendência é usar de preferência cristaloides, reservando-se os coloides para situações específicas, como por exemplo pacientes com albumina sérica menor que 3,0 g/dL. Somente após estarmos convencidos de que tratamos da pré-carga, analisamos a contratilidade (pode ser avaliada indiretamente por parâmetros clínicos como estase de jugulares, crepitações em bases pulmonares, terceira bulha, etc., que não possuem uma boa correlação com parâmetros objetivos que só podem ser conseguidos com catéter de Swan-Ganz). A intervenção sobre a contratilidade só deve ser realizada diante da certeza de que a pré-carga encontra-se nos níveis desejados, pois o principal determinante de uma boa contratilidade é a pressão diastólica final do ventrículo (lei de Frank-Starling). A droga inotrópica de eleição para grande parte dos estudiosos no assunto é a dobutamina; alguns preferem a dopamina. O último parâmetro a ser analisado é a pós-carga (resistência vascular sistêmica; necessita de catéter de Swan-Ganz para sua mensuração; pode ser pobremente avaliada por parâmetros clínicos como temperatura e umidade da pele). Se, apesar de todas as intervenções realizadas até esse momento, houver uma resistência vascular sistêmica baixa e sinais de hipoperfusão e/ou disfunção orgânica, a solução é a utilização de drogas vasopressoras, na tentativa de manter fluxo sanguíneo adequado para as circulações de baixa reserva de oxigênio.

O mesmo tipo de análise pode ser aplicado aos diversos tipos de choque, acrescentando-se ao planejamento terapêutico apenas as possíveis intervenções terapêuticas específicas.

No choque cardiogênico decorrente, por exemplo, de um infarto agudo do micárdio (IAM), o mecanismo principal que gera a hipoperfusão é a diminuição da contratilidade. Todos os esforços devem ser direcionados para melhorar o inotropismo e o débito cardíaco, além das medidas terapêuticas específicas para o IAM (o consenso atual é de que pacientes com IAM e choque cardiogênico devem ser submetidos a cateterismo cardíaco e angioplastia ou cirurgia ainda nas primeiras horas de evolução, antes que os danos miocárdicos e sistêmicos progridam irreversivelmente). Após garantir um bom CaO_2, deve-se afastar a possibilidade de hipovolemia avaliando-se a pré-carga, pois uma porcentagem razoável de pacientes (pode chegar até 40%) inicialmente diagnosticados como em choque cardiogênico responde à reposição volêmica. Caso persista o choque, a tentativa de melhora da contratilidade deve ser realizada com o uso de drogas inotrópicas, principalmente a dobutamina. As drogas inibidoras da fosfodiesterase, como a anrinona e a milrinona, não demonstraram efeitos superiores aos da dobutamina. Apesar da hipotensão, pode-se tentar a utilização de doses baixas de vasodilatadores de ação curta, que podem ser suspensos, se necessário, de maneira rápida, como o nitroprussiato de sódio. Caso não haja resposta a drogas, torna-se necessário o suporte mecânico ao coração, que pode ser conseguido com o balão de contrapulsação intra-aórtico (catéter-balão, colocado na aorta torácica e que, por meio de sincronismo com o eletrocardiograma, é insuflado na diástole ventricular e desinsuflado durante a sístole, promovendo aumento da pressão das artérias coronárias e facilitando o escoamento do sangue aos tecidos). Se mesmo com a utilização do balão intra-aórtico a estabilização do paciente não é conseguida, a solução recai sobre o uso de circuitos de circulação extracorpórea como "ponte" ou suporte transitório para o tratamento definitivo nesses casos refratários, que é o transplante cardíaco.

No choque obstrutivo, o mecanismo gerador do estado de hipoperfusão é o aumento da pós-carga, que é geralmente de ordem mecânica, como no tamponamento cardíaco. Embora o objetivo inicial principal nesses casos seja a desobstrução (no caso de tamponamento, é a pericardiocentese, por exemplo), é necessário garantir CaO_2 e DC bons para esses pacientes, seguindo-se os passos já sugeridos.

No choque distributivo, o mecanismo principal é a diminuição acentuada da pós-carga, como acontece no choque anafilático, por exemplo. Nessa situação, a interação de antígenos os mais diversos (drogas, derivados do sangue, picadas de inseto, etc.) com os mastócitos e basófilos promove a liberação de citocinas, de histamina, que resulta em hipotensão, obstrução das vias respiratórias secundárias ao laringoespasmo e broncoespasmo e urticária dentro de segundos após a exposição. A administração de tratamento específico (adrenalina, anti-histamínicos, corticosteroides e aminofilina) deve ser acompanhada das medidas já mencionadas para corrigir o estado de hipoperfusão e evitar uma parada cardiorrespiratória iminente.

No choque misto ou séptico, o mecanismo básico inicial é também a diminuição da pré-carga, gerada pela liberação de citocinas, principalmente o fator de necrose tumoral alfa, a interleucina-1 e o interferon-gama, decorrente da interação do agente agressor e o hospedeiro (deve-se sempre ter em mente que a bactéria como agente agressor é somente um dos inúmeros fatores ativadores de uma resposta inflamatória que pode se tornar desregrada e sistêmica). O tratamento consiste principalmente em eliminar o agente agressor. No caso de infecção, por exemplo, a eliminação ou a drenagem cirúrgica de um possível foco associado ao uso judicioso de agentes antimicrobianos são condições imprescindíveis para o sucesso terapêutico. Enquanto persistir um fator ativador de resposta inflamatória sistêmica, um quadro hipermetabólico se perpetuará, gerando um consumo de oxigênio maior que a oferta. Esse tipo de choque é considerado um dos mais graves, acarretando alta mortalidade, provavelmente por envolver mecanismos ainda pouco conhecidos que resultam na incapacidade da célula de utilizar adequadamente o oxigênio. Como todo processo gerador desse tipo de choque é a resposta inflamatória desregrada, inúmeros esforços vêm sendo realizados na tentativa de regulá-la ou de bloquear seus efeitos. O grande dilema enfrentado pelos diversos investigadores é o simples fato de ser a inflamação extremamente necessária para a sobrevivência do organismo diante da agressão. Qualquer tentativa de bloqueá-la ou mesmo regulá-la deve ter a propriedade de ser altamente seletiva, capaz de agir apenas nos efeitos maléficos da desregulação, preservando porém os seus imprescindíveis efeitos benéficos. Apesar de existirem mais de 30 ensaios clínicos utilizando as mais diversas estratégias, desde anticorpos monoclonais contra produtos bacterianos e citocinas, altamente específicos (anticorpos antifator de necrose tumoral alfa, antiendotoxinas, etc.), passando pela utilização de drogas inibidoras das vias finais de agressão celular (antioxidantes, inibidores de complemento, inibidores do metabolismo araquidônico, etc.), até a utilização de drogas de ação mais genérica, pouco específicas, "moduladoras" da resposta (corticosteroides), nenhum deles demonstrou benefício claro que permitisse a sua utilização na prática clínica. A instituição de uma estratégia terapêutica visando à correção do transporte de oxigênio conforme já descrito enquanto se erradica o fator ativador é a única arma de que se dispõe na atualidade para o combate dessas situações.

ASPECTOS FARMACOLÓGICOS

Reposição volêmica

A reposição adequada de volume com o objetivo de melhorar a pré-carga talvez seja a medida isolada mais importante para o sucesso terapêutico do choque. Ela pode ser realizada utilizando-se diversos tipos de soluções, agrupadas em duas grandes "famílias": a dos cristaloides e a dos coloides, ou utilizando-se sangue e derivados, assim como seus substitutos sintéticos. Não existe muita controvérsia em relação à necessidade de utilização de sangue e derivados nas situações de choque em que exista um nível de Hb baixo, como já discutido. O uso de substitutos sintéticos do sangue é restrito pela não disponibilidade dessas substâncias em nosso meio. A grande discussão recai portanto no uso de cristaloides *versus* coloides para a reposição de volume no choque.

Em seres humanos, a água corporal total é estimada em 60% do peso corporal total. Esse valor varia com a idade e a quantidade de gordura na composição corporal. As crianças têm maior porcentagem de água por peso do que os adultos. Os obesos têm menos água que os magros. Assim é que as mulheres, em geral, têm menos água que os homens, pois possuem maior percentagem de gordura por peso.

A água corporal é subdividida em dois compartimentos. São eles o compartimento extracelular e o intracelular. Para efeitos de cálculo, admite-se clinicamente que dois terços de água corporal total (40% do peso corporal total) estão no compartimento intracelular e um terço (20% do peso corporal total), no extracelular.

O compartimento extracelular possui dois subcompartimentos: o intravascular e o intersticial. Estima-se que 25% da água do compartimento extracelular esteja no intravascular (5% do peso corporal total) e 75%, no extracelular (15% do peso corporal total).

A distribuição de um líquido administrado é determinada em parte pelas membranas que separam esses compartimentos. A água atravessa livremente as membranas para todos os compartimentos. O movimento da água é geralmente governado pelo balanço osmótico para manter a osmolaridade. A membrana entre o espaço intravascular e o interstício é permeável à maioria dos eletrólitos, mas a membrana celular não permite a passagem passiva de eletrólitos.

Soluções cristaloides contêm água, eletrólitos e/ou açúcar em proporções variáveis. Possuem a vantagem de serem acessíveis, seguras, atóxicas, isentas de reações e baratas. Essas soluções podem ser hipo-, iso- ou hipertônicas em relação ao plasma. Soluções hipotônicas (solução glicosada em diversas concentrações) não são usadas como reposição volêmica em pacientes criticamente enfermos. Para cada litro de solução glicosada a 5% administrado, por exemplo, apenas cerca de 85 mL permanecem no intravascular. As soluções isotônicas de uso corrente são o Ringer lactato (RL) e a solução de cloreto de sódio a 0,9% ou solução "fisiológica" (SF). O RL contém 130 mEq/L de Na^+, 109 mEq/L de Cl^-, 28 mEq/L de lactato, 3 mEq/L de Ca^{++} e 4 mEq/L de K^+. O lactato é metabolizado no fígado, gerando bicarbonato. Sua osmolaridade é de 279 mOsm/L e o seu pH, 6,7. Quando se administra 1 litro de RL, cerca de 194 mL permanecem no intravascular. A SF contém 9 g/L de Na^+Cl^-, 154 mEq de Na^+ e 154 mEq de Cl^-. Sua osmolaridade é de 308 mOsm/L e o seu pH, 6,0. Quando se administra 1 litro de SF a 0,9%, cerca de 250 mL ficam no intravascular. As complicações relacionadas ao uso de cristaloides estão mais associadas às consequências do seu uso inadequado, seja pelo excesso (edema pulmonar e periférico), seja pela falta (manutenção de hipoperfusão com progressão do choque para disfunções orgânicas), do que pelas soluções propriamente ditas. Grandes volumes habitualmente são necessários para manter o volume intravascular. O volume de cristaloides requerido para uma reposição bem-sucedida é em média 4 vezes maior que o volume de coloides necessários para uma perda semelhante. A administração de cristaloides irá gerar um edema periférico que deve ser considerado uma consequência esperado do seu uso. Se esse edema periférico é deletério ou não para o paciente ainda é motivo de debate. A tendência atual é minimizá-lo, utilizando-se coloides por infusão naqueles pacientes com albumina sérica abaixo de 3,0 g/dL. O edema pulmonar como consequência do uso de cristaloides em excesso também é um tema controverso. Parece que o segredo está em não cometer esses excessos. O problema é como evitá-los. O julgamento puramente clínico demonstrou-se ineficaz numa proporção quase direta com a complexidade do quadro. Atualmente, a maneira mais segura de "saber dosar" a quantidade de cristaloides a serem infundidos em pacientes vítimas de choque é a utilização da monitorização hemodinâmica invasiva utilizando-se o catéter de Swan-Ganz. Porém, a única coisa que esse catéter fornece são dados numéricos que refletem parâmetros mais objetivos mas que continuam necessitando de um bom tirocínio clínico para a sua manipulação em benefício do paciente. Uma dos maiores desafios vividos por profissionais que lidam com pacientes graves em choque é a diferenciação entre um edema agudo de pulmão secundário ao mero jogo de forças que determinam o trânsito de líquidos entre membranas, como no caso do edema cardiogênico, e o edema secundário ao aumento da permeabilidade capilar gerado pela ação de citocinas circulantes, como no choque séptico, que é o edema não cardiogênico, a lesão aguda do pulmão que pode evoluir para a síndrome da angústia respiratória do adulto. Essa diferenciação habitualmente só pode ser realizada corretamente com a análise dos parâmetros hemodinâmicos mais objetivos gerados pelo catéter de Swan-Ganz.

Vale ressaltar alguma preocupação em relação a possíveis efeitos deletérios da infusão de cristaloides em relação ao balanço hidroeletrolítico e ao equilíbrio ácido-base. Existem 20 mEq/L de lactato no RL. Não há evidência de que isso afete a dosagem de lactato sérico ou interfira na aferição hemogasimétrica de acidose.

Na verdade, já se demonstrou até uma leve tendência à alcalose após infusão de RL devido à metabolização hepática do lactato gerando bicarbonato. A hipercloremia geralmente não é um problema quando se utiliza RL, mas pode sê-lo quando utilizamos SF em grandes volumes (situações catastróficas como grandes traumatizados, com reposição de várias volemias do doente; situações geralmente terminais). Na maioria dos pacientes, esse excesso é resolvido por um rim funcionante.

O uso de soluções cristaloides hipertônicas para reposição volêmica, pelo fato de atingirem objetivos terapêuticos semelhantes com menor volume infundido (aproximadamente 3 vezes menos que as soluções isotônicas), passou a ser alvo de diversas pesquisas. O princípio básico é a mobilização da água intracelular e intersticial para o intravascular, com a vantagem teórica de diminuir a possibilidade de edema. Como o seu efeito é curto, adicionou-se coloide aos preparados para prolongar a ação sobre a pressão oncótica. Na prática clínica, tem sido utilizado apenas em unidades que possuem protocolo de pesquisa.

As soluções coloides contêm moléculas grandes que são ativas na pressão oncótica, pois permanecem em graus variados no compartimento intravascular.

A albumina humana sérica está disponível para infusão intravenosa em soluções de 5% e 25%. São preparadas com solução salina istônica (145 mEq/L). As soluções são extraídas do plasma humano doado e processadas para inativação viral. A albumina administrada distribui-se inicialmente no espaço intravascular, mas gradualmente redistribui-se para o espaço intersticial. Aproximadamente 90% de albumina exógena ainda pode ser encontrada no intravascular 2 horas após a sua administração. A meia-vida sérica da albumina é de aproximadamente 18 horas. A complicação mais importante relacionada ao uso da albumina é o efeito deletério sobre a função pulmonar. Como já foi mencionado, está cada vez mais claro que a atenção a objetivos terapêuticos bem definidos, utilizando-se parâmetros hemodinâmicos mais fidedignos, é mais importante do que o tipo de líquido utilizado para reposição volêmica, no que diz respeito à função pulmonar. É fato observado também que a lesão pulmonar está mais relacionada com a doença de base (principalmente sepse) do que com o tipo de líquido utilizado. Outro efeito relatado associado à albumina é a diminuição do Ca^{2+} sérico, com possível depressão miocárdica. As evidências mais recentes sugerem que a hipocalcemia está mais relacionada a hiper-hidratação do que à albumina propriamente dita. Em relação à coagulação, o pensamento baseado em evidências é semelhante. As alterações na coagulação se relacionam mais ao volume hídrico infundido do que ao tipo de solução utilizada. A incidência de reações alérgicas à albumina é praticamente inexistente, e não há risco de transmissão viral conhecida com o uso dessas soluções.

Os coloides sintéticos, como, por exemplo, o amido de hidroxietil (*hetastarch*), possuem propriedades de expansão volêmica semelhantes às da albumina. São moléculas similares ao glicogênio. As soluções contêm partículas de diversos pesos e estão disponíveis para infusão intravenosa como soluções a 6% em solução salina, com peso molecular médio de 69.000 dáltons (variando de 10.000 a 1 milhão). A pressão oncótica da solução atinge 30 mmHg, e sua osmolaridade é de 310 mOsm/L. A farmacocinética dessas soluções é complexa devido à sua composição não homogênea, contendo partículas de diversos pesos moleculares. Pequenas moléculas com peso menor que 50.000 dáltons são rapidamente excretadas na urina, enquanto outras necessitam ser eliminadas da circulação pelo sistema reticuloendotelial. Aproximadamente 46% de uma dose administrada é excretada em 2 dias e 64% em 8 dias, em voluntários hígidos. Tecidos como o fígado e o baço podem conter moléculas por um tempo de até 17 semanas. Esse fato não parece ser deletério para as funções orgânicas. A dose é controversa. A maioria dos pacientes responde a 500 ou 1.000 mL. Os fabricantes do produto recomendam não se exceder a dose de 1.500 mL ou 20 mL/kg/dia. Vários estudos clínicos excederam esse valor recomendado sem que se detectassem efeitos não esperados. O desenvolvimento de alterações na coagulação gerando uma coagulopatia não tem sido demonstrado. Ocorrem alterações nos exames laboratoriais, porém não há sangramento clinicamente importante. A anafilaxia é um evento raríssimo (0,085% das infusões). Pode ocorrer um aumento de até 3 vezes o valor normal da amilase, devido à ligação com o *hetastarch*, retardando a excreção urinária. Não se observaram alterações na função pancreática nesses casos.

Dextranas são polissacarídios com elevado peso molecular que são fracionados em pesos moleculares específicos para uso clínico. São produzidas pela bactéria *Leuconostoc mesenteroides*, cultivada em meio com sucrose. As duas soluções mais utilizadas clinicamente são a dextrana 70 e a dextrana 40. A dextrana 70 tem um peso molecular médio de 70.000 dáltons. Está disponível como solução a 6% com solução salina a 0,9%. Já a dextrana 40 possui peso molecular médio de 40.000 dáltons e está disponível em duas apresentações: como solução a 10% em salina a 0,9% ou glicosada a 5%. As moléculas menores que 50.000 dáltons são excretadas na urina; as maiores são excretadas no intestino. Algumas moléculas muito grandes são fagocitadas pelo sistema reticuloendotelial. A infusão de dextrana está associada a diversas complicações ameaçadoras à vida, como insuficiência renal, anafilaxia e coagulopatias. A insuficiência renal está mais associada à dextrana 40, provavelmente devido à alta concentração de moléculas para serem excretadas nos túbulos, levando ao dano desses últimos. Reações anafiláticas ocorrem em 0,03% a 5% das infusões. A coagulação induzida pela dextrana está primariamente relacionada à redução da adesão e agregação plaquetárias mediadas pelo fator VIII. Clinicamente, é indistinguível da doença de von Willebrand, e mais frequente com o uso da dextrana 68. Para minimizar riscos, a infusão de dextrana deve limitar-se a não mais que 20 mL/kg/dia ou 1,5 g/kg/dia.

Inotrópicos

O uso de drogas vasoativas só deve ser iniciado após reposição volêmica adequada. Caso persistam a hipotensão ou sinais de hipoperfusão, essas drogas devem ser usadas. Seguindo o planejamento terapêutico já exposto, baseado no conhecimento e na mensuração das variáveis relacionadas ao transporte de oxigênio, os inotrópicos são as drogas de eleição. Vale ressaltar que alguns autores preferem a introdução de drogas vasopressoras nesse momento, reservando os inotrópicos para os casos refratários. Não existem evidências de que uma "sequência" seja melhor que a outra. A droga inotrópica de eleição é a dobutamina. Trata-se de uma catecolamina sintética, produzida com o objetivo de se obter uma substância com propriedade inotrópica positiva com menor efeito arritmogênico. Essa droga tem a propriedade de estimular receptores alfa-1, beta-1 e beta-2-adrenérgicos. Os efeitos da dobutamina são dose-dependentes. Doses de 15 μg/kg/min desencadeiam aumento da contratilidade miocárdica sem elevação significativa da frequência cardíaca; em geral há diminuição das pressões venosas centrais e de encunhamento pulmonar, decorrentes do melhor desempenho do coração. Doses superiores a 30 μg/kg/min favorecem o aparecimento de arritmias ventriculares, sem grandes benefícios no desempenho cardíaco. Deve-se ter o cuidado de administrá-la sempre em associação com uma monitorização precisa da pré-carga, para evitar a hipotensão ou a piora da pré-carga por diminuição da volemia. Se necessário, deve-se administrar droga vasopressora.

Drogas vasopressoras

Após reposição volêmica adequada e infusão de dobutamina, caso persistam hipotensão ou sinais de hipoperfusão, drogas vasopressoras devem ser usadas (essa é uma das sequências possíveis, a que os autores consideram mais racional; existem outras sequências possíveis, como já mencionado). A dopamina é um precursor imediato da noradrenalina na via metabólica das catecolaminas endógenas. Atua como neurotransmissor no sistema nervoso central e periférico, induzindo efeitos hemodinâmicos por estimular receptores alfa, beta e dopamínicos. Seus efeitos também são dose-dependentes. Até 3 μg/kg/min possuem ações vasodilatadora renal, mesentérica, coronária e cerebral. Entre 3 e 10 μg/kg/min produzem efeitos preponderantes beta-adrenérgicos, aumento do débito cardíaco por taquicardia, aumento do retorno venoso ao coração e queda da resistência vascular periférica. Doses superiores a 10 μg/kg/min produzem efeitos mais alfa-adrenérgicos, com vasocontrição sistêmica, aumento da pressão arterial e abolição dos efeitos vasodilatadores renais mesentéricos. Suas ações no organismo são difíceis de serem previstas com base puramente clínica. Atualmente existe a tendência a se utilizar mais a noradrenalina como droga vasopressora de eleição devido à ação preponderante alfa-agonista. Nas doses entre 2 e 15 μg/kg/min, provocam vasoconstrição periférica com aumento significativo da resistência arterial sistêmica.

REFERÊNCIAS BIBLIOGRÁFICAS

1. ABOUT-KHALIL, B., SCALEA, T.M., TROOSKIN, S.Z. *et al*. Hemodynamic responses to shock in young trauma patients: need for invasive monitoring. *Crit. Care Med.*, 22:633-9, 1994.
2. AKAISHI, E., MOTTA, P.E., MARTINS, J.R. O. Reposição volêmica com cristaloides e coloides. *Clínicas Brasileiras de Medicina Intensiva*, 3:189-201, 1996.
3. BALK, R.A. Severe sepsis and septic shock: Definitions, epidemiology, and clinical manifestation. *Crit. Care Clinics*, 16:179-92, 2000.
4. BERNARD, G.R., SPKO, G., CERRA, F. *et al*. Pulmonary artery catheterization and clinical outcomes. National Heart, Lung, and Blood Institute, and Food and Drug Administration Workshop Report. *JAMA*, 283:2568-72, 2000.
5. BIROLINI, D. Trauma, choque e homeostase. *Clínicas Brasileiras de Medicina Intensiva*, 3:59-62, 1996.
6. BOYD, M.H., GROUNDS, R.M., BENNETT, E.D. A randomized clinical trial of the effect of deliberate perioperative increase of oxygen delivery on mortality in high-risk surgical patients. *JAMA*, 270:2699-707, 1993.

7. BRITT, L.D., WEIRETER, Jr, L.J., RIBLET, J.L. *et al*. Priorities in the management of profound shock. *Surg. Clinics North Am., 76*:645-60, 1996.
8. BRODER, G., WEIL, M.H. Excess lactate: An index of reversibility of shock in human patients. *Science, 143*:1457-64, 1964.
9. CHANG, M.C., BLINMAN, T.A., RUTHERFORD, E.J. *et al*. Preload assessment in trauma patients during large-volume shock resuscitation. *Arch. Surg., 131*:728-31, 1996.
10. CHANG, M.C., MEREDITH, J.W. Cardiac preload, splanchnic perfusion, and their relationship during resuscitation in trauma patients. *J. Trauma, 42*:577-84, 1997.
11. CHERNOW, B. Pulmonary artery flotation catheters. A statement by the American College of Chest Physicians and the American Thoracic Society. *Chest, 11*:261-70, 1997.
12. CONNORD, Jr, A.F., SPEROFF, T., DAWSON, N.V. *et al*. The effectiveness of right heart catheterization in the initial care of critically ill patients *JAMA, 276*:89-97, 1996.
13. COTTER, D.B.F., SAUL, W.P. Is renal dose dopamine protective or therapeutic? No. *Crit. Care Clinics, 12*:687-96, 1996.
14. DALEN, J.E., BONE, R.C. Is it time to pull the pulmonary artery catheter? *JAMA, 276*:916-8, 1996.
15. DOBKIN, E.D., CIVETTA, J.M. Status of the pulmonary catheter amid controversy. *Prob. General Surg., 17*:19-27, 2000.
16. DURHAM, R.M., NEUNABERL, P., MAZUSKI, J.E. *et al*. The use of oxygen consumption and delivery as endpoints of resuscitation in critically ill patients. *J. Trauma, 41*:32-48, 1996.
17. ELLIOT DC. An evaluation of the end point of resuscitation. *J. Am. Coll. Surg., 187*:536-47, 1998.
18. EUROPEAN SOCIETY OF INTENSIVE CARE MEDICINE. Expert panel: The use of the pulmonary artery catheter. *Intensive Care Med.*, 1-8, 1991.
19. FIIDIAN-GREEN, R.G., AMELIN, P.M., BAKER, S. The predictive value of pH in the wall of stomach for complications after cardiac operations. A comparison with other monitoring. *Crit. Care Med., 15*:153-6, 1987.
20. GATTONI, L., BRAZZI, L., PELOSI, P. *et al*. A trial of goal-oriented hemodynamic therapy in critically ill patients. *N. Engl. J. Med., 333*:1025-32, 1996.
21. GINOSAR, Y., SPRUNG, C.L. The Swan-Ganz catheter, twenty-five years of monitoring. *Crit. Care Clinics, 12*:771-6, 1996.
22. GRIFFEL, M.I., KAUFMAN, S. Pharmacology of colloids and crystalloids. *Crit. Care Clinics, 8*:235-53, 1992.
23. HAYES, M.A., TIMMINS, A.C., YAU, E.H.S. *et al*. Elevation of systemic oxygen delivery in the treatment of the critically ill patient. *N. Engl. J. Med., 330*:1717-24, 1994.
24. HEYLAND, D., COOK, D.J., KING, D. *et al*. Maximizing oxygen in critically ill patients: A methodological appraisal of the evidence. *Crit. Care Med., 24*:517-24, 1996.
25. IVATURY, R.R., SIMON, R.J., HAVRILIAK, D. *et al*. Gastric mucosal pH and oxygen delivery and consumption indices in the assessment of adequacy of resuscitation after trauma: A prospective, randomized study. *J. Trauma, 39*:128-36, 1995.
26. JINDAL, N., HOLLENBERG, S.M., SELLINGER, R.P. Pharmacologic issues in the management of septic shock. *Crit. Care Clinics, 16*:233-50, 2000.
27. KIRTON, O.C., CIVETTA, J.M. Do pulmonary artery catheters alter outcome in trauma patients? *New Horizons, 5*:222-7, 1997.
28. KUMAR, A., HAERY, C., PARRILO, J.E. Myocardial dysfunction in septic shock. *Crit. Care Clinics, 16*:251-88, 2000.
29. MANTOVANI, M., CONCON, F. Caracterização, avaliação e monitorização dos estados de choque no trauma. *Clínicas Brasileiras de Medicina Intensiva, 3*:173-87, 1996.
30. MATTOX, K.L., MANINGAS, P.A., MOORE, E.E. *et al*. Prehospital hypertonic saline/dextran infusion for post-traumatic hypotension. The USA Multicentric Trial. *Ann. Surg., 213*:482-91, 1991.
31. MIZOCK, B.A. Metabolic derangements in sepsis and septic shock. *Crit. Care Clinics, 16*:251-88, 2000.
32. PORTER, J.M., IVATURY, R.R. In search of the optimal endpoints of resuscitation in trauma patients: A review. *J. Trauma, 44*:908-14, 1998.
33. RACKOW, E.C., WEIL, M.H. Physiology of blood flow and oxygen utilization by peripheral tissues. *Circ. Shock Clin. Chem., 36*:1544-50, 1990.
34. ROBIN, E.D. Death by pulmonary artery flow-directed catheter (editorial). Time for a moratorium? *Chest, 92*:727-34, 1987.
35. ROIZEN, M.F., BERGER, D.L., GABEL, R.A. *et al*. American Society of Anesthesiologists task force on pulmonary artery catheterization. Practice guidelines for pulmonary artery catheterization. *Anesthesiology, 78*:380-94, 1993.
36. SCALEA, T.M., HENRY, S. Reanimação no novo milênio. *Clin. Cirúr. Am. Norte, 79*:1189-98, 1999.
37. SHOEMAKER, W.C., APPEL, P.L., KRAM, H.B. Tissue oxygen debt as a determinant of lethal and nonlethal postoperative organ failure. *Crit. Care Med., 94*:1117-20, 1998.
38. SHOEMAKER, W.C., APPEL, P.L., KRAM, H.P. *et al*. Prospective trial of supranormal values of survivors as therapeutic goals in high-risk surgical patients. *Chest, 94*:1176-86, 1988.
39. SHOEMAKER, W.C., MONTGOMERY, E.S., KAPLAN, E. *et al*. Physiologic patterns in surviving and nonsurviving shock patients. *Arch. Surg., 103*:630-6, 1973.
40. SILVA, E., SILVA, M. Soluções hipertônicas. *Clínicas Brasileiras de Medicina Intensiva, 3*:63-84, 1996.
41. SILVA, L.E., COIMBRA, R.S.M., RASSLAN, S. Reposição com sangue e hemoderivados. *Clínicas Brasileiras de Medicina Intensiva, 3*:203-24, 1996.
42. SWAN, H.J.C., GANZ, W., FORRESTER, J.S. *et al*. Catheterization of the right heart in man with the use of a flow directed ballon-tipped catheter. *N. Engl. J. Med., 283*:447-51, 1968.
43. TAYLOR, R.W., AHRENS, T., BEILIN, Y. *et al*. Pulmonary artery catheter consensus conference: consensus statement. *Crit. Care Med., 25*:910-25, 1997.
44. TROTTIER, S.J., TAYLOR, R.W. Physician's attitudes towards and knowledge of the pulmonary artery catheter: Society of Critical Care Medicine Membership Survey. *New Horizons, 5*:201-6, 1997.
45. VICENT, J.L., SUFAYE, P., BERE, J. *et al*. Serial lactate determination during circulatory shock. *Crit. Care Med., 11*:449-56, 1983.
46. VITIHIANANTHAN, S. Analysis of the end points of resuscitation. *Prob. General Surg., 17*:28-36, 2000.
47. YOUNES, R.N., ANUN, F., ACCIOLY, C.Q. *et al*. Hypertonic solutions in the treatment of hypovolemic shock: A prospective, randomized study in patients admitted to the emergency room. *Surgery, 111*:70-2, 1992.

69

Equilíbrio Ácido-base e Hidroeletrolítico

Reinaldo Martinelli

As alterações do equilíbrio ácido-base e hidroeletrolítico não são infrequentes. Algumas vezes esses distúrbios contribuem para o agravamento da condição subjacente sobre a qual se instalam, dificultando o tratamento e mesmo, algumas vezes, favorecendo o êxito letal. Por essas razões, é necessário reconhecer precocemente e tratar adequadamente ou prevenir tais distúrbios. Revendo princípios fisiopatológicos, procuramos mostrar as bases para o tratamento dos principais distúrbios do equilíbrio ácido-base e hidroeletrolítico.

EQUILÍBRIO ÁCIDO-BASE

O equilíbrio ácido-base está relacionado com a manutenção da concentração de íons de hidrogênio, ou prótons, em uma estreita faixa, independentemente da oferta diária de radicais ácidos e alcalinos. Os rins e os pulmões são os órgãos responsáveis pela manutenção dessa concentração nos líquidos extra- e intracelulares. No homem, a concentração normal do íon de hidrogênio é muito pequena e varia de 44 a 36 nEq/L – 1 nEq/L é igual a 10^{-6} mEq. Embora pequena, essa concentração deve ser mantida constante para que os processos bioquímicos funcionem adequadamente. Alterações na concentração do íon de hidrogênio influenciam a ação de sistemas enzimáticos, a velocidade das reações metabólicas, a permeabilidade, os receptores e os sistemas de transporte das membranas biológicas, e interferem na ação e distribuição de drogas, na curva de dissociação da oxi-hemoglobina e no sistema cardiovascular.

A concentração de íons de hidrogênio ou prótons é mantida na estreita faixa de normalidade devido à presença, nos espaços intra- e extracelulares, dos sistemas tampões, os quais atuam conjuntamente com os mecanismos renais e respiratórios. Entende-se por tampão a substância que pode absorver ou doar prótons, minimizando, sem prevenir, as alterações da sua concentração, como representada na equação:

$$HA \rightleftharpoons H^+ + A^-$$

Quando existe excesso de H^+, há um desvio da reação para a esquerda, ocorrendo desvio em sentido contrário quando existe déficit.

Alguns sistemas tampões são disponíveis no organismo humano tais como bicarbonato/ácido carbônico, proteínas (principalmente a hemoglobina), fosfato, amônia. Deles, o mais abundante e de mais fácil acesso a avaliação é o sistema bicarbonato/ácido carbônico. Através da sua medida se tem uma ideia bastante aproximada do estado ácido-base do organismo. Além do mais, a concentração do bicarbonato representa o componente metabólico, e a do ácido carbônico, o respiratório do metabolismo ácido-base.

Diariamente existe uma produção dos ácidos fixos, ou não voláteis, de aproximadamente 1 mEq/kg de peso para adultos. Tais ácidos são provenientes do metabolismo de radicais de lipídios e glicídios, de aminoácidos que contêm enxofre na sua molécula e de ácido organofosfórico e, principalmente, de proteínas. Esses ácidos formados são tamponados e excretados pelos rins, cabendo a esses órgãos também a função de reabsorver o bicarbonato filtrado e repor o bicarbonato utilizado como tampão, eliminando íons de hidrogênio. Por outro lado, existe normalmente uma produção metabólica diária de 13.000 a 15.000 mmol de CO_2, o qual, após hidratação, é convertido em ácido carbônico, em reação reversível:

$$CO_2 + HO_2 \rightleftharpoons H_2CO_3$$

O ácido carbônico formado, por ser um ácido volátil, será eliminado pelos pulmões sob a forma de CO_2. Então, graças aos sistemas tampões existentes e à participação dos rins e pulmões, a concentração do íon de hidrogênio permanece estável, mantendo-se o equilíbrio ácido-base.

Tendo em vista a pequena concentração de íons de hidrogênio, tomou-se como unidade o logaritmo negativo da concentração desse íon, criando-se o conceito de pH. Dessa maneira, foi possível trabalhar mais facilmente com um espectro mais amplo de concentração de íon de hidrogênio, como acontece em vários sistemas químicos. No ser humano, entretanto, por ser pequena a variação da concentração do íon de hidrogênio (o pH compatível com a vida varia de 6,8 a 7,8 nEq/L), ainda é possível determinar essa concentração, expressa em nanoequivalentes por litro. Por outro lado, sugeriu-se que a medida do pH reflete apenas o íon de hidrogênio difusível ou ativo, e não a concentração total desse íon. Para fins clínicos, porém, as duas concentrações podem ser consideradas iguais.

A equação de Henderson-Hasselbalch descreve o equilíbrio entre o bicarbonato e o ácido carbônico e a relação com o pH:

$$pH = pK + \log \frac{HCO_3^-}{H_2CO_3}$$

Como a concentração de CO_2 é bem maior do que a de ácido carbônico, sua concentração representa virtualmente todo o H_2CO_3. Assim, a concentração de CO_2 dissolvido, determinado através de sua pressão parcial (PCO_2), representa a concentração do ácido carbônico. A constante relacionando o CO_2 dissolvido em milimoles por litro e PCO_2 em mm Hg é de 0,03. Dessa maneira, podemos escrever a equação:

$$pH = pK + \log \frac{[HCO_3^-]}{0,03 \times PCO_2}$$

Com base em conceitos fisiopatológicos e visando à aplicação clínica, essa fórmula foi reescrita levando-se em consideração o íon de hidrogênio e a interdependência com o bicarbonato e a PCO_2.

$$H = 24 \times \frac{PCO_2}{H_2CO_3^-}$$

A fórmula enfatiza, ainda, que a concentração do íon de hidrogênio é definida pela relação entre a PCO_2 e o HCO_3^-, e não pelo valor absoluto de cada um dos componentes isoladamente; mostra também a compensação iônica, minimizando-a, porém sem corrigi-la.

Por ser a PCO_2 regulada pela ventilação pulmonar, os distúrbios do equilíbrio ácido-base causados primariamente por alterações da PCO_2 são ditos respiratórios; do mesmo modo, quando iniciados por alterações da concentração do bicarbonato, diz-se que os distúrbios são metabólicos. Dessa maneira, quatro distúrbios do equilíbrio ácido-base podem ser detectados (Quadro 69.1): acidose respiratória, alcalose respiratória, acidose metabólica e alcalose metabólica, podendo, entretanto, mais de um desses distúrbios primários ocorrer em um mesmo paciente. Cada processo primário desencadeia respostas fisiológicas secundárias que corrigem parcialmente o pH (Quadro 69.2).

ACIDOSE METABÓLICA

É o distúrbio do equilíbrio ácido-base que se desenvolve quando há uma perda de bicarbonato do compartimento extracelular (acidose

Quadro 69.1 Causas frequentes de distúrbios do equilíbrio ácido-base

Acidose respiratória
Doença pulmonar obstrutiva
Depressão do SNC (drogas)
Edema pulmonar grave
Estado asmático
Pneumotórax
Doenças musculares
Deformidades torácicas
Obesidade

Alcalose respiratória
Doença pulmonar restritiva
Hiperventilação
 • Psicogênica
 • Ansiedade
Doenças neurológicas
Fístulas
Hipoxia
Embolia pulmonar
Hipertensão pulmonar
Pneumonia
Septicemia por Gram-negativos
Anemia grave
Febre

Acidose metabólica
Retenção de ácidos não voláteis
Uremia
Acidose lática
Cetoacidose
Intoxicações
 • Salicilatos
 • Etileno glicol
 • Metanol
 • Paraldeído
Hiperclorêmica
 • Diarreia, fístula pancreática
 • Drogas: acetazolamida
    NH_4Cl
    Colestiramina
 • Acidose tubular renal
 • Hiperparatireoidismo

Alcalose metabólica
Vômito e aspiração nasogástrica
Diuréticos
Excesso de mineralocorticoide
Uso de bicarbonato
Hipopotassemia grave

Quadro 69.2 Respostas fisiológicas às alterações do equilíbrio ácido-base

Distúrbio	Resposta Compensadora	Magnitude da Resposta
METABÓLICO		
Acidose	↓↑ PCO_2	PCO_2 = 1,5 (HCO_3^-) + 8 ± 2
Alcalose	↑↑ PCO_2	PCO_2 ↑ 6 mm Hg/↑ 6 mEq/L HCO_3^-
RESPIRATÓRIO		
Acidose		
aguda	↑ HCO_3^-	HCO_3^- ↑ 1 mEq/L/↑ 10 mm Hg PCO_2
crônica	↑↑ HCO_3^-	HCO_3^- ↑ 3,5 mEq/L/↑ 10 mm Hg PCO_2
Alcalose		
aguda	↑ HCO_3^-	HCO_3^- ↓ 2 mEq/L/↓ 10 mm Hg PCO_2
crônica	↑↑ HCO_3^-	HCO_3^- ↓ 5 mEq/L/↓ 10 mm Hg PCO_2

metabólica hiperclorêmica) ou uma reação de ácidos não voláteis, isto é, ácidos outros que não o ácido carbônico, os quais não são eliminados pelos pulmões e que, por isso mesmo, consomem bicarbonato para serem tamponados (no Quadro 69.1 estão algumas das causas). Como resultado, há um aumento da concentração do íon de hidrogênio e uma diminuição da concentração de bases, caracterizada por diminuição do pH e da concentração sérica do bicarbonato. O aumento da concentração do hidrogênio estimula centralmente a ventilação alveolar, o que leva a uma diminuição da PCO_2, compensando parcialmente o distúrbio. O grau da compensação respiratória na acidose metabólica simples, estável, é previsível a partir da fórmula PCO_2 = (1,5 × HCO_3^-) + 8 ± 2. Valores encontrados para PCO_2 maiores ou menores do que o previsto pela fórmula indicam a presença de outro distúrbio primário associado.

Muitas vezes o controle da condição subjacente – o controle do diabete, o controle da diarreia ou a suspensão da acetazolamida, somente para citar algumas condições – é suficiente para corrigir a acidose metabólica. Em situações em que existe acidemia grave (pH < 7,15) ou dificuldade na correção da causa subjacente ou interferência na ação de drogas, um agente alcalinizante deverá ser usado; o bicarbonato de sódio é o agente recomendado. Outros agentes alcalinizantes, dos tipos citrato e lactato, não oferecem nenhuma vantagem sobre o bicarbonato quando há necessidade de correção urgente da acidose metabólica, pois esses agentes, para atuarem, necessitam ser transformados metabolicamente em bicarbonato. Deve ser dada atenção para que o volume de distribuição do bicarbonato corresponda aproximadamente a 50% do peso corporal e que um pequeno aumento na concentração do bicarbonato plasmático (manutenção da concentração sérica do bicarbonato em torno de 12 a 14 mEq/L) seja suficiente para diminuir a gravidade da acidose. Por ser a difusibilidade do bicarbonato para o sistema nervoso central muito pequena, a hiperventilação persistirá por algumas horas após o uso desse agente. Dessa maneira, a rápida normalização da concentração do bicarbonato na presença da hiperventilação desvia o pH para níveis francamente alcalóticos.

O bicarbonato de sódio é o agente preferido no tratamento da acidose metabólica porque repõe diretamente o bicarbonato perdido. O bicarbonato de sódio é apresentado em forma de solução a 8,4 molar para uso venoso, em que se tem 1 mEq/L da solução. É apresentado também para uso oral em forma de comprimidos ou soluções (1 g de bicarbonato de sódio fornece 12 mEq do bicarbonato). A via oral, entretanto, é a preferida nas situações menos graves, quando se deseja uma alcalinização por um período prolongado, como no tratamento das condições crônicas e que causam acidose metabólica. Além do bicarbonato de sódio, existe a opção da solução de Shohl, que consta de 98 mg de citrato de sódio e 140 mg de ácido cítrico dissolvidos em 1 litro de água. Após metabolização hepática, cada mL da solução fornecerá 1 mEq do bicarbonato de sódio; ainda existe, também, a opção do citrato de sódio. Em situações bem especiais – presença de hipernatremia ou congestão pulmonar, por exemplo –, a diálise deverá ser instituída, fornecendo bases ao mesmo tempo em que retira o excesso de sódio e/ou água.

ALCALOSE METABÓLICA

Algumas causas de alcalose estão no Quadro 69.1. É uma situação em que há um aumento da concentração sérica do bicarbonato, e esse aumento é associado a uma diminuição recíproca do cloro.

O rim regula o metabolismo do bicarbonato de sódio, mantendo estável a sua concentração sérica; o sódio é reabsorvido pelo rim como NaCl, como $NaHCO_3$ (indiretamente, na troca por hidrogênio) ou na troca por potássio. A quantidade de sódio reabsorvida por cada via depende principalmente da disponibilidade de cloro. Quando há déficit ou o cloro não pode ser reabsorvido, a percentagem de sódio reabsorvida pela troca por potássio e por íon de hidrogênio aumenta bastante, levando a uma alcalose metabólica hipoclorêmica e a hipopotassemia. A resposta fisiológica do organismo à alcalose metabólica é elevar a PCO_2, de tal maneira que a cada 10 mEq/L de aumento do bicarbonato corresponda um aumento da PCO_2 de, aproximadamente, 6 mm Hg.

Na ausência de estímulo para uma reabsorção tubular excessiva de sódio, o rim reabsorverá preferentemente NaCl; é esse mecanismo que faz com que seja difícil o desenvolvimento de alcalose metabólica em uma pessoa normal somente pela administração do bicarbonato de sódio. Na prática clínica, a alcalose metabólica desenvolve-se em situações em que há uma concentração do espaço intravascular (depleção de sódio e cloro) ou quando existe um estímulo constante para a reabsorção de sódio, por excesso de mineralocorticoides. Então, com a reposição adequada de cloro, sob a forma de NaCl e KCl, o túbulo renal reabsorverá cloreto de sódio, rejeitando bicarbonato de sódio e corrigindo a alcalose. Nas situações em que há excesso de mineralocorticoides, a alcalose será corrigida com o controle da condição primária. Em ambos os casos, a alcalose metabólica acompanha-se de depleção de potássio, sendo também necessária a sua reposição sob a forma de KCl.

Existem ocasiões, entretanto, em que a alcalose metabólica se torna grave o suficiente para requerer tratamento. Nessas situações, são utilizadas soluções que fornecem radicais ácidos. A solução diluída de ácido clorídrico pode ser administrada, frequentemente, em uma veia central – 1.000 mL da solução 0,1 N contém 100 mEq de íons de hidrogênio. Podem ser usados também os precursores do ácido clorídrico, como o cloreto de amônio, o qual é metabolizado no fígado, a ureia e ácido clorídrico – a solução contendo 20 mg/mL contém, aproximadamente, 350 mEq de íons de hidrogênio por litro. Outra opção seria o cloridrato de arginina – 300 mL de solução a 10% fornecem aproximadamente 150 mEq de íons de hidrogênio.

A acetazolamida é outro agente a ser utilizado no tratamento da alcalose metabólica. Ela age bloqueando a anidrase carbônica, dificultando assim a reabsorção renal de bicarbonato de sódio e, consequentemente, a eliminação renal de íons de hidrogênio.

ACIDOSE RESPIRATÓRIA E ALCALOSE RESPIRATÓRIA

Os distúrbios respiratórios (ver Quadro 69.1), tanto a acidose, caracterizada por um aumento da PCO_2, como a alcalose, caracterizada por uma diminuição da PCO_2, são corrigidos secundariamente ao controle da causa do distúrbio da ventilação alveolar. Deve ser dada atenção ao fato de que a alcalose respiratória pode ser uma manifestação precoce de um problema subjacente, como septicemia, intoxicação por salicilato etc. As respostas fisiológicas aos distúrbios do equilíbrio ácido-base estão apresentadas no Quadro 69.2.

DISTÚRBIOS DO EQUILÍBRIO HIDROELETROLÍTICO

Sódio e água

O sódio é o principal íon do líquido extracelular, variando a concentração sérica entre 136 e 144 mEq/L, independentemente da água e do sódio ingeridos, enquanto a concentração intracelular é de apenas 10 mEq/mL, sendo o potássio o principal íon desse compartimento. A água, difundindo-se livremente através das membranas celulares, faz com que a concentração osmótica seja igual nos dois compartimentos, a despeito da diferença de composição. Assim, o volume do líquido extracelular é determinado pelo sódio.

A concentração osmótica dos líquidos corporais é mantida constante (290 ± 4 mOsm/kg de água). Essa constância só é possível graças à estreita inter-relação entre sede/neuro-hipófise/rim, caracterizada por um sensível controle osmótico da sede e da secreção de hormônio antidiurético (HAD) e pela ação desse hormônio sobre o rim. No rim, o hormônio torna o duto coletor permeável à água, facilitando a sua reabsorção. Quando ocorre uma diminuição de osmolaridade, há uma diminuição da sede e da liberação de HAD, levando à formação de urina diluída, excretando o excesso de água; quando, ao contrário, a osmolaridade aumenta, estimula a sede e a liberação de HAD, levando a um aumento de reabsorção tubular de água.

Embora possa ocorrer uma pequena perda da via extrarrenal, o balanço de sódio fundamentalmente é regulado pelo rim. Normalmente 99% do sódio filtrado pelo glomérulo é reabsorvido, sendo 2/3 no ramo ascendente da alça de Henle; 20% a 30% do sódio filtrado é reabsorvido, passivamente, acompanhando o cloro, que é reabsorvido ativamente. É esse segmento no néfron o principal responsável pelos processos de concentração e diluição urinárias. Finalmente, 5% a 10% do sódio é reabsorvido em túbulo distal e túbulo coletor, como NaCl ou na troca por hidrogênio e potássio; é nesse local que a aldosterona atua, e essas porções, provavelmente, são as mais importantes no controle da excreção urinária de sódio. As principais causas de hiponatremia e hipernatremia estão apresentadas no Quadro 69.3.

HIPONATREMIA

A hiponatremia quase nunca se deve a um aumento exagerado da ingestão de água, por causa da grande capacidade que tem o rim normal em excretar água. A hiponatremia poderá associar-se a um volume de líquido extracelular diminuído, normal ou aumentado, podendo a história e o exame físico do doente nos dar essa ideia; também é de ajuda, na abordagem da hiponatremia, o sódio urinário.

1. *Hiponatremia associada a diminuição do volume líquido extracelular.* Nessa condição, há um déficit de sódio e de água, podendo a perda ocorrer pela via extrarrenal ou através do rim. A via extrarrenal mais frequente é o tubo digestivo, através de vômitos e diarreia, seguida pelo acúmulo de líquido no "terceiro espaço", como acontece no caso de peritonite, queimaduras externas, etc. Nessas circunstâncias, o rim responde ao estímulo da hipovolemia, conservando avidamente sódio e água, formando uma urina hipertônica e com baixa concentração de sódio, geralmente abaixo de 10 mEq/L. A perda anormal de sódio e água através do rim ocorre em situações em que há uma doença renal, nos casos de uso exagerado de diuréticos ou na presença de insuficiência adrenal; em todas essas condições, o sódio urinário estará acima de 20 mEq/L.

    O tratamento da hiponatremia associada a hipovolemia visa primariamente a repor o líquido extracelular perdido, algumas vezes mesmo em caráter de emergência, e, para isso, utiliza-se salina isotônica, ou seja, solução de cloreto de sódio a 0,9%, oferecendo, assim, sódio e água de maneira equilibrada. Uma vez corrigido o déficit de sódio e água, faz-se necessária a correção do distúrbio primário, ou seja, reposição hormonal no caso da insuficiência adrenal, suspensão do diurético etc.

2. *Hiponatremia associada a um volume normal de líquido extracelular.* É a condição que ocorre na secreção inapropriada do hormônio antidiurético. Nessa síndrome, o HAD é liberado inapropriadamente, em resposta a estímulos não osmóticos, ou o HAD liberado excessivamente é proveniente de tumores não hipofisários. Com a secreção inapropriada do hormônio ocorre uma grande reabsorção de água em nível tubular. A hiponatremia que acompanha essa síndrome corrige-se facilmente através da restrição hídrica, com a finalidade de provocar um balanço hídrico negativo. Tem sido estudado o emprego do lítio e da demeclociclina, os quais inibem a ação do hormônio antidiurético e aumentam o AMP cíclico no tecido renal; os relatos preliminares têm sido favoráveis ao emprego dessas drogas no tratamento da síndrome da secreção inapropriada do HAD.

Quadro 69.3 Principais causas de hiponatremia e hipernatremia

HIPONATREMIA

I. ASSOCIADA A DEPLEÇÃO DO VOLUME DO LÍQUIDO EXTRACELULAR

　Perdas renais
　　excesso de diurético
　　deficiência de mineralocorticoides
　　doença renal tubulointersticial

　Perdas extrarrenais
　　vômito
　　diarreia
　　formação de terceiro espaço

II. ASSOCIADA A EXCESSO DO VOLUME DO LÍQUIDO EXTRACELULAR

　Síndrome nefrótica
　Cirrose hepática
　Insuficiência cardíaca

III. ASSOCIADA A DISCRETO EXCESSO DO VOLUME DO LÍQUIDO EXTRACELULAR
(sem edema)

　Síndrome de secreção inapropriada
　Deficiência do glicocorticoide

HIPERNATREMIA

I. ASSOCIADA A DIMINUIÇÃO DO SÓDIO CORPÓREO TOTAL

　Perdas renais
　　diurese osmótica:
　　　　manitol
　　　　glicose
　　　　ureia

　Perdas extrarrenais
　　diarreia
　　sudorese excessiva

II. ASSOCIADA A AUMENTO DO SÓDIO CORPORAL

　Hiperaldosteronismo primário
　Síndrome de Cushing
　Uso de bicarbonato de sódio

III. ASSOCIADA AO SÓDIO CORPORAL TOTAL, NORMAL

　Perdas renais
　　diabete insípido:
　　　　central
　　　　nefrogênico
　Perdas extrarrenais
　　perdas insensíveis

---

3. *Hiponatremia associada ao excesso de líquido extracelular.* Caracteriza-se por edema, denotando um aumento de sódio e de água; é o que ocorre na insuficiência cardíaca, na síndrome nefrótica e na cirrose. Nessas situações ocorre uma diminuição do volume plasmático efetivo devido à diminuição do trabalho cardíaco ou à diminuição da resistência periférica, ou hipoalbuminemia. A diminuição do volume plasmático efetivo estimula a reabsorção proximal de sódio, estimula a reabsorção distal de sódio através do hiperaldosteronismo e estimula também a liberação de HAD; a concentração final do sódio urinário será baixa, geralmente abaixo de 10 mEq/L. Na correção da hiponatremia em pacientes com excesso de sódio total e água, deve-se considerar a melhora da doença primária. Como esses pacientes já têm um aumento de sódio corporal, o uso de salina isotônica visando a corrigir a hiponatremia será totalmente indevido, pois somente aumentará ainda mais o líquido extracelular, causando piora da doença básica; a restrição hídrica diminuirá a água total, enquanto a restrição da ingestão de sódio e o uso judicioso de diuréticos corrigirão o excesso de sódio.

HIPERNATREMIA

Hipernatremia significa um déficit de água em relação aos solutos, causando um aumento da osmolaridade. A sede, entretanto, é bastante sensível à hiperosmolaridade, e por isso mesmo a hipernatremia geralmente se desenvolve em pacientes com comprometimento do centro da sede ou que não possam ter acesso a água.

A hipernatremia pode desenvolver-se associada a um aumento, diminuição ou volume normal de líquido extracelular.

1. *Hipernatremia associada a diminuição do líquido extracelular.* Ocorre quando há perda de sódio e, principalmente, de água. Tais perdas podem dar-se através da pele (pouco frequente) ou, em crianças, secundariamente a diarreia; nessas situações, o sódio urinário estará abaixo de 10 mEq/L. Entretanto, quando as perdas ocorrem através do rim, como na diurese osmótica, o sódio urinário está aumentado.

A reposição eletrolítica dependerá da gravidade da situação. Se existe hipotensão arterial grave, salina a 0,9% deverá ser usada até corrigir-se hemodinamicamente o paciente; a partir daí, a hipernatremia deverá ser corrigida com soluções hipotônicas (soro glicosado a 5% ou solução de NaCl a 0,45%). Evidentemente, a causa primária da hipernatremia deverá ser controlada.

2. *Hipernatremia associada a volume normal de líquido extracelular.* Ocorre quando há perda isolada de água, como em situações de deficiência de hormônio antidiurético, ou quando o rim não responde ao hormônio – diabete insípido central ou nefrogênico. Exagerada perda insensível, ou seja, através da pele e dos pulmões, em pacientes sem acesso a água, tem sido reportada como causa de hipernatremia.

O tratamento da hipernatremia secundária à perda de água, visando a repor a água, deverá ser feito preferencialmente por via oral, ou, na impossibilidade, por via parenteral, usando-se soro glicosado a 5%. A reposição deverá ser lenta, para evitar o desenvolvimento de edema cerebral.

3. *Hipernatremia associada a expansão do líquido extracelular.* É uma situação pouco comum porque o rim normal é capaz de excretar todo o excesso de sódio. Porém, na presença de excesso de mineralocorticoides, pode haver uma discreta elevação de sódio sérico. Mais frequentemente, a hipernatremia ocorre como complicação do uso de bicarbonato de sódio ou de salina hipertônica. O tratamento visa a diminuir a hiperosmolaridade através da administração de água ou soro glicosado a 5% e retirada de sódio, ou com o uso de diuréticos, ou pela diálise (peritoneal ou hemodiálise).

Potássio

É o íon mais importante do espaço intracelular, havendo somente 2% a 3% do potássio total no líquido extracelular. A capacidade de manter uma alta concentração de potássio, trocando por sódio em ambiente em que é alta a concentração de sódio e baixa a de potássio, como acontece no líquido extracelular, é uma característica das células vivas. A distribuição entre espaços intra- e extracelular, porém, é governada não só pela integridade da membrana celular e pH, mas também pela aldosterona e pela insulina. Embora relativamente baixa, a concentração sérica do potássio deve ser mantida em uma faixa estreita, devido aos efeitos desse íon sobre a excitabilidade muscular e nervosa.

Um indivíduo normal ingere cerca de 50 a 150 mEq de potássio por dia, porém o balanço permanece estável porque uma pequena parte do potássio ingerido é excretada pelas fezes (5-10 mEq) ou pelo suor (16 mEq/L) e cerca de 90% o é pela urina. Uma vez filtrado pelo glomérulo, o potássio é reabsorvido no túbulo proximal, provavelmente por processo ativo. Na alça de Henle, o potássio move-se livremente, entrando na luz tubular no ramo descendente e sendo reabsorvido passivamente no ramo ascendente, de tal maneira que somente 5% a 10% do potássio filtrado chega ao túbulo distal. Então, a maior parte do potássio que aparece na urina é excretada pela segunda metade do túbulo distal; a contribuição da primeira metade desse segmento é bastante pequena, podendo reabsorver o potássio em situações de hipopotassemia. Deve ser dada atenção ao fato de que o fenômeno de conservação de potássio durante a hipopotassemia é lento, podendo mesmo ocorrer déficit significativo antes de haver diminuição da excreção renal. As principais causas de hiperpotassemia estão no Quadro 69.4.

HIPERPOTASSEMIA

Ocorre mais frequentemente em situações em que há diminuição da excreção renal, como ocorre na insuficiência renal, mas pode ocorrer também em pacientes usando diuréticos que retêm potássio (espironolactona, triantereno) e em pacientes com doença de Addison ou hipoaldosteronismo. A hiperpotassemia pode ser secundária a grande liberação de potássio celular, como ocorre em situações em que há grande destruição de células, ou, mais raramente, pode ser secundária ao uso exagerado, oral ou parenteral, de suplementação de potássio na forma de substitutos de sal, uso de soluções que contenham potássio (penicilina potássica, sangue estocado, xaropes etc.).

Embora o aumento da concentração de potássio interfira no funcionamento do tecido nervoso, causando parestesia, hiporreflexia ou mesmo paralisias, são os efeitos sobre o coração os mais perigosos durante a avaliação desses pacientes.

Hiperpotassemia deve ser considerada emergência quando ocorre arritmia ou quando o potássio sérico eleva-se acima de 6,5 mEq/L.

Dependendo da situação, o tratamento da hiperpotassemia visa a antagonizar as ações do potássio sobre o coração, e para isso o cálcio é usado na forma de gluconato de cálcio a 10% por via venosa, lentamente. Quando não há sinais de toxicidade cardíaca, pode-se lançar mão do bicarbonato de sódio, visando a alcalinizar o paciente, ou seja, diminuir a concentração do íon de hidrogênio no espaço extracelular e transferir o potássio desse compartimento para o intracelular. Também, visando a transferir o potássio do extracelular para o intracelular, deve ser tentada a insulina associada à glicose. Dois pontos devem ser lembrados: o primeiro é que todas as medidas referidas antagonizam ou transferem o potássio de um compartimento para outro, e por isso o efeito persiste apenas enquanto persistir a infusão. O segundo ponto é que, quando essas medidas forem usadas em conjunto, o bicarbonato de sódio e o gluconato de cálcio não deverão ser usados juntos, pelo perigo de precipitação.

A remoção de potássio é conseguida através do uso de resinas de troca de cátion – sulfato sódico de poliestireno ou sulfato cálcico de poliestireno –, as quais trocam potássio por sódio ou cálcio, respectivamente, através do tubo digestivo. Por serem resinas de troca, o uso deverá ser associado a um laxativo tipo sorbitol, pois, com a permanência no tubo digestivo, as trocas se darão novamente, porém em sentido inverso. O uso de tais resinas poderá ser por via oral ou sob a forma de enema. Também a remoção de potássio é conseguida através da diálise. Embora a diálise e o uso de resinas diminuam realmente o potássio corpóreo, ambos são processos lentos, que requerem algumas horas para manifestar seus efeitos.

HIPOPOTASSEMIA

Mais comumente, resulta das perdas gastrointestinais ou da administração de diuréticos, mas também está associada a situações em que há um excesso de mineralocorticoides, alcalose metabólica, acidose tubular renal ou depleção de magnésio. Algumas drogas, como a carbenicilina,

---

Quadro 69.4 Principais causas de hipopotassemia e hiperpotassemia

HIPOPOTASSEMIA

I. POR DIMINUIÇÃO DA INGESTA

    Anorexia nervosa
    Dieta
    Alcoolismo

II. PERDAS GASTROINTESTINAIS

    Vômitos ou aspiração nasogástrica
    Diarreia, abuso de laxantes
    Fístulas biliares ou pancreáticas
    Adenoma viloso

III. PERDAS RENAIS

    Excesso de mineralocorticoide
    Acidose tubular renal
    Doenças tubulointersticiais
    Uso de diuréticos
    Hipopotassemia familiar

HIPERPOTASSEMIA

I. REDISTRIBUIÇÃO

    Acidose
    Destruição celular
    Hiperpotassemia familiar

II. OFERTA AUMENTADA

    Suplementação oral
    Administração venosa
    Soluções contendo potássio
    Transfusão sanguínea
    Penicilina potássica

III. DIMINUIÇÃO DA EXCREÇÃO RENAL

    Insuficiência renal
    Defeitos tubulares renais
    Diuréticos poupadores de potássio
    Hipoaldosteronismo

Quadro 69.5 Composição das principais soluções parenterais

Tipos de Soluções	Soluto	Concentração (g%)	Concentração dos Íons (mEq/L)						Conteúdo por Litro		
			Na$^+$	K$^+$	Cl$^-$	Ca^{++}	HCO$_3^-$	NH$_4^+$	mEq	mOsm	Glicídio (g)
Solução glicosada											
5%	Glicose	5								278	50
10%	Glicose	10								556	100
25%	Glicose	25								1.390	250
50%	Glicose	50								2.780	500
Solução salina											
Hipotônica (0,45% ou 0,5 N)	NaCl	0,45	77		77				154	154	
Isotônica (0,9 ou N)	NaCl	0,90	154		154				308	308	
Hipertônica	NaCl	3,0	513		513				1.026	1.026	
		5,0	855		855				1.710	1.710	
Solução glicofisiológica											
5% em 0,22%	Glicose	5									
	NaCl	0,22	38		38				76	354	50
5% em 0,45%	Glicose	5									
	NaCl	0,45	77		77				154	432	50
5% em 0,9%	Glicose	5									
	NaCl	0,90	154		154				308	586	50
Alcalinizantes											
Isotônicas (1/6 M)											
Lactato de sódio	NaC$_3$H$_5$O$_3$	1,87	167				167		334	334	
Bicarbonato de sódio	NaHCO$_3$	1,4	167				167		334	334	
Hipertônicas											
Bicarbonato de sódio (0,6 M)	NaHCO$_3$	5,0	595				595		1.190	1.190	
Bicarbonato de sódio (0,9 M)	NaHCO$_3$	7,5	893				893		1.786	1.786	
Acidificantes											
Cloreto de amônio (2,7%)	NH$_4$Cl	0,9			504			504		1.008	
Arginina HCl em glicose	C$_6$H$_{14}$O$_2$N$_4$HCl	2,1			100				200	756	
10%	C$_6$H$_{12}$O$_6$	10									
Outras											
Sol. Ringer	NaCl	0,860	147								
	KCl$_2$	0,030		4,0							
	CaCl$_2$	0,033				5,0			312	309	
Sol. Ringer lactato	NaCl	0,600	130								
	KCl	0,030		4,0			28		280	277	
	CaCl$_2$	0,020				3,0					
	NaC$_3$H$_5$O$_3$	0,310									

também estimulam a excreção renal de potássio, causando hipopotassemia.

Além das complicações cardíacas, a hipopotassemia causa rabdomiólise, diabete insípido nefrogênico, precipita coma hepático e, ao estimular a reabsorção tubular do bicarbonato e dificultar a de cloro, mantém a alcalose metabólica.

O tratamento visa principalmente a corrigir a causa primária e repor o potássio. Como geralmente existe uma deficiência de cloro associada, o cloreto de potássio é a forma de reposição preferida. A forma líquida do cloreto de potássio é a preferida para administração oral. O xarope de cloreto de potássio deverá ser usado após a alimentação a fim de diminuir a irritação gástrica. Comprimidos de cloreto de potássio não são

Quadro 69.6 Soluções eletrolíticas

	Volume (mL)	mEq/mL					
		Na$^+$	K$^+$	Cl$^-$	HCO$_3^-$	Ca^{++}	Outros
Cloreto de sódio a 10%	10	1,7		1,7			
Cloreto de sódio a 25%	10	4,2		4,2			
Cloreto de potássio a 15%	20		2	2			
Cloreto de potássio a 7,4%	10		1	1			
Cloreto de potássio a 3%	20		0,4	0,4			
Bicarbonato de sódio a 8,4%	20	1			1		
Bicarbonato de sódio a 7,5%	20	0,9			0,9		
Gluconato de cálcio a 10%	10					0,5	0,5 (gluconato)
Cloreto de cálcio a 10%	10			3		1,5	

aconselháveis, pois existem várias referências à formação de ulcerações e perfurações intestinais. Outros sais de potássio devem ser usados nas raras situações em que a hipopotassemia associa-se a hipercloremia. Nas hipopotassemias graves prefere-se a via venosa, tomando-se o cuidado de não se infundir mais de 40 mEq por hora; a concentração sérica e, principalmente, o eletrocardiograma devem ser observados frequentemente, assim como o volume urinário.

REFERÊNCIAS BIBLIOGRÁFICAS

1. BERL, T., ANDERSON, R.S., McDONALD, K.M. e SCHRIN, S.W. Clinical disorders of water metabolism. *Kidney Int., 10*:117, 1976.
2. BIDANI, A. Electrolyte and acid-base disorders. *Med. Clin. North Amer., 70*:1.013, 1986.
3. COHEN, J.J. e KASSIRER, J.P. *Acid-Base*. 1st edition. Little, Brown and Co, Boston, 1982.
4. KURTZMAN, N.A. e BATTLE, D.C. (editors). Symposium on acid-base disorders. *Med. Clin. North Amer., 67*:753, 1983.
5. MAXWELL, M.H. e KLEEMAN, C.R. *Clinical Disorders of Fluid and Electrolyte Metabolism*. 3rd edition. McGraw-Hill Book Co., New York, 1980.
6. NARINS, R.G. e EMMETT, M. Simple and mixed acid-base disorders: a practical approach. *Medicine, 59*:161, 1980.
7. NARINS, R.G., JONES, E.R., STOM, M.C., RUDNICK, M.R. e BASTL, C.P. Diagnostic strategies in disorders of fluid, electrolyte and acid-base homeostasis. *Am. J. Med., 72*:496, 1982.
8. SANTINO FILHO, F., BIERNOT, J.C., FONSECA, J.E., MENEZES, C.R. e LEITE, A.M. Tratamento de hipercalemia com resina permutadora de cátions do ciclo do cálcio. *Rer. Ass. Med. Brasil, 23*:152-154.
9. THIER, S.O. Potassium physiology. *Am. J. Med., 80* (sup. 4A):3, 1986.

70

Farmacologia dos Diuréticos

Antonio Alberto Lopes e Reinaldo Martinelli

Os diuréticos são fármacos que têm a propriedade de causar aumento do volume urinário e cujo mecanismo básico é a inibição da reabsorção tubular de sódio e água. Deve ser observado que existe um grupo muito restrito de drogas que provocam aumento do volume urinário atuando primariamente na hemodinâmica renal, afetando, dessa forma, a função glomerular. No entanto, as drogas mais comumente usadas com finalidade diurética são as que agem predominantemente nos túbulos renais.

Existem diferenças importantes entre os diversos medicamentos usados como diuréticos no que diz respeito à estrutura química, aos locais dos mecanismos de ação e às indicações terapêuticas. Com o objetivo de ajudar a entender como os diuréticos atuam e para possibilitar o uso racional desses medicamentos na prática médica, segue um resumo dos aspectos básicos do processo de formação de urina, ou seja, a filtração glomerular e o processamento tubular do ultrafiltrado. Também serão discutidos aspectos fundamentais do sistema renina-angiotensina-aldosterona, principalmente os mais relacionados com o processo de formação da urina.

FILTRAÇÃO GLOMERULAR

O primeiro passo para a formação da urina ocorre nos glomérulos renais, onde o sangue é filtrado sob um regime de alta pressão hidráulica, propiciada primariamente pelo posicionamento dos capilares glomerulares entre dois vasos de resistência, as arteríolas aferente e eferente (Fig. 70.1). Nesse processo de ultrafiltração, os solutos de pequeno peso molecular passam, juntamente com a água, para o espaço de Bowman, enquanto células e macromoléculas são retidas pela barreira de filtração, representada pelo endotélio, pela membrana basal capilar e pela camada de células epiteliais. É importante observar que os dois rins, em conjunto, contêm em torno de 2 milhões de glomérulos, que respondem por um volume diário de filtrado, em adultos sadios, em torno de 180 L.

A intensidade da ultrafiltração glomerular é proporcional à pressão de ultrafiltração, determinada pelo balanço entre as pressões hidráulicas e oncóticas que agem no capilar glomerular e no espaço de Bowman. Enquanto a pressão hidráulica intracapilar glomerular (P_C) e a pressão oncótica do espaço de Bowman (Π_B) favorecem a ultrafiltração, a pressão hidráulica do espaço de Bowman (P_B) e a pressão oncótica do capilar glomerular (Π_C) se opõem à entrada de líquido nos túbulos renais. Um outro fator determinante da ultrafiltração glomerular é o coeficiente de ultrafiltração (K_f), que depende da permeabilidade hidráulica e da área capilar disponível. A taxa de filtração glomerular (TFG) pode ser representada pela seguinte equação: $TFG = K_f[(P_C - P_B) - (\Pi_C - \Pi_B)]$.

Processamento do ultrafiltrado glomerular nos túbulos renais

Cada glomérulo conecta-se com o sistema tubular renal através do espaço de Bowman; esse conjunto tubuloglomerular constitui o néfron, considerado a unidade funcional básica do rim. Tomando-se por base características histológicas e fisiológicas, o túbulo renal pode ser dividido em túbulo proximal, alça de Henle, túbulo distal e duto coletor (Fig. 70.2); cada uma dessas partes "histofisiológicas" pode ainda ser subdividida.

Os mecanismos tubulares exercem uma influência muito mais pronunciada no volume e na composição final da urina que a filtração glomerular. Ao longo dos túbulos, o ultrafiltrado passa por profundas modificações decorrentes dos processos de reabsorção e secreção. O processo de reabsorção desempenha um papel mais importante que o de secreção na formação da urina. É importante observar que, devido aos processos tubulares, apenas 1% do volume do ultrafiltrado glomerular será eliminado sob a forma de urina. O Quadro 70.1 mostra o percentual, aproximado, do sódio filtrado que é reabsorvido em cada segmento dos túbulos e os principais mecanismos envolvidos nessa reabsorção. Os diuréticos exercem suas ações principalmente ao nível dos túbulos, inibindo a reabsorção de sódio e, consequentemente, de água.

TÚBULO PROXIMAL

O túbulo proximal reabsorve em torno de 65% do ultrafiltrado glomerular. A concentração de sódio, no entanto, não é alterada nesse nível, mantendo-se, dessa forma, igual à plasmática. Em grande parte, a reabsorção de Na^+ da luz para a célula tubular ocorre através de troca com H^+. Esse processo, mediado pela enzima anidrase carbônica (Fig. 70.2), resulta na reabsorção de sódio predominantemente sob a forma de $NaHCO_3$. Isso determina um aumento da concentração intratubular de Cl^- a um nível mais alto que a dos capilares peritubulares, o que irá desempenhar um papel importante na reabsorção de Na^+ em segmentos mais distais dos túbulos. A angiotensina II também contribui para aumentar a reabsorção tubular de Na^+ e água ao nível do túbulo proximal, através do aumento das trocas de Na^+ por H^+.

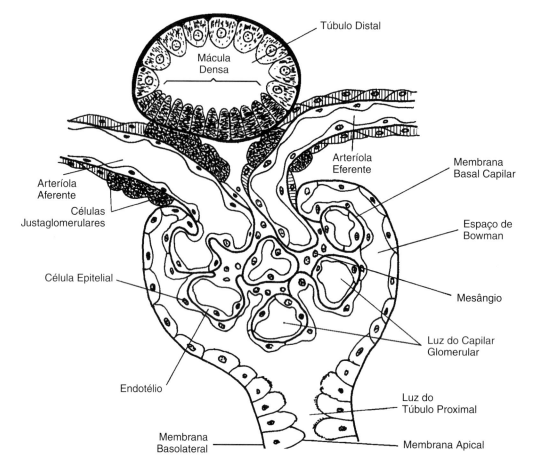

Fig. 70.1 Visão esquemática do glomérulo renal e das conexões histofisiológicas com o sistema tubular. O sangue proveniente da artéria renal chega até os capilares glomerulares via arteríola aferente. No interior dos capilares glomerulares, o sangue está sob um regime de alta pressão hidráulica devido à sua posição entre dois vasos de resistência, as arteríolas aferente e eferente. O filtrado glomerular passa para o espaço de Bowman, o qual se conecta com o sistema tubular, onde atua a maioria das drogas diuréticas.

A mácula densa, localizada no início do túbulo distal, é constituída por células com características peculiares e que, juntamente com as células justaglomerulares da arteríola aferente e com o mesângio extraglomerular, constituem o aparelho justaglomerular. Essa estrutura desempenha papel fundamental no controle da filtração glomerular e da função tubular, influenciando, portanto, a formação da urina e os efeitos das drogas diuréticas. (Modificado de GUYTON, A.C. *Human Physiology and Mechanisms of Disease*. W.B. Saunders, Philadelphia, PA, 1992.)

O transporte de Na^+ do interior da célula tubular para os capilares peritubulares ocorre sob a influência da bomba de Na^+-K^+-ATPase, que atua na membrana basolateral (Fig. 70.2). Por outro lado, a água é passivamente reabsorvida, em função do gradiente osmótico.

ALÇA DE HENLE

A alça de Henle é formada pelos segmentos delgado e espesso. O segmento delgado, por sua vez, subdivide-se nos ramos descendente e ascendente. O segmento delgado (ramos descendente e ascendente), devido às suas permeabilidades específicas ao NaCl e à água, tem participação bastante importante nos mecanismos de concentração e diluição da urina. O ramo descendente do segmento delgado caracteriza-se por uma alta permeabilidade à água e uma baixa permeabilidade aos solutos.

O ramo ascendente, embora semelhante, em diversos aspectos, ao descendente, é impermeável à água, e muito permeável ao NaCl, de tal forma que ocorre uma intensa reabsorção passiva de sódio nessa porção do néfron. O segmento espesso da alça de Henle, que vem logo em seguida ao ramo ascendente do segmento delgado, é também impermeável à água. Aproximadamente 20% do sódio filtrado é ativamente reabsorvido nesse nível pelo cotransporte de Na^+-K^+-$2Cl^-$ (Fig. 70.2). É importante observar que parte do potássio reabsorvido retorna à luz tubular, o que torna a luz eletropositiva em comparação ao capilar peritubular. Esse gradiente elétrico contribui para uma reabsorção passiva de Ca^{++}, conjuntamente com a reabsorção de NaCl ao nível da alça de Henle.

TÚBULO DISTAL

No túbulo distal, o sódio é transferido da luz para a célula juntamente com o cloro (Fig. 70.2). Essa porção do néfron é impermeável à água, o que dilui ainda mais o líquido tubular. Ao nível do túbulo distal, aproximadamente 10% do sódio filtrado é reabsorvido. O túbulo distal também parece desempenhar um papel importante no controle da reabsorção tubular de Ca^{++}. A esse nível, o hormônio paratireoidiano promove a entrada do Ca^{++} luminal na célula tubular e o Ca^{++} reabsorvido retorna

Quadro 70.1 Reabsorção de sódio nos diversos segmentos tubulares

Segmento Tubular	Distribuição Percentual da Reabsorção de Sódio	Mecanismo Principal da Reabsorção de Na^+ da Luz para a Célula Tubular
Túbulo proximal	65	Troca de Na^+ por H^-
Alça de Henle	20	Cotransporte Na^+-K^+-$2Cl$
Túbulo distal	10	Cotransporte de Na^+-Cl^-
Duto coletor	5	Canais específicos de Na^+

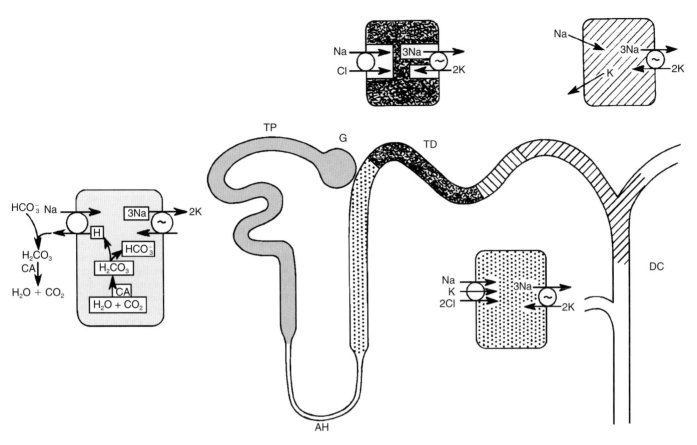

Fig. 70.2 Anatomia do néfron e transporte do sódio nos segmentos tubulares.
CA: Anidrase carbônica
AH: Alça de Henle
DC: Duto coletor
G: Glomérulo
TD: Túbulo distal
TP: Túbulo proximal
N: Bomba de Na^+-K^+-ATPase na membrana basolateral

à circulação sistêmica através de trocas com o Na^+ e das ações da bomba de Ca^{++}-ATPase ao nível da membrana basolateral.

DUTO COLETOR

Estima-se que em torno de 5% do sódio filtrado seja reabsorvido ao nível dos segmentos cortical e medular do duto coletor. Os mecanismos de transporte de sódio ao nível do duto coletor apresentam diferenças importantes quando comparados às porções mais proximais do néfron (Fig. 70.2). No túbulo coletor, a entrada de Na^+ na célula ocorre através de canais específicos. A reabsorção de Na^+ no duto coletor se acompanha de eletronegatividade da luz, o que favorece a secreção de K^+ e de H^+ para o interior da luz tubular. A aldosterona promove a reabsorção de Na^+ tanto na porção cortical quanto na medular do duto coletor, por facilitar a abertura de canais de Na^+. Ao nível do duto coletor, o sódio intratubular alcança níveis extremamente baixos, podendo chegar a 1 mEq/L. A permeabilidade à água do duto coletor é variável e depende da presença do hormônio antidiurético.

Aparelho justaglomerular e o sistema renina-angiotensina-aldosterona

A *mácula densa* (Fig. 70.1) é uma estrutura representada por um conjunto de células altamente especializadas, localizadas no início do túbulo distal, que, juntamente com as arteríolas aferente e eferente e o mesângio extraglomerular, formam o *aparelho justaglomerular* (AJG). O AJG exerce um importante papel no controle da concentração de NaCl que deixa a alça de Henle: em caso de concentração elevada, a mácula densa envia um sinal químico, causando contração da arteríola aferente. Esse mecanismo, denominado *feedback* tubuloglomerular, determina uma redução do ritmo de filtração glomerular.

O AJG possui também sensores para modificações da pressão e do fluxo sanguíneo arterial. Ocorrendo queda da pressão arterial ou diminuição do fluxo plasmático renal, as células justaglomerulares, localizadas na arteríola aferente, liberam uma enzima, renina, que, ao atuar sobre o seu substrato, angiotensinogênio, libera a angiotensina I, um decapeptídio que será convertido em angiotensina II, um octapeptídio. A angiotensina II tem uma potente ação vasoconstritora, especialmente da arteríola eferente, e, conforme já referido, interfere diretamente na reabsorção de sódio ao nível do túbulo proximal. A angiotensina II também estimula a suprarrenal a produzir o hormônio aldosterona, que desempenha papel importante na reabsorção de sódio ao nível dos túbulos mais distais.

CLASSIFICAÇÃO DOS DIURÉTICOS

Várias classificações têm sido propostas para os diuréticos, baseadas, principalmente, na estrutura química e nos mecanismos e locais de ação. Neste capítulo será usada uma classificação mais histofisiológica, baseada no segmento do néfron em que o diurético exerce a sua ação primária e no sistema de transporte que é inibido pela droga (Quadro 70.2).

É importante observar que a classificação apresentada não implica que o diurético atue em apenas um determinado segmento do néfron ou bloqueie exclusivamente um determinado sistema de transporte. Na verdade, os diuréticos, em geral, atuam em diversos segmentos do néfron e inibem diferentes sistemas de transporte de íons.

Quadro 70.2 Classificação dos diuréticos

Diuréticos que Atuam Modificando a Hemodinâmica Renal
Metilxantinas
  teofilina
Amina Simpatomimética
  dopamina

Diuréticos que Atuam no Túbulo Proximal
Inibidores da Anidrase Carbônica
  acetazolamida
  metazolamida
  diclorfenamida

Diuréticos que Atuam na Alça de Henle
Inibidores do Cotransporte de Na-K-2Cl
  furosemida
  bumetanida
  piretanida
  torasemida
  ácido etacrínico
Diuréticos Osmóticos

Diuréticos que Atuam no Túbulo Distal
Derivados Benzotiadiazínicos
  clorotiazida
  hidroclorotiazida
Derivados Heterocíclicos
  clortalidona
  xipamida
  metolazona

Diuréticos que Atuam no Duto Coletor Cortical
Antagonista da Aldosterona
  espironolactona
Bloqueadores dos Canais de Sódio
  amilorida
  triantereno

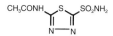

Fig. 70.3 Estrutura química da acetazolamida.

Diuréticos que atuam modificando a hemodinâmica

Existem dois grupos de drogas cujos efeitos natriuréticos dependem primariamente das suas ações sobre a função glomerular: as xantinas e a dopamina. Os mecanismos de ação dessas drogas não são ainda plenamente conhecidos; sabe-se, no entanto, que elas agem por uma combinação de efeitos ao nível de glomérulos e túbulos. Há evidências, por exemplo, de que a dopamina, além de favorecer um aumento da filtração glomerular, reduz o transporte de sódio ao nível do túbulo proximal, devido a uma diminuição da atividade da bomba de Na^+-K^+-ATPase. Embora promovam a natriurese, as indicações terapêuticas principais dos medicamentos desse grupo relacionam-se a razões não diretamente ligadas aos seus efeitos diuréticos.

Estudos em animais de laboratório e em seres humanos têm demonstrado que a teofilina (uma metilxantina) aumenta a excreção renal de sódio e de água, principalmente por causar vasodilatação da arteríola aferente e, consequentemente, aumento da taxa de filtração glomerular. Secundariamente, a teofilina causa uma inibição da reabsorção tubular de sódio.

A dopamina, em pequenas doses (≤ 3 μg/kg/min), estimula os receptores dopaminérgicos da vasculatura renal, causando, como a teofilina, vasodilatação da arteríola aferente e aumento da filtração glomerular. Em doses mais elevadas, entretanto, a dopamina estimula receptores alfa, causando vasoconstrição e diminuição da filtração glomerular.

Diuréticos que atuam no túbulo proximal: inibidores da anidrase carbônica (IACs)

Embora sejam capazes de causar uma completa inibição da anidrase carbônica, enzima que propicia um aumento da reabsorção tubular de sódio, os medicamentos desse grupo apresentam uma ação diurética apenas moderada. Os dois IACs mais estudados e que têm sido empregados, sobretudo em estudos fisiológicos, são a acetazolamida e a benzolamida. Ambos são poderosos IACs, diferindo na capacidade de atravessar as membranas celulares: a acetazolamida, por sua solubilidade em lipídios, atravessa a membrana celular, enquanto a benzolamida fica confinada ao espaço extracelular, devido à baixa permeabilidade celular. Outros IACs são a diclorfenamida e a metazolamida. A acetazolamida (Fig. 70.3), no entanto, é o único IAC disponível para uso clínico no Brasil. Esse medicamento é administrado por via oral e quase totalmente absorvido pelo tubo digestivo e eliminado por via renal, com uma meia-vida que varia de 6 a 9 horas.

MECANISMO DE AÇÃO DOS IACs

A anidrase carbônica é encontrada, sobretudo, em células do túbulo proximal tanto no citoplasma quanto nas membranas apical e basolateral (Fig. 70.4). No espaço intracelular, essa enzima catalisa a reação $CO_2 + H_2O \iff H_2CO_3$. O H_2CO_3, por sua vez, se dissocia em H^+ e HCO_3^-, e o íon de hidrogênio é secretado para a luz tubular, em troca pelo sódio. Na luz tubular, o H^+ reage com o HCO_3^-, resultando na formação de H_2CO_3, que se dissocia em CO_2 e H_2O na presença da anidrase carbônica localizada na orla em escova da célula tubular proximal (Fig. 70.4). O CO_2, por ser lipofílico, rapidamente se difunde para o interior da célula, reagindo com a água. O resultado final é a reabsorção tubular de bicarbonato de sódio e de água. Os IACs disponíveis para uso clínico inibem tanto a enzima citossólica quanto a ligada à membrana tubular. Dessa forma, ocorrem: (1) diminuição da produção intracelular de íons de hidrogênio disponíveis para a troca com íons de sódio; (2) inibição da desidratação do ácido carbônico, resultando em acidificação do líquido intratubular; e (3) redução da secreção de íons de hidrogênio. Assim, indiretamente, os IACs bloqueiam o sistema de transporte Na^+-H^+ da orla em escova da membrana apical da célula tubular proximal que media a reabsorção do bicarbonato de sódio filtrado.

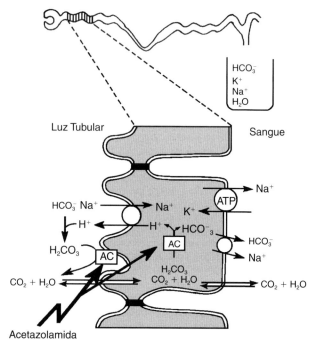

Fig. 70.4 Representação esquemática da célula tubular proximal mostrando o processo de reabsorção de Na^+ e HCO_3^- e o mecanismo de ação dos inibidores da anidrase carbônica. (SUKI, W.N. e EKNOYAN, G. Physiology of diuretic action. *In:* SELDIN, D.W. e GIEBISCH, G. (eds.). *The Kidney: Physiology and Pathophysiology.* 2nd ed. Raven Press, Ltd., New York, 1992.)

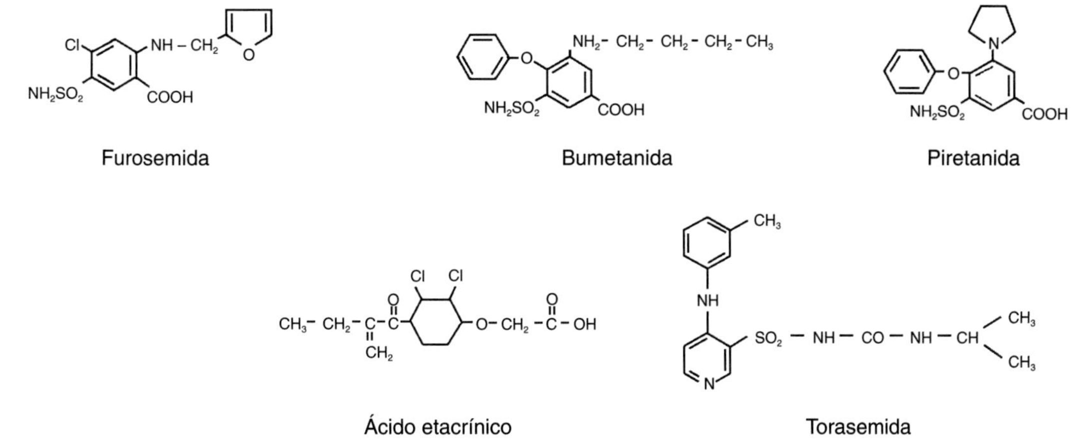

Fig. 70.5 Estrutura química dos diuréticos que atuam na alça de Henle.

EFEITOS DOS IACs NA HEMODINÂMICA RENAL, NA FILTRAÇÃO GLOMERULAR E NA EXCREÇÃO DE ÁGUA E ELETRÓLITOS

A administração dos IACs causa diminuição do ritmo de filtração glomerular, sem modificar o fluxo plasmático renal. A redução do ritmo de filtração glomerular em resposta aos IACs contrabalança de certa forma o potencial efeito diurético decorrente das ações desse grupo de drogas ao nível do túbulo proximal. Mostrou-se que a redução do ritmo de filtração glomerular se deve ao estímulo de *feedback* tubuloglomerular, secundário ao aumento da oferta de solutos a segmentos do néfron pós-túbulo proximal.

Os IACs causam aumento da excreção urinária de sódio, potássio, bicarbonato e fosfato. A excreção fracional de sódio quase nunca é superior a 5%, o que demonstra a baixa potência diurética desse grupo. As excreções fracionais de bicarbonato e de potássio, entretanto, são elevadas, alcançando 30% e 70%, respectivamente. As excreções urinárias de Cl, Ca^{++} e Mg^{++} são pouco influenciadas por esses diuréticos.

OUTROS EFEITOS DOS IACs

A anidrase carbônica é encontrada em células extrarrenais, incluindo os olhos, mucosa gástrica, pâncreas, sistema nervoso central e hemácias. A anidrase carbônica está envolvida na formação de bicarbonato de sódio no humor aquoso, pelos processos ciliares. Assim, a inibição da anidrase carbônica reduz a formação do humor aquoso, consequentemente reduzindo a pressão intraocular. Isso justifica o uso dos IACs no tratamento do glaucoma.

Diuréticos que atuam na alça de Henle ou diuréticos de alça

Os diuréticos desse grupo atuam predominantemente no segmento espesso da alça de Henle e, por isso mesmo, são conhecidos como diuréticos de alça; são os mais potentes em uso clínico. A grande potência dos diuréticos de alça deve-se a uma combinação de fatores. Primeiro, um percentual considerável do sódio filtrado é reabsorvido na alça de Henle, local de ação primária desses diuréticos. Segundo, alguns diuréticos de alça também inibem a reabsorção de sódio e água ao nível do túbulo proximal. Finalmente, os túbulos distal e coletor têm capacidade limitada para contrabalançar a intensa natriurese induzida pelos diuréticos de alça.

A estrutura química dos diuréticos de alça é bastante variada (Fig. 70.5). Os diuréticos desse grupo podem ser classificados como: (1) organomercuriais, os primeiros diuréticos de alça que foram usados terapeuticamente, porém não mais em uso clínico; (2) derivados sulfamilbenzênicos ou sulfonamídicos, representados pela furosemida, bumetanida e piretanida; (3) derivados da sulfonilureia, representados pela torasemida; (4) derivados do ácido fenoxiacético, representados pelo ácido etacrínico; e (5) outros: indacrenona e triflocina.

Os diuréticos de alça são ácidos orgânicos que se ligam facilmente às proteínas plasmáticas. Como a barreira de filtração dificulta a passagem dessas proteínas para o espaço de Bowman, o aporte tubular desses diuréticos através da filtração glomerular é muito pequeno. O acesso dos diuréticos de alça ao local de ação principal ocorre através de secreção tubular acoplada ao sistema de transporte de ácidos orgânicos no segmento S2 do túbulo proximal. Alguns dados farmacocinéticos dos diuréticos de alça estão apresentados no Quadro 70.3. Aproximadamente 50% da furosemida é excretada pela urina como tal; 50% é conjugada ao ácido glicurônico no rim, havendo aumento da meia-vida na presença de insuficiência renal. Os demais diuréticos de alça são grandemente metabolizados pelo fígado. Em voluntários normais, a resposta diurética máxima em administração por via venosa é conseguida com 40 mg de furosemida, 1 mg de bumetanida ou 20 mg de torasemida. Isso corresponde à excreção de 200 a 250 mEq de sódio no volume urinário de 3 a 4 L no período de 3 a 4 horas. Na vigência de insuficiência renal, os ácidos orgânicos endógenos acumulados competem com essas drogas pelo sistema transportador, diminuindo o acesso desses diuréticos ao local de ação. Com o aumento da dose, entretanto, as concentrações séricas alcançadas frequentemente ultrapassam essa inibição do sistema de transporte tubular, de tal forma que os diuréticos de alça têm acesso ao local de ação, provocando diurese. Em pacientes com resposta pobre aos diuréticos de alça administrados

Quadro 70.3 Diuréticos de alça: dados farmacocinéticos

Diurético	Biodisponibilidade (%)	Volume de Distribuição (L/kg)	T 1/2* (h)	Duração da Ação (h)
Furosemida	40–60	0,015	1,7	4
Bumetanida	80–90	0,015	1,0	4
Piretanida	90	0,3	0,6–1,5	3,5
Torasemida	80–100	0,14–0,24	3,0–5,0	—
Ácido etacrínico	100	—	1,0–1,5	6–8

*T 1/2 = Meia-vida.

Quadro 70.4 Doses iniciais e doses para infusão contínua de diuréticos de alça

Dose Venosa Inicial		Taxa de Infusão Contínua* *Clearance* de Creatinina, mL/min		
	Mg	< 25	25–75 mg/hora	> 75
Furosemida	40	20 a 40	10 a 20	10
Bumetanida	1	1 a 2	0,5 a 1	0,5
Torasemida	20	10 a 20	5 a 10	5

*Antes de aumentar a taxa de infusão, a mesma dose venosa inicial deve ser administrada novamente.

intermitentemente, tem-se usado a infusão venosa contínua, precedida por uma dose inicial (dose de ataque), com o objetivo de alcançar rapidamente a concentração terapêutica da droga (Quadro 70.4). A taxa de infusão deve ser guiada pela filtração glomerular (*i. e.*, *clearance* de creatinina) do paciente. Se após 1 hora de infusão contínua não se observe uma resposta diurética adequada, a dose de ataque deve ser repetida e a taxa de infusão aumentada. Por exemplo, se um paciente com *clearance* de creatinina de 30 mL/min que recebeu 40 mg de furosemida por via venosa inicialmente seguida de infusão contínua de 10 mg/hora não apresenta resposta em 1 hora, deve-se repetir a dose de ataque de 40 mg intravenosa e aumentar a infusão venosa contínua para 20 mg/hora. Os diuréticos de alça disponíveis no Brasil são a furosemida, a bumetanida e a piretanida; o ácido etacrínico foi retirado do mercado por causa de sua toxicidade.

MECANISMO DE AÇÃO DOS DIURÉTICOS DE ALÇA

Embora a furosemida cause uma leve inibição da anidrase carbônica no túbulo proximal e o ácido etacrínico tenha algum efeito inibidor da absorção de sódio nesse segmento do néfron, o efeito diurético dessas drogas deve-se basicamente à inibição do transportador de Na^+-K^+-$2Cl^-$ na porção espessa do ramo ascendente da alça de Henle (Fig. 70.6). O mecanismo pelo qual os diuréticos de alça bloqueiam o transportador de Na^+-K^+-$2Cl^-$ não foi ainda devidamente esclarecido; no entanto, há evidências de que essas drogas se acoplam no local de ligação do cloro na molécula do transportador. A inibição do transportador de Na^+-K^+-$2Cl^-$ diminui o gradiente elétrico que favorece o transporte de Ca^{++} ao nível de alça de Henle. Isso explica por que diuréticos de alça são usados para tratar hipercalcemia.

EFEITOS DOS DIURÉTICOS DE ALÇA NA HEMODINÂMICA RENAL, NA FILTRAÇÃO GLOMERULAR E NA EXCREÇÃO DE ÁGUA E ELETRÓLITOS

A furosemida e o ácido etacrínico diminuem a resistência vascular renal e, consequentemente, aumentam o fluxo plasmático renal, efeitos esses que favorecem o aumento da filtração glomerular. Há evidências de que esse efeito seja mediado por um aumento da produção de prostaglandina E2.

Diferentemente de outros diuréticos, a furosemida e o ácido etacrínico não diminuem o ritmo de filtração glomerular, desde que se evite a depleção de volume. Esses dois diuréticos inibem o *feedback* tubuloglomerular, provavelmente pela inibição do fluxo de cloreto de sódio para a mácula densa, prevenindo a redução do ritmo de filtração glomerular secundária ao aumento da oferta distal do fluido tubular.

Os diuréticos de alça aumentam de forma dose-dependente a excreção de água/sódio/potássio/cloro, cálcio e magnésio, porém apenas a furosemida aumenta a excreção urinária de fosfato e bicarbonato. Através do bloqueio de reabsorção de NaCl no segmento espesso do ramo ascendente da alça de Henle, esses diuréticos interferem na manutenção da osmolalidade da medula renal, o que inibe os mecanismos que controlam a concentração urinária. Ainda como consequência da inibição da reabsorção de NaCl, há, paralelamente, inibição da reabsorção de cálcio. Como essa porção do ramo ascendente da alça de Henle faz parte do segmento de diluição urinária, a furosemida e o ácido etacrínico aumentam a excreção de amônia e a acidez titulável e, agudamente, aumentam a excreção de ácido úrico, embora, durante a administração crônica, causem hiperuricemia.

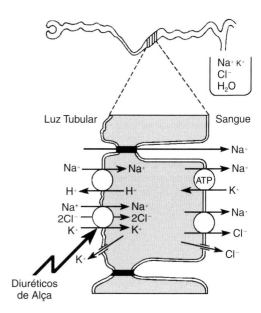

Fig. 70.6 Representação esquemática das células do segmento espesso do ramo ascendente da alça de Henle mostrando a reabsorção de Na^+, K^+, Cl^- e o local de ação dos diuréticos de alça. (SUKI, W.N. e EKNOYAN, G. Physiology of diuretic action. *In:* SELDIN, D.W. e GIEBISCH, G. (eds.). *The Kidney: Physiology and Pathophysiology*. 2nd ed. Raven Press, Ltd., New York, 1992.)

TOLERÂNCIA AOS DIURÉTICOS DE ALÇA

A tolerância aos diuréticos de alça pode ocorrer logo no início do tratamento e durante o uso crônico. A tolerância que se manifesta no início do tratamento parece ser causada, ao menos em parte, pela depleção de volume. Por outro lado a tolerância durante o uso crônico dos diuréticos de alça parece ser causada por hipertrofia das células dos túbulos distais em consequência do estímulo para aumento da reabsorção do sódio que deixa de ser reabsorvido no local de ação dos diuréticos de alça, ou seja, na alça de Henle.

OUTROS EFEITOS DOS DIURÉTICOS DE ALÇA

Os diuréticos de alça, principalmente a furosemida, de modo agudo, aumentam a capacitância venosa, diminuindo a pressão de enchimento do ventrículo esquerdo. Esse é um efeito que justifica o uso da furosemida no tratamento do edema agudo do pulmão.

Diuréticos osmóticos

A reabsorção de água ao longo do néfron ocorre devido ao gradiente osmótico criado pela reabsorção tubular de solutos. A presença de um soluto não reabsorvível ou reabsorvível apenas numa fração relativamente pequena causa diminuição da reabsorção de água, podendo resultar em aumento do volume urinário, fenômeno conhecido como diurese osmótica. Isso pode ocorrer, por exemplo, na presença de hiperglicemia, quando a concentração de glicose na luz dos túbulos ultrapassa a capacidade de reabsorção da célula tubular. Além da glicose, a ureia, o manitol, a glicerina e a isossorbida são capazes de causar diurese osmótica; no entanto, o manitol é a única droga desse grupo que tem sido utilizada na prática médica com finalidades diuréticas.

O manitol é a forma reduzida do açúcar manose (Fig. 70.7), tem peso molecular de 182, é metabolicamente inerte e não reabsorvido

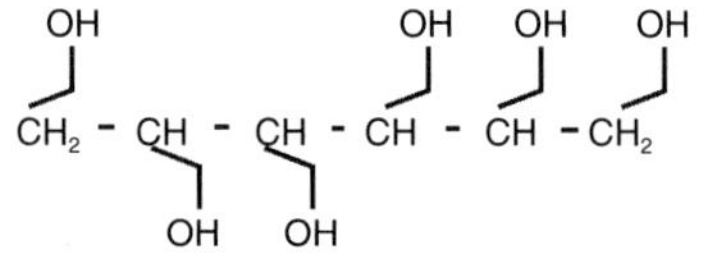

Fig. 70.7 Estrutura química do manitol.

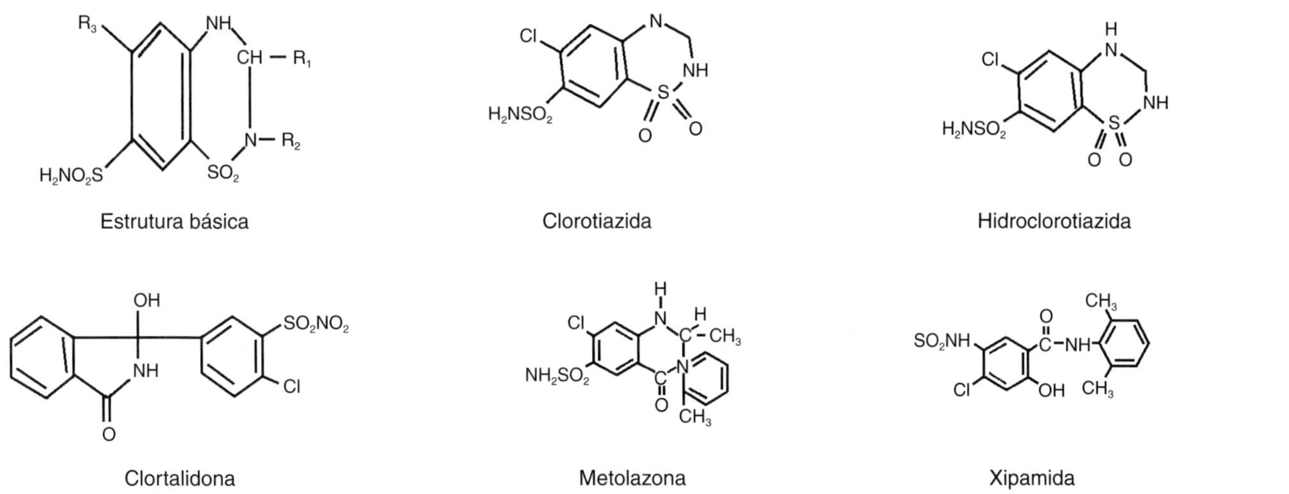

FARMACOLOGIA DOS DIURÉTICOS 723

Fig. 70.8 Estrutura dos tiazídicos e similares.

pelos túbulos renais. Após administração venosa, permanece no espaço extracelular, aumentando sua osmolalidade, até ser eliminado, inalterado, pelos rins.

MECANISMO DE AÇÃO DOS DIURÉTICOS OSMÓTICOS

Durante algum tempo, acreditou-se que o manitol agisse, primariamente, no túbulo proximal. Estudos subsequentes, entretanto, mostraram ser a alça de Henle o local de ação mais importante do manitol. Após infusão venosa da droga, ocorre uma expansão do volume do líquido extracelular à custa da retirada de água do espaço intracelular. Isso é seguido de aumento do fluxo plasmático renal e, particularmente, do fluxo sanguíneo medular e papilar. Essas alterações explicam o aumento da remoção de NaCl e ureia da medula renal e a consequente redução da tonicidade medular que ocorrem após a infusão de manitol. A redução da tonicidade medular é responsável pela diminuição da reabsorção de água do ramo descendente da alça de Henle, interferindo, desse modo, na concentração e reabsorção de NaCl na porção delgada do ramo ascendente da alça de Henle. Mostrou-se que o manitol também provoca diminuição da reabsorção de sódio e água ao nível do duto coletor papilar.

EFEITOS DO MANITOL NA HEMODINÂMICA RENAL, NA FILTRAÇÃO GLOMERULAR E NA EXCREÇÃO DE ÁGUA E ELETRÓLITOS

Conforme já mencionado, a administração de manitol causa aumento do fluxo plasmático renal total e do fluxo plasmático medular e papilar. Embora ocorram dilatação da arteríola aferente e aumento da pressão hidrostática intracapilar, a diminuição da pressão oncótica e o aumento da pressão intratubular limitam o aumento do ritmo de filtração glomerular. O mecanismo da vasodilatação renal não está totalmente esclarecido, mas é possível que estejam envolvidos vários fatores, como a expansão do volume de líquido extracelular, a diminuição da viscosidade sanguínea, a diminuição da renina plasmática e o aumento das prostaglandinas.

Após infusão intravenosa de manitol, há aumento do volume urinário e da excreção de sódio, potássio, cloro, bicarbonato, cálcio, magnésio e fosfato. A meia-vida (T 1/2) do manitol é de 0,25 a 1,7 hora, aumentando bastante na presença de insuficiência renal (6 a 36 horas).

Devido às características próprias, o manitol é usado clinicamente em situações específicas, como: (1) no pré-operatório de cirurgias oftalmológicas, quando se torna necessário reduzir a pressão intraocular e o humor vítreo, (2) na redução da pressão intracraniana em pacientes com edema cerebral e (3) na profilaxia da insuficiência renal aguda.

Diuréticos que atuam no túbulo distal

Várias drogas, com estruturas químicas diferentes, inibem a reabsorção de sódio e de água no túbulo distal. Como os primeiros diuréticos, com ação predominante no túbulo distal, foram os do grupo dos benzotiadiazínicos, essas drogas ficaram conhecidas como tiazídicos; mais tarde o termo foi expandido para outros diuréticos farmacologicamente similares aos benzotiadiazínicos (Fig. 70.8). É importante observar que o ticrinafen, derivado do ácido fenoxiacético, também incluído no grupo de diuréticos que atuam no túbulo distal, foi retirado de uso clínico por causa das reações adversas.

Como os diuréticos de alça, os tiazídicos e similares são ácidos orgânicos, ligam-se às proteínas plasmáticas e para alcançar os locais de ação dependem da secreção tubular proximal através do sistema de transporte de ácidos orgânicos no segmento S2. Os ácidos orgânicos endógenos acumulados na insuficiência renal competem com os tiazídicos pelo sistema de transporte, impedindo o acesso ao local de ação desses diuréticos. Ao contrário dos diuréticos de alça, o aumento da dose dos tiazídicos e similares não ultrapassa a inibição do sistema de transporte tubular. Com exceção da metolazona, os tiazídicos e similares são ineficazes na presença de insuficiência renal (ritmo de filtração glomerular inferior a 30 ou 40 mL/min). Exceto pela indapamida (metabolizada, primariamente, pelo fígado), os tiazídicos são eliminados, não modificados, pelos rins. No Quadro 70.5 são apresentados alguns dados farmacocinéticos sobre os diuréticos tiazídicos.

MECANISMO DE AÇÃO DOS DIURÉTICOS QUE ATUAM NO TÚBULO DISTAL

Apesar do termo usado para identificar as drogas desse grupo, a maioria desses agentes inibe parcialmente a anidrase carbônica no túbulo proximal; entretanto, o mecanismo de ação principal está relacionado com a inibição do cotransporte eletroneutro Na^+-Cl^- na porção mais proximal do túbulo distal (Fig. 70.9). Semelhante aos diuréticos de alça, os tiazídicos e similares competem com o cloro pelo local de ligação no cotransportador.

EFEITOS DOS BENZOTIADIAZÍNICOS NA HEMODINÂMICA RENAL, NA FILTRAÇÃO GLOMERULAR E NA EXCREÇÃO DE ÁGUA E ELETRÓLITOS

Os derivados benzotiadiazínicos aumentam a resistência vascular renal, diminuem o fluxo plasmático e o ritmo de filtração glomerular. A

Quadro 70.5 Biodisponibilidade, meia-vida (T 1/2) e duração da ação de alguns diuréticos tiazídicos

Diurético	Biodisponibilidade (%)	T 1/2 (h)	Duração da Ação (h)
Clorotiazida	15–30	15–25	6–12
Hidroclorotiazida	65–75	3–10	6–12
Clortalidona	50–90	25–55	24–72
Metolazona	65	4–5	12–24

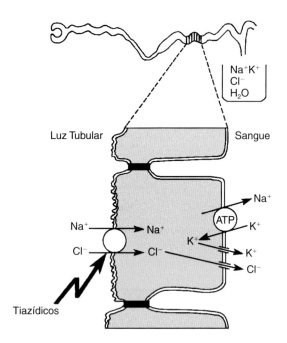

Fig. 70.9 Representação esquemática do néfron mostrando a reabsorção de Na^+ e Cl^- na célula do túbulo distal e o local de ação dos diuréticos tiazídicos e similares. (SUKI, W.N. e EKNOYAN, O. Physiology and diuretic action. *In:* SELDIN, D.W. e GIEBISCH, O. (eds.). *The Kidney: Physiology and Pathophysiology.* 2nd ed. Raven Press Ltd., New York, 1992.)

diminuição do ritmo de filtração glomerular está, primariamente, relacionada com o aumento da pressão intraglomerular, havendo importante participação do *feedback* tubuloglomerular, como mostrado em estudos de micropunção.

A administração dessas drogas causa aumento da excreção de água, sódio, potássio, cloro, bicarbonato e fosfatos. Os tiazídicos e similares, entretanto, são diuréticos de potência moderada, o que pode ser explicado pelo fato de que apenas 3% a 5% do sódio filtrado alcança o túbulo distal. Agudamente, os diuréticos desses grupos causam aumento da excreção urinária de uratos, porém com o uso continuado ocorrem hiperuricemia, redução do volume urinário e da excreção urinária de cálcio. Os benzotiadiazínicos são ácidos orgânicos e, assim, competem com o ácido úrico pela secreção tubular.

É interessante observar que esses diuréticos também inibem a fosfodiesterase, podendo, por isso, aumentar a reabsorção de cálcio e de água na vigência de depleção de volume extracelular. No que concerne especificamente ao cálcio, demonstrou-se, também, um efeito direto dessas drogas, aumentando a sua reabsorção no túbulo distal. Esse efeito dos tiazídicos ao nível do túbulo distal é de certa forma similar ao que ocorre com o hormônio paratireoidiano.

Diuréticos que atuam no duto coletor

Ainda não estão disponíveis diuréticos que atuam, primariamente, na porção medular do duto coletor. Existem, no entanto, substâncias, como o fator natriurético atrial, que bloqueiam a reabsorção de sódio nesse segmento do néfron. Os diuréticos que atuam na porção cortical do duto coletor são denominados "poupadores de potássio". Essas drogas têm a propriedade de inibir a reabsorção de sódio no duto coletor, diminuindo a excreção de potássio e de íon hidrogênio. Nesse grupo estão incluídos a espironolactona, a eplerenona, a amilorida e o trianteren. Tomando-se por base diferenças nos mecanismos de ação e nas estruturas químicas, esses diuréticos podem ser divididos em dois grupos: o primeiro grupo é representado pela espironolactona, um esteroide que tem como ação específica inibir competitivamente a aldosterona; o segundo grupo é representado pela amilorida e pelo trianteren, que são bases orgânicas sem nenhum efeito inibitório sobre a aldosterona.

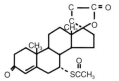

Fig. 70.10 Espironolactona.

ESPIRONOLACTONA

Esse esteroide (Fig. 70.10) atua na membrana basolateral da célula tubular, inibindo competitivamente a ligação da aldosterona com um receptor de mineralocorticoide (MR), localizado no citoplasma das células dos segmentos cortical e medular do duto coletor. O complexo formado, espironolactona-MR, ao contrário do complexo aldosterona-MR, não se liga ao elemento responsivo ao hormônio no núcleo da célula. Embora eficaz em pacientes com hiperaldosteronismo primário e secundário e em pacientes em dietas hipossódicas, a espironolactona não tem ação em pacientes adrenalectomizados e em pacientes em dietas hipersódicas.

Após administração oral, a espironolactona é parcialmente absorvida pelo tubo digestivo (60% a 70%), liga-se fortemente às proteínas plasmáticas e é metabolizada pelo fígado com a formação de compostos com atividade estrogênica e progestogênica. A meia-vida da espironolactona é de aproximadamente 1,4 hora. Deve-se observar, no entanto, que a T 1/2 da canrenona, metabólito farmacologicamente ativo da espironolactona, é de 16,5 horas, o que prolonga o efeito da espironolactona.

A espironolactona é um diurético pouco potente, aumentando em 2% a 3% a excreção fracional de sódio. Havendo inibição da reabsorção de sódio, ocorre redução da diferença de potencial transepitelial luz-negativo, diminuindo a secreção de potássio de hidrogênio para a luz do duto coletor (Fig. 70.11).

A eplerenona é um novo análogo da espironolactona que apresenta maior especificidade para os receptores de aldosterona. A eplerenona é também metabolizada no fígado, porém liga-se moderadamente às proteínas plasmáticas. Não têm sido identificados metabólitos ativos no plasma. A meia-vida da eplerenona fica em torno de 4 a 6 horas.

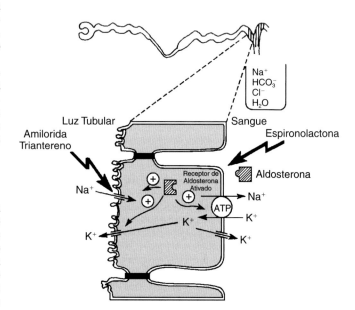

Fig. 70.11 Representação esquemática do néfron mostrando o processo de absorção de Na^+ e secreção de K^+ na célula principal do duto coletor e os locais de ação dos diuréticos poupadores de potássio. (SUKI, W.N. e EKNOYAN, G. Physiology of diuretic action. *In:* SELDIN, D.W. e GIEBISCH, G. (eds.). *The Kidney: Physiology and Pathophysiology.* 2nd ed. Raven Press Ltd., New York, 1992.)

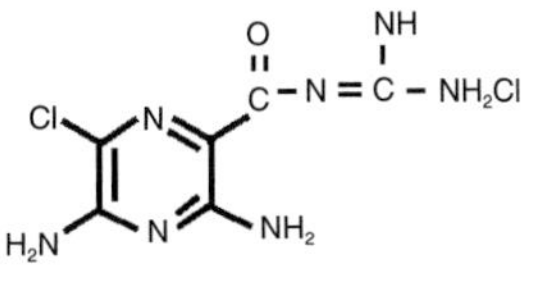

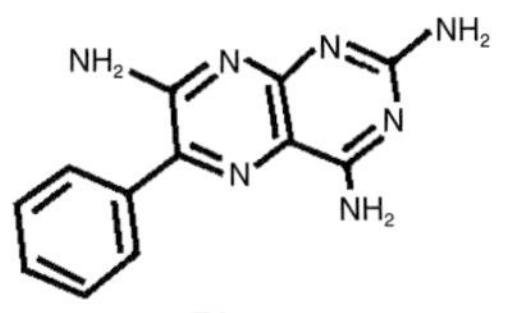

FARMACOLOGIA DOS DIURÉTICOS

Fig. 70.12

Quadro 70.6 Amilorida e trianteno: alguns dados farmacocinéticos

Diurético	Biodisponibilidade (%)	T 1/2 (h)	Duração da Ação (h)
Amilorida	15–25	6–9	24
Trianteno	30–70	2–4	7–9

AMILORIDA E TRIANTENO

Essas bases orgânicas são secretadas no túbulo proximal e, embora estruturalmente diferentes (Fig. 70.12), têm ações semelhantes no rim. O trianteno inibe a diferença de potencial no duto coletor pelo lado peritubular, enquanto a amilorida, pelo lado luminal, inibe a diferença de potencial no túbulo distal, no duto coletor e, em concentrações maiores do que as terapêuticas, no túbulo proximal. O local primário de ação da amilorida, entretanto, são canais de sódio específicos, voltagem-independentes, localizados na membrana apical das células tubulares. Como a espironolactona, a amilorida e o trianteno são considerados diuréticos de baixa potência (excreção fracional de sódio entre 2% e 3%).

A absorção, a meia-vida e as vias de eliminação da amilorida e do trianteno são mostradas no Quadro 70.6. Enquanto a amilorida é eliminada intacta, por via renal, o trianteno é metabolizado ao nível do fígado, transformando-se no composto farmacologicamente ativo 4-hidroxitrianteno e sendo, dessa forma, eliminado pelos rins.

Os diuréticos poupadores de potássio aumentam pouco a eliminação urinária de sódio, cloro e magnésio, e o efeito sobre a excreção urinária de fosfatos e de cálcio é variável. A pouca eficácia desse grupo de diuréticos provavelmente está relacionada ao seu local de ação: o duto coletor tem capacidade limitada de reabsorção de sódio, em comparação com outros segmentos do néfron. Devido à atividade natriurética limitada, os diuréticos poupadores de potássio são pouco usados isoladamente. Por agirem no néfron distal, esses diuréticos são frequentemente utilizados com o objetivo de potencializarem outros diuréticos que atuam em segmentos mais proximais ou com o objetivo de diminuírem a perda urinária de potássio causada pelos diuréticos de alça e tiazídicos. Entretanto, devem ser utilizados com cuidado nessas situações ou quando associados a outras drogas que também causam hiperpotassemia, como os inibidores da enzima conversora de angiotensina ou os anti-inflamatórios não hormonais, podendo causar hiperpotassemias graves ou mesmo fatais. Também devem ser usados com grande cuidado ou evitados em pacientes com incapacidade renal para eliminar potássio, como, por exemplo, pacientes com insuficiência renal, diabete melito ou nefrite lúpica.

CONDIÇÕES CLÍNICAS TRATADAS COM DIURÉTICOS

Os diuréticos são usados como medicamentos coadjuvantes para o tratamento tanto das síndromes edematosas como de condições não edematosas. O Quadro 70.7 mostra algumas condições clínicas que podem se beneficiar com o uso de diuréticos.

Síndromes edematosas

As situações de edema mais responsivas aos diuréticos são aquelas que se caracterizam pelo acúmulo generalizado de sódio e de água nos

Quadro 70.7 Algumas condições clínicas tratadas com diuréticos

1. **Síndromes Edematosas**
   Insuficiência Cardíaca Congestiva
   Síndrome Nefrótica
   Cirrose Hepática
   Edema Idiopático

2. **Síndromes Não Edematosas**
   Hipertensão Arterial
   Acidose Tubular Renal
   Hipercalciúria Idiopática
   Hipercalcemia
   Diabete Insípido

espaços extracelulares (Quadro 70.7). O edema generalizado geralmente ocorre devido a um aumento da reabsorção de sódio e água através dos túbulos renais em resposta a uma diminuição do débito cardíaco ou hipoalbuminemia (p. ex., síndrome nefrótica, cirrose hepática). Em algumas situações, geralmente em mulheres, a causa do edema pode não ser detectada, o que justifica a denominação edema idiopático.

Embora o edema possa ser reduzido com o uso de diuréticos, esses medicamentos agem apenas como sintomáticos e, portanto, não são capazes de reverter em definitivo a causa básica do distúrbio. O objetivo do uso de diuréticos nas síndromes edematosas é a criação de um balanço negativo de sódio e de água, potencializado pela restrição dietética de sódio. A escolha do tipo e dose de diurético deve ser guiada: (1) pelo conhecimento do distúrbio que gerou o edema, (2) pela detecção de outros problemas clínicos associados, (3) pelas características do paciente (p. ex., idade) e (4) pela rapidez com que se deseja promover o balanço negativo (i. e., excreção maior do que ingesta) de sódio e água.

Pacientes portadores de insuficiência cardíaca, tanto sistólica quanto diastólica, frequentemente necessitam usar diuréticos de alça em combinação com dieta hipossódica para eliminar o excesso de líquido extracelular. O uso de diuréticos poupadores de potássio (p. ex., espironolactona) é útil para prevenir hipocalemia induzida pelos diuréticos de alça, particularmente nos pacientes em uso de digitálicos. Mais recentemente foram mostradas evidências de que os diuréticos que inibem a ação da aldosterona (espironolactona e eplerenona) são capazes de aumentar a sobrevida de pacientes com insuficiência cardíaca por mecanismos independentes de sua ação diurética. Esse efeito benéfico parece relacionado, ao menos em parte, com a diminuição da síntese de colágeno e consequentemente da fibrose cardíaca.

Condições não edematosas

HIPERTENSÃO ARTERIAL

Os diuréticos, particularmente os tiazídicos, têm eficácia comprovada no tratamento da hipertensão arterial. Embora os diuréticos sejam eficazes em hipertensos sem manifestações clínicas de sobrecarga hidrossalina, há evidências de que a redução do volume intravascular é o mecanismo básico do efeito hipotensor dos diuréticos. Mostrou-se que os diuréticos favorecem uma diminuição da resistência periférica, o que pode também contribuir para a redução da pressão arterial. No entanto, os efeitos hemodinâmicos dos diuréticos estimulam o sistema renina-angiotensina-aldosterona, o que pode resultar em atenuação dos seus efeitos hipotensores. Os tiazídicos, provavelmente por apresentarem uma ação diurética de maior duração, tendem a ser mais eficazes no tratamento da hipertensão arterial que os diuréticos de alça. Em pacientes com insuficiência renal, no entanto, os diuréticos de alça são mais eficazes que os tiazídicos.

ACIDOSE TUBULAR RENAL

A furosemida pode ser usada em pacientes com acidose tubular com o objetivo de aumentar a oferta de sódio às partes mais distais do néfron. Dessa forma, estimulam-se a liberação de aldosterona e a secreção tubular de íon hidrogênio.

HIPERCALCIÚRIA IDIOPÁTICA

No caso da nefrolitíase por hipercalciúria idiopática, o objetivo é reduzir a excreção urinária de cálcio. A razão para a escolha de um tiazídico nessa situação é que um dos efeitos específicos desse grupo de drogas é justamente a redução da calciúria.

HIPERCALCEMIA

A hipercalcemia pode ser tratada, inicialmente, com diuréticos que atuam predominantemente na alça de Henle (p. ex., furosemida). Isso porque, ao contrário dos tiazídicos, os diuréticos de alça aumentam a excreção urinária de cálcio. Deve-se observar que, para que esse efeito promotor da calciúria ocorra, deve ser evitada a depleção do volume intravascular.

DIABETE INSÍPIDO

Embora o uso de diuréticos em pacientes com diabete insípido possa parecer paradoxal, deve-se observar que os tiazídicos promovem uma pequena depleção do volume líquido extracelular, o que leva, consequentemente, a maior reabsorção de sódio e água no néfron proximal. Isso pode reduzir em até 50% o volume urinário em situações não edematosas, como ocorre em pacientes com diabete insípido.

EFEITOS ADVERSOS DOS DIURÉTICOS E INTERAÇÕES MEDICAMENTOSAS

O uso de diuréticos é, em geral, bem tolerado, porém ocasionalmente ocorrem reações adversas, que envolvem, mais amiúde: (1) distúrbios do equilíbrio hidroeletrolítico e ácido-base, (2) alterações do metabolismo dos carboidratos e lipídios e (3) alterações do metabolismo do ácido úrico. Alguns desses efeitos adversos podem ser precipitados ou agravados pelas interações entre diuréticos e outros medicamentos.

Alterações do equilíbrio hidroeletrolítico e ácido-base

ALTERAÇÕES DO VOLUME EXTRACELULAR

O uso de diuréticos invariavelmente causa diminuição do volume do líquido extracelular, que será mais ou menos acentuada dependendo da potência do diurético utilizado e do paciente tratado, desde que a depleção de volume pode ser mal tolerada por alguns, resultando em hipotensão ortostática e diminuição da função renal. Por outro lado, os diuréticos osmóticos, por aumentarem a osmolalidade do espaço extracelular, translocam líquido do espaço intracelular para o extracelular, expandindo-o e podendo precipitar edema agudo do pulmão em pacientes com função cardíaca limítrofe.

ALTERAÇÕES DA CONCENTRAÇÃO PLASMÁTICA DE SÓDIO

Dos distúrbios eletrolíticos, a hiponatremia é dos mais frequentes, e está relacionada não apenas com a natriurese induzida pelo diurético, como, também, à alteração da capacidade de diluição induzida por alguns diuréticos. Idade, sexo, área corpórea e doenças associadas (diarreias, vômitos, por exemplo) são fatores predisponentes. É importante observar que, embora os diuréticos sejam causa de hiponatremia, há situações em que a furosemida, associada a solução hipertônica de NaCl, pode ser utilizada no tratamento da hiponatremia.

Hipernatremia, por outro lado, é uma complicação pouco frequentemente associada ao uso de diuréticos. Essa complicação tem sido especificamente relacionada com o uso de diuréticos osmóticos, devido ao fato de que esses diuréticos provocam uma perda de água relativamente maior do que a de sódio.

ALTERAÇÕES DA CONCENTRAÇÃO PLASMÁTICA DE POTÁSSIO

Hipopotassemia é a complicação mais comum em pessoas que usam diuréticos, particularmente os tiazídicos e os diuréticos de alça. Diversos mecanismos contribuem para hipopotassemia nessas situações: (1) aumento da oferta de sódio ao néfron distal, (2) aumento do fluxo do líquido tubular, (3) estimulação do sistema renina-angiotensina-aldosterona. A magnitude e gravidade da hipopotassemia estão diretamente relacionadas com a dose e a duração da ação dos diuréticos. Os efeitos da hipopotassemia no músculo cardíaco, na musculatura esquelética e no metabolismo dos hidratos de carbono são bem conhecidos.

Hiperpotassemia é muito menos frequente que a hipopotassemia e está especificamente relacionada com os diuréticos poupadores de potássio (antagonistas da aldosterona e bloqueadores dos canais de sódio). Deve-se observar que há situações que predispõem ao aparecimento de hiperpotassemia em pacientes que recebem diuréticos que poupam potássio. Essa complicação tem sido mais comumente observada em: (1) pacientes idosos, (2) portadores de insuficiência renal aguda ou crônica, (3) pacientes com nefropatia diabética, (4) portadores de nefrite lúpica, (5) pessoas que recebem suplementação de potássio, (6) pacientes sendo tratados com anti-inflamatórios não hormonais e (7) doentes que recebem certos medicamentos que interferem no sistema renina-angiotensina (p. ex., inibidores da enzima conversora de angiotensina e betabloqueadores).

ALTERAÇÕES DAS CONCENTRAÇÕES PLASMÁTICAS DE CÁLCIO E DE MAGNÉSIO

Hipomagnesemia resultante do aumento da excreção urinária de magnésio é uma complicação da maioria dos diuréticos, exceto dos poupadores de potássio. Associada à hipopotassemia, a hipomagnesemia tem sido implicada como causa de arritmias cardíacas em pacientes com hipertensão arterial.

Hipercalcemia é observada ocasionalmente em pacientes que fazem uso de tiazídicos. A causa desse distúrbio parece estar relacionada com a depleção de volume do líquido extracelular e com o aumento das proteínas plasmáticas; ademais, há evidências de um efeito direto dos tiazídicos nas paratireoides.

ALTERAÇÕES DO EQUILÍBRIO ÁCIDO-BASE

Alcalose metabólica é o distúrbio do equilíbrio ácido-base mais frequente em pessoas que usam diuréticos e está relacionado a hipopotassemia e depleção de volume e o consequente hiperaldosteronismo. Acidose metabólica é uma reação adversa, relacionada especificamente com os diuréticos poupadores de potássio e inibidores da anidrase carbônica, pois ambos interferem na secreção de íons hidrogênio.

Alterações do metabolismo dos carboidratos e lipídios

HIPERGLICEMIA E INTOLERÂNCIA À GLICOSE

Hiperglicemia e intolerância à glicose são ocasionalmente observadas em pacientes em uso de diuréticos, sobretudo tiazídicos. O mecanismo exato dessa alteração reversível do metabolismo da glicose em pacientes que usam certos diuréticos não é completamente conhecido; no entanto, há evidências de que possa ocorrer hiperglicemia nessas situações devido a depleção de potássio ou a outras alterações que interfiram na liberação de insulina ou na captação e no processamento intracelular da glicose.

Hiperlipidemia tem sido observada com o uso de tiazídicos e diuréticos de alça. Nos primeiros meses da terapêutica com esses diuréticos, observam-se elevações das concentrações séricas do colesterol total, LDL e VLDL e dos triglicerídios. Com a continuação do tratamento, há retorno para os níveis pré-tratamento. O mecanismo do distúrbio do metabolismo lipídico não é conhecido, porém sugeriu-se uma participação da depleção do volume do líquido extracelular.

Alterações do metabolismo do ácido úrico

HIPERURICEMIA E GOTA

Hiperuricemia é frequentemente observada em pacientes em uso de diuréticos, sobretudo do grupo dos tiazídicos. A intensidade da hiperuricemia depende da dose do diurético e geralmente não causa maiores consequências. Contrariamente ao que se observa na hiperuricemia primária, raras vezes hiperuricemia secundária aos diuréticos cursa com artrite, exceto em pacientes propensos à gota ou quando os níveis de ácido úrico ultrapassam 12 mg/dL. A hiperuricemia resulta, em parte, da interferência do diurético na secreção de ácido úrico e na reabsorção tubular proximal em resposta à contração do volume extracelular.

Outros efeitos adversos

Ototoxicidade é um efeito adverso que tem sido observado, mais frequentemente, em pacientes que usam diuréticos de alça; o risco para o desenvolvimento desse efeito adverso é aumentado quando se associa outra droga ototóxica (p. ex., aminoglicosídios) ou na presença de insuficiência renal. Impotência e diminuição da libido têm sido relacionadas ao uso de tiazídicos. Ginecomastia e hirsutismo têm sido observados em pacientes que usam espironolactona. Esse fato pode ser explicado pelas semelhanças entre a estrutura química da espironolactona e dos hormônios sexuais. A eplerenona tem sido associada a menor frequência de efeitos endócrinos adversos, quando comparada à espironolactona. Reações de hipersensibilidade, distúrbios gastrointestinais e discrasias sanguíneas também têm sido observados em pacientes que usam diuréticos.

Com a caracterização molecular das aquaporinas e de receptores que regulam/participam do transporte de sódio e água, existem perspectivas de aparecimento de novos diuréticos para uso clínico. Estão em fases avançadas de estudos, por exemplo, o antagonista de receptores V2 da vasopressina e o antagonista do receptor A1 da adenosina. É, também, possível que sejam desenvolvidos antagonistas seletivos da aquaporina 2, vasopressina-sensível, responsável pelo transporte de água em segmentos do néfron responsivos à vasopressina.

REFERÊNCIAS BIBLIOGRÁFICAS

1. BRALLER, O. Clinical pharmacology of loop diuretics. *Drugs, 41*: 14-22, 1991.
2. BRENNER, B., COE, F.L., RECTOR, F.C. *Renal Physiology in Health and Disease.* W. B. Saunders, Philadelphia. 1987.
3. ELLISON, D.H. Diuretic drugs and the treatment of edema: from clinic to bench and back again. *Am. J. Kidney Dis., 23*:623-643, 1994.
4. ELLISON, D.H. The physiologic basis of diuretic synergism: its role in treating diuretic resistance. *Ann. Intern. Med., 114*:886-894, 1991.
5. FRIEDMAN, P.A. Biochemistry and pharmacology of diuretics. *Sem. Nephrol., 8*:198/212, 1988.
6. GARTY, H., BENOS, D. Characteristics and regulatory mechanisms of the amiloride-blackable Na^+ channel. *Physiol. Rev., 63*:309-373, 1988.
7. GENNARI, F.J., KASSIRER, J.P. Osmotic diuresis. *New Engl. J. Med., 291*:71720, 1974.
8. GREGER, R., LOHRMANN, E., SCHLALLER, E. Action of diuretics at the cellular level. *Clin. Nephrol., 38* (Suppl.) 564-568, 1992.
9. GREGER, R., WANGEMANN, P. Loop diuretics. *Renal Physiol., 10*: 174-183, 1987.
10. HORISBERGER, J.D., GIEBISCH, G. Potassium-sparing diuretics. *Renal Physiol., 10*:198-220, 1987.
11. JACKSON, E.K. Diuretics. *In: Goodman & Gilman's The Pharmacological Basis of Therapeutics.* 9th ed. New York, 1996.
12. LANG, F. Osmotic diuresis. *Renal Physiol., 10:*160-173, 1987.
13. PREISIG, P.A., TOTO, R.D.O., ALPERN, R.J. Carbonic anhydrases inhibitors. *Renal Physiol., 10*:136-159, 1987.
14. PUSCHETT, J.B., WINAVER, J. Effects of diuretics on renal function. *In:* WINDHAGER, E.E. (editor). *Handbook of Physiology – Renal Physiology.* Oxford University Press, New York, 1992.
15. ROSE BD. Diuretics. *Kidney Int., 39*:336-352, 1991.
16. SUKI, W.N., EKNOYAN, G. Physiology of diuretic action. *In:* SELDIN D.W., GIEBISCH, G. (eds.). *The Kidney: Physiology and Pathophysiology.* 2nd edition. Raven Press, Ltd., New York, 1992.
17. VELÁZQUEZ, H. Thiazide diuretics. *Renal Physiol., 10:*184-197, 1987.

Seção 6

Farmacologia do Aparelho Respiratório

71

Introdução à Farmacologia do Sistema Respiratório

Adelmir Souza-Machado e Álvaro A. Cruz

INTRODUÇÃO

A farmacologia respiratória aborda a ação direta ou indireta de drogas em várias células das vias respiratórias e dos pulmões, identificando em maior detalhe os seus mecanismos de ação, farmacodinâmica, farmacocinética e tolerabilidade, oferecendo subsídios para o seu uso racional.

O sistema respiratório possui grande número de funções intimamente correlacionadas, tais como: filtração e aquecimento do ar, defesa, equilíbrio ácido-básico, fonação, metabolismo e trocas gasosas. Em cada um desses eventos fisiológicos, diversos grupos celulares estão envolvidos, e, dessa forma, vários medicamentos podem interferir sobre cada uma dessas funções. O número crescente de pesquisas e lançamentos de novos fármacos tem permitido múltiplas opções terapêuticas em diversas especialidades médicas. As medicações são de uso frequente em todas as faixas etárias, mas em particular nos indivíduos com idade superior a 65 anos. Devem merecer atenção as ações diretas e indiretas dessas drogas sobre o sistema respiratório e suas interações medicamentosas. O objetivo deste capítulo é rever alguns conceitos básicos de anatomia, histologia, receptores, regulação, mecanismos de defesa e agressão do sistema respiratório, servindo de substrato para o entendimento dos próximos capítulos.

VIAS RESPIRATÓRIAS INTEGRADAS: ANATOMIA, HISTOLOGIA E FUNÇÃO

Embriologicamente, o aparelho respiratório é derivado principalmente da endoderme, da sua divisão mesenquimatosa. O primeiro esboço desse sistema ocorre nos embriões de 2 a 2,5 mm (4 semanas). Sua primeira indicação é a formação do sulco laringotraqueal, perceptível nos embriões de 3 mm. Esse sulco é uma saliência média, situada na extremidade caudal da parede ventral da faringe primitiva. O crescimento ocorre caudalmente ao longo do intestino, e, a princípio, aparece apenas como uma zona epitelial engrossada. Rapidamente se arranja ordenadamente em forma de tubo, dando origem à laringe, à traqueia e aos pulmões.

Pode-se dividir didaticamente o sistema respiratório em superior e inferior. O sistema respiratório superior compreende o nariz, as cavidades nasais, os seios paranasais, a nasofaringe e a orofaringe. Já o sistema respiratório inferior é composto pela laringe, traqueia, brônquios (23 gerações) e pulmões – superfície alveolocapilar. Todavia, atualmente as vias respiratórias superiores e inferiores são estudadas como uma via respiratória unificada, forrada por um único tapete celular altamente diferenciado e especializado que se estende do nariz aos alvéolos.

Diversos mecanismos de defesa estão presentes em toda a extensão das vias respiratórias, sejam eles físicos, mecânicos ou imunológicos (Quadro 71.1). Esses mecanismos podem variar de local para local do sistema respiratório, desde que existam alterações estruturais e funcionais ao longo das vias respiratórias condutoras e de troca. Durante a respiração normal, as vias respiratórias são expostas a numerosas partículas e micro-organismos veiculados no ar. A configuração da pirâmide nasal, os pelos, as conchas nasais e o trajeto dicotomizado dos brônquios são responsáveis pela filtragem e aquecimento do ar. As células que revestem a nasofaringe e as vias respiratórias condutoras são ciliadas, constituindo um epitélio colunar pseudoestratificado. Glândulas subepiteliais secretam muco na direção da superfície, o que protege o epitélio e ajuda na depuração de partículas aprisionadas. O pulmão é o órgão com a maior superfície epitelial (70 m^2) em contato com o meio exterior, e tem como função primordial a troca gasosa. Qualquer material aerossolizado na forma de partículas pode permanecer disperso no ar ou ser inalado e impactar-se em diferentes locais das vias respiratórias, de acordo com seu tamanho. As partículas cujos diâmetros são maiores que 5 μm tendem a ser bloqueadas na nasofaringe, na orofaringe ou grande via respiratória condutora. As partículas menores que 1 μm têm pouca chance de ficar presas na nasofaringe ou nas vias respiratórias condutoras; a maioria delas tende a alcançar as regiões pulmonares distais ou são exaladas de volta (Quadro 71.1). Somam-se a esses mecanismos os reflexos de fungar, espirrar e tossir. Finalmente, as imunoglobulinas (IgA, IgE, IgG e IgM) presentes nas secreções respiratórias, macrófagos e células do sistema imune, bem como nos tecidos linfoepiteliais específicos em vias respiratórias superiores, tonsilas e adenoides (NALT – *nasal associated lymphoid tissue*) e, em vias respiratórias inferiores, aglomerados linfoides (BALT – *bronchus associated lymphoid tissue*) constituem mecanismos de defesa imunológica indispensáveis.

A complexa estrutura das vias respiratórias compreende grande variedade de células. Entretanto, serão citadas apenas aquelas de fundamental importância para o entendimento da farmacologia do aparelho respiratório.

Quadro 71.1 Mecanismos de depuração das vias respiratórias

	Histologia	Principais mecanismos
Mecanismos de aprisionamento de partículas	Epitélio colunar pseudoestratificado ciliado	<ul><li>Impactação nos pontos de ramificação das vias respiratórias</li><li>Fluxo turbulento de ar (nasofaringe, traqueia e brônquios principais)</li><li>Gravitacional (vias respiratórias distais, baixa taxa de fluxo aéreo)</li><li>Difusional (contato com o epitélio ao se difundirem com o gás alveolar)</li></ul>
Depuração das partículas aprisionadas pelas vias condutoras	Epitélio colunar pseudoestratificado ciliado	<ul><li>Tapete de muco (células caliciformes e submucosas)</li><li>Batimento ciliar de *varredura* (17 ciclos por segundo)</li><li>Reflexo da tosse e espirro</li></ul>
Depuração do material nos bronquíolos e espaços alveolares	Epitélio não ciliado	<ul><li>Surfatante (SP-A, SP-B, SP-C e SP-D)</li><li>Macrófago alveolar (alvéolo e espaço intersticial)<ul><li>Mediadores biológicos (C5a, citocinas)</li><li>Leucotrienos</li></ul></li><li>Neutrófilos e linfócitos ativados</li></ul>

Estruturas derivadas do endoderma

1. ***Células secretórias caliciformes e serosas***: estão presentes nas grandes vias respiratórias. Em conjunto, essas células são responsáveis pela consistência do muco, que é essencial para o aprisionamento de partículas estranhas e nocivas aos pulmões.
2. ***Células ciliadas***: estão presentes em todo o trato respiratório, com exceção de parte da faringe, porções posteriores do nariz e unidades respiratórias. Em cada cílio o par central de dineína contém uma enzima ATPase; o par central é circundado por 9 túbulos isolados em sua periferia, responsáveis provavelmente pelo batimento contrátil ciliar.
3. ***Células claras***: estão presentes em nível bronquiolar e podem desempenhar papel secretório e na regeneração do epitélio brônquico após uma lesão.
4. ***Células dos alvéolos***: três tipos distintos revestem os alvéolos – pneumócitos tipo I, tipo II e tipo III.
    a. O *pneumócito tipo I* espalha-se através da superfície alveolar, cobrindo aproximadamente 95% de sua área superficial; está em íntima proximidade com o endotélio capilar, e a maior parte das trocas gasosas ocorre através de seus processos.
    b. O *pneumócito tipo II* é uma célula secretora de surfactante, substância essa que reduz a tensão superficial dos alvéolos.
    c. O *pneumócito tipo III*, ou célula em escova, está intimamente relacionado aos nervos e provavelmente tem função quimiorreceptora.

Estruturas derivadas do mesoderma

1. ***Células musculares lisas***: a musculatura brônquica compõe parte da parede das vias respiratórias até os dutos alveolares, variando em sua espessura. Sob estímulos variados, pode contrair-se, levando a uma redução da luz dos brônquios e limitação ao fluxo aéreo.
2. ***Fibroblastos***: essas células são do interstício; são capazes de sintetizar e secretar colágeno e elastina. Essas proteínas extracelulares estruturais determinam as características fisiológicas da função pulmonar. Os fibroblastos também têm sido implicados nos estados patológicos de fibrose e nos processos de remodelamento brônquico da asma.
3. ***Cartilagem***: as vias respiratórias condutoras dos pulmões são apoiadas em grande parte por cartilagem, desde a traqueia até as placas cartilaginosas ao longo da circunferência dos brônquios.

Estruturas derivadas do ectoderma

Essas células representam predominantemente os elementos neurais do pulmão. As vias respiratórias desenvolvem quatro tipos de inervação motora:

1. Simpática – derivada dos gânglios torácicos.
2. Parassimpática – ramos do vago.
3. Inervação inibitória não adrenérgica.
4. Inervação estimulante não colinérgica – fibras C antidrômicas.

Células do sistema imune

Células-tronco têm extremo potencial proliferativo e capacidade de renovação e diferenciação. São encontradas no saco vitelino e nos tecidos mesenquimatosos e, posteriormente, no fígado e medula óssea. A célula primordial indiferenciada pluripotente gera precursores mieloides, que se diferenciam em eritrócitos, plaquetas, neutrófilos, monócitos, basófilos e eosinófilos e precursores linfoides, que se diferenciam em linfócitos e células NK (*natural killers*, matadoras naturais). Muitas dessas células recebem denominações específicas de acordo com o local e a função que exercem no organismo.

Macrófagos alveolares – responsáveis pela fagocitose de partículas que tenham chegado aos alvéolos.

Mastócitos – células comuns, amplamente distribuídas no organismo e encontradas nos brônquios, bronquíolos e interstícios próximos a grandes vasos e pleura. Quando ativados, são capazes de liberar mediadores químicos proinflamatórios (histamina, leucotrienos e prostaglandinas).

Linfócitos – responsáveis pelo orquestramento da resposta imune, são divididos em subgrupos T e B. Os linfócitos T liberam as citocinas responsáveis pelo recrutamento de outros leucócitos para os sítios de inflamação.

Eosinófilos – recrutados seletivamente nos processos alérgicos das vias respiratórias, produzem também leucotrienos e proteínas citotóxicas tais como a proteína básica maior (MBP) e a proteína catiônica eosinofílica (ECP), capazes de agredir o epitélio respiratório.

RECEPTORES E TRANSDUÇÃO DE SINAIS

Praticamente todos os neurotransmissores, hormônios, mediadores e drogas produzem efeitos interagindo com receptores específicos na superfície das células-alvo. Os receptores são, em sua maioria, proteínas que, ligadas a um agonista específico, irão proporcionar modificações bioquímicas, resultando determinada resposta. Em termos de estrutura molecular e da natureza do mecanismo de transmissão, são identificadas quatro superfamílias de receptores: tipo 1 – receptores ligados a canais; tipo 2 – receptores acoplados à proteína G; tipo 3 – receptores ligados à cinase; e tipo 4 – receptores que regulam a transcrição de genes. Os receptores adrenérgicos são classificados como tipo 2. As transformações dos estímulos aos receptores são transformadas em respostas, através de passos intermediários que envolvem segundos mensageiros. As vias de transdução e seus sistemas mais importantes estão resumidos a seguir.

Via de transdução de sinais

- *Proteína G (fixadora de guanosina trifosfato)*

A proteína G consiste em três subunidades (α,β,γ) com atividade de GTPase, que são ancoradas à membrana por meio de radicais lipídicos fixados. O acoplamento da subunidade α a um receptor ocupado por um agonista faz com que o GDP seja trocado pelo GTP intracelular; o complexo α-GTP dissocia-se então do receptor e do complexo $\beta\gamma$ e interage com uma proteína-alvo. Os alvos dessa proteína ativada são o AMPc, o GMPc e o cálcio. Outros efetores modulados pela proteína G incluem adenilil ciclase, GMP, fosfodiesterase, canais de K^+ e fosfolipases A_2 e C.

Efetores mensageiros

- *Adenilil ciclase/AMPc*

O AMP cíclico – segundo mensageiro mais importante na asma e na inflamação alérgica – é um nucleotídio sintetizado no interior da célula a partir do ATP sob a ação de uma enzima ligada à membrana, a adenilil ciclase. Os receptores produzem seus efeitos ligando-se à adenilil ciclase, levando a um aumento ou redução na produção de AMPc, ativação de proteína cinase A e produção de uma resposta celular específica. Agentes beta-agonistas estimulam a produção de proteína cinase A, que resulta em redução do cálcio intracelular e consequente relaxamento da musculatura lisa dos brônquios, além da elevação do AMPc que inibe a miosina cinase.

- *Fosfolipases*

A fosfolipase C degrada o fosfatidil inositol bifosfato (PIP_2) em inositol trifosfato (IP_3) e diacilglicerol (DAG), que são segundos mensageiros intracelulares. O IP_3 se fixa aos canais de cálcio e eleva as concentrações intracelulares desse íon, aumentando o GMPc intracelular, cuja ação é contrária à do AMPc; o DAG ativa a proteína cinase C, que interfere em outras proteínas celulares. A fosfolipase A_2 degrada o ácido araquidônico (AA) a partir dos fosfolipídios da membrana plasmática com a participação da 5-lipo-oxigenase (5-LO), produzindo leucotrienos (C_4, D_4 e E_4). Algumas respostas celulares promovidas por essa via são a contração de músculos lisos, a secreção de glândulas exócrinas, a liberação de neurotransmissores e a regulação de canais iônicos. A biossíntese dos leucotrienos pode ser bloqueada por inibidores da 5-LO e por antagonistas da proteína de ativação de 5-LO (FLAP), que interferem na apresentação de AA a 5-LO (Fig. 71.1).

CONTROLE NEUROGÊNICO DAS VIAS RESPIRATÓRIAS

As vias respiratórias são inervadas por diferentes componentes do sistema nervoso autônomo: parassimpático, simpático e não adrenérgico não colinérgico (NANC; peptidérgico), que podem ter ações excitatórias (liberam substância P e neurocinina A) ou inibitórias. O sistema nervoso controla algumas funções do sistema respiratório, tais como tônus broncomotor, secreção das glândulas mucosas, funcionamento das células epiteliais, tônus e permeabilidade vasculares, ativação de mastócitos e de outras células inflamatórias.

As informações mais importantes sobre os sistemas adrenérgico e colinérgico estão resumidas no Quadro 71.2. O sistema colinérgico pode ser considerado excitatório por desempenhar papel ativo na manutenção do tônus da musculatura lisa brônquica e na manutenção das respostas com broncoespasmo e hipersecreção. O sistema colinérgico do trato respiratório é composto pelas vias aferentes vagais provenientes dos brônquios e vias eferentes distribuídas na musculatura lisa brônquica. Foram descritos cinco receptores muscarínicos diferentes, dos quais três estão envolvidos na regulação das vias respiratórias (M_1, M_2 e M_3). O sistema nervoso adrenérgico, por outro lado, é considerado inibitório por causa do seu efeito relaxante beta. As fibras adrenérgicas representam uma minoria do total de fibras encontradas nas vias respiratórias humanas. Embora haja pouca inervação simpática direta, existem inúmeros receptores alfa (α_1 e α_2) e beta-adrenérgicos (β_1, β_2 e β_3) nas células do trato respiratório, tornando o sistema adrenérgico importante na manutenção da homeostasia brônquica e na fisiopatologia das doenças com limitação aos fluxos aéreos, tais como asma e DPOC. Os β_2-receptores predominam sobre os β_1 nas vias respiratórias, e são exclusivos na musculatura lisa, células epiteliais e mastócitos.

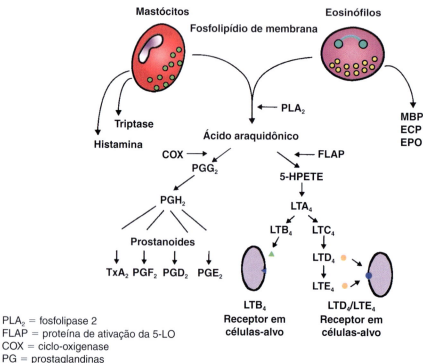

Fig. 71.1 Biossíntese dos leucotrienos e prostaglandinas.

Quadro 71.2 Funções do sistema nervoso autônomo adrenérgico e colinérgico do aparelho respiratório

Sistema		Função
ADRENÉRGICO	alfa	• Maior atividade da adenilil ciclase • Constrição de músculos lisos de veias, artérias e brônquios • Maior liberação de histamina
	beta	• Menor atividade da adenilil ciclase • Vasodilatação • Broncodilatação • Redução da liberação de histamina
COLINÉRGICO		• Broncoconstrição • Hipersecreção

MEDIADORES INFLAMATÓRIOS

Os mediadores inflamatórios estão envolvidos em vários processos fisiopatológicos respiratórios, talvez em todos eles. São substâncias proinflamatórias produzidas a partir de várias fontes celulares (mastócitos, basófilos, eosinófilos, macrófagos, linfócitos), células epiteliais e endoteliais. As principais ações desses mediadores estão sumarizadas no Quadro 71.3.

MODELO SIMPLIFICADO DE AGRESSÃO E LESÃO PULMONAR

A defesa contra partículas minerais ou patógenos requer rápida regulação das células do sistema imune, epitélio e reparos de tecidos; nessa regulação participam as moléculas de adesão e seus receptores. Quando o agente agressor consegue alcançar os alvéolos e lesar suas paredes, o pulmão responde de uma forma estereotipada e algumas vezes, a depender da natureza do antígeno e do tempo de exposição, amplificando e perpetuando o processo inflamatório. Habitualmente existem linfócitos T reguladores que harmonizam e equilibram a intensidade da resposta inflamatória e/ou ainda recrutam células reparadoras de imediato. No momento da lesão tecidual pulmonar, existe inicialmente dano ao pneumócito tipo I, ou à célula endotelial, com a formação de membrana hialina. Segue-se infiltração celular com macrófagos, neutrófilos e linfócitos para o sítio da lesão. Decorridos 3 a 4 dias da lesão, os pneumócitos tipo II modificam-se e regeneram a parede alveolar lesada, assumindo a forma e função dos pneumócitos tipo I. A parede alveolar torna-se mais espessa devido à migração de fibroblastos e à produção de colágeno. Os produtos citotóxicos liberados pelas células inflamatórias no intuito de destruir ou eliminar o agente agressor, tais como elastases, colagenases, radicais tóxicos de O_2, são capazes de produzir dano tissular pulmonar, alguns deles irreversíveis.

REFERÊNCIAS BIBLIOGRÁFICAS

1. American Thoracic Society. Idiopathic pulmonary fibrosis: diagnosis and treatment. International Consensus Statement. *Am. J. Respir. Crit. Care Med., 161*: 646-64, 2000.
2. CHRISTMA, J.W., SADIKOT, R.T., BLACKWELL, T.S. The role of nuclear factor-κ B in pulmonary diseases. *Chest, 117*: 1482-87, 2000.
3. ELENKOV, I.J., WILDER, R.L., CHROUSOS, G.P., VIZI, E.S. The sympathetic nerve an integrative interface between two supersystems: the brain and the immune system. *Pharmacol. Rev., 52*: 595-638, 2000.
4. FRASER, R.S., PARÉ, J.A.P., FRASER, R.G., PARÉ, P.D. *Synopsis of diseases of the chest*. 2nd ed. W.B. Saunders, Philadelphia, Pennsylvania, 1994.
5. KAPLAN, A.P., JOSEPH, K., SILVERBERG, M. Pathways for bradykinin formation and inflammatory disease. *J. Allergy Clin. Immunol., 109*: 195-209, 2002.
6. LAURIER, C., MORIDE, Y., KENNEDY, W.A. Health survey data on potentially inappropriate geriatric disease. *Ann. Pharmacother., 36*: 404-9, 2002.
7. LEFF, A.R., SCHUMACKER, P.T. Respiratory physiology: basis and applications. 1st ed. W.B. Saunders, Philadelphia, Pennsylvania; 1993.
8. MASON, C.M., NELSON, S. Pulmonary host defenses: implications for therapy. *Clin. Chest Med., 20*:475-88, 1999.
9. PASARE, C., & MEDZHITOV, R. Toll pathway-dependent blockade of CD4+CD25+ T cell-mediated suppression by dendritic cells. *Science* 299:1033-36, 2003.
10. PAWANKAR, R. Mast cells as orchestrators of the allergic reaction: the IgE-IgE receptor mast cell network. *Cur. Opin. Allergy Clin. Immunol., 1*: 3-6, 2001.
11. SCHWARTZ, R.S. Shattuck lecture–diversity of the immune repertoire and immunoregulation. *N. Engl. J. Med., 348*: 1017-26, 2003.
12. STRANGE, C. Top ten list in interstitial lung disease. *Chest, 125*:272-74, 2004.
13. TOGIAS, A. Rhinitis and asthma: Evidence for respiratory system integration. *J. Allergy. Clin. Immunol., 111*: 1171-83, 2003.
14. VARGAFTIG, B.B., SINGER, M. Leukotrienes mediate murine bronchopulmonary hyperreactivity, inflammation, and part of mucosal metaplasia and tissue injury induced by recombinant murine interleukin-13. *Am. J. Respir. Cell. Mol. Biol., 28*:410-19, 2003.
15. VARNER, A.E. The increase in allergic respiratory diseases. Survival of the fittest? *Chest, 121*:1308-16, 2002.

Quadro 71.3 Ações dos mediadores inflamatórios no sistema respiratório

Mediador	Fonte Liberadora	Ações
Histamina	Mastócito Basófilo	• Permeabilidade vascular aumentada • Produção de muco • Permeabilidade epitelial • Broncoconstrição
Leucotrienos (LTC_4, D_4, E_4)	Mastócito Basófilo Macrófago Eosinófilo Neutrófilo	• Influxo celular inflamatório • Broncoconstrição • Secreção de muco • Edema das vias respiratórias • Vasoconstrição
Prostaglandinas	Mastócito Macrófago Neutrófilo Células epiteliais	• Broncoconstrição • Vasodilatação • Quimiotaxia • Secreção de muco
Fator Ativador de Plaquetas	Macrófago Neutrófilo Eosinófilo Mastócito Basófilo	• Broncoconstrição • Secreção de muco • Permeabilidade vascular aumentada
Bradicinina	Cininogênio circulante	• Broncoconstrição • Secreção de muco • Permeabilidade vascular aumentada

72

Farmacoterapia das Rinossinusites

Fabiana Lima, Marcus M. Lessa e Álvaro A. Cruz

INTRODUÇÃO

Rinossinusite é o processo inflamatório que acomete as mucosas da cavidade nasal e dos seios paranasais, caracterizado pela combinação variada de rinorreia, espirros, obstrução, prurido nasal e cefaleia. Tradicionalmente, fala-se em rinite e sinusite como processos distintos; optamos pela tendência atual de usar a designação rinossinusite, porque não há rinite sem sinusite, nem sinusite sem rinite.

De acordo com a duração dos sintomas, as rinossinusites podem ser classificadas em agudas (menos de 4 semanas), subagudas (de 4 semanas a 3 meses) e crônicas (mais de 3 meses). As agudas são geralmente devidas a processos infecciosos, principalmente virais e bacterianos, ao passo que as crônicas mais comuns são a alérgica, não alérgica com eosinofilia e idiopática. Outras formas de rinossinusite crônica incluem a polipose nasal, a ocupacional, a hormonal, a medicamentosa, a por alimentos, a atrófica e a emocional.

As rinossinusites estão entre as enfermidades mais frequentes no homem urbano moderno, envolvendo grandes custos diretos, por gastos com medicação e faltas ao trabalho e/ou à escola, e indiretos, por perda de produtividade e de qualidade de vida. Observam-se, nos últimos anos, aumentos nas taxas de prevalência de doenças respiratórias alérgicas. No Brasil, o Estudo ISAAC (International Study of Asthma and Allergies in Childhood), em crianças das regiões Nordeste, Sudeste e Sul, revelou que a prevalência de rinossinusite crônica variou de 7,9% a 31,3%. Na rinossinusite alérgica sazonal (estacional ou polínica), os sintomas ocorrem tipicamente na época da polinização, determinando quadros acompanhados de conjuntivite e inflamação generalizada da mucosa do aparelho respiratório, incluindo-se trompa de Eustáquio, a orelha média, os seios paranasais e, eventualmente, os brônquios. No Brasil, a rinite polínica ocorre apenas nas regiões Sul e Sudeste, onde as estações do ano são mais bem definidas, sendo os polens das gramíneas, como *Lolium perene* e *Poa pratensi*, os responsáveis pela maioria das sensibilizações. Estão também implicados os polens de árvores, tais como: *Plantanus, Lingustrum, acácia, araucária* e *eucalipto*.

A rinossinusite alérgica perene é causada pelos alérgenos presentes no ambiente durante todo o ano; o principal deles é a poeira domiciliar, na qual se encontram ácaros (*Dermatophagoides pteronyssinus, Dermatophagoides farinae* e *Blomia tropicalis*), pelos de cão e de gato, baratas e fungos.

O diagnóstico dessa enfermidade é eminentemente clínico, podendo ser ratificado pela citologia nasal e testes alérgicos cutâneos. A endoscopia nasal é de grande valor para a verificação do real edema e do comprometimento da fossa nasal em relação à obstrução. As avaliações dos meatos médio e superior para a verificação da presença de secreção, de pólipos ou degenerações mucosas pode mudar a abordagem terapêutica. Não sendo possível a realização do exame em todos os pacientes, deve-se indicá-lo naqueles em que existe dúvida diagnóstica ou cujo tratamento clínico em curto prazo não surtiu nenhum efeito.

A partir de 2001 foi proposta uma nova classificação para a rinite alérgica pela Iniciativa ARIA (*Allergic Rhinitis and its Impact on Asthma*), uma ONG internacional que congrega especialistas em rinite e tem o apoio da Organização Mundial da Saúde. Propõe-se que a rinite alérgica seja classificada em intermitente ou persistente, de acordo com a duração dos sintomas, e em leve ou moderada a grave, conforme a sua intensidade e comprometimento da qualidade de vida.

Alguns processos patológicos têm a sua incidência aumentada ou controle dificultado em indivíduos com rinossinusite; são eles: asma brônquica, otite média, infecções respiratórias, síndrome de apneia do sono, alterações dentofaciais e hiposmia ou anosmia. A rinossinusite infecciosa é uma complicação frequente da rinossinusite crônica de origem alérgica. Os micro-organismos mais comumente envolvidos são, na forma aguda, os vírus, tais como rinovírus, vírus influenza e parainfluenza, e, entre as bactérias, *S. pneumoniae, H. influenzae* e *M. catarrhalis*. Nas infecções crônicas nasossinusais, além dessas bactérias mencionadas em casos de rinossinusite aguda, surgem também o *S. aureus* e a flora anaeróbia.

É importante o diagnóstico diferencial das rinossinusites, já que o envolvimento nasossinusal também pode ser devido a moléstias sistêmicas, tais como hanseníase e leishmaniose, granulomatose de Wegener, poliarterite nodosa, lúpus eritematoso sistêmico, policondrite recidivante, granulomatose alérgica, sarcoidose e síndrome de Sjögren, bem como pode ser decorrente de mucoviscidose, síndrome de discinesia ciliar, síndrome de Young, síndrome da unha amarela e imunodeficiências, que determinam falhas nos mecanismos de defesa locais.

TRATAMENTO FARMACOLÓGICO

Para obter-se maior sucesso terapêutico são necessários o estabelecimento do diagnóstico correto, a adesão do paciente, a instituição dos cuidados preventivos de controle do ambiente e a escolha e uso corretos da medicação. O Quadro 72.1 mostra as principais classes de drogas que podem ser utilizadas para o tratamento de rinossinusite alérgica e seus efeitos sobre os sintomas, enquanto o Quadro 72.2 mostra as principais medidas a serem adotadas de acordo com o diagnóstico firmado.

FARMACOTERAPIA DAS RINOSSINUSITES

Quadro 72.1 Principais classes de drogas para o tratamento de rinossinusite e seus efeitos sobre os sintomas

Classe de Droga	Prurido/Espirro	Rinorreia	Obstrução	Hiposmia	Sintomas Oculares
Descongestionante	−	−	+++	−	−
Anti-histamínico oral	+++	++	±	−	++
Brometo de ipratrópio	−	+++	−	−	−
Cromoglicato de sódio	+	+	±	−	−
Antagonistas dos leucotrienos	−	+	++	−	++
Corticoide tópico	+++	+++	++	+	++
Corticoide oral	+++	+++	+++	++	+++

Quadro 72.2 Principais medidas terapêuticas de acordo com o diagnóstico da rinossinusite

Alérgica	RENA[1]	Medicamentosa	Idiopática	Hormonal[2,3]	Infecciosa
Higiene ambiental	Higiene ambiental	Higiene ambiental	Higiene ambiental	Higiene ambiental	Antibiótico sistêmico
Lavagem nasal	Lavagem nasal	Lavagem nasal	Lavagem nasal	Lavagem nasal	Lavagem nasal
Anti-histamínico	Descongestionante sistêmico	Descongestionante sistêmico	Anti-histamínico		
Descongestionante sistêmico	Corticoide tópico	Corticoide tópico	Descongestionante sistêmico		
Cromoglicato dissódico		Retirada descongestionante tópico	Corticoide tópico		
Antagonistas de leucotrienos			Anticolinérgico		
Corticoide tópico					
Imunoterapia					

1. RENA = rinite eosinofílica não alérgica.
2. Hormonal ou gestacional.
3. Para gestantes, pondera-se o uso de medicamentos, principalmente no 1.º trimestre.

Medicações sintomáticas

DESCONGESTIONANTES

São drogas que promovem a vasoconstrição da mucosa por serem simpatomiméticas de ação predominantemente em receptores alfa, com redução do edema e da congestão, restabelecendo a perviedade nasal. Estão indicadas nos períodos críticos, com efeito meramente sintomático, enquanto outras medidas estão sendo tomadas. Podem ser empregadas por via oral ou tópica, e são metabolizadas no fígado e excretadas na urina. Quando administradas por via tópica nasal, os efeitos surgem com 2 a 5 minutos, durando cerca de 1 a 2 horas para a nafazolina e de 6 a 8 horas para a oximetazolina. Já os descongestionantes de uso oral têm início de ação com cerca de 30 minutos e duração de efeito de 6 horas. Aliviam temporariamente os sintomas de congestão das rinossinusites alérgicas e não alérgicas. No entanto, apresentam pouco efeito sobre o prurido, a rinorreia e os espirros.

O uso abusivo de descongestionantes tópicos pode levar a rinossinusite medicamentosa, devido ao efeito de congestão (por vasodilatação) de rebote. Por conta disso, seu uso não deve exceder 3 dias. Nos casos de rinossinusite alérgica, quando necessário, é preferível o uso de apresentação oral. Geralmente, os descongestionantes para uso oral estão associados a anti-histamínicos. Os mais utilizados são a fenilefrina e a pseudoefedrina. Também podem levar a rinossinusite medicamentosa, mas apenas quando usados por tempo muito prolongado. As drogas alfa-adrenérgicas com ação descongestionante nasal podem ser divididas em três grupos: catecolaminas, aminas não catecólicas e derivados imidazólicos. A adrenalina faz parte do grupo das catecolaminas, mas não é habitualmente usada como descongestionante nasal devido à possibilidade de paraefeitos sistêmicos. Entre as aminas não catecólicas estão a efedrina, a fenilefrina, a propilexedrina e a pseudoefedrina; entre os derivados imidazólicos estão a oximetazolina, a nafazolina e a xilometazolina.

Os descongestionantes são contraindicados em recém-nascidos e lactentes, portadores de hipertireoidismo e de distúrbios cardiovasculares, e em pacientes que estejam usando inibidores da monoamino oxidase (iMAO). De modo geral, os efeitos colaterais dessa classe de drogas, quando elas são usadas por via oral, incluem tremor, insônia, nervosismo, hipertensão arterial transitória moderada, alucinações, psicose paranoide (em indivíduos com história prévia de psicose ou doença mental familiar) e miocardiopatia. Os principais paraefeitos, quando empregada a via tópica nasal, são congestão de rebote, ardência e ressecamento da mucosa nasal, espirros, cefaleia, escotomas, insônia, palpitações, anosmia e paralisia ciliar. A fenilpropanolamina, que era encontrada em diversos produtos em associação com anti-histamínicos, por ter sido associada a maior risco de acidentes vasculares encefálicos, foi retirada do mercado nacional.

ANTI-HISTAMÍNICOS

Agem predominantemente como agonistas inversos dos receptores da histamina H_1 ou H_2. Verificou-se, tanto *in vitro* quanto *in vivo*, um efeito anti-inflamatório entre as novas drogas dessa classe, mas ainda não está definida a relevância clínica dessas observações. As drogas capazes de suprimir a ativação dos receptores H_1 antagonizam as respostas vasculares induzidas pela histamina, mas não têm influência sobre o aumento da secreção gástrica, ao passo que aquelas com ação nos receptores H_2 diminuem a secreção ácida gástrica.

Os anti-histamínicos apresentam semelhança estrutural com a molécula de histamina (grupamento etilamina), variando conforme o grupo conectado a esse grupamento. Assim, as etanolaminas têm oxigênio ligado ao grupamento, enquanto as alquilaminas têm carbono; as etilenodaminas, nitrogênio; as piperazinas, o núcleo piperazina; e as fenotiazinas, o núcleo fenotiazínico. O Quadro 72.3 mostra as principais substâncias dessa classe de drogas.

Os anti-histamínicos que atuam nos receptores H_1 são bem absorvidos por vias oral e parenteral. Cerca de 15 a 30 minutos após a administração oral já é possível verificar os efeitos da medicação, que desaparecem em cerca de 3 a 6 horas. No entanto, existem preparações de liberação lenta ou meia-vida mais longa, com duração de efeito de até 24 horas. A maior parte da droga é metabolizada no fígado e excretada na urina e na bile.

Podem ser divididos em: de 1ª geração ou clássicos e de 2ª geração ou novos. Como exemplos do primeiro grupo temos a hidroxizina, a

Quadro 72.3 Principais anti-histamínicos – grupo químico, classificação e apresentação

Grupo Químico	Clássicos	Apresentação	Não clássicos	Apresentação
Etilenoaminas	Clemastina	Xarope (0,05 mg/mL) Comprimido (1 mg)	*	
Piperazínicos	Hidroxizina	Solução oral (1 mg/mL)	Cetirizina	Solução oral (1 mg/mL) Comprimido (10 mg)
Alquilaminas	Dexclorofeniramina	Xarope (0,4 mg/mL) Comprimido (2 mg)	*	
Fenotiazínicos	Prometazina	Ampola (25 mg/mL) Comprimido (25 mg)	Azelastina	*Spray* nasal (1 mg/mL)
Piperidínicos	Cipro-heptadina	Elixir (0,4 mg/mL) Comprimido (4 mg)	Ebastina	Xarope (1 mg/mL) Comprimido (10 mg)
			Epinastina	Comprimido (10 mg)
			Fexofenadina	Comprimido (20 mg) Comprimido (30 mg) Cápsula (60 mg) Comprimido (120 mg) Comprimido (180 mg)
			Loratadina	Xarope (1 mg/mL) Comprimido (10 mg)
			Levocabastina	*Spray* nasal (0,5 mg/mL)

dexclorofeniramina e a prometazina, e, do segundo, a cetirizina, a fenofenadina, a loratadina, a epinastina, a levocetirizina, a rupatadina, a ebastina e a desloratadina. A principal diferença entre as drogas clássicas e as novas é a maior difusão através da barreira hematoencefálica nas primeiras, levando a sonolência, que pode dificultar a concentração e a execução de algumas tarefas que requeiram maior atenção, como dirigir e operar máquinas. Os anti-histamínicos clássicos podem apresentar também algum efeito anticolinérgico e, eventualmente, ação alfabloqueadora. Devem ser utilizados com cautela quando associados a barbitúricos, tranquilizantes benzodiazepínicos, álcool e outros depressores do sistema nervoso central, devido à sua capacidade de potencializar os efeitos dessas drogas. Podem também aumentar o efeito anticolinérgico de drogas como a atropina, os antidepressivos tricíclicos e a paroxetina. Deve ser tomado cuidado especial na administração a portadores de glaucoma, de retenção ou obstrução urinária, e em pacientes idosos. Sua maior utilidade é como preventivo de uma manifestação alérgica, quando sua eficácia é maior do que para tratar uma crise alérgica já instalada. Experimentalmente, alguns anti-histamínicos H_1 reduziram a duração da ação dos corticosteroides, hormônios sexuais, fenobarbital, difenil-hidantoína e anticoagulantes, por estimularem as enzimas microssomais hepáticas envolvidas na metabolização desses compostos. Os efeitos colaterais mais comuns dos bloqueadores do receptor H_1, que ocorrem quase exclusivamente com os clássicos, são sedação, efeitos depressores e estimulantes do sistema nervoso central, ressecamento das membranas mucosas e sintomas gastrointestinais, como perda de apetite, náuseas e desconforto epigástrico. Podem ocorrer reações de hipersensibilidade, como fotossensibilidade. Leucopenia e agranulocitose são extremamente raras. Os anti-histamínicos bloqueadores do receptor H_1 são empregados há muitos anos em gestantes e raramente estiveram envolvidos em casos de teratogênese. No entanto, seu uso deve ser evitado, principalmente no 1º trimestre, a menos que seja imprescindível. Podem ser encontrados em pequenas quantidades no leite materno. Sua principal indicação é o controle da rinossinusite e da conjuntivite alérgicas e da urticária aguda. O tratamento é mais eficiente se a droga é usada antes da exposição ao alérgeno. São eficientes contra prurido, rinorreia e espirros. Não exibem, entretanto, ação relevante contra a obstrução nasal.

BROMETO DE IPRATRÓPIO NASAL

Age bloqueando os receptores muscarínicos, promovendo controle da rinorreia; pode ser útil quando esse sintoma é a principal queixa. Não bloqueia os espirros, o prurido ou a obstrução nasal.

ANTAGONISTAS DE LEUCOTRIENOS

Como representantes dessa classe no Brasil temos o montelukast, que age bloqueando o receptor do CystLT D4 (cisteinil leucotrieno D4), potente mediador inflamatório na inflamação alérgica. São bem tolerados, e representam uma opção para controlar a rinite leve e a asma leve com um só medicamento. Há controvérsias se a combinação de antagonista de leucotrienos e anti-histamínicos possui efeito sinérgico no tratamento da rinossinusite alérgica. São drogas administradas por via oral, o que facilita a adesão ao tratamento, estando liberados para uso em crianças a partir de 6 meses de idade.

ANTI-INFLAMATÓRIOS DA MUCOSA RESPIRATÓRIA

Cromoglicato dissódico

Não se conhece o exato mecanismo de ação dessa substância, que parece inibir a liberação da histamina pelos mastócitos. Considerando sua eficácia limitada no tratamento de quadros de rinossinusite alérgica, seu emprego justifica-se apenas por sua elevada tolerabilidade, o que o torna uma opção para tratamentos longos em crianças. É usado por via tópica nasal. Não tem ações imediatas, e é mais bem indicado na rinossinusite sazonal. Nos casos de rinossinusite alérgica perene, é utilizado como terapia de manutenção, após controle inicial do processo com medicação mais potente, como os corticoides tópicos. São necessárias de 4 a 6 aplicações ao dia, o que limita muito a adesão ao tratamento.

Glicocorticoides

Representam as drogas mais eficazes para o tratamento da rinossinusite alérgica e da não alérgica com eosinofilia, por conseguirem reduzir o processo inflamatório da mucosa e, consequentemente, a hiper-reatividade nasal. Seus mecanismos de ação incluem inibição da liberação de mediadores inflamatórios e de citocinas, vasoconstrição, redução da permeabilidade vascular e inibição da hipersecreção e da reação alérgica tardia. Podem ser utilizados de forma tópica nasal ou sistêmica, ficando essa última opção reservada para uso transitório nos casos mais graves e naqueles que não podem esperar pelo início de ação mais lento das apresentações tópicas. Devem ser evitadas as apresentações de depósito, tanto por via intramuscular como por via nasal, em face dos maiores índices de efeitos colaterais, e por não serem comprovadamente mais eficientes.

Há várias opções de glicocorticoides de uso tópico nasal no Brasil (ver Quadro 72.4). A beclometasona foi o primeiro deles a ser utilizado. Outras opções incluem a budesonida, a fluticasona, a mometasona e a triancinolona. A dose recomendada é variável conforme o fármaco, que deve ser usado por um período longo, de acordo com a resposta individual. O ideal é reavaliar o paciente com cerca de 2 semanas de tratamento, para tentar estabelecer a menor dose possível do corticoide tópico nasal para controle dos sintomas, que deve, então, ser mantida por alguns meses. Os efeitos colaterais mais comumente relatados, no início do tratamento, incluem espirros, ardor, piora da obstrução, rinor-

Quadro 72.4 Corticoides tópicos nasais – apresentação, dose total diária e intervalo de administração

Droga	Apresentação	Dose Total Diária	Intervalo entre as Drogas
Beclometasona	50 μg/jato	100 a 400 μg	12/12 h ou 24/24 h
Budesonida	32 μg/jato, 64 μg/jato, 50 μg/jato ou 100 μg/jato	64 a 400 μg	24/24 h
Fluticasona	50 μg/jato	100 a 200 μg/jato	24/24 h
Mometasona	50 μg/jato	100 a 200 μg/jato	24/24 h
Triancinolona	55 μg/jato	110 a 440 μg/jato	12/12 h ou 24/24 h

reia e, em menos de 5% dos indivíduos, sangramento nasal. Existem relatos de casos de perfuração septal e reações de hipersensibilidade. O ardor local pode ser reduzido com a utilização de formulações de solução aquosa. O risco de supressão do eixo hipotálamo-hipófise-adrenal é mínimo com o uso de corticoides tópicos nasais em doses habituais. Também não houve associação frequente entre o uso de corticoide tópico nasal e catarata subcapsular e glaucoma, bem como de osteoporose e alterações de crescimento. Os paraefeitos na pele podem ser adelgaçamento cutâneo, equimoses e erupção acneiforme, mesmo com o uso de apresentação tópica nasal; todavia, são raros.

Imunoterapia

É um método eficaz no tratamento da rinossinusite alérgica, mas só deve ser feita por alergista qualificado e em local que disponha de serviço médico que possibilite o atendimento de emergência, para enfrentar eventuais reações adversas sistêmicas. O tratamento é prolongado, devendo ficar reservado para os casos refratários às outras formas de terapia clínica, assegurados os cuidados preventivos.

Tratamento cirúrgico

A cirurgia nasal pode ser utilizada nas rinossinusites crônicas com obstrução nasal persistente, quando há múltiplas falências do tratamento clínico instituído, e após cuidadosa avaliação endoscópica e tomográfica.

Controle ambiental

Os métodos preventivos são importantes para o controle da rinossinusite crônica. Para que se obtenha o sucesso desejado, é necessário envolver, no controle do ambiente doméstico, não só o paciente, mas toda a família. Nos casos de rinossinusite crônica alérgica, é fundamental o reconhecimento dos alérgenos desencadeantes dos processos. Como medidas gerais, devem-se evitar tabagismo ativo ou passivo, uso de travesseiros de penas, presença de animais de pelo, principalmente cão e gato, dentro de casa, uso de inseticidas e de outros produtos de limpeza com odores fortes, além de umidade e mofo, principalmente no dormitório. Caso haja evidência de processo alérgico desencadeado por ácaro, demonstrado pela presença de teste cutâneo positivo, convém adotar, além das medidas citadas anteriormente, o uso de capas impermeáveis para forrar colchão e travesseiros, lavar as roupas de cama com água quente (55° C), evitar carpetes, tapetes, cortinas, almofadões e acúmulo de livros no quarto de dormir. Estudos recentes questionam o benefício dos cuidados preventivos para evitar contato com os ácaros, em relação ao controle dos sintomas, em pacientes em uso de medicação para o tratamento. Preferimos considerar que o objetivo principal do controle da exposição ao ácaro seja a redução do uso de medicações a médio e longo prazos.

RESUMO

As rinossinusites estão entre as enfermidades mais frequentes em todas as idades. Podem ser classificadas em agudas ou crônicas. As agudas estão mais relacionadas às infecções virais, ao passo que as crônicas podem ser alérgicas, não alérgicas com eosinofilia e idiopáticas. A rinite alérgica caracteriza-se clinicamente por espirros, prurido nasal e na faringe, rinorreia e obstrução nasal. Ao exame físico, os achados são variáveis. Para confirmação do diagnóstico, devem-se utilizar os testes alérgicos cutâneos. Para controle dos sintomas, são empregados descongestionantes nasais e anti-histamínicos, que são suficientes para o controle de formas leves, com sintomas esporádicos. Os glicocorticoides tópicos nasais representam o método de tratamento com melhor relação eficácia/tolerabilidade nas formas persistentes de rinossinusite crônica, reduzindo o processo inflamatório local. O controle ambiental é importante para o tratamento racional das rinossinusites, minimizando o uso de farmacoterapia.

REFERÊNCIAS BIBLIOGRÁFICAS

1. CIPRANDI, G., PASSALACQUA, G. & CACONICA, G.W. Effects of H_1 antihistamines on adhesion molecules: a possible rationale for long-term treatment. *Clin. Exp. Allergy*, 29(3):49-53, 1999.
2. CRUZ, A.A. Rinites crônicas: patogênese, classificação e tratamento. *J. Pneumol.*, 20(2):79-92, 1994.
3. CRUZ, A.A., MELLO Jr., J.F., BAIOCCHI Jr., G, MARTINS, E.A.P.R., BRENS, L.A.G., EMERSON, M.F., FERNANDES, F.M.M., MORI, J.C., CASTRO, F.F.M. & CROCE, J. Rinite alérgica: diagnóstico. *Rev. Bras. Alerg. Imunopatol.*, 18:171-176, 1995.
4. GWALTNEY Jr., J.M. Microbiology of sinusitis. *In*: DRUCE, H.M. (editor). *Sinusitis*. Ed. Marcel Dekker, Nova York, 1994, p. 41-56.
5. Iniciativa ARIA (Allergic Rhinitis and It's Impact on Asthma). Manejo da rinite alérgica e seu impacto na asma. Guia de Bolso. ARIA Brasil, 2002, p. 1-23.
6. NACLERIO, R. & SOLOMON, W. Rhinitis and inhalant allergens. *JAMA*, 278:1842-1848, 1999.
7. NASPITZ, C.K. Epidemiology of allergic respiratory disease in Brazil. *In*: OEHLING, A.K. & HUERTA LÓPEZ, J.G. (editors). *Progress in Allergy and Clinical Immunology*. Ed. Hogrefe & Huber Publishers, Seatlle, 1997, p. 90-93.
8. SENNES, L.U. & SANCHEZ, T.A. Doenças associadas e complicações da rinite alérgica. *In*: CASTRO, F.F.M. (editor). *Rinite alérgica*. Ed. Lemos Editorial, 1997, p. 235-250.
9. Sociedade Brasileira de Otorrinolaringologia, Sociedade Brasileira de Rinologia e Sociedade Brasileira de Alergia e Imunopatologia. Consenso sobre Rinite. *Rev. Bras. Otorrino.*, 66(3):1-34, 2000.
10. VOEGELS, R.L., LESSA, M.M., BUTUGAN, O., BENTO, R.F. & MINITI, A. Rinites. *In*: *Condutas práticas em rinologia*. Fundação Otorrinolaringologia, São Paulo – SP, 2003, p. 45-52.

73

Drogas Mucoativas (Mucolíticos, Expectorantes) e Antitussígenas

José Ângelo Rizzo e Álvaro A. Cruz

INTRODUÇÃO

Uma das consequências de inalarmos cerca de 10.000 litros de ar todos os dias é a de que, junto com esse ar, penetram também em nosso aparelho respiratório partículas em suspensão, gases e micro-organismos que, dependendo de sua natureza, concentração e forma de apresentação, têm maior ou menor potencial de provocar danos ao nosso organismo. Para nos defender dessas agressões em potencial, o aparelho respiratório possui um sistema de defesas altamente eficiente e integrado. Um dos mecanismos de defesa mais bem estudado e conhecido é o da depuração mucociliar, que depende basicamente da interação entre os movimentos dos cílios das células do epitélio de revestimento da mucosa respiratória e o muco produzido pelas glândulas mucosas, células caliciformes, células de Clara e células serosas.

A mucosa respiratória normal é recoberta por um fluido composto por 95% de água, 2% de glicoproteínas (mucinas), 1% de eletrólitos, 1% de outras proteínas e proteoglicanos e 1% de lipídios. Esse fluido está em constante movimento ascendente e tem a função de aquecer e umidificar o ar inspirado, além de capturar e remover partículas inaladas. O indivíduo normal pode produzir até 100 mL por dia dessa secreção, que é conduzida pelo movimento ciliar até a faringe, onde é deglutida sem que o indivíduo perceba.

A lâmina fluida que recobre a mucosa tem uma espessura de 5 a 10 μ e é constituída por duas camadas distintas: a mais profunda mede cerca de 4 a 8 μ de espessura e é mais líquida, composta essencialmente de uma solução eletrolítica que contém poucos mucopolissacarídios, denominada camada SOL, produzida basicamente a partir do transporte de água pelas células ciliadas em resposta ao equilíbrio entre a excreção de Cl^- e a absorção de Na^+. A camada GEL mede de 1 a 2 μ de espessura, flutua sobre a camada SOL e é composta quimicamente por 50% a 80% de carboidratos ligados a uma espinha dorsal proteica, formando mucinas, cuja elevada viscosidade a torna especialmente adequada para a adesão de partículas inaladas e sobre ela depositadas por impactação e/ou sedimentação. Os cílios movimentam-se livremente na camada SOL, oscilando 10 a 17 vezes por segundo, um cílio batendo frações de segundo após o outro, de forma que suas pontas produzem ondas metacrônicas sequenciais na camada GEL, impulsionando-a, junto com as impurezas capturadas, em direção à traqueia. Graças ao perfeito equilíbrio dessa relação dinâmica, a camada GEL é mantida em constante movimento (Fig. 73.1). As vias respiratórias devem estar desobstruídas e com umidade adequada para evitar que as secreções se tornem espessas, o que reduz a depuração mucociliar.

Diversas patologias do aparelho respiratório podem causar comprometimento na produção (quantidade e qualidade) e no transporte do muco, perda da sincronização do movimento ciliar e retenção das secreções brônquicas, com consequente obstrução ao fluxo aéreo e a infecções. Há séculos o homem procura substâncias capazes de facilitar a eliminação do excesso de secreções brônquicas; entretanto, é importante lembrar que isso ocorre como consequência, e, antes de decidir sobre o uso de drogas mucoativas, o paciente deve ser avaliado quanto à sua patologia primária e ao tratamento específico iniciado.

Droga mucoativa é definida como um agente que possui, como ação primária, a capacidade de modificar a produção e a secreção do muco, sua natureza e composição e/ou sua interação com o epitélio ciliado. Frequentemente, são listadas sob uma série de termos como mucolíticos, expectorantes, fluidificantes, demulcentes, mucocinéticos, secretagogos, que não são sinônimos.

Apesar de sua ampla aceitação pela população leiga e de vários estudos *in vitro* demonstrando a eficiência dos agentes mucoativos, seu benefício clínico não está claramente estabelecido e sua utilidade é questionada; os estudos que investigam como desfecho primário melhoras objetivas na função pulmonar em geral são negativos; aqueles que investigam parâmetros subjetivos de qualidade de vida, escala de bem-estar e sintomas frequentemente mostram alguma melhora. Nos casos de gripes e resfriados, com bronquite aguda, algum benefício, principalmente psicológico, é obtido. Nas doenças respiratórias crônicas (principalmente DPOC e bronquiectasias), Poole e col., em uma recente meta-análise Cochrane, observaram pequena mas significativa redução na frequência das exacerbações agudas e também na redução de dias de incapacidade. Uma outra pesquisa, de Gerrits e cols., verificou redução discreta no número de internações de pacientes em uso de N-acetilcisteína. De modo geral, os efeitos são pequenos e os estudos realizados por tempo limitado (2 a 6 meses), o que torna questionável, do ponto de vista da relação custo/benefício, sua utilização a longo prazo. A recomendação das diretrizes nacionais para DPOC da Inglaterra é de que as drogas mucolíticas devem ser consideradas em pacientes com produção crônica de expectoração e devem ser mantidas se houver melhora nos sintomas.

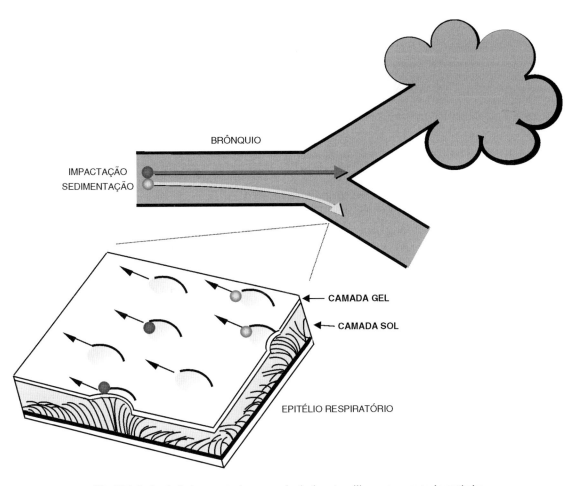

Fig. 73.1 Ondas de deslocamento do muco pelos batimentos ciliares e transporte de partículas.

A hidratação adequada do paciente é fundamental; entretanto, sua eficiência em contribuir para aumentar a fluidez das secreções respiratórias, facilitando a mucocinese, é controversa. Por outro lado, a água destilada, solução salina fisiológica (a 0,9%) ou mesmo hipertônica (a 3%), administradas por nebulização, têm definido impacto em reduzir a viscosidade das secreções e aumentar o transporte mucociliar. É importante ressaltar que em asmáticos a nebulização de qualquer dessas soluções pode desencadear broncoespasmo, o que pode ser evitado associando-se broncodilatadores beta-adrenérgicos. Nebulizadores ultrassônicos não são superiores aos de jato (mais baratos e robustos). Cuidados de esterilização devem ser observados, a fim de evitar possíveis infecções das vias respiratórias.

As nebulizações devem estar associadas a manobras fisioterápicas bem empregadas e dirigidas por fisioterapeutas especializados (drenagem postural, expiração forçada e tosse orientada, oscilação de fluxo em vias respiratórias – *flutter* – ou parede torácica, entre outros), resultando em impacto benéfico claro e definido nos cuidados dos pacientes com excesso de secreções brônquicas.

Eventualmente, o uso de mucolíticos em casos de bronquites agudas durante episódios de gripe pode trazer algum conforto aos pacientes.

CLASSIFICAÇÃO DAS DROGAS MUCOATIVAS

As drogas que atuam promovendo ou facilitando a eliminação das secreções brônquicas podem ser classificadas didaticamente em quatro classes: (1) promotores do transporte de muco; (2) indutores de secreção reflexa; (3) modificadores das características físico-químicas das secreções; (4) estimuladores da atividade secretora das glândulas mucosas. Está claro que uma mesma droga pode ter, e frequentemente tem, mais de uma dessas ações.

Promotores do transporte do muco

Alguns estudos têm procurado avaliar a influência de diversas drogas sobre os movimentos ciliares. Os resultados, porém, são difíceis de serem avaliados. Estudos *in vitro* demonstram que os beta-adrenérgicos estimulam os movimentos ciliares, aumentam sua frequência e promovem maior fluxo de água para a luz brônquica através do transporte ativo do íon de cloro pela mucosa. Essa atividade é difícil de ser demonstrada *in vivo*, uma vez que a ação broncodilatadora primária que resulta no aumento do calibre das vias respiratórias, com melhora do fluxo aéreo, favorece a eliminação das secreções. A aminofilina tem demonstrado alguma capacidade em aumentar a depuração mucociliar em pacientes com DPOC.

Indutores da secreção reflexa

Obtém-se aumento das secreções através do reflexo vagal, por estímulo ao nível do estômago e duodeno, com aumento de secreções das glândulas mucosas respiratórias. Nesse grupo destaca-se o iodeto de potássio.

IODETO DE POTÁSSIO

A popularidade do iodeto de potássio como mucocinético oral ou intravenoso persiste a despeito da ausência de estudos controlados comprovando a sua utilidade. São utilizados como sais de potássio ou sódio do halogênio iodo: KI ou NaI.

O iodeto de potássio age nas terminações nervosas parassimpáticas do estômago, produzindo um aumento reflexo das secreções salivar, nasal, lacrimal e traqueobrônquica. Após o uso oral, observa-se que o iodeto é secretado no muco, não sendo bem estabelecidos os seus mecanismos de ação. *In vitro* observa-se liquefação do muco e admite-se que haja um efeito mucolítico direto, potenciação das proteases e estimulação da atividade ciliar.

O início de ação é variável pela via oral, dependendo da ingestão ou não de alimentos. Pode-se detectar o íon na secreção traqueobrônquica 15 a 25 minutos após a administração oral ou venosa. A duração da ação raramente ultrapassa 6 horas.

Como os iodetos atuam provocando irritação gastrointestinal, é comum a ocorrência de náusea, vômitos e anorexia. A queixa de sabor metálico é muito frequente e pode ser abrandada pela ingestão associada de água, leite ou sucos. É comum também o aparecimento de discreta rinite, lacrimejamento e mesmo conjuntivite. Pode induzir ptialismo, e a intensa estimulação das glândulas salivares pode levar a edema glandular ao nível da borda inferior da mandíbula. Esses sintomas regridem com a diminuição da dose. Muitos pacientes apresentam erupções cutâneas, em geral acneiformes, às vezes graves, o que sugere relação com alterações hormonais. Podem ocorrer também erupções urticariformes, púrpuro-hemorrágicas ou bolhosas, acompanhadas de febre, mal-estar e adenopatia em pacientes hipersensíveis. Raramente acontece anafilaxia. Os iodetos podem suprimir a função tireoidiana por tempo não previsível. O fármaco deve ser evitado durante a gestação, pois o iodo pode causar disfunção da tireoide fetal, com risco de aumento da glândula e de asfixia neonatal.

O iodeto de potássio é apresentado na forma de xarope e pode ser usado pela via oral na dose de 300 mg a cada 4 ou 6 horas.

IPECACUANHA

Trata-se de uma medicação historicamente utilizada para provocar vômitos e, quando usada em doses subeméticas, é estimulante vagal, com aumento reflexo das secreções traqueobrônquicas.

GUAIACOLATO DE GLICERILA

É um fármaco bastante usado, a despeito de escassas e contraditórias informações sobre sua ação expectorante. Absorvido pelo trato gastrointestinal, onde atua como irritante gástrico, tem ação direta nas terminações parassimpáticas. Após absorção, é captado pelas glândulas brônquicas e liberado no muco. A presença dessa droga no plasma causa diminuição da adesividade plaquetária. Em doses nauseantes, o guaiacolato de glicerila começa a atuar rapidamente pelo reflexo vagal. Após a absorção gastroentérica, sua presença no muco não ultrapassa 4 a 6 horas. O uso dessa medicação provoca náuseas, vômitos e anorexia, que estão associados à sua ação expectorante. Raramente ocorre sonolência. A inibição da adesividade plaquetária predispõe a sangramento; portanto, seu uso deve ser evitado em pacientes com doença ulcerativa do trato gastrointestinal e distúrbios da coagulação.

Pode ser usado por via oral, na dose de 20 a 40 mg a cada 4 a 6 horas. É importante estar atento para a possibilidade de esses produtos induzirem broncoespasmo através de reflexo vagal, não apenas em pacientes com asma e bronquite crônica, tradicionalmente correlacionados a hiper-responsividade brônquica, como também nas infecções respiratórias virais, nas quais tem sido descrito aumento da reatividade brônquica, o que, por sua vez, pode predispor a broncoconstrição reflexa.

Modificadores das características físico-químicas das secreções

Nesse grupo, a droga mais conhecida e mais aceita é a acetilcisteína. Diversas enzimas têm sido estudadas para esse fim, e algum sucesso tem sido obtido com a alfa-dornase.

ACETILCISTEÍNA

É um derivado N-acetil da cisteína, e o congênere de melhor tolerância para uso terapêutico. Possui um grupamento sulfidrila livre que interage com as pontes de dissulfeto das mucoproteínas, rompendo a complexa estrutura em cadeias menores e menos viscosas.

A acetilcisteína é um agente redutor, degradado por agentes oxidantes. No laboratório, é mais eficaz em pH entre 7 e 9, em que é capaz de promover mucólise importante em poucos minutos. Aylward e cols. observaram diminuição das exacerbações de infecções, aumento no volume das secreções e redução de sua viscosidade, melhora da dispneia e do estado clínico em pacientes bronquíticos crônicos em uso da acetilcisteína por via oral. Millar e cols., porém, não observaram melhora na função pulmonar, no *clearance* mucociliar ou na viscosidade do escarro em pacientes bronquíticos utilizando essa droga, em comparação com o grupo controle usando placebo. Como podemos verificar, os resultados são conflitantes, e ainda não há consenso a respeito dos benefícios dessa droga em DPOC.

A acetilcisteína pode ser absorvida pela mucosa respiratória sem promover efeitos prejudiciais, uma vez que a substância é desacetilada no fígado. O fármaco é relativamente livre de efeitos sistêmicos importantes, não tendo sido demonstrado efeito tóxico mesmo em indivíduos com hepatopatias. As reações adversas são mais frequentes com soluções mais concentradas. O medicamento pode produzir uma sensação de queimação traqueal, e seu sabor e odor sulfuroso podem provocar náuseas e anorexia, acompanhadas de eructações e vômitos. Alguns indivíduos podem apresentar tosse pela nebulização de acetilcisteína, necessitando inalar concentrações menores. Pacientes com hiper-responsividade brônquica podem apresentar broncoespasmo, que pode ser prevenido ou tratado com broncodilatadores. Outro efeito para o qual se deve atentar é a broncorreia abundante, que pode representar um problema grave em pacientes incapazes de tossir de maneira eficaz. O uso contínuo do medicamento pode produzir irritação na mucosa oral, resultando em estomatite. Pode provocar rinite, laringite ou traqueíte, levando a rinorreia, rouquidão ou hemoptise importantes. Não se tem observado irritação da pele ou dos olhos. Os pacientes devem ser orientados a lavar o rosto, os olhos e a boca após a nebulização. Todavia, a hipersensibilidade verdadeira é um fenômeno raro.

A droga é preferencialmente usada por nebulização em portadores de supurações pulmonares graves com difícil eliminação das secreções, na dose de 2 a 5 mL a cada 2 a 6 horas, conforme necessário. Pode também ser usada por via oral ou venosa em dose de até 600 mg/dia. É apresentada em frascos contendo 10 a 30 mL de solução a 10% ou 20% e pode ser diluída em solução salina, em bicarbonato de sódio, e misturada com broncodilatadores. Não deve ser associada a tetraciclina, ampicilina, eritromicina, anfotericina ou lipiodol, uma vez que esses reagem com a acetilcisteína, produzindo precipitação. Está disponível no mercado para usos parenteral e oral e solução para nebulização.

ENZIMAS

A liberação de DNA, principalmente de neutrófilos degenerados, nas secreções de pacientes com bronquiectasias e mucoviscidose provoca aumento dramático de sua viscosidade. Há vários anos foi testada a DNAase pancreática bovina em pacientes com mucoviscidose, na tentativa de reduzir a viscosidade das secreções, mas os testes foram suspensos devido a frequente broncoespasmo. Com o desenvolvimento da DNAase recombinante humana, que se mostrou bem tolerada, os estudos clínicos têm demonstrado sua utilidade nesse grupo de pacientes, com melhora dos sintomas, redução no número de exacerbações infecciosas e melhora funcional. Não há indicação para uso em pacientes com outras broncopatias hipersecretoras.

Seu emprego por via inalatória requer nebulizadores especiais e treinamentos adequados, sendo recomendado apenas nos centros especializados em mucoviscidose. É apresentada em ampolas para nebulização.

SOBREROL

Droga bastante utilizada na Europa, principalmente na Itália, onde é usada também em associação com paracetamol, como analgésico. Tem suposta ação na alteração das características reológicas (viscosidade, elasticidade e adesividade) do muco, facilitando a expectoração. Os estudos clínicos apresentam resultados conflitantes, sem efeitos claros e marcantes.

BICARBONATO DE SÓDIO

O bicarbonato de sódio há muito é utilizado empiricamente por instilação traqueal em pacientes traqueostomizados. Evidências *in vitro* têm demonstrado menor viscosidade e aderência do muco em meio alcalino, e a presença da solução hipertônica de bicarbonato na mucosa pode também aumentar a quantidade de água das secreções pelo efeito osmótico.

A nebulização de soluções a 2%, associada ou não a simpatomiméticos, parece não ter contraindicações nem complicações, assim como a instilação traqueal.

Estimuladores da atividade das glândulas e células secretoras da árvore brônquica

Esse grupo de drogas vem sendo estudado recentemente, e a bromexina é o fármaco mais conhecido.

BROMEXINA

É um derivado sintético da molécula benzila-vasicina, que é um alcaloide derivado da *Adhatoda vasica*, uma planta asiática.

Seu mecanismo de ação ainda não está completamente compreendido. Parece atuar sobre as glândulas brônquicas e células de Clara. Acredita-se que promova liberação de enzimas lisossomais das células secretoras de muco, digerindo assim as fibras mucopolissacarídicas, mas não DNA.

Alguns trabalhos clínicos sugeriram a facilitação da expectoração com o uso da bromexina, sem alteração nos parâmetros de função pulmonar. O medicamento é relativamente bem tolerado, raramente causa desconforto gástrico e, ainda mais raramente, náuseas. O uso por períodos curtos não promove alterações orgânicas detectáveis durante o tratamento. Pode ocorrer aumento da transaminase glutâmico-oxalacética, embora não haja evidência concreta de hepatotoxicidade.

Existem várias apresentações disponíveis, algumas associadas a antibióticos, podendo ser usada na dose de 16 mg por via oral a cada 6 horas.

AMBROXOL

É o metabólito VIII da bromexina, quimicamente o trans-4 (2 amino-3,5 dibromobenzil) amino ciclo-hexanol.

Suas propriedades são superponíveis às da bromexina, e seu mecanismo de ação também não é totalmente conhecido. Estudos experimentais sugerem uma estimulação da produção de surfactante pelos pneumócitos tipo II, porém a importância clínica desse efeito ainda não é conhecida. Diversos estudos clínicos sugerem a facilitação da expectoração, embora não demonstrem aumento na quantidade de expectoração nem melhora da função pulmonar. O medicamento é bem tolerado, havendo relatos ocasionais de pirose e diarreia.

Existem duas apresentações disponíveis, que podem ser usadas pela via oral na dose de 30 mg 3 vezes ao dia para adultos. Em crianças, a dose usual é 1,5 mg/kg/dia, em 3 doses, com intervalo de 8 horas. Pode ser usado para nebulização em adultos e crianças com mais de 5 anos, 1 ou 2 vezes ao dia.

Conclusão

Embora patologias broncopulmonares possam causar comprometimento da produção e do transporte de muco, favorecendo a manutenção de processos infecciosos, em poucos pacientes se justifica o uso prolongado de mucolíticos ou expectorantes. É importante lembrar que muitas dessas medicações, além de apresentarem eficácia questionável, podem provocar broncoespasmo ou irritação gástrica, dificultando a eliminação de secreções e complicando a condição do paciente. Existem situações específicas em que pode haver benefício com o uso prolongado de mucolíticos, observando-se melhora subjetiva dos sintomas em alguns pacientes com bronquite crônica e mucoviscidose.

ANTITUSSÍGENOS

A tosse é um reflexo protetor que permite ao indivíduo expelir corpos estranhos da árvore traqueobrônquica. É, portanto, um reflexo benéfico e ocorre ocasionalmente em indivíduos sadios.

Em algumas condições patológicas, a tosse aumenta em frequência e intensidade, tornando-se desconfortável e inconveniente, sobretudo quando perturba o sono. Trata-se de sintoma inespecífico que pode ocorrer em diferentes processos patológicos como consequência do comprometimento de quimiorreceptores ou mecanorreceptores presentes na árvore brônquica, irritação dos nervos glossofaríngeo, vago e frênico, diafragma e pericárdio, entre outras estruturas (Quadro 73.1).

Portanto, é necessário um diagnóstico preciso para estabelecer o tratamento definitivo da tosse, que deve ser dirigido para a sua causa. Em um estudo prospectivo recente, Palombini e cols. conseguiram identificar a causa da tosse em 87 pacientes não fumantes com tosse crônica (> 3 meses de duração). As causas mais comuns de tosse crônica são asma (hiper-responsividade brônquica), gotejamento retronasal (rinite e/ou sinusite), refluxo gastroesofágico e uso de inibidores da enzima conversora da angiotensina. O objetivo do tratamento inespecífico é controlar o sintoma desconfortável, e não o eliminar.

Na maioria das vezes, o tratamento da causa específica com broncodilatadores e corticoides na asma, corticoide nasal associado a anti-histamínicos e descongestionantes associados ou não a antibióticos nos

Quadro 73.1 Mecanismos da tosse

Componentes	Localização	Características
RECEPTORES IRRITATIVOS Quimiorreceptores	Principalmente nos bronquíolos e parênquima pulmonar	Estimulados por substâncias como amônia e ácido nítrico e mediadores como histamina
	Principalmente nas vias respiratórias superiores, traqueia e carina	Estimulados por poeira inerte e corpos estranhos
Mecanorreceptores		
NERVOS AFERENTES Vago Glossofaríngeo	Nervos laríngeos superiores e raízes vagais Faringe e corpo carotídeo	Aferentes terminam nos núcleos bulbares
CONEXÕES CENTRAIS Centro da Tosse	Região dorsolateral do bulbo e componentes pontinos	Conecta-se com os centros respiratório e do vômito
Centro Respiratório	Formação reticular do bulbo e ponte	
Conexões Associadas	Centros cerebrais	Participam da tosse voluntária e psicogênica
NERVOS PERIFÉRICOS Nervo Frênico	Inerva o diafragma	Participa da fase inspiratória da tosse
Ramo Recorrente do Vago	Inerva os músculos glóticos	Válvula glótica é necessária para tosse eficaz
Nervos Intercostais	Inervam músculos intercostais e abdominais	Contraem-se fortemente durante a tosse

casos de rinossinusite, e o tratamento clínico ou cirúrgico, nos casos de refluxo gastroesofágico, permitem o controle dos sintomas sem necessidade de utilizar os antitussígenos. Em geral, a história clínica e o exame físico orientam quanto à etiologia da tosse, permitindo o diagnóstico.

Existem poucas situações que requerem a utilização dos antitussígenos: (a) aquelas que não permitem tratamento específico, como neoplasias primárias ou metastáticas que não respondem à quimio/radioterapia; (b) em condições em que a tosse põe em risco a vida do paciente (hemoptise na tuberculose, p. ex.); e (c) após infecções virais quando persiste tosse irritativa e seca.

Classificação dos antitussígenos de acordo com seu mecanismo de ação

As drogas antitussígenas podem atuar em diferentes componentes do reflexo da tosse.

DROGAS QUE ALTERAM FATORES MUCOCILIARES

São agentes que alteram as secreções respiratórias, aumentando seu volume ou modificando sua consistência, facilitando o *clearance* mucociliar e diminuindo assim a irritação ao nível dos receptores da tosse. Embora exista um número grande de drogas que interferem na produção de muco ou no *clearance* mucociliar, como os mucolíticos, existem poucos estudos demonstrando seu efeito antitussígeno.

DROGAS QUE REDUZEM A EXCITABILIDADE DA VIA AFERENTE DO REFLEXO

O melhor exemplo desse grupo é a lidocaína, anestésico tópico administrado antes ou durante a broncoscopia para diminuir a tosse e permitir o procedimento. Mais raramente, emprega-se a via intravenosa em pacientes com tosse persistente ao despertar da anestesia geral. Nesse caso, é provável que ocorra ação no centro da tosse. Não existem estudos clínicos apropriados a respeito da eficácia da lidocaína em pacientes com tosse patológica.

Uma droga nova, que aparentemente atua no nível de fibras nervosas brônquicas sensitivas do tipo C do sistema nervoso autônomo não adrenérgico e não colinérgico (NANC) é a levodropropizina.

DROGAS QUE ATUAM ELEVANDO O LIMIAR NO CENTRO DA TOSSE

Os principais fármacos desse grupo são os narcóticos, e a codeína é o melhor exemplo.

DROGAS QUE ELEVAM O LIMIAR OU A LATÊNCIA DA VIA EFERENTE DO REFLEXO

Agentes parassimpatolíticos como atropina ou brometo de ipratrópio têm sido eficazes como antitussígenos, atuando ao nível da via eferente, além do seu efeito em reduzir o volume das secreções. Esse grupo de drogas tem a grande vantagem de exercer ao mesmo tempo ação broncodilatadora, contribuindo, desse modo, para a expectoração.

DROGAS QUE DIMINUEM A FORÇA DE CONTRAÇÃO DOS MÚSCULOS ESQUELÉTICOS

Agentes bloqueadores neuromusculares podem ser classificados nesse grupo e só devem ser utilizados em pacientes submetidos a ventilação artificial.

Apresentamos a seguir os fármacos mais utilizados para tratamento inespecífico da tosse e que serão estudados em dois grupos: narcóticos e não narcóticos, pela importância clínica dessa classificação.

ANTITUSSÍGENOS NARCÓTICOS

Codeína

É o 3-metil-éter da morfina. Aparece na natureza como um fenantreno, e é bem absorvida pela via oral. A dose usual suprime eficientemente a tosse por ação central nas conexões nervosas do tronco cerebral, produzindo analgesia e sedação fracas e nenhum efeito euforizante. É metabolizada lentamente no fígado. Cerca de 10% da dose administrada é transformada em morfina, e o restante é excretado pelo rim.

Seus efeitos colaterais mais comuns são: sedação, sonolência, tonturas, náuseas, vômitos, constipação e boca seca, podendo aumentar a viscosidade das secreções respiratórias. É importante lembrar que seu efeito depressor central é aumentado pelo uso concomitante de fenotiazínicos, inibidores da monoamina oxidase e antidepressivos tricíclicos.

É geralmente encontrada na forma de sulfato ou fosfato, sendo esses últimos os mais solúveis. A dose necessária para analgesia é de 30 mg, que equivale a 300 a 600 mg de aspirina. A dose antitussígena padrão é de 5 a 20 mg por via oral ou subcutânea, podendo ser repetida a cada 3 a 6 horas. Para crianças, a dose habitual é de 1,0 a 1,5 mg/kg/dia em 6 doses. Não deve ser usada em lactentes.

Existem outras drogas derivadas da morfina com efeitos antitussígeno e analgésico, porém são menos utilizadas com esse fim na prática clínica, pelos riscos tanto de depressão do sistema nervoso central como de dependência.

ANTITUSSÍGENOS NÃO NARCÓTICOS

Dextrometafano

É um importante antitussígeno não narcótico. É o dextroisômero de um narcótico, o levorfanol. Embora seja um opiáceo, não tem efeito analgésico ou sedativo nem promove a dependência. É absorvido pela via oral e degradado lentamente pelo fígado, devendo ser evitado em hepatopatas. É excretado pelos rins. Eleva o limiar central para o reflexo da tosse e não interfere nas secreções do trato respiratório.

É apresentado em várias associações de uso popular e usado sem prescrição médica. A dose recomendada é de 15 a 30 mg, 3 a 4 vezes ao dia. As reações tóxicas são incomuns nas doses usuais, ocorrendo às vezes intolerância gastrointestinal como náuseas, vômitos e diarreia. Em doses elevadas, pode produzir estados de euforia em adultos e torpor e distúrbios da marcha com incoordenação muscular em crianças. Não possui efeito depressor da respiração.

Levodropropizina

É o enantiômero da dropropizina, derivada do fenilpiperazinopropano. Esse composto não opioide é eficaz em proteger da tosse provocada por diversos estímulos em animais de laboratório. Aparentemente atua modulando a atividade das fibras C nervosas dos brônquios. Em ensaios clínicos, mostrou-se eficiente em aliviar a tosse associada a diferentes patologias tanto em adultos como em crianças. Em ensaio duplo-cego randomizado em 140 pacientes com tosse não produtiva consequente a neoplasias pulmonares, mostrou-se tão eficaz quanto a codeína.

Tem biodisponibilidade por via oral acima de 75%. A excreção do fármaco marcado radioativamente, após administração oral, foi de 93%. A ligação às proteínas plasmáticas é insignificante (11%-14%), sendo semelhante aos valores observados em cães e ratos. Em seres humanos, a levodropropizina é rapidamente absorvida e distribuída pelo organismo após administração oral. A meia-vida é de aproximadamente 1-2 horas. A excreção ocorre principalmente através da urina. O fármaco é excretado tanto na forma de droga inalterada quanto na forma de metabólitos, nas formas livre e conjugada de levodropropizina e nas formas conjugadas de p-hidroxilevodropropizina.

Os seguintes efeitos colaterais podem ocorrer: efeitos gastrointestinais – náusea, vômito, pirose, desconforto abdominal e diarreia; sistema nervoso central – cansaço, fadiga, sonolência, diminuição da consciência, torpor, vertigem, cefaleia; sistema cardiovascular – palpitações. Em casos muito raros, têm sido observadas reações alérgicas cutâneas.

Levopropoxifeno

É o levoisômero do propoxifeno, analgésico muito conhecido. Está estruturalmente relacionado com a metadona, porém não tem nenhum efeito narcótico nem possui potencial para promover dependência. É absorvido pelas vias oral e parenteral. Não existem estudos completos quanto à sua biodisponibilidade. Tem duração de ação de aproximadamente 4 horas. Seu mecanismo de ação central não é conhecido, não possuindo ação depressora da respiração nem interferindo nas secreções do aparelho respiratório. Seus efeitos colaterais são frequentes e habitualmente sem importância, incluindo náuseas, vômitos, cefaleia, sonolência, delírios, tremores e urticária. Não está disponível no Brasil.

Noscapina

Trata-se de uma benzilisoquinolina não narcótica, e o segundo alcaloide mais abundante no ópio. É um fármaco bem absorvido pela via oral, desaparecendo rapidamente da corrente sanguínea. Não possui efeito analgésico ou depressor da respiração e não causa dependência física nem interfere nas secreções do aparelho respiratório. Suprime a tosse em nível central, e seu mecanismo de ação ainda é pouco conhecido. Possui ação relaxante da musculatura lisa. Os efeitos tóxicos são infrequentes, mas podem ocorrer sonolência, náuseas e vômitos. Há relato de reações alérgicas caracterizadas por rinite e conjuntivite. A dose recomendada é de 15 a 30 mg a cada 6 ou 8 horas.

Benzonatato

É um derivado sintético do ácido para-aminobenzoico, absorvido rapidamente pela via oral, tendo sua farmacocinética ainda desconhecida. Atua inibindo os impulsos vagais aferentes dos receptores da tosse e dos receptores de estiramento. Não tem efeito depressor sobre a respiração e é discutível seu efeito sobre a mucocinese. Sua ação antitussígena aparece em 10 a 20 minutos e persiste por período variável de 2 a 8 horas. Embora a substância seja bem aceita pela maioria dos pacientes, pode causar efeitos colaterais como sensação de frio, cefaleia, tonturas, vômitos, erupções cutâneas ou prurido, desconforto gastrointestinal, sensação de opressão torácica e reação de hipersensibilidade. A administração intravenosa pode resultar em hipertensão arterial transitória. Não deve ser mastigado, pois provoca sensação desagradável devido ao efeito anestésico sobre a mucosa oral. A dose para adultos é de 100 mg por via oral, 3 a 6 vezes ao dia. Para crianças, a dose é de 8 mg/kg/dia, em 3 doses.

Conclusão

A despeito da grande quantidade de medicações antitussígenas disponíveis no mercado nacional, a maioria delas em associações muito comuns ao uso popular, devemos dizer que raramente é preciso utilizar um antitussígeno.

É importante buscar a etiologia da tosse, que, quando prolongada, pode ser consequência de sinusite com gotejamento posterior, asma, refluxo gastroesofágico, bronquite crônica, uso de alguns medicamentos, tuberculose, entre outras causas.

É muito comum a tosse seca com secreção mucoide como manifestação isolada de hiper-responsividade das vias respiratórias, causada não raro por infecções virais no trato respiratório. Nessas situações, a inalação de broncodilatadores beta-2-adrenérgicos, particularmente o brometo de ipratrópio, tem-se mostrado de considerável utilidade. Na maioria das vezes, é possível identificar a causa básica da tosse e indicar tratamento específico, obtendo-se regressão dos sintomas. Raramente é necessário usar antitussígenos de ação central. Quando a tosse decorre de processo alérgico das vias respiratórias, os anti-histamínicos podem ser eficazes no seu controle, preferencialmente os que são sedantes, pelo seu efeito bloqueador dos receptores H1 da histamina e por sua atividade anticolinérgica. Quando esses fármacos não são suficientes para controlar a tosse, o uso de corticoides sistêmicos por curtos períodos costuma resolver o problema.

REFERÊNCIAS BIBLIOGRÁFICAS

1. AYLWARD, M., MADDOCK, J., DEWLAND, P. Clinical evaluation of acetylcysteine in the treatment of patients with chronic obstructive bronchitis: a balanced double-blind trial with placebo control. *Eur. J. Respir. Dis., 61*(suppl. 111):81-89, 1980.
2. BRAMAN, S.S., CORRAO, W.M. Cough: differential diagnosis and treatment. *Clinics in Chest Medicine, 8*:177-188, 1987.
3. Chronic Obstructive Pulmonary Diseases. National Clinical Guidelines on Management of Chronic Obstructive Pulmonary Disease in Adults in Primary and Secondary Care. *Thorax*, 59 (suppl 1):1-232, 2004.
4. CLARKE, S.W. Management of mucus hypersecretion. *Eur. J. Respir. Dis., 71*, (Suppl.)153:136-144, 1987.
5. GERRITS, C.M.J.M., HERINGS, R.M.C., LEUFKENS, H.G.M., LAMMERS, J.-W.J. N-acetylcysteine reduces the risk of re-hospitalization among patients with chronic obstructive pulmonary diseases. *Eur. Respir. J., 21*:795-98, 2003.
6. HODSON, M.E. Aerosolized dornase alfa (rhDNase) for therapy of cystic fibrosis. *Am. J. Respir. Crit. Care Med., 151*:S70-S73, 1995.
7. HOUTMEYERS, E., GOSSELINK, R., GAYAN-RAMIREZ, G., DECRAMER, M. Effects of drugs on mucus clearance. *Eur. Respir. J., 14*:452-67, 1999.
8. IRWIN, R.S., CURLEY, F.J. The diagnosis of chronic cough. *Hospital Practice, 30*:82-96, 1998.
9. KARLSON, J.A., SANT'AMBROGIO, C., WIDDCAMBE, J. Afferent neural pathways in cough and reflex bronchoconstriction. *J. Appl. Physiol., 65* (3):1007-1023, 1988.
10. KORPAS, J. Recent advances concerning the cough reflex. *Acta Physiologicae Hungarica, 70* (2-3):161-165, 1987.
11. LUPORINI, G., BARNI, S., MARCHI, E., DAFFONCHIO, L. Efficacy and safety of levodropropizine and dihydrocodeine on nonproductive cough in primary and metastatic lung cancer. *Eur. Respir. J., 12*:1-5, 1998.
12. MAC REDMOND, R., O'CONNELL, F. Treatment of persistent dry cough: if possible treat the cause; if not, treat the cough. *Monaldi Arch. Dis. Chest, 54*:269-273, 1999.
13. MILLAR, A.B., PAVIA, D., AGNEW, J.E., LOPEZ-VIDRIERO, M.T., LAUQUE, D., CLARKE, S.W. Effect of oral N-acetylcysteine on mucus clearance. *Br. J. Dis. Chest, 79*:262-66, 1985.
14. NAGY, G. Therapy and practice of the use of expectorants reviewed from clinical aspects. *The Lung, 2*(1):6-12, 1983.
15. OLIVIERI, D., DEL BONO, M. Mucoactive drugs in the management of chronic obstructive pulmonary diseases. *Monaldi Arch. Dis. Chest, 53*:714-719, 1998.
16. PALOMBINI, B.N., VILLANOVA, C.A.C., ARAUJO, E., GASTAL, O.L., ALT, D.C., STOLZ, D.P., PALOMBINI, C.O. A pathogenetic trial in chronic cough. Asthma, postnasal drip syndrome, and gastrooesophageal reflux disease. *Chest, 116*:279-84, 1999.
17. POOLE, P.J., BLACK, P.N. Mucolytic agents for chronic bronchitis or chronic obstructive pulmonary diseases (Cochrane Review). *In: The Cochrane Library*, Issue 1, Oxford, 2004.
18. REID, L.M., O'SULLIVAN, D.D., BHASKER, K.R. Pathophysiology of bronchial hypersecretion. *Eur. J. Respir. Dis., 71*(Suppl. 153):l9-25, 1987.
19. REISMEN, J.J., CANNY, G.J., LEVISON, H. The approach to chronic cough in childhood. *Ann. Allergy, 61*:163-69, 1988.
20. SALATHE, M., O'RIORDAN, T.G., WANNER, A. Treatment of mucociliary disfunction. *Chest, 110*:1048-57, 1996.
21. SHIM, C., KING, M., WILLIAMS, M.H. Jr. Lack of effect of hydration on sputum production in chronic bronchitis. *Chest, 92*:679-82, 1987.
22. TASK GROUP ON MUCOACTIVE DRUGS. Recommendations for Guidelines on Clinical Trials of Mucoactive Drugs in Chronic Bronchitis and Chronic Obstructive Pulmonary Disease. *Chest, 106*:1532-37, 1994.
23. WIDDICOMBE, J.G. Advances in understanding and treatment of cough. *Monaldi Arch. Dis. Chest, 54*:275-279, 1999.
24. ZIMENT, I. Theophillyne and mucociliary clearance. *Chest, 92*(suppl):38-43, 1987.

74

Farmacoterapia da Asma Brônquica

Eduardo V. Ponte, Rosana A. Franco e Álvaro A. Cruz

O conceito de asma evoluiu nas últimas décadas de um simples broncoespasmo até uma visão integrada de resposta inflamatória imediata e tardia como a base fisiopatogênica da doença. Atualmente, asma brônquica é definida como uma doença inflamatória crônica caracterizada por hiper-responsividade brônquica e limitação do fluxo aéreo, reversível espontaneamente ou com tratamento, manifestando-se clinicamente por episódios recorrentes de sibilância, dispneia, aperto no peito e tosse.

O processo inflamatório da asma ocorre mesmo nas formas leves da doença, envolvendo grandes e pequenas vias respiratórias. O aeroalérgeno inalado entra em contato com células dendríticas nas vias respiratórias. Ao migrar para o linfonodo, a célula dendrítica apresenta esse antígeno para linfócitos B, que, estimulados pelas interleucinas 4 e 13, produzem IgE específica. A IgE específica se liga a receptores de alta afinidade na superfície dos mastócitos das vias respiratórias. Em um novo contato, o antígeno ligado à IgE desgranula o mastócito sensibilizado, liberando histamina e leucotrienos, entre outros mediadores inflamatórios. Essa é a fase imediata da inflamação da asma, que se caracteriza por broncoconstrição, vasodilatação, aumento da permeabilidade vascular e hipersecreção de muco, e pode resolver-se em 1 hora, com ou sem tratamento. Em 4 a 6 horas ocorre, em certas circunstâncias, a fase tardia da inflamação, com obstrução do fluxo aéreo e presença de células inflamatórias primárias das vias respiratórias atraídas da circulação sanguínea. O processo inflamatório da asma caracteriza-se histopatologicamente por presença de eosinófilos, descamação do epitélio brônquico, hiperplasia das glândulas mucosas, hiperplasia e hipertrofia da musculatura lisa e deposição de colágeno na membrana basal. Também participam desse processo citocinas e quimocinas. Essas moléculas são produzidas e liberadas por células inflamatórias, são responsáveis pela ativação de mais células inflamatórias, facilitam sua migração da circulação sanguínea para o sítio de inflamação. A persistência do processo inflamatório por longo prazo, sem tratamento adequado, pode determinar o remodelamento brônquico com obstrução irreversível das vias respiratórias.

O entendimento da asma como doença inflamatória proporcionou uma mudança na ênfase de terapêutica broncodilatadora que havia previamente. Hoje, recomenda-se a introdução precoce de drogas anti-inflamatórias. O corticoide inalatório, a droga anti-inflamatória mais utilizada, revolucionou o tratamento da asma, reduzindo a morbidade e a mortalidade. As medicações broncodilatadoras continuam sendo importantes para alívio dos sintomas nos momentos de crise de broncoespasmo. O beta$_2$-agonista de ação prolongada, entretanto, pode ser usado em associação com o corticoide inalatório como terapêutica de manutenção. Novas drogas foram recentemente liberadas para comercialização, e outras estão em fase de investigação. Neste capítulo, abordaremos o mecanismo de ação, a farmacocinética e a indicação clínica das principais drogas anti-inflamatórias e broncodilatadoras utilizadas no tratamento da asma.

Quadro 74.1 Ações dos mediadores inflamatórios no sistema respiratório

Mediador	Fonte Liberadora	Ações
Histamina	Mastócito Basófilo	• Permeabilidade vascular aumentada • Produção de muco • Permeabilidade epitelial • Broncoconstrição
Leucotrienos (LTC$_4$, D$_4$, E$_4$)	Mastócito Basófilo Macrófago Eosinófilo Neutrófilo	• Influxo celular inflamatório • Broncoconstrição • Secreção de muco • Edema das vias respiratórias • Vasoconstrição
Prostaglandinas	Mastócito Macrófago Neutrófilo Células epiteliais	• Broncoconstrição • Vasodilatação • Quimiotaxia • Secreção de muco
Fator Ativador de Plaquetas	Macrófago Neutrófilo Eosinófilo Mastócito Basófilo	• Broncoconstrição • Secreção de muco • Permeabilidade vascular aumentada
Bradicinina	Cininogênio circulante	• Broncoconstrição • Secreção de muco • Permeabilidade vascular aumentada

Quadro 74.2 Classificação da gravidade da asma

	Intermitente	Persistente Leve	Persistente Moderada	Persistente Grave
Sintomas Falta de ar, aperto no peito, chiado e tosse	≤ 1 vez/semana	> 1 vez/semana e < 1 vez/dia	Diários, mas não contínuos	Diários contínuos
Atividades	Em geral normais Falta ocasional ao trabalho ou à escola	Limitação para os grandes esforços Faltas ocasionais ao trabalho ou à escola	Prejudicadas Algumas faltas ao trabalho ou à escola. Sintomas com exercícios moderados (subir escada)	Limitação diária Faltas frequentes ao trabalho ou à escola. Sintomas com exercícios leves (andar no plano)
Crises*	Ocasionais (leves) Controladas com broncodilatador, sem ida à emergência	Infrequentes Algumas requerem o uso de corticoide sistêmico	Frequentes Algumas com ida à emergência, uso de corticoide sistêmico ou internação	Frequentes graves Necessidade de corticoide sistêmico, internação ou risco de vida
Sintomas noturnos**	Raros ≤ 2 vezes/mês	Ocasionais > 2 vezes/mês e ≤ 1 vez/semana	Comuns > 1 vez/semana	Quase diários > 2 vezes/semana
Broncodilatador para alívio	≤ 1 vez/semana	≤ 2 vezes/semana	> 2 vezes/semana e < 2 vezes/dia	≥ 2 vezes/dia
PFE ou VEF_1 nas consultas	Pré-BD > 80% do previsto	Pré-BD > 80% do previsto	Pré-BD entre 60 e 80% do previsto	Pré-BD < 60% do previsto

*Pacientes com crises infrequentes, mas que coloquem em risco a vida, devem ser classificados como portadores de asma persistente grave.
**Despertar noturno regular com chiado ou tosse é indício de gravidade.
Segundo o III Consenso Brasileiro de Asma.

Quadro 74.3 Recomendações para o tratamento de acordo com a gravidade da asma

Gravidade	Etapa	Tratamento — Em Todas as Etapas – Educação e Controle de Fatores Desencadeantes ou Agravantes		
		Alívio	Manutenção	
			1.ª Escolha	Alternativa
Intermitente	I	$Beta_2$ de curta ação		
Persistente Leve	II	$Beta_2$ de curta ação	CI dose baixa	Antileucotrieno Cromoglicato em crianças
Persistente Moderada	III	$Beta_2$ de curta ação	CI dose baixa/média + $Beta_2$ de longa ação -------------------- CI dose alta + $Beta_2$ de longa ação	CI dose alta -------------------- CI dose alta + $Beta_2$ de longa ação + Antileucotrieno ou teofilina de liberação lenta
Persistente Grave	IV	$Beta_2$ de curta ação	CI dose alta + $Beta_2$ de longa ação + CO	CI dose alta + $Beta_2$ de longa ação + Antileucotrieno ou teofilina de liberação lenta + CO

CO – corticoide oral; CI – corticoide inalatório.
Dose baixa/média de beclometasona ou equivalente: ≤ 800 mcg/dia em adultos e 400 mcg/dia em crianças.
Segundo o III Consenso Brasileiro de Asma.

DROGAS BRONCODILATADORAS

Beta-adrenérgicos

Os agonistas beta-adrenérgicos são as drogas broncodilatadoras mais eficientes no tratamento da crise de broncoespasmo. Elas são divididas em catecolaminas (isoproterenol e adrenalina) e resorcinóis (terbutalina, fenoterol, salbutamol, salmeterol e formoterol). As catecolaminas agem nos receptores $beta_1$ (cardíacos) e $beta_2$ (respiratórios), podendo resultar em paraefeitos cardiovasculares, tais como hipertensão, taquicardia e arritmias. Por causa desses efeitos colaterais, medicações como a adrenalina só devem ser usadas como parte do arsenal terapêutico para asma nos casos de crises graves de broncoespasmo com risco iminente de parada cardiorrespiratória. Os resorcinóis são relativamente seletivos para receptores $beta_2$, o que minimiza os seus paraefeitos cardiovasculares, sendo esse o grupo de medicações comumente utilizadas para alívio do broncoespasmo.

MECANISMO DE AÇÃO

A ligação dos beta$_2$-agonistas a receptores específicos na superfície da célula ativa a adenilil ciclase, com consequente aumento da concentração intracelular de AMPc (3',5'monofosfato de adenosina cíclica), levando à ativação da proteína cinase A, que é responsável pela fosforilação da miosina e redução da concentração intracelular de cálcio. Com isso, ocorre o relaxamento da musculatura lisa das vias respiratórias, independentemente do agente responsável pela broncoconstrição. Outras ações dos agonista beta$_2$-adrenérgicos são incremento do batimento mucociliar, inibição da neurotransmissão colinérgica, otimização da integridade vascular e inibição da desgranulação de mastócitos. Apesar de sua ação na desgranulação dos mastócitos, não há evidência de que essa medicação tenha efeito anti-inflamatório significativo.

FARMACOCINÉTICA E USO CLÍNICO

Os beta$_2$-agonistas podem ser de ação curta ou prolongada. Quando administrados por via inalatória, os beta$_2$-agonistas de ação curta atuam em 1 a 3 minutos, e a duração da ação é de 3 a 6 horas, não havendo diferença significativa entre as diferentes drogas. Os de ação prolongada, também administrados por via inalatória, atuam por mais de 12 horas. O mecanismo que permite esse tempo de ação prolongado varia de acordo com a droga. No caso do salmeterol, uma cadeia lateral alongada liga-se firmemente ao receptor, prolongando o tempo de ação da medicação sem causar dessensibilização ou taquifilaxia. O formoterol, por sua vez, entra no substrato lipídico da membrana celular, do qual se desprende progressivamente, tornando-se disponível por longo período para ativar o receptor beta-adrenérgico. A única diferença clinicamente significativa entre essas duas drogas é o início de ação em 5 minutos, observado com o formoterol, e em 36 minutos, com o salmeterol.

Os beta$_2$-agonistas de ação curta também podem ser utilizados por via venosa, subcutânea ou oral, e recentemente foi lançado um beta$_2$-agonista com tempo de ação prolongado administrado por via oral (bambuterol). A via inalatória, entretanto, é a preferida, por apresentar melhor índice terapêutico, ou seja, melhor relação entre eficácia e tolerabilidade. A inalação de broncodilatadores pode ocorrer por meio de nebulização, aerossol dosimetrado ou pó seco. Os aerossóis dosimetrados são igualmente eficientes quando comparados aos nebulizadores, mas constituem uma opção mais prática e de menor custo, mesmo no tratamento de crises graves de asma e em crianças.

O beta$_2$-agonista de ação curta é a melhor opção nos momentos de crise de broncoespasmo, para alívio dos sintomas. No tratamento da crise grave de asma, é necessário o uso de doses repetidas e elevadas. Em geral recomendam-se doses de 400 a 800 mcg de salbutamol, ou 200 a 400 mcg de fenoterol, administrados sob a forma de aerossol dosimetrado com espaçador de 500 mL a cada 20 minutos, até que haja controle do broncoespasmo ou ocorram efeitos colaterais. Alguns pacientes com crise de asma, apesar de ainda sintomáticos e com pico de fluxo expiratório baixo, atingem um platô de resposta ao broncodilatador, e doses repetidas de beta$_2$-agonistas não determinam melhora clínica ou funcional, indicando-se o aumento do intervalo entre as doses. Em indivíduos que fazem uso de doses elevadas e por tempo prolongado dos beta$_2$-agonistas, podem ocorrer dessensibilização dos receptores e redução do número de receptores na superfície celular, com consequente diminuição do tempo de broncodilatação, não sendo esse um problema significativo quando a medicação é usada apenas nas crises para alívio dos sintomas. O uso de corticoide pode resolver essa situação.

O beta$_2$-agonista de ação prolongada, combinado a corticosteroide inalado, deve ser usado como tratamento de manutenção em pacientes com asma moderada a grave. A combinação de corticoide inalatório em doses moderadas e beta$_2$-agonistas de longa ação pode ser mais eficiente no controle dos sintomas do que o uso de corticoide inalado em dose alta. O uso do beta$_2$-agonistas de longa ação em associação com o corticoide inalatório, como terapia de manutenção, não minimiza a ação broncodilatadora dos beta$_2$-agonistas de curta ação no momento da crise de broncoespasmo.

EFEITOS ADVERSOS

Os efeitos adversos dos beta$_2$-agonistas se devem à sua disponibilidade sistêmica, e são mais comuns quando administrados por via oral ou parenteral. O principal efeito colateral é o tremor. Sintomas cardía-

Quadro 74.4 Técnica de uso dos dispositivos inalatórios

Aerossol Dosimetrado (*spray*)	Inaladores de Pó

• Retirar a tampa
• Agitar o dispositivo
• Posicionar a saída do bocal verticalmente 4 a 5 cm da boca
• Manter a boca aberta
• Expirar normalmente
• Acionar no início da inspiração lenta e profunda
• Fazer pausa pós-inspiratória de, no mínimo, 10 segundos
• Repetir após 15 a 30 segundos para novo acionamento
	• Preparo da dose
	  Aerolizer: retirar a tampa do IP e colocar uma cápsula; em seguida, perfurá-la, comprimindo as garras laterais.
	  Turbuhaler: retirar a tampa, manter o IP na vertical, girar a base colorida no sentido anti-horário e, depois, no sentido horário até escutar o "clique".
	  Diskus: abrir o IP rodando o disco no sentido anti-horário; em seguida, puxar sua alavanca para trás até escutar o "clique".
	  Pulvinal: retirar a tampa, manter o IP na vertical, apertar o botão marrom com a mão, girar o IP no sentido anti-horário com a outra mão (aparecerá marca vermelha), em seguida soltar o botão marrom e girar o IP no sentido horário até escutar o "clique" (aparecerá a marca verde).
	• Expirar normalmente e colocar o dispositivo na boca.
	• Inspirar o mais rápido e profundamente possível (fluxo mínimo de 30 L/min).
	• Fazer pausa pós-inspiratória de 10 segundos.
	• IP de dose única, fazer nova inspiração, mais profunda que a anterior, se restar pó na cápsula.

Aerossol Dosimetrado (AD) Acoplado a Espaçador	**Nebulizadores a Jato**
• Retirar a tampa do AD e agitá-lo • Acoplar o AD ao espaçador e posicionar a saída do bocal verticalmente • Expirar normalmente • Colocar o bocal do espaçador na boca ou a máscara sobre o nariz e a boca, se criança muito pequena ou idoso com grande dificuldade de uso • Acionar o AD e, logo em seguida, iniciar inspiração lenta e profunda pela boca, ou fazer 4 a 5 respirações em volume corrente – idosos, crianças ou pacientes em crise • Fazer pausa pós-inspiratória de no mínimo 10 segundos • Repetir todas as etapas anteriores para cada acionamento do AD	**Reservados para crises graves e para indivíduos que não se adaptam aos dispositivos anteriores** • Diluir o medicamento em 3 a 5 mL de soro fisiológico • Adaptar a máscara à face (boca e nariz) • Utilizar ar comprimido ou oxigênio a 6 L/min ou compressor elétrico • Respirar em volume corrente

Segundo o III Consenso Brasileiro de Asma.

cos, tais como taquicardia e palpitação, são pouco frequentes com o uso de medicações seletivas para receptores beta$_2$ por via inalatória. Alterações metabólicas como hiperglicemia, hipocalemia e hipomagnesemia também podem ocorrer. Com o uso regular, o paciente pode desenvolver tolerância aos efeitos adversos da medicação, por infrarregulação dos receptores. Pode ocorrer hipoxemia pelo uso dessa medicação em indivíduos com crise de broncoespasmo, em decorrência de vasodilatação em zonas pulmonares de má ventilação, e broncoespasmo paradoxal pode raramente ser induzido pelo propelente do aerossol. A mortalidade maior observada em pacientes asmáticos em uso de doses elevadas de beta$_2$-agonistas não deve ser interpretada necessariamente como um efeito determinado diretamente pela droga. Nessa situação, o uso da medicação broncodilatadora para alívio imediato é um marcador da gravidade da asma e pode permitir que o paciente retarde o uso de corticosteroides ou a procura de atendimento médico.

Anticolinérgicos

Os anticolinérgicos são medicações broncodilatadoras com ação menos intensa do que os beta$_2$-agonistas para pacientes asmáticos. O desenvolvimento de anticolinérgicos com menos efeitos colaterais do que a atropina tornou o seu uso mais difundido na prática médica.

MECANISMO DE AÇÃO

A inervação autonômica das vias respiratórias em humanos deriva do nervo vago, onde fibras eferentes pré-ganglionares penetram no pulmão através do hilo. Fibras pós-ganglionares conduzem o estímulo nervoso até as glândulas submucosas, musculatura lisa de vias respiratórias e estruturas vasculares, mantendo o tônus vagal intrínseco das vias respiratórias. A liberação de acetilcolina nesse sítio resulta em contração da musculatura lisa e secreção das glândulas submucosas, estimuladas através dos receptores muscarínicos. Muitos agentes provocam broncoconstrição através de estímulos vagais. As medicações anticolinérgicas antagonizam broncoconstrição determinada pelo estímulo dos receptores muscarínicos, porém não têm ação na broncoconstrição determinada pela histamina. A ação broncoconstritora colinérgica envolve principalmente as grandes vias respiratórias, enquanto as medicações beta$_2$-agonistas atuam nas grandes e pequenas vias respiratórias. Em seres humanos há três tipos de receptores muscarínicos. Os receptores M1 estão nos gânglios parassimpáticos e facilitam a transmissão colinérgica. O bloqueio desses receptores reduz o tônus colinérgico e a broncoconstrição. Os receptores M2 são pré-juncionais e estão nos nervos pós-ganglionares. Eles atuam em *feedback* negativo, recaptando a acetilcolina liberada e limitando o grau de broncoconstrição. Finalmente, os receptores M3 estão localizados na musculatura lisa das vias respiratórias. A ativação desses receptores determina aumento do cálcio intracelular e redução da concentração de AMPc, resultando em contração da musculatura lisa e aumento da produção de muco pelas glândulas submucosas. Medicações anticolinérgicas não seletivas, como a atropina, o brometo de ipratrópio e o brometo de oxitrópio, bloqueiam os receptores M2 e M3. A ação sobre os receptores M2 enfraquece o efeito broncodilatador determinado pela ação nos receptores M3.

FARMACOCINÉTICA E USO CLÍNICO

A atropina é raramente usada como anticolinérgico para asma por ser rapidamente absorvida pela mucosa dos tratos respiratório e gastrointestinal, determinando frequência elevada de efeitos colaterais. O anticolinérgico mais utilizado é o brometo de ipratrópio, um antagonista muscarínico não seletivo. A droga tem ação tópica, devendo ser utilizada sob a forma de aerossol dosimetrado ou nebulização. É pouco absorvida por ser pouco lipofílica, e determina raros efeitos colaterais nas doses usuais. O início da ação ocorre em 3 a 30 minutos, com 50% da ação ocorrendo em 3 minutos e 80% em 30 minutos. O efeito broncodilatador máximo ocorre em 1 a 2 horas e dura por 6 horas. Essas propriedades a tornam adequada para tratamento da crise de asma. O brometo de oxitrópio é um antagonista muscarínico, também não seletivo, com tempo de ação de 8 horas, porém de início de ação mais retardado. Sua ação broncodilatadora máxima ocorre em 1 a 2 horas. Por fim, surgiu o tiotrópio, que é um anticolinérgico de ação prolongada desenvolvido recentemente, com ação antimuscarínica seletiva para receptores M1 e M3. O efeito broncodilatador máximo ocorre em 1,5 a 2 horas, com ação por 10 a 15 horas. Essa última medicação tem eficácia terapêutica comprovada no tratamento de manutenção em pacientes com DPOC.

A justificativa para o uso do anticolinérgico no tratamento da asma está em seu sítio de ação e no mecanismo de ação diferente do beta$_2$-agonista. A ação broncodilatadora dos anticolinérgicos é inferior à dos beta$_2$-agonistas em indivíduos asmáticos. O brometo de ipratrópio não acrescenta efeito broncodilatador significativo em crises leves de asma, mas estudos controlados recentes e meta-análises demonstraram um efeito favorável da associação dessas medicações em pacientes com crises graves de asma, reduzindo a taxa de hospitalizações.

EFEITOS ADVERSOS

Devido à sua má absorção, o brometo de ipratrópio não está associado a efeitos colaterais significativos. Não há modificação na produção de secreção nas vias respiratórias, no batimento ciliar, na frequência cardíaca, no fluxo urinário ou na pressão ocular. Em altas doses, pode alterar a secreção salivar.

Metilxantinas

Nos últimos anos, com o advento dos beta$_2$-agonistas de longa ação e do corticoide inalatório, as metilxantinas tornaram-se medicação de segunda linha no tratamento da asma, de acordo com diretrizes de consenso nacional e internacional.

MECANISMO DE AÇÃO

Além de ter ações broncodilatadora e anti-inflamatória fracas, as metilxantinas possivelmente reduzem a fadiga da musculatura do diafragma, aumentam o batimento mucociliar e estimulam o centro respiratório. Apesar de serem medicações usadas há muitos anos, o mecanismo de ação das metilxantinas ainda não é conhecido. Alguns dos principais mecanismos propostos são descritos a seguir:

- Inibição da enzima fosfodiesterase, com consequente aumento do AMPc intracelular e relaxamento da musculatura lisa dos brônquios;
- Inibição dos receptores da adenosina, com consequente redução da liberação de mediadores inflamatórios por mastócitos sensibilizados;
- Aumento da produção de IL-10, uma citocina com ação anti-inflamatória;
- As metilxantinas previnem a translocação do fator de transcrição nuclear B, com redução da expressão de genes inflamatórios;
- Em um novo mecanismo de ação proposto, as metilxantinas ativariam a enzima histona desacetilase, com consequente inibição da expressão de genes inflamatórios. Esse mecanismo de ação é diferente do mecanismo de ação dos corticoides, e poderia potencializar a sua ação anti-inflamatória.

FARMACOCINÉTICA E USO CLÍNICO

As metilxantinas podem ser usadas por via oral ou parenteral; a via inalatória é ineficaz. A meia-vida desse grupo de drogas aumenta com a idade, sendo em média de 8 horas em indivíduos adultos. Para uso por via oral estão disponíveis formulações de liberação rápida (aminofilina) e de liberação lenta (teofilina e bamifilina); essas últimas são as mais recomendadas por apresentarem níveis séricos mais constantes e menos efeitos colaterais, devendo ser administradas a cada 12 horas. A formulação venosa deve ser administrada na dose inicial de 6 mg/kg até a dose de 250 mg em meia hora de infusão, em pacientes que não estejam utilizando essa droga, com manutenção de infusão contínua na dose de 0,5 mg/kg/hora.

O metabolismo desses fármacos é hepático, e diversos fatores podem influenciar a concentração plasmática e a meia-vida. Entre esses fatores temos idade avançada, insuficiência cardíaca, insuficiência hepática e uso de drogas, tais como cimetidina, ciprofloxacino, eritromicina, cetoconazol e alopurinol. Nessa situação, a dose da medicação deve ser reduzida e o nível sérico monitorado para que se mantenha um pico de concentração plasmática de 10 a 20 mcg/mL. O fumo e drogas como fenobarbital, fenitoína ou rifampicina podem aumentar o metabolismo da droga, reduzindo a concentração plasmática da teofilina.

Quadro 74.5 Broncodilatadores – medicações de alívio

Classe	Nome Genérico	Vias de Administração
Beta₂ de ação curta	Salbutamol	Inalatória, oral ou venosa
	Terbutalina	Inalatória, oral ou venosa
	Fenoterol	Inalatória e oral
Beta₂ de ação longa	Salmeterol	Inalatória
	Formoterol	Inalatória
	Bambuterol	Oral
Anticolinérgico	Brometo de ipratrópio	Inalatória
Xantina de ação curta	Teofilina	Oral
	Aminofilina	Oral ou venosa
Xantina de ação longa	Teofilina	Oral
	Bamifilina	Oral

O Consenso Internacional em Asma comenta o uso das metilxantinas no tratamento de manutenção da asma em pacientes que não conseguem obter controle adequado da doença apesar do uso do corticoide inalatório, ressaltando que os beta$_2$-agonistas de ação prolongada são mais eficientes e determinam menos efeitos adversos nessa situação. Por ser mais barata, a metilxantina associada ao corticoide inalatório pode ser uma opção terapêutica para pacientes asmáticos que não têm condições financeiras de comprar o beta$_2$-agonista de ação prolongada. Nas exacerbações da asma, as metilxantinas não conferem efeito broncodilatador adicional ao beta$_2$-agonista usado em doses adequadas, devendo ser utilizadas apenas nos pacientes que não obtiveram controle da crise com as demais medicações. No tratamento da crise ou na manutenção, o controle do nível sérico da droga é recomendado.

EFEITOS ADVERSOS

Um dos fatores que limita o uso das metilxantinas no tratamento da asma é a frequência de efeitos adversos sistêmicos que ocorrem em concentrações plasmáticas de 20 mcg/mL, próximo da faixa terapêutica, especialmente em pacientes com mais de 60 anos. Os efeitos colaterais menores são náuseas, vômitos, dor abdominal, tremor muscular e taquicardia. Os efeitos colaterais maiores são convulsões, arritmia cardíaca, hipotensão e morte. Um aumento lento da dose administrada, com elevação gradual do nível sérico, pode reduzir a frequência de efeitos colaterais, porém em pacientes com intoxicação pelo uso crônico da medicação os efeitos colaterais maiores ocorrem com concentrações séricas menores do que em pacientes com intoxicação aguda. Os mecanismos mais comuns que levam à intoxicação em pacientes que fazem uso crônico das xantinas são disfunção hepática, disfunção cardíaca, uso de doses inadequadas ou uso de medicações que reduzem o *clearance* das xantinas.

DROGAS ANTI-INFLAMATÓRIAS

A inflamação crônica das vias respiratórias constitui o mecanismo fisiopatogênico mais importante da asma. Essa inflamação resulta de interações complexas entre células inflamatórias, mediadores químicos e células residentes nas vias respiratórias. Por conseguinte, o uso de drogas anti-inflamatórias tornou-se a base do tratamento da asma brônquica. Os corticosteroides inalatórios são, no momento, a opção terapêutica anti-inflamatória de melhor relação eficácia/tolerabilidade a médio e longo prazos. Estão disponíveis diversas drogas, tais como: beclometasona, budesonida, flunisonida, fluticasona, triancinolona e mometasona. As drogas anti-inflamatórias não esteroides com aplicação no tratamento da asma são: cromoglicato dissódico, nedocromil e os antileucotrienos.

Corticosteroides

Os corticosteroides são a opção mais eficiente no tratamento da asma. Estudos demonstraram que essa medicação proporciona não apenas controle sintomático, mas também da inflamação subjacente. Com o reconhecimento de que a inflamação está presente mesmo nas formas leves de asma, o tratamento com corticoide inalado deve ser administrado de forma precoce. Por outro lado, no controle de exacerbações da asma, o emprego de corticosteroides por via sistêmica faz-se necessário.

MECANISMO DE AÇÃO

Os corticosteroides são altamente lipofílicos, penetram rapidamente nas células das vias respiratórias e se ligam a receptores localizados no citossol. Os receptores se movem para o núcleo celular, onde se ligam a genes específicos, aumentando ou reduzindo a transcrição desses genes. Os corticosteroides também se ligam diretamente a fatores de transcrição localizados no núcleo. A regulação na transcrição de genes envolvidos no processo anti-inflamatório proporcionado por esse fármaco, principalmente a inibição da transcrição de genes ligados à produção de citocinas, é responsável pelo efeito dessas medicações. Os corticoides também têm efeito direto nas células envolvidas na inflamação da asma, reduzindo a sobrevida de eosinófilos e o número de mastócitos em vias respiratórias. Além disso, os corticoides reduzem a exsudação de plasma e a secreção de muco nas vias respiratórias inflamadas. Esse efeito anti-inflamatório é histopatologicamente evidente em 1 a 3 meses após início do tratamento com corticoide inalatório. Os corticoides inalados controlam os sintomas de asma em poucas semanas, bem como a hiper-reatividade brônquica após alguns meses de seu uso regular.

FARMACOCINÉTICA E USO CLÍNICO

A via preferencial para utilização do corticosteroide no tratamento de manutenção da asma é a inalatória. As características dos corticoides inalatórios que os tornam ideais para o tratamento da asma são a sua alta potência tópica e baixa disponibilidade sistêmica. Entre os fatores que influenciam a disponibilidade sistêmica da medicação temos a dose utilizada, o tipo do dispositivo e a técnica inalatória do paciente. Após inalação, 80% da dose é depositada na orofaringe, é deglutida e absorvida pelo trato gastrointestinal para a circulação sistêmica, onde é metabolizada em compostos inativos, quase inteiramente na primeira passagem hepática. De todo modo, para reduzir a biodisponibilidade sistêmica da medicação, minimizando-se a possibilidade de surgimento de efeitos colaterais locais e sistêmicos, são recomendáveis o uso de aerocâmaras ou espaçadores para a retenção de partículas de grandes dimensões, que de outra forma se depositariam na orofaringe, e a lavagem da cavidade oral com água após o uso da medicação. O uso da aerocâmara também facilita a técnica inalatória para crianças e idosos. Alguns corticoides inalatórios, como o proprionato de fluticasona e o

Corticoides tópicos nasais classificados por apresentação, dose total diária e intervalo de administração

Drogas	Apresentação	Dose Total Diária	Intervalo entre as Doses
Beclometasona	50 μg/jato	100 a 400 μg	12/12 h ou 24/24 h
Budesonida	31 μg/jato, 64 μg/jato, 50 μg/jato ou 100 μg/jato	64 a 400 μg	12/12 h ou 24/24 h
Fluticasona	50 μg/jato	100 a 200 μg	24/24 h
Mometasona	50 μg/jato	100 a 200 μg	24/24 h
Triancinolona	55 μg/jato	110 a 440 μg	12/12 h ou 24/24 h

fumarato de mometasona, são pouco absorvidos pelo trato gastrointestinal, o que torna a sua biodisponibilidade sistêmica dependente apenas da porção que atinge as vias respiratórias. Existem evidências de que a atividade sistêmica do proprionato de fluticasona é maior que a dos demais corticoides inalatórios, especialmente quando administrado em doses maiores que 800 mcg/dia. Isso ocorre apesar de ser uma medicação pouco absorvida pelo trato gastrointestinal e ter um metabolismo de primeira passagem pelo fígado de 99%. Uma possível explicação é que, por ser muito lipofílica, a fluticasona teria uma meia-vida de eliminação prolongada, e a droga se acumularia no organismo.

Uma outra característica importante do corticoide inalatório é a potência tópica, que depende de sua afinidade com o receptor e de sua retenção tecidual. O proprionato de fluticasona tem a maior afinidade com o receptor, seguido pelo monoproprionato de beclometasona e pelo diproprionato de budesonida. As medicações com maior retenção tecidual são o proprionato de fluticasona e o diproprionato de budesonida, seguido do diproprionato de beclometasona.

O metabolismo do corticoide, independentemente da via de administração, é hepático. Com exceção da fluticasona, os corticoides inalatórios têm meia-vida terminal inferior ao intervalo entre as doses, e, portanto, não ocorre acúmulo da droga.

Com o reconhecimento de que o processo inflamatório está presente mesmo nos pacientes com asma leve, o uso do corticoide inalatório passou a ser o tratamento de primeira linha para adultos ou crianças com a forma persistente dessa doença. Para que ocorra controle da inflamação, o uso do corticoide inalatório deve ser contínuo. Dessa forma se obtém controle dos sintomas, redução das exacerbações e redução da mortalidade por asma. Em pacientes com a forma leve ou moderada da asma, o controle clínico ocorre com doses baixas da medicação. Se não houver controle adequado dos sintomas com doses de 400 mcg/dia de corticoide inalatório, é mais adequada a associação de outra medicação, preferencialmente o beta$_2$-agonista de longa ação, em vez de aumento da dose de corticoide inalatório. Após o controle dos sintomas, a dose de manutenção pode ser reduzida ao longo do tratamento, com cuidado para se observarem possíveis recidivas dos sintomas.

O corticoide sistêmico pode ser administrado pela via oral ou parenteral. A hidrocortisona e a prednisolona são as formulações parenterais mais utilizadas no tratamento da crise de asma. A hidrocortisona tem pico de ação em 5 a 6 horas, e a dose recomendada é de 3 mg/kg até 200 mg a cada 6 horas. A prednisolona tem pico de ação em 8 horas e deve ser administrada na dose de 1 mg/kg até a dose de 40 mg a cada 6 horas. Deve-se evitar o uso de corticosteroide de depósito ou com meia-vida prolongada como a betametasona e a dexametasona. Dentre as formulações orais disponíveis, as mais utilizadas em pacientes asmáticos são a metilprednisolona e a prednisona, que é transformada em metilprednisolona no fígado. Após administração oral, ocorre absorção rápida, com uma meia-vida biológica de 24 horas, o que torna adequada a administração em dose única diária, preferencialmente pela manhã, quando ocorre elevação do cortisol plasmático. Dessa forma, ocorre menor supressão do eixo hipotálamo-hipófise-adrenal. O corticosteroide sistêmico está indicado no manejo da crise moderada ou grave de asma. O uso precoce na emergência pode reduzir o número de internações e de recidivas da crise e melhorar a função pulmonar; a administração via oral é a preferida, devendo o uso da via venosa ser restrita aos pacientes com crise grave. O uso de corticoide oral por um período de 7 a 10 dias após a alta diminui a chance de readmissão em unidade de emergência e a necessidade de uso de beta$_2$-agonista para alívio de sintomas, sem trazer efeitos colaterais significativos. A suspensão do corticoide pode ser feita de forma abrupta se o uso for por período inferior a 2 semanas. De outro modo, faz-se necessário a redução lenta.

EFEITOS ADVERSOS

Os corticosteroides inalatórios podem determinar efeitos colaterais sistêmicos e tópicos, dependendo da dose e da frequência de uso da medicação. Entre os efeitos locais, disfonia é o mais comum; está possivelmente relacionada a miopatia nas cordas vocais, e é reversível com a suspensão do tratamento. Moniliáse oral ocorre em 5% dos pacientes e pode ser evitada com o uso de espaçadores, lavando a boca após o uso da medicação ou aumentando o intervalo de tempo entre as doses. Tosse pode ocorrer como consequência da inalação de irritantes do aerossol dosimetrado.

Existe grande preocupação com os potenciais efeitos adversos sistêmicos dos corticoides inalatórios, especialmente com o uso prolongado em crianças. Esses fármacos, entretanto, têm-se mostrado bastante seguros. Apesar de determinar uma redução da velocidade de crescimento nos primeiros meses após o início do tratamento, o corticoide inalatório não interfere na estatura adulta final das crianças em uso da medicação de forma prolongada. Há evidências de que o corticoide inalatório não influencia a densidade mineral óssea e não é um fator de risco para o desenvolvimento de catarata em crianças. Entretanto, há relatos esporádicos de insuficiência suprarrenal aguda em pacientes que faziam uso da medicação, principalmente da fluticasona. Essa manifestação clínica de disfunção do eixo hipotálamo-hipófise-adrenal pode refletir uma suscetibilidade individual à droga, tendo em vista ser uma situação muito rara. Em adultos, o uso do corticoide inalatório se mostrou um fator de risco para o desenvolvimento de catarata subcapsular posterior. Existe uma relação inversa entre a dose de corticoide inalatório e a densidade mineral óssea; entretanto, o uso dessa medicação não se configurou como um fator de risco para osteoporose ou ocorrência de fratura patológica. Outro efeito colateral raramente observado em adultos em uso de corticoide inalatório é o adelgaçamento da pele.

O corticosteroide administrado de forma prolongada por via oral tem efeitos adversos sistêmicos evidentes. Entre eles estão diabete melito, osteoporose, predisposição a infecções oportunistas, insuficiência suprarrenal, síndrome de Cushing, fragilidade capilar com formação de hematomas, catarata e distúrbios psiquiátricos.

Antileucotrienos

Os leucotrienos têm sido implicados na patogênese de diversas doenças inflamatórias, entre elas a asma. Os antileucotrienos são uma nova classe de drogas eficazes no tratamento da asma devido às suas ações anti-inflamatória e broncodilatadora. Existem quatro antileucotrienos com comprovada eficácia terapêutica, mas apenas um deles é comercializado no Brasil (montelukast).

MECANISMO DE AÇÃO

Os leucotrienos são moléculas originadas do metabolismo do ácido araquidônico pela via da enzima 5-lipo-oxigenase, uma enzima presente em células da linhagem mieloide. Inicialmente é formado o leucotrieno intermediário A4, que, através de enzimas específicas, dará origem aos leucotrienos B4 e aos leucotrienos C4, D4 e E4. Os leucotrienos C4, D4 e E4 determinam intensa contração da musculatura lisa, aumento da permeabilidade vascular, edema tecidual, migração de eosinófilos, estimulam a produção de secreção nas vias respiratórias, proliferação da musculatura lisa, e regulam a proliferação de células hematopoéticas. Essas moléculas são produzidas por células inflamatórias e participam na imunopatogênese da asma, especialmente da asma induzida por exercício e pelo ácido acetilsalicílico. A ação do leucotrieno ocorre a partir da ligação e ativação de receptores na superfície celular. Os antileucotrienos atuam ou inibindo a ação da 5-lipo-oxigenase, com redução da produção de leucotrienos, ou impedindo de forma específica e seletiva a ligação dos leucotrienos com os receptores, como é o caso do montelukast.

FARMACOCINÉTICA E USO CLÍNICO

Os antileucotrienos com eficácia comprovada no tratamento da asma são o zileuton, o montelukast, o zafirlukast e o pranlukast. O montelukast tem pico de concentração plasmática em 3 horas após dose oral, meia-vida de eliminação de 5 a 6 horas, e demonstra efeito terapêutico após dose única diária. Em crianças de 2 a 6 anos, a dose recomendada é de 4 mg; de 4 a 6 anos, a dose é de 5 mg; e para maiores de 12 anos, a dose é de 10 mg. O metabolismo dessas medicações é hepático, podendo potencialmente ocorrer interação medicamentosa com substâncias metabolizadas pela via do citocromo P450, fenômeno que não tem sido associado a problemas clínicos relevantes.

Após administração oral do antileucotrieno em pacientes asmáticos, ocorre leve broncodilatação em 1 a 3 horas. Existem evidências de ação anti-inflamatória dos antileucotrienos. O uso de antagonistas dos leucotrienos reduz o número de eosinófilos em escarro induzido de pacientes asmáticos e o número de células inflamatórias em espécimes de biópsia brônquica.

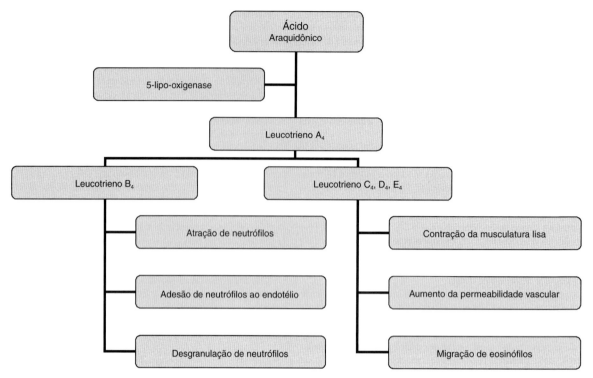

Fig. 74.1 Metabolismo do ácido araquidônico e ação dos seus derivados.

Os antileucotrienos inibem em 50% a 80% a resposta broncoconstritora máxima induzida após exercício. Em pacientes com asma induzida por aspirina, o antileucotrieno previne a resposta broncoconstritora determinada pela medicação e melhora a função pulmonar. Esses resultados sugerem que o antileucotrieno é uma boa opção terapêutica para o tratamento da asma induzida pelo exercício e pelo ácido acetilsalicílico. Em pacientes com asma persistente, os antileucotrienos melhoram a função pulmonar, reduzem a necessidade de beta$_2$-agonista para alívio dos sintomas, o número de exacerbações por asma e a dose de corticoide inalatório necessária para o controle da asma quando comparados a placebo. Ensaios clínicos em pacientes com asma persistente fizeram comparação direta de antileucotrieno com o corticoide inalado, demonstrando a superioridade do corticoide inalatório, que determinou maior incremento da função pulmonar, melhor controle dos sintomas e menor frequência do uso de beta$_2$-agonista. O uso dos antileucotrienos, portanto, está indicado nos pacientes com asma leve persistente, em pacientes com história de intolerância ao ácido acetilsalicílico ou ao exercício e em pacientes com asma moderada ou grave, como poupadores de corticoide inalado, em alternativa ao beta$_2$-agonista de ação prolongada.

EFEITOS ADVERSOS

Em ensaios clínicos, não foram identificados efeitos adversos atribuídos ao uso dos antileucotrienos. Observou-se elevação do nível sérico de transaminases em pacientes que fizeram uso de zileuton ou de zafirlukast em dose acima da recomendada. Existem relatos de quadro similar à síndrome de Churg-Strauss em pacientes asmáticos em uso de antileucotrienos, a maioria deles durante a retirada de corticoide oral ou inalatório, o que sugere que a síndrome descrita poderia estar mascarada pelo uso de uma dose mais elevada de corticosteroide sistêmico.

Cromonas

O cromoglicato dissódico e o nedocromil são drogas usadas apenas na profilaxia da asma leve persistente. Quando administradas por via inalatória, são capazes de prevenir e controlar os sintomas da asma em alguns pacientes, porém não de forma tão eficaz como o corticoide inalatório.

MECANISMO DE AÇÃO

O mecanismo de ação do cromoglicato dissódico ainda é pouco conhecido. Em princípio, acreditou-se que esses fármacos estabilizavam a membrana de mastócitos, inibindo a liberação de mediadores químicos. Ocorre que outras medicações com propriedades estabilizadoras dos mastócitos não foram eficazes no tratamento da asma. Em face da redução da resposta alérgica tardia e da hiper-reatividade brônquica, aventou-se a possibilidade de uma ação em outras células inflamatórias, como macrófagos e eosinófilos. Por outro lado, verificou-se efeito do cromoglicato dissódico nas fibras C sensoriais do sistema nervoso autônomo não adrenérgico não colinérgico das vias respiratórias, impedindo que estímulos variados determinem a ativação dessas terminações nervosas desencadeando processo inflamatório de origem neurogênica. O nedocromil sódico tem propriedades anti-inflamatórias e antialérgicas semelhantes às do cromoglicato dissódico.

FARMACOCINÉTICA E INDICAÇÃO CLÍNICA

O cromoglicato dissódico é administrado unicamente por via inalatória, por meio de aerossol, como solução nebulizada ou na forma de pó. Sua meia-vida plasmática é curta, de aproximadamente 90 minutos, daí a necessidade da sua administração em 4 doses diárias. É extremamente mal absorvido pelo trato gastrointestinal e é excretado de forma inalterada – 50% na bile e 50% na urina. O nedocromil sódico tem a vantagem posológica de 2 doses diárias.

Por ser medicação profilática, deve ser administrado regularmente. O cromoglicato dissódico está indicado na profilaxia da asma persistente em crianças, sendo efetivo em 60% dos casos, mas não são conhecidos preditores de sucesso. Também pode ser utilizado na asma induzida por exercícios. Revisões recentes têm questionado a eficácia dessa medicação quando comparada a placebo. Quando comparadas com o corticoide inalatório e com antagonista do receptor do leucotrieno, as cromonas demonstram eficácia inferior.

EFEITOS ADVERSOS

São drogas seguras e podem ser administradas através de nebulização, inclusive em lactentes. Os efeitos adversos são extremamente raros. O cromoglicato dissódico tem como efeito colateral relevante a irritação das vias respiratórias superiores. Efeitos colaterais mais raros

Quadro 74.6 Medicações para o controle da inflamação brônquica

Classe	Nome Genérico	Vias de Administração
Corticosteroides	Beclometasona	Inalatória
	Budesonida	Inalatória
	Flunisolida	Inalatória
	Fluticasona	Inalatória
	Mometasona	Inalatória
	Triancinolona	Inalatória
	Hidrocortisona	Venosa
	Metilprednisolona	Intramuscular e venosa
	Prednisona	Oral
	Prednisolona	Oral
	Deflazacort	Oral
	Betametasona	Oral, intramuscular e venosa
	Dexametasona	Oral, intramuscular e venosa
Antileucotrienos	Montelukast	Oral
	Cromoglicato	Inalatória
Cromonas	Nedocromil	Inalatória

são hipersensibilidade, caracterizada por urticária e anafilaxia, broncoespasmo, tosse e sabor desagradável.

Anticorpo monoclonal anti-imunoglobulina E

Entre as perspectivas futuras no tratamento da asma está o anticorpo anti-imunoglobulina E (omalizumabe). O omalizumabe é um anticorpo monoclonal recombinante com afinidade específica para a imunoglobulina E livre, não se ligando a IgA, IgG ou IgE acoplada ao receptor da superfície do mastócito. Essa medicação ainda não está disponível para comercialização no país, mas ensaios clínicos têm demonstrado sua utilidade no tratamento da asma, e foi liberada para uso humano pelo FDA em 2003.

MECANISMO DE AÇÃO

A imunoglobulina E é essencial no processo inflamatório que produz os sintomas de asma. Uma vez inalado por um paciente sensibilizado, o aeroalérgeno se liga à IgE específica que se encontra acoplada a receptores de alta afinidade na superfície de mastócitos, determinando a liberação de histamina e leucotrienos por essa célula. Dessa forma se inicia a fase imediata da inflamação da asma. O anticorpo anti-IgE é composto, em 95% de sua estrutura, por IgG humana e 5% por um enxerto de anticorpo anti-IgE de origem murina. Por ser um anticorpo humanizado, tem baixo potencial alergênico. O omalizumabe se liga à IgE circulante no mesmo sítio destinado aos receptores de alta afinidade, impedindo que a IgE se acople a esses receptores na superfície do mastócito ou basófilo. Dessa forma ocorre inibição da reação de hipersensibilidade imediata e tardia desencadeada por aeroalérgenos.

A densidade de receptores de IgE na superfície de mastócitos e basófilo se correlaciona com o nível sérico de IgE livre. O tratamento com omalizumabe causa redução do número desses receptores, e essa ação tem potencial significância clínica.

FARMACOCINÉTICA E INDICAÇÃO CLÍNICA

A administração da medicação é subcutânea, havendo absorção lenta e biodisponibilidade de 53% a 71%. A concentração máxima é proporcional à dose e ocorre em 10 dias após a administração. As características farmacocinéticas são semelhantes em adultos ou crianças. O complexo IgE/omalizumabe é uma partícula pequena, com baixa capacidade de ativar complemento, depurada da circulação pelo sistema reticuloendotelial, e tem baixo potencial de desencadear doença de complexo imune. A meia-vida do complexo IgE/omalizumabe é de 3 semanas, maior que a da IgE livre, o que explica o aumento do nível sérico da IgE total com o tratamento, enquanto a IgE livre está reduzida.

Estudos de fases II e III demonstraram que o omalizumabe é uma medicação útil no tratamento de pacientes com asma grave, permitindo um melhor controle da doença com doses menores de corticoide inalatório ou sistêmico e melhorando a qualidade de vida desses pacientes.

EFEITOS ADVERSOS

O omalizumabe, administrado por via subcutânea, se mostrou uma medicação segura. Os efeitos adversos observados com maior frequência foram cefaleia e infecções respiratórias, tal como se observa nos grupos que usaram placebo. Apesar de a IgE sérica ter um provável papel no mecanismo de defesa do hospedeiro contra infecções helmínticas, não há relatos de que o omalizumabe aumente o risco de infecções helmínticas graves.

REFERÊNCIAS BIBLIOGRÁFICAS

1. ABUEKTEISH, F., KIRKPATRICK, J.N., RUSSEL, G. Posterior subcapsular cataract and inhaled corticosteroid therapy. *Thorax*, 50:674-6, 1995.
2. AGERTHOF, L., PEDERSEN, S. Bone mineral density in children with asthma receiving long-term treatment with inhaled budesonid. *Am. J. Respir. Crit. Care Med.*, 157:178-83, 1998.
3. AGERTHOF, L., PEDERSEN, S. Effect of long-term treatment with inhaled budesonide on adult height in children with asthma. *New Engl. J. Med.*, 343:1064-9, 2000,
4. ANDERSON, G.P. Formoterol: pharmacology, molecular basis of agonism, and mechanism of long duration of a highly potent and selective beta 2-adrenoceptor agonist bronchodilator. *Life Sci.*, 52:2145-2160, 1993.
5. BARNES, P.J., PEDERSEN, S., BUSSE, W.W. Efficacy and safety of inhaled corticosteroids: new development? *Am. J. Respir. Crit. Care Med.*, S--S53, 1998.
6. BARNES, P.J. Airway pharmacology. In: NADEL, M. (ed.). *Textbook of Respiratory Medicine*. 2nd ed. W.B. Saunders Company, Philadelphia, Pennsylvania, 1994, p. 285-311.
7. BOSCHETTO, P., ROGERS, D.F., FABBRI, L.M., BARNES, P.J. Corticosteroid inhibition of airway microvascular leakage. *Am. Rev. Respir. Dis.*, 143:605-609, 1991.
8. BOULET, L.P., BECKER, A., BÉRUBÉ, D., BEVERIDGE, R., ERNST, P. Canadian Asthma Consensus Report. *Can. Med. Assoc. J.*, 161:S1-61, 1999.
9. BRUIJNZEEL, P.L.B., WARRINGA, R.A.J., KOK, P.T.M., KREUKNIET, J. Inhibition of neutrophil and eosinophil induced chemotaxis by nedocromil sodium. *Br. J. Pharmacol.*, 99:798-802, 1990.
10. BUKSTEIN, D.A., BRATTON, D.L., FIRRIOLO, K.M., ESTOJAK, J., BIRD, S.R., HUSTAD, C.M., EDELMAN, J.M. Evaluation of parental preference for the treatment of asthmatic children aged 6 to 11 years with oral montelukast or inhaled cromolyn: a randomized, open label, crossover study. *J. Asthma*, 40:475-85, 2003.
11. BUSSE, W., CORREN, J., LANIER, B.Q., McALARY, M., FOWLER-TAYLOR, A., CIOPPA, G.D., VAN A.S.A., GUPTA, N. Omalizumab, anti-IgE recombinant humanized monoclonal antibody, for the treatment of severe allergic asthma. *J. Allergy Clin. Immunol.*, 108:184-190, 2001.
12. BUSSE, W.W., LEMANSKE, R.F. Immunohistopathology of asthma. *New Engl. J. Med.*, 344:350-62, 2001.
13. CALHOUN, W.J., LAVINS, B., MINKWITZ, M.C., EVANS, R., GLEICH, G., COHN, J. Effect of zafirlukast (accolate) on cellular mediators of inflamation: bronchoalveolar lavage fluids findings after segmental antigen challenge. *Am. J. Respir. Crit. Care Med.*, 157:138-39, 1998.
14. CATES, C.J., ROWE, B.H. Holding chambers versus nebulizers for beta-agonist treatment of acute asthma. *Cochrane Database Syst. Rev.*, 2000; 2:CD000052.
15. CHAIEB, J., BELCHER, N., REES, P.J. Maximum achievable bronchodilation in asthma. *Respir. Med.*, 3:497-502, 1989.
16. CHARMAN, K.R., VERBEEK, R., WRITE, J.G., REBUCK, A.S. Effect of short course of prednisone in the prevention of early relapse after the emergency room treatment of acute asthma. *N Engl. J. Med.*, 324:788-94, 1991.
17. COCKROFT, D.W., MURDOCH, K.Y. Comparative effects of inhaled salbutamol, sodium cromoglycate and BDP on allergic induced early asthmatic responses, late asthmatic responses and increased bronchial responsiveness to histamine. *J. Allergy Clin. Immunol.*, 79:734-40, 1987.
18. COTROMANES, E., GERRITY, T.R., GARRARD, C.S. Aerosol penetration and mucociliary transport in the healthy human lung: effect of low serum theophylline levels. *Chest.*, 88:194-200, 1985.
19. CUGELL, D.W. Clinical pharmacology and toxicology of ipratropium bromide. *Am. J. Med.*, 81:18-22, 1986.
20. CUMMING, R.G., MITCHELL, P., LEEDER, S.R. Use of inhaled corticosteroids and the risk of cataracts. *New Engl. J. Med.*, 337:8-14, 1997.
21. DAHLEN, B., MARGOLSKEE, D.J., ZETTERSTROM, O., DAHLEN, S.E. Effect of the leukotriene receptor antagonist MK-0679 on baseli-

ne pulmonary function in aspirin sensitive asthmatic subjects. *Thorax*, 48:1205-1210, 1993.
22. DIXON, N., JACKSON, D.M., RICHARDS, I.M. The effect of sodium cromoglycate on lung irritant receptors and left ventricular receptors in anasthetized dogs. *Br. J. Pharmacol.*, 67:569-574, 1979.
23. DJUKAHOVIC, R., WILSON, J.W., BRITTEN, K.M. Effect of an inhaled corticosteroid on airway inflammation and symptoms in asthma. *Am. Rev. Respir. Dis.*, 145:669-674, 1992.
24. ENGEL, T., HEINIG, J.H., MALLING, H.-J., SCHARLING, B., NIKANDER, K., MADSEN, F. Clinical comparison of inhaled budesonide delivered either via pressurized metered dose inhaler or Turbuhaler. *Allergy.*, 44:220-225, 1989.
25. EVANS, D.J., TAYLOR, D.A., ZETTERSTROM, O., CHUNG, K.F., O'CONNOR, B.J., BARNES, P.J. A comparison of low-dose inhaled budesonide plus theophylline and high-dose inhaled budesonide for moderate asthma. *N. Engl. J. Med.*, 337:1412–1418, 1997.
26. FAHY, J.V., FLEMING, H.E., WONG, H.H. The effect of an anti-IgE monoclonal antibody on the early and late phase responses to allergen inhalation in asthma subjects. *Am. J. Respir. Crit. Care Med.*, 155:1828-34, 1997.
27. FIELD, S.B., SWARTZ, M.A., GLANZ, K. Efficacy of short-term corticosteroid therapy in outpatient treatment of acute bronchial asthma. *Am. J. Med.*, 75:259-62, 1983.
28. Global Initiative for Asthma. Global Strategy for Asthma Management and Prevention. NHLBI/WHO Workshop Report; 2002. NIH Publication 02-3659.
29. GREENING, A.P., IND,. P.W., NORTHFIELD, M., SHAW, G. Added salmeterol versus higher-dose corticosteroid in asthma patients with symptoms on existing inhaled corticosteroid. *Lancet.*, 344:219-224, 1994.
30. HAY, D.W.P. Pharmacology of leukotriene receptors: more than inhibitors of bronchoconstriction. *Chest.*, 111:35s-45s, 1997.
31. HENDENLES, L., BIGHLEY, L., RICHARDSON, R.H., HEPLER, C.D., CARMICHAEL, J. Frequent toxicity from IV aminophylline infusions in critically ill patients. *Drug. Intell. Clin. Pharm.*, 11:12-18, 1977.
32. HENDERSON, W.R. Jr. The role of leukotrienes in inflammation. *Ann. Intern. Med.*, 121:684-697, 1994.
33. IDRIS, A.H., MCDERMOTT, M.F., RAUCCI, J.C., MORRABEL, A., MCGORRAY, S., HENDELES, L. Emergency department treatment of severe asthma. metered dose inhaler plus holding chamber is equivalent in effectiveness to nebulizer. *Chest.*, 103:665-72, 1993.
34. III Consenso Brasileiro no Manejo da Asma. *J. Pneumol.*, 28(supl 1):S1-51, 2002.
35. INWARD, D., ROLAND, M., KUITERT, L., MCKENZIE, A.S., PETROS, A. Oxigen treatment for acute asthma. *BMJ*, 323:98-100, 2001.
36. ISRAEL, E., BANERJEE, T.R., FITZMAURICE, G.M., KOTLOV, T.V., LaHIVE, K., LEBOFF, M.S. Effects of inhaled glucocorticoids on bone density in premenopausal women. *New Engl. J. Med.*, 345:941-7, 2001.
37. ITO, K., LIM, S., CARAMORI, G., COSIO, B., CHUNG, K.F., ADCOCK, I.M., BARNES, P.J. A molecular mechanism of action of theophylline: induction of histone deacetylase activity to decrease inflammatory gene expression. *Proc. Natl. Acad. Sci. USA*, 99:8921-8926, 2002.
38. JUNIPER, E.F., KLINE, P.A., VANZIELEGHEM, M.A., HARGREAVE, F.E. Reduction of budesonide after a year of increased use: a randomized controlled trial to evaluate whether improvements in airway responsiveness and clinical asthma are maintained. *J. Allergy Clin. Immunol.*, 87:483-489, 1991.
39. JUNIPER, E.F., KLINE, P.A., VANZIELEGHEN, M.A., RAMSDALE, E.H., O'BYRNE, P.M., HARGREAVE, F.E. Effect of long-term treatment with an inhaled corticosteroid (budesonide) on airway hyperresponsiveness and clinical asthma in nonsteroid-dependent asthmatics. *Am. Rev. Respir. Dis.*, 142:832-836, 1990.
40. KAY, A.B. Allergy and allergic diseases. *New Engl. J. Med.*, 344:30-7, 2001.
41. KOROSEC, M., NOVAK, R.D., MYERS, E., SKOWRONSKI, M., MCFADDEN, E.R.J. Salmeterol does not compromise the bronchodilator response to albuterol during acute episodes of asthma. *Am. J. Med.*, 107:209-213, 1999.
42. LAITIENE, L.A., LAITINEN, A., HAAHTELA, T. A comparative study of the effects of an inhaled corticosteroid, budesonide, and of a beta$_2$-agonist, terbutaline, on airway inflammation in newly diagnosed asthma: a randomized, double-blind, parallel-group controlled trial. *J. Allergy Clin. Immunol.*, 90:32-42, 1992.
43. LEAHY, B.C., GOMM, S.A., ALLEN, S.C. Comparison of nebulized salbutamol with nebulized ipratropium bromide in acute asthma. *Br. J. Dis. Chest.*, 77:159-163, 1983.
44. LEFLEIN, J.G., SZEFLER, S.J., MURPHY, K.R., FITZPATRICK, S., CRUZ RIVERA, M., MILLER, C.J., SMITH, J.A. Nebulized budesonide inhalation suspension compared with cromolyn sodium nebulizer solution for asthma in young children: results of a randomized outcomes trial. *Pediatrics*, 109:866-72, 2002.
45. LEVERSHA, A.M., CAMPANELLA, S.G., AICKIN, R.P., ASHER, M.I. Costs and effectiveness of spacer versus nebulizer in young children with moderate and severe acute asthma. *J. Pediatr.*, 136:497-502, 2000.
46. LIPWORTH, B.J. Leukotriene receptor antagonist. *Lancet.*, 353:57-62, 1999.
47. LIPWORTH, B.J. Systemic adverse effects of inhaled corticosteroid therapy: a systematic review and metaanalysis. *Arch. Intern. Med.*, 159:941-55, 1999.
48. LITTENBERG, B. Aminophylline treatment in severe acute asthma: a metaanalysis. *JAMA*, 259:1678-1689, 1988.
49. MACGLASHAN, D.W.J., BOCHNER, B.S., ADELMAN, D.C., JARDIEU, P.M., TOGIAS, A., McKENZIE-WHITE, J., STERBINSKY, S.A., HAMILTON, R.G., LICHTENSTEIN, L.M. Down-regulation of FcRI expression on human basophils during in vivo treatment of atopic patients with anti-IgE antibody. *J. Immunol.*, 158:1438-1445, 1997.
50. MALMSTROM, K., RODRIGUES-GOMES, G., GUERRA, J., VILLARAN, C., PIÑEIRO, A., WEI, L.X., SEIDENBERG, B.C., THEODORE, F.R. Oral montelukast, inhaled beclometasone, and placebo for chronic asthma. *Ann. Intern. Med.*, 130:487-95, 1999.
51. MALVEAUX, F.J., CONROY, M.C., ADKINSON, N.F., LICHTENSTEIN, L.M. IgE receptors on human basophils: relationship to serum IgE concentration. *J. Clin. Invest.*, 62:176-181, 1978.
52. MASCALI, J.J., CVIETUSA, P., NEGRI, J., BORISH, L. Antiinflammatory effects of theophylline: modulation of cytokine production. *Ann. Allergy Asthma Immunol.*, 77:34-38, 1996.
53. MILGROM, H., FICK, R.B.J., SU, J.Q., REIMANN, J.D., BUSH, R.K., WATROUS, M.L., METZGER, W.J. Treatment of allergic asthma with monoclonal anti-IgE antibody. *N. Engl. J. Med.*, 341:1966-73, 1999.
54. MURPHY, K.R., FITZPATRICK, S., CRUZ RIVERA, M., MILLER, C.J., PARASURAMAN, B. Effects of budesonide inhalation suspension compared with cromolyn sodium nebulizer solution on health status and caregiver quality of life in childhood asthma. *Pediatrics*, 112:212-9, 2003.
55. MURRAY, P.T., CORTRIDGE, T. Pharmacotherapy of acute asthma. *In:* HALL, J.B., CORBRIDGE, T., RODRIGO, C., RODRIGO, G.J. (eds.). *Acute Asthma: Assessment and Management.* 1st ed, MacGraw-Hill, 2000, p. 139-60.
56. NEIJENS, H.J., DUIVERMAN, E.J., GRAATSMA, B.H., KERREBIJN, K.F. Clinical and bronchodilating efficacy of controlled-release theophylline as a function of its serum concentrations in preschool children. *J. Pediatr.*, 107:811-815, 1985.
57. NICKLAS, R.A. Paradoxical bronchospasm associated with the use of inhaled beta agonists. *J. Allergy Clin. Immunol.*, 85:959-964, 1990.
58. O'BYRNE, P., BARNES, P.J., ROISIN, R.R., RUNNERSTROM, E., SANDSTROM, P., SVENSSON, K., TATTERSFIELD, D. Low dose inhaled budesonide and formoterol in mild persistent asthma. The OPTIMA Randomized Trial. *Am. J. Respir. Crit. Care Med.*, 64:1392-7, 2001.
59. O'CONNOR, B.J., FULLER, R.W., BARNES, P.F. Nonbronchodilator effects of inhaled 2 agonists: greater protection against adenosine monophosphate- than methacholine-induced bronchoconstriction in asthma. *Am. J. Respir. Crit. Care Med.*, 150:381-387, 1994.
60. PARAMESWARAN, K., BELDA, J., ROWE, B.H. Addition of intravenous aminophylline to beta$_2$-agonists in adults with acute asthma. *Cochrane Database Syst Rev.*, 2000; CD002742.
61. PASQUALE, D., CHIKKAPPA, G. Lipoxygenase products regulate proliferation of granulocyte-macrophage progenitors. *Exp. Hematol.*, 21:1361-1365, 1993.
62. PLOIN, D., CHAPUIS, F.R., STAMM, D., ROBERT, J., DAVID, L., CHATELAIN, P.G., DUTAU, G., FLORET, D. High-dose albuterol by metered-dose inhaler plus a spacer device versus nebulization in preschool children with recurrent wheezing: a double-blind, randomized equivalence trial. *Pediatrics*, 106:311-7, 2000.
63. QURESHI, F., PESTIAN, J., PAVIS, P., ZARITSKY, A. Effect of nebulized ipratropium on the hospitalization rates of children with asthma. *N. Engl. J. Med.*, 339:1030-5, 1989.
64. RABE, K.F., JORRES, R., NOWAK, D., BEHR, N., MAGNUSSEN, H. Comparison of the effects of salmeterol and formoterol on airway tone and responsiveness over 24 hours in bronchial asthma. *Am. Rev. Respir. Dis.*, 47:1436-1441, 1993.
65. RABE, K.F., MAGNUSSEN, H., DENT, G. Theophylline and selective PDE inhibitors as bronchodilators and smooth muscle relaxants. *Eur. Respir. J.*, 8:637-642, 1995.
66. REISS, T.F., CHERVINSKY, P., DOCKHORN, R.J. Montelukast, a once-daily leukotriene receptor antagonist in the treatment of chronic asthma. *Arch. Intern. Med.*, 158:1213-1220, 1998.
67. REISS, T.F., HILL, J.B., HARMAN, E. Increased urinary excretion of LTE4 after exercise and attenuation of exercise-induced bronchospasm by monte-

lukast, a cysteinyl leukotriene receptor antagonist. *Thorax.*, *52*:1030-1035, 1997.
68. RODRIGO, G.J., RODRIGO, C. First-line therapy for adult patients with acute asthma receiving a multiple-dose protocol of ipratropium bromide plus albuterol in the emergency department. *Am. J. Respir. Crit. Care Med.*, *161*:1862-1868, 2000.
69. ROWE, B.H., SPOONER, C., DUCHARME, F.M., BRETZLAFF, J.A., BOTA, G.W. Corticosteroids for preventing relapse following acute exacerbations of asthma. *Cochrane Database Syst. Rev.*, 2000; 2:CD000195.
70. ROWE, B.H., SPOONER, C., DUCHARME, F.M., BRETZLAFF, J.A., BOTA, G.W. Early emergency department treatment of acute asthma with systemic corticosteroids. *Cochrane Database Syst. Rev.*, 2000; 2:CD002178.
71. SALMERON, S., BROCHARD, L., MAL, H. Nebulized versus intravenous albuterol in hypercapnic acute asthma: multicenter, double blind, randomised study. *Am. J. Respir. Crit. Med.*, *149*:1466-70, 1994.
72. SCARFONE, R.J., FUCHS, S.M., NAGER, A.L., SHANE, S.A. Controlled trial of oral prednisone in the emergency department treatment of children with acute asthma. *Pediatrics*, *92*:513-8, 1993.
73. SCHOENHOFF, M,. LIN, Y., FROEHLICH, J., FICK, R., BATES, D. A pharmacodynamic model describing free IgE concentration following administration of a recombinant humanized monoclonal anti-IgE antibody in humans. *Pharm. Res.*, *12*:S411, 1995.
74. SEARS, M.R., TAYLOR, D.R., PRINT, C.G. Regular inhaled beta-agonist treatment in bronchial asthma. *Lancet.*, *336*:1391-1396, 1990.
75. SELROOS, O., HALME, M. Effect of a volumatic spacer and mouth rinsing on systemic absorption of inhaled corticosteroids from a metered dose inhaler and dry powder inhaler. *Thorax*, *46*:891-894, 1991.
76. SESSLER, C.N. Theophylline toxicity: clinical features of 116 consecutive cases. *Am. J. Med.*, *88*:567-576, 1990.
77. SHANNON, M. Predictors of major toxicity after theophylline overdose. *Ann. Intern. Med.*, *119*:1161-1167, 1993.
78. SHEPPARD, D., NADEL, J.A., BOUSHEY, H.A. Inhibition of sulfur dioxide induced bronchoconstriction by dissodium cromoglycate in asthmatic subjects. *Am. Rev. Respir. Dis.*, *124*:257-9, 1981.
79. SIMONS, F.E.R. and the Canadian Beclometasone Dipropionate-Salmeterol Xifoate Study Group. A comparison of beclometasone, salmeterol, and placebo in children with asthma. *New. Engl. J. Med.*, *337*:1659-65, 1997.
80. SIMONS, F.E.R., PERSAUD, M.P., GILLESPIE, C.A., CHEANG, M., SHUCKETT, E.P. Absence of posterior subcapsular cataracts in young patients treated with inhaled glucocorticoids. *The Lancet*, *342*:776-8, 1993.
81. SOLÉR, M., MATZ, J., TOWNLEY, R., BUHL, R., O'BRIEN, J., FOX, H., THIRLWELL, J., GUPTA, N., DELLA CIOPPA, G. The anti-IgE antibody omalizumab reduces exacerbations and steroid requirement in allergic asthmatics. *Eur. Respir. J.*, *18*:254-261, 2001.
82. STEIN, M., DEEGAN, R., WOOD, A.J. Long-term exposure to beta 2-receptor agonist specifically desensitizes beta-receptor-mediated venodilation. *Clin. Pharmacol. Ther.*, *54*:187-193, 1993.
83. STOODLEY, R.G., AARON, S.D., DALES, R.E. The role of ipratropium bromide in the emergency management of acute asthma exacerbation: a metaanalysis of randomised clinical trials. *Ann. Emerg. Med.*, *34*:8-18, 1999.
84. SUISSA, S., BALTZAN, M., KREMER, R., ERNST, P. Inhaled and nasal corticosteroid use and the risk of fracture. *Am. J. Respir. Crit. Care Med.*, *169*:83-88, 2004.
85. SUISSA, S., DENNIS, R., ERNST, P., SHEEHY, O., WOOD-DAUPHINEE, S. Effectiveness of the leukotriene receptor antagonist zafirlukast for mild-to-moderate asthma. *Ann. Intern. Med.*, *126*:177-183, 1997.
86. SUISSA, S., ERNST, P., BENAYOUN, S., BALTZAN, M., CAI, B. Low-dose inhaled corticosteroids and the prevention of death from asthma. *New Engl. J. Med., 343*:332-6, 2000.
87. SUISSA, S., ERNST, P., BOIVIN, J.-F. A cohort analysis of excess mortality in asthma and the use of inhaled beta-agonists. *Am. J. Respir. Crit. Care Med.*, *149*:604-610, 1994.
88. SUISSA, S., ERNST, P., KEZOUH, A. Regular use of inhaled corticosteroids and the long-term prevention of hospitalization for asthma. *Thorax*, *57*;880-4, 2000.
89. TAMAOKI, J., KONDO, M., SAKAI, N. Leukotriene antagonist prevents exacerbation of asthma during reduction of high-dose inhaled corticosteroid. *Am. J. Respir. Crit. Care Med.*, *155*:1235-1240, 1997.
90. TASCHE, M.J., UIJEN, J.H.J.M., BERNSEN, R.M.D., JONGSTE, J.C., VAN DER WOUDEN, J.C. Inhaled dissodium cromoglycate (DSCG) as maintenance therapy in children with asthma: a systematic review. *Thorax*, *55*:913-20, 2000.
91. The Childhood Asthma Management Program Research Group. Long-term effects of budesonide or nedocromil in children with asthma. *New Engl. J. Med.*, *343*:1054-63, 2000.
92. TODD, G.R.G, ACERINI, C.L., ROSS-RUSSELL, R., ZAHRA, S., WARNER, J.T., MCCANCE, D. Survey of adrenal crisis associated with inhaled corticosteroids in the United Kingdom. *Arch. Dis. Child.*, *87*:457-612002.
93. TOOGOOD, J.H., JENNINGS, B., BASKERVILLE, J., ANDERSON, J., JOHANSSON, S-Å. Dosing regimen of budesonide and occurrence of oropharyngeal complications. *Eur. J. Respir. Dis.*, *65*:35-44, 1984.
94. VAN DER WOUDEN, J.C., TASCHE, M.J., BERNSEN, R.M., UIJEN, J.H.J., JONGSTE, J.C., DUCHARME, F.M. Inhaled dissodium cromoglycate for asthma in children. *Cochrane Database Syst Ver.,* (*3*):CD002173, 2003.
95. VERBERNE, A.A., FROST, C., ROORDA, R.J., VAN-DER LAAG, H., KERREBIJN, K.F. One-year treatment with salmeterol compared with beclomethasone in children with asthma. The Dutch Paediatric Asthma Study Group. *Am. J. Respir. Crit. Care Med.*, *156*:688-695, 1997.
96. WECHSLER, M.E., GARPESTAD, E., FLIER, S.R. Pulmonary infiltrates, eosinophilia, and cardiomyopathy following corticosteroid withdrawal in patients with asthma receiving zafirlukast. *JAMA*, *279*:455-457, 1998.
97. WENZEL, S.E. Antileukotriene drugs in the management of asthma. *JAMA*, *280*:2068-2069, 1998.
98. WILLIAMS, A.J., BAGHAT, M.S., STABLEFORTH, D.E., CAYTON, R.M., SHENOI, P.M., SKINNER, C. Dysphonia caused by inhaled steroids: recognition of a characteristic laryngeal abnormality. *Thorax*, 38:813-821, 1993.
99. WONG, C.A., WALSH, L.J., SMITH, C.J.P., WISNIEWSKI, A.F., LEWIS, S.A., HUBBARD, R., CAWTE, S., GREEN, D.J., PRINGIE, M., TATTERSFIELD, A.E. Inhaled corticosteroids use and bone mineral density in patients with asthma. *Lancet*, *355*:1399-403, 2000.

75

Gases Medicinais em Pneumologia

Francisco Hora Fontes e Margarida Costa Neves

OXIGÊNIO

O oxigênio é a droga mais frequentemente utilizada na pneumopatia grave, e isso já há 200 anos, quando foi descrito pela primeira vez. A "indústria do oxigênio" prosperou quando se constatou a imensa utilidade do gás nas doenças pulmonares e cardíacas.

Conforme a "equação do gás alveolar ideal", a inspiração de ar ambiente (que ao nível do mar possui 21% de O_2) gera no adulto sadio uma pressão alveolar de 100 a 110 mm Hg.

O consumo de O_2 por minuto em repouso ($\dot{V}O_2$) corresponde a 250 mL/min, mas pode elevar-se para 2.000 mL/min durante exercício vigoroso.

A principal indicação para a suplementação do ar respirado com oxigênio é o alívio da hipoxemia arterial em paciente com insuficiência respiratória. Classicamente, recomenda-se oxigenoterapia de curta duração em concentrações que variam de 35% a 80% nos pacientes com insuficiência respiratória aguda, às vezes chegando a até 100%, e a terapia deve ser mantida até a resolução do processo causal da falência respiratória. A exceção a essa regra corresponde aos pacientes com DPOC (doença pulmonar obstrutiva crônica), retentores de CO_2 ou com tendência a desenvolver acidose respiratória, nos quais surgiram complicações agudas, como pneumonia, tromboembolia pulmonar ou insuficiência cardíaca; nesses casos, recomendam-se cuidadosa monitorização da PaO_2 e uso de baixas concentrações de oxigênio no ar inspirado (24% a 28%). O objetivo terapêutico consiste em manter a PaO_2 entre 50 e 55 mm Hg, se concentrações maiores de O_2 se associarem a início ou agravamento da retenção de CO_2 (hipercapnia) e da acidose respiratória.

Quadro 75.1 Pressão parcial de gases em pessoas normais ao nível do mar (mm Hg)

	Ar Ambiente	Ar Traqueal	Ar Alveolar	Sangue Arterial	Sangue Venoso
PO_2	159,0	149,0	100,0	95	40
PCO_2	0,3	0,3	40,0	40	46
PH_2O	0,0	47,0	47,0	52	52
PN_2	601,0	564,0	573,0	573	574
P Total	760,3	760,3	760,0	760	712

A terapia com o oxigênio a longo prazo em concentrações muito baixas é recomendada para pacientes com doença pulmonar obstrutiva ou doença pulmonar restritiva capaz de produzir insuficiência respiratória crônica. Invariavelmente, tais pacientes evoluem com um quadro de *cor pulmonale* crônico, exigindo tratamento permanente com oxigênio. Nesse caso, a oxigenoterapia passa de uma indicação paliativa, de simplesmente reduzir a dispneia, para prevenir e combater os efeitos da hipoxemia, como hipoxemia tecidual, o *cor pulmonale*, a hipertensão pulmonar e a policitemia. O tempo de uso diário depende da gravidade de cada caso, levando-se mais em consideração os parâmetros hemogasométricos que os sintomas clínicos apresentados, e de modo geral pode ser:

PaO_2 < 55 mm Hg – oxigenoterapia imediata;
PaO_2 de 56-60 mmHg – tentativa inicial com outros fármacos + oxigenoterapia noturna;
PaO_2 > 60 mmHg – raramente requerem oxigenoterapia a longo prazo.

Por definição, *cor pulmonale* é um termo que denota aumento de ventrículo direito por hipertrofia, dilatação de ambos os ventrículos, em consequência de disfunção ou de doenças do sistema respiratório; as causas podem estar nos pulmões (como na DPOC), no controle respiratório (síndrome de Pickwick) ou na caixa torácica (cifoescoliose) ou no desenvolvimento de hipertensão arterial pulmonar que invariavelmente precede o *cor pulmonale*; a hipoxemia crônica é a "marca registrada" desse processo de doença. A hipoxemia crônica provoca vasoconstrição pulmonar generalizada, aumentando a resistência vascular pulmonar, além de gerar policitemia; ambos os mecanismos explicam o advento da hipertensão arterial pulmonar e do *cor pulmonale* em pacientes com DPOC.

A oxigenoterapia representa a principal atitude terapêutica capaz de reverter o aumento na resistência em queda na pós-carga e melhora na *performance* ventricular direita. A oxigenoterapia é capaz de aumentar a sobrevida, diminuir a frequência de internações, aumentar a tolerância ao exercício, reduzir a dispneia em repouso, produzir queda na resistência vascular pulmonar (e, portanto, na pressão arterial pulmonar), reverter a policitemia, melhorar o sono e diminuir a sonolência diurna, a cefaleia matinal e as arritmias noturnas em portadores de DPOC com hipoxemia crônica.

No início da década de 1980, dois grandes estudos multicêntricos foram conduzidos para determinar o impacto da oxigenoterapia de longa duração sobre a hemodinâmica pulmonar, a sobrevivência e a qualidade de vida do paciente com DPOC e hipoxemia: The Medical Research Council Working Party, realizado na Europa, e The Nocturnal Oxigen Therapy Trial, realizado nos EUA.

O Medical Research Council Working Party estudou 87 pacientes no Reino Unido com DPOC, hipoxemia e retenção de CO_2. Os pacientes foram randomicamente designados para dois grupos: (1) oxigenoterapia durante 15 horas ao dia; (2) ausência de oxigenoterapia. O seguimento durou pelo menos 5 anos, tendo-se constatado que, após 500 dias, os pacientes no grupo 1 (oxigenoterapia) exibiam taxa de mortalidade menor do que a metade do grupo 2 (pacientes sem oxigenoterapia): 12% contra 29%.

O Nocturnal Oxygen Therapy Trial estudou 203 pacientes com DPOC e hipoxemia, os quais foram randomicamente distribuídos em dois grupos: (1) oxigenoterapia noturna (12 horas/noite); (2) oxigenoterapia contínua (de 15 a 24 horas/dia). Verificou-se que a taxa de mortalidade foi quase o dobro no grupo sob oxigenoterapia noturna (1), quando comparado com a oxigenoterapia contínua do grupo (2), 41% contra 22% ao fim de 2 anos. Assim, os efeitos benéficos da oxigenoterapia a longo prazo comprovadamente ocorrem quando o período de uso diário for maior que 15 horas; dessa forma, o uso diário por tempo menor que 15 horas pode na realidade ter mais custos que benefícios.

Estudo recente, publicado em 1998, realizado na Polônia, avaliou 95 pacientes com DPOC grave durante 6 anos, com parâmetros hemodinâmicos invasivos a cada 2 anos para comprovação de hipertensão pulmonar, além da determinação da função pulmonar, hemogasometria e avaliação clínica a cada 3 meses. Ao final da análise, pôde-se concluir que a oxigenoterapia a longo prazo (14-15 h/dia) não melhora mas evita a deterioração da hipertensão pulmonar em pacientes com DPOC, com estabilização dos parâmetros hemodinâmicos atribuída aos efeitos benéficos da oxigenoterapia a longo prazo, apesar da deterioração da função pulmonar. Esse estudo se torna interessante por sua duração, já que estudos clássicos citados anteriormente avaliaram pacientes por períodos menores (2-3 anos). Entretanto, o longo período de acompanhamento de pacientes com doença avançada certamente dificultou a conclusão, uma vez que a população ao final do estudo era bem menor que a inicial, deixando a expectativa de que o mesmo projeto de estudo em população de pacientes com doença de gravidade moderada possa ter resultados mais satisfatórios.

Embora reduza drasticamente a mortalidade e melhore a função cardiovascular e a qualidade de vida, a oxigenoterapia não tem efeito sobre a mecânica pulmonar, de modo que persistem a hiperinsuflação e o aprisionamento de ar (*air trapping*), e o VEF_1 continua a declinar no mesmo ritmo com que ocorre nos pacientes sem oxigenoterapia. O hematócrito tende a cair, mas é imperativo interromper o tabagismo para isso ocorrer.

A oxigenoterapia domiciliar representa, também, enorme redução nos custos do tratamento, uma vez que diminui a necessidade de hospitalizações sucessivas.

Em função das características da curva de dissociação da oxi-hemoglobina, o objetivo específico a ser alcançado com a oxigenoterapia domiciliar contínua (ODC) é manter a PaO_2 na faixa de 60 a 80 mm Hg, correspondente a uma saturação de hemoglobina (Hb) ao redor de 90%. Podemos atingir esse objetivo mantendo baixos fluxos de oxigênio entre 1 e 4 L/min, através de cateter nasal, evitando a possibilidade de toxicidade pelo oxigênio. Se o paciente for portador da síndrome da apneia do sono, a discreta elevação da PaO_2 que pode ocorrer com a oxigenoterapia será bem suportada. Em casos de exacerbação, a PaO_2 tende a elevar-se, devido à maior sensibilidade do centro respiratório para o oxigênio, e a administração de oxigênio ao paciente deve ser cautelosa.

A oxigenoterapia domiciliar contínua foi padronizada segundo critérios da National Conference on Oxygen Therapy, conforme o Quadro 75.2. O uso de bimesilato de almitrina foi proposto como substituto para a oxigenoterapia, devendo ser empregado na fase de estabilização do paciente. A almitrina é um estimulante dos quimiorreceptores aortocarotídeos que se revelou capaz de melhorar a ventilação alveolar e os desequilíbrios na relação ventilação-perfusão, sem afetar o volume minuto pulmonar. Seu uso por cerca de 6 meses em pacientes com DPOC, hipoxemia e hipercapnia reduziu o número de internações e de insuficiência cardíaca direita.

Quadro 75.2 Critérios para instituição da oxigenoterapia domiciliar contínua

A. PaO_2 inferior ou igual a 55 mm Hg:
1. Em repouso
2. Surgindo durante o exercício
3. Se O_2 melhorar duração e *performance* do exercício
4. Surgimento durante o sono, se associado a:
   4.1 Alterações no padrão de sono
   4.2 Arritmia cardíaca
   4.3 Hipertensão arterial pulmonar

B. PaO_2 entre 55 e 59 mm Hg, com evidências de hipoxia tecidual e/ou dano orgânico:
1. Hipertensão arterial pulmonar
2. *Cor pulmonale*
3. Policitemia
4. Alteração mental atribuída à hipoxemia

Observações:
- A oxigenoterapia deve ser mantida por, ao menos, 15 horas/dia.
- Os valores de PaO_2 devem estar estáveis por, ao menos, 1 mês antes de a oxigenoterapia ser iniciada; exige-se estabilização por 2 a 3 meses se a PaO_2 inicial variou entre 50 e 59 mm Hg.
- Por "estabilização" entende-se uso de terapia clínica ótima, o que inclui (a critério médico) uso de broncodilatadores, corticosteroides, antibióticos e fisioterapia.

CRITÉRIOS PARA A INSTITUIÇÃO DA OXIGENOTERAPIA

O uso de oxigênio, na maior parte das vezes, representa terapia sintomática classicamente admitida como "medida temporária até a correção da causa primária" em situações agudas, como pneumonia e exacerbações de insuficiência cardíaca esquerda e DPOC; o aumento na PaO_2 alveolar necessário é obtido em concentrações de oxigênio de 30% a 40% no ar inspirado. A prática de oxigenoterapia a longo prazo é uma aquisição relativamente recente do arsenal terapêutico das doenças respiratórias crônicas. Nos últimos anos, com o advento dos concentradores de oxigênio, a oxigenoterapia domiciliar contínua foi simplificada e padronizada pelos Serviços de Saúde Pública dos EUA e Reino Unido. No Brasil, embora quase sempre bem indicada aos portadores de pneumopatias, a oxigenoterapia a longo prazo ainda é limitada a uma minoria de pacientes, principalmente pelo elevado custo da terapia, diante de uma população que em sua maioria tem muito baixo poder aquisitivo.

As decisões relativas à oxigenoterapia usualmente são tomadas com base na hemogasometria arterial, frequentemente levando-se em conta um nível considerado "seguro" de oxigenação arterial (PaO_2) a ser obtido. Assim, por exemplo, nas enfermidades respiratórias agudas, uma PaO_2 mantida acima de 60 mm Hg pode ser considerada eficaz, desde que o débito cardíaco e a concentração de hemoglobina estejam normais. Em pacientes cronicamente hipovolêmicos e, portanto, cronicamente adaptados a uma PaO_2 baixa, um valor menor (entre 55 e 50 mm Hg) é apropriado, visto que eles têm menor sensibilidade à pressão arterial elevada de CO_2 (hipercapnia) e dependem basicamente do estímulo hipóxico para a respiração. Já em situações clínicas nas quais há hipoxia cerebral, uma PaO_2 alta deve ser mantida, no mínimo, acima de 80 mm Hg, para manter acidose, reduzir o edema cerebral e reduzir hipertensão craniana.

Com base em ensaios clínicos prévios (americanos e britânicos), as indicações de oxigenoterapia domiciliar a longo prazo ficaram bem estabelecidas, consoante as determinações do Departamento de Saúde e Seguridade Social (DMSS) de Manchester:

Indicação absoluta

Pacientes com DPOC, hipoxêmicos e com edema (resultante de *cor pulmonale*) que preencham os seguintes critérios: apresentem PaO_2 inferior a 55 mm Hg, $PaCO_2$ acima de 45 mm Hg, volume expiratório forçado do 1.º segundo (VEFs) inferior a 1,51 e capacidade vital forçada (CVF) inferior a 21% do previsto. Esses parâmetros hemogasimétricos e espirométricos devem ser mensurados necessariamente na fase clínica estável do paciente, ou seja, quando outros fatores reversíveis associados estejam corrigidos, tais como infecção, broncoespasmo e insuficiência cardíaca. Para confirmar essa estabilidade, os dados hemogasométricos e espirométricos devem ser repetidos com 3 semanas de intervalo, admitindo-se uma variação de ± 20% nos valores espirométricos e de ± 5 mm Hg na pressão arterial dos gases. Se os testes melhoraram acima desses limites, impõe-se nova avaliação decorridas mais 3 semanas.

Indicação relativa

Incluem-se pacientes com outras doenças pulmonares crônicas e os portadores de DPOC que apresentam as mesmas características espirométricas e hemogasimétricas do grupo anterior, porém *sem* hipercapnia ou edema. Novamente, os mesmos critérios de estabilidade clínica devem ser atendidos, para assegurar que os pacientes são cronicamente hipoxêmicos.

Uso paliativo de O_2

Esse grupo inclui pacientes com outras enfermidades respiratórias associadas a hipoxemia arterial grave, mas sem hipercapnia, para os quais a oxigenoterapia pode ter um efeito paliativo, sem necessariamente influir na sobrevida do paciente. Por exemplo, fase terminal de alveolite fibrosante, pneumopatias ocupacionais, distúrbios do colágeno, sarcoidose e infiltração pulmonar neoplásica.

Outros usos do oxigênio

A oxigenoterapia pode ser eventualmente necessária para a atenuação de insuficiência respiratória crônica determinada por doença neurológica ou muscular irreversível (cifoescoliose, neuropatias periféricas, obesidade mórbida com hipoventilação crônica, etc.).

As fontes para o suprimento do oxigênio mais comuns são os cilindros ou através de tubulação sob a forma de oxigênio líquido, cujas pressões normalmente altas devem ser reduzidas por sistema valvular antes de chegarem ao paciente. Os fluxômetros acoplados a esses sistemas controlam adequadamente a oferta de oxigênio. Mais recentemente, duas novas fontes para o suprimento de oxigênio tornaram-se disponíveis: o concentrador do oxigênio e o oxigenador de membrana. No primeiro utiliza-se de uma barreira molecular que atua como um filtro, retendo nitrogênio do ar atmosférico, e o segundo processo, semelhante, através de uma membrana semipermeável, permite a passagem apenas de oxigênio e vapor d'água procedentes do ar atmosférico, produzindo altos níveis de oxigênio e umidade. A maioria desses concentradores oferece oxigênio acima de 80% sob o fluxo a 4 L/min, com indicação principal na oxigenoterapia domiciliar contínua, principalmente pelo seu menor custo em relação às outras fontes de oferta de oxigênio, com a desvantagem da dependência de energia elétrica. Por isso, torna-se imprescindível a reserva de um cilindro pequeno do gás para casos de queda de energia. Além da fonte, o oxigênio pode ser administrado aos pacientes através de cateter nasal, máscaras simples e de Venturi, além de ventilação por pressão positiva intermitente (IPPV); essas duas últimas modalidades são utilizadas especialmente em casos de agudização da doença.

RESPOSTAS À OXIGENOTERAPIA

Os efeitos da terapia com oxigênio são divididos em grupos: (1) das alterações fisiológicas; (2) das alterações fisiopatológicas.

Alterações fisiológicas

As modificações induzidas pela oxigenoterapia na fisiologia normal são: (1) depressão respiratória; (2) inibição da eritropoese; (3) queda do débito cardíaco; (4) vasodilatação na circulação pulmonar; (5) vasoconstrição na circulação sistêmica. Usualmente, tais efeitos são observados inspirando-se oxigênio a 100%, e revertem rapidamente com

Quadro 75.3 Efeitos da oxigenoterapia

	Alterações fisiológicas	Depressão da respiração Inibição da eritropoese Queda do débito cardíaco Vasodilatação pulmonar Vasoconstrição sistêmica
Alterações fisiopatológicas com lesão tecidual	Pulmonar	SARA Atelectasia Traqueobronquite Displasia
	Ocular	Fibroplasia retrolenticular Miopia
	SNC*	Convulsões Paralisia

*Somente após exposição hiperbárica.

a descontinuação da oxigenoterapia. A depressão respiratória é particularmente mais importante nos portadores de DPOC (doença pulmonar obstrutiva crônica) propensos à retenção de CO_2, nos quais o estímulo para a respiração é a hipoxemia; a correção da hipoxemia com oferta generosa de oxigênio reduz ainda a ventilação alveolar, agravando ou iniciando a hipercapnia e a acidose respiratória; além disso, pode aumentar o efeito *shunt*, ao promover vasodilatação da microcirculação de áreas hipoventiladas.

Alterações fisiopatológicas

Diferentemente das alterações fisiológicas, em que um processo fisiológico foi inibido ou ativado, os efeitos fisiopatológicos referem-se à lesão tecidual produzida pela hiperoxia nos pulmões, na retina e no sistema nervoso central. A magnitude da lesão tecidual depende de: (1) concentração de oxigênio no ar inspirado superior a 60%; (2) duração da exposição acima de 12 horas; (3) idade avançada; (4) estado metabólico e nutricional (acidose e hipoalbuminemia); (5) história de exposição prévia a outros oxidantes.

O FENÔMENO DA TOXICIDADE PELO OXIGÊNIO

Os benefícios do aumento da FiO_2 acima de 6,0 (ou seja, uma concentração de oxigênio no ar inspirado acima de 60%) ou do aumento na pressão no ar nas vias respiratórias devem ser comparadas com os riscos da lesão pulmonar decorrente desses procedimentos. Usualmente, a toxicidade pelo oxigênio só se instala quando a PO_2 alveolar supera os 400 mm Hg, o que corresponde a uma FiO_2, de 0,6 ou mais.

O desenvolvimento de *shunts* intrapulmonares é um evento frequente em várias condições pneumológicas, incluindo a síndrome de angústia respiratória do adulto (SARA); nesse caso, torna-se necessário o uso de oxigênio em elevadas concentrações, inclusive a 100%, com o objetivo de manter níveis de PaO_2 compatíveis com a sobrevivência do organismo.

O uso de oxigênio em elevadas concentrações está associado ao desenvolvimento de complicações, como a lesão pulmonar grave. Durante uma emergência, a morte pode ser o resultado de hipoxia cerebral ou miocárdica; nesse caso, deve ser administrado oxigênio na maior concentração que seja suficiente para corrigir a hipoxia. Após a estabilização do quadro clínico, a concentração do oxigênio deve ser reduzida ao mínimo, para evitar a lesão pulmonar direta, a disfunção mucociliar e a supressão da função macrofágica alveolar. A administração de oxigênio a 100% durante 6 a 12 horas resulta em alterações discretas e reversíveis em pessoas normais, tais como redução na capacidade vital (CV) e taquipneia. Por outro lado, oxigênio a 100% por períodos maiores que 48 horas frequentemente resulta em edema pulmonar hemorrágico irreversível com lesão celular e destruição de paredes alveolares.

A lesão pulmonar produzida por oxigênio consiste em congestão capilar com edema intersticial ou mesmo intra-alveolar, espessamento da parede alveolar e proliferação de capilares pulmonares. Tal agressão resulta em lesão mais grave se houver febre, retenção de CO_2, infecções virais associadas ou níveis elevados de tiroxina, glicocorticoides ou catecolaminas circulantes.

Mecanismo da lesão pulmonar

A toxicidade pulmonar está relacionada ao fenômeno bioquímico da lipoperoxidação, no qual radicais livres derivados do oxigênio produzem peroxidação de lipídios presentes nas membranas biológicas; a lipoperoxidação é um processo em cadeia que fornece um suprimento contínuo de radicais que levam à peroxidação subsequente.

Quando atinge a célula, o oxigênio é reduzido pela citocromo-oxidase, enzima da cadeia respiratória mitocondrial; durante a redução do oxigênio, radicais livres são produzidos, tais como o ânion superóxido (O_2^-), hidroxila e peróxido de hidrogênio (H_2O_2). Esses radicais livres derivados do oxigênio, sabe-se hoje, são os responsáveis diretos pela toxicidade de O_2.

Sob condições fisiológicas com inspiração de ar ambiente, pequenas quantidades de radicais livres são liberadas durante o metabolismo normal, persistindo em baixas concentrações ao redor das mitocôndrias. Durante a oxigenoterapia capaz de produzir hiperoxia ocorre aumento espetacular em suas concentrações intracelulares, superando os mecanismo de defesa representados, principalmente, por enzimas e outros compostos antioxidantes.

A toxicidade pulmonar é uma complicação previsível da oxigenoterapia em elevadas concentrações (> 60%) ou hiperbárica, e que evolui obedecendo a uma sequência de eventos que inclui:

ATELECTASIA
Por absorção total do O_2 nos alvéolos hipoventilados, porém sem N_2 (que foi deslocado pelo oxigênio); a atelectasia reduz a capacidade vital e aumenta o *shunt* intrapulmonar.

TRAQUEOBRONQUITE AGUDA
Expressa-se clinicamente por dor retro- ou subesternal e tosse contínua; a dor pode ser suficientemente intensa para produzir redução no esforço inspiratório e queda adicional na capacidade vital.

SARA
A síndrome de angústia respiratória do adulto, induzida por hiperoxia, se desenvolve após lesão de pneumócitos II, células epiteliais, por conta da liberação de grandes quantidades de radicais livres do oxigênio. A perda de superfície (dipalmitoil-lecitina) com maior tensão superficial, além de aumentar a permeabilidade capilar, resulta em aumento no conteúdo hídrico pulmonar, e os alvéolos são preenchidos por um líquido rico em proteínas. Tais infiltrados alveolares podem ser evidenciados por radiografia de tórax e tipicamente evoluem com pressão capilar pulmonar normal, o que afasta a origem hemodinâmica do edema alveolar. Tais alterações implicam grave desequilíbrio na relação ventilação-perfusão e agravamento da hipoxemia arterial.

DISPLASIA BRONCOPULMONAR
Esse termo representa todas as alterações crônicas provocadas pelo uso prolongado de oxigenoterapia em altas concentrações. O padrão inclui formações bolhosas, grave fibrose pulmonar e desequilíbrio na relação ventilação-perfusão.

MECANISMO DA TOXICIDADE SISTÊMICA
A toxicidade sistêmica pelo oxigênio depende fundamentalmente da PaO_2. Em adultos, aparentemente apenas níveis de PaO_2 acima de 1.000 mm Hg podem causar lesão neurológica, mas tal nível de oxigenação só é conseguido sob condições hiperbáricas (2 ou mais atmosferas) e traz consigo o estabelecimento de lesão pulmonar, lesão neurológica (náusea, vômitos), vertigem, tremores, convulsões e (poucas horas após) embolia aérea arterial (durante a descompressão) e risco de incêndio, e mesmo explosão no local do uso. Em neonatos prematuros, entretanto, um aumento na PaO_2 normal causa espasmos dos vasos retinianos, com necrose isquêmica retiniana, proliferação de tecido conjuntivo e deposição de colágeno; tal forma de cegueira é conhecida como fibroplasia retrolenticular.

O oxigênio pode ser deletério (sem toxicidade) a pacientes com DPOC retentores crônicos de CO_2. No passado, alguns pacientes com DPOC eram encontrados mortos após receberem oxigênio em tenda; o mecanismo dessas mortes era um mistério. Hoje se sabe que a correção da hipoxemia em retentores de gás carbônico retira desses pacientes o único estímulo que possuem para respirar, já que estão hiporresponsivos ao CO_2. Nesses pacientes, a administração de oxigênio deve ser cautelosa (28% a 32%) ou então realizada durante respiração artificial, quando ela for inevitável.

De modo geral, pode-se concluir, pelos dados de literatura, que a oxigenoterapia a longo prazo assim como a reabilitação pulmonar, em pacientes bem indicados, são as opções terapêuticas mais atuais, capazes de modificar respectivamente a sobrevida e a qualidade de vida nessa parcela da população em que a terapêutica farmacológica em fases avançadas da doença é limitada.

HÉLIO

O hélio é um gás nobre, inerte, inodoro e incolor, cuja utilidade terapêutica se deve exclusivamente às suas propriedades físicas, e não químicas, como o oxigênio.

A característica mais importante do hélio é a sua baixa densidade; é oito vezes menos denso que o oxigênio. Além disso, tem muito maior solubilidade e maior capacidade de difusão. Uma mistura contendo 80% de hélio e 20% de oxigênio possui uma densidade que é três vezes menor do que a do ar; a inalação dessa mistura reduz enormemente a resistência oferecida pelas vias respiratórias ao fluxo de ar.

Quando existe obstrução brônquica, o fluxo aéreo torna-se turbulento na área, requerendo mais energia para gerar o mesmo fluxo de ar. Como o hélio é sete vezes menos denso que o N_2, o trabalho respiratório diminui significativamente quando o indivíduo respira a mistura hélio-oxigênio, em vez de ar ambiente (nitrogênio-oxigênio). Além disso, essa mistura melhora a distribuição da ventilação, reduz a produção de CO_2 e melhora os fluxos aéreos de pacientes com DPOC. A mistura hélio-oxigênio também é útil em indivíduos com obstrução de vias respiratórias superiores e para evitar o "mal dos caixões".

GÁS CARBÔNICO

O dióxido de carbono (CO_2) é um produto do metabolismo celular normal, oriundo de descarboxilações na degradação de carboidratos, lipídios e proteínas. O CO_2 formado é transportado dos tecidos para os pulmões, por onde é eliminado. Sob condições de repouso, 200 mL de CO_2 são produzidos e eliminados a cada minuto, porém no exercício pesado a produção de gás carbônico pode aumentar até 10 vezes sem que a homeostase seja comprometida, pois o aumento do volume minuto equilibra a eliminação com a produção.

O CO_2 exerce efeitos sobre quatro sistemas: respiratório, cardiovascular, nervoso central e hemático (Quadro 75.4).

Quadro 75.4 Efeitos farmacológicos do dióxido de carbono

Sistemas	Efeitos
Respiratório	Aumenta o volume minuto Corrige a hipocapnia Inibe os espasmos diafragmáticos
Cardiovascular	Vasodilatação cerebral
Nervoso Central	Estimula o centro respiratório
Hemático	Desvia a curva de dissociação da oxi-hemoglobina para a direita

Tipicamente, um baixo teor de anidrido carbônico (hipocapnia) representa um estado de hiperventilação alveolar, usualmente devido a encefalopatia metabólica, acidente vascular encefálico, estados hipermetabólicos (febre, tireotoxicose) ou em todos os casos de hipoxemia suficiente para estimular os quimiorreceptores aórticos e carotídeos. A hipocapnia muito intensa produz queda no débito cardíaco, arritmias (se houver alcalemia), tetania, confusão e mesmo perda de consciência.

Hipercapnia corresponde a um estado de hipoventilação alveolar. O aumento de CO_2 costuma produzir hipertensão arterial, diminuição da visão, hipertensão intracraniana, náuseas, vômitos, confusão e perda de consciência.

Curvas construídas a partir da respiração de ar em concentrações crescentes de CO_2 (nova respiração do ar exalado) têm sido utilizadas para estudar os efeitos depressores de narcóticos e estimulantes de analépticos sobre a respiração.

Os principais usos do gás carbônico são: na forma de neve carbônica (gelo seco a 78°C), útil na cauterização de lesões cutâneas; na intoxicação pelo monóxido de carbono; controle de solução (por reinalação); produção de pneumoperitônio na realização de laparoscopia.

REFERÊNCIAS BIBLIOGRÁFICAS

1. American Thoracic Society Standards for the diagnosis and care of patients with chronic obstructive pulmonary disease. *Am. J. Respir. Crit. Care Med.*, *152*:S77-120, 1995.
2. BELL, R.C. *et al*. The effect of almitrine bymesylate on hypoxemia in chronic pulmonary disease. *Am. Int. Med.*, *105*:342-436, 1988.
3. CONFERENCE REPORT: New problems in supply, reimbursement, and certification of medical necessity of long-term oxygen therapy. *Am. Rev. Respir. Dis.*, *142*:721-724, 1990.
4. FULMER, I.I. & SNIDEER, G.L. ACCP-NHBI National Conference on Oxygen Therapy. *Chest*, *86*:234-247, 1984.
5. JENKINSON, S.G. & PETERS, J.L. Respiratory gases. *Clin. Chest. Med.*, *7*:495-504, 1986.
6. JENKINSON, S.G. Pulmonary oxygen toxicity, *Clin. Chest. Med.*, *3*:109, 1982.
7. KAMPELMACHER, M.J., KESTEREN, R.G., DEENTRA, M. *et al*. Long-term oxygen therapy. *New Engl. J. Med.*, *137*:392-6, 1994.
8. LEVI-VALEUSI, P., WEITZENBLUM, E., PEDRINIELLI, I.L., RACINEUX, J.H. & DUWOODS, H. Three-month follow-up of arterial blood gas determination in candidates for long-term oxygen therapy. *Am. Rev. Respir. Dis.*, *133*:547-551, 1986.
9. MEDICAL RESEARCH COUNCIL WORKING PARTY: Long-term domiciliary oxygen therapy in chronic hypoxic cor pulmonale complication chronic bronchitis and emphysema. *Lancet*, *1*:681-686, 1981.
10. NOCTURNAL OXYGEN THERAPY TRIAL GROUP: Continuous or nocturnal oxygen therapy in hypoxemic chronic obstructive lung disease. *Ann. Int. Med.*, *93*:391-398, 1980.
11. PETTY, T.H. Home oxygen – a revolution in the care of advanced COPD. *Med. Clin. North Am.*, *74*:715-729, 1990.
12. RIES A.L., KAPLAN R.M., LIMBERG, T.M. *et al*. Effects of pulmonary rehabilitation on physiologic and psychological outcomes in patients with chronic obstructive pulmonary disease. *Am. Int. Med.*, *122*:823-32, 1995.
13. SKRINSKAS, G.I., HYLAND, R.R. & HUTCHEN, H.A. Helium-oxygen mixtures in the management of acute upper airways obstruction. *Can. Med. Assoc. J.*, *128*:555-558, 1983.
14. STRETTON, T.B. Provision of long-term oxygen therapy. *Thorax*, *40*:801-805, 1985.
15. SWIDINA, P.M., MONTENEGRO, H.D., GOLDMAN, M.D. *et al*. Helium-oxygen breathing in severe chronic obstructive pulmonary disease. *Chest*, *87*:790-795, 1985.
16. TIEP, B.L. Long-term home oxygen therapy. *Clin. Chest Med.*, *11*:505-521, 1990.
17. VALE, F., REARDON, J.Z., ZUWALLACK, R.L. The long-term benefits outpatient pulmonary rehabilitation on exercise endurance and quality of life. *Chest*, *103*:42-45, 1993.
18. ZIENLINSK, J., TOBIAS, M., HAWRYTKIEWICZ, I., SLIWINSKI, P., PATASIEWICZ, G. Effects of long-term oxygen on pulmonary hemodynamics in COPD patients. A 6-year prospective study. *Chest*, *113*:65-70, 1998.

76

Doenças Pulmonares Induzidas por Fármacos

Sérgio Jezler, Valesca Sarkis e Álvaro A. Cruz

As doenças induzidas por fármacos são relativamente comuns na prática médica. Os pulmões são alvos preferenciais de toxicidade medicamentosa, pois estão duplamente expostos através da circulação e pelo contato com o meio ambiente através do ar inspirado. Além disso, os pulmões são metabolicamente ativos, o que os torna capazes de alterar agentes farmacológicos e aumenta a sua suscetibilidade às agressões. O estudo dessas doenças é importante, não somente pela sua potencial gravidade, mas também porque podem servir de modelo experimental para o estudo da fibrose pulmonar e de outras lesões inflamatórias teciduais no pulmão.

Os distúrbios pulmonares causados por drogas vêm sendo cada vez mais reconhecidos, mas diversos fatores dificultam a identificação de suas características epidemiológicas. A imprevisibilidade do metabolismo de cada indivíduo e o fato de que a maior parte do conhecimento provém de pequenas séries de casos tornam difícil a identificação de fatores de risco para o desenvolvimento desse tipo de enfermidade. A ausência de critérios clínicos específicos, associada à ausência de marcadores e alterações histológicas características, dificulta o reconhecimento desses distúrbios. Adicionalmente, os sintomas se confundem com os de outras doenças respiratórias, e o uso de múltiplas drogas dificulta os diagnósticos específicos, que frequentemente surgem por exclusão. Por esses motivos, o tratamento ainda não é padronizado, consistindo habitualmente no afastamento do fator causal e, em alguns casos, no uso de corticosteroides.

As pneumopatias relacionadas ao uso de fármacos podem ocorrer em qualquer área do sistema respiratório, podendo resultar em diversas síndromes clínicas (Quadro 76.1). Algumas drogas podem causar mais de uma dessas síndromes, simultaneamente ou não, e o médico deve estar atento às drogas que podem causar manifestações agudas de insuficiência respiratória, que podem levar à morte se não forem suspensas precocemente. A forma mais comum de envolvimento é a doença intersticial, que pode ocorrer de forma subaguda, similar à fibrose pulmonar idiopática, ou de forma aguda, com padrão de doença pulmonar de hipersensibilidade.

Existem quatro mecanismos básicos, conhecidos como mediadores das lesões pulmonares induzidas por fármacos, que são: (1) efeito citotóxico direto; (2) reação anfofílica com depósito de fosfolipídios nos macrófagos alveolares; (3) lesão oxidativa; (4) lesão mediada pelo sistema imune. Algumas drogas podem tornar-se tóxicas por meio de mais de um dos mecanismos.

Este capítulo tratará desse tema amplo abordando especialmente os fármacos mais frequentemente ou mais intensamente relacionados ao aparecimento de toxicidade pulmonar.

Quadro 76.1 Padrões de envolvimento do sistema respiratório relacionados ao uso de fármacos

Doença intersticial pulmonar
— Alveolite crônica ou fibrose pulmonar
— Doença pulmonar de hipersensibilidade
Edema pulmonar
Hemorragia pulmonar
Doença de vias respiratórias
— Broncoespasmo ou tosse
— Bronquiolites
Doença vascular
— Tromboembolismo
— Hipertensão pulmonar
Envolvimento de músculos respiratórios
Derrame pleural

DROGAS CARDIOVASCULARES

Amiodarona

É um derivado benzofurano, iodado, que lembra estruturalmente a tiroxina. É usado amplamente para controle de arritmias ventriculares e supraventriculares, causando toxicidade pulmonar em aproximadamente 5% a 10% dos casos, o que pode ocorrer após poucos dias ou décadas de uso da medicação. A amiodarona é uma droga altamente lipossolúvel, por isso concentra-se em membranas celulares. Sua meia-vida é longa, de 30 a 60 dias, e por isso os seus efeitos pulmonares podem persistir mesmo após a suspensão da medicação. O exato mecanismo de toxicidade não é conhecido, porém ao que tudo indica a lesão ocorre por lesão direta, em consequência de inibição da fosfolipase e acúmulo de fosfolipídios dentro da célula, aumento do cálcio citossólico, produção de reação oxidativa e estímulo à reação imunológica, com liberação de mediadores inflamatórios no tecido pulmonar. Os fatores de risco para o desenvolvimento de toxicidade com o uso da amiodarona não estão bem definidos. Alguns autores relatam que doses diárias acima de 400 mg aumentam a possibilidade de lesão, mas existem relatos de toxicidade com doses menores. As provas de função respiratória também não conseguem detectar os pacientes de risco. Outros fatores de risco citados são: cirurgia cardíaca, angiografia pulmonar ou coronariana e doença pulmonar preexistente.

A toxicidade por amiodarona pode manifestar-se em diversas síndromes, tais como: (1) pneumonite intersticial crônica; (2) pneumonia organizante com ou sem bronquiolite; (3) síndrome do desconforto respiratório agudo; (4) massas pulmonares. As manifestações clínicas vão depender do tipo de síndrome apresentada pelo paciente. Habitualmente os pacientes apresentam quadro subagudo com tosse não produtiva e dispneia. Não há dado radiológico patognomônico, embora as imagens com altas densidades na tomografia computadorizada estejam sendo estudadas como muito sugestivas de toxicicidade pela amiodarona, devido à sua composição iodada. Os dados histológicos são inespecíficos, e mesmo o achado de inclusões de fosfolipídios não digeridos dentro dos macrófagos não é considerado definitivo no diagnóstico, pois elas podem aparecer em indivíduos sem essa doença. Por conseguinte, o diagnóstico habitualmente vem por exclusão de outros distúrbios.

O tratamento consiste na suspensão da medicação. Todavia, pode haver evolução dos sintomas mesmo após retirada da droga, e com frequência é necessária a introdução de corticosteroides, o que tem sido feito a despeito da ausência de estudos controlados. Por vezes, o tratamento precisa ser prolongado por até 3 meses.

Hidroclorotiazida

Diurético amplamente usado no tratamento da hipertensão arterial sistêmica e estados edematosos, foi associado, em alguns casos, ao aparecimento de edema pulmonar não cardiogênico. Embora não haja compreensão exata do mecanismo de formação do edema, provavelmente ocorre reação de hipersensibilidade. Habitualmente, os sintomas surgem alguns minutos após uso da droga, mesmo não sendo a primeira dose, com dispneia, tosse, cianose e aparecimento de sinais radiológicos de edema pulmonar. O tratamento consiste em suporte vital, com melhora habitual dos sintomas após 24 horas.

Inibidores da enzima conversora da angiotensina

Medicações largamente empregadas para o controle da hipertensão arterial, da insuficiência cardíaca, e para a prevenção de nefropatia em diabéticos, podem causar tosse em até 20% dos pacientes. O sintoma pode surgir meses após o início do tratamento; normalmente a tosse não é produtiva e pode predominar no período noturno. Não há benefício na troca por outro agente da mesma classe, e a suspensão da droga traz resolução dos sintomas em poucos dias ou semanas. O mecanismo não é totalmente reconhecido, mas parece envolver a inibição do metabolismo da bradicinina. É interessante registrar que esse quadro não ocorre com a mesma frequência com os antagonistas dos receptores da angiotensina II, que podem ser empregados como alternativa.

Bloqueadores beta-adrenérgicos

Usados em um amplo espectro de doenças como hipertensão arterial sistêmica e glaucoma, não provocam broncoespasmo em indivíduos normais, mas podem desencadear exacerbações, com repercussões clínicas importantes, em indivíduos com doenças pulmonares obstrutivas, tais como asma e DPOC. Mesmo os agentes descritos como cardiosseletivos podem desencadear broncoespasmo. O fenômeno é observado com as formulações orais, parenterais e oftálmicas. O mecanismo não é totalmente comprovado, mas parece envolver redução do tono adrenérgico e possível liberação de mediadores de mastócitos.

Outras drogas cardiovasculares

A procainamida, que é usada no controle de arritmias ventriculares, está associada ao aparecimento de lúpus eritematoso sistêmico (LES). Há relato de aparecimento de anticorpos antinúcleo em até 90% dos pacientes, e, desses, até 20% manifestam clinicamente a doença. O sistema respiratório pode ser envolvido por qualquer síndrome clínica associada ao envolvimento pulmonar do LES idiopático, porém a forma mais comum é o envolvimento pleural e a dor torácica. Infiltrados pulmonares difusos podem ser evidenciados em até 40% dos casos. A droga não precisa ser suspensa nos pacientes com autoanticorpos presentes, porém a interrupção do tratamento é obrigatória nos indivíduos com manifestações clínicas de LES que apresentam prognóstico favorável com o tratamento com corticosteroides. Existe também relato de que a procainamida pode causar efeitos adversos na musculatura respiratória, dificultando a transmissão mioneural e causando até mesmo miosite.

A propafenona, antiarrítmico com estrutura similar à do propranolol, pode agravar broncoespasmo. A lidocaína foi associada, em relato de caso, ao aparecimento de edema pulmonar não cardiogênico quando usada através de nebulização para a realização de broncoscopia, havendo recorrência após reutilização por via subcutânea. A tocainida, a flecainida e a mexiletina, usadas para arritmias ventriculares, têm sido associadas raramente ao aparecimento de pneumonite intersticial, com boa resposta à suspensão da medicação e uso dos corticosteroides.

DROGAS ANTI-INFLAMATÓRIAS

Penicilamina

Medicação com propriedades anti-inflamatória e antifibrótica, é mais frequentemente usada na terapêutica de doenças reumáticas tais como esclerodermia e artrite reumatoide. Ocorreram relativamente poucos casos de toxicidade pulmonar associada ao uso dessa droga. A maior parte dos relatos refere-se a agressão do parênquima pulmonar, com descrição de alveolite, bronquiolite com e sem pneumonia organizante e também pneumonite hemorrágica, similar à síndrome de Goodpasture. Não há fator de risco identificado com precisão. Não há relação clara com a duração do tratamento ou a dose total cumulativa. As manifestações clínicas e radiológicas dependem da forma de envolvimento e o prognóstico, com a suspensão da medicação e a introdução de corticosteroides, é favorável na maioria dos casos, exceto na pneumonite hemorrágica, cuja mortalidade está em torno de 50%. Há relato de surgimento de síndrome de miastenia grave causada por essa droga.

Sais de ouro

Usado principalmente no tratamento da artrite reumatoide, podem ser ministrados por via parenteral ou oral. A toxicidade pulmonar ocorre raramente, em torno de 1% dos pacientes, e pode manifestar-se sob a forma de doença pulmonar de hipersensibilidade e pneumonite crônica. Nessa forma crônica, há grande dificuldade em se fazer o diagnóstico diferencial da doença pulmonar causada pela artrite reumatoide. O mecanismo não é efetivamente conhecido, mas parece ser resultante de reação imune mediada por células. Não há fator de risco identificado, e normalmente os sintomas surgem nos primeiros 3 meses do tratamento. O quadro clínico pode ser agudo, mas normalmente é subagudo, com dispneia em até 92% dos casos, tosse e presença de infiltrado reticular difuso na radiografia. A terapêutica com suspensão da medicação e corticosteroides é efetiva na maioria dos pacientes, ao contrário da fibrose pulmonar associada à artrite reumatoide.

Salicilatos (ácido acetilsalicílico)

O ácido acetilsalicílico (AAS) é amplamente usado como analgésico, anti-inflamatório e agente antiplaquetário. Causa toxicidade pulmonar sob a forma de edema pulmonar, e eventualmente broncoespasmo em pacientes asmáticos. A forma mais grave de envolvimento pulmonar é o edema pulmonar não cardiogênico. Parece ser consequência de efeito direto da droga na permeabilidade da membrana alveolocapilar e pode ocorrer em pacientes com intoxicação aguda por salicilatos ou em usuários crônicos que inadvertidamente usam doses elevadas, o que é mais comum em tabagistas. Habitualmente não ocorre em pacientes com níveis séricos de salicilato abaixo de 40 mg/dL e normalmente surge nas primeiras 24 horas após ingestão da medicação. O paciente apresenta depressão sensorial, dispneia, tosse, infiltrado pulmonar alveolar e hipocapnia significativa. Apesar da gravidade da maioria dos casos, o prognóstico é bom, com tratamento de suporte ventilatório e diurese alcalina forçada. A diálise pode ser usada ocasionalmente.

O broncoespasmo induzido pelo AAS em asmáticos, pode ocorrer em até 20% dos pacientes. O mecanismo parece envolver produção aumentada de leucotrienos pela inibição da ciclo-oxigenase, e o quadro de exacerbação do broncoespasmo surge alguns minutos ou horas após o uso da droga, ocorrendo na maior parte das vezes com doses pequenas. Outros anti-inflamatórios não hormonais inibidores da ciclo-oxigenase também podem apresentar reação cruzada com o AAS e desencadear broncoespasmo em asmáticos. Os inibidores específicos da ciclo-oxigenase II têm menor probabilidade de causar problemas.

Metotrexato

Reconhecidamente causador de toxicidade pulmonar quando usado em doses elevadas para tratamento de neoplasias malignas, esse antagonista do folato também causa agressão ao tecido pulmonar quando empregado em doses mais baixas para tratamento de doenças como artrite reumatoide ou cirrose biliar primária. Ocorre em 5% dos pacientes, não há fator de risco plenamente reconhecido, e pode apresentar-se como pneumonite de hipersensibilidade ou fibrose crônica. Habitualmente o paciente manifesta quadro subagudo com dispneia, tosse, febre e infiltrado intersticial bilateral, podendo também ocorrer adenopatia hilar ou derrame pleural. O mecanismo parece ser reação imune baseada nos achados de lavado alveolar que evidenciam proliferação de linfócitos. Os achados histológicos mostram, na maioria dos casos, presença de granuloma sem necrose caseosa. O tratamento baseia-se na suspensão da droga, e a resposta ao corticosteroide é boa, possuindo prognóstico favorável. Deve ser ressaltada a importância de excluir infecções, especialmente pneumonia por *Pneumocystis carinii,* antes do início da terapia com corticosteroides.

Anti-inflamatórios não hormonais (AINH)

Podem causar problemas similares aos do AAS, com broncoespasmo, edema pulmonar não cardiogênico e também pneumonite de hipersensibilidade. Essa última é pouco frequente, pode ser causada por praticamente todos os AINH e parece ocorrer de forma idiossincrásica, sem fatores de risco específicos, surgindo 1 semana ou até mesmo alguns anos após uso da medicação. Manifesta-se com febre, dispneia, tosse, infiltrado intersticial difuso e eosinofilia sanguínea. A suspensão da droga produz bons resultados, e raramente é necessário o uso de corticosteroides.

Infliximab

Trata-se de um anticorpo monoclonal humanizado contra o fator de necrose tumoral α (TNF-α) que é usado no tratamento da doença de Crohn e da artrite reumatoide, com perspectivas de uso em outras doenças de natureza inflamatória. Atua ligando-se e neutralizando o TNF-α na superfície celular, destruindo as células produtoras de TNF-α no sangue. Sua vida média é de 10 dias, e seu efeito biológico persiste por até 2 meses.

Algumas enfermidades do aparelho respiratório foram descritas em pacientes que fazem uso dessa droga, como o surgimento de infiltrados pulmonares, efusão pleural eosinofílica e a presença de infecções oportunistas (virais, bacterianas, *P. carinii,* tuberculose e *Aspergillus fumigatus*), das quais a tuberculose é a mais frequente. O surgimento da tuberculose após o uso do infliximab pode estar associado ao provável papel protetor da citocina TNF-α na tuberculose latente. Ao ser inibida, permite o desenvolvimento da doença. Outra possibilidade seria a falha dos granulomas em compartimentalizar os bacilos vivos do *M.*

Quadro 76.2 Agentes anti-inflamatórios que causam toxicidade pulmonar

Drogas	Síndromes Clínicas
Penicilamina	BO, FP, PH, miastenia grave
Sais de ouro	PH, FP
Metotrexato	PH, FP
Salicilatos	Broncoespasmo, EP
AINH	Broncoespasmo, PH, EP
Colchicina	EP
Cloroquina	Miastenia grave
Infliximab	PH, Infecções oportunistas

BO: bronquiolite obliterante; FP: fibrose pulmonar; EP: edema pulmonar; PH: pneumonia de hipersensibilidade.

tuberculosis. Nesses casos, a medicação deve ser suspensa e iniciada terapia específica.

ANTIBIÓTICOS

Nitrofurantoína

Usada principalmente no tratamento das infecções do trato urinário (ITU), foi uma das primeiras drogas com toxicidade pulmonar reconhecida, com algumas centenas de casos já relatados. Ocorre na maioria das vezes em mulheres, refletindo provavelmente a maior incidência de ITU no sexo feminino, visto que não há fatores de risco reconhecidos. Normalmente, o envolvimento pulmonar manifesta-se por meio de uma pneumonia de hipersensibilidade, a mais comum, ou fibrose pulmonar crônica. O mecanismo de lesão, principalmente da doença crônica, parece ser uma reação oxidativa, embora reação de hipersensibilidade já tenha sido sugerida.

A reação aguda é a mais frequente e ocorre, em geral, no primeiro mês após a primeira dose. O paciente apresenta febre, dispneia, tosse seca e eosinofilia. A radiografia revela infiltrado radiológico difuso, mas pode ser normal em até 18% dos casos. A suspensão da medicação é suficiente para resolver o problema na maioria dos pacientes, embora a corticoterapia possa vir a ser necessária. O prognóstico é favorável, com mortalidade incomum.

A doença crônica é similar à fibrose pulmonar idiopática e apresenta-se de modo mais insidioso, também com dispneia e tosse. Os achados de febre e eosinofilia normalmente não estão presentes, e a radiografia revela infiltrado intersticial em campos inferiores. É a forma menos comum, mas pode ser progressiva, com insuficiência respiratória e óbito em até 10% dos casos. Quando a suspensão da droga não é suficiente, o tratamento requer corticosteroides.

Outros antibióticos

A sulfassalazina é usada principalmente em quadros de doença inflamatória intestinal e está associada ao aparecimento de toxicidade pulmonar, sob a forma de pneumonia de hipersensibilidade, bronquiolite obliterante, fibrose pulmonar e asma. A anfotericina, quando associada à transfusão de leucócitos, pode levar ao aparecimento de síndrome aguda com dispneia, febre e infiltrado pulmonar, que pode ser confundida com infecções oportunistas em pacientes imunossuprimidos. A minociclina, empregada especialmente no tratamento da acne, pode estar associada ao aparecimento de diversas síndromes pulmonares, tais como eosinofilia pulmonar, BOOP, pneumonia de hipersensibilidade e edema pulmonar.

DROGAS QUIMIOTERÁPICAS

Bleomicina

É um antibiótico antitumoral amplamente usado em portadores de carcinoma de células escamosas, células germinativas e linfomas. Possui a vantagem de não ter atividade mielotóxica. A toxicidade pulmonar ocorre em 8% a 10% dos pacientes e é bastante estudada pelo fato de ser reproduzível com técnicas experimentais. O mecanismo de lesão não é completamente entendido, mas parece ser resultante de lesão oxidativa, reação imune e alteração do metabolismo de colágeno. Os principais fatores de risco são idade avançada, dose acumulada maior que 450 unidades, radioterapia associada, uso de altas frações inspiradas de oxigênio (FiO_2), disfunção renal e provavelmente terapia associada a G-CSF. Clinicamente pode apresentar-se sob a forma de fibrose pulmonar crônica e, mais raramente, como pneumonia de hipersensibilidade ou nódulos pulmonares que simulam metástases. A sintomatologia vai depender da forma de apresentação, mais frequentemente com quadro subagudo de dispneia e tosse. A forma aguda pode apresentar, além dos sintomas citados, febre e eosinofilia sanguínea. As alterações radiológicas são inespecíficas e na forma crônica apresentam-se como infiltrado reticular bilateral e por vezes alveolar na forma aguda. Os achados histológicos também não são específicos, mas na doença nodular os achados de alterações compatíveis com pneumonia organizante e bronquiolite ajudam a diferenciar de doença metastática. O tratamento da forma crônica com corticosteroides ainda não foi sistematicamente avaliado e pode apresentar resultados variados. Tem sido observada melhora a curto prazo em 50% a 70% dos pacientes. A forma aguda apresenta bom prognóstico quando tratada com corticosteroides, e a forma nodular pode regredir espontaneamente. A mortalidade da forma crônica é elevada e foi estimada em 27% quando agrupados vários estudos, confirmando a gravidade dessa situação.

Mitomicina C

É um antibiótico antitumoral derivado de culturas de *Streptomyces caespitosus*, com ação em neoplasias do trato digestivo, mama, pulmão e ovário. A toxicidade pulmonar pode manifestar-se por meio de três síndromes: fibrose pulmonar, broncoespasmo com infiltrado intersticial (quando associada ao tratamento com alcaloides) e hemorragia alveolar relacionada à síndrome hemolítico-urêmica (SHU) causada pela droga. A fibrose pulmonar ocorre em 2% a 12% dos pacientes, com quadro clínico surgindo com 6 a 12 meses de tratamento, habitualmente evoluindo de forma subaguda com dispneia e tosse. Não há fator de risco plenamente reconhecido, embora os casos ocorram na maior parte das vezes quando são usadas doses acumuladas maiores que 20 mg/m^2. O quadro de broncoespasmo está associado ao uso concomitante de alcaloides, tais como a vimblastina, e manifesta-se com dispneia e sibilos, pode causar insuficiência respiratória, mas costuma ter bom prognóstico e responder ao uso dos corticosteroides. A hemorragia alveolar associada à SHU produz quadros graves de insuficiência respiratória e apresenta alta taxa de mortalidade.

Bussulfano

É um agente alquilante usado principalmente no tratamento das doenças mieloproliferativas, e foi o primeiro agente citotóxico associado a lesão pulmonar, o que ocorre em 4% dos casos. Não há fator de risco identificado, embora o tempo de tratamento pareça ter relação com o quadro. A dispneia e a tosse ocorrem de forma insidiosa e surgem habitualmente após 12 a 36 meses de tratamento, acompanhadas de infiltrado intersticial bilateral. O prognóstico é ruim, com progressão do quadro na maioria dos pacientes, e a taxa de mortalidade é em torno de 80%, com sobrevida média de 5 meses após o diagnóstico.

Carmustina

Faz parte do grupo das nitrosureias, usada principalmente nas neoplasias do sistema nervoso central e em esquemas que empregam altas doses de quimioterápicos para tratamento de neoplasias malignas hematológicas refratárias. Está associada a toxicidade pulmonar em até 30% dos pacientes quando são empregadas doses elevadas. Embora o mecanismo de lesão não seja conhecido, alteração da atividade da glutationa redutase e consequente interferência do metabolismo oxidativo podem ser uma das vias de toxicidade. Existem alguns fatores de risco bem definidos, tais como dose cumulativa maior que 1.500 mg/m^2, presença de pneumopatias preexistentes ou quimioterapia prévia de altas doses nos transplantes de medula óssea. Pode apresentar-se sob a forma de doença intersticial aguda ou crônica. A mortalidade de todas essas apresentações é elevada, com pouca resposta ao uso dos corticosteroides.

Ciclofosfamida

A ciclofosfamida é um agente alquilante usado no tratamento de neoplasias e também como imunossupressor em doenças inflamatórias. Pode causar toxicidade pulmonar mesmo quando usada isoladamente, mas isso ocorre em apenas 1% dos casos. Habitualmente causa doença intersticial crônica, mas também pode levar a pneumonite aguda. O início dos sintomas pode ocorrer entre poucas semanas e muitos anos após o início do tratamento. O prognóstico correlaciona-se com o tempo de instalação do quadro, com boa resposta ao uso dos corticosteroides nos quadros agudos, mas progressão da doença nos quadros crônicos, com mortalidade em torno de 60%.

Clorambucil

Esse é um outro agente alquilante que pode causar toxicidade pulmonar, com início após 6 meses a 3 anos de terapia. Ocorre, em geral, doença intersticial, com quadro subagudo, predominando dispneia e tosse. Embora haja casos isolados de resposta ao uso de corticosteroides, o prognóstico é desfavorável.

Gefitinib

É um inibidor seletivo oral do receptor tirosina cinase do fator de crescimento epidérmico, que é uma opção de tratamento para pacientes portadores de câncer de pulmão de não pequenas células. Foi relatada a ocorrência de pneumonia intersticial aguda em pacientes que fizeram uso dessa medicação, principalmente nos 2 primeiros meses de terapia. Acredita-se que o dano pulmonar causado pelo gefitinib ocorra nos pacientes submetidos previamente a radioterapia (dano alveolar prévio). O real mecanismo de lesão permanece obscuro. O tratamento dessa pneumonia consiste na suspensão da droga e no uso de corticosteroides e oxigênio inalado. Alguns pacientes desenvolvem insuficiência respiratória aguda e vão a óbito.

DROGAS ILÍCITAS

O uso de drogas ilícitas pode causar toxicidade pulmonar por meio de vários mecanismos, desde complicações infecciosas como as infecções pulmonares associadas à AIDS/SIDA até os efeitos diretos sobre o parênquima, como edema pulmonar.

Opioides

O abuso de drogas como heroína e codeína pode causar edema pulmonar não cardiogênico. Dispneia é o sintoma mais comum e pode aparecer precocemente após uso da droga, às vezes com progressão para insuficiência respiratória grave. O prognóstico porém é bom, com desaparecimento do quadro após 48 a 72 horas de terapia de suporte. A

Quadro 76.3 Outros agentes antitumorais causadores de toxicidade pulmonar

Azatioprina	Fibrose pulmonar
Procarbazina	Pneumonite de hipersensibilidade
Melfalano	Fibrose pulmonar
Lomustina	Fibrose pulmonar
Paclitaxel	Broncoespasmo
Arabinosídio C	Edema pulmonar/BOOP
Gencitabina	SARA/pneumonia intersticial celular

Quadro 76.4 Formas clínicas da toxicidade pulmonar causada pela cocaína

1. Sintomas respiratórios agudos
2. Eosinofilia pulmonar/pneumonite intersticial
3. Infarto pulmonar
4. Bronquiolite obliterante com pneumonia organizante
5. Hemorragia alveolar
6. Broncoespasmo
7. Lesão térmica das vias respiratórias
8. Deterioração da função pulmonar
9. Pneumotórax e pneumomediastino
10. Edema pulmonar não cardiogênico

heroína, assim como qualquer droga injetável que é utilizada em conjunto com materiais insolúveis como talco, pode causar arterite pulmonar com reação granulomatosa de corpo estranho. Surgem nódulos pulmonares que podem coalescer e formar grandes massas fibróticas, por vezes resultando em enfisema paracicatricial de aspecto bolhoso, e evoluir para insuficiência respiratória crônica. O prognóstico é ruim, com pouca resposta aos corticosteroides.

Cocaína

É a droga ilícita mais utilizada, através da mucosa nasal, por via endovenosa ou inalada na sua forma de pasta básica termoestável e que vaporiza quando aquecida, popularmente conhecida como "*crack*". Essa última forma é mais barata e com maior capacidade de causar dependência, o que disseminou o seu uso. Pode apresentar-se através de várias formas clínicas (Quadro 76.4), porém habitualmente surge sob a forma de sintomas respiratórios agudos, edema pulmonar e hemorragia alveolar.

DROGAS TOCOLÍTICAS

São drogas usadas no tratamento do parto prematuro, normalmente beta-agonistas simpatomiméticos tais como a terbutalina e o albuterol. Provocam edema pulmonar não cardiogênico, que surge habitualmente 48 a 72 horas após iniciada a terapia e que pode ocorrer antes, durante ou depois de iniciado o trabalho de parto. O quadro inclui dispneia e infiltrado alveolar, com hipoxemia intensa em alguns casos. O quadro parece ter relação com reposição hídrica agressiva, e o prognóstico é favorável, com mortalidade menor que 1%.

ANTICONVULSIVANTES

Fenitoína

Pode causar várias formas de toxicidade pulmonar, como anormalidades de provas de função pulmonar assintomática, pneumonia intersticial linfocítica, síndrome de hipersensibilidade apresentando-se com dispneia, sibilos e infiltrados pulmonares, e síndrome de pseudolinfoma, muito similar ao linfoma maligno.

Carbamazepina

Causa síndrome de hipersensibilidade com infiltrados pulmonares associados, linfadenopatia, dermatite e eosinofilia.

ANTIDEPRESSIVOS

Antidepressivos tricíclicos

Superdosagens da medicação, frequentemente associadas a tentativas de suicídio, podem causar complicações pulmonares por aspiração ou formação de edema pulmonar não cardiogênico.

Fluoxetina

Fármaco usado com grande frequência no tratamento da depressão, tem relatos de associação com aparecimento de infiltrados pulmonares causados por pneumonite intersticial celular subaguda.

ESCLEROSE DE VARIZES ESOFAGIANAS

Nessa terapia endoscópica utilizam-se substâncias como morruato de sódio e etolamina, injetadas várias vezes em torno e dentro das varizes. Alterações radiológicas como alargamento mediastinal, derrame pleural e atelectasias têm sido descritas em até 85% das radiografias do tórax realizadas logo após o procedimento. No entanto, raramente têm significância clínica.

INTERFERONS

Interferon-γ

O interferon-γ (IFN-γ) é uma citocina proposta recentemente para fazer parte do tratamento da fibrose pulmonar idiopática (FPI). Essa droga possui ações antifibróticas potentes, incluindo inibição da proliferação de fibroblastos e síntese de colágeno, promoção da apoptose do fibroblasto e inibição de citocinas profibrogênicas, como o fator de crescimento β. Entretanto, tem sido descrita a ocorrência de insuficiência respiratória aguda por dano alveolar difuso naqueles pacientes que fizeram uso da droga para tratar a FPI com estágio avançado (essa associação foi atribuída à droga, após terem sido descartadas todas as outras possíveis causas de insuficiência respiratória aguda nesses pacientes).

Interferon-α

Trata-se de uma citocina empregada na terapia de neoplasias (leucemia mieloide crônica, sarcoma de Kaposi, carcinoma de células renais, melanoma maligno), infecções virais (vírus da hepatite C, condiloma acuminado) e na esclerose múltipla. Embora pouco frequente, o interferon-α tem sido relacionado à ocorrência de pneumonite intersticial subaguda, pneumonia organizada com bronquiolite obliterante (BOOP), pneumonia intersticial descamativa, broncoespasmo, tosse, efusão pleural, hipertensão pulmonar e pseudossarcoidose.

CONCLUSÕES

Reconhecer e diagnosticar as doenças pulmonares induzidas por fármacos continuam sendo um grande desafio para os profissionais médicos, especialistas ou não. Não existem critérios diagnósticos específicos, e as situações clínicas nas quais as drogas são usadas podem apresentar complicações respiratórias que confundem ou retardam o diagnóstico. Algumas dessas doenças podem ser fatais, e podem surgir alguns anos após uso da droga. Cabe ao médico, portanto, questionar de forma sistemática o paciente sobre as medicações em uso, e, sempre que houver suspeita de toxicidade por drogas, promover a sua retirada.

REFERÊNCIAS BIBLIOGRÁFICAS

1. BOISELLE, P. M., MORRIN, M.M., HUBERMAN, M.S. Gemcitabine pulmonary toxicity: CT features. *Journal of Computer Assisted Tomography*, 24:977-980, 2000.
2. COOPER, J.A.D., JR. WHITE, D.A., MATTHAY, R.A. Drug-induced pulmonary disease. Part 1: Cytotoxic drugs. *Am. Rev. Respir. Dis. 133*: 321-340, 1986.
3. COOPER, J.A.D., JR. WHITE, D.A., MATTHAY, R.A. Drug-induced pulmonary disease. Part 2: Non-cytotoxic drugs. *Am. Rev. Respir. Dis.*, *133*: 488-505, 1986.
4. COOPER, J.A.D., JR. Drug-induced lung disease. *Adv. Intern. Med.*, 42: 231-268, 1997.
5. GONZALEZ-ROHTI, R.J., ZANDER, D.S., ROS, P.R. Fluoxetine hydrochloride (Prozac)-induced pulmonary disease. *Chest*, *107*:1763-1765, 1995.
6. GREGORY, A.S., GRIPPI, M.A. The clinical diagnosis of drug-induced pulmonary disorders. *J. of Thoracic Imaging*, 6:8-18, 1991.

7. HAIM, D.Y., LIPMANN, M.L., GOLDBERG, S.K., WALKENSTEIN, M.D. The pulmonary complications of crack cocaine. A comprehensive review. *Chest*, *107*:233-240, 1995.
8. HONORÉ, I., NUNES, H., GROUSSARD, I.A. Acute respiratory failure after interferon-gamma therapy of end-stage pulmonary fibrosis. *Am. J. Respir. Crit. Care Med.*, *167*:953-967, 2003.
9. INOE, A., SAIJO, Y., MAEMONDO, M. Severe acute interstitial pneumonia and geftinib. *Lancet*, *361*:137-139, 2003.
10. JONES, A. Bleomicine lung damage: the pathology and nature of lesions. *Br. J. Dis. Chest*, *72*:321-326, 1978.
11. KAMISAKO, T., ADACHI, Y., CHIHARA, J., YAMAMOTO, T. Interstitial pneumonitis and interferon-alfa. *Br. Med. J., 306*:896, 1993.
12. KEANE, J., GERSHON, S., WISE, R.P. Tuberculosis associated with infliximab, a tumor necrosis factor α-neutralizing agent. *N. Engl. J. Med.*, *345*:1098-1104, 2001.
13. LIBBY, D., WHITE, D.A. Pulmonary toxicity of drugs used to treat systemic autoimune diseases. *Clinics in Chest Medicine*. W.B. Saunders Company, 1998, p. 809-821.
14. MARTIN, W.J., ROSENOW, E.C. Amiodarone pulmonary toxicity: recognition and pathogenesis (part 1). Chest, *93*:1067-1074, 1988.
15. MARTIN, W.J., ROSENOW, E.C. Amiodarone pulmonary toxicity: recognition and pathogenesis (part 2). *Chest*, *93*:1242-1248, 1988.
16. McCARROL, K.A., ROSZLER, M.H. Lung disorders due to drug abuse. *J. of Thoracic Imaging*, *6*:30-35, 1991.
17. ROSENOW, E.C. Drug-induced pulmonary disease. *Dis. Mon.*, *40*(5):253-310, 1994.
18. ROSENOW, E.C., III, MYERS, J.L., SWENSEN, S.J., PISANI, R.J. Drug-induced pulmonary disease. An update. *Chest*, *102*:239-250, 1992.
19. SIMON, S.R., BLACK, H.R., MOSER, M. Cough and ACE inhibitors. *Arch. Intern. Med.*, *152*:1698-1700, 1992.
20. www.pneumotox.com – Para uma consulta ampla sobre o tema recomendamos também uma visita ao site.
21. ZITNIK, R.J., MATTAY, R.A. Drug induced lung disease. *In*: SCHWARZ, M.I., KING, T.E. *Interstitial Lung Disease*. 3rd ed. BC Decker Inc., 1998.

Seção 7

Farmacologia do Sistema Endócrino

77

Farmacologia do Eixo Hipotálamo-Hipófise

Ana Claudia Rebouças Ramalho

Os hormônios da hipófise anterior são essenciais para regulação do crescimento, da reprodução e do metabolismo intermediário. A hipófise anterior regula vários órgãos endócrinos através da integração de sinais do cérebro e do efeito de *feedback* de hormônios periféricos para estimular a liberação hormonal intermitente de determinada glândula. A hipófise sintetiza seis hormônios que regulam crescimento, desenvolvimento e função da glândula tireoidiana, córtex adrenal, gônadas e mamas (Quadro 77.1). Com base em suas características estruturais, esses hormônios podem ser classificados em três grupos diferentes (Quadro 77.2).

O hormônio do crescimento e a prolactina pertencem à família dos hormônios somatotrópicos. Os hormônios glicoproteicos correspondem ao hormônio estimulante da tireoide, hormônio luteinizante e hormônio folículo-estimulante. Além desses, pertencem ainda ao grupo das glicoproteínas e aos somatotrópicos dois hormônios sintetizados na placenta, a gonadotropina coriônica humana e o lactogênio placentário humano. A corticotropina, dois hormônios estimulantes de melanócitos e duas lipotropinas formam uma família de hormônios derivados da pró-opiomelanocortina (POMC).

Quadro 77.1 Hormônios hipotalâmicos

Hormônio	Estrutura
Hormônios da hipófise posterior	
Arginina-vasopressina	Cys-Tyr-Phe-Gln-Asn-Cys-Pro-Arg-Gly-NH_2 (ponte S—S entre Cys)
Ocitocina	Cys-Tyr-Ile-Gln-Asn-Cys-Pro-Leu-Gly-NH_2 (ponte S—S entre Cys)
Hormônios hipofisotrópicos	
Hormônio liberador de tireotropina (TRH)	(pyro)Glu-His-Pro-NH_2
Hormônio liberador de gonadotropina (GnRH)	(pyro)Glu-His-Trp-Ser-Tyr-Gly-Leu-Arg-Pro-Gly-NH_2
Somatostatina	Ala-Gly-Cys-Lys-Asn-Phe-Phe-Trp-Lys-Thr-Phe-Thr-Ser-Cys (ponte S—S entre Cys)
Hormônio liberador de hormônio do crescimento (GHRH)	Tyr-Ala-Asp-Ala-Ile-Phe-Thr-Asn-Ser-Tyr-Arg-Lys-Val-Leu-Gly-Gln-Leu-Ser-Ala-Arg-Lys-Leu-Leu-Gln-Asp-Ile-Met-Ser-Arg-Gln-Gln-Gly-Glu-Ser-Asn-Gln-Glu-Arg-Gly-Ala-Arg-Ala-Arg-Leu-NH_2
Hormônio inibidor de prolactina (dopamina, PIH)	HO—C$_6$H$_3$(OH)—$CH_2CH_2NH_2$
Hormônio liberador de corticotropina (CRH)	Ser-Gln-Glu-Pro-Pro-Ile-Ser-Leu-Asp-Leu-Thr-Phe-His-Leu-Leu-Arg-Glu-Val-Leu-Glu-Met-Thr-Lys-Ala-Asp-Gln-Leu-Ala-Gln-Gln-Ala-His-Ser-Asn-Arg-Lys-Leu-Leu-Asp-Ile-Ala-NH_2

Quadro 77.2 Hormônios da adeno-hipófise

Hormônio	Massa Molecular (Da)	Número de Cadeias Peptídicas	Número de Aminoácidos
Hormônios somatotrópicos			
Hormônio do crescimento (GH)	22.000	1	191
Prolactina (PRL)	22.500	1	191
Hormônios glicoproteicos			
Hormônio luteinizante (LH)	29.400	2	α–92 β–115
Hormônio folículo-estimulante (FSH)	32.600	2	α–92 β–115
Hormônio estimulante da tireoide (TSH)	30.500	2	α–92 β–112
Hormônios derivados da POMC			
Corticotropina	4.500	1	39
Hormônio estimulante de melanócitos (α-MSH)	1.650	1	13
Hormônio estimulante de melanócitos (β-MSH)	2.100	1	18
β-Lipotropina (β-LPH)	9.500	1	91
γ-Lipotropina (γ-LPH)	5.800	1	58

A síntese e a liberação desses hormônios da hipófise anterior são influenciadas pelo sistema nervoso central. O controle hipotalâmico da função hipofisária anterior é exercido por fatores ou hormônios liberadores. Esses hormônios atingem a hipófise pelo sistema porta hipotálamo-hipofisário. Seis hormônios hipotalâmicos são caracterizados por terem efeitos na adeno-hipófise ou hipófise anterior: hormônio liberador de hormônio do crescimento, somatostatina, hormônio liberador de gonadotropinas, hormônio liberador de tireotropina, hormônio liberador de corticotropina e dopamina.

HORMÔNIO DO CRESCIMENTO

O hormônio do crescimento (GH) humano é uma proteína não glicosilada em 75%, de cadeia única, com duas pontes de dissulfeto intramoleculares, produzido por células específicas da adeno-hipófise, as células somatotrópicas, que correspondem a 50% das células secretoras de hormônio da hipófise anterior (Fig. 77.1). É secretado na hipófise na forma de uma mistura de peptídios que se diferenciam com base no tamanho ou no peso. A principal forma do GH tem 191 aminoácidos, massa molecular de 22 kDa, e corresponde a 75% do GH secretado. Uma forma menor com massa molecular de 20 kDa contribui com 5-10% do GH secretado e é produzida com deleção dos códons do RNA dos aminoácidos 36 a 46. Formas adicionais de GH têm sido descritas, mas sua significância fisiológica é desconhecida (Quadro 77.3). A forma 22 kDa é distinta da variante de GH humano secretada

Quadro 77.3 Variantes do hormônio do crescimento humano e sua frequência na hipófise

Variante	Frequência (%)
Monomérico	
Forma 22 kDa	75
Forma 20 kDa	5–10
GH humano-desamidado	5
GH humano N-acetilado	5
Dimérico	
Dímero	5–10
Oligômero	5

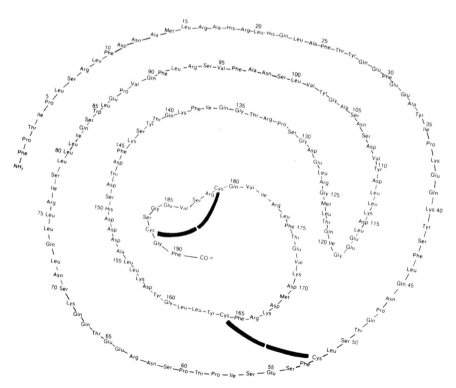

Fig. 77.1 Sequência de aminoácidos do hormônio do crescimento.

pela placenta durante a gestação. Essa forma de 22 kDa produzida na placenta não é produzida pela hipófise. Lactogênio placentário humano (HPL) e variantes de GH têm 191 aminoácidos, dos quais 161 são idênticos aos do GH humano e têm as pontes de dissulfeto localizadas na mesma posição, porém HPL tem apenas 0,001 da atividade promotora do crescimento do GH.

Secreção

O GH é detectável no soro fetal no fim do 1º trimestre; e sua concentração aumenta rapidamente, atingindo pico de 100 a 150 µg/L com 20 semanas de gestação. O GH não é essencial para o desenvolvimento e crescimento intrauterinos normais. Os níveis são baixos no cordão e continuam a diminuir nos primeiros meses pós-nascimento. A quantidade de GH é maior durante a adolescência e diminui posteriormente com o avançar da idade. Sua secreção é pulsátil, e a amplitude dos pulsos é maior à noite, logo após o sono profundo. Dessa forma, a medida da concentração plasmática de GH durante o dia por curtos períodos tem pequeno valor diagnóstico na deficiência de GH. As secreções de GH são mediadas por dois hormônios hipotalâmicos: hormônio liberador de GH (GHRH) e somatostatina (hormônio inibidor do hormônio do crescimento) (Fig. 77.2). O GHRH controla a síntese de GH pela regulação da transcrição do RNAm de GH através do controle dos níveis de AMPc. A somatostatina parece determinar o momento e a amplitude dos pulsos de GH, mas não tem efeito na síntese de GH. Essas influências hipotalâmicas são estritamente reguladas por integração de fatores neural, metabólico e hormonal. Tanto o GHRH como a somatostatina não podem ser medidos diretamente, e, assim, o resultado de qualquer fator na secreção de GH deve ser considerado a soma de seus efeitos nos hormônios hipotalâmicos. O Quadro 77.4 sumariza os vários fatores que afetam a secreção de GH nos estados fisiológico, farmacológico e patológico.

Controle neural e metabólico

O controle neural da secreção de GH basal resulta em liberação irregular e intermitente associada ao sono e variando com a idade. O pico ocorre 1-4 horas após início do sono (estágios 3 e 4). Esses picos noturnos contribuem com 70% da secreção de GH do dia e são maiores na infância. A infusão de glicose não suprime essa liberação episódica. Estresses físicos, emocionais e químicos incluindo cirurgia, trauma e exercício provocam liberação de GH. Privação emocional grave tem sido relacionada a comprometimento da secreção de GH. Agonistas α-adrenérgicos centrais (noradrenalina e clonidina) estimulam a secreção de GH. Antagonistas β-adrenérgicos aumentam a eficácia de vários estímulos para a secreção de GH em indivíduos normais, pelo estímulo de receptores dopaminérgicos.

Os fatores metabólicos que afetam a liberação de GH incluem vários substratos, como: carboidratos, proteína e gordura. A administração de

Quadro 77.4 Fatores que afetam a secreção de GH

Aumentam	Diminuem
Fisiológicos	
sono	
exercício	hiperglicemia pós-prandial
estresse (físico ou psicológico)	aumento dos ácidos graxos livres
pós-prandial: hiperaminoacidemia hipoglicemia	
Farmacológicos	
hipoglicemia (insulina)	hormônios: somatostatina
hormônios: GHRH	GH
peptídios (ACTH, α-MSH, vasopressina)	progesterona glicocorticoides
estrógeno	
neurotransmissores	neurotransmissores
agonistas α_2-adrenérgicos (clonidina)	antagonistas α-adrenérgicos (fentolamina)
antagonista β-adrenérgico	agonistas β-adrenérgicos (isoproterenol)
precursores de serotonina	antagonistas serotoninérgicos
agonistas dopaminérgicos (levodopa, bromocriptina)	antagonistas dopaminérgicos (fenotiazinas)
agonistas GABA	
infusão de potássio	
pirógenos	
Patológicos	
desnutrição	obesidade
anorexia nervosa	acromegalia: agonista dopaminérgico
insuficiência renal crônica	hipo- ou hipertireoidismo
acromegalia: TRH GnRH	

glicose oral ou endovenosa reduz o GH em indivíduos sadios e constitui uma manobra fisiológica útil para o diagnóstico de acromegalia. Em contraste, hipoglicemia estimula liberação de GH. Alimentação proteica ou infusão endovenosa de aminoácidos, como arginina, causam liberação de GH. Paradoxalmente, estados de má nutrição proteico-calórica aumentam o GH, possivelmente como resultado da diminuição da produção de somatomedina. Ácidos graxos suprimem a resposta de GH a certos estímulos, incluindo hipoglicemia e arginina. O jejum estimula a secreção de GH, a fim de mobilizar gordura como fonte de energia para prevenir a perda proteica.

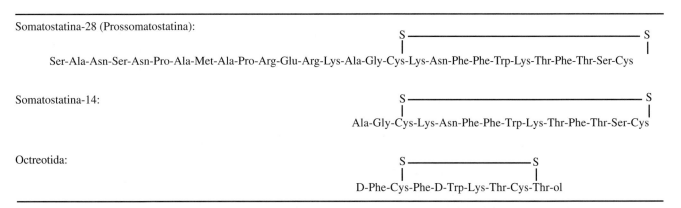

Fig. 77.2 Sequência de aminoácidos da somatostatina natural e do análogo sintético.

Farmacocinética

Como é destruído no trato gastrointestinal, o GH só é ativo quando administrado por via parenteral. A principal proteína de ligação se liga ao GH de 22 kDa com alta afinidade, mas com capacidade de ligação limitada, ou seja, com número limitado de sítios de ligação por molécula de proteína ligadora. A proteína de ligação é uma glicoproteína com massa molecular de 80 a 85 kDa quando complexada com GH. A sequência de aminoácidos dessa proteína é idêntica ao domínio extracelular do receptor de GH. Outra proteína de ligação do GH é encontrada no plasma humano, tem peso molecular de 100 kDa, menor afinidade do que a de 61 kDa e parece não ser relacionada ao receptor de GH. A meia-vida do GH é de 20 a 25 minutos. Com relação à sua excreção, muito pouco é recuperado na urina.

Farmacodinâmica

Todos os efeitos do GH são resultado de sua ação através da ligação a receptores específicos na superfície celular, amplamente distribuídos pelo corpo. O receptor de GH é uma glicoproteína de 620 aminoácidos. A extensão de 24 aminoácidos hidrofóbicos no meio da proteína provavelmente representa o domínio transcelular e divide a molécula em domínio extracelular e intracitoplasmático de tamanhos aproximadamente semelhantes. O receptor da prolactina tem homologia com o de GH. Essa família de receptores não está relacionada a receptores tipo tirosina cinase ou receptores ligados à proteína G, mas está ligado a vários receptores de citocina.

O GH tem efeito direto no metabolismo lipídico e de carboidrato, porém seu efeito anabólico e promotor do crescimento se faz indiretamente através das somatomedinas ou IGFs (*insulin-like growth factors*). Existem duas IGF, IGF-1 e IGF-2, que têm homologia entre si e com a insulina, possuindo efeitos insulínicos. IGF-1 é mais dependente de GH do que IGF-2. IGF-1 é o principal mediador das ações de GH e exerce *feedback* para inibir secreção de GH. Em ratos hipofisectomizados, foi observada redução nos níveis de IGF-1, que se normalizaram após administração de GH. As ações da IGF-1 estimuladas por GH consistem em: aumenta a incorporação de sulfato nos proteoglicanos; aumenta a síntese proteica; promove o transporte de aminoácidos e glicose no músculo; aumenta a lipogênese no tecido adiposo e aumenta o fluxo plasmático renal e a taxa de filtração glomerular. O receptor de IGF-1 é estruturalmente relacionado ao receptor da insulina e tem atividade de tirosina cinase. Nele podem ligar-se também IGF-2 e insulina. Receptores de insulina podem ligar-se com IGF-1 e IGF-2, enquanto o receptor de IGF-2 se liga com IGF-1, mas não se liga à insulina. IGF-1 e IGF-2 são sintetizados em maiores quantidades no fígado. Podem ter síntese extra-hepática com controle de GH.

Quando o GH é injetado em ratos hipofisectomizados, a somatomedina pouco se altera nas primeiras 8 a 12 horas, e só chega a valores máximos após 24 horas. A resposta de crianças com hipossomatotropismo à administração subcutânea é semelhante. O desaparecimento da IGFs do plasma se deve à sua ligação proteica, que é GH-dependente.

Efeitos do GH

Podem ser diretos e indiretos. Os efeitos diretos são: estímulo da produção hepática e extra-hepática de IGFs; estímulo à hidrólise de triglicerídios no tecido adiposo, aumentando níveis séricos de ácidos graxos livres e sua conversão a acetil coenzima-A, de onde se obtém energia; aumenta a liberação hepática de glicose, efeito oposto ao da insulina. Os efeitos indiretos são mediados por IGF-1 e se constituem em efeitos anabólicos e promotores do crescimento. São eles: condrogênese, crescimento esquelético e crescimento de tecidos moles. O GH tende a diminuir o catabolismo proteico mobilizando gordura como fonte energética mais eficiente. Essa economia proteica pode ser o mais importante mecanismo pelo qual o GH promove crescimento e desenvolvimento. O GH aumenta o número de células em vez do tamanho da célula. Aumenta o transporte de aminoácidos e a síntese proteica e está relacionado a balanço de nitrogênio positivo. Além do nitrogênio, o GH promove aumento tecidual de Ca^{2+}, Mg^{2+}, K^+, Na^+ e fosfato. Em altas doses, diminui a utilização periférica de glicose, induzindo a um estado de resistência à insulina que por outro lado estimula a liberação de insulina. Quando administrado terapeuticamente, o primeiro efeito observado é uma redução da concentração sérica de ureia, seguida de aumentos da fosfatemia, dos níveis de fosfatase alcalina e da glicemia.

GH e envelhecimento

A secreção de GH diminui com a idade, acompanhada por uma redução na secreção de IGF-1. Outras alterações no metabolismo com a idade incluem perda de massa muscular e aumento de tecido adiposo a despeito de manutenção do peso corporal normal. A administração de GH por 6 meses para idosos com déficit na secreção de GH causa um aumento nas concentrações de IGF-1 e mudanças na composição corporal, com aumento de 10% na massa magra, redução de 15% na gordura corporal e aumento de 2% da densidade mineral óssea na coluna vertebral. Essas mudanças foram associadas a aumento da glicemia de jejum e concentração de insulina. Não se sabe se o tratamento crônico com GH em idosos leva a uma melhora na capacidade física ou a alterações no metabolismo de carboidratos, lipídios e proteínas.

Usos farmacológicos

O GH é aprovado para terapia de reposição em crianças com deficiência de GH. As preparações de GH humano disponíveis nos EUA são produzidas por técnica de DNA recombinante. Podem ser administradas IM ou SC com igual efetividade, e a administração SC é preferível. A concentração plasmática máxima é obtida 2 a 6 horas após injeção. Para crianças com deficiência de GH, é utilizada dose de 0,05 a 0,1 UI/kg/dia, dose única diária, SC ou 0,1 UI/dia 3 vezes/semana, IM. A maioria das crianças com deficiência de GH responde bem ao tratamento; a taxa de crescimento aumenta durante os anos de tratamento até a fusão epifisária. Geralmente o crescimento é maior durante o primeiro ano de tratamento. Quando a taxa de crescimento diminui, a dose pode ser duplicada. O principal fator limitante ao uso de GH é o custo (aproximadamente 20-25 dólares/UI). Reações alérgicas locais são raras e a dor, discreta. Não existem evidências clínicas de que o uso de GH possa induzir o aparecimento de tumores, embora alguns autores sugiram um risco duplicado de leucemia. O efeito mais temível é a síndrome degenerativa (de Creutzfeldt-Jakob), descrita em pacientes que fizeram uso de GH de extração hipofisária antes de 1977. A partir de então, as técnicas de purificação foram modificadas, e nenhum outro caso comprovado foi descrito.

Em vários casos, a deficiência de GH associa-se a hipopituitarismo. Nesses casos, terapêuticas de reposição devem ser feitas com outros hormônios (glicocorticoide, hormônio tireoidiano, esteroides gonadais) antes de se iniciar a terapêutica com GH.

O uso de GH em indivíduos com baixa estatura, porém sem deficiência comprovada de GH (síndrome de Turner, retardo do crescimento intrauterino, retardo constitucional do crescimento, baixa estatura na insuficiência renal crônica, etc.), é objeto de pesquisa, não fazendo parte ainda das indicações rotineiras.

HORMÔNIO LIBERADOR DE GH (GHRH)

O GHRH humano é um polipeptídio de cadeia única que contém 44 aminoácidos, derivado de um precursor de 108 aminoácidos. Atividade biológica completa parece residir na sequência de aminoácidos 1-27 da porção N-terminal da molécula. GHRH humano é similar a vários peptídios intestinais, incluindo secretina, gastrina, peptídio intestinal vasoativo (VIP) e peptídios inibidores gástricos. A administração de GHRH em humanos parece ser útil para se obter reserva secretória de GH e caracterizar estados de deficiência de GH, permitindo diferenciar se a deficiência de crescimento é de causa hipotalâmica ou hipofisária. Seu efeito em estimular a secreção é restrito ao GH, não sendo observado em outros hormônios.

SOMATOSTATINA

É um tetradecapeptídio cíclico com 14 aminoácidos que contém uma ponte de dissulfeto interna entre os radicais 3 e 14. Os radicais entre 7 e 10 são essenciais para a atividade biológica da somatostatina. A somatostatina é encontrada em elevadas concentrações na eminência mediana do hipotálamo, como também são encontrados teores similares no estômago e no pâncreas (células D das ilhotas de Langerhans). Isso sugere que a somatostatina atue moderando não apenas a secreção de GH, mas também as secreções gástricas e pancreáticas.

Existem várias formas de receptores de somatostatina, distribuídos amplamente pelo corpo, e todos são membros da família dos receptores ligados à proteína G. A ligação da somatostatina aos receptores na hipófise leva à inibição da adenilil ciclase e da translocação de cálcio, dificultando a liberação de uma série de substâncias endógenas. A somatostatina não afeta a síntese de GH, mas afeta o tempo e a amplitude dos pulsos de sua liberação, provavelmente por diminuir o acúmulo de AMP cíclico, diminuindo também o Ca^{2+} citossólico. Quando os somatotropos são expostos simultaneamente ao GHRH e à somatostatina, essa última domina, e a liberação do GH é inibida.

Em doses farmacológicas, a somatostatina inibe a liberação de GH, TSH, PRL, ACTH, renina, insulina, glucagon, gastrina, ácido clorídrico, pepsina e peptídio intestinal vasoativo (VIP). Suprime a descarga de GH em resposta a exercício, hipoglicemia, sono, arginina, levodopa, pentobarbital sódico, isoprenalina e clorpromazina. Não tem efeito sobre a síntese de GH.

Usos clínicos

O uso clínico da somatostatina para inibir a liberação de GH é limitado por vários fatores, incluindo sua meia-vida curta, pouca seletividade inibitória e hipersecreção de rebote de GH com a suspensão da administração da somatostatina.

A octreotida é um análogo da somatostatina que oferece vantagens sobre a somatostatina. Esse análogo tem meia-vida mais longa, sua seletividade é maior, e é preferível para inibir a secreção de GH do que a insulina. Além disso, quando é suspensa a administração de octreotida, não existe hipersecreção de rebote de GH. A octreotida pode ser usada no tratamento da acromegalia quando dada SC na dose de 100 μg 3 vezes ao dia. Pode ainda inibir a liberação ectópica de GHRH. A octreotida foi aprovada para o tratamento de carcinoide metastático e tumores que secretam VIP. Nessas doenças, é efetiva para inibir diarreia e *flushing*.

Os efeitos colaterais da octreotida estão relacionados ao seu efeito supressivo sobre a motilidade e secreção gastrointestinais e incluem má absorção, náusea e flatulência. Um estado semelhante ao diabete geralmente é transitório.

PROLACTINA

A prolactina (PRL) é um hormônio polipeptídico, com massa molecular de 23 kDa, de 199 aminoácidos e com três pontes de dissulfeto, uma a mais que o GH humano. A PRL circula no sangue predominantemente na forma monomérica ("*little prolactin*", com 23 kDa), mas também existe na forma dimérica ("*big prolactin*", com 46 a 56 kDa) e na forma polimérica, com 100 kDa ("*big big prolactin*"). Também existem formas glicosiladas. A significância biológica dessas formas não está clara, porém as formas maiores devem ter reduzida afinidade de ligação ao receptor, como também menor atividade biológica. Prolactina monomérica pode ser clivada e liberar formas com 8 e 16 kDa. A significância biológica dessas formas clivadas é desconhecida, podendo ter efeito mitogênico para células mamárias. A PRL é codificada por um único gene no cromossomo 6 humano.

Secreção

A PRL é sintetizada nos lactotrofos, cujo número é bastante variável (10-30%). A PRL é sintetizada pela hipófise anterior fetal a partir da 5ª semana de gestação, porém lactotrofos bem diferenciados não são distintos até o 5º mês. A PRL sérica diminui após o nascimento e em homens permanece baixa. Nas mulheres com ciclos ovulatórios normais, os níveis de PRL são maiores do que os de homens adultos. A concentração de PRL aumenta durante a gestação, atingindo nível máximo a termo, quando passa a declinar, a não ser que tenha início amamentação ao seio.

A PRL é secretada episodicamente, sem ritmicidade inerente, e é irregular na frequência, duração e amplitude, embora exista tendência a maiores frequência e amplitude dos picos durante o sono. Diversas situações como estresse, gravidez e lactação elevam os níveis séricos do hormônio. A regulação da secreção de PRL é exercida por mecanismos complexos, compostos de diversos agentes liberadores e inibi-

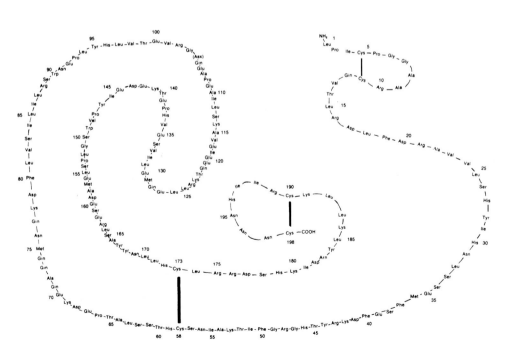

Fig. 77.3 Sequência de aminoácidos da prolactina hipofisária humana.

dores, originados de diferentes sítios anatômicos e funcionais (Quadro 77.5). A regulação da secreção de PRL será relatada a seguir em diferentes sítios:

1. *Regulação hipotalâmica*: É predominantemente inibitória, como pode ser demonstrado pela secção da haste hipofisária. Essa inibição é exercida principalmente pela dopamina, havendo receptores específicos para esse neurotransmissor em lactotrofos de tecido hipofisário normal e com adenoma. Não existindo hormônio de órgão-alvo que exerça controle hipofisário por alça longa, a PRL controla sua própria secreção ligando-se a receptores na eminência mediana, o que resulta em aumento da síntese e do *turnover* da dopamina em resposta a aumento da prolactina. Também o ácido γ-aminobutírico (GABA) parece exercer um controle inibitório sobre a secreção de PRL. A somatostatina, peptídio que bloqueia a secreção de uma série de hormônios hipofisários e gastrointestinais, não parece inibir a PRL. Se por um lado o mecanismo de inibição fisiológica da secreção de PRL parece ser bem conhecido, por outro existem dúvidas quanto à existência de um fator hipotalâmico destinado à liberação específica desse hormônio. Fatores estimulantes secretórios parecem ser o hormônio liberador da tireotropina (TRH), peptídio intestinal vasoativo (VIP), angiotensina II e também a neurotensina, a bombesina, a ocitocina, a serotonina, a arginina-vasopressina, endorfinas e encefalinas. Com relação ao TRH, observa-se que o hipotireoidismo primário pode acompanhar-se de hiperprolactinemia, que é corrigida pela administração de hormônios tireoidianos.
2. *Regulação neuro-hipofisária*: Alguns estudos demonstraram que o lobo posterior da hipófise possui um ou mais fatores de liberação que mediam a elevação da PRL dependente da sucção.
3. *Estrogênios*: O mecanismo da regulação da PRL por estrogênios é multifatorial, ocorrendo em nível de transcrição do gene da PRL, em nível de diferenciação do lactotrofo e em nível da modulação neuroendócrina.

Tumores secretores de PRL (micro- <10 mm e macroprolactinomas >10 mm) são os tumores hipofisários mais frequentes e a principal causa de hiperprolactinemia. Porém, eles não são as únicas lesões que levam à hiperprolactinemia. Extensões suprasselares de outros tumores hipofisários com compressão da haste hipotálamo-hipofisária podem eliminar a inibição dopaminérgica da secreção de prolactina. O uso crônico de algumas drogas, como a metoclopramida, um antagonista dopaminérgico, pode levar à hiperprolactinemia.

Além da hipófise, a prolactina pode originar-se em outros locais do organismo. Tecidos placentários sintetizam o hormônio: a PRL está presente no líquido amniótico em níveis 100 vezes maiores que no soro materno ou fetal. O hormônio também é sintetizado no endométrio e miométrio do útero não gravídico. Ao contrário da PRL hipofisária, os níveis do hormônio produzidos nesses sítios não são modificados pelo TRH ou pela bromocriptina.

Farmacodinâmica

A PRL age através de receptores específicos em vários tecidos, incluindo mama, fígado, ovário, testículo e próstata. Nos homens, esses receptores são também estimulados por GH com potência semelhante. Existe homologia dos receptores de PRL e GH com receptores de citocinas. Os receptores não estão ligados à proteína G, nem têm atividade de tirosina cinase.

Ações e efeitos

O efeito primário da PRL é estimular a lactação no período pós-parto. Durante a gestação, a secreção de PRL aumenta, e, em conjunto com outros hormônios (estrógeno, progesterona, lactogênio placentário humano, insulina e cortisol), promove desenvolvimento mamário adicional para a produção de leite materno. Durante a gestação, o estrógeno aumenta o desenvolvimento mamário, mas bloqueia o efeito da PRL na lactação; a diminuição no estrógeno e na progesterona permite o início da lactação. Apesar de a PRL diminuir no período pós-parto, a lactação é mantida por sucção mamária.

A PRL eleva e mantém a concentração de receptores de LH nas membranas das células de Leydig e aumenta a sensibilidade testicular ao estímulo pelo LH, ajudando a sustentar os níveis de testosterona. A hiperprolactinemia associa-se a hipogonadismo, redução da libido e baixos níveis de testosterona. As mulheres com níveis elevados de PRL suprimem a síntese de estrógeno e progesterona pelo ovário. A hiperprolactinemia também atua em nível hipotalâmico, reduzindo a frequência e a amplitude dos pulsos do hormônio liberador de gonadotropina (GnRH).

Em várias espécies, a PRL é envolvida na regulação da osmolalidade, influenciando o metabolismo do sal e água, apesar de esse efeito não ter sido comprovado em humanos.

Hiperprolactinemia tem sido associada a intolerância à glicose e hiperinsulinemia, e a PRL pode ter um papel diabetogênico durante a gestação. Efeitos metabólicos da PRL podem mimetizar os do GH.

A PRL pode influenciar o padrão de comportamentos em várias espécies animais. Em humanos, a hiperprolactinemia tem sido associada a ansiedade e depressão.

Agentes usados na hiperprolactinemia

A hiperprolactinemia é um distúrbio comum e de etiologia variada (Quadro 77.5). Pode ser causada por drogas, tumores secretores de prolactina, hipotireoidismo primário, etc. Em mulheres, a hiperprolactinemia se manifesta por galactorreia, amenorreia e infertilidade. Em homens, a hiperprolactinemia se manifesta com infertilidade, impotência e galactorreia. O tratamento vai depender da etiologia. No caso da hiperprolactinemia secundária a drogas, a terapêutica é a suspensão da droga; no hipotireoidismo, é a reposição com hormônio tireoidiano. A terapêutica com bromocriptina, um agente agonista dopaminérgico derivado do *ergot* e portanto inibidor da PRL, ativa diretamente receptores lactotrópicos dopaminérgicos. Quando administrada a pacientes com tumores secretores de prolactina, a bromocriptina reduz os níveis de PRL e o tamanho tumoral enquanto se mantiver a terapia. A dose inicial é de 1,25 a 2,5 mg 1 vez ao dia, aumentando para dose de ma-

Quadro 77.5 Fatores que afetam a secreção de prolactina

Aumentam	Diminuem
Fisiológicos	
gravidez	
estímulo do mamilo	
exercício	
estresse (hipoglicemia)	
sono	
neonatal	
Farmacológicos	
TRH	agonista dopaminérgico
estrógeno	(levodopa,
peptídio intestinal vasoativo (VIP)	bromocriptina, pergolida)
antagonistas dopaminérgicos	GABA
(fenotiazinas, haloperidol,	
metoclopramida, reserpina,	
metildopa, opioides)	
inibidores da monoamina oxidase	
cimetidina	
verapamil	
Patológicos	
tumores hipofisários	pseudo-hipoparatireoidismo
lesão da haste hipotálamo-hipófise	destruição hipofisária
lesão torácica	hipofisite linfocítica
hipotireoidismo	
insuficiência renal crônica	
doença hepática grave	

nutenção de 2,5 mg/dia 2 ou 3 vezes por dia. A dose para prolactinoma pode variar de 1,25 a 20 mg/dia.

A bromocriptina é efetiva por via oral; os efeitos colaterais são comuns e incluem náuseas, vômitos, tontura, obstrução nasal e hipotensão arterial.

A cabergolina é um derivado do *ergot*, agonista D2 dopaminérgico, utilizada no tratamento da hiperprolactinemia. Apresenta uma afinidade aos receptores dopaminérgicos 20 vezes maior que a bromocriptina e uma duração de ação consideravelmente mais prolongada de 1 a 4 semanas, dependendo da dose. Os efeitos colaterais após as primeiras doses foram menos frequentes e menos graves, em comparação com a bromocriptina.

HORMÔNIOS GONADOTRÓPICOS: HORMÔNIO LUTEINIZANTE (LH) E HORMÔNIO FOLÍCULO-ESTIMULANTE (FSH)

LH e FSH são referidos como hormônios gonadotrópicos devido às suas ações nas células gonadais. Dentro desse grupo de hormônios tem-se também um hormônio placentário relacionado (hormônio gonadotropina coriônica – hCG). LH, FSH, hCG e TSH são de natureza glicoproteica e, assim, referidos como hormônios glicoproteicos; são heterodímeros, compostos de duas subunidades (α e β) que não estão covalentemente associadas. Na espécie humana, as subunidades α dos diferentes hormônios glicoproteicos são idênticas e codificadas por um único gene, enquanto as subunidades β são distintas e codificadas por diferentes genes. A subunidade β, tanto do LH como do FSH, é composta de 115 aminoácidos e tem duas cadeias laterais de carboidratos. A estrutura da subunidade β do LH é similar à do hCG, exceto que a subunidade β do hCG tem 32 aminoácidos adicionais e um radical de carboidrato adicional no terminal COOH. Um ácido siálico terminal está frequentemente presente no carboidrato da cadeia lateral da subunidade beta no hCG e FSH. O ácido siálico não é necessário para ligação ao receptor; mas diminui o *clearance* metabólico desses hormônios comparado com o do LH e do TSH (que não têm ácido siálico em cadeia lateral). As subunidades α e β isoladas têm fraco efeito de ligação e ativação do receptor; assim, a associação dos dímeros alfa e beta é requerida para ligação e ativação do receptor. No heterodímero, a subunidade β confere especificidade na ligação ao receptor. As subunidades alfa dos hormônios glicoproteicos são idênticas, mas assumem conformação única quando associadas a diferentes subunidades beta. Como as subunidades β do LH e hCG são quase idênticas (85% iguais nos 114 primeiros aminoácidos), o receptor LH/hCG pode reconhecer tanto LH como hCG hipofisário/placentário.

Na hipófise, assim como na placenta, no soro e na urina, existem quantidades significativas de cadeia α livre. Essa predomina no soro de mulheres não grávidas. No soro de mulheres grávidas predomina o hCG intacto. A subunidade α aumenta antes que o LH intacto, em resposta à administração de GnRH.

Secreção

A secreção de gonadotropina é regulada pela integração do estímulo de GnRH e o *feedback* de esteroides gonadais, como a inibina.

Tanto em homens como em mulheres, a secreção de LH e FSH é episódica, com pulsos secretórios concordantes com a liberação de GnRH. A natureza pulsátil do GnRH é crítica para sustentar a secreção de gonadotropinas. A infusão prolongada contínua de GnRH em mulheres provoca um incremento inicial no LH e FSH seguido de supressão prolongada da secreção de gonadotropinas. Esse fenômeno pode ser explicado pela regulação decrescente dos receptores de GnRH nos gonadotropos na hipófise. Consequentemente, a duração prolongada de ação de análogo do GnRH pode ser usada clinicamente para suprimir secreção de LH e FSH em condições como puberdade precoce.

Esteroides sexuais circulantes afetam a secreção de LH e FSH por *feedback* tanto negativo como positivo. Durante o ciclo menstrual, o estrógeno fornece uma influência positiva nos efeitos do GnRH na secreção de LH e FSH, e o aumento do estrógeno durante a fase folicular é estímulo para o surgimento ovulatório de LH e FSH. A progesterona amplifica a duração do aparecimento de LH e FSH e aumenta o efeito do estrógeno. A ovulação ocorre 10-12 horas após o pico de LH e 24-36 horas após o pico de estradiol. As células foliculares remanescentes são convertidas, sob influência do LH, no corpo lúteo, estrutura secretora de progesterona. Após mais ou menos 12 dias, o corpo lúteo involui, resultando em redução nos níveis de estrógeno e progesterona e, então, em sangramento uterino.

Pode ocorrer *feedback* negativo dos esteroides gonadais na secreção de gonadotropinas. Em mulheres com falência gonadal primária ou menopausadas, ocorre elevação do LH e FSH. Em homens, na falência gonadal primária com baixos níveis circulantes de testosterona há aumento dos níveis de gonadotropinas, porém a testosterona não é o único inibidor da secreção de gonadotropinas em homens, já que a destruição seletiva dos túbulos seminíferos resulta em azospermia e elevação apenas de FSH.

A inibina é um polipeptídio secretado pelas células de Sertoli dos testículos e pelas células granulosas do ovário e da placenta. A inibina regula a secreção de gonadotropina e de GnRH, não apenas como hormônio, mas como um fator autócrino e parácrino por produção local; constitui-se no maior fator que inibe a secreção de FSH por *feedback* negativo.

Outro polipeptídio ovariano, porém que não é membro da família da inibina, é a folistatina. Assim como a inibina, a folistatina inibe a secreção de FSH.

No feto, níveis de LH e FSH aumentam com 80 a 150 dias de gestação. A seguir, os níveis de esteroides gonadais causam inibição da liberação de gonadotropinas. No nascimento, as gonadotropinas são indetectáveis, porém, devido ao declínio no estrógeno e na progesterona que eram fornecidos pela placenta, as gonadotropinas aumentam após o nascimento e permanecem elevadas por alguns meses após o nascimento quando, então, diminuem e permanecem suprimidas até a puberdade. Durante a puberdade, a secreção de GnRH é iniciada, deflagrando a secreção de LH e FSH. A frequência e amplitude dos pulsos de GnRH determinam a liberação e a magnitude da resposta de LH e FSH.

A secreção de hCG se inicia precocemente na gestação, mesmo antes da implantação, podendo ser detectada no plasma e urina maternos

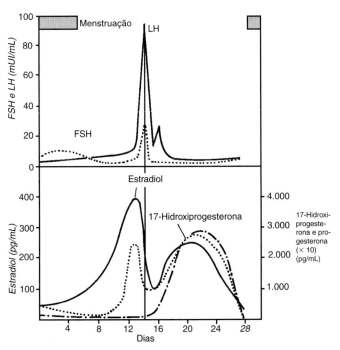

Fig. 77.4 Padrão de secreção das gonadotropinas (LH, FSH) e esteroides sexuais (estradiol e progesterona) durante o ciclo menstrual normal. Surgimento de LH e FSH no meio do ciclo, estimulado por aumento do estradiol durante a fase folicular, resultando em ovulação. Após a ovulação, os folículos luteinizados secretam progesterona.

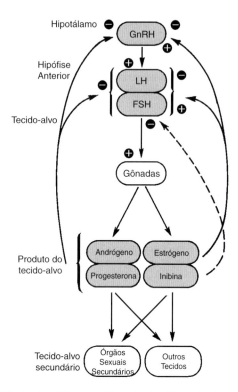

Fig. 77.5 O eixo hipotálamo-hipófise-gônadas. Um único fator liberador hipotalâmico (GnRH) controla a síntese e a liberação de gonadotropinas (LH e FSH) em homens e mulheres. Hormônios esteroides gonadais (andrógeno, estrógeno e progesterona) causam *feedback* negativo ao nível do hipotálamo e da hipófise. O surgimento pré-ovulatório do estrógeno pode exercer também efeito estimulatório ao nível hipofisário e hipotalâmico; a inibina é um hormônio polipeptídico, produzido pelas gônadas, que inibe especialmente a produção de FSH pela hipófise.

com 6-10 dias após fertilização do óvulo. Os níveis de hCG aumentam rapidamente e atingem um máximo com 10 semanas de gestação.

Efeitos fisiológicos das gonadotropinas

LH e FSH se ligam a receptores no ovário e no testículo e regulam a função gonadal, promovendo produção de esteroides sexuais e gametogênese. Nos testículos, os receptores LH/hCG estão presentes exclusivamente nas células de Leydig e os receptores de FSH são expressos apenas nas células de Sertoli. No ovário, os receptores de LH/hCG estão expressos nas células da teca, intersticiais, na granulosa do folículo antral e pré-ovulatório e nas células da camada lútea. Receptores de FSH são expressos no ovário apenas nas células da granulosa.

No homem, LH estimula a produção de testosterona das células intersticiais dos testículos (células de Leydig). A testosterona secretada é necessária para gametogênese, manutenção da libido e desenvolvimento das características sexuais secundárias. A maturação do espermatozoide, porém, requer LH e FSH. FSH estimula o crescimento testicular e a formação do esperma. Como a produção de testosterona é controlada apenas por LH, a supressão seletiva de FSH pode comprometer a produção de esperma sem afetar a biossíntese de testosterona e representa um mecanismo potencial para o desenvolvimento de contraceptivos masculinos.

Na mulher, o efeito geral do FSH é estimular a síntese de estrógeno e promover o crescimento e desenvolvimento foliculares. O efeito geral do LH é induzir a ovulação e estimular a síntese de progesterona. Um pico de LH no meio do ciclo menstrual é responsável pela ovulação; posteriormente, sua secreção contínua estimula o corpo lúteo a produzir progesterona. O desenvolvimento do folículo ovariano está sob controle de FSH, e a secreção de estrógeno desse folículo é dependente tanto de FSH como de LH.

O hormônio gonadotropina coriônica (hCG) é produzido primariamente pela placenta, mas pequenas quantidades são sintetizadas na hipófise e em outros tecidos. Sua ação está envolvida na manutenção do corpo lúteo durante a gestação.

Usos

As gonadotropinas podem ter aplicações diagnósticas e terapêuticas. Em relação aos usos diagnósticos, podem ser úteis para: (1) diagnóstico de gravidez, (2) prever ovulação, (3) diagnóstico de doenças do sistema reprodutivo em homens e mulheres. No diagnóstico de gravidez, quantidades significativas de hCG estão presentes no sangue e na urina. O hCG pode ser detectado imunologicamente com receptores contra subunidade β do hCG. Como a ovulação ocorre 10 a 12 horas após o pico de LH, a determinação da concentração de LH pode prever o momento da ovulação e possibilitar inseminação para obter gravidez. A análise quantitativa plasmática de LH e FSH por radioimunoensaio é útil para alterações reprodutivas em ambos os sexos. Níveis baixos de LH e FSH são indicativos de hipogonadismo e hipogonadotropo. Altos níveis de gonadotropina sugerem doença ou falência gonadal. O hCG é útil para obter função das células de Leydig em homens com suspeita de falência dessas células, como por exemplo no atraso puberal. Os níveis de testosterona são medidos após injeções de hCG.

HORMÔNIO LIBERADOR DE GONADOTROPINA (GnRH)

GnRH, também conhecido como LHRH, é um decapeptídio, responsável pela síntese e secreção de FSH e LH. Os neurônios secretores de GnRH têm o corpo celular localizado no hipotálamo anterior, particularmente na área pré-óptica, e seus axônios convergem na eminência mediana, onde terminam em sua porção lateral.

O ritmo endógeno normal de LHRH é fornecido por mecanismo intrínseco denominado por Knobil "pulso gerador de GnRH" hipotalâmico, que fornece um pulso de LHRH nos vasos portais hipofisários com intervalo aproximado de 90 minutos. A secreção de GnRH é ativa na vida fetal e nos primeiros estágios da infância, quando então é suprimida até a puberdade. GnRH é liberado na circulação porta hipofisária de forma pulsátil e atinge receptores de GnRH em gonadotropos hipofisários. Enquanto a liberação pulsátil de GnRH estimula a síntese e secreção de gonadotropinas, a infusão contínua de GnRH suprime a secreção de gonadotropinas pela dessensibilização dos gonadotropos. Essas propriedades do GnRH são exploradas para uso terapêutico. Assim, a secreção de gonadotropinas é obtida pela administração de GnRH de maneira pulsátil, e sua inibição é obtida com a administração contínua de GnRH ou de seu agonista. Pela sua meia-vida curta e inacessibilidade da circulação porta-hipofisária, é difícil medir diretamente seus níveis séricos. Assim, o padrão de secreção de GnRH é medido pelo LH e FSH circulantes.

A secreção de GnRH pode ser regulada por *feedback* negativo por esteroides gonadais. Na presença de função hipotalâmica normal, a secreção de LH e FSH em ambos os sexos é suprimida pela administração de doses constantes de estrógeno e andrógeno, e é aumentada após castração. Em animais castrados, a secreção de LHRH é aumentada, como demonstrado por alteração na concentração de RNAm para LHRH, comprovando que o hipotálamo é alvo de esteroides gonadais. Além dessa regulação dos esteroides gonadais por *feedback* negativo, o estrógeno pode também exercer regulação por *feedback* positivo. O pico característico de gonadotropina no meio do ciclo, na mulher adulta, responsável pela indução da ovulação, é estimulado pela secreção pré-ovulatória de estrógeno do óvulo em desenvolvimento. Nesse ponto, o estrógeno age por *feedback* positivo, aumentando a sensibilidade dos gonadotrofos hipofisários ao GnRH endógeno. Vários outros fatores hormonais, neurais, metabólicos e ambientais influenciam a secreção de GnRH. Como exemplos de fatores inibitórios estão o ácido gama-aminobutírico e excitatório, peptídios opioides endógenos, monoaminas das vias serotoninérgica, dopaminérgica, noradrenérgica, acetilcolina e secreções da glândula pineal. Exercício extenuante ou perda de peso grave podem inibir secreção de GnRH, levando a amenorreia.

O receptor de GnRH é membro da família de receptores ligados à proteína G. A ligação de GnRH ou do seu agonista a receptores dos gonadotropos provoca influxo de Ca^{2+} extracelular para intracelular. Com o aumento do Ca^{2+} intracelular e diacilglicerol, calmodulina e proteína C cinase são ativadas. Esses eventos estimulam a liberação de LH, FSH e subunidade α para a circulação, como também estimulam a síntese de LH e FSH.

Usos: diagnóstico e terapêutico

O GnRH é usado em diagnóstico para testar a função do gonadotropo em pacientes com hipótese diagnóstica de deficiência de gonadotropina. Nesses casos, pode ajudar a diferenciar a deficiência hipofisária de LH e FSH da deficiência hipotalâmica de GnRH. É administrada dose única de 100 μg de GnRH, e o nível sérico de LH é medido em intervalos regulares de até 2 horas. É também útil nos pacientes com puberdade precoce. Nesses casos são administrados 100 μg de GnRH e dosados LH e FSH nos tempos de 0, 30, 45, 60 e 90 minutos. Uma elevação de LH de pelo menos 15 mcU/mL ou um valor absoluto maior ou igual a 25 mcU/mL são considerados uma resposta positiva puberal ao teste. Uma resposta positiva indica ativação do eixo hipotálamo-hipófise-gônada e caracteriza geralmente um quadro de puberdade precoce verdadeira de origem central.

O uso de GnRH com finalidade terapêutica apresenta utilidades em sentidos opostos, a depender da forma como é administrado. A longo prazo, a administração contínua diminui esteroides gonadais, e é útil nos casos de puberdade precoce dependente de gonadotropina. Além disso, agonista de GnRH tem sido usado com sucesso no tratamento de câncer de próstata. Inicialmente é usado um antiandrógeno junto com um agonista do GnRH. Em mulheres, agonistas de GnRH têm sido usados para tratamento de câncer de mama estrógeno-dependente, endometriose, hirsutismo, leiomioma uterino, síndrome do ovário policístico. A administração de GnRH de forma pulsátil a longo prazo tem sido útil em pacientes com deficiência de GnRH. Em homens, podem ser obtidos crescimento testicular, níveis normais de esteroides gonadais e indução da espermatogênese. Em mulheres, podem-se obter níveis circulantes normais de esteroides ovarianos, menstruação e ovulação.

Existem quatro agonistas sintéticos: acetato de leuprolida (LUPRON), acetato de nafarrelina (SYNAREL), acetato de gosserrelina (ZOLADEX), acetato de histrelina (SUPRELIN). A gonadorrelina é uma preparação de GnRH sintético humano administrada de forma pulsátil para estimular a secreção de gonadotropinas. Pode ser administrada IV ou SC, porém IV provoca uma resposta secretória mais fisiológica. É também útil em testes para avaliação da resposta hipofisária das gonadotropinas. A gonadorrelina não é usada para suprimir secreção de gonadotropina, pois deve ser administrada em infusão contínua.

ACTH (HORMÔNIO ADRENOCORTICOTRÓPICO)

O ACTH é um hormônio peptídico de 39 aminoácidos proveniente de uma grande molécula precursora de 241 aminoácidos, a pró-opiomelanocortina (POMC), e liberado do precursor por clivagem proteolítica. Outros peptídios de importância biológica são produzidos do mesmo precursor, incluindo endorfinas, lipotropinas e hormônio estimulador de melanócito (MSH) (Fig. 77.6).

Secreção

A secreção fisiológica de ACTH é mediada por influências neurais e por um complexo de hormônios, dos quais o mais importante é o hormônio liberador de corticotropina (CRH) (Fig. 77.7). No plasma, o ACTH segue um ritmo circadiano com valores mais elevados de manhã (entre 8-10 horas) e o nadir entre 18 e 23 horas (menos da metade do valor matutino). O CRH tem meia-vida longa (aproximadamente 60 minutos), e tanto a arginina-vasopressina (AVP) como a angiotensina II potencializam a secreção de ACTH mediado pelo CRH. Em contraste, a ocitocina inibe a secreção de ACTH mediado pelo CRH. O CRH estimula o ACTH de forma pulsátil. Vários tipos de estresse estimulam o ACTH, frequentemente substituindo a ritmicidade diurna normal. Estresse físico, emocional e químico como dor, trauma, hipoxia, hipoglicemia aguda,

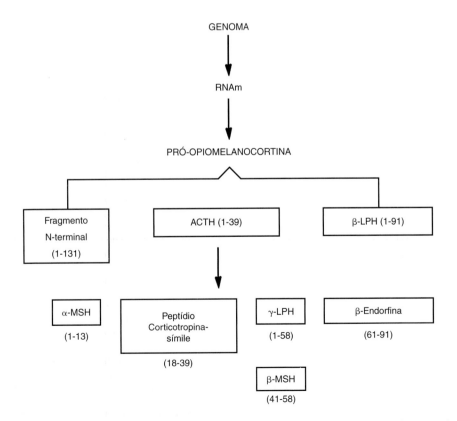

Fig. 77.6 Processamento da POMC (pró-opiomelanocortina) em seus hormônios peptídicos biologicamente ativos.

exposição ao frio, cirurgia, depressão, todos estimulam a secreção de ACTH e cortisol. O aumento nos níveis de ACTH durante o estresse é mediado por vasopressina e CRH. Níveis fisiológicos de cortisol não obscurecem a resposta de ACTH ao estresse, porém corticosteroides exógenos em doses altas suprimem essa resposta.

Feedback negativo do cortisol e glicocorticoide sintético na secreção de ACTH ocorre em nível tanto hipotalâmico como hipofisário. ACTH também exerce *feedback* negativo em sua própria secreção (*feedback* de alça curta).

Ações

O ACTH estimula o córtex adrenal a secretar glicocorticoides, mineralocorticoides e andrógenos fracos como androstenediona e desidroepiandrostenediona, que podem ser convertidos perifericamente em andrógenos mais potentes. O ACTH se liga a receptores no córtex adrenal e provoca esteroidogênese através de mediação do AMPc. O córtex adrenal é composto de três zonas: glomerulosa, fasciculada e reticular. A zona glomerulosa secreta mineralocorticoides, e as camadas fasciculada e reticular secretam glicocorticoides e andrógenos adrenais. Assim, as células da camada glomerulosa têm receptores para angiotensina II e expressam aldosterona sintetase, enzima que catalisa reações terminais na biossíntese de mineralocorticoide. Em contraste, células das camadas fasciculada/reticular têm poucos receptores para angiotensina II e expressam duas enzimas, 17α-hidroxilase e 11β-hidroxilase, que catalisam a produção de glicocorticoide. Níveis elevados persistentes de ACTH, devido à administração de altas doses repetidas de ACTH ou à sua produção endógena, induzem hiperplasia e hipertrofia das zonas fasciculada e reticular do córtex adrenal, com superprodução de cortisol e andrógenos adrenais. Hiperplasia adrenal é marcante num distúrbio congênito da esteroidogênese em que o ACTH está constantemente elevado como resposta secundária ao comprometimento na biossíntese de cortisol.

O efeito extra-adrenal do ACTH consiste em hiperpigmentação da pele. Essa hiperpigmentação resulta da ativação dos receptores de MSH nos melanócitos, provavelmente como consequência da semelhança do ACTH e MSH nos primeiros 13 aminoácidos das suas sequências.

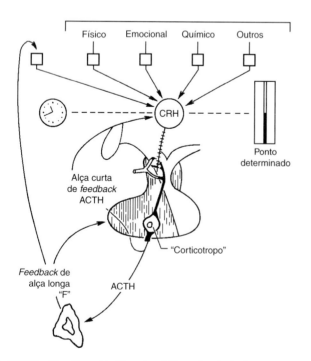

Fig. 77.7 Eixo hipotálamo-hipófise-adrenal, ilustrado pelo *feedback* negativo pelo cortisol ("F") aos níveis hipotalâmico e hipofisário. Também existe *feedback* negativo de alça curta do ACTH na secreção de CRH.

Usos diagnóstico e terapêutico

No momento, a maior utilidade clínica do ACTH consiste em testar a integridade do eixo hipotálamo-hipófise-adrenal para identificar aqueles pacientes com insuficiência adrenal que necessitariam de suplementação de corticosteroide em situação de estresse. A cortrosina é um peptídio sintético que corresponde ao ACTH humano nos radicais de 1 a 24; é administrada na dose de 0,25 mg IV ou IM, e o cortisol é medido no tempo de 0 e 30 minutos. A resposta normal consiste num cortisol após estímulo de 20-25 µg/dL. O uso terapêutico de ACTH é limitado.

TSH (TIREOTROPINA OU HORMÔNIO ESTIMULANTE DA TIREOIDE)

O TSH é o maior regulador do estado morfológico e funcional da tireoide. A remoção do estímulo do TSH é seguida de hipovascularização e atrofia da glândula tireoide. Todos os ajustes na função tireoidiana não são mediados exclusivamente pela taxa de secreção de TSH. Mecanismos de autorregulação intrínseca na tireoide podem ser os primeiros sensores para alterações na taxa de síntese hormonal, podendo responder alterando a sensibilidade tireoidiana a constantes estímulos de TSH.

O TSH é uma glicoproteína secretada por células específicas (células tireotrópicas), localizadas na porção antromediana da adeno-hipófise. É composto de duas subunidades: subunidade alfa com 14 kDa, e comum ao LH, FSH e hCG; e subunidade beta, que confere especificidade à molécula e se constitui numa proteína de 112 aminoácidos. Transcrição da subunidade tanto alfa como beta é suprimida pelo hormônio tireoidiano, porém o efeito na subunidade beta é maior. O estado tireoidiano, através de alterações na secreção de TRH, pode alterar o padrão de glicosilação do TSH. Glicosilação das subunidades protege-as da degradação intracelular e permite a dobra normal das cadeias proteicas de tal forma que as ligações de dissulfeto são corretamente formadas. Além disso, glicosilação é requerida para atividade biológica completa e sinalização das unidades oligossacarídicas pode proteger TSH circulante de interação com receptores da galactose hepática, aumentando sua meia-vida.

Secreção

A secreção de TSH é controlada por influências hipotalâmicas estimulatórias (hormônio estimulador de tireotropina – TRH) e inibitórias (somatostatina) e ainda inibição por *feedback* dos hormônios tireoidianos no eixo hipotálamo-hipófise-tireoide (Fig. 77.8). O TRH é um tripeptídio, e o maior fator hipotalâmico na secreção de TSH.

A somatostatina é um peptídio hipotalâmico inibitório, com papel na secreção fisiológica de TSH, aumentando o efeito inibitório dos hormônios tireoidianos no tireotropo. Infusão de somatostatina embota o surgimento do TSH matutino. Acetato de octreotida, análogo da somatostatina, tem sido usado para inibir a secreção de TSH em pacientes com tumores hipofisários secretores de TSH.

A dopamina inibe fisiologicamente a secreção de TSH. Assim, agonistas dopaminérgicos, como bromocriptina, inibem a secreção de TSH, e antagonistas dopaminérgicos, como a metoclopramida, aumentam a secreção de TSH em indivíduos eutireoidianos.

Excesso de glicocorticoide compromete a sensibilidade da hipófise ao TRH, diminuindo níveis de TSH. Estrógeno aumenta a sensibilidade do tireotropo ao TRH. A mulher tem maior resposta ao TRH do que o homem.

O TSH apresenta uma variação episódica e circadiana. A primeira é caracterizada por flutuações com intervalos de 1-2 horas, sugerindo que o TSH é secretado de maneira pulsátil. A variação circadiana é caracterizada por aparecimento noturno que antecede o início do sono e não parece ser determinado pelo ritmo de cortisol ou por flutuações séricas de T3 e T4. Quando o início do sono é retardado, o incremento noturno do TSH é acentuado e prolongado, enquanto o início precoce do sono resulta num aparecimento de magnitude e duração menores. Essas observações sugerem que a secreção de TSH está sujeita a um ritmo circadiano que é modulado por influências inibitórias associadas ao sono.

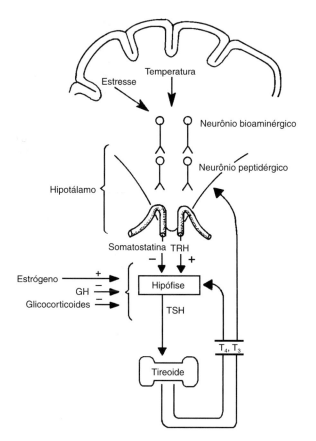

Fig. 77.8 Diagrama do eixo hipotálamo-hipófise-tireoide, ilustrando *feedback* negativo dos hormônios tireoidianos (T_3 e T_4) predominante no nível hipofisário. O TRH estimula e a somatostatina suprime o TSH. Estrógeno, GH e glicocorticoides influenciam o efeito do TRH na secreção de TSH.

Funções

O TSH tem vários efeitos na tireoide, o mais importante deles é aumentar a secreção de hormônio tireoidiano. Ele se liga a receptores de membrana com estimulação subsequente da atividade da adenilil ciclase e geração de AMPc. O TSH aumenta o transporte de iodo, como também estimula a organificação do iodeto e sua incorporação à tireoglobulina. O TSH agudamente aumenta a formação de pseudópodos na borda apical da célula seguida por endocitose do coloide, formação de fagolisossomo e subsequente secreção de hormônios tireoidianos. Estímulo crônico de TSH aumenta a atividade transcricional e translacional e produz hiperplasia e bócio. Vários outros efeitos do TSH no metabolismo intermediário da tireoide têm sido descritos, incluindo aumento da oxidação da glicose, *turnover* de fosfolipídio e aumento da captação de precursor para dentro da glândula tireoide. Todos esses efeitos não são mediados por AMPc, e alguns podem envolver ativação da via fosfatidilinositol e subsequente proteína C cinase.

Laboratório

O TSH circula não ligado a proteínas no sangue com meia-vida de 50-60 minutos. A disponibilidade de anticorpos monoclonais contra partes diferentes da molécula de TSH permitiu o desenvolvimento de técnicas ultrassensíveis (ensaios imunorradiométricos) para medida da concentração de TSH. Usualmente a variação normal é de 0,4-4,8 mUI/L. Esses novos ensaios são úteis no diagnóstico de hipotireoidismo e hipertireoidismo primários, porém TSH isolado não pode ser usado para avaliar hipotireoidismo hipofisário ou hipotalâmico.

O TSH também pode ser utilizado como teste de estímulo ou de supressão. Teste de estímulo com TSH envolve administração de TSH bovino e, a seguir, determinação da cintilografia com captação da tireoide. Originariamente designado para determinar a reserva tireoidiana no hipotireoidismo, foi substituído pela medida direta do TSH ultrassensível. O teste de supressão com TSH envolve a supressão do TSH endógeno pela administração oral do T_3 seguido pela cintilografia com captação. Esse teste foi originariamente usado para detectar função tireoidiana autônoma tanto no bócio difuso tóxico como em nódulo funcionante autônomo de tireóide. Porém, função autônoma tireoidiana pode ser facilmente diagnosticada por demonstração de captação na presença de TSH suprimido, não sendo necessário realizar essa supressão.

TRH (HORMÔNIO LIBERADOR DE TIREOTROPINA)

O TRH é um tripeptídio, piro-histidilglutamilprolinamida. Uma amida intacta e um ácido glutâmico terminal cíclico são essenciais para a atividade biológica. O TRH estimula secreção de TSH e prolactina. Sua atividade estimulatória da PRL é marcante, mas provavelmente não tem efeito fisiológico maior como fator liberador de PRL, pois em várias situações em que a secreção de PRL está estimulada não existe aumento concomitante na secreção de TSH. O corpo celular dos neurônios secretores de TRH está localizado na porção medial do núcleo paraventricular, com seus axônios terminando na eminência mediana.

Efeitos estimulatórios do TRH têm início com a ligação do peptídio a receptores específicos da membrana plasmática nas células hipofisárias. O receptor é específico, e nem hormônios tireoidianos, nem a somatostatina, que antagonizam efeitos biológicos do TRH, o fazem interferindo nessa ligação. Ação do TRH é mediada através de hidrólise do fosfatidilinositol, com fosforilação de cinases proteicas, chaves no passo de ativação pós-receptor. TRH estimula RNAm para PRL. Os hormônios tireoidianos diminuem número de receptores de TRH no tireotropo.

A extensa distribuição extra-hipotalâmica de TRH em terminações nervosas e a presença de receptores de TRH em tecido cerebral sugerem que TRH serve como neurotransmissor e neuromodulador em localização extra-hipotalâmica. O TRH tem atividade geral estimulante. Induz hipertermia em injeções intracerebroventriculares, sugerindo um papel central na termorregulação. Em alguns estudos, foram relatados efeitos psicológicos benéficos em pacientes com depressão.

O TRH tem utilidade diagnóstica através do teste de estímulo do TRH, particularmente naqueles laboratórios em que não se dispõe de ensaio de TSH ultrassensível. A extensão do aumento no TSH com estímulo do TRH é correlata com a concentração basal de TSH. É administrada dose IV de 400 µg de TRH em bolo. Em indivíduos normais, a concentração de TSH aumenta rapidamente, com pico entre 20-30 minutos, retornando ao basal em 2 horas. Em pacientes com hipotireoidismo primário, existe uma resposta exacerbada ao TRH. No paciente com hipertireoidismo existe uma resposta embotada.

HORMÔNIOS NEURO-HIPOFISÁRIOS (HORMÔNIO ANTIDIURÉTICO – ADH – OU VASOPRESSINA E OCITOCINA)

Embora do ponto de vista tanto embriológico quanto funcional a neuro-hipófise tenha muito mais a ver com o hipotálamo do que com a adeno-hipófise, o estudo dos hormônios neuro-hipofisários, juntamente com os pré-hipofisários, se justifica pela vizinhança anatômica da glândula endócrina (adeno-hipófise) e do setor de armazenamento de hormônios produzidos no hipotálamo (neuro-hipófise). A glândula hipofisária posterior ou neuro-hipófise se desenvolve como crescimento inferior do hipotálamo. Consiste em fibras e terminações do trato nervoso hipotálamo-neuro-hipofisário e contém vários vasos sanguíneos, incluindo sinusoides.

Os dois peptídios secretados pela hipófise posterior são arginina-vasopressina e ocitocina, contendo cada um 9 aminoácidos. Eles são caracterizados por estrutura em anel com ligação dissulfeto (S-S) (Fig. 77.9). Em humanos e na maioria dos animais, arginina-vasopressina é o pepetídio associado com concentração urinária.

Vasopressina e ocitocina são sintetizadas nos corpos celulares nos núcleos supraóptico e paraventricular e secretadas na circulação. A síntese desses dois peptídios está associada à síntese de duas proteínas es-

	1	2	3	4	5	6	7	8	9
Ocitocina	Cys	Tyr	Ileu	Gln	Asn	Cys	Pro	Leu	Gly(NH$_2$)
Arginina-vasopressina	Cys	Tyr	Phe	Gln	Asn	Cys	Pro	Ag	Gly(NH$_2$)
Lisinovasopressina	Cys	Tyr	Phe	Gln	Asn	Cys	Pro	Lys	Gly(NH$_2$)
DDAVP	Desamino	Tyr	Phe	Gln	Asn	Pro	Cys	D-Arg	

Fig. 77.9 Sequência de aminoácidos de ocitocina e vasopressina.

pecíficas conhecidas como neurofisinas. Uma molécula de neurofisina I se liga a uma molécula de ocitocina, e uma molécula de neurofisina II se liga a uma molécula de vasopressina. Mecanismos genéticos comuns envolvem a síntese dos peptídios e das neurofisinas.

Secreção

A secreção do hormônio antidiurético (ADH) é regulada por vários fatores: a) o controle de sua liberação é mediado, em parte, por osmorreceptores localizados no trajeto da carótida interna, presumivelmente no hipotálamo anterior, que são acionados para causar secreção de ADH quando a osmolalidade plasmática aumenta (p. ex., desidratação). Esses osmorreceptores são extremamente sensíveis: uma variação de 1% a 2% (1 a 3 mOsm/kg H$_2$O) para mais da pressão osmótica eficaz provoca aumento da secreção de ADH; b) receptores volumétricos, localizados nas grandes veias, aurículas e vasos pulmonares e nos seios carotídeos e arco aórtico, também interferem na regulação do ADH. Redução de 8% a 10% do volume extracelular da ordem causa estímulo dos receptores, que excitam a secreção de ADH; c) o terceiro grande mecanismo de controle de ADH depende de estímulos psicogênicos como dor e medo, causando antidiurese. Além desses fatores, aumentam a secreção de ADH: acetilcolina, nicotina, barbitúricos, meperidina. Sua secreção diminui na redução da pressão osmótica, expansão do líquido extracelular, álcool, adrenalina, atropina, certas prostaglandinas e corticosteroides.

Os estímulos mais importantes para liberação de ocitocina têm origem periférica (aréola da mama e colo do útero). Um arco reflexo se inicia nesses locais e caminha por nervos periféricos e pela medula ao hipotálamo, liberando ocitocina da neuro-hipófise; esse arco é completado com a ação sobre as células mioepiteliais da mama e sobre a musculatura uterina, expelindo leite e contraindo o útero. Estímulos inibidores centrais – emoção ou estresse – freiam a liberação da ocitocina, como podem fazê-lo anestésicos e etanol. A ocitocina pode ser liberada na circulação materna e fetal, como faz também a vasopressina.

Farmacodinâmica

ADH

Sua ação se processa primariamente nos rins, no túbulo contorcido distal e tubo coletor, onde atua diretamente nos poros funcionais da membrana celular reabsorvendo água e, indiretamente, aumentando a concentração de sódio e ureia na medula renal. O ADH aumenta o AMPc na urina. O AMPc ativa a proteína cinase ligada à membrana, e essa enzima causa fosforilação de proteínas da membrana; essa reação aumenta-lhe a permeabilidade, permitindo movimento de água ao longo de um gradiente osmótico. Hipercalcemia, hipocalemia e prostaglandina E podem inibir essa sequência de eventos. Em doses farmacológicas, o ADH aumenta o tono de todas as fibras musculares lisas por uma ação direta; ao nível vascular, todos os vasos são envolvidos, inclusive as artérias coronarianas (daí a possibilidade de crise anginosa). O ADH amplia a ação vasoconstritora da adrenalina; ao nível gastrointestinal, ativa o peristaltismo, sobretudo do cólon; no útero, no fim da gravidez, é mais ativo que a ocitocina.

A deficiência de ADH incorre em emissão de urina diluída e ingestão líquida de 10 L/dia, características do diabete insípido. O excesso de produção de ADH (tuberculose pulmonar, pneumonia, secreção ectópica de ADH por tumores hipofisários etc.) causa hemodiluição com hiponatremia e aumento da concentração urinária (síndrome de secreção inapropriada de ADH – SIADH).

Além de causar hipervasopressinemia, a hipovolemia ativa o sistema renina-angiotensina. Infusões de angiotensina II produzem liberação de ADH; níveis fisiológicos de ADH inibem a liberação de renina; parece existir uma alça de retroalimentação entre o rim e o hipotálamo. Sugeriu-se também que o ADH seja um dos fatores hipotalâmicos liberadores de ACTH. CRF deve ser uma molécula vasopressina-símile.

OCITOCINA

Estimula preferencialmente dois tipos de músculos lisos, o uterino e o mamário. A ação sobre o útero é condicionada pelos níveis de estrógeno e progesterona, bem como pelas concentrações de cálcio, magnésio e potássio; a sensibilidade do útero humano aumenta durante a gravidez. O útero imaturo, não exposto à ação estrogênica, é quase resistente, enquanto o útero gravídico é extremamente sensível no fim da gestação. Ocitocina desencadeia contrações uterinas, aumentando a força e frequência. Durante a menstruação e a fase proliferativa, a musculatura das trompas é muito sensível à ocitocina; depois da ovulação e durante a fase luteal, a resposta à ocitocina diminui. A estimulação das células mioepiteliais da mama provoca lactoejeção; em doses elevadas, age como o ADH, negativando a depuração de água livre. Também em doses elevadas, tem ação vascular depressiva direta sobre a musculatura lisa, causando hipotensão sistólica e ainda queda da pressão diastólica, aumento do fluxo sanguíneo cerebral e taquicardia reflexa.

Ações e efeitos

O início de ação do ADH aquoso administrado via IM ou SC e do ADH oleoso ocorre em 30-60 minutos e 2 a 4 horas, respectivamente. Desde que sua meia-vida biológica varia entre 15 e 20 minutos, a injeção IV desses hormônios *in natura* tem ação rápida e efeito relativamente fugaz. Assim, a injeção IV de ADH incorre em depuração rápida e duração de ação curta de 1 a 2 horas, podendo ser ampliada para 3 a 6 horas pela administração subcutânea ou IM. Sob a forma de *spray* (solução), os efeitos variam de 2 a 6 horas. Uma maneira de prolongar sua atividade é usar tanato de ADH em óleo, cuja ação se expande a 24 e até 72 horas. Portanto, as soluções aquosas não são convenientes para controle crônico da deficiência de ADH (no caso, o diabete insípido) e são mais usadas com fins diagnósticos ou para conter hemorragias digestivas por rotura de varizes esofágicas. Além disso, mesmo amenizado esse problema pelo uso de soluções oleosas, o desenvolvimento de alergia a preparações impuras e o risco de intoxicação hídrica forçaram o aparecimento de análogos sintéticos livres de contaminação proteica. O primeiro deles a aparecer foi a lisinovasopressina (LVP), com administração via nasal (*spray*), mas cuja duração de ação não ultrapassa 3 a 8 horas. Seu efeito antidiurético começa rapidamente e é máximo entre 20 e 30 minutos. A LVP é mais fácil de sintetizar que o ADH e é mais estável, daí ter-se prosseguido o esforço para sintetizar um análogo de ação mais prolongada – 1-desamino-8-D-Arg-vasopressina (DDAVP) –, em cuja estrutura está ausente o radical NH_2 no radical Cys inicial (o que exclui um dos mecanismos de inativação) e tem ação mais demorada (13-22 horas). ADH e LVP têm leves efeitos ocitócicos e efeitos vasopressor e antidiurético.

Usos

ADH

Pode ter utilidade diagnóstica nos casos de diabete insípido, para diferenciar se é de origem nefrogênica ou hipofisária. Em se tratando de origem nefrogênica, a administração de DDAVP não provoca aumento da osmolalidade urinária, pois o problema consiste na ação do ADH no nível de célula tubular renal e não sua deficiência. Por outro lado, em se tratando de diabete insípido de origem hipofisária, haverá resposta à administração de DDAVP com aumento da osmolalidade urinária, pois nesses casos a fisiopatologia consiste na deficiência secretória de ADH, com ação normal ao nível de célula tubular renal. A administração de DDAVP compõe o teste de restrição hídrica para caracterização de diabete insípido; é suspensa ingesta de líquidos e feitos os seguintes controles: peso, densidade e osmolalidade urinárias, sódio e osmolalidade plasmática. Se ocorrer perda de 5% em relação ao peso corporal inicial e/ou mantiver densidade urinária baixa menor que 1.010 e osmolalidade plasmática menor que 300 mOms/kg de água, utiliza-se DDAVP. Indivíduos normais concentram a urina, não necessitando de DDAVP; pacientes com diabete insípido neurogênico desidratam durante a restrição e respondem com concentração urinária após DDAVP; no diabete insípido nefrogênico, não há concentração urinária mesmo após DDAVP.

DDAVP é o tratamento de escolha no caso do diabete insípido neurogênico; trata-se de um análogo sintético da vasopressina, preparado em solução aquosa contendo 0,1 mg/mL. É administrado por via intranasal por um cateter plástico calibrado em doses de 0,5-20 µg 12/12 horas. Esse agente provoca controle da poliúria e da polidipsia em pacientes com diabete insípido. Para pacientes que não toleram terapia intranasal, DDAVP pode ser administrado por via SC em dose única de 1-2 µg/dia. Alternativamente, alguns pacientes podem ser tratados com alguns agentes orais, incluindo clorpropamida, clofibrato, carbamazepina. Esses agentes são úteis em pacientes com deficiência parcial de ADH. No caso do diabete insípido nefrogênico, podem ser tentados um tiazídico e dieta restrita em sódio.

Em casos de síndrome de secreção inapropriada de hormônio antidiurético (SIADH), além do tratamento do problema subjacente (carcinoma alveolar do pulmão, do duodeno, do pâncreas, linfossarcoma, trombose, abscessos intracranianos, etc.), tem-se utilizado o efeito periférico do carbonato de lítio e da dimetilclortetraciclina sobre a ação do ADH.

OCITOCINA

A ocitocina é usada para induzir parto, reduzir a intensidade de hemorragia e facilitar recuperação da placenta, sob a forma de solução aquosa, em infusão venosa e diluída em soro glicosado, administrada inicialmente em velocidade muito lenta, gradativamente aumentada até que ocorram contrações uterinas eficazes. Pequenas quantidades são necessárias no final da gravidez. Também é utilizada como galactocinético (retenção de leite, dores na amamentação e ingurgitamento mamário).

REFERÊNCIAS BIBLIOGRÁFICAS

1. BLACK, P.H. *Psychoneuroimmunology*: Brain and Immunity. Science & Medicine. November/December, New York, 1995.
2. CRUZ, T. Farmacologia do eixo hipotálamo-hipófise. *In*: SILVA, P. *Farmacologia*. 4.ª Ed., Guanabara Koogan, Rio de Janeiro, 1994.
3. FINDLING, J.W. *et al.* Anterior pituitary gland. *In*: GREENSPAN, B. *Basic and Clinical Endocrinology*. 3rd ed. 1991.
4. GANONG, W.F. Neuroendocrinology. *In*: GREENSPAN, B. *Basic and Clinical Endocrinology*. 3rd ed. 1991.
5. HARDMAN, J.G. & LIMBIRD L.E. GOODMAN & GILMAN'S. *The Pharmacologic Basis of Therapeutics*. 9th ed. McGraw-Hill, New York, 1996.
6. LAZARINE, D.F. Padronização de testes. *In*: MONTE, O. & LONGUI, C.A. *Endocrinologia para o Pediatra*. 1.ª ed. Editora Atheneu, 1992.
7. LOWE, W.L. *Insulin-Like Growth Factors*. Science & Medicine. March/April 1996.
8. REICHLIN, S. Neuroendocrinology. *In*: WILSON & FOSTER, *Williams Textbook of Endocrinology*. 8th ed. Saunders, 1998.
9. THORNER, M.O. *et al*. The anterior pituitary. *In*: WILSON & FOSTER. *Williams Textbook of Endocrinology*. 8th ed. Saunders, Philadelphia, 1998.
10. WAJCHENBERG, B.L. *et al.* Hipotálamo–fisiologia e fisiopatologia das moléstias hipotalâmicas. *In*: WAJCHENBERG, B.L. *Tratado de Endocrinologia Clínica*. Editora Guanabara Koogan, Rio de Janeiro, 1.ª ed. 1992.

78

Tireoide e Drogas Antitireoidianas

Jeane Meire Sales de Macedo

A tireoide tem um papel decisivo na homeostase do organismo, exercendo uma função reguladora sobre o ritmo no qual nosso corpo trabalha. Seu funcionamento interfere diretamente no coração, no aparelho digestivo, no sono, entre outros, fazendo com que os distúrbios dessa glândula sejam reconhecidos por sinais e sintomas distribuídos por vários setores. As patologias tireoidianas estão entre as endocrinopatias mais frequentes e estudadas. Este capítulo destina-se ao estudo das drogas utilizadas no tratamento dessas entidades clínicas.

HISTÓRICO

Galeno foi o primeiro a descrever a glândula tireoide, tendo sido Wharton o responsável por essa denominação, em 1656. Inicialmente, imaginava-se que seu papel fosse apenas cosmético, servindo para arredondar o contorno da região cervical no sexo feminino, ou ainda como um reservatório de sangue que protegia as mulheres de irritações ou de preocupações, com um aumento de tamanho em situações de estresse.

Só a partir da associação de manifestações cardíacas e oculares com o aumento da tireoide seu papel fisiológico passou a ser reconhecido. Em 1835, Graves e, em 1840, Basedow descreveram a patologia cuja tríade clássica é o bócio, hipertireoidismo e oftalmopatia. O hipotireoidismo foi reconhecido inicialmente por Gull em 1874, tendo sido Ord, em 1878, o responsável pela denominação mixedema à síndrome clínica que ele achava ser devida a uma maior produção de muco.

Murray foi o pioneiro no tratamento do hipertireoidismo, injetando extratos da tireoide em um paciente no ano de 1891. No ano seguinte, três pesquisadores separadamente, Howitz, Mackenzie e Fox, provaram que os extratos também eram eficientes quando administrados por via oral. A tiroxina só foi isolada por Kendall no início do último século (1915), tendo sido necessários mais 10 anos para que Harrington descobrisse sua fórmula estrutural e sintetizasse o hormônio, em trabalho conjunto com Barger. A descoberta da tri-iodotironina só ocorreu mais tarde, em 1952, com Gross, Pitt-Rivers e Roche como os autores do feito, incluindo também a síntese desse composto.

A tireotropina, ou hormônio estimulador da tireoide (TSH), foi descoberta entre 1920 e 1930, juntamente com outros hormônios hipofisários. A descoberta do hormônio liberador da tireotropina (TRH), o primeiro hormônio hipotálamo identificado, purificado e utilizado na prática clínica, deu a Guillemin e Schally o Prêmio Nobel de Fisiologia/Medicina de 1977.

O outro hormônio tireoidiano, a calcitonina, foi descoberto há cerca de 30 anos, com funções diferentes dos outros hormônios descritos anteriormente, tendo papel importante no metabolismo do cálcio, através de sua ação inibidora da reabsorção óssea. Sua formação e secreção também diferem, e por isso ela não será abordada neste capítulo.

ANATOMIA E FISIOLOGIA

A tireoide está localizada na região cervical anterior, aderida à face anterior da traqueia, e a cartilagem cricoide é uma referência, pois ela se situa logo abaixo dessa estrutura. Seu peso é cerca de 20 gramas; é, portanto, um dos maiores órgãos endócrinos. É formada por dois lobos unidos por um istmo, a partir de onde se pode observar uma extensão dirigida para cima, o lobo piramidal, mais evidente quando a glândula está aumentada. Cada lobo mede 2,5 a 4 cm de comprimento, 1,5 a 2 cm de largura e 1 a 1,5 cm de espessura. Geralmente, o lobo direito é maior do que o esquerdo, e aumentos considerados fisiológicos podem ocorrer em períodos determinados, como durante a gestação. Trata-se de um órgão bastante vascularizado. Duas importantes relações anatômicas são as glândulas paratireoides e os nervos laríngeos recorrentes, que estão entre a glândula tireoide e a traqueia, devendo sempre ser lembrados em qualquer abordagem cirúrgica nessa área.

A tireoide é formada por vários folículos que são células foliculares com uma substância central, o coloide. Essas células secretam os dois hormônios, tri-iodotironina (T_3) e tiroxina (T_4), sob a ação reguladora hipofisária do TSH, que por sua vez obedece ao comando hipotalâmico exercido pelo hormônio liberador da tireotropina, o TRH. Os neurônios secretores de TRH, um tripeptídio, estão localizados na porção mediana do núcleo paraventricular, e os seus axônios terminais, na eminência média; sua função principal é estimular a produção do TSH, mas ele também aumenta a produção de prolactina. O TSH é um hormônio glicoproteico, composto de duas subunidades, alfa e beta, a primeira semelhante à dos hormônios glicoproteicos, como o LH e o FSH. A subunidade beta é diferente e é a responsável pelas ações do hormônio.

Os hormônios tireoidianos, por sua vez, exercem um mecanismo de *feedback* negativo aos níveis hipofisário e hipotalâmico, além de diminuírem o número de receptores para TRH na hipófise. Schomburg & Bauer (1995) mostraram que os hormônios tireoidianos regulam os níveis de RNA mensageiro para o receptor do TRH, bem como da ectoenzima que degrada o TRH. T_4 é um inibidor hipofisário mais potente, mas há também conversão de T_4 em T_3 nesse nível. Dopamina e somatostatina também funcionam como inibidores da produção de TSH. Todos esses mecanismos mantêm níveis normais de T_3 e T_4 no nível periférico (Fig. 78.1).

TRH ⇒ TSH ⇒ T$_4$/T$_3$ ⇒ T$_3$
hipotálamo ← hipófise ← tireoide   conversão periférica

Fig. 78.1 Fisiologia dos hormônios tireoidianos.

A tireoide é a única glândula a estocar hormônio previamente formado em grande quantidade. Os hormônios são sintetizados e estocados como radicais de aminoácidos da tireoglobulina, a proteína que é o maior constituinte do coloide. Ela é uma glicoproteína complexa, com duas subunidades e massa molecular de 330 kd, e pertence a uma superfamília que inclui a acetilcolinesterase.

A síntese dos hormônios tireoidianos envolve cinco etapas básicas: captação de iodo, oxidação de iodo e iodação de grupos tirosil da tireoglobulina, ligação das iodotirosinas, dentro da tireoglobulina, para formar iodotironinas, proteólise da tireoglobulina para liberação dos hormônios, conversão de T$_4$ em T$_3$. Todas essas fases são estimuladas pela ação do TSH (Fig. 78.2).

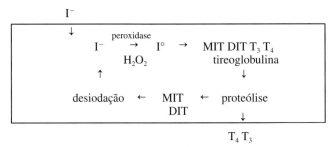

Fig. 78.2 Síntese de hormônios tireoidianos.

Captação

O iodo ingerido na dieta chega à circulação sob a forma de iodeto, sendo captado de forma ativa pela tireoide, que mantém uma concentração 20 a 50 vezes maior do que a plasmática. A captação de iodeto é estimulada pelo TSH, mas também tem um controle próprio, regido pelo estoque celular de iodo. Além da tireoide, outras estruturas, como as glândulas salivares, mucosa gástrica, pele, glândula mamária e placenta, podem manter uma concentração de iodo maior do que a plasmática. O transporte pode ser inibido por vários ânions, como o perclorato e o tiocianato. As necessidades diárias de iodeto em adultos situam-se entre 1 a 2 μg/kg/dia. Os alimentos mais ricos em iodo são os laticínios e peixes. No Brasil e em outros países, a iodação do sal é obrigatória. Um estudo desenvolvido pelo Ministério da Saúde mostrou que, ao contrário do que se imaginava, ainda há locais em que as crianças mostram deficiência de iodo, o que, além de ocasionar bócio, prejudica o rendimento escolar.

Organificação

Uma vez dentro da célula, o iodeto sofre a ação da tireoide peroxidase, é oxidado o iodo e a seguir ligado a radicais de tirosina da tireoglobulina. Esse é o processo denominado organificação do iodo; assim formam-se a monoiodotirosina (MIT) e a di-iodotirosina (DIT). A tireoide peroxidase já foi identificada como um autoantígeno nas doenças autoimunes da tireoide; ela utiliza o peróxido de hidrogênio (H$_2$O$_2$) como oxidante, e o aumento na sua oferta pode ser a forma pela qual o TSH estimula a organificação.

Formação de tiroxina e tri-iodotironina

A ligação de duas di-iodotirosinas forma a tiroxina, e uma monoiodotirosina com uma di-iodotirosina forma T$_3$, sendo essa também uma reação oxidativa que parece ser catalisada pela mesma peroxidase. T$_4$ é formada numa taxa três a cinco vezes maiores do que a T$_3$; a formação de T$_4$ ocorre próximo da porção aminoterminal da tireoglobulina, enquanto a formação de T$_3$ acontece na porção carboxiterminal. Sabe-se agora que T$_3$ pode ser formada também pela desiodação de T$_4$ dentro da glândula. A atividade sintética depende do estímulo do TSH e da quantidade de iodo presente, pois, em situações em que há déficit de iodo, há uma maior formação de monoiodotirosina e, consequentemente, de T$_3$.

Liberação

A tri-iodotironina e a tiroxina permanecem ligadas à tireoglobulina, compondo o coloide, até o momento de sua secreção, sendo necessária uma proteólise para liberar os hormônios estocados. Ocorre uma exocitose do coloide para a superfície apical da célula folicular, os lisossomas agem sobre a tireoglobulina, e os hormônios então deixam a célula pela membrana basal. O TSH estimula esse passo através de aumento da ação de determinadas enzimas lisossômicas. Durante a proteólise, MIT e DIT são também liberadas, metabolizadas, e o iodo é reincorporado à proteína. T$_4$ e T$_3$ são liberadas a uma razão de aproximadamente 10:1.

Conversão periférica

Quase 80% da tri-iodotironina presente na circulação é formada perifericamente, pela ação da 5'-desiodinase, que remove iodo da posição 5'. T$_3$ representa a forma ativa, e alguns autores já passam a considerar T$_4$ um pró-hormônio; o principal local onde ocorre essa transformação é o fígado. Cerca de 40% da T$_4$ é convertida em T$_3$ reversa, através da desiodação do iodo na posição 5', um metabólito que não é ativo, numa reação catalisada pela mesma enzima. Atualmente, sabe-se que existem dois tipos de 5'-desiodinase. O tipo I é encontrado no fígado, rins e tireoide e é responsável pela formação de hormônios a serem utilizados pela maioria dos tecidos periféricos; ele aumenta a sua ação no hipertireoidismo e é inibido no hipotireoidismo, em doenças cardíacas e pelo propiltiouracil, uma droga antitireoidiana que será discutida posteriormente. O tipo II é encontrado apenas no cérebro e na hipófise, não é afetado pelo propiltiouracil, mas sofre uma regulação pelos níveis de hormônios presentes na circulação; aumenta em número no hipotireoidismo e diminui no hipertireoidismo e, assim, controla os níveis de T$_3$ intracelular no cérebro e na hipófise. Estudos já conseguiram identificar os genes e o código genético responsáveis pela formação das enzimas envolvidas nessa etapa.

Após a sua liberação, os hormônios tireoidianos circulam ligados a proteínas, como a maioria dos outros hormônios que conhecemos. A globulina da tiroxina (TBG) é a principal proteína para essa função, e liga-se com grande afinidade à tiroxina, que representa mais de 90% do iodo orgânico encontrado na corrente sanguínea. A albumina pode também transportar tiroxina. A tri-iodotironina liga-se menos avidamente à TBG. A ligação da T$_4$ à TBG sofre várias influências, e pode estar aumentada em doenças hepáticas, infecção por HIV, porfiria, uso de estrógenos, clofibrato e tamoxifeno. A ligação está diminuída em algumas doenças agudas e crônicas e uso de medicações tais como glicocorticoides, andrógenos, salicilatos e furosemida. Essas relações são de extrema importância, porque interferem na concentração do hormônio livre, que é a fração ativa. Assim, em situações que aumentam a ligação às proteínas plasmáticas, podemos ter um aumento da taxa de produção e, consequentemente, da concentração total do hormônio, sem haver, contudo, um estado de hiperfunção, pois a fração livre permanece dentro de limites normais. Vale ressaltar que a hipófise regula e responde ao nível de hormônio livre. Isso nos alerta para a necessidade de se realizar a dosagem da fração livre para melhor avaliação global.

A eliminação desses hormônios é influenciada pela taxa de ligação às proteínas transportadoras; assim a T$_3$, que está menos avidamente ligada, tem uma meia-vida de aproximadamente 1 dia, enquanto a T$_4$ é eliminada mais lentamente, com uma meia-vida de 7 dias. Ao nível hepático, elas são conjugadas com ácido glicurônico e eliminadas pela bile, podendo ser absorvidas pela circulação entero-hepática ou eliminadas pelas fezes. A maior forma de eliminação da T$_4$ é, no entanto, a desiodação para T$_3$ ou T$_3$ reversa, que posteriormente são metabolizadas em di-iodotironinas, compostos inativos do plasma humano.

Os hormônios tireoidianos exercem suas funções após se ligarem a receptores nucleares, ou seja, eles penetram na célula e passam pelo citoplasma e pela membrana nuclear, até encontrarem o seu receptor. O complexo gene-receptor liga-se a sequências específicas do DNA, que promovem a síntese de proteínas específicas. Na verdade, sabe-se atualmente que o receptor já se encontra ligado ao local no DNA, exercendo uma ação inibidora à transcrição genética no estado basal; com a ligação do hormônio então inicia-se a síntese de proteínas. A T_4 também pode ligar-se a esse receptor, mas com uma afinidade muito menor. Foram descritos também locais de ligação hormonal nas mitocôndrias.

O receptor nuclear é bastante semelhante aos receptores dos esteroides, do ácido retinoico e da vitamina D, que também são nucleares e formam uma superfamília. Os genes que codificam os receptores tireoidianos são o c-erb A alfa (TRα) e o c-erb A beta (TRβ). O $TRα_1$ e o $TRβ_1$ que estão em praticamente todos os tecidos responsivos ao hormônio tireoidiano. O $TRβ_2$ é encontrado apenas na hipófise anterior, e o $TRα_2$ é a forma mais frequentemente encontrada no cérebro.

FARMACOLOGIA DOS HORMÔNIOS TIREOIDIANOS

Química

Os hormônios tireoidianos são aminoácidos que contêm iodo e derivados da tironina. A tri-iodotironina contém 59% de iodo na sua composição, e a tetraiodotironina, 65%. A T_3 possui iodo nas posições 3, 5 e 3', enquanto a T_4 é iodada nas posições 3, 5, 3' e 5'. A T_3 é muito mais potente que a T_4, quando comparadas em base molar. Todas essas moléculas ocorrem na forma de levo (L) isômeros, já tendo sido tentada a síntese do isômero dextro (D), que no entanto mostrou apenas 4% da atividade biológica. Atualmente, estudam-se mudanças estruturais em suas fórmulas que possam privilegiar determinadas ações, como, por exemplo, a diminuição dos níveis de colesterol, em detrimento de outras, como as ações cardíacas; isso foi conseguido com a introdução de grupos aril-metil específicos na posição 3' da tri-iodotironina, o que permitiu uma seletividade hepática. Sherman e Landeson (1992) estudaram o tiratricol (3,5,3'-ácido tri-iodotiroacético), um metabólito natural da tiroxina, e observaram ações aumentadas nos níveis hepático e esquelético.

Aspectos conformacionais são também de grande importância, permitindo que a molécula possa acoplar-se ao seu receptor, definindo essa afinidade, bem como afinidade por proteínas plasmáticas e taxa de metabolização, que em última análise determinam a atividade biológica. Assim, na tironina, que ainda não possui iodo, os dois anéis estão angulados em 120°, mas, após a iodação, apenas em duas posições, 3 e 5, os anéis passam a assumir posição perpendicular entre si.

No início, utilizaram-se extratos de tireoide, cuja real potência biológica era difícil determinar, pois a quantidade de hormônio tireoidiano não era definida exatamente. Atualmente, utilizam-se hormônios sintéticos, com grande segurança e eficácia. Eles são lipofílicos e pouco solúveis na água em pH neutro.

Farmacocinética

Os hormônios tireoidianos são bem absorvidos por via oral: a T_3 tem uma absorção quase completa, enquanto a da T_4 fica em torno de 80%; o íleo e o cólon são os locais onde T_4 se processa em maior quantidade. Ela pode ser afetada por alimentos ou medicações; assim, para evitar variações no efeito terapêutico, costuma-se recomendar o uso antes do desjejum. Alguns pacientes podem apresentar um retardo na absorção da tiroxina, dificultando a sua ação terapêutica, como mostrado por Bevenga et al. (1995). Nesses indivíduos, pode ser necessário retardar a ingestão de alimentos em até 1 hora após a administração da medicação. O sulfato ferroso, o hidróxido de alumínio e a colestiramina diminuem a absorção desses hormônios, e, quando houver necessidade de uso concomitante, as drogas devem ser dadas separadamente, com um intervalo de pelo menos 4 horas entre elas. A colestiramina, inclusive, tem sido usada, de forma experimental, em situações de hipertireoidismo iatrogênico.

No mixedema grave, a absorção pode ser afetada, e nesses casos pode ser necessário utilizar a via parenteral.

Após entrar na circulação, a tiroxina é distribuída num volume de 10 L, enquanto a tri-iodotironina se distribui mais amplamente num volume de 40 L. A maior parte do hormônio circula ligada às proteínas plasmáticas citadas anteriormente: TBG, albumina e também a transtiretina. A T_3 liga-se com menor afinidade, e daí sua meia-vida de 1 dia, em comparação com os 7 dias da T_4. A concentração de TBG modifica-se em alguns estados fisiológicos comuns, como a gestação, uso de medicações como anticoncepcionais, ou mesmo geneticamente.

A tireoide secreta muito mais T_4 que T_3, mas a grande quantidade de tiroxina no corpo (cerca de 880 μg) e seu metabolismo lento (apenas 10% por dia) são a garantia de quantidades constantes e suficientes da forma biologicamente ativa. No hipertireoidismo, a meia-vida dos hormônios está diminuída, bem como quando se utilizam determinadas drogas que induzem as enzimas hepáticas, como o fenobarbital.

A metabolização ocorre por desiodação para formar T_3 (35%), e outra parte é eliminada pelas fezes, após conjugação com glicuronídios e sulfatos, como descrito anteriormente para as formas endógenas.

Efeitos dos hormônios tireoidianos

Como todo hormônio, suas ações só começam após ligação com o receptor, nesse caso nuclear. A tireoide controla um grande número de processos, que envolvem desde o crescimento e desenvolvimento até o ritmo cardíaco. As ações são observadas após um certo período da administração, pois pressupõem síntese proteica.

Desenvolvimento fetal

A T_3 e a T_4 maternas, que atravessam a barreira placentária, são inativadas pela 3,5-desiodinase, presente em grande quantidade na placenta. Assim, o feto é dependente de sua própria produção, que se inicia em torno de 11 semanas, período a partir do qual a tireoide fetal já concentra iodo. O desenvolvimento cerebral e a maturação esquelética são altamente dependentes da ação dos hormônios tireoidianos, e o hipotireoidismo congênito é a principal causa reversível de retardo mental.

Consumo de oxigênio, produção de calor e formação de radicais livres

T_3 estimula a bomba Na^+,K^+-ATPase em praticamente todos os tecidos, exceto cérebro, baço e testículos, e esse é o mecanismo básico pelo qual se observa um aumento do consumo de oxigênio e da produção de calor. Isso explica a ação determinante da tireoide no metabolismo basal, que estará aumentado ou diminuído, respectivamente, no hiper- ou no hipotireoidismo. Os hormônios tireoidianos diminuem os níveis de enzima dismutase do superóxido, o que aumenta a formação de radicais livres, somando mais um fator deletério no hipertireoidismo. Hanna et al. (1995) acreditam que a T_4 possa ser um inibidor natural da aterogênese, pelo efeito redutor da oxidação do LDL-colesterol.

Efeitos simpáticos

Os receptores beta-adrenérgicos são aumentados no músculo cardíaco, tecido adiposo e linfócitos. A ação das catecolaminas é amplificada ao nível pós-receptor. Os receptores alfa-adrenérgicos miocárdicos diminuem em número. Conclui-se que a sensibilidade às catecolaminas aumenta, e esse é um conceito bastante importante no estudo do hipertireoidismo, mais adiante.

Metabolismo de carboidratos e lipídios

Várias etapas do metabolismo da glicose são afetadas pelos hormônios tireoidianos: eles estimulam a absorção intestinal de glicose, bem como a produção hepática por glicogenólise ou gliconeogênese. Há um aumento da lipólise, com a liberação de ácidos graxos e glicerol. A síntese e a degradação do colesterol são aumentadas pela ação dos hormônios tireoidianos. Os receptores de LDL-colesterol ao nível hepático são aumentados, o que determina sua maior captação e consequente eliminação. O nível de lipoproteína também sofre influência dos hormônios tireoidianos.

Sistema nervoso central

Memória, concentração, humor, sono e reflexos são influenciados pelos hormônios tireoidianos. Os efeitos no desenvolvimento são mais pronunciados, sendo necessário um bom funcionamento da tireoide para que a mielinização ocorra normalmente.

Sistema cardiovascular

A T_4 aumenta a contratilidade muscular cardíaca, pelo aumento na transcrição da miosina de cadeia pesada α e inibição da transcrição da miosina da cadeia β. A contração diastólica melhora pelo aumento na transcrição da bomba CA^{2+}-ATPase no retículo sarcoplasmático. A ação sobre a bomba Na^+,K^+-ATPase estimula a função cardíaca. Uma importante ação indireta se faz pelo aumento dos receptores beta-adrenérgicos, aumentando a resposta cardíaca à adrenalina. Todos esses efeitos resultam nas ações inotrópica e cronotrópica positivas dos hormônios tireoidianos sobre o coração.

Sistema respiratório

Os hormônios tireoidianos influenciam a resposta do centro respiratório a estímulos de hipoxia e hipercapnia.

Aparelho digestivo

A motilidade intestinal é altamente influenciada pela taxa de hormônios tireoidianos, ocasionando diarreia ou obstipação ou casos de hiper- ou hipertireoidismo, respectivamente.

Sistema hematopoético

Os hormônios tireoidianos regulam a eritropoese através da eritropoetina, que aumenta em resposta a alterações do consumo de oxigênio. O *turnover* das hemácias também varia de acordo com a concentração dos referidos hormônios. T_3 aumenta a concentração de 2,3-difosfoglicerato na hemácia, o que aumenta a dissociação da hemoglobina, ofertando mais oxigênio para os tecidos.

Sistema endócrino

A produção e a metabolização de vários hormônios são influenciadas diretamente pela tireoide, que influencia desde a produção de cortisol até a ovulação. A relação com a adrenal é de extrema importância, pois um estado de hipertireoidismo pode desencadear insuficiência adrenal em pacientes cuja reserva esteja comprometida. Os hormônios tireoidianos determinam o *turnover* do cortisol, aumentando ou diminuindo a sua metabolização, e isso é compensado por uma produção que mantém os níveis hormonais normais. Em um paciente com reserva adrenal diminuída, a produção de cortisol não vai aumentar, resultando o hipertireoidismo em insuficiência adrenal, um estado que pode levar à morte. A ovulação só acontece quando os hormônios tireoidianos estão em níveis normais, e, portanto, infertilidade pode estar presente tanto no hiper- como hipotireoidismo. Nesse último, níveis de prolactina aumentados vão interferir mais ainda no eixo hipotálamo-hipófise-gonadal; o aumento de TRH estimula a produção de prolactina. A tireoide ainda determina a velocidade de secreção e degradação de estrógenos, testosterona e insulina.

Sistema musculoesquelético

Os hormônios tireoidianos estimulam a síntese de várias proteínas, bem como o seu *turnover*. Eles afetam a velocidade de contração muscular e o relaxamento. O metabolismo ósseo é estimulado pelos hormônios tireoidianos, notadamente a reabsorção, que pode aumentar mais que a formação em estados de excesso de hormônios tireoidianos, levando à osteopenia. O estímulo à reabsorção é demonstrado por hipercalciúria e aumento da excreção de hidroxiprolina.

USOS E LIMITAÇÕES DOS HORMÔNIOS TIREOIDIANOS

A principal indicação de uso dos hormônios tireoidianos é o hipotireoidismo, que se caracteriza por função diminuída da tireoide, que é o distúrbio de produção hormonal mais comum dessa glândula. Na grande maioria dos casos, o problema básico é na própria tireoide, com o hipotireoidismo primário, mas ele pode ser decorrente de uma alteração hipofisária com diminuição da produção de TSH, o hipotireoidismo secundário ou hipotalâmico, por diminuição dos níveis de TRH, e o hipotireoidismo terciário. Qualquer que seja o caso, o tratamento de reposição é com T_4 ou T_3, visto que TSH e TRH existem apenas para uso em procedimentos diagnósticos, sendo de uso parenteral e custo elevado.

A principal causa de hipotireoidismo é a tireoidite de Hashimoto, uma doença autoimune associada à presença de anticorpos contra a glândula. Nos jovens, ela normalmente se associa à presença de bócio; já nos idosos, a tireoide pode apresentar-se completamente destruída, e não há bócio. A doença de Graves, principal causa de hipertireoidismo, pode evoluir para um estado de hipotireoidismo após vários anos. O hipotireoidismo pode ainda ser transitório, fazendo parte do quadro de tireoidite subaguda. Algumas drogas, como carbonato de lítio, podem induzir hipotireoidismo. Uma causa também frequente é o hipotireoidismo pós-cirúrgico; a tireoidectomia pode ser total, como nos casos de câncer, ou subtotal, como nos casos de nódulos benignos, mas o tecido tireoidiano remanescente pode não ser suficiente para manter um equilíbrio.

A apresentação clínica inclui fadiga fácil, intolerância ao frio, ganho de peso, obstipação, alterações do ciclo menstrual e dor muscular. Ao exame físico observamos pele seca, mãos e face com aparência edemaciada, voz rouca e reflexos lentos. Alguns pacientes apresentam fácies bem característica, com aparência edemaciada e edema não depressível nas extremidades, devido à produção excessiva de uma substância hidrofílica no tecido subcutâneo. Há mixedema da língua, faringe, cordas vocais e pálpebras. A pele pode ter uma coloração amarelada nas palmas das mãos e dos pés, devido a uma alteração do metabolismo do betacaroteno. Todos os sistemas que necessitam de ações de tireoide para o seu funcionamento mostram evidências de um ritmo lento e funções prejudicadas.

Ao nível cardiovascular há uma contração diminuída, bradicardia e débito cardíaco menor. Pode haver um aumento das câmaras cardíacas por edema intersticial, cardiomiopatia com dilatação e derrame pericárdico, demonstrados facilmente pelo ecocardiograma. O eletrocardiograma evidencia baixa voltagem das ondas P e T e complexo QRS. Estudos mostram que a doença arterial coronariana é mais frequente em portadores de hipotireoidismo, e o aumento do colesterol pode ser um dos fatores determinantes. Esses pacientes podem estar protegidos pelo menor consumo de oxigênio da disfunção tireoidiana e a reposição hormonal deve ser bastante cuidadosa, lenta e monitorizada, para evitar eventos clínicos desagradáveis. A resistência vascular periférica está aumentada, e pode haver aumento da pressão arterial média.

A respiração é lenta, e a dificuldade em responder à hipoxia ou hipercapnia pode ser um grave problema no coma mixedematoso. A diminuição da motilidade intestinal pode ocasionar íleo paralítico. A filtração glomerular está diminuída, e a excreção de água, prejudicada. Anemia é um achado frequente, podendo ocorrer por diminuição da síntese de hemoglobina ou por deficiência de ferro, ácido fólico ou vitamina B, posto que a absorção desses está diminuída e a perda pode estar aumentada em mulheres com fluxo menstrual abundante.

Os pacientes hipotireoidianos são muito quietos e calmos; chamam atenção a letargia, dificuldade de concentração e lentidão dos reflexos. Alguns podem sofrer de depressão. Ao nível reprodutivo, observa-se com frequência alteração da secreção de LH e FSH, resultando em ciclos anovulatórios.

Atualmente, diagnosticamos cada vez mais pacientes que não apresentam os sintomas listados anteriormente ou apresentam apenas uma ou outra anormalidade isolada. O hipotireoidismo subclínico pode ser encontrado em um paciente depressivo que não mostra boa resposta aos esquemas antidepressivos comumente utilizados, ou numa paciente do sexo feminino com dificuldade de engravidar. Dworking et al. (1995) enfatizaram que a doença tireoidiana autoimune tem maiores repercussões em idosos e doentes. Por outro lado, Moore (1996) ressalta que, em jovens, alterações subclínicas têm um curso benigno. A facilidade que temos de realizar dosagens hormonais nos permite avaliar mais precocemente o eixo hipotálamo-hipófise-tireoidiano. Comumente solicitamos os níveis de T_3 e T_4 e TSH, não esquecendo que a dosagem de T_4 livre é de suma importância, pelos motivos já mencionados.

Em casos duvidosos, podemos fazer o teste de estímulo com TRH, sendo avaliada a resposta do TSH, que nesses casos está bastante aumentada. Após a introdução da T_4 livre e TSH ultrassensível, esse teste de estímulo com TRH tem sido utilizado com menor frequência. O TRH é injetado na dose de 200 a 400 µg por via endovenosa, e obtemos amostras de sangue no estado basal, após 30 a 60 minutos (em casos de suspeita de hipotireoidismo hipotalâmico, prolongamos até 90 minutos). A meia-vida do TRH é de apenas 5 minutos, os efeitos colaterais são muito pequenos, tais como gosto metálico, náuseas, desejo de urinar ou defecar, boca seca e, mais raramente, aumento da pressão arterial. Há um aumento associado da produção de prolactina. Em crianças, a dose a ser utilizada é de 7 µg/kg ou 400 µg/1,73 m².

As preparações de hormônios tireoidianos podem ser de quatro tipos: T_4 sintética, T_3 sintética, mistura de T_4 e T_3 sintéticas ou extratos de tireoide. A melhor forma, sem dúvida, é a tiroxina sintética, por sua maior confiabilidade e efeito farmacológico. A meia-vida da T_3 é menor, e pode haver variabilidade na absorção, bem como maior incidência de efeitos indesejáveis, como taquicardia em idosos. Clinicamente, a frequência cardíaca é o melhor parâmetro para se acompanhar o tratamento, mas o primeiro sinal de que a medicação iniciou o seu efeito é a perda de peso, devido a uma maior excreção de água. Laboratorialmente, devemos checar níveis de T_4, T_4 livre e TSH. Os níveis de T_4 livre são mais sujeitos a variações metodológicas, mas refletem a fração metabolicamente ativa.

Nos adultos jovens, a dose a ser injetada pode ser próxima da dose de manutenção, que fica em torno de 2,2 µg de T_4/kg. Alguns autores acham que se pode conseguir um bom controle com doses inferiores a 1,6 µg/kg. Essa preocupação surgiu após a observação de que doses de reposição elevadas podem caracterizar-se num estado de hipertireoidismo subclínico. Cummings et al. (1995) mostraram recentemente que o hipertireoidismo é um fator de risco importante para o desenvolvimento de osteoporose. Em meta-análise publicada em 1994, Faber & Galloe observaram que doses de supressão de T_4 levando a um hipertireoidismo subclínico têm maior efeito deletério sobre o osso quando as pacientes estão no período pós-menopausa, recomendando maior atenção no tratamento dessas mulheres.

Nos pacientes idosos, ou em casos de hipotireoidismo grave, ou ainda quando há associação com doenças cardíacas, a dose inicial deve ser menor, com aumentos gradativos em intervalos maiores. Pode-se começar com 12,5 a 25 µg de T_4, aumentando a dose na mesma proporção a cada 2 ou 4 semanas. Pacientes com possível insuficiência adrenal, como em casos de hipopituitarismo, devem ser inicialmente avaliados, e, se necessário, a reposição de corticoides deve ser feita antes de introduzir-se o hormônio tireoidiano.

Os testes laboratoriais para monitorização da dose só devem ser feitos após 4 a 6 semanas do início ou da modificação do esquema posológico, e o TSH é de suma importância. Um paciente clinicamente eutireoidiano, com T_4 livre normal mas TSH elevado, ainda precisa de um ajuste na sua dose. A obediência do paciente geralmente é boa, pois o paciente sente as modificações que ocorreram após a introdução da medicação. Esquecer de usar a medicação por 1 ou 2 dias não traz maiores problemas, devido à meia-vida elevada da tiroxina. Existem alguns grupos que vêm inclusive estudando o uso de uma dose única semanal.

Os efeitos colaterais são praticamente inexistentes, se a indicação for correta e a monitorização feita adequadamente, evitando-se o uso de doses elevadas. Em 1983, Van Dope et al. alertaram para a ocorrência de pseudotumor cerebral em duas crianças com tireoidite autoimune, logo após o início do tratamento, expressa clinicamente por cefaleia e papiledema bilateral sem sinais neurológicos de localização. Eles chamaram a atenção para a maior sensibilidade de pacientes na fase pré-puberal, sugerindo cuidado no acompanhamento desses pacientes.

COMA MIXEDEMATOSO

O coma mixedematoso é visto cada vez menos, pois o diagnóstico de hipertireoidismo é feito muito mais precocemente hoje em dia, evitando-se quadros extremos. Caracteriza um estado grave, reconhecido pela obnubilação mental e grave lentidão de todas as funções do organismo. Geralmente identificamos um fator predisponente, como exposição ao frio, infecção, trauma, procedimentos cirúrgicos e uso de depressores do sistema nervoso central. É um quadro dramático potencialmente fatal, com uma taxa de letalidade em torno de 60%, exigindo medidas emergenciais de suporte e a introdução de tratamento específico, mesmo antes da chegada dos resultados laboratoriais definitivos. Chamam a atenção a hipotermia, a bradicardia, a hipotensão, a depressão respiratória e o torpor.

Achados laboratoriais inespecíficos são hiponatremia, aumento de creatinofosfoquinase (CPK), desidrogenase lática (LDH), acidose e anemia.

A terapia inicial envolve o uso de hidrocortisona em doses de choque (100 mg via endovenosa a cada 6 horas), suporte respiratório, administração cuidadosa de líquido, preservação da temperatura corporal. O uso de hormônios tireoidianos deve ser também por via endovenosa, já que a absorção por via oral ou mesmo intramuscular está prejudicada. Tiroxina é dada em doses de 300 a 500 µg, para preencher os locais de ligação proteica e repor os níveis circulantes (7 µg/kg, que podem ser repetidos mais uma vez). Newmark propõe uma dose inicial mais baixa de 200 µg, seguida de 50 µg a cada 8 horas. A dose de manutenção é 75 a 100 µg/dia, devendo ser iniciada a partir do 2º ou 3º dia.

CRETINISMO

O hipotireoidismo neonatal, quando não tratado em tempo hábil, produz uma imagem triste, principalmente se lembrarmos que se trata de uma condição reversível quando conhecida e manipulada corretamente. São indivíduos com retardo mental, baixa estatura, aparência emaciada e sinais neurológicos de anormalidades piramidais e extrapiramidais. A tireoide é essencial para o crescimento normal e desenvolvimento do sistema nervoso central. A falta de hormônios tireoidianos diminui a interação neuronal e diminui a mielinização, podendo levar a marcha espástica, estrabismo e retardo mental. A proteína básica da mielina tem o seu gene regulado pelo hormônio tireoidiano. Os ossos e os dentes mostram uma maturação atrasada, que envolve retardo na união epifisária e na dentição.

Nos Estados Unidos, a incidência é de 1:5.000 na população branca e de 1:3.200 na população negra. Pode ser decorrente de agenesia da tireoide, bem como de um defeito na embriogênese em que a tireoide não migra de sua origem na fase da língua para o seu local usual na base do pescoço; é a tireoide ectópica. Podem ainda existir defeitos na biossíntese dos hormônios.

Os achados clínicos são aqueles do hipotireoidismo, além de outros observados no recém-nascido. A língua está aumentada, o apetite é pobre, a amamentação é muito lenta, a criança tem dificuldade na sucção, pode haver uma hérnia umbilical, as fontanelas se fecham tardiamente e a dentição é retardada.

Testes de triagem são feitos hoje em grande parte do mundo, buscando diagnosticar o hipotireoidismo quando ele ainda não mostra sinais evidentes. Sabe-se que, quanto mais precocemente for introduzida a medicação, melhores serão os resultados. No Brasil, o "teste do pezinho" já é bastante difundido nas grandes cidades. Alguns autores vêm estudando a possibilidade de fazer a dosagem hormonal com o sangue do cordão umbilical, que forneceria resultados mais precocemente, além de ser uma fonte de sangue em maior quantidade, o que permite repetições sem haver a necessidade de uma nova chamada do paciente, bem como termina com as situações em que o exame não é realizado por material insuficiente. Um nível de T_4 abaixo de 6 µg/dL ou TSH acima de 30 µg/mL é sugestivo de hipotireoidismo neonatal.

A terapia em recém-nascidos é iniciada com 25 µg/dia e aumenta nessa mesma proporção, em intervalos semanais, até atingir uma dose de manutenção de 7 a 15 µg/kg. A partir dos 6 meses e até 1 ano, a dose deve ficar entre 6 e 10 µg/kg/dia, e de 1 a 5 anos, de 2 a 5 µg/kg/dia. A partir dos 12 anos, consideram-se doses similares às dos adultos.

A monitorização é feita clinicamente e pela dosagem de T_4 livre e total e de TSH. Vale ressaltar que a velocidade de crescimento é um parâmetro importante, bem como a idade óssea. Diferentemente dos adultos, uma criança tireoidiana, bem compensada, pode apresentar níveis normais de T_4 e TSH elevado, pois o eixo hipotálamo-hipofisário ainda não está completamente amadurecido; assim, a T_4 livre é o melhor parâmetro para avaliação.

TERAPIA SUPRESSIVA

Além da terapia de reposição vista anteriormente, os hormônios tireoidianos podem ser utilizados para suprimir níveis de TSH em pacientes portadores de nódulos, bócio difuso, câncer da tireoide, ou ainda para impedir a formação de neoplasias da tireoide após a exposição à radiação ionizante. Esse uso baseia-se no fato de que as células tireoidianas e neoplásicas se desenvolvem e crescem pelo estímulo do TSH. O uso de hormônio exógeno leva a diminuição de TSH, por mecanismo de *feedback* negativo. As doses utilizadas variam entre 2,5 e 3 µg/kg/dia de tiroxina.

O bócio e os nódulos tireoidianos são as endocrinopatias mais frequentes, esses últimos com uma prevalência de 4% a 7%, se considerarmos apenas os que são clinicamente aparentes. A prevalência de câncer em portadores de nódulos situa-se entre 8% e 10%. A avaliação básica desses, hoje em dia, passa obrigatoriamente pela punção aspirativa com agulha fina, que define o tipo citológico e indica quais os pacientes que devem se submeter a cirurgia. Os nódulos considerados benignos devem ter, na grande maioria, acompanhamento clínico. O uso de hormônios tireoidianos em nódulos tornou-se controverso, pois a taxa de sucesso na literatura varia de 0% a 68%, conforme evidenciado por Ridgway (1992). Vários são os estudos que demonstram diminuição espontânea dos nódulos, ou ainda falência na involução com o uso da tiroxina. Por outro lado, outros estudos defendem essa utilização. Após tireoidectomia subtotal para nódulos benignos, parece que é benéfico o uso de T_4 para evitar um aumento na produção de TSH.

Em casos de câncer da tireoide, indica-se a cirurgia, seguida do uso de iodo radioativo para ablação de tecido remanescente. O passo seguinte é a introdução de hormônio tireoidiano, com objetivo duplo: reposição e supressão. Dessa forma, o objetivo não é apenas deixar o paciente eutireoidiano, mas, ao contrário, induz-se um hipertireoidismo subclínico, pois buscam-se níveis de TSH inferiores ao normal. Imagina-se que assim se controla o mínimo estímulo para que células tireoidianas e neoplásicas voltem a desenvolver-se. Esse uso é amplamente aceito, e a maior preocupação reside no estímulo à reabsorção óssea e no controle de pacientes que apresentam doença cardíaca subjacente. Em pacientes pós-menopáusicas, devemos nos preocupar em manter uma ingesta adequada de cálcio e eliminar outros fatores de risco para osteoporose, como o fumo e o álcool. Vários trabalhos, como o de Fazio *et al.* (1995), mostraram que o uso crônico de tiroxina pode induzir alterações cardíacas como hipertrofia e disfunção diastólica.

Em pacientes submetidos a radioterapia, discute-se o uso de terapia supressiva para evitar o aparecimento de lesões tireoidianas. DeGroot (1989) defende a teoria de que não há efeito se o exame da tireoide é normal; por outro lado, o autor recomenda o uso de terapia supressiva após tireoidectomia parcial de nódulos em pacientes anteriormente irradiados ou ainda quando a dose de irradiação foi muito grande, como, por exemplo, no tratamento da doença de Hodgkin e de tumores de mama.

USO EM SITUAÇÕES ESPECIAIS

Gestação

Os hormônios tireoidianos atravessam a placenta em quantidade muito pequena. A manutenção de um equilíbrio hormonal nessa fase é de suma importância, pois o hiper- ou hipotireoidismo estão associados a maior frequência de aborto espontâneo e desenvolvimento fetal anormal. Durante a gestação, os efeitos do estrógeno no fígado levam a um aumento nos níveis de TBG, chegando a duas a três vezes o valor inicial. Isso pode ocasionar uma necessidade de reajuste da dose em pacientes anteriormente bem compensadas, pois o nível do hormônio livre deve permanecer normal. McDougall & Maclin (1995) acompanharam um grupo de gestantes hipotireoidianas e observaram que a dose usada aumenta em média em 36 µg, retornando aos valores iniciais para o parto. A partir do 2º semestre há estabilização. Glinoer *et al.* (1991) enfatizam a necessidade de vigilância das pacientes com anormalidades tireoidianas, pois após o parto pode haver maior taxa de abortos espontâneos, bem como piora da patologia tireoidiana básica.

Novas indicações têm sido estudadas na medicina pré-natal, com o objetivo de tratar o feto. Van Loon *et al.* (1995) mostraram o uso de tiroxina no líquido amniótico para tratar um feto com bócio e hipotireoidismo. Pesquisas mais recentes tentam mostrar que tiroxina injetada no líquido amniótico pode ajudar na maturação pulmonar, diminuindo as complicações respiratórias de recém-nascidos prematuros.

Redução de peso

O uso de hormônios tireoidianos em pacientes eutireoidianos não é recomendado. Sabemos que a T_4 e T_3 levam mais a maior perda de tecido magro, ou proteína, que de gordura. Além disso, o hipertireoidismo pode ocasionar arritmias cardíacas.

Uso de tri-iodotironina

A meia-vida da T_3 é mais rápida, e o início e a duração de ação são menores; assim, normalmente, não utilizamos esse composto para tratamento crônico. Utiliza-se tri-iodotironina quando se deseja uma ação mais rápida e menos duradoura, como, por exemplo, na realização de testes de supressão, para avaliar a autonomia de nódulos quentes à cintilografia (que captam mais iodo que o tecido tireoidiano adjacente). Outra indicação é a preparação para cintilografia de corpo inteiro de pacientes operados previamente por câncer da tireoide. Esses pacientes em uso crônico de T_4 apresentam níveis elevados de TSH, o que indica a suspensão da tiroxina por 4 a 6 semanas antes do procedimento. Passamos então a utilizar T_3 no lugar da T_4, que precisa ser suspensa apenas 15 dias antes da cintilografia, já que a sua meia-vida e eliminação são bem mais rápidas e permitem uma elevação do TSH nesse período menor.

SUPERDOSAGEM

Acidentalmente, ou mesmo voluntariamente, podem ser ingeridas doses excessivas de hormônios tireoidianos exógenos. Nesses casos, deve-se proceder a lavagem gástrica e uso de eméticos. Quando a substância ingerida for a tiroxina, podem-se utilizar também medicações que inibam a conversão periférica de T_4 em T_3, como o propiltiouracil ou o ácido iopanoico. Glicocorticoides e propranolol podem ser utilizados por diminuírem os efeitos periféricos.

DROGAS ANTITIREOIDIANAS

Drogas antitireoidianas são aquelas que interferem na função dos hormônios tireoidianos, podendo interferir no metabolismo do iodo, na formação hormonal, na liberação dos hormônios pela tireoide, ou ainda nos passos finais que determinam os efeitos da T_3. Algumas delas são utilizadas clinicamente, e as etapas envolvidas são as seguintes:

a) transporte de iodo – perclorato, tiocianato, pertecnetato, fluoroborato;
b) iodação da tireoglobulina – propiltiouracil, metimazol, carbamazol, iodo, tiocianato, sulfonamidas;
c) acoplamento das iodotironinas – propiltiouracil, metimazol, carbimazol, sulfonamidas;
d) liberação dos hormônios – lítio, iodo;
e) desiodação das iodotironinas – amiodarona, agentes colecistográficos orais;
f) excreção dos hormônios – fenobarbital, rifampicina, carbamazepina, fenitoína;

Quadro 78.1 Preparações comerciais disponíveis no Brasil

Droga	Nome Comercial	Apresentação	Laboratório
L-tiroxina	Puran T_4	25 ou 100 µg	Sanofi Winthrop
	Tetroid	50 ou 100 µg	Aché
L-tri-iodotironina	Cynomel	25 ou 50 µg	Enila
L-tiroxina	Tyroplus	15 µg T_3 + 60 µg T_4 ou 45 µg T_3 + 180 µg T_4	Enila

g) ação dos hormônios – amiodarona, análogos da tiroxina, propranolol, bloqueadores dos canais de cálcio.

Tioamidas

São derivados cíclicos da tioureia, descobertos acidentalmente em 1928, com a observação de desenvolvimento de bócio em coelhos alimentados com couve. Os estudos continuaram até a descoberta de que o bócio era causado por uma diminuição da síntese de hormônios tireoidianos e consequente aumento da TSH. Possuem um grupo de tiocarbamida, e em alguns um átomo de nitrogênio é substituído por oxigênio ou enxofre. Atualmente, são três os compostos estudados: propiltiouracil (6-n-propil-2-tiouracil), metimazol (1-metil-2-mercaptoimidazol), carbimazol (1-metil-2-tio-3-etoxicarvonilimidazol); esse último é rapidamente convertido em metimazol. O propiltiouracil (PTU) é um derivado pirimidínico, enquanto o metimazol (MMI) e o carbimazol (CMI) são imidazóis. O propiltiouracil é o maior representante do grupo, por ser o mais utilizado.

FARMACOCINÉTICA

Tanto o PTU como o MMI são rapidamente absorvidos (20 a 30 minutos) após administração oral, e a excreção é basicamente renal. Essas drogas se acumulam na tireoide, e seus efeitos podem ser percebidos por até 8 horas após a administração; todavia, a duração da PTU é menor do que a do MMI. A meia-vida do propiltiouracil é de aproximadamente 2 horas, e a do MMI é de 6 horas. Ambas as drogas são secretadas no leite materno, porém o metimazol atravessa a barreira placentária numa proporção 10 vezes maior do que o propiltiouracil.

Yeung *et al.* (1995) relataram a eficácia da administração retal de propiltiouracil em um paciente com crise tireotóxica e obstrução intestinal.

MECANISMO DE AÇÃO

As tioamidas são as drogas mais utilizadas para o tratamento do hipertireoidismo, e sua principal ação é a diminuição da produção de hormônios tireoidianos dentro da glândula. Elas inibem a tireoide peroxidase, a enzima que catalisa a iodação das tirosinas, bem como o acoplamento das iodotirosinas (MIT e DIT). O grau de inibição é dose-dependente, mas o acoplamento é mais sensível que a iodação. A liberação dos hormônios não é afetada; assim, embora o início de ação desses medicamentos seja rápido, seus efeitos clínicos demoram a aparecer, pois o hormônio pré-formado continua a chegar na circulação. Conclui-se, portanto, que elas não são drogas recomendáveis em situações de emergência como a crise tireotóxica.

O propiltiouracil, mas não o metimazol, inibe a conversão periférica de T_4 em T_3, o que é um efeito complementar importante. Algumas evidências também apontam para um possível efeito das tioamidas na diminuição da produção de imunoglobulina estimuladora da tireoide. Alguns autores, no entanto, acham que isso se deve à própria melhora do hipertireoidismo, afetando favoravelmente o sistema imunológico, posto que o fenômeno também foi demonstrado com o perclorato.

TOXICIDADE

Reações adversas leves incluem *rash*, urticária e queda de cabelo e podem atingir 2% a 12% dos pacientes, geralmente ocorrendo nos 2 primeiros meses de terapia; são transitórias, apesar da continuidade do tratamento. Reações mais graves ocorrem em 2 a 3:1.000 pacientes. A mais grave é a agranulocitose, de início rápido, donde não haver justificativa para contagens periódicas de leucócitos. Frequentemente aparente por febre e amigdalite, é dose-dependente para o metimazol, mas não existe tal relação com o propiltiouracil. Pode ocorrer em pouco tempo de uso da medicação, ou ainda mais tardiamente. A retirada da medicação faz com que os leucócitos retornem a níveis normais. Estudos recentes (Tamai *et al.*, 1996) mostraram que parece haver uma associação entre a ocorrência de agranulocitose e antígenos de histocompatibilidade (HLA) específicos. Os efeitos colaterais ocorrem em igual proporção para todas as tioamidas, e geralmente a troca para outra medicação é bem tolerada, já que a sensibilização cruzada é incomum. No caso das reações adversas graves, no entanto, não se recomenda a troca por medicações similares.

Efeitos colaterais menos frequentes são artralgias, parestesias, cefaleia, náusea, pigmentação da pele. Pode haver alteração dos testes de função hepática, mas hepatite é rara (Singh & Thakur, 1995), bem como nefrite. Alguns relatos sobre a ocorrência de glomerulonefrite, com a presença de crescentes na biópsia, têm surgido na literatura (D'Cruz *et al.*, 1995; Tanemoto *et al.*, 1995). Esse evento, no entanto, pode estar associado à própria doença básica, pois patologias autoimunes podem aparecer simultaneamente. Kawachi *et al.* (1995) descreveram desenvolvimento de vasculite associado ao uso de metimazol.

Evidências recentes (Genter *et al.* 1995; Brittebo, 1995) estudam a toxicidade olfatória do metimazol em ratos, o que não ocorreria com o propiltiouracil.

INDICAÇÕES

O estado de hiperfunção tireoidiana é a grande indicação para o uso das tioamidas, independentemente da causa básica, pois, como visto anteriormente, elas agem diminuindo os níveis hormonais. O hipertireoidismo tem na grande maioria das vezes uma base imunológica. A etiologia mais frequente é a doença de Graves, cuja tríade é composta de hipertireoidismo, bócio difuso e oftalmopatia. Nódulos autônomos, como na doença de Plummer e tireoide subaguda, são outras causas. Menos frequentemente, podem encontrar tumores hipofisários produtores de TSH, mola hidatiforme e *struma ovarii*, esses por produção anômala de T_3 e T_4. Na doença de Graves, os linfócitos secretam uma imunoglobulina com efeito estimulador, semelhante ao TSH, que se liga ao mesmo receptor, com uma duração do efeito maior do que a da tireotropina.

O quadro clínico é o oposto do hipotireoidismo visto anteriormente. As manifestações comuns incluem palpitações, fadiga fácil, tremores, sudorese excessiva, intolerância ao calor, nervosismo e diarreia. O apetite é exagerado, mas há perda de peso. Fraqueza muscular pode ser um achado proeminente, principalmente em idosos. Em crianças, observamos um crescimento rápido, com maturação óssea acelerada.

O metabolismo basal está aumentado, bem como o consumo de oxigênio. No sistema cardiovascular, temos taquicardia e algumas vezes arritmias e insuficiência cardíaca de alto débito nos pacientes cronicamente descompensados. Como mostrado por Kahaly *et al.* (1996), a capacidade para o exercício está diminuída por alterações cardiopulmonares. Parece haver aumento dos níveis de receptores beta-adrenérgicos, bem como amplificação da ação dos hormônios adrenérgicos.

Os pacientes são ansiosos, inquietos, não dormem bem. Há relatos na literatura mostrando a ocorrência de paralisia periódica hipocalêmica, devido à maior entrada de potássio na célula, por maior atividade da bomba de Na^+, K^+-ATPase. A pele é fina e macia, e os cabelos são oleosos.

A oftalmopatia varia muito de gravidade, não tendo relação com o estado funcional da tireoide, daí ficar mais clara a base imunológica. Encontramos pacientes que mostram apenas um olhar fixo e brilhante, retração palpebral, até outros com exoftalmia importante, que impede a completa oclusão do olho, além de edemas de partes moles, representando o acúmulo de mucopolissacarídios na musculatura externa da órbita. Garrity (1992) observou envolvimento ocular em 75% dos pacientes com doença de Graves, quando avaliados por tomografia computadorizada de órbita. O envolvimento é grave em 3% a 5% dos pacientes.

As tioamidas são a mola mestra para o controle desse quadro, utilizadas isoladamente ou em associação. A dose inicial varia com a gravidade do quadro e pode ser diminuída à medida que as manifestações vão diminuindo em intensidade. O controle a longo prazo é um parâmetro importante de supressibilidade. Essas medicações podem ser utilizadas como terapêutica definitiva ou ainda como um preparo do paciente para se submeter à cirurgia, visto que a taxa de complicações é muito menor quando eles estão clinicamente eutireoidianos antes de se submeterem ao procedimento cirúrgico.

PTU e MMI são utilizados nos Estados Unidos, e o carbimazol é mais frequentemente usado na Inglaterra. O metimazol é cerca de 10 vezes mais potente que o propiltiouracil. A dose inicial geralmente é de 100 mg de propiltiouracil, 10 mg de metimazol ou 10 mg de carbimazol a cada 8 horas; em casos mais graves pode-se dobrar a dose inicial. A dose máxima do PTU é de 300 mg a cada 6 horas e de 30 mg a cada 8 horas para o MMI. O metimazol também se mostra eficaz em dose única, e é preferido em pacientes que têm dificuldade de aderir a esquemas de múltiplas doses (Nicholas et al., 1995). Quando se consegue o controle do quadro, fica-se com uma dose de manutenção baixa de 50 a 200 mg de PTU ou de 5 a 20 mg de MMI. A resposta clínica torna-se evidente em 3 a 4 semanas, após queda dos hormônios estocados, podendo exigir um tempo maior em bócios muito grandes ou no bócio nodular. O seguimento laboratorial deve ser feito a cada 2 a 4 meses. Em casos que requerem uso parenteral, o MMI, mais solúvel, é diluído em solução salina e esterilizada.

Doses elevadas podem induzir hipotireoidismo, que pode desaparecer com o simples ajuste da dose de tioamida. Em alguns casos, no entanto, pode ser necessária a introdução de tiroxina. Cerca de 50% dos pacientes tratados clinicamente por 1 ano apresentam remissões duradouras ou mesmo definitivas. Alguns autores defendem o uso de T_4 em associação com as drogas antitireoidianas, argumentando que as taxas de remissão aumentam, como mostrado por Hashizume et al. em 1991. A diminuição do bócio dos anticorpos antitireoidianos e uma resposta normal ao estímulo do TRH apontam para uma remissão completa. De acordo com as observações de Benker et al. (1995), o nível de T_3, antes de iniciado o tratamento, é também um fator prenunciador de respostas às drogas antitireoidianas.

Terapia auxiliar no hipertireoidismo deve ser sempre considerada. Os betabloqueadores melhoram muito os sintomas desconfortáveis como palpitações e tremores. Os receptores adrenérgicos estão aumentados no hipertireoidismo. Bloqueadores dos canais de cálcio representam uma segunda escolha para controlar a taquicardia e as arritmias supraventriculares. Drogas como o fenobarbital melhoram o padrão de sono e ainda aceleram a metabolização hepática dos hormônios tireoidianos, por estímulo a enzimas específicas.

Iodo

O iodo foi descoberto em 1812 por Courtois, e sua relação com o bócio endêmico foi estabelecida em 1920. Plummer foi o primeiro a relatar o uso de iodo no hipertireoidismo. O iodo que está presente na natureza é o ^{127}I.

FARMACOCINÉTICA

A absorção é feita no intestino delgado e a excreção é predominantemente renal, por filtração. A tireoide, as glândulas salivares, a mucosa gástrica e a glândula mamária captam o iodo da circulação. Ao contrário, o plexo coroide no cérebro e o corpo ciliar do olho transportam iodo para o plasma.

MECANISMO DE AÇÃO

O iodo reduz a secreção de hormônio tireoidiano pela inibição de sua síntese e liberação, além do efeito que o próprio íon tem de controlar o seu transporte para dentro da glândula. Sabemos que são efeitos incompletos, que requerem altas concentrações para que ocorram. Doses elevadas de iodo inibem a organificação e diminuem a hormonogênese; é o chamado efeito de Wolff-Chaikoff, que ocorrre provavelmente por inibição da geração de H_2O_2, devido ao alto conteúdo intratireoidiano de iodo. H_2O_2 participa nos processos que envolvem a peroxidase. O efeito é transitório, ocorrendo um fenômeno de escape, através da redução do transporte de iodo para dentro da tireoide, o que diminui os seus níveis intracelulares, permitindo que a hormonogênese se processe normal-

Quadro 78.2 Preparações comerciais disponíveis no Brasil

Droga	Nome Comercial	Apresentação	Laboratório
Propiltiouracil	Propiltiouracil	100 mg	Bilob
Metimazol	Tapazol	5 mg	Eli Lilly

mente. T_3 e T_4 começam a diminuir em 24 horas, chegando ao mínimo em 1 ou 2 semanas. A inibição rápida da liberação de hormônios pré-formados justifica o seu uso no tireotoxicose; os efeitos são observados clinicamente em 24 horas.

INDICAÇÕES

O início de ação relativamente rápido coloca o iodo no grupo das drogas utilizadas na crise tireotóxica. É um quadro grave em que os sintomas do hipertireoidismo estão exacerbados. Observamos febre, náusea, vômitos, diarreia, agitação e confusão; coma e morte podem ocorrer em 20% dos indivíduos. Como o efeito do iodo é incompleto, deve-se usar associadamente uma droga que tenha uma ação sobre a síntese dos hormônios, como o propiltiouracil. A sequência de administração é importantíssima: primeiro uma tioamida, depois de um intervalo de 1 hora o iodo, para evitar que mais hormônio se forme com o iodo administrado. Nesse caso, preferimos o propiltiouracil, pois ele tem uma ação auxiliar na diminuição da conversão periférica da tiroxina. Dexametasona e betabloqueadores podem também ser utilizados.

Outra indicação é no preparo de pacientes hipertireoidianos para a cirurgia. A inibição da secreção hormonal resulta na retenção de coloide dentro dos folículos, e, consequentemente, há uma involução da hiperplasia celular. Isso faz com que a glândula fique menos friável e com uma vascularização menor, facilitando o manejo cirúrgico. Da mesma forma, pode ser utilizado no hipotireoidismo neonatal grave.

Após a exposição acidental a iodo radioativo, o iodo pode ser utilizado para proteger a glândula, pois haveria uma diluição do radioisótopo. A captação do iodo radioativo é inversamente proporcional à concentração sérica do iodo estável. Deve ser administrado pelo menos 30 minutos e não mais que 12 horas após a exposição. A dose recomendada é de 130 mg de iodeto de potássio, ou 100 mg de iodo administrados diariamente, que podem diminuir em até 90% a captação do iodo radioativo.

A solução de lugol contém 5% de I, 10% de KI e aproximadamente 7 mg de iodo por gota. Na maioria dos casos, cerca de 6 mg de KI são suficientes para controlar o hipertireoidismo. Na prática, doses maiores são frequentemente utilizadas: 3 a 5 gotas 3 vezes ao dia. No preparo pré-operatório, utiliza-se o iodo por 7 a 10 dias. Tan et al. (1989) mostraram que após 5 dias já se observa diminuição dos níveis circulantes de T_3 e T_4. Na crise tireotóxica utiliza-se NaI 0,5 a 1 g/dia por via endovenosa. Para proteger a glândula do iodo radioativo, a dose indicada é de 130 mg de KI.

TOXICIDADE

Reações adversas graves ocorrem raramente em indivíduos suscetíveis, como síndrome tipo doença do soro com angioedema, lesões de pele hemorrágicas em pacientes com vasculite, com baixa de complemento. Outras reações menos graves e um pouco mais frequentes incluem sialoadenite, conjuntivite, artralgias, aumento de linfonodos, gosto metálico. Portadores de bócio nodular autônomo podem desenvolver hipertireoidismo.

Iodo radioativo e tecnécio

Fermi, em 1934, produziu o primeiro iodo radioativo, e a primeira utilização terapêutica data de 1942, no hipertireoidismo.

Existem várias formas de iodo radioativo utilizadas com fins diagnósticos na realização de cintilografia que permitem avaliar a morfologia e a função da glândula, o que é imprescindível no estudo dos nódulos. Apenas dois isótopos são utilizados para fins terapêuticos, o ^{131}I e o ^{125}I.

O tecnécio, na forma de pertecnetato, é bastante utilizado, pois fornece imagens com boas características, aliado a uma dose de radiação baixa. Ele é captado pela tireoide, mas não organificado.

FARMACOCINÉTICA

O iodo radioativo, mesmo em doses elevadas, representa uma proporção pequena quando comparado ao iodo ingerido na dieta. Ele será captado de acordo com o estado prévio do íon no organismo. A meia-vida do ^{131}I é de 8 dias, que no hipertireoidismo estará diminuída para cerca de 6 dias. Por outro lado, a taxa de secreção pela tireoide é lenta, chegando a 90 dias.

O efeito terapêutico é proporcional à concentração de iodo no tecido. Nesse sentido influem o volume da glândula e a taxa de captação e de secreção. A captação, por sua vez, relaciona-se com a capacidade de organificação e liberação dos hormônios. Em alguns casos de câncer, a organificação está comprometida.

MECANISMO DE AÇÃO

O isótopo radioativo destrói a integridade da glândula, e é utilizado com fins terapêuticos no hipertireoidismo, em nódulos autônomos e no câncer da tireoide. Em doses mais baixas, é usado com fins diagnósticos nas cintilografias. A radiação beta é a responsável pelo dano ao tecido, tendo um alcance de 0,4 a 2 mm no tecido. No hipertireoidismo, tenta-se administrar uma dose que não destrua completamente a glândula. No câncer, é utilizado como um tratamento complementar para queimar tecido residual deixado após procedimento cirúrgico.

INDICAÇÕES

A radioterapia no hipertireoidismo é um método eficaz e relativamente seguro. Não deve ser administrado em gestantes, principalmente após o 1º trimestre, quando a tireoide fetal já é capaz de captar o íon. Até o momento, não há provas de que aumente a incidência de neoplasias, pois o efeito é mais destrutivo que mutagênico. Pode haver uma exacerbação do hipertireoidismo devido a maior liberação de hormônio pré-formado do tecido lesado, e isso é importante em pacientes com doenças cardíacas. A maior complicação da radioterapia é o hipotireoidismo, que pode ocorrer na evolução natural da doença de Graves, mas cuja incidência aumenta em doentes tratados com o radioisótopo.

No tratamento do câncer podem ser necessárias doses repetitivas, posto que o objetivo é a destruição total. Radiações repetidas em altas doses podem induzir leucemia ou aplasia medular. Metástases pulmonares podem acabar lesando tecido adjacente, pois o volume dessas lesões não é suficiente para absorver toda a radiação, e então porções não comprometidas podem ser atingidas.

O ^{131}I é apresentado na forma de Na^{131}I, em solução ou cápsulas gelatinosas, administradas por via oral. O ^{123}I é apresentado em solução, apenas para uso diagnóstico, não é isotopicamente puro, e num período curto pode estar contaminado com isótopos de meia-vida longa, que alteram suas propriedades químicas e segurança.

No hipertireoidismo, a dose de 80 µCi por grama de tecido pode ser usada, fornecendo 7.000 rads para a glândula. A captação de iodo em 24 horas determina a dose que deve ser dada por via oral. O controle do hipertireoidismo é lento, e terapia medicamentosa é necessária para manter o quadro sob controle, sendo utilizados propranolol e propiltiouracil após alguns dias. A dose pode ser repetida após 6 meses se os resultados desejados não forem alcançados. O hipotireoidismo ocorre numa taxa de aproximadamente 2% ao ano e aumenta mais tardiamente; essa é a grande desvantagem dessa modalidade de tratamento. Esse procedimento é do tipo ambulatorial. O paciente normalmente se queixa de dor no local, e o hipertireoidismo é gradualmente controlado num período de 2 a 3 meses. Farrar e Toft (1991) ressaltam que a radioterapia é a forma mais barata de tratar o hipertireoidismo, sendo bastante eficaz quando o bócio é difuso, mas com baixa eficácia no bócio multinodular.

No câncer, o iodo pode ser usado para destruir tecido tireoidiano remanescente pós-tireoidectomia, tratar metástases regionais em linfonodos ou ainda para metástases a distância. Para destruir completamente tecido tireoidiano, a dose usual é de 100 mCi em metástases a distância. O paciente precisa ser internado em instalações adequadas para proteger outras pessoas da exposição à radiação.

Lítio

A partir de 1948, o lítio passou a ser usado em distúrbios psiquiátricos, devido aos seus efeitos antimaníacos. Em 1968, observou-se que pacientes que recebiam lítio passavam a apresentar bócio e hipotireoidismo.

FARMACOCINÉTICA

Bem absorvido por via oral, atinge um pico no sangue em 2 a 4 horas e tem uma meia-vida de 12 a 24 horas. Com a administração constante, atinge um equilíbrio em 5 a 6 dias. É seletivamente concentrado pela glândula tireoide e eliminado por via renal.

MECANISMO DE AÇÃO

O lítio diminui a liberação do hormônio tireoidiano, interferindo na resposta ao TSH e ao AMP cíclico. Vale ressaltar que seu efeito não é completo. Secundariamente, ele diminui o *clearance* da tiroxina da circulação. Pode potencializar a ação do iodo radioativo se a sua meia-vida estiver diminuída.

Possui outras ações em vários tecidos. Ele interfere na ação do hormônio antidiurético, levando a maior excreção de água, e aumenta a produção de granulócitos.

INDICAÇÕES

Pode ser utilizado, juntamente com o iodo, na crise tireotóxica, mas seus efeitos tóxicos exigem muita cautela no seu uso. Atualmente, só é usado quando não se dispõe de outros agentes mais seguros. Outra possibilidade de uso seria em situações em que a meia-vida do iodo esteja diminuída, como em alguns casos de câncer, para potencializar o efeito do íon.

A preparação utilizada é o carbonato de lítio; a dose recomendada é a mesma para uso psiquiátrico: 0,6 a 1,2 mEq/L. Inicialmente, administram-se 600 mg seguidos de 300 mg, 3 a 4 vezes por dia. A monitorização dos níveis sanguíneos é indispensável, sendo realizada em amostra pela manhã, antes de a dose seguinte ser administrada.

TOXICIDADE

Em doses elevadas, pode causar reações adversas sérias nos sistemas nervoso e cardiovascular. Podem-se desenvolver arritmias, bloqueio AV, confusão mental e até mesmo coma. Isso pode ser evitado pela monitorização com fotometria de chama.

Perclorato

É um íon monovalente complexo cuja ação no metabolismo do iodo foi mostrada inicialmente por Wyngaarden em 1951. Interfere no transporte de iodo para a tireoide. Outros íons, como o pertecnetato e o tiocianato, possuem a mesma propriedade, podendo, inclusive, ter maior afinidade para o transporte que o próprio iodeto. O tiocianato também interfere na iodação; couve, fumo e nitroprussiato de sódio são fontes desse ânion. O pertecnetato é usado em estudo de imagem, como visto anteriormente.

Ele bloqueia a captação do iodeto pela célula folicular e é utilizado para avaliar em que extensão o iodo acumulado pela tireoide é organificado. O bloqueio é superado com alta ingestão de iodo. Tem um papel na avaliação de defeitos da organificação, principalmente no bócio congênito. Alguns autores acham que ele diminui a produção de imunoglobulinas estimuladoras da tireoide na doença de Graves.

Alguns relatos de agranulocitose e nefrose com o uso crônico de perclorato levaram à descontinuação do seu uso no tratamento do hipertireoidismo. No entanto, não há toxicidade grave com o uso de uma dose única de perclorato.

Outras drogas com efeito antitireoidiano

Meios de contraste iodados, como o iodopaco e o ácido iopanoico, inibem a conversão periférica de T_4 em T_3. Além disso, devido à oferta de iodo, pode-se observar diminuição da liberação de hormônio, podendo ser utilizados em crise tireotóxica e em situações nas quais iodeto ou tionamidas estejam contraindicados.

Tiopental e hipoglicemiantes orais da classe das sulfonilureias têm uma ação antitireoidiana fraca, mas que não é importante nas doses usualmente utilizadas. Dimercaprol e aminoglutetimida são outras drogas com a mesma ação, mas cujo uso não é muito frequente.

Amiodarona é uma droga cuja molécula é rica em iodo; é utilizada no tratamento de arritmias, com efeitos complexos sobre a glândula tireoide. Sua ação vai depender da concentração de iodo do organismo. Em áreas de deficiência de iodo, o hipertireoidismo predomina, pelo iodo oferecido ou por tireoidite. Em regiões com aporte suficiente de iodo, há mais comumente hipotireoidismo. Ela é um inibidor potente da conversão periférica de tiroxina. Seu principal metabólito, a desmetilamiodarona, diminui a ligação da T_3 com o receptor celular.

Analisamos as diversas drogas antireoidianas, apontando para o uso de cada uma nas situações específicas. O hipertireoidismo implica basicamente três possibilidades terapêuticas: medicamentosa, cirúrgica ou com iodo radioativo. Vários são os fatores que influenciarão na escolha de uma delas. Em princípio, todo paciente deve receber tratamento clínico, e, com a evolução, podemos optar por outras modalidades. Às vezes, inclusive, as modalidades são adjuvantes. Vale ressaltar que não há um consenso sobre qual a melhor opção para determinado paciente, e aspectos culturais, bem como a experiência de determinado centro, podem influir na condução terapêutica dos pacientes.

Muitos indivíduos irão apresentar remissão completa após uso prolongado dos tioamidas (cerca de 12 a 18 meses). Pacientes com bócio muito grande, obediência ruim para manter medicações cronicamente, ou ainda aqueles que não mostram uma boa resposta após alguns meses de tratamento, devem ser avaliados para cirurgia ou radioterapia.

Situações especiais como gestação, doenças associadas e pacientes jovens ou idosos devem merecer consideração especial. A abordagem cirúrgica pode ser difícil em crianças ou impor maiores riscos em idosos. Por outro lado, alguns autores consideram a possibilidade de indução de neoplasias ou os efeitos radioativos para as gônadas em adultos jovens. Após o período reprodutivo, o iodo radioativo parece ser a terapia com menor risco. Durante a gestação, as tioamidas podem ser utilizadas com segurança em doses moderadas a baixas; a radioterapia não é aconselhável. Momotani et al. (1989) estudaram recém-nascidos de mães que utilizavam drogas antitireoidianas durante a gestação e a amamentação e observaram que, apesar de alterações no sangue do cordão, a função tireoidiana dessas crianças se recuperava e não era afetada pela amamentação. Pacientes com doença cardiovascular têm um maior risco operatório, devendo ser previamente bem controlados para evitar exacerbação do hipertireoidismo e piora no quadro cardíaco, com a manipulação da glândula. Com o iodo radioativo, essa exacerbação pode ocorrer após o tratamento devido a tireoidite actínica que pode ocasionar liberação de hormônio pré-formados; assim, o paciente deve receber drogas antitireoidianas como terapia auxiliar. Acredita-se que a radioterapia piore a oftalmopatia, e vários autores evitam o seu uso nessa situação.

Na crise tireotóxica, devem-se preferir drogas de efeito mais rápido. Dessa forma, está indicado o uso de iodo ou lítio para inibir a liberação de hormônios, propranolol, devido aos seus efeitos anti-hormonais periféricos, propiltiouracil, que inibe a conversão periférica da tiroxina. Esse último deve, inclusive, ser administrado antes do iodo para impedir que mais hormônio se forme com o íon administrado; sua ação não interfere na liberação dos hormônios estocados.

Conclui-se que existem opções e que cada caso deve ser examinado cuidadosamente, para que se adote a opção mais adequada para o paciente em questão.

REFERÊNCIAS BIBLIOGRÁFICAS

1. ASCOLI, M. e SEGALOFF, D.L. Adenohypophyseal hormones and their hipothalamic factors. In: GOODMAN & GILMAN (eds.). The Pharmacological Basis of Therapeutics. 9th ed., McGraw-Hill, New York, 1996.
2. BAYER, M.F. Efective laboratory evaluation of thyroid status. Med. Clin. N. Am., 75:1-25, 1991.
3. BENKER, G. VITTI, P., KAHALY, G., RAUE, F. TEGLER, L., HIRCHE, H. e REINWEIN, D. Response to methimazole in Grave's disease. The European Multicenter Study Group. Clin. Endocrinol. Oxf., 43:257-63, 1995.
4. BEVENGA, S., BARTOLONE, L., SQUADRITO, S., LO-GIUDICE, F. e TRIMARCHI, F. Delayed intestinal absorption of levothyroxine. Thyroid, 5:249-53, 1995.
5. BISI, H., FERNANDES, V.S.O., CAMARGO, R.Y.A., ABDO, A.H. e LONGATTO-FILHO, A. Tiroidites: incidência em uma população atendida pelo Departamento de Patologia da FMUSP e IML de São Paulo. Arq. Bras. Endocrinol. Metab., 34:48-50, 1990.
6. BRITTEBO, E.B. Metabolism-dependent toxicity of methimazole in the olfactory nasal mucosa. Pharmacol. Toxicol., 76:76-9, 1995.
7. CROTEAU, W. WHITTEMORSE, S.L., SCHNEIDER, M.J., S.T. GERMAIN, D.L. Cloning and expression of a cDNA for a mammalian type III iodo-thyronine deiodinase. J. Biol. Chem., 270:165-69-75, 1995.
8. CUMMINGS, S.R., NEVITT, M.C., BROWNER, W.S., STONE, K., FOX, K.M., ENSURD, K.E., CAULEY, J., BLACK, D. e VOGT, T.M. Risk factors for hip frature in white women. New Engl. J. Med., 332:767-73, 1995.
9. D'CRUZ, D., CHESSER, A.M., LIGHTOWLER, C., COMER, M., HURST, M.J., BAKSER, L.R. e RAINE, A.E. Antineutrophil cytoplasmic antibody-positive crescentic glomerulonephritis associated with antithyroid drug treatment. Br. J. Rheumatol., 34:1090-1, 1995.
10. DEGROOT, L.J. Diagnostic approach and management of patients exposed to irradiation to the thyroid. J. Clin. Endocrinol. Metab., 69:925-8, 1989.
11. DWORKIN, H.J. D.A. e KAPLAN, M. Advances in the management of patients with thyroid disease. Semin. Nucl. Med., 25:205-220, 1995.
12. FABER, J. e GALLOE, A.M. Changes in bone mass during prolonged subclinical hyperthyroidism due to L-thyroxine treatment: a meta-analysis. Eur. J. Endocrinol., 130:350-6, 1994.
13. FARRAR, J.J. e TOFT, A.D. Iodine-131 treatment of hyperthyroidism – current issue. Clin. Endocrinol., 35:207-12, 1991.
14. FARWELL, A.P. e BRAVERMAN, L.E. Thyroid and antithyroid drugs. In: GOODMAN & GILMAN (eds.). The Pharmacological Basis of Therapeutics 9th ed., McGraw-Hill, New York, 1996.
15. FAZIO, S., BIONDI, B., CARELLA, C., SABATINI, D., CITTADINI, A., PANZA, N., LOMBARDI, G. e SACCA, L. Diastolic dysfunction in patients on thyroid-stimulating hormone supressive therapy with levothyroxine: beneficial effect of beta-blockade. J. Clin. Endocrinol. Metab., 80:2222-6, 1995.
16. GARRITY, J.A. Graves' ophtalmopathy: an ophthalmologist's perspective. Thyroid Today, 15:1-9, 1992.
17. GAVIN, L.A. Thyroid crises. Med. Clin. Nor. Am., 75:179-93, 1991.
18. GENTER, M.B., DEAMER, N.J., BLAKE, B.L., WESLEY, D.S. e LEVI, P.E. Olfactory toxicity of methimazole: dose-response and structure-activity studies and characterization of flavin-containing monooxygenase activity in the Long-Evans rat olfactory mucosa. Toxicol. Pathol., 23:477-86, 1995.
19. GLINOER, D. SOTO, M.F., BOURDOUX, P., LEJEUNE, B., DELANGE, F., LEMONE, M., KINTHAERT, J., ROBIJIN, C., GRUN, J.P. e NAYER, P. Pregnancy in patients with mild thyroid abnormalities: maternal and neonatal repercussions. J Clin. Endocrinicol. Metab., 73:421-7, 1991.
20. GREENSPAN, F.S. e DONG, B.J. Tireóide e drogas antitireoidianas. In: KATZUNG, B.G. (ed.) Farmacologia – Básica & Clínica. 5ª ed. Guanabara Koogan, Rio de Janeiro, 1994, p. 397-407.
21. GREENSPAN, F.S. The thyroid gland. In: GREENSPAN, F.S., BAKER, J.D. (eds.), Basic & Clinical Endocrinology. 4th ed. Appleton & Lange, Connecticut, 1994.
22. HANNA, A.N., TITTERINGTON, L.C., LANTRY, L.E., STEPHENS, R.E. & NEWMAN, H.A. Thyronines and probucol inhibition of human capillary endothelial cell induced low density tioprotein oxidation. Biochem. Pharmacol., 50:1627-33, 1995.
23. HASHIZUME, K., ICHIKAWA, K., SAKURAI, A., SUZUKI, S., TAKEDA, T., KOBAYASHI, M., MIYAMOTO, T., ARAI, M. e NAGASAWA, T. Administration of thyroxine in treated Graves' disease – Effect on the level of antibodies to thyroid-stimulating hormone receptors and on the risk of recurrence of hyperthyroidism. New Engl. J. Med., 324:947-53, 1991.
24. HOPPICHLER, F., SANDHOLZER, C., MOCAYO, R., UTERMANN, G. e KRAFT, HG. Thyroid hormone (fT4) reduces lipoprotein plasm levels. Atherosclerosis, 115:65-71, 1995.
25. INGBAR, S.H. A glândula tireóide. In: WILSON, J.D., FOSTER D.W. (eds.), Williams – Tratado de Endocrinologia, 7ª ed. Volume 1, Manole, São Paulo, 1988.
26. KALAHARY, G., HELLERMANN, J., MOHR-KALAHARY, S. e TREESE, N. Impaired cardiopulmonary exercise capacity in patients with hyperthyroidism. Chest, 109:57-61, 1996.
27. KAWACHI, Y., NUKAGA, H., HOSHINO, M., IWATA, M. e OTSUKA, F. ANCA-associated vasculitis and lupus-like syndrome caused by methimazole. Clin. Exp. Dermatol., 20:345-7, 1995.
28. LAKSHMANAN, M.C. e ROBBINS, J. Thyroid hormones, thyroid stimulating hormone (TSH), thyrotropin releasing hormone (TRH), and antithyroid drugs. In: MUNSON, P. (ed.), Principles of Pharmacolgy – Basic concepts & Clinical applications. Chapman & Hill, New York, 1995, p. 789-806.
29. LANDENSON, P.W. Cardiovascular effects of thyroid hormones: from the bedside to the bench. Arqu. Bras. Endocrinol. Metab., 40(suppl. 1):36-9, 1996.

30. McDOUGALL, I.R. e MACLIN, N. Hypothyroid women need more thyroxine when pregnant. *J. Fam. Pract., 41:*238-40, 1995.
31. MOMTANI, N., YAMASHITA, R., YOSHIMOTO, M., NOH, J., ISHIKAWA, N. e ITO, K. Recovery from foetal hypothyroidism: evidence for the safety of breast feeding while taking propylthiouracil. *Clin. Endocrinol., 31:*591-5, 1989.
32. MOORE, D.C. Natural course of "subclinical" hipothyroidism in childhood and adolescence. *Arch Pediatr. Adolesc. Med., 150:*293-7, 1996.
33. NEWMARK, S.R., HIMATHOGKAM, T. e SHANE, J.M. Myxedema coma. *JAMA, 230:*884-5, 1974.
34. NICHOLAS, W.C., FISCHER, R.G., STEVENSON, R.A. e BASS, J.D. Single daily dose of methimazole compared to every 8 hours propylthiouracil in the treatment of hyperthyroidism. *South Med. J., 88:*97306, 1995.
35. RIDGWAY, E.C. Clinician's evaluation of a solitary thyroid nodule. *J. Clin. Endocrinol. Metab., 74:*231-5, 1992.
36. RIDGWAY, E.C., McCAMMON, J.A., BENOTI, I. e MALOOF, F. Acute metabolic responses in myxedema to large doses of intravenous L-thyroxine. *Ann. Inter. Med., 77:*549-55, 1972.
37. SCHOMBURG, L. e BAUER, K. Thyroid hormones rapidly and stringently regulate the messenger RNA levels of the thyrotropin-releasing hormone (TRH) receptor and the TRH-degrading ectoenzyme. *Endocrinol., 136:*3480-5, 1995.
38. SHERMAN, S.I. e LADENSON, P.W. Organ-specific effects or tiratricol: a thyroid hormone analog with hepatic, not pituitary, superagonist effects. *J. Clin. Endocrinol. Metab., 75:*901-05, 1992.
39. SINGH, A. e THAKUR, R. Scintigraphic study of propylthiouracil induced submassive hepatic necrosis. *Clin. Nucl. Med., 20:*132-5, 1995.
40. TAMAI, H., SUDO, T., KIMURA, A., MUKUTA, T., MATSUBYASHI, S., KUMA, K., NAGATAKI, S. e SASAZULI, T. Association between the DRBI*08032 histocompatibility antigen and methimazole-induced agranulocytosis in Japanese patients with Graves' disease. *Ann. Inter. Med., 124:*490-4, 1996.
41. TAN, T.T., MORAT, P., N.G., M.L. e KHALID, B.A.K. Effects of lugol's solution in thyroid function in normals and patients with untreated thyrotoxicosis. *Clin. Endocrinol., 30:*645-9, 1989.
42. TANEMOTO, M., MIYAKAWA, H., HANAI, J., YAGO, M., KITAOKA, M. e UCHIDA, S. Myeloperoxidase antineutrophil cytoplasmic antibody-positive crescentic glomerulophritis complicating the course of Graves' disease: report three adult cases. *Am. J. Kidney Dis., 26:*774-80, 1995.
43. VAN DOP, C., CONTE, F.A., KOCH, T.K., CLARK, S.J., DAVIS, S.L.W. e GRUMBACH, M.M. Pseudotumor cerebri associated with inhibition of levothyroxine therapy for juvenile hypothyroidism. *New Engl. J. Med., 308:*1076-80, 1983.
44. VAN LOON, A.J., DERKSEN, J.T., BOS, A.F. e ROUWE, C.W. In uterus diagnosis and treatment of fetal goitrous hypothyroidism, caused by maternal use of propylthiouracil. *Prenat. Diagn., 15:*604, 1995.
45. YEUNG, S.C., BALASUBRAMANYAM, A. Rectal administration of iodide and propylthiouracil in the treatment of thyroid storm. *Thyroid, 5:*403-5, 1995.

79

Farmacologia do Cálcio, Vitamina D, Paratormônio, Calcitonina, Bifosfonatos e SERMs

Ana Claudia Rebouças Ramalho

HOMEOSTASE DO CÁLCIO

O cálcio é o maior íon divalente extracelular. A concentração sérica e o balanço corporal total de cálcio são mantidos em estritos limites por poderoso mecanismo interativo homeostático. O cálcio do fluido extracelular ou plasmático é estritamente controlado pelo fluxo de cálcio que ocorre entre fluido extracelular e esqueleto e entre intestino e rim (Fig. 79.1). Esses fluxos são regulados por três hormônios sistêmicos: paratormônio (PTH), 1,25 di-hidroxivitamina D (1,25(OH)$_2$D) e calcitonina (CT). Por outro lado, a produção desses hormônios por suas células de origem é regulada, tanto direta como indiretamente, por alterações no cálcio extracelular, formando uma longa alça de *feedback* negativo (Quadro 79.1).

A restrição do cálcio dietético, por exemplo, causa aumento na eficiência da absorção do cálcio. Isso resulta de uma sequência de resposta em que um baixo cálcio ionizado ativa a secreção de PTH, o qual, por sua vez, aumenta a síntese da 1,25(OH)$_2$D pelo túbulo proximal no rim. A 1,25(OH)$_2$D age diretamente nos enterócitos para aumentar a absorção de cálcio. Além disso, há uma mobilização de cálcio do osso; aproximadamente 15% do impacto da privação de cálcio da dieta é compensado pela liberação de cálcio do osso em resposta ao PTH. Como resultado dessas respostas homeostáticas, indivíduos com privação de cálcio mantêm níveis de cálcio próximos do normal, mas à custa de aumento da reabsorção intestinal de cálcio, aumento de sua reabsorção óssea, aumento da reabsorção tubular de cálcio secundário a um aumento de PTH e 1,25(OH)$_2$D (Fig. 79.2).

O aumento do cálcio, por outro lado, induz a respostas adaptativas opostas: supressão do PTH, inibição da síntese renal de 1,25(OH)$_2$D, diminuição do transporte ativo de cálcio, aumento da excreção renal de cálcio e redução da excreção de fósforo (secundária à redução do PTH) com redução da reabsorção óssea (Fig. 79.2).

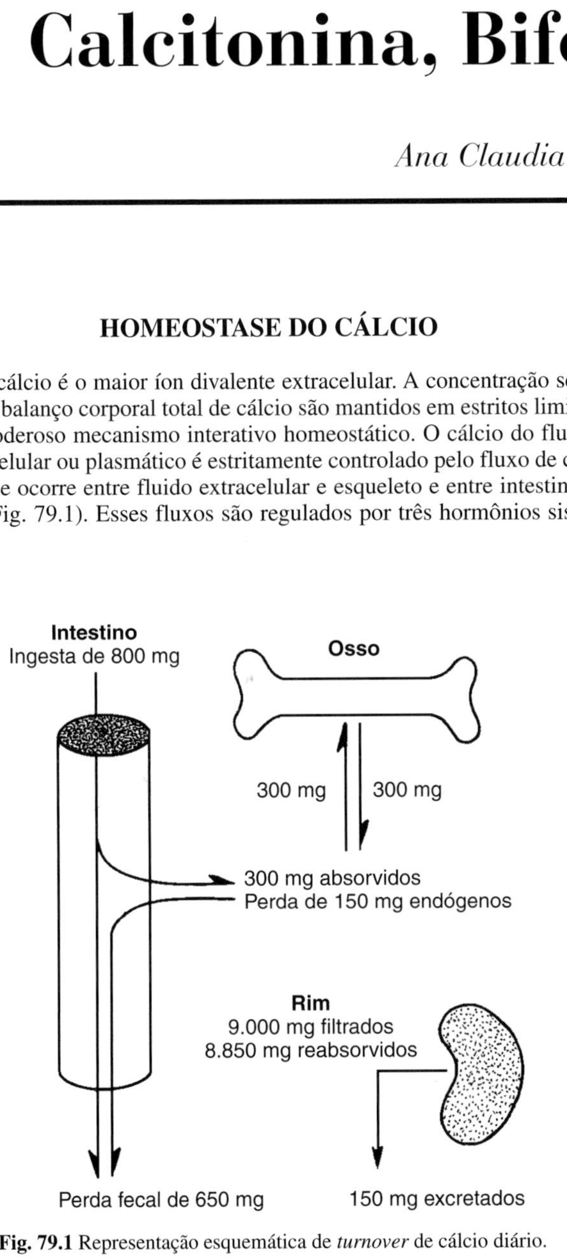

Fig. 79.1 Representação esquemática de *turnover* de cálcio diário.

Quadro 79.1 Regulação hormonal da homeostase do cálcio

Hormônio	Efeito		Regulação
PTH	Ca ↑	fosfato ↓	↓ Ca → ↑ PTH ↑ Ca → ↓ PTH
Calcitonina (CT)	Ca ↓	fosfato ↓	↑ Ca → ↑ CT ↓ Ca → ↓ CT
Vitamina D	Ca ↑	fosfato ↑	↓ fosfato ↑ PTH

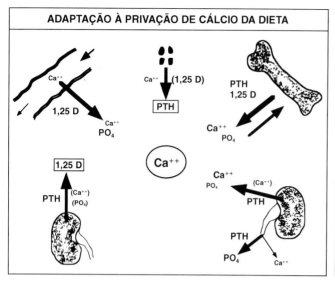 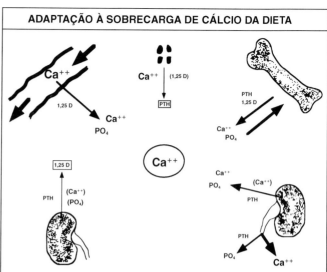

Fig. 79.2 Respostas homeostáticas às variações no conteúdo de cálcio na dieta. São indicadas as principais respostas homeostáticas à privação e à sobrecarga de cálcio.

A espessura das setas indica a atividade relativa de transporte ou de mecanismos secretórios. As quantidades de hormônios ou de íons transportadas são relacionadas ao tamanho das notações. Os parênteses indicam uma regulação inibitória.

Observar que a concentração extracelular de cálcio é bem mantida, mesmo com diferentes mecanismos envolvidos nas duas circunstâncias, de privação ou sobrecarga de cálcio. (BRINGHURST, F.R., DEMAY, M.B. e KRONENBERG, H.M. Hormones and disorders of mineral metabolism. *In*: WILSON, J.D., FOSTER, D.W. *et al. Textbook of Endocrinology.* 9th ed. Saunders, Philadelphia, 1998, p. 1155-1197.)

Alguns trabalhos mostram que a ingesta pobre em cálcio correlaciona-se com pior massa óssea e aumento do risco de fratura osteoporótica. Preconiza-se que as necessidades mínimas diárias sejam aquelas que propiciem um balanço zero de cálcio no organismo. Essas necessidades mudam de acordo com as variações do metabolismo ósseo nas diferentes fases da vida. Segundo o National Research Council dos EUA, crianças entre 1-10 anos de idade assim como adultos em condições normais necessitam de 800 mg/dia de cálcio. Durante a fase de estirão puberal (11-18 anos), assim como na gestação e lactação, preconiza-se a dose de 1.200 mg/dia. No climatério, quando os níveis estrogênicos da mulher começam a declinar, a dose preconizada passa a ser de 1.500 mg/dia.

O leite e seus derivados são a principal fonte de cálcio. Em menores concentrações, pode ser encontrado em peixes, frutos do mar e em vegetais de folhas verdes e escuras como espinafre, couve e brócolis. No entanto, devido à grande quantidade de oxalato presente nesses vegetais, a maior parte desse cálcio não é reabsorvível (Quadro 79.2).

Para os indivíduos com intolerância ao leite e seus derivados ou para aqueles que não atingem suas necessidades diárias mínimas apenas com a dieta, está indicada a suplementação oral de cálcio. Dentre os sais de cálcio que podem ser utilizados, o que apresenta maior percentagem de cálcio disponível é o carbonato de cálcio, com 40% de cálcio elementar (Quadro 79.3).

Em condições habituais, somente 20-30% do cálcio ingerido é absorvido. O cálcio ingerido, em geral complexado a sais e proteínas, deve ser solubilizado. Para que isso ocorra, são necessários a atuação das enzimas digestivas e um pH relativamente ácido. Portanto, em situações que impeçam a acidificação adequada, como na gastrite atrófica, pós-gastrectomia ou na má absorção intestinal, a absorção ficará prejudicada. A presença de oxalatos (frutas e vegetais) e fitatos (cereais e farinhas) em excesso induz à formação de sais de cálcio insolúveis, impedindo a absorção de cálcio. Da mesma forma, a tetraciclina e o sulfato ferroso diminuem a absorção de cálcio quando ingeridos concomitantemente. A deficiência de vitamina D reduz drasticamente a absorção intestinal de cálcio, uma vez que esse hormônio é o principal regulador da absorção ativa de cálcio pelas células intestinais. Sua presença, por outro lado, aumenta essa absorção, assim como a presença, na luz, de lactose e de alguns aminoácidos como triptofano, L-lisina e L-arginina. A eficiência na absorção intestinal de cálcio é inversamente relacionada à ingesta; assim, dieta pobre em cálcio leva a um aumento compensatório na sua absorção, e a intensidade dessa resposta diminui com a idade.

A excreção urinária de cálcio é o resultado da quantidade filtrada no glomérulo e da quantidade reabsorvida ($\pm$ 9 g de cálcio são filtrados por dia). A reabsorção tubular é eficiente, e mais de 98% do cálcio filtrado retorna à circulação. A reabsorção é regulada pelo PTH e influenciada

Quadro 79.2 Conteúdo de cálcio nos alimentos

Alimento	Medida Aproximada	Cálcio (mg)
Leite integral ou desnatado	1 copo (250 mL)	296
Iogurte	1 copo (200 g)	228
Queijos amarelos	100 g	± 860
Requeijão cremoso	100 g	104
Queijo branco	100 g	75
Coalhada	1 copo (200 g)	130
Ovo	1 unidade	50
Carne cozida	150 g	20
Espinafre cozido	1/2 xícara (100 g)	93
Couve/brócolis cozidos	1/2 xícara (100 g)	187
Ostras	6 unidades	81
Peixe frito	140 g	20

Quadro 79.3 Formulação de diferentes sais de cálcio e percentagem de cálcio disponível

Formulação	Cálcio Disponível (%)
Carbonato de cálcio	40
Fosfato de cálcio tribásico	38
Extrato ósseo	31
Cloreto de cálcio	27
Citrato de cálcio	21
Lactato de cálcio	13
Gluconato de cálcio	9

pelo sódio filtrado. Algumas substâncias podem aumentar a excreção renal de cálcio, como excesso de proteínas, sódio ou diuréticos não tiazídicos, agravando o déficit do organismo.

A distribuição do cálcio corporal é uma consideração importante na homeostase do cálcio. O homem e a mulher adultos normais têm 1.300 e 1.000 g de cálcio, respectivamente, e 99% está estocado no osso. No plasma humano, o cálcio circula numa concentração de 8,5-10,4 mg/dL, oscilando não mais de 5% durante as 24 horas do dia. Desse, 45% está ligado às proteínas plasmáticas, primariamente à albumina, e 10% é complexado com tampões como citrato e fosfato. A fração restante se constitui no cálcio ionizável (Ca^{2+}); esse é o componente que exerce efeito biológico, e, quando reduzido, produz sintomas de hipocalcemia. Assim, a interpretação de qualquer valor de cálcio plasmático total é impossível sem correção para concentração de proteína plasmática. Como aproximação, tem-se que, para cada alteração na concentração de albumina de 1,0 mg/dL a partir de 4,0 mg/dL, há uma alteração do cálcio total de 0,8 mg/dL.

A regulação homeostática do cálcio estritamente controlada é necessária para garantir a grande variedade de funções celulares desse íon. O cálcio é importante por vários eventos, incluindo excitabilidade neuronal, liberação de neurotransmissores, contração muscular, integridade da membrana e coagulação sanguínea. Além disso, o cálcio funciona como segundo mensageiro para a ação de vários hormônios.

No sistema neuromuscular, quando o aumento do cálcio torna-se grave, há aumento no limiar de excitação do nervo e músculo. Isso se manifesta clinicamente com fraqueza muscular, letargia e até coma. Em contraste, a redução no cálcio pode diminuir o limiar de excitação, levando a tetania, convulsões, sinais de Trousseau e de Chvostek e laringoespasmo.

O cálcio é necessário para exocitose, e, portanto, tem importante papel no estímulo à secreção na maioria das glândulas endócrinas e exócrinas. A liberação de catecolaminas da medula adrenal, neurotransmissores nas sinapses e alguns autacoides (histamina) requerem cálcio.

O cálcio é essencial para o acoplamento excitação–contração no músculo cardíaco, como também para a condução dos impulsos elétricos em certas regiões do coração, particularmente no nó AV. O cálcio também é responsável pelo início da contração vascular e em outros músculos lisos.

Fosfato

É importante na concentração de cálcio tecidual e tem papel na excreção de H^+. É encontrado na maioria dos alimentos, principalmente nos enlatados e refrigerantes.

O transporte de fosfato do intestino é modificado por vários fatores. A presença de grandes quantidades de Ca^{2+} ou Al^{3+} pode levar à formação de grandes quantidades de fosfato insolúvel e diminuir a absorção de fosfato. A vitamina D estimula a absorção de fosfato e é dependente do transporte de cálcio. Nos adultos, 2/3 do fosfato ingerido são absorvidos, e a maior parte é excretada na urina. O balanço de fosfato é positivo em crianças em crescimento. Sua concentração é maior em crianças do que em adultos. Essa hiperfosfatemia diminui a afinidade da hemoglobina pelo O_2 e se constitui na explicação para a anemia fisiológica da infância.

O fosfato está presente no fluido extracelular, na membrana celular, no fluido intracelular, no tecido ósseo e no colágeno. Mais de 90% do fosfato do plasma é filtrado, e, desses, 80% é reabsorvido, principalmente no túbulo contorcido proximal (TCP). O PTH aumenta a excreção de fosfato, bloqueando sua reabsorção. A vitamina D e seus metabólitos estimulam diretamente a reabsorção tubular de fosfato. É o tampão mais abundante no túbulo contorcido distal (TCD).

VITAMINA D

O nome vitamina D é um termo inadequado. A vitamina D_3 ou calciferol, forma produzida por animais, é um pró-hormônio esteroide produzido pela pele por irradiação de 7-desidrocolesterol. As seguintes características a tornam de natureza hormonal: (1) sintetizada na pele e em condições ideais, não é necessária na dieta; (2) é transportada no sangue a sítios distantes no corpo, onde é ativada e regulada por enzima; (3) sua forma ativa se liga a receptores de tecido-alvo. A vitamina D_2 ou ergocalciferol é outra forma de vitamina D produzida pelas plantas por irradiação ultravioleta do ergosterol. As vitaminas D_2 e D_3 diferem em estrutura e metabolismo, mas em humanos suas atividades biológicas são comparáveis. São secoesteróis (esteróis com um núcleo aberto) que, embora termoestáveis, são degradados rapidamente pela luz, pelo oxigênio e por ácidos; são lipossolúveis.

Quanto às fontes de vitamina D (sob a forma de pró-vitamina D), ocorrem em óleos de sementes e vegetais, em cogumelos, algas e bactérias. Suas fontes animais são os óleos de fígado, de linguado, atum e bacalhau, gema de ovo, leite, camarões e moluscos.

Química

A vitamina D é um esteroide cujo anel B do núcleo é substituído por ponte de hidrocarboneto não saturado contendo duas ligações duplas. A clivagem da ligação C–C entre C_9 e C_{10} é essencial para a alteração produzida pelo processo fotoquímico. Porém, para ter atividade biológica, deve sofrer transformação metabólica e, portanto, deve ser considerada um pró-hormônio. Existem três principais metabólitos da vitamina D: 25-hidroxicolecalciferol (25(OH)D), 1,25-di-hidroxicolecalciferol (1,25(OH)$_2$D) e 24,25-di-hidroxicolecalciferol (24,25(OH)$_2$D).

O ergosterol presente nas plantas é a pró-vitamina D_2 (ergocalciferol) e difere do 7-desidrocolesterol e da vitamina D_3, respectivamente, por ter ligação dupla entre C_{22} e C_{23} e grupo metil C_{24} (Fig. 79.3).

Fisiologia

O suprimento primário de vitamina D (vitamina D_3) não é obtido pela dieta; ela é derivada da conversão através dos raios ultravioleta (UV-290 a 310 nm) de 7-desidrocolesterol em vitamina D_3 na pele. Assim, existe variação sazonal na síntese da vitamina D_3 nas regiões temperadas.

Em grandes latitudes, a produção de vitamina D pode não ser suficiente para as necessidades biológicas, especialmente em idosos cuja exposição solar é reduzida. Pigmentação da pele aumentada, uso indiscriminado de filtros solares e idade podem diminuir a quantidade de vitamina D sintetizada.

Apesar de não ter formas efetivas para compensar a pouca exposição solar, a pele pode compensar o excesso pela síntese de compostos inativos: lumisterol e taquisterol. A formação desses compostos é reversível; assim, lumisterol pode ser convertido de volta a provitamina D quando há diminuição dos níveis de provitamina D. Dessa forma, a exposição prolongada à luz solar não produz quantidades tóxicas de vitamina D.

O primeiro passo na bioativação da vitamina D é a conversão a 25(OH)D no fígado. A produção hepática de 25(OH)D não é estritamente controlada, e correlaciona-se mais com a disponibilidade do substrato do que com a necessidade fisiológica. A enzima 25-hidroxilase está presente nos microssomos e mitocôndrias das células parenquimatosas hepáticas. O fígado tem grande capacidade de 25-hidroxilação, e a doença crônica hepática geralmente não está associada a deficiência desse metabólito. Podem porém ocorrer níveis reduzidos na doença hepática secundária à diminuição da proteína transportadora de vitamina D. O tratamento com anticonvulsivante (fenitoína, fenobarbital) pode diminuir os níveis de 25(OH)D, provavelmente por induzir enzimas microssômicas hepáticas que inativam a vitamina D e seus metabólitos.

Noventa e nove por cento da 25(OH)D no sangue é ligada à proteína ligadora da vitamina D, uma α-globulina produzida no fígado, e à albumina.

Em contraste com a produção hepática de 25(OH)D, a síntese renal de 1,25(OH)$_2$D está sob estrito controle. Em pacientes que ingerem doses tóxicas de vitamina D, o nível de 25(OH)D pode aumentar até 10 vezes o normal com pequeno ou nenhum aumento na 1,25(OH)$_2$D. A enzima responsável é 1α-hidroxilase, uma enzima do P_{450} localizada nas mitocôndrias das células epiteliais do túbulo contorcido proximal (TCP). Embora a sequência de aminoácidos da enzima não seja conhecida, parece funcionar semelhantemente a enzimas esteroidogênicas do córtex adrenal.

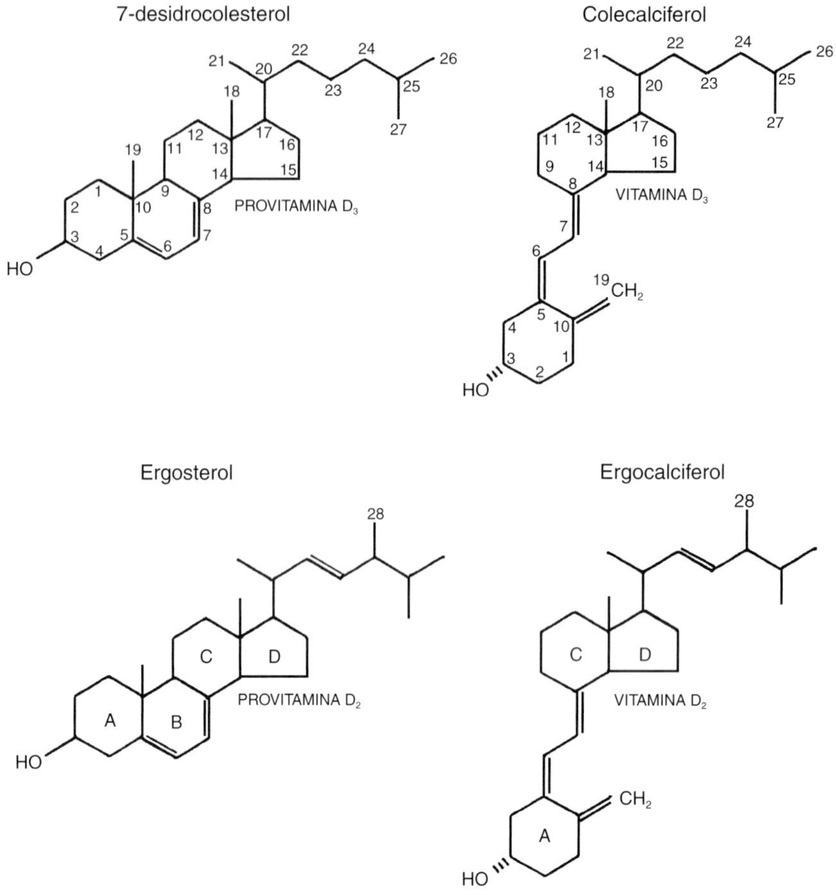

Fig. 79.3 Estruturas do 7-desidrocolesterol, colecalciferol e ergocalciferol.

O PTH estimula a produção 1,25(OH)$_2$D e se constitui no mediador primário do aumento de 1,25(OH)$_2$D nos estados hipocalcêmicos. Sua resposta à hipocalcemia está embotada nos estados de hipoparatireoidismo; assim, a concentração de 1,25(OH)$_2$D é baixa ou está no limite inferior da normalidade na hipocalcemia do hipoparatireoidismo ou pseudo-hipoparatireoidismo. Hormônio do crescimento (GH), estrógeno e prolactina (PRL) aumentam a produção de 1,25(OH)$_2$D. Esse metabólito, por sua vez, é o mais potente inibidor de sua própria produção. O cálcio tem um efeito inibidor direto e através da inibição do PTH. O fosfato também tem um efeito inibidor direto e interage com fator hipofisário, mais provavelmente o GH, para regular a 1α-hidroxilase. O efeito do fosfato pode prevalecer sobre o do PTH na produção de 1,25(OH)$_2$D em várias circunstâncias. Terapia com fosfato oral para hiperparatireoidismo diminui 1,25(OH)$_2$D mesmo em face a níveis de PTH aumentados.

A fonte extrarrenal mais importante de 1,25(OH)$_2$D em humanos é a placenta. Isso deve contribuir para a hiperabsorção fisiológica de cálcio na gravidez e na lactação.

A 24-hidroxilase, assim como a 1α-hidroxilase, responde aos mesmos moduladores em direções opostas. O papel biológico atual da 24,25(OH)$_2$D é obscuro. Existem relatos de que 24,25(OH)$_2$D tem ações biológicas na formação óssea *in vitro* na presença de PTH e 1,25(OH)$_2$D, aumentando a síntese de proteoglicano nos condrócitos, porém estudos em animais *in vivo* são dificultados pela conversão renal de 24,25(OH)$_2$D a metabólito ativo 1α-24,25 (OH)$_2$D.

Farmacocinética

Por via oral, 80% da vitamina D é absorvida; o restante aparece intacto nas fezes. A bile, através de seu ácido desoxicólico, é essencial para a absorção intestinal adequada de vitamina D (disfunção hepática ou biliar pode diminuí-la). Na presença de esteatorreia ou quando se administra óleo mineral, a absorção de vitamina D torna-se insuficiente. A vitamina D é transportada 88% ligada à DBP (*vitamin D binding protein*), uma α-globulina de 52 kD; sua fração livre é de 0,03%. O fígado é o sítio de conversão da vitamina D a 25(OH)D, que circula ligada à mesma proteína com maior afinidade. A 25(OH)D é a forma circulante mais frequente; sua concentração normal é de 15-50 ng/mL, o que corresponde a uma concentração 500-1.000 vezes maior do que a de 1,25(OH)$_2$D$_3$. A concentração de 1,25(OH)$_2$D$_3$ circulante é baixa (20-60 pg/mL), porém sua afinidade pelo receptor é 500-1.000 vezes maior do que a 25(OH)D.

A meia-vida da vitamina D é de 19-25 horas, mas ela é armazenada na gordura e permanece no organismo por mais de 3 meses. A 25(OH)D, por outro lado, tem meia-vida de 1 a 2 semanas, e a da 1,25(OH)$_2$D é de 15 horas.

O primeiro passo na inativação e excreção é a hidroxilação em C$_{24}$. A 1,25(OH)$_2$D sofre circulação entero-hepática.

A via primária de excreção da vitamina D é a bile. Pequena percentagem da dose administrada é encontrada na urina.

Farmacodinâmica

Grande progresso tem sido feito para elucidar o modo preciso de ação celular da 1,25(OH)$_2$D nos tecidos-alvo. Semelhantemente a hormônios esteroides, esse composto exerce sua influência em tecidos-alvo como intestino, osso, rim e glândula paratireoide através de receptor nuclear. Pertence à superfamília de genes de receptor esteroide-tireoide nuclear. O mecanismo de ação do VDR (*vitamin D receptor*) é similar para outros receptores de hormônio esteroides, envolvendo interações com regiões *zinc fingers* com sequência específica do receptor (elementos de resposta do hormônio), usualmente na região 5′ regulatória dos genes

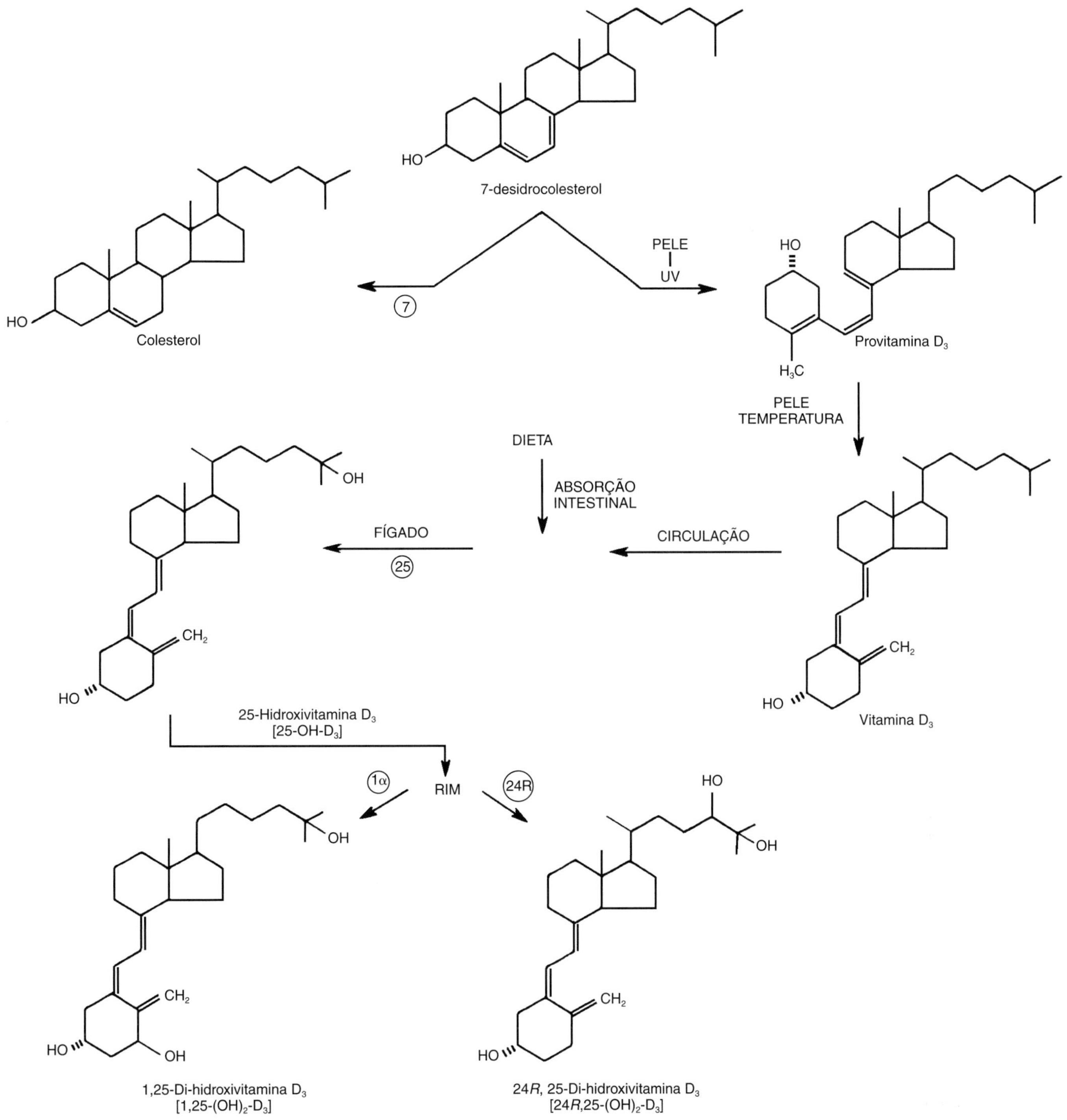

Fig. 79.4 Biogênese e vias metabólicas da vitamina D.

relacionados. A 1,25(OH)$_2$D regula a função celular, alterando a transcrição do gene, RNAm e síntese proteica de forma similar à de outros membros dessa família de genes.

Além dos tecidos-alvo clássicos (osso, rim, intestino), encontram-se receptores de vitamina D em fibroblasto, pele, cérebro, hipófise, paratireoide, mama, placenta, testículo, ovários e outros tecidos. A afinidade do receptor para 1,25(OH)$_2$D é aproximadamente três vezes maior do que para outros metabólitos da vitamina D.

A homeostase mineral óssea é regulada por ações genômicas e não genômicas da 1,25(OH)$_2$D. Esse metabólito se liga na célula epitelial intestinal ao receptor de vitamina D (VDR), que se combina com receptor X retinoico e estimula a produção de proteína ligadora de cálcio (calbindina). Isso leva ao movimento de cálcio através do citoplasma nas vesículas e ativa Ca^{2+} ATPase, que bombeia cálcio para fora da célula. No microvilo, a 1,25(OH)$_2$D, através de ação não genômica, ativa a ciclofosfolipase acil transferase para alterar a permeabilidade da membrana aos íons de cálcio e aumenta a concentração de calmodulina ligada à miosina, que serve para movimentar cálcio para fora do microvilo.

No osso, as células osteoprogenitoras, precursoras de osteoblasto e osteoblasto maduro, contêm, todas, VDR, e a 1,25(OH)$_2$D promove diferenciação dessas células. Osteoclasto não contém VDR e isoladamente não responde à 1,25(OH)$_2$D. O osteoblasto, em resposta ao calcitriol, elabora osteocalcina, interleucina e linfocina, que promovem reabsorção óssea através de estímulo dos osteoclastos. No túbulo contorcido distal (TCD), a presença de VDR, calbindina, Ca^{2+} ATPase e ligação calmodulina-miosina sugere que a $1,25(OH)_2D$ promove reabsorção de cálcio por mecanismos similares aos observados no intestino.

Ações e efeitos

A regulação do movimento de cálcio e fósforo através de efeitos locais e mediados por receptor no intestino, osso e rim é sem dúvida a ação mais bem estudada e mais importante do metabólito hormonalmente ativo da vitamina D, a $1,25(OH)_2D$.

Os efeitos da $1,25(OH)_2D$ no osso são numerosos. A $1,25(OH)_2D$ é o maior regulador transcricional de duas das mais abundantes proteínas da matriz proteica: reprime a síntese do colágeno tipo I e induz a síntese de osteocalcina. A $1,25(OH)_2D$ estimula a diferenciação de osteoclasto a partir do precursor monócito-macrófago *in vitro*. A vitamina D aumenta reabsorção óssea pelo osteoclasto independentemente do PTH *in vitro* e *in vivo*.

A infusão de cálcio peritoneal melhora a osteomalacia em crianças com mutação de VDR. Isso sugere que o maior papel da vitamina D no osso é prover um meio próprio para mineralização óssea através do estímulo à absorção intestinal de cálcio e fósforo.

No intestino, a vitamina D estimula a absorção de cálcio, através de mecanismo de ação genômico e não genômico (ver Farmacodinâmica). No rim, o calcitriol diminui a excreção de cálcio e fósforo. A $1,25(OH)_2D$ tem o efeito de inibir a transcrição gênica de PTH tanto *in vitro* quanto *in vivo*.

Além dos tecidos-alvo clássicos, têm sido estudados outros efeitos do calcitriol. Ele inibe a proliferação e induz a diferenciação dos queratinócitos. Seu efeito antiproliferativo é acompanhado por redução nos níveis de RNAm para c-myc, um oncogene celular frequentemente associado a proliferação.

A descoberta de VDR nas células β do pâncreas foi paralela ao achado de que a deficiência de vitamina D leva a uma diminuição da resposta insulínica à arginina. Por outro lado, parece que a deficiência de insulina leva à diminuição de calcitriol.

Evidências vêm mostrando que $1,25(OH)_2D$ tem papel modulatório no sistema imune. A proliferação de células T e a produção de citocinas são diminuídas. Há diminuição na produção de imunoglobulinas. Macrófagos ativados fazem $1,25(OH)_2D$ como fazem macrófagos de doenças granulomatosas como sarcoidose e tuberculose.

A ocorrência de alopecia total em pacientes com resistência à $1,25(OH)_2D$ sugere que ela influencia a maturação e a função do folículo piloso.

Usos terapêuticos

O emprego da vitamina D e de seu metabólito ativo em patologias que envolvem o metabolismo do cálcio constitui sua aplicação mais importante e já bem estabelecida. Seu uso para outras finalidades envolvendo a descoberta dos novos efeitos do calcitriol tem sido estudado (antiproliferativa, prodiferenciação, efeitos endócrinos e imunológicos). O estudo de análogos do calcitriol tem sido realizado para aproveitar os novos efeitos, porém sem causar hipercalcemia. Até agora, o único desses análogos estabelecido é o calcipotriol no tratamento da psoríase, aproveitando seu efeito antiproliferativo.

Com relação às patologias que envolvem metabolismo ósseo, em que o calcitriol compõe elemento terapêutico, temos:

- Hipoparatireoidismo – é caracterizado por hipocalcemia e hiperfosfatúria. Além da ausência de PTH, existe deficiência parcial de calcitriol;
- Pseudo-hipoparatireoidismo – condição rara associada a insensibilidade em órgão-alvo à ação do PTH ao nível de seu receptor. Esses pacientes parecem ter hipoparatireoidismo, porém o nível de PTH é aumentado;
- Raquitismo e osteomalacia – doenças osseometabólicas com mineralização óssea inadequada. Em alguns casos, podem ser secundárias à deficiência de vitamina D (Quadro 79.5).

No raquitismo vitamina D-resistente, o tratamento é feito com calcitriol em doses mais altas, como 1 µ/dia, associado a fosfato. Nesse caso, há um aumento da excreção renal de fosfato. Essa condição não é devida a um defeito específico no metabolismo da vitamina D, mas sim a um defeito no transporte de fosfato.

O raquitismo vitamina D-dependente é um distúrbio autossômico recessivo. O tipo 1 consiste em erro do metabolismo da vitamina D, envolvendo defeito na conversão da $25(OH)D$ a $1,25(OH)_2D$. No tipo 2 existe uma mutação no receptor do calcitriol – substituição de um único AA.

A osteoporose é um distúrbio comum, principalmente em mulheres pós-menopausadas. É caracterizada por diminuição da densidade óssea, com aumento do risco de fraturas. O uso da vitamina D é mais bem indicado na osteoporose tipo II (senil), em que o distúrbio básico é a síntese deficiente de vitamina D com diminuição da absorção de cálcio. Em outros casos, como na osteoporose secundária ao uso de corticoide, a vitamina D tem um papel importante.

A osteodistrofia renal acomete pacientes com insuficiência renal crônica que desenvolvem hipocalcemia e hiperparatireoidismo secundário. Além disso, diálise resulta em anormalidade na deposição de alumínio no osso. O hiperparatireoidismo parece ser secundário a diminuição da atividade da 1α-hidroxilase e resultante redução da $1,25(OH)_2D$. Assim, a terapia com calcitriol e agentes quelantes de fosfato tornou-se importante no tratamento da osteodistrofia renal.

Todas as patologias listadas podem beneficiar-se com o uso de vitamina D. Em alguns casos, torna-se necessário o uso do metabólito ativo, o calcitriol, como na insuficiência renal crônica e no raquitismo tipo 1, situações em que a 1α-hidroxilação que ocorre no nível renal está comprometida.

Quadro 79.4 Especialidades farmacêuticas. Posologia

Nome Genérico	Nome Comercial	Apresentação. Posologia
Colecalciferol	Colecalciferol	preparação em manipulação 1.000 U/dia para osteoporose até 150.000 U/dia para hipoparatireoidismo
Colecalciferol	Aderogil	1 ampola = 66.000 U de vitamina D_3 + 13.000 U de acetato de retinol
Ergocalciferol	Aditil	1 mL = 25 gotas contêm 50.000 U de acetato de retinol + 10.000 U de ergocalciferol
Calcitriol	Rocaltrol	0,25 µg dose – 0,25-1 µg/dia

Quadro 79.5 Causas de deficiência de vitamina D

1 – Deficiência na dieta
2 – Exposição solar fraca
3 – Má absorção intestinal
4 – Terapia anticonvulsivante
5 – Doença hepática crônica
6 – Doença renal crônica
7 – Raquitismo, osteomalacia dependentes de vitamina D:
　　– tipo I – deficiência herdada da 1α-hidroxilase
　　– tipo II – não há deficiência de vitamina D. É secundária a incapacidade do órgão-alvo de responder à $1,25(OH)_2D_3$

Laboratório

Os dois metabólitos que permitem a realização de ensaios são: 25(OH)D e 1,25(OH)$_2$D. Ensaio para 25(OH)D oferece melhor medida da disponibilidade dos estoques de vitamina D e constitui o ensaio de escolha para o diagnóstico de intoxicação e deficiência de vitamina D.

PARATORMÔNIO

O hormônio paratireoidiano, ou paratormônio (PTH), é um peptídio secretado pelas células principais das paratireoides, glândulas usualmente em número de 4 e que quase sempre se localizam atrás dos polos superiores e inferiores da tireoide. Muito pequenas (5 × 5 × 3 mm), pesam, em conjunto, 120 mg.

Química/fisiologia

PTH humano, bovino e suíno são compostos de cadeia única de polipeptídio composta de 84 AA, destituída de pontes de dissulfeto, com peso molecular 9.500 Da. A atividade biológica do hormônio reside primariamente na extremidade aminoterminal da proteína (1-34 AA). Radical 1-27 é necessário para ligação ao receptor. Seu precursor tem 115 AA; é o pré-pró-PTH no retículo endoplasmático rugoso, que é clivado por proteases específicas e entra no espaço de Golgi na forma de pró-PTH com 90 AA. Após nova clivagem de 6 AA nos grânulos secretores, resulta em PTH (1-84 AA), que é empacotado em grânulos de secreção. A maior parte do PTH é normalmente degradada por proteólise antes de ele ser secretado.

A conformação do peptídio apresenta dois segmentos, porção aminoterminal e carboxiterminal, ligados por um segmento linear chamado de porção intermediária. Quanto à ligação do PTH ao seu receptor, ela se faz através do fragmento aminoterminal, tanto que a sequência sintética 1-34 tem potência biológica equivalente ao hormônio intacto (1-84).

Apesar de as catecolaminas, Mg^{2+} e outros estímulos afetarem a secreção de PTH, o maior regulador da secreção de PTH é a concentração de cálcio ionizado plasmático. O receptor de cálcio na superfície da célula paratireoide foi clonado e pertence a um membro da família de receptores ligados à proteína G. Apresenta um grande domínio extracelular que se liga ao cálcio. A expressão do receptor de cálcio foi evidenciada em vários tipos celulares em que há ativação da fosfolipase C e bloqueio da estimulação da produção de AMP cíclico como ocorre na glândula paratireoide (Fig. 79.5).

O PTH é secretado em resposta à diminuição de Ca^{2+}. A hipercalcemia é associada a redução dos níveis intracelulares e atividade de proteína cinase. Por outro lado, a hipocalcemia leva à ativação do AMPc e da proteína cinase. Outros agentes aumentam o nível de AMPc na célula paratireoide, como: agonista β-adrenérgico, dopamina, PGE; todos aumentam a secreção de PTH, mas com magnitude menor do que a que se vê com a hipocalcemia. O metabólito ativo da vitamina D, a 1,25(OH)$_2$D (calcitriol), suprime diretamente a expressão gênica de PTH. A secreção de PTH é inibida por hipomagnesemia. Parece não haver relação entre concentração de fosfato extracelular e secreção de PTH, exceto quando a alteração na concentração de fosfato altera o cálcio circulante.

Farmacocinética

O PTH intacto, uma vez secretado, é rapidamente metabolizado, caracterizando uma meia-vida curta, de apenas 2-5 minutos. A metabolização é efetuada principalmente nos rins, fígado e ossos, gerando fragmentos que não contêm mais a porção aminoterminal, a qual apresenta atividade biológica do hormônio. Os fragmentos carboxiterminais de tamanhos diversos são biologicamente inertes e dependem da filtração glomerular para sua eliminação. A meia-vida da porção carboxiterminal é superior à do hormônio intacto, de maneira tal que em condições normais o hormônio intacto corresponde a apenas 20-30% do PTH imunorreativo circulante; o restante corresponde a fragmentos carboxiterminais de tamanhos variáveis e sem ação biológica. O fato de

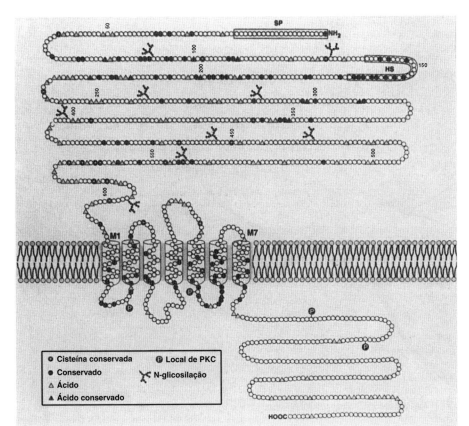

Fig. 79.5 Modelo estrutural do receptor de cálcio da célula paratireoide, de acordo com a sua sequência de aminoácidos. O grande domínio do terminal amínico é extracelular. Os radicais conservados entre receptores metabotrópicos do glutamato e o receptor de cálcio da paratireoide bovina são indicados pelos símbolos contidos no quadro desta figura.

A figura também mostra glicosilação potencial e locais de fosforilação da proteína cinase C. (BROW, E.M., GAMBA, G., RICARDI, D. *et al.* Cloning and characterization of an extracellular Ca^{2+} – sensing receptor from bovine parathyroid. *Nature*, 366:575-580, 1993. Copyright 1993, Macmillan Magazine Ltd.)

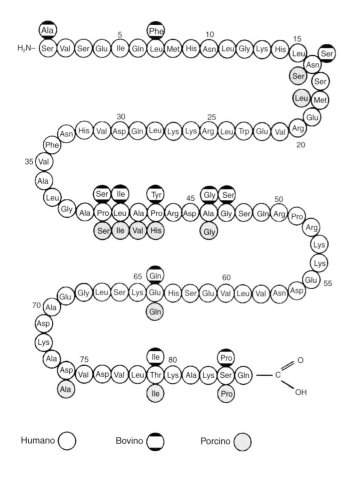

Fig. 79.6 Sequência de aminoácidos do PTH.

os fragmentos carboxiterminais serem dependentes de filtração glomerular para sua metabolização leva a seu acúmulo na circulação quando a filtração glomerular está comprometida.

Farmacodinâmica

O PTH regula o transporte de cálcio entre fluido extracelular e osso, rim e intestino. Como é comum com vários outros hormônios peptídicos, um dos efeitos imediatos do PTH no osso e no rim é a ativação da adenilil ciclase e a geração de AMPc. Receptores específicos da membrana plasmática para PTH foram demonstrados em tecidos-alvo, e a interação do PTH com esses receptores está diretamente ligada à atividade da adenilciclase e concomitante atividade hormonal. Esses receptores são membros de uma família de receptores ligados à proteína G. A ligação do hormônio ao receptor de membrana causa alteração conformacional na molécula do receptor que ativa a capacidade do receptor de liberar GDP da subunidade α da proteína G ligada ao receptor. A proteína G então liga GTP no lugar de GDP. A subunidade α ligada ao GTP da proteína G se separa das subunidades βγ e então modula a atividade de enzimas e canais que afetam proteínas, levando a respostas fisiológicas em células ósseas e renais (Fig. 79.8).

Ações e efeitos

O PTH estimula a reabsorção óssea de forma indireta, agindo em osteoblastos e/ou seus precursores, que, através da liberação de mediadores como as interleucinas, ativam osteoclastos.

Durante períodos de breve hipocalcemia, a liberação de PTH resulta na mobilização de Ca^{2+} de áreas lábeis do osso próximo ao osteoclasto. Isso não é associado a reabsorção óssea significativa. Porém, durante hipocalcemia prolongada, como ocorre na osteodistrofia renal, o PTH mobiliza osteócitos profundos no osso perilacunar, o que resulta em reabsorção óssea significativa. A célula-alvo do esqueleto para o PTH é o osteoblasto. Receptores específicos para o PTH não foram descritos em osteoclasto. Assim, a resposta hormonal aparece se osteo-

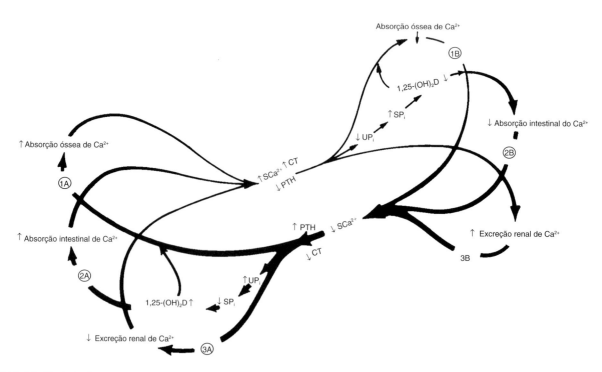

Fig. 79.7 Modelo "borboleta" da homeostase do cálcio. O modelo consiste em 3 alças (feedback negativo) que se correlacionam umas com as outras. As alças são numeradas 1, 2 e 3. As alças relacionadas a aumento na concentração de cálcio são designadas A (à esquerda), e as alças relacionadas a eventos que diminuem a concentração de cálcio são designadas B (à direita). UP = fosfato urinário; SP = fosfato sérico; SCa^{2+} = cálcio sérico.

FARMACOLOGIA DO CÁLCIO, VITAMINA D, PARATORMÔNIO, CALCITONINA, BIFOSFONATOS E SERMs

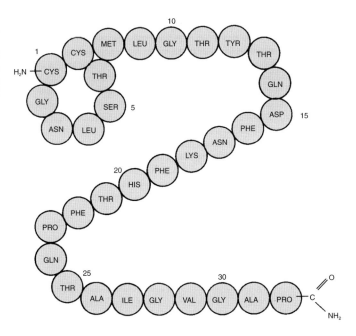

Fig. 79.8 Sequência de aminoácidos de calcitonina humana.

clastos são colocados em cultura em condições em que o osteoblasto tenha sido previamente exposto ao PTH, sugerindo papel importante do osteoblasto na reabsorção óssea PTH-dependente. As ações do PTH no osso incluem vários efeitos na célula da linhagem osteoblástica: inibe a síntese de colágeno tipo I e também a conversão de precursor osteoblasto para osteoblasto maduro. Porém, quando administrado de forma farmacológica, intermitente, o PTH pode aumentar a formação óssea através do aumento da liberação de IGF-1 (fator de crescimento insulina-símile) dos osteoblastos. O efeito do PTH na formação óssea *in vivo* varia dependendo da dose e da forma de administração (intermitente ou contínua).

No rim, o PTH aumenta a reabsorção de cálcio pelo túbulo contorcido distal e diminui a reabsorção de fosfato pelo túbulo contorcido proximal (e, secundariamente, na alça de Henle). O AMPc funciona como mediador desses efeitos renais, e o PTH aumenta a concentração de AMPc na urina; sua mensuração serve de avaliação da atividade hormonal nos mecanismos de transporte tubular. O PTH reduz a excreção urinária de magnésio e aumenta a de H_2O, AA, citrato, K, H_2CO_3 e sulfato, reabsorvendo H^+, o que causa leve acidose, resultando em aumento da reabsorção óssea. Além disso, o PTH estimula a conversão de $25(OH)D$ em $1,25(OH)_2D$ através da ativação da 1α-hidroxilase renal. No intestino, o PTH aumenta a absorção ativa de cálcio e fósforo através do estímulo da gênese de calcitriol.

Patologias relacionadas

Existem situações em que há aumento da produção de PTH, constituindo hiperparatireoidismo, ou de sua deficiência, como o hipoparatireoidismo, ou ainda de alteração de sua ação no nível de órgão-alvo, como no pseudo-hipoparatireoidismo. No hiperparatireoidismo primário há hipersecreção autônoma de PTH por uma (adenoma) ou mais glândulas (hiperplasia) paratireoides. Há elevação do cálcio, e o fosfato é normal baixo ou baixo. O hiperparatireoidismo secundário resulta de elevação do PTH como compensação para a diminuição dos níveis circulantes de cálcio, como na insuficiência renal crônica. O diagnóstico de hiperparatireoidismo primário foi simplificado pela introdução de ensaios imunorradiométricos para molécula de PTH intacto.

No caso do hipoparatireoidismo, ele pode ser secundário a procedimentos cirúrgicos na tireoide ou paratireoide. Mais raramente, a causa é genética ou autoimune. Pseudo-hipoparatireoidismo é um distúrbio que se manifesta bioquimicamente como hipoparatireoidismo, porém com PTH elevado. Nesse caso, existe resistência dos órgãos-alvo à ação do PTH.

Laboratório

Ensaios imunorradiométricos mais recentes usam dois anticorpos monoclonais, um em direção ao terminal amino e um outro em direção à porção carboxiterminal do hormônio, permitindo exatidão e sensibilidade para a detecção do hormônio. Ensaios anteriores avaliavam apenas a porção carboxiterminal do PTH, o que levava a valores superestimados nos casos de insuficiência renal crônica, em que a excreção renal está prejudicada.

Usos clínicos

O PTH (1-34) pode ter utilidade diagnóstica para distinguir entre pseudo-hipoparatireoidismo e hipoparatireoidismo. Assim, pacientes com pseudo-hipoparatireoidismo falham em aumentar a excreção de AMPc em resposta à administração aguda do peptídio, já que o distúrbio é a resistência à ação do PTH, e não sua deficiência.

O PTH humano (1-34) produzido por tecnologia recombinante está aprovado e disponível para uso no tratamento da osteoporose. É administrado por via subcutânea, 25 µg/dia ciclicamente, por 12 a 18 meses, para aumentar a densidade mineral óssea em indivíduos com história de fraturas e osteoporose grave.

CALCITONINA

Química

Calcitonina (CT) é um peptídio de cadeia única composto de 32 aminoácidos (AA), com peso molecular de 3.600 dáltons, sintetizado e secretado pelas células parafoliculares da glândula tireoide. Contém uma ponte de dissulfeto cisteínica na posição 1-7 da terminação aminoterminal do peptídio, que é essencial para sua atividade biológica.

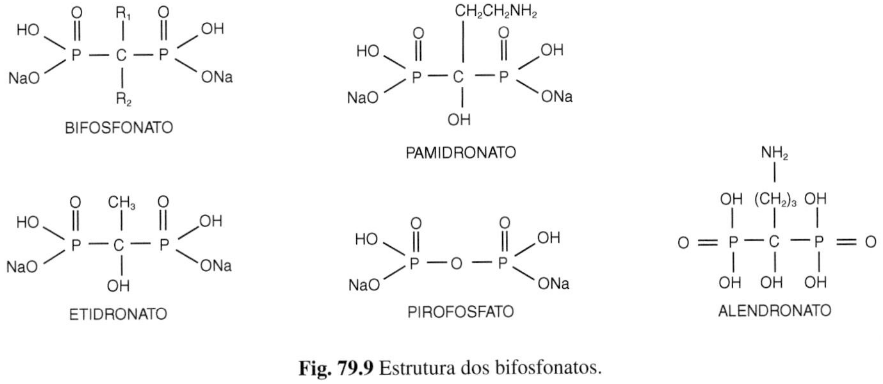

Fig. 79.9 Estrutura dos bifosfonatos.

Parece que toda a sequência de AA é necessária para a ótima atividade. Os radicais no meio da molécula (posição 10-27) são variáveis e influenciam a potência e/ou a duração de ação da CT. A CT do salmão e a da enguia são mais potentes do que a CT de mamíferos, tanto in vitro como in vivo, e diferem do hormônio humano em 13 e 16 radicais AA, respectivamente. A CT de salmão parece ser mais potente terapeuticamente que a humana, em parte porque a sua depuração da circulação é mais lenta. A CT humana é processada de um propeptídio de 135 radicais de AA; dois outros peptídios são gerados, mas sua significância biológica é desconhecida. O gene da CT localiza-se no braço curto do cromossomo 11, e é composto de 6 exons e 5 introns. Há evidência de que, em diferentes tecidos que expressam esse gene, existe diferente troca do gene transcrito para produzir diferentes peptídios. Na tireoide, o maior produto do gene da CT é a CT, enquanto no cérebro o maior produto é o peptídio relacionado ao gene da CT (CGRP), que parece ter efeito primário vascular e neuromuscular.

Fisiologia

A regulação da síntese de CT e sua liberação pelas células parareoides da glândula tireoide são cálcio-dependentes. Hipercalcemia é o principal estímulo responsável pela síntese e liberação de CT. Compostos como glucagon, prolactina, TSH, tirotoxina, glicocorticoides, agentes adrenérgicos, gastrina, pancreozimina e serotonina podem estimular atividade da adenilato ciclase e liberação de CT. Apesar de a CT ter sido isolada em outros tecidos como glândula paratireoide, pâncreas, timo e adrenal, não se sabe se é biologicamente ativa. O mais potente secretagogo é a gastrina. Cálcio e pentagastrina são usados isolados ou juntos como teste provocativo para testar capacidade do paciente de secretar CT. A secreção de CT é inibida pela somatostatina. Estudos in vivo e in vitro demonstraram que a 1,25(OH)$_2$D reduz o nível de RNAm da CT, inibindo sua transcrição gênica.

Farmacocinética

As vias de administração são subcutânea ou intranasal. A forma circulante da CT é um polipeptídio de 32 AA de cadeia única. O metabolismo ocorre predominantemente no rim, e a meia-vida plasmática é de aproximadamente 10 minutos.

Farmacodinâmica

O papel biológico preciso da CT permanece não esclarecido. Não se sabe se a CT tem um papel significativo na homeostase do cálcio em seres humanos. Pacientes tireoidectomizados sem CT detectável têm calcemia e densidade mineral óssea normais. Por outro lado, pacientes com carcinoma medular da tireoide e níveis muito elevados de CT não apresentam hipercalcemia.

A CT inibe atividade osteoclástica de forma aguda, rápida e efetiva. Age diretamente no osteoclasto, causando aumento na geração do AMPc e contração da membrana celular do osteoclasto, além de diminuir a formação e a replicação do osteoclasto pré-formado. Seus efeitos porém são transitórios, e apresentam pouco efeito no controle do volume do osso trabecular ou na homeostase do cálcio de forma prolongada. Depressão da reabsorção óssea leva a redução na excreção urinária de cálcio, magnésio e hidroxiprolina. Em humanos, a CT age no nível renal e promove excreção de cálcio, fosfato e sódio.

Não está clara a causa do efeito transitório da CT. Talvez ele se deva à regulação decrescente do número de receptores da CT ou à sua ligação diante da presença contínua de CT. A CT não tem efeitos maiores na formação óssea, no metabolismo da vitamina D ou na absorção de Ca do intestino. O efeito da CT no rim e no intestino é de pequena importância para manter a homeostase do Ca^{2+}. No rim, a CT inibe a reabsorção de cálcio.

Usos

A CT tem um papel importante, porém limitado, no tratamento da hipercalcemia. A despeito da presença contínua de CT, a reabsorção óssea não é permanentemente inibida. Esse fenômeno, conhecido como "escape", é visto in vivo e in vitro. Pode ser usada no tratamento da hipercalcemia de várias etiologias, como hipercalcemia humoral da malignidade ou hiperparatireoidismo. Para evitar "escape", pode-se usá-la durante 5 dias da semana e suspender nos fins de semana. Assim, o uso da CT não substitui outras medidas para hipercalcemia que são mais eficazes, como hidratação e outros agentes como bifosfonatos. A CT é também efetiva em patologias com remodelação óssea aumentada, como na doença de Paget e na osteoporose.

A CT de salmão é aprovada para uso clínico. Doses subcutâneas ou intramusculares de 100 U/kg a cada 12 horas têm sido usadas para tratar a hipercalcemia. Uma dose inicial de 100 U/dia é usada para a doença de Paget, com redução para 50 U 3 vezes por semana. A CT de salmão é aprovada para osteoporose pós-menopausa principalmente quando associada a dores ósseas.

Os efeitos colaterais incluem náusea, urticária, edema de mãos e prurido.

BIFOSFONATOS

Os bifosfonatos são análogos sintéticos do pirofosfato. Vários bifosfonatos têm sido estudados em doenças ósseas humanas: os primeiros foram o etidronato e o clodronato (primeira geração); posteriormente surgiram os aminoderivados, tais como o pamidronato, o alendronato, o tiludronato e, a seguir, o residronato, entre outros que continuam sendo investigados (Fig. 79.10). Esses, considerados de segunda e terceira gerações, são conhecidos como novos bifosfonatos. Cada bifosfonato tem suas próprias características, tanto físico-químicas como biológicas, o que não permite extrapolar os resultados com um determinado composto para outro.

Farmacocinética

Alguns compostos (etidronato, clodronato, pamidronato e alendronato) são absorvidos, depositados e excretados inalterados. A absorção intestinal varia de 1-10%, e é menor quando eles são ingeridos com alimentos ou com produtos que contêm cálcio; devem ser administrados longe das refeições, com água, e nunca com leite. Cerca de 20-60% do total absorvido vai para o osso, e o restante é rapidamente excretado na urina. A meia-vida dos bifosfonatos circulantes é curta, principalmente por sua rápida entrada na estrutura óssea. Pesquisas recentes mostram que o alendronato, quando dado em pequena quantidade, fica acumulado preferencialmente sob os osteoclastos. Os efeitos podem persistir por muitos meses ou anos após a interrupção do tratamento com bifosfonato.

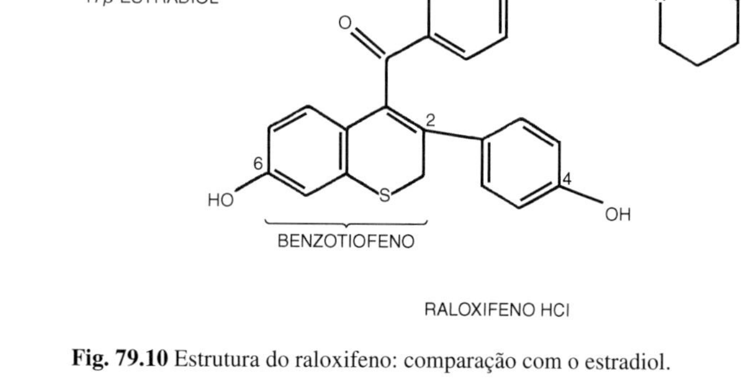

Fig. 79.10 Estrutura do raloxifeno: comparação com o estradiol.

Um dos problemas com os bifosfonatos de primeira geração é a permanência muito prolongada no osso, podendo interferir na atividade do osteoblasto sobre a formação óssea. Ainda são necessários estudos para a formação de um consenso sobre a qualidade do osso formado com o uso do bifosfonato.

Farmacodinâmica

Os bifosfonatos são potentes inibidores do crescimento e da dissolução dos cristais de cálcio, assim como da reabsorção e mineralização ósseas. A atividade dos bifosfonatos está relacionada ao número de átomos de carbono na cadeia alifática, particularmente em derivados com um grupo aminoterminal na cadeia lateral. Seu efeito precoce reside na redução da excreção dos marcadores da reabsorção óssea como os produtos de degradação do colágeno (piridinolina e desoxipiridinolina). Produzem, com a hidroxiapatita, compostos relativamente estáveis, adsorvidos através da superfície desses cristais nos ossos, principalmente nos locais de remodelação óssea ativa. Diminuem a atividade osteoclástica (induzida pelos osteoblastos) e, ao mesmo tempo, o número dessas células. Entre os mecanismos propostos estão a diminuição do fator de ativação dos osteoclastos (produzida pelos osteoblastos) e alteração do precursor do osteoclasto.

Em relação à potência, variam de 1 a 10.000; o etidronato, comparado ao pamidronato, é 100 vezes mais potente, enquanto o alendronato é 1.000 vezes mais ativo, portanto 10 vezes mais potente que o pamidronato. Os bifosfonatos mostram ações positivas nas propriedades mecânicas do osso, demonstradas em vários estudos experimentais, as quais podem ser revertidas após suspensão do tratamento.

O tratamento com alendronato em curto prazo (6 semanas) acarretou diminuições constatáveis nos níveis séricos e urinários dos marcadores bioquímicos do remodelação óssea já no período de 3 semanas após o início da terapia com alendronato. Em estudos em longo prazo (>6 meses), houve redução dos marcadores bioquímicos de reabsorção e formação ósseas logo após o primeiro mês de início da terapia; os níveis foram mais baixos entre 3-6 meses e mantiveram-se durante o tratamento com alendronato. Com terapia de 10 mg/dia de alendronato, em estudo randomizado, observaram-se aumentos da densidade mineral óssea (DMO) da coluna lombar após 2 e 3 anos de tratamento, em comparação com diminuição da DMO nos indivíduos que receberam placebo. O estudo denominado *Fracture Intervention Trial* (FIT), com 3 anos de duração, avaliou o efeito do alendronato na frequência de fraturas vertebrais e não vertebrais em 1.949 mulheres na pós-menopausa. Houve redução de 48% do risco de fraturas clínicas (sintomáticas) em pacientes tratadas com alendronato, com redução de 90% no risco de novas fraturas vertebrais únicas e múltiplas. O alendronato também evidenciou uma redução significativa de 51% no risco de fraturas de quadril.

Efeitos colaterais

O etidronato inibe a mineralização; os aminoderivados podem levar a uma reação de fase aguda, em particular as formas endovenosas, que podem precipitar na circulação sanguínea, com comprometimento vascular e às vezes renal. Toxicidade gastrointestinal ocorre com o alendronato.

Indicações/usos/posologia

Os bifosfonatos são utilizados na cintilografia óssea (marcador em medicina nuclear), no bloqueio de calcificações distróficas e ossificações heterotrópicas, nas reabsorções ósseas anormais, como nos casos de doença de Paget, na hipercalcemia de várias etiologias (relacionada ao PTH e ao uso de corticoides) e na osteoporose pós-menopausa.

O primeiro estudo controlado dos bifosfonatos na osteoporose foi realizado com o etidronato em mulheres com osteoporose senil. Posteriormente, novas investigações em mulheres pós-menopausadas demonstraram aumento significativo da massa óssea com diminuição da taxa de fraturas.

O pamidronato é usado via endovenosa na dose de 30-90 mg a cada 3 meses. Esse bifosfonato tem sido usado na osteoporose secundária ao uso de corticosteroide e em pacientes com osteoporose.

O alendronato é utilizado na dose diária de 10 mg/dia na osteoporose pós-menopausa, na osteoporose senil e na osteoporose pelo uso de corticoide, com apresentação também de 70 mg/semana. Na doença de Paget, tem sido relatado como efetivo na dose de 40 mg/dia.

Os bifosfonatos são considerados fármacos do futuro na terapêutica da osteoporose estabelecida, aguardando os resultados finais de investigação na prevenção da enfermidade.

SERMs
(*SELECTIVE ESTROGEN RECEPTORS MODULATORS*)

Os SERMs representam uma nova classe terapêutica desenvolvida com o objetivo de conservar os efeitos benéficos ósseos e cardiovasculares do estrógeno, mas sem estimulação da glândula mamária e do endométrio. O raloxifeno é um SERM já em comercialização, aprovado na prevenção e no tratamento da osteoporose pós-menopausa; é um benzotiofeno não esteroide cujo mecanismo de ação molecular envolve ligação de alta afinidade com o domínio de ligação do receptor de estrógeno, com consequente alteração conformacional na estrutura do receptor, dimerização do receptor e associação do dímero receptor a elementos de resposta DNA e uma ou mais proteínas associadas ao receptor. A capacidade do raloxifeno de levar a uma resposta tecido-seletiva está relacionada à diversidade de proteínas associadas ao receptor a diferentes tecidos (coativadores, coexpressores, fatores de transcrição, etc.), à diferente distribuição dos subtipos de receptores de estrógeno (α e β) e à ativação de múltiplos elementos de resposta em diferentes genes. Através dessa seletividade tissular, o raloxifeno apresenta efeitos ósseos e cardiovasculares agonistas ao estrógeno e antagonistas no útero e na mama.

O raloxifeno previne a perda óssea na pós-menopausa em todos os sítios esqueléticos, reduzindo a incidência de fratura vertebral; reduz o colesterol total e sua fração LDL, aumenta o HDL-colesterol, diminui os níveis de ApoB lipoproteína e fibrinogênio sem alterar triglicerídios sem estimulação endometrial ou mamária.

Como efeito colateral, está associado a aumento do risco de tromboembolismo, fogacho e cãibras em membros inferiores.

ANORMALIDADES DO METABOLISMO DO CÁLCIO

Hipocalcemia

O quadro clínico inclui tetania, parestesia, aumento da excitabilidade neuromuscular, laringoespasmo, convulsões tônico-clônicas. Algumas causas incluem: privação de cálcio e vitamina D observada em estados de má-absorção, hipoparatireoidismo, pseudo-hipoparatireoidismo, insuficiência renal crônica avançada, ingesta exagerada de fluoreto de sódio, hipomagnesemia. No tratamento da hipocalcemia, é usado cálcio nas preparações apresentadas no Quadro 79.3. Se necessário cálcio endovenoso, deve-se usar o cloreto de cálcio, que contém 27% de Ca^{2+}. O sal é usualmente dado EV na concentração de 10% (equivalente a 1,36 mEq Ca^{2+}/mL). A velocidade de infusão deve ser de 1 mL/minuto. Como é um sal ácido, não deve ser usado na hipocalcemia da insuficiência renal crônica (IRC). A injeção de gluconato de cálcio (solução a 10%; 9 mg de cálcio/mL) é disponível e constitui opção para a tetania da hipocalcemia. Pacientes com hipocalcemia moderada a grave podem usar 10-15 mg/kg de peso de cálcio por 4-6 horas. Para a hipocalcemia menos grave, pode ser administrada medicação oral em associação com vitamina D ou seu metabólito.

Suplemento de cálcio também é utilizado no tratamento da osteoporose senil e secundária ao uso de corticoide.

Hipercalcemia

Ocorre em diversas condições clínicas. É rara por aumento da ingesta isolada, exceto em circunstâncias especiais. A causa mais frequente em pacientes não hospitalizados é o hiperparatireoidismo primário. Outras causas incluem hipercalcemia familiar benigna, hipercalcemia humoral da malignidade (causa mais frequente em pacientes hospitalizados), excesso de vitamina D, hipertireoidismo (aumento da remodelação óssea), imobilização, insuficiência adrenal.

O tratamento algumas vezes consiste no suporte ao quadro clínico. Nos casos graves, esses pacientes encontram-se desidratados, e torna-se primordial a reposição de fluido com solução isotônica (6-8 L/dia). Associar diuréticos para evitar expansão exagerada de volume. Os corticosteroides podem ser úteis na hipercalcemia secundária a hipervitaminose D, linfoma, sarcoidose. A resposta é lenta (1-2 semanas). A calcitonina inibe a reabsorção óssea, e podem ser usadas 100 U 12/12 horas, porém há o problema do escape, e seu uso contínuo prolongado não é possível. A plicamicina é um quimioterápico citotóxico que inibe a reabsorção óssea, porém é tóxico. O bifosfonato endovenoso tem-se mostrado efetivo: etidronato, na dose de 7,5 mg/kg/dia, em várias horas por 3 ou mais dias consecutivos, ou o pamidronato, 60-90 mg, por 4-6 horas. Seu efeito persiste por semanas. O nitrato de gálio é um potente inibidor da reabsorção óssea utilizado no tratamento da hipercalcemia associada a malignidade (200 mg/m^2/24 horas).

REFERÊNCIAS BIBLIOGRÁFICAS

1. ANDON, M.B, SMITH, K.T., BRACKER, M., SARTORIS, D., SALTMAN, P., STRAUSE, L. Spinal bone density and calcium intake in health postmenopausal women. *Am. J Clin. Nutr.*, *54*:927-9, 1991.
2. ASKNES, L. A simplified high-performance liquid chromatographic for determination of vitamin D$_3$, 25-hydroxyvitamin D$_3$ and 25-hydroxyvitamin D$_2$ in human serum. *Scand. J. Clin. Lab. Invest.*, *52*:177-182, 1992.
3. BIKLE DD. A bright future for the sunshine hormone. *Scientific American*, 2:58-68, 1995.
4. BLACK, D.M. *et al*. Fracture Intervention Trial Research Group: Randomized trial of effect of alendronate on risk of fracture in women with existing vertebral fractures. *Lancet*, *348*:1535-1541, 1996.
5. BRINGHURST, F.R., DEMAY, M.B., KRONENBERG, H.M. Hormones and disorders of mineral metabolism. *In*: WILSON, J.D. e FOSTER, D.W. *Textbook of Endocrinology*. 9th ed., Saunders, 1998.
6. CARSON, M.A., SCHRADER, W.T., O'MALLEY, B.W. Steroid receptor family: structure and functions. *Endocrine Reviews*, *11*:201-220, 1990.
7. CHAPUY, M.C., ARLOT, M.E., DUBOEUF, F. *et al*. Vitamin D$_3$ and calcium to prevent hip fractures in elderly women. *New Engl. J Med.*, *327*:1637-1642, 1992.
8. CHESNUT, III, CH, McLUNG, M.R., ENSRUD, K.E. *et al*. Alendronate treatment of the postmenopausal osteoporotic women: effect of multiple dosages on bone mass and bone remodeling. *Am. J. Med.*, *99*:144-52, 1995.
9. DELMAS, P.D., BJARNASON, N.H., MITLAK, B.H. *et al*. Effects of raloxifene on bone mineral density, serum cholesterol concentrations and uterine endometrium in postmenopausal women. *New Engl. J. Med.*, *337*:1641-1647, 1997.
10. FELIG, P. Mineral metabolism. *In*: STREWLER, G.J., ROSENBLATT, M. *Endocrinology and Metabolism*. 3rd ed. 1995, p. 1437-1448.
11. HARRIS, S.T., GERTZ, B.J., GENANT, H.K. *et al*. The effect of short term treatment with alendronate on vertebral density and biochemical markers of bone remodeling in early postmenopausal women. *J. Clin. Endocrinol. Metab.*, *76*:1399-1406. 1993.
12. HOLLIS, B.W., KAMERUD, J.Q., SELVAAG, S.R., LORENZ, J.D., NAPOLI, J.L. Determination of vitamin D status by radioimmunoassay with an ^{125}I- labeled tracer. *Clinical Chemistry, 39*:529-532, 1993.
13. LARSEN, P.R., KRONENBERG, H.M., MELMED, S., POLONSKY, K.S., *William's Textbook of Endocrinology*. 10th ed. Philadelphia, 2003.
14. LIBERMAN, U.A. *et al*. Effect of oral alendronate on bone mineral density and the incidence of fractures in postmenopausal osteoporosis. *New Eng. J. Med.*, *333*:1437-1446, 1995.
15. LUKASZKIEWICZ, J., BIBIK, K., LORENC, R.S. Simplified HPLC method for quantitation of vitamin D in blood serum. *Journal of Pharmacological Methods*, *21*:247-254, 1989, 1992.
16. MARCUS, R. Agents affecting calcification and bone turnover. *In*: GOODMAN and GILMAN'S. *The Pharmacological Basis of Therapeutics*. 1996, 9th ed. Chapter 61. p. 1519-1546.
17. MUNDY, G.R. *Calcium homeostasis: hipercalcemia and hipocalcemia*. 2nd ed. Martin Dunitz, 1990.
18. THNARD, M.W. *et al*. Treatment of postmenopausal osteoporosis with calcitriol or calcium. *New England Journal of Medicine*, *326*:357-361, 1992.
19. VIEIRA, J.G.H., OLIVEIRA, M.A.D., KUNII, I. Dosagem de Paratormônio (PTH) no soro ou plasma: evolução dos imunoensaios. *Arq. Bras. End. Metab.*, *39*:75-79, 1995.
20. WALTERS, M.R. Newly identified actions of the Vitamin D endocrine system. *Endocrine Review*, *13*:719-787, 1992.

80

Insulina e Antidiabéticos Orais

Ana Claudia Rebouças Ramalho e Maria de Lourdes Lima

O pâncreas endócrino no homem adulto contém aproximadamente 1 milhão de células nas ilhotas de Langerhans. Dentro dessas ilhotas, foram identificados quatro principais tipos de células: células beta, responsáveis pela produção de insulina; células alfa, produtoras de glucagon; células delta, que liberam somatostatina; e células PP, produtoras do peptídio pancreático. A disposição dessas células nas ilhotas normais permite a influência de uma sobre a secreção de outra, via interstício interveniente. Canais intercelulares conectam o citossol das células contíguas e criam circulação local que parece fluir da medula rica em células beta ao córtex rico em células alfa. Esse arranjo circulatório facilita o papel inibidor da insulina na liberação de glucagon.

O diabete melito (DM) é a mais importante patologia que envolve o pâncreas endócrino, e uma das causas mais importantes de morbidade e mortalidade na população em geral. A prevalência é estimada em cerca de 7,6% da população adulta brasileira. Suas principais manifestações incluem distúrbios metabólicos, principalmente hiperglicemia, sendo a glicose plasmática elevada, após uma noite de jejum, o padrão-ouro para o seu diagnóstico. O valor diagnóstico usualmente citado é igual ou superior a 126 mg/dL em pelo menos duas ocasiões ou em qualquer momento do dia maior ou igual a 200 mg/dL, com sintomas. Valores intermediários entre o limite superior da normalidade (110 mg/dL) e o nível de corte diagnóstico (126 mg/dL) requerem teste de tolerância à glicose oral (TTGO) para o diagnóstico de DM (Quadro 80.1).

A classificação e a nomenclatura do diabete e de outros tipos de intolerância à glicose foram estabelecidas pelo National Diabetes Data Group (1979) e eram baseadas nas manifestações clínicas e na modalidade de tratamento. A classificação atual é da Associação Americana de Diabete (ADA-1997) e com as seguintes modificações em relação à classificação anterior: é baseada na etiopatogênese; abandono dos termos DMID e DMNID e substituição por DM tipos 1 e 2; critérios de diabete gestacional revistos; abandono do termo DM relacionado a desnutrição (Quadro 80.2).

Quadro 80.1 Principais células das ilhotas pancreáticas e seus produtos secretórios

Tipos de Células	Percentagem em Relação ao Total das Ilhotas (%)	Produtos Secretórios
alfa	1–20	glucagon, proglucagon
beta	60–80	insulina, proinsulina, peptídio C
delta	5–10	somatostatina
PP	15–20	polipeptídio pancreático

Quadro 80.2 Valores de glicose plasmática (em mg/dL) para diagnóstico de diabete melito e seus estágios pré-clínicos

Categorias	Jejum*	2 h após 75 g Glicose	Casual**
Glicemia de jejum alterada	> 110 e < 126	< 140 (se realizada)	
Tolerância à glicose diminuída	< 126 e	≥ 140 e < 200	
Diabete	≥ 126 ou	> 200 ou	≥ 200 (com sintomas clássicos)***

*O jejum é definido como a falta de ingestão calórica de no mínimo 8 horas.
**Glicemia plasmática casual é definida como aquela realizada a qualquer hora do dia, sem observar o intervalo da última refeição.
***Os sintomas clássicos de DM incluem poliúria, polidipsia e perda de peso inexplicada.

DIABETE MELITO TIPO 1

Diabete melito tipo 1 (DM1), antes conhecido como diabete juvenil, devido ao seu aparecimento, surge predominantemente antes da idade adulta. Pode, entretanto, aparecer em adultos, especialmente em não obesos. É um distúrbio catabólico em que a insulina está ausente, o glucagon está elevado e as células beta pancreáticas falham em responder a estímulos insulinogênicos. A insulina exógena é necessária para reverter o estado catabólico, prevenir cetose, reduzir a hiperglucagonemia e a glicose sanguínea. DM1 designa uma doença autoimune e portanto implica a caracterização da presença de anticorpos. DM1 parece resultar de uma agressão tóxica ou infecciosa às células beta pancreáticas em indivíduos cujo sistema imune é geneticamente predisposto a desenvolver resposta autoimune contra células beta alteradas. Fatores extrínsecos que podem afetar a função das células beta incluem lesão por viroses com toxina e anticorpos liberados por imunócitos sensibilizados. Genes HLA-específicos (principalmente DR3 e DR4) podem aumentar a suscetibilidade a vírus diabetogênicos ou podem estar ligados a genes para resposta autoimune que predispõem pacientes a uma resposta autoimune destrutiva contra suas próprias células (autoagressão). Observações recentes de que a agressão às células beta diminui com fármacos imunossupressores (ciclosporina, azatioprina) reforçam a ideia da autoagressão pelo sistema imune na patogênese do DM1. Além disso, na fase que antecede a diminuição na secreção de insulina, podem-se detectar anticorpos anti-ilhota (ICA), anti-insulina (AAI) e anticorpo para descarboxilase do ácido glutâmico (GAD).

DIABETE MELITO TIPO 2

Diabete melito tipo 2 (DM2) representa um grupo heterogêneo que abrange várias formas de diabete que ocorrem de modo predominante no adulto, mas ocasionalmente em adolescentes. A insulina endógena circulante é suficiente para prevenir cetoacidose, mas é insuficiente ou relativamente inadequada, devido à insensibilidade dos tecidos. A maior parte dos pacientes com DM2 é obesa, e a obesidade leva a um aumento da resistência à insulina. Além da resistência periférica à insulina nos tecidos periféricos, existe uma diminuição da secreção de insulina pelas células beta do pâncreas diante de um estímulo de aumento da glicemia.

OUTROS TIPOS DE DIABETE

As mulheres cuja intolerância à glicose é reconhecida durante a gestação são classificadas como portadoras de diabete gestacional. Esse grupo é bastante heterogêneo em seu genótipo e fenótipo. Gestante com glicemia de jejum maior que 85 mg/dL no início da gestação é considerada como rastreamento positivo para diabete gestacional e deve ser investigada. O teste diagnóstico é um teste padronizado de tolerância com 75 g de glicose em 2 horas, solicitado entre as semanas 24 e 28 de gestação.

Alguns pacientes são classificados como não diabéticos, porém com uma diminuição de tolerância à glicose. Nesses casos é necessário TTGO. Os critérios diagnósticos para diabete e/ou tolerância reduzida à glicose estão no Quadro 80.1. É importante enfatizar que o TTGO não é indicado para estabelecer diagnósticos de DM se a glicemia de jejum já é maior do que 126 mg/dL e, principalmente, se for sintomática.

O tratamento do DM envolve um conjunto de medidas que tentam, passo a passo e simultaneamente, aumentar o consumo e diminuir a oferta de glicose, sensibilizar tecidos periféricos à ação da insulina ou estimular sua liberação pelas células beta e, nos casos de DM1, a reposição de insulina.

Quadro 80.3 Classificação do diabete melito

- **Tipo 1:** destruição da célula beta, geralmente ocasionando deficiência absoluta de insulina, de natureza autoimune ou idiopática.

- **Tipo 2:** varia de uma predominância de resistência insulínica, com relativa deficiência de insulina, a um defeito predominantemente secretório, com ou sem resistência insulínica.

- **Outros tipos específicos:**
- Defeitos genéticos funcionais da célula beta
- Defeitos genéticos na ação da insulina
- Doenças do pâncreas exócrino
- Endocrinopatias
- Induzidas por fármacos e agentes químicos
- Infecções
- Formas incomuns de diabete imunomediado
- Outras síndromes genéticas geralmente associadas ao diabete

- **Diabete gestacional**

PLANO ALIMENTAR

A Associação Americana de Diabete recomenda a distribuição de energia ingerida em 50-60% de carboidratos e menos de 30% em gorduras. Os carboidratos de absorção lenta constituem a base da alimentação, e os açúcares de absorção rápida, como a sacarose, devem ser evitados.

Existem diferenças na orientação dietética entre pacientes com DM1 e DM2. No caso do DM1, a prioridade é a quantidade e a repartição dos alimentos que contêm carboidrato durante o dia. No caso do DM2, em que a maioria dos pacientes é obesa, torna-se extremamente útil a redução da ingesta de gorduras, uma vez que são mais hipercalóricas (1 g de gordura = 9 kcal), favorecendo o ganho ponderal. As gorduras insaturadas e monoinsaturadas devem substituir as saturadas.

Atualmente preconizam-se a contagem de carboidrato (CHO) e a variação da dose de insulina baseada na quantidade de CHO em cada refeição: adultos = 1 U de insulina para 15-25 g de CHO e crianças = 1 U de insulina para 20-30 g de CHO. Nessa forma, o uso de sacarose não é liberado, mas introduzido ao plano alimentar.

CONTROLE DA GLICEMIA

A hiperglicemia é um fator de risco para desenvolver as complicações crônicas do DM (neuropatia, nefropatia, retinopatia, macro- e microangiopatia). O DCCT (*Diabetes Control and Complication Trial*) foi um estudo multicêntrico desenvolvido em 29 centros da América do Norte, envolvendo 1.441 pacientes com DMID tipo 1 com duração de 10 anos, e demonstrou que o tratamento intensivo com insulina em DM tipo 1 retarda significativamente o início da retinopatia, nefropatia e neuropatia diabéticas ou lentifica a sua progressão. Posteriormente, com o mesmo objetivo, qual seja, verificar o efeito do controle glicêmico rigoroso sobre as complicações de DM, só que dessa vez no DM2, foi realizado o UKPDS (*United Kingdom Prospective Diabetes Study*). O UKPDS consistiu num estudo randomizado prospectivo, realizado em 23 centros no Reino Unido, com 11 anos de seguimento, em pacientes entre 25-65 anos de idade recém-diagnosticados com DM2. Os resultados do UKPDS estabelecem que a retinopatia, a nefropatia e a neuropatia são beneficiadas pela redução dos níveis glicêmicos no DM2. Esses resultados do DCCT e do UKPDS aumentam substancialmente a evidência de que a hiperglicemia é o fator causal principal para as complicações tanto no DM1 quanto no DM2.

Devido às muitas evidências de relação causal entre hiperglicemia e complicações crônicas, é lógico concluir que a tentativa de normalização da glicemia, objetivando uma hemoglobina glicada <7%, pode prevenir ou retardar essas alterações.

Assim, é importante todo o conjunto de medidas para controle do DM, como exercício físico, dieta e farmacoterapia com antidiabético oral e/ou insulina, que serão discutidos a seguir.

HISTÓRICO

O diabete é uma doença tão antiga quanto a própria humanidade. Areteus, um médico romano, criou o termo diabete, que significa "passar através de", pelo fato de a poliúria, um dos sintomas mais típicos da doença, assemelhar-se à drenagem de água através de um sifão.

Claude Bernard (1803–1878) descobriu a função glicogênica do fígado e atribuiu o diabete a um excesso de produção de açúcar por esse órgão, demonstrando ainda a importância do sistema nervoso na regulação da glicose. Em 1869, Langerhans descobriu as ilhotas no tecido pancreático. Após exaustivos experimentos, realizados no laboratório

Quadro 80.4 Níveis glicêmicos recomendados por Carpenter e Constan para o diagnóstico de diabete gestacional pelo teste de tolerância à glicose oral (100 g)

Jejum	1 h	2 h	3 h
95 mg/dL	180 mg/dL	155 mg/dL	140 mg/dL

de Macleod em Toronto, Banting, em colaboração com Best (1921), descobriu e isolou a isletina (insulina). Eles comprovaram que a injeção desse hormônio baixava a glicemia em cães pancreatectomizados, melhorando drasticamente os sintomas da doença. Em 11 de janeiro de 1922, foi aplicada a primeira injeção de insulina com finalidade terapêutica. A descoberta da insulina constituiu o marco da história do diabete e a maior conquista no tratamento da doença. Essa descoberta valeu a Banting o prêmio Nobel de medicina. Em 1936, Hagedorn, de Copenhague, conseguiu prolongar o efeito hipoglicemiante da insulina pela adição de protamina. Scolt e Fisher verificaram que era possível dilatar ainda mais esse efeito pela adição de pequenas doses de zinco. Em 1946, Krayenbuhl e Rosemberg obtiveram insulina NPH (*Neutral Protamin Hagedorn*), o que representou considerável progresso terapêutico.

A partir de 1970, diversos progressos foram realizados no campo da diabetologia, com a obtenção de alto grau de purificação das insulinas. A Dinamarca passou a produzir a insulina monocomponente altamente purificada, resolvendo ou amenizando problemas clínicos como lipodistrofias, alergias e resistência à insulina. Monocomponente é o termo utilizado para distinguir preparações purificadas tanto bovina quanto suína, que contêm menos de 1 ppm de proinsulina (o contaminante proteico mais antigênico).

No final dos anos 1970, foi desenvolvido pela Gementec, nos Estados Unidos, o primeiro método de síntese da insulina humana, que consistiu na utilização da bactéria *E. coli* modificada – as cadeias A e B eram sintetizadas separadamente e, num estágio posterior, quimicamente combinadas. No início dos anos 1980, a Hoechst desenvolveu seu próprio método de biossíntese de insulina humana, que envolve a ligação de um precursor da insulina, a pré-insulina, a uma proteína bacteriana específica. Bactérias *E. coli* não patogênicas foram usadas para a fabricação do produto. Ainda na década de 1980, surgiram as bombas de insulina, que tornaram possível melhorar o tratamento, pela administração subcutânea através de um cateter interno, que permite que certa quantidade de insulina seja administrada às refeições, melhorando o controle diário. Em meados dos anos 1980, paralelamente ao desenvolvimento de sistemas eletromecânicos das bombas, foi dada maior atenção à simplificação das injeções de insulina. Dispositivos conhecidos como "canetas", em formato de canetas-tinteiro, chegaram ao mercado, integrando a insulina a seu sistema de injeção. A insulina não mais teria que ser aspirada com agulha, mas estava pronta, em cartuchos, para ser injetada. No momento, estudam-se outras formas de uso de insulina, como por exemplo a possibilidade de sua aplicação nasal.

Embora tenham sido obtidos o pâncreas e células beta para transplante, na prática esse procedimento ainda não é realidade, mas as perspectivas são muito boas. O maior problema reside na imunossupressão necessária.

A história dos antidiabéticos orais percorre outro caminho. Seu efeito hipoglicemiante foi descoberto como efeito colateral dessas drogas utilizadas com outros propósitos. Em 1942, Jambon e cols. verificaram acidentes hipoglicêmicos fatais durante o uso do zol-IPDT no tratamento da febre tifoide. Em 1955, Loubatières (França) e Frank e Fuchs (Alemanha) descobriram a carbutamida (sulfanilbuticarbamida), a primeira sulfonilureia comercializada, mas hoje retirada do mercado devido à sua elevada toxicidade. Em 1956, Bander e cols. (Alemanha) descobriram a tolbutamida. Um ano depois, foram introduzidas na terapêutica antidiabética a clorpropamida, a fenformina, bem como a glibenclamida e, posteriormente, outras drogas.

INSULINA

Química

A sequência de aminoácidos da insulina foi estabelecida por Sanger em 1960, e isso levou à sua síntese completa em 1963 (Katsoyanns *et al.*, 1963; Meienhofer *et al.*, 1963) e à demonstração de sua estrutura tridimensional por Hodgkin e cols., em 1972.

A insulina é constituída de duas cadeias peptídicas A e B unidas por duas pontes de dissulfeto (Fig. 80.2). A cadeia A é composta de 21 aminoácidos e contém uma ponte dissulfeto. A cadeia B é composta de 30 aminoácidos. A porção terminal carboxílica da cadeia B e as extremidades amínica e carboxílica da cadeia A formam a porção da molécula que interage com o receptor. As cadeias da insulina isoladamente são inativas.

A insulina é membro da família de peptídeos que incluem os fatores de crescimento insulina-símiles (IGFs). Ao contrário da insulina, os IGFs são produzidos em vários tecidos e são mais importantes na regulação do crescimento que do metabolismo. A insulina pode ligar-se aos receptores IGF e vice-versa. Esse fato é importante em alguns aspectos clínicos, como, por exemplo, para explicar a macrossomia em filhos de mães diabéticas não controladas. A manutenção de hiperglicemia nessas pacientes estimula o pâncreas a produzir insulina, que, em níveis elevados, ocupa receptores IGF e estimula o crescimento do feto.

Síntese, secreção e regulação da secreção de insulina

A insulina é produzida nas células beta do pâncreas como precursor inativo (pré-, proinsulina) no retículo endoplasmático rugoso e é clivada a proinsulina (86 aminoácidos), que é transferida para vesículas no complexo de Golgi, onde é estocada, junto com as enzimas responsáveis por sua conversão em insulina (endopeptidases). A proinsulina é convertida a insulina pela clivagem do polipeptídio conectante (peptídio C) do terminal amínico da cadeia A com o terminal carboxílico da cadeia B. O peptídio C contém 35 AA e não tem função biológica.

Quando há secreção de insulina armazenada ou recém-sintetizada, os grânulos que a contêm se movem em direção à membrana celular, a qual se rompe e os libera no líquido extracelular.

Esse mecanismo envolve o sistema microtubular da célula. Um estímulo evoca um influxo ou redistribuição de cálcio, o que ativa o sistema microtubular, que é contrátil, e desloca o grânulo. O pâncreas humano armazena 10 mg de insulina, e calcula-se que 2 mg ou 50 U sejam liberados diariamente pela veia porta.

Regulação da secreção de insulina

A regulação da secreção de insulina está relacionada a uma série de fatores, entre eles nutrientes, hormônios gastrointestinais e pancreáticos, neurotransmissores autonômicos e glicose (Quadro 80.5). A potência dos aminoácidos em estimular a secreção varia, e, entre os essenciais, a arginina, a lisina e a leucina são os mais secretagogos. A leucina ou outros aminoácidos podem estimular a secreção de insulina na ausência de glicose, ainda que a ação insulinotrópica seja mais intensa na

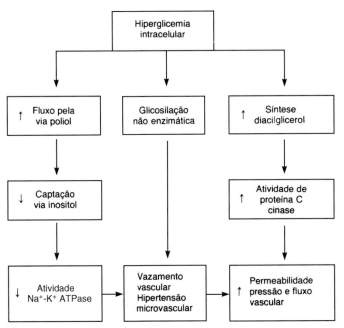

Fig. 80.1 Alterações metabólicas vasculares reversíveis.

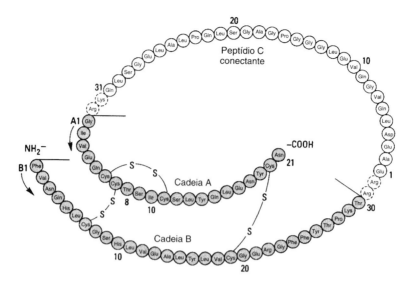

Fig. 80.2 Estrutura da proinsulina humana mostrando sua ligação entre as cadeias A e B.

Quadro 80.5 Controle da secreção de insulina

Fatores Estimulantes	Fatores Inibidores
— glicose	— adrenalina, noradrenalina (receptores α)
— aminoácidos (arginina, leucina)	— estímulo dos receptores α: exercício, hipoxia, cirurgia, queimaduras graves
— secretina, pancreozimina, GIP (peptídio gastroinibidor), gastrina, enteroglucagon	— β-bloqueadores
— ativação seletiva dos receptores β: isoproterenol	— diazóxido
— inibidores da monoamina oxidase	— somatostatina
— bloqueio dos receptores α: fentolamina	
— drogas colinomiméticas e estímulo vagal	
— xantinas	
— prostaglandinas	
— sulfonilureias	

presença de glicose. As ilhotas de Langerhans são ricamente inervadas tanto pelo sistema nervoso simpático como pelo parassimpático. Estímulo dos receptores α_2-adrenérgicos inibe a secreção de insulina, enquanto estímulos β_2-adrenérgico e vagal aumentam a secreção de insulina. Geralmente, qualquer situação que ative o sistema nervoso autônomo (hipoxia, hipotermia, cirurgia, grandes queimados) suprime a secreção de insulina por estímulo α_2-adrenérgico. Assim, antagonistas α-adrenérgicos aumentam a concentração plasmática de insulina, e os β-bloqueadores diminuem. Na prática clínica, esse dado é importante, pois o uso de β-bloqueadores, por exemplo o propranolol, deve ser evitado em pacientes diabéticos por dois motivos: (1) pelo que foi exposto aqui anteriormente e (2) em pacientes insulinodependentes, pode bloquear resposta adrenérgica à hipoglicemia.

A glicose é o principal estímulo da secreção de insulina, e o açúcar por via oral é mais eficaz para provocar secreção de insulina do que por via parenteral. Isso ocorre, provavelmente, porque a glicose oral estimula a atividade vagal. A liberação de insulina induzida pela glicose é bifásica, o que reflete a existência do compartimento de armazenamento (pico inicial) de liberação rápida e de um segundo pico (insulina sintetizada) de liberação tardia. A glicose é o único substrato que comprovadamente estimula a liberação crônica de resposta lenta.

O exato mecanismo pelo qual a glicose estimula a liberação de insulina não está completamente esclarecido. Alguns investigadores acreditam que existe um receptor para glicose na membrana celular (glicorreceptor), mas a maioria acredita que a liberação de insulina pela glicose requer sua entrada e metabolização na célula beta. A capacidade do açúcar de sofrer fosforilação e consequente glicólise correlaciona-se com sua capacidade de estimular a secreção de insulina. Isso levou à hipótese de que um ou mais intermediários glicolíticos ou cofatores enzimáticos sejam estimuladores reais da secreção de insulina.

Existe uma inter-relação entre secreção de insulina e glucagon das ilhotas. A somatostatina, por sua vez, pode modular a secreção de ambos os hormônios. O glucagon aumenta a liberação de somatostatina e suprime a de insulina. Glicose, aminoácidos, hormônios gastrointestinais e neurotransmissores (adrenalina, noradrenalina) aumentam a liberação de somatostatina, que inibe a secreção de glucagon. Como o sangue circula das células beta centrais para as células alfa e delta, a somatostatina passa pela circulação sistêmica para, a seguir, apresentar-se em concentração suficiente, capaz de influenciar a secreção de insulina.

Farmacocinética

A atividade proteolítica do trato gastrointestinal destrói a insulina, o que impede seu uso por via oral. Sua meia-vida (MV) é de 5-6 minutos em indivíduos normais ou diabéticos não complicados. A MV da proinsulina é mais longa (17 minutos), porém sua potência é de apenas 2% da insulina. O peptídio C é liberado na circulação porta equimolar à insulina, mas essa relação não é preservada na circulação periférica, pois a velocidade de depuração metabólica da insulina é mais rápida que a do peptídio C. Esse fato justifica por que as relações entre peptídio C e insulina são complexas e diferentes concentrações de insulina podem corresponder à mesma concentração de peptídio C, dependendo das condições em que se faz a amostragem do sangue.

A maior parte da insulina circula livremente; só uma pequena fração da insulina endógena ou exógena se prende à β-globulina. A degradação da insulina ocorre no fígado, rim e músculo. Mais ou menos 50% atinge a veia porta e é destruída antes de atingir a circulação. A insulina é filtrada no glomérulo renal e é reabsorvida e degradada em nível tubular. A insuficiência renal afeta mais a velocidade de desaparecimento da insulina do que a insuficiência hepática, porque o fígado opera próximo à capacidade máxima de destruir o hormônio e não pode compensar a perda do catabolismo renal da insulina. Tecidos periféricos, como o adiposo, também inativam insulina, mas têm significância quantitativa reduzida. Embora a maioria dos tecidos possua capacidade de destruir a insulina, fígado, rim, pâncreas e testículos são os mais ativos nesse particular. Em perfusão de fígado de rato, cerca de 40% da insulina plasmática desaparece numa única passagem pelo fígado. Várias enzimas foram implicadas na degradação da insulina. A principal é a tiometaloproteinase, que está localizada principalmente nos hepatócitos. A glutationa insulina transidrogenase hepática tem um papel na degradação. Essa enzima tem a capacidade de reduzir as pontes de dissulfeto da insulina, inativando o hormônio. Alguns pacientes têm a capacidade de aumentar a destruição subcutânea da insulina em associação com resistência à insulina. Apesar da rápida velocidade de depuração da insulina, seu efeito pode prolongar-se durante horas.

Farmacodinâmica

Os tecidos-alvo mais importantes de ação da insulina são fígado, músculo e tecido adiposo, mas a insulina exerce efeitos reguladores em outras células. É preciso ter em mente que a insulina é o principal hormônio responsável pela estocagem e utilização de nutrientes celulares. A ingestão de uma refeição rica em carboidratos leva, no indivíduo normal, a um aumento da insulina e diminuição do glucagon plasmático. Essa resposta bi-hormonal levou ao estabelecimento do conceito da regulação de insulina e glucagon, como principal fator regulador da homeostase normal da glicose, em vez de alterações insulínicas isoladas.

A secreção basal de insulina no estado pós-absortivo serve para modular a produção hepática de glicose necessária à manutenção da glicemia basal, conservando sob controle os processos de glicogenólise e gliconeogênese. Esse fato é reforçado pela atividade antilipolítica e anticatabólica das pequenas quantidades de insulina.

Nos tecidos periféricos, os níveis basais normais de insulina plasmática são insuficientes para induzir a captação periférica da glicose, que necessita de níveis de insulina em torno de 100 U/mL.

A concentração de insulina na veia porta é sempre maior que no sangue periférico. Isso é importante, pois, após a ingestão de 100 g de glicose, 60 g ficam retidos no fígado, que é o local quantitativamente mais importante de ação da insulina no que diz respeito ao metabolismo glicídico. Ao nível hepático, a insulina atua como supressora de enzimas gliconeogênicas, inibe a glicogenólise e inibe a lipase, que degrada triglicerídios em ácido graxo e glicerol.

No DM1 em uso de insulina exógena, as concentrações de insulina na veia porta e periférica são idênticas. Assim, em comparação com indivíduos não diabéticos, a insulina exógena exerce um efeito maior na utilização periférica do que no metabolismo hepático da glicose. A partir desse conhecimento, entende-se por que é difícil manter constantemente pacientes diabéticos normoglicêmicos em uso de insulina. Nos diabéticos, a glicogenólise que ocorre no jejum pode levar à hiperglicemia, pois não há concentração significativa de insulina ao nível da veia porta para evitar hiperglicemia. Nos pacientes com DM2 com reserva de insulina, a concentração da glicose no jejum pode ser normal devido ao efeito da insulina no fígado. Por outro lado, isso pode causar hiperglicemia pós-prandial, pois a ação periférica da insulina está prejudicada (resistência periférica).

A secreção basal de insulina é fundamental para restringir o efeito do glucagon no aumento da produção hepática de glicose.

No músculo e no tecido adiposo, a insulina parece ativar glicogênio sintetase e hexocinase; na célula adiposa, inibe a lipólise, promove a captação de glicose, que vai favorecer α-glicerofosfato necessário à esterificação dos ácidos graxos livres e à formação de triglicerídio.

Alterações na secreção de insulina e do glucagon exercem profundos efeitos nos metabolismos lipídico, proteico e glicídico. Com doses inferiores às necessárias para aproveitamento da glicose, a insulina inibe a hidrólise de triglicerídio depositado no tecido adiposo. Tal efeito da insulina está deficiente no paciente com DM tipo 1, quando há aumento da gliconeogênese e da cetogênese. A insulina normalmente inibe a lipólise e estimula a síntese de ácidos graxos. Esses fatos diminuem a produção de corpos cetônicos, que são produzidos no fígado pela oxidação de ácidos graxos livres a acetil CoA, que é convertida em acetoacetato e ácido β-hidroxibutírico.

A insulina estimula no músculo a captação de aminoácidos e a síntese proteica e inibe a degradação de proteína. Nos diabéticos não compensados, há aumento da conversão de alanina a glicose, aumentando a gliconeogênese. Há aumento na circulação de aminoácidos de cadeia ramificada, como resultado do aumento da proteólise. No indivíduo bem nutrido, a ingestão de proteína determina um aumento de 60-100% nos níveis de insulina e um aumento menor de glucagon, que se acredita prevenir a hipoglicemia aminogênica. O glucagon pode, assim, contribuir para manter euglicemia diante de um estímulo não induzido por carboidrato.

Mecanismo molecular/receptor da insulina

Certos aspectos moleculares do mecanismo de ação da insulina são bem compreendidos. A insulina se liga a um receptor na membrana celular e exerce a maioria dos seus efeitos a esse nível.

Alguns receptores estão presentes em todas as células dos mamíferos, incluindo as células onde a insulina é classicamente ativa, como as musculares, os hepatócitos e adipócitos e aquelas não dependentes de insulina (células sanguíneas, do cérebro e gonadais). O número de receptores varia de 40 receptores por célula, como nos eritrócitos, a 300.000 nos adipócitos e hepatócitos.

O receptor é uma glicoproteína transmembranosa composta de duas subunidades β unidas por duas pontes de dissulfeto para formar β-α-α-β heterotetrâmero (Fig. 80.3). A subunidade α é extracelular e a β, transmembranosa, e possui atividade de tirosina cinase. Após a ligação da insulina aos receptores, esses são agregados e internalizados. Isso leva a estímulo da subunidade β, resultando em autofosforilação do receptor em vários radicais de tirosina e em ativação da cinase. Presume-se que a atividade da tirosina cinase do receptor da insulina de ação intracelular leve à cascata de fosforilação, desfosforilação, geração de suposto mediador da ação da insulina e outros sinais que resultam nos efeitos conhecidos da insulina no metabolismo dos carboidratos, lipídios e proteínas.

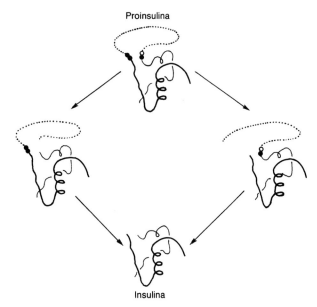

Fig. 80.3 Diagrama de conversão da proinsulina em insulina (Tager).

Quadro 80.6 Ações e efeitos da insulina

Tecidos	Catabólicos	Anabólicos
Hepático	↓ glicogenólise ↓ gliconeogênese ↓ cetogênese	↑ síntese de glicogênio e ácidos graxos
Adiposo	↓ lipólise	↑ síntese de glicerol e ácidos graxos
Muscular	↓ catabolismo proteico ↓ efluxo de aminoácidos	↑ captação de aminoácidos ↑ síntese de proteínas ↑ síntese de glicogênio

Indicações e usos clínicos

A insulina é indicada no tratamento de pacientes com DM1 e DM2, sem controle adequado com dieta e/ou antidiabético oral, diabete gestacional, tratamento de cetoacidose diabética, coma hiperosmolar não cetótico e controle perioperatório de pacientes com DM1 e DM2.

Tem uso clínico com objetivo diagnóstico para avaliar secreção de GH e ACTH (ou cortisol). Em casos de acromegalia, síndrome de Cushing e DM, verifica-se redução do efeito hipoglicemiante da insulina, enquanto em pacientes com déficit de GH ou insuficiência adrenal observa-se aumento da sensibilidade à insulina.

Terapêutica insulínica

As insulinas diferem em início e duração de ação (ultrarrápida, rápida, intermediária e lenta), espécie de origem (humana, suína, bovina, ou mistura bovina/suína) e pureza. Com relação à concentração, a mais usada atualmente é a de 100 U (100 U/mL). As preparações de 80 U e 40 U foram gradativamente retiradas do mercado e, por sugestão da Associação Americana de Diabete, substituídas pelas de 100 U. A grande vantagem de uma potência única para as insulinas é evitar erros nas dosagens. Além disso, a potência U-100 se ajusta ao sistema métrico. Sua desvantagem é a dificuldade de manipular pequenas doses; no entanto o uso de seringas de 30 e 50 U tem contornado esse problema. A concentração U-500 está reservada para os casos de resistência grave.

A unidade (medida da potência hipoglicemiante da insulina) era inicialmente definida em bases fisiológicas como quantidade exigida para diminuir a glicemia em jejum de um coelho de 2 kg de 120 mg/dL para 45 mg/dL. Com o aprimoramento da técnica de extração e purificação da insulina, a potência do hormônio passou a ser referida em termos ponderais comparada à unidade de preparação padrão internacional. A unidade internacional corresponde à potência de 24 U/mg (estabelecida pela OMS).

Existem as insulinas suína (difere da humana em 1 AA), bovina (difere em 3 AA) e a humana, sintetizada por duas técnicas, utilizando tecnologia do DNA recombinante (Quadro 80.7). Na primeira, a informação genética sobre a insulina e suas duas cadeias proteicas é introduzida no plasmídio da bactéria *Escherichia coli*, resultando na síntese de proinsulina, que é convertida a insulina. O segundo método utiliza processos enzimáticos que convertem a insulina suína em humana. Nesse processo, a treonina é substituída por um único aminoácido, diferindo da humana, a alanina, no terminal da cadeia β. Em alguns pacientes, a insulina humana pode ter início de ação mais rápido e duração mais curta quando comparada à suína.

As preparações iniciais de insulina continham contaminantes, como glucagon e proteínas pancreáticas do animal do qual se obtinha o hormônio. Conseguiu-se paulatinamente purificar a insulina, sobretudo após a descoberta da proinsulina e de peptídios relacionados. Para caracterizar o índice de purificação, é usada a dosagem da proinsulina expressa em partes por milhão (ppm). No início, as insulinas comercializadas continham impurezas na ordem de 10.000 a 50.000 ppm. Com os métodos de purificação, a insulina é hoje produzida com elevado grau de pureza, menos antigênica, mais estável. Apesar de as preparações purificadas produzirem anticorpos em títulos baixos, a espécie de origem é mais importante para a imunogenicidade do que a pureza. A insulina suína é menos imunogênica que a bovina, que já não é mais comercializada. A insulina suína purificada e a humana são menos imunogênicas.

A relação entre formação de anticorpos anti-insulina e dose necessária foi demonstrada. Substituindo-se preparações impuras por outras insulinas purificadas, a dose requerida pode diminuir em 10-20%. Isso, porém, não está confirmado, pois, apesar de os anticorpos diminuírem, as dosagens diminuem em apenas 12-43% dos pacientes, em alguns casos não se alteram e em outros até aumentam.

Têm havido avanços para melhorar a estabilidade e a pureza da insulina. Em 1980, o FDA (Food and Drug Administration) estabeleceu os padrões de insulina para serem designados, de acordo com a pureza, em "convencional" e "purificada". Monocomponente é um termo utilizado para distinguir preparações purificadas tanto bovina quanto suína, que contêm menos de 1 ppm de proinsulina (o contaminante proteico mais antigênico).

As insulinas podem ser classificadas, de acordo com o início e sua duração de ação, em: ultrarrápidas, rápidas, intermediárias e lentas (Quadro 80.8). A insulina lispro é considerada ultrarrápida, tendo início de ação em 15 minutos e curta duração (2-3 horas). A insulina cristalina Zn e a regular são insulinas de ação rápida, com início de ação em 30 minutos a 1 hora, porém curta duração (4 a 6 horas). As preparações de ação intermediária são a insulina Neutral Protamine Hagedorn (NPH) e a insulina lenta (suspensão insulina zinco), que têm início de ação em 1 a 3 horas e duração de 18-24 horas. A insulina NPH é produzida de tal modo que as quantidades de insulina e protamina (proteína adicionada) são controladas, não havendo excesso de uma ou de outra. As insulinas de ação lenta têm início de ação mais retardado e pico de ação prolongado (ultralenta, suspensão insulina zinco e suspensão protamina zinco); a combinação de 70% de insulina ultralenta e 30% de insulina semilenta produz uma suspensão insulina zinco (insulina lenta) que tem duração de ação intermediária e se aproxima das características gerais da insulina NPH. Os períodos de ação das diferentes insulinas relacionadas nos Quadros 80.8 e 80.9 são aproximados porque existe considerável variação individual. Os pacientes com títulos de anticorpos anti-insulina elevados terão início de ação mais lento e uma duração de atividade insulínica mais prolongada do que a esperada; NPH e insulina lenta têm sido consideradas comparáveis, no curso de ação e em misturas com outras insulinas.

Apesar de as insulinas serem estáveis na temperatura ambiente, devem ser conservadas em lugar frio, de preferência no refrigerador. A exposição a temperaturas muito baixas (<8°C) ou elevadas (>30°C) pode degradar a insulina de forma permanente.

PREPARAÇÃO DE AÇÃO ULTRARRÁPIDA

Insulina lispro

Estudos para a obtenção de insulina humana sintética levaram ao desenvolvimento de análogos da insulina com características farmacocinéticas diferentes das da insulina humana regular. O primeiro desses análogos disponíveis foi a insulina lispro, aprovada para uso clínico na Europa e nos Estados Unidos em 1996.

Os resultados do DCCT demonstraram que um controle rigoroso da glicemia em pacientes com DM1 reduz o risco de complicações crônicas. No regime de tratamento intensivo, uma ou mais doses de insulina de ação intermediária ou longa são combinadas a doses de insulina regular antes de cada refeição, tentando assim mimetizar a secreção fisiológica de insulina. Porém, esse esquema falha no efeito desejado, pelos seguintes motivos: (1) a insulina regular aplicada por via subcutânea só atinge um pico 2 horas após injeção, sendo necessária sua aplicação pelo me-

Quadro 80.7 Diferenças entre as insulinas das várias espécies

	Posição do Aminoácido		
	Cadeia A		Cadeia B
Espécie	8	10	30
Humana	treonina	isoleucina	treonina
Suína	treonina	isoleucina	alanina
Bovina	alanina	valina	alanina

Quadro 80.8 Perfil de ação dos principais tipos de insulina

Tipo	Ação	Início	Pico de Efeito (h)	Duração (h)
Lispro	Ultrarrápida	15 min	1	2–3
Regular ou simples	Rápida	30 min	2–5	4–6
NPH ou lenta	Intermediária	1–3 h	6–12	18–24
Ultralenta	Prolongada	4–6 h	8–20	24–28

Quadro 80.9 Insulinas disponíveis no Brasil

Nome	Tipo	Tempo de Ação (Horas)		
		Início	Pico	Duração
Laboratório Biobrás	*Insulinas Humanas Monocomponentes*			
	Grau de Purificação: < 1 ppm			
Biohulin N	NPH	1–3	8–12	20–24
Biohulin L	Lenta	1–3	8–12	20–24
Biohulin R	Regular	1/2–1	2–4	6–7
Biohulin 70/30	70% de NPH e 30% Regular	1/2–1	2–12	20–24
Biohulin 80/20	80% de NPH e 20% Regular	1/2–1	2–12	20–24
Biohulin 90/10	90% de NPH e 10% Regular	1/2–1	2–12	20–24
Biohulin U	Ultralenta	4–6	12–16	> 24
	Insulinas Suínas Monocomponentes			
	Grau de Purificação: < 1 ppm			
Monolin N	NPH	1–3	8–12	20–24
Monolin R	Regular	1/2–1	2–4	6–7
	Insulinas Altamente Purificadas			
Neosulin N	NPH	1–3	8–12	20–24
Neosulin L	Lenta	1–3	8–12	20–24
Neosulin R	Regular	1/2–1	2–4	6–7
	Insulinas Mistas (bovina e suína) Altamente Purificadas			
Iolin N	NPH	1–3	8–12	20–24
Iolin R	Regular	1/2–1	2–4	6–7
Laboratório Lilly				
	Insulina Humana (DNA recombinante)			
Humulin N	NPH	1–3	8–12	20–24
Humulin L	Lenta	1–3	8–12	20–24
Humulin R	Regular	1/2–1	2–4	6–7
Humulin 70/30	70% de NPH e 30% Regular	1/2–1	2–12	20–24
Humulin 80/20	80% de NPH e 20% Regular	1/2–1	2–12	20–24
Humulin 90/10	90% de NPH e 10% Regular	1/2–1	2–12	20–24
	Análogo da insulina			
Humalog	Lispro	15 min	1	3–4
Humalog Mix	75% de NPL e 25% Humalog	15 min	1–12	20–24
Laboratório Novo-Nordisk				
	Insulina Humana			
Novolin L	Lenta	2 e 1/2	7–15	24
Novolin N	NPH	1 e 1/2	4–12	20–24
Novolin R	Regular	1/2	1–3	8
Novolin 70/30	70% de NPH e 30% Regular	1/2	2–8	24
Laboratório Aventis				
Insuman	NPH	1–3	8–12	20–24
Insuman	Regular	1/2–1	2–4	6–7
Insuman 75/25	75% de NPH e 25% Regular	1/2–1	2–12	20–24

nos 30 minutos antes das refeições para limitar o aumento da glicemia pós-prandial; (2) a ação da insulina regular permanece várias horas, o que pode levar a uma hipoglicemia tardia. Esses problemas têm levado ao desenvolvimento de alternativas para a injeção de insulina regular antes das refeições.

A molécula de insulina regular forma dímeros, em solução, e, na presença de átomos de zinco, se associa para formar hexâmeros (Fig. 80.4). Monômeros e dímeros de insulina difundem-se rapidamente do espaço subcutâneo para a circulação, porém o tamanho dos hexâmeros limita a difusão. Assim, o lento início de ação e a duração prolongada da insulina regular podem ser atribuídos a uma tendência da insulina regular em se associar.

Após a introdução da insulina humana sintética, a estrutura de aminoácidos foi modificada para produzir análogos de insulina que permaneçam monoméricos ou diméricos em solução. Na insulina lispro (Lys^{B28}, Pro^{B29} insulina humana), a sequência natural com prolina na posição B28 e lisina na posição B29 é invertida (Fig. 80.5). Essa inversão leva à formação de insulina monomérica e dimérica sem alterar o domínio de ligação no receptor. A afinidade da insulina lispro ao receptor de insulina é similar à da insulina regular.

A insulina lispro tem início de ação 15 minutos após sua administração subcutânea, pico de ação com 1 hora e duração de ação de 3 horas. Sua propriedade de manter-se na forma monomérica pode contribuir para a redução da variabilidade na concentração sérica de insulina lispro após sua injeção quando comparada à insulina regular (95% vs 23,80%).

Mais de 4.000 pacientes com DM1 receberam insulina lispro em vários estudos. A maioria compara insulina lispro a insulina regular. Com o resultado de seu início de ação mais rápido, a insulina lispro pode ser injetada logo antes da refeição, enquanto a insulina regular deve ser injetada 30 minutos a 1 hora antes das refeições. A insulina lispro melhora a qualidade de vida, pois poder fazer a injeção imediatamente antes das refeições aumenta a flexibilidade e a liberdade nas atividades diárias dos pacientes.

Não houve diferença relatada entre a insulina lispro e a regular com relação a efeitos colaterais. A segurança da insulina lispro em adolescentes é similar à da insulina regular, e já existem experiências em crianças

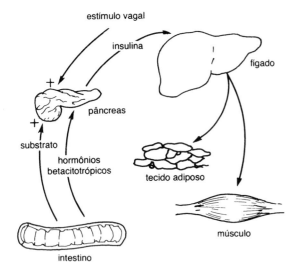

Fig. 80.4 A insulina promove a síntese e o armazenamento de glicogênio, triglicerídios e proteínas nos seus tecidos-alvo: fígado, tecido adiposo e músculo. A liberação da insulina do pâncreas é estimulada por glicose sanguínea, estímulo vegetal e outros fatores.

e gestantes. Vários grupos de pacientes podem ser beneficiados com o tratamento com insulina lispro; entre eles estão pacientes com DM1 ou DM2 em terapia com insulinização intensiva e grande risco de hipoglicemia, pacientes com vida ativa que desejam maior flexibilidade e pacientes recém-diagnosticados com função residual de célula beta.

DOSAGEM

Uso subcutâneo – a dosagem deve ser individualizada. Pode-se adicionar a insulina de ação intermediária na mesma seringa antes do café e/ou jantar. A dosagem deve ser ajustada antes das refeições de acordo com a glicemia capilar e a contagem de carboidrato. Pode ainda ser utilizada IV ou IM nos casos de cetoacidose diabética, como também nas bombas de insulina.

Insulina aspart

Insulina aspart é um análogo recombinante de insulina de ação ultrarrápida. É idêntica à insulina humana simples, exceto pela substituição de prolina por ácido aspártico na posição 28 da cadeia B da molécula de insulina. Como resultado dessa substituição, a insulina aspart tem menor tendência a se autoassociar, em comparação com a insulina humana simples, o que significa que a insulina aspart é absorvida mais rapidamente depois da injeção subcutânea do que a insulina regular.

A insulina aspart tem início de ação 15 minutos após sua administração subcutânea, pico de ação com 1 hora e duração de ação de 5 horas.

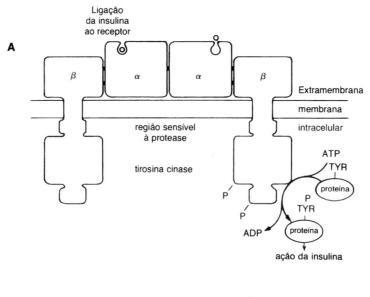

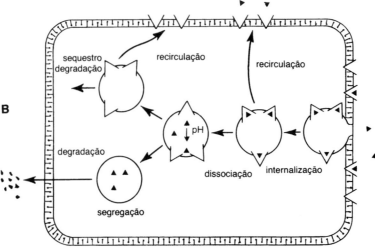

Fig. 80.5 A. Estrutura do receptor da insulina. **B.** Modelo esquemático do destino do receptor da insulina.

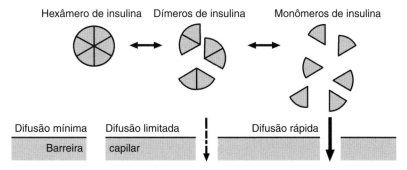

Fig. 80.6 Moléculas de insulina formam dímeros e hexâmeros em solução. A difusão dos hexâmeros é limitada por seu tamanho; dímeros e monômeros difundem-se mais rápido.

DOSAGEM

Uso subcutâneo – a dosagem deve ser individualizada. É usada antes das refeições, em associação a insulina de ação intermediária ou prolongada. A dosagem deve ser ajustada antes das refeições de acordo com a glicemia capilar e a contagem de carboidrato. Pode ainda ser utilizada IV ou IM nos casos de cetoacidose diabética, como também nas bombas de insulina.

PREPARAÇÕES DE AÇÃO RÁPIDA

Insulina regular

Também conhecida como insulina cristalina, apresenta-se sob a forma de solução límpida. Anteriormente, o pH da solução situava-se entre 2,5 e 3,5, mas há alguns anos passou para 7,4, tornando-se insulina neutra. Nesse pH, é mais estável, podendo essa insulina permanecer no frasco (geralmente 2 a 3 semanas) na temperatura ambiente, porém protegida do excesso de calor e luz solar. Essas insulinas têm curta duração de ação. Podem ser administradas IV, IM ou SC. Nesse último caso, deve ser administrada 30 minutos antes das refeições. Quando administrada SC, seu início de ação se faz em 30 minutos, atinge o pico máximo com 2 a 4 horas, e esgota-se com 6 a 8 horas após injeção. Quando administrada IV, o máximo de atividade ocorre 30 minutos após sua injeção. É utilizada junto com a insulina de ação intermediária nas terapêuticas de forma intensiva do DM. É usada no diabete descompensado associado a situações como infecções, choque e trauma cirúrgico. Pode ser administrada IV ou IM nos casos de cirurgia e cetoacidose.

DOSAGEM

Uso SC – a dosagem deve ser individualizada. Pode-se adicionar a insulina de ação intermediária na mesma seringa antes do café, almoço e jantar. A dosagem deve ser ajustada antes das refeições de acordo com a glicemia capilar e a contagem de CHO.

PREPARAÇÕES DE AÇÃO INTERMEDIÁRIA

NPH

Sua absorção é retardada porque é conjugada à protamina. Essa preparação foi criada por Krayenbuhl e Rosenberg em 1946, no laboratório de Hagedorn, quando verificaram que era possível produzir, mediante controle cuidadoso da preparação de insulina e protamina, um novo tipo de insulina com atividade intermediária entre a insulina simples e a insulina protamina zinco e que muito se aproxima da mistura 2:1 dessa insulina. A protamina (proteína retirada do esperma do salmão) é capaz de precipitar outras proteínas, e essa propriedade foi aproveitada para retardar a absorção da insulina pelo tecido subcutâneo. O termo isofane foi aplicado genericamente a essa forma de cristalização (do grego *iso*, igual, e *phane*, aparência), em que a preparação é tal que não existe excesso nem da primeira nem da segunda. Essa nova entidade recebeu o nome de NPH (N = pH neutro, P = protamina e H = Hagedorn).

O pH da insulina NPH é de 7,4, e sua atividade hipoglicemiante começa a manifestar-se em 1 a 2 horas após injeção, atinge o máximo em 8 a 12 horas e esgota-se após 22 a 28 horas.

É usada para todas as formas de diabete, exceto no tratamento inicial da cetoacidose diabética ou outras emergências. É usada geralmente em combinação com a insulina lispro, aspart ou regular. Esse esquema consiste nos conceitos basal e de bolos, em que uma insulina de ação intermediária ou prolongada é dada como basal, visando impedir a hiperglicemia entre as refeições, e como bolos, que visam a impedir os picos hiperglicêmicos pós-prandiais.

DOSAGEM

Uso SC – em adultos, inicialmente 0,3 U/kg/dia antes do café; a dose é aumentada gradativamente, a intervalos de 3 dias, até o controle dos níveis glicêmicos. A dose à noite pode ser dada antes do jantar ou ao deitar.

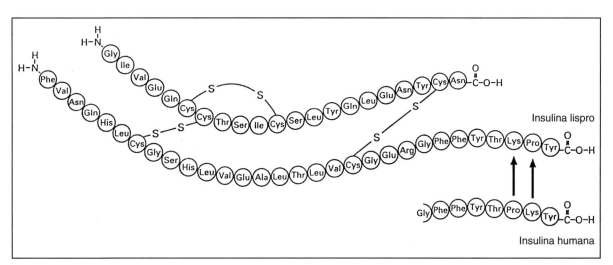

Fig. 80.7 Sequência de aminoácidos da insulina lispro. Na insulina lispro, a posição da prolina em B28 e a da lisina em B29 no C-terminal da cadeia B estão invertidas em comparação com a da insulina humana.

Insulina lenta

Apresenta cinética semelhante à da insulina NPH.

PREPARAÇÃO DE AÇÃO LONGA

Suspensão protamina zinco

Contém mais protamina e zinco que a isofane, tem uso limitado isoladamente, mas não deve ser administrada na mesma seringa com a insulina de ação rápida. Não é adaptável para ser usada em doses divididas. Seu início de ação retardado pode levar à hiperglicemia pela manhã se não for bem adaptada com um bolo com insulina lispro, aspart ou regular.

NOVOS ANÁLOGOS DE INSULINA DE AÇÃO PROLONGADA

Glargina

A glargina corresponde a uma insulina de longa duração (24 horas) que corresponderia à insulina basal. Para tal, houve redução da solubilidade dos hexâmeros de insulina, estabilizando os cristais e constituindo uma forma de depósito de insulina. Na insulina glargina, a cadeia beta da molécula da insulina é estendida no terminal carboxila para dois radicais de arginina e asparagina; na posição 21 da cadeia A, é substituída por glicina. Essas mudanças estruturais tornam a molécula muito mais difícil de ser dissolvida em pH fisiológico e causam precipitação subcutânea após a injeção.

Estudos clínicos mostram que a insulina glargina como insulina basal para uso noturno mostrou que os níveis de glicemia de jejum obtidos eram menores do que com as outras insulinas basais, com menor risco de hipoglicemia.

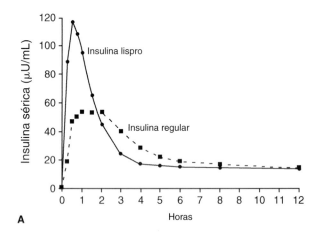

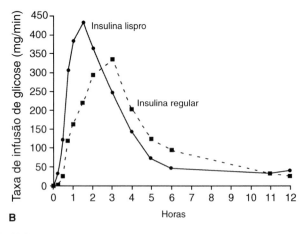

Fig. 80.8 Efeitos da administração subcutânea da insulina lispro e da insulina regular na concentração sérica de insulina (gráfico A) e na taxa de infusão de glicose necessária para manter a normoglicemia (gráfico B) em 10 indivíduos normais.

O uso é subcutâneo pela manhã, no jantar ou ao deitar. Não deve ser misturada a outras insulinas na mesma seringa.

MISTURA DE INSULINAS

Como foi mostrado nos estudos DCCT e UKPDS, o rigoroso controle da glicemia reduz o risco de complicações crônicas do diabete. Os pacientes com DM1 e alguns com DM2 necessitam de um esquema intensivo de insulina com associação de insulina regular ou lispro ou aspart com insulina lenta, NPH ou glargina. Atualmente, são comercializadas insulinas 70/30, 80/20 e 90/10, que correspondem a 70% de insulina NPH e 30% de insulina simples, ou 80% de insulina NPH e 20% de insulina simples, ou 90% de insulina NPH e 10% de insulina simples, respectivamente. Recentemente, foram lançadas pré-misturas com insulinas lispro e aspart, a primeira na proporção 25% de lispro e 75% de lispro protaminada e a segunda, 30% de aspart e 70% de aspart protaminada. Alguns pacientes, especialmente do tipo 1, fazem sua monitorização da glicemia capilar de forma rotineira antes das refeições e assim podem variar a dose de lispro, aspart ou regular antes das refeições, preferindo fazer sua própria mistura de insulinas, não utilizando essa insulina com misturas prefixadas. Misturas de insulina regular/lispro/aspart com NPH permanecem estáveis na seringa por apenas alguns minutos. É, portanto, recomendável misturar insulinas imediatamente antes da aplicação. As canetas de aplicação de insulina impossibilitam essas misturas de insulina.

Terapêutica com insulina

Todos os pacientes com DM1 requerem injeções diárias de insulina para evitar cascata catabólica que leva a cetoacidose, coma e morte. O objetivo da terapêutica é manter euglicemia pré- (<110 mg/dL) e pós-prandial (<140 mg/dL) com normalização dos níveis de hemoglobina glicosilada (<7%).

A reação covalente da glicose à hemoglobina levou a considerar-se a hemoglobina glicosilada (HbA_1C) um bom método para determinar o nível de controle glicêmico. A meia-vida da hemoglobina glicosilada é próxima à da hemoglobina (± 120 dias). Assim, a dosagem da HbA_1C é um bom parâmetro de avaliação da média dos níveis glicêmicos em torno das 4-8 últimas semanas.

A insulina produzida por um indivíduo normal fica em torno de 0,2-0,5 U/kg/dia. A secreção basal está em torno de 0,5 U/h, e, após a ingestão de glicose oral, a secreção de insulina pode aumentar para 6 U/h.

A dose média para pacientes diabéticos é de 0,7-1,5 U/kg/dia. Pacientes obesos podem requerer mais (2 U/kg/dia), devido à resistência periférica à ação da insulina.

A insulina pode ser administrada IV, IM ou SC; o tratamento prolongado é feito com a administração SC. Essa difere da secreção fisiológica de insulina de duas maneiras: (1) a cinética de absorção é lenta e não responde com picos de insulina perante a ingestão de nutrientes e (2) a insulina não é liberada na circulação porta, como na fisiologia normal, e está proporcionalmente em concentrações equivalentes, perifericamente e na veia porta.

A associação entre a insulina de ação intermediária e a insulina regular ou lispro ou aspart 2 vezes ao dia é usualmente escolhida para tratamento de pacientes com DM1 ou DM2 que requerem insulinoterapia intensiva.

O tratamento com insulina deve ser diferenciado de acordo com o tipo de diabete. Para o DM2, os esquemas mais comuns são:

1. Insulina NPH ao deitar, associada a antidiabético oral;
2. Insulina NPH 2 vezes ao dia (café e jantar ou ao deitar)
   - Aumentar a dose da manhã se as glicemias são elevadas antes do jantar e a dose da noite se houver glicemias elevadas em jejum;
   - Se houver glicemias elevadas após as refeições, acrescentar insulina regular, aspart ou lispro antes das refeições;
3. Insulina NPH 2 vezes ao dia associada a insulina regular, aspart ou lispro antes das refeições. A dose de insulina regular, aspart ou lispro deve ser aumentada até controle da pós-prandial;
4. Pré-misturas antes do café e jantar ou café, almoço e jantar.

Para o DM1, é indicado o esquema basal/bolos, com o basal podendo ser feito com 2 doses de insulina NPH ou 1 dose de insulina glargina associada a insulina regular, aspart ou lispro antes das refeições.

Três ou quatro injeções diárias de insulina são às vezes necessárias para se atingir o controle ótimo. Esses regimes terapêuticos intensivos com insulina exigem que o paciente monitorize sua glicemia capilar várias vezes por dia. As bombas de infusão contínua podem ser usadas em pacientes bem selecionados e têm resultados semelhantes ao esquema de múltiplas doses de insulina. Pacientes diabéticas no período gestacional, diabéticos com transplante renal e diabete instável (*brittle diabetes*) são indicações para o uso de esquemas com múltiplas doses de insulina.

O esquema com dose única diária de insulina é reservado para situações como as de pacientes com mais de 65 anos de idade, pacientes com dificuldades econômicas, que geram incapacidade de adquirir seringas e material para antissepsia, ou mesmo dificuldade do entendimento da dinâmica que é a terapêutica com insulina, e pacientes bem controlados com dose única. Regimes convencionais podem eliminar o estado metabólico, mas os níveis de hemoglobina glicada e a hiperglicemia pós-prandial não são normalizados.

No DM1 pode ocorrer uma fase inicial na qual o paciente mantém níveis aceitáveis da glicemia durante todo o período, sem necessidade de insulina exógena; é a denominada fase de remissão ou fase de lua de mel. Trata-se de um período transitório de normalização das glicemias, com doses baixas ou mesmo sem insulina. Os fatores responsáveis pela sua ocorrência não estão bem esclarecidos. Parecem estar relacionados a uma certa melhora na secreção endógena de insulina e na resistência periférica devido ao melhor controle metabólico, ou seja, devido à melhora da glicotoxicidade.

INSULINA NASAL

Quando a insulina é combinada a um detergente e administrada com aerossol na mucosa nasal, podem ser alcançados níveis circulatórios eficazes de insulina tão rapidamente quanto com a administração IV. Entretanto, a administração intranasal de insulina leva a irritação da mucosa, devido ao adjuvante adicionado; além disso, são necessárias altas doses em cada aplicação. Resulta em aumento rápido da insulina, não servindo para a manutenção de níveis basais de insulina. Essa insulina é usada em associação a uma insulina basal.

MONITORIZAÇÃO

A medida da glicemia capilar antes das refeições e ao deitar detecta os picos de hiperglicemia. A determinação da glicemia capilar pode ser usada para ajuste de doses. O paciente diabético deve ele próprio, se possível, monitorizar suas glicemias, principalmente aqueles em uso de bombas e aqueles em uso de múltiplas doses de insulina diária, gestantes (ou no período pré-concepção) e os pacientes que se apresentam assintomáticos durante hipoglicemia. Os pacientes em uso de múltiplas doses diárias de insulina devem verificar a glicemia antes de cada refeição e à noite, ao deitar, além de fazerem 1 vez por semana o teste entre 2 e 3 horas da madrugada para detectar hipoglicemia noturna.

A glicosúria pode não ser adequada por dois motivos principais: (1) o limiar renal para a excreção de glicose varia em torno de 175-200 mg/dL e em alguns diabéticos pode estar mais elevado; (2) a glicosúria não corresponde à glicemia do momento em que é medida. Por exemplo, a glicosúria da primeira urina pela manhã não é útil para determinar a necessidade de insulina daquele momento, pois corresponde à glicemia do período noturno.

A glicosilação não enzimática da hemoglobina, da albumina ou de outras proteínas plasmáticas está diretamente relacionada à concentração da glicose e ao período em que a proteína ficou exposta à hiperglicemia. São usadas para controle dos níveis glicêmicos a médio prazo (proteínas séricas glicosiladas) e a longo prazo (hemoglobina glicosilada). A frutosamina é uma proteína glicosilada que corresponde a um índice de controle glicêmico nas últimas 3 a 6 semanas. A hemoglobina glicosilada reflete o controle glicêmico nos últimos 60-90 dias, mas não ajuda no ajuste da dose diária.

Essa monitorização é importante, pois se sabe que a glicosilação das proteínas faz parte da patogênese das complicações crônicas do diabete melito.

BOMBA DE INSULINA

Um controle mais adequado da glicemia e maior flexibilidade no quotidiano podem ser obtidos com a infusão contínua de insulina SC (CSII). Esses aparelhos variam em custo e sofisticação. A insulina é liberada por um cateter colocado sob a pele abdominal e conectado à bomba. A insulina é infundida numa taxa basal constante (0,5-2 U/h), e os bolos são aplicados antes das refeições. Os pacientes podem requerer mais de uma taxa basal, como, por exemplo, uma mais baixa à noite, devido à diminuição das necessidades de insulina, e outra, maior, durante o dia.

Os pacientes que podem se beneficiar com CSII são: aqueles com expectativa de vida longa, adolescentes motivados, principalmente com retardo do crescimento, pacientes que planejam gestação ou que estão no seu início, pacientes com controle lábil, mesmo com aderência ao tratamento, pacientes que desejam maior flexibilidade na dieta, em situações agudas como cetoacidose, trabalho de parto, cirurgia (porém, nas três últimas, é mais apropriada a insulina IV).

A superioridade da bomba de infusão de insulina contínua SC sobre a terapia com múltiplas injeções de insulina ainda não foi demonstrada.

FATORES QUE AFETAM A ABSORÇÃO DA INSULINA

Fatores que determinam a velocidade de absorção da insulina após a administração subcutânea incluem: local de administração, fluxo sanguíneo (alterado por massagem e banhos quentes), volume e concentração da insulina injetada e a presença de anticorpos anti-insulina circulantes. A insulina é administrada SC, e a absorção é mais rápida em ordem decrescente nas seguintes regiões: parede abdominal, braço, face anterior da coxa e glúteo. A injeção diária na mesma região (de preferência parede abdominal) diminui a taxa de variabilidade na velocidade de absorção, devendo ser realizado rodízio em uma mesma área indicada para aplicação (Figs. 80.9 e 80.10).

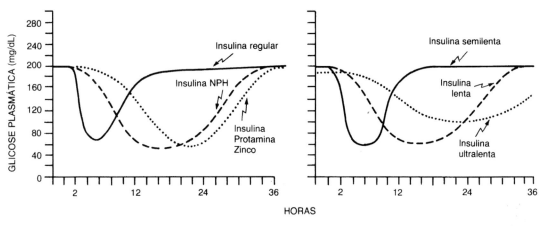

Fig. 80.9 Início, pico e duração de ação das insulinas.

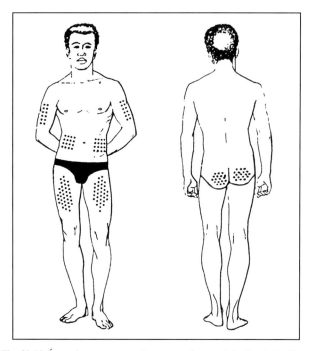

Fig. 80.10 Áreas do corpo que podem ser usadas para injeções de insulina.

Uso em situações especiais

CETOACIDOSE DIABÉTICA

É uma situação de emergência potencialmente tratável com reposição hidroeletrolítica, insulina e correção da situação coexistente ou desencadeante. É atualmente tratada com pequenas doses de insulina. Regimes de insulina mais antigos chegaram a usar 200-800 U/dia para tratamento do episódio. No caso do uso de pequenas doses, a insulina deve ser usada em infusão contínua IV ou via IM. A dose deve corresponder a 0,1 U/kg/hora. Podem-se utilizar bolos iniciais com dose superior a 10 U e manter 10 U/hora até que a urina esteja livre de cetonas. A insulina utilizada é a regular, aspart ou lispro. A hidratação é feita com solução salina, e, quando a glicemia cair para <250 mg/dL e se mantiver a cetonúria, deve-se acrescentar solução glicosada, pois assim a insulina poderá reverter a cetose sem provocar hipoglicemia. O potássio deve ser administrado após a insulina quando esse íon retorna para o espaço intracelular.

COMA HIPEROSMOLAR NÃO CETÓTICO

Apesar da ocorrência de hiperglicemia, a lipólise não está aumentada, não resultando em cetose ou cetoacidose. Observam-se grande desidratação e níveis de glicose bastante elevados; uremia e hiperosmolaridade estão presentes. No tratamento, é fundamental a reexpansão do volume extracelular. A insulinoterapia deve ser IV ou IM, semelhante à cetoacidose diabética.

GESTAÇÃO

Diabete gestacional ocorre em 2-3% das gestações. O efeito diabetogênico dos hormônios produzidos durante a gestação (lactogênio placentário humano, estrógeno, progesterona) aumentam as necessidades de insulina. Se a hiperglicemia não responde à dieta, a insulina passa a ser usada, pois a glicose materna, ao contrário da insulina, atravessa a barreira placentária, levando a um estímulo para a liberação fetal de insulina, com consequentes hiperinsulinismo e macrossomia.

Em gestantes com DM preexistente, o risco de complicações neonatais está aumentado e relacionado com a gravidade da doença e controle metabólico. Há aumento do risco de malformações nos neonatos, macrossomia, aborto e hiperbilirrubinemia neonatal. Para um controle mais estrito da glicemia, podem ser necessárias injeções frequentes de insulina, em média 3 a 4 injeções diárias. Na gestante com DM tipo 1, a necessidade de insulina pode variar no curso da gestação, ocorrendo frequentemente aumento da dose na segunda metade da gestação. Durante o parto, o controle da glicemia e o atendimento das necessidades de insulina podem ser feitos pela infusão constante de dextrose e insulina. Com a retirada do feto e da placenta, tem fim o estresse diabetogênico e no primeiro dia pós-parto a necessidade de insulina pode diminuir abruptamente para 1/2 ou 2/3 dos níveis gestacionais. Nos casos de diabete gestacional, pode não haver necessidade de insulina no pós-parto.

CIRURGIA

A cirurgia, como outras formas de trauma, leva a uma descarga simpática que aumenta a produção hepática de carboidratos e diminui sua utilização pela insulina.

Hipoglicemiantes orais não devem ser usados no dia da cirurgia ou até mesmo no dia anterior no caso de agentes com meia-vida longa.

No dia da cirurgia, a insulina de ação intermediária pode ser administrada em 1/3 da dose habitual. Os níveis glicêmicos devem ser monitorizados antes, durante e após a cirurgia, e a insulina regular, aspart ou lispro adicional pode ser administrada em infusão IV, se necessário.

Reações adversas

HIPOGLICEMIA

É a reação adversa mais frequente à insulina, especialmente em pacientes com insuficiência renal ou com deficiência dos mecanismos reguladores. Pode resultar de superdosagens, aumento do consumo de glicose (exercício), desajuste entre o pico de ação de insulina e a refeição (omissão ou atraso na refeição), fatores que aumentam a sensibilidade à insulina (insuficiência adrenal e hipopituitarismo), redução de peso, diminuição da ingesta de carboidratos, diminuição do *clearance* renal da insulina (insuficiência renal), final da gestação. A hipoglicemia ocorre no pico de ação máximo da preparação utilizada. Quanto mais vigorosa a tentativa para atingir euglicemia, mais frequentes são os episódios de hipoglicemia.

As manifestações clínicas são secundárias à ativação simpática ou a neuroglicopenia (diminuição da glicose cerebral). As primeiras correspondem a: tremores, palidez, sudorese, inquietude. Ocorrem mais precocemente antes que a hipoglicemia se torne profunda. As manifestações neuroglicopênicas incluem alterações da personalidade, comportamento, confusão, convulsões e coma. As hipoglicemias noturnas podem-se manifestar por cefaleias matutinas e pesadelos.

Os sintomas normalmente ocorrem quando a glicose cai abaixo de 45 mg/dL, porém podem ocorrer com concentração mais elevada, dependendo da velocidade e da magnitude da redução da glicemia.

Em número significativo de pacientes com DM1, a resposta ao glucagon e a do sistema nervoso autônomo à hipoglicemia podem estar embotadas. Esses pacientes têm risco maior de desenvolver hipoglicemia.

A hipoglicemia noturna pode levar à hiperglicemia matutina de rebote em resposta à secreção de epinefrina, norepinefrina, GH e cortisol. Esse fato é conhecido como efeito *Somogy*, e seu tratamento consiste em reduzir a dose noturna de insulina. Ela deve ser diferenciada da hiperglicemia matutina secundária ao fenômeno de alvorecer (*down phenomenon*), que requer aumento da dose de insulina. O fenômeno do alvorecer pode ser definido como aumento da glicose plasmática e/ou das necessidades de insulina entre 5 e 9 horas da manhã, não associado a hipoglicemia prévia.

Todos os diabéticos que recebem insulina devem estar aptos a reconhecer os sintomas de hipoglicemia. Quando leve a moderada, pode ser tratada com a ingestão de um líquido açucarado ou bombons (15 g de glicose de absorção rápida). Se for grave, deve ser tratada com glicose venosa (20 mL de glicose 50% IV seguida de infusão de glicose 10-20% 100 mL/hora).

ALERGIA

Apesar de os pacientes tratados com insulina terem anticorpos IgE e IgG contra insulina, os problemas alérgicos são raros. As reações alérgicas podem ser locais e sistêmicas, e as primeiras 10 vezes são mais frequentes. Reações alérgicas locais eram mais comuns com as preparações antigas, não purificadas ou então associadas à sensibilidade a componentes adicionados à formulação da insulina (protamina, Zn^{++}, fenol etc.). Manifestam-se por eritema, área endurecida no local da injeção, podendo persistir por dias. A reação frequentemente se inicia poucas semanas após o início da insulinoterapia.

Reações sistêmicas iniciam-se imediatamente após injeção e caracterizam-se por lesão no local da injeção, com erupções urticariformes com ou sem manifestações sistêmicas que incluem angioedema, dispneia e, muito raramente, hipotensão e choque.

Ação local pode ser tratada com anti-histamínico. Nos pacientes que usam insulina bovina ou suína, esta deve ser trocada pela humana. Se o paciente não responde, deve-se realizar a dessensibilização. A dessensibilização envolve injeções com pequenas doses de insulina humana, e, gradualmente, aumenta-se a dosagem.

RESISTÊNCIA À INSULINA

Historicamente, a expressão resistência à insulina é aplicada a pacientes que necessitam de mais de 200 U/dia por vários dias na ausência de obesidade, infecção ou outras intercorrências. O defeito pode estar ao nível pré-receptor (anticorpos contra a molécula de insulina), no receptor (anticorpos contra receptor da insulina) ou pós-receptor (obesidade). Raramente, a resistência à insulina ocorre por anticorpos contra a molécula de insulina (0,01%). A resistência à insulina pode estar associada ao desenvolvimento de *acanthosis nigricans*. Alguns desses pacientes têm anticorpos contra o receptor de insulina. Em outra forma rara de insensibilidade à insulina, os pacientes respondem à injeção IV, mas são insensíveis à administração subcutânea, provavelmente secundária à atividade da protease no tecido SC, já que não se observam anticorpos.

Resistência à insulina é rara e não deve ser confundida com aumento das necessidades de insulina em pacientes obesos com DM. Obesidade causa resistência à insulina em diabéticos e não diabéticos.

A mudança do tipo de insulina para a humana pode reduzir a hiperglicemia. Se o paciente persiste necessitando de doses de 200 U/dia, deverá tentar administrar corticoide (40-80 mg/dia) até diminuir as necessidades de insulina.

LIPODISTROFIA

Pode ocorrer lipoatrofia ou lipo-hipertrofia do tecido SC nas áreas de aplicação da insulina. Esse problema está relacionado às insulinas não purificadas e vem desaparecendo com as insulinas mais recentes. Na lipoatrofia existe depressão da pele por causa da atrofia do tecido gorduroso. Tal condição deve estar relacionada com a reação imunológica e alguns contaminantes das insulinas mais antigas, e tende a ocorrer mais frequentemente em mulheres jovens. Alguns especialistas recomendam injeções na margem externa da área com atrofia usando insulinas purificadas.

A lipo-hipertrofia é um acúmulo de gordura no tecido subcutâneo que, algumas vezes, ocorre em áreas com injeções repetidas de insulina. A regressão ocorre se as áreas afetadas deixam de ser usadas para injeção.

A absorção de insulina nessas áreas lipodistróficas é prejudicada e pode levar a um controle metabólico deficitário. Os pacientes devem ser orientados a fazer rodízio nas áreas de aplicação de insulina.

ANTIDIABÉTICOS ORAIS

As estratégias de tratamento do DM2 são baseadas em três anormalidades básicas que contribuem para o desenvolvimento da hiperglicemia: resistência periférica à ação da insulina, produção hepática excessiva de glicose e diminuição da secreção de insulina pelas células beta do pâncreas. A introdução recente de novos agentes farmacológicos e o uso mais disseminado de combinações terapêuticas têm aumentado drasticamente o número de opções disponíveis para o tratamento do DM2. DM2 faz parte da chamada síndrome de resistência insulínica (ou síndrome plurimetabólica) e está frequentemente associado a hipertensão arterial, obesidade, dislipidemia e, em consequência, maior frequência de afecções cardiovasculares, sendo o tratamento concomitante dessas outras condições também de fundamental importância.

Os agentes orais para o tratamento do diabete são mais apropriadamente denominados antidiabéticos orais e classificam-se, de acordo com o seu mecanismo de ação, em: (1) hipoglicemiantes orais propriamente ditos ou secretagogos, que incluem as sulfonilureias, a nateglinida e a repaglinida; (2) sensibilizadores de insulina: metformina e tiazolidinedionas e (3) anti-hiperglicêmicos: acarbose, os quais inibem a absorção de carboidratos, fazendo diminuir a glicemia pós-prandial (Quadro 80.10).

Hipoglicemiantes orais

SULFONILUREIAS

Química

Possuem um radical sulfona ligado a um grupo ureia. Diferentes sulfonilureias possuem diferentes radicais R1 e R2 com potência hipoglicemiante oral variável.

As de primeira geração são: aceto-hexamida, clorpropamida, tolazamida e tolbutamida. Apenas a clorpropramida é comecializada no Brasil. As de segunda geração são: glibenclamida (também chamada de gliburida), glipizida, gliclazida e mais recentemente a glimeperida, que alguns autores consideram de terceira geração.

Farmacocinética

A absorção das sulfonilureias é razoavelmente rápida e completa. São ácidos fortes e circulam ligados às proteínas plasmáticas (70-90%, principalmente a albumina). São metabolizadas no fígado para compostos inativos (tolbutamida, tolazamida, glipizida, glibenclamida) ou compostos ativos (aceto-hexamida e clorpropamida), que são excretados na urina, principalmente por secreção tubular. Aproximadamente metade dos metabólitos inativos da glibenclamida é excretada na bile. As diferenças terapêuticas entre as sulfonilureias são a duração de ação, a meia-vida de eliminação e a potência.

Farmacodinâmica

Apesar de serem derivados sulfonamídicos, as sulfonilureias não possuem atividade antibacteriana. Para sua ação, as células beta pancreáticas devem estar presentes, sendo ineficazes em pacientes pancreatectomizados ou pacientes sem insulina endógena.

São propostos os seguintes mecanismos de ação para as sulfonilureias:

1. Liberação de insulina das células beta do pâncreas, que consiste no seu efeito predominante e parece ser importante apenas como efeito inicial durante o 1.º ano de tratamento, prevalecendo posteriormente os seus efeitos extrapancreáticos. As sulfonilureias se ligam a receptores específicos (denominados subunidade SUR), nos canais de K^+ ATP sensíveis na membrana da célula beta e em outros tecidos. A ligação da sulfonilureia ao receptor inibe o fluxo do íon de K^+ pelo canal e provoca despolarização, a qual

Quadro 80.10 Antidiabéticos orais para o tratamento do DM tipo 2

• Hipoglicemiantes orais	Sulfonilureias Repaglinida Nateglinida	Estimulação da célula beta e aumento da insulinemia
• Sensibilizadores de insulina	Metformina Tiazolidinedionas	Ação periférica; melhoram a ação insulínica e a captação de glicose pelas células
• Anti-hiperglicemiantes	Acarbose	Ação de bloqueio da absorção intestinal de carboidratos, reduzindo a glicemia

abre os canais de cálcio, resultando em seu influxo. A concentração citossólica de cálcio favorece a secreção hormonal a partir de grânulos de insulina, que são ejetados pela contração de um sistema de microfilamentos e expulsos da célula para a corrente sanguínea. Os β-bloqueadores teoricamente poderiam inibir a ação das sulfonilureias, porém isso requer uma concentração 100 a 1.000 vezes maior que a usual.

2. Outros efeitos: inibição da liberação de glicose pelo fígado; potencialização da atividade insulínica presente; diminuição da insulinase; aumento na concentração de sítios receptores de insulina nas superfícies de células mononucleares e de adipócitos, o que pode explicar um aumento de sensibilidade à insulina.

O aumento da sensibilidade dos receptores à ação da insulina pode decorrer do próprio controle da glicemia, pois a hiperglicemia crônica, por si, prejudica a secreção de insulina e leva à resistência em tecidos periféricos, efeito conhecido como glicotoxicidade.

A síntese de insulina não é estimulada pelas sulfonilureias. A liberação de insulina em resposta à glicose é aumentada, necessitando, portanto, de células beta funcionantes em que possam atuar. Existe evidência de que na terapia prolongada com sulfonilureia os níveis de insulina não aumentam, ou até diminuem, apesar da manutenção do efeito hipoglicemiante, o que pode dever-se a: redução da depuração hepática de insulina, maior eficácia da ação da insulina nos tecidos-alvo e melhora da função da célula beta, pela reversão da glicotoxicidade. Essas observações são complicadas pelo fato de que esses dados são obtidos por TTGO, que é a forma não fisiológica de medir a resposta pancreática.

As sulfonilureias diminuem a glicemia tanto no indivíduo diabético quanto em não diabéticos.

Usos terapêuticos

São indicadas em pacientes diabéticos que ainda dispõem de massa de células beta funcionantes. São usadas em pacientes com DM tipo 2 não obesos de início na idade adulta, estáveis, resistentes à cetose, e que não obtiveram controle adequado apenas com dieta e exercício ou que necessitam de pequenas doses de insulina. Nos obesos, não são medicações de primeira linha, já que esses pacientes podem ser mais bem tratados com dieta, redução ponderal e biguanidas, mas podem ser necessárias ao longo da doença.

São contraindicadas em pacientes com diabete tipo 1, pacientes com disfunção renal ou hepática, pacientes que desenvolvem cetose e em situações de estresse, como por exemplo cirurgia, trauma, infecção e gestação.

Falham em controlar hiperglicemia em 15-30% dos pacientes, dependendo em parte da obediência à dieta (falência primária). Mesmo quando é obtido um controle inicial, pode haver falência secundária (3-5%/ano). Entende-se por falência primária o insucesso em se obter resposta adequada após 4 semanas de uso do hipoglicemiante específico; a falência secundária implica a diminuição ou o desaparecimento progressivo de boa responsividade inicial após período de controle satisfatório. A falência secundária pode resultar da alteração no metabolismo da droga, progressão da falência da célula beta, alteração na obediência à dieta ou diagnóstico de paciente DM tipo 1, porém com início lento (LADA). A mudança para outro hipoglicemiante pode produzir resposta satisfatória de insulina.

Reações adversas

A hipoglicemia tem sido relatada com todas as sulfonilureias, porém é mais comum com as de ação prolongada tipo clorpropamida. A glibenclamida causa mais hipoglicemia que a glipizida, a gliclazida ou a glimeperida, devido à sua meia-vida mais prolongada. Esses agentes devem ser evitados em pacientes com doença renal ou hepática, pois são mais vulneráveis aos efeitos hipoglicemiantes. Reações alérgicas, prurido, eritema, urticária e reações liquenoides têm sido descritos com o uso de sulfonilureia. A clorpropamida pode determinar lesões graves, como síndrome de Stevens-Johnson, dermatite esfoliativa e fotossensibilidade grave.

Retenção hídrica com hiponatremia dilucional com secreção inapropriada de hormônio antidiurético (SIHAD) tem sido descrita com a administração de clorpropamida e tolbutamida, principalmente em pacientes com tendência a reter água, como nas insuficiências cardíaca e hepática. Tolazamida, glipizida e glibenclamida são diuréticos suaves.

Outros efeitos colaterais incluem: náuseas, vômitos, icterícia colestática, agranulocitose, anemia aplásica e hemolítica; 10-15% desenvolvem síndrome tipo dissulfiram.

Clorpropamida

Tem meia-vida de 32 horas e é lentamente metabolizada a produtos que retêm atividade hipoglicêmica, o que explica a sua longa duração de ação, de até 60 horas. Aproximadamente 20-30% é excretada de forma inalterada na urina. A dose administrada é de 125 a 500 mg/dia em dose única, pela manhã. Em pacientes idosos, pode levar à hipoglicemia grave. Não deve, portanto, ser usada em pacientes com insuficiência renal e em idosos. Pode haver rubor facial em associação com ingestão de álcool (efeito antabuse), retenção de água e hiponatremia, além de aumento da pressão arterial, bem demonstrado no UKPDS.

Glibenclamida

É sulfonilureia de segunda geração. É rapidamente absorvida por via oral, e o pico sérico de concentração ocorre 4-5 horas após a ingestão. Mais de 97% se liga às proteínas plasmáticas. É metabolizada pelo fígado, a produtos geralmente inativos; 50% dos metabólitos são excretados na urina e 50% na bile. Seu efeito persiste por até 24 horas, podendo ser administrada em dose única diária. A dose é de 2,5-20 mg em dose única ou dividida. A incidência de efeitos colaterais graves é rara, mas costuma causar hipoglicemia. Alterações gastrointestinais se desenvolvem em 1,8% dos pacientes e *rash* cutâneo, em 1,5% dos pacientes.

Glipizida

É uma sulfonilureia de segunda geração. É rápida e completamente absorvida por via oral e atinge pico de concentração sérico em 1-3,5 horas após a ingestão. Deve ser administrada 30 minutos antes das refeições, pois a alimentação interfere na absorção. É ligada à albumina em 98,4%. É metabolizada no fígado em metabólitos inativos, o que reduz o risco de hipoglicemia; 10% é excretada inalterada na urina. É isenta de efeitos colaterais sérios. Os efeitos gastrointestinais são os mais comuns (1,7-3,7%); *rash* cutâneo ocorre em 1,4% dos pacientes. Recomenda-se iniciar com 5 mg/dia e aumentar até 30 mg/dia. É uma boa escolha para pacientes idosos ou com disfunção hepática ou renal leve.

Gliclazida

É uma sulfonilureia de segunda geração, metabolizada no fígado a metabólitos inativos e excretada predominantemente pelo rim. Alguns estudos vêm demonstrando seu efeito na normalização dos níveis de peróxidos lipídicos plasmáticos em pacientes com DM2, podendo ser benéfica na prevenção da aterosclerose. A dose habitual varia de 80 a 320 mg ao dia, divididos em 2 tomadas diárias. Existe ainda uma nova formulação, utilizando-se de uma matriz hidrofílica, que permite a liberação do princípio ativo ao longo das 24 horas, cuja dose habitual é de 30 a 120 mg/dia, podendo ser administrada em dose única diária. Outra vantagem é a de ser mais seletiva para os canais de potássio da célula beta, minimizando os efeitos cardiovasculares deletérios que podem ocorrer com as outras sulfonilureias.

Glimeperida

É uma nova sulfonilureia que pode ser diferenciada das convencionais com base em três mecanismos moleculares: (1) diferença na cinética de ligação ao receptor; (2) menor interação com as células musculares lisas e cardiomiócitos em doses equipotentes para baixar a glicemia; (3) diferença nos efeitos extrapancreáticos.

A glimeperida é ligada a uma proteína diferente no complexo do receptor das sulfonilureias na célula beta pancreática em relação à glibenclamida. Liga-se à subunidade 65 kDa do receptor da sulfonilureia, e a glibenclamida liga-se à sua subunidade 140 kDa. Outra diferença observada relaciona-se à cinética de ligação. Em comparação com a glibenclamida, a glimeperida associa-se à sua proteína de ligação 2-3 vezes mais rapidamente e se dissocia 8-9 vezes mais rápido. Esse fato pode explicar o início rápido do efeito da glimeperida.

Os alvos moleculares das sulfonilureias são os canais de K+ dependentes de trifosfato de adenosina (ATP) na célula beta pancreática. Esses canais são encontrados em diversos tecidos pelo corpo. No coração, durante a isquemia, a concentração intracelular de ATP cai, e os canais de K se abrem, levando a uma hiperpolarização da membrana, redução do potencial de ação com relaxamento do músculo liso vascular, o que protege o miocárdio da isquemia. O fechamento desses canais por sulfonilureias não seletivas pode aumentar o risco cardiovascular nesses pacientes. Nos estudos clínicos, a glimeperida produziu menos efeitos cardiovasculares comparada à glibenclamida.

O terceiro efeito diferencial dessa sulfonilureia é a obtenção de um controle glicêmico equivalente ao das outras sulfonilureias, com menores níveis de insulina, provavelmente por estimulação direta da utilização de glicose nos tecidos periféricos.

Associação sulfonilureia e insulina

As sulfonilureias não apenas aumentam a secreção de insulina pelas células beta, mas também aumentam a sensibilidade dos tecidos periféricos à ação da insulina; seu uso tem sido sugerido em associação com insulina necessária para reduzir a dose total de insulina para controlar hiperglicemia. Insulina NPH à noite tem sido sugerida para pacientes que falham em resposta à dosagem máxima da sulfonilureia, em pacientes com DM2 ou nos pacientes ainda com produção endógena de insulina.

REPAGLINIDA

É um antidiabético oral do grupo dos hipoglicemiantes orais derivados do ácido carbamilmetil benzoico (Fig. 80.11), da família das meglitinidas. Sua ação consiste no aumento da secreção de insulina pelas células beta pancreáticas. Essa ação tem sido demonstrada como glicose-dependente, ou seja, na ausência de glicose, não ocorre secreção de insulina. A repaglinida começa a agir em 10 minutos, e o pico de secreção de insulina ocorre 60-90 minutos após a sua administração,

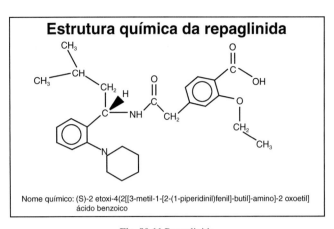

Fig. 80.11 Repaglinida.

retornando a níveis basais em 3 a 5 horas. É administrada em esquema relacionado à refeição, permitindo ao paciente um esquema de vida mais flexível. A dose de repaglinida só é usada se o paciente alimentar-se, tendo originado o conceito: "uma refeição, uma dose – sem refeição, sem dose", e varia de 0,5 a 4 mg por refeição. É metabolizada no fígado e tem eliminação biliar.

A repaglinida difere das sulfonilureias quanto ao estímulo à secreção de insulina pelos seguintes motivos: (1) age em receptores diferentes; (2) apresenta um início de ação mais rápido, possibilitando controle mais efetivo da hiperglicemia pós-prandial; (3) tempo de ação curto, prevenindo a hipoglicemia no intervalo entre as refeições.

Pode ser usada em monoterapia ou associada à metformina ou às sulfonilureias. A frequência dos efeitos adversos é comparável à das sulfonilureias, com menor incidência de hipoglicemia.

Quadro 80.11 Antidiabéticos orais disponíveis no Brasil

Nome Químico (Comercial)	Posologia Média
Sulfonilureias	
Glimeperida (Amaryl) dose terapêutica: 1–4 mg/dia, em 1 tomada diária	dose inicial: 1 mg dose máxima: 6 mg
Clorpropamida (Diabinese) dose terapêutica: 125–500 mg/dia, em 1 tomada diária antes do café	dose inicial: 125 mg dose máxima: 500 mg
Glibenclamida (Daonil) e Glipizida (Minidiab) dose terapêutica: 2,5–15 mg/dia, em 1 ou 2 tomadas diárias antes das refeições	dose inicial: 2,5–5 mg dose máxima: 20 mg
Gliclazida (Diamicron) dose terapêutica: 80–160 mg/dia, em 2 tomadas diárias	dose inicial: 80 mg dose máxima: 320 mg
Repaglinida (Promalin, Novonorm) dose terapêutica: 1,5–6 mg/dia, em 3 tomadas antes das refeições	dose inicial: 1,5 mg/dia dose máxima: 6 mg/dia
Nateglinida (Starlix) dose terapêutica: 120 mg antes de cada refeição	dose inicial: 360 mg/dia dose máxima: 360 mg/dia
Biguanidas	
Metformina (Glifage, Dimefor, Glucoformin) dose terapêutica: 500–1.000 mg/dia, em 1 ou 2 tomadas diárias depois das refeições	dose inicial: 500 mg dose máxima: 2.550 mg
Tiazolidinedionas	
Rosiglitazona (Avandia) dose terapêutica: 4–8 mg/dia, dose única	dose inicial: 4 mg dose máxima: 8 mg
Pioglitazona (Actos) dose terapêutica: 15–45 mg/dia, dose única	dose inicial: 15 mg dose máxima: 45 mg
Inibidores da alfaglicosidase	
Acarbose (Glucobay) dose terapêutica: 150–300 mg/dia, nas principais refeições	dose inicial: 25 mg dose máxima: 300 mg

A importância do controle da glicemia pós-prandial na redução do risco cardiovascular ficou estabelecida no estudo DECODE, o que aumenta a importância da introdução dessa nova classe terapêutica no tratamento do diabetes.

NATEGLINIDA

É um derivado da D-fenilalanina, que se liga a receptores na célula beta, diferentes da sulfonilureia, e inibe os canais de K^+ sensíveis ao ATP nas células beta pancreáticas, na presença da glicose, estimulando a secreção pós-prandial da insulina. É estruturalmente diferente das sulfonilureias e meglitinidas. Seu início de ação é mais rápido e a duração mais curta do que os da repaglinida. Começa a agir em 4 minutos, com duração de ação de 2 horas. Apresenta, portanto, menor risco de hipoglicemia; entretanto, tem menor poder hipoglicemiante, estando indicada em pacientes com diabete de início recente com glicemia levemente alterada, isoladamente ou em associação a sensibilizadores de insulina, ou mesmo a insulina de longa duração à noite. Reduz a excursão pós-prandial da glicemia.

A dose habitual é de 120 mg antes de cada refeição. Sua excreção ocorre principalmente por via renal.

Sensibilizadores de insulina

BIGUANIDAS

São derivados da guanidina e foram introduzidos para uso clínico no tratamento da hiperglicemia em pacientes com DM tipo 2 na década de 1950. Três biguanidas (fenformina, metformina e buformina) eram disponíveis inicialmente. A fenformina e a buformina foram retiradas do uso clínico devido a significativa incidência de acidose lática. A metformina, introduzida na França em 1959, continua ser usada em todo o mundo e foi reintroduzida nos EUA em 1995 (Quadro 80.12).

Metformina

FARMACOCINÉTICA

A meia-vida da metformina é de 12 horas, o que requer o fracionamento da dose em pelo menos 2 tomadas diárias. A metformina não é metabolizada, sendo excretada como composto ativo pela urina.

MECANISMO DE AÇÃO

Sua ação hipoglicemiante não depende de células beta pancreáticas funcionantes. Os mecanismos de ação propostos são: supressão da gliconeogênese (75% da sua ação), diminuição da produção hepática de glicose, redução da absorção gastrointestinal de glicose, estimulação anaeróbia nos tecidos periféricos, aumentando a remoção da glicose sanguínea e a redução do nível plasmático de glucagon, aumento do transporte de glicose, por aumentar a concentração da proteína transportadora da glicose (GLUT 4) na membrana das células responsivas à insulina, efeito anorético, redução de peso. Com isso, reduzem-se os elevados níveis de insulina plasmática característicos dos pacientes obesos com DM tipo 2. O aumento da glicólise anaeróbia por células periféricas leva a um aumento da produção de lactato e piruvato. Se surgir uma complicação aguda, como septicemia, choque, infarto agudo do miocárdio ou trauma, que aumentam a produção de ácido lático, pode-se precipitar um quadro de acidose lática.

USOS CLÍNICOS

O uso de biguanidas requer critérios. Não devem ser administradas a gestantes, nefropatas, hepatopatas e pacientes com risco cardiovascular evidente. As biguanidas têm sua principal indicação em pacientes com DM2 com índice de massa corpórea aumentado ou obesos, já que a resistência insulínica é o principal fator na fisiopatologia do diabete nesses pacientes, além do fato de não promoverem aumento ponderal por não aumentarem os níveis de insulina circulante. Outra indicação é uma combinação com sulfonilureias em pacientes com falência secundária às sulfonilureias. Seu uso tem sido descrito para tratamento de dislipidemia isolada sem DM. Seu efeito hipolipemiante independe do efeito hipoglicemiante, como também em pacientes sem DM manifesto, porém com resistência periférica à insulina documentada. O UKPDS mostrou que o uso da metformina foi superior ao das sulfonilureias na prevenção de eventos cardiovasculares. Seus efeitos no metabolismo lipídico e nos sistemas cardiovascular e hematológico incluem: redução dos ácidos graxos livres, triglicerídios, colesterol total e LDL, além de aumento do HDL, redução da pressão arterial e redução de fatores trombofílicos. A metformina reduziu a progressão da intolerância à glicose para diabete em 31% dos pacientes acompanhados prospectivamente (evidenciado no estudo DPP).

A dose inicial é de 500-850 mg/dia em 2 tomadas diárias até a dose de 1.000-1.700 mg/dia e dose máxima de 2.550 mg/dia divididas em 3 doses após as refeições. Em alguns países, mas não no Brasil, existe apresentação a ser administrada em dose única diária.

Doses terapêuticas de biguanidas não têm efeito hipoglicemiante em não diabéticos, pois o aumento da utilização de glicose periférica é compensado por liberação hepática de glicose.

EFEITOS COLATERAIS

O efeito colateral mais sério é a acidose lática, que era mais prevalente com a fenformina. Com a metformina, a incidência de acidose lática varia de 0,01 a 1,067 casos por 1.000 pacientes/ano de terapia. A droga deve ser suspensa 48 horas antes de cateterismo cardíaco ou cirurgias. Outros efeitos colaterais são mais comuns, como: náusea, anorexia, diarreia e vômitos. Geralmente são transitórios e requerem suspensão do tratamento em apenas 10% dos pacientes. Para minimizar os efeitos gastrointestinais, deve-se iniciar com doses menores e aumentar progressivamente, conforme a tolerabilidade do paciente. A droga deve ser administrada durante ou após as refeições. Má absorção de vitamina B_{12} ocorre em 30% dos pacientes tratados com metformina.

TIAZOLIDINEDIONAS (GLITAZONAS)

Consistem numa nova classe de drogas que agem aumentando a ação da insulina ao promoverem utilização da glicose nos tecidos periféricos, provavelmente pela estimulação do metabolismo oxidativo da glicose no músculo, e suprimirem gliconeogênese no fígado.

Sua ação é atribuída ao estímulo a uma nova classe de receptores nucleares: receptores ativadores de peroxissomo proliferativo (PPARγ) que aumentam a expressão de genes que codificam proteínas envolvidas no metabolismo da glicose e lipídios. Melhoram a captação da glicose nos tecidos através do aumento da expressão e translocação do GLUT 4 para a superfície das células adiposas e musculares, além de reduzirem a produção hepática de glicose.

Em função do seu efeito intranuclear, seu efeito hipoglicemiante pleno é visto em até 12 semanas de tratamento.

Na célula beta, tem um efeito protetor, visto que, com a melhora da sensibilidade periférica à insulina, reduz a hiperinsulinemia habitualmente vista nos pacientes com DM2. Existem evidências de que, com a redução do conteúdo de ácidos graxos livres no interior da célula beta, pode haver uma melhora da função dessa célula, independentemente da glicotoxicidade.

Quadro 80.12 Estrutura química das biguanidas. Apenas a metformina é comercializada no Brasil

		Nome Comercial
Biguanida	$H_2N-\overset{\overset{H}{\|}}{\underset{\|}{C}}-\overset{N}{\underset{\|}{C}}-Ⓡ$	
	NH NH	
Fenformina	$Ⓡ = -NH-(CH_2)_2-\phi$	
Buformina	$Ⓡ = -NH-(CH_2)_3-CH_3$	
Metformina	$Ⓡ = -N-(CH_2)_3$	Glifage (Merck)
		Glucoformin (Biobrás)
		Dimefor (Eli Lilly)

São bem indicadas em pacientes com DM2 não controlado com dieta e exercício, ou em associação a metformina ou sulfonilureia. Mostram-se eficazes em pacientes obesos ou não. Apresentam outros efeitos benéficos para o paciente, o que pode levar a uma redução no risco cardiovascular. Estudos clínicos demonstraram redução da resistência insulínica, redução dos níveis de triglicerídios, aumento do HDL, redução da pressão arterial e dos fatores protrombóticos, com consequente diminuição da aterosclerose. Todos esses efeitos fazem das glitazonas drogas de grande valor no tratamento da síndrome metabólica.

São mais bem toleradas do que a metformina, mas podem levar a aumento de peso e retenção hídrica.

A troglitazona foi a primeira glitazona disponível, lançada nos Estados Unidos em 1997 e retirada do mercado em 2000, em função de sua hepatotoxicidade. A rosiglitazona e a pioglitazona continuam no mercado, mas não devem ser utilizadas em pacientes com doença hepática ativa, elevações inexplicadas da ALT superiores a duas vezes o valor de referência. Além desses cuidados, recomenda-se a determinação das enzimas hepáticas a cada 2 meses no primeiro ano de tratamento.

Rosiglitazona

A rosiglitazona é um agonista altamente seletivo do PPARγ. É rapidamente absorvida, sem interferência com a alimentação, atingindo pico de concentração após 1 hora. Sua meia-vida plasmática é de 3 a 4 horas. A concentração sérica permanece estável nas 24 horas, permitindo seu uso em tomada única diária. É metabolizada predominantemente pelo citocromo P450 a metabólitos de atividade limitada. Dados *in vitro* demonstram que não inibe nenhuma das principais enzimas desse citocromo, levando portanto a uma baixa interação medicamentosa. Sua eliminação se dá pela urina e fezes.

Sua posologia varia de 4 a 8 mg. Não é necessário ajuste de dose na insuficiência renal leve a moderada, visto que a sua farmacocinética não sofre grandes alterações.

O efeito colateral mais frequente é o ganho de peso, no máximo 3 kg, seguido de edema e raramente anemia.

Pioglitazona

Semelhantemente à rosiglitazona, é um agonista seletivo do PPARγ, além de ativar secundariamente os PPARα, relacionado ao metabolismo lipídico. Rapidamente absorvida, sofre metabolização hepática, podendo alterar os níveis de drogas metabolizadas pelo citocromo P4503A4, como anticoncepcionais orais, digoxina, ranitidina, nifedipino, entre outras. Sua eliminação renal é mínima, e a maior parte é excretada de forma inalterada ou como metabólitos na bile.

Administrada em dose única diária de 15 a 45 mg/dia, reduz a glicemia em torno de 20%.

Não há estudos prospectivos comparando-a à rosiglitazona, mas os efeitos na resistência insulínica e no controle glicêmico parecem ser semelhantes.

Anti-hiperglicemiantes

INIBIDORES DA α-GLICOSIDASE – ACARBOSE

Acarbose é um inibidor por competição das α-glicosidases, enzimas localizadas na superfície em escova dos enterócitos do intestino delgado, responsáveis pela digestão de carboidratos complexos, retardando a sua absorção. O resultado é diminuição no incremento dos níveis de glicose, o que reduz o pico glicêmico pós-prandial, mantém normoglicemia, estabiliza o peso e protege as células beta, evitando hiperinsulinemia. Está indicada no DM2 recém-diagnosticado ou em associação a outros antidiabéticos orais nos casos de DM2 de longa duração. A droga deve ser administrada imediatamente antes das refeições, junto à primeira porção de alimento a ser ingerida. A dose inicial é de 50 mg antes do café, almoço e jantar, aumentada progressivamente até 100 mg 3 vezes ao dia até a dose máxima de 600 mg/dia.

Os efeitos adversos são predominantemente gastrointestinais (flatulência, meteorismo e eventualmente diarreia), e controlados com ajuste da dose e dieta. Não há descrição de efeitos tóxicos com acarbose. Doses de 600 mg/dia podem aumentar enzimas hepáticas. Suas contraindicações incluem: transtornos crônicos da digestão e absorção intestinal, doença inflamatória crônica do intestino, gravidez e lactação, doenças hepática e renal graves.

ESTÁGIOS NO TRATAMENTO DO DIABETE TIPO 2

Frequentemente, por ocasião do diagnóstico de DM2, os pacientes apresentam excesso de peso ou obesidade franca sem descompensação aguda do DM. Nesses casos, a primeira medida terapêutica é a redução do peso e a implementação de atividade física, associadas a um programa de educação em diabete. A duração do tratamento nessa fase é variável, podendo ser de 6-12 semanas. Caso não se consiga um controle metabólico adequado, inicia-se o tratamento farmacológico com uma biguanida (metformina), glitazona e/ou inibidor da α-glicosidase (acarbose). Se não se consegue um bom controle, o passo seguinte é a associação de uma sulfonilureia. Se ainda assim a glicemia permanecer elevada e na dependência do grau de descompensação, associa-se a insulina, em geral em dose única ao deitar, dispensando-se o uso do inibidor da α-glicosidase e mantendo-se a sulfonilureia e/ou a metformina. Em estágios mais avançados da doença, principalmente com perda de peso progressiva e níveis bastante elevados de glicemia, está indicado o uso de insulina em monoterapia com tratamento intensivo.

Quando, por ocasião do diagnóstico, o paciente apresentar peso normal ou reduzido, o tratamento é iniciado com sulfonilureia, acrescentando-se ou não o inibidor da α-glicosidase; caso não haja resultado, associar à metformina ou glitazona e, finalmente, à insulina. Quando o paciente apresentar perda de peso acentuada, tornando-se instável e com tendência a cetose, a insulina está indicada desde o início, sem uso prévio de antidiabéticos orais.

Os anti-hipertensivos, especialmente inibidores da ECA e bloqueadores do receptor da angiotensina, hipolipemiantes e ácido acetilsalicílico em baixa dose, em geral fazem parte também do arsenal terapêutico do paciente com DM.

Agentes hiperglicemiantes

GLUCAGON

É um polipeptídio produzido pelas células alfa das ilhotas de Langerhans, composto de 29 aminoácidos (Fig. 80.12), e sua estrutura é semelhante em outros mamíferos (gato, porco, etc.).

Regulação da secreção

A secreção de glucagon é regulada pela glicose, aminoácidos e lipídios da dieta. A glicose é um potente inibidor, mais eficaz por via oral do que IV, sugerindo papel de alguns hormônios gastrointestinais. A somatostatina inibe a secreção de glucagon, como também cetonas e ácidos graxos. A maioria dos aminoácidos estimula a liberação de glucagon, bem como de insulina. Isso previne hipoglicemia em dietas exclusivamente proteicas. A estimulação simpática, como também a colinérgica, promove secreção de glucagon.

Efeitos farmacológicos

A infusão de glucagon aumenta a glicose através de depleção dos estoques de glicogênio hepático. Não tem efeito no glicogênio do músculo esquelético, provavelmente devido à falta de receptores de glucagon no músculo esquelético. Doses farmacológicas de glucagon causam liberação de insulina das células beta pancreáticas, catecolaminas do feocromocitoma e calcitonina do carcinoma medular de tireoide.

Ao nível hepático, o glucagon aumenta a atividade e a produção de AMP cíclico, o que facilita o catabolismo do glicogênio e aumenta a gliconeogênese e a cetogênese.

O glucagon tem potentes efeitos inotrópico e cronotrópico positivos no coração. Doses elevadas de glucagon produzem relaxamento da musculatura lisa do intestino.

Usos clínicos

1. Hipoglicemia – o principal uso de glucagon é no tratamento de emergência da hipoglicemia em pacientes com DM1 quando o nível de consciência dificulta a ingestão de glicose. Seu efeito hiperglicêmico é mais gradual que o da dextrose, e tem curta duração de ação.

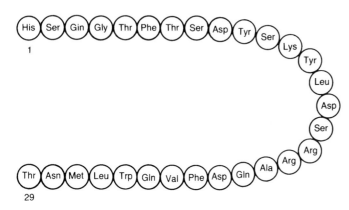

Fig. 80.12 Sequência de aminoácidos do polipeptídio glucagon.

2. Diagnósticos em endocrinologia – alguns testes usam glucagon para diagnóstico de endocrinopatias. Em pacientes com DM1, pode-se fazer testes para verificar a reserva de secreção de células beta pancreáticas utilizando-se 1 mg de glucagon IV e avaliando-se os níveis do peptídio C. O peptídio C é usado para indicar secreção de insulina da célula beta. Pacientes normais atingem uma concentração de peptídio C em 10 minutos, e pacientes com DM1 variam os níveis de insuficiência das células beta. Nos pacientes com DM1 de longa data, não existe resposta ao glucagon. É também útil para auxiliar o diagnóstico de carcinoma medular da tireoide, através da avaliação da resposta da calcitonina à sua infusão, como também da resposta das catecolaminas à sua infusão no feocromocitoma.

3. O glucagon pode ser usado para reverter efeitos cardíacos de superdosagem de agentes β-bloqueadores devido à sua capacidade de aumentar a produção de AMP cíclico no coração.
4. Devido à sua capacidade em relaxar a musculatura intestinal, pode ser utilizado para ajudar a visualização do intestino em radiologia.

Reações adversas

Náuseas e vômitos têm ocorrido após a injeção de glucagon. Esses efeitos são discretos, e o glucagon é relativamente isento de efeitos colaterais graves.

Dosagem: adultos e crianças: 0,5-1 mg (geralmente SC, mas pode ser administrada IM ou IV 2 a 3 doses).

DIAZÓXIDO

Essa tiazida é usada por sua ação hiperglicêmica, quando administrada por via oral, e anti-hipertensiva, quando IV. Promove aumento na glicose plasmática (dose-dependente) através da inibição da secreção de insulina e, provavelmente, por estímulo de secreção de epinefrina na medula adrenal. O diazóxido é usado para opor-se ao hiperinsulinismo em condições como insulinomas. Não é usado para tratamento de hipoglicemia funcional.

Apesar de ser uma tiazida, causa retenção de sódio e água e pode ser necessário administração concomitante de diuréticos. O diazóxido oral pode potencializar o efeito de outros agentes anti-hipertensivos, porém o efeito na pressão sanguínea não é acentuado, quando usado isoladamente por via oral. Seu efeito hiperglicemiante é antagonizado por agentes α-bloqueadores.

Farmacocinética

Mais de 90% do diazóxido se liga às proteínas plasmáticas. Sua meia-vida na forma oral é de 24-36 horas, podendo aumentar em pacientes com insuficiência renal.

Quadro 80.13 Contraindicações, reações adversas e efeitos tóxicos dos antidiabéticos orais

Sulfonilureias	Biguanidas (Metformina)	Inibidores da α-Glicosidase (Acarbose)
CONTRAINDICAÇÕES		
— Gravidez — Lactação — Alergia prévia — Insuficiência renal — Insuficiência hepática	— Gravidez — Lactação — Insuficiência hepática — Úlceras gastroduodenais ativas	— Gravidez — Lactação — Transtornos crônicos da absorção intestinal — Úlceras do intestino grosso
REAÇÕES ADVERSAS		
— Aparecem em 1–5% dos pacientes. Hipoglicemia, náuseas, vômitos, reações cutâneas (exantema, dermatite, fotossensibilidade, púrpura, síndrome de Stevens-Johnson)	— Anorexia, sabor metálico, náuseas, diarreia	— Transtornos gastrointestinais, meteorismos, flatulência, distensão abdominal e diarreia
EFEITOS TÓXICOS		
— Alterações hematológicas (raras) agranulocitose anemia hemolítica — Alterações hepáticas icterícia colestática (não frequente)	— Acidose lática (ocorre em pacientes com doença crônica que favorece hipoxemia)	— Não há referência descrita de efeitos tóxicos com doses terapêuticas. Em doses superiores a 600 mg/dia, aumentam as enzimas hepáticas

REFERÊNCIAS BIBLIOGRÁFICAS

1. ALEXANDER, C.M. The coming of age of the metabolic syndrome. *Diabetes Care*, 26:3180-3181, 2003.
2. ARDUINO, F. O diabetes ontem e hoje. *Diabetes Mellitus*. 3ª ed. Guanabara Koogan, Rio de Janeiro, 1980.
3. BANTLE, J.P. Current recommendations regarding the dietary treatment of diabetes mellitus. *Endocrinologist*, 4(3); 1994.
4. BENNETT, P.H. Definition, diagnosis and classification of diabetes mellitus and impaired glucose tolerance. *In*: KAHN, C.R. and WEIR, G.C. *Joslin Diabetes Mellitus*. 13th ed. 1994.
5. BONNER-WEIR, S., SMITH, F.E. Islet of Langerhans: morphology and its implications. *In*: KAHN, C.R., WEIR, G.C. *Joslin Diabetes Mellitus*. 13th ed. 1994.
6. CRAPO, P.A. Dietary management. *In*: KAHN, C.R., WEIR G.C. *Joslin Diabetes Mellitus*. 13th ed. 1994, p. 415-430.
7. *Diabetes Control and Complications Trial (DCCT)*. Update. DCCT Research Group. *Diabetes Care*, 13(4):427-33, 1990.
8. *Diabetes Prevention Program Research Group*. Reduction in the incidence of type 2 diabetes with lifestyle intervention or metformin, *N. Engl. J. Med.*, 346:393-403, 2002.
9. DUCKWORTH, W.C. Insulin degradation: mechanisms, products and significance. *Endoc. Ver.*, 9:319-45, 1988.
10. EISENBARTH, G.S., ZIEGLER, G.Z., COLMAN, P. Pathogenesis of insulin-dependent (type 1) diabetes mellitus. *In:* KAHN, C.R., WEIR, G.C. *Joslin Diabetes Mellitus*. 13th ed. 1994.
11. HOLLEMAN, F., HOEKSTRA, B.L. Insulin lispro. *New Engl. J. Med.*, 317:176-183, 1997.
12. JACOBS, S. & CUATRECASAS, P. *Insulin*. Springer-Verlag, Berlin, Heidelberg, 1990.
13. KAHN, C.R., WHITE, M.F. The insulin receptor and the molecular mechanism of insulin action. *J. Clin. Invest.*, 82:1151-6, 1988.
14. KAHN, C.R. & SECHTER, Y. Insulin, oral hypoglycemic agents and the pharmacology of endocrine pancreas. *In:* GOODMAN & GILMAN. *The Pharmacological Basis of Therapeutics*. 8th ed. Pergamon Press, 1990.
15. KARAN, J.H. Pancreatic hormones and antidiabetic drugs. *In*: KATZUNG, *Basic and Clinical Pharmacology*. 5th ed. Lange Books, Connecticut, 1992.
16. KING, P., PEACOCK, I., DONNELLY, R. The UK prospective diabetes study (UKPDS): clinical and therapeutic implications for type 2 diabetes. *Br. J. Clin. Pharmacol.*, 48(5):643-8, 1999.
17. LARDINOIS, C.K., GREENFIELD, M.S., SCHWARTZ, H.C., VREMAN, H.J., REAVEN, G.M. Acarbose treatment of non-insulin-dependent diabete mellito. *Arch. Intern. Med.*, 144:345-7, 1984.
18. LEBOVITZ, H. E. Oral antidiabetic agents. *In:* KAHN, R.C. *Joslin Diabetes Mellitus*. 13th ed. Gordon C. Weir. 1994.
19. MALAISSE, W. I. Stimulus-secretion in pancreatic β-cell: the cholinergic pathway for insulin release. *Diabetes Metab. Rev.*, 2:243-59, 1986.
20. MEGLASSON, M.D., MATSCHINSKY, F.M. Pancreatic islet glucose metabolism and regulation of insulin secretion. *Diabetes Metab. Rev.*, 2:163-214, 1986.
21. PERRIELO, G. *et al.* Effect of asymptomatic nocturnal hypoglycemia control in diabetes mellitus. *N. Engl. J. Med.*, 319:1233-9, 1988.
22. SCHEEN A., LEFÈBVRE P.J. Oral antidiabetic agents. *Drugs*, 55:225-236, 1998.
23. SIRTORI, C. R. *et al.* Treatment of hypertriglyceridemia with metformin. *Atherosclerosis*, 26:583-592, 1976.
24. SKYLER, J. S. The etiology, pathogenesis and therapy of diabetes mellitus. *In*: *Manual of Endocrinology and Metabolism*. 1986, p. 565-606.
25. The DECODE Study Group, on behalf of the European Diabetes Epidemiology Group. Glucose tolerance and cardiovascular mortality. Comparison of fasting and 2-hour diagnostic criteria. *Arch. Inter. Med.*, 161:397-407, 2001.
26. UK *Prospective Diabetes Study* (UKPDS). VIII. Study design, progress and performance. *Diabetologia*, 34(12):877-90, 1991.
27. UNGER, R.H., FOSTER, D.W. Diabete melito. *In:* WILSON, J.D., FOSTER, D. W. *Textbook of Endocrinology*. 9th ed. Saunders, 1998.
28. WEIR, G.C., LEAHY, J.L. Pathogenesis of non-insulin-dependent (type 2) diabetes mellitus. *In:* KAHN, C.R., WEIR, G.C. *Joslin Diabetes Mellitus*. 13th ed. 1994, p. 240-264.
29. ZIMMET, P., TURNER, R., McCARTY, D., ROWLEY, M., MACKAY, I. Crucial points at diagnosis. Type 2 or slow type 1 diabetes. *Diabetes Care*, 22:Suppl 2, 1999.

81

Corticosteroides

Jeane Meire Sales de Macedo e Irismar Reis de Oliveira

HISTÓRICO

A primeira referência sobre as adrenais data de 1563, quando Bartolomeo Eustacchio descreveu anatomicamente a existência de glândulas situadas sobre o polo superior dos rins. Durante muito tempo não se tinha ideia do papel fisiológico dessas estruturas, até que, em 1855, Thomas Addison chamou a atenção para uma síndrome decorrente da destruição das suprarrenais que levava o paciente à morte em poucos dias (doença de Addison). Isso fez com que alguns pesquisadores voltassem a atenção para essas glândulas e passassem a adrenalectomizar animais. Confirmaram, assim, as observações de Addison e determinaram a importância das adrenais na sobrevivência do indivíduo. Um ano após a observação de Addison, Brown-Séquard demonstrou experimentalmente que a adrenalectomia tinha evolução fatal. O animal adrenalectomizado morria em poucos dias, em estado de choque, a menos que fosse adequadamente tratado com extratos de suprarrenal ou cloreto de sódio. Nessa época ainda não se conheciam as diferentes porções e produtos hormonais oriundos da adrenal. A partir de 1930, foi possível separar a "cortina" da adrenalina e, assim, melhor estudá-la. Entretanto, desde sua descoberta, os glicocorticoides tiveram sua importância reconhecida, sendo identificados como indispensáveis à vida.

No início do último século, Cushing descreveu o quadro de hipercortisolismo e, no início dos anos 1930, observou a relação existente entre a hipófise e a adrenal.

Em meados do referido século, antes mesmo do total esclarecimento sobre as ações dos hormônios adrenocorticais, Hench observou que os pacientes portadores de artrite reumatoide que se tornavam ictéricos, assim como as mulheres artríticas que engravidavam, melhoravam dos sintomas artríticos, o que fez pensar na reversibilidade da doença. O raciocínio era que a remissão dos sintomas resultava da hipersecreção adrenocortical durante a gravidez. Em 1948, Hench tentou a cortisona, com grande sucesso, em pacientes portadores de artrite reumatoide, fato que marcou o início da corticoterapia e que lhe valeu, juntamente com Kendall e Reichstein (responsáveis pela maior parte das pesquisas básicas que levaram à síntese da cortisona), o prêmio Nobel de medicina.

A participação do hipotálamo como estimulador hipofisário foi pensada inicialmente por Harris. Em 1952, Astwood purificou o hormônio adrenocorticotrófico (ACTH), e só em 1981 Vale conseguiu demonstrar a estrutura do hormônio liberador do ACTH (CRH).

FISIOLOGIA

As glândulas suprarrenais possuem duas camadas de origem embriológica diversa e funções inteiramente diferentes; a porção interna (medula) provém do endoderma e está relacionada com a produção dos hormônios adrenalina e noradrenalina. A porção externa (córtex) origina-se do mesoderma e produz:

1. Os hormônios glicocorticoides, que exercem ação predominante sobre o metabolismo intermediário dos carboidratos, proteínas e gorduras e, além disso, possuem efeitos anti-inflamatórios e imunodepressores, desempenhando importante papel na resposta ao estresse;
2. Os hormônios mineralocorticoides, que atuam predominantemente no equilíbrio hidroeletrolítico, retendo sódio e depletando potássio; e
3. Os hormônios sexuais andrógenos e estrógenos, secretados em pouca quantidade, exceto em condições patológicas nas quais sua produção pode estar aumentada (p. ex., tumores da suprarrenal); na mulher, as suprarrenais são a principal fonte de produção de andrógenos, principalmente quando lembramos que esses compostos fracos podem ser transformados, perifericamente, em testosterona.

Os dois primeiros grupos são formados de hormônios com 21 carbonos em sua estrutura, ao contrário dos esteroides sexuais, que possuem apenas 19. Os mineralocorticoides são sintetizados na zona glomerulosa, a porção mais extensa do córtex suprarrenal. As zonas reticular e fasciculada dão origem tanto aos glicocorticoides quanto aos hormônios sexuais. A produção desses hormônios passa por uma série de etapas, e a presença de determinadas enzimas em cada zona define o produto final. A formação dos hormônios sexuais ao nível gonadal segue os mesmos passos, e nos testículos ou ovários não encontramos enzimas necessárias para a produção dos outros esteroides. Os mineralocorticoides e os glicocorticoides formam a classe de hormônios denominados corticosteroides (ou corticoides), e serão abordados neste capítulo. Ambos os grupos possuem ação tanto sobre a retenção de sódio e água quanto sobre o metabolismo intermediário; a predominância de um ou outro desses efeitos é que os caracteriza. A hidrocortisona, principal glicocorticoide endógeno, também conhecida como cortisol, possui algum efeito retentor de sódio. A aldosterona, por outro lado, é o mais importante mineralocorticoide, com ação glicocorticoide mínima.

A síntese do cortisol se faz mediante a ação, nas células das zonas fasciculada e reticular, da corticotrofina ACTH, que, por sua vez, tem sua formação estimulada pelo hormônio hipotalâmico liberador da corticotrofina (CRH), em consequência de tensão física ou emocional, ação de drogas como a adrenalina ou níveis reduzidos de cortisol. Estímulos físicos ou emocionais, portanto, interferem na concentração plasmática do cortisol, justificando o uso tão comum da expressão *sistema psiconeuroendócrino*. Por outro lado, níveis séricos elevados de glicocorticoides e suas ações inibem a produção hipotalâmica do hormônio de liberação da corticotrofina, que, por seu turno, diminui a secreção de corticotrofina e, consequentemente, do cortisol. Fecha-se, dessa forma, o ciclo de *feedback* em que hormônios hipotálamo-hipofisários estimulam a produção de uma glândula-alvo e essa, por sua vez, inibe a produção dos hormônios reguladores através do aumento da concentração do hormônio efetor. O ACTH, devido à sua capacidade de promover a liberação do cortisol, também pode ser usado como anti-inflamatório (Fig. 81.1).

Os glicocorticoides sofrem alterações na sua produção diária (provavelmente por estímulos hipotalâmicos), conhecidas como flutuações do ritmo circadiano. Os níveis mais elevados se verificam durante as primeiras horas da manhã e decrescem no decorrer do dia. Interessante é que esse ritmo de produção se modifica quando há alterações nos hábitos de dormir do indivíduo. O ritmo circadiano é ditado pela hipófise, que produz quantidades maiores de ACTH a partir das 23 horas, estimulando as suprarrenais a liberar mais cortisol no início da manhã. Os pacientes com a síndrome de Cushing possuem níveis altos e constantes dos glicocorticoides, e essa é uma alteração importante a indicar produção anômala ou fora do controle fisiológico. Até recentemente, a maioria dos autores aceitava que a produção diária basal de cortisol se situava em torno de 20 mg por dia. Em 1991, entretanto, Esteban e cols. estimaram que essa taxa fica em torno de 10 mg, podendo aumentar até 10 vezes em situações de estresse físico ou emocional.

A aldosterona é secretada mediante a atuação da angiotensina II nas células da zona glomerulosa. Quando ocorre hipovolemia, observa-se, no rim, ao nível do aparelho justaglomerular, maior produção de renina, hormônio responsável pela transformação do angiotensinogênio em angiotensina I. Pela ação de uma enzima (convertase), a angiotensina I converte-se em angiotensina II, que estimula maior produção de aldosterona. Quantidades aumentadas desse hormônio promovem maior retenção de sódio e água, retorno do líquido extracelular a níveis normais e restabelecimento do fluxo sanguíneo renal satisfatório, o que leva a uma menor produção de renina pelo aparelho justaglomerular, por mecanismo de retroalimentação (*feedback*) negativa. Por outro lado, a diminuição do nível plasmático de sódio pode estimular diretamente a secreção de aldosterona. Fica bem claro, portanto, que a secreção de aldosterona independe do controle hipofisário, através de estímulo mediado por ACTH.

GLICOCORTICOIDES

Química e relação estrutura-atividade

A hidrocortisona é o protótipo dos glicocorticoides; sua estrutura é a mesma de todos os esteroides, caracterizando-se pelo núcleo ciclopentanoperidrofenantreno. Existem grupos essenciais nas moléculas desses hormônios que, alterados, destroem por completo sua atividade glicocorticoide (Fig. 81.2). Apenas as formas dextrógiras são ativas.

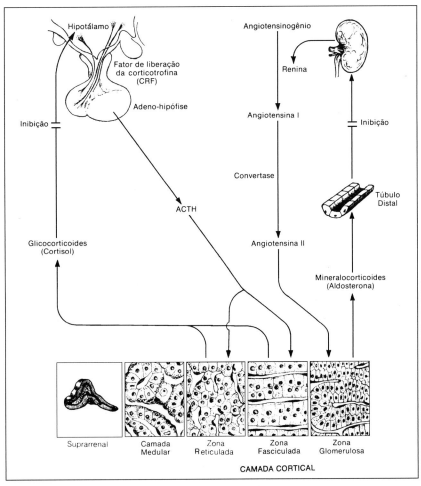

Fig. 81.1 Regulação da produção de cortisol e aldosterona.

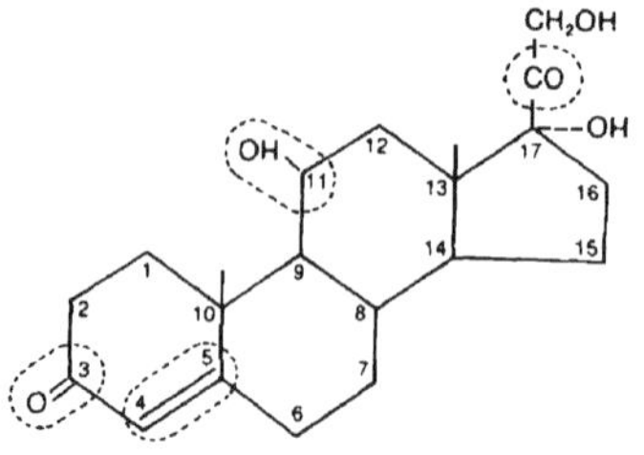

Fig. 81.2 Grupos essenciais à atividade anti-inflamatória dos glicocorticoides.

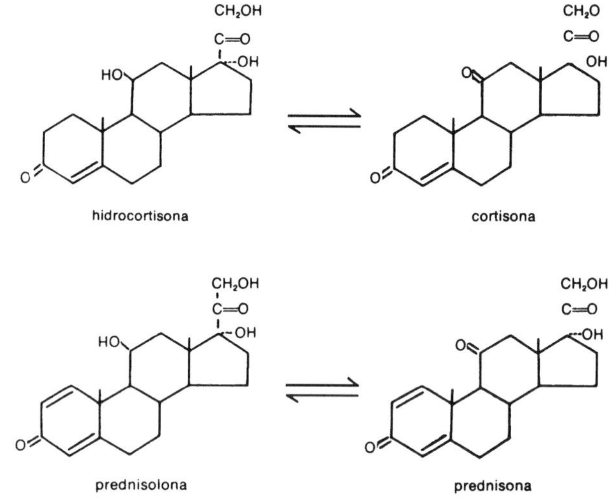

Fig. 81.3 Reações de oxidorredução reversíveis da hidrocortisona e cortisona e da prednisolona e prednisona pelas enzimas hepáticas.

A presença de uma hidroxila na função 11-beta é essencial à atividade glicocorticoide. A cortisona e a prednisona, por exemplo, que possuem oxigênio no carbono 11, devem ser reduzidas pelas enzimas hepáticas a hidrocortisona e prednisolona, respectivamente, para serem biologicamente ativas (Fig. 81.3). Na presença de doença hepática ativa, há diminuição na conversão da prednisolona, o que torna essa última preferível nesses casos.

Alterações nas moléculas da hidrocortisona e da cortisona deram origem aos compostos glicocorticoides atuais (análogos sintéticos), com propriedades farmacocinéticas e farmacodinâmicas diferentes, mais potentes como anti-inflamatórios e com menor capacidade de retenção de sódio. O acréscimo de dupla ligação, por exemplo, entre os carbonos 1 e 2 da hidrocortisona e da cortisona originou, respectivamente, a prednisolona e a prednisona, ambas com capacidade anti-inflamatória quatro vezes maior que a hidrocortisona, sem aumento correspondente da retenção de sódio. Somando-se um grupo –CH_3 ao carbono da prednisolona, tem-se a metilprednisolona, com capacidade anti-inflamatória ligeiramente superior, porém atividade mineralocorticoide menor do que a prednisolona. Se acrescentarmos o flúor ao carbono 9 da prednisolona, essa se transforma em 9-fluorprednisolona, cuja ação glicocorticoide é 20 vezes maior do que a da hidrocortisona, porém com igual aumento da atividade mineralocorticoide. Ao introduzirmos nesse composto o radical hidroxila ou metil ao nível do carbono 16, teremos, respectivamente, a triancinolona e a betametasona ou a dexametasona. Essa última tem ação glicocorticoide 30 vezes mais potente que a hidrocortisona e atividade mineralocorticoide quase nula. A duração da atividade biológica desses compostos se prolonga proporcionalmente (Quadro 81.1).

É indubitável que os análogos sintéticos da hidrocortisona possuem vantagens, sobretudo quanto a maior potência anti-inflamatória, ação mais prolongada e menor retenção de sódio. Entretanto, podem ocorrer quase todos os efeitos colaterais observados na superdosagem do cortisol, porque os efeitos fisiológicos e farmacológicos desses compostos ocorrem pela ativação do mesmo receptor. A Fig. 81.4 mostra a relação entre os diversos corticosteroides. Assinala-se a existência de um corticosteroide de estrutura complexa (cortivazol), a partir da metilação dos carbonos 6 e 16 da hidrocortisona, da introdução do anel heterocíclico (pirazol) unido aos carbonos 2 e 3 e do acréscimo da dupla ligação entre os carbonos 6 e 7 (Fig. 81.5). Tais modificações são suficientes para tornar o cortivazol o mais potente corticosteroide anti-inflamatório.

Biossíntese

Os glicocorticoides endógenos são produzidos a partir do colesterol, capturado da circulação sob a forma de lipoproteína de baixa densidade (LDL) ou, então, sintetizado pelo próprio tecido. A primeira reação é a conversão em pregnenolona, sendo essa justamente a etapa limitante na biossíntese hormonal. O ACTH estimula esse passo, talvez por aumentar

Quadro 81.1 Classificação dos glicocorticoides

	Potência Equivalente (mg)	Potência Anti-inflamatória	Potência Retentora de Sódio	Adequado para Terapêutica Intermitente
Ação curta (duração da atividade biológica menor do que 12 horas)				
Cortisona	25	0,8	++	não
Hidrocortisona	20	1	++	não
Ação intermediária (duração da atividade biológica entre 12 e 36 horas)				
Prednisona	5	3,5	+	sim
Prednisolona	5	4	+	sim
Metilprednisolona	4	5	−	sim
Triancinolona	4	5	−	não
Ação prolongada (duração da atividade biológica maior do que 48 horas)				
Parametasona	2	10	−	não
Dexametasona	0,75	30	−	não
Betametasona	0,60	25	−	não
Cortivazol	0,435	50	−	não

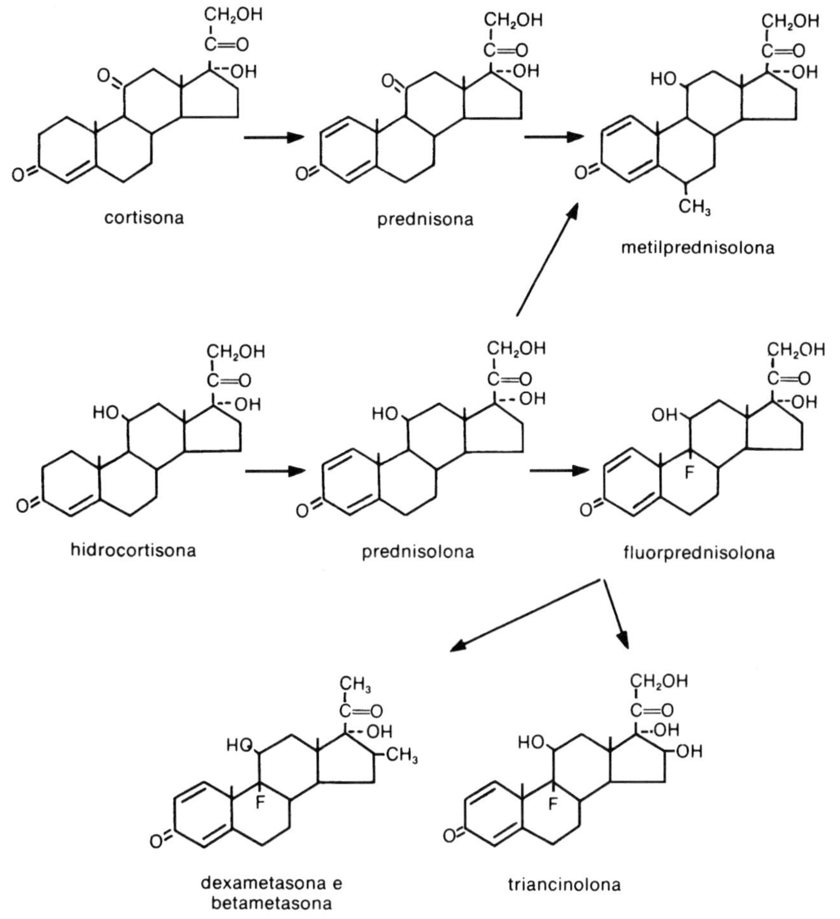

CORTICOSTEROIDES

Fig. 81.4 Relações estruturais entre diversos corticosteroides.

a ligação do colesterol ao citocromo P450 presente na membrana mitocondrial interna. A pregnenolona deixa então a mitocôndria, tornando-se o precursor obrigatório dos corticosteroides e andrógenos adrenais. A maioria das enzimas envolvidas pertence à família de citocromo-oxidases P450, e o resultado de cada reação é geralmente a hidroxilação do substrato. A Fig. 81.6 mostra as principais vias da biossíntese dos hormônios adrenocorticais.

Os corticoides sintéticos são produzidos a partir do ácido cólico obtido do gado ou de plantas das famílias *Liliaceae* e *Discoriaceae*, o que os torna menos dispendiosos.

A biossíntese dos corticosteroides pode ser inibida por três compostos farmacológicos, estudados com maiores detalhes no próximo capítulo. O mitotano destrói o córtex suprarrenal, o que corresponde a doença de Addison induzida. A metirapona e a aminoglutetimida bloqueiam, de forma reversível, as enzimas necessárias à biossíntese dos corticosteroides.

Farmacocinética

ABSORÇÃO E VIAS DE ADMINISTRAÇÃO

Os glicocorticoides, na sua maioria, são bem absorvidos (difusão passiva) e eficazes quando administrados por via oral, na forma de acetato. A absorção da hidrocortisona por via oral fica entre 45% e 80%, e o pico plasmático ocorre em torno de 1 hora após a administração. Existem preparados especiais na forma de succinato, hemissuccinato ou fosfato que alcançam, rapidamente, níveis sanguíneos elevados em 15 a 30 minutos, quando utilizados por via parenteral. As preparações para infusão venosa são de ésteres solúveis, tais como o hemissuccinato de hidrocortisona ou o fosfato de dexametasona. Os preparados injetados sob a forma de acetato são indicados por via intramuscular ou intra-articular, quando se deseja absorção lenta. O dipropianato de beclometasona é utilizado por via inalatória, podendo ser administrado em aerossóis no tratamento da asma. Com respeito aos preparados de uso tópico, é provável que haja absorção da pele para a circulação sistêmica, especialmente quando a área de aplicação é extensa e ocluída e a administração se faz por período prolongado. O aparecimento de efeitos sistêmicos e a supressão adrenocortical são discutíveis.

BIODISPONIBILIDADE

A concentração plasmática de hidrocortisona é de 5 a 25 µg/100 mL de plasma. Oitenta a 90% se combinam reversivelmente a uma alfa-globulina especial, sintetizada no fígado, denominada *transcortina* ou *CBG (corticosteroid-binding globulin)*, que funciona como reserva. A

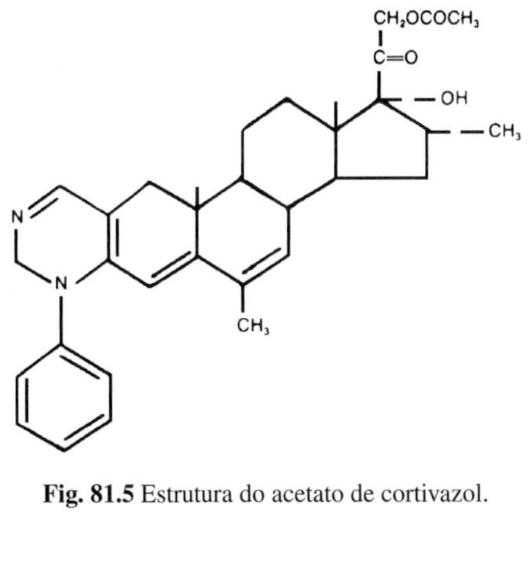

Fig. 81.5 Estrutura do acetato de cortivazol.

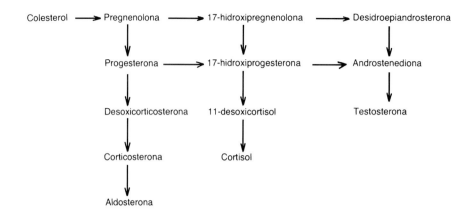

Fig. 81.6 Principais vias da biossíntese dos esteroides adrenais.

percentagem restante não ligada, 5% a 10%, é responsável pela atividade farmacológica da droga. Na vigência de níveis elevados de cortisol, o excesso se combina com a albumina. Nos pacientes com hipoalbuminemia, há aumento da fração livre, que pode dar margem ao aparecimento de efeitos colaterais mais intensos; esse fato exige a redução de doses nos pacientes com níveis muito baixos de albumina. Na gestante, as concentrações elevadas de progesterona entram em competição com o cortisol endógeno.

Ao contrário do cortisol, os análogos sintéticos, mais potentes como anti-inflamatórios, exibem pequena afinidade pela transcortina. A dexametasona, por exemplo, não se liga em absoluto a essa proteína. Entretanto, os análogos sintéticos ligam-se em maior ou menor proporção à albumina. O grau de ligação e a quantidade na forma livre são dose-dependentes.

A biodisponibilidade da cortisona e da prednisona é menor do que a da hidrocortisona e da prednisolona, pois as primeiras necessitam de conversão ao nível hepático para que se transformem nesses compostos ativos.

DISTRIBUIÇÃO

Os glicocorticoides, após serem sintetizados pelo córtex adrenal, são secretados rapidamente, ocorrendo pequeno armazenamento do hormônio nas glândulas. São levados pela circulação aos diferentes órgãos-alvo (aqueles que possuem receptores específicos), onde vão exercer suas ações. A maioria das respostas pode ser detectada em 2 horas, algumas das quais até em 10 a 30 minutos. Uma vez iniciados, os efeitos duram horas ou dias após o desaparecimento do composto do sangue, isso porque eles representam mudanças ao nível de RNAs e síntese proteica, como veremos mais detalhadamente ao examinarmos o mecanismo de ação desses hormônios.

Por serem compostos lipofílicos, eles se distribuem livremente nos espaços extra e intracelular, após atravessarem a membrana da célula.

BIOTRANSFORMAÇÕES E ELIMINAÇÃO

A parcela ligada à albumina e a porção livre no sangue são mais vulneráveis à biotransformação hepática; o fígado reduz a dupla ligação e os grupos cetônicos importantes da molécula dos esteroides, inativando-os. Quando metabolizados ou conjugados com ácido glicurônico, os corticoides tornam-se mais polares e hidrossolúveis, dificultando sua ligação com as proteínas plasmáticas. Dessa forma, são mais facilmente eliminados pelos rins. A dosagem urinária dos 17-OH-cetosteroides só reflete os metabólitos dos glicocorticoides e dos andrógenos.

Os análogos sintéticos do cortisol são metabolizados mais lentamente pelo fígado que a hidrocortisona, em virtude das modificações das suas moléculas.

CONSIDERAÇÕES ESPECIAIS

Os corticoides atravessam a barreira placentária e, após administração materna, encontram-se concentrações significativas no organismo fetal; esse fato nos permite utilizar tais compostos para prevenir virilização em fetos femininos portadores de hiperplasia adrenal congênita, bem como induzir maturação pulmonar nos fetos que sofrerão interrupção prematura da gestação. O hormônio atravessa tão eficazmente a barreira placentária que a concentração é suficiente para promover a supressão da suprarrenal fetal.

Estudos em pacientes com doenças renais não mostraram alterações significativas na eliminação dos corticoides. Já nos pacientes em programa de hemodiálise, há perda maior da medicação pelo dialisado, podendo ser necessárias doses maiores. Nos hepatopatas, devem-se utilizar compostos que não necessitem de metabolização para se tornarem ativos. Nos casos em que a motilidade intestinal está alterada, pode não haver boa absorção da droga e, portanto, a via parenteral deve ser preferida. Disfunções tireoidianas podem alterar a meia-vida do cortisol, ocorrendo aumento desse em pacientes hipotireoidianos e o inverso na condição oposta.

Farmacodinâmica

LOCAL E MECANISMO DE AÇÃO CELULAR

Os efeitos dos glicocorticoides podem ser observados em quase todo o organismo, uma vez que influenciam a função da maioria das células. Esses efeitos dependem da produção de proteínas específicas, na sua maioria enzimas que vão catalisar reações específicas. Isso explica por que as ações desses hormônios precisam de certo tempo para ocorrer, excluindo os corticoides como drogas de primeira linha nas situações clínicas em que se desejam efeitos farmacológicos imediatos. Nesses casos, geralmente está indicado o uso de catecolaminas; alguns autores acham que efeitos mais rápidos podem ser relacionados com a ativação de um receptor de membrana, diferente do elemento citoplasmático classicamente definido.

O receptor para os glicocorticoides (GR) é uma fosfoproteína com 77 aminoácidos, com peso molecular de quase 94.000 dáltons. Possui dois domínios básicos: a porção carboxiterminal, onde se liga o hormônio, e o domínio de ligação com regiões específicas do DNA, onde encontramos zinco. Existem duas proteínas acopladas ao receptor em sua forma inativa; são as *heat shock proteins* (HSP), cuja função seria deixar o GR na forma estrutural adequada para a ligação com o glicocorticoide. Devido à homologia estrutural entre os receptores dos hormônios esteroides, a aldosterona pode ligar-se ao GR, porém com afinidade bastante reduzida. Os glicocorticoides sintéticos se ligam com afinidade semelhante ou até mesmo superior à do cortisol endógeno.

Os corticosteroides atravessam as membranas celulares provavelmente por difusão. Diferentemente dos hormônios proteicos, o receptor localiza-se dentro da célula, e, assim, hormônio e receptor ligados formam um complexo no citoplasma. Segue-se modificação conformacional da molécula do receptor, ocasionando alta afinidade de ligação com o DNA. O complexo penetra no núcleo da célula e parte do receptor liga-se a uma porção específica do genoma, regulando a transcrição de RNA, por alterações na atividade do gene promotor. As sequências de nucleotídios específicas são conhecidas como elementos de resposta dos glicocorticoides ou GREs. Na maioria dos casos, o efeito da transcrição é estimulador, levando ao acúmulo de RNAs mensageiros que codificam a síntese proteica. Sabe-se que efeitos inibitórios também ocorrem em genes que são regulados negativamente. Alguns fatos permanecem obscuros na ação desses hormônios: a enzima conhecida como fosfoenolpiruvato carboxicinase, fundamental na gliconeogênese, é estimulada no rim, porém inibida no tecido adiposo, embora o receptor encontrado nessas duas diferentes células seja o mesmo. A Fig. 81.7 representa a sequência do mecanismo de ação celular dos corticosteroides.

Glicocorticoides com atividade minerolocorticoide também se ligam ao receptor da aldosterona, mas os compostos sintéticos não têm essa afinidade, portanto não induzem tais efeitos. A quantidade de esteroides livres também é importante para a ligação com esse receptor, que é encontrado no rim, como esperado, mas também em outros tecidos em que a atividade mineralocorticoide não é definida, como cérebro, hipófise e coração. A enzima 11 beta-hidroxiesteroide desidrogenase (11βHSD) inativa o cortisol, formando cortisona; essa não se liga a esse receptor, deixando-o livre para se ligar com a aldosterona, que, por sua vez, não sofre a ação da cortisona. Isso parece ocorrer no nível renal, onde é encontrada grande quantidade da 11βHSD. Em outros tecidos pobres em 11βHSD, o cortisol pode competir com a aldosterona pela ligação com o receptor mineralocorticoide.

INTERAÇÕES COM OUTRAS DROGAS

Certos medicamentos com propriedades indutoras enzimáticas podem diminuir a eficácia dos glicocorticoides por aumentarem seu catabolismo. A difenil-hidantoína, a carbamazepina, a rifampicina e o fenobarbital podem acelerar o metabolismo do cortisol através de estímulo à oxidação hepática, inclusive por vias alternativas como a 6-beta-hidroxilação. Nesses casos, pode ser necessário o aumento das doses dos corticoides.

Outras drogas como estrógenos e anticoncepcionais orais aumentam a produção hepática de CBG, aumentando a meia-vida dos corticosteroides.

Os glicocorticoides aumentam a depuração renal dos salicilatos. Em pacientes que utilizam ambas as drogas, os níveis séricos dos salicilatos aumentam quando os glicocorticoides são retirados.

A progesterona possui atividade antiglicocorticoide, isto é, atua inibindo competitivamente os glicocorticoides. Essa é uma das explicações para o fato de não existirem sinais da síndrome de Cushing na gravidez, embora o cortisol livre esteja aumentado no final dessa. A progesterona eleva-se muito, especialmente durante o 3º trimestre de gravidez.

A insulina exerce efeito contrário ao dos glicocorticoides, tendo sua produção aumentada em resposta à hiperglicemia.

A hiperglicemia induzida por certos glicocorticoides pode favorecer o aparecimento dos efeitos tóxicos dos digitálicos e de certos antiarrítmicos. O fenoxedil, a lidoflazina, a prenilamina e a vincamina são desaconselhados em associação com os glicocorticoides em função dos riscos de aparecimento de arritmias do tipo *torsade de pointes*.

O cetoconazol inibe reversivelmente a síntese de corticosteroides, através do bloqueio enzimático, e esse efeito é utilizado terapeuticamente em pacientes com síndrome de Cushing. A espironolactona compete com a aldosterona e com a testosterona na ligação com os seus respectivos receptores, característica essa que pode ser utilizada como adjuvante no tratamento de determinadas condições.

EFEITOS FISIOLÓGICOS

Os glicocorticoides exercem importante ação sobre o metabolismo intermediário, especialmente dos carboidratos, proteínas e lipídios; além de glicose, regulam o metabolismo no estado de jejum e pós-prandial; os mineralocorticoides têm importante participação na manutenção do equilíbrio hidroeletrolítico. Alguns efeitos são considerados "permissivos", ou seja, em determinadas situações eles amplificam a ação de outros hormônios.

Metabolismo dos carboidratos

Os glicocorticoides conduzem à elevação da glicemia, atuando na absorção, no consumo periférico e na produção. Dessa forma, protegem os tecidos dependentes de glicose, como, por exemplo, o cérebro. Eles estimulam a gliconeogênese hepática a partir de aminoácidos provenientes da inibição de síntese proteica periférica; assim, há maiores quantidades de glicose armazenadas sob a forma de glicogênio. Várias enzimas hepáticas que tomam parte na gliconeogênese, como a fosfoelnolpiruvato carboxicinase e a glicose-6-fosfatase, têm a sua quantidade aumentada após a secreção do cortisol. Além do seu efeito direto sobre a gliconeogênese, há ainda o efeito indireto: é provável que a ação do glucagon e das catecolaminas nesse processo esteja aumentada na presença de corticoides. Nos tecidos periféricos, há diminuição da utilização de glicose (transportadores de membrana são levados para o citoplasma), aliada a maior absorção intestinal, aumentando, portanto, a concentração de glicose.

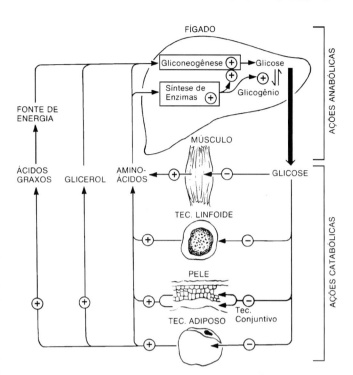

Fig. 81.8 Ação dos glicocorticoides sobre o metabolismo dos carboidratos, proteínas e lipídios. As setas indicam o fluxo geral dos substratos em resposta às ações catabólicas e anabólicas dos glicocorticoides, quando não antagonizados por secreções secundárias de outros hormônios. Os sinais + ou – indicam estimulação ou inibição, respectivamente (Baxter e Forsham).

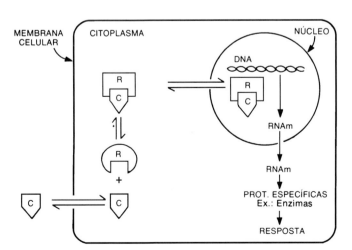

Fig. 81.7 Sequência da ação dos corticosteroides. C = corticosteroide; R = receptor específico para o corticosteroide; as formas diferentes de R representam conformações diferentes dessa proteína (Baxter e Forsham).

Na insuficiência suprarrenal, os níveis glicêmicos caem nos intervalos entre as refeições, exigindo períodos de jejum menos prolongados. Por outro lado, nos diabéticos, o uso de glicocorticoides pode interferir no controle metabólico, obrigando a ajustes na dose de hipoglicemiantes orais ou de insulina.

Metabolismo das proteínas

Talvez a expressão mais importante da ação dos glicocorticoides seja a inibição da incorporação dos aminoácidos a proteínas, de modo a inibir a síntese proteica nos tecidos periféricos, como músculo, pele, tecidos linfoide, adiposo ou conjuntivo. Estimulam o catabolismo proteico nas células desses tecidos, causando aumento da concentração dos aminoácidos plasmáticos para a gliconeogênese e síntese proteica hepática; essas ações levam a um balanço nitrogenado negativo. A excreção urinária de aminoácidos e ácido úrico está aumentada.

Metabolismo dos lipídios

A ação dos glicocorticoides sobre o metabolismo lipídico é complexa e menos compreendida. Aumentam a lipólise através de inibição da síntese dos ácidos graxos de cadeia longa e são necessários à atividade dos hormônios lipolíticos (potencializam o efeito da adrenalina). Isso leva à liberação dos ácidos graxos e glicerol, que são utilizados como fonte de energia (gliconeogênese). Provavelmente, os adipócitos de cada região reagem de forma diferente, com os periféricos mais sensíveis que os do tronco, gerando a obesidade centrípeta.

Metabolismo de sal e água

Os mineralocorticoides exercem seus maiores efeitos através de receptores ao nível de túbulo coletor, causando maior reabsorção de sódio e secreção de potássio e hidrogênio. Um dos mais potentes estímulos para a produção de aldosterona é justamente a depleção de sódio, seguindo-se então os efeitos que restabelecem o balanço do íon e expandem o volume extravascular. A secreção de potássio é dependente da quantidade de sódio que chega ao túbulo distal. A ativação da bomba Na^+/K^+-ATPase é passo fundamental nesse processo. Nas glândulas salivares, observa-se também maior excreção de potássio e menor de sódio.

Os animais adrenalectomizados são incapazes de responder através de diurese à sobrecarga de água na ausência de glicocorticoides. Isso pode ser corrigido pela hidrocortisona (mas não pela aldosterona), provavelmente por dois mecanismos:

1. inibição da liberação do hormônio antidiurético e
2. ação direta sobre os túbulos renais.

Os glicocorticoides aumentam a taxa de filtração glomerular e o fluxo plasmático renal, podendo ainda aumentar a capacidade do rim em excretar ácido, através do fosfato ou da amônia (essa ação é mediada por receptores encontrados no túbulo distal).

Metabolismo do cálcio e dos ossos

Há evidências sobre a existência de receptores para glicocorticoides nas células ósseas. Os efeitos sobre os ossos são diferentes, a depender da quantidade de hormônios, ou seja, efeitos fisiológicos de baixas doses são opostos aos observados após o uso prolongado de concentrações farmacológicas. Com a produção normal de cortisol, há aumento na diferenciação e maturação celulares, estimulando a atividade osteoblástica. É interessante observar que a osteocalcina, proteína que reflete a taxa de formação óssea, sofre alterações na sua concentração, na dependência do ritmo circadiano, com o pico de cortisol deprimindo as concentrações. Parece, então, que mesmo quantidades fisiológicas maiores já começam a influir negativamente no metabolismo ósseo. As doses terapêuticas diminuem a formação da matriz óssea e a produção do colágeno e estimulam a reabsorção, como estudaremos posteriormente.

Sistema circulatório

Os mineralocorticoides influenciam os níveis pressóricos arteriais pelos mecanismos observados anteriormente sobre o metabolismo hidroeletrolítico. Os glicocorticoides também agem sobre o sistema circulatório, principalmente em situações de estresse, quando aumentam a responsividade aos efeitos pressores, possivelmente por aumento do número e da afinidade dos receptores beta-adrenérgicos, responsáveis pelas ações inotrópicas positivas das catecolaminas. Importante também é a inibição da síntese de prostaglandinas, com efeitos vasodilatadores.

Outros efeitos fisiológicos

A manutenção do ritmo normal do ECG requer a presença dos glicocorticoides.

Os glicocorticoides são essenciais para o funcionamento normal dos músculos lisos e estriados.

EFEITOS FARMACOLÓGICOS

Os efeitos farmacológicos dos corticoides se verificam com doses superiores à quantidade produzida endogenamente. São, geralmente, extensão dos seus efeitos fisiológicos. As principais indicações decorrem de sua ação anti-inflamatória e imunodepressora. Vale ressaltar que as ações fisiológicas e farmacológicas ocorrem pela ativação dos mesmos receptores. As concentrações que causam os efeitos desejados promovem igualmente o aparecimento de reações adversas que, na sua maioria, são apenas exacerbação dos eventos normalmente observados.

Inflamação

Sabe-se que, em situações de estresse, há aumento da produção de cortisol. Esse atua como verdadeiro modulador da resposta sistêmica, evitando que o excesso de reações de defesa acabe por causar dano ao próprio organismo. A hidrocortisona e seus análogos sintéticos são utilizados em medicina principalmente como anti-inflamatórios, em situações em que o excesso de defesa acaba sendo o grande vilão. Define-se inflamação como resposta local a uma lesão que se manifesta por exsudação e infiltração celular.

Quando o tecido é lesado, observa-se a liberação de substâncias vasoativas; consequentemente, ocorrem:

1. Aumento do fluxo sanguíneo local;
2. Aumento da permeabilidade dos capilares vizinhos;
3. Extravasamento de líquidos e proteínas, inclusive fibrinogênio;
4. Coagulação do líquido extracelular e linfático;
5. Edema circundando as células lesadas;
6. Marginalização ou pavimentação de leucócitos;
7. Migração (quimiotaxia) dos neutrófitos em direção à área lesada nas primeiras 12 horas e de macrófagos a partir da 10ª hora, aproximadamente;
8. Degeneração dos leucócitos com formação de pus; e, finalmente,
9. Cicatrização do tecido pela proliferação de fibroblastos e deposição de tecido fibroso.

Todos os passos do processo inflamatório são bloqueados ou retardados pelo uso dos glicocorticoides. Os glicocorticoides reduzem a permeabilidade do endotélio capilar, evitando assim o extravasamento de líquidos e proteínas dos capilares. Dessa forma, evita-se ou diminui-se a formação de edema. Inibem também a marginalização e a migração dos leucócitos, evitando que esses se aproximem da área lesada, havendo, inclusive, diminuição do número de células que chegam até o local. O acúmulo de leucócitos no local da inflamação pode ser suprimido até 12 horas após dose única de corticoide. Finalmente, os glicocorticoides dificultam a deposição de fibrina e a proliferação de fibroblastos, retardando a cicatrização.

Existem evidências de que os glicocorticoides estabilizam as membranas dos lisossomos. Isso faz que esses se rompam com maior dificuldade, de modo que as enzimas hidrolíticas capazes de digestão celular e do aumento da extensão do processo inflamatório, bem como as substâncias vasoativas neles contidas, não sejam liberadas. Também mantêm a integridade da membrana celular, prevenindo tumefação e destruição celular excessiva. A capacidade fagocitária do sistema retículo-histiocitário para algumas bactérias está diminuída, talvez em consequência da estabilização dos lisossomos. Alguns autores atribuem a essa propriedade (estabilização de membranas) a capacidade dos corticoides de inibirem o processo inflamatório.

Os glicocorticoides previnem o início da cascata de reação que leva à produção de certas prostaglandinas e leucotrienos, através da diminuição de oferta do ácido araquidônico. Esse é liberado dos fosfolipídios da membrana pela fosfolipase A_2, que é inibida por proteínas como a macrocortina e a lipocortina. Essa inibição explica grande parte da ação anti-inflamatória dos glicocorticoides, devido à importância do ácido araquidônico na produção dos mediadores humorais da inflamação. A lipomodulina e a macrocortina são inativadas por fosforilação realizada por uma proteína cinase. A atividade máxima dessas duas proteínas é condicionada pela desfosforilação. O sistema macromodulina/macrocortina constitui, por sua vez, um freio para a fosfolipase A_2 nas células inflamatórias, mantendo-as quiescentes e evitando a poderosa ação dos mediadores da inflamação, derivados dos fosfolipídios das membranas celulares, que, sob a ação da fosfolipase A_2, se transformam em ácido araquidônico. Esse, por sua vez, dá origem às prostaglandinas, à prostaciclina, ao tromboxano, aos leucotrienos e ao fator ativador das plaquetas (PAF). Quando a célula é ativada pela resposta inflamatória, a lipomodulina é fosforilada e o freio da fosfolipase A_2, retirado. É provável que o processo de fosforilação-desfosforilação seja importante mecanismo na regulação da resposta inflamatória.

A inibição da formação de leucotrienos é de suma importância, pois esses compostos produzem quimiotaxia de neutrófitos, aderência ao local inflamatório, aumento de permeabilidade vascular, bronco- e vasoconstrição (esses últimos resultantes do quadro de anafilaxia). Essa ação dos corticoides diferencia-se grandemente da ação dos anti-inflamatórios não hormonais, já que esses não interferem na produção dos leucotrienos, e são agentes menos potentes, porque reduzem a formação apenas de prostaglandinas. A diminuição dessas últimas é conseguida pela supressão da ciclo-oxigenase.

Outros efeitos são a diminuição da liberação de histamina pelos mastócitos e basófilos e supressão dos níveis de bradicinina. Nos estágios mais tardios dos processos inflamatórios, temos a participação do sistema do plasminogênio e de colagenases que vão aumentar a área atingida. Os glicocorticoides reduzem a ação do ativador do plasminogênio através da produção de um inibidor específico dessa enzima.

Alergia e imunidade

Os glicocorticoides, quando utilizados em doses farmacológicas, inibem de modo notável os sintomas de muitos estados de hipersensibilidade. Os efeitos imunodepressores desses hormônios ocorrem, provavelmente, em cada estágio da resposta imunitária. Os corticoides deprimem mais a imunidade celular e a hipersensibilidade retardada que a imunidade hormonal.

Embora ocorra aumento do número de leucócitos polimorfonucleares na circulação, através da liberação de neutrófitos mais jovens da medula óssea, os corticosteroides causam involução e atrofia de todo o tecido linfoide e diminuição do número de linfócitos circulantes. A acentuada linfocitopenia é grandemente provocada pela inibição da proliferação de linfócitos. Os glicocorticoides afetam seletivamente os linfócitos T e as células auxiliares, mais do que as células supressoras.

Os glicocorticoides interferem nas funções das células, como nas interações entre os vários tipos celulares. Eles inibem a produção de gama-interferon pelos linfócitos T ativados, prejudicando o reconhecimento de antígenos pelos macrófagos, a ativação dessas células na ausência de antígenos e anticorpos adicionais e a produção de macrófagos a partir de células primordiais. Há inibição da produção de interleucina-2, cuja função é o estímulo à proliferação de linfócitos T. A interleucina-1 pode também ser inibida, levando ainda a menor produção de interleucina-2, bem como à supressão de pirógenos endógenos, o que justifica os efeitos de diminuição da febre em alguns estados. Os corticoides prejudicam a ação da citocina que impede a migração dos macrófagos do local inflamatório; dessa forma, há menor tendência à agregação dessas células. Outros mediadores cuja produção é inibida são as interleucinas-3 e 6 e o fator de necrose tumoral.

Os efeitos sobre a imunidade humoral são bem mais modestos, não havendo interferência na produção de anticorpos. Estão prejudicadas apenas as etapas iniciais na ativação de células B, que dependem das células T.

A supressão das respostas inflamatórias e imunológicas forma a base para o uso dessas drogas nas doenças em que há alterações da resposta imunitária, e essas são as indicações mais apropriadas dos corticoides. A desvantagem está no aumento da disseminação de infecções, já que sob a influência de altos níveis da droga há uma diminuição da resistência a diversos agentes bacterianos, virais, fúngicos e parasitários.

Com relação ao uso dos corticoides em pacientes transplantados, não há evidências de que eles previnam a reação antígeno-anticorpo. Podem, entretanto, suprimir a inflamação e, assim, evitar a destruição tissular decorrente.

Outros efeitos farmacológicos

Os glicocorticoides, muito menos que os mineralocorticoides, promovem retenção de sódio e água e excreção urinária de potássio. Esses efeitos são observados especialmente com os glicocorticoides naturais, cortisona e hidrocortisona, quase não ocorrendo com os compostos sintéticos (prednisolona, dexametasona, etc.). Alguns corticoides (triancinolona, betametasona, metilprednisolona) aumentam a excreção de sódio.

Toxicidade

Os efeitos indesejáveis dependem basicamente da dose utilizada e da duração do tratamento; em doses de reposição fisiológica, praticamente não há efeitos adversos, mas, à medida que ela vai aumentando, as reações aparecem e se intensificam. Existem alguns fatores próprios do paciente que favorecem a ocorrência de efeitos colaterais. Os pacientes idosos podem ser portadores de condições que pioram com a utilização dos glicocorticoides, como intolerância à glicose e fraqueza muscular; os pacientes desnutridos têm menor concentração de proteínas plasmáticas e, consequentemente, terão níveis maiores de droga livre.

Há dois grupos principais de efeitos colaterais provocados pela terapêutica com os glicocorticoides:

1. Os dependentes da retirada da droga, após uso prolongado: insuficiência das suprarrenais e exacerbação do processo patológico que estava sendo tratado;
2. Os provocados pela exacerbação dos efeitos fisiológicos, caracterizando, na sua expressão máxima, a síndrome de Cushing iatrogênica.

A insuficiência suprarrenal é provocada pela atrofia do córtex que se desenvolve em consequência dos efeitos inibitórios sobre a produção do ACTH, com níveis elevados e constantes dos glicocorticoides. Essa supressão torna necessário o aumento da dose desses hormônios em situações especiais de tensão, como cirurgias, infecções, traumatismo. A retirada abrupta da droga ocasiona também o retorno das manifestações que estavam sob controle. Há descrição de uma síndrome de retirada que evolui com febre, mialgias, artralgias, sintomas que podem ser confundidos com exacerbação da doença básica.

Os efeitos indesejáveis são observados em diversos sistemas e órgãos.

SISTEMA NERVOSO CENTRAL

As complicações nervosas resultantes do uso dos glicocorticoides são variadas e ocorrem com frequência de 4% a 36% na maioria das séries estudadas. As mais notáveis são as alterações do comportamento, que vão desde depressão, insônia ou exacerbação do estado de ânimo, nem sempre explicada pela melhora da doença, até manifestações francamente psicóticas e tentativas de suicídio. Alguns autores acreditam tratar-se de manifestações de processo já existente. Outros acham que dependem fundamentalmente da dose utilizada, acontecendo em maior frequência em pacientes que recebem doses superiores a 80 mg de prednisona por dia. Geralmente, essas reações são reversíveis com a retirada da medicação. O hipocampo parece ser uma região bastante vulnerável aos glicocorticoides, ocasionando alterações na esfera cognitiva.

Essas drogas baixam o limiar de convulsões. O pseudotumor cerebral (hipertensão intracraniana benigna), complicação mais frequente em crianças, que se manifesta por cefaleia e papiledema, ocorre geralmente com a interrupção da droga; podem ser necessários, inclusive, o aumento temporário da dose de medicação e a retirada posterior mais gradual. São observados também casos de dependência psicológica.

Quadro 81.2 Complicações da corticoterapia

1. *Sistema nervoso central*
   — alterações do comportamento
   — pseudotumor cerebral
   — psicose
   — convulsões
   — dependência
2. *Sistema imunitário*
   — disseminação de infecções
3. *Aparelho digestivo*
   — úlcera péptica
   — perfuração intestinal
   — pancreatite
4. *Olhos*
   — elevação da pressão intraocular
   — glaucoma
   — catarata subcapsular
   — exacerbação de infecções (herpes simples, bactérias e fungos)
   — cegueira
5. *Sistema endócrino e metabólico*
   — retardo do crescimento
   — diabete
   — síndrome de Cushing iatrogênica
6. *Aparelho cardiovascular*
   — hipertensão
   — infarto do miocárdio
   — acidente vascular cerebral
   — fragilidade capilar
7. *Sistema musculoesquelético*
   — perda de massa muscular
   — miopatia
   — osteoporose
   — fraturas espontâneas
8. *Sangue*
   — aumento do número de leucócitos
   — diminuição do número de linfócitos, eosinófilos e basófilos
   — aumento do número de neutrófilos, plaquetas e hemácias
   — hipercoagulabilidade sanguínea
   — tromboembolismo
9. *Pele*
   — atrofia
   — estrias cutâneas
   — acne
   — hirsutismo
   — equimoses
   — cicatrização lenta
10. *Água e eletrólitos*
    — depleção de potássio
    — hipocalcemia
    — edema

SISTEMA IMUNE

Já dissemos que os glicocorticoides deprimem a resposta imunitária; isso expõe o paciente ao perigo de contrair infecções até por germes considerados banais ou que vivem no organismo como saprófitas e que passam a atuar como oportunistas, podendo levar ao óbito por superinfecções. A tuberculose latente pode disseminar-se. Outra complicação frequente em nosso meio é a estrongiloidíase grave.

Podem ocorrer infecções oportunistas como pneumonia por *Pneumocystis carinii*, meningite criptocócica, aspergilose e nocardiose. O tratamento dessas condições pode requerer a diminuição da dose de corticoides, bem como o uso de antibióticos por um prazo prolongado. Pacientes com síndrome de Cushing ou em uso prolongado de corticoides são, portanto, considerados imunodeprimidos.

APARELHO DIGESTIVO

A produção aumentada de ácido clorídrico e pepsina com o uso dos glicocorticoides pode levar à formação de úlcera péptica ou a perfuração de úlcera preexistente. Ao contrário das outras complicações, essa não é observada comumente na síndrome de Cushing endógena. O perigo de perfuração intestinal aumenta nas doenças que predispõem o indivíduo a esse acidente. Há pesquisas, no entanto, que põem em dúvida a capacidade ulcerogênica dessas drogas, não sendo necessária a utilização de profilaxia com bloqueadores do receptor H_2; o risco realmente existe quando se utiliza a associação de anti-inflamatórios não hormonais e glicocorticoides. Pancreatite tem sido observada durante o uso dos glicocorticoides, em quadros de difícil diagnóstico, devido aos sintomas mascarados; o mecanismo pelo qual tal evento ocorre não é bem entendido, porém parece que a associação com hipertrigliceridemia tem importância na fisiopatologia dessa entidade.

OLHOS

Os glicocorticoides aumentam a pressão intraocular, podendo produzir glaucoma. A elevação da pressão pode ocorrer com a utilização tanto sistêmica quanto tópica, e é reversível com a retirada da droga. Todavia, pode tornar-se irreversível, levando à cegueira. O risco de glaucoma aumenta em pacientes diabéticos e portadores de miopia. As elevações da pressão intraocular, normalmente observadas durante o dia, são atribuídas aos níveis aumentados decorrentes do ritmo circadiano na regulação de produção do cortisol. O mecanismo proposto é o aumento na produção de humor aquoso, com resistência aumentada ao seu fluxo.

Outra possível complicação é a ocorrência de catarata subcapsular, mais frequente em crianças. As infecções oculares por bactérias, fungos e herpes simples podem ser exacerbadas. Em usuários por longos períodos, devem-se recomendar exames oftalmológicos em intervalos regulares.

SISTEMA ENDÓCRINO E METABÓLICO

Um dos fatores que limitam a utilização dos corticoides em crianças é o atraso do crescimento, que é proporcional à dose utilizada. Parece não haver alteração na secreção de hormônio do crescimento, nem de somatomedina C, mas a ação dessa última está diminuída. Uma característica associada é o ganho de peso, ficando a altura inferior tanto em relação à idade cronológica como ao peso do paciente. O crescimento retorna após a retirada da droga, porém a altura final é reduzida, ou seja, a criança não atinge o seu potencial de altura. Por isso, alguns grupos têm experimentado o uso de GH nesses pacientes, sem resultados definitivos.

O aumento da oferta de glicose, associado a uma diminuição do seu consumo periférico, leva a hiperinsulinemia, que pode desencadear diabete melito em indivíduos com anormalidades prévias no metabolismo glicídico, bem como naqueles com reserva funcional pancreática diminuída. Nos pacientes diabéticos, torna-se necessário o ajuste de doses dos hipoglicemiantes ou mesmo a introdução de insulina em indivíduos previamente bem controlados. Naqueles que já utilizam insulina, as doses precisam ser aumentadas. Chama atenção a hipertrigliceridemia associada.

Os efeitos dos corticoides sobre o metabolismo lipídico levam à distribuição anormal de gordura no corpo, semelhante à encontrada na síndrome de Cushing endógena. O indivíduo assume aspecto característico, com predominância de tecido adiposo na face (fácies de lua cheia), nas costas (corcova de búfalo) e no tronco; existe tendência à obesidade, que pode ser evitada por restrição calórica. Essas complicações tendem a desaparecer com a redução ou a retirada da droga.

Um dos efeitos adversos mais graves é a insuficiência do eixo hipófise-adrenal por retirada abrupta de corticoides utilizados por longo tempo. Os glicocorticoides exógenos suprimem tanto a liberação de ACTH pela hipófise como o CRH hipotalâmico. Estudos mostram que a dose única de 32,5 mg de prednisona às 16 horas é suficiente para diminuir o cortisol basal na manhã seguinte. Em tratamentos por curtos períodos, a recuperação do eixo é relativamente rápida, mas, de acordo com Helfer e Rose, períodos de tratamento superiores a 2 semanas devem ser seguidos pela retirada gradual da droga, permitindo que, aos poucos, a função glandular retorne ao normal. Nos pacientes tratados por períodos muito longos, a recuperação pode exigir até 1 ano para completar-se. Entretanto, ainda assim, após a completa suspensão, os indivíduos devem ser aconselhados a utilizar dose suplementar nos períodos de estresse.

O quadro de insuficiência adrenal aguda manifesta-se por depleção de volume de líquidos, que pode chegar a choque, hipercalcemia, acidose e hipoglicemia. Geralmente, os pacientes não respondem bem às medidas usuais de equilíbrio hemodinâmico, mostrando boa resposta à primeira dose de corticoide venoso. Na utilização desse grupo de medicamentos, deve-se, sempre que possível, usar preparações de ação curta, por curto período, nas menores doses, optando-se pela administração sistêmica apenas o uso local não for eficiente. Nos tratamentos prolongados, deve-se tentar mimetizar o ritmo circadiano, oferecendo-se a maior dose no período da manhã e passando-se para o esquema em dias alternados tão logo o quadro básico permita.

APARELHO CARDIOVASCULAR

A hipertensão é mais comum na síndrome de Cushing que na corticoterapia, uma vez que os corticoides não têm atividade mineralocorticoide. O aumento da pressão sistólica pode ocorrer pela responsividade aumentada aos efeitos vaconstritores. O infarto do miocárdio e os acidentes vasculares cerebrais, causas comuns de óbito no primeiro caso, provavelmente também ocorrem com o uso dos corticoides. Fragilidade capilar é uma das manifestações do acentuado catabolismo proteico.

SISTEMA MUSCULOESQUELÉTICO

O uso de corticoides pode provocar fraqueza muscular característica e fadiga por perda de massa muscular predominantemente na região proximal do tronco e membros, prontamente reversível após a interrupção do tratamento. Essa miopatia também ocorre na síndrome de Cushing. Sua incidência é maior nos pacientes que recebem glicocorticoides que contêm a configuração alfaflúor, como é o caso da triancinolona. O início é insidioso, com dificuldade inicial em subir escadas até, mais raramente, incapacidade para andar. Esse quadro pode ser confundido pela piora da doença subjacente nos portadores de doença do tecido conjuntivo, mas, caracteristicamente, não há alteração das enzimas que refletem dano muscular com CPK e aldolase. As alterações histopatológicas caracterizam-se por desarranjo e perda de miofibrilas, bem como alterações na estrutura das mitocôndrias.

O uso prolongado de corticoides é uma das principais causas de osteoporose secundária, pois, além dos efeitos deletérios sobre a formação, tem-se também um aumento nas taxas de reabsorção. Doses maiores de corticoides diminuem a formação da matriz óssea e a produção de colágeno. O principal efeito, no entanto, é o aumento da taxa de reabsorção, ocasionando perda de massa óssea. Há aumento da excreção urinária de cálcio, aliado a diminuição da absorção intestinal, resultando em balanço negativo, que determina o surgimento de hipertireoidismo secundário, responsável pelo estímulo maior à reabsorção. A perda ocorre principalmente nos primeiros 6 meses da terapia, e grupos de risco, como mulheres pós-menopáusicas, são bem mais acometidos. A vitamina D sofre oposição dos glicocorticoides, ao nível intestinal. A frequência de fraturas osteoporóticas em usuários de corticosteroides situa-se entre 30% e 50%, e é considerada um dos efeitos adversos mais importantes. O osso tubular é o mais acometido, já que seu *turnover* é mais intenso que o do osso cortical. Assim, os locais mais acometidos são as vértebras, o colo do fêmur e o rádio distal. Existem vários estudos sobre a profilaxia da perda óssea induzida pelos corticoides que enfatizam o aporte adequado de cálcio e vitamina D e, em alguns casos, o uso de estrógenos, calcitonina e bifosfonatos. Parece que o deflazacort, um dos compostos mais novos, tem o menor efeito deletério sobre o osso.

Necrose asséptica da cabeça do fêmur ocorre raramente, e é evento de grande repercussão. Há relato de que 40% dos casos são de acometimento bilateral. Parece haver associação com policitemia, hipertrigliceridemia e hiperuricemia. O mecanismo envolvido seria a formação de microêmbolos de gordura.

SANGUE

Pode haver leucocitose, algumas vezes atingindo níveis elevados de até 20.000 leucócitos/mm^3, fazendo pensar em infecção. Cai o número de linfócitos, eosinófilos e basófilos; os neutrófilos, plaquetas e hemácias estão aumentados. Complicações tromboembólicas e hipercoagulabilidade sanguínea, com casos de morte por embolia pulmonar, já foram observadas, especialmente nos pacientes com antecedentes de distúrbios de coagulação, como flebite e flebotrombose.

PELE

A síntese de colágeno é deprimida e a pele torna-se fina e inelástica, surgindo estrias. Acne e hirsutismo são mais frequentes com o uso de corticotrofina que com o de corticosteroides, pois o ACTH estimula simultaneamente a formação de andrógenos. Equimoses por fragilidade capilar podem ser observadas, principalmente nas mãos e antebraços, nos pacientes idosos ou já debilitados. A cicatrização se faz mais lentamente.

ÁGUA E ELETRÓLITOS

Os corticoides tendem a depletar potássio a tal ponto que, com o tratamento prolongado, se faz necessária a reposição. A cortisona e a hidrocortisona promovem moderada retenção de sódio (podendo ocasionar edema), enquanto a maioria dos glicocorticoides sintéticos (prednisona, prednisolona, dexametasona) o faz em pequenas quantidades. A triancinolona, a betametasona e a metilprednisolona, por outro lado, aumentam a excreção de sódio, podendo acarretar hiponatremia, hipotensão postural e fraqueza muscular. Ao contrário dos mineralocorticoides, que tendem a reter água juntamente com sódio, os glicocorticoides promovem a excreção de água livre.

Usos terapêuticos

Os glicocorticoides estão entre as drogas mais utilizadas em todo o mundo, em várias condições. Constituem indicação absoluta e permanente nos pacientes com insuficiência adrenal ou nos portadores de hiperplasia adrenal congênita, quando se utilizam doses de reposição a fim de restabelecer a homeostase do organismo. Na maioria dos casos, eles são usados como anti-inflamatórios, sendo necessárias doses suprafisiológicas, o que promove o aparecimento de muitos efeitos adversos e pode acarretar síndrome de Cushing exógena.

Haynes descreve seis princípios básicos que orientam o uso dos corticosteroides:

1. Para qualquer doença, em qualquer paciente, a dose adequada para alcançar um dado efeito terapêutico deve ser determinada por meio de tentativa e erro, devendo ser reavaliada periodicamente, à medida que o estádio e a atividade da doença se alteram, buscando-se sempre a menor dose eficaz;
2. A dose *única* de corticosteroide, mesmo alta, é virtualmente isenta de efeitos prejudiciais;
3. É pouco provável que alguns dias de tratamento com glicocorticoides, na ausência de contraindicações específicas, produzam efeitos prejudiciais, exceto nas doses mais extremas;
4. À medida que o tratamento se prolonga por períodos superiores a meses e a dose excede a terapêutica de substituição, eleva-se a incidência de efeitos incapacitantes e potencialmente letais;
5. Exceto em situações de reposição hormonal, a administração de corticosteroides não é terapêutica etiológica ou curativa, mas apenas paliativa, em virtude de seus efeitos anti-inflamatórios e imunossupressores;
6. A retirada súbita da terapêutica prolongada e com altas doses de corticosteroides está associada a um risco significativo de insuficiência adrenal com gravidade suficiente para ameaçar a vida.

Podem-se considerar dois esquemas mais importantes: um contínuo, diário, com várias tomadas ao dia, e outro alternado. Nos casos em que o tratamento se prolonga, deve-se utilizar, quando possível, o segundo esquema, que visa principalmente a diminuir os efeitos indesejáveis do tratamento prolongado, especialmente a supressão do eixo hipotálamo-hipófise-suprarrenal. Consiste em administrar, em dias alternados, um glicocorticoide de ação intermediária (p. ex., prednisolona) no dobro da dose diária, pela manhã. É um método terapêutico exclusivamente de manutenção que simula o ciclo diário normal da produção de hidrocortisona, de modo a manter funcionando o córtex das suprarrenais. É interessante que se utilizem compostos com ação mais curta e que sejam evitadas preparações com ação prolongada ou de depósito, pois a supressão adrenal é maior no segundo caso.

Quando se deseja suspender os corticosteroides, deve-se levar em conta tanto a atividade do processo patológico correspondente quanto o grau de recuperação do eixo hipotálamo-hipófise-suprarrenal, que pode exigir até 1 ano para completar-se. A suspensão pode ser feita por um esquema de reduções de 25% a cada semana, até alcançar níveis de substituição. A partir disso, permanece-se algum tempo com o esquema em dias alternados, a fim de permitir que as suprarrenais produzam os glicocorticoides endógenos nos dias em que não são administrados e, finalmente, a medicação possa ser retirada.

As indicações dos glicocorticoides são amplas. A seguir, veremos, por especialidades, as principais doenças para as quais essas drogas podem ser úteis. Consideraremos as indicações e posologias relativas apenas aos corticosteroides, deixando de lado as outras abordagens terapêuticas.

Corticoides em endocrinologia

O uso de corticoides em endocrinologia é analisado com mais detalhes no capítulo seguinte, sobre o tratamento das doenças da suprarrenal. São utilizados principalmente como terapêutica substitutiva, quando há hipofunção adrenal, isto é, o organismo é incapaz de produzir as cotas hormonais fisiológicas necessárias. Nesse caso, a dose é muito menor do que a exigida para produzir efeitos farmacológicos.

Na *insuficiência suprarrenal aguda crônica*, além das medidas terapêuticas visando a corrigir o choque e outras intercorrências, aplicam-se 100 mg de hemissuccinato ou fosfato de hidrocortisona, rapidamente, por via venosa, seguidos de 100 mg, a cada 8 horas, dissolvidos no soro glicosado ou fisiológico; a melhora, em geral, é imediata.

A *insuficiência suprarrenal aguda* resulta da destruição do córtex suprarrenal por tuberculose, blastomicose, por exemplo, ou então por adrenalectomia. A terapêutica de reposição deve corrigir a deficiência tanto dos glicocorticoides quanto dos mineralocorticoides. A cortisona e a hidrocortisona são as drogas preferíveis. A maioria dos pacientes responde satisfatoriamente a 25 a 27,5 mg de cortisona ou a 20 a 30 mg de hidrocortisona, oralmente, em 2 ou 3 doses diárias. A maior parte da dose (2/3) é tomada pela manhã e o terço restante, no fim da tarde, com o propósito de mimetizar o ritmo fisiológico de produção. Na impossibilidade de uso das preparações referidas, 7,5 g diários de prednisona, em doses fracionadas, constituem uma opção. As doses devem ser convenientemente aumentadas em situações de infecções, cirurgias, traumatismos, etc.; nessas situações, é necessária a introdução de hidrocortisona venosa em doses de 50 a 100 mg, a cada 4 a 6 horas, associada à monitorização cuidadosa de fluidos e eletrólitos. O tratamento da insuficiência suprarrenal crônica secundária (déficit de ACTH) é basicamente o mesmo, e habitualmente é desnecessária a reposição mineralocorticoide.

A *síndrome adrenogenital* (hiperplasia adrenal congênita) resulta da deficiência de uma das enzimas envolvidas na síntese do cortisol; consequentemente, a quantidade de cortisol está bastante reduzida e, por mecanismo de *feedback*, a produção de ACTH está aumentada. Isso ocasiona o acúmulo de precursores de cortisol que não conseguem ser transformados no produto final; esses metabolitos são androgênios fracos que, em concentração elevada, causam a virilização de fetos femininos e a formação de genitália ambígua. Quando a deficiência enzimática é completa, e dependendo da reação envolvida, pode haver também déficit de aldosterona, o que causa as chamadas crises perdedoras de sal, uma vez que a criança não consegue reter sódio, evento potencialmente fatal. A enzima mais frequentemente envolvida é a 21-hidroxilase, com consequente aumento nos níveis de 17-hidroxiprogesterona. A corticoterapia suprime o ACTH endógeno e supre a falta de corticoides do organismo. A genitália precisa ser corrigida cirurgicamente, e, quando falta a aldosterona, temos que repor também mineralocorticoides. Pode ser utilizada a hidrocortisona (0,6 mg/kg/dia) ou o acetato de cortisona, na dose de 20 mg/m² de superfície corporal, divididos em 3 doses, a maior parte dada à noite, para suprimir a liberação de ACTH. A corticoterapia está indicada permanentemente nesses pacientes. O controle deve ser rigoroso para evitar o uso de subdoses, bem como o aparecimento de manifestações de hipercortisolismo por doses excessivas. Atualmente, o tratamento é feito também no período pré-natal. Nas famílias acometidas, toda gestação é acompanhada do uso de corticoides pela genitora, que continua até o parto quando o feto é do sexo feminino. Como os glicocorticoides ultrapassam a barreira placentária, níveis terapêuticos são atingidos no organismo fetal, bloqueando a sua adrenal e, assim, impedindo a formação de androgênios.

A *hipercalcemia* é outra indicação do uso de corticoides, principalmente quando representa uma complicação de neoplasias. No *hipopituitarismo*, deve-se sempre ter o cuidado de repor corticoides antes do uso de hormônios tireoidianos, pois o inverso pode ocasionar insuficiência adrenal aguda.

Corticoides nas doenças do colágeno

Deve-se ressaltar mais uma vez que, nessas condições, a corticoterapia não altera a evolução natural da doença, devendo ser empregada apenas quando medidas mais simples forem incapazes de estabilizar o quadro. No tratamento da *artrite reumatoide*, devem ser utilizados inicialmente anti-inflamatórios não hormonais e corticoides apenas para aliviar sintomas de difícil controle. Alguns defendem dose diária de 7,5 mg por dia de prednisona, associada às medicações que interferem no curso da doença, como D-penicilamina, compostos de ouro, sulfassalazina; os resultados, no entanto, não são convincentes. Alguns autores defendem o uso de pulsoterapia com corticoides em altas doses administradas mensalmente.

A injeção intra-articular de 25 a 50 mg de acetato de hidrocortisona ou 20 mg de acetato de metilprednisolona pode ser útil, principalmente se a deficiência articular é de uma ou duas articulações, podendo suprimir o processo inflamatório por 2 semanas ou mais. Em alguns casos de *osteoartrite* e *síndromes dolorosas regionais* (tendinites), esse recurso pode ser utilizado. Tal procedimento não deverá ser repetido muito frequentemente (períodos inferiores a 3 meses). Apesar de suprimirem a inflamação, as injeções intra-articulares podem acelerar a destruição das cartilagens, com alterações que lembram a artropatia de Charcot.

De acordo com a maioria dos autores, os corticosteroides devem ser administrados sempre que existirem sinais de *cardite reumática*. Não parece haver evidência de que os corticoides modifiquem o curso da doença ou reduzam a incidência de lesão cardíaca residual. Administram-se em torno de 40 a 60 mg de prednisona ou equivalente por dia em 4 doses durante 2 a 3 semanas. Após isso, reduzem-se gradativamente as doses por 2 semanas; se houver recaída, retomam-se os corticosteroides.

Os corticoides estão indicados nas seguintes manifestações que podem ameaçar a vida dos pacientes portadores de *lúpus eritematoso sistêmico*: miocardite, glomerulonefrite, síndrome nefrótica, anemia hemolítica grave, trombocitopenia com sangramento, miosite grave, convulsões, psicoses, etc. A combinação de agente imunodepressor (azatioprina ou ciclofosfamida) e um glicocorticoide parece ser mais eficaz que o uso isolado de ambos na redução da progressão da insuficiência renal nos pacientes com nefrite lúpica, enquanto alguns defendem a pulsoterapia (altas doses por período de tempo menor). O envolvimento do sistema nervoso central no lúpus pode necessitar de altas doses, por exemplo, 2 mg de prednisona ou prednisolona/kg. A meta da corticoterapia é suprimir as manifestações patológicas com a menor dose possível, geralmente 40 a 60 mg por dia de prednisona. Os preparados de uso tópico estão indicados para melhorar os sintomas dermatológicos.

Na *esclerodermia*, os corticoides são eficazes no tratamento da miosite ou da pericardite; nas fases iniciais, em que o envolvimento da pele está associado a edema, ou quando existe artrite refratária à utilização de anti-inflamatórios não hormonais, podemos prescrevê-los. Altas doses desses hormônios parecem induzir falência renal aguda; dessa forma, as indicações do seu uso nessa patologia são mais restritas. Quando encontramos pacientes que desenvolvem a "*doença mista do tecido conjuntivo*", que se caracteriza por fenômeno de Raynaud, poliarterite, alterações dermatológicas, disfunção esofagiana e envolvimento pulmonar, entre outros, o uso de glicocorticoides pode ser tentado, apesar de não haver muitos estudos demonstrando a sua eficácia. Nesses casos, a maior parte dos sintomas pode ser controlada com a terapêutica em dias alternados, podendo os esteroides ser por fim retirados. Os pacientes com manifestações mais graves podem exigir a associação de drogas citotóxicas.

Os corticosteroides são superiores aos salicilatos e outros anti-inflamatórios na *poliarterite nodosa* (vasculite necrosante sistêmica) e, por isso, são usados mais amplamente. Estudos recentes relatam aumento da sobrevida em 5 anos: 13% em pacientes não tratados contra 40% nos que utilizaram essas medicações. Pode-se necessitar de altas doses, a duração pode ser prolongada e a suspensão seguida de recaída. Embora comumente se encontre hipertensão arterial, essa deve ser controlada, porém não constitui contraindicação à corticoterapia. A associação com agentes imunossupressores também tem sido tentada.

A maioria dos pacientes portadores de *poliomiosite* e *dermatomiosite* responde aos corticosteroides; a dose inicial aconselhada é de 1 a 2 mg/kg de prednisona por dia (60 a 100 mg). De acordo com a resposta clínica, aumenta-se ou diminui-se a dosagem. Faz-se então o dobro da dose em dias alternados. Não é infrequente a recaída após a supressão do tratamento, principalmente se a retirada for abrupta.

Granulomatose de Wegener e *arterite de células gigantes* são outras indicações menos frequentes.

Corticoides nas doenças alérgicas

Os corticosteroides estão indicados em várias manifestações alérgicas, como *urticária, doença do soro, dermatite de contato, febre do feno, reações a drogas, edema angioneurótico, anafilaxia,* entre outras. Entretanto, não são as drogas de primeira linha, e as condições que põem a vida em risco, como a anafilaxia e o edema angioneurótico da glote, exigem a administração urgente de adrenalina (epinefrina). Nesses casos, 8 a 12 mg de fosfato de dexametasona ou equivalente são dados por via venosa. Nas condições menos graves, os anti-histamínicos são as drogas preferíveis.

Corticoides nas doenças do aparelho digestivo

A terapêutica com os corticosteroides está indicada nos pacientes com *colite ulcerativa* que não melhoram com outras formas de tratamento (anti-inflamatórios não hormonais e sulfassalazina) e que apresentam quadros mais graves. Administram-se, em geral, 40 a 120 mg de prednisona ou equivalente. Na maioria dos pacientes, a febre diminui ou é abolida, o número de evacuações diminui, e pode-se observar melhora do apetite e do estado geral. Nos casos em que a colite é restrita ao reto ou até o retossigmoide, com sintomas mais brandos, a administração retal de 100 mg de hidrocortisona diluída em 60 a 100 mL de salina pode ser usada à noite, na forma de enema, com absorção sistêmica de 10 a 20% da dose, aliviando eficazmente a sensação de tenesmo.

Na *enterite regional de Crohn*, os corticoides são usados de forma semelhante ao uso na colite ulcerativa. Deve-se ter bastante cuidado, pois esses pacientes podem apresentar fístulas e abscessos abdominais, com posterior evolução para sepse, que pode ser mascarada por esses agentes. A resposta ao tratamento é menos completa que na colite ulcerativa, e a doença pode na verdade estar progredindo, apesar da inatividade clínica. A retirada completa das medicações é mais difícil.

Os corticoides são também indicados na *doença celíaca* ou *espru* não tropical, quando os pacientes não respondem à dieta restrita em glúten. Aproximadamente 50% dos pacientes com espru refratário melhoram com os glicocorticoides.

Os corticoides não estão indicados na *hepatite aguda viral* benigna, podendo inclusive ser maléficos. São recomendados nas *hepatites com necrose hepática subaguda* graves e na necrose maciça (*hepatites fulminantes*) em altas doses (80 a 200 mg por dia de prednisona). Entretanto, sua eficácia nas formas fulminantes de hepatite ainda não está estabelecida. Essas drogas também não são eficazes nas *hepatites crônicas ativas virais*, mas são indispensáveis na *hepatite crônica ativa autoimune ou idiopática* (não viral). Nos pacientes portadores de antígenos de superfície da hepatite B, mas assintomáticos, não deve ser instituído tratamento.

Quando há evidência de encefalopatia na *hepatite alcoólica* de pacientes graves, prescrevem-se 40 mg de prednisona por dia durante 1 mês, o que parece aumentar a sobrevida do paciente. A suspensão do medicamento é feita em 2 a 4 semanas. Os resultados, no entanto, são controversos, mas meta-análise recente favorece o uso nessa situação.

Corticoides nas doenças hematopoéticas

Os corticoides são eficazes em 80% dos casos das *anemias hemolíticas autoimunes adquiridas*, reduzindo a concentração de anticorpos anti-hemácias, frequentemente negativando o teste de Coombs e diminuindo a hemólise. Uma escolha é a prednisona, na dose de 1 mg/kg/dia. Cem miligramas de hidrocortisona intravenosa são utilizados inicialmente nos casos graves de hemólise, reduzindo-se para doses menores de manutenção, durante meses, quando se observa melhora dos sintomas.

A elevação do número de plaquetas e a diminuição da tendência hemorrágica justificam o uso dos corticosteroides como terapêutica inicial na *púrpura trombocitopênica idiopática*, embora sua eficácia não tenha sido comprovada por ensaios controlados. Meio miligrama por quilograma costuma diminuir a tendência hemorrágica. O uso prolongado de corticoides não tem sentido no tratamento dessa condição.

A utilização dos corticoides associados aos quimioterápicos nas *leucemias agudas*, especialmente linfoblásticas e sobretudo em crianças, tem proporcionado grande percentagem de remissões e prolongamento da sobrevida dos pacientes.

Outras indicações são *anemia aplástica, reações transfusionais e mieloma múltiplo.*

Corticoides em neurologia

A dexametasona é frequentemente usada para combater o *edema cerebral* e a hipertensão intracraniana observados nos processos expansivos. Os glicocorticoides são mais eficazes quando o edema é do tipo vasogênico, como nos tumores cerebrais, especialmente nas metástases e glioblastomas. As doses recomendadas são elevadas: 30 a 60 mg de dexametasona ou 120 a 200 mg de metilprednisolona em 4 ou 6 doses.

Há dúvidas quanto à eficácia dos glicocorticoides no edema cerebral isquêmico; naquele produzido por traumatismos, a resposta é pobre, tendo-se mostrado em estudos clínicos que os glicocorticoides não trazem benefícios e, em alguns casos, podem mesmo ser danosos. De qualquer modo, o uso de corticoides nos traumatismos do cérebro permanece controvertido.

A *miastenia grave* e a *esclerose múltipla* podem também requerer o uso desses agentes. No *trauma raquimedular*, os resultados são animadores, utilizando-se altas doses num período máximo de 8 horas após o incidente.

Corticoides em psiquiatria

Embora seu uso não se justifique rotineiramente, a dexametasona pode ser utilizada como teste biológico no diagnóstico e na orientação terapêutica da *depressão maior*. Esse teste, conhecido como *teste de supressão de dexametasona* ou DST (*dexamethasone suppression test*), baseia-se na diminuição da produção de cortisol após a administração dos corticoides. Consiste na administração de 1 mg de dexametasona por via oral às 23 horas. Em seguida, determinam-se os níveis plasmáticos de cortisol, às 8 (opcional), 16 e 23 horas do dia seguinte (nos pacientes ambulatoriais, utiliza-se apenas a amostra das 16 horas). Níveis acima de 5 µg/dL são anormais, constituindo-se em um teste positivo. Os resultados negativos (níveis < 5 µg/dL), que indicam a normalidade do teste, decorrem da supressão da secreção do cortisol. As concentrações plasmáticas de cortisol próximas dos valores normais (p. ex., 4 a 7 µg/dL) devem ser interpretadas com cuidado.

O DST está indicado principalmente diante da suspeita de depressão maior. Constatando-se a presença de depressão em um paciente com resultado do teste anormal, institui-se um tratamento somático (antidepressivos ou eletroconvulsoterapia). Pode também ser útil no acompanhamento de um paciente durante o tratamento antidepressivo. Entretanto, o teste pode normalizar-se antes do desaparecimento completo da depressão. Há evidências de que níveis muito elevados do cortisol plasmático (> 10 µg/dL) são mais representativos para o diagnóstico. Entretanto, o resultado positivo é apenas indicativo de depressão maior, não devendo ser utilizado como diagnóstico de certeza em decorrência da baixa especificidade do teste (40% a 50%).

Corticoides nas doenças infecciosas

Os corticosteroides estão indicados em muitas doenças infecciosas, sejam bacterianas ou virais. Há um princípio básico que rege sua utilização nas infecções bacterianas: podem ser prescritos em altas doses, sem prejuízo, desde que por curtos períodos (até aproximadamente 7 dias) e que sejam administrados concomitantemente os antibióticos ou quimioterápicos apropriados.

Os corticoides são usados na *tuberculose com derrame pleural* e *pericárdico,* na *tuberculose miliar* e na *meningite tuberculosa.* Nessa última, espera-se que eles evitem o bloqueio do liquor. Quando a tuberculose envolve pericárdio, peritônio e meninges, os corticoides diminuem a exsudação e a fibrose posterior. Uma das posologias aconselhadas é iniciar com 40 mg de prednisona por dia por até 2 semanas, reduzindo-se para 20 mg durante mais 8 semanas; então, retira-se a droga gradativamente.

O emprego dos corticoides na *febre tifoide* diminuiu significativamente a mortalidade; por sua ação antitóxica e anti-inflamatória, são aconselhados nos pacientes altamente toxêmicos. A resposta geralmente ocorre em poucas horas. Aconselha-se o uso de prednisona na dose de 60 mg divididos em 4 tomadas no primeiro dia, 40 mg no segundo e 20 mg no terceiro, quando então a droga é retirada.

A corticoterapia é bastante controvertida quanto às *meningites bacterianas.* Nas crianças com mais de 2 meses de idade com meningite por *Haemophilus influenzae tipo B,* a introdução de glicocorticoides tem-se mostrado eficaz em diminuir o déficit neurológico a longo prazo. Os corticoides são usados também na *meningococcemia grave,* quando há evidência de insuficiência suprarrenal aguda. Há quem aconselhe doses maciças semelhantes às do choque séptico, ou seja, 30 mg de metilprednisolona por quilograma administrados em dose única e repetidos 2 ou 3 vezes. A retirada da droga não precisa ser gradativa.

A *mononucleose infecciosa* grave, com adenopatia acentuada, edema de garganta e complicações como miocardite, pericardite púrpura e envolvimento do sistema nervoso central, requer o uso de prednisona durante 1 semana, na dose de 20 mg a cada 6 horas, no primeiro dia, reduzindo-se para 10 mg a cada 6 horas nos 3 dias subsequentes e, depois, 5 mg a cada 6 horas, por mais 3 dias.

Dentre as viroses do aparelho respiratório, os corticoides podem ser usados nas *laringites estridulosas da criança,* nas *laringotraqueobronquites* graves e no *comprometimento intersticial pulmonar* acentuado, como ocorre na *pneumonia por vírus,* observando-se melhora da toxemia, diminuição da dispneia e da cianose e queda rápida da febre. Administram-se 15 a 20 mg de prednisona durante 1 ou 2 dias, em seguida 5 a 10 mg durante 3 dias e, por fim, 5 mg durante alguns dias.

Embora não se tenha comprovado que previnam a degeneração testicular nos casos de orquite da *caxumba,* os corticoides são úteis por diminuírem a febre, a dor testicular e o edema, proporcionando sensação de alívio em muitos pacientes. A hidrocortisona, 10 mg por quilograma por dia, pode ser dada durante 3 ou 4 dias. Outro esquema proposto é a administração de dose única inicial de 60 mg de prednisona; repete-se a mesma quantidade em doses divididas nas 24 horas seguintes e, em seguida, reduz-se gradativamente a dose em 7 ou 10 dias.

Nos pacientes aidéticos com pneumonia por *Pneumocystis carinii* e hipoxemia de moderada a grave, a adição de corticoides ao esquema antibioticoterápico aumenta a oxigenação e diminui a incidência de falência respiratória e mortalidade.

Corticoides no choque

Embora sejam comumente utilizados no choque, os glicocorticoides estão claramente indicados apenas naquele produzido por insuficiência adrenocortical (choque addisoniano) e provavelmente no choque séptico, não havendo concordância universal quanto a esse último. Embora as evidências clínicas sejam limitadas, os glicocorticoides parecem ineficazes no choque cardiogênico, hipovolêmico ou traumático. Podem, no entanto, ser úteis no choque de qualquer tipo se houver evidência de insuficiência adrenal.

Corticoides em pneumologia

Os corticoides são drogas amplamente usadas em pneumologia. Sua utilização na tuberculose pulmonar e em algumas viroses do aparelho respiratório foi abordada na seção sobre os corticoides nas doenças infecciosas.

As crises de *asma brônquica* são tratadas com broncodilatadores inalatórios. Se esses falharem em debelar os sintomas da crise asmática ou quando houver recidiva, bem como no estado de *mal asmático,* os corticosteroides devem ser utilizados. Nos casos graves, os pacientes devem ser internados, e um dos esquemas terapêuticos propostos é, juntamente com outras medidas, administrar 150 a 250 mg de succinato de hidrocortisona por via venosa a cada 2 horas, durante 12 a 24 horas, até se conseguir o controle da crise. A dose máxima de hidrocortisona para o controle dos sintomas é de 2 a 3 gramas. Após isso, inicia-se a utilização de 20 mg de prednisona ou prednisolona por via oral, 4 vezes ao dia, de modo que em 2 semanas o medicamento seja suspenso. Se for necessária a continuação da droga a longo prazo, a dose empregada deve ser a menor capaz de manter o paciente relativamente livre dos sintomas. Nessas circunstâncias, deve-se tentar a terapêutica em dias alternados.

Mais recentemente, passou-se a utilizar os corticoides o mais precocemente, em curtos períodos, no ambiente domiciliar, para evitar que crises moderadas possam se tornar mais sérias. Vale ressaltar que eles não são as drogas de primeira linha, pois seus efeitos não são imediatos, e, portanto, devem ser sempre precedidos por agonistas simpatomiméticos. Nessas circunstâncias, eles podem ser utilizados por via oral, na dose de 20 mg de prednisona 1 ou 2 vezes ao dia, durante 5 a 10 dias.

Um dos glicocorticoides recomendados para a terapêutica de manutenção é o dipropionato de beclometasona, eficaz quando utilizado por via inalatória e com absorção sistêmica mínima. Evitam-se ou reduzem-se, dessa forma, a supressão adrenal e outros efeitos colaterais dos corticoides. Aconselham-se 2 inalações, 3 a 4 vezes ao dia, para os adultos, e 1 a 2 inalações dias, 3 ou mais vezes ao dia, para as crianças. Outras drogas mais recentes, utilizadas também na forma inalatória, são flunisolida, budesonida e acetonida de triancinolona. A deposição da droga na cavidade oral pode ocasionar candidíase oral e disfonia, porém o uso de espaçadores pode diminuir a incidência desses efeitos colaterais, além de melhorar o aproveitamento da droga.

A corticoterapia é praticamente a única medida terapêutica capaz de prolongar a vida do paciente portador da *síndrome de Hamman-Rich* (fibrose intersticial difusa). A dose inicial é de 40 a 60 mg de prednisona, via oral, reduzindo-se para a dose de manutenção mínima capaz de manter o paciente assintomático (cerca de 10 mg diários). Corticoides podem ser utilizados também na *pneumonia por aspiração* e em doenças intersticiais como *sarcoidose* e *pneumonite por hipersensibilidade.*

Corticoides em nefrologia

As três principais indicações dos corticosteroides no tratamento das doenças renais são: *síndrome nefrótica idiopática com lesão mínima,* envolvimento renal em algumas doenças imunológicas sistêmicas (ver anteriormente seção sobre corticoides nas doenças do colágeno) e controle da rejeição dos *transplantes renais.*

Na síndrome nefrótica idiopática com lesão mínima, a posologia inicial é de 60 a 100 mg de prednisona, e, na criança, de 1 mg/kg/dia. Em 3 a 4 semanas reduz-se a dosagem; a suspensão do tratamento se faz em torno de 3 a 4 meses. Quando possível, deve-se tentar o esquema terapêutico em dias alternados, a fim de diminuir as complicações do tratamento. Noventa e cinco por cento dos pacientes apresentam remissão num período de 3 meses. O uso na *glomerulonefrite membranosa* e *membranoproliferativa* ainda não tem resultados definitivos.

Corticoides de uso tópico

Os corticosteroides, quando usados topicamente, exercem ação anti-inflamatória e antimicótica. A ação anti-inflamatória obedece aos mecanismos básicos descritos para o uso sistêmico. Os corticosteroides, principalmente os halogenados, reduzem o número de mitoses, o que os torna úteis no tratamento da psoríase, pela diminuição da multiplicação celular e menor formação de camadas de queratina. Os corticoides tópicos podem ser classificados, *grosso modo,* em quatro grupos, de acordo com a potência (Quadro 81.3). Entretanto, aqueles considerados fracos podem ter sua potência e poder de penetração aumentados através de oclusão com plástico ou alteração da suspensão em que são veiculados. Existem preparados tópicos de corticosteroides combinados

Quadro 81.3 Potência clínica dos preparados tópicos dos corticosteroides comumente usados (Sneddon)

Grau I	Propionato de clobetasol 0,05%* (PSOREX)
Muito potentes	Acetonida de fluocinolona 0,2% (SYNALAR F)
Grau II	Halcinonida 0,1% (HALOG)
Potentes	Valerato de betametasona 0,1% (CELESTODERM)
	Acetonida de fluocinolona 0,025% (SYNALAR CREME)
	Fluocinomida 0,05% (TOPSYN)
	Dipropionato de beclometasona 0,025%* (BECLOSOL SPRAY)
	Acetonida de triancinolona 0,1% (LEDECORT D)
	Fluocortolona 0,5%*
	Pivalato de flumetasona 0,02% (LOCORTEN, LOSALEN)**
Grau III	Butirato de hidrocortisona 0,1%* (LOCOID)
Moderadamente potentes	Butirato de clobetasona 0,05%*
	Valerato de betasona 0,05% (QUADRIDERM)**
Grau IV	Hidrocortisona 1% (VIOFÓRMIO-HIDROCORTISONA)**
Fracos	Fluocortolona 0,2%*

*Não são comercializados no Brasil ou não se encontram nas concentrações assinaladas.
**Associados a outros agentes terapêuticos.

a vários outros agentes terapêuticos, tais como antibióticos, antissépticos e antifúngicos.

Não se deve menosprezar a possibilidade do aparecimento de diversos efeitos indesejáveis quando se utilizam essas drogas em áreas extensas do organismo por tempo prolongado. Alguns efeitos locais, como atrofia dérmica e incidência aumentada de infecções, podem ser observados; há a possibilidade de efeitos sistêmicos indesejáveis.

Dentre as principais doenças nas quais a corticoterapia tópica se faz necessária incluem-se *dermatite de contato, eczema atópico da criança, eczema seborreico, prurido anal e vulvar, psoríase, lúpus eritematoso discoide crônico* e *líquen plano*.

Corticoides em oftalmologia

São várias as condições em que utilizamos corticoides na forma de colírios. As mais comuns são as *conjuntivites*; outras mais graves exigem a administração oral, como, por exemplo, a *exoftalmia* associada à doença de Graves. Nos casos de *úlcera de córnea*, seu uso está proibido devido ao retardo na cicatrização.

MINERALOCORTICOIDES

Os mineralocorticoides são usados em terapêutica apenas como medicamentos substitutivos, nos casos em que sua produção é nula ou deficiente. A aldosterona é o mais importante mineralocorticoide produzido no homem, exercendo 95% dessa atividade. A desoxicorticosterona, secretada em quantidades mínimas, possui 1/30 da potência da aldosterona. A fludrocortisona é um mineralocorticoide sintético, utilizado em terapêutica.

A Fig. 81.9 ilustra as ações básicas da aldosterona. Os mineralocorticoides atuam ao nível dos túbulos distais do rim, aumentando a reabsorção de sódio para o plasma e a excreção urinária dos íons hidrogênio e potássio.

O incremento da reabsorção de sódio e de outros eletrólitos (íons de cloreto e bicarbonato) forma um gradiente osmótico, e, à medida que tais elementos são reabsorvidos, carregam água através da membrana tubular, o que proporciona o aumento do líquido extracelular. Esse é também obtido pela sede decorrente da elevação da concentração de eletrólitos e consequente aumento da ingestão de água (polidipsia). O volume sanguíneo, como parte do líquido extracelular, cresce quase proporcionalmente,

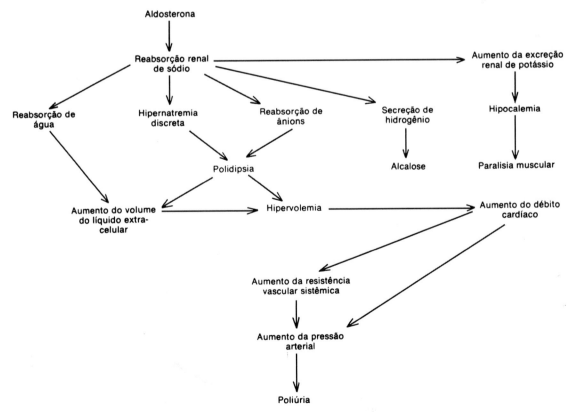

Fig. 81.9 Funções diretas e indiretas da aldosterona (Guyton).

aumentando o débito cardíaco em até 10% a 20%. Consequentemente, observa-se elevação da resistência vascular sistêmica e da pressão arterial; essa elevação, mesmo pequena, causa a pressão de diurese que anula completamente os efeitos de retenção de sal e água da aldosterona.

A reabsorção de sódio causada pelos mineralocorticoides dá-se em troca de íons de hidrogênio e potássio, que são secretados pelos túbulos renais. Quando a taxa de absorção de sódio se eleva, incrementa-se a secreção de hidrogênio, o que vai promover alcalose; da mesma forma, a secreção de potássio exacerba-se em decorrência de aumento da reabsorção de sódio, podendo produzir fraqueza muscular e paralisia por hiperpolarização das membranas das fibras nervosas e musculares, impedindo a transmissão do potencial de ação.

Por outro lado, a deficiência de produção de aldosterona promove os fenômenos inversos: choque, acidose e toxicidade cardíaca por hipercalemia. Assim, nos pacientes com hipoaldosteronismo primário ou naqueles portadores de hiperplasia adrenal congênita na forma completa, deve-se utilizar fludrocortisona, na dose de 0,05 a 0,02 mg/dia, como terapia de reposição.

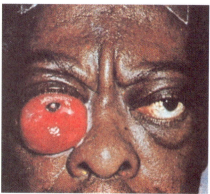

Fig. 81.10 Antes do tratamento: oftalmopatia maligna à direita, com quemose, edema palpebral e panoftalmite. No olho E, apenas discreta retração palpebral. (As Figs. 81.10 até 81.15 são gentileza dos autores Cyrillo dos Santos Aquino, José Carlos Coelho, Mauro Tendrich, Carlos Américo Paiva Gonçalves Filho, José Clemente Magalhães Pinto, José de Paula Lopes Pontes e da *Revista da Associação Médica Brasileira*, que autorizaram esta reprodução, retirada do artigo Oftalmopatia maligna, publicado na *Rev. Ass. Med. Bras.*, vol. 24, n.º 4, abril de 1978.)

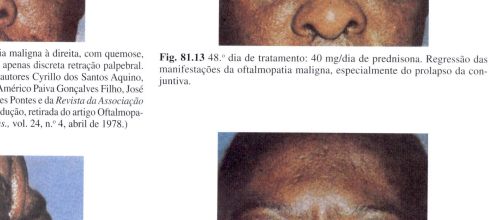

Fig. 81.13 48.º dia de tratamento: 40 mg/dia de prednisona. Regressão das manifestações da oftalmopatia maligna, especialmente do prolapso da conjuntiva.

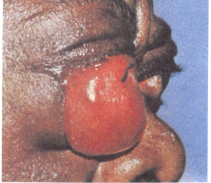

Fig. 81.11 Antes do tratamento, perfil direito: prolapso de conjuntiva e edema palpebral na região orbitária.

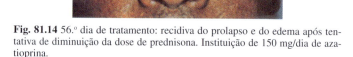

Fig. 81.14 56.º dia de tratamento: recidiva do prolapso e do edema após tentativa de diminuição da dose de prednisona. Instituição de 150 mg/dia de azatioprina.

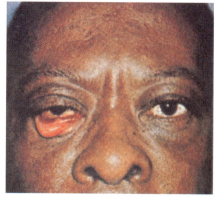

Fig. 81.12 25.º dia de tratamento com 40 mg/dia de prednisona. Nítida redução do edema palpebral, do prolapso da conjuntiva e do processo inflamatório.

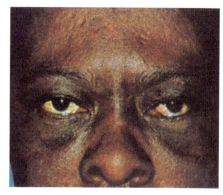

Fig. 81.15 30.º dia da associação medicamentosa — 100 mg de azatioprina + 10 mg de prednisona/dia. Regressão total dos sinais da oftalmopatia maligna à D e da retração palpebral à esquerda. Cura clínica.

REFERÊNCIAS BIBLIOGRÁFICAS

1. ARON, D.C. e TYRRELL, J.B. Glucocorticoids & adrenal androgens. *In*: GREENSPAN, F.S. e BAXTER, J.D. *Basic & Clinical Endocrinology*. San Francisco, Appleton & Lange, 1994. p. 307-46.
2. AXELROLD, L. Glucocorticoid therapy. *Medicine, 55*:39-65, 1976.
3. BAXTER, J. e FORSHMAN, P.H. Tissue effects of glucocorticoids. *Amer. J. Med., 53*:573-85, 1972.
4. BERLINGER, F.G. Use and misuse of steroids. *Postgrad. Med., 55*:153-7, 1974.
5. BOTET, E.L., SESMA, J.M., OLIVAS, R.B. Experiencias clínicas con um nuevo corticosteroide oral: Dilaster. *Rev. Clin. Esp., 129*:489-94, 1973.
6. CUTLER, G.B. e LAUE, L. Congenital adrenal hyperplasia due to 21-hydroxylase deficiency. *N. Engl. J. Med., 323*(26):1806-13, 1990.
7. DALE, D.C. e PETERSDORF, R.G. Corticosteroids and infectious diseases. *In*: AZARNOFF, D.L. *Steroid Therapy*. W.B. Saunders, Philadelphia, 1975.
8. De OLIVEIRA, I.R. Corticosteroides. *F. Méd., 86*(3):129-138, 1983.
9. De OLIVEIRA, I.R. Laboratório em psiquiatria. *In*: TABORDA, J.G.V., PRADO-LIMA, P. e BUSNELLO, E.A. *Rotinas em Psiquiatria*. Artes Médicas, Porto Alegre, 1995.
10. DLUHY, R.G., NEWMARK, S.R., LAULER, D.P. e THORN, G.W. Pharmacology and chemistry of adrenal glucocorticoids. *In*: AZARNOFF, D.L. *Steroid Therapy*. W.B. Saunders, Philadelphia, 1975, p. 1-14.
11. DUJOVNE, C.A. e AZARNOFF, D.L. Clinical complications of corticosteroid therapy: a selected review. *In*: AZARNOFF, D.L. *Steroid Therapy*. W.B. Saunders, Philadelphia, 1957. p. 24-41.
12. FENSTER, L.F. The ulcerogenic potential of glucocorticoids and possible prophylatic measures. *In*: AZARNOFF, D.L. *Steroid Therapy*. W.B. Saunders, Philadelphia, 1975. p. 42-48.
13. FRAWLEY, T.F. Corticosteroid therapy; updating of principles. *Postgrad. Med., 56*:123-9, 1974.
14. GUYTON, A.C. The adrenocortical hormones *In*: _____. *Textbook of Medical Physiology*. 8th ed. W.B. Saunders, Philadelphia, 1991. p. 1019-35.
15. HAYNES Jr., R.C. Biochemical mechanisms of steroid effects. *In*: AZARNOFF, D.L. *Steroid Therapy*. W.B. Saunders, Philadelphia, 1975.
16. HELFER, E.L. e ROSE, L.I. Corticosteroids and adrenal supression – Characterising and avoiding the problem. *Drugs, 38*(5):838-45, 1989.
17. ISMAIL, K. e WESSELY, S. Phychiatric complications of corticosteroid therapy. *Br. J. Hosp. Med., 53*:495-499, 1995.
18. JONES, J.E. e THOMAS, J.A. Pharmacology of the adrenocorticoids. *In*: BEVAN, J.A. (ed.). *Essentials of Pharmacology*. 2nd ed. Harper & Row Publishers, New York, 1976. p. 356-62.
19. KIRKPATRICK, C.H. e ROSENTHAL, A.S. Glucocorticoids and allergic reactions. *In*: AZARNOFF, D.L. *Steroid Therapy*. W.B. Saunders, Philadelphia, 1975. p. 238-55.
20. LINDER, B., FEUILLAN, P. e CHROUSOS, G.P. Alternate day prednisone therapy in congenital adrenal hyperplasia: adrenal androgen suppression and normal growth. *J. Clin. Endocrinol. Metab., 69*(1):191-5, 1989.
21. LITTER, M. Farmacología de las suprarrenales y de la hipófisis anterior. *In*: _____. *Farmacología; experimental y clínica*. 5. ed. Buenos Aires, Ateneo, 1977. p. 115-1217.
22. MAIBACH, H.I. e STOUGHTON, R.B. Topical corticosteroids. *In*: AZARNOFF, D.L. *Steroid Therapy*. W.B. Saunders, Philadelphia, 1975. p. 174-90.
23. McEWEN, B.S. Corticosteroids and hippocampal plasticity. *Ann. NY Acad. Sci., 746*:134-142, 1994.
24. MELBY, J.C. Clinical pharmacology of systemic corticosteroids. *Ann. Rev. Pharmacol. Toxicol., 17*:511-27, 1977.
25. MEYERS, F.H., JAWETZ, E. e GOLDFIEN, A. The adrenocortical steroids. *In*: _____. *Review of Medical Pharmacology*, 5th ed. Lange Medical Publications, Los Altos, California, 1976.
26. MODELL, SCHILD e WILSON. The hormones of the adrenal cortex. *In*: KENAKIN, T. *Applied Pharmacology*. W.B. Saunders, Philadelphia, 1975.
27. ONTJES, D.A. Adrenal corticosteroids, corticotropin releasing hormone, adrenocorticotropin, and antiadrenal drugs. *In*: MUNSOEN, P. *Principles of Pharmacology. Basic concepts & clinical applications*. Chapman & Hall, New York, 1995.
28. PEAT, I.D., HEALY, S., REID, D.M. e RALSTON, S.H. Steroid induced osteoporosis: an opportunity for prevention? *Ann. Rheum. Dis., 54*:66-68, 1995.
29. REICHGOTT, M.J. e MELMON, K.L. The role of corticosteroids in the treatment of shock. *In*: AZARNOFF, D.L. *Steroid Therapy*. W.B. Saunders, Philadelphia, 1975.
30. SCHIMMER, B.P. e PARKER K.L. Adrenocorticotropic hormone; adrenocortical steroids and their synthetic analogs; inhibitors of the synthesis and actions of adrenocortical hormones. *In*: GOODMAN & GILMAN'S. *The Pharmacological Basis of Therapeutics*. McGraw-Hill, New York, 1996. p. 1459-86.
31. SNEDDON, I.B. Clinical use of topical corticosteroids. *Drugs, 11*(3):193-9, 1976.
32. STREETEN, D.H.P. Corticosteroid therapy. I. Pharmacological properties and principles of corticosteroid use. *JAMA, 232*(9):944-7, 1975.
33. STREETEN, D.H.P. Corticosteroid therapy. II. Complications and therapeutic indications. *JAMA, 232*(10):1046-9, 1975.
34. ZURIER, R.B. e WEISSMANN, G. Anti-immunologic and anti-inflamatory diseases. *In*: AZARNOFF, D.L. *Steroid Terapy*. W.B. Saunders, Philadelphia, 1975.

82

Estrogênios e Progestogênios

José Maria de Magalhães Netto e Hugo Maia Filho

A partir do início do século passado, quando se observou que os transplantes de ovário impediam, em animais de experimentação, os efeitos da gonadectomia, houve notável incremento, sobretudo nos últimos 50 anos, nos conhecimentos pertinentes ao mecanismo de ação e metabolismo dos esteroides ovarianos, bem como na síntese de compostos de maior atividade biológica.

ESTROGÊNIOS

São substâncias de origem natural ou artificial, assim denominadas pela capacidade de induzirem o estro em animais inferiores e por serem responsáveis tanto por modificações semelhantes às observadas na primeira fase do ciclo menstrual como pelo desenvolvimento dos caracteres sexuais secundários na espécie humana.

Os estrogênios podem ser classificados, em relação à sua estrutura, em esteroides e não esteroides, e, na dependência de sua origem, em naturais e artificiais. Os estrogênios naturais são esteroides produzidos pelas células granulosas, tecais, células teca-luteínicas no corpo lúteo, pela suprarrenal, especialmente pela zona reticular, e sinciciotrofoblasto. Desses, o mais ativo é o 17-β-estradiol, que, por ser metabolizado e inativado no fígado, tem como principais derivados o sulfato de estrona e o glicuronato de estriol.

Os estrogênios esteroides são derivados do hidrocarboneto estrano, que é um composto de 18 átomos de carbono, e caracterizados por apresentarem em comum o núcleo A de natureza aromática, radicais cetônicos ou hidroxilas nos carbonos 3 e 17, características essas muito importantes, porquanto quaisquer alterações, ainda que mínimas, acarretam relevantes modificações no comportamento biológico do composto.

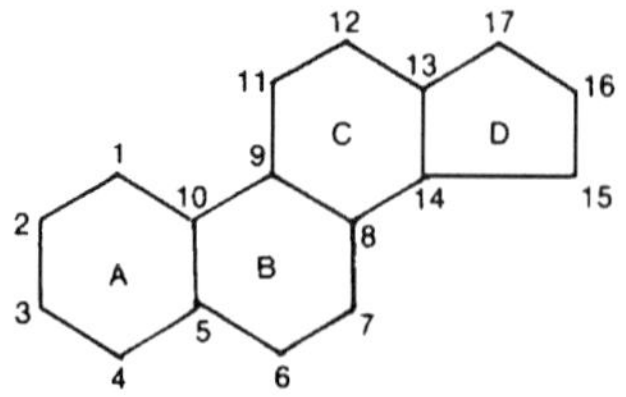

Assim, a mudança da posição beta para a posição alfa da hidroxila do carbono 17 do estradiol resultará no composto 17-α-estradiol, que, ao contrário do 17-β-estradiol, é biologicamente inativo. Do mesmo modo, a substituição da hidroxila do carbono 17 por um grupo etinil originará o etinilestradiol, substância que tem uma atividade estrogênica bem maior e cuja molécula não é degradada no estômago, permitindo sua administração por via oral. Ademais, os ésteres formados com a hidroxila nos carbonos 3 e 17 do estradiol dão lugar a compostos lipossolúveis dotados de atividade estrogênica prolongada.

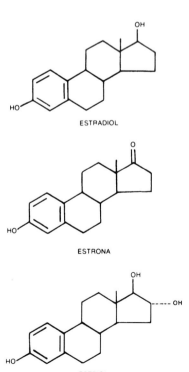

Fig. 82.1 Ciclopentanoperidrofenantreno, núcleo químico básico do hidrocarboneto estrano (C18): quatro anéis ligados entre si (A, B e C contêm seis átomos de carbono cada; o anel D contém apenas cinco).

Fig. 82.2 Estruturas químicas dos três estrógenos naturais humanos: estradiol, estrona e estriol.

Com relação à sua estrutura química, os estrogênios artificiais podem ser esteroides ou não esteroides.

Os semissintéticos, apesar de apresentarem estruturas químicas diversas dos naturais, têm a mesma capacidade de produzir o estro. São esteroides, e entre eles encontram-se o etinilestradiol, o metoxietinilestradiol (mestranol), o diacetato de 16-α-hidroxiesterona, todos ativos por via oral.

Os sintéticos caracterizam-se pela inexistência do ciclo fenantrênico, não sendo, consequentemente, esteroides, como o dietilestilbestrol, ativo por via oral e dotado de potente ação estrogênica, bem como o hexestrol e o dinestrol, que podem ser usados por via oral ou local sob a forma de cremes.

Mecanismo de ação dos estrogênios

Os estrogênios, apesar de sua diversidade de estrutura química, mantêm em comum o fato de interagirem com os receptores que se encontram situados no citossol das células-alvo, e, desse modo, propiciam marcantes modificações genitais e extragenitais. Assim, tanto o estradiol como qualquer outro estrogênio têm a capacidade de se ligar ao mesmo receptor, proteína essa que, após sua interação com o composto estrogênio, é transportada até o núcleo celular, onde é reconhecida e fixada ao DNA da cromatina nuclear e escreve sua mensagem, que é transmitida por um RNA mensageiro até os ribossomos dos citoplasmas encarregados da síntese proteica.

A ação principal dos hormônios esteroides é a regulação da síntese proteica intracelular por meio do mecanismo receptor.

Concluída a interação com o DNA, bem como a ativação da RNA polimerase, o complexo esteroide-receptor se dissocia, e o receptor migra de volta ao citoplasma, onde adquire a capacidade de se ligar a novas moléculas de estrogênios. Cabe salientar que a potência de ação dos estrogênios depende fundamentalmente de sua afinidade com o receptor e que o efeito hormonal é decisivamente influenciado pela meia-vida do complexo nuclear ligado à cromatina, o que explica a atividade biológica bem mais fraca do estriol comparada à do estradiol em face de sua vida mais curta no núcleo. Percebe-se que a atividade biológica depende da velocidade de dissociação do hormônio com seu receptor, sendo longa a meia-vida do complexo hormônio-receptor estrogênio e curta a meia-vida do complexo hormônio-receptor progesterônico.

Efeitos genitais

São múltiplas e altamente relevantes as modificações determinadas pelos estrogênios no aparelho genital. Assim, a par de promoverem a inibição central da liberação de FSH (hormônio folículo-estimulante) e determinarem a descarga de LH (hormônio luteinizante), propiciam terreno favorável à ação dos hormônios hipofisários ao nível dos ovários, concorrem para o aumento da vascularização e a atividade epitelial da vagina e da vulva, encarregando-se por igual da deposição de glicogênio nas células vaginais, que, através da ação dos bacilos de Döderlein, é transformado em ácido lático, responsável pelo pH ácido; determinam o espessamento da mucosa e a cornificação do epitélio, alterações essas que capacitam a proteção do canal genital em relação às infecções e, do mesmo modo, proporcionam adequada lubrificação para favorecimento pleno do ato sexual.

Quanto ao útero, são significativas as alterações determinadas pelos estrogênios, cabendo salientar: o crescimento do órgão graças ao incremento da vascularização e à proliferação das miocélulas em ação sinérgica com a progesterona; a proliferação do endométrio e endocérvice; a acentuação da produção de secreções pelas glândulas cervicais, cumprindo ressaltar que, quanto maior a atividade estrogênica, mais cristalino e filante se torna o muco cervical; despolimerização dos mucopolissacarídios e, consequentemente, menor proporção de hexosaminas; aumento dos teores dos cloretos de sódio e potássio, da glicose e da fosfatase alcalina e diminuição das proporções de ácidos, albuminas e lisozimas, modificações essas responsáveis pela elevação do pH e diminuição da tonicidade cervical. Cumpre, também, notar que, sob a ação dos estrogênios, a ocorrência de diminuição do teor de ácido siálico no muco cervical favorece a receptividade aos espermatozoides.

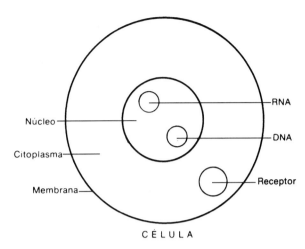

Fig. 82.3 Pré-requisitos para a ação estrogênica: célula sensível ao esteroide; receptor intracitoplasmático (proteína); receptor intranuclear (DNA); mensageiro (RNA).

Nas trompas, os estrogênios promovem o desenvolvimento da camada muscular e interferem, decisivamente, no incremento dos movimentos peristálticos e ciliares.

As mamas proliferam a expensas dos estrogênios, sobretudo com relação aos canais galactóforos e aumento da vascularização, bem como da pigmentação da aréola, além de aumentarem de tamanho e turgência.

Efeitos extragenitais

Os estrogênios interferem no desenvolvimento corporal da mulher, acumulando e distribuindo gordura no tecido celular subcutâneo, encarregando-se, desse modo, do modelamento feminino característico, bem como regulando sua altura.

Contribuem também para aumentar a espessura da pele, bem como seu conteúdo aquoso, observando-se, ainda, sua atividade depressora em relação às glândulas sebáceas, precipuamente no rosto e no dorso, aumentando também o calibre de seus dutos excretores.

Os estrogênios também se incumbem de retardar o crescimento somático ao acelerarem a velocidade de maturação epifisária. Também sobre os ossos exercem ação acentuada ao aumentarem a matriz proteica e promoverem a incorporação de cálcio e fósforo.

Apresentam efeito anabolizante geral, interferindo na síntese proteica. Ao concorrerem para o aumento da reabsorção do sódio nos túbulos, embora não alterem o fluxo plasmático renal nem a filtração glomerular e, do mesmo modo, interfiram na polimerização dos mucopolissacarídios, alterando as propriedades da substância fundamental do tecido conectivo, propiciam a ligação de água no aludido tecido e, consequentemente, a ocorrência de edema. Têm efeito inotrópico positivo, atribuído à sua semelhança estrutural com os glicosídios cardíacos. Facilitam as ligações das proteínas plasmáticas a múltiplas substâncias, dentre as quais os hormônios, podendo assim acarretar aparentes modificações no funcionamento do sistema endócrino quando avaliado por dosagens hormonais no sangue ou na urina.

A par de determinarem alterações significativas no sistema nervoso central, apresentam acentuada interferência sobre os centros termorreguladores, proporcionando a queda da temperatura corporal.

Ao estimularem ou inibirem os núcleos hipotalâmicos, exercem ação decisiva sobre os mecanismos liberadores das hipofisetropinas e, assim, influenciam suas concentrações sanguíneas, o que também parece ocorrer em relação à liberação de ACTH.

É muito provável que, ao estimularem a atividade do sistema reticuloendotelial, reforcem as defesas do organismo.

Indicações clínicas

Os estrogênios têm múltiplas aplicações, sobretudo em ginecologia, para corrigir a insuficiência ou mesmo a falência da função ovariana.

HIPOPLASIA UTERINA E DISMENORREIA

O emprego dos estrogênios na correção da hipoplasia uterina, embora quanto mais precocemente adotado melhores sejam os resultados, deve sempre ser tentado. Dentre as orientações preconizadas parece-nos aconselhável assinalar:

a. 1 mg de benzoato de estradiol administrado em injeção intramuscular, no 10º, 15º e 20º dias do ciclo menstrual durante o período de 6 meses a 1 ano;
b. 10 mg de valerianato de estradiol em aplicação única, por via intramuscular, no 10º dia do ciclo;
c. sulfato de estrona, por via oral, na dose de 1,25 mg por dia, durante 20 dias, a partir do 5º dia do ciclo.

ESTERILIDADE

Nos casos de hostilidade do muco cervical, o uso de estrogênios se impõe; frequentemente se prefere o sulfato de estrona, na dose de 0,3 mg por dia, do 5º ao 14º dia do ciclo, por via oral.

VAGINITE INFANTIL E SENIL

Diante da inexistência de atividade estrogênica, a vagina das crianças oferece menor resistência aos agentes infecciosos, sendo recomendável, ao menos nos casos resistentes, associar ao agente específico um estrogênio, como o sulfato de estrona, por via oral, na dose de 1,25 mg por dia, durante 10 a 15 dias, cumprindo controlar rigorosamente o surgimento de mastalgia e sangramento, que costumam regredir inteira e prontamente com a suspensão do tratamento. Na vaginite senil, sobretudo nos casos de dispareunias e pruridos vaginais, o uso de cremes à base de estrogênios como o estriol e o sulfato de estrona tem proporcionando excelentes resultados.

HEMORRAGIA DISFUNCIONAL

No tratamento da hemorragia disfuncional, é imprescindível realizar o controle imediato da hemorragia, ou seja, a hemostasia e a prevenção da recidiva. Para tanto, a fim de colimar o primeiro objetivo, administram-se, exclusivamente, estrogênios conjugados, que, como tudo leva a crer, agem fundamentalmente sobre os vasos do endométrio, preferindo-se o sulfato de estrona na dose de 20 a 40 mg por dia, por via intravenosa, até cessar a hemorragia.

Hamblen recomenda, para o tratamento das hemorragias disfuncionais, especialmente aquelas devidas a hipoestrogenismo (meno- e hipermenorreias), sulfato de estrona, na dose de 6 comprimidos de 1,25 mg por dia, durante 20 dias, a partir do 5º dia do ciclo, durante 3 ciclos. Cumpre ressaltar a imperiosa necessidade do emprego associado de progestogênios nos 10 últimos dias do ciclo.

Outros, no entanto, como Albright, recomendam a chamada curetagem hormonal, associando estrogênios a progestogênios, como por exemplo a associação de 2 mg de acetato de anidro-hidroxinorprogesterona (noretisterona) a 0,010 mg de etinilestradiol, administrada na dose de 3 comprimidos por dia, durante 10 dias.

Na prevenção da recidiva, emprega-se essa mesma associação, na dose de 1 comprimido do 15º ao 25º dia do ciclo, ou apenas a noretisterona, durante o aludido período.

SÍNDROME CLIMATÉRICA

Embora ainda muito controverso, o uso dos estrogênios se torna impositivo quando da ocorrência de falência ovariana declarada, particularmente na vigência de fenômenos vasomotores, atrofia vaginal e osteoporose.

Cabe, no entanto, assinalar a inoportunidade da administração de estrogênios isolados para controlar a irritabilidade e a depressão, bem como seu condenável uso indiscriminado, sobretudo de estrogênios isolados, prescritos por longos períodos, ininterruptamente, em face da possibilidade de acarretarem metrorragias, hiperplasias e adenocarcinoma do endométrio e câncer da mama. Ademais, o uso de estrogênios está formalmente contraindicado não só, obviamente, nos estados hiperestrogênicos, isto é, na ocorrência de metrorragias ocasionadas por hiperplasia glandular do endométrio, mas também na endometriose, no carcinoma endometrial, fibromiomas do útero, antecedentes de neoplasia mamária, mastopatia cística crônica, insuficiência cardíaca, hepatopatias, diabete melito, porfiria e doença tromboembólica.

Dentre os inúmeros tratamentos propostos, destacam-se:

a. sulfato de estrona, na dose de 2,5 mg por dia, durante 20 dias, seguidos de 10 dias de intervalo, em 3 ciclos consecutivos;
b. estriol, na dose inicial de 2 a 3 mg por dia na 1ª semana e, subsequentemente, na dose de manutenção de 1 mg por dia, durante 20 dias, com 7 dias de interregno entre os períodos de tratamento;
c. estrogênios de ação prolongada, como o hexa-hidrobenzoato de estradiol, na dose de 5 mg, em injeções intramusculares mensais;
d. no momento atual, vem sendo preferido o tratamento combinado, como, por exemplo, a associação de 2,0 mg de valerianato de estradiol a 0,25 mg de levonorgestrel (d. norgestrel), durante 21 dias, por via oral, com intervalos de 7 dias, a fim de afastar a possibilidade de desenvolvimento de hiperplasia ou até mesmo de carcinoma do endométrio, quando se empregam os estrogênios isolados, especialmente em uso prolongado.

INIBIÇÃO DA LACTAÇÃO

Durante a gravidez, os níveis de prolactina aumentam progressivamente, alcançando concentrações até 10 vezes mais elevadas no termo da prenhez, admitindo-se que a lactação não ocorre em virtude do bloqueio estrogênico sobre os receptores mamários da prolactina nas células galactóforas dos ácinos. Após a expulsão da placenta, caem, abruptamente, os níveis de estrogênio e progestogênios, cessando, consequentemente, o impedimento dos receptores mamários da prolactina, o que propicia o desencadeamento da lactação.

Doses altas de estrogênios isolados ou associados a progestogênios e androgênios administrados após o parto reativam o aludido bloqueio e inibem a lactação, cabendo salientar que, quanto mais precoce sua administração, mais fácil e pronta a inibição.

Para tanto, têm sido propostos:

a. clorotrianiseno na dose de um comprimido de 2 mg de 8 em 8 horas, de 5 a 7 dias;
b. benzoato de estradiol 5 mg, por via intramuscular, durante 3 dias;
c. a associação de benzoato de estradiol 5 mg, valerianato de estradiol 8 mg, acetato de anidro-hidroxinorprogesterona 20 mg e enantato de testosterona 180 mg, em injeção intramuscular.

HIRSUTISMO

O tratamento do hirsutismo nas pacientes que não desejam engravidar é mais bem realizado pelos anticoncepcionais combinados que, através de potente efeito negativo na retroalimentação (*feedback*) do LH, determinam a supressão da esteroidogênese ovariana. O uso isolado de estrogênios para suprimir o LH não é plenamente recomendável por possuírem efeitos de retroalimentação positivos e negativos sobre o aludido LH, prevalecendo, em doses terapêuticas, os efeitos positivos, ficando inteiramente demonstrado que a supressão do LH pelos estrogênios não é constante, até mesmo em tratamentos longos.

O tratamento com anticoncepcionais combinados deve ser realizado por período de pelo menos 6 meses a 1 ano.

ABORTAMENTO HABITUAL E AMEAÇA DE ABORTAMENTO

Embora alguns autores ainda insistam no tratamento do abortamento com o emprego de estrogênios isolados ou associados a progestogênios, a tendência atual é de não os prescrever em virtude de sua ineficiência e, precipuamente, ante os resultados ominosos em relação às jovens cujas mães usaram para tal objetivo o dietilestilbestrol, como: adenocarcinoma de vagina e do colo do útero, adenose, bridas vaginais, pseudopólipos, metaplasia escamosa e displasia, bem como alterações prostáticas e testiculares nos descendentes masculinos. Cumpre salientar que também com outros estrogênios sintéticos, como o hexestrol e o dienestrol, foram observadas, embora com menor frequência do que a atribuída ao dietilestilbestrol, alterações no trato genital dos fetos cujas mães ingeriram as referidas drogas.

Consideramos como única indicação dos estrogênios o tratamento do abortamento habitual determinado por nidificação deficiente, acarretada por insuficiência da segunda fase do ciclo menstrual, quando devem ser associados a progestogênios, como, por exemplo, 5 mg de valerianato de estradiol a 250 mg de caproato de hidroxiprogesterona, geralmente no 18º dia do ciclo.

ACNE

Como os androgênios estimulam as glândulas sebáceas e os progestogênios fecham o duto, logicamente, se impõe no tratamento da acne, o uso de estrogênios, por promoverem a diminuição da secreção glandular. Em que pesem as respostas individuais, a administração de 0,05 mg de etinilestradiol por 3 ou 4 ciclos ou associações noretindrel mestranol e noretindrona etinilestradiol têm apresentado resultados animadores. Também tem sido empregado o sulfato de estrona, sob a forma de creme, com resultados alentadores.

Atualmente, a administração de acetato de ciproterona isolada ou associada ao etinilestradiol vem sendo preferida, diante dos melhores resultados obtidos.

Contraindicações

Os estrogênios são contraindicados na miomatose uterina, na endometriose, na presença de antecedentes pessoais ou familiares de câncer genital e sobretudo mamário, na mastopatia cística crônica, nas cardiopatias descompensadas, na doença hipertensiva, na existência de antecedentes de doença tromboembólica, na doença varicosa, em hepatopatias, no diabete melito e na porfiria.

PROGESTOGÊNIOS

Denominam-se progestogênios substâncias que estabelecem as condições propiciadoras (reação progestacional) à implantação e desenvolvimento do produto da concepção.

Os progestogênios podem ser naturais e artificiais (sintéticos).

A progesterona, progestogênio natural que foi isolado do corpo amarelo por Corner e Allen em 1929 e da placenta, em 1952, por Pearlman e Cerceo, é um derivado do hidrocarboneto pregnano com 21 átomos de carbono.

Os progestogênios naturais se desintegram e são eliminados pela urina em forma de glicuronato sódico de pregnanediol, que, por ser praticamente equimolecular com a progesterona, permite, através de sua dosagem, um perfeito conhecimento do metabolismo desse hormônio. Os outros catabólitos da progesterona são a pregnenolona e o pregnantriol. Os progestogênios artificiais são derivados da estrana, da pregnana e da androstana. Os derivados da androstana, por apresentarem atividade biológica bem menor do que os demais, não têm importância terapêutica. Os progestogênios derivados da estrana são caracterizados pela ausência do grupo metílico no carbono 10 (carbono C19), o que lhes atribui estrutura química semelhante à da nortestosterona (compostos C18), sendo por isso conhecidos como derivados 19-noresteroides.

Os derivados da pregnana apresentam a estrutura básica da progesterona, com um grupo etílico no carbono 17 e dois grupos metílicos nos carbonos 10 e 13 (carbonos 19 e 18, respectivamente).

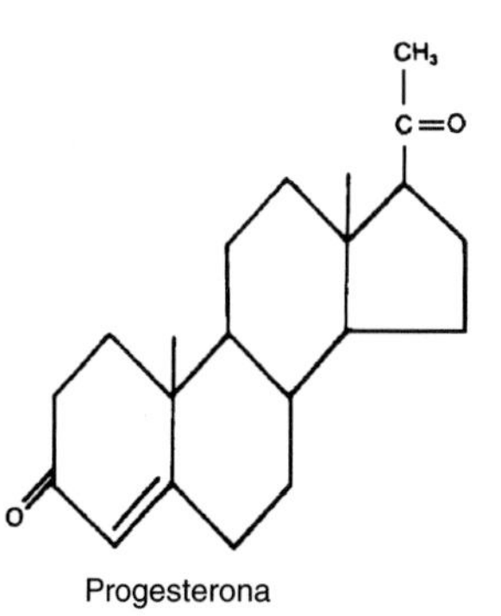

Fig. 82.4 Estrutura da progesterona.

Mecanismo de ação da progesterona

A progesterona, ligando-se a uma proteína específica, a transcortina, é transportada para a célula, onde é transferida ao receptor específico localizado no citosol, chegando ao retículo endoplasmático rugoso, onde, provavelmente, é transformada em delta-5-pregnenolona. Esse derivado, bem mais ativo que a progesterona, atuando sobre os ribossomos, promove, através de reações enzimáticas, a síntese de uma proteína específica denominada avidina, responsável pela ação da progesterona. Cumpre ressaltar que a atividade da avidina com efeito específico da progesterona está inteiramente demonstrada no oviduto das aves, necessitando, todavia, de comprovação nos mamíferos e na espécie humana. Ademais, cabe também aduzir que a progesterona tem a capacidade de diminuir a concentração de seu próprio receptor nas células-alvo após exercer sua atividade biológica.

Efeitos genitais

Os efeitos genitais dos progestogênios são produzidos em ação sinérgica com os estrogênios não só no desenvolvimento dos caracteres sexuais secundários, mas, sobretudo, na chamada reação progestacional.

Assim, sobre o endométrio a ação dos progestogênios caracteriza-se por aumento de espessura, dilatação das glândulas que apresentam vacúolos no interior das células epiteliais, abundantes depósito de glicogênio, ocasionando também, no estroma, alterações significativas, como aumento de volume das células, aspecto compacto e edema, cabendo assinalar que no ápice da ação hormonal há o aparecimento, no estroma,

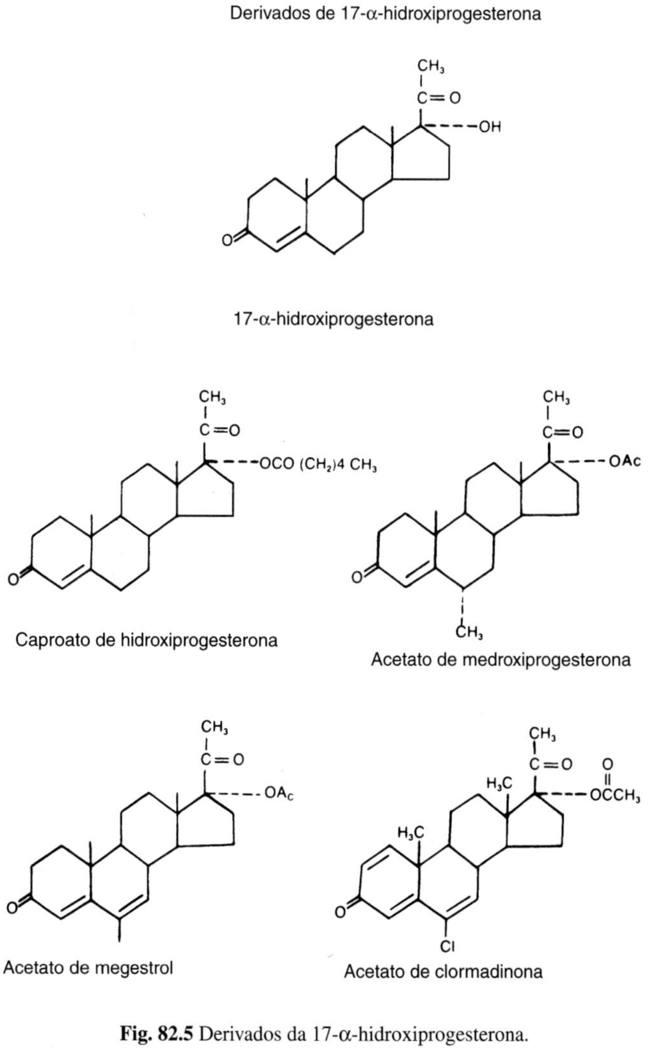

Derivados de 17-α-hidroxiprogesterona

17-α-hidroxiprogesterona

Caproato de hidroxiprogesterona

Acetato de medroxiprogesterona

Acetato de megestrol

Acetato de clormadinona

Fig. 82.5 Derivados da 17-α-hidroxiprogesterona.

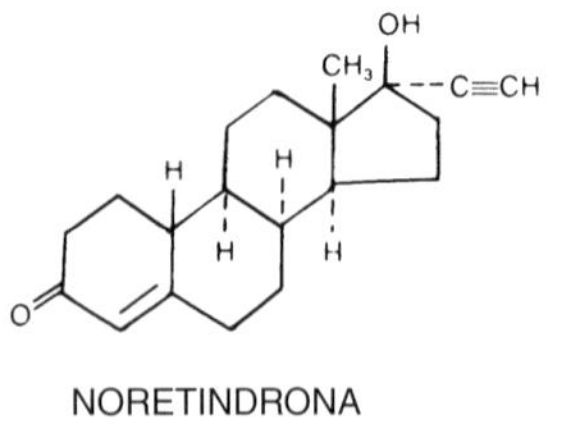

Fig. 82.6 Alguns derivados dos noresteroides.

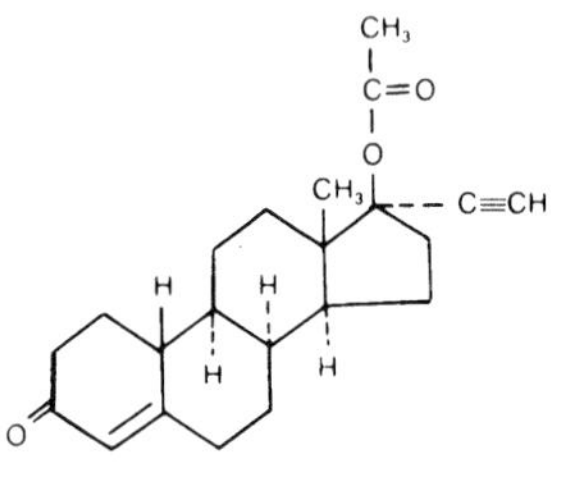

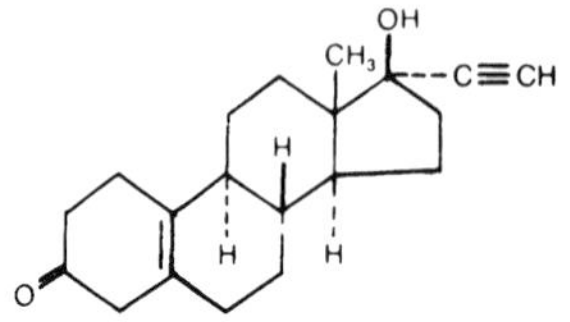

de células binucleadas e ricas em glicogênio, características da reação decidual determinada pelo corpo amarelo gravídico.

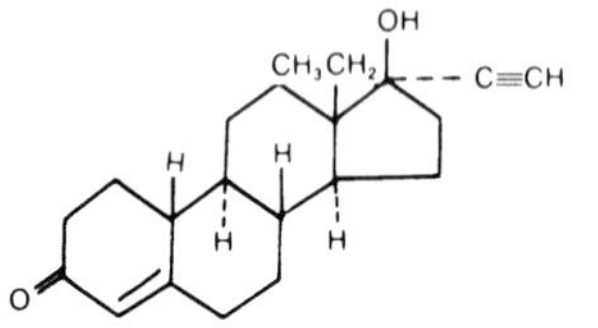

No miométrio concorrem, em ação sinérgica com os estrogênios, para o aumento do órgão. Graças à hipertrofia das miocélulas, em ação antagônica aos estrogênios, acarretam a saída de potássio e a entrada de sódio na miocélula, diminuindo desse modo o potencial da membrana e a excitabilidade da fibra muscular uterina. De fundamental importância, precipuamente na gravidez, é o notável incremento no fluxo sanguíneo do miométrio. No colo do útero, os progestínicos inibem a ação estrogênica sobre as glândulas cervicais, modificando as características físico-químicas do muco, tornando-o menos filante, mais espesso, rico em leucócitos e consequentemente hostil à penetração dos espermatozoides, além de também inibirem sua cristalização.

Nas trompas, estimulam uma secreção específica a fim de nutrir o ovo em sua trajetória para o útero, bem como interferem em sua dinâmica muscular.

Na vagina, determinam o desaparecimento das células cariopicnóticas e eosinófilas, bem como são responsáveis pela presença de células cianófilas características.

Nas mamas, provocam, sobretudo, o desenvolvimento dos ácinos, contribuindo assim para seu aumento de volume.

Ações gerais

Os progestogênios determinam múltiplas alterações de ordem geral, dentre as quais cabe destacar: anabolizantes acarretam, em ação sinérgica com os estrogênios, deposição periférica de gordura; devido à sua ação sedativa, não raro ocasionam sonolência; são responsáveis, possivelmente através dos centros respiratórios, por hiperventilação pulmonar; agindo provavelmente sobre os centros termorreguladores do hipotálamo, estabelecem aumento da temperatura, denominada hipertermia progesterônica; apresentam ação antagônica à aldosterona, inibindo seu efeito retentor de sódio nos túbulos, e, obviamente, favorecem a diurese, bem como, ao determinarem natriurese, apresentam efeito hipotensor; são ainda capazes de aumentar a atividade da fosfatase alcalina leucocitária e salivar e de diminuir a desidrogenase lática e a betaglicuronidase, assim como os ácidos sialítico e ascórbico urinários.

Indicações clínicas

CARCINOMA DO CORPO DO ÚTERO E DA MAMA

Os progestogênios têm sido empregados como terapêutica complementar da cirurgia e da irradiação, mormente nas formas metastáticas, no carcinoma do corpo do útero, admitindo-se que atuem diretamente sobre as células carcinomatosas, promovendo alterações regressivas.

Kistner refere remissão objetiva em 35% dos casos e subjetiva em 70%, cabendo salientar que as metástases pulmonares respondem melhor que as pélvicas, assim como os tumores diferenciados apresentam melhores resultados que os anaplásicos. Assim, plenamente indicado está o caproato de gestonorona, na dose de 400 mg, por via intramuscular, semanalmente, durante as 6 primeiras semanas, seguido da dose de manutenção de 200 mg por semana, indefinidamente.

Kistner recomenda o acetato de medroxiprogesterona na dose de 100 mg por dia nos 10 primeiros dias, seguido de 200 mg 3 vezes por semana nos 10 dias subsequentes e de 400 a 1.000 mg mensalmente, por via intramuscular, indefinidamente. Empregam-se também de 1.250 a 5.000 mg de caproato de 17-α-hidroxiprogesterona, na dose de 3 g por semana durante 5 a 6 semanas, seguidos de 400 mg por mês, indefinidamente.

No carcinoma metastático da mama, embora os progestogênios não sejam, isoladamente, tão eficientes quanto os estrogênios e a testosterona, o tratamento combinado com estrogênios demonstrou reais benefícios em 27% dos pacientes em que foi administrada a associação de valerianato de estradiol ou dietilestilbestrol com caproato de 17-α-hidroxiprogesterona, atribuindo-se que tal resposta seja promovida pela modificação do metabolismo *in vivo* dos estrogênios pela ação dos progestogênios ou pela ação sinérgica específica da associação.

ESTERILIDADE

Nos ciclos anovulatórios, após o tratamento com estrogênios durante cerca de 3 meses, está plenamente indicado o uso complementar de um progestogênio, que deverá ser iniciado 2 dias após a elevação da curva térmica, na dose de 250 mg de caproato de 17-α-hidroxiprogesterona, por via intramuscular, semanalmente.

DISFUNÇÃO MENSTRUAL

Os progestogênios têm ampla indicação nas disfunções menstruais, exceto naquelas determinadas por hipoestrogenismo, precipuamente em face de sua ação progestativa não só no eixo hipotálamo-hipofisário como também ao nível do endométrio, empregando-se para tal fim a medroxiprogesterona ou a noretindrona na dose de 5 a 10 mg por dia, do 15º ao 24º dia do ciclo, cumprindo aduzir que, se a intenção é provocar uma hemorragia endometrial por privação, a dose deve ser aumentada para 20 e 30 mg por dia, durante 10 dias.

Na insuficiência luteínica, não raro responsável por abortamentos muito precoces, o emprego de progestogênios se impõe, constituindo, a nosso ver, a única indicação indiscutível destas substâncias no tratamento da interrupção espontânea da gravidez, devendo ser iniciado 2 dias após a elevação da curva térmica, geralmente no 18º dia do ciclo, na dose de 250 mg de caproato de 17-α-hidroxiprogesterona, preferencialmente associado a 5 mg de valerianato de estradiol. Nesses casos, estão formalmente contraindicados os progestogênios sintéticos com ação virilizante.

TENSÃO PRÉ-MENSTRUAL

A par da administração de diuréticos, sedativos e tranquilizantes, é recomendável o emprego de medroxiprogesterona ou noretindrona na dose de 10 mg por dia, durante os 10 dias que antecedem a menstruação.

DISMENORREIA

No tratamento da dismenorreia, os progestogênios, quando ministrados na segunda fase do ciclo, costumam apresentar resultados favoráveis em cerca de 50% dos casos. A medroxiprogesterona é habitualmente empregada com essa finalidade na dose de 5 mg por dia, a começar do 15º dia do ciclo, até a ocorrência da menstruação.

AMENORREIA

A administração de 25 mg de progesterona por via intramuscular, durante 3 dias seguidos, determina o aparecimento da menstruação, contribuindo para a elucidação da provável causa da amenorreia e constituindo o ponto inicial para o tratamento com estrogênios.

CONTROLE DA OPORTUNIDADE DA MENSTRUAÇÃO

A fim de se determinar a antecipação ou o retardamento da menstruação em face de compromissos sociais, esportivos etc., são eficientemente empregados os progestogênios, isolados ou associados aos estrogênios. Assim, administram-se para retardar a menstruação: acetato de anidrohidroxinorprogesterona ou acetato de medroxiprogesterona na dose de 10 mg por dia, iniciando-se 3 dias antes da menstruação, em uso ininterrupto até à época desejada; as mulheres em uso de anticoncepcionais orais permanecerão usando-os até a data oportuna, ocorrendo a menstruação em ambos os casos geralmente 3 dias após a ingestão do último comprimido; 10 mg de benzoato de estradiol associado a 250 mg de caproato de hidroxiprogesterona, por via intramuscular até 3 dias antes da menstruação, irão retardá-la em cerca de 8 dias.

Para antecipar a menstruação, emprega-se acetato de anidro-hidroxiprogesterona ou acetato de medroxiprogesterona na dose de 10 mg por dia, durante 5 dias, devendo a menstruação ocorrer, na maioria das vezes, 3 dias após o uso do último comprimido.

ENDOMETRIOSE

Com base nos aspectos fisiopatológicos da endometriose, Kistner concebeu a chamada técnica da "pseudogestação", ou seja, a produção da reação decidual e depressão glandular nos focos endometrióticos e sua consequente necrose e reabsorção, melhorando, desse modo, a sintomatologia. É importante salientar a imperiosa necessidade do tratamento ininterrupto, empregando-se 5 mg por dia de 19-nor-17-α-etiniltestosterona (noretindrona) ou 17-α-etinil-5(10)-estrenolona (noretindrel), durante 6 a 9 meses. Caso ocorra sangramento, a dose deve ser aumentada para 10 a 15 mg por dia.

Têm sido muito preconizados o caproato de hidroxiprogesterona, na dose de 250 mg por semana por via intramuscular, e o acetato de medroxiprogesterona, na dose de 100 mg por dia por via oral.

DISPLASIAS MAMÁRIAS

As displasias, bem como a mastodinia, embora não sejam observadas após a menopausa e nos ciclos anovulatórios, também não ocorrem depois da ooforectomia bilateral, permitindo inferir a eficiência e o emprego de substâncias antagonistas dos estrogênios para seu tratamento. Assim, a administração de medroxiprogesterona na dose de 5 mg por dia, durante 10 dias, a partir do 15º dia do ciclo, tem apresentado resultados plenamente satisfatórios.

PUBERDADE PRECOCE VERDADEIRA

Afastadas as causas orgânicas, o tratamento sintomático se impõe para, bloqueando o hipotálamo, impedir o aparecimento dos caracteres sexuais secundários, assim como para prevenir a consolidação precoce dos centros de crescimento ósseo. Emprega-se para tal fim o acetato de medroxiprogesterona por via oral, na dose de 10 mg por dia, ou em injeção intramuscular a cada 7 ou 14 dias, controlando-se o tratamento pela idade óssea e interrompendo-se a medicação quando, obviamente, a estatura adequada for alcançada.

HIPOPLASIA UTERINA

É controverso o efeito da associação de progestogênios e estrogênios no tratamento das hipoplasias uterinas. A associação de caproato de 17-α-hidroxiprogesterona em doses semanais progressivas de 125, 250, 375 e 500 mg a 5 mg de benzoato de estradiol e o emprego de noresteroides associados a estrogênios, em doses progressivas, começando com 2,5 ou 5 mg, duplicadas decorridos 15 dias, até atingirem 25 a 30 mg, apresentam resultados duvidosos.

HIRSUTISMO

Recentemente, vem sendo utilizado com cerca de 80% de bons resultados, o acetato de ciproterona, um derivado da 17-α-hidroxiprogesterona que compete com os androgênios ao nível dos receptores celulares, e dotado de elevada atividade progestogênica.

O tratamento contínuo, na dose de 100 a 150 mg por dia, é o que apresenta melhores resultados. A associação de 2 mg de acetato de ciproterona a 0,05 de etinilestradiol também tem sido usada com êxito.

ACNE

Resultados muito bons no tratamento da acne (80%) foram obtidos com o emprego contínuo de 100 a 150 mg diários de acetato de ciproterona, cabendo salientar que, mesmo em doses baixas, o acetato de ciproterona associado ao etinilestradiol (2 mg de acetato de ciproterona a 0,05 de etinilestradiol) apresenta cerca de 75% de êxito, bem como a partir dos 3 meses de tratamento os resultados, em particular, são praticamente idênticos.

ANTICONCEPÇÃO

A indicação mais ampla dos fármacos estrogênicos e progestogênicos é, indubitavelmente, a anticoncepção, admitindo-se que cerca de 50 milhões de mulheres, em todo o mundo, a pratiquem. Assim, progestogênios isolados e principalmente combinados a estrogênios vêm sendo usados sob a forma de pílulas orais ou vaginais, injeções, implantes subdérmicos, anéis vaginais e dispositivos cervicais e intrauterinos.

No Cap. 83 os anticoncepcionais são abordados com detalhes.

ESPECIALIDADES FARMACÊUTICAS À BASE DE ESTROGÊNIOS

Benzoginoestril (benzomo de estradiol) – ampolas de 5 mg.
Benzoginoestrogil AP (hexa-hidrobenzoato de estradiol) – ampolas de 5 mg.
Dimenformon (benzoato de estradiol) – ampolas de 1 e 5 mg.
Dimenformon P (benzoato e fenilproprionato de estradiol) – ampolas de 12,5 mg.
Estrovis (quinestrol) – (éter ciclopentil de etinilestradiol) – comprimidos de 0,025 mg.
Girinon (sulfato de estrona 0,65 mg + sulfato de estradiol 0,38 mg) – comprimidos.
Harmogen (sulfato de piperazinoestrona) – comprimidos de 1,5 mg.
Honvan (difosfato tetrassódico de estilbestrol) – ampolas de 0,250 g e drágeas de 0,100 g.
Hormocérvix (diacetato de 16-α-hidroxiesterona) – comprimidos de 100 μg.
Hormocérvix creme (diacetato de 16-α-hidroxiesterona) – bisnaga de 30 g.
Lynoral (etinilestradiol) – comprimidos de 0,05 mg.
Lynoral concentrado (etinilestradiol) – comprimidos de 1 mg.
Ovestrion (estriol) – comprimidos de 1 mg.
Ovestrion creme (estriol) – tubo com 50 g.
Premarin (sulfato de estrona) – drágeas de 0,3; 0,625; 1,25 e 2,5 mg.
Premarin injetável (sulfato de estrona) – ampolas de 20 mg. Premarin creme (sulfato de estrona) – bisnaga de 25 g.
Primogyna (valerianato de estradiol) – comprimidos de 1 e 2 mg.
Primogyna Depot (valerianato de estradiol) – ampolas de 10 mg.
Progynon oleoso F (benzoato de estradiol) – ampolas de 5 mg.
Tace (clorotrianiseno) – comprimidos de 24 mg.

ESPECIALIDADES FARMACÊUTICAS DE ASSOCIAÇÃO DE ESTROGÊNIOS E PROGESTOGÊNIOS

Cicloprimogyna (drágeas brancas contendo 2 mg de valerianato de estradiol e drágeas alaranjadas contendo 2 mg de valerianato de estradiol e 0,25 mg de levonorgestrel).
Gestadinona (caproato de hidroxiprogesterona 250 mg e valerianato de estradiol 5 mg) – ampolas.
Ginecoside (metilestrenolona 5 mg e metilestradiol 0,3 mg) – drágeas.
Ginecoside (progesterona 50 mg e butinil acetato de estradiol 3 mg) – ampolas.
Menstrogen (progesterona 12,5 mg e benzoato de estradiol 2,5 mg) – ampolas.
Menstrogen (pregnenolona 10 mg e etinilestradiol 0,01 mg) – comprimidos.

Postoval (drágeas brancas – valerianato de estradiol 2 mg, drágeas alaranjadas – valerianato de estradiol 2 mg e levonorgestrel 0,25 mg).

Primosiston (acetato de anidro-hidroxinorprogesterona 2 mg e estilestradiol 0,010 mg) – comprimidos.

Primosiston (caproato de 17-α-hidroxiprogesterona 250 mg e benzoato de estradiol 10 mg) – ampolas.

ESPECIALIDADES FARMACÊUTICAS À BASE DE PROGESTOGÊNIOS

Androcur (acetato de ciproterona) – comprimidos de 50 mg.

Colpro (medrogestona) – comprimidos de 5 mg.

Depo-Provera (acetato de medroxiprogesterona) – frascos-ampolas de 50 mg.

Farlutal (acetato de medroxiprogesterona) – comprimidos de 5 mg.

Lutogil (progesterona) – ampolas de 25 e 10 mg.

Lutogil A.P. (enantato de 17-α-hidroxiprogesterona) – ampolas de 100 e 250 mg.

Micronor (noretindrona) – comprimidos de 0,35 mg.

Noridei (noretindrona) – comprimidos de 0,35 mg.

Onco-Provera (acetato de medroxiprogesterona) – comprimidos de 100 mg.

Orageston (alilestrenol – desoxinortestosterona) – comprimidos de 5 mg.

Orgametrol (linestrenol – etinilestrenol) – comprimidos de 5 mg.

Primolut Depot (caproato de hidroxiprogesterona) – ampolas de 125 e 250 mg.

Primolut-Nor (acetato de anidro-hidroxinorprogesterona) – comprimidos de 5 e 10 mg.

Primostat (caproato de gestonorona) – ampolas de 200 mg.

Progestina (progesterona) – ampolas de 25 e 50 mg.

Provera (acetato de medroxiprogesterona) – comprimidos de 2,5 e 10 mg.

REFERÊNCIAS BIBLIOGRÁFICAS

1. AKSEL S. e JONS, G.S. Etiology and treatment of disfunctional uterine bleeding. *Obstet. Ginecol., 441,* 1974.
2. ANDREWS, W.C. Contracepção oral. *In: Clínicas Obstétricas e Ginecológicas.* Interamericana, 1979. p. 3/27.
3. ANSBACHER, R. Treatment of endometriosis with danazol. *Amer. Jour. Obst. Gynecol., 121:*283-286, 1975.
4. BANLIEU, E.E. Mode of action of steroid hormones. *In: Endocrinology.* Excerpta Medica, New York, 1973. p. 30-61.
5. BEARA, R.J. Alguns aspectos práticos da contracepção. *In: Clínicas Obstétricas e Ginecológicas.* Interamericana, 1979. p. 157/169.
6. CAMPBELL, S. *The Management of Menopausal and Post-menopausal Years.* MTP Press, Lancaster, 1975.
7. COUTINHO, E. Clinical experience with implant contraception. *Contracep., 18*(4):411-427, 1978.
8. COUTINHO, E. Os hormônios. *In: Enciclopédia Ginecológica.* Ed. Manole, São Paulo, 1981.
9. COUTINHO, E. *et al.* Long-lasting ovulation inhibition with a new injectable progestagen ORG-2154. *Contracep., 25*(6):551/560, 1982.
10. COUTINHO, E. *et al.* Long-term contraception with a single implant of the progestin ST-1435. *Fert. and Steril., 36*(6):737/740, 1981.
11. COUTINHO, E. *et al.* Ovulation supression in women following vaginal administration of oral contraceptive tablets. *Fert. and Steril., 38*(3):380/381, 1982.
12. DALTON, K. *The premenstrual syndrome and progesterone therapy.* Year Book, Chicago, 1977.
13. DICZFALUSY, E. Agentes contraceptivos sistémicos de acción prolongada. Reproducción humana y regulación de la fertilidad. *In: Simposio Cuba,* OMS, 1978. p. 201/219.
14. FONSECA, A.M. Emprego terapêutico das progestinas. *In: Ginecologia Endócrina.* IV Curso de Atualização em Ginecologia Endócrina. São Paulo, 1972. p. 97/106.
15. FREEDMAN, M.A. e FREEDMAN, S.N. *Introduction to steroid biochemistry and its clinical application.* Harper & Row, New York, 1970.
16. HABA, A.F. *et al.* Estudios epidemiológicos sobre contraceptivos orales. Reproducción humana y regulación de la fertilidad. *In: Simposio Cuba,* OMS, 1978. p. 166/199.
17. IZZO, V. *et al.* Emprego terapêutico dos estrógenos. *In: Ginecologia Endócrina.* IV Curso de Atualização em Ginecologia Endócrina. São Paulo, 1972. p. 90/96.
18. KISTNER, R.W. Aplicación terapeutica de los compuestos progestacionales en ginecología. *Progressos en Obstetricia y Ginecología, 1:*445/486, Barcelona, 1970.
19. KISTNER, R.W. Endometriosis and infertility. *In:* BEHRMAN, S.Y. e KISTNER. R.W. *Progress in Infertility.* Little Brown and Co., Boston, 1975.
20. KISTNER, R.W. Terapeutic application of progesterone compounds in gynecology. *In: Advances in Obstetrics and Ginecology.* Williams and Wilkins Co. Baltimore, 1967. p. 391.
21. LIMA, G.R. Esteróides sexuais. Efeitos estáticos e dinâmicos sobre os tecidos receptores periféricos e menstruação – as prostaglandinas. *In: Funções e Disfunções Endócrinas em Ginecologia e Obstetrícia.* Ed. Manole, São Paulo, 1975. p. 61/99.
22. LIMA, G.R. Hormonoterapia. *In: Funções e Disfunções Endócrinas em Ginecologia e Obstetrícia.* Ed. Manole, São Paulo, 1975. p. 595/659.
23. LITTLE, A.B. e BILLIOR, R.B. Endocrine disorders. *In:* ROMNEY, S.L. *Gynecology and Obstectrics. The health care of women.* McGraw-Hill, New York. p. 375-420.
24. LLUSIÁ, J.B. e NÚÑEZ, J.A.C. Fisiología del aparato genital. *In: Tratado de Ginecología – Fisiología Feminina.* 12ª ed. Editorial Científico-Médica, Barcelona, 1978. p. 85/107, T-1.
25. LLUSIÁ, J.B. e NÚÑEZ, J.A.C. Terapéutica general de las ginecopatias. *In: Tratado de Ginecología – Enfermedades del Aparato Genital Feminino.* 11ª ed. Editorial Científico-Médica, Barcelona, p. 1976. 81/102, T. 3.
26. O'MALLEY, B.W. e SCHRADER, W.J. The receptor steroid hormone. *Sci. Am., 234:*32, 1979.
27. MISHELL, D. e DAVAJAN, V. Reproductive endocrinology. *In: Infertility and Contraception.* F.A. Davis Company, Philadelphia, 1979.
28. RIBEIRO, E.R. Fisiologia endócrina do aparelho genital feminino. *In: Ginecologia Básica.* Sarvier, São Paulo, p. 31/50. 1981.
29. RYAN, K.J. Biosynthesis and metabolism of ovarian steroids. *In:* BEHRMAN, S.J. e KISTNER, R.W. *Progress in Infertility.* 2nd. ed. Brown and Company, Boston, 1975. p. 281/297.
30. RYAN, K.J. e SMITHE, O.W. Biogenesis of steroids hormones in the human ovary. *In: Recent Progress of Hormone Research, 21:*367, 1965.
31. SIMÕES, P.M. e SOUZA, M.C.B. Rotinas do Instituto de Ginecologia. *In: Ambulatório de Endocrinologia Ginecológica.*, Livraria Atheneu, Rio de Janeir,o 86p. 1981.
32. SIVIN, I. *et al.* A multicenter study of levonorgestrel-estradiol contraceptive vaginal rings. Use efectiveness. *Contracep., 24*(4):341-348, 1981.
33. SPEROFF, L. *et al.* Biossíntese hormonal, metabolismo e mecanismo de ação. *In: Endocrinologia Ginecológica. Clínica e Infertilidade.* 2ª ed. São Paulo, Editora Manole, 1980. p. 1-26.
34. SPEROFF, L. *et al.* Anticoncepção por esteróides. *In: Endocrinologia Ginecológica. Clínica e Infertilidade.* 2ª ed. São Paulo, Editora Manole, 1980. p. 309-339.
35. WALLACH, S. e HENNEMAN, P.H. Prolonged estrogen therapy in post-menopausal women. *JAMA, 171:*1637, 1959.

83

Anticoncepcionais

Manoel Bomfim de Sousa Filho

GENERALIDADES

A maturidade sexual da mulher caracteriza-se pela atividade cíclica dos órgãos específicos da reprodução.

A ovulação depende da oportunidade e coordenação de uma série de fenômenos biológicos que se sucedem no ciclo reprodutivo. O controle da reprodução humana reside no hipotálamo e a sua regulação, na hipófise. A maturidade não tem limites precisos e se estende da adolescência ao climatério.

O desenvolvimento da capacidade reprodutiva instala-se após a menarca, manifestando-se por ciclos menstruais que, insensivelmente, se convertem em ovulatórios. A partir dessa época, as influências psíquicas promovem, gradualmente, a liberação dos fatores hipotalâmicos de liberação (RH – FSH e RH – LH) que sensibilizam a adeno-hipófise para a liberação dos hormônios glicoproteicos: folículo-estimulante (FSH) e folículo-luteinizante (LH).

Após a maturação folicular e a extrusão do óvulo, forma-se o corpo lúteo, que tem vida funcional limitada. O ciclo menstrual assume padrão regular, e o endométrio responde às influências hormonais não só dos níveis de estrógenos como da progesterona circulantes. A adolescente menstrua regularmente e se torna sexualmente madura.

No climatério, a menopausa demarca a extinção da função ovariana, a passagem da maturidade para a senilidade.

Se a ovulação é apanágio do ciclo sexual da mulher madura e fértil, a anovulação é fisiológica nos extremos da vida reprodutiva (antes da puberdade, climatério) e, até mesmo, na maturidade sexual, no ciclo gestatório (gravidez, lactação). Nessas fases da vida, é inegável, por motivos óbvios, a proteção da mulher para a concepção.

A Fig. 83.1 resume o delicado mecanismo íntimo da ovulação.

HISTÓRICO

A história da anticoncepção medicamentosa começou há mais de 2.000 anos. A excelente revisão de Himes relata que os primeiros remédios continham arsênico, estricnina e mercúrio, causando complicações tóxicas e, eventualmente, fatais.

O interesse pela fisiologia da reprodução humana teve início em fins do século XVII por de Graaf, com a demonstração da existência dos folículos ovarianos, tendo Knauer sugerido a produção hormonal a partir dos referidos folículos.

O componente ativo do corpo lúteo foi identificado em 1928 por Corner e Allen, que comprovaram o prolongamento da gestação em coelhas ovariectomizadas pela injeção de corpos lúteos. Esse hormônio, que se mostrou eficaz para proteger a gestação, foi denominado progesterona (latim *pro* = em favor de, e *gestare* = conceber).

Seguiram-se as observações de Doisy, demonstrando que os folículos ovarianos da rata provocavam o estro, o desejo sexual e a fertilidade no animal, identificando um outro hormônio, que foi chamado, de maneira genérica, estrógeno (do grego *oistros* = desejo incontido, e *gennein* = procriar).

Pesquisas simultâneas mostraram, posteriormente, que ambos os esteroides ovarianos constituíam dois grupos de hormônios cujas estruturas eram inter-relacionadas. Em 1930, Butenandt identificou a estrona. Marrian, nesse mesmo ano, isolou o estriol, e, dois anos mais tarde, Doisy conseguiu isolar o estrógeno natural, o estradiol. Foram obtidos também cristais de progesterona, tendo sido identificada a sua estrutura química.

A partir de 1957 e, sobretudo em 1963, as observações clínicas de Rock, Garcia e Pincus e Rock, injetando em mulheres inférteis os hormônios recém-isolados, para datar a cronologia do ciclo menstrual, constataram frequentes inibições da ovulação. Estava assim desvendado um amplo horizonte, que culminou com o emprego dos esteroides para o controle da fertilidade humana.

O alto custo desses hormônios extraídos de fonte animal suscitou a obtenção de produtos absorvíveis pelo tubo digestivo, estimulando a pesquisa para a síntese de outros esteroides, a partir de vegetais.

Inhoffen e cols. sintetizaram a etisterona. Inicialmente, a classe de progestágenos 19-nor foi obtida de origem vegetal, mostrando-se com eficácia oral. Djerassi sintetizou a noretisterona, amplamente conhecida por noretindrona, o seu isômero, noretindrel, e, em 1963, a síntese total de um novo progestínico, o norgestrel.

Velluz e cols. obtiveram a síntese da norgestrienona. O diacetato de etinodiol foi obtido à custa da redução do grupo 17-ceto da noretindrona, preservando o efeito gestacional.

Para contrabalançar os efeitos progestínicos dos compostos já mencionados, como também para aumentar a eficácia contraceptiva, houve conveniência em adicionar um estrógeno, o etinilestradiol ou o seu metiléter (mestranol), ambos de síntese.

Esses fármacos, quer de origem estrogênica, quer progestacional, são encontrados associados ou isolados na maioria dos anovulatórios atualmente empregados em nosso meio.

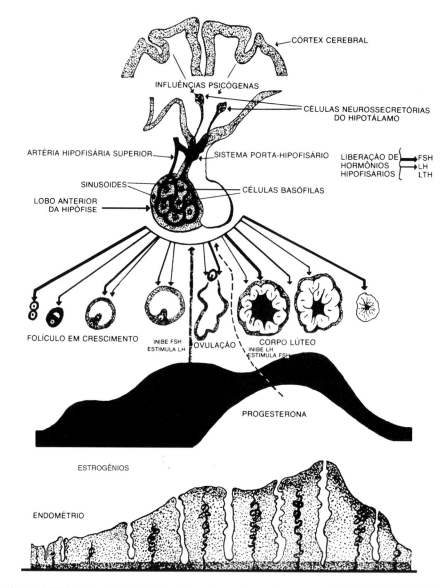

Fig. 83.1 Mecanismo da ovulação. (DAVIS, M.E. e PLOTZ, E.J. Endocrine changes in normal pregnancy. *In:* GREENHILL, J.P. *Obstetrics*. 13th ed. W.B. Saunders, Philadelphia, 1965.)

QUÍMICA

Os esteroides são compostos que se relacionam entre si, possuindo originalmente um núcleo ciclopentanoperidrofenantreno, o estrano.

Estrógeno é um termo aplicado a todas as substâncias capazes de produzir modificações típicas do estro, ou seja, aumento do volume uterino, alterações no epitélio vaginal (cornificação) e estro no animal imaturo ou animais adultos ooforectomizados. Os estrógenos derivam do estrano e são constituídos de 18 átomos de carbono, um anel aromático A e um grupo hidroxila no C-3. A Fig. 83.2 mostra a estrutura química do estradiol, da estrona e do estriol.

Os ovários produzem o estradiol, o mais potente deles, que se oxida facilmente, transformando-se em estrona e que, ao ser hidratado, tem como produto final o estriol. Na mulher não grávida, o estradiol é o composto mais importante.

Contudo, durante a gestação, sobretudo a partir da 28ª semana, detectam-se níveis ascensionais e elevados de estriol, produzidos à custa das suprarrenais fetais, da desidroepi-isoandrosterona, oferecendo excelente índice de avaliação do bem-estar fetal.

Para uso parenteral, utiliza-se o benzoato ou valerianato de estradiol.

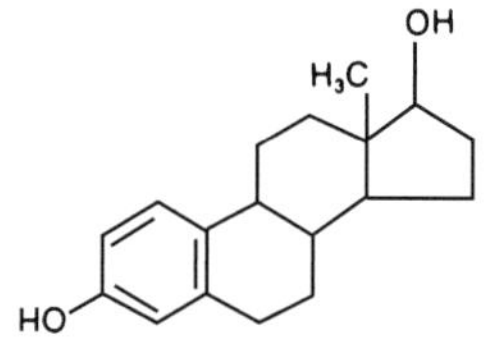

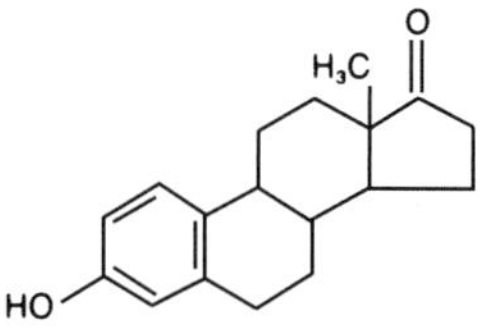

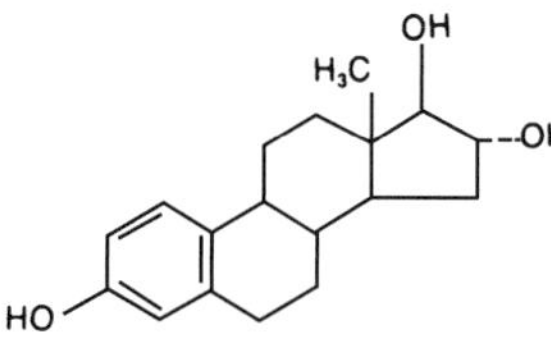

Fig. 83.2 Estruturas do estradiol, da estrona e do estriol.

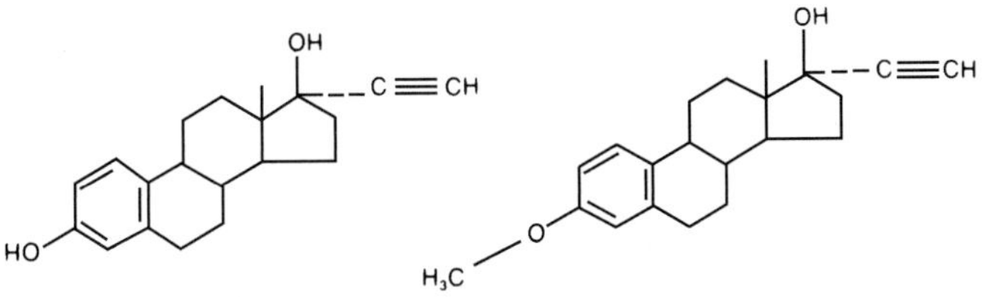

ETINILESTRADIOL MESTRANOL

Fig. 83.3 Estruturas do etinilestradiol e do mestranol.

Algumas modificações na estrutura química do carbono 17 permitiram a obtenção de dois novos compostos também potentes, ativos por via oral: o etinilestradiol e o metiléter do etinilestradiol (o mestranol), cujas fórmulas estruturais se encontram na Fig. 83.3.

Doses de 80 μg de mestranol ou 50 μg de etinilestradiol eram usadas para inibir, com segurança, a ovulação na espécie humana e, associados aos progestínicos, constituíram esteroides que, ainda hoje, são empregados na maioria dos anovulatórios. Atualmente, o componente etinilestradiol tem sido utilizado em doses decrescentes: 30, 20 e 15 μg.

A progesterona é um esteroide que provoca alterações no útero do animal imaturo ou ooforectomizado, quando previamente tratado por estrógenos. Representa o hormônio luteínico natural, e pertence ao grupo do C-21 esteroides, estando estruturalmente relacionado com os hormônios do córtex da suprarrenal. Possui meia-vida muito curta.

A Fig. 83.4 mostra a progesterona e seus metabólitos. A pregnenolona é o produto do metabolismo intermediário, ativo por via oral, e o pregnanodiol, o composto de eliminação final.

Os produtos de síntese (progestínicos), mais usados como anovulatórios, pertencem a dois grupos: os derivados da 17-acetoxiprogesterona (medroxiprogesterona) e os derivados da 19-nortestosterona (noretindrona, o seu isômero noretinodrel e o acetato de etinodiol).

A sigla 19-nor é de origem germânica, e cada letra representa as iniciais das palavras *Nitrogen Ohne Radical*, que significa, do ponto de vista bioquímico, a perda de um radical no grupo metil C-19 que está ligado ao carbono 10, como se vê na Fig. 83.5.

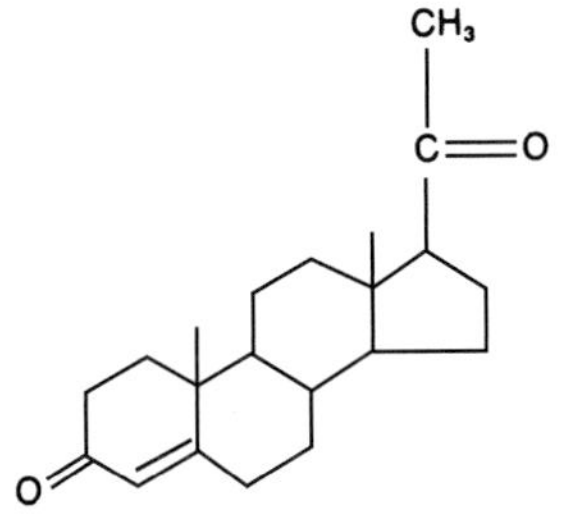

PROGESTERONA

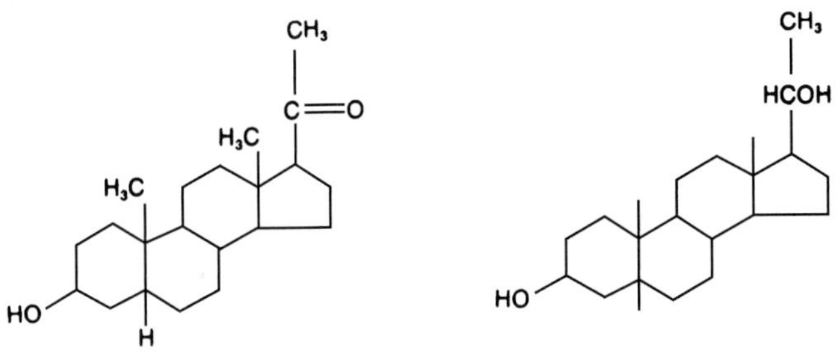

PREGNENOLONA PREGNANEDIOL

Fig. 83.4 Progesterona e seus metabólitos.

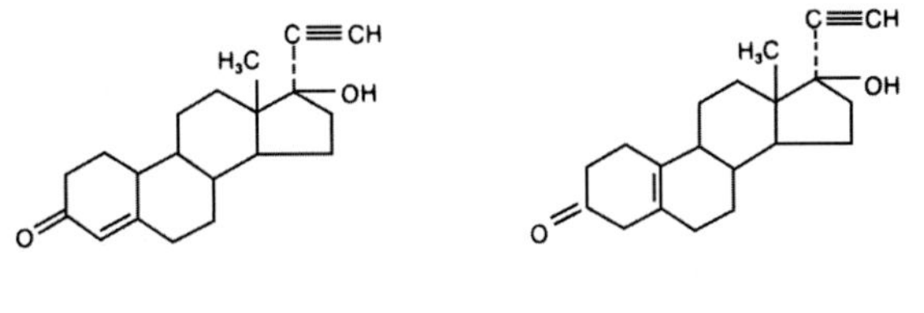

NORETINDRONA NORETINODREL

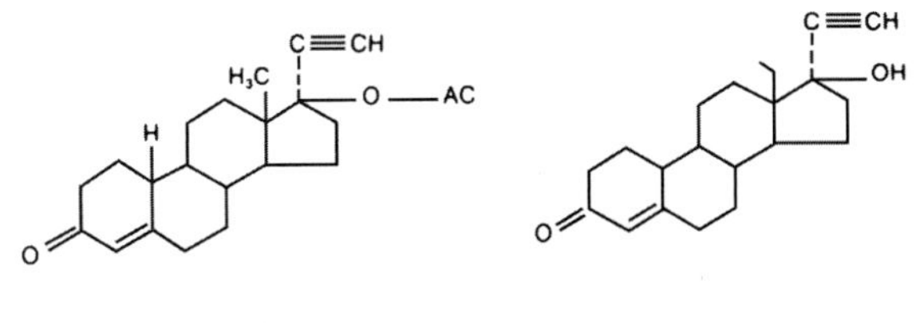

ACETATO DE NORATINDRONA NORGESTREL

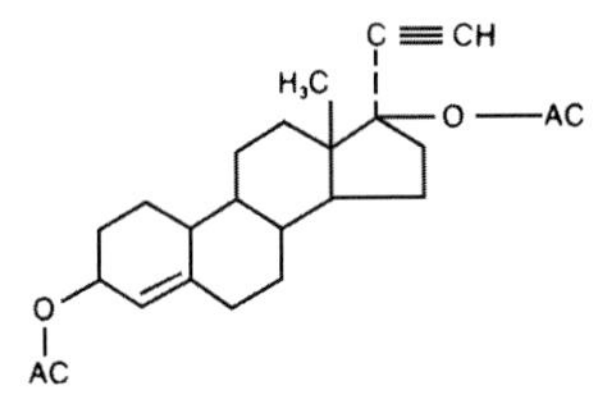

ACETATO DE ETINODIOL

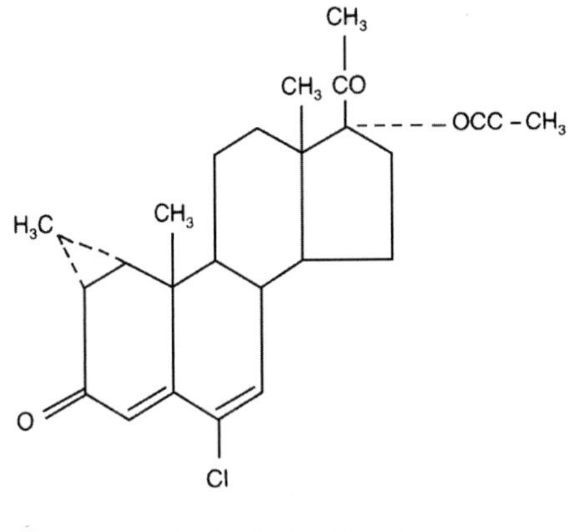

ACETATO DE CIPROTERONA

Fig. 83.5 Derivados da 19-nortestosterona.

Estudos bioquímicos a partir de 1960 identificaram novos progestínicos.

Os progestínicos são, didaticamente, divididos em três subgrupos: pregnanas, estranas e gonanas.

A Fig. 83.6 facilita a compreensão do que descrevemos a seguir.

As pregnanas são derivados do acetato de 17-alfa-hidroxiprogesterona, obtido à custa de modificações da progesterona. As posições nos carbonos C-17 são responsáveis pela atividade progesterônica. A introdução de um grupo alfa-hidroxil no carbono C-17 restaura a atividade progesterônica e resulta num composto acetato 17 alfa-hidroxi-

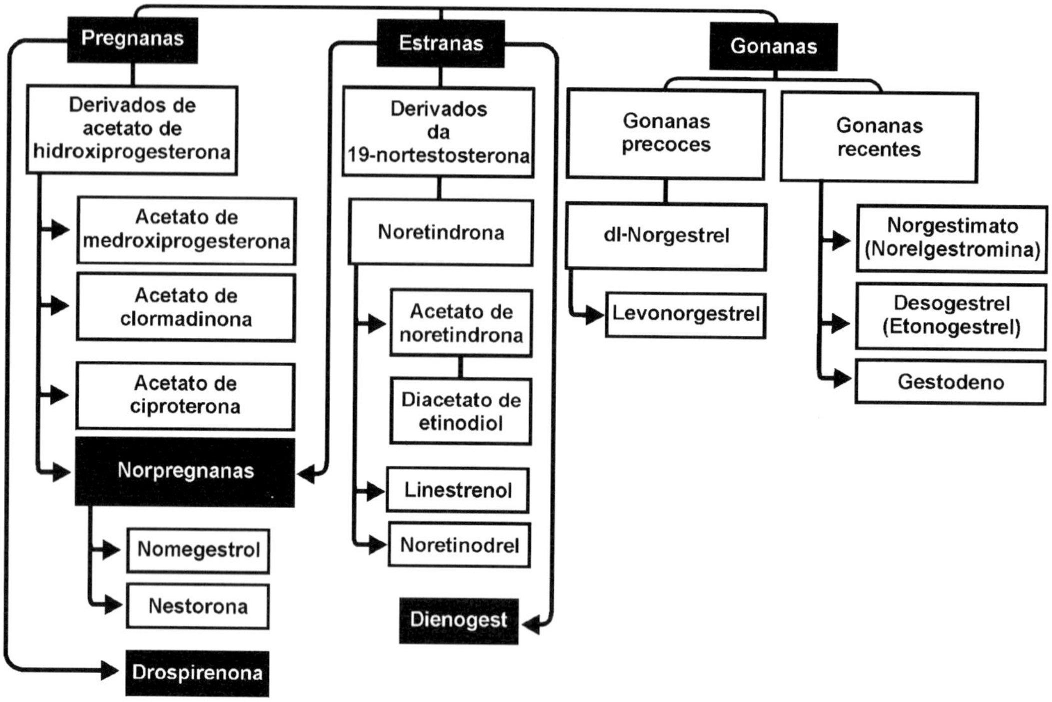

848 FARMACOLOGIA

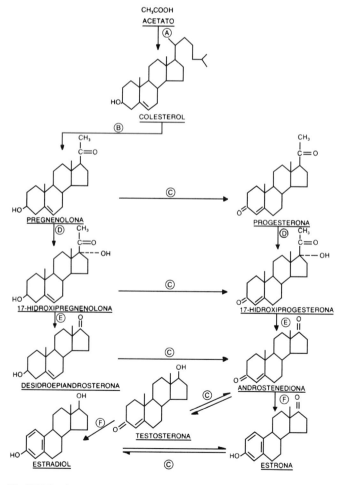

Fig. 83.6 Classificação dos esteroides contraceptivos.

progesterona, ativo por via oral e ponto de partida de outros compostos a partir do C-6.

Incluem-se nesse grupo o acetato de medroxiprogesterona (AMP), o acetato de megestrol, a clormadinona e o acetato de ciproterona. Pertencem a esse grupo as chamadas progesteronas híbridas: norpregnona e drospirenona.

1. Pregnanas
   Derivados da 17-alfa-hidroxiprogesterona:
   Compostos acetilados
   Acetato de ciproterona
   Acetato de medroxiprogesterona (AMP)
   Megestrol
   Clormadinona
   Superlutina
   Quingestanol
   Derivados não acetilados de hidroxiprogesterona
   Desidrogesterona

   A Fig. 83.7 mostra a fórmula espacial das pregnanas.

2. Estranas – Na composição das estranas, falta o radical metil angular no C-19 entre os anéis A e B. A colocação do radical etinil (...C≡CH) ao C-17 torna o componente mais potente e ativo por via oral. Essas reações químicas deram origem à noretindrona, primeiro progestágeno ativo por via oral, levando à obtenção do noretinodrel. Consideram-se estranas todos os compostos derivados dos 19-noresteroides.

   Pertencem a esse grupo os seguintes:

   - Noretindrona (noretisterona)
   - Acetato de noretindrona
   - Noretinodrel
   - Linestrenol
   - Diacetato de etinodiol

   A Fig. 83.8 mostra a fórmula estrutural da noretindrona e seus quatro derivados.

Fig. 83.7 Estrógenos no ovário humano. (SMITH, O.W. e RYAN, K.J. Estrogen in the human ovary. *Am. J. Ob. Gyn.*, *12*:84-141, 162.)

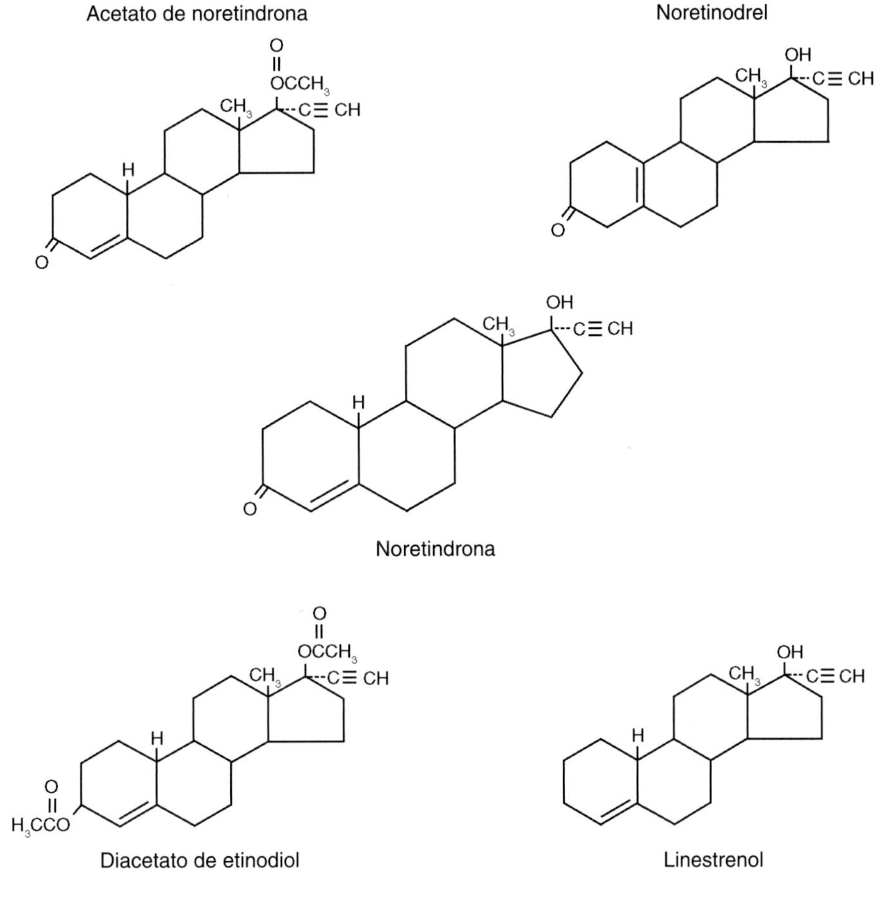

Fig. 83.8 Noretindrona e seus derivados.

3. Gonanas – Não possuem radical angular no C-18 e C-19, mas têm um grupo etil entre os anéis C e D em C-13; nessa posição está o grupo etinil em vez de metil, modificações que tornam as gonanas mais ativas do que as estranas.
São gonanas:

- Norgestrel
- Levonorgestrel
- Norgestimato (norelgestrinona)
- Desogestrel
- Gestodeno

Autores alienígenas denominam o dl-norgestrel e o levonorgestrel, derivados do 13-etil gonana, gonanas "precoces" porque foram desenvolvidos na década de 60. Reservam, no entanto, o termo gonanas "recentes" aos progestínicos, da mesma família, desenvolvidos posteriormente: norgestimato, desogestrel e gestodeno.

Algumas referências devem ser feitas a propósito das gonanas "recentes", conteúdo dos contraceptivos mais recentes.

- Norgestimato. Caracteriza-se pelo grupo (–C=N–OH) na posição 3 da molécula em vez do grupo ceto (C=O). É ativo na forma "levo", e sua substituição por ação da hidroxilamina sobre uma cetona ou aldeído reduz o efeito androgênico.
- Desogestrel. Tem atividade progestínica aumentada pela manipulação em C-11, mantendo os efeitos progesterônico, glicocorticoide e mineralocorticoide ao nível dos receptores.
- Gestodeno. Difere do norgestrel pela cadeia dupla entre C-15 e C-6, com repercussões no arranjo espacial do anel D e C-17.

Estão sendo introduzidos no mercado os chamados progestogênios híbridos:

- 19-Norpregnanas. Situam-se entre as pregnanas e as estranas. Na verdade, são derivados da 17-alfa-acetato de hidroxiprogesterona, com ausência do radical C-19 metil relacionado às estranas.

O nomegestrol está sendo testado como implante.

A nestorona é outro derivado da 17-alfa-acetato de hidroxiprogesterona, é 19 norpregnana, que tem um grupo metileno em C-16.

Tem efeito progestacional possivelmente melhor do que o levonorgestrel, porém sem atividades estrogênica, androgênica e anabólica. O composto liga-se aos receptores glicocorticoides. Tem atividade progestacional oral baixa, com significativa ação parenteral. Existem tentativas de usá-lo como implantes subdérmicos, anel vaginal e formulações transdérmicas.

Estuda-se a possibilidade de empregá-lo durante o período de lactação (?).

Outros progestogênios híbridos:

- Dienogest. É um estrano em que o grupo cianometil (... CH2C≡N) foi substituído pelo grupo C-17 etinil (...C CH). Destina-se a uso oral. Não tem atividade androgênica e produz menos antagonismo que a mefipristona. Apresenta ação inibidora sobre o endométrio, e está sendo testado na endometriose. Recomenda-se, embora com leve ação antigonadotropa; ensaiam-se pílulas, em regime de 21 dias, com 2 mg combinados a 30 μg de etinilestradiol.
- Drosperinona. Derivado do diurético espironolactona, esteroide potente com atividade antimineralocorticoide que guarda em si propriedades progestogênica e antiandrogênica e causa retenção de potássio. Não se recomenda em pacientes com dificuldades renais, hepáticas ou enfermidade adrenal, estando reservado o uso de outras drogas que aumentam a concentração do íon de potássio. Os medicamentos potássio-retentores são por demais

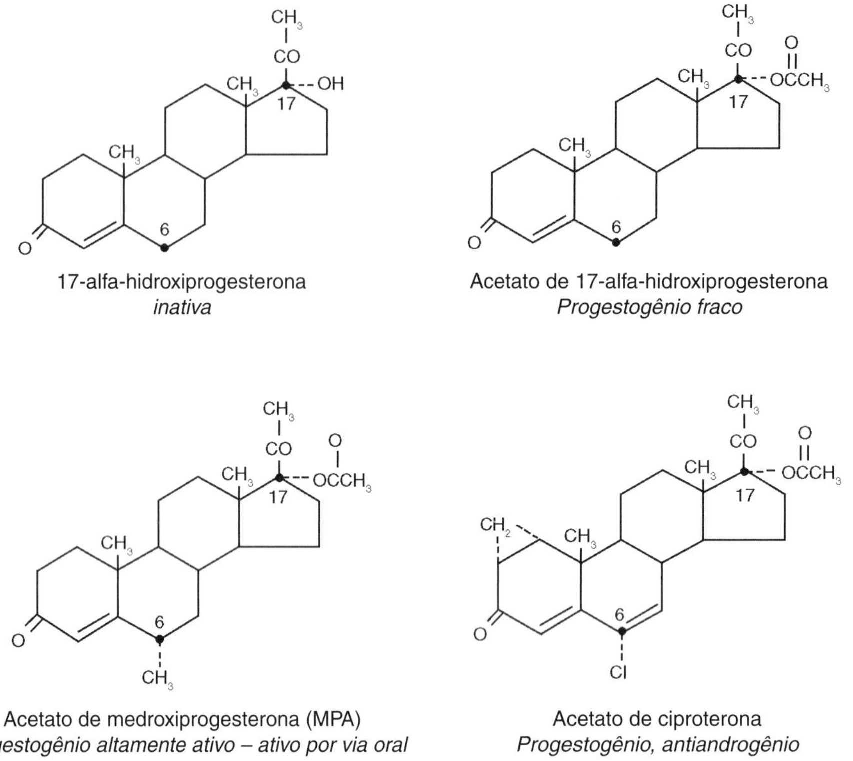

Fig. 83.9 Progestogênios derivados da progesterona.

- 17-alfa-hidroxiprogesterona — *inativa*
- Acetato de 17-alfa-hidroxiprogesterona — *Progestogênio fraco*
- Acetato de medroxiprogesterona (MPA) — *Progestogênio altamente ativo – ativo por via oral*
- Acetato de ciproterona — *Progestogênio, antiandrogênio*

conhecidos na prática clínica: anti-inflamatórios não hormonais (AINEs), espironolactona (retentor de potássio), suplementadores de potássio, inibidores da enzima de conversão da angiotensina, antagonista do receptor da angiotensina II e heparina.

Desde 2003, os progestogênios mais usados são:

- Levonorgestrel – derivado da 19-noretisterona, sem atuação estrogênica e androgênica
- Noretindrona – derivado da 19-nortestosterona, com efeitos estrogênico e androgênico
- Desogestrel – derivado da 19-nortesterona – transforma-se em 3-desogestrel, efeito negativo da progesterona, tem leve ação androgênica e sem eficácia estrogênica
- Gestodeno – levemente androgênico, sem consequência estrogênica, ação antimineralocorticoide parcial, com efeito diurético, e não oferece risco de hipertensão arterial
- Acetato de ciproterona – derivado da 17-alfa-hidroxiprogesterona, com efeito antiandrogênico e sem ação estrogênica

FARMACOCINÉTICA

No organismo feminino, os esteroides são regularmente produzidos nos ovários, no córtex das suprarrenais e, durante a gestação, na placenta. As células ovarianas (teca interna e granulosa) sintetizam o colesterol a partir do acetato. Ainda não se conhece a localização intracelular das enzimas responsáveis pela biossíntese dos esteroides.

A estimulação dos folículos ovarianos e a produção crescente dos estrógenos são reguladas pelo FSH e consubstanciadas pela síntese e ação do AMP cíclico (AMPc = 3',5'-monofosfato de adenosina cíclico). A histoquímica tem evidenciado que as células da teca interna secretam o 17-betaestradiol, detectando-se, no plasma e/ou na urina, os produtos do seu metabolismo. A Fig. 85.6 mostra de maneira sucinta o metabolismo do estradiol no organismo humano.

O estradiol é normalmente absorvido pelo trato intestinal. A concentração máxima alcançada no plasma se dá entre 1 e 2 horas, e a eliminação é variável entre 9 e 27 horas. Ao nível do tubo intestinal e no fígado, é conjugado com os ácidos sulfúrico e glicurônico e sofre a chamada 1.ª passagem hepática. As bactérias intestinais, através das enzimas, podem hidrolisar o sulfato de etinilestradiol, permitindo que a parte desconjugada seja absorvida. A administração de antibióticos pode interferir nos níveis do etinilestradiol. O mestranol tem metabolismo similar ao do etinilestradiol porque a sua ação mais demorada se dá após a conversão em etinilestradiol.

A progesterona é produzida no corpo lúteo à custa das células da granulosa, pouco antes do início da segunda fase do ciclo menstrual. O hormônio folículo-luteinizante (LH) estimula a secreção da progesterona, e essa é também mediada pelo aumento do AMPc. A progesterona pode, no entanto, ser convertida em estradiol, tendo a androstenediona como intermediária. Essa interação endócrina está exemplificada na Fig. 83.7.

De acordo com observações clássicas, os progestínicos transformam o endométrio previamente estrogenizado em secretor e oferecem suporte para o desenvolvimento e a manutenção da gravidez. Os estudos biomoleculares reconheceram os progestogênios como compostos que se ligam aos receptores da progesterona, embora não se possa deixar de entender que outros receptores podem ser ocupados por outros progestínicos. A noretindrona, sob certas circunstâncias, pode estimular a proliferação do endométrio atrófico, e o acetato de ciproterona, potente progestogênio, é reconhecido como antiandrogênico tanto no homem como na mulher.

Os esteroides são absorvíveis através da pele e das membranas mucosas. As soluções oleosas se prestam à administração subcutânea e intramuscular. Os estrógenos semissintéticos (etinilestradiol e mestranol) e os novos progestínicos são também absorvíveis por via oral e, isolados ou associados aos primeiros, são eficazes como reguladores do ciclo menstrual e da fertilidade.

Várias etapas químicas intermediárias regulam a degradação hormonal. Os ovários produzem os esteroides e os lançam na circulação, e, no plasma, a maior percentagem se encontra ligada às proteínas (albumina).

FARMACODINÂMICA

Os contraceptivos são esteroides semissintéticos ou sintéticos, isolados ou associados, com efeitos potentes sobre a regulação endócrina dos órgãos que controlam a reprodução humana.

É fato amplamente conhecido que pequenas doses de estrógenos ou de progesterona estimulam a secreção de LH. No entanto, a administração com doses regulares de estrogênio e/ou progestínico inibe a ovulação. Esse efeito é, aparentemente, mediado ao nível do hipotálamo ou dos centros nervosos superiores, embora outros mecanismos secundários estejam envolvidos para prevenir a gravidez, se houver o fenômeno da ovulação.

A anovulação também pode acontecer por supressão dos fatores hipotalâmicos de liberação das gonadorrelinas (RH – FSH, RH – LH), resultando em secreções deficientes das glicoproteínas adeno-hipofisárias (FSH, LH) e, consequentemente, impedindo o crescimento dos folículos ovarianos. A administração associada de um estrógeno e um progestínico suprime a liberação de ambas as gonadotrofinas.

A liberação do LH é inibida pela terapêutica isolada, mas o uso continuado de microdoses dessa terapêutica (p. ex., 0,35 mg de noretindrona) não inibe a ovulação. Nessa circunstância, mecanismos periféricos asseguram a eficácia anticoncepcional. As qualidades reológicas do muco cervical se modificam (produção escassa, espessa, cristalização negativa = hostilidade à migração espermática), e ocorre maturação irregular do endométrio (condição imprópria para implantação do blastocisto).

Aventa-se, ainda, a possibilidade de modificações na secreção e na motilidade das trompas de Falópio que interferem na migração dos espermatozoides ou no transporte ovular.

A Fig. 83.10 exemplifica, de maneira comparativa, as modificações na secreção que ocorrem no endométrio, nos ovários e nos níveis plasmáticos hormonais, durante o ciclo menstrual, no início da gestação e no ciclo menstrual controlado pela terapêutica combinada.

O componente estrogênico é essencialmente o inibidor da ovulação, e o progestínico destina-se mais a controlar a hemorragia por privação hormonal, imitando a fisiologia da menstruação. Na verdade, a mulher que sangra 3 a 5 dias após a suspensão do anticoncepcional não menstrua, apenas descama o endométrio.

MECANISMO DE AÇÃO DOS ESTEROIDES AO NÍVEL CELULAR

Nos últimos 40 anos, inúmeras observações foram e continuam sendo realizadas com o objetivo de explicar a ação dos hormônios esteroides em nível celular. No estudo desse mecanismo, descobriu-se o papel das proteínas receptoras, cujas técnicas foram desenvolvidas em animais de laboratório, a partir de 1962, por Jensen e Jacobson.

Receptores esteroides são proteínas sensíveis aos hormônios do mesmo nome. Esses receptores estão no âmago da célula, daí ser necessário que o esteroide penetre na intimidade celular para se acoplar ao receptor. A concentração do receptor depende do tipo e da situação fisiológica da célula, e em geral é baixa, calculada em nmol/L, e depende de mecanismos estimuladores ou inibidores dos elementos externos à célula.

Vejamos, em linhas gerais e didáticas, o mecanismo de ação esquematizado na Fig. 83.9 citado por Berkink:

1. Embora sem explicação ainda completamente definida, o hormônio esteroide (a) penetra na célula;
2. Em pleno âmago celular, o esteroide ou seu metabólito ativo se fixa na proteína receptora (b) enunciada aqui anteriormente;
3. Forma-se o complexo hormônio-receptor (c), cuja estabilidade ou instabilidade vai depender dos seus elementos constituintes;
4. O complexo hormônio–receptor é, a seguir, ativado e transportado (d) ao núcleo da célula;
5. Realiza-se a fixação do complexo hormônio–receptor à cromatina nuclear (e); e
6. Outros mecanismos, regulados pelo RNA, introduzirão modificações no funcionamento celular, levando, finalmente, à consecução do efeito biológico, a resposta hormonal.

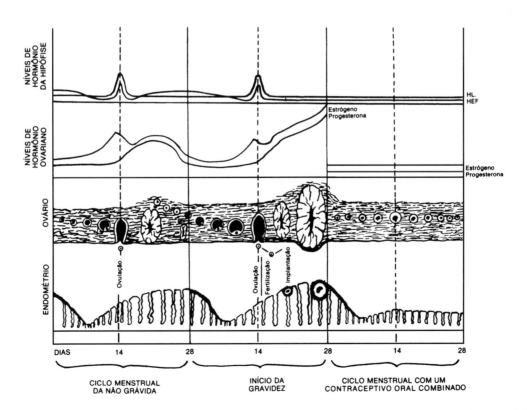

Fig. 83.10 Modificações do ciclo menstrual no início da gestação e com contraceptivo oral combinado. (*Population Reports*. Série A, nº 2, junho 1976.)

Vários pesquisadores, biólogos, fisiologistas e bioquímicos continuam estudando, minuciosamente, os passos enumerados (a, b, c, d, e) didaticamente explicitados aqui.

Do ponto de vista clínico, sabe-se, de longa data, que o contraceptivo combinado bloqueia a secreção das gonadotrofinas hipofisárias, resultando em inibição da ovulação. Quando a anticoncepção se faz somente com o uso de um progestínico, os níveis de gonadotrofinas e de progesterona, de modo geral, preservam a ovulação durante muitos ciclos, e a anticoncepção é assegurada por alterações na secreção do muco cervical (consistência e aumento da espessura), criando condições adversas para a livre ascensão dos espermatozoides. Modificações acontecem na cronologia histológica do endométrio, tornando o ambiente não adequado, hostil à implantação do blastocisto.

SISTEMÁTICA PARA UTILIZAÇÃO DOS CONTRACEPTIVOS HORMONAIS

A terapêutica anticoncepcional vem evoluindo à medida que aparecem novos componentes de síntese e mais se aprofundam os conhecimentos sobre os efeitos no organismo feminino.

Estes métodos têm sido empregados e serão descritos a seguir:

1. Sequencial;
2. Monofásico;
3. Bifásico;
4. Trifásico;
5. Microdose;
6. Transdérmicos;
7. Injeções intramusculares;
8. Implantes;
9. Dispositivos intrauterinos (DIUs) medicados.

O esquema sequencial, inicialmente rotulado de segunda geração, foi desaconselhado a partir de 1976 por ser comprovadamente menos eficaz e ter possível relação com o adenocarcinoma de endométrio. A indicação, atualmente, é excepcional.

A terapêutica anticoncepcional monofásica, também chamada de combinada, consiste na combinação de um estrogênio e um progestínico, em cada drágea, aqui chamada de pílula, administrada no 1º dia da menstruação. O comprimido deve ser tomado diariamente, no mesmo horário, sem interrupção, durante 21 dias, seguindo-se uma pausa de 7 dias.

Para cada 3 semanas da terapêutica combinada faz-se 1 semana de repouso. Essa terapêutica, além de ser anovulatória, oferece proteção adicional pela interferência periférica e marcante sobre os órgãos da reprodução. Cada cartela seguinte será iniciada após o término dessa pausa de 7 dias.

Recomenda-se o início da contracepção a partir do 1º dia do ciclo, com o propósito de assegurar a anovulação e rastrear a possibilidade de gestação incipiente (falha do método) ou tornar possível diagnosticar a possibilidade de amenorreia pós-pílula. Desaconselhamos o uso do anticoncepcional após o parto; no entanto, a administração após o abortamento poderá ser iniciada imediatamente, não sendo necessárias outras medidas anticoncepcionais.

Alguns produtos farmacêuticos são identificados em embalagens com 21 comprimidos da associação hormonal, identificados por uma cor, e mais 7 comprimidos de sal inerte (placebo) de outra coloração. Esse artifício proporciona administração regular e ininterrupta do anovulatório e oferece maior proteção (para evitar esquecimento da tomada da pílula), embora o método tenha a mesma originalidade da metodologia descrita anteriormente.

Define-se como bifásico o método cuja dose de progestínico varia, em concentração, ao longo do ciclo artificial e conserva imutável a dose do componente estrogênico.

No método trifásico, varia-se a dose do progestínico em 3 períodos da administração, e o estrogênio tem a dose modificada, isto é, elevada apenas uma vez ao correr do ciclo, tentando, dessa maneira, imitar o ciclo menstrual fisiológico.

Para melhor compreensão, oferecemos um exemplo: o blister (embalagem do produto farmacêutico) para uso mensal contém 21 drágeas, das quais 6 são marrons (para uso do 1º ao 6º dia do ciclo), 5 são brancas (7º ao 11º dia) e 10 são ocres (12º ao 20º dia). Esta é a composição de cada drágea:

1. drágea marrom – levonorgestrel 50 µg, etinilestradiol 30 µg;
2. drágea branca, levonorgestrel 75 µg, etinilestradiol 40 µg; e
3. drágea ocre – levonorgestrel 125 µg, etinilestradiol 30 µg.

A denominada terapêutica por microdose (minipílula) é um tipo de anticoncepcional, embora não iniba a ovulação. Resume-se à administração diária e ininterrupta de um progestínico de baixa dosagem (noretisterona, 35 µg), começando no 1º dia do ciclo menstrual (uso ininterrupto) durante todo o tempo em que se deseja controlar a fertilidade.

A Fig. 83.11, de Upton (1983) e modificada por Halbe (1987), facilita a compreensão dos métodos aqui explicitados anteriormente.

O anticoncepcional transdérmico ou adesivo contraceptivo (Evra®) fundamenta-se na liberação transdérmica contínua dos seus componentes, com a vantagem de não ter oscilações (significativas) dos níveis serossanguíneos e evitar a metabolização da primeira passagem hepática.

A película do contraceptivo é apresentada na dimensão de 20 cm², contendo o progestínico norelgestromina (metabólito ativo primário do norgestimato), na dose de 150 µg, e o etinilestradiol, com 20 µg. A aplicação é de 1 adesivo por semana, durante 3 semanas, suspendendo-o na 4ª semana (1 semana sem adesivo), com o objetivo de aguardar a hemorragia por privação hormonal. Quatro são os locais de uso: antebraço, dorso, abdômen e região glútea. A eficácia é de 99,4%, e o índice Pearl é de 0,7%, encontrados numa pesquisa de 22.160 ciclos.

Os anticoncepcionais injetáveis são aplicados por via intramuscular mensalmente ou a cada 3 meses. As injeções mensais são soluções injetáveis apresentadas em cartucho ou ampolas contendo seringa pré-carregada com 1 mL + agulha contendo 50 mg de enantato de noretisterona e 5 mg de valerato de estradiol em solução oleosa. Outros são

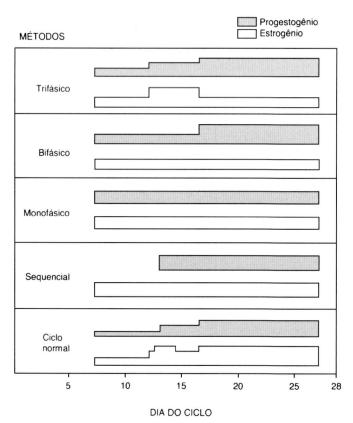

Fig. 83.11 Diagrama esquemático mostrando aproximadamente o momento da administração do estrogênio e do progestogênio em relação ao ciclo normal. (UPTON, 1983; HALBE, H.W., 1987.)

constituídos de 150 mg de acetofenida de algestona (di-hidroxiprogesterona) e 10 mg de 17-enantato de estradiol, acondicionados em solução oleosa/ampola de 1 mL. A primeira injeção deve ser aplicada no 1º dia do ciclo menstrual. As injeções intramusculares e as subsequentes devem ser administradas a cada 30 +/– 3 dias, isto é, no mínimo 27 e no máximo 33 dias. Uma ou 2 semanas após a primeira injeção, pode ocorrer sangramento; no entanto, a injeção subsequente deve ser aplicada a cada 30 dias.

Outro contraceptivo injetável mensal contendo 25 mg de AMP associado com 5 mg de cipionato de estradiol apresenta ciclos mais regulares que doses maiores de AMP.

A experiência se consolidou com o acetato de medroxiprogesterona (AMP), 17-alfa-acetoximetilpregnano-4-eno-3,20-diona. A injeção é intramuscular, trimestral, tendo como componente 150 mg de acetato de medroxiprogesterona, acondicionado em frasco-ampola de 1 mL. A suspensão microcristalina tem baixa solubilidade nos líquidos orgânicos, e a liberação é lenta. É um progestínico potente; inibe os picos de FSH e LH, embora os níveis basais de ambas as gonadotrofinas permaneçam normais. A injeção intramuscular de 150 mg a cada 3 meses oferece boa segurança. Inicialmente não conseguiu grande popularidade como contraceptivo devido ao sangramento irregular que causava, embora sua eficácia seja garantida pelo efeito periférico, diminuindo a produção do muco cervical (dificultando a penetração espermática) e alterando a maturação endometrial (impraticável para a implantação do blastocisto).

Os implantes subcutâneos passaram por uma fase de pesquisas, tendo sido finalmente apresentado o Norplant, marca registrada do Population Council dos Estados Unidos. Trata-se de um implante subdérmico, acondicionado em cápsula de Silastic de 34 mm de comprimento e 2,4 mm de diâmetro, contendo 36 mg de levonorgestrel. O método consiste na inserção de 6 cápsulas de Silastic, equivalente a 216 mg do progestínico. Possui eficácia de 5 anos, liberando 70 µg do composto por dia no 1º ano e 30 µg/dia entre o 2º e o 5º ano de uso.

Há inconvenientes: necessidade de anestesia local para a inserção e a retirada das cápsulas, ao ocaso da validade do efeito contraceptivo, e sangramento genital irregular.

O implante de etonogestrel (Implanon®) é apresentado em um pequeno bastão de 4 cm de comprimento e 2 mm de diâmetro, contendo 68 mg do contraceptivo num transportador de acetato de vinil etileno.

Caracteriza-se por:

- inibição prolongada da ovulação (até 5 anos, mas o uso foi aprovado para 3 anos);
- aumenta a viscosidade do muco cervical, promovendo limitações à penetração espermática;
- diminuição da espessura endometrial.

Taxa de gravidez até 3 anos foi verificada em zero, mas a descontinuação do método oscila entre 16% e 23% por sangramento irregular, amenorreia, acne, mastalgia, cefaleia, aumento de peso, dor abdominal, diminuição da libido, tonturas e labilidade emocional.

DIUs medicados:
Progestasert®. A partir de 1971, começou a utilização do chamado DIU-medicado. No DIU-T, no braço vertical, foi desenvolvido um reservatório contendo progesterona em óleo siliconizado, com a liberação controlada por uma membrana de vinil, de aproximadamente 65 µg de progesterona por dia. Em casos selecionados, o Progestasert oferece segurança de 2 por 100 mulheres-ano. Essa opção requer reposição anual.

Mirena® ou LNG-20, DIU-T, contém uma ranhura no braço vertical acondicionando um total de 52 mg de levonorgestrel. O progestínico é liberado na cavidade uterina diariamente, na dose de 15 µg (cálculo da liberação *in vitro*). O uso perfeito do método oferece o índice de 0,2% no 1º ano de uso, embora o projeto esteja sendo aperfeiçoado para 5 anos de uso.

DOSE

O *quantum* dos esteroides que compõem cada produto anticoncepcional tem sido reduzido consideravelmente. Procura-se a dose mínima aceitável: aquela que se caracteriza pela eficácia e apresenta menor probabilidade de hemorragia de escape (sangramento tipo mancha), sintoma mais frequente nos recém-lançados contraceptivos de baixa dosagem.

O *quantum* de estrógeno varia, atualmente, entre 30 e 15 µg de etinilestradiol. Quantidades inferiores desses componentes apresentam alta incidência de escape da ovulação.

Quanto ao componente progestínico, a dose varia numa faixa estreita, dependendo também da dose do estrógeno.

A dose do componente estrogênico, que era de 150 a 50 µg por volta de 1965, despencou, a partir de 1985, até os dias atuais para 30 µg e 15 µg.

Evolução similar aconteceu com a dose do progestínico, inicialmente entre 1 e 10 mg, oscilando atualmente entre 15 e 75 µg.

O Quadro 83.1 mostra os principais anovulatórios encontrados no nosso mercado farmacêutico e permite uma análise minuciosa de cada produto e das doses empregadas.

O acetato de ciproterona (2.000 mg), associado ao etinilestradiol (35 µg), constitui o contraceptivo oral indicado nas mulheres que apresentam estigmas de virilização (acne, seborreia, alopecia androgênica e hirsutismo moderado).

Recentemente, tem-se usado um potente progestínico, o desogestrel (150 µg), associado ao etinilestradiol (30 µg), com efeito contraceptivo de alta eficácia.

Quadro 83.1 Anovulatórios disponíveis no Brasil (terapêutica combinada, tricíclicos, microdoses e injetáveis)

Anacyclin	Ciba	linesterol 1,0 mg	etinilestradiol 0,050 mg
Anfertil	Wieth	d-norgestrel 0,5 mg	etinilestradiol 0,050 mg
Primovlar	Schering	d-norgestrel 0,5 mg	etinilestradiol 0,050 mg
Evanor	Wyeth	d-norgestrel 0,25 mg	etinilestradiol 0,050 mg
Neovlar	Schering	d-norgestrel 0,25 mg	etinilestradiol 0,050 mg
Nordette	Wyeth	d-norgestrel 0,15 mg	etinilestradiol 0,030 mg
Microvlar	Schering	d-norgestrel 0,15 mg	etinilestradiol 0,030 mg
Microdiol	Organon	desogestrel 0,15 mg	etinilestradiol 0,030 mg
Minulet	Wyeth	gestodene 0,75 mg	etinilestradiol 0,030 mg
Diane-35	Schering	acetato de ciproterona 2,0 mg	etinilestradiol 0,035 mg
Trinovum*	Cilag	noretisterona 0,50/0,75/1,0 mg	etinilestradiol 0,35 mg
Trinordiol*	Wyeth	1-norgestrel 0,50/0,75/ 0,125 mg	etinilestradiol 0,030/0,040/ 0,030 mg
Triquilar*	Schering	1-norgestrel 0,05/0,075/ 0,125 mg	etinilestradiol 0,04 0,030 mg
Micronor**	Cilag	noretisterona 0,035 mg	....
Nortrel**	Wyeth	levonorgestrel 0,030 mg	....
Unidose***	Endoterápica	diacetato de etinodiol 7 mg	ciclopentil-éter estradiol 3,5 mg
Perlutan***	De Angeli	acetofenida de di-hidroxiprogesterona 150 mg	enantato de estradiol 10 mg
Uno-Ciclo	Biochimico	acetofenida de di-hidroxiprogesterona 150 mg	enantato de estradiol 10 mg

*Tricíclicos.
**Microdoses.
***Injetável.

A partir de 1982, ensaios clínicos foram apresentados com doses variáveis durante o ciclo, de levonorgestrel (50, 75 e 125 mg/dia) e de etinilestradiol (30, 40 e 30 μg), constituindo os chamados tricíclicos.

Naquela época eram os anovulatórios mais modernos, carecterizando-se pela baixa incidência de efeitos colaterais e por apresentarem eficácia de 99%.

INDICAÇÕES

A principal indicação dos anticoncepcionais é para a mulher adulta que deseja controlar a natalidade.

A indicação do contraceptivo deve ser precedida de história clínica geral e dirigida e exame físico minucioso. No exame ginecológico, é obrigatória a prevenção (vulvoscopia, colposcopia, citologia esfoliativa e microflora) anual para se identificar e corrigir a patologia cervical e rejeitar a prática contraceptiva nas neoplasias incipientes. Sempre que possível, a ultrassonografia pélvica transvaginal deve ser realizada.

Entre os dados laboratoriais hematimétricos, torna-se indispensável o rastreamento do colesterol total, das lipoproteínas de baixa densidade (LDL) e de alta densidade (HDL) e dos triglicerídios. As alterações no perfil lipídico podem repercutir nos fatores controladores da hemocoagulação.

Embora fuja ao objetivo primordial da contracepção, alguns ginecologistas sugerem a terapêutica combinada em ciclomastopatias, ovários policísticos e nas hemorragias disormonais no climatério. A contracepção pode ser benéfica para a mulher em algumas circunstâncias: câncer endometrial, carcinoma ovariano, redução de risco de cistos ovarianos, doença pélvica inflamatória, diminuição da incidência de gravidez ectópica, mioma uterino e endometriose.

EFICÁCIA

A incidência de gestações em casais em plena fase reprodutiva é de 80% ao final do 1º ano. Isso significa que, em 100 casais desprovidos de qualquer método anticoncepcional, a eficácia é de 20%.

Chama-se de eficácia teórica a capacidade de prevenir a gestação de determinado método, quando em condições ideais de uso do anticoncepcional. Reserva-se a denominação eficácia de prática ou de uso àquela que resulta da aplicação do método pelo casal, com as eventualidades decorrentes do emprego incorreto da metodologia recomendada (p. ex., esquecimento de 1 ou 2 dias de uso do anticoncepcional).

A falha do anticoncepcional é avaliada em número de gestações por 100 mulheres/ano, ou melhor, expressa o número de gestações que ocorrem em 100 mulheres menstruando (mais corretamente: que descamam o endométrio) durante 1 ano. O cálculo da eficácia é expresso pela clássica fórmula de Pearl:

$$\text{Fórmula de Pearl} = \frac{N^{\circ} \text{ de gestações} \times 1.200}{N^{\circ} \text{ total de meses de exposição}}$$

A eficácia teórica dos anticoncepcionais combinados é de 99,9%: isso significa que se pode esperar o máximo de uma gravidez em 1.000 mulheres por ano de uso metódico do contraceptivo. É muito prática a gradação da eficácia expressa por Arnt:

- Alta eficácia: índices de falha de 0 a 5;
- Média eficácia: índices de falha de 6 a 10; e
- Baixa eficácia: índices de falha maiores que 11.

O Quadro 83.2 de Ramon Garcia compara a eficácia dos vários métodos de controle da concepção, demonstrando claramente que os anovulatórios combinados são os mais eficazes. As combinações mais recentemente empregadas dos novos progestínicos (desogestrel e gestodeno) e do estrogênio (etinilestradiol = doses entre 15 e 30 μg) têm eficácia assegurada.

Quadro 83.2 Eficácia dos vários métodos empregados para o controle da concepção

Método	Frequência Média de Gestações por 100 Mulheres/Ano	
	Teórico	Real
Anticoncepcionais orais	0,1%	2%
DIU	2%	5%
Condons	3%	10%
Diafragma	3%	13%
Espuma/creme/geleia	10%	15%
Ritmo	13%	20%

Extraído de: SPEROFF, L., GLASS, R.H. e KASE, N.G. Anticoncepção por esteróides. *In: Endocrinologia Ginecologia Clínicas e Infertilidade*, 3.ª ed. Ed. Manole, São Paulo, 1986, p. 437.

Algumas drogas podem diminuir a eficácia dos anticoncepcionais orais:

- Antibióticos – amoxicilina, ampicilina, carbenicilina, cloxacilina, dicloxacilina, eritromicina, oxacilina, penicilina G, fenoximetilpenicilina, rifampicina, cloranfenicol, tetraciclinas, penicilina, griseofulvina, sulfametoxipiridazina e trimetoprima + sulfametoxazol.
- Anticonvulsivantes – carbamazepina, difenil-hidantoína, carbamazepina, primidona.
- Tranquilizantes – clordiazepóxido, diazepam (altas doses) e metadona.
- Agentes imunossupressores – ciclosporina.
- Vitaminas – vitamina C.

Define-se como taxa de continuidade o número de casais entre 100 que iniciaram o método simultaneamente e o continuam usando após o período especificado no estudo inicial. Exprime-se pela seguinte fórmula:

$$\text{Índice de continuidade} = \frac{N^{\circ} \text{ de casos em continuação} \times 100}{N^{\circ} \text{ de casos iniciantes}}$$

EFEITOS COLATERAIS

A anticoncepção oral provoca no organismo efeitos sistêmicos e diretamente relacionados com a fisiologia do ciclo menstrual.

Ao componente estrogênico atribuem-se repercussões orgânicas que são representadas com sintomas semelhantes aos encontrados na gravidez e na lactação. Nesse estado de pseudogravidez, são considerados sintomas molestos: náuseas, vômitos, tonturas, cefaleia, cansaço, aumento de apetite e do peso. Os anticoncepcionais de baixa dosagem alteram levemente a libido, e se torna difícil avaliar os efeitos colaterais e subjetivos.

Em algumas circunstâncias, a explicação é convincente. Quando tomados em jejum, os estrógenos irritam a mucosa gástrica (náuseas, vômitos), diminuem a excreção do íon de sódio pelo rim e, consequentemente, aumentam o peso pela retenção hídrica. A alteração hídrica pode proporcionar leve edema cerebral associado ao efeito dilatador (enxaqueca) do esteroide. A hipersensibilidade aos estrógenos pode ser previsível em mulheres jovens com bom desenvolvimento mamário que ovulam e menstruam regularmente (sensação de plenitude mamária) e naquelas que, em gestações pregressas, eclodiram com náusea e hiperêmese acentuadas. A sintomatologia é atenuada com doses abaixo de 20 μg.

Os progestínicos são antagonistas dos estrógenos, possuindo propriedades androgênicas responsáveis pelo estigma virilizante. Os efeitos são tipicamente provocados pelos 19-noresteroides, explicando o hirsutismo, a alopecia, a acne, a hipomenorreia e a amenorreia pós-pílula em algumas usuárias, a longo prazo, dos anovulatórios. A ação anabólica proteica explica o aumento do apetite e o ganho ponderal progressivo. Letargia e depressão podem ser produzidas pela progesterona e, eventualmente, acontecem na dependência dos 19-norprogestínicos.

Os efeitos sobre a fisiologia menstrual decorrem da ação dos esteroides sobre os centros nervosos elevados. Ao nível do hipotálamo, há supressão dos fatores de liberação (RH) dos hormônios glicoproteicos FSH e LH responsáveis, respectivamente, pelo crescimento dos folículos e pela extrusão do óvulo. O efeito é temporário, e caracteriza-se pela reversibilidade da função hipotalâmica, uma vez cessada a ação do anticoncepcional. A função ovariana é inibida, estabelecendo-se acentuada atresia folicular e ausência de formação do corpo lúteo, mas as células germinativas primordiais conservam a potencialidade reprodutiva. A terapêutica combinada altera a mucosa uterina, e o estroma se torna denso, com transformação pré-decidual, operando modificações involutivas sobre o sistema glandular. Essas alterações pré-deciduais não foram detectadas no regime sequencial. O uso prolongado da terapêutica pode atrofiar o endométrio, resultando em hipomenorreia e, eventualmente, amenorreia. O componente estrogênico estimula as glândulas racemosas do canal cervical, mas o componente progestínico altera as propriedades reológicas, tornando o muco cervical hostil e oferecendo barreira à penetração espermática.

O uso metódico do anticoncepcional surpreende algumas pacientes com hemorragia de escape (tipo mancha) cuja frequência varia de 10 a 30%, sintoma indesejável e mais frequente com os produtos de baixa dosagem.

A ingestão de 2 comprimidos durante 3 ou mais dias pode cessar o sintoma molesto. Caso persista o sintoma, pode-se associar, por tempo curto, uma série de estrógeno micronizado.

Quando a hemorragia aumenta de intensidade, são convenientes a suspensão do anticoncepcional e o reinício do novo esquema 5 dias após. O efeito colateral tende a ceder nos ciclos subsequentes, ou pode não se repetir com o uso de anticoncepcional de maior dosagem.

Cessado o uso do contraceptivo, pode não ocorrer a descamação endometrial (1% a 2% dos casos); chama-se esse fenômeno de menstruação silenciosa, resultante da regressão oculta do endométrio. A diminuição progressiva do fluxo menstrual ou a repetição do fenômeno já descrito levam pouco a pouco a paciente à amenorreia pós-pílula, obrigando à suspensão da terapêutica.

O atraso menstrual causa ansiedade nas usuárias e possibilidade de gestação incipiente que deve ser esclarecida por um teste sensível ou pela dosagem de beta-hCG serossanguínea quantitativa. Afastado o quadro gravídico, pode-se, no próximo ciclo, mudar para outro anticoncepcional com maior dosagem do componente estrogênico. O teste de beta-hCG, quando positivo, pode levar o médico a ampliar a propedêutica para afastar um quadro de gestação incipiente.

Esses últimos efeitos colaterais, modificando o fluxo menstrual ao diminuir a sua intensidade e duração, podem ser utilizados para controlar a síndrome de tensão menstrual (STPM ou TPM) e beneficiar algumas pacientes em casos selecionados de endometriose.

O fluxo vaginal e a infecção do trato urinário, nem sempre sintomáticos, ocorrem com maior frequência entre as usuárias da pílula.

Têm-se encontrado referências a casos de anomalias congênitas em recém-nascidos cujas mães usaram, inadvertidamente, esteroides sexuais nos primórdios da gestação. Esses defeitos envolvem: redução de membros (braços, pernas, dedos das mãos e dos pés), anomalias vertebrais, cardíacas, traqueais e do trato gastrointestinal (esôfago e ânus).

A contracepção oral repercute sobre a epiderme (cloasma, fotossensibilidade, rosácea e eczema), desaparecendo a sintomatologia após a suspensão da terapêutica. O componente estrogênico pode minorar a incidência de acne e cisto sebáceo.

A ocorrência de anemia megaloblástica em algumas usuárias tem sugerido a possibilidade de deficiência de folatos e vitamina B6. O componente estrogênico pode bloquear a enzima hidrolase pteroilglutâmica, impedindo a cisão do pteroilglutamato em forma ativa.

CONTRAINDICAÇÕES

A despeito dos avanços nas pesquisas, da redução do *quantum* dos esteroides (contraceptivos de baixa dosagem) e do rastreamento de efeitos colaterais, milhares de mulheres continuam sendo usuárias dos mais variados anticoncepcionais. Como os esteroides ainda são usados, em sua maioria, como produtos de síntese, não se pode deixar de valorizar os efeitos bioquímicos que eles podem representar para o organismo feminino. Advertência explícita havia sido feita pelo Food and Drug Administration (FDA) dos EUA: "Nunca tantas mulheres tomaram drogas tão potentes, por determinado período, com o único objetivo de controlar a fertilidade."

Tromboflebite – embolia pulmonar

É amplamente conhecido que os estrógenos são responsáveis por alterações vasculares e dos fatores da coagulação. Comprovaram-se espessamento e proliferação nas camadas média e íntima nos vasos de pequeno e médio calibres, além de alterações plaquetárias com formação de microtrombos aparentemente silenciosos e circulantes. Os oftalmologistas encontram, com frequência, edema e vasculite retinianos, neurite óptica e oclusões vasculares. O risco de acidente cerebrovascular é, possivelmente, quatro vezes mais frequente entre as usuárias de anticoncepcionais.

Sabe-se, de longa data, que as incidências de tromboflebite e tromboembolismo são 8 a 12 vezes mais frequentes. O risco anual de trombose e embolia não fatais incide em 45/100.000 usuárias e em 5/100.000 das pacientes que não praticam a anticoncepção hormonal.

Alguns estudiosos achavam que um período de 9 meses de uso cauteloso dos antigos anticoncepcionais era menos perigoso que uma gravidez em multíparas normais. Desse modo, pacientes com enfermidades que predispõem ao aparecimento de trombose venosa, doença cardíaca e hipertensão pulmonar não devem ser incluídas como candidatas ao uso da contracepção hormonal.

A anticoncepção não é aconselhada na doença valvular cardíaca devido ao aumento do tromboembolismo. Em casos limitados, sem repercussão na hemodinâmica, com a supervisão de um cardiologista, pode-se tentar a contracepção hormonal.

Hipertensão e doença cardiovascular

Desde 1962, vem-se observando que algumas mulheres desenvolvem hipertensão nos 6 meses iniciais de uso regular do anticoncepcional, embora essa condição seja reversível 3 a 6 meses após a suspensão da terapêutica.

O quadro hipertensivo, felizmente raro, resulta do efeito do componente estrogênico sobre o sistema renina-angiotensina-aldosterona, com alterações definidas sobre o equilíbrio hidroeletrolítico.

A retenção líquida altera a dinâmica circulatória, aumentando o débito cardíaco, o volume plasmático e a pressão arterial sistólica. Pelos motivos expostos, as objeções devem ser às pacientes hipertensas, àquelas com reserva cardíaca limitada ou às pacientes aparentemente normais, mas com árvore vascular sensível (história familiar de hipertensão essencial e hipertensão em gravidezes anteriores).

Como nas mulheres normais o acontecimento é raro, tornam-se indispensáveis, a cada 3 meses, história clínica dirigida e a tomada da pressão arterial com o objetivo de descartar hipertensão incipiente.

Estudos epidemiológicos em pacientes que fazem uso de anticoncepção hormonal demonstraram aumento de 1,1 a 4 vezes o normal esperado no risco de infarto do miocárdio. Conhecida de longa data é associação do uso de fumo e contraceptivos. Entre as tabagistas, o risco é 12 vezes maior, e, nas usuárias que fumam 15 cigarros por dia, o risco ascende em 50 vezes. Tem-se estudado o efeito do tabaco sobre a circulação sanguínea, acreditando-se que interfere na potencialidade das células endoteliais de secretar substâncias vasodilatadoras e na consequente regeneração. Os contraceptivos orais podem ser prescritos para jovens que fumam, mas devem ser evitados nas fumantes acima de 35 anos.

Com a introdução dos contraceptivos de baixa dose (estradiol entre 15 μg e 20 μg), além da elevada eficácia, diminuiu-se, no fígado, discreto aumento do substrato de renina e dos fatores de coagulação. Quanto ao perfil lipídico, constatou-se aumento do C-HDL, bem como redução do colesterol total e do C-LDL; no metabolismo dos carboidratos, a ação foi neutra nos perfis glicêmico e insulinêmico. Os aumentos dos triglicerídios e do C-VLDL sempre foram mais acentuados quando o componente estradiol situava-se acima de 50 μg.

Diabete melito

Alterações no metabolismo dos carboidratos e da tolerância à glicose foram observadas em 15% a 40% dos casos, reversíveis após a suspensão da terapêutica. Constatou-se aumento da resistência periférica à ação insulínica, provavelmente ocasionada tanto pelos estrógenos como pelo componente progestínico, sendo quase nulo com as baixas doses. O efeito diabetogênico é mais nítido nas obesas, nas predispostas ou no diabete pré-clínico.

Nos quadros clínicos complicados com retinopatia e nefropatia, impõe-se a contraindicação. No entanto, permite-se no diabete não complicado, utilizando-se contraceptivos de baixa dosagem (15 a 20 µg de estrógenos) combinados com desogestrel ou gestodeno nas seguintes circunstâncias:

- Diabete com menos de 10 anos de duração;
- Minucioso controle dos níveis glicêmicos;
- Ausência de complicações vasculares, nervosas, renais ou retinianas;
- Ausência de hipertensão e obesidade;
- Não fumantes;
- Atividade física (pelo menos 3 vezes por semana);
- Perfil da coagulação normal, incluindo PCR;
- Controle estrito da avaliação sanguínea.

Cefaleia

O uso dos esteroides exógenos não costuma agravar a cefaleia não vascular ou de tensão, que é caracterizada por dor não pulsátil ou de contratura muscular.

A enxaqueca, cefalalgia vascular, costuma caracterizar-se por dor lateral e pulsante comumente acompanhada de náusea, vômito e fotofobia e que tem substrato familiar relacionado aos esteroides.

Em 15% a 50% dos casos clínicos, a usuária tende a aumentar a intensidade e a frequência das cefaleias. Nessas pacientes, pode-se observar a sintomatologia utilizando-se pílulas com o componente estrogênico, abaixo de 20 µg de etinilestradiol, tendo-se o cuidado de monitorar o número e o tipo de dor nos meses iniciais dessa terapêutica.

Existem algumas contraindicações:

- Nas pacientes que usam drogas que agem como vasoconstritores da circulação cerebral (sumatriptana, zolmitriptana e ergotamina)
- Usuárias com dor focal (tipo migrânea), com sintomas neurológicos (escotomas, escotomas cintilantes, hemianopsia temporal, parestesia, afasia, hemiparesia, déficit sensorial) que precedem o início da dor e são contralaterais ao local da dor. Pode haver vasoespasmo temporário, com hipoperfusão cerebral e possível patologia cerebrovascular.
- Pacientes com enxaqueca que se exacerba e persiste por 3 a 5 dias.

Insuficiência hepática

A icterícia colestática sempre foi observada em pacientes que usavam corticosteroides, estrógenos e progestínicos. Tais pacientes desenvolvem retenção anormal de sulfato de bromossulfaleína (20%), fosfatase alcalina (2%) e discreta elevação das transaminases.

Os estrógenos interferem na síntese do DNA, do RNA e das enzimas dos hepatócitos, alterando também o transporte ativo dos componentes biliares. Mulheres com história de icterícia ou prurido gravídico são predispostas a desenvolver quadros semelhantes quando em uso de anticoncepcionais.

A deficiência do hepatócito aumenta a bilirrubina direta, levando à icterícia (como nas síndromes de Rotor e de Dubin-Johnson), não indicando o uso da contracepção hormonal. A quantidade da bile secretada é reduzida, diminuindo a excreção do colesterol e predispondo ao acúmulo e à precipitação com formação de cálculos biliares. A incidência de cálculos biliares é, nessa circunstância, duas vezes mais frequente.

Na síndrome de Gilbert (defeito benigno, congênito, da absorção da bilirrubina hepática), que se apresenta com subicterícia após o jejum, atividade muscular exaustiva tais como febre ou com aumento da bilirrubina, não se contraindica a contracepção oral, e pode levar à melhora do quadro clínico.

A literatura tem relatado casos de tumores hepáticos, tais como hepatoma benigno, adenoma hepático e hiperplasia medular focal.

Colelitíase

Pode acontecer em pacientes com anemia hemolítica, fibrose cística, ileíte, suspeita de pancreatite e naquelas que usaram diuréticos tiazídicos por muito tempo. O uso continuado da terapêutica combinada aumenta o risco de litíase biliar; no entanto, não parece desenvolver-se em combinados com 15 a 20 µg de etinilestradiol.

PATOLOGIAS BENIGNAS QUE SE DETERIORAM COM O USO PROGRESSIVO DOS ESTROPROGESTATIVOS

Com os chamados contraceptivos de baixas doses (componente estrogênico ao redor de 15 µg), a terapia contraceptiva pode ser prescrita, tornando-se indispensáveis apurado conhecimento científico, tirocínio clínico e bom senso.

A terapia estroprogestativa é contraindicada na coreia benigna e na de Huntington, pois ocorrem crises de episódios espásticos e contorções.

Critérios devem ser observados na otoesclerose, permitindo-se o uso cauteloso pós-cirurgia e controle audiométrico. As mesmas objeções são feitas para a dermatose penfigoide, nos casos de portadoras de porfiria, deixando-as mais sensíveis ao número de crises.

Nas doenças inflamatórias intestinais, sobretudo na doença de Crohn ou na colite ulcerativa, justificam-se as contraindicações.

Importante destacar as pacientes que são esplenectomizadas. Nesse caso, não há contraindicação absoluta, e é indispensável o controle do nível das plaquetas, desaconselhando o uso de estrógenos nas pacientes com mais de 500.000/mm^3.

A talassemia caracteriza-se por defeito congênito da síntese das moléculas da globina; consequentemente, interfere, reduzindo a síntese da hemoglobina. O traço talassêmico em indivíduos heterozigotos, na maioria das vezes, não aumenta o risco com o uso da anticoncepção oral. Com o progresso da assistência aos casos de homozigotos, não havendo hiperbilirrubinemia, calculose biliar ou aumento de plaquetas, o uso de estroprogestógenos é tolerável.

A doença celíaca não necessariamente reduz a absorção dos esteroides.

A presença de anticorpos antifosfolipídios deve ser monitorizada, sobretudo nas pacientes que desenvolveram a enfermidade na primeira infância e na adolescência.

Tem-se apregoado que o componente estrogênico pode estimular a produção das células secretoras do adenoma secretor de prolactina. Permitem-se contraceptivos com doses de 15 mcg de estrógeno em pacientes com prolactinomas.

A endometriose torna-se quiescente durante o uso do contraceptivo oral; no entanto, após a suspensão, registra-se uma recorrência de 5% a 35%. Costuma-se fazer terapia com análogos e imediatamente após a terapia estroprogestativa ininterrupta, diminuindo acentuadamente a sua recorrência.

Sabe-se de longa data que o estrógeno aumenta a excitabilidade neuronal, enquanto a progesterona tem efeito inibidor. Dose de 15 mcg de estrógeno pode ser utilizada cautelosamente em pacientes com epilepsia. Ressalta-se que os anticonvulsivantes, exceto o valproato de sódio, são potentes indutores em diminuir o risco de redução da biodisponibilidade de estroprogestativa. O problema dever ser considerado tendo em vista a potencialidade dos antiepilépticos.

Alguns fármacos têm sido considerados na inibição da eficácia dos contraceptivos orais:

- Antibióticos – amoxicilina, ampicilina, carbenicilina, cloranfenicol, cloxacilina, dicloxacilina, eritromicina, griseofuvina, neo-

micina, oxacilina, penicilina G, fenoximetilpenicilina, rifampicina, sulfametoxipiridazina, tetraciclina, trimetoprima + sulfametoxazona
- Anticonvulsivantes – carmabazepina, difenil-hidantoína, primidona
- Tranquilizantes – clordiazepóxido, diazepam (altas doses) e metadona
- Imunossupressores – ciclosporina
- Vitamina C (uso intermitente).

CARCINOGÊNESE

Carcinoma de mama

O câncer de mama é um dos mais frequentes na mulher, e de fato é assustador. O receio do câncer de mama faz com que muitas mulheres não iniciem a prática anticoncepcional.

Entre julho de 1994 e abril de 1998, foi realizado um estudo comparativo entre 4.575 mulheres com câncer de mama e 4.682 controles que não tiveram a neoplasia.

O risco relativo entre as pacientes usuárias de contraceptivo oral foi de 1,0 (95% de intervalo de confiança entre 0,8 e 1,3); nas não usuárias da associação estrógeno-progestógeno, o intervalo de confiança foi de 0,9 (95% com intervalo de confiança entre 0,8 e 1,0). A conclusão do estudo deixou muito claro que não houve uma diferença estatística significante entre os dois grupos.

Em 1966 foi realizada uma meta-análise de 54 pequenos estudos num período de 25 anos. Embora o estudo não tenha sido uniforme, concluiu-se que houve leve aumento do risco de câncer de mama entre as usuárias de contraceptivos.

Não se deve deixar de valorizar o componente genético entre familiares com história de câncer (entre filhas, irmãs, avós e sobrinhas), constatando-se maior incidência entre filhas e irmãs, mas não entre avós e sobrinhas. Portanto, conclui-se que é importante fazer o histórico familiar para rastrear as mulheres que têm o traço genético.

Carcinoma cervical e contracepção oral

Carcinoma cervical é uma das mais frequentes enfermidades nos EUA, em nítido declínio nos últimos 40 anos em virtude do diagnóstico e tratamento das lesões precursoras da neoplasia.

Os estudos que tentaram associar carcinoma cervical entre usuárias de contracepção hormonal não apontaram incidência significativa no uso do contraceptivo por 5 anos, porém tal referência duplicou depois de 10 anos de uso.

Adenocarcinoma cervical

O adenocarcinoma cervical caracteriza-se pela proliferação desordenada das células epiteliais do canal cervical; representa 10 a 15% dos cânceres cervicais. Nas décadas de 1970 e 1980, sua incidência duplicou, paralelamente ao aumento da aceitação da pílula anticoncepcional. Nessa mesma época, coincidentemente, houve decréscimo das lesões escamosas do câncer cervical.

Estudos epidemiológicos mostraram que a relação entre o uso de contraceptivos e adenocarcinoma de células endoteliais aumentou 2 vezes a incidência da neoplasia em relação às não usuárias, e o risco continuou aumentando, definindo-se depois de 12 anos de uso.

Não se pode deixar de relacionar os antecedentes sexuais das pacientes, tais como data do início da atividade sexual, número de parceiros sexuais e uso de métodos de barreira, incluindo os espermicidas.

Embora não haja nenhuma comprovação científica a respeito, é conhecida a relação entre esses fatores que concorrem para a maior incidência das neoplasias. A ascensão do uso do contraceptivo e a diminuição dos métodos de barreira naturalmente facilitaram a contaminação pelo HPV.

Entre as usuárias dos anticoncepcionais, verifica-se uma posição levemente aumentada na incidência do carcinoma de células escamosas e mais pronunciada na do adenoma de células cervicais.

CONTRACEPÇÃO PÓS-COITO DE EMERGÊNCIA

Também chamada de pílula do dia seguinte, pílula do pós-coito, pílula do esquecimento, pílula do arrependimento, pílula da intercepção, é científica e adequadamente chamada de contracepção de emergência.

A despeito dos vários métodos anticoncepcionais, muitas mulheres engravidam acidentalmente, e 1/3 dessas terminam em abortamento.

Algumas situações são conhecidas:

1. Relação sexual inoportuna.
2. Falha de um método de barreira (rompimento do condom); inserção inadequada ou expulsão de DIU/diafragma e condom feminino incorretamente posicionado.
3. Esquecimento do uso correto da pílula contraceptiva por aproximadamente 7 dias.
4. Intercurso desprotegido logo após a vasectomia, tempo em que os espermatozoides estão nos vasos deferentes distais ao local das ligaduras.

O termo foi denominado "intercepção" por Moris e van Wagenen, que utilizaram altas doses de um estrógeno derivado do núcleo estilbeno, com sucesso limitado em virtude dos efeitos colaterais.

Coube a Yuzpe idealizar o método que empregou 2 comprimidos contendo 50 µg de etinilestradiol e 0,5 mg de norgestrel, dose que seria repetida após 12 horas, podendo ser tomada a dose inicial até 72 horas depois do coito não protegido. Quanto mais precoce o início do método, maior a eficácia.

Posteriormente, foi retirado o componente estradiol, devido à persistência dos sintomas colaterais. Foi comprovada a mesma eficácia com 2 doses de 0,75 mg levonorgestrel, com intervalo de 12 horas, iniciando imediatamente após o intercurso e nunca após 72 horas.

Produtos encontrados no Brasil: Postinor 2® e Pozato®.

Mecanismo de ação do componente progestínico da contracepção de emergência

O estímulo dos esteroides ovarianos sobre o endométrio apresenta modificações histológicas muito bem estudadas por Noyes, datando com precisão suas modificações com uma margem de erro de aproximadamente 2 dias.

A concepção se dá no nível do terço externo das trompas de Falópio, onde se realiza a anfimixia (fusão dos pronúcleos masculino e feminino). O rastreamento laboratorial altamente sofisticado (por radioimunoensaio) tem a precisão de dosar uma molécula do hormônio coriônico gonadotrófico (hCG) nessa fase.

A molécula do hCG é composta de duas frações, alfa e beta. A fração alfa da molécula do hCG é inespecífica, e a fração beta (meia molécula) confere especificidade ao estado gravídico incipiente.

O percurso do ovo da trompa ao útero (implantação do blastocisto) tem sido especulado entre 6 e 8 dias.

Deduz-se que a gravidez começa nas trompas (com a produção do beta-hCG), embora algumas opiniões considerem somente após a implantação do ovo (na forma evolutiva de blastocisto) na cavidade uterina.

Infere-se que a administração da medicação nas primeiras 12 horas modifica o endométrio, tornando-o inadequado, hostil à implantação do ovo e, consequentemente, ao seu desprendimento.

Vale uma reflexão do ponto de vista ético.

REFERÊNCIAS BIBLIOGRÁFICAS

1. ACOG Practice Bulletin. The use of hormonal contraception in women with coexisting medical conditions. No. 18, July, 2000. *Int. J. Gynaecol. Obstet.*, 75:93-106, 2001.
2. *COLLABORATIVE GROUP ON HORMONAL FACTORS AND BREST CANCER*. Breast cancer and hormonal contraceptives: collaborative re-analysis of individual data on 53.297 women without breast cancer and 100.239 women without breast from 54 epidemiological studies. *Lancet*, 347-1713, 1996.

3. DAVIDSON, N.E., HELZLSONER, K. J. *et al*. Good news about oral contraceptives. *N. England J. Med.*, 346-2078, 2000.
4. EHRLICH, P. R. *The Population Bomb*. Ballantine Books, New York, 1968.
5. FRENCH, R.S., COWAN, F. M., MANSON, D. *et al*. Levonorgestrel-releasing (20 µg/day) intra-uterine systems (Mirena®) compared with other methods of reversible contraceptives. *BJOG, 107*:1218, 2000.
6. KAFRISSON, M., ADASHI, E. Fertility control: current approaches and global aspects. *In*: LARSENS, P. R., KRONENBERG, H. M, NELMED, S. *et al*. William *Textbook of Endocrinology*. 10th ed. Saunders, Philadelphia, 2003, p. 665-708.
7. KJAER, S.K., BRINTON L.A. Adenocarcinomas of the uterine cervix: the epidemiology of an increasing problem. *Epidemiol. Rev., 15*:486, 1993.
8. MacGREGOR, E. A., DE LIGNIERES, B. The place of combined oral contraceptives. *Cephalalgia, 20*:157-163, 2000.
9. MALTHUS, T. An essay on the principle of population. London, J. Johnson. *In*: *St. Paul's Churchyard*, 1798. Rendered into HTML format by Ed. Stephan, August, 10, 1997.
10. PABINGER, I, SCHNEIDER, B. The GTU Study Group on Natural Inhibitors. *Thromb. Haemost., 71*:548-553, 1994.
11. SCHLESSELMAN, J. J. Oral contraceptives in relation to cancer of the breast and reproductive tract: an epidemiological review. *Br. J. Fam. Plann., 15* (suppl.): 23, 1989.
12. YUZPE, A. A., SMITH, P. R., RADEMAKER, A. W. A multicenter clinical investigation employing ethinilestradiol combined with levonorgestrel as a poscoital contraceptive agent. *Fert. Steril., 37*-508, 1982.

84

Andrógenos

Adroaldo Neiva

INTRODUÇÃO

A expressão *andrógeno* foi, inicialmente, referida em clássico ensaio biológico durante o qual, pela utilização de implantes e extratos gonadais, obteve-se a transfiguração da aparência de frangos castrados, restituindo-se a eles alguns dos caracteres secundários próprios do sexo masculino.

Na espécie humana, a gônada masculina, sob estimulação hipofisária elabora, pelas células de Leydig, substâncias com estrutura esteroide e ação androgênica, ou seja, virilizante, e, em muito menor proporção, também o fazem o córtex suprarrenal e o ovário, de tal modo que ocorrem naturalmente, no organismo – obviamente em níveis muito mais elevados nos elementos do sexo masculino –, a testosterona, a androsterona e a desidroepiandrosterona, além de outros compostos de menor significação.

Afora os efeitos nitidamente virilizantes das substâncias androgênicas, tem-se atribuído a esses hormônios ação anabolizante, que seria exercida através de aumento do balanço nitrogenado positivo, tendo sido, inclusive, divulgado que, para algumas dessas substâncias, o efeito anabolizante seria individualmente predominante sobre o virilizador. Essa particularidade, no entanto, de grande significado do ponto de vista de aplicação terapêutica em múltiplas áreas, sofre, nos dias atuais, restrição generalizada, porque, quando em uso prolongado, tais substâncias produzem os mesmos efeitos virilizadores condicionados pelo emprego da testosterona.

Deve, pois, ficar entendido que os andrógenos, hormônios naturalmente produzidos pelo organismo ou sinteticamente obtidos, são responsáveis pelo desenvolvimento, manutenção ou restituição dos caracteres sexuais masculinos, condicionam a virilização quando aplicados ao sexo feminino e impõem um balanço positivo de nitrogênio, sódio e potássio como implicação do próprio efeito virilizador.

A partir do progressivo atendimento da regulação da biossíntese e da secreção dos andrógenos, bem como dos seus efeitos, teve lugar a aplicação terapêutica dessas substâncias, de início nos diferentes estados hipogonadais, no homem, e, por extensão, na oligospermia; a seguir, como anabolizante, em ambos os sexos, usado no controle do carcinoma da mama no sexo feminino. Mais recentemente, como consequência do melhor conhecimento das modificações da espermatogênese sob ação androgênica, admitem-se a especulação e a pesquisa em torno da hipótese de sua futura aplicação como anticoncepcional masculino.

QUÍMICA

O passo inicial para o esclarecimento da química dos hormônios masculinos foi a utilização de métodos de ensaios biológicos que sugeririam a identificação de princípios androgênicos ativos na urina. Embora os extratos testiculares ativos fossem utilizados clinicamente desde 1927, somente em 1931 Butenandt isolou da urina humana masculina a androsterona e propôs sua forma estrutural, que foi confirmada pela síntese da substância em 1934 (Ruzicka *et al.*). A seguir, também da urina foi isolada a desidroepiandrosterona, reconhecida como produto de excreção de origem suprarrenal, e a esterificação da androsterona revelou uma forma de efeito prolongado dessa substância, enquanto sua redução a androstenediol fazia multiplicar, em 2 a 3 vezes, seu potencial de efeito. A observação clínica e experimental mostrou serem diferentes, tanto do ponto de vista químico como fisiológico, a androsterona e os extratos testiculares, cujo princípio ativo foi isolado, sob a forma de pó cristalino, em 1935, por Laquer e cols. A seguir, nesse mesmo ano, sua natureza química foi definida, tendo o hormônio sido sintetizado com o nome de testosterona (Ruzicka e Wettstein), o verdadeiro hormônio testicular, muito mais potente que seus derivados de excreção urinária (androsterona, etiocolanolona) e do que a androstenediona, um metabólito intermediário.

Outras substâncias androgênicas foram isoladas do ovário, do córtex suprarrenal e do testículo, tendo sido, ainda, desenvolvidos por síntese vários análogos e derivados desses hormônios naturais. Assim, surgiram as formas esterificadas (propionato, fenilacetato, cipionato ou ciclopentil-propionato e enantato ou heptanoato de testosterona), com maior potência e efeito mais prolongado que a testosterona na aplicação intramuscular.

Mais recentemente, tornaram-se disponíveis para uso clínico formas que não se inativam pelo uso oral (17-α-metiltestosterona, fluoximetiltestosterona, mesterolona), e são persistentes e atuais os esforços pela conquista de esteroides anabolizantes de ação virilizadora progressivamente menor: metandriol, enantato de nondrolona, fenopropionato de nondrolona etc.

AÇÕES FISIOLÓGICAS

À época da puberdade, a hipófise, atendendo a estímulos hipotalâmicos, passa a segregar quantidades progressivamente maiores de hormônio luteinizante (LH) e de hormônio folículo-estimulante (FSH), de

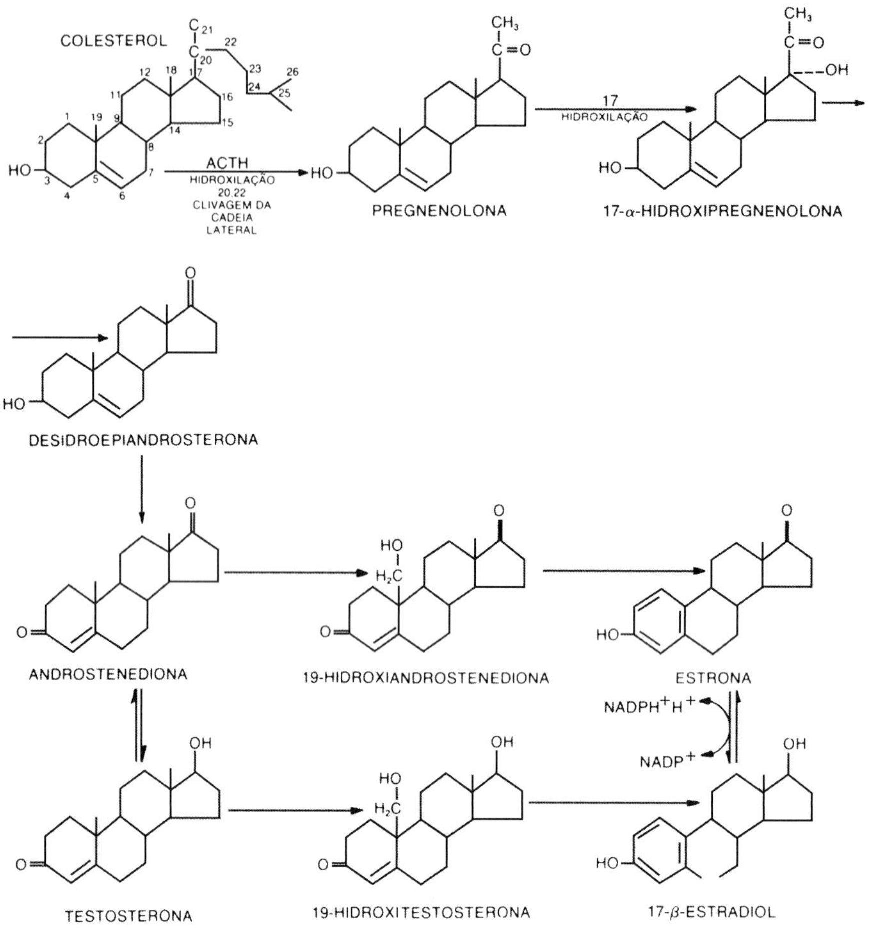

Fig. 84.1 Biossíntese da testosterona.

tal sorte que, juntos nos seus efeitos, esses hormônios são responsáveis pelo crescimento testicular, espermatogênese e produção de hormônios esteroides.

Nos adultos do sexo masculino, a concentração plasmática de testosterona varia de 0,2 a 1 µg/100 mL, e o nível diário de produção é da ordem de 2,5 a 11 mg/24 h. A maior parte (98%) da testosterona plasmática se fixa a proteínas. O pequeno percentual livre (2%) é ativo e responsável pelos efeitos androgênicos.

São múltiplas as funções da testosterona endógena. Admite-se que, ainda na vida intrauterina, a hipófise materna estimularia os testículos fetais a produzirem substâncias androgênicas, que seriam responsáveis pela diferenciação pré-natal de certos caracteres secundários masculinos, inclusive pela descida testicular, que, em condições de normalidade, deve ser completa por ocasião do nascimento, apresentando-se os testículos no interior das bolsas escrotais. Sabe-se que até a fase pré-puberal é pouco significativa a produção endógena de andrógenos; no entanto, a partir desse marco biológico, sob estímulo da adeno-hipófise, tem início a fase adulta da atividade testicular, com aumento gradual da secreção de andrógenos até que se planifique o desenvolvimento dos órgãos sexuais secundários masculinos. Daí em diante, e até que se iniciem os processos catabólicos próprios do envelhecimento, a produção de andrógenos, em condições de normalidade, ocorrerá em níveis úteis, capazes de assegurar a manutenção dos caracteres sexuais secundários, preservar a libido e a potência sexual e garantir a integridade estrutural e funcional da próstata, vesículas seminais, glândula de Cowper e epidídimos. Embora o fato não possa ser transposto para o homem, é provável que, pelo menos em algumas espécies animais, a testosterona desempenhe significativa função gametogênica, porquanto pode manter, por exemplo, no rato hipofisectomizado, a espermatogênese.

FARMACOCINÉTICA

Obtida a partir de fontes biológicas, ou como produto de síntese, a testosterona, quando utilizada por via oral, é integralmente absorvida, mas, por essa via, perde todo o seu efeito androgênico porque, antes de alcançar a circulação sistêmica, é inativada pelo fígado. Quando aplicada por via intramuscular, sublingual ou sob a forma de *pellets* para implantação subcutânea, é rapidamente absorvida e metabolizada para ser útil nos seus diversos efeitos terapêuticos. A esterificação da testosterona (propionato, fenilacetato, cipionato, enantato de testosterona) torna mais lenta a absorção da droga e mais efetiva sua ação, permitindo que os intervalos de aplicação intramuscular das doses terapêuticas sejam espaçados em 1, 2, 3 e até 4 semanas. A metiltestosterona, a fluoximetiltestosterona e a mesterolona são disponíveis para uso oral e integralmente absorvidas pelo tubo gastrointestinal, valendo destacar que a metiltestosterona é também absorvida por via sublingual; a substituição com o radical metil no carbono 17 da estrutura básica torna estáveis os compostos com essa característica contra a ação do metabolismo hepático, e, por isso, esses derivados sintéticos têm preservados seus efeitos androgênicos quando utilizados pela via oral.

Os hormônios androgênicos, tanto os endógenos quanto os introduzidos no organismo como medicamentos, uma vez absorvidos, fixam-se quase em totalidade (apenas 2% permanecem livres) a certas proteínas específicas no plasma e são metabolizados pelo fígado. Cerca de 40% da testosterona administrada é convertida em andrógenos menos ativos (androsterona e isoandrosterona) e em esteroides inativos (etiocolanolona). Eliminadas pela urina, algumas dessas substâncias resultantes do desdobramento da testosterona, ao lado de outras substâncias que derivam dos hormônios corticossuprarrenais, são aí identificáveis, depois de hidrolisadas, como 17-cetoesteroides (desses, 30% têm origem testicular). A medida dos níveis de eliminação diária desses 17-cetoesteroides tem sido, por esse motivo, utilizada como índice indireto da produção orgânica de andrógenos e se constitui em método propedêutico importante na avaliação do hipogonadismo, certos tumores gonadais e nos estados de hiper- e hipofunção do córtex suprarrenal.

Os esteroides da testosterona são quase como ela metabolizados. A metiltestosterona, a fluoximetiltestosterona e a mesterolona são menos metabolizadas e, por isso, eliminadas inalteradas nas fezes e urina.

FARMACODINÂMICA

Modo de ação

O mecanismo de ação da testosterona não parece definitivamente estabelecido, e, como em todas as situações em que o entendimento dos fatos se prende à interação entre esteroides e tecidos, a complexidade dos fenômenos envolvidos aguarda, ainda, investigação mais acertada que resulte no pleno conhecimento das alterações estruturais e funcionais dos tecidos-alvo.

Aceita-se, no entanto, que, com toda a probabilidade, não é a testosterona a forma de ação do hormônio. Ao nível dos tecidos, sob a ação de uma enzima (5-α-redutase), transformar-se-ia em desidrotestosterona, de ação androgênica mais efetiva. Presume-se que a desidrotestosterona, depois de ligar-se a um receptor citoplasmático, transfere-se para o núcleo celular, condicionando aumento de atividade da RNA-polimerase e, por conseguinte, aumento na síntese de RNA e proteínas específicas.

Ações

Serão destacadas apenas as ações dos andrógenos exógenos úteis em terapêutica, bem como algumas daquelas que podem resultar em efeitos adversos durante o uso clínico.

AÇÕES SOBRE ÓRGÃOS SEXUAIS E CARACTERES SEXUAIS SECUNDÁRIOS MASCULINOS

Essas, que são as mais importantes ações dos andrógenos, se fazem mais notórias quando esses hormônios são aplicados em portadores de insuficiência testicular (hipogonadismo) ou em indivíduos em idade pré-puberal. Nessas circunstâncias, o uso crônico de andrógenos impõe crescimento do pênis e órgãos sexuais secundários, bem como estimula a reinstalação ou o desenvolvimento de caracteres sexuais secundários masculinos. Ainda que, como já se referiu, em animais de experimentação hipofisectomizados a testosterona seja capaz de manter a espermatogênese, suscitam discussão os efeitos dos andrógenos sobre a espermatogênese no homem, e, nesse particular, a interpretação dos fatos se complica, porque, como é sabido, o uso de andrógenos também interfere na função testicular por inibir a secreção dos hormônios gonadotróficos hipofisários. Foi divulgado que, no hipogonadismo hipogonadotrófico (insuficiência testicular por falta de estimulação hipofisária), a administração de testosterona pode dar início à espermatogênese (Hurxthal *et al.*, 1949); no entanto, observam desaparecimento das células de Leydig e consequente supressão da espermatogênese quando a testosterona é aplicada de modo crônico em indivíduos androgenicamente normais (adeno-hipófise funcionante e testículos histologicamente normais), verificando-se, porém, recuperação e hiperatividade após a interrupção do uso do hormônio (Heller *et al.*, 1950). Estendida essa observação a indivíduos oligoespérmicos, demonstrou-se que, em muitos deles, após a suspensão do uso de testosterona, segue-se à depressão já esperada expressivo aumento do número total de espermatozoides em relação aos valores prévios ao tratamento, caracterizando o chamado efeito *rebote* (Heckel *et al.*, 1951; Heckel e McDonald, 1952). Aguardam esclarecimento definitivo os complexos mecanismos envolvidos no desenvolvimento desse efeito, merecendo destaque referências que vêm pretendendo relacioná-lo à depressão de anticorpos antiespermatozoides circulantes, capazes de desqualificarem, quantitativa e qualitativamente, a espermatogênese, porque condicionam a aglutinação dos espermatozoides (Ansbacker, R.; Keung-Young, K. *et al.*, 1973; Shulman, S., 1971.)

AÇÕES SOBRE O SEXO FEMININO

Quando aplicados ao sexo feminino, os andrógenos determinam virilização, e, comumente, as manifestações desse fenômeno, que incluem modificações do timbre da voz, hirsutismo, crescimento do clitóris e aumento da massa muscular, limitam a dose total de andrógenos que pode ser tolerada pelas mulheres. A par com essas alterações morfológicas, observam-se exacerbação da libido e, por vezes, modificação do comportamento. Sem influírem diretamente sobre os ovários, os andrógenos, por fazerem reduzir a secreção de gonadotrofinas hipofisárias, podem interferir na função ovariana, daí por que doses elevadas desses hormônios, se aplicadas na fase inicial do ciclo menstrual, impedem a proliferação endometrial e suprimem a ovulação. Por igual mecanismo, propõe-se explicar a supressão da lactação que condicionam. Desde os trabalhos de Engle e Smith, em 1939, e depois de Hisaw, em 1943, admite-se que os andrógenos exercem efeito progestacional direto sobre a mucosa do útero.

AÇÃO ANABOLIZANTE

Sob efeito do uso de andrógenos, observa-se diminuição da excreção urinária de nitrogênio, potássio e fósforo, e registra-se um balanço positivo desses elementos, sugerindo neoformação tecidual, sobretudo muscular. O exemplo mais expressivo dessa ação anabolizadora é o rápido e notório desenvolvimento da musculatura nos adolescentes masculinos. Como aliás já foi referido, sabe-se hoje que o efeito anabolizante é uma implicação do própria ação virilizadora, a despeito dos continuados esforços para a síntese de esteroides de reduzida capacidade androgênica e que sejam capazes de incrementar o anabolismo proteico, propiciando a disponibilidade de esteroides puramente anabolizantes que pudessem ser úteis no sexo feminino sem condicionar virilização e, nas crianças, sem efeitos indesejáveis sobre o desenvolvimento ósseo.

AÇÃO SOBRE A EXCREÇÃO DE ELETRÓLITOS

Da mesma maneira que os estrógenos, quando em uso prolongado os andrógenos predispõem à retenção dos eletrólitos extracelulares e, consequentemente, de água, favorecendo a instalação de edemas e predispondo à ocorrência de insuficiência cardíaca, em algumas situações.

AÇÕES SOBRE O ESQUELETO

O complexo conhecimento desses efeitos não parece, ainda, definitivamente estabelecido, embora as clássicas observações de Albright tenham sugerido que, sob o uso de andrógenos, o crescimento da cartilagem epifisária é grandemente estimulado, sobretudo nos indivíduos acometidos de nanismo pan-hipofisário. É imprescindível, no entanto, admitir, conforme a reiterada observação clínica, que concentrações elevadas de andrógenos condicionam o fechamento precoce das epífises; assim, o uso indiscriminado desses hormônios em indivíduos que não alcançaram ainda sua estrutura definitiva pode implicar retardo ou parada definitiva do crescimento. Muito ao contrário, nas situações em que deixa de ocorrer a maturação testicular por falta seletiva de gonadotrofina (eunucoidismo hipogonadotrófico) e em que, consequentemente, não há produção de testosterona, observa-se, a par da ausência de desenvolvimento sexual, excessivo crescimento dos ossos longos por falta de fechamento das epífises.

AÇÕES SOBRE AS GLÂNDULAS SEBÁCEAS

Parece fora de dúvida que os andrógenos estimulam o crescimento e a secreção das glândulas sebáceas, predispondo ao desenvolvimento de acne, cuja ocorrência é comum durante a puberdade, no curso de tratamento com andrógenos e em estados de hiperfunção do córtex suprarrenal.

APLICAÇÕES TERAPÊUTICAS

Merecerão destaque apenas as aplicações terapêuticas mais frequentes na prática clínica.

Hipogonadismo

Como é óbvio, a principal indicação do uso clínico dos andrógenos é a terapêutica de substituição ou complementação nos estados de hipofunção endócrina testicular. Sua utilização, no entanto, deverá ser sempre precedida de cuidadosa avaliação das funções hipofisária e gonadal. Em geral, a deficiência testicular para produzir andrógenos não é de fácil identificação na idade pré-puberal, e o especialista deve ser suficientemente seguro para resistir às pressões paternas, de médicos de família ou pediatras menos avisados, restringindo a indicação às situações de estrita conveniência. Quando não é evidente a maturação sexual entre 15 e 17 anos, está, sem dúvida, configurada situação de retardo da puberdade, mas, ainda assim, se a avaliação sugere deficiência simultânea do hormônio hipofisário do crescimento, o uso de andrógenos deve ser condicionado à expectativa de que se observe o máximo de crescimento espontâneo vertical, visto que a aplicação desses hormônios poderá implicar a cessação desse crescimento, pelo fechamento precoce das epífises. Se, de algum modo, no entanto, se conclui pela indução da puberdade com o uso de andrógenos, eles devem ser utilizados por períodos de 4 a 6 meses e suspensos por igual período, durante o qual devem ser repetidas as avaliações das dimensões testiculares, do crescimento vertical, da secreção de gonadotrofinas e dos níveis plasmáticos de testosterona e efetuado o controle radiológico das epífises, com vistas à conveniência ou não de esquemas adicionais. Nessas circunstâncias, tem sido sugerido o uso de oxandrolona (0,1 mg/kg de peso), etilestrenol (0,1 a 0,2 mg/kg de peso) e metiltestosterona (5 mg ao dia).

Em algumas situações, porém, a puberdade e a completa maturação sexual não podem ocorrer de fato porque há insuficiência testicular plena, por conta de hipogonadismo primário (síndrome de Klinefelter, criptorquidia bilateral, perda cirúrgica ou acidental dos testículos etc.), e, nessas circunstâncias, pode impor-se terapêutica prolongada com andrógenos. Em tais situações, segundo opinião de especialistas no assunto, a melhor escolha recairia sobre as formas esterificadas de ação muito prolongada e elevada potência, recomendando-se o esquema que sugere a aplicação de 200 mg de enantato ou cipionato de testosterona, por via intramuscular, a cada 1 ou 2 semanas, durante 2 a 3 anos, e, a seguir, 200 mg mensalmente, como dose de manutenção.

Quando o hipogonadismo se instala depois da maturação sexual, na idade adulta, por várias causas, recomendam-se doses de andrógenos menores que aquelas prescritas para os casos de insuficiência testicular primária pré-puberal. Nesses casos, sugere-se como suficiente a aplicação mensal, por via intramuscular, de 200 mg de enantato ou cipionato de testosterona. Também a metiltestosterona e a fluoximesterona, nas suas doses máximas, têm sido utilizadas.

USO COMO ANABOLIZANTES

Antes de formular essa indicação de uso terapêutico dos andrógenos, é essencial ter em mente que a ação anabolizante dessas substâncias deve, ainda, nos dias de hoje, ser entendida como implicação do próprio efeito virilizador, portanto, como já foi assinalado, não se dispõe de esteroide com efeito anabolizante seletivo, capaz de não impor virilização ao sexo feminino ou de não condicionar alterações do desenvolvimento ósseo quando utilizado em crianças. Com a pretensão de promover o anabolismo, têm sido múltiplas e até abusivas as indicações de andrógenos, desde os estados pós-operatórios até as doenças crônicas consuntivas. Certamente, não interferem de modo decisivo no curso dessas doenças, mas exercem, de algum modo, efeito euforizante e melhoram o apetite e o tônus muscular, e, por isso, parece razoável sua aplicação, pelo menos nos estádios terminais dessas enfermidades.

Osteoporose

Embora seja limitado o efeito no tempo e desconhecidas as causas dessa doença, os andrógenos podem favorecer o equilíbrio do cálcio e reduzir a reabsorção óssea quando aplicados a pacientes com osteoporose. Nove a 14 meses depois do início do tratamento contínuo, cessam os efeitos positivos, diminuindo a formação óssea, e não se tem ideia da probabilidade de remissão desse quadro com a aplicação de séries repetidas de esteroides.

Anemias refratárias

A prévia noção de que a anemia benigna dos eunucos se corrige com o uso de andrógenos e a observação de que a utilização de elevadas doses de andrógenos favorece a eritropoese, resultando em poliglobulia, estimularam a aplicação desses hormônios em certos tipos de anemias refratárias, tais como anemia aplásica, aplasia eritrocítica, anemias hemolíticas, anemias associadas a insuficiência renal, hemopatias malignas, metaplasia mieloide e outras condições. Tem-se cogitado que esse efeito seja secundário a estímulo da secreção de eritropoetina pelo rim; no entanto, é mais provável que os andrógenos estimulem diretamente a síntese do *heme*. Ademais, a estimulação, ainda que menos pronta, de leucócitos e plaquetas sugere provável efeito direto dos agentes andrógenos anabolizantes sobre a medula óssea. Recomendam-se, desses esteroides, sobretudo formas esterificadas de testosterona, doses semanais variáveis de 220 mg a 1 g, por via intramuscular. Em todas as circunstâncias, devem ser considerados os efeitos colaterais de virilização e sobre o desenvolvimento ósseo, já referidos.

Climatério masculino

IMPOTÊNCIA

Na maioria das vezes, não se verifica, no sexo masculino, um declínio abrupto das funções gonadais, como ocorre no sexo feminino; por isso, não parece muito próprio designar de climatério, por analogia, a redução gradual e muito individualizada da atividade testicular, exteriorizada, com o passar dos anos, por progressiva redução da atividade sexual, diminuição da libido e diminuição da massa e da força muscular. Por tal motivo, não se afigura benéfica a terapêutica de suplência androgênica nos varões idosos, e, ademais, posta em relevo a relação sobejamente comprovada entre câncer da próstata e andrógenos, mais ainda se deve restringir essa indicação, porque, como é sabido, o câncer de próstata é, ao menos clinicamente, detectável com mais frequência a partir da idade em que se faz conspícua a involução testicular.

Nas situações de impotência primária, quando nunca ocorreu uma ereção realmente efetiva para a cópula – e isso geralmente está associado a alguma forma bem definida de hipogonadismo, sobretudo por deficiência testicular intrínseca –, recomenda-se, de preferência, o uso intramuscular de doses iniciais de 100 a 250 mg, semanalmente, por 4 a 6 semanas. Diminuição da libido, ejaculação precoce, redução ou perda da potência sexual em adolescente ou adulto jovem que já tiveram passado sexual regular são situações que não devem, em princípio, suscitar a utilização de medicação androgênica, porque, na grande maioria dos casos, dependem de distúrbios emocionais, sem evidência de doença somática, descartável pelo exame clínico-urológico, que exclui hipogonadismo, outras afecções genitais, uso de drogas, neuropatia e insuficiência vascular periférica, e pela normalidade do teste de tolerância à glicose e dos níveis sanguíneos de gonadotrofinas e de testosterona.

Subfertilidade

A partir da caracterização de Heller, já referido o efeito rebote da testosterona sobre o epitélio germinativo, Heckel foi o primeiro a explorar quimicamente esse efeito, tratando com andrógenos pacientes inférteis ou subférteis oligoespérmicos. A exploração indiscriminada desse efeito e a má seleção de casos para sua utilização importaram no descrédito dessa indicação terapêutica, mas, presentemente, ainda se cogita de sua aplicação em situações de falência da fertilidade nas quais, a despeito de número normal de espermatozoides, há um baixo percentual de formas móveis, na presunção de que, como pretendem interpretações recentes, os andrógenos, por algum modo não suficientemente esclarecido, possam promover a depressão de anticorpos circulantes antiespermatozoides, capazes de inibir a espermatogênese ou condicionar aglutinação dos espermatozoides.

Distúrbios menstruais

SUPRESSÃO DE LACTAÇÃO

Se aplicados em doses elevadas na fase inicial do ciclo menstrual, como já foi assinalado, os andrógenos impedem a proliferação endometrial e suprimem a ovulação. Até recentemente, os andrógenos foram utilizados no tratamento de muitos distúrbios menstruais, mas cederam lugar aos progestágenos, mais efetivos e atuantes por via oral, e às combinações de anticoncepcionais. No que se refere à supressão da lactação, embora igualmente ativos quando usados na dose de 50 a 100 mg por 1 a 4 dias depois do parto, também foram, com vantagens, substituídos pelos progestágenos.

Cancerologia

Afora as aplicações no controle das anemias de certas hemopatias malignas, os andrógenos têm sido prescritos como recurso paliativo no tratamento da recorrência e das metástases do câncer de mama em mulheres depois da menopausa e, após ooforectomia, em mulheres que ainda não atingiram o climatério. Nessas circunstâncias, quando se decide pelo uso de andrógenos, em geral utilizam-se doses variáveis de propionato de testosterona, de 50 a 100 mg, por via IM, semanalmente. Vale referir a tendência atual de cogitar a aplicação de andrógenos como medida complementar no tratamento do adenocarcinoma do rim (hipernefroma) e de suas metástases, sobretudo nos casos avançados, tendência justificada pelos que a preconizam nas evidências de que o adenocarcinoma do rim, em mulheres depois da menopausa, tem a mesma incidência que em homens (Bloom, 1964), de que a grande maioria dos casos descritos de regressão espontânea desses tumores tem ocorrido em elementos do sexo masculino e, ainda mais, no fato experimental de que os andrógenos impedem a amplamente comprovada indução de adenocarcinoma do rim pelos estrógenos em hâmsters (Kirkman, 1959; Horning, 1966; Bloom, 1967).

EFEITOS ADVERSOS

Virilização

Conforme já foi repetidamente destacado, sempre que aplicados em mulheres, os andrógenos impõem risco de virilização. Daí a ponderação que deve proceder toda indicação de seu uso nessas circunstâncias. Aparecimento de acne, engrossamento da voz, desenvolvimento de pelos faciais são as primeiras manifestações, e podem ser reversíveis se, de imediato ao seu aparecimento, se suspende a medicação. Podem ocorrer alterações menstruais, e, quando se usam doses elevadas e por tempo prolongado, como no câncer de mama, além das alterações já mencionadas, é possível verificar ocorrência de distribuição pilosa corporal de tipo masculino, calvície, acentuação da musculatura e do desenho venoso periférico e hipertrofia do clitóris, distúrbios esses que podem ser reversíveis.

Alterações do crescimento e do desenvolvimento sexual

Não será redundante voltar a referir que a utilização de andrógenos na fase pré-puberal encerra um elevado potencial de risco de graves perturbações do crescimento vertical e do desenvolvimento sexual. Embora não haja ainda compreensão definitiva das alterações íntimas, é ponto pacífico que a intensificação de fechamento das epífises em crianças sob efeito de andrógenos pode persistir por vários meses depois de sua administração, ou mesmo condicionar limitação definitiva do crescimento vertical.

Icterícia

No curso do uso clínico de metiltestosterona, particularmente quando da aplicação de doses elevadas, tem-se observado elevação dos níveis sanguíneos de bilirrubinas, com icterícia secundária a estase biliar ao nível dos capilares centrais do lóbulo hepático, sem obstrução dos dutos de maior calibre, caracterizando quadro de hepatite colestática. Esse efeito tóxico, diretamente relacionado em intensidade com as doses utilizadas, não é verificável com a aplicação de testosterona e de seus ésteres, caracterizando-se como peculiaridade dos derivados com um substituinte 17-α-metílico (além da metiltestosterona, a fluoximesterona, a metilandrostenolona, a eximetalona, o estanozolol e a metilandrolona). Recomenda-se por isso que, na prática clínica, esses derivados sejam utilizados em períodos curtos de 3 a 4 semanas, seguidos por períodos iguais de abstenção da droga.

Carcinoma hepático

Vale destacar o registro de alguns casos isolados de carcinoma hepático, incidindo em indivíduos que fizeram uso crônico de derivados 17-α-metil substituídos da testosterona, por períodos variáveis de 1 a 7 anos no tratamento coadjuvante da anemia aplásica. Essas observações alertam para a conveniência de investigações mais acuradas nesse sentido.

Edemas

ALTERAÇÕES VASCULARES

A retenção de sódio e água, com formação de edemas, é uma ocorrência comum durante a aplicação de medicação androgênica. Esse fato pode tornar-se grave inconveniência nos portadores de insuficiência cardíaca congestiva, hepatopatias ou outras condições em que seja provável a ocorrência de edemas, como nas nefropatias e estados de hepatoproteinemia. O uso de medicação salurética contorna o problema e permite distinguir, nos tratamentos anabolizantes, se o aumento de peso corresponde, na verdade, ao pretendido crescimento do protoplasma ou apenas à expansão do líquido extracelular, em volume. Por outro lado, o uso crônico de andrógenos tem sido relacionado com a modificação dos níveis plasmáticos de lipoproteína e do colesterol, predispondo à aterosclerose.

Alterações da espermatogênese e da potência sexual

O uso continuado de andrógenos em homens pode, por inibir a secreção de gonadotrofinas, resultar em grave deterioração da espermatogênese até a azoospermia, conforme já referido antes, e também, em virtude da parada de produção de testosterona endógena, pode condicionar deficiência de potência sexual quando da suspensão da medicação androgênica. Por outro lado, merece ser lembrado que, ao início da terapêutica de substituição, no hipogonadismo, são frequentes os episódios de ereção mantida e dolorosa do pênis, caracterizando mesmo situações de priapismo.

Irritação do local de aplicação

A utilização de comprimidos para absorção sublingual pode dar lugar à ocorrência de estomatite, assim como tem-se observado inflamação no local da implantação subcutânea de *pellets* com andrógenos.

PREPARAÇÕES

Posologia

O mercado farmacêutico dispõe de um grande número de preparações de hormônios androgênicos, tanto para uso intramuscular quanto para aplicação oral, e, entre as preparações desse último tipo, algumas se prestam à absorção sublingual. A rotina ainda não acolheu definitivamente a utilização viável (Segal, 1973) dos implantes subcutâneos de testosterona em cápsulas de Silastic para liberação contínua e prolongada de hormônio, mas estão disponíveis *pellets* de testosterona para essa mesma forma de aplicação.

Algumas preparações exploram essencialmente o efeito virilizador, e, quando a pretensão for terapêutica de substituição, a via IM deve ser a preferida, pelo menos até o presente momento, e as doses preconizadas devem ter o objetivo de permitir o fornecimento médio diário de cerca de 10 mg de hormônio ativo, o que se presume conseguir com a aplicação de 25 mg de propianato de testosterona 3 vezes por semana ou 200 mg de cipionato ou enantato de testosterona a cada 2 semanas. Dessas preparações, que exploram essencialmente efeito virilizante, são exemplos os seguintes produtos farmacêuticos: Neo-Hombreol® e outros (testosterona, NF) – suspensão aquosa (25 mg/mL) IM e *pellets* de 75 mg, para uso subcutâneo; Neo-Hombreol® (propionato de testosterona) – comprimidos de 10 mg para uso sublingual e suspensão aquosa ou oleosa de 25, 50 e 100 mg, para uso IM; Depo-Testosterona® (cipionato de testosterona USP) – solução oleosa de 50 a 200 mg para

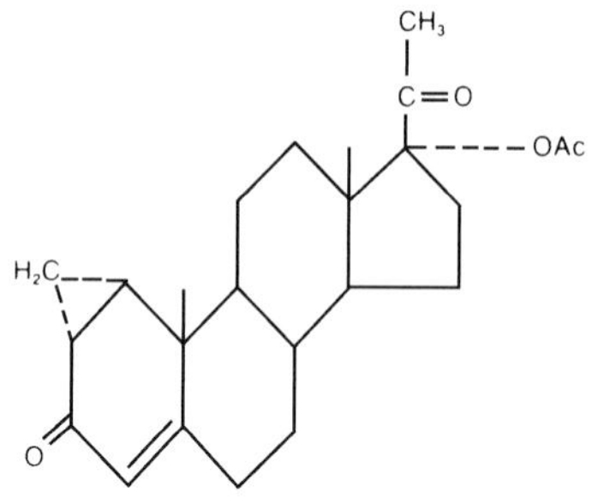

Fig. 84.2 Estrutura do acetato de ciproterona.

uso IM; Metandren® (metiltestosterona USP) – comprimidos de 5, 10, 25 mg para uso sublingual ou oral; Ora-Testril® e outros (fluoximesterona) – comprimidos de 2, 5 e 10 mg para uso estritamente oral; e Proviron® e Androviron® (mesterolona) – comprimidos de 25 mg para uso estritamente oral.

Outras preparações são elaboradas para comercialização com o propósito de explorar mais particularmente a ação anabolizante dos esteroides androgênicos, e ainda aqui, mesmo depois das repetidas alusões já destacadas, é oportuno insistir que não se conseguiu, até o presente momento, dissociar o efeito anabolizante do efeito virilizador, e nenhum dos chamados *esteroides anabolizantes* atualmente disponíveis para uso clínico é desprovido de atividade androgênica. Os produtos farmacêuticos citados a seguir servem de exemplos desse grupo de preparações: Maxibolin® (etilestrenol) – elixir com 2 mg/5 mL e comprimidos de 2 mg para uso oral; Dianabol® (metandrostenolona, NF) – comprimidos de 2,5 a 5 mg para uso oral; Durabolin® (fempropionato de nandrolona) – solução aquosa oleosa com 25 e 50 mg/mL para uso IM; e Anavar® (oxandrolona, NF) – comprimidos de 2,5 mg para uso oral.

Em síntese, vale lembrar a existência de alguns produtos farmacêuticos que representam associações de andrógenos como medicação geriátrica.

ANTIANDRÓGENOS – ANTICONCEPCIONAIS MASCULINOS

A pretensão de dispor de drogas com atividade antiandrogênica decorreu de motivações de ordem clínica, e, sob esse aspecto, não só os interesses relacionados com o tratamento do câncer da próstata como também os efeitos – sempre indesejáveis – de virilização no sexo feminino e precocidade na maturação sexual em meninos foram determinantes. Pelos efeitos antagônicos aos dos andrógenos que exercem sobre os tecidos genitais, os estrógenos, em senso restrito, poderiam ser considerados substâncias antiandrogênicas; contudo, as pesquisas nesse sentido têm concentrado o interesse particularmente sobre a progesterona e os esteroides dela derivados (derivados de dodecaidrofenantreno e α-norprogesterona). Vale assinalar que antiandrógenos não esteroides, capazes de bloquear a síntese ou ação periférica da testosterona, têm sido testados em animais. Merece destaque especial o acetato de ciproterona, basicamente um progestínico oralmente ativo, dotado de potente ação antiandrogênica que, embora não se tenha revelado suficientemente efetivo no controle do hirsutismo e, em geral, dos fenômenos de virilização na mulher, permitiu alentadores resultados no controle do câncer da próstata (Wein e Murphy, 1973). Na dose de 100 a 200 mg nas 24 horas, por um período de 10 a 15 dias, impõe acentuada redução da libido e pode comprometer gravemente a espermatogênese. A partir desse último efeito, tiveram lugar as especulações em torno da utilização de progestágenos como anticoncepcionais masculinos, sobretudo considerando-se a limitação de emprego nesse sentido de algumas substâncias, como cádmio, nitrofuranos, agentes antineoplásicos, dinitropirrol, capazes, como os antiandrógenos, de inibir a espermatogênese, mas às vezes condicionando lesões irreversíveis ou determinando efeitos tóxicos sistêmicos intoleráveis.

Estudos experimentais em primatas apoiaram as observações clínicas iniciais no sentido de que a aplicação simultânea e continuada (implantes subcutâneos em cápsulas de Silastic) de progestágenos e andrógenos dá lugar a controle da fertilidade que seria reversível (Segal, 1973) com a supressão das drogas, com uma incidência mínima de efeitos colaterais. Por efeito do progestágeno, nessa mistura, ocorreria supressão da síntese de gonadotrofinas e, consequentemente, da espermatogênese, enquanto, sob ação do andrógeno, estariam prevenidas as alterações das estruturas genitais e preservada a libido.

REFERÊNCIAS BIBLIOGRÁFICAS

1. ALBRIGHT, F. *Recent Prog. Hormone Res.*, *1*:293-354, 1946.
2. ANSBACKER, R. e KEUNG-YOUNG, K. et al. *Fertil. Steril.*, *24*:305, 1973.
3. BERNSTEIN, M.S., HUNTER, R.L. e YACHNIN, S. Hepatoma and peliosis hepatitis in Fanconi's anemia. *New Engl. J. Med.*, *284*:1135-6, 1971.
4. BLOOM, H.J.G. Hormone treatment of renal tumors. *In*: RICHES, E.W. ed. *Tumors of the Kidney and Ureters.* Livingstone, London, 1964. p. 311.
5. BLOOM, H.J.G., ROE, F.J.C. e MITCHLEY, B.C.V. *Cancer*, *20*:218-20, 1967.
6. BUTENANDT, A. Uber die chemische Untersuchung der Sexualhormons. *Z. Angew. Chem.*, *44*:905-8, 1931.
7. DAVID, K., DINGEMANSE, E., FREUD, J., LAQUER, E. Uber kristallinisches männliches Hormon aus Holdem (Testosteron), wirksamer als aus Harn oder aus Cholesterin bereitetes Androsteron. *Hope-Seyler's z. Physiol. Chem.*, *233*:281-2, 1935.
8. ENGLE, E.T. e SMITH, P.E. *Endocrinology*, *25*:1-6, 1939.
9. FORBES, T.R. Crowing hen: early observations on spontaneous sex reversal in birds. *Yale J. Biol. Med.*, *19*:955-70, 1947.
10. HECKEL, N.J. et al. *J. Clin. Endocrinol.*, *11*:235-39, 1951.
11. HECKEL, N.J. e McDONALD, J.H. *Ann. New York Acad. Sc.*, *55*:725-33, 1952.
12. HELLER, C.G. et al. *Fertil Steril.* *1*:415-22, 1950.
13. HURXTHAL, L., BRUNS, H.J. e MUSULIN, N. *J. Clin. Endocrinol.*, *9*:1245-8, 1949.
14. KIRKMAN, H. National Cancer Institute Monograph, nº 1. Washington, U.S. Government Printing Office, 1959.
15. LORDING, D.W. Androgens. *Drugs*, *15*:144-50, 1978.
16. MURAD, F. e GILMAN, A.G. Andrógenos e esteróides anabolizantes. *In*: GOODMAN, L.S. e GILMAN, A. *As Bases Farmacológicas da Terapêutica.* 5ª ed. Guanabara Koogan, Rio de Janeiro, 1978.
17. RUZICKA, L. e WETTSTEIN, A. Synthetische Dartellung des Testishormons, Testosteron (Androsten-3-on-17-ol). *Helv. Chim. Acta.*, *18*:1264-75, 1935.
18. RUZICKA, L., GOLDBERG, M.W., MEYER, J., BRUNGGGER, H e EICHENBERGER, E. Uber die Synthese des Testikelhomons (Androsteron) und Stereosomerer deselben durch Abban hydierter sterine. *Helv. Chim. Acta*, *17*:1395-1406, 1934.
19. SEGAL, S. Male fertility control studies: an editorial comment. *Contraception*, *8*:187-8, 1973.
20. SHULMAN, S. *CRS Crit. Ver. Clin. Lab. Sci.*, *2*:393-7, 1971.
21. WEIN, A.J. e MURPHY, J.J. Experience in the treatment of prostatic carcinoma with cyproterone acetate. *J. Urol.*, *109*:68-70, 1973.

85

Drogas que Estimulam e Deprimem a Musculatura Uterina

Ronald Bossemeyer, Ana Maria Chagas e Carlos Alberto Chagas

DROGAS QUE ESTIMULAM A MUSCULATURA UTERINA

Generalidades

Os ocitócitos são substâncias dotadas da capacidade de estimular seletivamente a musculatura uterina. Essa ação está na dependência de influências exercidas pelos esteroides ovarianos (Caldeyro-Barcia), razão pela qual o útero é pouco sensível aos ocitócitos nos primeiros meses de prenhez. A suscetibilidade contrátil aumenta no segundo semestre gestacional e atinge seu máximo no parto para, *a posteriori*, diminuir.

O organismo feminino possui, fisiologicamente, hormônio endógeno, de secreção hipotalâmica, destinado à estimulação uterina. Em terapêutica, entretanto, substâncias de outras proveniências são utilizadas por motivos diversos, com esse fim.

Classificação química

Em 1906, foi isolada a primeira substância farmacologicamente ativa do *ergot* ou esporão do centeio: a ergotoxina (Barger *et al.*; Kraft). Posteriormente, constatou-se existirem duas classes de alcaloides daquela proveniência: os ativos, com terminação *INA*, e os inativos, do ponto de vista farmacológico, com terminação *ININA*.

As drogas consideradas naturais, como os alcaloides do *ergot* e os extratos hipofisários, são substâncias que, *in natura*, promovem efeitos secundários, ainda que acompanhadas de manifestações associadas, o que restringe sua aplicabilidade em clínica. Com o fito de abolir esses efeitos secundários, lançou-se mão de vários processos químicos, como a esterificação de um alcaloide do *ergot*, resultando assim em substâncias semissintéticas, como a metilergonovina.

As drogas sintéticas, como a ocitocina, são fármacos produzidos em laboratório, dotados de constituição química igual à do hormônio endógeno, o que permite a mimetização do estímulo contrátil fisiológico. Seu emprego correto enseja controle efetivo e seguro da contratilidade uterina.

Os ocitócicos, portanto, de acordo com a sua obtenção, classificam-se em:

1. *Naturais*
   – Alcaloides do *ergot*
   – Ocitocina
   – Prostaglandinas
2. *Semissintéticos*
   – Alcaloides do *ergot* modificados
3. *Sintéticos*
   – Ocitocina
   – Outras drogas

Enfocaremos a seguir aspectos úteis das drogas utilizadas na terapêutica moderna.

Derivados semissintéticos do *ergot*

Serão estudados desde logo, uma vez que os alcaloides naturais não têm aplicabilidade clínica. São de interesse o tartarato de ergotamina e o maleato de ergobasina ou ergonovina, pela ação direta que exercem sobre a musculatura uterina, aumentando a intensidade, a frequência e a duração das contrações, assim como elevando o tônus.

A ergonovina é a mais utilizada, por sua maior seletividade de ação uterotrópica; a ergotamina apresenta ação simpatolítica acentuada, e, pelos efeitos colaterais que acarreta, tem menor demanda.

A atividade da ergonovina é maior por via oral, e seus efeitos, por essa via, podem ser comparados aos obtidos pela via intramuscular; manifestam-se em 3 a 10 minutos e têm duração relativamente efêmera.

O maleato de metilergobasina é outra droga desse grupo, muito empregada e administrada igualmente pelas vias intramuscular e endovenosa.

Todos esses fármacos possuem boa absorção e são bem distribuídos, e é a ergotamina o que permanece mais prolongadamente no organismo. Sua biotransformação ocorre no fígado, sendo excretada pelos rins.

MECANISMO DE AÇÃO

Tem ação direta sobre o miométrio (Rothlin & Berde). Os alcaloides do esporão do centeio aumentam acentuadamente a atividade motora do útero, alteração essa que é dependente da dose utilizada. Em doses relativamente pequenas, as contrações possuem maior força e frequência, mas ao mesmo tempo ocorre pequeno relaxamento. Em doses maiores, tornam-se mais intensas e prolongadas, e o tônus basal é mais acentuado, podendo ocorrer, também, contrações sustentadas (tetania).

AÇÕES FARMACOLÓGICAS

Sistema cardiovascular

Os alcaloides semissintéticos do *ergot* pertencentes ao arsenal terapêutico atual produzem bradicardia por estímulo do centro vagal e vasodilatação por bloqueio dos receptores alfa, bloqueio esse que é parcialmente antagonizado pelo efeito estimulante direto sobre a musculatura lisa dos vasos.

Trato gastrointestinal

Esses fármacos antagonizam as respostas inibidoras do intestino para a adrenalina, fato raro quando se usam doses terapêuticas.

Metabolismo

Inibição da hiperglicemia produzida pela adrenalina.

Sistema nervoso central

Depressão, sedação e sonolência; reforço da ação depressora dos barbitúricos.

TOXICIDADE

Efeitos colaterais

Podem ocorrer prejuízos à circulação devidos à ação musculotrópica sobre os vasos sanguíneos; náuseas, vômitos e mialgia.

Intoxicação aguda

Se bem que rara, decorre do emprego de altas doses com finalidade abortiva. O envenenamento é consequência da ingestão de 26 mg de ergotamina por alguns dias (dose cumulativa) ou da injeção de 0,5 a 1,5 mg (via parenteral). Os sinais e/ou sintomas são: delírio, alucinações, cefaleia, convulsões, mal-estar, perda da consciência, midríase, dispneia, hipotensão arterial aguda, náuseas e vômitos, cólicas, diarreia, cãibras, congestão, formigamento, sede e inconsciência.

Intoxicação crônica

Intoxicação crônica pode decorrer de superdosagem, uso indiscriminado das drogas, hipersensibilidade e lesão hepática ou renal que dificultem seu metabolismo e excreção.

Os sinais e/ou sintomas mais evidentes assemelham-se aos da intoxicação aguda, aos quais se adicionam mialgias, dor anginosa, taquicardia, hipo- ou hipertensão arterial ou gangrena.

O tratamento é igualmente sintomático e consiste em suspensão do uso da droga, administração de anticoagulantes, vasodilatadores e antieméticos.

CONTRAINDICAÇÕES

a. Pelo vasoespasmo que produzem, esses fármacos não devem ser utilizados em certos tipos de infecção e em doenças vasculares (arterite luética, coronariopatia, tromboflebite e síndrome de Raynaud).
b. Doença hepática ou renal.

USOS TERAPÊUTICOS

Os alcaloides semissintéticos do *ergot* são empregados em clínica obstétrica e no tratamento da enxaqueca.

Para o tratamento da enxaqueca, a ergotamina é importante para o alívio da crise dolorosa (Friedman), e utiliza-se em associação com a cafeína.

Em obstetrícia, esses fármacos são empregados somente após o parto, na prevenção e/ou no tratamento das hemorragias do terceiro e quarto períodos. Como exceção a essa regra, utilizam-se também no abortamento incompleto com o fito de prevenir ou coibir o sangramento. Por fim, na prática obstétrica, podem ser empregados em ocasiões em que a curetagem mostra um miométrio frouxo e cavidade uterina ampla, e também como coadjuvantes no tratamento clínico da mioendometrite puerperal. Seu uso se faz por via oral, intramuscular ou intravenosa, na dose de 0,125 a 0,5 mg, 2 a 4 vezes ao dia.

A superdosagem, nesse período, foi associada a lesão vascular hipofisária posterior de magnitude variável (Luz).

ESPECIALIDADES FARMACÊUTICAS EXISTENTES NO BRASIL

1. Ergonovina: gotas com 0,25 mg/mL e ampolas com 0,2 mg de tartarato de ergonovina; Laboratório Carlo Erba.
2. Ergotrate: comprimidos e ampolas de 0,2 mg de maleato de ergonovina; Laboratório Eli Lilly.
3. Methergin: drágeas de 0,125 mg e ampolas de 0,2 mg de maleato de metilergonovina; Laboratório Sandoz.

Ocitocina

A ocitocina natural tem origem em núcleos hipotalâmicos e deposita-se no túber cinéreo; a que empregamos na prática obstétrica é de síntese (Boissonas), e abordaremos aqui seus aspectos mais importantes.

QUÍMICA

A ocitocina compõe-se de 8 aminoácidos: cistina, tirosina, ácido glutâmico, ácido aspártico, prolina, glicina, leucina e isoleucina.

FARMACOCINÉTICA

A ocitocina, utilizada principalmente por infusão endovenosa e também por vias nasal (aerossol) e intramuscular, em alguns casos, não pode ser ingerida devido à rápida inativação pela tripsina. Ao alcançar a circulação, liga-se às proteínas plasmáticas e dirige-se aos seus efetores: útero e mamas.

Em mulheres grávidas, existe uma enzima plasmática, de produção placentária, a ocitocinase (Tuppy & Wintersberger), cuja finalidade é inativar a ocitocina pela ação química. A fim de proteger o produto concepcional de uma expulsão extemporânea, a atividade enzimática aumenta a par com a igualdade gestacional, até a 28ª semana, para, a seguir, reduzir-se paulatinamente até o parto, quando é nula.

AÇÕES FARMACOLÓGICAS

Sistema cardiovascular

Em doses terapêuticas, não se produzem alterações dignas de nota. Em pacientes anestesiados ou quando grandes doses são administradas, é necessário certo cuidado com a hipotensão arterial resultante do relaxamento da musculatura vascular (acompanhada de taquicardia e aumento do débito cardíaco). Essa hipotensão pode ainda agravar-se com o uso concomitante de bloqueadores ganglionares ou simpatolíticos (quando então se estabelecerão mecanismos compensadores).

O risco materno pode estender-se ao feto quando doses elevadas de ocitocina que promovem hipotensão arterial e menor profusão placentária levam a hiperpressão intrauterina e consequente prejuízo da oxigenação fetal.

Glândula mamária

A ocitocina produz o seu efeito ejectoláteo por contração das células musculares que se dispõem ao redor dos dutos e alvéolos (Sicablanco *et al.*), reproduzindo o mecanismo (fisiológico) que desperta a sucção dos mamilos, por via reflexa, feito pelo lactente e que determina a liberação de ocitocina endógena através da hipófise posterior.

Útero

A ocitocina aumenta a intensidade e a frequência das contrações do útero grávido. Sua infusão endovenosa lenta produz contrações que serão mais fortes à medida que a gravidez se aproxima do seu termo; no útero não grávido, a resposta contrátil é pouco potente (Caldeyro-Barcia).

A ação da ocitocina por via parenteral é rápida e efêmera, iniciando-se entre 3 e 5 minutos e perdurando por cerca de 40 minutos. Em doses correntes, resulta em aumento da duração, intensidade e frequência das contrações uterinas, com discreta elevação do tônus muscular. A administração de doses maiores pode levar a hipertonia e taquissistolia com graves alterações pressóricas materna e da oxigenação fetal, que podem culminar com asfixia e morte do concepto. Em doses terapêuticas, é apreciável o benefício decorrente da coordenação das contrações uterinas no trabalho de parto quando há distúrbios do gradiente contrátil.

TOXICIDADE

A intoxicação pela ocitocina é extremamente rara e pode ocorrer somente em casos de superdosagem ou na tentativa da indução de abortamentos. Os efeitos temíveis são a asfixia fetal e a rotura uterina.

POSOLOGIA

A dose administrada deve ser de 1 a 8 miliunidades/minuto, por via endovenosa, utilizando-se o soro glicosado a 5% como veículo de infusão. A ocitocina também deve ser empregada sob a forma de aerossol (40 UI/mL), quando se busca a ejeção láctea. Doses de 2,5 ou mesmo 10 UI podem ser administradas por via intramuscular em situações especiais, no puerpério imediato.

USOS TERAPÊUTICOS

Ação sobre o útero

A ocitocina é empregada sempre que contrações uterinas se fazem necessárias. Assim é que na indução do parto conseguem-se contrações fisiológicas pela administração de soluções endovenosas correntemente utilizadas, seja para o desencadeamento do próprio trabalho de parto, a termo ou prematuro, seja para o esvaziamento uterino no aborto ou feto morto retido, seja na mola hidatiforme.

A ocitocina é utilizada por via endovenosa, em infusão contínua. As injeções rápidas do medicamento estão proscritas.

A velocidade de perfusão da solução depende da idade da gestação e da finalidade de seu uso. Na indução do parto a termo, as doses fisiológicas variam de 1 a 8 miliunidades/minuto (Poseiro & Norieca-Guerra). Com isso consegue-se, na maioria das vezes, o incremento da frequência e da intensidade das contrações.

Antes do termo da gestação, porém, a velocidade e a concentração da infusão devem ser inversamente proporcionais ao tempo de gestação, isto é, quanto mais *jovem* a gestação, maior a necessidade de ocitocina/minuto. Segundo Csapo, a dificuldade na indução longe do termo reside no bloqueio progesterônico.

No controle das hemorragias pós-parto, a droga pode ser usada em infusão venosa contínua, pois não mais existem os problemas deletérios que podem ocorrer com o feto vivo *in utero*.

Em resumo, a ocitocina pode e deve ser usada em toda e qualquer ocasião em que seja necessária a obtenção de contrações uterinas: na indução do parto, na correção da dinâmica transporto, no esvaziamento da gravidez molar, na prevenção das hemorragias do terceiro e quarto períodos do parto e no tratamento resolutivo do abortamento.

Efeito sobre as mamas

Pela mioconstrição dutoalveolar, produz-se esvaziamento mamário sem que haja, no entanto, aumento da quantidade do leite ou modificação de sua composição. A ocitocina por via nasal é útil no tratamento da congestão mamária e no alívio da tensão e da dor por ela provocadas. Seu efeito é breve, e faz-se inalação cerca de 5 minutos antes das mamadas ou da drenagem dos seios por sucção mecânica ou natural.

ESPECIALIDADES FARMACÊUTICAS EXISTENTES NO BRASIL

1. Orastina: ampolas de 1 mL com 3 UI de ocitocina sintética; Laboratórios Hoechst.

2. Syntocinon: ampolas de 2 mL com 2 UI e de 1 mL com 5 UI de ocitocina sintética; Laboratório Sandoz.

3. Syntocinon *Spray*: frascos-*spray* de 5 mL com 40 UI de ocitocina sintética/mL; Laboratório Sandoz.

Prostaglandinas

Em 1930, Kurzrok & Lieb observaram que fragmentos de músculo uterino relaxavam-se e contraíam-se quando expostos a sêmen humano. A identidade do agente causador permaneceu obscura até vários anos depois, quando foi identificado, independentemente, mas quase simultaneamente, por Goldblatt, na Inglaterra, e von Euler, na Suécia. Os trabalhos de Goldblatt com sêmen humano e de von Euler com material obtido de glândulas vesiculares de ovelhas indicaram que os fluidos continham lipídios formadores de ácidos que eram tanto estimuladores dos músculos lisos quanto vasopressores.

A partir de 1956, Bersgström & Sjovall conseguiram isolar, em forma cristalina pura, as primeiras duas prostaglandinas: a PGE_1 e a PGF_1 alfa. Sua biossíntese foi conseguida por Bergström e cols. e von Dorp e cols. (Karim) a partir do ácido araquidônico com o emprego de homogenatos de glândulas de vesículas seminais de carneiros.

Existem 14 prostaglandinas conhecidas, e todas, menos uma, encontram-se no homem. Estão amplamente distribuídas pelos fluidos e tecidos orgânicos, ainda que em quantidades diminutas. Apesar de as mais altas concentrações estarem no líquido seminal, elas podem ser detectadas no fluxo menstrual e líquido amniótico, endométrio, cordão umbilical, rins, tireoide, timo, pulmões, mucosa gastrointestinal e íris. Em tecidos de animais não mamíferos, a pesquisa tem sido positiva na pele e medula espinhal do sapo e em certas formas de coral.

CLASSIFICAÇÃO E QUÍMICA

Podemos classificar as prostaglandinas em quatro grupos, cada um designado por uma letra: E, F, A e B. Três compostos do grupo E (PGE) e três compostos do grupo F (PGF) são considerados prostaglandinas primárias ou naturais, no sentido de que nenhuma delas deriva de uma das demais: as restantes (em número de 8) são metabolizadas do precursor 6. A investigação clínica em obstetrícia, não obstante, tem-se limitado quase inteiramente às prostaglandinas E_1 (PGE_1), E_2 (PGE_2) e F_2 alfa (PGF_2 alfa). Dessas é inegável que a maior experiência clínica que se tem acumulado envolve a PGF_2 alfa.

Quimicamente, todas as prostaglandinas naturais contêm 20 átomos de carbono e têm a mesma estrutura básica, derivada do ácido prostanoico; diferem entre si pelo anel ciclopentato e constituem um grupo de ácidos hidrocarboxílicos insaturados.

METABOLISMO E EXCREÇÃO

As prostaglandinas são rapidamente metabolizadas pelo organismo. Após as etapas químicas do processo metabólico, estudos com material radioativo mostram que 40% da radioatividade elimina-se pela urina e 20% pelas fezes (Canales Pérez).

MECANISMO DE AÇÃO

Apesar de ser ainda relativamente especulativo, sabe-se que o estímulo contrátil atua diretamente sobre o miométrio. Receptores específicos estão envolvidos, e as respostas obtidas estão na dependência dos níveis de cálcio e da maior ou menor participação do AMP cíclico.

A possibilidade de que esses compostos ajam como mensageiros químicos no mecanismo de transmissão célula a célula é hoje considerada. Igualmente, a possibilidade de que a ação das prostaglandinas seja mediada pela ocitocina, ao menos nas fases iniciais da prenhez, vem sendo sugerida desde o início dos anos 1970 (Liggins). Deve-se salientar que, contrariamente ao que sucede com a ocitocina, o estímulo contrátil produzido pelas prostaglandinas é constante ao longo da prenhez, sendo irrelevante a idade gestacional.

AÇÕES FARMACOLÓGICAS

As ações das prostaglandinas são inúmeras e muito diversificadas. Muitas delas são ainda objeto de estudo nos mais variados estádios e, por isso, permitem entrever futuros campos de aplicabilidade clínica. Serão citadas as ações mais importantes ou mais evidentes.

Sistema cardiovascular

As prostaglandinas são vasodilatadoras; em certas circunstâncias, a PGE pode produzir efeitos constritores. O débito cardíaco é aumentado pelos compostos E, F e A, aparecendo hipotensão arterial com o uso dos compostos E e F. O fluxo sanguíneo visceral aumenta com o seu uso.

Sistema respiratório

As prostaglandinas, com exceção dos compostos F, provocam broncodilatação.

Útero

Os efeitos exercidos pelas prostaglandinas sobre o útero dependem de vários fatores. Merecem consideração o estado gestatório e a fase do ciclo menstrual, a via de administração e a dose de medicamento utilizado.

No útero não grávido, em termos gerais, os compostos E, A e B provocam relaxamento muscular, ao passo que os compostos F (PGF_1 e PGF_2) e a PGE_1, em baixas doses, estimulam a contratilidade uterina. A resposta do útero grávido, entretanto, é substancialmente diversa da apresentada fora desse estado. Durante a gravidez, os compostos E e F produzem estímulo da atividade contrátil do miométrio.

Trompas

Estudos *in vitro* mostraram que a PGE_1 e a PGE_2 produziam contração em todos os segmentos estudados (Sandeberg *et al.*).

Outras ações

Inibição da secreção gástrica, agregação das plaquetas e lipólise, vasoconstrição nasal, sedação (quando administradas nos ventrículos cerebrais), miose e hipertensão intraocular quando injetadas na câmara anterior do olho.

EFEITOS COLATERAIS

Náusea, vômito, cefaleia, cãibras e diarreia têm sido reportados, assim como a reação tissular no local da flebóclise.

CONTRAINDICAÇÕES

Asma e glaucoma.

POSOLOGIA

Embora as vias oral, intravascular, intravaginal, extra-amniótica, intra-amniótica e intravenosa sejam preconizadas no emprego das prostaglandinas, em nosso meio essa última é a mais amplamente utilizada, seja por gotejamento contínuo, seja por bomba de infusão contínua.

O fármaco disponível para uso clínico é a PGF_2 alfa, que deve ser utilizada em doses que oscilam entre 2 e 10 µg/minuto; em situações especiais (abortamento retido, anencéfalo, feto morto retido e mola hidatiforme), a dose/minuto pode atingir 20 µg. O veículo é o soro glicosado a 5% ou a solução salina estéril normal.

USOS CLÍNICOS

A indução e aceleração do trabalho de parto são as indicações mais frequentes. O esvaziamento uterino em outras situações (abortamento terapêutico, aborto e feto morto retido, feto anencéfalo e mola hidatiforme) é também possível.

O uso das prostaglandinas como anticoncepcional está em estudo: sua ação sobre as trompas e o corpo lúteo, seja por interferência sobre o transporte ovular, seja através da luteólise, são aspectos que brevemente poderão ser definitivamente elucidados (Wiquist & Bygdeman).

Especula-se o emprego das prostaglandinas como drogas capazes de promover o *controle pós-concepcional da fertilidade*, seja durante a fase secretória do ciclo, seja na época do período menstrual esperado, seja, por fim, nas 2 semanas subsequentes ao período menstrual omitido (Bergström, Green & Samuelsson).

ESPECIALIDADES FARMACÊUTICAS DISPONÍVEIS

1. Plostaglan: ampolas de 1.000 µg de PGE_2 alfa; Laboratório Kitacron.

2. Prostin F_2 alfa; ampola com 5 mg/mL de PGF_2 alfa; Laboratório Upjohn.

Outras drogas que estimulam a musculatura uterina

Serão lembradas aqui drogas que, apesar de possuírem ação sobre o miométrio, são utilizadas com outras indicações, por serem mais efetivas.

A adrenalina, a tiramina e a efedrina, sobre o útero grávido, deprimem a contração em pequenas doses e a estimulam em grandes doses. Essas ações são mediadas pelos receptores $beta_2$ e estão em estrita dependência das fases do ciclo menstrual.

A histamina é outro medicamento que possui capacidade de contrair o útero grávido; seu efeito ocitócico é fraco em suas indicações mais importantes.

DROGAS QUE RELAXAM A MUSCULATURA UTERINA

Generalidades

Os relaxantes da musculatura uterina são substâncias capazes de sedar ou inibir a atividade contrátil do útero. Contam-se em grande número e têm múltiplas indicações. Serão enfocadas aquelas que são úteis na prática ginecotocológica.

O espasmo uterotubário fora do ciclo grávido-puerperal tem sua expressão máxima na dismenorreia essencial e no manuseio diagnóstico (histerossalpingografia, insuflação uterotubária e cromotubagem) e terapêutico (hidrotubagem) das tubas.

Em obstetrícia, a situação é de maior transcendência: o parto prétermo de uma criança de baixo peso ao nascimento constitui-se no problema mais importante da tocologia atual. Ocorre em cerca de 8% dos nascidos vivos nos Estados Unidos e responde por mais de 75% da morbidade e mortalidade perinatais (Barden).

Embora a patogênese do trabalho prematuro de parto permaneça obscura, conhecem-se alguns fatores a ela associados. Entretanto, suas graves consequências, vale dizer, a síndrome da angústia respiratória do recém-nascido, justificam os esforços no sentido de bem manejar essa emergência, como de resto, em etapas anteriores do desenvolvimento do embrião, justificam tentativas de obstar o abortamento. Deve-se esclarecer que a inibição farmacológica do trabalho de parto não é geralmente efetiva quando existe apagamento cervical ou cervicodilatação além dos 4 cm. Também se deve analisar se os riscos da inibição farmacológica do parto superam os perigos do nascimento prematuro para o concepto. Uma conquista atual palpável é o retardo da expulsão fetal por 24 ou mais horas durante as quais se logra, com corticoides, a maturidade dos pulmões fetais.

Classificação

- Drogas anticolinérgicas
- Inibidores das prostaglandinas
- Hipnoanalgésicos
- Psicofármacos
- Anestésicos
- Estimulantes beta-adrenérgicos
- Etanol

Esses grupos têm indicações ora ginecológicas, ora obstétricas, como será visto no seu estudo individual.

Drogas anticolinérgicas

Representantes importantes são a papaverina e a hioscina; sua ação é espasmolítica, analgésica e sedativa. As vias de administração são a oral, a intramuscular, a endovenosa e a retal.

Posologia: variável com a preparação empregada.

ESPECIALIDADES FARMACÊUTICAS DISPONÍVEIS

1. Cloridrato de papaverina: comprimidos e ampolas de 100 mg; Laboratório Enila.

2. Buscopan: drágeas de 0,01 g, solução a 0,0001 g/mL, supositórios com 0,01 g e ampolas com 0,02 g de N-butilbrometo de hioscina; Laboratório Boehringer Ingelheim.

Inibidores das prostaglandinas

Vane, em 1971, informou que a aspirina e outras drogas anti-inflamatórias não esteroides podiam bloquear a formação de prostaglandinas em coelhos e a indometacina através da interferência na prostaglandina sintetase, necessária à conversão do ácido araquidônico em prostaglandina (Barden).

Apesar da existência de inúmeras substâncias utilizadas nesse grupo, o ácido acetilsalicílico e a indometacina são as drogas mais em voga na prática clínica. As vias oral e retal são empregadas na sua administração.

Essas drogas não são isentas de riscos, especialmente a mais usada, a indometacina. Os efeitos gastrointestinais, a idiossincrasia, cefaleia, distúrbios oculares, cinetose e psicopatias que se agravam devem fazer com que seu uso seja cauteloso e parcimonioso.

POSOLOGIA
Varia com a preparação empregada.

ESPECIALIDADES TERAPÊUTICAS DISPONÍVEIS
1. A.A.S.: comprimidos de 500 mg de ácido acetilsalicílico. Laboratório Winthrop.
2. Indocid: cápsulas de 25 e 50 mg e supositórios com 100 mg de indometacina; Laboratório Merck, Sharp & Dohme.

Hipnoanalgésicos

A meperidina, sintetizada em 1939 por Von Eisleb & Schaumann, tem acentuados efeitos analgésico, sedativo e antiespasmódico. No parto, não somente seda a dor como também exerce efeitos miorrelaxante sobre a cérvice (Carmody) e regulador sobre as contrações uterinas anormais.

O efeito da meperidina sobre o útero é decorrente de sua ação sedante, que libera o automatismo uterino em sua plena normalidade (Alvarez et al.). Doses de 50 a 200 mg parecem encurtar o trabalho de parto (Gilbert & Dixon).

A droga atravessa a *barreira placentária*; a quantidade dessa passagem parece depender da dose e do tempo de administração (Apgar, Burns, Crawford & Rudofsky). Dois minutos após a injeção endovenosa, a meperidina encontra-se na circulação fetal e, após 6 minutos, sua concentração é idêntica à do sangue fetal (Crawford & Rudofsky).

Apesar da corrente impressão de que há depressão respiratória do recém-nascido, o que faz com que o uso da meperidina seja proscrito cerca de 2 horas antes do parto, essa depressão é contestada ou considerada desprezível por alguns autores (Prost & Ulery; Ruby & Schaumann; Winter, Garcia & Lubin).

Em linhas gerais, a meperidina age sobre o útero de maneira indireta ou não, coordenando o gradiente de contração e, por isso, aumentando a intensidade, diminuindo o tônus e regularizando a frequência das contrações.

A pentazocina foi utilizada em 1962 por Archer, e sua farmacologia e usos clínicos foram revisados por Potter & Payne em 1970. O maior efeito analgésico manifesta-se em 1 hora após a injeção intramuscular, e sua ação sobre a contratilidade uterina é similar à da meperidina.

POSOLOGIA
Variável de acordo com a droga empregada.

ESPECIALIDADES FARMACÊUTICAS DISPONÍVEIS
1. Demerol: ampolas com 100 mg de meperidina; Laboratório Winthrop.
2. Dolantina: ampolas com 100 mg de meperidina; Laboratórios Hoechst.
3. Sossegon: ampolas com 30 mg de lactato de pentazocina e comprimidos de 56,4 de cloridrato de pentazocina; Laboratório Winthrop.

Psicofármacos

Os diazepínicos, pelo seu potente efeito sedante, podem, como os hipnoanalgésicos, liberar o automatismo uterino; faltam-lhes, entretanto, os efeitos analgésico e antiespasmódico daquelas drogas. Por esse motivo, os diazepínicos começaram a ser usados em associação com a meperidina e outros analgésicos. A partir, no entanto, do conhecimento da ação da droga sobre o feto, entraram em desuso progressivo em nosso meio.

Sabe-se que o feto a termo mobiliza o diazepam e o elimina mais lentamente que o adulto, o que leva a inesperado aumento da concentração do medicamento no sangue do recém-nascido em torno do 7º dia de vida (Elliot, Hill, Cole & Hailey). A par disso, parece haver uma marcada relação entre icterícia do recém-nascido e o uso de diazepínico na gestação e no parto.

POSOLOGIA
Variável de acordo com o medicamento empregado; via oral, intramuscular ou endovenosa.

ESPECIALIDADES FARMACÊUTICAS DISPONÍVEIS
1. Dienpax: comprimidos com 2,5, 5 e 10 mg e ampolas de 10 mg de diazepam; Laboratório Lafi. Contraindicações: miastenia grave.
2. Valium: comprimidos com 2,5 e 10 mg e ampolas de 10 mg de diazepam; Laboratório Roche.

Anestésicos

É necessário o perfeito conhecimento da ação farmacológica das drogas anestésicas diante do seu crescente emprego na obstetrícia contemporânea. À analgesia no parto e no parto cesáreo somam-se as indicações da tocologia clássica e da moderna assistência ao parto e que exigem o domínio do parteiro para evitar o sofrimento materno, a distocia, o dano fetal e os acidentes hemorrágicos. Serão analisados, por isso, os anestésicos locais e gerais de uso corrente.

CLASSIFICAÇÃO
a. *Anestésicos gerais:*
Voláteis: éter
halotano
metoxifluorano
enfluorano
Gasosos: óxido nitroso
ciclopropano
Venosos: cetamina
tiobarbituratos
b. *Anestésicos locais:*
lidocaína
bupivacaína

TÉCNICA
As técnicas empregadas não serão analisadas por fugirem ao espírito deste capítulo; serão apenas enumeradas, e sua escolha e execução dependerão de vários fatores: objetivos, quadro clínico, equipamento disponível, capacitação profissional, presença de anestesiologista etc. Essas técnicas são:

anestesia geral
anestesia peridural
anestesia paravertebral bilateral
raquianestesia e bloqueio selar
bloqueio paracervical
bloqueio pudendo
anestesia local vulvoperineal

FARMACOLOGIA DOS ANESTÉSICOS GERAIS
a. Éter: é potente miorrelaxante uterino se utilizado em concentrações elevadas; seu uso está em declínio (por ser inflamável).
b. Halotano: em concentrações de 0,75%, não interfere no tono uterino; acima delas, relaxa a musculatura por reduzir a resposta aos alcaloides do *ergot* e à ocitocina (por estímulo da adenilil ciclase e ativação do sistema AMP cíclico).
c. Metoxifluorano: em concentrações abaixo de 1,5%, não há depressão da resposta contrátil miometral; acima de 1,5%, há inibição (por bloqueio dos receptores adrenérgicos ou inativação da molécula de ocitocina).
d. Enflurano: provoca relaxamento da musculatura uterina em concentrações anestésicas (de 1,5% a 3%), mas, por ser de rápida eliminação, permite pronto retorno do tono, minimizando assim o risco de hemorragia pós-parto.
e. Óxido nitroso: não interfere na contratilidade uterina.
f. Ciclopropano: deprime a contratilidade uterina em concentrações anestésicas; está em desuso por ser explosivo.

g. Cetamina: aumenta a contratilidade uterina na dose anestésica de 1 a 2 mg/kg peso IV, e a hipercinesia resultante leva, com frequência, a hipoxia fetal e recém-nascidos deprimidos.

h. Tiobarbituratos: em doses anestésicas, todos causam depressão da contratilidade uterina e podem levar a hipoxia fetal por diminuição do débito cardíaco e vasodilatação periférica maternos.

FARMACOLOGIA DOS ANESTÉSICOS LOCAIS

Os anestésicos locais não interferem na atividade uterina, embora possam fazê-lo através do bloqueio simpático lombar quando esse é efetuado acima de T XI. Concentrações anestésicas elevadas bloqueiam as forças auxiliares do parto, fato importante a ser considerado. Isso, aliado à abolição, em grau variado, do reflexo de Fergusson pelos bloqueios anestésicos do assoalho pélvico durante o segundo período do parto, faz com que, na anestesia condutiva, seja muito elevado o número de casos em que o auxílio instrumental se faz imperioso no período expulsivo, seja para complementar a dinâmica diminuída, seja para corrigir distocias da rotação da cabeça fetal.

Os agentes analgésicos desse grupo são a lidocaína e a bupivacaína. Essa última tem maior indicação obstétrica por apresentar maior afinidade com as proteínas plasmáticas e exercer, nas concentrações habituais, menor ação sistêmica depressora sobre o concepto. Em concentrações de até 0,5%, pouco interfere nas forças auxiliares do parto.

ESPECIALIDADES FARMACÊUTICAS DISPONÍVEIS

1. Fluothane: frascos com 50, 100 e 250 mL de halotano; Laboratório ICI-Farma. Contraindicações: insuficiência hepática, icterícia e febre de etiologia desconhecida.

2. Pentrane: frascos com 15 e 100 mL de metoxifluorano de 0,01% de hidroxitolueno butilado; Laboratório Abbott.

3. Etrane: frascos com 100 e 340 mL de efluorano; Laboratório Abbott.

4. Ketalar: frascos-ampola de 10 mL com 50 mg de cetamina base/mL. Contraindicações: hipertensão arterial, epilepsia, eclâmpsia ou pré-eclâmpsia; Laboratório Pfizer.

5. Tionembutal: frascos-ampola com 500 e 1.000 mg de tiobarbiturato (1-metilbutil) etil sódico; Laboratório Eli Lilly.

6. Brietal sódico: frascos-ampola com 500 mg de metoxital sódico; Laboratório Eli Lilly.

7. Xilocaína com adrenalina: frascos-ampola de 20 mL de cloridrato de lidocaína a 0,5 a 1% e 2%; Laboratório Astra.

8. Xilocaína pesada a 5%: ampola de 2 mL de lidocaína hiperbárica para raquianestesia; Laboratório Astra.

9. Marcaína com e sem adrenalina: ampola com 2,5 mg de cloridrato de bupivacaína; idem com 5 mg de anestésico; Laboratório Astra.

Estimulantes beta-adrenérgicos

Em 1928, Boorne & Brun informaram que a injeção endovenosa de adrenalina inibia as contrações uterinas do trabalho de parto humano. Pouco tempo depois, Brown & Wilder comunicaram resposta contrária. Com o tempo, soube-se que pequenas doses de adrenalina são relaxadoras e doses grandes são estimulantes da fibra muscular uterina (Barden).

Em 1948, Ahlquist observou que as substâncias agonistas do sistema nervoso autônomo exercem suas ações sobre receptores celulares situados no músculo utrerino que, embora não anatomicamente identificados, são fisiologicamente reconhecidos: são os receptores adrenérgicos alfa e beta.

Os receptores alfa são os que respondem à noradrenalina e é através deles que se estimula a contração uterina. Em contraposição, os receptores beta respondem ao isoproterenol e, quando estimulados, provocam relaxamento uterino.

Em 1967, Lands e cols. diferenciaram dois tipos de receptores beta: os beta-1, especialmente ligados à atividade cardíaca, e os beta-2, de interesse do tocólogo, pois seu estímulo causa relaxamento da fibra muscular vascular, brônquica e uterina, além de outros efeitos metabólicos. Daí o interesse pelos chamados betaestimulantes.

Importante, entretanto, é salientar que não se dispõe, presentemente, de drogas inteiramente beta$_2$-adrenérgicas.

As substâncias de uso corrente em clínica obstétrica, em nosso meio, são: isoxuprina, orciprenalina, fenoterol, salbutamol, piperidolato e terbutalina. No estrangeiro existe ainda a ritodrina.

INDICAÇÕES

Os medicamentos beta-adrenérgicos são utilizados preferentemente em intercorrências obstétricas, no tratamento da exacerbação da contratilidade uterina ao longo da prenhez e das suas consequências sobre o produto conceptual.

Essas intercorrências podem ser emergenciais ou profiláticas. Constituem indicações de emergência:

a. ameaça de abortamento
b. abortamento iminente evitável
c. trabalho prematuro de parto
d. sofrimento fetal intraparto
e. prolapso do cordão umbilical
f. retardo do parto para o amadurecimento pulmonar fetal

Profilaticamente, é admissível o uso de betaestimulante nas seguintes condições:

a. abortamento habitual
b. cirurgia pélvica transgestacional
c. cirurgia uterina transvaginal durante a prenhez; cerclagem uterina e biopsia e/ou conização cervicais
d. amniocentese diagnóstica (estudo do líquido amniótico) e/ou terapêutica (drenagem de poli-hidrâmnio e transfusão fetal *in utero*)

POSOLOGIA

Varia com os fármacos utilizados. As vias de administração são a oral e a intravenosa; a intramuscular é pouco usada. A escolha dessas vias está na dependência da indicação, da gravidade da situação determinante e do fármaco selecionado.

ESPECIALIDADES FARMACÊUTICAS DISPONÍVEIS

1. Aerolon: comprimidos de 2 a 4 mg e xarope com 2 mg de salbutamol/5 mL; Laboratório Glaxo. Dose: 2 a 4 mg, 3 a 4 vezes ao dia.

2. Alupent: comprimidos de 0,02 g e ampolas de 0,5 mg de orciprenalina; Laboratório Boehringer Ingelheim. Dose: 1 comprimido de 6/6 horas ou 8/8 horas ou 10 ampolas diluídas em 500 mL de soro glicosado a 5% ou soro fisiológico normal. A infusão endovenosa de 10 a 20 μg de orciprenalina/minuto enseja bons resultados. Deve-se controlar o pulso materno e diminuir o gotejamento se os batimentos cardíacos elevarem-se a 120-130/minuto. Um aumento de 20 a 30 batimentos por minuto na frequência cardíaca do feto não significa sofrimento fetal. Em casos de urgência extrema (prolapso do cordão umbilical), pode-se utilizar a via intravenosa, injetando-se 1 ampola de Alupent diluída em 5 mL de soro fisiológico a fim de lograr uterólise após 1 a 2 minutos. No tratamento do abortamento evitável, pode-se injetar 1 ampola por via intramuscular, 3 a 4 vezes ao dia.

3. Berotec: comprimidos com 2,5 mg e solução com 5 mL/20 gotas; Laboratório Boehringer Ingelheim. Dose: 1 comprimido ou 10 gotas 8/8 horas. Contraindicações: hipertensão arterial, taquiarritmias, tireotoxicidade e estenose subaórtica.

4. Bricanyl: comprimidos de 2,5 mg e ampolas de 0,5 mg de sulfato de terbutalina; Laboratório Astra. Dose: 1 a 2 comprimidos, 2 a 3 vezes ao dia: 1 a 2 ampolas em injeção subcutânea até 4 vezes ao dia ou em solução de glicose a 5% intravenosa, à velocidade de 10 a 25 μg/min, até que seja debelada a crise contrátil.

5. Dactil OB: comprimidos com 100 mg de piperidolato; Laboratório Recofarma. Dose: 1 comprimido de 6/6 horas a 8/8 horas.

6. Duvadilan: comprimidos e ampolas de 100 mg de cloridrato de isoxuprina; Laboratório Organon. Dose: 1 comprimido de 6/6 ou 8/8 horas ou 10 ampolas diluídas em 500 mL de soro glicosado a 5% ou solução salina normal; infusão endovenosa lenta com monitoramento da repercussão sobre o ritmo cardíaco materno.

Etanol

Em 1967, Fuchs e cols. reportaram os efeitos do etanol no controle do trabalho prematuro de parto. A dosagem recomendada é de 7,5 mL de uma solução etanol a 9,5% por quilo de peso corporal por hora, por via endovenosa, durante 2 horas, como dose de ataque; a seguir, 1,5 mL por quilo de peso corporal por hora durante 10 ou mais horas (Barden).

Os efeitos colaterais mais comuns com a infusão de álcool são náuseas, vômitos, cefaleia, aumento da diurese e agitação; outros efeitos mais sérios ou repercussão maléfica sobre o feto não são conhecidos.

AGRADECIMENTOS

Os autores agradecem a colaboração do Dr. Manoel Antonio Pereira Alvarez, Professor Assistente de Anestesiologia e Chefe do Centro de Treinamento em Anestesiologia do Hospital Universitário Centro (UFSM), no tópico referente a drogas anestésicas.

Agradecem, igualmente, à Sra. Idalice Joana Abelin e ao Sr. Ary Gonçalves Dias, Agentes Administrativos, pela efetiva participação na transcrição do manuscrito e montagem do original.

REFERÊNCIAS BIBLIOGRÁFICAS

1. ALCÂNTARA, H.R. e BRASIL, O.A.M. *Toxicologia geral.* Andrei Editora, São Paulo, 1974.
2. ANDREI, E. *Compêndio Médico.* Andrei Editora, São Paulo, 1977.
3. BARDEN, T.P. Trabajo de parto. *In*: PITKIN, R. e SCOTT, J.R. *Year Book de Obstetricia y Ginecología,* Panamericana, Buenos Aires, 1977.
4. BARGER, G., CARR, F.H. e DALE, H.H. An active alkaloid from ergot. *Br. Med. J., 2*:1986, 1972.
5. BERGSTRÖM, S., GREEN, K. e SAMUELSSON, B. *Third conference on prostaglandins in fertility control.* Karolinsk Institut, 17 a 21/01/72, Estocolmo, Suécia.
6. CALDEYRO-BARCIA, R. e ALVAREZ, H. Juicio crítico y resultados de la inducción y conducción del parto. Relato oficial apresentado ao III Congresso Latino-Americano de Obstetrícia e Ginecologia.
7. CAMPBELL, C., PHILIPS, O.C. e FRAZIER, T.M. Analgesia during labor; a comparison of pentobarbital, meperidine and morphine. *Obstet. Ginec., N.Y., 17*:714-718, 1961.
8. CANALES PÉREZ, E. Las prostaglandinas en la fisiología de la reproducción. *Ginec. Obstet. Méx., 30*(170), 315-329, 1971.
9. COLIER, H.O.J. e SCHNEIDER, C. Nociceptive response to prostaglandins and analgesic action of aspirin and morphine. *Nature, New Biol., 236*:141-143, 1972.
10. CORBETT, C.E. *Farmacodinâmica.* 5ª ed. Ed. Guanabara Koogan, Rio de Janeiro, 1977.
11. *Dicionário de especialidades farmacêuticas.* Equipe J.B.M., Rio de Janeiro, 1977/78.
12. DU VIGNEAUD, V., RESSLER, C., SWAN, J.M., ROBERTS, C.W., KALSOYANNIS, P.G. e GORDON, S. The synthesis of an octapeptide amide with the hormonal activity of oxitocin. *J. Am. Chem. Soc., 75*:4879, 1953.
13. ELDER, M.G. e CROSSLEY, J. A double-blind trial of diazepam in labour. *J. Obstet. Gynec. Brit. Cwlth., 76*:264-265, 1969.
14. EULER, U.S. von. On the especific vasodilating and plain muscle stimulating substance from accessory genital glands in man and certain animals (prostaglandin and vesiglandin). *J. Physiol. Lond., 88*:213-34, 1936.
15. FRIEDMAN, A.P. Reflections on the treatment of headache. *Headache, 11*:148-155, 1972.
16. GOODMAN, L.S. e GILMAN, A. *As Bases Farmacológicas da Terapêutica.* 5ª ed. Editora Guanabara Koogan, Rio de Janeiro, 1978.
17. GUYTON A.C. *Tratado de Fisiologia Médica.* 3ª ed. Editora Guanabara Koogan, Rio de Janeiro, 1969.
18. HITTEIMAN, K.J. e BUTCHER, R.W. *Cyclic AMP and the mechanism of action of the prostaglandins. Pharmacological and terapeutic. Advances Cuthebert, M.F.* J.B. Lippincott Co., Philadelphia, 1973. p. 151-166.
19. JONG, R.H. *Physiology and pharmacology of local anesthesia.* Charles C. Thomas, Springfield, Ill., 1970.
20. KAHN, R.H. e LANDS, W.E.M. Prostagladins and cyclic AMP. *In: Biological Actions and Clinical Applications.* Academic Press, New York, 1973.
21. KARIN, S.M.M. *et al.* Indução do parto com prostaglandina F2 alpha. *J. Obstet. & Gynaec. Comm., 76*:769, 1960.
22. _____ *et al.* Os efeitos das prostaglandinas E2 e F2 alpha administradas por vias diferentes sobre a atividade uterina e o sistema cardiovascular em mulheres grávidas e não-grávidas. *J. Obstet. & Gynacec. Brit. Comm., 78*:172, 1972.
23. _____. Prostaglandinas. *Abottempo, 10*(1):18-21, 1972.
24. KRAFT, F. Uber das Mutterkorn. *Arch. Pharm. Berl., 244,* 336-59, 1906.
25. KURZROK, R. e LIEB., C.C. Biochemical studies of human semen, 11. The action of semen on the human uterus. *Proc. Soc. Exp. Biol. Med., 28*:268-72, 1930.
26. LAVERY, H.A.; LOWE, R.D. e SCROOP, G.C. Central autonomic effect of prostaglandins F_2 on the cardiovascular system of the dog. *Br. J. Pharmmac., 41*:454-461, 1971.
27. LEAN, T.H., RATMAN, S.S. e SIVASAMBOO, R. The use of chlordiazepoxide in patients with severe pregnancy toxemia. *J. Obst. Gynaec. Brit. Cwlth, 75*:853-855, 1968.
28. LEWIS, R.B. e SCHULMAN, J.D. Influence of acetylsalicylic acid, an inhibitor of prostaglandin synthesis on the duration of human gestation an labour. *Lancet, 2*:1159-1161, 1973.
29. LITTER, M. *Farmacologia.* 4ª ed. Buenos Aires, 1970, El Ateneo, p. 1255.
30. MUNSON, E.S., MAIER, W.R. e CATON, D. Effects of halothane, cyclopropans, and nitrous oxide on isolated uterine muscle. *J. Obstet. Gynec. Brit. Cwlth, 76*: 27, 1969.
31. *Prostaglandinas.* Informação científica do Laboratório Kitacron, Rio de Janeiro, 1975.
32. RESENDE, J. *Obstetrícia.* 3ª ed. Editora Guanabara Koogan, Rio de Janeiro, 1975.
33. RESZCZYNKI, A. e WEINBRENNER, L. Anwendung von Buscopan bei Erstgebaerenden. *Zbl. Gynak, 85*:953-954, 1963.
34. ROCHA e SILVA, M. Fundamentos da farmacologia e suas aplicações à terpêutica. *Edart. 2*:237-342, 1973.
35. ROTHLIN, E. e FANCHAMPS, A. Quelques developements recents de la pharmacologie de l'ergot de seigle. *Rev. Path. Gen et Compárée, 55*:1427, 1955.
36. _____ e BERDE, B. Ueber die Wirkung hidrierter mutterkorlka loide und isolierte muskerlstreifens des manslichen Uterus am Termin, und während der Geburt. *Helvet. Physicl. Acta., 12*:191, 1954.
37. SICABLANCO, Y., SALA, N., GONZÁLEZ PANIZZA, V.H. e CALDEYRO-BARCIA, R. *Fisiología de la ejección lactea en la mujer.* Tercer Congreso Uruguayo de Ginecología, 2:283, Montevideo, 1966.
38. STOOL, A., HOFMAN, A. e PETRRZILKA, T. *Die spezifischen Wirstoffe des Mutterkorns und ihre therapeutiche Anwendunj.* Editio Cantor, Aulendorg, 1951.
39. TUPPY, H. e WINTERSBERGER, E. Investigations of pregnancy serum oxytocinase. *In:* RUDENGER, J. *Oxytocin. Vasopressin and their structural analogens.* Pergamon Press, Oxford, 1964. p.143.
40. WEEKS, J.R. Prostaglandins. *A. Ver. Pharmac., 12*:317-36, 1972.
41. WIQUIST, N. e BYGDEMAN, M. *Las oristaglandinas.* The Upjohn Co., Kalamazoo, Michigan 49001, EUA.
42. WOODBURY, R.A., HAMILTON, W.F., ABREU, B.E., TORPON, R. e FRIED, P.H. Effects of posterior pituitary (pitocin) and ergonomine hidracrylate (ergotrate) on uterine, arterial, venous and maternal effective placental arterial pressures in pregnant humans. *J. Pharmacol. Exper. Therap., 80*:256, 1944.

Seção 8

Farmacologia do Aparelho Digestivo Vitaminas e Minerais

86

Antieméticos

Luciana Rodrigues Silva

Náuseas e vômitos são sintomas extremamente frequentes em todas as faixas etárias. As náuseas traduzem uma sensação desagradável, geralmente precedendo o vômito, e podem ser antecedidas por sudorese, palidez, taquicardia, aumento da salivação e do ritmo respiratório. Os vômitos representam o reflexo de expulsão do conteúdo gástrico, através do esôfago e da boca, e na maioria das vezes se acompanham de náuseas e ânsias de vômitos. A ânsia de vômito é um esforço involuntário e sem sucesso que geralmente envolve a musculatura respiratória do abdome e do diafragma e se acompanha de bradicardia.

Os vômitos representam um dos sintomas mais frequentes na prática médica e caracterizam-se pela expulsão do conteúdo das porções mais altas do tubo digestivo, sobretudo de material gástrico, através da boca, podendo ser determinados por um grande número de etiologias em diversos compartimentos do organismo. Embora, na grande maioria das vezes, traduzam um distúrbio transitório e autolimitado, geralmente secundário a um processo infeccioso, químico, motor ou psicológico, também podem ser causados por quadros mais sérios, como infecções graves, alterações metabólicas, doenças gastrointestinais, distúrbios neurológicos, neoplasias ou comprometimento de outros segmentos corpóreos. Devido a essas considerações, portanto, é necessário que o médico faça uma análise crítica e individualizada de cada caso.

O reflexo do vômito representa mecanismo de defesa, muitas vezes ocorrendo após a ingestão de materiais tóxicos. A coordenação do reflexo do vômito está localizada no centro do vômito, que se encontra na formação reticular lateral da medula. O centro do vômito, através dos nervos vago e esplâncnicos, recebe estímulos de receptores sensoriais na faringe, estômago, intestinos e outras vísceras, podendo então desencadear o processo de vômito. Outros órgãos também podem estimular o centro do vômito: o córtex cerebral, o sangue e o aparelho vestibular no ouvido interno. O estímulo atinge a zona de gatilho, que é um quimiorreceptor (CTZ), o qual, por sua vez, ativa o centro do vômito, induzindo-o. O CTZ está localizado na zona postrema no quarto ventrículo. Quando o centro do vômito é estimulado, impulsos eferentes são mandados aos centros vasomotor, salivar e respiratório e ao VIII e X pares cranianos. O reflexo do vômito começa com uma inspiração profunda rápida que aumenta a pressão abdominal, através da contração dos músculos abdominais. O palato mole se eleva e a epiglote se fecha, prevenindo a aspiração pulmonar. O esfíncter pilórico se contrai e o esfíncter da cárdia e o esôfago se dilatam, permitindo o movimento retrógrado do estômago, que expulsa o conteúdo; há também hipersalivação, que auxilia na expulsão. Acredita-se que existem quatro neurotransmissores que atuam na mediação da resposta emética: dopamina, histamina, acetilcolina e 5-hidroxitriptamina. Os sítios de ação das drogas antieméticas podem ser classificados de quatro maneiras: sítio de ação dos sedativos, sítio de ação dos anti-histamínicos e anticolinérgicos, sítio de ação dos antagonistas da dopamina e sítio de ação dos antagonistas da serotonina.

Fundamental no paciente que apresentar vômitos é avaliar as seguintes alterações:

- Desidratação, sugerida pela presença de oligúria, perda de peso, confusão mental, diminuição do turgor da pele, diminuição dos pulsos periféricos e do enchimento capilar, que podem evoluir para choque;
- Hiponatremia, sugerida pela presença de sede e hipotensão;
- Hipopotassemia, sugerida pela fraqueza muscular ou arritmias cardíacas;
- Alcalose.

Diante de um paciente com náusea e vômito, é importante colher uma história detalhada e realizar um exame físico sistemático a fim de poder-se fazer o diagnóstico diferencial adequado, afastando causas cirúrgicas ou doenças de base que podem ser complicadas com uso indevido das drogas antieméticas (obstrução intestinal, apendicite aguda, edema cerebral). Deve-se averiguar a presença de icterícia, desidratação, diarreia, febre, perda de peso, dor abdominal significativa e hemorragia digestiva alta ou baixa, elementos que podem ajudar no diagnóstico diferencial.

Em algumas situações, a causa dos vômitos é facilmente identificada, como por exemplo na gestação, na cinetose ou após o uso de quimioterapia. Já em outras situações, a causa pode ser difícil de identificar, como por exemplo quando há fatores psicogênicos na sua determinação, como apresentação súbita de vômito. Devem-se afastar inicialmente afecções do trato gastrointestinal alto, gastroenterites, meningites ou uremia. Tanto nos pacientes com quadro agudo de vômitos como naqueles com quadro crônico, a avaliação do estado de hidratação e da depleção eletrolítica deve ser sempre monitorada.

Portanto, no paciente portador de vômitos, deve-se sempre procurar identificar a causa, repor fluidos e eletrólitos além de glicose, inicialmente por via oral e, nos casos mais graves, por via venosa. A terapêutica com drogas sintomáticas antieméticas só deve ser feita após a consideração das contraindicações e das reações adversas. A escolha da droga e da dose deve ser sempre individualizada, e nos pacientes com vômitos inexplicáveis devem-se continuar os procedimentos diagnósticos.

FISIOPATOLOGIA

Na fisiopatologia do vômito estão presentes o fechamento brusco do piloro e da glote, o relaxamento do estômago, do esôfago e da junção cardioesofágica, associados com a contração muscular potente do diafragma e da parede abdominal. O centro do vômito na região bulbar controla esse fenômeno e sofre a ação de uma série de estímulos aferentes que podem ser desencadeados em vários locais do organismo, como vísceras abdominais e pélvicas, peritônio, sistema genitourinário, faringe, labirinto e coração. Um outro local que pode estimular esse centro é representado por uma área no assoalho do quarto ventrículo, onde há um quimiorreceptor sensível a certas drogas e metabólitos. As principais vias aferentes relacionadas ao vômito estão vinculadas aos nervos frênico, espinhais e vago.

Como representa um sintoma comum, é difícil dispor de uma classificação completa de suas causas. Felizmente, na grande maioria dos casos, o vômito é apenas parte de uma infecção gastrointestinal benigna, que se resolve em 1 ou 2 dias. Esse sintoma pode tornar-se preocupante quando é persistente, está associado a distensão ou dor abdominal aguda ou se apresenta em jato, e, ainda, quando contém sangue ou bile ou se associa a outros sintomas sistêmicos significativos ou sinais de alarme. O início agudo de vômitos sugere problemas diferentes daqueles relacionados com vômitos crônicos ou recorrentes.

AVALIAÇÃO CLÍNICA DO PACIENTE COM VÔMITOS

Uma série de perguntas é importante na avaliação de um paciente com vômitos: a idade, para verificar se são de fato vômitos ou regurgitações, qual a duração do sintoma, se o paciente vem ganhando ou perdendo peso, se é portador de alguma doença de base, se há outra doença concomitante, se além do vômito há dor, febre, diarreia ou outro sintoma associado, qual o aspecto, a cor, se há a presença de alimentos ou sangue, se o vômito ocorre imediatamente após a alimentação, se é precipitado por tosse ou sufocação, e se ocorre sobretudo pela manhã. Perguntar sobre a qualidade, a quantidade, a periodicidade e se é em jato, além de questionar sobre a dinâmica familiar com relação a aspectos psicológicos. São, portanto, elementos significativos no paciente que tem vômitos:

- Idade
- Evidências de quadro obstrutivo
- Uso de drogas
- Sinais e sintomas de doença extra-abdominal
- Aspecto do vômito
- Gravidade da doença
- Sintomas gastrointestinais associados
- Exame físico

Idade do paciente

A consideração da idade pode facilitar o diagnóstico diferencial, levando-se em conta as causas mais frequentes de vômitos no período neonatal, até o 1º ano de vida, e a partir de então no escolar, no adolescente e no idoso. A história, como sempre, representa a etapa mais importante na formulação diagnóstica e nas possibilidades para um diagnóstico diferencial adequado.

Evidências de quadro obstrutivo

Nesses pacientes, além dos vômitos estarão presentes dor abdominal intensa, distensão abdominal, obstipação, náuseas e aumento dos ruídos hidroaéreos, algumas vezes com ausculta de sons metálicos. Outros sintomas podem estar presentes, como palidez, diarreia, febre, anorexia, comprometimento do estado geral e até mesmo choque. Nos lactentes, a presença de muco sanguinolento gelatinoso é um sinal clássico de intussuscepção intestinal e está presente na maioria desses casos. Em crianças acima de 5 anos de idade, deve-se estar atento para a possibilidade de apendicite aguda. Já nos pacientes adultos, devem ser lembradas as possibilidades de hemorroidas, doença inflamatória intestinal e neoplasias.

Uso de drogas

O uso de várias medicações, inclusive, e sobretudo, de quimioterápicos, produz a sensação de náuseas e vômitos.

Sinais e sintomas de doença extra-abdominal

A suspeita de doenças extra-abdominais pode ser aventada através do exame neurológico com a presença de cefaleia, rigidez de nuca, visão dupla ou diplopia, tonturas, alterações do comportamento, letargia ou irritabilidade. Nas patologias do sistema nervoso central, seja por aumento da pressão intracraniana ou hemorragia, os vômitos podem ser em jato. Deve-se pensar em acometimento do aparelho genitourinário se, em associação ao quadro de vômitos, existe dor lombar ou em fossa ilíaca, disúria, urgência miccional ou amenorreia. Por outro lado, nas doenças infecciosas, chamam a atenção a febre, as manifestações respiratórias ou de outros segmentos corpóreos. Não se deve esquecer a possibilidade de ingestão de substâncias tóxicas, intolerâncias alimentares ou alimentos contaminados, e ainda a possibilidade de intoxicação alimentar.

Aspecto do vômito

A presença de alimentos não digeridos no vômito pode sugerir estenose esofágica, refluxo gastroesofágico ou estenose de piloro. Os vômitos biliosos podem ser indicativos de obstrução mais distal à ampola de Vater, embora, excepcionalmente, possam ocorrer nos quadros de vômitos persistentes por relaxamento do piloro. Os vômitos fecaloides sugerem obstrução do intestino grosso, enquanto a hematêmese habitualmente reflete um sangramento do trato digestivo alto (por úlcera de estresse, úlcera péptica, síndrome de Mallory-Weiss ou lesão aguda de mucosa). As massas intra- ou extramurais, como carcinomas, miomas, linfomas e outras, devem sempre ser lembradas.

Exame físico

No exame físico, detalhado e completo, deve-se sempre avaliar a gravidade do estado geral do paciente, se há suspeita de toxemia ou sepse e o grau de desidratação. A irritabilidade inconsolável pode sugerir meningite. A observação da postura antálgica, a evolução da dor ao longo das horas e o toque retal podem sugerir apendicite.

No lactente, entre 2 e 10 semanas, deve-se sempre considerar a possibilidade de estenose hipertrófica do piloro, procedendo-se ao teste de alimentar a criança e observar a oliva pilórica. Deve-se pesquisar se há dor à palpação abdominal, distensão abdominal, aumento ou abolição dos ruídos hidroaéreos ou peristalse visível, sinais que podem sugerir quadros obstrutivos. Nos casos de intussuscepção intestinal, pode-se palpar massa tumoral, geralmente localizada no hipocôndrio esquerdo. É importante não esquecer de examinar detalhadamente os orifícios possíveis de herniação e a genitália do paciente. Nos adolescentes e adultos, não se deve esquecer a ingestão de drogas relacionadas com abuso, neoplasias, intoxicações e ainda outras alterações orgânicas e psiquiátricas.

Outros achados como febre, anemia ou icterícia podem direcionar a suspeita diagnóstica para etiologias extra-abdominais.

EXAMES COMPLEMENTARES

Os exames complementares naturalmente serão delineados a partir da história e do exame físico, não havendo um padrão de rotina, diante das múltiplas causas que podem determinar vômitos. Alguns quadros sugestivos de obstrução necessitam de avaliação radiológica imediata, com o estudo radiológico do abdome sendo realizado nas posições em ortostase e supina. A presença de nível líquido com o paciente em ortostase, obtida na vigência de quadros de vômitos com distensão e dor abdominal, pode sugerir gastroenterite, apendicite, outros quadros obstrutivos e íleo adinâmico. Uma apresentação clínica sugestiva de má rotação necessitará da realização de radiografias contrastadas do tubo digestivo alto e baixo. No paciente com cólicas intensas, com presença de muco e sangue nas fezes, poderão ser necessárias a avaliação radiológica e ultrassonográfica do abdome e, algumas vezes, a realização de enema para afastar uma intussuscepção ou neoplasia ou doença inflamatória.

Nos casos acompanhados de febre, o leucograma, o sumário de urina, culturas e outros exames específicos podem vir a ser necessários. Outros casos como, por exemplo, apendicite poderão requerer avaliação ultrassonográfica. O estudo radiológico de esôfago, estômago e duodeno pode ser necessário para afastar anomalias congênitas do trato digestivo, estenose hipertrófica de piloro e refluxo gastroesofágico. Já nos quadros de gastroenterite, a investigação laboratorial será feita com a pesquisa de elementos anormais nas fezes, imunoensaio ELISA para rotavírus e, a depender do caso, coprocultura ou parasitológico de fezes. Na dor abdominal alta acompanhada de vômitos, não esquecer de investigar sempre hepatite e pancreatite. Em algumas situações, é necessário examinar outros materiais como o liquor e/ou fazer hemoculturas, uroculturas, exames endócrinos, funções renal, hepática e pancreática, ou, ainda, análises químicas para afastar toxicidade por aspirina, síndrome de Reye e até gravidez. A dosagem de eletrólitos e, eventualmente, hemogasometria podem ser importantes na avaliação do paciente desidratado grave. Outros exames mais sofisticados podem ser realizados, como marcadores de doença inflamatória ou neoplasias.

Na dor abdominal acompanhada de vômitos, nos quadros de vômitos persistentes ou com sangramento digestivo, a endoscopia alta é muito útil para identificar esofagite, gastrite, duodenite, úlceras, varizes esofágicas, corpo estranho, síndrome de Mallory-Weiss e neoplasias. Os vômitos repetidos podem seguir-se de sangramento pouco abundante, que às vezes passa despercebido, mas, a longo prazo, pode determinar perda significativa. Cada vez mais, o *Helicobacter pylori* e, mais recentemente, o *Gastropirillum hominis* têm sido relacionados com gastrite e úlcera, não devendo ser esquecidas essas possibilidades na investigação diagnóstica, com testes adequados nos quadros de vômitos acompanhados de dor abdominal.

Deve-se mencionar que recém-nascido e lactente alimentados ao seio podem apresentar sangue vivo no vômito ou regurgitações, proveniente de rágades mamárias. Em situações especiais, pode haver necessidade de tomografia computadorizada e ressonância magnética, além de estudos manométricos. Nos casos mais simples e comuns de vômitos no curso de resfriados, amidalites ou gastroenterites, na maioria das vezes não é necessária avaliação laboratorial.

Considerando as variações existentes no que diz respeito às causas de vômitos nos vários períodos da vida, o Quadro 86.1 demonstra as principais causas de vômitos nos adultos, e o Quadro 86.2, as principais causas de vômitos na faixa etária pediátrica.

O médico deverá estar atento às causas mais comuns de vômitos, não esquecendo, porém, das causas mais raras. O paciente que é atendido no serviço de pronto atendimento com quadro de vômitos necessita de avaliação imediata e acompanhamento criterioso, pois muitas vezes somente a evolução clínica elucidará o diagnóstico.

Quadro 86.1 Causas de vômitos nos adultos

Ingestão de substâncias tóxicas de alimentos, água e meio ambiente – agentes biológicos (bactérias, vírus, parasitos) e agentes não biológicos

Ingestão de drogas, sobretudo opiáceos, anestésicos gerais e antineoplásicos. Enfatizam-se entre as drogas: cisplatina, dacarbazina, mostarda nitrogenada, etoposida, metotrexato, citarabina, fluorouracil, vimblastina, tamoxifeno; aspirina, anti-inflamatórios não hormonais, auranofina, drogas antigota; digoxina, antiarrítmicos, anti-hipertensivos, betabloqueadores, antagonistas dos canais de cálcio; diuréticos; hormônios hipoglicemiantes, hormônios orais, anticoncepcionais de uso oral; antibióticos e antivirais – eritromicina, tetraciclina, sulfonamidas, drogas antituberculose, aciclovir; sulfassalazina, azatioprina; narcóticos, drogas antiparkinsonianas, anticonvulsivantes; antiasmáticos, teofilina; etanol; vitaminas A e D; ferro, chumbo.

Movimentos e outros efeitos sobre o aparelho vestibular

Pródromos de infecções

Tosse repetitiva

Infarto do miocárdio, insuficiência cardíaca

Distúrbios gastrointestinais, obstrução gastrointestinal, úlceras, processos inflamatórios, processos infecciosos, intolerâncias alimentares, vômitos cíclicos, doenças da mucosa (colágeno, musculatura lisa, nervos)

Doenças hepáticas

Doenças pancreáticas

Peritonites

Insuficiência renal, pielonefrite, uremia

Doenças metabólicas e endócrinas (cetoacidose diabética, hiperparatireoidismo, insuficiência renal)

Neoplasias

Gravidez

Doenças inflamatórias pélvicas ginecológicas

Distúrbios neurológicos (aumento de pressão intracraniana, hemorragia, epilepsia, meningite, enxaqueca, vertigens e neoplasias)

Distúrbios psiquiátricos (bulimia, ruminação e anorexia nervosa, distúrbios emocionais)

Síndrome de abstinência de drogas

Radioterapia

Quadro 86.2 Principais causas de vômitos na faixa etária pediátrica

Recém-nascidos até 2 semanas

- Vômitos não patológicos.
- Refluxo gastroesofágico, hérnia hiatal.
- Estenose e atresia de esôfago.
- Acalasia.
- Anomalias obstrutivas intestinais: estenose ou atresia intestinal, má rotação, íleo meconial (fibrose cística), rolha meconial, doença de Hirschsprung, imperfuração anal, duplicação intestinal.
- Outras causas gastrointestinais: enterocolite necrotizante, alergia ao leite de vaca, perfuração intestinal com peritonite secundária.
- Causas neurológicas: hematoma subdural, trauma, hidrocefalia, edema cerebral, *kernicterus*.
- Causas renais: uropatia obstrutiva, insuficiência renal.
- Causas infecciosas: meningite, sepse.
- Causas metabólicas: erros inatos do ciclo da ureia, aminoácidos (fenilcetonúria), ácidos orgânicos, metabolismo dos carboidratos (galactosemia), hiperplasia adrenal congênita.

Crianças entre 2 semanas e 1 ano

- Vômitos não patológicos.
- Refluxo gastroesofágico.
- Obstrução esofágica adquirida (corrosiva, abscesso, corpo estranho).
- Ruminação.
- Obstrução gastrointestinal: bezoar, corpo estranho, estenose pilórica, má rotação, duplicação intestinal, divertículo de Meckel, invaginação intestinal, ascaridíase, hérnia encarcerada, doença de Hirschsprung.
- Outras causas gastrointestinais: gastroenterites, doença celíaca, peritonite, íleo paralítico.
- Causas neurológicas: tumor cerebral, lesões expansivas, edema cerebral, hidrocefalia.
- Causas renais: uropatia obstrutiva, insuficiência renal.
- Causas infecciosas: meningites, sepse, infecção do trato urinário, otite média, coqueluche, hepatite.
- Causas metabólicas: acidose metabólica (erros inatos do metabolismo, acidose tubular renal), galactosemia, intolerância à frutose, insuficiência adrenal.
- Drogas: aspirina, teofilina, digoxina.

Crianças com mais de 1 ano

- Obstrução intestinal: obstrução esofágica adquirida, corpo estranho, bezoar, úlcera péptica, hematoma pós-traumático intramural, má rotação, divertículo de Meckel, ascaridíase e outras parasitoses, hérnia encarcerada, aderência pós-cirúrgica, invaginação intestinal, doença de Hirschsprung.
- Outras causas gastrointestinais: gastroenterites, refluxo gastroesofágico, apendicite, úlcera péptica, pancreatite, peritonite, íleo paralítico.
- Causas neurológicas: tumor cerebral, outras lesões expansivas, edema cerebral, enxaqueca.
- Causas genitourinárias: uropatia obstrutiva, insuficiência renal, torção do testículo.
- Causas infecciosas: meningite, infecção do trato urinário, hepatite, infecção respiratória.
- Causas metabólicas: cetoacidose diabética, síndrome de Reye, insuficiência adrenal.
- Drogas: aspirina, ipeca, teofilina, digoxina, ferro, chumbo.
- Outras causas: adenite mesentérica, ruptura de vísceras por trauma, psicogênica, gravidez, cinetose, síndrome de Ménière, radioterapia e quimioterapia, corpo estranho, pós-operatório secundário a anestesia, gastroparesia, vômito cíclico idiopático.

Há situações graves, que requerem intervenção imediata dos pontos de vista diagnóstico e terapêutico, pois são patologias que podem pôr a vida dos pacientes em risco. Essas situações estão descritas no Quadro 86.3, caracterizando algumas causas que determinam o aparecimento de vômitos em jato.

TRATAMENTO

A conduta no paciente que apresenta vômitos deve ser sempre individualizada. Depois de uma avaliação clínica e laboratorial adequada, habitualmente cumpre-se o seguinte roteiro:

1. Afastar causas cirúrgicas e afecções do sistema nervoso central;
2. Determinar o estado de hidratação do paciente;
3. Administrar solução de hidratação oral ou outros líquidos de forma fracionada e frequente, aumentando-se o volume progressivamente, de acordo com a tolerância do paciente;
4. Se os vômitos persistirem, considerar as medicações antieméticas, que inicialmente podem ser administradas por via venosa, intramuscular ou retal e, em seguida, por via oral;
5. Após a administração da medicação, recomenda-se deixar o paciente em repouso em ambiente confortável para ser novamente avaliado, com a introdução posterior gradativa de hidratação oral e alimentação;
6. Se os vômitos persistirem, manter o paciente em observação constante e avaliar a necessidade de hidratação por gastróclise (sonda nasogástrica) ou hidratação parenteral;
7. Durante o acompanhamento, continuar a avaliação diagnóstica e, quando necessário, solicitar a avaliação de um cirurgião e/ou neurologista;
8. Nos pacientes com náuseas e vômitos no período pós-operatório, devido à anestesia, colocar o paciente em decúbito lateral para evitar aspiração, fazer vigilância constante e certificar-se de que há boa oxigenação e de que a extubação foi feita no momento adequado;
9. Identificar quais as patologias que necessitam de esclarecimento urgente no serviço de pronto atendimento (como, por exemplo, quadros obstrutivos, apendicite, hepatite, meningite, sepse, pancreatite, volvo, cetoacidose diabética, neoplasias) e quais as que deverão ser encaminhadas para investigação em nível ambulatorial (refluxo gastroesofágico, intolerância a proteína alimentar);
10. Vale ressaltar que existem situações nas quais os antieméticos não devem ser empregados, tais como quadros de choque, depressão da consciência, depressão respiratória, a maioria dos casos de gastroenterites, anomalias estruturais do trato digestivo e quadros de emergências cirúrgicas, tais como estenose de piloro, apendicite, cálculo renal, obstrução intestinal ou lesão expansiva intracraniana. As indicações para o emprego desses medicamentos são habitualmente representadas por quadros de cinetose, vômitos do

Quadro 86.3 Causas de vômitos em jato

CAUSAS DE VÔMITOS EM JATO

Distúrbios gastrointestinais	Estenose de piloro
	Piloroespasmo
	Anel ou diafragma de mucosa gástrica
	Atresia de piloro
	Volvo gástrico
	Hérnia de hiato
	Úlcera péptica
	Obstrução duodenal
	Compressões neoplásicas intrínsecas e extrínsecas
Infecções	Septicemia
	Pielonefrite
Distúrbios do trato genitourinário	Obstrução do trato urinário
	Hidrometrocolpo
Distúrbios do sistema nervoso central	Meningite e encefalite
	Hemorragia intracraniana aguda
	Hidrocefalia
	Tumores cerebrais
	Encefalopatia por chumbo
Outros distúrbios	Hiperplasia adrenal congênita
	Hipercalcemia
	Doença de Wolman
	Fenilcetonúria

pós-operatório, quimioterapia utilizada no tratamento de neoplasias, vômitos cíclicos e distúrbios motores esofágicos, gástricos e intestinais, além de situações individualizadas, após avaliação criteriosa.

Drogas antieméticas

ANTAGONISTAS DOPAMINÉRGICOS

Nesse grupo estão as fenotiazinas, os butirofenônicos e a benzamida (metoclopramida).

As drogas que atuam antagonizando o receptor dopamínico D2 no CTZ têm efeito antiemético, no entanto também produzem sintomas de distonia, parkinsonismo e discinesia, pois o sistema extrapiramidal possui muitas fibras dopaminérgicas.

Fenotiazinas

Duas modificações na estrutura química aumentam a atividade antiemética, que incluem a halogenização ou a tietilação na posição II, além da ligação da piperazina na posição X. As fenotiazinas podem ser utilizadas no tratamento da náusea e do vômito moderados que ocorrem nos períodos pós-anestésico e pós-cirúrgico e nos tratamentos radioterápico e quimioterápico. Os efeitos adversos das fenotiazinas incluem hipotensão ortostática e sedação, fatores limitantes para seu uso ambulatorial. Os efeitos extrapiramidais ocorrem mais frequentemente com a perfenazina, mas podem ser controlados com a administração de difenidramina ou benztropina. As fenotiazinas podem ser empregadas por via oral, parenteral ou retal. Dos derivados, a ploclorperazina é a mais empregada, com início de ação 10 a 20 minutos após a administração intramuscular, 30 a 40 minutos após o uso oral e 60 minutos após o emprego de supositórios. A duração de ação é em média de 3 a 4 horas, e a dose empregada para adultos é de 10 mg a cada 4 a 6 horas por via oral ou intramuscular ou 25 mg por via retal a cada 6 horas.

Butirofenônicos

As butirofenonas são também antagonistas dos receptores dopaminérgicos D2, e apresentam os mesmos efeitos antieméticos e efeitos adversos que as fenotiazinas. Seu principal efeito colateral é a sedação; embora outros efeitos extrapiramidais também possam ocorrer, produzem menos hipotensão que as fenotiazinas. O droperidol é utilizado no período pós-operatório associado ao fentanil, somente por via parenteral. Seu início de atuação ocorre entre 3 a 10 minutos, e o pico de ação, após meia hora (30 minutos); o efeito antiemético tende a durar 2 a 4 horas, embora o efeito sedativo possa alcançar 12 horas.

O haloperidol, excepcionalmente, pode ser empregado ocasionalmente como antiemético; no adulto, a dose empregada é de 1 a 3 mg via oral ou intramuscular, com o pico de ação após 2 a 6 horas após a administração oral e cerca de 10 a 20 minutos após a administração intramuscular.

Metoclopramida

Essa substância atua em dois sítios como antiemético: como antagonista dos receptores dopaminérgicos D2 e serotoninérgicos 5-HT3, protegendo contra os efeitos dos agonistas da dopamina e da serotonina. Através da ação periférica, possivelmente como agonista dos neurônios pós-sinápticos entéricos, a metoclopramida também aumenta a motilidade do estômago e do intestino delgado e relaxa o esfíncter pilórico. Os efeitos antidopaminérgicos e antisserotoninérgicos complementam a ação antiemética central em várias situações. A metoclopramida é contraindicada em pacientes com obstrução intestinal com risco de rotura colônica. Parece ser de efeito limitado na cinetose. As doses orais são rapidamente absorvidas, e o máximo de ação ocorre em 1 hora.

Os efeitos adversos incluem diarreia, sedação, tontura e efeitos extrapiramidais. Os efeitos extrapiramidais incluem acatisia, letargia e reações distônicas. As reações distônicas incluem torcicolo, crises oculógiras e sintomas parkinsonianos. Esses achados têm sido descritos na literatura entre 3% e 30% dos pacientes. Os sintomas extrapiramidais desaparecem cerca de 5 minutos depois, com administração intravenosa de difenil-hidramina.

ANTAGONISTAS DOS RECEPTORES SEROTONINÉRGICOS

Os antagonistas da serotonina (5-HT3) são drogas de grande efeito no tratamento dos vômitos associados com a quimioterapia do câncer, a terapia por radiação e os vômitos pós-anestésicos que se seguem a cirurgias. São representados pelo ondansetron, pelo granisetron e pelo dolasetron. O ondansetron tem a biodisponibilidade de 56%, e a meia-vida varia entre 3,3 e 5,5 horas em adultos; a dose empregada em adultos por via oral é de 8 mg e a venosa, de 0,15 mg/kg. Essa droga é extensamente metabolizada, e apenas 5% é identificado na urina sem sofrer metabolização. O granisetron também metabolizado no fígado, é empregado na dose para adultos de 1 mg por via oral e 40 μ/kg. Sua ligação proteica plasmática é de 65%, e é eliminado 49% pela urina e 34% pelas fezes. O dolasetron tem a biodisponibilidade de 75% e em menos de 10 minutos é transformado no hidrodolasetron, que representa o agente ativo. Dois terços da dose administrada são eliminados na urina e 1/3, nas fezes. A dose para adulto é de 200 mg via oral e 100 mg via venosa, usando-se doses menores nos indivíduos idosos. A metabolização do ondansetron, do granisetron e do dolasetron é feita pela isoenzima P2D2 do sistema do citocromo P450 no fígado. Indutores ou inibidores desse sistema enzimático podem alterar a depuração e a meia-vida desses antagonistas da serotonina. Exemplos de interação são representados pela cimetidina e pela rifampicina. Uma vantagem no emprego desse grupo de antieméticos é representada por um bloqueio dopaminérgico mínimo, com poucos relatos na literatura de efeitos extrapiramidais. Entre os efeitos colaterais descritos dessas drogas estão: cefaleia, diarreia, constipação e, excepcionalmente, tontura e febre. Fadiga e tontura foram relatadas apenas com o ondasetron e o dolasetron, e astenia e dispepsia apenas relatados com o granisetron. O dolasetron pode produzir algumas alterações eletrocardiográficas, alterações essas que estão relacionadas com a dose. Esses efeitos cardíacos são mais frequentes em pacientes portadores de hipocalemia, hipomagnesemia e naqueles que utilizam diuréticos, antiarrítmicos ou drogas que prolongam o intervalo QT.

Os antagonistas da serotonina controlam bem a náusea e o vômito da cisplatina e de vários outros quimioterápicos, e são mais eficazes do que outras drogas antieméticas. Mais recentemente, vários estudos têm demonstrado que a ação antiemética é ainda mais efetiva quando essas drogas são administradas em associação com a dexametasona. Essas drogas também têm-se mostrado mais efetivas do que outros antieméticos no período pós-anestésico, e o grande fator limitante é representado pelo custo.

DROGAS ANTICOLINÉRGICAS

As drogas anticolinérgicas incluem os antagonistas muscarínicos como a escopolamina e os antagonistas dos receptores H1 anti-histamínicos.

Entre essas drogas estão a escopolamina e os anti-histamínicos prometazina, difenil-hidramina, ciclizina e meclizina. Elas são empregadas para cinetose, e, no caso dos anti-histamínicos, para o tratamento de náuseas e vômitos associados com a gravidez. Seus efeitos antieméticos resultam primariamente de sua atividade anticolinérgica, e não do bloqueio dos receptores anti-histamínicos. A escolha desse grupo de medicamentos depende do período de proteção contra a náusea que é necessário e de seus efeitos colaterais. A escopolamina (0,2 a 0,6 mg) por via oral é a droga de escolha para o tratamento de curtos períodos de cinetose, e, quando longos períodos de cinetose precisam ser tratados, preferem-se os histamínicos, sobretudo a prometazina (25 mg); para um longo período de ação, a sedação representa um problema. A ciclizina (50 mg) tem menos efeitos que a prometazina, mas seu tempo de ação é menor, e ela é menos efetiva nas situações mais graves. A meclizina (50 mg) é semelhante à ciclizina. A difenil-hidramina tem longa duração de ação e pode causar sedação excessiva. Em algumas situações graves, drogas simpatomiméticas como a efedrina podem ser empregadas em combinação com a escopolamina ou os anti-histamínicos.

A apresentação de adesivos transdérmicos com escopolamina tem demonstrado bons resultados. Eles são aplicados na região retroauricular 4 a 6 horas antes de viagens; nesses pacientes, pode ocorrer secura da boca, tontura ou turvação de visão. Esses adesivos não devem ser usados em crianças ou adolescentes ou durante a gestação, ou em pacientes com glaucoma ou psicose. Deve-se orientar o paciente a não passar os dedos sobre os adesivos e, em seguida, sobre os olhos.

CORTICOSTEROIDES

Vários estudos demonstraram que a dexametasona e, em menor extensão, a metilprednisolona apresentam um bom efeito antiemético, isoladas ou em combinação com outras drogas. O mecanismo de ação antiemética é desconhecido, mas há indícios de ser secundário à inibição da síntese das prostaglandinas no hipotálamo. Outros efeitos como melhora do humor, aumento do apetite e sensação de bem-estar podem contribuir nesse resultado. A dexametasona, na dose de 1 a 3 mg/kg, tem sido empregada em conjunto com a metoclopramida e o ondasetron, e essa última associação tem obtido alto efeito antiemético na quimioterapia. As doses de dexametasona podem alcançar até 8 a 20 mg. A vantagem dos corticosteroides, além de sua eficácia, é a quase ausência de efeitos colaterais quando utilizados por curtos períodos. Podem ocorrer letargia, fraqueza, euforia, cefaleia e gosto metálico.

CANABINOIDES

Vários têm sido os relatos das propriedades antieméticas do tetra-hidrocanabinol. Os mecanismos propostos para explicar essa ação são representados pela ação no córtex cerebral através da inibição do centro do vômito com efeitos anticolinérgicos e no sistema das prostaglandinas. Devido às alterações de comportamento e ao risco de abuso, excepcionalmente, em alguns locais, essas substâncias são empregadas como antieméticas em pacientes que recebem quimioterapia e que são refratários a outros medicamentos.

BENZODIAZEPÍNICOS

Os benzodiazepínicos diazepam, lorazepam e midazolam são efetivos em reduzir não só a sequência de náusea e vômito, mas também a ansiedade frequentemente associada com a quimioterapia. Essa ação provavelmente resulta de uma combinação de efeitos que incluem sedação, redução de ansiedade, depressão do efeito do vômito e efeito amnésico. Os efeitos sedativos e amnésicos estão relacionados com a dose (4 mg ou mais). Após a administração intravenosa de lorazepam ou midazolam, o início do efeito sedativo, ansiolítico e amnésico geralmente ocorre dentro de 1 a 5 minutos. A duração do efeito intravenoso do midazolam é de menos de 2 horas, mas pode persistir por mais de 6 horas em alguns pacientes. Por outro lado, depois da administração intramuscular, o início de ação do lorazepam é de 15 a 30 minutos, e a duração de ação é de 12 a 24 horas. No caso do midazolam, após a ad-

Quadro 86.4 Medicamentos quimioterápicos e chances de provocarem náuseas e vômitos

Quimioterápicos com altíssima incidência emética (>90%)	Quimioterápicos com baixa incidência emética
Carmustina (>250 mg/m^2)	Docetaxel
Cisplatina (>50 mg/m^2)	Etoposida
Ciclofosfamida (>1.500 mg/m^2)	Fluorouracil (<1.000 mg/m^2)
Dacarbazina (>500 mg)	Gencitabina
Dactinomicina	Metotrexato (50–250 mg/m^2)
Lomustina (>60 mg)	Mitomicina
Mecloretamina	Paclitaxel
Estreptozocina	

Quimioterápicos com alta incidência emética (60% a 90%)	Quimioterápicos com baixíssima incidência emética
Carboplatina	Bleomicina
Carmustina (<250 mg/m^2)	Bussulfano
Cisplatina (<50 mg/m^2)	Clorambucila (oral)
Ciclofosfamida (750 a 1.500 mg/m^2)	Clorodesoxiadenosina
Citarabina (>1 g/m^2)	Fludarabina
Dacarbazina (<500 mg)	Hidroxiureia
Doxorrubicina (>60 mg/m^2)	Metotrexato (50–250 mg/m^2)
Ifosfamida (>1,5 g)	Fenilalanina mostarda (oral)
Lomustina (<60 mg)	Tioguanina (oral)
Metotrexato (>1.000 mg/m^2)	Vimblastina
Procarbazina (oral)	Vincristina
	Vinorrelbina

Quimioterápicos com incidência emética moderada	
Ciclofosfamida (<750 mg/m^2)	
Doxorrubicina (oral)	
Epirrubicina (<90 mg/m^2)	
Hexametilmelamina (oral)	
Idarrubicina	
Ifosfamida	
Metotrexato (250–1.000 mg/m^2)	
Mitoxantrone (<15 mg/m^2)	

ministração intramuscular, o início de ação ocorre em 5 a 15 minutos, e a duração é de 2 horas. O início de ação após a administração oral do lorazepam é de 30 minutos, com um pico após 2 horas e duração de ação de 4 a 6 horas. Clinicamente, o midazolam e o lorazepam são os mais empregados em combinação com outros antieméticos, tais como a metoclopramida e a dexametasona. Os efeitos colaterais estão relacionados a tonturas, mas em alguns pacientes pode não ocorrer a sedação ou o efeito amnésico e continuarem apresentando vômitos que, excepcionalmente, podem levar à aspiração. Por causa da menor meia-vida e do curto período de ação, o midazolam pode ser a droga mais adequada para pacientes ambulatoriais. Um outro aspecto importante é que essas drogas podem reduzir a sensação antecipatória de náusea e vômitos que precede as sessões de quimioterapia. No Quadro 86.4 estão classificados os medicamentos quimioterápicos de acordo com o potencial de provocar náusea e vômitos.

Não se deve esquecer a possibilidade de vômitos psicogênicos, que podem requerer uma abordagem mais ampla, medicamentosa e psicoterápica, inclusive das apresentações de anorexia nervosa e bulimia.

As náuseas e vômitos compreendem, portanto, uma grande variedade de possibilidades diagnósticas, e suas consequências podem ser graves, daí a importância de se individualizar o diagnóstico e o tratamento. Os pacientes em quimioterapia devem receber medicação profilática antiemética, representada pelos antagonistas serotoninérgicos associados à dexametasona, e, nos casos mais graves, associar ainda ao lorazepam e à proclorperazina; os casos mais leves podem ser controlados pela metoclopramida associada à dexametasona. Nos casos de náuseas e vômitos pós-anestésicos, podem ser empregados a escopolamina, as fenotiazinas, a metoclopramida, o droperidol e os antagonistas serotoninérgicos; esses pacientes requerem o controle rigoroso da hidratação e da pressão arterial. Para o controle da cinetose, habitualmente são empregadas as drogas anticolinérgicas, 30 a 60 minutos antes da viagem. Em crianças, também podem ser empregadas drogas antieméticas como o dimenidrato e a domperidona, que causam menos efeitos colaterais que a metoclopramida.

REFERÊNCIAS BIBLIOGRÁFICAS

1. ABUHANDAN, M., CAKSEN, H., ESKIÇUBUK, S. A case of acquired gastric outlet obstruction diagnosed at 16 years of age. *Pediatr. Surg. Int.*, 20(2):148-50, 2004.
2. AMERICAN MEDICAL ASSOCIATION. *Drug Evaluation.* AMA, New York, p. 889-918, Drugs used in disorders of the upper gastrintestinal tract, 2002.
3. APFEL, C.C., KORTTILA, K., F.R.C.A., ABDALA, M., KERGER, H., TURAN, A., VEDDER, I., ZERNAK, C., DANNER, K., JOKELA, R., POCOCK, S.J., TRENKLER, S., KREDEL, M., BIEDLER, A., SESSLER, D.I., ROEWE, N. A factorial trial of six interventions for the prevention of postoperative nausea and vomiting. *The New England Journal of Medicine*, 24: 2441-2451, 2004.
4. CORTINOVIS, D., BAJETTA, E., DI BARTOLOMEO, M., DOGNINI, G., BERETTA, E., FERRARIO, E., RICOTTA, R., BUZZONI, R. Raltitrexel plus oxaliplatin in the treatment of the metastatic colorectal cancer. *Tumori*, 90(2):186-91, 2004.
5. Drugs Used in Disorders of the Liver, Biliary Tract, and Pancreas. *In:* AMERICAN MEDICAL ASSOCIATION. *Drug Evaluation Annual 2003.* 9th ed. 999-1016, 2003.
6. Drugs Used in Disorders of the Upper Gastrointestinal Tract. *In:* AMERICAN MEDICAL ASSOCIATION. *Drug Evaluation Annual 2003.* 9th ed. 925-955, 2003.
7. FUJII, Y., TANAKA, H. Prophylactic therapy with granisetron in the prevention of vomiting after paediatric surgery. A randomized, double-blind comparison with droperidol and metoclopramide. *Paediatr. Anaesth.*, 8: 149-53, 1998.
8. GRAHAME-SMITH, D.G. & ARONSON, J.K. The drug therapy of gastrointestinal, hepatic and biliary disorders. *In: Oxford Textbook of Clinical Pharmacology and Drug Therapy.* 3rd ed. Oxford University Press, 2002.
9. GYLDENKEME, N., GLIMELIUS, B., FRÖDIN, J.E., KJAER, M., PFEIFFER, P., HANSEN, F., KELDSEN, N., SANDBERG, E., JAKOBSEN. A. A phase in study of UFT and leucovorin in combination with mitomycin C in patients with metastatic colorectal cancer. *Acta Oncol.*, 43(3):276-9, 2004.
10. HAMID, S.K., SELBY, I.R., SIKICH, N., LERMAN, J. Vomiting after adenotonsillectomy in children: a comparison of ondansetron, dimenhydrinate and placebo. *Anesth Analg.*, 86: 496-500, 2000.
11. HEYLAND, K., DANGEL, P., GERBER, A.C. Postoperative nausea and vomiting in children. *Eur. J. Pediatr. Surg.*, 7: 230-3, 1997.
12. KAKOLYRIS, S., SOUGLAKOS, J., KOUROUSSIS, C., ANDROULAKIS, N., SAMONIS, G., VARDAKIS, N., AMARANTIDIS, K., AGELAKI, S., MAVROUDIS, D., XENIDIS, N., GEORGOULIAS, V. Dose escalation study on oxaliplatin and capecitabine (Xeloda) in patients with advanced solid tumors. *Oncology*, 66(4):253-9, 2004.
13. KOIVURANTA, M., LÄÄRÄ, E., SNÁRE, L., ALAHUHTA, S. A survey of postoperative nausea and vomiting. *Anaesthesia*, 52: 443-9, 2003.
14. RAVELLI, A.M., MILLA, P.J. Vomiting and gastroesophageal motor activity in children with disorders of the central nervous system. *J. Pediatr. Gastroenterol. Nutr.*, 26: 56-63, 1998.
15. REID, S.R., BONADIO, W.A. Outpatient rapid intravenous rehydration to correct dehydration and resolve vomiting in children with acute gastroenteritis. *Ann. Emerg. Med.*, 28: 318-23, 1996.

87

Farmacologia Clínica das Drogas Antiulcerosas e Antidispépticas

Daniel Rui Diniz Santos e Luciana Rodrigues Silva

INTRODUÇÃO

Dispepsia é um termo que engloba uma extensa lista de sintomas epigástricos, como pirose, sensação de plenitude gástrica, saciedade precoce, distensão abdominal e náusea. Quando a pirose domina a apresentação clínica devido à sua intensidade, deve-se pensar em um quadro de refluxo gastroesofágico, e, nesse caso, o termo dispepsia deixa de ser adequado. A dispepsia pode ser causada pelos mais diversos alimentos, medicações, distúrbios gastrointestinais e sistêmicos, mas nenhuma causa é identificada em mais da metade dos casos, que passam, então, a ser denominados dispepsia funcional. Na avaliação de um paciente com dispepsia, é indispensável definir precocemente se o quadro é causado por uma patologia orgânica ou se se trata de um distúrbio funcional, pois tal decisão repercute decisivamente na conduta diagnóstica e terapêutica a ser adotada.

A doença ulcerosa péptica (DUP) caracteriza-se pela tendência ao desenvolvimento de úlceras em áreas de mucosa exposta à secreção ácida do estômago. Via de regra, as úlceras ocorrem no próprio estômago ou no duodeno, mas também podem ocorrer no esôfago, em outras porções do intestino delgado ou, raramente, em áreas de tecido gástrico ectópico (divertículo de Meckel). Embora as úlceras gástricas e duodenais guardem entre si diversas diferenças no que concerne ao quadro clínico, elas serão discutidas conjuntamente sob o rótulo de DUP, devido às importantes semelhanças na fisiopatologia e no tratamento farmacológico. Enquanto a maioria dos casos de dispepsia é classificada como funcional, a DUP está fortemente associada a dois fatores de risco: infecção pelo *Helicobacter pylori* e uso frequente de ácido acetilsalicílico ou outros anti-inflamatórios não esteroides (AINEs). Por outro lado, o mecanismo patogênico da DUP em pacientes não infectados pelo *H. pylori* e sem história de uso frequente de AINEs não é completamente compreendido, havendo a possibilidade de que o mecanismo patogênico se deva à interação entre diversos fatores de risco menos importantes relacionados à redução das defesas da mucosa gástrica e duodenal ou a um estímulo da secreção de ácido clorídrico, como tabagismo, etilismo, estresse e dieta inadequada.

A patogênese da DUP baseia-se no desequilíbrio entre os fatores agressivos (secreção gástrica de ácido, pepsina, infecção pelo *H. pylori*) e protetores (secreção de muco e de bicarbonato, produção de prosta-

Quadro 87.1 Fatores agressivos e protetores que influenciam o desenvolvimento da doença péptica

Fatores Agressivos	Fatores Protetores
Ácido clorídrico	Muco
Pepsina	Rápido *turnover* do epitélio gástrico
Isquemia da mucosa	Fluxo sanguíneo gástrico e duodenal
Helicobacter pylori	Motilidade normal
	Secreção de bicarbonato
Drogas	
- aspirina	
- anti-inflamatórios não esteroides	
- corticosteroides	
- sais de ferro	
- cloreto de potássio	
- eritromicina	
- agentes quimioterápicos	
- alendronato	
- zidovudina	

glandinas) da mucosa gastroduodenal. O tratamento, que tradicionalmente buscava apenas uma redução da secreção gástrica, atualmente adota, com sucesso, estratégias para a erradicação do *H. pylori* como forma de promover a cicatrização e prevenir a recorrência das úlceras. No Quadro 87.1 estão descritos os fatores agressivos e protetores que influenciam o desenvolvimento da doença péptica.

FISIOLOGIA DA SECREÇÃO ÁCIDA GÁSTRICA

As secreções mais importantes do estômago são o ácido clorídrico, o pepsinogênio, o fator intrínseco e o muco. O fator intrínseco, que fixa a vitamina B_{12} e permite sua absorção no íleo, é a única secreção gástrica essencial à vida. O pepsinogênio converte-se em pepsina na luz gástrica e participa da digestão de proteínas. O ácido clorídrico é importante para a ativação do pepsinogênio e para evitar a infecção do estômago por micro-organismos, enquanto a única função do muco é proteger a mucosa gástrica do efeito lesivo do ácido clorídrico.

Além das células secretoras de muco, presentes na superfície luminal do estômago, a mucosa gástrica tem dois importantes tipos de glândulas: as glândulas oxínticas (ou gástricas) e as glândulas pilóricas. Enquanto as glândulas oxínticas secretam ácido clorídrico, pepsinogênio, fator intrínseco e muco, as glândulas pilóricas secretam principalmente muco e gastrina, que é um hormônio regulador da secreção gástrica.

As glândulas oxínticas são compostas por três tipos celulares distintos: (1) células produtoras de muco, (2) células pépticas (ou principais), que secretam grandes quantidades de pepsinogênio, e (3) células parietais (ou oxínticas), que secretam ácido clorídrico e fator intrínseco. A fisiologia celular da secreção gástrica de ácido clorídrico ainda não é perfeitamente compreendida, porém o conhecimento mais aceito nesse tópico pode ser resumido da seguinte maneira: a ativação das células parietais determina o transporte ativo de íons de Cl^- do citoplasma dessas células para a luz dos canalículos, ao mesmo tempo em que ocorre o transporte ativo de íons de Na^+ para dentro das células. Esses movimentos criam um potencial de -40 a -70 milivolts nos canalículos, e esse gradiente elétrico causa a difusão passiva de grandes quantidades de K^+ e de quantidades menores de Na^+ para fora da célula. O K^+ excretado retorna à célula quase imediatamente por transporte ativo através da H^+/K^+ ATPase, e o Na^+ excretado retorna ao citoplasma também por transporte ativo, através de uma bomba de sódio específica. Dessa forma, a maior parte dos íons de K^+ e de Na^+ secretados retorna às células parietais, e íons de H^+ os substituem nos canalículos, fornecendo uma solução de ácido clorídrico que é então secretada para a luz da glândula. Durante todo esse processo, a água migra para os canalículos por osmose, devido à passagem de íons nesse sentido.

REGULAÇÃO NEURO-HUMORAL DA SECREÇÃO GÁSTRICA

Os mediadores mais importantes da secreção gástrica são a acetilcolina, a gastrina e a histamina. A acetilcolina estimula igualmente as células produtoras de muco, as células pépticas e as células parietais, enquanto a gastrina e a histamina exercem um forte efeito na secreção de ácido clorídrico das células parietais, mas têm pouco efeito sobre os outros tipos celulares. Outras substâncias, como aminoácidos circulantes, cafeína e etanol, também exercem efeitos estimulatórios sobre a secreção das células parietais.

A acetilcolina é o neurotransmissor liberado pelos neurônios associados a um estímulo na secreção gástrica. Os sinais nervosos que estimulam a secreção gástrica podem originar-se tanto no cérebro, em especial no sistema límbico, quanto no próprio estômago (*reflexos curtos*, restritos ao sistema nervoso entérico, ou *reflexos longos*, transmitidos do estômago para o tronco cerebral e de lá de volta para o estômago via nervo vago). Esses reflexos podem ser estimulados pela distensão do estômago, por estímulos de contato na mucosa gástrica ou por estímulos químicos diversos, como aminoácidos, peptídios ou o próprio ácido clorídrico já secretado.

Além de favorecer diretamente a secreção de ácido pelas células parietais, a acetilcolina liberada pela estimulação nervosa também favorece a secreção de gastrina pelas células G das glândulas pilóricas. A gastrina atinge as células parietais através da circulação sistêmica e as estimula a aumentar em até 8 vezes a secreção de ácido clorídrico, que, por sua vez, não só estimula a secreção de mais ácido como também estimula a secreção de pepsinogênio pelas células pépticas. A gastrina ainda exerce um discreto efeito direto sobre as células pépticas, mas o efeito secundário é muito mais importante.

A histamina é o último mediador importante que estimula a secreção ácida das células parietais. Uma pequena quantidade de histamina é formada continuamente na mucosa gástrica em resposta à presença de ácido clorídrico ou por outras razões ainda pouco esclarecidas. Embora essa quantidade *per se* tenha pouco ou nenhum efeito sobre a secreção ácida, quando as células parietais se encontram estimuladas simultaneamente pela acetilcolina e pela gastrina, a secreção ácida é aumentada substancialmente por essa mesma quantidade de histamina. A observação de que nem a acetilcolina nem a gastrina são capazes de causar secreção ácida importante na vigência de um bloqueio efetivo dos receptores histaminérgicos do tipo 2 (receptores H_2) levou à definição da histamina como um cofator indispensável à produção plena de ácido clorídrico. Nenhum efeito sobre a secreção ácida é observado com o bloqueio dos receptores histaminérgicos do tipo 1.

A secreção ácida é inibida pelas prostaglandinas E_2 e I_2, que são produzidas pela própria mucosa gástrica e ainda estimulam a secreção de muco e bicarbonato. O potencial ulcerogênico de drogas que bloqueiam a síntese de prostaglandinas, como o ácido acetilsalicílico e os AINEs, sugere um importante papel para esses mediadores na proteção das mucosas gástrica e duodenal.

ABORDAGEM TERAPÊUTICA

Entre as medidas terapêuticas na doença péptica, ressaltam-se: (1) reduzir o desconforto e a dor, promovendo cicatrização da mucosa e evitando outras complicações, como sangramento, perfuração e recorrência; (2) neutralizar a secreção ácida (antiácidos), proteger a mucosa (sucralfato e misoprostol); (3) reduzir a secreção ácida (antagonistas H_2 e inibidores de bomba de prótons); (4) detectar e erradicar *H. pylori*; (5) evitar o uso de drogas ulcerogênicas; (6) orientar o paciente a evitar fumo, álcool, café, chocolate, frituras, refrigerantes; (7) orientar para diminuir o estresse.

O tratamento dos pacientes com doença péptica deve ser direcionado à causa do processo, quando identificado. Em casos leves ou moderados e sem complicações, o tratamento empírico com medidas não farmacológicas e mesmo com drogas específicas tem-se mostrado uma boa alternativa para o alívio sintomático, uma vez que causas subjacentes só são encontradas em uma pequena minoria dos casos. Reconhecidamente, fatores psicossociais têm um papel importante na dispepsia, e diversas medidas adjuvantes podem proporcionar resultados apreciáveis, dentre as quais destacam-se: redução no consumo de álcool, chocolate, frituras e café, redução do nível de estresse, suporte psicoterápico e o uso de antidepressivos tricíclicos (inibidores seletivos da recaptação de serotonina não são indicados porque podem aumentar os sintomas dispépticos).

Ao contrário do que ocorre na dispepsia funcional, a DUP está claramente associada a dois fatores: (1) infecção pelo *H. pylori* e (2) uso prolongado de ácido acetilsalicílico ou AINES. Antes da descoberta do *H. pylori* como um agente causador da DUP, o tratamento baseava-se na neutralização e na inibição permanente da secreção ácida, que proporcionavam alívio sintomático, mas estavam associadas apenas a uma redução temporária do tamanho das úlceras. Atualmente, a erradicação do *H. pylori* em algumas situações pode ser necessária, e as terapias voltadas para a inibição da secreção ácida têm um papel coadjuvante.

De modo geral, pode-se dizer que os objetivos do tratamento são: (1) controle dos sintomas epigástricos, (2) impedir a progressão do quadro e o surgimento de complicações e (3) prevenir recidivas. Um vasto arsenal farmacológico está disponível para permitir que esses objetivos sejam alcançados. As drogas utilizadas nesse contexto podem ser categorizadas de acordo com seu mecanismo de ação, e serão discutidas dessa forma. A erradicação do *H. pylori* será abordada com ênfase em seus aspectos clínicos, e a farmacologia dos antibióticos utilizados no processo pode ser encontrada nos capítulos correspondentes.

Antiácidos

Diversos compostos que têm a capacidade de neutralizar o ácido clorídrico existente no interior do estômago são utilizados para alívio sintomático imediato. Os antiácidos são recomendados para promover conforto transitório, principalmente aos pacientes que apresentam quadros ocasionais de dispepsia ou refluxo gastroesofágico, especialmente se associados a alterações isoladas na alimentação. Embora os antiácidos em altas doses possam apresentar taxas de cicatrização e de recidiva semelhantes às dos inibidores H_2 no tratamento das úlceras pépticas duodenais, o uso prolongado e em altas doses dessas medicações é contraindicado. Os antiácidos não são eficazes no tratamento das úlceras gástricas.

Os compostos mais utilizados em antiácidos comercialmente disponíveis são os hidróxidos de magnésio e de alumínio, o carbonato de cálcio e o bicarbonato de sódio. A utilidade clínica de cada um deles varia de acordo com suas propriedades específicas, como velocidade de ação, duração do efeito e efeitos colaterais. O hidróxido de magnésio em solução é um dos antiácidos mais empregados devido ao seu baixo custo. Reage em taxa moderada com o ácido clorídrico, mas a duração do seu efeito é relativamente curta, ao contrário do hidróxido de alumínio, que reage mais lentamente, embora tenha um efeito mais duradouro. Além disso, em altas concentrações, os íons de Mg^{+2} aceleram o esvaziamento gástrico e aumentam a motilidade intestinal, podendo causar diarreia, ao contrário dos íons de Al^{+3}, que estão associados a retardo do esvaziamento gástrico e a uma redução da motilidade intestinal. Por conta desses efeitos antagônicos, são encontradas nas farmácias diversas soluções antiácidas que associam em sua composição os hidróxidos de alumínio e magnésio, oferecendo alívio sintomático relativamente rápido e prolongado, sem alteração significativa da motilidade gastrointestinal. Tanto o bicarbonato de sódio quanto o carbonato de cálcio neutralizam o ácido clorídrico mais rapidamente do que os hidróxidos, proporcionando alívio instantâneo. Entretanto, a neutralização do ácido clorídrico com esses últimos compostos resulta na liberação de gás carbônico, causando desconforto gástrico, distensão abdominal e refluxo gastroesofágico ácido.

A elevação do pH intragástrico, causada pela administração de antiácidos, estimula a secreção de gastrina pelas glândulas pilóricas, resultando em secreção compensatória de ácido clorídrico e pepsina. Normalmente, esse efeito é pequeno, mas pode ser bastante pronunciado em pacientes com DUP. A secreção compensatória persiste mesmo depois que o pH intragástrico retorna a um valor que normalmente inibiria a secreção de gastrina. Normalmente, esse rebote é pequeno, exceto após o uso de carbonato de cálcio em grandes doses, que pode causar um rebote exagerado e persistente.

Pacientes com insuficiência renal podem apresentar efeitos indesejáveis após o uso de carbonato de cálcio (hipercalcemia) e de hidróxidos de alumínio (encefalopatia, miopatia e osteoporose) e magnésio (hipermagnesemia). A hipermagnesemia também pode ocorrer em crianças em uso de hidróxido de magnésio. Preparações com bicarbonato de sódio devem ser evitadas em pacientes com insuficiência cardíaca e hipertensão. No passado, a síndrome leite-álcali era uma complicação relativamente comum do uso de grandes quantidades de carbonato de cálcio com leite para o tratamento de úlceras pépticas. Essa síndrome caracteriza-se por hipercalcemia, hiperfosfatemia e calcinose renal, podendo progredir para insuficiência renal. A absorção de bicarbonato de sódio não neutralizado pode causar alcalose sistêmica.

As principais interações medicamentosas dos antiácidos devem-se principalmente ao aumento do pH intragástrico, que prejudica a absorção e diminui a biodisponibilidade de algumas drogas. Geralmente, esse efeito é discreto e tem pouca importância clínica no uso crônico e em múltiplas doses das medicações. Embora o senso comum não recomende a administração concomitante de antiácidos e fármacos destinados à absorção sistêmica, a maioria das interações pode ser evitada desde que se observe um intervalo mínimo de 2 horas entre o uso dos medicamentos. Dentre as medicações cuja biodisponibilidade é reduzida pelos antiácidos, destacam-se cetoconazol, digoxina, fluoroquinolonas, ferro, tetraciclinas, captopril, nitrofurantoína, isoniazida, etambutol, indometacina, vitamina A, propranolol, procainamida, ranitidina e cimetidina. Observa-se, ainda, que os antiácidos diminuem o metabolismo hepático da ranitidina e diminuem a eficácia da nitrofurantoína no tratamento de infecções urinárias. Já foi relatado que os antiácidos também podem aumentar a absorção de algumas drogas, como anticoagulantes orais, sulfonilureias e alguns anti-inflamatórios não esteroides. Entretanto, o significado clínico dessa interação ainda não foi demonstrado.

Antagonistas do receptor H_2

O desenvolvimento de antagonistas seletivos do receptor H_2, na década de 1970, forneceu valiosas evidências sobre o papel da histamina no controle da secreção gástrica e revolucionou o tratamento da DUP, que, até então, se baseava na administração crônica de antiácidos em grandes quantidades. Os antagonistas do receptor H_2 atualmente disponíveis no mercado são cimetidina, ranitidina, famotidina e nizatidina.

Embora os receptores H_2 sejam encontrados em diversos órgãos e tecidos, os antagonistas do receptor H_2 exercem efeito fisiológico relevante apenas na secreção gástrica. Essas drogas efetuam um bloqueio competitivo e dose-dependente dos receptores H_2, inibindo principalmente a secreção gástrica induzida pela histamina, mas também aquela determinada pela acetilcolina e pela gastrina. Um dado importante para a eficácia clínica desses compostos é a inibição da secreção ácida basal (em jejum), assim como da secreção noturna e pós-prandial. Em geral, o volume da secreção ácida gástrica é reduzido, enquanto seu pH é aumentado pelo uso desses medicamentos. A secreção de pepsina e de fator intrínseco também é reduzida, mas não de forma significativa, a ponto de causar repercussão clínica.

Os antagonistas do receptor H_2 são homólogos da histamina que contêm uma grande cadeia lateral no lugar da fração de etilamina. Dos compostos em uso clínico atualmente, apenas a cimetidina mantém o anel imidazólico da histamina; na ranitidina, esse anel é substituído por um furano, e na famotidina e na nizatidina, por um tiazol. A potência desses fármacos é variável, mas todos inibem significativamente a secreção ácida basal e estimulada, quando usados em doses terapêuticas, apresentando taxas semelhantes de cicatrização de úlceras. Entretanto, a ocorrência de recidivas é frequente após a interrupção do tratamento. Atualmente, os antagonistas do receptor H_2 são um dos pilares do tratamento da DUP, ao lado da erradicação do *H. pylori*.

Todos os bloqueadores do receptor H_2 são administrados pela via oral e bem absorvidos dessa forma. Também há preparações da cimetidina e da ranitidina para uso intravenoso e intramuscular. Todas apresentam bons resultados se administradas apenas 1 vez por dia, preferencialmente à noite (antes de dormir). As doses diárias sugeridas para adulto são de 800 mg para a cimetidina, 300 mg para a ranitidina e para a nizatidina e 40 mg para a famotidina. Para as crianças, só se utiliza a ranitidina, e as doses empregadas são de 2 a 4 mg/kg, 2 vezes ao dia, com dose máxima de 300 mg/dia.

O esquema com apenas 1 tomada diária é altamente eficaz na maioria dos casos. No tratamento de úlceras gástricas, entretanto, tomadas mais frequentes costumam estar associadas a um alívio sintomático mais eficaz. Se houver necessidade clínica, as doses do esquema de dose única podem ser fracionadas para 2 tomadas diárias, ou pode-se, ainda, adotar um esquema com 3 tomadas diárias de 300 mg de cimetidina. As úlceras duodenais podem ser tratadas por apenas 2 meses em grande parte dos pacientes, mas um tratamento mais prolongado está associado a taxas de cicatrização mais elevadas. O tratamento pode ser encurtado se a cicatrização das úlceras for comprovada por exame adequado antes do prazo estipulado. Após a cicatrização, a manutenção do tratamento com metade da dose usada anteriormente (1 tomada diária, antes de deitar) reduz mas não exclui a possibilidade de recidiva. O tratamento de manutenção é feito com metade da dose. Os índices de recidiva são muito altos quando os bloqueadores do receptor H_2 são empregados isoladamente no tratamento de úlceras pépticas, mas a erradicação do *H. pylori* e o uso de inibidores da bomba de prótons não só reduzem a frequência de recidivas como também são eficazes em casos refratários aos bloqueadores do receptor H_2.

Já no tratamento da dispepsia, ainda não há evidências decisivas a favor dessas drogas. As taxas de resposta obtidas em ensaios clínicos controlados variam entre 35% e 80%, enquanto os pacientes que tomam placebo respondem em 30-60% dos casos. Já foi sugerido que os antagonistas do receptor H_2 reduzem o risco relativo de se apresentar dispepsia em 30%, mas a qualidade desses estudos confunde a interpretação dos dados. O benefício do uso dessas drogas em pacientes com dispepsia parece ser restrito ao subgrupo de pacientes com pirose intensa associada a dispepsia e que, portanto, têm maior probabilidade de apresentar um refluxo gastroesofágico não diagnosticado.

Os antagonistas do receptor H_2 são empregados na terapia antissecretora do refluxo gastroesofágico leve, e sua administração nas doses-padrão por 3 meses cicatriza as lesões da esofagite de refluxo em boa parte dos pacientes. Entretanto, os inibidores da bomba de prótons eliminam os sintomas mais rapidamente e apresentam maior índice de sucesso na cicatrização das lesões mucosas do que os antagonistas do receptor H_2. O fracionamento das doses diárias em 2 tomadas e o uso de doses maiores têm valor especial no tratamento do refluxo gastroesofágico após falha terapêutica do esquema padrão, mas ainda assim o sucesso terapêutico é menor do que com os inibidores da bomba de prótons. Além disso, o custo do tratamento com altas doses de antagonistas do receptor H_2 é mais elevado do que com as doses-padrão dos inibidores da bomba de prótons.

Os antagonistas do receptor H_2 não são uma boa escolha para o tratamento da síndrome de Zollinger-Ellison, mas têm sido utilizados em diversas outras condições em que é conveniente reduzir a secreção ácida gástrica, como em estados hipersecretórios diversos (mastocitose sistêmica, leucemia basofílica com hiper-histaminemia), síndrome do intestino curto e eventualmente na fase pré-anestésica de operações de urgência, com o intuito de reduzir o risco de aspiração do conteúdo gástrico. Os antagonistas do receptor H_2 também são largamente utilizados na profilaxia de úlceras de estresse em unidades de terapia intensiva, embora essa indicação venha sendo fortemente questionada. Com a recente disponibilidade de inibidores da bomba de prótons em solução para administração venosa, os antagonistas do receptor H_2 tendem a ser substituídos nas situações em que a supressão ácida profilática ainda é defensável (pacientes com coagulopatia ou em ventilação mecânica por mais de 48 horas). Pacientes com urticária crônica refratária a antagonistas do receptor H_1 (hidroxizina, loratadina e fexofenadina, por exemplo) podem beneficiar-se da administração concomitante de antagonistas dos receptores H_1 e H_2, indicando um possível papel dos receptores H_2 na microvasculatura cutânea.

Efeitos colaterais são raros e facilmente reversíveis com a interrupção do uso do medicamento. Destacam-se diarreia, tontura, cefaleia, confusão mental, ansiedade, dores musculares e erupções cutâneas. A cimetidina pode, ainda, causar ginecomastia e diminuição da libido em homens (devido a uma moderada afinidade pelos receptores de androgênios) e retardar o metabolismo hepático de drogas como anticoagulantes orais, nifedipino, antidepressivos tricíclicos, carbamazepina, teofilina e fenitoína, ao inibir o citocromo P450 no fígado. A cimetidina pode determinar aumento transitório de transaminases, fosfatase alcalina e creatinina. Nenhum outro antagonista do receptor H_2 inibe significativamente o citocromo P450 *in vivo*. A ranitidina tem menos efeitos adversos que a cimetidina, embora sejam semelhantes e só excepcionalmente tenham sido descritas ginecomastia e impotência.

Inibidores da bomba de prótons

A bomba H^+/K^+ ATPase (bomba de prótons) é o componente celular responsável pela acidificação da secreção das células parietais. É uma enzima exclusiva do polo apical dessas células e pode ser eficazmente inibida por diversos compostos benzoimidazólicos substituídos. Atualmente, há cinco membros dessa família disponíveis comercialmente: omeprazol, lansoprazol, rabeprazol, pantoprazol e esomeprazol. O omeprazol foi a primeira dessas drogas a ser descoberta, e ainda hoje é a mais estudada. Por isso, muitos dos dados citados referem-se ao omeprazol, mas podem ser extrapolados para os demais inibidores da bomba de prótons.

Essas drogas são estáveis em pH neutro, mas a acidez gástrica as inativa. Por isso, são comercializadas para uso oral em cápsulas para liberação prolongada, permitindo que as drogas só sejam liberadas dos grânulos no duodeno, onde são rapidamente absorvidas e ganham a circulação sanguínea. Do sangue, atingem as células parietais e difundem-se para os canalículos secretores, onde são retidas após ionizarem-se. Uma vez ionizadas em meio ácido, formam-se um ácido sulfênico e uma sulfenamida, que se ligam covalentemente a grupamentos sulfidrílicos localizados em pontos críticos do domínio extracelular (luminal) da bomba de prótons. Como, para se tornarem efetivas, necessitam ser ativadas através da ionização, os inibidores da bomba de prótons são considerados prodrogas. A ligação de duas moléculas de sulfenamida a uma bomba de prótons inibe totalmente a atividade da enzima. Desde que usados de forma adequada, os inibidores da bomba de prótons reduzem a produção diária de ácido em cerca de 95%. A secreção ácida só retorna ao normal após síntese e inserção de novas moléculas da bomba de prótons na membrana apical das células parietais. Assim, a inibição da secreção ácida persiste após a eliminação plasmática das drogas, cuja meia-vida não é superior a 90 minutos. Com a interrupção de um tratamento adequado, o restabelecimento completo da secreção ácida pode levar até 5 dias para ocorrer.

Como o efeito persiste por muito tempo após a eliminação plasmática das drogas, os esquemas de administração dessas medicações baseiam-se em apenas 1 dose por dia, preferencialmente antes do café da manhã. A dose varia de acordo com a droga utilizada, a natureza da doença de base e a gravidade do quadro clínico. As doses-padrão são de 20 mg para o omeprazol e para o rabeprazol, 30 mg para o lansoprazol e 40 mg para o pantoprazol e o esomeprazol. Em crianças, emprega-se o omeprazol na dose entre 0,5 e 6 mg/kg/dia. Um estudo recente comparando os efeitos dos cinco agentes em dose-padrão no controle da secreção ácida demonstrou ligeira superioridade do esomeprazol em relação aos demais, além de não encontrar diferença estatisticamente significante entre os outros quatro agentes. Entretanto, a relevância clínica dessa maior eficácia do esomeprazol ainda não foi demonstrada de forma ampla e consistente. Já foi demonstrado que o esomeprazol é mais eficiente que o lansoprazol e o omeprazol (todos em dose-padrão) na cicatrização de esofagite erosiva e esofagite de refluxo. Enfatiza-se que todas as drogas alcançam índices de sucesso terapêutico muito altos e que, embora estatisticamente significante, a diferença é relativamente pequena. Clinicamente, observa-se que um dos fatores mais importantes a serem considerados na escolha do inibidor da bomba de prótons a ser prescrito é o custo. Estudos recentes demonstraram a segurança e a eficácia do esomeprazol em crianças e adolescentes a partir de 1 ano de idade, utilizando-se as doses de 5 ou de 10 mg para crianças com menos de 20 kg e de 10 ou 20 mg para crianças de 20 kg ou mais. Para adolescentes a partir de 12 anos, são usadas as doses de 20 mg ou 40 mg.

Devido à sua alta seletividade e à ausência de efeito na regulação da secreção gástrica, tanto o volume secretado quanto a secreção de pepsinogênio e de fator intrínseco não são alterados significativamente. A motilidade gastrointestinal também não é alterada. Devido à profunda redução da acidez gástrica determinada por essas drogas, ocorre um aumento na produção de gastrina. Alguns indivíduos podem apresentar hipersecreção ácida por algumas semanas após a interrupção do uso de um inibidor de bomba de prótons, mas o significado clínico desse achado permanece incerto. Um único estudo de caso-controle encontrou um risco aumentado para infecções intestinais com o uso de omeprazol. Também já foi relatada a redução nos níveis séricos de cobalamina (vitamina B_{12}) após tratamento prolongado com altas doses de omeprazol, mas é mais provável que esse achado se deva à ocorrência de gastrite atrófica. A administração prolongada de altas doses de omeprazol causa hiperplasia de células parietais e tumores carcinoides em animais de laboratório, provavelmente devido ao efeito da gastrina. Ainda não foi encontrada nenhuma evidência de proliferação anormal na mucosa gástrica com a administração prolongada de omeprazol em seres humanos.

Os inibidores da bomba de prótons são muito eficazes no tratamento de úlceras gástricas, duodenais e esofágicas. São, ainda, especialmente úteis no tratamento de casos de DUP e refluxo gastroesofágico refratários aos antagonistas do receptor H_2 e na síndrome de Zollinger-Ellison. São drogas de primeira escolha na supressão ácida indicada em casos de esôfago de Barrett. O tratamento por 4 semanas é suficiente para a cicatrização das úlceras duodenais em mais de 90% dos casos. Taxas de sucesso semelhantes são observadas tratando-se as úlceras gástricas por 8 semanas. Assim como no tratamento com antagonistas do receptor H_2, a erradicação do *H. pylori* previne recidivas. A administração continuada dos inibidores da bomba de prótons após o tratamento endoscópico das úlceras também é eficaz na prevenção de recidivas. Os inibidores da bomba de prótons também são uma excelente opção terapêutica no refluxo gastroesofágico acompanhado de esofagite, situação em que são comprovadamente mais eficazes que os antagonistas do receptor H_2. O tratamento a longo prazo e o uso de doses maiores que as doses-padrão (até 60 mg de omeprazol, por exemplo) podem ser indicados no refluxo gastroesofágico. Na síndrome de Zollinger-Ellison, os inibidores da bomba de prótons são as drogas de primeira escolha, sendo usados em doses mais altas (a partir de 60 mg de omeprazol, por exemplo). Ainda não se conseguiu demonstrar de forma consistente um efeito superior dos inibidores da bomba de prótons em relação ao placebo no tratamento da dispepsia, exceto em casos de dispepsia tipo úlcera.

Os inibidores da bomba de prótons são muito bem tolerados, mesmo em altas doses. Menos de 3% dos pacientes relatam efeitos colaterais inespecíficos no trato gastrointestinal, como náuseas, diarreia e cólica. Efeitos no sistema nervoso central (cefaleia, tontura, sonolência) são ainda mais raros. Há relatos ocasionais de exantemas e elevações das transaminases hepáticas. Os riscos teóricos de supercrescimento bacteriano no trato gastrointestinal e de pneumonia aspirativa (especialmente nosocomial) decorrentes da elevação persistente do pH intragástrico ainda não foram comprovados em humanos, mas sempre devem ser levados em conta. Como o metabolismo dessas drogas é predominantemente hepático e ocorre interação com o citocromo P450 in vitro, há um risco potencial de inibição do metabolismo hepático de outras drogas, como varfarina, cetoconazol, fenitoína, claritromicina e diazepam. O pantoprazol é reconhecido como o inibidor da bomba de prótons que apresenta menos interações com outras drogas, sendo preferido em diversas situações de risco, como pacientes graves em unidades de terapia intensiva. Entretanto, os dados da Food and Drug Administration demonstram que os efeitos colaterais não são menos frequentes no uso do pantoprazol do que no uso de outros inibidores da bomba de prótons.

ERRADICAÇÃO DO *HELICOBACTER PYLORI*

O *Helicobacter pylori* é uma bactéria Gram-negativa muito comum, mesmo em países desenvolvidos, onde se estima que seja encontrada em até 40% da população. Acredita-se que seja transmitida pela via orofecal ou diretamente de pessoa para pessoa, e, portanto, sua prevalência é ainda superior a 80% em algumas áreas dos países subdesenvolvidos. Ela coloniza preferencialmente a mucosa do antro gástrico, não invadindo nenhum tipo celular, e é um fator de risco independente para a ocorrência de úlceras pépticas gástricas e duodenais. Há duas hipóteses para o mecanismo pelo qual o *H. pylori* causa as úlceras: (1) secreção de toxinas que irritam a mucosa, causando inflamação e necrose; e (2) redução da sensibilidade das células G das glândulas pilóricas à acidez gástrica, aumentando a secreção de gastrina e, por conseguinte, de ácido clorídrico. O *H. pylori* é encontrado nas biópsias antrais de até 90% dos pacientes com úlceras duodenais, 60% dos com úlceras gástricas e 50% dos pacientes com dispepsia. Além da gastrite/duodenite inflamatória que pode evoluir para DUP, a infecção por *H. pylori* está associada ao desenvolvimento de câncer gástrico e de linfoma de tecido linfoide associado à mucosa gastrointestinal (MALToma). A erradicação do *H. pylori* aumenta a eficácia do tratamento antissecretor (antagonistas do receptor H_2 ou inibidores da bomba de prótons) na cicatrização das úlceras pépticas, assim como reduz a taxa de recorrência. Além disso, a erradicação do *H. pylori*, por si só, está associada a taxas significativas de cicatrização de úlceras pépticas. Já na dispepsia funcional, ensaios clínicos controlados não conseguiram demonstrar benefício a longo prazo da erradicação do *H. pylori*. Já foi mostrado que a infecção pelo *H. pylori* aumenta o dano à mucosa e o risco de DUP associados ao uso prolongado de AINES e que a erradicação do *H. pylori* em pacientes com passado de dispepsia ou DUP que vão iniciar tratamento prolongado com AINES reduz a ocorrência de úlceras e de suas complicações.

Vários esquemas terapêuticos com três ou quatro drogas têm sido empregados para a erradicação do *H. pylori*, combinando-se em geral um inibidor da bomba de prótons na dose-padrão com claritromicina e amoxicilina ou tetraciclina, associados ou não a metronidazol e/ou subsalicilato de bismuto, em diferentes esquemas terapêuticos. A maioria desses esquemas tem problemas relacionados com a ocorrência de cepas resistentes aos medicamentos, custo e adesão ao tratamento. A análise da indicação da terapêutica deve ser criteriosa, de acordo com os achados clínicos e endoscópicos, pois nem todos os casos serão tratados.

Compostos de bismuto

O composto de bismuto mais utilizado no mundo é o subnitrato de bismuto, exceto nos Estados Unidos, onde o subsalicilato de bismuto é mais comum.

As abordagens terapêuticas discutidas anteriormente atuam na linha do antigo paradigma "sem ácido, sem úlcera", que até hoje se mantém útil, mas não estritamente verdadeiro. Embora a secreção ácida seja de fundamental importância, os mecanismos de defesa da mucosa gastroduodenal mostraram-se excelentes alvos terapêuticos, como demonstrado pelo uso bem-sucedido dos compostos de bismuto no tratamento das úlceras gástricas e duodenais. O benefício obtido com o uso desses compostos deve-se ao seu efeito citoprotetor, alcançado através do aumento da secreção gástrica de muco e bicarbonato, inibição da atividade da pepsina e sedimentação preferencial dos compostos nas crateras das úlceras. Os compostos de bismuto apresentam efeito antibacteriano contra o *H. pylori*, e é possível que esse efeito seja responsável por boa parte da citoproteção encontrada.

As concentrações plasmáticas de Bi^{+3} sobem no curso de uma terapia prolongada, mas não a níveis tóxicos. A toxicidade do bismuto, com ataxia e encefalopatia, pode ocorrer na superdosagem. Pacientes com sensibilidade a ácido acetilsalicílico ou em seu uso crônico podem apresentar sensibilidade ao salicilato formado após a ingestão do subsalicilato de bismuto. Os compostos de bismuto reduzem a biodisponibilidade da tetraciclina ingerida. Essa droga habitualmente não é usada na faixa etária pediátrica.

Sucralfato

O sucralfato é um complexo formado por octossulfato de sacarose e hidróxido de alumínio. Em pH menor que 4, suas moléculas se polimerizam para formar um gel viscoso e fortemente adesivo, que adere fortemente às proteínas de carga positiva expostas nas úlceras ativas devido à sua natureza polianiônica. Uma vez formado no estômago, esse gel mantém suas propriedades no pH duodenal, muito superior ao gástrico. A viscosidade e adesividade do sucralfato propiciam a formação de uma barreira protetora sobre a cratera da úlcera, protegendo contra a penetração do ácido clorídrico, da pepsina e da bile. Além disso, inibe diretamente a atividade da pepsina em cerca de 30%, mas não altera o esvaziamento gástrico nem a função digestiva. A incidência de efeitos colaterais com o uso do sucralfato é muito baixa. A absorção intestinal de alumínio ocorre e pode atingir níveis tóxicos em crianças com insuficiência renal.

O uso de 1 g de sucralfato 1 hora antes de cada refeição e ao deitar durante 2 meses promove a cicatrização de úlceras gástricas e duodenais com uma eficácia comparável à dos antagonistas do receptor H_2. Como terapia de manutenção, para prevenir recidivas, o sucralfato parece ser mais eficaz no contexto das úlceras duodenais. A dose de manutenção recomendada é de 1 g 2 vezes ao dia. Como o sucralfato é ativado pelo ácido, sua eficácia é maior se a administração ocorrer antes das refeições; pela mesma razão, um intervalo superior a 2 horas deve ser observado entre a administração de antiácidos e do sucralfato. O mesmo intervalo é recomendado entre a administração do sucralfato e outras medicações, pois o sucralfato pode absorvê-las e reduzir sua biodisponibilidade. O sucralfato pode diminuir a absorção das fluoroquinolonas, cetoconazol, teofilina, fenitoína e varfarina. Essa medicação é geralmente bem tolerada, e entre os poucos efeitos colaterais estão relatados constipação, diarreia, náusea, vômitos, flatulência, boca seca ou gosto metálico e, excepcionalmente, bezoar gástrico. Os pacientes com insuficiência renal podem ter toxicidade por acúmulo de alumínio, determinando osteomalacia, osteodistrofia e encefalopatia com convulsões. O sucralfato é, portanto, contraindicado nos pacientes com insuficiência renal.

Análogos de prostaglandinas

As prostaglandinas PGE_2 e PGI_2 exercem papel importante na homeostase da barreira protetora da mucosa gástrica ao estimularem a secreção de muco e bicarbonato, além de inibirem a secreção ácida. A administração do misoprostol, o membro mais estudado dessa família de drogas, na dose de 200 µg 4 vezes ao dia junto com alimento, reproduz esses efeitos em seres humanos, mas ensaios clínicos indicam que o misoprostol não é eficaz no tratamento de úlceras gástricas e duodenais. Atualmente, o misoprostol permanece como uma opção de segunda linha para o tratamento de úlceras pépticas, mas é reconhecidamente útil para restaurar a barreira protetora da mucosa gástrica em pacientes que fazem uso crônico de ácido acetilsalicílico ou AINEs, podendo ser usado no tratamento e na profilaxia de úlceras pépticas induzidas por essas drogas. Alguns autores relatam a possibilidade de se erradicar profilaticamente o *H. pylori* em pacientes que começarão um tratamento prolongado com ácido acetilsalicílico ou AINEs como forma mais barata, eficaz e segura de se prevenir o surgimento de úlceras pépticas como complicação do tratamento.

Entre os efeitos colaterais, destacam-se a diarreia, que pode ocorrer em até 30% dos usuários, e o efeito abortivo, que contraindica fortemente o uso dos análogos das prostaglandinas em gestantes.

AZDO865

Encontra-se em fase de testes uma nova droga para supressão ácida. Ao contrário dos inibidores de bomba de prótons, essa droga, que até o momento é conhecida como AZDO865 (8-[{2,6-dimetilbenzil} amino]-*N*-[2-hidroxietil]-2,3-dimetilimidazol[1,2-*a*]piridina-6-carboxamida), age através da competição com íons K^+ pela ligação à H^+/K^+ ATPase, o que lhe confere um perfil farmacodinâmico mais favorável, com início de ação mais rápido do que os inibidores da bomba de prótons já disponíveis, que são prodrogas. A relevância clínica dessa droga ainda precisa de mais estudos, visto que os primeiros estudos de desfechos clínicos, apesar de documentarem excelente eficácia e tolerabilidade, não conseguiram demonstrar superioridade em relação aos inibidores mais antigos, como esomeprazol, no que se refere ao alívio dos sintomas em pacientes com esofagite de refluxo ou refluxo não erosivo.

A fisiopatologia da doença péptica é complexa e multifatorial, e cada paciente deve ser avaliado cuidadosamente. As estratégias diagnóstica e terapêutica devem ser traçadas de modo individual, e as medicações empregadas devem ser conhecidas integralmente dos pontos de vista farmacocinético e farmacodinâmico.

REFERÊNCIAS BIBLIOGRÁFICAS

1. ARKKILA, P.E., SEPPALA K., KOSUNEN, T.U. *et al.* Eradication of *Helicobacter pylori* improves the healing rate and reduces the relapse rate of nonbleeding ulcers in patients with bleeding peptic ulcer. *Am. J. Gastroenterol.*, 98(10):2149-56, 2003.
2. BARDHAN, K.D., NAYYAR, A.K., ROYSTON, C. History in our lifetime: the changing nature of refractory duodenal ulcer in the era of histamine H2 receptor antagonists. *Dig. Liver Dis.*, 35(8):529-36,2003.
3. CASTELL, D.O., KAHRILAS, P.J., RICHTER, J.E. *et al.* Esomeprazole (40 mg) compared with lansoprazole (30 mg) in the treatment of erosive esophagitis. *Am. J. Gastroenterol.*, 97:575-83, 2002.
4. CHAN, F.K., TO, K.F., WU, J.C. *et al.* Eradication of *Helicobacter pylori* and risk of peptic ulcers in patients starting long-term treatment with non-steroidal anti-inflammatory drugs: a randomised trial. *Lancet*, 359(9300):9-13, 2002.
5. COOK, D., FULLER, H., GUYATT, G. *et al*. Risk factors for gastrointestinal bleeding in critically ill patients. *N. Engl. J. Med.*, 330:377-81, 1994.
6. COOK, D., GUYATT, G, MARSHALL, J. *et al*. A comparison of sucralfate and ranitidine for the prevention of upper gastrointestinal bleeding in patients requiring mechanical ventilation. *N. Engl. J. Med.*, 338:797-7, 1998.
7. DENT, J., KSHRILAS, P.J., HATLEBAKK, J. *et al*. A randomized, comparative trial of a potassium-competitive acid blocked (AZD0865) and ezomeprazole for the treatment of patients with nonerosive reflux disease. *Am. J. Gastroenterol.*, 2008; 103:20-26.
8. DeVAULT, K., CASTELL, D.O. The Practice Parameters Committee of the American College of Gastroenterology. *Am. J. Gastroenterol.*, 94(6):1434-42, 1999.
9. FAISY, C., GUEROT, E., DIEHL, J.L. *et al*. Clinically significant gastrointestinal bleeding in critically ill patients with and without stress-ulcer prophylaxis. *Intensive Care Med.*, 29:1306-13, 2003.
10. FELDMAN, M., CRYER, B., MALLAT, D. *et al*. Role of *Helicobacter pylori* infection in gastroduodenal injury and gastric prostaglandin synthesis during long term/low dose aspirin therapy: a prospective, placebo-controlled, double-blind randomized trial. *Am. J. Gastroenterol.*, 96:1751-7, 2001.
11. GARRIGUES-GIL, V. Antacids in the treatment of peptic ulcer disease. *Methods Find. Exp. Clin. Pharmacol.*, 11 (Suppl 1):73-7, 1989.
12. GILLEN, D., WIRZ, A.A., ARDILL, J.E., McCOLL, KE. Rebound hypersecretion after omeprazole and its relation to on-treatment acid suppression and *Helicobacter pylori* status. *Gastroenterology*, 116(2):239-47, 1999.
13. GO, M.F. Review article: natural history and epidemiology of *Helicobacter pylori* infection. *Aliment. Pharmacol. Ther.*, 16(Suppl 1):3-15, 2002.
14. GUGLER, R., ALLGAYER, H. Effects of antacids on the clinical pharmacokinetics of drugs. An update. *Clin. Pharmacokinet.*, 18:210-9, 1990.
15. HOWDEN, C.W., HENNING, J.M., HUANG. B. *et al*. Management of heartburn in a large, randomized, community-based study: comparison of four therapeutic strategies. *Am. J. Gastroenterol.*, 96(6):1704-10, 2001.
16. HUANG, J.Q, LAD, R.J., SRIDHAR, S. *et al. H. pylori* infection increases the risk of non-steroidal anti-inflammatory drug (NSAID)-induced gastroduodenal ulceration. *Gastroenterology*, 116:A192 (abstract), 1999.
17. KAHRILAS, P.J., DENT, J., LAURITSEN, K. *et al.* A randomized, comparative study of three doses of AZD0865 and esomeprazole for healing of reflux esophagitis. *Clin. Gastroenterol. Hepatol.*, 5:1385-91, 2007.
18. KAHRILAS, P.J., FALK, G.W., JOHNSON, D.A. *et al*. Esomeprazole improves healing and symptom resolution as compared with omeprazole in reflux oesophagitis patients: a randomized controlled trial. The Esomeprazole Study Investigators. *Aliment. Pharmacol. Ther.*, 14(10):1249-58, 2000.
19. KROMER, W. Similarities and differences in the properties of substituted benzoimidazoles: a comparison between pantoprazole and related compounds. *Digestion*, 56:443-54, 1995.
20. LABENZ, J., PETERSEN, K.U., ROSCH, W., KOELZ, H.R. A summary of Food and Drug Administration-reported adverse events and drug interactions occurring during therapy with omeprazole, lansoprazole and pantoprazole. *Aliment. Pharmacol. Ther.*, 17(8):1015-9, 2003.
21. LAU, J.Y., SUNG, J.J., LEE, K.K. *et al*. Effect of intravenous omeprazole on recurrent bleeding after endoscopic treatment of bleeding peptic ulcers. *N. Engl. J. Med.*, 343(5):310-6, 2000.
22. LIN, H.J., LO, W.C., LEE, F.Y. *et al*. A prospective randomized comparative trial showing that omeprazole prevents rebleeding in patients with bleeding peptic ulcer after successful endoscopic therapy. *Ann. Intern. Med.*, 158:54-8. 1998.
23. MINER, JR., P., KATZ, P.O., CHEN, Y., SOSTEK. M. Gastric acid control with esomeprazole, lansoprazole, omeprazole, pantoprazole, and rabeprazole: a five-way crossover study. *Am. J. Gastroenterol.*, 98:2616-20, 2003.
24. NEAL, K.R., SCOTT, H.M., SLACK, R.C., LOGAN, R.F. Omeprazole as a risk factor for *Campylobacter* gastroenteritis: case-control study. *BMJ.*, 312(7028):414-5, 1996.
25. NEUVONEN, P.J., KIVISTO, K.T. Enhancement of drug absorption by antacids. An unrecognized drug interaction. *Clin. Pharmacokinet.*, 27:120-8, 1994.
26. NILSSON, C., ALBREKTSON, E., RYDHOLM, H. *et al*. Tolerability, pharmacokinetics and effects on gastric acid secretion efter single oral doses of the potassium-competitive acid blocker AZD0865 in healthy male subjects. *Gut*, 54:A106, 2005.
27. PELLICANO, R., PEYRE, S., LEONE, N. *et al*. The effect of the eradication of *Helicobacter pylori* infection on hemorrhage because of duodenal ulcer. *J. Clin. Gastroenterol.*, 32(3):222-4, 2001.
28. PETERSON, W.L., GRAHAM, D.Y. Helicobacter pylori. *In:* FELDMAN, M., SCHARSCHMIDT, B.F., SLEISENGER, M.H. (eds.). *Gastrointestinal and Liver Disease* (volume 1). 6th ed. WB Saunders, Philadelphia, 1998. p. 604-19.
29. PEURA, D.A., KOVACS, T.O., METZ, D.C. *et al*. Lansoprazole in the treatment of functional dyspepsia: two double-blind, randomized, placebo-controlled trials. *Am. J. Med.*, 116(11):740-8, 2004.
30. RICHTER, J.E., KAHRILAS, P.J., JOHANSON, J. *et al*. Efficacy and safety of esomeprazole compared with omeprazole in GERD patients with erosive esophagitis: a randomized controlled trial. *Am. J. Gastroenterol.*, 96(3):656-65, 2001.
31. SACHS, G., SHIN, J.M., BRIVING, C. *et al*. The pharmacology of the gastric acid pump: the H^+,K^+ ATPase. *Annu. Rev. Pharmacol. Toxicol.*, 35:277-305, 1995.
32. SCHENK, B.E., KUIPERS, E.J., KLINKENBERG-KNOL, E.C., *et al*. Atrophic gastritis during long-term omeprazole therapy affects serum vitamin B12 levels. *Aliment. Pharmacol. Ther.*, 13(10):1343-6, 1999.
33. SRINIVASAN, R., KATZ, P.O., RAMAKRISHNAN, A, *et al*. Maximal acid reflux control for Barrett's oesophagus: feasible and effective. *Aliment. Pharmacol. Ther.*, 15(4):519-24, 2001.
34. TALLEY, N.J., MEINECHE-SCHMIDT, V., PARE, P. *et al*. Efficacy of omeprazole in functional dyspepsia: double-blind, randomized, placebo-controlled trials (the Bond and Opera studies). *Aliment. Pharmacol. Ther.*, 12(11):1055-65, 1998.

35. TERMANINI, B., GIBRIL, F., SUTLIFF, V.E. *et al*. Effect of long-term gastric acid suppressive therapy on serum vitamin B12 levels in patients with Zollinger-Ellison syndrome. *Am. J. Med., 104*(5):422-30, 1998.
36. THORBURN, K., SAMUEL, M., SMITH, E.A., BAINES, P. Aluminum accumulation in critically ill children on sucralfate therapy. *Pediatr. Crit. Care Med.*, 2(3):247-249, 2001.
37. VILLANUEVA, C., BALANZO, J., TORRAS, X. *et al*. Omeprazole versus ranitidine as adjunct therapy to endoscopic injection in actively bleeding ulcers: a prospective and randomized study. *Endoscopy*, 27(4):308-12, 1995.
38. WALDUM, H.L., ARNESTAD, J.S., BRENNA, E. *et al*. Marked increase in gastric acid secretory capacity after omeprazole treatment. *Gut, 39*(5):649-53, 1996.
39. WATSON, A.S., SMITH, AM. Hypergastrinemia promotes adenoma formation in the APC$^{Min\ -/+}$ mouse model of familial adenomatous polyposis. *Cancer Res.*, 61:625-31, 2001.
40. WONG, W.M., WONG, B.C., HUNG, W.K. *et al*. Double blind, randomized, placebo controlled study of four weeks of lansoprazole for the treatment of functional dyspepsia in Chinese patients. *Gut, 51*:502-6, 2002.

88

Farmacologia Clínica dos Laxantes e Antidiarreicos

Daniel Rui Diniz Santos e Luciana Rodrigues Silva

INTRODUÇÃO

A diarreia e a obstipação são extremamente comuns na população geral em todas as idades, e, embora na maioria das vezes representem quadros benignos e transitórios, muitas vezes sem necessidade de se utilizarem agentes terapêuticos, esses sintomas podem ser debilitantes, crônicos e representar doenças graves. As alterações no ritmo intestinal podem causar desconforto importante para os pacientes e frequentemente estão associadas a patologias subjacentes. O tratamento, portanto, deve ser dirigido à doença de base ou à condição que propicia a ocorrência do sintoma (constipação ou diarreia). Todas as drogas antidiarreicas e a maioria dos laxantes agem exclusivamente sobre os sintomas, sendo empregadas em casos específicos, basicamente como medida de conforto. Alguns laxantes, entretanto, precisam ser utilizados no preparo dos pacientes para determinados procedimentos, como enema de cólon, colonoscopia e cirurgia.

A obstipação é definida como evacuação dolorosa e insatisfatória, muitas vezes sem depender da sua frequência, exatamente porque a frequência normal de evacuação é extremamente variável entre os indivíduos de acordo com a idade, a dieta e outros fatores (variando entre 3 evacuações ao dia a 3 por semana). O mais significativo é o relato na mudança dos hábitos evacuatórios.

Por outro lado, a definição de diarreia também varia, a depender da dieta e da idade do paciente, sendo sempre relevante identificar a mudança do aspecto das fezes e o número de evacuações.

O tratamento adequado da obstipação e da diarreia depende do conhecimento da sua fisiopatologia e da identificação da etiologia, muitas vezes necessitando-se apenas de orientação dietética e, em algumas condições, de tratamentos específicos.[2]

LAXANTES OU ANTIOBSTIPANTES

Embora a crença de que o aumento da ingesta hídrica e da atividade física ainda seja muito difundida, uma oferta hídrica aumentada só parece surtir efeito laxante em pacientes desidratados, enquanto o papel da atividade física foi questionado e permanece controverso.[1-3] A primeira medida no tratamento da constipação, independentemente da velocidade do trânsito intestinal, deve ser o aumento da ingesta de fibras para 20-25 g por dia, seja através de alterações na dieta ou pelo consumo de suplementos comerciais.[4] Para os pacientes que não apresentam melhora com o aumento da ingesta de fibras, recomenda-se o uso criterioso de laxantes osmóticos, cuja dose deve ser ajustada até a obtenção de fezes amolecidas, mas sólidas, sem que causem sofrimento durante a evacuação. Pacientes com quadros mais graves podem necessitar de altas doses de laxantes osmóticos, aumentando a possibilidade de efeitos colaterais, especialmente diarreia aquosa. Em pacientes com constipação grave, refratária ao uso de fibras e laxantes osmóticos, podem ser utilizados estimulantes colônicos e procinéticos, como discutido nas próximas seções. No Quadro 88.1 estão descritas as causas gastrointestinais de obstipação. No Quadro 88.2 estão relatadas as causas sistêmicas e gerais que determinam obstipação.

O tratamento da obstipação deve estar essencialmente voltado para diminuir a dificuldade durante o processo evacuatório e para evitar as complicações (fissuras e hemorroidas), restaurar os hábitos normais e suavizar a consistência fecal. Fundamental é colher uma história completa do paciente obstipado, definir o hábito intestinal e detectar quando houve mudança; caracterizar o início e a duração da obstipação, des-

Quadro 88.1 Causas gastrointestinais de obstipação

Obstrução – processos inflamatórios e neoplásicos intra- e extraluminais
Aganglionose – doença de Hirschsprung e doença de Chagas
Miopatias
Neuropatias
Esclerose sistêmica
Megarreto ou megacólon
Atresia anal ou más formações
Miopatias do esfíncter anal
Estenose anal
Assoalho pélvico enfraquecido
Retocele
Intussuscepção
Prolapso
Úlcera retal
Intolerância alimentar

Quadro 88.2 Causas sistêmicas gerais e psicológicas de obstipação

Hábitos de vida – ingesta escassa de água e de alimentos, não reconhecimento da urgência defecatória, imobilidade.
Fatores externos como medicamentos – antiácidos (contendo cálcio e alumínio), anticolinérgicos, sulfato de bário, bismuto, verapamil, diltiazem, clonidina, clozapina, diuréticos, bloqueadores ganglionares, ferro, uso abusivo de laxativos, inibidores de monoamino-oxidases, opiáceos, fenotiazina, colestiramina, sucralfato, antidepressivos tricíclicos, vincristina.
Endócrinos e metabólicos – hipotireoidismo, hipercalcemia, porfiria.
Neurológicos – doença de Parkinson, esclerose múltipla, lesões medulares, neuropatia autonômica.
Psicológicos – depressão, distúrbios alimentares (anorexia nervosa), "fobias de limpeza interna".

crever as fezes e os sintomas associados e se há uso de medicação. O exame físico deve ser minucioso e completo, com inspeção da região anal e toque retal, e, nos casos necessários, após análise individualizada, deve-se avaliar a indicação de sigmoidoscopia, colonoscopia, enema baritado e outros procedimentos diagnósticos.

Os laxantes são medicamentos que promovem a defecação e melhoram a obstipação. Os purgativos ou catárticos representam uma categoria de laxantes que tipicamente produzem fezes volumosas e líquidas. Os medicamentos emolientes e aqueles que amolecem as fezes e os purgantes são agentes de moderado efeito laxante que aumentam a quantidade de água das fezes sem produzir evacuação líquida. As soluções para lavagem são usadas, sobretudo, para limpeza colônica antes de cirurgias e determinados procedimentos. Existem várias classificações dos medicamentos laxantes, e no Quadro 88.3 essa classificação é feita com base no mecanismo de ação e nas propriedades químicas das drogas. Para muitos desses agentes, o mecanismo preciso de ação não está completamente definido. Os laxantes podem aumentar o peso seco das fezes, a liquidez fecal ou ambos. Esses efeitos acontecem com a utilização de sólidos hidrofílicos (agentes formadores de massa); retardando ou diminuindo a absorção (agentes osmoticamente ativos), ou inibindo-a, causando secreção e ainda alterando a motilidade através de efeitos nas células da mucosa, nas células nervosas e nas células da musculatura lisa do intestino. Por outro lado, o óleo mineral é classificado separadamente como agente lubrificante, que forma uma camada em volta das fezes que retarda a absorção dessas.

Fibras

Uma dieta rica em fibras é o melhor agente terapêutico e profilático para a constipação. O principal mecanismo de ação laxante das fibras ocorre através da ligação à água na luz colônica, aumentando o volume fecal e diminuindo sua consistência. Além disso, as fibras favorecem o crescimento bacteriano, aumentando ainda mais o volume fecal.

As fibras da dieta são compostas de paredes celulares de plantas que resistem à digestão pelas secreções gastrointestinais. As principais fontes de fibras dietéticas são os grãos integrais, farelo, frutas e vegetais. Grãos e cereais são ricos em fibras insolúveis, que aumentam a velocidade do trânsito intestinal e o volume fecal; nas frutas e nos vegetais, por outro lado, há predominância de fibras hidrossolúveis, que reduzem a consistência das fezes, mas não têm efeito importante na velocidade do trânsito intestinal. Se o paciente não conseguir atingir a dose diária de 20-25 g de fibra com essas modificações, o uso de suplementos comerciais é recomendado. Diversos agentes naturais e semissintéticos podem ser usados como suplementos, dentre os quais se destacam os derivados de grãos e de algas, farelo de trigo, *psyllium* (uma alga enriquecida com um componente gelatinoso hidrófilo), carboximetilcelulose e policarbofila. Esses suplementos devem ser ingeridos com uma quantidade razoável de água (250 mL ou mais) e, em geral, aumentam a velocidade do trânsito intestinal e da massa fecal, além de reduzirem a consistência das fezes. Os efeitos são aparentes em menos de 24 horas e atingem seu máximo após alguns dias de administração repetida.

Os efeitos colaterais clinicamente relevantes das fibras são mínimos, restringindo-se à liberação de quantidades importantes de cálcio ou sódio, a depender da preparação utilizada (policarbofila de cálcio e carboximetilcelulose de sódio, respectivamente) e da redução da absorção intestinal de algumas drogas (nitrofurantoína e salicilatos, por exemplo), fato que pode ser contornado ao se observar um intervalo de algumas horas entre as administrações dessas substâncias. Obstrução e impactação intestinais excepcionalmente podem ocorrer, sobretudo em pacientes com doença gastrointestinal prévia, como úlcera péptica, estenose ou aderências. Pode ocorrer obstrução esofágica ou intestinal se com esses agentes não for administrada uma quantidade razoável de água. Reações alérgicas e anafiláticas já foram relatadas com o uso de *psyllium* e de carboximetilcelulose, mas parecem ser raras em relação ao uso disseminado desses agentes.[5-8] Apesar do perfil de segurança favorável, a adesão ao tratamento com suplementação de fibras é prejudicada por efeitos como flatulência, borborigmo e distensão abdominal e pelo sabor desagradável. O aumento gradual da ingesta e a manutenção do consumo por longos períodos podem minimizar a incidência desses efeitos.[9] Diversos estudos demonstram baixa incidência de efeitos colaterais no trato gastrointestinal após uso prolongado de altas doses de fibra.[10,11]

Laxantes osmóticos

Os laxantes osmóticos são substâncias inabsorvíveis ou muito mal absorvidas no trato gastrointestinal cuja presença na luz do cólon resulta em um estímulo importante à secreção intraluminal de água, numa tentativa de manter a isotonicidade com o plasma. Isso acelera o trânsito intestinal e resulta na chegada de um grande volume fecal ao cólon distal, provocando distensão e defecação reflexa em poucas horas. Os laxantes osmóticos podem ser classificados em dois grupos: laxantes salinos e carboidratos não absorvíveis.

Os principais laxantes salinos são hidróxido de magnésio, citrato de magnésio e fosfato de sódio. Caracteristicamente, os laxantes salinos induzem defecação em até 8 horas após a administração de doses laxativas, mas doses catárticas induzem evacuações líquidas em menos de 3 horas. As doses catárticas são mais eficazes quando administradas em jejum. As doses laxativas recomendadas são de 15-40 mL de hidróxido de magnésio em suspensão e 150-300 mL de citrato de magnésio. Os sais

Quadro 88.3 Classificação dos laxantes

1) Agentes hidrofílicos formadores de massa ou incrementadores do bolo fecal
   a. Fibras dietéticas
   b. *Psyllium* (plantago)
   c. Policarbofila cálcica (fibras sintéticas)
   d. Metilcelulose
   e. Ágar-ágar
2) Agentes osmóticos
   a. Íons pobremente absorvidos – sulfato de magnésio, hidróxido de magnésio (leite de magnésia), citrato de magnésio, fosfato de sódio, sulfato de sódio, tartarato potássico de sódio
   b. Dissacarídios pobremente absorvidos e açúcares alcoólicos – lactulose, sorbitol e manitol
   c. Glicerina
   d. Macrogol/polietilenoglicol
3) Secretagogos ou agentes com efeitos diretos nas células epiteliais, nervosas e da musculatura lisa ou agentes irritantes
   a. Agentes ativos na superfície – docusato (dioquitil sulfossuccinato), ácidos biliares
   b. Estimulantes químicos derivados de fenilmetano – fenoftaleína, bisacodil, picossulfato de sódio
   c. Ácido ricinoleico (óleo de rícino)
   d. Antraquinônicos – sene, cáscara sagrada, ruibarbo, dantrona
4) Agente lubrificante
   a. Óleo mineral
5) Outros agentes laxativos
   a. Procinéticos – cisaprida, domperidona, tegaserod
   b. Misoprostol
   c. Colchicina

de fosfato têm como vantagem o sabor mais agradável. A solução oral de fosfato de sódio deve ser utilizada na dose de 20-30 mL com bastante água. O fosfato de sódio é muito utilizado como enema, em administração retal, tanto para alívio da constipação quanto para esvaziamento colônico para exames e procedimentos cirúrgicos; nesse caso, são utilizados cerca de 100 mL, com a evacuação ocorrendo em 2-5 minutos, sem associação com cólicas nem lesão na parede intestinal.

Todas as soluções salinas, especialmente se utilizadas em doses mais elevadas (doses catárticas), podem induzir diarreia osmótica importante e causar desidratação, devendo, portanto, ser administradas com quantidade significativa de água, de forma a reduzir sua tonicidade. Soluções hipertônicas podem, ainda, causar vômitos. Apenas uma pequena parte dos sais é absorvida no intestino, mas pode ocorrer hipermagnesemia em crianças de pouca idade e em pacientes com insuficiência renal usando hidróxido de magnésio. Os sais de sódio não devem ser utilizados em pacientes com insuficiência cardíaca ou nefropatia. Os laxantes que contêm fosfato podem causar hiperfosfatemia e hipocalcemia.[6,7]

Os carboidratos não absorvíveis mais empregados clinicamente são lactulose, glicerina, manitol e sorbitol. A lactulose é um dissacarídio semissintético composto por frutose e galactose, que não é digerido pelas enzimas do trato digestivo humano. Chegando ao cólon, as bactérias lá presentes hidrolisam a lactulose, dando origem à frutose e à galactose, que já não podem ser absorvidas nesse ponto do trato digestivo. Esses carboidratos são então fermentados pelas bactérias colônicas, dando origem aos ácidos lático e acético, que aumentam a força osmótica e reduzem o pH do conteúdo intraluminal, aumentando assim a secreção e a motilidade intestinais. A dose mínima recomendada para o tratamento da constipação em adultos é de 10 g (ou 15 mL da solução) por dia, em dose única ou dividida. A dose deve ser ajustada para a obtenção de 1-3 dejeções amolecidas por dia. São necessários pelo menos 2 dias para observação do efeito laxante. Pode ocorrer tolerância, requerendo aumento da dose ou substituição do agente laxante. Efeitos indesejáveis como flatulência e cólicas podem ser observados com o uso de altas doses. A lactulose também costuma ser utilizada no tratamento da encefalopatia hepática não só pelo seu efeito laxante, que tende a reduzir as infecções de foco intestinal, como também por reduzir a absorção intestinal de amônia por uma combinação de efeitos. Nesse caso, são utilizados 40-100 g (60-150 mL) por dia em dose única, ou 15-20 mL 4 vezes ao dia. Independentemente da dose e da posologia utilizadas, é fundamental ajustá-las para obter 2-3 dejeções amolecidas por dia com pH fecal entre 5,0 e 5,5. Deve-se evitar, ao máximo, causar diarreia nesses pacientes. A lactulose é formalmente contraindicada em pacientes com galactosemia. Também se deve ter cuidado com o uso da lactulose em pacientes diabéticos.

A glicerina é utilizada por via retal, como supositório ou em solução (enema), e frequentemente promove evacuação em menos de 1 hora. Exerce efeito osmótico importante, amolecendo e lubrificando as fezes, além de provocar distensão colônica e defecação reflexa. É frequentemente utilizada como parte do preparo pré-operatório e para a realização de colonoscopia e de exames radiográficos contrastados do intestino grosso. Para essa finalidade, um enema com 500 mL de solução glicerinada a 12% apresenta bons resultados, mas a posologia é variável. É importante administrar o enema pelo menos 4 horas antes do exame e repetir a administração, até que a água do retorno seja límpida. Em crianças pequenas, podem-se administrar 30 mL/kg da mesma solução.

O sorbitol e o manitol também exercem efeito osmótico na luz intestinal e podem ser administrados pelas vias oral e retal. São frequentemente usados no tratamento da hiperpotassemia e do envenenamento, que incluem o uso de substâncias que apresentam a constipação como efeito colateral.

O polietilenoglicol e o macrogol atuam como polímeros inertes, são inabsorvíveis e têm intensa capacidade de reter água. Não alteram a absorção dos nutrientes e nas formas balanceadas com eletrólitos provocam menos desidratação, e têm sido cada vez mais empregados.

Laxantes estimulantes

Esse grupo de laxantes estimula diretamente o plexo mioentérico, aumentando a motilidade intestinal. Podem ser classificados, de acordo com sua natureza química, em derivados do difenilmetano (fenolftaleína e bisacodil) e antraquinonas (dantrona e seus derivados glicosídicos extraídos de diversas plantas da família das *Liliaceae*, como sene e cáscara). Além disso, os derivados do difenilmetano inibem a Na^+/K^+ ATPase intestinal, aumentam a síntese de cAMP e prostaglandinas e aumentam a permeabilidade da mucosa, favorecendo a secreção de água e eletrólitos pela mucosa intestinal. Já as antraquinonas são prodrogas: chegam praticamente intactas ao intestino grosso, onde são digeridas pelas bactérias lá presentes, perdendo um radical glicídico (D-glicose ou L-ramnose), sendo reduzidas e liberando as formas ativas, que são razoavelmente bem absorvidas.

Como precisam atingir o cólon para causar efeito, tanto os derivados do difenilmetano quanto as antraquinonas causam evacuação, pelo menos 6 horas após a administração oral, sendo mais utilizados à noite para a obtenção de dejeções na manhã seguinte. A importância dessas drogas deve-se mais à difusão do seu uso como automedicação do que ao seu papel no tratamento médico da constipação. A restrição relativa do seu uso se deve à associação entre as boas taxas de sucesso obtidas com as terapêuticas discutidas anteriormente e os efeitos adversos inerentes a esse grupo. Os laxantes derivados do difenilmetano podem causar cólicas abdominais, e, se usados de maneira crônica, podem determinar inflamação e destruição do plexo mioentérico colônico, piorando a constipação e até causando atonia do cólon, ou o chamado *cólon catártico*, caracterizado pela dilatação e perda das haustrações. Embora estudos não apoiem essa teoria,[12] o uso crônico dessas medicações continua sendo contraindicado. Pacientes em uso de fenolftaleína devem ser alertados quanto à possível coloração rosácea na urina e nas fezes e ao risco de reações dermatológicas de erupções cutâneas, como a síndrome de Stevens-Johnson. No uso do bisacodil, pode ocorrer irritação gástrica, que pode ser prevenida evitando-se a mastigação dos comprimidos. Com o uso crônico de laxantes antraquinonas, a mucosa colônica e retal pode adquirir uma coloração amarronzada ou enegrecida, causada pelo acúmulo de células epiteliais apoptóticas fagocitadas, um fenômeno conhecido como melanose do colo.[13] Não foi estabelecida nenhuma relação entre a melanose do colo e o surgimento de neoplasias ou de qualquer outra anormalidade no cólon, e a condição tende a regredir após a interrupção do uso dos laxantes.[14] A dantrona foi associada com o surgimento de tumores hepáticos em animais de laboratório, tendo sido retirada do mercado. Esse efeito não foi reproduzido pelos glicosídios naturais da dantrona, que continuam disponíveis. Mesmo assim, seu uso crônico não é recomendado.

As doses eficazes variam muito entre os indivíduos. A mesma dose que induz dejeções adequadas na maioria dos pacientes pode ser ineficaz em alguns e causar diarreia e dor abdominal intensa em outros. Geralmente, a fenolftaleína é usada nas doses de 30-200 mg em adultos e de 15-60 mg em crianças, enquanto o bisacodil é usado nas doses de 10-15 mg em adultos e 5-10 mg em crianças. A dose dos laxantes antraquinônicos varia de acordo com a apresentação: fruto, extrato seco, extrato fluido ou pó.

O docusato de sódio é um agente surfactante que facilita a mistura de água ao bolo fecal, umedecendo e amolecendo as fezes, além de aumentar a secreção final de água no cólon. Na dose-padrão (50-500 mg/dia), tem efeito laxante mínimo, sendo empregado principalmente para reduzir a consistência das fezes e, consequentemente, o esforço da evacuação. Os efeitos colaterais diretos são mínimos (principalmente dor abdominal em cólica), mas o docusato pode aumentar a absorção intestinal e os efeitos colaterais de outras drogas administradas concomitantemente, como óleo mineral, fenolftaleína e quinidina. No Brasil, só é comercializado em associação com o bisacodil, embora não se conheça o potencial benefício dessa associação.

O óleo mineral é uma mistura de hidrocarbonetos alifáticos obtidos do petróleo. Como não é digerido nem absorvido no trato gastrointestinal, o óleo mineral aumenta a secreção de água para a luz intestinal e penetra nas fezes, amolecendo-as e lubrificando-as. A dose de 15-30 mL/dia por via oral costuma apresentar resultados satisfatórios. O principal efeito colateral é a má absorção de vitaminas lipossolúveis, o que contraindica o uso crônico do óleo mineral como laxante.

O óleo de rícino é extraído da semente da planta *Ricinus communis* e é composto principalmente do triglicerídio de ácido ricinoleico

(12-ácido hidroxioleico). No intestino delgado, o óleo é hidrolisado pelas lipases pancreáticas a glicerol e ácido ricinoleico, que é um forte surfactante aniônico, favorecendo o acúmulo de água e eletrólitos na luz intestinal e estimulando o peristaltismo. A dose usual (15-60 mL em jejum) provoca dejeções volumosas e semilíquidas em 1-6 horas. Devido ao grande volume, poucas dejeções são necessárias para o esvaziamento colônico completo, e podem passar vários dias até que uma dejeção normal volte a ocorrer. Dentre os efeitos indesejáveis, destacam-se aqueles ligados à potência do óleo de rícino, como a possibilidade de desidratação e desequilíbrio hidroeletrolítico, cólica abdominal, lesão ao epitélio intestinal e má absorção. Seu uso crônico é contraindicado, assim como o uso em gestantes, devido à possibilidade de contrações uterinas induzidas pelo óleo de rícino.

Procinéticos

A cisaprida é um potente procinético usado em casos graves de refluxo gastroesofágico, mas foi retirada do mercado pela possibilidade de indução de arritmias cardíacas potencialmente fatais. Foi, em algumas circunstâncias, utilizada para pacientes com obstipação. Seu mecanismo de ação baseia-se no estímulo à liberação de acetilcolina no plexo mioentérico; entretanto, esse efeito parece ser mais pronunciado no trato digestivo superior, e seu uso no tratamento da constipação apresenta resultados variáveis e inconsistentes.[15-19]

A estimulação dos receptores 5-HT_4 da serotonina aumenta os movimentos peristálticos intestinais.[20] O tegaserod é um agonista parcial do receptor 5-HT_4 da serotonina cuja eficácia no tratamento da constipação já foi demonstrada em mulheres com síndrome do intestino irritável.[21] Dados preliminares sugerem que essa droga também pode ser útil no tratamento da constipação não associada à síndrome do intestino irritável.[22] A posologia recomendada para o tegaserod é de 6 mg 2 vezes ao dia. A droga apresenta um perfil de segurança muito favorável, e diarreia é o único possível efeito colateral importante detectado até o momento.[23]

A injeção de toxina botulínica no músculo puborretal foi sugerida como uma abordagem terapêutica para os distúrbios que envolvem os músculos do assoalho pélvico.[24-26] Entretanto, a eficácia e a segurança desse método ainda não foram confirmadas por ensaios clínicos controlados, e o uso disseminado dessa técnica ainda deve aguardar respaldo científico mais sólido.

No Quadro 88.4 estão relacionados alguns dos efeitos colaterais mais frequentes.

Em todas as situações, o tratamento da constipação necessita de uma orientação adequada ao paciente, enfatizando a disciplina da rotina evacuatória, a variabilidade da função intestinal, o reconhecimento de eventos que induzem a constipação, a orientação de uma dieta laxante, a reeducação de hábitos e o estímulo à atividade física. Em algumas circunstâncias, pode haver necessidade de abordagem especializada, com o emprego de técnicas de biofeedback (exercícios de relaxamento da musculatura pélvica e coordenação retoanal) e eventualmente de terapêutica cirúrgica (colectomia, proctocolectomia, correção de prolapso e retocele).[27-29]

Na condução terapêutica da obstipação, existem algumas recomendações essenciais que devem ser feitas aos pacientes, tais como:

1. O uso de laxantes não deve exceder 1 semana;
2. Os laxantes são inadequados na presença de dor abdominal, cólicas, náuseas, vômitos e distensão gasosa e quadros sugestivos de obstrução;
3. A administração diária de fibras e dos agentes formadores de massa, que são as duas primeiras escolhas no tratamento da obstipação crônica não complicada;
4. Os pacientes hospitalizados ou acamados podem necessitar de agentes formadores de massa intercalados com laxantes estimulantes ou lactulose ou leite de magnésia para evitar impactação fecal;
5. O óleo mineral deve ser evitado em idosos, crianças pequenas (abaixo de 6 anos) ou pacientes debilitados, devido ao risco de aspiração;
6. Pacientes com relato de infarto do miocárdio, fissuras anais, hérnias e algumas cirurgias colorretais podem necessitar de laxantes profiláticos, que podem incluir leite de magnésia ou docusato ou glicerina ou agentes formadores de massa;
7. As gestantes só devem fazer uso de agentes formadores de massa ou de agentes osmóticos leves ou que amoleçam as fezes.

ANTIDIARREICOS

Geralmente se define diarreia por 3 ou mais evacuações de fezes com consistência diminuída, que representa um desequilíbrio entre os processos de absorção e secreção intestinais. A diarreia pode ser aguda (até 14 dias), persistente (mais de 14 dias, secundária a um quadro agudo) e crônica (mais de 3 episódios em 3 meses). A diarreia pode ser causada inicialmente por inibição da absorção iônica, estimulação da secreção iônica, retenção de fluido na luz intestinal e alterações na motilidade. A retenção de fluido na luz pode ser desencadeada pela má absorção de carboidratos, deficiência de dissacaridase, terapia com lactulose, sais pobremente absorvíveis (sulfato de magnésio, fosfato de sódio, citrato de sódio, antiácidos) e ingestão de sorbitol e manitol. Toxinas de algumas bactérias (*Vibrio cholerae, Escherichia coli* toxigênica) e substâncias secretadas de alguns tumores como polipeptídio vasoativo intestinal (VIP), serotonina e calcitonina podem ser desencadeadores de diarreia secretória. Alterações na motilidade podem causar diarreia na síndrome do intestino irritável, neuropatia diabética ou tireotoxicose, além das doenças inflamatórias. Bactérias e vírus frequentemente causam diarreias em geral associadas a intoxicação alimentar, deficiência de lactase e intolerância alimentar. Pagam o maior tributo às doenças diarreicas as crianças de baixa idade e os indivíduos que vivem em precárias condições de vida e saneamento, os pacientes imunossuprimidos, os idosos, os homossexuais e os viajantes, além de todos aqueles expostos a alimentos e água contaminados.

No Quadro 88.5 estão relacionadas as causas de diarreia aguda, e no Quadro 88.6, as causas de diarreia crônica. No Quadro 88.7 estão os medicamentos que podem induzir diarreia.

Embora na grande maioria dos casos a diarreia represente um episódio autolimitado, algumas vezes pode ser grave e até fatal, podendo se prolongar e se transformar em diarreia persistente e crônica. As principais complicações são representadas por desidratação, alterações eletrolíticas, sobretudo hipopotassemia e hiponatremia. Eventualmente podem ocorrer insuficiência renal, septicemia, arritmias cardíacas e íleo paralítico. As perdas de bicarbonato podem contribuir para o desenvolvimento de acidose metabólica. No paciente com diarreia, devem ser enfatizados, na anamnese, os seguintes aspectos:

- início, idade, histórico alimentar, duração do aleitamento, desmame, uso de mamadeira e chupeta para as crianças;

Quadro 88.4 Efeitos colaterais mais frequentes dos laxantes

1. Agentes formadores de massa ou incrementadores do bolo fecal ou agentes hidrofílicos – distensão abdominal, flatulência, obstrução intestinal, asma (*psyllium*), redução da absorção de algumas drogas, reações alérgicas.
2. Agentes osmóticos – desidratação, distensão, flatulência, queimor e irritação anal, alterações eletrolíticas (toxicidade cardíaca com os agentes absorvíveis), intoxicação magnésica, hiperfosfatemia, hipocalcemia, desidratação.
3. Agentes secretagogos e agentes estimulantes com efeito direto nas células epiteliais, nervosas ou na musculatura lisa – cólicas, depressão eletrolítica, hiper-reninemia, insuficiência renal, deslocamento da droga fixada (fenolftaleína), enteropatia perdedora de proteína (fenolftaleína), síndrome de Stevens-Johnson (fenolftaleína), reação lúpica (fenolftaleína), melanose do colo (antraquinona), hipocalemia, irritação anal, ação catártica, reação alérgica e absorção aumentada de determinadas drogas, hepatotoxicidade (docusato).
4. Óleo mineral – vazamento anal, diminuição da absorção das vitaminas lipossolúveis, prurido anal, pneumonia lipoídica e reação de corpo estranho.

Quadro 88.5 Causas de diarreia aguda

Infecções
　Vírus – rotavírus, adenovírus, astrovírus, calicivírus, vírus Norwalk
　Bactérias – *Shigella, Salmonella, E. coli* (toxigênica, enteropatogênica, enteroinvasiva, entero-hemorrágica, enteroaderente, enteroagregativa), *Campylobacter, Yersinia enterocolitica, Aeromonas hydrophila, Staphylococcus, Vibrio cholerae, Vibrio parahaemolyticus, Bacillus cereus, Clostridium botulinum, Clostridium difficile, Pleisiomonas*
　Parasitos – *Entamoeba histolytica, Giardia lamblia, Ascaris, Cryptosporidium, Isospora, Strongyloides, Enterocytozoon bieneusi*
Dietéticas
　Intolerância aos carboidratos (lactose, sacarose, maltose, glicose, galactose), intolerância às proteínas (leite, soja), intolerância ao glúten (doença celíaca), dietas hiperosmolares
Anatômicas e mecânicas
　Intestino curto, doença de Crohn, retocolite ulcerativa, doença de Whipple, enterocolite necrotizante, colite pseudomembranosa, doença de Hirschsprung, intussuscepção
Bioquímicas – abetalipoproteinemia, retenção de quilomícrons, cloridorreia congênita, acrodermatite enteropática, esclerodermia, diabetes
Desnutrição proteicocalórica
Drogas – sobretudo pós-antibioticoterapia
Imunológicas – hipogamaglobulinemias, deficiência de IgA secretória, síndrome de imunodeficiência adquirida
Pancreatopatias e hepatopatias – cirrose, atresia biliar, pancreatite crônica, fibrose cística
Endocrinopatias – hipertireoidismo, hiperplasia adrenal congênita, doença de Addison, hipoparatireoidismo
Neoplasias – carcinoide, ganglioneuroma, neuroblastoma, Zollinger-Ellison, polipose, linfoma, mastocitose, adenocarcinoma
Tóxicas – arsênio, chumbo, fosfatos orgânicos, sulfato ferroso, laxantes, antibióticos
Psicogênicas
Cólon irritável

Quadro 88.6 Causas de diarreia crônica

Diarreia com Fezes Gordurosas
A – *Pré-enterocitária*
- Insuficiência gástrica – aquilia
- Insuficiência pancreática
    - Insuficiência pancreática primária
    - Pancreatites
    - Fibrose cística
    - Pancreatite hereditária
    - Síndrome de Schwachmann-Diamond
    - Aplasia congênita
    - Deficiência congênita de lipase
    - Pancreatectomia
- Insuficiência biliar
    - Hepatopatias crônicas
    - Icterícias obstrutivas
- Supercrescimento bacteriano
- Desnutrição

B – *Enterocitária*
- Doença celíaca
- Desnutrição
- Síndrome do intestino curto
- Abetalipoproteinemia

C – *Pós-enterocitária*
- Linfangiectasia
- Ileomesenterites
- Doença de Crohn
- Linfomas
- Linfangiomas
- Doença de Whipple

Diarreia com Fezes Aquosas
A – *Pré-enterocitárias*
- Síndrome do cólon irritável
- Deficiência congênita de tripsina

B – *Enterocitárias*
- Deficiência congênita de lactase
- Deficiência secundária de lactase
- Intolerância tardia à lactose
- Deficiência de sacarase-isomaltase
- Má absorção congênita de glicose-galactose
- Má absorção secundária de glicose-galactose
- Má absorção congênita de frutose
- Diarreia persistente
- Intolerância à proteína heteróloga
- Imunodeficiências
- Desnutrição
- Acrodermatite enteropática
- Cloridorreia congênita
- Deficiência de enteroquinase
- Doença de inclusão microvilositária
- Defeitos de troca Na$^+$/H$^+$
- Síndrome do intestino curto
- Hipoplasia congênita das criptas
- Diarreias hormonais e neuro-humorais
- AIDS (SIDA)

C – *Pós-enterocitárias*
- Alergia alimentar
- AIDS (SIDA)

Diarreia com Fezes Sanguinolentas
- Retocolite ulcerativa
- Doença de Crohn
- Colite alérgica
- Infecções intestinais
- Parasitoses intestinais
- Hiperplasia nodular linfoide
- Pólipos e polipose
- Tuberculose intestinal

Outra classificação das causas de diarreia crônica a ser considerada é a seguinte:
Infecção e infestação
- Bactérias
- Vírus
- Parasitos

Parenteral
- Otomastoidite
- Infecção do trato urinário

Dietética
- Superalimentação
- Alergia a leite de vaca
- Alergia a leite de soja
- Desnutrição

Diarreia crônica inespecífica ou cólon irritável

Tumores secretores de hormônios
- APUDoma
- Gastrinoma

Má absorção de carboidratos
- Congênita: deficiência de lactase, sucrase-isomaltase, má absorção de glicose-galactose
- Adquirida: deficiência de lactase, má absorção de glicose-galactose

Defeitos imunológicos
- Agamaglobulinemia
- Deficiência de IgA secretória
- Imunidade celular alterada
- Imunodeficiência combinada

Anormalidades metabólicas
- Cloridorreia familiar
- Abeta- e hipobetalipoproteinemia
- Má absorção de ácido fólico
- Má absorção seletiva de vitamina B_{12}

(Continua)

Quadro 88.6 Causas de diarreia crônica (continuação)

- Galactosemia
- Tirosinose
- Doença de Wolman
- Acrodermatite enteropática

Endocrinopatias
- Hipertireoidismo
- Insuficiência adrenal
- Hipoparatireoidismo
- Diabete melito

Anormalidades no intestino delgado
- Doença celíaca
- Espru tropical
- Doença de Whipple
- Linfangiectasia intestinal
- Gastroenterite eosinofílica
- Deficiência de enteroquinase

Doenças pancreáticas
- Fibrose cística
- Síndrome de Schwachmann
- Pancreatite crônica
- Deficiência de lipase
- Deficiência de tripsinogênio

Hepatopatias
- Hepatites crônicas
- Atresia biliar
- Má absorção primária de ácidos biliares

Lesões vasculares
- Isquemia intestinal
- Enterocolite necrotizante

Lesões anatômicas
- Doença de Hirschsprung
- Má rotação
- Obstrução parcial do intestino delgado
- Síndrome da alça cega
- Síndrome do intestino curto
- Pseudo-obstrução intestinal
- Linfossarcoma, linfoma, polipose

Doença inflamatória intestinal
- Colite ulcerativa
- Doença de Crohn

Enterocolite pseudomembranosa

Diarreia tóxica
- Quimioterapia
- Enterite por radiação
- Drogas

Diarreia intratável
- Defeitos epiteliais primários
  Doença de inclusão em microvilos (atrofia de microvilosidades), enteropatia em "tufos" (displasia epitelial primária, deficiência de integrina α6β4), deficiência de heparan sulfato em enterócitos
- Enteropatia autoimune
  Com antígeno identificado – enteropatia autoimune com nefropatia
  Mutação de gene imunorregulador conhecido – desregulação imune, poliendocrinopatia, enteropatia, síndrome ligada ao X (IPEX), distrofia ectodérmica autoimune com poliendocrinopatia e candidíase (APCED)
  Falha da seleção negativa de linfócitos – deficiência da ativação da célula T (mutação CD3)
  Enteropatia autoimune não classificada
- Diarreia intratável idiopática ou sintomática

Quadro 88.7 Medicamentos que podem causar diarreia

Acarbose, antiácidos contendo magnésio, agentes antineoplásicos, auranofina, cisaprida, colchicina, guanetidina, laxantes, metformina, metoclopramida, misoprostol, quinidina, reserpina, tacrolimus, inibidores da recaptação de serotonina.

- tempo de duração da diarreia;
- concomitância de vômitos;
- número de dejeções/dia;
- fezes aquosas ou disentéricas (com a presença de sangue vivo);
- eliminação de parasitos;
- sintomas associados devem ser questionados: febre, vômitos, tenesmo, flatulência, dor abdominal, distensão abdominal, tosse, coriza ou anorexia, assaduras;
- ocorrência de eliminações durante o sono, dejeções pós-alimentares, fezes explosivas;
- disúria.

Além disso, a história dos antecedentes deve especificar:

- período neonatal: peso ao nascer, ocorrência de icterícia neonatal, idade gestacional, intercorrências;
- antecedentes alimentares: período de aleitamento materno, ocasião do desmame, idade de introdução do leite de vaca na dieta, idade de introdução do glúten na dieta, modo de preparo dos alimentos;
- desenvolvimento neuropsicomotor;
- vacinas já realizadas;
- relato de outros episódios de diarreia e suas características, hospitalizações e cirurgias prévias;
- identificar outros casos de diarreia na família e na escola e a existência de doenças de transmissão hereditária;
- hábitos de vida: especificar as condições de saneamento básico, os hábitos de higiene, a qualidade da água consumida e o número de residentes da habitação por cômodo;
- relato de imunodeficiência, neoplasia, uso de drogas e uso abusivo de laxantes.

Os dados a serem enfatizados no exame físico do paciente com diarreia são os seguintes:

Avaliação nutricional, estado de hidratação – Prega cutânea, enchimento capilar, tensão arterial, atividade, secura de boca e mucosas, distensão, dolorimento ou tensão abdominal, peritonismo, presença de massa abdominal, aumento ou ausência de ruídos hidroaéreos, acometimento hepático, neurológico e de outros sistemas, presença de petéquias e púrpuras, lesões perianais, cicatrizes de cirurgias e exame segmentar completo.

Alguns relatos sugerem a etiologia subjacente, como a presença de sangue, que pode indicar processos inflamatórios, infecciosos, invasivos ou neoplasias. Entre as causas mais comuns de diarreia aguda estão: infecções virais, bacterianas e parasitárias, intolerâncias alimentares, quadros pós-antibioticoterapia, distúrbios motores e psicogênicos. Entre os quadros mais graves de diarreia encontram-se: síndrome hemolítico-urêmica, desidratação grave, intoxicações alimentares, sepse, colite pseudomembranosa, gastroenterites do recém-nascido, doença de Hirschsprung, megacólon tóxico da doença intestinal inflamatória, crise celíaca e intussuscepção. Também não deve ser esquecido que eventualmente podem abrir o quadro clínico com diarreia: apendicite, doenças inflamatórias intestinais e intoxicações.

Há alguns dados que podem sugerir os agentes causadores do quadro diarreico, tais como: *Salmonella* (AIDS [SIDA]/doença inflamatória intestinal/anemia falciforme), *Giardia lamblia* (deficiência de IgA/hipogamaglobulinemia), *Cytomegalovirus* (transplantados), *Cryptosporidium* (AIDS [SIDA]/exposição a animais), *Pseudomonas/Candida* (neutropenia), *Clostridium difficile* (hospitalizados/uso recente de antibióticos), *Vibrio vulnificus* (cirrose), *Vibrio* (ingestão de mariscos), *Campylobacter/Yersinia* (exposição a animais), *Shigella* (tenesmo), *Yersinia* (dor em fossa ilíaca direita), *Shigella/E.coli* entero-hemorrágica (s. hemolítico-urêmica) e *Salmonella/Shigella/Campylobacter/Yersinia* (síndrome de Reiter).

Outro aspecto que pode ser sugestivo é que algumas intoxicações alimentares são mais comuns em determinadas épocas do ano: nos meses quentes, as mais prevalentes são causadas por *Salmonella*, *Shigella* e *Staphylococcus aureus*. Em alguns países, o *Campylobacter jejuni* é mais prevalente nos meses de primavera e outono. Surtos relacionados com *Clostridium botulinum* ocorrem mais no verão e outono, enquanto *Clostridium perfringens* acontece mais no verão. Por outro lado, as infecções pelo vírus Norwalk e pelo *Bacillus cereus* ocorrem durante todo o ano.

Além disso, há algumas condições de maior risco para a doença diarreica, tais como: os hepatopatas crônicos têm risco 80 vezes maior e mortalidade 200 vezes maior que a população geral de apresentar diarreia por *Vibrio vulnificus*. Pacientes com AIDS/SIDA e outras imunodeficiências, uso de corticoides, insuficiência renal crônica, neoplasias, diabetes ou condições acompanhadas de sobrecarga de ferro têm maior risco de doença e morte, assim como aqueles que usam por longos períodos antagonistas dos receptores H_2 e que foram submetidos a ressecção gástrica, pela diminuição da acidez gástrica. Outros pacientes de alto risco são os transplantados, os falcêmicos, os que utilizam próteses ortopédicas ou cardíacas e os sépticos.

Algumas pistas epidemiológicas também podem sugerir o agente causador do quadro diarreico: creches (*Shigella, Campylobacter jejuni, Cryptosporidium, Giardia lamblia*, rotavírus, *Clostridium difficile*); hospitalização e uso recente de antibióticos (*C. difficile*); piscina (*Giardia, Cryptosporidium*, Norwalk); viagem (diarreia do viajante); intercurso sexual anal (doenças sexualmente transmissíveis); animais de fazenda (*Cryptosporidium*); mariscos (*Vibrio*); queijo (*Listeria*); hambúrguer (*E. coli* entero-hemorrágica); arroz (*Bacillus cereus*); alimentos em conserva (*Clostridium perfringens*). Alguns alimentos e os enteropatógenos a eles mais relacionados como determinantes de quadros diarreicos são os seguintes:

Carne de boi e porco – *Salmonella, S. aureus, C. perfringens, E. coli* entero-hemorrágica, *B. cereus, Y. enterocolytica, L. monocytogenes, Brucella, T. spiralis.*

Carne de ave – *Salmonella, S. aureus, Campylobacter, C. perfringens, L. monocytogenes.*

Ovos – *Salmonella, S. aureus.*

Leite e queijo – *Salmonella, Campylobacter, E. coli* (EIEC, EHEC), *Y. enterocolytica, Streptococcus* do grupo A, *Brucella, L. monocytogenes.*

Verduras – *C. botulinum, Salmonella, Shigella, B. cereus,* vírus Norwalk.

Peixe – *C. botulinum*, ciguatera, veneno escombroide, *Diphyllobothrium latum*, anisaquíase

Mariscos – *V. parahaemolyticus, V. cholerae*, hepatite A, vírus Norwalk e símiles, veneno paralítico, veneno neurotóxico.

Comida chinesa – *B. cereus*, veneno glutamato monossódico.

Mel – *C. botulinum.*

Entre os agentes que têm sido relacionados com a diarreia do viajante, por ordem de frequência decrescente, encontram-se relatados: *E. coli* enterotoxigênica, *E. coli* enteroaderente, *Shigella, Salmonella, Campylobacter, Aeromonas, Vibrio,* rotavírus, *E. histolytica, G. lamblia* e *Cryptosporidium*.

O tratamento da maioria dos casos de diarreia consiste em hidratar o paciente adequadamente e manter a alimentação. As soluções de hidratação oral de fato revolucionaram o tratamento das diarreias agudas, dando o suporte necessário de líquidos e eletrólitos para que o paciente ultrapasse o período de doença, pois, mesmo com a secreção intestinal aumentada, a absorção se mantém. Os pacientes são encorajados a aumentar a ingesta dos líquidos habitualmente utilizados e a manter a dieta que adotava exceto nos casos em que sejam evidentes as intolerâncias alimentares específicas, como, por exemplo, à lactose. Os antidiarreicos estão proscritos na diarreia aguda, sobretudo naquelas de causa infecciosa, pois não diminuem o período de diarreia e podem ser prejudiciais. Não são usados em pacientes pediátricos, na maioria das vezes. Os antibióticos só excepcionalmente estarão indicados em quadros com evidente disseminação de infecção bacteriana em pacientes imunodeprimidos, lactentes muito jovens, idosos, portadores de doenças de base ou nos quadros muito graves, sugestivos de bactérias invasivas.

Algumas drogas antidiarreicas têm sido empregadas em quadros de diarreias mais prolongadas, na síndrome do intestino irritável e raramente em outras condições nos pacientes adultos para dar algum conforto enquanto se procura identificar a etiologia da diarreia.[30]

A atapulgita tem mecanismo adsortivo, reduzindo a quantidade de água das fezes. Como é uma droga que não é absorvida, tem mínimos efeitos colaterais.

O caulim é um silicato de alumínio também com propriedades adsortivas com efeitos semelhantes aos da atapulgita, mas sem estudos consistentes demonstrando efeitos benéficos. Só é recomendado para adultos e maiores de 12 anos.

A policarbofila tem sido empregada, em algumas situações, como antidiarreico e laxante por suas características adsorventes de uma resina hidrofílica. Eventualmente pode causar distensão abdominal e dor epigástrica.

A loperamida tem sido empregada para diminuir a diarreia quando não se trata de causa infecciosa. Seu efeito é antimotilidade através da interação com os receptores μ, além de diminuir a secreção intestinal e também atuar nas prostaglandinas e nos canais de cálcio. Em geral é bem tolerada, mas pode causar, em alguns indivíduos, dor abdominal, obstipação, tonturas, boca seca, náuseas e vômitos. Só deve ser empregada em adolescentes e adultos, e por 2 a 3 dias. Excepcionalmente é empregada para crianças acima de 6 anos. A dose diária máxima para adultos não deve ultrapassar 8 mg, e, em crianças entre 6 e 9 anos, não deve ultrapassar 4-6 mg ao dia.[31]

Os derivados opioides têm sido utilizados em adultos para diarreia não específica, e, através de sua ação sobre a musculatura lisa intestinal, diminuem a motilidade e a secreção. O elixir paregórico é administrado para adultos nas doses de 5 a 10 mL 1 a 4 vezes ao dia, e excepcionalmente é empregado para crianças em doses de 0,25 a 0,5 mL/kg. Outros derivados congêneres têm sido empregados, como a codeína e o difenoxilato, em associação com alguns preparados de atropina; podem surgir como efeitos colaterais euforia e síndrome de abstinência, o que desencoraja seu uso.

Alguns adrenérgicos alfa-2 como a clonidina têm demonstrado ação antidiarreica, e têm sido empregados em alguns casos graves de diarreia em diabético; no entanto, os efeitos colaterais como hipotensão, letargia e sonolência têm limitado seu uso.

A somatostatina tem sido empregada em alguns casos graves de diarreia, sobretudo naquele mediados por hormônios (síndrome carcinoide, tumor que produz VIP e Zollinger-Ellison). Pela sua estabilidade mínima e meia-vida muito curta de ação que requer infusão parenteral contínua, seu emprego foi eliminado.

A octreotida é o mais potente derivado da somatostatina, e tem sido usada para o controle de diarreias de origem neuroendócrina tumoral do intestino. Nesses casos, parece que a octreotida inibe o fator liberado pelo tumor. Mais recentemente, vem sendo utilizada em diarreias de pacientes aidéticos e pós-quimioterapia. Poucos efeitos transitórios têm sido descritos, como distensão abdominal e dor no local da injeção. Pode ser empregada via venosa ou subcutânea. Dois novos derivados vêm sendo experimentados, a lanreotida e ovapeotrida, sem efeitos superiores aos da octreotida.

Nos pacientes imunossuprimidos, a diarreia pode ser grave, e pode ser necessário o emprego da octreotida. Nesses pacientes, também as diarreias infecciosas requerem tratamentos mais agressivos.

Drogas que atuam como bloqueadores dos canais de cálcio como verapamil, nifedipino e diltiazem podem diminuir o transporte de água e eletrólitos para a luz intestinal; no entanto, não têm sido empregadas como agentes antidiarreicos, assim como os antagonistas da calmodulina. Do mesmo modo, o emprego do bismuto foi abandonado devido aos extensos efeitos colaterais, como confusão mental, ataxia e convulsões.[32-34]

Novas perspectivas têm sido estudadas para o tratamento das diarreias, e são representadas pelo desenvolvimento de novas soluções de reidratação, vacinas e novas drogas antissecretoras como o racecadotril, que diminui as perdas líquidas sem efeitos colaterais significativos.

Nos quadros de diarreia aguda, a educação do paciente inclui informações sobre a prevenção de episódios subsequentes. As recomendações seguintes devem sempre ser feitas:[35-37]

1. Ter sempre disponível em casa solução de hidratação oral;
2. Checar periodicamente a data de expiração das soluções de hidratação oral;
3. Em viagens, levar sempre sais de reidratação, tabletes purificadores de água, medicações antidiarreicas e um termômetro, além de orientar o uso de gelo e água potável e ter cuidado mesmo com a água usada para escovar os dentes. Eventualmente, em áreas de alto risco, empregar-se-ão fluoroquinolonas na diarreia do viajante;
4. Monitorizar o aparecimento de diarreia no curso de antibioticoterapia;
5. Reconhecer a importância de intervenção precoce nos casos de diarreia acompanhados de desidratação, perdas eletrolíticas e disseminação de infecções.[38,39]

REFERÊNCIAS BIBLIOGRÁFICAS

1. YOUNG, R.J., BEERMAN, L.E., VANDERHOOF, J.A. Increasing oral fluids in chronic constipation in children. *Gastroenterol. Nurs., 21*:156-61, 1998.
2. MESHKINPOUR, H., SELOD, S., MOVAHEDI, H. *et al.* Effects of regular exercise in management of chronic idiopathic constipation. *Dig. Dis. Sci., 43*:2379-83, 1998.
3. DUKAS, L., WILLET, W.C., GIOVANNUCCI, E.L. Association between physical activity, fiber intake, and other lifestyle variables and constipation in a study of women. *Am. J. Gastroenterol., 98*:1790-6, 2003.
4. LEMBO, A., CAMILLERI, M. Chronic constipation. *New Engl. J. Med., 349*:1360-8, 2003.
5. KHALILI, B., BARDANA, E.J., Jr, YUNGINGER, J.W. Psyllium-associated anaphylaxis and death: a case report and review of the literature. *Ann. Allergy Asthma Immunol., 91*:579-84, 2003.
6. VASWANI, S.K., HAMILTON, R.G., VALENTINE, M.D., ADKINSON, N.F. Jr. Psyllium laxative-induced anaphylaxis, asthma, and rhinitis. *Allergy, 5*:266-8, 1996.
7. MUROI, N., MORI, S., ONO, S. *et al.* Allergy to carboxymethylcellulose. *Allergy, 57*:1212-3, 2002.
8. MUROI, N., NISHIBORI, M., FUJII, T. *et al.* Anaphylaxis from the carboxymethylcellulose component of barium sulfate suspension. *N. Engl. J. Med., 337*:1275-7, 1997.
9. GRAY, D.S. The clinical use of dietary fiber. *Am. Fam. Physician, 51*:419-25, 1995.
10. CHANDALIA, M., GARG, A., LUTJOHANN, D. *et al.* Beneficial effects of high dietary fiber intake in patients with type 2 diabetes mellitus. *N. Engl. J. Med., 342*:1392-8, 2000.
11. McELIGOT, A.J., GILPIN, E.A., ROCK, C.L. *et al.* High dietary fiber consumption is not associated with gastrointestinal discomfort in a diet intervention trial. *J. Am. Diet. Assoc., 102*:549-51, 2002.
12. TZAVELLA, K., RIEPL, R.L., KLAUSER, AG. *et al.* Decreased substance P levels in rectal biopsies from patients with slow transit constipation. *Eur. J. Gastroenterol. Hepatol., 8*:1207-11, 1996.
13. BADIALI, D., MARCHEGGIANO, A., PALLONE, F. *et al.* Melanosis of the rectum in patients with chronic constipation. *Dis. Colon Rectum., 28*:241-5, 1985.
14. von GORKOM, B.A., de VRIES, E.G., KARRENBELD, A., KLEIBEUKER, J.H. Anthranoid laxatives and their potential carcinogenic effects. *Aliment. Pharmacol. Ther., 13*:443-52, 1999.
15. ZIEGENHAGEN, D.J., KRUIS, W. Cisapride treatment of constipation-predominant irritable bowel syndrome is not superior to placebo. *J. Gastroenterol. Hepatol., 19*:744-9, 2004.
16. HALABI, I.M. Cisapride in management of chronic constipation. *J. Pediatr. Gastroenterol. Nutr., 28*:199-202, 1999.
17. ODEKA, E.B., SAGHER, F., MILLER, V., DOIG, C. Use of cisapride in treatment of constipation in children. *J. Pediatric. Gastroenterol. Nutr., 25*:199-203, 1997.
18. NURKO, S., GARCIA-ARANDA, J.A., WORONA, L.B., ZLOCHISTY, O. Cisapride for the treatment of constipation in children: A double-blind study. *J. Pediatr., 136*:35-40, 2000.
19. FARUP, P.G., HOVDENAK, N., WETTERHUS, S. *et al.* The symptomatic effect of cisapride in patients with irritable bowel syndrome and constipation. *Scand. J. Gastroenterol., 33*:128-31, 1998.
20. GRIDER, J.R., FOXX-ORENSTEIN, A.E., JIN, J.G. 5-Hydroxytryptamine 4 receptor agonists initiate the peristaltic reflex in human, rat, and guinea pig intestine. *Gastroenterology, 115*:370-80, 1998.
21. MULLER-LISSNER, A.S., FUMAGALLI, I., BADHANK, D. *et al.* Tegaserod, a partial 5-HT$_4$ receptor agonist, relieves symptoms in irritable bowel syndrome patients with abdominal pain, bloating and constipation. *Aliment. Pharmacol. Ther., 15*:1655-66, 2001.
22. TALLEY, N.J., KAMM, M., MULLER-LISSNER, S. *et al.* Tegaserod is effective in relieving the multiple symptoms of constipation: results from a 12-week multinational study in patients with chronic constipation. Pôster apresentado no Encontro do American College of Gastroenterology, 10-15 de outubro, Baltimore, EUA, 2003.
23. RIVKIN, A. Tegaserod maleate in the treatment of irritable bowel syndrome: a clinical review. *Clin. Ther., 25*:1952-74, 2003.
24. MARIA, G., BRISINDA, G., BENTIVOGLIO, A.R. *et al.* Botulinum toxin in the treatment of outlet obstruction constipation caused by puborectalis syndrome. *Dis. Colon Rectum., 43*:376-80, 2000.
25. HALLAN, R.I., WILLIAMS, N.S., MELLING, J. *et al.* Treatment of anismus in intractable constipation with botulinum A toxin. *Lancet, 2*(8613):714-7, 1988.
26. RON, Y., AVNI, Y., LUKOVETSKI, A. *et al.* Botulinum toxin type-A in therapy of patients with anismus. *Dis. Colon Rectum, 44*:1821-6, 2001.
27. FLOCH, M.H. The pharmacology of dietary fiber for laxation. *Am. J Gastroenterol., 82*:1295-1296, 1987.
28. DIPALMA, J.A., BRADY, C.E., STEWART, D.L. *et al.* Comparison of colon cleansing methods in preparation for colonoscopy. *Gastroenterology, 86*:856-860, 1984.
29. LAWRENCE, R.S. Cathartics, laxatives, and lavage solutions. *In*: *Gastrointestinal Pharmacology & Terapeutics*. 2000. Chapter 17, p. 159-170.
30. POWELL, D.W., FIELD, M. Pharmacological approaches to treatment of secretory diarrhea. *In*: FIELD, M. (ed.). *Secretory Diarrhea*. American Physiological Society, Bethesda, 1980. p.187-198.
31. LAVO, B., STENSTAN, M., NIELSEN, A.L. Loperamide in treatment of irritable bowel syndrome: a double-blind placebo controlled study. *Scand. J. Gastroenterol. Suppl. 130*:77-80, 1987.
32. SILVA, L.R. Diarréia aguda e desidratação. *In*: *Urgências Clínicas e Cirúrgicas em Gastroenterologia e Hepatologia Pediátricas.* 2003. p. 233-255,
33. Organização Mundial de Saúde e Organização Pan-americana de Saúde. *Manual de Capacitação para o Manejo dos Casos de Diarréia*. Divisão de Controle de Enfermidades, 1988.
34. POWELL, D.W. New paradigms for the pathophysiology of infections diarrhea. *Gastroenterology, 106*:1.705-7, 1994.
35. SHANDHU, B.K. Practical guidelines for the management of gastroenterology in children. *J. Pediatr. Gastroenterology Nutr., 33*:536-539, 2001.
36. BARRETO, J.R., SILVA, L.R. *In*: *Urgências Clínicas e Cirúrgicas em Gastroenterologia e Hepatologia Pediátricas*. 2003. p. 263-283.
37. BOYCE, T., *et al.* Current concepts: *Escherichia coli* O157:147 and hemolytic uremic syndrome. *New Engl. J., 333*(6):364-8, 1995.
38. CDC. Diagnosis and management of foodborne illness. A primer for physicians. *MMWR, 50* (RR02):1-69, 2001.
39. www.CDC.org – Divisão de doenças micóticas e bacterianas.

89

Doença Inflamatória Intestinal

Adérson Omar Mourão Cintra Damião

INTRODUÇÃO

Do ponto de vista prático, quando falamos em doença inflamatória intestinal (DII), referimo-nos às chamadas formas idiopáticas conhecidas como retocolite ulcerativa inespecífica (RCUI) e doença de Crohn (DC). No entanto, é bom lembrar que a DII envolve uma classificação muito mais ampla, em que doenças de causas conhecidas (p. ex., colite isquêmica, actínica, esquistossomose, infecções bacterianas, etc.) e desconhecidas (p. ex., RCUI, DC, "bolsite", Behçet, etc.) são incluídas.[52] Conquanto a RCUI e a DC sejam doenças com causa(s) não totalmente esclarecida(s), muito se sabe a respeito de sua patogênese. A RCUI e a DC são entidades distintas, embora compartilhem de alguns aspectos semelhantes, sobretudo do ponto de vista clínico.[13,15-17] A etiopatogênese é multifatorial, com a participação de fatores genéticos, intraluminais (p. ex., bactérias, produtos bacterianos, etc.), alterações na barreira mucosa (p. ex., aumento da permeabilidade intestinal, defeito na mucina, etc.) e resposta imunológica de mucosa anormal (p. ex., grande estimulação da linhagem linfocitária T *helper* ou auxiliadora, resposta Th1 na DC e Th2 na RCUI, etc.).[14,26,39,76] Nos próximos anos deveremos contemplar classificações e subclassificações da DII com base nos fatores etiopatogênicos e com repercussões clínicas e terapêuticas de relevância. Para tanto, contribuirão as pesquisas na área da biologia molecular, hoje tão explorada na medicina em geral e, particularmente, na DII.[18,38]

No presente capítulo abordaremos o tratamento da DII, dando uma visão prática, crítica e atualizada do tema, salientando também as perspectivas que vivenciaremos nos próximos anos. Saber como tratar um paciente com DII assume importância e preocupação quando levamos em conta que sua prevalência tem aumentado sobremaneira nos últimos anos, especialmente a da DC.[26,39,76]

EXTENSÃO E ATIVIDADE DA DII

Antes de tratarmos um paciente com DII, precisamos caracterizar três aspectos: (a) a extensão do envolvimento gastrointestinal pela doença; (b) a intensidade da atividade inflamatória da doença; (c) a forma de apresentação da doença (no caso da DC).

No caso da RCUI, a colonoscopia é o melhor método para avaliação da extensão da doença.[21] Os achados permitem a divisão da RCUI em RCUI distal (proctite e proctossigmoidite), RCUI do hemicólon esquerdo e RCUI externa ou pancolite[13,21] (Quadro 89.1).

Quadro 89.1 Classificação da retocolite ulcerativa inespecífica (RCUI) quanto à extensão anatômica da inflamação — limites endoscópicos (adaptado de Farmer, 1987)[21]

RCUI distal (60% a 70%)	*Proctite* — inflamação da mucosa retal até 15 cm da linha denteada
	Proctossigmoidite — inflamação da mucosa até 25-30 cm da linha denteada
RCUI hemicólon esquerdo (15% a 25%)	Inflamação da mucosa até a flexura esplênica (eventualmente, até o cólon transverso distal)
RCUI extensa (15%)	Inflamação da mucosa estendendo-se até o cólon transverso proximal e adiante

Várias são as formas de se avaliar a atividade inflamatória na RCUI. Para esta finalidade, foram descritos índices de atividade, qualitativos ou quantitativos (sistema de pontuação), levando-se em consideração dados clínicos, laboratoriais e/ou endoscópicos e histológicos.[13,59] Os que mais temos utilizado são o índice qualitativo de Truelove & Witts[84] (Quadro 89.2) e o índice quantitativo de Seo e cols.[78] (Quadro 89.3).

Na DC, por ser uma doença que pode acometer todo o trato digestivo, desde a boca até o ânus e região perianal, a avaliação da extensão pode envolver exames endoscópicos com biópsias (p. ex., endoscopia digestiva alta, enteroscopia, colonoscopia) e radiológicos (p. ex., exame contrastado do esôfago, estômago e duodeno, trânsito intestinal tradicional ou digital, enema opaco, ultrassom, tomografia computadorizada e ressonância magnética). A escolha dos exames a serem realizados vai depender da sua disponibilidade, da experiência do serviço e das indicações clínicas de cada caso. Em geral, a endoscopia digestiva alta, o trânsito intestinal e a colonoscopia são suficientes para estimarmos a extensão da DC.[13,15,16]

Semelhantemente à retocolite ulcerativa inespecífica (RCUI), vários índices de atividade têm sido idealizados para determinação da intensidade da inflamação na DC.[6,15,34] Informações clínicas e laboratoriais servem de base para o cálculo dos índices mais usados (Quadros 89.4 e 89.5).

Quadro 89.2 Classificação da retocolite ulcerativa inespecífica (RCUI) quanto à gravidade do surto agudo[84]

	Leve (60-79%)	Moderada (20-25%)	Grave (10-15%)
1. Número de evacuações/dia	≤ 4	4-6	> 6
2. Sangue vivo nas fezes	±	+	+ +
3. Temperatura	normal	valores intermediários	temperatura média noturna > 37,5°C ou > 37,8°C em 2 dias dentro de 4 dias
4. Pulso	normal	intermediário	> 90 bpm
5. Hemoglobina (g/dL)	> 10,5	intermediária	< 10,5
6. VHS (mm/1.ª hora)	< 30	intermediária	> 30 mm, 1.ª hora

VHS: Velocidade de hemossedimentação.

Quadro 89.3 Índice de atividade inflamatória (IA) para a retocolite ulcerativa inespecífica (RCUI) de acordo com Seo e cols.[78]

	Pontuação
1. Sangue nas fezes	
Pouco ou nenhum	0
Presente	1
2. Número de evacuações/dia	
≤ 4	1
5-7	2
≥ 8	3
3. Velocidade de hemossedimentação — mm, 1.ª h (VHS)	
4. Hemoglobina — g/dL (Hb)	
5. Albumina — g/dL (Alb)	

IA (RCUI) = 60× sangue nas fezes + 0,5× VHS + 13× n.º evac./dia − 4× Hb − 5× Alb + 200

< 150 — Leve
150-220 — Moderada
> 220 — Grave

Quadro 89.4 Índice de atividade (IA) inflamatória na doença de Crohn de acordo com Best e cols.[6] (conhecido como CDAI = *Crohn's disease activity index*)

	Multiplicado por
1. Número de evacuações líquidas na última semana	2
2. Dor abdominal (ausente = 0; leve = 1; moderada = 2; grave = 3) Considerar a soma total dos dados individuais da última semana.	5
3. Estado geral (ótimo = 0; bom = 1; regular = 2; mau = 3; péssimo = 4). Considerar a soma total dos dados individuais da última semana.	7
4. Número de sintomas/sinais associados (listar por categorias): (1) Artralgia/artrite; (2) Irite/uveíte; (3) Eritema nodoso/pioderma gangrenoso/aftas orais; (4) Fissura anal, fístula ou abscesso; (5) Outras fístulas; (6) Febre	20 (valor máximo = 120)
5. Consumo de antidiarreico (Não = 0; Sim = 1)	30
6. Massa abdominal (ausente = 0; duvidosa = 2; bem definida = 5)	10
7. Déficit de hematócrito: homens: 47-Ht; mulheres: 42-Ht (diminuir em vez de somar, no caso de o Ht do paciente ser maior do que o padrão)	6
8. Peso: porcentagem abaixo do esperado (diminuir em vez de somar se o peso do paciente for maior que o esperado)	1

Soma total (IA da doença de Crohn) =
< 150 = Remissão
150-250 = Leve
250-350 = Moderada
> 350 = Grave

Quadro 89.5 Índice de atividade (IA) inflamatória na doença de Crohn de acordo com Harvey e Bradshaw[34]

	Pontuação
1. Estado geral (ótimo = 0; bom = 1; regular = 2; mau = 3; péssimo = 4)	0-4
2. Dor abdominal (ausente = 0; leve = 1; moderada =2; grave = 3)	0-3
3. Número de evacuações líquidas/dia	n.º/dia
4. Massa abdominal (ausente = 0; duvidosa = 1; bem definida = 2; bem definida e dolorosa = 3)	0-3
5. Complicações: artralgia/artrite, uveíte/irite, eritema nodoso, aftas orais, pioderma gangrenoso, fissura anal, fístulas, abscesso etc.	1 ponto cada

< 7 — Inativa/Leve
8-10 — Leve/Moderada
> 10 — Moderada/Grave

Embora os índices de atividade não sejam infalíveis, ao contrário, são passíveis de críticas, constituem os métodos mais simples e práticos de quantificarmos a atividade da doença a fim de estabelecermos o melhor tratamento para o paciente e acompanharmos sua evolução.[59]

Quanto à forma de apresentação da DC, são descritos três perfis de comportamento da doença:[70,71] forma inflamatória, fibroestenótica (ou estenosante) e fistulizante (ou fistulosa). De maneira geral, o sucesso do tratamento clínico é mais evidente na forma inflamatória, enquanto o tratamento cirúrgico é mais frequente na fibroestenótica.[48,71] A forma fistulizante ocupa lugar intermediário.[53] Entretanto, após a cirurgia, a taxa de recorrência da doença é maior na forma inflamatória que na fibroestenótica.[2,30,31]

MEDIDAS GERAIS

Em se tratando de uma enfermidade de natureza crônica, com períodos variáveis de acalmia e recaídas, é fundamental que o médico informe o paciente sobre o caráter crônico da doença de Crohn e a necessidade de controles periódicos, forneça o devido suporte emocional e estimule a boa relação médico–paciente. Habitualmente, não há necessidade de acompanhamento psiquiátrico e/ou psicológico concomitante, nem tampouco a utilização de agentes antidepressivos e tranquilizantes, porém, em certas situações, algumas dessas medidas podem ser indicadas.[13,15]

Pacientes com doença grave devem, preferencialmente, ser internados. Reposição hidroeletrolítica, transfusão de sangue e suporte nutricional (nutrição enteral elementar ou parenteral) devem ser individualizados, e são também úteis no preparo do paciente para eventual cirurgia.[13,15,16] Tem sido nossa conduta a utilização de antibióticos nos casos graves, em virtude do aumento da permeabilidade intestinal e da possibilidade de translocação bacteriana, acrescidos dos distúrbios imunológicos que acompanham os pacientes. Os esquemas podem ser: (a) aminoglicosídio (amicacina, 500 mg EV 12/12 horas ou gentamicina, 80 mg EV 8/8 horas) + metronidazol (500 mg EV 8/8 horas) + ampicilina (1 g EV 8/8 horas), esse último opcional, no caso de se desejar cobrir *Enterococcus*; (b) ceftriaxona (1-2 g EV, a cada 24 horas); (c) imipenem (1 g EV, a cada 6 ou 8 horas); (d) ciprofloxacino (500 mg VO ou EV 12/12 horas) + metronidazol (400-500 mg VO ou EV a cada 8 ou 12 horas); esse último esquema tem a vantagem de permitir o tratamento por via oral.[13,16]

Medicações antidiarreica (p. ex., opiáceos) e anticolinérgica (p. ex., antiespasmódicos) devem ser administradas com cautela, pois podem desencadear o megacólon tóxico.[13] Da mesma forma, o consumo de anti-inflamatórios não esteroides, mesmo os mais modernos, deve ser evitado, pois eles podem exacerbar a doença.[76] Na doença de Crohn, o tabagismo, ao contrário da RCUI, piora a doença.[26]

Derivados salicílicos

Nesse grupo de medicamentos, incluímos a tradicional sulfassalazina (SSZ) e os novos derivados salicílicos.[12,59] A SSZ foi desenvolvida no final dos anos 1930, para o tratamento da artrite reumatoide, pela Dra. Nana Svartz, e, casualmente, mostrou-se eficaz na RCUI.[81] Quando ingerida, a SSZ é desdobrada no cólon, por ação bacteriana, em sulfapiridina (grandemente absorvida) e ácido 5-aminossalicílico (5-ASA) no trato digestivo superior; esse último é o princípio ativo do medicamento, e age de forma tópica.[12] Entre os vários mecanismos de ação do 5-ASA estão a inibição da produção de leucotrienos e de anticorpos e a capacidade de assimilação de radicais livres.[64] Estudos bem controlados nos anos 1960 revelaram melhora clínica e endoscópica em cerca de 80% dos pacientes com RCUI ativa (formas leves e moderadas), com 2-6 g/dia de SSZ por 3 a 4 semanas.[3,19] A melhora no grupo placebo chegou a 40%. Na RCUI, após a fase aguda, a dose de manutenção de 2 g de SSZ/dia foi suficiente para manter aproximadamente 80% dos pacientes em remissão clínica e endoscópica após 1 ano. No grupo placebo, esse valor caiu para 28%.[57] Assim, nos pacientes com RCUI leve ou moderada e que toleram bem a SSZ, à dose de 2-4 g/dia na fase aguda deve seguir-se a de 2 g/dia de manutenção, por tempo indefinido.[59,66] Ácido fólico (2-5 mg/dia) deve ser dado concomitantemente à SSZ pelo risco de desenvolvimento de anemia macrocítica, um dos efeitos colaterais da SSZ.[64,66]

Na DC, os resultados não são tão impressionantes como na RCUI. Doses de 3-5 g SSZ/dia induzem remissão em 40-50% dos pacientes com DC ativa, nas formas colônicas e ileocolônicas. A droga é discretamente melhor que o placebo e não atua tão bem na DC ileal. Outrossim, SSZ não se mostrou útil na DC em remissão no sentido de evitar recaídas.[15,16,66]

Em nossa experiência, a SSZ é bem tolerada, mas, em outros países, efeitos colaterais em até 45% dos pacientes têm sido relatados.[12,66] São geralmente dose-dependentes, relacionados com altos níveis séricos de sulfapiridina, e ocorrem principalmente nos indivíduos com baixa capacidade genética de acetilação hepática da droga (acetiladores lentos) e incluem: dor abdominal, náusea, vômitos, anorexia, cefaleia, hemólise, infertilidade masculina, etc. Menos frequentemente, os efeitos colaterais com o tratamento com a SSZ podem ser por hipersensibilidade (alergia): febre, *rash* cutâneo, linfadenopatia, Stevens-Johnson, agranulocitose, hepatite, pancreatite, exacerbação da diarreia, etc. Por causa dos efeitos colaterais da SSZ, foram desenvolvidas estratégias de liberação do 5-ASA (mesalamina ou mesalazina) no trato digestivo, a saber:[12] (a) revestimento do 5-ASA em microgrânulos com etilcelulose (liberação do 5-ASA ao longo de todo o trato digestivo); (b) conjugação de duas moléculas de 5-ASA (olsalazina) com liberação do 5-ASA no cólon (diarreia em 10-15% dos casos por sua ação secretagoga sobre o intestino delgado e o cólon); (c) cobertura do 5-ASA com resinas acrílicas (p. ex., eudragit S, L, etc.), com liberação do 5-ASA a partir do íleo proximal. A maioria dos pacientes intolerantes ou alérgicos (80-90%) à SSZ tolera bem o 5-ASA; contudo, alguns pacientes (10-20%) reproduzem os efeitos colaterais com a SSZ ao utilizarem o 5-ASA,[12,64] corroborando o fato de que alguns efeitos colaterais da SSZ são ocasionados pelo 5-ASA e não pela sulfapiridina.

Hoje, completados quase 20 anos de pesquisas sobre o 5-ASA,[12] lançamos mão de meta-análises que agrupam os vários trabalhos sobre o assunto, segundo critérios preestabelecidos, numa análise estatística global, fornecendo assim dados sobre sua eficácia e indicações.[7,80] Na RCUI ativa, formas leves e moderadas, doses maiores que 2 g/dia de 5-ASA oral são superiores ao placebo e tão eficazes quanto a SSZ; na

RCUI em remissão, 5-ASA e SSZ são equivalentes.[80] As doses recomendadas de 5-ASA para a RCUI ativa e em remissão acham-se representadas no Quadro 89.6.

Na DC ativa, formas leves e moderadas, as doses recomendadas de 5-ASA oral são superiores a 3,2 g/dia.[7] Estudos com doses crescentes de 5-ASA oral (1,2 e 4 g/dia), quando avaliadas na DC ativa, por 16 semanas, mostraram que somente o grupo de 4 g/dia foi melhor que o placebo (remissão com 4 g/dia, 5-ASA oral = 43% versus 18% no placebo, p < 0,001). Pacientes com doença ileal parecem ser os mais favorecidos.[7,24,66] Já no caso da DC em remissão, o entusiasmo inicial com 5-ASA foi arrefecido com os estudos de meta-análises.[7] Cammã e cols.[7] em meta-análise envolvendo 15 trabalhos sobre DC em remissão, totalizando 2.097 pacientes, concluíram que os pacientes com maiores chances de responder à terapêutica de manutenção com 5-ASA oral (doses acima de 2,4 g/dia) são: (a) pacientes com doença ileal; (b) pacientes em que a remissão foi obtida por cirurgia (ressecção prévia); (c) pacientes com doença de longa duração. O benefício do 5-ASA não foi impressionante, sendo necessário tratar 16 pacientes para se prevenir uma recaída.[7,24] Alguns autores têm sugerido outros subgrupos de pacientes com DC mais responsivos ao 5-ASA oral de manutenção: remissão há menos de 3 meses (pelo alto risco de recaída), pacientes do sexo feminino, idade acima de 30 anos, remissão obtida pelo próprio 5-ASA oral em vez do corticoide, provas laboratoriais de atividade inflamatória normais (p. ex., velocidade de hemossedimentação, proteína C reativa, alfa-1-glicoproteína ácida, etc.) e remissão há mais de 9 meses (pelo baixo risco de recaída). Em suma, a vantagem do tratamento da DC em remissão com 5-ASA oral está na dependência da melhor caracterização desses subgrupos e de acurada análise de custo-benefício.[24]

O 5-ASA também pode ser empregado na forma de enema ou supositórios, 1 a 4 g/dia (Quadro 89.6). Está indicado na RCUI ativa distal (proctite e proctossigmoidite) com índices de melhora clínica, endoscópica e histológica em 60-90% dos casos nas primeiras semanas de tratamento.[66] Nessas condições, é equivalente ou até melhor que os enemas tradicionais (p. ex., enema de hidrocortisona) e tão eficaz quanto a SSZ por via oral, com a vantagem de promover melhora mais rapidamente e com menos efeitos colaterais.[37,49,56] A combinação de 5-ASA oral (2,4 g/dia) e 5-ASA enema (4 g/dia) foi melhor do que cada um isoladamente na RCUI ativa distal.[75] Na RCUI distal em remissão, o 5-ASA tópico apresentou eficácia semelhante à da SSZ oral no sentido de evitar recaídas, podendo-se utilizá-lo 2 a 3 vezes/semana ou até menos.[66] Também, a associação de 5-ASA enema (4 g/2 vezes/semana) e 5-ASA oral (1,6 g/dia) revelou-se melhor do que a administração somente do 5-ASA oral, em pacientes com RCUI em remissão e alto risco de recaídas (2 ou mais recaídas no último ano e remissão alcançada nos últimos 3 meses).[11]

Corticoides

Os corticoides (p. ex., hidrocortisona, prednisona, prednisolona) constituem os medicamentos de escolha para casos moderados e graves de doença inflamatória intestinal (DII).[16,59,66] Em 1955, Truelove & Witts[84] publicaram os resultados finais de estudo controlado comparando cortisona oral (100 mg/dia) e placebo. Ao final de 6 semanas, cerca de 70% dos pacientes apresentaram remissão (40%) ou melhora clínica (30%). No grupo placebo, os valores para remissão e melhora clínica foram de 16% e 25%, respectivamente. Pacientes com o primeiro quadro de agudização da RCUI responderam melhor do que aqueles com recaída da doença. Os autores também observaram que os valores para remissão (30%) ou melhora (22%) endoscópica foram um pouco menores do que os obtidos para a remissão ou melhora clínica. Na DC ativa, o tratamento com prednisona oral, na dose de 1 mg/kg/dia, levou à remissão clínica 92% dos pacientes ao final de 7 semanas.[58] Desses pacientes em remissão clínica, somente 29% também apresentavam remissão endoscópica. No entanto, esse fato não influenciou a evolução dos pacientes.[47,58,60]

De maneira geral, na RCUI e DC ativas, de intensidade moderada a grave, iniciamos prednisona oral (0,75-1 mg/kg/dia) até a remissão clínica, quando então passamos a diminuir o corticoide (10 mg/semana, até 0,5 mg/kg/dia e, a seguir, 5 mg/semana, até a retirada completa). Se durante o "desmame" houver recaída da doença, pode-se aumentar o corticoide para a penúltima dose que precedeu a dose em que ocorreu a recaída.[47,58-60] Em casos graves, internados, hidrocortisona, 100 mg EV a cada 6 ou 8 horas, pode ser administrada e, em seguida, substituída por prednisona oral tão logo o estado do paciente assim o permita.[15]

Na DC, a frequência de casos corticoide-resistentes e corticoide-dependentes é elevada, variando de 8-20% e 15-36%, respectivamente.[58-60] Na RCUI, a frequência de resistência ao corticoide (29%) costuma ser maior que a da dependência (< 10%).[41]

Os efeitos colaterais dos corticoides tradicionais são bem conhecidos, particularmente quando utilizados por tempo prolongado, ainda que em baixas doses: aumento do apetite e do peso, edema, insônia, labilidade emocional, psicose, acne, Cushing, osteoporose, osteonecrose, retardo de crescimento, supressão do eixo hipotálamo-hipófise-adrenal, infecções, miopatia, catarata, atrofia de pele, estrias, equimose, fígado gorduroso, diabete, hipertensão, glaucoma e pancreatite aguda. Por causa dos efeitos colaterais dos corticoides tradicionais, foram desenvolvidos novos corticoides, numa tentativa de reduzir tais efeitos.[15] O mais estudado tem sido a budesonida, que é rapidamente metabolizada (cerca de 90%) em produtos inativos logo após sua primeira passagem no fígado. É comercializada sob a forma de enema (2 mg/100 mL) e comprimidos (3 mg). Na RCUI distal ativa, a budesonida na forma de enema é equivalente ao 5-ASA tópico[49] e tão eficaz quanto os corticoides tópicos tradicionais, ou até melhor (p. ex., hidrocortisona, fosfato de prednisolona), com a vantagem de provocar menos efeitos colaterais (p. ex., menor inibição do cortisol plasmático).[56,66] Por via oral (9 mg/dia), a budesonida foi melhor que placebo na DC ativa envolvendo o íleo terminal e o cólon proximal.[29] Os efeitos colaterais relacionados com corticoide foram semelhantes nos dois grupos, exceto fácies "em lua cheia", mais frequente no grupo budesonida (budesonida = 7%; placebo = 2%, p = 0,001). Quando a budesonida foi comparada à prednisolona oral na DC ativa de íleo terminal e cólon direito, os índices de remissão clínica ao final de 10 semanas de tratamento foram semelhantes (budesonida = 53%; prednisolona = 66%, p = 0,12).[69] Entretanto, no grupo prednisolona, houve redução mais significativa no índice de atividade da DC (CDAI), sugerindo maior potência terapêutica da prednisolona. Efeitos colaterais relacionados à corticoterapia foram observados em

Quadro 89.6 Novos derivados salicílicos no tratamento da retocolite ulcerativa inespecífica (RCUI)

Droga	Nome Comercial	Doses	
		RCUI Ativa	RCUI Remissão
5-ASA tópico	Asalit (Suposit. 250 mg; enema 3 g)		1 g/dia ou
	Rowasa (enema 4 g) Pentasa (suposit. 1 g)	1-4 g/dia	1-4 g a cada 2 ou 3 dias
Olsalazina (oral)	Dipentum (500 mg)	2-3 g/dia	1 g/dia
5-ASA microgrânulos (oral)	Pentasa (500 mg)	2-3 g/dia	1,5 g/dia
5-ASA Eudragit S (oral)	Asacol, Asalit (400 mg)	2,4-4,8 g/dia	0,8-1,2 g/dia
5-ASA Eudragit L (oral)	Salofalk, Claversal, Mesasal (250 e 500 mg)	2-3 g/dia	0,75 g/dia

33% dos pacientes do grupo budesonida e 55% no grupo prednisolona (p = 0,003). Budesonida também suprimiu menos a função do eixo hipotálamo-hipófise-adrenal.[69] Na DC em remissão, budesonida (3 ou 6 mg/dia) não se revelou melhor que o placebo após 1 ano, mas parece ser benéfica no pós-operatório de pacientes com forma inflamatória da DC e não estenosante, na dose de 6 mg/dia, no sentido de reduzir a recorrência endoscópica.[35] Recentemente, budesonida oral (9 mg/dia) foi melhor que 5-ASA oral (4 g/dia), por 16 semanas, na DC ativa de íleo terminal e cólon ascendente (remissão clínica com budesonida = 69%; 5-ASA = 45%, p = 0,001).[83]

Na RCUI ativa, a budesonida oral é tão eficaz quanto a prednisolona oral na melhora endoscópica e histológica do cólon direito, porém, no cólon esquerdo, é inferior à prednisolona.[54] Tal fato está relacionado com a formulação da budesonida, programada para liberar o princípio ativo no íleo e cólon direito. Espera-se, num futuro próximo, que isso seja solucionado.

Imunomoduladores

Nesse grupo de medicamentos, comumente incluímos a azatioprina (AZA) e a 6-mercaptopurina (6-MP), a cloroquina, a ciclosporina e o metotrexato.[28,72] Mais recentemente, o tacrolimus (FK 506) e micofenolato de mofetil têm sido testados.[25,61,73]

Sem dúvida, os imunomoduladores mais estudados e com os quais há considerável experiência acumulada são a AZA e a 6-MP. Após absorção, a AZA é rapidamente convertida em 6-MP nas hemácias, havendo geração de metabólitos ativos do grupo dos 6-tioguanina nucleotídios (6-TGN).[74] AZA e 6-MP são potentes imunossupressores, inibindo a atividade de linfócitos T e B, além de células NK (*natural killer*). Em altas doses, AZA inibe a síntese de prostaglandinas. Na DII, AZA e 6-MP têm sido utilizadas na dose de 2-3 mg/kg/dia e 1-1,5 mg/kg/dia, respectivamente. Ambas são drogas de ação retardada, sendo necessário um tempo de uso de 3 a 6 meses antes de qualificarmos a situação como insucesso terapêutico.[46,74] Pearson e cols.,[63] em sua meta-análise sobre AZA e 6-MP na DC, constataram que as duas drogas só foram superiores ao placebo quando empregadas por mais de 17 semanas. No trabalho clássico de Present e cols.[65] sobre 6-MP na DC, houve 10%, 32% e 81% de resposta terapêutica após 1, 3 e 4 meses de consumo da droga, respectivamente.

Estudos bem controlados e meta-análises têm revelado a importância da AZA e da 6-MP no tratamento da DII.[63,65] Com exceção das formas graves da DII, todas as situações envolvendo RCUI e DC podem ser beneficiadas com o tratamento com AZA ou 6-MP.[74] Na RCUI, a opção pela imunossupressão com AZA ou 6-MP deve ser pesada e muito bem avaliada perante os resultados satisfatórios da colectomia com bolsa ileal e anastomose ileoanal.[13] De maneira geral, AZA e 6-MP estão indicadas nas formas corticoide-resistentes (ou refratárias), corticoide-dependentes, facilitando a redução do corticoide (*steroid-sparing effect*), a manutenção da remissão, DC fistulizante e, no pós-operatório da DC, para se evitar recaídas.[46,74] Em relação à profilaxia pós-operatória na DC, Korelitz e cols.,[42] num estudo multicêntrico preliminar, compararam 6-MP (50 mg/dia), 5-ASA (3 g/dia) e placebo; após 2 anos, 6-MP foi mais eficaz que 5-ASA e placebo na redução da frequência de recaídas radiológicas e endoscópicas. Resta saber quais subgrupos de pacientes com DC têm maior risco de recaída ou de complicações pós-operatórias e que, portanto, merecerão tratamento de manutenção com AZA ou 6-MP. Lémann,[50] ao compartilhar a experiência francesa, assinala como possíveis candidatos à terapêutica de manutenção com AZA ou 6-MP no pós-operatório de DC os seguintes pacientes: (a) tabagistas; (b) aqueles com anastomose ileorretal; (c) aqueles com risco de ileostomia definitiva; (d) indivíduos em que uma nova cirurgia implicará a síndrome do intestino curto, especialmente os com ressecção(ões) prévia(s) de mais de 1 metro de intestino ou com 2 ou mais ressecções nos últimos 5 anos; (e) pós-cirurgia de formas perfurantes da DC; (f) recaídas clínicas precoces (< 3 meses) no pós-operatório.

Os efeitos colaterais da AZA e da 6-MP ocorrem em torno de 15% e podem ser: (a) de natureza alérgica, como febre, *rash* cutâneo, mal-estar, náuseas, vômitos, dor abdominal, diarreias, hepatite e pancreatite; ou (b) não alérgica, como depressão medular (leucopenia, neutropenia, trombocitopenia, anemia), infecções, alterações de enzimas hepáticas e neoplasia.[72,74] A leucopenia (ao redor de 3.000-4.000 leucócitos) parece ser até benéfica no tratamento e deve ser monitorizada.[10] A frequência de infecções (7%) e de neoplasia (3%, p. ex., câncer de cólon, de mama, testicular, melanoma, leucemia e linfoma) é semelhante à esperada na população com DII sem uso de AZA ou 6-MP.[74] O risco de neoplasia com AZA ou 6-MP, nas doses habitualmente usadas na DII, se existir, é seguramente mínimo e deve ser contraposto às complicações, limitações, incapacitações e efeitos deletérios da DII em atividade.[43] Semelhantemente, AZA e 6-MP são seguras durante a gravidez e podem ser mantidas caso o médico julgue a indicação necessária.[46,74] Contudo, é recomendável a sua suspensão, se possível, uma vez que elas podem atravessar a barreira placentária e afetar o sistema imune do feto.[66]

AZA e 6-MP costumam ser usadas por pelo menos 4 anos, se não houver contraindicação.[74] No entanto, a DII tende a recair após suspensão da droga, justificando-se a conduta mais atual de mantê-la indefinidamente.[40]

Cloroquina, um reconhecido agente contra a malária com propriedades anti-inflamatórias e imunomoduladoras, foi tão eficaz quanto a SSZ (3 g/dia), na dose de 500 mg/dia, via oral, no tratamento da RCUI ativa.[28] Com o uso prolongado (> 6 meses), pode haver retinopatia ou depósitos na córnea.

Ciclosporina é um peptídio extraído do fungo *Tolypocladium inflatum* que, sem dúvida, revolucionou os transplantes de órgãos e o tratamento de doenças autoimunes. Seu principal mecanismo de ação é a redução na produção de interleucina-2 (IL-2) pelas células T auxiliares (*T-helper*).[72] Na DII, mostrou-se razoavelmente eficaz na RCUI grave, não responsiva após 5-10 dias de corticoterapia e na DC refratária e fistulizante.[9,20,44] As doses normalmente usadas são 2-4 mg/kg/dia, EV, infusão contínua, por 1 a 2 semanas, seguidas da administração oral da droga na dose de 6-8 mg/kg/dia. Os resultados, em curto prazo, são favoráveis e oscilam entre 60-80%.[44] Em médio e longo prazos, a droga não produz bons resultados, a menos que seja acrescentado um imunossupressor do tipo AZA ou 6-MP. Durante o desmame da ciclosporina oral, haverá um período em que o paciente utilizará corticoide, ciclosporina e AZA ou 6-MP. Nessas condições, está indicada a profilaxia da pneumonia por *Pneumocystis carinii* com sulfametoxazol/trimetoprima.[44] Os grandes óbices à terapêutica com ciclosporina são o alto custo, a necessidade de monitorização rígida dos seus níveis séricos, a interação com outras drogas e a toxicidade.[44,72] Níveis sanguíneos entre 150-300 ng/mL, medidos por radioimunoensaio com anticorpo monoclonal ou HPLC (*high-performance liquid chromatography*), são considerados uma faixa segura. A ciclosporina é metabolizada no citocromo P-450 no fígado, e, dessa forma, drogas que o induzem (p. ex., cimetidina, rifampicina, trimetoprima, carbamazepina, fenobarbital, fenitoína, octreotida) podem diminuir a concentração sanguínea da ciclosporina, e as que o inibem (p. ex., verapamil, fluconazol, cetoconazol, claritromicina, eritromicina, corticoides, metoclopramida, cloroquina) podem aumentá-la. Os efeitos colaterais são relativamente frequentes, podendo chegar a 50%. São relacionados, em geral, à dose e regridem na maioria das vezes com a redução ou suspensão da droga. São eles, em ordem de frequência: parestesia, hipertensão arterial, hipertricose, insuficiência renal, cefaleia, infecções oportunistas, hiperplasia gengival, tonturas e anafilaxia. Convulsões do tipo "grande mal" podem ocorrer em pacientes com níveis séricos baixos de colesterol (< 120 mg/dL). Até 1997, pelo menos 7 mortes relacionadas à ciclosporina na DII haviam sido relatadas.[44,72] Finalmente, existe a rara possibilidade de a ciclosporina provocar colite ou jejunite e até mesmo linfoma.[36,44,72] Assim, o emprego da ciclosporina deve ser reservado aos centros com experiência no manejo das drogas e com infraestrutura para acompanhar o paciente e tratar as complicações. Uma boa perspectiva é a utilização de uma nova formulação da ciclosporina por via oral, sob a forma de microemulsão (Neoral). Sua biodisponibilidade é maior, e os resultados iniciais, na dose de 5 mg/kg/dia, são equivalentes aos obtidos com ciclosporina endovenosa, porém com menos efeitos colaterais.[1]

Metotrexato (MTX) é um antagonista do folato e interfere na síntese de DNA. Age sobre a atividade de citoquinas e mediadores inflamatórios, bloqueando a ligação da IL-1 ao seu receptor e reduzindo a síntese de IL-2, IL-6, IL-8, interferon-gama e leucotrieno B_4.[23,45] Na dose semanal de 15 a 25 mg por via intramuscular ou subcutânea, o MTX promoveu remissão em cerca de 60% dos pacientes com DC refratária, após 12 a 16 semanas de tratamento. As reações adversas ocorrem em 10% a 25% dos pacientes e incluem: náusea, diarreia, estomatite, leucopenia, queda de cabelo, elevação de transaminases, pneumonia por hipersensibilidade, fibrose ou cirrose hepática. As duas últimas são as mais temidas e graves. Biópsia hepática é recomendável após dose acumulada de 1,5 g, embora, mais recentemente, existam autores que questionem essa conduta por acharem a droga segura e com poucas complicações hepáticas.[51,82] A administração concomitante de ácido fólico (1 a 2 mg/dia, via oral) ajuda na prevenção de estomatite, diarreia e toxicidade medular. Quando MTX é dado em conjunto com sulfametoxazol/trimetoprima, AZA ou 6-MP, o risco de leucopenia grave torna-se ainda mais elevado. MTX é teratogênico, pode causar aborto, e, portanto, o seu uso é proibido em mulheres que desejam engravidar. Na RCUI, o MTX não parece trazer benefício.[72]

Tacrolimus (FK 506), um antibiótico macrolídio com propriedades imunomoduladoras e eficaz na prevenção de rejeição após transplante hepático, foi recentemente testado em 3 pacientes com formas graves de DC.[73] O resultado foi satisfatório nos 3 pacientes, com resposta rápida (< 3 semanas). A droga age de forma semelhante à ciclosporina, porém sua ingestão oral é seguida de melhor absorção, mesmo diante de mucosa lesada. Estudos controlados são aguardados para estabelecimento da dose ideal e dos efeitos colaterais, que parecem ser semelhantes aos descritos para a ciclosporina.[73]

Micofenolato de mofetil (MMF) é um éster do ácido micofenólico com ação imunossupressora, reduzindo a produção de interferon-gama e a proliferação de linfócitos.[25,61] Trabalhos iniciais revelaram que o MMF (1 a 2 g/dia, via oral) pode ser útil nos pacientes com DC refratária grave e intolerantes a AZA ou 6-MP.[25,61] Todavia, o mais recente estudo sobre MMF, conquanto não controlado, questionou sua eficácia na DC.[25]

PERSPECTIVAS

A pesquisa de laboratório nos últimos anos permitiu-nos: (a) conhecer melhor os processos imunológicos e inflamatórios envolvidos na DII e (b) adentrar a intimidade celular e manipular suas funções com finalidades terapêuticas.[14,18,38] Dentre as novas modalidades terapêuticas na DII, duas têm merecido especial atenção: anticorpo contra o fator de necrose tumoral (anti-TNF) e o uso de probióticos.[14,77] O fator de necrose tumoral (TNF) é uma citocina produzida, predominantemente, por monócitos, macrófagos e células T4,[86] e estimula a expressão de moléculas de adesão (p. ex., ICAM-1, E-selectina, VCAM-1, CD 18), promovendo a adesão de neutrófilos além de induzir a síntese de interleucinas (p. ex., IL-8, IL-6, etc.) e de outros mediadores inflamatórios.[4,62,85,86] O bloqueio da ação do TNF com anticorpo monoclonal (anti-TNF, remicade ou infliximab) parece trazer benefícios para os pacientes com DII, particularmente na doença de Crohn.[14,85] O anti-TNF está indicado em pacientes com DC refratários à terapêutica habitual. Uma única infusão (5 mg/kg) endovenosa promove resposta clínica em 7 a 10 dias, e o efeito perdura 6 a 12 semanas.[4,22,67] A infusão pode ser repetida a cada 8 semanas, com resultados satisfatórios.[22,67] A resposta favorável em pacientes com DC refratária ou com fístulas está em torno de 70%.[22,67] A chance de retirada do corticoide naqueles dependentes dessa droga varia de 40% a 70%.[22,67] O uso concomitante de imunossupressor é benéfico, melhorando os resultados e reduzindo os efeitos colaterais.[4] O anti-TNF, por sua ação rápida, é uma droga que pode servir de "ponte" enquanto se aguarda o efeito terapêutico da azatioprina ou da 6-mercaptopurina, que só ocorre após 4 meses.[4] Os efeitos colaterais do anti-TNF ocorrem numa frequência menor que 10%,[4,22,67] e em alguns trabalhos não foi superior à constatada no grupo placebo. Os efeitos colaterais mencionados para o anti-TNF incluem:[85,86] (a) mais comuns: infecções de vias respiratórias superiores, bronquite, faringite, febre, cefaleia, náuseas, dor abdominal; (b) menos comuns: tontura, dor torácica, artralgia, reações de hipersensibilidade, abscessos (abdominais ou perianais), pneumonia, furunculose, obstrução intestinal, anemia hemolítica, lúpus induzido por droga (anti-DNA positivo); o risco de linfoma não Hodgkin é sugerido por alguns autores.[4] Alguns pacientes desenvolvem anticorpo contra o próprio anti-TNF (4% a 35% dos pacientes), porém o seu significado ainda não está bem esclarecido.[4,85,86] Tais anticorpos se desenvolvem numa frequência menor nos que consomem, concomitantemente, azatioprina ou 6-mercaptopurina.[4] O grande inconveniente do anti-TNF é o seu custo: US$ 600 cada ampola de 100 mg.

O tratamento probiótico consiste em oferecer ao paciente bactérias não patogênicas que irão modificar a flora intestinal, substituindo as cepas mais agressivas. Com isso, dentro do conceito etiopatogênico atual da DII,[17] reduz-se a agressão antigênica oriunda das bactérias patogênicas, mais agressivas (p. ex., *Salmonella, Listeria, Clostridium*, etc.).[5,8,76,77,79] Os probióticos mais utilizados são *Lactobacillus, Bifidobacterium, Saccharomyces boulardii, Streptococcus salivarius*.[8,77] As formas de apresentação incluem cápsulas ou pó (envelope) contendo 10^9 a 10^{11} unidades por cápsula ou por envelope, que devem ser administrados 2 a 3 vezes/dia.[8,27,32,33] As preparações que contêm vários tipos de bactérias têm sido mais utilizadas do que aquelas que contêm um só, porém não foram comparadas.[8] Os probióticos inibem a capacidade de aderência de bactérias aeróbicas Gram-negativas, secretam inibidores de *Salmonella, Listeria, Clostridium* e *E. coli*, reduzem o pH colônico, acabando por inibir o crescimento de bactérias patogênicas, e estimulam a produção de fatores de crescimento e a síntese de IgA secretora.[8] Os resultados benéficos dos probióticos, inicialmente demonstrados em trabalhos experimentais,[55] foram ratificados em pacientes com RCUI, DC e "bolsite" (inflamação da bolsa ileal realizada após colectomia para RCUI).[8,27,32,34] O tratamento com probióticos foi equivalente ao tratamento com 5-ASA na RCUI em remissão e melhor que o placebo na "bolsite".[5,8,27] Mais recentemente, os probióticos foram testados na DC.[32,33] Guslandi e cols.[33] observaram que o tratamento conjunto com 5-ASA + probiótico foi melhor que 5-ASA isoladamente na DC em remissão, com frequência de recaídas clínicas de 6% e 37%, respectivamente, após 6 meses. Em outro trabalho, Gupta e cols.[32] demonstraram a superioridade do probiótico sobre o placebo no tratamento da DC ativa, com melhora clínica, laboratorial e na permeabilidade intestinal medida pelo teste com celobiose e manitol.

No Quadro 89.7 estão assinaladas as perspectivas no tratamento da DII e que deverão ocupar boa parte do conteúdo das revistas especializadas nos próximos anos.[68]

Quadro 89.7 Perspectivas no tratamento da doença inflamatória intestinal

A. Bloqueio de metabólitos do ácido araquidônico
   1. Inibidores seletivos da via lipoxigenase (redução do leucotrieno B_4)
   2. Antagonista do receptor do tromboxano A_2
B. Antagonista do receptor plaquetário de ativação (PAF)
C. Neuropeptídios: substância P, somatostatina, endorfina
D. Inibidores da geração de óxido nítrico
   1. Inibidores da óxido nítrico sintetase
E. Agentes antioxidantes (redução na geração de radicais livres)
F. Inibição de citocinas *proinflamatórias*
   1. Fator de necrose tumoral (TNF): anti-TNF, pentoxifilina e talidomida (promovem inibição do TNF)
   2. Interferon-gama (IFN: anticorpos monoclonais, inibição de IL-18 (fator indutor de IFN)
   3. IL-1: antagonista do receptor para IL-1 (IL-1ra), ciclosporina e tacrolimus (inibição de IL-1)
   4. IL-12: anticorpos monoclonais
   5. Inibição de IL-6, IL-15 e quimiocinas quimiotáxicas
G. Indução de citocinas e fatores *anti-inflamatórios*
   1. IL-10, IL-11: Interleucina humana recombinante
   2. IL-4, IL-1ra, I kappa B (proteína inibidora do fator nuclear κ B)
   3. Fatores protetores: TGF-β (*transforming growth factor*), Fator trefoil
H. Interferência com fatores nucleares: antissenso contra o fator nuclear κ B (NF κ B)
I. Interferência com moléculas de adesão
   1. Antissenso ICAM-1 (molécula de adesão intracelular)
   2. Anti-integrina
J. Miscelânea: nicotina, heparina, enema de ácidos graxos de cadeia curta e glutamina, ácidos graxos ômega-3 (óleo de peixe), probióticos (p. ex., *Lactobacillus, Bifidobacterium*, etc.), cetotifeno, anti-CD4, linfoférese, eritropoetina, câmara hiperbárica de oxigênio, gamaglobulina, rebamipida, hormônio de crescimento

REFERÊNCIAS BIBLIOGRÁFICAS

1. ACTIS, C.G., LAGGET, M., MARZANO, A., OTTOBRELLI, A., RIZZETO, M. Pilot trial of microemulsion cyclosporine capsules (NEORAL) for severe steroid refractory ulcerative colitis. *Gastroenterology, 112*: A919, 1997.
2. AEBERHARD, P., BERCHTOLD, W., RIEDTMANN, H.J. *et al*. Surgical recurrence of perforating and non perforating Crohn's disease: a study of 101 surgically treated patients. *Dis. Colon Rectum, 39*: 80-7, 1996.
3. BARON, J.H., CONNELL, A.M., LENNARD-JONES, J.E., AVERY-JONES, F. Sulphasalazine and salicylazosulphadimidine in ulcerative colitis. *Lancet, 1*: 1094-6, 1962.
4. BELL, S., KAMM, M.A. Antibodies to tumour necrosis factor α as treatment for Crohn's disease. *Lancet, 355*: 858-9, 2000.
5. BENGMARK, S. Ecological control of the gastrointestinal tract. The role of probiotic flora. *Gut, 42*: 2-7, 1998.
6. BEST, W.R., BECKTEL, J.M., SINGLETON, J.W., KERN, Jr., F. Development of a Crohn's disease activity index. National Cooperative Crohn's Disease Study. *Gastroenterology, 70*: 439-44, 1976.
7. CAMMÀ, C., GIUNTA, M., ROSSELLI, M., COTTONE, M. Mesalamine in the maintenance treatment of Crohn's disease: a meta-analysis adjusted for confounding variables. *Gastroenterology, 113*: 1465-73, 1997.
8. CAMPIERI, M., GIONCHETTI, P. Probiotics in inflammatory bowel disease: new insight to pathogenesis or a possible therapeutic alternative? *Gastroenterology, 116*: 1246-9, 1999.
9. COHEN, R.D., STEIN, R., HANAUER, S.B. Intravenous cyclosporin in ulcerative colitis: a five-year experience. *Am. J. Gastroenterol., 94*: 1587-92, 1999.
10. COLONNA, T., KORELITZ, B.I. The role of leukopenia in the 6-mercaptopurine-induced remission of refractory Crohn's disease. *Am. J. Gastroenterol. 89*: 362-6, 1994.
11. d'ALBASIO, G., PACINI, F., CAMARRI, E. *et al*. Combined therapy with 5-aminosalicylic acid tablets and enemas for maintaining remission in ulcerative colitis: a randomized double-blind study. *Am. J. Gastroenterol., 92*: 1143-7, 1997.
12. DAMIÃO, A.O.M.C., SIPAHI, A.M. Derivados salicílicos no tratamento clínico da doença inflamatória intestinal: novas perspectivas. *Rev. Hosp. Clín. Fac. Med. S. Paulo. 44*: 271-8, 1989.
13. DAMIÃO A.O.M.C., HABR-GAMA, A. Retocolite ulcerativa idiopática. *In*: DANI, R., PAULA-CASTRO, L. (eds.). *Gastroenterologia Clínica*. Guanabara Koogan, Rio de Janeiro; 1993. p. 1037-76.
14. DAMIÃO, A.O.M.C., SIPAHI, A.M. Novas aquisições no tratamento da doença inflamatória intestinal – da bancada do laboratório para a beira do leito. *Boletim da Disc. Gastroenterologia e Serv. Endosc. Dig. FMUSP, VIII* (1):6, 1998.
15. DAMIÃO, A.O.M.C., SIPAHI, A.M. Doença inflamatória intestinal: como diagnosticar e tratar. *Rev. Bras. Med., 56*:156-65, 1999.
16. DAMIÃO, A.O.M.C. Doença de Crohn. *In*: MORAES-FILHO, J.P.P., BORGES, D.R. (eds.). *Manual de Gastroenterologia*. Editora Roca, São Paulo; 2000. p. 252-60.
17. DAMIÃO, A.O.M.C. Como surge a doença inflamatória intestinal. *Rev. Assoc. Brasil Col. Ulc. e Doença de Crohn (ABCD), 1*(3):19-20, 2000.
18. DESREUMAUX, P., MERESSE, B., CORTROT, A., COLOMBEL, J. Cytokines et anti-cytokines dans les maladies inflammatoires chroniques de l'intestin. *Gastroenterol. Clin. Biol., 23*:B 159-68, 1999.
19. DICK, A.P., GRAYSON, M.J., CARPENTER, R.G., PETRIE, A. Controlled trial of sulphasalazine in the treatment of ulcerative colitis. *Gut, 5*:437-42, 1964.
20. EGAN, L.J., SANDBORN, W.J, TREMAINE, W.J. Clinical outcome following treatment of refractory inflammatory and fistulizing Crohn's disease with intravenous cyclosporine. *Am. J. Gastroenterol., 93*:442-8, 1998.
21. FARMER, R.G. Nonspecific ulcerative proctitis. *Gastroenterol. Clin. North Am., 16*:154-74, 1987.
22. FARRELL, R.J., IODHAVIA, P.J., ALSAHLI, M. *et al*. Infliximab therapy in 100 Crohn's disease patients: adverse events and clinical efficacy. *Gastroenterology, 118*:A566, 2000.
23. FEAGAN, B.G., ROCHON, J., FEDORAK, R.N. *et al*. Methotrexate for the treatment of Crohn's disease. *N. Engl. J. Med., 332*:292-7, 1995.
24. FEAGAN, B.G. Aminosalicylates for active disease and in the maintenance of remission in Crohn's disease. *Eur. J. Surg. 164*:903-9, 1998.
25. FELLERMANN, K., STEFFEN, M., STEIN, J. *et al*. Mycophenolate mofetil: lack of efficacy in chronic active inflammatory bowel disease. *Aliment. Pharmacol. Ther., 14*:171-6, 2000.
26. FIOCCHI, C. Inflammatory bowel disease: etiology and pathogenesis. *Gastroenterology, 115*:182-205, 1998.
27. GIONCHETTI, P., RIZZELLO, F., VENTURI, A. *et al*. Oral bacteriotherapy as maintenance treatment in patients with chronic pouchitis: a double-blind placebo-controlled trial. *Gastroenterology, 119*:305-9, 2000.
28. GOENKA, M.K., KOCHHAR, R., TANDIA, B., MEHTA, SK. Chloroquine for mild to moderately active ulcerative colitis: comparison with sulfasalazine. *Am. J. Gastroenterol., 91*:917-21, 1996.
29. GREENBERG, G.R., FEAGAN, B.G., MARTIN, F. *et al*. Oral budesonide for active Crohn's disease. *N. Engl. J. Med., 331*:836-41, 1994.
30. GREENSTEIN, A.J., LACHMAN, P., SACHAR, D.B. *et al*. Perforating and non perforating indications for repeated operations in Crohn's disease: evidence for two clinical forms. *Gut, 29*:588-92, 1988.
31. GRIFFITHS, A.M., WESSON, D.E., SHANDLING, B. *et al*. Factors influencing postoperative recurrence of Crohn's disease in childhood. *Gut, 32*:491-5, 1991.
32. GUPTA, P., ANDREW, H., KIRSCHNER, B.S. *et al*. Is *Lactobacillus* GG helpful in children with Crohn's disease? Results of a preliminary, open-label study. *J. Pediatr. Gastroenterol. Nutr., 31*:453-7, 2000.
33. GUSLANDI, M., MEZZI, G., SORGHI, M. *et al*. *Saccaromyces boulardii* in maintenance treatment of Crohn's disease. *Dig. Dis. Sci., 45*:1462-4, 2000.
34. HARVEY, R.F., BRADSHAW, J.M. A simple index of Crohn's disease Activity. *Lancet, 1*:514, 1980.
35. HELLERS, G., CORTOT, A., JEWELL, D. *et al*. Oral budesonide for prevention of postsurgical recurrence in Crohn's disease. *Gastroenterology, 116*:294-300, 1999.
36. INNES, A., ROWE, P.A., FOSTER, M.C., STEIGER, M.J., MORGAN, AG. Cyclosporin toxicity and colitis. *Lancet, 2*:957, 1988.
37. KAM, L., COHEN, H., DOOLEY, C., RUBIN, P., ORCHARD, J. A comparison of mesalamine suspension enema and oral sulfasalazine for treatment of active distal ulcerative colitis in adults. *Am. J. Gastroenterol., 91*:1338-42, 1996.
38. KAM, L.Y., TARGAN, SR. Cytokine-based therapies in inflammatory bowel disease. *Curr. Opin. Gastroenterol., 15*:302-7, 1999.
39. KATZ, J.A., ITOH, J., FIOCCHI, C. Pathogenesis of inflammatory bowel disease. *Curr. Opin. Gastroenterol., 15*:291-7, 1999.
40. KIM, P.S., ZLATANIC, J., KORELITZ, B.I., GLEIM, G.W. Optimum duration of treatment with 6-mercaptopurine for Crohn's disease. *Am. J. Gastroenterol., 94*:3254-7, 1999.
41. KJELDSEN, J. Treatment of ulcerative colitis with high doses of oral prednisolone. The rate of remission, the need for surgery, and the effect of prolonging the treatment. *Scand. J. Gastroenterol., 28*:821-6, 1993.
42. KORELITZ, B., HANAUER, S., RUTGEERTS, P. *et al*. Post-operative prophylaxis with 6-MP, 5-ASA or placebo in Crohn's disease: a 2-year multicenter trial. *Gastroenterology, 114*:A 1011, 1998.
43. KORELITZ, B.I., MIRSKY, F.J., FLEISHER, M.R. *et al*. Malignant neoplasms subsequent to treatment of inflammatory bowel disease with 6-mercaptopurine. *Am. J. Gastroenterol., 94*:3248-53, 1999.
44. KORNBLUTH, A., PRESENT, D.H., LICHTIGER, S., HANAUER, S. Cyclosporin for severe ulcerative colitis: a user's guide. *Am. J. Gastroenterol., 92*:1424-8, 1997.
45. KOZAREK, R.A., PATTERSON, D.J., GELFAND, M.D., BOTOMAN, V.A., BALL, T.J, WILSKE, K.R. Methotrexate induces clinical and histologic remission in patients with refractory inflammatory bowel disease. *Ann. Intern. Med., 110*:353-6, 1989.
46. LAMERS, C.B.H.W., GRIFFIOEN, G., van HAGEZAND, R.A., VEENENDAAD, R.A. Azathioprine: an update on clinical efficacy and safety in inflamatory bowel disease. *Scand. J. Gastroenterol., 34* Suppl 230:111-5, 1999.
47. LANDI, B., ANH, T., CORTOT, A. *et al*. Endoscopic monitoring of Crohn's disease treatment: a prospective, randomized clinical trial. *Gastroenterology, 102*:1647-53, 1992.
48. LASHNER, B.A. Clinical features, laboratory findings, and course of Crohn's disease. *In*: KIRSNER, J.B. (ed.). *Inflammatory Bowel Disease*. 5th ed. W.B. Saunders, Philadelphia, 2000. p. 305-14.
49. LÉMANN, M., GALIAN, A., RUTGEERTS, P. *et al*. Comparison of budesonide and 5-aminosalicylic acid enemas in active distal ulcerative colitis. *Aliment. Pharmacol. Ther. 9*:557-62, 1995.
50. LÉMANN, M. Stratégie d'utilisation des immunosuppresseurs dans les maladies inflammatories chroniques de l'intestin. *Gastroenterol. Clin. Biol., 23*:B178-88, 1999.
51. LÉMANN, M., ZENJARI, T., BOUHNIK, Y. *et al*. Methotrexate in Crohn's disease. Long-term efficacy and toxicity. *Am. J. Gastroenterol., 95*:1730-4, 2000.
52. LENNARD-JONES, J.E. Classification of inflammatory bowel disease. *Scand. J. Gastroenterol., 24* Suppl 170:2-6, 1989.
53. LICHTENSTEIN, G.R. Treatment of fistulizing Crohn's disease. *Gastroenterology, 119*:1132-47, 2000.
54. LÖFBERG, R., DANIELSSON, A., SUHR, O. *et al*. Oral budesonide versus prednisolone in patients with active extensive and left-sided ulcerative colitis. *Gastroenterology, 110*:1713-8, 1996.

55. MADSEN, K.L., DOYLE, J.S., JEWELL, L.D. et al. Lactobacillus species prevents colitis in Interleukin-10 gene-deficient mice. *Gastroenterology, 116*:1107-14, 1999.
56. MARSHALL, J.K., IRVINE, E.J. Rectal corticosteroids versus alternative treatments in ulcerative colitis: a meta-analysis. *Gut, 40*:775-81, 1997.
57. MISIEWICZ, J.J., LENNARD-JONES, J.E., CONNELL, A.M., BARON, J.H., AVERY-JONES, F. Controlled trial of sulphasalazine in maintenance therapy for ulcerative colitis. *Lancet, 1*:185-8, 1965.
58. MODIGLIANI, R., MARY, J., SIMON, J. Clinical, biological and endoscopic picture of attacks of Crohn's disease. Evolution on prednisolone. *Gastroenterology, 98*:811-8, 1990.
59. MODIGLIANI, R. Optimal use of old drugs. In: CAPRILLI, R. (ed.). *Inflammatory Bowel Disease – Trigger Factors and Trends in Therapy.* Schattauer, Stuttgart, Germany, 1997. p. 129-41.
60. MUNKHOLM, P., LANGHOLZ, E., DAVIDSEN, M., BINDER, V. Frequency of glucocorticoid resistance and dependency in Crohn's disease. *Gut, 35*:360-2, 1994.
61. NEURATH, M.F., WANISTSCHKE, R., PETERS, M., KRUMMENAUER, F., MEYER ZUM BÜSCHENFELDE, K., SCHLAAK, J.F. Randomised trial of mycophenolate mofetil versus azathioprine for treatment of chronic active Crohn's disease. *Gut, 44*:625-8, 1999.
62. PAPADAKIS, K.A., TARGAN, S.R. Tumor necrosis factor: biology and therapeutic inhibitors. *Gastroenterology, 119*:1148-57, 2000.
63. PEARSON, D.C., MAY, G.R., FICK, G.H., SUTHERLAND, L.R. Azathioprine and 6-mercaptopurine in Crohn's disease. A meta-analysis. *Ann. Intern. Med., 122*:132-42, 1995.
64. PRAKASH, A., MARKHAM, A. Oral delayed-release mesalazine. A review of its use in ulcerative colitis and Crohn's disease. *Drugs, 57*:383-408, 1999.
65. PRESENT, D.H., KORELITZ, B.I., WISCH, N., GLASS, J.L., SACHAR, D., PASTERNACK, B.S. Treatment of Crohn's disease with 6-mercaptopurine. A long-term, randomized, double-blind study. *N. Engl. J. Med., 302*:981-7, 1980.
66. REICHHELD, J.H., PEPPERCORN, M.A. Agents commonly used in the treatment of inflammatory bowel disease. In: FRIEDMAN, G., JACOBSON, E.D., McCALLUM, R.W. (eds.) *Gastrointestinal Pharmacology & Therapeutics.* Lippincott-Raven Publishers, Philadelphia, 1997.
67. RICART, E., PANACCIONE, R., LOFTUS, E.V. et al. Infliximab for Crohn's disease in clinical practice at the Mayo Clinic: the first 100 patients. *Gastroenterology, 118*:A568, 2000.
68. ROBINSON M. Medical therapy of inflammatory bowel disease for the 21st century. *Eur. J. Surg.*, Suppl 582:90-8, 1998.
69. RUTGEERTS, P., LÖFBERG, R., MALCHOW, H. et al. A comparison of budesonide with prednisolone for active Crohn's disease. *N. Engl. J. Med. 331*:842-5, 1994.
70. SACHAR, D.B., ANDREWS, H.A, FARMER, R.G. et al. Proposed classification of patient subgroups in Crohn's disease. *Gastroenterol. Internat. 5*:141-54, 1992.
71. SACHAR, DB. Patient subgroups in inflammatory bowel disease: lessons from clinical experience. In: CAPRILLI, R. (ed.). *Inflammatory Bowel Disease – Trigger Factors and Trends in Therapy.* Schattauer, Stuttgart, Germany, 1997. p. 47-48.
72. SANDBORN, W.J. A review of immune modifier therapy for inflammatory bowel disease: azathioprine, 6-mercaptopurine, cyclosporine, and methotrexate. *Am. J. Gastroenterol., 91*:423-33, 1996.
73. SANDBORN, W.J. Preliminary report on the use of oral tacrolimus (FK 506) in the treatment of complicated proximal small bowel and fistulizing Crohn's disease. *Am. J. Gastroenterol., 92*:876-9, 1997.
74. SANDBORN, W.J. Azathioprine: state of the art in inflammatory bowel disease. *Scand. J. Gastroenterol., 33* Suppl 225:92-9, 1998.
75. SAFDI, M., DE MICCO, M., SNINSKY, C. et al. A double-blind comparison of oral versus rectal mesalamine versus combination therapy in the treatment of distal ulcerative colitis. *Am. J. Gastroenterol., 92*:1867-71, 1997.
76. SARTOR, RB. Current concepts of the etiology and pathogenesis of ulcerative colitis and Crohn's disease. *Gastroenterol. Clin. North Am., 24*:475-507, 1995.
77. SCHULTZ, M., SARTOR, R.B. Probiotics and inflammatory bowel diseases. *Am. J. Gastroenterol., 95* (Suppl 1):S19-21. 2000.
78. SEO, M., OKADA, M., YAO, T., UEKI, M., ARIMA, S., OKUMURA, M. An index of disease activity in patients with ulcerative colitis. *Am. J. Gastroenterol., 87*:971-6, 1992.
79. SHANAHAN, F. Therapeutic manipulation of gut flora. *Science, 289*:1311-2, 2000.
80. SUTHERLAND, L.R., MAY, G.R., SHAFFER, E.A. Sulfasalazine revisited: a meta-analysis of 5-aminosalicylic acid in the treatment of ulcerative colitis. *Ann. Intern. Med., 118*:540-9, 1993.
81. SVARTZ, N. Salazopyrin, a new sulfanilamide preparation. A. Therapeutic results in rheumatic polyarthritis. B. Therapeutic results in ulcerative colitis. C. Toxic manifestations in treatment with sulfanilamide preparations. *Acta Med. Scand., 110*:577-98, 1942.
82. TE, H.S., SCHIANO, T.D., KUAN, S.F. et al. Hepatic effects of long-term methotrexate use in the treatment of inflammatory bowel disease. *Am. J. Gastroenterol., 95*:3150-6, 2000.
83. THOMSEN, O., CORTOT, A., JEWELL, D. et al. A comparison of budesonide and mesalamine for active Crohn's disease. *N. Engl. J. Med. 339*:370-4, 1998.
84. TRUELOVE, S.C., WITTS, L.J. Cortisone in ulcerative colitis. Final report on a therapeutic trial. *Br. Med. J.*, 2:1041-8, 1955.
85. VAN DEVENTER, S.J.H. Anti-TNF antibody treatment of Crohn's disease. *Ann. Rheum. Dis.* 58:(Suppl I) I 114-20, 1999.
86. VAN HOGEZAND, R.A., Verspaget, H.W. The future role of anti-tumour necrosis factor – α products in the treatment of Crohn's disease. *Drugs, 56*:299-305, 1998.

Farmacologia Aplicada ao Tratamento das Hepatites Crônicas

Raymundo Paraná, Delvone Almeida, Maria Isabel Schinoni e Daniel Cavalcante

A infecção pelo vírus da hepatite B (VHB), um DNA vírus, da família *Hepadnaviridae*, está presente em aproximadamente 2 bilhões de indivíduos em todo o mundo, e, desses, mais de 350 milhões sofrem da forma crônica da doença. Anualmente, entre 500 mil e 1,2 milhão de pessoas morrem devido a complicações da infecção, como hepatite crônica, cirrose e carcinoma hepatocelular (300.000 mortes/ano), constituindo-se em média na 10ª causa de morte mundialmente.

No Ocidente, a doença é menos frequente que no Oriente, sendo adquirida muitas vezes na idade adulta através da exposição cutânea ou sexual, enquanto na Ásia e na maior parte da África, além da região amazônica, a transmissão ocorre na transmissão vertical ou na infância. Desde 1982, encontra-se disponível a vacina contra o vírus da hepatite B, cuja implementação em programas de vacinação em massa tem demonstrado resultados dramáticos com relação à redução da incidência da infecção por esse vírus, principalmente em crianças e adolescentes. No entanto, nem todos os países têm adotado as recomendações da OMS, e, adicionalmente, ainda existe um grande número de indivíduos infectados anteriormente à implementação da imunização.

Foi demonstrado que o DNA helicoidal (ccc DNA) tem um papel fundamental na cronificação da infecção pelo VHB. Nesse caso, existe uma interação dinâmica entre o VHB, os hepatócitos e o sistema imune do hospedeiro. A história natural da hepatite crônica B é caracterizada por uma série de exacerbações (*flares*) e remissões. As primeiras são o resultado de uma resposta imune mediada por linfócitos T citotóxicos do tipo HLA classe I contra os antígenos do VHB. A consequência delas seria a soroconversão do antígeno e (HBeAg) para o anticorpo anti-(anti-HBe) e o *clearance* do VHB-DNA do soro com remissão clínica. A gravidade, a extensão, a duração e a frequência das reativações tendem a determinar a evolução da doença e o clareamento do vírus. Está demonstrado que a redução ou a prevenção da lesão hepática representa a chave para se reduzir o risco de progressão da doença.

Como regra geral, nos indivíduos HBeAg reagentes, preconiza-se tratar aqueles com VHB DNA ≥20.000 UI/mL (10^5 cópias/mL), no HBeAg não reagente os que apresentam ≥10^4 cópias/mL e nos cirróticos os que apresentam ≥10^3 cópias/mL.

OBJETIVOS DO TRATAMENTO

O objetivo do tratamento é diminuir a progressão do dano através da supressão da replicação viral. A negativação sustentada dos marcadores de replicação viral ativa (HBeAg e carga viral abaixo 30.000 cópias/mL) resulta em remissão clínica, bioquímica e histológica. O dano hepático que leva à cirrose ocorre em pacientes com replicação ativa do vírus, porém é menor naqueles em que os níveis de VHB DNA são baixos, apesar da persistência do HBsAg.

Os desfechos a serem obtidos nos pacientes HBsAg e HbeAg reagentes são: normalização de ALT, negativação do HBeAg, soroconversão para anti-HBe, negativação/queda do VHB DNA, e se possível negativação do HBsAg e soroconversão para o anti-HBs. Para os reagentes e anti-HBe não reagente, com mutação no pré-core, os desfechos são: normalização de ALT, negativação/queda do VHB DNA, e se possível negativação do HBsAg e soroconversão para o anti-HBs.

Para os pacientes cirróticos, o desaparecimento do HBeAg, tanto induzido pelo tratamento quanto espontaneamente, se associa a diminuição no risco de descompensação e melhora da sobrevida.

As opções farmacológicas atuais para o VHB e que obtiveram registro na Anvisa são o interferon-alfa, a lamivudina, o adefovir, o interferon alfa-2A peguilado, o entecavir e a telvibudina.

A terapia antiviral vem sendo utilizada como maneira de reduzir a morbimortalidade da infecção crônica pelo VHB. Classicamente, têm sido utilizados dois fármacos, um imunomodulador com efeito antiviral, o interferon-alfa, e um antiviral análogo nucleosídio, a lamivudina, embora estejam sendo empregados novos antivirais, tais como o adefovir dipivoxil, o tenofovir, o entecavir e a telvibudina.

INTERFERONS

Os interferons constituem uma família de citocinas com propriedades antiviral, antiproliferativa e imunomoduladora, cuja ação se dá através da ligação ao receptor de superfície celular IFNAβ (interferon-alfa/beta receptor) que inicia a sinalização intracelular. A maioria dos interferons é incluída nas seguintes classes: alfa, beta e gama, de acordo com as sequências dos aminoácidos. Cada um deles pode ser distinguido por características estruturais, bioquímicas e antigênicas. Os interferons regulam uma variedade de funções biológicas pela indução de transcrição gênica. A capacidade do interferon de estabelecer uma ação antiviral é a propriedade distinta fundamental dessas citocinas. Camundongos deficientes em interferon-alfa/beta demonstraram elevada suscetibilidade às infecções virais. É importante ressaltar que o interferon não possui atividade antiviral intrínseca, mas sim através da indução da expressão de genes com potencial antiviral. O interferon convencional induz uma resposta duradoura em um número moderado de pacientes (30-40%), resposta essa definida como negativação do HBeAg, surgimento do anti-HBe e redução dos níveis séricos de ALT. Geralmente é administrado na dose de 5 a 10 milhões de unidades em via subcutânea 3 vezes por semana, durante um período mínimo de 3 a 6 meses. Foi demonstrado que o tratamento com interferon-alfa em pacientes com cirrose secundária a infecção crônica pelo VHB reduz o risco de desenvolvimento de carcinoma hepatocelular. Esse é um fármaco que possui efeitos colaterais indesejáveis, muitas vezes graves, como febre, mialgia, trombocitopenia, neutropenia, depressão, além de possuir uma posologia constituída de 3 aplicações subcutâneas semanais devido a sua curta meia-vida. Adicionalmente, uma exacerbação ocorre imediatamente antes ou durante o *clearance* do HBeAg. Esse fenômeno provavelmente reflete a atividade imunomoduladora do interferon-alfa, e ao mesmo tempo em que impede a replicação viral determina uma *up-regulation* dos antígenos do MHC classe I dos hepatócitos, levando ao reconhecimento das células infectadas pelos linfócitos T-citotóxicos. Seu uso é geralmente contraindicado em doença de estágio avançado, situação na qual uma exacerbação precipitaria insuficiência hepática. Pacientes com cirrose avançada e/ou esplenomegalia podem apresentar neutropenia e trombocitopenia pela doença de base, condições que podem ser intensificadas pela droga. Uma meta-análise investigando efeitos do tratamento a curto prazo demonstrou benefício resultante da normalização dos níveis séricos da alanina aminotransferase (ALT), perda do HBeAg com soroconversão e supressão do DNA viral. A peguilação do interferon, que consiste na adição de uma molécula de polietilenoglicol ao interferon convencional, determinou uma melhora significativa da farmacocinética e da farmacodinâmica da droga, que se traduziu numa eficácia superior à do interferon convencional no tratamento da hepatite C. Os pacientes são submetidos a uma única dose subcutânea semanal e há menor intensidade de efeitos colaterais. Estudo de fase II investigou a segurança e eficácia do interferon peguilado no tratamento da infecção crônica pelo VHB. Os resultados demonstraram uma rápida e dramática redução da carga viral, *clearance* do HBeAg e normalização da ALT em comparação ao interferon convencional (*Antiviral Res.*, 60(2):87-9, 2003). A maioria dos pacientes, após a suspensão do interferon, volta a apresentar recidivas. A resposta sustentada a longo prazo não ultrapassa 40%. O interferon-alfa 2b foi aprovado nos Estados Unidos em 1992 para uso em pacientes com hepatite B crônica. Seu mecanismo de ação envolve efeitos antivirais, antiproliferativos e imunomoduladores. Uma meta-análise, publicada em 1993, revisou 15 ensaios clínicos randomizados controlados, envolvendo 837 pacientes que receberam interferon-alfa nas doses de 5-10 milhões de unidades administrado tanto diariamente quanto 3 vezes por semana por 4-6 meses. Houve negativação do HBeAg em 33% dos casos tratados e em 12% dos controles, enquanto a negativação do HBsAg ocorreu em 7,8% dos tratados e em 1,8% dos controles. A análise estratificada mostrou que altos níveis de ALT, baixa carga viral, sexo feminino e maiores graus de atividade e fibrose na biópsia hepática se correlacionaram a melhor resposta ao tratamento.

Estudos com seguimento de longo prazo (5-10 anos) realizados na Europa e América do Norte demonstraram que entre 95-100% dos pacientes que responderam inicialmente ao tratamento permanecem com HBeAg negativo durante 5-10 anos e que entre 30-86% deles negativam o HBsAg. Por outro lado, estudos realizados em países asiáticos mostraram uma taxa menor de respostas duradouras, raramente ocorrendo a negativação do HBsAg.

Em pacientes com HBeAg negativo, estudos controlados randomizados apontam uma resposta de 38-90% no grupo tratado e de 0-37% nos controles. No entanto, a taxa de resposta sustentada em 1 ano foi de apenas 10-47% nos tratados e de 0% nos controles. Na análise de longo prazo, as taxas de resposta sustentada foram de 41% em 6 meses após o tratamento para 22% em 2-5 anos. Assim, 40-60% dos pacientes HBeAg negativos apresentam resposta ao interferon durante o tratamento, porém pelo menos a metade deles recidiva quando o tratamento é suspenso; uma resposta duradoura para um tratamento de 12 meses de interferon situa-se em torno de 15-35%. *Dentro de 12 meses do início do tratamento pode ser alcançada resposta em 30-40% dos pacientes, enquanto a negativação do HBsAg ocorre em 5-10% dos pacientes.*

Finalmente, quanto ao impacto do tratamento com interferon na história natural da hepatite B crônica, as evidências apontam para um benefício nos pacientes tratados, tanto pela prevenção de hepatocarcinoma (em estudos de populações asiáticas) quanto de hepatopatia avançada (em estudos europeus e norte-americanos). Em todos os estudos de seguimento de longo prazo de pacientes tratados com interferon, a melhoria da sobrevida se correlacionou a idade mais jovem, ausência de cirrose e resposta positiva ao tratamento (negativação do HBeAg, VHB-DNA e remissão bioquímica).

O tratamento com interferon tem a vantagem de ser mais curto, embora seja realizado por via subcutânea e possua maior número de efeitos adversos potenciais.

LAMIVUDINA

A lamivudina é um nucleosídeo análogo da desoxicitidina com propriedades antivirais através da inibição da polimerase viral e da transcrição reversa. Seu efeito antiviral depende da sua fosforilação, realizada pelas cinases celulares do hospedeiro, transformando-a num derivado trifosfato ativo. Para sua replicação, o VHB necessita que um RNA intermediário seja convertido em DNA parcialmente duplicado, englobado pelo capsídio viral, recebendo um envelope para então compor o vírion. Após essas etapas, o vírion pode ser exportado da célula, enquanto um outro DNA helicoidal (ccc DNA) migrará para o núcleo e garantirá a persistência da infecção viral no hepatócito. O gene P (polimerase viral) do VHB possui semelhanças biomoleculares com os genes da transcriptase reversa dos retrovírus com uma região altamente conservada, cuja sequência é tirosina, metionina, aspartato (*locus* YMDD). Este *locus* é de fundamental importância para as ligações nucleotídicas e é alvo de mutações induzidas pela terapêutica antiviral com análogos nucleosídios, com consequências na atividade antiviral de alguns fármacos. A lamivudina, por si, não possui nenhuma atividade contra o vírus da hepatite B; entretanto, sua metabolização em 3 TC-5-trifosfato (3TC-TP) transforma a droga no seu metabólito ativo. Essa fosforilação se dá pela ação da desoxicitidina cinase e da pirimidina cinase do hospedeiro. A atividade antiviral dos nucleosídios análogos, incluindo a lamivudina, encontra explicação pela competição que essa droga realiza com os outros didesoxinucleosídios naturais para ligar-se ao sítio ativo da DNA-polimerase. A lamivudina, por ser um análogo da desoxicitidina, pode incorporar-se ao DNA viral inibindo a síntese do DNA e RNA dependente da DNA polimerase, cuja consequência final é o bloqueio da replicação viral. Como a ação desse fármaco se dá no DNA citoplasmático, parcialmente duplicado, há inibição da replicação viral, porém não ocorre erradicação do VHB intracelular, visto que o DNA helicoidal (ccc DNA) persiste no núcleo da célula, explicando assim a recidiva da replicação viral após suspensão do tratamento.

A absorção da lamivudina após administração via oral é rápida, eficiente e variável de indivíduo para indivíduo. A droga é amplamente distribuída no organismo. Sua administração, feita por via oral durante as refeições, pode prolongar sua absorção, porém não parece alterar a resposta antiviral. Cerca de 40% da lamivudina liga-se às proteínas, e a sua distribuição nos fluidos corpóreos é bastante ampla, incluindo líquido amniótico e leite materno. A maior parte da droga é excretada pela via renal, e seu *clearance* renal é superior à taxa de filtração glomerular. Aparentemente, a secreção tubular da droga também desempenha um importante papel na sua excreção. Assim, a insuficiência renal pode alterar a eliminação da droga, merecendo modificações da dose baseada no *clearance* de creatinina, pelo menos nos pacientes com valor de *clearance* abaixo de 50 mL/min. Por outro lado, a perda de reserva funcional hepática não parece alterar a biodisponibilidade da lamivudina, nem aumentar sua toxicidade. Desse modo, os pacientes com doença crônica parenquimatosa de fígado descompensada podem utilizar esse fármaco sem necessidade de ajuste da dose. Praticamente não existem interações medicamentosas de risco com o uso da lamivudina. A administração concomitante de interferon não altera as propriedades farmacocinéticas da droga, porém, em estudos com pacientes portadores de HIV, observou-se interação medicamentosa com o sulfametoxaziol-trimetoprima. A trimetoprima, ao bloquear a excreção tubular da lamivudina, termina por aumentar os níveis séricos dessa última. Esses estudos envolvendo a interação da lamivudina com trimetoprima foram realizados em pacientes portadores de HIV, utilizando dosagens de 300 mg de lamivudina, dose essa 3 vezes maior que aquela habitualmente utilizada para o tratamento da hepatite B. De qualquer forma, não há comprovação de efeitos adversos importantes provenientes dessa associação. É uma droga bem tolerada e praticamente isenta de efeitos adversos graves. Os efeitos colaterais relatados pelos pacientes em estudos controlados são muito próximos daqueles observados no grupo placebo e são, geralmente, relacionados com o trato gastrointestinal. Está contraindicado seu uso concomitante com outro agente antirretroviral, a zalcitabina, da qual é antagônica.

A lamivudina reduz significativamente a replicação viral, podendo negativar o VHB-RNA (hibridização) em praticamente 100% dos pacientes tratados após a 3ª ou 4ª semana. Apesar da potente inibição da replicação viral, a soroconversão HBeAg/anti-HBe parece depender de alguns fatores, entre eles o tempo de tratamento. Após 6 meses de uso, ocorre soroconversão em, no máximo, 12% dos pacientes, enquanto 18 meses de tratamento estão relacionados a cerca de 48% de perda de HBeAg e 21% desses fazem soroconversão anti-HBe. No entanto, independentemente da ocorrência de soroconversão, mais de 50% dos pacientes apresentam melhora histológica com o uso da lamivudina. Mais recentemente, surgiu evidência de que seu uso prolongado (3 a 4 anos) associa-se a melhor resposta, sobretudo em pacientes com níveis elevados de ALT precedendo o tratamento. No entanto, a partir do primeiro ano de uso e nos aumentos subsequentes, há chance de mutação. Após a suspensão do tratamento em pacientes que não alcançaram soroconversão anti-HBe, pode-se observar elevação de ALT habitualmente associada à replicação do VHB. De forma semelhante ao que é observado com o tratamento com interferon-alfa, cerca de 80% dos pacientes que apresentaram soroconversão HBeAg/anti-HBe mantêm a replicação viral suprimida após 1 ano de *follow-up* sem medicação, indicando que a recidiva da replicação viral é um fenômeno pouco frequente após soroconversão anti-HBe. A perda do HBeAg é um fenômeno mais comum no tratamento com lamivudina do que a soroconversão anti-HBe e habitualmente associa-se a redução dos níveis de aminotransferases e a melhora histológica.

A lamivudina, na hepatite B, pode suprimir a replicação em subgrupos de pacientes com dificuldade de resposta ao interferon-alfa. Pacientes imunocomprometidos ou com níveis normais de ALT, elevada replicação viral, portadores de cepas mutantes pré-core (anti-HBe/VHB-DNA positivo por hibridização) e crianças podem responder à terapêutica antiviral, porém com baixos índices de soroconversão HBeAg/anti-HBe. Os pacientes com elevada atividade necroinflamatória e, sobretudo, com taxas de ALT superiores a 5 vezes o limite da normalidade são aqueles com maior chance de sucesso com o uso da lamivudina. Em estudos controlados, foi observada uma dose ideal de 100 mg/dia, com resultados semelhantes a 300 mg/dia. O tratamento por 2 a 3 anos encontra respaldo em alguns casos, pois cerca de 50% dos pacientes normalizam aminotransferases, e a soroconversão ocorre em aproximadamente 30% dos pacientes com 24 meses de tratamento ininterrupto. Deve-se levar em conta que fatores preditivos de resposta, já citados anteriormente, selecionam um grupo com maior chance de soroconversão HBeAg/anti-HBe.

O maior inconveniente que surge com o uso da lamivudina é a observação de *breakthrough*, caracterizado pela elevação de ALT e retorno da replicação viral (VHB-DNA por hibridização) durante o tratamento. Na maioria das vezes, esse fenômeno está associado à emergência de uma cepa mutante no gene P, *locus* YMDD. Essa cepa mutante é menos sensível aos efeitos antivirais da lamivudina. Após um 1 ano de tratamento, a emergência dessa cepa mutante pode ocorrer em 16-32% dos pacientes e em 49% ou mais após 3 anos. Devido a esse fenômeno, na maioria dos pacientes recomenda-se o uso durante 1 ano.

A lamivudina pode ser utilizada com segurança em crianças, estimando-se que a dose ideal deva ficar em torno de 3 mg/kg de peso/dia, até a idade de 12 anos. Crianças maiores de 12 anos podem receber a dose habitualmente empregada para adultos.

A associação de lamivudina e interferon encontra uma justificativa farmacológica visto que a primeira droga suprime a replicação viral, enquanto a segunda estimula o sistema imunológico contra o VHB. Apesar do efeito teórico aditivo da terapia conjunta, não foi demonstrada superioridade da associação comparada com a monoterapia com nenhum dos fármacos. Por isso, na prática, não se utiliza a associação.

Após o surgimento da lamivudina, o espectro terapêutico da hepatite B ampliou-se para pacientes portadores da cepa mutante pré-core (anti-HBe positivo/VHB-DNA positivo por hibridização), além de pacientes com doença hepática avançada. Sua utilização no pós-transplante hepático associado a imunoglobulina hiperimune reduz o índice de recidiva da infecção viral, sendo recomendado para portadores de VHB submetidos ao transplante hepático, sobretudo naqueles com replicação viral presente anteriormente ao transplante.

A despeito de todos esses avanços, os pacientes com alta replicação viral e aminotransferases normais, chamados imunotolerantes (fase 1), ainda não possuem indicação terapêutica, uma vez que a resposta a longo prazo é desapontadora diante dos riscos da emergência de cepas mutantes. Desse modo, permanecem os parâmetros de indicação terapêutica na hepatite B para pacientes com atividade necroinflamatória hepática, demonstrando que o tratamento apresenta benefícios apenas em pacientes na fase 2, ou seja, fase de imunointolerância. Os pacientes imunotolerantes ou aqueles na fase de integração (fase 3) não têm indicação terapêutica rotineira. Um aspecto ainda por ser definido é o tempo ideal de duração do tratamento. Pelo fato de a erradicação viral raramente ser alcançada, o objetivo do tratamento é a negativação do VHB-DNA por hibridização, além da soroconversão HBeAg/anti-HBe em pacientes que normalizam aminotransferases. Pacientes que apresentam esses critérios habitualmente demonstram melhora histopatológica hepática, e, com a suspensão do tratamento, observa-se pequeno risco de recidiva da replicação viral. Adicionalmente, pacientes com esses parâmetros de resposta podem negativar, posteriormente, o HBsAg, reduzindo o risco de evolução para carcinoma hepatocelular durante *follow-up*.

A lamivudina é o primeiro análogo dos nucleosídios a ser aprovado para o uso em hepatite B crônica. É também o único agente dessa classe que foi estudado em ensaios clínicos de longo prazo, apresentando rápida absorção quando ingerida por via oral e apresentando poucos efeitos adversos.

Essa droga, um análogo nucleosídio, inibe competitivamente a transcriptase reserva viral e termina com a extensão da cadeia de DNA proviral. Estudos-piloto em pacientes com hepatite B crônica demonstraram que a terapia com 100 mg/dia de lamivudina gerava uma redução média de 1.000 vezes no VHB-DNA, seguida de melhora nos níveis de aminotransferase.

Em ensaios clínicos randomizados controlados por placebo, respostas histológicas ocorreram em 52-56% dos pacientes tratados com lamivudina e em 23-25% dos controles (p<0,05), além de normalização sustentada nos níveis de ALT em 41-72% dos tratados e 7-24% dos controles (p<0,001). Nesses estudos, a dose de lamivudina utilizada foi de 100 mg/dia, e a duração do tratamento foi de 52 semanas. A análise dos fatores que se correlacionaram com a negativação do HBeAg mostrou que os níveis elevados de ALT eram os mais importantes. De fato, em pacientes com níveis de ALT baixos o efeito da lamivudina foi mínimo. Em outra meta-análise com 4 ensaios clínicos, mostrou-se que os maiores fatores preditivos de soroconversão com o uso de lamivudina foram ALT elevada e intensidade da atividade inflamatória à histologia.

A lamivudina, quando utilizada por um período prolongado, pode gerar resistência, induzindo o surgimento de cepas mutantes YMDD, que são capazes de se replicar a despeito do tratamento. A resistência à lamivudina é proporcional ao tempo de uso da droga, sendo detectada em 17% dos pacientes após 1 ano de uso, 40% em 2 anos, 55% em 3 anos e 67% em 4 anos. Apesar disso, alguns pacientes que desenvolvem resistência à lamivudina podem apresentar soroconversão e melhora nos níveis de ALT. Contudo, em um estudo que acompanhou 32 pacientes utilizando lamivudina por períodos prolongados em que houve recidiva da replicação viral significativa, observou-se piora dos níveis de ALT em todos os pacientes após 24 meses de acompanhamento. A significância clínica da resistência à lamivudina permanece controversa e não está totalmente definida. Vários estudos multicêntricos mostraram que a análise histológica após 3 anos de tratamento apresenta melhora na necroinflamação, apesar da resistência.[36] Entretanto, em outros estudos, a redução nos níveis de ALT e a melhora do padrão histológico foram observadas apenas em pacientes sem resistência à lamivudina.

Mais recentemente, foi demonstrado que a cepa mutante YMDD que emerge após a terapêutica com lamivudina pode ser suscetível à soroconversão HBeAg/anti-HBe. Essa observação, aliada à menor agressividade da cepa mutante em relação à cepa selvagem, estimula o tratamento antiviral com lamivudina, mesmo após emergência da mutação YMDD.

ADEFOVIR

O adefovir é um análogo nucleosídio com amplo espectro de atividade antiviral. Possui efeitos inibitórios contra hepadnavírus, retrovírus e herpesvírus. Apresentou eficácia em pacientes infectados pelo HIV. Recentemente aprovado pela Food and Drug Administration (FDA) para o tratamento da hepatite B crônica, demonstrou-se efetivo *in vivo* contra o VHB, especialmente nos casos de cepas resistentes à lamivudina (mutantes YMDD).

Mecanismo de ação

O adefovir dipivoxil é uma prodroga oral muito ativa nas infecções pelo VHB. Enzimas do hospedeiro fosforilam o adefovir a difosfato, metabólito intracelular, que apresenta uma vida média intracelular prolongada de 12 a 30 horas, o que permite a utilização de dose única diária. O adefovir é um análogo nucleotídio inibidor da transcriptase reversa e da atividade do DNA polimerase; é incorporado ao VHB-DNA e termina com a extensão da cadeia de DNA proviral. Estudos *in vitro* e clínicos demonstraram que o adefovir é efetivo em suprir cepas selvagens e lamivudina-resistentes. Com a incorporação no DNA, a droga age como finalizadora de cadeia da síntese do DNA.

O aparecimento de cepas resistentes ocorreu em 0, 3, 11, 18 e 29% no 1º, 2º, 3º, 4º e 5º anos, respectivamente, em estudo de fase III com portadores HBeAg não reagentes, e, mais recentemente, estudos utilizando métodos mais sensíveis de detecção detectaram mutação adefovir-resistente depois de 1 ano de uso, chegando a 20% depois do 2º ano.

Efeitos colaterais

O adefovir tem sido associado a toxicidade renal quando utilizado nas doses habitualmente empregadas no tratamento de pacientes HIV (60-120 mg/dia), mas na dose de 10 mg/dia demonstrou boa tolerabilidade, com eficácia mantida e ausência de efeitos renais adversos. Um produto metabólico do adefovir dipivoxil, o ácido piválico, pode acarretar a depleção de carnitina quando a prodroga é utilizada em altas doses. Doses diárias de 10 mg, mesmo quando associadas a outros antirretrovirais, não provocaram disfunção tubular renal ou alterações significativas da função renal durante 52 dias em 35 pacientes coinfectados com HIV e VHB resistentes à lamivudina. Portanto, a nefrotoxicidade está relacionada à dose diária, sendo evidente com doses superiores a 30 mg/dia, as quais podem ser mutagênicas e teratogênicas.

Os esquemas de tratamento atualmente disponíveis dificilmente erradicam o vírus, mas, no entanto, induzem uma importante redução da sua replicação, da atividade histológica necroinflamatória e da progressão para fibrose.

Casos mais graves necessitam de transplantes de fígado.

ENTECAVIR

O entecavir é também utilizado por via oral, bem tolerado, e potente inibidor da replicação viral. Apresentou diferença estatisticamente significante comparado à lamivudina nos desfechos de melhora histológica, queda de VHB-DNA e normalização de ALT, tanto em pacientes HBeAg reagentes como nos não reagentes. Entretanto, quando o desfecho foi perda do HBeAg e soroconversão para o anti-HBe, não houve diferença entre os grupos. Não houve aparecimento de cepas resistentes até o 2º ano de uso. Como regra, não se pode resgatar cepas mutantes a análogo de nucleosídio com outro análogo de nucleosídio, devido ao potencial surgimento de cepas resistentes ao segundo tratamento. Dessa forma, o entecavir não deve ser usado em pacientes com mutação induzida pela lamivudina. Não existem ainda dados de resposta a longo prazo.

INTERFERON-ALFA PEGUILADO

O interferon peguilado ou peguinterferon possui uma molécula de polietilenoglicol ligada à molécula interferon. Tornando-se maior, o interferon é mais dificilmente metabolizado, mantendo dosagens sanguíneas elevadas por um maior tempo.

TELVIBUDINA

A telvibudina é um nucleosídio, registrado recentemente, com alta potência contra o VHB. À semelhança da lamivudina, apresenta taxas relativamente altas de resistência do VHB com o uso prolongado. Por esse motivo, não será incorporada neste protocolo.

HEPATITE AUTOIMUNE

A hepatite crônica autoimune (HAI) é uma doença inflamatória crônica do fígado de causa presumivelmente autoimune, que leva à destruição progressiva do parênquima hepático, evoluindo para cirrose, caso não seja instituído tratamento imunossupressor. Não representa um grupo homogêneo e caracteriza-se por ser constituído por hepatites essencialmente periportais associadas à hipergamaglobulinemia, na maioria dos casos, e presença de autoanticorpos circulantes.

Dentre os diagnósticos diferenciais da hepatite aguda e crônica não A-E, destaca-se a forma clássica da hepatite autoimune (HAI tipo I). Trata-se de uma agressão hepatocelular secundária à autoimunidade, atingindo sobretudo mulheres jovens ou na pós-menopausa; o quadro clínico é florido em cerca 20% dos pacientes, mimetizando uma hepatite aguda viral.

A sorologia para HAI tipo I é composta do fator antinúcleo (FAN) em títulos acima de 1/80, no seu padrão homogêneo. Outro marcador é o antiactina, mais habitualmente investigado através do anticorpo anti-músculo liso com padrão glomerular e/ou tubular renal.

Uma outra forma de hepatite autoimune chamada tipo II (HAI tipo II) atinge crianças predominantemente do sexo feminino, apresentando manifestações extra-hepáticas de autoimunidade em 20% a 30% dos pacientes. Nessa doença a resposta à corticoterapia pode ser menos evidente do que na HAI tipo I. O autoanticorpo específico é chamado de anti-LKM-I (*liver-kidney-microsome*) ou microcosmo de fígado e rim tipo I, além do anticorpo anticitossol.

Outra forma de hepatite autoimune, chamada tipo III, ou soronegativa, foi descrita por Mans e cols. O perfil sorológico difere das hepatites autoimunes tipo I e tipo II, e o único anticorpo presente é o anti-SLA (antígeno solúvel do fígado). O anticorpo SLA já está disponível comercialmente, contudo ainda é utilizado em poucos laboratórios, o que impõe dificuldades ao seu uso rotineiro e, consequentemente, ao reconhecimento dessa doença de etiologia autoimune. Entre a hepatite autoimune tipo III e as viroses hepáticas de etiologia desconhecida, encontra-se a maior dificuldade na definição etiológica do processo de agressão hepatocelular.

Inicialmente, descreveram que o anticorpo anti-SLA pode ser encontrado em 12% dos casos de HAI tipo I e em 20% daqueles com hepatite crônica de causa desconhecida. Os pacientes com hepatite de causa desconhecida, positivos para o anti-SLA, eram predominantemente mulheres e apresentavam características clínicas de HAI. Assim, os autores propõem que o anticorpo anti-SLA seja considerado apenas mais um marcador para o diagnóstico de HAI que pode ser utilizado para diferenciar as hepatites não A-E de outras etiologias e da HAI tipo I com marcadores sorológicos (FAN e/ou antimúsculo liso) negativos. Mesmo com esses marcadores, apenas 20% das hepatites de causa desconhecida puderam ser identificadas como associadas a autoimunidade.

A complexidade dessa doença indica que um único teste não é suficiente para a definição de tais casos; pelo contrário, o diagnóstico só pode ser estabelecido segundo vários critérios e por exclusão das causas conhecidas de hepatite. Nesse contexto, as manifestações autoimunes extra-hepáticas estão presentes em 10% a 50% dos casos e podem ajudar no diagnóstico diferencial.

Tratamento

Dadas a evolução para cirrose e a não remissão espontânea dessa doença, o tratamento impõe-se ante todo paciente que preencha os critérios para o diagnóstico provável ou definitivo de HAI.

Existem dois esquemas terapêuticos para induzir a remissão bioquímica, clínica e histológica da HAI: (1) monoterapia com corticosteroides, na qual a droga utilizada é a prednisona; e (2) o esquema de associação com um análogo das purinas, geralmente a azatioprina; esse é o tratamento inicial de escolha, assim como também para mulheres na menopausa, portadoras de osteoporose, síndrome de Cushing ou hipertensão arterial.

Tratamento semelhante é realizado nos pacientes pediátricos, para evitar progressão da doença.

Foi comprovado que esses esquemas promovem melhora clínica, laboratorial e histológica da doença. O esquema com 2 drogas tem demonstrado melhor eficácia devido à possibilidade do uso de baixas doses de corticosteroides, quando usado em associação à azatioprina, reduzindo assim os efeitos colaterais da primeira.

Dentro de um período de 18 meses, cerca de 65% dos pacientes tratados que apresentam quadro de hepatite autoimune grave no momento do diagnóstico evoluem com remissão clínica, laboratorial e histológica. Após 3 anos, esse índice alcança 80% dos pacientes. Sobrevida de 10 a 20 anos ultrapassa 80%, e a expectativa de vida nesse período é equivalente à de um indivíduo normal para o mesmo sexo e idade. Além disso, a presença de cirrose não altera essa expectativa.

MECANISMOS DE AÇÃO DOS CORTICOIDES

Os corticoides agem limitando a ativação dos linfócitos T pela inibição da produção de citocinas e de moléculas de adesão. Por serem substâncias lipofílicas, podem se difundir para o citoplasma de células e se ligar aos receptores dos glicocorticoides. Esses são sequestrados no citosol como um complexo constituído por duas moléculas de proteína do choque térmico (HSP-90), que se dissociam do receptor após a ligação do corticoide. Esse complexo droga/receptor é, então, translocado para o núcleo onde interage com elementos da região promotora de genes corticoide-responsivos. Essa interação determina a inibição da expressão de genes relacionados a citocinas. Mediadores cuja expressão se encontra suprimida incluem: IL-2, IL-4, IL-5, IL-6, IL-8, IL-12, interferon-gama e TNF-alfa.

A terapia contínua com corticosteroides é necessária devida à meia-vida curta desses fármacos e pelo fato de os autoantígenos serem apresentados aos linfócitos T durante todo o curso da doença.

A atividade do fator nuclear κB (NF-κB) também encontra-se reduzida pelos corticoides, possivelmente pela produção aumentada de seu inibidor intracitoplasmático (IBκ), pela ligação ao complexo receptor/corticoide, que impossibilita a ligação ao DNA, ou ambos. O NF-κB é um importante fator de transcrição que promove atividade da RNA-polimerase e produção de citocinas quando se liga aos genes específicos. O receptor de corticoides pode depletar proteínas nucleares coativadoras, essenciais para a atividade do fator de transcrição. Efeitos imunossupressores adicionais (pós-transcricionais) dos corticoides incluem encurtamento da meia-vida de RNAm de citocinas e atenuação do efeito dessas últimas nas células-alvo.

Prednisona

A droga de eleição para o tratamento da hepatite autoimune é a prednisona.

Essa droga é convertida em prednisolona no fígado, e a prednisolona não ligada a proteínas é o metabólito ativo responsável pela ação terapêutica e efeitos colaterais. Fatores que afetem a conversão da prednisona a prednisolona (doença hepática avançada) ou aumentem a concentração da última na forma não ligada (hipoalbuminemia e/ou hiperbilirrubinemia) alteram a ação terapêutica e a toxicidade da droga.

Estudos de farmacocinética demonstraram que há uma redução significativa na conversão da prednisona em prednisolona em pacientes cirróticos, mas sem implicação no resultado do tratamento. Consequentemente, a prednisona deve ser utilizada em todos os estágios da doença preferencialmente à prednisolona, que apresenta custo elevado.

A dose de prednisona em adultos é a seguinte: em monoterapia na indução, é empregado 1 mg/kg/dia e na manutenção, 5-20 mg/dia. Na terapia combinada, para indução a dose de prednisona utilizada é a de 30 mg/dia e na manutenção, de 1,5 mg/kg/dia.

Entre os efeitos colaterais, comuns a todas as drogas da classe dos glicocorticoides, incluem-se: osteoporose, diabete melito, obesidade, transtornos psiquiátricos, incluindo depressão; fácies de lua cheia e edema, acne, hirsutismo, fragilidade na pele, catarata, glaucoma, hipertensão arterial, entre outros.

Budesonida

Essa droga é um corticosteroide de segunda geração quase totalmente metabolizada pelo fígado durante a primeira passagem, após sua administração por via oral, e possui um efeito tópico importante. Seus metabólitos são destituídos de atividade glicocorticoide significativa. Os resultados da utilização dessa droga ainda não são conclusivos. Num estudo utilizando doses de 6 a 8 mg/dia no início do tratamento e de 2 a 6 mg/dia para manutenção, ela foi eficaz na redução da inflamação, não apresentando efeitos colaterais importantes. Porém, em outros estudos realizados com pacientes dependentes de tratamento continuado para prevenir a exacerbação da doença, os resultados não foram satisfatórios.

Azatioprina

Essa droga é um análogo das purinas. É utilizada no tratamento combinado com corticosteroides. Por suas características intrínsecas, a azatioprina tem a capacidade de controlar a inflamação intra-hepática e é, então, utilizada para diminuir a dose do glicocorticoide, reduzindo efeitos colaterais do tratamento farmacológico dessa última classe de drogas.

A azatioprina atuaria lentamente nas células *natural killer* (NK), levando mais de 6 meses para depletá-las da circulação, o que provavelmente explicaria a razão de não atuar na indução da remissão da HAI. Os efeitos colaterais dessa droga incluem: supressão da medula óssea, os pacientes com deficiência de enzima TPMT apresentam reação febril grave, depleção leucocitária precoce e sintomas gastrointestinais significativos, tais como náuseas e diarreia. Os riscos a longo prazo da terapia com azatioprina incluem maior chance da ocorrência de câncer de pele e possível aumento na prevalência de linfoma após 1 a 2 décadas de uso. A dose recomendada do esquema combinado é: na fase de indução, 50 mg/dia e durante a manutenção, 1 a 1,5 mg/kg/dia, devendo-se realizar monitorização da contagem de leucócitos, hemoglobina e plaquetas. Excepcionalmente, quando os pacientes não respondem ao tratamento, podem ser usados outros imunossupressores e transplante de fígado.

REFERÊNCIAS BIBLIOGRÁFICAS

1. ALLAIN, J.P. Occult hepatitis B virus infection. *Trans. Clin. Biol, 11*:18-25, 2003.
2. BENHAMOU, Y., BAGNIS, C.I., HANNON, H. et al. Renal tolerance of adefovir dipivoxil 10mg in lamivudine resistant hepatitis B/HIV co-infected patients. *Hepatology, 36*: 623, 2002.
3. BONI, C., BERTOLETTI, A., PENNA, A. et al. Lamivudine treatment can restore T cell responsiveness in chronic hepatitis B. *J. Clin. Investig. 102*:968-75, 1998.
4. CARPENTER, H.A., CZAJA, A.J. The role of histologic evaluation in the diagnosis and management of auto-immune hepatitis and its variants. *Clin. Liver Dis. 6*:397-17, 2002.
5. CHANG, C.-N., DOONG, S.-L., ZHOU, J.H., BECH, J.W., JEONG, L.S., CHU, C.K., TSAI, C.-H. & CHENG, Y.-C. Deoxycytidine in the inhibition of hepatitis B virus replication. *Journal of Biological Chemistry, 267*:13938-13942, 1992.
6. CHEMIN, I., JEANTET, D., KAY, A., TREPO, C. Role of silent hepatitis B virus in chronic hepatitis B surface antigen(-) liver disease. *Ant. Res. 52*:117-23, 2001.
7. CHEMIN, I., ZOULIM, F., MERLE, P., ARKHIS, A., CHEVALLIER, M., KAY, A., COVA, L., CHEVALLIER, P., MANDRAND, B., TREPO,

C. High incidence of hepatitis B infections among chronic hepatitis cases of unknown aetiology. *J. Hepatol.*, 34:447-54, 2001.
8. CHIEN, R.N., LIAW, Y.F., ATKINS, M. et al. Pretherapy alanine transaminase level as a determinant for hepatitis B antigen seroconversion during lamivudine therapy in patients with chronic hepatitis B. *Hepatology*, 30:3, 770-774, 1999.
9. CRETTON-SCOTT, E., SONMADOSSI, J.P. Cellular pharmacology of lamivudine in hepatocyte primary cultures. *In*: SCHINAZI, R.F., FONMADOSSI, J.P., PHAMAS, H.C. (eds.). *Therapies for Viral Hepatitis*. 3rd ed. International Medical Press LPV, London, 1998.
10. CZAJA, A.J., LINDOR, K.D. Failure of budesonide in a pilot study of treatment dependent autoimmune hepatitis. *Gastroenterology*, 119:1312-6, 2000.
11. CZAJA, A.J. The variant forms of autoimmune hepatitis. *Ann. Intern. Med.*, 125:588-98, 1996.
12. CZAJA, A.J. Treatment of autoimmune hepatitis. *Semin. Liver Dis.*, 22(4):365-78, 2002.
13. CZAJA, A.J. Treatment strategies in autoimmune hepatitis. *Clin. Liver Dis.*, 6(3):511-36, 2002.
14. CZAJA, A.J. Emerging treatments for autoimmune hepatitis. *Curr. Drug Targets Inflamm. Allergy*, 1(4):317-26, 2002.
15. DI, S.R., FERRARO, D., BONURA, C., LO, P.G., LACONO, O., DI M.V., CRAXI. A. Are hepatitis G and TT virus involved in cryptogenic liver disease? *Dig. Liver Dis.*, 34:53:8, 2002.
16. DIENSTAG, J.L., PERILLO, R.P., SCHIFF, E.R. et al. A preliminary trial of lamivudine for chronic hepatitis B infection. *N. Engl. J. Med.*, 333:1657, 1995.
17. DIENSTAG, J.L., SCHIFF, E.R., MITCHELL, M. et al. Extended lamivudine retreatment for chronic hepatitis (abstract). *Hepatology*, 24:188, 1996.
18. GISH, R.G., MASON, A. Autoimmune liver disease. Current standards, future directions. *Clin. Liver Dis.*, 5(2):287-314, 2001.
19. GREENBERG, H.B., POLLARD, R.B., LUTEICK, L.I., GREGORY, P.B., ROBINSON, W.S., MERIGAN, T.C. Effect of human leukocyte interferon on hepatitis B virus infection in patients with chronic active hepatitis. *N. Engl. J. Med.*, 295:517-22, 1976.
20. HART, G.J., ORR, D,C., PENN, C.R., FIGUEIREDO, H.T., GRAY, N.M., BOEHME, R.E. & CAMERON, J.M. Effects of (-)-2'-deoxy-3'-thiacytidine (3TC) 5'-triphosphate on human immunodeficiency virus reverse transcriptase and mammalian DNA polymerases alpha, beta, and gamma. *Antimicrobial Agents and Chemotherapy*, 36:1688-1694, 1992.
21. HAYDEN, F.G. Antimicrobial agents. Antiviral agents (nonretroviral). *In*: HARMANA, J.G., LIMBIRD, L.E. (eds.). *Goodman & Gilman's The Pharmacological Basis of Therapeutics*. 10th ed. McGraw-Hill, New York, 2001.
22. IKEDA, K., SAITOH, S., SUZUKI, Y. et al. Interferon decreases hepatocellular carcinogenesis in patients with cirrhosis caused by the hepatitis B virus: a pilot study. *Cancer*, 82;827-35, 1998.
23. JANUSZKIEWICZ-LEWANDOWSKA, D., WYSOCKI, J., JOZWIAK, H., LEWANDOWSKI, K., REMBOWSKA, J., NOWAK, J. Significance of molecular identification of hepatitis C virus RNA in diagnosis of cryptogenic hepatitis in children. *Acta Virol.*, 45:257-60, 2001.
24. JOHNSON, J.P., McFARLANE, I.G., WILLIAMS, R. Azathioprine for long-term maintenance of remission in autoimmune hepatitis. *N. Engl. J. Med.*, 333:958-93, 1995.
25. JOHNSON, M.A., HORAK, J., BREUEL, P. The pharmacokinetics of lamivudine in patients with impaired hepatic function. *Eur. J. Clin. Pharmacol.*, 54:363-6, 1998.
26. JOHNSON, M.A., MOORE, K.H.P., YUEN, G.J. et al. Clinical pharmacokinetics of lamivudine. *Clin. Pharmacokinetics*, 36:41-66, 1999.
27. JOHNSON, M.A., VERPOOTEN, G.A., DANIEL, M.J. et al. Single dose pharmacokinetics of lamivudine in subjects with impaired renal function and the effect of haemodialysis. *Br J. Clin. Pharmacol.*, 46:21-7, 1998.
28. KEEFFE, E.B., DIETERICH, D.T., HAN, S.H., JACOBSON, I.M., MARTIN, P., SCHIFF, E.R., TOBIAS, H., WRIGHT, T.L. *Clin. Gastroenterol. Hepatol.* 2(2):87-106, 2004.
29. LAI, C.-L., CHIEN, R.-N., LEUNG, N.W.Y. et al. A one-year trial of lamivudine for chronic hepatitis B. *N. Engl. J. Med.*, 339(2):61-8, 1998.
30. LAI, C.L., RATZIU, V., YUEN, M.F., POYNARD, T. Viral hepatitis B. *Lancet*, 362(9401):2089-94, 2003.
31. LAVANCHY, D. *J. Viral. Hepat.* 11(2):97-107, 2004.
32. LEE, W.M. Hepatitis B virus infection. *N. Engl. J. Med.*, 337:1733, 1997.
33. LIAW, Y.F., CHIEN, R.N., YEH, C.T., TSAI, S.L., CHU, C.C. Acute exacerbation and hepatitis B virus clearance after emergence of YMDD motif mutation during lamivudine therapy. *Hepatology*, 30:567-72, 1999.
34. LIAW, Y.F., LAI, C.L., LEUNG, N.W.Y. et al. Two-year lamivudine therapy in chronic hepatitis B with infection: results of a placebo-controlled multicentre study in Asia (abstract no. LO375). *Gastroenterology*, 15; 114 Pt 2: A1289, 1998.
35. LIAW, C. *Viral Hep.*, 3:143-154, 1997.
36. LUSCOMBE, C.A. LOCARDI, A.S. The mechanism of action of antiviral agents in chronic hepatitis B. *Viral Hep.*, 2:1-35, 1996.
37. MORALEDA, G., SAPUTELLI, J., ALDRICH, C.E. et al. Lack of effect of antiviral therapy in nondividing hepatocyte cultures on the closed circular DNA of woodchuck hepatitis virus. *J. Virol.*, 71:93-98, 1997.
38. MURRAY-LYON, I.M., STERN, R.B., WILLIAMS., R. Controlled trial of prednisolone and azatioprine in active chronic hepatitis. *Lancet, 1*:735-7, 1973.
39. *Nephrol. Dial. Transplant.*, 19(2):386-90, 2004.
40. PARANA, R., CODES, L., ANDRADE, Z., FREITAS, L.A., SANTOS-JESUS, R., REIS, M., COTRIM, H., CUNHA, S., TREPO, C. Clinical, histologic and serologic evaluation of patients with acute non A-E hepatitis in northeastern Brazil: is it an infectious disease? *Int. J. Infect. Dis.*, 7:222-30, 2003.
41. PERILLO, R.P. Chronic hepatitis B: problem patients (including patients with decompensated disease). *J. Hepatology*, 22(Suppl 1):45-48, 1995.
42. PERRY, C.M., FAULDS, D. Lamivudine: a review of its antiviral activity, pharmacokinetic properties and therapeutic efficacy in the management of HIV infection. *Drugs*, 53:657-80, 1997.
43. PESSOA, M.G., TERRAULT, N.A., FERRELL, L.D., DETMER, J., KOLBERG, J., COLLINS, M.I. et al. Hepatitis after liver transplantation: the role of the known and unknown viruses. *Liver Transpl. Surg.*, 6:461-8, 1998.
44. SCHIFF, E., CIANCIARA, J., KOWDLEY, K., NORKANS, G., PERILLO, R., TONG, M. et al. and the International Lamivudine Investigator Group. Durability of HbeAg seroconversion after lamivudine monotherapy in controlled phase II and III trials (abstract). *Hepatology*, 28:163a, 1998.
45. SCHIFF, E., KARAYALCIN, S., GRIMM, I., PERILLO, R., DIENSTAG, J., HUSA, P. et al. and the International Lamivunine Investigator Group. A placebo controlled study of lamivudine and interferon alpha 2b in patients with chronic hepatitis B two previously failed interferon therapy (abstract). *Hepatology*, 28:388A, 1998.
46. SCHREIBER, G.B., BUSCH, M.P., KLEINMAN, S.H., KORELITZ, J.J. The risk of transfusion-transmitted viral infections. *N. Engl. J. Med.*, 334:1685-9, 1996.
47. SOKAL, E., ROBERTS, E.A., MIELI-VERGANI, G. et al. Dose-finding and safety of lamivudine in children and adolescents with chronic hepatitis B. *Hepatology*, 28:388, 1998.
48. STELLON, A.J., KEATING, J.J., JOHNSON, J.P., McFARLANE, I.G, WILLIAMS, R. Maintenance of remisson in patients with autoimmune hepatitis chronic active hepatitis with azathioprine after corticosteroid withdrawal. *Hepatology*, 8:781:4, 1988.
49. STRUBEN, V.M., HESPENHEIDE, E.E., CALDWELL, S.H. Nonalcoholic steatohepatitis and cryptogenic cirrhosis within kindreds. *Am. J. Med.*, 108:9-13, 2000.
50. TASSOPOULOS, N.C., VOLPES, R., PASTORE, G., HEATHCOTE, J., BUTI, M., GOLDIN, R.D. et al. Efficacy of lamivudine in patients with hepatitis B e antigen-negative/hepatitis B virus DNA-positive (precore mutant) chronic hepatitis B. Lamivudine Precore Mutant Study Group. *Hepatology*, 29:889-96, 1999.
51. van LEEUWEN, R., LANGE, J.M.A., HUSSEY, E.K. et al. The safety and pharmacokinetics of a reverse transcriptase inhibitor, 3TC, in patients with HIV infection: a phase I study. *AIDS*, 6:1471-5, 1992.
52. WEIDENBACH, H., ORTH, M., ADLER, G., MERTENS, T., SCHMID, R.M. *Hepatogastroenterology*, 50(54):2105-8, 2003.
53. WONG, D.K., CHEUNG, A., O'ROURKE, K. et al. Effects of alfa-interferon in patients with hepatitis B e antigen positive chronic hepatitis B: a meta-analysis. *Ann. Intern. Med.*, 119:312-23, 1993.
54. XU, Z.X., HOFFMANN, J., PATEL, I., JOUBERT, P., HOFFMANN L.A.-ROCHE. *In:* Single dose safety/tolerability and pharmacokinetics/pharmacodynamics (PK/PD) following administration of ascending subcutaneous doses of pegylated interferon (PEGINF) and interferon alfa2a (IFN alfa2a) to healthy subjects. *Hepatology*, 28 (Suppl):702A, 1998.

91

Outros Quadros Clínicos em Gastroenterologia e Hepatologia

Luciana Rodrigues Silva

Algumas situações adicionais, além daquelas descritas nos capítulos precedentes, merecem ser comentadas, pois muitas vezes necessitam do emprego de medicamentos; os detalhes dessas drogas estão discutidos em outros capítulos deste livro.

ESTOMATITES

Quaisquer situações que envolvam a boca, a língua, a mucosa oral, as glândulas salivares, os dentes e as gengivas determinam extremo desconforto para os pacientes. As ulcerações recorrentes da mucosa oral na maioria das vezes são idiopáticas e autolimitadas, também denominadas estomatite aftosa recorrente. Em algumas situações, podem ser causadas por traumas, deficiências nutricionais (particularmente de vitamina B_{12}, ferro ou ácido fólico), infecções locais (sobretudo herpética), reação a drogas, neoplasias ou manifestações de doenças sistêmicas como doença inflamatória intestinal, síndrome de Behçet ou neoplasias.

A conduta terapêutica requer a identificação de alguma doença de base ou deficiência nutricional, a possibilidade viral ou idiopática, além do tratamento sintomático, devido ao desconforto. O tratamento é representado basicamente pelo emprego de anti-inflamatórios tópicos, anestésicos locais, antissépticos, adstringentes ou anti-histamínicos. Várias são as fórmulas empregadas localmente para promover alívio, mas nenhuma se mostrou eficaz para evitar a recorrência. Nos casos muito graves, medicação sistêmica tem sido empregada, como corticosteroides, talidomida e antibióticos.

O bochecho com antissépticos tópicos ajuda a manter a higiene. O alívio da dor, sobretudo antes das refeições, pode ser obtido com a aplicação de anestésicos locais tipo lidocaína viscosa ou ainda com uma solução de difenidramina, lidocaína viscosa e cloridrato de diclomina. Muitas vezes um corticosteroide tópico, associado a um agente aderente à mucosa, como a triancinolona em orobase, pode acelerar a resolução, mas não deve ser empregado na suspeita de etiologia viral. Se a dor é muito intensa, podem ser associados analgésicos e anti-inflamatórios locais ou sistêmicos. Excepcionalmente, os corticosteroides podem ser empregados durante até 3 dias. Estudos recentes têm tentado a aplicação de oxipentifilina, nos casos refratários de úlceras aftosas recorrentes, e também de cimetidina. Por outro lado, nos casos de gengivoestomatite herpética, a conduta terapêutica consiste em tratar a febre, manter a nutrição e hidratação adequadas e aliviar a dor. Empregam-se os anestésicos locais, e, nos casos muito extensos ou nos pacientes com imunossupressão, utilizam-se as drogas antivirais aciclovir, fanciclovir e valaciclovir. Alguns autores preconizam bochechos sistemáticos para evitar infecção bacteriana secundária, que, quando identificada, necessita de antibioticoterapia. Nos casos de candidíase oral, orienta-se higienização sistemática da cavidade oral e das condições associadas (imunossupressão); a terapêutica pode variar de intensidade, desde o uso de nistatina, clotrimazol ou miconazol locais até fluconazol e cetoconazol sistêmicos.

Nos casos raros de estomatite necrosante e nos imunodeprimidos, podem ser necessárias medidas mais agressivas, como desbridamento, higiene rigorosa, bochechos com antimicrobianos, analgésicos orais e antibióticos sistêmicos (habitualmente penicilina, metronidazol e clindamicina). Os pacientes neutropênicos e imunossuprimidos graves requerem associações mais potentes de antibióticos.

DISTÚRBIOS DO ESVAZIAMENTO

São várias as situações que se acompanham de alterações no esvaziamento gástrico, tais como gastroparesia diabética, colagenoses, refluxo biliar no estômago, íleo adinâmico após cirurgias, anorexia nervosa e alterações eletrolíticas; essas condições determinam atonia gástrica ou obstrução à saída gástrica, que altera o esvaziamento do estômago. Muitas vezes, de modo associado à presença de vômitos, ocorre excesso de gases, dor ou empachamento. Mecanismos neurológicos e psicológicos estão imbricados na sua determinação, sobretudo aqueles relacionados a alterações na contração muscular, secundárias à disfunção autonômica.

A gastroparesia diabética é o distúrbio mais comum e pode determinar quadros significativos que requerem hospitalização; as duas drogas habitualmente empregadas nessa situação são a metoclopramida e a domperidona. Tem sido empregada a domperidona, com ação semelhante à metoclopramida, sem os efeitos extrapiramidais dessa última. Um pequeno número de pacientes em uso prolongado de domperidona pode desenvolver hiperprolactinemia. Outra droga que foi utilizada por um tempo como procinética é a cisaprida; no entanto, foi recentemente retirada do mercado em vista dos seus efeitos colaterais, pela interação com outras drogas e pelo seu potencial para provocar arritmias. Outras classes de drogas como a dazoprida e a naloxona encontram-se em estudo.

Embora a eritromicina tenha-se revelado um estimulante das contrações do corpo e antro gástricos, habitualmente esse antibiótico só é utilizado nessa indicação excepcionalmente.

Na presença de estase intestinal, pode haver supercrescimento bacteriano e agravamento da hipomotilidade, havendo por vezes necessidade de estimular a motilidade e controlar o crescimento da flora intestinal.

As características da metoclopramida e da domperidona estão descritas no Cap. 86.

SÍNDROME DO CÓLON IRRITÁVEL OU INTESTINO IRRITÁVEL

O intestino irritável ou cólon irritável representa um conjunto de alterações funcionais e recorrentes que se caracterizam por duas apresentações: um quadro espástico, frequentemente acompanhado de dor abdominal, associado simultaneamente a diarreia ou obstipação, e outra apresentação, com quadros alternados de diarreia ou obstipação. As formas mistas são comuns e podem ocorrer em todas as faixas etárias. São frequentes a distensão gasosa e a flatulência, e geralmente estão associadas a alterações neuromusculares autonômicas, que podem ser agravadas por aspectos emocionais.

Na condução terapêutica desses pacientes, muitas abordagens têm sido propostas, desde a psicoterapia, orientação alimentar com aporte de fibras e retirada de lactose ou cafeína, além da proteção contra fatores desencadeadores; excepcionalmente, drogas psicoterápicas também têm indicação. O real efeito dos medicamentos nessa condição tem sido difícil de demonstrar.

As drogas anticolinérgicas e estimulantes da motilidade têm sido empregadas ao longo dos anos, mas seu resultado no tratamento do cólon irritável é questionável. Os agentes antiespasmódicos relaxam a musculatura lisa do intestino e diminuem sua contratilidade; os anticolinérgicos, bloqueadores de canais de cálcio e antagonistas opioides têm ação antiespasmódica e diminuem a contratilidade excessiva pós-prandial quando empregados meia hora antes das refeições. Alguns pacientes respondem a doses pequenas de antidepressivos tricíclicos nos quadros em que a dor abdominal é o sintoma mais relevante. Os anticolinérgicos podem provocar secura da boca, midríase, taquicardia, constipação, disúria, disfagia, alterações de tensão arterial, tremor e alucinações.

Nos pacientes com episódios frequentes de diarreia, em algumas situações, empregam-se a loperamida e, eventualmente a colestiramina. Naqueles outros cujo predomínio da sintomatologia se faz à custa da obstipação, a ênfase do tratamento é à base de fibras dietéticas. Se o componente doloroso é importante, podem-se utilizar os antiespasmódicos e antidepressivos.

Muitas drogas têm sido tentadas no tratamento desses pacientes, ainda em pequenos ensaios clínicos, tais como cromoglicato, naloxona, fedotozina, tegaserod, octreotida e agonistas serotoninérgicos.

Portanto, o tratamento dos pacientes com intestino irritável deve ser sempre individualizado, dependendo da gravidade dos sintomas, do predomínio de diarreia (loperamida, antiespasmódico, retirada da lactose, dieta) ou obstipação (dieta com fibras, exercício, aumento da ingestão de líquidos, agentes osmóticos ou antiespasmódicos). Nos quadros mais refratários, devem-se associar os antidepressivos e o procinético tegaserod, e, eventualmente, o alesetron.

HIPERTENSÃO PORTA E HEMORRAGIA DIGESTIVA ALTA

A hipertensão porta pode ser consequência de uma série de condições pré-hepáticas, hepáticas e pós-hepáticas que determinem o aumento da resistência ao fluxo porta, promovendo a formação de varizes esofágicas e gástricas que podem determinar quadros de hemorragias digestivas significativas e graves. O risco do sangramento depende do calibre das varizes e da pressão porta. Para as hemorragias digestivas altas, têm sido empregadas as seguintes condutas terapêuticas. Durante o sangramento, o ideal é a realização imediata de endoscopia e a ligadura ou esclerose das varizes, que podem ser realizadas diretamente, empregando-se substâncias tais como morruato sódico, etanolamina e outras. Posteriormente, novas avaliações serão feitas e os procedimentos repetidos, quando necessário. Durante o episódio do sangramento, também se deve avaliar sistematicamente a possibilidade de choque, fazendo-se a expansão volumétrica, e pode-se lançar mão de drogas tais como vasopressina, somatostatina, terlipressina e octreotida, e só excepcionalmente do balão ou cirurgia. Para a profilaxia de novos sangramentos, alguns autores preferem as técnicas endoscópicas de escleroterapia, enquanto outros empregam os betabloqueadores, como o propranolol ou o nadolol, para diminuir a pressão porta. Nos pacientes que aguardam transplante de fígado, pode-se lançar mão do *shunt* transjugular intra-hepático.

A vasopressina é um vasoconstritor potente que diminui o fluxo esplâncnico e porta. Entre os efeitos colaterais estão dor abdominal e torácica, hipertensão, diminuição do débito cardíaco, angina, isquemia intestinal e insuficiência cardíaca. Sua meia-vida é de 30 minutos, e inicialmente ela é administrada em bolo e, em seguida, em infusão contínua; em adultos, tem sido empregada associada à nitroglicerina, para diminuir os efeitos cardíacos.

A terlipressina é um análogo sintético da vasopressina, com ação mais longa, e não requer infusão contínua, tendo também menos efeitos adversos. A somatostatina é um peptídio que diminui o fluxo esplâncnico e o gradiente de pressão hepática e intravaricosa. A octreotida é a droga mais utilizada; é um octapeptídio, análogo da somatostatina, com ação mais prolongada e bastante empregado simultaneamente à endoscopia durante o sangramento alto ativo.

AFECÇÕES ANORRETAIS

Hemorroidas, fissuras anais e criptites representam condições comuns, frequentemente associadas a grande desconforto, prurido e sangramento, sobretudo durante ou após a defecação. Alguns preparados promovem o alívio local, mas são apenas sintomáticos; a maioria desses preparados contém substâncias emolientes, anestésicas e, eventualmente, outros componentes como corticoides, vasoconstritores, antissépticos, alguns de valor questionável. Os anestésicos locais habitualmente empregados nesses preparados são a benzocaína, a tetracaína, a dibucaína, a diclomina, a lidocaína e a promoxina. Esses preparados são empregados como supositórios ou pomadas. Em afecções anorretais com colite inflamatória intensa, podem-se utilizar enemas com corticoides. Alguns efeitos colaterais podem ocorrer quando há abrasão da pele ou mucosa ou absorção, além de hipersensibilidade, e deve-se orientar esses pacientes quanto à possibilidade de tratamento cirúrgico para essas afecções.

CALCULOSE

A grande maioria dos cálculos é constituída de colesterol e uma pequena fração de pigmentos com cálcio. Apenas os cálculos formados de colesterol são passíveis de tratamento medicamentoso. Novas cirurgias têm sido desenvolvidas, com o advento da laparoscopia e da litotripsia.

Duas drogas têm sido empregadas para dissolver cálculos: o ácido quenodesoxicólico e o ácido ursodesoxicólico. Ambas as drogas diminuem a saturação de colesterol; o ácido quenodesoxicólico (na dose de 10-15 mg/kg/dia) reduz a secreção de colesterol e a sua reabsorção, ambos empregados por via oral por um período longo entre 3 meses e 2 anos. Pode haver recorrência dos cálculos, e, por essa razão, apenas alguns pacientes devem receber esse tratamento medicamentoso. Essas drogas também são empregadas como tratamento coadjuvante em algumas hepatopatias crônicas acompanhadas de colestase, devido ao efeito citoprotetor.

PRURIDO

O prurido nos pacientes portadores de hepatopatias crônicas acompanhadas de colestase pode ser extremamente grave e debilitante; muitas vezes necessita ser medicado, pois altera a qualidade de vida do paciente, o seu sono e a capacidade de concentração nas atividades diárias. Nos casos mais intensos, pode até ser uma das indicações de transplante hepático. A presença do prurido está relacionada à gravidade e à duração da retenção biliar, e há processos multifatoriais relacionados à sua determinação. O prurido pode ser localizado ou generalizado. As medidas básicas a serem adotadas por todos os pacientes incluem manter as unhas curtas e limpas para evitar infecção secundária da pele, e uso de luvas e meias à noite. Deve-se prevenir o ressecamento da pele com o uso rotineiro de cremes hidratantes com base oleosa e, por vezes, banhos mornos para dar alívio. As drogas empregadas no prurido desses pacientes com colestase crônica são representadas pela colestiramina, anti-histamínicos, ácido ursodesoxicólico, rifampicina, fenobarbital, antagonistas opioides, ondasetron, propofol, S-adenosilmetionina e flumecinol. Outras medidas terapêuticas têm sido tentadas, como prednisolona, hemoperfusão, plasmaférese, e, como últimas tentativas, a cirurgia de derivação biliar e o transplante hepático.

A colestiramina liga-se aos ácidos biliares no íleo e impede a sua reabsorção, sendo administrada na dose de 12-24 g diários. É efetiva nos casos leves e moderados de prurido; o uso crônico pode determinar náuseas, vômitos, hipocalcemia e hipoprotrombinemia. Alguns pacientes referem melhora com os anti-histamínicos hidroxizina, difenidramina ou terfenadina. A medicação mais empregada no tratamento do prurido é o ácido ursodesoxicólico, mas nem todos os pacientes respondem de modo efetivo; como quase não há efeitos colaterais, tem sido largamente tentado nesses pacientes, em doses que variam entre 10-45 mg/kg/dia. A rifampicina tem sido empregada em alguns estudos, demonstrando redução do prurido, embora deva-se estar atento aos potenciais efeitos hepatotóxicos. O fenobarbital tem sido cada vez menos usado com esse objetivo, pois os efeitos sobre o prurido, na maioria dos pacientes, não são significativos. Os antagonistas opioides, embora diminuam o prurido de alguns pacientes, podem determinar efeitos de abstinência; têm sido tentados após a utilização de outras drogas no prurido intratável. Existem poucos estudos sobre o ondasetron. O propofol tem ação potente, mas a limitação é o uso venoso, a duração do efeito é curta, e há efeitos hipnóticos. Condutas cirúrgicas com drenagem externa ou transplante podem vir a ser necessárias.

DROGAS E O FÍGADO

A grande maioria das drogas apresenta algumas etapas de metabolismo no fígado, e essa biotransformação que aí se passa depende de vários complexos enzimáticos. Podem ocorrer várias reações secundárias à ação das drogas no fígado; existem drogas tóxicas intrínsecas, agentes tóxicos ocasionais e agentes tóxicos que induzem reações imunoalérgicas. Muitas drogas podem causar lesão hepática, portanto, diante de qualquer paciente hepatopata, é fundamental verificar detalhadamente o uso de medicamentos e evidências clínicas e laboratoriais de possível dano hepático. Pode haver drogas que determinem lesão hepática, como também a patologia hepática pode alterar o metabolismo das drogas. As lesões determinadas por medicamentos no fígado podem ser representadas por hepatite aguda, hepatite colestática, hepatite crônica, colestase, esteatose, cirrose e neoplasia, que estão detalhadas em outros capítulos.

REFERÊNCIAS BIBLIOGRÁFICAS

1. AMERICAN MEDICAL ASOCIATION. *Drug Evaluations*. 7th ed. annual, 1995.
2. BERGASA, N.V. The pruritus of cholestasis. *Semin. Dermatol.*, *14*:302-12, 1995.
3. BORGEAT, A.I., SAVIOZ, D., MENTHA, G. *et al*. Intractable cholestatic pruritus after liver transplantation – management with propofol. *Transplantation*, 58(6):727-9, 1994.
4. FERANCHAK, A.P., RAMIREZ, R.O., SOKOL, R.J. Medical and nutritional management of cholestasis. *In*: SUCHI, F.J., SOKOL, R.J., BALISTERI, W.F. (eds.). *Liver Disease in Children*. Lippincott Williams and Wilkins, Philadelphia, 2001. p. 195-237.
5. FERREIRA, C.T., PRETTO, F.M., MINUZZI, R.R. Hemorragia digestiva alta varicosa. *In: Gastroenterologia e Hepatologia em Pediatria – Diagnóstico e Tratamento*. Editora Medsi, Rio de Janeiro, 2003. Cap. 31, p. 399-425.
6. FORREST, J.A.F., FINLAYSON, N.D.C., SHEARMAN, D.J. Endoscopy in gastrointestinal bleeding. *Lancet*, 2:396-7.
7. GRAHAM-SMITH, D.G. & ARONSON, J.K. The drug therapy of gastrointestinal, hepatic and biliary disorders. *In*: *Oxford Textbook of Clinical Pharmacology and Drug Therapy*. 3rd ed. Oxford University Press, 2002.
8. IMPERIALE, T.F., BIRGISSIN, S. Somatostatin or octreotide compared with H2 antagonist and placebo in the management of acute nonvariceal upper gastrointestinal hemorrhage: a meta-analysis. *Ann. Inter. Med.*, 127(12):1062-71.
9. JONES, E.A., BERGASA, N.V. Why do cholestatic patients itch? *Gut*, 38(5):644-5, 1996.
10. LAINE, L. Acute and chronic gastrointestinal bleeding. *In*: *Sleisenger & Fordtran's Gastrointestinal and Liver Disease*. WB Saunders, Philadelphia, 1998. p. 198-219.
11. LIEBERMAN, D. Gastrointestinal bleeding: initial management. *Gastroenterol. Clin. North Am.*, 22(4):723-36, 1963.
12. LLAINE, L., PETERSON, W.L. Bleeding peptic ulcer. *N. Engl. J. Med.*, 331:717-27, 1994.
13. METZ, H. Irritable bowel syndrome. *N. Engl. J. Med.*, 349:22, 2136-2143, 2003.
14. SANTANA, M.T., CAMPOS FARIA, D.G., SOUZA, G.T. Estomatites. *In*: *Urgências Clínicas e Cirúrgicas em Gastroenterologia e Hepatologia Pediátricas*. Editora Medsi, Rio de Janeiro, 2003. Vol. 1, Cap. 16, p. 149-554.
15. SWEETMAN, S.C. *Martindale, The Complete Drug Reference*. 33rd ed. Pharmaceutical Press, London, 2002.
16. YERUSHALMI, B., SOKOL, R.J., NARKEWICZ, M.R. *et al*. Use of rifampin for severe pruritus in children with chronic cholestasis. *J. Pediatr. Gastroenterol. Nutr.*, 29:442-7, 1999.
17. YOSIPOVITCH, G., DAVID, M. The diagnostic and therapeutic approach to idiopathic generalized pruritus. *Internat. J. Dermatol.*, 38(12):881-7, 1999.

92

Vitaminas e Minerais

Enock Fernandes Sacramento e Benedito Bruno da Silva

INTRODUÇÃO

Vitaminas são substâncias orgânicas indispensáveis à manutenção das funções metabólicas normais do organismo e à conservação da saúde. Como o organismo humano não as sintetiza, ele as obtém, normalmente, de certos alimentos – nos quais existem em quantidades muito pequenas – e de outras fontes, como síntese bacteriana no intestino e irradiação ultravioleta de precursores existentes na pele. A deficiência ou ausência de vitaminas na alimentação determina perturbações conhecidas como estados carenciais, disvitaminoses, hipovitaminoses ou avitaminoses.

Uma alimentação equilibrada fornece ao organismo as vitaminas de que ele normalmente necessita. Todavia, em certas condições, tais como nos casos de dietas insuficientes, perturbações na absorção e necessidades aumentadas dos tecidos – crescimento, gestação, lactação, trabalhos físicos pesados, hipertireoidismo, estados patológicos acompanhados de febre –, a administração de vitamínicos pode tornar-se necessária, através de vitaminas específicas ou de polivitamínicos. No período de lactação, não só a mãe mas também o filho têm habitualmente necessidade de suplementação vitamínica.

Como a deficiência de uma única vitamina atualmente é rara, tornou-se comum a administração de preparações polivitamínicas, tanto na profilaxia como em casos de suspeita de deficiência vitamínica.

Nos EUA, o National Research Council, da National Academy of Sciences, instituiu o Food and Nutrition Board, com a finalidade de realizar estudos controlados para determinar as necessidades diárias do homem em relação às diversas vitaminas. Essa organização, que trabalha voltada para o contexto norte-americano e que faz revisões em suas recomendações sempre que necessário, divulga documentos que incluem uma tabela de "Suprimentos Dietéticos Recomendados Diariamente", para orientar o planejamento de suplementos vitamínicos. Ela indica as quantidades médias necessárias para manter o bom estado nutricional em pessoas sadias (Quadro 92.1).

A Food and Drug Administration adaptou e condensou a tabela do Food and Nutrition Board, com vistas a exigir dos fabricantes de suplementos dietéticos nos EUA a citação, nas embalagens desses produtos, das quantidades de vitaminas (e também de minerais e proteínas) necessárias para o consumo em um dia (Quadro 92.2).

VITAMINAS LIPOSSOLÚVEIS

Vitamina A

Vitamina A é a denominação habitual de pelo menos dois fatores muito aproximados entre si quanto à estrutura química: as vitaminas A_1 e A_2. Essas vitaminas exercem funções biológicas semelhantes; todavia, a primeira é aproximadamente três vezes mais ativa que a segunda.

A vitamina A é encontrada na natureza pré-formada e sob a forma de precursores ou provitaminas. As provitaminas compreendem os carotenoides, que são pigmentos hidrocarbonados, amarelos ou alaranjados (α-caroteno, β-caroteno e γ-caroteno), sintetizados pelas plantas, e alguns derivados oxigenados, como a criptoxantina. O β-caroteno é o mais importante, por ser o que apresenta maior atividade vitamínica e o mais abundante na alimentação do homem.

A vitamina A_1 (retinol) pré-formada é encontrada somente em animais. Peixes marinhos e alimentos de origem animal, tais como leite e derivados, fígado, ovo, constituem boas fontes de vitamina A_1. Sob a forma de provitamina, subsiste nos vegetais: frutas, legumes, cenoura, tomate, alface, couve, agrião, caruru, espinafre e também nos azeites de dendê e de buriti.

A vitamina A_2 (desidrorretinol) ocorre exclusivamente em peixes de água doce e nas aves que deles se alimentam.

Como o aproveitamento dos carotenoides é inferior ao do retinol, a atividade total da vitamina A é expressa pelas porcentagens de atividade do retinol e dos carotenoides. A atividade em vitamina A da dieta é expressa em equivalentes retinol e em UI. Uma UI equivale a 0,3 μg de retinol, 0,344 μg de acetato de retinil, 0,55 μg de β-caroteno e 1,2 μg dos demais carotenoides.

Trata-se de um álcool isoprenoide, que se apresenta sob a forma de cristais ou óleo, solúvel nas gorduras e nos solventes dessas (etanol, éter, clorofórmio). É termoestável, principalmente quando submetido a vácuo ou em presença de gás inerte. A oxidação ou exposição aos raios ultravioleta a destrói.

FARMACOCINÉTICA

Absorção

A absorção da vitamina A efetua-se no intestino delgado. É absorvida sob duas formas: pré-formada e como provitamina. A absorção é facilitada pela presença de sais biliares, proteínas, lipase pancreática e alimentos gordurosos. A ação antioxidante dos sais biliares que favorece a estabilização da vitamina impede sua oxidação e consequente destruição. Além disso, a bile serve de veículo na passagem da vitamina pela parede intestinal. A lipase pancreática é necessária à saponificação inicial ou hidrólise das emulsões de gorduras ou das soluções oleosas da vitamina. Os tocoferóis (vitamina E) protegem a vitamina A e os carotenoides contra processos oxidativos. Se o animal tem carência de vitamina E, não absorve bem a vitamina A.

Quadro 92.1 Suprimentos dietéticos recomendados diariamente[a]

	Idade (anos)	Vitaminas Lipossolúveis				Vitaminas Hidrossolúveis						
		A Atividades[b] (ER)	(UI)	D (UI)	E Atividades[d] (UI)	C (mg)	B_1 (mg)	B_2 (mg)	B_6 (mg)	B_{12} (μg)	Ácido fólico[e] (μg)	Niacina[f] (mg)
Lactentes	0,0-0,5	420[c]	1.400	400	4	35	0,3	0,4	0,3	0,3	50	5
	0,5-1,0	400	2.000	400	5	35	0,5	0,6	0,4	0,3	50	8
Crianças	1-3	400	2.000	400	7	40	0,7	0,8	0,6	1,0	100	9
	4-6	500	2.500	400	9	40	0,9	1,1	0,9	1,5	200	12
	7-10	700	3.300	400	10	40	1,2	1,2	1,2	2,0	300	16
Homens	11-14	1.000	5.000	400	12	45	1,4	1,5	1,6	3,0	400	18
	15-18	1.000	5.000	400	15	45	1,5	1,8	2,0	3,0	400	20
	19-22	1.000	5.000	400	15	45	1,5	1,8	2,0	3,0	400	20
	23-50	1.000	5.000		15	45	1,4	1,6	2,0	3,0	400	18
	51+	1.000	5.000		15	45	1,2	1,5	2,0	3,0	400	16
Mulheres	11-14	800	4.000	400	12	45	1,2	1,3	1,6	3,0	400	16
	15-18	800	4.000	400	12	45	1,1	1,4	2,0	3,0	400	14
	19-22	800	4.000	400	12	45	1,1	1,4	2,0	3,0	400	14
	23-50	800	4.000		12	45	1,0	1,2	2,0	3,0	400	13
	51+	800	4.000		12	45	1,0	1,1	2,0	3,0	400	12
Gestantes		1.000	5.000	400	15	60	+0,3	+0,3	2,5	4,0	800	+2
Lactantes		1.200	6.000	400	15	80	+0,3	+0,5	2,5	4,0	600	+4

[a]Os valores dos provimentos são planejados para cobrir variações individuais entre a maioria das pessoas normais (EUA) sob tensões comuns do ambiente. Os valores recomendados podem ser atingidos através de vários alimentos, que fornecem ainda outras substâncias nutritivas para as quais as necessidades humanas não foram calculadas adequadamente.
[b]Equivalente retinol (ER).
[c]Admite-se figurar em sua totalidade como retinol no leite nos primeiros 6 meses de vida. Todos os suprimentos subsequentes são considerados 50% como retinol e 50% como β-caroteno, quando calculados em UI. Como equivalentes retinol, 3/4 figuram como retinol e 1/4, como β-caroteno.
[d]Atividade total da vitamina E, calculada em 80% como α-tocoferol e 20% sob forma de outros tocoferóis.
[e]Os suprimentos de ácido fólico referem-se às fontes dietéticas determinadas pela dosagem do *Lactobacillus casei*. As formas puras de ácido fólico podem ser eficazes em doses inferiores a 1/4 dos valores dietéticos recomendados diariamente.
[f]Conquanto os provimentos sejam expressos como niacina, admite-se que 60 mg de triptofano deem origem a 1 mg de niacina.
(Fonte: Food and Nutrition Board, 8.ª edição revisada.)

Quadro 92.2 Necessidades diárias de vitaminas

Vitaminas	Unidades de Medida	Crianças até 12 Meses	Crianças de 1 a 4 Anos	Adultos e Crianças com Mais de 4 Anos	Gestantes e Lactantes
1. Lipossolúveis					
Vitamina A	UI	1.500	2.500	5.000	8.000
Vitamina D	UI	400	400	400	400
Vitamina E	UI	5	30	30	30
2. Hidrossolúveis					
Vitamina C	mg	35	40	60	60
Vitamina B_1	mg	0,5	0,7	1,5	1,7
Vitamina B_2	mg	0,6	0,8	1,7	2
Vitamina B_6	mg	0,4	0,7	2	2,5
Vitamina B_{12}	μg	2	3	6	8
Ácido fólico	μg	0,1	0,2	0,4	0,8
Niacina	mg	8	9	20	20
Ácido pantotênico	mg	3	5	10	10
Biotina	mg	0,15	0,15	0,3	0,3

Fonte: Food and Drug Administration.

As perturbações que afetam o sistema biliar, tais como obstrução dos condutos biliares, hepatite infecciosa e cirrose hepática, retardam a absorção da vitamina A. A absorção dessa vitamina é igualmente prejudicada pela ocorrência de diabete, espru, doença celíaca, fibrose cística do pâncreas, uso prolongado de antibióticos, gastroenterites, colites ulcerativas, intestino ressecado. O uso de óleos minerais também prejudica sua absorção. Por não serem digeridos, eles atravessam intactos o tubo intestinal, carregando tanto os carotenos como as vitaminas lipossolúveis.

Em condições normais, 80% da vitamina A ingerida é absorvida, e o restante é eliminado pelas fezes.

Uma parte importante (30-50% ou mais) da vitamina absorvida é armazenada no fígado. O restante é submetido a dois tipos de reações: conjugação do retinol e do ácido retinoico com o ácido glicurônico, no fígado, seguida da mobilização pela bile e eliminação pelas fezes. A metabolização do retinol e do ácido retinoico no fígado e nos rins é seguida da eliminação, pela urina, dos produtos de degradação (oxidados).

Os níveis sanguíneos de vitamina A são máximos de 4 a 5 horas após a administração oral, caindo, a seguir, paulatinamente, devido à deposição da vitamina no fígado. Quando se administra o caroteno, pela mesma via, os níveis sanguíneos atingem o máximo em 7 a 8 horas.

A concentração normal de vitamina A no plasma é de 20 a 50 μg por 100 mL.

Distribuição

Absorvida pelo intestino delgado, a vitamina é armazenada no fígado, sob a forma de palmitato, nos hepatócitos e não nas células de Kupffer, como se admitia. A reserva hepática é normalmente suficiente para suprir as necessidades do organismo durante 3 a 12 meses. Pequenas quantidades são encontradas em diversos órgãos, particularmente no olho (retina).

Biotransformações

A vitamina A dos alimentos é ingerida principalmente sob a forma de éster palmítico (palmitato de retinil). Esse éter é hidrolisado na parte superior do intestino delgado, dando origem a um álcool livre, sob ação de um hidrolisado de suco pancreático e em presença de sais biliares. Juntamente com os produtos da digestão dos lipídios, o retinol é emulsionado pelos sais biliares e pelos fosfolipídios, assumindo uma forma micelar apropriada para a absorção.

Após absorção, a vitamina A distribui-se no organismo, sendo armazenada em grande parte no fígado, sob a forma de retinil. Esse, após hidrólise, liberta o retinol, que se associa, provavelmente no aparelho de Golgi, a uma proteína conhecida como *proteína de enlace do retinol* ou PER, dando origem ao complexo PER-retinol. O PER, que se decompõe nos rins e que aparece no plasma geralmente associado a uma proteína denominada PART (*pré-albumina rica em triptofano*), é um transportador de vitamina A do fígado para os diferentes órgãos.

Eliminação

A vitamina A é excretada pelas fezes, pela urina e pelo leite. Normalmente, o leite materno encerra concentrações de vitamina A suficientes para atender às necessidades diárias do lactente. Em estados patológicos, como a pneumonia, a eliminação da vitamina A efetua-se pela via renal em quantidades elevadas, aproximadamente 3.000 UI por dia.

FARMACODINÂMICA

Mecanismo de ação

O mecanismo de ação da vitamina A no processo de crescimento, na maturação e integridade do tecido epitelial e na prevenção da xeroftalmia não é bem conhecido.

Está estabelecida, todavia, a intervenção bioquímica da vitamina A no processo fotoquímico da visão.

Interação com outras drogas

Suspeita-se que a vitamina A possa reativar reações inflamatórias controladas por corticosteroides, quando administrados por via sistêmica. Os estudos nesse sentido, todavia, não são suficientemente conclusivos.

Ações e efeitos

FUNÇÕES

A vitamina A é essencial ao crescimento e ao bom desenvolvimento da criança, à renovação e à manutenção da integridade do tecido epitelial. Ela desempenha, também, importante papel na formação dos ossos e dos dentes e no mecanismo da visão. Estudos recentes indicam uma provável intervenção da vitamina A nos processos imunológicos do organismo: ela facilitaria a resposta imunitária humoral.

CARÊNCIA

Crianças submetidas a regime pobre em leite integral ou que apresentam dificuldade de absorção intestinal de gorduras podem apresentar hipovitaminose A.

A primeira manifestação de carência é a nictalopia ou cegueira noturna, que se traduz pela incapacidade de o indivíduo enxergar à meia-luz. Essa diminuição da visão crepuscular pode evoluir, principalmente na criança, para a xeroftalmia – espessamento e enrugamento da conjuntiva ocular – e, por fim, para a perfuração da córnea e cegueira.

Ao nível da pele, podem ocorrer secura, descamação, erupção papilar dos folículos pilossebáceos, que favorecem infecções locais. A queratose e o enrugamento da pele conferem-lhe um aspecto característico, conhecido como *pele de sapo* (frinoderma).

Toxicidade

TOXICIDADES AGUDA E CRÔNICA

Quando ingerida em doses elevadas – 300.000 UI em crianças e 2.000.000 UI em adultos –, a vitamina A pode originar sinais de toxicidade aguda, principalmente em crianças. Doses de 10.000 UI, ingeridas durante alguns meses (crianças) ou alguns anos (adultos), podem dar origem a sinais de intoxicação crônica.

Na criança, os sintomas de hipervitaminose A traduzem-se por protuberância das fontanelas, pseudotumor cerebral, aumento da pressão do LCR, letargia, zumbidos, pruridos, dermatite esfoliativa, estomatite, hiperostose e, às vezes, diplopia, papiledema, atrofia óptica e cegueira. No adulto, os sintomas mais comuns são vômitos, alterações cutâneas, irritabilidade, cefalalgia.

Tanto em crianças como em adultos, a hipervitaminose A pode causar secura da pele e das mucosas, vômitos, alopecia, anorexia, unhas quebradiças, mialgias, osteoalgias, artralgias, dor abdominal, esplenomegalia, anemia hipoplásica com leucopenia.

Os sintomas de hipervitaminose A geralmente regridem com a suspensão da administração de vitamina A; todavia, em crianças, podem ocorrer o fechamento prematuro das epífises e, consequentemente, prejuízo definitivo para o crescimento. Não se conhecem casos de morte devidos à hipervitaminose A.

CONTRAINDICAÇÕES E PRECAUÇÕES

Deve-se evitar a administração de vitamina A a pacientes em uso de corticosteroides. Quando a administração de vitamina A é necessária por períodos prolongados, recomenda-se, vez por outra, a interrupção do tratamento, a fim de evitar possível hipervitaminose.

POSOLOGIA

Como suplementação dietética, as doses devem ser estabelecidas com base no Quadro 92.1, considerando-se o regime alimentar do paciente. Doses superiores a 25.000 UI só devem ser prescritas em casos de deficiências nítidas e por períodos limitados.

A administração oral é mais usual, reservando-se a via intramuscular para os casos em que a administração oral seja impossível, aqueles em que a absorção por essa via seja deficiente ou quando os sintomas oculares forem muito graves.

Via intramuscular

Deficiências graves de vitamina A em lactentes requerem a administração diária de 5.000 a 10.000 UI durante 10 dias; em adultos e crianças acima de 8 anos, 50.000 UI por dia, durante 3 dias, seguidas de 50.000 UI por dia, durante 2 semanas.

Via oral

Deficiências graves de vitamina A, em adultos e crianças acima de 8 anos, requerem a administração diária de 100.000 UI durante 3 dias, seguida de 50.000 UI por dia, durante 2 semanas, e de 10.000 e 20.000 UI diárias, por mais 2 meses.

Via tópica

No tratamento da acne vulgar, uma aplicação diária, à noite, durante 3 a 6 semanas, após o que as aplicações podem ser mais espaçadas.

Usos

A administração da vitamina A é recomendada durante a gestação, a lactação, a senescência e, sobretudo, em casos de distúrbios da visão crepuscular (nictalopia ou hemeralopia), casos graves de queratinização da córnea (xeroftalmia), de secura da pele e das mucosas e de acne.

ESPECIALIDADES FARMACÊUTICAS EXISTENTES NO BRASIL

Via oral

AROVIT (Roche) – drágeas a 50.000 UI e solução oral a 150.000 UI mL.

DRÁGEAS DE VITAMINA A (Ultraquímica) – drágeas a 50.000 UI mL.
NALFAN (Novaquímica) – drágeas a 50.000 UI e 100.000 UI.
VIAMIT (Pfizer) – comprimidos mastigáveis, sulcados, a 50.000 UI e 100.000 UI.
VITAMINA A (Abbott) – *filmtabs* a 50.000 UI.
VITAMINA A (Schering) – drágeas a 50.000 UI.

Via parenteral
AROVIT (Roche) – ampolas de 1 mL a 300.000 UI.

Via tópica
RETIN-A (Johnson & Johnson) – creme e compressas.

Vitamina D

Vitamina D é denominação comum de dois esteróis capazes de prevenir ou curar raquitismo: o ergocalciferol (vitamina D_2) e o colecalciferol (vitamina D_3).

O ergocalciferol resulta da exposição do ergoterol (provitamina D_2) à irradiação ultravioleta; o colecalciferol resulta da exposição do 7-desidrocolesterol (provitamina D_3) da pele humana à irradiação ultravioleta dos raios solares.

A vitamina D pode ser obtida de duas fontes: exposição da pele aos raios solares e ingestão da vitamina contida em alimentos ou medicamentos. A vitamina D é encontrada em alimentos de origem animal: ovo, leite fígado de vitela, de vaca e de porco e, sobretudo, óleos de fígado de bacalhau, atum e cação, que representam boas fontes de vitamina. As provitaminas, todavia, ocorrem apenas no reino vegetal.

Não há consenso sobre as quantidades mínimas diárias de vitamina D necessárias para que o organismo humano mantenha uma homeostase normal de cálcio e fosfato inorgânico e uma mineralização normal dos ossos. Isso ocorre porque não se sabe exatamente a quantidade de vitamina que resulta da ação dos raios solares sobre a pele, uma vez que as condições dessa exposição são muito variáveis. O Food and Nutrition Board convencionou estabelecer uma cifra única para todas as idades: 400 UI por dia. Admite-se, todavia, que recém-nascidos e crianças até 6 anos, gestantes e lactantes tenham suas necessidades aumentadas.

QUÍMICA

As fórmulas estruturais das vitaminas D_2 e D_3 estão apresentadas nas Figs. 92.1 a 92.3.

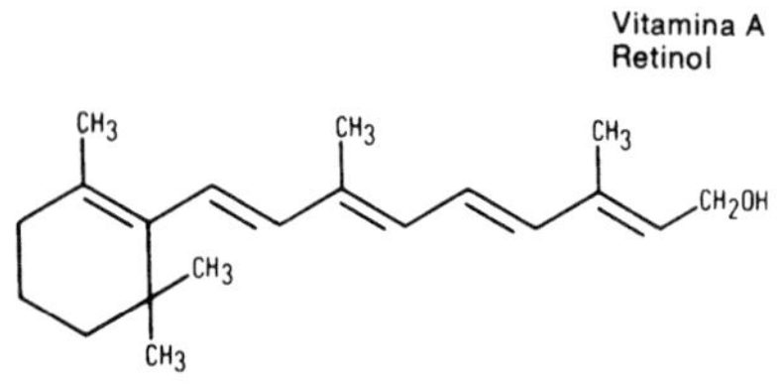

Fig. 92.1 Estrutura da vitamina A_1 (retinol).

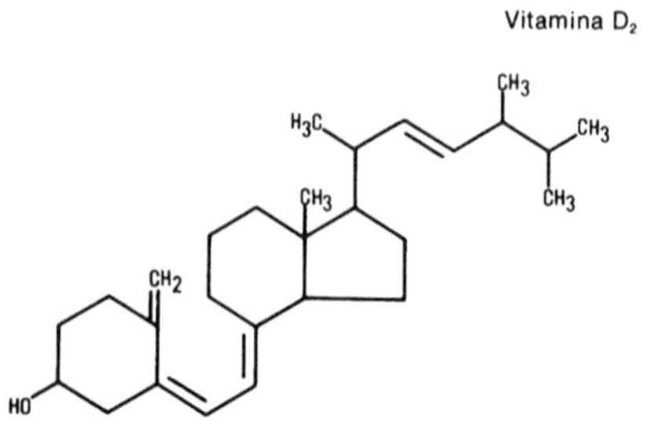

Fig. 92.2 Estrutura da vitamina D_2.

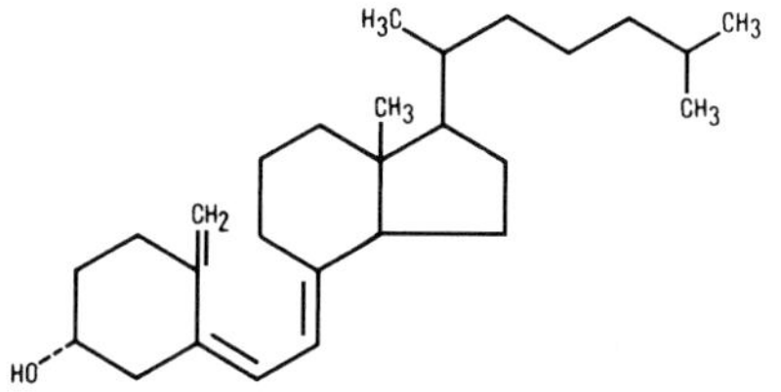

Fig. 92.3 Estrutura da vitamina D_3.

Tanto as provitaminas como as vitaminas D pertencem ao grupo dos esteróis. Dentre as provitaminas, apenas o ergosterol e o 7-desidrocolesterol ocorrem na natureza, e ambos são fisiologicamente inativos.

As vitaminas D e suas provitaminas são substâncias cristalinas, brancas, inodoras, insolúveis em água e solúveis nas gorduras e nos solventes dessas. São estáveis à oxidação e ao calor. Alteram-se, contudo, pela exposição à luz e aos raios ultravioleta.

FARMACOCINÉTICA

Absorção

A vitamina D é absorvida pelo intestino delgado, juntamente com o cálcio e o fósforo. Por ser lipossolúvel, torna-se necessária a presença de sais biliares para que sua absorção se efetue.

Afecções do fígado, da vesícula e do pâncreas que interferem na absorção de gorduras reduzem a absorção da vitamina D, assim como acontece com a vitamina A. A ingestão de óleos minerais também produz efeitos idênticos aos já assinalados com relação à vitamina A.

Estudos realizados em animais revelaram que a vitamina D é rapidamente absorvida e distribuída no organismo 15 minutos após a administração por via intravenosa; 20% da dose ingerida encontra-se no fígado. Quatro horas após, a vitamina é encontrada nos ossos (30%), sangue (13%), no conteúdo intestinal (9%) e na mucosa do intestino delgado (2%).

Distribuição

Após a absorção pelo intestino ou penetração nos vasos da pele (no caso da vitamina D_3), a vitamina D é transportada pela circulação a todos os órgãos, depositando-se principalmente no fígado, na pele e no cérebro. Quantidades menores são armazenadas no baço, pulmões, ossos e tecidos gordurosos. A vitamina D pode ser transferida do organismo materno para o da criança, antes e depois do nascimento. A transferência, no segundo caso, efetua-se através do leite.

Biotransformações

Acredita-se que o 7-desidrocolesterol (provitamina D_3) se forme na mucosa intestinal, passando em seguida à pele, onde se transforma em vitamina D_3, sob a ação dos raios solares. A maior parte da vitamina D converte-se no organismo humano em metabólitos ainda pouco conhecidos. Um deles foi identificado como o 25-hidroxicolecalciferol.

Eliminação

A vitamina D e seus metabólitos são excretados principalmente com a bile e através do leite (no caso de lactentes) e pelas fezes. Não há eliminação pela urina.

FARMACODINÂMICA

Mecanismo de ação

É ainda pouco conhecido. Entre as hipóteses levantadas, está a seguinte: a vitamina D se fixaria na cromatina ou na membrana celular, onde provocaria desprendimento de um gene específico, liberando um RNA mensageiro que codificaria a biossíntese de uma proteína transportadora de cálcio, a qual se localizaria nas microvilosidades da célula intestinal e, possivelmente, da célula óssea.

Ações e efeitos

As vitaminas D agem ao nível do intestino delgado, facilitando a absorção de cálcio e fósforo. Um importante efeito da ação das vitaminas D é a correta mineralização das matrizes dos ossos no crescimento.

Carência

A deficiência de vitamina D na criança e nos animais novos provoca perturbação da mineralização das matrizes ósseas, dando origem ao raquitismo. A deficiência resulta da exposição insuficiente aos raios solares e, por isso mesmo, às radiações ultravioleta. A ausência dessas radiações impede a produção endógena da vitamina D na pele e torna indispensável o uso da vitamina exógena, pré-formada. A deficiência pode resultar, igualmente, da intervenção dos mesmos fatores que interferem na absorção da vitamina A.

O raquitismo clássico é peculiar às fases de crescimento e acomete particularmente as crianças de 4 meses a 2-3 anos de idade e, mais raramente, as em idade escolar. As reservas de vitamina D existentes no organismo do recém-nascido são pequenas e, mesmo quando reforçadas pela suplementação proporcionada pelo leite materno, não oferecem a devida proteção contra as manifestações de raquitismo além do 3º mês. Fora desse período, os sintomas que caracterizam a deficiência podem ocorrer, desde que o organismo fique privado da luz solar durante longos períodos. Manifestam-se, então, sob as formas de raquitismo juvenil e raquitismo do adulto (osteomalacia).

Toxicidade

TOXICIDADES AGUDA E CRÔNICA

A vitamina D é a mais tóxica das vitaminas, quando ingerida em quantidades excessivas. A administração diária de 10.000 a 20.000 UI da vitamina D a crianças ou de 100.00 UI a adultos pode provocar sintomas tóxicos, traduzidos principalmente por anorexia, náuseas e, às vezes, vômitos e dores abdominais – com constipação na fase inicial e, depois diarreia –, acompanhados de sede, polidipsia, poliúria e, por fim, desidratação.

A hipercalcemia é o aspecto mais importante da hipervitaminose D. Depósitos de sais de cálcio podem ocorrer no coração, nos grandes vasos, nos túbulos renais e em outros tecidos moles. A calcificação do tecido renal afeta a filtração glomerular, facilitando o aparecimento de azotemia. É característico, nos ossos, o adensamento das metáfises, resultante da deposição de quantidade excessiva de cálcio. Os níveis de fósforo no soro também aumentam em casos de hipervitaminose D.

A administração de doses elevadas e por tempo prolongado de vitamina D em crianças pode levar a retardamento físico e mental, deficiência renal e morte.

Os sintomas de hipervitaminose D são reversíveis. Para corrigi-los, deve-se suspender a administração da vitamina D. A redução concomitante e temporária de cálcio na dieta é indicada durante o período de ajustamento. O paciente deve ingerir grande quantidade de líquidos para baixar os níveis sanguíneos de cálcio e promover sua mobilização dos tecidos. A administração de sulfato de sódio, por via oral, é útil, pois esse sal diminui a absorção intestinal de cálcio.

CONTRAINDICAÇÕES E PRECAUÇÕES

A administração de vitamina D deve ser evitada ou feita com cautela em pacientes portadores de doença das coronárias, distúrbios da função renal e arteriosclerose, principalmente se se tratar de velhos. Durante o tratamento, deve-se ficar atento quanto ao nível de cálcio no sangue, pois ele deve ser mantido entre 9 e 10 mg/mL.

POSOLOGIA

Via oral

Como suplemento vitamínico, 400 UI diárias são suficientes, tanto para lactentes como para crianças e adultos. As doses terapêuticas para o tratamento do raquitismo congênito devem ser elevadas para 7.500 UI diárias ou mais. Casos de hipofosfatemia congênita exigem a administração de doses elevadas de vitamina D: 40.000 a 160.000 UI por dia; nesses casos, deve-se ajustar a dose à sensibilidade do paciente, a fim de se evitar a ocorrência de sintomas tóxicos.

Para adultos, a posologia, em casos de doenças congênitas, é a mesma recomendada para crianças. Casos de osteomalacia requerem 10.000 a 50.000 UI ou mais, de acordo com a resposta do paciente.

USOS

A vitamina D é indicada na profilaxia e no tratamento do raquitismo, sobretudo na criança. Crianças prematuras geralmente são muito suscetíveis ao raquitismo e requerem uma suplementação de vitamina D.

No adulto, é utilizada no tratamento da osteomalacia, de perturbações do metabolismo fosfocálcico (hipocalcemia e hipofosfofatemia) e doenças congênitas.

ESPECIALIDADES FARMACÊUTICAS EXISTENTES NO BRASIL

A vitamina D não é apresentada isoladamente no comércio farmacêutico brasileiro. São frequentes, todavia, associações com vitamina A (ADECOL, ADENOTIOL, ADENOPAN, ADEROGIL D_3, ADESOL), com as vitaminas A e E, e outras.

Vitamina E (tocoferol)

Dá-se o nome de vitamina E a vários álcoois de estrutura química vizinha (α-, β-, γ- e δ-tocoferol) cujo representante mais importante é o α-tocoferol. Devido às alterações que sua deficiência pode acarretar nas funções reprodutoras do rato, é conhecida como vitamina da fertilidade ou vitamina antiesterilidade.

A vitamina E é encontrada principalmente nas plantas verdes e nos óleos de várias sementes, tais como os de cereais, algodão, soja e amendoim. O óleo de trigo constitui a fonte mais rica dessa vitamina.

QUÍMICA

A fórmula estrutural da vitamina E está apresentada na Fig. 92.4.

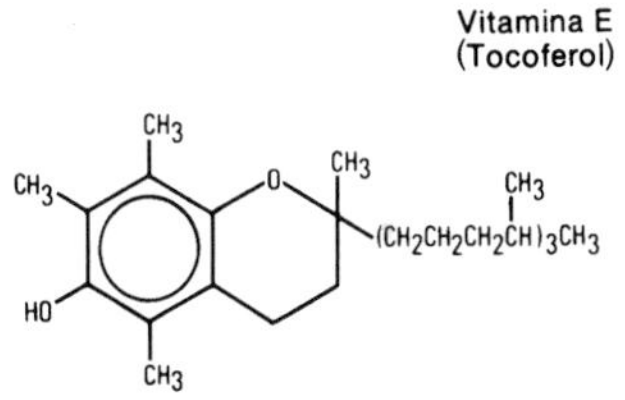

Fig. 92.4 Estrutura da vitamina E (tocoferol).

A vitamina E apresenta-se como um líquido viscoso, límpido, amarelo ou castanho-amarelado, inodoro, e que se oxida por exposição à luz, adquirindo cor vermelho-escura. Praticamente insolúvel em água, é solúvel em álcool e gorduras.

FARMACOCINÉTICA

Absorção

A vitamina E é absorvida no intestino delgado, assim como as outras vitaminas lipossolúveis. A absorção é favorecida pela presença de gordura e bile. Os fatores que interferem na absorção das vitaminas A e D afetam também a absorção da vitamina E.

Quando administrada por via oral, 50% a 80% da vitamina E ingerida é absorvida. Essa proporção é a mesma em relação à absorção da vitamina E contida nos alimentos.

A concentração de vitamina E no soro é da ordem de 1 mg/100 mL; todavia, as variações são comuns.

Distribuição

A vitamina E chega à corrente sanguínea por via linfática. Está presente no plasma, associada à sua fração lipídica. Distribui-se por todo o organismo, acumulando-se principalmente no fígado, músculos esqueléticos, hipófise, suprarrenais, glândula mamária, pulmões, baço e nos depósitos gordurosos. Durante a fase de amamentação, o leite materno constitui o veículo da vitamina E para o lactente.

918 FARMACOLOGIA

Biotransformações

A vitamina E sofre no organismo várias interconversões oxirredutoras. Os metabólitos urinários são glicuronídios do ácido tocoferônico e sua γ-lactona.

Eliminação

A vitamina E é eliminada pela bile, pela urina e pelo leite materno. A parcela de vitamina E não absorvida no intestino e uma fração que normalmente acompanha a bile são eliminadas pelas fezes.

FARMACODINÂMICA

Mecanismo de ação

A vitamina E é excelente agente redutor e funciona como poderoso antioxidante. Possuindo maior avidez pelo oxigênio do que as substâncias oxidáveis, ela as protege contra a oxidação e as conserva intactas em sua estrutura.

Admite-se que a atividade antioxidante da vitamina E se processa ao nível das membranas celulares e das mitocôndrias. A vitamina participaria, também, sob a forma de coenzima, de várias reações enzimáticas envolvidas nos processos da respiração celular.

Interação com outras drogas

Estudos preliminares sugerem que a vitamina E interfere nos sais de ferro (agentes oxidantes). Nesses casos, é preciso aumentar as doses de vitamina E para se obter a mesma resposta hematológica em crianças com anemia ferropriva.

As necessidades de vitamina E aumentam com a elevação do suprimento de ácidos graxos poli-insaturados. Todavia, esse fato não requer cuidados muito especiais porque os alimentos que contêm quantidades elevadas desses ácidos, como os óleos vegetais, gorduras e margarina são geralmente ricos em vitamina E.

Ações e efeitos

FUNÇÕES

A vitamina E caracteriza-se por sua atividade fortemente antioxidante, principalmente em relação aos lipídios. Em função dessa propriedade, ela atua no organismo como inibidora da oxidação da vitamina A, dos carotenos (provitamina A) e dos ácidos graxos poli-insaturados (linoleico, linolênico, araquidônico), protegendo-os contra a peroxidação.

A peroxidação (auto-oxidação) dá origem a radicais tóxicos e a pigmentos de coloração castanha (pigmentos ceroides), observados em todos os tecidos e que caracterizam a deficiência da vitamina E.

Parece que a vitamina E influencia a síntese do heme e da porfirina e, indiretamente, de várias hemoproteínas.

A resposta hematológica favorável produzida pela vitamina E em crianças com anemia macrocítica permite atribuir a essa vitamina (associada à vitamina B_{12} e ao ácido fólico) importante papel na formação de eritrócitos.

CARÊNCIA

Os fenômenos decorrentes da deficiência da vitamina E em animais variam muito de uma espécie para outra. Dentre eles destacam-se os seguintes: atrofia dos músculos estriados e do miocárdio, aumento da permeabilidade e da fragilidade capilar, aumento dos processos oxidativos nos tecidos gordurosos e perturbações no sistema reprodutor, tais como degeneração dos testículos e supressão da fertilidade.

Não se conhecem, todavia, sinais evidentes de carência da vitamina E no homem. Os depósitos teciduais constituem fontes eficientes da vitamina durante períodos prolongados.

Toxicidade

TOXICIDADES AGUDA E CRÔNICA

Doses moderadamente excessivas de vitamina E são praticamente atóxicas. Só doses muito elevadas, da ordem de 400 a 800 UI por dia e por períodos prolongados, poderão dar origem a efeitos colaterais: náuseas, fraqueza muscular, fadiga, visão turva. Com doses excessivamente elevadas – 2.000 a 12.000 UI por dia e por períodos prolongados –, foram registrados casos de disfunção gonadal, creatinúria, perturbações gastrointestinais.

CONTRAINDICAÇÕES E PRECAUÇÕES

Pacientes que consomem quantidades excessivas de ácidos graxos poli-insaturados geralmente requerem suplementação de vitamina E. A mesma precaução deve ser adotada no caso de emprego de sais de ferro no tratamento da anemia ferropriva.

POSOLOGIA

Vias oral e intramuscular

Lactentes, 20 a 25 UI por dia. Crianças e adultos, 120 a 150 UI diárias.

USOS

Não estão bem estabelecidas as indicações terapêuticas da vitamina E no homem. Acredita-se, todavia, que ela seja útil em casos de porfiria cutânea tardia, anemia de *kwashiorkor*, claudicação intermitente. Tem sido ainda proposta, sem confirmação de eficácia, em casos de abortamento habitual, tendência a parto prematuro, esterilidade.

ESPECIALIDADES FARMACÊUTICAS EXISTENTES NO BRASIL

Via oral

EPHINAL (Roche): comprimidos a 50 mg (50 UI) e drágeas a 10 mg (100 UI).

Em associação, a vitamina E está presente nas fórmulas de aproximadamente 70 especialidades farmacêuticas comercializadas no Brasil.

Vitamina K

Vitamina K é a denominação genérica de um grupo de compostos químicos lipossolúveis, naturais e artificiais, considerados essenciais à coagulação do sangue. É conhecida como anti-hemorrágica, ou vitamina da coagulação. A letra K deriva da palavra alemã *Koagulation*.

Entre as vitaminas naturais figuram a vitamina K_1 (fitoquinona) e a vitamina K_2 (farnoquinona). Existem várias vitaminas K_2 reunidas sob o nome genérico de menaquinonas. Dentre as vitaminas artificiais, que compreendem os análogos sintéticos do grupo K, destaca-se a vitamina K_3 (menadiona).

Bactérias presentes no intestino delgado (principalmente *E. coli*) sintetizam a vitamina K. Além dessa fonte, a vitamina é muito difundida na natureza, ocorrendo em vegetais, cereais e tecidos animais. Folhas de espinafre, repolho e couve são boas fontes de vitamina K.

QUÍMICA

A fórmula estrutural geral das vitaminas K e os radicais das vitaminas K_1, K_2 e K_3 estão descritos na Fig. 92.5.

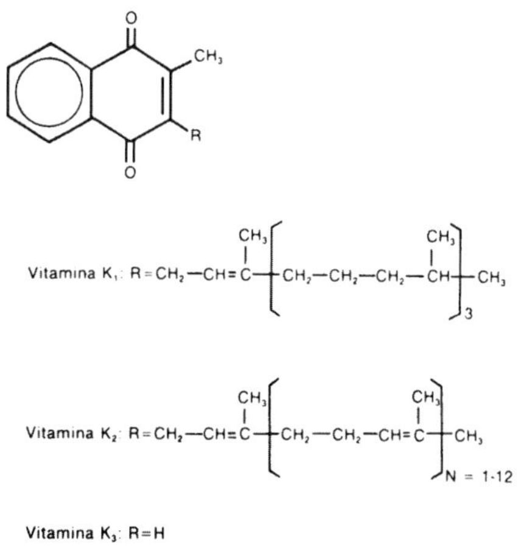

Fig. 92.5 Estrutura das vitaminas K.

As vitaminas do grupo K são lipossolúveis, termoestáveis, facilmente destruídas pela luz, pelos álcalis e pelo álcool. As formas sintéticas são muito pouco solúveis em água; existem, todavia, formas hidrossolúveis de menadiona, que são mais estáveis, embora menos ativas.

As vitaminas K_1 e K_2 são óleos amarelados, sensíveis à irradiação ultravioleta e facilmente destruídas por oxidação. A menadiona é um pó cristalino, amarelo-claro.

FARMACOCINÉTICA

Absorção

A vitamina K é absorvida pelo intestino delgado, principalmente no jejuno. Por ser lipossolúvel, sua absorção é facilitada pela presença de bile e gorduras e dificultada pelos mesmos fatores que prejudicam a absorção das vitaminas A, D e E.

O emprego continuado de sulfamídicos e antibióticos de largo espectro pode ocasionar destruição da flora intestinal responsável pela síntese da vitamina K_2 e, em consequência, hipoprotrombinemia.

A absorção de vitamina K é completa, tanto quando ela é administrada em preparações hidrossolúveis como em soluções oleosas e aquosas, em indivíduos normais e em condições favoráveis. Todavia, mais de 80% fixa-se em proteínas plasmáticas.

Distribuição

Após absorção, a vitamina K atinge a circulação sanguínea pela via linfática. As reservas dessa vitamina nos órgãos são pequenas; as maiores concentrações são encontradas no fígado. Durante a gestação, a vitamina K passa do organismo materno para o feto, através da placenta.

Biotransformações

Quantidades relativamente elevadas de vitamina K podem ser encontradas nas fezes, provenientes de síntese bacteriana na luz do intestino e, provavelmente, de excreção pela mucosa intestinal. Não há eliminação da vitamina pela bile, nem pela urina. Sua presença foi assinalada no leite de lactentes após a ingestão.

FARMACODINÂMICA

Mecanismo de ação

A vitamina K age ao nível do parênquima hepático, favorecendo a produção de protrombina por um mecanismo de ação ainda não elucidado. Sabe-se, todavia, que a eficiência da ação catalisadora da vitamina K nesse processo está condicionada à integridade funcional do hepatócito, célula da qual depende a elaboração da protrombina.

Interação com outras drogas

Doses elevadas de menadiona e seus derivados podem elevar a bilirrubinemia e interferir nos testes de identificação urinária de esteroides. Existe antagonismo, por competição, entre a vitamina K e os anticoagulantes (antivitaminas K).

Ações e efeitos

FUNÇÕES

A vitamina K é essencial à biossíntese da protrombina, que é uma globulina normalmente produzida pelas células hepáticas e indispensável à coagulação do sangue.

A coagulação do sangue é um processo extremamente complexo e envolve muitos fatores. Abstraindo-se do papel atribuído a cada um deles, a coagulação consiste, essencialmente, na conversão de protrombina em trombina, numa primeira fase, seguida da formação de fibrina, a partir do fibrinogênio, em presença de trombina. A fibrina é uma proteína insolúvel, que constitui a base do coágulo sanguíneo. A carência de vitamina K determina redução de protrombina no sangue, e, em consequência, a coagulação não se processa normalmente.

CARÊNCIA

A deficiência de vitamina K provoca redução de protrombina no sangue (hipoprotrombinemia) e, consequentemente, tendência a hemorragias.

Toxicidades

TOXICIDADES AGUDA E CRÔNICA

Os efeitos colaterais são raros. Registrou-se, todavia, icterícia em crianças prematuras após o uso de doses elevadas de vitamina K. Foram relatadas, também, reações alérgicas após injeções de vitamina K_1, por via intravenosa, e reações hemolíticas atribuídas à ação da vitamina K_3.

CONTRAINDICAÇÕES E PRECAUÇÕES

Deve-se evitar a administração de altas doses de menadiona e de seus derivados a crianças prematuras. Nessas condições, podem provocar hiperbilirrubinemia e *kernicterus*. Como a vitamina K pode influenciar os resultados dos testes para a determinação de esteroides urinários, deve-se evitar sua administração a pacientes nessas circunstâncias.

POSOLOGIA

Via oral

No tratamento das hemorragias, 20 mg para crianças e 40 mg para adultos por dia. Para recém-nascidos, 1 a 2 mg (expresso em menadiona), por dia.

Via parenteral

Na profilaxia das hemorragias do recém-nascido, 1 mg, por via intramuscular, logo após o parto. No tratamento, 5 mg para o recém-nascido, 10 mg para crianças e 20 mg diários para adultos, por via intramuscular. Em casos de superdosagem de anticoagulantes dicumarínicos e indandiônicos, 20 mg por via intramuscular ou intravenosa. Para pacientes a serem submetidos a cirurgia e tratados com anticoagulantes dicumarínicos e indandiônicos, recomendam-se 50 mg de vitamina K por via intramuscular, 24 horas antes da intervenção.

ESPECIALIDADES FARMACÊUTICAS

Via oral

KANAKION (Roche) – solução oral a 50 mg de vitamina K_1 por mL.
SYNKAVIT (Roche) – comprimidos a 10 mg de vitamina K.

Via parenteral

KANAKION (Roche) – solução injetável a 10 mg de vitamina K_1 por ampola de 1 mL.
SOLUÇÃO INJETÁVEL DE VITAMINA K (Farmoquímica).
VITAMINA K (Vital Brazil) – solução injetável a 4 mg de vitamina K por ampola de 1 mL.

Em associação, a vitamina K está presente em cerca de 40 especialidades farmacêuticas comercializadas no Brasil.

VITAMINAS HIDROSSOLÚVEIS

Vitamina C

A vitamina C ou ácido ascórbico, também conhecida como fator antiescorbútico, é uma das principais vitaminas, em função do importante papel que desempenha em fisiologia humana.

Encontra-se amplamente distribuída na natureza. As fontes mais importantes da vitamina C são frutas frescas – caju, goiaba, uva, laranja, limão, tangerina, manga e abacaxi – e verduras ou hortaliças – brócolis, tomate, agrião, espinafre e couve.

QUÍMICA

A vitamina C, cuja fórmula bruta é $C_6H_8O_6$, apresenta a seguinte fórmula estrutural:

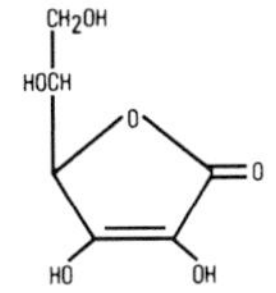

Fig. 92.6 Estrutura da vitamina C.

Trata-se de uma substância branca, cristalina, de sabor amargo, muito solúvel em água, solúvel no álcool e insolúvel nos solventes das gorduras. É muito sensível à oxidação. A forma levógira é fisiologicamente ativa, enquanto a dextrógira é inativa.

FARMACOCINÉTICA

Absorção

Quando administrada por via oral, a vitamina C é rapidamente absorvida no intestino delgado. A absorção, todavia, começa já na mucosa bucal. É igualmente rápida a sua passagem para a circulação, quando administrada pela via intramuscular.

O teor de vitamina C no sangue de indivíduos normais é da ordem de 0,8 a 2,4 mg por 100 mL de plasma. Após a administração oral de 1 g de ácido ascórbico, os teores liquóricos sobem, aproximadamente, para 1,8 a 4,3 mg por 100 mL.

Distribuição

Após a absorção, a vitamina C distribui-se por todo o organismo, acumulando-se principalmente, e por ordem decrescente, nos seguintes órgãos e tecidos: retina, hipófise, corpo amarelo, córtex suprarrenal, timo, fígado, cérebro, gônadas, baço, pâncreas, glândulas salivares, pulmões, rins, paredes intestinais, músculo cardíaco, músculos esqueléticos, sangue. É particularmente importante a concentração da vitamina nos glóbulos brancos.

Biotransformações

No adulto, após saturação dos tecidos, 50% a 60% da vitamina C ingerida converte-se em ácido desidroascórbico e em outros produtos de oxidação, e o restante é eliminado pela urina.

Eliminação

A vitamina C é eliminada pela urina, pelo leite e pelas fezes. A eliminação urinária inicia-se quando o nível plasmático da vitamina atinge o limiar de sua excreção renal: aproximadamente 1 mg por mL. A eliminação diária pelo leite é da ordem de 5 a 7 mg por 100 mL. A eliminação fecal é de 5 mg por dia, em média. A administração de doses elevadas de vitamina C provoca acentuada elevação da curva de excreção, a qual atinge o nível máximo em 3 horas, declinando a seguir até chegar ao nível normal de excreção, em 1 ou 2 dias.

FARMACODINÂMICA

Mecanismo de ação

Não foi ainda claramente elucidado o mecanismo de ação da vitamina C. Admite-se, todavia, que ela funcione como agente regulador das reações de oxirredução intracelulares, atuando como transportador de hidrogênio ou catalisador respiratório ao nível das mitocôndrias e dos microssomas.

Interação com outras drogas

O ácido ascórbico tende a acidificar a urina. Em virtude dessa propriedade, admite-se que ele apresente interação com salicilatos, anfetaminas, antidepressivos tricíclicos e ácido para-aminossalicílico (PAS).

Foram relatados casos indicando que a vitamina C prejudica a resposta do organismo ao anticoagulante varfarina; todavia, não existem evidências dessa interação.

Ações e efeitos

FUNÇÕES

A vitamina C tem ampla gama de ações no organismo: atua na síntese de colágeno, na respiração celular, no metabolismo de aminoácidos, na ativação da vitamina B_{12}, bem como no mecanismo de produção de hemoglobina e maturação dos glóbulos vermelhos.

CARÊNCIA

A deficiência de ácido ascórbico na alimentação dá origem a várias perturbações, tais como: mal-estar, irritabilidade, distúrbios emocionais, artralgias, hemorragias nasais, petéquias, hiperqueratose dos folículos pilosos. Essas manifestações iniciais da deficiência evoluem para quadros clínicos mais graves e, finalmente, para o escorbuto, que é a expressão mais dramática da hipovitaminose C.

O escorbuto infantil manifesta-se mais frequentemente por volta dos 6 meses de vida e caracteriza-se por estado subfebril, diarreia, anorexia, anemia, emagrecimento, parada de crescimento, adinamia, edema das extremidades, fragilidade óssea. Nos adultos, os principais sintomas são: gengivas inchadas e avermelhadas, que se ulceram, sangram e infeccionam; dentina porosa e descalcificada, dentes frágeis, que podem cair ao mínimo esforço; fragilidade capilar e consequente tendência a hemorragias ao nível da pele e das mucosas; fragilidade óssea e consequente tendência a fraturas; retardamento na cicatrização de feridas; degeneração generalizada das fibras musculares, seguida de extrema fraqueza. A morte pode sobrevir por infecções secundárias. O escorbuto é raro, atualmente, no Brasil.

Toxicidade

TOXICIDADES AGUDA E CRÔNICA

Os prejuízos decorrentes da ingestão de doses elevadas e por tempo prolongado de ácido ascórbico são controvertidos. Sabe-se, todavia, que doses elevadas podem provocar diarreia e causar precipitação de uratos, oxalatos e cálculos no trato urinário.

CONTRAINDICAÇÕES E PRECAUÇÕES

Por serem capazes de provocar precipitação de uratos, oxalatos e cálculos no trato urinário, doses muito elevadas de vitamina C devem ser evitadas em pacientes com gota ou cistinúria. Sabe-se, também, que doses elevadas de vitamina C alteram os resultados de testes para determinação de glicosúria.

Deve-se administrar com cautela a vitamina C a pacientes sob altas doses de salicilatos (3 a 5 g/dia). A vitamina C diminui a reabsorção tubular renal de anfetaminas e antidepressivos tricíclicos e, consequentemente, os seus efeitos, o que torna dispensável a adoção de precauções especiais no emprego de tais associações. Até que se disponha de informações mais precisas, deve-se evitar a administração concomitante de vitamina C e anticoagulantes orais, de vitamina C e PAS.

POSOLOGIA

Vias oral e intramuscular

Para o tratamento do escorbuto, crianças e adultos devem receber de 300 a 1.000 mg de vitamina C por dia, durante 2 semanas.

USOS

A vitamina C é utilizada no tratamento do escorbuto, para acelerar a cicatrização de feridas e restaurar o tecido lesado por queimaduras graves ou traumatismos, e também para aumentar a resistência do organismo às infecções e durante a convalescença. É ainda útil em casos de diátese hemorrágica e de distúrbios da formação dos ossos e dos dentes. É discutível o valor terapêutico da vitamina C no tratamento da piorreia, da gengivite e do resfriado.

ESPECIALIDADES FARMACÊUTICAS

Via oral

CEBION (Merck) – comprimidos efervescentes a 1.000 e 2.000 mg.
CETABLET (Pfizer) – comprimidos efervescentes a 1.000 mg.
CETIVA (Abbott) – comprimidos efervescentes a 1.000 e 2.000 mg.
CETAZONE (De Mayo) – solução oral a 100 mg por mL.
CEWIN (Winthrop) – comprimidos a 500 mg.
REDOXON (Roche) – comprimidos a 500 mg, comprimidos efervescentes a 1.000 e 2.000 mg e solução oral a 200 mg por mL.
VI-CÊ (Sandoz) – comprimidos a 100 e 500 mg, comprimidos efervescentes a 1.000 mg e solução oral a 100 mg por mL.

Via parenteral

CETIVA (Abbott) – solução injetável a 500 mg por ampola de 2 mL e a 1.250 mg por ampola de 5 mL.

Sob o nome genérico, a vitamina C é comercializada pelos laboratórios Dansk-Flama, Eutherápico, Farmaker, Farmoquímica, Flopen, Laborsil, Luper, Opofarm, Pedro Breves, Rinedan, Schering, Ultraquímica, Usmed, Vital Brazil. Em associação, a vitamina C figura nas fórmulas de aproximadamente 200 especialidades farmacêuticas comercializadas no Brasil.

Vitamina B_1

A vitamina B_1, também conhecida como tiamina, aneurina, vitamina antiberibérica, vitamina antineurítica, é um fator essencial no metabolismo dos carboidratos.

As necessidades diárias de tiamina são largamente cobertas por uma alimentação que inclua carne, fígado, leguminosas (feijão, vagem, ervilhas), hortaliças, batata. As necessidades orgânicas, todavia, crescem proporcionalmente com a ingestão de carboidratos e aumentam substancialmente durante certos períodos fisiológicos ou patológicos, como trabalho físico pesado, gravidez, febre, má absorção, diarreia prolongada, hipertireoidismo e hapatopatias.

QUÍMICA

A vitamina B_1 apresenta a seguinte fórmula estrutural:

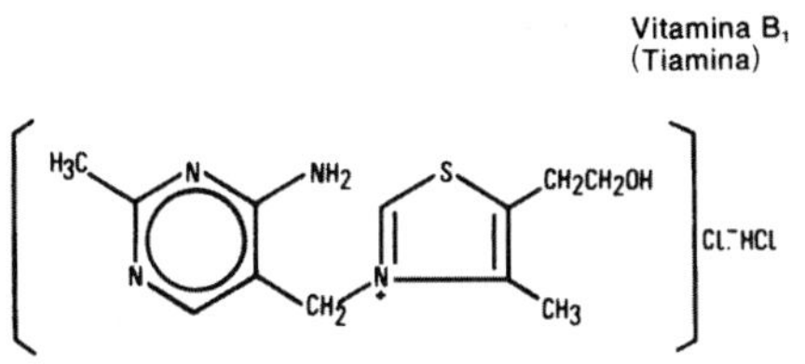

Fig. 92.7 Estrutura da vitamina B_1.

Sob a forma de cloridrato, ela se apresenta como um pó branco, muito solúvel em água, pouco solúvel no álcool e insolúvel em éter e benzeno. É também usada sob a forma de nitrato. Sua denominação oficial – tiamina – está ligada à presença de enxofre em sua molécula.

FARMACOCINÉTICA

Absorção
A tiamina é absorvida no intestino delgado. O teor sanguíneo normal é da ordem de 7,5 µg por 100 mL.

Distribuição
Após absorção, a tiamina é armazenada sobretudo no fígado, coração, rins, músculos e cérebro. É limitada, porém, a capacidade do organismo de armazenar a tiamina. As reservas dos tecidos esgotam-se rapidamente, o que torna necessário um suprimento continuado dessa vitamina.

Biotransformações
Após absorção, a tiamina transforma-se, por fosforilação, em pirofosfato de tiamina (cocarboxilase). É sob essa forma (coenzima) que a tiamina é armazenada nos tecidos e funciona em vários sistemas enzimáticos.

Eliminação
A eliminação da tiamina efetua-se principalmente pela urina e, em menor quantidade, pelo leite e pelo suor. A tiamina nas fezes corresponde à fração da vitamina ingerida e não absorvida, acrescida de mais uma parte sintetizada pela flora intestinal e igualmente não absorvida.

FARMACODINÂMICA

Mecanismo de ação
A tiamina, sob a forma de pirofosfato (cocarboxilase), funciona como coenzima no metabolismo intermediário dos carboidratos. Ela intervém nas reações de descarboxilação oxidativa do ácido pirúvico, que é um dos produtos intermediários dos desdobramentos da glicose no organismo. Dessa reação resulta a conversão do piruvato em acetil-coenzima A, que integra o ciclo de Krebs, indispensável à produção de energia vital.

Interação com outras drogas
O manganês e o zinco facilitam a utilização de tiamina pelos tecidos. O potencial antineurítico da tiamina é intensificado pela vitamina C. Suspeita-se que a tiamina aumente a resposta do organismo aos relaxantes musculares.

Ações e efeitos

FUNÇÕES
A tiamina desempenha importante papel no metabolismo intermediário dos carboidratos, promovendo a liberação de energia dos alimentos incluídos nesse grupo, sob a forma de adenosina trifosfato (ATP).

CARÊNCIA
A deficiência de vitamina B_1 origina distúrbios gastrointestinais, cardiovasculares e do sistema nervoso.

Os sintomas mais frequentes se traduzem, na área gastrointestinal, por anorexia, indigestão, constipação, atonia gástrica; na área cardiovascular, por taquicardia após exercícios moderados, dilatação do coração e vasodilatação periférica, hipotensão, edemas, alterações dos traçados eletrocardiográficos com inversão da onda T e aumento do intervalo Q-T; na esfera do sistema nervoso, por apatia, depressão mental, incapacidade de concentração, instabilidade emocional, irritabilidade, diminuição e perda dos reflexos tendinosos, sensação de peso e fraqueza nas pernas, acompanhada de cãibras dos músculos da panturrilha.

A deficiência de tiamina, associada ao alcoolismo crônico e à má nutrição, pode determinar a síndrome encefalopática de Wernicke, caracterizada por oftalmoplegia, ataxia, polineuropatia e deterioração mental. Essa sintomatologia pode estar associada à síndrome de Korsakoff.

A manifestação clínica mais importante da deficiência de tiamina é o beribéri, caracterizado por neurite, edemas e distúrbios cardiovasculares.

Toxicidade

TOXICIDADES AGUDA E CRÔNICA
A tiamina não produz efeitos tóxicos quando administrada por via oral, pois o excesso é rapidamente excretado pela urina.

CONTRAINDICAÇÕES E PRECAUÇÕES
Para síndromes de deficiência de tiamina, as doses recomendadas são de 5 a 10 mg por dia, 3 vezes por dia. Para casos graves, foram sugeridas posologias bem mais elevadas, porém não há evidências satisfatórias de que doses diárias superiores a 30 mg proporcionem melhora das respostas terapêuticas.

USOS
A tiamina é utilizada no tratamento do beribéri e de neurites. É útil, ainda, em casos de nevralgias, ciática, alcoolismo, cardiopatias.

ESPECIALIDADES FARMACÊUTICAS

Via oral
BECAPS (Novaquímica) – cápsulas a 100, 300 e 500 mg.
BELBEUM (Novafarma) – comprimidos a 300 mg.
BENERVA (Roche) – drágeas a 100 mg e comprimidos a 300 mg.
BETONA (Boehringer do Brasil) – comprimidos a 300 mg.
BEVITORGAN (Quimioterapia) – comprimidos a 200 mg.

Via parenteral
BELBEUM (Novaforma) – solução injetável a 200 mg por ampola de 1 mL.
BENERVA (Roche) – solução injetável a 50 e 100 mg por ampola de 1 mL.
BEVITORGAN (Quimioterapia) – solução injetável a 200 mg por ampola de 2 mL.

Sob o nome genérico, a VITAMINA B_1 é comercializada pelos laboratórios: Biochimico, Dansk-Flama, Farmaker, Farmoquímica, Krinos, Luper, Pedro Breves, Schering, Scil.

Em associação, a vitamina B_1 está presente em cerca de 500 especialidades farmacêuticas comercializadas no Brasil.

Vitamina B_2

A vitamina B_2, também conhecida como riboflavina, é amplamente distribuída na natureza. Uma dieta que inclua as fontes principais de riboflavina (carne, fígado, ovo, leite, queijo, ervilhas, feijão, verduras) fornece ao homem quantidades suficientes dessa vitamina. As necessidades do organismo em relação à riboflavina aumentam durante a gravidez e a lactação.

A vitamina B_2, cuja fórmula bruta é $C_{17}H_{20}N_4O_6$, cuja fórmula estrutural é apresentada na Fig. 92.8.

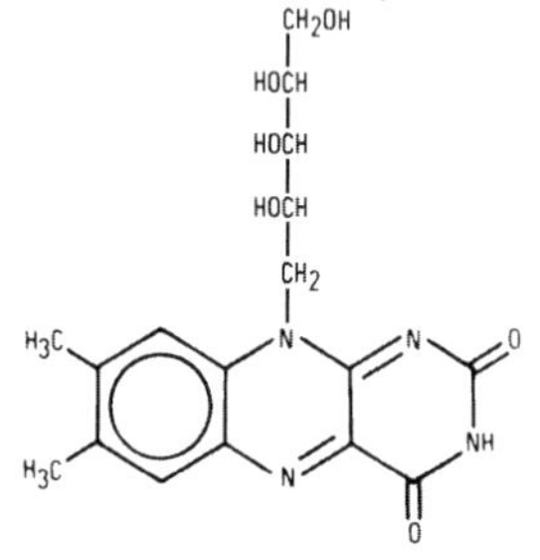

Fig. 92.8 Estrutura da vitamina B_2.

Apresenta-se sob a forma de pó cristalino amarelo-alaranjado, de odor fraco e sabor amargo persistente. Pouco solúvel na água e no álcool, é insolúvel em éter e clorofórmio. Quando se dissolve em água e no álcool, dá origem a uma solução amarelo-esverdeada fluorescente.

FARMACOCINÉTICA

Absorção

A riboflavina é rapidamente absorvida pelo intestino delgado.

No organismo, a riboflavina é encontrada na proporção de 13 a 35 µg por mL de sangue e de 2,5 a 4 µg por 100 mL de plasma (2/3 sob a forma de dinucleotídio e 1/2 sob a forma de mononucleotídio). Essas taxas são praticamente constantes, o que torna inútil o doseamento da vitamina B_2 no sangue como auxiliar do diagnóstico de arriboflavinose.

Distribuição

Após absorção, a riboflavina distribui-se por todo o organismo. Uma fração é armazenada principalmente nos eritrócitos, leucócitos, rins, fígado, coração, suprarrenal e estômago. O organismo retém firmemente suas reservas de riboflavina.

Biotransformação

Admite-se que o suco gástrico desdobre a riboflavina alimentar em proteína e coenzimas – flavinamononucleotídio (FMN) e flavina-adeninadinucleotídio (FAD) –, rompendo a ligação entre elas. Em seguida é desfosforilada, absorvida pelo intestino delgado e novamente fosforilada.

Eliminação

A riboflavina é eliminada pela urina (300 a 800 mg por dia), pelo leite, pelo suor e com as fezes. A fração excretada com as fezes é quase toda sintetizada pela própria flora intestinal.

FARMACODINÂMICA

Mecanismo de ação

Conjugada a proteínas específicas, a riboflavina atua, através da FMN e da FAD, nos processos de oxirredução do organismo, participando do metabolismo dos aminoácidos, ácidos graxos, carboidratos e da utilização desses produtos na produção de energia e do trabalho de síntese celular.

Interação com outras drogas

A ingestão de riboflavina pode ensejar o aparecimento de substâncias fluorescentes na urina do paciente, elevando os resultados de exames para determinação fluorimétrica de catecolaminas urinárias.

Ações e efeitos

FUNÇÕES

A riboflavina é uma coenzima que desempenha importante papel no fenômeno da respiração celular, em processos oxidativos biológicos e, indiretamente, na manutenção da integridade dos eritrócitos. É essencial ao crescimento e à manutenção da integridade dos olhos, da pele e das mucosas.

CARÊNCIA

A carência de vitamina B_2 (arriboflavinose) no homem é rara. Caracteriza-se por perturbações oculares e lesões mucosas e cutâneas. O quadro da arriboflavinose é frequentemente complicado pela ocorrência de lesões e sintomas consequentes à deficiência simultânea de outras vitaminas do complexo B.

Dentre as manifestações oculares, destacam-se: vascularização, opacidade e ulceração da córnea, acompanhadas de ardor, lacrimejamento, prurido, fotofobia e diminuição da acuidade visual, não corrigível pelo uso de lentes, congestão da esclera, principalmente em torno da córnea.

As manifestações cutaneomucosas principais são as seguintes: dermatite seborreica, descamativa, ao redor das orelhas, das pálpebras, nas asas do nariz e nas dobras nasolabiais; blefarite, glossite, queilose, síndrome anogenital. As lesões da pele são também provocadas pela carência de outras vitaminas do complexo B.

Toxicidade

TOXICIDADES AGUDA E CRÔNICA

Nenhum efeito tóxico foi registrado no homem.

POSOLOGIA

Via oral

Cinco a 10 mg por dia, de preferência contidos num complexo vitamínico B.

USOS

Na prevenção e tratamento das arriboflavinoses. Só raramente a arriboflavinose ocorre isolada. Ela quase sempre está associada a outras doenças carenciais, principalmente a pelagra. Por essa razão, a terapêutica da arriboflavinose devem conter, além da vitamina B_2, outras vitaminas do complexo B.

ESPECIALIDADES FARMACÊUTICAS

A vitamina B_2 não existe isoladamente no comércio farmacêutico. É apresentada em cerca de 150 complexos vitamínicos (complexo B, complexos multivitamínicos).

Vitamina B_6

A vitamina B_6 é a denominação genérica de três substâncias naturais derivadas da piridina e que apresentam propriedades biológicas muito semelhantes: piridoxol (piridoxina), piridoxal e piridoxamina.

É muito difundida nos tecidos animais e vegetais, ao lado de outras vitaminas do complexo B. Levedura, fígado e carne de bovinos, ovo, legumes e verduras frescas constituem boas fontes de vitamina B_6. É ainda sintetizada pela flora bacteriana intestinal. Durante o cozimento, ocorrem perdas consideráveis de vitamina B_6.

QUÍMICA

As fórmulas estruturais do piridoxal ($C_8H_{11}NO_3$) e da piridoxamina ($C_8H_{11}N_2O_2$) estão apresentadas na Fig. 92.9.

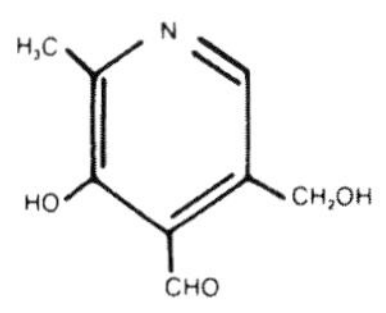

Fig. 92.9 Estrutura do piridoxal, da piridoxamina e da piridoxina (vitamina B_6).

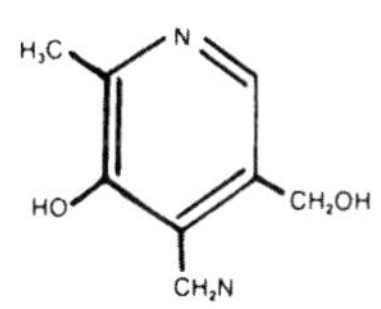

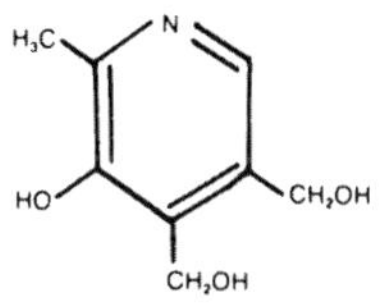

O piridoxal é uma forma alcoólica da piridina; o piridoxal é seu aldeído, e a piridoxamina, sua amina.

Sob a forma de cloridrato, a piridoxina apresenta-se como um pó cristalino branco, inodoro, estável ao ar, muito solúvel em água (1 g em 5 mL), solúvel no álcool, pouco solúvel em clorofórmio e praticamente insolúvel em éter. Estável em relação aos ácidos e álcalis, é sensível à ação de oxidantes, luz e raios ultravioleta.

FARMACOCINÉTICA

Absorção

Administrada por via oral, a piridoxina é facilmente absorvida pelo intestino delgado, sobretudo ao nível do duodeno. Quando administrada por via intramuscular, a absorção se processa rapidamente. É absorvida, também, quando aplicada sobre a pele.

Distribuição

Após absorção, a vitamina B_6 distribui-se por todos os tecidos do organismo, o que evidencia suas múltiplas e importantes funções metabólicas.

Biotransformações

As três formas de vitamina B_6 são interconversíveis em fosfato de piridoxal. As reservas teciduais apresentam-se sob as formas de fosfato de piridoxal e fosfato de piridoxamina.

Eliminação

A excreção efetua-se principalmente pela urina; a eliminação pelo leite e pelo suor é reduzida. Quando administrada por via oral, 50% da dose ingerida é eliminada em 12 horas sob as formas de ácido 4-piridóxico, piridoxina e piridoxamina. Quando administrada por via parenteral, em indivíduos normais, cerca de 10% da dose ministrada é eliminada na primeira hora que se segue à injeção.

FARMACODINÂMICA

Mecanismo de ação

A vitamina B_6 age como coenzima em numerosos sistemas enzimáticos (descarboxilase, transaminase, dessulfurase) relacionados com os aminoácidos.

Interação com outras drogas

Em doses superiores a 10 mg, a vitamina B_6 anula os efeitos da L-dopa na doença de Parkinson.

Ações e efeitos

FUNÇÕES

A vitamina B_6 intervém principalmente no metabolismo dos aminoácidos, facilitando uma série de reações, como, por exemplo, a descarboxilação da tirosina, da arginina e do ácido glutâmico, a desaminação da serina e da treonina; a dessulfuração da cisteína e da homocisteína; a conversão do triptofano em ácido nicotínico. Além disso, interfere na absorção dos aminoácidos pelo intestino e na sua transferência para o interior das células.

Atua também no metabolismo dos carboidratos e desempenha importante papel no metabolismo do SNC, traduzido pela descarboxilação do ácido glutâmico e consequente formação de ácido gama-aminobutírico (GABA). O GABA, que é encontrado principalmente no córtex cerebral, funciona, ao nível das sinapses centrais, como um dos reguladores das atividades neuronais.

CARÊNCIA

A carência de vitamina B_6 é rara em função de sua ampla distribuição nos alimentos e da síntese bacteriana no intestino. Quando ela ocorre, manifesta-se por uma sintomatologia inespecífica e que se confunde com a da pelagra (dermatite seborreica, perturbações nervosas, glossite e, algumas vezes, confusão mental). Observam-se, igualmente, perturbações digestivas (náuseas, vômitos), distúrbios hematológicos (anemia hipocrômica microcítica).

CONTRAINDICAÇÕES E PRECAUÇÕES

Convém não associar piridoxina à L-dopa, em função do antagonismo existente entre essas drogas.

POSOLOGIA

Vias oral, intramuscular, intravenosa

Como suplementação para adultos e crianças, 10 a 50 mg diários, de preferência em associação a outras vitaminas do complexo B. Para adultos e crianças com anemia hipocrômica ou megaloblástica persistente ou neurites periféricas induzidas por drogas, 100 a 200 mg por dia. Para o tratamento de crises convulsivas em lactentes, 100 mg por dia.

USOS

A vitamina B_6 é indicada como medicação auxiliar no tratamento da pelagra e no das crises convulsivas de lactentes, bem como no tratamento de neurites provocadas pelo uso prolongado de isoniazida e/ou estreptomicina. Ela tem revelado certa utilidade no tratamento da doença de Parkinson, da epilepsia, da atrofia muscular progressiva, de neurites periféricas, de náuseas e vômitos da gravidez, da intoxicação aguda pelo álcool.

ESPECIALIDADES FARMACÊUTICAS

Via oral

ADERMINA (Roche) – comprimidos a 40 e 300 mg.

Via parenteral

ADERMINA (Roche) – solução injetável a 100 e 300 mg por ampola.

Em associação, a vitamina B_6 está presente em cerca de 300 especialidades farmacêuticas comercializadas no Brasil.

Vitamina B_{12}

Vitamina B_{12} é a denominação de um grupo de substâncias estruturadas quimicamente segundo o modelo da cianocobalamina. Essa substância, de estrutura complexa, é produzida em meios de cultura de numerosos micro-organismos, particularmente os estreptomicetos utilizados na fabricação de estreptomicina. O nome cianocobalamina está relacionado à presença, na molécula B_{12}, de um grupo ciânico ligado ao átomo de cobalto. A vitamina B_{12} é essencial ao funcionamento de todas as células do organismo.

QUÍMICA

A vitamina B_{12}, cuja fórmula é $C_{63}H_{88}CON_{14}O_{16}$, apresenta a seguinte fórmula estrutural:

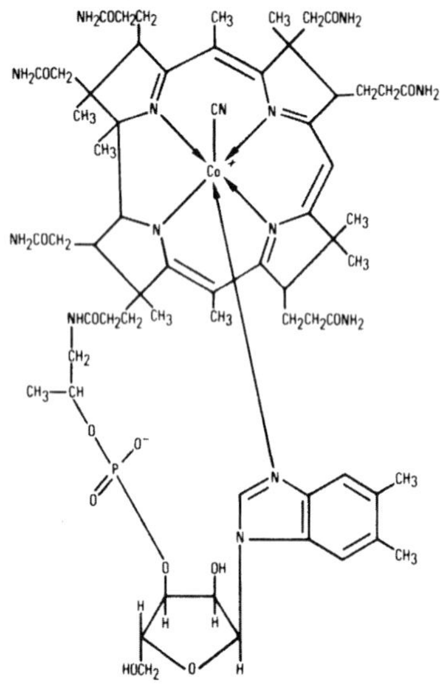

Fig. 92.10 Estrutura da vitamina B_{12}.

Apresenta-se sob a forma de um pó fino ou cristais vermelho-escuros; é solúvel em água (1 g em 80 mL) e no álcool e insolúvel em éter e clorofórmio. As soluções de cianocobalamina são termoestáveis, mas decompõem-se pela ação da luz e dos álcalis. É utilizada, também, sob a forma de hidroxocobalamina.

FARMACOCINÉTICA

Absorção

A absorção da vitamina B_{12} por via oral efetua-se na parte terminal do intestino delgado. Ela está condicionada à intervenção de uma enzima mucoproteica secretada pelas glândulas do fundo e da cárdia, do estômago, o *fator intrínseco* do suco gástrico, sobre um precursor inativo alimentar, denominado *fator extrínseco*, dando origem a um complexo *fator intrínseco-vitamina B_{12}*. A aderência desse complexo à superfície das células da mucosa do íleo torna mais fáceis a absorção da vitamina B_{12} e sua transferência para a circulação, onde se combina com a alfa-globulina do plasma para, em seguida, distribuir-se pelo organismo. A distribuição da vitamina B_{12} é muito rápida, quando administrada por via parenteral.

Uma vez absorvida, a vitamina B_{12} penetra na corrente sanguínea, combinada, em sua maior parte, a proteínas plasmáticas. A taxa da vitamina no plasma oscila em torno de 400 ng/mL.

Distribuição

Após absorção, a vitamina B_{12} distribui-se por todo o organismo, concentrando-se principalmente no fígado, coração e rins. Quantidades apreciáveis são armazenadas no coração, baço, intestino, estômago, pulmões, pele e na medula óssea, em estado de ativa proliferação.

Eliminação

Quando administrada por via oral, a eliminação da vitamina B_{12} efetua-se principalmente pelas fezes (1 µg/g), o que revela a pequena capacidade de absorção do intestino em relação à cianocobalamina. Parte da vitamina B_{12} eliminada por essa via provém da síntese bacteriana intestinal.

A eliminação pela urina processa-se muito lentamente (1 µg/24 horas), e a eliminação pelo leite é quase nula. Quando a vitamina é administrada pela via parenteral, a eliminação urinária é elevada.

FARMACODINÂMICA

Mecanismo de ação

Sob a forma de coenzimas (cobamidas), a vitamina B_{12} intervém em diversas reações metabólicas do organismo.

Da mesma forma que o ácido fólico, ela intervém na biossíntese e na transferência de grupo metila nas reações de transmetilação, como ocorre na síntese da colina, a partir da metionina; da serina, a partir da glicina; e da metionina, a partir da homocisteína.

Ao participar do metabolismo das purinas e pirimidinas, que representam os constituintes essenciais dos ácidos nucleicos e nucleoproteínas, a vitamina B_{12} intervém na formação dos glóbulos vermelhos normais. Ela atua na fase pré-megaloblástica, propiciando a maturação dos eritrócitos.

Exerce ainda influência sobre o metabolismo do ácido fólico, seja liberando-o de suas formas conjugadas, seja catalisando a formação de coenzima do ácido folínico.

Interação com outras drogas

O cloranfenicol interfere na maturação dos eritrócitos, em muitos pacientes tratados com vitamina B_{12}, porém não se conhece o mecanismo dessa interação.

Ações e efeitos

FUNÇÕES

A vitamina B_{12} desempenha importante papel na formação e maturação dos glóbulos vermelhos, e é o mais eficiente antianêmico conhecido. Sua participação no metabolismo do sistema nervoso é de grande importância e se traduz pela correção dos distúrbios neurológicos. Ela não restaura, entretanto, a normalidade funcional da mucosa gástrica, pois as lesões degenerativas produzidas pela anemia perniciosa são irreversíveis.

CARÊNCIA

A carência de vitamina B_{12} na alimentação conduz à anemia perniciosa, o que se manifesta, ao lado da anemia, por fraqueza, anorexia, glossite e distúrbios neurológicos, gastrointestinais e cardiovasculares.

Toxicidade

EFEITOS COLATERAIS

São raros. Foram, todavia, relatados casos de sensibilização cutânea. Admite-se que, excepcionalmente, e com doses elevadas (superiores a 5.000 µg), possam ocorrer acidentes do tipo anafilático.

CONTRAINDICAÇÕES E PRECAUÇÕES

Deve-se evitar a administração concomitante de cloranfenicol a pacientes em tratamento de anemia perniciosa pela vitamina B_{12}, pois esse antibiótico reduz a ação da cianocobalamina, por mecanismo ainda não estabelecido. Nos casos de pacientes submetidos a tratamento com ácido para-aminossalicílico (PAS), deve-se preferir a via parenteral para a administração da vitamina B_{12}, pois sua absorção é diminuída, nessa circunstância, quando administrada por via oral; o mesmo acontece com relação à neomicina.

Posologia

VIA PARENTERAL

No tratamento da anemia perniciosa, 15 a 30 µg por dia, durante 5 a 10 dias, seguidos de 15 µg por dia, durante períodos prolongados. No tratamento do espru e de outras anemias macrocíticas, 15 a 30 µg, 2 vezes por semana.

USOS

A vitamina B_{12} é utilizada no tratamento da anemia perniciosa, do espru e de outras anemias macrocíticas.

ESPECIALIDADES FARMACÊUTICAS

Via parenteral

BEVIDOD (Abbott) – solução injetável a 30.000 µg por ampola de 6 mL.
COBALTINEX (Colúmbia) – solução injetável a 5.000 e 15.000 µg por ampola de 2 mL.
DROXOFOR (Sarsa) – solução injetável a 5.000 e 15.000 µg por ampola a 1.000 e 5.000 µg por ampola de 1 mL.
DURALTA-12 (Merck, Sharp & Dohme) – solução injetável a 1.000 e 5.000 µg por ampola de 1 mL.
ESINED (Rinedan) – solução injetável a 5.000 e 15.000 µg por ampola de 2 mL.
HELBRADOZE (Novafarma) – solução injetável a 5.000 e 10.000 µg por ampola de 2 mL.
MONOBEDOZE (Ludolf) – solução injetável a 1.000 µg por ampola de 2 mL.
RETAR B_{12} (Glaxo) – solução injetável a 5.000 µg por ampola de 1 mL.
RUBRANOVA (Squibb) – solução injetável a 5.000 µg, 15.000 µg e 25.000 µg por ampola de 2 mL.

Sob nome genérico, a vitamina B_{12} é comercializada pelos seguintes laboratórios farmacêuticos: Apsen, Baldacci, Farmaker, Farmoquímica, James Murray, Luper, Panquímica, Scil e Windson.

Em associação, a vitamina B_{12} está presente em cerca de 500 especialidades farmacêuticas comercializadas no Brasil.

Ácido fólico

O ácido fólico, também conhecido como ácido pteroilglutâmico e folacina, é a denominação genérica de um grupo de substâncias utilizadas com sucesso no tratamento de anemias macrocíticas, anemias megaloblástica infantil, gravídica e do espru, e mesmo da anemia perniciosa. O nome ácido fólico deriva da palavra *folium* (folha) pelo fato de a referida substância ter sido isolada originalmente de *folhas* de espinafre.

O ácido fólico é amplamente distribuído nos alimentos, nos quais ocorre principalmente como poliglutamatos e 5-metil-hidrofolato. Pequena parcela, entretanto, ocorre sob forma livre.

Feijão, trigo integral, verduras, hortaliças, melão, banana, carne e vísceras, principalmente fígado e rins, constituem fontes de ácido fólico.

QUÍMICA

O ácido fólico, cuja fórmula bruta é $C_{19}H_{19}N_7O_6$, resulta da associação de um núcleo pteridina aos ácidos para-aminobenzoico e glutâmico. A fórmula estrutural do ácido fólico é apresentada na Fig. 92.11.

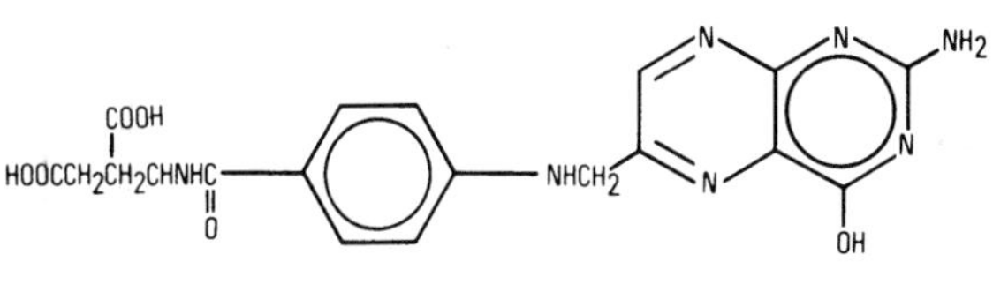

Fig. 92.11 Estrutura do ácido fólico.

Apresenta-se como um pó cristalino amarelo, pouco solúvel em água, insolúvel em álcool, acetona, benzeno, clorofórmio e éter. É estável em meio alcalino e facilmente destruído pelo calor em soluções ácidas. Deteriora-se quando exposto à luz solar.

FARMACOCINÉTICA

Absorção

As substâncias fólicas (conjugados fólicos) são rapidamente absorvidas pela mucosa do duodeno e do jejuno, por um mecanismo ativo. Em geral, a capacidade de hidrolisar os conjugados e libertar o ácido fólico depende da presença, nos alimentos, de enzimas denominadas conjugases.

A vitamina é encontrada no sangue 15 minutos após a ingestão. A concentração plasmática varia normalmente entre 5 e 10 ng/mL.

Distribuição

Após absorção, o ácido fólico transforma-se no organismo em várias coenzimas ativas, que se distribuem pelos diferentes órgãos, concentrando-se principalmente no fígado.

Biotransformações

O ácido fólico converte-se no organismo (provavelmente no fígado) em ácido folínico, que constituiria a forma biologicamente ativa das substâncias fólicas. O ácido fólico comportar-se-ia, portanto, apenas como provitamina.

Eliminação

A excreção do ácido folínico processa-se através da urina e fezes. A excreção urinária é geralmente de 2 a 6 µg por dia, enquanto a excreção fecal varia de 130 a 350 µg no mesmo período. Uma parte da vitamina excretada pelas fezes provém da síntese bacteriana intestinal.

FARMACODINÂMICA

Mecanismo de ação

Os ácidos fólico e folínico entram na constituição de várias enzimas, que funcionam como catalisadores metabólicos na transferência de unidades monocarbônicas utilizadas nas reações de metilação. A serina e a glicina são o ponto de partida dessas reações.

$$\text{Serina} \rightleftarrows \text{glicina} + C_1$$

A serina, por descarboxilação, transforma-se em etanolamina. Essa, por metilação, converte-se em colina, de cuja oxidação resulta a betaína. Um dos grupos metila da betaína é utilizado na metilação da homocisteína, que completa a estrutura da metionina. A colina, a betaína e a metionina funcionam como doadores de grupos metila lábeis.

Interações com outras drogas

Parece que a ação da pirimetamina é inibida pela administração de ácido fólico, em pacientes com toxoplasmose. O uso de antagonistas do ácido fólico tais como a ametopterina (no tratamento da leucemia), da associação de trimetoprima e sulfametoxazol (no tratamento de infecções) e de anticoncepcionais por via oral pode dar origem a um quadro de deficiência da referida vitamina.

Ações e efeitos

FUNÇÕES

A atividade mais importante atribuída ao ácido fólico diz respeito ao seu papel na síntese das purinas e pirimidinas, substâncias indispensáveis à formação de nucleoproteínas, que são os elementos básicos dos núcleos celulares. As coenzimas do ácido fólico são responsáveis, também, pela síntese de certos aminoácidos, particularmente a glicina e a serina. Esses aminoácidos são interconversíveis e constituem elos na cadeia de reações para a formação da colina. O ácido fólico desempenha ainda importante papel na maturação dos eritrócitos.

CARÊNCIA

No homem, o principal distúrbio produzido pela deficiência de ácido fólico é a anemia macrocítica, associada à eritropoese megaloblástica.

A anemia macrocítica vem acompanhada, em muitos casos, de sintomas clínicos de glossite, estomatite e lesões gastrointestinais.

Toxicidade

EFEITOS COLATERAIS
Doses diárias muito elevadas de ácido fólico podem ocasionar alterações neurológicas em pacientes com anemia perniciosa.

TOXICIDADES AGUDA E CRÔNICA
Não se conhecem.

PRECAUÇÕES
Enquanto não se dispuser de dados mais precisos, deve-se evitar a administração de ácido fólico a pacientes com toxoplasmose em tratamento com a pirimetamina.

POSOLOGIA
Três a 6 mg por dia até a normalização do quadro hematológico.

USOS
O ácido fólico é utilizado no tratamento de anemias macrocríticas do espru, da pelagra e nas anemias megaloblásticas da infância e da gravidez. É usado ainda em casos de superdosagem de antagonistas do ácido fólico.

ESPECIALIDADES FARMACÊUTICAS

Via parenteral
LEUCOVORIN CÁLCICO (Lederle) – solução injetável a 3 mg de ácido folínico por ampola de 1 mL.

Em associação, está presente em cerca de 50 especialidades farmacêuticas comercializadas no Brasil.

Niacina

A niacina é um derivado pirimidínico que se converte no organismo em niacinamida, que é a sua forma fisiologicamente ativa. Essa substância, também conhecida como vitamina PP, é capaz de prevenir e curar a pelagra. A denominação origina-se da expressão inglesa *pelagra preventive*.

A niacina e a niacinamida são também denominadas ácido nicotínico e nicotinamida, respectivamente; todavia, as denominações niacina e niacinamida são preferidas para se evitar confusão com a nicotina, alcaloide do fumo.

A niacina e a niacinamida ocorrem em quase todos os alimentos, principalmente na levedura, na película de cereais, no amendoim, no fígado e na carne, especialmente de peixes. Nas plantas, ocorre sob a forma ácida (niacina – ácido nicotínico) e, nos tecidos animais, sob a forma de niacinamida. Em ambos os casos, a vitamina subsiste pré-formada ou sob a forma de provitamina (triptofano).

QUÍMICA
As fórmulas da niacina e da niacinamida estão apresentadas na Fig. 92.12.

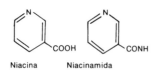

Fig. 92.12 Estrutura da niacina e da niacinamida.

A niacina apresenta-se sob a forma de cristais ou microcristais brancos, quase inodoros. É muito solúvel em água e álcool ferventes, em soluções de hidróxidos e carbonatos alcalinos, e praticamente insolúvel no éter.

FARMACOCINÉTICA

Absorção
Tanto a niacina como a niacinamida dos alimentos são facilmente absorvidas no intestino delgado, bem como nos locais de administração parenteral.

As taxas sanguíneas variam normalmente entre 0,3 e 0,9 mg/mL, e as plasmáticas são da ordem de 0,15 mg/100 mL.

Distribuição
Após a absorção, a niacina, sob a forma de niacinamida, distribui-se por todo o organismo. A maior parte da vitamina acumula-se no fígado, músculos, coração e rins.

Biotransformações
O triptofano, após ingestão, converte-se em niacina. A niacina transforma-se em niacinamida, que dá origem à N-metil-piridona-5-carboxamida e à N-metil-4-piridona-3-carboxamida. Sabe-se que existem outros metabólitos da vitamina.

Eliminação
A niacina e sua amida são excretadas principalmente pela urina, tanto sob a forma livre como sob a forma de derivados metabólicos (aproximadamente 40%). Pequenas quantidades são excretadas com as fezes, o suor, e também no leite, nas lactantes.

FARMACODINÂMICA

Mecanismo de ação
A niacinamida funciona no organismo como constituinte de duas enzimas: nicotinamida-adenina-dinucleotídio (NAD) ou coenzima I, e fosfato de nicotinamida-adenina-dinucleotídio (NADP) ou coenzima II. Combinadas a proteínas específicas, as coenzimas participam das reações bioquímicas de oxirredução, desempenhando papel de importância vital na respiração celular. As coenzimas I e II interferem no metabolismo dos principais nutrientes, e são utilizadas na conversão da vitamina A em retineno, do ácido lático em ácido pirúvico e do ácido β-hidroxibutírico em acetaldeído.

Interação com outras drogas
Em doses elevadas (3 a 6 g/dia), a niacina pode reduzir de 15 a 30% as taxas de colesterol no soro; todavia, não existem evidências seguras de sua utilidade na evolução da arteriosclerose. Nessas doses, a niacina eleva os níveis de fosfotase alcalina e de bilirrubina no sangue, bem como, ligeiramente, a do ácido úrico.

Ações e efeitos

AÇÕES
A niacina e a niacinamida são dotadas de atividade antipelagrosa. Além dessa atividade vitamínica, é bem conhecida a ação vasodilatadora periférica da niacina (ácido nicotínico), a qual se manifesta por vermelhidão cutânea, principalmente ao nível da face, do pescoço e dos braços, com sensação de calor e, às vezes, de ardor e prurido. Essa vasodilatação costuma manifestar-se já com doses terapêuticas e geralmente se prolonga de alguns minutos a 2 horas. Ela não provoca aumento do fluxo sanguíneo cerebral.

Tendo em vista que a propriedade vasodilatadora é exclusiva da niacina, dá-se preferência à sua amida para a formulação de preparações polivitamínicas.

Em doses mais elevadas, a niacina e a niacinamida atuam como estimulantes do sistema nervoso central.

CARÊNCIA
A pelagra constitui o distúrbio mais evidente de deficiência de niacina no organismo. Embora os sintomas que a distinguem estejam intimamente relacionados com a carência de niacina, o quadro clínico completo da doença resulta da deficiências múltiplas, que incluem carências das vitaminas B_1, B_2, B_6 e C.

Os sintomas iniciais da doença são fraqueza, fadiga, desânimo, insônia, perda de apetite e de peso, indigestão, dor de cabeça, irritabilidade, nervosismo, palpitação, distração, apreensão, falha de memória. Posteriormente, pode ocorrer evolução para quadros mais graves que incluem lesões ao nível da pele, do aparelho digestivo e do sistema nervoso. Por isso a pelagra é conhecida como a doença dos três dês (dermatite, diarreia e demência).

Ao nível da pele, ocorre uma dermatite que atinge principalmente as áreas expostas ao sol. A dermatite traduz-se por eritema, prurido, espessamento da pele, inflamação, vesículas, ulcerações, descamação e pigmentação castanha. As lesões do aparelho digestivo estendem-se da boca ao ânus: gengivite, estomatite, glossite, faringite, esofagite, gastrite, enterite, dores abdominais, alternâncias de constipação e diarreia. As lesões do sistema nervoso dão origem a distúrbios de sensibilidade subjetiva e perturbações mentais: o primeiro grupo inclui dores vagas, parestesias, dormência, formigamento, enquanto o segundo engloba perturbações da memória, ansiedade, desorientação, confusão, alucinações e deficiência mental, que pode progredir até a demência.

Toxicidade

EFEITOS COLATERAIS

Foram registrados mal-estar gástrico, aumento da motilidade gastrointestinal e hipersecreção das glândulas sebáceas. A vermelhidão cutânea consecutiva ao uso de niacina deve ser considerada uma reação fisiológica, comprovadora da eficácia do medicamento. Foram relatados casos de choque anafilático após a administração intravenosa de niacina.

TOXICIDADES AGUDA E CRÔNICA

A dose letal, determinada em animais de laboratório, é de 4 g/kg.

CONTRAINDICAÇÕES E PRECAUÇÕES

Deve-se evitar o emprego de niacina em pacientes portadores de úlcera gastroduodenal evolutiva e nos submetidos a regime sem sal.

POSOLOGIA

Via oral

No tratamento da pelagra, 50 mg, 10 vezes ao dia.

Via parenteral

25 mg, 2 ou mais vezes ao dia.

USOS

A niacina e a niacinamida são empregadas na prevenção e no tratamento da pelagra. A resposta do paciente é rápida e espetacular.

ESPECIALIDADES FARMACÊUTICAS

Associada a outras substâncias, sobretudo a outras vitaminas, a niacina está presente em cerca de 240 especialidades farmacêuticas comercializadas no Brasil.

Outras vitaminas do complexo B

Existem outras vitaminas incluídas no complexo B, além das descritas anteriormente. Todavia, suas aplicações terapêuticas são discutíveis, por diversas razões. Não foram estabelecidas, também, para elas, as suplementações dietéticas diárias recomendáveis.

Dentre elas, destacam-se as seguintes.

ÁCIDO PANTOTÊNICO

O ácido pantotênico é uma vitamina do complexo B necessária ao metabolismo intermediário dos carboidratos, gorduras e proteínas. No organismo, converte-se em coenzima A, e é sob essa forma que realiza suas funções.

Por ser amplamente distribuído na natureza, seu nome deriva do vocábulo grego "παντοτεν", que significa "de toda a parte". Em virtude dessa larga ocorrência, não foram registrados casos espontâneos de carência, a qual, todavia, pode ser provocada experimentalmente em voluntários, mediante o uso de dietas purificadas, adicionadas a antagonistas específicos da vitamina. A deficiência assim provocada caracteriza-se por fadiga, fraqueza, náuseas, má coordenação muscular, alterações do humor.

A suplementação dietética recomendável dessa vitamina não foi estabelecida; todavia, considera-se adequada uma ingestão da ordem de 5 a 10 mg por dia. É geralmente incluída nos polivitamínicos (sob a forma de pantotenato de cálcio), porque, embora seja improvável sua deficiência específica, admite-se que ela participe, em associação, de carências múltiplas de vitamina do complexo B (pelagra, beribéri).

COLINA

A colina é uma substância dotada de ação lipotrópica, que entra na constituição dos fosfolipídios e facilita o transporte e o metabolismo das gorduras. É ainda um precursor da acetilcolina e, como tal, desempenha importante papel na transmissão dos impulsos nervosos. A síntese do mediador químico acetilcolina se processa de acordo com a seguinte reação:

Colina + Acetil-coenzima A + Colina-acetilase →
Acetilcolina + Coenzima A

A par dessas propriedades, a colina funciona também como doadora de grupos metila lábeis no metabolismo intermediário.

A natureza vitamínica da colina é contestada por numerosos autores, por várias razões: (1) as quantidades exigidas pelo organismo são consideravelmente maiores do que as da maioria das substâncias reconhecidas como vitaminas; (2) encontra-se nos tecidos dos animais em quantidades muito superiores às das verdadeiras vitaminas; (3) é sintetizada pelo organismo; (4) não está demonstrada sua interferência, associada a cofatores, como agente catalisador no metabolismo dos lipídios; (5) a síndrome associada a possível carência de colina pode ser interpretada como resultado da deficiência de grupos metila lábeis nos alimentos, ou como carência das vitaminas do complexo B implicadas na síntese desses grupos.

INOSITOL

O inositol, convencionalmente incluído entre as vitaminas do complexo B, é um isômero da glicose, dotado de propriedades lipotrópicas. Sua classificação como vitamina foi sugerida quando se percebeu que ele promove o crescimento de certas espécies de levedura e quando se demonstrou que possui atividade antialopécica em ratos e camundongos. Todavia, a ocorrência em quantidades relativamente elevadas nos tecidos animais, a capacidade do organismo de sintetizá-lo, bem como o fato de não ter sido ainda demonstrada a sua participação em reações enzimáticas, constituem argumentos contrários à sua inclusão no grupo das vitaminas.

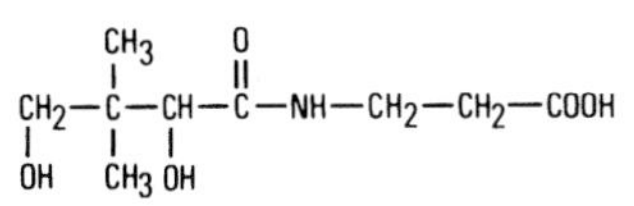

Fig. 92.13 Estrutura do ácido pantotênico.

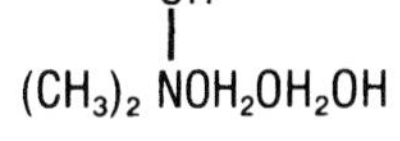

Fig. 92.14 Estrutura da colina.

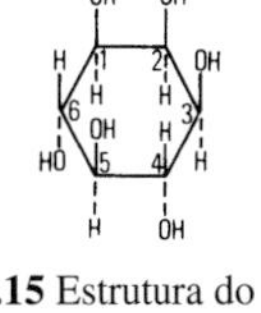

Fig. 92.15 Estrutura do inositol.

O inositol não exerce atividades farmacológicas importantes. A literatura médica não registra casos de carência de inositol no homem. Não obstante, tem sido proposto, associado à colina, como agente lipotrópico e hepatoprotetor.

BIOTINA

A biotina é uma vitamina incluída no complexo B e que corresponde, do ponto de vista químico, a um ácido monocarboxílico. Amplamente distribuída na natureza, é essencial ao homem e a muitas espécies animais.

É uma das substâncias biológicas mais ativas que se conhecem, pois é capaz de estimular o desenvolvimento de leveduras e de certas bactérias em doses da ordem de 0,005 µg, motivo pelo qual passou a ser considerada um micronutriente.

A biotina é encontrada em quase todos os alimentos, sobretudo nos que se consideram boas fontes das vitaminas do complexo B.

O organismo do homem obtém a biotina não somente dos alimentos como também na síntese operada por bactérias intestinais.

Sob a forma de coenzimas, a biotina atua nas reações de carboxilação, isto é, na transferência e fixação de CO_2 e outros compostos, como ocorre na conversão do ácido pirúvico em oxalacético, ao nível das mitocôndrias, e na conversão da acetil-coenzima-A em malonil-coenzima-A, na biossíntese de ácidos graxos. Funciona ainda na desaminação de certos aminoácidos, tais como o ácido aspártico, a serina e a treonina.

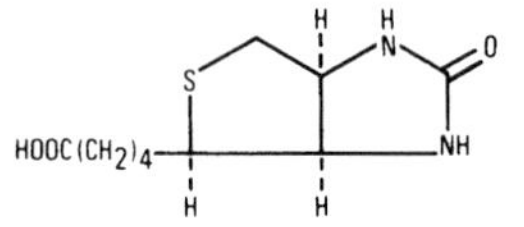

Fig. 92.16 Estrutura da biotina.

São raros os casos comprovados de ocorrência espontânea de carência de biotina no homem, o que justifica a inexistência de aplicações terapêuticas bem determinadas dessa substância.

Experimentalmente, entretanto, o estado carencial foi demonstrado por Sydenstricker em quatro voluntários submetidos a uma dieta muito pobre em vitaminas do complexo B (excetuada a riboflavina), suplementada com clara de ovo dessecada. A clara de ovo encerra uma glicoproteína termolábil, a avidina, que forma com a biotina um complexo (biotina-avidina) inabsorvível pelo intestino, dando origem, em consequência, aos sintomas característicos da carência da referida vitamina, traduzidos por dermatite, glossite, perda de apetite, insônia e depressão, dores musculares e colesterolemia. A melhora dos sintomas foi observada em 3 a 4 dias após a injeção de 150 a 300 µg de biotina.

ÁCIDO PARA-AMINOBENZOICO

O ácido para-aminobenzoico, ou PABA, é um componente essencial do ácido fólico. É um nutriente indispensável ao desenvolvimento de numerosos micro-organismos que o utilizam na síntese do ácido fólico, sua forma ativa.

O organismo humano é incapaz de converter o ácido para-aminobenzoico em ácido fólico. Assim, os efeitos resultantes de sua incorporação à dieta são obtidos indiretamente, o que exclui a possibilidade de sua incorporação entre as verdadeiras vitaminas.

O ácido para-aminobenzoico é dotado da propriedade de neutralizar a ação bacteriostática dos sulfamídicos, por um mecanismo de antagonismo metabólico de natureza competitiva. Esse mecanismo, segundo a teoria sugerida por Woods e Fildes, baseia-se no fato de serem idênticas as estruturas químicas dos sulfamídicos e do PABA, de modo que os receptores enzimáticos das bactérias poderão ser ocupados, indiferentemente, por qualquer uma dessas substâncias.

Nos casos em que tais receptores são ocupados por drogas sulfamídicas, fica impedida a incorporação do radical PABA à célula bacteriana e consequente síntese do ácido fólico, ao mesmo tempo que se manifestam os efeitos bacteriostáticos daqueles agentes.

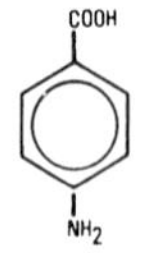

Fig. 92.17 Estrutura do ácido p-aminobenzoico.

Bactérias sensíveis são aquelas que devem sintetizar o ácido fólico indispensável ao seu metabolismo.

Bactérias que não exigem o ácido fólico em seu metabolismo, ou que são capazes de utilizá-lo pré-formado, não são afetadas pelos sulfamídicos.

Outro exemplo de antagonismo metabólico que envolve o ácido para-aminobenzoico diz respeito ao emprego dessa substância no combate à riquettsiose. As tentativas nesse sentido baseavam-se no antagonismo existente entre PABA e o ácido para-oxibenzoico, metabólito essencial às riquéttsias.

O ácido para-aminobenzoico subsiste sob a forma livre nos alimentos e deve ser considerado precursor dietético do ácido fólico. Levedos, fígado e trigo integral constituem boas fontes de PABA.

FLAVONOIDES

Flavonoides são glicosídios da flavona ou congêneres muito próximos, aos quais se atribui ações constritora sobre capilares e redutora de permeabilidade e da fragilidade dos vasos. Incluem-se nesse grupo, entre outras, a rutina e a hesperidina. Trabalhos recentes colocam em dúvida sua utilidade terapêutica.

Sua função fisiológica é pouco conhecida, e não foram registrados casos de deficiência no homem. É discutível seu posicionamento entre as vitaminas.

Quadro 92.3 Necessidades diárias de minerais (em miligramas para a maioria e em microgramas para o iodo)

Minerais	Recém-nascidos de 0 a 6 Meses	Crianças de 6 Meses a 1 Ano	Crianças de 1 a 4 Anos	Crianças de 4 a 10 Anos	Adultos Homens	Adultos Mulheres	Gravidez	Lactação
Cálcio	360*	540*	800	800	800-1.200	800-1.200	1.200	1.200
Fósforo	240	400	800	800	800-1.200	800-1.200	1.200	1.200
Iodo	35 µg	45 µg	60 µg	80-110 µg	110-150 µg	80-115 µg	125 µg	150 µg
Ferro	10	15	15	10	10-18	10-18	18+	18
Magnésio	60	70	150	200-250	350-400	300	450	450
Zinco	3	5	10	10	15	15	20	25

*Para crianças amamentadas com mamadeira. O leite materno fornece quantidade adequada de cálcio.

MINERAIS

Os minerais exercem funções de regulação, crescimento e manutenção dos tecidos. Entre as funções regulatórias, podem ser citados a pressão osmótica, o transporte de oxigênio, a contração muscular, a integridade do sistema nervoso central. Além disso, inúmeros íons metálicos fazem parte integrante de muitas enzimas.

A proporção com que os minerais contribuem para a constituição do organismo é variável. Enquanto uns, os macrominerais, aparecem em grandes quantidades, como cálcio, fósforo, sódio, magnésio e cloreto, outros, os micro- ou oligoelementos, se apresentam em concentrações muito reduzidas, como cobre, fluoreto, iodo, ferro, zinco etc.

O Quadro 92.3 mostra as necessidades diárias dos principais minerais. O cálcio é o elemento mineral mais abundante no organismo, estando a maior parte concentrada nos ossos e dentes, sob a forma de fosfato de cálcio encerrado numa matriz orgânica.

A parte existente no fluido extracelular participa da coagulação do sangue, do trabalho do miocárdio, da excitabilidade dos nervos periféricos e músculos e da integridade de diversas membranas. É necessário que exista uma quantidade adequada de vitamina D para que o cálcio seja absorvido. Há também uma correlação entre ingestão de proteína e necessidade de cálcio. O leite e o queijo são as principais fontes de cálcio.

O magnésio é armazenado no osso e faz parte de muitas enzimas responsáveis pela conversão energética. O magnésio participa da termorregulação, da contratilidade muscular e da excitabilidade nervosa. É encontrado amplamente distribuído nos alimentos, sobretudo em legumes.

O fósforo é essencial na utilização de muitas vitaminas do complexo B, está nos ossos e dentes, quase na mesma proporção do cálcio, e faz parte de todos os tecidos. Os lipídios, as proteínas, os carboidratos e muitas enzimas de transferência energética encerram fósforo. A relação cálcio/fósforo é importante, e, nos recém-nascidos, a dieta deve mantê-la em torno de 1,5/1.

O potássio, principal cátion do líquido intracelular, regula, com o sódio extracelular, o equilíbrio e o volume dos fluidos do organismo. O potássio é também essencial ao funcionamento de enzimas intracelulares. A hipocalemia e a hipercalemia constituem quadros patológicos já bem caracterizados.

O sódio, principal cátion do fluido intracelular, tem sua concentração sob controle homeostático. Hiper- e hiponatremia são observadas em diversas síndromes clínicas.

O cloreto é o ânion mais importante do equilíbrio eletrolítico, além de ser componente do ácido clorídrico do suco gástrico.

O enxofre existe em diversos aminoácidos essenciais e em certas vitaminas. Entre os oligoelementos, aqueles cujas funções se conhecem são os seguintes: cromo, cofator da insulina; cobalto, na vitamina B_{12}; cobre em várias enzimas e na hemoglobina; manganês, essencial para os tendões, ossos e sistema nervoso central; molibdênio, em diversas enzimas; zinco, como cofator de várias enzimas; além do selênio, silício, vanádio e possivelmente outros.

Abuso de misturas vitamínicas e minerais

As preparações multivitamínicas, se adequadamente formuladas, são úteis porque se sabe que as hipovitaminoses clínicas são quase sempre múltiplas. Tais preparações só devem conter as vitaminas e minerais essenciais à nutrição do homem e nas quantidades proporcionais às necessidades diárias já estabelecidas. Não há justificativa científica para a adição de extrato hepático, levedura, colina, metionina, bioflavonoides, inositol e outras substâncias a essas misturas. A posologia deve levar em conta a contribuição trazida pela dieta do paciente, sobretudo em vitaminas A e D e nos minerais. Sabe-se que todos os minerais, em altas doses, são tóxicos.

REFERÊNCIAS BIBLIOGRÁFICAS

1. AMERICAN MEDICAL ASSOCIATION. *Drug Evaluations.* Littleton, P.S.G. Pu, Co., 1977.
2. ANDREI, EDMONDO. *Compêndio Médico.* 28ª ed. rev. at. Org. Andrei, São Paulo, v. 1, 1977.
3. ANTIA, F.P. *Clinical Dietetics and Nutrition, with Special Reference to Tropical Foods.* Oxford Univ. Press, London, 1966.
4. BAUM, D.C. et al. Comparison of the bioavailability of cyanocobalamin from capsule and liquid dosage forms. *Am. J. Hosp. Pharm.,* 32:1047-9, 1975.
5. BEAN, W.B. Drugs for nutritional disorders. *In:* MODELL, W. (ed.). *Drugs of Choice.* 9th ed. C.V. Mosby Co., Saint Louis, Cap. 4, 1974.
6. BEATON, G.H. et al. *Necesidades de Ácido Ascórbico, Vitamina D, Vitamina B_{12}, Fosfato y Hierro.* Genebra, OMS, 1970. (Ser. Inf. Tecn., 452.)
7. BERKON, R. et al. *The Merck Manual of Diagnosis and Therapy.* 13th ed. Rahway, M.S. & D., 1977.
8. BOGERT, L.J., BRIGGS, M., CALLOWAY, D.H. *Nutrition and Physical Fitness.* 9th ed. Saunders, Philadelphia, 1973.
9. BRODKIN, R.H. e BLEIBERG, J. Sensitivity to topically applied Vitamin E. *Arch. Derm.,* 92(1);76, 1965.
10. BURTONM, B.T. et al. *The Heinz Handbook of Nutrition.* 3rd ed. McGraw-Hill, New York, 1975.
11. CAMPOS, M.A., POUCHET. *A Ciência dos Alimentos: Introdução à Química.* 2ª ed. Gazeta da Farmácia Ed., Rio de Janeiro, 1961.
12. CANTAROW, A. e SCHEPARTZ, B. *Biochemistry.* 7th ed. Saunders Philadelphia, 1975.
13. CORBETT, C.E. et al. *Farmacodinâmica.* 5ª ed. Artes Médicas, São Paulo, 1976.
14. COUTINHO, R. *Noções de Fisiologia da Nutrição.* Empr. Gr. O Cruzeiro, Rio de Janeiro, 1966.
15. DAVIDSON, S., PASSMORE, R., BROCK, J.F. e TRUSWELL, A.S. *Human Nutrition and Dietetics.* 6th ed. Livingstone, London, 1975.
16. DEDIEU, P. Absortion de la vitamine B_{12}; physiologie et pathologie. *Arch. Fr. Mal. App. Dig.,* 64:65-82, 1975.
17. DEULOFEU, V., MARENZI, A.D. e STOPPANI, A.O.M. *Química Biológica.* 9ª ed. El Ateneo, Buenos Aires, 1967.
18. DIEM, K., red. *Tablas Científicas.* 6ª ed. Geigy, Basiléia, 1965.
19. DUKES, M.N.G. *Meyler's Side Effects of Drugs.* Excerpta Médica, Amsterdam, American Elsevier New York, v. 8, 1975.
20. _____. *Side Effects of Drugs.* Excerpta Médica, Amsterdam, 1977.
21. *FARMACOPÉIA BRASILEIRA.* 3ª ed. Org. Andrei, São Paulo, 1977.
22. FRANCO, G. *Teor Vitamínico dos Alimentos.* J. Olympio, Rio de Janeiro, 1968.
23. GANONG, W.F. *Review of Medical Physiology.* 3rd ed. Lange Medical, Los Altos, 1967.
24. GOODMAN, L.S. e GILMAN, A. *The Pharmacological Basis of Therapeutics.* 5th ed. MacMillan, New York, 1975.
25. GOTH, A. *Medical Pharmacology.* 4th ed. C.V. Mosby, Saint Louis, 1968.
26. HAM, A. *Histology.* 5th ed. Lippincott, Philadelphia, 1965.
27. HANSTEN, P.D. *Drugs Interactions.* 2nd ed. Lea & Febiger, Philadelphia, 1973.
28. HARPER, H.A. *Review of Physiological Chemistry.* 11th ed. Lange Medical, Los Altos, 1967.
29. HEINRICH, H.C. et al. Bioavailability of food iron – (^{36}Fe), vitamin B_{12} – (^{60}Co) and protein bound selenomethionine – (^{75}Se) in pancreatic exocrine insufficiency due to cystic fibrosis. *Klin. Wschr.,* 55:595-601, 1977.
30. KLEINER, I.S. e ORTEN, J.M. *Biochemistry.* 7th ed. C.V. Mosby, Saint Louis, 1966.
31. LESPAGNOL, A. *Chimie des medicaments.* Entreprise Moderne, Tecnique et Documentation, Paris, 1974.
32. LEWIS, J.J. *Introduction to Pharmacology.* 3rd ed. Livingstone, London, 1964.
33. MARKS, J. *The Vitamins in Health & Disease.* Churchill, London, 1968.
34. McHENRY, E.W. *Basic Nutrition.* Lippincott, Philadelphia, 1957.
35. MELO, J.M. (ed.). *Dicionário de Especialidades Farmacêuticas.* 6ª ed. Publicações Médicas, Rio de Janeiro, 1977/78.
36. MEYERS, F.H., JAWETZ, E., GOLDWINN, A. *Review of Medical Pharmacology.* Lange Medical, Los Altos, 1968.
37. MEYER, L., HERHEIMER, A. *Side Effects of Drugs.* Excerpta Medica, Amsterdam, 7. v., 1972.
38. MINGOIA, Q. *Química Farmacêutica.* Edusp/Melhoramentos, São Paulo, 1967.
39. MITCHELL, H.S. et al. *Nutrição.* 16ª ed. Interamericana, Rio de Janeiro, 1978.
40. MODDEL, W. et al. *Drugs of Choice.* C. V. Mosby, Saint Louis, 1974.
41. NEUMAN, M. *Guide des interactions medicamenteuses et repertoire des médicaments par classes thérapeutiques.* Maloine Ed., Paris, 1976.
42. NEWMARK, H.L. et al. Biopharmaceutic factors in parenteral administration of vitamin E. *J. Pharm. Sc.,* 64(4):655-7, 1975.
43. NIZEL, A.E. et al. *The Science of Nutrition and Its Application in Clinical Dentistry.* 2nd ed. Saunders, Philadelphia, 1966.
44. OSOL, A. et al. *Remington's Pharmaceutical Sciences.* 5th ed. Mack Pu., Easton, 1975.

45. OSOL, A. PRATT, R. *The United States Dispensatory.* 27th ed. Lippincott, Philadelphia, 1973.
46. PIKE, R.L., BROWN, M.L. *Nutrition: an Integrated Approach.* 2nd ed. John Wiley, New York, 1975.
47. PRADO, F. CINTRA do, RAMOS, J.A., VALLE, J. RIBEIRO. *Atualização Terapêutica.* 9ª ed. Artes Médicas, São Paulo, 1973.
48. ROBINSON, C.H., LAWLEN, M.R. *Normal and Therapeutic Nutrition.* 15th ed. MacMillan, New York, 1977.
49. SCHINEIDER, H.A. et al. *Nutritional Support of Medical Practice.* Harper & Row, New York, 1977.
50. SCHVARTSMAN, S. *Intoxicações Agudas.* Sarvier, São Paulo, 1971.
51. TAYLOR, K.B. Uses and abuses of vitamin therapy. *Rational Drugs Therapy,* 9(10): 1-6, 1975.
52. TAYLOR, C.M., PYE, O.F. *Foundations of Nutrition.* 6th ed. MacMillan, New York, 1966.
53. TERROINE, T. *The Vitamin Interrelations of Ascorbic Acid – World Review of Nutrition and Dietetics.* Pitman Medical, London, 1960.
54. TOVITOU, Y., PERLEMUTER, L. *Dictionnaire pratique de pharmacologie clinique.* Masson, Paris, 1976.
55. VILLELA, C.G. et al. *Bioquímica.* 4ª ed. Guanabara Koogan, Rio de Janeiro, 1978.
56. WHITE, A., HANDLER, P., SMITH, E. *Principles of Biochemistry.* 6th ed. McGraw-Hill, New York, 1978.
57. WILLIAMS, S.R. *Nutrition and Diet Therapy.* 3rd ed. C.V. Mosby, Saint Louis, 1977.
58. WINDHOLZ, M. (ed.). *The Merck Index.* 9th ed. Merck & Co., Rahway, 1976.

Seção 9

Antibióticos e Quimioterápicos. Venenos Animais

93

Conceitos Básicos da Antibioticoterapia

Penildon Silva

O advento da antibioticoterapia revolucionou a terapêutica. Doenças que acompanhavam a humanidade, como tuberculose, sífilis, hanseníase e outras infecções, foram controladas e debeladas. Os antibióticos fazem parte do grupo seleto de "drogas curativas" porque destroem os agentes etiológicos das infecções. Esse efeito foi explicado pelo conceito de "toxicidade seletiva", proposto por Albert, em que o fármaco (o antibiótico) destruía preferencialmente o parasita invasor, poupando o hospedeiro. Essa toxicidade seletiva depende das diferenças bioquímicas entre os organismos infectantes e o hospedeiro.

Os antibióticos constituem um grupo de drogas das mais prescritas. São também drogas das mais usadas de maneira excessiva e indiscriminada, o que auxilia a gerar o maior problema da antibioticoterapia: a resistência dos micro-organismos aos antibióticos.

HISTÓRICO

A história da quimioterapia, de acordo com Tripathi, pode ser dividida em três fases.

A primeira fase corresponde ao uso empírico da "coalhada mofada" pelos chineses em furúnculos, óleo de *chaulmoogra* pelos hindus em hanseníase, quenopódio pelos astecas para vermes intestinais, mercúrio por Paracelsus (século XVI) em sífilis e casca de cinchona (século XVII) para febres.

A segunda é a fase de Ehrlich, dos corantes e compostos organometálicos (1890–1938).

Com a descoberta dos micróbios na segunda metade do século XIX, e que eles eram a causa de muitas doenças, Ehrlich teve a ideia de que, se certos corantes podiam seletivamente corar micróbios, eles também poderiam ser seletivamente tóxicos para esses micro-organismos. Nesse sentido, ele experimentou o azul de metileno, o tripano vermelho e outros corantes. Ehrlich desenvolveu os derivados arsenicais atoxil para a doença do sono, arsfenamina em 1906 e neoarsfenamina em 1909 para sífilis. Foi Ehrlich quem criou o termo *quimioterapia*, porque ele utilizava drogas de natureza química conhecida e mostrou que o enfraquecimento seletivo do parasita infectante era um raciocínio prático.

A terceira fase, da quimioterapia moderna, foi iniciada por Domagk em 1935. Ele demonstrou o efeito terapêutico do *prontosil*, que era corante sulfonamídico, em infecção piogênica. Logo se verificou que a porção ativa da molécula era a para-aminobenzenossulfonamida, e que a parte corante não era essencial. A sulfapiridina foi a primeira sulfonamida a ser lançada no comércio, em 1938.

O fenômeno da *antibiose* foi descoberto por Pasteur em 1877, quando demonstrou a redução do crescimento dos bacilos de antraz na urina por bactérias transportadas pelo ar.

Fleming, em 1929, observou que uma substância difusível era elaborada pelo fungo *Penicillium*, que era capaz de destruir o *Staphylococcus* na placa de cultura. Ele deu o nome de *penicilina* a essa substância, mas não pôde purificá-la.

Chain e Florey prosseguiram as pesquisas, e, em 1941, a penicilina foi aplicada na clínica.

Na década de 1940, Waksman e cols. realizaram pesquisa sistemática de *actinomicetos* como fontes de antibióticos e descobriram a estreptomicina em 1944.

Esse grupo de micróbios do solo demonstrou ser uma fonte de tesouros de antibióticos, e seguiram-se as descobertas de tetraciclinas, cloranfenicol, eritromicina e muitos outros. Todos esses cientistas, Domagk, Fleming, Chain, Florey e Waksman, foram agraciados com o Prêmio Nobel.

Nos últimos 40 anos, tem-se focalizado mais a atenção na produção de derivados semissintéticos de antibióticos mais antigos, com propriedades mais desejáveis ou diferentes espectros de ação.

TERMINOLOGIA

Quando se inicia o estudo das drogas que combatem as infecções, encontram-se certos termos, frequentemente utilizados, que precisam ser definidos, como, por exemplo, *antibiótico*, *quimioterápico*, *sintobiótico*, *antimicrobiano*, *bactericida*, *bacteriostático* etc.

A *quimioterapia* caracteriza o tratamento de doenças por meio de substâncias químicas obtidas sinteticamente, chamadas *quimioterápicos*. Até há algum tempo, a quimioterapia só se referia a agentes químicos que inativavam micro-organismos patógenos, primordialmente, sem atingir o hospedeiro, sendo tóxicos seletivos somente para o micro-organismo invasor. Atualmente, a significação de *quimioterapia* se ampliou, e a palavra é utilizada também para indicar o tratamento de doenças não infecciosas, como na quimioterapia do câncer, das doenças mentais etc.

Define-se *antibiótico* como a substância química produzida por micro-organismos, em geral cogumelos e bactérias, com a capacidade de inibir a reprodução ou de destruir outros micro-organismos. Em definição mais ampla, o antibiótico é substância biossintetizada por um ser vivo que pode ser cogumelo, bactérias, plantas e organismos superiores, com a capacidade de inibir micro-organismos e/ou bloquear crescimento e replicação celulares, em concentrações relativamente pequenas.

Essa definição exclui outras substâncias naturais que também inibem micro-organismos, mas são produzidas em formas mais diferenciadas (p. ex., os anticorpos) ou mesmo substâncias produzidas por micróbios, mas que necessitam de elevadas concentrações, como, por exemplo, etanol, ácido lático, H_2O_2.

Em última análise, tanto o antibiótico quanto o quimioterápico agem como moléculas químicas que interferem em alguma via metabólica do micro-organismo-alvo.

A diferença entre *quimioterápico* e *antibiótico* se encontra, portanto, na sua origem. O primeiro é obtido artificialmente pelo químico, no seu laboratório; o segundo é de origem biológica. Por outro lado, existem alguns antibióticos que já foram sintetizados e, então, pela diferença convencional mencionada, dever-se-iam transformar em quimioterápicos, mas alguns autores sugerem para eles o termo *sintobiótico*. *Fitoncida* ou *fitobiótico* designa substância com ação antimicrobiana, antineoplásica ou antiblástica, produzida por vegetais superiores.

As expressões *antimicrobianos* e *anti-infecciosos* são, às vezes, utilizadas para denotar todas as drogas usadas contra agentes infecciosos. Frequentemente, os termos antibiótico e quimioterápico são usados como sinônimos.

O quimioterápico ou antibiótico *bacteriostático* inibe a multiplicação da bactéria, mas não a destrói. Com a suspensão desse tipo de droga, a bactéria volta a crescer. Trata-se, portanto, de efeito reversível. Os quimioterápicos ou antibióticos *bactericidas* exercem efeito letal e irreversível sobre as bactérias sensíveis. Com significação semelhante, usam-se os termos *fungistático*, *fungicida*, *virustático* e *virucida*.

Para se evidenciarem as ações bacteriostática e bactericida, é necessário que o antibiótico se apresente, respectivamente, em concentração mínima inibitória (CMI) e concentração mínima bactericida (CMB). Como a atividade terapêutica dos antibióticos depende, entre outros fatores, das suas concentrações nos fluidos do organismo, a CMI e a CMB constituem determinações essenciais, pois delas depende o estabelecimento do regime posológico do antibiótico. A CMI e a CMB são estimadas *in vitro*, mas orientam também para determinar as concentrações bacteriostática e bactericida dos antibióticos nos fluidos do organismo.

A terminologia dos gêneros e espécies dos agentes etiológicos das infecções, principalmente das bactérias, é outro ponto básico para orientar o uso adequado dos antibióticos. Quando, por exemplo, são citados os gêneros *Proteus, Pseudomonas, Staphylococcus, Escherichia,* etc., tais palavras devem evocar as suas características microbiológicas principais (se Gram-positivos ou Gram-negativos, por exemplo), o tipo clínico de infecção que provocam, sua sensibilidade e resistência a determinados antibióticos.

Relembrar, por exemplo, uma classificação resumida das bactérias mais comuns, como a seguinte:

- Cocos Gram-positivos: estafilococos, estreptococos.
- Cocos Gram-negativos: neissérias (meningococos, gonococos).
- Bacilos Gram-positivos: *Bacillus, Clostridium, Corynebacterium, Listeria.*
- Bacilos Gram-negativos entéricos: *Bacteroides, Enterobacter, Escherichia, Klebsiella, Proteus, Providencia, Salmonella, Serratia, Shigella.*
- Outros bacilos Gram-negativos: *Acinetobacter, Bordetella, Brucella, Calymmatobacterium granulomatis, Francisella tularensis, Haemophilus ducreyi.*

Não se deve confundir *sensibilidade da bactéria* ao antibiótico com *hipersensibilidade* (alérgica) do paciente ao antibiótico ou quimioterápico.

Espectro antimicrobiano ou *espectro antibacteriano* são expressões que exprimem a amplitude dos antibióticos. Se de pequeno espectro, só pequeno número de bactérias é atingido, por exemplo, somente os cocos positivos; se de largo espectro, o antibiótico pode inibir bactérias Gram-positivas, Gram-negativas e até outros micro-organismos patogênicos. Na *superinfecção* ou, talvez melhor, *suprainfecção*, os micro-organismos não atingidos pelos antibióticos e que, antes, viviam controlados pelo equilíbrio biológico começam a proliferar e provocar quadros infecciosos, que podem se tornar graves. Um dos exemplos mais comuns é o da candidíase.

A grafia de certos termos ainda não é uniforme na nossa literatura científica. Assim é que se encontram palavras escritas dos mais diversos modos como, por exemplo, ribosoma, ribossomo, ribossoma; lípida, lipídio, lípide, lipídeo; peptídio, péptida, peptídeo; canamicina e kanamicina; cicloserina e ciclosserina; probenecid e probenecida; glicide, glícida, glicídio, glucídio, glicosídeo, glicosídio; cromosoma, cromossoma, cromossômico etc. Enquanto não se sistematizar essa nomenclatura científica no nosso idioma, continuaremos a ler tais termos com múltiplas grafias por falta de consenso geral. Adotamos a grafia que nos parece mais aproximada da sua pronúncia.

CLASSIFICAÇÃO

Os antibióticos podem ser classificados de acordo com diversos critérios: estrutura química; mecanismo de ação, tipos dos micro-organismos-alvo, espectro de atividade, tipo de ação, fontes de origem, organelas celulares atingidas.

Estrutura química

1. Sulfonamidas e drogas relacionadas
   - Sulfadiazina
   - Sulfonas
   - Dapsona
   - Ácido p-aminossalicílico
2. Diaminopirimidinas
   - Trimetoprima
   - Pirimetamina
3. Quinolonas
   - Ácido nalidíxico
   - Norfloxacino
   - Ciprofloxacino
4. Betalactâmicos
   - Penicilinas
   - Cefalosporinas
   - Monobactâmicos
   - Carbapenens
5. Tetraciclinas
   - Oxitetraciclina
   - Doxiciclina
6. Derivado nitrobenzênico
   - Cloranfenicol
7. Aminoglicosídios
   - Estreptomicina
   - Gentamicina
   - Neomicina
8. Macrolídios
   - Eritromicina
   - Roxitromicina
   - Azitromicina
9. Polipeptídios
   - Polimixina
   - Colistina
   - Bacitracina
   - Tirotricina
10. Glicopeptídios
    - Vancomicina
    - Teicoplamina
11. Oxozolidona
    - Linezolida
12. Nitrofurânicos
    - Nitrofurantoína
    - Furazolidona
13. Nitroimidazóis
    - Metronidazol
    - Tinidazol

14. Derivados do ácido nicotínico
    - Isoniazida
    - Pirazinamida
    - Etionamida
15. Poliênicos
    - Nistatina
    - Anfotericina B
16. Derivados azólicos
    - Miconazol
    - Clotrimazol
    - Cetoconazol
    - Fluconazol
17. Outros
    - Rifamicina
    - Lincomicina
    - Espectinomicina
    - Ciclosserina
    - Viomicina
    - Etambutol

Mecanismos de ação

1. Inibem síntese da parede celular bacteriana
    - Penicilinas
    - Cefalosporinas
    - Ciclosserina
    - Vancomicina
    - Bacitracina
2. Provocam vazamento através das membranas celulares
    - Polipeptídios: polimixina, colistina, bacitrina
    - Poliênicos: anfotericina B, nistatina
3. Inibem síntese proteica
    - Tetraciclinas
    - Cloranfenicol
    - Eritromicina
    - Clindamicina
    - Linezolida
4. Provocam leitura equívoca do código do RNAm e afetam permeabilidade
    - Aminoglicosídios
5. Inibem a DNA girase
    - Fluoroquinolonas
6. Interferem com a função do DNA
    - Rifamicina
    - Metronidazol
7. Interferem com a síntese do DNA
    - Idoxuridina
    - Aciclovir
    - Zidovudina
8. Interferem com o metabolismo intermediário
    - Sulfonamidas
    - Sulfonas
    - PAS
    - Trimetoprima
    - Etambutol
9. Tipo de organismos-alvo
    - Antibacterianos
        - Penicilinas
        - Aminoglicosídios
    - Antifúngicos
        - Griseofulvina
        - Anfotericina
        - Cetoconazol
    - Antivirais
        - Idoxuridina
        - Aciclovir
        - Zidovudina
        - Amantadina
    - Antiprotozoários
        - Cloroquina
        - Pirimetamina
        - Metronidazol
    - Anti-helmínticos
        - Mebendazol
        - Pirantel
        - Niclosamida

Espectro de atividade

1. Espectro estreito
    - Penicilina G
    - Estreptomicina
    - Eritromicina
2. Largo espectro
    - Tetraciclina
    - Cloranfenicol
    - Penicilinas de largo espectro
    - Fluoroquinolonas
    - Aminoglicosídios
    - Cefalosporinas de segunda, terceira e quarta gerações

Tipos de ação

1. Primariamente bacteriostático
    - Sulfonamidas
    - Tetraciclinas
    - Cloranfenicol
    - Eritromicina
    - Etambutol
2. Primariamente bactericidas
    - Penicilinas
    - Aminoglicosídios
    - Rifamicina
    - Polipeptídicos
    - Cotrimoxazol
    - Cefalosporina
    - Ciprofloxacino

Alguns antibióticos primariamente bacteriostáticos podem tornar-se bactericidas em concentrações mais elevadas, como, por exemplo, sulfonamidas, eritromicina, nitrofurantoína.

Alguns antibióticos bactericidas, em certas circunstâncias, podem ser somente bacteriostáticos, como o cotrimoxazol e a estreptomicina.

Fontes de origem dos antibióticos

1. Fungos
    - Penicilina
    - Cefalosporina
    - Griseofulvina
2. Bactérias
    - Polimixina B
    - Colistina
    - Bacitracina
    - Tirotricina
    - Aztreonam
3. Actinomicetos
    - Aminoglicosídios
    - Tetraciclinas
    - Cloranfenicol
    - Macrolídios
    - Poliênicos
4. Sintéticos

Organelas celulares atingidas

1. *Membrana celular.* A membrana plasmática (não confundir com parede celular) das células bacterianas é similar àquela das células dos mamíferos. É constituída por uma bicamada fosfolipídica na

qual estão inseridas diversas proteínas. A estrutura da membrana plasmática bacteriana pode ser facilmente desfeita em certas bactérias e em certos fungos.

As polimixinas são antibióticos catiônicos detergentes que exercem efeito seletivo sobre as membranas plasmáticas bacterianas. Esses antibióticos encerram grupos lipofílicos e hidrofílicos separados no interior da molécula. Esses grupos químicos interagem com os fosfolipídios da membrana e alteram sua estrutura, com efeito bactericida.

As células fúngicas, diferentemente das células dos mamíferos e das bactérias, possuem grande quantidade de ergosterol nas suas membranas.

O ergosterol facilita a ligação dos antibióticos poliênicos, como a anfotericina B e a nistatina, que atuam como ionóforos e provocam vazamento de cátions.

Os azóis, como o itraconazol, por exemplo, têm ação antifúngica porque inibem a síntese de ergosterol, alterando a fluidez da membrana e a função de enzimas membranosas.

Os azóis também afetam bactérias Gram-positivas, devido à sua combinação com ácidos graxos da membrana de bactérias sensíveis.

2. *Microtúbulos e microfilamentos*. Os benzamidazóis (p. ex., albendazol) possuem ação anti-helmíntica porque se ligam seletivamente à tubulina, evitando a formação de microfilamentos, por polimerização, o que evita a captação de glicose pelo helminto.

Os alcaloides da *Vinca* – vincristina e vimblastina –, drogas antineoplásicas, destroem a função dos microtúbulos durante a divisão celular.

3. *Vacúolos alimentares*. A forma eritrocitária do plasmódio da malária se alimenta da hemoglobina do hospedeiro, a qual é digerida no vacúolo alimentar do parasita. O produto final, o heme, é alterado por polimerização. A cloroquina exerce sua ação antimalárica porque inibe a heme polimerase do plasmódio.

4. *Fibras musculares*. Alguns fármacos anti-helmínticos exercem sua ação sobre células musculares dos helmintos.

A piperazina atua como agonista nos canais iônicos de cloreto do parasita.

Esses canais são operados pelo ácido gama-aminobutírico (GABA) no músculo dos nematódeos, hiperpolarizando a membrana da fibra muscular, o que leva à paralisação do verme.

A avermectina aumenta a permeabilidade do cloreto, por mecanismo similar.

O pirantel e o levamisol agem como agonistas nos receptores nicotínicos da acetilcolina nos músculos, provocando contração seguida de paralisia dos vermes.

ASSOCIAÇÕES DE ANTIBIÓTICOS

O uso associado de antibióticos é justificado pelas seguintes razões:

1. Casos de infecções graves, ainda sem diagnóstico, até se decidir quanto à terapêutica definitiva;
2. Infecções mistas;
3. Redução na dose de droga potencialmente tóxica;
4. Evitar aparecimento de resistência bacteriana;
5. Conseguir efeito farmacológico sinérgico.

Segundo Garrod, os três primeiros motivos são os menos válidos.

Quanto à possibilidade de evitar o aparecimento da resistência, existe o exemplo do tratamento prolongado da tuberculose, que só se faz com o uso associado de drogas. Nos casos de infecções agudas, o argumento de evitar o aparecimento de resistência é fraco, especialmente quando as bactérias não criam resistência, como é o caso dos estreptococos hemolíticos diante da penicilina. No caso de infecções pelos estafilococos, o uso associado de antibióticos pode ser indicado, associando-se, por exemplo, eritromicina à novobiocina. A obtenção de efeito sinérgico parece ser a indicação principal. Jawetz estabelece as bases das associações com a finalidade de sinergismo medicamentoso, considerando especialmente as propriedades bacteriostáticas e bactericidas dos antibióticos associados. Assim é que foram propostas as seguintes regras:

1. Bacteriostático mais bactericida pode ser associação antagonista.
2. Bacteriostático mais bacteriostático é associação simplesmente aditiva.
3. Bactericida mais bactericida pode ser associação sinérgica.

Algumas indicações das associações de antibióticos estão no Quadro 93.1.

A associação antagonista entre um bactericida e um bateriostático se explica porque os antibióticos bactericidas só destroem as bactérias que se encontram em multiplicação. Se essa multiplicação é bloqueada pelo bacteriostático, o agente bactericida não pode agir. Esse tipo de associação antagonista é exemplificado pelo uso combinado de clortetraciclina (bacteriostático) e penicilina (bactericida). O cloranfenicol (bacteriostático) também pode interferir com a ação bactericida da penicilina, se bem que se possa usar a associação cloranfenicol e amplicilina ou penicilina G em casos de meningite aguda, ainda sem diagnóstico bacteriológico.

Quadro 93.1 Principais indicações das associações de antibióticos (TELLES, W. Normas práticas para o emprego de antibióticos na infância. *Medicina de Hoje, 10*:816, 1977)

Condição Clínica	Associação	Objetivo
Endocardite por *Str. faecalis*	Penicilina G e estreptomicina Ampicilina e estreptomicina Penicilina G, gentamicina e eritromicina	Efeito sinérgico
Endocardite por *Str. viridans*	Penicilina G e estreptomicina Cefalotina e estreptomicina Lincomicina e estreptomicina	Efeito sinérgico
Septicemia por *Pseudomonas*	Carbenicilina e gentamicina Carbenicilina e colistina	Sinergismo e retardo da resistência
Infecções por *Klebsiella*	Cefalotina e canamicina Ampicilina e gentamicina	Idem
Febre tifoide	Ampicilina e cloranfenicol	Combate ao portador e prevenção das recaídas
Brucelose	Estreptomicina e tetraciclina	Idem

Além do exemplo já citado do uso de antimicrobianos no tratamento da tuberculose, os seguintes exemplos de sinergismo antibiótico estão bem esclarecidos:

1. *Pseudomonas aeruginosa*: aminoglicosídio com carbenicilina ou ticarcilina;
2. *Estreptococo do grupo D (Enterococccus)*: penicilina ou ampicilina com um aminoglicosídio (de preferência estreptomicina, inicialmente);
3. *Cryptococcus neoformans*: anfotericina B mais flucitosina. Além disso, as infecções por *Klebsiella pneumoniae* são habitualmente tratadas com a combinação de uma cefalosporina e um aminoglicosídio.

Na fase inicial do tratamento de infecções muito graves, ainda sem diagnóstico, empregam-se associações de antibióticos, no sentido de atingir o maior número possível de diferentes micro-organismos. Num foco de infecção intra-abdominal com bacteremia, por exemplo, justifica-se a associação de penicilina G para estreptococos do grupo D, gentamicina para enterobactéria e clindamicina ou cloranfenicol para *Bacteroides fragilis*. Depois dos resultados das hemoculturas, a antibioticoterapia se torna mais específica. Um dos exemplos mais interessantes de associação sinérgica é representado pela combinação de sulfametoxazol e trimetoprima, estudada no Cap. 101, sobre as sulfonamidas.

Apesar de tentador, o uso das associações de antibióticos só deve ser indicado em situações especiais, pois elas apresentam riscos mais frequentes de superinfecções e de reações adversas, além do encarecimento da terapêutica.

USO PROFILÁTICO DOS ANTIBIÓTICOS

A quimioprofilaxia das infecções tem sido e continua a ser objeto de muita pesquisa e controvérsia. Embora algumas aplicações do uso profilático dos antibióticos já sejam bem estabelecidas, outras ainda necessitam de melhores comprovações.

As aplicações já aceitas são: profilaxia das endocardites, da tuberculose, da febre reumática, da meningite meningocócica, na cirurgia gastrointestinal e genitourinária e em feridas penetrantes e traumáticas.

A bactéria mais comumente encontrada no pós-operatório de cirurgia limpa é o *S. aureus*. O *S. aureus* resistente, por exemplo, o *S. aureus* meticilinorresistente (MRSA), deve ser sempre considerado.

As bactérias Gram-negativas provocam infecções de feridas, após cirurgias do cólon, genitourinária e ginecológica.

Os antibióticos devem ser utilizados de modo que haja níveis tissulares adequados, no momento do ato cirúrgico e durante 3 a 4 horas após a cirurgia.

O momento de administração do antibiótico é de 30 a 60 minutos antes que se faça a incisão.

Na operação cesariana, o antibiótico deve ser aplicado no momento do clampeamento do cordão umbilical.

A duração da profilaxia com antibiótico, em cirurgia, é de até 24 horas, e na cirurgia prostética, de até 24 a 48 horas.

Se o ato cirúrgico demora várias horas, sugere-se a readministração de antibiótico quando esse possuir meia-vida relativamente curta. Se, por exemplo, o procedimento cirúrgico durar mais de 6 horas, pode-se aplicar uma dose intraoperatória, após 4 horas, de cefazolina. Quando se usa cefoxitina, há necessidade de uma dose de 2 em 2 horas.

As cefalosporinas são preferidas na profilaxia em cirurgia, devido ao seu amplo espectro de atividade e pouca toxicidade.

As cefalosporinas de primeira geração são preferidas na maioria dos procedimentos cirúrgicos porque são mais ativas contra *S. aureus*, são mais baratas e possuem um espectro antibacteriano estreito.

Das cefalosporinas de primeira geração, a cefazolina tem a vantagem de possuir uma meia-vida plasmática moderadamente longa.

Na cirurgia colorretal e na apendicectomia, prefere-se a cefoxitina, devido à sua atividade contra anaeróbios intestinais.

Frequentemente usa-se vancomicina devido à sua atividade antiestafilocócica, se o paciente é alérgico às cefalosporinas ou se o MRSA é o patógeno hospitalar predominante, e se serão inseridos dispositivos protéticos.

Quando as cefalosporinas são contraindicadas na cirurgia do cólon, usa-se metronidazol ou gentamicina.

Outras indicações da profilaxia com antibióticos: endocardite bacteriana, influenza A, meningite bacteriana, otite média recorrente, diarreia dos viajantes, infecções urinárias recidivantes, infecções séricas após esplenectomia, febre reumática, colangite recidivante, infecções em pacientes leucopênicos, prevenção de infecções oportunistas em pacientes com AIDS/SIDA, tuberculose.

INTERAÇÕES MEDICAMENTOSAS

Como é discutido em capítulo próprio, as interações medicamentosas podem ocorrer desde as misturas de drogas antes de penetrar no organismo até o nível de local de ação do medicamento. A administração simultânea de drogas, apesar de representar medida muitas vezes necessária, deve ter sua aplicação norteada sempre pela possibilidade do surgimento das interações de drogas com outras drogas que podem resultar, em muitos casos, em efeitos prejudiciais para o paciente. Por outro lado, não se deve cair no extremo oposto do temor exagerado de toda e qualquer associação. O conhecimento do problema condicionará a atitude correta.

DURAÇÃO DO TRATAMENTO ANTIBIÓTICO

Apenas são sugeridos alguns períodos, com base na experiência clínica, com a finalidade de permitir a cura do processo infeccioso. Assim é que se sugere a duração mínima nas seguintes infecções: osteomielite aguda, 42 dias; endocardite bacteriana aguda, 28 dias e endocardite bacteriana subaguda por *Strep. viridans*, 28 dias; por enterococos, 42 dias; doença inflamatória pélvica, 10 dias; cervicite, 21 dias; pericardite, 20 dias; artrite séptica, 14 dias; artrite gonocócica, 3 dias; pielonefrite, 14 dias; pneumonia estafilocócica, 14 dias; meningite, 14 dias; brucelose, 21 dias; tularemia, 10 dias; faringite exsudativa, 10 dias; faringite membranosa, 7 dias.

TOXICIDADE

No estudo de cada grupo de antibióticos, serão feitas referências específicas a respeito dos seus efeitos adversos. Agora, os comentários serão gerais, referindo-se a fatores que fazem variar os efeitos adversos: reações alérgicas; efeitos colaterais após administração oral; superinfecções; nefrotoxicidade, insuficiência renal e uso durante a gravidez.

Os principais fatores que fazem variar os efeitos adversos dos antibióticos são: posologia, duração do tratamento, medicação concomitante, idade do paciente, estado da função renal e da função hepática.

As reações alérgicas são provocadas mais frequentemente pela administração parenteral. As penicilinas provocam, com frequência, reações alérgicas retardadas do tipo *febre da droga*, erupções cutâneas e doença do soro. As reações anafiláticas são raras, mas podem ser fatais. O paciente alérgico a um tipo de penicilina pode apresentar alergia cruzada a todos os outros tipos de penicilina. A ampicilina, com maior frequência do que as outras penicilinas, provoca *rashes* maculopapulares. As cefalosporinas podem provocar reações alérgicas em pacientes alérgicos às penicilinas.

Além das penicilinas, outros agentes antimicrobianos podem provocar reações alérgicas, tais como sulfas, novobiocina, ácido nalidíxico, demeclociclina, trimetoprima, sulfametoxazol, etc.

O teste cutâneo para identificar pacientes penicilinorreatores é feito com a peniciloilpolilisina (PPL). A resposta positiva indica possibilidade de reação alérgica à penicilina. A reação negativa, entretanto, não exclui possibilidade de surgir o choque anafilático.

O teste cutâneo pode também ser realizado com a penicilina G aquosa. Inicia-se com um teste de escarificação, usando-se uma solução salina com 5 unidades de penicilina por mililitro. Se após 20 minutos não houver reação local, repete-se o teste com solução de 10.000 unidades de penicilina por mililitro. Se for negativa, injetam-se intradermicamente 10.000 unidades por mililitro e observa-se a reação local.

O paciente alérgico à penicilina deve ser tratado com outro tipo de antibiótico.

A dessensibilização à penicilina é processo potencialmente perigoso, e só deve ser realizada em ambiente hospitalar, se for realmente indicada em casos muito especiais.

Após a administração oral, podem os antibióticos provocar náuseas, vômitos e diarreia, resultantes de irritação, superinfecção ou alteração da flora gastrointestinal normal. Às vezes, esses efeitos podem também surgir após a administração parenteral.

A diarreia é comum após o uso oral de tetraciclina, ampicilina e cefalosporinas. A lincomicina e a clindamicina, entre outros antibióticos, além de diarreia grave, podem provocar colite pseudomembranosa.

A neomicina, considerada *inabsorvível*, quando é absorvida provoca sérios efeitos sistêmicos, sobretudo em crianças e pacientes com insuficiência renal.

ANTIBIÓTICOS NA GRAVIDEZ

O uso de antibióticos durante a gravidez deve ser sempre analisado com a relação entre risco e benefício.

O consenso atual admite as seguintes limitações:

- *Aminoglicosídios*. Gentamicina, amicacina, canamicina, tobramicina, netilmicina, estreptomicina podem provocar toxicidade possível do oitavo nervo no feto. Só usar quando houver absoluta indicação clínica, na ausência de alternativa.
- *Cefalosporinas*. Não se conhecem efeitos tóxicos. Provavelmente são seguras.
- *Cloranfenicol*. Só usar quando não houver alternativa. Síndrome cinzenta no recém-nascido.
- *Clindamicina*. Não se conhecem efeitos tóxicos. Só usar quando não houver alternativa.
- *Estolato de eritromicina*. Risco de hepatite colestática na mulher grávida. As outras formas de eritromicina são provavelmente seguras.
- *Metenamina*. Efeitos tóxicos desconhecidos. Provavelmente segura.
- *Ácido nalidíxico*. Provoca aumento da pressão intracraniana no recém-nascido. Contraindicado.
- *Nitrofurantoína*. Anemia hemolítica no recém-nascido. Contraindicada.
- *Penicilinas*. Efeitos tóxicos desconhecidos na gravidez. Provavelmente seguras.
- *Espectinomicina*. Efeitos tóxicos desconhecidos. Provavelmente segura.
- *Sulfonamidas*. Hemólise em recém-nascido com deficiência de glicose-6-fosfatodesidrogenase (G6DP). Aumento de risco de icterícia do recém-nascido. Contraindicadas.
- *Tetraciclinas*. Anormalidades congênitas dos membros; descoloração dos dentes, bem como displasia, inibição do crescimento ósseo do feto. Toxicidade hepática e uremia, nas mulheres grávidas, com o uso intravenoso, quando há insuficiência renal ou com superdosagem. Contraindicadas.
- *Trimetoprima*. Antagonista do folato. Teratogênico em ratos. Só usar quando não houver alternativa.
- *Associação de sulfonamida e trimetoprima*. Contraindicada.
- *Vancomicina*. Oto- e nefrotoxicidade possíveis para o feto. Só utilizar quando não houver alternativa.
- *Etambutol*. Efeitos tóxicos desconhecidos na mulher grávida. Teratogênico em animais. Só usar quando não houver alternativa.
- *Etionamida*. Embriotóxica em animais. Só usar quando não houver alternativa.
- *Isoniazida*. Embriotóxica em animais. Só usar quando não houver alternativa.
- *Pirazinamida*. Efeitos tóxicos desconhecidos. Só usar quando não houver alternativa.
- *Rifampicina*. Teratogênica em animais. Só usar quando não houver alternativa.
- *Anfotericina B*. Só usar quando não houver alternativa.
- *Griseofulvina*. Teratogênica e embriotóxica em animais. Contraindicada.
- *Cetoconazol*. Teratogênico e embriotóxico em animais. Só usar quando não houver alternativa.
- *Miconazol*. Efeitos tóxicos desconhecidos. Só usar quando não houver alternativa.
- *Nistatina*. Provavelmente segura.
- *Aciclovir*. Efeitos tóxicos desconhecidos. Só usar quando não houver alternativa.
- *Amantadina*. Potencialmente teratogênica. Contraindicada.
- *Vidarabina*. Potencialmente teratogênica. Contraindicada.
- *Metronidazol*. Só utilizar em mulheres grávidas quando não houver alternativa.

ANTIBIÓTICOS E INSUFICIÊNCIA RENAL

Em pacientes com insuficiência renal, o ajuste das doses dos antibióticos que se excretam pela urina pode realizar-se pelo aumento dos intervalos entre as doses terapêuticas usuais ou pela variação das doses.

Bennett apresenta uma fórmula com a qual se obtém o *clearance* da creatinina, base desses ajustes posológicos:

$$C_{cr} = \frac{(140 - \text{idade}) \times (\text{peso do corpo em kg})}{72 \times \text{creatinina sérica}}$$

Essa fórmula, desenvolvida por Cockcroft e Gault, baseia-se nas seguintes observações.

A meia-vida de eliminação das drogas ou dos seus metabólitos, excretados principalmente pelos rins, é inversamente proporcional à taxa de filtração glomerular. Para tais drogas, de acordo com Bennett e Kunin, a meia-vida aumenta lentamente, até que a taxa de filtração glomerular se aproxime de 30 mL/min.

Quando a disfunção renal ultrapassa esse limite, a meia-vida de eliminação da droga se eleva acentuadamente.

Como o nitrogênio da ureia sanguínea e a creatinina sérica não seguem relação linear com a taxa de filtração glomerular, o uso desses

Quadro 93.2 Antimicrobianos em pacientes com insuficiência renal (BENNETT, W.M. Drug prescribing in renal failure. *Drugs*, *17*:111-123, 1979)

Modificação Posológica	Drogas
1. Não há necessidade de grandes modificações	Isoxazoil-Penicilinas Clindamicina Lindomicina Eritromicina Cloranfenicol Doxiciclina Pirimetamina Isoniazida
2. Grande redução de dosagem necessária: A. Em todos os graus de insuficiência renal B. Na insuficiência renal moderada a grave (TRF < 50 mL/min) C. Na insuficiência renal grave (TRF < 10 mL/min)	Aminoglicosídios Vancomicina Carbenicilina Ticarcilina Cefazolina Cotrimoxazol Sulfonamidas Flucitosina Penicilina G Ampicilina Amoxicilina Meticilina Cefalotina Etambutol
3. Evitar na insuficiência renal grave	Tetraciclina (exceto doxicilina) Cefaloridina Nitrofurantoína Metenamina

valores séricos pode não representar fielmente o estado real da função renal. Somente quando se conhecem a creatinina sérica e sua relação com o *clearance* da creatinina é que os valores séricos podem ser usados como indicação da taxa de filtração glomerular.

SUPERINFECÇÕES

A superinfecção indica o aparecimento de uma nova infecção, como resultado de terapia antimicrobiana.

O uso da maioria dos antibióticos provoca alguma alteração na flora microbiana normal do corpo.

A flora normal contribui para a defesa do hospedeiro, elaborando substâncias que inibem micro-organismos patógenos.

Além disso, em geral, o patógeno tem de concorrer com a flora normal pelos nutrientes, a fim de sobreviver. A falta de competição pode permitir que mesmo um componente normalmente não patogênico da flora, que não é inibido pela droga, como a *Candida*, por exemplo, possa predominar e invadir.

Quanto maior a supressão da flora do corpo, maiores são as possibilidades de surgir a superinfecção.

A superinfecção se associa habitualmente ao uso de antibióticos de largo espectro, tais como tetraciclinas, cloranfenicol, ampicilina, novas cefalosporinas.

As superinfecções são mais comuns quando as defesas do hospedeiro estão comprometidas, como se observa na terapia corticoide, nas leucemias e em outras neoplasias, especialmente quando tratadas com drogas antineoplásicas que são imunossupressoras e provocam decréscimo na contagem de leucócitos, na presença de AIDS/SIDA, agranulocitose, diabete e lúpus eritematoso.

Os sítios envolvidos na superinfecção são aqueles que normalmente abrigam comensais, tais como a orofaringe, tratos intestinal, respiratório e genitourinário e, às vezes, a pele.

Geralmente as superinfecções são mais difíceis de tratar.

Os micro-organismos frequentemente envolvidos, suas manifestações e drogas para tratá-las são os seguintes:

1. *Candida albicans* que causa diarreia, vulvovaginite. Tratamento com nistatina ou clotrimazol.
2. Estafilococos resistentes que provocam enterite. Tratar com cloxacilina.
3. *Clostridium difficile*, que provoca enterocolite pseudomembranosa associada ao uso da clindamicina, tetraciclinas, aminoglicosídios, ampicilina. A enterocolite pseudomembranosa também é comum após cirurgia colorretal. O *Clostridium difficile* produz uma enterotoxina que lesa a mucosa intestinal, formando placas. O metronidazol e a vancomicina são as drogas de escolha para tratar a enterocolite pseudomembranosa.
4. *Proteus*, que causa infecções do trato urinário e enterite, tratáveis com uma cefalosporina ou com gentamicina.
5. *Pseudomonas*, que provocam infecção do trato urinário e enterite, tratáveis com carbenicilina, piperacilina ou gentamicina. Existem algumas medidas que podem evitar a superinfecção, como, por exemplo: (1) usar, toda vez que for possível, antibiótico específico de espectro estreito; (2) não usar antibióticos para tratar infecções triviais ou autolimitadas ou infecções (virais) intratáveis; (3) não prolongar desnecessariamente a terapêutica antimicrobiana.

RESISTÊNCIA BACTERIANA

De acordo com Rang, Dale, Ritter e Moore, a resistência bacteriana aos antibióticos é um fenômeno de adaptação evolutiva. A resistência aos fármacos quimioterápicos pode também desenvolver-se em protozoários, em parasitas multicelulares e em células neoplásicas.

A resistência bacteriana pode ser natural ou intrínseca e adquirida.

A resistência natural ou intrínseca indica que alguns micro-organismos sempre foram resistentes a certos antibióticos.

Essas bactérias não possuem processo metabólico local-alvo que seja afetado pelo antibiótico. Essa propriedade, em geral, caracteriza um grupo ou espécie de bactérias. Os bacilos Gram-negativos não são normalmente afetados pela penicilina G. O *M. tuberculosis* é insensível às tetraciclinas.

Esse tipo de resistência não representa problema clínico de importância.

A resistência adquirida é apresentada por bactéria que era anteriormente sensível. Esse tipo de resistência assume grande importância clínica.

O desenvolvimento de resistência aos antibióticos depende da bactéria e da droga. Algumas bactérias desenvolvem, com rapidez, a resistência a antibióticos, como, por exemplo, coliformes e bacilos da tuberculose. Outras bactérias, ao contrário, não desenvolvem resistência significativa, como, por exemplo, *S. pyogenes* e *Treponema pallidum* à penicilina, apesar do seu uso há mais de 50 anos.

Os gonococos desenvolvem rapidamente resistência às sulfonamidas, mas têm baixa resistência à penicilina. Entretanto, nos últimos 30 anos, surgiram gonococos altamente resistentes à penicilina porque produzem penicilinase.

A disseminação da resistência bacteriana se realiza de três maneiras: (1) transferência de bactérias entre pessoas; (2) transferência de genes de resistência entre bactérias (usualmente por meio de plasmídios); (3) transferência dos genes de resistência entre elementos genéticos dentro das bactérias, através de transposons.

Essas transferências são realizadas por cromossomos, através de mutações, e extracromossomicamente, através de plasmídios e transposons.

A mutação representa uma alteração genética que é herdada e ocorre espontânea e randomicamente entre as bactérias. A mutação não é induzida pelos antibióticos.

Qualquer população de bactérias encerra alguns mutantes que exigem concentrações elevadas do antibiótico para serem inibidos. Esses mutantes são seletivamente preservados e têm a possibilidade de proliferar quando as bactérias sensíveis são eliminadas pelo antibiótico. Desse modo, uma raça sensível de bactérias é substituída pela bactéria resistente, como acontece, por exemplo, quando se usa isoladamente uma droga antituberculose.

A taxa de mutações espontâneas nas populações bacterianas para qualquer gene é muito baixa, de cerca de 1 para 10^6–10^8 células por divisão celular. A probabilidade é de que 1 célula em cerca de 10 milhões, durante a divisão celular, produzirá uma célula-filha que encerra uma mutação em determinado gene.

Entretanto, como numa infecção há provavelmente muito mais células, a probabilidade de uma mutação causar a mudança da sensibilidade à droga para resistência ao antibiótico pode ser muito elevada em algumas espécies de bactérias e algumas drogas.

Felizmente, com a maioria das espécies infectantes, os poucos mutantes não são capazes de causar resistência.

Se uma população de bactérias infectantes contendo alguns mutantes resistentes a determinado antibiótico é exposta a esse antibiótico, os mutantes terão enorme vantagem seletiva. Felizmente, na maioria dos casos, a redução drástica da população bacteriana pelo antibiótico permite que as defesas naturais do hospedeiro possam combater de maneira efetiva o patógeno invasor. Entretanto, isso não ocorrerá se a infecção é provocada por uma população bacteriana na qual todas as bactérias sejam resistentes à droga.

Na maioria dos micro-organismos, a mutação cromossômica não tem grande relevância clínica, talvez porque os mutantes frequentemente apresentam patogenicidade reduzida. Todavia, esse tipo de resistência é importante, por exemplo, em infecções causadas por estafilococos meticilinorresistentes e por micobactérias, principalmente na tuberculose.

A mutação e a resistência podem ser de um só passo ou de múltiplos passos. No primeiro caso, uma única mutação gênica produz um rápido e elevado grau de resistência, como acontece, por exemplo, na resistência de enterococos, da *E. coli* e de estafilococos à rifamicina.

Na modalidade de múltiplos passos, são envolvidas algumas alterações gênicas. A resistência se desenvolve gradualmente, como se fosse uma escada. A resistência à eritromicina, às tetraciclinas e ao cloranfenicol se desenvolve dessa maneira.

Às vezes, a resistência por mutação é acompanhada pela redução da virulência, como acontece com certos estafilococos resistentes à rifamicina e gonococos de baixa resistência à penicilina.

A resistência extracromossômica é realizada por plasmídios, transposons, cassete de genes e integrons.

Muitas bactérias, além do cromossomo, possuem elementos genéticos extracromossômicos chamados plasmídios que existem livres no citoplasma. Os plasmídios são elementos genéticos, além do cromossomo, que podem também replicar. São constituídos por alças fechadas de DNA que encerram apenas um gene ou muitos genes, em número de 500 ou mais.

Os plasmídios que transportam genes de resistência aos antibióticos são chamados plasmídios R.

Muito da resistência bacteriana encontrada na clínica é determinado por plasmídios.

Além da utilização dos plasmídios na transferência de genes da resistência, outros meios consistem na utilização de transposons, cassetes de genes e integrons.

Alguns conjuntos de DNA podem ser facilmente transferidos ou transpostos, dentro das bactérias, de um plasmídio para outro, e também de plasmídio para cromossomo e vice-versa.

A integração desses segmentos do DNA, chamados transposons, no DNA receptor pode ocorrer independentemente do mecanismo normal de recombinação genética homóloga.

Durante o processo de integração, os transposons podem replicar, o que resulta em uma cópia das moléculas tanto do DNA doador quanto do DNA aceptor. Os transposons replicam durante a transferência.

Os transposons podem transportar um ou mais genes de resistência e podem ligar-se num plasmídio dirigindo-se para uma nova bactéria. Nesse caso, mesmo se o plasmídio não replique na nova célula, o transposon pode transferir genes para o cromossomo ou para os plasmídios do novo hospedeiro. Esse fenômeno talvez explique a larga distribuição de certos genes de resistência em diferentes plasmídios R e entre bactérias não relacionadas. Além dos plasmídios e dos transposons, há outros mecanismos de transferência de resistência aos antibióticos. A resistência comum e também a resistência múltipla a diversos antibióticos podem também ser disseminadas por outro elemento móvel chamado *cassete de gene*, que consiste em um gene de resistência ligado a um pequeno sítio de reconhecimento. Diversos cassetes podem ser reunidos em um conjunto multicassete, que pode, por sua vez, ser integrado em uma unidade maior de DNA móvel chamada *integron*. O integron, que pode se localizar num transposon, contém um gene para a enzima *integrase* (recombinase) que insere o cassete em sítios próprios no integron.

Esse sistema, formado pelos transposon, integron e conjunto multirresistente do cassete, permite transferência eficiente de resistência a múltiplas drogas entre os elementos situados no interior da bactéria e entre as bactérias através de plasmídios.

A transferência de genes de resistência entre bactérias da mesma espécie e de espécies diferentes tem importância fundamental para a disseminação da resistência aos antibióticos. Existem três modalidades para a transferência de genes entre as bactérias: conjugação, transdução e transformação.

Na conjugação, observa-se contato entre as células, durante o qual DNA cromossômico é transferido de uma bactéria para outra. Esse é o principal mecanismo na disseminação da resistência.

A capacidade de conjugar é codificada em plasmídios conjugativos que são plasmídios que contêm genes de transferência, os quais, nas bactérias coliformes, codificam a produção, pela bactéria hospedeira, de túbulos superficiais de proteína que se conectam às duas células, e são chamados de fímbrias ou pelos sexuais. Os plasmídios conjugativos passam, então, de uma bactéria para outra, que em geral é da mesma espécie.

Muitas bactérias Gram-negativas e algumas Gram-positivas podem conjugar.

Alguns plasmídios podem atravessar a barreira das espécies, e são então chamados de plasmídios promíscuos.

Muitos plasmídios R são conjugativos.

A transferência de resistência pela conjugação é significativa em populações de bactérias que são encontradas em elevadas densidades, como no intestino.

Entre os exemplos citam-se: resistência dos bacilos tifoides ao cloranfenicol, resistência de *E. coli* à estreptomicina, resistência de *Haemophilus* e gonococos à penicilina e muitos outros.

A transdução é um processo pelo qual o DNA dos plasmídios é incluído num vírus de bactérias ou fago e transferido para outra bactéria da mesma espécie.

É um meio relativamente ineficiente para transferir material genético, mas pode ser clinicamente importante na transmissão entre raças de estafilococos e entre raças de estreptococos.

Na transformação, algumas poucas espécies são transformadas pela captação de DNA desnudado do seu ambiente, incorporando-o ao seu genoma através de intercâmbio. Isso só é possível quando o DNA que se incorpora provém de uma célula que pertence à mesma raça que a bactéria hospedeira ou uma que seja intimamente relacionada. A transformação não é importante nos problemas clínicos de resistência bacteriana aos antibióticos. Uma vez adquirida a resistência, por um dos mecanismos citados, ela se torna prevalente devido à *pressão seletiva* de algum antibiótico largamente usado. A presença do antibiótico proporciona oportunidade para que a subpopulação resistente se desenvolva, de preferência à população bacteriana sensível.

Os mecanismos bioquímicos de resistência aos antibióticos são os seguintes: (1) produção de uma enzima que inativa o antibiótico; (2) alteração dos sítios sensíveis ao antibiótico ou de sítios que se ligam ao antibiótico; (3) redução de acúmulo do antibiótico no interior da bactéria e (4) formação de uma via metabólica que evita a reação inibida pelo antibiótico.

No caso em que a bactéria produz uma enzima que inativa o antibiótico, temos os exemplos de inativação dos antibióticos betalactâmicos pelas betalactamases, inativação do cloranfenicol pela acetilase e inativação dos aminoglicosídios pela fosforilase, adenilase e acetilase.

Observa-se o mecanismo de alteração de sítios sensíveis ao antibiótico, ou de sítios onde se liga o antibiótico, nos seguintes exemplos:

A proteína na subunidade 30S do ribossomo, que é o local de ligação dos aminoglicosídios, pode ser alterada como resultado de uma mutação cromossômica.

Uma alteração mediada por plasmídio da proteína do sítio de ligação na subunidade 30S do ribossomo é responsável pela resistência à eritromicina e pela redução da ligação das fluoroquinolonas, devido a uma mutação puntiforme da DNA girase.

A base da resistência à rifamicina é uma alteração da RNA polimerase dependente do DNA.

Além da resistência aos antibióticos betalactâmicos, através da produção de betalactamases, algumas raças de *S. aureus* se tornaram resistentes a alguns betalactâmicos que não são inativados pelas betalactamases (p. ex., a meticilina), por causa da expressão de uma nova proteína ligadora de betalactâmicos codificada por um gene cromossômico.

No mecanismo em que há decréscimo de acúmulo do antibiótico na bactéria, um importante exemplo é observado na redução da droga na resistência à tetraciclina em bactérias Gram-positivas e Gram-negativas.

Os genes de resistência no plasmídio codificam proteínas induzíveis na membrana bacteriana, as quais promovem efluxo dependente de energia das tetraciclinas, o que produz resistência.

Esse tipo de resistência é comum e diminui o valor das tetraciclinas nas suas indicações.

A resistência do *S. aureus* à eritromicina e a outros macrolídios e às fluoroquinolonas também pode ser o resultado de efluxo dependente de energia.

Há também exemplo de inibição determinada por plasmídio da síntese de porinas que poderia afetar os antibióticos hidrofílicos que penetram nas bactérias através desses canais cheios de água, situados na membrana celular.

A alteração da permeabilidade como resultado de mutações cromossômicas, envolvendo os componentes polissacarídicos da membrana externa de micro-organismos Gram-negativos, pode causar aumento da resistência à ampicilina.

As mutações que afetam os componentes das estruturas que envolvem as bactérias impedem o acúmulo de aminoglicosídios, betalactâmicos, cloranfenicol, antibióticos peptídicos e tetraciclinas.

O desenvolvimento de via metabólica que evita a reação inibida pelo antibiótico é observado na resistência à trimetoprima, como resultado de síntese dirigida por plasmídio de uma di-hidrofolato redutase com baixa ou nenhuma afinidade pela trimetoprima. Esse tipo de resistência é transferido por transdução e pode ser disseminado por transposons.

A resistência às sulfonamidas em muitas bactérias é mediada por plasmídio e resulta da produção de uma forma de uma di-hidrofolato sintetase com baixa afinidade pelas sulfonamidas, mas sem alteração da afinidade pelo PABA. Bactérias que causam sérias infecções podem transportar plasmídios com genes de resistência às sulfonamidas e à trimetoprima.

A resistência bacteriana aos antibióticos tornou-se um sério problema. O maior desenvolvimento da resistência bacteriana se verificou com os estafilococos, muitas raças dos quais se tornaram resistentes a quase todos os antibióticos disponíveis: à estreptomicina, a aminoglicosídios, cloranfenicol, macrolídios, trimetoprima, sulfonamidas, rifamicina, ácido flusídico, quinolonas.

As infecções produzidas pelo *Staphylococcus aureus* resistente à meticiclina (MRSA) tornou-se um problema de difícil solução, especialmente nos hospitais, onde elas se disseminam rapidamente entre idosos, doentes graves e pacientes com queimaduras e feridas.

Até recentemente, a vancomicina era o antibiótico de último recurso contra os MRSA. Infelizmente, em 1997, em hospitais dos Estados Unidos e do Japão, foram isoladas raças de MRSA que apresentavam sensibilidade reduzida à vancomicina. A resistência à vancomicina parece ter-se desenvolvido espontaneamente.

Os enterococos são o terceiro grupo mais comum de patógenos hospitalares, depois de *S. aureus* e *E. coli*. Em 1993, foram reportados enterococos resistentes à vancomicina.

A *P. aeruginosa* e a *P. cepacia*, que são resistentes a múltiplos antibióticos, se tornaram comuns em pacientes com fibrose cística. As *Acinetobacter* spp. que são resistentes a múltiplos antibióticos podem ocorrer em unidades de tratamento intensivo.

Nos últimos anos, *Neisseria gonorrhoeae*, *Salmonella* e *Shigella* spp. demonstraram resistência crescente.

O *M. tuberculosis* resistente a múltiplas drogas constitui um dos maiores problemas atuais de saúde pública, podendo provocar taxas elevadas de mortalidade.

A crescente resistência do *S. pneumoniae* à penicilina é outro problema grave.

Foi também registrada resistência à ampicilina pelo *H. influenzae* e *Branhamella catarrhalis*.

Entre as causas do crescente aumento da resistência citam-se: uso excessivo e indiscriminado de antibióticos; os novos antibióticos são frequentemente usados de modo excessivo; uso de antibióticos durante muito tempo; uso disseminado de antibióticos em animais, especialmente para aumentar o crescimento.

Escolha do antibiótico

Reese, Betts e Gumustop aconselham que, antes de prescrever o antibiótico, o médico responda às seguintes perguntas:

1. É indicado um antibiótico?
2. Foi obtido material para exame laboratorial e cultura?
3. Quais são as bactérias mais prováveis no caso em questão?
4. Se houver diversos antibióticos disponíveis, qual o melhor?
5. A associação de antibióticos é adequada?
6. Quais são os importantes fatores referentes ao paciente?
7. Qual a melhor via de administração do antibiótico?
8. Qual a dose apropriada?
9. O tratamento inicial precisa ser modificado, após o conhecimento dos resultados da cultura?
10. Qual a duração do tratamento, e há possibilidade de aparecimento de resistência durante tratamento prolongado?

Este item é discutido com mais detalhes no Cap. 94.

INFECÇÕES GRAVES

No tratamento de infecções graves, há em geral um período de cerca de 48 horas durante o qual não se consegue informação bacteriológica completa. Nesse período, o tratamento baseia-se na história clínica, no exame físico e em exames laboratoriais simples. Habitualmente, conhece-se o principal local de infecção, e, por exemplo, pneumonia, colecistite aguda ou pielonefrite aguda e suas possíveis complicações, como septicemia, podem ser antecipadas. Os possíveis patógenos podem ser suspeitados.

A terapêutica inicial é instituída com antibióticos capazes de atingir o maior número dos patógenos prováveis. Quando, por exemplo, existe infecção intra-abdominal com possível septicemia, a terapêutica inicial é feita com antibiótico ou associação de antibióticos capazes de atingir a maioria das enterobactérias (*E. coli*, *K. pneumoniae* sp.), bactérias anaeróbias e estreptococos do grupo D. Para outros exemplos, ver Cap. 94, Normas para a Seleção de Antibióticos para Uso Clínico.

Depois da informação bacteriológica, institui-se a terapêutica definitiva, mais específica. A informação bacteriológica fornece-nos a identificação da espécie microbiana e a concentração mínima inibitória (CMI) dos diversos antibióticos.

FEBRE

Muitas vezes, apesar da antibioticoterapia, a febre pode persistir ou reaparecer devido aos seguintes fatores: (a) presença de abscesso que necessita ser drenado; (b) febre causada pelo próprio antibiótico (as penicilinas e cefalosporinas frequentemente provocam esse efeito); (c) erro de laboratório, condicionando terapêutica inadequada e superinfecção.

Quando a febre é causada pela própria medicação, de acordo com Hermans, certas observações merecem registro: o paciente com a febre da droga (*drug fever* dos ingleses) quase sempre apresenta bom estado geral e pulso relativamente normal durante os períodos febris; leucocitose inicial, que volta ao normal e dá lugar a uma eosinofilia; pode surgir um *rash* que ajuda no diagnóstico diferencial.

Os pacientes em tratamento com a meticilina (às vezes com outras penicilinas) podem apresentar nefrite intersticial, com hematúria, febre, eosinofilia e aumento da concentração sérica da creatinina. A suspensão da droga é seguida pela queda da febre em 24 72 horas.

Quando a febre da droga ocorre em casos de infecções que exigem tratamento longo (osteomielite, endocardite), o antibiótico deve ser substituído por outro de grupo diferente.

Quando há superinfecção, refazer as culturas.

Os erros de laboratório (contaminação das culturas) podem ser diminuídos pelo apuro das técnicas, que começa ao lado do paciente, com obediência estrita aos métodos assépticos, e é seguido de rápido transporte para o laboratório de análises.

Se a febre persistir ou reaparecer no curso da antibioticoterapia, o diagnóstico etiológico deve basear-se em mais de um exame de cultura do material colhido. Isso se aplica, por exemplo, à cultura do escarro e do sangue, dos quais se deve obter mais de uma amostra para o diagnóstico seguro.

Por outro lado, não é necessário que se façam três culturas de sangue para diagnosticar bacteremia em pacientes que não tenham tomado fármacos antimicrobianos na semana ou nos 10 dias anteriores ao exame.

Efeito pós-antibiótico

No teste de antibióticos *in vitro* pode haver um retardo antes que os micro-organismos se recuperem e retomem seu crescimento logarítmico.

Esse fenômeno se chama *efeito pós-antibiótico*. A duração desse período depende da droga e da bactéria.

O mecanismo desse efeito ainda é desconhecido.

QUANDO OS ANTIBIÓTICOS FALHAM

Os motivos dos insucessos da antibioticoterapia podem estar relacionados à bactéria, ao paciente e ao antibiótico.

Bactéria

Falta de colheita de material para exame; exame bacteriológico errado; desenvolvimento de resistência bacteriana durante o tratamento;

presença de bactérias resistentes; mudança do agente etiológico; superinfecção; presença de infecção por vírus e não por bactéria.

Paciente

Foco de infecção; abscesso; insuficiência cardíaca; defesas imunitárias incompetentes; infecção secundária; toxemia; reações hiperérgicas; determinantes pessoais; idade; gravidez; diabete; edema; quadros patológicos renais, hematológicos, hepáticos, cardíacos e enzimáticos.

Antibiótico

Indicação terapêutica errada; escolha errada do antibiótico; dose deficitária ou excessiva; duração de tratamento muito curta; desconhecimento das propriedades farmacocinéticas e farmacodinâmicas do antibiótico; associações antagônicas de antibióticos; perturbações da excreção renal; preparados velhos; antibioticoterapia em lugar de cirurgia indicada.

EXCESSO DE ANTIBIÓTICOS

O grande número de antibióticos cria delicado problema para o clínico. A fim de enfrentá-lo, ouçamos os conselhos do Dr. Paul E. Hermans, da Divisão de Doenças Infecciosas da Clínica Mayo.

É necessário que se desenvolva um sadio ceticismo diante da proliferação de tantos antibióticos, especialmente quanto às supostas vantagens dos antimicrobianos recém-lançados.

De modo geral, é melhor conhecer, de maneira adequada, alguns dos antibióticos já bem estabelecidos e comprovados no combate a muitas infecções a utilizar todo e qualquer antimicrobiano que surja no comércio.

O seguinte grupo de antibióticos já bem experimentados pode, por exemplo, debelar a maioria das infecções:

	Uso parenteral	*Uso oral*
• Penicilinas	Penicilina G	Penicilina V
	Penicilina G	
	Penicilina – Procaína	
	Ampicilina	Ampicilina
	Carbenicilina	
	Oxacilina	
• Cefalosporinas	Cefalotina ou Cefazolina	Cefalotina
• Aminoglicosídios	Gentamicina	—
• Eritromicina	—	Eritromicina
• Tetraciclinas	Tetraciclina	Tetraciclina
• Clindamicina	Clindamicina	
• Cloranfenicol	Cloranfenicol	Cloranfenicol

Os novos antibióticos classificam-se em três grupos: (1) Derivados de antibióticos existentes, alterando-lhes as propriedades farmacológicas, como a meia-vida, por exemplo. Aqui se acham os derivados da eritromicina e da tetraciclina. Esse grupo tem valor prático muito limitado. (2) Derivados de antibióticos existentes, aumentando-lhes o espectro de atividade ou a resistência a enzimas inativadoras. Nesse grupo estão a ampicilina, a carbenicilina, a tobramicina e a amicacina. Esses derivados se revestem de grande valor prático. A ticarcilina é uma variante da carbenicilina e deve ficar no primeiro grupo. Algumas novas cefalosporinas (cefamandol e cefoxitina) ainda exigem mais experiência clínica para melhor avaliação. (3) O terceiro grupo abrange antibióticos que pertencem a uma classe inteiramente nova.

NOVOS ANTIBIÓTICOS

O Prof. Helio Vasconcelos Lopes realizou um trabalho excelente sobre os novos antibióticos, discutindo os seguintes derivados: gemofloxacino, gerenoxacino, pazofluxacino (quinolonas), ertapenem (carbapenem); telipromicina (cetolídio); tigeciclina (glicilciclinas); azitromicina em dose única (macrolídio); linezolida, daptomicina, dalhavacina, televancina, oritavancina (antibióticos antiestafilocócicos).

Muitos desses antibióticos já são disponíveis, e outros estão em fase de investigação.

A linezolida vem assumindo, com a vancomicina, papel de padrão terapêutico para o tratamento de infecções causadas por: MRSA (*Staphylococcus aureus* meticilinorresistente), MRSE (*Staphylococcus epidermidis* meticilinorresistente), GISA (*Staphylococcus aureus* com resistência intermediária aos glicopeptídios), VISA (*Staphylococcus aureus* com resistência intermediária à vancomicina), VRE – enterococo vancomicinorresistente; PRSP (*Streptococcus pneumoniae* penicilinorresistente).

A linezolida deu origem a uma nova classe de antibióticos: as oxalidinonas. Muitos desses derivados estão sendo pesquisados por diversos laboratórios da indústria farmacêutica.

REFERÊNCIAS BIBLIOGRÁFICAS

1. ALBERT, A. *Selective Toxicity*. Chapman & Hall, London, 1979.
2. AMATO NETO, V., NICODEMO, A. C. & LOPES, H. V. *Antibióticos na Prática Médica*. Sarvier, São Paulo, 2007.
3. ARANOFF, G.R. *et al. Drug Prescribing in Renal Failure*. 4th ed. American College of Physicians, Philadelphia, 1999.
4. BARATLETT, J. G. *et al.* Attempting to avoid antibiotic resistance: lessons for the primary care physician. *Am. J. Med.*, 106(5A): 1S-52S, 1999.
5. BOXTEL, C. J., SANTOS, O. B. & EDWARDS, R. I. *Drug Benefits and Risks*. John Wiley & Sons, New York, 2001.
6. BYL, B. *et al.* Antibiotic prophylaxis for infectious complications after therapeutic endoscopic retrograde cholangiopancreatography: a randomized, double-blind, placebo-controlled study. *Clin. Infect. Dis.*, 20:1236 1995.
7. CAMPOS, L.C. Resistência aos antibióticos. *In*: SILVA, P. *Farmacologia*, 6ª ed. Editora Guanabara Koogan, Rio de Janeiro, 2002.
8. CLASSEN, D. C. *et al.* The timing of prophylactic administration of antibiotics and the risk of surgical wound infection. *N. Engl. J. Med.*, 326:281; 1992.
9. COCKCROFT, D.W., GAULT, M.H. Prediction of creatinine clearance for serum creatinine. *Nephron*, 16:31, 1976.
10. COUSTAN, D.R. & MOCHZUKI, T.K. *Handbook for Prescribing Medications During Pregnancy*. 3rd ed. Lippincott Williams & Wilkins Philadelphia, 1998.
11. CRAIG, C. R. & STITZEL, R. E. *Modern Pharmacology With Clinical Applications*. 6th ed. Lippincott Williams & Wilkins, Philadelphia 2004.
12. DAJANI, A. S. *et al.* Prevention of bacterial endocarditis: recommendations by the American Heart Association. *JAMA*, 277:1794, 1997.
13. DELLINGER, E. P. *et al.* Quality standard for antimicrobial prophylaxis in surgical procedures. *Clin. Infect. Dis.*, 18:422, 1993.
14. GARROD, L. P. & O'GRADY, F. *Antibiotic and Chemotherapy*. 3ª ed. E. & S. Livingstone, Edinburgh, 1971.
15. GOLDMANN, D. *et al.* Consensus statement: strategies to prevent and control the emergence and spread of antimicrobial-resistant microorganisms in hospitals – a challenge to hospital leadership. *JAMA*, 275:234; 1996.
16. GRAHAME-SMITH, D. G. & ARONSON, J. K. *Oxford Textbook of Clinical Pharmacology and Drug Therapy*. 3rd ed. Oxford University Press, London, 2002.
17. JAWETZ, E. The use of combination of antimicrobial therapy. *Ann. R. Pharmacol.*, 8:151-170, 1968.
18. KAK LEINE, D. P. Community-acquired methicillin-resistant *Staphylococcus aureus* infections: where do we go from here. *Clin. Infect. Dis.*, 29:801, 1999.
19. KATZUNG, B. G. *Basic & Clinical Pharmacology*. 9th ed. Lange Medical Books-McGraw Hill, New York, 2004.
20. KORZENIOWSKI, O. M. Antibacterial agents in pregnancy. *Infect. Dis. Clin. North Am.*, 9:639, 1995.
21. KUNIN, C. M. Problems in antibiotic usage. *In*: MANDELL, G. L., DOUGLAS R. G. Jr., BENNETT, J. E. *Principles and Practice of Infectious Diseases*. 5th ed. Churchill Livingstone, New York, 2000.
22. KUNIN, C. M. Resistance to antimicrobial drugs: a worldwide calamity. *Ann. Intern. Med.*, 118:557, 1993.
23. LOPES, H. V. Novos antibióticos. *In*: AMATO NETO, V., NICODEMO, A. C., LOPES, H. V. *Antibióticos na Prática Médica*. 6ª ed. Sarvier, São Paulo, 2007.
24. LEVINSON, M. E. Pharmacodynamics of antimicrobial agents: bactericidal and postantibiotic effects. *Infect. Dis. Clin. North Am.*, 9:483, 1995.
25. Medical Letter. The choice of antimicrobial drugs. *Med. Lett. Drugs Ther.*, 40:33, 1998 and 41:95, 1999.

26. MOELLERING, R., Jr. Principles of anti-infective therapy. *In*: MANDELL, G.L., BENNETT, J.E., DOLIN, R. (eds.). *Principles and Practice of Infectious Diseases*. 5th ed. Churchill Livingstone, New York, 2000.
27. MOELLERING, R. C., Jr. *et al.* (eds). The specter of antibiotic resistance: current trends and future considerations. *Am. J. Med.*, *104*(5A):1S, 1998.
28. MOELLERING, R. C., Jr. Antibiotic resistance: lessons for the future. *Clin. Infect. Dis. 27*:S135 (suppl. 1), 1998.
29. RANG, H. P., DALE, M. M., RITTER, J. M. & MOORE, P. K. *Pharmacology*. 5th ed. Churchill Livingstone, London, 2003.
30. REESE, R.E., BETTS, R. F. & GUMUSTOP, B. *Handbook of Antibiotics*. 3rd ed. Lippincott Williams & Wilkins, Philadelphia, 2000.
31. REESE, R., BETTS, R.F. Prophylactic antibiotics. *In*: REESE, R., BETTS, R.F. (eds.). *A Practical Approach to Infectious Diseases*. 4th ed. Little, Brown, Boston, 1996.
32. TELLES, W. Normas práticas para o emprego de antibióticos na infância. *Medicina de Hoje*, *10:*816, 1977.
33. TENOVER, F. C. *et al*. Antimicrobial resistance. *Infect. Dis. Clin. North Am.*, *11*(4):757, 1997.
34. THOMAZ, A. Multiple-antibiotic-resistant pathogenic bacteria: a report of the Rockefeller University Workshop. *N. Engl. J. Med.*, *330*:1247, 1993.
35. TRIPATHI, K. D. *Essentials of Medical Pharmacology*. 5th ed. Jaypee Brothers Medical Publishers, New Delhi, 2003.
36. VAN SCOY, R.E. Prophylactic use of antimicrobial agents. *Mayo Clin. Proc.*, *52*:701-3, 1977.
37. WEGENER, H. C. *et al.* Use of antimicrobial growth promoters in food animals and *Enterococcus faecium* resistance to therapeutic antimicrobial drugs in Europe. *Emerg. Infect. Dis.*, *5*:329; 1999.
38. WEGENER, H. C. The consequences for food safety of the use of fluoroquinolones in food animals. *N. Engl. J. Med.*, *340*:1581, 1999.
39. WESTPHAL, J. F., JEHL, F. & VETTER, D. Pharmacological, toxicologic and microbiological considerations in the choice of initial antibiotic therapy for serious infections in patients with cirrhosis of the liver. *Clin. Infect. Dis.*, *18*:324, 1993.
40. WINKER M. A. *et al*. Emerging and reemerging global microbial threats: call for papers. *JAMA*, *273*:241, 1995.

94

Normas para a Seleção de Antibióticos para Uso Clínico

Heonir Rocha

A tarefa de escolha do antibiótico para uso clínico torna-se cada vez mais complexa. De um lado, há um aumento progressivo e rápido do número de antibióticos novos e de novas formas farmacêuticas desses produtos; do outro, a sensibilidade de alguns agentes infectantes e a etiologia de infecções em determinados órgãos, com o uso progressivo e continuado desses agentes, têm mudado.

Para a seleção adequada de um antibiótico, é necessário que se tenha conhecimento de uma série de fatores relativos aos agentes infectantes (flora mais comum das principais infecções, padrão habitual de sensibilidade de micro-organismos aos antibióticos), à natureza da infecção que se vai tratar e às características do hospedeiro que vai receber o antibiótico. Além disso, é indispensável que se conheçam os aspectos básicos da farmacologia do antibiótico a ser utilizado (Fig. 94.1)

NECESSIDADE DE DIAGNÓSTICO DA INFECÇÃO

Para a utilização correta de um antibiótico no tratamento de uma infecção, é necessário que o médico procure, inicialmente, estabelecer um diagnóstico microbiológico correto, ou, pelo menos, provável, com base nas manifestações clínicas do doente e em dados laboratoriais. Evidentemente, em grande número de casos, o início do tratamento deve ser feito antes do diagnóstico laboratorial, que é demorado. O que não se justifica é o emprego de antibióticos sem uma avaliação cuidadosa da situação clínica, apenas porque o doente apresenta febre; sem dúvida, febre não é sinônimo de infecção e, menos ainda, de infecção bacteriana ou causada por agente sensível aos antibióticos.

O diagnóstico bacteriológico é, em geral, demorado. Culturas para identificação do agente causal e possível estudo da sensibilidade aos antibióticos levam 12 a 24 horas para uma leitura inicial. Provas sorológicas muitas vezes não são diagnosticadas no início da infecção e, quase sempre, demoram mais de 24 horas para um resultado definitivo. Embora de grande importância, elas não orientam o início do tratamento.

As manifestações clínicas características de determinadas infecções permitem, na maioria das vezes, a escolha adequada do agente antibiótico. Esse é o caso de uma uretrite gonocócica, de uma angina diftérica, de tétano, gangrena gasosa, impetigo etc.

Apesar da demora das provas laboratoriais para o diagnóstico preciso de infecções, existem, entretanto, técnicas simples que podem ser exce-

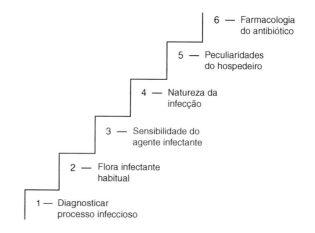

Fig. 94.1 Etapas a serem seguidas na escolha racional de um antibiótico para uso clínico.

lentes auxiliares nesse particular. A coloração pelo Gram é uma delas. A observação ao microscópio de corrimento uretral, de escarro de pacientes com pneumonia, abscesso pulmonar ou bronquite, secreções purulentas, urina, liquor etc. pode ser inestimável ajuda na orientação inicial da antibioticoterapia. O valor dessa técnica simples tem resistido aos anos e parece crescer com o reconhecimento de sua importância quando feita corretamente e interpretada com base na condição clínica.

Embora quase abandonado, o uso de imunossoros específicos contra pneumococos e *H. influenzae* pode permitir um diagnóstico bacteriológico imediato, ao determinar uma reação capsular com um desses organismos recolhidos de líquido cefalorraquidiano, pleural ou de escarro.

Outro método que permite diagnóstico bacteriológico rápido é o uso de anticorpos fluorescentes. Essa técnica pode ser usada em esfregaço de material em que se supõe existirem estreptococos do grupo A, raças enteropatogênicas de *E. coli*, *M. tuberculosis*, entre outros micro-organismos. Para a identificação de infecções microbióticas superficiais, um método rápido é o exame microscópico de uma preparação lâmina-lamínula, feita com raspado da lesão em 10% de hidróxido de potássio.

Evidentemente, para o diagnóstico definitivo do processo, é necessária uma cultura com identificação do agente infectante. Isso permite, adicionalmente, o estudo da sensibilidade aos diversos antibióticos.

Há situações em que o uso de antibióticos, antes de um esforço racional para estabelecer a etiologia da infecção, pode trazer dificuldades diagnósticas e, portanto, comprometer o sucesso terapêutico do paciente. É o caso, por exemplo, do doente com suspeita clínica de endocardite bacteriana que recebe antibióticos sucessivos, mal escolhidos e em doses inadequadas, antes de serem feitas hemoculturas. Isso pode dificultar o isolamento do agente causal e, consequentemente, trazer embaraços na seleção do esquema terapêutico adequado. O uso de antibióticos em doses inadequadas em paciente com meningite pode dificultar a investigação bacteriológica do liquor, sem curar o doente e sem evitar possíveis complicações. Além disso, o emprego indiscriminado de estreptomicina ou rifampicina pode reduzir a quantidade de *M. tuberculosis* eliminados de um foco de infecção, a ponto de negativar um exame direto e até mesmo uma cultura, falseando o diagnóstico e dificultando a orientação terapêutica correta.

Flora infectante habitual e sensibilidade aos antibióticos

Muitas vezes, o médico é obrigado a iniciar o tratamento com um antibiótico antes de saber o resultado de uma cultura ou outra investigação bacteriológica. Torna-se indispensável, nesses casos, o conhecimento da flora infectante habitual das diversas áreas do organismo humano para que o médico se oriente na escolha do antimicrobiano. No Quadro 94.1, a ordem de distribuição dos germes corresponde à ordem de frequência mais provável do referido micro-organismo como agente causal.

Por outro lado, apesar do grande número de antibióticos com ação sobre o mesmo organismo, para cada agente etiológico, existem, em geral, um ou alguns antibióticos (raramente uma combinação desses produtos com maior eficiência do que os outros). Nos Quadros 94.2 a 94.7 procuramos listar o padrão de sensibilidade geral dos principais agentes etiológicos, enumerando os antibióticos por ordem de preferência e inserindo alguns comentários referentes às variações dessa sensibilidade.

Determinação da sensibilidade das bactérias aos antibióticos: métodos e significado

Das inúmeras variáveis que podem alterar a eficiência dos antibacterianos, uma pode ser medida quantitativamente: a sensibilidade do agente infectante ao produto terapêutico. Isso ajuda muito na seleção do antibacteriano apropriado.

Essa avaliação não deve ser considerada absoluta, pois vários fatores de ordem técnica podem alterar os resultados: tamanho do inóculo, pH do meio de cultura (pH ácido diminui muito a eficiência da canamicina e da estreptomicina, por exemplo), labilidade do antibiótico usado ou presença de antagonistas metabólitos no meio de cultura. O teste de sensibilidade deve, portanto, ser o mais padronizado possível. Por outro lado, as condições *in vitro* são diversas daquelas observadas *in vivo*, não sendo obrigatória a extrapolação dos resultados. *In vivo*, existem fatores que atuam não apenas sobre o antibiótico como também sobre o agente infectante, podendo justificar o encontro eventual de uma discrepância de resultados.

Existem vários métodos para avaliar se um germe é sensível ou resistente a um antibacteriano. Em geral, tais métodos levam em conta a dose usual do antibiótico, o nível sérico (ou urinário) conferido pela droga nessa dose e o grau de sensibilidade do agente infeccioso isoladamente ou em comparação com outro de sensibilidade conhecida.

Os principais métodos laboratoriais existentes são: o método do disco e o da diluição em tubos. O método do disco, o mais usado, por sua grande simplicidade, consiste em observar a zona de inibição do crescimento bacteriano em torno de um disco de papel de filtro impregnado com determinada concentração do antibiótico. É muito prático e rápido, fornecendo resultados dignos de confiança, embora seja um método artificial e não quantitativo. É, sem dúvida, o mais utilizado na rotina dos laboratórios de bacteriologia. O método da diluição em tubos consiste em expor um inóculo do agente microbiano a concentrações diferentes do antibiótico, diluído em meio de cultura apropriado, e observar o efeito inibitório após incubação. Embora mais preciso com relação à determinação quantitativa do grau de sensibilidade do micro-organismo, é um método mais trabalhoso, demorado e dispendioso, aplicável apenas a situações selecionadas. O exemplo mais evidente da utilidade do método da diluição em tubos é no tratamento da endocardite bacteriana. Como se sabe, o agente etiológico mais frequente nesses casos é um estreptococo que está causando a endocardite e que pertence ao grupo menos comum (20% ou menos) que requer, para sua inibição, mais de 0,1 µg/mL de penicilina. Nesse caso, o tratamento deverá ser bem mais intenso, com doses mais elevadas de penicilina (em geral 20 milhões de unidades ao dia) e mais prolongado (não menos de 6 semanas).

Existem limitações dos testes de sensibilidade que devem ser conhecidas:

1. Às vezes, a resposta clínica não corresponde ao padrão da sensibilidade do micro-organismo. A determinação do antibiograma da *S. typhi*, por exemplo, revela maior sensibilidade do germe à tetraciclina do que ao cloranfenicol. No tratamento clínico das infecções por essa bactéria, entretanto, o emprego do cloranfenicol é muito superior ao das tetraciclinas;
2. *In vitro*, as raças de enterococos geralmente se mostram resistentes à penicilina e moderadamente resistentes à estreptomicina. Estudos clínicos e experimentais, entretanto, demonstraram que a combinação desses antibióticos oferece melhor esquema terapêutico para a endocardite enterocócica.

Muito se discute sobre essas discrepâncias entre os resultados do antibiograma e a resposta clínica não controlada, em que o uso de determinado antibiótico curou uma infecção por germe que se mostrava resistente a ele pelos métodos *in vitro*. Embora essa possibilidade ocorra, e embora a resposta clínica do doente deva ser considerada o guia mais importante de um sucesso terapêutico, existem muitas outras explicações para esse fato. Não devemos esquecer que muitas outras infecções cedem espontaneamente ou apenas com o controle de fatores adjuvantes e mantenedores (drenagem de abscessos, retirada de corpo estranho etc.). Em infecções que tendem a persistir, entretanto, a utilização de antibióticos para os quais a bactéria é resistente resulta em menos de 10% de cura.

São mais frequentes as situações em que o tratamento com antibiótico de uma infecção por um germe sensível resulta em fracasso. Existem várias possibilidades para explicar esse fato, em vez de atribuí-lo, simplesmente, a uma discrepância entre o resultado laboratorial e o clínico. É o caso, por exemplo, do uso de doses inadequadas do antibiótico, da pouca absorção e difusão do produto e da existência de coleções de pus ou corpo estranho na zona infectada.

Existem casos em que o valor de um antibiograma é inestimável: (1) nas infecções estafilocócicas, em que se deve saber se o germe é ou não produtor de penicilinase; (2) nos processos supurativos crônicos, em que a flora tende a mudar e não se pode prever, com segurança, a sensibilidade dos novos agentes infectantes; (3) nas infecções crônicas do trato urinário; (4) na endocardite bacteriana; (5) em infecções que se desenvolvem em pacientes hospitalizados; (6) em pacientes que se infectam ou apresentam uma recrudescência da infecção durante tratamento com antibiótico.

É necessário destacar que são muitos os casos em que a determinação do antibiograma não se faz necessária. Existem bactérias que se mostram sistematicamente sensíveis a determinados antibióticos, não havendo indicação de testes de sensibilidade. É o caso, por exemplo, de infecções por estreptococos do grupo A e do meningococo, sensíveis à penicilina, e da *S. typhi*, sensível ao cloranfenicol.

Em situações muitas selecionadas, indica-se o acompanhamento do tratamento clínico com determinações do nível sanguíneo do antibiótico, confrontando-se com a sensibilidade do agente infeccioso determinada pelo método da diluição em tubos. Busca-se, naturalmente, obter níveis séricos capazes de eliminar o micro-organismo, mas que não provoquem reações tóxicas graves. É o que se observa, por exemplo, no tratamento, com anfotericina B, de meningite ou septicemia causada por

Quadro 94.1 Tabela de bactérias, fungos e alguns dos vírus mais comuns causadores das infecções agudas (segundo a *Medical Letter*)

PELE E TECIDO SUBCUTÂNEO

Infecções da pele
  Staphylococcus, coagulase-positivo
  Streptococcus pyogenes (grupo A)
  Dermatophytes e *Candida albicans*
  Bacilos Gram-negativos
  Treponema pallidum

Queimaduras
  Staphylococcus, coagulase-positivo
  Streptococcus pyogenes (grupo A)
  Pseudomonas aeruginosa e outros bacilos Gram-negativos

Infecções de úlceras de decúbito
  Staphylococcus, coagulase-positivo
  Escherichia coli (ou outros bacilos Gram-negativos)
  Streptococcus pyogenes (grupo A)
  Streptococcus anaerobius
  Clostridium
  Enterococcus

Feridas traumáticas e cirúrgicas
  Staphylococcus, coagulase-positivo
  Streptococcus anaerobius
  Bacilos Gram-negativos
  Clostridium
  Streptococcus pyogenes (grupo A)
  Enterococcus

OLHOS

Córnea e conjuntiva
  Herpes e outros vírus
  Neisseria gonorrhoeae (no recém-nascido)
  Staphylococcus, coagulase-positivo
  Pseudomonas aeruginosa
  Diplococcus pneumoniae
  Bacilos coliformes
  Haemophilus influenzae (em crianças)
  Moraxella sp.
  Fungos

SEIOS PARANASAIS

  Diplococcus pneumoniae
  Streptococcus pyogenes (grupo A)
  Haemophilus influenzae
  Staphylococcus, coagulase-positivo
  Klebsiella e outros bacilos Gram-negativos
  Mucor

BOCA

  Vírus herpes
  Candida albicans
  Fusobacterium fusiforme (infecção de Vincent)
  Bacteroides
  Treponema pallidum
  Actinomyces

GARGANTA

  Vírus respiratórios
  Streptococcus pyogenes (grupo A)
  Haemophilus influenzae
  Neisseria meningitidis
  Fusobacterium fusiforme (infecção de Vincent)
  Candida albicans
  Corynebacterium diphtheriae
  Bordetella pertussis

OUVIDO

Canal auditivo
  Staphylococcus coagulase-positivo
  Streptococcus pyogenes (grupo A)
  Diplococcus pneumoniae
  Pseudomonas aeruginosa
  Haemophilus influenzae (em crianças)
  Fungos

Ouvido médio
  Diplococcus pneumoniae
  Haemophilus influenzae (em crianças)
  Staphylococcus, coagulase-positivo
  Streptococcus pyogenes (grupo A)
  Bacilos Gram-negativos

LARINGE, TRAQUEIA E BRÔNQUIOS

  Vírus respiratórios
  Diplococcus pneumoniae
  Haemophilus influenzae
  Streptococcus pyogenes (grupo A)
  Corynebacterium diphtheriae
  Staphylococcus, coagulase-positivo
  Bacilos Gram-negativos

PLEURA

  Staphylococcus, coagulase-positivo
  Diplococcus pneumoniae
  Haemophilus influenzae
  Outros bacilos Gram-negativos
  Streptococcus anaerobius
  Streptococcus pyogenes (grupo A)
  Mycobacterium tuberculosis
  Actinomyces, *Nocardia*
  Fungos

PULMÕES

Pneumonia
  Vírus respiratórios
  Mycoplasma pneumoniae
  Diplococcus pneumoniae
  Haemophilus influenzae
  Staphylococcus, coagulase-positivo
  Klebsiella e outros bacilos Gram-negativos
  Streptococcus pyogenes (grupo A)
  Rickettsia
  Agente de psitacose
  Pneumocystis carinii (protozoário)
  Mycobacterium tuberculosis
  Pasteurella pestis
  Fungos sistêmicos

Abscesso
  Streptococcus anaerobius
  Bacteroides
  Staphylococcus, coagulase-positivo
  Klebsiella e outros bacilos Gram-negativos
  Diplococcus pneumoniae
  Fungos

TRATO GASTROINTESTINAL

  Vírus gastrointestinais
  Salmonella
  Escherichia coli (especialmente em recém-nascidos)
  Shigella
  Staphylococcus, coagulase-positivo (enterocolite)
  Vibrio cholerae
  Treponema pallidum (ânus)
  Pseudomonas aeruginosa (enterocolite)
  Candida albicans

TRATO GENITAL FEMININO

Vagina
  Trichomonas vaginalis (protozoário)
  Candida albicans
  Neisseria gonorrhoeae

(Continua)

Quadro 94.1 Tabela de bactérias, fungos e alguns dos vírus mais comuns causadores das infecções agudas (segundo a *Medical Letter*) (continuação)

    Streptococcus pyogenes (grupo A)
    Haemophilus vaginalis
    Bacilos coliformes
    Treponema pallidum

Útero
    Streptococcus anaerobius
    Bacteroides
    Neisseria gonorrhoeae
    Clostridium
    Escherichia coli (ou outros bacilos Gram-negativos)
    Streptococcus pyogenes (grupos A, B, C e E)
    Treponema pallidum
    Staphylococcus, coagulase-positivo
    Enterococcus

Trompas
    Neisseria gonorrhoeae
    Escherichia coli (ou outros bacilos Gram-negativos)
    Streptococcus anaerobius
    Bacteroides

TRATO URINÁRIO
    Neisseria gonorrhoeae (uretra)
    Mycoplasma, raça T (uretra)
    Escherichia coli (ou outros bacilos Gram-negativos)
    Staphylococcus, coagulase-positivo (após cirurgia)
    Enterococcus
    Candida albicans
    Treponema pallidum (uretra)
    Mima (uretra)
    Trichomonas vaginalis (uretra)

MENINGES
    Vírus (enterovírus, caxumba etc.)
    Neisseria meningitidis
    Haemophilus influenzae (em crianças com menos de 7 anos)
    Diplococcus pneumoniae
    Streptococcus pyogenes (grupos A e B)
    Escherichia coli (ou outros bacilos Gram-negativos, especialmente em recém-nascidos e após neurocirurgia)
    Staphylococcus, coagulase-positivo (após neurocirurgia, abscesso cerebral)
    Mycobacterium tuberculosis
    Cryptococcus neoformans e outros fungos
    Listeria monocytogenes
    Enterococcus (em recém-nascidos)
    Treponema pallidum
    Leptospira

OSSOS (OSTEOMIELITE)
    Staphylococcus, coagulase-positivo
    Salmonella (ou outros bacilos Gram-negativos)
    Streptococcus pyogenes (grupo A)
    Streptococcus anaerobius (crônico)

ARTICULAÇÕES
    Staphylococcus, coagulase-positivo
    Streptococcus pyogenes (grupo A)

    Neisseria gonorrhoeae
    Bacilos Gram-negativos
    Diplococcus pneumoniae
    Neisseria meningitidis
    Haemophilus influenzae (em crianças)
    Mycobacterium tuberculosis
    Fungos

ENDOCÁRDIO
    Grupo viridans de *Streptococcus*
    Enterococcus
    Staphylococcus, coagulase-positivo
    Staphylococcus, coagulase-negativo
    Bacilos Gram-negativos
    Candida albicans e outros fungos
    Diplococcus pneumoniae
    Streptococcus pyogenes (grupo A)
    Streptococcus anaerobius
    Rickettsia

SANGUE (SEPTICEMIA)
    Recém-nascidos e lactentes
        Escherichia coli (ou outros bacilos Gram-negativos)
        Staphylococcus, coagulase-positivo e negativo
        Streptococcus pyogenes (grupos A, B e O)
        Enterococcus
        Diplococcus pneumoniae
        Listeria monocytogenes

    Crianças
        Staphylococcus, coagulase-positivo
        Diplococcus pneumoniae
        Neisseria meningitidis
        Haemophilus influenzae
        Streptococcus pyogenes (grupo A)
        Escherichia coli (ou outros bacilos Gram-negativos)

    Adultos
        Staphylococcus, coagulase-positivo
        Diplococcus pneumoniae
        Escherichia coli
        Salmonella (ou outros bacilos Gram-negativos)
        Streptococcus pyogenes (grupo A)
        Neisseria meningitidis
        Bacteroides
        Candida albicans
        Neisseria gonorrhoeae
        Candida sp.

PERITÔNIO
    Escherichia coli
    Enterococcus
    Bacteroides (ou outros bacilos Gram-negativos)
    Streptococcus anaerobius
    Clostridium
    Diplococcus pneumoniae
    Streptococcus pyogenes (grupo B)

Cryptococcus neoformans, ou no tratamento de infecções em urêmicos com aminoglicosídios.

Alguns aspectos práticos da sensibilidade das bactérias aos antibióticos

Serão comentados aqui apenas os aspectos de interesse prático referentes ao padrão de sensibilidade das principais bactérias aos antibióticos, esquematicamente apresentados nos Quadros 94.2 a 94.7.

ESTREPTOCOCOS DO GRUPO A

A penicilina continua sendo o antibiótico preferível para o tratamento de infecções pneumocócicas, apesar do relato de resistência significativa e, em alguns locais, progressiva a esse antibiótico. Em alguns relatos, tem-se documentado resistência que varia de 6% a 40%. O pior é que essas raças resistentes podem produzir bacteremias ou meningites, o que aumenta nossa responsabilidade em conhecer a sensibilidade desse germe. O conhecimento desse fato é essencial na condução terapêutica de casos de infecção grave (meningite ou pneumonias) causada por esse agente.

Quadro 94.2 Sensibilidade de cocos Gram-positivos e Gram-negativos aos antibióticos

Bactéria	Antibióticos
Streptococcus pyogenes Grupos A, B, C e G	Todas as raças são sensíveis à penicilina; como alternativa, eritromicina ou cefalosporina
Streptococcus viridans	Todas as raças são sensíveis à penicilina; como alternativa, cefalosporina
Streptococcus anaerobius	Tetraciclina; mais da metade das raças é sensível à penicilina
Pneumococcus	Todas as raças são sensíveis à penicilina; não sendo possível a penicilina, empregar cefalotina, cloranfenicol ou eritromicina
Enterococcus	Ampicilina, com ou sem estreptomicina; em caso de endocardite, usar penicilina (altas doses) associada a estreptomicina
Staphylococcus aureus 1. Não produtor de penicilinase	Penicilina; como alternativa, usar eritromicina, cefalotina ou lincomicina
2. Produtor de penicilinase	Meticilina ou oxacilina; como alternativa, vancomicina, cefalotina
Meningococcus	Todas as raças são sensíveis à penicilina; como alternativa, usar eritromicina ou cefalotina
Gonococcus	Maioria das raças sensível à penicilina; como alternativa, eritromicina, tetraciclinas

Quadro 94.3 Sensibilidade de bacilos Gram-negativos aos antibióticos

Bactéria	Antibióticos
Escherichia coli Infecção urinária	Maioria das raças sensível à canamicina, gentamicina, colistina; cerca de 50% sensíveis ao cloranfenicol, ampicilina e, em menor proporção, às tetraciclinas
Enteropatogênica	Canamicina (oral) ou neomicina (oral)
Septicemia	Canamicina
Klebsiella-Aerobacter	Maioria das raças sensível à canamicina, gentamicina e colistina; tetraciclina ou cloranfenicol, com ou sem estreptomicina, podem ser usados para infecções respiratórias
Proteus mirabilis	Maioria das raças sensível à canamicina e à ampicilina; cerca de 50% sensíveis ao cloranfenicol
Outros *Proteus*	Maioria das raças sensível à canamicina; cerca de 30 a 40% sensíveis ao cloranfenicol
Pseudomonas	Maioria das raças sensíveis à gentamicina, à colistina e à polimixina B
Salmonella typhi	Todas as raças são sensíveis ao cloranfenicol; como alternativa, ampicilina ou tetraciclina
Outras *Salmonellas*	Cloranfenicol; ampicilina ou tetraciclina
Donovania granulomatis (granuloma inguinal)	Tetraciclina; estreptomicina
Vibrio comma (*cholerae*)	Tetraciclina; cloranfenicol

Quadro 94.4 Sensibilidade de bacilos Gram-positivos aos antibióticos

Bactéria	Antibióticos
Bacillus anthracis	Penicilina; tetraciclina ou eritromicina
Listeria monocytogenes	Penicilina; eritromicina ou tetraciclina
Clostridium tetani	Penicilina; tetraciclinas
Clostridium perfringens	Penicilina com ou sem estreptomicina; eritromicina ou tetraciclina
Corynebacterium diphtheriae	Penicilina, eritromicina

Quadro 94.5 Sensibilidade de alguns vírus e agentes filtráveis e riquéttsias aos antibióticos

Vírus e Agentes Filtráveis	Antibióticos
Psitacose (ornitose)	Tetraciclina; cloranfenicol
Lymphogranuloma venereum	Tetraciclina; cloranfenicol
Tracoma	Tetraciclina; cloranfenicol (tópico)
Conjuntivite de inclusão	Tetraciclina; cloranfenicol (tópico)
Mycoplasma pneumoniae	Eritromicina; tetraciclina
Rickettsia	
R. burnetti	Tetraciclina; cloranfenicol
R. prowazecki	Tetraciclina; cloranfenicol

A eritromicina é a segunda escolha para o tratamento de infecções pneumocócicas, apesar de o aumento de resistência a esse antibiótico já ter sido bem documentado.

Embora a maioria das raças pneumocócicas seja sensível às tetraciclinas, já existem vários relatos na literatura mundial de raças resistentes (inibidas apenas com concentrações de 10 a 1.000 μg/mL). O isolamento dessas raças tetraciclinorresistentes e a documentação de casos de pneumonia que se agravaram durante o tratamento com esses antibióticos nos indicam que as tetraciclinas não devem ser empregadas no tratamento de infecção pneumocócica grave, a menos que se conheça previamente a sensibilidade da raça infectante.

MENINGOCOCO

O antibiótico preferido para o tratamento da infecção menigocócica é a penicilina G. É tão eficiente quanto as sulfonamidas no tratamento de meningites ou septicemia causada por raças de meningococos sensíveis às sulfonamidas, e não se tem mostrado aparecimento de raças resistentes à penicilina. Em contraposição, a ocorrência de meningococos de tipo B sulfonamidorresistentes tem sido relatada em até 30% dos casos em certas epidemias. Os meningococos são também sensíveis à ampicilina, às cefalosporinas, ao cloranfenicol, assim como aos macrolídios. Entretanto, nenhum desses antibióticos tem ação comparável à da penicilina G, que tem a seu favor a maior experiência clínica. Se o paciente for alérgico à penicilina, o tratamento de uma infecção meningocócica grave pode ser feito com uma cefalosporina (se houver meningite, escolher uma cefalosporina de terceira geração).

GONOCOCO

A penicilina ainda é o antibiótico preferido para o tratamento de infecções pelo gonococo, embora se tenha documentado, em pratica-

Quadro 94.6 Sensibilidade de alguns cogumelos aos antibióticos

Cogumelos	Antibióticos
Histoplasma capsulatum	Anfotericina B
Candida albicans	Nistatina; anfotericina B
Aspergillus	Anfotericina B
Cryptococcus neoformans	Anfotericina B
Mucor	Anfotericina B
Coccidioides immitis	Anfotericina B
Blastomyces	Anfotericina B
Sporotrichum schenkii	Anfotericina B
Dermatophytes	Griseofulvina

Quadro 94.7 Sensibilidade de esquizomicetos aos antibióticos

Micro-organismo	Antibióticos
Spirillum minus	Penicilina; eritromicina; estreptomicina
Borrelia recurrentis	Tetraciclina; penicilina
Treponema pallidum	Penicilina; eritromicina; tetraciclina
Treponema pertenue	Penicilina; eritromicina; tetraciclina
Leptospira	Penicilina, tetraciclina
Actinomyces	Penicilina; tetraciclina
Nocardia	Tetraciclina; estreptomicina

mente todo o mundo, aumento de resistência dessa bactéria. A maioria das raças de gonococos mostra-se suscetível a 0,6 μg/mL de penicilina por mililitro ou menos; entretanto, a prevalência de raças que requerem 1 μg/mL está crescendo.

Tem sido documentada a correlação entre a suscetibilidade do gonococo e a resposta terapêutica. No estudo de Kjellander e Finland, os resultados foram bem conclusivos: 600.000 unidades de penicilina procainada foram aplicadas em 100 pacientes com gonorreia – 72 com gonococo sensível (0,6 μg/mL) e 28 com gonococo resistente (0,125–0,25 g/mL). A incidência de insucesso terapêutico foi de 1,4% no primeiro grupo e de 35% no segundo.

Vale destacar que a falência terapêutica de uma uretrite gonocócica pela penicilina não se deve apenas à resistência ao antibiótico. Nessa situação, existe frequente confusão entre recaída e reinfecção; muitas vezes se pensa em gonococo como agente causal, quando se está diante de uma uretrite por outro micro-organismo.

Em algumas áreas (sobretudo na Ásia), a resistência do gonococo à penicilina atingiu 70% em alguns países, não sendo esse antibiótico a preferência para o tratamento inicial de infecções por esse germe. Essas raças resistentes são sensíveis às cefalosporinas de terceira geração e aos quinolônicos fluorados.

ESTAFILOCOCO (*STAPH. AUREUS* E *STAPH. ALBUS*)

Essa bactéria, muito versátil em sua capacidade de adaptação e na forma de adquirir resistência aos antibióticos, tem representado um grande problema terapêutico. Inúmeros casos de resistência à penicilina G, tetraciclinas, cloranfenicol, estreptomicina, eritromicina, novobiocinas e neomicina têm sido relatados na literatura. Para o *Staph. aureus*, os antibióticos que mantêm maior eficiência são a meticilina ou a oxacilina, a vancomicina, os antibióticos do grupo das cefalosporinas e as rifampicinas. O aparecimento de penicilinas resistentes à penicilinase (betalactamase) trouxe um grande impulso no tratamento de estafilococos, tornando-se logo o tratamento de primeira linha para estafilococos produtores de penicilinase. Apesar da baixa incidência de resistência do *Staph. aureus* à meticilina, ela vem aumentando progressivamente. Alguns relatos já indicam 15% a 20% em certos hospitais, quando até 1962 era inferior a 0,5%. Essas raças resistentes têm a capacidade de produzir doenças, já tendo sido relatados vários casos de morte atribuída a infecção decorrente delas. Curioso é que as raças meticilinorresistentes são também resistentes à penicilina G, à estreptomicina e às tetraciclinas, e muitas delas o são à eritromicina, ao cloranfenicol e às cefalosporinas, criando óbvio problema terapêutico. É muito provável que essas raças resistentes já existissem antes do aparecimento da meticilina e que estejam apenas sendo selecionadas devido ao elevado grau de resistência aos antibióticos; é certo, entretanto, que o problema aumenta progressivamente.

A incidência de raças de *Staph. albus* resistentes à meticilina é bem maior, atingindo 30% a 35% em alguns relatos.

O padrão da sensibilidade dos estafilococos isolados no Hospital Prof. Edgard Santos (Salvador, Bahia) é semelhante ao relatado na literatura. Verificou-se resistência à penicilina G em mais de 80% das raças isoladas em ambiente hospitalar. Todas as raças de *Staph.* são sensíveis à vancomicina.

BACILOS GRAM-NEGATIVOS

Pertencem a esse grupo bactérias com elevado grau de resistência aos antibióticos. É por essa razão que o advento de antimicrobianos potentes, reduzindo a morbidade e a mortalidade das infecções pelos cocos mais sensíveis e de mais fácil erradicação, aumentou muito a importância das infecções pelas enterobactérias. Além disso, o aumento da longevidade e, sobretudo, o uso mais amplo de drogas imunossupressoras resultaram em maior número de pacientes mais suscetíveis, presas fáceis de graves infecções pelos bastonetes Gram-negativos. Não é possível, de antemão, prever com segurança a sensibilidade de um Gram-negativo aos diversos antibióticos. O espectro de sensibilidade parece, inclusive, variar de uma área geográfica para outra. Pode-se, entretanto, ter uma ideia do padrão mais comum para as diversas raças do gênero. Dentre os bastonetes Gram-negativos causadores de infecção, os principais são:

Escherichia coli. É o principal agente etiológico de infecções do trato urinário e da árvore biliar, de bacteremias graves em adultos e em recém-nascidos, e um frequente causador de diarreia grave em crianças. A escolha do antibiótico adequado depende do quadro clínico que está sendo produzido. Numa infecção urinária aguda, a *E. coli* recolhida é geralmente sensível à maioria dos antibióticos; o mesmo ocorre nos casos de infecção aguda do trato biliar. Nesses casos, ampicilina, amoxicilina ou outra penicilina de amplo espectro podem conduzir à remissão do quadro. Já na infecção crônica do trato urinário, a *E. coli* isolada é, em geral, resistente a uma multiplicidade de antibióticos, e o tratamento preferido é feito com um aminoglicosídio ou uma das fluoroquinolonas.

Nas infecções intestinais de crianças pelas raças de *E. coli*, a neomicina (oral) ou a canamicina são os antibióticos preferíveis. Esses antibióticos, por praticamente não serem absorvidos, conferem elevado grau de concentração ao nível de intestino, e é grande a sua eficácia.

Nas septicemias por *E. coli*, situação clínica de maior gravidade, damos preferência ao uso de antibiótico de elevada potência (ou dos aminoglicosídios, preferencialmente a amicacina no início do tratamento) associado a um betalactâmico de amplo espectro.

Com o passar dos anos e o uso pouco controlado dos antibacterianos, tem sido crescente a resistência da *E. coli* a esses agentes terapêuticos. A resistência à gentamicina, por exemplo, que era de 2% a 5%, atinge 10-15% atualmente. Hoje, com mais de 50% das raças de *E. coli* adquiridas no hospital, ou infectando doentes já submetidos a múltiplos esquemas terapêuticos recentes, a sensibilidade desse germe pode estar reduzida, e a necessidade de antibiograma para a correta orientação terapêutica aumenta de importância.

Klebsiella sp. e *Enterobacter* sp. Esses grupos não só infectam o trato urinário como podem determinar pneumonias, broncopneumonias e graves septicemias. Novamente aqui, parece haver variação na sensibilidade das raças isoladas, na dependência dos diferentes quadros clínicos. São agentes importantes de infecções hospitalares.

Nas infecções respiratórias agudas, as bactérias do gênero *Klebsiella* respondem geralmente ao tratamento com um aminoglicosídio associado a um betalactâmico de amplo espectro.

BACTÉRIAS DO GÊNERO *PROTEUS*

Dessas, a que causa infecção humana com maior frequência é o *P. mirabilis* (mais de 80% das infecções causadas pelo gênero *Proteus*). Os *Proteus* podem causar infecção urinária, infectar feridas e determinar infecção respiratória e septicemia.

A maioria das raças de *P. mirabilis* mostra-se sensível aos aminoglicosídios, à ampicilina e a outras penicilinas de amplo espectro; em cerca de 50% de casos, às cefalosporinas e ao cloranfenicol. Já *P. vulgaris*, *P. morgagni* e *P. rettgeri*, embora conservem a sensibilidade aos aminoglicosídios, resistem à ampicilina e à cefalotina e são mais resistentes ao cloranfenicol que *P. mirabilis*.

Proteus sp. Em nosso meio, a resistência das bactérias do gênero *Proteus* tem aumentado com o passar dos anos, tanto aos antibióticos betalactâmicos quanto aos aminoglicosídios. Isso tem sido documentado sobretudo em raças isoladas de infecções hospitalares.

BACTÉRIAS DO GÊNERO *PSEUDOMONAS*

São bactérias naturalmente resistentes à maioria dos antibióticos, capazes de produzir infecção em feridas (principalmente, e de modo grave, em queimaduras), septicemias (particularmente graves em pacientes com leucemia ou agranulocitose), infecções urinárias (em geral, infecções crônicas e complicadas), infecções respiratórias e otites, entre outras. A maioria das raças isoladas mostra-se sensível a aminoglicosídios, a algumas cefalosporinas de terceira geração e a quinolônicos.

Pseudomonas sp. Tem ocorrido aumento gradual da resistência de raças de *Pseudomonas* sp. aos aminoglicosídios. A sensibilidade à gentamicina, que era de aproximadamente 90% na década de 1970, reduziu-se a menos de 50% na fase atual. Dentre os aminoglicosídios, aquele que mantém o padrão de eficácia é a amicacina, mas, mesmo assim, tem-se observado crescimento dos percentuais de resistência das bactérias do gênero *Pseudomonas*.

Observações clínicas sugerem uma potencialização do efeito quanto se associam aminoglicosídios a betalactâmicos de amplo espectro, com efeito sobre essas bactérias, como carbenicilina, ticarcilina, piperacilina, ceftozidina, entre outras.

BACTÉRIAS DO GÊNERO *SALMONELLA*

As bactérias do gênero *Salmonella* são geralmente sensíveis ao cloranfenicol. Desde o advento desse antibiótico, e até o momento atual, esse é o produto preferido para o tratamento de salmoneloses. Além do cloranfenicol, as salmonelas se mostram sensíveis, *in vitro*, às tetraciclinas, à neomicina, à canamicina, às penicilinas semissintéticas de amplo espectro (ampicilina, hetamicilina e carbenicilina) e às cefalosporinas (cefalotina, cefaloglicina, cefaloridina); muitas raças são sensíveis à polimixina, e apenas 30% o são à estreptomicina.

Na prática, o cloranfenicol tem-se mostrado igual ou superior aos demais antibióticos. Uma cuidadosa comparação entre cloranfenicol (3 g, via intramuscular) e ampicilina (3 g, intramuscular) em nosso meio revelou a eficácia comparável dos dois antibióticos no tratamento de febre tifoide. A comparação entre o cloranfenicol parenteral (hemissuccinato ácido, via muscular) e o cloranfenicol usado por via oral revelou maiores níveis séricos efetivos e maior eficácia terapêutica em febre tifoide quando se empregava a via oral.

A neomicina oral pode ser eventualmente usada nos raros casos de gastroenterite por *Salmonella* que requerem terapêutica antibiótica.

BACILOS GRAM-POSITIVOS

A penicilina G é, sem dúvida, o antibiótico preferido no tratamento de infecções causadas por *B. anthracis*, *L. monocytogenes*, *C. tetani*, *C. perfringens* e *C. diphtheriae*. Na maioria dos casos, se o paciente não pode receber penicilina, o uso de eritromicina ou tetraciclina satisfaz. Não há necessidade, habitualmente, de associação de antibióticos nesses casos. Mesmo nos casos de gangrena gasosa (*C. perfringens*), o uso de elevadas doses de penicilina por via venosa (12 a 20 milhões de unidades por dia) satisfaz plenamente.

OUTROS AGENTES INFECCIOSOS

a. A penicilina G é o antibiótico preferido para o tratamento de infecções produzidas pela maioria dos esquizomicetos (*Spirillum*, *Borrelia*, *Treponema*, *Leptospira*, *Actinomyces*). Apenas a *Nocardia* se mostra mais sensível às tetraciclinas.

b. As tetraciclinas ou o cloranfenicol são os agentes preferíveis para o tratamento de infecções causadas por certos vírus (psitacose, linfogranulomatose venérea, tracoma, conjuntivite de inclusão) e riquéttsias (*R. burnetti* e *R. prowazeck*). *Mycoplasma pneumoniae*, agente filtrável causador de infecções respiratórias, mostra-se sensível às tetraciclinas e à eritromicina.

c. A anfotericina B é o antibiótico antifúngico de maior espectro de ação e o mais importante para o tratamento de micoses sistêmicas. Respondem à anfotericina B infecções causadas por *C. neoformans*, *Aspergillus*, *Coccidioides immitis*, *Blastomyces*, *Mucor* e *Sporotrichum schenkii*. Embora os cogumelos do gênero *Candida* sejam muito sensíveis à nistatina, que é o produto preferido para as formas tópicas dessa micose, quando a candidíase se torna infecção profunda ou quando invade a corrente circulatória, o antibiótico por excelência é também a anfotericina B.

O campo de atuação da griseofulvina é sobre os dermatófitos.

Natureza da infecção

A escolha do antibiótico e das doses para o tratamento varia muito com a natureza e o local da infecção, ainda que produzida pelo mesmo agente etiológico. Uma infecção de pele ou mucosa causada por *Staphylococcus* geralmente responde bem a tratamento com um antibiótico bacteriostático. Basta a inibição do crescimento bacteriano ou, muitas vezes, só a drenagem do processo supurativo para que as defesas do hospedeiro controlem a infecção. O mesmo agente infeccioso, entretanto, caso provoque septicemia ou endocardite, deve ser tratado com antibiótico bactericida ministrado em altas doses, por tempo prolongado.

O local de infecção determina, portanto, a escolha do antibiótico e a dose em que deve ser usado. Para ser eficaz, é necessário que o antibiótico atinja o local da infecção em concentração pelo menos equivalente à concentração inibitória mínima. A penetração no liquor, por exemplo, é indispensável para a seleção de drogas úteis no tratamento de meningites. A penetração em vegetações numa endocardite bacteriana é necessária para a cura dessa infecção.

A existência de pus ou sangue pode dificultar a ação do local do antibiótico. Alguns antibióticos são inativados na vigência de pus, como os aminoglicosídios e as polimixinas. A diminuição do teor de oxigênio dificulta a ação dos aminoglicosídios, que requerem esse elemento para penetrarem nas células bacterianas. As penicilinas continuam ativas quando existe pus, mas a drenagem do material purulento apressa e aumenta o índice de cura de infecções purulentas abscedadas. Além disso, se existe infecção mista, bactérias podem produzir betalactamases que inativam antibióticos, protegendo assim os micro-organismos sensíveis. Também, num abscesso, o pH do meio tende a baixar, dificultando a ação de aminoglicosídios, por exemplo. Já a presença de sangue (hematoma infectado), pela sua concentração de cálcio e magnésio, pode, teoricamente, reduzir a eficácia dos aminoglicosídios. Tudo isso nos mostra a necessidade de drenar infecções com supuração localizada.

Por fim, um fator limitante da ação dos antibióticos é a presença de corpo estranho no local da infecção. Nesses casos, torna-se quase impossível erradicar a infecção sem a retirada desse material. Para alguns deles, a bactéria adere e pode ser recoberta por biofilme protetor; alguns podem abrigar bactérias no seu interior; todos eles alteram os mecanismos locais de defesa do hospedeiro.

Peculiaridades do hospedeiro

IDADE

A absorção da penicilina G se faz satisfatoriamente até os 3 anos de idade, porque o pH do suco gástrico é mais elevado, só atingindo valores do adulto depois dessa idade. Como o preço de penicilinas semissintéticas que resistem à acidez gástrica é muito maior, esse fato tem significado terapêutico porque a penicilina G pode ser administrada por via oral nessas condições. Também, após 60 anos de idade, cerca de 30% a 40% das pessoas apresentam acloridria, o que facilita uma melhor absorção desse tipo de penicilina quando ministrada por via oral.

A novobiocina pode provocar hiperbilirrubinemia no recém-nascido, e deve ser evitada nessa idade (inibição de glicuroniltransferase hepática); as tetraciclinas se fixam nos dentes em desenvolvimento, alterando a coloração e provocando atrofia do esmalte protetor. Por isso, tetraciclinas devem ser evitadas em crianças.

Por fim, o idoso parece ser mais sensível a reações tóxicas de determinados antibióticos (nefrotoxicidade da cefaloridina e aminoglicosídios, por exemplo) e a reações de hipersensibilidade, talvez em parte devido à possibilidade de maior chance de exposição prévia a esses agentes.

Já se conhece a pouca tolerância dos prematuros ao uso de cloranfenicol, mesmo nas doses habituais. A imaturidade de enzimas hepáticas necessárias à metabolização do produto (glicuroniltransferase) determina o acúmulo de cloranfenicol não conjugado, o que pode provocar uma grave reação colateral (falência cardiovascular), levando à chamada "síndrome cinzenta", capaz de determinar a morte do recém-nascido, se não reconhecida e convenientemente tratada a tempo (por suspensão do produto).

Pacientes idosos, sem dúvida, são mais sensíveis às reações tóxicas dos aminoglicosídios. A diminuição da função renal, mais frequentemente observada nessa fase, resulta em níveis séricos mais elevados desses antibióticos, com consequente maior possibilidade de agressão irreversível ao setor coclear do 8º par craniano. Também, certas classes de penicilinas podem resultar em reações neurológicas (mioclonias, convulsões, coma).

GRAVIDEZ

Na gestante, pode haver restrição ao uso de certos antibióticos. Sabe-se, em princípio, que todos os antibióticos atravessam a placenta em grau variável. Desse modo, possíveis efeitos no feto devem ser levados em conta quando se utilizam antibióticos em gestantes.

O perigo de teratogenicidade, embora não plenamente conhecido, faz com que poucos antibióticos sejam usados com relativa segurança nos primeiros meses de gravidez: penicilinas (à exceção da ticarcilina), cefalosporinas e eritromicina são consideradas as mais seguras.

Dos aminoglicosídios, apenas a estreptomicina, quando usada para o tratamento da tuberculose pulmonar em gestantes, mostrou-se capaz de leve toxicidade fetal: alteração de audiogramas e de testes de função vestibular em recém-nascidos.

O encontro de antibióticos no leite da mãe que amamenta tem sido uma constante, embora em pequenas concentrações. Tal fato pode justificar certas reações adversas no recém-nascido, a exemplo de hemólise quando existe deficiência de G6PD, e a mãe que usa antibacterianos como cloranfenicol e quinolônicos, entre outros.

Tetraciclinas não devem ser administradas a gestantes. Além do efeito maligno sobre a dentição fetal, casos de hepatite grave (às vezes fulminante) e pancreatite já foram descritos com o uso de tetraciclinas, sobretudo por via venosa, em gestantes, no período do 6º ao 9º mês de gravidez, podendo provocar retardamento e defeito na formação do esmalte dentário. Parece elevado, também, o número de casos de hepatite tóxica grave da gestante tratada com esses antibióticos relatados na literatura. A correlação etiológica com o emprego de tetraciclinas é discutível nesses casos. Têm sido relatados casos de pancreatite, e tais reações ocorrem sobretudo após uso parenteral desses produtos.

ESTADOS PATOLÓGICOS

Certos doentes que apresentam baixa de defesa orgânica (agranulocitose, agamaglobulinemia, doença granulomatosa da infância etc.) podem mostrar-se incapacitados em exterminar germes infectantes se esses não forem destruídos pelo agente terapêutico. Nesses casos, o uso de agentes bacteriostáticos pode ser ainda mais limitado, sendo de grande importância a escolha de um antibiótico bactericida no tratamento das infecções que ocorrem nesses pacientes.

A insuficiência renal modifica muito os esquemas terapêuticos com antibióticos. Aqueles que se excretam essencialmente pelos rins podem apresentar níveis sanguíneos elevados e sérias reações tóxicas se administrados nas doses recomendadas habituais. É esse o caso dos antibióticos do grupo da estreptomicina (estreptomicina, neomicina, canamicina, paramomicina), e também da vancomicina, da gentamicina, da polimixina e da colistina. É importante lembrar que muitos desses agentes podem, nesses casos, agravar a uremia, porque são nefrotóxicos. Na uremia, as doses de antibióticos devem ser dadas a intervalos bem maiores que no indivíduo normal, à exceção de meticilina, oxacilina, eritromicina, cloranfenicol e pequenas doses de penicilina G.

Uso de antibióticos em vários graus de função renal

Antibióticos contraindicados quando existe insuficiência renal
- Tetraciclina (com exceção da doxiciclina e da minociclina)
- Cefaloridina

Antibióticos que requerem ajuste na dose
- Carbenicilina, Ticarcilina, Piperacilina
- Cefalosporinas de terceira geração
- Cefazolina
- Aminoglicosídios
- Vancomicina – Teicoplanina

Antibióticos que requerem ajuste na dose apenas na insuficiência renal grave
- Penicilina G, Meticilina
- Ampicilina, Cefalexina
- Clindomicina

Antibióticos que não requerem ajuste na dose
- Eritromicina, Clindamicina
- Oxicilina, Dicloxacilina
- Cloranfenicol
- Rifampicina
- Doxicilina
- Anfotericina B*

---

*Como é nefrotóxico, pode agravar insuficiência renal, devendo haver cuidado especial quando usado em casos de diminuição da função renal.

OUTROS FATORES

a) Alguns antibióticos podem determinar hemólise em doentes com deficiência de G6PD (cloranfenicol);
b) Existem evidências de que as penicilinas não são bem absorvidas quando administradas por via muscular em diabéticos com vasculopatia. As doses devem ser aumentadas nesse caso (acréscimo de 20-30%) ou, preferencialmente, aplicadas por via venosa. É provável que esse mesmo fato ocorra com outros antibióticos.

FARMACOLOGIA DO ANTIBIÓTICO

Obviamente, é necessário que se conheçam as vias de absorção, distribuição, metabolismo, excreção e efeitos colaterais dos antibióticos a serem usados. Por isso mesmo, é fundamental que o usuário desses potentes e importantes medicamentos saiba selecionar, cuidadosamente, um número limitado porém suficiente deles, um representante de cada categoria e de cada grupo, capaz de permitir o tratamento adequado das infecções prevalentes. Poderemos assim conhecer e utilizar melhor esses produtos, deixando de lado a falsa ideia de querer usar sempre novos antibióticos, mesmo sem saber suas reais vantagens sobre aqueles mais conhecidos e que já aprendemos a utilizar. Saber se o antibiótico se difunde bem para o tecido onde a infecção ocorre é essencial, como no caso de prostatite; conhecer a capacidade de penetração em níveis eficazes no liquor é fundamental para o tratamento de meningites. É o conhecimento dos aspectos básicos da farmacologia do antibiótico que nos vai permitir segurança no uso desses produtos.

REFERÊNCIAS BIBLIOGRÁFICAS

1. AUSTRIAN, R. & GOLD, I. Pneumococcal bacteremia with special reference to bacteremic pneumococcal pneumoniae. *Ann. Med.*, 60:759, 1964.
2. BARBER, M. & WATERWORTH, P.M. Antibacterial activity of the penicillins. *Brit. Med. J.*, 1:1159, 1962.
3. COLLEY, E.W., McNICOL, N, W., & BRACKEN. P.M. Methicillin-resistant staphylococci in a general hospital. *Lancet*, 1:595, 1965.
4. CRUZ, T.P., LYRA. L.G., BARROS, N., TELES, E.S. Emprego do cloridrato de meticilina no tratamento de infecções urinárias. *Gaz. Med. Bahia*, 68:1, 1968.
5. CURTIS, F.R. & WILKINSON, A.E.A. Comparison of the *in vivo* sensitivity of gonococci to penicillin with the results of treatment. *Brit. J. Vene. Dis.*, 34:70, 1958.

6. DUPONT, H.L., HORNICK, R.B., WEISS, C.F., SNYDER, M.J., WOODW, N. & ARD, T.E. Chloramphenicol acid succinate for typhoid and Rock Mountain spotted fever. *New Engl. J. Med., 282*:53, 1970.
7. EVANS, W. & HANSMAN, D. Tetracycline-resistant pneumococcus. *Lancet 1*:451, 1963.
8. GILL, F.A. & HOOK E.W. Changing patterns of bacterial resistance to antimicrobial drugs. *Amer. J. Med., 39*:780, 1965.
9. GUTHE, T. Failure to control gonorrhea. *Bull WHO, 24*:297, 1961.
10. HUNTER, T.H. The treatment of subacute bacterial endocarditis with antibiotics. *Amer. J. Med. 1*:83-88, 1946.
11. _____. Speculations on the mechanism of cure of bacterial endocarditis. *JAMA, 144*:524, 1950.
12. IVLER, D., LEEDOM, J.M., THRUPP, L.D., WEHRLE, P.F., PORTNOY, B. & MATHIES, A.W. Naturally occurring sulfadiazine resistant meningococci. *Antimicrobial Agents and Chemotherapy*, 1964.
13. JONES, W.F. Jr., FELDMAN, H.A., & FINLAND, M. Susceptibility of hemolytic streptococci, other than those of group D, to eleven antibiotics *in vitro. Amer. J. Clin. Path., 27*:159, 1957.
14. KAYE, D., ROCHA, H., PRATA, A., EYCKMANS, L. & HOOK, E.W. Comparison of parenteral ampicilin and parenteral chloramphenicol in the treatment of typhoid fever. *Ann. N. Y. Acad. Sci., 145*:423, 1967.
15. KJELLANDER, J.O. & FINLAND, M. Penicilin treatment of gonorrheal urethritis. Effects of penicilin susceptibility of causative organisms and concomitant presence of penicillinase-producing bacteria on results. *New Engl. J. Med., 269*, 1963.
16. _____, KLEIN, J.O. & FINLAND, M. *In vitro* activity of penicilins against Staphylococcus albus. *Proc. Soc. Exp. Biol. Med., 113*:1023, 1963.
17. KUHARIC, H.A., ROBERTS Jr., C.E. & KIRBY, W.M.M. Tetracycline resistance of group A beta hemolytic streptococci. *JAMA, 174*:1179, 1960.
18. KUNIN, C. & FINLAND, M. Restrictions imposed on antibiotic therapy by renal failure. *Arch. Int. Med., 104*:1030, 1952.
19. LOWBURY, E.J. Symposium on epidemiological risks of antibiotics: hospital infection. *Proc. Roy. Soc. Med., 51*:807, 1958.
20. McCORMACK, R.C., KAYE, D., HOOK, E.W. Resistance of group A streptococci to tetracycline. *New Engl. J. Med., 267*:323, 1962.
21. MOELLERING Jr., R.C. Principles of anti-infective therapy. *In*: MANDELL, G.L. et al. *Principles and Practice of Infectious Diseases.* 2nd ed. John Wiley & Sons, New York, 1985.
22. NEU, H.C. & SWARZ, H. Carbenicillin: clinical and laboratory experience with a parenterally administered penicillin for treatment of pseudomonas infections. *Amer. Int. Med.. 71*:903, 1969.
23. PARKER, M.T. & JEVONS, M.P. A survey of methicillin resistance in Sthaphylococcus aureus. *Postg. Med. J., 40:*Suppl. 170, 1964.
24. PETERSDORF, R.G. & SHERRIS, 1.C. Methods and significance of *in vitro* testing of bacterial sensitivity to drugs. *Amer. J. Med., 39*:766, 1965.
25. _____, HOOK, E.W., CURTIN, I.A. & GROSSBERG, S.E. The antimicrobial sensitivity of Gram-negative pathogens. *Bull. Johns Hopk. Hosp., 108*:48, 1961.
26. ROCHA, H. Avaliação do uso profilático de antibióticos no pós-operatório: estudo clínico e experimental. Salvador, Faculdade de Medicina da UFBa. [Tese], 1960.
27. ROGERS, D.E. The changing pattern of life-threatening microbial disease. *New Engl. J. Med., 261*:677, 1959.
28. SANDERS, C.C. & SANDERS Jr., W.E. Type I-lactamases of gram-negative bacteria: interactions with β-lactam antibiotics. *J. Inf. Dis., 154*(5):792-800, 1986.
29. THAYER, J.D., SAMUELS, S.B., MARIN Jr., J.E., LUCAS, J.B. Comparative antibiotic susceptibility of Neisseria gonorrhoeae from 1955 to 1964. *Antimicrobial Agents and Chemotherapy*, 1964. p. 433.
30. TUNEVALL, G. Penicillinase producing staphylococci interfering with penicillin treatment in scarlet fever. *Acta Path. Microb. Scand., 111*:Suppl. 127, 1955.
31. WHO SCIENTIFIC WORKING GROUP. Antimicrobial resistance. *Bull. WHO, 61* (3):383-94, 1983.
32. WILKOWSKE, C.J. & HERMANS, P.E. General principles of antimicrobial therapy. *Mayo Clin. Proceed., 58*:6-13, 1983.

95

Antibióticos Betalactâmicos. Penicilinas

Penildon Silva

INTRODUÇÃO

O grupo dos antibióticos betalactâmicos é formado pelas penicilinas, cefalosporinas, cefamicinas, ácido clavulânico, carbapenens, nocardicinas e monobactâmicos.

As penicilinas são obtidas de culturas dos fungos *Penicillium notatum* e *P. chrysogenum*.

As cefalosporinas são produzidas por *Cephalosporium acremonium* e *Streptomyces lactamdurans*.

Esses produtos naturais sofreram muitas manipulações químicas, o que deu origem a um grande número de derivados semissintéticos.

Os carbapenens são antibióticos betalactâmicos mais recentes, dos quais o mais estudado e já em uso clínico é a tienamicina, sob a forma de imipenem associado à cilastatina. A tienamicina é produzida pelo *Streptomyces cattleya*. O meropenem é um novo carbapenem intravenoso, muito similar ao imipenem, que não precisa ser associado à cilastatina.

Os monobactâmicos são também de uso recente, e é o aztreonam o mais estudado e já disponível para uso clínico. Os primeiros monobactâmicos conhecidos eram produtos naturais produzidos por bactérias dos gêneros *Acetobacter, Gluconobacter* e *Chromabacterium*. O aztreonam é um monobactâmico obtido por síntese química, o que melhorou muito as propriedades antibacterianas dos monobactâmicos naturais. O termo monobactâmico é um neologismo originado da expressão inglesa *monocyclic bacterially-produced beta-lactams*.

As nocardicinas são betalactamas monocíclicas que ocorrem naturalmente. A nocardicina A foi isolada da *Nocardia uniformis*, subespécie *tsuamaniasis*. As nocardicinas possuem espectro antibacteriano limitado, e suas moléculas, até o momento, ainda não puderam ser estruturalmente modificadas a fim de produzir derivados mais potentes.

QUÍMICA

A estrutura química das diversas classes de antibióticos betalactâmicos está esquematizada na Fig. 95.1

Há mais de 50 anos, os antibióticos betalactâmicos têm demonstrado sua eficiência terapêutica e sua baixa toxicidade. Inicialmente mais ativos contra as bactérias Gram-positivas, esses antibióticos tiveram seus espectros antibacterianos ampliados, originando-se novas penicilinas, cefalosporinas, cefamicinas, carbapenêmicos e monobactâmicos. Entre outras vantagens, esses derivados semissintéticos e sintéticos permitiram o uso dos betalactâmicos no combate também às bactérias Gram-negativas, e alguns deles se mostraram resistentes às betalactamases. Deve ser ressaltada a potente e ampla atividade antibacteriana de certas cefalosporinas da terceira geração e dos antibióticos carbapenêmicos. Dos monobactâmicos, o aztreonam demonstrou grande e específica atividade contra bactérias Gram-negativas, inclusive *Pseudomonas* e muitas raças bacterianas de resistência múltipla e produtoras de betalactamases.

PENICILINAS

A penicilina foi o primeiro antibiótico a ser usado clinicamente, em 1941.

Obtida originalmente do fungo *Penicillium notatum*, a fonte atual no entanto é uma mutante, de elevada produção do antibiótico, chamada *Penicillium chrysogenum*.

As penicilinas e os outros derivados betalactâmicos ocupam posição singular na antibioticoterapia. Depois dos trabalhos pioneiros de Fleming, Chain e Florey, a penicilina polarizou, até os dias atuais, o interesse de inúmeros pesquisadores que vêm se dedicando a estudos químicos, de produção industrial e de aplicação clínica.

Química

As penicilinas têm como núcleo formador o ácido penicilânico (6-APA) (Fig. 95.2).

Quando se adicionam à molécula do 6-APA diferentes grupos químicos, obtêm-se várias famílias de penicilinas, dotadas de novas propriedades físico-químicas, farmacológicas e terapêuticas. Quando, por exemplo, se verificaram as desvantagens da benzilpenicilina, representadas pelo espectro antibacteriano limitado, inativação na presença de suco gástrico e de betalactamases de certas bactérias, tais aspectos negativos puderam ser corrigidos através de manipulação química da molécula original (Fig. 95.3).

954 FARMACOLOGIA

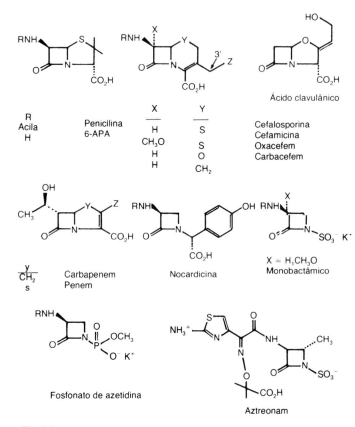

Fig. 95.1 Estrutura dos antibióticos betalactâmicos. (CIMARUST, C.M. The enchanting ring. *TIPS*, 4:468-470, 1983.)

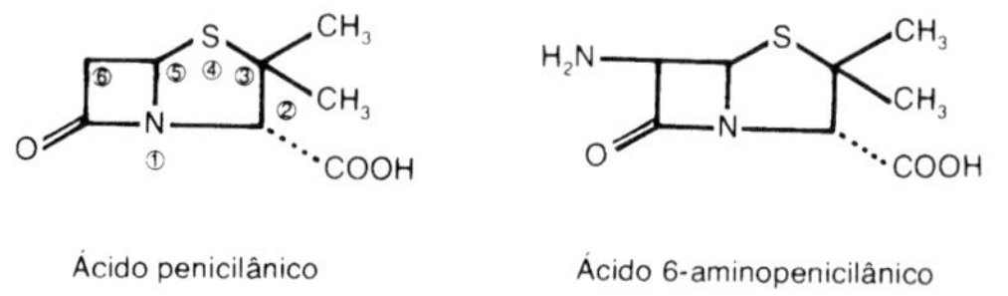

Fig. 95.2 O ácido 6-aminopenicilânico (6-APA) é um intermediário na manufatura de penicilinas semissintéticas. Obtém-se o 6-APA de culturas de *Penicillium chrysogenum* na ausência de precursores químicos de cadeias laterais.

Classificação das penicilinas

As modificações realizadas na molécula do ácido 6-aminopenicilânico (6-APA) permitiram a classificação das penicilinas nos seguintes grupos:

Grupo 1 – Penicilinas sensíveis à penicilinase.
- Benzilpenicilina ou penicilina G
- Fenoximetilpenicilina ou penicilina V

Grupo 2 – Penicilinas que resistem à penicilinase.
- Meticilina
- Nafcilina
- Oxacilina
- Dicloxacilina (ou cloxacilina)

Grupo 3 – Penicilinas de espectro aumentado.
- Ampicilina
- Amoxicilina
- Bacampicilina
- Ciclacilina

Grupo 4 – Penicilinas antipseudomonas.
- Carbenicilina
- Ticarcilina
- Azlocilina
- Piperacilina

Grupo 5 – Outros tipos de penicilinas (monobactâmicos).

O estudo da molécula da benzilpenicilina permite que se compreenda a biossíntese realizada pelos cogumelos, o mecanismo de ação contra as bactérias sensíveis, a inativação pelas betalactamases das bactérias resistentes e a função de hapteno da penicilina nas reações de hipersensibilidade.

A fórmula do núcleo das penicilinas provém de dois aminoácidos: cisteína e valina, que têm suas fórmulas exibidas nas Figs. 95.4 e 95.5.

Quando essas duas estruturas se juntam, ocorre a formação do núcleo bicíclico das penicilinas, que é o ácido 6-aminopenicilânico, surgindo os anéis betalactâmico (A) e tiazolidínico (B), como se observa na Fig. 95.6.

A compreensão da estrutura do anel tiazolidínico é fácil, pois encerra um átomo de enxofre (tio) e um átomo de nitrogênio (azo).

Como o anel betalactâmico é essencial para a atividade antimicrobiana da penicilina e caracteriza o grande grupo dos antibióticos betalactâmicos, a estrutura e a formação desse anel serão lembradas.

As lactamas são amidas cíclicas. As amidas, como se sabe, são obtidas quando se substitui uma –OH da carboxila por um grupo –NH_2.

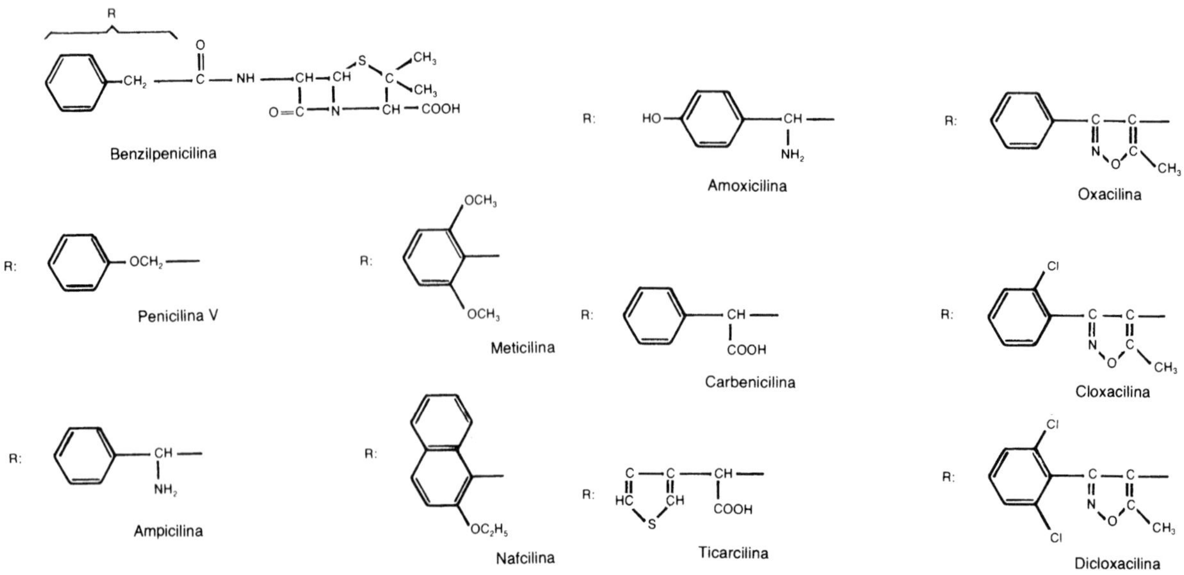

Fig. 95.3 Fórmulas estruturais de algumas penicilinas. É bem evidente a relação entre a estrutura dos diferentes grupos químicos e as propriedades das diversas penicilinas.

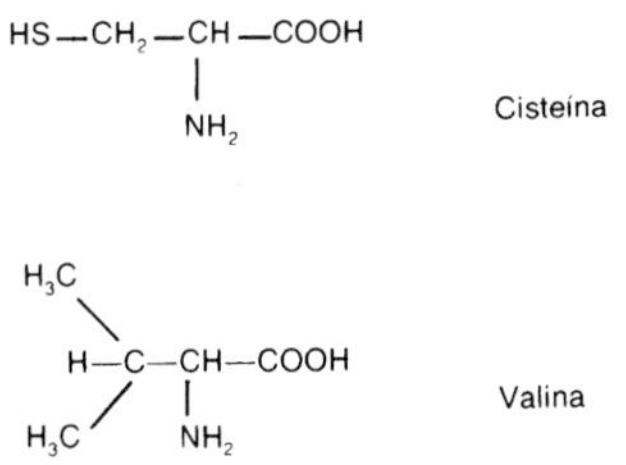

Fig. 95.4 Estruturas da cisteína e da valina.

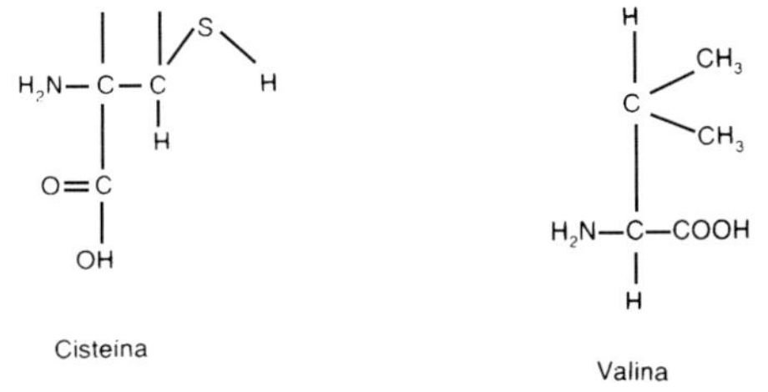

Fig. 95.5 Rearranjo das fórmulas da cisteína e da valina.

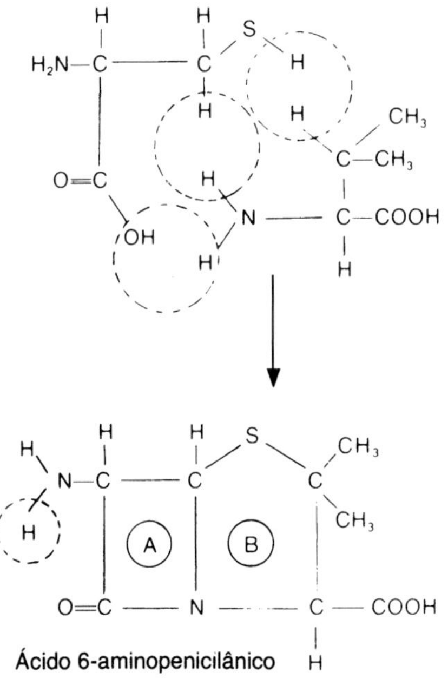

Fig. 95.6 Formação do ácido 6-aminopenicilânico (6-APA).

O grupo –NH₂, juntando-se ao grupo acila, isto é, de ácido, forma a amida. Quando o grupo –NH₂ se combina a uma alcoíla, forma-se uma amina.

Quando a amida é cíclica, ela pode ter três, quatro, cinco, seis e sete lados. As letras gregas α, β, γ, δ, ε, etc. são utilizadas para indicar o número de lados do ciclo ou anel lactâmico:

α — anel com 3 lados
β — anel com 4 lados
γ — anel com 5 lados
δ — anel com 6 lados
ε — anel com 7 lados

No caso das penicilinas, há a formação de uma amida cíclica ou lactama entre a carboxila da cisteína e o grupo –NH₂ da valina, e, co-

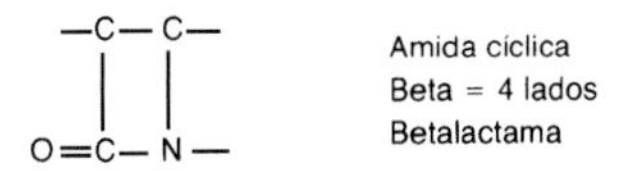

Fig. 95.7 Configuração de uma betalactama, ciclo esse que caracteriza todos os antibióticos betalactâmicos monocíclicos e bicíclicos.

mo a lactama formada possui quatro lados, o anel formado se chama betalactâmico.

Desse modo, as penicilinas se caracterizam quimicamente por três aspectos estruturais; (a) estrutura betalactâmica, (b) carboxila livre e (c) um ou mais grupos amino, convenientemente substituídos na cadeia lateral.

As penicilinas são pós cristalinos brancos ou levemente amarelados, de natureza fortemente dextrorrotatória. Devido ao grupo carboxílico, todas as penicilinas são ácidos relativamente fortes, com valores de pKa em torno de 2,65. Todavia, as que possuem grupo de natureza básica, na cadeia lateral, comportam-se, de acordo com Korolkovas, como anfóteras; é esse o caso da ampicilina, cujo pKa é 7,4. As penicilinas podem, pois, ser classificadas como monobásicas e anfóteras. A maioria das penicilinas é empregada sob a forma de sais de sódio ou potássio, todos hidrossolúveis, enquanto as penicilinas livres são pouco solúveis em água. As penicilinas e seus sais possuem forte tendência a formar hidratos alcalinos.

Devido à tensão à qual se encontra submetida a ligação amídica no anel betalactâmico, as penicilinas são bastante reativas. São muito suscetíveis a ataques nucleofílicos e eletrofílicos. São inativadas por hidrólise, especialmente na presença de sais de metais pesados, ácidos e, principalmente, bases, e também por ação catalítica de enzimas: acilases (amidases) e betalactamases. A betalactamase que rompe o anel betalactâmico das penicilinas é a EC 3.5.2.6., chamada penicilina amidobetalactama hidrolase. Todavia, não se trata de uma enzima só, mas de diversas, cujas propriedades variam de acordo com o micro-organismo do qual são extraídas. Elas são monômeros, de peso molecular em torno de 30.000, e já foram purificadas. A betalactamase extraída de *S. aureus* consta de 257 aminoácidos.

A reação entre o ácido fenilacético e o ácido penicilânico dá origem à benzilpenicilina ou penicilina G (Fig. 95.8).

Farmacocinética

O Quadro 95.1 indica as propriedades farmacocinéticas de diversas penicilinas.

A penicilina G é destruída pelo ácido gástrico. Devido a isso, menos de 1/3 de uma dose oral é absorvido na forma ativa. Uma maior fração é absorvida nos lactentes e nos idosos porque apresentam menor acidez gástrica.

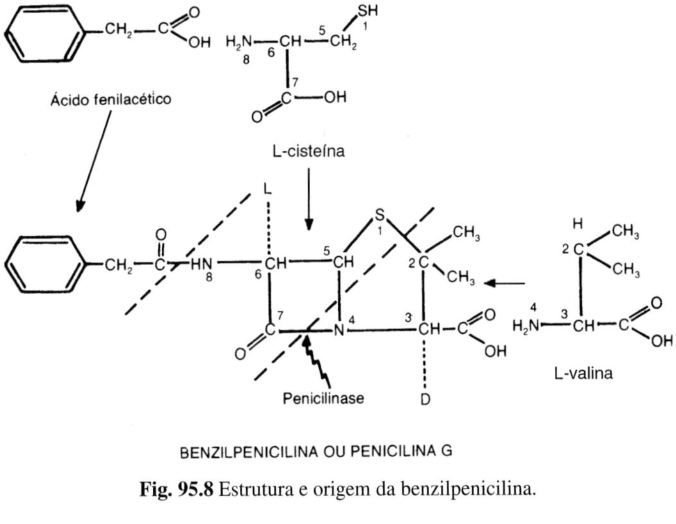

Fig. 95.8 Estrutura e origem da benzilpenicilina.

A absorção da penicilina G sódica de local intramuscular é rápida e completa.

Distribui-se principalmente para o ambiente extracelular, penetra rapidamente na maioria dos fluidos corporais, porém a penetração no sistema nervoso central e cavidades serosas é fraca. Entretanto, na presença de inflamação (sinovite, meningite, etc.), quantidades adequadas de penicilina G podem alcançar esses locais.

A penicilina G se liga às proteínas plasmáticas na proporção de cerca de 60%. É pouco metabolizada por causa de sua rápida excreção.

A farmacocinética da penicilina G é dominada por sua rápida excreção renal, cerca de 60% por filtração glomerular e o resto por secreção tubular.

A meia-vida (T½) plasmática da penicilina G em pacientes adultos saudáveis é de 30 minutos. Lactentes apresentam secreção tubular imperfeita, e a T½ é mais longa e se aproxima do valor do adulto aos 3 meses de idade.

Os idosos e aqueles que apresentam insuficiência renal excretam a penicilina lentamente.

A secreção tubular da penicilina G pode ser bloqueada pela probenecida, resultando em concentrações plasmáticas maiores e mais longas da droga.

A probenecida também reduz o volume de distribuição das penicilinas.

UNIDADE INTERNACIONAL

Uma unidade internacional sódica é igual a 0,6 µg da preparação-padrão.

A benzilpenicilina-procaína libera a droga ativa, lentamente, do local da injeção intramuscular. De 1 a 3 horas após a administração intramuscular, a droga atinge um platô de concentração plasmática de, aproximadamente, 3 µg/mL após a aplicação de 750 mg ou 1.200.000 unidades de benzilpenicilina. Esse nível decai lentamente, durante 15 a 20 horas. Em geral, cerca de 60% a 90% da droga é excretada pela urina, em 24 a 36 horas, mas o antibiótico pode ainda ser identificado até 7 dias depois da administração.

Embora a benzilpenicilina-procaína não produza as elevadas concentrações sanguíneas da forma aquosa por via parenteral, obtém-se nível sérico terapêutico mais prolongado, o que representa vantagem para combater certas bactérias penicilinossensíveis, além de proporcionar intervalos maiores entre as doses.

A benzilpenicilina-benzatina libera a droga ativa muito lentamente, a partir do local da injeção intramuscular. Vinte e quatro horas depois da aplicação de 750 mg ou 1.200.000 unidades de penicilina, obtém-se uma concentração plasmática baixa de 0,1 µg/mL do antibiótico. Com essa forma de liberação prolongada de penicilina, identificam-se níveis sanguíneos da droga até 30 dias após sua administração. Esses baixos e prolongados níveis sanguíneos da penicilina G são eficazes contra micro-organismos sensíveis como, por exemplo, *Treponema pallidum* e *Streptococcus pyogenes*, evitando-se administrações frequentes do antibiótico.

Mecanismo de ação

A fim de se protegerem, as bactérias biossintetizam membranas plasmáticas, paredes celulares e cápsulas. Tal proteção se faz necessária para seu crescimento e desenvolvimento porque o interior bacteriano é hiperosmolar em relação ao meio extracelular. Sem ela, a célula se desintegraria. A rigidez da parede celular bacteriana é proporcionada por um peptidioglicano, formado de cadeias dissacarídicas, ligadas entre si por intermédio de pontes peptídicas. A benzilpenicilina, assim como todos os antibióticos betalactâmicos e alguns outros de estrutura diferente, atua sobre as bactérias sensíveis, interferindo na biossíntese desse peptidioglicano (Fig. 95.9).

Todos os antibióticos betalactâmicos interferem com a síntese da parede celular bacteriana. As bactérias sintetizam um pentapeptídio derivado do ácido UDP-N-acetilmurâmico e uma UDP-N-acetilglicosamina.

Os radicias do peptidioglicano são unidos, formando longas fitas, e o UDP é descartado.

O passo final consiste na clivagem da D-alanina terminal das cadeias peptídicas pelas transpeptidases. A energia liberada desse modo é utilizada para estabelecer ligações cruzadas entre as cadeias das fitas vizinhas. As ligações cruzadas proporcionam estabilidade e rigidez da parede celular bacteriana.

Quadro 95.1 Propriedades farmacocinéticas das penicilinas (CHAMBERS, H.F. Penicillins. *In*: MANDELL, G.L. *et al*. *Principles and Practice of Infectious Diseases*. 5th ed. Churchill Livingstone, Philadelphia, 2000)

Antibiótico	Absorção (Via Oral) (%)	Alimento Decresce Absorção	Ligação Proteica %	Quantidade de Dose Metabolizada %	Nível Sérico* Droga Total (µg/mL)	Nível Sérico* Droga Livre (µg/mL)	$T_{1/2}$ Sérica (h)† Normal ($C_{cr} >$ 90 mL/min)	$T_{1/2}$ Sérica (h)† Com Insuficiência Renal ($C_{cr} <$ 10 mL/min)	Insuficiência Hepática Aumento do $T_{1/2}$	Conteúdo de Na‡ (mEq/g)
Penicilina G	20	Sim	55	20	2	0,9	0,5	10	+	2,7
Penicilina V	60	Não	80	55	4	0,8	1	4		
Meticilina	Nil		35	10			0,5	4		3,1
Oxacilina	30	Sim	93	45	6	0,4	0,5	1		
Cloxacilina	50	Sim	94	20	10	0,6	0,5	1	++	
Dicloxacilina	50	Sim	97	10	15	0,45	0,5	1,5	++	
Nafcilina	Errática	Sim	87				0,5	1,5	+++	
Ampicilina‡	40	Sim	17	10	3,5	2,9	1	8	++	3,4
Amoxicilina	75	Não	17	10	7,5	6,2	1	8	+	
Indanil Carbenicilina	30	Não	50		15	7,5	1,1	15	++	
Ticarcilina	Nil		50	15			1,2	15	++, 18-20 h	4,7
Mezlocinina	Nil		50				1,1	4	++	1,8
Piperacilina	Nil		50				1,3	4	++	1,8
Axlocinina	Nil		20				0,8	4	++	2,2
Temocilina	Nil		85	10			4	17	++	

*Após dose de 500 mg, em jejum.
†Os valores foram arredondados para valores aproximados.
‡O conteúdo em Na⁺ foi baseado em administração intravenosa.

Abreviaturas:

C_{cr} = *Clearance* de creatinina.

$T_{1/2}$ = mèia-vida sérica.

ANTIBIÓTICOS BETALACTÂMICOS. PENICILINAS

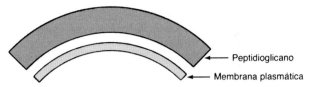

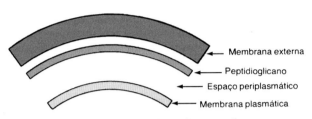

Fig. 95.9 Esquema das diferenças entre os invólucros das bactérias Gram-positivas e Gram-negativas. A camada de peptidioglicano das bactérias Gram-negativas (p. ex., *Escherichia, Salmonella*) está recoberta por uma membrana externa que encerra fosfolipídios, proteínas e lipossacarídios. (STRYER, L. *Biochemistry.* W.H. Freeman. San Francisco, 1977.)

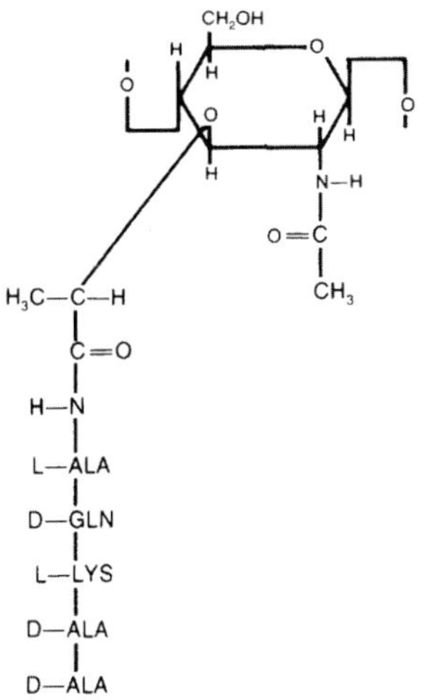

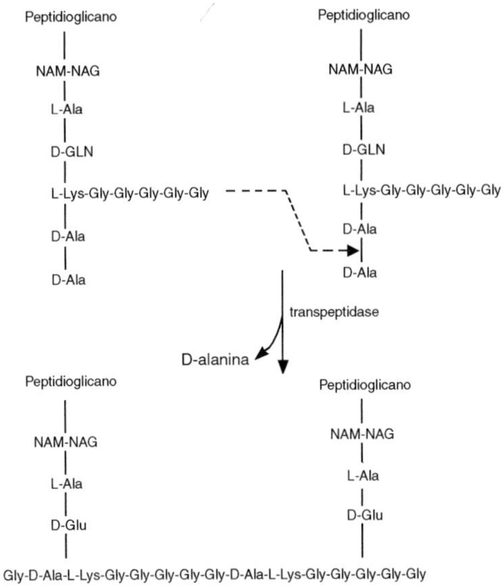

Fig. 95.12 Estágio final da síntese da parede bacteriana do *S. aureus.* A ligação cruzada dos polímeros de peptidioglicano se faz pela união das cadeias laterais peptídicas com a eliminação de D-alanina. (STROMINGER, J.L. Penicillin-sensitive enzymatic reactions in bacterial cell wall synthesis. *Harvey Lect.*, 64:179, 1970.)

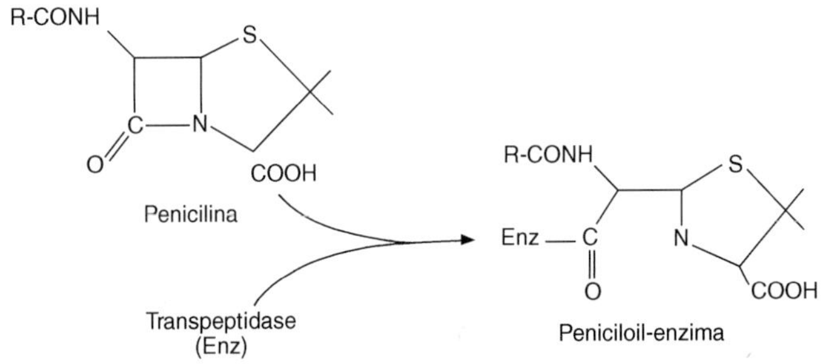

Fig. 95.10 Ácido N-acetilmurâmico (NAM se une ao uridinodifosfato (UDP) e ao pentapeptídio, formando o UDP-muramilpentapeptídio).

Fig. 95.13 Mecanismo de inibição da transpeptidase pela penicilina. Esse antibiótico ocupa, na transpeptidase, o local do substrato da D-alanil-D-alanina, quebrando-se o anel betalactâmico, e a penicilina se liga à enzima através de ligação covalente. (TIPPER, D.J. e STROMINGER, J.L. Mechanism of action of penicillins: A proposal based on their structural similarity to acyl-D-alanyl-D-alanine. *Proc. Natl. Acad. Sci. U.S.*, 54:1-133, 1965.)

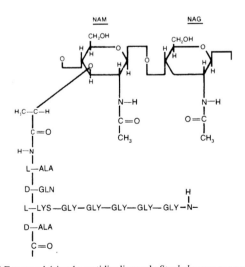

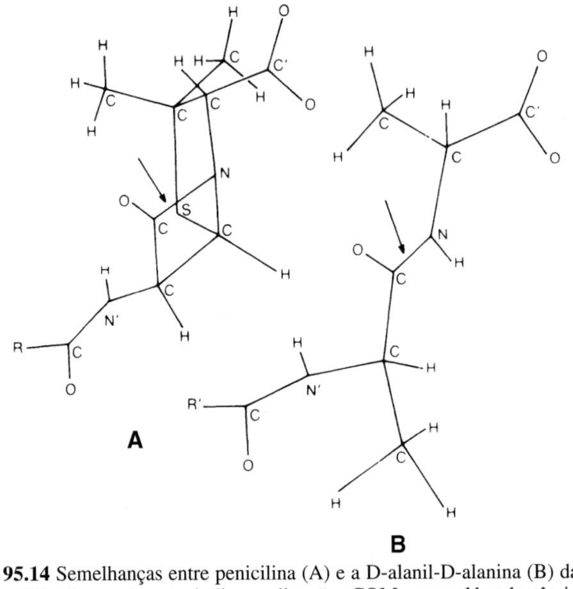

Fig. 95.11 Estrutura básica do peptidioglicano do *Staphylococcus aureus.* O UDP-muramilpentapeptídio (NAM) se liga à UDP-acetilglicosamina (NAG), liberando os nucleotídios uridínicos e ocorrendo a adição de uma ponte de pentaglicina.

Fig. 95.14 Semelhanças entre penicilina (A) e a D-alanil-D-alanina (B) da fita de peptidioglicano. As setas indicam a ligação –COM– no anel betalactâmico da penicilina e a ligação –COM– na D-alanina do peptidioglicano. Tais semelhanças explicam a competição farmacológica entre (A) e (B).

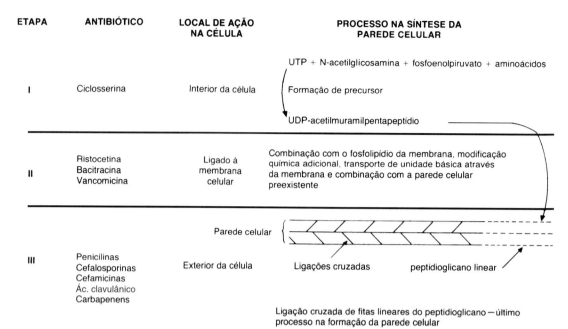

Fig. 95.15 Os três estádios da síntese da parede bacteriana e os antibióticos que inibem esse processo em cada estádio. (PRATT. W.B. *Chemotherapy of Infection.* Oxford University Press, NewYork, 1977.)

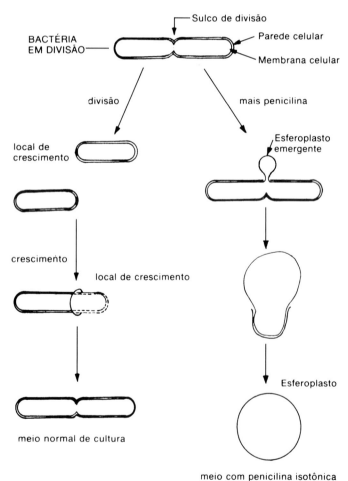

Fig. 95.16 Comparação entre crescimento e divisão normais e formação de esferoplastos pela penicilina. A síntese normal da parede celular bacteriana se inicia em um local de crescimento que, depois, envolve a célula. Na presença da penicilina, a ligação cruzada da parede celular é inibida, e, então, a membrana citoplasmática se projeta da parede bacteriana defeituosa. (PRATT, W.B. *Chemotherapy of Infection.* Oxford University Press, New York, 1977.)

Os antibióticos betalactâmicos inibem as transpeptidases de modo que as ligações cruzadas, responsáveis pela estrutura da parede celular, não se realizam.

Essas enzimas e proteínas relacionadas constituem as chamadas proteínas ligadoras da penicilina, que foram localizadas na membrana celular. As bactérias possuem diversos tipos de proteínas ligadoras da penicilina com diferentes afinidades para diferentes antibióticos betalactâmicos.

Esse fato pode explicar diferente sensibilidade aos diversos antibióticos betalactâmicos.

Quando a bactéria se divide na presença de um antibiótico betalactâmico, são produzidas formas diferentes de paredes celulares. Como o interior da bactéria é hiperosmótico, as formas com parede celular deficitária se intumescem e explodem, levando à lise bacteriana. Esse é o modo pelo qual os antibióticos betalactâmicos exercem sua ação bactericida.

Em certas circunstâncias, surgem bactérias de formas bizarras ou filamentosas que são incapazes de multiplicar-se.

Podem-se produzir, em meios hiperosmóticos, formas globulares gigantes chamadas protoplastos.

O efeito lítico desses antibióticos pode ser também decorrente da desrepressão de algumas autolisinas bacterianas que normalmente funcionam durante a divisão celular.

Ocorre rápida síntese da parede celular quando as bactérias estão se multiplicando ativamente; os antibióticos betalactâmicos são mais letais nessa fase da multiplicação bacteriana.

A parede celular de peptidoglicano é peculiar às bactérias. Essa substância não é sintetizada pelos animais superiores. Talvez seja essa a razão de as penicilinas serem praticamente atóxicas para o homem.

Nas bactérias Gram-positivas, a parede celular é quase totalmente formada por peptidoglicano, com a espessura de mais de 50 camadas e a presença maciça de ligação cruzada. Nesse caso, a parede celular pode ser considerada uma única e gigantesca molécula mucopeptídica.

Nas bactérias Gram-negativas, a parede celular consiste em camadas alteradas de lipoproteína e peptidoglicano.

Cada camada tem a espessura de 1–2 moléculas com pouca ligação cruzada. Talvez seja essa razão por que as bactérias Gram-positivas sejam tão sensíveis à penicilina G.

O sangue, pus e fluidos corporais não interferem na ação antibacteriana dos antibióticos betalactâmicos.

Resistência

As bactérias adquirem resistência às penicilinas através dos seguintes mecanismos, decorrentes do modo de ação desses antibióticos: (a) inativação enzimática das penicilinas pelas betalactamases biossintetizadas pelas bactérias; (b) redução da permeabilidade da parede celular bacteriana às penicilinas, que, assim, não conseguem alcançar seus locais de ligação, representados por proteínas específicas (PLP); (c) alterações conformacionais nessas proteínas de ligação das penicilinas, bloqueando a atividade antibiótica; e (d) aparecimento do fenômeno da tolerância.

O mecanismo de resistência mais importante é o da inativação enzimática das penicilinas pelas betalactamases, produzidas, principalmente, pelos estafilococos e bactérias Gram-negativas. As betalactamases abrem o anel betalactâmico e, com isso, destroem a ação antibiótica, porque os derivados do ácido peniciloico assim obtidos são inativados.

Muitas bactérias são naturalmente resistentes à penicilina G porque as enzimas-alvo e proteínas ligadoras da penicilina se localizam profundamente sob a barreira lipoproteica onde a penicilina G não penetra ou tem baixa afinidade pela penicilina G. O mecanismo primário de resistência adquirida é representado pela produção de penicilinase.

A penicilinase é uma betalactamase de baixo espectro que abre o anel betalactâmico e inativa a penicilina G e outros congêneres relacionados.

A maioria dos *Staphylococci* e algumas raças de gonococos, *B. subtilis, E. coli, H. influenzae* e algumas outras bactérias produzem penicilinase.

Os produtores de penicilase Gram-positivos elaboram grandes quantidades da enzima que se difunde no ambiente e podem proteger outras bactérias que eram naturalmente sensíveis à penicilina G.

Nas bactérias Gram-negativas, a penicilinase é encontrada em pequena quantidade, mas é estrategicamente localizada entre as camadas de lipoproteínas e de peptidioglicano da parede celular.

A penicilinase estafilocócica é induzível. A meticilina é um importante indutor, enquanto nas bactérias Gram-negativas a penicilinase é, na maioria das vezes, uma enzima constitutiva.

Algumas bactérias resistentes se tornam *tolerantes à penicilina* e não destroem o antibiótico. As enzimas-chave são alteradas na sua afinidade pela penicilina. Os pneumococos, por exemplo, que são altamente resistentes, isolados em certas áreas apresentam alterações das proteínas ligadoras de penicilina.

O *Staphylococcus aureus* resistente à meticilina (MRSA) adquiriu uma proteína ligadora de penicilina que tem afinidade muito baixa pelos antibióticos betalactâmicos.

Os gonococos de baixa resistência têm afinidade muito baixa pela penicilina e são menos permeáveis à droga.

Por outro lado, os gonococos que apresentam elevado grau de resistência produzem penicilinase do mesmo modo que o altamente resistente *H. influenzae*.

Essas duas bactérias parecem ter adquirido o plasmídio da penicilinase por conjugação ou transdução e, depois, propagado por seleção.

As bactérias Gram-negativas apresentam canais de *porinas* formadas por proteínas localizadas na sua camada.

A permeabilidade de vários antibióticos betalactâmicos através desses canais difere: a ampicilina e outros membros do seu grupo são ativos contra bactérias Gram-negativas e atravessam os canais de porina muito melhor do que a penicilina G. Algumas bactérias Gram-negativas se tornam resistentes por perda ou alterações dos canais de porina.

Espectro antibacteriano das penicilinas

O Quadro 95.2 resume o espectro antibacteriano das penicilinas.

Toxicidade. Hipersensibilidade

As penicilinas são drogas de elevado índice terapêutico e relativamente atóxicas para o homem. Entretanto, em certa percentagem de pacientes, observam-se reações alérgicas ou de hipersensibilidade à droga, reações provocadas pelos efeitos irritantes de excessiva concentração do antibiótico e reações causadas por moléculas relacionadas (procaína, por exemplo).

As principais reações adversas às penicilinas são reações de hipersensibilidade e ocorrem na taxa de 1% a 10% dos pacientes, podendo registrar-se morte na taxa de 0,02% dos pacientes hipersensíveis. Os quadros clínicos variam de reações cutâneas até anafilaxia imediata.

A natureza alérgica das reações é evidenciada pelos seguintes fatos: os efeitos não se assemelham aos efeitos farmacológicos da droga; observa-se um período de latência durante o qual a droga não provoca efeitos colaterais; esse período é muito variável, mas, em geral, dura 7 a 10 dias após o início da administração do medicamento; depois do aparecimento da reação alérgica, ela sempre aparece quando o antibiótico é repetido, e, nesse caso, os sintomas são mais intensos; mesmo com pequenas doses, as reações se assemelham a manifestações clínicas alérgicas gerais, como anafilaxia, doença do soro, urticária, angioedema, asma, dermatite de contato; a reação é acompanhada de eosinofilia ou de infiltrados eosinofílicos tissulares, podendo-se observar também vasculite.

As formas farmacêuticas atuais mais responsáveis por essas reações são as parenterais e as orais. As aplicações tópicas e por meio de aerossóis, por provocarem hipersensibilização, são desaconselhadas. Um paciente que jamais tomou penicilina pode desenvolver reação de hipersensibilidade se esteve exposto anteriormente, às vezes sem saber, a fontes naturais de fungos produtores de penicilina ou da própria penicilina, como no leite, por exemplo.

O paciente hipersensível a um tipo de penicilina reage, teoricamente, a todas as penicilinas, e 5% a 10% dos pacientes hipersensíveis às penicilinas são também alérgicos às cefalosporinas. Por outro lado, a hipersensibilidade à penicilina pode ser perdida com o tempo.

As reações alérgicas às penicilinas são classificadas em: imediatas, aceleradas, tardias e reações menos comuns.

As reações imediatas são as mais perigosas e desencadeiam-se até 30 minutos após a administração do antibiótico. Os sintomas são provocados pela liberação de histamina e outras substâncias por mastócitos e basófilos. Essa liberação é imediata, por anticorpos que se fixam na superfície dessas células. Os sintomas incluem urticária, angioedema, rinite, asma, edema da laringe e anafilaxia, com hipotensão e, raramente, morte.

As reações aceleradas surgem 1 a 72 horas após a administração da penicilina. Em geral, não põem a vida em perigo, a menos que ocorra edema de laringe, que pode provocar morte por asfixia. Como sinais e sintomas nessas reações, observam-se eritema, prurido, urticária, angioedema, rinite, além de edema laríngeo.

As reações tardias são as mais frequentes das reações alérgicas à penicilina. Aparecem dias ou semanas após o início da penicilinoterapia, e a erupção morbiliforme é a manifestação mais comum. Ainda se observam urticária associada à artralgia e urticária associada a angioedema e doença do soro.

As reações menos comuns raramente ocorrem e são representadas por: febre da droga, anemia hemolítica, infiltrado pulmonar e eosinofilia, nefrite intersticial, granulocitopenia, trombocitopenia, vasculite e eritema multiforme.

Certas reações adversas à penicilina ainda não tiveram mecanismo imunológico específico identificado, tais como erupções maculopapulares, nefrite intersticial, eosinofilia e a grande maioria dos *rashes* cutâneos produzidos pela ampicilina. Esses últimos não parecem ser de natureza alérgica, ocorrendo em pacientes com infecções virais (mononucleose infecciosa) ou que estão tomando, simultaneamente, alopurinol. Essas reações cutâneas não contraindicam o uso posterior de penicilinas.

O risco das reações alérgicas à penicilina pode ser evitado obtendo-se história cuidadosa de reações alérgicas anteriores. Em caso positivo, usar outro antibiótico que não provoque hipersensibilidade cruzada com a penicilina. Quando essa possibilidade não for viável, podem-se utilizar testes cutâneos de hipersensibilidade para identificar pacientes de alto risco, isto é, que possam apresentar reações mediadas pela IgE (imediatas). Se ocorrer reação alérgica, tratar com adrenalina, em injeções subcutâneas e intramusculares, nas reações brandas, e por via intravenosa nas reações graves, anafiláticas. Esse tratamento é eficaz e pode salvar a vida do paciente. As reações aceleradas e tardias podem ser tratadas

Quadro 95.2 Espectro antibacteriano das penicilinas (CHAMBERS, H.F. Penicillins. *In*: MANDELL, G.L. *et al. Principles and Practice of Infectious Diseases*. 5th ed. Churchill Livingstone, Philadelphia, 2000)

Bactéria Infectante	Penicilina de Escolha	Penicilina Alternativa	Frequência de Resistência às Penicilinas (%)
Cocos Gram-positivos			
Streptococcus pneumoniae	G	V	20–25
Streptococcus pyogenes (A)	G	V	Nenhuma
Streptococcus agalactiae (B)	G	Ampicilina	
Streptococcus viridans	G		10–20
Streptococcus bovis (B)	G		Rara
Enterococcus faecalis	Ampicilina	Mezlocilina	10–20
Streptococcus aureus (não produtor de penicilinase)	G	Penicilinarresistente	Rara†
Streptococcus aureus (produtor de penicilinase)	Penicilinaserresistente		25%‡
Streptococcus aureus (meticilinarresistente)	Nenhuma	Nenhuma	100
Streptococcus epidermidis	Penicilinaserresistente		80†
Streptococcus epidermidis (meticilinarresistente)	Nenhuma	Nenhuma	100
Cocos Gram-negativos			
Neisseria meningitidis	G	Ampicilina	Muito rara
Neisseria gonorrhoeae	G	Ampicilina	1–40
Bacilos Gram-positivos			
Bacillus anthracis	G		Nenhuma
Corynebacterium diphteriae	G		Nenhuma
Listeria monocytogenes	Ampicilina	G	Nenhuma
Espécies anaeróbias			
Peptostreptococcus	G	Ampicilina	Nenhuma
Actinomyces israelli	G	V	Nenhuma
Prevotella melaninogenica	G	C, T	10
Fusobacterium sp.	G	Ampicilina	1–10
Bacteroides fragilis	M, P, A		75
Clostridium sp.	G	Ampicilina	< 1
Bacilos Gram-negativos			
Haemophilus sp.	Ampicilina		5–30
Escherichia coli	Ampicilina		30
Proteus mirabilis	Ampicilina		< 5
Salmonella typhi	Ampicilina		20
Salmonella, outras espécies	Ampicilina		20
Klebsiella sp.	Nenhuma		95
Enterobacter sp.	M, P, T		70
Citrobacter freundii	M, P, T		80
Proteus, espécies indol-positivas	M, P, T		20
Serratia sp.	M, P, T		90
Pseudomonas aeruginosa	A, P, T		20–30
Pseudomonas sp.	Nenhuma		95
Acinetobacter sp.	T	A, G, P	50
Stenotrophomonas maltophila	Nenhuma		95
Outros organismos raramente encontrados			
Erysipelothrix sp.	G	Ampicilina	Nenhuma
Pasteurella multocida	G	Ampicilina*	Rara, < 1
Streptobacillus moniliformis	G		Nenhuma
Spirillum minus	G		Nenhuma
Treponema pallidum	G		Nenhuma

*Em cada caso, considera-se que a via de administração usada alcançaria as concentrações no sangue e nos tecidos necessárias para erradicar a bactéria. Quando não há indicação na coluna da penicilina alternativa, isso significa que outro antibiótico, de outro grupo, seria uma melhor escolha. A amoxicilina pode ser usada em lugar da ampicilina em todas as situações clínicas, exceto nas infecções por *Shigella*.
†A maioria das cepas que não produzem penicilinase é meticilinassensível.
‡Frequência aproximada de raças meticilinarresistentes entre as cepas produtoras de penicilinase.
Abreviaturas: A, azlocilina; M, meticilina; P, piperacilina; T, ticarcilina.

com anti-histamínicos. Os exantemas maculopapulares são autolimitados, mas o prurido pode ser tratado com anti-histamínicos.

Testes para diagnosticar a hipersensibilidade à penicilina

O primeiro consiste na injeção intradérmica de pequena quantidade de benzilpenicilina. Não mais se usa esse processo, por ser perigoso e não confiável. Mesmo quando se usam pequenas quantidades de penicilina, podem surgir, em pacientes sensíveis, sérias reações de hipersensibilidade e até a morte. As preparações utilizadas para prever reações às penicilinas são representadas pelos determinantes antigênicos da benzilpenicilina. Um deles é a benzilpeniciloilpolilisina, que é um determinante maior da benzilpenicilina, usado na concentração de 10^{-5}M. A segunda preparação é uma mistura de determinantes menores de benzilpenicilina que encerram produtos de degradação metabólica da penicilina (peniciloatos, benzilpeniciloatos, benzilpeniciloato de sódio), usados na concentração de 10^{-2}M. Os determinantes maiores e menores da benzilpenicilina são mais seguros que a penicilina G pura.

Entretanto, antes da injeção intradérmica, deve-se fazer um teste prévio de escarificação com os determinantes, porque há risco de anafilaxia quando se injetam grandes quantidades dessa preparação. O uso combinado das duas preparações pode prever até 95% ou mais das reações à penicilina mediadas pela IgE.

Outras reações adversas às penicilinas

Dentre elas podem ser citadas as seguintes: toxicidade da procaína, após uso da penicilina G procaína; dor e inflamação estéril no local da injeção intramuscular; flebite ou tromboflebite, quando se usa a via intravenosa; irritação do trato gastrointestinal, com pirose, anorexia, vômito, diarreia, após administração oral (ampicilina); irritação do sistema nervoso central, após uso de grandes doses; nefrite intersticial (meticilina); hipercalcemia, arritmias, parada cardíaca, quando se administram grandes doses de penicilina G potássica (1,7 mEq de potássio por milhão de unidades de penicilina potássica), especialmente em pacientes com insuficiência renal; hipocalemia, quando se usam grandes doses intravenosas de carbenicilina e ticarcilina, devido à grande quantidade de ânion não reabsorvível nos túbulos renais distais; hipernatremia com o uso de carbenicilina e ticarcilina (que são sais dissódicos) em pacientes renais, cardíacos ou hepáticos que têm dificuldade em excretar sódio; a toxicidade hematológica é rara, podendo aparecer neutropenia, anemia hemolítica, impedindo agregação plaquetária normal (carbenicilina, ticarcilina), resultando em aumento de tempo de sangramento; alteração da flora bacteriana, pela eliminação de bactérias sensíveis (tratos gastrointestinal e respiratório), podendo propiciar superinfecções por micro-organismos resistentes (*Klebsiella, Pseudomonas, Candida*); colite pseudomembranosa por *Clostridium difficile* (ampicilina).

Na gravidez, as penicilinas são consideradas os antibióticos mais seguros.

Interações droga-droga e com certos exames laboratoriais

Quando se aplicam, concomitantemente, as penicilinas antipseudomonas (carbenicilina, ticarcilina, mezlocilina, azlocilina, piperacilina) em grandes quantidades com aminoglicosídios, esses últimos são desativados, especialmente quando se misturam com gentamicina ou tobramicina, para uso intravenoso. Essas penicilinas não devem ser misturadas aos aminoglicosídios no mesmo recipiente, porque eles reagem covalentemente, na proporção molar de 1:1, o que resulta na perda de atividade do aminoglicosídio. Também se observou inativação *in vivo* em pacientes com doença renal grave, apesar da administração separada das drogas. Quando possível, monitorar a concentração sanguínea dos aminoglicosídios nesses pacientes, realizando-se o necessário reajuste posológico do aminoglicosídio. A amicacina é menos sensível à inativação pelas penicilinas antipseudomonas.

Em princípio, os antibióticos bacteriostáticos que inibem a síntese proteica das bactérias (cloranfenicol, tetraciclinas, eritromicina, clindamicina) deveriam interferir no efeito bactericida das penicilinas. Essas associações, entretanto, têm sido empregadas com êxito, na clínica, em certas indicações, como, por exemplo, cloranfenicol associado a ampicilina no tratamento da meningite por *Haemophilus influenzae*. O cuidado a ser seguido, nessas associações, consiste em aplicar a penicilina algumas horas antes da administração do antibiótico bacteriostático e na aplicação de quantidades adequadas de cada droga.

A administração concomitante de grandes doses (30 g por dia) de carbenicilina e metotrexato provoca elevados níveis sanguíneos dessa última droga, com aumento do seu efeito.

A associação de antibióticos (ampicilina) e anovulatórios provoca hemorragia de escape e falha de ação anovulatória, com aparecimento de gravidez.

A neomicina oral reduz a absorção da penicilina V.

Os pacientes em tratamento com alopurinol ou que apresentam hiperuricemia, quando tomam também ampicilina, tornam-se mais predispostos a desenvolver exantemas.

A biodisponibilidade do atenolol é reduzida quando se administra, simultaneamente, ampicilina por via oral.

Grandes doses de algumas penicilinas (benzilpenicilina, nafcilina, azlocilina, mezlocilina) podem provocar resultados falsos-positivos nas reações para proteína urinária (pseudoproteinúria), quando certos métodos são usados, como, por exemplo, teste com ácido sulfossalicílico e ebulição, teste do ácido acético, reação de biureto e teste do ácido nítrico. Distinguir da verdadeira proteinúria, que pode aparecer com o uso de meticilina, oxacilina e outras penicilinas.

PENICILINAS SENSÍVEIS À PENICILINASE

Benzilpenicilina ou penicilina G

FARMACOCINÉTICA

A benzilpenicilina ou penicilina G pode ser administrada pelas vias oral, intramuscular e intravenosa. As preparações usadas por via oral podem ser inativadas pelo suco gástrico, e sua absorção é imprevisível. A porcentagem de absorção das preparações orais varia de 20% a 30%, ao nível do duodeno. Quando se administra uma dose de 500 mg (800.000 unidades) por via oral a adultos em jejum, 30 a 60 minutos depois observa-se o nível sérico máximo da droga de 1,5 a 2,5 µg/mL; a parte livre da droga no plasma atinge o nível máximo de 0,6 a 1 µg/mL. Nos recém-nascidos e idosos, a absorção é maior porque o pH gástrico é mais elevado. O alimento retarda a absorção, e, por esse motivo, quando se administra benzilpenicilina por via oral, a droga deve ser usada 2 a 3 horas antes ou depois das refeições.

Por via intramuscular, os níveis sanguíneos máximos da droga são atingidos 15 a 30 minutos após a injeção de penicilina cristalina em solução aquosa. Pela via intravenosa, com essa forma de penicilina, os níveis séricos máximos são atingidos imediatamente. Esses níveis são quatro a cinco vezes maiores do que os obtidos por via oral.

A ligação proteica plasmática da benzilpenicilina alcança cerca de 60%.

O volume de distribuição aparente da droga é de 0,2 L/kg. A distribuição é ampla na massa muscular, pulmões, fígado, rins, ossos, fluidos intersticial, sinovial, pericárdico, peritoneal e pleural. Quando não há inflamação, a distribuição da benzilpenicilina é diminuta no liquor, no humor aquoso e na próstata. Nesses territórios, entretanto, quando há inflamação, a distribuição é grande. A placenta é facilmente atravessada pela benzilpenicilina.

A eliminação da benzilpenicilina é muito rápida. Na administração parenteral, a droga é eliminada, à taxa de 60% a 90%, pela urina 1 hora após sua administração, principalmente pelo mecanismo de secreção tubular. Esse tipo de excreção pode ser retardado pela associação da probenecida. Uma pequena parte da droga é excretada pela bile e cerca de 20% é metabolizada, produzindo derivados inativos do ácido peniciloico. Nos pacientes com função renal normal, a meia-vida da fase beta de eliminação é de aproximadamente 30 minutos. Nos pacientes com insuficiência renal, a meia-vida pode ser prolongada e, nos pacientes anúricos, pode alcançar 6 a 10 horas, o que exigirá ajustes de posologia. Em pacientes idosos, a meia-vida da benzilpenicilina é prolongada. A eliminação da benzilpenicilina oral é idêntica à da forma parenteral, mas, devido à incompleta absorção intestinal, só se recupera 20% da droga, em forma inalterada, na urina. A maior parte da penicilina, por via oral, não absorvida, é inativada por bactérias do cólon.

ESPECTRO ANTIBACTERIANO

A benzilpenicilina continua a ser o antibiótico de primeira escolha para muitas infecções, entre as quais podem ser citadas as causadas por cocos Gram-positivos a ela sensíveis, em pacientes não alérgicos às penicilinas, como, por exemplo, os estreptococos dos grupos A, B e do grupo D não enterococos, o *S. viridans* e *S. pneumoniae*, dos quais raras raças são resistentes. Os enterococos são menos sensíveis à benzilpenicilina. O grupo dos enterococos inclui *Streptococcus faecalis, S. durans, S. liquefaciens* e *S. zymogenes*. Apesar disso, a benzilpenicilina (em associação com a gentamicina ou a estreptomicina) é útil em certas infecções enterocócicas, sobretudo na endocardite.

Embora o *Staphylococcus aureus* não produtor de penicilinase seja sensível à benzilpenicilina, a maioria das raças dessa espécie produz a betalactamase e é resistente ao antibiótico.

A benzilpenicilina é também a droga preferida para os cocos Gram-negativos sensíveis, inclusive *Neisseria meningitidis* e *N. gonorrhoeae*. As raças de *N. gonorrhoeae* produtoras de penicilinase são resistentes. Essas raças são chamadas PPNG, da expressão inglesa *penicillinase producing N. gonorrhoeae*. Na Ásia Oriental, as infecções por PPNG são comuns, e nos Estados Unidos sua incidência está aumentando.

A benzilpenicilina é também preferida para infecções causadas por certos bacilos Gram-positivos, como o *Bacillus anthracis* e a maioria das raças do *Corynebacterium diphtheriae* (nesse caso, alguns autores preferem a eritromicina) e de *Listeria monocytogenes* (nesse caso, alguns autores preferem a ampicilina). Entre os bacilos Gram-negativos sensíveis à benzilpenicilina incluem-se *Streptobacillus moniliformis*, *Leptotrichia buccalis*, *Spirillum minus*.

A benzilpenicilina é também ativa contra certas espécies anaeróbias: *Actinomyces israelii*, maioria das raças de bacteroides (exceto *B. fragilis*), clostrídios (p. ex., *Clostridium perfringens, C. tetanii*), *Fusobacterium* e *Peptostreptococcus*.

A benzilpenicilina é ativa contra diversos espiroquetas, destacando-se o *Treponema pallidum*, o *T. pertenue* e o gênero *Leptospira*.

A benzilpenicilina é inativa contra amebas, plasmódios, riquétsias, fungos e vírus.

Na clínica, vários tipos de infecção constituem indicações da benzilpenicilina, sempre levando-se em consideração a sensibilidade da bactéria ao antibiótico e que os pacientes não sejam alérgicos à penicilina. A título de ilustração, podem ser citadas: infecções por estreptococos beta-hemolíticos do grupo A (pioderma, faringite), pneumonia pneumocócica, meningite pneumocócica, meningite meningocócica, infecções gonocócicas, sífilis, endocardite entreptocócica penicilinassensível (*S. viridans, S. bovis*), endocardite enterocócica (em associação com gentamicina), infecções anaeróbias acima do diafragma, antraz, gangrena gasosa (mionecrose por clostrídios, *Clostridium perfringens, C. novy, C. septicum, C. sporogenes*), difteria (como adjuvante da antitoxina), tétano (como adjuvante da globulina hiperimune humana), erisipela, infecções por *Pasteurella multocida*, leptospirose, febre por mordida de rato (duas formas): febre de Haverhill, produzida pelo *Streptobacillus moniliformis*, e sodoku, causada pelo *Spirillum minus*), actinomicose, bouba; meningite e artrite associadas à doença de Lyme.

A benzilpenicilina ou penicilina G, apesar das suas grandes indicações clínicas, apresenta certas desvantagens: eliminação rápida, instabilidade em meio ácido (suco gástrico), sensibilidade à penicilinase, espectro bacteriano que não atinge muitas bactérias Gram-negativas, indução de reações alérgicas. Em sua maioria, essas deficiências foram corrigidas, ao longo do tempo, como resultado de manipulações químicas da molécula da benzilpenicilina e com a descoberta de novos antibióticos betalactâmicos. Apesar desse progresso, a benzilpenicilina deve ser preferida quando demonstrar atividade bacteriana em pacientes não alérgicos. Deve-se usar um antibiótico de espectro estreito, no caso a benzilpenicilina, se indicada, porque desse modo se reduz o risco de colonização e possível superinfecção por micro-organismos resistentes.

POSOLOGIA

A benzilpenicilina é referida, em geral, sob a denominação de unidades. Uma unidade de benzilpenicilina equivale a 0,6 µg.

Benzilpenicilina potássica oral

Cada dose deve ser administrada 1 hora antes ou 2 horas depois das refeições. Adultos e crianças com mais de 12 anos: 1.600.000 a 3.200.000 unidades por dia, divididas em 4 doses. Crianças com menos de 12 anos; 40.000 a 80.000 unidades kg/dia, em doses divididas de 6 em 6 horas ou de 8 em 8 horas.

Benzilpenicilina potássica ou sódica para uso intramuscular ou intravenoso

A via de administração e a dose diária total dependem do tipo e da gravidade da infecção. Na meningite meningocócica ou pneumocócica, em algumas formas de endocardite (enterocócica) e infecções graves por clostrídios, utilizam-se doses elevadas da penicilina G.

Adultos: 1.200.000 a 2.400.000 unidades por dia. A dose diária pode ser dada intermitentemente, em doses igualmente divididas em intervalos de 4 em 4 horas (podendo variar de 2 em 2 a até de 6 em 6 horas) ou por infusão intravenosa contínua. As grandes doses (10.000.000 a 20.000.000 unidades) devem ser administradas por via intravenosa.

Crianças: 100.000 a 250.000 unidades/kg/dia, em doses divididas de 4 em 4 horas.

Lactentes com mais de 7 dias, pesando mais de 2 kg: 100.000 unidades/kg por dia, em doses divididas de 6 em 6 horas; em lactentes com mais de 7 dias, pesando menos de 2 kg: 75.000 unidades/kg por dia, em doses divididas de 8 em 8 horas; na meningite: 150.000 unidades/kg/dia, em doses divididas de 8 em 8 horas.

Lactentes com menos de 7 dias, pesando mais de 2 kg: 50.000 unidades/kg por dia, em doses divididas de 8 em 8 horas; em meningite, 150.000 unidades/kg por dia, em doses divididas de 8 em 8 horas.

Lactentes com menos de 7 dias, pesando menos de 2 kg: 50.000 unidades/kg por dia, em doses divididas de 12 em 12 horas; em meningite, 100.000 unidades/kg por dia em doses divididas de 12 em 12 horas.

A posologia da benzilpenicilina na sífilis e nas infecções gonocócicas, exige orientação de especialista.

Penicilina G procaína

Via intramuscular: Adultos e crianças: 600.000 a 1.200.000 unidades por dia em 1 ou 2 doses, de acordo com o quadro clínico. Em geral, a duração do tratamento comporta 10 dias a 2 semanas. Lactentes: 50.000 unidades/kg 1 vez por dia. Alguns pacientes com endocardite infecciosa causada por estreptococos sensíveis à penicilina (*S. viridans, S. bovis*) são tratados com 1.200.000 unidades de penicilina G, 4 vezes por dia durante 2 a 4 semanas, associadas à estreptomicina, na dose de 500 mg, 2 vezes por dia, nas 2 semanas iniciais do tratamento. O emprego da penicilina G procaína na gonorreia e na sífilis exige a orientação de especialista.

Penicilina G benzatina

Via intramuscular: Adultos: 1.200.000 unidades em dose única; crianças maiores: 600.000 unidades; recém-nascidos e crianças que pesam menos de 27 kg: dose única de 50.000 unidades/kg. O uso de penicilina G benzatina na sífilis e na profilaxia da febre reumática deve ser orientado por especialista.

As associações de penicilina G benzatina e penicilina G procaína ou outro tipo de penicilina, no intuito de obter resultados imediatos e de longo prazo, não têm apoio dos especialistas, que preferem aplicar penicilinas como preparações únicas com indicações específicas.

Penicilina V

A penicilina V é derivado semissintético, do grupo das fenoximetilpenicilinas, cuja fórmula estrutural é exibida na Fig. 95.17.

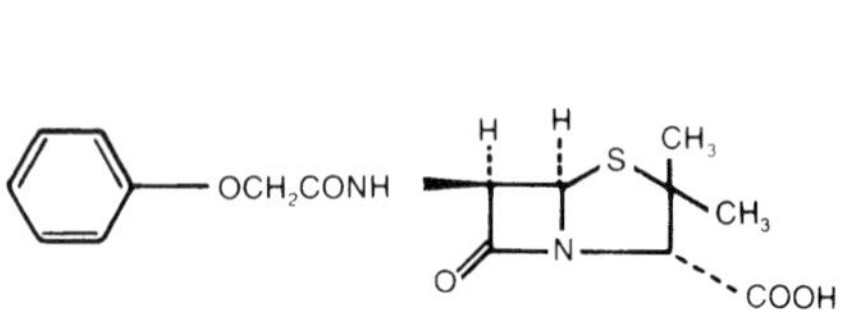

Fig. 95.17 Penicilina V ou fenoximetilpenicilina.

FARMACOCINÉTICA

A penicilina V foi desenvolvida para prevenir a desvantagem da benzilpenicilina ou penicilina G de ser inativada pelo suco gástrico, tendo como vantagem a possibilidade de ser administrada por via oral. É absorvida na taxa de 60%, principalmente ao nível do duodeno. De 10 a 60 minutos após uma dose oral de 500 mg (800.000 unidades), alcançam-se as concentrações séricas de 3 a 5 µg/mL; a fração livre da droga no sangue pode alcançar concentrações máximas de 0,8 µg/mL. A presença de alimento, ao contrário do que acontece com a benzilpenicilina, não interfere na absorção da penicilina V. O sal de potássio da penicilina V é mais bem absorvido que os outros sais. Quando se necessita de concentrações mais elevadas, como nas infecções mais graves, prefere-se a benzilpenicilina por via parenteral. A distribuição da penicilina V é ampla e, como as outras penicilinas, ocorre primariamente no líquido extracelular. É eliminada rapidamente pelos rins, pelo mecanismo de secreção tubular renal. A probenecida retarda essa eliminação. A meia-vida da penicilina V dura aproximadamente 30 a 60 minutos. É metabolizada na taxa de 55% em derivados do ácido peniciloico.

INDICAÇÕES

Quando se deseja a administração oral, a penicilina V é preferível à benzilpenicilina, devido à melhor absorção da primeira e porque pode ser dada com alimentos. As principais indicações da penicilina V são: faringite estreptocócica por estreptococos beta-hemolíticos do grupo A, durante 10 dias; piodermas estreptocócicos brandos, infecções brandas do trato respiratório superior por *Streptococcus pneumoniae*, profilaxia secundária da febre reumática (deve-se preferir a penicilina G benzatina) e profilaxia, por via oral, em certos pacientes de alto risco, antes de intervenção dentária ou cirúrgica e instrumentação no trato respiratório superior.

PENICILINAS QUE RESISTEM À PENICILINASE

Essas penicilinas, também chamadas antiestafilocócicas, caracterizam-se por sua capacidade de resistir à ação da penicilinase, especialmente a produzida pelo *Staphylococcus aureus*. São representadas pela meticilina, pela nafcilina e pelas penicilinas isoxazólicas ou isoxazolilpenicilinas (oxacilina, cloxacilina, dicloxacilina).

Meticilina

A meticilina é uma penicilina semissintética, penicilinaserresistente, cuja fórmula estrutural é exibida na Fig. 95.18.

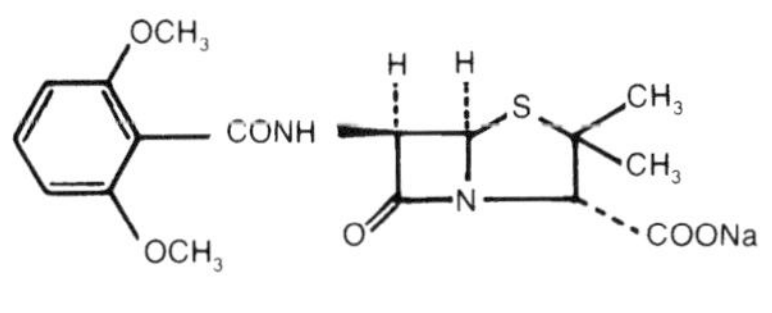

Fig. 95.18 Meticilina (sal sódico).

FARMACOCINÉTICA

Como a meticiclina é inativada pelo suco gástrico e não é absorvida pelo trato gastrointestinal, sua administração só pode ser feita por via parenteral. De 30 a 60 minutos após a injeção intramuscular de 1 g de meticilina, atingem-se as concentrações séricas máximas de 20 a 40 μg/mL. O antibiótico se liga às proteínas plasmáticas, especialmente albumina, na percentagem de 35% a 40%. A distribuição da meticilina é ampla, iniciando-se no líquido extracelular, como as outras penicilinas. Sua excreção é rápida, principalmente pelo mecanismo de secreção tubular renal. A excreção renal pode ser reduzida com a associação de probenecida. Oitenta por cento da droga é eliminada pela urina de forma inalterada, e menos de 10% é metabolizada.

Nos pacientes com função renal normal, a meia-vida da meticilina é de aproximadamente 30 minutos. Na insuficiência renal, a meia-vida é prolongada, chegando a 4 horas nos anúricos, exigindo ajuste da posologia.

ESPECTRO ANTIBACTERIANO

A meticilina é ativa contra a maioria das raças de *Staphylococcus aureus*, mesmo as que produzem betalactamase. Muitas raças do *S. epidermidis* são também sensíveis. A maioria dos estreptococos, inclusive o *viridans*, o *pneumoniae* e o *pyogenes*, é sensível à meticilina. A benzilpenicilina, entretanto, é mais potente que a meticilina contra os estreptococos e, nesse caso, deve ser preferida. Os enterococos e as bactérias Gram-negativas são resistentes à meticilina. Ultimamente, têm sido identificadas raças de *S. aureus* resistentes à meticilina em ambiente hospitalar e em infecções comunitárias. As raças de *S. epidermidis* desenvolvem resistência à meticilina com muita facilidade. O *S. epidermidis* é muito comum em infecções associadas a dispositivos protéticos e corpos estranhos. A resistência dos estafilococos à meticilina é provocada pela redução da afinidade entre o antibiótico e as proteínas que se ligam especificamente às penicilinas. Essas raças resistentes também o são a outras penicilinas penicilinaserresistentes e às cefalosporinas. Nas infecções causadas por esses patógenos resistentes, usa-se a vancomicina.

O mecanismo de ação da meticilina é idêntico ao explicado anteriormente.

INDICAÇÕES

As penicilinas penicilinaserresistentes são indicadas em infecções causadas por estafilococos produtores da penicilinase, motivo pelo qual se tornam as penicilinas de primeira linha nas infecções por estafilococos resistentes à benzilpenicilina. Nas cepas meticilinorresistentes, usa-se a vancomicina. Como exemplos de infecções causadas por *Staphylococcus aureus* produtor de penicilinase, podem ser citados: bacteriemias, endocardite, meningite, osteomielite, artrite séptica, pneumonia, empiema, piodermas, abscessos renais. Em geral, prefere-se a nafcilina e a oxacilina à meticilina nessas indicações, por causa da nefrite intersticial que a meticilina pode provocar.

As penicilinas penicilinaserresistentes são também indicadas em infecções causadas pelo *S. epidermidis*. As raças dessa bactéria resistentes às penicilinas devem ser combatidas com a vancomicina.

TOXICIDADE

De modo geral, a meticilina é bem tolerada, só apresentando as reações alérgicas que caracterizam todas as penicilinas. Das penicilinas antiestafilocócicas, a meticilina é a que mais provoca nefrite intersticial. Apesar de não ser comum em recém-nascidos, a nefrite intersticial pode ocorrer em qualquer idade e não está relacionada com a dose. Essa complicação surge cerca de 2 dias a 4 semanas após o início da antibioticoterapia e manifesta-se com febre, exantema, eosinofilia, hematúria e proteinúria, podendo progredir para insuficiência renal. O mecanismo da nefrite intersticial parece ser de natureza alérgica.

Nafcilina

A nafcilina é uma penicilina semissintética, penicilinaserresistente, cuja fórmula estrutural é exibida na Fig. 95.19.

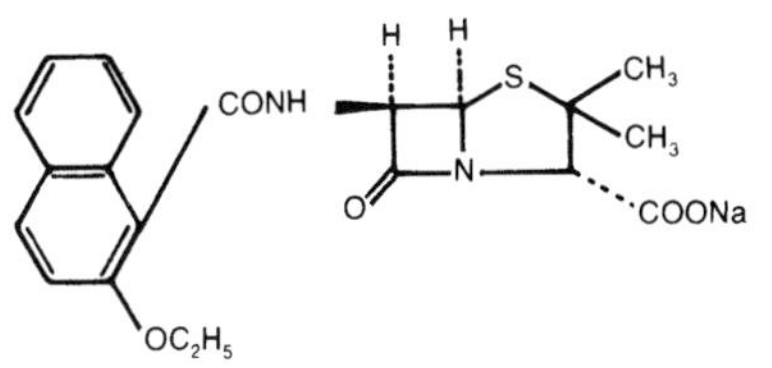

Fig. 95.19 Nafcilina (sal sódico).

FARMACOCINÉTICA

A nafcilina pode ser utilizada por via oral, mas sua absorção por essa via é baixa (10% a 20% da dose) e imprevisível, preferindo-se, por esse motivo, a via parenteral. Aproximadamente 60 minutos após a injeção intramuscular de uma dose de 500 mg, identificam-se concentrações séricas máximas de 5 a 8 μg/mL. Após uma dose intravenosa de 15 mg/kg, as concentrações sanguíneas máximas atingem 20 a 40 μg/mL.

A nafcilina liga-se às proteínas plasmáticas, especialmente albumina, na taxa de 87% a 90%. Possui ligação proteica superior à da meticilina, porém inferior à das penicilinas isoxazólicas ou isoxazolilpenicilinas (oxacilina, cloxacilina, dicloxacilina). Como as outras penicilinas, a nafcilina se distribui de modo amplo e, primariamente, no líquido extracelular. Na bile, quando não há obstrução biliar, a nafcilina alcança concentrações superiores às das outras penicilinas antiestafilocócicas.

Diferentemente das outras penicilinas, a nafcilina é excretada principalmente pela bile e menos pela urina. Em pacientes com funções renal e hepática normais, cerca de 60% da nafcilina é metabolizada pelo fígado, e 10% é recuperável na urina. A meia-vida é curta (até 80 minutos). Se houver disfunção hepática ao lado da insuficiência renal, os ajustes da posologia se fazem necessários.

TOXICIDADE

De modo geral, a nafcilina é bem tolerada. Os efeitos colaterais são brandos e, como todas as penicilinas, causados pelas reações de hipersensibilidade. Registrou-se neutropenia em 10% a 20% dos casos, quando foram usadas doses de 150 a 200 mg/kg por dia, durante 10 ou mais dias.

INDICAÇÕES

Idênticas às da meticilina, com a principal indicação representada pelas infecções graves provocadas por *Staphylococcus aureus*. A nafcilina não é recomendada em lactentes nem pacientes com disfunção hepática.

Oxacilina

A oxacilina é uma penicilina semissintética, penicilinaserresistente, do grupo das isoxazolilpenicilinas, cuja fórmula estrutural é exibida na Fig. 95.20.

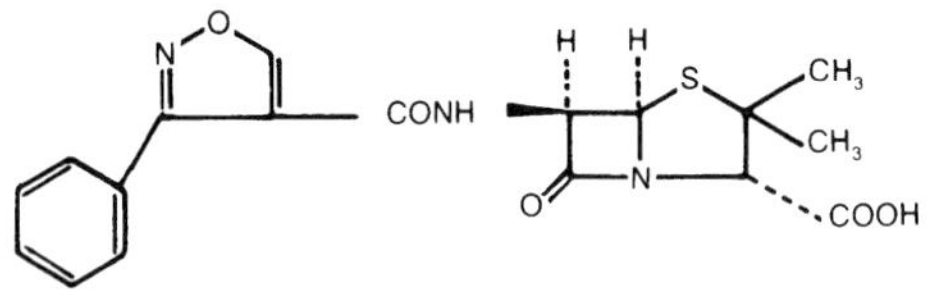

Fig. 95.20 Oxacilina.

FARMACOCINÉTICA

A oxacilina pode ser administrada pelas vias oral, intramuscular e intravenosa. Apesar de resistir à ação do suco gástrico, a absorção pelo trato gastrointestinal é de cerca de 30% da dose administrada. Uma hora após a administração oral de 500 mg em pacientes em jejum, as concentrações sanguíneas máximas atingem o nível de 4 a 6 µg/mL. O alimento interfere na absorção da oxacilina, e ela deve então ser dada com estômago vazio, 1 hora antes ou 2 horas após as refeições. De 30 a 60 minutos após a injeção intramuscular de 500 mg, as concentrações sanguíneas máximas atingem o nível de 14 a 16 µg/mL. Após a dose intravenosa de 1 g, obtém-se a concentração sanguínea de 40 µg/mL.

A oxacilina se liga às proteínas plasmáticas na taxa de 90% a 93%. Distribui-se amplamente, primariamente no líquido extracelular, como as outras penicilinas.

A oxacilina é eliminada principalmente pelos rins, pelo mecanismo de secreção tubular. A probenecida associada retarda essa eliminação. Na urina, encontra-se 30% a 50% da droga, sob forma inalterada.

A oxacilina sofre maior metabolização do que as outras penicilinas isoxazólicas, alcançando a taxa de 45% a 50%.

A meia-vida da fase beta de eliminação da oxacilina em pacientes com função renal normal é de aproximadamente 30 minutos. A meia-vida é pouco prolongada nos pacientes anúricos, não exigindo ajustes de posologia.

INDICAÇÕES

As mesmas da meticilina e da nafcilina, com a principal indicação apresentada por infecções graves por *Staphylococcus aureus* produtor de penicilinase. A oxacilina e a nafcilina são preferíveis à meticilina, por causa da possibilidade de aparecimento de nefrite intersticial com essa última. Pode-se usar a oxacilina, por via oral, no tratamento de infecções brandas e moderadas por *S. aureus* da pele, tecidos moles, tratos respiratório e genitourinário e articulações.

TOXICIDADE

Semelhante à das outras penicilinas. Foram registradas maiores elevações de enzimas hepáticas (transaminases) com a oxacilina do que com as outras penicilinas isoxazólicas. Também se observaram hepatite colestática e alterações de testes da função hepática, reversíveis com a suspensão da droga.

Dicloxacilina

A dicloxacilina é uma penicilina semissintética, penicilinaserresistente do grupo das isoxazolilpenicilinas, cuja fórmula estrutural é exibida na Fig. 95.11.

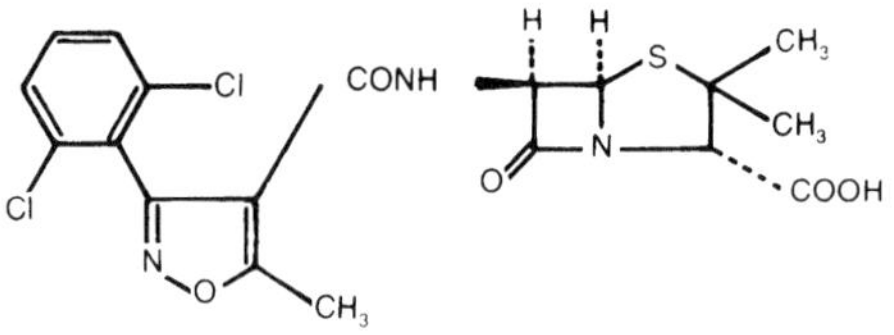

Fig. 95.21 Dicloxacilina.

A dicloxacilina relaciona-se quimicamente com a oxacilina e a cloxacilina, através do grupamento isoxazolílico.

FARMACOCINÉTICA

Resiste à ação do suco gástrico, e cerca de 50% da dose administrada por via oral é absorvida pelo trato gastrointestinal. Aproximadamente 1 hora após a dose oral de 500 mg, em paciente em jejum, são alcançados os níveis sanguíneos máximos de 15 µg/mL. O alimento interfere na absorção da droga, e ela deve então ser administrada 1 hora antes ou 2 horas depois das refeições.

A dicloxacilina se liga às proteínas plasmáticas na taxa de 95% a 97%, superior às taxas de ligação das outras penicilinas isoxazólicas. A dicloxacilina se distribui amplamente, primariamente no fluido extracelular, como as outras penicilinas.

A eliminação da dicloxacilina é rápida e faz-se pelos rins, por secreção tubular; a probenecida retarda essa eliminação. Apenas 10% da droga é metabolizada, sendo 60% excretada em forma inalterada. A meia-vida da fase beta de eliminação da dicloxacilina em pacientes com função renal normal dura 30 a 40 minutos. Nos pacientes anúricos, a meia-vida não é prolongada, não havendo necessidade de ajustes posológicos.

INDICAÇÕES

A dicloxacilina (ou cloxacilina) é a droga preferida para o tratamento de infecções por *Staphylococcus aureus* da pele, tecidos moles, tratos respiratórios e genitourinário e articulações. Nas infecções estafilocócicas mais graves, deve-se usar inicialmente uma penicilina penicilinaserresistente por via parenteral (meticilina, nafcilina, oxacilina).

TOXICIDADE

Em geral, a dicloxacilina é bem tolerada. Os efeitos colaterais são brandos e consistem, em geral, em perturbações gastrointestinais ou reações alérgicas.

PENICILINAS DE ESPECTRO AUMENTADO

Ampicilina

A ampicilina é uma penicilina semissintética, de amplo espectro, resistente à ação do suco gástrico, porém sensível às betalactamases. Pertence à classe das aminopenicilinas e tem a seguinte fórmula estrutural:

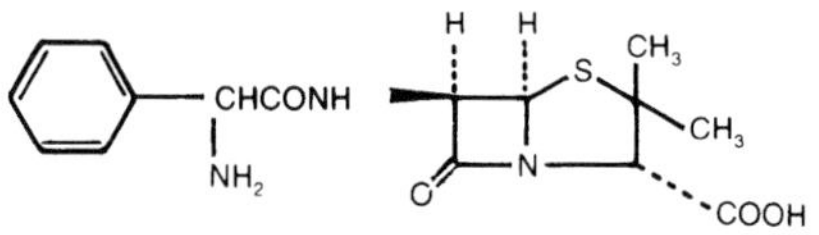

Fig. 95.22 Ampicilina.

FARMACOCINÉTICA

A ampicilina pode ser administrada pelas vias oral, intramuscular e intravenosa. Apesar de resistir à ação do suco gástrico, sua absorção, ao nível gastrointestinal, varia de 30% a 50% da dose ingerida. Uma a 2 horas após uma dose oral de 500 mg, em pacientes em jejum, atingem-se as concentrações séricas máximas de 2,5 a 5 µg/mL. O alimento, no trato gastrointestinal, reduz a absorção do antibiótico. A amoxicilina tem maior absorção e não é afetada pela presença de alimento no tubo digestivo. Uma hora após a injeção intramuscular da dose de 500 mg de ampicilina, atingem-se as concentrações séricas máximas de 8 µg/mL. Após a dose intravenosa de 1 g, atinge-se a concentração máxima de aproximadamente 40 µg/mL.

A ampicilina se liga às proteínas plasmáticas na taxa de 20%. Como as outras penicilinas, distribui-se primariamente no fluido extracelular. Concentrações elevadas são alcançadas na bile e na urina. Na presença de inflamação, a penetração no liquor é satisfatória.

A ampicilina, como a maioria das penicilinas, é principalmente eliminada por via renal, através da secreção tubular. A probenecida retarda essa eliminação. Após administração parenteral, a ampicilina pode ser recuperada na urina na taxa de 90% e, após administração oral, na taxa de 40%. Apenas 10% da droga é metabolizada. A meia-vida da fase beta de eliminação dura cerca de 1 hora, na presença de função renal normal. Nos pacientes anúricos, a meia-vida é prolongada, de 8 a 12 horas, exigindo ajustes de doses.

ESPECTRO ANTIBACTERIANO

Em geral bactericida, porque inibe a biossíntese da parede celular das bactérias sensíveis. É ativa *in vitro* contra a maioria das bactérias Gram-positivas, estafilococos, estreptococos, com exceção dos estafilococos produtores de betalactamase, cocos Gram-positivos (gonococos, meningococos), bactérias anaeróbias (exceto *Bacteroides fragilis*). A ampicilina possui espectro antibacteriano mais amplo que o da benzilpenicilina, sendo ativa contra certos bacilos Gram-negativos, como *Haemophilus influenzae, Escherichia coli, Proteus mirabilis, Salmonella* sp., *Shigella* sp.

A ampicilina é hidrolisada pelas betalactamases produzidas por diversas bactérias, tais como *Staphylococcus aureus, Neisseria gonorrhoeae, Haemophilus influenzae* e várias enterobacteriáceas (*Escherichia, Salmonella, Shigella*), perdendo sua atividade antibiótica.

TOXICIDADE

De modo geral, a ampicilina é bem tolerada, e os efeitos colaterais são brandos, representados por exantemas e diarreia. Às vezes, pode ocorrer colite pseudomembranosa por *Clostridium difficile*, associada ao uso de ampicilina. O tratamento dessa rara e grave ocorrência consiste em suspensão da ampicilina, manutenção do equilíbrio hidroeletrolítico e uso da vancomicina. Os exantemas observados durante o uso da ampicilina, na sua maioria, não são de ordem alérgica e não justificam a suspensão da droga. Quando de origem alérgica, o exantema se acompanha de urticária. Os exantemas produzidos pelas aminopenicilinas parecem ser de natureza mais tóxica que imunológica e não são mediados pela IgE. A incidência desse tipo de exantema é alta em pacientes que, concomitantemente, apresentam infecções virais (mononucleose infecciosa), leucemia linfática, e naqueles que também estão tomando alopurinol. Essas reações cutâneas não contraindicam o uso da ampicilina ou de outras penicilinas, e não indicam que o paciente seja alérgico às penicilinas. A ampicilina pode também provocar outras reações adversas semelhantes às indicadas no item da benzilpenicilina ou penicilina G.

INDICAÇÕES

A ampicilina é bactericida, possui elevado índice terapêutico e pode ser administrada pelas vias oral, intramuscular e intravenosa. A amoxicilina, por via oral, pode ser preferível à ampicilina, por ser mais bem absorvida e produzir maiores concentrações sanguíneas. As outras aminopenicilinas, bacampicilina e ciclocilina, não oferecem vantagens sobre a amoxicilina e a ampicilina. Como infecções que podem ser tratadas pela ampicilina, quando causadas por bactérias sensíveis, podem ser citadas: cistite aguda bacteriana, geralmente causada por *Escherichia coli*, pielonefrite aguda, epidídimo-orquite aguda, gonorreia não complicada (não sendo ativa em faringite gonocócica, infecções anorretais e contra gonococo produtor de penicilinase), gonorreia disseminada, meningite, pneumonia, infecções cutâneas provocadas por *Haemophilus influenzae* sensível à ampicilina, otite média aguda, sinusite aguda, shigelose (se bem que muitas raças de *Shigella* sejam resistentes à ampicilina), infecções por cepas sensíveis de *Salmonella* sob a forma de bacteremia e febre entérica, e não apenas gastroenterite.

A ampicilina é utilizada em associação com outros antibióticos em determinados casos, como, por exemplo, na meningite causada por *H. influenzae*, ao lado do cloranfenicol; na meningite e bacteremia do lactente, com um aminoglicosídio; em infecções do trato biliar e na pielonefrite, também com um aminoglicosídio. Na endocardite enterocócica, usa-se ampicilina (ou penicilina G) associada à gentamicina. Em certos pacientes de alto risco, que irão se submeter a cirurgia do trato genitourinário ou do trato gastrointestinal inferior, faz-se a profilaxia de endocardite com a administração parenteral de ampicilina.

Amoxicilina

A amoxicilina é uma penicilina semissintética, de amplo espectro, porém sensível às betalactamases; é administrada por via oral. Pertence à classe das aminopenicilinas cuja fórmula estrutural é exibida na Fig. 95.23.

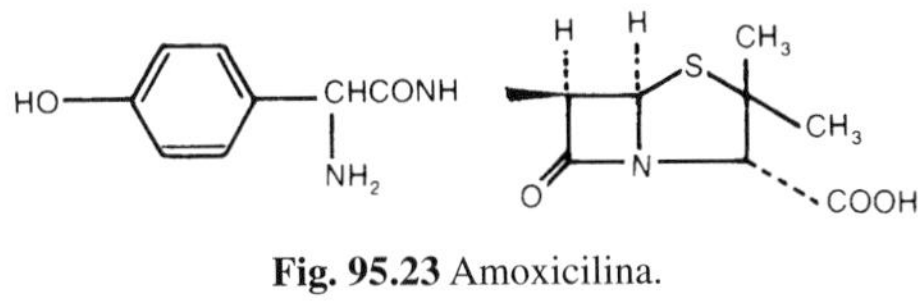

Fig. 95.23 Amoxicilina.

FARMACOCINÉTICA

Resiste à ação do suco gástrico, e sua absorção pelo trato gastrointestinal atinge 75% a 90% da dose oral. Uma a 2 horas após a administração de uma dose de 500 mg, atingem-se as concentrações séricas máximas, de 6 a 8 µg/mL. A alimentação não interfere, de maneira significativa, na absorção do antibiótico, motivo pelo qual é preferida por alguns autores em lugar da ampicilina, por via oral (Quadro 95.3).

A amoxicilina se liga às proteínas plasmáticas na taxa de cerca de 20%. Distribui-se primariamente no líquido extracelular e atinge elevadas concentrações na bile e na urina. É eliminada rapidamente por secreção tubular renal; a probenecida retarda a excreção. Cerca de 50% a 70% é excretada pela urina, sob a forma inalterada. É metabolizada na taxa

Quadro 95.3 Comparação entre amoxicilina e ampicilina (REESE, R.E. e BETTS, R.F. Antibiotic use. *In*: REESE, R.E. & DOUGLAS, R.G. *A Practical Approach to Infectious Diseases*. Little, Brown, Boston, 1986)

Características	Ampicilina	Amoxicilina
Forma farmacêutica	Oral e parenteral	Só oral
Percentagem absorvida pelo trato gastrointestinal	40%	95%
Efeito da alimentação	Redução da absorção	
Concentração urinária	Elevada	Muito elevada
Concentração no esputo	Baixa e decrescente	Elevada e persistente
Atividade contra estafilococos penicilinarresistentes	Nenhuma	Nenhuma
Atividade contra *Salmonella*	Regular a boa	Boa
Shigella	Boa	Fraca
Toxicidade	Diarreia Exantema	Menos diarreia

de 10%. Nos pacientes com função renal normal, a meia-vida da fase beta de eliminação dura aproximadamente 1 hora. Nos anúricos, a meia-vida é prolongada de 8 a 16 horas, exigindo ajustes da posologia.

ESPECTRO ANTIBACTERIANO

É similar ao da ampicilina, porém exerce menor atividade contra espécies de *Shigella*. A amoxicilina é inativada pelas betalactamases produzidas por diversas bactérias, como *Staphylococcus aureus, Haemophilus influenzae, Neisseria gonorrhoeae*, e várias enterobactérias, como *Escherichia coli* e *Salmonella* sp.

Bacampicilina

Essa aminopenicilina é uma prodroga, isto é, para exercer atividade antibacteriana ela tem que ser transformada em ampicilina *in vivo*, pela clivagem hidrolítica da parte do éster proveniente da base ampicilínica. A bacampicilina é um éster etoxicarboniletílico da ampicilina cuja fórmula estrutural é mostrada na Fig. 95.24.

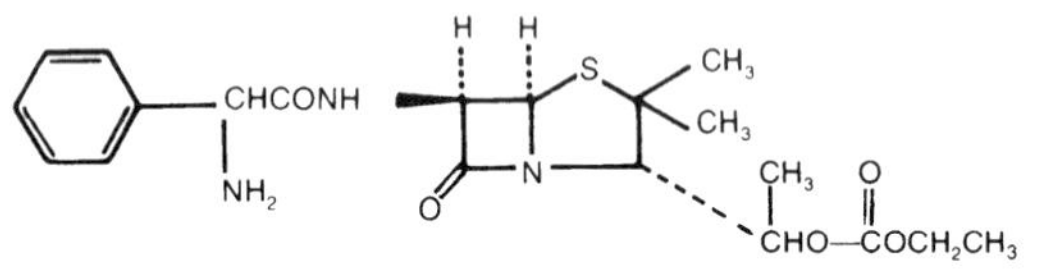

Fig. 95.24 Bacampicilina.

O espectro antibacteriano, o mecanismo de ação e as indicações da bacampicilina são idênticos aos da ampicilina.

A bacampicilina resiste à ação do suco gástrico e é rapidamente absorvida, ao nível do trato intestinal, na taxa de 95%. Durante o processo de absorção, a bacampicilina é transformada em ampicilina. Aproximadamente 1,4 mg de bacampicilina produz 1 mg de ampicilina. De 45 a 60 minutos após a ingestão de 400 mg de bacampicilina, atinge-se a concentração sérica máxima de 7,9 µg/mL. As concentrações séricas obtidas com a bacampicilina são muito superiores àquelas conseguidas com a ampicilina, por causa da absorção mais fácil da primeira. Além disso, a presença do alimento no trato gastrointestinal não interfere na absorção da bacampicilina, como acontece com a ampicilina.

Na posologia, verificam-se as seguintes diretrizes. Via oral, adultos: 800 mg a 1,6 g por dia, em doses igualmente divididas de 12 em 12 horas; crianças: 25 a 50 mg/kg por dia, em doses igualmente divididas de 12 em 12 horas. Quando há insuficiência renal grave, a dose para adultos não deve ultrapassar 800 mg de 24 em 24 horas.

Ciclacilina

A ciclacilina é uma aminopenicilina relacionada com a ampicilina, administrada por via oral, e que tem a seguinte fórmula estrutural:

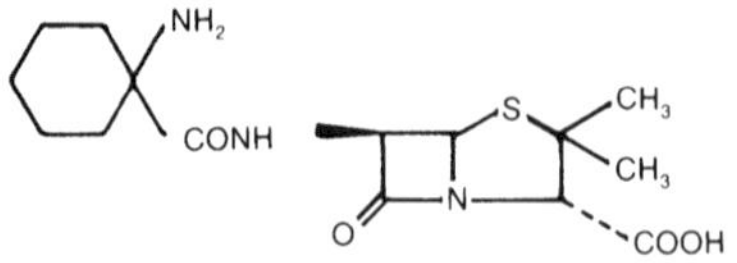

Fig. 95.25 Ciclacilina.

A ciclacilina resiste à ação do suco gástrico e é rápida e quase completamente absorvida pelo trato gastrointestinal (95%). De 40 a 60 minutos após uma dose oral de 500 mg, atingem-se as concentrações séricas máximas de 11 a 12 µg/mL. A ciclacilina se liga às proteínas plasmáticas na taxa de 20%. Distribui-se amplamente nos tecidos e fluidos do corpo. O antibiótico é rapidamente eliminado, sobretudo por secreção tubular renal. A probenecida retarda essa excreção. Em 6 horas, elimina-se cerca de 65% a 70% da droga, em forma inalterada, pela urina. Aproximadamente 15% do antibiótico é metabolizado em derivados do ácido peniciloico. Na vigência de insuficiência renal, a meia-vida da ciclacilina, que normalmente é de 30 a 40 minutos com função renal normal, é prolongada, exigindo ajuste da posologia.

A ciclacilina, apesar de, *in vitro*, possuir espectro antibacteriano semelhante ao da ampicilina e da amoxicilina, é menos ativa que esses dois antibióticos. A ciclacilina também não resiste à ação das betalactamases.

As indicações da ciclacilina são semelhantes às da ampicilina e da amoxicilina.

As reações adversas à ciclacilina são semelhantes às observadas com a ampicilina.

PENICILINAS ANTIPSEUDOMONAS

Carbenicilina

A carbenicilina é uma penicilina semissintética, sensível à ação do suco gástrico e das betalactamases. Pertence ao grupo das penicilinas antipseudomonas, cuja fórmula estrutural é exibida na Fig. 95.26.

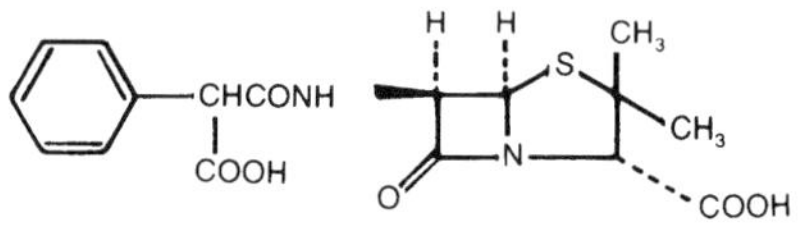

Fig. 95.26 Carbenicilina.

FARMACOCINÉTICA

A carbenicilina é degradada pelo suco gástrico e não é absorvida após administração oral, devendo ser aplicada por via parenteral. Uma hora após a injeção intramuscular de 1 g de carbenicilina, atingem-se as concentrações séricas máximas de 20 a 30 µg/mL. A infusão intravenosa, na taxa ritmo de 1 g/h, proporciona concentração sérica média de 150 µg/mL. Com a administração intravenosa rápida, de 15 a 30 minutos, de 5 g de carbenicilina, atingem-se concentrações de até 500 µg/mL.

A carbenicilina se liga às proteínas plasmáticas na taxa de 50%. Distribui-se, como as outras penicilinas, primariamente no líquido extracelular. É eliminada rapidamente por secreção tubular renal, e a probenecida associada retarda essa excreção. Cerca de 95% do antibiótico é eliminado pela urina, sob forma inalterada, sendo 75% a 85% nas primeiras 9 horas. Menos de 5% da carbenicilina sofre metabolização. Em pacientes com função renal normal, a meia-vida é de aproximadamente 1 hora. Nos pacientes anúricos, a meia-vida é prolongada até 13 a 16 horas, exigindo reajuste da posologia.

O derivado indanílico da carbenicilina, também usado em clínica, resiste à ação do suco gástrico, podendo ser dado por via oral. As concentrações séricas do derivado indanílico não são adequadas para tratamento de infecções sistêmicas, e só são utilizadas em infecções urinárias.

ESPECTRO ANTIBACTERIANO

Ativa contra a maioria dos cocos Gram-positivos e Gram-negativos; nessas indicações, porém é muito menos ativa que a benzilpenicilina e a ampicilina. O *Streptococcus faecalis* e os estafilococos produtores de betalactamase são resistentes à carbenicilina.

O espectro da carbenicilina contra bacilos Gram-negativos é ampliado, quando comparado ao da ampicilina: muitas raças de *Enterobacter* e de *Proteus* indol-positivo, *Providencia rettgere, Morganella morganii, Proteus vulgaris, Escherichia coli, Proteus mirabilis, Salmonella* e *Shigella* são sensíveis. A maior vantagem clínica da carbenicilina consiste na sua atividade contra diversas raças de *Pseudomonas aeruginosa*, o que não se observa com a benzilpenicilina e a ampicilina. É também ativa contra cepas de *Acinetobacter* e, entre os anaeróbios, *Fusobacterium* e *Bacteroides*, inclusive muitas raças sensíveis de *B. fragilis*.

Como a carbenicilina é sensível à ação das betalactamases, o aparecimento de raças resistentes de bacilos Gram-negativos é muito comum. Tal fato impõe a pesquisa sistemática da sensibilidade das bactérias à carbenicilina, especialmente quando se usa esse antibiótico isolado. Nas infecções sistêmicas causadas por *Pseudomonas aeruginosa*, recomenda-se a associação de carbenicilina a um aminoglicosídio.

INTERAÇÕES DROGA-DROGA

A carbenicilina e as outras penicilinas antipseudomonas inativam a gentamicina ou a tobramicina, quando se misturam os antibióticos antes de serem administrados. Devem, portanto, ser aplicadas separadamente, quando se utiliza essa associação. Em pacientes com insuficiência renal, já se demonstrou esse antagonismo *in vivo*, o que indica, nesse caso, a monitorização do nível sanguíneo dos aminoglicosídios, a fim de se verificar sua concentração sérica em níveis terapêuticos.

TOXICIDADE

Apesar de bem tolerada, a carbenicilina pode provocar reações típicas das penicilinas, já analisadas anteriormente. Reações anafiláticas não são comuns com a carbenicilina. As alterações gastrointestinais não são frequentes, e a colite pseudomembranosa pelo *Clostridium difficile* é menos frequente que com a ampicilina. Seu uso prolongado, com doses elevadas, pode provocar alterações hematológicas: neutropenia, eosinofilia, perturbação da coagulação sanguínea. Nesse último caso, o antibiótico se liga às plaquetas, evitando sua agregação e aumentando o tempo de sangramento. Essa reação adversa é mais comum em pacientes com insuficiência renal.

As grandes doses de carbenicilina usadas em clínica podem provocar alterações eletrolíticas. Desse modo, pode-se registrar hipocalemia por causa de grande quantidade de ânion não reabsorvível nos túbulos renais distais. Como a carbenicilina é usada sob a forma de sal dissódico, quando se utilizam grandes doses desse antibiótico pode haver hipernatremia em pacientes cujos mecanismos de excreção de sódio estejam prejudicados, como, por exemplo, na doença cardíaca, renal ou hepática. Cada grama de carbenicilina encerra 4,7 mEq de sódio.

Como se observa com as outras penicilinas, doses intravenosas elevadas podem provocar convulsões, sobretudo em pacientes renais nos quais não se fizeram ajustes da posologia, o que eleva os níveis sanguíneos a um patamar tóxico. Também já foram registradas elevação das transaminases, nefrites intersticiais e superinfecções.

INDICAÇÕES

Apesar do seu amplo espectro, a carbenicilina é principalmente indicada em infecções causadas por *Pseudomonas aeruginosa*. Como exemplos dessas infecções, podem ser citadas: infecções da pele e das partes moles, como acontece em queimaduras infectadas, meningite, otite, infecções do trato respiratório inferior, como pneumonias, sobretudo em pacientes imunocomprometidos e com fibrose cística, endocardite, infecções recorrentes do trato urinário, bacteremia, e em pacientes neutropênicos febris. As infecções sistêmicas por *Pseudomonas* são graves e, em geral, se assestam em pacientes hospitalizados, imunocomprometidos, como cancerosos e com fibrose cística. Além disso, tais infecções podem ser provocadas por cepas resistentes de *Pseudomonas*, motivo por que nesses casos se recomenda associar a carbenicilina a um aminoglicosídio. Há especialistas que preferem a ticarcilina à carbenicilina nas infecções por *P. aeruginosa*, porque se usam doses menores do antibiótico, o que reduz a sobrecarga de sódio e de outros efeitos adversos, como hipocalemia e alterações da coagulação sanguínea.

As penicilinas antipseudomonas (carbenicilina, ticarcilina, azlocilina, mezlocilina e piperacilina) são também indicadas em infecções sistêmicas causadas por outras bactérias aeróbias Gram-negativas, tais como *Enterobacter*, *Proteus* indol-positivo, *Providencia*, *Acinetobacter*, *Escherichia coli* que sejam resistentes às outras penicilinas e às cefalosporinas. A resistência bacteriana à carbenicilina surge com relativa facilidade, mesmo durante o seu uso, o que explica por que esse antibiótico é, em geral, empregado em associação a um aminoglicosídio no tratamento empírico de infecções sistêmicas.

Existem outras penicilinas representadas por: ticarcilina, azlocilina e piperacilina.

OUTROS TIPOS DE PENICILINAS (MONOBACTÂMICOS)

Ácido clavulânico

O ácido clavulânico é um derivado betalactâmico, produzido pelo *Streptomyces clavuligerus*, de fraca atividade antibacteriana, mas possuidor de grande capacidade inibitória de muitas betalactamases bacterianas. Sua fórmula estrutural é exibida na Fig. 95.27.

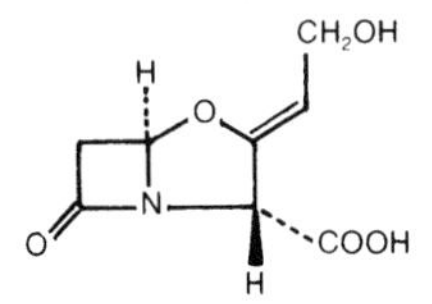

Fig. 95.27 Ácido clavulânico.

O ácido clavulânico inibe as exoenzimas mediadas por plasmídios dos estafilococos e as betalactamases das seguintes bactérias Gram-negativas: *Haemophilus influenzae*, *Neisseria gonorrhoeae*, *Escherichia coli*, *Salmonella* e *Shigella* e, também, as betalactamases mediadas por cromossomos de *Klebsiella*, *Bacteroides fragilis* e *Legionella*. O ácido clavulânico não inibe as betalactamases do tipo I da classificação de Richmond que são produzidas por *Enterobacter*, *Serratia*, *Morganella*, *Citrobacter*, *Pseudomonas* e *Acinetobacter*.

O mecanismo de ação do ácido clavulânico sobre as betalactamases depende do tipo dessas enzimas, de acordo com a classificação de Richmond, que as agrupou em tipos I, II, III, IV e V. Pode haver inibição reversível, porém, mais frequentemente, o ácido clavulânico atua como "inibidor suicida", formando um intermediário de acilenzima e inativando a betalactamase de maneira irreversível.

O ácido clavulânico, na forma de sal de potássio, está sendo usado, noutros países, em associação com a amoxicilina e a ticarcilina. Nessas associações, o ácido clavulânico se liga irreversivelmente às betalactamases, protegendo assim os antibióticos contra a ação dessas enzimas, produzidas por determinadas bactérias.

O sulbactam e o tazobactam são outros inibidores de betalactamase, também usados em associações com ampicilina e piperacilina.

Imipenem/cilastatina

Essa associação é formada por um novo antibiótico betalactâmico (imipenem) e um inibidor de desidropeptidase (cilastatina). As fórmulas estruturais desses dois componentes são mostradas na Fig. 95.28.

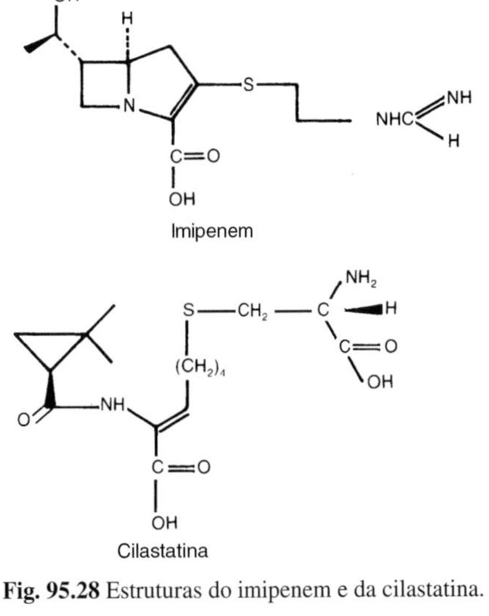

Fig. 95.28 Estruturas do imipenem e da cilastatina.

O imipenem é o derivado N-formidoil da tienamicina, antibiótico produzido pelo *Streptomyces cattleya* que pertence ao novo quadro de antibióticos betalactâmicos chamados carbapenêmicos. Os carbapenens são caracterizados quimicamente por um anel pentagonal no qual o enxofre do ácido 6-aminopenicilânico é substituído pelo carbono, ainda apresentando uma dupla ligação. O imipenem possui o espectro antibacteriano mais amplo de todos os antibióticos betalactâmicos. Quando administrado isoladamente, sofre grande metabolização pela desidropeptidase-1, enzima que existe na borda em escova das células dos túbulos renais proximais. Essa degradação produz baixas concentrações da droga ativa na urina. A cilastatina é um inibidor específico dessa enzima e, assim, evita o metabolismo do imipenem, aumentando a concentração de droga ativa na urina. A cilastatina também protege o rim contra a nefrotoxicidade do imipenem, observada quando se aplica essa droga isolada em animais de experimentação.

FARMACOCINÉTICA

Por via oral, nem o imipenem nem a cilastatina são completamente absorvidos, motivo pelo qual só são administrados por via parenteral. Após uma infusão sanguínea de 30 minutos de 1 g de cada droga, atingem-se as concentrações médias de 52 μg/mL para o imipenem e 65 μg/mL para a cilastatina. Após 6 horas, esses valores decaem para 1 μg/mL, ou menos.

O imipenem se liga às proteínas plasmáticas na taxa de 20%, distribuindo-se amplamente na maioria dos tecidos e fluidos corporais. Em pacientes com meningite, as concentrações do liquor variaram de 0,5 a 11 μg/mL, após a administração de 1 g de 6 em 6 horas, durante 4 doses. As concentrações na bile são baixas, mas na urina são elevadas. Se o imipenem é administrado, isoladamente, pela via intravenosa, os níveis urinários da droga são baixos e variáveis, de 6% a 38% da dose aplicada, devido à inativação renal do antibiótico. Quando aplicado conjuntamente com a cilastatina, em iguais quantidades dos dois componentes, o imipenem é excretado pela urina, sob a forma inalterada, na taxa de 70%, como resultado da ação inibitória da cilastatina sobre a enzima desidropeptidase-1, que é responsável pela degradação do imipenem ao nível renal. A excreção renal de imipenem/cilastatina envolve tanto a filtração glomerular quanto a secreção tubular renal. O resto é eliminado por inativação metabólica. Cerca de 75% da cilastatina é também excretada pela urina, sob a forma inalterada. O resto é metabolizado, e uma parte é eliminada pela urina, sob a forma de N-acetil cilastatina. Pelas fezes se elimina menos de 1%. As meias-vidas do imipenem e da cilastatina são de aproximadamente 1 hora, nos pacientes com função renal normal. Na insuficiência renal, a meia-vida do imipenem se prolonga para 3,5 e 4 horas, e da cilastatina para 16 horas, casos em que se tornam necessários os ajustes posológicos.

MECANISMOS DE AÇÃO

O imipenem, como as penicilinas, também inibe a biossíntese da parede celular bacteriana, mas apresenta certas peculiaridades nesse sentido, além de ser rapidamente bactericida para as bactérias sensíveis. Exerce seu efeito antibacteriano ligando-se a proteínas específicas das que se acoplam às penicilinas, em bactérias Gram-positivas e Gram-negativas, produzindo esferoplastos, forma de degradação das bactérias. O imipenem também se combina a proteínas específicas do tipo 1, o que resulta em rápido efeito letal para as bactérias. Outras ações do imipenem consistem na sua penetração através da membrana externa dos Gram-negativos e na sua resistência à ação de betalactamases mediadas por plasmídios e por cromossomos da maioria das bactérias, inclusive de raças resistentes a outros antibióticos.

ESPECTRO ANTIBACTERIANO

O imipenem exerce grande atividade contra a maioria das bactérias Gram-positivas e contra as raças não produtoras e produtoras de penicilinase de *Staphylococcus aureus* e estafilococos coagulase-negativos. Sua atividade é variável contra estafilococos meticilinorresistentes, e muitas dessas raças são resistentes ao imipenem. O *Streptococcus pneumoniae*, os estreptococos beta-hemolíticos (*S. pyogenes*) e os pneumococos penicilinarresistentes são muito sensíveis. Os enterococos (*S. faecalis*) são inibidos *in vitro*, mas o *S. faecium* geralmente é resistente. O imipenem também é ativo *in vitro* contra a *Listeria monocytogenes*.

As bactérias aeróbias, na sua maioria, são muito sensíveis ao imipenem, como *Neisseria meningitidis, N. gonorrhoeae, Haemophilus influenzae*, inclusive as raças produtoras de betalactamases dessas espécies.

O imipenem exerce ação antibiótica pronunciada, comparável à das mais potentes cefalosporinas da terceira geração, contra a maioria das enterobacteriáceas, inclusive as resistentes às penicilinas antipseudomonas, aminoglicosídios e cefalosporinas de terceira geração: *Escherichia coli, Klebsiella, Enterobacter, Proteus, Morganella, Providencia, Citrobacter, Serratia, Salmonella, Shigella*. Contra *Pseudomonas aeruginosa*, o imipenem tem atividade comparável à da cetazidima, e é muito ativo contra *Acinetobacter*. A *Pseudomonas multophila* é resistente ao imipenem.

Quanto aos anaeróbios, o imipenem é o antibiótico betalactâmico de maior potência contra *Bacteroides, Fusobacterium, Veilonella, Peptococcus* e contra a maioria dos clostrídios, inclusive o grupo do *Bacteroides fragilis*. Como medicação contra os anaeróbios, o imipenem é comparável à clindamicina e ao metronizadol. O agente etiológico da colite pseudomembranosa, o *Clostridium difficile*, é pouco sensível ao imipenem.

Outras bactérias que também são sensíveis ao imipenem *in vitro*: *Campylobacter jejuni, Yersinia enterocolitica, Aeromonas hydrophila, Actinomyces* sp., *Nocardia asteroides* e *Legionella*.

RESISTÊNCIA

O imipenem é capaz de induzir betalactamases em certas bactérias Gram-negativas, como *Enterobacter cloacae* e *Pseudomonas aeruginosa*, mas essas bactérias não se tornam resistentes ao antibiótico, como acontece com as cefamicinas e aminotiazolilcefalosporinas, que também induzem betalactamases. As bactérias que tiveram suas betalactamases induzidas pelo imipenem tornam-se resistentes às cefalosporinas e penicilinas. Essas observações explicam a inexistência de resistência cruzada entre o imipenem e outros antibióticos betalactâmicos e, também, o antagonismo que amiúde se observa *in vitro* quando se associa imipenem a outro antibiótico betalactâmico. Praticamente, o imipenem é resistente a quase todos os tipos de betalactamases, embora seja inativado pelas betalactamases de *Pseudomonas multophila* e duas raças de *Bacteroides fragilis*. A resistência ao imipenem pelo mecanismo mediado pelas betalactamases é, portanto, muito rara. Certas raças de *Serratia marcescens* e de *Enterobacter cloacae* são resistentes ao imipenem por um mecanismo que parece envolver redução da permeabilidade da parede celular bacteriana. Durante o tratamento, observou-se o aparecimento de raças resistentes de *Pseudomonas aeruginosa*, mas essas raças podem ser sensíveis às penicilinas antipseudomonas, às cefalosporinas de terceira geração e aos aminoglicosídios.

TOXICIDADE

O imipenem e a cilastatina constituem uma associação bem tolerada, nos níveis posológicos de 1 a 4 g de cada componente por dia. As reações adversas assemelham-se às das penicilinas.

Observam-se reações de hipersensibilidade em 2,7% dos pacientes com manifestações de febre da droga, prurido, urticária e outros exantemas; não foram registradas, até agora, reações anafiláticas.

As reações adversas comuns ao imipenem são representadas por perturbações gastrointestinais: náuseas, vômitos e uma síndrome caracterizada por náuseas, vômito, hipotensão, tonturas e sudorese. Essa síndrome foi atribuída à infusão intravenosa muito rápida do antibiótico e, às vezes, exige a suspensão da droga. Diarreia e colite pseudomembranosa pelo *Clostridium difficile* foram registradas em alguns pacientes.

Em cerca de 1% dos pacientes em tratamento com imipenem/cilastatina, observam-se convulsões. A maioria desses pacientes constitui-se de portadores de fatores predisponentes, como, por exemplo, traumatismo craniano, neoplasma cerebral, história prévia de convulsões, alcoolismo. A maioria deles também constitui-se de insuficientes renais, que podem ter recebido doses elevadas do antibiótico. As convulsões são controladas com a redução ou a suspensão da droga ou com o tratamento com benzodiazepínicos. Ainda não se sabe se imipenem/cilastatina é mais epileptógeno que os outros antibióticos betalactâmicos. Os pacientes epilépticos exigem cuidados com essa medicação. Nos pacientes com insuficiência renal, não se deve ultrapassar a dose de 2 g por dia de imipenem/cilastatina.

Até o momento, ainda não se observaram nefrotoxicidade e alterações da coagulação sanguínea com imipenem/cilastatina.

Em pacientes gravemente enfermos, pode-se observar colonização com bactérias e fungos resistentes, com superinfecções por *Pseudomonas multophila*, *P. aeruginosa* e *Candida*.

Foram observadas elevações reversíveis de aminotransferases e fosfatase alcalina, eosinofilia e teste de Coombs positivo direto. Não se registrou anemia hemolítica. O imipenem não altera de forma significativa a flora intestinal normal, talvez pela pequena excreção biliar da droga. Ainda não há experiência do uso de imipenem em gestantes.

INDICAÇÕES

O imipenem/cilastatina tem sido usado em inúmeras infecções graves causadas por cocos Gram-positivos, bacilos aeróbios Gram-negativos e bactérias anaeróbias. Muitas dessas infecções, nos trabalhos publicados, eram hospitalares e por bactérias resistentes a outros antibióticos. Como exemplo, podem ser citadas: infecções do trato respiratório inferior, infecções intra-abdominais, infecções ginecológicas e obstétricas, infecções do trato genitourinário complicadas, infecções da pele e de tecidos moles, osteomielite, endocardite por *Staphylococcus aureus* e bacteremias. Imipenem/cilastatina pode ser particularmente útil no tratamento de infecções mistas, causadas por diferentes bactérias, tais como as infecções pulmonares, intra-abdominais e de tecidos moles.

Como podem surgir raças de *Pseudomonas aeruginosa* resistentes ao imipenem/cilastatina, esse antibiótico deve ser associado a outro nos casos de infecções graves por essa bactéria.

Embora o papel definitivo da associação imipenem/cilastatina ainda esteja em investigação, o antibiótico representa contribuição decisiva no tratamento das doenças infecciosas.

Meropenem

O meropenem é um novo carbapenem intravenoso muito semelhante ao imipenem.

Por não sofrer a ação de desidropeptidase renal humana, o meropenem pode ser administrado sem cilastatina.

O meropenem é levemente mais ativo contra bactérias Gram-negativas, enquanto o imipenem é levemente mais ativo contra Gram-positivos.

A farmacocinética do meropenem é semelhante à do imipenem.

Só existe a formulação intravenosa do meropenem.

As indicações clínicas do meropenem são as mesmas do imipenem: infecções intra-abdominais complicadas, em adultos e crianças, meningite bacteriana em crianças, pneumonia, pacientes neutropênicos febris, bacteremias, infecções complexas do trato urinário.

Aztreonam

Esse composto representa o grupo dos novos antibióticos betalactâmicos chamados monobactâmicos. Quimicamente, os monobactâmicos caracterizam-se por serem monocíclicos, diferentemente das penicilinas, cefalosporinas e carbapenens, que são bicíclicos. Os monobactâmicos possuem como núcleo o ácido 3-aminomonobactâmico. A fórmula estrutural do aztreonam é exibida na Fig. 95.29.

Os primeiros monobactâmicos conhecidos eram de origem natural, produzidos por bactérias dos gêneros *Acetobacter*, *Gluconobacter*, *Chromobacterium* e que possuíam atividade antibiótica muito fraca. O aztreonam é um monobactâmico de origem sintética, detentor de potente atividade antibiótica contra bactérias aeróbias Gram-negativas, inclusive *Pseudomonas aeruginosa*, e grande estabilidade na presença das betalactamases. Quimicamente, o aztreonam caracteriza-se pela adição, ao ácido 3-aminomonobactâmico, de uma cadeia lateral de aminotiazoloxima, com um grupo carboxílico na posição 3 e um grupo metílico na posição 4.

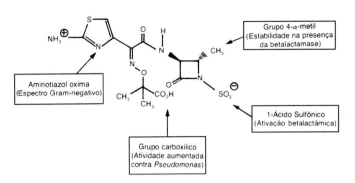

Fig. 95.29 Estrutura do aztreonam, correlacionando-se a estrutura de diferentes grupos a determinadas propriedades do antibiótico. (SYKES, R.B. e BONNER, D.P. Aztreonam: First monobactam. *Am. J. Med.*, 78 (suppl. 2A):2-10, 1985.)

FARMACOCINÉTICA

Por não ser absorvido pelo trato gastrointestinal, o aztreonam é administrado por via intramuscular ou intravenosa. Após injeção intramuscular, sua biodisponibilidade é de 100%. Sessenta minutos após a injeção de 1 g de aztreonam por via intramuscular, atingem-se as concentrações plasmáticas máximas de 46 μg/mL. Após a injeção intravenosa de 1 g, atinge-se a concentração sérica máxima de 125 μg/mL. Na infusão intravenosa de 1 g, durante o período de 30 minutos, atingem-se as concentrações séricas máximas de 164 μg/mL.

O aztreonam se liga às proteínas plasmáticas na taxa de aproximadamente 56%. Os volumes aparentes de distribuição variam de 0,11 a 0,18 L/kg, o que indica distribuição ampla no líquido extracelular, atingindo vários tecidos e fluidos corpóreos, como o sinovial, secreções brônquicas e bile. Observam-se elevadas concentrações na urina. O aztreonam penetra na próstata. Com as meninges inflamadas, o antibiótico atinge concentrações liquóricas cerca de 4 vezes superiores à concentração com meninges não inflamadas. O aztreonam atravessa a placenta e é excretado principalmente pelos rins, por filtração glomerular e secreção tubular. Na urina, encontra-se 65% a 70% da dose administrada, em forma inalterada. A probenecida associada retarda essa excreção. Somente 7% da droga é metabolizada, e os metabólitos são eliminados pela urina. Nas fezes, só se identifica 1% da droga, em forma inalterada. A meia-vida de eliminação do aztreonam, em adultos com função renal normal, varia de 1,6 a 2,1 horas. Nos recém-nascidos, a meia-vida varia de 2,5 horas naqueles com mais de 2,5 kg e até 5,7 horas naqueles com menos de 2,5 kg.

Na insuficiência renal, a meia-vida é prolongada até 6 horas, exigindo ajustes posológicos. Durante a hemodiálise, a droga é removida na taxa de 50%, exigindo dosagem suplementar. Em pacientes com cirrose alcoólica, o *clearance* corpóreo total do aztreonam decresce de 20% a 25%, o que exige ajustes posológicos quando a terapia é prolongada.

MECANISMO DE AÇÃO

Como os outros antibióticos betalactâmicos, o aztreonam interfere na biossíntese da parede celular bacteriana. Esse antibiótico é capaz de atravessar facilmente a membrana externa das bactérias Gram-negativas aeróbias e apresenta grande afinidade pelo tipo 3 das proteínas específicas que se ligam às penicilinas. Esse tipo de afinidade faz com que as bactérias se tornem filamentosas, percam sua capacidade reprodutora e morram. As concentrações mínimas inibitórias do aztreonam encontram-se muito próximas das concentrações mínimas bactericidas. O aztreonam não se liga, de modo significativo, às PLP das bactérias Gram-positivas ou anaeróbias.

ESPECTRO ANTIBACTERIANO

O aztreonam possui espectro antibacteriano estreito, só atingindo as bactérias aeróbias Gram-negativas. *Neisseria meningitidis*, *N. gonorrhoeae*, *Haemophilus influenzae*, mesmo as raças produtoras de betalactamases, são muito sensíveis. A potência desse antibiótico se compara à das cefalosporinas de terceira geração contra a maioria das enterobacteriáceas: *Escherichia coli*, *Klebsiella*, *Enterobacter*, *Proteus*, *Morganella*,

Providencia, Citrobacter, Serratia, Salmonella, Shigella, inclusive as raças resistentes às penicilinas e aos aminoglicosídios. A maioria das raças de *Pseudomonas aeruginosa* é sensível ao aztreonam, mesmo as que são resistentes às penicilinas antipseudomonas e aos aminoglicosídios. O aztreonam não é ativo contra *Acinetobacter* e bactérias Gram-positivas e contra os anaeróbios.

O aztreonam resiste à maioria das betalactamases mediadas por plasmídios e cromossomos, mas pode ocorrer resistência de raças de certos bacilos Gram-negativos, como *Enterobacter, Serratia* e *Providencia*, devido à presença de betalactamases induzíveis do tipo I, mediadas pelos cromossomos, que se ligam fortemente ao antibiótico e o inativam. Os meios ácido ou anaeróbio não inativam o aztreonam, como ocorre com os aminoglicosídios.

TOXICIDADE

O aztreonam é bem tolerado, e suas reações adversas são semelhantes às dos outros antibióticos betalactâmicos. Têm sido registrados os seguinte efeitos colaterais: dor e flebite no local da injeção intravenosa; desconforto gastrointestinal, náuseas, diarreia, exantemas. Parece não existir sensibilidade cruzada entre o aztreonam e outros antibióticos betalactâmicos do tipo de penicilinas e cefalosporinas. Também não se registraram, até agora, nefrotoxicidade, neurotoxicidade nem coagulopatias decorrentes do seu uso. Foram registradas superinfecções, especialmente com enterococos. Foram observadas elevações reversíveis de transaminases, e a ação do aztreonam sobre a flora intestinal se dirige principalmente contra bacilos Gram-negativos facultativos, com menos ação sobre anaeróbios estritos.

INDICAÇÕES

O aztreonam é ativo em infecções graves causadas por bacilos aeróbios Gram-negativos. Muitas dessas infecções são hospitalares e provocadas por micro-organismos resistentes a outros antibióticos. Como exemplos podem ser citadas: infecções do trato genitourinário, do trato respiratório inferior, pele, ginecológicas e obstétricas, intra-abdominais, ósseas, articulares e bacteriêmicas. Em infecções mistas ou de diagnóstico etiológico ainda não estabelecido, o aztreonam pode ser associado à penicilina antiestafilocócica, vancomicina, clindamicina, metronidazol.

No momento atual, apesar de já ser droga de uso clínico nos Estados Unidos, sob o nome de Azactam, dos Laboratórios Squibb, o aztreonam ainda é uma droga em investigação, para estabelecimento de seu papel definitivo na antibioticoterapia. Como o aztreonam possui espectro antibacteriano semelhante ao dos aminoglicosídios, é possível que, no futuro, represente uma alternativa menos tóxica em tratamentos prolongados.

Especialidades farmacêuticas à base de penicilinas comercializadas no Brasil

AMOXICILINA(g)

Amoxil, GlaxoSmithKline
– Embalagens com 15, 21 e 30 cápsulas de 500 mg.
– Frascos com 150 mL de suspensão, contendo 125 mg/5 mL, 250 mg/5 mL ou 500 mg/5 mL.

Amoxil BD®, GlaxoSmithKline
– Embalagens com 14 ou 20 comprimidos de 875 mg.
– Frascos com 100 mL de suspensão, contendo 200 mg/5 mL ou 400 mg/5 mL.

Hiconcil®, Bristol-Myers Squibb
– Caixas com 12 e 24 cápsulas de 500 mg.
– Frascos com pó para o preparo de 150 mL de suspensão, contendo 125 mg/5 mL, 250 mg/5 mL ou 500 mg/5 mL.

Novocilin®, Aché
– Embalagens com 21 cápsulas de 500 mg e com 14 e 20 comprimidos de 875 mg.
– Frascos com 150 mL de suspensão, contendo 250 mg/5 mL e com 100 mL de suspensão, contendo 400 mg/5 mL.

Velamox BD®, Sigma Pharma
– Embalagens com 14 comprimidos de 875 mg e com 12 comprimidos de 1 g.
– Frascos com pó para o preparo de 150 mL de suspensão, contendo 250 mg/mL ou 500 mg/5 mL.

Velamox®, Sigma Pharma
– Frascos com pó para o preparo de 100 mL de suspensão, contendo 400 mg/5 mL.
– Frasco-ampola com 1 g + diluente (5 mL). Para uso por via parenteral.

AMOXICILINA/ÁCIDO CLAVULÂNICO

Clavulin BD®, GlaxoSmithKline
– Embalagens com 14 ou 20 comprimidos com 875 mg de amoxicilina e 125 mg de ácido clavulânico (sob a forma de clavulanato de potássio).
– Frascos com 70 mL de suspensão, contendo 200 mg/5 mL de amoxicilina e 28,5 mg/5 mL de ácido clavulânico ou 400 mg/5 mL de amoxicilina e 57 mg/5 mL de ácido clavulânico (sob a forma de clavulanato de potássio).

Clavulin ES®, GlaxoSmithKline
– Frascos com 50 mL de suspensão, contendo 60 mg/5 mL de amoxicilina e 31,5 mg de ácido clavulânico ou com 100 mL de suspensão, contendo 30 mg/5 mL de amoxicilina e 15,75 mg de ácido nalidíxico (sob a forma de clavulanato de potássio).

Novamox®, Aché
– Frasco com 21 comprimidos de 500 mg de amoxicilina e 125 mg de ácido clavulânico (sob a forma de clavulanato de potássio).
– Frasco com 105 mg de pó para preparo de suspensão, contendo 250 mg/5 mL de amoxicilina e 62,5 mg/5 mL de ácido clavulânico (sob a forma de clavulanato de potássio).

Novamox 2X®, Aché
– Frascos com 14 ou 20 comprimidos com 875 mg de amoxicilina e 125 mg de ácido clavulânico (sob a forma de clavulanato de potássio).
– Frascos com 70 a 100 mL de suspensão contendo 400 mg/5 mL de amoxicilina e 57 mg/5 mL de ácido clavulânico (sob a forma de clavulanato de potássio).

Sigma-Clav BD®, Sigma Pharma
– Embalagens com 18 comprimidos com 500 mg de amoxicilina e 125 mg de ácido clavulânico ou com 12 ou 14 comprimidos com 875 mg de amoxicilina e 125 mg de ácido clavulânico (sob a forma de clavulanato de potássio).
– Frasco com 70 mL de suspensão, contendo 400 mg/5 mL de amoxicilina e 57 mg/mL de ácido clavulânico (sob a forma de clavulanato de potássio).

AMOXICILINA/SULBACTAM

Trifamox IBL®, BD Bagó
– Embalagem com 14 comprimidos contendo 875 mg de amoxicilina tri-hidratada e 125 mg de sulbactam.
– Frascos com 15 e 30 mg de pó para preparo de suspensão com 30 e 60 mL, respectivamente, contendo 200 mg/mL de amoxicilina e 50 mg/mL de sulfabactam (sob a forma de pivoxil-sulfabactam).

AMPICILINA SÓDICA OU TRI-HIDRATADA(g)

Amplacilina®, Eurofarma
– Caixas com 12 cápsulas de 250 mg ou 500 mg.
– Frascos com pó para preparo de 60 mL de suspensão, contendo 250 mg/5 mL.
– Frascos-ampolas com 500 mg e 1 g, para administração por via endovenosa ou intramuscular.

Unasyn® Oral, Pfizer
– 375 mg sultamicina base.
– Pó para suspensão oral; cada 5 mL da suspensão reconstituída contém 250 mg de sultamicina base.

AMPICILINA/SULBACTAM

Unasyn® Injetável, Pfizer
– Frascos-ampolas com 1,5 g (1g de ampicilina e 500 mg de sulbactam) ou 3,0 g (2 g de ampicilina e 1 g de sulbactam), para administração por via endovenosa.

AZTREONAM
Azactam®, Bristol-Myers Squibb
- Frascos-ampolas com 500 mg e 1 g, para administração por via endovenosa.

PENICILINA G BENZATINA(g)
Benzetacil®, Eurofarma
- Frascos-ampolas com 600.000 UI e 1.200.000 UI.
Benzilpenicilina Benzatina®, FURP
- Frascos-ampolas com 600.000 UI e 1.200.000 UI.
Longacilim®, Biolab Sanus
- Frascos-ampolas com 600.000 UI e 1.200.000 UI.

PENICILINA G CRISTALINA(g)
Cristalpen®, Biolab Sanus
- Frasco-ampola com 5.000.000 UI

PENICILINA G PROCAÍNA
Despacilina 400.000®, Bristol-Myers Squibb
- Frasco-ampola com 300.000 UI de penicilina G procaína e 100.000 UI de penicilina G cristalina potássica.
Wycilin®, Eurofarma
- Frasco-ampola com 300.000 UI de penicilina G procaína e 100.000 UI de penicilina G cristalina potássica.

PENICILINA V(g)
Pen-Ve-Oral®, Eurofarma
- Caixa com 12 comprimidos de 500.000 UI
- Frascos com pó para o preparo de 60 mL de suspensão, contendo 400.000 UI/5 mL.

PIPERACILINA/TAZOBACTAM(g)
Tazocin®, Wyeth
- Frascos-ampolas com 2 g de piperacilina e 250 mg de tazobactam e com 4 g de piperacilina e 500 mg de tazobactam, para administração por via endovenosa.

TICARCILINA/ÁCIDO CLAVULÂNICO
Timentin®, GlaxoSmithKline
- Frascos-ampolas com 3 g de ticarcilina e 100 mg de ácido clavulânico, sob a forma de clavulanato de potássio.

IMIPENEM/CILASTATINA SÓDICA
Tienam 500®, Merck Sharp & Dohme
- Frasco-ampola com 500 mg de imipenem e 500 mg de cilastatina, para administração por via intramuscular.
- Frasco com 500 mg de imipenem e 500 mg de cilastatina, para administração por via endovenosa.
- Sistema monovial com 500 mg de imipenem e 500 mg de cilastatina, para administração por via endovenosa.

MEROPENEM
Meronem®, AstraZeneca
- Frascos-ampolas com 500 mg ou 1 g, para administração por via endovenosa.

Obs.: A abreviatura (g) indica que o produto é também vendido com o nome genérico.

REFERÊNCIAS BIBLIOGRÁFICAS

1. APPEL, G.B. & NEU H.C. The nephrotoxicity of antimicrobial agents. *N. Engl. J. Med.*, *296*:63, 1977.
2. BALDWIN, D.S., LEVINE, B.B., McCLUSKEY, R.T. *et al*. Renal failure and interstitial nephritis due to penicillin and methicillin. *N. Engl. J. Med.*, *279*:1245, 1968.
3. BARZA, M. & WEINSTEIN, L. Penetration of antibiotics into fibrin loci in vivo. I. Comparison of penetration of ampicillin into fibrin clots, abscesses and intersticial fluid. *J. Infect Dis.*, *129*:59, 1974.
4. BERGEN, T. Review of the pharmacokinetics and dose dependency of azlocillin in normal subjects and patients with renal insufficiency. *J. Antimicrob Agents*, *11*(Suppl B):101, 1983.
5. BROWN, C.H., NATELSON, E.A., BRADSHAW, W. *et al*. The hemostatic defect produces by carbenicillin. *N. Engl. J. Med.*, *291*:265, 1974.
6. CHAMBERS, H.F. Methicillin resistance in staphylococci: Molecular and biochemical basis and clinical implications. *Clin. Microbiol. Rev.*, *10*:781-791, 1997.
7. CHOI, E.H., & LEE, N.J. Clinical outcome of invasive infections caused by penicillin-resistant *Streptococcus pneumoniae* in Korean children. *Clin. Infect. Dis.*, *26*:1346-1354, 1998.
8. DEPP, R., KIND, A.C., KIRBY, W.M.M. *et al*. Transplacental passage of methicillin and dicloxacillin into the fetus and amniotic fluid. *Am. J. Obstet. Gynecol.*, *197*:1054, 1970.
9. FARO, S., PHILLIPS, L.E., BAKER, J.L. *et al*. Comparative efficacy and safety of mezlocillin, cefoxitin, and clindamycin plus gentamicin in post-partum endometritis. *Obstet. Gynecol.*, *69*:760, 1987.
10. FLEMING, A. On the antibacterial action of culture of a penicillium, with special reference to their use in the isolation of *H. influenzae*. *Br. J Exp. Pathol.*, *10*:226, 1959.
11. FRIEDLAND, I.R., & McCRACKEN, G.H. Management of infection caused by antibiotic-resistant *Streptococcus pneumoniae*. *N. Engl. J. Med.*, *331*:377-382, 1994.
12. FU, K.P., & NEU, H.C. Piperacillin, a new penicillin active against many bacteria resistant to other penicillins. *Antimicrob. Agents Chemother.*, *13*:358, 1978.
13. GEORGOPAPASAKOU, N.H., & LIU, F.Y. Binding of β-lactam antibiotics to penicillin-binding proteins of *Staphylococcus aureus* and *Streptococcus faecalis* in relation to antibacterial activity. *Antimicrob. Agents Chemother.*, *18*:824, 1980.
14. GHUYSEN, J.M. Serine beta-lactamases and penicillin-binding proteins. *Annu. Rev. Microbiol.*, *45*:37, 1991.
15. GILBALDI, M., & SWARTZ, M.A. Apparent effect of probenecid on the distribution of penicillins in man. *Clin. Pharmacol. Ther.*, *9*:345, 1968.
16. HEDBERG, M., & NORD, C.E. Beta-lactamase resistance in anaerobic bacteria: A review. *J Chemother.*, *8*:3-16, 1995.
17. HOLMES, B., RICHARD, D.M., BRODGEN, R.N. *et al*. Piperacillin: A review of its antibacterial activity, pharmacokinetic properties, and their therapeutic use. *Drugs*, *28*:375, 1984.
18. IDSOE, O., GOTHE, T., WILCOX, R.R. *et al*. Nature and extent of penicillin side reactions with particular reference to fatalities from anaphylactic shock. *Bull. WHO*, *38*:159, 1968.
19. ISSEL, B.F., & BODEY, G.P. Mezlocillin for treatment of infections in cancer patients. *Antimicrob. Agents Chemother.*, *17*:1008, 1980.
20. KERR, R.O., CARDAMONE, J., DALMASSO, A.P. *et al*. Two mechanisms of erythrocyte destruction in penicillin-induced hemolytic anemia. *N. Engl. J. Med.*, *287*:1322, 1972.
21. MAIDHOF, H., JOHANNSEN, L., LABISCHINSKI, H. *et al*. Onset penicillin-induced bacteriolysis staphylococci in cell cycle dependent. *J. Bacteriol.*, *171*:2252, 1989.
22. MARCY S.M., KLEIN, J.O. The isoxazolyl penicillins: Oxacillin, cloxacillin and dicloxacillin. *Med. Clin. North Am.*, *54*:1127, 1970.
23. MENICHETTI, F., DEL FAVERO, A., GUERCIOLINI, R. *et al*. Empiric antimicrobial therapy in febrile granulocytopenic patients. Randomized prospective comparison of amikacin plus piperacillin with or without parenteral trimethoprim/sulfamethoxazole. *Infection*, *14*:61, 1986.
24. MIRELMAN, D. Biosynthesis and assembly of cell wall peptidoglycan. In: INOUYE M. (ed.). *Bacterial Outer Membranes*. John Wiley & Sons, New York, 1980.
25. NEU, H.C. Antimicrobial activity and human pharmacology of amoxicillin. *J. Infect. Dis.*, *129*(Suppl):S123, 1974.
26. PANCOAST, S.J., NEU, H.C. Antibiotic levels in human bone and synovial fluid. *Orthop. Rev.*, *9*:49, 1980.
27. PARRY, M.F. & NEU, H.C. The safety and tolerance of mezlocillin. *J. Antimicrob. Chemother.*, *9*(Suppl A):S273, 1982.
28. PARRY, M.F. & NEU, H.C. Ticarcillin for treatment of serious infections with gram-negative bacteria. *J. Infect .Dis.*, *134*:476, 1976.
29. ROLINSON, G.N. & SUTHERLAND, R. Semisynthetic penicillins. *Adv. Pharmacol. Chemother.*, *11*:152, 1973.
30. SAXON, A. Immediate hypersensitivity reactions to β-lactam antibiotics. *Rev. Infect. Dis.*, *5*(Suppl 2):S368, 1983.
31. SCHREIBER, J.R. & JACOBS, M.R. Antibiotic-resistant pneumococci. *Pediatr. Clin. North. Am.*, *42*:519-537, 1995.
32. SPRATT, B.G. Biochemical and genetical approaches to the mechanism of action of penicillin. *Philos. Trans. R. Soc. Lond. [Biol.]*, *289*:273, 1980.

33. SPRATT, B.G. Distinct penicilin binding proteins involved in the division, elongation and shape of *Escherichia coli*, K 12. *Proc. Natl. Acad. Sci. USA*, 72:2999, 1975.
34. SPRATT, B.G. Resistance to antibiotics mediated by target alterations. *Science*, 264:388-393, 1994.
35. STROMINGER, J.L. Penicillin-sensitive enzymatic reactions in bacterial cell wall synthesis. *Harvey Lect.*, 64:179, 1970.
36. SYKES, R.B. & MATTHEW, M. The β-lactamases of gram-negative bacteria and their role in resistance to β-lactam antibiotics. *J. Antimicrob. Agents Chemother.*, 2:115, 1976.
37. TAN, J.S. & FILE, T.M. Jr. Antipseudomonal penicillins. *Med. Clin. North Am.*, 79:679-693, 1995.
38. TJANDRAMAGA, T.B., MOLLIE, A., VERBESSELT, R. *et al*. Piperacillin pharmacokinetics after intravenous and intramuscular administration. *Antimicrob. Agents Chemother.*, 14:829, 1978.
39. WADE, J.C., SCHIMPFF, S.C., NEWMAN, K.A. *et al*. Piperacillin or ticarcillin plus amikacin: A double blind prospective comparison of empiric therapy for febrile granulocytopenic cancer patients. *Am. J. Med.*, 71:983, 1981.
40. WAXMAN, D.L., YOCUM, R.R. & STROMINGER, J.L. Penicillins and cephalosporins are active site directed acylating agents: Evidence in support of the substrate analogue hypothesis. *Philos. Trans. R. Soc. Lond.*, 289:257, 1980.

96

Cefalosporinas

Heonir Rocha

As cefalosporinas representam, sem dúvida, um importante e rapidamente crescente grupo de antibióticos na medicina atual. Provêm de um fungo, *Cephalosporium acremonium*, capaz de produzir vários antibióticos assemelhados às penicilinas, mas com a característica de serem resistentes à betalactamase, além de serem ativos contra germes Gram-positivos e Gram-negativos. O isolamento do ácido 7-aminocefalosporânico foi um passo essencial para a produção semissintética de muitos desses produtos, o que vem ocorrendo nestes últimos anos de modo impressionante, tornando difícil para o médico fazer uma seleção racional entre os numerosos produtos existentes. Pela semelhança de propriedades, serão comentadas também as cefamicinas, um grupo novo de antibióticos, resultantes da fermentação de *Streptomyces* e que muito se aproximam das cefalosporinas.

CLASSIFICAÇÃO

De acordo com certas características, as cefalosporinas se classificam em compostos das primeira, segunda e terceira gerações. Na primeira geração, encontram-se os antibióticos que iniciaram esse grupo, caracterizados por um espectro de atividade antimicrobiana entre Gram-positivos e Gram-negativos, porém mais estreito do que as cefalosporinas da segunda e terceira gerações. São representadas pela cefalotina, cefazolina, cefapirina, cefradina, cefalexina e cefadroxil. A segunda geração consiste no cefamandol, na cefoxitina, no cefaclor e na cefuroxima. Essas cefalosporinas têm maior atividade contra bactérias entéricas Gram-negativas, em comparação com as da primeira geração. A cefoxitina, que é uma cefamicina, é mais resistente a certas betalactamases do que a maioria das outras cefalosporinas. As cefalosporinas de terceira geração possuem espectro antibacteriano ainda mais amplo contra as bactérias Gram-negativas, inclusive contra bactérias resistentes a outras cefalosporinas. Têm relativa estabilidade na presença de betalactamases. São, entretanto, menos ativas contra bactérias Gram-positivas. Incluem-se entre as cefalosporinas de terceira geração a cefotaxima, a maxolactama, a cefoperazona, a ceftriazona, a ceftizoxima, a ceftazidima e a cefsulodina. Apesar de possuir espectro de atividade menor do que as outras cefalosporinas de terceira geração, a cefsulodina possui maior especificidade contra *Pseudomonas aeruginosa*.

Já se fala em cefalosporinas de quarta geração. Além da eficácia contra bastonetes Gram-negativos, incluindo a *P. aeruginosa*, os produtos desse grupo evidenciam eficácia considerável contra Gram-positivos, especialmente estafilococos e enterococos. Um exemplo desse grupo é a cefpirona.

Novas cefalosporinas continuam sendo desenvolvidas, mais potentes que as atuais, quer de ação mais prolongada, quer com melhor eficácia contra os Gram-positivos.

ASPECTOS QUÍMICOS DE INTERESSE

O ácido 7-aminocefalosporânico, núcleo das cefalosporinas, possui um anel betalactâmico unido a um anel di-hidrotiazínico. Assemelha-se muito ao ácido 6-amino-penicilânico e ao núcleo básico das cefamicinas (Fig. 96.1). As cefalosporinas naturais apresentam baixo poder antimicrobiano, mas a introdução de substituições nas cadeias laterais ao nível dos carbonos 7 e 3 resultou em inúmeros produtos com muito maior potência e características especiais. As cefalosporinas são solúveis em água e relativamente estáveis à mudança de pH e de temperatura. O sal sódico de cefalotina contém 55 mg de Na^+ por grama do produto.

A produção de cefalosporinas semissintéticas, através do ácido 7-aminocefalosporânico, resultou no aparecimento de inúmeros produtos, como se vê no Quadro 96.1. Além da cefalotina e da cefaloridina, as duas primeiras que aparecem, usadas por via parenteral, outras surgiram, inclusive permitindo o uso da via oral. A cefaloglicina, a primeira delas, já foi abandonada, devido à superioridade de outras, como a cefaloxina, a cefradina e o zinacef. Enquanto isso, a cefazolina, o cefamandol, a cefapirina e a cefacetrila existem apenas para uso parenteral. A cefoxitina também é um produto para via muscular ou intravenosa, assim como a maioria das cefalosporinas de terceira geração.

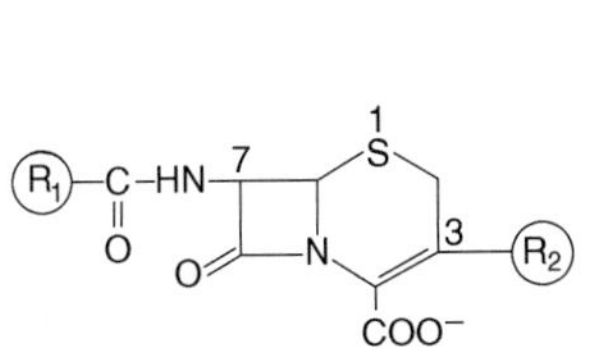

Fig. 96.1 Estrutura básica de uma cefalosporina (núcleo do cefem).

974 FARMACOLOGIA

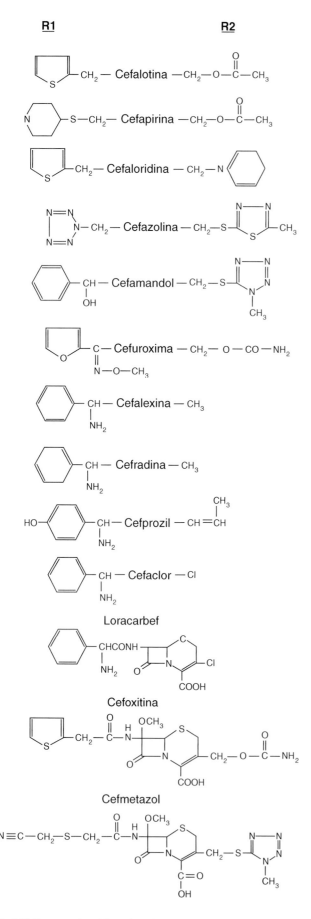

Fig. 96.2 Estruturas de cefalosporinas de primeira e segunda gerações, derivadas do núcleo da Fig. 96.1.

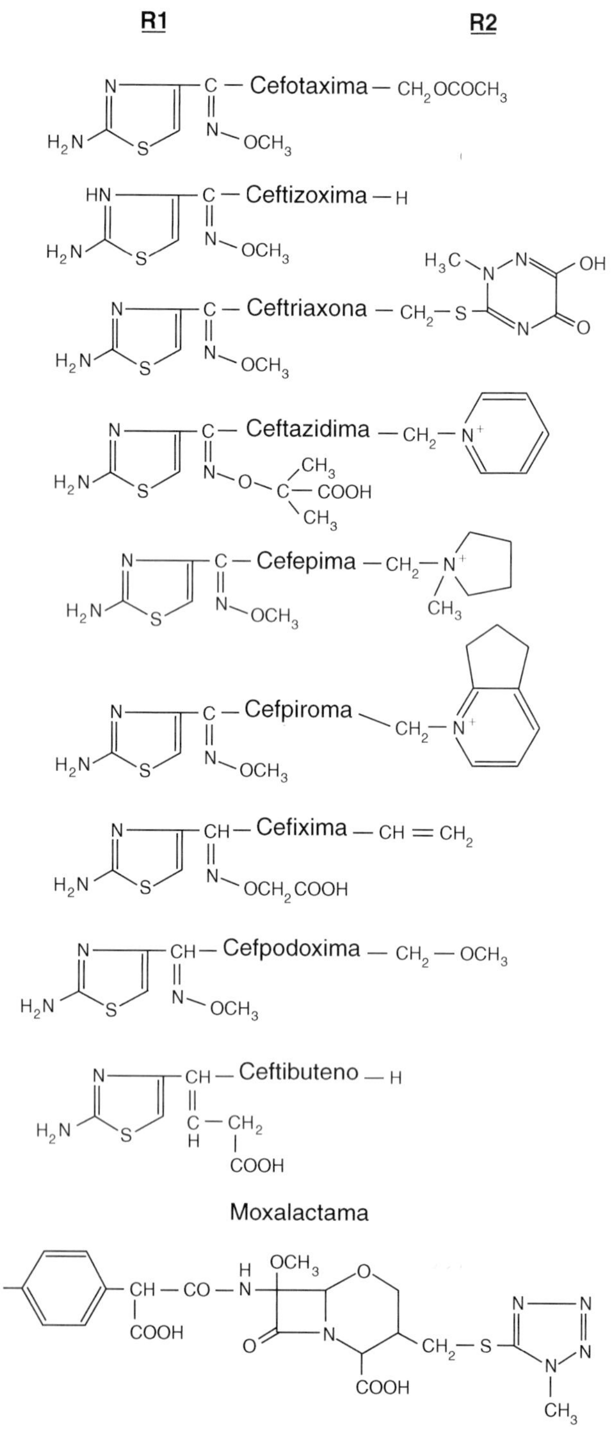

Fig. 96.3 Estruturas de cefalosporinas de terceira geração, derivadas do núcleo da Fig. 96.1.

CARACTERÍSTICAS FARMACOLÓGICAS

Espectro de atividade

Apesar de serem ativas, de modo geral, contra bactérias Gram-positivas e Gram-negativas, os espectros antibacterianos das cefalosporinas variam de acordo com cada uma delas.

As cefalosporinas de primeira geração são mais ativas, *in vitro*, contra bactérias Gram-positivas. São ativas contra a maioria dos estafilococos, inclusive *S. aureus* produtor de penicilinase. A maioria dos estreptoco-

Quadro 96.1 Classificação das cefalosporinas

Principais Cefalosporinas

Primeira Geração
- Cefalotina
- Cefazolina
- Cefapirina
- Cefacetrila
- Cefalexina
- Cefradina
- Cefadroxil
- Cefaclor

Segunda Geração
- Cefamandol
- Cefuroxima
- Ceforanida
- Cefoxitina (cefamicina)

Terceira Geração
- Cefotaxima
- Ceftriaxona
- Cefmenoxima
- Cefotetana (cefamicina)
- Moxalactama (oxafen)
- Ceftazidima (ação anti-*Pseudomonas*)
- Cefoperazona (ação anti-*Pseudomonas*)
- Cefaloridina (ação anti-*Pseudomonas*)
- Cefixima (uso oral)
- Cefpodoxima (uso oral)
- Cefetamet (uso oral)

Quarta Geração
- Cefpiroma

Haemophilus influenzae do que as cefalosporinas de primeira geração e são ativos contra muitas raças resistentes à ampicilina. A cefoxitina tem ação contra *Proteus* indol-positivo e exerce algum efeito contra *Serratia*, mas tem pouca atividade contra *Enterobacter*. A cefoxitina é muito ativa contra *Bacteroides melaninogenicus*. As cefalosporinas de segunda geração não têm atividade contra *Pseudomonas aeruginosa, Acinetobacter, Enterobacter, Providencia* e *B. fragilis*.

As cefalosporinas de terceira geração possuem maior atividade contra os bacilos Gram-negativos aeróbios. Têm grande atividade contra *Enterobacteriaceae*, com exceção da cefsulodina. A cefoperazona, a cefsulodina e a ceftazidina demonstram boa atividade contra *Pseudomonas*.

Neisseria gonorrhoeae, N. meningitidis e cocos Gram-negativos são sensíveis às cefalosporinas. A cefoxitina e as cefalosporinas de terceira geração têm elevada atividade contra *N. gonorrhoeae*, inclusive contra as raças produtoras de penicilinase. Apesar da resistência desse grupo de antibióticos às betalactamases, a eficácia desses fármacos diante de infecções por *Enterobacter* sp., *Serratia* sp. e *Pseudomonas* sp. pode ficar limitada pelo surgimento da resistência bacteriana durante o tratamento, fenômeno raro antes do advento desses produtos. A indução na produção de betalactamases pode resultar do contato das bactérias com essas drogas, provocando resistência a outras cefalosporinas de terceira geração. Desse modo, há risco de essas cefalosporinas provocarem surgimento de bactérias multirresistentes, que têm o potencial de se difundir e provocar infecções, sobretudo em hospedeiros imunologicamente comprometidos. O mecanismo de ação das cefalosporinas é idêntico ao das penicilinas.

cos, inclusive *S. pyogenes, S. viridans* e *S. pneumoniae,* é sensível a esses antibióticos. Os enterococos (*S. faecalis*) são, entretanto, resistentes a todas as cefalosporinas. Os estreptococos anaeróbios, certos clostrídios, *Listeria monocytogenes* e *Corynebacterium diphtheriae* são também sensíveis às cefalosporinas de primeira geração.

As cefalosporinas de segunda geração são um pouco menos ativas que as de primeira geração contra bactérias Gram-positivas. O cefamandol, o cefaclor e a cefuroxima são muito mais ativos contra o

Absorção

A cefalexina e a cefradina são bem absorvidas quando tomadas por via oral, e a presença concomitante de alimentos no trato digestivo não parece afetar, de modo significativo, essa absorção. Enquanto isso, as outras cefalosporinas são mal absorvidas ao nível do tubo gastrointestinal, exigindo o uso parenteral. Dentre elas, a cefaloridina e a cefazolina são as menos dolorosas após aplicação muscular, sendo, portanto,

Quadro 96.2 Algumas cefalosporinas usadas por via oral classificadas por geração, forma farmacêutica e amplitude posológica (KARCHMER, A.W. Cephalosporins. *In*: MANDELL, G.L. et al. *Principles and Practice of Infectious Diseases*. 5th ed. Churchill Livingstone, Philadelphia, 2000)

Nome Genérico (Nome Comercial)	Forma Farmacêutica	Amplitude Posológica	
		Dose para Adulto e Intervalo	Dose Pediátrica (mg/kg/dia) e Intervalo
Primeira Geração			
Cefalexina (Keflex, Keftab, Biocef)	0,25, 0,5 g comp./cáps. 125, 250 mg/5 mL susp.	0,25–1 g, a cada 6 horas	25–100, a cada 6 horas
Cefradina (Velosef)	0,25–0,5 g cáps. 125, 250 mg/5 mL susp.	0,25–1 g, a cada 6 horas	25–50, a cada 6 horas
Cefadroxil (Duricef, Ultracef)	0,5, 1,0 g comp. 125, 250, 500 mg/5 mL susp.	0,5–1 g, a cada 12–24 horas	30, a cada 12–24 horas
Segunda Geração			
Cefaclor (Ceclor)	0,25, 0,5 g cáps. 125, 187, 250, 375 mg/5 mL susp.	0,25–0,5 g, a cada 8 horas	40, a cada 8 horas
(Ceclor CD)	0,375, 0,5 g cáps.	0,375–0,5 g, a cada 12 horas	
Cefuroxima axetil (Ceftin)	0,125, 0,25, 0,5 g comp.	0,25–0,5 g, a cada 12 horas	30–40, a cada 12 horas*
Cefprozil (Cefzil)	0,25, 0,5 g cáps. 125, 250 mg/5 mL susp.	0,25–0,5 g, a cada 12–24 horas	30, a cada 12 horas
Loracarbef (Lorabid)	0,20 g comp. 100, 200 mg/5 mL susp.	0,2–0,4 g, a cada 12 horas	15–30, a cada 12 horas*
Terceira Geração			
Cefixima (Suprax)	0,2–0,5 g cáps. 100 mg/5 mL susp.†	0,2 g, a cada 12 horas 0,4 g, a cada 24 horas	8, a cada 12 ou 24 horas
Cefpodoxima proxetil (Vantin)	0,1, 0,2 g comp. 50, 100 mg/5 mL susp.	0,2–0,4 g, a cada 12 horas‡	10, a cada 12 horas
Ceftibuteno (Cedax)	400 mg cáps., 90 ou 180 mg/5 mL.	0,2–0,4 g, a cada 12 horas	9, a cada 24 horas
Celdnir (Omnicef)	300 mg cáps., 125 mg/5 mL susp.	0,3–0,6 g, a cada 12–24 horas	7–14, a cada 12–24 horas

†Concentração sérica mais elevada com suspensão.
‡Infecção de trato urinário inferior: cefuroxima axetil na dose de 0,125–0,25 g, a cada 12 horas; loracarbef, 0,2 g por dia; cefpodoxima, 0,1 g, a cada 12 horas.
*Dose mais elevada recomendada para otite média.

Quadro 96.3 Algumas cefalosporinas parenterais classificadas por geração, via de administração e amplitude posológica (KARCHMER, A.W. Cephalosporins. *In*: MANDELL, G.L. et al. *Principles and Practice of Infectious Diseases*, 5th ed. Churchill Livingstone, Philadelphia, 2000)

Nome Genérico (Nome Comercial)	Via de Administração	Amplitude Posológica		
		Adultos		Crianças*
		Dose e Intervalo	Dose Diária, Infecção Grave	Dose (mg/kg/dia) e Intervalo
Primeira Geração				
Cefalotina (Keflin, Seffin)	IV	0,5–2 g, a cada 4–6 horas	6–12 g	75–125, a cada 4–6 horas
Cefazolina (Ancef, Kefzol)	IV/IM	0,5–1,5 g, a cada 6–8 horas	3–6 g	50–100, a cada 6–8 horas
Cefapirina (Cefadyl)	IV/IM	0,5–2 g, a cada 4–6 horas	6–12 g	40–80, a cada 4–6 horas
Cefradina (Velosef)	IV/IM	0,5–2 g, a cada 4–6 horas	4–12 g	50–100, a cada 6 horas
Segunda Geração				
Cefamandol (Mandol)	IV/IM	0,5–2 g, a cada 4–6 horas	6–12 g	100–150, a cada 4–8 horas
Cefonicid (Monocid)	IV/IM	0,5–2 g, a cada 24 horas	2 g	40, a cada 24 horas†
Cefuroxima (Kefurox, Zenacef)	IV/IM	0,75–1,5 g, a cada 6–8 horas	4,5–6 g	100–240, a cada 6–8 horas
Cefamicinas				
Cefoxitina (Mefoxin)	IV/IM	1–2 g, a cada 4–6 horas	6–12 g	80–160, a cada 4–6 horas
Cefotetan (Cefotan)	IV/IM	1–3 g, a cada 12 horas	4–6 g	40–80, a cada 12 horas†
Cefmetazol (Zefazone)	IV	2 g, a cada 6–12 horas	8 g	†
Terceira Geração				
Cefotaxima (Claforan)	IV/IM	1–2 g, a cada 4–8 horas	6–12 g	100–180, a cada 4–6 horas
Ceftizoxima (Cefizon)	IV/IM	1–4 g, a cada 8–12 horas	6–12 g	150–200, a cada 6–8 horas
Ceftriaxoma (Rocephin)	IV/IM	0,5–2 g, a cada 8–12 horas	6 g	90–150, a cada 8 horas
Quarta Geração				
Cefpiroma	IV/IM	1–2 g, a cada 12 horas	4 g	
Cefepima	IV/IM	1–2 g, a cada 12 horas	4 g	50, a cada 8 horas

*A dose para recém-nascidos, no primeiro mês de vida, pode diferir. Consultar especialista.
†Experiência em pediatria ainda limitada; não aprovada para uso pediátrico.

as mais usadas por essa via. Devido à nefrotoxicidade da cefaloridina, esse produto está colocado à margem no que diz respeito ao uso clínico. O emprego de cefalotina e cefapirina praticamente se restringe à via venosa, em virtude da dor provocada pela via muscular. Embora mais usados por via venosa, o cefamandol e a cefoxitina podem ser ocasionalmente empregados por via muscular.

Estão sendo desenvolvidas cefalosporinas de terceira geração absorvíveis por via oral. A cefixima foi a primeira delas, seguida pela cepodoxima, pelo ceftetrame e pelo ceftamet.

Distribuição

Os níveis séricos das principais cefalosporinas, aplicadas por via parenteral ou oral, estão no Quadro 96.2. Pode-se ver que, de modo geral, doses equivalentes produzem níveis séricos até certo ponto comparáveis para a maioria. Os mais altos níveis séricos são obtidos pela cefazolina, com maior duração do que as outras de primeira e segunda gerações, fato que deve estar ligado à maior capacidade desse produto em ligar-se às proteínas do plasma; logo abaixo da cefazolina situa-se a cefaloridina, que fornece níveis séricos mais elevados do que os outros para uso parenteral, com a meia-vida intermediária. A meia-vida da cefazolina é a maior de todas, seguida da cefaloridina, cefalotina, cefalexina, cefradina, cefapirina e cefacitrina, que têm meia-vida equivalente (Quadro 96.3). A capacidade das cefalosporinas de ligar-se às proteínas plasmáticas é variável: as que menos se ligam são a cefalexina, a cefradina e o cefadroxil, contrastando com a cefalotina, a cefazolina e a ceftriaxona, que apresentam de 65% a 85% de ligação às proteínas.

As cefalosporinas atravessam a barreira placentária e penetram bem no líquido sinovial e pericárdico. A penetração no liquor, entretanto, é insatisfatória para as cefalosporinas de primeira e segunda gerações, e essa é, sem dúvida, uma das limitações no uso desses produtos. Existem, na literatura, relatos de casos de meningite que se desenvolveu em pacientes durante o uso de cefalotina; o cefamandol, em doses elevadas, penetra no liquor em concentrações suficientes para inibir a maioria dos patógenos infectantes dessa área, e estudos preliminares sugerem seu valor no tratamento de certos casos de meningite.

As cefalosporinas da terceira geração, entretanto, penetram no liquor em concentrações satisfatórias, e são atualmente os produtos preferíveis para o tratamento de meningites causadas por bastonetes Gram-negativos.

Excreção

A via principal de eliminação das cefalosporinas é representada pelos rins; o fígado desempenha papel muito limitado. A eliminação renal desses produtos se faz por filtração glomerular, acrescida de secreção tubular. Desse modo, o uso de probenecida produz aumento substancial nos níveis séricos. Para a cefaloridina, entretanto, a secreção tubular é mínima, não havendo praticamente interferência da probenecida.

Algumas das cefalosporinas (cefalotina, cefapirina, cefacetrila) degradam-se no organismo, transformando-se numa forma desacetilada, inativa, que também se excreta pelos rins.

As concentrações urinárias desses produtos alcançam níveis muito elevados, atingindo 600 mg/mL até 5.000 mg/mL, sendo 80% a 100% excretados em 8 a 12 horas após a administração dessas cefalosporinas.

Em prematuros e recém-nascidos, devido a uma imaturidade funcional dos rins, os níveis de cefalosporinas são mais elevados e prolongados; em crianças maiores, os níveis séricos são um pouco mais baixos, e caem mais rapidamente.

A cefoxitina, em pequena proporção, é metabolizada para uma forma descarbamílica, também ineficaz.

A excreção biliar das cefalosporinas tem sido estudada com resultados variáveis. Os níveis biliares, em geral, se aproximam dos níveis séricos; na vigência de obstrução biliar, os níveis da bile não são satisfatórios; na ausência de obstrução, a cefazolina é a cefalosporina que fornece níveis biliares mais consistentes.

Como as cefalosporinas se excretam essencialmente pelos rins, na vigência de insuficiência renal, os níveis séricos e tissulares atingem taxas muito elevadas e podem resultar em efeitos tóxicos.

O mecanismo de ação das cefalosporinas é idêntico ao das penicilinas.

Quadro 96.4 Alguns parâmetros farmacocinéticos médios das cefalosporinas

Cefalosporina	Ligação Proteica (%)	Volume de Distribuição (L/kg)	Meia-vida (horas)
Cefalotina	70	0,26	0,75–1
Cefazolina	85	0,12	1,8
Cefapirina	50	0,13	0,75–1
Cefradina	14	0,25	0,8
Cefalexina	10–15	0,26	1
Cefadroxil	20	?	1,5
Cefamandol	75	0,16	0,75–1
Cefoxitina	70–80	0,16	0,75–1
Cefuroxima	33	0,19	1–1,5
Cefaclor	40	0,21	0,6–0,9
Cefotaxima	40–50	0,25	1–1,2
Moxalactama	40–50	0,26	2–2,5
Cefoperazona	80–90	0,15	1,9–2,1
Ceftizoxima	30	0,26	1,3–1,6
Ceftriaxona	80–95	0,13	8
Cefsulodina	30	0,23	1,7
Ceftazidima	20	0,13	1,8
Cefmenoxima	?	?	1

INDICAÇÕES CLÍNICAS

Apesar de sua grande eficácia e boas características farmacológicas, são poucas as situações clínicas em que esses produtos merecem escolha prioritária para o seu emprego. As maiores indicações clínicas para as cefalosporinas são:

1. Tratamento de infecções por germes Gram-positivos em pacientes alérgicos à penicilina – Sabemos que as cefalosporinas são eficientes contra estreptococos (à exceção do enterococo) e contra estafilococos, pela sua grande capacidade de resistir à betalactamase produzida por algumas dessas bactérias. Entretanto, se o paciente não é alérgico às penicilinas, a ocorrência de reações cruzadas, quando se utilizam as cefalosporinas, tem sido estimada entre 5% e 15%. Esses produtos têm sido usados em casos de septicemia e infecções graves, como endocardites bacterianas, osteomielites e pneumonias estafilocócicas, entre outras. Deve ser lembrado, entretanto, que, para os doentes que evidenciaram choque anafilático com o uso de penicilinas, as cefalosporinas não devem ser usadas como substitutos, devendo dar preferência a alternativas.

2. Infecções por certos bacilos Gram-negativos – Como alternativas, as cefalosporinas podem ser usadas em infecções por *E. coli*, *Klebsiella* sp. e *Proteus mirabilis*. Na prática, a situação de uso mais comum é em infecções do trato urinário ou em infecções hospitalares (infecção de ferida operatória ou celulites) causadas por esses micro-organismos ou em que eles participam como agentes infecciosos.

3. Casos de infecção grave em que se suspeita de bacteremia – Pelo seu alto espectro de atividade, compreendendo *Staphylococcus* e bacilos Gram-negativos que mais comumente são isolados de bacteremias, as cefalosporinas têm sido usadas para início de tratamento nesses casos, em associação a um aminoglicosídio. Embora se tenha relatado maior prevalência de nefrotoxicidade em algumas publicações, quando as cefalosporinas são ministradas em associação aos aminoglicosídios, esse fato ainda não está definitivamente estabelecido. Nesses casos graves, as cefalosporinas da terceira geração têm sido a preferência, dado seu maior espectro de ação. Nos pacientes com agranulocitose, aumenta o perigo de infecção por *P. aeruginosa*. Nesses casos, as cefalosporinas de terceira geração a se escolher deverão ser aquelas com atividade contra essa bactéria, a exemplo da ceftazidima.

Quadro 96.5 Atividade antibacteriana *in vitro* de cefalosporinas por via oral (NEU, H.C. Oral β-lactam antibiotics from 1960 to 1995. *Infect. Dis. Clin. Pract.*, 6:394-404, 1993)

Bactéria	MIC_{90}										
	Cefalexina	Cefradina	Cefadroxil	Cefaclor	Cefprozil	Loracarbef	Cefuroxima	Cefpodoxima	Cefixima	Ceftibuteno	Cefdinir
Strep. pneumoniae*	2	2	2	0,5	0,12	0,5	≤ 0,06	≤ 0,06	0,25	4	0,03
Strep. agalactiae	2	2	2	2	0,25	0,5	< 0,12	0,12	0,25	16	0,03
B. fragilis	> 32	> 32	> 32	> 32	> 32	> 32	> 32	> 32	> 32	> 32	64
P. aeruginosa	> 32	> 32	> 32	> 32	> 32	> 32	> 32	> 32	> 32	> 32	> 128
Strep. pyogenes	2	2	2	0,5	0,12	0,5	≤ 0,06	0,06	0,25	2	0,015
Staph. aureus†	4	4	4	4	2	4	4	4	> 32	> 32	0,5
H. influenzae†	8	16	32	8	8	2	0,5	0,06	0,06	0,06	0,25
N. gonorrhoeae†	2	4	4	1	1	0,12	0,25	0,06	0,06	0,004	0,03
M. catarrhalis†	4	4	4	1	2	1	1,0	0,25	0,06	2	0,12
E. coli*	> 16	> 16	> 16	> 16	2	> 16	8	0,5	0,25	0,12	2
C. diversus	4	4	4	0,5	1	0,5	4	0,5	0,06	0,06	0,25
Klebsiella sp.†	> 16	> 16	> 16	> 16	> 16	> 16	2	0,12	0,06	0,06	4
P. mirabilis	16	16	16	1	1	2	2	0,06	0,06	≤ 0,015	0,12
Salmonella sp.†	> 16	> 16	> 16	16	0	8	4	0,12	0,06	0,06	0,5
Shigella sp.†	> 16	> 16	> 16	16	8	8	2	0,12	≤ 0,06	≤ 0,06	0,5
C. freundii	> 32	> 32	> 32	> 32	> 32	> 32	> 32	> 32	> 32	> 32	128
E. aerogenes	> 32	> 32	> 32	> 32	> 32	> 32	> 32	0,5	2	1	32
E. cloacae	> 32	> 32	> 32	> 32	> 32	> 32	> 32	> 32	> 32	> 32	> 64
M. morganii	> 32	> 32	> 32	> 32	> 32	> 32	> 32	8	8	2	32
P. vulgaris	> 32	> 32	> 32	> 32	> 32	> 32	> 32	0,12	0,25	0,03	64
P. rettgeri	> 32	> 32	> 32	> 32	> 32	> 32	16	0,03	0,06	0,06	16
P. stuartii	> 32	> 32	> 32	> 32	> 32	> 32	> 32	0,5	0,6	0,06	4
Serratia sp.	> 32	> 32	> 32	> 32	> 32	> 32	> 32	> 32	> 32	4	> 64

*Isolados penicilinassensíveis.
†Isolados produtores de betalactamase.
Abreviatura: MIC_{90} = concentração mínima inibitória para 90% das cepas em μg/mL.

Quadro 96.6 Atividade antibacteriana *in vitro* de cefalosporinas por via parenteral: MIC$_{50}$/MIC$_{90}$†

Antibiótico	S. pyogenes	S. pneumoniae††	S. aureus†††	H. influenzae††††	E. coli	P. mirabilis	K. pneumoniae	E. cloacae	E. aerogenes	C. freundii	M. morganii	P. aeruginosa	B. fragilis
Cefazolina	0,1/0,1	0,12/0,12	1/1	4/8	<2/16	>2/<2	<2/4	>32/>32	>32/>32	>32/>32	>32/>32	>32/>32	64/>64
Cefamandol	0,06/0,06	0,12/0,12	<0,25/1	16/32	2/16	0,5/1	1/8	32/>64	2/>64	2/8	32/64	>32/>32	64/>64
Cefuroxima	<0,03/0,06	0,06/0,12	0,8/4	0,5/2	4/8	<2/<2	2/8	>32/>64	8/>32	4/>32	32/>32	32/>32	64/>64
Cefoxitina	0,5/1	1/2	2/4	1/4	2/8	2/8	2/8	>32/>32	>32/>32	>32/>32	8/8	>32/>32	4/32
Cefotetan	2/4	8/>32	<4/16	4/4	0,12/0,48	0,25/0,25	0,12/0,25	8/64	>8/>64	2/64	4/4	>32/>32	8/>64
Cefmetazol	0,5/0,5	1/8	2/4	1/4	1/4	2/4	1/2	>32/>32	4/32	>32/>32	4/8	>32/>32	8/16
Cefotaxima	0,06/0,06	0,01/0,06	2/4	0,06/0,06	0,12/0,12	0,12/0,12	0,12/0,12	0,5/>32	0,12/32	0,25/0,5	0,5/8	16/32	32/>64
Ceftizoxima	0,01/0,01	0,25/0,5	4/16	0,01/0,01	0,25/0,25	0,25/0,25	0,25/0,25	0,25/32	0,25/32	0,25/>32	0,25/2	>32/>32	16/>64
Ceftriaxona	0,01/0,03	0,01/0,06	2/4	0,01/0,01	0,25/0,25	0,25/0,25	0,25/0,25	0,26/>64	0,25/16	0,25/>64	0,25/1	16/>32	32/>64
Ceftazidina	0,12/0,25	0,25/0,5	8/16	0,06/0,12	0,12/0,25	0,12/0,25	0,12/0,5	0,25/>16	0,25/>32	0,05/>16	0,12/4	2/>16	32/>64
Cefepima	0,02/0,04	0,03/0,06	2/4	0,06/0,12	0,04/0,06	0,04/0,1	0,12/0,25	0,06/2	0,06/0,5	0,05/8	0,03/0,05	<4/16	>32/>2
Cefpiroma	0,02/0,05	0,01/0,06	0,5/1	0,06/0,12	0,12/0,12	0,12/0,12	0,12/0,25	0,12/0,5	0,03/0,12	0,03/0,06	0,12/0,5	4/>16	32/256

†MIC$_{50}$/MIC$_{90}$ = concentrações mínimas inibitórias para 50 e 90% das cepas em μg/mL.
††Penicilinassensível (MIC < 0,1 μg/mL).
†††*Staphylococcus aureus* meticilinassensível.
††††Produtor de betalactamase.

4. Profilaxia de casos cirúrgicos especiais – Levando-se em conta o perigo de bacteremias estafilocócicas em doentes submetidos a cirurgia vascular com substituição de válvula cardíaca por válvula protética (pela possibilidade de endocardite bacteriana) e os perigos de infecção intracraniana em craniotomias, as cefalosporinas têm sido usadas no pré-operatório imediato (0 a 2 horas antes) e por 1 a 2 dias no pós-operatório imediato nessas situações particulares.

A cefazolina é, sem dúvida, o antibacteriano mais usado como profilático na maioria das cirurgias. É essa a situação de cirurgias abdominais, ortopédicas, ginecológicas, torácicas, entre outras. O espectro de ação incluindo cocos Gram-positivos e alguns bastonetes Gram-negativos, associado à comodidade da injeção de 8 em 8 horas (até mesmo a cada 12 horas), tornaram a cefazolina o produto preferido para a maioria dos esquemas profiláticos, sobretudo de infecção da ferida operatória.

Como são ativos contra raças resistentes de *H. influenzae*, o cefaclor e o cefamandol são úteis em alguns casos de otite média ou pneumonia causada por essas bactérias resistentes.

Dependendo da sensibilidade da bactéria, as cefalosporinas podem ser usadas em infecções por *Klebsiella* que não sejam de natureza hospitalar.

As cefalosporinas de terceira geração são ativas contra raças de *N. gonorrhoeae* sensíveis e resistentes à penicilina. São as drogas preferidas no tratamento de infecções pela *N. gonorrhoeae* produtora de penicilinase.

As cefalosporinas não são ativas em infecções por *Chlamydia*, e têm valor limitado contra o *Treponema pallidum*.

A cefoxitina, isolada ou associada à doxiciclina ou a aminoglicosídios, pode ser usada na doença inflamatória pélvica aguda.

A cefoxitina e algumas cefalosporinas de terceira geração podem ser indicadas em infecções intra-abdominais de etiologia mista, por bacilos Gram-negativos aeróbios e anaeróbios, especialmente o *B. fragilis*.

VIAS DE ADMINISTRAÇÃO E DOSES HABITUAIS

Existem cefalosporinas para uso oral e uso parenteral. O médico não deve ter a preocupação de saber utilizar todos esses produtos. Conhecer bem um deles, de cada grupo, para uso oral e outro para uso parenteral geralmente satisfaz e permite que ele adquira e sedimente experiência, o que é fundamental para o bom curso da terapêutica.

Para uso por via oral, contamos com a cefalexina, a cefradina, o cefaclor, o zinacef, com algumas semelhanças em termos de atividade antimicrobiana, absorção, distribuição e excreção. Geralmente são utilizados em infecções moderadas ou leves, como furunculose, otites, sinusites e infecções dos tratos respiratório e urinário. São também usados para a continuidade de tratamento de casos graves que receberam, inicialmente, uma cefalosporina parenteral (como no caso de certas infecções respiratórias). A dose desses produtos é habitualmente de 500 mg a cada 6 horas (30 a 50 mg/kg de peso).

Para uso por via intramuscular, o produto mais comumente usado é a cefazolina, na dose de 0,5 g a cada 6 horas ou 1 g a cada 8 horas. Esses produtos praticamente substituem a cefaloridina, em virtude da nefrotoxicidade dessa última. O cefamandol também pode ser usado, na dose de 1 g a cada 6 ou 8 horas.

Para a via venosa, contamos com a cefalotina, usada na dose de 1 g de uma vez a cada 2 ou 4 horas, através de um equipo para infusão contínua. Essa é a cefalosporina mais usada e conhecida do grupo. Como alternativa, pode-se usar uma das múltiplas cefalosporinas de terceira geração, que têm espectro de ação mais amplo, sendo capazes de atuar contra raças de *Enterobacter* e algumas de *Proteus* indol-positivo; também exercem melhor ação sobre *Haemophilus influenzae*, mesmo nas raças produtoras de betalactamase. Outra alternativa é a cefradina ou a cefapirina, que, à semelhança do cefamandol, devem ser usadas nas mesmas doses da cefalotina. Apesar de apresentarem espectro de ação semelhante, algumas são mais potentes contra raças bacterianas, como é o caso da ceftazidima na ação contra *Pseudomonas aeruginosa*.

REAÇÕES COLATERAIS

A reação adversa mais comum das cefalosporinas é a irritação no local de aplicação e suas consequências. Dor local, após injeção muscular, é comum, sendo menor com o uso de cefazolina e cefaloridina; flebite é um achado comum após o uso venoso prolongado de uma cefalosporina; a indicação de que a cefapirina e a cefazolina se acompanham de menos flebite que a cefalotina não tem sido aceita de modo uniforme. Mal-estar epigástrico, náusea e diarreia podem ocorrer após o uso oral, sendo similares os comportamentos da cefalexina e da cefradina.

Reações alérgicas provavelmente ocorrem em cerca de 5% dos casos. Tais reações vão desde urticária, erupção maculopapular, febre, eosinofilia, até doença do soro e, mais raramente, choque anafilático. Foram também descritas leucopenia e trombocitopenia reversíveis em alguns casos.

Tem-se descrito teste de Coombs positivo em pacientes recebendo cefalosporinas, embora raramente se tenha documentado anemia hemolítica nesses casos. Não se sabe a causa desse fenômeno: se relacionado com a deposição de imunoglobulinas na membrana lesada do eritrócito ou com o desenvolvimento de anticorpos IgG contra eritrócitos sensibilizados pela cefalosporina. Parece que esse fenômeno ocorre em cerca de 3% dos pacientes usando cefalosporinas.

A nefrotoxicidade tem sido amplamente documentada com o uso de cefaloridina, relacionada com a dose desse produto. A lesão em animais é ao nível dos túbulos contorcidos proximais. No homem, essa complicação tem sido mais observada com doses superiores a 4 g ao dia. Efeito nefrotóxico de outras cefalosporinas tem sido muito menos frequente. A sugestão de que a nefrotoxicidade na associação de uma cefalosporina com aminoglicosídio está aumentada não passa ainda de hipótese, se bem que, nos doentes que usam essas associações, deve-se ter cuidado no seguimento da função renal.

O risco de reação alérgica ao uso de cefalosporinas em doente alérgicos à penicilina é estimado em 5% a 16% (média de 8,2%). Não se sabe ao certo se isso é uma reação de sensibilidade cruzada, pois pacientes alérgicos a penicilina têm incidência aumentada de reações a outras drogas sem nenhuma relação imunológica com a penicilina. A hipersensibilidade a penicilinas e cefalosporinas (inclusive o choque anafilático) relaciona-se a determinantes quimicamente não bem identificados, ficando difícil uma conclusão definitiva acerca da sensibilidade cruzada nesses casos.

O cefamandol, a cefoperazona e a moxolactama, em associação ao álcool etílico, provocam reação similar à do dissulfiram.

ESPECIALIDADES FARMACÊUTICAS À BASE DE CEFALOSPORINAS COMERCIALIZADAS NO BRASIL

Cefaclor

Ceclor®, Sigma Pharma
– Embalagem com 10 cápsulas de 250 mg ou de 500 mg.
– Frascos com 80 mL de suspensão, contendo 250 mg/5 mL ou 375 mg/5 mL.

Ceclor AF®, Sigma Pharma
– Embalagens com 10 drágeas de ação prolongada com 375 mg ou 750 mg.

Cefaclor®, Medley
– Frascos com 80 mL de suspensão, contendo 250 mg/5 mL ou 375 mg/5 mL.

Cefaclor®, Novartis
– Embalagem com 10 cápsulas de 500 mg.

Cefadroxil(g)

Cefamox®, Bristol-Myers Squibb
– Embalagens com 8 ou 48 cápsulas de 500 mg ou com 10 comprimidos de 1 g.

– Frascos com pó para o preparo de 80 mL ou 100 mL de suspensão, contendo respectivamente 250 mg/5 mL e 500 mg/5 mL.

Cefalexina(g)

Keflex®, Eli Lilly
– Caixas com 8 ou 40 drágeas de 500 mg ou 1 g.
– Frascos com 60 ou 100 mL de suspensão, contendo 250 mg/5 mL.

Cefalotina(g)

Cefalotina Sódica®, Eurofarma
– Frasco-ampola com 1 g para administração por via endovenosa ou intramuscular.

Cefazolina(g)

Cefazolina Sódica®, Eurofarma
– Frasco-ampola com 1 g, para administração por via endovenosa ou intramuscular.

Cefepima(g)

Mexcef®, Bristol-Myers Squibb
– Frascos-ampolas com 500 mg, 1 g e 2 g, para administração por via intramuscular ou endovenosa.

Cefotaxima(g)

Claforan®, Aventis Pharma
– Frascos-ampolas com 500 mg e 1 g, para administração por via endovenosa ou intramuscular.

Cefoxitina

Cefoxitina Sódica®, Eurofarma
– Frasco-ampola com 1 g, para administração por via endovenosa ou intramuscular.

Cefpodoxima-proxetil

Cefpodoxima Proxetil®, Ranbaxy
– Embalagens com 10 comprimidos de 100 ou 200 mg.
– Frasco com 100 mL de suspensão, contendo 40 mg/5 mL.

Cefprozil

Cefzil®, Bristol-Myers Squibb
– Cartucho com 10 comprimidos de 500 mg.
– Frasco com pó para o preparo de 100 mL de suspensão oral, contendo 250 mg/5 mL.

Ceftazidima(g)

Fortaz®, GlaxoSmithKline
– Frascos-ampolas com 1 g e 2 g.

Ceftriaxona(g)

Rocefin®, *Injeção intramuscular*, Roche
– Frascos-ampolas com 250 mg, 500 mg e 1 g, para administração por via intramuscular.

Rocefin®, *Injeção endovenosa*, Roche
– Frascos-ampolas com 500 mg e 1 g, para administração por via endovenosa.

Cefuroxima(g)
(ver também Axetil-cefuroxima)

Zinacef®, GlaxoSmithKline
– Frasco-ampola com 750 mg/5 mL, para administração por via intramuscular ou endovenosa.

Obs.: O símbolo (g) significa que o medicamento é também vendido com o nome genérico.

REFERÊNCIAS BIBLIOGRÁFICAS

1. BEAM, T. R. Jr. Third generation cephalosporins. Parts I and II. Ration. *Drug Ther., 16:* 1-6 (June), 1-5 (July), 1982.
2. BOSCIA, J. A., KORZENIOVSKI, O. M., KOBASA, W. D., ROCHA, H., LEVINSON, M. E. & KAYE, D. Pharmacokinetics of cefoperazone in normal subjects and patients with hepatosplenic schistosomiasis. *J. Antimicrob. Chemotherapy, 12:* 407-410, 1983.
3. BRODGEN, R. N. et al. Cefoperazone: review of in vitro antimicrobial activity, pharmacological properties and therapeutic efficacy. *Drugs, 22:* 423-460, 1981.
4. BRYAN, J. P., ROCHA, H., SILVA, H. R. da, TAVARES, A., SANDE, M. E. & SCHELD, W. M. Comparison of ceftriaxone and ampicillin plus chloramphenicol for the therapy of acute bacterial meningitis. *Antimicrob. Agents Chemother., 28:* 361-368, 1985.
5. CARVALHO, E. M., ANDREWS, B. S., MARTINELLI, R., DUTRA, M. & ROCHA, H. Circulating immune complexes and rheumatoid factor in schistosomiasis and visceral leishmaniasis. *Amer. J. Trop. Med. Hig., 32:* 61-68, 1983.
6. CARVALHO, E. M., MARTINELLI, R., OLIVEIRA, M. M. G. & ROCHA, H. Cefamondole treatment of Salmonella bacteremia. *Antimicrob. Agents Chemother., 21:* 334-335, 1982.
7. CUNHA, B. A., RISTUCCIA, A. M. Third generation cephalosporins. *Med. Clin. North Am., 66:* 283-291, 1982.
8. EORT. Ceftazidime combined with a short or long course of amikacin for empirical therapy of gram-negative bacteremia in cancer patients with granulocytopenia. *N. Engl. J. Med., 317* (27)*:* 1692-98, 1987.
9. FISHER, J. F. et al. Moxalactam (LY127935) in treatment of meningitis due to gram-negative bacilli. *Antimicrob. Agents Chem. Therap., 19:* 218-221, 1981.
10. FISHER, L. S., CHOW, A. W., YOSHIKAWA, T. T. Cephalotin and cephaloridine therapy of bacterial meningitis: an evaluation. *Ann. Int. Med., 82:* 689-93, 1975.
11. FREDMAN, J. M., HOFFMAN, S. H., SCHELD, W. M., LINCH, M. A., SILVA, H. R. da, ROCHA. H. & SANDE, M. A. Moxalactam for the treatment of bacterial meningitis in children. *J. Infect. Dis., 148* (5)*:* 886-891, 1983.
12. GUMP, D. W. & LIPSON, R. L. The penetration of cephalotin into synovial and other body fluids. *Curr. Ther. Res., 10:* 583-91, 1968.
13. KIRBY, W. M. & REGANEY, C. Pharmacokinetics of cefazolin compared with four other cephalosporins. *J. Infect. Dis., 128:* 5341-91, 1968.
14. KORZENIOVSKI, O., CARVALHO FILHO, E. M., ROCHA, H., SANDE, M. A. Evolution of cefamondole therapy of patients with bacterial meningitis. *J. Infect. Dis., 137:* 5169-79, 1978.
15. MANDELL, G. L. Cephaloridine. *Ann. Int. Med., 79:* 561-5, 1973.
16. MOELLERING, Jr. R. C. Cephamandole – a new member of the cephalosporin family. *J. Infect. Dis., 137*(Suppl.): 52-9, 1978.
17. SWARTZ, M. N. The newer cephalosporins. *New Engl. J. Med., 294:* 24-8, 1976.
18. NEU, H. C. Cephamandole, a cefalosporin antibiotic with an usually wide spectrum of activity. *Antimicrob. Agents Chemother., 6:* 177-182, 1974.
19. ONISH, H. R., DAOUST, D. R., ZIMMERMAN, S. B., HENDLIN, D., STAPALEY, E. O. Cefoxitin, a semisyntetic cephamycin antibiotic: resistance to beta-lactamase inactivation. *Antimicrob. Agents Chemother., 5:* 38-43, 1974.
20. PETZ, L. D. Immunologic reaction of humans to cephalosporins. *Postgrad. Med. J., 47:* 64-9, Suppl.,1971.
21. RAHAL, J. J. SIMBERKOFF, M. S. Host defense and antimicrobial therapy in adult gram-negative bacillary meningitis. *Ann. Inter. Med., 96:* 468-474, 1982.
22. RATZAN, K. R., RUIZ, C., IRVIN, G. L. III – Biliary tract excretion of cefazolin, cephalotin and cephaloridine in the presence of biliary tract disease. *Antimicrob. Agents Chemother., 6:* 426-31, 1974.

23. REGAMEY, C., GORDON, R. C., KIRBY, W. M. M. Cefazolin vs cephalotin and cephaloridine. *Arch. Int. Med., 133:* 407-10, 1974.
24. SHENG, K. T., HUANG, N. N., PROMADHATTAVEDI. V. Serum concentration and cephalotin in infants and children and placental transmission of the antibiotic. *Agents Chemother., 1964:* 200-6, 1965.
25. SILVA, H. R. da, COSTA, Y. A., SANTOS, L. C. S., COSTA, E., FREEDMAN, J., HOFFMAN, S., SCHELD, M., SANDE, M. & ROCHA. H. Eficácia do moxalactam no tratamento de meningites purulentas causadas por *H. influenzae* e *N. meningitidis. Mem. Inst. Oswaldo Cruz, 79* (1): 92-98, 1984.
26. SILVERBLAT, F., HARRIISON, W. O., TURCK, M. Nephtoxicity of cephalosporin antibiotics in experimental animals. *J. Infect. Dis., 128:* 5367-72, Suppl.,1973.
27. SYKES, R. B. Classification and terminology of enzymes that hydrolise beta-lactam antibiotics. *J. Infect. Dis., 145:* 762-765, 1982.
28. TRABULSI, L. R. Atividade *in vitro* das cefalosporinas contra bactérias Gram-negativas. *Rev. Ass. Méd Bras., 18:* 8-10, 1972.
29. WEINSTEIN, L. & KAPLAN, K. The cephalosporins: microbiological, chemical and pharmacological properties of use in chemotherapy of infection. *Ann. Int. Med., 72:* 729-39, 1970.
30. WEITEKAMP, M. R., ABER, R. C. Prolonged bleeding times and bleeding disthesis associated with moxalactam administration. *JAMA, 249:* 69-71, 1983.
31. WELLES, J. S. Pharmacology and toxicology of cephalosporins. In: *Cephalosporins and Penicilins: Chemistry and Biology*. Academic Press, New York, 1972, p. 583-608.

97

Aminoglicosídios

Fernando Luís de Queiroz Carvalho

Os antibióticos aminoglicosídios são participantes importantes do arsenal farmacoterapêutico desde a década de 1940, quando Waksman e seu grupo descobriram a estreptomicina. Esse grupo de fármacos, produzidos em sua maioria por micro-organismos, mas que também detêm notáveis compostos semissintéticos, possui grande relevância no tratamento de diversas infecções bacterianas consideradas graves. Seu poder terapêutico contrasta com efeitos adversos significativos e com o surgimento de fatores de resistência que puseram à prova sua real eficácia.

HISTÓRICO

Os antibióticos aminoglicosídios são produzidos em sua maioria por espécies dos gêneros *Streptomyces* e *Micromonospora*. Após a descoberta da estreptomicina, em 1943, cresceu a busca por novos agentes para esse grupo, já que, apesar do amplo espectro antibacteriano, a estreptomicina apresentou grande toxicidade e grande número de mutantes resistentes, fatos que impediram seu uso com a magnitude desejada. Dessa forma, Waksman e Lechevalier chegaram à neomicina em 1949, que se mostrava tão tóxica aos sistemas renal e auditivo que não poderia ser utilizada por via parenteral.

Em 1956, surge a paromomicina, com potência considerada reduzida para atuar por via sistêmica, e, em 1957, estudos do pesquisador japonês Umezawa levaram à descoberta da canamicina, o primeiro aminoglicosídio com boa tolerância no uso sistêmico e com a vantagem de ser ativo o suficiente para tratar infecções bacterianas provocadas por micro-organismos Gram-negativos aeróbios. Seis anos se passaram até que Weinstein descobrisse a gentamicina, marco histórico dos aminoglicosídios, a qual apresentava atividade contra uma grande quantidade de bactérias, inclusive *Pseudomonas aeruginosa*, além de ser bastante tolerável em administração parenteral.

Nos anos seguintes, muitos outros aminoglicosídios foram descobertos, porém apenas a tobramicina e a sisomicina chegaram a ser utilizadas terapeuticamente. Com a descoberta dos fatores de resistência, a segurança e a eficiência dos aminoglicosídios sofreram um forte golpe, porém estudos dirigidos principalmente por Umezawa levaram à identificação dos mecanismos químicos pelos quais as enzimas modificavam a estrutura dos aminoglicosídios, e, assim, tornava-se possível manipular o antibiótico no sentido de protegê-lo ou, preferencialmente, livrá-lo da ação dos fatores R. Dessa forma, a partir da molécula da canamicina A surgiu a amicacina, o único aminoglicosídio sensível a apenas um dos oitos fatores de resistência conhecidos.

Novas abordagens farmacológicas vêm sendo buscadas no sentido de descobrir novos aminoglicosídios, ao tempo que outros estudos têm demonstrado que esses antibióticos, em sinergia com outros agentes antibacterianos, podem gerar resultados surpreendentes no tratamento de infecções bacterianas graves.

QUÍMICA

Todos os aminoglicosídios apresentam na sua estrutura um anel essencial, o aminociclitol. O termo aminoglicosídio resulta de ligações glicosídicas entre o aminociclitol e dois ou mais grupamentos amino ou aminoaçúcares. O aminociclitol central da estreptomicina é a estreptidina, enquanto para todos os outros componentes desse grupo farmacológico o aminociclitol é a 2-desoxiestreptamina (Fig. 97.1). A Fig. 97.1 ilustra ainda a estrutura básica dos subgrupos de aminoglicosídios como a neomicina, que apresenta açúcares unidos ao anel 2-desoxiestreptamina nas posições 4 e 5. Canamicina, tobramicina e amicacina constituem a família das canamicinas (Quadro 97.1), todas derivadas de *Streptomyces* sp. A gentamicina é uma mistura de três constituintes, C_1, C_{1a} e C_2, produzidos por *Micromonospora* sp.

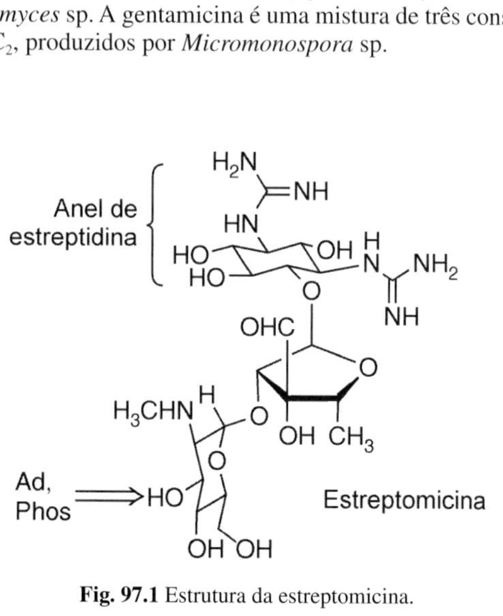

Fig. 97.1 Estrutura da estreptomicina.

Quadro 97.1 Famílias químicas dos antibióticos aminoglicosídios

Família	Membro
Estreptomicina	Estreptomicina
	Canamicina A
	Canamicina B
	Amicacina
	Tobramicina
	Dibecacina
Gentamicina	Gentamicina C_1, C_{1a} e C_2
	Sisomicina
	Netilmicina
	Isepamicina
Neomicina	Neomicina
	Paromomicina
Espectinomicina*	

*Um aminociclitol, sem ligações glicosídicas. (MANDELL, G.L., BENNETT J.E. e DOLIN, R. *Principles and Practice of Infectious Diseases*. 5th ed. Churchill Livingstone, Philadelphia, 2000.)

A relação estrutura-atividade dos aminoglicosídios não está completamente elucidada. Estudos removendo os grupamentos amino, hidroxil ou ambos levaram à perda da atividade antibacteriana e do potencial tóxico, respectivamente.

FARMACOCINÉTICA

Os aminoglicosídios são administrados pelas vias intravenosa, intramuscular e tópica. Em injeções intravenosas, o período de administração está entre 15 e 30 minutos, valendo ressaltar que infusões de doses diárias elevadas requerem o aumento desse tempo para 30 a 60 minutos, visando diminuir o risco teórico de um aumento nas concentrações séricas do fármaco, que pode provocar bloqueio neuromuscular. Pela via intramuscular, os aminoglicosídios são completamente absorvidos, atingindo concentrações plasmáticas máximas entre 30 e 90 minutos.

No trato gastrointestinal, os aminoglicosídios são fracamente absorvidos. Além disso, existem relatos de surdez associada ao uso de neomicina pela via oral em pacientes portadores de encefalopatia hepática ou que apresentem diminuição da função renal. A aplicação tópica desses fármacos mostra que, em pele inflamada, sua absorção é extremamente baixa, porém, em pacientes que apresentam lesões dermatológicas graves, ocorre absorção, incluindo o risco de toxicidade. Quando instilados no espaço pleural ou na cavidade peritoneal, os aminoglicosídios apresentam rápida absorção. O uso desses antibióticos em soluções de irrigação abdominal não é recomendado, pois, devido à rápida absorção, pode ocorrer bloqueio neuromuscular.

Por se tratar de drogas que apresentam baixo nível de ligação proteica e alta hidrossolubilidade, os aminoglicosídios são distribuídos livremente no compartimento vascular e podem atingir os espaços intersticiais de alguns tecidos corporais. Na ausência de doenças e/ou infecções, seu volume de distribuição encontra-se entre 0,2 e 0,3 L/kg. Esse volume encontra-se aumentado em situações edematosas que incluem a ascite. Por causa do seu tamanho, cargas policatiônicas e lipoinsolubilidade, esses fármacos têm baixo potencial para ultrapassar membranas biológicas. A maior exceção é válida para as células dos túbulos renais, as quais têm um mecanismo de transporte específico. Devido à absorção e subsequente liberação pelas células tubulares renais, as concentrações urinárias permanecem acima dos níveis terapêuticos por vários dias após uma única dose. Ao término de um regime terapêutico de múltiplas doses, os níveis urinários não só permanecem acima dos níveis terapêuticos como a meia-vida final pode alcançar de 48 a 200 horas. A travessia da barreira hematoencefálica pelos aminoglicosídios é insignificante, porém a administração intraventricular resulta em altas concentrações do fármaco no líquido cerebrospinal. Essa abordagem terapêutica pode ser utilizada em situações raras como nas meningites causadas por bacilos aeróbios Gram-negativos em adultos. Por outro lado, em recém-nascidos, a administração intraventricular é menos eficaz e produz maior toxicidade em relação à injeção parenteral.

Aminoglicosídios penetram facilmente o líquido sinovial, e suas concentrações nos tecidos do olho têm sido intensamente estudadas, mostrando que os níveis do antibiótico nesse tecido podem chegar a 40% dos níveis encontrados no soro em um período de 12 horas. Assim, injeções intravítreas diretas podem ser recomendadas para o tratamento de endoftalmites.

Não há nenhuma evidência de metabolismo de aminoglicosídios, e aproximadamente 99% de uma dose administrada por via parenteral é eliminada inalterada pela urina (filtração glomerular) e o 1% restante, nas fezes e na saliva. Quando a função renal está preservada, cerca de 90% da dose administrada é recuperada na sua forma ativa na urina, nas primeiras 24 horas. Essas drogas podem ser detectadas na urina até 20 dias após o término da utilização.

FARMACODINÂMICA

Os aminoglicosídios atuam pela inibição irreversível da síntese proteica bacteriana. O mecanismo de ação é iniciado quando o fármaco ultrapassa a membrana externa do patógeno através de canais de porina; em seguida, a droga é transportada de forma ativa até o citoplasma em um processo dependente de oxigênio. Essa necessidade da participação do oxigênio no transporte do antibiótico ajuda a explicar a ausência de ação desses fármacos contra micro-organismos anaeróbios. A energia necessária para a ocorrência desse evento é gerada pelo próprio gradiente eletroquímico transmembranoso, sendo o transporte acoplado a uma bomba de prótons. Além das condições anaeróbias, o pH extracelular baixo também inibe o transporte de aminoglicosídios. Por outro lado, antibióticos que atuam na parede bacteriana, como as penicilinas, podem intensificar a chegada do aminoglicosídio no citoplasma, gerando um aumento da atividade bactericida de forma sinérgica.

A inibição da síntese proteica bacteriana pelos aminoglicosídios ocorre após a ligação do antibiótico a proteínas específicas da subunidade 30S ribossômica. O aminoglicosídio pode então (1) inibir a síntese de proteínas, interferindo no complexo de iniciação de peptídios; (2) provocar uma leitura equivocada do RNAm, que burla a oferta de aminoácidos e leva à formação de um peptídio não funcional; ou, ainda, (3) causar a ruptura de polissomos, formando monossomos (cadeia de RNA com apenas um ribossomo) não funcionais. Como essas atividades ocorrem praticamente de forma simultânea, os efeitos finais são altamente bactericidas.

RESISTÊNCIA

As bactérias sensíveis aos aminoglicosídios apresentam como mecanismos de defesa alteração na captação do fármaco, síntese de enzimas modificadoras (fatores R) ou mudanças nos sítios de ligação nos ribossomos. As alterações enzimáticas geram o mecanismo mais comum de resistência e podem diminuir ou causar a perda total da atividade antimicrobiana. Essas enzimas podem ser produzidas por micro-organismos tanto Gram-positivos quanto Gram-negativos e são de três categorias: fosfotransferases, nucleotidiltransferases e acetiltransferases.

Os aminoglicosídios modificados enzimaticamente apresentam uma capacidade muito reduzida de ligação à subunidade ribossômica e, consequentemente, encontram altos níveis de resistência em bactérias capazes de produzir essas enzimas. Bactérias que possuem adeniltransferases são resistentes à gentamicina e à tobramicina, enquanto aquelas que produzem fosfotransferases são resistentes à neomicina, à paromomicina e à canamicina. As enzimas responsáveis pela resistência bacteriana são ainda encontradas em transposons e plasmídios bacterianos extracromossômicos. Esse fato indica a possibilidade de transferência de genes que codificam resistência aos aminoglicosídios de bactérias Gram-positivas para Gram-negativas. É conhecida a transferência gênica de fosfotransferases de enterococos para espécies de *Campylobacter*. As teorias para a origem dessas enzimas inativadoras revelam que elas podem ser derivadas de micro-organismos produtores de aminoglicosídios ou ainda resultantes de mutações em genes que codificam enzimas envolvidas na respiração celular normal.

A segunda forma de resistência bacteriana aos aminoglicosídios é a alteração no sítio (16S) de ligação do RNAm no ribossomo como resultado de atividade enzimática ou de mutações. Cepas resistentes de *Mycobacterium tuberculosis* resultantes de mutações têm sido descritas, e, mais recentemente, uma mutação puntiforme no sítio de ligação 16S em *Mycobacterium abscessus* e *Mycobacterium chelonae* provocou resistência contra amicacina.

Por fim, algumas bactérias podem apresentar resistência pela diminuição da captação do antibiótico. Mutações cromossômicas podem provocar defeitos que influenciam o gradiente eletroquímico responsável pela captação do aminoglicosídio, ao mesmo tempo em que fases da captação do antibiótico não dependentes de energia podem levar à resistência, pois são capazes de alterar a permeabilidade da membrana.

TOXICIDADE

O uso de aminoglicosídio pode provocar efeitos adversos. Entre eles estão raras reações de hipersensibilidade e flebite, após administração intravenosa. Esses antibióticos não apresentam hepatotoxicidade e não são conhecidos seus efeitos sobre a hematopoese ou sobre a cascata de coagulação. Por outro lado, podem provocar lesões nos sistemas auditivo e renal, além de bloqueio neuromuscular, que caracterizam seus principais efeitos tóxicos.

Em relação ao potencial nefrotóxico, estudos demonstraram que, na etiologia da insuficiência renal aguda, fármacos de utilização clínica aparecem como uma das principais causas. Em uma análise feita em mais de 2.000 pacientes hospitalizados, foram detectados quase 100 casos de insuficiência renal medicamentosa, 7 dos quais foram atribuídos à terapia com aminoglicosídio. Em pacientes hipotensos, especialmente aqueles com choque séptico, ocorre um aumento na incidência de insuficiência renal. Com base em 26 ensaios clínicos publicados e 8 meta-análises desses ensaios chegou-se à conclusão de que a utilização de uma dose diária de aminoglicosídios parece ser a forma mais eficaz de tratamento. A dose única não previne o aparecimento de toxicidade, porém é capaz de reduzir esse risco. Na presença de deterioração da função renal, é prudente a suspensão do tratamento; assim haverá uma recuperação espontânea dependente da ausência de nefrotoxinas, hipotensão ou outros fatores clínicos. Em pacientes nos quais a terapia não pode ser interrompida, a dose deverá ser ajustada e a terapia deverá continuar. Existem relatos de recuperação renal, mesmo com a continuidade do tratamento com aminoglicosídios.

O uso concomitante de aminoglicosídios com diuréticos de alça, como a furosemida ou outras drogas potencialmente nefrotóxicas como a vancomicina e a anfotericina B, pode potencializar a agressão renal. Dessa forma, é importante, se possível, evitar essas associações. Os aminoglicosídios mais nefrotóxicos são: neomicina, tobramicina e gentamicina.

A ototoxicidade é caracterizada por lesão auditiva, que apresenta inicialmente ruídos e perda de audição para sons de alta frequência ou por lesão vestibular, resultando em vertigem, ataxia e perda de equilíbrio. A ototoxicidade pode ser irreversível, principalmente quando a utilização do aminoglicosídio for constante e se houver negligência em relação às doses e ao tempo de tratamento. A toxicidade desses antibióticos no aparelho auditivo é determinada pela atividade da droga em células ciliadas e no órgão de Corti. Outra possibilidade é a lesão dos dois ramos do 8º par craniano pela inibição local da síntese proteica. Existem ainda relatos de que complexos formados por gentamicina e ferro são capazes de produzir radicais livres que podem provocar lesão auditiva. Estudos demonstraram que os aminoglicosídios podem gerar megaestimulação glutamatérgica em sinapses cocleares que resultam em alterações auditivas significativas. A toxicidade vestibular pode ser acompanhada de náuseas, vômitos e vertigem, e os sintomas podem ser exacerbados em ambientes escuros ou quando os olhos estiverem fechados. O nistagmo nesses pacientes pode ser evidente. Os aminoglicosídios mais tóxicos ao aparelho auditivo são: neomicina, canamicina e amicacina.

Fatores como idade, dose, duração da terapêutica e insuficiência renal aumentam a tendência à nefrotoxicidade e à ototoxicidade, e a administração em doses muito altas é capaz de provocar bloqueio neuromuscular, o qual pode resultar em paralisia respiratória, um efeito adverso sério e potencialmente letal. Os riscos desse bloqueio estão aumentados quando o paciente recebe concomitantemente bloqueadores neuromusculares ou antagonistas dos canais de cálcio, e o quadro pode ser rapidamente revertido pela infusão intravenosa de gluconato de cálcio.

INDICAÇÕES CLÍNICAS

Os aminoglicosídios são indicados principalmente para infecções provocadas por bactérias Gram-negativas, inclusive em situações em que há suspeita de sepse, ou quando o patógeno apresenta resistência a outras drogas (o Quadro 97.2 resume suas principais indicações). Quando associados a fármacos betalactâmicos, têm sua atividade antimicrobiana aumentada e, assim, apresentam melhores resultados em infecções causadas por Gram-positivos. A escolha do aminoglicosídio e da dose mais eficaz é feita com base na sensibilidade do micro-organismo e no tipo de infecção a ser tratada. A gentamicina é indicada em infecções consideradas graves ou quando o agente causador é *Pseudomonas aeruginosa*. O espectro de ação da canamicina apresenta atividade contra *Escherichia coli*, *Enterobacter* e *Neisseria*. Os aminociclitóis tobramicina e amicacina estão indicados nas mesmas situações que a gentamicina, porém a amicacina pode ser utilizada nos casos em que a bactéria é resistente a outros aminoglicosídios. Na tuberculose, a estreptomicina é considerada atualmente uma droga de segunda linha, embora seja de grande utilização em campanhas de saúde pública, devido ao seu baixo custo, associado a um grande efeito terapêutico contra o bacilo de Koch.

ADMINISTRAÇÃO DE AMINOGLICOSÍDIOS

Esses antibióticos podem ser administrados em várias doses diárias em pacientes com função renal normal ou em dose única diária. Quando a administração é feita em várias doses, o tratamento é dividido em uma dose inicial seguida de doses de manutenção (Quadro 97.3). O objetivo dessa dose inicial é alcançar rapidamente um pico de concentração plasmática com capacidade terapêutica. A indicação de níveis menores de droga reflete a intenção de manter concentrações baixas do medicamento que sejam eficazes e, portanto estejam acima da concentração mínima inibitória (CMI) para a maioria dos bacilos Gram-negativos sensíveis.

Quadro 97.2 Indicações específicas dos aminoglicosídios

Patógeno	Aminoglicosídio	Drogas Utilizadas em Associação
Bacilos Gram-negativos aeróbios		
Klebsiella sp.	A, G, N, T	APP, ESC
Enterobacter aerogenes	A, G, N, T	APP, ESC
Serratia marcescens	G	APP, ESC
Pseudomonas aeruginosa	T	APP, APC
Francisella tularensis	St, G	Nenhuma
Brucella abortus	G ou St	Doxiciclina
Yersinia pestis	St, G	Nenhuma
Ibrio ulnificus	A, G, N, T	ESC
Cocos Gram-positivos aeróbios		
Streptococcus viridans	G	Penicilina G
Streptococcus faecalis	G	Penicilina G
Staphylococcus aureus	G	Nafcilina
Staphylococcus epidermidis	G	Vancomicina (rifampicina)
Neisseria gonorrhoeae	Sp	Nenhuma
Mycobacterium avium-intracellulare	A	Múltiplas
Mycobacterium tuberculosis	St	Múltiplas
Entamoeba histolytica	P	Nenhuma
Cryptosporidium parvum	P	Nenhuma

Abreviaturas: A, amicacina; APC, cefalosporina antipseudomonas; APP, penicilina antipseudomonas; ESC, cefalosporinas de espectro ampliado; G, gentamicina; N, netilmicina; P, paromomicina; Sp, espectinomicina; St, estreptomicina; T, tobramicina. (MANDELL, G.L., BENNETT J.E. e DOLIN, R. *Principles and Practice of Infectious Diseases*. 5th ed. Churchill Livingstone, Philadelphia, 2000.)

Quadro 97.3 Doses iniciais sugeridas, doses de manutenção e concentrações séricas desejadas de aminoglicosídios com múltiplas administrações diárias em pacientes adultos com *clearance* de creatinina estimado acima de 90 mL/min

Droga*	Dose Inicial	Dose Diária de Manutenção		Conc. Séricas (µg/mL)	
		Total mg/kg	Dividida mg/kg	Pico	Concentração Mínima Acima da CMI
Gentamicina	2	5,1	1,7 a cada 8 horas	4–10	1–2
Tobramicina	2	5,1	1,7 a cada 8 horas	4–10	1–2
Netilmicina	2	6	2 a cada 8 horas	4–10	1–2
Amicacina	7,5	15	7,5 a cada 12 horas	15–30	5–10
Estreptomicina†	7,5	15	7,5 a cada 12 horas	15–30	5–10

*Todas as drogas, inclusive estreptomicina, podem ser administradas IM ou IV.
†Doses diárias máximas 2,0 g; 1,0 g IM (ou IV), podem ser administradas para tuberculose. (MANDELL, G.L., BENNETT J.E. e DOLIN, R. *Principles and Practice of Infectious Diseases*, 5th ed. Churchill Livingstone, Philadelphia, 2000.)

A dose inicial é independente da função renal, porém o pico sérico obtido depende do volume de distribuição. Como o volume de distribuição é menor no tecido adiposo em relação àquele que ocorre na massa magra, a dose inicial deverá ser ajustada em pacientes que apresentem um peso 30% superior ao peso considerado ideal. Esse ajuste é particularmente importante em casos de obesidade mórbida.

O volume de distribuição encontra-se aumentado em pacientes com queimaduras graves, ascite e estados edematosos. Por outro lado, desidratação ou perda muscular diminuem o volume aparente de distribuição. Essas condições variam, em grandes amplitudes, de paciente para paciente. Como nos pacientes em estado crítico as variações ocorrem a cada hora, recomenda-se que, após cada dose inicial, ou após a primeira dose de manutenção, se obtenha um pico sérico da droga. Em pacientes tratados com injeções intravenosas, a dose inicial deve ser completamente infundida em um intervalo de 15 a 30 minutos, atingindo o pico plasmático 30 minutos após o final da infusão. Em relação à injeção intramuscular, o soro é coletado após 1 hora. As variações entre as concentrações desejadas e as mínimas concentrações terapêuticas estão reunidas no Quadro 97.3.

As doses de manutenção dentro de um regime terapêutico são calculadas com base em uma estimativa da função renal, desde que a excreção dos aminoglicosídios está diretamente relacionada à filtração glomerular. Esse processo renal pode falhar de acordo com a idade e como resultado de algumas doenças. A formação do filtrado glomerular é refletida pelo *clearance* endógeno de creatinina. Doenças que resultam em perda muscular significativa estão associadas a baixos valores de creatinina sérica. Quando a função renal é normal, é desejável medir os níveis de aminoglicosídios após a primeira ou a segunda dose de manutenção e ajustar, se necessário. A creatinina pode ser dosada a cada 3 a 5 dias. Se os níveis estiverem estáveis, não é necessário repetir a mensuração dos níveis do aminoglicosídio, porém, se ocorrerem mudanças na função renal, a dose deverá ser recalculada e os níveis séricos obtidos após o início do novo regime terapêutico. Juntamente com outros fatores de risco, uma grande dose diária total e uma larga duração da terapia aumentam de forma significativa a probabilidade de toxicidade renal e auditiva. O Quadro 97.4 mostra os intervalos entre as doses de aminoglicosídio quando há diminuição da função renal. No caso de pacientes em estágio final da função renal, é usual a necessidade de hemodiálise ou diálise peritoneal. Pacientes em estado grave podem requerer a utilização de hemofiltração arteriovenosa contínua. Esses procedimentos aumentam o *clearance* dos aminoglicosídios. As quantidades sugeridas para suplementação estão no Quadro 97.4. Os suplementos sugeridos aos pacientes submetidos a hemodiálise estão baseados no princípio de que aproximadamente dois terços do aminoglicosídio circulante podem ser removidos pela hemodiálise.

Dose única diária

O conceito de terapia de dose única diária de aminoglicosídios envolve três pontos: (1) ototoxicidade e nefrotoxicidade experimentais foram menos graves em animais que receberam uma única dose do fármaco; (2) os aminoglicosídios apresentam um efeito pós-antibiótico contra bacilos Gram-negativos tanto *in vitro* quanto *in vivo*; (3) a eficácia antibacteriana dos aminoglicosídios está aumentada com altas concentrações da droga. Assim, é possível observar que, após uma única dose diária, os efeitos tóxicos são diminuídos sem sacrificar a eficácia antibacteriana. O regime terapêutico utilizando a dose única diária não é consenso. Os dois métodos utilizados frequentemente estão sumarizados nos Quadros 97.5 e 97.6, e os critérios de exclusão para o uso desse regime terapêutico estão relacionados nos Quadros 97.5, 97.6 e 97.7.

Quadro 97.4 Método de utilização de doses múltiplas diárias: ajuste de dose dos antibióticos aminoglicosídios em pacientes com graus variados de desequilíbrio da função renal através do prolongamento do intervalo das doses*

Droga	Dose de Manutenção para Função Renal Normal (mg/kg)	Intervalo de Doses Baseado no *Clearance* de Creatinina Estimado (mg/min)				Suplemento Após Hemodiálise† (mg/kg)	Suplemento Durante CAVH† (mg/kg/dia)	Suplemento Durante CAPD (mg Perdidos/Litro de Dialisado/Dia)
		80–90	50–80	10–50	<10			
Gentamicina	1,7 a cada 8 h	A cada 12 h	A cada 12–24 h	A cada 24–48 h	A cada 48–72 h	1–2	2,5	3–4¥
Tobramicina	1,7 a cada 8 h	A cada 12 h	A cada 12–24 h	A cada 24–48 h	A cada 48–72 h	1–2	2,5	3–4¥
Netilmicina	2 a cada 8 h	A cada 12 h	A cada 12–24 h	A cada 24–48 h	A cada 48–72 h	2	2,5	3–4¥
Amicacina	7,5 a cada 12 h	A cada 12 h	A cada 12–24 h	A cada 24–48 h	A cada 48–72 h	5–7	4,0	15–20§

*São sugeridas também doses de aminoglicosídios para pacientes que necessitam de hemodiálise e hemofiltração arteriovenosa (CAVH) e doses para tratar peritonite em pacientes mantidos sob diálise peritoneal contínua em ambulatório (CAPD).
†As quantidades relativa e absoluta de droga removida são influenciadas pela variedade de doenças apresentadas e fatores relacionados à diálise. Em pacientes críticos, os níveis séricos dos aminoglicosídios devem ser monitorados.
¥Reaplicação (IV) dos 3 a 4 mg perdidos por litros de dialisado por dia. Ex.: 8 L/dia × 4 mg/L = 32 mg/dia.
§Reaplicação (IV) dos 15 a 20 mg perdidos por litro de dialisado por dia. Ex.: 8 L/dia × 20 mg/L = 160 mg/dia.

Quadro 97.5 Regime sugerido para utilização de dose única diária de gentamicina e tobramicina em pacientes com *clearance* de creatinina estimado entre 20 e 100 mg/min e regime em dias alternados para pacientes com *clearance* de creatinina abaixo de 20 mL/min*

Clearance de Creatinina Estimado† (mL/min)	Intervalo de Dose (h)	Dose (mg/kg)	T1/2 (h)	Nível Sérico Estimado (µg/mL) em			
				1 h	12 h	18 h	24 h
100	24	5 (7) ¥	2,5	20 (28)	1,0 (1,4)	<1	<1
90	24	5 (7)	3,1	20 (28)	2,0 (2,3)	<1	<1
80	24	5 (7)	3,4	20 (28)	2,5 (2,9)	<1	<1
70	24	4 (5,5)	3,9	16	2,0	<1	<1
60	24	4 (5,5)	4,5	16	3,0	1,5	<1
50	24	3,5 (5,0)	5,3	14	3,5	1,0	<1
40	24	2,5 (3,5)	6,5	10	3,0	1,5	<1
30	24	2,5 (3,5)	8,4	10	4,0	2,5	1,5
				1 h	*24 h*	*36 h*	*48 h*
20	48	4,0 (5,5)	11,9	16	4,0	2,0	1,0
10	48	3,0 (4,0)	20,4	12	5,0	3,0	2,0
0§	48	2,0 (4,0)	69,3	8	7,0	6,0	5,0

*Níveis séricos previstos para o pico e para a concentração mínima acima da CMI. Os níveis do pico são calculados como se segue: mg/kg administrado × peso corpóreo em kg.

Vd (L/kg) × peso corpóreo em kg.

Concentrações mínimas acima da CMI são calculadas a partir da concentração do pico e do tempo de meia-vida.
(t1/2) mostrada em horas em níveis variáveis da função renal (Vd = volume de distribuição).
†O *clearance* de creatinina estimado apresenta uma creatinina sérica mínima de 0,8 mg/dL.
¥A dose inicial de 7 mg/kg recomendada para pacientes com aumento antecipado do volume de distribuição da droga.
§Os valores exemplificados são para pacientes submetidos a hemodiálise em dias alternados. O pico verdadeiro depende da eficiência da diálise. A dose é dada após a diálise.
Dados de GILBERT, D.N., LEE, B.L., DWORKIN, R.J. *et al.* A randomized comparison of the safety and efficacy of one-daily gentamicin of thrice-daily gentamicin in combination with ticarcillin–clavulanate. *Am. J. Med.*, 105:182–191, 1998; e GILBERT, D.N. e BENNETT, W.M. Use of antimicrobial agents in renal failure. *Infect. Dis. Clin. North Am.*, 3:517–531, 1989.

Quadro 97.6 Regime de dose única diária sugerido para netilmicina, amicacina, canamicina e estreptomicina em pacientes com *clearance* de creatinina estimado entre 20 e 90 mL/min e regime em dias alternados para *clearance* de creatinina abaixo de 20 mg/min*

Clearance de Creatinina Estimado† (mL/min)	Intervalo de Dose (h)	Dose (mg/kg)	T1/2 (h)	Nível Sérico Estimado (µg/mL) em			
				1 h	12 h	18 h	24 h
Netilmicina							
90	24	6,5	3,1	26	2	<1	<1
70	24	5,0	3,9	20	2,5	1,0	<1
50	24	4,0	5,3	16	4	1	<1
30	24	2,0	8,4	8	3	2	1
				1 h	*24 h*	*36 h*	*48 h*
20	48	3,0	11,9	13	3,0	1,5	0,75
10	48	2,5	20,4	10	4,0	3	2
0¥ (hemodiálise)	48	2,0	69,3	8	7,0	6	5
A, C e St				*1 h*	*12 h*	*18 h*	*24 h*
90	24	15,0	3,1	60	6,0	<1	<1
70	24	12,0	3,9	48	9,0	2,5	<1
50	24	7,5	5,3	30	7,0	3,5	1,0
30	24	4,0	8,4	20	7,5	5,0	3,0
				1 h	*24 h*	*36 h*	*48 h*
20	48	7,5	11,9	30	7,5	3,3	1,6
10	48	4,0	20,4	16	12	5,0	3,0
0¥ (hemodiálise)	48	3,0	69,3	20	16	15	12

*Os níveis previstos de pico e de concentração mínima acima da CMI são mostrados. Os níveis de pico são calculados como se segue: mg/kg administrado × peso corpóreo em kg.

Vd (L/kg) × peso corpóreo em kg.

Abreviaturas: A = amicacina; C = canamicina e St = estreptomicina.
Concentrações mínimas acima da CMI são calculadas a partir da concentração do pico e do tempo de meia-vida (T1/2), mostrado em horas em níveis variáveis da função renal (Vd = volume de distribuição).
†O *clearance* de creatinina estimado apresenta uma creatinina sérica mínima de 0,8 mg/dL.
¥Os valores exemplificados são para pacientes submetidos a hemodiálise em dias alternados. O pico verdadeiro depende da eficiência da diálise. A dose é dada após a diálise.
Dados de GILBERT, D.N. e BENNETT, W.N. Use of antimicrobial agents in renal failure. *Infect. Dis. Clin. North Am.*, 3:517–531, 1989.

Quadro 97.7 Critérios de exclusão no emprego da dose única diária (DUD)

A DUD Não É Aconselhável para:

Insuficiência renal moderada a grave (depuração de creatinina <40 mL/min)
Queimaduras graves (>20% da área corporal)
Ascite
Síndrome séptica grave
Fibrose cística
Sobrecarga hídrica no pós-operatório
Diálise
Neonatos/crianças
Grávidas
Infecção invasiva por *P. aeruginosa* comprovada em pacientes neutropênicos
Pacientes recebendo outros agentes nefrotóxicos (anfotericina B, cisplatina, contraste radiográfico, DAINES)
Endocardite
Infecção por micobactérias
Pacientes que necessitam de tratamento prolongado, superior a 7 dias*
Pacientes com doença hepática significativa subjacente†

Modificado de GERBERDING, J.L. Aminoglycoside dosing: timing is of the essence. *Am. J. Med.*, *105*:256, 1998.
*Por exemplo, na pneumonia por *P. aeruginosa*, na qual o paciente pode necessitar de 2 a 3 semanas de antibiótico.
†Se o uso de aminoglicosídio for inevitável, recomenda-se consultar um infectologista e empregar doses individualizadas.

SITUAÇÕES ESPECIAIS

Aminoglicosídios em crianças

A farmacocinética dos aminoglicosídios em recém-nascidos e crianças é diferente daquela apresentada pelos adultos. O *clearance* renal desses antibióticos encontra-se reduzido em recém-nascidos, fato que resulta em aumento da meia-vida farmacológica e leva a redução da dose do fármaco. Além disso, o volume de distribuição está aumentado em relação aos adultos. No regime terapêutico que utiliza múltiplas doses diárias, os aminoglicosídios mais utilizados são a amicacina, a gentamicina e a tobramicina. Por outro lado, a canamicina e a estreptomicina apresentam maior risco de toxicidade ao aparelho auditivo, além de apresentarem maior frequência de resistência em relação a *Enterobacteriaceae*. Entretanto, é importante citar que, no caso de pacientes portadores de tuberculose por micro-organismos multirresistentes, o tratamento com estreptomicina pode ser necessário.

O uso da dose única diária em crianças é pouco explorado. A administração de gentamicina na dose de 5 mg/kg foi tão eficaz quanto o uso da dose de 2,5 mg/kg em 2 doses diárias em neonatos. Da mesma forma, a utilização desse aminoglicosídio em um estudo randomizado com crianças de 3 meses a 16 anos, na dose de 4,5 mg/kg/dia, gerou respostas terapêuticas equivalentes, independentemente de ter sido administrada em dose única diária ou em 3 vezes ao dia.

Fibrose cística

Em pacientes portadores de fibrose cística em estágio avançado, pode ocorrer colonização de *P. aeruginosa* em vias respiratórias. Com o avanço da doença, é possível que ocorram frequentemente episódios de traqueobronquite e pneumonia, e, assim, o tratamento deve ser realizado utilizando-se fármacos betalactâmicos com aminoglicosídios.

A terapia com esses antibióticos em casos de fibrose cística apresenta dificuldades, devido a alterações na farmacocinética, redução do efeito antibacteriano e risco de toxicidade auditiva, especialmente coclear, por causa da necessidade de uso crônico do medicamento. Além disso, a meia-vida está diminuída e o volume de distribuição, aumentado. A terapia parenteral é feita utilizando-se um regime de múltiplas doses de tobramicina ou gentamicina, recomendando-se uma dose inicial de 3,3 mg/kg a cada 8 horas. A estratégia da dose única diária pode ser utilizada alternativamente na quantidade de 11 mg/kg/dia, no caso da tobramicina, e de 35 mg/kg/dia, para a amicacina. No caso de terapia que utiliza aerossol, existem algumas vantagens, como: aumento das concentrações do fármaco no escarro, menor exposição sistêmica à droga, administração em casa pelo próprio paciente e melhora na função pulmonar, que coincide com uma redução da carga de *P. aeruginosa*. Quando comparada com placebo, uma dose de 600 mg de tobramicina administrada através de nebulizações 3 vezes ao dia melhora a função pulmonar e reduz significativamente a quantidade de *P. aeruginosa* no escarro em um período de 28 dias. A dose recomendada pela Food and Drug Administration (FDA) para adultos, crianças e idosos é de 300 mg em nebulizações, 2 vezes ao dia, durante 28 dias. Ototoxicidade e nefrotoxicidade não têm sido relatadas, porém alguns pacientes apresentam tinido de maneira transitória.

Endocardite infecciosa

Não existem grandes estudos comparando as doses frequentemente utilizadas em pacientes com endocardite infecciosa. Com base em estudos *in vitro*, é possível dizer que o efeito dos aminoglicosídios contra *Enterococcus* sp. requer a utilização de um agente betalactâmico associado ao aminoglicosídio. A American Heart Association preconiza o uso de penicilina G associada a gentamicina na dose de 3 mg/kg/dia, em pacientes com função renal normal, para o tratamento de endocardites por *Streptococcus viridans* e enterococos.

ESPECIALIDADES FARMACÊUTICAS À BASE DE AMINOGLICOSÍDIOS COMERCIALIZADAS NO BRASIL

Estreptomicina

Estreptomicina®, FURP
– Frasco-ampola com 1 g de sulfato de estreptomicina, para administração por via intramuscular.

Gentamicina(g)

Diprogenta®, Schering-Plough
– Bisnaga com 30 g de creme ou pomada para uso dermatológico.
Garamicina Injetável Adulto®, Schering-Plough
– Ampolas com 60 mg, 70 mg, 160 mg ou 280 mg, para administração por via intramuscular ou endovenosa.
Garamicina Injetável Pediátrica®, Schering-Plough
– Ampolas com 20 mg ou 40 mg, para administração por via intramuscular ou endovenosa.
Garamicina Creme®, Schering-Plough
– Bisnaga com 30 g para uso dermatológico.
Garasone®, Schering-Plough
– Frasco com 10 mL de solução, contendo gentamicina e betametasona, para uso oftalmológico.
Gentacort®, Allergan
– Frasco com 5 mL de colírio e tubo com 3,5 g de pomada oftalmológica, contendo gentamicina e betametasona, para uso oftalmológico.
Quadriderm®, Schering-Plough
– Bisnaga com 20 g de creme, contendo gentamicina, betametasona, tolnaftato e cloquinol, para uso dermatológico.

Tobramicina

Tobradex®, Alcon
– Frasco conta-gotas com 5 mL de suspensão oftálmica, contendo tobramicina e dexametasona (g).
– Bisnaga com 3,5 g de pomada oftálmica, contendo tobramicina e dexametasona (g).
Tobramicina®, Alcon
– Frasco conta-gotas com 5 mL de solução oftálmica com tobramicina (g).

- Bisnaga com 3,5 g de pomada oftálmica com tobramicina (g). *Tobrex®*, Alcon
- Frasco conta-gotas com 5 mL de solução oftálmica com tobramicina.
- Bisnaga com 3,5 g de pomada oftálmica com tobramicina.

REFERÊNCIAS BIBLIOGRÁFICAS

1. BAILEY, T.C., *et al*. A meta-analysis of extended-interval dosing versus multiple daily dosing of aminoglycosides. *Clin. Infect. Dis.*, *24*:786, 1997.
2. BUSSE H.J., WÖSTAMNN, C., BAKKER, E.P. The bactericidal action of streptomycin: Membrane permeabilization caused by the insertion of mistranslated proteins into the cytoplasmic membrane of *Escherichia coli* and subsequent caging of the antibiotic inside the cells due to degradation of these proteins. *J. Gen. Microbiol.*, *138*:551, 1992.
3. EDSON, R.S., TERREL, C.L. The aminoglycosides. *Mayo Clin. Proc.*, *74*:519, 1999.
4. EDSON, R.S., TERRELL, C.L. The aminoglycosides: Streptomycin, kanamycin, gentamicin, tobramycin, amikacin, netilmicin, and sisomicin. *Mayo Clin. Proc. 62*:916, 1987.
5. GERBERDING, J.L. Aminoglycoside dosing: timing is of the essence. *Am. J. Med., 105*:256, 1997.
6. GILBERT, D. Aminoglycosides. *In*: MANDELL, G.L., BENNETT, J.E., DOLIN, R. (eds.). *Principles and Practice of Infectious Diseases*. 5th ed. Churchill Livingstone, New York, 2000.
7. HUGHES, W.T. *et al*. Guidelines for the use of antimicrobial agents in neutropenic patients with unexplained fever. *J. Infect. Dis.*, *161*:381, 1990.
8. McCORMACK, J.P, JEWESSON, P.J. A critical reevaluation of the "therapeutic range" of aminoglycosides. *Clin. Infect. Dis.*, *14*:320, 1992.
9. MEDICAL LETTER. The choice of antibacterial drugs. *Med. Lett. Drugs Ther.*, *41*:95, 1999.
10. NICOLAU, D.P. *et al*. Experience with a once-daily aminoglycoside program administered to 2,184 adult patients. *Antimicrob. Agents Chemother. 39*:650, 1995.
11. NOONE, M. *et al*: Prospective study of amikacin vs netilmicin in the treatment of severe infections in hospitalized patients. *Am. J. Med.*, 86:809, 1989.
12. PTINS, J. M. *et al*. Once versus thrice daily gentamicin in patients with serious infections. *Lancet, 341*:335, 1993.
13. SPERA, R.V., Jr., FARBER, B.F. Multiply-resistant *Enterococcus faecium*. The nosocomial pathogen of the 1990s. *JAMA, 268*:2563, 1992.
14. WILSON, W.R. *et al.* Antibiotic treatment of adults with infective endocarditis due to streptococci, enterococci, staphylococci, and HACEK microorganisms. *JAMA, 274*:1706, 1995.
15. ZASKE, D.E., CIPOLLE, R.J., STRATE, R.J. Gentamicin dosage requirements: wide interpatient variations in 242 surgery patients with normal renal function. *Surgery, 87*:164, 1980.

98

Lincosamidas, Tetraciclinas e Cloranfenicol

Fernando Luís de Queiroz Carvalho

LINCOSAMIDAS

Lincomicina e clindamicina

QUÍMICA E PREPARAÇÕES

A lincomicina foi isolada por Lincoln em 1962, de um micro-organismo, o *Streptomyces lincolnensis*. Apesar de apresentar muitas propriedades similares às da eritromicina, quimicamente a lincomicina consiste em um aminoácido ligado a um açúcar (Fig. 98.1). A modificação da sua estrutura química gerou a clindamicina (7-cloro-7-desoxilincomicina), que possui maior espectro antibacteriano e melhor absorção após administração oral, não existindo vantagens terapêuticas da lincomicina sobre a clindamicina. Ambas são bases fracas, que lhes conferem um caráter de solubilidade em água quando apresentadas em forma de sais.

A lincomicina (Lincocin) pode ser utilizada como um sal de cloridrato, em cápsulas de 250 a 500 mg, xarope para uso oral e ainda em solução para uso parenteral (300 mg/mL). Já a clindamicina (Cleocin) existe em preparações com sal de base de cloridrato, em cápsulas de 75, 150 e 300 mg, e de éster palmitato, para suspensão de uso pediátrico. Para usos intravenoso e intramuscular, há um éster fosfato (150 mg/mL), podendo ser encontrada também como solução tópica, gel, loção para tratamento de acne e em uma concentração de 2% em cremes vaginais para o tratamento de vaginoses bacterianas.

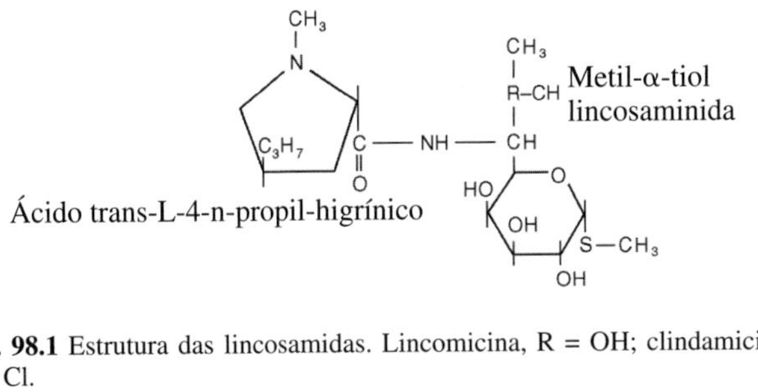

Fig. 98.1 Estrutura das lincosamidas. Lincomicina, R = OH; clindamicina, R = Cl.

MECANISMO DE AÇÃO

Os antibióticos do grupo das lincosamidas, em organismos sensíveis, apresentam a mesma afinidade pelos sítios de ligação ribossômicos 50S que os macrolídios e o cloranfenicol, podendo competir pela ligação com essas drogas. Após a entrada na célula, seu papel é o de inibir a síntese proteica. Para tanto, esses fármacos se ligam de forma reversível à subunidade 50S do ribossomo 70S. Nesse ponto, a ligação do aminoácido terminal da peptidil transferase está impedida de ocorrer, e a formação do peptídio é bloqueada. Esse bloqueio da síntese proteica produz um efeito "estático" nos micro-organismos sensíveis.

ATIVIDADE ANTIMICROBIANA E MECANISMO DE RESISTÊNCIA

A ação da clindamicina, *in vitro*, nos organismos suscetíveis é mostrada no Quadro 98.1. A clindamicina é mais potente que a lincomicina, porém sua atividade contra estafilococos, pneumococos, *S. pyogenes* e estreptococos do grupo "viridans" é similar à da eritromicina. A clinda-

Quadro 98.1 Organismos suscetíveis à clindamicina *in vitro*

Organismos	Concentração Inibitória Mínima (µg/mL)	
	Faixa	Média
Streptococcus pneumoniae	0,002-0,04*	0,01
Streptococcus pyogenes	0,02-0,1*	0,04
Streptococcus viridans	0,005-0,04*	0,02
Enterococcus	12,5->100	100
Staphylococcus aureus	0,04->100	0,1
Staphylococcus epidermidis	0,1->100	0,1
Clostridium perfringens	<0,1-8	0,8
Neisseria gonorrhoeae	0,01-6,3	3,1
Neisseria meningitidis	6,3-25	12,5
Haemophilus influenzae	0,4-50	12,5
Bacteroides fragilis (grupo)	<0,125->256	0,25
Bacteroides melaninogenicus	≤0,1-1	<0,1
Fusobacterium sp.	≤0,5*	≤0,5
Peptococcus sp.	≤0,1->100	≤0,5
Peptostreptococcus sp.	≤0,1-0,8	≤0,5
Mycoplasma pneumoniae	1,6-3,1	3,1

*Seus isolados clínicos são ocasionalmente mais resistentes.

micina mostra ainda grande atividade contra muitas bactérias anaeróbias como *B. fragilis* e algumas cepas de *S. aureus* resistentes à eritromicina. Nos últimos anos, vários estudos têm demonstrado a diminuição na resistência do grupo das *B. fragilis* para a clindamicina, e essa resistência é mais significativa quando a infecção é adquirida em hospitais ou quando o paciente recebeu terapia antimicrobiana anteriormente. A resistência à clindamicina inclui cerca de 10% a 20% de espécies de clostrídios e o mesmo percentual de peptoestreptococos e peptococos, além de ser conhecido que todas as enterobactérias são resistentes a essa droga.

Sabe-se que a clindamicina possui grande atividade contra pneumococos e estreptococos do grupo A. Um estudo desenvolvido com *S. pneumoniae* com isolados do ouvido médio e das fossas nasais de crianças infectadas em Houston mostrou que mais de 90% das cepas com sensibilidade *in vitro* à penicilina, e classificadas como intermediárias ou altamente resistentes, foram sensíveis à clindamicina. Em outro relato, em 63 casos clínicos de *S. pyogenes* isolados na Alemanha, nenhum foi resistente à clindamicina. A atividade antimicrobiana da clindamicina contra esse último patógeno mostra maior vantagem clínica em relação à família das penicilinas. Em um modelo animal, ratos portadores de miosite causada por *S. pyogenes* foram submetidos à administração de clindamicina, que foi mais efetiva que a penicilina, limitando o crescimento bacteriano e permitindo a sobrevivência.

Atualmente, em muitos hospitais, a maioria dos isolados de *S. aureus* é sensível tanto à lincomicina quanto à clindamicina, e cerca de 12% a 34% das cepas podem desenvolver resistência, especialmente aquelas já resistentes à meticiclina ou que foram isoladas de pacientes internados. A resistência às lincosamidas tem sido relatada em 20% a 84% das cepas de *S. aureus* resistentes à meticiclina e em 50% resistentes à eritromicina. Por outro lado, um número limitado de estudos *in vitro* mostra que a atividade antimicrobiana desse grupo de antibióticos é bactericida para *S. pneumoniae*, *S. pyogenes* e *S. aureus*. É importante ressaltar que sua atividade bactericida contra *S. aureus* é mais lenta que a das penicilinas, enquanto é inconstante para *B. fragilis*. A clindamicina, *in vitro*, exerce substancial atividade contra *T. gondii* em fibroblastos humanos infectados.

Dessa forma, podemos observar alguns mecanismos de resistência desenvolvidos contra os antibióticos do grupo das lincosamidas: (1) alterações em uma única proteína ribossômica 50S do receptor conferem resistência à eritromicina e às vezes às lincosamidas; (2) têm sido discutidas alterações no RNA ribossômico 23S da subunidade 50S pela metilação da adenina; (3) a resistência é conferida pela inativação de lincosamidas por poucos isolados de estafilococos (incluindo *S. aureus*) que possuem uma enzima plasmídio-mediada chamada 3-lincomicina 4-clindamicina 0-nucleotidiltransferase, que catalisa a nucleotidilação do grupo hidroxila na posição 4 da clindamicina. Por fim, as Enterobacteriaceae, *Pseudomonas* sp. e *Acinetobacter* sp. são intrinsecamente resistentes à clindamicina, aparentemente por causa da baixa permeabilidade do seu envelope celular para essas drogas.

FARMACOCINÉTICA

A absorção da clindamicina é de aproximadamente 90% e ocorre lentamente, porém não é diminuída pela ingestão de alimentos. Após a administração oral, atinge picos séricos duas vezes maiores em relação à lincomicina, que, por sua vez, tem absorção diminuída, de forma significativa, pela alimentação. As concentrações séricas médias atingidas 1 hora após a administração oral de clindamicina nas doses de 150 e 300 mg são de 2,5 e 3,5 µg/mL, respectivamente; depois de 6 horas, essas concentrações caem para 0,7 e 1,1 µg/mL. Quando a administração é intramuscular, os picos séricos chegam a 6 µg/mL, quando a dose é 300 mg, e 9 µg/mL, para a dose de 600 mg, em 3 horas; com 12 horas, eles são de 0,7 e 0,9 µg/mL. Por via intravenosa, após infusões de 600, 900 ou 1.200 mg de fosfato de clindamicina, são atingidos níveis no soro da ordem de 10, 11 e 14 µg/mL; é considerado aceitável o uso IV da clindamicina em doses de 900 mg, a cada 8 horas, ou de 600 mg, a cada 6 horas.

As lincosamidas têm boa penetração em muitos tecidos, mas não aparecem em concentrações significativas no sistema nervoso central. As concentrações encontradas em ossos são particularmente elevadas quando comparadas aos níveis encontrados no soro. Quando utilizada por mulheres durante a gravidez, a clindamicina ultrapassa a barreira placentária, chegando ao sangue e a tecidos do feto.

A meia-vida da clindamicina é de 2,4 horas. Grande parte da droga é metabolizada, provavelmente pelo fígado, tendo como resultado produtos com atividade antibacteriana variada. Entre esses produtos, estão a N-dimetilclindamicina e o sulfóxido de clindamicina; o primeiro é mais ativo que o componente original. Esses metabólitos são detectados na urina e na bile, porém não no soro. Uma via de excreção menor também foi descrita e mostrou a presença de metabólitos nas fezes, após administração parenteral. A alta bioatividade da clindamicina, principalmente na forma N-dimetil, é encontrada na urina e persiste por mais de 4 dias após uma dose única, o que sugere baixa liberação nos tecidos. Em pacientes com insuficiência renal, a meia-vida da clindamicina aumenta de 2,4 para aproximadamente 6 horas. Já o pico de concentração no sangue após administração parenteral é cerca de duas vezes maior do que aquele de pessoas sadias. Em pacientes com doenças hepáticas graves, nota-se um prolongamento da atividade da clindamicina. Nesses casos, devem ser feitas modificações nas doses utilizadas. É válido lembrar que nem a hemodiálise nem a diálise peritoneal conseguem remover quantidades significativas de clindamicina.

EFEITOS ADVERSOS

Alguns efeitos adversos observados incluem reações alérgicas, diarreia, hepatotoxicidade e alterações cardiovasculares. As reações alérgicas são caracterizadas pelo aparecimento de erupções cutâneas, febre e raramente eritema multiforme e anafilaxia.

A diarreia ocorre em mais de 20% dos pacientes, e é mais comum após administração oral. A maior toxicidade das lincosamidas, que limita apreciavelmente o seu uso atualmente, é a ocorrência de colite pseudomembranosa. Essa patologia é causada por uma toxina secretada pelo *C. difficile*, que aumenta na presença desses antibióticos. Isso pode acontecer a partir do uso terapêutico das lincosamidas durante semanas, e o paciente apresenta diarreia, às vezes com sangramento, febre, espasmos e placas amarelo-esbranquiçadas na mucosa do cólon, vistas por proctoscopia. O efeito citotóxico pode ser prevenido pela neutralização da toxina com a antitoxina *Clostridium sordelli*. A síndrome pode ser fatal, e é essencial que o uso desses antibióticos seja cessado. O uso de drogas antiperistálticas deve ser evitado, pois elas podem piorar a condição dos pacientes. Outros antibióticos, como a vancomicina e o metronidazol, agente antiprotozoário com ações antibacterianas, são eficazes para o tratamento da colite pseudomembranosa.

A hepatotoxicidade é observada raramente. Nesses casos, são vistas lesões de células hepáticas e icterícia. Têm sido relatados casos isolados de neutropenia reversível, trombocitopenia e agranulocitose associados a lincosamidas. Altas doses de lincomicina podem provocar hipotensão e alterações eletrocardiográficas. Por fim, irritações locais são muito raras com essas drogas. A administração intramuscular ou intravenosa é geralmente bem tolerada.

INTERAÇÕES COM OUTRAS DROGAS

A clindamicina pode bloquear a transmissão neuromuscular e potencializar a ação de outros bloqueadores. Essa droga em solução é incompatível com ampicilina, difenil-hidantoína, barbitúricos, aminofilinas, gluconato de cálcio e sulfato de magnésio.

USOS CLÍNICOS

As propriedades de absorção e a alta atividade da clindamicina em comparação com a lincomicina, além do seu baixo potencial tóxico, favorecem o seu uso em todas as indicações para esses antibióticos. As lincosamidas têm sido usadas em uma variedade de infecções, muitas vezes com bons efeitos. Como já referido anteriormente, seu potencial para colite pseudomembranosa grave, ou mesmo fatal, e a disponibilidade de antibióticos alternativos mostram que atualmente o uso da clindamicina está seriamente limitado, restando-lhe poucas indicações.

A mais importante indicação da clindamicina é o tratamento de infecções fora do sistema nervoso central, provocadas por *B. fragilis* ou outras bactérias aeróbias resistentes às penicilinas. Algumas vezes, a clindamicina, associada a um aminoglicosídio ou metronidazol, é utilizada no tratamento de feridas penetrantes do abdome e intestino; pode oferecer vantagens sobre a penicilina G no tratamento de infecções anaeróbias broncopulmonares e pode servir como alternativa para pacientes alérgicos às penicilinas. A solução tópica pode ser utilizada para o tratamento de acne vulgar, embora existam relatos de colite pseudomembranosa associada a esse uso. Quando administrada em combinação com a primaquina, produz efeitos que são bem tolerados no tratamento de pneumonia (*Pneumocystis carinii*) branda ou moderadamente grave em pacientes aidéticos. Combinada com a quinina, é eficaz no tratamento da malária *falciparum*. Pode ser usada, ainda, em infecções que se originam no trato genital feminino ou na pneumonia por aspiração.

As doses para adultos dependem do local e da intensidade da infecção, assim como da condição em que se encontra o paciente. As doses orais são usualmente de 150 a 300 mg, a cada 6 horas. Para uso parenteral, as doses usadas a cada 6 a 12 horas são usualmente de 600 a 2.700 mg/dia, podendo ocasionalmente ser mais altas.

Especialidades farmacêuticas à base de clindamicina comercializadas no Brasil

CLINDAMICINA (g)

Dalacin C®, Pharmacia Brasil
Caixa com 16 cápsulas de 300 mg.
Dalacin T®, Pfizer
- Frasco com 30 mL de solução para uso dermatológico.
Dalacin V®, Pharmacia Brasil
- Bisnagas com 20 e 40 g de creme vaginal.
Fosfato de Clindamicina, União Química
- Ampolas com 300 mg (2 mL) e 600 mg (4 mL), para administração por via endovenosa.

Obs.: O símbolo (g) significa que o medicamento é também vendido com o nome genérico.

TETRACICLINAS

As tetraciclinas são antibióticos com ação bacteriostática em concentrações terapêuticas e com amplo espectro que inclui Gram-positivos, Gram-negativos, bactérias aeróbias, espiroquetas, micoplasmas, riquétsias, clamídias e alguns protozoários. De acordo com sua farmacologia, esses fármacos podem ser divididos em três grupos: (1) componentes de ação rápida (clortetraciclina, oxotetraciclina e metaciclina); (2) componentes de ação intermediária (demeclociclina e metaciclina) e (3) componentes de longa ação (doxiciclina e minociclina).

Química e nomeclatura

A clortetraciclina foi a primeira tetraciclina descoberta, e o responsável pelo fato foi o micologista Benjamin M. Duggar, que notou uma atividade antimicrobiana incomum em organismos que formavam uma colônia amarelo-ouro. Ele designou o organismo de *Streptomyces aureofaciens* e o produto de aureomicina. Em 1950, a oxitetraciclina foi isolada de *Streptomyces rimosus,* e 3 anos depois a tetraciclina foi produzida pela desalogenização catalítica da clortetraciclina. Em 1966 e 1967, foram apresentados os componentes de longa ação, doxiciclina e miniciclina, respectivamente. Os nomes genéricos dos análogos são determinados por substituições na estrutura da tetraciclina, a qual consiste em um núcleo hidronaftaceno que contém quatro anéis fundidos (Fig. 98.2). Os componentes em uso nos Estados Unidos, seus nomes comerciais e doses estão listados no Quadro 98.2. Desses, o cloridrato de tetraciclina e a doxiciclina são os mais utilizados na clínica.

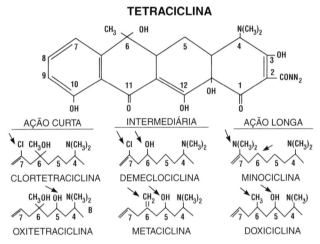

Fig. 98.2 Estrutura das tetraciclinas. As setas indicam as diferenças nas posições 5, 6 e 7 (análogos).

Quadro 98.2 Nomenclatura, preparações e doses de tetraciclinas para adultos utilizadas nos Estados Unidos

Nome Genérico (Nome Comercial, Indústria Farmacêutica)*	Preparações Orais	Doses (Uso Oral, Adultos)
Ação curta✤		
Oxitetraciclina (Terramicina, Pfizer)	Cápsulas: 125, 250 mg	500 mg, a cada 6 h
Cloridrato de tetraciclina⌻	Cápsulas: 100, 250, 500 mg Xarope: 125 mg/5 mL	500 mg, a cada 6 h
Ação intermediária		
Cloridrato de demeclociclina (Declomicina, Lederle)	Cápsulas: 150 mg Comprimidos: 150, 300 mg	300 mg, a cada 12 h
Ação longa§		
Doxiciclina (Vibramicina, Pfizer)	Cápsulas (hiclato): 50, 100 mg Comprimidos: 50, 100 mg Xarope (cálcio): 50 mg/5 mL Xarope (mono-hidrato): 25 mg/5 mL	200 mg (ou 100 mg, a cada 12 h no 1.º dia); então, 100 mg, a cada 24 h‖
Minociclina (Minocin, Lederle)	Cápsulas e comprimidos: 50, 100 mg Suspensão: 50 mg/5 mL	200 mg; então, 100 mg, a cada 12 h

*Muitos outros nomes são utilizados para alguns compostos.
✤As tetraciclinas de ação curta também são utilizadas para administração intravenosa em doses de 500 mg, a cada 6 ou 8 horas, sem exceder 2 g diários. A doxiciclina, porém, é a preferida para essa via de administração. Preparações combinadas com um anestésico local podem ser utilizadas por via intramuscular, embora não seja recomendado.
⌻Tetraciclina também é utilizada como um complexo fosfato de tetraciclina (Tetrex, Bristol), o qual aumentaria a absorção, mas sua superioridade não está bem estabelecida.
§Os agentes de longa ação podem ser usados por via intravenosa, nas mesmas doses em que são recomendados para uso oral. A doxiciclina está disponível em frascos contendo 100 ou 200 mg, e a monociclina, em frascos de 100 mg.
‖No tratamento de doenças sexualmente transmissíveis e da doença de Lyme, usam-se 100 mg, 2 vezes ao dia.
(STANDIFORD, H.C. Tetracyclines and chloramphenicol. *In*: MANDELL, G.L., BENNETT, J.E, DOLIN, R. *Principles and Practice of Infectious Diseases*. 5th ed. Churchill Livingstone, Philadelphia, 2000.)

Mecanismos de ação

A ação das tetraciclinas é devida à capacidade dessas drogas de se ligarem à subunidade 30S dos ribossomos microbianos (Fig. 98.3), bloqueando a ligação da RNA aminoacil transferase e inibindo a síntese de proteínas, pois impede a adição de novos aminoácidos à cadeia polipeptídica em formação.

Micro-organismos sensíveis e resistentes

O espectro antimicrobiano de todas as tetraciclinas é praticamente idêntico e, em geral, os semelhantes lipofílicos são mais ativos do que os hidrofílicos. As concentrações inibitórias mínimas da tetraciclina e da doxiciclina para algumas bactérias aeróbias são mostradas no Quadro 98.3.

Micro-organismos como pneumococos e *Haemophilus influenzae* podem ser inibidos por concentrações de tetraciclinas obtidas no soro; esse achado fornece a base para o uso racional dessas drogas no tratamento da sinusite e das complicações da bronquite crônica. Apesar disso, é conhecido que pneumococos resistentes à penicilina são em geral mais resistentes às tetraciclinas, sendo a doxiciclina o composto mais ativo; gonococos são altamente sensíveis. No tratamento de infecções agudas do trato urinário, as tetraciclinas são os agentes mais utilizados. Organismos como *Pseudomonas pseudomallei* e *Brucella* sp. são sensíveis às tetraciclinas, assim como *Vibrio cholerae*, *Vibrio vulnificus* e outros vibriões, para os quais o uso de tetraciclinas é importante ferramenta terapêutica contra doenças causadas por esse grupo de micro-organismos. Por outro lado, *Shigella* tem mostrado aumento na resistência. As tetraciclinas apresentam ainda atividade contra alguns organismos anaeróbios, como pode ser observado no Quadro 98.4. A atividade das tetraciclinas sobre bactérias anaeróbias pode ser responsável, ao menos em parte, pela eficiência da combinação neomicina-tetraciclina.

A resistência bacteriana às tetraciclinas ocorre predominantemente em micro-organismos que não possuem mecanismos de transporte ativo através das membranas celulares e, dessa forma, não concentram a droga em suas células. Isso é acompanhado pelo decréscimo do fluxo

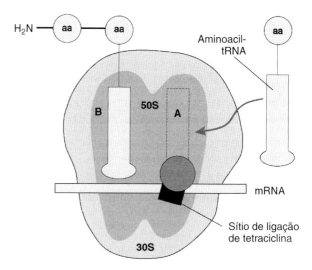

Fig. 98.3 Esquema ilustrando o local de ação das tetraciclinas no ribossomo (aa, aminoácido). (KATZUNG, B. *Farmacologia Básica e Clínica*. 6ª ed. Guanabara Koogan, Rio de Janeiro, 1998.)

Quadro 98.3 Concentrações inibitórias mínimas de tetraciclina e doxiciclina para bactérias aeróbias comuns e anaeróbias facultativas

Micro-organismo	N.º de Cepas	Antibiótico	Percentagem de Inibição Cumulativa para Concentrações Indicadas (µg/mL)				
			0,4	0,8	1,6	3,2	6,4
Gram-positivos							
Staphylococcus aureus	56	Tetraciclina	0	2	20	65	67
		Doxiciclina	2	25	63	65	68
*Streptococcus pyogenes**	63	Tetraciclina	10	50	80	87	90
		Doxiciclina	56	90	90	95	95
Streptococcus pneumoniae♦	35	Tetraciclina	70	96	96	100	—
		Doxiciclina	100	—	—	—	—
Estreptococos (Grupo B)	12	Tetraciclina	0	0	50	50	50
		Doxiciclina	0	50	50	50	50
Enterococcus	36	Tetraciclina	0	0	0	0	10
		Doxiciclina	0	0	0	0	10
Gram-negativos⚑							
Neisseria gonorrhoeae§	25	Tetraciclina	5	60	85	88	100
		Doxiciclina	60	75	80	92	100
Neisseria meningitidis‖	10	Tetraciclina	0	50	—	100	—
		Doxiciclina	0	—	50	—	100
Haemophilus influenzae	15	Tetraciclina	0	0	0	33	87
		Doxiciclina	0	0	60	93	100
Escherichia coli	48	Tetraciclina	0	0	0	5	35
		Doxiciclina	0	0	0	5	35
Klebsiella pneumoniae	17	Tetraciclina	0	0	0	0	5
		Doxiciclina	0	0	0	0	12
Enterobacter sp.	10	Tetraciclina	0	10	30	50	70
		Doxiciclina	0	0	0	0	10
Pseudomonas pseudomallei	10	Tetraciclina	0	0	60	100	—
Campylobacter jejuni	172	Tetraciclina	44	62	74	81	84
	107	Doxiciclina	68	74	79	80	86
Shigella sp.	213	Tetraciclina	0	10	12	50	50

*Estudos recentes indicam que 20 a 40% dos *S. pyogenes* têm-se tornado resistentes às tetraciclinas.
♦Cepas de *S. pneumoniae* resistentes às tetraciclinas são mais comuns em algumas áreas. Aquelas cepas resistentes à penicilina tendem a ser resistentes às tetraciclinas.
⚑*Proteus mirabilis*, indol-positivo *Proteus* sp. e *P. aeruginosa* são geralmente resistentes para 25 µg/mL.
§Gonococos resistentes à penicilina G também tendem a ser resistentes às tetraciclinas.
‖A concentração inibitória mínima da minociclina para meningococos é de 1,6 µg/mL (faixa – 0,8 a 1,6 µg/mL).

Quadro 98.4 Concentrações inibitórias mínimas de tetraciclina e doxiciclina para bactérias anaeróbias comuns*

Micro-organismo	N.º de Cepas	Antibiótico	Percentagem de Sensibilidade Cumulativa para Concentrações Indicadas (µg/mL)				
			0,5	1,0	2,0	4,0	8,0
Gram-positivos							
Peptococcus	59	Tetraciclina	25	29	36	36	37
Peptostreptococcus	29	Tetraciclina	38	41	48	52	72
		Doxiciclina	45	45	66	79	97
Estreptococos, anaeróbios e microaerofílicos	10	Tetraciclina	50	60	70	90	90
		Doxiciclina	70	90	90	90	100
Eubacterium	17	Tetraciclina	24	59	65	65	77
		Doxiciclina	59	65	77	82	88
Propionibacterium	12	Tetraciclina	58	75	83	83	83
		Doxiciclina	75	83	83	92	92
Clostridium perfringens	9	Tetraciclina	22	22	56	67	67
		Doxiciclina	67	67	67	78	89
Outros clostrídios	33	Tetraciclina	36	46	49	52	61
		Doxiciclina	49	52	61	68	82
Actinomyces	16	Tetraciclina	56	69	94	94	94
		Doxiciclina	63	69	94	100	—
Gram-negativos							
Cocos Gram-negativos	26	Tetraciclina	54	69	73	73	73
		Doxiciclina	58	69	73	81	96
Fusobacterium	34	Tetraciclina	94	97	97	97	97
		Doxiciclina	94	94	94	94	100
Bacteroides fragilis	76	Tetraciclina	25	40	40	42	46
		Doxiciclina	41	42	50	75	88
Prevotella melaninogenica	67	Tetraciclina	75	76	79	87	94
		Doxiciclina	75	78	90	96	97
Outras Bacteroides sp.	72	Tetraciclina	33	35	43	50	60
Selenomonas		Doxiciclina	40	43	53	68	79

*Um micro-organismo com concentração inibitória mínima de 4 µg/mL ou menos pode ser considerado sensível.
Modificado de SUTTER, V.L., FINEGOLD, S.M. Susceptibility of anaerobic bacteria to 23 antimicrobial agents. *Antimicrob. Agents Chemother.*, 10:736, 1976.

ou aumento da capacidade da célula para expulsar o antibiótico. A resistência pode ser mediada pela transferência de plasmídios resistentes. Os plasmídios que controlam a resistência do micro-organismo podem ser transmitidos por transdução ou conjugação. Com o uso disseminado desses fármacos, a resistência tem aumentado inclusive em espécies bacterianas antes consideradas altamente sensíveis.

Farmacocinética

A absorção ocorre primariamente na porção proximal do intestino delgado e produz seu pico de concentração sérica 1 a 3 horas após a administração. A dose terapêutica, de uso comum, da tetraciclina (500 mg) atinge níveis no soro de 4 µg/mL, a mais alta dentre todos os análogos de ação rápida. Doxiciclina e minociclina (200 mg) geram níveis séricos de 2,5 µg/mL, menores que aqueles alcançados após a administração de altas doses de agentes com ação intermediária.

A injeção intravenosa de tetraciclinas de ação rápida, na dose de 500 mg, produz níveis de concentração de aproximadamente 8 µg/mL, depois de 30 minutos da administração. Após 5 horas, esses níveis caem para 2 a 3 µg/mL. Na dose de 200 mg, IV, agentes de longa ação alcançam níveis no soro da ordem de 4 µg/mL, 30 minutos após a administração. A tromboflebite é uma complicação das preparações intravenosas. As tetraciclinas de ação rápida são ainda utilizadas por via intramuscular, porém não são recomendadas devido à dor produzida durante a injeção, mesmo quando associadas a anestésicos locais. Algumas das propriedades farmacocinéticas das tetraciclinas são apresentadas no Quadro 98.5.

Quadro 98.5 Características farmacocinéticas das tetraciclinas*

Antibiótico	Absorção Gastrointestinal	Meia-vida (h)	*Clearance* Renal♣ (mL/min/1,73 m^2)	Recuperação na Urina (%)	Volume Aparente de Distribuição (L)	Ligação a Proteínas⁋
Ação curta						
Oxitetraciclina	58	9	99	70	128	35
Tetraciclina	77	8	74	60	108	65
Ação intermediária						
Demeclociclina	66	12	35	39	121	91
Metaciclina	58	14	31	60	79	90
Ação longa						
Doxiciclina	93	18	20	42	50	93
Minociclina	95	16	9	6	60	76

*Os valores farmacocinéticos variam de laboratório para laboratório.
♣Após dose única por via intravenosa.
⁋Técnica de ultrafiltração.

A meia-vida da tetraciclina é de 8 horas. Isso sugere que o intervalo entre as doses deve ser de 8 horas para esse antibiótico, quando usado para tratar pequenas infecções. A razão de ligação desse antibiótico à proteína é variável, mas tende a ser alta para os componentes de ações intermediária e longa. Esse pode ser um dos fatores que explicam a baixa taxa de excreção renal.

As tetraciclinas são encontradas em pequenas quantidades em vários tecidos e fluidos, incluindo pulmões, fígado, rins, cérebro e fluido mucoso. No liquor, os níveis de tetraciclinas são aproximadamente 10% a 26% daqueles encontrados no soro. Na bile, os níveis encontrados são cinco a 20 vezes maiores em relação aos níveis séricos. Tem sido sugerido que a solubilidade lipídica é um determinante primário para a difusão em muitos tecidos. A tetraciclina também é capaz de atravessar a barreira placentária e acumular-se nos ossos e dentes em formação do feto, devendo o seu uso ser evitado durante a gravidez.

Em pacientes com insuficiência renal, esses antibióticos não devem ser administrados. A única exceção é a doxiciclina, excretada pelo trato gastrointestinal nessas circunstâncias. As tetraciclinas são removidas em pequena escala por hemodiálise; a diálise peritoneal não remove esses fármacos. Pouco se sabe sobre a relação entre doenças hepáticas e aumento dos níveis séricos desses antibióticos, porém o seu uso nessas situações deve ser cercado de grande cautela.

A alimentação diminui a absorção de tetraciclina, clortetraciclina, metaciclina e demeclociclina. No caso das drogas doxiciclina e minociclina, essa redução é da ordem de 20%.

Efeitos adversos

Os efeitos tóxicos das tetraciclinas são muitos. Incluem reações periorbital e urticária, entre outras. Nos dentes, pode aparecer uma pigmentação amarelada que atinge até 80% das pessoas em algumas comunidades, devido ao uso de tetraciclinas. Esse efeito adverso é permanente e pode ser associado a hipoplasia do esmalte dentário, não sendo aconselhável a utilização desses agentes durante a gravidez, ou em crianças de até 8 anos de idade.

Esses antibióticos irritam o trato gastrointestinal. Estudos mostraram que pacientes desenvolveram ulcerações esofagianas após o uso de tetraciclina e doxiciclina. Muitos análogos têm suas doses diminuídas por causarem náuseas, vômitos e desconforto epigástrico. A administração com alimentos pode melhorar esses sintomas, pelo menos para doxiciclina, minoxiciclina e oxitetraciclina, embora, como referido anteriormente, a alimentação possa diminuir de forma significativa a absorção de tetraciclinas. A diarreia cessa quando o uso dessas drogas é interrompido.

Tetraciclina raramente causa pancreatite e doenças hepáticas. Em relação a essas últimas, tem sido relatada hepatotoxicidade em pacientes que receberam clortetraciclina por via IV. A administração IV de menos de 2 g/dia não está associada a disfunções hepáticas, com exceção de mulheres grávidas e pacientes com níveis séricos excessivos por conta de insuficiência renal. As tetraciclinas agravam a insuficiência renal, pois inibem a síntese proteica. Diabete insípido nefrogênico é produzido pela demociclina, um efeito adverso que tem sido usado terapeuticamente para reverter a secreção inapropriada do hormônio antidiurético.

No sistema nervoso, a minociclina causa vertigem. Outros sintomas como tonturas, perda de equilíbrio e zumbido geralmente aparecem entre o segundo e terceiro dias de terapia e são mais comuns em mulheres (70%) do que em homens (28%). Vários dias após a descontinuação da terapia com o antibiótico, os sintomas desaparecem.

Interações com outras drogas

A administração desses antibióticos simultaneamente a cálcio, magnésio e alumínio em antiácidos ou ainda com leite, ferro, complexos vitamínicos, bicarbonato de sódio e cimetidina diminui sua absorção. Carbamazepina (Tegretol), difenil-hidantoína, barbitúricos e ingestão crônica de álcool diminuem a meia-vida normal da doxiciclina, provavelmente pelo aumento do metabolismo hepático dessa droga. A anestesia com metoxiflurano pode causar nefrotoxicidade quando administrada com tetraciclinas. Finalizando, esses antibióticos podem reduzir a ação de contraceptivos (tetraciclina) e potencializar os efeitos dos anticoagulantes orais.

Usos clínicos

As tetraciclinas são as drogas de escolha ou de efetiva ação terapêutica alternativa para uma variedade de infecções causadas por bactérias, clamídias, riquétsias e micoplasmas. O Quadro 98.6 resume suas principais indicações.

Especialidades farmacêuticas à base de tetraciclinas comercializadas no Brasil

TETRACICLINAS

Ambra-Sinto T®, Medley
- Frasco com 30 e 60 mL de suspensão, contendo 100 mg/5 mL de cloridrato de tetraciclina (g).

Cinatrex®, Cifarma
- Embalagem com 100 cápsulas de 500 mg de cloridrato de tetraciclina (g).

Cinatrex®, Cifarma
- Bisnaga com 3,5 g de pomada oftálmica, contendo cloridrato de tetraciclina.

Minomax®, Wyeth
- Cartuchos com 9 e 30 comprimidos de 100 mg de minociclina.

Terra-Cortril®, Pfizer
- Bisnaga com 15 g de pomada, contendo oxitetraciclina e hidrocortisona, para uso dermatológico.

Terramicina com Sulfato de Polimixina B Pomada Oftálmica®, Pfizer
- Bisnaga com 3,5 g de pomada oftálmica, contendo oxitetraciclina e polimixina B.

Terramicina com Sulfato de Polimixina B Pomada Tópica®, Pfizer
- Bisnaga com 15 g de pomada, contendo oxitetraciclina e polimixina B, para uso dermatológico.

Terramicina Oral®, Pfizer
- Embalagem com 100 cápsulas de 500 mg de oxitetraciclina.
- Frasco com 120 mL de xarope, contendo 125 mg/5 mL de oxitetraciclina.

Terramicina Solução Intramuscular® Pfizer
- Ampola com 100 mg de oxitetraciclina, para administração por via intramuscular.

Tetralysal®, Galderma
- Cápsulas de 150 mg e 300 mg de limeciclina.

Tetrex®, Bristol-Myers Squibb
- Caixa com 8 cápsulas de 500 mg.

Vibramicina®, Pfizer
- Embalagem com 20 comprimidos de 100 mg de doxiciclina (g).
- Embalagens com 3 e 15 drágeas de 100 mg de doxiciclina.

CLORANFENICOL

Isolado independentemente por Burkholder na Venezuela e por pesquisadores da Universidade de Illinois, o organismo que produz o composto ativo recebeu o nome de *Streptomyces venezuelae*. Em 1949, foi sintetizado e passou a ser produzido em escala comercial. Logo após a liberação do seu uso nos Estados Unidos, relatos passaram a ligar esse eficaz agente antimicrobiano a casos de anemia aplástica, fato que provocou uma queda acentuada no seu uso. O aumento da compreensão da patogenicidade de organismos anaeróbios bem como o desenvolvimento de cepas de *H. influenzae* resistentes à ampicilina contribuíram para o seu ressurgimento como arma terapêutica. O uso de outros agentes tem reduzido enormemente a indicação desse antibiótico. Assim, a utilização do cloranfenicol, em alguns países, está reduzida a terapia alternativa para pacientes seriamente comprometidos ou pacientes infectados com vários organismos resistentes.

Quadro 98.6 Principais indicações das tetraciclinas*

Principais Indicações	Eficácia na Terapia

Borrelia burgdorferi (doença de Lyme, inicial)
Borrelia recurrentis (febre reincidente)
Brucelose (com gentamicina em pacientes com doenças graves)
Calymmatobacterium granulomatis (granuloma inguinal)
Infecções por clamídia
    Chlamydia pneumoniae (cepa TWAR)
    Epididimite aguda (forma sexualmente transmissível)
    Conjuntivite por inclusão
    Linfogranuloma venéreo
    Ornitose, psitacose
    Tracoma
    Infecções uretrais, endocervicais ou retais em adultos
Ehrlichia
Helicobacter pylori (com metronidazol com subsalicilato de bismuto)
Doença inflamatória pélvica aguda (em combinação com outros antibióticos) (doxiciclina)
Pseudomonas mallei (mormo) (estreptomicina com uma tetraciclina)
Infecções por riquétsias (recomenda-se cloranfenicol para infecções graves)
    Febre Q
    Doenças de pele de natureza pustulosa e eruptiva
    Febre das Montanhas Rochosas
    Febre tifoide
Uretrite, não específica
Síndrome uretral aguda
Vibrio cholerae (cólera)
Vibrio parahaemolyticus
Vibrio vulnificus
	Acne grave
	Actinomyces israelii (actinomicoses)
	Antraz
	Bartonella henselae e *quintana*
	Campylobacter fetus, jejuni
	Bronquite crônica (agudização)
	Clostridium tetani
	Eikenella corrodens
	Francisella tularensis (tularemia)
	Legionella sp. (doxiciclina ± rifampicina)
	Leptospira (leptospirose)
	Leptotrichia bucallis
	Mycobacterium leprae (minociclina)
	Mycobacterium marinum (minociclina)
	Mycoplasma pneumoniae
	Nocardia (minociclina)
	Pasteurella multocida
	Pseudomonas pseudomallei (melioidose) (doxiciclina com TMP/SMX e cloranfenicol)
	Febre da mordida do rato (*Spirillum minus, Streptococcus moniliformis*)
	Stenotrophomanas maltophilia (minociclina)
	Treponema pallidum (sífilis)
	Treponema pertenue (framboesia nasopalatal)
	Ureaplasma urealyticum
	Yersinia pestis (peste)
	
	Profilaxia alternativa
	
	Preparação de uso por via oral para cirurgia de intestino (tetraciclina em combinação com neomicina ou doxiciclina sozinha)
	Profilaxia de doença meningocócica (minociclina)

*Ao menos especificamente, tetraciclina e doxiciclina podem ser consideradas permutáveis.
TMP/SMX, trimetoprima-sulfametoxazol.

Química e nomenclatura

A estrutura do cloranfenicol está representada na Fig. 98.4. O cloranfenicol é utilizado em muitos países em cápsulas de 250 mg (Cloromicetina, Parke-Davis), suspensão 150 mg/5 mL (palmitato de cloromicetina) e como formulação para uso parenteral. Formulações genéricas são também utilizadas além da cloromicetina para uso oftálmico. Atualmente, nenhum produto oral é utilizado nos Estados Unidos. Um análogo do cloranfenicol, o tiafenicol, foi desenvolvido a partir da substituição do grupamento *p*-nitro do anel benzênico por um grupamento metilsulfonil. Seu espectro antibacteriano é similar ao do cloranfenicol, porém não existem relatos de que tal droga possa causar anemia aplástica.

Mecanismo de ação

O cloranfenicol parece entrar na célula por um processo dependente de energia e atua inibindo a síntese de proteína. Ele se liga à subunidade 50S ribossômica (Fig. 98.5) e interfere na adição de aminoácidos à cadeia polipeptídica em desenvolvimento, como comentado no início deste capítulo (na seção sobre mecanismos de ação das lincosamidas). Sua ação é primariamente bacteriostática.

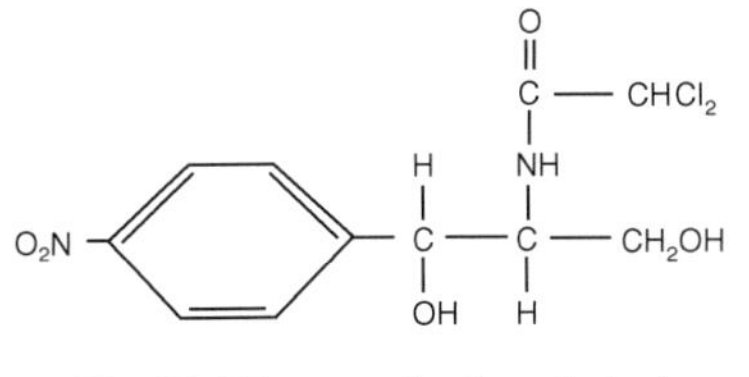

Fig. 98.4 Estrutura do cloranfenicol.

Sensibilidade e resistência

O cloranfenicol apresenta grande atividade contra uma variedade de micro-organismos. O Quadro 98.7 mostra o percentual inibitório de cepas de bactérias utilizando-se várias concentrações desse antibiótico. Outros organismos, como riquétsias, clamídias e micoplasmas, além das bactérias, são sensíveis ao cloranfenicol. *Salmonellae* é geralmente

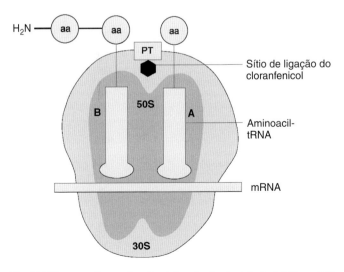

Fig. 98.5 Esquema ilustrando o local de ação do cloranfenicol (PT, peptidil transferase; aa, aminoácido).

sensível, e os três principais agentes causadores da meningite na infância apresentam grande sensibilidade (*H. influenzae, Streptococcus pneumoniae* e *N. meningitidis*).

Cepas de *H. influenzae* que causam alguns tipos de infecções clínicas e são resistentes à amplicilina e ao cloranfenicol têm sido isoladas em várias partes do mundo. Esses micro-organismos isolados são raros nos Estados Unidos e no Canadá, porém mais frequentes na Espanha. O cloranfenicol é um dos agentes mais potentes contra bactérias anaeróbias como *B. fragilis*, mas outros agentes têm sido importantes clinicamente no tratamento de infecções causadas por essas bactérias.

O desenvolvimento da resistência bacteriana ao cloranfenicol se dá pela impermeabilidade da bactéria à droga ou pela produção da enzima acetiltransferase, que inativa o fármaco através de sua transformação em um derivado diacetil inativo. Esse segundo mecanismo tem sido responsável por epidemias de febre tifoide cloranfenicol-resistente e disenteria causada por *Shigella*, na América do Sul, Vietnã, Índia e outros países.

Farmacocinética

O cloranfenicol em cápsulas apresenta boa absorção no trato gastrointestinal e atinge picos séricos de 12 g/mL do componente ativo a partir de uma dose de 1 g. Soluções aquosas não têm sido bem aceitas por crianças, devido ao gosto amargo dessa substância. A suspensão insípida na forma de palmitato de cloranfenicol é utilizada em vários países. Essa preparação pode ser hidrolisada no intestino, para produzir a forma ativa desse antibiótico. Por outro lado, preparações de uso IV têm sido utilizadas oralmente. Um paciente que recebeu uma dose de 1 g de monossuccinato de cloranfenicol diluída em um copo de leite mostrou picos séricos de 4,3 μg/mL após 2 horas. Esses níveis foram determinados por ensaios microbiológicos e comparados com os 5 μg/mL conseguidos após a infusão IV em três voluntários e determinados pela mesma metodologia. Esse estudo mostra a importância de se fazerem ensaios quando a terapia oral requisitada usar formulações intravenosas. A preparação intravenosa da droga é o solúvel porém inativo éster succinato de cloranfenicol, que, quando no corpo, é rapidamente hidrolisado à forma biologicamente ativa. A injeção intramuscular é bem tolerada, e muitos trabalhos mostram picos séricos similares aos encontrados após administração intravenosa. Cerca de 30% do éster succinato inativo é encontrado na urina quando a via parenteral é utilizada.

O metabolismo do cloranfenicol se dá primeiramente no fígado, onde é conjugado com o ácido glicurônico, sendo em seguida excretado, na forma inativa, pelos rins. Apenas 5% a 10% da dose administrada é

Quadro 98.7 Espectro de ação do cloranfenicol contra bactérias*

Bactéria	N.º de Cepas	Percentagem de Inibição Cumulativa para Concentrações Indicadas (μg/mL)				
		0,4	0,8	1,6	3,2	6,4
Bactérias aeróbias						
Gram-positivas						
Staphylococcus aureus	291	0	0	0	5	55
Staphylococcus aureus (resistentes à meticilina)	22	0	0	0	0	20
Streptococcus pyogenes	303	0	0	20	92	99
Estreptococos do Grupo B	146	0	0	0	85	99
Streptococcus viridans	193	0	0	0	60	90
Enterococos	382	0	0	0	0	0
Streptococcus pneumoniae	78	—	—	—	50	100
Gram-negativas						
Haemophilus influenzae	17	—	—	50	100	—
Neisseria meningitidis	7	—	50	—	100	—
Neisseria gonorrhoeae	106	5	52	97	100	—
Escherichia coli	71	0	0	5	30	75
Klebsiella pneumoniae	35	0	0	6	70	75
Enterobacter	10	0	0	0	10	20
Serratia marcescens	111	0	0	0	5	—
Proteus mirabilis	209	0	0	0	20	60
Proteus (indol-positivo)	32	0	0	0	10	40
Salmonella typhi	81	0	0	0	50	95
S. paratyphi A	31	—	—	—	28	97
Shigella sp.	44	—	20	30	75	90
Vibrio cholerae	64	—	—	—	—	84
Brucella sp.	25	0	0	28	92	100
Pseudomonas aeruginosa	11	0	0	0	0	0
P. pseudomallei	10	0	0	0	0	50
Bordetella pertussis	31	20	45	85	97	99
Bactérias anaeróbias						
Gram-positivas						
Peptococcus sp.	145	8	25	67	97	98
Peptostreptococcus sp.	72	11	37	63	96	100
Propionibacterium acnes	16	12	31	94	100	—
Eubacterium lentum	14	14	14	28	71	100
Clostridium perfringens	34	0	0	15	100	—
Clostridium sp.	17	12	12	53	88	100
Gram-negativas						
Veillonella sp.	13	23	46	85	100	—
Bacteroides fragilis	195	0	1	2	23	98
Prevotella melaninogenica	29	14	31	93	96	100
Fusobacterium sp.	18	39	44	56	89	100

*O Comitê Nacional para Padronização de Laboratórios recomenda que 8 μg/mL ou menos sejam considerados sensíveis; 16 μg/mL, intermediários; e 32 μg/mL ou mais, resistentes. Para *Haemophilus*, ≥ 2 μg/mL são sensíveis, 4 μg/mL, intermediários e ≥ 8 μg/mL, resistentes. Para testes com *S. pneumoniae*, os limites são ≤ 4,8 e ≥ 16 μg/mL.

recuperada na urina na forma ativa, e na bile o percentual é muito menor (0,14% de uma dose de 1 g). A insuficiência renal diminui de forma marcante as concentrações urinárias da droga. As doses podem variar de acordo com a idade, principalmente em crianças. Dessa forma, a dose inicial para bebês de até 1 semana de vida deve ser de 25 mg/kg, em 24 horas; entre 1 e 4 semanas, a dose é a mesma em 12 horas. Para crianças de mais de 1 ano e adultos, a dose é de 50 mg/kg/dia, a cada 6 horas.

A meia-vida do cloranfenicol em adultos é de 4,1 horas, após uma única injeção IV. Essa droga não se liga em larga escala a proteínas (25% a 50%) e tem um volume de distribuição aparente de aproximadamente 100 litros. Esse antibiótico tem boa difusão em tecidos e fluidos. Kramer e cols. relataram níveis de 36 μg/mL no cérebro, ao passo que os níveis correspondentes no soro não passaram de 4 μg/mL. Esses elevados níveis podem refletir alto grau de solubilidade lipídica desses antibióticos em conjunto com a sua baixa ligação a proteínas e baixo peso molecular. Essa droga é capaz de atravessar a barreira placentária e chegar à circulação fetal, porém atinge quantidades insignificantes no líquido amniótico. Pacientes com insuficiência hepática conjugam menos cloranfenicol; assim, os níveis séricos do antibiótico são aumentados. Sugere-se que os adultos com essa insuficiência recebam uma dose inicial de 1 g, seguida por doses de 500 mg a cada 6 horas, devendo haver monitorização da terapia.

Efeitos adversos

Seu efeito adverso mais importante ocorre na medula óssea, e seus efeitos podem ser divididos em dois tipos: (1) depressão reversível da medula óssea devida ao efeito direto do antibiótico, inibindo a síntese de proteínas. Esse tipo de toxicidade é muito comum e ocorre durante a terapia, de maneira dose-dependente. Sua reversão é possível quando o uso do cloranfenicol é suspenso. (2) Resposta idiossincrásica manifestada como anemia aplástica. De acordo com estudos epidemiológicos, o risco de desenvolver essa patologia é 13 vezes maior para pacientes que receberam esse antibiótico em relação à população em geral. A anemia não está relacionada com a dose ou com o tempo de administração, embora tenha sido mais frequente em pacientes que fizeram uso do medicamento por muito tempo. A patogênese da resposta idiossincrásica não é bem conhecida, e a doença tende a ser irreversível e fatal. Esse tipo de efeito adverso tem ocorrido em gêmeos idênticos, o que sugere uma predisposição genética. É importante lembrar que alguns desses episódios podem ser prevenidos avaliando-se o número de células sanguíneas. Até que a patogênese seja totalmente esclarecida, a contagem é recomendada para pacientes que fazem uso do cloranfenicol. Se houver diminuição do número de glóbulos brancos abaixo de 2.300/mm^3, é desejável a suspensão do tratamento, se a condição clínica o permitir. O uso do cloranfenicol tem sido associado à incidência de leucemia na infância.

A síndrome do bebê cinzento caracteriza-se por distensão abdominal, vômitos, flacidez, hipotermia, pigmentação cinzenta, colapso circulatório e morte. Esse efeito adverso se dá em recém-nascidos, devido à diminuição da capacidade de conjugar o cloranfenicol e de excretar a sua forma ativa na urina. Para evitar esse efeito tóxico, o cloranfenicol deve ser usado com cautela em lactentes, e, se houver necessidade do uso desse antibiótico em bebês prematuros e neonatos, a dose pode ser reduzida para 25 mg/kg/dia e os níveis da droga monitorados.

Distúrbios gastrointestinais também têm sido descritos, e ocorrem ocasionalmente náuseas, vômitos e diarreia – que são raros em crianças. A terapia prolongada com esse antibiótico pode causar neurite óptica, que resulta em diminuição da acuidade visual. Outras sequelas neurológicas, como dor de cabeça, oftalmoplegia e confusão mental, têm sido descritas. Reações de hipersensibilidade e anafilaxia são raras.

Interações com outras drogas

O cloranfenicol prolonga a meia-vida da tolbutamida, da clorpropamida, da fenitoína e da ciclofosfamida, provavelmente pela inibição de enzimas microssomais hepáticas. A exemplo de outros inibidores bacteriostáticos da síntese de proteínas microbianas, o cloranfenicol pode antagonizar a ação bactericida dos aminoglicosídios, das penicilinas e das cefalosporinas.

Usos clínicos

A existência de outros fármacos eficazes, como as cefalosporinas, tem diminuído a utilização do cloranfenicol. Dentro dos seus possíveis usos estão: (1) infecções causadas por *Salmonella*, como a febre tifoide, embora atualmente a associação trimetoprima-sulfametoxazol seja mais utilizada devido ao desenvolvimento de muitas cepas resistentes; (2) infecções graves como meningite, epiglotite ou pneumonia causadas por *H. influenzae*; (3) infecções meningocócicas ou pneumocócicas do sistema nervoso central em pacientes com hipersensibilidade para drogas betalactâmicas; (4) infecções anaeróbias do sistema nervoso central; e (5) raramente em infecções por riquétsias, substituindo a tetraciclina. No Quadro 98.8 podem ser encontradas as principais indicações do uso do cloranfenicol.

Especialidades farmacêuticas à base de cloranfenicol comercializadas no Brasil

CLORANFENICOL
Arifenicol®, Ariston
– Frasco-ampola com 1 g, para administração por via endovenosa ou intramuscular.
Otomicina®, Medley
– Frasco com 10 mL de solução, contendo cloranfenicol + lidocaína, para uso otológico.
Quemicetina®, Pfizer
– Caixas com 20 e 100 drágeas de 250 mg ou 500 mg.
– Vidro com 100 mL de xarope contendo 150 mg/5 mL.
Sintomicetina®, Medley
– Frasco-ampola com 1 g, para administração por via endovenosa ou intramuscular.

Quadro 98.8 Principais indicações do uso do cloranfenicol*

Indicações	Comentários
Terapia preferencial	
Nenhuma✢	
Terapia alternativa eficaz	
Meningites bacterianas	Para pacientes alérgicos à penicilina.
Haemophilus influenzae	
Streptococcus pneumoniae	
Neisseria meningitidis	
Tumor cerebral	
Chlamydia psittaci	
Clostridium perfringens	
Ehrlichiose	
Infecções por riquétsias	Recomendado para pacientes que necessitam de terapia parenteral.
Febre das Montanhas Rochosas	
Tifo (murino)	
Doença de tsutsugamushi	
Febre causada por carrapato	
Febre Q	
Pseudomonas mallei	Usado com estreptomicina.
Pseudomonas pseudomallei (melioidose aguda)	Usado com doxiciclina.
Febre tifoide e salmonelose invasiva	Cepas em algumas áreas podem ser resistentes ao cloranfenicol; não deve ser usado para gastroenterites ou em estado de portador.
Vibrio vulnificus celulite e/ou sepse	
Yersinia pestis	

*A dose recomendada para uso em adultos é de 50 mg/kg/dia. Recomendam-se 75 mg/kg/dia para o tratamento da febre tifoide. Para infecções do sistema nervoso central, sugere-se a dose de 100 mg/kg/dia.
✢Em alguns países, o cloranfenicol persiste como droga de escolha para a terapia da febre tifoide.

REFERÊNCIAS BIBLIOGRÁFICAS

1. ABDEL-SAYED, S. Transport of chloramphenicol into sensitive strains of *Escherichia coli* and *Pseudomonas aeruginosa*. *J. Antimicrob. Chemother., 19*:7-20, 1987.
2. BARTLETT, J.G. Anti-anaerobic antibacterial agents. *Lancet, 2*:478-481, 1982.
3. BEST, W.R. Chloranphenicol-associated blood dyscrasias. A review of cases submitted to the American Medical Association Registry. *JAMA, 201*:181, 1967.
4. BLACK, J.R., FEINBERG, J., MURPHY, R.L. et al. Clindamycin and primaquine as primary treatment for mild and moderately severe *Pneumocystis carinii* pneumonia in patients with AIDS. *Eur. J. Clin. Microbiol. Infect. Dis., 10*:204-207, 1991.
5. BREARLEY, L.J. e STOREY, E. Tetracycline-induced tooth changes: Part 2. Prevalence, localization and nature of staining in extracted deciduous teeth. *Med. J. Aust., 2*:714, 1968.
6. BURNS, L.E., HODGMAN, J.E. e CASS, A.B. Fatal circulatory collapse in premature infants receiving chloramphenicol. *N. Engl. J. Med., 261*:1.318, 1959.
7. CAREY, B.W. Photodynamic response a new tetracycline. *JAMA, 172*:1,196, 1960.
8. CHRISTENSEN, L.K. SKOVSTED, L. Inhibition of drug metabolism by chloramphenicol. *Lancet, 2*:1397, 1969.
9. CRAVEN, G.R., GAVIN, R. e FANNING, T. The transfer RNA binding site of the 30S ribosome and the site of tetracycline inhibition. *Symp. Quant. Biol., 34*:129, 1969.
10. DEHANAN, R.M., METZLER, C.M., SCHELLEMBERG, D. et al. Pharmacokinetic studies of clindamycin phosphate. *J. Clin. Pharmacol., 13*:190-209, 1973.
11. DESMYTER, J., REYBROUCK, G. Lincomycin sensitivity of erythromycin-resistent staphylococci. *Chemotherapia, 9*:183-189, 1964.
12. EHRLICH, H., GOTTLIEB, D., BURKHOLDER, P.R. et al. *Streptomyces venezuelae*, N Sp, the source of chloromycetin. *J. Bacteriol., 56*:467, 1948.
13. ELMORE, M.F., ROGGE, J.D. Tetracycline induced pancreatitis. *Gastroenterology, 81*:11334, 1981.
14. FABER, O.K., MOURIDSEN, H.T., SKOVSTED, L. et al. The effect of chloramphenicol and sulphaphenazole on the biotransformation of cyclophosphenicol in man. *Br. J. Clin. Pharmacol., 2*:281, 1975.
15. FASS, R.J., SALOW, S. Clindamycin: Clinical and laboratory evaluations of parenteral therapy. *Am. J. Med. Sci., 263*:369-382, 1972.
16. FINLAND, M. Twenty-fifth anniversary of the discovery of aureomycin: The place of the tetracyclines in antimicrobial therapy. *Clin. Pharmacol. Ther., 15*:3, 1974.
17. FOGDALL, R.P., MILLER, R.D. Prolongation of a pancuronium-induced neuromuscular blockade by clindamycin. *Anesthesiology, 41*:407-408, 1974.
18. KELLY, C.P., LAMONT, J.T. *Clostridium difficile* infection. *Annu. Rev. Med., 49*:375-390. 1998.
19. LECLERQ, R., COURVALIN, P. Bacterial resistance to macrolide, lincosamide, and streptogramin antibiotics by target modification. *Antimicrob. Agents Chemother., 35*:1267-1272, 1991.
20. LECLERQ, R., DOWLING, H.F., JACKSON, G.G. et al. Effect of antibiotic usage in the hospital on the incidence of antibiotic-resistant strains among personnel carrying staphylococci. *J. Lab. Clin. Med., 42*:832, 1953.
21. LEYDEN, J.J., SHALITA, A.R. SAATJIAN, G.D. et al. Erythromycin 2% gel in comparison with clindamycin phosphate 1% solution in acne vulgaris. *J. Am. Acad. Dermatol., 16*:822-827, 1987.
22. LONG, S.S., PHILLIPS, S.E. Chloramphenicol-resistant *Haemophilus influenzae*. *J. Pediatr., 90*:1030, 1976.
23. MACMAHON, P., SILIS, J., HALL, E. et al. *Haemophilus influenzae* type B resistant to both chloramphenicol and ampicillin in Britain. *BMJ, 24*:1229, 1982.
24. McGHEE, R.F., BARRET, F.F., FINLAND, M. Resistance of *Staphylococcus aureus* to lincomycin, clindamycin and erythromycin. *Antimicrob. Agents Chemother., 1968*:392-397, 1969.
25. McGHEE, R.F., SMITH, C.B., WILCOX, C. Comparative studies of antibacterial activity in vitro and absorption and excretion of lincomycin and clindamycin.
26. NASTRO, L.J., FINEGOLD, S.M. Bactericidal activity of five antimicrobial agents against *Bacteroides fragilis*. *J. Infect. Dis., 126*:104-107, 1972.
27. NEU, H.C. A symposium on the tetracyclines: A major appraisal. Introduction. *Bull. N.Y. Acad. Med., 54*:141, 1978.
28. NICHOLAS, P., MEYERS, B.R., LEVY, R.N. Concentrations of clindamycin in human bone. *Antimicrob. Agents Chemother., 8*:200-221, 1975.
29. PARRY, M.F., RHA, C.K. Pseudomembranous colitis caused by tropical clindamycin phosphate. *Arch. Dermatol., 122*:583-584, 1986.
30. PETITPIERRE, B., FABRE, J. Chlorpropamide and chloramphenicol. *Lancet, 1*:789, 1970.
31. PFEFFERKORN, E.R., NOTHNAGEL, R.F., BOROTZ, S.E. Parasiticidal effect of clindamycin on *Toxoplasma gondii* grown in cultured cells and selection of a drug resistant mutant. *Antimicrob. Agents Chemother., 36*:1091-1.096, 1992.
32. POULSEN, R.K., KNUDSEN, J.C. e PETERSEN, M.B. In vitro activity of 6 macrolides clindamycin, and tetracycline on *Streptococcus pneumoniae* with different penicilin susceptibilities. *APMIS, 104*:227-233, 1996.
33. REEVES, D.S., HOLT, H.A., PHILLIPS, I. et al. Activity of clindamycin against *Staphylococcus aureus* and *Staphylococcus epidermidis* from four UK centers. *J. Antimicrob. Chemother., 27*:469-474, 1991.
34. RIFKIN, G.D., FEKET, F.R., SILVA, J. Jr. et al.Antibiotic-induced colitis: implications of a toxin neutralized by *Clostridium* by *Clostridium sordelli* antitoxin. *Lancet, 11*:1103-1106, 1977.
35. ROBERTSON, R.P., WAHAB, M.F.A. e RAASCH, F.O. Evaluation of cloramphenicol and ampicillin in *Salmonella* enteric fever. *N. Engl. J. Med., 278*:171, 1968.
36. ROSE, J.Q., CHOI, H.K. e SCHENTAG, J.J. Intoxication caused by interaction of cloramphenicol and phenytoin. *JAMA, 237*:2630, 1977.
37. SABATH, L.D., SUMPF, L.L., WALLACE, S.J. et al. Susceptibility of *Diplococcus pneumoniae*, *Haemophilus influenzae*, and *Neisseria meningitidis* to 23 antibiotics. *Antimicrob. Agents Chemother., 10*:53-56, 1970.
38. SANDE, M.A. e JOHNSON, M.L. Antimicrobial therapy of experimental endocarditis caused by *Staphylococcus aureus*. *J. Infect. Dis., 131*:367-375, 1975.
39. SHNAPPINGER, D. e HILLEN, W. Tetracyclines: Antibiotic action, uptake, and resistance mechanisms. *Arch. Microbiol., 165*:359-369, 1996.
40. SPELLER, D.C., JOHNSON, A.P., JAMES, D. et al. Resistance to methicilin and other antibiotics in isolates of *Staphylococcus aureus* from blood and cerebrospinal fluid, England and Wales, 1989-1995. *Lancet, 350*:323-325, 1997.
41. SUTTER, V.L. e FINEGOLD, S.M. Susceptibility of anaerobic bacteria to 23 antimicrobial agents. *Antimicrob. Agents Chemother., 10*:736, 1976.
42. SUTTER, V.L. In vitro susceptibility of anaerobes: Comparison of clyndamicin and other antimicrobial agents. *J. Infect. Dis., 135 (Suppl.)*:S7-S12, 1977.
43. TAI, P.C. e DARIS, B.D. The actions of antibiotics on the ribosome. *In:* GREENWOOD, D. e O'GRADY, F. (eds.). *The Scientific Basis to Antimicrobial Chemotherapy*. Cambridge: Cambrige University Press: 41-68, 1985.
44. TOWNSEND, R.J. e BAKER, R.P. Pharmacokinetic comparison of three clindamycin phosphate dosing schedules. *Drug Intell. Clin. Pharmacol., 21*:279-281, 1987.
45. WITKOP, C.J. e WOLF, R.O. Hypoplasia and intrinsic staining of enamel following tetracycline therapy. *JAMA, 185*:1008, 1963.
46. WOODWARD, T.E. e WISSEMAN, C.L. Chloromycetin (Chloramphenicol). New York: Medical Encyclopedia, 1958.
47. YAMAGUCHI, A., ONMORI, H., KANEKO-OHDERA, M. et al. ΔpH-dependent accumulation of tetracycline in *Escherichia coli*. *Antimicrob. Agents Chemother., 35*:53, 1991.

99

Eritromicina, Azitromicina e Claritromicina

Rosemary Duarte Sales Carvalho e Wilson Andrade Carvalho

A eritromicina pertence à categoria dos antibióticos macrolídios que se caracterizam por apresentar diversos anéis lactônicos aos quais se ligam um ou mais desoxiaçúcares. A azitromicina, a claritromicina e a roxitromicina representam os derivados semissintéticos mais novos do grupo dos macrolídios. A modificação estrutural da molécula da eritromicina resultou na obtenção dos novos macrolídios com maior espectro de atividade e melhores propriedades farmacocinéticas. As fórmulas estruturais dos principais macrolídios são apresentadas na Fig. 99.1.

ERITROMICINA

A eritromicina foi originalmente obtida em 1952 do *Streptomyces erythreus*. Apresenta-se como um pó cristalino extremamente amargo, de cor branca ou levemente amarelada e pouco solúvel em água. Pode ser empregada na forma de base livre, ou, mais geralmente, na forma de sal (gluceptato, lactobionato e estearato) ou ésteres (estolato, etilcarbonato, etilsuccinato e laurilsulfato). O gluceptato e o lactobionato são hidrossolúveis e adequados para administração parenteral, enquanto o estearato é insolúvel em água e insípido, mais indicado para formulação de comprimidos e suspensões destinadas à administração oral.

Farmacocinética

A eritromicina base é adequadamente absorvida pelo trato gastrointestinal, porém é inativada pelo suco gástrico ácido. A administração de drágeas com revestimento entérico protetor ou cápsulas contendo grânulos revestidos para dissolução no duodeno é geralmente empregada com a finalidade de proteger a droga da ação do suco gástrico e aumentar a biodisponibilidade oral. A presença de alimentos no estômago aumenta a acidez e retarda a absorção.

Os ésteres da eritromicina base (estearato, estolato e etilsuccinato) são comumente empregados com a finalidade de aumentar a estabilidade da droga em meio ácido e facilitar a absorção. O estolato é menos suscetível à ação rápida, comparado à base, mais bem absorvido que as outras formulações, e sua biodisponibilidade não é muito alterada pela presença de alimentos. Alguns estudos sugerem que em crianças o estolato de eritromicina apresenta biodisponibilidade superior à do etilsuccinato.

O estearato de eritromicina se dissocia no duodeno, liberando a eritromicina sob a forma de base. O estearato é acidorresistente, mas a alimentação interfere em sua absorção gástrica.

As concentrações plasmáticas máximas são obtidas em meia hora a 4 horas, de acordo com o sal e a dose empregados. A administração oral de uma dose de 250 mg da base fornece um pico de concentração plasmática de 0,3 a 0,5 µg/mL, após 4 horas; o estolato, após 2 horas, e o etilsuccinato, em 1 a 2 horas. Uma dose única de 250 mg do estolato de eritromicina produz um pico de concentração plasmática de cerca de 1,5 µg/mL com uma dose de 500 mg.

Elevadas concentrações plasmáticas de eritromicina podem ser alcançadas através da administração venosa. Valores de aproximadamente 10 a 15 µg/mL são atingidos em 1 hora após a administração venosa de 500 a 1.000 mg do sal lactobionato ou gluceptato.

A eritromicina distribui-se eficazmente a todos os tecidos corporais, inclusive fluido prostático e ouvido médio, exceto no cérebro e líquido cerebrospinal. Atravessa facilmente a barreira placentária, produzindo concentrações plasmáticas no feto correspondentes a cerca de 5% a 20% das da circulação materna. O volume de distribuição da eritromicina é de 0,78 ± 0,44 L/kg, sua ligação proteica no plasma é de cerca de 84%, e a meia-vida da droga é de ± 0,7 h. A meia-vida da droga é prolongada nos pacientes anúricos, para aproximadamente 5 horas. A eritromicina se concentra no fígado, sendo excretada pela bile em elevadas taxas. Parte da droga sofre desmetilação hepática (Quadro 99.1).

A droga pode ser excretada pelas fezes, bile, urina e leite materno. A excreção pelas fezes corresponde em parte à eliminação biliar, e parte do antibiótico que não é absorvida elimina-se pela urina, em forma ativa, apenas 2% a 5% da dose oral e 12% a 15% da dose intravenosa. As concentrações no leite materno também são significativamente elevadas e correspondem a cerca de 50% das do plasma.

Embora a meia-vida da eritromicina possa estar prolongada em paciente anúricos, não se recomenda o ajuste de doses em pacientes com insuficiência renal.

Mecanismo de ação

A eritromicina inibe a síntese proteica bacteriana ligando-se à subunidade 50S ribossômica, impedindo o crescimento da cadeia peptídica em micro-organismos sensíveis.

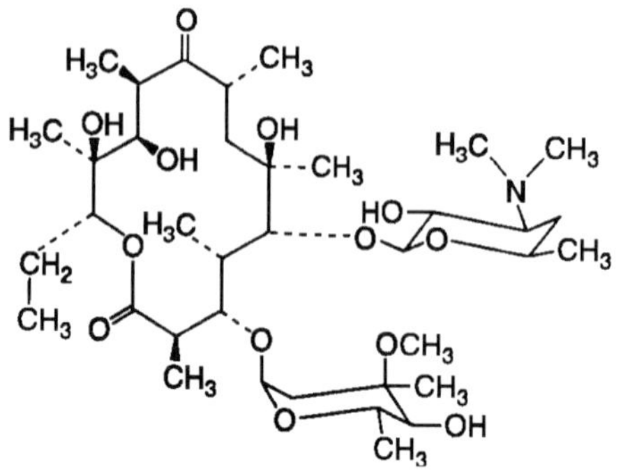

1000 FARMACOLOGIA

Fig. 99.1 Estrutura química dos macrolídios.

Quadro 99.1 Parâmetros farmacocinéticos da eritromicina e macrolídios similares

Parâmetros Farmacocinéticos	Eritromicina	Azitromicina	Claritromicina
Biodisponibilidade oral (%)	35	37	55%
Meia-vida plasmática (horas)	1,6 ± 0,7	40	3,3 ± 0,5
Meia-vida tecidual (horas)	—	2-4 dias	—
Pico de concentração plasmática (horas)	4 horas (base) 2 horas (estolato) 1-2 horas (etilsuccinato)	—	2
Ligação proteica (%)	84	7-50*	42-50*
Volume de distribuição (L/kg)	0,78 ± 0,44	31	2,6 ± 0,5
Clearance (mL/min/kg)	9,1 ± 4,1	9	7,3 ± 1,9
Metabólitos	—	—	14-hidroxi (ativo) (20%) metabólitos inativos (60%) Inalterada (20%)
Excreção urinária (%)	12	12	36 ± 7

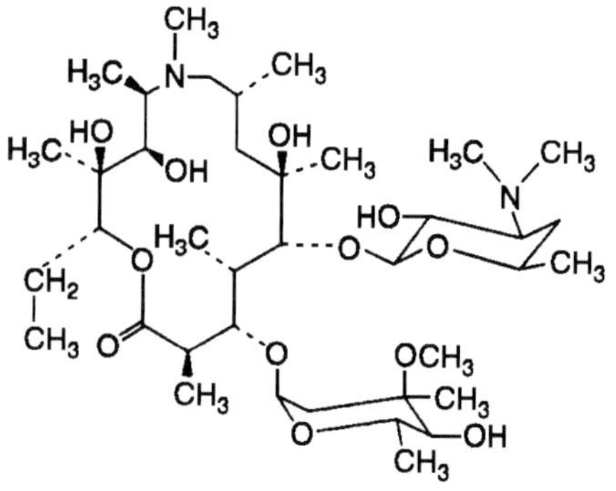

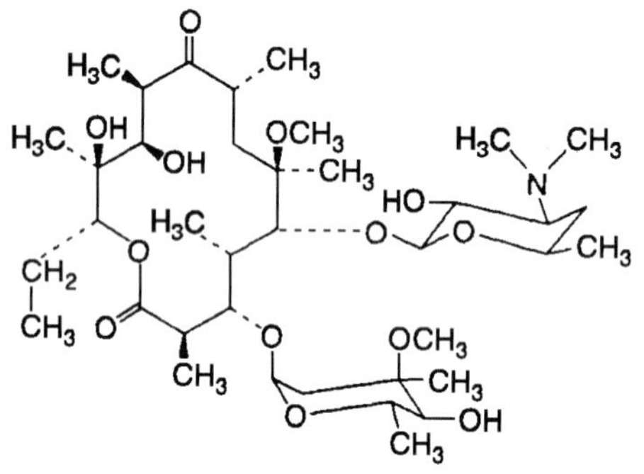

*Ligação proteica dependente da concentração.

Acredita-se que a eritromicina não iniba diretamente a formação da ligação peptídica, mas sim a etapa de translocação, na qual uma molécula de tRNA peptídico recentemente sintetizada se move do local aceptor no ribossomo para o local peptídico (ou doador). Alternativamente, os macrolídios podem causar uma alteração conformacional, modificando a síntese proteica por interferência indireta na peptidação e translocação.

Dependendo da concentração da droga, da sensibilidade e da taxa de crescimento do micro-organismo e do tamanho do inóculo, a eritromicina pode ser bacteriostática ou bactericida.

Espectro de atividade

A eritromicina é um antibiótico de largo espectro com atividade contra bactérias Gram-positivas, Gram-negativas, micoplasma, clamídias, treponemas e riquétsias (Quadro 99.2).

É geralmente ativa contra estreptococos dos grupos A, B, C e G e *Streptococcus pneumoniae*. Os estafilococos são, em geral, sensíveis. Outros micro-organismos Gram-positivos sensíveis à eritromicina incluem *Clostridium perfringens, Corynebacterium diphtheriae* e *Listeria monocytogenes*.

Quadro 99.2 Atividade *in vitro* de antibióticos macrolídios

Micro-organismo	MIC$_{90}$ de Azitromicina	MIC$_{90}$ de Claritromicina	MIC$_{90}$ de Eritromicina
Aeróbios Gram-positivos			
Staphylococcus aureus			
Sensível à meticilina	1,0[a]	0,12-0,25[a]	0,25-0,50
Resistente à meticilina	> 128,0	> 128,0	> 128,0
Streptococcus pyogenes (grupo A)			
Sensível à eritromicina	0,12[a]	0,015[a]	0,03[a]
Streptococcus pneumoniae	0,12[a]	0,015[a]	0,03-1,0[a]
Streptococcus agalactiae (grupo B)	0,5[a]	0,03-0,25[a]	0,03-0,25[a]
Streptococcus bovis	0,25		
Enterococci (grupo D)			
E. faecalis			
(sensível à eritromicina)	8,0		
(resistente à eritromicina)	> 64,0		
E. facium			
Viridans streptococci	16,0	0,03	0,06
Estafilococos coagulase-negativos			
Resistentes à meticilina	> 128,0		
Sensíveis à meticilina			
Listeria monocytogenes	4,0	0,12-2,0	0,5-2,0
Aeróbios Gram-negativos[b]			
Haemophilus influenzae	1,0	2,0-16,0[b]	4,0-8,0
Moraxella catarrhalis	0,5	0,25-1,0	0,25-2,0
Neisseria gonorrhoeae	0,15	0,25-2,0	0,25-2,0
N. meningitidis	0,12	—	0,4-1,6
Pasteurella multocida	0,5	—	—
Bordetella pertussis	0,12	—	0,3-1,6
Legionella pneumophila	0,25-2,0	0,25	1,0-2,0
Campylobacter sp.	0,25	1,0-8,0	0,2-> 50,0
Anaeróbios			
Cocos Gram-positivos (peptococos), (peptoestreptococos)	2,0	4,0-> 32,0	2,0-> 32,0
Bacteroides fragilis	8,0	2,0-8,0	4,0-32,0
Clostridium perfringens	1,0	0,5-2,0	1,0
Diversos			
Chlamydia pneumoniae (antes TWAR)	0,12-0,25-1,0	0,007	0,065-1,0
Chlamydia trachomatis	0,12-0,25	0,06-0,125	0,12-0,25
Mycoplasma pneumoniae	0,001	0,008-0,03	0,004

Os Gram-negativos sensíveis à eritromicina incluem *Neisseria gonorrhoeae*, *Campylobacter jejuni*, *Bordetella pertussis*, *Legionella pneumophila*, *Pasteurella multocida* e *Moraxella catarrhalis*.

A eritromicina é ativa contra *Mycoplasma pneumoniae*, *Ureaplasma urealyticum*, *Chlamydia*, *Treponema pallidum* e *Borrelia burgdorferi*.

Os anaeróbios, notadamente *Bacteroides fragilis*, são, geralmente, resistentes à eritromicina.

Resistência

A resistência aos macrolídios resulta de pelo menos três tipos de alterações mediadas por plasmídios: a primeira deve-se a uma redução na permeabilidade da droga através da membrana bacteriana, como ocorre com o *S. epidermidis*; a segunda deve-se à produção de uma enzima metilase que modifica o alvo ribossômico, ocasionando uma redução da ligação da droga; e a terceira alteração possível é a hidrólise de moléculas do macrolídio por esterases produzidas pelas *Enterobacteriaceae*. Outro mecanismo de resistência aos macrolídios é através de mutações cromossômicas que alteram a proteína ribossômica 50S, local de ligação da droga. Aproximadamente 40% das cepas de *Haemophilus influenzae* são resistentes à eritromicina. As *Enterobacteriaceae* (*E. coli*, *Klebsiella* sp. e *Enterobacter* sp.) são também resistentes.

Usos clínicos

A eritromicina tem sido recomendada para o tratamento de pneumonia causada por *Mycoplasma pneumoniae*, *Legionella pneumophila*, *L. micdadei*, *Chlamydia pneumoniae* e *Chlamydia trachomatis*.

A eritromicina também pode ser usada em outras infecções por *Chlamydia*, notadamente por *C. trachomatis* e infecções pélvicas por clamídia, especialmente durante a gravidez.

É ativa contra *Corynebacterium haemolyticum*.

A eritromicina, na dose de 250 a 500 mg administrados 4 vezes ao dia durante 7 dias, tem sido usada com bons resultados no tratamento de gastroenterites causadas por *Campylobacter jejuni*, embora as quinolonas sejam superiores nessas indicações.

A eritromicina é também bastante eficaz no tratamento de infecções por *Corynebacterium diphtheriae* ou estado de portador.

Na tosse convulsa causada por *Bordetella pertussis*, a eritromicina tem sido recomendada tanto na terapia como na profilaxia. Entretanto, a droga tem pouca influência no curso da doença, uma vez atingido o estágio paroxístico, embora ela possa eliminar os micro-organismos da nasofaringe.

Em pacientes com tétano e alérgicos à penicilina, a eritromicina pode ser recomendada para erradicação do *Clostridium tetani*, na dose de 500 mg administrados por via oral a cada 6 horas, durante 10 dias. No tratamento do cancroide por *Haemophilus ducreyii*, a eritromicina tem revelado bons resultados. Na sífilis e no linfogranuloma venéreo, pode ser uma alternativa para os pacientes alérgicos à penicilina. As uretrites causadas por *Ureaplasma urealyticum* respondem bem ao tratamento com eritromicina, embora as tetraciclinas sejam bastante eficazes nessa condição clínica. Na uretrite por *C. trachomatis*, a eritromicina pode ser um agente alternativo.

Em pediatria, a eritromicina pode ser usada no tratamento de otites e sinusites causadas por *H. influenzae* e *S. pneumoniae*.

Interações

A eritromicina promove elevação dos níveis sanguíneos de teofilina, exigindo a monitorização dos níveis séricos de teofilina nesses pacientes ou redução em torno de 15% a 40% da dose de teofilina. O uso concomitante de eritromicina com antiarrítmicos do tipo disopiramida, quinidina e procainamida parece estar associado a desenvolvimento de prolongamento do QT e taquicardia ventricular. A eritromicina pode aumentar a ação hipoprotrombinêmica da varfarina.

A eritromicina parece potencializar a ação do astemizol, carbamazepina, ciclosporina, digoxina, corticosteroides, alcaloides do ergot, teofilina, terfenadina, triazolima, valproato e varfarina, provavelmente por interferir no metabolismo mediado pelo citocromo P450 dessas drogas.

Toxicidade

A eritromicina é considerada um antibiótico de baixa toxicidade.

Altas doses podem estar associadas a desconfortos epigástricos, cólica abdominal, náuseas, vômitos e diarreia. Embora o verdadeiro mecanismo desses efeitos gastrointestinais ainda não esteja muito esclarecido, parece que a eritromicina age como agonista no receptor da motilina, estimulando a motilidade gastrointestinal.

As reações alérgicas não são muito comuns e geralmente envolvem febre, eosinofilia e exantemas.

A hepatite colestática constitui um dos efeitos mais graves e ocorre quase sempre com o estolato de eritromicina e, mais raramente, com o etilsuccinato ou o estearato. Começa geralmente após 10 a 20 dias de iniciado o tratamento e caracteriza-se inicialmente por náuseas, vômitos e cólicas abdominais. Esses sintomas podem ser seguidos por icterícia, às vezes acompanhada por febre, leucocitose, esinofilia e elevada atividade de transaminase plasmática. A biópsia hepática nesses casos revela colestase, infiltração periporta de neutrófilos, linfócitos e eosinófilos e ocasionalmente necrose de células parenquimatosas. Tais reações em geral regridem após a suspensão da droga.

Surdez transitória pode também ocorrer com doses elevadas de eritromicina, sobretudo nos pacientes idosos. Alterações cardiovasculares raramente ocorrem e se caracterizam por arritmias, incluindo síndrome de QT longo com taquicardia ventricular.

O uso parenteral de lactobionato e de glucepato de eritromicina pode estar associado ao aparecimento de tromboflebite, podendo ser parcialmente evitada pela diluição da droga e infusão lenta, de preferência em veia periférica calibrosa ou central.

Posologia e apresentação

VIA ORAL

A dose recomendada de estolato e de estearato de eritromicina para adultos é de 250 a 500 mg a cada 6 horas, ou 500 mg de 12 em 12 horas.

O etilsuccinato é administrado para adultos na dose de 400 mg a 800 mg a cada 6 horas, ou 600 mg de 8 em 8 horas, ou ainda 800 mg de 12 em 12 horas.

Alimentos devem ser evitados imediatamente antes ou depois da administração oral de eritromicina base ou estearato, não sendo necessária essa precaução na administração do estolato ou do etilsuccinato.

A dose oral de eritromicina para crianças é de 30 a 50 mg/kg/dia em intervalos de 6 em 6 horas. Nas infecções graves, essa dose pode ser duplicada. O estolato e o etilsuccinato de eritromicina são as preparações mais recomendadas para crianças porque são insípidas e estão disponíveis em suspensão, às vezes associadas a sabores artificiais. Entretanto, em crianças, o estolato de eritromicina parece ter maior biodisponibilidade do que o etilsuccinato.

VIA PARENTERAL

A administração intramuscular não é recomendada em virtude da dor no local da injeção. A administração intravenosa deve ser reservada para o tratamento de infecções graves. O glucepato e o lactobionato são os sais de eritromicina disponíveis para aplicação intravenosa. A dose recomendada para administração intravenosa é de 0,5 a 1 g de 6 em 6 horas.

Nos pacientes com insuficiência renal leve ou moderada, não é necessária a modificação da posologia. Porém, na insuficiência renal grave, com *clearance* de creatinina de 10 mL/minuto ou menor, deve-se ajustar a dose ou prolongar o intervalo entre as doses para 8 ou 12 horas. A droga não é removida do sangue por diálise peritoneal ou pela hemodiálise.

A eritromicina deve ser evitada em pacientes com doença hepática grave em virtude do metabolismo hepático da droga.

No Brasil, a eritromicina é encontrada em apresentação farmacêutica na forma de base, estearato (Pantomicina), estolato (Eritex, Ilosone), etilsuccinato (Pantomicina gotas) e em forma tópica (Ilosone tópico).

AZITROMICINA

A azitromicina foi o primeiro antibiótico azalídico introduzido no mercado no final de 1991. Sua estrutura química difere da eritromicina pela presença de um átomo de nitrogênio no anel lactônico. Essa alteração molecular contribui para uma ampliação do espectro *in vitro* da azitromicina, bem como para maior penetração nos tecidos, resultando em meia-vida tissular mais prolongada.

Farmacocinética

A azitromicina é rapidamente absorvida após a administração oral. É mais estável que a eritromicina no pH ácido do estômago, e cerca de 37% da dose é absorvida. O uso concomitante de antiácidos pode reduzir a absorção, e os alimentos reduzem a biodisponibilidade oral da droga em torno de 43%. A fim de evitar tais interferências, deve-se administrar a azitromicina em jejum, pelo menos 1 hora antes ou 2 horas depois das refeições.

O pico de concentração plasmática após uma dose de ataque de 500 mg é de aproximadamente 0,4 µg/mL, e, quando seguida de uma dose de manutenção de 250 mg, 1 vez ao dia, durante 4 dias, fornece uma concentração plasmática de equilíbrio (*steady-state*) de 0,24 µg/mL. Após a absorção, a azitromicina se distribui amplamente nos tecidos e fluidos corporais, exceto no líquido cerebrospinal. A concentração da azitromicina na maioria dos tecidos excede a concentração sérica em torno de 10 a 100 vezes. Intracelularmente, parece concentrar-se nos lisossomos. Concentra-se preferencialmente em determinados tipos de células, incluindo os leucócitos polimorfonucleares, monócitos, macrófagos alveolares e fibroblastos. A meia-vida tissular da azitromicina é de 2 a 4 dias.

O volume da distribuição de 31 L/kg da azitromicina reflete sua extensa distribuição tecidual. Sua ligação às proteínas plasmáticas é relativamente baixa, em torno de 51%, e parece ser dependente da concentração sanguínea, decrescendo quando a concentração plasmática se eleva, ou seja, a fração ligada é de 50% quando a concentração plasmática da droga é de 50 ng/mL e de 12% quando é de 500 ng/mL. A azitromicina parece não interferir no metabolismo hepático da teofilina e de outras drogas. Sofre metabolismo hepático e excreção biliar. Somente cerca de 6,5% da droga é excretada de forma inalterada na urina. A longa meia-vida de eliminação de 40 horas reflete a sequestração tissular da droga.

Mecanismo de ação

A azitromicina inibe a síntese proteica pela ligação à subunidade 50S dos ribossomos de micro-organismos sensíveis, de modo similar à eritromicina.

Espectro de atividade antibacteriana

A atividade *in vitro* da azitromicina pode ser observada no Quadro 99.1. De forma similar à eritromicina, a azitromicina é um antibiótico de largo espectro, que age contra bactérias Gram-positivas, algumas Gram-negativas, micoplasma, clamídias e alguns espiroquetas. A azitromicina é duas a quatro vezes menos ativa que a eritromicina contra estafilococos e estreptococos. A maioria das cepas de *S. aureus* resistentes à metilciclina é resistente à eritromicina e à azitromicina. A azitromicina é mais ativa que a eritromicina contra *H. influenzae, M. catarrhalis* e *Campylobacter* sp. e é bastante ativa contra *Pasteurella multocida, Mycoplasma pneumoniae, L. pneumophila, N. gonorrhoeae, Chlamydia* sp., *B. burgdorferi* e *Fusobacterium*. A azitromicina á ainda ativa contra *Micobacterium avium, M. chelonei, M. abcessus, M. fortuitum, Toxoplasma gondii, Cryptosporidium* e *Plasmodium* sp.

Porém, a azitromicina possui atividade limitada contra diversos Gram-negativos. *Klebsiella, Enterobacter, Citrobacter, Proteus, Providencia, Morganella, Serratia* sp., *Pseudomonas aeruginosa, P. cepacea* e *Xanthomonas multophila* são comumente resistentes.

Usos terapêuticos

A azitromicina é recomendada somente para uso em pacientes com mais de 16 anos de idade, uma vez que a segurança e a eficácia da droga em crianças ainda não foram estabelecidas.

A azitromicina tem sido recomendada como alternativa para o tratamento de faringite/tonsilite aguda causada por *S. pyogenes* em pacientes alérgicos à penicilina e com intolerância gastrointestinal à eritromicina. Nas infecções não complicadas de pele e de tecidos moles causadas por *S. pyogenes, S. aureus* e *S. agalactiae* (celulite, furunculose, etc.), a azitromicina tem revelado bons resultados terapêuticos. Ela tem indicação nas exacerbações agudas de bronquite causadas por *H. influenzae, M. catarrhalis* ou *S. pneumoniae* com DPOC. Nas pneumonias de gravidade moderada causadas por *S. pneumoniae* ou por *H. influenzae* em pacientes ambulatoriais, pode-se recomendar o uso de azitromicina. Porém, não deve ser utilizada com essa finalidade em pacientes com bacteriemia ou que necessitem de hospitalização e terapia endovenosa. Os pacientes idosos, debilitados ou imunocomprometidos geralmente não são candidatos ao tratamento ambulatorial com azitromicina.

A azitromicina tem uma excelente ação nas infecções por *Chlamydia*. A uretrite não gonocócica e a cervicite causada por *Chlamydia trachomatis* podem ser eficazmente tratadas com uma dose única de 1 g de azitromicina por via oral.

Uma das grandes indicações da azitromicina que tem merecido importantes investigações clínicas é no tratamento de infecções por *Mycobacterium avium* e toxoplasmose em pacientes aidéticos e no tratamento da doença de Lyme. Doses elevadas de 500 mg diariamente têm sido recomendadas nessas situações. A diarreia por *Cryptosporidium*, frequente em pacientes com AIDS/SIDA, responde bem ao tratamento com azitromicina e claritromicina.

Interações e contraindicações

A azitromicina interage de forma importante com a terfenadina e com o astemizol (Hismanal) e não parece interagir com a teofilina e a varfarina, como acontece com a eritromicina.

A administração oral concomitante de azitromicina e antiácido reduz as concentrações plasmáticas máximas, porém não afeta a absorção global.

O uso da azitromicina em crianças com menos de 16 anos não deve ser recomendado até que sejam estabelecidas a segurança e a eficácia da droga nesse grupo de pacientes. Do mesmo modo, a utilização durante a gravidez e em mulheres lactantes ainda não foi suficientemente investigada.

Toxicidade

Os efeitos colaterais mais comuns com o uso da azitromicina ocorrem ao nível do trato gastrointestinal e incluem principalmente diarreia (3,6%), náuseas (2,6%), vômitos (1%) e dor ou desconforto abdominal (2,5%).

Cerca de 1,3% dos pacientes referem cefaleia branda e tontura.

As reações alérgicas são pouco frequentes e consistem em erupções cutâneas tipo exantema.

Os testes de função hepática ocasionalmente podem apresentar discretas elevações.

Perda auditiva reversível, relacionada à dose, foi observada com o uso de elevadas doses de azitromicina no tratamento de infecções por *M. avium*.

Posologia

A azitromicina (Zitromax) está disponível comercialmente em suspensão contendo 200 mg/5 mL e comprimidos de 250 mg para uso oral. Recomenda-se a utilização da droga por via oral em jejum (1 hora antes das refeições ou 2 horas depois), com uma dose única de ataque de 500 mg no primeiro dia, seguidos de 250 mg 1 vez ao dia nos dias subsequentes, durante um período de 5 dias.

Para o tratamento de uretrite ou cervicite não gonocócica causadas por *C. trachomatis*, recomenda-se uma dose única de 1 g.

CLARITROMICINA

A claritromicina é um derivado macrolídio que difere da eritromicina somente pela metilação do grupo hidroxila na posição 6 do anel macrolídio.

Farmacocinética

A claritromicina é bem absorvida pelo trato gastrointestinal, e sua reduzida biodisponibilidade oral, de 50% a 55%, se deve ao metabolismo de primeira passagem pelo fígado. A ingestão de alimentos não reduz a biodisponibilidade da droga. O pico de concentração plasmática é atingido 2 horas após a administração oral da droga. Após a administração de uma dose oral de 250 mg, as concentrações plasmáticas máximas são de 0,6-1,0 µg/mL, e após 2 horas em uma posologia de 500 mg, de 12 em 12 horas, as concentrações de equilíbrio no plasma (*steady-state*) são de 2-3 µg/mL (Quadro 99.2).

A claritromicina se distribui amplamente nos tecidos, incluindo pulmões, rins, fígado, mucosa nasal e amígdalas, e alcança concentrações intracelulares elevadas. Sua taxa de ligação às proteínas plasmáticas varia de 40% a 70% e é dependente da concentração. O volume de distribuição da claritromicina é de 2,6 L/kg. A claritromicina é amplamente metabolizada no fígado, transformando-se em um metabólito ativo. A 14-hidroxiclaritromicina (14-OH) corresponde a cerca de 20% dos metabólitos, e seus outros metabólitos inativos são responsáveis por cerca de 60%. A meia-vida de eliminação da 14-OH é de 5 a 9 horas, enquanto a claritromicina tem uma meia-vida de 3 a 7 horas (Quadro 99.2).

A claritromicina é eliminada por vias renal e não renal. Cerca de 20% a 40% da claritromicina é eliminada de forma inalterada pela urina, dependendo da dose administrada e da formulação empregada. Em torno de 2% a 4% é recuperada nas fezes. É ainda excretada na urina cerca de 10% a 15% de 14-OH.

Mecanismo de ação e espectro de atividade

De forma similar à eritromicina, a claritromicina inibe a síntese proteica bacteriana pela ligação à subunidade 50S dos ribossomos de microorganismos sensíveis.

Do mesmo modo que a eritromicina e a azitromicina, a claritromicina é um antibiótico de largo espectro, ativo contra bactérias Gram-positivas, algumas Gram-negativas, micoplasma e algumas micobactérias, como se pode observar no Quadro 99.1.

A claritromicina é mais potente contra *S. aureus, S. pyogenes* e *S. agalactiae* sensíveis à eritromicina, mas possui somente modesta atividade contra *H. influenzae, N. gonorrhoeae* e anaeróbios.

A claritromicina não é ativa contra enterobacteriáceas.

A claritromicina tem boa atividade contra *Mycoplasma pneumoniae, M. hominis, M. catarrhalis, Helicobacter pylori, Toxoplasma gondii, L. pneumophila, B. burgdorferi, M. avium, M. fortuitum, M. chelonei, Chlamydia* sp., *Ureaplasma urealyticum* e *Cryptosporidium.*

Usos clínicos

A claritromicina é tão eficaz quanto a penicilina no tratamento da faringite estreptocócica. Embora a penicilina ainda seja a droga preferida nessa condição clínica, a claritromicina pode ser uma alternativa para os pacientes alérgicos à penicilina, do mesmo modo que outras opções mais baratas como a eritromicina, a clindamicina e a cefalexina.

A claritromicina tem-se revelado tão eficaz quanto a penicilina e a amoxicilina no tratamento da sinusite maxilar aguda.

A claritromicina tem também revelado excelentes resultados no tratamento de exacerbações agudas de bronquites crônicas causadas por *S. pneumoniae, M. catarrhalis* e *H. influenzae,* embora outros agentes mais convencionais e mais baratos sejam igualmente ativos, como amoxicilina, sulfametoxazol-trimetoprima e tetraciclinas.

Em virtude de sua atividade aumentada em patógenos em pneumonia, incluindo *H. influenzae, S. pneumoniae, L. pneumophila* e *M. pneumoniae,* e ainda em pacientes com pneumonia atípica e que não toleram doses elevadas de eritromicina oral, a claritromicina apresenta-se como uma alternativa bastante útil para tratamento ambulatorial. A claritromicina tem sido muito recomendada no tratamento de pneumonia por *Chlamydia pneumoniae.*

Embora não seja a droga de primeira linha para o tratamento de infecções da pele e tecidos moles causadas por *S. pyogenes* e *S. aureus,* a claritromicina constitui uma boa alternativa, sobretudo nos pacientes alérgicos às cefalosporinas da primeira geração ou naqueles com intolerância gastrointestinal à eritromicina.

A claritromicina também tem sido usada com sucesso no tratamento de encefalites associadas à toxoplasmose, nas infecções disseminadas por *Mycobacterium avium* e na diarreia por *Cryptosporidium* que geralmente acometem os pacientes com AIDS/SIDA. Uma outra aplicação que se encontra em investigação clínica é no tratamento de infecções por *H. pylori* associadas à úlcera péptica.

Interações medicamentosas

A claritromicina apresenta interação com a teofilina, a carbamazepina, a terfenadina e o astemizol (Hismanal).

Toxicidade

Os efeitos colaterais mais comumente observados com o uso da claritromicina ocorrem ao nível do trato gastrointestinal, em cerca de 9% dos pacientes, e incluem principalmente diarreia (3%), náuseas (3%), sabor desagradável (3%), dispepsia (2%) e dor ou desconforto abdominal. Cefaleia tem sido relatada em cerca de 2% dos pacientes.

Em menos de 1% dos pacientes foram observados leucopenia e prolongamento do tempo de protrombina.

Doses elevadas de claritromicina usadas no tratamento de infecções por *M. avium* provocaram perda de audição.

Estudos experimentais e pré-clínicos em animais demonstraram que doses elevadas de claritromicina causaram anomalias cardiovasculares em ratos, fenda de palato em camundongos e retardo de crescimento fetal em macacos.

Os efeitos teratogênicos da claritromicina ainda não foram relatados no homem. Entretanto, ainda não foram realizados estudos adequados com a claritromicina em gestantes, com a finalidade de estabelecer o risco potencial para o feto, devendo evitar-se o uso nesse período, até um melhor esclarecimento dos seus efeitos.

Posologia e especialidades farmacêuticas

A claritromicina (Klaricid) é comercializada no Brasil em suspensão oral contendo 125 mg/5 mL e em comprimidos revestidos de 250 mg.

Para adultos, recomenda-se um esquema de 250 mg de 12 em 12 horas, durante 7 a 14 dias, e para infecções mais graves (pneumonias) ou causadas por agentes mais resistentes (*H. influenzae*) utilizam-se 500 mg, por via oral, de 12 em 12 horas, por igual período.

Para o tratamento de infecções causadas por *Mycobacterium avium* em pacientes com AIDS/SIDA, recomenda-se uma dose oral de 1 g de 12 em 12 horas.

Para crianças com idade inferior a 12 anos, tem sido recomendada uma dose oral de 7,5 mg/kg/dia, dividida em 2 tomadas.

Especialidades farmacêuticas à base de macrolídios comercializadas no Brasil

ERITOMICINA (ESTEARATO)
Eritromicina®, FURP
- Embalagem com 10 comprimidos de 250 mg.
- Frasco com 60 mL de suspensão, contendo 250 mg/5 mL.

Pantomicina®, Abbott
- Embalagem com 20 comprimidos de 500 mg.

Pantomicina® *Tópica*, Abbott
- Embalagem com 60 mL de solução para uso dermatológico.

ERITROMICINA (ESTOLATO)
Eritrex®, Aché
- Embalagem com 21 comprimidos de 500 mg.
- Frasco com 60 mL de suspensão, contendo 125 mg/5 mL ou 250 mg/5 mL.

Eritrex A®, Aché
- Bisnaga com 30 g de creme e vidro com 120 mL de solução, para uso dermatológico.

Ilosone®, Valeant
- Cartuchos com 20 cápsulas de 250 mg ou com 10 ou 48 drágeas de 500 mg.
- Vidro com 100 mL de suspensão oral, contendo 125 mg/5 mL ou 250 mg/5 mL.
- Frasco com 15 mL (gotas).

Ilosone Tópico Solução®, Valeant
- Vidro com 120 mL de solução para uso dermatológico.

ERITROMICINA (LACTOBIONATO)
Tromaxil 1000mg®, Opem Pharmaceuticals
- Frasco-ampola com 1 g de lactobionato de eritromicina, para administração por via endovenosa.

REFERÊNCIAS BIBLIOGRÁFICAS

1. BACHARD, R.J. Comparative study of clarithromicin and ampicilin in the treatment of patients with acute bacterial exacerbations of chronic bronchitis. *J. Antimicrob. Chemother.,* 27(Suppl. A):91, 1991.
2. BRANDIS, M.W., RICHARDSON, W.S., e BAROLD, S.S. Erythromycin-induced QT prolongation and polymorphic ventricular tachycardia (torsades de pointes): case report and review. *Clin. Infect. Dis.,* 18:995-998, 1994.
3. CHU, S.Y., SENNELLO, L.T., VARGA, L.L., WILSON, D.S. e SONDERS, R.C. Pharmacokinetics of clarithromycin, a new macrolide, after single ascending oral doses. *Antimicrob. Agents Chemother.,* 36:2447-2453, 1992.
4. CYNAMON, M.H. e KLEMENS, S.P. Activity of azithromycin against Mycobacterium avium infection in beige mice. *Antimicrob. Agents Chemother.,* 36:1611, 1992.
5. FASS, R.J. Erythromycin, clarithromycin, and azithromycin: use of frequency distribution curves, scattergrams, and regression analyses to compare in vivo activities and describe cross-resistence. *Antimicrob. Agents Chemother.,* 37:2080-2086, 1993.
6. FRASCHINI, F., SCAGLIONE, F. e DERMATINI, G. Clarithromycin clinical pharmacokinetics. *Clin. Pharmacokinet.,* 25:189-204, 1993.
7. HOPPE, J.E. e The Erythromycin Study Group. Comparison of erythromycin estolate and erythythromycin ethylsuccinate for treatment of pertussis. *Pediatr. Infect. Dis. J.,* 11:189, 1992.
8. KAPUSNISK-UNER, J.E., SANDE, M.A. e CHAMBERS, H.F. Tetracyclines, chloramphenicol, erythromycin, and miscellaneous antibacterial agents. *In:* GOODMAN & GILMAN'S. *The Pharmacological Basis of Therapeutics.* 9th ed. Joel G. Hardman, Alfred Goodman Gilman, Lee E. Limbird, New York, 1995.

9. LUDDEN, T.M. Pharmacokinetics interactions of the macrolide antibiotics. *Clin. Pharmacokinet., 10*:63-79, 1985.
10. MALLORY, S.B. Azithromycin compared with cephalexin in the treatment of skin and skin structure. *Am. J. Med., 91* (Suppl. 3A):36S, 1991.
11. MOELLERING, R.C. Jr. Introduction: Revolutionary changes in the macrolide and azalide antibiotics. *Am. J. Med., 91* (Suppl. 3A):1S, 1991.
12. MONDAI, J. The clinical use of macrolides. *J. Antimicrob. Chemother., 22*(Suppl. B):145-153, 1998.
13. MOR, N., HEIFETS, L. MICs and MBCs of clarithromycin against Mycobacterium avium within human macrophages. *Antimicrob. Agents Chemother, 37*:111, 1993.
14. NEU, H.C. Clinical microbiology of azithromycin. *Am. J. Med., 91*(Suppl. 3A):12S, 1991.
15. NEU, H. New macrolide antibiotics: Azithromycin and clarithromycin. *Ann. Intern. Med., 116*:517, 1992.
16. PERITI, P., MAZZEI, T., MINI, E. e NOVELLI, A. Pharmacokinetic drug interactions of macrolides. *Clin. Pharmacokinet, 23*:106-131, 1992.
17. PETERS, D.H., FRIEDEL, H.A., McTAVISH, D. Azithromycin – a review of its antimicrobial activity, pharmacokinetic properties and clinical efficacy. *Drugs, 44*:750-799, 1992.
18. PISCITELLI, S.C., DANZIGER, L.H. e RODVOLV, K.A. Clarithromycin and azithromycin: New macrolide antibiotics. *Clin. Pharm., 11*:137, 1992.
19. PRICE, T.A. e TUAZON, C.U. Clarithromycin-induced thrombocytopenia. *Clin. Infect. Dis. 15*:563, 1992.
20. REESE, R.E. e BETTS, R.F. *Manual de Antibióticos*. 2ª ed. Editora Medsi, Rio de Janeiro, 1995, p. 277 a 301.
21. STAMM, W.E. Azithromycin in the treatment of uncomplicated genital chlamydial infection. *Am. J. Med., 91* (Suppl. 3A):19S, 1991.
22. STEIGBIGEL, N.H. Macrolides and clindamycin. *In*: MANDELL, G.L., BENNETT, J.E. and DOLIN, R. (eds.). Bennett's. *Principles and Practice of Infectious Diseases*. 4th ed. Churchill Livingstone, New York, 1995. p. 334-346.
23. STEIGBIGEL, N.H. Erythromycin, lincomycin, and clindamycin. *In*: MANDELL, G.L., BENNETT, J.E. and DOLIN, R. (eds.). *Principles and Practice of Infectious Diseases*. 3rd ed. Churchill Livingstone, New York, 1990. p. 308-317.
24. TALLY, F.P., SNYDMAN, D.R., GORCACH, S.L. e MALAMY, M.H. Plasmid-mediated transferable resistance to clindamycin and erythromycin in Bacteroides fragilis. *J. Infect. Dis., 139*:83-88, 1978.
25. WOOD, M.D. The tolerance and toxicity of clarithromycin. *J. Hosp. Infect., 19*(Suppl. A):39, 1991.

100

Vancomicina. Teicoplanina. Quinupristina e Dalfopristina. Bacitracina. Gramicidina. Polimixinas

Luiz Cesar Dantas Nascimento

VANCOMICINA

A vancomicina é um glicopeptídio complexo solúvel, com o peso molecular aproximado de 1.450 Da. É similar da teicoplanina e de outros glicopeptídios, mas não se relaciona estruturalmente com outros antibióticos.

Quando a vancomicina foi lançada comercialmente, em 1965, o produto final encerrava até 30% de outra substância de natureza desconhecida, que contribuía para sua toxicidade. As preparações atuais são altamente purificadas e parecem ser menos tóxicas do que as preparações antigas.

A vancomicina é um antibiótico bactericida de espectro estreito obtido do *Streptomyces orientalis*. Foi lançado por causa de sua eficácia contra estafilococos penicilinorresistentes e, devido à sua toxicidade, foi relegada como antibiótico de reserva.

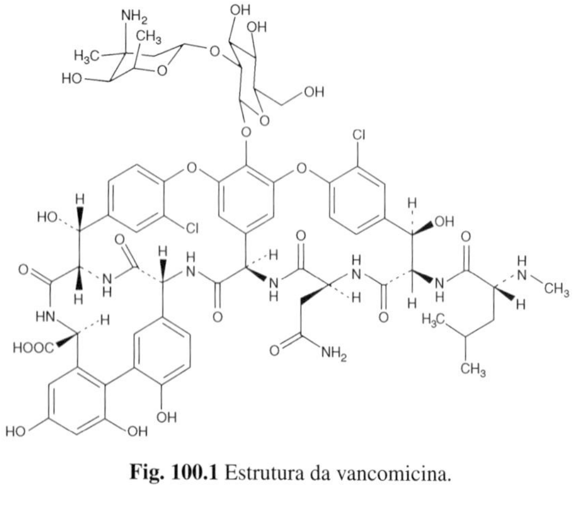

Fig. 100.1 Estrutura da vancomicina.

Com a disseminação do *Staphylococcus aureus* meticilinorresistente (MRSA), a vancomicina voltou a ser usada e se tornou a droga de escolha para o tratamento dessas infecções em pacientes hospitalizados e em estado grave.

A vancomicina administrada por via oral é também muito eficaz no tratamento de colite pseudomembranosa grave associada ao uso de outros antibióticos, causada pelo *Clostridium difficile*.

Em 1989, surgiram, nos Estados Unidos, enterococos resistentes à vancomicina (VRE) como importantes patógenos hospitalares.

Em 1996 no Japão e em 1997 nos Estados Unidos, foram detectadas raças de *Staphylococcus aureus* resistentes à vancomicina em nível intermediário (VIRSA).

Os VRE e os VIRSA criaram muita preocupação acerca da continuada eficácia da vancomicina no tratamento dessas infecções.

Farmacocinética

Após ser dissolvida em água estéril, a vancomicina é administrada por via intravenosa, em 100 a 250 mL de dextrose a 5% ou em solução salina a 0,9% durante pelo menos 60 minutos. A administração rápida ou em bolo é perigosa, especialmente se for usada a dose de 1 g, o que provoca liberação de histamina de basófilos e mastócitos, provocando rubor (síndrome do "homem vermelho" ou "pescoço vermelho"), reações anafilactoides, hipotensão e até parada cardíaca.

A heparina e a vancomicina podem precipitar quando em altas concentrações e não devem ser infundidas simultaneamente no mesmo dispositivo intravenoso.

Não há preparação intramuscular de vancomicina devido à dor provocada por essa via. A vancomicina é muito pouco absorvida pelo trato gastrointestinal, mesmo quando o cólon está inflamado, e é atóxica quando usada por via oral no tratamento de colite grave por clostrídio ou na prevenção de infecções em pacientes cancerosos leucopênicos.

A vancomicina é eliminada quase exclusivamente por filtração glomerular, embora pequena parte possa ser metabolizada pelo fígado e aparecer em forma ativa na bile. Oitenta a 90% de uma dose administrada aparece na urina dentro de 24 horas.

A meia-vida sérica da vancomicina é de 6 a 8 horas em pessoas com função renal normal. Nos pacientes anúricos, a meia-vida pode ser prolongada até cerca de 9 dias, e a droga pode ser detectada até 21 dias após uma única dose de 1 g. A vancomicina se liga em 10% a 55% às proteínas plasmáticas.

Após uma administração intravenosa de 500 mg de vancomicina, em adultos, as concentrações plasmáticas mínimas variam de 6 a 10 mg/L, com a média de 8 mg/L após doses repetidas. As concentrações máximas de até 50 mg/L podem ser observadas, dependendo do momento em que o sangue é extraído para teste, após a infusão.

Quando se aplica 1 g lentamente, por via intravenosa, obtêm-se as concentrações máximas (1 hora após a infusão) de 20 a 50 mg/L e mínimas de 5 a 12 mg/L. Essas são as concentrações consideradas desejáveis, do ponto de vista clínico.

Em pessoas sem meningite, a vancomicina não atinge o liquor, mas, nos pacientes com meningite, a droga atinge a concentração de 1 a 7 mg/L no liquor.

Após administração intravenosa, atingem-se concentrações adequadas nos fluidos pleural, pericárdico, sinovial, ascítico e de abscessos.

A vancomicina é irritante quando injetada nas cavidades serosas e sinoviais.

Se a função renal é normal, pode-se usar a dose intravenosa de 1 g, que pode ser repetida de 12 em 12 horas. A meia-vida de eliminação da vancomicina em pacientes anéfricos é de 7,5 dias, havendo necessidade, portanto, de ajuste posológico na presença de insuficiência renal. A Fig. 100.2 mostra os ajustes posológicos de acordo com o *clearance* de creatinina.

Como a hemodiálise não remove a vancomicina, embora a diálise peritoneal a remova, a posologia no insuficiente renal é iniciada com 1 g por semana porque, no adulto, em média, cerca de 150 mg da droga são removidos por dia por mecanismos não renais. Os níveis plasmáticos de vancomicina devem ser monitorados, em intervalos frequentes, nos pacientes dialisados, urêmicos ou gravemente enfermos, a fim de se verificar se as concentrações de vancomicina são adequadas.

Mecanismo de ação

A vancomicina inibe a síntese e o acoplamento dos polímeros de peptidioglicano da parede celular das bactérias porque forma um complexo com o precursor D-alanil-D-alanina. Esse precursor se encaixa num "bolso" da molécula da vancomicina, evitando, desse modo, sua ligação ao terminal do peptidioglicano, que é o alvo das enzimas transglicolase e transpeptidase. Além disso, a vancomicina pode alterar não só a síntese de RNA como também a permeabilidade da membrana citoplasmática da bactéria.

Esses múltiplos mecanismos de ação da vancomicina talvez tenham contribuído para a baixa frequência de desenvolvimento de resistência a esse antibiótico, até recentemente.

A vancomicina, por ligar-se rápida e firmemente às bactérias, exerce um efeito bactericida sem período de latência, mas só age em microorganismos que se encontram em fase de multiplicação.

A vancomicina continua a exercer sua atividade antibacteriana mesmo após a queda da concentração abaixo dos níveis inibitórios, com um efeito pós-antibiótico de cerca de 2 horas.

Atividade antibacteriana

A vancomicina é um antibiótico muito importante, especialmente no combate a infecções causadas por *S. pneumoniae* penicilinorresistente, *S. aureus* meticilinorresistente e estafilococos coagulase-negativos.

Não há competição entre vancomicina e penicilina pelos sítios de ligação, nem resistência cruzada entre esses dois antibióticos.

A vancomicina só é ativa contra bactérias Gram-positivas, sendo bactericida contra micro-organismos sensíveis. A exceção é representada pelos enterococos, contra os quais o antibiótico é bacteriostático. Os enterococos resistentes à vancomicina (VRE) têm aumentado, de modo acentuado, desde 1991.

A vancomicina é ativa contra *Staphylococcus aureus* meticilinossensível (MSSA) e meticilinorresistente (MRSA) e contra quase todas as cepas de estafilococos coagulase-negativos. Recentemente, foram detectados estafilococos com níveis intermediários de resistência à vancomicina (VISA), com concentração inibitória mínima (MIC) de 6 μg/mL ou mais. Supõe-se que o uso ampliado de vancomicina tenha contribuído para o aparecimento de VISA.

Os pacientes infectados por VISA devem ser isolados para evitar disseminação hospitalar. Os casos de VISA devem ser comunicados aos setores de vigilância sanitária municipais e estaduais.

Os enterococos provocam, com mais frequência, infecções do trato urinário. Fazem parte da flora mista aeróbia/anaeróbia de infecções intra-abdominais pélvicas e de feridas cirúrgicas. Podem causar bacteriemia, embora a endocardite por enterococos seja relativamente rara.

Os enterococos podem fazer parte das infecções do pé do diabético, especialmente em infecções associadas com úlceras. Os enterococos ocupam agora o segundo ou terceiro lugar entre os patógenos hospitalares. Isso talvez possa ser explicado em parte pela pressão seletiva do uso frequente de cefalosporinas e pela disseminação de paciente para paciente e de pessoal do hospital para o paciente.

O *Enterococcus faecalis* representa a maior parte dos isolados clínicos, na taxa de 85% a 90%. O *E. faecium* é responsável por 5% a 10% dos isolados clínicos, e muitas dessas raças são resistentes aos antibióticos comuns.

A vancomicina é bacteriostática para os enterococos, mas a associação de vancomicina e aminoglicosídio é bactericida, exceto para os enterococos resistentes à gentamicina.

Os enterococos resistentes à vancomicina são isolados mais frequentemente em hospitais maiores e, em geral, são raças do *E. faecium*. De 1989 até 1993, os VRE hospitalares aumentaram em 20 vezes, e durante esse tempo, de acordo com Moellering, os isolados das UTI aumentaram de 0,4% para 13,9%; atualmente alcançaram 15%.

Em geral, a colonização com VRE não progride para infecção, mas, às vezes, podem ocorrer bacteriemia e infecções do trato urinário e de feridas.

Os pacientes infectados com VRE frequentemente se encontram debilitados, sofrem hospitalizações prolongadas e são tratados com múltiplos antibióticos, inclusive vancomicina.

A vancomicina é bactericida contra *Streptococcus pyogenes*, estreptococos dos grupos C e G, estreptococos *viridans* e *S. pneumoniae*; as cepas são resistentes a muitos antibióticos, inclusive à penicilina. Até o momento, todas as raças de *S. pneumoniae* são sensíveis à vancomicina.

A vancomicina é ativa contra o grupo JK de *Corynebacterium* e *Clostridium difficile*.

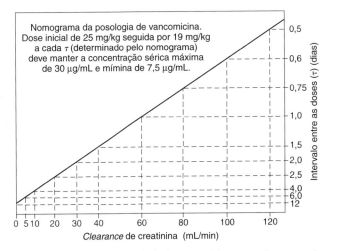

Fig. 100.2 Nomograma para posologia de vancomicina em pacientes com insuficiência renal. (MATZKE, G.R. *et al*. Pharmacokinetics of vancomycin in patients with varying degree of renal function. *Antimicrob. Agents Chemother.*, 25:433, 1984.)

A vancomicina não tem atividade clinicamente útil contra as bactérias Gram-negativas. Embora a vancomicina exerça alguma atividade contra *Clostridium* sp. e contra estreptococos anaeróbios, esse antibiótico não tem indicação para infecções causadas pelos anaeróbios.

Usos clínicos

A vancomicina é usada em sérias infecções nos pacientes alérgicos ou em pacientes com certos micro-organismos resistentes. O emprego da vancomicina deve ser prudente porque sua aplicação frequente constitui um fator de risco para colonização ou infecção pelos VRE.

A vancomicina é indicada em infecções graves causadas por micro-organismos Gram-positivos resistentes aos antibióticos betalactâmicos.

Para o *S. aureus* resistente à meticilina (MRSA), a vancomicina é o tratamento de escolha. Às vezes, se adicionam gentamicina e/ou rifampicina, formando uma associação sinérgica. Trinta e cinco a 65% dos isolados de estafilococos coagulase-negativos (SSCN) são resistentes à meticilina. A vancomicina, às vezes associada a gentamicina e/ou rifampicina, constitui o tratamento de escolha para as infecções provocadas pelos estafilococos coagulase-negativos.

A vancomicina é também eficaz nas infecções que surgem com dispositivos protéticos, especialmente se associada à rifampicina.

A vancomicina pode ser usada em infecções difteroides, observadas em endocardite de valvas protéticas, derivação do líquor e no hospedeiro comprometido, que são penicilinarresistentes ou que ocorrem em pacientes gravemente alérgicos.

A vancomicina pode ser usada em infecções causadas pelo *S. pneumoniae* de resistência intermediária ou de nível elevado que atingem o sistema nervoso central, como, por exemplo, a meningite.

Outras indicações para o uso da vancomicina são: infecções graves causadas por *Staphylococcus aureus* coagulase-positivo; endocardite causada por estreptococos *viridans*; associação com um aminoglicosídio na endocardite por enterococos; infecções do sistema nervoso central; associada a uma cefalosporina de terceira geração ou rifampicina, em meningite bacteriana causada por *S. pneumoniae*; colite pseudomembranosa causada por antibióticos, usando-se nesse caso a vancomicina por via oral; em infecções associadas a cateteres.

Na colite pseudomembranosa causada pelo *Clostridium difficile*, a vancomicina deixou de ser a droga de escolha. O fato se explica porque o uso excessivo de vancomicina por via oral pode ajudar a selecionar enterococos vancomicinorresistentes (VRE). Além disso, um curso de tratamento de 10 dias com vancomicina custa 60 vezes mais do que um tratamento de 10 dias com metronidazol oral.

Para o tratamento de colite pseudomembranosa causada pelo uso de antibióticos, prefere-se o metronidazol. A antibioticoterapia altera a flora gastrointestinal, permitindo o crescimento excessivo do *C. difficile*, que produz uma toxina, a chamada toxina A, que provoca diarreia. O antibiótico causador da colite deve ser suspenso logo que possível, seguindo-se tratamento com metronidazol. Quando a colite não responde ao metronidazol, pode-se usar a vancomicina.

A vancomicina pode ser usada na profilaxia de endocardite em pacientes com valvas cardíacas artificiais que se submetem a manipulações gastrointestinais e urogenitais e a procedimentos dentários.

Pode também ser utilizada na profilaxia de infecções em implantação de material ou dispositivos protéticos em instituições em que haja elevado índice de infecção causada por *Staphylococcus aureus* meticilinarresistente e por estafilococos coagulase-negativos.

A posologia da vancomicina, por via oral, na diarreia causada por *C. difficile*, em adultos, é de 125 mg de 6 em 6 horas, durante 10 a 14 dias. Nas crianças, a dose é de 40 mg/kg/dia, divididos em 4 doses. Por via intravenosa, no adulto com função renal normal, é de 500 mg em infusão venosa, durante 60 minutos, de 6 em 6 horas. Pode-se usar também um regime de 1 g a cada 12 horas e cada infusão durante 2 horas para evitar a síndrome do homem vermelho.

A Clínico Mayo usa um nomograma para indicar a dose de vancomicina, de acordo com o *clearance* de creatinina, como mostra o Quadro 100.1.

Quadro 100.1 Nomograma da Clínica Mayo para posologia da vancomicina intravenosa (WILHELM, M. P., ESTES, L. Vancomycin. *Mayo Clin. Proc.*, 74:928, 1999)

Clearance de Creatinina	Intervalo das Doses
> 80	A cada 12 horas
65-80	A cada 12 a 18 horas
50-64	A cada 24 horas
35-49	A cada 24 a 36 horas
21-34	A cada 48 horas

Efeitos adversos

As preparações parenterais disponíveis e purificadas de vancomicina são muito bem toleradas. Quando usada em associação com outra droga que tenha potencial nefrotóxico ou ototóxico (como aminoglicosídios), há o risco de toxicidade.

A ototoxicidade é um efeito adverso potencial da vancomicina, porém relativamente incomum. Pode surgir a ototoxicidade quando se atingem concentrações séricas muito elevadas (> 80 μg/mL). O maior risco de perda auditiva ocorre quando as doses de vancomicina não são adequadamente ajustadas na insuficiência renal.

A nefrotoxicidade é muito rara quando se utilizam doses-padrão em paciente com função renal normal ou quando as doses são bem ajustadas na presença de insuficiência renal. Quando se usa vancomicina associada a um aminoglicosídio, é aconselhável monitorar as concentrações sanguíneas de ambos os antibióticos para reduzir o risco de toxicidade.

A síndrome do homem vermelho surge quando a vancomicina é infundida rapidamente, provocando rubor da face, do pescoço, do tórax e prurido ou hipotensão. Acredita-se que essa reação seja produzida pela liberação de histamina devida à hiperosmolaridade induzida pela rápida infusão da vancomicina.

As infusões em bolo podem também provocar dor e espasmos musculares do tórax. A maior parte dessas reações pode ser evitada usando-se infusões lentas de vancomicina, isto é, 500 mg durante 1 hora, 1 g durante 2 horas e 1,5 g durante 3 horas.

Embora a síndrome do homem vermelho se assemelhe a uma reação alérgica, ela não é imunologicamente mediada, e tal reação não impede a continuação do uso da vacomicina. Nessa síndrome, não se observam broncoespasmo nem angioedema, e, caso surjam esses sinais, então se trata de verdadeira reação alérgica à vancomicina. Foram registrados exantemas com o uso de vancomicina. A síndrome de Stevens-Johnson pode ocorrer raramente.

A flebite no local da infusão pode ser diminuída se a vancomicina é diluída em 100 a 200 mL de solução de dextrose ou salina e infundida lentamente, sem ultrapassar a taxa de 15 mg por minuto.

Atualmente, ocorrem, com muito menos frequência, febre e calafrios após a administração intravenosa porque as preparações mais recentes de vancomicina contêm menos impurezas.

Pode ocorrer neutropenia, especialmente com o uso prolongado, e já foi registrada ocorrência de agranulocitose. É aconselhável realizar hemograma semanalmente quando o uso da vancomicina for prolongado. Já foi descrita anafilaxia com vancomicina.

Como os pacientes idosos apresentam redução da função renal, a vancomicina deve ter ajuste posológico, para evitar concentrações sanguíneas excessivas da droga. Os pacientes geriátricos correm mais risco, portanto, de apresentar ototoxicidade e nefrotoxicidade causadas pela vancomicina.

No estudo das interações medicamentosas, o uso concomitante ou sequencial das seguintes drogas com a vancomicina pode aumentar a possibilidade de ototoxicidade e/ou nefrotoxicidade: aminoglicosídios, anfotericina B, bumetanida, carmustina, cisplatina, ciclosporina, furosemida.

Apesar dessas interações, frequentemente há necessidade do uso concomitante de vancomicina e aminoglicosídio na profilaxia de endocardite bacteriana, no tratamento da endocardite causada por *Streptococcus* sp. e difteroides, no tratamento de infecções causadas por estafilococos resistentes ou em pacientes alérgicos à penicilina.

A monitorização das concentrações sanguíneas pode reduzir a possibilidade da interação citada entre vancomicina e aminoglicosídios.

O uso concomitante de vancomicina com anti-histamínicos, fenotiazínicos, buclizina e ciclizina pode mascarar os sintomas da ototoxicidade, como zumbido, tontura, vertigem.

TEICOPLANINA

A teicoplanina é um antibiótico glicopeptídico derivado de produtos de fermentação do *Actinoplanes teichomyceticus*. A teicoplanina é um complexo de seis análogos que possuem a mesma base linear heptapeptídica, uma aglicona com aminoácidos aromáticos, D-manose e N-acetil-β-D-glucosamina como açúcares. Possui peso molecular entre 1.562 e 1.891 Da.

Apesar de quimicamente similar à vancomicina, a teicoplanina apresenta importantes diferenças que são responsáveis pelas propriedades físicas e químicas peculiares do complexo. Possui maior lipossolubilidade que a vancomicina, o que proporciona rápida e excelente penetração nos tecidos e em fagócitos. Apresenta longa meia-vida de eliminação, lenta liberação dos tecidos e hidrossolubilidade no pH fisiológico. Tem poucos metabólitos inativos.

Farmacocinética

A teicoplanina possui uma meia-vida de 40 a 70 horas, após administração intravenosa e um volume aparente de distribuição de 0,5 a 0,8 L/kg. Em contraste com a baixa taxa de ligação proteica da vancomicina, a da teicoplanina pode atingir até 90%, o que explica o seu lento *clearance* renal. Devido à sua longa meia-vida, a teicoplanina pode ser administrada por via intramuscular ou intravenosa 1 vez por dia. Quando se aplica uma dose intravenosa de 3 a 6 mg/kg rapidamente (durante 5 minutos) a voluntários sadios, as concentrações plasmáticas máximas atingem 53 a 112 mg/L, e em 24 horas observam-se as concentrações de 2,1 e 4,2 μg/mL.

Cerca de 80% da droga é eliminada pela urina. Por via oral, a teicoplanina não é absorvida significativamente do trato intestinal em ratos, cães e seres humanos. Nos pacientes humanos, 40% da dose oral está presente nas fezes em forma microbiologicamente ativa.

Nos pacientes com insuficiência renal, as concentrações séricas se correlacionam com o *clearance* da creatinina, o que pode ser usado para o ajuste posológico.

A teicoplanina é bem tolerada pelas crianças, nas quais se utiliza a dose de 10 mg/kg por dia e 6 mg/kg por dia em recém-nascidos.

Mecanismo de ação

A teicoplanina possui espectro antibacteriano e mecanismo de ação semelhantes aos da vancomicina. A teicoplanina é usualmente bactericida, exceto para certos enterococos, embora se tenha observado tolerância à sua ação bactericida. Os estafilococos e enterococos que são resistentes à vancomicina são também usualmente resistentes à teicoplanina.

A teicoplanina impede a síntese da parede celular bacteriana de modo similar à vancomicina, mas em diferentes locais daqueles atingidos pelos betalactâmicos. A teicoplanina forma um complexo com o precursor terminal, que é a D-alanil-D-alanina, que se encaixa num "bolso" da molécula da teicoplanina.

Atividade antibacteriana

A teicoplanina possui excelente atividade bactericida contra Gram-positivos, como *S. pneumoniae*, *S. pyogenes* e muitos outros estreptococos, *E. faecalis*, *S. aureus* (tanto os produtores de penicilinase como

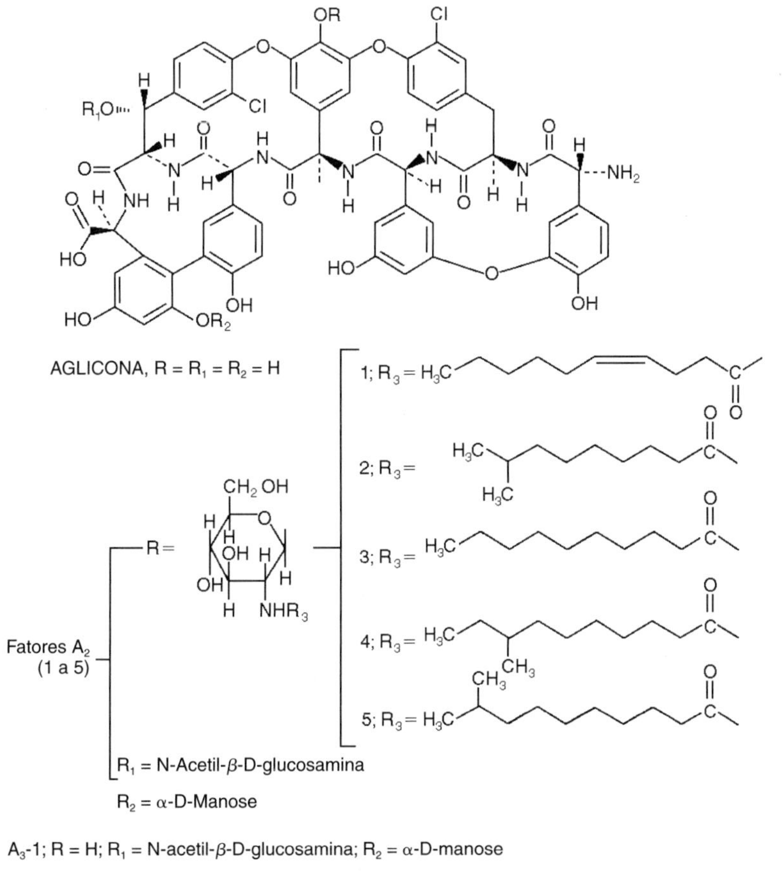

Fig. 100.3 Estrutura da teicoplanina.

os meticilinorresistentes), *S. epidermidis, Clostridium* sp., *C. jeikeium, Propionibacterium acnes* e *L. monocytogenes*. As concentrações inibitórias variam de 0,025 a 3,1 mg/L. Algumas cepas de *S. epidermidis* e *S. haemolyticus* são relativamente resistentes à teicoplanina, porém sensíveis à vancomicina.

A teicoplanina é o antibiótico mais ativo contra *E. faecalis*, porém, como a vancomicina, é raramente bactericida para essa espécie.

A resistência cruzada à teicoplanina ocorre em isolados de *E. faecalis* e *E. faecium* nos pacientes tratados com vancomicina.

A teicoplanina é mais ativa contra *C. difficile* do que a vancomicina. A teicoplanina não é ativa contra bactérias Gram-negativas como *Neisseria, Mycobacterium* sp. e contra fungos.

Como a vancomicina, a teicoplanina pode ser sinérgica com rifampicina ou aminoglicosídios contra estafilococos, enterococos e outros estreptococos ou *Listeria*.

Efeitos adversos

A teicoplanina é bem tolerada por via intramuscular ou intravenosa. Diferentemente da vancomicina, produz pouca dor no local de injeção. Após infusão intravenosa lenta, não causa tromboflebite ou efeitos adversos na função das plaquetas ou da coagulação. Quando administrada rapidamente por via venosa, os efeitos adversos são incomuns (2%), e nenhum paciente desenvolveu a síndrome do homem vermelho. Já foi registrada ototoxicidade.

Usos clínicos

A teicoplanina é um eficaz antibiótico alternativo à vancomicina, com a vantagem de maior potência, menor frequência posológica (só 1 vez por dia) e menos ototoxicidade e nefrotoxicidade. Pode ser útil em pacientes que tenham apresentado reações neutropênicas e alérgicas à vancomicina.

A teicoplanina também pode ser usada no tratamento de infecções sérias por Gram-positivos, inclusive endocardite por MRSA, pneumonia, septicemia, infecções dos tecidos moles do trato urinário e osteomielite.

A teicoplanina precisa ser aplicada em doses relativamente mais elevadas do que se pensou inicialmente (10 a 12 mg/kg).

Aplicada na dose única diária de 400 mg no tratamento de infecções moderadas por MRSA, a teicoplanina se mostrou tão eficaz quanto a vancomicina. Quando infecções sérias por MRSA foram tratadas com teicoplanina, na dose de 200 a 800 mg/dia, em alguns casos suplementada por outro antibiótico, a taxa de cura alcançou 75%.

QUINUPRISTINA E DALFOPRISTINA

A quinupristina e a dalfopristina são derivados das estreptograminas pristinamicina IA e IIB. São macrolactonas que pertencem à família de macrolídios-lincosamidas-estreptograminas. Isoladas, a quinupristina e a dalfopristina possuem pequena atividade antibacteriana. Associadas, apresentam elevada atividade decorrente de sinergia farmacológica. São apresentadas em uma preparação de percentagem fixa de 30:70, conhecida como quinupristina-dalfopristina, sob o nome comercial de Synercid.

Essa associação foi aprovada em 1999, nos Estados Unidos, para tratar infecções sanguíneas causadas por *Enterococcus faecium* resistente à vancomicina (VREF).

O Synercid também foi aprovado para tratar infecções complicadas de pele e tecidos moles causadas por *S. aureus* meticilinassensíveis (MSSA) ou por *Streptococcus pyogenes*.

Os dois antibióticos agem sinergicamente, interferindo na síntese proteica bacteriana. A dalfopristina inibe a fase inicial e a quinupristina interfere com a fase final da síntese proteica.

O Synercid só é ativo contra bactérias Gram-positivas.

BACITRACINA

A bacitracina é representada por um ou mais de um antibióticos polipeptídicos obtidos de certas raças do *Bacillus lichenformis*, antigamente classificado como *B. subtilis*. Desde a sua descoberta, em 1945, até 1960, a bacitracina foi utilizada sistemicamente no tratamento de infecções estafilocócicas graves. Devido à sua nefrotoxicidade e ao advento de novos antibióticos, agora só é indicada para uso tópico.

Os micro-organismos sensíveis à bacitracina são a maioria das bactérias Gram-positivas, essencialmente o *Staph. pyogenes*. Os estreptococos beta-hemolíticos dos grupos C e G são menos sensíveis, mas o grupo B é usualmente resistente, de acordo com Finland e cols. Os meningococos e gonococos são sensíveis, mas os Gram-negativos são resistentes.

Apesar de rara, pode surgir resistência à bacitracina.

O mecanismo de ação da bacitracina consiste na interferência da biossíntese da parede celular bacteriana, inibindo a 2.ª fase da biossíntese com desfosforilação de um pirofosfato lipídico. Parece lesar ainda a membrana citoplasmática, e, diferentemente das penicilinas, também atinge os protoplastos.

Quando usada localmente, praticamente não provoca efeitos adversos. A bacitracina é usada sob a forma de cremes, unguentos, *sprays*, pós e soluções e, em geral, associada à neomicina e à polimixina B.

GRAMICIDINA

Dubos, em 1939, isolou um antibiótico do *Bacillus brevis* que passou a ser chamado tirotricina. Verificou-se depois que se tratava da mistura de dois antibióticos: gramicidina e tirocidina.

Por ser muito tóxica por via sistêmica, a gramicidina só é indicada para uso local. É muito ativa contra bactérias Gram-positivas, mas as *Neisseria* sp. são relativamente resistentes, e os bacilos Gram-negativos, totalmente resistentes.

A gramicidina age através de alteração da membrana citoplasmática da bactéria e forte inibição da reação de transcrição, bloqueando a ligação de RNA-polimerase ao DNA. No Brasil, a gramicidina entra na composição de diversas especialidades farmacêuticas: Coristina D nasal, Schering; Fonergin, Sarsa; Omcilon-A"M", Squibb etc.

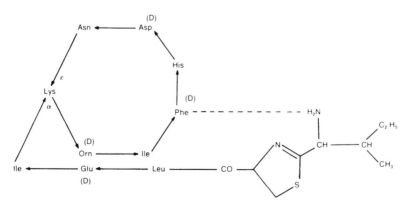

Fig. 100.4 Estrutura da bacitracina A.

Tirocidina

```
      L-Pro — L-Phe
     /              \
  D-Phe            D-Phe
   |                 |
  L-Leu           L-Asp (NH₂)
   |                 |
  L-Orn           L-Glu (NH₂)
    \              /
     L-Val — L-Trp
```

Gramicidina A

HCO—L—Val—Gly—L—Ala—D—Leu—L—Ala—D—Val—L—Val—D—Val—L—Trp

D—Leu—L—Trp—D—Leu—L—Trp—D—Leu—L—Trp—NH₂CH₂—CH₂—OH

Fig. 100.5 Estruturas da tirocidina e da gramicidina A.

POLIMIXINAS

Constituem um grupo de antibióticos produzidos pelo *Bacillus polymyxa*, que vive no solo, e conhecidos como polimixinas A, B, C, D e E; só se usam a polimixina B e a E. A polimixina E é também chamada de colistina ou colistimetato sódico. As outras são muito tóxicas.

Um miligrama de polimixina B equivale a 10.000 unidades. Um miligrama de colistina equivale a 30.000 unidades.

As polimixinas B e E são usadas sob a forma de sulfato ou metanossulfonato para uso parenteral e outras aplicações.

Duas horas após a injeção intramuscular de 50 mg de sulfato de polimixina B em adultos, atinge-se a concentração sanguínea máxima da droga, que varia amplamente de 1 mg a 8 mg/mL. Até 8-12 horas após, ainda se encontra polimixina no sangue. Sua meia-vida é de cerca de 6 horas. A droga pode acumular-se, e, em tratamento de mais de 1 semana, o nível sanguíneo pode atingir 15 mg/mL.

Uma a 2 horas após a injeção intramuscular de metanossulfonato de colistina, na dose de 2,5 mg/kg em crianças e cerca de 150 mg para adultos, a concentração máxima sanguínea é alcançada, com a taxa de 5 a 7 mg/mL, decrescendo até 12 horas depois. De acordo com Kunin, a meia-vida da colistina é de cerca de 1,5 a 2,7 horas.

A colistina por via venosa, com injeção rápida seguida de infusão lenta, produz níveis séricos relativamente constantes de 5 a 6 mg/mL. As polimixinas se ligam às proteínas e não se difundem bem nos diversos fluidos do corpo, talvez por causa do seu elevado peso molecular.

Em animais de experimentação, as polimixinas se ligam e persistem até 5 dias em vários tecidos como fígado, rim, cérebro, coração, músculos e pulmões.

Excretam-se principalmente pelos rins e se acumulam em pacientes com insuficiência renal, casos em que a meia-vida das polimixinas pode elevar-se para 2 e 3 dias.

A parte dos antibióticos que não é excretada inativa-se lentamente nos diversos tecidos do organismo.

As polimixinas são ativas contra bacilos entéricos Gram-negativos, *E. coli*, *Enterobacter* e *Klebsiella* sp. e *Pseudomonas aeruginosa*, mas as espécies *Proteus* são resistentes. A *Serratia* e o *Bacteroides fragilis* são resistentes, mas outras espécies de *Bacteroides* e *Fusobacterium* são muito mais sensíveis.

Outras bactérias Gram-negativas são também sensíveis às polimixinas, como, por exemplo, *H. influenzae*, *B. pertussis*, salmonelas, shigelas e a bactéria da doença dos legionários. As neissérias patogênicas e as brucelas são resistentes. Todas as bactérias Gram-positivas são resistentes às polimixinas.

Raramente as bactérias sensíveis desenvolvem resistência às polimixinas.

A atividade das polimixinas contra certas bactérias pode ser aumentada pela associação com as sulfas e a trimetoprima.

Por sua vez, as polimixinas potenciam a ação de alguns fungicidas, como a anfotericina B contra *Coccidioides immitis*.

O mecanismo de ação bactericida das polimixinas se localiza na membrana citoplasmática das bactérias, interagindo com os seus componentes fosfolipídicos, aumentando a permeabilidade e a saída de pequenas moléculas do interior celular.

O colistimetato de sódio é dado, por via intramuscular ou intravenosa, a adultos e crianças com função renal normal, na dose de 2,5 a 5,0 mg/kg/dia divididos em 4 tomadas (máximo de 300 mg diários). O

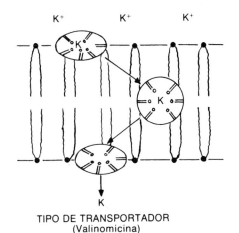

TIPO DE TRANSPORTADOR
(Valinomicina)

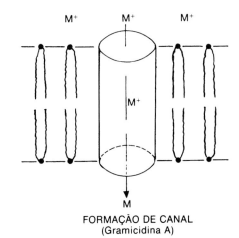

FORMAÇÃO DE CANAL
(Gramicidina A)

Fig. 100.6 Esquemas dos mecanismos pelos quais os antibióticos ionóforos facilitam a passagem de cátions através das membranas biológicas. A valinomicina, antibiótico não empregado clinicamente, é usada como exemplo do tipo transportador de antibiótico ionóforo, no caso da valinomicina, transportando cátions de K⁺. O tipo de ionóforo formador de canal, como a gramicidina A, facilita a passagem de cátions metálicos (M⁺). O termo ionóforo refere-se à capacidade que certos antibióticos têm de transportar íons através de barreiras lipídicas, tais como as membranas celulares. (PRATT, W.B. *Chemotherapy of Infections*. Oxford University Press, New York, 1977.)

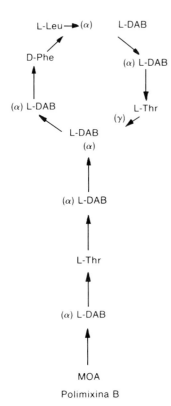

Fig. 100.7 Estrutura da polimixina B.

sulfato de colistina é dado por via oral a recém-nascidos e crianças, na dose de 3 a 5 mg/kg/dia, em 3 tomadas.

O sulfato de polimixina B por via intramuscular, em adultos e crianças, é dado na dose de 1,5 a 2,5 mg/kg/dia, divididos em 3 tomadas (máximo diário de 200 mg).

Por via intramuscular, o sulfato de polimixina B tem a seguinte posologia: adultos e crianças, 2,5 mg/kg/dia em 1 ou 2 doses (máximo de 200 mg diários). Pode-se usar a solução de dextrose a 5% como veículo, se se fizer a infusão venosa. Não se usa administração venosa rápida porque a polimixina pode provocar bloqueio neuromuscular. Eventualmente, a polimixina B pode ser aplicada por via intratecal em certos casos de meningite.

Mesmo nas doses terapêuticas, as polimixinas podem provocar efeitos adversos sérios: nefrotoxicidade e reações de hipersensibilidade.

As polimixinas são indicadas no tratamento de infecções por *Pseudomonas aeruginosa*, mas, com o aparecimento de novos antibióticos eficazes e menos tóxicos, as polimixinas se tornaram drogas de reserva para tratamento dessas infecções.

Apesar de não serem drogas de escolha para septicemia, meningite, pielonefrite etc., causadas por outros bacilos Gram-negativos, as polimixinas têm sido usadas nessas indicações quando as bactérias são resistentes aos antibióticos habitualmente utilizados.

A colistina é usada por via oral para tratar diarreia de recém-nascidos e crianças por *Escherichia coli* enteropatogênica e por outros bacilos Gram-negativos sensíveis.

O sulfato de polimixina B é usado em associação à neomicina e à bacitracina em diversas preparações destinadas ao uso tópico. A polimixina B faz parte de inúmeras especialidades farmacêuticas.

O metanossulfonato de colistina é comercializado com o nome de *Coly-Myeir Parenteral*, Waner. No Brasil, a colistina existe nas formas injetável (Colistin, Lafi) e oral (Colistin Oral, Lafi).

REFERÊNCIAS BIBLIOGRÁFICAS

1. CANTU, T.G., YAMANAKA-YUEN, N.A., LEITMAN, P.S. Serum vancomycin concentrations: reappraisal of their clinical value. *Clin. Infect. Dis., 18*:533, 1994.
2. CENTERS FOR DISEASE CONTROL AND PREVENTION. *Staphylococcus aureus* with reduced susceptibility to vancomycin: United States. *MMWR Morb. Mortal. Wkly. Rep., 46*:765-766, 1997.
3. CENTERS FOR DISEASE CONTROL. Nosocomial enterococci resistant to vancomycin: United States, 1989-1993. *MMWR, 30*:597, 1993.
4. CENTERS FOR DISEASE CONTROL. Preventing the spread of vancomycin resistance: report from the Hospital Infection Control Practice Advisory Committee. *MMWR, 44*(RR-12):1, 1995.
5. CENTERS FOR DISEASE CONTROL. *Staphylococcus aureus* with reduced susceptibility to vancomycin: United States, *MMWR, 46*:765, 1997.
6. CRAIG, W.A., VOLGEMAN, B. The post-antibiotic effect. *Ann. Intern. Med., 106*:900-902, 1987.
7. DUBOS, R. J. Studies on a bactericidal agent extracted from a soil bacillus. *J. Exp. Med., 70*:11, 1939.
8. FEKETY, R. Vancomycin, teicoplanin and the streptogramins. *In*: MANDELL, G. L., BENNETT, J. E. & DOLIN, R. *Principles and Practice of Infectious Diseases*. 5th. ed. Churchill Livingstone, Philadelphia, 2000.
9. FELD, R. Vancomycin as part of initial empirical antibiotic therapy for febrile neutropenic patients with cancer: pros and cons. *Clin. Infect. Dis., 29*:503-1999.
10. FINLAND, M., GARNER, C., WILCOX, C., SABATH, L. D. Susceptibility of beta-hemolytic streptococci to 65 antibacterial agents. *Antimicrob. Ag. Chemother., 9*:11, 1976.
11. FISHER, M.C. Control of methicillin-resistant *Staphylococcus aureus* and vancomycin-resistant enterococcus in hospitalized children. *Pediatr. Infect. Dis. J., 17*:823, 1998.
12. FRIDKIN, S.K., *et al*. Determinants of vancomycin use in adults intensive care units in 41 United States hospitals. *Clin. Infect. Dis., 28*:1119, 1999.
13. HARWICK, H. J., KALMANSON, G. M., GUZE, L. B. In vitro activity of ampicillin or vancomycin combined with gentamicin or streptomycin against Enterococci. *Antimicrob. Ag. Chemother., 4*:383, 1973.
14. JARVIS, W.R. Epidemiology, appropriateness, and cost of vancomycin use. *Clin. Infect. Dis., 26*:1200, 1998.
15. JAWETZ, E. Polymyxins, colistin, bacitracin, ristocetin and vancomycin. *Pediat. Clin. North Amer., 15*:85, 1968.
16. JOHNSON, B. A., ANKER, H., MELENEY, F. L. Bacitracin: a new antibiotic produced by a member of the *B. subtilis* group. *Science, 102*:376, 1945.
17. LUCAS, G.M. *et al*. Vancomycin-resistant and vancomycin-susceptible enterococcal bacteremia: comparison of clinical features and outcomes. *Clin. Infect. Dis., 26*:1127, 1998.
18. McCORMICK, M. H., STARK, W.M., PITTENGER, R. C., McGUIRRE, J. M. Vancomycin, a new antibiotic. I. Chemical and biologic properties. *Antibiotic. Annual, 606*, 1955-1956.
19. MOELLERING, R.C., Jr. Monitoring serum vancomycin levels: climbing the mountain because it is there? *Clin. Infect. Dis., 18*:544, 1994.
20. MOELLERING, R.C., Jr. Vancomycin-resistant enterococci. *Clin. Infect. Dis., 36*:1196, 1998.
21. MURRAY, B. Vancomycin-resistant enterococci. *Am J. Med., 101*:284-293, 1997.
22. MURRAY, B.E. What can we do about vancomycin-resistant enterococci? *Clin. Infect. Dis., 20*:1134, 1995.
23. REESE, R.E., BETTS, R.F. Vancomycin. *In*: REESE, R.E., BETTS, R.F. (eds.). *A Practical Approach to Infectious Diseases*. 4th ed. Little, Brown, Boston, 1996. p.1319-1332.
24. RILEY Jr., H. D. Vancomycin and ristocetin. *Pediat. Clin. North Amer., 8*:1073, 1961.
25. RILEY Jr., H. D. Vancomycin and novobiocin. *Med. Clin. North Amer., 54*:1277, 1970.
26. SCHWARTZ, S. N., MEDOFF, G., KOBAYASHI, G. S., KWAN, C. N., SCHLESSINGER, D. Antifungal properties of polymyxin B and its potentiations of tetracycline as an antifungal agent. *Antimicrob. Ag. Chemother., 2*:36, 1973.
27. SCHWARTZ, B. S., WARREN, M. R., BARKLEY, F. A., LANDIS, L. Microbiological and pharmacological studies of colistin sulfate and sodium colistin-methanesulfonate. *Antibiotic Annual, 41*, 1959-1960.
28. SPEARS, R. L. & KOCH, R. The use of vancomycin in pediatrics. *Antibiot. Annual, 798*, 1959-1960.
29. SULAIMAN, A.S., RAKITA, R.M., MURRAY, B.E. Glycopeptides. *In:* REESE, R.L. *et al*. (eds.) *Clinical Infectious Diseases: a practical approach*. Oxford University Press, New York, 1999. Chap. 31.
30. WALDVOGEL, F.A. New resistance in *Staphylococcus aureus*. *N. Engl. J. Med., 340*:556, 1999.
31. WALLACE, M.R., MASCOLA, J.R., OLDFIELF, E.C. III. Red man syndrome: incidence, etiology, and prophylaxis. *J. Infect. Dis., 164*:1180, 1991.
32. WILHELM, M.P., ESTES, L. Vancomycin. *Mayo Clin. Proc., 74*:928, 1999.

101

Sulfonamidas e Outros Quimioterápicos Empregados no Tratamento de Infecções do Trato Urinário

Wilson Andrade Carvalho

SULFONAMIDAS

Sulfonamidas são agentes quimioterápicos eficazes, e representam o primeiro grupo de agentes utilizados para o tratamento de infecções bacterianas. O termo sulfonamidas, ou simplesmente sulfas, é comumente empregado como denominação genérica dos derivados da para-aminobenzenossulfonamida (sulfanilamida).

Gerhard, em 1935, descobriu as propriedades quimioterápicas do prontosil. Mais tarde, Trefouel, Nitti e Bovet demonstraram que, *in vivo*, o prontosil *rubrum* era reduzido e a ligação azo (–N=N–) era rompida, liberando a sulfonamida ativa e o 1,2,4-triaminobenzeno (Fig. 101.1).

Com o advento da penicilina e de outros antibióticos, e em virtude do surgimento de resistência às sulfonamidas, passaram a ocupar menor destaque entre os agentes antibacterianos, possuindo atualmente reduzida aplicação clínica. Com a introdução da trimetoprima, na década de 1970, associada ao sulfametoxazol, houve considerável ampliação do uso das sulfonamidas.

Além da ação antibacteriana, as sulfonamidas deram origem a outros compostos de grande valor terapêutico. Os diuréticos tiazídicos, por exemplo, sugeridos em decorrência de pesquisas de síntese de sulfonamidas de maior atividade inibidora sobre a anidrase carbônica, são usados não somente para aumentar o fluxo urinário, mas também como agentes anti-hipertensivos. As sulfonilureias com atividade hipoglicemiante são usadas na regulação dos níveis de glicose no tratamento do diabete melito. Outras sulfonamidas, inibidoras da anidrase carbônica, são usadas no glaucoma e na epilepsia.

Serão objeto de estudo deste capítulo as sulfonamidas de ação antibacteriana.

Química

As sulfonamidas podem ser consideradas derivadas de sulfanilamidas, por substituição de um átomo de hidrogênio do grupo amino

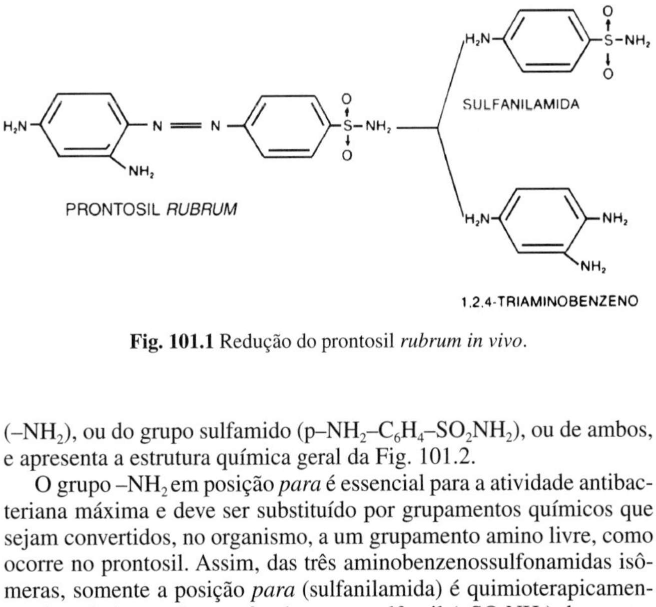

Fig. 101.1 Redução do prontosil *rubrum in vivo*.

(–NH$_2$), ou do grupo sulfamido (p–NH$_2$–C$_6$H$_4$–SO$_2$NH$_2$), ou de ambos, e apresenta a estrutura química geral da Fig. 101.2.

O grupo –NH$_2$ em posição *para* é essencial para a atividade antibacteriana máxima e deve ser substituído por grupamentos químicos que sejam convertidos, no organismo, a um grupamento amino livre, como ocorre no prontosil. Assim, das três aminobenzenossulfonamidas isômeras, somente a posição *para* (sulfanilamida) é quimioterapicamente ativa. O átomo de enxofre do grupo sulfamil (–SO$_2$NH$_2$) deve estar também diretamente ligado ao anel benzênico.

Devido à importância do grupo sulfamil na atividade das sulfonamidas, o nitrogênio desse grupo foi convencionalmente denominado N[1], e o nitrogênio do grupo amino na posição *para* foi designado N[4].

Em sua maioria, as sulfonamidas disponíveis atualmente são derivadas da sulfanilamida, contendo núcleos heterocíclicos na posição N[1]. Dentre tais núcleos destacam-se: piridazínico (como na sulfametoxipiridazina), pirazólico (sulfafenazol), pirimidínico (sulfadimetoxina), pirazínico (sulfametoxipirazina), oxazólico (sulfadimetiloxazol), isoxazólico (sulfametoxazol) etc.

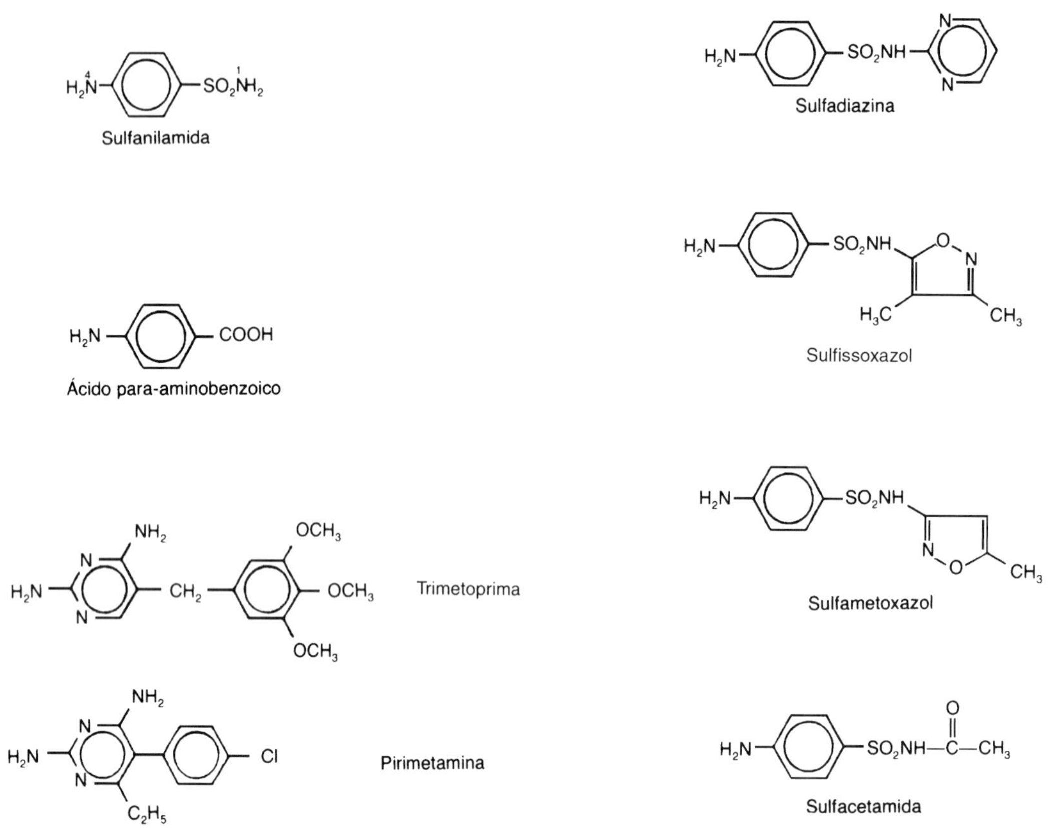

Fig. 101.2 Estrutura geral das sulfonamidas, do ácido para-aminobenzoico e de algumas drogas do grupo de maior aplicação terapêutica.

As sulfonamidas substituídas no grupo amino podem ser úteis como antissépticos intestinais se o substituinte não for facilmente liberado e, ainda, se o composto for de baixa absorção pela mucosa intestinal. Têm-se usado com esse propósito grupos substituintes fortemente hidrofílicos, tais como succil e ftalil. O succinilsulfatiazol, o ftalilsulfatiazol e a aftalilsulfacetamida são exemplos de tais fármacos.

Quanto às propriedades físico-químicas, as sulfonamidas apresentam-se em forma de pós brancos cristalinos, geralmente pouco solúveis em água. Por serem ácidos fracos, elas formam sais com bases.

Os sais sódicos são mais hidrossolúveis e, assim, são empregados na administração parenteral.

O Quadro 101.1 mostra as principais sulfonamidas.

Classificação

Podemos classificar as sulfonamidas de acordo com diversos critérios, como, por exemplo, espectro de atividade, duração de ação, usos terapêuticos e estrutura química.

A classificação que considera a estrutura química, apresentada no Quadro 101.1, divide as sulfonamidas em três grupos: derivados N^1, N^4 e derivados N^1N^4.

De acordo com a aplicação terapêutica, teremos a seguinte classificação:

SULFONAMIDAS SISTÊMICAS
- **De ação curta**
  Sulfissoxazol
  Sulfametizol
  Sulfaclorpiridazina
  Sulfacetamida
  Sulfamerazina
  Sulfametazina
  Sulfatiazol
- **De ação intermediária**
  Sulfametoxazol
  Sulfafenazol
  Sulfamoxol
  Sulfadiazina
- **De ação prolongada**
  Sulfametoxipiridazina
  Sulfadoxina
  Sulfametoxipirimidina

SULFONAMIDAS DE APLICAÇÃO TÓPICA
Sulfacetamida sódica
Sulfassoxazol diolamina
Sulfadiazina de prata
Cloridrato de mafenida
Acetato de mafenida

Embora essa classificação seja a mais frequentemente utilizada, não é perfeitamente correta, porquanto existem sulfonamidas que podem pertencer a mais de um desses grupos.

SULFONAMIDAS SISTÊMICAS
São usadas em infecções sistêmicas e, de acordo com a duração de ação, podem ser divididas em três grupos principais: (a) de ação curta, (b) de ação intermediária e (c) de ação prolongada.

Sulfonamidas de ação curta

São rapidamente absorvidas e excretadas, tendo meia-vida de 4 a 7 horas. Doses administradas em intervalos de 4 a 6 horas mantêm adequada atividade antibacteriana no sangue.

Altos níveis urinários são produzidos por esse grupo de sulfonamidas. Devido a essa característica, são compostos preferidos para o tratamento de infecções do trato urinário. Os compostos mais recentes desse grupo são bem tolerados e possuem baixo risco de provocar cristalúria.

Quadro 101.1 Derivados sulfonamídicos

Nome Oficial	Nome Químico	Nome Oficial	Nome Químico
	DERIVADOS N^1	Sulfalena (sulfametoxipirazina)	N^1-(3-metoxi-2-pirazinil) sulfanilamida
Sulfacetamida	N^1-Acetilsulfanilamida		
Sulfadiazina	N^1-2-Piramidinossulfanilamida	Sulfasomizol	N^1-(3-metil-5-isotiazolil) sulfanilamida
Sulfapiridina	N^1-2-Piridilsulfanilamida	Sulfamoxol	N^1-(4,5-dimetil-2-oxazolil) sulfanilamida
Sulfamerazina	N^1-(4-metil-2-pirimidil) sulfanilamida		
Sulfametazina (sulfadimidina)	N^1-(4,6-dimetil-2-pirimidinil) sulfanilamida	Sulfaguanidina	N^1-Guanilsulfanilamida
		Sulfassimazina	N^1-(4,6-dietil-s-triazin-2-il) sulfanilamida
Sulfaclorpiridazina	N^1-(6-cloro-3-piridazinil) sulfanilamida	Sulfazomidina	N^1-(2,6-dimetil-4-pirimidinil) sulfonamida
Sulfametizol	2-sulfanilamido-5-metil-1,3,4-tiadiazol		
Sulfametoxazol	N^1-(5-metil-3-isoxazolil) sulfanilamida		*DERIVADOS N^4*
Sulfaisoxazol	N^1-(3,4-dimetil-5-isoxazolil) sulfanilamida		
		Sulfamidocrisoidina	2,4-Diaminoazobenzeno-4-sulfonamida
Sulfametoxipiridazina	N^1-(6-metoxi-3-piridazinil) sulfanilamida	Carboxissulfamido-crisoidina	2,4-Diamino-6-carboxi-azobenzeno-4-sulfonamida
Sulfaetidol	2-sulfanilamido-5-etil-1,3,4-tiadiazol		
Sulfametoxidiazina	N^1-(5-metoxi-2-pirimidinil) sulfanilamida		*DERIVADOS $N^1\ N^4$*
Sulfadoxina	N^1-(5,6-dimetoxi-4-pirimidinil) sulfanilamida	Sulfassalazina	Ácido 5-[P-(2-piridilsulfamoil)-fenilazol] salicílico
Sulfadimetoxina	N^1-(2,6-dimetoxi-4-pirimidinil) sulfanilamida	Ftalilsulfatiazol	2-(N^4-ftalilsulfanilamido)-tiazol
Sulfamonometoxina	N^1-(6-metoxi-4-pirimidinil) sulfanilamida	Ftalilsulfacetamida	N^1-acetil-N^4-ftalilsulfanilamida
Sulfatiazol	N^1-(2-tiazolil) sulfanilamida	Ftalilsulfametizol	2-(N^4-ftalilsulfanilamido)-5-metiltiazol
Acetilsulfissoxazol	N^1-Acetil-N^1-(3,4-dimetil-5-isoxazolil) sulfanilamida	Formossulfatiazol	2-(N^4-formilsulfanilamido)-tiazol
Sulfisomidina (isômero da sulfametazina)	N^1-(2,6-dimetil-4-pirimidil) sulfanilamida	Succinilsulfatiazol	2-(N^4-succinilsulfanilamido)-tiazol
			SULFONAMIDAS RELACIONADAS
Sulfametilfenazol (sulfapirazol)	N^1-(1-fenil-3-metil-5-pirazolil) sulfanilamida	Mafenida	alfa-amino-p-tolueno-sulfonamida
Sulfafenazol	N^1-(1-fenil-5-pirazolil) sulfanilamida	Paranitrossulfatiazol	2-(p-Nitrofenilsulfonamido)-tiazol

São também utilizados em terapia sistêmica, tendo vantagem sobre as sulfonamidas de longa duração, porque seu uso pode ser rapidamente interrompido com o aparecimento de sérias reações colaterais.

Os representantes desse grupo são: sulfissoxazol, sulfametizol, sulfaclorpiridazina. A sulfacetamida, a sulfamerazina e a sulfametazina também pertencem a esse grupo, mas, devido à baixa solubilidade e fraca ação bacteriostática, raramente são usadas, exceto em combinação de curta duração conhecida como trissulfapirimidina USP (sulfonamidas triplas). Fazem-se ainda duplas associações.

Sulfonamidas de ação intermediária

São absorvidas mais lentamente que as do grupo anterior. Devido à lenta eliminação dessas drogas, é possível manter níveis séricos efetivos com administração 1 ou 2 vezes por dia. A meia-vida dessas sulfonamidas encontra-se em torno de 10 a 12 horas. Drogas consideradas de ação intermediária são: sulfametoxazol, sulfafenazol e sulfamoxol (sulfadimetiloxazol).

Após dose única de sulfafenazol, obtém-se o pico de concentração sanguínea entre 3 a 4 horas, que é mantido por cerca de 12 horas. Com a administração do sulfametoxazol, o pico de nível sanguíneo é alcançado em 4 a 6 horas.

O sulfametoxazol é usado isoladamente ou em combinação com trimetoprima.

Essas sulfonamidas são utilizadas em infecções do trato urinário ou em outras infecções nas quais se requer terapia prolongada.

Sulfonamidas de ação prolongada

São rapidamente absorvidas e lentamente excretadas. Pertencem a esse grupo: sulfametoxipiridazina, acetilsulfametoxipiridazina, sulfadimetoxina, sulfadoxina, sulfametomidina, sulfametildiazina, sulfametoxidiazina, sulfametoxipirazina (sulfalena) e sulfassimazina.

A meia-vida dessas drogas situa-se entre 17 e 40 horas. A sulfametoxipirazina e, principalmente, a sulfadoxina têm meia-vida mais longa, de 65 e 150 horas, respectivamente. A lenta excreção desse grupo de sulfonamidas está relacionada à sua grande propriedade lipofílica. Pequenas doses orais dadas somente 1 vez ao dia mantêm nível antibacteriano adequado. A sulfadoxina, comumente denominada sulfonamida de ação ultraprolongada, deve ser administrada com intervalos de 1 semana.

A aplicação clínica de sulfonamidas de ação prolongada se justifica apenas em circunstâncias extraordinárias, devido às seguintes razões: (a) a baixa concentração urinária de drogas ativa alcançada é uma desvantagem diante de sulfonamidas de ação curta; (b) esses agentes não podem penetrar no líquido cefalorraquidiano tão bem quanto as sulfonamidas de ação curta; (c) devido à lenta eliminação desses compostos, eles podem acumular-se no sangue em concentrações excessivas, sobretudo quando administrados com frequência e em grandes doses, ou em pacientes com insuficiência renal.

Desse grupo, continua em uso apenas a sulfadoxina, em combinação com a pirimetamina (Fansidar), no tratamento da malária. As demais não são mais recomendadas devido ao seu potencial de causar reações de hipersensibilidade por tempo prolongado.

SULFONAMIDAS INTESTINAIS

São usadas em infecções intestinais. Sulfassalazina, sulfaguanidina, ftalilsulfatiazol, succinilsulfatiazol, ftalilsulfacetamida, salazopiridina e ftalilsulfametizol são exemplos desse grupo de drogas. Devido à pequena absorção dessas sulfonamidas no trato gastrointestinal, elas alcançam altas concentrações na luz do cólon, onde a hidrólise libera a sulfonamida ativa. Graças a essa propriedade, elas são usadas na cirurgia intestinal. O ftalilsulfatiazol, nessa indicação, é dado em dose de 125 mg/kg de peso corporal por dia, dividida em frações iguais e administradas em intervalos de 6 a 8 horas. Durante os 3 a 5 primeiros dias, as fezes tornam-se moles e praticamente inodoras, e a contagem de bactérias coliformes está reduzida. No pós-operatório, a administração da droga é mantida durante 1 ou 2 semanas. Desse grupo, continuam em uso apenas a sulfassalazina, a sulfaguanidina e o ftalilsulfatiazol.

SULFONAMIDAS DE APLICAÇÃO TÓPICA

Essas preparações tópicas são usadas na pele, membranas mucosas e olho. Dentre tais sulfonamidas, destacam-se a sulfacetamida sódica, o sulfissoxazol, a sulfadiazina de prata e a mafenida.

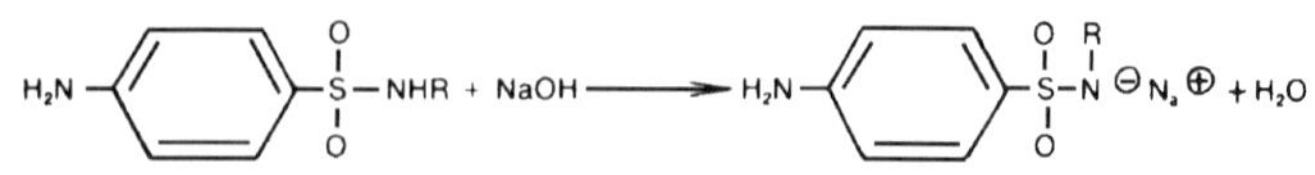

Fig. 101.3 Formação do sal sódico das sulfonamidas.

Quadro 101.2 Propriedades das sulfonamidas (Gringanz)

Droga	Lipossolubi-lidade (%)	MIC* In Vitro em *E. coli* (μmol/L)	Meia-vida no Homem (horas)
Sulfanilamida	10,5	128	10,5
Sulfadiazina	26,4	0,9	17,0
Sulfacetamida	2,0	2,3	12,0
Sulfissoxazol	4,8	2,15	6,0
Sulfametoxipiridazina	70,4	1,0	37,0
Sulfadimetoxina	78,7	0,7	40,0
Sulfametoxazol	20,5	0,8	11,0

*MIC — Concentração Inibitória Mínima.

Farmacodinâmica

ADMINISTRAÇÃO

As sulfonamidas são administradas pelas vias oral, parenteral, retal e tópica.

Administração oral

Utiliza-se a via oral com dois objetivos: (a) promover níveis séricos adequados de sulfonamidas absorvíveis, no tratamento de infecções sistêmicas; (b) promover ação local com sulfonamidas pouco absorvíveis.

Para o primeiro objetivo, empregam-se sulfonamidas de rápida absorção capazes de atingir concentrações sanguíneas máximas em torno de 2 a 4 horas. Para o segundo, empregam-se a sulfassalazina e o ftalilsulfatiazol, que são utilizados na antissepsia intestinal, sendo muito pouco absorvíveis (3% a 5%).

Administração parenteral

Os sais sódicos das sulfonamidas são usados para aplicação parenteral. Justifica-se a administração por essa via nos casos em que a medicação oral não pode ser usada, como em algumas infecções associadas a náuseas, vômitos ou absorção gastrointestinal deficiente, ou em casos em que uma administração imediata e comprovadamente eficaz seja necessária. Isso porque a aplicação intramuscular de sulfonamidas, além de provocar dores locais, possui ação irritante sobre os tecidos. É preferível, portanto, a via intravenosa (em infusão lenta de até 10 minutos), quando a via parenteral for necessária. Há, porém, um inconveniente dessa via, devido à maior ação nefrotóxica quando ela é utilizada. As sulfonamidas não devem ser injetadas intratecalmente, devido à sua ação histológica lesiva.

Administração retal

Os sais sódicos em forma de supositórios são usados nessa via. A absorção por via retal é reduzida (15% a 30%) e é usada excepcionalmente em casos especiais de infecções assestadas predominantemente nas últimas porções do trato gastrointestinal. A aplicação de produtos pouco absorvíveis, contudo, permite a obtenção de efeitos, mesmo nas últimas porções do trato intestinal. O paranitrossulfatiazol é usado somente para aplicação retal como coadjuvante no tratamento local de colites ulcerativas inespecíficas.

Administração tópica

Embora haja determinadas restrições a essa via de aplicação, devido à possibilidade de sensibilização alérgica, as sulfonamidas podem ser usadas sob a forma de cremes e pomadas no saco conjuntival, no canal auditivo e na mucosa vaginal. Uma outra exceção a esse princípio é a aplicação tópica de mafenida (Sulfamylon) no tratamento de queimaduras, a fim de se evitarem infecções, especialmente por *Pseudomonas aeruginosa*.

Uma outra sulfa utilizada para reduzir a colonização bacteriana e a incidência de infecções de feridas em queimados é a sulfadiazina de prata. A sulfacetamida sódica é comercializada em solução e pomada oftálmica para aplicação tópica nos olhos.

É de fundamental importância, porém, lembrarmos da redução do efeito ou até mesmo da inativação de sulfonamidas, quando da sua aplicação na presença de serosidade ou de exsudato purulento.

Absorção

As sulfonamidas em geral são bem absorvidas no trato gastrointestinal, principalmente no intestino delgado, exceto as do tipo intestinal (sulfaguanidina, ftalilsulfatiazol), cuja concentração sanguínea raras vezes excede 1,5 mg/100 mL. Aproximadamente 70% a 100% de uma dose oral de sulfonamida é absorvida. O sulfissoxazol e a sulfaclorpiridazina são rapidamente absorvidos quando da administração oral, com meia-vida de 4 a 6 horas. A absorção das sulfonamidas está intimamente relacionada com a constante de dissociação iônica da droga, com o pH no local de absorção (mucosa intestinal, sangue ou músculo) e com o coeficiente de partição lipídio/H_2O da droga. Embora a parte não dissociada tenha grande importância para a absorção através das membranas orgânicas, a fração ionizada da sulfonamida é a parte quimioterapicamente ativa. Bell e Roblin postularam que a atividade antibacteriana máxima das sulfonamidas é encontrada com pKa entre 6,0 e 7,5. No Quadro 101.2 é possível observar algumas propriedades farmacocinéticas das sulfonamidas, como lipossolubilidade e meia-vida.

A administração de uma dose oral de 2 a 4 g de sulfissoxazol fornece concentrações plasmáticas máximas de 110 a 250 μg/mL em 2 a 4 horas. A sulfadiazina é rapidamente absorvida pelo trato gastrointestinal após a aplicação oral, atingindo concentrações máximas no sangue em 3 a 6 horas. A administração de uma dose de 3 g de sulfadiazina resulta em concentrações plasmáticas máximas de 50 μg/mL.

Distribuição

Uma vez absorvidas, ou seja, quando presentes no sangue, as sulfonamidas se distribuem por todos os tecidos e líquidos do organismo. Assim, podemos encontrar variadas concentrações desses fármacos na bile, sucos digestivos e líquidos pleural, ocular, peritoneal e sinovial. Atravessam facilmente a placenta, atingindo a circulação fetal e, em menores quantidades, o leite materno. Ocorre ainda a passagem dessas drogas do sangue para o líquido cefalorraquidiano, onde as sulfonamidas de ação curta alcançam concentração efetiva. Estabelecendo o equilíbrio, essa concentração se mantém inferior à do sangue, correspondendo geralmente a 50% a 80% do nível sanguíneo. Vários fatores, entretanto, interferem na difusão da droga, como taxa de ligação às proteínas plasmáticas, nível sanguíneo, grau de acetilação e presença de inflamação nas meninges. Como é de se esperar, portanto, a concentração no líquido cefalorraquidiano dependerá das propriedades físico-químicas de cada sulfonamida.

Após a administração de uma dose oral única de 60 mg/kg de sulfadiazina, obtêm-se concentrações terapêuticas no líquido cefalorraquidiano dentro de 4 horas. Com o sulfissoxazol, a concentração no líquido cefalorraquidiano corresponde, em média, a cerca de um terço da concentração plasmática.

Bratton e Marshall (1939) descreveram um método colorimétrico para a determinação quantitativa de sulfonamidas diazotadas em fluidos biológicos e tecidos. Esse método tem sido muito útil para o estudo da biodisponibilidade desses quimioterápicos.

No sangue, as sulfonamidas encontram-se ligadas às proteínas plasmáticas em graus variáveis, particularmente à albumina (Quadro 101.3).

Biotransformação e eliminação

As sulfonamidas são eliminadas sob três formas principais: (a) inalteradas; (b) conjugadas com ácido glicurônico e (c) conjugadas com o grupo acetil (acetilação). A conjugação com o ácido glicurônico envolve uma desidrogenase (UPDG desidrogenase), presente na fração solúvel

SULFONAMIDAS E OUTROS QUIMIOTERÁPICOS EMPREGADOS NO TRAT. DE INF. DO TRATO URINÁRIO

Quadro 101.3 Ligação das sulfonamidas às proteínas plasmáticas

Droga	Percentagem de Ligação a Proteínas do Plasma (%)
Sulfanilamida	12
Sulfadimidina	80
Sulfamoxol	78
Sulfametoxipiridazina	90
Sulfatiazol	77
Sulfamerazina	75
Sulfadiazina	45
Sulfadimetoxina	99
Sulfadoxina	95
Sulfametoxazol	68
Sulfaclorpiridazina	88
Sulfissoxazol	86

Quadro 101.4 Solubilidade das sulfonamidas em urina ácida e alcalina (Litter)

Droga	pH Urinário	Solubilidade na Urina a 37° (mg/100 mL)
Sulfadiazina	5,5	18
	7,5	200
Sulfamerazina	5,5	35
	7,5	160
Sulfissoxazol	5,5	150
	7,5	14.500
Sulfapiridina	5,5	40
	7,5	62
Sulfadimetoxina	5,5	6
	7,5	500

do fígado, e a glicuroniltransferase, enzima microssômica hepática. Os metabólitos principais da sulfadimetoxina e da sulfametomidina no homem e no macaco são os N^1-glicuronídios, cujas fórmulas são apresentadas na Fig. 101.4.

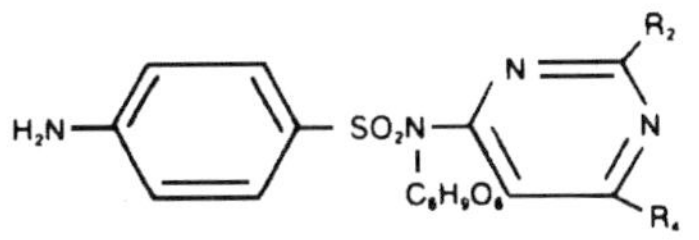

N' — Glicuronídio da sulfadimetoxina ($R_2=R_4=OCH_3$)

N' — Glicuronídio da sulfametodina ($R_2=OCH_3, R_4=CH_3$)

Fig. 101.4 Formação de glicuronídios da sulfadimetoxina e da sulfametodina.

A metabolização das sulfonamidas se faz sobretudo por acetilação. Essa reação ocorre normalmente na fração mitocondrial no fígado e células dos rins de muitas espécies. Ocorre a formação tanto de N^1 quanto de N^4 derivados, bem como traços de compostos diacetilados, conforme a reação apresentada na Fig. 101.5.

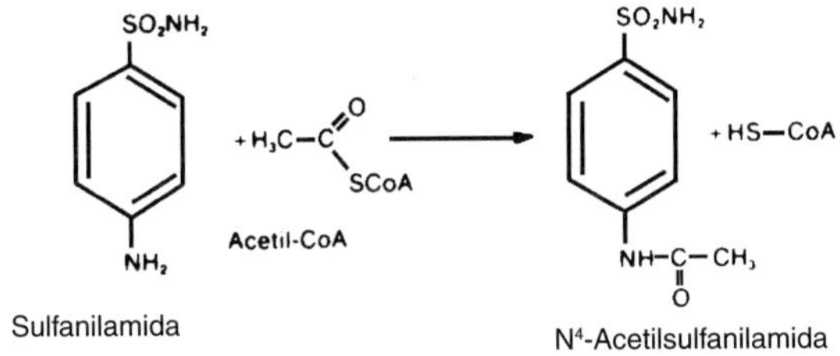

Fig. 101.5 Acetilação da sulfonamida.

A percentagem de sulfonamida conjugada no sangue e na urina, bem como a solubilidade urinária da fração conjugada, varia com os diferentes componentes.

As sulfonamidas são eliminadas principalmente pela urina. Na excreção renal, pode haver filtração glomerular (sulfamoxol), reabsorção tubular (sulfamerazina, sulfametoxipirazina) ou secreção tubular (sulfoureia).

Embora em pequena quantidade, as sulfonamidas podem ser excretadas pelo suor, saliva, leite, bile e lágrima.

Na urina com pH ácido, algumas sulfonamidas possuem baixa solubilidade, podendo precipitar-se em forma de agregados cristalinos ao nível dos túbulos renais e ureteres (cristalúria), provocando obstrução e irritação.

A alcalinização da urina com bicarbonato ou lactato reduz a tendência a causar cristalúria, embora acelere a excreção urinária da droga. O Quadro 101.4 apresenta a relação de solubilidade das sulfonamidas nos pHs 5,5 e 7,5, respectivamente.

Doses moderadas de diferentes sulfonamidas aplicadas simultaneamente têm sido usadas (sulfonamidas triplas) a fim de se reduzir o grave problema de cristalúria. A solubilidade de cada droga independe da presença da outra, e cada uma se comporta como se estivesse sozinha nos líquidos renais, não exercendo influência sobre as demais.

Ainda com o objetivo de reduzir a deposição de cristais dessas drogas nas vias urinárias, estimula-se a diurese aumentando-se o uso de líquidos.

A relação verificada entre o pH e a solubilidade de diversas sulfonamidas deve-se ao fato de esses compostos se comportarem nos fluidos orgânicos como ácidos fracos dissociando o grupo sulfamil ($-SO_2NH-$). A solubilidade da sulfanilamida na urina não pode ser aumentada significativamente através de alcalinização devido ao fraco caráter ácido dessa substância. Em sua maior parte, as sulfonamidas usadas atualmente na terapêutica são mais solúveis na urina porque são ácidos mais fortes.

A velocidade de eliminação é variável para as diferentes sulfonamidas. Assim, o sulfatiazol, a sulfoureia, a sulfapiridina, o sulfissoxazol e a sulfacetamida são rapidamente excretados. Essa velocidade é menor para a sulfadiazina, a sulfamerazina e a sulfametazina. As sulfonamidas de ação prolongada possuem uma excreção renal muito lenta.

Cerca de 28% a 35% do sulfissoxazol no sangue e aproximadamente 30% na urina encontram-se na forma acetilada. Em torno de 95% da dose do sulfissoxazol administrado é excretada pela urina em 24 horas. A sulfadiazina é excretada por via renal na forma livre e acetilada, e 15% a 40% da droga excretada encontra-se na forma acetilada, que sofre excreção mais rápida que a fração livre.

Farmacodinâmica

ESPECTRO ANTIBACTERIANO

Entre os micro-organismos sensíveis *in vitro* às sulfonamidas estão os *Streptococcus pyogenes* do grupo A (com exceção dos tipos 17 e 19), *S. pneumoniae*, *Escherichia coli*, *Klebsiella pneumoniae*, *Haemophilus influenzae*, *H. ducreyi*, *Nocardia asteroides*, *Toxoplasma gondii*, *Actinomyces* e os agentes responsáveis pelo tracoma, linfogranuloma venéreo e a conjuntivite de inclusão (*Chlamydia trachomatis*).

Ultimamente, tem sido usada uma associação de sulfadoxina e pirimetamina no tratamento da malária causada por *Plasmodium falciparum* resistente à cloroquina.

RESISTÊNCIA

O uso indiscriminado das sulfonamidas tem ocasionado o aparecimento de micro-organismos resistentes. Assim, a utilização de sulfonamidas no tratamento de blenorragia propiciou o aparecimento de gonococos resistente a essa droga. Embora algumas cepas de *Klebsiella*, *Enterobacter* e *Proteus* possam ser inibidas pelas sulfonamidas, sobre-

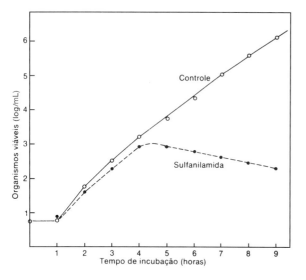

Fig. 101.6 Crescimento de estreptococos hemolíticos em cultura de sangue sem e com sulfonamida (segundo Woods).

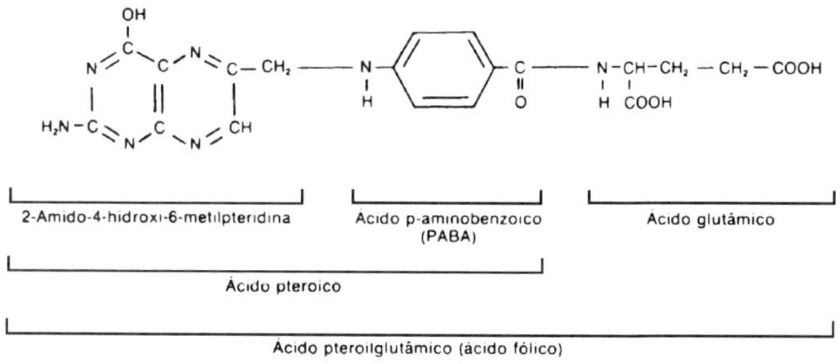

Fig. 101.7 Estrutura do ácido fólico.

tudo *in vitro*, outras cepas são totalmente resistentes. Tem-se relatado frequentemente resistência dos seguintes micro-organismos antes sensíveis: *H. influenzae, Diplococcus pneumoniae*, raças de *Pseudomonas, Streptococcus faecalis*, estafilococos, estreptococos, anaeróbios, espiroquetas, clostrídios e shigela. Resultados mais recentes sugerem que cerca de 25-35% das raças de *E. coli* de pacientes ambulatoriais com cistite são resistentes às sulfonamidas.

A resistência das sulfonamidas bacterianas ocorre através de mutação e seleção das cepas resistentes ou por transferência de resistência através de plasmídios.

Admite-se que a resistência bacteriana se desenvolva como consequência de alterações no metabolismo da célula bacteriana, podendo caracterizar-se por: (a) alteração na di-hidropteroato sintetase; (b) aumento na capacidade de inativação da droga; (c) desenvolvimento de uma via metabólica alternativa de síntese de metabólitos pela bactéria; (d) produção de um antagonista da droga ou de um metabólito essencial.

Mecanismo de ação

As sulfonamidas são primordialmente bacteriostáticas (Fig. 101.6). A atividade farmacodinâmica se deve ao fato de serem análogos estruturais do ácido p-aminobenzoico (PABA), um componente do ácido fólico. Através da inibição competitiva, as sulfonamidas impedem a incorporação do ácido p-aminobenzoico, durante a biossíntese do ácido di-hidropteroico, funcionando, dessa forma, como antimetabólito. A aplicação clínica desse antimetabólito fundamenta-se em sua toxicidade seletiva, ou seja, na elevada toxicidade para a bactéria e pequena toxicidade para o homem; isso se deve às diferenças bioquímicas entre as células de ambos. Sabe-se, por exemplo, que tanto as bactérias como também o homem precisam de ácido fólico como fator de crescimento essencial. Entretanto, enquanto o homem o recebe na alimentação, as bactérias precisam sintetizá-lo, porque no pH fisiológico esse ácido se encontra na forma ionizada e, consequentemente, não pode atravessar a parede bacteriana por difusão passiva, só podendo fazê-lo através de um processo de transporte ativo que as bactérias, com exceção do *Streptococcus faecalis*, não o possuem.

O ácido fólico foi encontrado inicialmente nas folhas de espinafre, sendo amplamente distribuído nos vegetais. Possui três componentes: (1) uma pteridina substituída; (2) o ácido p-aminobenzoico (PABA); e (3) o ácido glutâmico (Fig. 101.7). O ácido fólico é também denominado tetra-hidrofólico (AFH_4) e funciona como coenzima que participa da transferência de certos grupos de carbono importantes na bioquímica bacteriana (Figs. 101.11 e 101.12).

A biossíntese do ácido fólico ocorre em duas etapas principais: (1) inicialmente, há uma condensação do ácido p-aminobenzoico com o éster pirofosforilado da 2-amino-4-oxo-6-hidroximetil-di-hidropteridina, catalisada pela di-hidrofolato sintetase, formando o ácido di-hidropteroico; (2) o ácido di-hidropteroico formado combina-se com o ácido glutâmico para formar o ácido pteroilglutâmico ou ácido fólico (Fig. 101.8).

Uma alternativa a essa síntese é a condensação do ácido p-aminobenzoilglutâmico com a pteridina fosforilada. Devido à semelhança estrutural entre as sulfonamidas e o ácido p-aminobenzoico (ver Fig. 101.2), a inibição da síntese do ácido di-hidrofólico pelas sulfonamidas é explicada por dois mecanismos: (1) inibição da di-hidrofolato sintetase e (2) incorporação, em determinadas circunstâncias, das sulfonamidas em um di-hidropteroato não funcional mediante a di-hidrofolato sintetase.

Estudos *in vitro* demonstraram que uma molécula de PABA pode antagonizar de forma competitiva a atividade bacteriostática de 5.000

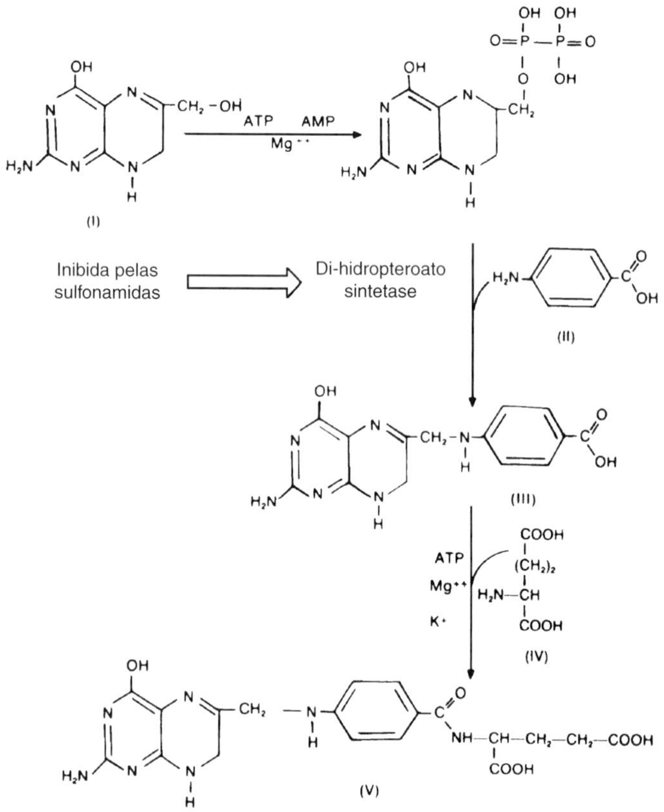

Fig. 101.8 Biossíntese do ácido di-hidrofólico e mecanismo de ação das sulfonamidas.

I — 2-amino-4-hidroxi-6-hidroximetil-di-hidropteridina;
II — Ácido para-aminobenzoico (PABA);
III — Ácido di-hidropteroico;
IV — Ácido glutâmico;
V — Ácido di-hidrofólico.

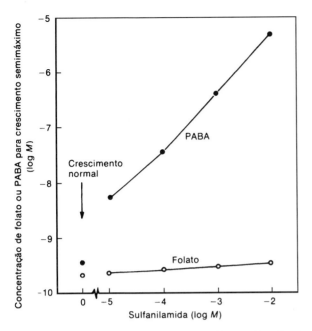

Fig. 101.9 Efeito competitivo entre PABA e sulfanilamida em cultura de *Clostridium tetanomorphum*. O ácido fólico pode penetrar nessas células, e, quando em concentração suficiente, as células não são afetadas por nenhuma concentração de sulfonamida, enquanto em crescentes concentrações da sulfa há necessidade de maiores concentrações de PABA para manter o crescimento (Woods).

a 25.000 moléculas de sulfonamidas. Observações *in vitro* têm revelado também que a ação bacteriostática das sulfonamidas é revertida de forma competitiva pelo PABA e por drogas que contenham PABA (Fig. 101.9).

Indicações clínicas

Em virtude da resistência de alguns micro-organismos e da grande disponibilidade dos antibióticos, a utilização clínica das sulfonamidas encontra-se sensivelmente reduzida. Entretanto, justifica-se a sua indicação em algumas condições clínicas, como por exemplo no tratamento de infecções do trato urinário causadas por organismos sensíveis, como *Escherichia coli*, na toxoplasmose, nocardiose, como agente alternativo nas infecções por *Chlamydia* e na profilaxia da febre reumática nos pacientes alérgicos à penicilina. No tratamento de infecções urinárias, deve-se escolher uma sulfonamida que seja excretada em elevada concentração antibacteriana (em sua forma livre e não na conjugada), que seja razoavelmente solúvel na urina ácida e que mantenha adequado nível antibacteriano no sangue e tecidos durante o período de eliminação urinária.

As drogas mais recomendadas para o tratamento de infecções do trato urinário são o sulfametoxazol-trimetoprima, uma quinolona ou a ampicilina. O sulfissoxazol pode, entretanto, ser usado nos casos em que o micro-organismo envolvido seja reconhecidamente sensível. Nesses casos, recomenda-se uma dose oral de ataque de 2 g de sulfissoxazol, seguida de 1 g, 4 vezes ao dia, durante 5 a 10 dias. A sulfacitina é usada em dose inicial de ataque de 500 mg, seguida de 250 mg, 4 vezes ao dia. Pacientes com pielonefrite grave com risco de bacteriemia e choque não devem ser tratados com sulfonamida.

As sulfonamidas são agentes efetivos no tratamento da nocardiose. A nocardiose é uma infecção bacteriana que se caracteriza por pneumonia e disseminação hematogênica, sobretudo para o SNC. Os processos pneumônicos acometem cerca de 75% dos pacientes, e em 25% a 40% há disseminação para o SNC. O agente etiológico é um actinomiceto Gram-positivo e aeróbio, *Nocardia asteroides*, entre outras espécies de *Nocardia*. O tratamento pode ser feito com sulfadiazina ou sulfissoxazol, em doses diárias de 6 a 8 g, devendo atingir concentrações plasmáticas de 80 a 160 µg/mL. A padronização do tratamento pode ser modificado de acordo com as concentrações séricas da droga e a resposta clínica. Quando as defesas do hospedeiro encontram-se intactas, continua-se o tratamento durante pelo menos 6 semanas ou meses após o controle de todas as manifestações clínicas da doença. No imunossuprimido, o tratamento deve ser prolongado pelo menos durante 1 ano. Tem-se recomendado o emprego de sulfonamidas em associação com ampicilina, amoxicilina, tetraciclina, eritromicina, aminoglicosídios ou imipenem, embora não se disponha de evidências clínicas da superioridade dessas combinações quando comparadas ao uso da sulfonamida isolada. Sulfametoxazol-trimetoprima tem sido amplamente usado em pacientes imunocomprometidos, ou naqueles com envolvimento do SNC. Para os pacientes que não respondem às sulfonamidas ou apresentam reações indesejáveis no tratamento, as alternativas terapêuticas incluem amicacina, minociclina, cloranfenicol, imipenem ou amoxicilina, mais ácido clavulânico.

As sulfonamidas são também efetivas no tratamento do tracoma, doença crônica que pode levar a comprometimento visual importante, até mesmo cegueira. O tracoma é causado pela *Chlamydia trachomatis*, micro-organismo intracelular que pode produzir uma série de outras doenças, incluindo conjuntivite, linfogranuloma venéreo, uretrite, salpingite, endometrite, pneumonia, etc. O tratamento inclui a utilização sistêmica de tetraciclina, eritromicina, sulfonamida ou sulfametoxazol-trimetoprima, durante 21 dias, ou o uso tópico de pomada de tetraciclina ou eritromicina. Para o tratamento da conjuntivite de inclusão do adulto, pode ser usado o cloridrato de tetraciclina, 1 a 2 g diários, por 2 semanas, ou ainda o sulfissoxazol, 4 g/dia. Como muitos lactentes com conjuntivite de inclusão têm infecções nosofaringiana, retal e vaginal concomitantes, deve-se usar o tratamento sistêmico com eritromicina, 40 a 50 mg/kg/dia, divididos em 4 doses, durante 14 a 21 dias.

No tratamento do linfogranuloma venéreo e do cancroide, utiliza-se a tetraciclina, na dose de 500 mg 4 vezes ao dia, por via oral, durante 21 dias, ou o sulfissoxazol, 1 g 4 vezes ao dia, durante 21 dias. Os pacientes nos estágios iniciais da enfermidade respondem bem ao tratamento, porém aqueles com complicações tardias, incluindo obstrução linfática crônica e estenose retal, respondem mal ou são refratários à antibioticoterapia.

A toxoplasmose, doença causada pelo protozoário *Toxoplasma gondii*, é tratada com a associação de sulfadiazina e pirimetamina. A pirimetamina deve ser administrada por via oral, inicialmente com uma dose de ataque de 50-100 mg, seguida de 25 mg/dia, para o adulto, e de 1 mg/kg, durante 3 dias, seguido de 0,5 mg/kg/dia, para os lactentes. A dose da sulfadiazina para adulto é de 1 g por via oral, de 6 em 6 horas, e para os lactentes é de 100 mg/kg/dia. A pirimetamina não deve ser prescrita para gestantes em virtude de sua ação teratogênica. Nos pacientes com síndrome de imunodeficiência adquirida (AIDS/SIDA), o tratamento deve ser mantido por longo período, e provavelmente durante toda a vida. Na AIDS/SIDA, a sulfadiazina é administrada por via oral com uma dose de ataque de 2-4 g, seguida de 1 a 1,5 g de 6 em 6 horas, associada à pirimetamina nas doses habituais. Nos casos mais graves, usa-se a associação durante 21 dias e, nos casos mais brandos, de 10 a 14 dias.

A sulfadoxina é associada à pirimetamina (Fansidar) no tratamento da malária por *Plasmodium falciparum* resistente à cloroquina.

São ainda indicadas na profilaxia da febre reumática em pacientes reatores à penicilina, bem como em infecções do trato respiratório causadas por estreptococos, pneumococos, *Haemophilus influenzae* e *Neisseria* sensíveis.

Interação com outras drogas

Certas sulfonamidas podem deslocar outras drogas dos locais de ligação em proteínas plasmáticas, aumentando não somente os efeitos farmacológicos como também a toxicidade desses compostos. Dessa forma, os anticoagulantes cumarínicos têm sua ação aumentada quando associados às sulfonamidas. Outras drogas, como os barbitúricos, o metotrexato, também são deslocadas dos seus locais de ligação às proteínas do plasma.

Acentuada hipoglicemia tem sido reportada após a administração de sulfonamidas em pacientes submetidos ao tratamento com tolbutamida.

Deve-se evitar a administração simultânea de sulfonamidas e metamina no tratamento de infecções do trato urinário, uma vez que o formaldeído liberado pela metenamina pode formar precipitados insolúveis na urina ácida com algumas sulfonamidas, como sulfatiazol e sulfametizol.

Sugere-se evitar, ainda, o uso concomitante de sulfonamidas com o ácido para-aminobenzoico ou anestésicos locais dele derivados, como a benzocaína, a procaína, a tetracaína, etc. Esses anestésicos liberam, por hidrólise no organismo, o ácido para-aminobenzoico, exercendo, por conseguinte, uma ação antagônica à atividade antibacteriana das sulfonamidas.

Toxicidade

As sulfonamidas apresentam variado potencial de toxicidade.

No sistema nervoso, podem-se verificar algumas perturbações sensoriais e motoras. Dentre as mais frequentes destacam-se dor de cabeça, letargia, depressão mental, tontura, zumbido e vertigens. Neurites periféricas, psicoses, ataxia e convulsões ocorrem raramente.

As reações de hipersensibilidade que acometem a pele e membranas mucosas ocorrem com muita frequência. Caracterizam-se por erupções morbiliformes, escarlatiniformes, eritematosas, petequiais e erisipeloides. Dermatite esfoliativa, eritema nodoso, vasculites e fotossensibilidade são ocasionalmente observados.

As sulfonamidas podem causar a síndrome de Stevens-Johnson, especialmente em crianças. Essa síndrome, que envolve reações na pele e mucosas, é fatal em cerca de 25% dos pacientes suscetíveis. Essas reações são particularmente comuns com os compostos de longa duração, felizmente em desuso.

A dermatite de contato é mais frequente com as sulfonamidas de uso tópico. As erupções cutâneas aparecem geralmente após a 1ª semana de tratamento e quase sempre se apresentam acompanhadas de purido e febre.

As sulfonamidas são capazes de causar discrasias sanguíneas, destacando-se principalmente leucopenia, granulocitopenia, trombocitopenia, hipoprotrombinemia, agranulocitose e anemia hemolítica ou aplástica, especialmente naqueles pacientes com deficiência de folato. A anemia hemolítica tem sido observada em pacientes com ou sem deficiência de glicose-6-fosfato-desidrogenase (G6PD) eritrocitária. A anemia aguda desenvolve-se, geralmente, nos 2 a 7 primeiros dias de exposição à droga e está, em geral, associada a febre.

No aparelho urinário, as complicações com o uso de sulfonamidas podem ser graves, podendo causar nefrose tóxica com oligúria, anúria e cristalúria. A cristalúria resulta da deposição de cristais da droga nos túbulos renais, na pelve renal ou no ureter. O desenvolvimento de cristalúria depende da concentração e da solubilidade das sulfonamidas e de seus metabólitos na urina ácida.

O risco de precipitação urinária é mais frequente com o sulfatiazol, a sulfaguanidina, a sulfadiazina e a sulfapiridina, sobretudo em pacientes desidratados. Vimos, anteriormente, algumas manobras para evitar a precipitação da droga. A alcalinização da urina com bicarbonato, lactato, acetato ou citrato de sódio evita a deposição, mas, por outro lado, doses grandes de substâncias alcalinas podem ser contraindicadas em pacientes com insuficiência renal. Assim, aconselha-se o uso de misturas duplas ou triplas de sulfonamidas ou a indicação de compostos mais solúveis (Quadro 101.5).

Teratogênese em ratos, camundongos, coelhos e aves tem sido atribuída à sulfanilamida e a algumas sulfonamidas antidiabéticas.

Icterícia no feto e em recém-nascidos é uma reação potencialmente tóxica das sulfonamidas que está relacionada à sua afinidade pelas proteínas plasmáticas. As sulfonamidas e a bilirrubina livre são transportadas por locais receptores similares nas proteínas plasmáticas, mas as sulfonamidas são preferencialmente transportadas, de modo que podem deslocar a bilirrubina, produzindo icterícia. As sulfonamidas não devem ser utilizadas no último trimestre da gravidez porque atravessam a placenta e podem causar *kernicterus*, como também não devem ser recomendadas para o tratamento de infecções em recém-nascidos e em mães lactantes, uma vez que o sistema enzimático do recém-nascido não se encontra suficientemente desenvolvido, incluindo o sistema enzimático da glicuronil transferase.

Quadro 101.5 Hidrossolubilidade das sulfonamidas e toxicidade renal (Williams)

Compostos	Solubilidade (mg/100 mL a 37°)		Ocorrência de Cristalúria
	Droga Livre	Metabólito Acetilado	
Sulfanilamida	1.500	530	Não encontrada
Sulfacetamida	1.100	215	Não encontrada
Sulfametazina	75	115	Rara
Sulfadiazina	13	20	Frequente
Sulfamerazina	37	79	Frequente
Sulfapiridina	5	5	Muito frequente
Sulfatiazol	98	7	Muito frequente

Anorexia, náusea, vômito e diarreia são comumente associados à sulfonamidoterapia.

MISTURAS DE SULFONAMIDAS

Ultimamente, o uso combinado de 2 ou 3 sulfonamidas ou de uma sulfonamida e outro agente antibacteriano, esquizonticida ou analgésico tem sido empregado, aumentando consideravelmente a aplicação das sulfonamidas, antes restrita. Entre as misturas que contêm somente sulfonamidas, encontram-se preparações para uso tópico e também para uso sistêmico. A especialidade farmacêutica, conhecida como Vagi-sulfa, é uma preparação para uso tópico, contendo sulfatiazol, sulfacetamida e sulfabenzamida. Essas sulfonamidas possuem atividade em diferentes pHs encontrados na vagina infectada e são indicadas para o tratamento ou a profilaxia de infecções vaginais e cervicais causadas por organismos sensíveis. Essa combinação é efetiva em vaginites causadas por *Haemophilus influenzae*.

Uma outra mistura de sulfonamidas, conhecida como trissulfapirimidina (partes iguais de sulfadiazina, sulfamerazina e sulfametazina), é indicada no tratamento de infecções do trato urinário. A incidência de cristalúria se reduz com essa combinação.

A fenazopiridina, analgésico do trato urinário, está associada a sulfonamidas em algumas especialidades farmacêuticas (Urobactrim, Uroctrim, Urobactrex) destinadas ao tratamento de infecções genitourinárias, atenuando a dor à micção, a sensação de ardor e a polaciúria.

Uma outra associação muito interessante é a da sulfadoxina e pirimetamina (Fandsidar, Roche), usada no tratamento da malária, que é estudada no capítulo correspondente deste livro.

Finalmente, uma associação de grande interesse, que sem dúvida ampliou a utilização das sulfonamidas, é a trimetoprima com o sulfametoxazol. A concentração inibitória mínima (MIC) para *Escherichia coli* do sulfametoxazol isoladamente é de 3 µg/mL e da trimetoprima, de 0,3 µg/mL; quando associados, a MIC é, respectivamente, de 1,0 µg/mL e 0,05 µg/mL, demonstrando assim importante sinergismo da associação.

TRIMETOPRIMA E SULFAMETOXAZOL

A introdução da trimetoprima associada ao sulfametoxazol (TMP-SMZ) contribuiu significativamente para o desenvolvimento da quimioterapia. Essa constitui a primeira preparação antibacteriana desenvolvida por investigação sistemática de uma série de compostos com mecanismo de ação conhecido, em oposição à situação usual, em que o mecanismo de ação de determinado agente antibacteriano é elucidado depois de extensa pesquisa e uso clínico. Essa mistura é conhecida pelo nome genérico de cotrimoxazol.

Essa combinação de drogas é eficaz contra uma variedade de microorganismos Gram-positivos e Gram-negativos, incluindo *Staphylococcus aureus* (resistente à penicilina), *Streptococcus pyogenes, Streptococcus viridans, S. epidermidis, S. pneumoniae, Corynebacterium diphteriae, Eryripedothrix insidiosa, Enterobacter aerogenes, Colibacillus, Salmo-

SULFONAMIDAS E OUTROS QUIMIOTERÁPICOS EMPREGADOS NO TRAT. DE INF. DO TRATO URINÁRIO

nella typhy, Salmonella typhimurium, Salmonella enteritidis, Shigella dysenteriae, Shigella flexineri, Shigella sonnei, Shigella boydii, Proteus vulgaris, Proteus rettgeri, Proteus mirabilis, Neisseria, Haemophilus influenzae, Klebsiella pneumoniae, Brucella abortus, Pasteurella haemolitica, Yersinia pseudotuberculosis, Y. enterocolitica, Nocardia asteroides, Listeria monocytogenes, Aeromonas sp., *H. ducreyi, Legionella micdadei, L. pneumophila, Pneumocystis carinii* e *Moraxella catarrhalis.*

Entre os organismos resistentes incluem-se *Streptococcus faecalis (Enterococcus), Pseudomonas aeruginosa, Clostridium perfringens, Clostridium welchii, Mycobacterium tuberculosis, Mycoplasma pneumoniae, Treponema pallidum, Xanthomonas maltophilia* e anaeróbios.

A mistura tem também limitada atividade antiprotozoária e antifúngica.

Química

A sulfonamida utilizada é o sulfametoxazol ou 5-metil-3-sulfanilamidoisoxazol, e a trimetoprima, um derivado da pirimidina, é a 2,4-diamino-5-(3,4,5-trimetoxibenzil)-pirimidina, cujas estruturas químicas estão apresentadas na Fig. 101.10.

Farmacocinética

Após a administração oral de uma dose de 160 mg de trimetoprima, 96% da dose é eliminada pela urina e somente 4% pelas fezes, significando uma absorção quase total ao nível dos intestinos. Concentrações plasmáticas máximas da trimetoprima ocorrem 1 a 3 horas após administração oral, enquanto o pico plasmático do sulfametoxazol é observado após 4 horas. Concentrações efetivas podem ser mantidas durante 6 a 8 horas após uma dose única oral da associação trimetoprima-sulfametoxazol.

Aproximadamente 42% a 46% da trimetoprima e 66% do sulfametoxazol estão ligados a proteínas no sangue. Cerca de 40% da trimetoprima encontra-se ligada às proteínas plasmáticas na presença do sulfametoxazol. Uma pequena quantidade de sulfametoxazol circulante está em forma conjugada. A trimetoprima é rapidamente distribuída nos tecidos, atingindo o líquido cefalorraquidiano, rins, pulmões e baço. Os níveis de TMP-SMZ no liquor correspondem a 20% a 40% dos níveis séricos. No fluido prostático, atinge concentrações cerca de três vezes superiores às concentrações séricas. O volume de distribuição da trimetoprima corresponde a cerca de 1,6 L/kg. A concentração da trimetoprima nos tecidos excede a do plasma, ocorrendo o contrário com o sulfametoxazol, que tem concentrações maiores no soro do que em outros tecidos, exceto na urina. Devido a essa diferença na distribuição, alguns órgãos podem ter menor concentração antibacteriana dos dois agentes, embora os níveis plasmáticos apresentem quantidades ótimas.

A trimetoprima e o sulfametoxazol têm meias-vidas de 11 e 10 horas, respectivamente. Após a administração única a uma gestante, o nível no líquido amniótico desenvolve-se entre 10 e 14 horas para o sulfametoxazol e a trimetoprima, respectivamente.

Cerca de 50% a 60% da trimetoprima administrada e de 25% a 50% do sulfametoxazol são excretados através da urina em 24 horas. O *clearance* da trimetoprima é inalterado pelo aumento do fluxo urinário, mas é aumentado com a acidificação da urina.

A depuração do sulfametoxazol é aumentada pela alta velocidade do fluxo urinário e pela alcalinização urinária. A depuração de ambos está diminuída em pacientes com insuficiência renal.

Mecanismo de ação

A atividade antibacteriana da associação sulfametoxazol-trimetoprima deve-se ao bloqueio de duas enzimas, na mesma cadeia de reações, no metabolismo bacteriano. Vimos, anteriormente, que, segundo a teoria de Woods-Fields, as sulfonamidas impedem a síntese do ácido fólico indispensável ao metabolismo da bactéria. A trimetoprima intervém em outra fase do mesmo processo, ou seja, inibe de forma quase específica a enzima di-hidrofolato redutase, responsável pela transformação do ácido di-hidrofólico (ácido fólico) em ácido tetra-hidrofólico (AFH_4) (Fig. 101.11).

O AFH_4 é uma coenzima importante para a transferência de unidades de carbono, tais como: grupo hidroximetílico ($-CH_2OH$), formílico ($-CHO$) ou metílico ($-CH_3$) (Fig. 101.12).

Tais transferências de grupos de carbono são essenciais para a síntese de timidina, todas as purinas e diversos aminoácidos. A timidina é necessária para a síntese dos ácidos nucleicos nas células (Figs. 101.13 e 101.14).

O ácido desoxitimidílico (dTMP), importante na síntese do DNA, forma-se a partir do ácido desoxiuridílico (dUMP). Essa reação é catalisada pela timidilato sintetase, responsável pela metilação da porção

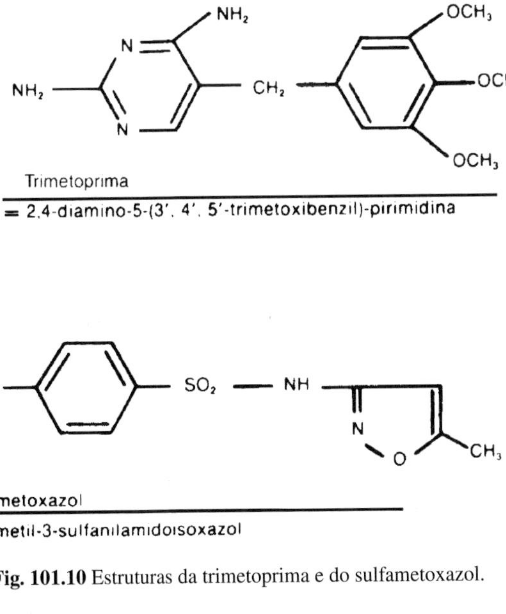

Fig. 101.10 Estruturas da trimetoprima e do sulfametoxazol.

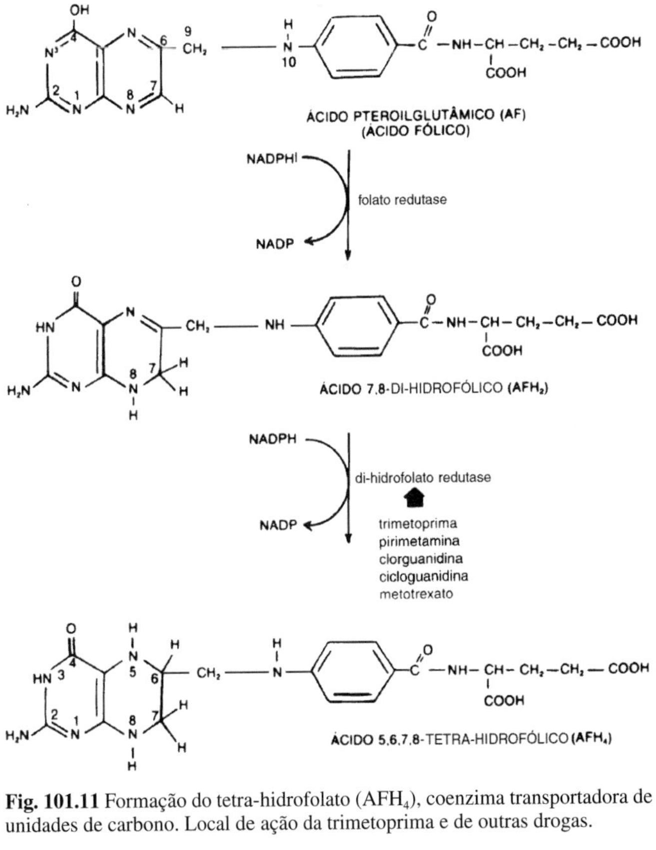

Fig. 101.11 Formação do tetra-hidrofolato (AFH_4), coenzima transportadora de unidades de carbono. Local de ação da trimetoprima e de outras drogas.

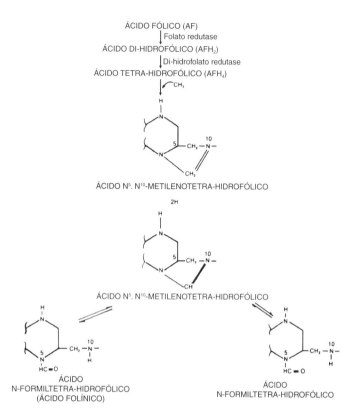

Fig. 101.12 Ácido fólico e suas formas coenzimáticas no transporte de unidades de carbono (Gringanz).

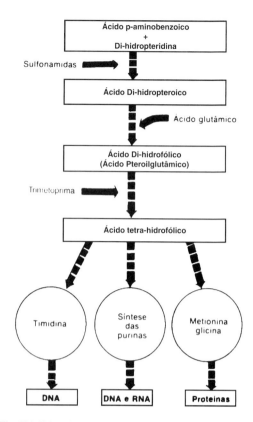

Fig. 101.13 Locais de ação das sulfonamidas e da trimetoprima.

de uracil em uma reação que requer a participação de uma coenzima do ácido fólico, a N^5. N^{10}-metilenotetra-hidrofolato como doadora de grupamento metila. A formação do timidilato e, consequentemente, do DNA é bloqueada pela trimetoprima, pela aminopterina e pelo metotrexato (Fig. 101.14).

Verifica-se, como nas sulfonamidas, uma toxicidade seletiva da trimetoprima para a bactéria. Dessa forma, a coenzima que catalisa a transformação do ácido di-hidrofólico em tetra-hidrofólico na bactéria diferencia-se, nas suas propriedades físicas e químicas, da enzima humana correspondente. Além disso, a trimetoprima possui afinidade incomparavelmente maior para a enzima bacteriana do que a enzima correspondente da célula humana.

Indicações clínicas

A associação é particularmente útil no tratamento de infecções não complicadas das vias urinárias inferiores. A dose recomendada nesses casos é de 800 mg de sulfametoxazol mais 160 mg de trimetoprima, de 12 em 12 horas, durante 10 dias. Nas infecções agudas iniciais não complicadas do trato urinário, a associação TMP-SMZ tem apresentado resultados superiores aos obtidos com ampicilina, cefalexina e com as sulfonamidas isoladas. Nesses casos, recomenda-se, preferencialmente, um esquema de 3 dias com dose de 320 mg de trimetoprima e 1.600 mg de sulfametoxazol, embora os esquemas de dose única ou de 2 dias também tenham sido usados. Nas infecções crônicas e recidivantes do trato urinário, em homens e mulheres, a associação tem demonstrado boa eficácia. Nos pacientes com pielonefrite (exceto por enterococos), sugerem-se pelo menos 14 dias de tratamento. Embora as fluoroquinolonas sejam muito eficazes no tratamento de prostatites bacterianas, a associação TMP-SMZ também tem sido usada em esquemas prolongados de até 12 semanas, com resposta clínica favorável.

Episódios de exacerbações agudas de bronquite crônica podem ser tratados com a associação TMP-SMZ, na dose de 160 a 240 mg de trimetoprima e 800 a 1.200 mg de sulfametoxazol, 2 vezes ao dia. Em pneumonias por Gram-negativos, a associação administrada por via venosa tem apresentado bons resultados, bem como se revelado agente alternativo para a eritromicina em infecções causadas por *L. micdadei* e *L. pneumophila*.

Na pneumonia por *Pneumocystis carinii*, a associação trimetoprima-sulfametoxazol demonstrou ser superior à pentamicina. A pneumonia por *Pneumocystis carinii* ocorre amiúde em pacientes imunodeficientes, sobretudo na síndrome de imunodeficiência adquirida (AIDS/SIDA). Os pacientes adultos devem receber no mínimo um curso de 14 dias de 20 mg/kg de trimetoprima e 100 mg/kg de sulfametoxazol, divididos em 3 ou 4 doses orais, ou dado por via intravenosa. Pacientes aidéticos com pneumonia menos grave têm-se beneficiado com doses orais inferiores

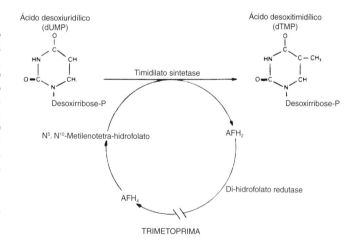

Fig. 101.14 Síntese do monofosfato de timidina a partir do monofosfato da desoxiuridina. Nessa reação, um grupo metila é transferido do tetra-hidrofolato (AFH_4). O tetra-hidrofolato é regenerado pela redução do AFH_2. Essa reação é bloqueada pela trimetoprima.

a 800 mg de sulfametoxazol e 160 mg de trimetoprima, administradas de 12 em 12 horas.

Essa associação tem sido usada na profilaxia de pacientes neutropênicos.

Na otite média aguda em crianças, causada frequentemente por *S. pneumoniae, M. catarrhalis* e *H. influenzae,* a associação TMP-SMZ tem sido utilizada como alternativa à ampicilina ou à amoxicilina. Usa-se também a associação de eritromicina e sulfissoxazol, preferencialmente em pacientes alérgicos à penicilina.

A associação trimetoprima-sulfametoxazol administrada nas doses habituais, 2 vezes ao dia, durante 5 dias, é recomendada também para o tratamento da shigelose, embora as fluoroquinolonas constituam as drogas de primeira escolha nessa situação.

É também uma excelente alternativa à ceftriaxona e às fluoroquinolonas no tratamento da salmonelose. Episódios de diarreia aguda causada por *E. coli* enterotoxigênicas sensíveis podem também ser tratados ou prevenidos com a associação TMP-SMZ. Na diarreia do viajante, tem sido igualmente eficaz, especialmente quando associada à loperamida.

A nocardiose responde ao tratamento com trimetoprima-sulfametoxazol ou, isoladamente, à sulfadiazina ou ao sulfissoxazol. A associação TMP-SMZ tem sido particularmente usada nos pacientes imunocomprometidos ou naqueles com envolvimento do SNC.

A associação TMP-SMZ é usada, em doses elevadas, como uma boa alternativa ao esquema terapêutico de associação de doxiciclina e estreptomicina ou gentamicina no tratamento da brucelose. Doses de 480 mg de trimetoprima e 2.400 mg de sulfametoxazol, divididas em 3 tomadas diárias, por período de pelo menos 4 semanas, foram geralmente eficazes. Taxas de recidivas de até 40% ocorreram com doses menores e menor duração do tratamento.

Outras situações clínicas nas quais a associação TMP-SMZ tem demonstrado eficácia incluem principalmente infecções causadas por *H. ducreyi, Y. enterocolitica, Aeromonas* sp. e na prevenção de infecções de pacientes submetidos a transplante renal.

Contraindicações

A mistura trimetoprima-sulfametoxazol é contraindicada em pacientes com lesões graves do parênquima hepático, discrasias sanguíneas, insuficiência renal grave, ou em pacientes com história de hipersensibilidade às sulfonamidas e à trimetoprima. Em virtude dos efeitos teratogênicos observados em animais, a associação não é recomendada para recém-nascidos, prematuros ou durante a gestação. Devido à ação irritante local, a preparação injetável para uso intramuscular não deve ser administrada em crianças com menos de 6 anos de idade.

Interações

As principais interações ocorrem com os anticoagulantes e hipoglicemiantes orais e com o metotrexato.

Toxicidade

As reações de toxicidade estão relacionadas entre aquelas produzidas pelas sulfonamidas citadas anteriormente. Verificam-se, portanto, efeitos colaterais no sistema nervoso, pele, mucosa, aparelho urinário e sangue.

As reações hematológicas mais frequentes consistem em vários tipos de anemias (incluindo anemias aplástica, hemolítica e macrocrítica), distúrbios da coagulação, granulocitopenia, agranulocitose e púrpura. Os pacientes submetidos a tratamento de longo prazo devem ser acompanhados com exames laboratoriais frequentes. Reações de hipersensibilidade, sobretudo exantemas cutâneos, ocorrem em 3,5% dos pacientes. Mais raramente, podem ocorrer dermatite esfoliativa, síndrome de Stevens-Johnson ou necrólise epidérmica tóxica (síndrome de Lyell), principalmente nos pacientes idosos.

Cristalúria pode ocorrer com a combinação trimetoprima-sulfametoxazol, embora jamais tenha sido documentada nos seres humanos.

Os efeitos colaterais relacionados com o trato gastrointestinal incluem náusea e vômito, diarreia, glossite e estomatite. Mais raramente, tem sido observada uma icterícia transitória com características histológicas de hepatite colestática alérgica.

Alguns pacientes portadores de AIDS/SIDA em tratamento de infecção respiratória por *P. carinii* têm apresentado febre, *rash* e pancitopenia, sendo necessária a redução da dose ou mesmo a sua substituição.

As reações relacionadas com o SNC consistem em cefaleia, depressão e alucinações.

Preparações e posologia

As principais especialidades farmacêuticas encontradas no Brasil são: Bactrim, Bactrim F, Urobactrim (+Fenilazopiridina, Espectrim e Trimexazol).

O Bactrim é encontrado em apresentação em forma de comprimido contendo 80 mg de trimetoprima e 400 mg de sulfametoxazol. O Bactrim F, na forma de comprimido, contém 160 mg de trimetoprima e 800 mg de sulfametoxazol. É também encontrado na forma de suspensão para uso pediátrico contendo 40 mg de trimetoprima e 200 mg de sulfametoxazol para cada 5 mL.

A posologia para adultos com função renal normal é de 1 a 2 comprimidos simples, ou 1 comprimido com concentração dupla, de 12 em 12 horas, durante 3 dias, para o tratamento de cistite aguda não complicada, e durante 10 a 14 dias para o tratamento de infecções urinárias do trato superior. Para infecções mais graves ou septicemias, utilizam-se 2 comprimidos a cada 8 horas. Para infecções graves ou complicadas do trato urinário, recomenda-se a utilização de uma dose de 8-10 mg/kg/dia (com base no componente da trimetoprima) por via venosa.

A dose recomendada para crianças no tratamento de infecções do trato urinário e otite média é de 8 mg/kg de trimetoprima e 40 mg/kg de sulfametoxazol, de 12 em 12 horas, durante 10 dias.

A dose deve ser reduzida nos pacientes com comprometimento da função renal. Se o *clearance* da creatinina estiver acima de 30 mL/minuto, não é necessário fazer ajuste de dose. Para os pacientes com *clearance* de 15 a 30 mL/minuto, recomenda-se o ajuste da posologia para metade do esquema padrão. Quando o *clearance* for menor do que 15 mL/minuto, recomenda-se não administrar a droga.

NITROFURANOS

Esses quimioterápicos constituem um grupo de drogas indicadas principalmente no tratamento de infecções urinárias crônicas e recorrentes (nitrofurantoína), infecções intestinais (furazolidona) e locais (nitrofurazona ou furacina).

Os nitrofuranos, *in vitro*, são ativos contra grande grupo de bactérias Gram-negativas, em concentrações que variam de 0,1 a 30 µg/mL, mas são ineficazes contra *Proteus* e *Pseudomonas*. A resistência bacteriana contra os nitrofuranos é rara, o que representa uma vantagem. A atividade da droga é maior em urina ácida.

Os nitrofuranos podem provocar muitos efeitos colaterais e em elevada proporção de pacientes tratados. Dentre eles destacam-se, principalmente, as reações de hipersensibilidade, *rash*, urticária, angioedema, anafilaxia e dermatite grave; pneumonia, que pode ser grave e resultar em fibrose; hepatotoxicidade; neurotoxicidade, com mal-estar, tonturas e cefaleia; polineuropatia, com desmielinização e degeneração de nervos sensoriais e motores. Já foram observadas depressão na medula óssea, anemia megaloblástica e anemia hemolítica em pacientes deficientes em glicose-6-fosfato-desidrogenase.

Os nitrofuranos não devem ser usados em gestantes e em recém-nascidos.

Nitrofurantoína

Esse quimioterápico faz parte do grupo dos nitrofuranos e tem a estrutura vista na Fig. 101.15.

A nitrofurantoína é rapidamente absorvida no trato gastrointestinal. Trinta minutos após a administração oral de 100 mg, atinge-se a concentração sanguínea de 50 a 100 µg/mL, nos indivíduos com função renal normal. A meia-vida da droga é de cerca de 20 minutos a 1 hora. A distribuição é ampla, atravessando inclusive a placenta e alcançan-

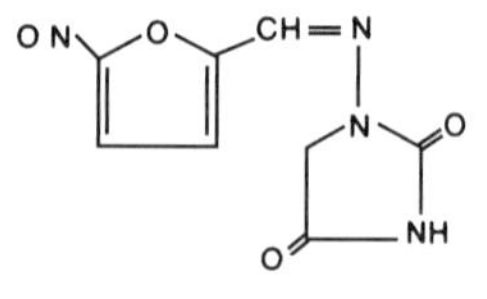

Fig. 101.15 Estrutura da nitrofurantoína.

do a circulação fetal. Concentra-se, entretanto, na urina, e seus níveis plasmáticos são baixos. É excretada por via renal, sob a forma inalterada, na taxa de 40%.

A nitrofurantoína é bactericida para a maior parte das bactérias Gram-positivas e Gram-negativas patógenas do trato urinário, com exceção de *Pseudomonas aeruginosa* e *Proteus*, habitualmente resistentes. O pH alcalino da urina destrói a atividade antibacteriana desse quimioterápico; logo, a urina não deve ser alcalinizada. É usada principalmente para as infecções do trato urinário inferior.

O mecanismo de ação primário da nitrofurantoína ainda não é conhecido. Sabe-se, entretanto, que ela inibe vários sistemas enzimáticos das bactérias.

A atividade antibacteriana do ácido nalidíxico e do ácido oxolínico é antagonizada pela nitrofurantoína *in vitro*, motivo que contraindica a associação dessas drogas.

Ocasionalmente, a nitrofurantoína pode provocar náuseas, vômitos, sonolência, cefaleia e erupções cutâneas. Em pacientes com déficit genético da glicose-6-fosfato-desidrogenase, podem surgir anemia megaloblástica, anemia hemolítica, leucopenia e trombocitopenia.

Pneumonite aguda com febre, tosse e eosinofilia e reações pulmonares crônicas, como pneumonite intersticial, têm sido observadas com o uso de nitrofurantoína.

Têm sido registrados casos de polineuropatias, com dismielinização e degeneração de nervos motores e sensitivos, com o uso da nitrofurantoína, principalmente nos pacientes com insuficiência renal.

Reações hepatotóxicas, incluindo icterícia colestática, lesão hepatocelular e hepatite crônica ativa, também têm sido descritas.

Reações dermatológicas como urticária, exantemas maculopapulosos e edema angioneurótico podem também ocorrer com o uso da nitrofurantoína.

A nitrofurantoína é contraindicada no 1º trimestre da gravidez, em crianças com menos de 1 mês de idade e em pacientes nefropatas. Em pacientes com *clearance* de creatinina inferior a 30 mL/minuto, a droga não pode alcançar concentrações adequadas na urina, bem como, nessa condição, ocorre elevação dos níveis séricos da droga, aumentando sua toxicidade.

A nitrofurantoína encontra-se disponível em duas preparações farmacêuticas: a furadantina e a macrodantina. A furadantina é a forma microcristalina. A macrodantina parece estar associada a menor incidência de efeitos colaterais no trato gastrointestinal.

A nitrofurantoína é usada habitualmente por via oral, na dose de 200 a 400 mg por dia, dados em 4 tomadas divididas.

A principal indicação da nitrofurantoína é no tratamento ou na profilaxia de infecções urinárias, sobretudo as causadas por *Escherichia coli*. Pode também ser usada em infecções urinárias causadas por Gram-positivos.

Furazolidona

Esse quimioterápico, também chamado furoxona, possui a estrutura química mostrada na Fig. 101.16.

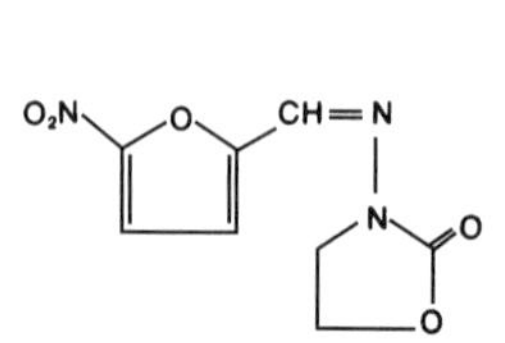

Fig. 101.16 Estrutura da furazolidona.

É utilizada no tratamento de enterite e disenteria causadas por *Salmonella, Shigella* e *V. cholerae*. Tem ação contra *Giardia*.

A furazolidona, administrada concomitantemente ao álcool, provoca reação do tipo dissulfiram e, através de um de seus metabólitos, inibe a atividade da monoamina oxidase. Devido a essa ação, se usada com drogas adrenérgicas, antidepressivos, tricíclicos e alimentos ricos em tiramina (ovos, queijo, chocolate, etc.), pode provocar crises hipertensivas.

Em adultos, é usada na posologia de 100 mg 4 vezes ao dia. Em crianças, recomendam-se 6 mg/kg/dia, divididos em 4 tomadas. Não deve ser usada em recém-nascidos.

Nitrofurazona

Esse nitrofurano, também chamado furacim, é bactericida para muitas bactérias Gram-positivas e Gram-negativas, com exceção de *Proteus* e *Pseudomonas*. Tem a estrutura química mostrada na Fig. 101.17.

A nitrofurazona é de uso tópico no tratamento de infecções da pele e das mucosas causadas por micro-organismos sensíveis.

Como efeitos adversos, podem-se observar *rash*, prurido e dermatite esfoliativa grave, que forçam a suspensão da droga.

A frequência da aplicação tópica depende do tipo de preparação utilizada e da resposta do paciente. Em úlceras de decúbito e varicosas, a duração do tratamento não deve ultrapassar 7 dias.

No Brasil, a nitrofurazona faz parte de diversas especialidades farmacêuticas.

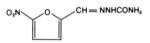

Fig. 101.17 Estrutura da nitrofurazona.

METENAMINA

Trata-se de um quimioterápico usado como antisséptico urinário que age pela liberação de formaldeído e amônia em meio ácido. A estrutura química da metenamina é apresentada na Fig. 101.18.

Dependendo da quantidade de formaldeído produzido pela hidrólise, a metenamina pode ser bacteriostática ou bactericida. Age contra Gram-positivos e Gram-negativos, como *Escherichia coli*, mas não contra *Proteus, Pseudomonas* e *Enterobacter aerogenes*.

A metenamina não é uma droga útil para o tratamento de infecções agudas do trato urinário, mas tem sido usada com ácido ascórbico na terapia supressiva crônica de infecções urinárias, em pacientes sem cateter de permanência.

A acidez urinária deve ser mantida a pH de 5,5 ou mais baixo e pode ser conseguida com dieta rica em proteína, vitamina C, arginina e metionina. Evitar ingestão de frutas, leite e derivados, antiácidos à base de carbonato de sódio ou de bicarbonato. Com a finalidade de acidificar a urina, pode-se usar também o cloreto de amônio, 3 a 4 vezes ao dia, em doses diárias de 0,3 a 2 g. Doses excessivas desses agentes acidificantes podem provocar acidose metabólica em pacientes que sofrem de insuficiência renal. Nas infecções urinárias provocadas por *Proteus* sp., é difícil conseguir manter um pH abaixo de 5,5, porque esse micro-organismo decompõe a ureia, elevando o pH da urina.

A metenamina tem fácil absorção no trato gastrointestinal e é quase totalmente excretada pela urina.

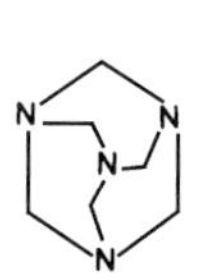

Fig. 101.18 Estrutura da metenamina.

Os sais de metenamina são o mandelato, o hipurato e o sulfossalicilato. O ácido mandélico também possui fraca atividade antibacteriana.

A metenamina e seus sais são drogas de boa tolerabilidade. Os raros efeitos adversos são irritação gástrica com desconforto gástrico, náuseas e vômitos. Doses elevadas de metenamina, administradas por tempo prolongado, podem promover a liberação de formaldeído, irritando a mucosa do trato genitourinário, levando alguns pacientes a apresentar poliúria, disúria e hematúria. Podem também desenvolver reações de hipersensibilidade. Associada ao sulfametizol e ao sulfatiazol, pode formar precipitados insolúveis no trato urinário quando o formaldeído é liberado. A metenamina é também contraindicada na insuficiência hepática por causa da amônia produzida. Deve ser também evitada em pacientes com gota ou hiperuricemia, uma vez que a acidifcação da urina e o uso de sais ácidos podem cristalizar o ácido úrico e formar cálculos.

Posologia

A metenamina e o mandelato de metenamina são usados em adultos, por via oral, na dose de 1 g 4 vezes ao dia, de preferência após as refeições e na hora de dormir. Recomenda-se a utilização oral do ácido ascórbico, na dose de 1 g 4 vezes ao dia, com a finalidade de acidificar a urina a um pH em torno de 5,5 ou menos. A dose de hipurato de metenamina para pacientes adultos é de 1 g, administrado por via oral, 2 vezes ao dia. Para crianças, recomenda-se uma dose de 15 mg/kg de mandelato de metenamina, 4 vezes ao dia.

O sulfossalicilato de mandelamina, em adultos, por via oral, é administrado na dose de 1 g 4 vezes ao dia.

REFERÊNCIAS BIBLIOGRÁFICAS

1. ALBERT, A. *Selective Toxicity*. 5th ed., Chapman and Hill, London, 1973.
2. ARDATI, K. O., DAJANI, S. Intravenous trimethoprim-sulfamethoxazole in the treatment of serious infections in children. *J. Pediatr.*, 95:801-808, 1979.
3. BELL, P. H., ROBLIN, Jr., R. O. Studies in chemotherapy. VII. A theory of the relation of structure to activity of sulfanilamide type compounds. *J. Amer. Chem. Soc., 64*:2905-17, 1942.
4. BRADLEY, P. P., WARDEN, G. D., MAXWELL, J.G. e ROTHSTEIN, G. Neutropenia and thrombocytopenia in renal allograft recipients treated with trimethoprim-sulfamethoxazole. *Ann. Inter. Med.*, 93:560-562, 1980.
5. BROWN, G. M. Inhibition by sulphonamides of the biosynthesis of folic acid. *Int. J. Leprosy*, 35:580-9, 1967.
6. CLARCK, E. G. C. *Isolation and Identification of Drugs*. Vol. 1-2, The Pharmaceutical Press, London, 1974.
7. DUPONT, H. L., EVANS, D. G., RIOS, N., CABADA, F. J., EVANS, D. J. Jr, DUPONT, M.W. Prevention of travelers diarrhea with trimethoprim-sulfamethoxazole. *Rev. Infect. Dis.*, 4:533-539, 1982.
8. FIHN, S. D., JOHNSON, C., ROBERTS, P. L., RUNNING, K., STAMM, W. E. Trimethoprim-sulfamethoxazole for acute dysuria in human. A single-dose or 10-days course. *Ann. Intern. Med.*, 108:350-357, 1988.
9. FISCHL, M. A., DICKINSON, J. M., LA VOIE, L. Safety and efficacy of sulfamethoxazole and trimethoprim chemoprophylaxis for *Pneumocystis carinii* pneumonia in AIDS. *JAMA*, 259:1185-1187, 1988.
10. GEDDES, A. M. Trimethoprim-sulfamethoxazole in the treatment of gastrointestinal infections, including enteric fever and typhoid carriers. *Can. Med. Assoc. J.*, *112*:35S-36S, 1975.
11. GORDIN, F. M., SOMIN, G. L., WOFSY, C. B., MILLS, J. Adverse reactions to trimethoprim-sulfamethoxazole in patients with acquired immunodeficiency syndrome. *Ann. Inter. Med.*, 100:495-499, 1984.
12. HASH, J. J. Antibiotic mechanism. *Ann. Rev. Pharmacol., 12*:35-6, 1972.
13. JAFFE, H. S., ADRAMS, D. I., AMMANN, A. J., LEWIS, B. J., GOLDEN, J. A. Complications of cotrimoxazole in treatment of AIDS-associated *Pneumocystis carinii* pneumonia in homosexual men. *Lancet*, 2:1109-1111, 1983.
14. LEWIS, A. N., PONNAMPALAM, J. T. Supression of malaria with monthly administration of combined sulphadoxine and pyrimethamine. *Ann. Trop. Med. Parsit.*, 69:1-8, 1975.
15. MANDELL, G. L., PETRI, W. A., Jr. Sulfonamides, trimethoprim-sulfathoxazole, quilones, and agents for urinary tract infections. *In:* HARDMAN, J. G., LIMBIRD, L. E., MOLINOFF, P. B., RUDDON, R. W., GILMAN, A. G. Goodman and Gilman's *The Pharmacological Basis of Therapeutic*. 9th ed. McGraw-Hill, New York, 1966.
16. MEDINA, I., MILLS, J., LEOUNS, G., HEOPEWELL, P. C., LEE, B., MODIN, G., BENOWITZ, N., WOFSY, C. B. Oral therapy of *Pneumocystis carinii* pneumonia (PCP) in the acquired immune deficiency trimethoprim-dapsone. *N. Engl. J. Med.*, 323:776-782, 1990.
17. PEARSON, R. D. e HEWLETT, E. L. Use of pyrimethamine-sulfadoxine (Fansidar) in prophylaxis against chloroquine-resistent *Plasmodium falciparum* and *Pneumocystis carinii*. *Ann. Inter. Med.*, *106*:714-718, 1987.
18. REESE, R. E., BETTS, R. F. *Manual de Antibióticos*. 2ª ed. Editora Medsi, Rio de Janeiro, 1995.
19. SATLER, F. R., COWAN, R., NIELSON, D. M., RUSKIN, J. Trimethoprim-sulfamethoxazole compared with pentamidine for treatment of Pneumocystis carinii pneumonia in the acquired immunodeficiency syndrome. *Ann. Inter. Med.*, 109:280-287, 1988.
20. SCHIFFMAN, D. O. Evaluation of an anti-infective combination trimethoprim-sulfamethoxazole. *JAMA*, 231:5-10, 1975.
21. SMEGO, R. A., MOELLER, M. B., GALLIS, H. A. Trimethoprim-sulfamethoxazole therapy for Nocardia infections. *Arch. Intern. Med.*, 143:711-718, 1983.
22. STAMM, W. E., HOOTON, T. M. Management of urinary tract infection in adults. *N. Engl. J. Med.*, 329:1328-1334, 1993.
23. WOODS, D. D. The biochemical mode of action of sulfonamide drugs. *J. Gen. Microbiol.*, 29:687-691, 1962.
24. WORMSER, G. P., KEUSCH, G. T., RENNIE, C. H. Cotrimoxazole (trimethoprim-sulfamethoxazole): An updated review of its antibacterial activity and clinical eficacy. *Drugs*, 24:459-518, 1982.
25. ZINNER, S. H., MAYER, K. H. Sulfonamides and trimethoprim. *In:* MANDELL, G. I., BENNET, J. E., DOLIN, R. *Principles and Practice of Infectious Diseases*. 4th ed. Churchill Livingstone, New York, 1995.

102

Fluoroquinolonas

Wilson Andrade Carvalho

O ácido nalidíxico foi o primeiro membro do grupo das quinolonas identificado por Lesher e cols. em 1962. O ácido oxolínico e a cinoxacina foram introduzidos na década de 1970. O interesse por esse grupo de quimioterápicos, porém, diminuiu rapidamente em virtude do seu restrito espectro de atividade antibacteriana, do rápido desenvolvimento de resistência e de certas limitações farmacocinéticas. Na década de 1980, entretanto, surgiram novas quinolonas, através de modificações estruturais e da adição de um átomo de flúor na posição 6 e do grupo piperazinílico na posição 7 do núcleo básico da 4-quinolona, dando origem às fluoroquinolonas, ampliando acentuadamente a potência e o espectro antibacteriano desses fármacos. O norfloxacino foi liberado para uso nos Estados Unidos no início de 1987, e o ciprofloxacino, no fim de 1987. Em 1997 surgiram as fluoroquinolonas de terceira e quarta gerações (Quadro 102.1).

O desenvolvimento das fluoroquinolonas mais recentes representou importantes avanços terapêuticos, permitindo a obtenção de compostos de maior atividade antibacteriana, espectro de ação mais amplo, boa absorção gastrointestinal, excelente distribuição tecidual e menor incidência de efeitos colaterais.

ESTRUTURA QUÍMICA E CLASSIFICAÇÃO

As quinolonas são derivadas de cinco núcleos básicos, representados pelas naftiridinas, cinolinas, piridopirimidinas, quinolinas e 2-piridona (Fig. 102.1).

As quinolonas mais usadas na clínica atualmente são derivadas do núcleo quinolina, formado por uma estrutura de dois anéis hexagonais e com um nitrogênio na posição 1 da molécula. A adição de um átomo de oxigênio na posição 4 do núcleo básico da quinolina produz um esqueleto comum, usualmente denominado 4-quinolona. Além da estrutura básica da 4-quinolona, comum a todas as quinolonas desse grupo, essas drogas possuem um grupo carboxílico na posição C-3 e um átomo de flúor na posição C-6 do anel (Fig. 102.2). De acordo com essas características, as quinolonas foram denominadas fluoroquinolonas.

As fluoroquinolonas mais comumente utilizadas são as derivadas da 4-quinolona e encontram-se apresentadas na Fig. 102.3.

Para simplificar a nomenclatura, o termo 4-quinolonas foi proposto como um nome genérico para todos esses agentes antibacterianos. Com a adoção desse sistema de nomenclatura, as naftaridinas (ácido nalidíxico e enoxacino), que possuem um nitrogênio adicional na posição 8, passaram a ser denominadas 8-azo-4-quinolonas. O cinoxacino (cinoli-

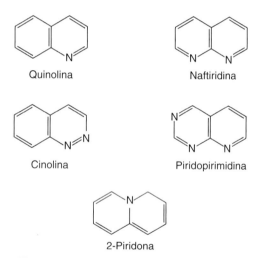

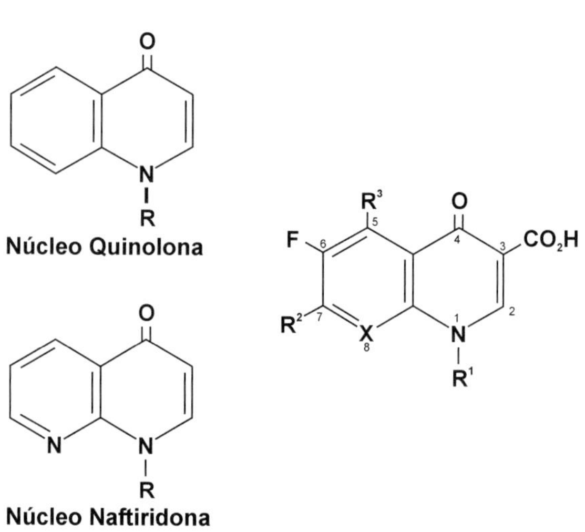

Fig. 102.1 Núcleos químicos básicos das quinolonas.

Fig. 102.2 Estruturas gerais das quinolonas.

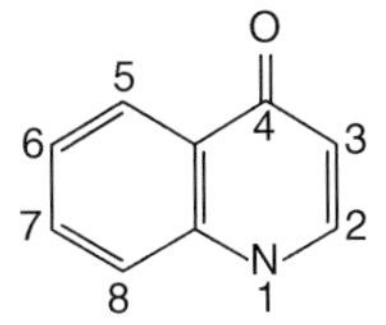

FLUOROQUINOLONAS

4-Quinolona

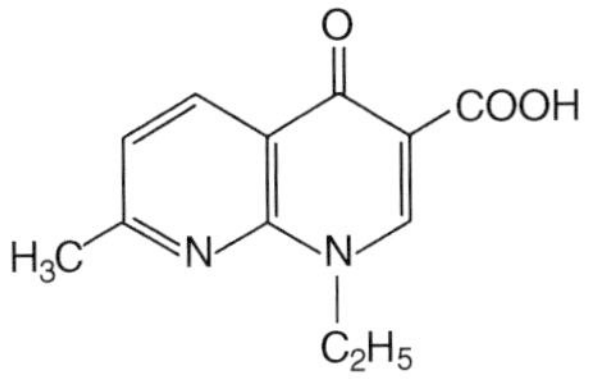

Ácido nalidíxico

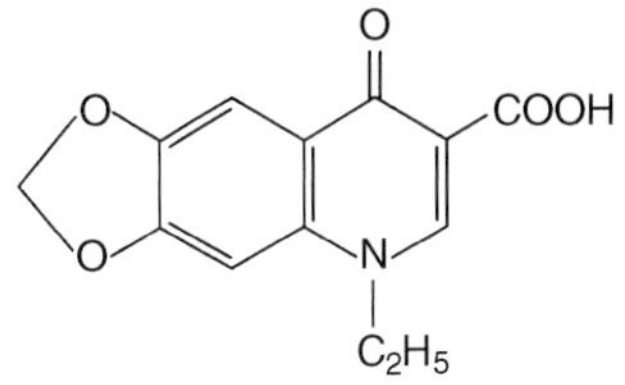

Ácido oxolínico

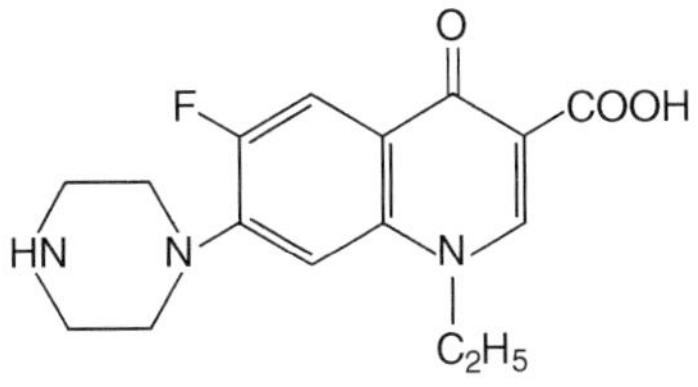

Norfloxacino

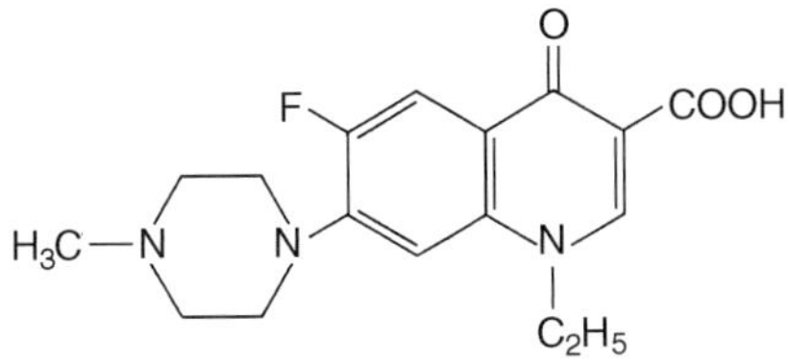

Pefloxacino

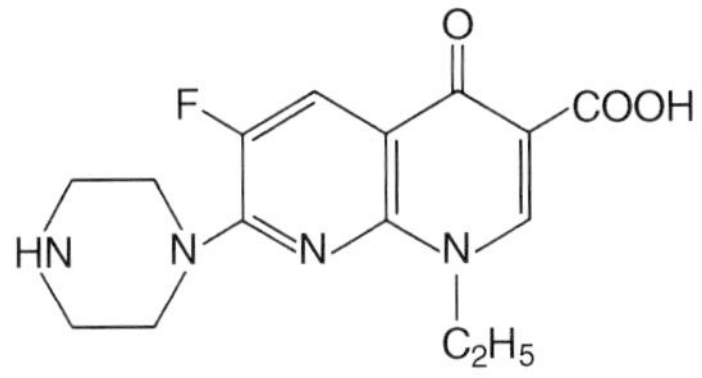

Enoxacino

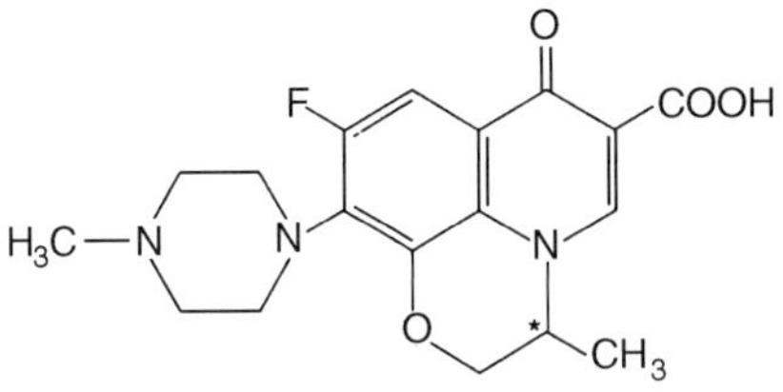

Ofloxacino/levofloxacino

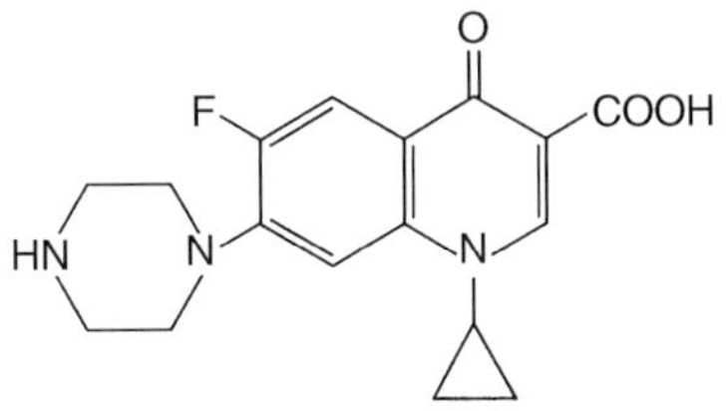

Ciprofloxacino

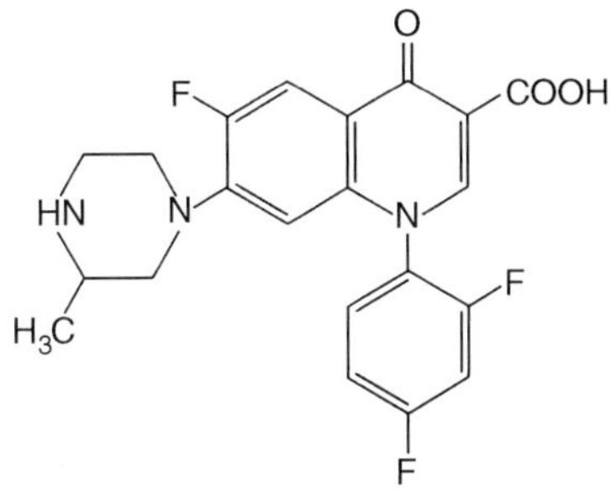

Temafloxacino

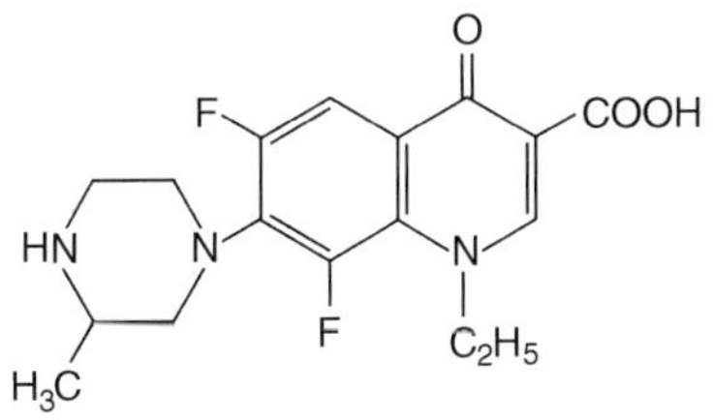

Lomefloxacino

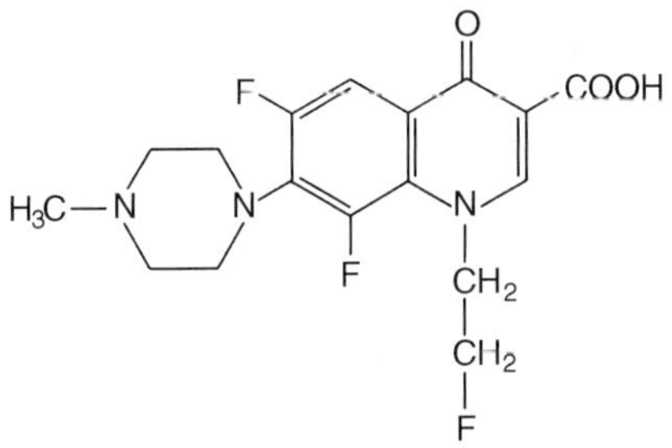

Fleroxacino

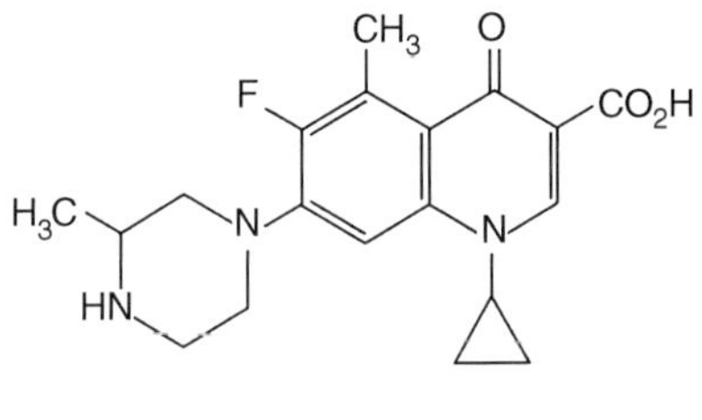

Grepafloxacino

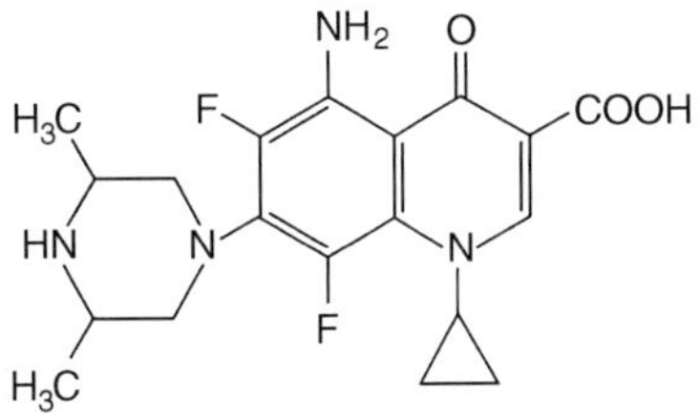

Esparfloxacino

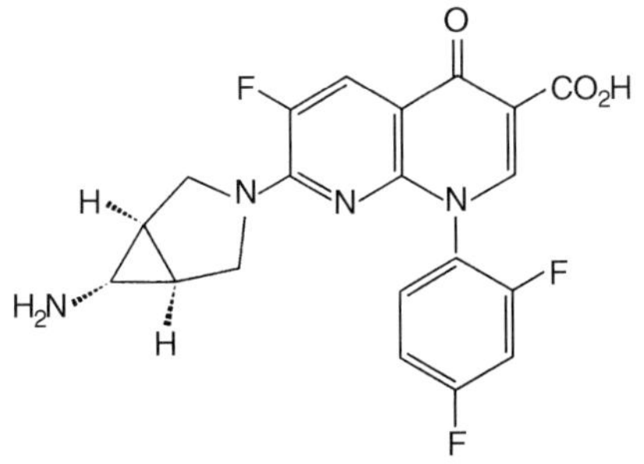

Trovafloxacino

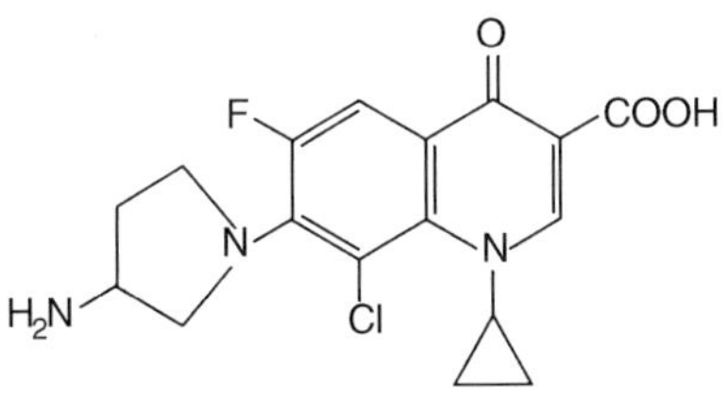

Clinafloxacino

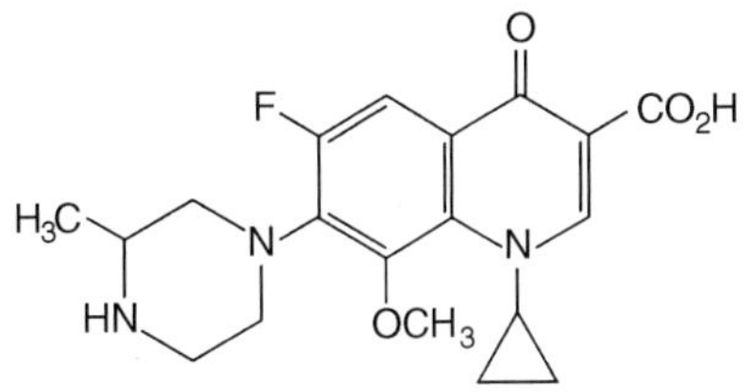

Gatifloxacino

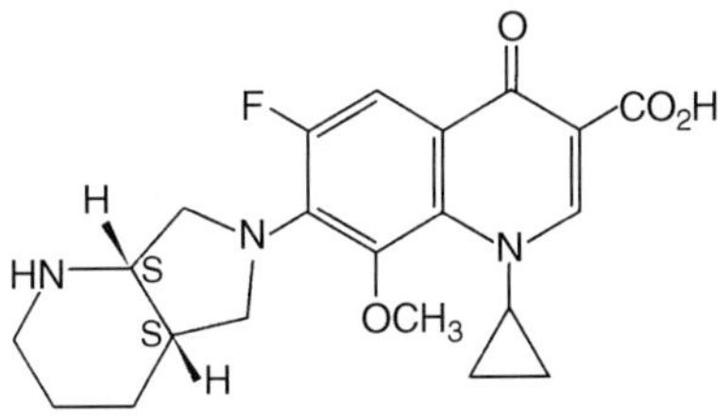

Moxifloxacino

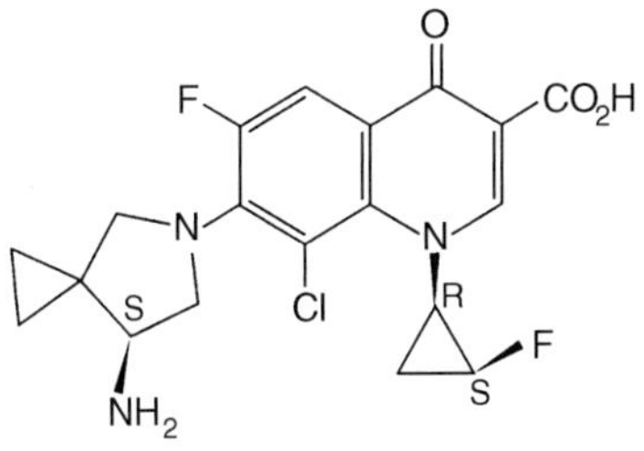

Sitafloxacino

Fig. 102.3 Estrutura química das fluoroquinolonas.

na) com um átomo de nitrogênio adicional na posição 2 foi classificado como 2-azo-4-quinolona. As piridopirimidinas (ácido pipemídico e ácido piromídico) portadoras de nitrogênio nas posições 6 e 8 são 6,8-diazo-4-quinolonas. Ao contrário dos derivados da 4-quinolona, os demais grupos possuem poucos representantes em uso clínico. As quinolonas mais recentes são as derivadas do núcleo 2-piridona e representam a série em expansão, porém ainda com pouca experiência clínica.

Modificações estruturais dos grupos químicos ligados ao núcleo básico 4-quinolona produziram importantes alterações na atividade antimicrobiana, nas propriedades farmacocinéticas e na toxicidade das quinolonas. De acordo com a estrutura básica apresentada na Fig. 102.2, vários locais de substituição química são possíveis. A adição de um átomo de flúor na posição 6 aumenta extraordinariamente a atividade antibacteriana das quinolonas contra estafilococos, e a adição de um grupo piperazinila na posição 7 (norfloxacino, enoxacino, ofloxacino, lomefloxacino, fleroxacino, temafloxacino, grepafloxacino, gatifloxacino) aumenta a atividade contra bactérias Gram-negativas. Mantendo um átomo de flúor na posição 6 e um anel piperazinila na posição 7, a substituição de um grupo ciclopropílico na posição N-1 confere maior potência contra as *Enterobacteriaceae* e *Pseudomonas aeruginosa*. A substituição do grupo ciclopropílico parece conferir moderada atividade antiestafilocócica e melhora da atividade antiestreptocócica e contra anaeróbios, quando comparado a compostos com substituição que contém o grupo etila.

Os derivados metílicos do grupo piperazina e dos pirróis têm meias-vidas maiores que as das estruturas não substituídas.

Substituições efetuadas na posição C-7 por grupos piperazinila (norfloxacino, ciprofloxacino e enoxacino), pirrolidinila (tosufloxacino) e 4-metil-1-piperazinila (ofloxacino, pefloxacino, amifloxacino e difloxacino) fornecem compostos de excelente atividade, aumentando consideravelmente a potência desses agentes contra bactérias Gram-positivas e Gram-negativas, particularmente contra *Pseudomonas aeruginosa*. O ofloxacino possui um oxigênio substituído em C-8 formando um anel entre essa posição e a posição N-1, o que confere excelente atividade contra espécies Gram-positivas, *Enterobacteriaceae* e atividade antipseudomona superior à dos agentes com grupo etila na posição N-1. Além disso, a presença do anel oxazínico do ofloxacino confere-lhe excelente absorção oral, com praticamente 95% de biodisponibilidade, evita sua metabolização e assegura-lhe uma meia-vida mais longa, de cerca de 7 a 8 horas.

Os substitutos de pirrolidinila na posição 7 (clinafloxacino) aumentam a atividade contra bactérias Gram-positivas, do mesmo modo que as estruturas de dois anéis derivados do anel pirrolidinílico (trovafloxacino, moxifloxacino, sitafloxacino).

Na posição 5, a substituição do hidrogênio por um grupo amino (esparfloxacino) ou por um grupo metílico (grepafloxacino) promove aumento da atividade contra Gram-positivos.

Considerando o desenvolvimento histórico das diversas quinolonas, poderíamos classificá-las em quatro gerações (Quadro 102.1).

Quadro 102.1 Classificação das quinolonas

Primeira Geração	Segunda Geração	Terceira Geração	Quarta Geração
Ácido Nalidíxico Ácido Oxolínico Cinoxacino	Norfloxacino Enoxacino Ciprofloxacino Lomefloxacino Ofloxacino Fleroxacino Pefloxacino Rufloxacino	Levofloxacino Esparfloxacino Grepafloxacino	Trovafloxacino Clinafloxacino Gatifloxacino Moxifloxacino

FARMACOCINÉTICA

Absorção

As quinolonas fluoradas são rapidamente absorvidas após a administração por via oral. O norfloxacino é o que sofre menor absorção gastrointestinal, e o ofloxacino é o mais bem absorvido, enquanto o ciprofloxacino, o pefloxacino e o enoxacino sofrem absorção intermediária. A biodisponibilidade das quinolonas, seguida da administração oral, é geralmente superior a 80%. A presença de alimentos no estômago retarda a absorção da droga; o pico de concentração sérica aparece mais tardiamente e encontra-se mais baixo. A absorção oral é ainda reduzida pela administração concomitante de antiácidos à base de hidróxido de alumínio ou de magnésio, bloqueadores dos receptores H_2 (ranitidina), sulfato ferroso, zinco, cálcio, resinas trocadoras de íons que contenham alumínio e por outras drogas que decrescem o peristaltismo ou retardam o tempo de esvaziamento gástrico.

As concentrações séricas máximas são alcançadas entre 1 e 3 horas após a administração oral da droga para os pacientes em jejum ou acima de 2 horas após as refeições. Pico de concentração sérica de 1,5 $\mu g/mL$ é atingido com a administração de 400 mg de norfloxacino, de 4 $\mu g/mL$ com 500 mg de ciprofloxacino, de 3 a 4 $\mu g/mL$ com 750 mg de ciprofloxacino e de 4 a 6 $\mu g/mL$ com 400 mg de ofloxacino.

As propriedades farmacocinéticas de algumas quinolonas são sumarizadas no Quadro 102.2.

De modo geral, os pacientes gravemente enfermos e os idosos absorvem bem a droga. Entretanto, as concentrações séricas nos idosos e em portadores de insuficiência renal tendem a ser mais elevadas. Após serem administradas, por via oral, doses únicas de 100 a 600 mg de ofloxacino a voluntários sadios jovens, observou-se que a absorção aumentava linearmente com a elevação da dose, assim como a concentração sérica máxima (Fig. 102.4). Observou-se excelente proporcionalidade de dose nos parâmetros $C_{máx.}$ e AUC (área abaixo da curva de concentração sérica *versus* tempo). A meia-vida ($t_{1/2}$) calculada foi de aproximadamente

Quadro 102.2 Propriedades farmacocinéticas das quinolonas

Quinolona	Dose Oral (mg)	$C_{máx.}$ (mg/L)	Meia-vida (horas)	Ligação Proteica (%)	Biodisponibilidade (%)	V_d (Litros)	*Clearance* (mL/min)
Ciprofloxacino	500	2,4	4	35	85	358	358
Norfloxacino	400	1,5	3,3	15	80	225	234
Ofloxacino	400	4,6	4,5	30	95	100	195
Enoxacino	400	2,3	4,6	43	88	175	193
Pefloxacino	400	3,2	10,5	25	95	112	13
Fleroxacino	400	4,3	11,2	23	92	97	53
Lomefloxacino	400	3,5	7,8	10	95	133	189
Levofloxacino	500	5,7	6–8	25	99	102	116
Esparfloxacino	200	1,1	20	45	92	273	25
Grepafloxacino	600	2,2	15,7	50	70	355	47
Trovafloxacino	200	3,1	12,2	70	88	150	9

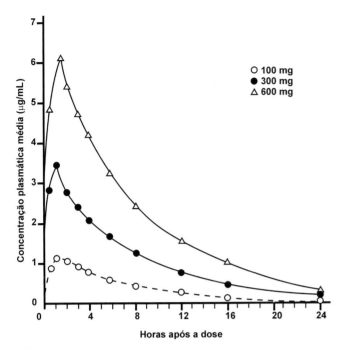

Fig. 102.4 Concentrações plasmáticas de ofloxacino durante 24 horas após a administração oral de 100, 300 e 400 mg a indivíduos normais.

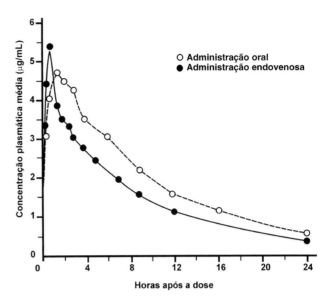

Fig. 102.5 Concentrações plasmáticas de ofloxacino em relação ao tempo, após a administração de 400 mg por via oral ou intravenosa. (Flor, 1989.)

6 horas, independentemente da magnitude da dose. O ofloxacino tem demonstrado larga variabilidade individual nas concentrações séricas da droga. Características farmacocinéticas e de absorção dos quinolônicos em geral são independentes do sexo.

As concentrações séricas após a administração venosa se superpõem com as doses orais do mesmo valor após um intervalo de 2 a 3 horas seguidas da administração de ciprofloxacino, ofloxacino, enoxacino, pefloxacino e fleroxacino.

Estudos de preparações intravenosas de ciprofloxacino com doses variando de 25 a 200 mg têm demonstrado um aumento linear na área abaixo da curva de concentração sérica (AUC) *versus* tempo com uma meia-vida de aproximadamente 4 horas. Um pico de concentração sérica de 3,80 ± 0,62 mg/mL é alcançado com a infusão intravenosa de 200 mg.

Flor (1989) constatou que os dados farmacocinéticos do ofloxacino, após a infusão parenteral de 400 mg 2 vezes ao dia, foram muito semelhantes aos resultados observados após a administração oral do mesmo esquema de dosagem (Fig. 102.5).

Distribuição

As quinolonas em geral se ligam relativamente pouco às proteínas plasmáticas (10% a 30%), ao contrário do ácido nalidíxico, que tem uma taxa de ligação proteica de 93%, e da trovafloxacino, que se liga aproximadamente em 70%.

O volume de distribuição (V_d) das quinolonas excede o do conteúdo de água total do corpo, de forma condizente com a concentração das drogas em diversos tecidos e a intensidade de ligação às proteínas plasmáticas (Quadro 102.2). Como podemos observar no Quadro 102.2, o volume de distribuição (V_d) das quinolonas é bastante elevado, correspondendo a 100 litros para o ofloxacino e fleroxacino, 250 litros para o ciprofloxacino e valores intermediários para as demais, sugerindo que tais drogas podem atingir concentrações elevadas e se acumular em alguns tecidos.

As quinolonas distribuem-se amplamente nos tecidos e líquidos corporais e nas células humanas. Penetram bem em esputo, fluido de vesículas experimentais, fluidos pleural e prostático. Pulmão, coração, ossos e próstata possuem concentrações após doses habituais que excedem as concentrações inibitórias da maioria das bactérias. De grande interesse são as elevadas concentrações que algumas drogas podem atingir nas secreções salivares, na mucosa nasal e no epitélio brônquico. Os picos de concentração na saliva e secreções brônquicas tendem a ser mais baixos do que o do soro, mas as concentrações no tecido pulmonar excedem substancialmente as concentrações séricas. As concentrações do ofloxacino no escarro e nas secreções brônquicas foram iguais às concentrações séricas. As concentrações de ciprofloxacino em esputo, secreção brônquica e saliva são similares após 12 horas da administração. Os níveis de ciprofloxacino em esputo de pacientes com bronquite crônica correspondem a cerca de 60-100% das concentrações plasmáticas. Concentrações de ciprofloxacino em fluido peritoneal, exsudato pleural e empiema correspondem a cerca de 95% dos níveis encontrados no soro. A concentração de trovafloxacino em macrófagos alveolares 6 horas após a administração é cerca de 14 vezes mais elevada que no plasma.

As quinolonas penetram nos macrófagos alveolares e polimorfonucleares, podendo destruir as bactérias intracelulares. O ciprofloxacino e o norfloxacino têm elevada concentração intracelular em neutrófilos humanos, enquanto o pefloxacino penetra pouco em macrófagos alveolares e neutrófilos. O ciprofloxacino atinge concentrações em neutrófilos humanos que são 4 a 7 vezes mais elevadas que no fluido extracelular, e o norfloxacino, 7-14 vezes maiores. Seis horas após a administração, o trovafloxacino apresenta concentrações em macrófagos alveolares cerca de 14 vezes maiores que no soro.

Foi observado que, para o sistema nervoso central (SNC), na presença de meninges inflamadas, as fluoroquinolonas apresentam melhor penetração. Os níveis de ciprofloxacino no líquido cerebrospinal (liquor) são inferiores em cerca de 5-10% dos encontrados no soro em pacientes sem inflamação das meninges e de 40-90% nos pacientes com inflamação de meninges. Em pacientes com meningite, as concentrações do ofloxacino no liquor correspondem a cerca de 50-90% dos níveis séricos. A penetração do pefloxacino no líquido cerebrospinal é de 40% da concentração sérica. Foi constatado, porém, que os níveis das fluoroquinolonas no liquor não refletem suas concentrações no tecido cerebral. O ciprofloxacino, o pefloxacino e o esparfloxacino alcançam elevados níveis cerebrais, apesar da sua baixa concentração no liquor.

No trato genitourinário, as concentrações no tecido prostático, no tecido ginecológico e na urina são mais elevadas que as concentrações séricas.

No trato gastrointestinal, as quinolonas atingem concentrações elevadas. Na bile, são geralmente mais elevadas do que as concentrações séricas, enquanto as concentrações observadas na vesícula biliar são geralmente muito maiores do que as encontradas no soro. Concentrações na bile são similares às do soro para o ciprofloxacino e o enoxacino, enquanto o norfloxacino apresenta elevadas concentrações biliares. O ofloxacino encontra-se de 1,5 a 3 vezes mais elevado na bile do que no soro. Os níveis de ciprofloxacino no suco pancreático aumentam 60% após 30 minutos e os níveis séricos aumentam 600% após 12 horas. As concentrações nas fezes são muito elevadas. O norfloxacino apresenta uma faixa de 60 a 2.700 mg/g nas fezes coletadas durante o intervalo de 24 a 36 horas após uma dose única de 400 mg.

Em comparação aos níveis séricos, as concentrações de ciprofloxacino são de 15-400% no músculo, gordura, pele e mucosa faringiana, 150% a 200% nas tonsilas, e similares às encontradas na parede intestinal e tecido da bexiga. Resultados semelhantes são aplicados ao ofloxacino nos pulmões, paredes da bexiga, músculos, subcutâneo e pele.

Metabolização

A maioria das reações de metabolização envolvendo as quinolonas ocorre através de oxidação microssômica ao nível do citocromo P450 e de conjugação com o ácido glicurônico. A conjugação da molécula quinolônica com o ácido glicurônico através do grupo carboxílico em C-3 reduz substancialmente a ligação da droga com a DNA girase bacteriana, transformando dessa forma o metabólito em uma molécula inativa.

A intensidade com que cada fluoroquinolona é metabolizada é muito variável. Em geral, o pefloxacino é o que apresenta o maior grau de metabolização. A biotransformação pode ser considerada moderada para o ciprofloxacino e o enoxacino, baixa para o norfloxacino e o fleroxacino e desprezível para o ofloxacino e o lomefloxacino (<10%). O metabolismo hepático e a excreção biliar são as principais vias de eliminação do esparfloxacino (90% da dose, principalmente por glicuronidação), do grepafloxacino (65% da dose, metabolismo pela isozima IA2 do citocromo P450) e do trovafloxacino (principalmente por excreção biliar da droga inalterada e 25% por glicuronidação).

O pefloxacino é biotransformado em cinco metabólitos, quatro dos quais foram recuperados em quantidades razoáveis na urina após a administração oral. Um desses metabólitos, o norfloxacino, com uma taxa de recuperação de 20%, tem atividade antibacteriana significativa. Resultados experimentais sugerem que possa ocorrer mecanismo de excreção não renal saturável, envolvendo o posterior metabolismo oxidativo do norfloxacino, o oxinorfloxacino, explicando a ocorrência do pequeno acúmulo da droga que se observa após o uso de doses múltiplas em voluntários normais. Observou-se que a meia-vida do pefloxacino foi aumentada em cerca de três vezes em um grupo de pacientes com cirrose hepática, não sendo porém constatada essa alteração para o norfloxacino, o ciprofloxacino e o ofloxacino.

O ciprofloxacino é biotransformado em quatro metabólitos, ocorrendo metabolismo de primeira passagem quando aplicado por via oral. O *clearance* não renal do ciprofloxacino encontra-se diminuído em aproximadamente 50% nos idosos, compatível com o declínio da fase I das reações oxidativas.

O metabolismo de primeira passagem pelo fígado para o enoxacino, administrado por via oral, é muito pequeno ou praticamente inexistente. O enoxacino é transformado em cinco metabólitos, dos quais o oxienoxacino é o mais importante e é cerca de 10% a 20% menos potente que a droga original.

O metabolismo do ofloxacino representa um papel limitado em sua eliminação pelo organismo, uma vez que seus principais metabólitos são recuperados na urina em taxas inferiores a 5%.

Insuficiências hepática e renal associadas alteram mais significativamente os parâmetros farmacocinéticos das quinolonas.

Ajustamento da posologia em pacientes com doença hepática pode ser necessário para o pefloxacino, o difloxacino e possivelmente o enoxacino, enquanto o norfloxacino e o ciprofloxacino podem acumular-se somente em pacientes com severa insuficiência hepática. Em pacientes com doença hepática grave, pode ser indicada a redução na dose do pefloxacino (com a possibilidade de aumentar em cerca de duas vezes o intervalo das doses), incluindo ainda a monitorização dos níveis séricos da droga. Em pacientes com cirrose classe A e B de Child-Pugh, recomenda-se redução na dose de trovafloxacino de 300 mg para 200 mg, a cada 24 horas, ou de 200 mg para 100 mg, a cada 24 horas. Grepafloxacino é contra-indicado na presença de insuficiência hepática.

Eliminação

As quinolonas são eliminadas principalmente através dos rins e pelo fígado. A eliminação renal envolve filtração glomerular e secreção tubular ativa. Esse último mecanismo de eliminação pode ser bloqueado pela probenecida para a maioria das quinolonas. O cinoxacino, o ofloxacino e o lomefloxacino são eliminados predominantemente pelos rins, enquanto o ácido nalidíxico, o pefloxacino, o esparfloxacino, o grepafloxacino e o trovafloxacino são eliminados por vias predominantemente não renais. O trovafloxacino é eliminado inteiramente por via hepática, exigindo a redução da dosagem em pacientes com insuficiência hepática. As demais quinolonas apresentam eliminação mista por vias renal e não renal. O ciprofloxacino é eliminado não somente pelas vias renal e hepática como também através de secreção pela parede intestinal (eliminação transintestinal), responsável por 10% a 15% da excreção da droga.

Excelentes níveis urinários são alcançados por períodos prolongados com o uso das quinolonas. Após a administração oral, a recuperação urinária das fluoroquinolonas mais modernas varia desde 73% para o ofloxacino (que é excretado de forma inalterada na urina) até 5% para o pefloxacino, que é extensamente metabolizado antes de sofrer excreção renal. A recuperação urinária do enoxacino é de 62%, do ciprofloxacino, 31%, e do norfloxacino, 27%. O pico de concentração urinária alcançado por essas quinolonas varia de 100 a 650 µg/mL. Com a administração oral de 100 mg de ciprofloxacino, norfloxacino e ofloxacino, os níveis urinários permanecem acima da MIC requerida para a maioria dos patógenos por pelo menos 48 horas. Uma dose única é quase completamente eliminada dentro de 12 horas. O mesmo se aplica às quinolonas mais modernas, incluindo o grepafloxacino, levofloxacino, moxifloxacino e esparfloxacino.

A atividade antibacteriana das quinolonas é reduzida em baixos valores de pH (pH 5,5-6,0 *versus* pH 7,4).

A redução na função renal prolonga a meia-vida das quinolonas. Estudos realizados por Flor (1989) em pacientes com função renal diminuída e que receberam dose única oral de 300 mg de ofloxacino revelaram que a eliminação e a meia-vida da droga dependem marcadamente do grau de lesão renal. O grupo de pacientes com *clearance* de creatinina maior do que 50 mL/minuto apresentou maiores alterações nos parâmetros farmacocinéticos do que os dois outros grupos com menor *clearance* de creatinina (Fig. 102.6).

Elevação mínima na meia-vida tem sido observada com a administração de norfloxacino, pefloxacino, grepafloxacino e trovafloxacino em

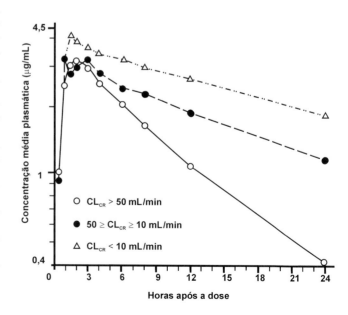

Fig. 102.6 Concentração plasmática média de ofloxacino com o transcorrer do tempo em indivíduos com função renal normal e diminuída, após uma dose oral única de 300 mg (CL_{CR} = *clearance* de creatinina). (Flor, 1989.)

pacientes com função renal reduzida. Alteração moderada pode ocorrer após a administração de ciprofloxacino. Tanto a hemodiálise como a diálise peritoneal reduzem a meia-vida das quinolonas. A meia-vida do ciprofloxacino é reduzida de 12 para 5 horas durante a hemodiálise e para 7 horas durante a diálise peritoneal. Porém, as fluoroquinolonas não são removidas eficientemente por diálise peritoneal ou hemodiálise.

Estudos realizados com o ofloxacino e o ciprofloxacino mostraram picos de concentração sérica mais elevados em pacientes idosos quando comparados com pessoas mais jovens. Acredita-se que as concentrações séricas mais altas nos idosos decorram do aumento da concentração tecidual, do volume de distribuição mais reduzido nesses pacientes, da diminuição do *clearance* de creatinina, da redução do metabolismo hepático ou da combinação desses parâmetros.

Com o objetivo de prevenir excessiva acumulação da droga, recomenda-se redução na dosagem (aumento no intervalo de doses de 12 para 24 horas ou redução da dose diária à metade para quinolonas administradas 1 vez ao dia), quando o *clearance* de creatinina estiver abaixo de 50 mL/minuto para o ofloxacino e o levofloxacino e abaixo de 30 mL/minuto para o norfloxacino, o enoxacino e o lomefloxacino. Em pacientes com insuficiência renal, não é necessário o ajuste de dose para o ácido nalidíxico, o pefloxacino, o grepafloxacino e o trovafloxacino.

MECANISMO DE AÇÃO

As quinolonas inibem a síntese do DNA bacteriano, ocasionando a morte da bactéria. O alvo bioquímico na ação dessas drogas é a inibição da atividade das enzimas DNA girase (topoisomerase II) e da topoisomerase IV. A DNA girase, anteriormente considerada o único alvo de ação das quinolonas, foi descoberta em 1976 em *Escherichia coli* por Gellert e cols., e contém duas subunidades A codificadas pelo gene *GyrA* e duas subunidades B codificadas pelo gene *GyrB*. A topoisomerase IV é também constituída de quatro subunidades codificadas pelos genes *parC* e *parE*, na *E. coli*. Para diversas bactérias Gram-positivas, como *S. aureus*, a topoisomerase IV representa o principal alvo de inibição das quinolonas, enquanto para muitas outras bactérias Gram-negativas, como *E. coli*, o alvo primário de atividade é sobre a DNA girase.

Nas bactérias, encontramos quatro diferentes topoisomerases, denominadas topoisomerase I, II, III e IV. Essas topoisomerases são classificadas em dois tipos: I e II. As topoisomerases classificadas como do tipo I incluem a topoisomerase I e a topoisomerase III. As topoisomerases do tipo II, que representam os principais alvos de ação das quinolonas, incluem a topoisomerase II (também conhecida por DNA girase) e a topoisomerase IV. As topoisomerases catalisam a passagem de um filamento do DNA através do outro. As enzimas tipo I promovem a passagem do DNA após a criação de uma única clivagem de filamento, e as enzimas do tipo II catalisam a passagem de uma região de duplo filamento do DNA através de uma dupla ruptura dos filamentos na hélice. Para ambas as classes de topoisomerases, a passagem do filamento é acompanhada por uma quebra transitória de um único filamento (enzima tipo I) ou de um filamento duplo (enzima tipo II), seguida de uma outra etapa de resselamento, ambas as quais são mediadas pela enzima.

A natureza altamente condensada do cromossomo encontrada na célula bacteriana torna-a totalmente dependente das topoisomerases para realizar o seu processo de replicação. As topoisomerases são enzimas cruciais para ajudar a manter o DNA celular em um estado apropriado de superespiralmento na região de replicação do cromossomo bacteriano. Inicialmente, ambos os filamentos do DNA de dupla hélice devem ser transitoriamente separados para permitir a replicação ou transcrição do DNA, ruptura essa mediada pela subunidade A da DNA girase. Entretanto, qualquer fator capaz de separar os filamentos pode resultar em superespiralmento (superenrolamento ou formação de superespirais positivas) do DNA em frente ao ponto de separação. A enzima bacteriana DNA girase, então, combate a formação desse obstáculo mecânico, introduzindo a formação de superespirais negativas no DNA. Trata-se de uma reação dependente de ATP, que requer a ruptura de ambas as fitas de DNA para permitir a passagem de um segmento do DNA através da ruptura, que é posteriormente resselada. As mutações do gene que codifica o polipeptídio da subunidade A podem conferir resistência às quinolonas.

Se a passagem da secção de um duplo filamento do DNA através de uma clivagem transitória introduz uma superespiral negativa, a hidrólise de ATP é requerida para realização desse processo. Esse processo de transdução de energia é mediado pela subunidade B da DNA girase, que conduz a hidrólise do ATP.

A enzima topoisomerase I é um monômero de 110 kDa e encontra-se codificada pelo gene *topA* na *E. coli*. A topoisomerase I catalisa o relaxamento ou a remoção de superespirais negativas do DNA na ausência de adenosina trifosfato (ATP). Essa enzima é essencial para contrabalançar a atividade da DNA girase na célula bacteriana. As quinolonas não agem sobre a topoisomerase I.

A topoisomerase IV tem como função a separação das moléculas-filhas de DNA interligadas (encadeadas), resultantes da etapa final de replicação do DNA.

As quinolonas exercem sua atividade aprisionando ou estabilizando os complexos de DNA e enzima após a ruptura dos filamentos e antes do resselamento do DNA. O complexo aprisionado parece funcionar como um verdadeiro veneno celular, porque resulta na geração de uma ruptura no DNA que a célula bacteriana dificilmente consegue reparar.

A função da DNA girase é requerida para a replicação do DNA e para certos aspectos envolvidos na transcrição, reparo do DNA, recombinação e transposição. As quinolonas ligam-se especificamente à subunidade A da DNA girase, embora alguns estudos sugiram que, sob certas condições, elas também possam ligar-se à subunidade B e também ao DNA.

Talvez a propriedade mais importante de um agente antibacteriano seja a sua capacidade de causar dano à célula bacteriana sem danificar a célula humana, princípio esse conhecido como toxicidade seletiva. Embora ambas as células, humana e bacteriana, possuam um DNA de duplo filamento, ocorrem diferenças fundamentais na forma de organização do DNA nesses dois tipos de células. Por outro lado, as células humanas não têm uma DNA girase; entretanto, possuem uma topoisomerase tipo II que, de forma similar à DNA girase bacteriana, pode romper e resselar o duplo filamento de DNA. Entretanto, diferentemente da DNA girase bacteriana, a enzima dos mamíferos é composta de somente duas subunidades, e não de quatro, como acontece nas células bacterianas. As quinolonas só inibem a topoisomerase tipo II das células eucarióticas em concentrações muito mais elevadas do que as requeridas para a atividade antibacteriana. Isso se deve provavelmente às diferenças estruturais e funcionais entre as enzimas procarióticas e eucarióticas e parece explicar a existência da toxicidade seletiva das quinolonas, ou seja, o porquê de as 4-quinolonas serem tóxicas para as bactérias mas não para o homem.

ATIVIDADE ANTIMICROBIANA

As primeiras quinolonas, representadas pelo ácido nalidíxico, o cinoxacino e o ácido oxolínico, possuem atividade apenas contra a maioria dos membros das *Enterobacteriaceae*. Os estafilococos, estreptococos e *Pseudomonas aeruginosa* são geralmente resistentes.

As fluoroquinolonas mais recentes têm maior espectro de atividade do que as drogas mais antigas. As fluoroquinolonas são mais ativas contra bacilos aeróbios Gram-negativos, especialmente os membros da família *Enterobacteriaceae* e *Haemophilus* sp., e várias espécies de *Shigella* sp., *Salmonella* sp., *Neisseria*, *Campylobacter* e *Moraxella catarrhalis*. As concentrações inibitórias mínimas das fluoroquinolonas para 90% das cepas desses micro-organismos (MIC_{90}) são habitualmente inferiores a 0,2 µg/mL (Quadro 102.3). As fluoroquinolonas também apresentam boa atividade contra *P. aeruginosa* e contra estafilococos, incluindo cepas resistentes à meticilina.

O norfloxacino, ciprofloxacino, ofloxacino, lomefloxacino e enoxacino têm atividade limitada contra estreptococos e muitos anaeróbios. Entretanto, as quinolonas de terceira e quarta gerações, incluindo o grepafloxacino, levofloxacino, gatifloxacino, clinafloxacino, trovafloxacino e moxifloxacino, são ativas contra estreptococos e muitos anaeróbios. O trovafloxacino é mais ativo contra anaeróbios do que o gatifloxacino e o moxifloxacino.

As fluoroquinolonas também têm atividade contra micobactérias. O ciprofloxacino, ofloxacino, fleroxacino, levofloxacino e esparfloxacino

Quadro 102.3 Atividade *in vitro* das quinolonas

Patógeno	Ciprofloxacino	Norfloxacino	Ofloxacino	Esparfloxacino	Levofloxacino	Grepafloxacino	Trovafloxacino
S. aureus (meticilina-S)	0,5	2	0,25	0,12	0,5	0,12	0,03
S. pneumoniae	2	16	1	0,5	1–3	0,12	0,125
Enterococcus faecalis	1–2	>16	1–4	0,5	3,1	4	0,25
Escherichia coli	<0,06	0,12	0,12	0,06	0,05	0,03	0,03
Klebsiella	0,12	0,25	0,25	0,12	0,1	0,1–4	0,06–1
Proteus mirabilis	0,06	0,2	0,5	≤0,06	0,06–0,25	0,25	0,25–4
Morganella morganii	0,06	0,12	0,25	0,5	0,12	0,125	0,25–2
Salmonella	≤0,06	≤0,06	0,12–0,25	≤0,06	0,12	0,06–0,12	0,03–0,12
P. aeruginosa	0,5	2	2	8	2–50	0,5–4	1–8
Neisseria	0,01	0,06	0,06	≤0,06	0,015	0,006	0,015
Moraxella catarrhalis	0,03	0,4	0,06–0,5	0,01	0,06–0,12	0,015	≤0,015
Haemophilus influenzae	≤0,008	0,06	≤0,06	≤0,06	0,025	0,008	0,015
Chlamydia pneumoniae	1–2	-	1	0,5	-	0,12	1
Chlamydia trachomatis	1–3,1	≤16	0,5	0,06	-	0,12	0,016
Bacteroides fragilis	4–128	<128	2–12,5	1–2	4–6,25	0,5–12	0,25–8
Shigella sp.	≤0,03	≤0,06	0,06	≤0,06	0,1	0,03	≤0,015
Micoplasma	1–8	12	0,78–2	0,1	-	0,25–0,5	0,12
Legionella	≤0,12	0,2–2	≤0,06	≤0,06	0,03	0,008	0,008
Mycobacterium tuberculosis	1	8	0,8–1,3	0,2	0,5–1	3,1	32

são ativos contra *Mycobacterium tuberculosis, Mycobacterium fortuitum, Mycobacterium kansasii* e algumas cepas de *Mycobacterium chelonae*, porém apresentam pouca atividade contra *Mycobacterium avium*.

O ofloxacino e o pefloxacino são ativos contra *Mycobaterium leprae* em modelos animais.

O ciprofloxacino, ofloxacino, levofloxacino, esparfloxacino, grepafoxacino e trovafloxacino são também ativos contra agentes etiológicos de pneumonias atípicas, tais como *Legionella pneumoniae, Mycoplasma pneumoniae* e *Chlamydia pneumoniae*. São ainda ativos contra patógenos genitais, incluindo *Chlamydia trachomatis, Ureaplasma urealyticum* e *Mycoplasma hominis*.

O *Treponema pallidum* apresenta resistência às quinolonas.

O norfloxacino tem alguma atividade contra *Gardnerella vaginalis*, inibindo 90% dos agentes isolados de 16 a 32 μg/mL, enquanto o ciprofloxacino é muito mais potente, promovendo inibição a 1 μg/mL. A *Gardnerella* é relativamente resistente às demais quinolonas.

A *Brucella militensis* é suscetível à ação do ciprofloxacino. A *Moraxella* é usualmente sensível ao ciprofloxacino, norfloxacino e a outras fluoroquinolonas.

Os anaeróbios em geral são resistentes às quinolonas das duas primeiras gerações, notadamente os membros do grupo do *Bacteroides fragilis* e o *Clostridium difficile*. Diversas das fluoroquinolonas das últimas gerações possuem atividade contra bactérias anaeróbias, incluindo o trovafloxacino, gatifloxacino, moxifloxacino, clinafloxacino e sitafloxacino. A atividade contra anaeróbios, associada à atividade aumentada contra Gram-positivos e à substancial retenção da atividade contra Gram-negativos, resulta em compostos com excepcional espectro ampliado, similar ao observado para o carbapenem.

RESISTÊNCIA BACTERIANA

O desenvolvimento de resistência bacteriana era observado com mais frequência com o uso do ácido nalidíxico e menos frequentemente com as demais quinolonas. Entretanto, com a introdução das fluoroquinolonas e a exposição a concentrações crescentes dessas drogas, houve o aparecimento de cepas de bactérias resistentes de muitas espécies, especialmente de *Pseudomonas* e estafilococos. As cepas resultantes podem exibir resistência cruzada a outras quinolonas. O mecanismo de resistência às quinolonas usualmente envolve a produção de mutações. Mutações nos genes cromossômicos bacterianos produzem os seguintes mecanismos de resistência: alterações da subunidade A da DNA girase ou da topoisomerase IV, diminuição no acúmulo da droga associada a alterações nas proteínas porinas da membrana externa e à resistência pleiotrópica.

As bactérias Gram-negativas possuem, além da membrana plasmática e da parede celular, uma outra membrana externa constituída de fosfolipídios, lipopolissacarídios e várias proteínas. Dentre as proteínas da membrana externa destacam-se as denominadas proteínas porinas ou OMP (do inglês *outer membrane proteins*), cujos trímeros formam canais que permitem a rápida difusão de moléculas polares, considerados a principal via de entrada de moléculas hidrofílicas, incluindo diversos antibióticos como as penicilinas, cefalosporinas e quinolônicos. A maioria das membranas externas bacterianas possui porinas de diversos tipos e com distintas propriedades de permeabilidade. A perda ou modificações estruturais dessas proteínas porinas constituem um importante mecanismo de resistência das bactérias Gram-negativas com alteração da permeabilidade da membrana da bactéria aos antibióticos. Já foram descritas, para *Escherichia coli* e *Pseudomonas*, mutações de resistência em genes que influenciam a expressão das proteínas da membrana externa.

A resistência pleiotrópica a agentes antimicrobianos não relacionados estruturalmente, que ocorre quando se faz seleção para resistência quinolônica, sugere possíveis alterações na difusão da droga. A resistência deses mutantes envolve a redução na produção de proteínas da membrana externa, particularmente a porina OmpF, que constitui poros através dos quais as 4-quinolonas são transportadas. Tais mutantes com comprometimento na absorção têm sido identificados em *Escherichia coli, Serratia, Klebsiella, Salmonella, Enterobacter, Providencia* e *Pseudomonas*, resistentes ao ácido nalidíxico. Hooper e cols. (1989) descreveram dois *loci* genéticos em *Escherichia coli* selecionados para expressão de resistência ao norfloxacino (nfxB) e ao ciprofloxacino (cfxB). Ambas as mutações também mostraram conferir resistência pleiotrópica a quinolônicos, cloranfenicol e tetraciclina e reduzir a expressão da proteína porina OmpF da membrana externa. Foi também demonstrado que ambas as mutações promovem redução na acumulação do norfloxacino em células intactas, resultando em aumento da resistência aos quinolônicos.

Mutações no gene *GyrA* têm demonstrado conferir resistência às quinolonas. Alelos mutantes *GyrB*, ao conferirem resistência ao ácido nalidíxico, foram identificados em *Escherichia coli*. Parece que mutantes contendo subunidades B alteradas de DNA girase ocorrem muito menos frequentemente do que mutantes com subunidades A alteradas ou com um mecanismo de absorção alterado que resulte em impermeabilidade da membrana.

A resistência às novas quinolonas mediada por plasmídio foi relatada recentemente em isolados clínicos de *Klebsiella pneumoniae*, embora acredite-se ser bastante rara; ainda não foram definidos os mecanismos e a prevalência desse tipo de resistência.

Parece provável que tanto a alteração ao nível da subunidade A da DNA girase e da topoisomerase IV quanto a diminuição da difusibilidade da droga representam mecanismos de resistência quinolônica em cepas clínicas.

As alterações na subunidade A da DNA girase que provocam resistência às quinolonas foram definidas em diversos isolados clínicos e laboratoriais de *E. coli* e em muitas espécies de bactérias Gram-negativas.

As alterações ocorrem nos aminoácidos da estrutura da enzima. As alterações na serina-83 (para leucina ou triptofano) são as mais frequentes e provocam aumento mais acentuado da resistência, assim como reduzem a ligação da quinolona ao complexo da DNA girase *in vitro*. Alterações na leucina-83 provocam aumento de 120 vezes na resistência ao ácido nalidíxico e menor resistência às fluoroquinolonas mais modernas.

As mutações no gene *parC* da topoisomerase IV no *Staphylococcus aureus* e no *Streptococcus pneumoniae* foram encontradas na posição 80, onde um tipo menos comum de serina (homóloga da serina-83 da DNA girase) é substituído pela fenilalanina ou tirosina. Tais alterações são responsáveis pelo aumento de cerca de oito vezes na resistência às diversas fluoroquinolonas. As mutações são menos frequentes no gene *parE* da topoisomerase IV.

Embora a incidência de resistência ao ácido nalidíxico seja relativamente elevada (16% a 26%), principalmente entre bacilos Gram-negativos aeróbios, isolados de indivíduos tratados com esse fármaco em infecções do trato urinário, a experiência clínica acumulada com o uso de norfloxacino, ofloxacino e ciprofloxacino sugere uma frequência muito mais baixa de resistência com o uso dessas drogas no tratamento de infecções do trato urinário.

Estudo realizado nos Estados Unidos de isolamento de micro-organismos de pacientes ambulatoriais com infecção não complicada do trato urinário, de 1998 até o ano de 2001, demonstrou que a *Escherichia coli* correspondia a uma prevalência de 75-90% dos micro-organismos isolados e que a resistência à trimetoprima-sulfametoxazol era de 17,5%; para as fluoroquinolonas, a resistência variou de 1,9% a 2,5%; para o ácido nalidíxico, foi de 3,5%. Para o grupo de pacientes com *E. coli* resistente a trimetoprima-sulfametoxazol, a resistência ao ciprofloxacino foi de 9,5%. Em estudo realizado na Bahia de sensibilidade de *Escherichia coli* isolada de pacientes com infecção urinária adquirida na comunidade, constatou-se que a resistência ao ciprofloxacino era de 13%, demonstrando assim uma crescente elevação na frequência de desenvolvimento de resistência aos quinolônicos nas infecções do trato urinário.

Mais recentemente, tem sido registrado um número cada vez maior de resistência bacteriana de isolados clínicos. Os patógenos mais comumente envolvidos com esse aumento da frequência de resistência aos quinolônicos têm sido relacionados principalmente com *P. aeruginosa* e estafilococos. Tem sido também constatada uma resistência crescente às fluoroquinolonas em *Campylobacter jejuni, Salmonella, Neisseria gonorrhoeae* e *S. pneumoniae*.

Em infecções complicadas do trato urinário causadas mais frequentemente por *Pseudomonas aeruginosa* e associadas a anormalidades estruturais ou funcionais desses órgãos, especialmente quando existe um cateter de permanência, a ocorrência de resistência pode atingir frequência geralmente da ordem de 27%.

Maior incidência de resistência de *Pseudomonas aeruginosa* tem sido observada em pacientes portadores de fibrose cística, naqueles que apresentam infecções do trato respiratório em uso prolongado de quinolônico e também após terapêutica prolongada de infecções de pele e de tecidos moles.

Do mesmo modo, têm sido relatados casos de resistência entre bactérias Gram-positivas em pacientes neutropênicos tratados profilaticamente com quinolônicos.

Prevalência relativamente elevada de rápido desenvolvimento de resistência tem sido constatada com o uso de ciprofloxacino e pefloxacino para erradicação de infecções causadas por *Staphylococcus aureus* resistentes à meticilina. A resistência do *S. aureus* às quinolonas tem sido atribuída a dois mecanismos importantes e distintos: a capacidade do micro-organismo em reduzir a quantidade de células bacterianas associadas ao fármaco e alteração na DNA girase diminuindo a sensibilidade do processo de síntese do DNA bacteriano à ação dos quinolônicos.

Blumberg e cols. (1991) constataram um rápido desenvolvimento na taxa de resistência ao ciprofloxacino de 0% a 79% durante 1 ano no tratamento de infecções por *Staphylococcus aureus* meticilinorresistentes. Em período similar de tempo, os autores observaram uma elevação de resistência de 13,6% dos estafilococos sensíveis à meticilina. Em outro estudo, realizado por Raviglione e cols. (1990), a taxa de resistência do *S. aureus* meticilinarresistente variou de 10% a 80% durante o primeiro ano de uso do ciprofloxacino.

Grande número de estudos realizados mais recentemente tem revelado uma tendência de crescimento da ordem de 10-30% na taxa de resistência ao ciprofloxacino dos *S. aureus* sensíveis à meticilina.

Gootz e Martin (1991) demonstraram que uma alteração na subunidade A da DNA girase era a responsável pelo desenvolvimento de resistência do *Campylobacter jejuni* ao ácido nalidíxico, podendo ocorrer resistência cruzada entre esse fármaco e outras quinolonas, incluindo ciprofloxacino, norfloxacino e temafloxacino. Concluíram os autores que podem ocorrer, em frequência bastante elevada, mutações de uma única etapa no gene que codifica a DNA girase no *C. jejuni*.

Em virtude de achados recentes na elevação da incidência de desenvolvimento de resistência bacteriana aos quinolônicos, sua ocorrência deve ser criteriosamente monitorizada, tanto para o uso hospitalar e em unidades de tratamento intensivo (UTI) como em nível ambulatorial, para uma melhor definição das situações de maior risco.

Enquanto não for possível estabelecer uma melhor estratégia para reduzir o aparecimento de resistência, o uso clínico das quinolonas deve ser prudente e bastante criterioso. Assim, o uso de quinolonas em situações em que os antibióticos convencionais têm eficácia demonstrada, segurança e custo equivalentes pode se constituir em prática desnecessária, devendo ser evitado. O uso prudente deve ocorrer onde benefícios diferenciados foram documentados ou quando existem poucas alternativas.

INDICAÇÕES CLÍNICAS

Infecções do trato urinário e próstata

Diversas propriedades das novas quinolonas, destacando-se principalmente o seu largo espectro de ação contra patógenos do trato urinário e os elevados níveis alcançados na urina após a administração oral, contribuem para que essas drogas sejam de grande utilidade para o tratamento de infecções do trato urinário. Devido principalmente ao *clearance* não renal, o esparfloxacino, grepafloxacino e trovafloxacino apresentam baixas concentrações urinárias.

Administradas em regime de 3 a 10 dias, as quinolonas são altamente efetivas para o tratamento de infecções não complicadas do trato urinário causadas por micro-organismos suscetíveis como a *Escherichia coli*; são porém menos efetivas contra *Staphylococcus saprophyticus*, exigindo nesses casos regime terapêutico de 7 dias. O norfloxacino, o ciprofloxacino e o ofloxacino têm sido igualmente efetivos quando comparados à trimetoprima-sulfametoxazol, com período de tratamento de 3 a 10 dias. Regime posológico de 3 dias com norfloxacino e lomefloxacino tem revelado cura em 81% a 96% dos casos.

A utilização de ciprofloxacino, fleroxacino, norfloxacino, ofloxacino ou pefloxacino, administrados por via oral, em regime posológico de 3 dias, no tratamento de infecções baixas não complicadas do trato urinário feminino, tem revelado resultados superiores quando comparado ao tratamento com dose única. Em mulheres diabéticas com cistite, ou em pacientes não diabéticas mas com sintomas por mais de 7 dias, ou com história de infecção recente do trato urinário, ou em uso de diafragma, ou, ainda, naquelas pacientes com idade superior a 65 anos, recomenda-se um regime de tratamento de 7 dias, por via oral, seja com trimetoprima-sulfametoxazol ou com norfloxacino, ciprofloxacino ou ofloxacino. O uso de uma fluoroquinolona como de primeira escolha para o tratamento de cistite não complicada só se justifica nos casos de infecções em pacientes com alergia a outros antimicrobianos de primeira escolha, ou nos casos de infecções causadas por cepas resistentes a outros agentes antimicrobianos.

O ofloxacino, administrado na dose de 200 mg a cada 12 horas (400 mg/dia), por via oral, durante 3 dias consecutivos, apresentou superioridade clínica e microbiológica no tratamento de infecções do trato urinário quando comparado ao tratamento clássico com trimetoprima (160 mg) e sulfametoxazol (800 mg), administrados por via oral, em 2 tomadas diárias, durante 7 dias consecutivos. Resultados semelhantes foram obtidos usando-se ofloxacino na mesma dosagem, durante 7 dias, para tratamento de infecções do trato urinário superior ou 100 mg de ofloxacino em 2 tomadas diárias, durante 3 dias, para infecções do trato urinário inferior.

Em pacientes com pielonefrite, sem apresentarem anormalidades funcionais ou estruturais do trato urinário, o tratamento com norfloxacino ou ofloxacino, durante 7 a 10 dias, demonstrou eficácia comparável ao uso de trimetoprima-sulfametoxazol e de antibióticos betalactâmicos, com eliminação da bacteriúria em 78% dos pacientes.

As infecções complicadas do trato urinário no homem e em pacientes com o uso de cateteres ou com anormalidades funcionais, anatômicas ou metabólicas do trato urinário são geralmente causadas por patógenos resistentes à antibioticoterapia e apresentam elevada frequência de recorrência. Nessas circunstâncias, a urocultura com antibiograma é indispensável para uma adequada orientação terapêutica. O norfloxacino, ciprofloxacino, ofloxacino ou lomefloxacino, administrados por via oral, durante 10-14 dias, são as drogas recomendadas para o tratamento ambulatorial de pacientes portadores dessas infecções consideradas brandas ou moderadas. Quando o paciente encontra-se gravemente enfermo nas infecções complicadas do trato urinário, recomenda-se o uso parenteral de ampicilina e gentamicina, ou um esquema único, optando-se por ciprofloxacino, ofloxacino, ceftriaxona, aztreonam, ticarcilina-ácido clavulânico ou imipenem-cilastatina e manter posteriormente, após a melhora do paciente e o desaparecimento da febre, com quinolônico oral por 14-21 dias. O ciprofloxacino é o quinolônico mais recomendado para o tratamento das infecções urinárias.

Resultados bastante satisfatórios têm sido também alcançados com o uso das quinolonas no tratamento de infecções complicadas do trato urinário desenvolvidas por *P. aeruginosa*, bem como em prostatites agudas e crônicas causadas, principalmente, por *Escherichia coli*. Entretanto, tem sido constatada elevada incidência de resistência de *P. aeruginosa* aos quinolônicos, atingindo índices até 10% a 20% em alguns casos.

Ciprofloxacino (1.000 mg/dia), ofloxacino (300-600 mg/dia), pefloxacino (800 mg/dia) e norfloxacino (800 mg/dia) têm sido usados com sucesso para o tratamento de pacientes com prostatites agudas ou crônicas. As fluoroquinolonas administradas durante 4 a 6 semanas parecem ser efetivas no tratamento de prostatites em pacientes que não respondem a trimetoprima-sulfametoxazol. Estudo realizado em pacientes com prostatite revelou que o tratamento com norfloxacino durante 4 a 6 semanas produziu cura bacteriológica em 92% dos pacientes em 1 mês após iniciada a terapêutica, comparado com 67% nos pacientes tratados com trimetoprima-sulfametoxazol.

Deve-se, porém, evitar a utilização das quinolonas para profilaxia em pacientes com lesões obstrutivas do trato urinário e como terapêutica crônica para pacientes com nefrolitíase. Por outro lado, os cateteres urinários permanentes devem ser substituídos por cateterização intermitente. Nessas situações, tem-se evidenciado, com maior frequência, um maior desenvolvimento de resistência bacteriana.

Doenças sexualmente transmissíveis

As quinolonas são ativas contra a maioria dos agentes causadores de doenças sexualmente transmissíveis, incluindo *Neisseria gonorrhoeae*, *Chlamydia trachomatis* e *Haemophilus ducreyi*. Entretanto, não apresentam atividade contra *Treponema pallidum*.

Uma variedade de síndromes clínicas tem sido associada a doenças não gonocócicas sexualmente transmitidas, incluindo uretrites não gonocócicas e cervicites mucopurulentas. Estudos realizados nos Estados Unidos revelaram que *Chlamydia trachomatis* é responsável por, aproximadamente, 35% a 50% das uretrites não gonocócicas, e *Ureaplasma urealyticum* tem sido isolada em mais de 40% dos casos. *Chlamydia trachomatis* tem sido, também, isolada em 44% das mulheres com cervicite mucopurulenta. A *Chlamydia trachomatis* é o patógeno mais prevalente em doenças sexualmente transmissíveis (DST) nos Estados Unidos, causando entre 3 e 5 milhões de novas infecções, anualmente. Cervicite mucopurulenta e uretrites não gonocócicas são as manifestações primárias da doença sintomática. Porém, muitas infecções, particularmente na mulher, são assintomáticas. As complicações incluem salpingite e infertilidade, devido a dano tubário, na mulher, e epididimite, no homem. Infecções desenvolvidas durante a gravidez podem provocar parto prematuro. Endometrite pode ocorrer em 2 a 3 semanas ou até mesmo em 6 semanas após o parto. Além disso, mais da metade das crianças expostas a *C. trachomatis* durante o nascimento torna-se infectada, 25-50% desenvolvem conjuntivite e 10-20%, pneumonia.

Uretrite gonocócica e cervicites são efetivamente erradicadas com dose única de quinolônicos (800 mg de norfloxacino; 250 mg de ciprofloxacino; 400 mg de ofloxacino; 200 mg de esparfloxacino; 400 mg de grepafloxacino; 400 mg de fleroxacino; ou 100 mg de trovafloxacino). Infecção gonocócica retal e faringiana apresentam boa resposta ao mesmo esquema de tratamento.

O ciprofloxacino (500 mg), ofloxacino (400 mg) ou norfloxacino (800 mg), administrados em dose única por via oral, têm sido recomendados como boa alternativa para o tratamento de cervicite gonocócica não complicada e infecções retais, notadamente em pacientes alérgicos às penicilinas e cefalosporinas. A salpingite gonocócica pode ser tratada com regime de 10 a 14 dias com ciprofloxacino ou ofloxacino.

Dois estudos multicêntricos, comparando a administração oral, em dose única, de 400 mg de ofloxacino com 3,0 g de amoxicilina, associada a 1,0 g de probenecida, no tratamento da gonorreia não complicada, demonstraram que ambos os tratamentos são igualmente eficazes, tanto no homem quanto na mulher. *Neisseria gonorrhoeae* foi erradicada em 97,6% dos pacientes tratados com ofloxacino e em 92,7% dos pacientes do grupo da amoxicilina-probenecida. Resultados similares foram observados comparando-se a eficácia de norfloxacino e espectinomicina. Essas drogas têm demonstrado eficácia em pacientes infectados com *Neisseria gonorrhoeae* produtora de penicilinase, em infecções tanto uretrais como retal, cervical e faringiana. Lee & Wong (1988) constataram que o norfloxacino, administrado por via oral, em dose única de 800 mg, constituiu uma alternativa efetiva quando comparado a uma dose de 2 g de espectinomicina administrada por via intramuscular e superior a uma dose oral de 2,5 g de tianfenicol, usadas no tratamento de uretrites, cervicites e infecções retais causadas por *Neisseria* produtora ou não de penicilinase.

Regime de 7 dias com ofloxacino (300 mg 2 vezes ao dia) ou esparfloxacino tem sido comparado ao uso da doxiciclina para o tratamento de infecções por *Chlamydia* e uretrites não gonocócicas.

Chlamydia trachomatis encontra-se ainda presente na doença inflamatória pélvica, um quadro polimicrobiano que envolve também *Neisseria gonorrhoeae*, enterobactérias e anaeróbios. Tem sido recomendada nesses casos a utilização de ofloxacino (400 mg 2 vezes ao dia durante 10 dias) ou cefoxitina (2 g intravenosos 1 vez ao dia) associada a doxiciclina (100 mg 2 vezes ao dia durante 10 dias). A associação ciprofloxacino (250 mg 2 vezes ao dia) mais clindamicina (300 mg 3 vezes ao dia), administrada durante 14 dias, demonstrou ser equivalente à associação de ceftriaxona e doxiciclina. Outra recomendação no tratamento da doença inflamatória pélvica é a associação de ofloxacino (500 mg 2 vezes ao dia) e metronidazol (500 mg 2 vezes ao dia), utilizados durante 14 dias por via oral. Em contraste, *Gardnerella vaginalis* e *Ureaplasma urealyticum* são relativamente resistentes a todas as quinolonas.

Os quinolônicos apresentam também boa atividade contra *Haemophilus ducreyi*. *H. ducreyi* (cancro mole) tem sido erradicado de úlceras genitais com ciprofloxacino (500 mg 2 vezes ao dia, por 3 dias) ou enoxacino (400 mg, 2 vezes ao dia, durante 3 dias), em 93% dos pacientes, resultado esse comparado ao obtido com o uso de trimetoprima-sulfametoxazol por igual período.

Infecções do trato respiratório

As infecções respiratórias representam importante causa de morbidade e mortalidade; a pneumonia corresponde, dentre as doenças infecciosas, a causa mais frequente de morte nos Estados Unidos. A pneumonia adquirida na comunidade (PAC) acomete mais de 4 milhões de pessoas anualmente e apresenta índices de mortalidade que dependem da gravidade da doença, relacionada quase sempre à virulência do agente infectante e ao estado imunológico do paciente. Os pacientes ambulatoriais acometidos de pneumonia adquirida na comunidade apresentam taxas de mortalidade inferiores a 5%, enquanto aqueles cuja gravidade da doença exige internação, que representam de 20% a 25% dos pacientes com PAC, apresentam taxas de mortalidade de 12% a 25%. As taxas mais elevadas são geralmente observadas nos pacientes que requerem internação em unidades de tratamento intensivo e que necessitam de ventilação mecânica. A pneumonia nosocomial é a segunda ou terceira infecção hospitalar mais frequente, mas é a primeira em relação à mortalidade. Mais da metade dos pacientes que morrem de infecção hospitalar apresenta pneumonia, e a pneumonia associada a ventilação mecânica apresenta taxas de mortalidade superiores a 50%.

De acordo com a Sociedade Americana do Tórax (ATS, American Thoracic Society) os patógenos mais frequentemente encontrados nas infecções respiratórias incluem *Streptococcus pneumoniae*, *Haemophilus influenzae* e as bactérias atípicas *Mycoplasma pneumoniae* e *Chlamydia pneumoniae*. Além desses agentes, o *Staphylococcus aureus*, a *Legionella pneumophila*, bacilos Gram-negativos e os vírus respiratórios podem representar causas mais frequentes em situações específicas.

A utilização de um antibiótico betalactâmico (cefalosporina de segunda ou terceira geração, ou ampicilina-sulbactam) tem sido recomendada para o tratamento de pneumonia causada pelo pneumococo e *H. influenzae*, apesar da crescente taxa de resistência a esses antimicrobianos. Por outro lado, os antibióticos betalactâmicos não apresentam atividade satisfatória contra as bactérias atípicas, exigindo-se a associação com um macrolídio para o tratamento das pneumonias envolvendo esses micro-organismos. Como os macrolídios apresentam atividade limítrofe para o *H. influenzae*, e tem-se observado uma crescente resistência do *S. aureus* e do pneumococo aos macrolídios, as fluoroquinolonas mais modernas, principalmente as de quarta geração, apresentam um espectro de ação mais abrangente, representando uma nova abordagem para o tratamento das doenças respiratórias.

Por outro lado, as fluoroquinolonas alcançam excelentes concentrações em tecido brônquico, esputo, secreções respiratórias, neutrófilos e macrófagos alveolares, podem ser administradas por via oral ou parenteral, e algumas apresentam meia-vida prolongada, como o gatifloxacino, permitindo uma única administração ao dia.

O ciprofloxacino, o ofloxacino e o norfloxacino apresentam pouca atividade contra *S. pneumoniae* e anaeróbios, com grande limitação no tratamento da pneumonia adquirida na comunidade e da bronquite. Alguns pacientes com pneumonia causada por *Legionella*, *Mycoplasma* e *C. pneumoniae* respondem ao ciprofloxacino e ao ofloxacino, porém alguns casos de insucesso foram observados em pacientes com infecção por *M. pneumoniae* e *C. pneumoniae* tratados com ofloxacino. Entretanto, as fluoroquinolonas mais recentes, incluindo levofloxacino, trovafloxacino, gatifloxacino, quinafloxacino e moxifloxacino, exibem excelente atividade contra pneumococos (incluindo os resistentes aos betalactâmicos), *H. influenzae*, bactérias atípicas (*Mycoplasma pneumoniae*, *Chlamydia pneumoniae* e *Legionella pneumophila*), *Staphylococcus aureus*, *Moraxella catarrhalis* e bacilos Gram-negativos, representando assim uma excelente alternativa para o tratamento da pneumonia adquirida na comunidade. O moxifloxacino (400 mg, com administração sequencial IV/oral, 1 vez ao dia, durante 7-14 dias) apresentou eficácia superior quando comparado à amoxicilina/clavulanato (com ou sem claritromicina), ao trovafloxacino e ao levofloxacino, no tratamento da pneumonia adquirida na comunidade, incluindo casos considerados leves, moderados ou graves.

Nas pneumonias adquiridas em hospital, comumente causadas por bacilos Gram-negativos, a terapia empírica instituída inicialmente inclui o uso de uma penicilina anti-*Pseudomonas* associada a um aminoglicosídio, até que se obtenham os resultados da cultura. Uma fluoroquinolona de terceira ou quarta geração pode ser indicada para os pacientes alérgicos à penicilina, a depender dos resultados da cultura e da sensibilidade dos agentes etiológicos.

No tratamento da exacerbação aguda de bronquite crônica, em pacientes com alergia a outros antimicrobianos igualmente ativos e nos casos de resistência a outros esquemas preconizados, o uso de uma fluoroquinolona de terceira geração, como o levofloxacino ou o grepafloxacino, tem sido recomendado.

Uma outra aplicação das quinolonas é no tratamento das infecções crônicas pulmonares repetitivas que acometem os pacientes com fibrose cística. A fibrose cística é uma doença autossômica recessiva que afeta a função glandular, caracterizando-se por níveis elevados de sódio e cloreto no suor e por secreções anormalmente viscosas das glândulas mucosas, induzindo doença pulmonar crônica, na maioria, e insuficiência pancreática em 85% dos pacientes. A doença pulmonar crônica caracteriza-se por deformidade torácica, bronquiectasia e crises recidivantes de bronquite bacteriana e de broncopneumonia. As provas de função pulmonar geralmente revelam, nesses pacientes, um perfil de doença obstrutiva e restritiva mista. A infecção bacteriana crônica é devida, sobretudo, a *Pseudomonas aeruginosa* e *Pseudomonas cepacea*. O *Staphylococcus aureus* pode, também, ser encontrado em 50% dos pacientes adultos. O ciprofloxacino oral (750 mg, 2 vezes ao dia) ou o ofloxacino oral (400 mg, 2 vezes ao dia) são considerados alternativas adequadas no tratamento de pacientes com fibrose cística durante as exacerbações agudas de sua doença pulmonar. Em pacientes com grave exacerbação da doença, a utilização do tratamento parenteral convencional com uma penicilina antipseudomona e tobramicina pode apresentar resultados superiores.

Nas sinusites refratárias e na otite média aguda, a amoxicilina continua sendo o antibiótico de escolha. Entretanto, quando o paciente não responde a esse tratamento ou quando o paciente é alérgico ao primeiro esquema, recomenda-se a utilização de uma fluoroquinolona de terceira geração, como o levofloxacino, com atividade contra *S. pneumoniae* penicilinorresistente.

Infecções gastrointestinais

As novas quinolonas são bem absorvidas após a administração oral; produzem elevada concentração intraluminal e excelentes concentrações tissulares, em macrófagos e mucosa intestinal.

As bactérias patogênicas responsáveis por infecções gastrointestinais, em geral, respondem a baixas concentrações das quinolonas e incluem, principalmente, *E. coli* enterotoxigênica, *Salmonella typhi*, *Shigella* sp., *Campylobacter jejunii*, *Vibrio cholerae*, *Aeromonas* sp., *Vibrio parahaemolyticus*, *Yersinia enterocolitica* e *Plesiomonas shigelloides*.

Diversos estudos têm demonstrado a superioridade de ação das fluoroquinolonas, quando comparadas a trimetoprima-sulfametoxazol, no tratamento de doenças gastrointestinais causadas por *E. coli* enterotoxigênica, *Shigella* sp., *Salmonella* sp., *Campylobacter* sp., *Aeromonas* e *Vibrio cholerae*. Ciprofloxacino, norfloxacino e ofloxacino são as quinolonas mais utilizadas para o tratamento de gastroenterites bacterianas.

As opções terapêuticas para o tratamento da shigelose atualmente disponíveis incluem principalmente ampicilina, trimetoprima-sulfametoxazol, cefalosporinas orais ou parenterais de terceira geração e as fluoroquinolonas. A escolha do antibiótico depende da sensibilidade da *Shigella* isolada na cultura. As fluoroquinolonas são atualmente consideradas drogas de escolha para o tratamento de infecções por *Shigella* altamente resistentes, com esquema terapêutico de 3 a 5 dias. Ciprofloxacino, norfloxacino e ofloxacino têm demonstrado elevada eficácia em tratamento de 5 dias.

No tratamento da diarreia dos viajantes, causada geralmente por *E. coli* enterotoxigênica e *Shigella* sp., recomenda-se a utilização de norfloxacino (400 mg, 2 vezes ao dia durante 3 dias) ou ciprofloxacino

(500 mg, 2 vezes ao dia durante 5 dias), com resultados comparáveis à associação de trimetoprima e sulfametoxazol.

O ciprofloxacino administrado em dose de 500 mg, 2 vezes ao dia, e o ofloxacino na dose de 200 mg, de 12 em 12 horas, têm sido usados com excelentes resultados no tratamento da febre tifoide, com resultados comparáveis aos obtidos com cloranfenicol ou trimetoprima-sulfametoxazol. Infecções por *Salmonella* em pacientes imunocomprometidos, incluindo síndrome da imunodeficiência adquirida (AIDS/SIDA), têm sido tratadas com ciprofloxacino e ofloxacino, com bons resultados, embora exijam uma terapêutica mais prolongada e falhas no tratamento tenham também sido registradas.

Desde 1983, quando Marshall e cols. cultivaram pela primeira vez o *Helicobacter pylori* (anteriormente denominado *Campylobacter pylori*) proveniente de mucosa com inflamação crônica, diversas publicações têm demonstrado que esse micro-organismo poderia constituir um fator patogênico primário no desenvolvimento da gastrite crônica ativa e da úlcera duodenal. Embora o *Helicobacter pylori* apresente sensibilidade *in vitro* às quinolonas, os resultados obtidos de observações clínicas sugerem que as quinolonas não são efetivas no tratamento da gastrite associada a esse micro-organismo.

O ciprofloxacino e o ofloxacino têm sido também usados no tratamento de episódios de peritonites em pacientes em regime de diálise peritoneal ambulatorial contínua.

O norfloxacino (400 mg, 2 vezes ao dia por 3 dias) tem apresentado superioridade à trimetoprima-sulfametoxazol e à doxiciclina, em dose única, na redução do período de diarreia no cólera. O ciprofloxacino (250 mg/dia durante 3 dias) demonstrou resultados equivalentes aos da tetraciclina (500 mg, 4 vezes ao dia) no tratamento da diarreia de pacientes com cólera. O tratamento com dose única de 1 g de ciprofloxacino oral resultou em boa resposta clínica em 94% dos pacientes infectados com *V. cholerae*.

Para o tratamento das infecções intra-abdominais, têm sido utilizadas diversas opções de antibióticos, incluindo piperacilina-tazobactam, ou de associações, como a de cefazolina e metronidazol, de ampicilina-sulbactam com gentamicina ou de ciprofloxacino com metronidazol ou com clindamicina, a fim de promover uma boa cobertura contra Gram-negativos e anaeróbios. O trovofloxacino tem sido mais recomendado recentemente como alternativa de monoterapia em pacientes selecionados.

Infecções dermatológicas e de tecidos moles

Os patógenos mais comumente encontrados na maioria das infecções da pele e anexos são *Staphylococcus aureus* e *Streptococcus pyogenes*. Além desses, têm sido encontradas bactérias Gram-negativas como *Escherichia coli*, *Pseudomonas aeruginosa*, *Klebsiella pneumoniae*, *Enterobacter* sp., *Serratia* sp., *Citrobacter* sp., *Proteus* sp., *Morganella* sp., *Providencia* sp., *Acinetobacter* sp. e anaeróbios. Esses patógenos desenvolvem diversos tipos de infecções de pele e tecidos, incluindo, por exemplo, celulites, erisipela, linfangites, abscessos e furúnculos estafilocócicos, fasceítes necrotizantes, gangrenas, úlceras isquêmicas como no pé diabético, úlceras de decúbito, etc.

As fluoroquinolonas são agentes eficazes no tratamento de infecções mistas da pele causadas por Gram-negativos e Gram-positivos aeróbios nas celulites, feridas e úlceras isquêmicas. Nesses casos, associa-se comumente uma fluoroquinolona a um antibiótico contra anaeróbios, como por exemplo a clindamicina. Embora o trovoflaxino seja a fluoroquinolona mais ativa contra anaeróbios, incluindo *B. fragilis*, com atividade *in vitro* semelhante à do metronidazol, ainda não dispomos de experiência clínica comprovada de sua eficácia em infecções envolvendo esses micro-organismos.

Para pacientes com celulites ou piodermites não complicadas, cujos patógenos predominantes são os estafilococos e os estreptococos, a terapia convencional com penicilina, penicilina semissintética ou cefalosporinas, administradas por via tanto oral quanto parenteral, permanece como terapêutica de escolha. Para as infecções com *Staphylococcus aureus* meticilinorresistentes (MRSA), a rápida emergência de resistência aos quinolônicos tem limitado a utilização dessas drogas nessas situações. A vancomicina permanece como droga de escolha no tratamento das infecções causadas por MRSA.

O ofloxacino tem demonstrado eficácia no tratamento de infecções de pele e anexos, incluindo celulites, linfadenites, furúnculos, mastites e infecções de feridas pós-operatórias.

O ciprofloxacino tem sido também usado com bons resultados no tratamento de celulites, abscessos subcutâneos e úlceras infectadas, incluindo as infecções do pé diabético. Em muitas dessas aplicações, o ciprofloxacino demonstrou ser igualmente efetivo ou superior à terapêutica parenteral com os novos betalactâmicos, aminoglicosídios e imipenem. O ciprofloxacino é muito útil em pacientes com úlceras de decúbito e infecções cutâneas crônicas, quando causadas por Gram-negativos.

No tratamento de infecções do pé diabético, que são comumente causadas por uma mistura de bactérias Gram-negativas, anaeróbios, estreptococos e estafilococos, pode-se utilizar uma fluoroquinolona associada a um outro agente com atividade contra anaeróbio. A utilização do ciprofloxacino como terapia isolada nesses casos resultou em sucesso em 50% dos casos.

Infecções ósseas e articulares

O ciprofloxacino, ofloxacino e pefloxacino têm sido usados com bastante eficácia no tratamento da osteomielite crônica, com esquema terapêutico geralmente superior a 6 semanas. O insucesso terapêutico esteve, em alguns casos, geralmente associado ao desenvolvimento de resistência bacteriana, principalmente em infecções causadas por *P. aeruginosa*, *S. aureus* e *Serratia marcescens*, à presença de corpos estranhos ou material protético, desbridamento cirúrgico incompleto e comprometimento do suprimento vascular.

A experiência clínica atual com o uso das novas quinolonas em esquema de monoterapia para o tratamento da osteomielite, particularmente quando causada por patógenos aeróbios Gram-negativos, tem sido bastante estimulante. Porém, embora as fluoroquinolonas tenham demonstrado boa eficácia em alguns casos de osteomielite por estafilococos, os antibióticos betalactâmicos, associados ou não a um aminoglicosídio, continuam como agentes de preferência, a menos que micro-organismos meticilinorresistentes estejam presentes. Considerando ainda o fato de as fluoroquinolonas de primeira e segunda gerações não possuírem atividade contra anaeróbios, os casos de osteomielite por infecção mista (aeróbios–anaeróbios), especialmente na presença de suprimento vascular pobre, deverão ser tratados com terapêutica combinada que inclua um agente contra anaeróbio, como o metronidazol ou a clindamicina. A utilização das fluoroquinolonas de terceira e quarta gerações, com atividade sobre anaeróbios, necessita ainda de estudos clínicos para comprovação da eficácia nessas situações.

A associação de ofloxacino (200 mg oral, 3 vezes ao dia) com rifampicina (900 mg/dia), durante 6 a 9 meses, tem demonstrado bons resultados no tratamento de osteomielite por *S. aureus* e da artrite séptica. O ciprofloxacino tem sido, também, empregado no tratamento de pacientes com artrite séptica causada por *N. gonorrhoeae*, *S. pneumoniae* ou *E. coli*.

Pacientes imunocomprometidos

Os resultados dos estudos clínicos disponíveis sugerem que o ciprofloxacino (500 mg, 2 vezes ao dia), o ofloxacino (300 mg 2 vezes ao dia) ou o norfloxacino (400 mg 2 vezes ao dia), administrados isoladamente ou associados a netilmicina, sejam altamente promissores como agentes profiláticos em pacientes neutropênicos na redução da incidência de bacteriemia por Gram-negativos, e, em alguns casos, prolongam o surgimento de febre. Entretanto, o uso profilático de quinolônicos em pacientes imunocomprometidos tem sido desaconselhado, uma vez que esse tipo de profilaxia pode alterar o espectro da infecção, propiciando o crescimento de *S. epidermidis* ou de estreptococos alfa-hemolíticos resistentes, originários da orofaringe. Devido à possibilidade de seleção de patógenos resistentes, podem surgir casos de bacteriemia por Gram-positivos nos pacientes tratados com o quinolônico, particularmente bacteriemia estreptocócica em transplantados de medula óssea. O ciprofloxacino e o ofloxacino parecem ser superiores ao norfloxacino, com menor incidência de bacteriemia por Gram-negativos e, no caso do ofloxacino, de bacteriemias estreptocócicas. A adição de penicilina ao norfloxacino reduz a bacteriemia estreptocócica, e a adição de rifampicina ao ofloxacino reduz a incidência de bacteriemias estafilocócicas.

Em pacientes neutropênicos apresentando episódios de febre, principalmente em portadores de câncer, a utilização de ciprofloxacino intravenoso associado a um aminoglicosídio tem sido comparável à combinação de um antibiótico betalactâmico com aminoglicosídio, porém menos eficaz quando a fluoroquinolona é usada isoladamente. Como agentes profiláticos em pacientes neutropênicos, são capazes de diminuir a bacteriemia por bastonetes Gram-negativos. Nos pacientes com granulocitopenia secundária à quimioterapia do câncer, tem sido utilizado com eficácia o ciprofloxacino associado a amoxicilina-clavulanato.

Outras indicações clínicas das quinolonas

O ofloxacino, em dose única oral de 400 mg, ou o ciprofloxacino, em dose única oral de 500 mg, têm revelado eficácia na erradicação de meningococos de orofaringe em pacientes em estado de portador, e representam uma alternativa à rifampicina.

O ciprofloxacino e o ofloxacino têm sido usados com sucesso no tratamento de pacientes diabéticos com otite externa invasiva causada por *Pseudomonas aeruginosa*.

As fluoroquinolonas estão sendo avaliadas para uso no tratamento de malária por *P. falciparum* resistente à cloroquina.

Pacientes com tularemia apresentaram boa resposta ao ciprofloxacino, e diversos pacientes com doença da arranhadura do gato, provocada por *Bartonella henselae*, apresentaram rápida melhora com o uso de ciprofloxacino.

Pacientes com febre do Mediterrâneo, causada por *Rickettsia conorii*, e febre Q, causada por *Coxiella burnetii*, podem responder ao ciprofloxacino ou ao ofloxacino, porém a doxiciclina permanece a droga de escolha.

Estudos preliminares demonstram atividade do ofloxacino (400 mg/dia) e do pefloxacino (800 mg/dia) em pacientes com hanseníase.

As quinolonas vêm sendo utilizadas em esquemas de múltiplas drogas no tratamento da tuberculose multirresistente e no tratamento de infecções por micobactérias atípicas e infecções ocasionadas pelo complexo *Mycobacterium avium* na AIDS/SIDA.

EFEITOS COLATERAIS

Os efeitos colaterais mais comumente encontrados com o uso terapêutico das quinolonas constituem os relacionados com o trato gastrointestinal (3% a 6%) e incluem anorexia, náuseas, vômitos, diarreia, desconforto gástrico, dispepsia e flatulência.

Os efeitos colaterais relacionados com o sistema nervoso central (SNC) ocorrem em cerca de 0,9% a 11% dos pacientes e envolvem os seguintes sintomas: tonturas, cefaleia, astenia, agitação, insônia, sonolência, ansiedade ou depressão, alterações no paladar e no olfato, confusão mental, alucinações, convulsões e psicoses tóxicas com elevação das doses. As convulsões têm sido registradas raramente e geralmente ocorrem em pacientes em uso simultâneo de teofilina e ciprofloxacino ou enoxacino e de um anti-inflamatório não esteroide com enoxacina.

Visão embaçada, diplopia, fotofobia, alteração da acomodação e alterações na percepção das cores constituem os distúrbios oftalmológicos mais frequentemente encontrados.

As reações de hipersensibilidade relacionadas ao uso das quinolonas ocorrem com frequência entre 0,4% e 2,2% e incluem exantema, prurido, urticária, *rash*, reações anafilactoides (raras) e reações de fotossensibilidade das superfícies dérmicas expostas à luz. As reações de fototoxicidade foram descritas inicialmente, há mais de 10 anos, com o uso do ácido nalidíxico. A fim de prevenir tais reações, os pacientes em uso de quinolonas devem ser orientados a evitar exposições prolongadas à luz solar. As reações alérgicas são mais comumente observadas com pefloxacino, fleroxacino, lomefloxacino e esparfloxacino. Febre por droga, angioedema, vasculite, síndrome da doença do soro e reação anafilactoide têm ocorrido mais raramente.

Toxicidade hepática tem sido constatada, principalmente, com o uso de cinoxacino, com elevação das transaminases e da fosfatase alcalina,
bem como icterícia colestática. Toxicidade hepática mais frequente foi observada com o trovafloxacino, que apresentou, em 18 meses iniciais de uso, 140 casos de toxicidade hepática, registrados pela Food and Drug Administration (FDA) nos Estados Unidos em 1999.

Discrasias sanguíneas têm sido observadas mais raramente; ocorrem em menos de 1% dos pacientes e incluem leucopenia, trombocitopenia, eosinofilia e depressão da medula óssea. Casos isolados de petéquias, vesículas hemorrágicas e síndrome de Stevens-Johnson têm sido também relatados na literatura. O temofloxacino foi retirado do mercado nos Estados Unidos em 1992, por ter sido constatado o desenvolvimento de anemia hemolítica, insuficiência renal e trombocitopenia em pacientes em uso da droga.

Estudos realizados em animais jovens, por períodos prolongados, demonstraram que as quinolonas podem causar uma erosão das cartilagens das articulações que suportam peso, podendo resultar em lesões articulares permanentes. Tem sido observada suscetibilidade diferente no desenvolvimento de artropatia nas diversas espécies estudadas, atribuída ao comportamento farmacocinético distinto dessas drogas nas diferentes espécies animais. Em todos os estudos realizados, ficou demonstrado que os animais mais jovens são os mais sensíveis às lesões articulares. Entretanto, a utilização de norfloxacino e ciprofloxacino em crianças com fibrose cística revelou apenas sintomas incomuns e reversíveis nas articulações, incluindo principalmente artralgias e edema articular. Em virtude do potencial tóxico das quinolonas em desenvolver artropatias em animais de laboratório, não se recomenda o uso dessas drogas em crianças e adolescentes em fase de crescimento, durante a gravidez ou em fase de lactação, salvo em situações muito particulares, nas quais o risco-benefício se justifique. As razões dessas restrições decorrem, principalmente, do pequeno número de informações disponíveis e de experiência clínica ainda insuficiente para se estabelecer a segurança do uso das quinolonas nessas situações, não podendo ainda, ser descartado o risco de lesão de cartilagem articular com retardo da ossificação em indivíduos em fase de crescimento.

As crianças portadoras de fibrose cística têm sido tratadas com fluoroquinolonas, levando-se em consideração que os benefícios superam os riscos nessa situação clínica. Outro uso potencial é no caso da diarreia fulminante causada por *Shigella* multirresistente, em que outros fármacos são ineficazes em crianças.

As quinolonas podem provocar ruptura de tendão, primariamente no tendão de Aquiles e também no ombro e mão. Ainda se desconhece a patogênese desse quadro. É mais frequente em pacientes com mais de 50 anos de idade e naqueles em uso concomitante de anti-inflamatórios não esteroides. Ao primeiro sinal de dor ou inflamação no tendão, recomenda-se a suspensão do uso da quinolona, evitando-se o exercício até o desaparecimento da tendinite.

Algumas quinolonas, notadamente o norfloxacino e o ciprofloxacino, apresentam baixa solubilidade urinária em pH neutro ou alcalino, podendo desenvolver nefrotoxicidade por cristalúria. Embora o risco de nefrotoxicidade tenha sido observado, principalmente em animais de laboratório, as investigações clínicas realizadas até o momento, envolvendo milhares de pacientes, não têm evidenciado grande frequência desse efeito colateral no homem. É prudente, porém, averiguar o pH urinário sempre que pacientes estiverem usando doses elevadas de ciprofloxacino e norfloxacino, por tempo prolongado. O desenvolvimento de cristalúria tem sido observado com o uso de elevadas doses de norfloxacino (1.200 a 1.600 mg). Casos esporádicos de lesão tubular renal e nefrite intersticial têm sido reportados.

O grepafloxacino, o esparfloxacino e o moxifloxacino podem provocar prolongamento do intervalo QT no eletrocardiograma.

INTERAÇÕES DAS QUINOLONAS

O ácido nalidíxico pode potencializar a ação de drogas com elevada afinidade pelas proteínas plasmáticas, como anticoagulantes orais, fenitoína, hipoglicemiantes orais e drogas anti-inflamatórias.

A probenecida bloqueia a secreção tubular do cinoxacino, reduzindo sua eliminação urinária e prolongando sua meia-vida e concentração sérica. Semelhante efeito ocorre com o norfloxacino e outros quinolônicos.

A acidificação da urina, geralmente, potencializa a ação antibacteriana das quinolonas pela redução na velocidade de excreção urinária, que aumenta o risco de cristalúria.

A nitrofurantoína inibe a ação antibacteriana do ácido nalidíxico.

As novas quinolonas elevam significativamente as concentrações séricas da teofilina. A elevação da teofilina sérica é mais significativa com o enoxacino (111%) e de menor importância com o ciprofloxacino (23%), o pefloxacino (20%) e o ofloxacino (12%). Recomenda-se, portanto, a monitorização dos níveis plasmáticos da teofilina em pacientes em uso dessa droga e de um quinolônico. Algumas quinolonas também interferem com o *clearance* da cafeína. O enoxacino eleva a concentração plasmática da cafeína em 41% e reduz o *clearance* em 78%. O ciprofloxacino eleva a meia-vida da cafeína em 15%, e o ofloxacino provoca alteração mínima dos parâmetros farmacocinéticos.

Os antiácidos que contêm alumínio ou magnésio inibem a absorção gastrointestinal dos quinolônicos, reduzindo a biodisponibilidade dessas drogas, devendo-se evitar o uso simultâneo, bem como do sucralfato, que contém íons alumínio em sua constituição.

A administração concomitante dos quinolônicos e anti-inflamatórios não esteroides (AINEs) pode potencializar os efeitos estimulantes centrais dos quinolônicos. Foram constatadas convulsões em pacientes em uso de enoxacino e fembufeno.

Em geral, os antagonistas dos receptores H_2 e os inibidores da bomba de prótons não apresentam interferência importante na absorção das quinolonas, com exceção da ranitidina, que pode reduzir a absorção do enoxacino em até 60%, e do omeprazol, que reduz a absorção do trovafloxacino em 17%.

A administração concomitante de quinolônico com sulfato ferroso e complexos multivitamínicos contendo zinco pode reduzir a absorção do quinolônico.

As formulações intravenosas de ciprofloxacino e pefloxacino podem apresentar precipitados quando infundidas através da mesma via venosa ou diluídas na mesma embalagem com aminofilina, amoxicilina com ou sem clavulanato ou flucloxacilina. Nesses casos, sugere-se a utilização de infusões separadas.

Pode haver interação de moxifloxacino com quinidina, procainamida, amiodarona, sotalol, agentes antiarrítmicos, cisaprida, eritromicina, antipsicóticos e antidepressivos tricíclicos.

CONTRAINDICAÇÕES ÀS QUINOLONAS

As quinolonas não devem ser usadas em crianças, mulheres grávidas e durante a amamentação, devido à possibilidade de desenvolvimento de erosão de cartilagens que suportam peso.

Os pacientes com história de hipersensibilidade a um dos quinolônicos não devem usar outra droga do grupo, devido ao risco de desenvolver reatividade cruzada.

O ácido nalidíxico não deve ser usado por paciente com história de distúrbio convulsivo, parkinsonismo, psicoses e esquizofrenia.

Precauções devem ser tomadas no uso dessas drogas em pacientes portadores de doença hepática, arteriosclerose cerebral e insuficiência renal. Nos pacientes com alterações da função renal, deve-se ajustar a dose das fluoroquinolonas de acordo com o *clearance* de creatinina.

Não se recomenda o uso de moxifloxacino em pacientes com prolongamento do intervalo QT no eletrocardiograma, em pacientes com hipocalemia e em pacientes em uso de drogas antiarrítmicas, como quinidina, procainamida, amiodarona e sotalol, bem como quando associada a drogas que podem prolongar o intervalo QT, como eritromicina, antipsicóticos e antidepressivos.

ESPECIALIDADES FARMACÊUTICAS E POSOLOGIA

Ácido nalidíxico (Wintomylon®)

É disponível em comprimidos de 500 mg e suspensão oral de 250 mg/5 mL. A dose recomendada para adulto é de 0,5-1 g a cada 6 horas, durante 7 a 14 dias; para crianças, a dose é de 55 mg/kg fracionada de 6 em 6 horas.

Ciprofloxacino (Cipro®)

É comercializado em forma de comprimidos de 250, 500 ou 750 mg, em frasco-ampola com 0,2%, suspensão e pomada oftálmica (Ciloxan®). Para tratamento de infecções do trato urinário em adultos, recomenda-se a administração oral de 250 mg de 12 em 12 horas, durante 7 a 14 dias, podendo-se aumentar a dose nos casos mais graves. Para infecções de pele, trato respiratório, ossos e articulações, a dose oral habitual é de 500 mg, a cada 12 horas; nos casos graves, usar 750 mg, durante 7 a 14 dias. Nas infecções ósseas e articulares, exige-se tratamento mais prolongado, de até 4 ou 6 semanas. Para aplicação endovenosa de ciprofloxacino, usar 200 mg, a cada 12 horas, com infusão lenta de 60 minutos; para as infecções de branda a moderada e para as infecções mais graves, usar 400 mg, a cada 12 horas, também em infusão lenta.

Norfloxacino (Floxacin®)

É apresentado comercialmente em comprimidos de 400 mg. A dose recomendada para o tratamento de infecções não complicadas do trato urinário é de 400 mg, de 12 em 12 horas, durante 7 a 10 dias. Para infecções complicadas do trato urinário, prolongar o tratamento até 21 dias. Para o tratamento de uretrite, faringite e proctite gonocócica aguda, recomenda-se dose oral única de 800 mg. Os comprimidos devem ser administrados 1 hora antes ou 2 horas depois das refeições.

Pefloxacino (Peflacin®)

É comercializado em comprimidos de 400 mg e ampolas para uso parenteral de 400 mg. A dose oral ou EV é de 400 mg, de 12 em 12 horas.

Ofloxacino (Floxstat®)

É apresentado em comprimidos de 200 mg e 400 mg, frasco-ampola com 400 mg e solução oftálmica a 0,3% (Oflox®). A dose oral recomendada para infecções não complicadas do trato urinário é de 200 mg, de 12 em 12 horas, de 3 a 7 dias; para infecções urinárias complicadas, prolongar o tratamento até 10 dias. Para infecções sistêmicas leves ou moderadas, a dose é de 200 mg de 12 em 12 horas, durante 5 a 10 dias. Nas infecções graves, incluindo osteomielites e doença inflamatória pélvica, a dose recomendada é de 400 mg, de 12 em 12 horas, por 5 a 10 dias. Para gonorreia não complicada, uma dose única oral de 400 mg. Na cervicite e uretrite gonocócica e não gonocócica, 300 mg por via oral de 12 em 12 horas, durante 7 dias. Na prostatite, usar 300 mg por via oral de 12 em 12 horas, por 6 semanas. Para infecções da pele e partes moles, usar 400 mg de 12 em 12 horas, durante 10 dias. Para infecções do trato respiratório inferior, usar 400 mg de 12 em 12 horas, durante 10 dias. Para aplicação venosa, usar de 200 a 400 mg em infusão lenta de 1 hora.

Lomefloxacino (Maxaquin®)

Disponível em comprimidos de 400 mg. A dose usual é de 400 mg, por via oral, a cada 12 horas, durante 10 a 14 dias. Apresenta fototoxicidade, não sendo muito recomendada a sua utilização clínica.

Moxifloxacino (Avalox®)

Disponível em comprimidos de 400 mg e solução venosa de 400 mg. É indicado na dose de 400 mg, administrado 1 vez ao dia, por via oral ou intravenosa, durante 5 a 10 dias, de acordo com a gravidade da doença.

Gatifloxacino (Tequin)

Comprimidos de 200 mg e 400 mg para uso oral e preparações de 200 e 400 mg para uso parenteral.

Esparfloxacino (Zagam)

Comprimidos de 200 mg para uso oral.

Trovafloxacino (Trovan)

Comprimidos de 100 e de 200 mg para uso oral e formulações de 200 e 300 mg para administração intravenosa.

Novas quinolonas

O Professor Helio Vasconcelos Lopes, em excelente trabalho, analisou os Novos Antibióticos. Entre as novas quinolonas, foram estudados o gemifloxacino, o garenofloxacino e o pazufloxacino.

O gemifloxacino é a principal fluoroquinolona de um novo grupo, o das 7-pirrolidinofluoroquinolonas. Gemifloxacino, inicialmente identificado pela sigla SB-265805, Laboratório Smith-Kline-Beecham, foi aprovado pelo FDA em julho de 2003, recomendado para o tratamento de exacerbação aguda de bronquite crônica e pneumonia adquirida na comunidade, incluindo-se as causadas por pneumococo multirresistente a antibióticos. Foi licenciado pelo Laboratório LG Life Science Ltd, coreano, e vem sendo manufaturado pelo Laboratório Oscient Pharmaceuticals, norte-americano, sob a forma de comprimidos de 320 mg, associado ao sal mesilato, com o nome fantasia Factive®.

O gemifloxacino tem farmacocinética linear que não se altera com a idade (idosos) e que ainda não foi avaliada em pediatria. Administrado em dose única diária (1 comprimido = 320 mg), resulta na obtenção, após 0,5 a 2 horas, de pico sérico (concentração máxima) entre 1,61±0,51 µg/mL. Tem biodisponibilidade de 71% que não se altera com a ingestão de alimentos. Contudo, redução significativa da biodisponibilidade ocorre com a ingestão concomitante de antiácidos que contêm alumínio ou magnésio. Igualmente, sulfato ferroso, vitaminas que contêm zinco, didanosina e sucralfato interferem negativamente na sua absorção por via oral. Possui boa distribuição pelos compartimentos orgânicos, com destaque para as concentrações pulmonares, superiores às plasmáticas. Outros dados farmacocinéticos são: meia-vida = 7 horas; ligação proteica = 60-70%; metabolização hepática em 10% da dose administrada; eliminação fecal = 60% e renal = 40%. Não há interação clinicamente significativa com o complexo enzimático do citocromo P450.

O gemifloxacino é indicado por via exclusivamente oral, na dose de 320 mg, em única administração diária. Idosos devem receber a mesma dosagem. Pacientes com insuficiência hepática não exigem alteração da dosagem. Em presença de insuficiência renal, a dose deve ser modificada apenas quando o *clearance* de creatinina for inferior a 40 mL/minuto.

O gemifloxacino inibe a síntese de DNA através da inibição simultânea da DNA girase e da topoisomerase IV, enzimas essenciais para o crescimento bacteriano. Ocorre resistência devido a mutações na DNA girase e/ou na topoisomerase IV, que se desenvolve lentamente, por meio de múltiplas mutações ou pelo mecanismo de efluxo.

O espectro de ação é muito semelhante ao das demais quinolonas de "terceira geração"; mostra excelente atividade contra pneumococos (incluindo-se os multirresistentes a antibióticos), *Haemophilus influenzae*, *Moraxella catarrhalis*, *Chlamydia pneumoniae* e *Mycoplasma pneumoniae*. É ativo, com menor margem de segurança (MIC$_{90}$ ≤0,25 µg/mL), contra *Legionella pneumophila*, *Klebsiella pneumoniae*, *Bacteroides fragilis*, *Staphylococcus aureus* (apenas as cepas sensíveis à meticilina), *Streptococcus pyogenes* e *Proteus vulgaris*.

Liberado pelo FDA americano para o tratamento da pneumonia adquirida na comunidade (de leve a moderada gravidade), com duração média de 7 dias, e para exacerbação aguda de bronquite crônica, com duração média de 5 dias.

A segurança não está estabelecida para o tratamento de crianças, adolescentes (<18 anos), grávidas e puérperas em fase de amamentação.

Os efeitos adversos são muitos semelhantes aos das demais fluoroquinolonas de "segunda" e de "terceira" geração.

Pode prolongar o intervalo QT. Entretanto, nenhum caso de morbidade ou de mortalidade relacionado a esse efeito adverso foi referido durante o tratamento de 6.775 pacientes; nesse grupo de pacientes, havia 653 pacientes concomitantemente submetidos a outras drogas potencialmente prolongadoras do intervalo QT.

Reações de hipersensibilidade semelhantes às das outras quinolonas podem ocorrer, e o *rash* cutâneo é a mais frequente: 2,8%. Contudo, sua incidência cresce com a extensão do tratamento: 1,2% para tratamento de 5 dias, 5,3% para 7 dias e 6,4% para 10 dias.

Suspensão do tratamento, devido a efeito adverso, ocorreu em 2,2% dos pacientes, predominando, em ordem decrescente: *rash* cutâneo, náusea, diarreia, urticária e vômito.

Três ensaios clínicos foram realizados para o tratamento de exacerbação aguda de bronquite crônica, com duração de 5 dias: estudo 068, comparando gemifloxacino com claritromicina: eficácia clínica de 86% × 84%; estudo 070, comparando gemifloxacino com amoxicilina/ácido clavulânico: 93% × 93%; estudo 212, comparando com levofloxacino: 88% × 85% de eficácia clínica.

Diversos ensaios clínicos, controlados ou não, foram realizados no tratamento da pneumonia adquirida na comunidade: resultados entre 88 e 90% de eficácia clínica com terapia por 7 dias.

Pelo exposto, essa nova fluoroquinolona de "terceira geração" parece se situar no mesmo nível das demais, levo-, moxi- e gatifloxacino. É de se esperar seu próximo lançamento em nosso país.

O garenoxacino é uma nova quinolona destituída do átomo de flúor (F) na posição 6 de sua estrutura química, e que, por essa razão, também é denominada desquinolona. Essa quinolona, cuja fase III de investigação clínica foi desenvolvida a partir de 2001 sob o patrocínio do Laboratório Bristol-Myers Squibb, foi, posteriormente, adquirida pelo Laboratório Schering-Plough, que, ao que parece, irá comercializá-lo brevemente.

O garenoxacino possui uma excelente biodisponibilidade (por via oral) e tem meia-vida de 13 horas, o que possibilita seu uso em dose única diária; cerca de 30 a 50% da dose administrada é eliminada sob forma inalterada, pela urina.

Em um estudo, *in vitro*, que incluiu 8.331 isolados de *Haemophilus influenzae*, *Moraxella catarrhalis* e *Streptococcus pneumoniae*, garenoxacino foi comparado a outras quinolonas de "segunda" (ciprofloxacino) e de "terceira geração" (levofloxacino, moxifloxacino, gatifloxacino e gemifloxacino). As menores concentrações inibitórias mínimas (MIC$_{90}$) encontradas foram com garenoxacino e gemifloxacino. Com relação à sua atividade *in vitro* diante do pneumococo, obteve-se o mesmo valor de MIC$_{90}$ tanto para pneumococo sensível quanto para pneumococo resistente à penicilina.

Um estudo de fase III, multinacional, randomizado, duplo-cego e comparativo, mostrou: garenoxacino, 400 mg em dose única diária, durante 5 dias, *versus* amoxicilina/ácido clavulânico (A/C), 500 mg a cada 8 horas, durante 7 a 10 dias, para adultos com quadro de pneumonia adquirida na comunidade. Foram randomizados 366 pacientes na Europa, África do Sul e América do Sul. Cura clínica foi obtida em 95% dos casos tratados com garenoxacino e em 93% para A/C. Os efeitos adversos mais frequentes, somando um total de 13%, foram diarreia, náuseas e cefaleia.

Estudo avaliando a eficácia *in vitro* de garenoxacino contra 590 isolados clínicos de bactérias anaeróbias, incluindo 33 espécies, Gram-positivas e Gram-negativas, mostrou inibição com MIC$_{90}$ para todas as espécies, exceto *Fusobacterium mortiferum/varium* e *Peptostreptococcus anaerobius*.

Estudo *in vitro* avaliou a suscetibilidade de diversas espécies de micoplasmas e ureaplasmas com relação a diversas quinolonas; garenoxacino mostrou-se o mais potente dessa classe de antibióticos, seguido por gamifloxacino. Para todas as espécies testadas, as MIC$_{90}$ de garenoxacino situaram-se entre 0,008 e 0,25 µg/mL, valores de MICs considerados baixíssimos.

Diversos novos estudos surgiram nos últimos 2 anos comparando garenoxacino às outras quinolonas de "terceira geração". Genericamente, essa quinolona tem-se mostrado ativa, *in vitro*, contra cocos Gram-positivos (com destaque para pneumococo), bacilos Gram-negativos (eficácia limítrofe para *P. aeruginosa*) e a grande maioria das bactérias anaeróbias.

As concentrações inibitórias mínimas têm situado o garenoxacino entre as duas novas quinolonas consideradas mais eficazes: sitafloxacino e gemifloxacino, ambos não disponíveis em nosso país.

Outra propriedade do garenoxacino é seu mecanismo de ação. Essa desquinolona atua simultaneamente em dois sítios bacterianos: são as enzimas DNA girase e a topoisomerase IV; isso significa que a ocorrência de mutações em um dos dois sítios enzimáticos não é suficiente para conferir resistência ao garenoxacino: é necessário que ocorram duas mutações simultâneas (na DNA girase e na topoisomerase IV) para que se desenvolva resistência.

Nos ensaios clínicos de fase III, garenoxacino foi empregado em dose única diária de 400 mg, por via oral.

PAZUFLOXACINO

É uma nova quinolona injetável (mesilato de pazufloxacino), descoberta há alguns anos no Japão pela Toyama Chemical Co. e que recebeu a sigla T-3761. Foi submetida à fase III de investigação clínica, com bons resultados. Vem sendo experimentada na dose de 500 mg, por via endovenosa, em intervalos de 12 horas (2 vezes ao dia). Os ensaios clínicos efetuados mostraram baixo potencial para prolongar o intervalo QT (toxicidade inerente a todas as quinolonas) e baixo potencial para a ocorrência de fotossensibilidade (efeito adverso mais encontrado com o uso de esparfloxacino); sua limitação é predominantemente renal. Seu espectro de ação assemelha-se ao das demais quinolonas, ressaltando-se uma potencial superioridade contra *Pseudomonas aeruginosa* (PA) e contra estafilococos meticilinorresistentes (MRSA). O trabalho de Abe e cols. avaliou *in vitro* a atividade de várias quinolonas contra 207 isolados clínicos de PA e documentou 53% de sensibilidade ao pazufloxacino. Outro estudo *in vitro*, realizado por Yanagasawa e cols., mostrou a ocorrência de um potencial sinergismo com o emprego combinado de pazufloxacino e antibióticos betalactâmicos (contra PA) e também com glicopeptídios (contra MESA), propriedade a se verificar na prática clínica. Outra propriedade vantajosa do pazufloxacino é que seu mecanismo de ação documenta sua ligação às duas enzimas (DNA girase e topoisomerase IV), o que reduz sensivelmente a emergência de resistência por mutação simples, isto é, de uma enzima.

REFERÊNCIAS BIBLIOGRÁFICAS

1. ALANGADEN, G.J., LERNER, S.A. Clinical use of fluoroquinolones for the treatment of mycobacterial diseases. *Clin. Infect. Dis.*, 25: 1213-1221, 1997.
2. ANDRIOLE, V.T. *The Quinolones*. 2nd ed. Academic Press, New York, 1998.
3. ANDRIOLE, V.T. Use of quinolones in treatment of prostatitis and lower urinary tract infections. *Eur. J. Clin. Microbiol. Infect. Dis.*, 10:342-50, 1991.
4. AOYAMA, H., SATO, K., KATO, T., HRAI, K., MITSUHASHI, S. Norfloxacin resistance in a clinical isolate of Escherichia coli. *Antimicrob. Agents Chemother.*, 31:1640-41, 1987.
5. BATTEIGER, B.E., JONES, R.B., WHITE, A. Efficacy and safety of ofloxacin in the treatment of nongonococcal sexually transmitted disease. *Am. J. Med.*, 87 (Suppl. 6C):75S- 77S, 1989.
6. BERGAN, T. Pharmacokinetics of the flluoroquinolones. *In*: ANDRIOLE, V. T. *The Quinolones*. Academic Press, New York, 1998. p. 143-182.
7. BLUMBERG, H.M., RINLAND, D., CARROLL, D.J., TERRY, P., WACHSMUTH, J.K. Rapid development of ciprofloxacin resistance in methicillin-susceptible and resistant Staphylococcus aureus. *J. Infect. Dis.*, 163:1279- 85, 1991.
8. CARMONA, O., HERNANDEZ-GONZALEZ, K.R. Ciprofloxacin in the treatment of nonspecific vaginitis. *Am. J. Med.*, 82:S321-S323, 1987.
9. CARVALHO, W.A. Quinolonas: estrutura química, farmacocinética e mecanismo de ação. *Rev. Bras. Med.*, 50(5): 557-79, 1994.
10. CARVALHO, W.A. Farmacologia, indicações clínicas e toxicidade das modernas fluorquinolonas. *Rev. Ass. Med. Brasil.*, 41(4):293-304, 1995.
11. CARVALHO, W.A., MOREIRA, E.D., Jr., ALCÂNTARA, A.P., SIMÕES, A.F., TEIXEIRA,V.R., RILEY, L., ROCHA, H.J. Increased prevalence of antimicrobial resistance to fluoroquinolones and trimethoprim-sulfamethoxazole among Escherichia coli causing community-acquired urinary tract infections. *Clin. Chem.*, 49:A138, 2003.
12. CHAMBERS, H.F. Sulfonamides, trimethoprim, & quinolones. *In*: KATZUNG, B.G. *Basic & Clinical Pharmacology*. New York, 2001. p. 793-802.
13. CHAN, C.C., OPPENHEIM, B.A., ANDERSON, H., SWINDELL, R., SCARFFE, J.H. Randomized trial comparing ciprofloxacin plus netilmicin versus pipercillin plus netilmicin for empiric treatment of fever of neutropenic patients. *Antimicrob. Agents Chemother.*, 33:87-91, 1989.
14. CLARCK, L.M., SIERRA, M.F. Viruses and chlamydia: important agents of sexually-transmitted diseases. *Lab. Med.*, 6(5):26-34, 1989.
15. COX, C.E. Ofloxacin in the management of complicated urinary tract infections, including prostatitis. *Am. J. Med.*, 87 (Suppl. 6C): 615-685, 1989.
16. DICARLO, R. P., MARTIN, D.H. Use of the quinolones in sexually transmitted diseases. *In*: ANDRIOLE,V.T. *The Quinolones*. Academic Press, New York, 1998; 203-227.
17. DRANCOURT, M., GALLAIS, H., RAOULT, D., ESTRANGIN, E., MALLETT, M.N., DEMICCO, P. Ofloxacin penetration into cerebrospinal fluid. *J. Antimicrob. Chemother.*, 22:263- 65, 1988.
18. DRLICA, K., ZHAO, X. DNA gyrase, topoisomerase IV, and the 4-quinolones. *Microbiol. Mol. Biol. Rev.*, 61:377-392, 1997.
19. EASMON, C.S.F., CRANE, J.P. Uptake of ciprofloxacin by human neutrophils. *J. Antimicrob. Chemother.*, 16:67-73, 1985.
20. GENTRY, L.O., RODRIGUEZ-GOMEZ, G., ZELUFF, B.J., KHOSDEL, A., PRICE, M. A comparative evaluation of oral ofloxacin versus intravenous cefotaxime therapy for serious skin and skin structure infection. *Am. J. Med.*, (Suppl. 6C): 57S-60S, 1989.
21. HOOPER, D.C. Quinolones. *In*: MANDELL, G.L., BENNETT, J.E., DOLIN, R. *Principles and Practice of Infectious Diseases.*, 5th ed. Vol. 1, Churchill Livingstone, Philadelphia, 2000. p. 404-423.
22. HOOPER, D.C., WOLFSON, J.S. Bacterial resistance to the quinolone antimicrobial agents. *Am. J. Med.* 87 (Suppl. 6C): 17S-23S, 1989.
23. HOOPER, D.C., WOOFSON, J.S. Fluoroquinolone antimicrobial agents. *N. Engl. J. Med.*, 324:384-394, 1991.
24. HOOPER, D.C., WOLFSON, J.S., SOUZA, K.S., NG, E.Y., McHUGH, G.L., SWARTZ, M.N. Mechanisms of quinolone resistance in Escherichia coli: characterization of nfxB and cfxB two mutants resistance loci decreasing norfloxacin accumulation. *Antimicrob. Agents Chemother.*, 33:283- 290, 1989.
25. JENSEN, T., PEDERSEN, S. S., NELSEN, C.H., HOIBY, N., KOCH, C. The efficacy and safety of ciprofloxacin and ofloxacin in chronic Pseudomonas aeruginosa infection in cystic fibrosis. *J. Antimicrob. Chemother.*, 20:585-594, 1987.
26. JUDSON, F.N., BEALS, B.S., TACK, K.J. Clinical experience with ofloxacin in sexually transmitted disease. *Infection*, 14 (Suppl. 4): 5309-5310, 1986.
27. KAATZ, G. W., SEO, S. M., RUBLE, C.A. Mechanisms of fluoroquinolone resistance in Staphylococcus aureus. *J. Infect. Dis.*, 163(5):1080-86, 1991.
28. KARLOWSKY, J. A., THORNSBERRY, C., JONES, M. E., SAHM, D.F. Susceptibility of antimicrobial-resistant urinary *Escherichia coli* isolates to fluroquinolones and nitrofurantoin. *Clin. Infect. Dis.*, 36:183-187, 2003.
29. LOPES, H. V. Novos antibióticos. *In*: AMATO NETO, V., NICODEMO, A. C., LOPES, H. V. *Antibióticos na Prática Médica*. 6ª ed. Sarvier, São Paulo, 2007.
30. LUTZ, F. B. Single-dose efficacy of ofloxacin in uncomplicated gonorrhoeae. *Am. J. Med.*, 87 (Suppl. 6C): 69S-74S, 1989.
31. MASECAR, B. L., ROBILLARD, N. J. Spontaneous quinolone resistance in Serratia marcescens due to a mutation in GyrA. *Antimicrob. Agents Chemother.*, 35(5):898-902, 1991.
32. MEUNIER, F., ZINNER, S. H., GAYA, H., CALANDRA, T., VISCOLI, C., KLATERSKY, J., GLAUSER, M. Prospective randomized evaluation of ciprofloxacin versus pipercillin plus amikacin for empiric antibiotic therapy of febrile granulocytopenic cancer patients with lymphomas and solid tumors. *Antimicrob. Agents Chemother.*, 35: 873-878, 1991.
33. MULLER, B. R., HERRMANN, B., IBSEN, H. H. W., HALLEIER-SORENSON, L., FROM, E. Occurrence of Ureaplasma urealyticus and Mycoplasma hominis in non-gonococcal urethritis before and after treatment in a double-blind trial of ofloxacin versus erythromycin. *Scand. J. Inf. Dis.*, 22 (Suppl. 68): 31-34, 1990.
34. NICOLLE, L. E. Use of quinolone in urinary tract infection and prostatitis. *In*: ANDRIOLE, V. T. *The Quinolones*. Academic Press, New York, 1998. p. 183-202.
35. NIEDERMAR, M.S. Treatment of respiratory infections with quinolones. *In*: ANDRIOLE, V. T. *The Quinolones*. Academic Press, New York, 1998. p. 229-250.
36. REESE, R. E., BETTS, R. F., GUMUSTOP, B. *Handbook of Antibiotics*. 3rd ed. Lippincott Williams and Wilkins, Philadelphia, 2000. p. 544-563.

103

Metronidazol

Penildon Silva

O metronidazol foi apresentado em 1959 para tratamento de infecções causadas por *Trichomonas vaginalis*. Verificou-se, depois, que a droga era eficaz contra a maioria das infecções causadas por bactérias anaeróbias e também em outras infecções parasitológicas.

O metronidazol possui a melhor atividade bactericida de todas as drogas contra bactérias anaeróbias.

Do ponto de vista químico, o metronidazol é uma droga nitroimidazólica, com o baixo peso molecular de 171, e tem a seguinte fórmula química: 1-(2-hidroetil)-2-metil-5-nitroimidazol.

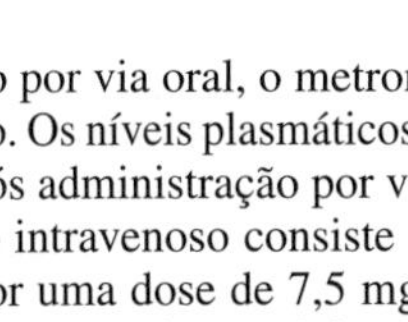

Fig. 103.1 Estrutura do metronidazol.

FARMACOCINÉTICA

Quando administrado por via oral, o metronidazol é rápida e quase completamente absorvido. Os níveis plasmáticos, durante a fase de eliminação, são similares, após administração por via oral ou intravenosa.

O regime posológico intravenoso consiste em uma dose de ataque de 15 mg/kg, seguida por uma dose de 7,5 mg/kg a cada 6 horas. Esse regime produz níveis plasmáticos máximos e mínimos de 25 e 18 µg/mL, respectivamente.

O metronidazol se liga muito pouco às proteínas plasmáticas. Sua meia-vida é de 8 horas.

A absorção da droga não é influenciada pelos alimentos, mas os níveis plasmáticos máximos podem ser retardados.

Após aplicação vaginal, o metronidazol pode ser absorvido, mas os níveis plasmáticos máximos (média de 1,2 µg/mL) e a biodisponibilidade (20%) são menores do que os observados por via oral ou intravenosa.

Por via retal, a droga é bem absorvida, embora os níveis plasmáticos máximos só ocorram 3 horas após a aplicação.

O metronidazol atravessa rapidamente a placenta, e os níveis séricos fetais são equivalentes aos níveis plasmáticos maternos após administração intravenosa em mulheres grávidas. No uso do metronidazol, observa-se um grande volume aparente de distribuição, equivalente a cerca de 80% do peso corpóreo. A droga, como cita Finegold, atinge todos os tecidos e fluidos. São alcançados níveis terapêuticos no líquido amniótico, nos leucócitos polimorfonucleares, no trato biliar não obstruído, no pâncreas, no osso alveolar, no liquor e no conteúdo de abscessos cerebrais, no sangue medular, no fluido de empiema pleural, no fluido peritoneal, em abscessos hepáticos, na secreção de orelha média, na mucosa da orelha média, no leite materno, nos tecidos pélvicos, na mucosa colônica, na saliva, no fluido seminal e nas secreções vaginais. As concentrações atingidas no humor aquoso representam um terço ou a metade das concentrações plasmáticas. O metronidazol penetra no sistema nervoso central, e, por ser bactericida, é útil em abscessos cerebrais.

No metabolismo do metronidazol, formam-se cinco metabólitos principais, dos quais o mais importante é o derivado hidroxi. Os outros são um metabólito ácido, o acetilmetronidazol, o glicuronídio do metronidazol e o conjugado glicuronídio de hidroximetronidazol. Às vezes, também se encontra um conjugado sulfatado.

O metronidazol e seus metabólitos são eliminados principalmente pela urina (60% a 80% da dose). De 6% a 15% é excretado nas fezes.

A meia-vida de eliminação do metronidazol em pacientes anúricos é a mesma que a dos pacientes normais. Entretanto, o metabólito hidroxi pode acumular-se nesses pacientes.

O metronidazol e seus metabólitos são rapidamente removidos pela hemodiálise, e a meia-vida da droga é reduzida para 2,6 horas.

A redução da dose, em geral, não é necessária nos pacientes em diálise peritoneal ambulatorial.

Em pacientes com insuficiência hepática, mesmo sem insuficiência renal concomitante, o *clearance* plasmático do metronidazol é retardado. Nos pacientes com insuficiência hepática significativa, as doses do metronidazol devem ser reduzidas até pelo menos 50%.

MECANISMO DE AÇÃO

O mecanismo de ação do metronidazol abrange quatro etapas: (1) penetração da droga na célula bacteriana; (2) ativação redutora; (3) efeito tóxico do derivado reduzido e (4) liberação de produtos finais inativos. A atividade redutora consiste na redução do grupo nitro da droga. O metronidazol atua como aceptor preferencial de elétrons, sendo reduzido por proteínas transportadoras de elétrons de baixo potencial redox (semelhantes à ferredoxina e à flavodoxina).

A redução da droga reduz a concentração intracelular da droga inalterada, o que mantém um gradiente que impede a captação e gera compostos que são tóxicos para a célula bacteriana.

A toxicidade é exercida por compostos intermediários, de vida curta, ou por radicais livres que produzem lesões devido à interação com o DNA e possivelmente com outras macromoléculas. Os intermediários citotóxicos se decompõem em produtos finais atóxicos e inativos como acetamida e ácido 2-hidroetiloxâmico.

O derivado hidroxi do metronidazol possui significativa atividade antianaeróbia e é mais ativo que o metronidazol contra G. vaginalis. O derivado ácido do metronidazol é pouco ativo contra B. fragilis e Trichomonas. O derivado de glicuronídio não possui atividade contra Trichomonas.

O metronidazol é uma droga de potente ação bactericida. A ação bactericida tem início rápido e não é afetada pelo tamanho do inóculo, pelas necessidades nutritivas ou pela taxa de crescimento das bactérias.

ESPECTRO DE ATIVIDADE

O metronidazol é ativo contra bactérias anaeróbias e microaerófilas, como mostra o Quadro 103.1.

O *Treponema pallidum*, os espiroquetas orais, o *Campylobacter fetus*, a *Gardnerella vaginalis* e o *Helicobacter pylori* são também sensíveis ao metronidazol.

A atividade do metronidazol contra cocos Gram-positivos anaeróbios é muito variável, havendo resistência de até 50% nos isolados testados.

Raças de *Actinomyces* e *Propionibacterium* são resistentes ao metronidazol.

Usualmente, a *Trichomonas vaginalis*, a *Giardia lamblia* e a *Entamoeba histolytica* são também sensíveis ao metronidazol.

O metronidazol não é ativo contra a maioria das bactérias aeróbias. Diferentemente da clindamicina, o metronidazol não é ativo contra *Staphylococcus aureus* e estreptococos do grupo A. O metronidazol também não é ativo contra enterococos ou *Enterobacteriaceae*.

O metronidazol é consistentemente bactericida contra B. fragilis. É considerado a droga de escolha em infecções por B. fragilis em adultos e especialmente em bacteremia por B. fragilis em pacientes com endocardite ou outras infecções vasculares.

RESISTÊNCIA

A resistência de bactérias ao metronidazol surge raramente, e são necessários diversos mecanismos para que se observe resistência de grande significação.

Já foi descrita resistência mediada por plasmídios e cromossomos, mas sua transferência para espécies sensíveis de *Bacteroides* é difícil.

Os casos de resistência descritos são explicados pela reduzida captação da droga pelas bactérias e diminuição da taxa de redução do metronidazol.

A *Trichomonas vaginalis* pode tornar-se resistente ao metronidazol.

Durante um período de 10 anos, Kasten, da Clínica Mayo, verificou que não houve aumento na resistência de *Bacteroides* e *Fusobacterium* sp.

USOS CLÍNICOS

Infecções parasitológicas

As indicações do metronidazol nesse tipo de infecções são as seguintes: vaginite causada por *Trichomonas vaginalis*; amebíase intestinal e abscesso hepático amebiano; giardíase; *Dientamoeba fragilis* em crianças; infecções por *Balantidium coli* e *Dracunculus medinensis*.

Infecções por bactérias anaeróbias

O metronidazol é usado na grande maioria das infecções causadas bactérias anaeróbias. Não é indicado em infecções por P. acnes e em actinomicose. Nas infecções por anaeróbios no trato respiratório inferior, a droga também não proporciona bons resultados. Nesses casos, o que provoca a falha da terapêutica é o fato de que elas são infecções mistas, com a presença de bactérias aeróbias ao lado das anaeróbias. A estratégia para tratamento dessas infecções consiste na adição de penicilina G ou ampicilina nas infecções mistas em que se encontram estreptococos, pneumococos ou *Haemophilus influenzae*.

Se o paciente é alérgico à penicilina, pode-se adicionar a eritromicina.

Muitas infecções por anaeróbios são associadas a bactérias aeróbias ou facultativas. Nesses casos, o tratamento deve ser dirigido para ambas as categorias de bactérias.

Quadro 103.1 Atividade do metronidazol contra bactérias anaeróbias e microaerófilas

Bactérias	Número de Raças	Percentagem Acumulada Sensível à Concentração Indicada (µg/mL)			
		4	8	16	32
Bacteroides fragilis*	161	90	99	100	-
B. melaninogenicus†	60	98	100	-	-
Outras *Bacteroides*, *Prevotella* e *Selenomonas* sp.	154	95	98	100	-
Fusobacterium sp.	65	100	-	-	-
Cocos Gram-negativos anaeróbios	24	92	96	100	-
Cocos Gram-positivos anaeróbios	124	98	-	-	-
Clostridium perfringens	18	94	100	-	-
Outros *Clostridium* sp.	73	97	99	-	-
Bacilos Gram-positivos não esporulantes	87	57	60	62	66
Capnocytophaga sp.	27	52	70	93	-

*Inclui todas as espécies do grupo do B. fragilis.
†Inclui *Prevotella melaninogenica* (chamada antigamente *Bacteroides melaninogenicus*) e *Porphyromonas* (chamada antigamente *Bacteroides asaccharolyticus* subsp.)

(SUTTER, V.L. *In vitro* susceptibility of anaerobic and microaerophilic bacteria to metronidazole and its hydroxy metabolite. *In*: FINEGOLD, S.M., GEORGE, W.L. e ROLFE, R.D. (eds.). Proceedings of the First United States Metronidazole Conference. Tarpon Springs, Fla, February 1982. Biomedical Information Corp., New York, 1982. p. 61.)

Quadro 103.2 Principais indicações para o metronidazol

Indicação	Vias de Administração	Posologia
Infecções anaeróbias sensíveis	IV	Dose de ataque: 15 mg/kg, e depois 7,5 mg/kg, a cada 6 horas
Vaginose bacteriana	PO	1-2 g/dia, em 2-4 doses, de 6 em 6 horas
	PO	500 mg, 2 vezes por dia, durante 7 dias
	Intravaginal	5 g de gel intravaginal a 0,75%, 2 vezes por dia, durante 5 dias
Vaginite por *Trichomonas*	PO	250-500 mg, 3 vezes ao dia, durante 7 dias, ou 1,5 a 2 g em dose única
Amebíase (intestinal ou extraintestinal)	IV ou PO	750 mg, 3 vezes ao dia, durante 10 dias
Giardíase	PO	250 mg, 2 ou 3 vezes ao dia, durante 5-7 dias, ou 2 g, por dia, durante 3 dias

PO = Via oral.

O metronidazol é particularmente indicado em infecções causadas pela bactéria anaeróbia *B. fragilis* e também em infecções intra-abdominais, obstétricas e ginecológicas causadas pelo *Clostridium perfringens*. É também útil contra outros tipos de infecções anaeróbias que incluem bacteremia, infecções de ossos e articulações de tecidos moles, orais e dentárias. É ainda eficaz no tratamento da colite pseudomembranosa causada pelo *Clostridium difficile*.

Outra importante indicação para o metronidazol é a doença periodôntica, mesmo nos casos graves e refratários.

Essa droga pode também ser usada na erradicação do *Helicobacter pylori* na úlcera péptica.

O gel de metronidazol tópico é eficaz no tratamento da rosácea.

O metronidazol é também útil no combate a condições de supercrescimento bacteriano associado à doença de Crohn. Ahmadsyah e Salim demonstraram, em estudo com 173 pacientes, que o metronidazol pode ser a droga de escolha no tratamento do tétano, em lugar da penicilina. Esses autores registram que o grupo tratado com metronidazol teve menor mortalidade, menor tempo de hospitalização e melhor resposta ao tratamento.

No Brasil, o metronidazol é comercializado sob o nome de Flagyl®.

VIAS DE ADMINISTRAÇÃO E POSOLOGIA

O Quadro 103.2 indica as vias de administração e a posologia do metronidazol.

A via intravenosa é utilizada em pacientes gravemente enfermos.

Como a via oral produz concentrações plasmáticas comparáveis àquelas obtidas por via IV, essa via, quando indicado, pode ser substituída pela via oral.

A meia-vida da droga pode admitir intervalos de até 8 a 12 horas entre as doses.

Cada infusão intravenosa deve ser realizada em um período de 1 hora.

A dose máxima diária recomendada é de 4 g.

A duração do tratamento varia de acordo com o quadro patológico. Em infecções graves, frequentemente essa duração pode exigir 2 ou 4 semanas ou mais.

EFEITOS ADVERSOS

De modo geral, o metronidazol é bem tolerado.

As reações mais simples são representadas por: perturbações gastrointestinais leves, neutropenia reversível, sabor metálico, urina escura ou vermelho-marrom, exantema maculopapular, urticária, raramente erupção pustular, queimor vaginal e uretral, ginecomastia.

Entre os efeitos colaterais adversos mais sérios e mais raros citam-se: convulsões, encefalopatia, disfunção cerebelar, ataxia, neuropatia periférica, reação do tipo dissulfiram com álcool, potencialização dos efeitos da varfarina, colite pseudomembranosa e pancreatite branda.

Tem havido preocupação sobre ações mutagênicas e carcinogenéticas do metronidazol.

A redução do grupo nitro de composto é necessária para que haja atividades bactericida e mutagênica. Não é a droga que tem atividade mutagênica, mas sim um ou mais de um dos seus produtos de redução. Entretanto, esses derivados ativos têm vida muito curta e se ligam rapidamente a macromoléculas da célula bacteriana, ou são prontamente reduzidos em compostos que não são mutagênicos ou carcinogênicos.

As observações clínicas não têm revelado associação entre metronidazol e efeitos mutagênicos e carcinogênicos em seres humanos, principalmente quando se utilizam doses baixas e durante pouco tempo.

O metronidazol atravessa a barreira placentária, e surgiu a suspeita de efeito teratogênico no feto, devido às observações de mutagenicidade em sistemas bacterianos. Até o momento não há relatos desses efeitos em modelos animais.

Estudos realizados em mulheres grávidas por Robbie e Sweet, que utilizaram metronidazol no tratamento de tricomoníase vaginal, não mostraram incidência aumentada de natimortos, nem tamanho reduzido dos recém-nascidos, nem prematuros ou teratogenicidade.

Apesar disso, o metronidazol deve ser evitado no 1º trimestre da gravidez. Seu uso durante a gravidez deve ser reservado para situações nas quais a droga é necessária.

Como o metronidazol é excretado no leite materno, a amamentação deve ser suspensa durante 2 dias após o uso da droga.

Nos pacientes que ingerem álcool, o metronidazol pode causar reações semelhantes àquelas produzidas pelo dissulfiram.

O metronidazol inibe o metabolismo da varfarina e de outros anticoagulantes cumarínicos. Se for necessário o uso concomitante dessas drogas, a dose do anticoagulante deve ser reduzida a fim de se manter um tempo de protrombina desejado.

REFERÊNCIAS BIBLIOGRÁFICAS

1. AHMADSYAH, I., SALIM, A. Treatment of tetanus: an open study to compare the efficacy of procaine penicillin and metronidazole. *Br. Med. J.*, *291*:648, 1985.
2. BARTLETT, J.G., DEZFULIAN, M., JOINER, K. Relative efficacy and critical interval of antimicrobial agents in experimental infections involving *Bacteroides fragilis*. *Arch. Surg.*, *118*:181, 1983.
3. BEARD, C.M., NOLLER, K.L., O'FALLON, W.M., et al. Cancer after exposure to metronidazole. *Mayo Clin. Proc.*, *63*:147-153, 1988.
4. CARO-PATÓN, T., CARVAJAL, A., MARTIN DE DIEGO, I. et al. Is metronidazole teratogenic? A meta-analysis. *Br. J. Clin. Pharmacol.*, *441*:179-182, 1997.
5. CHONG, H., ORIENTAL, S. A look at trends in and approaches to the treatment of leishmaniasis. *Int. J. Dermatol.*, *25*:615-623, 1986.
6. COUSTAN, D.R. Use of metronidazole in pregnancy. *Pediatr. Infect. Dis. J.*, *18*:79, 1999.
7. ELIZONDO, G., GONSEBATT, M.E., SALAZAR, A.M. et al. Genotoxic effects of metronidazole. *Mutat. Res.*, *370*:75-80, 1996.

8. FALAGAS, M.E., WALKER, A.M., JICK, H. et al. Late incidence of cancer after metronidazole use: A matched metronidazole user/nonuser study. *Clin. Infect. Dis.*, 26:384-388, 1998.
9. FINEGOLD, S.M. Metronidazole. *Ann. Intern. Med.*, 93:585, 1980.
10. FINEGOLD, S.M. Metronidazole. *In:* MANDELL, G.L., BENNETT, J.E., DOLIN, R. (eds.). *Principles and Practice of Infectious Disease.* 5th ed. Churchill Livingstone, New York, 2000.
11. FREDRICSSON, B., HAGSTRÖM, B., NORD, C.-E. et al. Systemic concentrations of metronidazole and its main metabolites after intravenous, oral and vaginal administration. *Gynecol. Obstet. Invest.*, 24:200-207, 1987.
12. FREEMAN, C.D., KLUTMAN, N.E., LAMP, K.C. Metronidazole. A therapeutic review and update. *Drugs*, 54:679-708, 1997.
13. GUAY, D.R., MEATHERALL, R.C., BAXTER, H. et al. Pharmacokinetics of metronidazole in patients with alcoholic liver disease. *Antimicrob. Agents Chemother.*, 25:306-310, 1984.
14. KASTEN, J.J. Clindamycin, metronidazole, and chloramphenicol. *Mayo Clin. Proc.*, 74:825, 1999.
15. KLEINFELS, D.I., SHARPE, R.J., DONTA, S.T. Parenteral therapy for antibiotic-associated pseudomembranous colitis. *J. Infect. Dis.*, 157:389, 1988.
16. KRAJDEN, S., LOSSICK, J.G., WILK, E. et al. Persistent *Trichomonas vaginalis* infection due to a metronidazole-resistant strain. *Can. Med. Assoc. J.*, 134:1373-1374, 1986.
17. LAU, A,H,, EVANS, R., CHANG, C.-W. et al. Pharmacokinetics of metronidazole in patients with alcoholic liver disease. *Antimicrob. Agents Chemother.*, 31:1662-1664, 1987.
18. MEDICAL LETTER. The choice of antibacterial drugs. *Med. Lett. Drugs Ther.*, 40:1, 1998.
19. MÜLLER, M. Mode of action of metronidazole on anaerobic bacteria and protozoa. *In*: Proceedings of the North American Metronidazole Symposium on Anaerobic Infections. Scottsdale, Aziz, October 1981. *Surgery*, 93:165, 1983.
20. PHYSICIAN'S DESK REFERENCE. 54th ed. Montvale, NJ, Medical Economics Data, 2000.
21. RASMUSSEN, B.A., BUSH, K., TALLY, F.P. Antimicrobial resistance of *Bacteroides. Clin. Infect. Dis.*, 16:S390-S400, 1992.
22. REYSSET, G., HAGGOUD, A., SEBALD, M. Genetics of resistance of *Bacteroides* species to 5-nitromidazole. *Clin. Infect. Dis.*, 16:S401-S403, 1993.
23. ROBBIE, M.O., SWEET, R.L. Metronidazole use in obstetrics and gynecology: A review. *Am. J. Obstet. Gynecol.*, 145:865-881, 1983.
24. ROSENBLATT, J.E., EDSON, R.S. Metronidazole. *Mayo Clin. Proc.*, 58:154, 1983.
25. SPROTT, M.S., INGHAM, H.R., HICKMAN, J.E. et al. Metronidazole-resistant anaerobes. *Lancet*, 1:1220, 1983.
26. SUTTER, V.L. *In vitro* susceptibility of anaerobic and microaerophylic bacteria to metronidazole and its hydroxy metabolite. *In*: FINEGOLD, S.M., GEORGE, W.L., ROLFE, R.D. *Metronidazole.* Biomedical Information Corp., New York, 1982. p. 61.
27. TALLY, F.P., SULLIVAN, C.E. Metronidazole: *In vitro* activity, pharmacology and efficacy in anaerobic bacterial infections. *Pharmacotherapy*, 1:28, 1981.
28. VISSER, A.A., HUNDT, H.K.L. The pharmacokinetics of a single intravenous dose of metronidazole in pregnant women. *J. Antimicrob. Chemother.*, 13:279-283, 1984.

Quimioterapia da Tuberculose e Micobactérias Atípicas

Antônio Carlos Moreira Lemos

INTRODUÇÃO

A tuberculose é um sério problema de saúde pública. Estima-se em todo o mundo, a cada ano, uma incidência de 8 milhões de casos novos e 2,7 milhões de óbitos. Antes de 1950, década que consideramos a do início da quimioterapia, 50% dos pacientes morriam nos 2 anos seguintes. Dos restantes, 25% evoluíam com doença crônica ativa e 25% se curavam espontaneamente. Na tentativa de melhorar tal panorama, métodos cirúrgicos como colapsoterapia (pneumotórax e pneumoperitônio) foram desenvolvidos, e, mais adiante, a toracoplastia, todos sem resultados satisfatórios. O grande avanço na terapêutica do paciente tuberculoso veio com a descoberta das drogas tuberculostáticas e/ou tuberculocidas. A primeira delas, a estreptomicina, foi descoberta em 1944, e, quando usada, determinava uma melhora clínica inicial, mas, ao cabo de poucos meses, os pacientes voltavam a deteriorar o quadro clínico, devido à falência terapêutica. Outras drogas foram incorporadas ao arsenal terapêutico da tuberculose, o ácido para-aminossalicílico, em 1946, e a isoniazida, em 1952, tornando possível a cura da tuberculose com o uso concomitante das três drogas. Novas drogas foram descobertas nos anos subsequentes. Entretanto, a falta de um bom programa de controle da tuberculose e o surgimento da síndrome de imunodeficiência adquirida (AIDS/SIDA) têm sido responsáveis pelo aumento de casos. Tais fatos, acrescidos do número de casos com cepas multirresistentes, levaram a Organização Mundial de Saúde, em abril de 1993, a declarar a tuberculose em estado de emergência no mundo. Com a AIDS/SIDA, houve um aumento significativo de casos de micobacterioses atípicas, especialmente a doença complexo *Mycobacterium avium* (MAC).

Outras drogas antibacterianas, a exemplo dos macrolídios – claritromicina e azitromicina –, dos quinolônicos e da rifabutina, têm contribuído na prevenção e no tratamento das micobactérias.

FARMACOTERAPIA – DROGAS USADAS

Isoniazida (INH)

QUÍMICA

A isoniazida é a hidrazida do ácido nicotínico, solúvel em água.

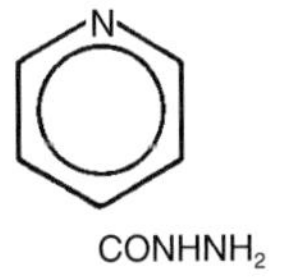

Fig. 104.1 Isoniazida.

ATIVIDADE BACTERIANA

A INH é bacteriostática para os bacilos com baixa multiplicação, mas é bactericida para os micro-organismos que se multiplicam rapidamente. É tuberculostática nas doses mínimas de 0,025 a 0,05 µg/mL. A maioria das micobactérias atípicas é resistente à INH, com exceção da *M. kansaii*. É altamente eficaz contra *M. tuberculosis*, penetra nas células, e é eficaz contra bacilos no meio intracelular.

RESISTÊNCIA BACTERIANA

Não ocorre resistência cruzada com a INH e a etionamida, que é estruturalmente relacionada com a INH. Quando o *M. tuberculosis* é submetido a concentrações crescentes de INH, desenvolve-se resistência, devido a uma mutação dentro do gene bacteriano inhA, envolvido na biossíntese do ácido micólico. A resistência geneticamente determinada é de 1 em cada 10^6 bacilos. Há evidência de que os bacilos resistentes à INH são menos patogênicos e que a droga pode ter seu uso continuado independentemente da identificação de bacilos resistentes.

FARMACOCINÉTICA

A INH é rapidamente absorvida por via oral ou parenteral, observando-se concentrações plasmáticas máximas 1 a 2 horas após a ingestão oral. Difunde-se por todos os fluidos do corpo, tanto extra como intracelular, alcançando bons níveis nos líquidos pleural e ascítico e no caseoso. Está presente no liquor em concentrações semelhantes às do plasma. Inicialmente os níveis de INH são mais altos no plasma e no músculo que no tecido infectado, mas esse último retém a droga em níveis bem superiores aos requeridos para a bacteriostase. Os antiácidos que contêm alumínio podem interferir na absorção da INH. A principal via de excreção é o rim, por onde passam 75% a 95% de seus metabólitos, o principal dos quais é a acetildrazida. O *clearance* da INH é pouco dependente da função renal, podendo-se usar 300 mg/dia se o nível da creatinina plasmática for igual ou inferior a 12 mg%. Pacientes com níveis plasmáticos de creatinina acima desse valor requerem monitorização dos níveis plasmáticos ou redução da dosagem.

Geneticamente, com relação à acetilação da INH pelo fígado, a população está dividida em dois grupos, que compreendem os acetiladores rápidos e os lentos. Em geral, a distribuição da INH no plasma obedece a uma curva bimodal, com os acetiladores rápidos apresentando níveis plasmáticos iguais a 30% a 50% dos apresentados pelos acetiladores lentos. Os acetiladores lentos são os mais frequentes na população, os mais acometidos de polineurite, e tendem a eliminar os bacilos com maior rapidez. Os acetiladores rápidos correspondem a aproximadamente 16% dos indivíduos.

FARMACODINÂMICA, MECANISMO DE AÇÃO

O mecanismo de ação da INH não é inteiramente conhecido; sabe-se, entretanto, que somente os germes sensíveis captam essa droga. A captação da INH pelo bacilo se faz através de processo ativo, e a maior parte da droga encontrada no interior do bacilo é um metabólito do ácido isonicotínico. A INH parece ter efeito sobre a biossíntese de lipídios, dos ácidos nucleicos e da glicólise. Uma ação primária da INH sobre a síntese dos ácidos das micobactérias catalisa a primeira reação específica da síntese dos ácidos micólicos. Como os ácidos micólicos são peculiares das micobactérias, tal ação explicaria o elevado grau de seletividade antimicobacteriana da INH. Exposição a INH reduz a quantidade de lipídio extraído pelo metanol dos micro-organismos.

EFEITOS ADVERSOS

A incidência de reações adversas é estimada em 5,4%. As reações de hipersensibilidade à INH são incomuns, mas podem ocorrer, tais como febre, erupções cutâneas, hepatite e um processo de vasculite acompanhado pela presença de anticorpos antinucleares, simulando um quadro de lúpus eritematoso. Reações hematológicas como eosinofilia, anemia, agranulocitose, trombocitopenia e manifestações articulares podem ocorrer. A suspensão da droga faz desaparecer tais complicações. A grande maioria dos efeitos adversos da INH é dose-dependente, sendo inferior a 1% com 3 mg/kg de peso/dia. Os efeitos tóxicos mais importantes se relacionam com o sistema nervoso central e periférico. A neurite periférica ocorre em cerca de 2% dos pacientes que usam 5 mg/kg de peso/dia. Dose mais alta pode causar neurite periférica em 10% a 20% dos pacientes. Esse efeito adverso é mais frequente em pacientes acetiladores lentos, portadores de diabete melito, desnutridos e anêmicos. Isso decorre de uma excreção urinária aumentada de piridoxina (vitamina B_6), podendo ser prevenida pela ingestão diária de 50 a 100 mg de piridoxina. Quando os sintomas de neurite periférica surgem, recomenda-se a dose de 300 mg de piridoxina ao dia. Anemia e lesões cutâneas podem ocorrer por causa da deficiência de piridoxina. Convulsões estão presentes em menos de 1% dos pacientes, e, ao que parece, melhoram com altas doses de piridoxina. Além disso, podem surgir ataxia, encefalopatias, distúrbios de comportamento e neurite óptica. A INH potencializa a ação da difenil-hidantoína e inibe a para-hidroxilação desse anticonvulsivante, tornando-se particularmente importante no indivíduo acetilador lento. Deve-se ter cuidado quando se usa a INH em pacientes epiléticos que usam difenil-hidantoína, pois recomenda-se um ajuste na dosagem do anticonvulsivante. A INH, quando usada juntamente com o antabuse, é capaz de causar efeitos psicóticos, como resultado de alteração no metabolismo da dopamina. O uso de INH pode provocar lesão hepática. A elevação das transaminases aparece em cerca de 10% dos casos. A incidência de hepatite varia com a idade, como se vê no Quadro 104.1. História pregressa de hepatopatia e alcoolismo aumenta o risco de hepatite por INH. Portadores do vírus B da hepatite toleram bem a INH. A hepatite por INH não tem mecanismo conhecido, variando as opiniões entre reação de hipersensibilidade e reação tóxica. Recomenda-se a suspensão da droga quando os níveis de transaminase alcançam valores superiores a 2 ou 3 vezes o normal ou quando o paciente apresenta icterícia.

A INH é a mais importante droga tuberculostática, ao lado da rifampicina. É de baixo custo e bem tolerada, e a droga preferida na quimioprofilaxia da tuberculose.

Quadro 104.1 Uso de INH e hepatite em relação à idade

Idade (anos)	Incidência de Hepatite (%)
menos de 20	rara
20 a 34	0,3
35 a 50	1,2
mais de 50	2,3

DOSES E VIAS DE ADMINISTRAÇÃO

Pode ser usada por via oral ou intramuscular. A dose para adulto é de 400 mg diariamente. Em crianças, usam-se 10 a 20 mg/kg de peso/dia. A INH deve ser tomada em dose única.

Rifampicina (RMP)

A rifampicina é um antibiótico semissintético, derivado da rifampicina B, que é produzida pelo *Streptomyces mediterranei*. É solúvel em solventes orgânicos e na água com pH ácido.

ATIVIDADE ANTIBACTERIANA

Em concentração de 0,005 a 0,2 μg/mL, a RMP inibe o crescimento de *M. tuberculosis in vitro*. As micobactérias atípicas requerem concentrações maiores, que variam de 4 a 16 μg/mL, para inibir seu crescimento. *In vitro*, a RMP potencializa a atividade da SM e da INH, mas não a do etambutol. É ativa contra a maioria das bactérias Gram-positivas, inclusive *S. aureus* e *S. coagulase-negativo*. Tem ação contra muitas bactérias Gram-negativas: *E. coli, Pseudomonas, Klebsiella*. É altamente ativa contra *Neisseria meningitidis* e *Haemophilus influenzae*. Tem ação inibitória contra *Legionella* sp.

RESISTÊNCIA BACTERIANA

As micobactérias podem desenvolver rápida resistência quando a RMP é usada isoladamente. A resistência natural é de 1 em cada 10^7 a 10^8 bacilos da tuberculose. A resistência à rifampicina deve-se a alteração do código do DNA para produzir a RNA polimerase.

FARMACOCINÉTICA

A RMP é bem absorvida por via oral e alcança concentração plasmática máxima 2 a 4 horas após a ingestão. A dose oral de 600 mg atinge concentração plasmática de 7 μg/mL. Apresenta melhor nível de absorção se o indivíduo está em jejum. A RMP tem sua absorção prolongada pelo PAS, e a concentração plasmática satisfatória pode não ser alcançada. Se o PAS e a RMP fizerem parte de um mesmo esquema terapêutico, devem ser usados separadamente, com intervalos de 8 a 12 horas. Após a absorção intestinal, é rapidamente eliminada na bile. Durante esse período, a droga é progressivamente acetilada, e 6 horas após praticamente toda a dose ingerida está sob a forma metabólica, que retém as propriedades antibacterianas.

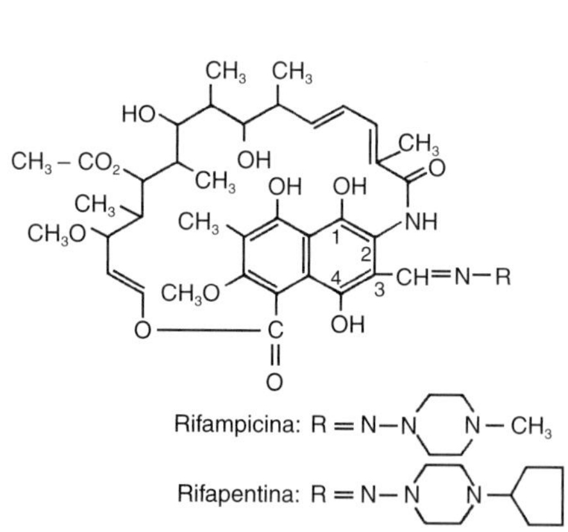

Fig. 104.2 Rifampicina e rifapentina.

Há um ciclo entero-hepático, mas a reabsorção está diminuída após a sua acetilação e com a alimentação, o que facilita a eliminação da droga pelas fezes. A meia-vida da RMP varia de 1 hora e meia a 5 horas; está aumentada na presença de disfunção hepática e diminuída nos indivíduos que usam INH. Durante as 2 primeiras semanas de tratamento, a meia-vida da droga está diminuída em cerca de 40%, devido à aceleração da sua acetilação induzida pelas enzimas microssomais hepáticas. Aproximadamente 30% da droga é excretada na urina, e o restante é excretado nas fezes. Não é necessário ajuste da dose em pacientes com disfunção renal. A RMP está presente em concentração eficaz em muitos órgãos e líquidos do organismo, inclusive no liquor. A droga tinge a urina, as fezes, o suor, o esputo, a saliva, as lágrimas, etc., conferindo-lhes coloração vermelho-alaranjada; é conveniente chamar a atenção dos pacientes para essa peculiaridade. A RMP atravessa a barreira placentária.

FARMACODINÂMICA E MECANISMO DE AÇÃO
A RMP inibe a síntese do RNA, interferindo especificamente na polimerase do RNA dependente do DNA, suprimindo a iniciação da formação da cadeia (mas não o seu alongamento) na síntese do RNA. A resistência bacteriana ocorre quando surge alteração no código do DNA para produzir a polimerase do RNA. A RMP é bactericida para microorganismos tanto no meio extracelular como no intracelular.

EFEITOS ADVERSOS
Em apenas 3% dos casos tratados com RMP é necessário interromper o tratamento. Os mais comuns são erupção cutânea (0,8%), febre (0,5%) e náusea e vômito (1,5%). O principal paraefeito é a agressão hepática. Em uma série de 500.000 casos tratados com RMP, ocorreram 16 óbitos de pacientes com icterícia. Nos pacientes com função hepática normal, o uso da droga associada à INH é seguro. História de alcoolismo, doença crônica do fígado e paciente idoso aumentam esse risco. O efeito hepatotóxico da RMP, com frequência, é detectado apenas laboratorialmente, mediante elevação das transaminases e fosfatase alcalina. Na maioria das vezes não há necessidade de interrupção do uso da droga, e os níveis enzimáticos retornam ao normal. A presença de icterícia exige a retirada da droga. O uso intermitente, menos de 2 vezes por semana, de altas doses de RMP, 1.200 mg ou mais, pode causar sérias manifestações clínicas. Febre, calafrio e mialgias se desenvolvem em 20% dos pacientes assim tratados. Outras manifestações que podem ocorrer são: eosinofilia, nefrite intersticial, necrose tubular aguda, trombocitopenia, anemia hemolítica e choque. Hemoglobinúria, hematúria, trombocitopenia, insuficiência renal e leucopenia transitória ocorrem raramente.

A RMP não parece produzir nenhum efeito teratogênico, mesmo quando administrada durante o 1º trimestre da gravidez. Há evidências de que a RMP tem propriedades imunossupressoras clinicamente significativas. Com a administração da RMP, na posologia convencional, tem-se notado supressão da hipersensibilidade cutânea à tuberculina. Isso ocorre devido à supressão funcional da célula T, e está relacionado com a inibição da síntese proteica pelas células envolvidas no processo imune. A imunossupressão induzida pela RMP não provoca efeito danoso para os pacientes que usam a droga. Como a RMP é um potente indutor de enzimas microssomais hepáticas, podem ocorrer interações clinicamente importantes quando usada com outras drogas. Drogas relatadas como sendo afetadas pela RMP, quando usadas em conjunto com ela, incluem: anticoagulantes orais, contraceptivos orais, sulfonilureias, barbituratos, fenitoína, cetoconazol, bloqueadores beta-adrenérgicos, verapamil, ciclosporina, teofilinas, digitoxina, hipoglicemiantes orais, quinidina e corticosteroides. A RMP pode reduzir a excreção biliar do meio de contraste usado para visualização de cálculos na vesícula. Sintomas relacionados com o sistema nervoso têm sido observados, incluindo fadiga, cefaleia, ataxia, confusão, diminuição da concentração e fraqueza muscular. Tem-se observado proteinúria em cerca de 85% dos pacientes com tuberculose tratados com RMP. Não deve ser administrada em pacientes portadores de icterícia obstrutiva.

A RMP representa a maior contribuição ao tratamento da tuberculose, desde a introdução da INH. Apesar da lista enorme de possíveis efeitos adversos, a incidência é baixa, e raras vezes o tratamento requer interrupção.

DOSES E VIA DE ADMINISTRAÇÃO
A RMP é usada por via oral, na dose diária de 10 a 20 mg/kg de peso, com dose máxima de 600 mg/dia. Deve ser dada em dose única, 1 hora antes de uma refeição (em geral, o café da manhã) ou 2 horas após.

Etambutol (EMB)

QUÍMICA
O EMB é um composto sintético, solúvel em água e estável ao calor.

ATIVIDADE ANTIBACTERIANA
Aproximadamente todas as amostras de *M. tuberculosis, M. kansaii* e um percentual do complexo *Mycobacterium avium* são sensíveis ao EMB. Não tem atividade sobre outras bactérias. É ativo contra a maioria dos bacilos resistentes à INH e à SM. A resistência bacteriana secundária ao EMB desenvolve-se lentamente, e resistência primária tem sido relatada ocasionalmente.

FARMACOCINÉTICA
Cerca de 75% a 80% da ingestão oral do EMB é absorvida pelo trato intestinal. A dose de 25 mg/kg de peso produz concentração plasmática de 5 μm/mL em 2 a 4 horas. A meia-vida do EMB é de 3 a 4 horas, com 50% do nível máximo de concentração plasmática presente após 8 horas e com 10% após 24 horas. O EMB alcança nível intraeritrocitário duas vezes superior ao plasmático. Esse fato desempenha papel de reservatório, útil para o prolongamento dos níveis sanguíneos. O EMB não penetra no liquor quando as meninges estão intactas, mas alcança níveis terapêuticos nos pacientes portadores de meningite tuberculosa. A principal via de excreção é a renal. Em 24 horas, 75% da dose administrada é eliminada na urina sem nenhuma alteração e 15% é eliminada sob a forma de dois metabólitos. A droga é excretada pela secreção tubular em adição à filtração glomerular.

FARMACODINÂMICA E MECANISMO DE AÇÃO
O mecanismo preciso de ação do EMB não é conhecido. Verificou-se que a droga inibe a incorporação do ácido micólico à parede celular das micobactérias.

EFEITOS ADVERSOS
O EMB, na dose de 15 mg/kg de peso/dia, raramente é tóxico. Menos de 2% de reações adversas aconteceram em uma série com 2.000 pacientes, e 0,8% apresentaram diminuição da acuidade visual, 0,5%, erupção cutânea e 0,3%, febre. Como qualquer outra droga, o EMB pode provocar reações de hipersensibilidade (0,1%) que podem variar desde lesões cutâneas até choque anafilático. O principal efeito adverso é dose-dependente, caracterizando-se pela neurite óptica de dois tipos: (a) comprometimento das fibras centrais do nervo óptico – o paciente apresenta visão turva, diminuição da acuidade visual, escotoma central e perda da capacidade de diferenciar o verde do vermelho; e (b) comprometimento das fibras periféricas do nervo óptico – o paciente apresenta diminuição dos campos visuais periféricos. Esse último efeito é raro e está relacionado a altas doses. Essas alterações são reversíveis se a droga for suspensa, e, geralmente, aparecem após 2 meses de uso do EMB. Com dose de 25 mg/kg de peso/dia, a neurite óptica ocorre em 5% ou menos dos pacientes. Testes visuais de acuidade e de discriminação verde/vermelho são recomendados antes do início do EMB e periodicamente. O EMB diminui a excreção renal do ácido úrico, aumentando a concentração sanguínea dos uratos em cerca de 50% dos pacientes.

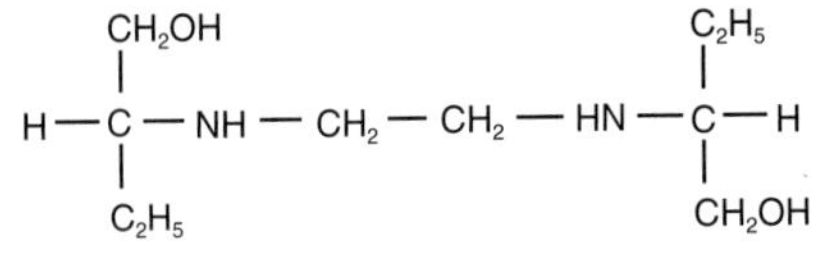

Fig. 104.3 Etambutol.

Esse efeito é, possivelmente, acentuado pelo uso da INH e PZA. Outras manifestações como prurido, dermatite, dor abdominal, leucopenia, dores articulares, febre, cefaleia, confusão mental, desorientação e até alucinação podem ocorrer. O EMB pode ser usado em crianças e gestantes: nenhum efeito teratogênico foi reportado até hoje.

DOSES E VIA DE ADMINISTRAÇÃO

O EMB é usado por via oral, na dose de 15 a 25 mg/kg de peso/dia, em tomada única. A dose máxima para adultos é de 1.200 mg/dia.

Estreptomicina (SM)

A SM é estudada mais detalhadamente no Cap. 97. Serão considerados apenas aspectos da droga referentes ao seu uso no tratamento antimicobacteriano. A resistência natural é de 1 em cada 10^4 bacilos. A SM foi a primeira droga eficaz usada no tratamento da tuberculose. Problemas relacionados com toxicidade e resistência bacteriana limitaram seu uso isoladamente. Quando usada concomitantemente a outras drogas, é bastante eficaz, fazendo parte do arsenal terapêutico de primeira linha no tratamento da tuberculose. É uma droga bactericida e bacteriostática *in vitro* e somente bacteriostática *in vivo*, inibindo o crescimento da ampla maioria das *M. tuberculosis* e *M. bovis* na concentração de 10 µg/mL. Concentração de 0,4 µg/mL pode inibir o crescimento *in vitro*. A maioria das micobactérias atípicas é resistente a SM, com exceção do *M. kansasii*, que, com frequência, é sensível. A resistência bacteriana primária é alta, bem como o risco de resistência adquirida. Não tem ação nos bacilos que vivem intracelularmente.

EFEITOS ADVERSOS

Em uma série de 515 pacientes com tuberculose tratados com SM, 8,2% apresentaram efeitos adversos, com metade desses envolvendo as funções vestibular e auditiva do 8º par craniano; erupção cutânea ocorreu em 2%, e febre, em 1,4% dos pacientes.

DOSE E VIA DE ADMINISTRAÇÃO

A SM é administrada na dose de 20 mg/kg de peso/dia, com a dose diária máxima de 1 g, durante um período de 20 a 90 dias. Nos pacientes com mais de 45 anos de idade, a estreptomicina deve ser usada em dias alternados.

Ácido para-aminossalicílico (PAS)

QUÍMICA

Embora as soluções aquosas do PAS sejam muito instáveis, o seu sal de sódio é bem mais estável e solúvel em água; não se decompõe em temperatura ambiente, mas é decomposto pelo calor.

ATIVIDADE ANTIBACTERIANA

O PAS é bacteriostático e específico para o *M. tuberculosis*. A maioria das micobactérias atípicas é resistente. O *M. tuberculosis* é inibido *in vitro* com concentração de 1 µg/mL, mas, durante o tratamento da tuberculose, há exigência de doses bem altas de PAS. Quando usado sozinho, tem pouco valor e é menos eficaz que a estreptomicina e a hidrazida.

RESISTÊNCIA BACTERIANA

A resistência bacteriana é mais difícil e ocorre mais lentamente com o PAS do que com a estreptomicina, não aparecendo com menos de 4 meses de uso. Associado a outras drogas, retarda e diminui o número de bacilos resistentes.

FARMACOCINÉTICA

O PAS é prontamente absorvido no trato intestinal, sendo a absorção do sal de sódio mais rápida. Uma dose oral de 4 g do ácido livre produz concentração plasmática máxima de 75 µg/mL no período de 90 minutos a 2 horas. Distribuindo-se por todos os líquidos corpóreos, atinge altas concentrações no líquido pleural e no caseoso e baixa concentração no liquor. A meia-vida é de 1 hora, e a concentração plasmática é irrisória 4 a 5 horas após, na dose única já citada. Cerca de 80% é excretada na urina, sendo 50% sob a forma de composto acetilado e a maior parte do restante sob a forma de ácido livre. A forma de ácido livre do PAS é insolúvel e o composto acetilado é pouco solúvel em água, podendo surgir cristalúria, a não ser que a urina seja neutra ou alcalina. O sal de sódio do PAS reduz acentuadamente essa complicação. A excreção do PAS é retardada na vigência de disfunção renal, não sendo recomendada em pacientes com tal disfunção. O PAS, a exemplo da hidrazida, é acetilado no fígado, e níveis mais altos de hidrazida estão presentes nos pacientes que fazem uso dessa droga. Probenecida diminui a excreção renal do PAS.

FARMACODINÂMICA E MECANISMO DE AÇÃO

O PAS tem uma estrutura parecida com a do ácido para-aminobenzoico, e seu mecanismo de ação é muito semelhante ao das sulfonamidas. Como essas não agem sobre o *M. tuberculosis* e o PAS não atua sobre as bactérias sensíveis às sulfonamidas, é provável que as enzimas responsáveis pela biossíntese do ácido fólico, em vários micro-organismos, sejam muito seletivas na sua capacidade de distinguir vários análogos do seu verdadeiro metabólito.

EFEITOS ADVERSOS

A incidência de reações adversas com o uso do PAS é de aproximadamente 10% a 30%. Anorexia, dor epigástrica, náusea e diarreia são as queixas predominantes. Pacientes com úlcera péptica toleram muito mal o uso da droga. Reação de hipersensibilidade é observada em 5% a 10% dos pacientes. Febre alta, astenia, dores articulares e inflamação da garganta podem surgir ao mesmo tempo. Erupção cutânea isoladamente ou acompanhada de febre e anormalidades hematológicas – leucopenia, agranulocitose, eosinofilia, linfocitose, síndrome mononuclear atípica e trombocitopenia – têm sido observadas. Pode ocorrer anemia hemolítica aguda. Cerca de 19% dos pacientes que usam o PAS suspendem o tratamento, 15% devido a manifestações gastrointestinais – principalmente náusea, vômitos e diarreia – e 4% por causa de reações de hipersensibilidade.

DOSE E VIA DE ADMINISTRAÇÃO

O PAS é administrado por via oral, e a dose, para adultos, é de 10 a 12 gramas ao dia. É mais bem tolerada quando usada após as refeições e dividida em 2 a 3 vezes ao dia. Crianças devem usar 150 a 300 mg/kg de peso/dia, divididos em 3 a 4 doses.

Pirazinamida (PZA)

QUÍMICA

A PZA é uma droga sintética, análoga à nicotinamida, e não é solúvel em água.

ATIVIDADE ANTIBACTERIANA

A PZA é bactericida *in vitro* em pH ligeiramente ácido, eliminando o *M. tuberculosis*, dentro de monócitos, em concentração de 12,5 µg/mL. Se usada isoladamente, promove rápida resistência. As micobactérias e *M. bovis* são resistentes.

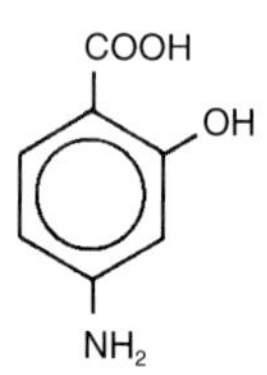

Fig. 104.4 Ácido para-aminossalicílico.

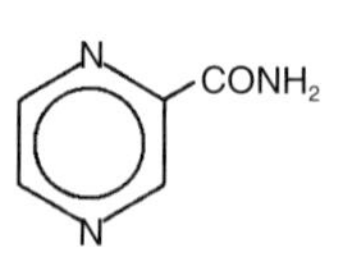

Fig. 104.5 Pirazinamida.

FARMACOCINÉTICA

A PZA é bem absorvida pelo trato intestinal e amplamente distribuída por todo o organismo. A administração oral de 1 g produz concentração plasmática de 45 µg/mL em 2 horas e de 10 µg/mL em 15 horas. É excretada pelo rim através da filtração glomerular, atingindo concentrações urinárias de 50 a 100 µg/mL durante várias horas, após uma única dose. A PZA é hidrolisada e, subsequentemente, hidroxilada, formando o ácido 5-hidropirazinoico, seu maior produto de excreção.

FARMACODINÂMICA E MECANISMO DE AÇÃO

Não se conhece o mecanismo de ação da PZA, mas sabe-se que essa droga é mais eficaz contra as micobactérias localizadas intracelularmente. Há evidências de que a PZA possa ativar a resposta imunocelular.

EFEITOS ADVERSOS

O comprometimento hepático é o mais importante, havendo necessidade de controle de sua função quando se usa a PZA. Com doses de 3 g/dia, os sintomas surgem em 15% dos casos, e 2% a 3% desses apresentam icterícia. É infrequente a morte devida a insuficiência hepática.

Os aumentos de transaminases são as alterações hepáticas mais precoces. O aparecimento de dano hepático significativo, elevação das transaminases acima de 3 vezes o normal ou icterícia implica que a droga deve ser interrompida. A PZA não deve ser usada em pacientes portadores de hepatopatia ou alcoolistas, a menos que seja indispensável. Diminui a excreção dos uratos, e hiperuricemia surge em aproximadamente todos os pacientes, podendo ocorrer crise aguda de gota. As manifestações adversas são: anorexia, náuseas, vômitos, disúria, febre e astenia.

DOSE E VIA DE ADMINISTRAÇÃO

A PZA é usada por via oral, na dose de 20 a 35 mg/kg de peso/dia, não se devendo ultrapassar o máximo de 2 g/dia. Deve ser usada de preferência em dose única diária.

Etionamida (ETH)

QUÍMICA

A ETH é um derivado alfaetil da tioisonicotinamida, de cor amarela e insolúvel em água.

ATIVIDADE ANTIBACTERIANA

M. tuberculosis é inibido em concentrações que variam de 0,6 a 2,5 µg/mL de ETH, e sua atividade tuberculostática é cerca de 1/10 da INH. A concentração de 10 µg/mL inibe aproximadamente 75% das micobactérias fotocromógenas.

RESISTÊNCIA BACTERIANA

As micobactérias desenvolvem resistência rapidamente quando a ETH é usada de modo errôneo, e a resistência primária é infrequente. Existe resistência cruzada incompleta com a tioacetazona e a INH.

FARMACOCINÉTICA

A administração oral de 1 g de ETH alcança concentração plasmática de 20 µg/mL em 3 horas e de 3 µg/mL em 9 horas. A meia-vida da droga é de aproximadamente 2 horas. Devido à irritação gástrica, 50% dos pacientes não toleram dose superior a 500 mg de uma só vez. É amplamente distribuída, e a concentração plasmática e de vários órgãos é muito semelhante por todo o organismo. Alcança níveis significativos no liquor. A ETH inibe a acetilação da INH *in vitro*. É excretada por via renal, mas somente 1% é eliminada sob a forma ativa, existindo vários metabólitos.

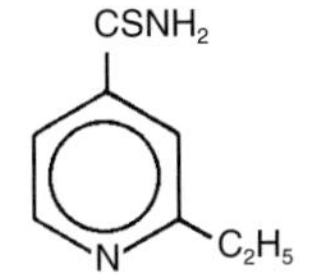

Fig. 104.6 Etionamida.

EFEITOS ADVERSOS

Os mais comuns dizem respeito à irritação gástrica e são anorexia, náusea e vômito. Um gosto metálico pode ser observado. Grave hipotensão postural, depressão mental e astenia são comuns. Convulsões e neuropatia periférica são raras. Outras reações ligadas ao sistema nervoso são: distúrbio olfatório, visão turva, diplopia, parestesia, cefaleia e tremores. Reações alérgicas graves – com erupção cutânea, púrpura, estomatite –, ginecomastia, impotência, menorragia, acne, alopecia e sintomas reumáticos agudos têm sido observados. Ocorre anormalidade da função hepática em 9% dos casos, e hepatite, em cerca de 5%. Nessa situação, a ETH deve ser suspensa. A alteração hepática mais grave, em geral, ocorre em pacientes diabéticos. O uso concomitante com piridoxina tem sido recomendado.

DOSES E VIA DE ADMINISTRAÇÃO

A ETH é uma droga secundária e usada em casos de retratamento. É administrada por via oral, na dosagem de 12 mg/kg de peso/dia, com a dose máxima de 75 mg/dia. Pode ser usada em dose única diária, o que é até preferível, pois o efeito terapêutico é maior. Usar sempre após a refeição. Nos pacientes com intolerância à droga, deve ser usada em 2 ou 3 tomadas diárias, podendo o tratamento iniciar-se em doses menores, com aumento progressivo da dose.

Rifabutina

A rifabutina é um derivado da rifampicina S e partilha seu mecanismo de ação com a rifampicina – inibição da RNA polimerase micobacteriana –, mas é mais ativa *in vitro* e na tuberculose murina experimental do que a RMP.

QUÍMICA

É solúvel em solventes orgânicos e em baixas concentrações (0,19 mg/mL) e, também, em água.

ATIVIDADE ANTIBACTERIANA

Inibe o crescimento de *M. tuberculosis* com concentrações de 0,125 µg/mL. Tem melhor atividade contra MAC do que a rifampicina. É ativa, *in vitro*, contra MAC isolada de ambos os pacientes: HIV-infectados (em que a maioria das infecções por MAC é por *M. avium*) e HIV-não infectados (em que cerca de 40% das infecções por MAC são por *M. intracellulare*). A rifabutina inibe o crescimento da maioria dos isolados de MAC, com concentrações variando de 0,25 a 1,0 µg/mL.

RESISTÊNCIA BACTERIANA

Resistência cruzada entre rifabutina e rifampicina ocorre tanto para *M. avium* como para *M. tuberculosis*, que precisa ser determinada caso a caso. Em uma amostra de 225 casos de *M. avium* resistente a 10 µg/mL de rifampicina, 80% foram sensíveis a 10 µg/mL de rifabutina.

ABSORÇÃO, DISTRIBUIÇÃO E EXCREÇÃO

A rifabutina usada por via oral, na dose de 300 mg/dia, alcança pico de concentração plasmática de 0,4 µg/mL em 2 a 3 horas. É lipofílica, e

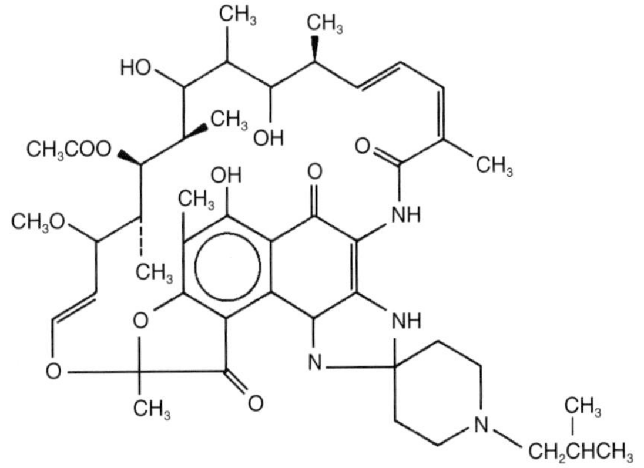

Fig. 104.7 Rifabutina.

as concentrações são 5 a 10 vezes mais altas nos tecidos que no plasma. É eliminada por via renal e na bile de maneira bifásica, com uma média de meia-vida de 45 horas (variando de 16 a 96 horas). Não é necessário ajuste de dosagem em pacientes com função renal alterada.

EFEITOS ADVERSOS

As principais reações adversas à rifabutina são: erupção cutânea, 4%, intolerância gastrointestinal, 3%, e neutropenia, 2%. Quando em dose acima de 450 mg, combinada com claritromicina ou fluconazol, podem ocorrer artralgia e uveíte. À semelhança da rifampicina, a rifabutina colore a urina, as fezes, a saliva etc. Efeitos colaterais como trombocitopenia, síndrome gripal, hemólise, dor torácica, miosite e hepatite têm ocorrido. A rifabutina compartilha com a rifampicina a propriedade indutora das enzimas microssomais hepáticas, alterando a meia-vida de várias drogas quando usadas concomitantemente (ver Rifampicina, neste capítulo).

DOSE E VIA DE ADMINISTRAÇÃO

A rifabutina é usada na prevenção de infecção por MAC em indivíduos portadores de HIV. No Brasil, tem sido usada em ensaios terapêuticos para *M. tuberculosis* multirresistentes. A dose é de 300 mg/dia por via oral, em dose única.

Ciclosserina (CS)

QUÍMICA

A ciclosserina é D-4 amino 3-isoxazolidona. É um antibiótico de amplo espectro produzido pelo *Streptomyces orchidaceus*.

ATIVIDADE ANTIBACTERIANA E MECANISMO DE AÇÃO

Inibe o crescimento do *M. tuberculosis* nas concentrações de 5 a 20 µg/mL, *in vitro*. Não há reação cruzada entre a ciclosserina e outros tuberculostáticos. É eficaz em infecções experimentais causadas por outros micro-organismos; entretanto, não revela ação supressiva, *in vitro*, em meios de cultura convencional que contêm D-alanina. Esse aminoácido bloqueia a atividade antibacteriana da ciclosserina. Por outro lado, a ciclosserina inibe reações em que a D-alanina está envolvida na síntese da parede celular bacteriana. O uso de meio de cultura livre de D-alanina revela que a ciclosserina inibe o crescimento, *in vitro*, de enterococos, *E. coli*, *S. aureus*, *Nocardia* sp. e clamídia.

FARMACOCINÉTICA

Usada por dia, via oral, 70% a 90% da droga é rapidamente absorvida. O pico de concentração plasmática é alcançado 3 a 4 horas após uma única dose. Uma dose de 20 mg/kg de peso alcança 20 a 35 µg/mL de nível plasmático. Somente pequenas concentrações estão presentes após 12 horas. Distribui-se através de todo o organismo e está presente no liquor em concentrações semelhantes às do sangue. Nos pacientes com insuficiência renal, a ciclosserina pode acumular-se, alcançando níveis tóxicos, podendo ser eliminada pela diálise.

EFEITOS ADVERSOS

Nas primeiras 2 semanas do tratamento, podem surgir alterações do sistema nervoso central, que incluem sonolência, cefaleia, tremores, disartria, vertigem, irritabilidade, estado psicótico depressivo, catatônico ou paranoide. Hiper-reflexia, paresias, distúrbios visuais e convulsões podem estar presentes. As manifestações neurológicas como convulsões são, em geral, prevenidas pela administração de 100 mg diários de piridoxina. O surgimento dos sintomas neurológicos ou psíquicos implica a suspensão imediata da droga; desaparecem, em geral, apenas com essa medida. Não deve ser usada juntamente com a isoniazida devido ao possível efeito tóxico aditivo sobre o sistema nervoso central. Está contraindicada nos pacientes epiléticos e na presença de instabilidade emocional. A ingestão de bebidas alcoólicas deve ser proibida.

DOSE E VIA DE ADMINISTRAÇÃO

A CS deve ser reservada para os indivíduos portadores de *M. tuberculosis* resistentes a várias outras drogas. É usada por via oral, numa dosagem inicial de 15 mg/kg de peso/dia, até que doses terapêuticas sejam alcançadas. O limite máximo é de 0,5 a 1 g/dia, dividido em 2 tomadas, sempre após as refeições.

OUTRAS DROGAS

Capreomicina

A capreomicina é um antibiótico polipeptídico, isolado do *Streptomyces capreolus*. Tanto *in vitro* como *in vivo*, exerce efeito supressivo contra *M. tuberculosis* e *M. bovis*. A maioria das micobactérias atípicas é resistente. Os micro-organismos resistentes à capreomicina mostram resistência cruzada com a canamicina e a viomicina, mas as amostras de micobactérias resistentes à SM são sensíveis à capreomicina. As principais reações adversas da capreomicina que comprometem o 8º par craniano e o rim são as seguintes: zumbido, diminuição da acuidade auditiva, tonteira, proteinúria transitória, cilindrúria e retenção de compostos nitrogenados. Eosinofilia é comum. Outros fenômenos, como leucocitose ou leucopenia, lesões cutâneas e febre, têm sido observados. Não deve ser usada com outros antimicrobianos potencialmente nefrotóxicos ou ototóxicos.

A capreomicina é usada por via intramuscular profunda, na dose de 20 mg/kg de peso/dia ou 1 g diariamente, no adulto, por um período de 2 a 4 meses.

Canamicina

Inibe o crescimento de *M. tuberculosis in vitro*, na concentração de 10 µg/mL. Efeitos colaterais têm sido comuns, tais como paralisia neuromuscular, depressão respiratória, agranulocitose, anafilaxia e nefrotoxicidade. Deve ser utilizada na dose de 15 mg/kg de peso/dia, em adultos e crianças, com dose máxima de 1 g/dia, por via intramuscular, durante um período de 30 a 90 dias, a depender da tolerabilidade do paciente.

Amicacina

É muito ativa contra várias espécies de micobactérias, podendo ser importante no tratamento de micobactérias atípicas e nas micobactérias multirresistentes. A maioria das bactérias MAC é inibida, *in vitro*, com 8 a 32 µg/mL de amicacina.

Tioacetazona (TZA)

Tioacetazona é uma das tiossemicarbazonas. Foi amplamente usada até o final da década de 1970 nos países em desenvolvimento, em substituição ao PAS.

Os principais efeitos adversos relacionam-se com manifestações cutâneas, gastrointestinais (náusea e vômito) e icterícia. Nos esquemas de tratamento que contêm a TZA, as lesões cutâneas ocorrem em cerca de 3,9% dos pacientes. As lesões provocadas pela TZA são mais graves, podendo mesmo surgir casos fatais de dermatite esfoliativa e síndrome de Stevens-Johnson. A TZA potencializa a ação ototóxica da SM e pode levar a supressão da medula óssea, reversível após a interrupção da droga. As reações adversas apresentadas pelos pacientes variam de país para país, e fatores como raça, clima e alimentação têm importância. A dose para pacientes adultos é de 150 mg/dia, em dose única, administrada por via oral.

Macrolídios

Será abordado aspecto do uso dos macrolídios – claritromicina e azitromicina – no tratamento das micobactérias atípicas.

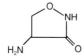

Fig. 104.8 Ciclosserina.

ATIVIDADE ANTIBACTERIANA

A claritromicina é aproximadamente 4 vezes mais ativa que a azitromicina contra a bactéria MAC *in vitro*, sendo ativa contra a maioria das micobactérias atípicas. A menor atividade *in vitro* da azitromicina pode ser compensada por sua maior penetração intracelular. O nível tecidual da azitromicina é o dobro do nível plasmático.

RESISTÊNCIA BACTERIANA

Usada isoladamente no tratamento de infecção por MAC – claritromicina ou azitromicina –, a resistência bacteriana aparece após uso prolongado, não devendo ser usada como monoterapia.

EFEITO ADVERSO

Com altas doses no tratamento de infecção por MAC, perda de audição reversível, zumbido e tontura têm ocorrido algumas vezes.

DOSE E VIA DE ADMINISTRAÇÃO

Claritromicina, 500 a 1.000 mg 2 vezes ao dia, ou azitromicina, 500 mg ao dia, usadas por via oral.

Quinolônicos

Serão abordados aspectos inerentes ao uso do ciprofloxacino e do ofloxacino sobre as micobactérias.

ATIVIDADE ANTIBACTERIANA

O ciprofloxacino e o ofloxacino têm atividade inibitória contra *M. tuberculosis* e bactéria MAC *in vitro*, em concentrações de 1,3 µg/mL para *M. tuberculosis* e de 10 a 100 µg/mL para bactéria MAC. A concentração inibitória mínima para *M. fortuitum* e *M. kansaii* é de 3 µg/mL.

RESISTÊNCIA BACTERIANA

Se usados isoladamente, os quinolônicos provocam resistência bacteriana.

DOSE E VIA DE ADMINISTRAÇÃO

O ciprofloxacino é usado na dose de 750 mg 2 vezes ao dia ou 500 mg 3 vezes ao dia, por via oral. Tem sido recomendado nos esquemas terapêuticos para pacientes com infecção por MAC. O ofloxacino é usado na dose de 400 a 800 mg ao dia, por via oral. Tem sido recomendado nos esquemas terapêuticos de pacientes com tuberculose multidrogarresistente.

PRINCÍPIOS GERAIS DA QUIMIOTERAPIA DA TUBERCULOSE

Para uma melhor compreensão da quimioterapia da tuberculose é necessário saber as bases bacteriológicas e biopatológicas da quimioterapia.

1. Bases Bacteriológicas da Quimioterapia – dizem respeito ao tempo de duplicação e à resistência bacteriana. Por ser um bacilo que mesmo na fase mais ativa – multiplicação rápida – tem tempo de duplicação de cerca de 18 horas, os medicamentos devem ser usados em dose única diária.

Em relação à resistência bacteriana, deve-se considerar:

a) Resistência natural – refere-se a uma população bacteriana numerosa, em que germes naturalmente resistentes, geneticamente determinados, ocorrendo em uma frequência como se segue: INH e SM, um mutante resistente (mr) em 10^4 e 10^6 bacilos, respectivamente; e RMP, um mr em cada 10^7 e 10^8 bacilos. Se considerarmos que uma cavidade de 2 cm pode albergar até 10 bilhões de bacilos, concluiremos que o número de bacilos naturalmente resistentes é grande. Devido a esse fato, nunca se deve usar uma única droga no tratamento da tuberculose.

b) Resistência adquirida – é a que decorre do uso inadequado das drogas no tratamento da tuberculose, por exemplo: monoterapia e/ou uso de drogas de forma irregular ou em dosagem insuficiente. Devido a esse fato é que devemos usar pelo menos 3 drogas na dosagem recomendada, de forma regular e no tempo recomendado.

c) Resistência primária – refere-se ao indivíduo infectado cuja fonte de contágio é portadora de bacilos resistentes. Na doença, a lesão tuberculosa será constituída por uma população de bacilos resistentes. Nesse caso, a fonte de contágio é sempre um paciente que apresenta resistência adquirida. Se a resistência é à RMP e à INH, denomina-se tuberculose multirresistente. No Brasil, tem-se proposto a necessidade de resistência a uma terceira droga para se usar a denominação multirresistente.

2. Bases Biopatológicas da Quimioterapia – na lesão tuberculosa existem bacilos em situações distintas: (a) dentro dos macrófagos, onde o pH é ácido – condição imprópria para multiplicação dos bacilos –, a população bacteriana é pequena, de 10^4 bacilos; (b) no caseoso sólido, no qual o pH é neutro e a pressão de oxigênio é baixa, a população bacteriana é pouco numerosa (10^4 bacilos) e a RMP e INH são as drogas que melhor agem nesse meio; (c) com a liquefação do caseoso e sua drenagem, surge a cavidade onde o pH varia de neutro a alcalino, rica em oxigênio, propícia à multiplicação bacilar, e a população bacteriana é elevada (10^{13} bacilos, por exemplo). As drogas que melhor agem são: RMP, INH e SM. Portanto, na lesão tuberculosa temos bacilos em diferentes fases de atividade, isto é, multiplicando-se em período de latência. Isso explica por que a quimioterapia da tuberculose é dividida em duas fases, a de ataque e a de manutenção. Na fase de ataque utilizam-se 3 drogas para que atuem sobre os bacilos que estão em franca multiplicação nos meios intracelular, caseoso sólido e cavidade. Reduzida a população bacteriana, 60 dias após o início da fase de ataque, passa-se para a fase de manutenção, que visa atuar sobre os bacilos que persistem no meio caseoso, fenômeno esse chamado de persistência bacteriana e que pode durar 4 a 10 meses.

COMO TRATAR A TUBERCULOSE

A tuberculose deve ser tratada em regime ambulatorial. A hospitalização será indicada nas seguintes condições: meningite tuberculosa, intolerância medicamentosa incontrolável em esquema ambulatorial, cirurgia diretamente ligada à tuberculose; intercorrência clínica e/ou cirúrgica graves e grave comprometimento do estado geral.

COMO INICIAR O TRATAMENTO

Uma questão a ser respondida é quando iniciar a quimioterapia antituberculosa. Com base nos critérios clínico-laboratoriais, enumeramos a seguir as situações em que o tratamento da tuberculose deve ser iniciado.

– Quando se isolar a micobactéria *tuberculosis*;
– Quando o exame de secreção do tecido evidenciar bacilo álcool-acidorresistente. Nesses casos, apesar de infrequente em nosso meio, e dependendo da evolução clínica, deve-se lembrar de micobactérias atípicas, especialmente em pacientes com AIDS/SIDA;
– Indivíduos com história de contato, especialmente crianças, com quadro clínico radiológico sugestivo de tuberculose e Mantoux reator forte;
– Pacientes com febre prolongada, sem etiologia conhecida e Mantoux reator forte;
– Formas extrapulmonares compatíveis com tuberculose cujo exame do tecido evidencia granuloma tuberculoide com necrose caseosa. Outras doenças devem ser lembradas, como histoplasmose, paracoccidioidomicose, micobactérias atípicas etc.

ESQUEMAS TERAPÊUTICOS

O Programa Nacional de Controle da Tuberculose recomenda quatro esquemas terapêuticos. Ver Quadro 104.2.

O esquema I, com duração de 6 meses, é indicado para o tratamento de todas as formas de tuberculose pulmonar e extrapulmonar isentas de tratamento, exceto meningite tuberculosa. A critério médico, a INH poderá ser mantida por mais 6 meses nos casos de tuberculose cutânea e oftálmica. Nos casos de recidiva, reaparecimento de positividade bacteriana após a cura ou retorno após 30 dias de abandono do tratamento, propõe-se o esquema I-Reforçado (I-R), com a inclusão do EMB, mantendo-se o mesmo tempo de duração (ver Quadro 104.3).

O esquema II (ver Quadro 104.4) tem 9 meses de duração e deve ser usado nos casos de meningite tuberculosa isolada ou concomitante

Quadro 104.2 Esquemas terapêuticos

Situação	Esquema Indicado
Isento de tratamento	esquema I
Recidiva no esquema I Retorno após abandono	esquema I-R
Meningite tuberculosa	esquema II
Falha no esquema I e/ou I-R	esquema III

Quadro 104.3 Esquema I*

Fases do Tratamento	Drogas	Dosagem	
		Diária mg/kg peso	Máxima mg/dia
1.ª Fase (2 meses)	RMP	10	600
	INH	10	400
	PZA	35	2.000
2.ª Fase	RMP	10	600
	INH	10	400

*No esquema I-R acrescenta-se o EMB durante os 6 meses de tratamento, na dose de 25 mg/kg/dia. Dose máxima de 1.200 mg/dia.

Quadro 104.4 Esquema II

Fases do Tratamento	Drogas	Dosagens	
		Diária mg/kg peso	Máxima mg/dia
1.ª Fase (2 meses)	RMP	20	600
	INH	20	400
	PZA	35	2.000
2.ª Fase (7 meses)	RMP	12	600
	INH	12	400

Quadro 104.5 Esquema III

Fases do Tratamento	Drogas	Dosagens	
		Diária mg/kg peso	Máxima mg/dia
1.ª Fase (3 meses)	SM	20	1.000
	ETH	12	750
	EMB	25	1.200
	PZA	35	2.000
2.ª Fase (9 meses)	ETH	12	750
	EMB	25	1.200

Quadro 104.6 Quimioterapia da tuberculose na insuficiência renal

Drogas	Excreção Renal	Modificação da Dose ou do Intervalo da Dose
INH	0-25% Inalterados 50-90% Metabólitos	Depuração de creatinina inferior a 10 mL/min, não dialisada, dose de 3 mg/kg/dia
RMP	Metabolismo hepático	Doses normais, seja qual for o nível de depuração de creatinina
PZA	20% Inalterados	Depuração de creatinina inferior a 10 mL/min, dose de 20 mg/kg/dia
SM*	Praticamente 100% inalterados	Depuração de creatinina: 10 a 50 mL/min; aumentar o intervalo da dose para 24 a 72 horas; inferior a 10 mL/min, aumentar o intervalo para 72-96 horas
EMB*	80% Inalterados 20% Metabólitos	Depuração de creatinina: 10 a 25 mL/min, dose de 7 a 15 mg/kg/dia; inferior a 10 mL/min, dose de 5 mg/kg/dia
ETH	Menos de 10% inalterados	Depuração de creatinina inferior a 10 mL/min, dose de 10 mg/kg/dia

*Devem ser evitadas em pacientes com insuficiência renal.

com outra localização de tuberculose. As drogas são as mesmas do esquema I, considerando-se apenas as dosagens empregadas, e a 2.ª fase do tratamento com RMP e INH tem duração de 7 meses.

O esquema III (ver Quadro 104.5) está indicado nos casos de falha do tratamento no esquema I ou I-R, isto é, para os pacientes que continuam positivos ou voltam a positivar com o esquema I ou I-R.

Ocorrendo falha no esquema I, toma-se imperativo o teste de sensibilidade para orientar o esquema terapêutico, que não é padronizado e no qual podem ser usadas outras drogas. Nessa situação, o paciente deve ser encaminhado para unidade médica especializada, e os esquemas terapêuticos compreendem pelo menos 4 a 5 drogas. Ofloxacino, amicacina, capreomicina, ciclosserina e rifabutina têm sido recomendados nessas situações.

PACIENTES EM SITUAÇÃO DE RISCO

1) Gestantes – à exceção da etionamida e da estreptomicina, não há evidências de que as outras drogas tuberculostáticas usadas nos esquemas I, II e III não possam ser usadas nas pacientes gestantes, independentemente do mês de gravidez. Recomenda-se o uso adicional de piridoxina (vitamina B_6) quando do esquema terapêutico tomar parte a INH, porque é comum a carência de piridoxina na gestante.

2) Nefropatas – as drogas devem ser usadas de acordo com o nível de depuração de creatinina, pois a maioria dos tuberculostáticos é excretada em maior ou menor proporção pelos rins. O uso dos tuberculostáticos na insuficiência renal deve basear-se nas recomendações do Quadro 104.6.

3) Hepatopatas – as doenças hepáticas, à exceção das hepatopatias agudas, não constituem contraindicação absoluta ao tratamento da tuberculose, embora as drogas usadas no esquema I (RMP, INH e PZA) apresentem potencial hepatotóxico. Nos hepatopatas, a meia-vida da INH pode aumentar, o que aumenta a incidência dos efeitos colaterais relacionados com a dose, a exemplo da neurite periférica. Nas hepatopatias crônicas, deve-se evitar a PZA, a menos que seu uso seja imprescindível. Nesses pacientes, deve-se monitorizar a função hepática antes do início do tratamento e a cada semana, pelo menos durante os 2 meses iniciais do tratamento. Na experiência do autor, as evidências de hepatotoxicidade decorrente do esquema I surgem durante as primeiras semanas.

Quadro 104.7

Fases do Tratamento	Intolerância à Droga		
	PZA	RMP	INH
Fase de ataque (2 meses)	RMP INH EMB	SM EMB INH PZA	SM EMB RMP PZA
Fase de manutenção	RMP INH (4 meses)	EMB INH (10 meses)	RMP EMB (4 meses)

Quadro 104.8 Fator de risco e risco relativo de adoecimento de tuberculose

Fator de Risco	Risco Relativo
AIDS/SIDA	170,3
Silicose	30
Carcinoma de cabeça e pescoço	16
Hemofilia	9,4
Tratamento imunodepressivo	11,9
Hemodiálise	10-15
Baixo índice de massa corpórea	2,2-4
Diabete	2-3,6
Fumante inveterado	2,2
Gastrectomia	5
Bypass ileojejunal	27-63

CONDUTA NA INTOLERÂNCIA MEDICAMENTOSA

1) Se ocorrer intolerância gástrica na primeira fase do tratamento, as drogas devem ter o uso interrompido, prescreve-se medicação sintomática (antiácido e antiemético) e reinicia-se o esquema 48 horas após, com a recomendação de que a RMP e a INH sejam tomadas após o café da manhã e a PZA após o almoço.

2) Se ocorrer novamente intolerância gástrica, adota-se a mesma conduta observada no item 1 e 48 horas após reinicia-se o tratamento com PZA; 2 dias após, não ocorrendo anormalidade, acrescenta-se a INH; e, se tudo estiver bem, 2 dias após acrescenta-se a RMP.

3) Se o paciente não suportar o uso de determinada droga do esquema I (RMP + INH + PZA), procede-se da seguinte maneira: (a) se a intolerância for à PZA, substitui-se pelo EMB, que será usado durante 2 meses; (b) se a intolerância for à RMP, ela será substituída pelo EMB e SM, e o tratamento estender-se-á por 12 meses; (c) se a intolerância for à INH, ela será substituída pelo EMB e SM, e o tratamento será mantido por 6 meses. Ver Quadro 104.7.

CAUSAS DO FRACASSO DA QUIMIOTERAPIA DA TUBERCULOSE

1) Prescrição de esquema terapêutico inadequado;
2) Irregularidade na ingestão do medicamento;
3) Suspensão prematura da quimioterapia;
4) Toxicidade dos medicamentos;
5) Infecção inicialmente resistente.

USO DE CORTICOIDES NA TUBERCULOSE

Os corticoides estão indicados nos pacientes com tuberculose nas seguintes situações: (a) Tuberculose miliar ou outra forma de tuberculose com envolvimento pulmonar, levando o paciente a apresentar insuficiência respiratória pulmonar; (b) Paciente com insuficiência suprarrenal; (c) Paciente com serosite tuberculosa-pericardite, meningite e peritonite. Não é vantajoso o uso na pleurisia tuberculosa; (d) Paciente com tuberculose oftálmica; (e) Paciente que apresenta grave reação alérgica.

Os corticoides influenciam a queda da temperatura, aceleram a regressão das lesões exsudativas e auxiliam a melhora subjetiva do paciente. Entretanto, não influenciam no fechamento da cavidade, na negativação do escarro, na sequela final ou na função pulmonar. Inibem o surgimento de reações alérgicas, que podem aparecer quando o uso do corticoide é interrompido. Recomenda-se o uso de prednisona, 20 a 40 mg/dia ou dose de 1 mg/kg de peso/dia, durante 4 a 6 semanas, com redução de 5 mg semanalmente após ter sido alcançada uma resposta terapêutica, o que, geralmente, ocorre em 7 a 10 dias de tratamento.

QUIMIOPROFILAXIA

A quimioprofilaxia é feita com a INH, na dosagem convencional, durante 6 meses ou 1 ano, e pode ser primária ou secundária. A Divisão Nacional de Pneumologia Sanitária do Brasil recomenda 6 meses. A quimioprofilaxia primária é indicada em recém-nascidos que coabitem foco bacilífero. Nesse caso, usa-se INH por 3 meses e, após esse período, estando a fonte de infecção negativa, realiza-se o teste de Mantoux com PPD. Se for reator, mantém-se a INH até completar 6 meses. Se o PPD for não reator, interrompe-se o uso da INH e aplica-se BCG. A quimioprofilaxia secundária é indicada nas seguintes situações: (a) criança com menos de 5 anos de idade, não vacinada com BCG, assintomática, com radiografia de tórax normal, comunicante de bacilífero e reatora fraca ou forte ao PPO: (b) indivíduos recentemente infectados (viragem tuberculínica recente); (c) situações clínicas especiais em que o paciente tem maior risco de adoecimento da tuberculose e apresenta reação ao PPD, como, por exemplo, silicose, uso de corticoide e/ou de drogas antiblásticas etc. (ver Quadro 104.8); (d) pacientes HIV-positivos. Nos portadores de HIV, a quimioprofilaxia dura de 6 meses a 1 ano, e nos pacientes com AIDS/SIDA a quimioprofilaxia deve ser permanente ou feita a cada 2 anos. Embora a Organização Pan-Americana de Saúde recomende quimioprofilaxia para todos os portadores de HIV cujas taxas de tuberculose com baciloscopia positiva forem iguais ou superiores a 25/100.000 habitantes, no Brasil a indicação é como se segue: (a) comunicantes intradomiciliares ou institucionais de pacientes bacilíferos, independentemente da prova tuberculínica; (b) reatores ao PPD, 5 mm ou mais e assintomáticos; (c) não reatores ao PPD com CD4 menor do que 350 células/mm^3 ou linfócitos totais menores do que 1.000 células/mm^3; e (d) portadores de lesões cicatriciais ou com registro documental de ter sido reator ao PPD.

QUIMIOTERAPIA DAS MICOBACTÉRIAS ATÍPICAS

Os esquemas terapêuticos e as drogas alternativas usadas no tratamento das micobactérias atípicas são apresentados no Quadro 104.9.

Das micobactérias atípicas, o complexo *M. avium* é o que tem merecido mais atenção, haja vista sua prevalência em pacientes com infecção HIV, em que a infecção disseminada por MAC ocorre em 15% a 40% dos pacientes. Tais pacientes têm doença pelo HIV, avançada, com CD4 abaixo de 100 células/mm^3. Em pacientes não infectados pelo HIV, a doença restringe-se aos pulmões. O esquema terapêutico recomendado é a claritromicina – 500 a 1.000 mg 2 vezes ao dia – ou a azitromicina – 500 mg por dia – usada em combinação com pelo menos outro agente, que pode ser EMB, RMP, rifabutina, ciprofloxacino, amicacina.

Profilaxia de infecção por MAC deve ser considerada em pacientes infectados pelo HIV, e a rifabutina é a droga preferida, devendo ser administrada durante toda a vida do paciente.

Quadro 104.9 Esquemas usados e drogas alternativas no tratamento das micobactérias atípicas

Micobactéria	Esquema de Primeira Linha	Drogas Alternativas
Complexo *M. avium*	Claritromicina + EMB (clofazimina, ciprofloxacino ou amicacina pode substituir o EMB)	Rifabutina; rifampicina; ETH; CS; azitromicina
M. kansaii	INH + RMP + EMB	ETH, CS, claritromicina; amicacina; SM
Complexo *M. fortuitum*	Amicacina + Doxiciclina	RMP, ciprofloxacino; ofloxacino; claritromicina, cefoxitina; trimetoprima + sulfametoxazol
M. marinum	RMP + EMB	Trimetoprima + sulfametoxazol; claritromicina; amicacina; canamicina; doxiciclina

REFERÊNCIAS BIBLIOGRÁFICAS

1. AMERICAN THORACIC SOCIETY. Treatment of tuberculosis and tuberculosis infections in adults and children. *Am. Rev. Respir. Dis., 134:*363-368, 1986.
2. BACIEWICZ, A.M., SELF, T.H. e BEKEMEYER, W.B. Update on rifampin drug interactions. *Arch. Intern. Med., 147*:565-68, 1987.
3. BAILEY, W.C., WEILLE, H., DE ROUEN, T.A. ZISKIND, M.M., JACKSON, H.A. e GREENBERG, R.B. The effect of isoniazid on transaminase levels. *Ann. Intern. Med., 81*:200-202, 1974.
4. BANERJEE, A. *et al.* Inh A, a gene encoding a target for isoniazid and ethionamide in Mycobacterium tuberculosis. *Science, 263*:227-230, 1994.
5. BOWERSOX, D.N. *et al.* Isoniazid dosage in patients with renal failure. *N. Engl. J. Med., 289*:84-87, 1973.
6. BRITISH MEDICAL RESEARCH COUNCIL. Long-term chemotherapy in the treatment of chronic pulmonary tuberculosis with cavitation. *Tubercle* (Lond), *43*:201, 1962.
7. BRITISH MEDICAL RESEARCH COUNCIL – East African. Isoniazid with thioacetazone in the treatment of pulmonary tuberculosis in East African. Third investigation effect of an initial streptomycin supplement. *Tubercle* (Lond), *47*:1, 1966.
8. BRITISH MEDICAL RESEARCH COUNCIL – East African. Controlled clinical trial off our short-course (6 month) regimens of chemotherapy for treatment of pulmonary tuberculosis. *Lancet, 1*:1331, 1973.
9. CENTERS FOR DISEASE CONTROL. Adverse drug reactions among children treated for tuberculosis. *M.M.W.R., 29*:589-591, 1980.
10. Comissão de 3.ª linha do Hospital Sanatório Paternon. Eficácia terapêutica do esquema de terceira linha ofloxacina-amicacina-tioacetazona-hidrazida para tuberculose multirresistente. *Jornal de Pneumologia, 21, 5*:225-231, 1995.
11. Controle da Tuberculose – Uma proposta de integração ensino-serviço. *CNCTIMS.*, 1989.
12. CONWAY, N. *et al.* Streptomycin in pregnancy: effect on the foetal ear. *Brit. Med. J., 2*:2600, 1965.
13. CROWLE, A.J., SBERBARO, J.A. e MAY, M. Inhibition by pyrazinamide of tubercle bacilli within cultured human macrophages. *Am. Rev. Respir. Dis., 134*:1052-1055, 1986.
14. CRUZ, A. A. *et al.* Efeito da pirazinamida sobre a resposta imune celular humana. *Jornal de Pneumologia, 14*(2):70-76, 1988.
15. DIXIE, E., SNIDER, JR. *Clinics in Chest Medicine*. Mycobacterial Diseases, 1989.
16. Eficácia da rifabutina em doentes tuberculosos virgens de tratamento. Relatório da Coordenadoria de Pesquisa da CNCTIMS, 1988.
17. FERGUSON, G.C. *et al.* A second international cooperative investigation into thioacetazone side effects. Rashes on two thioacetazone containing regimens. *Tubercle* (Lond), 166, 1971.
18. FISCHL, M.A. *et al.* Clinical presentation and outcome of patients with HIV infection and tuberculosis caused by multiple drug resistent bacilli. *Ann. of Int. Med., 117*:184-190, 1992.
19. FOX, W., MITCHISON, D.A. *Quimioterapía de la tuberculosis*. Organización Panamericana de la Salud, 1975, Nº 310.
20. GARIBALDI, R.A., DRUSIN, R.E., FEREBEE, S.H., GREGG, M.B. Isoniazid associated hepatitis. Report of an outbreak. *Am. Rev. Respir. Dis., 106*:357-365, 1972.
21. HARDMAN, J.G., LIMBIRD, L.E. *Goodman & Gilman The Pharmacological Basis of Therapeutics*. 9th ed. McGraw-Hill, New York, 1996.
22. HEIFETS, L., LINDHOLM-LEVY, T. Bacteriostatic and bactericidal activity of ciprofloxacin and ofloxacin against Mycobacterium tuberculosis and Mycobacterium avium complex. *Tubercle, 267*:68, 4, 1987.
23. HIRLSCH, J.G. *et al.* A study comparing the effects of bed rest and physical activity on recovery from pulmonary tuberculosis. *Amer. Rev. Tuberc., 75*:359, 1957.
24. HOBBY, G.L., LEMERT, T.F. Observations on the action of rifampin and ethambutol alone and in combination with other antituberculous drugs. *Am. Rev. Respir. Dis., 105*:292-295, 1972.
25. ISEMAN, M.D. Treatment of multi drug-resistant tuberculosis. *N. Engl. J. Med., 329*:784-791, 1993 (Published erratum in *N. Engl. J. Med., 329*:1435, 1993 – error in Table 4).
26. KIYOSHI, K., KOTARO, O., SUTEMI, O. Mode of action of rifampin on mycobacteria. *Amer. Rev. Resp. Dis., 107*:1006, 1973.
27. LEES, A.W. *et al.* Toxicity from rifampin plus isoniazid and rifampin plus ethambutol therapy. *Tubercle* (Lond), *52*: I 82, 1971.
28. MANUAL DE NORMAS PARA CONTROLE DA TUBERCULOSE. Divisão Nacional de Pneumologia Sanitária/MS, 1995.
29. MASUR, H. and the Public Health Service Task Force on Prophylaxis and Therapy for Mycobacterium avium Complex. Recomendations on prophylaxis and therapy for disseminated Mycobacterium avium complex disease in patients infected with the human immunodeficiency virus. *N. Engl. J. Med., 329*:898-904, 1993.
30. McGLYNN, K.A., LUSTABADER, E.O., SHARRAR, R.O., MURPHY, E.C., LONDON, W.T. Isoniazid prophylaxis in hepatitis B carriers. *Am. Rev. Respir. Dis., 134*:666-668, 1986.
31. MEDICAL RESEARCH COUNCIL INVESTIGATION. Streptomycin treatment of pulmonary tuberculosis. *Brit. Med. J., 30*:4582, 1948.
32. MILLER, A.B., FOX., W., TALL, R. An international cooperative investigation into thioacetazone side effects. *Tubercle* (Lond), *47*:33, 1966.
33. MILLER, R.R., PORTER, J., GREENBLATT, D.J. Clinical importance of the interaction of phenytoin and isoniazid. *Chest, 75*:356-358, 1979.
34. NEWMAN, R. *et al.* Rifampin in initial treatment of pulmonary tuberculosis. *Amer. Rev. Resp. Dis., 103:*461, 1971.
35. POOLE, G., STRADLING, P., WORLLEDGE, S. Potentially serious side effects of high dose twice weekly rifampicin. *Brit. Med. J., 3*:343, 1971.
36. PYLE, M.M. *et al.* A four-year clinical investigation of ethambutol in and retreatment cases of tuberculosis. Eficacy, toxicity and bacterial resistence. *Amer. Rev. Resp. Dis., 93*:428, 1966.
37. RELEIGH, J.W. Rifampin in treatment of advanced pulmonary tuberculosis. Report of a V. A. Cooperative Pilot Study. *Amer. Rev. Resp. Dis., 105*:397, 1972.
38. SCOY, R.E. Antituberculosis agents – isoniazid, rifampin, streptomicyn, ethambutol. *Mayo Clin. Proc., 52*:694, 1977.
39. SIMÕES, N.R., CERQUEIRA, A.M., GIUDICE, M. e LEMOS, A.C.M. Tuberculose crônica: estudo de 15 casos tratados com ciprofloxacin e amicacina. *J. Pneumol., 18*(Suppl): 22, 1992.
40. SMITH. J.M., ZICK, M.M. Toxic and allergic drug reactions during the treatment of tuberculosis. *Tubercle* (Lond), *42*:287, 1961.
41. SMITH, J.P., SHARER, L. Adverse effects of isoniazid and their significance for chemoprophylaxis. *Amer. Rev. Resp. Dis., 102*:821, 1970.
42. SNIDER, D.E., Jr. Pyridoxine supplementation during isoniazid therapy. *Tubercle, 61*:191-196, 1980.
43. TSUKAMURA, M., NAKMURA, E., YOHI, S., AMANO, H. Therapeutic effect of a new antibacterial substance ofloxacin (DL8280) on pulmonary tuberculosis. *Am. Rev. Resp. Dis., 13*:352, 1976.
44. TUBERCULOSIS CHEMOTHERAPY CENTRE – Madras. Isoniazid plus thioacetazone compared with two regimens of isoniazid plus PAS in the domiciliary treatment of pulmonary tuberculosis in the South Indian patients. B. *WHO, 34*:483, 1966.

105

Quimioterapia da Hanseníase

Ênio Ribeiro Maynard Barreto e Paulo Roberto Lima Machado

INTRODUÇÃO

A hanseníase é uma doença infectocontagiosa, crônica, caracterizada por lesões cutâneas e neurológicas, mas que pode atingir outros órgãos. É causada pelo *Mycobacterium leprae*, bacilo álcool-acidorresistente cujo cultivo, *in vitro*, é difícil. Conseguiu-se, com êxito, a multiplicação bacilar através de inoculação no coxim da pata de camundongo (Shepard, 1962). Em 1971, Kirchheimer e Storrs obtiveram sucesso com a inoculação em tatus *(Dasypus novencinctus)*. Mais recentemente, Gormus e cols. detectaram a infecção em macacos *(Cercocebus atys)*. Começa, assim, a se abrir o campo para um melhor estudo sobre a moléstia. Infectado, o indivíduo, de acordo com sua capacidade imunológica, desenvolve ou não defesa contra o bacilo. A intradermorreação de Mitsuda, usando antígenos bacilares, nos dá a indicação dessa resposta.

A hanseníase foi classificada por Ridley e Jopling, com base imunológica, em duas formas polares (tuberculoide e virchoviana); em duas formas subpolares (indeterminada tuberculoide e indeterminada virchoviana); e em três intermediárias (dimorfa tuberculoide, dimorfa central e dimorfa virchoviana). A classificação brasileira, entretanto, ainda é com base no VI Congresso Internacional de Leprologia (Madri, 1953). É constituída de quatro formas: as polares tuberculoide e virchoviana; a indeterminada (Mitsuda + e −); e a dimorfa, que abrange as três, na classificação imunopatológica de Ridley e Jopling.

FARMACOTERAPIA

Histórico

O óleo de chaulmogra, com seus ésteres e sais, foi o primeiro medicamento de valor usado na hanseníase.

A sulfona sintetizada por From e Whitmann (1908) foi a substância que trouxe novas esperanças para o tratamento do mal de Hansen. Fourneau e cols. foram os primeiros a perceberem a sua atividade antibacteriana em infecções estreptocócicas. Rist e cols., em 1940, verificaram a ação sobre o bacilo de Koch. Em 1942, Faget observou a ação anti-hansênica de um derivado da sulfona, o 4- 4'diaminodifenilsulfona (Promin®), por via parenteral, num paciente com hanseníase virchoviana, no Leprosário de Carville, Estados Unidos. Lowee e Smith, empregando-a por via oral, constataram a sua eficiência, com toxicidade 10 vezes menor. A partir daí, da sulfona-mãe, surgiram outros derivados, como 4-4'diacetildifenilsulfona (DADDS ou acedapsona), que foi usado, por via intramuscular, até há poucos anos. Ainda se usa a diaminodifenilsulfona (DDS, dapsona).

Principais drogas usadas no tratamento da hanseníase

SULFONA (DDS, dapsona)

A absorção se faz quase que inteiramente pelo trato intestinal, dependendo do grau de saturação do organismo. Após 1 a 3 horas, é encontrada na sua concentração sanguínea máxima. É detectável ainda no sangue após 8 a 12 horas de sua administração. Esse período pode se estender até 35 dias, no caso de doses repetidas. A sulfona é acetilada no fígado. Em algumas pessoas, isso ocorre rapidamente, e, consequentemente, a sua eliminação é mais veloz (Leiker, 1975). A bile, a urina e, em menor proporção, as fezes são as vias de excreção da substância. No primeiro caso ocorre a reabsorção intestinal, justificando a sua permanência por muito tempo na circulação. A via urinária é responsável por 80% da eliminação da sulfona, na forma de ácido lábil mono-N-glicuronídio e mono-N-sulfamato, além de outros metabólitos não identificados (Graham, 1975). A probenecida diminui a sua excreção pelos rins. A ação bacteriostática da sulfona é provavelmente semelhante à da sulfonamida, uma vez que possui quase que o mesmo espectro antibacteriano. Atuaria como um antimetabólito parcial cuja atividade se faz, principalmente, na fase de multiplicação dos micro-organismos. Parece estar ligada à presença de pelo menos um grupo amino livre na molécula (Corbett, 1977). Teria uma ação competitiva com o PABA e inibitória da sintetase, impedindo a formação do RNA e DNA (Almeida Neto, 1976). A possibilidade de ação bactericida, em algumas situações, não pode ser afastada.

Efeitos colaterais

As reações à terapia sulfônica são muitas, mas, do ponto de vista prático, a sua frequência não nos parece ser muito grande. A anemia hemolítica atinge, principalmente, aquelas pessoas com deficiência da 6-GDP (Graham, 1975). Formação de meta-hemoglobina, em níveis de 30 a 40%, leva a tontura, cefaleia, dispneia, confusão mental e cianose das extremidades. Níveis de 60% podem levar o paciente a estado de coma. Outros achados laboratoriais são: leucopenia, agranulocitose e pseudoleucemia (Levine e Weintraub, 1968). Há ainda manifestações como: síndrome semelhante à mononucleose; farmacodermias (tais como eritema pigmentar fixo, *rash* cutâneo mobiliforme, urticária, eritema polimorfo, síndrome de Stevens-Johnson, necrólise epidérmica tóxica, manifestações lupoides, entre outras); distúrbios gastrointestinais (anorexia, náuseas, vômitos, diarreia, hepatite, que pode ser fulminante, e icterícia colestática); manifestações neurológicas (neuropatia periférica, insônia, cefaleia, tonturas); síndrome nefrótica e outras reações de menor expressão.

RIFAMPICINA (RFM)

A rifampicina é considerada a 1.ª droga bactericida empregada no combate ao *Mycobacterium leprae* (Shepard e Fasal, 1972). Deriva da rifamicina SV(*Streptomyces mediterranei*). Possui boa absorção por via oral, atingindo níveis séricos elevados, em torno de 2 a 4 horas, e se conservando após 8 a 12 horas de sua administração. Atinge concentração elevada na maior parte dos tecidos. É eliminada pela bile e pela urina. *Modo de ação*: formação de complexo estável com a RNA-polimerase bacteriana, impedindo a constituição do RNA mensageiro. É, portanto, uma substância bactericida. A concentração sanguínea eficaz é de 0,06 a 0,12 µg/mL. Uma simples dose de rifampicina corresponde ao uso contínuo da sulfona durante 2 meses (Saerens, 1975). Estudo de Rees e cols. (1970) mostra que o *M. leprae* na pele começa a se tornar inviável no período de 3 a 24 dias após a administração da droga. No muco nasal, isso ocorre depois de 4 dias (Rees & Hogerzeil, 1975). A ação da rifampicina foi comprovada por observações clínicas, exames bacteriológicos (índices bacteriológico e morfológico) e estudos histopatológicos.

Efeitos colaterais

Rubor da face e couro cabeludo, conjuntivite e prurido; "síndrome gripal", com febre e artralgias; distúrbios gastrointestinais (anorexia, náuseas, vômitos e diarreia), hepatotoxicidade, icterícia. Podem ocorrer: hemólise, hemoglobinúria, e hematúria, fazendo parte de uma síndrome hepatorrenal. Compromete o sistema nervoso, ocasionando fadiga, cefaleia, ataxia e confusão mental. A rifampicina pode induzir a formação de imunocomplexos e ainda interagir com diversas substâncias. Uma das interações clássicas é com os anticoncepcionais hormonais, diminuindo a sua ação.

CLOFAZIMINA (CFZ)

A clofazimina foi sintetizada por Barry e cols. (1957) como uma fenazina que, *in vitro*, tinha ação contra o bacilo de Koch, mas que *in vivo* não se mostrou tão eficaz. Foi usada pela primeira vez na hanseníase por Browne e Hogerzeil (1962), numa experiência com 16 pacientes virchovianos e dimorfos. Observou-se a sua ação sob os aspectos clínicos e bacteriológicos. Browne (1965) e Pearson & Waters (1972) perceberam a ação anti-inflamatória quando a empregaram em reações hansênicas. A CFZ é uma substância do grupo imino, obtida da amilinoaposafranina, cuja fórmula é $C_{27}H_{22}CL_2N_4$ (3-p-cloroanilina) 10-(p-clorofenil) 2,10 di-hidro-2(isopropilina) fenazina. É absorvida com facilidade no trato intestinal e rapidamente captada pelas células do sistema reticuloendotelial. Deposita-se na pele, pulmões, fígado e nos tecidos onde há lipídios, sendo esse o motivo de não ocorrer grande concentração sanguínea, dificultando o estabelecimento de sua concentração inibitória mínima (Azulay & *et al.*, 1975). Elimina-se pela urina e pelas glândulas sebáceas. Sua ação se faz, provavelmente, pela formação de complexos estáveis com o DNA e o RNA mensageiro. Sua atividade contra o *M. leprae* é bem determinada, clínica e laboratorialmente (Shepard & Chang, 1964). Age bem nos surtos reacionais.

Efeitos colaterais

O que mais incomoda é a tonalidade avermelhada com hiperpigmentação progressiva da pele. A mudança da cor ocorre principalmente sobre as lesões, e já é percebida no 8.º dia do uso da medicação. Há pigmentação das mucosas, e o suor mancha as roupas. Outros líquidos corporais também adquirem coloração diferente com o uso da droga.

Outro aspecto que chama a atenção é a manifestação ictiosiforme, mais evidente nas extremidades (Leiker, 1975). A CFZ pode ocasionar prurido, fototoxicidade e erupção acneiforme; manifestações gastrointestinais (náuseas, vômitos, diarreia, especialmente nas doses mais altas, pelo acúmulo de cristais no intestino delgado e gânglios mesentéricos).

Outras drogas e ensaios terapêuticos

Mais recentemente, três outras drogas vêm sendo consideradas altamente efetivas contra o *Mycobacterium leprae*: minociclina, ofloxacino e claritromicina. Todas apresentam importante atividade bactericida, embora não suplantem o efeito da rifampicina. A minociclina demonstra significativa ação bactericida contra o *M. leprae*, penetrando na parede celular e inibindo a síntese proteica através de ligação reversível à subunidade ribossômica 30S. É bem absorvida, e, após uma dose terapêutica padrão, obtém-se um nível de pico sérico que excede 10 a 20 vezes a concentração inibitória mínima contra o *M. leprae*. A eficácia da minociclina pode ser atestada através de melhora clínica após 1 mês de tratamento e de diversos parâmetros laboratoriais que mostram redução no índice bacilar e ausência de bacilos viáveis (Fajardo, 1995). A claritromicina atua inibindo a síntese proteica bacteriana após ligar-se à subunidade ribossômica 50S. Uma dosagem diária de 500 mg no paciente com a forma lepromatosa mata 99% dos bacilos em 28 dias e 99,9% deles em 56 dias (Ji, 1993). Das fluoroquinolonas, a que tem sido identificada como de maior atividade contra o *M. leprae* é o ofloxacino, na dose de 400 mg/dia. O mecanismo de ação compreende interferência com a replicação do DNA bacteriano, por inibição da subunidade A da enzima DNA girase. A utilização desses medicamentos em diversos tipos de associação e em diversos esquemas posológicos tem sido objeto de estudos comparando com a eficácia do esquema multidroga da terapia (MDT) tradicional, visando diminuir a possibilidade de aparecimento de bacilos resistentes e encurtar o tempo de tratamento.

Assim, com base num estudo multicêntrico (Single-lesion Multicentre Trial Group, 1997), a Organização Mundial de Saúde recomendou, em 1997, que pacientes com doença paucibacilar e uma única lesão sejam tratados com uma dose única de medicamentos, consistindo de 600 mg de rifampicina, 400 mg de ofloxacino e 100 mg de minociclina (ROM), cuja eficácia terapêutica foi semelhante ao esquema de poliquimioterapia de 6 meses. Novos estudos estão sendo desenvolvidos no sentido de comparar no mínimo 6 doses mensais de ROM nos pacientes paucibacilares e multibacilares com a poliquimioterapia (PQT) tradicional, com resultados promissores (Mane, 1997).

Dessa forma, o tratamento quimioterápico da hanseníase vem evoluindo de maneira bastante satisfatória nos últimos anos, com a incorporação de drogas bactericidas cuja associação deve resultar em esquemas terapêuticos de maior eficácia e menor duração.

Além do relatado, surgem comunicações e estudos no campo imunológico. O uso sistêmico do gamainterferon (Nathan, 1990; Sampaio *et al.*, 1996) surgiu como uma grande promessa por estimular a atividade de macrófagos contra o bacilo nas formas anérgicas da doença. Infelizmente, não se traduziu em resposta clínica que suplantasse a PQT, tendo inclusive se associado a um maior índice de eritema nodoso nos pacientes em que foi utilizado por tempo prolongado (Sampaio *et al.*, 1992).

Estudos realizados com o BCG (Mattos *et al.*, 1976; Fine, 1988) sugerem sua capacidade de modificar o perfil defensivo do indivíduo, tendo ação profilática e terapêutica.

Estudos posteriores envolvendo o uso de BCG na Venezuela (Convit *et al.*, 1992) e na Malásia (Karonga Prevention Trial Group, 1996) confirmaram que a utilização de uma única dose de BCG pode ter efeito protetor de cerca de 50% contra o desenvolvimento da hanseníase, sendo que doses adicionais aumentariam esse efeito protetor, e, finalmente, que a adição de *M. leprae* morto ao BCG não aumentaria sua eficácia.

ESQUEMAS TERAPÊUTICOS

Para uso dos esquemas terapêuticos recomendados pela Organização Mundial de Saúde (OMS), as formas clínicas da hanseníase são agrupadas em dois blocos: paucibacilares e multibacilares. A classificação tem, assim, base bacteriológica.

REAÇÕES HANSÊNICAS

São manifestações que decorrem de mecanismos imunológicos. São classificadas em dois tipos:

1. *Surto reacional tipo I*, também chamado de reação reversa (RR). É causado por um aumento da resposta da imunidade celular contra o bacilo, levando a processo inflamatório na pele e troncos nervosos.

RESUMO DO TRATAMENTO ATUALMENTE EM USO

Formas paucibacilares: tuberculoide, dimorfa tuberculoide e indeterminada: 2 drogas.

DROGA	DOSE	DURAÇÃO
Rifampicina (RFM) — drágeas, 300 mg	600 mg/mensal – supervisionada**	6 meses
Sulfona (DDS – Dapsona) – comprimidos, 100 mg	100 mg/dia – autoadministrada	6 meses
*Clofazimina (CFZ) – drágeas, 50 mg e 100 mg	Alternados	6 meses

*A CFZ seria a droga alternativa nos casos de resistência bacteriana, hipersensibilidade ou intolerância à sulfona.
**Usada sob supervisão da unidade ambulatorial.

Formas multibacilares: virchoviana, dimorfa virchoviana e dimorfa central: 3 drogas.

DROGA	DOSE	DURAÇÃO
Rifampicina (RFM) – drágeas, 300 mg	600 mg/mensal – supervisionada	24 meses
Sulfona (DDS – Dapsona) – comprimidos, 100 mg	100 mg/dia – autoadministrada	24 meses
Clofazimina (CFZ) – drágeas, 50 mg e 100 mg	300 mg/mensal – supervisionada	24 meses
Clofazimina (CFZ)	50 mg/dia ou 100 mg/dias alternados	24 meses

Obs.: Inicialmente, a recomendação da OMS era de um período mínimo de 24 meses ou até a negativação da baciloscopia. Atualmente se preconiza uma redução no tempo de tratamento para 12 meses. Embora aceito por vários países, inclusive pelo Brasil, numerosos trabalhos têm alertado para o risco de recidivas em pacientes com índice bacilar inicial > 4 (Jamet *et al.*, 1995; Ebenezer *et al.*, 1999).

Doses para crianças

RFM — 100 mg/kg — até 35 kg	
DDS — 1,5 mg/kg — 50 mg/dia	
CFZ — 1,5 mg/kg — 450 mg/dia	

Nas crianças com peso acima de 35 kg, a dose é a mesma do adulto.

As manifestações clínicas mais frequentes são a neurite e a reativação das lesões dermatológicas preexistentes, que se tornam mais inflamatórias.

2. *Surto reacional tipo II*, que ocorre pela deposição extravascular de imunocomplexos e pela produção elevada do fator de necrose tumoral TNF-α. Geralmente se manifesta por nódulos em diversas áreas do tegumento, que têm a denominação de eritema nodoso hansênico (ENH). Nesse caso, se acompanha de rica sintomatologia: cefaleia, insônia, febre, anorexia, artralgias, edema dos membros inferiores; alterações oftalmológicas (conjuntivite, uveíte e iridociclite); neurites: orquiepididimite; nefrite. Outras manifestações cutâneas são: eritema polimorfo, fenômeno de Lúcio e eritema nodoso hansênico necrótico.

Tratamento das reações hansênicas

Devem-se adotar cuidados gerais principalmente em relação a neurites e comprometimento oftalmológico da *reação tipo I – reversa*.

CORTICOSTEROIDES

São empregados nos quadros de RR e naquelas reações tipo eritema polimorfo, sem resposta à talidomida. Nos casos de neurites e em pacientes grávidas, podem ser usados isoladamente ou associados à CFZ. Os corticosteroides têm inúmeros efeitos colaterais e contraindicações. Sugerimos a leitura do Cap. 81.

Corticosteroide: prednisona
Dose: 40 a 60 mg/dia, retirando-o progressivamente com a melhora do quadro.

Reação tipo II (ENH)

A droga mais usada é a talidomida. Mais recentemente, a pentoxifilina tem sido empregada como uma segunda opção.

TALIDOMIDA

Quimicamente, é a ftalimido glutarimida, imida ftálica do ácido glutâmico, substância derivada da piperidina. Foi usada pela primeira vez com sucesso na reação hansênica por Seskin (1965). Outros trabalhos posteriores (Seskin & Convit, 1965; Hasting *et al.*, 1970; Seskin e Seghar, 1971) o confirmaram. A talidomida não tem ação específica sobre os bacilos. Age na reação como imunossupressora. Isso é comprovado, experimentalmente, pelo prolongamento dos enxertos de pele em roedores e pela transformação blástica dos linfócitos (Hasting *et al.*, 1970). A hipótese de interferência sobre a formação de imunocomplexos é também aventada por Calvo & Muckter (1972) e corroborada pelo aumento do complemento e de determinadas imunoglobulinas no sangue de pacientes com eritema nodoso hansênico em uso de talidomida. Atualmente está bem demonstrado que a talidomida inibe seletivamente a produção de TNF-α (Sampaio *et al.*, 1991), reduzindo a meia-vida do RNA mensageiro para a produção dessa citocina (Moreira *et al.*, 1993). Esse mecanismo de ação é o que melhor explica o efeito benéfico dramático dessa droga nos pacientes com reação tipo II, em que se encontram níveis séricos elevados de TNF-α (Sarno *et al.*, 1991). Poucas horas após a sua administração, ocorre melhora da sintomatologia (Mohr, 1970). No caso do uso de corticosteroide prévio, percebe-se menor resposta da medicação.

Talidomida – apresentação em comprimidos de 100 mg.
Dose: 100 a 400 mg/dia, a depender da gravidade da reação hansênica. Com a regressão do quadro, faz-se a retirada gradual da medicação. Em alguns casos, é necessário usá-la, ininterruptamente, durante meses.

Efeitos colaterais

Os efeitos adversos não são muitos. Podem ocorrer: sonolência, tontura, xerose das mucosas e obstipação; lesões dermatológicas (vesículas, placas de urticária, exantemas e xerodermia); edema unilateral dos membros; neurite e sensação de queimor nas palmas e plantas. O mais temido é o efeito teratogênico, que determina fetos com dismorfias (focomelia). O Ministério da Saúde proíbe o seu uso em mulheres em idade reprodutiva.

PENTOXIFILINA

A pentoxifilina, um derivado da metilxantina, é uma droga que já vem sendo utilizada na terapia clínica de doenças cerebrovasculares e na claudicação intermitente, podendo atuar, favoravelmente em estados de hipercoagulabilidade através da diminuição da adesividade e agregação plaquetárias. Há aumento do ativador de plasminogênio, entre diversos outros efeitos (Samlaska e Winfield, 1994). Além disso, a pentoxifilina atua, também, no sistema imune em vários níveis, através da diminuição da produção de TNF-α e da resposta leucocitária a IL-1 e TNF-α; inibição da ativação linfocitária T e B e diminuição da atividade das células NK (Samlaska e Winfield, 1994; Doherty et al., 1991). Uma das atuações mais importantes da pentoxifilina se encontra no bloqueio da produção de TNF-α, através da inibição da transcrição do gene para essa citocina (Doherty et al., 1991). Sua utilidade no controle da reação tipo II vem sendo testada, com certo êxito (Talhari et al., 1995).

Pentoxifilina
Dose: 400 mg/3 vezes ao dia.

Após uma dose oral, a absorção intestinal é rápida, com pico plasmático em 3,2 horas.

Efeitos colaterais

Os mais comumente relatados, embora pouco frequentes, incluem náuseas, vômitos, dispepsia, tontura e cefaleia.

CLOFAZIMINA

Além da ação específica, atua nas reações hansênicas. Na impossibilidade do corticosteroide, é usada nas reações RR e nos casos rebeldes à talidomida, em associação ou isoladamente.

CFZ
Dose: 300 mg – 30 dias, e, de 30/30 dias, reduzir 100 mg durante 3 meses.

CFZ + Talidomida
Esquema: talidomida 200 mg a 400 mg/dia + CFZ 200 a 300 mg/dia, durante 1 mês; depois baixar para 100 mg por mês e, a seguir, 50 mg/dia durante 3 meses.

Outras drogas usadas nas reações hansênicas

Nos casos leves, sem muita sintomatologia, podemos usar os salicilatos. No passado, foram utilizados dessensibilizantes inespecíficos (hipossulfito de sódio e cloreto de cobalto); substâncias dotadas de ação anti-inflamatória, imunomoduladoras; griseofulvina, antimoniais.

O importante na reação hansênica é manter o esquema específico. Sua suspensão pode facilitar o aparecimento de cepas resistentes do *M. leprae*. Os cuidados gerais não podem ser negligenciados.

Não esquecer o valor da participação de outras especialidades médicas, da fisioterapia, da terapia ocupacional e de outros profissionais de saúde no contexto da hanseníase.

REFERÊNCIAS BIBLIOGRÁFICAS

1. ALMEIDA NETO, E. Tratamento da lepra. *An. Bras. Derm.*, 51:305-339, 1976.
2. AZULAY, R.D. *et al.* Personal experience with clofazimine in the treatment of leprosy. *Lepr. Rev.*, 46:99-103, 1975 (suppl.).
3. BROWNE, S.C. *et al.* Treatment of moderately severe erythema nodosum with clofazimine: a controlled trial. *Lepr. Rev.*, 42:167-77, 1972.
4. CALVO, R. & MUCKTER, H. Sur le mécanisme d'action de la talidomide et autres imides cycliques dans la réaction lépreuse. *Acta Leprologia*, 48-49:27-29, 1972.
5. CONVIT, J. *et al.* Immunoprophylactic trial with combined Mycobacterium leprae/BCG vaccine against leprosy: preliminary results. *Lancet*, 339:446-451, 1992.
6. DOHERTY, G.M., JENSEN, J.C., ALEXANDER, H.R. *et al.* Pentoxifylline suppression of tumor necrosis factor gene transcription. *Surgery*, 110:192-8, 1991.
7. EBENEZER, G.J. *et al.* Nasal mucosa and skin of smear-positive leprosy patients after 24 months of fixed duration MDT: histopathological and microbiological study. *Int. J. Lepr.*, 67:292-297, 1999.
8. FAJARDO, T.T. *et al.* Minocycline in lepromatous leprosy. *Int. J. Lepr.*, 63:8-17, 1995.
9. FINE, P.E.M. BCG vaccination against tuberculosis and leprosy. *Br. Med. Bull.*, 44:691-703, 1988.
10. GORMUS, R. *et al.* A second sooty mangabey monkey with naturally acquired leprosy: first reported possible monkey-to-monkey transmission. *Int. J. Lepr.*, 56:61-65, 1988.
11. GRAHAM, M. Adverse effects of dapsone. *Int. J. Derm.*, 14:494-500, 1975.
12. JAMET, P.J.B. *et al.* Relapse after long-term follow-up of multibacillary patients treated by the WHO multidrug regimen. *Int. J. Lepr.*, 63:195-201, 1995.
13. JI, B. *et al.* Powerful bactericidal activities of clarithromycin and minocycline against Mycobacterium leprae in the treatment of lepromatous leprosy. *J. Infect. Dis.*, 168:188-190, 1993.
14. KARONGA PREVENTION TRIAL GROUP. Randomised controlled trial of single BCG, repeated BCG, or combined BCG and killed Mycobacterium leprae vaccine for prevention of leprosy and tuberculosis in Malawi. *Lancet*, 348:17-24, 1996.
15. KIRCHHEIMER, W. & STORRS, E.E. Attempts to establish the armadillo (*Dasypus novemcintus*) as a model for the study of leprosy. I. Report of lepromatoid leprosy in an experimentally infected armadillo. *Int. J. Lepr.*, 39:693-702, 1971.
16. LEIKER, L.D. Chemotherapy of leprosy. *Int. J. Lepr.*, 39:462-66, 1975.
17. LEITE, M.L.M. *et al.* Quimioterapia da hanseníase. *In*: CORBETT, C.E. *Farmacodinâmica*. 5.ª ed. Guanabara Koogan, Rio de Janeiro, 1977. p. 840-4.
18. LEVINE, P. *et al.* Pseudoleukemia during recovery from dapsone-induced agranulocytosis. *Ann. Int. Med.*, 68:1060-65, 1968.
19. MANE, I. *et al.* Field trial on efficacy of supervised monthly dose of 600 mg rifampin, 400 mg ofloxacin and 100 mg minocycline for the treatment of leprosy; first results. *Int. J. Lepr.*, 65:224-229, 1997.
20. MATTOS, O. *et al.* Tratamento da hanseníase pelo BCG. *Bol. Div. Nac. Derm. Saint.*, 35:87-91, 1976.
21. MOHR, W. Thalidomide in leprosy therapy. *Hanen Res. Not. Abs News*, 3:415-6, 1972.
22. MOREIRA, A.L. *et al.* Thalidomide exerts its inhibitory action on TNF by enhancing mRNA degradation. *J.Exp. Med.*, 177:1675-1680, 1993.
23. NATFIAN, C. *et al.* Widespread intradermal accumulation of mononuclear leukocytes in lepromatous leprosy patients treated systemically with recombinant interferon γ. *The J. of Exp. Med.*, 172:1509-12, 1990.
24. PEARSON, H.M.J. *et al.* Treatment of moderately severe erythema nodosum leprosum with clofazimine. A controlled trial. *Lepr. Rev.*, 42:167-77, 1972.
25. REES, R.J.W. & HOGERZEIL, M.L.The effect of a single dose of rifampicin on the infectivity of the nasal discharge in leprosy (preliminary communication). *Lepr. Rev.*, 46:146, 1975 (suppl.).
26. REES, R.J.W. *et al.* Experimental and clinical studies on rifampicin in the treatment of leprosy. *Brit Med. J.*, 1:89, 1970.
27. SAERENS, J.E. The use of rifampicin in the treatment of leprosy. *Lepr. Rev.* 46:125-8, 1975 (suppl.)
28. SAMLASKA, C.P., WINFIELD, E.A. Pentoxifylline. *J. Am. Acad. Dermatol.*, 30:603-621, 1994.
29. SAMPAIO, E.P. *et al.* Thalidomide selectively inhibits tumor necrosis factor-alpha production by stimulated human monocytes. *J. Exp. Med.*, 173:699-703, 1991.
30. SAMPAIO, E.P. *et al.* Pentoxifylline decreases in vivo tumor and in vitro tumor necrosis factor-alpha (TNF-alpha) production in lepromatous leprosy patients with erythema nodosum leprosum (ENL). *Clin. Exp. Immunol.*, 111:300-308, 1998.
31. SARNO, E.N. *et al.* Serum levels of tumor necrosis factor-alpha and interleukin-1b during leprosy reactional states. *Clin. Exp. Immunol.*, 84:103-108, 1991.

32. SESKIN, J. Thalidomide in the treatment of lepra reactions. *Clin. Pharmacol. Ther.*, 6:303-6, 1965.
33. SESKIN, J. & CONVIT, J. *In*: HASTING, H.C. Thalidomide in the treatment of erythema nodosum leprosum. *Clin. Pharmacol. Ther.*, 11:481-7, 1970.
34. SESKIN, J. & SAGHER, F. Five-year experience with thalidomide treatment in leprosy reaction. *Int. J. Leprosy*, 39:585-8, 1971.
35. SHEPARD, C.C. & FASAL, P. Rapid bactericidal effect of rifampicin on Mycobacterium leprae. *Amer. J. Trop. Med. Hyg*, 21:446-9, 1972.
36. SHEPARD, C.C. Multiplication of mycobacterium leprae in the foot pad of the mouse. *Int. J. Lepr.*, 30:291-306, 1962.
37. SINGLE-LESION MULTICENTRE TRIAL GROUP. Efficacy of single dose multidrug therapy for the treatment of single-lesion paucibacillary leprosy. *Indian J. Lepr.*, 69:121-129, 1997.
38. TALHARI, S. *et al*. Pentoxifylline may be useful in the treatment of type 2 leprosy reaction. *Lepr. Rev.*, 66:261-263, 1995.

106

Agentes Antineoplásicos

*Carlos Sampaio Filho, Vanessa Dybal Bertoni, Claudia Sampaio,
Alex Pimenta e Miguel Ângelo Brandão*

INTRODUÇÃO

Em edições anteriores deste compêndio de farmacologia, este capítulo era denominado Agentes Quimioterápicos. Mais do que nunca, a antiga nomenclatura seria hoje obsoleta, inadequada e injusta. A terapia antineoplásica vive uma verdadeira revolução. As poucas drogas quimioterápicas disponíveis para utilização na prática clínica até poucos anos atrás, embora ainda úteis e frequentemente indicadas, representam no momento apenas uma pequena parcela dos recursos terapêuticos atuais. Nos últimos anos, novas drogas quimioterápicas passaram por estudos clínicos e foram liberadas para a comunidade. Apesar de maior atividade antitumoral e menor toxicidade, o fundamento racional por trás da ação dessas moléculas estava baseado em conceitos relativamente antigos do ciclo celular. Essas drogas se caracterizam por interromper ou conturbar etapas importantes da reprodução celular, levando as células em fase de duplicação à morte celular. Infelizmente, em muitas situações, as etapas passíveis de bloqueio são comuns a células malignas e células normais do hospedeiro, resultando em baixo índice terapêutico e elevado dano a tecidos funcionais, causando expressiva toxicidade.

Através de um conhecimento mais detalhado do processo celular maligno, foi possível identificar passos enzimáticos e receptores específicos de células malignas. A partir dessas informações, uma nova geração de drogas desenvolveu-se rapidamente. Esses agentes, atuando em nível de membrana celular ou no ambiente intracelular, induzem a morte celular maligna, com pouco ou nenhum efeito deletério residual. Fazem parte dessa classe de novos agentes fármacos como anticorpos monoclonais, inibidores da enzima tirosinoquinase, inibidores de proteossomo e muitos outros agentes promissores que tornaram a prática oncológica mais racional e cientificamente interessante. Sem dúvida, vivemos uma nova fase da especialidade, e os maiores beneficiários são os pacientes acometidos pelas diversas neoplasias malignas. Novas drogas se traduzem em avanços terapêuticos que levam a ganho em qualidade de vida e a aumento dos índices de cura.

CÂNCER: PRINCÍPIOS FUNDAMENTAIS DA TERAPIA FARMACOLÓGICA

O empirismo e o registro adequado de dados foram a base inicial da ciência, e a terapia oncológica não fugiu a essa regra. Embora o câncer seja reconhecido como entidade diagnóstica há muitos séculos, as primeiras observações de regressão tumoral induzida por droga datam do início da década de 1940, com as mostardas nitrogenadas. Os 50 anos seguintes foram "gastos" com a tentativa de identificação, em modelos experimentais, de substâncias com atividade antitumoral, com atenção menor ao mecanismo fisiopatológico intrínseco das neoplasias. Procurava-se a " bala de prata" capaz de "curar o câncer". Os quimioterápicos, muitas vezes verdadeiros extratos naturais de plantas, eram selecionados por método de tentativa e erro, purificados e administrados aos pacientes na máxima dose tolerada. Essa estratégia trouxe frutos positivos, a exemplo da cisplatina, que revolucionou o tratamento do câncer testicular nos anos 1970, elevando a chance de cura dos pacientes de 20% para mais de 90%. Entretanto, na imensa maioria das neoplasias malignas, os ganhos foram modestos, e muitas vidas se passaram e se perderam sem avanços expressivos. Na última década, modernos métodos de avaliação laboratorial de mecanismos intercelulares e intracelulares de câncer trouxeram à luz informações preciosas sobre o ordenado crescimento e manutenção de células cancerosas. Passos enzimáticos e vias de estimulação específicas da célula maligna foram identificados, criando inúmeras oportunidades de intervenção farmacológica. Houve uma mudança conceitual e racional no desenvolvimento de terapia antineoplásica: passamos da era na qual drogas eram utilizadas por sua reconhecida eficiência (relativa e não seletiva), sem conhecimento adequado do seu mecanismo de ação, para uma nova e vibrante fase, caracterizada por identificação do mecanismo fundamental de doença, seguido do esforço de cientistas em desenvolver drogas capazes de reverter esse defeito, proporcionando assim uma terapia ideal. Nesse caminho, foi fundamental entender que câncer não é uma patologia única, mas sim um conjunto de doenças, cada uma delas com mecanismos individuais de sobrevivência. Cada neoplasia tem características que a tornam única. O câncer de mama que não expressa receptor estrogênico e que hiperexpressa c-erbB2 é uma doença diferente do câncer de mama indolente, estimulado exclusivamente por hormônios circulantes. O trabalho de isolar essas doenças e caracterizá-las de maneira tão individual é longo, exaustivo e custoso. Entretanto, somente assim seremos capazes de oferecer maiores chances reais de cura e tratamentos com melhor índice terapêutico aos pacientes. Os frutos dessa revolução conceitual e científica já começaram a surgir, e muitos estão em fase experimental, portanto, a caminho. Simultaneamente, outra revolução se inicia. Através de técnicas extremamente modernas de avaliação da expressão genética dos tumores (estudos de microensaio), seremos capazes

Quadro 106.1 Classificação das drogas antineoplásicas

Agentes alquilantes	
Mostardas nitrogenadas	Mecloretamina Ciclofosfamida/Ifosfamida Melfalana Clorambucila
Nitrosureias	Carmustina (BCNU) Lomustina (CCNU) Semustina (metil CCNU)
Triazenos	Dacarbazina
Agentes antimetabólicos	
Antagonistas do folato	Metotrexato Raltitrexato Pemetrexato
Análogos da pirimidina	5-Fluorouracila Tegafur Capecitabina Gencitabina Citarabina
Antibióticos	
Antraciclinas	Doxorrubicina Daunorrubicina Idarrubicina
	Bleomicina Mitomicina
Inibidores da topoisomerase I	Irinotecano Topotecano
Inibidores da topoisomerase II	Etoposídeo Teniposídeo
Inibidores de microtúbulos	
Alcaloides da vinca	Vincristina Vimblastina Vindesina
Taxanos	Paclitaxel Docetaxel
Agentes derivados da platina	Cisplatina Carboplatina Oxaliplatina
Agentes hormonais	
Moduladores do receptor de estrógeno	Tamoxifeno Letrozol Anastrozol Exemestane Fulvestranto Estramustina
Moduladores do receptor androgênico	Bicalutamida Flutamida/Nilutamida
Análogos LHRH	Goserelina e outros
Moduladores da tirosina cinase	Imatinib Gefitinib Erlotinib
Inibidor de proteossomo	Bortezomib
Anticorpos monoclonais	Rituximab Trastuzumab Cetuximab
Fatores estimuladores de colônia	Filgrastina Sargramostina

de, na prática, identificar aspectos específicos não apenas dos tumores, mas sim do tumor em cada hospedeiro. A expressão de cerca de 40.000 genes distintos pode ser analisada a partir de uma pequena amostra de tecido. O maior empecilho do passado – a carência de informações – foi substituído pela dificuldade de avaliar esse excesso de informações e de extrair aquelas essenciais para a compreensão da fisiopatologia tumoral. Os otimistas acreditam que em poucos anos seremos capazes de selecionar os tumores não mais por sua característica morfológica, embriogênese ou expressão de marcadores celulares, mas sim pelos seus defeitos intracelulares e sensibilidade a determinados fármacos. Poderemos então tratar doenças com absoluta seletividade, escolhendo o ou os fármacos necessários e suficientes para cada indivíduo.

Finalmente, a tendência deste capítulo parece ser sempre crescente, em número de drogas e, sobretudo, refletindo-se em tratamentos que terão cada vez mais impacto na vida das pessoas.

AGENTES ALQUILANTES

Agentes alquilantes são compostos capazes de substituir, na molécula exposta, um átomo de hidrogênio por um radical alquil. Assim, se ligam ao DNA, impedindo a separação dos dois filamentos do DNA na dupla hélice, ou seja, bloqueando a replicação. As reações dos diversos agentes alquilantes sobre o DNA têm sido estudadas detalhadamente, e o 7-nitrogênio (N7) e o 6-oxigênio (O6) da guanina foram demonstrados como particularmente suscetíveis.

Os alquilantes atuam em todas as fases do ciclo celular de modo inespecífico.

Mostardas nitrogenadas

MECLORETAMINA

Mustargen, mostarda nitrogenada

Na década de 1940 foi descoberto o gás mostarda, que era então usado na guerra. Quase simultaneamente, foi observada a sua efetividade no tratamento contra os linfomas.

É um agente alquilante ciclocelular não específico. Interfere na replicação do DNA, do RNA e na síntese proteica. Após administração, a mecloretamina é rapidamente transformada em metabólitos, e em minutos a droga não é detectada no sangue.

Muito utilizada no passado para a doença de Hodgkin, atualmente foi substituída por esquemas menos tóxicos e mais efetivos.

Pode ser administrada por via endovenosa e intracavitária. É uma droga vesicante; o extravasamento leva a dor, inflamação e eritema. Os efeitos colaterais hematológicos são leucopenia e trombocitopenia, cujo nadir ocorre em 10-14 dias, e linfopenia com imunossupressão podendo ativar um herpes-zoster latente. Toxicidade gastrointestinal: náuseas e vômitos intensos no período de 1-24 horas. Podem ocorrer anorexia, diarreia, colite, perda de peso, estomatite, icterícia e gosto metálico. Aparelho reprodutor: amenorreia, aplasia germinal, inibição da espermatogênese, infertilidade permanente. Várias anormalidades cromossômicas podem ocorrer, determinando risco aumentado de neoplasias secundárias.

CICLOFOSFAMIDA/IFOSFAMIDA

Genuxal, cytoxan (CTX)/holoxane

Usada amplamente na área oncológica, age impedindo as divisões celulares, fragmentando as hélices de DNA. Por ser um profármaco, necessita de um processo complexo de ativação (fígado e tecidos) através das enzimas microssômicas do citocromo P450. Também tem atividade imunossupressora.

Seu uso é indicado em linfoma não Hodgkin, doença de Hodgkin, linfoma de Burkitt, mieloma múltiplo, leucemias: LLC, LMC, mieloide aguda e monocítica, linfoblástica aguda; micose fungoide avançada; neuroblastoma disseminado e tumor de Wilms em crianças; adenocarcinoma de ovário; retinoblastoma; tratamento adjuvante de câncer de mama e metastático; câncer colorretal; da cérvix uterina; adenocarcinoma de pulmão (pequenas células ou não); rabdomiossarcoma; sarcoma de Ewing; carcinoma de testículo, próstata, endométrio, bexiga e rim.

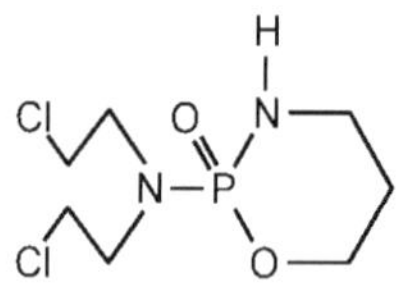

Fig. 106.1 Estrutura da ciclofosfamida.

A ciclofosfamida também é indicada para condicionamento em transplante de medula óssea e em síndromes reumatológicas.

Algumas precauções são necessárias para os pacientes em tratamento. Recomenda-se a ingesta de bastante líquido, visando à prevenção de cistite hemorrágica.

Deve-se ter atenção especial para pacientes com leucopenia e trombocitopenia, infiltração da medula óssea por células tumorais, pacientes tratados previamente com quimioterapia ou radioterapia, pacientes com hemorragia cística, infecção urinária, diabete melito, insuficiência renal ou hepática.

Os efeitos colaterais incluem mielossupressão, que atinge mais os leucócitos do que as plaquetas, ocorrendo 10 a 14 dias após a administração da droga; a recuperação medular geralmente é vista 21-28 dias após a injeção. A ciclofosfamida reduz o número de linfócitos circulantes, alterando as funções humoral e celular (células B e T) do sistema imune. A terapia por tempo prolongado aumenta o risco de infecções. Náuseas podem ocorrer poucas horas após a administração. Alopecia é mais comum do que com outras mostardas.

A cistite é uma toxicidade exclusivamente relacionada à ciclofosfamida e à ifosfamida. Disúria e diminuição da frequência de diurese são os sintomas mais comuns. Doses altas endovenosas têm resultado em alteração da excreção renal de água, hiponatremia e aumento da osmolaridade urinária e têm sido associadas a necrose subendocárdica hemorrágica, arritmias e insuficiência cardíaca congestiva. Fibrose pulmonar intersticial pode também resultar de tratamentos prolongados.

Outros efeitos do tratamento a longo prazo incluem infertilidade, amenorreia, mutagênese e carcinogênese. Deve-se usar com cautela na gestação e evitar a amamentação durante a sua utilização.

MELFALANA

Alkeran

É um aminoácido derivado da mecloretamina que possui o mesmo espectro de ação tumoral das outras mostardas nitrogenadas. É disponível para uso por via oral, embora sua absorção possa variar significativamente entre os pacientes, na dependência de fatores como ingesta alimentar e pH gástrico.

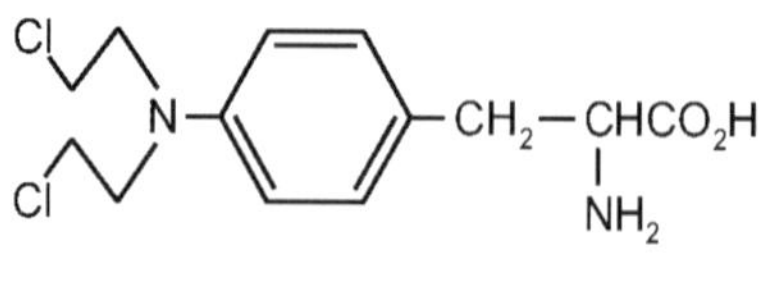

Fig. 106.2 Estrutura da melfalana.

A maior indicação da melfalana é na terapia paliativa do mieloma múltiplo e em cânceres de mama e ovário. Como não causa alopecia, a melfalana ocasionalmente é substituto da ciclofosfamida no esquema CMF para câncer de mama.

A melfalana produz menos náuseas e vômitos do que a ciclofosfamida; entretanto, a mielossupressão costuma ser mais prolongada e atinge tanto glóbulos brancos quanto plaquetas. O pico de supressão das contagens sanguíneas ocorre 14 a 21 dias após 5 dias de uso da droga, e a recuperação medular geralmente ocorre em 3 a 5 semanas.

CLORAMBUCILA

Leukeran

Seu mecanismo de ação antitumoral é similar ao da mecloretamida e da melfalana. Bem absorvida por via oral, é indicada no tratamento da leucemia linfoide crônica, da macroglobulinemia de Waldenström, do mieloma e de linfomas.

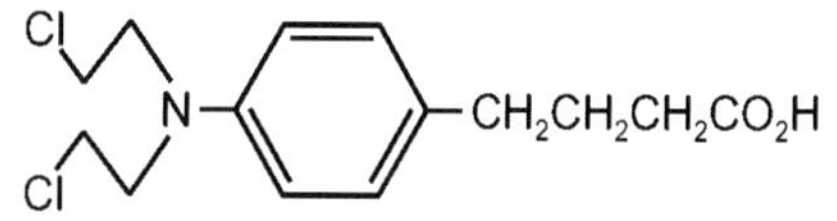

Fig. 106.3 Estrutura da clorambucila.

O maior efeito colateral da clorambucila é a toxicidade medular. Náusea é incomum, e não causa alopecia como as demais mostardas. Clorambucila também apresenta efeitos imunossupressor, teratogênico e carcinogênico.

Nitrosureias

CARMUSTINA (BCNU), LOMUSTINA (CCNU) E SEMUSTINA

As nitrosureias são agentes alquilantes altamente lipossolúveis e compartilham propriedades clínicas e farmacológicas semelhantes. Carmustina, lomustina e semustina (metil CCNU) são quimicamente instáveis, originando metabólitos altamente reativos. A meia-vida plasmática dessas drogas é de apenas 5-15 minutos.

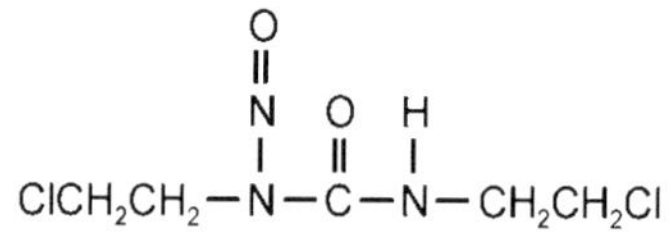

BCNU

N,N' - Bis (2-Cloroetil) - N - nitrosureia

Carmustina

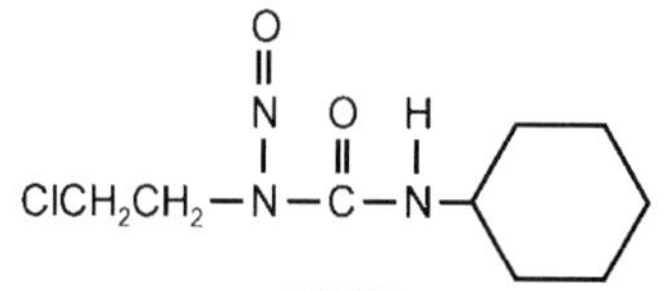

CCNU

N - (2-Cloroetil) - N' - ciclo-hexil - N - nitrosureia

Lomustina

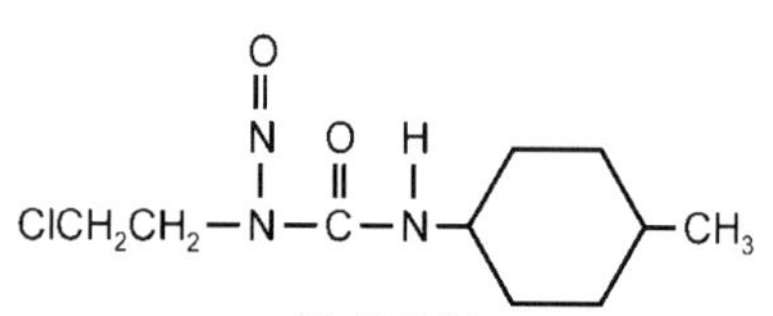

MeCCNU

N - (2-Cloroetil) - N' - (4-metil-ciclo-hexil) - N - nitrosureia

Semustina

Fig. 106.4 Estruturas da carmustina, da lomustina e da semustina.

A alta lipossolubilidade das nitrosureias facilita a penetração no cérebro e no líquido cerebrospinal.

Apesar de uma meia-vida plasmática de apenas alguns minutos, os produtos de degradação com atividade antitumoral podem persistir por longos períodos.

A carmustina e a lomustina podem produzir remissões que duram 3-6 meses em 40-50% dos pacientes com tumor cerebral primário. As duas drogas são usadas como terapia de segunda linha em doença de Hodgkin e como quimioterapia combinada experimental para tumores de pulmão. Têm sido usadas também em linfomas não Hodgkin, mieloma múltiplo, melanoma, câncer de rim e colorretal, com taxas de remissão de 10% a 30%.

As nitrosureias produzem náuseas e vômitos intensos na maioria dos pacientes 4-6 horas após administração. A toxicidade maior é medular, ocorrendo leucopenia e plaquetopenia em 4 a 5 semanas. Alopecia, estomatites e alterações hepáticas são menos comuns. Toxicidade pulmonar é a complicação associada ao tratamento a longo prazo com as nitrosureias. Como drogas alquilantes, essas drogas são altamente mutagênicas, teratogênicas e carcinogênicas.

Triazenos

DACARBAZINA (DTIC)

A dacarbazina atua inibindo a síntese de DNA e RNA. É ativada por fotodecomposição e por N-desmetilação enzimática. Como os demais alquilantes, atua em todas as fases do ciclo celular.

É o quimioterápico mais ativo usado em melanoma metastático, produzindo uma taxa de remissão de 20%. Em combinação com a doxorrubicina, é ativa contra sarcomas e doença de Hodgkin.

A dacarbazina pode causar náuseas e vômitos intensos 1-3 horas após a administração, sendo recomendado esquema antiemético potente. Leucopenia e trombocitopenia ocorrem 2 semanas após tratamento, com recuperação 3 a 4 semanas depois. Podem ocorrer alterações transitórias das funções hepática e renal. Toxicidade neurológica com confusão mental, cefaleia, alterações visuais e toxicidade cardiológica com hipotensão ocorrem somente quando a terapia é feita em altas doses.

AGENTES ANTIMETABÓLICOS

Metotrexato

O metotrexato (MTX) é um análogo 4-amino, 10-metil do ácido fólico. É a droga antifolato mais amplamente utilizada na terapia anticâncer, com atividade contra leucemias, neoplasias de cabeça e pescoço, osteossarcomas, linfomas, coriocarcinoma e câncer urotelial. É também usado no tratamento de patologias não oncológicas, como artrite reumatoide e psoríase.

Seu mecanismo de ação é baseado na inibição da enzima di-hidrofolato redutase (DHFR), que mantém armazenamento intracelular de folato em sua forma reduzida (tetra-hidrofolato). A manutenção dessa via intacta é essencial para a biossíntese de nucleotídios timidínicos e purínicos, que serão incorporados ao DNA. Outra ação dessa droga é dada na sua transformação em formas poliglutamadas. Tais formas têm uma meia-vida intracelular mais prolongada, e ocorrem em maior proporção nas células tumorais em relação a células normais, o que torna sua ação inibitória mais seletiva. As formas poliglutamadas inibem potentemente várias enzimas dependentes de folato, como a DHFR, timidilato sintase (TS), GAR transformilases. Portanto, a atividade inibitória do MTX resulta de um processo multifatorial que depende da depleção parcial dos folatos reduzidos e da inibição direta das enzimas folato-dependentes pelos poliglutamatos tanto do MTX quanto dos di-hidrofolatos que se acumulam após a inibição da DHFR.

O MTX é mais ativo em células em proliferação, e seu efeito citotóxico ocorre durante a fase S do ciclo celular. Quanto maior o período de exposição e maior a concentração da droga, maior será seu efeito em indução de morte celular.

No intuito de prevenir e resgatar células dos efeitos tóxicos do MTX, principalmente relacionados à toxicidade medular e gastrointestinal, quando a terapia é feita em altas doses, recomenda-se a administração

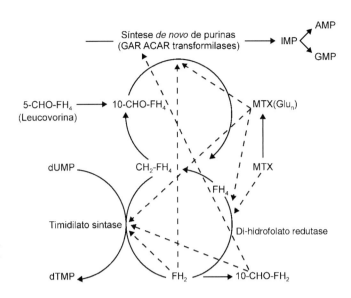

Fig. 106.5 Sítios de atuação do metotrexato (MTX) e suas formas poliglutamadas.

de folatos reduzidos, como a leucovorina (LV). A dose da leucovorina necessária para resgatar tecidos normais depende da concentração do antifolato no momento da sua administração. A ação da LV não se baseia apenas em aumentar o estoque de folato reduzido intracelular, mas também em competir com o MTX e sua forma poliglutamada para a manutenção da síntese de purinas. A monitorização das concentrações plasmáticas do MTX é essencial para o seu uso com segurança, particularmente com regimes em altas doses.

A farmacocinética do MTX pode ser alterada pelo seu acúmulo em coleções no terceiro espaço, como ascite e derrame pleural, aumentando sua meia-vida e levando a maior toxicidade. Recomendam-se, portanto, o esvaziamento dessas coleções antes de sua administração e a monitorização dos níveis séricos da droga após o tratamento.

A principal toxicidade do MTX é a mielossupressão e a mucosite gastrointestinal, que geralmente são reversíveis em 14 dias, podendo prolongar-se em pacientes com disfunção renal. A nefropatia induzida pela droga é resultado da precipitação intratubular do MTX e de seus metabólitos. Hidratação vigorosa e alcalinização urinária podem reduzir a incidência dessa complicação em regimes terapêuticos de altas doses. Hepatotoxicidade aguda ou crônica também foi relatada.

Síndromes neurológicas foram descritas após o uso do MTX intratecal: aracnoidite química aguda (imediatamente após a infusão intratecal da droga); neurotoxicidade subaguda (10% dos pacientes evoluem com rebaixamento do nível da consciência após a terceira ou quarta aplicação da medicação, e sua continuação pode ser letal); encefalopatia desmielinizante (acontece em crianças meses a anos após o tratamento intratecal).

Novos antifolatos

RALTITREXATO, PEMETREXATO

O raltitrexato é um potente inibidor da TS e, assim como o MTX, é metabolizado para sua forma poliglutamada para exercer sua ação citotóxica. Sua maior toxicidade é a fadiga, seguida de diarreia, mielossupressão e transaminasemia. Mostrou atividade em neoplasia de ovário, colorretal e de pulmão de células não pequenas.

O pemetrexato é uma nova droga antifolato com inibição de múltiplos alvos intracelulares: a TS, DHFR e GAR transformilase. Necessita de suplementação de vitamina B_{12} e ácido fólico para evitar toxicidade medular e gastrointestinal. Mostrou eficácia no tratamento do câncer de pulmão de células não pequenas em segunda linha e no tratamento do mesotelioma pleural.

5-FLUOROURACILA (5FU)

Com estrutura similar às fluoropirimidinas (Fig. 106.6), o 5-fluorouracila é um inibidor da TS, interferindo na síntese do DNA e em seu reparo. É amplamente utilizado no tratamento de tumores sólidos como neoplasias colorretais, de cabeça e pescoço e de mama. Várias drogas parecem modular sua ação, e é utilizado principalmente em esquemas de combinação.

Sua aplicação endovenosa pode ser feita tanto em bolo quanto em infusão contínua; essa última é associada a maior atividade da droga.

A toxicidade varia de intensidade de acordo com a forma de infusão, tendo como efeitos principais mucosite e diarreia (resultantes da ulceração epitelial do trato gastrointestinal), esofagite e proctite. A mucosite pode ser minimizada com a utilização de crioterapia oral por 30 minutos a partir da infusão da droga.

Náuseas e vômitos podem ocorrer, porém geralmente de leve intensidade. Reações cutâneas como de fotossensibilidade, descamação palmoplantar e eritrodisestesia (síndrome mão-pé) também foram relatadas, principalmente com sua infusão de forma contínua.

Angina, com ou sem alterações eletrocardiográficas compatíveis com isquemia miocárdica, foi descrita e relacionada principalmente a vasoespasmo coronariano associado à infusão da medicação, podendo ser revertida com o uso de nitrato e bloqueadores do canal de cálcio.

Raros pacientes podem evoluir com toxicidade exagerada após o uso do 5FU, e, em muitos casos, para o óbito. São portadores de deficiência herdada da DPD (desidropirimidina desidrogenase), presente em 3 a 5% dos pacientes portadores de neoplasia.

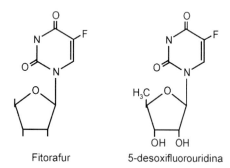

Fig. 106.6 Estrutura do fluorouracila.

Fluoropirimidinas orais

TEGAFUR, CAPECITABINA

Tegafur (tegafur, uracil, 5-fluorouracila – UFT) é a combinação do ftorafur, uma prodroga do 5FU, numa razão 1:4 molar com uracil.

É utilizado principalmente no Japão, com indicações para neoplasias de cólon metastáticas e neoplasia ressecada de pulmão de células não pequenas.

Sua toxicidade hematológica é leve, e são mais comuns sintomas gastrointestinais, como anorexia (24%), náusea e vômitos (12,5%) e diarreia (12%). Quando em combinação com a leucovorina, a taxa de toxicidade gastrointestinal grau 3 foi de 24%.

Assim como o tegafur, a capecitabina é uma prodroga do 5FU oral, porém projetada com o intuito de gerar uma ativação seletiva do 5FU no tecido tumoral.

É absorvida intacta pela mucosa intestinal, metabolizada no fígado em 5-desoxifluorouridina pelas enzimas carboxilesterase e citidina desaminase, e então convertida na sua forma citotóxica no tecido tumoral através da timidina fosforilase, enzima presente em maiores níveis nas células tumorais que em tecidos normais.

Utilizada principalmente para o tratamento da neoplasia colorretal e de mama, sua toxicidade é semelhante à do 5FU, com destaque para a síndrome mão-pé e diarreia.

GENCITABINA

A gencitabina é um análogo da desoxicitidina. Seu metabólito ativo dTdCTP compete com dCTP para a incorporação à fita de DNA. É ciclo-específica, bloqueando a célula na fase G1/S.

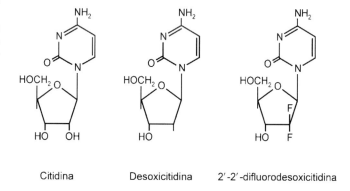

Fig. 106.7 Estruturas da citidina e derivados.

Apresenta eficácia no tratamento de várias neoplasias, com destaque no tratamento do câncer de pâncreas e vias biliares, neoplasia de bexiga e de pulmão.

Apesar de ser uma droga muito bem tolerada, a mielossupressão é dose-limitante. Efeitos não hematológicos são raros, e incluem febre (7,3%), vômitos (3,9%) e anorexia (3,6%). Dispneia é efeito incomum da droga, porém, se desenvolvida, indica suspensão do tratamento. Uma complicação ainda mais rara, porém potencialmente fatal, é a síndrome hemolítico-urêmica, presente em menos de 1% dos casos.

CITARABINA (ARA-C)

A citarabina (1-beta-D-arabinofuranosilcitosina, Ara-C) é um dos vários nucleotídios de arabinose do *Cryptothethya crypta*. Ativa principalmente em neoplasias hematológicas, é uma das drogas mais importantes no tratamento da leucemia mieloide aguda (LMA), sendo também utilizada para leucemia linfocítica, leucemia mieloide crônica e linfomas não Hodgkin.

Seu metabólito intracelular Ara-CTP (trifosfato de aracitidina) compete com o substrato natural dCTP (trifosfato de desoxicitidina) para incorporação ao DNA. Uma vez incorporado, é um potente inibidor da DNA polimerase, interferindo na replicação e no reparo. Inibe, dessa forma, a progressão celular da fase G1 para S.

A mielossupressão é a toxicidade dose-limitante, principalmente por leucopenia e trombocitopenia, entre os dias 4 e 14 após a sua administração. A toxicidade gastrointestinal se manifesta por náusea e vômitos de intensidade leve a moderada, mucosite, diarreia, íleo e dor abdominal. Elevação reversível das enzimas hepáticas também pode ser observada. Pancreatite aguda foi associada principalmente à sua infusão contínua.

O quadro caracterizado por febre, mialgia, dor óssea, *rash* macropapular, conjuntivite e ocasionalmente dor torácica foi denominado síndrome do Ara-C, descrita em pacientes pediátricos que recebem a droga. Representa provavelmente uma reação alérgica, com o aparecimento dos sintomas meses após a primeira dose. É tratada e prevenida com o uso de corticoides.

A quimioterapia com Ara-C em altas doses pode levar a manifestações de neurotoxicidade caracterizadas por tontura, disfunção cerebelar e cerebral, neuropatia periférica, afasia e sintomas parkinsonianos. Sinais clínicos de disfunção cerebelar ocorrem em mais de 15% dos pacientes em 8 dias após a aplicação, incluindo disartria, disdiadococinesia, dismetria e ataxia. Perda de funções cognitivas ou perda da memória refletem toxicidade cerebral. Apesar da interrupção da terapia, a recuperação clínica é incompleta em mais de 30% dos pacientes. A gravidade da neuropatia periférica é proporcional às doses cumulativas de Ara-C.

ANTIBIÓTICOS

Representam um grupo de substâncias com estrutura química variada, e, apesar de interagirem com o DNA e inibirem a síntese desse ácido ou de proteínas, não agem especificamente sobre uma fase específica do ciclo celular. Apesar de tal variação, possuem em comum anéis insaturados que permitem a incorporação de excesso de elétrons e a produção de radicais livres reativos. Podem também associar novos mecanismos de ação, como alquilação (mitomicina C), inibição enzimática (actinomicina D e mitramicina) ou inibição da função do DNA por intercalação (bleomicina, daunorrubicina, actinomicina D, adriamicina e seus análogos mitoxantrona e epirrubicina).

Antraciclinas

DAUNORRUBICINA, DOXORRUBICINA

Daunomicina HCl, adriamicina

Os antibióticos antracíclicos são produtos da fermentação do *Streptomyces peucetius*. A daunorrubicina é usada no tratamento de leucemias agudas, enquanto o seu análogo estrutural, a doxorrubicina (adriamicina), é amplamente empregado em uma variedade de neoplasias.

A doxorrubicina intercala-se entre os pares de bases da dupla hélice do DNA, interferindo na sua síntese. Ocorre inibição das enzimas topoisomerases I e II. Estudos têm demonstrado rápida penetração celular, rápida inibição da atividade mitótica e da síntese de ácido nucleico e indução de mutagênese, além de 4 aberrações cromossômicas. A doxorrubicina atua principalmente em células na fase S.

A doxorrubicina não é absorvida por via oral, e, devido à sua capacidade de causar necrose tecidual, não pode ser administrada por via IM ou SC.

A doxorrubicina é um dos mais efetivos agentes utilizados no tratamento de carcinomas da mama, ovário, endométrio, bexiga, tireoide e tumor de pulmão de pequenas células. É incluída em esquemas de poliquimioterapia para linfomas difusos e doença de Hodgkin. Pode substituir a daunorrubicina em pacientes com leucemia aguda e é eficiente em sarcoma de Ewing, sarcoma osteogênico, sarcoma de partes moles e neuroblastoma. Alguma atividade é demonstrada em câncer de pulmão de células não pequenas, mieloma múltiplo e adenocarcinomas do estômago e da próstata.

Os efeitos colaterais mais importantes da doxorrubicina são mielossupressão e cardiotoxicidade. Agudamente, a doxorrubicina pode causar arritmias cardíacas e depressão da função miocárdica. Outras toxicidades de menor gravidade incluem flebite e esclerose das veias, hiperpigmentação do leito ungueal e conjuntivite.

DOXORRUBICINA LIPOSSÔMICA

Doxil

O ingrediente ativo do doxil é a doxorrubicina HCl, cujo mecanismo de ação foi descrito aqui anteriormente. Doxil é a doxorrubicina encapsulada em lipossomos. Esses lipossomos sofrem um processo tido como peguilação, que os protege da detecção pelo sistema fagocítico mononuclear e aumenta a meia-vida da droga.

O doxil está indicado em pacientes com carcinoma metastático de ovário refratário a regimes baseados em paclitaxel e em sarcoma de Kaposi/AIDS (SIDA) em progressão após poliquimioterapia prévia.

A cardiotoxicidade do doxil ainda não pode ser adequadamente avaliada, devido ao seu curto tempo de uso. Devem ser observadas, nesse momento, as mesmas recomendações vigentes para a doxorrubicina HCl.

Devido ao potencial de mielossupressão, em todos os pacientes, as contagens hemáticas devem ser cuidadosamente monitorizadas. Mielossupressão grave permanente pode resultar em superinfecção, neutropenia febril ou hemorragia.

BLEOMICINAS

Sulfato de bleomicina, blenoxane

O exato mecanismo de ação da bleomicina é desconhecido. Evidências parecem indicar que o principal mecanismo de ação é a inibição da síntese de DNA, com alguma evidência de menor inibição do RNA e síntese de proteínas.

Em ratos, altas concentrações de bleomicina são encontradas na pele, nos pulmões, rins e peritônio. Baixas concentrações são encontradas no tecido hematopoético.

Em pacientes com função renal normal, 60-70% da dose administrada é recuperada na urina como bleomicina ativa.

O uso da bleomicina é indicado nas seguintes patologias: carcinoma cervical, carcinoma de células embrionárias; carcinoma de cabeça e pescoço; carcinoma de pênis; carcinoma testicular; carcinoma vulvar; coriocarcinoma; linfoma de Hodgkin; linfossarcoma; efusão pleural maligna; sarcoma de células reticulares; teratocarcinoma.

A administração da bleomicina pode ser feita por via IM, IV, SC ou intrapleural. Após administração intrapleural, aproximadamente 45% da bleomicina é absorvida sistemicamente.

A toxicidade mais grave associada à bleomicina é a fibrose pulmonar. Pneumonite é a mais frequente, progredindo ocasionalmente para fibrose pulmonar. Sua ocorrência é mais comum em pacientes idosos e naqueles que recebem mais de 400 UI (dose total).

Medidas preventivas são sugeridas quanto ao uso de oxigenoterapia em pacientes submetidos a cirurgia, em uso de bleomicina, sob o risco de desenvolver toxicidade pulmonar.

Uma reação idiossincrática grave consiste em hipotensão, confusão mental, febre e calafrios, descrita em cerca de 1% dos pacientes com linfoma tratados com bleomicina. Anorexia e perda de peso são comuns. Também é descrito fenômeno de Raynaud em pacientes em uso de bleomicina em combinação com vimblastina com ou sem cisplatina.

Enzimas

L-ASPARAGINASE

Elspar

A asparaginase é uma enzima que catalisa a cisão da asparagina, aminoácido essencial para a sobrevida da célula, a ácido aspártico e amônia. As células neoplásicas não sintetizam sua própria asparagina, enquanto as células normais o fazem. A L-asparaginase age inibindo síntese proteica, DNA e RNA. É ciclo-específica da fase G1 do ciclo celular.

Em combinação com outros agentes, é fundamental para o tratamento da leucemia linfoide aguda em crianças. Também está indicado o seu uso em linfomas não Hodgkin e Hodgkin, leucemia mieloide crônica e leucemia mieloide aguda.

São frequentes as reações de hipersensibilidade, que podem ocorrer nas primeiras doses ou nas doses subsequentes. Teste intradérmico é recomendado antes da primeira administração do fármaco. São recomendadas hospitalização e supervisão médica durante a administração.

Outros efeitos colaterais frequentes incluem: pancreatite aguda (15%), astenia, sonolência, alucinações, convulsões, coma, hiperglicemia, dor abdominal, alterações das enzimas hepáticas, azotemia prérenal. É necessária uma monitorização constante das provas de função hepática, dosagem de amilase e níveis glicêmicos. Pacientes com elevação prévia do ácido úrico devem ser seguidos. Pode haver interferência em testes de função tireoidiana.

1066 FARMACOLOGIA

Quadro 106.2 Características e comparações das DNA topoisomerases de mamíferos

Características	Topoisomerase I	Topoisomerase II
Tamanho	100 kd, monômero	170 kd, dímero
Intermediário catalítico	Quebra da fita única do DNA	Quebra da dupla fita de DNA
Dependência de energia	Não	Dependente de ATP
Atividades	Liberação da fita de DNA enovelada, replicação, transcrição, recombinação	Liberação da fita de DNA enovelada, transcrição, condensação dos cromossomos, recombinação

Pode ocorrer diminuição dos fatores de coagulação, favorecendo hemorragias.

A L-asparaginase pode ser administrada por via IM (preferencial, menos imunogênica) ou IV. O pó e a solução devem ser manuseados com cuidado, evitando-se inalação ou contato com membranas e mucosas.

INIBIDORES DAS TOPOISOMERASES

As topoisomerases são enzimas intracelulares que controlam e modificam o estado topológico do DNA. Para ser armazenada no núcleo, a comprida e intrincada fita de DNA necessita ser bem organizada e compartimentalizada. Tal organização tem de ser capaz de acessar e disponibilizar porções específicas do DNA necessárias para determinadas funções celulares, principalmente por estar em um meio intracelular extremamente denso e complexo. As DNA topoisomerases são enzimas nucleares que auxiliam nessas funções.

Dessa maneira, tornam possível que o DNA seja "empacotado" e ainda assim acessível para os processos necessários para as funções celulares.

Em células de mamíferos, são diferenciadas em dois tipos: tipo I e tipo II, de acordo com seus mecanismos e propriedades físicas.

Os inibidores da topoisomerase I consistem em análogos das camptotecinas e induzem inibição da síntese do DNA, parada celular em G2 e morte celular por apoptose.

Os inibidores da topoisomerase II, como antraciclinas e epipodofilotoxinas, inibem a religação do DNA clivado e induzem a ligação de proteínas em suas quebras.

Inibidores da topoisomerase I

ANÁLOGOS DA CAMPTOTECINA

Irinotecano e topotecano

A atividade antitumoral da 20(S)-camptotecina, um alcaloide derivado da planta *Camptotheca acuminata*, é conhecida há mais de 20 anos. É utilizada no tratamento de várias neoplasias sólidas, com atividade em neoplasia de pulmão de células pequenas e não pequenas e em neoplasia ovariana.

Mielossupressão reversível é a toxicidade dose-limitante do topotecano, com neutropenia entre 8 e 10 dias, trombocitopenia e anemia moderada a grave. Sua administração oral resulta em efeitos gastrointestinais limitantes, enquanto na infusão venosa a toxicidade hematológica é a proeminente.

O irinotecano tem como maiores toxicidades a mielossupressão e a diarreia.

Existem dois tipos de diarreia relacionada ao irinotecano; a primeira ocorre imediatamente após sua infusão, acompanhada de *flushing*, cólicas abdominais e componentes vasoativos. O uso de anticolinérgicos como atropina pode controlar tais sintomas. O segundo tipo é a síndrome cólera-símile, não reversível com loperamida ou codeína, muitas vezes dose-limitante.

Outras toxicidades não hematológicas dos análogos das camptotecinas são geralmente leves e reversíveis e incluem náuseas e vômitos em 20% a 30% dos pacientes, febre baixa em 20% e alopecia.

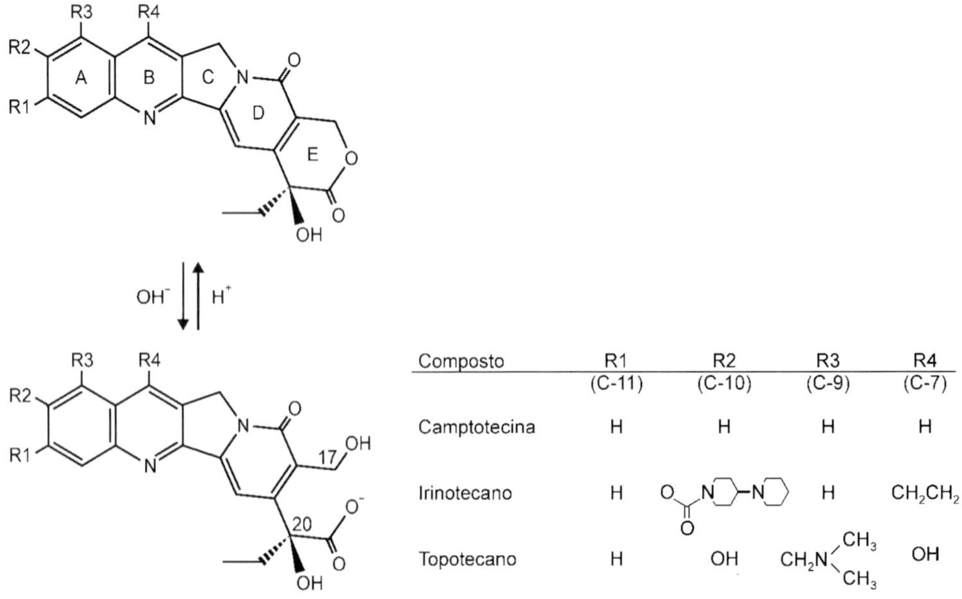

Composto	R1 (C-11)	R2 (C-10)	R3 (C-9)	R4 (C-7)
Camptotecina	H	H	H	H
Irinotecano	H	O=C-N(piperidina)-N	H	CH₂CH₃
Topotecano	H	OH	CH₂N(CH₃)₂	OH

Fig. 106.8 Inibidores da topoisomerase I.

Inibidores da topoisomerase II

EPIPODOFILOTOXINAS

Etoposídeo e teniposídeo

O etoposídeo (VP16), um derivado semissintético da podofilotoxina, tem, desde 1974, um papel importante no tratamento do câncer de pulmão de pequenas células e linfomas. Em 1983, foi aprovado para tratamento de tumores testiculares. Na atualidade, é parte integrante de vários esquemas de quimioterapia de primeira linha para diversos tumores sólidos e hematológicos.

O teniposídeo foi aprovado em 1993 para o uso em combinação no tratamento de leucemia linfoblástica aguda refratária.

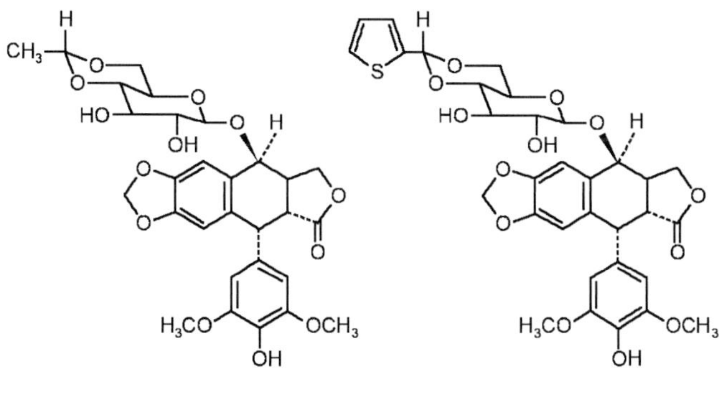

Fig. 106.9 Estruturas do etoposídeo e do teniposídeo.

A mielossupressão é o fator limitante de dose tanto para o etoposídeo como para o teniposídeo. O nadir de granulócitos ocorre entre 5 e 15 dias após a administração venosa, e a recuperação se dá por volta do 28º dia. Após a administração oral, o nadir ocorre entre 21 e 28 dias, e, na maioria dos pacientes, a recuperação se dá por volta do 35º dia.

Apenas em altas doses a mucosite se torna dose-limitante. Náuseas e vômitos geralmente são de leve intensidade, e ocorrem em 30% a 40% dos pacientes.

Foi descrita leucemia não linfocítica aguda (LNLA) relacionada ao tratamento. A incidência varia de 1,6% a 25%. Aparece até 5 anos após o tratamento do tumor primário, sem mielodisplasia precedente, e geralmente dos subtipos FAB M4 e M5. Doses cumulativas maiores que 2 g/m² ou 3 g/m² foram associadas a maior incidência de LNLA, porém tal relação não é consenso na literatura.

AGENTES INIBIDORES DOS MICROTÚBULOS

Os microtúbulos são polímeros de tubulina (compostos por dímeros de subunidades alfa e beta) responsáveis pela formação do citoesqueleto celular e do fuso mitótico. Estão também envolvidos em outras funções celulares não relacionadas diretamente à mitose, como quimiotaxia, transporte, secreção e adesão celulares, sustentação de organelas e de receptores celulares. Dessa forma, o uso de agentes antimicrotúbulos leva não só à parada da divisão celular como também à interrupção de uma série de funções celulares não mitóticas.

Existem basicamente duas classes de drogas com essas funções: os alcaloides da vinca e os taxanos.

Alcaloides da vinca

Encontrados naturalmente na planta *Catharanthus roseus*, foram testados inicialmente como hipoglicemiantes, função que teve pouca relevância quando comparada a seu efeito citotóxico. Os principais agentes são vincristina, vimblastina, vindesina e vinorelbina. Os dois primeiros agentes são estruturalmente bastante semelhantes, porém com diferenças significativas quanto a atividade e toxicidade.

A vincristina é mais comumente utilizada em neoplasias pediátricas, como LLA, LMC fase linfoblástica, linfomas Hodgkin e não Hodgkin, tumor de Wilms, sarcomas de Ewing, neuroblastoma e rabdomiossarcomas. A vimblastina é parte integrante do tratamento de tumores de células germinativas, linfomas e tumores cerebrais. Já a vinorelbina é amplamente utilizada no tratamento das neoplasias mamária e pulmonar de células não pequenas.

O principal mecanismo de ação dessa classe de drogas é dado por sua interação com a tubulina, desestruturando os microtúbulos que compõem o fuso celular e levando a parada celular em metáfase.

As toxicidades variam de acordo com o agente utilizado. A vincristina pode induzir a neurotoxicidade periférica sensitivo-motora simétrica e polineuropatia autonômica. Sua penetração no sistema nervoso central é pequena, e são raros os efeitos como confusão mental, convulsões, alucinações ou tonturas. Comumente, podem-se observar obstipação intestinal com íleo paralítico, retenção urinária, hipotensão postural e hipertensão. Os efeitos neurotóxicos podem se iniciar com doses cumulativas tão pequenas quanto 5 a 6 mg. Crianças parecem ser menos suscetíveis que adultos. Pacientes portadores de disfunção hepática ou doença obstrutiva de vias biliares têm maior chance de desenvolvimento de neurotoxicidade devido ao metabolismo da droga e à excreção biliar prejudicados.

A principal toxicidade dose-limitante da vimblastina e da vinorelbina é a neutropenia, geralmente 7 a 11 dias após o tratamento, com recuperação geralmente entre o 14º ao 21º dia.

Todos os agentes podem causar disfunção gastrointestinal autonômica, manifestada por obstipação, íleo, dor abdominal, embora seja mais frequente com a vincristina ou com altas doses dos demais.

O extravasamento dessas drogas deve ser cuidadosamente evitado, já que são potentes vesicantes e podem determinar sérios danos teciduais na área extravasada.

Taxanos

Essa nova classe de drogas vem-se destacando como uma das mais importantes dentre os agentes antineoplásicos, tanto por sua ação antitumoral quanto pelo amplo leque de tumores responsivos ao seu uso.

Originários da casca da árvore *Taxus brevifolia*, despertaram interesse em 1963, por sua atividade antitumoral em estudos pré-clínicos. Em 1971, o paclitaxel foi identificado, porém, devido à sua insolubilidade em meio aquoso e à limitação da fonte natural esgotável, sua produção em larga escala tornou-se inviável. Após pesquisas, no entanto, foi identificado seu precursor natural, e, a partir dele, tornou-se possível a produção semissintética de paclitaxel e docetaxel.

Ambos foram inicialmente aprovados para o tratamento do câncer de mama e de ovário, tendo hoje seu uso ampliado para várias outras neoplasias, como as de pulmão de células não pequenas, gástricas, de cabeça e pescoço, de células germinativas, além de terem demonstrado ser excelentes radiossensibilizadores em baixas doses semanais.

Seu mecanismo de ação é a estabilização dos microtúbulos através de sua ligação aos polímeros da tubulina, tornando-os resistentes à despolimerização. Tal estabilidade impede a reorganização celular para seu funcionamento habitual, levando a célula a apoptose.

Além de seu efeito indutor da apoptose, o paclitaxel, em concentrações menores que as indutoras de citotoxicidade, também mostrou exercer uma ação antiangiogênica.

A mielossupressão é toxicidade comum para os dois agentes, porém existem algumas particularidades individuais quanto a outros efeitos tóxicos.

O paclitaxel tem como principal toxicidade a neutropenia, que se inicia entre o 8º ao 10º dia do ciclo, com recuperação geralmente entre o 15º e o 21º dia. Reações de hipersensibilidade (dispneia, broncoespasmo, urticária e hipotensão) durante os primeiros 10 minutos de sua infusão, relacionadas principalmente ao veículo oleoso utilizado em seu preparo, levaram à necessidade de pré-medicação com anti-histamínicos e à infusão mais prolongada da droga, habitualmente em 3 horas. Caso ocorram reações apesar desse cuidado, elas serão geralmente resolvidas

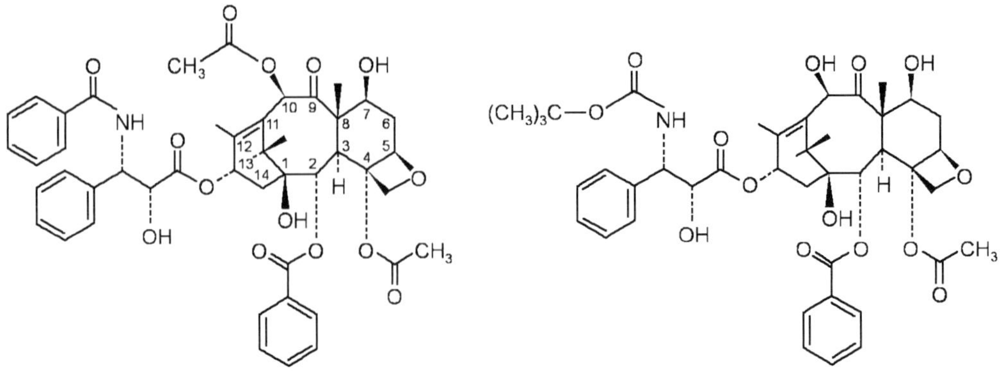

Paclitaxel   Docetaxel

Fig. 106.10 Estruturas do paclitaxel e do docetaxel.

com o uso de corticosteroides. Seu uso induz a uma neuropatia periférica principalmente sensitiva, sendo também observada a perda dos reflexos profundos. Mialgia transitória 24 a 48 horas após a administração também é comum.

O docetaxel, assim como o paclitaxel, causa neutropenia por volta do 8º dia do ciclo, com resolução entre o 15º e o 21º dia. Reações de hipersensibilidade leves ocorrem apenas em cerca de 31% dos pacientes que não recebem pré-medicação. Caracteristicamente, o docetaxel induz a um aumento da permeabilidade capilar, determinando retenção hídrica, manifestada por edema, ganho de peso e coleções em terceiro espaço. O uso de corticosteroides como pré-medicação profilática mostrou reduzir a sua incidência, permitindo maior número de ciclos e maiores doses cumulativas de docetaxel. O tratamento agressivo e precoce com diuréticos poupadores de potássio é eficaz no tratamento desses pacientes. Neurotoxicidade leve a moderada ocorre em 40% dos pacientes, e mal-estar e astenia são frequentes, principalmente quando altas doses cumulativas foram administradas. Náusea, vômito e diarreia podem acontecer, porém raramente são graves.

AGENTES DERIVADOS DA PLATINA

Cisplatina, carboplatina, oxaliplatina

A cisplatina e seus análogos reagem na posição N7 da guanina e adenina do DNA através de pontes mono- e bifuncionais que impedem a síntese de proteínas, RNA e DNA.

A ação da carboplatina é basicamente a mesma, porém são necessárias maiores concentrações de carboplatina para se obterem os mesmos níveis de pontes com o DNA quando comparada com a cisplatina.

Não são fase-específicos, porém as células em divisão parecem ser mais sensíveis a seus efeitos citotóxicos.

São agentes extremamente utilizados numa imensa variedade de neoplasias, tanto sólidas quanto hematológicas, em associação ou isoladamente. A cisplatina pode também ser utilizada concomitantemente à radioterapia como agente radiossensibilizador.

Os efeitos tóxicos relacionados à cisplatina incluem náuseas e vômitos, nefrotoxicidade, mielossupressão e ototoxicidade. A toxicidade renal se dá nos glomérulos e túbulos, e é cumulativa. Para minimizar o risco de nefrotoxicidade, deve-se realizar pré-hidratação com solução fisiológica e administrar manitol no intuito de maximizar o fluxo urinário.

A ototoxicidade também é cumulativa e irreversível, inicialmente com perda da acuidade auditiva para altas frequências. Recomenda-se a realização de audiometria a cada 3 ciclos de tratamento. Quando a perda auditiva é detectada, o esquema deve ser trocado para carboplatina. Neuropatia periférica também pode ocorrer cumulativamente, porém com recuperação lenta.

A carboplatina tem a mielossupressão como principal toxicidade em todas as séries medulares. A fim de minimizar seus efeitos colaterais, sua dose pode ser calculada através da fórmula de Calvert, permitindo alcançar um grau aceitável de toxicidade mesmo em pacientes mais idosos ou com certo grau de disfunção renal. Náuseas e vômitos de curta duração, alopecia e neurotoxicidade também podem ocorrer, porém menos frequentemente.

A oxaliplatina tem como principal efeito colateral a neuropatia sensitiva, presente de duas possíveis formas. Parestesias de extremidades e perioral podem aparecer precocemente, porém com doses repetidas da medicação podem surgir sintomas de laringoespasmo e disestesias ao frio, podendo ser prevenidos com o aumento do tempo de infusão da droga.

AGENTES HORMONAIS

Várias neoplasias malignas mantêm características fisiológicas das células normais que lhes deram origem. Assim, neoplasias como câncer de mama, próstata, endométrio e outros podem sofrer estímulo proliferativo ou antiproliferativo na dependência de fatores hormonais. Essa relação, conhecida há muitas décadas, tem sido intensamente explorada no tratamento hormonal oncológico e representa uma área de intensa pesquisa farmacológica e avanço terapêutico. Os agentes hormonais são reconhecidamente eficazes em diversas situações e em geral incomparavelmente menos tóxicos do que as drogas quimioterápicas. Pacientes portadores de câncer de mama ou próstata, por exemplo, mesmo em fases avançadas de neoplasia, podem eventualmente sobreviver vários anos com boa qualidade de vida graças à utilização de moduladores hormonais.

Glicocorticoides são amplamente utilizados como drogas coadjuvantes em diversos esquemas de quimioterapia (p. ex., linfomas, leucemias) e na terapêutica dos efeitos colaterais (p. ex., prevenção de êmese induzida por platinantes).

Moduladores do receptor estrogênico

TAMOXIFENO

Inicialmente estudado por suas características anticoncepcionais, o citrato de tamoxifeno foi posteriormente reconhecido como um potente antiestrogênico em modelos animais e em humanos. Age competitivamente ligando-se ao receptor estrogênico em tecido-alvo, a exemplo de mama e endométrio. A droga é rapidamente absorvida por via oral e tem meia-vida de eliminação de 5-7 dias, o que permite a administração de dose única diária. O tamoxifeno sofre intenso metabolismo hepático, e seu principal metabólito, o N-desmetiltamoxifeno, parece manter atividade biológica idêntica. A excreção fecal é responsável pela eliminação de cerca de 65% da droga. A dose usual é de 20 mg ao dia.

Nenhuma droga em oncologia foi responsável por salvar mais vidas do que o tamoxifeno. Ele é indicado em todos os estágios de câncer de mama: prevenção (populações de alto risco), terapia adjuvante e tratamento da doença metastática. Os efeitos adversos mais comumente relatados são: fogachos, secreção vaginal, efeitos tromboembólicos e, raramente, elevação de enzimas hepáticas. Por sua ação estrogênica agonista parcial, espessamento endometrial e, eventualmente, câncer de endométrio podem estar associados a exposição prolongada ao tamoxifeno. Em estudos de prevenção (p. ex., P-1 ensaio), foi observado aumento na incidência de câncer de endométrio da ordem de 1/1.000 pacientes expostas, em comparação ao grupo placebo.

Inibidores/inativadores da enzima aromatase

ANASTROZOL, LETROZOL, EXEMESTANE

Indicado apenas em mulheres com câncer de mama na pós-menopausa, esse grupo de agentes é representado por anastrozol, letrozol e exemestane, e tem uso crescente na prática da oncologia. A principal fonte produtora de estrogênios na pós-menopausa, diante da falência ovariana, é a conversão periférica de androstenediona em testosterona promovida pela enzima aromatase. O anastrozol e o letrozol são potentes inibidores dessa enzima, enquanto o exemestane age de maneira diferente, inativando essa enzima por competição, sem interferir na síntese de hormônios adrenais. Essa característica é específica dessa nova geração de drogas, tornando obsoletos outros moduladores da enzima conversora, como aminoglutetimida, utilizados no passado recente. Após administração oral, os três fármacos são rápida e completamente absorvidos e causam a redução da ordem de 97-98% dos níveis circulantes de estradiol, gerando intensas modificações fisiológicas no ambiente tumoral. Em torno de 80-85% do metabolismo decorre da ação enzimática do fígado. Essa nova classe de drogas não foi devidamente estudada em mulheres com grave disfunção hepática, mas pacientes com disfunção hepática moderada podem experimentar um aumento no nível circulante de metabólitos relacionados. Estudos recentes têm posicionado o anastrozol, o letrozol ou o exemestane como primeira opção de tratamento hormonal de pacientes com câncer de mama metastático, devido à sua maior efetividade quando comparados ao tamoxifeno, além de excelente tolerância. Os efeitos adversos mais frequentemente relatados em estudos de fase III estão associados a artralgia, mialgia e aumento do metabolismo ósseo, com aumento discreto, mas significativo, do índice de fraturas por osteoporose. Não tem sido observado aumento de eventos tromboembólicos ou câncer de endométrio.

FULVESTRANTO

Disponível na forma de pó para injeção intramuscular, o fulvestranto é o primeiro agente antiestrogênico puro, sem nenhuma atividade agonista conhecida. A droga age combinando-se avidamente com o receptor estrogênico e induz redução do número de receptores estrogênicos na membrana celular, determinando redução da atividade proliferativa celular (medida por índice de Ki67). Em laboratório, células malignas resistentes ao tamoxifeno podem ser inibidas pelo fulvestranto. Após administração intramuscular, a droga atinge concentrações plasmáticas máximas em 7 dias, e níveis elevados são mantidos por no mínimo 30 dias. O fulvestranto sofre metabolismo hepático e é excretado quase totalmente na bile e nas fezes. Embora não tenha sido estudado em pacientes com hepatopatia grave, a presença de alteração enzimática em casos de doença metastática para o fígado não resultou em alteração significativa das características farmacodinâmicas da droga. Os efeitos adversos mais frequentemente relatados são náusea (26%), astenia (23%) e dor no local da injeção (7%). O fulvestranto é indicado, sobretudo, para o tratamento do câncer de mama metastático que progride após a administração de tamoxifeno e/ou de inibidor da enzima aromatase.

ESTRAMUSTINA

O fosfato sódico de estramustina é uma molécula complexa que combina, via carbamato, uma mostarda nitrogenada a estradiol. Administrada por via oral, a droga é rapidamente metabolizada em estradiol e estrona. A ingestão concomitante de derivados do leite interfere com a absorção da droga. Pacientes expostos prolongadamente à estramustina têm níveis séricos de estradiol semelhantes aos de pacientes tratados convencionalmente com estradiol. A droga é indicada isoladamente ou em combinação com quimioterapia no tratamento de pacientes com câncer de próstata avançado. Retenção hídrica, ginecomastia, impotência, náuseas, vômitos e eventos tromboembólicos são os principais efeitos adversos.

Moduladores do receptor androgênico

BICALUTAMIDA, FLUTAMIDA E NILUTAMIDA

Os agentes antiandrogênicos são importantes fármacos no tratamento de pacientes com câncer de próstata. Atuam competindo com o receptor androgênico, inibindo o estímulo proliferativo da testosterona e seus derivados no tecido maligno prostático. A bicalutamida é o agente mais utilizado na prática por ser menos tóxico e ter maior comodidade posológica. Bem absorvida por via oral, a bicalutamida sofre metabolismo hepático predominante e é excretada na urina e nas fezes. Pacientes em uso de cumarínicos necessitam de monitorização cuidadosa do tempo de protrombina quando em uso do antiandrógeno, devido a indução enzimática hepática. Raramente (1%) pode ocorrer hepatite severa, em geral nos primeiros 4 meses de administração da bicalutamida. Cerca de 40% dos pacientes referem ginecomastia, além de fogachos (50%), astenia (22%) e obstipação intestinal (10%). A utilização isolada da bicalutamida em câncer de próstata, apesar de eficiente, não é amplamente indicada por estar demonstrada uma elevação progressiva dos níveis séricos de testosterona com o uso prolongado do antiandrógeno. Mais comumente, esse agente é combinado a um análogo LhRh para redução dos níveis séricos de testosterona.

Antagonistas do hormônio liberador do hormônio luteinizante (LHRH)

GOSERELINA

Os análogos LHRH disponíveis no mercado são goserelina, leuprolida, buserelina e neodecapeptil. Imediatamente depois de administrados, esses agentes promovem elevação de LH e FSH e subsequente aumento dos níveis séricos de testosterona. Em média, 21 dias depois de iniciado o tratamento, ocorrem inibição do eixo hipofisário, inibição da síntese de gonadotropinas e queda rápida e acentuada dos níveis plasmáticos de testosterona até valores compatíveis com castração cirúrgica (< 50 ng/dL). O pico inicial observado nos níveis de testosterona é compensado com a administração concomitante de um agente antiandrogênico nas primeiras semanas do tratamento (bloqueio androgênico completo). A goserelina está disponível em injeções depot para uso subcutâneo contendo 3,6 mg (a cada 4 semanas) ou 10,8 mg (a cada 12 semanas). Mais de 90% da goserelina é eliminada por via urinária. Embora a concentração plasmática de goserelina não seja estável ao longo dos 28 dias que sucedem a administração subcutânea de uma dose de 3,6 mg, a ação inibitória sobre a produção de testosterona varia minimamente entre os pacientes estudados. Em homens, a goserelina é frequentemente indicada como um substitutivo medicamentoso à castração cirúrgica em pacientes com câncer de próstata avançado. Outra possível utilização de análogos LHRH está no tratamento de mulheres na pré-menopausa diagnosticadas com câncer de mama responsivo a hormonioterapia, devido à ação dessas drogas inibindo a função ovariana.

Os efeitos adversos mais relatados decorrem da ação farmacológica da droga: fogachos (62%), disfunção sexual (25%), letargia e edema. O uso prolongado de agentes supressores de testosterona está também associado a perda progressiva de densidade mineral óssea.

AGENTES INIBIDORES DE TIROSINA CINASE (TK)

Imatinib

MESILATO DE IMATINIB, STI-571, GLIVEC

Entre as drogas de alvo molecular, o imatinib é, inquestionavelmente, a droga com resultados mais expressivos. Trata-se de um inibidor de tirosina cinase, liberado para o uso em leucemia mieloide crônica (LMC) em 2001 e em tumores estromais do trato gastrointestinal (GIST) em 2002. Proteína cinases são enzimas que transferem fosfatos do ATP para aminoácidos específicos nas suas proteínas-substrato. A fosforilação dessas proteínas leva à ativação de vias de transdução de sinal intracelular, que desempenham papel fundamental em múltiplos processos biológicos, incluindo crescimento, diferenciação e morte celulares. Várias proteína cinases encontram-se desreguladas ou superexpressas em cânceres, tornando-se alvos atraentes para inibidores farmacológicos. Nos pacientes com leucemia mieloide crônica, ocorre uma mutação na célula-tronco pluripotente, na qual o proto-oncogene ABL é deslocado do braço longo do cromossomo 9 para a *breakpoint cluster region* no braço longo do cromossomo 22, formando o cromossomo *Philadelphia*, cuja transcrição origina uma proteína quimérica, constitucionalmente ativada, com atividade tirosina cinase. Isso confere à célula mutada uma vantagem proliferativa, com expansão maligna, que resulta na leucemia. O imatinib inibe a proteína BCR-ABL ao competir com o ATP pelo seu sítio de ligação, bloqueando o seu efeito leucemogênico. O imatinib também é capaz de inibir a tirosina cinase derivada do oncogene c-kit, ativado nos tumores estromais do trato gastrointestinal, e o fator de crescimento derivado de plaquetas (PDGF), ativado em certos tipos de síndrome hipereosinofílica.

A droga é administrada por via oral, com biodisponibilidade de 98%, meia-vida que varia de 18 horas, para a própria droga, a 40 horas, para alguns metabólitos; tem metabolização hepática e é excretada principalmente nas fezes e, em menor fração, na urina.

A droga deve ser empregada preferencialmente por hematologista/oncologista que esteja familiarizado com o seu uso, já que provoca frequentes efeitos adversos, entre os quais os mais comuns são: fadiga, febre, *rash* cutâneo, retenção hídrica (derrames cavitários), náuseas, diarreia, vômitos, ganho de peso, cãibras musculares, dores musculoesqueléticas, além de neutropenia e plaquetopenia prolongadas e graves.

A droga está indicada em todas as fases da leucemia mieloide crônica, tendo atingido 95% de resposta hematológica (melhora dos parâmetros de hemograma) e 41% de resposta citogenética (redução do número ou desaparecimentos das células com cromossomo *Philadelphia*) na fase incial da LMC. Nos casos de tumores estromais do trato gastrointestinal, o uso de imatinib induziu resposta em mais de 50% dos pacientes. A droga também vem sendo utilizada na leucemia linfoide aguda com cromossomo *Philadelphia*, nas raras síndromes mieloproliferativas caracterizadas pela translocação entre os cromossomos 5 e 12, onde há superexpressão de PDGF, e vem sendo estudada em uma variedade de tumores.

GEFITINIB/ERLOTINIB

Iressa/Tarceva

O fator epitelial de crescimento epidérmico (EGFR) é expresso na membrana de células normais e malignas. Várias neoplasias (ver quadro adiante) apresentam hiperexpressão do EGFR, e vários ligantes podem se acoplar ao EGFR. A partir da ativação transmembranosa do receptor, diversas TKs levam a passos intracelulares seguintes que resultam em fenômenos relacionados à replicação celular. Embora não completamente compreendida, essa cascata de eventos é fundamental para a manutenção de células malignas, interferindo em fenômenos de apoptose e no potencial metastático das neoplasias. Esse fato levou ao desenvolvimento de agentes direcionados à interrupção da fosforilação (ativação) do EGFR. Fazem parte desse grupo de drogas o imatinib, o gefitinib, o erlotinib e outros.

Tipo de tumor e expressão de EGFR

Pulmão de células não pequenas	40-80%
Colorretal	25-70%
Estômago	33%
Pâncreas	30-50%
Próstata	40%
Mama	15-30%

O mecanismo de ação do gefitinib não foi inteiramente elucidado, mas a droga inibe a fosforilação intracelular de TKs associadas ao EGFR. A absorção oral da droga não sofre interferência de alimentos e tem biodisponibilidade média de 65%. A eliminação é por via fecal (86%), e a meia-vida é de aproximadamente 48 horas. A coadministração de itraconazol, um inibidor de CYP3A4, resultou em um aumento de 88% da concentração de gefitinib, enquanto a ranitidina induziu uma redução plasmática da ordem de 44%. Liberada para comercialização em vários países (Japão, EUA, Argentina) na quimioterapia de pacientes com câncer avançado de pulmão de células não pequenas, o gefitinib (Iressa®) parece ser particularmente ativo no subgrupo de pacientes do sexo feminino, não fumantes e diagnosticadas com o subtipo bronquioloalveolar de câncer de pulmão. Recentemente foram identificadas mutações genéticas associadas a maiores taxas de resposta à medicação. O erlotinib (Tarciva®) também tem sido amplamente estudado em pacientes com câncer de pulmão de células não pequenas, com eficiência e toxicidade semelhantes às do gefitinib. Os efeitos adversos mais comuns são diarreia, *rash* cutâneo e acne. Há relatos ocasionais de pneumonite intersticial em cerca de 1% dos pacientes em tratamento, que eventualmente é grave e potencialmente fatal. Várias outras neoplasias malignas estão sendo abordadas em ensaios randomizados com esses agentes.

BORTEZOMIB

Velcade, PS-341

Os avanços na compreensão da biologia da célula tumoral têm permitido o desenvolvimento de drogas com novos mecanismos de ação e, às vezes, com alvos inesperados. Dentro dessa linha encontram-se os inibidores de proteossomos.

Os proteossomos são grandes complexos proteicos, com múltiplas subunidades, presentes em grande quantidade no citoplasma e no núcleo das células, cuja tarefa é eliminar proteínas, marcadas para a degradação, através de um processo denominado poliubiquitinação. Essas proteínas, ao entrarem no proteossomo, são desligadas das ubiquitinas e, então, desdobradas e degradadas pelas enzimas catalíticas presentes no centro do proteossomo. Uma variedade de proteínas que exercem papéis críticos na regulação do ciclo celular, transcrição, apoptose, quimiotaxia, angiogênese e adesão celulares, é alvo de ubiquitinação e degradação proteolítica via proteossomo. Tendo em vista uma gama tão grande de funções, seria inesperado que essa via de proteólise fosse alvo de terapia antineoplásica sem causar efeitos colaterais limitantes, dado o acúmulo de proteínas diversas marcadas para a degradação. Recentemente, entretanto, foi aprovado para uso em mieloma múltiplo recidivado e refratário um inibidor do proteossomo 26S denominado bortezomib. Essa droga, em um estudo de fase II que envolveu pacientes em sua maioria politratados, demonstrou 35% de resposta, com efeitos colaterais bem tolerados.

A droga é administrada por via endovenosa, tem metabolização hepática e meia-vida de 9 a 15 horas. No estudo referido anteriormente, os efeitos colaterais mais frequentes foram: náuseas, diarreia, fadiga, plaquetopenia, neuropatia periférica, inapetência, obstipação, febre, anemia e neutropenia. Trata-se, portanto, de uma classe de drogas que, apesar de promissora, ainda demanda novos estudos, não só em mieloma como em outras neoplasias, para confirmar sua eficácia e principalmente sua segurança, com seguimento mais prolongado.

ANTICORPOS MONOCLONAIS

Rituximab

O rituximab é um anticorpo monoclonal quimérico (murino/humano) dirigido contra o antígeno CD20, encontrado na membrana de linfócitos B normais e malignos. O anticorpo é composto de duas cadeias pesadas de 451 aminoácidos e de duas cadeias leves de 213 aminoácidos. Uma vez administrado, o anticorpo se liga seletivamente a células que expressam CD20 (linfócitos normais e malignos, de baço e timo), e não se observa reação cruzada com outras células ou tecidos normais. A porção Fab do anticorpo se acopla a CD20, e a porção Fc recruta células imunes para efetuar citólise. Após a administração de 375 mg/m^2

semanais × 4 semanas (dose habitual), a meia-vida do rituximab é de 76 horas, em média. Em virtude de sua seletividade, os efeitos colaterais registrados estão relacionados a rápida destruição de células malignas, determinando sobrecarga de produtos de degradação celular que podem causar a síndrome de lise tumoral e por fim insuficiência renal. Febre e calafrios (53%), linfopenia (48%), astenia (26%) e alteração de níveis pressóricos (16%) são efeitos adversos registrados em estudos clínicos. O rituximab tem indicação ampla no tratamento de linfomas B de subtipos diversos, e ensaios randomizados confirmam benefício em combinação com esquemas de quimioterapia, respaldado em significativo ganho de sobrevida e aumento das taxas de cura.

Trastuzumab

A hiperexpressão de c-erbB2 (HER-2), um proto-oncogene membro da família do EGFR em células de câncer de mama, está associada a aumento da capacidade proliferativa, pior prognóstico, maior risco no desenvolvimento de metástases e sobrevida reduzida. A avaliação por imuno-histoquímica ou FISH tem identificado sistematicamente esse perfil de expressão em 25% a 30% das pacientes diagnosticadas com câncer de mama. Com a finalidade de inibir a proliferação celular decorrente da ativação do HER-2, foi desenvolvido um anticorpo monoclonal recombinante humanizado que se liga seletivamente ao domínio extracelular do HER-2. Administrado por via endovenosa, esse anticorpo tem meia-vida de aproximadamente 5,8 dias. A droga é potencialmente cardiotóxica, e candidatos a tratamento devem ter avaliação de função miocárdica antes e durante o tratamento. Estudos randomizados em combinação com quimioterapia demonstram consistentemente expressivo ganho de sobrevida em pacientes tratadas com herceptina e quimioterapia quando comparadas às tratadas com quimioterapia isolada. Durante a primeira infusão de trastuzumab, sintomas de calafrio, febre e desconforto respiratório acontecem em cerca de 40% das pacientes, compreendidos como secundários a rápida destruição celular.

Cetuximab

A família de fatores de crescimento epidérmico (EGF) é composta por receptores que, ativados, levam as células a contínua e sustentada proliferação celular. Como exposto anteriormente, esse processo pode ser interrompido de inúmeras maneiras, e o bloqueio do receptor de membrana do EGF demonstra efetividade em neoplasias de cólon. O cetuximab é um anticorpo de membrana que, isolado ou em combinação com quimioterapia, aumenta o intervalo livre de progressão de doença em pacientes previamente tratados com quimioterapia convencional.

FATORES DE CRESCIMENTO HEMATOPOÉTICOS

Os fatores estimuladores de colônia são utilizados como medicações de suporte para a prevenção e a reversão de neutropenia induzida por quimioterapia.

FILGRASTINA (G-CSF) – FATOR ESTIMULADOR DE COLÔNIAS DE NEUTRÓFILOS

O G-CSF é normalmente detectado em dosagens séricas de indivíduos normais. É produzido por diferentes tipos celulares, e sua expressão pode ser induzida após a exposição a estímulos inflamatórios (particularmente à endotoxina) em neutrófilos, macrófagos, células endoteliais e epiteliais e células estromais da medula óssea. Atua regulando a produção, a maturação e a função das células da linhagem neutrofílica.

Sua administração exógena resulta em um aumento dos neutrófilos circulantes e numa expansão dos componentes mieloides na medula óssea. Tais células demonstraram ser funcionalmente ativas. Está indicado como medicação de suporte hematológico em pacientes submetidos a quimioterapia mieloablativa e que desenvolvem quadros infecciosos associados a neutropenia importante.

O uso prolongado do G-CSF pode determinar aumentos importantes da contagem de neutrófilos, sendo recomendada a sua interrupção a partir de contagens acima de 10.000 células/mL. Uma vez suspensa a medicação, o número absoluto de neutrófilos cairá aproximadamente 50% por dia e retornará ao seu nível basal em 4 a 6 dias.

Os efeitos colaterais relacionados à sua aplicação são geralmente leves, e consistem basicamente em dor óssea e febre. O uso crônico pode causar esplenomegalia, devido a hematopoese extramedular.

Um aparente "*flare*" de lesões metastáticas visualizadas em cintilografias ósseas, assim como hipercaptação em esqueleto axial e justa-articular, foi descrito em vários pacientes após o uso de G-CSF.

SARGRAMOSTINA (GM-CSF) – FATOR ESTIMULADOR DE COLÔNIAS DE GRANULÓCITOS E MACRÓFAGOS

GM-CSF pode ser produzido por várias células, porém é particularmente produzido por linfócitos T. É um potente estimulador de crescimento da linhagem mieloide, com a formação de colônias macrofágicas e eosinofílicas. Após a administração, há um aumento dose-dependente das contagens de neutrófilos, eosinófilos e de macrófagos e linfócitos.

Os receptores para GM-CSF são expressos em células tanto hematopoéticas quanto não hematopoéticas, incluindo células endoteliais e tumorais, como as do melanoma e pulmão. A função desses receptores não está clara, porém sabe-se que seus ligantes são GM-CSF, IL-3 e IL-5.

Os efeitos colaterais descritos são neutropenia reversível, febre baixa, mialgias e fadiga, e, ocasionalmente, dispneia. Em altas doses, pode levar a ganho ponderal, pericardite, pleurite e aumento da permeabilidade capilar.

Quadro 106.3 Resumo de agentes antineoplásicos

DROGA	Mecanismo de Ação	Administração	Metabolismo/ Excreção	Toxicidades	Cuidados
5-Fluorouracila	Antipirimidina. Inibe a timidilato sintase.	EV, intra-arterial.	Hepática. Excreção renal.	Mucosite. Diarreia. Síndrome mão-pé. Vasoespasmo coronariano.	Possibilidade de deficiência de DPD teratogênico.
Bleomicina	Inibe a síntese de DNA. Ciclo celular específico.	IM, EV, SC, intrapleural.	Inativação hepática e excreção renal.	Pneumonite pode evoluir para fibrose pulmonar; anorexia; hiperpigmentação da pele; anafilaxia.	Linfoma – iniciar com doses reduzidas; raios X e teste de função pulmonar prévios ao uso/atenção qto. O_2 em cirurgia.
Bussulfano	Interfere na função biológica do DNA.	VO, EV (em transplante MO).	Hepática/renal.	Pode ocorrer mielossupressão irreversível; náuseas, mucosite, alopecia, amenorreia.	Prevenir lise tumoral com alopurinol SN EV sempre. INFUSÃO LENTA – pré-medicar com fenitoína.

(continua)

Quadro 106.3 Resumo de agentes antineoplásicos (*continuação*)

DROGA	Mecanismo de Ação	Administração	Metabolismo/ Excreção	Toxicidades	Cuidados
Capecitabina	Antipirimidina. Inibe a timidilato sintase.	VO	Excreção urinária.	Síndrome mão-pé. Mucosite. Diarreia. Vasoespasmo coronariano.	Possibilidade de deficiência de DPD teratogênico.
Carboplatina	Formação de pontes de DNA.	EV	Excreção renal.	Mielossupressão. Alopecia. Neurotoxicidade. Náuseas e vômitos.	Precipita quando associada a alumínio.
Carmustina (BCNU)	Agente alquilante, altamente lipossolúvel. Interfere na síntese de DNA e RNA.	EV	Rapidamente degradada após adm. EV; excreção renal (60–70%), respiratória (10%).	Náuseas e vômitos 4–6 horas após adm. (comuns). Mielossupressão, leucopenia e plaquetopenia 4–6 semanas. Toxicidade pulmonar tardia.	Adm. novo ciclo somente após recuperação medular. Diluição e infusão cuidadosas. Monitorizar função pulmonar do paciente qdo. dose > 1.400 mg/m^2
Ciclofosfamida	Impede a divisão celular. Ativação por microssomos hepáticos. Ciclo celular não específico.	EV, IM, intrapleural, intraperitoneal e VO.	Hepática/renal.	Alopecia, esterilidade; Náuseas, vômitos, diarreia. Leucopenia 8–14 dias. Cistite hemorrágica grave (7–12%).	Adm. durante o dia, infusão lenta. Hidratação adequada. Esvaziamento vesical constante é necessário.
Cisplatina	Formação de pontes de DNA.	EV intra-arterial. Intra-abdominal.	Excreção renal.	Mielossupressão. Náuseas e vômitos. Nefrotoxicidade.	Pré-hidratação vigorosa e monitorização do fluxo urinário. Precipita quando associada a alumínio.
Citarabina (Ara-C)	Antimetabólito análogo da pirimidina.	EV SC IT	Metabolização hepática. Excreção urinária.	Mielossupressão. Neurotoxicidade. Conjuntivite. Mucosite. Náuseas, vômitos, diarreia, íleo.	Síndrome do Ara-C. Uso de colírio de dexametasona. Mutagênica e teratogênica.
Cladribina 2(CdA)	Antimetabólitos análogos da purina desoxiadenosina.	EV	Renal.	Mielossupressão prolongada – recuperação plaquetária em 2 a 4 semanas e leucocitária em 3 a 5 semanas. Imunossupressão (queda CD4).	Deve ser refrigerada. Solução glicosada degrada a cladribina – diluir em solução fisiológica. Possibilidade de infecções por agentes oportunistas.
Clorambucila	Interfere na replicação do DNA, RNA e na síntese proteica.	VO	Hepática/renal.	Mielossupressão pode ser prolongada. Poucas náuseas. Teratogênica.	Evitar uso associado a vacina para pneumococos. Atenção em pacientes previamente tratados com quimio ou Rxt.
Dacarbazina (DTIC)	Precursor na biossíntese da purina; inibe a síntese de DNA, RNA e proteínas.	EV	Metabolização hepática/excreção renal.	Náuseas e vômitos 1–3 horas. Mielossupressão 21–25 dias. *Rash* cutâneo (evitar exposição solar).	Proteger solução da luz. Não pode ser adm. em pacientes em radioterapia (Rxt).
Dactinomicina	Inibe a replicação do DNA, RNA e síntese proteica.	EV	Excreção renal.	Vesicante; mielossupressão; náuseas e vômitos, mucosite, úlcera gastrointestinal; anafilaxia.	Maior cautela em pacientes já irradiados. Hiperpigmentação da pele, aumento da sensibilidade ao sol.
Daunorrubicina	Interfere na síntese de DNA. Inibe a topoisomerase II.	EV	Hepatobiliar.	Vesicante. Mielossupressão. Cardiotoxicidade; náuseas e vômitos, alopecia.	Redução de dose em hepatopatas e nefropatas. Proteger da luz.

(*continua*)

Quadro 106.3 Resumo de agentes antineoplásicos (*continuação*)

DROGA	Mecanismo de Ação	Administração	Metabolismo/ Excreção	Toxicidades	Cuidados
Daunorrubicina lipossômica	Interfere na síntese de DNA. Redução da degradação metabólica e química- > maior seletividade.	EV	Metabólito daunorrubicinol em níveis baixos no plasma.	Mielossupressão; infecções oportunistas em 2–14 dias. Cardiotoxicidade 13,8% com reação aguda 5 minutos da infusão.	Não misturar com salina. Redução de dose em hepatopatas. Em caso de reação aguda na infusão, interromper e reiniciar com fluxo mais lento.
Docetaxel	Impede a despolimeração dos microtúbulos.	EV	Hepática.	Neutropenia. Retenção hídrica. Astenia. Alopecia. Danos ao feto se gestante.	Pré-medicação com corticoides. Armazenamento sob refrigeração e proteção da luz.
Doxorrubicina	Interfere na síntese de DNA. Inibe as topoisomerases I e II.	EV	Hepática/biliar.	Vesicante; mielossupressão 10–14 dias. Náuseas e vômitos, mucosite, cardiotoxicidade.	Maior atenção à cardiotoxicidade em pacientes pós-Rxt mediastinal. Redução de dose em hepatopatas.
Doxorrubicina lipossômica	Inibe a síntese do ácido nucleico; inibe as topoisomerases I e II.	EV	Metabólito doxorrubicinol em níveis baixos no plasma.	Mielossupressão; > 10% reação aguda na infusão – calafrios, hipotensão.	Doxorrubicina HCl não substitui doxo liposomal. Infusão conforme protocolo. Pode ocorrer anafilaxia.
Etoposídeo	Inibidor da topoisomerase II.	EV VO	30% excreção urinária.	Mielossupressão. Mucosite. Náuseas, vômitos leves.	Risco de leucemia secundária.
Fludarabina	Antimetabólito. Inibe a ribonucleotídeo redutase.	EV VO	Conversão intracelular rápida após a administração.	Mielossupressão prolongada. Imunossupressão (queda CD4).	Possibilidade de infecções por agentes oportunistas.
Gencitabina	Antimetabólito análogo da desoxicitina.	EV	Excreção urinária.	Mielossupressão. Febre (7,3%). Vômitos (3,9%). Anorexia (3,6%).	Solução não deve ser refrigerada, pois poderá ocorrer cristalização.
Idarrubicina	Inibe a síntese de DNA. Ciclo celular específico–fase S.	EV	Hepatobiliar.	Vesicante. Mielossupressão 10–14 dias. Cardiotoxicidade.	Prevenir lise tumoral: alcalinizar urina, alopurinol e hidratação IV; evitar exposição solar; seguir protocolo se houver extravasamento.
Ifosfamida	Inibe a síntese de DNA. Ativação por microssomos hepáticos; ciclo celular não esp.	EV *bolus* ou contínua.	Hepática/renal.	Mielossupressão 10–14 dias. Cistite hemorrágica. Infertilidade. Alopecia. Náuseas, vômitos.	Adm. conjuntamente com uroprotetor MESNA; hidratação adequada.
Irinotecano	Inibidor da topoisomerase I.	EV	Hepática (transformação em SN-38). Excreção renal.	Mielossupressão. Diarreia. Náuseas e vômitos em 20 a 30%. Alopecia.	Uso de anticolinérgicos pode auxiliar no tratamento da diarreia aguda.
Mecloretamina	Interfere na replicação do DNA, RNA e na síntese proteica. Ciclo celular não específico.	EV, intracavitário.	Rapidamente inativada no sangue.	Mielossupressão–leucopenia 10–14 dias. Náuseas e vômitos 1–24 horas da adm. Infertilidade.	Vesicante–atenção especial na diluição e adm. Estável 15 minutos após reconstituição.

(*continua*)

Quadro 106.3 Resumo de agentes antineoplásicos (*continuação*)

DROGA	Mecanismo de Ação	Administração	Metabolismo/ Excreção	Toxicidades	Cuidados
Melfalana	Inibe a síntese de DNA; ciclo celular não específico.	VO EV	Hidrólise no plasma.	Mielossupressão 14–21 dias. Náuseas moderadas; anafilaxia com adm. EV. Mutagênica e teratogênica.	Atenção para variação na absorção oral (25–90%). Evitar uso se possível indicação posterior p/ transplante de medula óssea. EV por cuidadosa infusão contínua.
Mercaptopurina 6-Tioguanina	Antimetabólitos. Competem com ribonucleotídio na formação do RNA.	VO EV	Metabolização hepática. Excreção urinária.	Mielossupressão. Mucosite. Náuseas, vômitos, diarreia. Hepatotoxicidade.	Possibilidade de necrose hepática e óbito com altas doses.
Metotrexato	Antifolato, inibe a di-hidrofolato redutase.	EV IT	Metabolização hepática. Excreção renal.	Mielossupressão. Mucosite. Nefrotoxicidade. Hepatotoxicidade. Neurotoxicidade (pós-aplicação IT).	Atenção a derrames cavitários. Resgate com leucovorina (MTX altas doses). Proibido durante gestação, ins. renal ou hepática.
Mitomicina	Inibe a síntese de DNA. Libera radicais livres.	EV	Metabolização hepática.	Vesicante; pneumonia intersticial; síndrome hemolítico-urêmica; mielossupressão 4–6 semanas.	Evitar exposição solar; broncoespasmo intenso pode ocorrer qdo. assoc. mitomicina + alcaloides da vinca; O_2 em cirurgia pode precipitar angústia respiratória.
Oxaliplatina	Formação de pontes de DNA.	EV	Excreção renal.	Neurotoxicidade. Mielotoxicidade.	
Paclitaxel	Impede a despolimerização dos microtúbulos.	EV	Hepática e biliar.	Neutropenia. Reações de hipersensibilidade. Neurotoxicidade. Alopecia. Mialgia.	Atenção a sinais de hipersensibilidade durante a infusão. Pré-medicação com anti-histamínicos e corticoides. Infusão lenta – 3 horas.
Topotecano	Inibidor da topoisomerase I.	EV VO	Hepática. Excreção renal.	Mielossupressão. Náuseas e vômitos.	
Vimblastina	Impede a polimerização dos microtúbulos.	EV	Hepática.	Neurotoxicidade. Íleo paralítico, obstipação, retenção urinária, infertilidade.	Vesicante. Proteção da luz. Deve ser refrigerada. Diminui nível sérico de fenitoína.
Vinorelbina	Impede a polimerização dos microtúbulos.	EV	Hepática.	Neutropenia em 7 a 11 dias. Náuseas leves a moderadas. Neurotoxicidade leve a moderada.	Vesicante.

REFERÊNCIAS BIBLIOGRÁFICAS

1. ANTONY, A.C. The biological chemistry of folate receptors. *Blood*, 79:2807; 1992.
2. BERGER, I.M. Structure of DNA topoisomerases. *Biochim. Biophys. Acta*, 1400:3, 1998.
3. BURDEN, D.A., OSHEROFF, N. Mechanism of action of eukaryotic topoisomerase II and drugs targeted to the enzyme. *Biochim. Biophys. Acta*, 1400:139, 1998.
4. CHU, E., ALLEGRA, C.I. Antifolates. *In*: CHABNER, B.A., LONGO, D.L. (eds.). *Cancer Chemotherapy and Biotherapy: principles and practice*. Lippincott-Raven, Philadelphia, 1996.
5. CHU, E., DRAKE, J.C., BOARMAN, D. *et al*. Mechanism of thymidylate synthase inhibition by methotrexate in human neoplastic cell lines and normal human myeloid progenitor cells. *J. Biol. Chem.*, 256:470, 1990.
6. CUMMING, J., SMYTH, J.F. DNA topoisomerase I and II as targets for rational design of new anticancer drugs. *Ann. Oncol.*, 4:533, 1993.
7. DEMETRI, G.D., VON MEHREN, M., BLANKE, C.D., VAN DEN ABBEELE, A.D., EISENBERG, B., ROBERTS, P. I., HEINRICH, M.C., TUVESON, D.A., SINGER, S., JANICEK, M., FLETCHER, I.A., SILVERMAN, S.G., SILBERMAN, S.L., CAPDEVILLE, R., KIESE, B., PENG, B., DIMITRIJEVIC, S., DRUKER, B.J., CORLESS, C., FLETCHER, C.D.M., JOENSUU, H. Efficacy and safety of imatinib mesylate in advanced gastrointestinal stromal tumors. *N. Engl. J. Med.*, 347:472-480, 2002.
8. DEXTER, T.M., HEYWORTH, C.M. Growth factors and the molecular control of haematopoiesis. *Eur. J. Clin. Microbiol. Infect. Dis.*, 13:S3, 1994.
9. DRUKER, B.J., SAWYERS, C.L., KANTARJIAN, H. *et al*. Activity of a specific inhibitor of the BCR-ABL tyrosine quinase in the blast crisis of chronic myeloid leukemia and acute lymphoblastic leukemia with the philadelphia chromosome. *N. Engl. J. Med.*, 344(14):1038-42, 2001.
10. DRUKER, B.J., TALPAZ, M., RESTA, D.J. *et al*. Efficacy and safety of a specific inhibitor of the BCR-ABL tyrosine quinase in chronic myeloid leukemia. *N. Engl. J. Med.*, 344(14):1031-7, 2001.

11. EASTMAN, A. The formation, isolation and characterization of DNA adducts produced by anticancer platinum complexes. *Pharmacol. Ther.*, *34*:155, 1987.
12. ERLICHMAN, C., SARGENT, D.L. New treatment options for colorectal cancer. *N. Engl. J. Med.*, *351*:391-392, 2004.
13. EVANS, W.E., RODMAN, J.H., RELLING, M.V. et al. Differences in teniposide disposition and pharmacodynamics in patients with newly diagnosed and relapsed acute lymphocytic leukemia. *J. Pharmacol. Exp. Ther.*, *260*:71, 1992.
14. GELFAND, V.I., BERSHADSKY, A.D. Microtubule dynamics: mechanism, regulation, and function. *Annu. Rev. Cell. Biol.*, *7*:93, 1991.
15. GUPTA, M., FUJIMORI, A., POMMIER, Y. Eukaryotic DNA topoisomerases 1. *Biochim. Biophys. Acta*, *1262*:1, 1995.
16. HANDE, K., MESSENGER, M., WAGNER, J., KROZEL, Y.M., KAUL, S. Inter- and intrapatient variability in etoposide kinetics with oral and intravenous drug administration. *Clin. Cancer Res.*, *5*:2742, 1999.
17. HIMES, R.H., KERSEY, R.N., HELLER-BETTINGER, I., SAMPSON, F.E. Action of the vinca alkaloids, vincristine and vinblastine, and desacetyl vinblastine amide on microtubules in vitro. *Cancer Res.*, *36*:3798, 1976.
18. HYAMS, J.F., LLOYD, C.W. *Microtubules*. Wiley-Liss, New York, 1993.
19. JOHNSON, S.A., HARPER, P., HORTOBAGYI, G.N., POUILLART, P. Vinorelbine: an overview. *Cancer Treat. Rev.*, *22*:127, 1996.
20. JORDAN, M.A., THROWER, D., WILSON, L. Mechanism of inhibition of cell proliferation by the vinca alkaloids. *Cancer Res.*, *51*:2212, 1991.
21. KANTARJIAN, H., SAWYERS, C., HOCHHAUS, A. et al. Hematologic and cytogenetic responses to erlotinib mesylate in chronic myelogenous leukemia. *N. Engl. J. Med.*, *346*:645-52, 2002.
22. KELLAND, L. The development of orally active platinum drugs. *In*: LIPPERT, B.O.O. *Cisplatin: Chemistry and Biochemistry of a Leading Anticancer Drug*. Verlag Helvetica Chimica Acta, Zurich, Switzerland, 1999. p. 497.
23. LOBERT, S., VULEVIC, B., CORRERIA, J.L. Interaction of vinca alkaloids with tubulin: a comparison of vinblastine, vincristine, and vinorelbine. *Biochemistry*, *35*:6806, 1996.
24. METCALF, D. The Charlotte Friend Memorial Lecture. The role of hematopoietic growth factors in the development and suppression of myeloid leukemias. *Leukemia*, *11*:1599, 1997.
25. MITCHELL, B.S. The protoasom – an emerging therapeutic target in cancer. *N. Engl. J. Med.*, *348*:2597-2598, 2003.
26. NELSON, R.L., DYKE, RW., ROOT, M.A. Comparative pharmacokinetics of vindesine, vincristine, and vinblastine in patients with cancer. *Cancer Treat. Rev.*, 7[suppl]:17, 1980.
27. NOGALES, E., WHITTAKER, M., MILLIGAN, R.A., DOWNING, K.H. High-resolution model of the microtubule. *Cell*, *96*:78, 1999.
28. O'BRIEN, S.G., GUILHOT, F., LARSON, R.A., GATHMANN, I., BACCARANI, M., CERVANTES, F., COMELISSEN, I.I., FISCHER, T., HOCHHAUS, A., HUGHES, T., LECHNER, K., NIELSEN, I.L., ROUSSELOT, P., REIFFERS, I., SAGLIO, G., SHEPHERD, I., SIMONSSON, B., GRATWOHL, A., GOLDMAN, J.M., KANTARJIAN, H., TAYLOR, K., VERHOEF, G., BOLTON, A.E., CAPDEVILLE, R., DRUKER, B.J. The IRIS investigators imatinib compared with interferon and low-dose cytarabine for newly diagnosed chronic-phase chronic myeloid leukemia. *N. Engl. J. Med.*, *348*:994-1004, 2003.
29. OGAWA, M. Differentiation and proliferation of hematopoietic stem cells. *Blood*, *81*:2844, 1993.
30. POMMIER, Y. Diversity of DNA topoisomerases I and inhibitors. *Biochimie*, *80*:255, 1998.
31. RAHMANI, R., BRUNO, R., LLIADIS, A. et al. Clinical pharmacokinetics of the antitumor drug navelbine (5'-noranhydrovinblastine). *Cancer Res.*, *47*:5796, 1987.
32. RICHARDSON, P.G., BARLOGIE, B., BERENSON, I., SINGHAL, S., JAGANNATH, S., IRWIN, D., RAJKURNAR, S.V., SRKALOVIC, G., ALSINA, M., ALEXANIAN, R., SIEGEL, D., ORLOWSKI, R.Z., KUTER, D., LIRNENTANI, S.A., LEE, S., HIDESHIRNA, T., ESSELTINE, D.-L., KAUFFMAN, M., ADAMS, J., SCHENKEIN, D. P., ANDERSON, K.C. A phase 2 study bortezornib in relapsed, refractory myeloma. *N. Engl. J. Med.*, *348*:2609-2617, 2003.
33. RIXE, O., ORTUZAR, W., ALVAREZ, M. et al. Oxaliplatin, tetraplatin, cisplatin, and carboplatin: spectrum of activity in drug-resistant cell lines and in the cell lines of the National Cancer Institute's anticancer drug screen panel. *Biochem. Pharmacol.*, *52*:1855, 1996.
34. ROWINSKY, E.K., DONEHOWER, R.C. The clinical pharmacology and use of antimicrotubule agents in cancer chemotherapeutics. *Pharmacol. Ther.*, *52*:35, 1992.
35. SAVAGE, D.G., ANTMAN, K.H. Drug Therapy: Imatinib mesylate – a new oral targeted therapy. *N. Engl. J. Med.*, *346*:683-693, 2002.
36. SMITH, S.G., LEHMAN, N.L., MORAN, R.G. Cytotoxicity of antifolate inhibitors of thymidylate synthase and purine synthesis to Widr colonic carcinoma cells. *Cancer Res.*, *56*:97, 1993.
37. TAKIMOTO, C.H. Antifolates in clinical development. *Semin. Oncol.*, *24*(suppl.18):S18, 1997.
38. THOMAS, L., LYNCH, M.D., DAPHNE, W., BELL, Ph.D., RAFFAELLA SORDELLA, Ph.D., SARADA GURUBHAGAVATULA, M.D., ROSS, A., OKIMOTO, B.S., BRIAN, W. BRANNIGAN, B.A., HARRIS, P.L., M.S., HASERLAT, S.M., B.A, JEFFREY, G. SUPKO, Ph.D., HALUSKA, F.G. M.D., Ph.D., LOUIS, D.N., M.D., CHRISTIANI, D.C., M.D., SETTLEMAN, J., Ph.D., HABER, D.A. MD., Ph.D. Activating mutations in the epidermal growth factor receptor underlying responsiveness of non-small-cell lung cancer to gefitinib. *N. Engl. J. Med.*, *350*:2129-2139, 2004.
39. WANG, JC. DNA topoisomerases. *Annu. Rev. Biochem.*, *65*:635, 1996.
40. WIDEMANN, B.C., BALIS, F.M., MURPHY, R.F. et al. Carboxypeptidase-G2, thymidine, and leucovorin rescue in cancer patients with methotrexate-induced renal dysfunction. *J. Clin. Oncol.*, *15*:2125, 1997.

107

Fármacos Antifúngicos

Penildon Silva

Nas últimas décadas, observou-se um aumento preocupante da incidência de infecções fúngicas desencadeadas, em grande parte, por efeitos iatrogênicos.

Os seguintes fatores contribuíram para esse fenômeno:

1. Uso de antibióticos de largo espectro;
2. Uso de corticosteroides;
3. Quimioterapia antineoplásica;
4. Uso de catéteres e implantes de permanência;
5. Emprego de drogas imunossupressoras para transplantes de órgãos;
6. Pandemia da AIDS/SIDA;
7. Irradiação.

Esses fatores tornam o organismo imunoincompetente, criando possibilidade para o surgimento de infecções fúngicas oportunistas. Os fungos saprófitas, diante da demolição das defesas imunitárias, invadem os tecidos e provocam micoses graves e, às vezes, fatais.

Por outro lado, muitos outros fungos são usados nas indústrias de alimentos, de fermentos, e na produção de muitos valiosos medicamentos, como, por exemplo, penicilina e estatinas.

EVOLUÇÃO DA FARMACOTERAPIA ANTIFÚNGICA

Atualmente, dispomos de um valioso arsenal medicamentoso antifúngico, fruto de trabalhos da pesquisa.

Com base no excelente trabalho de Reankar e Gaybill, faremos os seguintes comentários.

Inicialmente o tratamento das micoses era empírico. Em 1888, Alejandro Posadas fez a primeira observação da coccidioidomicose. Nessa mesma época, Gilchrist citava como tratamento de micoses superficiais o ácido carbólico (nome antigo do fenol), o violeta de metila, o bromo, o permanganato de potássio e o óleo de oliva, além de outras substâncias prejudiciais, sem nenhum valor terapêutico. O uso de solução saturada de iodeto de potássio, em forma de gotas, por via oral, foi a primeira tentativa de tratamento de alguma eficácia na esporotricose.

Infelizmente, o iodeto de potássio não possui um espectro antifúngico amplo, e até 1950 não havia drogas antifúngicas de aplicação geral.

Brown e Hazen descobriram, em 1951, os polienos que modificaram de maneira radical a terapia antifúngica. Desses polienos, que eram demasiadamente tóxicos, permaneceram a nistatina e a hamicina, para uso tópico, e a anfotericina B, para uso parenteral. Um dos primeiros usos da anfotericina B foi realizado em 1961, por Smith e cols., no tratamento da coccidioidomicose, tendo-se observado uma remissão dramática da terrível doença. Havia até pacientes com meningite coccidioide, que era uma forma fatal da micose.

Logo em seguida, a anfotericina B foi usada no tratamento da criptococose, aspergilose, candidíase e outras micoses.

As múltiplas reações tóxicas provocadas pela anfotericina B foram logo observadas. Devido à dificuldade de medir a concentração sérica da anfotericina B e sua complexa farmacocinética, as recomendações terapêuticas dessa droga se desenvolveram lentamente e até hoje estão sendo revistas.

Na década de 1970, surgiu a flucitosina, um antifúngico de cinética simples de rápida absorção por via oral. Possuía, entretanto, nefrotoxicidade e toxicidade intestinal significativas.

O espectro antifúngico da flucitosina se limitava a espécies de *Candida* e ao *Cryptococcus neoformans*. Era usada em associação com anfotericina B, a fim de evitar resistência à flucitosina e aumentar a atividade da anfotericina B.

Entretanto, a nefrotoxicidade da anfotericina B reduzia o *clearance* da flucitosina e aumentava a sua toxicidade secundária. Outras aplicações sugeridas, como em aspergilose, não foram muito claras.

Entre 1960 e 1970, ocorreu incidência aumentada de infecções fúngicas sistêmicas, especialmente em pacientes que recebiam quimioterapia citotóxica e naqueles em que se observava candidíase ou aspergilose.

Durante o ano de 1970, foi desenvolvida uma série de imidazóis antifúngicos. Essas drogas possuíam amplo espectro de ação contra dermatófitos, *Candida* e outras micoses. Esses derivados eram usados como fármacos de uso tópico, aplicação que atualmente ainda continua.

Bayer administrou clotrimazol e itraconazol pela via intravenosa em animais e depois em seres humanos que apresentavam infecções fúngicas sistêmicas.

O clotrimazol não teve sucesso porque induzia rapidamente a atividade das enzimas hepáticas P450, as quais degradavam a droga, o que a transformava em "droga suicida". O clotrimazol, entretanto, era relativamente bem tolerado, e foi seguido pela descoberta do miconazol. O miconazol foi usado como "droga suicida", mas era fracamente solúvel em água, o que era resolvido com a administração de cremaphor, substância que solubilizava anestésicos. Embora essa providência auxiliasse em tratamentos de curta duração, a infusão rápida ou o tratamento de longa duração provocavam manifestações de liberação de histamina (prurido, hipotensão), o que restringiu o seu uso. Janssen e cols. desenvolveram o cetoconazol, a primeira droga antifúngica atóxica, administrada por via oral, e que possuía amplo espectro de atividade antifúngica.

Durante a década de 1980, o cetoconazol revolucionou a terapia antifúngica.

Seu espectro de atividade incluía os dermatófitos e a maioria das espécies do gênero *Candida*.

O cetoconazol logo se tornou o fármaco antifúngico de primeira escolha para diversas infecções fúngicas, embora *Aspergillus*, zigomicetos, *Fusarium* e mais alguns outros permanecessem resistentes.

A via hepática do metabolismo limitou o valor do cetoconazol (e, mais tarde, do itraconazol) no tratamento de infecções fúngicas do trato urinário.

Na década de 1980, também ocorreu a disseminação da epidemia de AIDS/SIDA, o que provocou importantes alterações na epidemiologia das infecções micóticas, incluindo mais de 90% dos aidéticos que apresentavam afta e candidíase esofágica, 6% a 9% com criptococose, em algumas áreas até 30% com histoplasmose, aparecimento regional de coccidioidomicose em mais de 20% de pacientes aidéticos.

As infecções por dermatófitos foram também frequentes nesses pacientes. A aspergilose também começou a aparecer nos aidéticos em estágio final da doença, especialmente naqueles que utilizavam terapia corticosteroide.

Observou-se expansão de regimes quimioterápicos, o uso de citocinas para estimular contagens de granulócitos que estavam associados a aumento elevado nos transplantes alogênicos de medula óssea e de tecidos sólidos, além de crescente terapia citotóxica intensiva. Todos esses quadros clínicos eram complicados por micoses.

A candidíase aumentou dramaticamente nas unidades hematológicas e de tratamento intensivo. Apesar de menos comum, a aspergilose provocava efeitos graves nos transplantes de medula óssea e de órgãos sólidos.

Inicialmente, as únicas drogas disponíveis eram a anfotericina B, o cetoconazol e a 5 flucitosina.

O aumento na morbidade e mortalidade causadas pelas micoses impeliu à pesquisa de novos fármacos antifúngicos, o que proporcionou melhora dos azóis antifúngicos, representada pelos triazólicos.

A anfotericina B foi administrada em veículo lipídico, o lipossomo, que reduzia a sua toxicidade.

Novas classes de antifúngicos, com atividade potente em modelos animais, estão agora em estudo em ensaios clínicos.

A caspofungina foi aprovada pelo FDA para tratamento de aspergilose invasiva.

O uso de imunomoduladores associados às drogas antifúngicas está se tornando frequente.

Também se observa o interesse na associação de antifúngicos, especialmente em pacientes com infecções refratárias, como a aspergilose aguda invasiva.

CLASSIFICAÇÃO DAS DROGAS ANTIFÚNGICAS

Essa classificação pode ser feita de acordo com dois critérios: químico e clínico.

De acordo com o critério químico, as drogas antifúngicas podem ser classificadas em:

1. Antibióticos
   A. Polienos
      – Anfotericina B
      – Nistatina
      – Hamacina (Primaricina)
   B. Benzofurano heterocíclico
      – Griseofulvina
2. Antimetabólito
   – Flucitosina
3. Azóis
   A. Imidazóis (tópicos)
      – Clotrimazol
      – Econazol
      – Miconazol
      – Cetoconazol (sistêmico)
   B. Triazóis (sistêmicos)
      – Fluconazol
      – Itraconazol
4. Alilamina
   – Terbinafina
5. Outros fármacos tópicos
   – Tolnaftato
   – Ácido benzoico
   – Quimiodoclor
   – Ciclopirox olamina
   – Tiossulfato de sódio

De acordo com o critério clínico, segundo Sheppard e Lampiris, as drogas antifúngicas se classificam do seguinte modo:

1. Antifúngicos sistêmicos para infecções sistêmicas
   – Anfotericina B
   – Flucitosina
   – Azóis
   – Imidazólicos
   – Triazólicos
2. Antifúngicos sistêmicos para infecções mucocutâneas
   – Griseofulvina
   – Terbinafina
3. Antifúngicos para uso tópico
   – Nistatina
   – Azóis tópicos
      – Clotrimazol
      – Miconazol
      – Cetoconazol
   – Alilaminas tópicas
      – Terbinafina
      – Naftifina

Antifúngicos sistêmicos para infecções sistêmicas

ANFOTERICINA B

As anfotericinas A e B são antibióticos antifúngicos produzidos pelo *Streptomyces nodosus*. Somente a anfotericina B tem aplicação clínica.

Química. A anfotericina B é um macrolídio poliênico anfótero. O termo *polieno* indica a presença de muitas duplas ligações, e *macrolídio* indica um grande anel com 12 ou mais átomos.

Anfótero significa que a molécula pode reagir como ácido diante das bases fortes e como base diante de ácidos fortes. Os aminoácidos e a anfotericina B são anfóteros.

O nome *anfotericina* provém de *anfótero*.

Os polienos possuem um anel macrocíclico, um lado do qual possui diversas ligações duplas e é acentuadamente lipofílico, enquanto o outro lado é hidrofílico e possui muitos grupos hidroxílicos; um aminoaçúcar polar e um grupo ácido carboxílico estão presentes em alguns polienos.

A anfotericina B e a nistatina são exemplos de antifúngicos poliênicos.

Farmacocinética. A anfotericina não é bem absorvida pelo trato intestinal. Por esse motivo, o fármaco por via oral só é ativo em fungos existentes na luz do trato gastrointestinal, e essa via não pode ser usada para tratamento de micoses sistêmicas.

A injeção intravenosa de 6 mg/kg/dia de anfotericina B produz níveis sanguíneos de 0,3-1 μg/mL. O fármaco se liga em até mais de 90% às proteínas plasmáticas. Metabolizada principalmente pelo fígado, alguma anfotericina é lentamente excretada na urina durante vários dias. A meia-vida plasmática é de aproximadamente 15 dias.

Hepatopatia, insuficiência renal e diálise exercem pouca influência nas concentrações da droga, fato que não exige ajuste da dose nessas condições.

O fármaco se distribui largamente na maioria dos tecidos, mas somente 2-3% da concentração sanguínea atinge o líquido cefalorraquidiano. Por tal razão, a meningite fúngica necessita de administração intratecal da droga.

Frequentemente, o uso da anfotericina B é limitado pela sua toxicidade, especialmente nefrotoxicidade. Esse fato provocou o desenvolvimento de formulações lipídicas da anfotericina, devido à suposição de que a droga administrada num invólucro lipídico (lipossomo) se ligaria menos facilmente às membranas celulares dos mamíferos, permitindo o uso de doses eficazes da droga com menos toxicidade.

Nas formulações de anfotericina lipossômica, a droga ativa é colocada em veículos lipídicos de administração, diferentemente das suspensões coloidais ainda atualmente em uso. A anfotericina se liga aos lipídios desses veículos com uma afinidade situada entre a afinidade pelo ergosterol fúngico e a afinidade pelo colesterol humano. O veículo lipídico serve como um reservatório de anfotericina, reduzindo a ligação não específica às membranas celulares dos seres humanos.

Essa preferência de ligação reduz a toxicidade da anfotericina, sem sacrifício da sua eficácia, e permite o uso de doses mais elevadas. Além disso, alguns fungos possuem lipases que podem liberar anfotericina B diretamente no local de injeção.

Foram produzidas três formulações lipídicas da anfotericina:

1. Complexo lipídico da anfotericina B, que encerra 35% de anfotericina incorporada em partículas em forma de fita de dimiristoil fosfolipídica.
2. Dispersão coloidal de anfotericina B. As partículas em forma de disco encerram, cada uma, 50% de anfotericina e sulfato de colesteril e são preparadas como dispersões aquosas.
3. Anfotericina B lipossômica (pequenas vesículas unilamelares). Encerra 10% de anfotericina incorporada em lipossomos unilamelares (60-80 nM) formados por lecitina e outros fosfolipídios biodegradáveis.

As vantagens dessas formulações são: (1) reações agudas reduzidas, especialmente por infusão intravenosa; (2) uso em pacientes que não toleram infusão das formulações convencionais; (3) provocam menos nefrotoxicidade; (4) provocam muito pouca anemia; (5) as preparações lipossômicas transportam a anfotericina especialmente para as células do fígado e do baço, o que é especialmente vantajoso nos pacientes com calazar e sistema imunitário comprometido.

Posologia e administração. A anfotericina B pode ser administrada por via oral na dose de 50-100 mg 4 vezes ao dia nos casos de candidíase intestinal e topicamente em vaginite micótica e otomicose.

Nos casos de micoses sistêmicas, usa-se a anfotericina em forma de pó associada ao desoxicolato (DOC) para dispersão extemporânea antes de aplicação.

A droga é suspensa em 10 mL de água e depois diluída em 500 mL de solução de glicose. Inicialmente, injeta-se uma dose-teste de 1 mg por via intravenosa. Se não surgir reação séria, infunde-se 0,3 mg/kg durante 4-8 horas.

A dose diária pode ser gradualmente aumentada até atingir 0,7 mg/kg, dependendo da tolerância do paciente. A dose total de anfotericina, para a maioria dos casos, é de 3-4 g durante 2-3 meses.

Na meningite fúngica, tem-se aplicado a injeção intratecal de 0,5 mg 2 vezes por semana.

No Brasil, a anfotericina é comercializada sob o nome de Fungizone®.

Mecanismo de ação. O efeito fungicida da anfotericina se baseia na diferença da composição lipídica das membranas celulares dos fungos e das células dos mamíferos.

Nas membranas celulares dos fungos encontra-se o ergosterol, enquanto nas membranas das bactérias e nas células dos mamíferos predomina o colesterol.

A anfotericina B se liga ao ergosterol e altera a permeabilidade da célula, formando poros associados à anfotericina.

A anfotericina se liga fortemente com o ergosterol através do seu lado rico em duplas ligações e se associa a moléculas de água através do lado rico em grupos hidroxílicos.

Essa propriedade anfipática da anfotericina facilita a formação de poros por múltiplas moléculas anfóteras da anfotericina B, com as porções lipofílicas em torno do lado exterior dos poros e as regiões hidrofílicas recobrindo o lado interior dos poros.

O poro facilita o extravasamento de íons e macromoléculas intracelulares.

O fármaco se liga aos esteróis das membranas das células dos pacientes humanos, o que provavelmente explica a grande toxicidade da droga.

Ocorre resistência à anfotericina B se a ligação ao ergosterol é prejudicada, seja por decréscimo da concentração membranosa do ergosterol, seja por modificação da molécula-alvo de esterol, o que reduz sua afinidade pela droga.

Efeitos adversos. A toxicidade da anfotericina pode ser dividida em duas grandes classes: (1) reações imediatas relacionadas com a infusão intravenosa; (2) reações que ocorrem mais lentamente.

A toxicidade relacionada à infusão ocorre praticamente em todos os pacientes e é representada por febre, calafrios, cefaleia e hipotensão.

Esses efeitos podem ser reduzidos com a infusão intravenosa mais lenta da droga ou a diminuição da dose diária. Pode-se usar, também, pré-medicação com antipiréticos, anti-histamínicos, meperidina ou corticosteroides.

Quando se inicia a terapêutica, pode-se administrar uma dose-teste de 1 mg por via intravenosa a fim de se avaliar a gravidade da reação. Esse teste pode servir como uma orientação do regime posológico inicial e de uso de pré-medicação.

Na toxicidade mais lenta, sobressai a nefrotoxicidade, considerada a reação tóxica mais significativa.

O dano renal ocorre em quase todos os pacientes tratados com anfotericina. O grau de uremia é variável e frequentemente se estabiliza durante o tratamento, mas pode ser grave e exigir diálise.

Na nefrotoxicidade há dois componentes: um reversível e outro irreversível.

O componente reversível é representado por redução da perfusão renal e é uma forma de insuficiência pré-renal.

O componente irreversível resulta de lesão tubular renal e disfunção subsequente.

A forma irreversível da nefrotoxicidade da anfotericina ocorre usualmente durante administração prolongada (dose cumulativa de > 4 g).

A toxicidade renal comumente apresenta acidose tubular renal e grave perda de potássio e magnésio.

O componente reversível pode ser melhorado com a administração de sódio, sob a forma de infusões salinas normais, com as doses diárias de anfotericina B.

Às vezes, observam-se anormalidades nos testes de função hepática. Também podem ocorrer graus variáveis de anemia, devido à redução de produção da eritropoetina pelas células tubulares renais lesadas.

Após a terapia intratecal com anfotericina, podem surgir convulsões e uma aracnoidite química, frequentemente acompanhada por sequelas neurológicas graves.

Espectro antifúngico. A anfotericina B possui, dentre os antifúngicos, o mais amplo espectro de ação. É ativa contra as leveduras clinicamente significativas, inclusive *Candida albicans* e *Cryptococcus neoformans*. Age também contra fungos que causam micoses endêmicas, como, por exemplo, *Histoplasma capsulatum*, *Blastomyces dermatitidis* e *Coccidioides immitis*. É ativa também contra os mofos, tais como *Aspergillus fumigatus* e *mucor*.

Alguns fungos, tais como *Candida lusitaniae* e *Pseudallescheria boydii*, apresentam resistência intrínseca à anfotericina B.

Uso clínico. Devido ao seu largo espectro de atividade fungicida, a anfotericina B continua a ser a droga de escolha para quase todas as infecções micóticas que ameaçam a vida.

A anfotericina é frequentemente utilizada como regime de indução inicial nas infecções fúngicas graves e depois é substituída por um dos novos antifúngicos azólicos, para a terapia crônica e para evitar recidivas. Essa terapia de indução é especialmente importante para pacientes imunossuprimidos e aqueles com pneumonia fúngica grave, com meningite criptocócica com estado mental alterado ou síndrome de sepse causada por infecção fúngica.

Quando se obtém resposta clínica, esses pacientes continuam o tratamento de manutenção com um azol. A terapia pode durar a vida toda, nos pacientes de risco elevado, a fim de se evitar recidiva da doença.

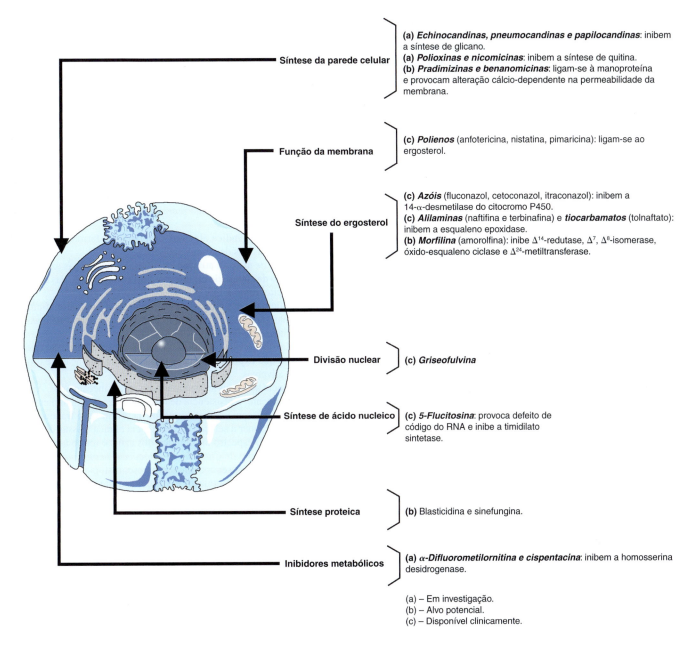

Fig. 107.1 Locais de ação dos fármacos antifúngicos. (Reproduzida do capítulo "Antifungal therapy", de REANKAR, S.J. & GRAYBILL, R. *In*: ANALISSIE, E.J., McGINNS, M.R., FALLER, H. *Clinical Micology*. Churchill & Livingstone, New York, 2003, com permissão da Elsevier.)

A anfotericina tem sido também utilizada como tratamento empírico em pacientes selecionados nos quais são altos os riscos de deixar uma infecção sem tratamento. O tipo mais comum de tais pacientes é o paciente canceroso com neutropenia que continua febril sob a ação de antibióticos de largo espectro.

A terapia intratecal para meningite fúngica não é bem tolerada e é cheia de dificuldades para a manutenção do acesso ao líquido cefalorraquidiano. Devido a isso, a terapêutica intratecal com anfotericina B está sendo suplantada por outros tratamentos, mas permanece uma opção nos casos de infecção fúngica do sistema nervoso central que não responderam a outros fármacos.

A administração local de anfotericina B tem sido usada com sucesso.

As úlceras corneanas micóticas e as queratites podem ser curadas com gotas tópicas ou por injeção subconjuntival direta.

A artrite fúngica tem sido tratada com injeção local direta na articulação. Essa via não provoca toxicidade sistêmica significativa.

FLUCITOSINA

A flucitosina foi descoberta em 1957, durante uma pesquisa de novos fármacos antineoplásicos, tendo demonstrado potentes propriedades antifúngicas, porém sem ser antineoplásica.

A flucitosina é um análogo hidrossolúvel da pirimidina, relacionado com o fármaco quimioterápico fluorouracil.

O espectro antifúngico da flucitosina é muito mais estreito do que o da anfotericina B.

Farmacocinética. A flucitosina é disponível em uma forma farmacêutica de uso oral.

A sua posologia é de 100-150 mg/kg/dia em pacientes com função renal normal. É bem absorvida, em mais de 90%, alcançando níveis plasmáticos máximos 1-2 horas após a dose oral. Liga-se fracamente às proteínas plasmáticas e distribui-se bem em todos os fluidos corpóreos, inclusive o liquor.

A flucitosina é eliminada por filtração glomerular e tem a meia-vida de 3 a 4 horas; é removida pela hemodiálise.

Na presença de insuficiência renal, as concentrações plasmáticas do fármaco se elevam rapidamente, provocando toxicidade. Essa toxicidade ocorre mais facilmente em pacientes com AIDS/SIDA e na presença de insuficiência renal. As concentrações plasmáticas máximas devem ser medidas periodicamente em pacientes com insuficiência renal e mantidas entre 50 e 100 µg/mL.

Mecanismo de ação. A flucitosina é um fungicida diferente dos outros e tem como alvo o DNA dos fungos.

A flucitosina é captada pelas células fúngicas através da enzima citosina permease. O fármaco é transformado intracelularmente em fluorouracil e depois em monofosfato de 5-fluoruridina, que, respectivamente, inibem a síntese do DNA e do RNA dos fungos.

As células humanas não são capazes de converter a flucitosina em seus metabólitos ativos.

A sinergia entre a flucitosina e a anfotericina foi demonstrada *in vitro* e *in vivo*. Essa sinergia é explicada pela maior penetração da flucitosina através da membrana fúngica lesada pela anfotericina.

Também se verificou *in vitro* a sinergia entre drogas azólicas e a flucitosina, embora seu mecanismo não seja claro.

A resistência de fungos à flucitosina parece resultar do metabolismo alterado da flucitosina. Apesar de não ser comum nos isolados primários, a resistência se desenvolve rapidamente no curso de monoterapia com flucitosina.

Efeitos adversos. Os efeitos adversos da flucitosina são provocados pelo seu metabolismo no composto antineoplásico fluorouracil. Os efeitos adversos mais comuns são toxicidade da medula óssea com anemia, leucopenia e trombocitopenia. Observam-se, menos frequentemente, anormalidades das enzimas hepáticas. Pode ocorrer uma forma de enterocolite tóxica.

Parece existir uma janela terapêutica estreita, com risco acentuado de toxicidade nas concentrações da droga, e rápido aparecimento de resistência em concentrações subterapêuticas.

As medidas das concentrações plasmáticas da flucitosina podem auxiliar na redução de reações tóxicas, especialmente quando a flucitosina é associada a fármacos nefrotóxicos como a anfotericina.

Uso clínico. O espectro antifúngico da flucitosina se restringe ao *Cryptococcus neoformans*, algumas espécies de *Candida* e aos mofos dermáticos que provocam cromoblastomicose.

A flucitosina não é usada isoladamente por causa de sua conhecida sinergia com outros fármacos e para evitar o desenvolvimento de resistência secundária.

Atualmente, seu uso se limita à terapia de associação, seja com a anfotericina B no tratamento da meningite criptocócica, seja com o itraconazol no tratamento da cromoblastomicose.

DERIVADOS AZÓLICOS

Os derivados azólicos são compostos sintéticos que podem ser classificados em imidazóis ou triazóis, de acordo com o número de átomos de nitrogênio no anel azólico.

Os imidazóis são representados pelo cetoconazol, miconazol e clotrimazol.

O miconazol e o clotrimazol só são usados como terapia tópica.

Os derivados triazólicos são representados pelo itraconazol, fluconazol e voriconazol.

O Quadro 107.1 indica algumas propriedades farmacocinéticas e farmacodinâmicas dos derivados azólicos.

Mecanismo de ação. A atividade antifúngica das drogas azólicas se deve à redução da síntese do ergosterol, através da inibição das enzimas fúngicas do citocromo P450.

A especificidade das drogas azólicas resulta de sua maior afinidade pelas enzimas fúngicas do citocromo P450 do que pelas enzimas humanas do citocromo P450.

Os imidazóis apresentam menor grau de especificidade do que os triazólicos, o que explica sua maior incidência de interação de drogas e de efeitos adversos.

A resistência aos azóis surge através de vários mecanismos. Apesar de rara antigamente, a resistência de diferentes cepas está aumentando devido ao uso crescente desses fármacos na profilaxia e tratamento, o que pode condicionar a seleção da resistência clínica a essas drogas.

Uso clínico. O espectro antifúngico dos azóis é muito amplo, atingindo muitas espécies de *Candida, Cryptococcus neoformans*, micoses endêmicas (blastomicose, coccidioidomicose, histoplasmose), dermatófitos e, no caso de itraconazol e voriconazol, até as infecções por *Aspergillus*.

São também úteis no tratamento de organismos intrinsecamente resistentes à anfotericina, como *Pseudallescheria boydii*, por exemplo.

Quadro 107.1 Algumas características farmacológicas de derivados azólicos antifúngicos (REANKAR e GRAYBILL)

	KTZ	ITZ Cáps.	ITZ Sol.	FCZ	VCZ	POS
Hidrossolubilidade	Fraca	Fraca	Boa	Boa	Fraca	Fraca
Biodisponibilidade oral	Var	Var	Boa	Boa	Var	Var
Concentração sérica máxima após 1 dose (100 mg [µg/mL])	1,6	0,4	0,4	5–8	3,1–4,8	
T1/2 (h)	7–10	25–42	25–42	22–31	6	
% de droga ativa na urina	2–4	<1	<1	60–80	<5	<5
Espectro antifúngico *in vitro*						
Espécies de *Candida*						
albicans	+++	++++	++++	+++	++++	++++
krusei	+++	++++	++++	0	++++	++++
glabrata	+++	+++	+++	+	+++	+++
tropicalis	+++	++++	++++	+++	++++	++++
Cryptococcus neoformans	+++	++++	++++	+++	++++	++++
Aspergillus sp.	+	++++	++++	0	++++	++++
Histoplasma capsulatum	+++	++++	++++	+++	++++	
Coccidioides immitis	+++	++++	++++	+++	++++	++++
Blastomyces dermatitidis	+++	++++	++++	++	++++	
Penicillium marneffei	+++	++++	++++	++	++++	
Sporothrix schenckii	++	++++	++++	++		
Phaeohyphomycetes	++	++++	++++	+	++++	++++
Zigomicetos	0	0	0	0	0	++
Fusarium	0	0	0	0	+++	+++
Scedosporium prolificans	0	0	0	0	0	0

0 – inativo *in vitro*; ++++ muito ativo *in vitro*.
KTZ – cetoconazol; ITZ Cáps. – cápsulas de itraconazol ingeridas com alimentos; ITZ Sol. – solução de itraconazol tomada em jejum; FCZ – fluconazol; VCZ – voriconazol; POS – posoconazol.

Efeitos adversos. Os derivados azólicos são fármacos relativamente atóxicos. A reação adversa mais comum é um pequeno distúrbio gastrointestinal. Todos os azóis podem provocar anormalidades nas enzimas hepáticas e, muito raramente, hepatite.

Cetoconazol

O cetoconazol foi o primeiro derivado azólico oral usado em clínica.

O cetoconazol se distingue dos triazóis por sua maior influência em inibir as enzimas do citocromo P450 dos mamíferos, isto é, ele é menos seletivo para o P450 fúngico do que os mais novos derivados azólicos. Por tal motivo, a administração sistêmica do cetoconazol não é usada, tendo agora indicação dermatológica.

Itraconazol

O itraconazol pode ser administrado por vias oral e intravenosa. Sua posologia varia de 100 a 400 mg/dia.

A absorção gastrointestinal é aumentada pelos alimentos e pelo baixo pH gástrico.

Como outros azóis lipossolúveis, o itraconazol interage com as enzimas microssômicas, em menor grau do que o cetoconazol.

Quando aplicado concomitantemente às rifamicinas, a biodisponibilidade do itraconazol é reduzida.

O itraconazol não afeta a síntese dos esteroides nos mamíferos, e sua ação sobre o metabolismo de outras medicações depuradas pelo fígado é muito menor do que a do cetoconazol.

Apesar de o itraconazol demonstrar potente atividade antifúngica, sua eficácia pode ser diminuída pela biodisponibilidade reduzida.

Novas formas farmacêuticas foram desenvolvidas, como, por exemplo, uma forma líquida oral e uma intravenosa, utilizando a ciclodextrana como uma molécula transportadora, a fim de aumentar a solubilidade e a biodisponibilidade.

Como o cetoconazol, o itraconazol alcança o liquor com dificuldade.

O itraconazol é o derivado azólico de escolha para o tratamento de micoses produzidas pelos fungos dimórficos *Histoplasma*, *Blastomyces* e *Sporothrix*; ele foi substituído pelo variconazol, considerado o azol de escolha no tratamento da aspergilose.

O itraconazol é extensamente utilizado no tratamento de dermatofitoses e onicomicoses.

Fluconazol

O fluconazol é muito hidrossolúvel e penetra no liquor facilmente.

Diferentemente do cetoconazol e do itraconazol, sua biodisponibilidade oral é elevada.

As interações medicamentosas são mais raras porque o fluconazol é, de todos os derivados azólicos, o que menos age sobre as enzimas microssômicas hepáticas. Por causa desse efeito e da melhor tolerância gastrointestinal, o fluconazol apresenta o maior índice terapêutico entre os derivados azólicos, permitindo posologia mais agressiva em diversas infecções fúngicas.

A droga é disponível em formulações oral e intravenosa, e a posologia diária varia de 100 a 800 mg.

O fluconazol é o azol de escolha no tratamento e na profilaxia secundária da meningite criptocócica.

O fluconazol intravenoso demonstrou ser equivalente à anfotericina B no tratamento de candidemia em pacientes de UTI com contagens normais de leucócitos.

O fluconazol é o fármaco mais comumente usado no tratamento da candidíase mucocutânea.

A atividade contra os fungos dimórficos é indicada na coccidioidomicose e, em particular, na meningite, na qual doses elevadas de fluconazol podem evitar a necessidade de anfotericina B por via intratecal.

O fluconazol não exerce ação contra *Aspergillus* ou outros fungos filamentosos.

O uso profilático do fluconazol foi demonstrado na redução de micoses em receptores de transplantes de medula óssea e em aidéticos, mas o aparecimento de fungos resistentes ao fluconazol criou preocupação sobre essa indicação.

Voriconazol

O voriconazol é o mais recente derivado triazólico nos Estados Unidos. É disponível nas formas farmacêuticas oral e intravenosa. A posologia diária é de 400 mg.

A droga é bem absorvida por via oral, com biodisponibilidade que excede 90%, e apresenta menor ligação às proteínas plasmáticas do que o itraconazol. Seu metabolismo é predominantemente hepático, mas a propensão à inibição do P450 dos mamíferos é baixa.

Os efeitos adversos incluem exantema, enzimas hepáticas elevadas e distúrbios visuais passageiros. Os distúrbios visuais são comuns, ocorrendo em até 30% dos pacientes que usam o voriconazol, e incluem visão embaçada e alterações na visão das cores e da claridade.

Esses distúrbios visuais usualmente ocorrem imediatamente após uma dose de voriconazol e desaparecem dentro de 30 minutos.

O voriconazol é semelhante ao itraconazol no seu espectro antifúngico, exercendo excelente atividade contra espécies de *Candida*, inclusive contra as espécies resistentes ao fluconazol como a *C. krusei* e os fungos dimórficos.

O voriconazol é menos tóxico do que a anfotericina B e pode ser mais eficaz no tratamento da aspergilose invasiva.

CASPOFUNGINA

A caspofungina é o único antifúngico licenciado que pertence a um novo grupo de drogas antifúngicas, chamadas echinocandinas.

A caspofungina é aplicada somente pela via intravenosa, em dose de ataque de 70 mg, seguida de uma dose diária de 50 mg. A droga é hidrossolúvel e se liga, em alta proporção, às proteínas plasmáticas. A meia-vida é de 9 a 11 horas, e os metabólitos são excretados pela urina e pelas fezes. O ajuste das doses só é necessário quando existe insuficiência hepática grave.

O mecanismo de ação da caspofungina ocorre ao nível da parede celular fúngica, com a inibição da síntese do β-(1-3)-glicano. Esse efeito provoca o desarranjo da parede celular e a morte do fungo.

A caspofungina é muito bem tolerada, observando-se, apenas, leves distúrbios gastrointestinais e ruborização infrequentemente.

A caspofungina é usada apenas em pacientes com aspergilose invasiva que não responderam ao tratamento com anfotericina B. A caspofungina é também ativa contra espécies de *Candida*, sobretudo na candidíase mucocutânea e em infecções da corrente sanguínea por *Candida*.

Drogas antifúngicas para infecções mucocutâneas

Nesse grupo se incluem a griseofulvina e a terbinafina.

A griseofulvina é um fungistático produzido por uma espécie de *Penicillium*. Só é usada em dermatofitoses.

A griseofulvina é administrada sob uma forma microcristalina, na dose de 1 g por dia. A absorção é melhorada quando o fármaco é dado com alimentos.

O mecanismo de ação da griseofulvina, no nível celular, ainda não é conhecido, mas ela se deposita na pele recentemente formada, onde se liga à queratina, protegendo a pele de nova infecção. Como sua ação consiste em evitar infecção dessas novas estruturas da pele, ela deve ser administrada durante 2 a 4 semanas, para que as infecções do couro cabeludo e da pele permitam a substituição pelas estruturas resistentes.

As infecções das unhas podem necessitar de tratamento durante meses para permitir o crescimento de nova unha protegida.

Frequentemente, há recidiva. Os efeitos adversos incluem uma síndrome alérgica que se assemelha à doença do soro, hepatite e interações medicamentosas com varfarina e fenobarbital. A griseofulvina tem sido substituída pelos novos antifúngicos como itraconazol e terbinafina.

A terbinafina é uma alilamina sintética apresentada numa formulação oral, usada na dose de 250 mg por dia.

É utilizada no tratamento de dermatofitoses, especialmente onicomicoses. Como a griseofulvina, a terbinafina é medicação ceratofílica, mas, diferentemente da griseofulvina, ela é fungicida.

Como os derivados azólicos, a terbinafina interfere na biossíntese do ergosterol, mas, em vez de interagir com as enzimas do P450, a terbinafina inibe a enzima fúngica esqualeno epoxidase. Essa reação provoca o acúmulo do esqualeno esterol, que é tóxico para o fungo.

Na dose de 1 comprimido diário, durante 12 semanas, obtém-se a cura de até 90% dos casos de onicomicose, e é mais ativa do que a griseofulvina ou o itraconazol.

Os efeitos adversos são raros e consistem primariamente em desconforto gastrointestinal e cefaleia.

A terbinafina não parece afetar o sistema do P450 e não tem apresentado interações medicamentosas significativas.

Terapia antifúngica tópica

Nesse grupo se incluem a nistatina, derivados azólicos tópicos, alilaminas tópicas e outros.

A nistatina é um macrolídio poliênico, semelhante à anfotericina B. A nistatina é demasiadamente tóxica para uso parenteral e só é usada topicamente. Apresenta-se sob a forma de cremes, unguentos, supositórios e outras formas para aplicação na pele e membranas mucosas.

A nistatina praticamente não é absorvida a partir da pele, das membranas mucosas e do trato gastrointestinal. Devido a isso, a droga apresenta pouca toxicidade, embora o uso oral seja frequentemente limitado pelo seu gosto desagradável.

A nistatina é usada contra a maioria das espécies de *Candida* e é mais comumente empregada para a supressão de infecções locais por *Candida*.

Outras indicações incluem candidíase orofaríngea (afta), candidíase vaginal e candidíase intertriginosa.

Os derivados azólicos mais comumente usados topicamente são o clotrimazol e o miconazol.

São frequentemente usados em candidíase vulvovaginal. Existem pastilhas orais de cotrimazol para tratamento de afta, podendo nesse caso substituir a nistatina.

Em forma de cremes, esses dois derivados azólicos são úteis para infecções dermatofíticas, inclusive *tinea corporis*, *tinea pedis* e *tinea cruris*. A absorção é praticamente nula, e os efeitos adversos são raros.

Formas tópicas e xampu de cetoconazol são também disponíveis e úteis no tratamento de dermatite seborreica e da pitiríase versicolor. Há outros derivados azólicos disponíveis para uso tópico.

A terbinafina e a naftifina são alilaminas disponíveis sob a forma de cremes. Ambas são eficazes para o tratamento de *tinea cruris* e *tinea corporis*.

O tolnaftato é empregado em infecções dermatofíticas brandas. É também profilático em *pé de atleta*. Não é eficaz em candidíases e em infecções fúngicas do couro cabeludo, mãos e solas dos pés.

A droga é bem tolerada, sendo rara a ocorrência de sensibilização e irritação.

É comercializado com os nomes Quadriderm® (em associação) e Tinaderm®.

A haloprogina é usada como antifúngico de aplicação tópica para tratar dermatofitoses e *tinea versicolor*. É também eficaz nas infecções cutâneas por *Candida*. As reações adversas incluem irritação local, ardor e formação de vesículas. Deve-se evitar contato com os olhos.

A haloprogina é aplicada na área afetada 2 vezes ao dia, em até 4 semanas de tratamento.

É comercializada sob a forma de creme e solução a 1% com o nome de Halotex®.

O terconazol, após aplicação intravaginal, pode ser absorvido na taxa de 5% a 16%. A droga é amplamente metabolizada, e a meia-vida de eliminação é de 6 horas.

Inibe a P450 lanosterol 14-desmetilase em fungos sensíveis, provocando redução na quantidade de ergosterol. Esse efeito interfere no desenvolvimento e na permeabilidade da membrana plasmática fúngica.

É indicado no tratamento de candidíase vulvovaginal, com excelente eficácia.

A taxa de recidiva varia entre 3% a 17% das pacientes, mas pode ser mais elevada em pacientes portadoras de candidíase vulvovaginal grave e crônica.

A droga não deve ser aplicada no 1º trimestre da gravidez.

O clioquinol ou viofórmio é uma 8-hidroxiquinolona relacionada com o iodoquinol, que é um amebicida. Quando aplicado topicamente, tem ação antibacteriana e antifúngica limitada.

A forma oral foi retirada do mercado norte-americano devido ao seu potencial para provocar neuropatia mielo-óptica.

O clioquinol está disponível sob a forma de produto isolado de venda livre e em mistura com hidrocortisona para aplicação tópica no tratamento de micoses cutâneas e piodermas bacterianos.

Não é usado em superfícies mucosas.

A droga pode ser absorvida, a partir da aplicação cutânea, de maneira rápida e extensa, o que constitui um perigo potencial.

Irritação e hipersensibilidade ocorrem raramente. Os pacientes sensíveis ao iodo não devem usar o clioquinol.

A droga não deve ser usada em criança com menos de 2 anos de idade.

É comercializado com os nomes de Drenofórmio®, Lecorten-Viofórmio® e Viofórmio-Hidrocortisona®.

O miconazol interfere na biossíntese do ergosterol, provocando desorganização da membrana plasmática dos fungos.

O miconazol é eficaz, topicamente, em dermatofitoses e em *tinea versicolor*. É também útil na candidíase cutânea e vaginal.

Os efeitos colaterais, após aplicação tópica, consistem em irritação, ardor e maceração.

A droga não deve ser usada no 1º trimestre da gravidez.

O miconazol é comercializado com os nomes de Gino-Daktarin®, Ginosulin M® e outros.

A mistura de ácido undecilênico e undecilenato de zinco é eficaz, por via tópica, em infecções dermatofíticas brandas, mas não é eficaz em *tinea versicolor* ou candidíase.

A principal indicação do ácido undecilênico é na *tinea pedis* (pé de atleta), com excelentes resultados.

A droga é bem tolerada e raramente provoca irritação.

O antifúngico é comercializado em forma de pomada, creme, pó, aerossol, solução, espuma e sabão, com o nome de Desenex®.

Especialidades farmacêuticas à base de anfotericina B, cetoconazol, isoconazol, itraconazol e miconazol, comercializadas no Brasil

ANFOTERICINA B (com desoxicolato de sódio – suspensão coloidal)
Fungi B®, Eurofarma
– Frasco-ampola com 50 mg de anfotericina B, acompanhada de desoxicolato de sódio, para administração por gotejamento endovenoso.

Fungizon®, Bristol-Myers Squibb
– Frasco-ampola com 50 mg de anfotericina B, acompanhada de desoxicolato de sódio, para administração por gotejamento endovenoso.

ANFOTERICINA B (com sulfato de colesteril sódico – dispersão coloidal)
Amphocil®, Zodiac
– Frascos com 50 mg e 100 mg de anfotericina B, acompanhada de sulfato de colesteril sódico, para administração por gotejamento endovenoso.

ANFOTERICINA B (complexo lipídico)
Abelcet®, Bagó
– Frasco com 100 mg de complexo lipídico de anfotericina B, para administração por gotejamento endovenoso.

ANFOTERICINA B (lipossomal)
AmBisome®, United Medical
– Frasco-ampola com 50 mg de anfotericina B lipossomal liofilizada, para administração por gotejamento endovenoso.

CETOCONAZOL(g)
Candoral®, Aché
– Embalagem com 10 comprimidos de 200 mg.

Cetonax®, Janssen-Cilag
– Embalagem com 10 e 20 comprimidos de 200 mg.
– Bisnaga com 30 g de creme.
– Frasco com 100 mL de xampu.

Nizoral®, Janssen-Cilag
- Embalagem com 10 e 30 comprimidos de 200 mg.
- Bisnaga com 30 g de creme.
- Frasco com 100 mL de xampu.

ISOCONAZOL(g)
Icaden®, Schering do Brasil
- Bisnaga com 20 g de creme.
- Frasco com 30 mL de solução.
- Frasco com 60 mL de *spray*.

Gyno-Icaden®, Schering do Brasil
- Bisnaga com 40 g de creme vaginal.

ITRACONAZOL(g)
Itraspor®, Janssen-Cilag
- Embalagens com 4 ou 15 cápsulas de 100 mg.

Sporanox®, Janssen-Cilag
- Embalagens com 4, 10 ou 15 cápsulas de 100 mg.

MICONAZOL(g)
Daktarin Gel Oral®, Janssen-Cilag
- Bisnaga com 40 g de gel para aplicação oral.

Daktarin Loção Cremosa®, Janssen-Cilag
- Frasco com 30 mL de loção cremosa para uso dermatológico

Gyno-Daktarin®, Janssen-Cilag
- Bisnaga com 80 g de creme vaginal.

Obs.: O símbolo (g) significa que o medicamento pode também ser vendido com o nome genérico.

REFERÊNCIAS BIBLIOGRÁFICAS

1. BALFOUR, J.A., & FAULDS, D. Terbinafine. A review of its pharmacodynamics and pharmacokinetics, and therapeutic potential in superficial mycoses. *Drugs, 43*:258-284, 1992.
2. BARONE, J.A., KOH, J.G., BIERMAN, R.H., COLAIZZI, J.L., SWANSON, K.A., GAFFAR, M.C., MOSKOVITZ, B.L., MECHLINSKI, W., & van de VELDE, V. Food interaction and steady-stade pharmacokinetics of itraconazole capsules in healthy male volunteers. *Antimicrob. Agents Chemother., 37*:778-784, 1993.
3. BRANCH, R.A. Prevention of amphotericin B-induced renal impairment. A review on the use of sodium supplementation. *Arch. Intern. Med., 148*:2389-2394, 1988.
4. CRANE, J.K., SHIH, H.T. Syncope and cardiac arrhythmia due to and interaction between itraconazole and terbinafine. *Am. J. Med., 95*:445-446, 1993.
5. DICKEMA, D.J. et al. Activities of caspofungin, itraconazole, possaconazole, ravuconazole, voriconazole and amphoteracin B against 448 recent clinical isolates of filamentous fungi. *J. Clin. Microbiol., 41*:3623, 2003.
6. FRANCIS, P. & WALSH, T.J. Evolving role of flucytosine in immunocompromised patients. New insights into safety, pharmacokinetics, and antifungal therapy. *Clin. Infect. Dis., 15*:1003, 1992.
7. GALIIS, H.A., DREW, R.H., & PICKARD, W.W. Amphotericin B: 30 years of clinical experience. *Rev. Infect Dis., 12*:308, 1990.
8. GROLL, A., PISCITELLI, S.C. & WALSH, T.J. Clinical pharmacology of systemic antifungal agents: A comprehensive review of agents in clinical use, current investigational compounds, and putative targets for antifungal drug development. *Adv. Pharmacol., 44*:343, 1998.
9. REANKAR, S.J. & GRAYBILL, R. Antifungal therapy, *In*: ANALISSIE, E.J., McGINNS, M.R. & FALLER H. *Clinical Mycology*. Churchill & Livingstone, New York, 2003.
10. REZABEK, G.H., & FRIEDMAN A.D. Superficial fungal infections of the skin: Diagnosis and current treatment recommendations. *Drugs, 43*:674, 1992.
11. SHEEHAN, D.J., HITCHCOCK, C.A., & SIBLEY, C.M. Current and emerging azole antifungal agents. *Clin. Microbiol. Rev., 19*:40, 1999.
12. SHEPPARD, D. & LAMPIRIS, H.W. Antifungal agents, *In*: KATZUNG, B.J. *Basic and Clinical Pharmacology*. 9th ed. Lange Medical Books, New York, 2004.
13. STAMM, A.M., DIASIO, R.B., DISMUKES, W.E., SHADOMY, S., CLOUD, C.A., KARAM, G.H., & ESPINEL-INGROFF, A. Toxicity of amphotericin B plus flucytosine in 194 patients with cryptococcal meningitis. *Am. J. Med., 83*:266-242, 1987.
14. STEVENS, D.A. & BENNET, J.E. Antifungal agents. *In:* MANDELL, G.L., BENNETT, J.E. & DOLIN, R. *Principles and Practice of Infectious Diseases*. 5th ed. Churchill & Livingstone, Philadelphia, 2000.
15. WIEDERHOLD, N.P., & LEWIS, R.E. The echinocandin antifungals: An overview of the pharmacology, spectrum and clinical efficacy. *Expert Opin. Investig. Drugs, 12*:1313, 2003.
16. WONG-BERINGER, A., JACOBS, J.A. & GUGLIELMO, B.J. Lipid formulations of amphotericin B. Clinical efficacy and toxicities. *Clin. Infect. Dis., 27*:603, 1998.

108

Drogas Antivirais. Farmacoterapia da AIDS

Penildon Silva

EVOLUÇÃO DA VIROLOGIA

De acordo com Dermody e Tyler, as doenças virais do homem datam desde a antiguidade, e novas viroses continuam a surgir na era contemporânea.

As abordagens científicas dos estudos dos vírus e das viroses começaram no século XIX e proporcionaram a caracterização de doenças específicas de etiologia viral.

Cuidadosas observações clínicas permitiram a identificação de muitas doenças virais e esclareceram sua diferenciação, como, por exemplo, varíola *versus* varicela e sarampo *versus* rubéola.

O aperfeiçoamento de técnicas patológicas, exemplificado inicialmente pelo trabalho de Virchow, permitiu que se definisse a patologia de muitas doenças virais. Finalmente, o trabalho de Pasteur introduziu o uso sistemático de animais de laboratório para estudos da patogênese das doenças infecciosas, inclusive as causadas por vírus.

No fim do século XIX, os primeiros vírus foram identificados. Ivanovsky e Beijerinche identificaram o vírus do mosaico do fumo, e Loeffler e Frosch descobriram o vírus da febre aftosa. Essas observações foram rapidamente seguidas pela descoberta do vírus da febre amarela, e pelo trabalho extraordinário sobre a patogênese da febre amarela, por Walter Reed e a Comissão da Febre Amarela do exército dos Estados Unidos.

No fim dos anos 1930, foram identificados os vírus tumorais, os bacteriófagos, vírus da influenza, vírus da caxumba e muitos arbovírus.

Esse processo de descoberta continua até o presente momento, e as mais recentes contribuições são a descoberta dos retrovírus humanos e a de vários novos vírus humanos hepáticos e herpesvírus.

Nos anos 1940, Delbruck, Luria e outros usaram bacteriófagos como modelos para estabelecer muitos princípios básicos da genética microbiana e da biologia molecular e caracterizaram passos importantes na replicação viral.

Os experimentos pioneiros de Avery e cols. com os pneumococos provaram que o DNA é o material genético e prepararam o terreno para os experimentos de Hershey e Chase, que demonstraram que o material genético do bacteriófago T_2 era também o DNA.

No fim dos anos 1940, Enders e cols. cultivaram o poliovírus em cultura tissular. Essa pesquisa levou ao desenvolvimento das vacinas tanto de Salk quanto Sabin contra a poliomielite e marcou o começo da era moderna da virologia.

Nos anos 1980 e 1990, o estudo da cristalografia com os raios X possibilitou a definição estrutural dos vírus e dos seus componentes num nível atômico de resolução.

As sequências nucleotídicas de genomas inteiros de muitos vírus humanos se tornaram conhecidas, e foram definidos os domínios funcionais de muitas proteínas estruturais e enzimáticas virais.

Essas informações têm sido aplicadas no desenvolvimento de novas estratégias para o diagnóstico das doenças virais e para projetar terapias antivirais eficientes.

A reação em cadeia da polimerase (PCR) é exemplo de uma técnica que detecta as sequências nucleotídicas virais, com elevado grau de sensibilidade e de especificidade.

Métodos semelhantes ao da reação em cadeia da polimerase são superiores aos convencionais exames serológicos e técnicas de cultura para o diagnóstico de muitas doenças virais. A PCR, por exemplo, é atualmente utilizada rotineiramente no diagnóstico de infecções causadas por enterovírus, vírus da hepatite C (HCV), herpesvírus e vírus da imunodeficiência humana (HIV).

Um dos mais notáveis desenvolvimentos é a técnica de introduzir novo material genético nos genomas virais. Existem atualmente estratégias nas quais mutações específicas e até genes inteiros podem ser inseridos em genomas de diversos vírus. Tais abordagens podem ser exploradas no projeto racional de vacinas e no desenvolvimento de vetores virais da terapia gênica.

Entre os desafios do futuro estão a aplicação dessas novas e poderosas técnicas para expandir nossa compreensão de como os vírus interagem com as células-alvo para alterar sua fisiologia, como as interações de vírus e células dentro do hospedeiro provocam doença e como os eventos na célula hospedeira infectada resultam na transmissão de doença e na manutenção dos vírus infectantes no ambiente.

A compreensão melhorada desses aspectos das infecções virais facilitaria novas abordagens de diagnóstico, prevenção e tratamento das doenças virais.

O sistema de transporte dos vírus consiste em componentes estruturais usados pelo vírus, a fim de sobreviver no ambiente e ligar-se às células hospedeiras.

A carga do transporte encerra o genoma viral e frequentemente inclui enzimas necessárias aos passos iniciais da replicação viral.

Em todos os casos, o sistema de transporte tem que ser removido do virion a fim de permitir o início da replicação.

Além de facilitar a ligação às células hospedeiras, o sistema de transporte também desempenha papel importante na determinação da maneira de transmissão entre hospedeiros.

Há anos as técnicas para estudar a estrutura viral têm melhorado constantemente, proporcionando a definição de detalhes estruturais de diversos vírus em nível atômico de resolução.

As características gerais da estrutura viral podem ser avaliadas pelo exame de micrografias eletrônicas de virions corados negativamente e micrografias eletrônicas de finas camadas dos tecidos e culturas de células infectadas por vírus.

Essas técnicas permitem a rápida identificação do tamanho, forma e simetria virais e das características da superfície, presença ou ausência de um envoltório e o local intracelular do conjunto viral.

Os vírus pertencem aos micro-organismos menores, cujo tamanho varia entre 0,02 e 0,40 micrômetros.

Mais recentemente, a criomicroscopia eletrônica e as técnicas de processamento de imagem pelo computador têm sido usadas como ferramentas importantes para determinar as estruturas tridimensionais de vírus esféricos em nível superior ao das micrografias eletrônicas coradas negativamente.

Uma importante vantagem da criomicroscopia eletrônica é que ela permite estudos estruturais de vírus, utilizando condições que não alteram a estrutura nativa do virion.

As técnicas de cristalografia pelos raios X, de elevada resolução, revelam aspectos da estrutura viral em nível atômico de resolução. Além de fornecer informações sobre a estrutura viral, as análises de imagens das criomicrografias eletrônicas e da cristalografia pelos raios X podem ser usadas para investigar aspectos estruturais de várias funções virais, inclusive ligação a receptores e interação com anticorpos.

A identificação dos aspectos estruturais, tais como locais de ligação do receptor ou domínios imunodominantes, fornece elementos para a compreensão da base estrutural das interações de vírus e células hospedeiras.

Os genomas virais possuem vários tamanhos e formas e são compostos de DNA ou RNA.

O tamanho dos genomas virais varia de 3 quilobases nos pequenos vírus, como os Hepadnaviridae, a mais de 300 quilobases, nos grandes vírus como os Poxviridae.

Os genomas dos menores vírus codificam apenas três ou quatro proteínas, enquanto os grandes vírus podem codificar várias centenas de proteínas.

Os genomas virais possuem um único filamento ou duplo filamento e são circulares ou lineares.

Os genomas de RNA possuem uma única molécula do ácido nucleico ou múltiplos segmentos distintos.

O número de segmentos do RNA pode variar de apenas 2, como se vê nos Arenaviridae, até 12, como se vê em alguns membros dos Reoviridae.

O ácido nucleico é empacotado num revestimento proteico, chamado *capsídio*, que consiste em múltiplas subunidades de proteína, chamadas *capsômeros*.

A associação do ácido nucleico viral com o capsídio proteico circundante é chamada nucleocapsídio.

A partir de estudos da estrutura viral, surgiram alguns princípios gerais.

Em quase todos os casos, o capsídio se compõe de uma série repetitiva de subunidades estruturalmente semelhantes, cada uma das quais é composta de apenas algumas proteínas diferentes.

O uso parcimonioso de proteínas estruturais, em uma configuração repetitiva, reduz a quantidade de informações genéticas que devem ser utilizadas para codificar os componentes do capsídio.

A repetição de subunidades também leva aos arranjos estruturais de capsídios virais com características simétricas.

Quase todos os vírus, com exceção dos mais complexos, apresentam uma simetria helicoidal ou icosaédrica.

Quadro 108.1 Abreviaturas

3TC	Lamivudina
ara-A	Vidarabina
AZT	Zidovudina (chamada previamente azidotimidina)
CMV	Citomegalovírus
CYP	Citocromo P450
d4T	Estavudina
ddC	Zalcitabina
ddI	Didanosina
EBV	Vírus Epstein-Barr
HAART	*Highly active anti-retroviral therapy* (terapia antirretroviral altamente eficaz)
HBV	Vírus da hepatite B
HCV	Vírus da hepatite C
HH – 6,8	Herpesvírus humano – 6, 8
HIV	Vírus da imunodeficiência humana
HSV – 1, 2	Vírus do herpes simples – 1, 2
IDU, IDUR	Idoxuridina
IFN	Interferon
NNRTI	Inibidor não nucleosídico da transcriptase reversa
NRTI	Inibidor nucleosídico da transcriptase reversa
PI	Inibidor da protease
RSV	Vírus sincicial respiratório
VZV	Vírus varicela-zóster

Os vírus com simetria helicoidal encerram subunidades proteicas repetitivas que se ligam a intervalos regulares ao longo de uma espiral helicoidal formada pelo ácido nucleico viral.

Todos os vírus animais que apresentam esse tipo de simetria possuem genomas de RNA.

Os vírus com simetria icosaédrica, usualmente de forma esférica, com dois, três ou cinco eixos de simetria rotacional, têm o ácido nucleico, que se aloja no cerne esférico e está intimamente associado a proteínas virais específicas do capsídio.

Em alguns vírus, o nucleocapsídio é circundado por um envoltório lipídico adquirido quando a partícula viral brota da membrana citoplasmática, nuclear ou do retículo endoplasmático da célula hospedeira.

Inseridas nessa bicamada lipídica estão as proteínas codificadas pelo vírus, por exemplo, a hemaglutinina e proteínas da neuraminidase de vírus da influenza. Essas proteínas virais possuem uma porção externa hidrofílica glicosilada e domínios internos hidrofóbicos que abarcam a membrana lipídica e ancoram a proteína no envelope viral.

Em alguns casos, uma outra proteína viral pode associar-se à superfície interna (citoplasmática) do envelope lipídico, onde ela pode interagir com os domínios citoplasmáticos das glicoproteínas do envelope.

Essas proteínas da matriz podem desempenhar funções na estabilização da interação entre glicoproteínas virais e o envelope lipídico, dirigindo o genoma viral para locais intracelulares do conjunto viral ou para favorecer o brotamento viral.

Os vírus que possuem envoltórios lipídicos são sensíveis à dessecação no ambiente e frequentemente são transmitidos pelas vias respiratória, parenteral e sexual.

Os vírus que não possuem envoltórios lipídicos são estáveis em condições ambientais adversas e frequentemente são transmitidos pela via fecal-oral.

CLASSIFICAÇÃO DOS VÍRUS

A primeira classificação dos vírus, como um grupo distinto dos outros micro-organismos, se baseava na sua capacidade de atravessar filtros dotados de poros de pequeno tamanho; foram então chamados "agentes filtráveis".

As subdivisões iniciais se basearam primariamente em propriedades patológicas, tais como tropismos para determinados órgãos (p. ex., enterovírus) ou características epidemiológicas tais como transmissão por artrópodos (p. ex., arbovírus).

Desde 1950, a classificação dos vírus tem-se fundamentado especialmente em critérios morfológicos e físico-químicos.

Mais recentemente, a disponibilidade de sequências nucleotídicas de muitos genomas virais tem proporcionado esquemas de classificação baseados em relações genéticas.

Os componentes principais dos sistemas atuais de classificação dos vírus são: (1) tipo e estrutura do ácido nucleico viral e a estratégia usada na sua replicação; (2) tipo de simetria do capsídio viral (helicoidal *versus* icosaédrica) e (3) presença ou ausência de um envoltório lipídico.

Os vírus são classificados principalmente de acordo com a natureza do seu genoma (DNA e RNA) e com o mecanismo de síntese do RNA mensageiro, o qual é sempre considerado um filamento plus.

A classificação de Baltimore se baseia nesses critérios e ordena os vírus animais em seis classes.

Classe I – vírus que possuem um genoma dsDNA que produz RNAm por transcrição assimétrica (dsDNA significa DNA duplex, de DNA com filamentos duplos; as letras *ds* são a abreviatura de *double strand*).

Em muitos vírus, diferentes espécies de RNAm se originam de diferentes filamentos de DNA.

Classe II – vírus que possuem um genoma ssDNA da mesma polaridade do RNAm. Alguns possuem filamentos de ambas as polaridades em diferentes partículas (ssDNA significa DNA que possui um único filamento; as letras *ss* são a abreviatura de *single strand*).

Classe III – vírus que possuem um genoma dsRNA que produz um RNAm por transcrição assimétrica. A maioria possui fitas múltiplas de dsRNA, cada uma das quais aparentemente encerra informações para a síntese de uma única proteína.

Classe IV – vírus que possuem um genoma de ssRNA que produz RNAm de sequência de bases idêntica ao RNA genômico.

Classe V – vírus que possuem um genoma de ssRNA que produz um RNAm com uma sequência complementar de bases do RNA genômico.

Classe VI – retrovírus que possuem um genoma de ssRNA e um DNA intermediário no seu crescimento.

Essa classificação foi proposta por David Baltimore, microbiologista e biologista molecular norte-americano.

Outros critérios de classificação são também utilizados, tais como: taxonomia tradicional, propriedades dos vírus (composição, estrutura, formas e tamanhos relativos), indução e transporte de polimerases, presença ou ausência do envoltório lipídico.

Quadro 108.2 Classificação dos vírus de DNA e de RNA e exemplos

1. Vírus de RNA

Picornaviridade	Vírus da poliomielite
Calciviridae	Vírus de Norwalk
Astroviridae	Astrovírus
Togaviridae	Vírus da rubéola
Flaviridae	Vírus da febre amarela
Coronaviridae	Coronavírus
Rhabdoviridae	Vírus da raiva
Filoviridae	Vírus Ebola
Paramyxoviridae	Vírus do sarampo
Ortomyxoviridae	Vírus da influenza
Bunyaviridae	Vírus da encefalite da Califórnia
Arenaviridae	Vírus da coriomeningite linfocítica
Reoviridae	Rotavírus
Retroviridae	Vírus tipo 1 da imunodeficiência humana

2. Vírus de DNA

Hepadnavirus	Vírus da hepatite B
Parvoviridae	Parvovírus humano B-19
Papoviridae	Papilomavírus humano
Adenoviridae	Adenovírus
Herpesviridae	Herpesvírus simples
Poxviridae	Vírus de vacínia

DOENÇAS VIRAIS (VIROSES)

Os vírus são agentes infecciosos não celulares que só se reproduzem em células hospedeiras adequadas. São menores do que as bactérias, bacteriófagos animais e vegetais.

Muitos vírus são agentes etiológicos de diversas e graves doenças.

O virion (a partícula infectante) consiste em um cerne de ácido nucleico (DNA ou RNA) circundado pelo capsídio proteico e, em alguns casos, pelo envoltório externo.

Um vírus pode interagir com sua célula hospedeira de diferentes maneiras. Numa interação lítica, a maquinaria de replicação e de biossíntese proteica é dirigida pelos genes virais a fim de produzir outros numerosos virions, os quais são liberados após a desintegração da célula hospedeira.

Entretanto, numa infecção persistente, os vírus podem ser mantidos em baixos níveis de produção, sem destruição da célula hospedeira.

Numa *infecção latente*, o vírus reside numa célula hospedeira, mas não se replica, nem se reproduz, embora, devido a algum estímulo, possa atingir a fase lítica.

Os vírus oncogênicos, que incluem vírus de DNA e vírus de RNA (retrovírus), transportam oncogenes e são potencialmente capazes de transformar suas células hospedeiras em células tumorais.

As capas proteicas do nucleocapsídio e do envoltório e a ausência ou presença do envoltório desempenham importante função nos estágios iniciais da infecção viral. Os locais reativos do capsídio ou do envoltório (glicoproteínas) se ligam aos locais receptores (polipeptídios) na célula hospedeira. A penetração, o desnudamento e a liberação dos virions na célula hospedeira dependem das proteínas estruturais do capsídio ou do invólucro.

Esse processo influencia a sensibilidade dos vírus à ação das drogas antivirais.

A resposta imune específica às doenças virais depende dos anticorpos formados pelas imunidades humoral (células B), locais (sistema Ig A secretor) e a resposta mediada por células (células T).

Muitas doenças são produzidas pelos diferentes grupos de vírus que encerram DNA e RNA.

Os grupos do herpesvírus (herpesvírus simples (HSV), varicela-zóster vírus (VZV), citomegalovírus (CMV) e vírus Epstein-Barr (EB) provocam, primariamente, doenças oculares virais.

A ceratoconjuntivite herpética, uma grave doença causada pelo HSV, é a principal causa de cegueira corneana nos Estados Unidos.

O herpes-zóster é uma grave doença cutânea que atinge principalmente os idosos. É causada pelo VZV, que também causa varicela (catapora). O herpes-zóster é uma forma reativada da infecção pelo VZV. O vírus penetra nas terminações nervosas sensoriais na pele e permanece latente até ser reativado após a infecção inicial sob a forma de varicela.

O vírus do herpes labial frequentemente permanece latente no início da vida, mas pode afetar membranas mucosas, pele, olho e trato genital mais tarde.

Os CMV, HSV e o vírus da rubéola causam infecções intrauterinas e perinatais crônicas. Diversos vírus como o vírus EB, da caxumba, da varíola, CMV, HSV, hepatites A e B e togavírus são responsáveis por infecções virais sistêmicas de pacientes imunossuprimidos. Os tipos 1 (HSV-1) e 2 (HSV-2) do herpesvírus simples também provocam doenças localizadas da pele.

Doenças respiratórias agudas constituem a manifestação mais comum das infecções virais. Tanto os vírus de DNA (adenavírus) como os vírus de RNA (influenza, parainfluenza, picornavírus, herpesvírus e oncornavírus) estão envolvidos em doenças respiratórias.

Os vírus estão também associados a rinite, faringite, laringite e laringotraqueabronquite virais, influenza, parainfluenza e pneumonia por vírus sincicial respiratório (RSV).

As doenças virais do sistema nervoso incluem poliomielite, raiva e meningoencefalite associada a caxumba, sarampo, vacínia e infecções virais "lentas".

Os vírus estão também associados a várias outras doenças como artrite reumatoide, esclerose múltipla, diabete melito, câncer cervical, certas doenças cardíacas, hepatites e síndrome da imunodeficiência adquirida (SIDA; AIDS, sigla da expressão inglesa *acquired immunodeficiency syndrome*).

A AIDS usualmente apresenta infecções oportunistas causadas por bactérias, fungos e micobactérias.

O principal vírus envolvido na AIDS é o vírus humano linfotrópico da célula T (HTLV-III/LAV), comumente conhecido como o tipo 1 do vírus da imunodeficiência humana (HIV-1).

O tipo 2 do HIV (HIV-2) está também envolvido na AIDS, doença que é transmitida pelo contato sexual, por transfusão sanguínea, por produtos derivados do sangue, pelo uso de drogas intravenosas e pela transmissão intrauterina. A AIDS se tornou um problema significativo de saúde devido à sua natureza fatal e falta de cura permanente.

Na infecção pelo HIV, existe depleção de células CD (auxiliadoras, indutoras), que representam um subgrupo dos linfócitos T. A monitorização da contagem de células CD4 constitui uma medida da progressão da doença e do sucesso da farmacoterapia.

As principais vias de transmissão das infecções virais são tratos respiratório, gastrointestinal e genital, pele, urina, sangue e placenta. As infecções virais podem ocorrer através do ar, água, alimento, leite ou fontes ambientais.

A resposta imune é obtida através da produção de linfócitos B derivados da medula óssea e de linfócitos T derivados do timo, com a ajuda dos macrófagos.

REPLICAÇÃO DOS VÍRUS

Como os vírus só se multiplicam em células vivas, eles dependem da célula hospedeira para realizar suas atividades metabólicas.

O sistema enzimático da célula hospedeira é usado para a síntese do DNA e a replicação do agente viral.

De acordo com Sethi, os vírus (de DNA e de RNA) podem replicar e/ou transformar simultaneamente a célula hospedeira.

Quando os vírus infectantes ou oncogênicos atacam a célula hospedeira, eles se ligam ao receptor na superfície da célula hospedeira, atravessam a superfície da célula, removem seu revestimento viral (desnudamento) e liberam o ácido nucleico na célula hospedeira.

O ácido nucleico viral então é replicado no interior da célula hospedeira por enzimas virais que catalisam a síntese de RNA mensageiro, a fim de formar proteínas virais estruturais e não estruturais.

As partículas virais ou virions assim constituídos são liberados da célula por um processo de brotamento ou após a lise celular.

No caso de replicação de vírus de DNA, o DNA liberado integra o DNA da célula hospedeira.

Como resultado, o DNA viral se torna parte permanente do material genético da célula hospedeira. O vírus pode permanecer latente durante anos ou duplicar em DNA da progênie viral, durante a divisão celular. O DNA viral transcreve-se em RNA inicial e tardio, o que então é traduzido em proteínas virais sob a direção de enzimas virais e do hospedeiro.

No caso de vírus de DNA ou oncogênicos, as proteínas virais sintetizadas podem agir sobre a célula hospedeira, alterando as funções normais ou as características morfológicas da célula.

Como resultado, a célula infectada se comporta como uma célula transformada ou cancerosa.

Durante o processo de tradução, o RNAm sintetiza as proteínas estruturais do capsídio e envelopes virais.

O DNA viral, em associação com as proteínas estuturais, se reúne nos virions da progênie que saem da célula hospedeira.

A replicação dos vírus de RNA oncogênicos é diferente da replicação do vírus de DNA.

Em 1970, Temin e Mizutani e Baltimore descobriram uma enzima proveniente de vírus de RNA tumorais, a transcriptase reversa, que inverte o fluxo usual de informação (DNA→RNA) numa célula, o que significa que o DNA é produzido a partir de um molde de RNA (RNA→DNA).

A transcriptase reversa (que é uma DNA polimerase dirigida pelo RNA) foi detectada em quase todos os vírus de DNA oncogênicos.

Na replicação e transformação dos vírus oncogênicos, os vírus de RNA, inicialmente, formam uma cópia de DNA que é integrada aos cromossomos da célula hospedeira.

Desse modo, um vírus de RNA, após penetração numa célula hospedeira, forma um vírus de DNA a partir do RNA com a ajuda da transcriptase reversa.

Forma-se uma hélice de dois filamentos (duplex RNA/DNA), na qual um filamento é o cromossomo viral de RNA original e o outro é a cadeia complementar de DNA.

O filamento do RNA viral é então removido por outra enzima (RNase H), deixando uma molécula com um único filamento de DNA.

A replicação do DNA viral de filamento único, com a ajuda da enzima do hospedeiro, resulta em duplex do DNA viral, que é, então, integrado ao DNA viral do hospedeiro pela enzima integrase.

A cópia de DNA integrada do RNA viral no DNA do hospedeiro é chamada "provírus", que é transmitida à célula-filha do mesmo modo que outros genes celulares. O "provírus" contém as mesmas informações genéticas que estavam presentes no cromossomo viral de RNA.

Subsequentemente, o "provírus" é transcrito em RNAm, o qual, com a ajuda de enzimas da célula hospedeira, é traduzido em proteínas virais.

Uma ou mais dessas proteínas virais podem alterar o comportamento da célula, resultando na transformação da célula normal em uma célula cancerosa.

Além disso, o RNAm viral sintetiza proteínas estruturais para o capsídio e envoltório virais, que encerram o ácido nucleico viral.

Novas partículas saem da célula hospedeira, pelo processo de brotamento, com a ajuda de enzimas de protease.

Os vírus de RNA infecciosos se replicam no citoplasma, via RNA polimerase. Em alguns vírus de RNA, por exemplo, da poliomielite, o RNA das partículas infectantes é capaz de agir como RNAm.

Em outros vírus de RNA, como os da influenza e do sarampo, um filamento é sintetizado, tendo como molde o RNA das partículas infectantes. A tradução do RNAm em proteínas virais e a liberação de partículas virais das células hospedeiras são análogas àquelas descritas para os vírus de RNA oncogênicos.

Após a replicação dos vírus de DNA e de RNA, a liberação dos vírus pode ocorrer após lise da célula hospedeira ou por "brotamento" da célula. Esse último processo é menos lesivo para a célula hospedeira.

As partículas liberadas podem infectar imediatamente células adjacentes ou podem ser transportadas pelos fluidos corpóreos, linfa ou sangue, para células distantes, onde se repete o ciclo infeccioso. Com essa sequência, um grande número de células infectadas é formado, causando a transformação de células normais em células cancerosas.

FARMACOTERAPIA DAS VIROSES

Como os vírus são parasitas intracelulares obrigatórios, sua replicação depende dos processos celulares do hospedeiro.

A droga viral ideal seria aquela que interferisse na replicação viral sem afetar os processos metabólicos celulares normais.

A prevenção de algumas infecções virais é realizada por meio de vacinas.

As seguintes viroses são evitadas por meio de vacinas: rubéola, sarampo, caxumba, poliomielite, hepatite A, hepatite B, HPV, varicela, febre amarela, gripe.

De acordo com Sethi, as drogas antivirais agem em vários estágios da replicação viral, como indicado a seguir:

1. Inibição ou interferência na ligação viral ao receptor da célula hospedeira, na penetração do vírus e no desnudamento viral.
2. Inibição de enzimas associadas aos vírus, tais como DNA polimerase e outras.
3. Inibição dos processos de transcrição.
4. Inibição dos processos de tradução.
5. Interferência com proteínas virais reguladoras.
6. Interferência com glicolisação, fosforilação, sulfatação etc.
7. Interferência com a compactação das proteínas virais.
8. Interferência com a liberação de vírus da membrana celular superficial.

FARMACOLOGIA

As drogas antivirais podem ser classificadas nos seguintes grupos:

1. Drogas que inibem a ligação, a penetração do vírus e a replicação viral inicial.
   - Amantadina
   - Rimantadina
   - Interferon α-2a
   - Interferon α-2b
   - Interferon γ
   - Zanamivir
   - Oseltamivir
2. Drogas que interferem com a replicação do ácido nucleico viral
   - Aciclovir
   - Valaciclovir
   - Cidofovir
   - Citarabina
   - Fanciclovir
   - Fomivirsen
   - Foscarnet
   - Ganciclovir
   - Idoxiridina
   - Ribavirina
   - Trifluorotimidina
   - Vidarabina
   - Penciclovir
3. Drogas que afetam a tradução nos ribossomos
   - Metizona
4. Inibidores da transcriptase reversa do HIV
   A. Inibidores nucleosídicos da transcriptase reversa
      - Zidovudina
      - Didanosina
      - Didesoxiadenosina
      - Zalcitabina
      - Estavudina
      - Abacavir
      - Tenofovir
      - Lamivudina
   B. Inibidores não nucleosídicos da transcriptase reversa
      - Nevirapina
      - Delavirdina
      - Efavirenz
5. Inibidores da protease do HIV
   - Saquinavir
   - Ritonavir
   - Indinavir
   - Nelfinavir
   - Amprenavir
   - Lopinavir/Ritonavir
   - Atazanavir

Quadro 108.3 Drogas antivirais que interferem com penetração celular e replicação inicial e espectro de atividade

Amantadina	influenza A
Rimantadina	influenza A
Interferon α-2a	hepatite crônica, CMV, HSV, papiloma vírus, rinovírus, outros
Interferon α-2b	hepatite crônica B e C, muitas outras viroses
Interferon γ	
Zanamivir	influenza A e B
Oseltamivir	influenza A e B

DROGAS QUE INIBEM A LIGAÇÃO, A PENETRAÇÃO DOS VÍRUS E A REPLICAÇÃO VIRAL INICIAL

Esses fármacos são representados pelas seguintes drogas: amantadina, rimantadina, interferon α-2a, interferon α-2b, interferon γ, zanamivir e oseltamivir.

Amantadina

MECANISMO DE AÇÃO

O cloridrato de amantadina é uma amina primária tricíclica simétrica que inibe a penetração das partículas de vírus de RNA nas células hospedeiras. Ela também inibe os estágios iniciais da replicação viral, bloqueando o desnudamento do genoma viral e a transferência de ácido nucleico para dentro da célula hospedeira.

APLICAÇÕES CLÍNICAS

Previne e trata com eficiência todas as raças A de influenza e, em menor grau, o sarampo e o vírus *atoga*.

Demonstra atividade *in vitro* contra influenza B, parainfluenza, RSV e alguns vírus de RNA (vírus murino de Rous e de sarcoma ESH).

Também inibe *in vitro* vírus subtipos humanos (HINI, Fort Dix, H2N2), tipo asiático e de Hong Kong, em animais de experimentação.

Quando aplicada dentro de 48 horas após o início da infecção, a amantadina é eficaz contra a doença respiratória causada pela influenza A, porém não pela influenza B, adenovírus e RSV.

FARMACOCINÉTICA

A amantadina é bem absorvida por via oral. A dose usual por via oral é de 100 mg 2 vezes ao dia. A droga é apresentada em cápsulas, comprimidos e xarope para tratamento de infecção por HSV (ceratoconjuntivite).

Uma dose oral de 100 mg produz níveis sanguíneos de 0,3 μg/mL dentro de 1 a 8 horas.

A concentração tissular máxima é alcançada em 48 horas, quando uma dose de 100 mg é administrada de 12 em 12 horas. Usualmente não se observa neurotoxicidade se o nível plasmático de amantadina não ultrapassa 1,00 μg/mL.

A amantadina atravessa a barreira hemocerebral e se distribui à saliva, secreções nasais e leite materno. Aproximadamente 90% da droga é eliminada pelos rins, de forma inalterada, primariamente através de filtração glomerular e secreção tubular; não há publicações sobre os produtos metabólicos. A acidificação da urina aumenta a taxa de excreção da amantadina. A meia-vida da droga é de 15-20 horas em pacientes com função renal normal.

EFEITOS COLATERAIS

Geralmente, a droga possui baixa toxicidade nos níveis terapêuticos, mas pode causar sintomas graves no sistema nervoso central, tais como nervosismo, insônia, sonolência, depressão e alucinações.

Os efeitos colaterais gastrointestinais incluem náusea, diarreia, constipação e anorexia. Ocorrem convulsões e coma, com doses elevadas e em pacientes com arteriosclerose cerebral e distúrbios convulsivos.

A toxicidade crônica da amantadina é rara, e poucos efeitos colaterais têm sido observados quando a droga é usada em longo tratamento na doença de Parkinson. Algumas reações graves, entretanto, incluem depressão, hipotensão ortostática, psicose, retenção urinária e insuficiência cardíaca congestiva.

O cloridrato de amantadina deve ser usado com precaução em pacientes com história de epilepsia, arteriosclerose grave, doença hepática e dermatite eczematoide.

Como a amantadina não interfere com a imunogenicidade da vacina de vírus de influenza A inativado, os pacientes podem continuar a usar a amantadina durante 1 semana após a vacinação contra a influenza A.

Foi obtido um vírus resistente à amantadina em cultura celular e em animais, mas não em seres humanos.

Rimantadina

MECANISMO DE AÇÃO

O cloridrato de rimantadina é um derivado sintético que se relaciona estrutural e farmacologicamente à amantadina.

A rimantadina parece ser mais eficaz do que a amantadina contra o vírus da influenza A e com menos efeitos colaterais do sistema nervoso central.

O cloridrato de rimantadina parece interferir com o desnudamento do vírus, inibindo a liberação de proteínas específicas. A droga pode agir inibindo a transcriptase reversa ou a síntese de RNA específico do vírus, mas não inibe a absorção e a penetração do vírus. A rimantadina parece produzir um efeito virustático no início da replicação do vírus. É muito usada na Europa.

APLICAÇÕES CLÍNICAS

O cloridrato de rimantadina apresenta atividade contra a maioria das raças do vírus da influenza A, inclusive HINI, H2N2 e H3N2, mas não é ativo contra o vírus da influenza B. É utilizado na prevenção de infecção causada por diversas raças humanas, animais e aviárias do vírus da influenza A em adultos e crianças.

Os efeitos colaterais são pesadelos, alucinações e vômitos. Os efeitos colaterais mais comuns da rimantadina estão associados ao sistema nervoso central e ao trato gastrointestinal.

A rimantadina é metabolizada no fígado, e cerca de 20% é excretada inalterável.

FARMACOCINÉTICA

A meia-vida da rimantadina, em adultos, varia de 24 a 36 horas. Mais de 90% das doses de rimantadina são absorvidas entre 3 e 6 horas.

As concentrações plasmáticas de *steady-state* variam de 0,10 a 2,60 µg/mL em doses de 3 mg/kg/dia em recém-nascidos a 100 mg 2 vezes ao dia nos idosos.

Interferon

Isaacs e Lindenmann descobriram o interferon em 1957, e, quando eles infectaram células com vírus, observaram a interferência viral.

O interferon foi isolado e demonstrou proteger as células contra nova infecção.

Quando se administrou interferon em outras células ou em animais, observaram-se propriedades biológicas tais como inibição do crescimento viral e da multiplicação celular e atividades imunomoduladoras.

Isso levou à hipótese de que o interferon pudesse ser um fator antiviral natural, formado possivelmente antes da produção de anticorpos, e pudesse estar envolvido no mecanismo normal de resistência à infecção viral.

Alguns pesquisadores relacionam o interferon aos hormônios polipeptídicos e sugerem que o interferon funciona na comunicação intercelular transmitindo mensagens específicas.

Recentemente, as propriedades antitumorais e antineoplásicas do interferon despertaram interesse no mundo inteiro, diante da possibilidade de usar-se o interferon no tratamento de doenças virais, câncer e distúrbios de imunodeficiência.

As células hospedeiras, em resposta a vários estímulos, sintetizam interferon.

INDUÇÃO DO INTERFERON

Como se observou que os vírus induziam a liberação do interferon, a produção ou a liberação de interferon em seres humanos foram estimuladas com a administração de "indutores" químicos.

Diversas moléculas pequenas (propanodiamina substituída) e grandes polímeros (polinucleotídios de duplo filamento) foram utilizados para induzir interferons.

O statolon, um RNA natural de duplo filamento produzido na cultura de *Penicillium stoloniferum*, e um complexo de duplo filamento de ácido polirriboinosínico e ácido polirribocitidílico (poly I:c) foram usados como indutores não virais para a liberação de interferons pré-formados.

Uma modificação do poly I:c estabilizada com poli-L-lisina e carboximetilcelulose (poly ICLC) foi usada experimentalmente em seres humanos.

Clinicamente, ela evitou a coriza quando usada no nariz e nos sacos conjuntivais. Essa substância demonstrou ser melhor indutor de interferon do que a poly I:c. Outros indutores de interferon, tais como copolímeros pirâmicos, tilorona, dextrana dietilaminoctílica e heparina, têm sido usados.

A tilorona é um indutor eficaz de interferon nos camundongos, mas relativamente ineficaz nos seres humanos.

O uso inicial de interferon e dos seus indutores ainda não foi estabelecido, embora eles possam desempenhar papel significativo na imunidade mediada por células em relação às infecções virais e ao câncer.

As desvantagens do uso de interferon incluem efeitos colaterais inaceitáveis tais como febre, cefaleia, mialgia, leucopenia, vômito, diarreia, hipotensão, alopecia, anorexia e perda de peso.

ESTRUTURA DO INTERFERON

O interferon consiste em uma mistura de pequenas proteínas com pesos moleculares que variam de 20.000 a 160.000. São glicoproteínas que apresentam atividade antiviral específica.

Os interferons humanos são classificados em três tipos: alfa (α), beta (β) e gama (γ).

O tipo α é secretado pelos leucócitos humanos, e o tipo β é secretado pelos fibroblastos humanos.

Os linfócitos T secretam o tipo α de interferon que tenham sido expostos a um antígeno pré-sensibilizado ou tenham sido estimulados a se dividir por um mitógeno.

O interferon γ é também chamado interferon "imune".

Os interferons são ativos em concentrações extremamente baixas.

APLICAÇÕES CLÍNICAS

O interferon tem sido experimentado no tratamento da hepatite crônica B e C, na ceratite herpética, no herpes genital, herpes-zóster, varicela-zóster, hepatite crônica, influenza e resfriado comum.

Outras aplicações do interferon incluem câncer mamário, câncer pulmonar e mieloma múltiplo.

O interferon tem tido algum sucesso quando usado como profilático na infecção por CMV nos receptores de transplantes renais.

A escassez de interferon e a dificuldade em purificá-lo têm limitado os ensaios clínicos.

A produção de interferon foi aumentada pela tecnologia do DNA recombinante, a qual permite a clonagem do gene do interferon, embora seu custo elevado prejudique a aplicação clínica.

O FDA aprovou os interferons recombinantes α-2a, α-2b e interferon γ para o tratamento de leucemia de células pilosas, sarcoma de Kaposi relacionado à AIDS e verrugas genitais.

A injeção subcutânea de interferon recombinante α-2b foi aprovada para tratamento de hepatite C crônica.

Certos países aprovaram o interferon α no tratamento de mieloma múltiplo, mieloma maligno e sarcoma de Kaposi.

Tanto os interferons β e γ quanto a interleucina 2 podem ser drogas comerciais do futuro para tratamento de cânceres e infecções virais, inclusive verrugas genitais e resfriado comum.

Recentemente, o interferon peguilado tem sido empregado nas hepatites B e C, com resultados melhores, a depender dos genótipos dos vírus considerados, no tratamento sobretudo do vírus C. A peguilação consiste no processo de modificar uma proteína com o polietileno glicol (PEG).

MECANISMO DE AÇÃO

Embora os interferons sejam mediadores da resposta immune, foram propostos diferentes mecanismos para a ação antiviral dos interferons.

O α-interferon possui atividade antiviral de largo espectro, agindo nas células infectadas por vírus através da ligação a receptores específicos situados na superfície celular. O interferon α inibe a transcrição de RNAm em ácido nucleico e proteínas virais.

A adição de trifosfato de adenosina e de RNA de duplo filamento a extratos de células tratadas pelo interferon ativa as RNA proteínas celulares e uma endonuclease celular.

Essa ativação provoca a formação de proteína que inibe a tradução, o que impede a produção das enzimas, do ácido nucleico e das proteínas estruturais virais.

O interferon pode também agir pelo bloqueio da síntese de uma enzima de clivagem necessária para a liberação viral.

O interferon peguilado tem a vantagem de poder ser administrado em intervalos maiores que o interferon convencional.

FARMACOCINÉTICA

A farmacocinética do interferon ainda não é bem compreendida.

Após injeção intramuscular, observam-se os níveis sanguíneos máximos em 5-8 horas.

O interferon praticamente não atravessa a barreira hematoencefálica.

A administração oral de interferon não é usada clinicamente porque não causa nível sanguíneo detectável.

Após injeção intramuscular ou subcutânea, a concentração sanguínea da droga depende da dose.

O uso clínico do interferon é limitado a aplicação local (*spray* nasal) na profilaxia e no tratamento das infecções pelo rinovírus. As reações adversas incluem síndrome de febre semelhante à influenza, calafrios, cefaleia, mialgia, náusea, vômito, diarreia, supressão da medula óssea, confusão mental e alterações do comportamento.

A administração intranasal pode produzir friabilidade, secura e ulceração da mucosa.

Os esquemas terapêuticos são prolongados, a depender de cada situação individualizada.

Inibidores da neuraminidase

Os vírus da influenza são circundados por um revestimento proteico e um envoltório lipídico.

Incrustadas na membrana lipídica encontram-se duas glicoproteínas da superfície: hemaglutinina, importante enzima para ligar vírus aos receptores da célula-alvo via um radical terminal, e neuraminidase, que é uma enzima envolvida em vários aspectos da ativação dos vírus da influenza.

A neuraminidase é encontrada nos vírus A e B da influenza, e admite-se que ela está envolvida no clivagem catalítica das ligações glicosídicas entre um ácido siálico terminal e um açúcar adjacente.

A clivagem das ligações do ácido siálico facilita a disseminação dos vírus e, como resultado, aumenta a infectividade e a patogênese dos vírus.

Na ausência da clivagem, a agregação viral ou a ligação à hemaglutinina não ocorrem, interferindo com a disseminação da infecção.

Além disso, a neuraminidase parece evitar a inativação viral pelo muco respiratório e indução da elaboração de citocinas.

Quando são liberados de uma célula infectada, os novos vírus são revestidos pelo ácido siálico.

Observou-se que, embora a sequência de aminoácidos na neuraminidase de diversos vírus seja consideravelmente diferente, o local de ligação do ácido siálico é bem similar para os vírus A e B da influenza.

Além disso, admite-se que a hidrólise do ácido siálico progride a partir de um cátion de carbono estabilizado pelo oxônio.

A imitação do estado de transição com novos derivados carboxílicos do ácido siálico levou ao desenvolvimento de inibidores baseados em estado de transição.

O primeiro de tais compostos, o ácido 2-desoxi-2,3-di-hidro-N-acetilneuramínico (DANA), demonstrou ser um inibidor ativo da neuraminidase, mas não possuía especificidade para a neuraminidase viral.

Com a determinação da estrutura cristalina da neuraminidase, medidas mais sofisticadas do local de ligação do ácido siálico levaram ao desenvolvimento do zanamivir e do oseltamivir.

ZANAMIVIR

Estudos cristalográficos do DANA ligado à neuraminidase definiram o local receptor ao qual a porção de ácido siálico do vírus se liga.

Esses estudos sugeriram que a substituição do 4-hidroxi por um grupo maior de guanidina deveria aumentar a ligação do inibidor da neuraminidase.

O derivado 4-amino se liga ao ácido glutâmico no receptor através de uma ponte salina, enquanto o guanidínico forma uma ponte salina com o ácido glutâmico e exerce interação de carga com carga com o ácido glutâmico na posição 227.

O resultado dessas substituições é um aumento dramático na capacidade de ligação dos derivados amínico e guanídico à neuraminidase, o que causa uma eficiente inibição competitiva da enzima. O resultado consistiu no desenvolvimento do zanamivir, que é um eficiente antiviral contra os vírus A e B da influenza.

O zanamivir é eficaz quando administrado pelas vias nasal, intraperitoneal e endovenosa, mas é inativo pela via oral.

Após administração intraperitoneal, em estudos em animais, 68% da droga é eliminada pela urina. Após administração nasal, 45% é eliminada pela urina, e apenas 3% após administração oral.

Em estudos de eficácia em seres humanos, a droga se mostra eficiente quando administrada antes e após exposição aos vírus A ou B da influenza. Quando dada antes da inoculação viral, a droga reduz o desnudamento viral, a infecção e os sintomas.

Quando administrado no começo ou 26 a 30 horas após inoculação, há redução no desnudamento viral, no título viral e na doença febril.

Atualmente, a droga se apresenta sob a forma de pó para inalação oral pelos adultos e adolescentes que tenham sido sintomáticos durante não mais de 2 dias. O zanamivir é capaz de resolver os sintomas da influenza e melhorar a recuperação (de 7 dias com placebo para 4 dias com tratamento).

Estudos adicionais demonstraram o benefício profilático do zanamivir nos membros da família, depois que um deles desenvolveu os sintomas.

FOSFATO DE OSELTAMIVIR

Estudos cristalográficos com raios X demonstraram que existem locais adicionais de ligação entre neuraminidase e substrato carbonil e uma arginina. Estudos de relação entre atividade e estrutura mostraram que a ligação máxima ocorria com a neuraminidase quando o C-6 era substituído pela cadeia lateral de 5-pentoxi, como se observa no oseltamivir. Além disso, a esterificação com etanol dá origem a um derivado que é ativo por via oral.

O oseltamivir foi aprovado como o primeiro inibidor da neuraminidase administrado por via oral, usado contra os vírus das influenzas A e B.

DROGAS ANTIVIRAIS QUE INTERFEREM COM A REPLICAÇÃO DO ÁCIDO NUCLEICO VIRAL

Essas drogas são representadas pelos seguintes fármacos: cidofovir, citarabina, fomivirsen, idoxuridina, trifluorotimidina, vidarabina, aciclovir, valaciclovir, ganciclovir, penciclovir, fanciclovir, foscarnet e ribavirina.

Cidofovir

MECANISMO DE AÇÃO

O cidofovir é um nucleosídio purínico sintético que é análogo à citosina. É um nucleotídio fosforilado que é adicionalmente fosforilado por enzimas da célula hospedeira ao metabólito intracelular ativo, o difosfato de cidofovir. Essa reação é promovida pelas cinases nucleosídicas virais. O cidofovir apresenta efeitos antivirais porque interfere com a síntese do DNA e inibe a replicação viral.

FARMACOCINÉTICA

O cidofovir tópico (0,2%) é tão ativo quanto a trifluridina (1%) na redução do desnudamento do HSV-1 e do tempo de cura em coelhos com ceratite dendrítica. O cidofovir é administrado IV ou topicamente por aplicação ocular.

Quadro 108.4 Drogas antivirais que interferem na replicação do ácido nucleico viral. Espectro de atividade

Aciclovir (Ácido-G)	HSV-1, HSV-2, VTZ, EB
Valaciclovir	HSV-1, VZV, CMV
Cidofovir (HPMPC)	CMV, HSV-1, HSV-2, EBV
Citarabina (Ara-C)	Herpes-zóster
Fanciclovir (FCV)	Rinite por CMV
Foscarnet (PFA)	Rinite por CMV
Idoxuridina (5-IDUR)	Ceratite por HSV
Ribavirina	RSV, influenza A e B, HIV-1, parainfluenza
Trifluorotimidina	HSV-1
Vidarabina (Ara-A)	HSV-1, HSV-2

A concentração plasmática máxima de 3,1 a 23,6 µg/mL é alcançada com doses de 1,0 a 10,0 mg/kg, respectivamente.

A meia-vida plasmática de eliminação é de 2,6 horas, e 90% da droga é eliminada pela urina.

A biodisponibilidade varia de 2 a 26%.

APLICAÇÕES CLÍNICAS

O cidofovir é ativo contra os herpesvírus HSV-1 e HSV-2, CMV e EBV.

O cidofovir é eficiente contra raças de HSV resistentes ao aciclovir e raças de CMV resistentes ao ganciclovir.

O cidofovir é uma droga de ação longa contra retinite por CMV em pacientes com AIDS, administrado como infusão IV ou injeção intravítrea. O principal efeito adverso é a nefrotoxicidade, representada por lesão tubular renal. A administração concomitante de cidofovir com probenecida é contraindicada devido ao aumento da nefrotoxicidade.

Citarabina

MECANISMO DE AÇÃO

A citarabina é um nucleosídio pirimidínico relacionado com a idoxuridina. É usada primariamente como antineoplásico. Age por bloqueio da utilização da desoxicitidina, inibindo a replicação do DNA viral. A droga é, inicialmente, convertida em mono-, di- e trifosfato, os quais interferem com a síntese do DNA, inibindo a DNA polimerase e a redutase, a qual promove a conversão do difosfato de citidina em derivados desoxi.

APLICAÇÕES CLÍNICAS

A citarabina é usada no tratamento do linfoma de Burkitt e das leucemias mieloide e linfática. Seu uso como antiviral é feito no tratamento na infecção pelo herpes-zóster.

É também usada na ceratite herpética e nas infecções virais resistentes à idoxuridina.

A droga é usualmente utilizada topicamente, mas tem sido dada por injeção IV em pacientes com infecção herpética grave.

A citarabina é rapidamente desaminada em um derivado inativo, o arabinosiluramicil, que é excretado pela urina. A meia-vida da droga é de 3 a 5 horas.

Os efeitos tóxicos da citarabina se situam principalmente na medula óssea, no trato gastrointestinal e no rim.

A droga não é usada nos meses iniciais da gravidez por causa dos seus efeitos teratogênicos e carcinogênicos em animais.

Fomivirsen

O fomivirsen sódico é usado contra CMV que provoca retinite em pacientes com AIDS. Tais pacientes respondem ao fomivirsen, mas não a outros tratamentos da retinite por CMV, doença que causa cegueira.

O fomivirsen foi a primeira droga oligonucleica antissentido aprovada como um medicamento alternativo para pacientes com retinite causada pelo CMV, nos quais outras drogas tenham sido ineficazes.

O fomivirsen atua inibindo a síntese de proteínas responsáveis pela expressão dos genes virais envolvidos na retinite por CMV. O fomivirsen só age no olho em que é injetado. Não é recomendado se o cidofovir for utilizado nas últimas 2-4 semanas por causa do risco aumentado de inflamação ocular.

O fomivirsen é aplicado em 2 doses de indução, seguidas por doses mensais de manutenção, sendo cada 330 mg administrados por via intravítrea. A droga provoca aumento da pressão intraocular, que deve ser monitorada pelo oftalmologista.

O fomivirsen é também utilizado na doença de Crohn e em certas neoplasias.

Como efeitos colaterais, são citados inflamação ocular, visão anormal, catarata, dor ocular e problemas retinianos.

Idoxuridina

MECANISMO DE AÇÃO

A idoxuridina é um nucleosídio que encerra uma pirimidina halogenada e é um análogo da timidina.

A idoxuridina atua como droga antiviral contra os vírus de DNA porque interfere na sua replicação, devido à semelhança das suas estruturas.

Inicialmente, a idoxuridina é fosforilada pela enzima timidina cinase codificada pelo vírus na célula hospedeira, numa forma de trifosfato. A droga fosforilada inibe a DNA polimerase celular em menor escala do que a DNA polimerase do HSV, que é necessária para a síntese do DNA viral. A forma de trifosfato da droga é então incorporada durante a síntese do ácido nucleico viral por sistema falso de pareamento que substitui a timidina. Na transcrição, as proteínas virais falsas são formadas, o que resulta em partículas virais defeituosas.

APLICAÇÕES CLÍNICAS

A idoxuridina, sob a forma de gotas (0,1%) e unguento (0,5%), é usada no tratamento da ceratoconjutivite por HSV, que é a causa mais frequente de cegueira nos Estados Unidos.

Devido à sua fraca solubilidade, a droga é ineficaz em herpes-zóster cutâneo. Entretanto, a idoxuridina como dimetilsulfóxido tem sido usada em infecção cutânea por HSV da boca e do nariz.

Como o dimetilsulfóxido facilita a absorção da droga e também possui algum efeito terapêutico, uma solução a 40% de idoxuridina em dimetilsulfóxido é mais eficaz do que a solução de idoxuridina usada sem esse veículo. Consequentemente, o FDA aprovou a idoxuridina apenas para tratamento tópico de ceratite por herpes simples, e ela é mais eficiente em infecções epiteliais do que estromais.

A droga é menos eficaz em ceratite herpética recorrente provavelmente por causa do desenvolvimento de raças virais resistentes à droga.

As reações adversas da idoxuridina incluem reações locais de dor, prurido, queimação e hipersensibilidade.

A administração sistêmica de idoxuridina por injeção IV pode ser utilizada em emergência, mas provoca toxicidade na medula óssea, com leucopenia, trombocitopenia e anemia. A droga pode também provocar estomatite, vômito, náusea, anormalidades nas funções hepáticas e alopecia.

A idoxuridina tem meia-vida plasmática de 30 minutos e é rapidamente metabolizada no sangue em idoxuracila e uracila.

Trifluorotimidina

MECANISMO DE AÇÃO

A trifluorotimidina é um nucleosídio piridínico fluorado, estruturalmente relacionado à idoxuridina.

Foi aprovada pelo FDA e é um potente e específico inibidor de replicação do HSV-1 *in vitro*. Seu mecanismo de ação é semelhante ao da idoxuridina.

Como outras drogas anti-herpéticas, a trifluorotimidina é inicialmente fosforilada pela timidina cinase em formas do mono-, di- e trifosfato, que são incorporados ao DNA viral em lugar da timidina, bloqueando a formação de RNAm viral posterior e a síntese subsequente de proteínas do virion.

APLICAÇÕES CLÍNICAS

Por causa da maior solubilidade em água, a trifluorotimidina é ativa contra HSV-1 e 2. É também útil no tratamento de infecções causadas pelo CMV humano e de infecções por VZV.

A vantagem do uso dessa droga em comparação com a idoxuridina é a sua elevada eficácia tópica na cura da ceratoconjuntivite e da ceratite epitelial recorrente. A trifluorotimidina é também útil em casos difíceis de irite herpética e ceratite estromal.

FARMACOCINÉTICA

A trifluorotimidina é disponível em solução oftálmica a 1%, a qual é eficaz também em úlceras dendríticas.

Geralmente, a solução a 1% é bem tolerada. São raras a hipersensibilidade e toxicidade cruzadas entre trifluorotimidina, idoxuridina e vidarabina.

Os efeitos colaterais mais frequentes são queimação temporária, prurido, edema localizado e toxicidade na medula óssea.

É menos tóxica que a idoxuridina, porém mais cara. A trifluorotimidina, por via venosa, tem meia-vida plasmática de 18 minutos e é excretada pela urina, inalterada ou sob a forma do metabólito inativo 5-carboxiuracila.

Vidarabina (Ara-A)

MECANISMO DE AÇÃO

A vidarabina é um nucleosídio adenosínico obtido de culturas de *Streptomyces antibioticus*. As enzimas celulares convertem a vidarabina em mono-, di- e trifosfato, que interferem na replicação do ácido nucleico viral, inibindo especificamente os passos iniciais da síntese do DNA.

Esse fármaco foi usado originalmente como droga antineoplásica. Em alguns casos, seu efeito antiviral é superior ao da idoxuridina ou da citarabina.

APLICAÇÕES CLÍNICAS

A vidarabina é usada principalmente na encefalite humana causada por HSV-1 e 2, reduzindo a mortalidade de 70% para 30%.

Whitley e cols. reportaram que a terapia precoce com vidarabina é útil para controlar as complicações do herpes-zóster localizado ou disseminado em pacientes imunocomprometidos.

A vidarabina é também eficaz contra herpes labial em recém-nascidos ou herpes genital, vírus da vacínia, adenovírus, vírus de RNA, papovavírus, CMV e vírus da varíola.

O FDA aprovou um unguento a 3% de vidarabina para tratamento de ceratoconjuntivite causada por herpes simples e em ceratite epitelial recorrente e a injeção IV a 2% para tratamento de encefalite por herpes simples e herpes-zóster.

Uma preparação oftálmica de uso tópico de vidarabina é útil em ceratite por herpes simples, mas pouco eficaz em herpes labial ou genital. Os ésteres de monofosfato de vidarabina são mais hidrossolúveis e podem ser usados em volumes menores e até por via intramuscular.

Esses ésteres estão sendo investigados no tratamento da hepatite B, em herpes simples sistêmico e cutâneo e no herpes-zóster, em pacientes imunocomprometidos.

FARMACOCINÉTICA

A vidarabina é rapidamente desaminada pela adenosina desaminase, que está presente no plasma e nos eritrócitos. A enzima converte a vidarabina no seu metabólito principal, a arabinosil hipoxantina (ara-HX), que possui fraca ação antiviral.

A meia-vida da vidarabina é de aproximadamente 1 hora, ao passo que a ara-HX tem uma meia-vida de 3,5 horas.

A droga é detectada, na sua maior parte, no rim, fígado e baço, porque 50% é recuperada na urina, na forma de ara-HX.

Os níveis de vidarabina no liquor equivalem a 50% dos níveis plasmáticos.

Os efeitos colaterais da vidarabina são, em sua maioria, distúrbios gastrointestinais tais como anorexia, náuseas, vômito e diarreia.

Os efeitos no SNC incluem tremores, tontura, síndromes dolorosas e convulsões.

Em doses elevadas, pode haver supressão da medula óssea.

Como a vidarabina provoca efeitos mutagênicos, carcinogênicos e teratogênicos em estudos animais, deve-se evitar seu uso durante a gravidez.

O alopurinol e a teofilina podem interferir no metabolismo da vidarabina em doses mais elevadas por causa do metabolismo da vidarabina pela xantina oxidase.

O ajuste de doses da vidarabina deve ser feito em pacientes com insuficiência renal.

Aciclovir

O aciclovir foi a droga que deu início à farmacoterapia antiviral seletiva. O aciclovir é um análogo da 2′-desoxiguanosina. Para exercer sua ação antiviral, o aciclovir é transformado em trifosfato de aciclovir. Inicialmente, é convertido em monofosfato, sob a ação de uma timidina cinase que é induzida nas células infectadas pelo vírus do herpes simples, ou pelo vírus de varicela-zóster, ou por uma fosfotransferase produzida pelo citomegalovírus. Em seguida, as enzimas celulares adicionam fosfatos para formar difosfato e trifosfato de aciclovir.

O trifosfato de aciclovir inibe a síntese do DNA viral, competindo com o trifosfato de desoxiguanosina, como substrato para a DNA polimerase viral.

Quando o aciclovir (em lugar da 2′-desoxiguanosina) é inserido no DNA viral em replicação, a síntese é impedida.

A incorporação do monofosfato de aciclovir ao DNA viral é irreversível porque a 3′, 5′-exonuclease associada à polimerase não pode retirá-lo. Nesse processo, a DNA polimerase é também inativada.

O trifosfato do aciclovir inibe a síntese viral do DNA por dois mecanismos: (a) inibição competitiva com desoxi GTP pela polimerase do DNA viral, o que resulta em ligação ao molde do DNA, formando um complexo irreversível; (b) terminação da cadeia após incorporação ao DNA viral.

A fraca produção de trifosfato de aciclovir nas células não infectadas e sua especificidade pela DNA polimerase viral resultam em efeitos tóxicos celulares mínimos. Além disso, mais de 80% do aciclovir que atinge a circulação é excretado inalterado pela urina.

A concentração inibitória mediana de 50% do aciclovir, contra o vírus simples, tipo 1 do homem, é de 0,1 μM; contra o tipo 2, 0,4 μM; contra o vírus de varicela-zóster, 2,6 μM; e, contra citomegalovírus, 47,1 μM, de acordo com Balfour e Cole.

Apesar da baixa biodisponibilidade oral do aciclovir (10% a 20%), as suas concentrações plasmáticas excedem muito a concentração inibitória contra os tipos 1 e 2 do vírus herpes simples, com a administração de 200 mg da droga nos adultos. Por outro lado, são ncessários 800 mg para haver concentrações plasmáticas acima da concentração inibitória mediana de 50% para o vírus de varicela-zóster.

Como o aciclovir tem uma meia-vida plasmática relativamente curta (2-3 horas), são necessários 800 mg a cada 4-6 horas em pacientes infectados pelo vírus de varicela-zóster.

O aciclovir pode ser aplicado topicamente, oralmente ou por via intravenosa. Quando administrado por via oral, somente 20% da dose é absorvida, e as concentrações plasmáticas máximas são atingidas dentro de 1 a 2 horas.

A droga se distribui amplamente, atingindo, no liquor, concentrações que correspondem a 50% da concentração plasmática. É excretada pelos rins, por filtração glomerular e por secreção tubular. A meia-vida intracelular do aciclovir é de 1 a 2 horas, observada *in vitro*.

O aciclovir é eficaz no tratamento de infecções causadas pelos tipos 1 e 2 do vírus do herpes simples, pelo vírus de varicela-zóster e por algumas formas da doença por citomegalovírus.

Nos pacientes infectados pelo vírus da varicela-zóster que estejam imunocompetentes, o aciclovir é aplicado por via oral e, nos pacientes imunocomprometidos, por via intravenosa.

Nas infecções pelo herpes simples, as formas principais são: herpes genital, mucocutâneo e encefalite herpética.

O aciclovir é também usado para tratar varicela em pacientes imunocomprometidos. Profilaticamente, esse antiviral pode ser usado em pacientes que serão tratados com drogas imunossupressoras ou pela radioterapia e que apresentam risco de infecção pelo herpesvírus, devido à reativação de vírus latente.

Outro uso profilático do aciclovir se faz em indivíduos que sofrem frequentes recidivas de herpes genital.

O aciclovir pode agir contra os vírus de Epstein-Barr e contra o vírus B do herpes.

Os efeitos adversos do aciclovir são mínimos. Pode haver inflamação local, durante a administração intravenosa, se houver extravasamento da solução. Já foi registrada disfunção renal com aplicação intravenosa, que pode ser reduzida se a infusão é lenta. Podem ocorrer cefaleia e náuseas e, raramente, encefalopatia.

Valaciclovir

O valaciclovir é o éster L-valil do aciclovir.

Esse antiviral só é utilizado por via oral. Após a ingestão, a droga é rapidamente convertida em aciclovir, pela valaciclovir hidrolase, no trato gastrointestinal e fígado. Tem biodisponibilidade de 54%, meia-vida plasmática de 2 a 3 horas e meia-vida intracelular de 1 a 2 horas. O valaciclovir é eficaz contra infecções causadas pelo vírus do herpes simples de varicela-zóster, e é usado profilaticamente na doença causada pelo citomegalovírus. Os efeitos adversos do valaciclovir são semelhantes aos do aciclovir. Raramente, o valaciclovir provoca, por mecanismo ainda desconhecido, uma microangiopatia em pacientes com AIDS.

Ganciclovir

O ganciclovir difere do aciclovir pela adição de um grupo hidrometil na posição 3′ da cadeia lateral do aciclovir.

O metabolismo e o mecanismo de ação desse antiviral são semelhantes aos do aciclovir, com exceção do carbono 3′ com um grupo hidroxila, que permite a extensão do molde genético, de modo que o ganciclovir não é um inibidor absoluto da cadeia de DNA.

O ganciclovir é transformado em monofosfato de ganciclovir por uma fosfotransferase produzida em células infectadas com citomegalovírus.

O ganciclovir é melhor substrato do que o aciclovir para essa fosfotransferase, e a meia-vida intracelular do trifosfato de ganciclovir é de, pelo menos, 12 horas, em comparação com a de 1 a 2 horas do aciclovir. Essa diferença explica por que o ganciclovir é superior ao aciclovir no tratamento da doença causada pelo citomegalovírus.

A concentração plasmática máxima, após administração intravenosa de doses usuais, excede de muito os 3 µM necessários para inibir a maioria das raças de citomegalovírus.

O ganciclovir intravenoso é eficaz para supressão e tratamento da doença por citomegalovírus. Quando usado por via oral, seu valor é limitado pela sua baixa biodisponibilidade (8% a 9%).

As infecções pelo citomegalovírus ocorrem principalmente em pacientes imunocomprometidos. São infecções oportunistas frequentes nos aidéticos e constituem grande obstáculo para o transplante de órgão e de medula óssea, que necessita de terapia imunossupressora.

O ganciclovir provoca sérios efeitos adversos, como, por exemplo, depressão da medula óssea e carcinogênese potencial, e, por tal motivo, só é usado em infecções por citomegalovírus que ameaçam a vida de pacientes imunocomprometidos. A via oral pode ser usada no tratamento de manutenção de pacientes aidéticos.

Penciclovir

O penciclovir é estruturalmente similar ao ganciclovir, diferindo apenas na substituição de uma ponte metilênica pelo oxigênio etéreo na parte acíclica da ribose da molécula.

O metabolismo e o mecanismo de ação do penciclovir são similares aos do aciclovir, exceto por não possuir atividade absoluta de inibidor da cadeia de DNA. Os efeitos inibitórios *in vitro* do penciclovir, contra vírus tipos 1 e 2 do herpes simples e vírus de varicela-zóster, são similares aos do aciclovir.

O penciclovir é apenas indicado, em formulação de uso tópico, no tratamento do herpes labial.

Fanciclovir

O fanciclovir é o análogo diacetil-6-desóxido do penciclovir.

Esse antiviral é bem absorvido após administração oral e é rapidamente metabolizado em penciclovir por desacetilação no trato gastrointestinal, sangue e fígado, depois do que é oxidado pelo fígado na posição 6 do anel purínico. A meia-vida intracelular de droga ativa, o trifosfato de penciclovir, é muito longa (7 a 20 horas), o que permite posologia de 1 vez por dia. É eficaz contra herpes genital e infecções de herpes-zóster.

Foscarnet

O foscarnet, ou fosfonoformiato trissódico, é um análogo do pirofosfato inorgânico.

O foscarnet forma complexo com a DNA polimerase viral no seu local de ligação do pirofosfato, evitando a clivagem de pirofosfato de trifosfatos dos nucleosídios, bloqueando assim ulterior extensão estimulada pelo molde genético. O foscarnet é aplicado por via intravenosa. Não é metabolizado em nível apreciável e é eliminado por filtração glomerular e secreção tubular.

O foscarnet é equivalente ao ganciclovir no tratamento da doença por citomegalovírus e superior no tratamento de infecções por vírus do herpes simples, resistentes ao aciclovir.

Ribavirina

A ribavirina é um análogo da guanosina que possui um anel purínico incompleto em lugar de uma parte acíclica da ribose.

Após a fosforilação intracelular, o trifosfato de ribavirina interfere com os eventos iniciais da transcrição viral, tais como cobertura e alongamento do RNA mensageiro, e inibe a síntese de ribonucleoproteína. A ribavirina possui largo espectro de atividade *in vitro* contra vírus RNA. Assim é que atua contra vírus da febre de Lassa, hantavírus (síndrome renal da febre hemorrágica), hepatite C (em hepatites crônicas, em associação com interferon alfa) e, também, contra vírus sincicial, da influenza A e B, do sarampo e da síndrome pulmonar do hantavírus.

A concentração do metabólito mais importante, o 1,2,4-triazol-3-carboxamida, é mais elevada na urina após administração intravenosa, o que implica que a droga seja degradada no trato gastrointestinal e no fígado.

A ribavirina, em forma de aerossol, é absorvida sistemicamente, como demonstram as concentrações plasmáticas mensuráveis. A eficácia clínica da ribavirina é demonstrada no tratamento de infecções causadas por vírus da febre hemorrágica, por via oral ou intravenosa, e na hepatite C em associação com interferon alfa.

FARMACOTERAPIA DA AIDS

O agente etiológico da AIDS é o vírus da imunodeficiência humana HIV. O HIV era antigamente conhecido como HTLV-III ou LAV.

O HIV é transmitido por contato sexual, sangue e produtos sanguíneos, uso de agulhas contaminadas e da mãe para o feto.

Foram reconhecidos dois subtipos do HIV. O mais comum é HIV-1, que ocorre no mundo inteiro. O HIV-2 é principalmente encontrado na África e está associado a progressão mais lenta da AIDS do que com HIV-1.

O HIV possui elevada afinidade com o receptor CD4 dos linfócitos T, e seu maior efeito sobre o sistema imunológico consiste na depleção progressiva dos linfócitos T-CD4$^+$.

Embora não haja padrão rígido para a progressão a partir da infecção pelo HIV até a doença da AIDS, um curso típico é representado pelo seguinte. A infecção é seguida por desenvolvimento de anticorpos anti-HIV (soroconversão).

Durante a soroconversão, o paciente pode permanecer assintomático ou pode apresentar sintomas transitórios como *rash*, garganta inflamada e linfadenopatia.

A despeito dos anticorpos, a infecção progride, durante um período de meses a vários anos, para linfadenopatia generalizada persistente (síndrome da linfadenopatia) ou para um conjunto mais grave de sintomas, conhecido como complexo relacionado à AIDS (ARC), que inclui cansaço, perda de peso, febre recorrente, diarreia e infecções oportunistas.

A AIDS se caracteriza por comprometimento grave do sistema imune, o que provoca o desenvolvimento de infecções secundárias (oportunistas), especialmente pneumonia pelo *Pneumocystis carinii*, encefalite por *Toxoplasma*, candidíases orofaríngeas e esofágicas, meningite criptocócica, retinite por citomegalovírus, tuberculose e também neoplasmas secundários tais como sarcoma de Kaposi, linfoma primário do SNC, câncer cervical invasivo e linfoma não Hodgkin.

Existem outras complicações que podem incluir trombocitopenia e demência.

A definição da AIDS pelo US Centers for Disease Control indica todos os pacientes infectados pelo HIV com a contagem de CD4$^+$ nos linfócitos T menor que 200/microlitro ou menos do que 14% da contagem total de linfócitos.

Quadro 108.5 Drogas antivirais usadas nas infecções pelos vírus do herpes simples (HSV) e do varicela-zóster (VZV) (SAFRIN, S., 2006)

Droga	Via de Administração	Aplicação Clínica	Posologia
Aciclovir	Oral	Primeiro episódio de herpes genital	400 mg três vezes ao dia ou 200 mg cinco vezes ao dia
		Herpes genital recorrente	400 mg três vezes ao dia ou 200 mg ao dia ou 800 mg duas vezes ao dia
		Supressão do herpes genital	400 mg duas vezes ao dia
		Proctite herpética	400 mg cinco vezes ao dia
		Herpes mucocutâneo em hospedeiro imunocomprometido	400 mg cinco vezes ao dia
		Varicela	20 mg/kg (máximo de 800 mg) quatro vezes ao dia
		Zóster	800 mg cinco vezes ao dia
	Intravenosa	Infecção HSV grave	5 mg/kg a cada 8 horas
		Encefalite herpética	10-15 mg/kg a cada 8 horas
		Infecção HSV neonatal	20 mg/kg a cada 8 horas
		Varicela ou zóster no hospedeiro imunocomprometido	10 mg/kg a cada 8 horas
Fanciclovir	Oral	Primeiro episódio de herpes genital	250 mg três vezes ao dia
		Herpes genital recorrente	125 mg duas vezes ao dia
		Supressão de herpes genital	250 mg duas vezes ao dia
		Zóster	500 mg três vezes ao dia
Valaciclovir	Oral	Primeiro episódio de herpes genital	1 g duas vezes ao dia
		Herpes genital recorrente	500 mg duas vezes ao dia
		Supressão de herpes genital	500 mg diariamente ou duas vezes ao dia
		Zóster	1 g três vezes ao dia
Foscarnet	Intravenosa	Infecção de HSV e VZV resistentes ao aciclovir	40 mg/kg a cada 8-12 horas
Penciclovir	Tópica	Herpes labial recorrente	Cobertura da lesão com filme fino
Trifluridina	Tópica	Ceratite herpética	1 gota a cada 2 horas
		Infecção HSV resistente ao aciclovir	Cobertura da lesão com filme fino

Nota: Nos pacientes com insuficiência renal, as doses devem ser reduzidas.

A contagem dos CD4$^+$ linfócitos e do RNA do HIV, talvez um método mais preciso, pode ser usada como indicador do quadro clínico da AIDS. Este método é muito utilizado para avaliar o prognóstico, antes de iniciar-se o tratamento e para monitorar o progresso da doença durante o tratamento.

A OMS publicou orientação para o diagnóstico e tratamento da infecção pelo HIV e distúrbios relacionados em regiões subdesenvolvidas onde, em 2005, havia 3 milhões de pacientes utilizando drogas antirretrovirais.

Em geral, as infecções pelo HIV resultam por fim em AIDS, que é invariavelmente fatal.

Entretanto, em pequena proporção dos pacientes, o sistema imunológico se estabiliza após um declínio inicial na contagem de CD4$^+$, a despeito de continuada infecção pelo HIV.

As estratégias de tratamento da infecção pelo HIV têm-se modificado rapidamente com o advento de novas drogas antirretrovirais, com a melhor sincronização do tratamento e com as orientações para tratamento publicadas pelos Estados Unidos e pela Inglaterra, que são frequentemente atualizadas.

Até recentemente, a monoterapia com zidovudina (ou com inibidor da transcriptase reversa dos nucleotídios) era a mais utilizada.

Atualmente, entretanto, a terapêutica combinada é essencial.

As drogas principais utilizadas na terapêutica combinada são: inibidores nucleosídicos da transcriptase reversa (zidovudina, abacavir, didanosina, lamivudina, estavudina e zalcitabina), inibidores da protease do HIV (amprenavir, atazanavir, nelfinavir) e inibidores não nucleosídicos da transcriptase reversa (delavirdina, efavirenz e nevirapina).

Quadro 108.6 Medicações antirretrovirais

1. Inibidores nucleosídicos da transcriptase reversa e sua posologia	
Abacavir (ABC)	300 mg por via oral, duas vezes ao dia
Didanosina (ddI)	400 mg, por via oral, ao dia (se paciente pesa menos de 60 kg, 250 mg quatro vezes ao dia)
Lamivudina (3TC)	150 mg, por via oral, duas vezes ao dia
Estavudina (d4T)	40 mg por via oral, duas vezes ao dia (30 mg, por via oral, duas vezes ao dia, se paciente pesa menos 60 kg)
Zalcitadina (ddC)	0,75 mg, por via oral, três vezes ao dia
Zidovudina (AZT)	300 mg, por via oral, duas vezes ao dia ou 200 mg três vezes ao dia
Associação de zidovudina mais lamivudina	1 comprimido, por via oral duas vezes ao dia
Associação de zidovudina mais lamivudina mais abacavir	1 comprimido, por via oral, duas vezes ao dia
2. Inibidores não nucleosídicos da transcriptase reversa	
Delavirdina	400 mg, por via oral, três vezes ao dia
Efavirenz	600 mg, por via oral, por dia. A dose pode ser dividida: 200 mg pela manhã e 400 mg à tarde
Nevirapina	200 mg, por via oral, por dia durante 14 dias e depois 200 mg, por via oral, duas vezes ao dia
3. Inibidores da protease	
Amprenavir	1.200 mg, por via oral, duas vezes ao dia
Indinavir	800 mg, por via oral, a cada 8 horas
Associação de lopinavir (400 mg) mais ritonavir (100 mg)	3 comprimidos por via oral duas vezes por dia
Nelfinavir	1.250 mg, por via oral, duas vezes ao dia ou 750 mg, por via oral, três vezes ao dia

As drogas que inibem a transcriptase reversa atuam impedindo a disseminação do vírus para as células não infectadas.

Os inibidores da protease do HIV atuam em estádio avançado da replicação viral, evitando a maturação da partícula viral para a forma infectante.

O inibidor da fusão do HIV, chamado enfuride, pode iniciar um novo grupo de drogas que agem bloqueando a fusão do HIV às células, impedindo assim a penetração na célula hospedeira.

Muitas outras drogas têm sido investigadas, inclusive inibidores do gene transativador (Tat) e inibidores da integrase, derivados do TIBO e CD4 (rsCD4) solúveis recombinantes.

Os tratamentos investigados que modificam a resposta ao HIV incluem o uso de interleucina-2, imunoglobulinas normais e produtos plasmáticos hiperimunes. Algumas vacinas também estão sendo desenvolvidas.

A terapia gênica, os oligonucleotídios antissentido e ribozimas têm sido estudados.

TERAPÊUTICA COMBINADA

A terapêutica combinada com drogas antirretrovirais visa a melhorar a eficácia, reduzir a toxicidade e retardar a resistência às drogas.

Os resultados da terapêutica combinada em pacientes aidéticos proporcionaram consideráveis alterações no tratamento desses pacientes. Os estudos mostraram reduções substanciais na mortalidade em pacientes tratados com zidovudina mais didanosina ou zalcitabina, em contraste com o tratamento somente com a zidovudina.

A combinação de três antirretrovirais, isto é, dois inibidores nucleosídicos de transcriptase reversa mais um inibidor de protease do HIV ou um inibidor não nucleosídico da transcriptase reversa, referida como *terapia antirretroviral altamente eficaz* ou HAAT (do inglês, *highly active antiretroviral therapy*), produz redução nas cargas virais, frequentemente a níveis abaixo dos limites de detecção, e melhora sustentada na progressão da doença.

Parece que a HAAT é necessária para suprimir a replicação viral a fim de inibir o aparecimento de variantes resistentes e a consequente progressão da doença.

O declínio na contagem de CD4$^+$ foi sustado ou revertido em pacientes com tratamento HAAT, mesmo na ausência de supressão profunda da viremia, e houve alguma evidência de que a função imune possa ser restaurada.

O declínio da morbidade e da mortalidade com a terapêutica combinada demonstrou que a terapêutica combinada é superior à monoterapia.

A terapia combinada com quatro componentes ainda está em investigação.

Quando se inicia um novo regime de terapêutica combinada, as drogas devem ser administradas concomitantemente, e não em sequência.

Embora os regimes de HAAT mantenham a carga viral em níveis não detectáveis, a carga viral rapidamente volta aos níveis pré-tratamento, quando se suspende a administração das drogas. A razão desse fenômeno parece ser a persistência de vírus em estado de latência ou em tecidos que são inatingíveis pelas drogas antirretrovirais.

Atualmente, não é possível suspender o tratamento na maioria dos pacientes.

A eficácia contínua de qualquer regime do HAAT depende da adesão do paciente ao tratamento. Os lapsos na obediência ao tratamento levam rapidamente ao aparecimento de diversas variantes resistentes do HIV a uma ou mais drogas do regime múltiplo de tratamento.

Stephen P. Goff, no seu brilhante trabalho sobre retrovírus, fala do futuro da investigação desses vírus.

O estudo dos retrovírus proporcionou detalhada caracterização viral e também descobertas fundamentais importantes da fisiologia e da genética do hospedeiro.

O valor em focalizar as funções dos retrovírus para desvendar as funções celulares é claro: esses agentes evoluíram durante longos períodos de tempo a fim de explorar aspectos importantes da célula. O estudo continuado desses vírus certamente revelará novos aspectos da fisiologia celular.

Além do interesse de que os retrovírus servem como exemplos de máquinas biológicas complexas, os lentivírus dos primatas assumem significação como patógenos humanos.

A AIDS epidêmica, que será lembrada como uma das grandes pandemias da história (cerca de 30 milhões de pacientes), e o HIV, como seu agente etiológico, se tornaram um misto de medo e fascinação.

A compreensão do ciclo vital básico do vírus e das funções dos seus produtos gênicos permitiu o desenvolvimento de drogas antivirais potentes, e, à custa de elevado preço, o vírus, pelo menos temporariamente, pode ser sustado. Embora seja difícil eliminar o HIV de um indivíduo infectado, sua replicação pode ser controlada durante longos períodos de tempo.

Eventualmente, a vacinação ou outras manipulações do sistema imunológico podem permitir controle menos dispendioso do vírus e, além disso, podem interromper sua transmissão.

O controle final será acelerado por conhecimento mais profundo dos detalhes da biologia molecular do vírus. Entretanto, como o vírus desenvolveu um eficiente ciclo vital e um estilo de vida insidioso, é provável que o HIV continue a ser a causa de muito sofrimento durante muitos anos.

Quadro 108.7 Terapêutica combinada de AIDS. Recomendações do departamento de saúde e serviço humano dos Estados Unidos

1. Associação muito recomendada

Coluna A	Coluna B
Efavirenz	Estavudina + Didanosina
Indinavir	Estavudina + Lamivudina
Nelfinavir	Zidovudina + Dinanosina
Ritonavir + Indinavir	Zidovudina + Lamivudina
Ritonavir + Lopinavir	
Ritonavir + Saquinavir	

2. Associação alternativa

Coluna A	Coluna B
Abacavir	
Amprenavir	
Delavirdina	Didanosina + Lamivudina
Nelfinavir + Saquinavir	
Nevirapina	Zidovudina + Zalcitabina
Ritonavir	
Saquinavir	

3. Não recomendadas por falta de dados

Coluna A	Coluna B
Hidroureia + (medicações) ARV	
Ritonavir + Amprenavir	
Ritonavir + Melfinavir	

4. Não recomendados (Não devem ser usados)

Coluna A	Coluna B
Todas monoterapias	Estavudina + Zidovudina
	Zalcitabina + Didanosina
	Zalcitabina + Lamivudina
	Zalcitabina + Estavudina

Nota: O regime terapêutico combinado deve consistir de uma escolha da coluna A e de uma escolha da coluna B.
ARV – antirretrovirais.

DROGAS ANTIRRETROVIRAIS

São representadas por: (1) inibidores da transcriptase reversa (inibidores nucleosídicos e não nucleosídicos); (2) inibidores da protease do HIV.

Inibidores nucleosídicos da transcriptase reversa do HIV

Diversos fármacos inibem a replicação viral, agindo como análogos nucleosídicos e interferindo com a função da DNA polimerase da transcriptase reversa viral.

Após captação pelas células do hospedeiro, os análogos nucleosídicos são transformados em suas formas de trifosfato pelas cinases celulares.

A fosforilação pelas nucleosídio cinases é essencial para que as drogas se tornem ativas na supressão da replicação viral.

As formas de trifosfato dos fármacos possuem elevada afinidade pela transcriptase reversa do HIV-1 e competem com os substratos naturais da enzima (fosfatos de desoxinucleosídio) pela ligação à transcriptase reversa (RT).

Os trifosfatos dos fármacos são incorporados à cadeia de DNA em crescimento, provocando o término prematuro da cadeia, porque os fármacos não possuem o grupo 3'-hidroxila para formar a ligação fosfodiéster com o nucleotídio que chega.

Os análogos nucleosídicos inibidores da transcriptase reversa possuem atividade contra diversos retrovírus, tais como HIV-1, HIV-2 e o tipo 1 de vírus linfotrópico-T humano (HTLV-1). Os análogos nucleosídicos inibidores da RT são representados pelos seguintes fármacos: zidovudina, didanosina, zalcitabina, estavudina, lamivudina, abacavir e tenofovir.

ZIDOVUDINA

A zidovudina é também conhecida como retrovir, AZT, ZDV ou 3'-azido-3'-desoxitimidina. AZT é um análogo da timidina que possui um grupamento 3'-azido em lugar da 3'-hidroxila. A zidovudina é um sólido cristalino que se funde a 119-121°C e é solúvel em água na proporção de 20 mg/mL.

Farmacocinética

A zidovudina é rapidamente absorvida, e sua biodisponibilidade varia de 60 a 70%.

Nos pacientes infectados com HIV, a absorção varia amplamente e é retardada após a ingestão de alimentos. As concentrações plasmáticas máximas e mínimas são, respectivamente, de 0,4 a 0,5 µg/mL e 0,1 µg/mL, com a posologia de 400 mg de 4 em 4 horas.

A concentração no liquor é muito variável, mas, em média, se aproxima de 53% da concentração plasmática em adultos e de 24% em crianças.

As concentrações sanguíneas são semelhantes às da saliva, porém levemente mais altas que as do sêmen.

As concentrações sanguíneas nos recém-nascidos são levemente mais elevadas que as do sangue materno. As concentrações no líquido amniótico são diversas vezes mais elevadas que as plasmáticas maternas.

A meia-vida plasmática de eliminação é de aproximadamente 0,9 a 1,5 por hora.

A zidovudina sofre metabolismo hepático de primeira passagem e é rapidamente transformada no metabólito 5'-0-glicuronídio, que possui a mesma meia-vida de eliminação, mas é destituído de atividade anti-HIV. Um outro metabólito, a 3'-amino-3'-desoxitimidina, pode contribuir para a mielotoxicidade.

Após administração oral, recuperam-se zidovudina e seu glicuronídio na urina, na percentagem de 14% a 75%, respectivamente.

A excreção renal é feita por filtração glomerular e por secreção tubular.

Na cirrose, a meia-vida de eliminação e as concentrações plasmáticas aumentam 2 a 3 vezes.

A zidovudina atravessa a barreira hematoencefálica, propriedade importante se houver lesão neurológica associada à AIDS.

Mecanismo de ação e resistência

Após a difusão da droga para o interior das células do hospedeiro, a zidovudina é inicialmente fosforilada pela timidina cinase. Em seguida é transformada em difosfato pela timidilato cinase, de modo que níveis elevados de monofosfato, porém níveis muito mais baixos de difosfato e de trifosfato, são encontrados nas células.

O trifosfato de zidovudina, que tem uma meia-vida intracelular de eliminação de 3 a 4 horas, inibe a transcriptase reversa em competição com o trifosfato de timidina.

Como o grupamento 3'-azido evita a formação da ligação 5'-3'-fosfodiéster, a incorporação da zidovudina provoca o término da cadeia de DNA.

O monofosfato é também um inibidor competitivo da timidilato cinase celular, o que provoca redução do trifosfato de timidina intracelular.

A seletividade antiviral da zidovudina se deve à sua maior afinidade pela transcriptase reversa do HIV do que pelas DNA polimerases humanas.

A transcriptase reversa transcreve as cadeias infectantes de RNA dos vírus em moléculas complementares de DNA, que se integram ao genoma da célula hospedeira.

Os retrovírus são assim chamados porque, como parte do seu ciclo vital normal, eles revertem o processo normal no qual o DNA é transcrito em RNA.

A enzima transcriptase reversa usa RNA ou DNA como moldes genéticos. A enzima é codificada pelo RNA viral e é alojada no interior de cada capsídio viral, durante a produção de novas partículas virais.

Quando o RNA de um só filamento do retrovírus penetra na célula, a transcriptase reversa trazida pelo capsídio faz, em primeiro lugar, uma cópia de DNA a partir do filamento do RNA, formando uma hélice híbrida de DNA-RNA que é utilizada pela mesma enzima para produzir uma hélice dupla com dois filamentos de DNA.

As duas extremidades da molécula linear viral do DNA são reconhecidas por uma integrase que catalisa a inserção do DNA viral em virtualmente qualquer local num cromossomo da célula hospedeira.

O passo seguinte no processo infeccioso é a transcrição do DNA viral integrado pela RNA polimerase da célula hospedeira, produzindo grande número de moléculas RNA virais idênticas ao genoma infectante original.

Essas moléculas de RNA são traduzidas para produzir o capsídio, o invólucro e as proteínas da transcriptase reversa que são alojados, ao lado do RNA, nas novas partículas virais envolvidas por invólucro, partículas essas que brotam das membranas plasmáticas.

A resistência do HIV se deve à mutagênese da transcriptase reversa.

As mutações de resistência aparecem sequencialmente, e são necessárias mutações múltiplas para que surja resistência de elevado nível.

Uso clínico

A zidovudina, ou AZT, é usada no tratamento de adultos infectados pelo vírus HIV-1 e cuja imunidade tenha sido reduzida, como se verifica pela contagem de linfócitos T CD4 abaixo de 500/mm³. É também usada no tratamento de crianças aidéticas com mais de 3 meses de idade e imunocomprometidas.

A zidovudina pode ser usada para evitar a transmissão materno-fetal de HIV.

Em associação com a zalcitabina, é indicada no tratamento de adultos infectados por HIV e que apresentam contagens de linfócitos T CD4 abaixo de 300/mm³.

Na AIDS e no ARC (complexo sintomático relacionado com a AIDS), a zidovudina prolonga a sobrevida, reduz as infecções oportunistas, promove ganho de peso, melhora o estado funcional geral e aumenta as contagens de linfócitos T CD4.

A associação de zidovudina com zalcitabina ou didanosina promove melhores aumentos de linfócitos T CD4 do que a monoterapia.

Quando se utilizava a zidovudina como monoterapia, seu efeito benéfico em retardar a progressão da AIDS era temporário, durante aproximadamente 2 anos. Depois se verificou que a zidovudina exerce ações aditivas ou sinérgicas quando era associada a outros fármacos antivirais como didanosina, zalcitabina, lamivudina, com diversos inibidores da transcriptase reversa não nucleosídicos e também com os inibidores de protease. Essas associações múltiplas representam o tratamento atual da AIDS, com resultados muito promissores.

Por outro lado, a zidovudina e a estavudina, quando associadas, apresentam efeitos antagônicos.

Reações adversas

Podem ocorrer reações hematológicas tais como neutropenia, leucopenia e anemia macrocítica. A supressão da medula óssea depende da dose e da reserva medular do paciente. A mielossupressão é rara (4%) em pacientes que recebem 500-600 mg/m²/dia de zidovudina se a infecção pelo HIV ainda não lesou a medula óssea.

Ainda podem ser observadas cefaleia, insônia e mialgia.

O metabólito 3'-amino-3'-desoxitimidina pode ser responsável por algumas reações adversas do AZT.

Posologia

São disponíveis cápsulas com 100 mg de AZT para uso oral. Antigamente, recomendava-se a dose de 200 mg por via oral, de 4 em 4 horas. Estudos recentes sugerem que a dose pode ser reduzida para 100 mg de 4 em 4 horas.

Existem também preparações intravenosas e xarope (10 mg/mL) para crianças e adultos.

A dose do xarope para crianças com doença pelo HIV deve ser de 180 mg/m²/dose de 6 em 6 horas (730 mg/m²/dia).

Quando associada à zalcitabina, a dose recomendada de zidovudina é de 200 mg, por via oral, com 0,75 mg de zalcitabina, de 8 em 8 horas.

Na prevenção da transmissão materno-fetal, em gestantes infectadas pelo HIV (após 14 semanas de gestação), usa-se a dose de 100 mg de AZT de 4 em 4 horas (5 vezes ao dia), até o início do parto. Durante o parto, usa-se AZT intravenosamente em bolo de 2 mg/kg, seguido de infusão contínua de 1 mg/kg/h até a ligadura do cordão umbilical. O recém-nascido deve receber AZT na dose de 2 mg/kg, por via oral, de 6 em 6 horas, iniciando-se 12 horas após o nascimento e continuando até 6 semanas de idade. No Brasil, existem as especialidades farmacêuticas Zidovudina do Sanval e Zidovudina-Lafepe, e Retrovir-Azt da Glaxo.

DIDANOSINA

A didanosina ou 2',3'-didesoxi-inosina, ou ddI, é um análogo da inosina que encerra hidrogênio nas posições 2' e 3' em lugar de um grupamento hidroxila. A didanosina é um sólido branco que se funde a 160-163°C, solúvel em água na proporção de 27,3 mg/mL.

Farmacocinética

Após administração IV de 0,4 a 16,5 mg/kg, a didanosina apresenta uma meia-vida de 1,36 hora. É excretada por via renal, por secreção tubular. Cerca de 55% é recuperada na urina, sob forma inalterada.

Como a didanosina é acidolábil, ela é administrada oralmente, em veículo tamponado para protegê-la contra o ácido gástrico.

Por via oral, a droga é rapidamente absorvida, com biodisponibilidade de 43%.

O alimento reduz a biodisponibilidade da didanosina em 2 vezes, motivo pelo qual deve ser administrada em jejum.

A didanosina atravessa a barreira hematoencefálica.

Mecanismo de ação

A didanosina é fosforilada em 5'-monofosfato de didanosina (ddIMP), pela atividade da fosfotransferase associada à enzima 5'-nucleotidase.

O ddIMP é aminado em ddAMP pela ação combinada da adenilsuccinato sintetase com a adenilsuccinato liase. Como o ddAMP (didesoxiadenosina-5'-monofosfato) pode ser convertido de volta ao ddIMP, existe um ciclo entre esses dois metabólitos.

O ddAMP é transformado em ddATP (2', 3'- didesoxiadenosina -5'-trifosfato), que é o metabólito da ddI responsável pela inibição da replicação do HIV-1.

O ddATP, que é análogo do dATP, possui afinidade muito maior pela transcriptase reversa do HIV-1 do que o próprio dATP.

O ddATP, como o AZTTP, não possui o grupamento 3'-hidroxila, e, portanto, quando incorporado em DNA recentemente sintetizado, sobrevém o término da elongação da cadeia.

O ddATP possui afinidade maior pela transcriptase reversa do HIV-1 do que pela DNA polimerase alfa. Essa diferença entre enzimas virais e celulares pode explicar a seletividade antiviral da didanosina.

A resistência à didanosina ocorre devido a alteração no radical 74, em que uma leucina é substituída por uma valina.

A didanosina é eficaz, *in vitro* e *in vivo*, contra diversos retrovírus, inclusive HIV-1.

Uso clínico

A didanosina é usada no tratamento de adultos com doença avançada pelo HIV-1 que receberam tratamento prévio e prolongado com zidovudina. É também indicada naqueles pacientes que não toleram AZT ou que tenham piorado com o AZT.

Não se recomenda a didanosina para tratamento inicial de aidéticos porque foi demonstrado que o AZT melhorava a sobrevida dos pacientes e reduzia a incidência de infecções oportunistas.

Quando se usa a didanosina em associação com outros antivirais, os resultados clínicos são melhores do que quando se usa a monoterapia.

Há investigação em andamento que utiliza didanosina associada à hidroxiureia, observando-se aumento da atividade antiviral nos pacientes aidéticos.

Reações adversas

As reações adversas à didanosina mais graves são pancreatite e neuropatia periférica. A pancreatite pode ser grave ou fatal e ocorre em 7 a 13% dos pacientes estudados. Nesses estudos, também foi comum a neuropatia sensório-motora periférica, ocorrendo em 34% dos pacientes. Insuficiência hepática raramente ocorre, assim como a despigmentação retiniana.

Outros efeitos colaterais incluem cefaleia, diarreia, insônia, náusea, vômito, exantema, prurido, dor abdominal, depressão, estomatite, mialgia, boca seca, tontura, alopecia.

Posologia

A didanosina encontra-se disponível em três formas: (a) comprimidos mastigáveis tamponados (25 mg, 50 mg, 100 mg ou 150 mg); (b) pó tamponado para solução oral, em pacotes de dose única (100 mg, 167 mg, 250 mg); (c) em pó pediátrico para solução oral.

Deve ser usada em jejum. O intervalo entre as doses é de 12 horas.

Os adultos recebem as seguintes doses: com 60 kg ou mais, comprimido de 200 mg 2 vezes ao dia ou 250 mg do pó tamponado 2 vezes ao dia; se o paciente pesar menos de 60 kg, deve tomar comprimido de 125 mg 2 vezes ao dia ou 167 mg do pó tamponado 2 vezes ao dia.

As crianças, de acordo com a superfície corporal, usam comprimidos de 25 mg a 100 mg 2 vezes ao dia ou pó pediátrico de 31 mg a 125 mg, 2 vezes do dia.

A posologia da didanosina ainda está em estudo e pode ser modificada de acordo com as observações realizadas. No Brasil, existe a especialidade farmacêutica Videx, do Bristol-Myers Squibb.

ZALCITABINA

A zalcitabina, ou ddC, ou 2',3'-didesoxicitidina, é um análogo da desoxicitidina que encerra um hidrogênio no carbono 3' em lugar da hidroxila. A ddC é um sólido cristalino branco que se funde a 215-217°C e se dissolve na água na proporção de 78 mg/mL.

Farmacocinética

A ddC foi estudada após administração oral e IV. A biodisponibilidade, por via oral, alcança cerca de 88%. A meia-vida plasmática é de aproximadamente 1,2 hora. A droga atravessa a barreira hematoencefálica.

As concentrações plasmáticas máximas, após doses orais de 0,03 mg/kg, variam de 0,02 a 0,04 µg/mL.

A principal via de eliminação é a renal, e cerca de 75% da droga se encontra inalterada na urina.

Mecanismo de ação

A zalcitabina é inicialmente fosforilada, no interior da célula, pela desoxicitidina cinase e, em seguida, metabolizada por outras enzimas celulares no seu metabólito ativo, o 5'-trifosfato de didesoxicitidina (ddC TP). O trifosfato inibe a transcriptase reversa competitivamente com o trifosfato de desoxicitidina, provocando o término da elongação do DNA viral. A droga também inibe a DNA polimerase.

Podem surgir variantes resistentes de HIV-1 devido a mutações de transcriptase reversa nos códons 65, 69 ou 184.

Uso clínico

Usa-se a zalcitabina, em associação com zidovudina em adultos, no tratamento de infecção avançada por HIV e em contagens de linfócitos T CD4+ menores do que 300/mm^3. Nos aidéticos que não toleram ou pioram com zidovudina, pode-se usar zalcitabina isolada. Nesse caso, a zalcitabina é tão eficaz quanto a didanosina em retardar o avanço da doença. Até 40% dos pacientes podem desenvolver resistência à zalcitabina.

A associação de zalcitabina com zidovudina não parece reduzir o aparecimento de vírus resistentes à zidovudina.

Reações adversas

A reação adversa mais importante é a neuropatia sensório-motora em 17 a 37% dos pacientes. Pode surgir pancreatite, mas é muito menos comum que com a didanosina.

Também foram observadas úlceras orais e esofagianas, com o uso isolado de zalcitabina.

Os pacientes que usam a associação de zalcitabina com zidovudina podem apresentar queixas gastrointestinais, vômito, náuseas, úlceras orais, dor abdominal, diarreia, anorexia, prurido, exantema, cefaleia, fadiga e febre.

Posologia

A zalcitabina, está disponível sob a forma de comprimidos dosados a 0,375 mg e 0,750 mg.

No tratamento associado, para adultos, usa-se a dose oral de 0,75 mg de ddC e 200 mg de AZT de 8 em 8 horas.

A dose de zalcitabina, quando usada como monoterapia, é de 0,75 mg, por via oral, de 8 em 8 horas.

Ainda não foram estabelecidas a eficácia e a segurança da droga para crianças com menos de 13 anos de idade infectadas com HIV. No Brasil, existe a especialidade farmacêutica Hivid, do Roche.

ESTAVUDINA

A estavudina, ou d4T, ou ZERIT, é o 3'-desoxi-2', 3'- didesidrotimidina-3'-desoxitimidina-2'-eno. Trata-se de um análogo da timidina que perdeu a 3'-hidroxila e os hidrogênicos 2' e 3', formando desse modo uma dupla ligação 2', 3'.

É estável ao calor, à luz, à umidade elevada e em meio ácido e muito solúvel em água (90 mg/mL).

Farmacocinética

A estavudina é rapidamente absorvida e apresenta uma meia-vida de aproximadamente 1 hora. Tem uma biodisponibilidade oral de mais de 90%, distribui-se em todo o organismo, atravessa a barreira hematoencefálica e a placenta. Não se liga às proteínas plasmáticas nem sofre glicuronidação, como acontece com o AZT.

A eliminação renal inclui secreção tubular ativa da droga.

Mecanismo de ação

Depois que penetra na célula infectada, a estavudina é inicialmente fosforilada pela timidina cinase; em seguida formam-se o di- e o trifosfato de estavudina. O trifosfato de estavudina é um inibidor competitivo da transcriptase reversa, em relação ao trifosfato de desoxitimidina, causando o término da elongação da cadeia de DNA.

O trifosfato de estavudina também bloqueia as DNA polimerases beta e gama.

Há variantes do HIV-1 que criam resistência à estavudina.

Uso clínico

A estavudina é usada do tratamento de infecção avançada por HIV-1 em adultos que não toleram outros antivirais.

Em aidéticos com doença avançada e contagens de linfócitos T CD4 inferiores a 400/mm^3, a estavudina provocou melhora significativa nas contagens de linfócitos T CD4, nos níveis de antígenos p24 e nos sintomas clínicos.

Houve ensaios clínicos associando estavudina a outros fármacos antirretrovirais.

Reações adversas

A principal reação adversa da estavudina é uma neuropatia periférica sensorial dolorosa, que aparece em 15% a 20% dos pacientes. A neuropatia é reversível com a suspensão da droga, e o tratamento pode ser retomado com o uso de doses menores.

Observam-se também pancreatite, anemia, artralgia, febre, exantema e elevação das transaminases.

Estudos em animais demonstraram que a estavudina provoca anormalidades cromossômicas, mas não é embriotóxica nem teratogênica, a não ser em doses elevadas.

Posologia

A estavudina é bem tolerada em doses inferiores a 2,0 mg/kg/dia em pacientes adultos. Observou-se atividade antiviral mesmo em doses de até 0,1 mg/kg/dia. O intervalo entre as doses orais deve ser de 12 horas.

A dose inicial recomendada com base no peso corpóreo é de 40 mg 2 vezes ao dia, em pacientes com 60 kg ou mais, e de 30 mg, 2 vezes ao dia, em pacientes com menos de 60 kg. No Brasil existe a especialidade farmacêutica Zaritavir, do Bristol-Myers Squib.

LAMIVUDINA

A lamivudina, ou 3TC, é o (-)enantiômero da 2'-desoxi-3'-tiacitidina. Trata-se de um análogo nucleosídico no qual o carbono 3' da ribose da zalcitabina é substituído pelo enxofre.

Tem sido empregada num dos protocolos de hepatite crônica pelo vírus B na AIDS.

ABACAVIR

O abacavir é um análogo da guanosina que é bem absorvido por via oral.

A meia-vida plasmática do abacavir é menor que 2 horas, e a meia-vida intracelular do seu derivado biologicamente ativo, o trifosfato de carbovir, dura 3,3 horas. A penetração do fármaco no liquor é limitada.

O abacavir é metabolizado primariamente por glicuronidação e carboxilação. A dose para adulto é de 300 mg, por via oral, a cada 12 horas.

Quando se associa o abacavir à zidovudina e lamivudina ou a qualquer inibidor de protease, observa-se maior queda da concentração plasmática do RNA do HIV, que dura até pelo menos 16 semanas de tratamento.

O abacavir é, em geral, bem tolerado. Seus principais efeitos adversos são: náuseas, cefaleia, fraqueza, insônia e dor abdominal. Seu efeito adverso mais grave é constituído por uma reação de hipersensibilidade que ocorre em cerca de 3% dos pacientes. Os sintomas aparecem 1 a 3 semanas após início do tratamento, e incluem mal-estar, náusea, vômito, diarreia, mialgia, artralgia e, às vezes, exantema.

As anormalidades laboratoriais são representadas por linfopenia, elevação das provas de função hepática e da concentração de creatinina fosfocinase. Nesses casos, a droga deve ser suspensa e não mais usada.

TENOFOVIR

O tenofovir é um inibidor da transcriptase reversa e, como tal, não necessita de fosforilação intracelular para formar uma molécula ativa da droga.

O tenofovir possui diversas propriedades favoráveis: potência, conveniência (uma dose diária), perfil de resistência praticamente nula e excelente tolerabilidade.

Em ensaios clínicos, o tenofovir demonstrou atividade durável de até 48 semanas, com pouca resistência à droga, mesmo em pacientes com supressão incompleta da replicação viral.

Recentemente, o tenofovir foi estudado em pacientes não tratados anteriormente, demonstrando ser tão eficaz quanto a estavudina, ao reduzir a replicação viral, em regime terapêutico combinado com lamivudina e efavirenz.

Inibidores não nucleosídicos da transcriptase reversa

Os inibidores não nucleosídicos da transcriptase reversa incluem compostos de diferentes composições químicas. São representados por: nevirapina, delavirdina e efavirenz.

Esses inibidores de RT não necessitam de fosforilação ou de processamento intracelular para se tornarem ativos. São inibidores de RT não competitivos e provocam inibição alostérica da função enzimática, através da ligação em locais distintos dos locais de ligação dos nucleosídios.

A nevirapina e a delavirdina provocam a disrupção do local catalítico da RT e bloqueiam a atividade da DNA polimerase e da RT.

Todos esses derivados exercem excelente atividade contra HIV-1, mas nenhum deles possui atividade contra HIV-2.

NEVIRAPINA

É bem absorvida, por via oral, com uma biodisponibilidade superior a 90%. Sua absorção não é alterada pelos alimentos. Tem a meia-vida plasmática de mais de 24 horas. A droga penetra no liquor e é extensamente metabolizada no fígado pelo complexo enzimático do citocromo P450.

A nevirapina induz o seu próprio metabolismo e de outras drogas aplicadas concomitantemente tais como anticoncepcionais orais, rifampicina, rifabutina e alguns inibidores de protease (saquinavir e indinavir).

Usada isoladamente, a nevirapina reduz o RNA viral em 2 semanas de tratamento.

O rápido aparecimento de resistência tem limitado o uso de nevirapina em monoterapia. *In vitro*, apresenta atividade aditiva e sinérgica contra HIV-1, quando associada a zidovudina, didanosina, estavudina e saquinavir.

A nevirapina pode apresentar benefícios clínicos potentes e duráveis, quando associada a análogos nucleosídicos inibidores da RT.

O efeito adverso mais frequente da nevirapina é um exantema que apresenta uma erupção maculopapular eritematosa. Têm sido observados níveis enzimáticos hepáticos elevados com o uso da nevirapina.

DELAVIRDINA

A delavirdina é bem absorvida por via oral e tem uma biodisponibilidade de 85%.

Para absorção total, esse antiviral necessita de meio ácido. O uso de antiácidos dentro de 1 hora da administração de delavirdina ou o uso de bloqueadores da bomba de hidrogênio podem reduzir sua absorção.

A meia-vida da delavirdina é de 58 horas, e sua ligação proteica atinge 98%, com pouca penetração no sistema nervoso central. Esse antiviral é metabolizado primariamente pelo complexo enzimático hepático do citocromo P450.

Diversas drogas podem induzir o metabolismo hepático da delavirdina, diminuindo assim seus níveis plasmáticos, tais como o nelfinavir, a rifabutina, a rifampicina e vários fármacos anticonvulsivantes. Por outro lado, a delavirdina inibe o metabolismo de diversas drogas, aumentando seus níveis plasmáticos, como acontece com o saquinavir, o indinavir, o nelfinavir, a claritromicina, a rifabutina, o nifedipino e outros. Esses níveis plasmáticos podem provocar sérios efeitos adversos.

A dose diária de delavirdina, em adultos, é de 400 mg 3 vezes ao dia.

A delavirdina tem maior eficácia quando usada em associação a outros antivirais. Como acontece com a nevirapina, pode ocorrer exantema em cerca de 18% dos pacientes, nas primeiras 3 semanas de tratamento. Na maioria dos casos, o exantema é transitório, atinge seu máximo em 2-3 dias e depois desaparece gradualmente.

Foram também observadas elevações dos níveis de transaminases hepáticas.

EFAVIRENZ

O efavirenz é bem absorvido por via oral, e sua absorção não é prejudicada pelos alimentos. Sua meia-vida é de mais de 24 horas, o que permite posologia diária de 1 vez.

A droga tem elevada ligação proteica (99,5%) e apresenta boa penetração no sistema nervoso central. É metabolizada primariamente pelo complexo enzimático hepático do citocromo P450.

O efavirenz altera o metabolismo de diversas drogas, reduzindo os níveis plasmáticos de algumas delas, tais como claritromicina, saquinavir, indinavir e amprenavir. A dose para adultos é de 600 mg, 1 vez por dia.

Quando associado ao indinavir, o efavirenz pode provocar a redução do nível plasmático de RNA do HIV-1 no nível de 2,5 $\log_{10}$, e essa redução pode ser mantida durante 60 semanas de tratamento, como observaram Kahn e cols. Esta associação de efavirenz e indinavir também produziu um aumento médio na contagem de linfócitos T CD4+ de 267 células/mm^3 nas 60 semanas de tratamento.

A associação de efavirenz com zidovudina e lamivudina no tratamento de aidéticos proporcionou também resultados favoráveis, até 24 semanas de tratamento, como verificaram Hicks e cols.

A resposta virológica à associação de efavirenz, zidovudina e lamivudina é tão eficaz quanto a da associação de indinacir, zidovudina e lamivudina.

Os efeitos adversos mais frequentes do efavirenz são as queixas neurológicas de cabeça oca, tontura, síndrome de desinteresse e cefaleia. Também foi observado exantema, mas de pouca gravidade.

Os efeitos adversos neurológicos diminuem com a continuação do tratamento e quando se aplica o medicamento na hora de dormir.

Os mecanismos de resistência viral aos inibidores não nucleosídicos da transcriptase reversa (INNTR) se fundamentam em mutações genéticas.

As mutações que proporcionam resistência viral de elevado nível à nevirapina (comumente Lys 103 → Asn, Tyr 181 → Cys, Tyr 188 → Cys, Gly 190 → Ala) são rapidamente selecionadas quando se faz monoterapia com nevirapina, como verificaram Havlir e cols. e Richman e cols. Esses mutantes podem persistir durante muito tempo, mesmo após a suspensão da nevirapina.

Observou-se padrão semelhante com a delavirdina, com mutações de resistência que incluem RT Lys 103 → Asn, Tyr 181 → Cys e Pro 236 → Leu.

Em contraste com a nevirapina e a delavirdina, a monoterapia com efavirenz se associa a desenvolvimento mais lento de resistência de elevado nível que exige mais de uma mutação. A resistência ao efavirenz se deve às mutações de RT Lys 103 → Asn, Tyr 188 → Leu, Gly 190 → Ser.

Não ocorre resistência cruzada entre os análogos nucleosídicos inibidores da transcriptase reversa e os inibidores não nucleosídicos da transcriptase reversa.

Análogos nucleotídicos inibidores da transcriptase reversa

A expressão genética da nucleosídio cinase responsável pelo primeiro passo de fosforilação dos análogos nucleosídicos varia em diferentes tecidos e células, durante os diferentes estados de ativação. Isso pode limitar a capacidade das células de ativar os análogos nucleosídicos inibidores da transcriptase reversa.

Os análogos de nucleotídios (ou monofosfato de nucleosídio), por outro lado, necessitam apenas dos dois últimos passos de fosforilação. Como as enzimas responsáveis por esses passos são ubíquas, os inibidores nucleotídicos da transcriptase reversa podem exercer atividade antiviral mais ampla em diversos tipos de células e tecidos.

Quando são convertidos intracelularmente na forma de difosfato, os análogos nucleotídicos competem com os substratos naturais da transcriptase reversa e podem funcionar como extintores da cadeia do DNA.

O adefovir, ou 9-(2-fosfonometoxietil) adenina, ou PMEA, é um análogo da adenina que possui atividade contra muitos vírus, inclusive HIV-1, vírus da hepatite B e alguns herpesvírus.

Na sua forma nativa, o adefovir é pouco absorvido por via oral. Entretanto, com combinação a duas porções de ácido piválico, formando o dipivoxil adefovir, o produto passa a ter uma biodisponibilidade de 40%. A meia-vida intracelular do difosfato biologicamente ativo é de 16 a 18 horas, o que permite posologia de 1 vez ao dia. A droga é excretada pelos rins. Os efeitos adversos do adefovir em uso prolongado podem ser graves. Observa-se toxicidade renal séria, inclusive com a síndrome de Fanconi, que pode ocorrer em mais de 20% dos pacientes.

Outros efeitos adversos comuns são representados por náusea, diarreia, fraqueza e elevação das enzimas hepáticas.

Inibidores de protease

A protease ou proteinase do HIV é uma enzima aspartílica que é essencial para a clivagem pós-tradução da poliproteína *gag* e *gag-pol*.

Diversas proteínas virais, inclusive as que formam os componentes proteicos do cerne viral, a própria protease, a RT e a integrase são sintetizadas como poliproteínas que exigem clivagem pela protease viral a fim de produzir as proteínas maduras.

Os inibidores da protease bloqueiam a clivagem necessária dessas poliproteínas nos últimos passos do ciclo de replicação viral, causando a produção de partículas virais defeituosas e imaturas.

Diferentemente dos análogos nucleosídicos inibidores da RT, os inibidores de protease não precisam de processamento intracelular para serem ativados.

Os inibidores de protease são ativos contra HIV-1 e HIV-2.

Os atuais inibidores de protease são extensamente metabolizados no fígado pelo complexo enzimático do citocromo P450, principalmente pela isoenzima P450 III A 4.

Os inibidores de protease podem interferir com o metabolismo de outras drogas, agindo como indutores ou inibidores do citocromo P450, podendo surgir efeitos adversos devido a essa interação.

Os inibidores de protease, por exemplo, podem aumentar os níveis plasmáticos da terfenadina e do astemizol, baixando o limiar para arritmias que ameaçam a vida.

Os inibidores do citocromo P450, como o cetoconazol, podem elevar acentuadamente os níveis sanguíneos de inibidores da protease, enquanto os indutores, como rifampicina e rifabutina, podem reduzir esses níveis de modo significativo. O uso crônico de inibidores de protease pode provocar os seguintes efeitos adversos: hiperglicemia, síndrome de distrofia gordurosa, elevação dos níveis de glicerídeos, depósitos anormais de gordura na base posterior do pescoço e nas vísceras abdominais.

Os inibidores de protease usados atualmente no tratamento da AIDS são: saquinavir, ritonavir, indinavir, nelfinavir e amprenavir.

SAQUINAVIR

Esse antirretroviral é apresentado em duas formas farmacêuticas: cápsula de invólucro rígido e cápsula de gel mole. A forma em gel mole melhorou substancialmente a biodisponibilidade do saquinavir.

O saquinavir deve ser tomado com refeição rica em gordura para facilitar a absorção do fármaco. A droga tem elevada ligação proteica (97%). As seguintes drogas aumentam o metabolismo do saquinavir, reduzindo consideravelmente seus níveis plasmáticos: rifampicina, rifabutina, nevirapina, efavirenz, anticonvulsivantes.

Por outro lado, as seguintes drogas inibem o metabolismo do saquinavir, elevando de modo pronunciado os seus níveis plasmáticos: cetoconazol, claritromicina, ritonavir, indinavir, nelfinavir e delavirdina.

Por sua vez, o saquinavir pode inibir o metabolismo de cisaprida, derivados do *ergot*, benzodiazepínicos e anti-histamínicos. A dose usual do saquinavir, para adultos, é de 1.200 mg por via oral, a cada 8 horas. Doses menores são usadas quando o antiviral é usado em associação a outros fármacos.

O uso de saquinavir na terapia combinada com outros antivirais produz efeitos mais duráveis do que a monoterapia.

A associação de saquinavir com ritonavir exerce potente atividade antirretroviral.

Os efeitos adversos do saquinavir são representados por diarreia, náusea, desconforto abdominal e dispepsia. Foram também observados níveis elevados de triglicerídeos, de enzimas hepáticas e da creatinina fosfocinase.

RITONAVIR

O ritonavir é bem absorvido por via oral, possui biodisponibilidade de 70% e se liga às proteínas plasmáticas na elevada percentagem de mais de 98%. Tem uma meia-vida de 3,2 horas.

Várias drogas alteram o metabolismo do ritonavir, elevando seus níveis plasmáticos, como a claritromicina, o fluconazol e a fluoxetina, ou então reduzindo seus níveis plasmáticos, como a rifampicina e alguns anticonvulsivantes.

Por sua vez, o próprio ritonavir pode alterar o metabolismo de outras drogas. O ritonavir pode induzir o metabolismo hepático das seguintes drogas: anticoncepcionais orais, teofilina, atovaquona, morfina, naproxeno, cetoprofeno. O ritonavir pode também inibir o metabolismo das seguintes drogas, provocando sérios efeitos adversos: antiarrítmicos, alguns anti-histamínicos não sedativos (astemizol e terfenidina), cisaprida, meperidina, derivados do *ergot*, vários benzodiazepínicos, saquinavir, indinavir, nelfinavir, analgésicos etc.

A dose usual de ritonavir, para adulto, é de 600 mg por via oral a cada 12 horas, e em doses menores quando associado a outros antirretrovirais.

O ritonavir deve ser guardado em geladeira e ao abrigo da luz.

Na terapia antirretroviral associada, o ritonavir apresenta benefícios clínicos potentes e duráveis.

Os efeitos adversos provocados pelo ritonavir são representados por náuseas, vômitos e diarreia em até 52% dos pacientes e, menos frequentemente, anorexia, dor abdominal, fraqueza, parestesias, gosto alterado e cefaleia e, às vezes, elevação dos níveis de transaminases hepáticas e de creatinina fosfocinase.

INDINAVIR

O indinavir necessita de meio ácido para boa solubilidade. O alimento rico em proteína ou em gordura interfere com a sua absorção, devendo a droga ser administrada em jejum ou 2 horas após uma refeição.

O indinavir tem uma meia-vida de 1,8 horas e ligação proteica de 60-65%. As seguintes drogas inibem o metabolismo do indinavir, elevando seus níveis plasmáticos: ritonavir, delavirdina, cetoconazol e claritromicina. As seguintes drogas induzem o metabolismo do indinavir, reduzindo seus níveis plasmáticos: nevirapina, efavirenz, rifampicina, rifabutina e fluconazol.

Por sua vez, o indinavir inibe o metabolismo do saquinavir, da claritromicina, do cetoconazol e da rifabutina, de alguns anti-histamínicos e de benzodiazepínicos.

A dose usual do indinavir, para adultos, é de 800 mg por via oral, de 8 em 8 horas.

Quando usado em associação com outros antirretrovirais, o indinavir proporciona benefícios potentes e duráveis. O efeito adverso mais sério provocado pelo indinavir é representado pela nefrolitíase, com cálculos formados de indinavir cristalizado, causando sintomas em 4% a 9% dos pacientes. A nefrolitíase causada pelo indinavir é tratada com hidratação e analgesia, e usualmente sem suspensão da medicação.

Pode-se também observar irritação gastrointestinal, insônia, garganta seca, pele seca e hiperbilirrubinemia indireta.

NELFINAVIR

O nelfinavir tem boa disponibilidade, e sua absorção é facilitada pelo alimento.

A droga apresenta elevada ligação proteica (acima de 98%) e meia-vida de 3,5 a 5 horas. As seguintes drogas reduzem o metabolismo do nelfinavir, aumentando seus níveis plasmáticos: delavirdina, ritonavir e cetoconazol. A rifampicina e a rifabutina aumentam o metabolismo de nelfinavir e reduzem seus níveis plasmáticos.

Por sua vez, o nelfinavir reduz os níveis plasmáticos dos anticoncepcionais orais e pode aumentar, de modo pronunciado, os níveis plasmáticos da delavirdina, do saquinavir, da rifabutina, da cisaprida, de derivados do *ergot*, de alguns anti-histamínicos (terfenidina, astemizol) e de vários antiarrítmicos e benzodiazepínicos.

A dose do nelfinavir, para adultos, é de 750 mg, por via oral, a cada 8 horas, ou então 1.250 mg a cada 12 horas.

A associação com estavudina ou zidovudina e lamivudina proporciona os mais potentes e duráveis efeitos antivirais. De modo geral, o nelfinavir é bem tolerado. São comuns as queixas gastrointestinais, que incluem flatulência e diarreia moderada.

AMPRENAVIR

O amprenavir é bem absorvido, e o alimento não interfere na sua absorção. Sua meia-vida é de 9 horas.

A dose para adultos é de 1.200 mg a cada 12 horas. Quando usado em associação com zidovudina e lamivudina, mais de 60% dos pacientes não apresentam níveis detectáveis de RNA viral até 24 semanas de tratamento, de acordo com Murphy e cols. Em estudo realizado por Eron e cols., com associação de amprenavir e saquinavir ou indinavir e nelfinavir, verificou-se redução dos níveis de RNA do HIV-1, que permaneceu até a 14ª semana de tratamento. Em monoterapia, o amprenavir proporcionou queda da carga viral que não se manteve após a 2ª semana de tratamento. O amprenavir usualmente é bem tolerado. Os efeitos adversos mais comuns são: cefaleia, queixas gastrointestinais (náuseas e diarreia) e exantema.

ATAZANAVIR

Trata-se de uma droga geralmente bem tolerada, de dose diária única, que parece não elevar o colesterol nem os triglicerídios, como se observa com os outros inibidores de protease.

Pode surgir resistência a essa droga.

A toxicidade principal e única dessa droga consiste em hiperbilirrubinemia. Esse efeito tóxico se relaciona com a dose e é reversível com a redução da dose ou a suspensão do tratamento.

Inibidores de entrada

Existe uma interação entre o vírus e as proteínas superficiais celulares do hospedeiro. O invólucro do vírus se liga a um conjunto de proteínas celulares chamadas receptores de quimiocinas, antes de sofrer uma alteração estrutural que facilita a fusão de um dos seus domínios hidrofóbicos com a membrana celular. A interferência nesse processo inibe a replicação viral *in vitro* e *in vivo*.

ANTAGONISTAS DOS RECEPTORES DE QUIMIOCINAS

Após a ligação do invólucro viral à molécula CD4 na superfície de células, tanto a molécula CD4 quanto o invólucro viral sofrem alterações estruturais que permitem a ligação de outra porção do invólucro viral a um dos dois receptores de quimiocina (CXCR4 e CCR5).

O bloqueio da ligação do HIV-1 ao receptor CCR5 inibe a replicação viral *in vivo*. Drogas com essa propriedade estão sendo investigadas.

INIBIDORES DA FUSÃO

Após a ligação ao receptor da quimiocina, o componente *gp41* do invólucro viral sofre alterações da configuração e alinha um segmento de aminoácidos com seis fitas que se funde à membrana celular, permitindo a entrada do vírus na célula. Esse processo pode ser inibido por análogos dessa sequência de aminoácidos que interferem com a hexamerização.

Em um ensaio clínico, uma proteína com 36 aminoácidos (T20 ou enfuvirtida) reduziu a replicação viral *in vivo*.

INIBIDORES DA INTEGRASE

Após a transcrição reversa, a cópia do DNA do RNA do HIV-1 deve ser integrada ao DNA da célula do hospedeiro.

Esse processo é facilitado por uma integrase viral codificada que penetra na célula com a partícula viral.

Estão em estudo os inibidores dessa enzima.

RESISTÊNCIA VIRAL AOS INIBIDORES DE PROTEASE

As mutações iniciais de resistência na protease do HIV que surgem durante a seleção com os inibidores de protease podem ser específicas do inibidor utilizado. Entretanto, ao longo do tempo, se acumulam outras mutações que proporcionam maior resistência à droga.

Para o saquinavir, uma ou duas mutações na protease, mais comumente Leu 90 → Met ou Gly 48 → Val, são suficientes para aumentar significativamente o IC_{50} e elevar os níveis plasmáticos do RNA viral.

Uma ou duas mutações selecionadas pelo ritonavir, a primeira das quais Val 82 → Ala ou Phe, são necessárias para reduzir a sensibilidade à droga, e o acúmulo de outras mutações gera níveis crescentes de resistência. Para o indinavir, um grande número de mutações é selecionado em várias combinações e ordens sequenciais em diferentes pacientes, das quais as mais comuns são uma Val 82 → Ala ou Phe ou Thr ou Met 46 → Ile ou Leu.

A resistência ao nelfinavir frequentemente se inicia com a mutação Asp 30 → Asn, que pode ser acompanhada de outras mutações.

As substituições selecionadas pelo amprenavir na presença da protease são Leu 10 → Phe, Met 46 → Leu, Ile 47 → Val e Ile 50 → Val. Um vírus que contém apenas as mutações iniciais de resistência a determinado inibidor de protease pode ter pouca resistência cruzada para outro inibidor de protease.

Um vírus, por exemplo, resistente ao nelfinavir com a substituição Asp 30 → Asn frequentemente continua sensível ao saquinavir, ao ritonavir, ao indinavir e ao amprenavir.

Entretanto, com tratamentos mais longos, pode surgir um vírus que encerre muitas mutações que são comuns a diversos inibidores de protease e que proporcionam ampla resistência cruzada a todos os inibidores de protease.

O indinavir e o ritonavir são os que apresentam mais frequentemente a resistência cruzada. Entretanto, cerca de 40% dos isolados resistentes ao saquinavir, ao ritonavir ou ao indinavir permaneceram sensíveis ao nelfinavir.

Embora certos mutantes resistentes aos inibidores de protease possam apresentar redução da função enzimática e da capacidade reprodutiva da protease, certas mutações compensatórias na região *gag* podem, ao menos parcialmente, recuperar a capacidade replicativa. Foram documentadas mutações nos locais de clivagem da protease em vírus resistentes ao indinavir e ao amprenavir.

Existe a secreção de uma variedade de fatores solúveis que induzem o crescimento e a diferenciação das células linfoides e que afetam as células hematopoéticas.

O nível de RNA do HIV-1 reflete a magnitude da replicação viral e se correlaciona com a taxa de declínio dos linfócitos T CD4, com o risco relativo da progressão da doença clínica e com o tempo de morte. Durante o tratamento antirretroviral, a magnitude de redução dos níveis de RNA do HIV-1 se relaciona com o risco relativo da progressão da doença e da morte.

Um aumento consistente na carga viral de mais de 0,5 $\log_{10}$ sugere falha da terapia antirretroviral.

As contagens de linfócitos T CD4 refletem a extensão da lesão imune que ocorreu em decorrência da infecção pelo HIV-1. As contagens de linfócitos T CD4 se correlacionam com o risco de aparecimento de infecções e neoplasmas oportunistas e com o tempo de morte. As contagens de linfócitos T CD4 podem ser úteis no acompanhamento da progressão da doença e na necessidade de profilaxia de infecções oportunistas.

As drogas antirretrovirais são comercializadas com os nomes comerciais indicados a seguir.

Nome Genérico	Nome Comercial
Zidovudina	Retrovir
	Apovir
Didanosina	Videx
Zalcitabina	Hivid
Estavudina	Zerit
	Zeritavir
Lamivudina	Epivir
Lamivudina + Zidovudina	Biovir
Nevirapina	Viramune
Delacirdina	Rescriptor
Efavirenz	Stocrim
Saquinavir	Invirase
Indinavir	Crixivan
Ritonavir	Norvir
Nelfinavir	Viracept
Abacavir	Ziagenase
Amprenavir	Agenerase
ABT – 378	Kaletra

REFERÊNCIAS BIBLIOGRÁFICAS

1. AMERICAN MEDICAL ASSOCIATION. *AMA Drug Evoluations*. 6th ed. 1955.
2. ANGULO, J.J. Vírus. Generalidades. *In*: AMATO NETO, V. & BALDY, J.L.S. *Doenças Transmissíveis*. Sarvier, São Paulo, 1989.
3. AOKI, F.Y, SITAR, D.S. Clinical pharmacokinetics of amantadine hydrochloride (review). *Clin. Pharmacokinet.*, *14*:35-51, 1988.
4. BADLEY, A.A.D., SEABERG, E.C., PORAYKO, M.K. *et al*. Prophylaxis of cytomegalovirus infection in liver transplantation: A randomized trial comparing a combination of ganciclovir and acyclovir to acyclovir. NIDDK Liver Transplantation Database. *Transplantation*, *64*:66-73, 1997.
5. BALFOUR, H.H. Antiviral drugs. *N. Engl. J. Med.*, *30*:1255-1268, 1999.
6. BARRÉ-SINOUSSI, F. HIV as the cause of AIDS. *Lancet*, *348*:31-35, 1996.
7. BEAN, B., BRAUN, C., BALFOUR, H.J. Acyclovir therapy for acute herpes zoster. *Lancet*, *2*:118-121, 1982.
8. BENENSON, A.S. *Control of Communicable Diseases*. 16th ed. Washington, American Public Health Association, 1995.
9. BEUTNER, K.R., FRIEDMAN, D.J., FORSZPANIAK, C., ANDERSEN, P.L., WOOD, M.J. Valaciclovir compared with acyclovir for improved therapy for herpes zoster in immunocompetent adults. *Antimicrob. Agents Chemother.*, *39*:1546-53, 1995.
10. BIRCH, C.J., TYSSEN, D.P., TACHEDJIAN, G. *et al*. Clinical effects and in vitro studies of trifluorothymidine combined with interferon-alpha for treatment of drug-resistant and sensitivity herpes simplex virus infections. *J. Infect. Dis.*, *166*:108-112, 1992.
11. BROOKS, G.F., BUTEL, J.S. & MORSE, S.A. *Microbiologia Médica*. 21ª ed. Editora Guanabara Koogan, Rio de Janeiro, 2000.
12. BRUNTON, L.L., LAZO, J.S. & PARKER, K.L. *Goodman & Gilman The Pharmacological Basis of Therapeutics*. 11th ed. McGraw-Hill, New York, 2006.
13. BRYSOL, Y.L., DILLON, M., LOVETT, M., ACUNA, G., TAYLOR, S., CHERRY, J.D., JOHNSON, B.L., WEISMEIR, E., GROWDON, W., CREAGH-KIRK, T. and KEENEY, R. Treatment of first episodes of genital herpes simplex virus infection with oral acyclovir. *N. Eng. J. Med.*, *308*:916-921, 1983.
14. CHATIS, P.A., CRUMPACKER, C.S. Resistance of herpeviruses to antiviral drugs (review). *Antimicrob. Agents Chemother.*, *36*:1589-1595, 1992.
15. COOPER, D.A., PEHRSON, P.O., PEDERSEN, C. *et al*. The efficacy and safety of zidovudine alone or as cotherapy with acyclovir for the treatment of patients with AIDS and AIDS-related complex: a double-blind randomized trial. European-Australian Collaborative Group. *AIDS*, *7*:197-207, 1993.
16. CRUMPACKER, C.S. Ganciclovir. *N. Engl. J. Med.*, *335*:721-9, 1996.
17. CRUMPACKER, C.S. Molecular targets of antiviral therapy. *N. Engl. J. Med.*, *321*(3):163-172 (1989).
18. DALE, D.C. & FEDERMAN, D.D. ACP MEDICINE. 2004-2005 edition. WebMD Inc., New York.
19. DERMODY, T.S. & TYLER, K.L. *Introduction to Virus and Viral Diseases*. Elsevier, Academic Press, San Diego, 2004.
20. DORR, R.T. Interferon-α in malignant and viral diseases: a review. *Drugs*, *45*:177-211, 1993.
21. ERICE, A., JORDAN, M.C., CHACE, B.A., FLETCHER, C., CHINNOCK, B.J., BALFOUR, H.H, Jr. Ganciclovir treatment of cytomegalovirus disease in transplant recipients and other immunocompromised hosts. *JAMA*, *257*:3082-7, 1987.
22. ERON, L.J., JUDSON, F., TUCKER, S. *et al*. Interferon therapy for condylomata acuminata. *N. Engl. J. Med.*, *315*:1059-64, 1986.
23. FAUCI, A.S. Host factors and the pathogenesis of HIV-induced disease. *Nature*, *384*:529-534, 1996.
24. FLEXNER, C. HIV-protease inibitors. *N. Engl. J. Med.*, *338*:1281-1292, 1998.
25. FONG, I.W. & ALIBEK, K. *New and Evolving Infections of the 21st Century*. Springer Science + Business Media, New York, 2007.
26. GOFF, S.P. Retroviral reverse transcriptase: Synthesis, structure, and function. *J. Acquir. Immune. Defic. Syndr.*, *3*:817-831, 1990.
27. GOFF, S.P. Introduction to retrovirus. *In*: WORMSER, G.P. *Aids and Other Manifestations of HIV Infection*. 4th ed. Elsevier Academic Press, San Diego, 2004.
28. GOLDBERG, A.L. On prions, proteasomes and mad cows. *N. Engl. J. Med.*, *357*:1150, 2007.
29. GREENE, W.C. The molecular biology of human immunodeficiency virus type 1 infection. *N. Engl. J. Med.*, *324*:308-317, 1991.
30. HANNA, G.J. & HIRSCH, M.S. Anti-retroviral therapy of human immunodeficiency virus infection. *In*: MADELLE, G.L. BENNETT, J.E. & DOLIN, R. *Principles and Practice of Infections Disease*. 5th ed. Churchill Livingstone, London, 2000.
31. HAVLICHEK, Jr. D.H. Agents antivirais. *In*: MINNEMAN, K.P. & WECKER, L. *Brody – Farmacologia Humana*. Editora Elsevier, Rio de Janeiro, 2005.
32. HAVLIR, D.V., FRIEDLAND, G., POLLARD, R. *et al*. Combination zidovudine (ZDV) and stavudine (d4T) therapy versus other nucleosides: Report of two randomized trial (ACTG 290 and 298). Abstract 2. *In: 5th Conference on Retroviruses and Opportunistic Infections*. Chicago, 1998.
33. HAYDEN, F.G. Antiviral drugs (other than antiretrovirals). *In*: MANDELL, G.L., BENNETT, J.E. & DOLIN, R. *Principles and Practice of Infections Diseases*. 5th ed. Churchill Livingstone, Philadelphia, 2000.
34. JOHNSON, H.M. *et al*. How interferons fight disease. *Scientific American*, may, 1994.
35. KATZUNG, B.G. *Basic & Clinical Pharmacology*. 9th ed. McGraw-Hill, New York, 2004.
36. LEE, W. M. Hepatitis C virus infection. *N. Engl. J. Med.*, *337*:1733-1745, 1997.
37. LEHRMAN, S.N., DOUGLAS, J.M., COREY, L. *et al*. Recurrent genital herpes and suppressive oral acyclovir therapy: Relation between clinical outcome and in-vitro drug sensitivity. *Ann. Intern. Med.*, *104*:786-790, 1986.
38. LEVINE, A.J. *Viruses*. Scientific American Library, New York, 1992.
39. MINNERMAN, K.P., WECKER, L. *Brody – Farmacologia Humana*. Elsevier Editora, Rio de Janeiro, 2005.
40. MONATH, P.T. Dengue and yellow fever – challenges for the development of vaccines. *N. Engl. J. Med.*, *357*:222, 2007.
41. MURPHY, B.R., CHANOCK, R.M. Immunization against virus disease. *In*: FIELDS, B. N *et al. Fields Virology*. 3rd ed. Lippincott-Raven, Philadelphia, 1996.
42. RICHMAN, D.D. (ed.). *Antiviral Drug Resistance*. John Wiley & Sons, Chichester, 1996.
43. SAFRIN, S. Antiviral agents. *In*: GUERRANT, R.L., WALKER, D.H. & WELLER, P.F. *Tropical Infections Diseases*. 2nd ed. Elsevier-Churchill Livingstone, 2006.
44. SANTOS, N.S.O. ROMANOS, M.T.V. & WIGG, M.D. *Introdução à Virologia Humana*. Guanabara Koogan, Rio de Janeiro, 2002.
45. SCHOOLEY, R.T. Antiretroviral chemotherapy. *In*: WORMSER, G.P. (ed.) *AIDS and Other Manifestations of HIV Infection*. 4th ed. Elsevier, 2004.
46. SETHI, M. Antiviral agents and protease inhibitors. *In*: WILLIAMS, D.A. & LEMKE, T.L. *Foye's Principles of Medicinal Chemistry*. 5th ed. Lippincott, William and Wilkins, Philadelphia, 2002.
47. SOMMADOSSI, J.P. Nucleoside analogs: similarities and differences. *Clin. Infect. Dis.*, *16*(Suppl 1):S7-S15, 1993.
48. STASZEWSKI, S., KATLAMA, C., HARRER, T. *et al*. A dose-ranging study to evaluate the safety and efficacy of abacavir alone or in combination with zidovudine and lamivudine in antiretroviral treatment-naive subjects. *AIDS*, 12:F197-F202, 1998.
49. SWEETMAN, S.C., MANTINDA, L.E. *The Complet Drug Reference*. 34th ed. Pharmaceutical Press, London, 2005.
50. TAYLOR, B.S., SOBIESZCZYK, M.E., McCUTCHAN, F. & HAMMER, S.M. The challenge of HIV-1 subtype diversity. *N. Engl. J. Med.*, *358*:1590-1602, 2008.
51. WAGSTAFF, A.J., FAULDS, D., GOA, K.L. Aciclovir. A reappraisal of its antiviral activity, pharmacokinetic properties and therapeutic efficacy (Review). *Drugs*, *47*:153-205, 1994.
52. WORMSER, G.P. *AIDS and Other Manifestations of HIV Infection*. 4th ed. Elsevier Academic Press, San Diego, 2004.

109

Amebicidas. Tricomonicidas. Giardicidas. Tripanossomicidas. Leishmanicidas

Rodolfo Teixeira

AMEBICIDAS

Introdução

O tratamento clínico bem orientado da amebíase requer o conhecimento de alguns aspectos básicos da fisiopatogênese e da profilaxia da doença; a inobservância desses princípios poderá conduzir a terapêutica a resultados desapontadores, tais como a persistência da sintomatologia, o fracasso em atingir a cura parasitológica, as recidivas, etc.

Assim, ao se planejar o tratamento de um paciente com amebíase, é necessário ter em mente as seguintes circunstâncias:

a. *Formas clínicas.* A *E. histolytica* produz, na maioria das vezes, manifestações clínicas resultantes de sua ação sobre o intestino, sobretudo nos segmentos em que se verifica estase mais prolongada do bolo fecal (ceco, sigmoide e reto). Em situações favoráveis, as formas vegetativas do parasita penetram a parede do intestino, onde produzem lesões e conseguem insinuar-se na circulação linfática e na circulação venosa da área respectiva. O progresso que fazem no sistema linfático é limitado, porque logo os gânglios os detêm. Mas aqueles elementos que atingem os vasos portais alcançam facilmente o fígado. No tecido hepático, as lesões iniciais, na maioria das vezes, não progridem. Contudo, desde que existam certas circunstâncias, constituem processos inflamatórios, dos quais a forma mais avançada é o abscesso. Por continuidade e em função da grande frequência com que esses abscessos se localizam no lobo direito do fígado, sobretudo na área correspondente à sua porção superior e posterior, o diafragma, a pleura e o pulmão são atingidos. A possibilidade de o parasita chegar ao sangue torna fácil o entendimento de que muitas outras estruturas orgânicas podem ser alcançadas. O sistema nervoso central é um exemplo importante disso. Dos fatos expostos, surge a pergunta: o que se vai tratar é uma forma intestinal ou extraintestinal de amebíase? A resposta é fundamental, posto que os esquemas terapêuticos se constituem de drogas que só atuam ora sobre as formas intestinais, ora sobre as formas extraintestinais, ou em ambas as eventualidades. No entanto, é regra importante a ser observada que o tratamento da forma intestinal deve ser sempre completado pela administração de amebicidas de ação extraintestinal e vice-versa;

b. *Circunstâncias que propiciam a instalação de quadros clínicos ou podem agravá-los.* Um bom número de indivíduos que albergam a *E. histolytica* é assintomático. Essa situação se desfaz, por exemplo, quando a ela se juntam infecções bacterianas que, no intestino, servem de base para a instalação de quadros clínicos ou então a frequência com que se registra o alcoolismo associado à amebíase no determinismo das lesões hepáticas. A condição imunitária do paciente, seu estado nutricional, o uso de drogas imunossupressoras são outros elementos que devem, também, estar nas cogitações do médico que trata essa parasitose;

c. *Recomendações de medidas simples de profilaxia.* Não vale muito tratar um paciente se ele retorna às mesmas condições ambientais e, portanto, com as mesmas oportunidades de reinfestar-se;

d. *Repetir os esquemas terapêuticos para completar, com segurança, o tratamento;*

e. *Ter em mente que a cirurgia exerce papel relevante em situações especiais.* Servem de exemplo as perfurações intestinais, o ameboma e a drenagem de abscesso hepático;

f. *A persistência de sintomatologia aguda deve significar a procura de outra patologia associada*: neoplasia do intestino, diverticulite, retocolite ulcerativa etc., ou então de uma complicação da própria amebíase: perfuração em órgão vizinho em casos de ameboma, por exemplo.

Drogas utilizadas no tratamento da amebíase

Existem numerosas drogas com ação específica sobre a *E. histolytica*. Levando-se em consideração o local onde atuam, a possibilidade de serem ou não absorvidas a partir do intestino e o mecanismo de ação, os fármacos utilizados no tratamento da amebíase podem ser classificados em quatro grupos:

a. *Amebicidas de ação intestinal.* São os que exercem a sua ação sobre os parasitas que se encontram na luz ou na parede do intestino. A absorção desses medicamentos é pequena, e, assim, não agem sobre as formas da *E. histolytica* que penetram outros tecidos;
b. *Amebicidas de ação extraintestinal.* São os que se absorvem totalmente e, assim, agem tão somente sobre os parasitas sediados em estruturas extraintestinais;
c. *Amebicidas de ações intestinal e extraintestinal concomitantes.* São os que atuam não só sobre os protozoários existentes na luz ou na parede do intestino como também sobre as formas que estão sediadas em outros tecidos;
d. *Amebicidas de ação indireta.* São os que não têm ação direta sobre a *E. histolytica*, mas que modificam a flora bacteriana, evitando a transformação da forma *minuta* em forma *magna*.

Amebicidas de ação intestinal

Podem ser reunidos em cinco grupos: (1) derivados halogenados do 8-quinolinol; (2) arsenicais pentavalentes; (3) fenantrolínicos; (4) derivados da dicloroacetamida e (5) antibióticos.

DERIVADOS HALOGENADOS DO 8-QUINOLINOL

Durante longo período, foram os amebicidas mais usados. Dois aspectos justificam tal condição: a sua inegável eficácia, principalmente quando se trata de pacientes assintomáticos e eliminadores de cistos, ou então com quadros clínicos leves; e o custo acessível. Sua toxicidade foi considerada baixa durante muito tempo. No entanto, seu uso passou a ser significativamente limitado desde que, no Japão, foram descritas situações tóxicas, quadros neurológicos graves – neuropatia mielótica subaguda. Em outros pontos do mundo, apenas casos esporádicos dessa condição clínica foram registrados. Um outro fator restringiu ainda mais a prescrição médica desses medicamentos: a divulgação exagerada e antiética de algumas das suas preparações. Mesmo considerando todos esses aspectos, os derivados halogenados do 8-quinolinol merecem seguir com uma posição de razoável destaque, sobretudo quando se consideram o seu custo e a faixa de população mais atingida por essas protozooses.

São quatro as preparações mais utilizadas:

a. *Iodocloro-hidroxiquinoleína (Vioformio).* Encontrado sob a forma de comprimidos de revestimento entérico, que contêm 250 mg da substância; existem também outras preparações: creme, pomada, supositório e pó. No tratamento da amebíase, o medicamento é usado em adultos na dose de 250 e 500 mg 3 vezes ao dia, durante 10 dias; tratando-se de criança, a dose deverá ser reduzida à metade, isto é, 250 mg 3 vezes ao dia, durante 10 dias, ou, ainda, em crianças com menos de 5 anos, a dose diária poderá ser de 100 a 250 mg/dia, durante o mesmo período. É possível repetir tais esquemas de tratamento com 1 semana de intervalo. A droga é ainda empregada sob a forma de enema de retenção e, nesse caso, a iodocloro-hidroxiquinoleína é suspensa em água, na proporção de 2 g do medicamento para 200 mL de água; não se registra irritação da mucosa retal.
b. *Di-iodo-hidroxiquinoleína (Diodoquina).* Encontrada em comprimidos que contêm 210 ou 650 mg da substância básica. A dose utilizada é de 650 mg 3 vezes ao dia, durante 20 dias. Quando é o caso de crianças, a dose diária cai para 250 a 500 mg 3 vezes ao dia (criança entre 5 e 10 anos) ou 100 a 200 mg 3 vezes ao dia (criança com menos de 5 anos). Nessas circunstâncias, o tempo de duração do tratamento é menor, devendo permanecer em torno de 7 dias.
c. *Hidroxiquinoleína sulfonato de sódio (Anaiodin).* Apresentada sob a forma de comprimidos contendo 250 mg. A dose é de dois comprimidos três vezes ao dia, durante 10 dias.
d. *Cloro-hidroxiquinoleína (Anamebil).* Deverá ser prescrita na dose de 500 mg 4 vezes ao dia, durante 7 a 10 dias.

Os derivados halogenados do 8-quinolinol são amebicidas de ação direta e atuam sobre os cistos e também sobre os trofozoítos. A maneira como agem não é conhecida.

Após a administração oral desses fármacos, a absorção se faz em percentual razoável. Boa parte não se absorve e é eliminada pelas fezes. A fração absorvida é excretada pela urina. Depois de ingerida, a concentração no plasma é alcançada em 4 a 8 horas.

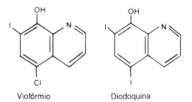

Fig. 109.1 Estruturas do vioformio e da diodoquina.

Os efeitos colaterais observados são, na grande maioria das vezes, sem maior significação. Assim, muitos pacientes referem diarreia, náuseas, vômitos, obstipação intestinal, prurido anal, gosto metálico, cefaleia. Contudo, o médico deve estar atento às complicações mais graves, como, por exemplo, os distúrbios graves da visão.

Habitualmente, são contraindicados nas hepatopatias e no hipertireoidismo.

ARSENICAIS PENTAVALENTES

Os arsenicais trivalentes foram usados durante muitos anos. Registraram-se, com certa frequência, fenômenos tóxicos. Dessa forma, apesar de sua maior eficácia terapêutica, foram abandonados em favor dos arsenicais pentavalentes. Entre eles, os mais indicados são:

a. *Ácido 4-ureído-1-fenil-arsênico (Carbasone).* Apresentado sob a forma de comprimidos que contêm 250 mg da substância. A dose para adulto é de 500 a 750 mg por dia, durante 10 dias. O esquema pode ser repetido em intervalos não inferiores a 10 dias. Atua sobre os cistos e trofozoítos. Sua absorção é rápida, porém se elimina lentamente pela urina. Uma fração é excretada pelas fezes.

    Relativamente bem suportado. Registram-se, raramente, erupções cutâneas, que podem atingir até quadros graves de dermatite esfoliativa. Deve ser contraindicado em pacientes com insuficiências hepática e renal.
b. *Glicolil arsenilato de bismuto (Wintodon).* Encontrado sob a forma de comprimidos que contêm 500 mg da substância básica. Para adultos, a dose é de 3 a 4 comprimidos ao dia, durante 7 a 10 dias; tratando-se de criança, prescreve-se metade dessa dose.

    Embora seja absorvido e eliminado pela urina, é excretado em grande parte pelas fezes, devido à sua insolubilidade. Sua absorção é baixa, daí os efeitos colaterais serem também escassos. Quando ocorrem, o que é raro, são semelhantes aos mencionados para o Carbasone.

FENANTROLÍNICOS

Desse grupo, o medicamento empregado habitualmente é a 5-6-quinona-4-7-fenantrolina (Entobex), que se apresenta em comprimidos de 50 mg. A dose utilizada é de 100 mg 3 vezes ao dia, durante 10 dias; em crianças, utiliza-se metade da dose. O medicamento é tolerado satisfatoriamente.

DERIVADOS DA DICLOROACETAMIDA

Constituem-se em grupo de medicamentos de baixa toxicidade e muito boa tolerância. Devido à sua fraca solubilidade, são pouco absorvidos e, assim, se excretam quase totalmente pelas fezes. Por outro lado, o seu tempo de permanência no intestino é prolongado. Tais propriedades facilitam a sua comprovada ação amebicida, o que lhes confere prioridade nos esquemas terapêuticos da amebíase intestinal crônica. São utilizados em esquemas terapêuticos de pouca duração, e, em princípio, não há necessidade de repeti-los; também, são drogas indicadas na profilaxia da amebíase, sobretudo a etofamida e a entamida.

AMEBICIDAS. TRICOMONICIDAS. GIARDICIDAS. TRIPANOSSOMICIDAS. LEISHMANICIDAS

Na prática médica, empregam-se cinco derivados da dicloroacetamida. A tolerância é igualmente boa. São todos eficazes, conquanto alguns sejam mais atuantes que outros.

a. *Clorbetamida (Diantil)*. Apresentado sob a forma de comprimidos que contêm 50 mg da substância básica. A dose para adultos e crianças com mais de 10 anos é de 750 a 1.000 mg 5 vezes ao dia, durante 8 a 10 dias; crianças até 10 anos devem usar 500 mg 3 vezes ao dia, no período de 8 a 10 dias; para crianças com menos de 5 anos, prescrevem-se 250 mg 3 vezes ao dia, no mesmo período referido para as outras situações. Comparando-se com os outros medicamentos desse grupo, mostra-se menos eficaz e, assim, exige tempo maior nos esquemas terapêuticos que o utilizam.
b. *Clorofenoxamida ou clefamida (Mebinol)*. Apresentado sob a forma de comprimidos que contêm 250 mg da substância básica. A dose habitual é de 500 mg 2 vezes ao dia, durante 10 dias. Para crianças com menos de 10 anos, a dose deve ficar em torno de 250 mg 3 vezes ao dia, durante 10 dias. É considerado 10 vezes mais eficaz que a clorbetamida.
c. *Dicloroacetiletilaminoetilbenzeno ou teclosine (Falmonox)*. Apresentado em comprimidos de 100 mg. A dose empregada é de 100 mg 3 vezes ao dia, durante 5 dias; crianças com menos de 5 anos devem usar a metade da dose.
d. *Etofamida (Kitnos)*. Encontrada sob a forma de comprimidos contendo 200 mg da substância básica e como suspensão (5 mL correspondem a 100 mg). A dose para adultos é de 200 mg 5 vezes ao dia, durante 5 dias; para crianças com menos de 7 anos, utiliza-se a dose de 100 mg 5 vezes ao dia, no mesmo período.
e. *Furoato de diloxamida ou entamida (Amebiazol)*. Encontrado no comércio sob a forma de comprimidos de 400 mg. A dose para adultos é de 400 mg 3 vezes ao dia, durante 10 dias, e para crianças, 20 e 25 mg/kg de peso por dia. Embora bem tolerado como os outros medicamentos desse grupo, pode, no entanto, produzir diarreia e meteorismo intestinal.

ANTIBIÓTICOS

No tratamento da amebíase, o papel dos antibióticos não é equivalente ao dos quimioterápicos. Na verdade, a indicação dos antibióticos no tratamento da amebíase não é ampla. É certo que alguns deles têm ação sobre o parasita. Contudo, seu melhor aproveitamento terapêutico se faz à custa da destruição das bactérias, o que, como se sabe, proporciona a transformação da forma inativa – forma *minuta* – na forma ativa – forma *magna* – da *E. histolytica*. Dessa forma, as melhores indicações dos antibióticos se limitam às formas disentéricas febris e às complicações intestinais e extraintestinais da amebíase, ou, ainda, quando não é possível estabelecer o diagnóstico diferencial com infecções bacterianas. Não devem ser usados isoladamente no tratamento da amebíase. Deve-se levar em consideração, também, o custo mais elevado.

Amebicidas de ação extraintestinal

O único amebicida que age somente sobre as formas extraintestinais de amebíase é um dos derivados da 4-aminoquinoleína – a cloroquina. Esse fármaco é quase totalmente absorvido do trato gastrointestinal. Sua excreção se faz lentamente pelos rins. De particular interesse no tratamento das formas extraintestinais da amebíase é a sua propriedade de depositar-se nos tecidos em altas concentrações, principalmente no fígado, pulmão, baço e rins. No sistema nervoso central, sua concentração é relativamente pequena. No fígado, por exemplo, a concentração da cloroquina é 500 vezes maior do que no plasma.

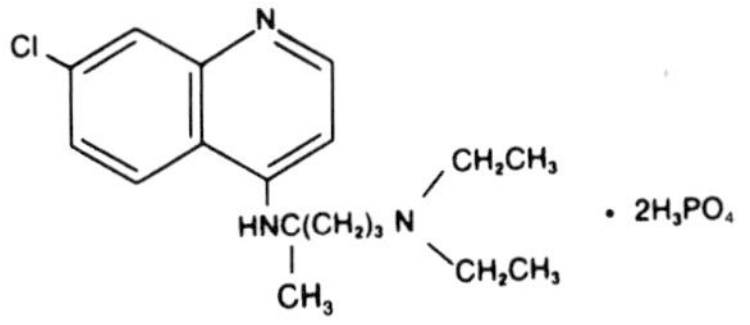

Fig. 109.2 Estrutura da cloroquina (fosfato).

A atividade amebicida da cloroquina *in vitro* é maior do que a de amebicidas reconhecidamente eficazes, como os derivados halogenados do 8-quinolinol e os arsenicais. Em doses terapêuticas, são bem tolerados. Efeitos colaterais são registrados quando usados em doses elevadas, principalmente de natureza digestiva; a interrupção da medicação afasta tais efeitos. Na terapêutica da amebíase, a cloroquina deve ser empregada somente nas formas extraintestinais ou, então, para completar o tratamento da amebíase intestinal, visando, nessa situação, a destruir os parasitas em outros tecidos que não o intestino.

A dose de cloroquina é de 600 mg (4 comprimidos de 150 mg) nos 2 primeiros dias e de 300 mg por dia, durante 21 dias. Em casos de abscesso hepático, após a drenagem, o medicamento pode ser aplicado na cavidade do abscesso de 2 em 2 dias, durante 10 dias.

Amebicidas de ações intestinal e extraintestinal

Um amebicida ideal deve ter, necessariamente, a propriedade de atuar eficazmente nas formas intestinais e extraintestinais da amebíase. É evidente que a essa qualidade devem aliar-se o baixo custo, a facilidade de administração, a baixa toxicidade e a eficácia. Existem medicamentos desse grupo que reúnem essas propriedades, mais definidas em uns que em outros. Tais circunstâncias deixam clara a importância desse grupo.

1. Emetina (Emetina Bruneau) – É um alcaloide obtido da ipecacuanha ou preparado sinteticamente pela metilação da cefalina (também alcaloide extraído da *Cephaelis ipecacuanha*). É encontrada no comércio em ampolas que contêm de 0,01 a 0,06 g de cloridrato de emetina. É administrada por via subcutânea. A dose diária é de 1 mg por quilo de peso. No entanto, em nenhuma hipótese se deve ultrapassar o limite de 60 mg por dia. A dose total é de 10 vezes a dose diária prevista.

A emetina é rapidamente absorvida, e 24 horas após já é possível encontrá-la na urina. Contudo, a excreção é muito lenta. Dessa forma, a substância ainda pode ser detectada na urina até 60 dias após o tratamento ter sido suspenso. Esse fato constitui uma noção de ordem prática de fundamental importância, pois demonstra que a substância se acumula no organismo. O fígado é o órgão em que a emetina mais se concentra. O alcaloide também se acumula em outros tecidos, como, por exemplo, nos pulmões, rins e baço, em menor quantidade na parede dos intestinos e em quantidade ainda menor no sistema nervoso central.

A emetina atua sobre as formas vegetativas do parasita, onde produz degeneração nuclear e alterações citoplasmáticas, interferindo na multiplicação do parasita. Contudo, sua ação sobre a forma cística é bem menor; os cistos somente são destruídos quando se empregam doses tóxicas. Tal fato impede o uso da emetina nas formas crônicas da doença.

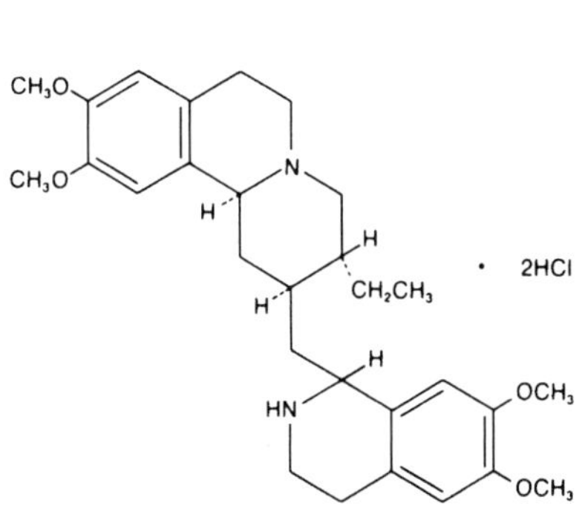

Fig. 109.3 Estrutura da emetina.

As manifestações tóxicas da emetina são de dois tipos: locais – dor, dormência, rigidez, fraqueza nos músculos e, raramente, lesões eczematosas – e sistêmicas. Entre essas, as mais importantes estão ligadas ao sistema cardiovascular; a elas se devem os acidentes graves. Na maioria das vezes, essas reações resultam de superdosagem: hipotensão, dor precordial, taquicardia, arritmias e alterações eletrocardiográficas. Embora menos graves, mas alertando sobre os riscos de intoxicação, estão as relacionadas com o aparelho digestivo (diarreia, náuseas, vômitos) e com o sistema neuromuscular (dor, fraqueza e rigidez nos músculos esqueléticos, sobretudo no pescoço e nas extremidades; distúrbios sensoriais e tremores).

Algumas regras devem ser rigorosamente observadas por quem emprega a emetina. Primeiro, levar em conta algumas contraindicações, que impedem o uso dessa droga nas seguintes situações: cardiopatia, insuficiência renal, gravidez, caquexia, desnutrição grave, doenças do aparelho respiratório (asma brônquica, tuberculose, etc.), insuficiência hepática grave. Segundo, é vetado o tratamento ambulatorial; hospitalizar sempre o paciente. Terceiro, não ultrapassar a dose diária de 60 mg ou a dose total de 0,6 g; e não repetir o esquema terapêutico a não ser quando decorridos mais de 60 dias após a suspensão da droga. Por fim, monitorizar a função cardiovascular com especial atenção, realizando análises eletrocardiográficas frequentes.

Contudo, não se pode deixar de considerar o valor da emetina no tratamento das formas graves da amebíase; até o presente, ainda não foi suplantada. Não se discute a sua indicação nas seguintes circunstâncias: amebíase hepática; outras formas extraintestinais de amebíase; surtos disentéricos agudos, associados a antiamebianos de contato; em certas formas especiais de amebíase intestinal, como o ameboma e a tiflite amebiana.

2. Desidroemetina – É um derivado sintético da emetina. Não está ainda disponível no Brasil. Possui propriedades terapêuticas idênticas às da emetina. No entanto, os efeitos colaterais são menos graves: sua excreção é mais rápida, e as alterações miocárdicas associadas à desidroemetina são menos frequentes, menos graves e menos duradouras que as decorrentes da emetina.

A dose para adultos está em torno de 90 mg por dia, repetida durante 10 dias. Devem-se observar as mesmas precauções mencionadas para a emetina. As indicações terapêuticas são as mesmas.

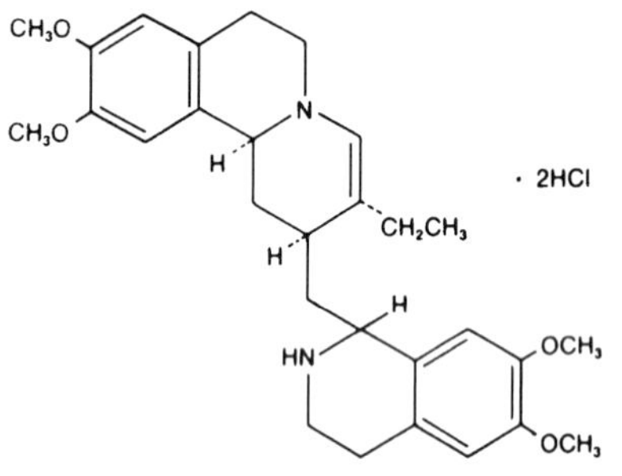

Fig. 109.4 Estrutura da desidroemetina.

3. Derivados nitrimidazólicos – Apontados nos últimos anos como as drogas que mais se aproximam do medicamento ideal para o tratamento da amebíase, porque têm baixa toxicidade e agem eficazmente, não só sobre as formas intestinais como sobre as extraintestinais. No entanto, tal entusiasmo não deve comprometer o papel de outro amebicida cujo valor está comprovado através de muitos anos de uso.

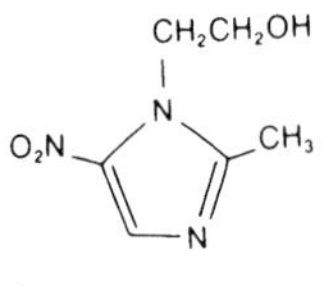

Fig. 109.5 Estrutura do metronidazol.

Os principais derivados nitrimidazólicos utilizados são os seguintes:

a. *Metronidazol (Flagyl)*. Apresentado sob a forma de comprimidos ou cápsulas de 250 mg; suspensão contendo 125 mg ou 200 mg/5 mL; e de óvulos ou geleia para uso ginecológico. Quando administrado por via oral, é rapidamente absorvido e se elimina pela urina, leite, secreção vaginal, sêmen e saliva.

Seus efeitos tóxicos não são significativos. Podem-se observar náuseas, vômitos, tonturas, desconforto epigástrico, vertigens, cólicas intestinais, gosto metálico, erupções cutâneas e depressões psíquicas. Tem-se registrado, também, ativação de processos latentes de candidíase. É capaz de produzir leucopenia, o que é irreversível.

O medicamento não deve ser usado na gravidez e no período de amamentação. Da mesma forma, existem reservas quanto ao seu uso em pacientes leucopênicos, com discrasias sanguíneas, e em pacientes com doenças do sistema nervoso central. Observar abstenção de bebidas alcoólicas durante o uso do metronidazol. O fármaco tem a propriedade de condicionar reflexo de aversão ao álcool e por isso é empregado no alcoolismo crônico.

Habitualmente, em casos de colite amebiana disentérica, é administrado na dose de 500 a 700 mg 3 vezes ao dia, durante 5 dias; quando se trata da amebíase extraintestinal, o período de utilização se estende por até 10 dias. Crianças devem receber 250 mg 4 vezes ao dia.

b. *Nitrimidazina (Naxogin)*. Apresentado em comprimidos de 250 mg para uso oral; ou comprimidos de 250 mg associados a nistatina e a cloranfenicol para uso ginecológico.

No tratamento da necrose amebiana do fígado empregou-se a dose de 2,5 g por dia, durante 10 dias.

c. *Tinidazol (Fasigyn)*. Encontrado sob a forma de drágeas de 150 mg e como óvulos vaginais. Tem baixa toxicidade e quase não produz efeitos colaterais. A dose empregada é de 150 mg 2 vezes ao dia, durante 7 dias.

d. *Omidazol (Tiberal)*. Encontrado em comprimidos de 500 mg e óvulos vaginais de 500 mg. A tolerância ao medicamento é boa; às vezes ocorrem dor de cabeça, desconforto epigástrico, tonturas e vertigens e erupções cutâneas.

A dose recomendada para adultos é de 500 mg 2 vezes ao dia, durante 5 a 10 dias. Para crianças, a dose varia de acordo com a idade: de 6 meses a 1 ano – 1/4 de comprimido 2 vezes ao dia; de 1 a 6 anos – 1/2 comprimido 2 vezes ao dia; de 7 a 12 anos – 3/4 de comprimido 2 vezes ao dia. A duração do tratamento é sempre a mesma, de 5 a 10 dias.

Princípios gerais do tratamento específico da amebíase

As várias formas de amebíase requerem esquemas terapêuticos específicos, usados de acordo com as qualificações básicas dos diversos amebicidas. Cada médico tem as suas preferências, de acordo com sua experiência. Porém, é útil lembrar, na prática, o procedimento terapêutico mais racional em face das formas clínicas dessa protozoose.

a. *Portadores assintomáticos ou casos crônicos leves*. Medicamento indicado: derivados da dicloroacetamida, de preferência o teclosine, ou a etofamida ou a entamida; ou então os derivados halogenados do 8-quinolinol.
b. *Disenteria amebiana aguda e colite ulcerativa amebiana crônica ou moderadamente grave*. Os medicamentos preferíveis são os derivados da dicloroacetamida, associados ao metronidazol e a um antibiótico; acrescentar a emetina em casos graves.
c. *Disenteria amebiana crônica*. Os medicamentos preferíveis são os derivados de dicloroacetamida associados ao metronidazol ou à cloroquina.
d. *Ameboma ou tiflite amebiana*. Os medicamentos indicados são emetina associada aos derivados de dicloroacetamida; ou então metronidazol e emetina, associados aos derivados da dicloroacetamida.
e. *Hepatite e abscesso amebiano*. Medicamentos preferíveis: emetina + cloroquina + metronidazol + antibióticos. Segue-se o uso dos derivados da dicloroacetamida.
f. *Outras formas de amebíase extraintestinal*. Os medicamentos preferíveis são emetina + metronidazol + antibióticos. Complementar com os derivados da dicloroacetamida.

OUTROS ENDAMEBÍDIOS E AMEBAS DE VIDA LIVRE

Entre os protozoários da família *Endamoebidae* reconhecem-se quatro gêneros de parasitas de homem: *Entamoeba, Iodamoeba, Endolimax* e *Diantamoeba*. Além deles, eventualmente, amebas de vida livre dos gêneros *Acanthamoeba, Hertmanella* e *Naegleria* são capazes de produzir quadros de meningoencefalite no homem.

Os amebicidas utilizados no tratamento das doenças produzidas pelos protozoários do gênero *Entamoeba,* especificamente da *E. histolytica,* foram analisados.

As espécies que parasitam o homem, pertencentes aos gêneros *Iodamoeba, Endolimax* e *Dientamoeba,* não são habitualmente patogênicas. Entretanto, existem referências de manifestações clínicas (diarreia, dores abdominais vagas, náuseas, vômitos, sensação de cansaço, etc.) que poderiam estar relacionadas aos referidos parasitas. Assim, na prática, vale tratá-los com o uso dos derivados fenantrolínicos ou da dicloroacetamida, nas dosagens referidas, com o que se obtêm resultados satisfatórios.

Com referência às amebas de vida livre, o problema é bem diferente. Os quadros clínicos costumam ser graves, e não existe, até o presente, terapêutica válida. Os antibióticos e os sulfamídicos não se mostraram eficazes. A anfotericina B poderá fornecer melhores perspectivas, e, no momento, é a droga preferida.

TRICOMONICIDAS

Introdução

Os protozoários flagelados do gênero *Trichomonas* são representados por três espécies distintas no homem: *T. tenax* (encontrados na boca), *T. vaginalis* (trato vaginal) e *T. hominis* (no intestino).

O *T. tenax* não é patogênico. O *T. vaginalis* é capaz de produzir na mulher uma forma especial de vaginite, caracterizada por leucorreia, edema, irritação e prurido vulvar, e no homem, quadros de uretrite. Muitos indivíduos são simples portadores.

O *T. hominis,* agora denominado *Pentatrichomonas hominis,* tem patogenicidade duvidosa. Há quem o relacione a síndromes diarreicas, cólicas intestinais e desconforto abdominal.

Tratamento das tricomoníases

1. Tratamento da tricomoníase vaginal – os derivados nitrimidazólicos são os medicamentos preferíveis para o tratamento dessa parasitose. As doses são as mesmas referidas para o tratamento da amebíase. O tinidazol e a nitrimidazina são os mais utilizados.

Também é importante o tratamento local feito com preparações que contenham os derivados nitrimidazólicos ou arsenicais, aos quais se acrescenta a nistatina para combater as associações com fungos.

2. Tratamento da tricomoníase intestinal – até o presente não existe tratamento reconhecidamente eficaz. Alguns fármacos têm sido experimentados, com resultados incertos. É o caso de compostos usados no tratamento da amebíase, sobretudo os derivados halogenados do 8-quinolinol e da sulfadiazina. No momento atual, a droga preferida é um antibiótico extraído de *Streptomyces,* a cabimicina ou a tricomicina, na dose de 100.000 unidades 2 vezes por dia, durante 10 dias.

GIARDICIDAS

Introdução

Não pode mais haver dúvida quanto à capacidade patogênica da *Giardia lamblia,* apesar de ser um parasita incapaz de invadir tecidos. Quadros clínicos de duodenite e jejunite, claras manifestações relacionadas com as vias biliares, desconforto abdominal, cólicas, diarreias disabsortivas, edema angioneurótico e urticária (resultados de hipersensibilidade a produtos oriundos do próprio parasita) frequentemente são registrados em pacientes parasitados pela *G. lamblia.* Nos últimos anos, foram obtidos avanços consideráveis na terapêutica da giardíase, abandonando-se medicamentos com resultados incertos e tolerabilidade discutível em favor de drogas ativas e seguras. Existem restrições apenas no que diz respeito aos custos.

Tratamento da giardíase

Na prática clínica, são empregados os seguintes medicamentos: os derivados nitrimidazólicos, a furazolidona e o nifuratel.

Derivados nitrimidazólicos – utilizam-se o metronidazol, a nitrimidazina, o tinidazol e o omidazol em esquemas semelhantes aos aconselhados para o tratamento da amebíase. Há uma tendência a serem prescritas doses mais baixas e esquemas mais simples.

A furazolidona (Giarlan, Furoxona) apresenta-se em comprimidos de 100 e 200 mg, ou então em suspensão contendo 50 mg/5 mL ou 50 mg/15 mL.

A dose para adultos é de 400 mg por dia, em 2 a 4 tomadas, durante 7 dias. Para crianças, prescrevem-se 8 mg/kg de peso/dia, durante 7 dias.

Registram-se efeitos colaterais com mais frequência do que no caso dos derivados nitrimidazólicos, embora tais efeitos não assumam nenhuma gravidade, náuseas e vômitos, sobretudo. Na vigência do tratamento, o paciente deve evitar o uso de bebidas alcoólicas.

Nifuratel (Macmiror) – apresentado sob a forma de drágeas. A dose para crianças é de 30 mg/kg de peso/dia, durante 7 dias. A tolerabilidade ao medicamento é boa.

TRIPANOSSOMICIDAS

Introdução

Entre os protozoários flagelados do gênero *Trypanosoma* existem espécies patogênicas para o homem: por um lado as espécies responsáveis pelas tripanossomoses africanas – o *T. gambiense* e o *T. rhodiense* –, responsáveis pela doença do sono, que não existe no continente americano, e, por outro lado, o *T. cruzi,* de particular interesse, que produz a doença de Chagas.

Tratamento das tripanossomíases africanas

O tratamento medicamentoso da doença do sono se faz com as seguintes substâncias:

1. Suramina – é um derivado da ureia, com pronta ação tripanossomicida, mas sem ação sobre as alterações neurológicas, pois alcança a circulação liquórica com dificuldade. É usado por via parenteral (via intravenosa), na dose de 15 mg/kg de peso por semana, ficando a dose total em torno de 5 g.

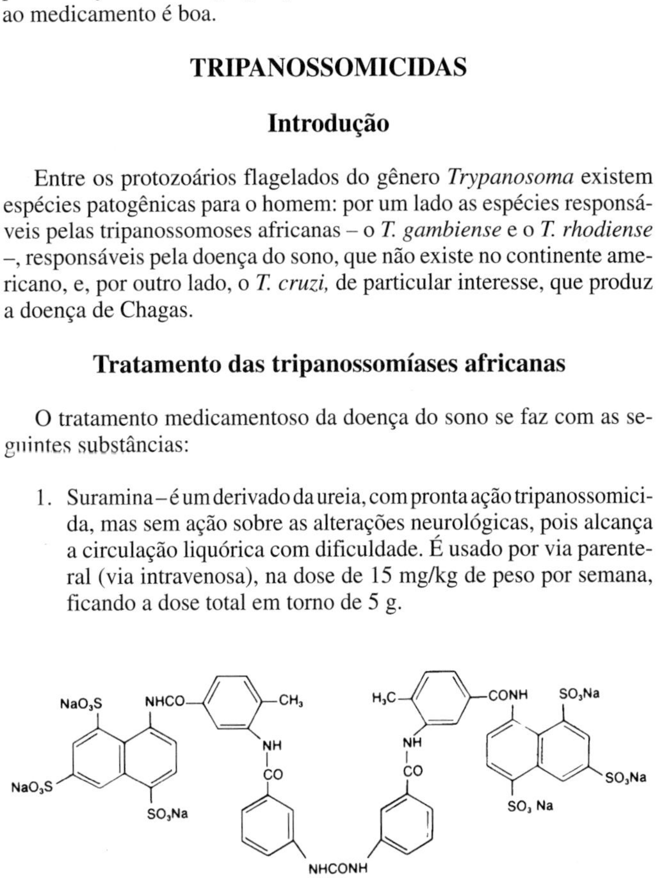

Fig. 109.6 Estrutura da suramina sódica.

2. Pentamidina – é um composto orgânico derivado da guanidina, usado pela via intramuscular, de eliminação lenta. Deposita-se principalmente no fígado e nos rins. Não atravessa a barreira liquórica e, assim, não atua nas formas nervosas da doença; a dose utilizada é de 4 mg/kg de peso em dias alternados, em um total de 5 doses.

3. Arsenicais – (a) Triparsamida – sua ação tripanossomicida é fraca e lenta. Contudo, a propriedade que possui de se difundir no líquido cefalorraquidiano permite que atue sobre os parasitas no sistema nervoso central. Usa-se por via venosa ou intramuscular, na dose de 20 a 40 mg/kg de peso, com a dose total de 12 a 15 injeções. (b) Melarsan (Mel B e Mel W) – atua em todas as formas da doença, inclusive as nervosas; exige períodos curtos de tratamento. O Mel B é empregado na dose de 4 mg por quilo de peso por via intravenosa, em séries de 3 a 4 injeções em dias sucessivos ou alternados. O Mel W tem atividade semelhante à do Mel B, é hidrossolúvel, pode ser empregado por

via intramuscular, é mais bem tolerado e de eliminação mais rápida. A dose empregada é de 4 mg/kg de peso, em séries de 3 a 4 injeções.

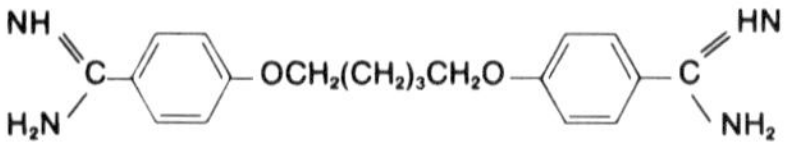

Fig. 109.7 Estrutura da pentamidina.

Tratamento da doença de Chagas

Antes de tudo, é necessário que se estabeleça que o tratamento específico da doença de Chagas encontra-se em fase de investigação. Apesar do real progresso alcançado nos últimos anos, ainda não foi possível estabelecer as linhas definidas da terapêutica da doença de Chagas.

As drogas utilizadas até o presente permitem efeitos supressivos, mas não curativos, isto é, podem diminuir muito ou mesmo suprimir a parasitemia no curso do tratamento e reduzi-la apreciavelmente no pós-tratamento, a ponto de negativar xenodiagnósticos. Mas isso não garante e não significa cura.

O objetivo básico é manter a ação supressiva da droga durante o maior período possível, não inferior a 60 dias, provocando a exaustão da infecção pelo *T. cruzi*. A extinção de todos os tripanossomos que, vindos dos tecidos, chegassem ao sangue, em repetidos ciclos, terminaria evitando a invasão de novas células e assim, pouco a pouco, conteria a infecção.

Outro fato a considerar são os aspectos regionais dessa parasitose, o que explica as diferentes respostas terapêuticas, mesmo usando-se o mesmo medicamento e esquemas iguais. Possivelmente, em função das peculiaridades das cepas do *T. cruzi,* deve-se levar em conta a irreversibilidade das lesões estabelecidas. O tratamento específico não poderá alcançá-las.

Não se deve realizar o tratamento sem que se possam estabelecer critérios prévios de controle, durante e após o uso do medicamento. É preciso o acompanhamento bem dirigido, nos diversos aspectos clínicos, eletrocardiográficos, radiológicos e, sobretudo, parasitológico e sorológico. Portanto, isso só poderá ser feito por médicos experientes nesse campo de atividade.

As indicações do tratamento começam a ser delineadas. Admite-se tratar: (a) pacientes na fase aguda; (b) indivíduos com a forma crônica indeterminada, com manifestações clínicas pouco expressivas e com xeno positivo. Chagásicos crônicos com parasitemia comprovada e em regime de carências imunitárias, como, por exemplo, no uso de imunossupressores, podem ser eventualmente tratados em função de critérios pessoais.

Numerosas drogas foram empregadas em tentativas de tratamento da doença de Chagas. No momento existem pelo menos três drogas que estão merecendo a atenção dos especialistas.

a. *Nifurtimox (Lampit)*. É um nitrofurânico, o único comercializado no Brasil e na Argentina. É encontrado sob a forma de comprimidos de 120 mg da substância básica. Deve ser empregado na dose de 8 a 10 mg/kg diariamente, durante 60 a 120 dias. Para crianças, a dose poderá ser maior, de 15 mg/kg por dia, e o período de uso poderá ser menor. Efeitos colaterais são frequentes e às vezes intensos: anorexia, náuseas, vômitos, epigastralgias, convulsões, tonturas, polineuropatias periféricas, manifestações cutâneas como eritrodermia esfoliativa.

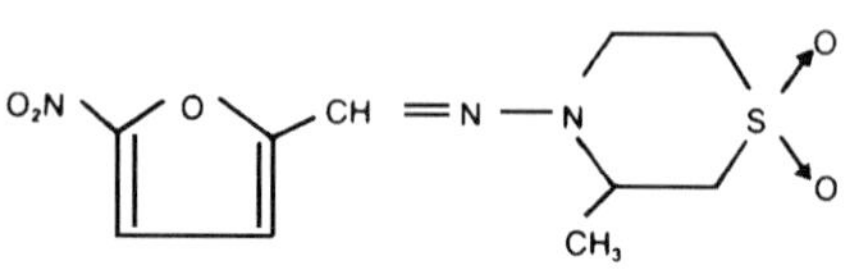

Fig. 109.8 Estrutura do nifurtimox.

b. *Benzonidazol*. Trata-se de um derivado nitroimidazólico, produzido pelo Laboratório Hoffmann La Roche. Não se encontra no comércio e tem sido usado apenas por pesquisadores. A dose preconizada é de 5 a 7,5 mg/kg de peso por dia, durante 60 dias; contudo, para alguns autores, a duração do tratamento não deve ultrapassar 30 dias. À elevação da dose correspondem melhores respostas terapêuticas, mas, em contrapartida, ocorrem efeitos tóxicos mais acentuados.

Os efeitos colaterais mais frequentes são: astenia, dor muscular, tonturas, náuseas, estados subfebris, parestesias, polineuropatias periféricas, erupções cutâneas do tipo eritema polimorfo não bolhoso e distúrbios da hematopoese (granulocitopenia e agranulocitose, diminuição de plaquetas, etc.). Tais efeitos são reversíveis. No entanto, as dores musculares e as manifestações de polineuropatia periférica podem persistir durante longos períodos.

c. *O 349-C-59*. É um derivado 8-aminoquinoleínico produzido pelo Laboratório Wellcome. Não é encontrado no comércio. A dose recomendada é de 3 mg/kg de peso por dia, durante 90 dias. Foram registrados efeitos colaterais como anorexia, emagrecimento, neutropenia, anemia, náuseas, vômitos, queda de pelos, calafrio e polineuropatia. Contudo, recentemente surgiram registros de que esse medicamento pode ter efeito teratogênico, o que limitou a continuação das pesquisas com a droga.

LEISHMANICIDAS

Introdução

Os protozoários do gênero *Leishmania* são capazes de produzir alterações na pele, nas mucosas, nas cartilagens e em algumas vísceras. A importância atual dessas protozooses é muito significativa, sobretudo quando se considera o problema no Brasil. Aspectos epidemiológicos básicos permanecem sem esclarecimento. O fato, porém, é que a doença parece estar em expansão no território nacional, embora não se tenha definido a sua verdadeira distribuição. Os meios de diagnóstico sorológico não satisfazem, e o diagnóstico parasitológico nem sempre é fácil. A terapêutica está na dependência de drogas de reconhecida toxicidade, caras e de eficácia nem sempre completa. Por outro lado, não se têm ainda definidos os critérios de cura, o que torna difícil aferir os resultados dos esquemas terapêuticos.

As drogas realmente eficientes são as mesmas tanto para a leishmaniose visceral como para a leishmaniose cutaneomucosa. No entanto, em ambas as situações, foram empregados outros medicamentos, com resultados que variaram em função dos autores e da região. Boas e más respostas se alternam com o mesmo medicamento, não apenas com aqueles habitualmente empregados como também com os que necessitam de mais estudos.

Tratamento da leishmaniose visceral

O tratamento específico da leishmaniose visceral se faz com os seguintes medicamentos:

ANTIMONIAIS

Os antimoniais trivalentes não são usados devido às graves manifestações tóxicas que podem produzir. Desse modo, são os pentavalentes os sais de antimônio que, no momento, são as drogas preferidas para o tratamento do calazar. Seu mecanismo de ação não está bem claro. *In vitro,* têm pequeno efeito sobre as leptomas, o que contrasta com os resultados clínicos. Questiona-se a possibilidade de estimularem mecanismos imunitários do indivíduo parasitado.

Os antimoniais pentavalentes utilizados são os seguintes:

a. *Antimoniato de N-metilglucamina (Glucantime)*. É o medicamento preferido. É apresentado em ampolas de 5 mL em solução estável a 30%, o que significa 300 mg/mL. Pode ser aplicado por via endovenosa ou intramuscular.

Habitualmente, emprega-se a dose de 100 mg/kg de peso/dia, objetivando-se alcançar a dose total de 10 vezes a dose diária. Assim, um

AMEBICIDAS. TRICOMONICIDAS. GIARDICIDAS. TRIPANOSSOMICIDAS. LEISHMANICIDAS

indivíduo de 60 kg deverá usar 6 g ou 20 mL de glucantime por dia e totalizar 60 g ou 200 mL. Iniciar com doses baixas – 2 a 5 mL por dia; aumentar progressivamente até atingir a dose diária prevista. Para evitar efeitos tóxicos, sobretudo em casos avançados e graves, e facilitar o seu uso em áreas rurais endêmicas, têm sido preconizados esquemas com doses menores de glucantime. Respostas satisfatórias são registradas com o emprego de 10 mL por semana, durante 5 semanas.

O antimoniato de N-metilglucamina, como todos os antimoniais pentavalentes, se absorve escassa e lentamente no trato digestivo. Pela via parenteral, sua ação é boa, e, no plasma, atinge níveis bem mais elevados que aqueles registrados com os antimoniais trivalentes. Significativas concentrações se verificam no fígado e no baço. A eliminação se faz pela urina.

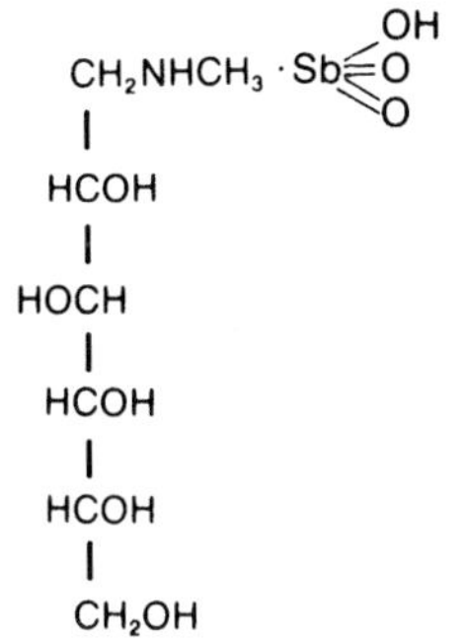

Fig. 109.9 Estrutura do glucantime.

Embora menos tóxico que os antimoniais trivalentes, o antimoniato de N-metilglucamina é também um fármaco capaz de produzir manifestações colaterais graves. Tratando-se de pacientes com a forma avançada e grave da doença, essa droga oferece grandes dificuldades para ser empregada. Registram-se, frequentemente, elevação dos resíduos nitrogenados e exacerbação das manifestações hemorrágicas, essas últimas componentes do quadro clínico da doença. O médico deve estar atento às complicações cardíacas, hepáticas e renais. Registram-se, também, cefaleia, inapetência, tosse, náuseas, vômitos, artralgias, mialgias e dores abdominais. É boa conduta tratar, preferencialmente, pacientes hospitalizados.

A realização de traçados eletrocardiográficos, as dosagens de ureia e creatinina e a determinação do tempo de protrombina, ao lado do acompanhamento clínico diário, são normas que devem sempre ser observadas quando se utiliza essa droga.

b. *Gliconato de sódio e antimônio (Pentostan, Solustibosan, Glucantamina, Bayer 561)*. Apresentado em ampolas de 2 mL em solução aquosa equivalente a 100 mg do sal por mililitro; ou em solução aquosa o medicamento pode ser utilizado por via venosa; em caso de suspensão oleosa, utiliza-se somente a via intramuscular. Na primeira eventualidade, preconiza-se a dose diária, para adultos ou crianças com mais de 30 kg, de 0,2 a 0,6 g, isto é, de 2 a 6 mL. Essa dose é repetida diariamente ou em dias alternados durante 6 a 8 dias; admite-se prolongar o tratamento por até 30 dias.

O gliconato de sódio e antimônio é considerado substância muito eficaz no tratamento do calazar. A toxicidade é baixa. Não é encontrado, no momento, no Brasil.

c. *Ácido aminofenilestibínico-dietilamina (Neostibosan, Bayer 693)*. Apresentado em ampolas sob a forma de pó, solúvel em água destilada. Tanto a via intramuscular como a endovenosa podem ser utilizadas. As doses são semelhantes às referidas para o gliconato de sódio e antimônio. A tolerabilidade é também boa. Não é encontrado no Brasil.

d. *Ureastibamina*. Utilizada somente por via venosa. A dose empregada é de 5 a 10 mL por dia, em dias alternados ou com intervalos maiores.

DIAMIDINAS AROMÁTICAS

Esses fármacos não são comercializados no Brasil. São lembrados como agentes muito poderosos na terapêutica das leishmanioses. Por isso, devem ser os medicamentos de escolha na eventualidade de se observar resistência com os antimoniais pentavalentes. Em contrapartida, devem ser empregados cautelosamente devido ao seu efeito tóxico (parestesias ou anestesias na área do 5.º par craniano, hipotensão, epigastralgia, vômitos, etc.).

a. *Isetionato de pentamidina (Lomidina)*. É a mais bem tolerada das diamidinas aromáticas. Pode ser administrada pela via intramuscular ou venosa. A dose diária não deve ultrapassar 4 mg/kg de peso. Quando se emprega a via intramuscular, a dose diária é de 3 mL; quando se utiliza a via endovenosa, a dose é de 5 a 10 mL. A dose total varia de 12 a 15 injeções.

b. *Diamidina-estilbeno (Stilbamidina)*. Mais poderoso e mais tóxico que o isetionato de pentamidina, deve por isso ser utilizado cautelosamente em doses progressivas e avaliando-se a sensibilidade do paciente. É administrado por via endovenosa, lentamente. A dose diária não deve ultrapassar 2 mg/kg de peso.

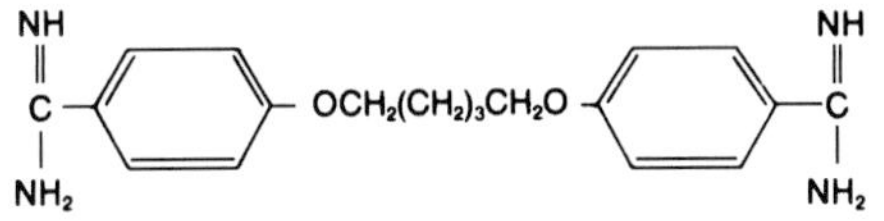

Fig. 109.10 Estrutura da lomidina.

ANFOTERICINA B

Representa uma opção a ser considerada. As dificuldades encontradas na sua aplicação e os marcantes efeitos tóxicos limitam muito o seu uso. No Brasil, devido à não existência das diamidinas aromáticas e dos antimoniais pentavalentes, outros que não o glucantime devem forçosamente ser indicados nos casos de resistência. É empregada unicamente pela via venosa, em perfusão muito lenta. A dose diária varia de 0,25 a 1 mg/kg de peso, e a dose total deve estar entre 15 e 25 mg/kg de peso. Apenas os médicos experientes com o seu uso podem empregá-la em pacientes obrigatoriamente hospitalizados.

Tratamento da leishmaniose cutaneomucosa

Os medicamentos utilizados no tratamento da leishmaniose cutaneomucosa são aqueles referidos para o tratamento da leishmaniose visceral. No entanto, algumas peculiaridades podem ser apontadas quando se estabelece um paralelo entre as duas doenças:

a. O fato de a leishmaniose cutaneomucosa comprometer pouco a pouco o estado geral e estruturas orgânicas vitais permite que os esquemas terapêuticos com os antimoniais pentavalentes sejam repetidos;
b. Na leishmaniose cutaneomucosa, a resistência é o fenômeno registrado com frequência maior. O tratamento de pacientes com leishmaniose cutaneomucosa alcança resultados excelentes e definidos em muitos casos, sobretudo quando as mucosas e cartilagens não são atingidas. Em contrapartida, observa-se resistência a qualquer tipo de tratamento, como é o caso da forma difusa. Entre esses extremos, situa-se variação de todos os tipos;
c. Os critérios de cura clínica, parasitológico e sorológico são mais difíceis de serem estabelecidos na leishmaniose cutaneomucosa;
d. Existe a possibilidade de se utilizarem na leishmaniose cutaneomucosa recursos terapêuticos nos locais das lesões cutâneas em certas áreas do organismo (extremidades, por exemplo). É o caso do calor, explorando a sensibilidade das leishmânias às pequenas alterações de temperatura;
e. Finalmente, na leishmaniose cutaneomucosa existe maior número de drogas, além das já referidas no caso do calazar, o que pode permitir algumas opções diferentes.

Entre muitas drogas que podem ser prescritas para tratar essa forma de leishmaniose, merecem ser lembradas as seguintes:

1. Pamoato de clicoquanil (Camolar) – é um antimalárico de depósito, aplicado em injeção intramuscular profunda, de uma só vez. A dose varia de 140 mg para crianças de 4 a 5 anos, 280 mg para aquelas com 5 a 10 anos e 350 mg para adultos e crianças com mais de 10 anos;
2. Rifampicina – usada na dose de 1.200 mg para adultos e de 20 mg/kg de peso para crianças, durante 30 dias;
3. Nifurtimox – usado na dose de 8 a 10 mg/kg de peso durante 25 a 30 dias;
4. Benzonidazol – pode ser empregado na dose de 5 a 8 mg/kg de peso durante 30 a 40 dias;
5. Niridazol (Ambilhar) – 25 mg/kg de peso por dia, durante 10 dias;
6. Metronidazol – dado em doses mais altas que as empregadas para o tratamento da amebíase;
7. Substâncias que estimulam mecanismos imunitários, como, por exemplo, o levamisol.

Contudo, todos esses medicamentos não conseguiram uma posição na prática clínica. Podem, eventualmente, ser empregados em casos de fracasso dos esquemas habituais ou em situação especial. Entretanto, em certas regiões, têm sido referidos bons resultados com alguns deles, como é o caso da rifampicina na Amazônia.

REFERÊNCIAS BIBLIOGRÁFICAS

1. AMATO NETO, V. Tratamento das protozooses. *Rev. Paul. Med.*, 81:93-104.
2. AMATO NETO, V., LEVI, G.C., VASCONCELOS, H.L. *Tratamento das Doenças Parasitárias*. Gremed, São Paulo, 1976.
3. BANK, S., BURNS, D.G., MARKS, I.N., STEIN, D. The clinical spectrum of amoebic colitis. *South Afr. Med. J.*, 45:219, 1971.
4. BIANCHI, A., OSELKA, G.W., LEVI, G.C. et al. Quimioterápicos na Prática Médica. Gremed, São Paulo, 1975.
5. BOCK, M., HABERKORN, A., HERLINGER, H., MAYER, K.H., PETERSEN, S. The structure-activity relationship of 4-(5'-nitrofurfurylidine-amino)-tetrahydro-4H-1,4 against Trypanosoma cruzi. *Arzneimittel Forsch.*, 22:1564-9, 1972.
6. CANFIELD, C.J., WHITING, E.G., HALL, W.H., MacDONALD, B.S. Treatment of acute falciparum malaria from Vietnam with trimethoprim and sulfalene. *Amer. J. Trop. Med. Hyg.*, 20:524-6, 1971.
7. CONAN Jr., N.J. Chloroquine in amebiasis. *Amer. J. Trop. Med.*, 28:107-10, 1948.
8. COSAR, C., JULOU, L. Activité de l'(hydroxy-2'ethyl)-methyl-2 nitro-5 imidazole (8,823 R. P) vis-à-vis des infections expérimentales à Trichomonas vaginalis. *Ann. Inst. Pasteur*, 96: 238-41, 1959.
9. COURA, J.R. Progressos da terapêutica antiparasitária. *Trib. Med.*, 14: 13-24, 1971.
10. CURD, F.H.S., DAVEY, D.G., ROSE, F.L. Studies on synthetic antimalarial drugs. II. General chemical considerations. *Ann. Trop. Med. Parasit.*, 39:157-64, 1945.
11. CURD, F.H.S., DAVEY, D.G., ROSE, F.L. Some biguanide derivatives as new types of antimalarial substances with both therapeutic causal prophylatic activity. *Ann. Trop. Med. Parasit.*, 39:208-16, 1945.
12. DAVEY, D.G. Chemotherapy of malaria. Part. 1. Biological basis of testing methods. In: SCHNITZER, R.J., HAWKING, F. (eds.). *Experimental Chemotherapy*. Academic Press, New York, 1963.
13. ELDERFIELD, R.C. et al. Alkylaminoalkyl of 8-aminoquinoline. *J. Amer. Chem. Soc.*, 68:1524-9, 1946.
14. *Evaluations of Drug Interactions*. 2nd ed. American Pharmaceutical Association, Washington, 1976.
15. FERONE, R. Altered dihydrofolate reductase in a strain of pyrimethamine resistant Plasmodium berghei. *Fed. Proc. Fed. Amer. Soc. Exp. Biol.*, 28:847, 1969.
16. FITCH, C.D. Plasmodium falciparum in owl monkeys: drug resistance and chloroquine binding capacity. *Science* (Washington), 169:289-290. 1970.
17. FORSYTH, D.M. The treatment of amoebiasis: a field study of various methods. *Trans. R. Soc. Trop. Med. Hyg.*, 56:400-3, 1962.
18. HAWKING, F. Chemotherapy of trypanosomiasis. *In:* SCHNITZER, R.J., HAWKING, F. (eds.). *Experimental Chemotherapy*. Academic Press. New York, 1963. v. 1, p. 129-56.
19. HENDRICKSE, R.G. Dysentery including amoebiasis. *Brit. Med. J.*, 1:248, 1973.
20. HOMEWOOD, C.A., WARHURST, D.C., PETERS, W., BAGGALEY, Y.C. Lysosomes, pH and the antimalarial action of chloroquine. *Nature* (London), 235:50-2, 1972.
21. JACK, D.B., RIESS, W. Pharmacokinetics of iodochlorhydroxyquin in man. *J. Pharm. Sci.*, 62:1929-32, 1973.
22. KATZ, M. Parasitic infections. *J. Pediatrics*, 87:165, 1975.
23. MILLER, M.S. Protozoan and helminth parasites – A review of current treatment. In: BURGER, A., AHLQUIST, R.P., ARCHER, S. et al. *Progress in Drug Research*. Birkhauser Verlag, Basel, 1976. p. 433-64.
24. NOGUEIRA, Jr., A. Antimaláricos: estado atual do seu emprego. *Ars Curandi*, 5:33-4, 1982.
25. POWELL, S.J. The cardiotoxicity of systemic amebicides: a comparative electrocardiographic study. *Amer. J. Trop. Med. Hys.*, 16:447-50, 1967.
26. POWELL, S.J., WILMOT, A.J., MacLEOD, I.N., ELDSONDEW, R. A comparative trial of dehydrometine hydrochloride in identical dosage in amoebic liver abscess. *Ann. Trop. Med. Parasit.*, 61:26-8, 1967.
27. *Quimioterapia del paludismo y resistencia a los medicamentos antipalúdicos*. Org. Mund. Salud, Ser. Inf. Técn., 529, 1973.
28. ROBERTSON, D.H.H. Chemotherapy of African trypanosomiasis. *The Practitioner*, 188:80-3, 1962.
29. ROBERTSON, D.H.H. A trial of Mel W in the treatment of Trypanosoma rhodesiense sleeping sickness. *Trans. R. Soc. Trop. Med. Hyg.*, 57:274-89, 1963.
30. ROLLO, I.M. Diversos medicamentos utilizados no tratamento de infecções por protozoários. *In:* GOODMAN, L.S., GILMAN, A. *As Bases Farmacológicas da Terapêutica*. 5ª ed., Guanabara Koogan, Rio de Janeiro, 1978. p. 960-7.
31. ROLLO, I.M. Medicamentos usados na quimioterapia da malária. *In:* GOODMAN, L.S., GILMAN, A. *As Bases Farmacológicas da Terapêutica*. 5ª ed. Guanabara Koogan, Rio de Janeiro, 1978. p. 929-49.
32. ROLLO, I.M. Substâncias usadas na quimioterapia da amebíase. *In:* GOODMAN, L.S., GILMAN, A. *As Bases Farmacológicas da Terapêutica*. 5ª ed. Guanabara Koogan, Rio de Janeiro, 1978. p. 949-59.
33. ROLLO, I.M. WILLIAMSON, J. Acquired resistance to mebarsen, tryparsamide and amidines in pathogenic trypanosomes after treatment with melarsen alone. *Nature* (London), 167:147-8, 1951.
34. SHERLOCK, S. *Diseases of the Liver and Biliary System*. 5th ed. Blackwell, Oxford, 1975.
35. STAMBAUCH, J.E., FEO, L.G., MANTHEI, R.W. The isolation and identification of the urinary oxidative metabolites of metronidazole in man. *J. Pharmacol. Exp. Ther.*, 1611:373-81, 1968.
36. THOMPSON, P.E., WERBEL, L.M. *Antimalarial Agents. Chemistry and Pharmacology*. Academic Press, New York, 1972.
37. Warning on diidrohydroxyquin. *Medical Letter*, 16:71-2, 1974.

110

Anti-helmínticos

José Carlos Bina

INTRODUÇÃO

A terapêutica anti-helmíntica tem apresentado apreciáveis progressos ao longo do último século, sobretudo nas duas últimas décadas, com a introdução de novas drogas cada vez mais próximas do anti-helmíntico ideal, ou seja, aquele que reúna as seguintes características: (1) capacidade de alcançar o parasito onde ele se encontre, no intestino, no sangue ou nos tecidos; (2) ação deletéria sobre o helminto; (3) boa tolerância pelo hospedeiro; (4) utilização em dose única ou em esquemas de curta duração; (5) amplo espectro de ação, cobrindo o maior número possível de helmintos; (6) preço reduzido; (7) possibilidade de tratamento em massa, sem inconvenientes ou grandes dificuldades; (8) possibilidade de uso profilático, de forma cômoda.

Apesar de ainda não se ter descoberto esse anti-helmíntico ideal, enormes avanços vêm sendo observados desde que Fayard, em 1949, introduziu o hexa-hidrato de piperazina para o tratamento da ascaridíase, embora as experiências clínicas com a piperazina remontem à última década do século XIX, quando foi empregada no tratamento da gota, da litíase urinária e do reumatismo, na suposição de que aumentaria a solubilidade dos uratos e a excreção do ácido úrico. Antes da piperazina, utilizavam-se nematicidas naturais, como óleo de quenopódio, santonina, ácido caínico e papaína. Mais remotamente ainda, os anti-helmínticos eram utilizados empiricamente desde a antiguidade em preparados à base de vegetais, encontrando-se a primeira referência escrita a um anti-helmíntico no próprio papiro de Ebers, datado provavelmente de 1550 a.C., que se refere ao uso da infusão da casca de romeira, *Punica granatum*, para um tratamento do *heltu*, helmintíase comum no Egito antigo.

Importantes estudos da biologia e fisiologia dos helmintos, bem como a utilização de técnicas adequadas para a avaliação e o controle da atividade anti-helmíntica de drogas, têm contribuído para o descobrimento e o uso clínico de novas substâncias dotadas de maior especificidade, melhor tolerância e, mais recentemente, dotadas também de amplo espectro de ação.

PRINCIPAIS DROGAS USADAS NA TERAPÊUTICA ANTI-HELMÍNTICA

Anti-helmínticos são drogas utilizadas para o tratamento das helmintíases – doenças provocadas por vermes parasitas –, conhecidas em geral como vermicidas ou vermífugos, conforme destruam ou simplesmente provoquem a expulsão dos vermes. Na verdade, essa distinção é meramente arbitrária, uma vez que o mesmo anti-helmíntico pode manifestar ambas as ações.

A terapêutica anti-helmíntica pode ser dividida em quatro períodos: empírico, clássico, moderno e atual.

O período empírico ou primitivo compreende o período que vai desde a mais remota antiguidade até fins do século XIX, em que povos da Ásia, Europa e América já utilizavam anti-helmínticos. Assim é que existem referências ao uso de *Areca catechu, Carica papaya, Brayera antihelmintica, Chenopodium ambrosioides*, o látex do *Ficus glabrata*, a semente de *Cucurcita pepo, Artemisia* etc.

O período clássico caracterizou-se pelo emprego de drogas de pequena eficácia, mal toleradas e tóxicas, como, por exemplo, o óleo de quenopódio, extrato etéreo de feto macho, violeta de genciana, quinacrina e tetracloreto de carbono.

O período moderno teve início com a descoberta das propriedades anti-helmínticas da piperazina e se prolongou com a introdução de várias outras drogas ainda em uso clínico corrente, como tetracloroetileno, dietilcarbamazina, iodeto de ditiazanina, hidroxinaftoato de befênio, pamoato de pirvínio, tiabendazol, clorossalicilamida e niridazol.

Finalmente, o período atual representa a fase da descoberta de drogas de alta eficácia, bem toleradas e pouco tóxicas, algumas com largo espectro anti-helmíntico, representando real progresso na terapêutica das helmintíases. Dentre elas destacamos: tetramisol, pamoato de pirantel, mebendazol, oxamniquina e praziquantel.

Neste capítulo, vamos relacionar as propriedades básicas com as características farmacológicas dos principais anti-helmínticos disponíveis no Brasil e o uso clínico dessas drogas nas helmintíases existentes em nosso meio.

Os principais anti-helmínticos utilizados na prática clínica encontram-se relacionados no Quadro 110.1, e sobre eles discorreremos a seguir.

Albendazol

É um derivado imidazólico com amplo espectro de ação, pois é eficaz no tratamento da ascaridíase, enterobíase, tricocefalíase e ancilostomíase, entre os nematoides, sendo recentemente utilizado como droga preferida no tratamento da cisticercose. Sua ação é precária na estrongiloidíase. É o fármaco mais ativo para tratar a ancilostomíase, porém não constituiu progresso no tratamento da tricocefalíase.

Quadro 110.1 Principais anti-helmínticos utilizados na prática médica

Albendazol	Oxamniquina
Cambendazol	Oxipirantel
Clorossalicilamida	Pamoato de pirantel
Diclorofeno	Pamoato de pirvínio
Dietilcarbamazina	Piperazina
Hidroxinaftoato de befênio	Praziquantel
Ivermectina	Tetramisol
Mebendazol	Tiabendazol

FARMACOCINÉTICA

O albendazol pode ser absorvido irregularmente pelo tubo gastrointestinal após administração por via oral, sendo então metabolizado pelo fígado.

FARMACODINÂMICA

O albendazol atua inibindo a captação de glicose associada a uma depleção de glicogênio e diminuição do ATP, que é essencial para a sobrevida e a reprodução dos parasitos. É essa ação bloqueadora a responsável pelo amplo espectro da droga. Quando absorvido, distribui-se por vários tecidos, inclusive cistos hidáticos e o sistema nervoso central, o que explica sua ação terapêutica na hidatidose e na cisticercose.

TOXICIDADE

Produz poucos efeitos colaterais quando utilizado para tratamento de helmintoses intestinais. Nos tratamentos prolongados, como acontece na cisticercose, podem-se observar elevação das transaminases e icterícia por colestase, retornando à normalidade após o tratamento. Outros efeitos colaterais também são mencionados nos tratamentos prolongados: febre, queda de cabelo, leucopenia e plaquetopenia. Por ser teratogênico e embriotóxico, não deve ser usado em gestantes.

VIAS DE ADMINISTRAÇÃO E POSOLOGIA

A via de administração é a oral, e a posologia depende do que se deseja tratar. Nos nematoides, utiliza-se a dose única de 400 mg para adultos e crianças com mais de 2 anos de idade. Na cisticercose recomenda-se a posologia de 15 mg/kg/dia, durante 28 dias, associado a corticosteroides.

Encontra-se disponível sob a forma de comprimidos de 200 mg (embalagem com 2 comprimidos) e suspensão de 40 mL contendo 400 mg.

Cambendazol

O cambendazol é o 2-(4-tiazolil)-5-isopropoxicarbonilaminobenzimidazol, cuja fórmula estrutural (Fig. 110.1) é muito parecida com a do tiabendazol.

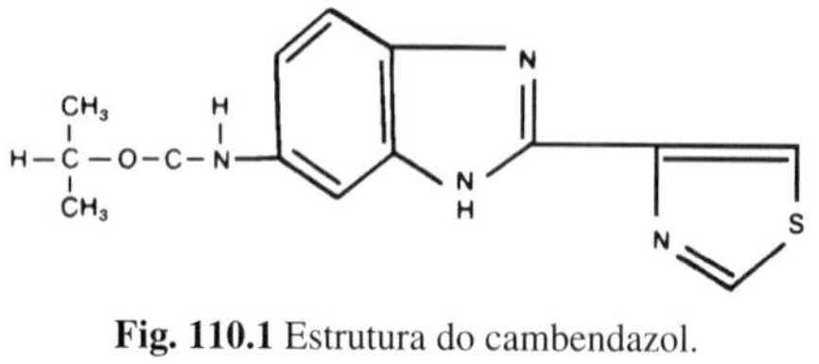

Fig. 110.1 Estrutura do cambendazol.

É uma droga específica para tratamento da estrongiloidíase. Dos ensaios clínicos já publicados na literatura, chegou-se ao consenso de que o melhor esquema terapêutico é o de 5 mg/kg, em dose única por via oral. Esse esquema associa a eficácia de 90% a 100% e uma tolerabilidade excelente, pois apenas cerca de 30% dos pacientes tratados apresentam reações de intolerância. Na grande maioria das vezes esses efeitos colaterais são leves a insignificantes e representados por distúrbios gastrointestinais, astenia, tontura e sonolência. Sua eficácia em dose única está relacionada com sua ação vermicida, larvicida e ovicida.

Clorossalicilamida

A clorossalicilamida ou niclosamida é uma droga específica para o tratamento das teníases (*Taenia solium* e *Taenia saginata*), da himenolepíase (*Hymenolepis nana* e *Hymenolepis diminuta*) e da difilobotríase (*Diphyllobothrium latum*).

QUÍMICA

Trata-se da N-(2-cloro-4'-nitrofenil)-5-clorossalicilamida, cuja fórmula estrutural é mostrada na Fig. 110.2.

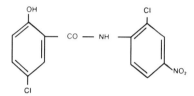

Fig. 110.2 Estrutura da clorossalicilamida.

Apresenta-se sob a forma de pó branco-amarelado, inodoro, insípido e insolúvel na água.

FARMACOCINÉTICA

A clorossalicilamida não é absorvida pelo tubo digestivo e não apresenta efeito irritante direto sobre as mucosas.

FARMACODINÂMICA

A clorossalicilamida atua quase exclusivamente contra os cestoides, havendo relatos de sua ação anti-helmíntica também contra o *Enterobius vermicularis*. Os vermes afetados pela droga tornam-se mais sensíveis às enzimas proteolíticas do hospedeiro, devido à inibição da fosforilação oxidativa ao nível das mitocôndrias, provocando sua morte por contato e favorecendo, assim, após a administração da dose eficaz, a eliminação do escólex e das proglotes parcialmente digeridos.

TOXICIDADE

A clorossalicilamida é desprovida de efeitos colaterais, sendo bem tolerada pelos pacientes que dela fazem uso. Não se observam efeitos tóxicos no fígado, rins e medula óssea. Praticamente não existem contraindicações ao seu uso, podendo mesmo ser administrada durante a gestação. Entretanto, nas proglotes, existe o perigo potencial de pacientes infectados pela *T. solium* passarem a desenvolver cisticercose, já que as proglotes mortas são digeridas, com liberação de ovos viáveis na luz intestinal. Esse inconveniente pode ser superado pela administração de um purgativo 2 horas após o uso da droga, quando então as proglotes serão eliminadas antes de sofrerem o processo de digestão.

VIAS DE ADMINISTRAÇÃO E POSOLOGIA

A clorossalicilamida é administrada por via oral, e seu emprego deve ser cercado de recomendações especiais visando a melhores resultados terapêuticos.

No tratamento das teníases, a dose recomendada para adultos é de 2 g, divididos em 2 tomadas, com intervalo de 1 hora, em jejum. Os comprimidos, com sabor de baunilha, devem ser mastigados prolongadamente e deglutidos com o mínimo possível de água. Duas horas após, deve-se tomar um purgativo salino, podendo-se reiniciar a alimentação após a primeira evacuação intestinal. Na véspera do tratamento, recomenda-se uma dieta leve e no jantar, apenas chá e suco de frutas. Para crianças entre 2 e 7 anos de idade, a dose recomendada é a metade da do adulto, reduzindo-se para um quarto no caso de crianças com menos de 2 anos de idade, respeitando-se, porém, as mesmas recomendações feitas para o adulto.

No tratamento da himenolepíase, utiliza-se a dose de 1 g, dividido em 2 tomadas com intervalo de 1 hora, durante 6 a 7 dias. O medicamento deverá ser tomado em jejum, e a alimentação será reiniciada 1 hora após a segunda dose. Não há necessidade aqui dos preparativos da véspera, bem como do uso de laxativos. Para crianças com menos de 7 anos de idade, recomenda-se a metade da dose preconizada para adultos.

No tratamento da difilobotríase, utilizam-se esquemas semelhantes aos recomendados para as teníases.

Encontra-se disponível comercialmente sob a forma de comprimidos contendo 500 mg da substância.

Diclorofeno

Usado inicialmente como tenicida em terapêutica veterinária, o diclorofeno foi posteriormente introduzido na terapêutica humana de pacientes infestados por *T. solium, T. saginata* e *D. latum*.

QUÍMICA

O diclorofeno é o 2,2'-di-hidroxi-5,5'-diclorodifenilmetano, cuja fórmula estrutural é mostrada na Fig. 110.3.

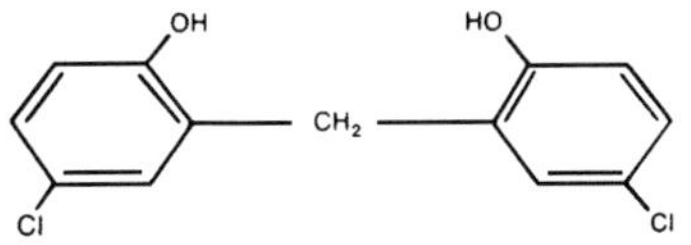

Fig. 110.3 Estrutura do diclorofeno.

Apresenta-se sob a forma de pó ou creme, com odor e sabor levemente fenólicos, e é quase insolúvel na água.

FARMACOCINÉTICA

O diclorofeno não é absorvido no tubo gastrointestinal, e ele próprio possui leve ação laxativa.

FARMACODINÂMICA

O diclorofeno é um verdadeiro tenicida, matando e desintegrando os vermes que, sob a ação dos sucos digestivos, sofrem um processo de digestão, sendo eliminados nas fezes fragmentos informes. Esse fato dificulta o controle de cura, razão pela qual os pacientes tratados com essa droga devem ser acompanhados para, ao final de 3 meses – tempo necessário para o reinício da eliminação das proglotes pelas fezes –, serem repetidos os exames de fezes para avaliação do resultado terapêutico. O exato mecanismo de ação do diclorofeno não é conhecido.

TOXICIDADE

O diclorofeno é bem tolerado na maioria das vezes. Distúrbios gastrointestinais leves – náuseas, vômitos, diarreias e cólica intestinal –, além de urticária e prostração, têm sido descritos algumas vezes. Icterícia tem sido raramente descrita após o uso do medicamento, o que faz supor que pelo menos uma pequena fração da droga pode sofrer absorção intestinal. Está contraindicado em pacientes com hepatopatias, na gravidez, na aterosclerose e em estados febris.

Do mesmo modo como foi descrito para a clorossalicilamida, há possibilidade de autoinfecção interna e risco de cisticercose, uma vez que também essa droga não apresenta ação sobre os ovos dos vermes contidos nas proglotes.

VIAS DE ADMINISTRAÇÃO E POSOLOGIA

O diclorofeno é usado por via oral, em jejum, reiniciando-se a alimentação 4 horas após. Um dos esquemas mais eficazes é o que recomenda a dose de 75 mg/kg de peso corporal por dia, durante 2 a 3 dias consecutivos, não ultrapassando a dose máxima diária de 6 g. Outro esquema prático é o que indica, para crianças e adultos, a dose de 500 mg para cada 8 kg de peso corporal. Dispensa o uso prévio e posterior de laxativos.

O diclorofeno é, pois, droga eficaz no tratamento das infestações por *T. solium* e *T. saginata*. Os índices de cura nas infestações por *H. nana* e *D. latum* são inferiores aos que se observam com a clorossalicilamida.

Encontra-se disponível comercialmente sob a forma de comprimidos contendo 500 mg de substância.

Dietilcarbamazina

A dietilcarbamazina é um derivado da piperazina empregado no tratamento da filaríase.

QUÍMICA

Embora a piperazina não substituída não exerça nenhuma ação filaricida, essa atividade aparece quando um radical carbetoxi é inserido na posição 1. Depois de obtidos vários homólogos e outras substituições, concluiu-se que o mais eficaz era a dietilcarbamazina, que é o citrato di-hidrogenado do N,N-dietil-4-metil piperazinassorboxamina, cuja fórmula estrutural é mostrada na Fig. 110.4.

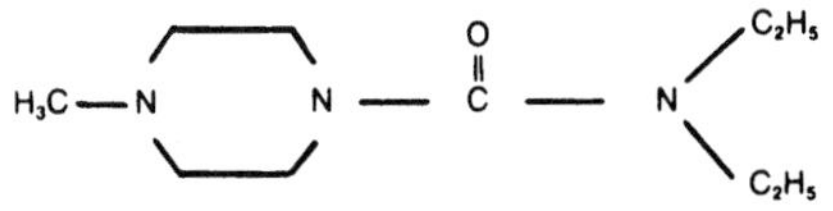

Fig. 110.4 Estrutura da dietilcarbamazina.

Apresenta-se sob a forma de sólido cristalino, incolor, de desagradável sabor adocicado, muito solúvel em água.

FARMACOCINÉTICA

A dietilcarbamazina é absorvida pelo tubo gastrointestinal e eliminada quase completamente pela urina, principalmente sob a forma de metabólitos. Nas 3 primeiras horas de uma dose por via oral, a droga alcança sua concentração máxima no sangue, para desaparecer completamente em 48 horas. Distribui-se quase uniformemente pelo organismo, exceto o tecido gorduroso, onde há tendência à acumulação com a administração de doses repetidas.

FARMACODINÂMICA

O mecanismo de ação parece dever-se à sensibilidade das microfilárias, tornando-as suscetíveis à fagocitose pelos macrófagos fixos do sistema reticuloendotelial, uma vez que o medicamento não é filaricida *in vitro*. O medicamento causa o desaparecimento rápido das microfilárias de *Wuchereria bancrofti, Wuchereria malayi* e *Loa loa* do sangue humano e das microfilárias de *Onchocerca volvulus* da pele. Não tem ação sobre as microfilárias de *W. bancrofti* existentes numa hidrocele, nem sobre as microfilárias de *O. volvulus* nos gânglios linfáticos. Tem pequena ação sobre *O. volvulus* adultos, e há indícios de que elimina as *W. bancrofti* adultas, existindo provas definitivas de que mata os vermes adultos de *W. malayi* e *Loa loa*.

TOXICIDADE

A dietilcarbamazina é praticamente atóxica. Experimentos em animais demonstraram um efeito vasopressor de curta duração após a administração intravenosa de doses terapêuticas da droga, enquanto doses tóxicas podem causar vômitos, tremores musculares e convulsões.

Durante o tratamento com a dietilcarbamazina, podem ocorrer dois tipos de reações: (a) decorrentes diretamente do medicamento, que são frequentes, porém leves, não impedindo a continuação do tratamento, e que se traduzem por tonturas, sonolência, astenia, cefaleia, anorexia, náuseas e vômitos; (b) decorrentes de reações de hipersensibilidade secundárias à morte dos vermes, traduzidas por febre, erupção pruriginosa, infartamento ganglionar doloroso, edema e dores articulares. Essas reações de hipersensibilidade são particularmente frequentes nos pacientes de oncocercíase e duram em média 5 dias, após os quais desaparecem, apesar da continuidade do tratamento. Quase todos os pacientes apresentam leucocitose nos primeiros dias que se seguem ao tratamento, e a eosinofilia que esses doentes normalmente apresentam se exacerba por curto período durante o tratamento.

Praticamente não há contraindicações ao uso da dietilcarbamazina; entretanto, alguns cuidados devem ser observados com o intuito de debelar os sintomas relacionados com os fenômenos de hipersensibilidade.

1114 FARMACOLOGIA

Quando esses sintomas são acentuados, podem-se administrar 20 a 30 mg de prednisona por dia, desde 48 horas antes até o 4º ou 5º dia do tratamento. Com esse mesmo objetivo, aconselha-se o uso de colírio de hidrocortisona a 5% nos pacientes que apresentam oncocercíase com complicações oculares e que vão ser submetidos a terapêutica específica.

VIAS DE ADMINISTRAÇÃO E POSOLOGIA

A dietilcarbamazina é administrada por via oral em esquemas posológicos variáveis, na dependência da espécie de filária a ser tratada.

O esquema recomendado para os pacientes infectados pela *W. bancrofti* é de 6 mg/kg/dia, subdivididos em 3 frações iguais, após as refeições, durante 21 dias.

Para o tratamento da oncocercíase, pode-se recomendar o mesmo esquema referido anteriormente, porém deve-se observar a seguinte posologia para os 3 primeiros dias do tratamento:

1º dia: 0,5 mg/kg/dia, de uma só vez;
2º dia: 1 mg/kg/dia, dividido em 2 tomadas;
3º dia: 3 mg/kg/dia, divididos em 3 tomadas.

O objetivo dessa precaução inicial é evitar ou diminuir as reações de hipersensibilidade, principalmente nos pacientes com lesões oculares. Quase sempre são necessárias outras séries de tratamento.

A dietilcarbamazina também tem-se mostrado útil no tratamento da *larva migrans*, na dose de 6 mg/kg/dia durante 30 dias. Encontra-se disponível comercialmente sob a forma de xarope contendo 150 mg/5 mL (cada mL = 30 mg) e comprimidos de 50 e 100 mg.

Ivermectina

A ivermectina é um derivado dos *avermectins*, uma nova classe de 16-lactonas, amplamente utilizado em medicina veterinária e que, ultimamente, teve sua utilização estendida também aos seres humanos.

QUÍMICA

A ivermectina é o Mectizan, também chamado 22,23 di-hidroavermectin B1a, um semissintético análogo de avermectin B1a (Abamectin), um inseticida desenvolvido para amplo manejo e cuja fórmula estrutural é mostrada na Fig. 110.5.

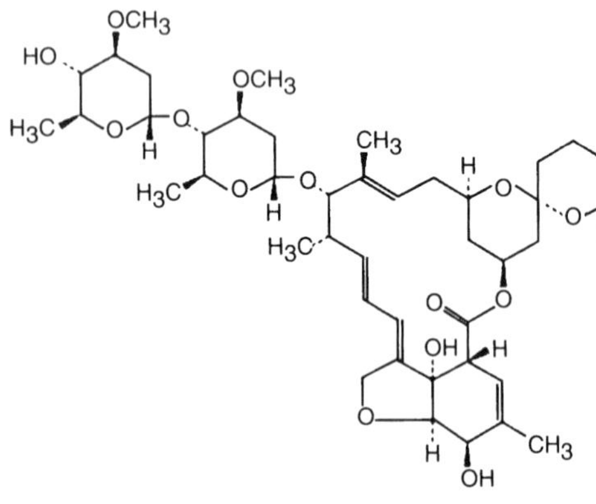

Fig. 110.5 Estrutura da ivermectina.

Atualmente, a ivermectina está sendo usada para controlar e tratar um amplo espectro de infecções causadas por nematoides e artrópodos – insetos, carrapatos e ácaros – que flagelam o gado e animais domésticos. Em seres humanos, é a droga preferida para controle e tratamento em massa de oncocercíase e, de acordo com vários trabalhos em andamento, da filariose linfática. Adicionalmente, a ivermectina é também eficaz para tratar a estrongiloidíase em dose única e várias outras infecções humanas causadas por nematoides. É considerada melhor do que o tiabendazol para o tratamento da estrongiloidíase.

A droga é muito bem tolerada tanto por animais quanto por seres humanos, porém, até o momento, não deve ser utilizada em crianças com menos de 5 anos de idade e em gestantes.

FARMACOCINÉTICA

Em seres humanos, os níveis plasmáticos máximos são atingidos em 4 horas após a administração oral. A excreção se faz de forma quase inalterada e quase totalmente pelas fezes, dissolvida na bile, por sua alta lipossolubilidade. A metabolização é hepática, e a maior concentração tissular é encontrada no fígado e tecido adiposo.

FARMACODINÂMICA

O mecanismo de ação da ivermectina consiste em provocar a imobilização dos vermes, induzindo uma paralisia tônica da musculatura.

Em seres humanos, já ficou demonstrada sua eficácia terapêutica contra *Onchocerca volvulus, Wuchereria bancrofti, Strongyloides stercoralis, Ascaris lumbricoides, Enterobius vermicularis* e *Trichurus trichiura*, entre os nematoides, além de eficácia também comprovada na escabiose, pediculose e *larva migrans*.

TOXICIDADE

A ivermectina é uma droga bastante segura para os mamíferos. As reações adversas quase sempre resultam da morte das microfilárias e estão diretamente relacionadas com a carga parasitária e o tempo de evolução da doença. Como não existem estudos sobre sua ação teratogênica em humanos, a ivermectina deve ser evitada durante a gravidez e a amamentação.

VIAS DE ADMINISTRAÇÃO E POSOLOGIA

A dose recomendada para o tratamento é de 200 µg/kg de peso corporal em uma única dose oral. Na oncocercose e na filariose linfática, recomenda-se a repetição anual da dose.

O quadro a seguir apresenta a orientação da dose.

Peso corporal (kg)	Dose oral única
15 a 24	½ comprimido
25 a 35	1 comprimido
36 a 50	1 ½ comprimido
51 a 65	2 comprimidos
66 a 79	2 ½ comprimidos
80	200 µg/kg

Hidroxinaftoato de befênio

O befênio, em geral utilizado sob a forma de hidroxinaftoato, é um medicamento útil nas infecções causadas por *Ancylostoma duodenale, Ascaris lumbricoides* e *Trichostrongylus* sp.

QUÍMICA

O hidroxinaftoato de befênio é o 3-hidroxil-2-naftoato de benzidimetil-2-fenoxetilamônio, cuja fórmula estrutural é mostrada na Fig. 110.6.

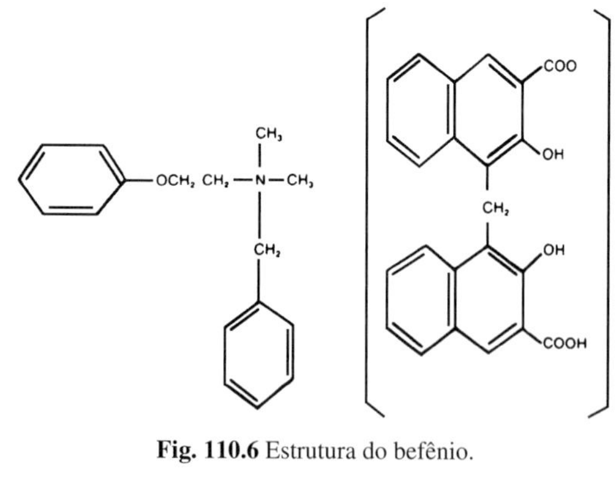

Fig. 110.6 Estrutura do befênio.

Apresenta-se sob a forma de uma substância cristalina de cor amarelo-clara, tem sabor amargo e é pouco solúvel na água.

FARMACOCINÉTICA

O hidroxinaftoato de befênio é muito pouco absorvido pelo tubo gastrointestinal, tanto que, após a administração de 1 g do sal básico, menos de 0,5% é recuperado na urina em 24 horas.

FARMACODINÂMICA

O mecanismo de ação do befênio não é conhecido. Parece ser mais ativo contra os vermes que se desenvolvem na mucosa do que na luz intestinal. Sua ação terapêutica se faz muito mais eficazmente contra o *A. duodenale* que contra o *N. americanus*. O *A. lumbricoides*, sob a ação dessa droga, sofre excitação inicial, seguida de paralisia e resposta deficiente à ação da acetilcolina.

TOXICIDADE

O hidroxinaftoato de befênio é uma droga bem tolerada. O gosto amargo do medicamento pode provocar náuseas e vômitos. Além disso, são referidas, infrequentemente, tonturas, dor abdominal e diarreia. Não existem contraindicações absolutas ao uso do befênio, devendo-se, entretanto, evitar seu uso em crianças de baixa idade com anemia acentuada, vômitos intensos e desidratação.

VIAS DE ADMINISTRAÇÃO E POSOLOGIA

O hidroxinaftoato de befênio é usado por via oral em jejum, ou 2 horas após a última refeição, em dose única de 5 g, independentemente do peso corporal e da idade, exceto em crianças pequenas com menos de 20 kg, para as quais se recomenda a metade da dose.

Encontra-se disponível comercialmente sob a forma de comprimidos de 500 mg e grânulos aromatizados contendo 2,5 a 5,0 g do sal.

Mebendazol

O mebendazol, derivado benzimidazólico, representa real progresso no arsenal terapêutico anti-helmíntico, tanto por sua elevada eficácia e excelente tolerabilidade como também por seu amplo espectro de ação contra nematoides – *A. lumbricoides, Trichocephalus trichiurus, Enterobius vermicularis, Ancylostoma duodenale, Necator americanus* – e cestoides –, *Taenia solium* e *Taenia saginata*.

QUÍMICA

O mebendazol é o metil N-[5(6)-benzoil-2-benzimendazolil] carbamato, e apresenta a fórmula estrutural mostrada na Fig. 110.7.

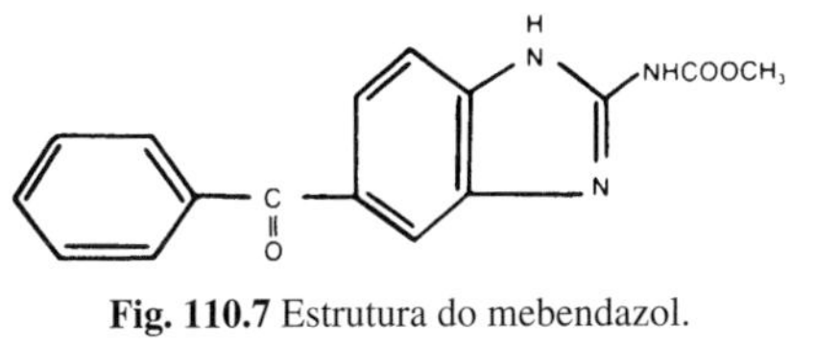

Fig. 110.7 Estrutura do mebendazol.

Apresenta-se como pó amorfo, de coloração amarelada, sabor desagradável, muito pouco solúvel em água e na maioria dos solventes orgânicos.

FARMACOCINÉTICA

O mebendazol é pouco absorvido pelo tubo gastrointestinal, recuperando-se cerca de 10% na urina, sob a forma de derivado descarboxilado, após 24 a 48 horas da administração de uma dose oral.

FARMACODINÂMICA

O mebendazol apresenta mecanismo de ação semelhante ao do albendazol.

TOXICIDADE

Não produz efeitos tóxicos sistêmicos, e é uma droga de excelente tolerabilidade. Dor abdominal passageira e diarreia têm sido descritas raramente, na maioria das vezes em pacientes com infecções maciças. Praticamente não existem contraindicações ao uso da droga, embora se recomende não a indicar durante a gestação, por falta, ainda, de estudos sobre sua ação teratogênica.

VIAS DE ADMINISTRAÇÃO E POSOLOGIA

O mebendazol é usado por via oral, na dose de 100 mg 2 vezes ao dia, durante 3 dias consecutivos, independentemente do peso ou da idade do paciente. Trabalhos recentes têm demonstrado que sua eficácia aumenta quando o medicamento é ingerido longe do horário das refeições.

Segundo Katz & Zicker, nas teníases, deve-se utilizar o esquema de 200 mg 2 vezes ao dia, durante 4 dias consecutivos.

Encontra-se disponível comercialmente sob a forma de comprimidos de 100 mg e xarope contendo 100 mg/5 mL.

Oxamniquina

A atual droga de escolha para o tratamento da esquistossomose mansônica no Brasil é a oxamniquina, um derivado da tetra-hidroquinoleína.

QUÍMICA

A oxamniquina foi obtida em 1972 por Kaye & Woolhouse, através da hidroxilação microbiológica na presença do *Aspergillus sclerotiorum* e da 2-aminometiltetra-hidroquinoleína, dando origem ao composto 6-hidroximetil-2-isopropilaminometil-7-nitro-1,2,3,4-tetra-hidroquinoleína, cuja fórmula estrutural é mostrada na Fig. 110.8.

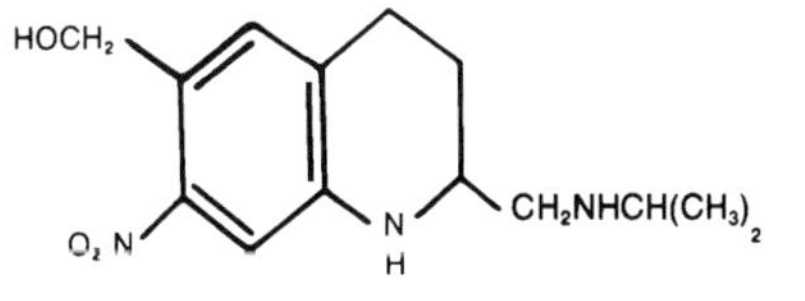

Fig. 110.8 Estrutura da oxamniquina.

Apresenta-se como sólido cristalino de cor alaranjada, com peso molecular de 279,3, ponto de fusão de 151-152°C e solubilidade em água de 0,03% (peso/volume) a 27°C.

FARMACOCINÉTICA

A absorção da droga se faz muito bem após administração tanto oral como intramuscular, e ela é amplamente metabolizada em derivados ácidos biologicamente inativos, excretados em grande parte pela urina. A administração intramuscular conduz a níveis sanguíneos mais baixos, porém mais prolongados. Menos de 10% da droga é eliminada após administração oral ou intramuscular a cães e coelhos. O principal metabólito urinário em animais de experiência é o derivado 6-carboxi.

FARMACODINÂMICA

A oxamniquina é uma droga esquistossomicida que age inicialmente deslocando os vermes para o fígado, onde eles morrem. Parece que a ação esquistossomicida é mais pronunciada sobre os vermes machos. O verdadeiro mecanismo de ação da droga, entretanto, não é conhecido.

TOXICIDADE

Os efeitos colaterais mais comumente referidos pelos pacientes são tontura, sonolência, náuseas e vômitos, cujas frequência e intensidade são proporcionais à dose empregada. Na maioria das vezes, esses efeitos são leves e passageiros, não necessitando de medicação auxiliar. Um pequeno número de pacientes (menos de 1%) apresenta alterações neuropsíquicas do tipo agressividade, distúrbios da percepção e do comportamento e alguns poucos casos de convulsão associada ao uso da oxamniquina. Não se evidenciou, até agora, toxicidade para o lado do fígado, rins, miocárdio e medula óssea. Em animais de experimentação, não se observaram efeitos teratogênicos ou mutagênicos.

1116 FARMACOLOGIA

Não existem contraindicações absolutas ao uso da oxamniquina. Precauções devem ser tomadas em relação a pacientes portadores das formas graves da doença; também não se deve usá-la em gestantes, crianças com menos de 2 anos de idade, pessoas idosas e portadores de outras doenças sistêmicas graves.

VIAS DE ADMINISTRAÇÃO E POSOLOGIA

Usada inicialmente nos ensaios clínicos tanto por via intramuscular como por via oral, somente essa última se encontra comercialmente disponível, sob a forma de cápsulas de 250 mg e xarope contendo 50 mg/mL. As posologias recomendadas são as seguintes:

a) 12,5 a 15,0 mg/kg, dose única, para adultos;
b) 20 mg/kg, dose única ou dividida em 2 tomadas com intervalo de 4 a 6 horas, para crianças.

Nos adultos, o medicamento deve ser ingerido de preferência 1 a 2 horas após o jantar, visando com isso minimizar os efeitos das tonturas e sonolência.

Oxipirantel

O oxipirantel é o trans-1,4,5,6-tetra-hidro-2-(3-hidroxistiril)-1-metilpirimidina, análogo metaoxifenil do pirantel, apresentado sob a forma de pamoato. O oxipirantel é específico para o tratamento da tricocefalíase, e o esquema recomendado é de 6 a 8 mg da substância base para cada quilograma de peso corporal. Com esse esquema tem-se obtido de 75% a 100% de cura, com ausência, até o momento, de reações colaterais. Encontra-se disponível comercialmente – Tricocel – sob a forma de comprimidos de 107 mg e suspensão contendo 11 mg/mL.

Pamoato de pirantel

O pamoato de pirantel é uma amidina cíclica cujo espectro de ação atinge *A. duodenale, N. americanus, A. lumbricoides, E. vermicularis* e *Trichostrongylus* sp.

QUÍMICA

O pirantel, sob a forma de tartarato, é usado em medicina veterinária e, sob a forma de pamoato, em medicina humana. Trata-se do trans-1,4,5,6-tetra-hidro-1-metil-2 (2[2-tienil]-vinil) pirimidina, cuja fórmula estrutural é mostrada na Fig. 110.9.

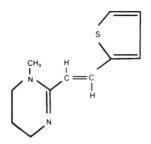

Fig. 110.9 Estrutura do pamoato de pirantel.

Apresenta-se como pó cristalino branco, inodoro, insípido e insolúvel em água.

FARMACOCINÉTICA

O pamoato de pirantel é muito pouco absorvido pelo tubo digestivo, e cerca de 70% do produto ingerido é eliminado pelas fezes. Seu nível sanguíneo não ultrapassa 1 μg/mL, sendo então eliminado pela urina e pela bile, em parte sob a forma do produto inalterado e em parte sob a forma de metabólitos.

FARMACODINÂMICA

Seu mecanismo de ação acarreta bloqueio neuromuscular induzido por persistente ativação nicotínica, que resulta em paralisia espástica do verme. O pamoato de pirantel também inibe a colinesterase.

TOXICIDADE

O pamoato de pirantel é praticamente destituído de efeitos colaterais nas doses recomendadas. Em raras oportunidades, os pacientes podem apresentar cefaleia, tontura passageira e distúrbios gastrointestinais leves. Nenhuma alteração significativa foi observada no leucograma, transaminases, bilirrubina, fosfatase alcalina, ureia, creatinina e sumário de urina. Como ainda não se estudou sua ação teratogênica, seu uso está contraindicado em gestantes.

VIAS DE ADMINISTRAÇÃO E POSOLOGIA

O pamoato de pirantel é usado por via oral. Os esquemas recomendados são os seguintes:

a) 10 mg/kg, em dose única, para tratamento da ascaridíase e da enterobíase;
b) 20 mg/kg/dia, durante 2 ou 3 dias consecutivos, para o tratamento da ancilostomíase.

O medicamento deve ser tomado em jejum, mantido até 2 horas depois. Encontra-se disponível comercialmente sob a forma de comprimidos de 250 e 500 mg e suspensão 50 a 100 mg/mL.

Pamoato de pirvínio

O pamoato de pirvínio é um corante do grupo das cianinas, específico para o tratamento das infecções causadas por *E. vermicularis*.

QUÍMICA

O pamoato de pirvínio é o sal de bis-6-dimetilamino-2[2-(2,5, dimetil-1-fenil-3-pirroil) vinil]-1-metilquinolínio do ácido 4,4′-metilenebis (3-hidroxi-2-naftoico). Sua fórmula estrutural está mostrada na Fig. 110.10.

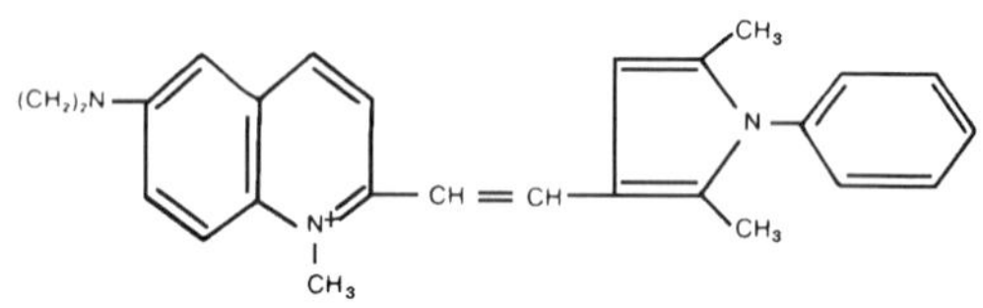

Fig. 110.10 Estrutura do pamoato de pirvínio.

Apresenta-se como sólido cristalino, vermelho-escuro, insolúvel em água.

FARMACOCINÉTICA

O pamoato de pirvínio não é absorvido pelo trato gastrointestinal, sendo, portanto, totalmente excretado pelas fezes, que se coram fortemente, podendo manchar as roupas.

FARMACODINÂMICA

Seu mecanismo de ação se faz com interferência no sistema respiratório e na absorção de glicose exógena pelo intestino do *E. vermicularis*. Essa ação parece constituir uma propriedade comum às substâncias que contêm o sistema iônico amidínico, como acontece com muitos corantes do grupo das cianinas.

TOXICIDADE

O pamoato de pirvínio é um medicamento muito bem tolerado, e os efeitos colaterais – náuseas, vômitos, cólicas – ocorrem em pequena proporção dos pacientes tratados, e em pequena intensidade, não chegando a prejudicar o tratamento. Já foi descrito um único caso de aparente fotossensibilidade devido ao uso dessa droga. Não existem contraindicações ao uso do pamoato de pirvínio.

VIAS DE ADMINISTRAÇÃO E POSOLOGIA

O pamoato de pirvínio é usado por via oral na dose de 10 mg/kg, em dose única, sendo aconselhável não ultrapassar a dose máxima de 800 mg. O medicamento deve ser tomado em jejum, e, quando possível, esse esquema deve ser repetido 2 semanas após. Encontra-se disponível comercialmente sob a forma de drágeas de 100 mg e líquido contendo 50 mg/mL.

Piperazina

A piperazina foi introduzida na terapêutica anti-helmíntica em 1949 por Fayard, dando início ao período moderno da terapêutica antiparasitária. Apesar de, na atualidade, a piperazina vir cedendo lugar a outras drogas, ela ainda tem sua indicação no tratamento das infecções por *A. lumbricoides* e *E. vermicularis*.

QUÍMICA

A piperazina é a dietilenodiamina; sua fórmula estrutural é descrita na Fig. 110.11.

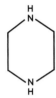

Fig. 110.11 Estrutura da piperazina.

Apresenta-se sob a forma de vários sais – hexa-hidrato, citrato, fosfato, adipato, tartarato de cálcio – como cristais brancos, estáveis, não higroscópicos e facilmente solúveis em água.

FARMACOCINÉTICA

A piperazina é rapidamente absorvida pelo trato gastrointestinal, e uma parte é eliminada pela urina e a outra, metabolizada.

FARMACODINÂMICA

O mecanismo de ação da piperazina implica atividade anticolinérgica na junção mioneural, o que resulta em paralisia do verme, que é então expulso pelo peristaltismo intestinal. A piperazina também inibe a produção de ácido succínico pelo verme, levando ainda a paralisia e bloqueio dos efeitos estimulantes da acetilcolina.

TOXICIDADE

Nas dosagens terapêuticas recomendadas, a piperazina é pouco tóxica. Doses elevadas podem determinar distúrbios gastrointestinais, reações de hipersensibilidade do tipo coriza, quadros asmáticos e erupção cutânea. Mais raramente são observadas reações mais sérias envolvendo o sistema nervoso central e o globo ocular, do tipo sonolência, vertigens, confusão mental, movimentos coreiformes, crises epilépticas, nistagmo e catarata.

A droga está contraindicada em pacientes com doenças hepáticas, renais e neurológicas e no 1º trimestre da gestação.

VIAS DE ADMINISTRAÇÃO E POSOLOGIA

A piperazina é administrada por via oral, e vários esquemas têm sido sugeridos, desde os esquemas de dose única de 100 mg/kg até esquemas mais prolongados de 50 a 60 mg/kg/dia, durante 2, 3 e até 5 dias. A dose máxima recomendada é de 4 g. Na enterobíase, atualmente, indica-se dose única de 4 g, repetindo-se o tratamento 1 a 2 vezes, com intervalo de 2 a 3 semanas entre cada dose.

Os vários sais de piperazina encontram-se disponíveis comercialmente sob a forma de comprimidos de 500 mg e líquidos contendo 100 mg/mL, calculados como hexa-hidrato.

Praziquantel

O praziquantel foi introduzido para uso clínico a partir da década de 1970, mostrando-se altamente eficaz contra infecções de várias espécies de cestoides e trematoides, principalmente *T. solium, T. saginata, H. nana, H. diminuta, Diphyllobotrium latum, S. mansoni, S. haematobium, S. japonicum, S. intercalatum* e *S. matheei*. Um fato importante e que merece destaque é que o praziquantel tem-se mostrado eficaz não só contra vermes imaturos e maduros, mas também contra a fase larvar dos cestoides, inclusive *Cysticercus bovis* e *Cysticercus cellulosae*, essa última causadora da cisticercose no homem.

QUÍMICA

O praziquantel é um derivado pirazinoquinoleínico; sua fórmula estrutural é mostrada na Fig. 110.12.

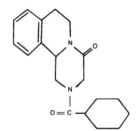

Fig. 110.12 Estrutura do praziquantel.

FARMACOCINÉTICA

O praziquantel é rapidamente absorvido pelo trato gastrointestinal e também rapidamente excretado, tendo meia-vida no plasma em torno de 2 horas, enquanto seus metabólitos podem ficar até 6 horas, podendo esse tempo ser mais prolongado ainda em pacientes hepatopatas, incluindo a forma hepatoesplênica da esquistossomose mansônica. Cerca de 70% da droga é excretada na urina em 24 horas, com o remanescente metabolizado no fígado e eliminado pela bile.

FARMACODINÂMICA

Em experiências realizadas em várias espécies animais, demonstrou-se que essa droga atua principalmente no metabolismo dos carboidratos, determinando diminuição da captação de glicose e aumento da excreção de lactato, indicando que o lactato excretado se formou a partir dos carboidratos endógenos, provavelmente glicogênio. Como efeito adicional, o praziquantel determina permeabilidade maior do tegumento do verme à glicose. Assim, a perda de glicose do parasito para o meio constitui um efeito específico do praziquantel. Essas experiências têm demonstrado também que os efeitos são reversíveis, na dependência do tempo de contato da droga com o verme. A aparente irreversibilidade *in vivo* parece dever-se ao rápido ataque do tegumento do verme por enzimas proteolíticas, na presença do praziquantel.

TOXICIDADE

Os efeitos colaterais de maior frequência são dores abdominais, anorexia, náuseas, tonturas e cefaleia, todos de pouca intensidade e curta duração. Algumas vezes podem-se observar febre, artralgias, prurido, reações urticariformes e tremores dos membros, simulando convulsões localizadas. Essas manifestações costumam ocorrer em torno de 2 horas após a ingestão do medicamento, desaparecendo espontaneamente. Os exames complementares realizados, pesquisando toxicidade para o fígado, rins e medula óssea, não mostraram alterações.

VIAS DE ADMINISTRAÇÃO E POSOLOGIA

O praziquantel é utilizado por via oral para tratamento de todas as espécies de esquistossomose e outros trematoides, bem como para várias espécies de cestoides, incluindo a cisticercose. Para a esquistossomose mansônica utilizam-se os seguintes esquemas posológicos:

a) adultos – 50 mg/kg; dose única;
b) crianças – 60 mg/kg, também dose única.

Para o tratamento dos cestoides adultos, recomenda-se a dose única de 25 mg/kg para a himenolepíase nana e de 10 e 20 mg/kg para tratar *D. latum*, *T. solium* e *T. saginata*.

Para a cisticercose, recomendam-se os seguintes esquemas: 50 mg/kg, divididos em 3 tomadas com intervalos de 4 horas, durante 21 dias, nos casos de neurocisticercose, devendo-se sempre associar corticoide durante todo o tratamento. Nos casos de cisticercose subcutânea ou muscular, o esquema recomendado é de 30 mg/kg, também divididos em 3 tomadas, com intervalos de 4 horas, durante 7 dias. Têm-se relatado percentuais de cura de até 70%. No curso do tratamento podem ocorrer convulsões, hipertensão endocraniana, fenômenos alérgicos e hiperglicemia transitória.

O tratamento para neurocisticercose, por serem administradas doses altas por tempo prolongado, tem sido, atualmente, considerado controvertido, preferindo-se o albendazol.

Tetramisol/levamisol

O tetramisol foi introduzido na terapêutica veterinária em 1966, para tratamento de infestações por várias espécies de nematoides. Posteriormente, foi usado em medicina humana para o tratamento específico das infecções por *A. lumbricoides*.

QUÍMICA

O tetramisol é o cloridrato de 2,3,5,6-tetra-hidro-6-fenilimidazo-(2,16) tiazol, e apresenta a seguinte fórmula estrutural:

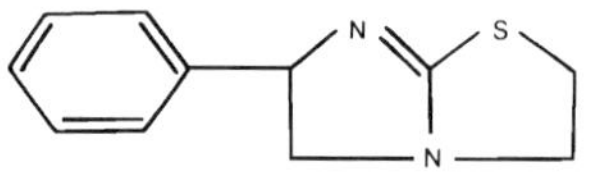

Fig. 110.13 Estrutura do tetramisol.

Apresenta-se como pó cristalino de cor branca, solúvel em água. A atividade anti-helmíntica do tetramisol se deve, em grande parte, ao seu isômero levógiro – o levamisol –, pelo menos 2 vezes mais ativo contra ascaridíase que a mistura racêmica do tetramisol.

FARMACOCINÉTICA

O tetramisol é bem absorvido pelo trato gastrointestinal, e seus metabólitos são rapidamente eliminados do organismo (cerca de 4 horas após) pela urina, fezes e trato respiratório.

FARMACODINÂMICA

O mecanismo de ação do tetramisol se faz por inibição seletiva da atividade enzimática no músculo do verme, impedindo a conversão do fumarato em succinato, o que causa a paralisia do helminto. Esse efeito parece específico para os nematoides, uma vez que não ocorrem alterações no metabolismo dos carboidratos dos mamíferos.

TOXICIDADE

A tolerância do tetramisol é perfeita, e não se conhecem efeitos tóxicos para o fígado, rins e medula óssea. Reações colaterais de leve intensidade têm sido descritas em menos de 1% dos pacientes tratados e são traduzidas por anorexia, desconforto abdominal, náuseas, vômitos, cefaleia e tontura.

Não existem contraindicações ao uso do tetramisol, embora, como toda droga nova, deva-se evitá-la durante o 1º trimestre de gestação.

VIAS DE ADMINISTRAÇÃO E POSOLOGIA

O tetramisol é administrado por via oral, em dose única, de acordo com os seguintes esquemas:

a) adultos e crianças com mais de 8 anos de idade – 150 mg;
b) crianças com menos de 8 anos de idade – 80 mg;
c) lactentes – 40 mg.

Encontra-se disponível comercialmente sob a forma de comprimidos de 80 a 150 mg e suspensão contendo 13,55 mg/mL.

Tiabendazol

O tiabendazol foi introduzido no início da década de 1960 para o tratamento das infestações produzidas pelo *S. stercoralis*. Embora anunciada como droga de amplo espectro de ação, sua alta eficácia no tratamento da estrongiloidíase fez com que fosse considerada droga específica no tratamento dessa helmintíase. Resultados bastante variáveis têm sido descritos para o tratamento de ascaridíase, ancilostomíase, enterobíase, tricocefalíase, *larva migrans* visceral e cutânea.

QUÍMICA

O tiabendazol é o 2-(4′-tiazolil)-benzimidazol, com a seguinte fórmula estrutural.

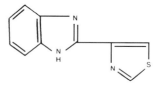

Fig. 110.14 Estrutura do tiabendazol.

Apresenta-se como um composto cristalino de cor branca, insípido, estável e praticamente insolúvel em água.

FARMACOCINÉTICA

O tiabendazol é rapidamente absorvido pelo tubo digestivo e eliminado sob a forma de sulfato conjugado pela urina nas primeiras 24 horas de sua administração.

FARMACODINÂMICA

O mecanismo de ação do tiabendazol ainda não é conhecido, embora se saiba que não atua sobre as formas larvárias do helminto, mesmo no período pré-patente.

TOXICIDADE

O tiabendazol é, em geral, bem tolerado, e seus efeitos colaterais mais comuns são representados por tontura, sonolência, náuseas, vômitos, sialorreia e dores abdominais. Nenhum efeito tóxico tem sido observado sobre a medula óssea, fígado e rins. Não existem contraindicações formais ao uso do tiabendazol.

VIAS DE ADMINISTRAÇÃO E POSOLOGIA

O tiabendazol é administrado por via oral, obedecendo aos seguintes esquemas:

a) 25 mg/kg, 2 vezes ao dia, durante 3 a 5 dias consecutivos;
b) 25 mg/kg, 2 vezes ao dia, durante 5 dias, seguidos de 500 mg/dia até completar 21 a 28 dias ou enquanto durar o estado de imunodepressão.

Esse último esquema refere-se a pacientes portadores de forma grave da helmintíase, visando com isso atuar sobre os vermes provenientes da autoinfestação. Também se recomenda o uso de 500 mg/dia em pacientes parasitados e tratados, mas que irão fazer uso de medicação imunossupressora.

Encontra-se disponível comercialmente sob a forma de comprimidos de 500 mg e suspensão contendo 150 mg/5 mL.

USO CLÍNICO DOS PRINCIPAIS ANTI-HELMÍNTICOS

As helmintíases constituem importante problema, tanto do ponto de vista médico como do econômico-social. Caso não fosse suficiente a sua alta prevalência em nosso meio, o potencial de algumas delas de progressão para quadros clínicos graves, inclusive êxito letal, justificaria o interesse no estudo criterioso da terapêutica anti-helmíntica.

Com referência aos helmintos intestinais, dados do Ministério da Saúde relativos ao ano de 1968 mostraram que, de 2.440.467 exames realizados em todo o território nacional, 619.832 (28,3%) foram positivos para ancilostomídeos, 1.547.385 (63,4%) para *A. lumbricoides*, 954.515 (39,1%) para *T. trichiurus* e 58.494 (2,4%) para *S. stercoralis*. Tal prevalência, entretanto, é muito mais elevada quando se consideram algumas regiões isoladamente. Assim é que, na região Nordeste, podem-se observar índices superiores a 80% com relação ao parasitismo pelo *A. lumbricoides* e ancilostomídeos.

Quanto à esquistossomose mansônica, calcula-se que cerca de 8 milhões de pessoas estão parasitados no Brasil. Nosso país é uma das principais zonas de distribuição da doença no mundo, não somente devido à vastidão de sua zona endêmica e à existência de grande número de pacientes portadores de formas graves da doença, mas também pela expansão dessa endemia para outras áreas do país, até então indenes. Com efeito, a esquistossomose encontra-se em plena expansão no Brasil, e hoje, excetuando-se o estado do Rio Grande do Sul, no Sul, e os estados da região amazônica, à exceção do Pará, no Norte, a esquistossomose ocorre em todos os demais estados, ora como zona endêmica, ora como focos isolados.

Como as helmintíases, como vimos, são bastante disseminadas em nosso meio, geram expressivos danos que irão se refletir na saúde e no estado socioeconômico das populações. Estudando as helmintíases por esse ângulo, torna-se de todo necessário o seu combate através das adequadas medidas preventivas, que dependem de educação, melhoria de vida e tratamento correto.

As principais helmintíases de ocorrência em nosso meio podem ser distribuídas em três grupos, de acordo com o agente etiológico:

GRUPO I. **Helmintíases causadas por nematoides**
   a. Ancilostomíase (*A. duodenale* e *N. americanus*);
   b. Ascaridíase (*A. lumbricoides*);
   c. Enterobíase (*E. vermicularis*);
   d. Estrongiloidíase (*S. stercoralis*);
   e. Filaríase (*W. bancrofti* e *O. volvulus*);
   f. Tricocefalíase (*T. trichiurus*).
GRUPO II. **Helmintíases causadas por cestoides**
   a. Himenolepíase (*H. nana*);
   b. Teníase (*T. solium* e *T. saginata*).
GRUPO III. **Helmintíases causadas por trematoides**
   Esquistossomose mansônica (*S. mansoni*).

ANCILOSTOMÍASE

A ancilostomíase é a doença provocada pela infestação por *A. duodenale* e *N. americanus*. De distribuição universal, predomina nas áreas do globo de clima quente e úmido, intimamente relacionada com a desnutrição e as condições sub-humanas de vida de grande parte da população das áreas de maior endemicidade.

O tratamento da ancilostomíase visa à erradicação dos parasitos do intestino e à correção da anemia determinada por esses parasitos.

Até recentemente, o medicamento específico e de primeira escolha para o tratamento dessa helmintíase era o tetracloroetileno, no momento retirado do comércio em nosso país. Atualmente, a droga preferida é o mebendazol, principalmente se o paciente é um poliparasitado. A simplicidade do esquema posológico, associada à excelente tolerabilidade e à eficácia em torno de 85% a 100%, tem facilitado bastante o tratamento da ancilostomíase.

O tratamento pode ser efetuado, alternativamente, pelo hidroxinaftoato de befênio, especialmente se existe concomitância de infestação pelo *E. vermicularis*, ou pelo pamoato de pirantel, se em associação aos ancilostomídeos os pacientes também estiverem infestados pelo *A. lumbricoides* e *E. vermicularis*. A eficácia do hidroxinaftoato de befênio encontra-se entre 70% a 90%, quando se repete o tratamento 1 semana depois. Já a eficácia do pamoato de pirantel varia de 40% a 90%, observando-se melhores resultados com esquemas de 2 a 3 dias consecutivos e com o dobro da dose preconizada para o tratamento da ascaridíase e da enterobíase.

Os ancilostomídeos podem, ainda, ser tratados com o fenilenodi-isotiocianato, porém as reações adversas do seu uso, bem como a ausência de esquemas posológicos para crianças, têm limitado seu emprego.

ASCARIDÍASE

A ascaridíase é a doença provocada pela infestação do aparelho digestivo e seus anexos pelo *A. lumbricoides*. É um parasito cosmopolita, com altas prevalências nas zonas tropicais e intertropicais do globo. Embora, na maioria das vezes, determine quadros clínicos benignos, pode, principalmente em crianças, produzir manifestações clínicas graves decorrentes de obstruções e migrações.

O tetramisol ou levamisol constitui atualmente a droga preferida, específica no tratamento da ascaridíase, não somente devido a sua alta eficácia (90% a 100%) e excelente tolerabilidade, como também devido à simplicidade de administração em dose única, por via oral, de apenas 1 comprimido.

A ascaridíase também pode ser tratada, alternativamente, pelo albendazol, mebendazol, pamoato de pirantel e hidroxinaftoato de befênio, ou mesmo com droga de primeira linha nos casos das respectivas associações parasitárias.

A piperazina, droga que deu início à moderna terapêutica anti-helmíntica, foi praticamente substituída pelas outras drogas citadas, mais eficazes e mais bem toleradas. Entretanto, nos casos de obstrução intestinal, ainda tem sua indicação, quando associada a medicação antiespasmódica parenteral e óleo mineral (40 a 60 mL/dia), por via oral.

ENTEROBÍASE

A enterobíase é a parasitose determinada pelo *E. vermicularis*, de localização preferencial no ceco, apêndice, reto e ânus, onde determina sua principal manifestação clínica, o prurido anal. É um parasito cosmopolita, porém altamente prevalente em áreas de clima quente, quase sempre associado a condições precárias de higiene.

O pamoato de pirvínio é a droga específica para o tratamento da enterobíase, com 90% a 100% de cura em dose única ou com a repetição do medicamento 30 dias depois. Outras drogas podem ser utilizadas, como o albendazol, o mebendazol e o pamoato de pirantel, oferecendo índices de cura de 100%, especialmente se o paciente apresenta outros parasitos associados.

ESQUISTOSSOMOSE MANSÔNICA

A esquistossomose é a doença produzida pelo *S. mansoni*, tendo como hospedeiro intermediário um molusco do gênero *Biomphalaria*. A água é o veículo de transmissão. Trazida para o Brasil pelo tráfico de escravos africanos, disseminou em certas áreas do país apenas o *S. mansoni*, que encontrou no novo *habitat* hospedeiros intermediários adequados. Portadores também da esquistossomose hematóbica, a ausência, em nosso país, de hospedeiro intermediário apropriado se deve à não instalação dessa outra grave endemia entre nós.

Nos últimos anos, a terapêutica antiesquistossomótica sofreu enorme progresso, trocando os antimoniais trivalentes, que ofereciam baixa eficácia, ao lado de efeitos colaterais intensos e esquemas de tratamento prolongados, por drogas como a oxamniquina e o praziquantel, que apresentam elevada eficácia e tolerabilidade em esquemas de tratamento simplificados, em dose única e por via oral.

Diversas substâncias já foram utilizadas na terapêutica da esquistossomose mansônica. Ao lado de drogas como os antimoniais trivalentes, niridazol, hicantona, oxamniquina e praziquantel, várias substâncias já foram testadas e posteriormente abandonadas, ora por seus efeitos tóxicos incompatíveis com sua aplicação na clínica diária, ora devido à absoluta ineficácia terapêutica.

Nos dias atuais, os antimoniais trivalentes, o niridazol e a hicantona foram abandonados – os antimoniais pelos seus efeitos tóxicos, baixa eficácia, esquemas prolongados e até mesmo necessidade de hospitalização para muitos doentes. Quanto ao niridazol, sua vantagem sobre os antimoniais reside no fato de essa droga ser utilizada por via oral. Entretanto, manifestações de intolerância, principalmente ligadas à esfera neuropsíquica, limitaram seu uso na clínica diária e contraindicam seu emprego nas formas graves da doença e em campanhas de tratamento em larga escala. A hicantona é uma droga de comprovada eficácia no tratamento da esquistossomose. Dos vários milhares de indivíduos tratados, tanto em ambiente hospitalar quanto em condições de campo, observou-se uma média de percentual de cura de 80% a 95%. Mesmo considerada como real progresso na terapêutica antiesquistossomótica, sua comprovada hepatotoxicidade, incluindo cerca de 2 dezenas de casos fatais descritos na literatura médica, fez com que essa droga fosse relegada a um plano secundário.

Os esquistossomicidas atualmente preferidos no tratamento da esquistossomose são a oxamniquina e o praziquantel. A facilidade de aplicação em dose única por via oral, aliada a uma boa tolerabilidade, ausência de efeitos tóxicos, até o momento, no fígado, rins, miocárdio e medula óssea, credencia o emprego dessas drogas para tratamento em larga escala sob supervisão médica, uma vez que existem evidências de que a terapêutica específica previne o aparecimento e, mesmo, reverte as formas graves da doença em determinado número de casos. Entretanto, em virtude das manifestações de intolerância ao nível do sistema nervoso central, culminando com o aparecimento de convulsões, no caso da oxamniquina, ou concomitância com a neurocisticerose, no caso do praziquantel, essas drogas devem ser usadas sob supervisão médica.

ESTRONGILOIDÍASE

A estrongiloidíase é a doença provocada pelo *S. stercoralis*, localizado preferencialmente no duodeno e jejuno, mas podendo, em determinadas circunstâncias, localizar-se desde o estômago até o reto e mesmo as vias biliares. A prevalência da estrongiloidíase é mais elevada nas áreas tropicais do globo terrestre, embora possa ser encontrada também nas áreas temperadas. Apesar de determinar quadros clínicos leves ou moderados, em certas circunstâncias produz quadros clínicos graves, não raro levando ao êxito letal.

A droga específica e preferida no tratamento da estrongiloidíase é o tiabendazol, que proporciona índices de cura de 85% a 95% dos casos, mormente quando o tratamento é repetido 1 semana depois.

O cambendazol também é uma droga específica para o tratamento da estrongiloidíase, apresentando melhor tolerância do que o tiabendazol.

Novas perspectivas vêm sendo abertas com uma nova droga já em uso clínico – a ivermectina – cujo espectro de ação inclui também o *S. stercoralis*. A vantagem da ivermectina sobre o tiabendazol é sua comprovada eficácia em dose única por via oral, com muito menos efeitos colaterais e, consequentemente, maior adesão ao tratamento.

FILARÍASE

No Brasil, as filárias que causam doenças no homem pertencem à família *Onchocercidae*, subfamília *Onchocercinae*, cujas espécies *W. bancrofti* e *O. volvulus* determinam, respectivamente, a filaríase linfática e a oncocercíase.

A droga preferida foi, até bem pouco tempo, a dietilcarbamazina, porém só atua sobre as microfilárias existentes nos vasos; sua ação sobre as microfilárias extravasculares é incerta e absolutamente ineficaz nas microfilárias existentes no líquido de hidrocele. O efeito da dietilcarbamazina sobre a microfilaremia se faz rapidamente, obtendo-se negatividade em 50% a 90% dos casos.

Atualmente a ivermectina vem sendo proposta como a droga de escolha para o tratamento da filariose linfática e da oncocercose, utilizada na dose de 200 μg/kg de peso corporal em dose única por via oral, recomendando-se a repetição anual dessa dose para pacientes de zona endêmica, com o objetivo de evitar recaídas e, desse modo, contribuir para o seu controle. A ivermectina, como a dietilcarbamazina, não tem ação sobre os vermes adultos.

Embora não se conheçam drogas capazes de atuar contra as microfilárias (vermes adultos) de *W. bancrofti*, as microfilárias de *O. volvulus* são sensíveis à suramina, utilizada em injeções endovenosas dissolvidas em soro fisiológico em administrações semanais de 15 mg/kg até atingir uma dose total de 5 a 6 g. O metrifonato é outra droga alternativa para o tratamento da oncocercíase, com ação sobre as micro- e as macrofilárias.

Essas duas últimas drogas citadas não se encontram comercialmente disponíveis no Brasil.

HIMENOLEPÍASE

A himenolepíase é a doença causada pela infestação humana por *H. nana*. O parasitismo humano da outra espécie do mesmo gênero – a *H. diminuta* – não é comum porque esse helminto se adapta mal ao organismo humano, sendo eliminado espontaneamente ou sob a ação de algum purgativo.

As drogas utilizadas para o tratamento das teníases são também aqui empregadas, porém os resultados terapêuticos deixam muito a desejar, além de serem necessários esquemas mais prolongados. Novas perspectivas vêm sendo abertas com o emprego do praziquantel, obtendo-se índices de cura de cerca de 80%, ao lado da excelente tolerabilidade.

TENÍASES

Teníase é a doença causada pela infestação humana por *T. solium* e *T. saginata*, tendo como hospedeiros intermediários o porco e o boi, respectivamente. Vivem habitualmente no intestino delgado e têm distribuição cosmopolita, embora sua prevalência dependa dos costumes ou mesmo da religião de certos povos que apresentam o hábito de se alimentar de carne crua ou ligeiramente cozida.

A clorossalicilamida é a droga específica para o tratamento das teníases, oferecendo índices de cura em torno de 80%. Uma outra droga específica é o diclorofeno, que apresenta eficácia de 70% a 80%.

As teníases também podem ser tratadas com o mebendazol devido à facilidade de administração, percentual de cura elevado (80%), além da vantagem de atuar contra outros parasitos associados e dispensar preparo prévio e uso de laxativos posterior ao tratamento.

Atualmente, a droga preferida para o tratamento dessas helmintíases é o praziquantel, medicamento de amplo espectro de ação contra cestoides e trematoides, constituindo-se num importante avanço na terapêutica desses helmintos, uma vez que apresenta atividade contra os vermes adultos, as formas imaturas e também contra as formas larvárias – os cisticercos.

Quadro 110.2 Medicamentos usados na terapêutica anti-helmíntica

Helmintíases	Drogas de Escolha	Drogas Opcionais
Ancilostomíase	Albendazol/Mebendazol	Hidroxinaftoato de befênio Pamoato de pirantel
Ascaridíase	Tetramisol/Levamisol	Mebendazol Pamoato de pirantel Piperazina Hidroxinaftoato de befênio
Enterobíase	Pamoato de pirvínio	Albendazol/Mebendazol Pamoato de pirantel
Estrongiloidíase	Tiabendazol	Ivermectina Cambendazol
Filaríase	Dietilcarbamazina	Ivermectina
Tricocefalíase	Oxipirantel	Albendazol/Mebendazol
Teníase e Himenolepíase	Mebendazol	Clorossalicilamida Diclorofeno Praziquantel
Esquistossomose	Oxamniquina	Praziquantel

Quadro 110.3 Anti-helmínticos disponíveis no Brasil

1. ALBENDAZOL	Zentel (SmithKline) – Caixa contendo 2 comprimidos de 200 mg e vidro com suspensão de 10 mL contendo 400 mg	11. PIPERAZINA	(Uvilon) Bayer – Vidro com 60 mL de líquido contendo 200 mg/mL de hidrato de piperazina Antepar (Wellcome) – Vidro com 20 comprimidos de 500 mg de fosfato de piperazina – Vidros com 30 e 120 mL de líquido contendo 150 mg/mL de piperazina hexa-hidratada
2. CLOROSSALICILAMIDA	Atenase (ICN Usafarma) – Caixa contendo 4 comprimidos mastigáveis de 500 mg – Yomesan (Bayer) Apresentação idem	12. PRAZIQUANTEL	Cestox (Merck) – Caixa contendo 4 comprimidos de 150 mg (tratamento das teníases) Cisticid (Merck) – Caixa contendo 30 ou 130 comprimidos de 500 mg (tratamento da cisticercose subcutânea ou muscular e neurocisticercose, respectivamente)
3. DICLOROFENO	Difentan (ICN Usafarma) – Vidro com 8 comprimidos de 50 e 100 mg	13. TETRAMISOL/LEVAMISOL	Ascaridil (Johnson & Johnson) – Caixa com 1 comprimido de 150 mg de levamisol Ascaridil pediátrico – Caixa com 1 comprimido de 80 mg Cofasol (ICN Usafarma) – Caixa com 2 comprimidos de 80 mg de cloridrato de tetramisol Cofasol pediátrico – Vidro com 30 mL de xarope contendo 13,55 mg/5 mL
4. DIETILCARBAMAZINA	Hetrazan (Lederle) – Vidro com 60 mL de xarope (1 mL = 30 mg) e comprimidos de 50 e 100 mg	14. TIABENDAZOL	Thiaben (ICN Usafarma) – Vidro com 6 comprimidos de 500 mg – Vidro com 40 mL de suspensão contendo 50 mg/mL Foldan (Andrômaco) – Caixa com 4 e 8 comprimidos de 500 mg Foldan (suspensão adulto) – Vidro com 30 mL contendo 250 mg/mL Foldan (suspensão pediátrica) – Vidro com 30 mL contendo 125 mg/mL
5. HIDROXINAFTOATO DE BEFÊNIO	Debefenium (ICN Usafarma) – Vidro com 10 comprimidos de 500 mg – Vidro com 5,0 g de microgrânulos aromatizados Alcopar (Wellcome) – Vidro com 5,0 de microdrágeas – Vidro e envelope com 2,5 e 5,0 g de grânulos adocicados		
6. IVERMECTINA			
7. MEBENDAZOL	Pantelmin (Johnson & Johnson) – Caixa com 6 comprimidos de 100 mg Necamin (Braco) – Caixa com 6 comprimidos de 100 mg e vidro com suspensão de 30 mL contendo 100 mg/5 mL		
8. OXAMNIQUINA	Mansil (Pfizer) – Cápsulas de 250 mg que devem ser adquiridas de acordo com o número prescrito – Vidro de xarope contendo 50 mg/mL		
9. PAMOATO DE PIRANTEL	Piranver (ICN Usafarma) – Caixa contendo 6 e 18 comprimidos de 500 mg – Vidro contendo 60 mL de suspensão (1 mL = 100 mg) Combantrim (Pfizer) – Caixa com 3 comprimidos de 250 mg – Vidro com 15 mL de suspensão (1 mL = 50 mg)		
10. PAMOATO DE PIRVÍNIO	Pyr-pam (ICN Usafarma) – Caixa com 8 drágeas de 100 mg – Vidro com 40 mL de líquido contendo 10 mg/mL Vanquin (Parke-Davis) – Vidro com 8 drágeas de 50 mg – Vidro com 30 mL de suspensão contendo 10 mg/mL		

TRICOCEFALÍASE

A tricocefalíase é a doença provocada pela infestação por *T. trichiurus*, nematoide localizado no intestino grosso, principalmente ceco e apêndice. Apesar de cosmopolita, sua prevalência é mais elevada nas áreas de clima quente e úmido. Raramente associada a quadros clínicos, pode, na decorrência de hiperinfecções, sobretudo em crianças desnutridas, determinar quadros clínicos graves.

Atualmente, a droga específica e preferida para o tratamento da tricocefalíase é o oxipirantel, com índices de cura de 75% a 100%, excelente tolerabilidade e administração em dose única por via oral.

Quadro 110.4 Outros anti-helmínticos

Antimoniais trivalentes
Bitoscanato
Hexilresorcinol
Hicantona
Iodeto de ditiazanina
Niridazol
Tetracloroetileno

O mebendazol também pode ser utilizado com excelentes índices de cura, principalmente quando o paciente apresenta outros parasitos associados. O iodeto de ditiazanina e o hexilresorcinol não encontram mais lugar no arsenal terapêutico contra os tricocéfalos; além disso, esse último é pouco eficaz quando usado por via oral, por não atingir concentração adequada no ceco, mas é útil quando aplicado sob a forma de clister de retenção, em pacientes portadores de hiperinfecções, quando, então, se recomenda a seguinte fórmula:

Hexilresorcinol.................... 1 g
Glicerina................................ 15 g
Soro fisiológico...................... 30 mL

O enema deve ser aplicado após proteção da região glútea com vaselina, devendo-se repeti-lo em dias alternados até a obtenção de cura da helmintíase. Em geral são necessários 4 a 6 enemas.

No Quadro 110.2 estão relacionados os medicamentos preferidos e opcionais para o tratamento das diversas helmintíases estudadas neste capítulo.

REFERÊNCIAS BIBLIOGRÁFICAS

1. ALVIM, A.C., ALVIM, M.A. Esquistossomose mansônica: tratamento de crianças e adultos com praziquantel (30 ou 40 mg/kg/dia, por dois dias). *A Folha Médica*, 98:235-239, 1989.
2. AMATO NETO. *Tratamento das Doenças Parasitárias*. 1ª ed. Editora Gremed, São Paulo, 1976.
3. AMATO NETO, V. et al. *Quimioterápicos na Prática Médica*. 1ª ed. Editora Gremed, São Paulo, 1975.
4. AMATO NETO, V., SINTO, T., PEDRO, R.J., LEVI, G.C., TSUKUOMO, M.K.K., MORAES, V.M.C., CORRÊA, L.L. Nossas observações iniciais sobre a eficácia do cambendazol no tratamento da estrongiloidíase. *Rev. Inst. Med. Trop. São Paulo*, 20:161-3, 1978.
5. AMATO NETO, V., CASTILHO, V.L.P., MOREIRA, A.A.B. Eficácia do albendazol no tratamento da enterobíase. *Rev. Inst. Med. Trop. São Paulo*, 27:143-4, 1985.
6. AMATO NETO, V., LEVI, G.C. CAMPOS, L.L. Observações sobre a atividade anti-helmíntica do pamoato de pirantel no tratamento da ascaridíase. *Rev. Inst. Med. Trop. São Paulo*, 12:207-10, 1970.
7. AMATO NETO, V., LEVI, G.C., STEFANI, H.N.V., KONICH, S.R., TSUKUOMO, M.K.K., ÁVILA, C.A., MORAES, V.M.C., CORRÊA, L.L. Observações iniciais sobre a eficácia do oxipirantel no tratamento da tricocefalíase. *Rev. Inst. Med. Trop. São Paulo*, 18:261-3, 1976.
8. ANDRADE, Z.A., SANTOS, H.A., BOROJEVIC, R., GRIMAUDI, J.A. Lesões hepáticas produzidas por hycanthone. *Rev. Inst. Med. Trop. São Paulo*, 16:160-70, 1974.
9. APAJALAHTI, J. Tratamento de infeccciones por *Diphylobothrium latum* con una dose única de praziquantel. *Bol. Chil. Parasit.*, 32:43, 1977.
10. ARGENTO, C.A., SANTOS, M.L., COURA, J.R. *Experiência com "Praziquantel" (Embay 8440) no tratamento da esquistossomose mansoni*. Apresentado no XV Congresso da Sociedade Brasileira de Medicina Tropical, Campinas, São Paulo, 4 a 8 de fevereiro de 1979 (resumos).
11. BARANSKI, M.C. Tratamento de teníases y himenolepíasis con praziquantel (Embay 8440). *Bol. Chil. Parasit.*, 32:37-9, 1977.
12. BARANSKI, M.C., CARNEIRO Fº, M., GUSSO, J.F., TARRAN, A.F. Tratamento da enterobíase pelo pamoato de pirantel. Estudo comparativo com o pamoato de pirvínio. *Rev. Inst. Med. Trop. São Paulo*, 13:422-7, 1971.
13. BEACHE, S., STREIT, T.G., M.J., ADISS, D.G., PROSPERI, R., ROBERTS, J.M., LAMMIE, P.J. Assessment of combined ivermectin and albendazol for treatment of intestinal helminth and *Wulchereria bancrofti* infection in Haitian school children. *Am Trop. Med. Hyg.*, 60:479-86, 1999.
14. BERTI, J., MOLINA, B., SCHIMIDT, F. *Experiéncias en el tratamiento de esquistosomíasis mansoni con praziquantel*. Apresentado no XV Congresso da Sociedade Brasileira de Medicina Tropical, Campinas, São Paulo, 4 a 8 de fevereiro de 1979. (Resumos).
15. BINA, J.C. & PRATA, A. An attempt to control schistosomiasis mansoni in an endemic area by the use of hycanthone as chemotherapeutic agent. *Rev. Soc. Bras. Med. Trop.*, 8:217-22, 1974.
16. BINA, J.C. & PRATA, A. Hycanthone no tratamento da esquistossomose em área rural com baixo índice de transmissão da doença. *Gaz. Méd. Bahia*, 70:127-30, 1970.
17. BINA, J.C. & PRATA, A. Tratamento da esquistossomose com oxamniquina (xarope) em crianças. *Rev. Soc. Bras. Med. Trop.*, 9:175-8, 1975.
18. BINA, J.C. & SPÍNOLA, A. Convulsão associada ao uso de oxamniquina. Relato de um caso. *Rev. Soc. Bras. Med. Trop.*, 10:221-3, 1976.
19. BINA, J.C. A expansão da esquistossomose no Brasil: fatores determinantes e sugestões para o seu controle. *Rev. Méd. Bahia*, 22:86-100, 1976.
20. BINA, J.C. Drogas esquistossomicidas. *Rev. Méd. Bahia*, 23:208-21, 1977.
21. BINA, J.C. *Influência da terapêutica específica na evolução da esquistossomose*. Salvador, BA, Faculdade de Medicina, 1977. Tese.
22. BINA, J.C., FIGUEIREDO, J.F.M., BARRETO Fº, A., CARVALHO, F. Tratamento em massa, por meio do mebendazol, das helmintíases mais comuns em meio rural, com estudo dos índices de infestação. *Rev. Inst. Med. Trop. São Paulo*, 19:47-51, 1977.
23. CAMILO-COURA, L. *Contribuição ao estudo das geo-helmintíases*. Rio de Janeiro, Faculdade de Medicina, 1970. Tese.
24. CAMILO-COURA, L., BARANSKI, M.C., SOLI, S.V., GUIMARÃES, L.M. Estudo comparativo da eficácia terapêutica do albendazole e mebendazole no tratamento da ascaridíase, necatoríase e tricocefalíase. *Rev. Soc. Bras. Med. Trop.*, 14:197-203, 1982.
25. CANZONIERI, C.J., RODRIGUEZ, R.R., CASTOLLO, H.E., IBAÑEZ DE BALELLA, C., LUCENA, M. Ensayos terapéuticos con praziquantel en infecciones por *Taenia saginata* y *Hymenolepis nana. Bol. Chil. Parasit.*, 32:41-2, 1977.
26. CHAIA, G. & CUNHA, A.S. Epidemiology and therapy of helminthiasis. A study of the re-infection period in school children treated with tiabazole and tetramisole. *Rev. Inst. Med. Trop. São Paulo*, 12:152-60, 1970.
27. CHAIA, G. & CUNHA, A.S. Therapeutic action of mebendazole (R17.635) against human helminthiasis. *Folha Méd.*, 63:843-52, 1972.
28. CHAIA, G., CHIARI, L., ARAUJO, S.M., ABREU, I.B., AZEVEDO Fº, A., FUCHIGAMI, K.S. Papel do mebendazol no tratamento da tricocefalíase e necatoríase. *Rev. Inst. Med. Trop. São Paulo*, 15:239-47, 1973.
29. CHAVARRÍA, P., SWARTZWELDER, J.C., VILIAREJOS, V.M., ZELEDÓN, R. Mebendazole, a broad-spectrum anthelminthic. *Am J. Trop. Med. Hyg.*, 22:592-5, 1973.
30. CHRISTOPHERSON J. B. The successful use of antimony in bilharziasis. *Lancet*, 2:325, 1918.
31. COELHO, G.E., VIEIRA, J.B.F., OLIVEIRA, C.E., FRANCISCO, D., PINHEIRO L.R. Atividades preliminares do programa de controle e tratamento da oncocercose no território Yanomâmi, Roraima, Brasil. *Rev. Soc. Bras. Med. Trop.*, 30:69-72, 1997.
32. CORBETT. *Elementos de Farmacodinâmica*. 2ª ed. Livraria Editora Artes Médicas, São Paulo, 1966.
33. COUTINHO, A.D., DREYER, G., MEDEIROS, Z., LOPES, E., MACHADO, G., GALDINO, E., RIZZO, J.A., ANDRADE, L.D., ROCHA, A., MOURA, I., GODOY, J., OTTESEN, E. Alvermectim treatment of bancroftian filariasis in Recife, Brazil. *Am. J. Trop. Med. Hyg.*, 50:339-48, 1994.
34. DAVIS, A. A epidemiologia da teníase e da cisticercose. *Informative Cisticercose*, 4:1-4, 1985.
35. DAVIS, A. Drug treatment in intestinal helminthiases. WHO, Geneva, 1973.
36. DREYER, G., COUTINHO, A., MIRANDA, D., NOROES, J., RIZZO, J.A., GALDINO, E., ROCHA, A., MEDEIROS, Z., ANDRADE, L.D., SANTOS, A. FIGUEIREDO-SILVA, J. OTTESEN, E.A. Treatment of bancroftian filariasis in Recife, Brazil: two years comparative studies of the

efficacy of single treatment with ivermectin or diethylcarbamazine. *Trans. Roy. Soc. Trop. Med. Hyg., 89*:98-102, 1995.
37. FAYARD, C. *Ascaridiose et piperazine*. Tese. Paris. Citado em GOODMAN and GILMAN, *The Pharmacological Basis of Therapeutics*. 5ª ed., Guanabara Koogan, Rio de Janeiro, 1975.
38. FIGUEIREDO, J.F.M. & PRATA, A. Eficácia do hycanthone no tratamento da esquistossomose mansoni. *Gaz. Méd. Bahia, 69*:16-9, 1969.
39. FIGUEIREDO, J.F.M., PRATA, A., GUERREIRO, A.N. Experiência adicional com o niridazol (Ambilhar) no tratamento da esquistossomose mansoni. *Gaz. Méd. Bahia, 67*:129-35, 1967.
40. GOODMAN & GILMAN'S. *The Pharmacological Basis of Therapeutics*. 9th ed. MacGraw-Hill, 1996.
41. GREENE, M.A., BROWN, K.R., TAYLOR, H.R. Use of ivermectine in humans. *In:* CAMPBELL, W.C. (ed.). *Ivermectin and Avermectin*. Springer-Verlag, New York, 1989.
42. GRYSCHEK, R.C.B., AMATO NETO, V., MATSUBARA, L., CAMPOS, R. Helmintos no Brasil. *Soc. Bras. Med. Trop., 25*:205-6, 1992.
43. HOWES Jr. H.L. Trans-1,4,5,6-tetrahydro-2-(3-hydroxistryl)-methylpyrimidine (CP-14,445), a new antiwhipworm agent (36151). *Proc. Exp. Biol. & Med., 139*:394-8, 1972.
44. ISMAIL, M.M., JAYAKODY, R.L. Efficacy of albendazole and its combination with ivermectin or diethylcarbamazine (DEC) in the treatment of *Trichurus trichiura* infections in Sri Lanka. *Am. J. Trop. Med. Parasitol., 93*:501-504, 1999.
45. JACKSON, T.F., EPSTEIN, S.R., GROWS, E., CHEETHAM, R.F. A comparison of mebendazole and albendazole in treating children with *Trichurus trichiura* infection in Durban, South African. *S. Afr. Med. J., 88*:880-3, 1998.
46. KATZ, N., PELLEGRINO, J., GRINBAUM, E., CHAVES, A., ZICKER, F. Further clinical trials oxamniquine, a new antischistosomal agent. *Rev. Inst. Med. Trop. São Paulo, 35*:35-40, 1973.
47. KATZ, N., PELLEGRINO, J., OLIVEIRA, C.A. Further clinical trials with hycanthone, a new antischistosomal agent. *Am. J. Trop. Med. Hyg., 18*:924-9, 1969.
48. KATZ, N., ROCHA, R.S. Ensaio duplo-cego comparando praziquantel e oxamniquina no tratamento da esquistossomose mansoni. *Rev. Inst. Med. Trop. São Paulo, 24*:310-4, 1982.
49. KATZ, N., ZICKER, F. Ensaio clínico com o mebendazol nas teníases. *Rev. Soc. Bras. Med. Trop., 7*:225-9, 1973.
50. KATZ, N., ZICKER, F., CHAVES, A., ANTUNES, C.M.F. Clinical trials with pyrantel pamoate in intestinal parasitosis. *Rev. Inst. Med. Trop. São Paulo, 14*:212-21, 1972.
51. KAYE, B & WOOLHOUSE, N.M. The metabolism of a new schistosomicide 2-isopropylaminomethyl-6-methyl-nitro-1,2,3,4-tetrahydroquinoline (UK 3883). *Xenobiotica, 2*:169, 1972.
52. LEVI, G.C., AMATO NETO, V., KONICHI, S.R., STEFANI, H.N.V. Tratamento da ascaridíase em zona rural. Estudo comparativo entre as atividades de doses únicas de hexa-hidrato de piperazina tetramisol e pamoato de pirantel. *Rev. Inst. Med. Trop. São Paulo, 14*:392-6, 1972.
53. LITTER. *Farmacologia*. 3ª ed. Editora Atheneu, Rio de Janeiro, 1964.
54. LOUZADA, G.Z., LOUZADA, F.Z. Tratamento da cisticercose cutânea com praziquantel (estudo de 20 anos). *Arq. Bras. Med., 61*:259-262, 1987.
55. MAISONNEUVE, H., ROSSIGNOL, J.F., ADDO, A., MAJOR, M. Ovicidal effect of albendazole in human ascariasis, ancylostomiasis and tricuriasis. *Am. Trop. J. Parasitol., 79*:79-82, 1985.
56. MARTI, H., HAJI, H.J., SAVIOLLI, L., CHWAYA, H.M., MGENI, A.F., AMEIR, J.S., HATZ, C. A comparative trial of a single-dose ivermectin versus three days of albendazole for treatment of *Strongyloidis stercoralis* and other soil-transmitted helminth infections in children. *Am. J. Trop. Med. Hyg., 55*:477-81, 1996.
57. MARTIRANI, I. & RODRIGUEZ, L.D. Ensaio clínico com o cambendazol, uma nova droga na terapêutica anti-helmíntica (Nota Prévia). *Rev. Inst. Med. Trop. São Paulo, 18*:71-5, 1976.
58. NAQUIRA, C., JIMENEZ, G., GUERRA, J.G., BERNAL, R., NALIN, D.R., NEU, D., AZIZ, M. Ivermectin for human strongyloidiasis and other intestinal helminths. *J. Trop. Med. Hyg., 403*:304-9, 1989.
59. PESSOA, S.B. *Parasitologia Médica*. 9ª ed., Editora Guanabara Koogan, Rio de Janeiro, 1973.
60. PRATA, A. Clinical evaluation of niridazin in *Schistosoma mansoni* infection. *Ann. N. Y. Acad., 160*:660, 1969.
61. PRATA, A. Experience in Brazil with the use of available schistosomicides in mass treatment campaigns. *Rev. Soc. Bras. Med. Trop., 10*:355-60, 1976.
62. ROSENBLATT, J.E. Antiparasitic agents. *Mayo Clinn Proc. 74*:1161-5, 1999.
63. ROSSIGNOL, J.F., MAISONNEUVE, H. Benzonidazoles in the treatment of trichuriasis: a review. *Ann. Trop. Med. Parasitol., 78*:135-44, 1984.
64. SCATENA, L., FERRIOLI Fº, F., CARVALHO, B.J. Tricocefalose grave. Considerações a propósito de um caso. *Rev. Soc. Bras. Med. Trop., 8*:21-4, 1973.
65. SOUZA, D.W.C., NEVES, J., LEMOS, M.S. Estudo comparativo entre a eficácia terapêutica do pamoato de pirantel e do levamisol na ascaridíase. *Rev. Soc. Bras. Med. Trop., 14*:67-72, 1972.
66. SOUZA, D.W.C., SOUZA, M.S.L., NEVES, J. Ação terapêutica do mebendazol (R17635) em pacientes poliparasitados. Resultados finais. *Rev. Soc. Bras. Med. Trop., 7*:237-41, 1973.
67. TANOWITZ, H.B., WEISS, L.M., WITTNER, M. Diagnosis and treatment of common intestinal helminths. II: Common intestinal nematodes. *Gastroenterologist, 2*:39-40, 1994.
68. THOMAS, H. Resultados experimentales con prazinquantel (Embay 8440) en cestodiases. *Bol. Chil. Parasit., 32*:6, 1973.
69. TORRES, R.J.R., NOYA, G.O., NOYA, B.A., MONDOLFI, G.A. Seizures and praziquantel. A case report. *Rev. Inst. Med. Trop. São Paulo, 30*:433-6, 1988.
70. WHO. Report of a WHO Consultant Group on the comparative evaluation of new schistosomicidal drugs for use in treatment campaigns. Geneve, 26-9, 1972.

111

Antimaláricos

Nilse Querino

INTRODUÇÃO

Malária é uma doença infecciosa adquirida através da picada da fêmea de mosquitos do gênero *Anopheles* infectados por protozoários do gênero *Plasmodium*. Cinco diferentes espécies podem causar doenças em humanos: *P. vivax, P. falciparum, P. ovale, P. malariae* e *P. knowlesi*, essa última, descrita recentemente, associada anteriormente apenas a infecções em macacos.

A transfusão sanguínea e uso de seringas contaminadas entre dependentes químicos, além da transmissão vertical, são também formas de aquisição da malária.

A gravidade da doença está diretamente associada à espécie envolvida. Infecções por *P. falciparum* respondem pela maioria das mortes. Também crianças e pacientes sem imunidade prévia apresentam piores desfechos da sua doença.

A Organização Mundial da Saúde (OMS) estima em cerca de 500 milhões de casos de malária com 2-3 milhões de mortes anualmente. Apresenta-se de forma endêmica em regiões tropicais e subdesenvolvidas como África, Ásia, Oceania, Índia, Américas Central e do Sul.

No Brasil não existe a espécie *P. ovale*; em 2007, foram notificados 457.659 casos com 50 mortes; 99,5% dos casos ocorreram na Amazônia, a maioria causada pelas espécies *P. vivax* e *P. falciparum*.

Um aspecto importante é a doença adquirida por viajantes, turistas ou trabalhadores que visitam as regiões endêmicas, retornando infectados ao seu país, muitas vezes áreas onde essa patologia não existia ou das quais havia sido erradicada há muitos anos, encontrando dificuldade no seu reconhecimento. A demora no diagnóstico, principalmente quando a infecção é por *P. falciparum*, leva ao desenvolvimento de malária grave, doença com elevada taxa de mortalidade, 100% fatal na forma cerebral, quando não tratada.

Do ponto de vista epidemiológico, existe o risco da reintrodução do plasmódio trazido por esses viajantes de regiões naturalmente habitadas pelos *Anopheles*.

Os crescentes aumentos da resistência, tanto dos parasitas aos antimaláricos como do mosquito aos inseticidas, têm sido os principais responsáveis pelo fracasso na erradicação dessa doença do mundo. Infelizmente até o momento não existe vacina eficaz para a malária.

CICLO DO PARASITA

Para entender o tratamento da malária, é preciso compreender o ciclo do plasmódio.

Ciclo no mosquito ou esporogonia

Fêmeas do mosquito do gênero *Anopheles* se infectam após ingestão de sangue de um indivíduo contaminado que apresente as formas sexuadas chamadas de macrogametócitos (feminina) e microgametócitos (masculina). Esses gametócitos fundem-se, formando zigotos, e 24-48 horas depois transformam-se em oocinetos, ainda no estômago do mosquito. Os oocinetos penetram na parede, entre as células epiteliais, ganhando formas arredondadas, os oócitos. Esses se dividem intensamente, liberando, após ruptura da sua membrana, os esporozoítos, que migram para as glândulas salivares. O mosquito está então pronto para infectar através da inoculação desses esporozoítos, dando início ao ciclo no homem.

Ciclo no homem

CICLO PRÉ-ERITROCÍTICO

Os esporozoítos, introduzidos na corrente sanguínea pela picada da fêmea do *Anopheles* infectada, alcançam rapidamente o fígado, em cerca de 2 a 30 minutos. Nos sinusoides hepáticos, atravessam as células de Kupffer e, mediados por uma ligação específica entre as proteínas da superfície do parasita e moléculas receptoras dos hepatócitos, os invadem. Proteínas como a curcunsporozoíta (CS), proteína de adesão a trombospondina (TRAP), proteína 2 do esporozoíto, assim como o sulfato de proteoglicano (HSPAGs) do hospedeiro, desempenham papéis importantes nesse processo.

No interior dos hepatócitos, iniciam o ciclo de reprodução assexuada e, por um processo de maturação, dão origem aos esquizontes, que albergam em seu interior os merozoítos (esquizogonia tecidual). O número de merozoítos por esquizonte varia de acordo com a espécie, e é maior nas infecções por *P. falciparum*. Também o tempo de maturação dos esquizontes é diferente para cada espécie. Nas espécies de *P. vivax* e *P. ovale*, alguns esporozoítos permanecem dormentes nos hepatócitos por períodos que podem variar de meses; são por isso denominados hipnozoítos. A ativação dos hipnozoítos é chamada de recidiva, e pode ocorrer quando não se emprega droga com ação contra essas formas hepáticas. Tal fenômeno não ocorre nas infecções por *P. falciparum* ou *P. malariae*.

CICLO ERITROCÍTICO

Os esquizontes hepáticos maduros rompem-se, lançando no sangue milhares de merozoítos. Através de uma nova interação hospedeiro-

ANTIMALÁRICOS

CICLO DA MALÁRIA

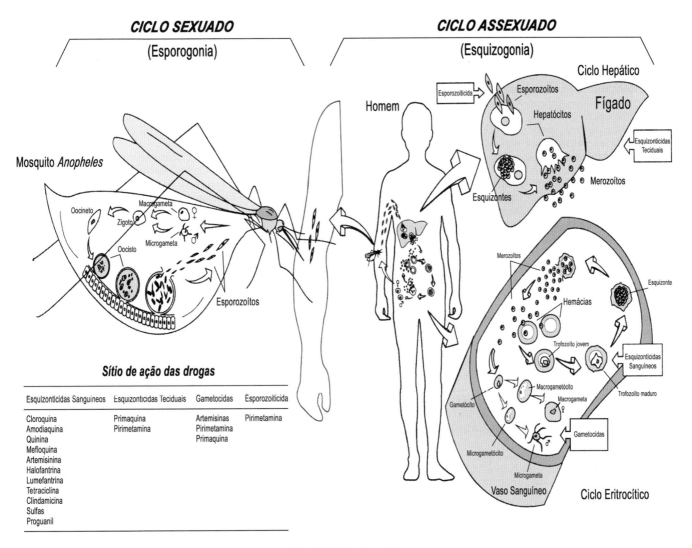

Fig. 111.1 Ciclo da malária.

parasita, os merozoítos penetram nos eritrócitos e alojam-se no interior de um vacúolo formado com estruturas das próprias hemácias, iniciando um período evolutivo, transformando-se em trofozoítos; esses absorvem nutrientes obtidos pela degradação da hemoglobina dos eritrócitos, produzindo um pigmento malárico, ou hemozoína. A esquizogonia eritrocitária tem início após o pleno desenvolvimento dos trofozoítos. Os merozoítos resultantes invadem, de forma contínua, novos eritrócitos não infectados. Existe uma correlação entre o aparecimento da febre e o ciclo do plasmódio. Aqui também a duração desse ciclo varia conforme a espécie e se repete indefinidamente: *P. vivax, P. ovale* a cada 48 horas, as denominadas terças benignas; *P. falciparum,* 36-48 horas, terçã maligna; *P. malariae,* 72 horas, quartã.

Ainda no sangue, alguns merozoítos irão diferenciar-se em gametócitos (macrogametócitos e microgametócitos), formas responsáveis pela esporogonia no mosquito.

O número de plasmódios por mililitro de sangue varia conforme a espécie infectante e se correlaciona com a gravidade da doença. Infecções por *P. falciparum* levam geralmente a parasitemias elevadas em comparação com as outras espécies.

PATOGÊNESE

A maioria dos estudos refere-se à malária grave causada pelo *P. falciparum*. Os plasmódios digerem a hemoglobina e proteínas dos eritrócitos humanos. Consomem glicose utilizando a glicólise em anaerobiose, resultando em produção de ácido lático, que é um dos fatores para a presença de acidose lática e hipoglicemia na malária.

A presença dos parasitas no interior dos eritrócitos leva a alteração da membrana celular. Particularmente nas infecções por *P. falciparum,* observa-se o fenômeno da citoaderência ou sequestração, causada pela aderência das hemácias parasitadas ao endotélio dos capilares e veias da microcirculação, levando a danos importantes em órgãos vitais como rins, cérebro e pulmões. De forma mais detalhada, a citoaderência ocorre quando os trofozoítos secretam proteínas que atravessam o vacúolo e criam deformidades denominadas *knobs* na membrana das hemácias. *P. falciparum* produz a proteína da membrana do eritrócito que apresenta capacidade de ligar-se à membrana do endotélio de capilares e vênulas (citoaderência), causando sequestro dos eritrócitos infectados na microcirculação.

1126 FARMACOLOGIA

A produção aumentada do fator de necrose tumoral alfa (TNF-α) parece facilitar essa citoaderência, agravando a sequestração na microvasculatura.

QUADRO CLÍNICO

A intensidade das manifestações e sua gravidade variam de acordo com o grau da parasitemia, o estado imunitário prévio do paciente, a espécie e cepa do plasmódio envolvidas, a idade e gravidez.

Pacientes com malária apresentam febre, geralmente alta (40-41°C), associada ou não a calafrios, que podem ser seguidos de sudorese intensa. Cefaleia, fadiga, desconforto abdominal e icterícia de intensidade variável são comuns.

Esplenomegalia é um achado geralmente presente em pacientes residentes em áreas endêmicas ou em crianças e adolescentes jovens. Malária deve sempre ser cogitada se o paciente é originário de regiões endêmicas ou viajou para alguma dessas.

Os sintomas só aparecem no ciclo eritrocítico e dependem do número de parasitas por mililitro de sangue. Pacientes residentes em zonas endêmicas podem albergar maior quantidade de parasitas de forma assintomática, devido à sua imunidade parcial, representando uma importante fonte de manutenção da transmissão.

O período de incubação varia conforme a espécie: nas infecções por *P. falciparum*, iniciam-se 6 a 14 dias após a picada do inseto; no *P. vivax* e *P. ovale*, 12 a 17 dias; no *P. malariae*, 15 a 30 dias. Algumas cepas de *P. vivax* e *P. malariae* podem ter um período de incubação muito aumentado, levando meses até o início dos sintomas.

Importante reconhecer os pacientes com quadro de malária grave que se caracterizam por parasitemia maior do que 2%, anemia importante, icterícia, insuficiência renal, insuficiência respiratória, sangramentos, hipoglicemia persistente, convulsões e/ou alterações no nível de consciência, desde desorientação até o coma.

DIAGNÓSTICO LABORATORIAL

Pesquisa direta do parasita

Lâminas com amostras de sangue devem ser colhidas e coradas para visualização do protozoário, por pessoal treinado. O exame da "gota espessa", realizado com um esfregaço mais denso de sangue corado, geralmente coletado da polpa digital, apresenta maior índice de positividade. O esfregaço fino é o melhor para individualização das formas presentes, possibilitando diagnóstico da(s) espécie(s) e quantificação do parasita para o cálculo do índice de parasitemia. Considera-se negativa para malária a avaliação por técnicos habilitados de pelo menos 3 diferentes lâminas no período de 40 a 72 horas.

DETECÇÃO DE ANTÍGENOS

Testes rápidos

Vários testes encontram-se disponíveis no mercado; seu princípio básico é a detecção de um antígeno específico do plasmódio pela sua ligação a anticorpos monoclonais fixados. São usados antígenos como a desidrogenase lática do plasmódio (Pldh) ou a proteína 2 rica em histidina (HRP2). A reação é rápida, com leitura entre 10 e 30 minutos, e facilmente visualizada pelo aparecimento de uma cor (imunocromatografia). Podem ser armazenados em locais cuja temperatura varia de 10 a 30°C. Esses testes têm a limitação de não determinarem grau de parasitemia e não servirem como controle de cura. Entretanto, parecem de extrema utilidade em locais onde não se dispõe de pessoal experiente ou laboratório para reconhecer o plasmódio.

REAÇÃO EM CADEIA DA POLIMERASE (PCR)

Essa técnica, baseada na detecção de sequências de DNA específicas de plasmódios, é extremamente sensível e específica para o estudo de resistência e detecção de novas espécies.

TRATAMENTO

O tratamento deve ser baseado nas medidas de suporte para controle dos sintomas e das complicações, como, por exemplo, infecções bacterianas secundárias e o tratamento específico, com a introdução dos antimaláricos.

É importante obter dados como: a gravidade da malária; a espécie envolvida; a origem do paciente e a idade, para escolha mais adequada do esquema terapêutico e vias de aplicação dos antimaláricos.

A demora na introdução dos antimaláricos se correlaciona à evolução para formas graves e aumento da mortalidade, principalmente nas infecções por *P. falciparum*.

Existem várias drogas disponíveis para tratamento da malária, cada uma delas atuando em uma ou mais fases do ciclo evolutivo do plasmódio.

Um dos grandes problemas relacionados ao tratamento é o crescente desenvolvimento de resistência aos antimaláricos, embora esse fenômeno já tenha sido descrito há mais de 50 anos. O uso de doses inadequadas e a falta de aderência ao tratamento são fatores determinantes da resistência. A associação de antimaláricos tornou-se prática para contornar o surgimento de resistência. Isso encarece o tratamento, o que representa mais um problema para os países subdesenvolvidos.

DROGAS ANTIMALÁRICAS

Quinolinometanólicos

QUININA

Os primeiros relatos de tratamento empírico para malária no Ocidente datam de 1600, quando padres jesuítas, empregando os conhecimentos dos incas, índios nativos do Peru, utilizaram um concentrado extraído da casca de uma árvore chamada *cinchona* (em quéchua). Em 1820, Caventou e Pelletier, na França, conseguiram identificar, dentre vários alcaloides chamados quinolinometanólicos, a quinina e a quinidina dessa árvore.

Mecanismo de ação

A quinina é um potente esquizonticida sanguíneo. Age inibindo a atividade da polimerase do plasmódio responsável pela polimerização (cristalização) do grupamento heme (ferroprotoporfirina IX) dentro do pigmento malárico, levando ao acúmulo do grupamento heme livre (não polimerizado) que é tóxico para o parasita.

Farmacocinética

Pode ser utilizada na forma oral, como sulfato de quinina, ou endovenosa, como dicloridrato e gluconato de quinina. Apresenta rápida absorção por via oral, alcançando a concentração plasmática máxima em 1-3 horas; 20% concentra-se nos eritrócitos. De 70% a 90% da droga se liga às proteínas do plasma. Sua meia-vida é de 10 horas. Oitenta por cento é metabolizada no fígado pelas enzimas do sistema citocromo P450 e 20% é eliminada na urina. Cerca de 10% do fármaco é eliminado de forma inalterada.

Indicações

Utilizada nos primórdios da terapia, foi substituída pela cloroquina, droga menos tóxica. Entretanto, com o rápido aparecimento da resistência do *P. falciparum* à cloroquina, a quinina voltou a ser o tratamento de primeira escolha em muitos países. A associação com outras drogas como tetraciclina, clindamicina ou sulfas conseguiu retardar ou reverter o aparecimento de resistência à quinina que surgiu em algumas regiões, quando utilizada em monoterapia. Atualmente, os derivados das artemisininas vêm substituindo a quinina no tratamento das infecções por *P. falciparum*.

Efeitos colaterais/contraindicações

O "cinchonismo", caracterizado por zumbidos, surdez transitória, visão turva e vertigem, pode ocorrer em alguns pacientes com nível sérico elevado de quinina livre no plasma, podendo também levar à neurotoxicidade.

Náusea, diarreia e hipoglicemia, principalmente em crianças e gestantes, podem surgir, devido ao estímulo da insulinemia provocado pela droga e ao consumo da glicose pelo parasita. Ainda assim, pode ser utilizada durante a gestação, embora esteja associada a aumento do risco de hipoglicemia no último trimestre de gravidez. Embora em alguns estudos seja apresentado um possível efeito ocitócico, não foi possível afastar outras causas, como a febre e a própria parasitemia.

A quinina pode causar ou piorar a arritmia, devendo ser evitada em pessoas com distúrbios de condução, como fibrilação atrial e bloqueios, principalmente dada por via endovenosa.

Raramente a quinina pode causar alterações hematológicas como leucopenia, agranulocitose e púrpura trombocitopênica; essas complicações são associadas ao seu emprego no tratamento de outras patologias diferentes da malária, como, por exemplo, artrite e cãibras noturnas. Embora mais comum em pacientes que usaram drogas como primaquina e sulfas, alguns pacientes portadores de deficiência de G6PD podem apresentar hemólise intensa, tornando a urina de coloração enegrecida (colúria).

Deve-se evitar seu emprego para tratamento de pacientes que fizeram uso recente de mefloquina nos quais houve aumento de toxicidade.

Apresentações

Existem várias formulações de sais de quinina: bissulfato, bromidrato, tanato, cloridrato, diclororidrato, carbonato. No Brasil, os comprimidos com 500 mg de cloridrato, dicloridrato, sulfato ou bissulfato são os mais disponíveis. Geralmente, 500 mg do sulfato de quinina ou dicloridrato de quinina equivalem a 325 mg da base. Apresentam sabores amargos, o que é um dos motivos de abandono de tratamento. Existem ampolas de 5 mL com 500 mg de cloridrato de quinina e 600 mg de dicloridrato de quinina.

Doses

A dose é de 20-30 mg/kg/dia por 3, 5 ou 7 dias (conforme a região), associada a clindamicina, tetraciclina ou doxiciclina. É utilizada agora como segunda linha no Brasil para o tratamento de infecções por *P. falciparum* não complicadas ou em gestantes.

QUINIDINA

Trata-se de um éster isômero da quinina mais tóxico e não utilizado no Brasil como antimalárico.

MEFLOQUINA

Surgiu nos anos 1980 como substituto promissor da cloroquina; é um 4-quinolinimetanol estruturalmente semelhante à quinina, potente esquizonticida sanguíneo, sem ação contra as formas hepáticas ou gametócitos.

Mecanismo de ação

Apesar de extensamente estudado, seu exato mecanismo de ação permanece obscuro. Provavelmente a mefloquina age de maneira semelhante aos demais quinolínicos, interferindo na cristalização da hemozoína.

Farmacocinética

Utilizada apenas por via oral com boa absorção, apresenta 98% de ligação plasmática, com meia-vida longa, de cerca de 10 a 30 dias. Elevadas concentrações podem ser observadas nos eritrócitos, especialmente nas suas membranas. É metabolizada pelo fígado e eliminada nas fezes; crianças metabolizam esse fármaco mais rapidamente que os adultos, e os caucasianos o fazem mais lentamente que os tailandeses e africanos.

Indicações

Tem ação contra todas as espécies de plasmódio, inclusive *P. vivax* resistente à cloroquina e *P. falciparum* multirresistentes. Vários trabalhos demonstraram a eficácia dessa droga como quimioprofilático, sendo indicada para visitantes em áreas endêmicas.

É indicada no tratamento de infecções por *P. falciparum*, exceto em regiões onde já existe resistência a essa droga. O emprego nessas regiões onde reinfecções são comuns possibilitou o contato do plasmódio com a mefloquina em baixas concentrações plasmáticas de indivíduos previamente tratados, facilitando o desenvolvimento dessa resistência. Seguindo a estratégia para evitar o aparecimento de resistência, tem sido usada em associações com outras drogas antimaláricas, como derivados de artemisininas. Recentemente, o governo brasileiro retirou a mefloquina como droga de primeira linha do tratamento da malária por *P. falciparum*.

Efeitos colaterais/contraindicações

Distúrbios psiquiátricos, como insônia, dificuldade de concentração, depressão, tonturas, alucinações e psicose, foram relatados com relativa frequência, principalmente na malária grave e em mulheres com baixo peso, havendo maior incidência dessas manifestações nas doses terapêuticas quando comparadas às doses profiláticas. Deve-se evitar sua utilização em pacientes com história prévia de qualquer distúrbio neurológico ou psiquiátrico, ou ainda em pessoas que exerçam atividades de risco que exijam concentração. Vômitos, anorexia, dor abdominal e diarreia podem ocorrer, e é possível controlar esses sintomas com o fracionamento das doses. Encefalopatia e convulsões são complicações raras.

Alterações eletrocardiográficas como aumento no intervalo QT e bradicardia sinusal foram descritas, limitando o seu uso em pessoas com arritmias, mas não naquelas sem arritmias e em uso de betabloqueadores. Sua utilização é contraindicada em pessoas que fizeram uso de quinina ou halofantrina devido ao risco de toxicidade. Também é contraindicada nos 3 primeiros meses de gravidez.

Apresentações

Comprimidos de 274 mg de cloridrato de mefloquina, equivalentes a 250 mg de mefloquina base. É preferencialmente associada a outro antimalárico.

Dose

Dosagem para tratamento: 15-25 mg em dose única ou divididos em 2 vezes; a ingestão após refeição melhora a sua absorção.

Dosagem para profilaxia: 250 mg por via oral durante 3 dias, com início imediatamente antes da viagem.

HALOFANTRINA

Classificada como um fenantrenometanol, é uma droga esquizonticida sanguínea com atividade contra todas as espécies de plasmódio. Sintetizada pelos franceses e de elevado custo, não está incorporada ao arsenal terapêutico brasileiro.

Seu mecanismo de ação é semelhante ao das demais drogas quinolinometanólicas, apresentando resistência cruzada com a mefloquina e a quinina. Utilizada apenas por via oral, é insolúvel em água, mas com elevada absorção após ingestão com alimentos gordurosos. Esse padrão de absorção tem-se correlacionado ao aparecimento de cardiotoxicidade, tendo sido relatados alguns casos fatais. Apresenta meia-vida de 1 a 2 dias para halofantrina e de 4 a 5 dias para o seu metabólito ativo, e são eliminados nas fezes. É comercializada sob a forma de comprimidos de 250 mg de cloridrato de halofantrina, que correspondem a 233 mg da base e de suspensão oral contendo 100 mg de cloridrato de halofantrina, que corresponde a 93,2 mg da base. A dose terapêutica é de 24 mg/kg/dia em 3 doses de 6 em 6 horas; nos adultos, não deve exceder os 1.500 mg da base. Não está liberada para uso em gestantes e lactentes.

LUMEFANTRINA

Descoberta pelos chineses, é um derivado racêmico com estrutura e mecanismo de ação semelhantes aos da halofantrina e da quinina.

Disponível por via oral, apresenta absorção variável; entretanto, na presença de alimento, principalmente gorduras, exibe elevada absorção. No organismo, distribui-se amplamente nos fluidos e tecidos corporais, com meia-vida de 3-4 dias.

Seu uso tem sido restrito à associação com derivados de artemisininas ajudando a prevenir resistência em infecções por *P. falciparum*. A associação com Artemeter via oral (Coartem) foi adotada como primeira escolha para o tratamento de infecções por *P. falciparum*, segundo norma técnica de 2007 do Ministério da Saúde brasileiro.

4-AMINOQUINOLINAS

Cloroquina

Sintetizada na década de 1930 pelos alemães, ganhou importância com o advento da Segunda Guerra Mundial. É uma droga barata e de fácil síntese, esquizonticida eritrocitário sem ação contra as formas hepáticas e gametocida para *P. vivax* e *P. malariae*. Inibe TNF-α mostrando atividade anti-inflamatória e, por isso, também é utilizada no controle de doenças como artrite reumatoide juvenil e lúpus. É certamente a droga que mais foi empregada no mundo para o tratamento da malária. Infelizmente, em praticamente todos os países, incluindo o Brasil, o *P. falciparum* apresenta resistência a essa droga.

MECANISMO DE AÇÃO

Embora muito antiga, ainda persistem divergências de como a cloroquina interfere na cristalização da hemozoína, levando toxicidade para o parasita.

FARMACOCINÉTICA

Administrada exclusivamente por via oral, pois seu uso parenteral tem sido relacionado a cardiotoxicidade grave. Apresenta rápida obsorção no trato gastrointestinal, alcançando concentração máxima em 3 horas, com excelente concentração nos eritrócitos. Meia-vida de 70 a 120 horas; cerca de 2 a 4 meses após a sua ingestão, ainda é possível detectar-se cloroquina no plasma e na urina; essa última é a principal via de excreção.

EFEITOS COLATERAIS/CONTRAINDICAÇÕES

A droga é normalmente bem tolerada, mas pode haver sintomas gastrointestinais como náuseas, vômitos e desconforto abdominal. O aparecimento de prurido pode comprometer a obediência ao tratamento. Foram descritas manifestações de porfiria e psoríase em pessoas suscetíveis. Raramente a administração de cloroquina pode ser seguida de convulsões, polineurite, neuromiopatia, ototoxicidade, anemia aplástica, leucopenia e descoloração capilar. Cefaleia e visão borrada também podem ocorrer. A cloroquina tem especial afinidade por tecidos ricos em melanina, como pele e retina, e seu uso por tempo prolongado pode levar a alterações da acuidade visual. Deve-se evitar o uso parenteral, pelo alto nível de cardiotoxicidade.

INDICAÇÕES

Após alastramento da resistência do *P. falciparum* a esse medicamento, sua utilização limitou-se ao tratamento das infecções causadas pelas outras espécies. Entretanto, em algumas regiões da Ásia e da África, já existe resistência do *P. vivax* a essa droga. No Brasil, é a droga de escolha para tratamento de infecções por *P. vivax* e *P. malariae*. Pode ser utilizada em gestantes e crianças com boa margem de segurança.

APRESENTAÇÃO

Comprimidos com 400, 250 e 150 mg do sal de cloridrato ou sulfato; 500 mg correspondem a 300 mg da base. Embora existam apresentações para uso parenteral, elas não são mais recomendadas.

DOSES

No 1º dia: 10 mg da base/kg, 7,5 mg/kg no 2º e 3º dias. Na prática, para adulto são 4 comprimidos no 1º dia e 3 nos 2 restantes. Esse esquema é indicado para o tratamento de infecções por *P. vivax* e deve estar sempre associado, desde o 1º dia, à primaquina, até o 7º dia; essa última droga é empregada nesse caso para destruição dos hipnozoítos e gametócitos.

Amodiaquina

Esse composto, sintetizado em 1945, é muito ativo contra *P. falciparum*, inclusive contra as cepas cloroquinorresistentes. Inicialmente considerada menos tóxica que a cloroquina, após largo uso foi abandonada devido aos relatos de casos graves de agranulocitose e hepatotoxicidade.

8-AMINOQUINOLINAS

Primaquina

Desenvolvida na Segunda Guerra Mundial, apresenta atividade contra os esquizontes teciduais (hepáticos), hipnozoítos e gametócitos (formas sexuadas), além de ser esporonticida dos plasmódios. Assim, é importante no combate às recaídas e bloqueio de transmissão.

FARMACOCINÉTICA

Utilizada apenas por via oral, é absorvida no trato gastrointestinal; apresenta meia-vida de 3 a 6 horas. Duas vias são resultado de sua metabolização hepática: a primeira resulta na 5-hidroprimaquina e na 5-hidroximetilprimaquina, produtos ativos; a segunda é a transformação em N-acetilprimaquina e ácido desaminocarboxílico. Esses metabólitos são rapidamente eliminados.

MECANISMO DE AÇÃO

Os produtos metabólicos da primaquina apresentam potente efeito oxidante e agem interferindo na função mitocondrial do parasita. Têm intensa atividade nos hepatócitos parasitados.

EFEITOS COLATERAIS/CONTRAINDICAÇÕES

Não deve ser usada em pacientes com deficiência de glicose-6-fosfato desidrogenase (G6PD) por causa da hemólise. Pode apresentar desconforto gástrico e níveis elevados de meta-hemoglobina, depressão medular levando a anemia e leucopenia.

Seu uso é contraindicado em pacientes com alteração da crase sanguínea, com deficiência de G6PD, em gestantes, na amamentação e em crianças menores de 6 meses.

INDICAÇÕES

Em associação com cloroquina como gametocida e esquizonticida tecidual, bloqueia transmissão e as recaídas no tratamento de infecções por *P. vivax*.

Em dose única no 5º dia de tratamento, atua como gametocida, bloqueando a transmissão nos esquemas de tratamentos com quinina para infecções por *P. falciparum*.

APRESENTAÇÃO

Comprimidos de fosfato de primaquina de 5 a 15 mg da base, correspondendo a 8,8 e 26,4 mg de difosfato ou fosfato de primaquina.

DOSES

Tratamento como esquizonticida tecidual nas infecções por *P. vivax*: 0,5 mg/kg/dia por 7 dias.

Tratamento com bloqueador de transmissão (gametocida): 0,5 a 0,75 mg da base em dose única no tratamento de infecções por *P. falciparum*, dados no 6º dia de tratamento.

ARTEMISININA

Conhecida e utilizada pelos chineses há muitos séculos, é uma droga extraída da planta *Artesamisia annua* (*qinghao*). Em 1971, químicos chineses conseguiram identificar a estrutura química da artemisinina (*qinghaosu*), tendo sido produzidos vários derivados semissintéticos.

Mecanismo de ação

A artemisinina é uma lactona sesquiterpênica contendo uma ponte de endoperóxido que lhe confere uma atividade única entre os antimaláricos conhecidos. Radicais livres são gerados por meio de uma redução catalítica quando a artemisinina se complexa com o íon de ferro presente no grupamento heme, provocando o rompimento dessa ponte de endoperóxido. Ocorre então a alquilação de proteínas vitais ao parasita. Os eritrócitos parasitados contêm cerca de 100 vezes mais artemisinina em comparação aos eritrócitos não parasitados.

Atua no ciclo eritrocítico, portanto é um esquizonticida sanguíneo, destruindo inclusive as formas jovens dos trofozoítos, evitando a sequestração característica das infecções por *P. falciparum*. Acumula ainda a vantagem de eliminar também os gametócitos (gametocida), o que lhe confere uma importância epidemiológica elevada, pois, além de salvar vidas, interfere na sua transmissão.

Farmacocinética

A di-hidroartemisinina é obtida pela modificação da lactona presente na artemisinina, e é uma substância mais potente que a original. Artemeter, arteter (artemotil) e artesunato sódico são alguns dos derivados semissintéticos da di-hidroartemisinina. Artemeter é um metil éster, e mais solúvel em lipídios, e o artesunato é um hemissuccinato, mais solúvel em água.

Os derivados da artemisinina apresentam ampla distribuição nos líquidos corpóreos e são rapidamente eliminados após metabolização hepática. Quase 100% do artemeter é absorvido por via oral. Apresenta meia-vida de 30-45 minutos. O artesunato endovenoso (EV) ou intramuscular (IM) mostra-se estável e alcança a concentração sérica máxima em 1 hora. A eliminação após metabolização hepática é rápida, exceto o artemeter em formulação oleosa, quando IM, que apresenta absorção errática.

A artemeter por via retal tem sido testado em crianças e adultos, mostrando boa absorção e diminuição da mortalidade em crianças, quando comparado à quinina endovenosa.

Indicações

Apresenta eficácia comprovada no tratamento da malária grave, no tratamento de infecções por *P. falciparum* multirresistentes e mesmo em infecções mistas por qualquer plasmódio.

A análise de 6 estudos comparativos conduzidos na Ásia mostrou que o tratamento com artesunato, comparado à quinina endovenosa, reduziu significativamente o risco de morte nos casos de malária grave e o tempo de parasitemia. O uso de supositório via retal também se mostrou muito eficaz. Embora americanos e europeus reconheçam a eficácia dessa droga, ela ainda não é utilizada nessas regiões porque o fabricante não preencheu os critérios europeus de boas práticas de fabricação.

Recomenda-se seu uso sempre em associação com outros antimaláricos, devido aos frequentes casos de recrudescência (retorno da parasitemia) quando utilizada em monoterapia por menos de 7 dias.

Efeitos colaterais/contraindicações

Derivados da artemisinina mostraram-se drogas seguras. Os estudos experimentais com altas doses em ratos mostraram neurotoxicidade; entretanto, em humanos, não se comprovaram, de forma definitiva, esses achados, uma vez que a própria malária poderia causá-la. Existe a referência de um único trabalho que demonstrou perda auditiva em pacientes que usaram essa droga. Eventos raros de bradicardia e bloqueio atrioventricular foram relatados. Os pacientes podem apresentar tonturas e palpitações.

É contraindicada no 1º trimestre de gravidez por falta de estudos bem controlados nesse período. Entretanto, as poucas pacientes tratadas não mostraram diferença estatística nas complicações quando comparadas aos esquemas sem artemisininas.

Apresentações

Artesunato: ampolas de 60 mg, uso EV ou IM; comprimidos de 50 mg; cápsula retal (supositório) 50 mg e 200 mg.

Artemeter: 20 mg + lumefantrina, comprimidos de 120 mg.

Artemeter: ampolas de 1 mL de solução oleosa com 80 mg para uso IM.

Doses

Artemeter IM: 3,2 mg/kg dose única no 1º dia e 1,6 mg/kg/peso a cada 24 horas do 2º ao 5º dia, na malária por *P. falciparum*.

Malária grave complicada

Artesunato IV: 2,4 mg/kg 0, 12 e 24 horas; depois 2,4 mg/kg a cada 24 horas, no total de 4 doses, ou 3 dias (OMS, 2007) ou 2,4 mg/kg, dose de ataque seguida de 1,2 mg/kg 4, 24 e 48 horas (MS SVS).

Artemeter IM: dose inicial 3,2 mg/kg, seguida de 1,6 mg/kg a cada 24 horas, em 4 doses.

ANTIBIÓTICOS

Clindamicina

Antibiótico semissintético pertencente ao grupo das lincosamidas, é um esquizonticida sanguíneo de ação lenta cujo mecanismo de ação é a inibição da síntese proteica.

Apresenta excelente absorção de 90% por via oral, meia-vida de 2 a 3 horas, com índice de ligação plasmática de 84%. Noventa por cento sofre metabolização hepática, sendo 10% excretado inalterado na urina. Ajustes de dose são necessários quando houver insuficiência hepática e anúria. Pode causar diarreia. É utilizada em associação com quinina ou derivados das artemisininas no tratamento de malária por *P. falciparum* em pacientes com contraindicação ao uso de tetraciclinas ou doxiciclina, como gestantes e crianças menores, ou ampolas de 300 mg e 600 mg.

Tetraciclina

Antimicrobiano esquizonticida sanguíneo de ação lenta. É usada em associação com a quinina, mas pode também associar-se à artemisinina, sempre com o objetivo de evitar recrudescência e resistência no tratamento de infecções por *P. falciparum*.

Gestantes, pacientes com disfunção hepática e crianças menores de 8 anos, devido à pigmentação dentária, não devem fazer uso dessa medicação. Deve ser usada com o estômago vazio, por 7 dias.

Doxiciclina

É um derivado da tetraciclina com mesmos mecanismo de ação, indicações terapêuticas e efeitos adversos. Apresenta melhor absorção por via oral que a tetraciclina, e pode ser ingerida com alimentos. Além disso, é mais lipossolúvel que a tetraciclina, o que leva a melhor distribuição no organismo. Sua meia-vida maior permite seu uso em intervalos de 12/12 horas ou mesmo 1 vez ao dia, na dose de 3,3 mg/kg de peso por dia. Não necessita de ajuste de doses na insuficiência renal.

ASSOCIAÇÕES DE ANTIMALÁRICOS

A OMS tem estimulado o desenvolvimento de estudos de associações de antimaláricos, recomendando, sempre que possível, o seu emprego. O objetivo principal das associações de drogas é prevenir a resistência. Algumas combinações visam, mais especificamente, atingir o plasmódio em todas as suas formas evolutivas, evitando recidivas (hipnozoítos) ou a transmissão (gametócitos). A seguir estão alguns exemplos de associações.

Sulfadoxina-Pirimetamina

Essa é uma antiga associação de drogas que age sinergicamente ao interromper, por competição, as enzimas di-hidrofolato sintetase e di-hidrofolato redutase, responsáveis pela síntese do di-hidrofolato a partir do ácido para-aminobenzoico (PABA) do plasmódio. Atuam lentamente nos esquizontes hepáticos, porém não têm ação contra os hipnozoítos. A pirimetamina também age como bloqueadora de transmissão ao destruir os gametócitos. Utilizada na terapia de infecções por *P. falciparum* resistentes à cloroquina, logo perdeu lugar no arsenal devido ao rápido desenvolvimento de resistência, inclusive no Brasil. Sua utilização está restrita a algumas regiões da África e Ásia. Foram descritas reações graves como síndrome de Stevens-Johnson.

Atovaquona-Proguanil

A atovaquona é uma naftaquinona análoga da proteína mitocondrial do parasita chamada ubiquinona, que inibe por competição o transporte de elétrons mediado pelo citocromo. Atua sinergicamente com o proguanil, uma di-hidrotiazina (biguanidina) com ação inibidora da di-hidrofolato redutase. São esquizonticidas sanguíneos de ação lenta. Cada uma das drogas, sozinha, promove rápido desenvolvimento de resistência. Essa associação é usada no tratamento de segunda linha da malária por *P. falciparum* não complicada. Não é comercializada no Brasil, provavelmente pelo seu custo elevado.

TERAPIA COMBINADA COM ARTEMISINAS

A OMS vem estimulando o uso de terapia combinada, escolhendo preferencialmente as artemisinas associadas a outras drogas, como por exemplo: artemetermefloquina, artemeter-piperaquina, artesunato-aminodiaquina, artesunato-pirimetamina-sulfadoxina.

O objetivo seria associar uma droga esquizonticida sanguínea de ação potente, que diminui rapidamente a parasitemia, a outra de eliminação mais lenta, prevenindo a recrudescência e eliminando os parasitas restantes.

Artemeter-Lumefantrina

Essa associação foi desenvolvida pelos laboratórios CIBA e Sandoz em 1996 e depois comprada pela Novartis; tem o nome comercial de Coartem. É usada em apresentação oral para o tratamento de malária não complicada por *P. falciparum*. São comprimidos com 20 mg de artemeter associado a 120 mg de lumefantrina, utilizados em regime de 6 doses, dadas de 12 em 12 horas. Apresenta boa tolerabilidade, e deve-se observar a ingestão de alimentos antes de tomar os comprimidos, para garantir uma boa absorção da lumefrantrina. Vários estudos têm demonstrado a sua superioridade quando comparada ao esquema com quinina. Esse é o esquema recomendado pela OMS, recentemente adotado aqui pelo Ministério da Saúde como primeira escolha para o tratamento da malária não complicada por *P. falciparum*.

Artemeter-Mefloquina

Ambos já foram descritos separadamente; sua associação trouxe a vantagem de mitigar o desenvolvimento de resistência do *P. falciparum*. Após vários estudos realizados em países asiáticos e da América Latina, foi escolhida para substituir a associação artesunato/lumefantrina (Coartem), sendo a primeira escolha no tratamento de malária por *P. falciparum* não complicada no Brasil a partir de 2009. A droga está sendo produzida pelo laboratório Farmanguinhos da Fiocruz, recebendo o nome de ASMQ. Comprimidos de 100 mg de artesunato associado com 200 mg de mefloquina para adultos e 50 mg artesunato e 100 mg de mefloquina para crianças.

Artemeter-Piperaquina

A piperaquina é um biquinolínico que foi descoberto na década de 1960, largamente utilizada na China e Indonésia durante cerca de 20 anos, até o desenvolvimento de resistência. Atualmente, vem sendo ressuscitada através de trabalhos que mostram a sua eficácia quando em associação a derivados de artemisininas. O uso de dose única diária por 3 dias mostrou-se altamente eficaz, revertendo a resistência, quando se associou a di-hidroartemisinina à piperaquina.

Artesunato-Amodiaquina

Recentemente lançado com o nome de Asaq, tem enfoque no tratamento de crianças; essa associação tem baixo custo e não apresenta patente, podendo ser livremente produzida e distribuída para tratamento de populações de baixa renda.

Artesunato-Sulfadoxina-Pirimetamina

Estudo comparativo entre essa associação *versus* sulfadoxina-pirimetamina-amodiaquina mostrou inferioridade na prevenção de recrudescência tardia, além de ser mais cara, levantando a possibilidade de efeito antagônico entre os artesunatos e as sulfas.

RESISTÊNCIA EM MALÁRIA

O desenvolvimento de resistência às drogas antimaláricas tem-se revelado grande fator de impedimento ao seu controle ou erradicação. Notadamente, essa é uma capacidade mais prevalente entre as espécies de *P. falciparum* e *P. vivax*. A resistência aos antimaláricos pode ser natural, espécie-específica ou adquirida; essa última é muito mais preocupante, dados sua facilidade de disseminação e alto padrão de resistência.

Os primeiros relatos de resistência do *P. falciparum* à cloroquina ocorreram no final dos anos 1950 na Colômbia e Tailândia; entretanto, sua maior expansão se deu nas últimas 3 décadas, influenciando de maneira decisiva a morbimortalidade na África, principalmente a mortalidade infantil. Atualmente, apenas algumas regiões da América Central não apresentam esse padrão. Seu mecanismo de resistência é mediado por uma bomba de efluxo carreada no gene *pfcrt*. Resistência do *P. vivax* à cloroquina foi observada na Indonésia; é rara na América do Sul.

A introdução, nos anos 1970, da associação sulfadoxina-pirimetamina para tratamento da malária por *P. falciparum* resistente à cloroquina mostrou-se inicialmente de sucesso; entretanto, com o passar dos anos, vários relatos de resistência estimularam a procura de novas drogas.

Nos anos 1980, a mefloquina surgiu como opção para tratamento e quimioprofilaxia de malária por *P. falciparum* e *P. vivax* resistentes à cloroquina. Entretanto, o seu efeito colateral, de sérios distúrbios psiquiátricos, fez repensar o seu uso. Deve ser evitada em regiões onde a resistência à quinina foi descrita, devido ao risco de resistência cruzada. A resistência à mefloquina é associada ao sistema de bomba de efluxo de uma P-glicoproteína do plasmódio no gene *pfmdr* (plasmódio *falciparum* multirresistente).

Recentemente, a OMS determinou, com base em estudos, que a combinação de outros antimaláricos com derivados de artemisininas (ACT, terapia combinada com artemisinina) seria a nova estratégia para combater a elevada morbimortalidade, pois a artemisinina diminuiria rapidamente o número de parasitas, inclusive os gametócitos, diminuindo, por consequência, a transmissão. A segunda droga associada, normalmente com longa meia-vida, eliminaria os parasitas restantes, que já estariam em baixo número, e por isso evitaria o risco de seleção de parasitas resistentes.

Por outro lado, evidências mostram que a suspensão do uso de um antimalárico cujo índice de resistência era alto para aquele medicamento levou à reversão. No Malawi, por exemplo, a resistência do *P. falciparum* à cloroquina, determinada pela presença da mutação K76T do gene *pfcrt*, superior a 50%, levou à sua retirada do esquema terapêutico no ano de 1993. Sete anos depois, estudos mostraram o desaparecimento dessa mutação, e estudos clínicos mostraram que a cloroquina voltou a ser medicamento eficaz contra o *P. falciparum*.

ESQUEMAS TERAPÊUTICOS RECOMENDADOS NO BRASIL

Malária por *P. falciparum* não complicada

PRIMEIRA ESCOLHA

Artemeter + Mefloquina (ASMQ)

Cada tratamento vem individualizado em cartelas contendo 6 comprimidos, número necessário para o tratamento, ou seja, 3 dias.

Dosagem comprimidos com ASMQ 25 mg de artesunato associado com 50 mg de mefloquina (infantil):
6 a 11 meses (5 a 8 kg): um comprimido ao dia por 3 dias
1-5 anos (9-17 kg): 2 comprimidos, 1 vez ao dia por 3 dias
Dosagem de comprimidos com ASMQ 100 mg de artesunato associado com 200 mg de mefloquina:
6 a 11 meses (18-29 kg): 1 comprimido ao dia por 3 dias
$\geqslant$12 anos ($\geqslant$30 kg): 2 comprimidos, 1 vez ao dia por 3 dias
Não administrar em gestantes no primeiro trimestre de gravidez ou em crianças menores de 6 meses.

Artemeter + Lumefantrina (Coartem)

Ainda é colocado em paralelo com o ASMQ como primeira escolha, embora não esteja sendo mais distribuído pelo Ministério da Saúde.

Cada dose será administrada de 12/12 horas de acordo com o peso e a idade por 3 dias: 5-14 kg (6 meses a 2 anos): 1 comprimido; 15-24 kg (3 a 8 anos): 2 comprimidos; 25-34 kg (9 a 14 anos): 3 comprimidos; >35 kg (>14 anos): 4 comprimidos. Não administrar no primeiro trimestre de gravidez e em crianças menores de 6 meses.

SEGUNDA ESCOLHA

Quinina sulfato – 30 mg/kg dia de 12 em 12 horas durante 3 dias.
Doxiciclina – 3,3 mg/kg/dia de 12/12 horas durante 5 dias. Substituir por clindamicina em crianças menores de 8 anos, hepatopatas e gestantes.

Primaquina – 0,5 a 0,75 mg/kg, dose única, administrada no 5º dia de tratamento.

Malária por *P. falciparum* grave ou complicada

PRIMEIRA ESCOLHA

Artesunato ou 2,4 mg/kg dose de ataque seguida de 1,2 mg/kg após 12 e 24 horas, manter 1,2 mg/dia por mais 6 dias. Associar 20 mg/kg/dia de clindamicina a cada 12 horas por 7 dias.

Artemeter IM: dose inicial 3,2 mg/kg seguida de 1,6 mg/kg a cada 24 horas no total de 6 doses. Associar 3,3 mg/kg/dia de doxiciclina ou 20 mg/kg/dia de clindamicina a cada 12 horas por 7 dias.

SEGUNDA ESCOLHA

Dicloridrato de quinina: 20-30 mg/kg/dia, de 8 em 8 horas; infundir diluída e em 4 horas até a melhora do paciente, quando deverá ser trocado para sulfato de quinina oral, por 5 a 7 dias. Não utilizar primaquina nas gestantes e em crianças abaixo de 6 meses.

Malária por *P. malariae*

Cloroquina como para *P. vivax*, sem a necessidade do uso de primaquina.

Malária mista (*P. vivax* e *P. falciparum*)

Utilizar o esquema com Coartem ou ASMQ na malária não complicada e associar primaquina do 4º ao 10º dia para evitar recaídas. Não administrar primaquina em gestantes e menores de 6 meses. Na malária grave, utilizar artesunato como recomendado.

Malária em gestantes

P. FALCIPARUM **NÃO COMPLICADA**

Mulheres até o primeiro trimestre de gravidez: quinino mais clindamicina. No segundo e terceiro trimestres pode-se utilizar a associação artemisinina mais lumefantrina (Coartem).

P. FALCIPARUM **COMPLICADA (GRAVE)**

Mulheres até o primeiro trimestre de gravidez: quinino mais clindamicina. No segundo e terceiro trimestres pode-se utilizar a associação artesunato e clindamicina.

Nomes comerciais

A malária faz parte do programa brasileiro de controle de endemias. As drogas utilizadas nos esquemas terapêuticos são fornecidas gratuitamente mediante solicitação. A OMS tem solicitado à indústria farmacêutica a não comercialização de antimaláricos não associados para desestimular a monoterapia.

ARTEMEXIL, Silvestre Lab. – artemeter em ampolas de 80 mg; artemeter (óleo de amendoim, álcool benzílico).

ARTEZINE, Silvestre Lab. – artesunato sódico em pó liofilizado. Frasco-ampola com 60 mg de artesunato. Diluente com 30 mg de bicarbonato de sódio. Comprimidos de 50 mg.

CLOROQUINA, Endoterápica do Brasil – difosfato de cloroquina. Comprimidos de 250 mg.

COARTEM – artemeter 20 mg + lumefantrina 120 mg, cartela contendo número de comprimidos para tratamento conforme peso/idade (distribuído pelo Ministério da Saúde).

DIFOSFATO DE CLOROQUINA KINDER 250 mg – comprimidos de 250 mg.

FANSIDAR, Roche – sulfadoxina, 500 mg + pirimetamina – ampolas e comprimidos.

NICOSULFAN, Elofar – pirimetamina e sulfametoxapiridazina – comprimidos.

PLASMOTRIM – artesunato, comprimidos 50 mg, 200 mg; supositórios com 200 mg.

PLAQUINOL, Sanofi – sulfato de hidroxicloroquina; comprimidos de 400 mg.

PRIMAQUINA, Endoterápica do Brasil – comprimidos de 15 mg.

PRIMAQUINA, Quimioterápica do Brasil – comprimidos de 15 mg.

QUININO, Vital Brazil – comprimidos de 50 mg.

QUININACRIS, Cristália – dicloridrato de cloroquina; ampola de 3 mL/150 mg.

SULFATO DE QUININO, Endoterápica do Brasil – cápsula de 500 mg.

DICLORIDRATO DE QUININO, Endoterápica do Brasil – ampolas de 500 mg.

REUQUINOL, Apsen – sulfato de hidroxicloroquina; comprimidos de 400 mg.

REFERÊNCIAS BIBLIOGRÁFICAS

1. AGENG, J.R., BYARUGABA, J.S., TUMWINE, J.K. Rectal artemether versus intravenous quinine for the treatment of cerebral malaria in children in Uganda: randomized clinical trial. *B.M.J.*, *330*:1-4, 2005.
2. ALECRIM, M.G.C., ALECRIM, W., MACEDO, V. Plasmodium vivax resistance to chloroquine (R2) and mefloquine (R3) in Brazilian Amazon region. *Rev. Soc. Bras. Med. Trop.*, *32*(1):67-68, 1999.
3. BARNWELL, J.W. Cytoadherence and sequestration in falciparum malaria. *Exp. Parasitol.*, *69*:407-12, 1989.
4. CHERTIEN, J.P., FUKUDA, M., NOEDL, H. Improving surveillance for antimalarial drug resistance. *JAMA*, *297*(20), 2007.
5. COX-SINGH, J., DAVIS, T.M., LEE, K.S., SHAMSUL, S.S., MATUSOP, A., RATNAM, S., RAHMAN, H.A., CONDWAY, D.J., SINGH, B. *Plasmodium knowlesi* malaria is widely distributed and potentially threatening. *Clinic. Infect Dis. 46*(2):172-173, 2008.
6. CRAIG, C.R., STIGEL, R.E., SCHEIBEL, L.W. Antiprotozoal drugs. *In:* Modern Pharmacology and Clinical Applications. 6th ed. Lippincott Williams & Wilkins, Philadelphia, 2004. p. 615-19.
7. CREEK, D.J., CHIU, F.C.K., PRANKED, R.J., CHARMAN, S.A., CHARMAN, W.N. Kinetics of iron mediated artemisin degradation: effect of solvent composition and iron salt. *J. Pharm. Sci.*, *94*:1829, 2005.
8. CROFT, A.M., CLAYTON, T.C., WORLD, M.J. Side effects of mefloquine prophylaxis for malaria: an independent randomized controlled trial. *Trans. R. Soc. Trop. Med. Hyg.*, *91*:199, 1997.
9. DORSEY, G., NJAMA, D., KAMYA, M.R., CARRAMANCHI, A., KYABAYINZE, D., STAEDKE, S.G., GASASIRA, A., ROSENTHAL, P.J. Sulfadoxine/pyrimethamine alone longitudinal randomized trial. *Lancet*, *360*(9350):21-28, 1998-9, 2002.
10. DUARTE, E.C., FONTES, C.J.F., ABRAHAMOVISH, A., GYORKOS, T. Randomized controlled trial of artesunate tablets plus tetracycline vs standard treatment of *P. falciparum* malaria. Mato Grosso, Brazil. *Am. J. Trop. Med. Hyg.*, *54*(2):197-202, 1996.
11. EZZET, F., M. VAN VUGT, M., NOSTEN, F., LOOAREESUWAN, S., WHITE, N.J. Pharmacokinetics and pharmacodynamics of lumefantrine (benflumetol) in acute falciparum malaria. *Antimicrob. Agents Chemother.*, *44*(3):697-704, 2000.
12. GREENWOOD, B.M., BOJANG, K., WHITTY, C.J., TARGETT, G.A. Malaria. *Lancet*, *365*:1487-98, 2005.
13. GUIA PRÁTICO DO TRATAMENTO DA MALÁRIA NO BRASIL. 2009. http://www.abf.org.br/pdf/noticias/guia pratico malaria.pdf.
14. HIEN, T.T., DAVIS, T.M., CHOUNG, L.V., ILETT, K.F., SINN, N.H. Comparative pharmacokinetics of intramuscular artesunate and artemether in patients with severe *falciparum* malaria. *Antimicrole Agents Chem.*, *48*:4234-9, 2004.
15. HILL, D.R., BAIRD, J.K., PARISE, M.E., LEWIS, L.S., RYAN, E.T., MAGILL, A.J. Primaquine: report from CDC expert meeting on malaria chemoprophylaxis I. *Am. J. Trop. Hyg.*, *75*(3):402-415, 2006.
16. JAMBOU, R., LEGRAND, E., NIANG, M., KHIM, N., LIN, P., VOLNEY, B., EKALA, M.T., BOUCHER, P.E., FANDEUR, T., MERCEREAU-PUIJALON, O. Resistence of *Plasmodium falciparum* field isolates to in vitro artemether and point mutations of the SERCA-type PfATPase. *Lancet*, London, *366*:1960-1962, 2005.
17. JONES, K.L., DONEGAN, S., LALLOO, D.G. Artesunate versus quinine for treatment of severe malaria (Cochrane Review). *In: The Cochrane Library*, Issue 2, 2008. Oxford: Update Software.
18. KROGSTAD, D.J., GLUZMAN, I.Y., KYLE, D.E., ODUOLA, A.M., MARTIN, S.K., MILHOUS, W.K., SCHLESINGER, P.H. Efflux of chloroquine from Plasmodium falciparum: mechanism of chloroquine resistance. *Science*, *238*(4831):1283-5, 1987.
19. KROTOSKI, W.A. Discovery of the hipnozoite and a new theory of malarial relapse. *Transactions of the Royal Society of Tropical Medicine and Hygiene*, *79*:1-11, 1985.

20. KWIATKOSKI, D., BATE, C. Inhibition of tumour necrosis factor (THF) production by antimalarial drugs in cerebral malaria. *Trans. R. Soc. Med. Hyg.*, *89*:215-6, 1995.
21. LALLOO, D., SINGADIA, D., PASVOL, G., CHIODINI, P., WHITTY, C., BEECHING, N., HILL, D., WARRELL, D., BANNISTER, B. UK malaria treatment guidelines, *J. Infection*, *54*:111-121, 2007.
22. LAUFER, M.K., THESING, P.C., EDDINGTON, N.D., MASONGA, R., DZINJALAMAD A.F., TAKALA, S.L., TAYLOR, T.E., PLOWE, C.V. Return of chloroquine antimalarial efficacy in Malawi. *N. Engl. J. Med.*, *355*:1959-66, 2006.
23. LOOAREESUWAN, S., BUCHACHART, K., WILAIRATANA, P. Primaquine-tolerant vivax malaria in Thailand. *Ann. Trop. Med. Parasitol.*, *91*:939, 1997.
24. McGREADY, R., CHO, T., KEO, N.K., THAIS, K.L., VILLEGAS, L., LOOAREESUWAN, S. Artemisinin antimalarials in pregnancy: a prospective treatment study of 539 episodes of multidrug-resistant *Plasmodium falciparum*. *Clin. Infect. Dis.*, *33*:200916, 2001.
25. MESCHNICK, S.R., TAYLOR, T.E., KANCHOUNWONGPAISAN, S. Artemisinin and the antimalarial endoperoxides: from herbal remedy to targeted chemotherapy. *Microbiol. Rev.*, Amsterdam, *60*:301-315, 1996.
26. NEALON, C., DZEING, A., MÜLLER-RÖMER, U., PLANCH, T., SINOU, V., KOMBILA, M. Intramuscular bioavailability and clinical efficacy of artesunate in Gabonese children with severe malaria. *Antimicob. Agent Chem.*, *46*:3933-9, 2002.
27. NEWTON, P., WHITE, N. Malaria: new developments in treatment and prevention. *Annu. Rev. Med.*, *50*:19-92, 1999.
28. NORMA TÉCNICA nº 008/2007. CGPNCM/DIGES/SVS/MS – Assunto: Terapêutica para malária por *P. falciparum*. Brasília, 2-7.
29. OVERBOSCH, D., SCHIL THUIS, H., BIENZLE, U. *et al.* Atovaquone-proguanil versus mefloquine for malaria profilaxis in nonimmune travelers: results from a randomized, double-blind study. *Clin. Infect. Dis.*, *33*:1015-21, 2001.
30. PENTEADO FILHO, S.R., LOPES, H.V., LEVI, G.C. *In*: AMATO NETTO, V., NICODEMO, A.C., LOPES, H.V. *Antibióticos na Prática Médica*. 2007. p. 120-2.
31. PRICE, R.N., UHLEMANN, A.C., BROCKMAN, A., McGREADY, R., ASHEY, E., PHAINPU, L., PATEL, R., LAING, K., LOOAREESUWAN, S., WHITE, N.J., NOSTEN, F., KRISHNA, S. Mefloquine resistance in *Plasmodium falciparum* and increased *pfmdrl* gene copy number. *Lancet*, *364*:438-47, 2004.
32. ROSENTHAL, P. Artesunate for the treatment of severe *falciparum* malaria. *N. Engl. J. Med.*, *358*:1829-36, 2008.
33. SCHWARTZ, E., PARISE, M., KOZARSKY, P., CETRON, M. Delayed onset of malaria – implications for chemoprophylaxis in travelers. *N. Engl. J. Med.*, *349*:1510-6, 2003.
34. SILVA, H.S.R.C. *Antimaláricos potenciais: pró-fármacos poliméricos e formas de liberação controlada de artemisina*. São Paulo, 2006, 209p. Tese de Doutorado. Faculdade de Ciências Farmacêuticas. Universidade de São Paulo.
35. SILVA, T.HA.A., OLIVEIRA, M.T., SANTOS, H.F., OLIVEIRA, A.B., ALMEIDA,W.B. Estudo de modelagem molecular de complexos ferriprotoporfirina-IX e quinolinobinolaminas antimaláricas: proposta de um novo fármaco. *Quim. Nova*, *28*:244-49, 2005.
36. SINGH, B., SUNG, K. L., MATUSOP, A., RADHAKRISHNAN, A., SHAMSUL, S.S., COX-SINGH, J., TOMAS, A., CONWAY, D. A large focus of naturally acquired *Plasmodium knowlesi* infections in humans beings. *Lancet*, *363*:1017-24, 2004.
37. SISOWATH, C., STRÖMBER, G, MÄRTENSSON, A., MSELLEM, M., OBONDO, C., BJÖRKMAN, A., GIL, J.P. In vivo selection of *Plasmodium pfmdrl1* coding alleles by artemether-lumefantrine (Coartem). *J. Inf. Dis.*, *191*:1014-7, 2005.
38. SLATER, A.F., CERAMI, A. Inhibition by chloroquine of a novel heme polymerase enzyme activity in malaria trofozoites. *Nature*, 355:167-9, 1992.
39. SULLIVAN, D.J.; MATILE, E.H., RIDLEY, R.G., GOLDBERG, D.E. A common mechanism for blockade for heme polymerization by antimalarial quinolines. *J. Biol. Chem.*, *273*:31103-7, 1998.
40. TERKUILE, F., WHITE, N.J., HOLLOWAY, Y. P., PASCOL, G. *Plasmodium falciparum*: in vitro studies of the pharmacodynamic properties of drugs used for the treatment of severe malaria. *Exp. Parasitol.*, *76*:85-95, 1993.
41. TOOVEY, S., JAMESON, A., NETTLETON, G. Sucessful co-artemether (artemether-lumefantrine) clearance of *falciparum* malaria in a patient with severe cholera in Mozambique. *Trav. Med. Infect. Dis.*, *1*(3):177-9, 2003.
42. VAN RIEMSDIJK, M.M., STURKENBOOM, M.C., DITTERS, J.M., LIGHTHELM, R.J., OVERBOSCH, D., STRICKER, B.H. Atovaquone plus proguanil versus mefloquine for malaria prophylaxis: a focus on neuropsyquiatric adverse events. *Clin. Pharmacol. Ther.*, 72:294-301, 2002.
43. VUGT, M.V., WILAIRATANA, P., GEMPERLI, B., GATHMANN, I., PHAIPUN, L., BROCKMAN, A., LUXEMBURGER, C., WHITE, N.J., NOSTEN, F., LOOAREESUWAN, S. Efficacy of six doses of artemether-lumefantrine (benflumetol) in multidrug-resistant *Plasmodium falciparum* malaria. *Am. J. Trop. Med. Hyg.*, *60*(6):936-42, 1999.
44. WONGSRICHANALAI, C., PICKARD, A.L., WERNSDORFER, W.H., MESHNICK, S.R. Epidemiology of drug-resistant malaria. *Lancet Infectious Diseases*, 2:209-18, 2002.
45. WORLD HEALTH ORGANIZATION: Control of tropical diseases severe and complicated malaria. 2nd ed. *Trans. R. Soc. Trop. Med. Hyg.*, *84*(suppl. 2):1-65, 1990.

112

Antissépticos, Desinfetantes e Esterilizantes

Sérgio Lacerda Cruz

INTRODUÇÃO

Na antiguidade, os odores fétidos eram relacionados a doenças, e as pessoas usavam empiricamente substâncias químicas para diminuir o odor e a supuração de ferimentos. Na época de Hipócrates, o vinho e o vinagre eram usados nos curativos. Em 1847, Semmelweis diminuiu a incidência de morte por septicemia puerperal numa enfermaria de obstetrícia obrigando cada aluno a lavar as mãos com uma solução de cal clorada antes de proceder aos exames médicos das pacientes. Após Pasteur estabelecer as bases da microbiologia e os processos de esterilização dos instrumentos cirúrgicos pelo calor e Lister iniciar as técnicas de desinfecção com o uso de fenol para matar germes em instrumentos cirúrgicos e materiais operatórios, a condição da sobrevivência do paciente melhorou sensivelmente ao ser submetido a uma intervenção cirúrgica ou diagnóstica. Cada profissional de saúde deve ter conhecimentos básicos de controle de infecções, seus processos, suas limitações e métodos de monitorização da eficiência da desinfecção, antissepsia e esterilização, porque os micro-organismos estão em toda parte. A infecção é resultante do desequilíbrio entre os micro-organismos existentes em nosso organismo e as defesas naturais e adquiridas pelo nosso corpo. A fim de evitar a infecção, usamos as substâncias químicas para destruir ou diminuir a quantidade de micróbios nos tecidos e materiais.

No ambiente médico-hospitalar, usamos correntemente técnicas que diminuem as defesas orgânicas, favorecendo a colonização e infecção por micro-organismos que de outra forma não teriam patogenicidade.

É evidente que a falta de resistência orgânica, a qualidade e a virulência do micro-organismo e os baixos níveis de higienização são fatores para o aparecimento das infecções, sejam comunitárias ou hospitalares.

As infecções hospitalares devem ser evitadas porque acarretam perdas financeiras e comprometem todo o tratamento médico dos pacientes. Segundo estatísticas do Centers for Disease Control and Prevention (CDC), 5% dos pacientes que são hospitalizados adquirem uma infecção que não estava incubada nem presente no momento da internação. A prevenção das infecções hospitalares depende em parte do uso eficiente de antissépticos, desinfetantes e de outros procedimentos de esterilização, combinados a outras medidas que limitem a transmissão de infecções.

Do ponto de vista operacional, as substâncias germicidas empregadas para diminuir os níveis de micro-organismos nos tecidos e em ambientes podem ser classificadas em *saneantes, antissépticos, desinfetantes* e *esterilizantes,* classificação baseada na atividade local de aplicação e ação dos germicidas.

MECANISMOS DE AÇÃO

As ações dos germicidas sobre os micro-organismos destruindo os processos bioquímicos celulares, tais como desnaturação de proteínas, quelação de metais, inativação de enzimas, oxidação e diminuição da tensão superficial da parede celular, são os principais modos de ação antimicrobiana.

TERMINOLOGIA

Assepsia é o conjunto de medidas empregadas para impedir a penetração e o crescimento de germes em um ambiente, tornando-o livre de agentes infectantes.

Germicida é, no sentido amplo e útil, o agente capaz de destruir micro-organismos. Os germicidas são mais bem definidos como bactericidas, fungicidas, virucidas e amebicidas.

Na prática corrente, os termos antissépticos, germicidas e desinfetantes são empregados erroneamente como sinônimos.

Desinfetantes são substâncias utilizadas para destruir todas as formas de vida vegetativas de micro-organismos em superfícies inanimadas. Atualmente, os mais utilizados são os halogênios e derivados, fenóis sintéticos e aldeídos. *Saneante* é uma espécie específica de desinfetante que diminui as quantidades de micro-organismos em ambientes e materiais a níveis considerados seguros pela saúde pública, e a baixa toxicidade oral é sua maior característica. Os principais saneantes são as soluções de hipoclorito de sódio e quaternários de amônio.

Os antissépticos são usados para tratamento e profilaxia antimicrobianos em tecidos e mucosas dos organismos humano e animal. Há uma variedade enorme de drogas antissépticas, como alcoóis, ácidos, halogênios e derivados, oxidantes, corantes, sais de metais pesados, surfactantes, derivados fenólicos, biguanidas etc.

As principais características de um bom antisséptico são:

- Potência e seletividade contra os organismos visados. Baixa tensão superficial para facilitar a sua aplicação.
- Retenção de potência na presença de exsudatos inflamatórios.
- Ação rápida e sustentada.
- Ausência de toxicidade para a pele e tecidos e não interferência nos mecanismos de cicatrização e reparo tecidual.
- Hipoalergenicidade.
- Nenhuma absorção sistêmica.
- Qualidades estéticas agradáveis: cor, odor, não manchar.
- Baixo custo.

Esterilizantes são substâncias que destroem todas as formas de vida microbiana, principalmente esporos; as mais empregadas atualmente são os aldeídos, o formaldeído e o glutaraldeído, em soluções aquosas e alcoólicas e o óxido de etileno.

FATORES QUE INFLUEM NA EFICÁCIA DOS PROCESSOS OU AGENTES ANTIMICROBIANOS

Dependendo do micro-organismo, a resposta germicida do agente utilizado apresenta maior ou menor eficácia, isso porque os endosporos bacterianos são mais resistentes que os bacilos da tuberculose, seguidos por vírus pequenos ou não lipídicos, fungos vegetativos, vírus médios e células bacterianas vegetativas. Entre as bactérias vegetativas, as mais resistentes são as que contêm um maior teor de lipídios e as Gram-negativas.

O agente germicida depende do produto e da sua facilidade de contaminação, bem como de sua inativação por contato com os materiais, graus de diluição e duração do tempo de contato.

Limpeza mecânica. Todo processo de desinfecção e esterilização requer uma limpeza prévia para impedir que a matéria orgânica presente anule a ação do germicida.

Degermação é a remoção, sob a ação de sabões e detergentes, de detritos e impurezas depositados sobre a pele.

RESISTÊNCIA BACTERIANA AOS ANTISSÉPTICOS E DESINFETANTES

Os micro-organismos podem adquirir resistência aos agentes germicidas por *resistência intrínseca* e *resistência mediada por plasmídios.*

As micobactérias e bactérias Gram-negativas, devido ao caráter peculiar de suas paredes celulares, ricas em lipídios e polissacarídios, adquirem resistência intrínseca, impedindo a ação dos agentes sobre os alvos intracelulares. Algumas bactérias ocasionalmente contêm plasmídios, que são pequenas fitas de DNA citoplasmático de replicação autônoma que promovem o aparecimento de resistência tanto a antibióticos como a metais pesados e outros produtos germicidas.

A FLORA BACTERIANA DA PELE

A flora bacteriana da pele é abundante e diversificada, sendo classificada em *transitória* e *permanente.* A flora bacteriana transitória é superficial e facilmente removida pela ação de detergentes comuns; seu tempo de sobrevivência é de apenas 48 horas, em condições favoráveis; na pele, o micro-organismo mais frequentemente encontrado é o *Micrococcus pyogenes.*

A flora bacteriana permanente encontra-se nas camadas profundas da pele, onde são encontrados *Staphylococcus, Micrococcus, Lactobacillus, Escherichia, Pseudomonas, Proteus* e micobactérias saprófitas de difícil acesso à ação dos processos germicidas.

IMPLANTAÇÃO DA FLORA SOBRE INSTRUMENTOS, APARELHOS E AMBIENTE HOSPITALARES

De acordo com a revisão feita por Ibanez de Carvalho, em diversos instrumentos cirúrgicos e de diagnóstico foram encontrados esporos e formas vegetativas de bactérias, fungos e vírus que podem aumentar o risco de contaminação quando não esterilizados nem desinfectados de modo adequado. A poeira existente nas superfícies do ambiente hospitalar e as roupas são importantes fontes de disseminação de micro-organismos e requerem higienização constante e rigorosa a fim de impedir a colonização e infecção dos pacientes hospitalizados.

VALOR DA ANTISSEPSIA PROFILÁTICA

Desde o tempo de Semmelweis, uma grande série de evidências acumuladas tem demonstrado que a desinfecção hospitalar, a esterilização dos instrumentos e a lavagem antisséptica das mãos antes da cirurgia costumam reduzir de modo acentuado a incidência e a gravidade das infecções do pós-operatório. Ênfase maior é dedicada à supressão das fontes ambientais de patógenos do que à antissepsia pré-operatória dos pacientes (Haley, 1983; Simmons, 1983a). Parece que a antissepsia pós-operatória nem sempre reduz a incidência de infecção, mesmo considerando-se que a população da superfície de patógenos potenciais esteja reduzida. Por exemplo, Wells e cols. (1983) descobriram que as infecções por cirurgias cardiotorácicas eram causadas principalmente por enterobactérias que não estavam originalmente presentes no local da incisão.

EXIGÊNCIA PARA A EFICÁCIA DOS GERMICIDAS

A população bacteriana da superfície da pele glabra oscila entre 10 e 5.000/cm^2; na face e no couro cabeludo, é de 200.000/cm^2. Por inoculação, são necessários mais de 5 milhões de células de *Staphylococcus aureus* para causar infecção em um indivíduo saudável. Assim sendo, para a realização de uma pequena punção com agulha ou de pequenas incisões em indivíduos sadios, a profilaxia antisséptica é mais ritualística do que realmente necessária, e não é preciso elevada destruição bacteriana. Em condições como choque, trauma, anestesia geral, hipotermia ou imunossupressão, no entanto, o limiar de um inóculo muitas vezes pode ser mais baixo; além disso, com determinados patógenos, como *Salmonella typhi* e o vírus da hepatite B, menos de 10 micro-organismos já são capazes de desencadear a infecção – em tais casos, a destruição bacteriana deve ser elevada.

AGENTES ANTISSÉPTICOS, DESINFETANTES, SANEANTES E ESTERILIZANTES

Alcoóis

Os alcoóis são utilizados como antissépticos e desinfetantes. Os alcoóis mais usados são o etílico e o isopropílico. Apresentam eficácia contra micobactérias e bactérias vegetativas, mas não são esporicidas. Agem coagulando as proteínas da célula e diminuindo a tensão superficial. A presença de água é essencial para a atividade dos alcoóis, por isso eles não são utilizados na forma anidra, e sim em soluções entre 50% e 75%. São ótimos dissolventes para outras substâncias germicidas, aumentando a eficácia bactericida da solução formada.

As desvantagens dos alcoóis decorrem de sua baixa atividade fungicida e virucida, de não poderem ser usados para a limpeza de ferimentos abertos, devido a risco de aumentar a lesão e promover o aparecimento de um coágulo sobre o qual as bactérias podem crescer e supurar o ferimento. São muito desidratantes, ressecando a pele.

Aldeídos

Vários aldeídos possuem atividades microbicida, esporicida e virucida, sendo utilizados como desinfetantes e esterilizantes. O grupamento aldeído condensa-se com os grupamentos amino, formando azometrinas, ocorrendo também outras reações secundárias. Em baixas concentrações, exercem ação tóxica contra as células, e em concentrações mais elevadas, precipitam as proteínas. Os principais representantes são o formaldeído e o glutaraldeído.

FORMALDEÍDO

É o aldeído fórmico, formalina, formol ou oximetileno, vulgarmente chamado de formaldeído, gás levemente solúvel em água até 40% em peso; acima dessa concentração, polimeriza-se em paraformaldeído.

A solução de formaldeído é incolor, de sabor cáustico, e seus vapores são irritantes para as mucosas. Não deve ser utilizado como antisséptico. Atualmente, sua principal utilização é como desinfetante para aparelhagem de hemodiálise e endoscopia. É pouco eficiente na presença de matéria orgânica. Os alcoóis etílico e isopropílico aumentam seu poder germicida. Não é corrosivo para metais. Para evitar a vaporização das soluções de formaldeído, adiciona-se glicerol, etilenoglicol ou propilenoglicol. O formaldeído tem a propriedade de transformar toxinas em toxoides ou anatoxinas, anulando os efeitos das toxinas e conservando o poder antigênico; por tal motivo, é usado na preparação de vacinas. É empregado para a fixação de peças histológicas. A maior desvantagem como esterilizante é a sua ação lenta para destruir bactérias e esporos.

GLUTARALDEÍDO

É um dialdeído saturado, de fórmula

$$H-\overset{O}{\underset{\|}{C}}-CH_2-CH_2-\overset{O}{\underset{\|}{C}}-H$$

É superior ao formaldeído como desinfetante e esterilizante e eficaz contra todos os tipos de micro-organismos, inclusive vírus e esporos. É menos volátil, de menos odor e menos irritante que o formaldeído. Atualmente, existem no mercado duas formulações aquosas a 2% de glutaraldeído: a ativada ou alcalina e a potencializada ou ácida.

A solução ativada é conservada em pH ácido e se torna potencialmente esporicida ao ser alcalinizada por bicarbonato de sódio. A estabilidade da solução é de 2 semanas após alcalinizada porque se inicia um processo de polimerização gradual do glutaraldeído, diminuindo o efeito germicida da solução.

A solução potencializada ou ácida utiliza como estabilizador uma substância isométrica de alcoóis lineares etoxilados e tem o mesmo poder germicida da alcalinizada, porém o tempo de estabilidade é de 28 dias. É o esterilizante químico preferido para artigos de borracha, de plástico, de metal e dos mais delicados instrumentos de corte ou ópticos que não podem ser submetidos a autoclavação.

Biguanidas

O principal representante é a cloro-hexidina, que possui amplo espectro de atividade antimicrobiana contra organismos Gram-positivos e Gram-negativos, embora não seja esporicida, virucida nem ativa contra micobactérias. Apresenta-se em soluções aquosas ou alcoólicas. É incompatível com sabões e compostos aniônicos. Tem baixa toxicidade e efeito residual. Não é inativada na presença de sangue e de pus, porém, se suas soluções não estiverem estabilizadas com alcoóis, podem sofrer contaminação por *Proteus* e *Pseudomonas*.

Os usos da emulsão de gluconato de cloro-hexidina são para escovação cirúrgica, lavagem de mãos da equipe de saúde, como antisséptico geral para profilaxia em ferimentos e banhos de recém-nascidos. Indicada para pessoas alérgicas ao iodo e seus derivados.

Fenóis e seus derivados

Os fenóis e derivados possuem um amplo espectro de atividade. São resultantes de síntese química, diferentemente dos fenóis e cresóis naturais extraídos da hulha, e apresentam menor toxicidade e odor mais agradável.

Soluções de fenóis sintéticos, em associação com sabões e detergentes aniônicos, EDTA e antioxidantes, são indicadas para limpeza, desinfecção e desodorização de áreas críticas, semicríticas, sujas de pus, sangue, urina, fezes e outras secreções. Por não serem voláteis, esses fenóis se depositam sobre as superfícies e reagem com a umidade, passando, então, a exercer uma ação antimicrobiana residual. Quando aplicadas corretamente, essas associações exercem atividades bactericida, fungicida e tuberculicida, sendo também ativas contra vírus lipofílicos.

Recomenda-se um tempo de contato de 10 minutos para a desinfecção de áreas ou de instrumentos que não entram em contato direto com a pele e de 30 minutos para artigos que irão entrar em contato com a pele ou mucosas. São utilizadas estritamente como desinfetantes. Somente o hexaclorofeno, um bifenol clorado que possui atividade contra Gram-positivos, mas que, em geral, é mais bacteriostático que bactericida, é usado para antissepsia.

Metais pesados

Os compostos de metais pesados mais empregados como antissépticos são os de mercúrio, prata e zinco.

Os compostos mercuriais, por causa de sua toxicidade e baixa eficácia, são considerados obsoletos, e somente o timerosal e a merbromina estão disponíveis.

Os compostos de prata mais úteis hoje são: nitrato de prata, vitelinato de prata e sulfadiazina de prata. O nitrato de prata é usado na forma de solução para profilaxia da oftalmia neonatal e em queimaduras extensas. Na forma sólida, é usado na remoção de tecido de granulação e verrugas e na cauterização de ferimentos. A sulfadiazina de prata foi introduzida para substituir o nitrato de prata no tratamento do grande queimado. A sulfadiazina de prata penetra pouco nas escaras, devendo-se iniciar o uso antes que a escara se torne firme e seca. A solubilidade é tão reduzida que impede a precipitação do íon cloreto ou de proteínas por não ser liberada quantidade suficiente de íon prata, evitando-se, dessa forma, a hipocloremia, a hiponatremia e a aderência de escaras aos curativos. O composto exerce uma acentuada ação antibacteriana contra *Pseudomonas*. Não provoca manchas e sua aplicação não é dolorosa. Não causa cristalúria.

O metal zinco forma compostos que são levemente antissépticos, exercendo a sua ação por precipitação de proteínas pelo íon zinco. O sulfato e o óxido de zinco são encontrados na forma de soluções, colírios, pomadas, loções, talcos e unguentos, para atuar em afecções como acne, conjuntivite, eczemas, impetigo, tinha, úlceras varicosas e psoríase.

Surfactantes

Dependendo da predominância do grupo hidrofóbico ou do grupo hidrofílico e, principalmente, da ionização do grupo hidrofílico, os agentes de ação superficial são classificados como aniônicos, não iônicos e catiônicos. Os detergentes sintéticos não iônicos são destituídos de ação germicida. Os sabões e detergentes aniônicos possuem atividade bactericida contra micro-organismos frágeis como *Pneumococcus*, porém não são ativos contra *Pseudomonas aeruginosa* e outras bactérias Gram-negativas. Os compostos catiônicos têm capacidades fortemente bactericidas, mas fracas qualidades detergentes. Os quaternários de amônio têm uso mais corrente e são ativos contra organismos Gram-positivos e, em concentrações altas, contra Gram-negativos. Consequentemente, sabões e detergentes sintéticos iônicos e não iônicos devem ser classificados como degermantes, e não como antissépticos. Os derivados de amônio quaternário removem células epiteliais de descamação e emulsionam material sebáceo, ajudando a remover sujidades e bactérias. Os derivados catiônicos podem ser inativados por sabões, matéria orgânica e substâncias aniônicas, esponjas de celulose, alguns tipos de plástico e material poroso. Agem alterando as membranas celulares e desnaturando os complexos lipoproteicos.

Halogênios e compostos halogenados

Os halogênios são empregados como germicidas devido às suas propriedades oxidantes. Os mais utilizados são o cloro e o iodo.

O cloro elementar não possui nenhum uso clínico, porém alguns compostos geram ácido hipocloroso (HOCl) de maneira gradual, podendo ser empregados na desinfecção de objetos e de aparelhagem de cirurgia. A eficácia de tais produtos está relacionada com a facilidade e intensidade com que é liberado o ácido hipocloroso. Esses compostos podem ser inorgânicos e orgânicos. Entre os compostos orgânicos incluem-se as cloraminas, e entre os compostos inorgânicos incluem-se os hipocloritos de sódio e de cálcio.

As cloraminas são aminas, amidas ou imidas que contêm um radical N-cloro, instáveis em água, liberando lentamente o cloro. As cloraminas podem ser utilizadas para a antissepsia da pele e ferimentos (Selk et al., 1982). Porém, o maior uso delas é na desinfecção de roupas hospitalares.

As soluções de hipoclorito podem ser antissépticas, desinfetantes e esterilizantes, dependendo da concentração e do tempo de contato. O hipoclorito é inativado por matéria orgânica, pH alcalino e luz. A solução diluída é utilizada para irrigar ferimentos sujos ou contaminados, como desinfetante em sistemas de diálise peritoneal ou de instrumentos; é corrosiva para metais. O vírus da AIDS/SIDA é destruído em solução de hipoclorito em 15 minutos. Essas soluções são utilizadas há décadas para a desinfecção de águas de consumo e tratamento de tecidos necrosados. As soluções de hipoclorito de sódio variam de 1% a 15% e liberam entre 1% e 5% do cloro livre. São também indicadas para a desinfecção de alimentos e de superfícies que entram em contato com alimentos e, ainda, para a desinfecção de áreas ou objetos sujeitos à contaminação do vírus da hepatite e da poliomielite.

O iodo é considerado o mais eficiente antisséptico desde 1893, quando cirurgiões franceses o utilizaram para o tratamento de feridas supuradas. As soluções de iodo podem ser alcoólicas ou aquosas, e a concentração varia de 1% a 7%. Na década de 1950, descobriu-se que a polivinilpirolidona e um surfactante poderiam solubilizar o iodo, formando os chamados iodóforos (polivinilpirolidona-iodo ou PVP-I). As soluções desses iodóforos conservam as propriedades germicidas do iodo e apresentam vantagens, como não queimar a pele, não manchar tecidos, não interferir no metabolismo, manter ação germicida residual e raramente provocar reação alérgica.

Compostos oxidantes

Compostos oxidantes geram e liberam oxigênio nascente, que é germicida, combinando-se com a matéria orgânica contaminada e destruindo algumas bactérias orgânicas Gram-negativas e Gram-positivas. Os mais utilizados são o peróxido de hidrogênio (água oxigenada) e o permanganato de potássio.

O peróxido de hidrogênio, ou água oxigenada, se decompõe rapidamente e libera oxigênio quando entra em contato com a catalase, enzima encontrada no sangue e nos tecidos. Esse efeito pode ser reduzido na presença de matéria orgânica. É útil na remoção de material infectado, através de ação mecânica do oxigênio liberado, limpando a ferida muitas vezes melhor do que solução fisiológica ou outros desinfetantes.

Derivados furânicos

O derivado furânico de maior importância antisséptica é a nitrofurazona. Ela apresenta atividade bacteriostática contra bactérias Gram-positivas e Gram-negativas. A atividade bactericida exige concentrações elevadas do produto. O mecanismo de ação parece ser a interferência no sistema enzimático dos micro-organismos, provavelmente pela inibição do metabolismo dos carboidratos.

As bactérias são capazes de desenvolver certo grau de resistência à nitrofurazona. A droga não sofre absorção significativa através da pele íntegra ou queimada, nem a partir das membranas mucosas. A aplicação tópica não causa dor nem é citotóxica, não afeta a cicatrização, a fagocitose, nem a atividade ciliar, e sua eficácia persiste na presença de sangue, pus ou exsudato, diminuindo o mau cheiro e a quantidade de secreção, sendo altamente eficaz no tratamento de queimaduras. É usada na profilaxia de infecções hospitalares e na cicatrização dos locais de doação de enxerto de pele, na prevenção de aderências peritoneais e como lubrificante antisséptico para a ressecação transuretral. A atividade germicida dos derivados furânicos foi testada contra os seguintes germes: *Staphylococcus aureus, Streptococcus pyogenes, Diplococcus pneumoniae, Escherichia coli, Pseudomonas aeruginosa*. É encontrada nas formas farmacêuticas de pomada e solução a 0,2%.

TOXICOLOGIA DOS ANTISSÉPTICOS E DESINFETANTES

A enorme gama de substâncias usadas como germicidas atua lesando o micro-organismo, destruindo os seus processos bioquímicos vitais; no entanto, as células do organismo humano podem, também, ser atingidas.

A necessidade de proteger os indivíduos que manipulam constantemente esses produtos é fundamental para evitar uma doença ocupacional. Isso porque substâncias como alcoóis removem os lipídios cutâneos, ressecando e liquenificando a pele.

Aldeídos são possíveis cancerígenos, e seus vapores irritam as vias respiratórias, os olhos, podendo levar a bronquites e pneumonias. Na pele, o formaldeído altera as proteínas teciduais, determinando toxicidade local e promovendo reações alérgicas, aparecendo dermatite eczematoide. Constatou-se dermatite em indivíduos usando roupas tratadas com formaldeído, para torná-las resistentes ao amassamento.

Os fenóis, por serem corrosivos, também determinam dermatites. O uso repetitivo de derivados furânicos pode causar intolerância e sensibilização, promovendo dermatite de contato do tipo pustular em 0,25% a 2% dos casos.

O hexaclorofeno é tóxico por via oral, podendo ser absorvido sistemicamente a partir do uso tópico em recém-nascidos prematuros e/ou de baixo peso, acarretando confusão, diplopia, letargia, abalos musculares, convulsões, parada respiratória e morte.

O uso rotineiro de hexaclorofeno por enfermeiras grávidas pode ser teratogênico.

O uso constante de peróxidos de hidrogênio e hipocloritos impede a cicatrização dos ferimentos.

O nitrato de prata reage com o íon cloreto, produzindo hipocloremia e, indiretamente, hiponatremia.

O único efeito tóxico citado para a cloro-hexidina é a surdez provocada pelo uso da droga no ouvido.

A comissão de controle de infecções hospitalares também é responsável pelo uso racional dessas substâncias dentro dos hospitais.

ANTISSEPSIA DE PACIENTES QUEIMADOS

Devido à grande quantidade de tecido inviável resultante das queimaduras, a terapia usando antissépticos é recomendada. É importante saber que uma das causas de morte por queimadura são as graves infecções subcutâneas subjacentes. A colonização maciça da ferida é a fonte de invasão potencial. Comprovou-se que a terapia tópica diminui o número de bactérias viáveis para uma colonização e infecção.

Atualmente, o emprego de nitrato de prata tem sido bastante reduzido, tendo sido substituído pela sulfadiazina de prata, que, ao contrário do nitrato, não sofre precipitação pelo íon cloreto, aumentando assim a sua penetração no tecido superficial, além de produzir um efeito antibacteriano pelo íon prata e da sulfonamida, não sendo inativado pelo exsudato da ferida nem pelo ácido p-aminobenzoico.

O PVP-I, na forma de solução, creme hidrossolúvel ou espuma contendo 1% de iodo livre, é empregado para combater a infecção por *S. aureus, Streptococcus* β-hemolíticos, *S. faecalis, Enterobacteriaceae, Pseudomonas* e *Candida albicans*. Estatisticamente, sua aplicação provoca dor em 8%, hipersensibilidade em 2% e acidose metabólica em 14% dos pacientes.

ANTISSEPSIA DE FERIMENTOS

Apesar do uso de antissépticos no tratamento de ferimentos, a remoção de material necrótico ou estranho e a melhora das condições de suprimento sanguíneo têm sido mais objetivas que o agente antibacteriano direto. O hipoclorito de sódio, por exemplo, é excelente agente de desbridação, assim como o peróxido de hidrogênio.

PROFILAXIA DO CORDÃO UMBILICAL

Tem sido usada como antisséptico uma mistura de corantes: verde-malaquita, verde-brilhante, violeta-cristal. Também tem sido empregada sulfadiazina de prata para a profilaxia contra infecção estafilocócica e contra o grupo B de *Streptococcus*.

LAVAGEM DAS MÃOS

É verdade que a lavagem das mãos é o melhor procedimento na prevenção e no controle das infecções hospitalares.

A lavagem das mãos pode ser simples, quando for necessário um contato ou outro com o paciente, sendo adequada uma vigorosa lavagem das mãos com cloro-hexidina a 2% por 15 segundos.

A lavagem cirúrgica deve preceder sempre processos invasivos, em virtude de aproximadamente 25% das luvas usadas sofrerem perfurações. As mãos devem ser energicamente escovadas com solução de PVP-I ou cloro-hexidina por 2 minutos. Espera-se sempre um efeito residual.

REFERÊNCIAS BIBLIOGRÁFICAS

1. AMERICAN MEDICAL ASSOCIATION, Council ou Pharmacy and Chemistry. Criteria for evaluation of skin desinfectants. *JAMA, 121*:184-209, 1942.
2. BEILLY, J. O. W., THOMPSON, R. Z. M. Antisepsis of surgeons hands; a study of various agents under theatre conditions. *Brit. J. Surg., 48:*598, 1961.
3. BIER, O. *Desinfecção da pele*. São Paulo. Instituto Brasileiro de Desenvolvimento e Pesquisa Hospitalares, 1973. p. 53-58. (Coleção Temas de Administração Hospitalar, v. 3.)
4. BLANK, I. H., COOLIDGE, M. H., SOUTIER, L., RODKEY, G. V. Study of surgical scrub. *Surg. Gynaec. & Obst., 91*:577, 1950.
5. BURDON, D. W., WHITBY, J. L. Contamination of hospital desinfectants with Pseudomonas. *Brit. Med. J.*, 2:153-155, 1967.
6. BURTENSHAW, J. M. L. The mechanism of self-desinfection on the human skin and its appendages. *J. Hyg., 42*:184-209, 1942.
7. KLAIMER, A. S., BEISEL, W. R. Opportunistic infection. *Rev. Am. S. Med. Sc., 258*:431-449, 1969.
8. LOCKART, J. D. How toxic is hexachlorophene? *Pediatrics, 50:*299, 1972.
9. LOWBURY, E. J. L. Contamination of cetrimide or other fluids with Pseudomonas pyocyanea. *Brit. Ind. J. Med.*, 8:22, 1951.
10. MALIZIA, W. R, GANGAROSA, E. J., GOBY, A. F. Benzalkonium chloride as a source of infection. *New Engl. J. Med., 263:*800-802, 1960.
11. PRICE, D. Certain aspects of the chemistry of surface active agents. *Ann. N. Y. Acad. Sci.*, 46:407, 1946.
12. PRICE, P. B. The bacteriology of normal skin; a new quantitative test applied to study of the bacterial flora and desinfectant action of mechanical cleansing. *J. Infect. Dis., 63*:301-318, 1938.
13. PRICE, P. B. *Surgical Antiseptics, in Desinfection, Sterilization, and Preservation.* Lea & Febiger, Philadelphia, 1971. p. 533-543.
14. REINARZ, T. A. *et al.* The practical role of inhalation therapy equipment in nosocomial pulmonary infection. *J. Clin. Invest., 44*:831-839, 1965.
15. SMITH, J. R., HOWLAND, W. S. Endotracheal tube as a source of infection. *JAMA, 169*:343, 1959.
16. SPAULDING, E. H. Studies on chemical sterilization of surgical instruments; bacteriological evaluation. *Surg. Gynaec. Obst., 69*:738, 1939.
17. SPAULDING, E. H., BONDI, Jr. An evaluation of germicidal agents by infection prevention toxicity method. *J. Infect. Dis., 80*:194, 1947.
18. SYKES, G. *Desinfection Sterilization.* Van Nostrand, Princetown, N. J., 1958.
19. WILLIAMS, R. E. C., BLOWERS, R., GARROLD, L. P., SHOOTER, R. A. *Hospital Infection, Causes and Preventions; Sterilization Desinfection by Chemical.* 2nd ed., Lloyd, London, 1966.
20. ZANON, U. Fundamentos para o controle das infecções adquiridas em hospital. *Sem. Terapêutico, 28*:2-12, 1973.
21. ZANON, U., MEDEIROS, J. N. Avaliação da atividade pseudomonicida dos desinfetantes hospitalares. *Rev. Paul. Hosp.*, 5:211-217, 1973.

113

Farmacologia dos Venenos Animais

Antonio Raimundo Pinto de Almeida, Maria da Glória da Mota Bomfim e Manoel Barral Netto

INTRODUÇÃO

O capítulo da farmacologia dos venenos animais é tema de grande atualidade. A elucidação, ainda que incompleta, do mecanismo de ação e fisiopatologia dos venenos vem colaborando para a racionalização terapêutica no atendimento de emergência dos acidentes provocados por animais peçonhentos. Por outro lado, esses venenos trazem, na sua constituição química, segredos de milhares de anos da evolução. A pesquisa nessa área vem há muito impulsionando descobertas importantes para o conhecimento científico, como a elucidação da cascata de coagulação sanguínea, a descoberta da bradicinina e da inibição da enzima conversora da angiotensina.

Serão abordados, neste capítulo, a farmacologia dos venenos de ofídios, aranhas, escorpiões e abelhas e novos aspectos da imunofarmacologia nessa área.

Diversos fatores estão envolvidos nos acidentes provocados por animais peçonhentos e devem ser lembrados no atendimento às vítimas dos acidentes: hábitos de vida, espécies predominantes na região, mecanismos de ação dos venenos e a caracterização do quadro clínico.

Calcula-se que 10 milhões de indivíduos são vítimas de acidentes por animais peçonhentos em todo o mundo, e a mortalidade estimada alcança cifras que variam de 35.000 a 50.000.

No Brasil, os dados disponíveis são do estado de São Paulo, que, certamente, não refletem a realidade do país, pois expressam dados de uma região mais urbanizada. Em um período de 11 anos, foram atendidos no Hospital Vital Brazil, do Instituto Butantã, cerca de 15.709 pacientes, com a seguinte distribuição:

32,9% – Serpentes 22,1% – Escorpiões
24% – Aranhas 45,6% – Insetos

Serpentes

A caracterização dos acidentes provocados por ofídios venenosos faz-se pela identificação direta do animal ou pelo quadro clínico característico.

As serpentes venenosas distinguem-se das não venenosas por algumas características, como:

a) Presença de fosseta loreal. Orifício situado entre o olho e a narina, encontrado em todas as cobras venenosas, exceto nas corais;

b) Cauda. Diminui bruscamente de diâmetro nos ofídios venenosos. As cascavéis apresentam um chocalho ou guizo terminal, e as surucucus possuem espinhos.

A diferenciação entre a coral venenosa e a não venenosa é mais difícil.

Os gêneros, espécies e nomes vulgares dos principais ofídios venenosos no Brasil estão relacionados no Quadro 113.1.

As serpentes venenosas são lentas e, geralmente, só atacam quando molestadas ou pisadas. As surucucus são agressivas e podem perseguir suas vítimas.

A maioria dos acidentes ocorre no verão e, ao contrário do que se imagina, não se dá em matas fechadas, mas, sim, na lavoura e próximo às residências.

Na maioria das vezes, as serpentes não inoculam o veneno no primeiro bote, podendo agredir novamente minutos depois, desde que o indivíduo permaneça em seu raio de ação. Em geral não sobem em árvores, exceto as *B. bilineata* (jararaca-verde) e *B. insularis*.

Os acidentes provocados pelas cobras venenosas distribuem-se na seguinte frequência: *Bothrops,* 90% (dos quais 84,5% são causados pela *B. jararaca*) e *C. terrificus,* 10%. Os acidentes por *Micrurus* são raros, e as estatísticas são pobres a esse respeito.

Aranhas

O maior número dos acidentes ocorre nos meses mais frios, 50% deles no interior das casas.

O Quadro 113.2 mostra as espécies mais comuns em nosso meio.

As aranhas venenosas não costumam viver em teias, e, quando as constroem, elas são irregulares. Ocultam-se em calçados, roupas, móveis, cachos de banana, etc.

Em geral são agressivas, excetuando-se as do gênero *Phoneutria*. As do gênero *Loxosceles*, embora causem acidentes graves, não são agressivas, picando suas vítimas quando pressionadas contra o corpo (ato de vestir).

Tais acidentes são mais observados no sul do país e, em São Paulo, obedecem à seguinte frequência: *Phoneutria,* 66%; *Lycosa,* 8,7% e *Loxosceles,* 1,4%.

Quadro 113.1 Principais ofídios venenosos do Brasil (Rosenfeld, modificado)

Família	Subfamília	Gênero	Espécie	Nome Vulgar	Região Encontrada
Elapidae	Elapinae	Micrurus 21 espécies	M. corallinus M. frontalis	Coral venenosa e cobra coral Ibiboboca, cobra coral	Litoral, Centro-Sul Centro e Sul
		Leptomicrurus 3 espécies	M. lemniscatus	Cobra coral Cobra coral	Nordeste, Centro e Sul Amazônia
		Crotalus 5 espécies	C. durissus terrificus C. durissus cascavella C. durissus colineatus mais 2 espécies	Cascavel, boquira Cascavel: cascavel-de-quatro-ventas Cascavel-maracaboia	Sul Nordeste Centro
Viperidae	Crotalinae	Lachesis 2 espécies	L. muta muta L. muta noctivaga	Surucucu, surucucu-pico-de-jaca Surucutinga	Amazônia e Nordeste Centro-Leste
		Bothrops 32 espécies	B. jararaca	Jararacu	Centro-Leste-Sul
			B. jararacussu B. alternata B. bilineata B. atrox B. cotiara B. neuwiedii	Jararacussu Urutu-cruzeiro, jararaca rabo-de-porco Surucucu de pindoba Caissaca Coitiara-jararaca preta Boca-de-sapo, jararaca do rabo branco	Centro-Leste-Sul Centro-Sul BA-ES-RJ Amazônia Sul

Quadro 113.2 Aranhas venenosas do Brasil. Gêneros e espécies causadores de acidentes mais comuns

Gênero	Espécie	Nome Vulgar	Região
Phoneutria	P. rufibardis P. fera P. nigriventer P. orchracea	Armadeira Armadeira Armadeira Armadeira	Amazônica Amazônica Sul Brasil
Lycosa	L. eritrognata	Tarântula	Sul
Loxosceles (cerca de 100 espécies)	L. gaucho L. rufipes L. laeta	Aranha marrom Aranha marrom Aranha marrom	Sul Centro-Norte Brasil
Latrodectus	L. curacaviensis L. geometricus	Viúva-negra Viúva-negra	Litoral atlântico Brasil

Quadro 113.3 Escorpiões venenosos mais comuns no Brasil

Família	Gênero	Espécie	Nome Vulgar	Região
Buthidae	Tityus	T. serrulatus	Escorpião-amarelo	MG, Centro SP-RJ
		T. bahiensis	Escorpião-preto	BA-MT, MG, RJ, Sul do Brasil

Escorpiões

Picadas de escorpiões ocorrem com mais frequência nos meses quentes. Vivem em lugares sombrios, picam ao serem molestados e ocultam-se em depósitos, sob tábuas, telhas e pedras.

O Quadro 113.3 refere-se aos escorpiões venenosos do Brasil.

Em São Paulo, cerca de 70% dos acidentes são causados pelo *Tityus bahiensis*.

Abelhas

Os acidentes provocados pelas abelhas ocorrem em campos abertos ou perto das habitações. As picadas numerosas podem trazer sérias consequências.

ATIVIDADE BIOLÓGICA

Os venenos animais são muito complexos, e o conhecimento de suas propriedades ainda é fragmentário. Grandes avanços, entretanto, têm sido feitos no estudo de suas ações fisiológicas e farmacológicas. De modo geral, os agentes responsáveis pela toxicidade e agressividade dos venenos são representados por misturas complexas de constituição fundamentalmente proteica, com atividade enzimática. Ao lado dessas proteínas, outras frações de peso molecular menor (entre 6.000 e 30.000) e estrutura química variável, como histamina, serotonina, polipeptídios, lisolecitinas, compostos adenílicos, neurotoxinas, são consideradas as frações de maior toxicidade, relacionadas com os efeitos mais graves dos envenenamentos no homem e nos animais de laboratório.

Em 1949, Rocha e Silva e Beraldo e Rosenfeld demonstraram a liberação de um autofármaco – a bradicinina – em resposta à administração de venenos proteolíticos. A bradicinina, substância vasodilatadora, hipotensora e estimulante da musculatura lisa, apresenta-se hoje bem estudada e com papel definido na resposta do organismo à inflamação. Essa substância também é importante na gênese de fenômenos que são desencadeados no organismo vivo submetido à ação dos venenos animais.

As enzimas constituintes dos venenos, tais como hialuronidase, ribonuclease, 5-nucleotidase, fosfatases, colinesterase, entre outras, desempenham papel importante na penetração e nos efeitos produzidos pela inoculação das peçonhas.

Os venenos de outros animais peçonhentos, cuja inoculação não é direta, mas sim pelo contato com a pele e mucosas, geralmente têm constituição orgânica não proteica. Os componentes principais desses venenos são fundamentalmente representados por esteroides (bufagininas e bufoxinas, como em certos tipos de sapos), catecolaminas, derivados de triptamina, compostos de amônio quaternário e histamina.

O veneno da cascavel sul-americana (*C. terrificus*) tem sido bem estudado. Seu aspecto é incolor ou leitoso, exceto nas espécies setentrionais, cuja coloração é amarelada. Produzem-se, em média, 30 a 60 mg de veneno seco por extração.

Seis componentes biologicamente ativos foram identificados, o principal dos quais é a crotoxina, que é neurotóxica e miotóxica.

Quanto às corais venenosas, admite-se que tenham certa semelhança com outros representantes da família *Elapidae*, encontrados na Ásia (naja). Proteínas de baixo peso molecular, com ação na placa mioneural e pequeno conteúdo enzimático, constituem os principais agentes farmacológicos desses venenos.

O alto grau de toxicidade dos venenos escorpiônicos deve-se à presença de polipeptídios com propriedades neurotóxicas.

Cerca de 500 espécies de escorpiões já foram identificadas, porém pequeno número é capaz de provocar acidentes letais. No Brasil, duas espécies – *T. bahiensis* e *T. serrulatus* – agridem de modo significativo o homem.

Nas espécies africanas *Androctonus australis* e *Barthus occitanus*, quatro frações neurotóxicas foram identificadas. São toxinas de natureza proteica e de baixo peso molecular, solúveis em água e parcialmente dialisáveis, resistentes à temperatura e inativadas por enzimas proteolíticas. Possuem ação na transmissão neuromuscular e efeito questionável no SNC, ao nível do centro respiratório.

A análise do veneno do *T. serrulatus* caracterizou cinco toxinas, através de cromatografia, eletroforese e toxicidade no rato, das quais a toxina gama é o componente mais tóxico. Trata-se de uma proteína básica, cuja sequência de aminoácidos já está parcialmente determinada. Apresenta caracteristicamente, na sua composição, uma molécula de metionina, aminoácido até então não identificado nas toxinas de outras espécies. Contudo, a sequência terminal de aminoácidos é análoga à de toxinas de escorpiões africanos e norte-americanos.

Quanto às aranhas, a análise do veneno de *Phoneutria nigriventer*, através de eletroforese e cromatografia, demonstrou a presença de histamina, serotonina, hialuronidase, uma fração enzimática proteolítica e polipeptídios, capazes de produzir contração do íleo de cobaia e o priapismo observado em pacientes e animais de laboratório. Os polipeptídios do veneno são inativados pela tripsina, quimotripsina, pepsina e proteases do próprio veneno.

O veneno bruto das abelhas tem sido submetido a vários estudos. Dois componentes já foram isolados: a fração F_1, que contém 73% da proteína total, responsável pela irritação local, hemólise e alterações da tensão arterial (elevação inicial com consequente declínio), e a fração F_2 constituída de fosfolipase A e hialuronidase, de pouca toxicidade. Essa fração atua promovendo o aumento da permeabilidade do tecido conjuntivo, lise da membrana celular, inativação da tromboplastina e digestão da lecitina.

ATIVIDADE ENZIMÁTICA

As enzimas são componentes das peçonhas animais em concentrações variáveis. São importantes na penetração do veneno no organismo, na lise celular, na produção de hemólise – quer direta, quer indiretamente – e na liberação de autofármacos.

Embora, isoladamente, a atividade enzimática não seja diretamente relacionada com a letalidade, certamente a ação sinérgica das diversas enzimas desempenha papel fisiopatológico importante. Nos venenos ofídicos, encontram-se as seguintes enzimas, muitas das quais também existentes na peçonha de outros animais: proteinase, transaminases, hialuronidases, L-aminoácido-oxidase, colinesterase, fosfodiesterase, DPNase, endonuclease, ófio-aminoácido-oxidase, entre outras. É importante ressaltar que as enzimas não constituem os principais componentes tóxicos das peçonhas. Está bem estabelecido que as frações mais agressivas são proteínas de baixo peso molecular e desprovidas de atividade enzimática.

As seguintes enzimas são encontradas nos venenos ofídicos:

a) Proteinases. São encontradas na maioria dos venenos ofídicos. Os venenos crotálico (exceto o de *C. durissus terrificus*), laquésico e botrópico são ricos nessa enzima, enquanto as peçonhas das *Elapidae* têm pouca ou nenhuma atividade proteolítica. Venenos com alto teor dessas enzimas têm, evidentemente, ação lítica intensa, responsável pela necrose tecidual. O efeito anticoagulante é em parte decorrente da transformação de protrombina em trombina, catalisada por proteinases e pela destruição proteolítica do fibrinogênio.
b) Hialuronidase. Hidrolisa o ácido hialurônico nos espaços intercelulares e nas fibras do tecido conjuntivo, facilitando a penetração de outras frações tóxicas, além de contribuir para a formação do edema.
c) L-aminoácido-oxidase. Já foi descrita em cerca de 70 venenos ofídicos. Catalisa a oxidação dos L-aminoácidos e dos α-hidroxiácidos. É capaz de agir em várias substâncias orgânicas e está relacionada com a função digestiva do veneno.
d) Ófio-L-aminoácido-oxidase. Transforma os aminoácidos em α-cetoácidos, com liberação de amônia. Ativa enzimas proteolíticas, acelerando os fenômenos de autólise e putrefação.
e) Colinesterase. O veneno elapídico é rico nessa enzima, enquanto o crotálico e o botrópico possuem quantidades insignificantes. Catalisa a hidrólise da acetilcolina em colina e ácido acético. Embora o veneno elapídico apresente efeito curarizante e possua grande quantidade dessa enzima, seu papel não parece ser tão importante como causa do bloqueio neuromuscular.
f) Fosfolipases (fosfatidases). São enzimas envolvidas na hidrólise de lipídios. A fosfolipase A transforma a lecitina em lisolecitina e a cefalina em lisocefalina, e libera histamina. Causa hemólise pela ação na membrana das hemácias e por produção de lisolecitina, substância altamente hemolítica. Nas terminações nervosas, seu efeito sobre os fosfolipídios poderia facilitar a penetração de substâncias neurotóxicas. No entanto, a ação nesse nível se dá por conta de substâncias de baixo peso molecular, desprovidas de atividade enzimática. A fosfolipase B catalisa a hidrólise da lisolecitina em glicerofosfocolina e ácido graxo. A fosfolipase C catalisa a hidrólise de fosfatidilcolina em diglicerídio e fosfato de colina. As ações farmacológicas dessas duas enzimas ainda não estão bem determinadas.
g) Fosfatases. Hidrolisam as pontes de fosfato dos nucleotídeos. As principais fosfatases são: fosfomonodiesterase e fosfodiesterase, 5-nucleotidase, ATPase, DPNase e endonuclease. A fosfodiesterase é encontrada em todos os venenos ofídicos; produz queda imediata da tensão arterial em gatos, após injeção endovenosa. A 5-nucleotidase catalisa a hidrólise de 5-nucleotídeos. Representa, possivelmente, a fosfatase mais ativa.

AÇÕES FARMACOLÓGICAS

As ações farmacológicas dos venenos animais atingem vários órgãos e sistemas, quer de modo direto, quer indiretamente, liberando autofármacos, como histamina, bradicinina, lisolecitina e compostos adenílicos – substâncias que alteram marcadamente as funções orgânicas –, configurando, assim, uma ação dinâmica e múltipla. O veneno crotálico, por exemplo, é capaz de atuar sobre os vasos sanguíneos, levando ao extravasamento de sangue e plasma. Age igualmente sobre o SNC, aparelho cardiovascular, rins e crase sanguínea. Assim, rotular um veneno como neurotóxico, coagulante, cardiotóxico etc. pode servir apenas como classificação didática, de acordo com seu principal local de ação. Os principais autofármacos liberados, bem conhecidos até o momento, são:

a) Histamina. Liberada em resposta a enzimas proteolíticas, lisolecitina e polipeptídios neurotóxicos. Substância envolvida no choque secundário e na hipotensão provocados pelos venenos.
b) Lisolecitina. Ver ação enzimática da fosfolipase.
c) Bradicinina. Polipeptídio liberado a partir de um precursor inativo, o bradicininogênio, sob a ação de venenos proteolíticos (particularmente o botrópico) e da tripsina. Exerce ações vasodilatadora, hipotensora e estimulante da musculatura lisa. Os venenos que a liberam são capazes de inativá-la.
d) Compostos adenílicos. São liberados pelas fosfolipases. Produzem queda da tensão arterial, dilatação das artérias coronárias, bloqueio AV total ou parcial e estimulação da musculatura lisa.

AÇÕES LOCAIS

O veneno botrópico produz graves efeitos no local da picada, edema acentuado e progressivo, vesículas e flictenas, além de dor intensa. O quadro muitas vezes evolui para necrose. Os fenômenos locais decorrem principalmente da ação de enzimas proteolíticas. O veneno crotálico causa alterações locais menos intensas. Pode haver edema hemorrágico ou eritematoso, discreto e sem progressão. A dor não costuma ser forte e pode estar ausente.

As alterações locais produzidas pelo veneno aracnídeo variam desde discreto edema e/ou eritema até flictenas hemorrágicas e áreas de necrose, na dependência do gênero envolvido: veneno fonêutrico (armadeira) produz dor local intensa, com leve eritema; veneno licósico (tarântula) caracteriza-se por dermotropismo evidente, causando o aparecimento de edema com equimoses, flictenas, necrose e ulcerações na zona afetada, sem atingir tecidos mais profundos.

A inoculação dos venenos escorpiônicos provoca dor local intensa. O sinal da picada é fugaz ou ausente, podendo estar circundado por leve eritema.

SISTEMA NERVOSO

As neurotoxinas atravessam a barreira hematoencefálica. As lesões, embora graves, em geral não deixam sequelas. Atuam inativando ou competindo com mediadores químicos.

A crotoxina é o principal componente do veneno da cascavel e foi a primeira neurotoxina isolada. É um complexo de duas subunidades: uma proteína básica, que detém atividade fosfolipásica (componente B), e uma fração denominada crotapotina ou componente A. Essa fração previne a absorção da subunidade B pelos fosfolipídios da membrana celular.

A crotoxina causa bloqueio pré-sináptico da transmissão neuromuscular e reduz a liberação de acetilcolina na terminação nervosa, de modo semelhante à α-bungarotoxina, notexina e taipoxina. Vital Brazil demonstrou que a crotoxina também atua em nível pós-sináptico. Mais recentemente, descobriu-se que a crotoxina é responsável por necrose da musculatura estriada.

O veneno neurotóxico provoca paralisia da musculatura motora controlada pelo 3º par craniano (oftalmoplegia e ptose palpebral). Pode também haver comprometimento do 4º, 6º, parte do 8º, 9º e 10º pares cranianos e dos centros respiratórios que se situam próximo ao 9º e 10º pares.

Os sintomas que decorrem dessas ações provocam fácies neurotóxica ou miastênica. Pede-se ao paciente que olhe um objeto, e ele irá contrair o músculo frontal, num esforço para erguer a pálpebra; a cabeça inclina-se levemente para trás, a parte inferior da face relaxa, e o indivíduo adquire um ar de superioridade (Rosenfeld).

O veneno da cascavel é bastante neurotóxico. A ação depressora, em animais, evidencia-se por paralisia e hipotonia, e, se a dose inoculada for superior à letal, surgem convulsões tônico-clônicas e morte por depressão respiratória.

No homem, os venenos neurotóxicos causam: ptose palpebral, alterações visuais (diplopia, visão turva, cegueira reversível), paralisia dos músculos da deglutição, sialorreia e insuficiência respiratória.

O veneno botrópico não parece exercer ação neurotóxica. Os ofídios do gênero *Lachesi* parecem atuar no sistema parassimpático provocando diarreia.

Os escorpiões produzem venenos com ações estimulantes e depressivas no SNC. As ações atingem áreas sensitivas e motoras. Atuam também no SNA, causando sudorese, secreções nasal e lacrimal abundantes, taquicardia, bradicardia, hipertensão, diarreia e retenção urinária.

O veneno de *Phoneutria*, em animais de laboratório, provoca agitação devido a dor local, crises convulsivas, paralisia progressiva, bradipneia e morte. Além desses efeitos, verificam-se também hipersecreção salivar e brônquica, hipotermia, sudorese e diarreia. Essas alterações poderiam decorrer, ao menos em parte, da ação no sistema nervoso. Considera-se, atualmente, que os sintomas atribuídos à sua ação no sistema neurovegetativo decorrem da intensidade da dor. Com analgesia eficaz, os sintomas desaparecem, retornando a dor quando cessa seu efeito.

Os venenos neurotóxicos das corais venenosas (elapídico) e de certas serpentes marinhas *(Hidrophidae)* produzem bloqueio da transmissão neuromuscular, simulando quadro de impregnação pelo curare. Paralisia ascendente do membro afetado, fácies neurotóxica, diplopia e ptose palpebral; paralisia da musculatura respiratória; dificuldade de fonação e deglutição. Outros efeitos, como sialorreia e abundante secreção nasal, estão presentes e não têm relação com o bloqueio neuromuscular. Nos acidentes com corais venenosas, a morte ocorre por paralisia respiratória. Respiradores mecânicos são indicados até que o veneno seja neutralizado ou eliminado.

AÇÕES CARDIOVASCULARES

A principal consequência das peçonhas no organismo, ao nível cardiovascular, é a hipotensão arterial, que ocorre na dependência da dose e do tipo de veneno inoculado. Após a injeção de veneno crotálico, observa-se queda da tensão arterial, sem relação com a diminuição do débito cardíaco e do inotropismo. Existe queda acentuada do volume circulante, provocado pelo *pooling* (represamento) sanguíneo no leito capilar. Em gatos, foram realizadas determinações simultâneas do fluxo e da pressão da artéria pulmonar, da pressão no átrio esquerdo, além de outros parâmetros, sugerindo que o *pooling* decorre do aumento da resistência das vênulas pós-capilares.

Os venenos proteolíticos induzem alterações do endotélio vascular e promovem queda do volume de sangue e plasma, desempenhando importante papel na gênese do choque.

A ocorrência de edema pulmonar não é rara nos casos graves.

No gato, o veneno da *Naja naja (Elapidae)* provoca hipotensão grave por perda de plasma, por vasodilatação periférica, edema pulmonar e insuficiência miocárdica, em alguns casos.

Bradicinina e polipeptídios formados pela ação de enzimas proteolíticas ou inibição da enzima conversora da angiotensina provocam choque.

As ações cardiovasculares do veneno crotálico e botrópico são praticamente idênticas. Basicamente, observam-se hipotensão, sufusões hemorrágicas em vários órgãos, dilatação e aumento da permeabilidade capilar, com perda de plasma, e, por fim, choque.

Os efeitos cardiovasculares do veneno escorpiônico – taquicardia ou bradicardia e hipertensão – não decorrem das ações ao nível cardíaco ou vasomotor, mas resultam de ações simpatomiméticas ou de estimulação vagal.

RINS

Os acidentes por animais peçonhentos podem causar insuficiência renal aguda (IRA). No Brasil, as picadas de cascavéis são responsáveis por diversos casos de IRA, embora os acidentes botrópicos também estejam relacionados com IRA, principalmente aqueles associados à *B. jararacussu*.

A fisiopatologia da insuficiência renal decorre basicamente de três mecanismos:

1. Necrose tubular aguda. Provavelmente relacionada com o efeito nefrotóxico direto em associação com vasoconstrição renal e, em alguns casos, a choque hipovolêmico ou sepse.
2. Rabdomiólise. Presente no acidente crotálico e associada a provável vasoconstrição e/ou nefrotoxicidade direta do veneno.
3. Necrose cortical bilateral (NCB). A literatura registra alguns casos de NCB em acidentes ofídicos, envolvendo possivelmente a inoculação de grandes quantidades de veneno ou, talvez, uma picada diretamente em um vaso sanguíneo. Especula-se o desenvolvimento de coagulação intravascular em associação a isquemia renal grave, à semelhança do que ocorre na NCB da gravidez associada a descolamento prematuro de placenta.

Pode ocorrer a NCB em placas, cujo quadro é de IRA, que pode evoluir para cura com defeito, levando o indivíduo a insuficiência renal terminal após 6 a 18 meses.

O veneno das abelhas é hemolítico e pode provocar IRA, principalmente após grandes acidentes com 400 ou mais picadas.

O veneno hemolítico e proteolítico das aranhas do gênero *Loxosceles* pode provocar IRA em casos mais graves.

AÇÃO DOS VENENOS DE COBRA SOBRE A COAGULAÇÃO

A ação dos venenos de cobra sobre a coagulação tem sido descrita desde 1967 por Fontana, quando já os classificava em substâncias com atividades coagulante e anticoagulante.

A diátese hemorrágica que se instala frequentemente causa a morte do animal afetado, dias após o acidente ofídico, indicando que a incoagulabilidade do sangue não contribui substancialmente para um efeito tóxico imediato, ao contrário do que ocorre com a ação das neurotoxinas e toxinas circulatórias. Um estudo experimental com camundongos demonstrou que a dose letal mínima, nos animais desfibrinados com baixa dose de substâncias coagulantes, foi igual à dose letal mínima nos animais não tratados.

Esses distúrbios orgânicos ocorrem de forma semelhante com quase todos os venenos que apresentam atividade coagulante. Após a inoculação do veneno, inicia-se imediatamente a formação de microcoágulos, que irão atuar como uma barreira no local de inoculação e bloquear a difusão do veneno, com posterior penetração gradativa na circulação através dos linfáticos. Pequenas quantidades do veneno da *Bothrops jararaca* (0,1 mg/kg de peso), se inoculadas diretamente na circulação, seriam suficientes para a coagulação do fibrinogênio e consequente estado de incoagulabilidade sanguínea por acentuada redução na concentração plasmática do fibrinogênio.

O avanço tecnológico, na área de fracionamento e purificação de substâncias, permitiu um maior entendimento dos mecanismos de ação dos venenos de cobra sobre o sistema de coagulação, além de uma melhor caracterização dessas substâncias quanto aos aspectos bioquímico-estruturais.

Muitos são os resultados, ainda controversos, relatados sobre a ação dos venenos na coagulação, em parte dependentes de erros metodológicos, devido a uma não padronização das doses de venenos utilizadas nos ensaios clínico-laboratoriais, além de variações na idade e origem geográfica das espécies.

Um estudo realizado para avaliar a atividade biológica dos venenos de 3 espécies de *Crotalus atrox* mostrou alterações quantitativas dependentes da idade das cobras. Aquelas com idade inferior a 8 meses apresentaram uma LD 50 cinco vezes maior (1 mg/kg) do que os venenos de cobras com idade superior a 13 meses (5 mg/kg). Nos estudos *in vitro*, a atividade hemorrágica foi máxima durante o 1º ano de vida, decrescendo progressivamente. Essa atividade devia-se à conversão direta do fibrinogênio em fibrina, semelhante à trombina fisiológica. Os venenos de cobras com idade de 9 a 10 meses coagulavam o plasma, porém não coagulavam o fibrinogênio, caracterizando um efeito tromboplastinogênico do veneno. Acima de 10 meses de idade, não havia coagulação do plasma nem do fibrinogênio, provavelmente secundário a um aumento da atividade proteolítica. Os estudos *in vivo* revelaram a ocorrência de plaquetopenias não dependentes da idade das cobras.

As alterações na atividade biológica dos venenos podem ainda estar na dependência de concentrações variadas desses venenos. Quando se utiliza, *in vitro*, veneno de *B. jararaca* na concentração de 0,15 mg/dL de sangue, ocorre formação de coágulo. Se a concentração é aumentada para 39 µg/dL, existem evidências de atividade fibrinolítica, imediatamente após a formação de coágulos. Concentrações maiores (78 µg/dL) tornariam o sangue coagulável, sugerindo uma ação fibrinogenolítica antes de a fração coagulante tornar-se ativa.

A ação dos venenos ofídicos sobre a coagulação apresenta algumas características observáveis na maioria dos venenos:

1. Todas as etapas da coagulação podem ser afetadas pelos venenos de cobra;
2. Um veneno poderá ativar-se em uma ou mais etapas;
3. A atividade biológica dos venenos de cobra *in vitro* poderá ser antagônica à atividade *in vivo*, na dependência da concentração do veneno ou da idade das serpentes;
4. Alguns venenos contêm várias enzimas, afetando a coagulação de modo sinérgico ou antagônico.

Esses venenos podem atuar nas seguintes etapas da coagulação (Fig. 113.1):

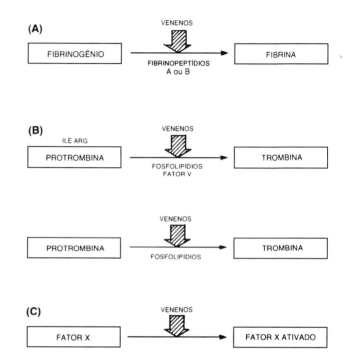

Fig. 113.1 Mecanismos de ação dos venenos de cobra sobre a coagulação.

Ação coagulante

AÇÃO SOBRE FIBRINOGÊNIO

Grande parte dos venenos pré-coagulantes apresenta uma ação direta de conversão do fibrinogênio a fibrina, semelhante à ação da trombina fisiológica. Nessa ocorre a clivagem dos fibrinopeptídios A ou B das cadeias α e β, respectivamente, nas moléculas de fibrinogênio (Fig. 113.2).

Ex.: venenos de *Bothrops jararaca*, *Crotalus durissus terrificus*, *Trimeresurus erythrurus* etc.

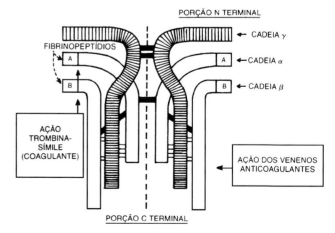

Fig. 113.2 Local de ação dos venenos coagulantes e anticoagulantes na molécula do fibrinogênio.

AÇÃO SOBRE A PROTROMBINA

Essa ação está presente na minoria dos venenos coagulantes, os quais ativam, convertendo a protrombina em trombina, iniciando-se sua ação na ligação de arginina da molécula da protrombina. Essa ação conversora poderá estar dependente da presença de fosfolipídios e fator V (p. ex., venenos de *Notetus seutatus, Elapidae australiana*, etc.) ou independer desses fatores.

AÇÃO SOBRE O FATOR X

Representado principalmente pelo veneno da *Vipera russeli*. Endopeptidases com ação sobre o fator X, semelhante aos ativadores fisiológicos, dependentes da presença de cálcio e fosfolipídios. Ex.: veneno da *Bothrops jararaca*.

Ação anticoagulante

AÇÃO FIBRINOLÍTICA

Nesse grupo, os venenos apresentam uma ação semelhante à da plasmina fisiológica, clivando os fibrinopeptídios da porção C terminal das cadeias α, β, e γ, com a formação de produtos de degradação do fibrinogênio, com consequente incoagulabilidade do fibrinogênio.

Ex.: venenos de *Trimeresurus popeorum, T. erythaurus, Crotalus durissus, B. atrox*.

AÇÃO COM ENZIMAS ATIVADORAS DO PLASMINOGÊNIO

Nesse grupo, os venenos ativam o plasminogênio e a plasmina, atuando como fibrinolisinas indiretas.

ATIVIDADE ANTICOAGULANTE DA FOSFOLIPASE A_2

Essa é uma enzima presente na maioria dos venenos. Sua atividade anticoagulante deve-se à hidrólise de fosfolipídios, na dependência do cálcio, ou ao aumento da afinidade dessa enzima pelos fosfolipídios, ocorrendo a formação de complexos enzima-substrato, com consequente bloqueio nos locais de ligação para os fatores da coagulação, na superfície dos fosfolipídios.

Ex.: *Naja nigricollis, N. melanoleuea, N. mossambica, C. durissus terrificus*.

Ação sobre as plaquetas

Os venenos de cobra podem atuar em várias etapas da ativação das plaquetas (adesão, agregação e degradação). Existem vários venenos que foram bem caracterizados quanto à sua ação de ativadores ou inibidores da função plaquetária. São propostos os mecanismos relacionados a seguir.

1. Substâncias não enzimáticas que induzem a agregação e desgranulação através do metabolismo das prostaglandinas e formação de tromboxano A_2 (proagregantes).
   Ex.: veneno de *Crotalus durissus*.
2. Ação semelhante à trombina (proagregante), porém sem capacidade conversora do fibrinogênio a fibrina.
   Ex.: *Bothrops marajoensis, Crotalus horridus horridus*.
3. Ativação das plaquetas semelhantes à ristocetina, sendo necessária a participação do fator de von Willebrand.
   Ex.: Família *Crotalidae*.
4. Atividade da fosfolipase A_2 – nesse grupo, os venenos podem ser divididos em 3 grupos:
   a. Indutores da agregação dependente de cálcio.
      Ex.: *Trimeresurus mucrosquamatus, Vipera russelli, Naja naja atra*.
   b. Inibidores da agregação.
      Ex.: *Trimeresurus gramineus, Agristrodon halys*.
   c. Sem nenhum efeito sobre as plaquetas.

Os dados mostrados neste tópico ajudam-nos a compreender a grande variação que existe no quadro clínico dos acidentes ofídicos, no que tange às manifestações na coagulação sanguínea, posto que os diversos venenos podem atuar em várias etapas da coagulação sanguínea e, nessa, um mesmo veneno pode também agir em estádios diferentes, por vezes com ações antagônicas. Esse assunto tem estimulado bastante a curiosidade dos pesquisadores, e diversos grupos vêm trabalhando com afinco nessa área.

ALTERAÇÕES IMUNOLÓGICAS

Entre os elementos do sistema imune, o mais rápido e profundamente afetado nos acidentes ofídicos é o sistema complemento. Esse sistema é formado por cerca de 20 proteínas plasmáticas e está envolvido nos processos de defesa do organismo. O complemento tem atividades citolítica e proinflamatória. Os produtos da ativação do sistema denominado C3a e C5a são anafilatóxicos e induzem vasodilatação, promovendo a liberação de histamina pelos mastócitos, e, provavelmente, têm uma ação direta sobre o músculo liso. A ativação do sistema complemento dá-se por 2 vias distintas: a via clássica, que é dependente de anticorpos, e a via alternativa. Nos acidentes ofídicos, ocorre uma ativação do complemento pela via alternativa, independentemente da ação de anticorpos.

Alguns venenos possuem moléculas semelhantes ao C3b e, provavelmente, representam o C3b dos ofídios. A molécula C3b é um componente da enzima que age sobre o C3 (clivando-o em C3a e C3b) e é também seu produto, formando-se, assim, uma alça de *feedback* positivo. As moléculas de C3b do veneno, ao ampliarem a atividade dessa alça, promovem a ativação do sistema complemento do indivíduo acidentado. Dessa ativação, e consequente consumo das moléculas, resulta uma diminuição dos níveis de C3b sérico.

Uma outra maneira pela qual os venenos ofídicos agem sobre o sistema complemento é secundária à sua ação sobre o sistema de coagulação. A enzima inativadora do primeiro componente do complemento (C1 inibidor) inibe também a enzima fibrinolítica plasmina, a calicreína (envolvida na formação de cininas), e duas enzimas do sistema de coagulação: o fator de Hageman (fator XII) e o fator XI. Assim, entende-se que a ativação de quaisquer desses sistemas facilita a ativação do complemento, devido ao consumo do C1 inativador.

A presença do veneno no organismo estimula também a produção de anticorpos. A utilização de métodos microenzimáticos evidenciou a presença de anticorpos antiveneno no soro de indivíduos acidentados. Esses anticorpos aparecem em um período de 1 a 2 semanas, porém atingem níveis máximos em cerca de 1 ano. Após esse período, há decréscimo nos títulos, porém ainda é possível detectar anticorpos específicos em um período de 3 a 10 anos; em alguns casos raros, até 40 anos após o acidente.

A administração do soro antiveneno reduz, porém não elimina o desenvolvimento dos anticorpos pelo próprio indivíduo; isso decorre, provavelmente, da redução de veneno circulante para fornecer estímulo antigênico.

Algumas evidências sugerem que esses anticorpos podem ter um efeito protetor limitado, embora significativo. Um segundo acidente, com exposição ao mesmo veneno, tem um efeito reforçado sobre os níveis de anticorpos, e, como esperado, quanto maior o número de exposições, maiores os títulos de anticorpos, com maior possibilidade de efeito protetor.

TESTES IMUNOLÓGICOS

A utilização de testes imunológicos para a detecção de venenos de ofídios, nos tecidos ou no soro de indivíduos acidentados, ocorre, pelo menos, desde 1955. Foram inicialmente utilizados os testes de hemaglutinação, imunodifusão, imunofluorescência ou imunoeletroforese. Todos esses testes, contudo, sofrem dois tipos de limitação: a sensibilidade é baixa e/ou a quantidade de veneno utilizada na produção do material é grande.

Recentemente, dois novos testes imunológicos, de grande sensibilidade e que requerem pequenas quantidades de antígeno no seu preparo, foram adaptados ao campo de venenos de ofídios. O radioimunoensaio (RIE) e o ELISA (*enzyme linked immunosorbent assay* = ensaio imunossorvente ligado a enzima) são capazes de detectar substâncias em concentração na faixa de nanograma (10^{-9} g) ou picograma (10^{-12} g) por mililitro. A preferência pelo ELISA decorre da não utilização de material radioativo, o que ocorre no RIE. Isso diminui problemas de contaminação e reduz o custo da avaliação. Poucos são os testes desenvolvidos pelos métodos de ELISA ou RIE com venenos de ofídios sul-americanos; contudo, eles têm sido empregados na África e na Austrália, principalmente.

Os testes imunoenzimáticos ou radioimunes podem ser adaptados para a detecção de anticorpos antiveneno (método indireto) ou para a detecção do próprio veneno (método de sanduíche duplo). A Fig. 113.3 ilustra os dois tipos de teste. O método indireto consiste na adsorção do veneno sobre um suporte sólido (plástico poliestireno) sobre o qual se incuba o soro no qual se pesquisa a presença de anticorpos específicos. A ligação do anticorpo ao veneno é evidenciada pela reação com anticorpos dirigidos contra as imunoglobulinas da espécie na qual se testam os anticorpos antiveneno. No caso de RIE, os anticorpos anti-imunoglobulina (Ac anti-Ig) são ligados com material radioativo, que é detectado por aparelho apropriado. No caso do ELISA, o Ac anti-Ig é ligado a uma enzima, cuja presença é revelada pela adição do substrato apropriado, juntamente com um indicador cromogênico. A reação pode ser vista a olho nu e/ou quantificada em espectrofotômetro. No método de sanduíche duplo, um anticorpo antiveneno (produzido pela imunização de um animal) é adsorvido no suporte sólido. Segue-se a incubação com o material em que se pesquisa a presença do veneno (podendo, por exemplo, ser soro, outros líquidos orgânicos, aspirado do local da picada). A presença do veneno é detectada por uma incubação posterior com anticorpo antiveneno ligado a material radioativo ou enzima.

O emprego dos testes imunológicos para detecção de veneno tem contribuído para o manuseio de pacientes acidentados, uso racional do soro antiofídico e conhecimento da farmacocinética do veneno, e possibilitado uma correlação precisa entre os diversos aspectos clínicos e o envenenamento por diferentes serpentes.

No cuidado de pacientes, os testes imunoenzimáticos para detecção de veneno permitem a identificação rápida e precisa da espécie de ofídio responsável pelo acidente. Devido à especificidade que se pode atingir nesse tipo de metodologia, é possível a identificação ao nível de espécie, mesmo nos grupos de serpentes proximamente relacionados; e testes muito sensíveis (detectando 5 a 10 ng de veneno/mL) podem ser concluídos num período de tempo curto (30 a 40 minutos).

Outro aspecto em que os métodos imunológicos de detecção de veneno podem ser úteis é na determinação da quantidade de veneno circulante. Sabe-se que existe uma correlação entre os níveis de veneno na circulação e a quantidade de veneno injetada. O conhecimento da quantidade de veneno a ser neutralizada pode permitir o uso de quantidades apropriadas do soro antiveneno, evitando tanto o uso insuficiente quanto o emprego de quantidades excessivas do soro.

Podem-se também obter dados importantes sobre a farmacocinética dos venenos através da determinação sequencial das quantidades de veneno presentes no líquido obtido no local da lesão, no soro e na urina, por exemplo. Através de estudos desse tipo, pode-se determinar que, em alguns casos, o edema e as bolhas formadas no local da picada representam um depósito de veneno ao qual nem sempre o antissoro tem acesso fácil. Essas reservas podem ser liberadas após algum tempo, levando a fenômenos de envenenamento tardio, reforçando assim a necessidade de uma determinação sequencial das quantidades de veneno para avaliação da efetividade da terapêutica antiveneno.

Através da determinação da distribuição do veneno após diferentes manobras ou procedimentos, tem sido possível uma avaliação científica dos diversos métodos utilizados no cuidado de pacientes. Assim, se constatou que a imobilização do membro atingido é uma medida mais efetiva que o garroteamento ou a sucção do local da picada.

Por outro lado, os testes imunológicos para detecção de anticorpos antiveneno têm facilitado a realização de estudos epidemiológicos dos acidentes ofídicos e começam a representar um papel auxiliar importante na produção de soros antiofídicos.

Através dos testes de ELISA, observou-se, no soro de pacientes picados, a presença de anticorpos antiveneno produzidos pelo próprio paciente. A detecção de tais anticorpos pode permitir o conhecimento da frequência de acidentes ofídicos em uma região, assim como determinar as espécies de ofídios responsáveis por tais acidentes.

O teste de ELISA tem também sido utilizado na avaliação da potência dos soros antiveneno produzidos para tratamento. A determinação das doses efetivas pelo método ELISA apresenta boa correlação com as doses determinadas *in vivo* em animais de experimentação. Como o ELISA é mais rápido, mais simples e mais econômico (na quantidade de veneno utilizada e no custo total), além de poupar a vida de muitos animais, ele pode tornar-se o teste preferível para avaliação de potência dos soros.

ANTICORPOS MONOCLONAIS

Uma das limitações do tratamento de acidentes ofídicos com o soro antiveneno é resultante da diversidade molecular dos venenos. Algumas moléculas são extremamente tóxicas, enquanto outras são relativamente inócuas. O soro antiveneno é formado contra todas essas moléculas; seria mais racional a neutralização apenas dos produtos importantes. Isso diminuiria a necessidade do emprego de grandes doses de proteína e aumentaria a eficiência do tratamento.

A produção de anticorpos monoclonais (AcMc) permite a obtenção de anticorpos específicos contra determinadas proteínas de uma mistura complexa. Os AcMc são produzidos por células resultantes da fusão de células de mieloma com células esplênicas de animais imunizados. Entre as células híbridas de crescimento contínuo (hibridomas) são selecionadas aquelas que produzem os anticorpos dirigidos contra as moléculas escolhidas. Essas linhagens celulares têm crescimento contínuo e podem produzir quantidades praticamente ilimitadas de anticorpos específicos.

Na área de venenos animais, os AcMc poderão ter utilização em três níveis: para estudos básicos em venenos, no diagnóstico e no tratamento de acidentes.

Os AcMc podem ser úteis na purificação de frações específicas dos venenos, permitindo o conhecimento das moléculas de maior atividade lesiva e seu mecanismo de ação. Há relatos de produção de AcMc contra neurotoxinas do veneno de *Naja nigricollis, Bungarus multicintus;* contra cardiotoxinas do veneno de *Naja nivea* e *Naja nigricollis;* contra fatores hemorrágicos do veneno de *Vipera russelli, Echis carinatus, Crotalus atrox,* entre outras. Em alguns casos, determinou-se mais precisamente o mecanismo de proteção dos AcMc. O efeito anti-hemorrágico do AcMc produzido contra o veneno de *Vipera russelli* deve-se à ligação do AcMc ao ativador de fator X presente no veneno. No caso da neurotoxina de *Naja nigricollis,* observou-se que o AcMc é capaz de impedir a ligação entre a toxina curaremimética e seu receptor, e, ademais, é capaz de dissociar o complexo toxina-receptor já formado.

Alguns dos anticorpos monoclonais demonstraram importante atividade protetora *in vivo,* reforçando a ideia de que um número reduzido de populações de anticorpos de especificidade selecionada pode ser suficiente para neutralizar a ação letal do veneno completo. A grande especificidade dos AcMc os tornará também importantes armas no diagnóstico quando utilizados em testes com ELISA e RIE.

IMUNIZAÇÃO

Atualmente, a imunização contra veneno de ofídios é empregada rotineiramente em animais, com a finalidade de produção de soro, seja para o tratamento, seja para pesquisa. Os esquemas de imunização utilizados são demorados, exigem a aplicação de múltiplas doses e fazem uso de produtos capazes de aumentar o nível de resposta imune contra os venenos (adjuvantes). Nenhum dos adjuvantes comumente empregados na imunização animal pode ser utilizado no homem, devido à presença de reações colaterais importantes.

Desde que o veneno seja capaz de induzir a formação de anticorpos, mesmo na população humana, há que pensar na possibilidade ainda distante de vacinação como método protetor contra acidentes ofídicos. O acidente ofídico é um evento raro na vida da maioria das comunidades, o que limita a aplicação ampla de tal programa. Ainda assim, poder-se-ia pensar nessa possibilidade para grupos especiais da população que apresentam uma taxa de risco para acidentes ofídicos mais elevada. Mesmo nesse caso, contudo, a imunização com produtos de alta toxicidade, como os venenos ofídicos, representa um risco elevado.

A vacinação contra venenos poderá ser mais viável à medida que aumentem os conhecimentos na área, o que possibilitaria novas estratégias mais seguras. É bastante ilustrativo o exemplo de um AcMc produzido

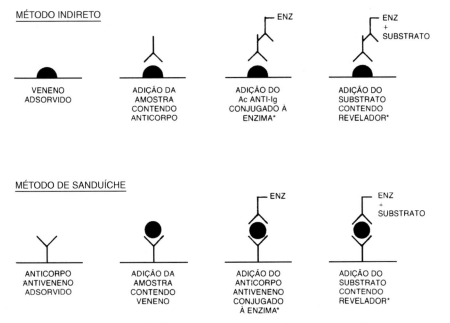

Fig. 113.3 Tipos de testes imunológicos. Os asteriscos (*) indicam as etapas em que se realiza a lavagem de placa para remover o material não ligado.

contra a neurotoxina da *Naja nigricollis* e que é capaz de proteger animais contra o veneno. Esse Ac se liga à toxina em uma região diferente daquela envolvida na ligação com o receptor. É possível que alguns anticorpos que se ligam à toxina, mesmo que a distância do local ativo, tenham a capacidade de alterar espacialmente a molécula, tornando-a incapaz de exercer sua ação tóxica (Fig. 113.4). Nesses casos, a área do veneno que reage com o AcMc não é tóxica, pois não se liga ao receptor, porém poderá ser capaz de induzir a produção de anticorpos eficientes na dissociação toxina-receptor. Peptídios sintéticos que reproduzem a área de ligação com tais AcMc poderão, no futuro, ser utilizados como material imunizante numa vacina antiveneno.

QUADRO CLÍNICO

Acidentes ofídicos

Os venenos ofídicos envolvidos em acidente podem ser divididos em três grupos:

1. Veneno botrópico (proteolítico e coagulante): representado, no Brasil, pelos venenos pertencentes aos gêneros *Bothrops* e *Lachesis*. Fora do Brasil, os venenos dos gêneros *Agkistrodon, Vipera* e *Sistrurus*.
2. Veneno crotálico (miotóxico, hemolítico e neurotóxico): próprio do gênero *Crotalus* (cascavéis).
3. Veneno elapídico (neurotóxico): característico da família *Elapidae,* representado pelo gênero *Micrurus* (corais venenosas).

Acidente botrópico

Inicialmente surge dor no local da picada, contínua e inclusa, com edema e eritema progressivos, por vezes de caráter hemorrágico, com vesículas e flictenas. Manifestações hemorrágicas, exteriorizadas, como epistaxe, gengivorragia, petéquias, hematúria e hematêmese, são vistas quando da inoculação de grande quantidade de veneno. Após algum tempo surgem choque e, por vezes, incoagulabilidade sanguínea. As lesões necróticas devem ser cuidadosamente limpas e debridadas; quando necessário, realizam-se fasciotomias no sentido de evitar as amputações. O acidente laquésico é praticamente indistinguível do botrópico; há relatos de que diarreias e bradicardia ocorrem com frequência nos acidentes laquésicos.

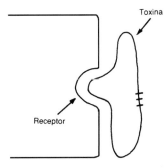

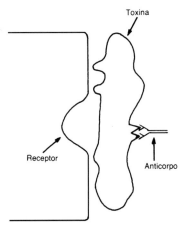

Fig. 113.4 Interações receptor-toxina-anticorpo.

A mortalidade é de 8% nos não tratados e de 0,8% naqueles que foram adequadamente tratados. A morte geralmente se deve a colapso periférico, sepse secundária à contaminação dos ferimentos e hemorragia cerebral.

Os sinais locais são praticamente ausentes; a dor pode ser fugaz ou pode ser substituída por parestesias. Localmente, quando muito, nota-se apenas edema localizado.

As manifestações neurológicas dominam o quadro, e, após 30 minutos, o paciente apresenta dores musculares, diplopia, visão turva, ptose palpebral. A fácies neurotóxica ou miastênica traduz a agressão central e costuma desaparecer após alguns dias sem deixar sequelas.

O principal risco é a insuficiência renal aguda; a maioria dos pacientes desenvolve IRA de grau leve a grave. É a principal causa de mortalidade. Se ocorrem oligúria ou anúria e elevação rápida de ureia e creatinina, os pacientes devem ser dialisados.

A mortalidade, no passado, era de 72% entre os não tratados ou tardiamente tratados e de 7% naqueles adequadamente tratados. Com a diálise, a mortalidade vem se reduzindo; porém, ainda é elevada, posto que nem sempre os pacientes têm acesso aos hospitais de referência com serviços de nefrologia.

Acidentes aracnídicos e escorpiônicos

Os venenos desses dois grupos são classificados em:

1. Veneno proteolítico – aranha do gênero *Lycosa*.
2. Veneno proteolítico e hemolítico – representado pelas aranhas do gênero *Loxosceles*.
3. Veneno neurotóxico – aranhas dos gêneros *Phoneutria* e *Latrodectus*. Aí estão também incluídos os escorpiões brasileiros *T. bahiensis* e *T. serrulatus*.

Veneno fonêutrico

As aranhas do gênero *Phoneutria* (armadeira) são frequentes no sul do país. A dor local é intensa e inicia-se no próprio local, podendo progredir, e dura até 12 horas. Em crianças com menos de 10 anos de idade pode surgir priapismo, como ocorre experimentalmente em cães e camundongos.

Veneno loxoscélico

O veneno proteolítico e hemolítico da "aranha marrom" causa dor progressiva, edema, equimoses e hipertermia. Nos casos mais graves, observam-se flictenas hemorrágicas e icterícia hemolítica. Posteriormente há necrose local, por vezes extensa. A ocorrência de hemoglobinúria, oligúria ou anúria indica gravidade. A soroterapia está indicada.

Veneno latrodéctico

No local da picada, observam-se um ponto avermelhado, que se torna edemaciado, e sudorese localizada. Após cerca de 5 minutos, surge dor local lancinante, que é o sintoma predominante. Após 30 minutos, ocorrem dor e edema nos linfonodos regionais. Com 60 minutos, aparecem cefaleia, náuseas, vômitos, sudorese profusa e febre.

Existem relatos de hipertensão arterial grave (250 × 170 mm Hg), presumivelmente por liberação de catecolaminas. Esse dado indica o uso de antiveneno por via venosa.

Veneno escorpiônico

Esse veneno neurotóxico provoca, em casos mais leves, apenas dor no local da picada e/ou parestesia. Os casos mais graves evoluem com diarreia, vômitos, reações de defesa abdominal, cefaleia, convulsões, nistagmo e hipertensão.

Os idosos e as crianças podem apresentar as formas mais graves, com choque, hipertensão e edema pulmonar. A evolução é favorável na maioria dos casos. Os casos fatais e graves são provocados pelo escorpião-amarelo (*T. serrulatus*).

CONDUTA

Acidentes ofídicos

1. Estudos recentes realizados em primatas demonstraram claramente que a imobilização do membro afetado por meio de uma tala, como se fosse uma fratura, reduz bastante a absorção do veneno e seu transporte pelas correntes sanguínea e linfática. No local do acidente, na falta de atadura de crepom, podem-se usar tiras de pano com uma tala improvisada. Não aplicar torniquete.
2. Caso a serpente tenha sido morta, manuseá-la com cuidado e enviar para posterior identificação.
3. Encaminhar para atendimento médico. Se possível, aplicar o soro.

TRATAMENTO

A soroterapia é a medida mais importante no tratamento, e nada deve retardá-la quando indicada. O Quadro 113.4 resume os principais acidentes, o quadro clínico e a gravidade dos acidentes ofídicos observados no Brasil. Deve-se frisar que nenhum esquema substitui a decisão e o julgamento médico diante de cada caso. Após a soroterapia, todos os casos seguem a rotina do atendimento de emergência. Combate ao choque, manutenção de via respiratória, reposição volêmica, tratamento das convulsões, traqueostomia ou intubação endotraqueal. Em situações de envenenamento maciço, o médico pode decidir pela administração de até 5 vezes a dose de soro proposta para o caso.

Os soros antiofídicos devem ser administrados preferentemente diluídos em solução glicosada 1 para 10 em infusão endovenosa lenta. O principal objetivo do tratamento deve ser a neutralização de todo o veneno que se supõe ter sido injetado. O uso por via subcutânea justifica-se quando a administração for feita por leigos e fora do ambiente hospitalar. Em locais distantes, em acidentes graves com sinais e sintomas característicos de gravidade, o uso intramuscular pode ter valor considerável. Tais situações ocorrem frequentemente num país de dimensões continentais como o Brasil.

Reação ao soro

A possível ocorrência da alergia (principalmente anafilática) deve ser considerada quando o soro é administrado. Pacientes com história de alergia, eczema, urticária, uso prévio de proteína equina têm maior chance de reagir ao soro.

Os testes subcutâneo e intradérmico nem sempre preveem a reação anafilática. O antiveneno, sempre que possível, deve ser administrado em hospitais, por infusão endovenosa lenta (30 minutos); seringas com adrenalina (1 mg), anti-histamínicos e esteroides devem estar à mão. Adrenalina é a principal droga no combate ao choque anafilático.

Em pacientes com história de alergia, o uso prévio de corticosteroide e 0,25 mg de adrenalina/SC é recomendado.

Caso o paciente desenvolva prurido, urticária, tosse, dispneia e hipotensão durante a infusão, a administração deve ser suspensa e a reação, tratada com adrenalina, anti-histamínico e corticoide. Após a recuperação do quadro, pode-se reinstituir a infusão mais lentamente. A gravidade do acidente irá ditar a adoção dessa medida.

OUTRAS MEDIDAS

Prevenção do tétano

Todos os pacientes não vacinados ou com imunização questionável devem receber globulina antitetânica (SAT) e vacina.

Cuidados com o ferimento

Os ferimentos, nos acidentes botrópicos e laquésicos, devem ser cuidados diariamente; a infecção combatida; os tecidos necróticos excisados; a fasciotomia, quando corretamente indicada, deve ser realizada. Desse modo, muitas mutilações serão evitadas.

Antibioticoterapia

Nas infecções usam-se antibióticos, e, inclusive, deve-se avaliar a possibilidade de infecção anaeróbia associada.

Quadro 113.4 Identificação e tratamento dos acidentes ofídicos no Brasil

Gênero	Ação do Veneno	Identificação	Sinais, Sintomas e Laboratório	Gravidade	Tratamento
Bothrops (jararacas)	Proteolítico Coagulante Hemorrágico Nefrotóxico (raro e mais tardio)	Presa anterior Fosseta loreal (entre a narina e o olho) Medem até 1 m	Dor Edema Hemorragia Flictenas Necrose Manifestações hemorrágicas Choque	LEVE Dor no local Edema discreto TC* < 10 min	NEUTRALIZAR 100 mg de veneno Soro antibotrópico 4 ampolas/EV
				MODERADA Edema evidente Dor TC até 30 min	NEUTRALIZAR 200 mg 8 ampolas/EV (soro antibotrópico)
				GRAVE Edema local intenso Manifestações hemorrágicas TC superior a 30 min (sangue incoagulável) ESTADO GERAL COMPROMETIDO ("tóxico")	NEUTRALIZAR 300 mg 12 ampolas/EV (soro antibotrópico)
Lachesis (surucucus)	Proteolítico Coagulante Neurotóxico	Presa anterior Fosseta loreal Medem até 3,5 m Escamas de caudas ("pico de jaca")	Edema Dor TC prolongado Manifestações hemorrágicas Flictenas Necrose Bradicardia Diarreia Hipotensão	As manifestações clínicas não estão suficientemente avaliadas. A gravidade é ditada pelo julgamento clínico, sinais locais, manifestações vagais e TC	NEUTRALIZAR 150 a 300 mg 10 a 20 ou mais ampolas de soro antilaquésico/EV
Crotalus (cascavéis)	Neurotóxico Nefrotóxico Miotóxico Hemolítico (coagulante)	Presa anterior Fosseta loreal Chocalho na ponta da cauda Medem de 1,5 a 2 m	Edema discreto ou ausente Alterações visuais Diplopia Anisocoria Ptose palpebral Oligúria/Anúria Mialgia Fácies "miastênica" Cegueira (reversível) Mioglobinúria Elevação importante de CPK e LDH ↑ de ureia e creatinina ↑ Mioglobina sérica	MODERADO Fácies neurotóxica (miastênico) Ptose palpebral Diplopia Anisocoria Mialgia Urina vermelha Estado geral conservado	NEUTRALIZAR 150 mg Soro anticrotálico 10 ampolas/EV
				GRAVE Fácies neurotóxica Visão turva Anisocoria Oligúria/Anúria Urina vermelha TC prolongado (raramente) Dificuldade respiratória Estado geral comprometido	NEUTRALIZAR 300 mg Soro anticrotálico 20 ampolas ou mais/EV
*Micrurus*** (corais venenosas)	NEUROTÓXICO	Anéis vermelhos e pretos Medem de 40 a 80 cm	Fácies neurotóxica Sialorreia Ptose palpebral Apneia Parada respiratória	GRAVE Fácies neurotóxica Ptose palpebral Apneia Parada respiratória	NEUTRALIZAR até 150 mg 15 ampolas/EV

*TC: Tempo de coagulação; CPK: Creatinofosfocinase; LDH: Desidrogenase lática.
**Todos os acidentes com corais venenosas devem ser considerados graves.
Fabricantes de soros: Instituto Butantã.
Instituto Ezequiel Dias.

Heparina

Infelizmente, a utilização da heparina como substituto da terapia específica tem encontrado muitos adeptos. É utilizada no intuito de reverter os efeitos coagulantes de alguns venenos ofídicos. Deve-se ter em mente, entretanto, que a ação dos venenos não se limita à coagulação sanguínea. As hemorragias nos diversos órgãos são provocadas por lesões no endotélio vascular, que são evitadas pelo emprego correto dos soros. A regeneração do fibrinogênio ocorre poucas horas após a terapia específica.

A análise crítica das curas induzidas pela heparina nos acidentes botrópicos decorre, na verdade, da pequena mortalidade desse envenenamento, posto que apenas 8% dos pacientes morrem se não for instituído nenhum tipo de tratamento. No entanto, a não adoção da terapêutica específica traz sérias consequências em casos graves de envenenamento botrópico. A heparina só estaria indicada em casos de trombose venosa documentada angiograficamente.

Nahas e cols. (1975), utilizando o veneno de diversos ofídios, demonstraram, tanto *in vivo* quanto *in vitro*, que a heparina é incapaz de neutralizar o efeito trombínico dos diversos venenos estudados, mesmo utilizando-se doses de heparina de até 200 U/mL. Concluindo, não existe suporte fisiopatológico para o uso clínico dessa substância nos acidentes botrópicos.

ENVENENAMENTOS POR ESCORPIÕES E ARANHAS

Envenenamento ctênico (armadeira)

Os casos benignos caracterizam-se por dor local, sem hipotermia e hipertensão. Tratamento local é suficiente, e consiste na infiltração local com 5 a 10 mL de novocaína ou xilocaína.

Nos casos moderados, com dor local intensa, náuseas, vômitos, hipotermia e sudorese, deve-se realizar tratamento local. Nos casos graves, observam-se dor local muito intensa, hipotermia, náuseas, vômitos e hipertensão arterial. Em crianças, tal acidente pode ser fatal. Tratamento local associado a soroterapia com 5 a 10 ampolas/IV.

Envenenamento loxoscélico (aranha marrom)

Nos casos benignos, aparece equimose local, e a necrose deve ser menor do que 1 cm. Não há indicação de soroterapia. Nos casos graves, há dor local intensa, equimose extensa, flictenas e icterícia, que surge do 2º ao 5º dia, e insuficiência renal.

SOROTERAPIA

Como o veneno tem ação lenta, utiliza-se a via subcutânea. Administram-se 5 a 10 ampolas/SC. Realizar curativos e desbridamento.

Envenenamento licósico (aranhas de grama – tarântulas)

Geralmente ocorre pequena necrose superficial. Não há indicação de soroterapia.

Envenenamento escorpiônico

Os casos leves caracterizam-se por dor moderadamente grave, com leve eritema. Não há indicação de soroterapia. Os casos de média gravidade caracterizam-se por dor intensa e sudorese.

SOROTERAPIA

Aplicar 5 ampolas de soro antiescorpiônico por via subcutânea. Nos casos graves, a dor é muito intensa, com sudorese, hipotermia e hipertensão arterial. Em crianças, há risco de vida. Administrar 5 ampolas de soro antiescorpiônico, por via subcutânea, e 5 a 10 ampolas por via endovenosa. Complementar com tratamento local.

ABELHAS

As picadas são tratadas com anti-histamínicos. Em casos graves, provocados por centenas de picadas, pode haver insuficiência renal aguda, e, nesses casos, deve-se realizar a diálise renal precocemente.

PROFILAXIA

Em sua maioria, os acidentes ofídicos ocorrem nos membros inferiores, podendo ser evitados com o uso de botas. O conhecimento dos hábitos das serpentes também pode evitar inúmeros acidentes. As cascavéis preferem lugares secos e pedregosos; as jararacas, os locais úmidos.

Com relação às aranhas, em geral os acidentes ocorrem no interior das casas, jardins ou depósitos próximos às moradias e dentro de calçados.

Os escorpiões costumam abrigar-se embaixo de telhas e pilhas de material de construção.

Em locais onde existem aranhas venenosas, deve-se ter cuidado ao vestir e calçar sapatos. A dedetização elimina as aranhas e escorpiões.

REFERÊNCIAS BIBLIOGRÁFICAS

1. BURCHERL, W. Spiders. *In:* BUCHERL e BUCKLEY. (eds.). *Venomous Animals and Their Venoms.* Academic Press, New York, 1971.
2. DENSON, K.W., RUSSEL, F.E., ALMAGRO, D. e BISHOP, R.C. Characterization of the coagulant activity of some snake venoms. *Toxicon, 10*:557-562, 1992.
3. DEVI, A. The protein and non-protein constituents of snake venoms. *In:* BUCHERL e BUCKLEY. *Venomous Animals and Their Venoms.* Academic Press, New York, 1971.
4. KORNALIK, F. The influence of snake venom enzymes on blood coagulation. *Pharmacol. Ther., 29*:3:353-405, 1985.
5. KOUYOUDJIAN, J.A., HARRIS, J.B., JOHNSON. M.A. Muscle necrosis caused by the sub-units of crotoxin. *Toxicon., 24*:6:575-583, 1986.
6. MÉNEZ, A. Molecular immunology of snake toxins. *Pharmacol. Ther., 39*:91-113, 1985.
7. NAHAS, L. *et al.* Effect of heparin on the coagulant action of snake venom. *Toxicon, 13*:457-63, 1975.
8. NORMAS GERAIS PARA O TRATAMENTO DOS ACIDENTES HUMANOS POR ANIMAIS PEÇONHENTOS. Instituto Butantã. Secretaria de Saúde do Estado de São Paulo, 1972.
9. ROSENFELD, G. Symptomathology and treatment of snake biles in South America. *In: Venomous Animals and Their Venoms.* Academic Press, New York, 1967.
10. ROSENFELD, G., NAHAS, L., KELEN, E.M.A. Coagulant proteolitic, and hemolitic properties of some snake venoms. *In: Venomous Animals and Their Venoms.* Academic Press, New York, 1967.
11. SURHERLAND, S.K, COULTER, A.R., HARRIS. R.D., LOVENING, K.E., ROBERTS, I.D. A study of the major Australian snake venoms in the monkey (*Macaca fascicularis*) 1. the movement of injected venom, methods which retard this movement, and the response to antivenomous. *Pathol., 13*:13-27, 1981.
12. THEAKSTON, R.D.G. The use of enzyme immunoassay in venom research. Proceedings of the 6th European Symposium on animal, plant and microbial toxins 9-20. Basel, 1984.

Parte 3

TÓPICOS ESPECIAIS

114

Farmacologia em Terapia Intensiva

Augusto Manoel de Carvalho Farias, Eron Garcia de Santana e José Mário Meira Teles

INTRODUÇÃO

As unidades de terapia intensiva têm curto período de existência na história da medicina e menor ainda em nosso país. Vários de nós presenciamos a distribuição cuidadosa dos pacientes mais graves em enfermarias mais próximas do posto de enfermagem, onde a vigilância era melhor. Às vezes, um monitor eletrocardiográfico, conseguido no centro cirúrgico, nos ajudava a cuidar desses pacientes. De certa forma, buscava-se concentrar recursos humanos e materiais em áreas diferenciadas, para atender pacientes graves.

A experiência adquirida nas grandes guerras demonstrou que a rápida reposição de líquidos pode salvar vidas. A melhoria da triagem e do sistema de transporte dos pacientes durante as guerras levou a progressivo decréscimo na incidência de falência renal aguda e demonstrou a importância da restauração precoce do volume sanguíneo e do transporte de oxigênio, levando ao conceito da *golden hour*, que veio a se tornar um dos princípios básicos da medicina intensiva.

A utilização de tecnologia avançada para suporte de vida começou com o desenvolvimento, por Drinker, do "pulmão de aço" (ventilador mecânico por pressão negativa) na década de 1920. Esses respiradores salvaram muitas vidas e constituíram o ponto fundamental da terapêutica ventilatória durante as epidemias de poliomielite dos anos 30 a 50. O desenvolvimento do desfibrilador e da massagem cardíaca externa tornou inevitável a reunião desses recursos em unidades coronarianas.

Na Escandinávia, no início da década de 1950, surgiram as primeiras unidades a centralizar respiradores e pessoal de saúde. Nos Estados Unidos, Peter Safar organizou a primeira unidade de cuidados especiais, no Baltimore City Hospital, em 1958, e cunhou o nome "unidade de cuidados intensivos".

Desde então, as unidades de terapia intensiva (UTI) espalharam-se pelo mundo, possibilitando a recuperação de pacientes graves, que, sem essa assistência especializada, teriam suas expectativas de vida bastante reduzidas. Graças às UTIs, cirurgias mais complexas podem ser hoje realizadas e pacientes com múltiplas patologias e disfunções orgânicas podem ser adequadamente tratados.

A elevação da expectativa de vida e a sobrevivência de pacientes com patologias cada vez mais graves nos colocam atualmente diante de renais crônicos, imunocomprometidos por quimio- e/ou radioterapia, transplantados, cardiopatas, pneumopatas e hepatopatas graves, entre outros, que em suas agudizações são tratados intensivamente.

A população de pacientes que frequenta hoje a UTI apresenta problemas especiais no seu tratamento. A expectativa de morte imediata impõe cuidados agressivos. Situações como o choque circulatório tornam inúteis muitas vias de administração, exceto a venosa. O uso de múltiplas drogas leva aos problemas de interações medicamentosas. A invasividade da terapia com múltiplas sondas e cateteres aumenta os riscos de infecção nosocomial.

As falências orgânicas, especialmente a renal e a hepática, secundárias às doenças de base ou a drogas, se refletem na necessidade de ajuste posológico, além de restringirem o uso de drogas hepato- e nefrotóxicas. Pacientes idosos são mais suscetíveis a nefro- e ototoxicidade, assim como a reações de hipersensibilidade.

A via preferencial de administração é a intravenosa, pela rapidez de início de ação e ausência de interferências na absorção como variações do pH gástrico devidas a uso de drogas ou presença de alimentos. Em muitas situações, é impossível utilizar o trato digestivo.

O volume de distribuição afeta o nível terapêutico das drogas. O edema, comum nos pacientes sépticos e nas falências cardíaca e renal, aumenta o volume de distribuição com queda dos níveis plasmáticos das medicações.

A hipoalbuminemia, associada a desnutrição e deficiência de síntese nos hepatopatas, interfere na disponibilidade de drogas ligadas em alto percentual a proteínas plasmáticas (aumento da disponibilidade de droga livre e, portanto, farmacologicamente ativa).

Diante desse cenário, é importantíssimo que o paciente permaneça confortável, com o mínimo sofrimento possível. A dor, o incômodo das técnicas de suporte de vida, o medo e a ansiedade devem ser alvo de atenção especial. Para neutralizá-los, usamos conjuntamente drogas e técnicas de humanização. Afinal, sanar a dor ainda é um importante mandamento da medicina.

Dada a amplitude do assunto, que envolve praticamente toda a medicina interna, nos limitaremos aqui a comentar aqueles temas que nos pareceram mais relevantes. Não objetivamos exaurir o tema. Estaremos satisfeitos se o leitor obtiver uma ideia sucinta de como o contexto da terapia intensiva pode influenciar no tratamento farmacológico das enfermidades.

DOR E SEDAÇÃO EM UTI

Durante o internamento em uma UTI, uma série de fatores contribui para o desconforto e a sensação de dor nos pacientes: decúbito prolon-

Características de pacientes críticos associadas a problemas farmacológicos

Características	Problemas farmacológicos	Exemplo
• Redução da perfusão tecidual	• Redução ou absorção variável de drogas administradas por via subcutânea ou intramuscular	• Resposta imprevisível após o uso subcutâneo de insulina no paciente em choque
• Redução da motilidade GI	• Redução da disponibilidade de droga	• Redução da eficácia da furosemida oral
• Aumento da água corpórea total	• Aumento do volume de distribuição	• Necessidade de maior dose de ataque de aminoglicosídios
• Disfunção hepática	• Prejuízo no metabolismo de drogas • Aumento da sensibilidade a drogas	• Prolongamento da duração de ação dos benzodiazepínicos • Potencialização da encefalopatia hepática com opioides
• Insuficiência renal	• Redução da eliminação de drogas	• Acumulação de procainamida e N-acetilprocainamida na falência renal
• Estimulação crônica de receptor adrenérgico	• Desregulação de betarreceptores	• Tolerância à adrenalina durante administração crônica
• Disfunção metabólica	• Anormalidade acidobásica	• Insensibilidade a catecolaminas na acidose
• Distúrbios eletrolíticos	• Hipocalemia	• Potencialização da toxicidade da digital
• Hipoalbuminemia	• Redução da ligação proteica e aumento da fração livre da droga	• Aumento do efeito da fenitoína não ligada (livre)
• Doença do sistema nervoso central	• Aumento da sensibilidade à droga	• Alteração do estado mental com uso de cimetidina
• Diátese hemorrágica	• Disfunção plaquetária adquirida	• Trombocitopatia associada à ticarcilina
• Uso de múltiplas drogas	• Interação de drogas	• Redução do *clearance* de lidocaína através da inibição do sistema do citocromo P450 pela cimetidina

Adaptado de Melmon, K. I. e Morelli, H. F. *Clinical Pharmacology*. 3rd ed. McGraw-Hill, New York, 1992.

gado, procedimentos invasivos à beira do leito, aspiração de secreções das vias respiratórias, ruídos dos aparelhos de monitorização, perda de contato com os familiares, imobilização, privação do sono, além de lesão tecidual em casos de pós-operatório ou trauma.

A percepção da dor acarreta perifericamente um aumento significativo da tensão da musculatura esquelética, podendo inclusive contribuir para o aumento da própria dor, e, do ponto de vista central, o sistema nervoso simpático é ativado, aumentando o débito cardíaco, a pressão arterial e o consumo miocárdico de oxigênio. Observam-se ainda: taquipneia, íleo paralítico, náusea, retenção urinária, hipercoagulabilidade e imunossupressão.

A própria dor e também a ansiedade e apreensão associadas podem agravar a resposta neuroendócrina hipotalâmica. Verifica-se aumento nas secreções de catecolaminas, ACTH, cortisol, ADH, aldosterona e glucagon. Hormônios anabolizantes como insulina e testosterona são diminuídos. A persistência da dor, se não controlada, pode resultar em um estado catabólico e balanço nitrogenado negativo.

De acordo com levantamento realizado pela Society of Critical Care Medicine, a morfina é o agente analgésico preferido para pacientes críticos, principalmente devido a seu baixo custo, potência, eficácia analgésica e efeito euforizante. Pode induzir liberação de histamina, causando hipotensão e outros efeitos adversos. Deve ser administrada intravenosamente, geralmente iniciada com dose de 0,05 mg/kg durante 5 a 15 minutos, titulando-se a resposta. A maioria dos adultos requer cerca de 4 a 6 mg/hora após dose de ataque adequada.

A meia-vida é curta devido à rápida distribuição para compartimentos periféricos. A administração prolongada leva a acúmulo nesses compartimentos, aumentando então a meia-vida. O fentanil tem pequeno efeito euforizante, sem metabólitos ativos, e não apresenta reações cruzadas em pacientes alérgicos à morfina. Deve ser administrado por infusão contínua intravenosa, com a maioria dos pacientes respondendo bem a 1 a 2 µg/kg/hora; a dose de ataque é de 1 a 2 µg/kg, podendo ser administrada uma ou mais vezes, se necessário.

Não são recomendados para pacientes críticos: (a) a meperidina, em função do seu metabólito ativo, a normeperidina, que pode se acumular e produzir excitação do sistema nervoso central; (b) os agonistas-antagonistas opioides (p. ex., nalbufina), disponíveis para tratar dor leve a moderada, mas que podem antagonizar outros agentes opioides; (c) os anti-inflamatórios não hormonais, em função de não apresentarem vantagens sobre os opioides, e com riscos potenciais de sangramento gastrointestinal, sangramento devido a inibição plaquetária e desenvolvimento de insuficiência renal.

Medicações sedativas e hipnóticas são frequentemente utilizadas para acalmar o paciente, induzir o sono para fins diagnósticos ou terapêuticos e para tratamento da ansiedade (resposta psicofisiológica à antecipação do perigo real ou imaginário) e da agitação (excitação acompanhada por inquietação motora).

Em função dos efeitos colaterais associados, deve ser garantida a estabilidade da função cardiorrespiratória antes da administração. Considerando-se que as respostas podem variar grandemente entre os pacientes, e frequentemente no mesmo paciente em diferentes estágios da doença, a dosagem deve ser ajustada cuidadosamente.

O agente ideal para uso em UTI deve possuir um rápido início de ação, duração de ação previsível, sem efeitos adversos na estabilidade cardiovascular e respiratória, índice terapêutico favorável, sem tendência de acúmulo no organismo, facilidade de administração e antagonistas disponíveis.

O protótipo do agente sedativo intravenoso é o diazepam, um benzodiazepínico de longa duração que penetra rapidamente no sistema nervoso central, produzindo um efeito sedativo em 2 a 3 minutos e pico de efeito em 3 a 5 minutos. Todos os benzodiazepínicos parenterais causam amnésia anterógrada e não possuem atividade analgésica. Os efeitos de uma dose única de diazepam diminuem rapidamente à medida que a droga se redistribui para tecidos periféricos, enquanto um efeito mais sustentado é obtido com a administração repetida devido à saturação dos compartimentos periféricos e locais de ligação do sistema nervoso central. Não se recomenda o diazepam para uso prolongado em UTI, pelas seguintes razões: (a) dor e tromboflebite são comuns quando administrado em veia periférica; (b) em esquema de administração intermitente, pode levar a sedação excessiva, a menos que se monitorize objetivamente o nível de sedação antes de cada dose; e (c) a diluição é necessária para infusão contínua, o que demanda grandes volumes de fluidos para administração, além de predispor à precipitação da droga.

Toxicidade e distúrbios de sistemas fisiológicos mediados por drogas

Toxicidade hepática		Prejuízos da função respiratória	
Hepatocelular		**Broncoespasmo**	
Acetaminofeno	Isoniazida	Acetilcisteína	Colinérgicos
Alopurinol	Fenitoína	Barbitúricos	Lidocaína
Dantrolene	Pirazinamida	Betabloqueadores	AINEs
Halotano	Quinidina	Betalactâmicos	Salicilatos
Rifampicina	Salicilatos	Butirofenonas	
Sulfonamidas		**Depressão respiratória**	
		Bloqueadores neuromusculares	
Colestática		Aminoglicosídios	Opioides
Aminoglicosídios	Flucitosina	Barbitúricos	
Anrinona	Haloperidol	**Fibrose pulmonar**	
Benzodiazepínicos	Fenotiazinas	Aminodarona	Oxigênio
Clindamicina	Propranolol	Nitrofurantoína	
Eritromicina			
		Edema pulmonar	
		Hidroclorotiazida	
		Opioides	Salicilatos
		(superdose)	(superdose)
Toxicidade renal		Prejuízos da função cardíaca	
Necrose tubular aguda		**Arritmogênicos**	
Contraste iodado	Aciclovir	Anticolinérgicos	Quinidina
Aminoglicosídios	Pentamidina	Anti-histamínicos	Teofilina
Anfotericina B	Salicilatos	Catecolaminas	Digoxina
		Procainamida	Diazóxido
Doença tubulointersticial aguda		**Inotrópicos negativos**	
Alopurinol	Meticilina	Betabloqueadores	
Cimetidina	Fenitoína	Bloqueadores dos canais de cálcio	
Furosemida	Rifampicina	Antidepressivos tricíclicos	
Sulfametoxazol-Trimetoprima	Tiazídicos		
Glomerulonefrite			
Alopurinol	Rifampicina		
Sais de ouro	Sulfonamidas		
Hidralazina	Penicilamina		
Inibidores de ECA			

ECA = enzima de conversão da angiotensina.
AINEs = anti-inflamatórios não esteroides.
Adaptado de GUGLIELMO, B. J., GLICK, M. *Pharmacotherapy Current Critical Care Diagnosis and Treatment*. Appleton & Lange, 1994. p. 197.

O midazolam é um benzodiazepínico hidrossolúvel de curta duração, que se torna um componente lipofílico no sangue e que penetra rapidamente o sistema nervoso central, produzindo um início de sedação similar ao diazepam (2 a 2,5 minutos). O midazolam é semelhante ao diazepam em todos os aspectos, exceto por sua brevidade de efeito clínico, devido à rápida redistribuição, um fator que favorece a infusão contínua para manutenção da sedação no doente crítico. Administração a longo prazo resulta em efeito clínico prolongado da droga. Uma dosagem de 0,03 mg/kg/h serve bem como ponto de início, titulando-se a dosagem contra o efeito durante todo o tempo de administração.

O propofol é um agente anestésico geral intravenoso que possui propriedades sedativas, hipnóticas, ansiolíticas e amnésicas anterógradas em dosagens subanestésicas. Quando a infusão de propofol é comparada com a infusão de midazolam em pacientes críticos, as duas drogas são agentes sedativos igualmente eficazes. O início de ação após uma única dose subanestésica intravenosa é rápido (1 a 2 minutos) e o efeito também é rápido (10 a 15 minutos), devido à sua rápida penetração no SNC e subsequente redistribuição, devendo, por isso, ser usado somente em infusão contínua para sedação. A dose inicial é de 0,5 µg/kg/h, com incrementos de 0,5 mg/kg a cada 5 a 10 minutos, conforme resposta clínica. O lorazepam é um benzodiazepínico de ação intermediária, menos lipofílico que o diazepam, e, por isso, acumula-se menos perifericamente. Em relação ao midazolam, possui ação mais prolongada, causa menos hipotensão, amnésia anterógrada semelhante, é mais barato, e, com a administração prolongada, produz recuperação mais rápida. É mais convenientemente administrado em bolos intermitentes EV, mas infusão contínua intravenosa é igualmente aceitável. A dose inicial é de 0,044 mg/kg a cada 2 a 4 horas. Em função do início de ação um pouco mais prolongado, uma dose de ataque com midazolam ou diazepam pode ser empregada para sedação rápida.

O haloperidol é um neuroléptico butirofenônico com eficácia no tratamento do delírio em pacientes críticos, que se manifesta com diminuição da capacidade de resposta aos estímulos externos, percepção sensorial alterada, desorientação e/ou nível alterado de atividade psicomotora. A administração de benzodiazepínicos ou opioides nesses casos poderia causar uma exacerbação dos sintomas, em decorrência da deterioração sensorial produzida por essas drogas.

O haloperidol pode prolongar o intervalo QT no ECG, devendo ser empregado com cautela quando associado a drogas com esse mesmo efeito. A dose inicial é de 2 a 10 mg EV, com início de ação em 30 a 60 minutos, podendo durar 4 a 8 horas.

Não são recomendados para sedação de rotina no paciente crítico: (a) etomidato, apesar de mínima depressão cardiorrespiratória, o que o torna seguro para pequenos procedimentos; a administração prolongada está associada a supressão adrenocortical e aumento da mortalidade; (b) cetamina, que pode induzir elevações na pressão arterial e intracraniana, além de aumento na frequência cardíaca, quando usada como sedativo. Pode, entretanto, ser utilizada em pequenos procedimentos, como troca de curativos; (c) barbitúricos: tiopental e pentotal, usados em UTI como anticonvulsivantes e para controle da pressão intracraniana, são sedativos eficazes, mas não amnésicos nem analgésicos, e produzem vasodilatação e depressão miocárdica, que podem traduzir-se em taquicardia e hipotensão.

Adicionalmente, bloqueadores neuromusculares são utilizados com frequência em terapia intensiva para procedimentos à beira do leito (p. ex., intubação orotraqueal, traqueostomias) ou mesmo para melhor adequação da ventilação mecânica. A ausência de agentes tituláveis e a dificuldade no manejo das técnicas de administração em bolos podem resultar em bloqueio inadequado e recuperação significativamente prolongada. Muitas vezes, se analgesia e sedação adequadas são alcançadas, a necessidade de bloqueio neuromuscular diminui. Os agentes mais frequentemente utilizados são: pancurônio (dose de ataque de 0,1 mg/kg e de manutenção de 0,3 a 0,5 mg/kg/minuto), atracúrio (dose de ataque de 0,5 mg/kg e de manutenção de 3 a 10 µg/kg/minuto) e vecurônio (dose de ataque de 0,1 mg/kg e de manutenção de 1 a 2 µg/kg/minuto). Observe-se que, idealmente, os pacientes submetidos a bloqueio neuromuscular devem estar monitorizados com estimulador de nervos periféricos. Deve-se ter cuidado especial nos casos em que essas drogas forem usadas, de forma a garantir a oferta de hipnóticos em quantidade adequada para afastar a possibilidade de um paciente com relaxamento muscular mantendo-se consciente.

USO DE ANTIMICROBIANOS EM UTI

É crescente o número de antimicrobianos disponíveis. O intensivista é, provavelmente, o especialista com maior chance de prescrever os antibióticos mais novos e de maior potência.

As infecções constituem a causa mais importante de óbito dos pacientes internados em UTI. Muitos pacientes clínicos ou cirúrgicos apresentam complicações infecciosas. Em média, 50% a 80% dos pacientes graves recebem algum tipo de antimicrobiano. A abordagem correta do paciente infectado constitui aspecto importante para o sucesso do tratamento do paciente grave e deve ser iniciada com uma cuidadosa revisão da anamnese e do exame físico.

Dois aspectos devem ser priorizados: localizar o foco infeccioso e identificar o agente etiológico. Entretanto, alguns pacientes críticos estão muito graves para serem submetidos a procedimentos diagnósticos que levem à identificação do foco e do agente infeccioso. Com o paciente em estado crítico, sua sobrevivência depende frequentemente do rápido início da antibioticoterapia adequada. Com maior frequência do que nos demais pacientes internados em hospital, ela é iniciada de forma empírica, guiada pela sensibilidade e experiência clínica do intensivista. Habitualmente, necessita ser mais abrangente, pois os pacientes críticos podem não sobreviver se um patógeno causador de uma infecção não for imediatamente tratado. Da mesma forma, uma infecção tratada de modo inadequado durante alguns dias, até que os patógenos específicos sejam identificados, pode não ser tolerada.

Diante de tantas dificuldades, vale ressaltar que todos os esforços para a identificação topográfica e etiológica da infecção em um paciente crítico são plenamente justificados e altamente compensadores. Após ter-se iniciado a terapia empiricamente, é necessário redirecioná-la ou confirmá-la através dos resultados das culturas e outros. A drenagem de um foco infeccioso, por exemplo, pode representar a diferença entre o sucesso e o insucesso da terapêutica.

O sucesso do tratamento dependerá, em grande parte, da escolha correta dos agentes antimicrobianos. O conhecimento, pelo intensivista, da flora predominante na sua unidade e do respectivo perfil de sensibilidade é sumamente relevante. É importante assinalar como causa de infecções nosocomiais na UTI que atualmente ocorre um progressivo aumento dos germes Gram-positivos resistentes. *Staphylococcus* coagulase-negativos, *Staphylococcus aureus* meticilinorresistentes e *Enterococcus* são alguns desses agentes. A incidência dos fungos também tem aumentado, principalmente *Candida* sp.

Vários outros fatores influenciam a escolha dos antimicrobianos na UTI: idade do paciente, tempo de internamento, condição hemodinâmica, patologia de base, competência imunológica, presença de falências orgânicas, interação com outras drogas comumente utilizadas em pacientes graves, uso prévio de antibioticoterapia (muitas vezes abusivo e inadequado), presença de inúmeros cateteres e sondas em diversas topografias e os frequentes procedimentos invasivos realizados nesses pacientes.

A indicação de um antimicrobiano deve levar em conta que antibióticos de amplo espectro atuam não apenas no foco infeccioso, mas também em toda a flora do paciente, pressionando o surgimento de formas resistentes. As unidades de terapia intensiva frequentemente são o ponto de partida do surgimento de germes multirresistentes e influenciam toda a flora de um hospital.

Várias são as possibilidades para mau uso de um antibiótico: escolha inadequada, teste terapêutico em pacientes sem confirmação de doença bacteriana, dosagem e tempo de uso inadequados, assim como via de administração incorreta. É preocupante a tendência em utilizar drogas mais potentes, de maior espectro e custo, em detrimento de drogas mais antigas, porém com eficácia comprovada. O mau uso pode chegar a 50% em hospitais nos EUA.

Para controle do uso dos antimicrobianos em UTI são empregados: educação continuada, restrição ou necessidade de justificativa para uso de determinadas drogas, limitação no tempo de uso, padronização das condutas, controle do laboratório de microbiologia, auditorias e a criação de uma comissão para controle do uso de antimicrobianos.

O uso empírico pressupõe que há infecção com ameaça à vida, em curto período de tempo, e deve guiar-se pelas seguintes diretrizes:

- Suposição clínica fundamentada do provável agente etiológico e seu perfil de sensibilidade local. Há variações consideráveis da sensibilidade entre diversas UTIs.
- Nos pacientes internados em UTI, grande parte das infecções é hospitalar. Entretanto, muitas vezes a infecção é comunitária e não necessita de esquemas tão potentes.
- Os fatores do hospedeiro devem ser conhecidos.
- As características de cada antibiótico devem ser conhecidas. Exames simples como o bacterioscópico podem ajudar de forma significativa o dimensionamento da antibioticoterapia. É fundamental a solicitação das culturas e demais procedimentos diagnósticos cabíveis.
- A topografia da infecção fornece informações sobre a gravidade da infecção e o agente etiológico provável.
- Cateteres não devem ser esquecidos como potenciais focos de infecção.
- A farmacocinética da droga deve ser conhecida, buscando-se adequá-la ao local da infecção, onde deve atingir concentrações adequadas.
- Infecções em pacientes imunocomprometidos podem evoluir rapidamente e possuir múltiplos agentes.
- Antibioticoterapia profilática deve ser usada em situações específicas e de forma padronizada.

Embora muitas infecções possam ser tratadas apenas com um antibiótico, os quadros graves com maior frequência necessitam da associação de antimicrobianos. Isso visa prevenir o surgimento de cepas resistentes, ampliar o espectro para combater infecções polimicrobianas, reduzir doses ou alcançar sinergismo.

Associações entre betalactâmicos e aminoglicosídios são sinérgicas. A maioria das associações de drogas é apenas aditiva ou indiferente. A associação de dois betalactâmicos deve ser evitada, pelo risco de que a produção de uma betalactamase induzida por uma droga atinja também a outra. Algumas associações são antagônicas e, portanto, desvantajosas. A possível interação dos antimicrobianos com algumas drogas de prescrição habitual para pacientes críticos deve ser prevista.

A descontaminação seletiva do trato gastrointestinal (DSG) é a supressão farmacológica de micro-organismos aeróbios e potencialmente patogênicos da orofaringe, estômago e intestino, de forma seletiva, sem perturbar a flora normal, anaeróbios em sua maioria. Prevenindo-se a colonização gástrica e a consequente aspiração para a árvore respiratória, evitar-se-ia a pneumonia associada ao uso de ventilação mecânica, de elevada incidência e mortalidade. A maioria dos estudos usou polimixina E, anfotericina B e um aminoglicosídio, em suspensão nasogástrica e pasta orofaríngea, aplicados de 3 a 6 vezes ao dia. Cefotaxima parenteral foi adicionada a alguns esquemas. Reduções estatisticamente significativas nas taxas de pneumonia nosocomial foram observadas em quase todos os estudos. Entretanto, poucos deles mostraram redução da mortalidade em geral, e apenas em um houve diminuição na mortalidade associada a infecção. Têm-se relatado emergência de resistência bacteriana e elevado custo do esquema. São necessários estudos adicionais para definir o real papel da DSG.

CHOQUE CIRCULATÓRIO

Abordaremos o choque circulatório pela visão do intensivista, evitando a repetição de aspectos como fisiopatologia, classificação e diagnóstico, já que tivemos a oportunidade de ver esses aspectos no Cap. 68.

Essa síndrome caracteriza-se pela incapacidade do sistema circulatório em fornecer oxigênio e nutrientes para os tecidos, de forma a atender as suas necessidades metabólicas. Na verdade, o que existe é um desequilíbrio entre as necessidades e a demanda de oxigênio tecidual. Então, é importante deixar claro que não é necessário que haja queda dos níveis pressóricos para dizer que o paciente está em choque; basta que ele se encontre em uma situação de má perfusão tecidual.

Os componentes do sistema cardiovascular que regulam o desempenho circulatório devem estar todos em equilíbrio, para que não ocorram distúrbios de oxigenação tecidual. Esses componentes são: volume intravascular, coração, resistência vascular sistêmica, rede capilar, vênulas, conexões arteriovenosas, capacitância venosa e funcionalidade de toda a rede. Cada tipo de choque circulatório afeta um ou mais desses componentes, e o tratamento adequado irá depender da sua identificação correta.

Monitorização dos estados de choque em UTI

O choque é uma condição clínica em que existe risco de vida iminente, e, por isso, os pacientes devem ser internados em unidades de terapia intensiva. A utilização de monitores eletrocardiográficos é fundamental, pois as arritmias podem surgir como consequência do choque, por isquemia miocárdica. Em contrapartida, podem ser a causa do choque, pois tanto as bradicardias com bloqueios AV como as taquicardias supraventriculares também podem levar a estados de baixo débito cardíaco.

A monitorização da pressão arterial nesse grupo de pacientes, na grande maioria das vezes, é feita através de um cateter intravascular, colocado em artéria radial, que mede de forma contínua a pressão arterial média (PAM). As determinações não invasivas estão associadas a valores falsamente baixos das pressões sanguíneas. A hipotensão arterial é uma manifestação tardia da insuficiência circulatória. Os mecanismos de compensação são utilizados à medida que a pressão sanguínea diminui; essa compensação pode levar a uma hipoperfusão regional grave, principalmente na circulação mesentérica, porque existe um desvio de fluxo sanguíneo para órgãos vitais, mesmo que esses níveis pressóricos estejam normais. Consequentemente, a pressão arterial não é considerada uma medida confiável de perfusão tecidual. A colocação de um cateter em veia subclávia para avaliação da pressão venosa central pode fornecer mais uma informação sobre hidratação e ser suficiente em alguns pacientes, porém a normalização de seus valores não se correlaciona nem com a melhora da sobrevida, nem com a perfusão tecidual.

Diante dessa dificuldade de avaliação de perfusão em pacientes críticos, principalmente nos sépticos, as UTIs estão equipadas com aparelhos que avaliam melhor essas variáveis. O uso do cateter de artéria pulmonar (Swan-Ganz) nessas situações está bem indicado. Através desse cateter é possível medir a pressão venosa central (PVC), a pressão capilar pulmonar (PCP), a pressão de artéria pulmonar (PAP), e obter-se, pela técnica de termodiluição, o débito cardíaco (DC), a resistência vascular pulmonar (RVS) e o trabalho do ventrículo direito e esquerdo, entre outros. A partir do estudo de gases do sangue arterial e venoso misto, esse colhido pelo Swan-Ganz, é possível determinar as variáveis de oxigenação como o transporte de O_2 (DO_2), o consumo de O_2 (VO_2), extração de O_2 (Ext. O_2). O objetivo da passagem desse cateter é encontrar a variável que está interferindo de maneira desfavorável na oxigenação tecidual e tentar, através da administração de fluidos e do uso de drogas vasoativas, otimizar a perfusão orgânica.

A gasometria arterial é também realizada para avaliar os distúrbios do equilíbrio acidobásico, principalmente as acidoses metabólicas. O lactato sérico é um indicador do metabolismo anaeróbio, e suas dosagens, de forma seriada, têm sido utilizadas para avaliar a resposta ao tratamento. Como é um exame de perfusão tecidual global, existem situações de má perfusão regional (mesentérica) em que seus valores podem ser normais. Na tentativa de aumentar as chances na identificação dessas situações, pode-se lançar mão de um método de dosagem de pH de mucosa gástrica. Essa técnica é conhecida como tonometria gastrointestinal.

A colocação de uma sonda vesical para medida de débito urinário/hora é também uma forma de avaliar a perfusão orgânica e a resposta ao tratamento.

Terapêutica do choque

O tratamento de pacientes com choque circulatório deve ser conduzido tendo-se em mente duas prioridades principais: avaliação do processo patológico do paciente e a rápida obtenção de estabilidade hemodinâmica e respiratória. A ventilação e a oxigenação devem ser logo garantidas. A oxigenação é mantida através de O_2 em alto fluxo e máscaras. Naqueles pacientes que não respondem rapidamente à expansão volêmica, com trabalho respiratório aumentado e consumo de O_2 elevado pelos músculos respiratórios, o suporte ventilatório mecânico deve ser instituído para reduzir as necessidades metabólicas através da diminuição do trabalho respiratório.

Asseguradas a ventilação e a oxigenação, o próximo passo é a reanimação com fluidos. Esse assunto ainda é bastante controverso. Tal fato se deve aos diversos tipos de modelos experimentais das inúmeras variáveis envolvidas, tipo de patologia, estado cardiorrespiratório prévio e, principalmente, os parâmetros utilizados para avaliar a resposta aos diferentes tipos de líquidos usados. Como não existe um líquido ideal, deve-se tentar direcionar a utilização desses fluidos para cada tipo de situação clínica, no sentido de estabelecer uma relação de custo-benefício. Vários autores concordam que os cristaloides (o soro fisiológico e o Ringer lactato) devem ser utilizados no período inicial da reposição em muitas formas de falência circulatória, especialmente aquelas em que a integridade da microcirculação parece estar preservada. Exemplos dessas condições seriam o choque hipovolêmico, o traumático e o cardiogênico. A solução hipertônica (NaCl 7,5%) teria a vantagem de que menos água seria infundida para restaurar o volume intravascular, a partir da redistribuição de líquidos dos espaços intracelular e intersticial, porém seus efeitos volêmicos e hemodinâmicos são transitórios. Contudo, a associação com solução de dextran 70 a 6% tornou seus efeitos mais duradouros, constituindo hoje uma opção em pacientes com choque hemorrágico em ambiente pré-hospitalar e em unidades de emergência, principalmente se houver traumatismo craniano combinado.

Quando a permeabilidade microvascular está aumentada, a escolha de líquidos fica mais controvertida. Na sepse e no choque séptico, os coloides (albumina 5%) parecem ter superioridade em relação aos cristaloides, principalmente quando se avaliam variáveis de transporte e consumo de O_2, bem como na normalização dos níveis de lactato, sugerindo uma otimização mais rápida e duradoura de perfusão tissular. Nas queimaduras com choque circulatório, o aumento da permeabilidade capilar também está presente, mas, até o momento, a reposição inicial deve ser feita com cristaloides, isotônicos ou hipertônicos, observando-se o cálculo preciso da área queimada para a administração apropriada de líquidos. As reações anafiláticas com repercussão hemodinâmica estão associadas a um extravasamento rápido e intenso de líquidos para o interstício, independentemente do líquido usado para o tratamento. Os parâmetros terapêuticos incluem a repleção do volume intravascular, a restauração da estabilidade hemodinâmica e a reversão da hemoconcentração. Os produtos sintéticos do sangue, como a hemoglobina livre de estroma e o Fluozol DA, são de natureza coloidal e teriam a vantagem, sobre as outras soluções, de poder transportar O_2. Como essas soluções ainda necessitam de modificações bioquímicas para aumentar a sua capacidade transportadora e reduzir a excessiva afinidade pelo O_2, a utilização apenas como expansor ficou limitada. O plasma fresco não tem nenhuma indicação como expansor volêmico ou como fonte de imunoglobulinas, de acordo com o National Institutes of Health, devido à possibilidade de transmissão de doenças infectocontagiosas, devendo ser reservado apenas para os distúrbios de coagulação.

Com relação ao choque séptico, a utilização de drogas vasoativas é necessária, quer devido à depressão miocárdica, quer pela hipotensão persistente após a infusão adequada de líquidos. Não se obtendo uma pressão arterial mínima de 90 mmHg em 30 minutos, inicia-se o gotejamento com vasoconstritores. A dopamina ou a noradrenalina são as duas opções. A dose inicial de dopamina deve ser maior do que 5 µg/kg/minuto, sendo aumentada progressivamente 5 µg a cada 5 minutos. Caso apareçam arritmias ventriculares, taquicardia importante, ou não haja resposta a uma dose acima de 20 µg/kg/minuto, deve ser feita a substituição para noradrenalina, que é um agente adrenérgico mais potente, com atividade predominante alfa-1-agonista. Após a correção da pressão arterial, nova avaliação hemodinâmica deverá ser feita, objetivando alcançar estes valores:

Pós-operatório de alto risco	Trauma	Choque séptico
IC > 4,5 L/minuto/m^2	IC > 5,0 L/minuto/m^2	IC > 5,5 L/minuto/m^2
DO$_2$ > 600 mL/minuto/m^2	DO$_2$ > 800 mL/minuto/m^2	DO$_2$ > 1.000 mL/minuto/m^2
VO$_2$ > 170 mL/minuto/m^2	VO$_2$ > 180 mL/minuto/m^2	VO$_2$ > 190 mL/minuto/m^2

Caso o paciente não apresente esses limites, a introdução de um agente inotrópico se faz necessária, no caso a dobutamina, que tem um efeito predominante beta-1-adrenérgico, aumentando a contratilidade com pequenas variações sobre a frequência cardíaca, PAM e resistência vascular sistêmica. Inicia-se também com 5 µg/kg/minuto, e a cada 30 minutos podem ser feitos novos aumentos, orientando-se através das medidas hemodinâmicas. O uso de digitálicos em UTI fica habitualmente restrito ao controle da frequência cardíaca nas arritmias supraventriculares. As outras drogas vasoativas têm pouca utilidade na prática ou têm indicações muito restritas.

É importante frisar que a utilização de agentes vasopressores para normalizar os níveis tensionais, a administração de diuréticos para aumentar o débito urinário e o uso de bicarbonato para corrigir acidose metabólica são apenas medidas de caráter cosmético. É necessário ter em mente que a melhor maneira de aumentar a diurese e normalizar o pH é através da melhora da perfusão, e que o uso de drogas vasoativas (principalmente vasopressores) tem de ser feito com acompanhamento hemodinâmico, tentando-se correlacionar com critérios de perfusão.

A utilização de corticoides em altas doses no choque séptico está associada a um aumento significativo da taxa de mortalidade, justificando-se apenas para o tratamento do choque por insuficiência suprarrenal e hipotireoidismo. O uso de naloxano não demonstrou nenhuma melhora na sobrevida.

A manutenção das elevadas taxas de mortalidade no choque séptico e nas infecções graves propiciou um maior esforço para pesquisa no sentido de identificar novas estratégias terapêuticas. Os efeitos fisiopatológicos da síndrome da resposta inflamatória sistêmica (SIRS), da sepse grave e do choque séptico resultaram em uma lesão tecidual, em consequência da produção descontrolada de mediadores inflamatórios. As mortes precoces desses pacientes são atribuídas primariamente aos efeitos agudos da SIRS. As mortes tardias são relacionadas mais de perto como consequência de uma entidade muito estudada e definida como falência de múltiplos órgãos e sistemas. Anticorpos monoclonais e outras imunoterapias têm sido desenvolvidos contra produtos bacterianos, citocinas e outros mediadores da resposta inflamatória sistêmica. A imunoterapia teoricamente poderia melhorar a evolução de pacientes criticamente enfermos com sepse, se usada precocemente e como parte do esquema terapêutico com agentes antimicrobianos e suporte hemodinâmico intensivo.

A despeito da grande expectativa dos médicos e da indústria farmacêutica, os múltiplos ensaios clínicos de terapias para sepse utilizando anticorpos antiendotoxinas (HA-1A) e anticitocinas têm falhado em demonstrar benefício. A eficácia dos anticorpos anti-TNF e anti-interleucina-1 tem sido observada em modelos animais, mas com resultados inconsistentes em humanos. Até o momento, nenhuma dessas medidas está liberada para uso clínico, com seu uso reservado apenas para protocolos de pesquisa. Talvez em um futuro próximo essas novas terapias reduzam a morbimortalidade associada à sepse.

O choque cardiogênico ocorre quando o coração perde a capacidade de ejetar adequadamente o sangue para a aorta. Se não houver, na sua apresentação inicial, um edema agudo de pulmão, a administração de fluidos deve ser feita. O uso de vasodilatadores como o nitroprussiato de sódio ou a nitroglicerina e de inotrópicos como a dobutamina deve ser feito com bastante critério, observando-se as medidas hemodinâmicas.

O tratamento farmacológico do choque cardiogênico fulminante não reduziu as elevadas taxas de mortalidade, que estão em torno de 90%. A utilização de angioplastia coronariana percutânea transluminal e o suporte mecânico circulatório e a cirurgia de urgência de revascularização miocárdica é que podem melhorar esses resultados. Como existem causas compressivas que podem levar a um quadro de choque cardiogênico, como pneumotórax hipertensivo e tamponamento cardíaco, elas devem ser logo identificadas e tratadas.

SÍNDROME DA ANGÚSTIA RESPIRATÓRIA DO ADULTO

A síndrome da angústia respiratória do adulto (SARA) caracteriza-se por insuficiência respiratória associada a dispneia intensa, hipoxemia acentuada, infiltrados pulmonares difusos à radiografia de tórax e diminuição da complacência pulmonar, sem evidência de aumento da pressão capilar pulmonar. Entre os fatores de risco para SARA estão sepse, aspiração de conteúdo gástrico, trauma, transfusões múltiplas, pancreatite, embolia gordurosa e muitos outros. Aparentemente, a SARA é um distúrbio inflamatório do parênquima pulmonar, associado a aumento da permeabilidade endotelial e epitelial, com exsudação de líquido rico em proteínas plasmáticas para os espaços intersticial e alveolar. Entretanto, nada mais é do que a repercussão pulmonar de uma inflamação generalizada, pan-endotelial, afetando múltiplos órgãos e causada pela circulação de mediadores liberados sistemicamente em resposta a trauma, sepse ou outra lesão grave.

A SARA possui índice de mortalidade de aproximadamente 50% a 70%, e, apesar de extensas pesquisas, seus mediadores ainda não são bem conhecidos. A abordagem atual da SARA baseia-se no suporte ventilatório e hemodinâmico, otimização do DO$_2$ e VO$_2$, oxigenoterapia e remoção ou tratamento do fator desencadeante.

O uso de anticorpos monoclonais antiendotoxina e anticorpos antifator de necrose tumoral já foi abordado na terapia do choque séptico e está atualmente em estudos experimentais, porém com resultados recentes pouco promissores. Outras estratégias terapêuticas têm enfocado a modulação da resposta inflamatória na SARA. Anti-inflamatórios não esteroides inibem a ciclo-oxigenase e reduzem a extensão da lesão pulmonar em modelos animais para sepse e SARA. Resultados promissores têm sido observados em estudos iniciais usando-se ibuprofeno. Os corticosteroides não têm mostrado benefício na fase aguda da SARA. Os estudos agora têm sido direcionados para seu uso na fase proliferativa (tardia).

Terapia com prostaglandinas na SARA tem sido sugerida devido aos seus efeitos anti-inflamatórios, assim como pelo seu efeito vasodilatador sobre a circulação pulmonar (hipertensão pulmonar amiúde está presente na SARA). Especialmente duas prostaglandinas têm demonstrado efeitos vasodilatadores na circulação pulmonar, prostaciclina (PGI2, epoprosterenol) e PGE1; ambas ocorrem naturalmente e são produtos da via de degradação do ácido araquidônico pela ciclo-oxigenase. Esses agentes possuem meia-vida curta (2 a 3 minutos). A PGI2 é rapidamente metabolizada no fígado e a PGE1 é degradada durante uma única passagem nos pulmões (seu *clearance é* reduzido com a lesão pulmonar). Outras ações de ambas são: efeito inotrópico positivo sobre o miocárdio, inibição da ativação de neutrófilos, estabilização de membranas celulares e inibição da agregação plaquetária. Vários estudos têm relatado efeitos hemodinâmicos benéficos da prostaglandina E1 (PGE1) sobre a resistência vascular pulmonar, débito cardíaco e transporte de oxigênio em pacientes com SARA. Entretanto, um amplo estudo multicêntrico controlado por placebo falhou em demonstrar melhora na sobrevida de pacientes com o uso de PGE1.

Surfactante, um agente tensoativo, recobre a superfície alveolar nos pulmões, reduzindo a tensão superficial da interface ar-líquido a baixos volumes pulmonares. Isso melhora a complacência pulmonar e ajuda a manter o alvéolo seco através de um fator "antiedema". A importância do surfactante foi demonstrada por Von Neergaard, que observou ser mais difícil insuflar um pulmão com ar do que com líquido. Avery e Mead descreveram a elevada tensão superficial do pulmão de crianças com síndrome da membrana hialina em comparação com pulmões normais.

O surfactante pulmonar encontrado naturalmente é composto por lipídios, proteínas e carboidratos. Os fosfolipídios são o maior componente do surfactante, atingindo de 80% a 90% do seu peso. As duas maiores classes de fosfolipídios são fosfatidilcolina e fosfatidilglicerol, e o componente tensoativo principal é a dipalmitoilfosfatidilcolina (DPPC). Pelo menos três apoproteínas estão associadas ao surfactante pulmonar. Há evidências crescentes de que essas proteínas auxiliam na ação surfactante, regulando o metabolismo de fosfolipídios surfactantes, e têm participação no sistema de defesa pulmonar. Os carboidratos, até o momento, não possuem função definida.

Os pneumócitos tipo II secretam o surfactante dentro da luz alveolar. Até 95% do surfactante é reciclado ou reprocessado e ressecretado pelos pneumócitos tipo II; a fração restante sofre degradação por macrófagos.

O *clearance* do surfactante possui uma meia-vida de 20 horas, não havendo registro de grandes reservas intra- ou extracelulares. Vários agentes podem estimular a secreção de surfactante, entre eles agonistas adrenérgicos, prostaglandinas e agonistas colinérgicos.

Na síndrome da membrana hialina, encontrada em neonatos, há uma deficiência quantitativa de surfactante. Entretanto, na síndrome da angústia respiratória do adulto (SARA), têm sido demonstradas alterações quantitativas e qualitativas do surfactante pulmonar. O mecanismo dessas alterações funcionais e bioquímicas parece estar relacionado a anormalidades na produção do surfactante pelos pneumócitos tipo II, além de inibição do surfactante por constituintes do edema pulmonar. Radicais livres, levando à oxidação das apoproteínas ou peroxidação dos lipídios do surfactante pulmonar e ataque de proteases sobre as apoproteínas, são outros mecanismos postulados para essa disfunção.

Os efeitos do surfactante incluem aumento da complacência pulmonar e redução do *shunt* intrapulmonar, levando a decréscimo das pressões necessárias para ventilar os pulmões e melhora das trocas gasosas ao nível pulmonar. Esses efeitos podem reduzir o risco de barotrauma (pneumotórax e pneumomediastino) e a toxicidade pulmonar pelo oxigênio administrado em altas concentrações, levando a uma redução da morbimortalidade associada à SARA. Estudos têm relatado redução de 30% a 40% na mortalidade neonatal com o uso de surfactante.

As investigações com reposição de surfactante em animais têm demonstrado melhora da função pulmonar e melhora da sobrevida. Além disso, a reposição de surfactante tem mostrado benefício em recém-nascidos com risco de desenvolvimento de angústia respiratória ou mesmo naqueles com disfunção já estabelecida. Esses estudos usam surfactante natural, humano ou extraído de animais, assim como um surfactante sintético constituído por DPPC, tiloxapol e álcool (EXOSURF). A profilaxia nesses casos tem reduzido a mortalidade à metade, e o tratamento para síndrome de angústia respiratória já estabelecida tem reduzido a morbimortalidade devido a pneumotórax, pneumomediastino e displasia broncopulmonar.

A dose de surfactante administrada nesses estudos varia de 50 a 200 mg de fosfolipídio surfactante/kg de peso em um volume de 2 a 4 mL instilados dentro da traqueia. A resposta em geral é rápida, com redução importante da necessidade de oferta de oxigênio para cerca de 50% a 80% em 30 minutos. A melhora na mecânica pulmonar ocorre mais lentamente. Podem ser necessárias doses adicionais ou não para manter a melhora. Está aprovado pela Food and Drug Administration (FDA) o uso de EXOSURF em recém-nascidos com risco de desenvolver angústia respiratória, ou seu uso terapêutico na síndrome já estabelecida.

Os bons resultados obtidos em recém-natos com a síndrome de membrana hialina encorajaram os pesquisadores a experimentar seu uso na SARA. Esse tratamento torna-se mais complexo na SARA e envolve os vários fatores relacionados com o desencadeamento da síndrome, as alterações no surfactante, as maiores distâncias entre o alvéolo e as vias respiratórias no adulto, a permeabilidade dessas e a quantidade necessária para repor o surfactante no alvéolo, considerando-se a possível neutralização de parte do mesmo por componentes do líquido alveolar. Têm sido utilizadas técnicas para instilação brônquica sob visão direta no broncoscópio e nebulização contínua. Estudos iniciais com reposição de EXOSURF em pacientes com SARA secundária a sepse têm demonstrado melhora na função pulmonar e na sobrevida.

ÓXIDO NÍTRICO

Após a descoberta, em 1987, de que células dos mamíferos sintetizam e liberam NO, vários dos seus efeitos biológicos vêm sendo investigados, elucidando a importância da sua participação em várias reações do organismo. O óxido nítrico é um gás solúvel em água com concentrações biologicamente ativas que variam de 1 a 100 nmol. Sua biossíntese envolve transformação enzimática da L-arginina em L-citrulina pela ação de NO sintetases na presença de oxigênio. É uma molécula muito lipofílica que prontamente atravessa membranas lipoproteicas, mas tem uma meia-vida limitada, de menos de 3 a 5 segundos, por causa de sua reação espontânea com o O_2, produzindo o nitrito e, em certas condições, o nitrato. Até o momento, pesquisas dos últimos anos mostram as complexas e multifacetadas funções fisiológicas e fisiopatológicas desenvolvidas pelo NO em pelo menos 12 tipos diferentes de células dos mamíferos, variando do cérebro ao pênis. Dessa forma, uma deficiência de NO causada por qualquer mecanismo leva ao funcionamento anormal da função celular ou orgânica.

Estudos têm mostrado que a produção deficiente de NO pelas células endoteliais vasculares pode levar a vasoconstrição e talvez hipertensão crônica. Produção endotelial deficiente de NO pode também promover adesão plaquetária e trombose. Da mesma forma, pode causar aderência local de neutrófilos, especialmente em áreas onde a célula endotelial estiver lesada. Aderência local de neutrófilos a vasos sanguíneos como as artérias coronárias epicárdicas pode causar dano vascular, vasoconstrição coronariana e isquemia miocárdica. Como o NO causa vasodilatação também nos corpos cavernosos, sua deficiência pode representar uma importante causa de impotência. Da mesma forma, a função cerebral é comprometida, e algumas lesões associadas à inibição da produção de NO podem levar à disfunção cerebral, como perda de memória ou dificuldade de aprendizado e movimentos incoordenados. Por fim, por estar a produção de NO pelos macrófagos ativados relacionada com a citotoxicidade, a falta de NO pode levar a inflamação, infecção ou superinfecção e crescimento tumoral.

As aplicações terapêuticas do NO fundamentam-se sobretudo nas suas propriedades vasodilatadoras, a exemplo da nitroglicerina e do nitroprussiato de sódio, que induzem vasodilatação pela liberação de NO. A meia-vida curta ajusta-se à inalação, objetivando promover vasodilatação na circulação pulmonar, aumentando a perfusão dos alvéolos ventilados, com redução da resistência vascular pulmonar. A inalação de NO vem sendo empregada em situações agudas, para tratamento da hipertensão pulmonar e hipoxemia, tal como ocorre na SARA, em que a vasoconstrição pulmonar acarreta hipertensão arterial pulmonar, aumento da pós-carga e disfunção ventricular direita. Também nos casos de hipertensão pulmonar persistente do recém-nascido e em cardiopatias congênitas, os resultados dos estudos apontam para resposta satisfatória com a administração inalatória de NO.

De modo geral, uma resposta satisfatória é obtida com a inalação de concentrações que variam de 0,1 a 10 ppm, e uma resposta favorável pode ser definida por um aumento na PaO_2 de 10% ou mais, após inalação de 15 ppm/15 minutos, ou quando se verifica elevação do índice de oxigenação (PaO/FiO_2) de 20%, ou mais, ou ainda quando há uma redução de pelo menos 2 mm Hg na PAP e elevação mínima de 50 mm Hg na PaO$_2$ (com FiO$_2$ de 1).

Apesar dos benefícios evidenciados, o NO é tóxico quando inalado em concentrações elevadas (acima de 1.000 ppm), e, na presença do oxigênio, ele oxida a NO$_2$, que pode lesar os pulmões, aumentar a permeabilidade da membrana alveolocapilar, acarretar reatividade brônquica e aumentar a suscetibilidade a infecções virais. Durante o uso do NO$_2$, determinações frequentes dos níveis de meta-hemoglobina devem ser obtidas, em função da conversão dos íons ferrosos a férricos do grupamento heme da molécula de hemoglobina. A toxicidade da meta-hemoglobina é determinada pela redução na capacidade de transporte de O$_2$ pelo sangue. A concentração da administração do NO deve ser monitorizada por meio de analisadores específicos acoplados ao circuito de inalação.

Por fim, um balanço apropriado da produção e inativação de NO tem grande importância na manutenção das suas funções patológicas e fisiopatológicas, afastando os efeitos deletérios da sua concentração elevada ou escassa. Quantidades mínimas são necessárias para uma função orgânica normal. Quantidades fora dessa faixa crítica podem causar toxicidade celular e orgânica. O óxido nítrico é uma molécula única, fascinante, que parece desempenhar diversos papéis-chave no funcionamento das células dos mamíferos, mais que qualquer outra molécula de conhecimento recente.

ASMA AGUDA GRAVE

Asma pode ser definida como a presença de sintomas intermitentes com sibilos, dispneia e tosse, resultantes da hiper-reatividade das vias respiratórias e obstrução reversível do fluxo de ar. Calcula-se que acometa até 5% da população dos Estados Unidos. Para a maioria dos indivíduos, a incapacidade funcional não é grave; entretanto, qualquer paciente asmático corre o risco de uma crise extremamente grave. Tal crise, chamada "mal asmático", pode evoluir para insuficiência ventilatória e morte.

A maioria dos estudos epidemiológicos indica que a mortalidade da asma em países industrializados aumentou ou permaneceu constante na última década, apesar dos grandes avanços no tratamento da doença. Um número substancial de pacientes evolui rapidamente para insuficiência ventilatória, sobretudo idosos com doenças agravantes.

Uma das alterações que mais chamam a atenção nos pacientes que morrem em "mal asmático" é o entupimento dos brônquios com rolhas de muco, células epiteliais descamadas, eosinófilos e fibrina. A parede brônquica encontra-se espessada e infiltrada por células inflamatórias. Tais achados associam-se a broncoconstrição e possuem resolução mais lenta, exigindo o controle do processo inflamatório.

Na crise asmática, agonistas beta-2 são as drogas preferíveis. A alta margem de segurança dos agonistas beta-2 permite que esses agentes sejam administrados por via inalatória a cada 20 minutos, até 3 doses, e subsequentemente a cada hora, até haver melhora do broncoespasmo ou efeito colateral significativo (tremor, arritmia cardíaca). A utilização sequencial pode melhorar a penetração dos agonistas beta-2 através da broncodilatação sucessiva. Embora os dosímetros inaladores sejam eficazes na crise leve a moderada, os pacientes com obstrução grave do fluxo de ar se beneficiam com soluções nebulizadas na presença da equipe de enfermagem, pelo menos durante o tratamento inicial. A nebulização contínua ainda não teve sua superioridade demonstrada.

Vários estudos têm demonstrado que a medicação inalada é igual ou superior ao medicamento administrado por via subcutânea. Entretanto, quando o "mal asmático" está presente, ou a crise não melhora ou piora na vigência do tratamento com agonistas beta-2 inalados, é possível que o edema e tampões mucosos estejam impedindo o acesso do agonista beta-2 por via inalatória, o que é uma possível justificativa para o uso de agonista beta-2 parenteral (via subcutânea ou intravenosa). Cardiopatia conhecida, com risco de isquemia ou arritmias, ou idade acima de 50 anos constituem contraindicações relativas ao uso parenteral desses agentes. A experiência com pacientes adultos é limitada, com relatos de isquemia miocárdica fatal associada ao uso intravenoso. Há uma ampla experiência pediátrica com o uso parenteral de agonista beta-2, inclusive por via intravenosa.

O brometo de ipratrópio, um agente anticolinérgico, pode aumentar os efeitos broncodilatadores dos agonistas beta-2 na asma aguda, e a inalação de ipratrópio pode ser intercalada com a administração do agonista beta-2 (iniciar sempre pelo agonista beta-2, que é a droga preferida).

A aminofilina, que não é droga de primeira escolha na crise asmática, poderá ser introduzida nessa fase, por via intravenosa. Tem pouca utilidade isoladamente, porém pode potencializar outras terapêuticas. Recomenda-se controle do nível sérico da droga, que deve permanecer entre 10 e 15 µg/mL. A dose de ataque é preconizada apenas naqueles pacientes que não vinham em uso da droga. A posologia possivelmente será menor nos pacientes idosos, portadores de insuficiência cardíaca ou hepática. Vários medicamentos frequentemente usados na UTI alteram a depuração da aminofilina e teofilina, como a ranitidina, a cimetidina, a eritromicina e o ciprofloxacino.

Corticoide intravenoso deve ser administrado como parte do tratamento inicial se o broncoespasmo for grave (*peak flow* menor do que 100 L/minuto). A dose deve ser de 40 a 60 mg de metilprednisolona a cada 6 horas. Essa dose poderá ser reduzida entre 24 e 48 horas após a resposta clínica, até a dose de manutenção. Não há indicação para o corticoide inalatório no tratamento das exacerbações agudas da asma.

Outros cuidados são necessários no paciente asmático grave que dá entrada na UTI:

- Oxigenoterapia (habitualmente 2 a 3 L/minuto) para controle da hipoxemia; previne contra a hipoxemia paradoxal induzida pelo broncodilatador, melhora a vasoconstrição hipóxica e a hipertensão pulmonar associada.
- Acesso venoso calibroso, pois o paciente asmático grave habitualmente está desidratado, necessitando de tratamento com drogas intravenosas, podendo precisar de sedação e curarização para instituição de ventilação mecânica e sua manutenção, ou de re-

Terapêutica medicamentosa da asma aguda grave

Agonista beta-2 via inalatória	Nebulização com salbutamol, 2,5 a 5 mg de 20 em 20 minutos
Agonista beta-2 via parenteral se inalação é ineficaz ou não aceita	Adulto: adrenalina, 0,1 a 0,5 mg (sol. 1:1.000) subcutânea de 20 em 20 minutos (pediátrica: 0,01 mg/kg)
	Adulto: terbutalina, 0,2 a 0,4 mL (solução 0,1%) subcutânea de 20 em 20 minutos (pediátrica: 0,2 mg/kg, máx. = 6 mg)
	Via intravenosa: salbutamol 3 a 2 µg/minuto em bomba de infusão, diluídos (titular a menor dose que produz o efeito terapêutico desejado)
Corticosteroides via intravenosa	Metilprednisolona, 40 a 60 mg de 6/6 horas
Brometo de ipratrópio via inalatória	Nebulização com 250 a 500 µg, alternadamente com agonistas beta-2
Aminofilina via intravenosa	Dose de ataque: 6 mg/kg diluídos, administrados lentamente durante 30 minutos, e iniciar a dose de manutenção: 0,5 mg/kg/hora em bomba de infusão

posição rápida de volume com soluções intravenosas após estar em ventilação artificial.
- Durante o tratamento, deve haver especial cuidado com drogas que liberam histamina (p. ex., morfina e atracúrio).
- Terapias adicionais consistem na administração de mucolíticos, como a N-acetilcisteína associada a agonista beta-2 inalatório, ou, excepcionalmente, em lavagens brônquicas com o auxílio de broncoscópio, para remover os tampões mucosos, e, ainda, anestesia com halotano, que possui efeito broncodilatador.

PROFILAXIA DA HEMORRAGIA GASTROINTESTINAL

Pequenos sangramentos do trato digestivo superior, devido a úlcera de estresse, são comuns em pacientes graves. A incidência depende de como a úlcera de estresse foi definida. Quando não há especificação de sangramento microscópico ou sangramento evidente e de pacientes com diferentes graus de gravidade, internados em unidades de terapia intensiva, a incidência reportada de gastrite por estresse varia de 6% a 100%.

Devido ao fato de que apenas na submucosa, ou mais profundamente, encontram-se vasos de tamanho suficiente para produzirem sangramento clinicamente importante, a gastrite erosiva não causa sangramento significativo, a menos que ocorra ulceração. Praticamente todos os pacientes de trauma ou queimados apresentam evidência endoscópica de úlcera de estresse; entretanto, apenas 2% a 3% desses pacientes apresentam sangramento evidente (com hematêmese). A incidência de sangramento evidente tem decrescido na última década, possivelmente por causa da melhora no manejo da nutrição e na hemodinâmica e do tratamento da coagulopatia nos pacientes críticos.

A patogênese da úlcera de estresse envolve a ruptura da integridade da mucosa. A redução do fluxo sanguíneo local, secundária a hipotensão e acidose sistêmica, leva a redução da regeneração celular do epitélio, perda da barreira de bicarbonato e mucoprotetora e retrodifusão de íons hidrogênio através da mucosa. Sérias hemorragias devidas a essas lesões, embora não usuais, acompanham-se de morbidade e mortalidade elevadas. Vários fatores de risco para sangramento têm sido identificados: sepse, choque, falência renal, falência respiratória, politraumatismo, queimadura (superior a 35% da área corporal), lesão neurológica (com grau 7 na escala de Glasgow) e coagulopatia. Dentre esses fatores, a coagulopatia e a ventilação mecânica prolongada são os mais relevantes para risco de sangramento.

Em geral, quando não se institui a terapia profilática, ocorre hemorragia macroscópica em 10% a 20% dos pacientes, com 2% a 5% necessitando de transfusão sanguínea. A terapia profilática tem focalizado três estratégias: citoproteção (sucralfato), redução da taxa de síntese de ácido gástrico (antagonistas de receptores H2 da histamina) e neutralização ácida com antiácidos. Todos esses agentes são eficazes na prevenção da hemorragia digestiva em pacientes críticos, quando comparados com placebo ou grupo controle.

Antiácidos não reduzem a incidência de lesões da mucosa, porém reduzem a incidência de sangramento das lesões. São mais bem sucedidos em manter elevados níveis de pH (faixa usual de 3,5 a 7,0) que os bloqueadores H2. Os efeitos colaterais mais importantes são diarreia, alcalose metabólica e hipofosfatemia. Hidróxido de Mg é o agente preferencial: entretanto, não pode ser utilizado na vigência de falência renal. É administrado na dose de 30 a 60 mL por via oral ou por sonda nasogástrica, a cada 3 ou 4 horas, monitorizando-se o pH antes de cada dose, para ajuste da posologia.

Os bloqueadores H2 mostraram-se mais eficazes que os antiácidos em diminuir a incidência de sangramento e são mais eficazes que o placebo em prevenir sangramento clinicamente importante. A taxa de mortalidade foi similar entre os grupos que usavam antiácidos ou bloqueador H2.

A ranitidina e a famotidina apresentam menos efeitos sobre o citocromo P450 e não possuem efeitos antiandrogênicos. Antagonistas dos receptores H2, em rápida infusão, podem (embora raramente) ser associados a bradicardia, redução do débito cardíaco e assistolia, pois os receptores H2 no miocárdio são responsáveis pelo estímulo inotrópico e cronotrópico positivo mediado pela histamina.

As prostaglandinas reduzem secreção ácida e aumentam as defesas da mucosa, mediante aumento da secreção de muco e bicarbonato, estimulam a regeneração e aumentam o fluxo sanguíneo da mucosa. Os análogos E1 e E2 têm sido usados mais frequentemente. O misoprostol, um análogo E1, apresenta-se como antiácido efetivo na prevenção de úlceras e sangramentos. É administrado na dose de 200 μg a cada 4 horas, para manter o pH acima de 4.

A pirenzepina, um anticolinérgico específico para receptores muscarínicos, efetivamente bloqueia a secreção ácida e previne a úlcera de estresse. É utilizada na Europa para profilaxia do sangramento digestivo.

O sucralfato é um sal de hidróxido de alumínio sucrose octassulfato, que forma um polímero ligando-se a proteínas de carga positiva, a um pH menor do que 4. Essa ação previne o contato do ácido e da pepsina com a base das úlceras na mucosa gástrica. Também se liga a sais biliares. O sucralfato funciona melhor em pH ácido e tem se mostrado tão eficaz na profilaxia do sangramento digestivo mediado por estresse quanto antiácidos e bloqueadores H2. Parece haver menor incidência de pneumonia nosocomial nos pacientes em uso de sucralfato do que com outros agentes.

No paciente crítico, o conteúdo estomacal, que é normalmente estéril devido ao pH local, pode ser alterado por drogas visando à profilaxia de sangramento digestivo. A elevação do pH gástrico acima de 4 leva à colonização com flora oral e com pH acima de 5, com organismos de flora fecal. Vários estudos têm demonstrado uma correlação entre essa colonização gástrica e subsequente colonização traqueal por germes Gram-negativos. A aspiração desses germes para a árvore respiratória tem sido citada como principal mecanismo patogênico de pneumonia nosocomial nesses pacientes. A manutenção do pH abaixo de 4, como ocorre no uso do sucralfato, inibiria essa colonização. Em um estudo comparando sucralfato e outras drogas profiláticas que alteram o pH, os pacientes em uso de sucralfato apresentaram uma redução de 45% no risco de pneumonia nosocomial. Entretanto, erros metodológicos e pequena amostragem, entre outras falhas desse trabalho, tornam necessário um amplo estudo prospectivo, randomizado, para confirmar ou refutar esses achados.

INTERAÇÕES MEDICAMENTOSAS

Os pacientes que necessitam ser internados em unidades de terapia intensiva amiúde utilizam uma grande quantidade de drogas. O conhecimento das interações medicamentosas mais comuns é importante e pode otimizar o tratamento, com menores possibilidades de desencadear efeitos adversos. A prevenção desses efeitos colaterais muitas vezes é difícil em virtude das disfunções de órgãos metabolizadores como fígado, rim e pulmão. Para se ter uma ideia, quando um paciente recebe poucos medicamentos, essas interações oscilam de 3% a 5%, subindo para 20% quando são administradas de 10 a 20 drogas. O estudo detalhado das interações farmacocinéticas e farmacodinâmicas de cada droga é discutido nos capítulos específicos deste livro.

Do arsenal farmacológico mais utilizado em UTIs destacam-se os analgésicos narcóticos (como a meperidina, o fentanil e a morfina), que, associados a fenotiazinas (clorpromazina e a prometazina), podem aumentar a depressão do SNC e respiratória e levar a hipotensão. A monitorização do padrão ventilatório e hemodinâmico é fundamental.

No grupo dos antiarrítmicos, temos uma série de interações. A amiodarona aumenta os níveis séricos da procainamida e da quinidina, levando ao aparecimento de novas arritmias. Devem-se evitar essas associações ou deve-se fazer monitorização dos níveis séricos da quinidina quando seu uso é imprescindível.

A utilização de lidocaína com os betabloqueadores (propranolol e nadolol) eleva os níveis séricos da lidocaína, o que pode resultar em disartria, confusão e convulsões.

Com relação à interação dos bloqueadores de canais de cálcio (verapamil e diltiazem) com os betabloqueadores (todos), é possível que ocorram depressão miocárdica e um bloqueio AV aditivo. Apesar de comum essa associação para o tratamento da hipertensão arterial e da angina do peito, é necessário cuidado na utilização desse esquema em pacientes com função cardíaca limítrofe.

Como a cimetidina deixou de ser prescrita como droga antiulcerosa devido às suas importantes interações, tendo sido substituída pela ranitidina ou pelo sucralfato, existem poucas descrições de problemas dessa droga com outros medicamentos. A ranitidina pode aumentar a toxicidade da teofilina e elevar os níveis séricos da procainamida e do metoprolol. O sucralfato diminui a sua atividade quando administrado simultaneamente a antiácidos ou bloqueadores H2. Por isso, recomenda-se o intervalo de administração de 2 horas entre essas drogas.

Um ponto importantíssimo a ser considerado em pacientes críticos é o tratamento das infecções, porque os antibióticos apresentam várias interações com outras drogas e entre si. Os aminoglicosídios (gentamicina, amicacina, tobramicina e neomicina), isoladamente, já possuem um potencial nefrotóxico e, quando associados a uma cefalosporina de primeira geração (cefalotina), à vancomicina ou a polipeptídios (anfotericina B e polimixina B), levam a uma nefrotoxicidade aditiva. Ainda com relação aos aminoglicosídios ou às lincomicinas (clindamicina), sua utilização com relaxantes musculares (os mais comumente utilizados são o pancurônio e a succinilcolina) reforça o bloqueio neuromuscular, podendo ocasionar parada respiratória. Isso tem importância naqueles pacientes que foram admitidos em pós-operatório imediato já em ventilação espontânea. O ajuste de alarmes no respirador, se ainda estiver em ventilação mecânica, ou a observação constante do padrão ventilatório são importantes para evitar hipoxemia ou retenção de CO_2. Pode haver inativação dos aminoglicosídios quando associados a penicilinas (carbenicilina e ticarcilina), se administrados no mesmo momento em solução intravenosa. Outra associação digna de nota é a dos aminoglicosídios, que têm seus efeitos ototóxicos potencializados pelos diuréticos de alça (furosemida). As cefalosporinas (cefalotina, cefotaxima, cefoxitina, entre outras), quando associadas ao cloranfenicol, promovem um efeito antagônico, devendo-se, portanto, evitar a sua combinação.

Os anticoagulantes cumarínicos (varfarina) interagem com os imidazólicos (metronidazol), com as cefalosporinas e com os anticonvulsivantes (fenitoína), aumentando o efeito anticoagulante, e com os corticosteroides (dexametasona, prednisolona, prednisona e beclometasona), diminuindo esse efeito. Isso, porém, não afasta a possibilidade de aumentar o risco de sangramentos, pois os corticoides podem provocar hemorragias digestivas por ulcerações ou por alterações vasculares na função plaquetária. É necessário monitorizar frequentemente o tempo de protrombina e ajustar a dose do anticoagulante conforme o período de tratamento.

Os antipsicóticos (haloperidol, clorpromazina e prometazina), quando associados à adrenalina, podem levar a hipotensão arterial grave, devendo ser administrados outros simpatomiméticos alfa-adrenérgicos para reversão. Com os anti-hipertensivos (quase todos), a hipotensão aditiva é esperada, devendo-se evitar a associação com metildopa devido à maior possibilidade de intoxicação pelo haloperidol. O tratamento da hipotensão deve ser feito com a administração de líquidos.

Entre os hipoglicemiantes, a insulina simples é a mais utilizada em pacientes graves, devido à sua meia-vida curta. A combinação com simpatomiméticos (dopamina, noradrenalina, adrenalina, terbutalina, entre outros), corticoides e drogas depletoras de potássio leva a uma diminuição do efeito antidiabético. O controle glicêmico é importante para o ajuste adequado das doses. Os betabloqueadores mascaram os sintomas decorrentes das hipoglicemias, devendo portanto ser substituídos por outros anti-hipertensivos nos pacientes diabéticos.

Interações de drogas

Droga	Efeito
Biodisponibilidade alterada	
Quinolonas + antiácidos	Decréscimo da biodisponibilidade da quinolona oral
Tetraciclina + digoxina	Aumenta a biodisponibilidade da digoxina oral
Volume de distribuição alterado	
Digoxina + quinidina	Reduz o volume de distribuição da digoxina
Indução enzimática hepática	
Fenobarbital + quinidina	Aumenta *clearance* da quinidina
Fenobarbital + teofilina	Aumenta *clearance* da teofilina
Fenobarbital + glicocorticoides	Aumenta *clearance* dos glicocorticoides
Fenobarbital + opioides	Aumenta *clearance* dos opioides
Fenitoína + esteroides	Aumenta *clearance* dos esteroides
Inibição de enzimas hepáticas	
Eritromicina + teofilina	Reduz o *clearance* da teofilina
Cimetidina + fenitoína	Reduz o *clearance* da fenitoína
Quinidina + verapamil	Reduz o *clearance* da quinidina
***Clearance* renal alterado**	
Salicilatos + acetazolamida	Aumenta eliminação de salicilatos
Penicilina + probenecida	Reduz eliminação das penicilinas
Aditivo	
Gentamicina + bloqueadores neuromusculares	Acentuação do bloqueio
Cefoperazona + heparina	Acentuação da coagulopatia
Diazepam + morfina	Acentuação da depressão do SNC
Sinergismo	
Gentamicina + ampicilina	Aumenta a atividade contra *Enterococcus*
Propranolol + epinefrina	Acentua efeito alfa-agonista
Antagonismo	
Gentamicina + penicilina G	Reduz nível da gentamicina (complexo inativo)
Propranolol + beta-agonista	Reduz efeito beta-agonista
Imipenem + piperacilina	Reduz efeito da piperacilina
Outros	
Cefoperazona + etanol	Intolerância ao álcool
Propranolol + insulina	Hipertensão ou bradicardia (ou ambos)

A dopamina tem sido utilizada frequentemente em baixas doses (1 a 3 µg/kg/minuto) para aumentar o débito urinário e com finalidade nefroprotetora, o que é questionável. Entretanto, quando associada aos bloqueadores dos receptores dopaminérgicos (metoclopramida) para tratamento de náuseas e vômitos, pode ter seus efeitos sobre o rim atenuados. É conveniente que não seja feita essa associação, evitando-se custos desnecessários.

USO DE DROGAS NO HEPATOPATA

Os pacientes com hepatopatias crônicas ou aqueles que evoluem com disfunção hepática decorrente da falência de múltiplos órgãos e sistemas precisam de uma atenção especial na hora da prescrição. A necessidade de uma ou mais drogas para o tratamento de doenças associadas pode, algumas vezes, resultar em reações fatais devido às alterações no metabolismo desses medicamentos.

A localização estratégica do fígado entre a circulação mesentérica e a circulação sistêmica faz com que esse órgão desenvolva uma série de funções, incluindo a síntese da maioria das proteínas plasmáticas (albumina, proteínas de transporte, fatores de coagulação), regulação da síntese de glicose, aminoácidos, remoção da amônia, endotoxinas, ácido lático, substâncias tóxicas e produtos de degradação do sangue. Essa é uma pequena lista das mais de 1.500 funções já descritas e que indicam o fígado como um órgão importante na manutenção da homeostase do corpo. Muitas das funções homeostáticas e metabólicas estão comprometidas quando o fígado é lesado por diferentes agentes etiológicos, como doenças ou agentes químicos (incluindo drogas).

É a gravidade da doença hepática que desempenha o maior papel sobre a distribuição e eliminação da droga, mas ela não é um bom indicador da função hepática. Apesar de muitos estudos sobre o assunto, não existe um teste útil não invasivo capaz de guiar o ajuste de drogas, como na insuficiência renal.

As drogas que devem ser usadas com cuidado ou que não devem ser usadas em pacientes com doenças hepáticas podem ser classificadas em três categorias:

1) Drogas capazes de causar lesão hepática (mesmo em pacientes com fígado normal):
   Ácido acetilsalicílico
   Clorpromazina
   Eritromicina
   Metotrexato
   Metildopa
   Halogenados
2) Drogas que podem comprometer as funções do fígado (frequentemente em pacientes com doença hepática prévia):
   Contraceptivos e anabólicos esteroides
   Prednisona
   Tetraciclinas
3) Drogas que podem causar complicações em pacientes com doenças hepáticas graves:
   Inibidores da ciclo-oxigenase (indometacina)
   Anti-inflamatórios não hormonais
   Diuréticos (furosemida)
   Opioides (meperidina e morfina)
   Outros depressores do SNC

Caso o tratamento medicamentoso seja necessário, e dispondo-se de alternativas, a escolha deve ser pela droga que sofra menos com os efeitos da doença hepática e que seja excretada pelos rins ou metabolizada por glicuronização. Se a droga deve realmente ser prescrita, vários fatores devem ser considerados, incluindo a extensão da lesão hepática, o grau de eliminação hepática e de ligação com proteínas, a frequência de administração e a duração do tratamento.

Outro ponto fundamental a ser considerado é a manutenção da perfusão orgânica adequada como medida profilática contra o desenvolvimento de disfunções, especialmente nos hepatopatas, que podem evoluir de forma acelerada para encefalopatia hepática. Nos pacientes que já se internam com encefalopatia, temos que objetivar também a identificação da causa que levou à descompensação, que podem ser infecções, distúrbios hidroeletrolíticos, hemorragias digestivas, sobrecarga proteica dietética e a utilização de drogas inadequadas. Então, a utilização de diuréticos deve ser criteriosa, no sentido de evitar estados de hipovolemia. Os sedativos benzodiazepínicos e opioides podem ser revertidos com flumazenil, que é um antagonista dos receptores GABA-benzodiazepínicos, ou naloxano, que é um antagonista competitivo em todos os receptores opioides. O flumazenil (0,5 mg EV, dose inicial, seguida de infusão venosa de 0,2 a 0,4 mg por hora, em 24 horas) também tem sido utilizado para reverter a encefalopatia hepática, porém os resultados ainda são controversos.

O suporte nutricional deve ser instituído em pacientes hepatopatas, e principalmente na encefalopatia hepática a utilização de aminoácidos de cadeia ramificada mostrou-se benéfica na melhora do nível de consciência e na redução da taxa de mortalidade desses pacientes.

Em linhas gerais, deve-se ter cautela quando forem prescritas medicações altamente dependentes do metabolismo e da excreção hepática; deve-se fazer, se possível, um acompanhamento sérico dos níveis sanguíneos dessas drogas e deve-se estar alerta a sinais de intoxicação da droga.

Drogas que requerem ajuste de dosagem na insuficiência hepática

Agentes contra a tuberculose	Isoniazida, rifampicina
Cefalosporinas	Cefoperazona, ceftriaxona, cefalotina
Penicilinas	Mezlocilina, nafcilina, oxacilina, piperacilina, ticarcilina
Outros antibióticos	Aztreonam, ciprofloxacino, clindamicina, doxicilina, eritromicina, metronidazol, miconazol, sulfametoxazol
Analgésicos	Acetaminofeno, opioides, salicilatos
Drogas hipnóticas e sedativas	Clordiazepóxido, diazepam, midazolam, triazolam
Anticonvulsivantes	Fenobarbital, fenitoína
Anti-hipertensivos	Hidralazina, labetalol, metildopa, nifedipino, nitroprussiato, propranolol
Antiarrítmicos	Lidocaína, quinidina, verapamil
Diversos	Diuréticos de alça, teofilina, haloperidol

Adaptado de GUGLIELMO, B. J., GLICK, M. *Pharmacotherapy Current Critical Care Diagnosis and Treatment*. Appleton & Lange, 1994, p. 193.

INSUFICIÊNCIA RENAL AGUDA NA DOENÇA CRÍTICA

Insuficiência renal aguda (IRA) ocorre comumente em pacientes críticos, com uma mortalidade associada de 17% a 44% em pacientes não oligúricos e de 50% a 87% em pacientes oligúricos. A insuficiência renal aguda é definida como uma redução na função renal resultando no acúmulo de escórias nitrogenadas. Débito urinário menor do que 100 mL por dia em geral é classificado como anúria, enquanto débito de 100 a 500 mL por dia é classificado como oligúria.

Contudo, os não oligúricos frequentemente constituem a maioria dos pacientes com IRA. É geralmente aceito que IRA não oligúrica associa-se a menor morbidade (melhor controle acidobásico e estabilidade eletrolítica) e mortalidade que a falência oligúrica. A incidência mais elevada de IRA não oligúrica, em oposição à IRA oligúrica, pode refletir avanços no tratamento cardiovascular na última década (expansão de volume, redução de pós-carga, terapia com dopamina e diurético) que têm efeitos potencialmente favoráveis na função renal.

Etiologia da IRA

As causas de IRA podem ser divididas em pré-renais, renais e pós-renais. Em geral, a IRA pré-renal deve-se a perfusão renal diminuída, secundária a depleção de volume ou débito cardíaco reduzido. Falência renal intrínseca em geral é secundária a necrose tubular aguda pós-isquêmica, nefrotoxinas ou lesões glomerulares. IRA pós-renal é mais frequente devido a obstrução mecânica de saída.

Esse acesso esquemático baseado na história e no exame físico, em conjunto com exames laboratoriais de sedimento urinário e bioquímica do sangue, pode ajudar o médico na determinação da causa e subsequente tratamento da IRA.

IRA induzida por drogas pode representar 5% de todos os casos de IRA. Os rins recebem 20% a 25% do débito cardíaco em repouso; reabsorção e secreção de drogas expõem o parênquima a elevadas concentrações de solutos que podem causar toxicidade tubular renal. Em pacientes com doença renal preexistente e um número diminuído de néfrons funcionantes, a exposição dos néfrons remanescentes a elevadas concentrações de drogas, especialmente na vigência de hipovolemia, pode potencializar a agressão nefrotóxica. Desse modo, o início de IRA na doença crítica deve sempre anunciar reavaliação do perfil de medicações do paciente, para observar a necessidade de ajuste das suas doses. Contudo, a administração da mesma dose de ataque da droga a pacientes com falência renal é importante porque a meia-vida maior prolonga o tempo para alcançar uma concentração de equilíbrio eficaz.

Drogas de eliminação renal

Antimicrobianos	Aminoglicosídios	Amicacina, estreptomicina, gentamicina, tobramicina
	Antivirais	Aciclovir, ganciclovir
	Cefalosporinas	Cefamandol, cefazolina, cefotetan, cefotaxina, cefoxitina, ceftazidima, ceftizoxima, cefuroxima, cefalotina
	Penicilinas	Ampicilina, azlocilina, carbenicilina, mezlocilina, penicilina G, piperacilina, ticarcilina
	Diversos	Aztreonam, flucitosina, imipenem-cilastatina, sulfametoxazol-trimetoprima
Anti-hipertensivos		Diazóxido, metildopa, nitroprussiato
Antiarrítmicos		Bretílio, digoxina, procainamida
Diversos		Cimetidina, pancurônio, ranitidina, vecurônio

Prevenção e tratamento da IRA em UTI

A terapia para IRA consiste em medidas preventivas, cuidados de suporte e esforços para melhorar a função renal. Objetivos específicos de suporte incluem manutenção de um adequado fluxo sanguíneo renal e débito urinário, obtenção de balanço hídrico e eletrolítico normal, remoção dos produtos residuais do metabolismo e minimização de agressões nefrotóxicas adicionais. A discussão a seguir é orientada por estudos controlados em humanos na prevenção ou no tratamento da IRA na doença crítica.

Manitol. Manitol é um álcool diurético osmótico. Mecanismos propostos para os efeitos benéficos do manitol na função renal incluem fluxo sanguíneo renal aumentado, pressão de filtração aumentada, fluxo tubular rápido e edema reduzido de células comprometidas. Não existem ensaios controlados publicados do uso de manitol em insuficiência renal estabelecida. Estudos não controlados têm documentado taxas de fluxo urinário aumentadas e aumento inconstante no *clearance* de creatinina.

Alguns estudos controlados do manitol dado para prevenir IRA têm sido conduzidos em pacientes submetidos a cirurgia de *bypass* cardiopulmonar, aneurismectomia aórtica, transplante renal, pielografia venosa, tratamento com anfotericina B e cirurgias em pacientes ictéricos. Esses estudos mostram ou débito urinário aumentado, um decréscimo atenuado no *clearance* de creatinina comparado com grupos controle, ou, em um estudo, um decréscimo na necessidade de diálise. Não têm sido relatados efeitos deletérios significativos na função renal, reações adversas ou diferenças na sobrevivência. Contudo, edema pulmonar e hiperosmolaridade aguda são complicações frequentemente associadas ao uso de manitol.

Diuréticos. Os diuréticos de alça, incluindo furosemida, ácido etacrínico e bumetanida, exercem seu maior efeito na alça de Henle, causando uma natriurese. Os efeitos benéficos propostos desses agentes na IRA incluem fluxo sanguíneo regional aumentado, filtração aumentada e fluxo rápido dos detritos celulares dos túbulos. Embora o ácido etacrínico induza diurese na necrose tubular aguda, relatos de ototoxicidade têm limitado o seu uso. A bumetanida não tem sido amplamente estudada na IRA. Estudos controlados de furosemida na falência renal estabelecida têm documentado aumento no débito urinário, mas geralmente sem diferenças consistentes no *clearance* de creatinina, na necessidade de diálise ou mortalidade.

Seguindo-se a uma injeção em bolo de furosemida, em geral ocorre uma pronta e vigorosa diurese. Contudo, essa resposta diurética é frequentemente temporária e diminui em 4 a 6 horas. Para evitar o problema da hipotensão, amiúde associado à administração em bolo, pode ser útil a infusão contínua de diuréticos de alça em pacientes com instabilidade hemodinâmica, quando se deseja uma diurese branda e sustentada. O efeito diurético da furosemida por injeção em bolo e por infusão contínua foi estudado em 18 pacientes cardíacos cirúrgicos. Nove foram designados aleatoriamente para receber 0,3 mg/kg de furosemida como bolo no tempo 0 e 6 horas mais tarde. Em 9 foi administrada uma infusão constante de 0,05 mg/kg por hora, durante 12 horas. Não houve diferenças no *clearance* de creatinina, sódio urinário, potássio urinário ou volume de urina excretado. Contudo, a diurese durante infusão contínua foi menos variável que após injeção em bolo e foi sustentada durante o período de infusão. Embora a infusão contínua possa ser útil em alguns pacientes, pode não proporcionar a diurese vigorosa necessária em outras situações.

Dopamina. A dopamina pode melhorar a função renal por aumento do débito cardíaco e por causar vasodilatação arteriolar direta através de receptores dopaminérgicos e pela inibição da reabsorção tubular de soluto. Em um estudo, o efeito da dopamina no aumento da excreção de sódio foi independente do seu efeito no aumento do débito cardíaco. A combinação de dopamina e furosemida na IRA oligúrica refratária à furosemida ou ao manitol isoladamente pode resultar em conversão da IRA oligúrica em não oligúrica. A dopamina, em doses de 1 a 5 µg/kg por minuto, é comumente usada profilaticamente e no tratamento da falência renal aguda. Não há estudos controlados, randomizados, que respaldem definitivamente o seu uso.

Em resumo, a avaliação da eficácia do tratamento da IRA é dificultada pelas definições variáveis de IRA, pela falta de estudos randomizados controlados e pelo foco no débito urinário, em vez de um objetivo fisiológico nos estudos clínicos. Não obstante, manitol, furosemida e dopamina podem converter a falência renal oligúrica em não oligúrica em 30 a 50% dos casos.

CONCLUSÃO

Diante de tudo que foi apresentado, recomendamos **revisar** diariamente as medicações da prescrição, verificando se no momento todas são necessárias e se estão sendo corretamente administradas, **conhecer** os efeitos terapêuticos e tóxicos de cada droga, **lembrar** que doenças sistêmicas podem alterar o esquema de dosagem, **procurar** as possíveis interações medicamentosas, **reduzir** ao mínimo o número de drogas, **substituir** por medicações igualmente eficazes e menos caras e, por último, **planejar** uma conduta de monitorização dos efeitos terapêuticos e tóxicos, verificando as concentrações séricas conforme as necessidades.

REFERÊNCIAS BIBLIOGRÁFICAS

1. AMARAL, J.L.G. Inalação de óxido nítrico. *Revista Brasileira de Terapia Intensiva*, 8:2, 75-83, 1996.

2. BONGARD, F.S. e SUE, D.Y. *Current Critical Care Diagnosis and Treatment*. 1st ed. Appleton & Lange, 1994.
3. CHERNOW, B. *Pocket Book of Critical Care Pharmacotherapy*. Williams & Wilkins, 1995.
4. CHERNOW, B. *The Pharmacologic Approach to the Critically Ill Patient*. 2nd ed. Williams & Wilkins, 1988.
5. CHESS Trial Study Group, McCLOSKEY R.V., STRAUBE, R.C., SANDERS, C., SMITH, S.M. e SMITH, C.R. Treatment of septic shock with human monoclonal antibody HA-1 A. A randomized, double-blind, placebo-controlled trial. *Ann. Intern. Med. 121*:1, 1, 1-5, 1994.
6. COHEN, J., HEUMANN, D. e GLAUSER, M.P. Do monoclonal antibodies and anticytokines still have a future in infectious diseases? *Am. J. Med., 99*:6A, 1995, Dec 29, 45S-52S; discussion 52S-53S.
7. COOK, D.J., PEARL, R.G. *Treatment in the Intensive Care Unit*. Saunders, Philadelphia, 1993.
8. DOSMAN, J.A., DONALD, W.C. *et al.* Doença pulmonar obstrutiva. *Clínicas Médicas da América do Norte*, 3/1990, Interlivros.
9. FAGAN, E.A., SINGER, M. Immunotherapy in the management of sepsis. *Postgrad. Med. J.*, *71*:832, 1995, Feb, 71-8.
10. KNOBEL, E. *Condutas no Paciente Grave*. 1ª ed. Editora Atheneu, 1995.
11. MACIEL, V.S., ZOLLINGER, C.C. Profilaxia da pneumonia nosocomial: papel da descontaminação seletiva do trato gastrointestinal. Monografia. Unidade de Terapia Intensiva do Hospital Português, Internato 1º Semestre de 1996. Trabalho não publicado.
12. MELMON, K.I., MORELLI, H.F. *Clinical Pharmacology*. 3rd ed. McGraw-Hill, New York, 1992.
13. PARRILLO, J.E., BONE, R.C. *Critical Care Medicine. Principles of Diagnosis and Management*. Mosby, 1995.
14. QUEZADO, Z.M., BANKS, S.M., NATANSON, C. New strategies for combating sepsis: the magic bullets missed the mark... but the search continues. *Trends Biotechnol., 13*:2, 56-63, 1995.
15. SHOEMAKER, W.C., AYRES, B., GRENVIK, T., HOLBROOK, V. Textbook of Critical Care. 3rd ed. W.B. Saunders, 1995.
16. SHOEMAKER, W.C, APPEL, P.L., KRAM, H.B. *et al.* Prospective trial of supranormal values of survivors as therapeutic goals in high risk patients. *Chest, 94*:1176, 1988.
17. SHOEMAKER, W.C, APPEL, P.L., KRAM, H.B. *et al.* Role of oxygen debt in the development of organ failure, sepsis, and death. *Chest, 102*:208, 1992.
18. SUFFREDINI, A.F. Current prospects for the treatment of clinical sepsis. *Crit. Care Med.*, *22*:7, S12-8, 1994.
19. TNF-alpha MAB Sepsis Study Group, ABRAHAM, E., WUNDERINK, R., SILVERMAN, H., PERL, T.M., NASRAWAY, S., LEVY, H., BONE, R., WENZEL, R.P., BALK, R., ALLRED, R. *et al.* Efficacy and safety of monoclonal antibody to human tumor necrosis factor alpha in patients with sepsis syndrome. A randomized, controlled, double-blind, multicenter clinical trial. *JAMA, 273*:12, 22-29, 934-41, 1995.
20. WAXMAN, K. What mediates tissues injury after shock? *New Horizons*, *4*:2, 1996.
21. WIEDEMANN, H.P., MATTHAY, M.A., MATTHAY, R.A. Síndrome da angústia respiratória do adulto. *Clínicas de Doenças Pulmonares*, 4, 1990. Interlivros.

115

Farmacoterapia Pediátrica

Luciana Rodrigues Silva

As crianças têm como característica primordial o crescimento e o desenvolvimento contínuos, e, naturalmente, sua resposta às drogas é condicionada por vários fatores, devendo-se ressaltar entre eles a idade, o tamanho, o peso e o estágio de desenvolvimento em que se encontra o indivíduo. Também precisam ser levados em consideração outros aspectos que podem atuar na modificação da resposta à farmacoterapia, tais como doenças que determinam insuficiência de múltiplos órgãos, a hereditariedade, a administração simultânea de outras drogas e suas interações. Essas diferenças podem ocorrer nos mecanismos da farmacocinética ou da farmacodinâmica das drogas, ou em ambos. O estudo da farmacologia nas diversas etapas do desenvolvimento da criança é ainda muito fragmentário. Alguns aspectos da farmacocinética e farmacodinâmica começam a ser compreendidos, embora ainda sejam necessárias investigações adicionais na faixa etária pediátrica.

A prescrição racional de um medicamento representa um dos atos médicos de grande importância, pois necessita de um conhecimento prévio adequado da droga e sobretudo de um diagnóstico correto da afecção do paciente. É sempre importante ressaltar a necessidade de uma cuidadosa anamnese e detalhado exame físico para a obtenção de uma formulação diagnóstica acertada, além do conhecimento detalhado das drogas que serão prescritas, para a obtenção de um plano terapêutico ideal.

Sobretudo na faixa pediátrica, esses conceitos precisam ser otimizados, levando-se em consideração as peculiaridades do pequeno paciente, as mudanças rápidas que ocorrem com o seu desenvolvimento, que seguramente afetarão o trânsito e os efeitos das drogas no organismo. Ressalte-se ainda que o bom senso do médico que atende uma criança muitas vezes é tão ou mais importante que a prescrição das drogas, devendo-se levar em consideração também os aspectos socioeconômicos e culturais do ambiente que envolve o pequeno paciente.

A medicina pediátrica difere da medicina do adulto em vários aspectos, sejam eles clínicos, psicológicos ou farmacológicos, pois possui muitas peculiaridades próprias. As crianças crescem e se desenvolvem e, portanto, mudam as respostas às drogas que recebem. É considerado um axioma o fato de que o aumento do peso e da altura se relaciona com a mudança da dose dos medicamentos e sua resposta. Nosso entendimento acerca da influência real da idade sobre a biodisponibilidade e o efeito dos medicamentos ainda é bastante limitado, o que nos impede, em algumas circunstâncias, de traçar esquemas terapêuticos precisos, especialmente nas crianças muito jovens. A maioria dos conhecimentos a respeito das drogas provém de estudos feitos em adultos, e, por conseguinte, as orientações posológicas podem, em certas situações, encerrar variações, inexatidões e até mesmo, eventualmente, alguns riscos; esses fatos provavelmente contribuem para a reserva dos pediatras diante do emprego de novas aquisições terapêuticas.

Como já exposto, a farmacologia pediátrica ainda deixa muito a desejar, quando comparada à do adulto; poucas drogas têm sido completamente estudadas nos diversos grupos etários infantis. Na orientação concernente à maioria das drogas, não existem detalhes suficientes que orientem sua utilização em recém-nascidos, prematuros, lactentes, escolares ou adolescentes. Essa falta de informação adequada muitas vezes exclui as crianças dos benefícios de drogas reconhecidamente úteis para os adultos, o que deu origem à expressão tradicional de Shirkey, hoje consagrada, de que as crianças são os *órfãos da terapêutica*.

A farmacologia pediátrica pode ser dividida em duas grandes áreas, com subdivisões:

1. Farmacologia que atua nos períodos intrauterinos, compreendendo:
   - Embriogênese e organogênese, representando essencialmente o 1º trimestre da gestação.
   - Maturação fetal, período que se estende do 2º trimestre da gravidez até o parto.
   - Período imediato antes do nascimento e durante o trabalho de parto.
2. Farmacologia que atua nos períodos extrauterinos, compreendendo o atendimento pediátrico:
   - Recém-nascidos pré-termo e a termo – nessa fase, há imaturidade fisiológica, com modificações no metabolismo e eliminação das drogas.
   - Lactentes (1 mês a 2 anos) – é uma extensão do período anterior, mas com peculiaridades distintas.
   - Pré-escolar (2 a 5 anos) – essa etapa está associada sobretudo a infecções agudas que requerem esquemas terapêuticos de curta duração. Ressaltam-se a dificuldade de administração das drogas nessa fase e a facilidade das intoxicações acidentais.
   - Escolares (5 a 10 anos) – o metabolismo de certas drogas acha-se acelerado nessa idade, como, por exemplo, no caso da teofilina e das drogas antiepilépticas, o que dificulta a posologia.
   - Adolescentes (10 a 18 anos) – não parece haver diferenças importantes com relação à farmacologia dos adultos, exceto, muitas vezes, pela não aceitação das medicações por parte dos pacientes.

Muito tem-se discutido sobre o esquema posológico ideal para as crianças, sobretudo por causa da prática, instituída para os pacientes pediátricos, de calcular a dose da medicação de acordo com o peso do paciente. A dose ideal deveria ser aquela mínima capaz de produzir o efeito esperado sem causar efeitos indesejáveis. Na clínica, são empregadas médias de doses ideais com base em estudos feitos com grandes amostras populacionais, lembrando-se, no entanto, a possibilidade das variações individuais muitas vezes geneticamente determinadas. Os esquemas posológicos na criança em geral são relacionados com o seu peso ou a sua superfície corpórea. Na maioria dos casos em que se emprega essa técnica, os resultados são satisfatórios, provavelmente porque as drogas são relativamente pouco tóxicas e se dispõe de uma margem terapêutica ampla. A situação, no entanto, muda quando se trata de drogas com elevada toxicidade e reduzida margem terapêutica, tais como digitálicos, aminoglicosídios, drogas citotóxicas e quimioterápicos, que necessitam de doses bastante específicas para cada idade, em vista dos seus índices terapêuticos. Além disso, crianças tratadas no ambulatório com quadros leves a moderados são completamente diferentes daquelas com patologias graves e enfermidades crônicas, que necessitam de tratamento prolongado com doses mais elevadas ou múltiplas drogas que podem interagir entre si. Os recém-nascidos, os lactentes e as crianças representam indivíduos em contínuo desenvolvimento, cujas diferenças e processos de maturação não são nem graduais nem previsíveis, nem matemáticos. As variações fisiológicas sofrem contínuas modificações nessas etapas da vida, e podem concorrer para alterar profundamente as ações e os efeitos das drogas, como, por exemplo, a pressão arterial, o pH gástrico, a concentração de ácidos graxos, a concentração de albumina, a proporção de água e gordura corpórea, o tamanho e o peso dos órgãos, entre outros.

Morselli chama atenção para a necessidade de superação da nossa ignorância diante da farmacologia pediátrica e sugere algumas perguntas que devem ser feitas sempre que um esquema terapêutico é instituído para uma criança:

1. Essa droga é bem absorvida pela criança?
2. Como se faz a distribuição da droga em função das modificações dos diferentes compartimentos de água e gordura no organismo infantil?
3. Essas modificações de distribuição influem no efeito das drogas?
4. Quais as taxas metabólicas nas diferentes faixas etárias?
5. Os níveis terapêuticos e tóxicos na criança são os mesmos que nos adultos?
6. Quando ocorre uma significativa alteração na capacidade excretora renal nos primeiros meses de vida?
7. Dos fatores citados, quais os mais relevantes para os efeitos dessa droga?
8. A criança realmente necessita de todos esses medicamentos que lhe estão sendo administrados?

Nem todas perguntas podem ser respondidas no momento atual, mas demonstram claramente o que é preciso saber e em que direções as pesquisas devem seguir. Vários autores têm trazido contribuições importantes, embora algumas ainda fragmentárias, para a compreensão das drogas nos pacientes pediátricos.

A monitorização da terapêutica empregada, sobretudo através da dosagem plasmática das drogas ou de seus receptores, tem contribuído para a melhor compreensão dos seus níveis, além de poder acompanhar a obediência do paciente no cumprimento das prescrições. Prescrição algumas vezes não é igual a tratamento.

Um outro ponto que precisa ser mencionado é a farmacogenética, que estuda as variações hereditárias clinicamente significativas nas respostas às drogas. Essas diferenças podem decorrer de defeitos no metabolismo das drogas ou de efeitos anormais, que surgem devido à presença de receptores anômalos nos locais de ação das drogas. Esses conceitos revolucionaram o conhecimento farmacológico nos últimos anos (ver capítulos sobre receptores farmacológicos e farmacogenética). Múltiplos fatores têm sido investigados e identificados como importantes na determinação das variações que se encontram nas respostas às drogas: idade, sexo, horário da administração, doença subjacente, estado nutricional e hormonal, estresse, exposição a indutores ou inibidores das enzimas microssomais hepáticas que metabolizam as drogas.

Muitas são as doenças genéticas que afetam as respostas das drogas nas crianças. Quando uma resposta incomum a uma droga ocorre em um paciente, o pediatra deve considerar a possibilidade de existir um mecanismo subjacente que também pode expressar-se em outros membros da família.

Em alguns países existe uma legislação rígida com relação ao uso de certas drogas na faixa etária pediátrica, e os novos medicamentos só devem ser empregados em crianças após extensos estudos experimentais bem controlados, em animais, adultos e crianças.

Medicamentos eficazes e seguros para o emprego em neonatos, lactentes, crianças e adolescentes requerem uma compreensão adequada do processo de amadurecimento que envolve todos os órgãos e sistemas, alterando por conseguinte os fenômenos da ação das drogas e sua disponibilidade. Os protocolos terapêuticos devem ser ajustados, com base nas características cinéticas de cada droga e nas especificidades dos pacientes, tais como idade, tipo de doença, sexo e necessidades individuais. Se esses detalhes não forem lembrados, pode ocorrer tratamento ineficiente ou toxicidade.

A abordagem da farmacoterapia pediátrica se baseia no entendimento da biologia do desenvolvimento humano, assim como na ontogênese dinâmica que regula os processos de absorção, distribuição, metabolismo e excreção de drogas. Deve-se ressaltar que há mudanças nos aspectos relacionados com a interação entre as drogas e seus receptores, envolvendo alterações ontogênicas no número de receptores, afinidade com os receptores, ligação receptor-efetor, além da regulação e modulação dos receptores ao longo do crescimento e desenvolvimento. Nos 2 primeiros anos de vida ocorrem crescimento e desenvolvimento acelerados, especialmente no 1º ano de vida, não comparável a nenhuma outra faixa etária. No 1º ano de vida o peso da criança duplica aos 4 meses e triplica aos 12 meses, comparado com o peso do nascimento. Com 1 ano, a altura aumenta 50%, e a superfície corpórea dobra com relação ao nascimento. O gasto calórico aumenta 3 a 4 vezes no primeiro ano de vida. Os diferentes órgãos e sistemas crescem e amadurecem ao longo dos primeiros anos de vida, uns até a fase escolar, outros até o início da adolescência. Esses processos dinâmicos de crescimento, diferenciação e amadurecimento envolvem mudanças fisiológicas e farmacológicas.

As proporções corpóreas são dimensionadas com base nos componentes de gordura, proteína, água intracelular e água extracelular, que mudam proporcionalmente do recém-nascido até a infância. No recém-nascido a termo, a quantidade de água é de 75% a 80% do peso do corpo. Essa quantidade decresce até 60% aos 5 meses, quando permanece constante. Vai havendo uma progressiva diminuição de quantidade de água intracelular, a partir da infância até o período de adulto jovem. Ademais, a quantidade de gordura dobra entre 4 e 5 meses, e no 2º ano de vida a massa proteica aumenta, com uma diminuição relativa de gordura.

Os tamanhos do fígado e do rim também mudam; esses dois órgãos atingem o máximo peso relativo entre 1 e 2 anos, quando a capacidade de metabolismo e eliminação das drogas é máxima. A área de superfície corpórea no lactente é maior relativamente quando comparada à da criança maior ou do adulto.

Durante a adolescência, a altura aumenta aproximadamente 25%, e o peso quase dobra. As proporções de gordura e massa muscular são diferentes em ambos os sexos. Alguns nomogramas e fórmulas foram desenvolvidos para predizer a densidade corpórea e a quantidade de gordura, baseados em medidas de prega cutânea e circunferência do braço. Na puberdade, o aumento dos hormônios sexuais afeta a composição do corpo e o metabolismo hepático das drogas.

A superfície absortiva e o trânsito do intestino delgado são menores nos lactentes e crianças de baixa idade do que nos adultos, o que provavelmente tem repercussão na absorção das drogas. O metabolismo hepático é complexo e vai amadurecendo nos 3 primeiros meses de vida.

O *clearance* de creatinina também aumenta de modo significativo no 1º ano de vida. A função tubular amadurece depois da função glomerular. Na puberdade, a função tubular excede a dos adultos.

A curva de atividade das enzimas geralmente é baixa no feto, aumenta no neonato em alguns casos, atinge o pico na adolescência. A atividade das enzimas microssomais hepáticas muda com a idade e é diferente nos homens e mulheres adultos; a capacidade de ligação ao citocromo P450, que promove a oxidação das drogas, é maior nos homens. Há também uma discreta diferença na atividade do sistema transportador de elétrons ligado ao NADPH microssomal.

Em síntese, as mudanças que ocorrem no organismo com a idade afetam diretamente o modo como as drogas se distribuem no corpo.

Finalmente, vale lembrar que nem sempre tratar significa usar drogas, especialmente quando se cuida de crianças; esses pequenos pacientes, quando doentes, necessitam de conforto e segurança, e muitas vezes de outras medidas de suporte que são também valiosas para diminuir as consequências da doença. Toda droga, ao lado do benefício, traz também riscos que devem ser bem avaliados, e essa avaliação depende do médico, que deve conhecer bem os medicamentos que emprega, quais as possibilidades de interação medicamentosa entre as drogas e entre as drogas e outras substâncias, além do conhecimento adequado do seu paciente pediátrico.

PERÍODO INTRAUTERINO

Em nenhum outro campo da medicina os riscos terapêuticos são tão grandes quanto durante a gestação. Enquanto nos adultos os efeitos colaterais são na maioria reversíveis, o mesmo não ocorre na fase embrionária. A partir de alguns exemplos trágicos, sabe-se que o embrião é mais sensível às ações deletérias das drogas do que em qualquer outra fase da vida. O embrião caracteriza-se sobretudo pelas contínuas mudanças celulares no que diz respeito a divisões, migrações e diferenciações. Devido a esses aspectos, alguns efeitos danosos podem determinar malformações congênitas, defeitos morfológicos irreversíveis ou até outros efeitos bioquímicos ou comportamentais, que podem só se expressar em fase mais avançada da vida.

Para o desenvolvimento, o embrião utiliza os nutrientes e as substâncias que chegam até ele através da placenta, que funciona como um filtro e que também secreta hormônios fundamentais para a manutenção da gravidez. Como regra geral, as drogas podem atravessar a placenta quando usadas em quantidade suficiente. O principal mecanismo de transferência das drogas ocorre por difusão direta e depende de propriedades físico-químicas do composto, tais como lipossolubilidade, grau de ionização, peso molecular e afinidade proteica. Uma droga tem potencial embriotóxico ou dismorfogênico se há acúmulo suficiente num embrião suscetível. Esse acúmulo depende das relações da droga ou de seu metabólito ativo entre a mãe, a placenta e o embrião. Até o momento não há dados suficientes para que se façam tabelas com dados preditivos para a maioria das drogas.

Temos como exemplo a talidomida, que é responsável por graves malformações, enquanto a glutetimida, que se relaciona quimicamente com ela, não tem sido responsável por dismorfogênese.

Para produzir uma malformação congênita são necessárias não só determinada dose mas também a atuação da droga em um momento preciso durante a morfogênese do embrião.

Também vários fatores são peculiares para outras fases da gravidez, no 2º e 3º trimestres. Um aspecto que merece ser enfatizado é que podem existir grandes variações na farmacocinética de muitas drogas durante a gestação, representando os fatores maternos que podem alterar as respostas às drogas nessa fase (Quadro 115.1). Esse aspecto seguramente contribuirá para consequências no concepto. Têm sido relatadas grandes mudanças com o aumento na concentração de drogas como diazepam, ácido valproico, cafeína e ácido salicílico. Por outro lado, a obesidade materna contribui para a sequestração de drogas no tecido gorduroso e menor disponibilidade para a transferência para o feto. Certas drogas podem ter sua concentração diminuída, sobretudo aquelas que são eliminadas predominantemente pelos rins, como alguns antibióticos, a digoxina e os antiepilépticos. O significado clínico dessas mudanças

Quadro 115.1 Mudanças na farmacocinética das drogas durante a gravidez

Droga	Concentração Plasmática	*Clearance*	Meia-vida	Volume de Distribuição
Ampicilina	↓	↑	—	—
Azlocilina	—	—	—	—
Cefurozima	↓			
Moxalactam	↓			
Ceftazidima	↓			
Cefalotina	—	—	↑	↑
Cefocetril	↓		↓	
Amicacina	↓		↓	
Gentamicina	↓			↑
Clindamicina	—		↓	
Metronidazol				
Metoprolol	↓	↑	—	↑
Propranolol	—	—		—
Sotalol	↓	↓	↓	
Labetalol	—	—	—	—
Prazosina	↑			
Digoxina	↓	↑	↑	
Furosemida	↓	↑		
Diazepam	↑	—	—	—
Clorazepato	↓		↑	↑
Oxazepam		—		
Midazolam		↑	↑	↑
Fenitoína	↓	↑		
Fenobarbital	↓	↑		
Primidona	↓	↑		
Carbamazepina	↓	↑		
Ácido valproico	↓	↑	—	↑
Cafeína	↑	↓	↑	
Propiltiouracil			—	↑
Betametasona		↑	—	↑
Lítio	↓	↑		
Teofilina	—		↑	↑

Adaptado de NAU, H. e MIRKIN, B.

e os ajustes terapêuticos necessários ainda não foram idealmente estabelecidos. Há ainda relatos de malformações em animais que não se repetem em fetos humanos, demonstrando que nem sempre podem ser feitas extrapolações.

Os vários fatores placentários que influenciam na transferência das drogas e na sua permeabilidade são representados por:

- Coeficiente de partição e lipossolubilidade da droga – a succinilcolina e a d-tubocurarina atravessam a placenta lentamente e com dificuldade, promovendo baixas concentrações no feto. Já a fenazona e o tiopental fazem essa travessia rapidamente.
- Peso molecular – os compostos de baixo peso atravessam a placenta mais rapidamente. À medida que o peso molecular aumenta, a lipossolubilidade torna-se um determinante mais importante na transferência placentária. Drogas com peso molecular entre 250-500 atravessam facilmente; aquelas com peso entre 500-1.000 já o fazem com maior esforço, e as drogas de peso molecular acima de 1.000 passam com muita dificuldade; exceção não esclarecida ocorre com certos anticorpos e polipeptídios.
- Área de superfície e espessura – a espessura das membranas diminui ao longo da gestação, o que aumenta a permeabilidade para certos compostos como sódio e antibióticos.
- Ligação proteica – as drogas livres atravessam a placenta para atingir o equilíbrio entre a circulação materna e fetal. Os agentes que atravessam as membranas mais lentamente são dependentes da ligação proteica.
- pH – há maior passagem de drogas básicas da mãe para o feto.
- Gradiente de concentração e equilíbrio – a velocidade na qual o equilíbrio entre o sangue materno e fetal é alcançado depende do fluxo da substância através da placenta e da sua remoção da circulação fetal. Naturalmente, condições que afetam a circulação placentária, como diabete, lúpus, hipertensão e toxemia, vão alterar esse processo.
- Metabolismo da droga na placenta e no feto – a biotransformação enzimática pode diminuir a concentração da droga e alterar a biodisponibilidade da droga para o feto. É possível que metabólitos possam inibir transportes energéticos de certos substratos. A capacidade do feto e da placenta em metabolizar esteroides endógenos já foi documentada. Muitas reações enzimáticas começam a ser identificadas em extratos de tecidos placentares e fetais, embora seu real significado ainda não seja conhecido. Algumas reações de oxidação ocorrem na placenta, como acontece, por exemplo, com o etanol e o pentobarbital. Certas drogas podem ser metabolizadas no fígado do feto antes de entrarem na circulação.
- Farmacodinâmica – uma única exposição à droga pode causar dano no feto; a talidomida é um exemplo. Seu efeito sobre o desenvolvimento dos membros é crítico quando a exposição à droga ocorre nos 3 primeiros meses de gestação, e os mecanismos provavelmente são multifatoriais. O uso crônico de álcool na gravidez pode resultar na síndrome alcoólica fetal, afetando o sistema nervoso, o crescimento e o desenvolvimento facial. O uso crônico de derivados opioides pode provocar dependência no recém-nascido.

A terapêutica fetal é um ramo recente da farmacologia que envolve a administração de drogas à mãe para que se obtenham efeitos no feto, tais como uso de corticosteroides para estimular a maturação pulmonar ou o fenobarbital para promover a indução das enzimas hepáticas responsáveis pela glicuronidação da bilirrubina. Em algumas situações, drogas têm sido usadas na mãe para tratar arritmias no feto. A exposição do feto a diferentes medicamentos tem aumentado, porém poucas investigações prospectivas controladas têm sido efetuadas, embora se deva partir de um amplo estudo laboratorial para futuras aplicações clínicas.

Muitos dos efeitos das drogas são insignificantes ou questionáveis para o feto quando usados pela mãe, mas ressalta-se a necessidade de enfatizar os mais importantes: tetraciclinas (descoloração dentária), opioides e barbitúricos no trabalho de parto (depressão neonatal), sulfonamidas (*kernicterus*), compostos de iodo e drogas antitireoidianas (bócio), estrógenos (adenocarcinoma vaginal em jovens). As únicas drogas comprovadamente causadoras de anormalidades congênitas até o momento são: drogas antiepilépticas, varfarina, talidomida, retinoides, andrógenos, progestágenos virilizantes, aminopterina e antagonistas fólicos (Quadro 115.2).

Quadro 115.2 Drogas utilizadas pela mãe com efeitos adversos sobre o feto

Droga	Trimestre	Efeito
Ácido valproico	Todos	Várias anomalias, espinha bífida
Aminopterina	1.	Múltiplas anomalias
Aminoglicosídios	Todos	Ototoxicidade
Anfetaminas	Todos	Lesão cística cerebral Padrão anormal de comportamento Baixo rendimento escolar
Andrógenos	2. e 3.	Masculinização na menina
Antidepressivo tricíclico	1. 3.	Anomalias congênitas Síndrome de abstinência neonatal
Barbitúricos	1. Todos	Malformação congênita Dependência neonatal
Bussulfan	Todos	Malformações congênitas Baixo peso ao nascimento
Clorambucil	Todos	Malformação geniturinária
Cloranfenicol	3.	Síndrome cinzenta
Clorpropamida	Todos	Hipoglicemia neonatal
Clomipramina	3.	Letargia neonatal, hipotonia, cianose
Cocaína	Todos	Aborto espontâneo, prematuridade, infarto e lesão cística cerebral, desenvolvimento anormal, baixo rendimento escolar
Cortisona	1.	Fenda palatina
Ciclofosfamida	1.	Malformações congênitas
Citarabina	1. e 2.	Malformações congênitas
Diazepam	Todos	Dependência neonatal
Dietilbestrol	Todos	Adenocarcinoma vaginal
Dissulfiram	1.	Malformações de membros, anomalias vertebrais, renais e cardíacas, fístula traqueoesofágica, atresia anal
Etanol	Todos	Síndrome alcoólica fetal
Etretinato	Todos	Malformações múltiplas
Fenitoína	Todos	Fendas palatina e labial
Heroína	Todos	Dependência neonatal
Hidroflumetiazida	1.	Malformações congênitas
Iodo	Todos	Bócio, hipotireoidismo
Isotretinoína	Todos	Malformações congênitas
Lítio	1.	Defeitos cardiovasculares
Metadona	Todos	Dependência neonatal
Metotrexato	1.	Malformações múltiplas
Metiltiouracil	Todos	Hipotireoidismo
Metronidazol	1.	Pode ser mutagênico em animais
Penicilamina	1.	Cútis flácida e outros
Peniciclidina	Todos	Exame neurológico anormal, reflexo de sucção débil
Progestínicos	Todos	Genitália ambígua, defeito cardiovascular
Propiltiouracil	Todos	Bócio congênito
Tamoxifeno	Todos	Aborto espontâneo
Tetraciclina	Todos	Descoloração e defeitos dos dentes, alteração óssea
Talidomida	1.	Focomelia
Trimetadiona	Todos	Anomalias múltiplas
Vacinas atenuadas	Todos	Infecção
Varfarina	1. 3.	Condrodisplasia Sangramento

Adaptado de COHEN, M.

De qualquer modo, toda droga só deve ser empregada na gestação se houver efeito específico e benéfico para a mãe e o feto, após estudo minucioso.

PERÍODO EXTRAUTERINO

Essa etapa é representada por um grande intervalo de tempo que se estende do período imediato após o parto até o final da adolescência. Já se enfatizaram inicialmente algumas diferenças importantes que ocorrem desde o recém-nascido, lactente, pré-escolar e escolar até o adolescente.

A resposta às drogas encontra-se alterada em crianças, sobretudo devido a diferenças farmacocinéticas e, algumas vezes, devido a diferenças teciduais. A distribuição das drogas obedece a uma série de fatores, tais como mudanças na composição corpórea, metabolismo e ligação proteica. O metabolismo e a excreção das drogas estão diminuídos no período neonatal, especialmente no prematuro; a segurança e a eficácia terapêutica nesse período são complicadas pela excreção de fármacos através do leite materno.

Os processos fisiológicos na criança mudam significativamente, sobretudo no 1º ano e especialmente nas primeiras semanas de vida.

VARIAÇÃO FARMACODINÂMICA

As diferenças farmacodinâmicas entre as respostas de pacientes pediátricos e pacientes adultos podem ser divididas em: efeitos peculiares em crianças, efeitos desejáveis e reações adversas.

Efeitos peculiares nas crianças

Algumas drogas podem determinar o aparecimento de efeitos especiais na faixa etária pediátrica. Alguns compostos podem perturbar o crescimento e desenvolvimento peculiares a essa fase da vida, como, por exemplo, os teratógenos. As tetraciclinas afetam o crescimento dentário e ósseo, e os corticoides desaceleram o crescimento linear da criança.

Efeitos desejáveis

Os recém-nascidos e lactentes necessitam de menores doses de bloqueadores neuromusculares, tais como o pancurônio e a d-tubocurarina. Isso ocorre provavelmente por um aumento da sensibilidade farmacológica. Por outro lado, doses iguais de succinilcolina por unidade de peso proporcionam duração mais curta de apneia nos lactentes que nos adultos. Com base no peso corporal, os lactentes necessitam 2 vezes a dose do adulto a fim de produzir graus equivalentes de bloqueio.

A redução do volume sistólico e da complacência indica que o coração imaturo possui limitada reserva de "pré-carga". A resposta cardiovascular às catecolaminas pode também ser limitada por diferenças no número e na função dos receptores adrenérgicos. A reduzida sensibilidade vascular a diversas catecolaminas tem sido um achado bem constante, porém variável, nos animais imaturos. Os estudos clínicos até o momento não permitem conclusões precisas.

Reações adversas

Reações adversas em crianças com aumento da ocorrência ou da sensibilidade podem acontecer com vários medicamentos. São exemplos a metoclopramida, a proclorperazina, o haloperidol e a clorpromazina. Essas drogas produzem reações distônicas agudas muito mais frequentemente em crianças e adolescentes do que em adultos. O verapamil não deve ser empregado antes do 1º ano de vida, pela grave insuficiência cardiorrespiratória que pode determinar.

Há também reações adversas em crianças com diminuição da ocorrência ou da sensibilidade, como é o caso da isoniazida, do halotano e do acetaminofeno, que produzem menos lesão hepática em crianças que nos adultos. A ototoxicidade e a nefrotoxicidade são provavelmente menos comuns em crianças e lactentes do que em adultos. Os lactentes toleram concentrações séricas de digoxina mais elevadas que as crianças maiores e adultos sem manifestar sinais de toxicidade. As crianças também são menos suscetíveis à intoxicação aguda por teofilina.

VARIAÇÃO FARMACOCINÉTICA

Há na biodisponibilidade das drogas várias influências determinadas pelo desenvolvimento que precisam ser reconhecidas por quem habitualmente faz prescrição para pacientes pediátricos.

Absorção

A absorção das drogas ocorre através do trato gastrointestinal (boca, estômago, intestino, reto), da via parenteral intramuscular ou intradérmica ou subcutânea, da pele e mucosas e do trato respiratório; agentes administrados por via venosa ou arterial não necessitam dessa etapa, pois já chegam diretamente na circulação. O fator primordial que influencia na absorção é representado pelo fluxo sanguíneo. A absorção depois de uma injeção intramuscular ou subcutânea depende principalmente da velocidade do fluxo sanguíneo, devendo-se atentar para condições que possam diminuir esse fluxo, tais como choque, uso de drogas simpatomiméticas e insuficiência cardíaca. O prematuro, por sua vez, tem pequena massa muscular, o que pode determinar irregularidade na absorção de medicamentos; se a perfusão dessas áreas melhora subitamente, também pode ocorrer uma absorção abrupta, resultando no aparecimento de efeitos tóxicos, como pode ocorrer com os digitálicos, aminoglicosídeos e anticonvulsivantes. Em condições acompanhadas de edema, como na síndrome nefrótica e na desnutrição tipo *kwashiorkor*, a biodisponibilidade intramuscular encontra-se reduzida. As drogas que são pobremente absorvidas por via intramuscular e que não devem ser administradas por essa via são: fenitoína, digoxina e diazepam.

O efeito da idade na absorção enteral se faz presente; sabe-se que a absorção é mais lenta nos recém-nascidos que em crianças maiores e adultos. Esse dado depende de vários fatores de imaturidade do trato digestivo, que incluem pH, ausência ou diminuição de enzimas e secreções digestivas, diminuição da motilidade, notadamente nos prematuros. O recém-nascido, nos primeiros dias de vida, apresenta uma relativa acloridria, que, para alguns, seria responsável pela maior disponibilidade da penicilina, ampicilina e nafcilina; a secreção ácida só começa a aumentar progressivamente a partir do 4º dia de vida. O fenobarbital tem absorção retardada nessa faixa etária até 15 dias de vida, assim como o ácido nalidíxico, a difenil-hidantoína, a cefalexina, o fenobarbital, a rifampicina e o acetaminofeno.

O desenvolvimento determina mudanças no trato digestivo que são importantes na criança, pois essas frequentemente recebem medicamentos por via oral. Essas mudanças não são muito previsíveis, mas é necessário que se esteja alerta para elas. O esvaziamento gástrico é um determinante significativo na velocidade de absorção que vai ocorrer no duodeno. Retardo no esvaziamento gástrico em crianças contribui para aumentar o refluxo gastroesofágico e para retardar a absorção. Por outro lado, na pré-adolescência, o esvaziamento gástrico é igual ou até excede o dos adultos, o que determina maior rapidez de absorção. As medicações em apresentação líquida têm absorção mais rápida. Nas crianças pequenas, o tempo de trânsito é mais rápido e reduz a fração de absorção das drogas.

A produção de ácido do estômago, quando diminuída na criança pequena, pode resultar em biodisponibilidade aumentada de drogas tipo penicilina, ampicilina e nafcilina, que são acidolábeis. No período neonatal, a alteração de absorção devido a diminuição da acidez é negligenciável.

Outros fatores fundamentais na determinação da absorção das drogas são a integridade da mucosa duodenal e sua extensão.

As drogas absorvidas no intestino passam pelo fígado antes de chegarem até a circulação sistêmica. A fase de captação das drogas pelo fígado ainda tem lacunas no seu conhecimento, valendo lembrar, por exemplo, a captação irregular de drogas como propranolol e propoxifeno em crianças entre 2 e 13 anos.

A maturação da flora intestinal na infância modifica o *clearance* da digoxina; a redução a metabólitos inativos que é feita pelas bactérias do trato gastrointestinal é 10% da que ocorre no adulto.

Com a diminuição da peristalse, a quantidade de má absorção também pode ser imprevisível e, algumas vezes, abrupta, causando efeitos deletérios.

Por via oral, são reconhecidamente bem absorvidas no recém-nascido as seguintes drogas: sulfonamidas, fenilbutazona, diazepam, cotrimoxazol, digoxina, carbamazepina.

A doença diarreica aguda e as síndromes de má absorção são condições comuns na infância e também contribuem para a diminuição da absorção dos medicamentos por via oral.

De importância prática é a questão da absorção relacionada com a administração das drogas durante as refeições ou não. Atualmente admite-se que todas as drogas devem ser ingeridas com alimentos, exceto aquelas cuja absorção é comprometida, como: isoniazida, rifampicina, tetraciclinas (exceto doxiciclina e minociclina), penicilinas de curto espectro e antidiabéticos orais.

A via retal, por sua vez, torna-se a cada dia menos empregada devido à absorção irregular de muitas substâncias, o que torna os efeitos imprevisíveis; por isso tem-se abandonado o emprego de aminofilina, aspirina e acetaminofeno por essa via. Seu emprego é realizado na prática, sobretudo em crianças com vômitos. Por outro lado, recentemente a via retal vem sendo usada com sucesso na administração de diazepam e valproato de sódio em manifestações convulsivas.

Já a administração intraóssea na infância vem ganhando novos adeptos e tem sido utilizada em situações emergenciais quando o acesso venoso é difícil em poucos segundos, como no caso do uso imediato de catecolaminas, cálcio, bicarbonato, sangue, coloides e salina. Essa via tem substituído a via intracardíaca.

A absorção percutânea é maior no recém-nascido do que na criança maior, especialmente se a pele está lesada, escoriada ou queimada. Devido a alguns efeitos indesejáveis, essa via de administração deve ser evitada no paciente muito pequeno.

Drogas altamente hidrofóbicas como diazepam e fenitoína não devem ser utilizadas pela via intramuscular. Além disso, a fenitoína forma cristais insolúveis na aplicação intramuscular e pode causar hemorragia local, necrose muscular e absorção sistêmica mínima.

Distribuição

A distribuição se refere ao movimento da droga do local central até o local de ação e eliminação. Mudanças no volume de distribuição alteram a concentração das drogas. A distribuição pode ser afetada pelo débito cardíaco, fluxo sanguíneo, composição e tamanho dos compartimentos corpóreos, pH dos fluidos, ligação com as proteínas plasmáticas e tecidos periféricos, peso molecular da droga e grau de ionização da droga.

No neonato, no lactente e na criança, os compartimentos corpóreos têm tamanhos relativos e absolutos e composições diferentes dos dos adultos. No recém-nascido, a ligação das drogas com as proteínas é diminuída e a quantidade de albumina é menor, o que provoca aumento no volume de distribuição, diminuição da concentração plasmática da droga e aumento da chance de toxicidade. A ligação das drogas às proteínas do plasma atinge os valores do adulto quando a criança chega aos 12 a 14 meses. Vários fatores afetam a fixação das medicações às proteínas, tais como a concentração plasmática total, a concentração de albumina, a acidoalfa-1-glicoproteína, a albumina fetal, as globulinas plasmáticas, a bilirrubina não conjugada, os ácidos graxos livres e o pH do sangue. Na criança de baixa idade, é preciso estar atento a drogas como diazepam, fenitoína, furosemida, alguns antibióticos, fenobarbital, propranolol e tiopental. Algumas drogas competem com a bilirrubina indireta na sua ligação com a albumina. Drogas administradas em recém-nascidos ictéricos podem promover o deslocamento da bilirrubina e representar um risco para o desenvolvimento de *kernicterus*, a exemplo de sulfonamidas, sacilatos e difenil-hidantoína.

Mudanças dependentes da idade na composição corpórea podem modificar a distribuição na criança em fase de crescimento. Compostos altamente lipossolúveis como os anestésicos inalatórios e os agentes hipnóticos e sedativos lipofílicos apresentam distribuição relativamente maior em crianças no 1º ano de vida, quando comparadas com crianças maiores, devido à quantidade de gordura naquela faixa etária. Do mesmo modo, a distribuição aparente de drogas como penicilina, aminoglicosídios e cefalosporinas, que se distribuem primariamente na água extracelular, tende a ser maior nos lactentes e a decrescer com a idade. Em geral, o volume aparente de distribuição tende a ser maior em crianças pequenas. Deve-se porém ressaltar também que há variações individuais e exceções à regra, exceções como por exemplo a teofilina e o fenobarbital, que mostram pequena correlação entre mudanças relacionadas com a idade e volume de distribuição.

Embora a ligação das proteínas plasmáticas de muitas drogas esteja diminuída no feto e no recém-nascido quando se compara à do adulto, diferenças relacionadas à idade na ligação às proteínas plasmáticas não são clinicamente significativas. Por outro lado, processos de amadurecimento na ligação tissular podem afetar a distribuição das drogas. A concentração miocárdio-plasma da digoxina em lactentes e crianças até 36 meses é 2 a 3 vezes maior que nos adultos. Além disso, os eritrócitos dos lactentes apresentam maior capacidade de ligação à digoxina que os adultos. Essa ligação maior da digoxina ao miocárdio e aos eritrócitos está associada a um volume significativamente maior de distribuição da digoxina em lactentes e crianças, quando comparada à do adulto.

Quadros patológicos com insuficiência hepática ou cardíaca, síndrome nefrótica ou insuficiência renal crônica, desnutrição e síndrome de má absorção podem alterar a ligação proteica e o volume de distribuição das drogas, pois comprometem a concentração da albumina, seguramente alterando a resposta clínica à terapêutica.

As crianças necessitam e toleram menores volumes de líquidos do que os adultos, fato que limita algumas vezes a diluição de certos agentes e a velocidade de infusão. Essas dificuldades aumentam em circunstâncias em que existem limites de fluidos associados a doença crítica cardíaca, respiratória ou renal. Os volumes de diluição de medicações intravenosas podem ser ajustados, mas suas propriedades físicas, assim como as preocupações com a segurança, limitam sua concentração ao máximo. As recomendações atuais para diluição de algumas drogas estão no Quadro 115.3. As taxas de fluido intravenoso lento provocam retardamento substancial antes que sua administração se inicie ou se complete. A magnitude desse retardo depende da taxa de infusão, do volume de dosagem da droga e do local de introdução da droga pelo equipo intravenoso, o que pode determinar alterações na monitorização plasmática da droga. Por outro lado, deve-se também considerar que o neonato tem uma grande percentagem de água (70-75% do seu peso), enquanto no adulto a percentagem é menor (50-60%); no prematuro, essa quantidade é ainda maior (85%). De modo geral, há uma tendência progressiva para que o volume de distribuição diminua com a idade.

Os prematuros e neonatos também têm menos quantidade de gordura corporal, o que pode influenciar a concentração de drogas lipos-

Quadro 115.3 Concentração máxima de droga para infusão intravenosa para crianças

Droga	Concentração
Aciclovir	7 mg/mL
Amicacina	6 mg/mL
Anfotericina	0,1 mg/mL
Betalactâmicos	50-100 mg/mL
Cloranfenicol	50-100 mg/mL
Clindamicina	6 mg/mL
Eritromicina lactobionato	5 mg/mL
Gentamicina	2 mg/mL
Imipenem	5 mg/mL
Canamicina	6 mg/mL
Metronidazol	8 mg/mL
Penicilina G	50-100.000 U/mL
Sulfatrimetropima	1 mL/15 mL
Tobramicina	2 mg/mL
Vancomicina	5 mg/mL
Vidarabina	0,45 mg/mL
Aminofilina	1 mg/mL
Sulfato de magnésio	10 mg/mL
Metildopa	10 mg/mL

Adaptado de NELSON, J.D.

solúveis. O conteúdo de gordura do prematuro é de 3%, do neonato a termo é de 12%, na criança de 1 ano, por volta de 30%, e no adulto, 18% em média.

A barreira hematoencefálica no recém-nascido é incompleta, o que facilita a penetração de substâncias no cérebro. A penetração desses compostos depende da lipossolubilidade e do grau de ionização da droga. Outros fatores importantes no neonato que favorecem essa penetração incluem acidose, hipoxia, hipotermia e a descontinuidade da mielina, além de processos inflamatórios nas meninges. Drogas que penetram bem no sistema nervoso central são o cloranfenicol e o cotrimoxazol. Já outros medicamentos aumentam sua penetração no curso das meningites, como é o caso das penicilinas, ampicilina, ticarcilina, azlocilina, cefalosporinas, rifampicina e vancomicina. As drogas que atravessam a barreira com dificuldade incluem aminoglicosídios, clindamicina, eritromicina e tetraciclinas.

Essas observações demonstram o conhecimento incompleto que ainda temos a respeito da distribuição nas crianças de baixa idade. Um outro aspecto que merece menção é que o recém-nascido doente é frequentemente sujeito a uma "polifarmácia", o que potencializa as possibilidades de interações e toxicidade de drogas.

Biotransformação

Klinger distingue as fases I e II na atividade de biotransformação das drogas. Na fase I, a droga ou corpo estranho é levado para o interior da célula. Na fase II, ocorrem as reações e transporte de metabólitos para fora da célula. No período perinatal, essas duas fases têm rendimento baixo, com exceção da hidroxilação e sulfatação dos esteroides no feto.

O metabolismo da maioria das drogas ocorre no fígado. A atividade metabolizadora do citocromo P450 e a função das oxidases e das enzimas conjugadoras encontram-se reduzidas no período neonatal, com atividade cerca de 50% a 70% menor do que nos adultos. A formação do glicuronídio alcança taxas semelhantes às do adulto por volta do 3º e 4º anos de vida. Devido à dificuldade do recém-nascido em metabolizar as drogas, ocorrem com muitos compostos uma lentidão no seu *clearance* e um prolongamento na sua meia-vida. Em algumas situações, se forem feitos ajustes posológicos, pode haver predisposição para o aparecimento de efeitos tóxicos. No Quadro 115.4 observam-se diferenças na meia-vida de algumas drogas.

Se, no entanto, a mãe está recebendo fenobarbital, pode ocorrer amadurecimento precoce das enzimas hepáticas no feto. Nessa situação, a capacidade de metabolizar drogas do neonato será maior do que a habitual.

Também podem ocorrer no período neonatal reações de N-oxidação de aminas secundárias e terciárias nos pulmões, de glicuronidação no intestino e de sulfatação nos rins.

Quadro 115.4 Meias-vidas de algumas drogas em neonatos e adultos

Drogas	Neonato $t_{1/2}$ (horas)	Adulto $t_{1/2}$ (horas)
Acetaminofeno	2,20-5	1,9-2,2
Diazepam	25-100	40-50
Digoxina	60-107	30-60
Fenobarbital		
0 a 5 dias	200	
5 a 15 dias	100	
1 a 30 meses	50	64-140
Fenitoína		
0 a 2 dias	80	
3 a 14 dias	18	
14 a 50 dias	6	12-18
Salicilato	4,5-11	10-15
Teofilina		
neonato	13-26	
criança	3-4	5-10

Done, em 1964, ao estudar casos de intoxicação e morte pelo cloranfenicol em prematuros e recém-nascidos normais com o aparecimento da "síndrome cinzenta", demonstrou que o problema surgiu em decorrência de peculiaridades farmacocinéticas no período neonatal.

É fundamental que as principais vias metabólicas de biotransformações das drogas e a atividade biológica dos metabólitos sejam investigadas em animais recém-nascidos e jovens antes de serem administrados em pacientes pediátricos. A comparação de DL 50 das drogas nos animais adultos não pode ser aplicada em animais muito jovens.

O *clearance* de muitas drogas é primariamente dependente do metabolismo hepático, seguido da excreção da droga e/ou de seus metabólitos através do fígado e rins. Comumente compostos não polares são transformados em compostos polares e hidrossolúveis antes da excreção, enquanto as drogas hidrossolúveis são excretadas sem alterações através de filtração glomerular e/ou secreção tubular renal.

Embora a capacidade de metabolização de um número de drogas diminua no período neonatal, com poucas exceções, o amadurecimento de vários caminhos metabólicos ocorre no 1º ano de vida. As etapas metabólicas amadurecem em épocas diferentes e há consideráveis diferenças individuais, assim como também são diversas as épocas nas quais a criança senta, anda ou fala.

Em alguns casos, a etapa metabólica predominante nas crianças pequenas é diferente da dos adultos. Por exemplo, a N-metilação da teofilina para produzir cafeína é bem desenvolvida no recém-nascido, enquanto a desmetilação oxidativa é deficiente. O *clearance* da teofilina e da cafeína aumenta progressivamente com o amadurecimento da atividade oxidativa da enzima N-desmetilase. O perfil metabólico do acetaminofeno é também diferente entre as crianças e adultos; até 12 anos, o metabolismo predominante é a conjugação com sulfato, enquanto nos adolescentes e adultos é a glicuronidação.

Já foram realizadas interessantes observações quanto à possibilidade de se induzirem biotransformações no período neonatal. Muitas drogas foram experimentadas em animais como indutoras, destacando-se o fenobarbital, a difenil-hidantoína, a fenilbutazona e o diazepam. Os indutores têm a finalidade de aumentar a atividade de certas reações metabólicas que ocorrem sobretudo no sistema microssomal hepático. No tratamento de hiperbilirrubinemias, têm-se acelerado a glicuronidação e a excreção da bilirrubina e de outras drogas. A concentração do citocromo P450 e a atividade de outros componentes da cadeia microssomal de transporte eletrônico são peculiares a cada espécie, como já demonstraram vários autores.

A maturação da biotransformação hepática ocorre progressivamente, e na tenra infância (por volta do 1º ano) muitas substâncias são metabolizadas mais rapidamente que nos adultos. Vale lembrar que diferenças individuais ocorrem na velocidade do metabolismo hepático em adultos e neonatos.

Como é mostrado no Quadro 115.5, a meia-vida plasmática da maioria das drogas eliminadas principalmente pelo fígado está prolongada no recém-nascido. Na criança maior, a posologia necessária de algumas drogas antiepilépticas é maior do que no adulto, devido a sua rápida metabolização no fígado, o mesmo ocorrendo em certas situações com a teofilina.

Excreção renal

No período neonatal, ainda não estão completos o desenvolvimento e a maturação dos mecanismos de excreção renal das drogas. As diferentes funções renais se desenvolvem em ritmos diferentes. De modo geral, as diferenças básicas relacionadas com a idade podem ser previstas, mas para cada droga é preciso uma investigação experimental particular da excreção renal, se por filtração glomerular ou secreção tubular. As diferenças de idade na excreção renal de drogas são maiores para os compostos de excreção renal predominante ou seletiva, sem biotransformação prévia. O ritmo circadiano influi em muitas funções renais, e geralmente há diminuição à noite. No neonato, não há dados disponíveis sobre esse ponto.

No início do período pós-natal, parece ainda não haver a secreção tubular das drogas por processos de transporte ativo. Os mecanismos ativos de reabsorção tubular de aminoácidos, ácido úrico e glicose ainda não estão completamente desenvolvidos.

A baixa filtração glomerular do recém-nascido é condicionada pela imaturidade morfológica e funcional, explicada pelo pequeno número e reduzido tamanho dos glomérulos, pela baixa proporção de glomérulos funcionantes em relação ao seu número total e pela maturação incompleta dos néfrons isolados.

A capacidade excretória da secreção tubular no recém-nascido é menor do que no adulto, sobretudo no prematuro, o que se pode verificar especialmente com a administração de sulfonamidas e antibióticos. Essa imaturidade morfológica e funcional se deve a menor massa funcionante de células tubulares, menor comprimento dos túbulos, fluxo sanguíneo insuficiente na área peritubular, processos energéticos ainda não totalmente desenvolvidos e menor velocidade dos sistemas de transporte ativo. Valores semelhantes aos dos adultos para a filtração glomerular são alcançados entre 3 e 6 meses de idade, enquanto para as funções tubulares só o são um pouco mais tarde.

Diante desses aspectos, a posologia para os recém-nascidos a lactentes jovens deve ser diminuída, e, mesmo com drogas de baixa toxicidade, os intervalos muitas vezes precisam ser maiores do que para os adultos, especialmente porque a excreção renal das drogas está diminuída nos pequenos pacientes.

Drogas como aminoglicosídios, penicilinas, carbenicilina e meticilina apresentam taxas bem mais elevadas na sua meia-vida, devido ao retardo na excreção. Também nos casos de insuficiência renal é necessário diminuir as doses dessas drogas e aumentar o espaçamento na sua administração. Por outro lado, os pacientes portadores de fibrose cística necessitam de doses mais elevadas de certos antibióticos, pois apresentam excreção aumentada.

A creatinina sérica na faixa etária pediátrica é menor quando comparada à dos adultos. No 5º dia de vida, a creatinina plasmática se acha por volta de 0,40 mg/dL. Até os 18 anos, seus valores são inferiores a 0,8 mg/dL, o que reflete menor massa muscular. A modificação da posologia diante da disfunção renal depende de sua gravidade, refletida pelo *clearance* de creatinina.

O método para calcular o *clearance* (desde que não haja perda de massa muscular grave) em crianças de 1 semana até a idade de 21 anos é:

Clcr (mL/min/1,73 m) = comprimento (cm) × k/P cr (mg/dL) e, de acordo com a idade:

Lactente (1-52 semanas)   k = 0,45
Crianças (1-13 anos)   k = 0,55
Adolescentes (14-21 anos)
  Sexo masculino   k = 0,7
  Sexo feminino   k = 0,55

A seguinte equação é então empregada para se calcular a posologia corrigida:

$$Dr = Dn \left[1 - f(1 - R) \right]$$

em que R, a fração remanescente de função renal, é dado por:

$$R = \frac{\text{Clcr estimado do paciente (por 1,73 m}^2\text{)}}{\text{Clcr normal para a idade (por 1,73 m}^2\text{)}}$$

A Dr, dose diária durante a insuficiência renal, pode ser administrada na dose usual com aumento no intervalo ou com dose reduzida a intervalos usuais.

A maturação de *clearance* renal das drogas e seus metabólitos se finaliza em torno de 1 ano.

Com a maturação das funções hepáticas e renal, o *clearance* de muitas drogas na criança jovem, quando se corrige para superfície corpórea, se iguala ou excede o da criança maior ou do adulto. No Quadro 115.5, há uma comparação entre a meia-vida de eliminação de algumas drogas nos períodos de recém-nascido, lactentes, crianças e adultos. Tipicamente, a meia-vida está prolongada no recém-nascido, diminui durante a infância, é mais curta na pré-adolescência e em alguns casos mais longa no adulto do que na criança de um modo geral. Com raras exceções, uma meia-vida mais curta reflete um *clearance* maior. As mudanças na disponibilidade das drogas durante o crescimento e o desenvolvimento refletem as alterações que ocorrem nas funções hepática e renal. Essas mudanças podem requerer alterações nas dosagens prescritas. As doses do medicamentos podem necessitar de ajustes não só pelo aumento da massa corpórea mas também pelo aumento do *clearance* e diminuição da meia-vida. Esses aspectos são particularmente importantes quando se empregam drogas de modo prolongado, tais como anticonvulsivantes, agentes cardiovasculares, broncodilatadores. As doses iniciais se baseiam no seu volume de distribuição, enquanto as doses de manutenção são determinadas pelo *clearance*. Além disso, os intervalos de tempo relativos à meia-vida determinam o grau de flutuação na concentração da droga entre as doses administradas.

Como exemplo, as doses de manutenção da digoxina refletem as mudanças no volume de distribuição e *clearance*, de acordo com a idade. A digitalização no prematuro é feita com 20 μg/kg; no recém-nascido a termo, com 30 μg/kg; nos lactentes menores de 2 anos, com 40-50 μg/kg; e em crianças acima de 2 anos, com 30-40 μg/kg. Já a dose de manutenção no prematuro é de 5 μg/kg; para recém-nascidos a termo, de 8-10 μg/kg; para crianças abaixo de 2 anos, de 10-12 μg/kg; e para crianças acima de 2 anos, de 8-10 μg/kg.

Quadro 115.5 Meias-vidas plasmáticas (em horas) de algumas drogas em neonatos, crianças e adultos

Drogas	Neonato < 7 Dias	Lactentes > 1 Mês	Crianças 1-15 Anos	Adultos
Drogas de eliminação principalmente hepática				
Acetaminofeno	2-5			2
Ácido nalidíxico	4	3	2	1,5-2,5
Carbamazepina	8-28		14-19	16-36
Diazepam	22-46	10-12	15-21	24-48
prematuros	38-120			
Etosuximida			24-41	40-60
Fenilbutazona	27	18	18-23	70
Fenitoína	30-60	2-7	2-20	20-30
Fenobarbital	70-500	20-70	20-80	60-180
Indometacina	15			4-11
Nortriptilina	56			18-28
Petidina	23			6
Salicilato	4,5-11		2-3	2-4
Teofilina	14-58	5,6	1,4-8	4-10
Drogas de eliminação principalmente renal				
Benzilpenicilina	3,2	1,4	0,8	0,5
Digoxina	26-170	11-37	19-50	30-60
prematuros	90			
Gentamicina	4-5	2-5	2-4	2-3

Adaptado de MORSELLI e BARUZZI.

Quadro 115.6 Mudanças na meia-vida de eliminação (horas) durante o desenvolvimento

Droga	Recém-nascido	Lactente	Criança	Adulto
Acetaminofeno	4,9		4,5	3,6
Amicacina	5,0-6,5		1,6	2,3
Amoxicilina	3,7		9,0-1,9	0,6-1,5
Ampicilina	4,0	1,7		1,0-1,5
Cafeína	100	2		6
Carbamazepina			8-25	10-20
Cefalotina			0,3	0,6
Cefazolina			1,7	2,0
Cefotaxima	4,0	0,8	1,0	1,1
Cefoxitina	3,8	1,4	0,8	0,8
Ceftazidima	4,5	4,5	2,0	1,8
Ceftriazona	17,0	5,9	4,7	7,8
Cefuroxima	5,5	3,5	1,2	1,5
Clindamicina	3,6	3,0	2,4	4,5
Clonazepam			22-23	20-60
Ciclosporina			4,8	5,5
Diazepam	30	10	25	30
Digoxina		18-33	37	30-50
Etossuximida			30	52-56
Fenobarbital	67-99		36-72	48-120
Gentamicina	4,0	2,6	1,2	2-3
Ibuprofeno	20		1,0-2,0	2,0-3,0
Isoniazida			2,9	2,8
			Acetiladores lentos	
Mezlocinina	3,7		0,8	1,0
Moxalactam	5,4	1,7	1,6	2,2
Naproxeno			11-13	10-17
Piperacilina	0,8	0,5	0,4	0,9
Primidona			5-11	12-15
Quinidina			4,0	5-7
Rifampicina			2,9	3,3-3,9
Sulfadiazina	40	10		10-15
Sulfametoxipiridazina	280	50	50	50
Sulfissoxazol	18	8	8	8
Teofilina	30	6,9	3,4	8,1
Ticarcilina	5-6		0,9	1,3
Tobramicina	4,6		1-2	2-3
Valproato			7,0	6-12
Vancomicina	4,1-9,1		2,2-2,4	5-6
Zidovudina			1,0-1,5	1,6

Modificado de KAUFMAN, R.

No Quadro 115.6 estão relacionadas as mudanças na meia-vida de eliminação (horas) durante o desenvolvimento.

As doses de aminoglicosídios e de outros antibióticos requerem concentrações plasmáticas às vezes 50-100% maiores que nos adultos, pelo seu grande *clearance* renal. Também o intervalo entre as doses pode precisar ser menor. Funcionam desse mesmo modo drogas como carbamazepina, etossuximida, fenobarbital e fenitoína.

POSOLOGIA

Devido às diferenças na farmacocinética nas diversas fases da vida da criança, a redução linear simples na dose do adulto raramente é adequada na obtenção de uma dose pediátrica segura e eficaz. Idealmente, todas as drogas deveriam ser estudadas nos diversos grupos etários, de acordo com as seguintes fases do período de crescimento:

A. Pré-natal (0-9 meses)
  1. Embrionário (organogênese) (0-3 meses)
  2. Fetal (3-9 meses)
     a. Inicial (3-6 meses)
     b. Terminal (6-9 meses)
B. Natal ou perinatal ou intranatal
C. Pós-natal
  I. Infância (0-12 anos)
     a. Fase do recém-nascido (0-28 dias)
     b. Fase do lactente (0-2 anos)
     c. Idade pré-escolar (2-7 anos)
     d. Idade escolar (7-10 anos)
  II. Adolescência (10-20 anos)
     a. Pré-puberal (10 a 12-14 anos)
     b. Puberal (12-14 a 14-16 anos)
     c. Pós-puberal (18 a 20 anos)

Por falta dessa base com a maioria das drogas, a posologia pediátrica ainda é derivada da posologia dos adultos, através de inúmeras fórmulas, dentre as quais se destacam as de Frien, de Clark e de Young.

As diferenças metabólicas entre crianças e adultos, entretanto, não subscrevem *in totum* o uso dessa fórmulas. Basta lembrar, por exemplo, as deficiências metabólicas e de excreção decorrentes de imaturidade orgânica nos recém-nascidos e prematuros. As necessidades de água constituem outro fator importante para muitas funções, inclusive na excreção renal e nos processos patológicos, como se observa na excreção urinária da aspirina e nos quadros febris, esses últimos associados a diminuição do fluxo plasmático renal e baixa do pH urinário. Nesses exemplos, a dose *média* de uma droga pode aproximar-se dos níveis tóxicos.

As fórmulas da posologia pediátrica não se aplicam ao período neonatal, e é difícil saber a partir de que idade podem ser aplicadas com segurança. Shirkey declara que um período razoável de fidedignidade seria a partir de 6 meses até 2 anos de idade.

As fórmulas seguintes, baseadas na idade e no peso, são as mais citadas, embora haja enorme lista delas, o que indica sua falibilidade.

Fórmula de Fried – para pacientes com menos de 1 ano de idade

$$\frac{\text{Idade em meses}}{150} \times \text{Dose do adulto} = \text{Dose aproximada para o lactente}$$

Fórmula de Clark – para pacientes com 2 anos de idade ou mais

$$\frac{\text{Peso em quilogramas}}{70} \times \text{Dose do adulto} = \text{Dose aproximada para a criança}$$

Fórmula de Young – para pacientes com 2 anos de idade ou mais

$$\frac{\text{Idade (em anos)}}{\text{Idade (em anos)} + 12} \times \text{Dose do adulto} = \text{Dose aproximada para a criança.}$$

A adaptação da posologia baseada no peso, especialmente para o lactente, nem sempre é fiel, ocorrendo subdosagem. Se, inversamente, adaptarmos a posologia infantil para o adulto, tendo como base o peso, pode ocorrer superdosagem.

A sulfadiazina, por exemplo, é recomendada para crianças na dose de 150 mg/kg/dia. Se aplicássemos esse esquema a um adulto de 70 kg, resultaria um total de 10,5 g, dose excessiva sobre a usual de 6 g/dia. Se, por outro lado, dividíssemos essa dose de adulto por 70 (70 kg do peso do adulto), obteríamos o resultado de 85 mg/kg/dia, insuficiente se aplicado às crianças.

A dosagem baseada na idade é também falha quando se observa a grande variação de peso em crianças da mesma idade.

Dada a precariedade do peso e da idade como critérios de determinação posológica das drogas, chegou-se à conclusão de que o melhor denominador comum era a superfície corpórea.

A lei de Rubner diz que nos animais homeotérmicos, em repouso, a perda de calor é a mesma por metro quadrado da superfície do corpo, durante o período de 24 horas, independentemente do tamanho do animal. Além da perda de calor, outros processos fisiológicos se correlacionam com a superfície do corpo, como, por exemplo, o débito cardíaco, o volume sanguíneo, a filtração glomerular, o crescimento dos órgãos e o volume-minuto da respiração.

Os trabalhos de Snively, Harris, Crawford e cols. e Butler e Richie explicam a racionalidade do uso da superfície do corpo na orientação dos esquemas posológicos, não só para crianças, mas também para adultos.

Há duas fórmulas que utilizam a superfície corpórea para determinar a posologia infantil, uma ainda baseada no adulto e a outra independente dessa correlação:

1. $\frac{\text{Superfície do corpo da criança}}{\text{Superfície do corpo adulto}} \times \text{Dose do adulto} = \text{Dose da criança}$

2. Superfície do corpo da criança (em m²) × Dose por m² = = Dose da criança.

A relação superfície/peso varia inversamente com o comprimento. A superfície do corpo do lactente é maior do que se esperaria a partir do seu peso. Ele é menor e pesa menos que o adulto mas, relativamente, possui maior superfície corporal.

Com a fórmula (2), se conhecemos a dose por metro quadrado, essa dose é aplicável a crianças da primeira infância, pré-escolares, adolescentes e adultos. Só não seria aplicável no período neonatal, no qual todas as fórmulas são inaplicáveis.

A determinação da superfície corpórea pode ser feita com o nomograma da Fig. 115.1.

Existem tabelas de posologia das drogas por quilograma e por metro quadrado nos livros de Nelson e Shirkey.

Na realidade, nenhuma fórmula se aplica a todos os casos, mas permite o cálculo da dose inicial. A dose da droga, em última análise, deve ser adaptada a cada caso clínico.

Os defensores do peso como unidade de estimativa da dose atacam o método da superfície corpórea dizendo que o processo que mede essa

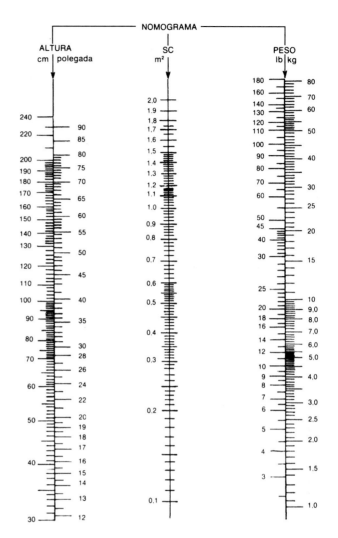

Fig. 115.1 Nomograma de Boyd modificado. A superfície corpórea (SC) é encontrada quando uma linha reta une a altura ao peso do paciente. O peso é indicado em libras (lb) e em quilogramas, e a altura, em centímetros e polegadas.

superfície não é exato, do ponto de vista estatístico, pois apresenta um desvio padrão de 8%. Esse desvio, porém, do ponto de vista clínico, não é significativo, e o método da superfície corpórea é mais simples e permite maior racionalidade terapêutica.

Na Fig. 115.2 está a determinação da superfície corpórea.

TÓPICOS NA ADMINISTRAÇÃO DE MEDICAMENTOS À CRIANÇA

Muitas drogas são preparadas para crianças sob a forma de elixir ou suspensão; o elixir é uma solução alcoólica na qual as moléculas da droga são dissolvidas, sem ser necessário agitar antes do seu emprego. A suspensão contém partículas não dissolvidas da droga que necessitam ser distribuídas no veículo através da agitação no frasco. Se não se agitar o frasco antes de cada uso, as primeiras doses terão menos medicamento que as últimas, podendo ocorrer toxicidade no término da terapêutica.

A obediência à prescrição tende a ser mais difícil entre as crianças, o que demonstra a necessidade de informação detalhada aos pais.

A sensibilidade às drogas pode ser afetada por fatores como desidratação, febre e acidose. A acidose metabólica, que é bastante comum na criança doente, especialmente nas de baixa idade, pode alterar a penetração das drogas nas células. O estado de hidratação pode ser de importância capital, assim como a hipoxia, na determinação de maior sensibilidade aos medicamentos.

Altura (cm)	90	95	100	105	110	115	120	125	130	135	140	145	150	155	160	165	170	175	180	185	190	195
Peso (kg)																						
10	0,50	0,52	0,54	0,56																		
12,5	0,55	0,57	0,59	0,61	0,64																	
15	0,59	0,62	0,64	0,66	0,69	0,71	0,73															
17,5	0,63	0,66	0,68	0,71	0,73	0,76	0,78	0,80														
20	0,67	0,70	0,72	0,75	0,78	0,80	0,83	0,85	0,88	0,90												
22,5			0,76	0,79	0,82	0,84	0,87	0,89	0,92	0,95	0,97	1,00										
25				0,82	0,85	0,88	0,91	0,94	0,96	0,99	1,02	1,04	1,07									
27,5				0,86	0,89	0,92	0,95	0,97	1,00	1,03	1,06	1,08	1,11	1,14	1,16							
30					0,92	0,95	0,98	1,01	1,04	1,07	1,10	1,13	1,15	1,18	1,21	1,24						
32,5					0,95	0,98	1,02	1,05	1,08	1,11	1,14	1,16	1,19	1,22	1,25	1,28	1,31					
35						1,02	1,05	1,08	1,11	1,14	1,17	1,20	1,23	1,26	1,29	1,32	1,35					
37,5							1,08	1,11	1,14	1,17	1,21	1,24	1,27	1,30	1,33	1,36	1,39	1,42				
40								1,14	1,17	1,21	1,24	1,27	1,30	1,33	1,37	1,40	1,43	1,46				
42,5								1,17	1,21	1,24	1,27	1,30	1,34	1,37	1,40	1,43	1,46	1,50	1,53			
45									1,24	1,27	1,30	1,34	1,37	1,40	1,44	1,47	1,50	1,53	1,56			
47,5									1,26	1,30	1,33	1,37	1,40	1,44	1,47	1,50	1,53	1,57	1,60	1,63		
50									1,29	1,33	1,36	1,40	1,43	1,47	1,50	1,54	1,57	1,60	1,64	1,67	1,70	
52,5										1,36	1,39	1,43	1,46	1,50	1,53	1,57	1,60	1,64	1,67	1,70	1,74	1,77
55										1,38	1,42	1,46	1,49	1,53	1,56	1,60	1,63	1,67	1,70	1,74	1,77	1,80
57,5											1,45	1,48	1,52	1,56	1,59	1,63	1,66	1,70	1,74	1,77	1,80	1,84
60											1,47	1,51	1,55	1,59	1,62	1,66	1,70	1,73	1,77	1,80	1,84	1,87
62,5												1,54	1,58	1,61	1,65	1,69	1,72	1,76	1,80	1,83	1,87	1,91
65												1,56	1,60	1,64	1,68	1,72	1,75	1,79	1,83	1,86	1,90	1,94
67,5													1,63	1,67	1,71	1,74	1,78	1,82	1,86	1,90	1,93	1,97
70													1,65	1,69	1,73	1,77	1,81	1,85	1,89	1,92	1,96	2,00
72,5														1,72	1,76	1,80	1,84	1,88	1,91	1,95	1,99	2,03
75														1,74	1,78	1,82	1,86	1,90	1,94	1,98	2,02	2,06
77,5															1,81	1,85	1,89	1,93	1,97	2,01	2,05	2,09
80															1,83	1,87	1,92	1,96	2,00	2,04	2,08	2,12
82,5																1,90	1,94	1,98	2,02	2,06	2,10	2,14
85																	1,96	2,01	2,05	2,09	2,13	2,17
87,5																	1,99	2,03	2,07	2,12	2,16	2,20
90																		2,06	2,10	2,14	2,18	2,22
92,5																		2,08	2,12	2,17	2,21	2,25
95																			2,15	2,19	2,23	2,28
97,5																			2,17	2,22	2,26	2,30
100																				2,24	2,28	2,33
102,5																				2,26	2,31	2,35
105																					2,33	2,38
107,5																						2,40

Fig. 115.2 Determinação da superfície corpórea pela altura e peso. Como a relação entre tamanho e peso do paciente é variável, às vezes é melhor ajustar a dose dos medicamentos com a superfície corpórea. A superfície corpórea do adulto é, em geral, de cerca de 1,8 metro quadrado. Os dados desta tabela foram calculados a partir da fórmula de Dubois e Dubois:

$$S = W^{0,125} \times H^{0,725} \times 71,84$$

S = Superfície corpórea em cm² (na tabela, em metros quadrados); W = peso em quilogramas; H = Altura em centímetros

---

Existem algumas peculiaridades genéticas que determinam respostas anormais às drogas. Um desses exemplos é representado pela deficiência de 6-glicose-fosfato desidrogenase (G6PD), que torna seus portadores extremamente sensíveis a certo número de drogas, podendo apresentar quadros hemolíticos e hiperpirexia, tais como aspirina, cloranfenicol, cotrimexazol, dapsona, hidroxicloroquina, isoniazida, ácido nalidíxico, nitrofurantoína, probenecida, procainamida, quinidina, quinina e sulfonamidas.

A administração oral de fármacos em neonatos pode resultar em aspiração, e algumas drogas nas primeiras semanas não são bem absorvidas. A via intramuscular nos muito pequenos e desnutridos deve ser evitada, e, ao ser usada, deve-se preferir a face anterior ou lateral da coxa.

A monitorização de drogas tem um papel definitivamente muito importante em pediatria, e suas principais indicações são:

1. Drogas de metabolismo saturado – fenitoína, teofilina, salicilatos.
2. Drogas com variações metabólicas interindividuais – fenitoína e teofilina.
3. Suspeita de não estar usando o medicamento.
4. Ajuste posológico para acompanhar o crescimento.
5. Falha terapêutica.
6. Prevenção de efeitos adversos.
7. Insuficiência hepática, renal ou cardíaca.

Nos pré-escolares e escolares, chama-se sempre a atenção para o perigo das intoxicações acidentais. É importante recomendar que todos os medicamentos sejam guardados em lugar seguro.

Já nos adolescentes, os problemas comuns referem-se à rebeldia e não aceitação da medicação, à possibilidade de autoenvenenamento com objetivos suicidas e à exposição ao uso de drogas ilícitas.

O envenenamento na criança pode resultar de um acidente, de um envenenamento terapêutico, de uso abusivo ou de tentativas de suicídio. Até algum tempo atrás, a intoxicação salicílica era comum, e hoje está sendo substituída, em termos de frequência, pela dos benzodiazepínicos. Dados de Brisbane revelam como principais agentes relacionados a intoxicações na infância: derivados do petróleo (13%), anti-histamínicos (9%), benzodiazepínicos (9%), detergentes (7%) e aspirina (6%). Casos fatais ocorrem mais frequentemente com drogas cardiotóxicas, antidepressivos, simpatomiméticos, soda cáustica e aspirina.

O recém-nascido requer cuidados especiais no que diz respeito ao uso de drogas. Ao nascer, eles recebem sistematicamente vitamina K, um colírio antimicrobiano e uma tintura no coto umbilical. Os recém-nascidos de baixo peso e prematuros permanecem em unidades de alto risco e habitualmente recebem vários medicamentos. Além das drogas administradas, há ainda a exposição a outras substâncias do ambiente ou recebidas pela mãe (álcool, nicotina, chumbo, etc.). Existe também a possibilidade de exposição via leite materno. Por todos esses aspectos, há que se estar atento para evitar a toxicidade nessa faixa etária.

Vale ressaltar que a absorção adequada de drogas requer uma circulação mantida, que pode estar comprometida nos recém-nascidos muito graves ou com hipotensão, hipoxia, asfixia ou convulsão.

Algumas questões devem ser enfatizadas para aqueles que lidam com recém-nascidos:

1. A velocidade de biotransformação das drogas é menor
2. A velocidade da eliminação das drogas é bastante variável.
3. As mudanças no metabolismo e na biodisponibilidade são extremamente variáveis.
4. A biotransformação e a eliminação das drogas são vulneráveis aos estados patológicos.
5. Pode ocorrer ativação de passagens metabólicas alternativas.
6. A rapidez com que ocorrem as mudanças nessa fase da vida muitas vezes requer a dosagem sistemática da concentração sanguínea das drogas para a monitorização e os ajustes adequados.

DROGAS E LEITE MATERNO

Os medicamentos devem ser prescritos com reserva para mulheres que estejam amamentando. As drogas usadas na mãe em sua maioria aparecem no leite e podem ser potencialmente perigosas para os lactentes. Felizmente, a concentração das drogas no leite em geral é baixa.

As drogas são transferidas para o leite materno de acordo com a teoria de partição, com os compostos lipossolúveis mais prontamente passados para o leite, assim como as substâncias básicas.

A presença e a concentração de compostos no leite materno dependem do peso molecular, do grau de ionização, da ligação à proteína plasmática, da lipossolubilidade e da captação específica do tecido mamário.

Medicamentos que não são absorvidos após a ingestão oral não aparecem no leite. Pequenos compostos com peso molecular abaixo de 200 aparecem livremente no leite, e admite-se que passem através dos poros dos alvéolos mamários. Grandes compostos como insulina ou heparina não passam; compostos de tamanho intermediário devem atravessar a membrana lipoproteica da célula por difusão ou transporte ativo. Em geral, drogas não ionizadas no pH sanguíneo atravessam a membrana mais facilmente que os agentes altamente ionizados. Como o pH do leite fica ao redor de 7 ou um pouco menos, ele age como um captador de bases fracas.

As drogas atravessam a membrana apenas na sua forma livre; portanto, aquelas ligadas às proteínas são menos disponíveis para a passagem. Drogas ou outros produtos lipossolúveis atravessam facilmente a membrana da célula alveolar, e, como o leite é rico em gordura, essas substâncias aí se diluem. Finalmente, alguns compostos são captados ativamente pelo leite, no qual são encontrados em maior concentração que no sangue.

A quantificação de uma droga no leite pode ser mensurada através da relação entre leite e plasma; no entanto, o melhor é medir a concentração diretamente no leite.

Para ter uma ação qualquer, a droga presente no leite deve agir no trato gastrointestinal da criança diretamente ou ser absorvida. É possível que em certas circunstâncias, se a droga estiver ligada à proteína do leite, ela não seja absorvida, ou, ainda, se no intestino da criança muito pequena ocorrer a absorção de grandes moléculas. Deve-se ainda estar atento para o fato de algumas drogas terem o potencial de deslocar a bilirrubina da sua ligação com albumina.

Anticoagulantes

A heparina não passa para o leite. Já os anticoagulantes orais podem passar e estão associados a coagulopatias no recém-nascido.

Anti-inflamatórios e analgésicos

O ácido acetilsalicílico parece não causar dano quando usado ocasionalmente. Embora existam poucos estudos, o acetaminofeno e o ibuprofeno parecem seguros. A indometacina tem sido associada a convulsões neonatais.

Antimicrobianos

A maioria deles parece segura para os lactentes. Algumas vezes os antibióticos do grupo das penicilinas podem causar diarreia no bebê pela alteração da flora. As cefalosporinas parecem ser excretadas em quantidades insignificantes no leite. A passagem de sulfonamidas é influenciada pelo grau de ionização e ligação proteica e às vezes determina o deslocamento da bilirrubina da ligação com a albumina; por isso, as sulfonamidas devem ser evitadas para as mulheres que estão amamentando na 1ª semana de vida da criança. A eritromicina é encontrada em alta concentração no leite, sugerindo que a criança deve receber uma dose considerável. As tetraciclinas estão proibidas durante a lactação, pois podem determinar o escurecimento dos dentes. A maioria dos autores recomenda que as mães que estão amamentando não usem cloranfenicol, mesmo que a concentração no leite não seja alta. Os aminoglicosídios são pobremente absorvidos pelo trato digestivo da criança. A isoniazida e o PAS não têm sido relacionados a efeitos deletérios na criança. O metronidazol não é recomendado pela possibilidade carcinogênica em animais, embora estudos recentes demonstrem que doses usuais de metronidazol não são contraindicadas.

Drogas de ação cardiovascular

A quantidade de digoxina no leite depende da dose usada na mãe. Filhos de mães que ingerem 0,25 mg/dia não recebem quantidade suficiente de digoxina que seja detectada no plasma da criança. Os diuréticos podem ser perigosos, pois podem determinar desidratação materna e diminuição da produção de leite. A clortalidona pode acumular-se na criança. O propranolol parece ser seguro. A quinidina é bastante excretada no leite, mas não parece levar a efeitos deletérios.

Drogas que afetam o sistema nervoso central

Tanto o diazepam como seu metabólito desmetildiazepam são encontrados no leite. O uso crônico da mãe pode determinar letargia e perda de peso na criança. Os barbitúricos aparecem no leite em concentrações variáveis. O clordiazepóxido tem sido relacionado a depressão do neonato. O meprobamato deve ser evitado devido às grandes concentrações que atinge no leite.

O lítio é definitivamente contraindicado durante a lactação, pois pode causar sintomas cardiovasculares e do sistema nervoso central da criança. A fenotiazina e os antidepressivos tricíclicos em pequenas doses parecem seguros. As anfetaminas podem causar tremores.

O fenobarbital é metabolizado mais lentamente nos neonatos que nos adultos, e talvez os neonatos acumulem a droga. As crianças devem ser monitorizadas quanto a letargia e perda de peso.

Drogas que afetam o sistema endócrino

Drogas da família do tiouracil, do metilmazol, do carbimazol e iodados devem ser contraindicados durante o aleitamento; todas elas atingem altas concentrações no leite e podem suprimir a função tireoidiana da criança.

A tiroxina e outros hormônios tireoidianos parecem seguros; o hormônio materno passa para o leite e pode até mascarar quadros de cretinismo. Os efeitos dos corticoides e seus derivados a longo prazo não são conhecidos.

Um dilema comum é o uso de contraceptivos durante a lactação. Pouco se sabe sobre os efeitos da exposição de longa duração a esses agentes em bebês amamentados. Se seu uso é imperativo, deve-se começar a partir de 4 semanas do parto, a fim de assegurar uma lactação bem estabelecida, com a menor dose possível. As crianças devem receber acompanhamento cuidadoso pois algumas podem desenvolver ginecomastia ou alteração do epitélio vaginal. São necessários estudos a longo prazo sobre essa questão.

Outras drogas

A cimetidina tem sido demonstrada em elevadas concentrações no leite. Como não se dispõe de muitos dados, ela está contraindicada nas mães que amamentam. O mesmo se aplica à ranitidina e ao omeprazol.

A teobromina do chocolate pode ser encontrada no leite. A teofilina usada pela mãe que aleita pode determinar irritabilidade na criança. Os extratos do ergot são contraindicados, assim como os isótopos radioativos. Se os radiofármacos são indicados para a mãe, a lactação deve ser suspensa.

Substâncias não terapêuticas podem ser encontradas no leite humano. Uma delas é a cafeína, cerca de 1 hora após a ingestão pela mãe; eventualmente, com grandes quantidades, pode causar irritabilidade na criança. A nicotina tem sido identificada no leite. O etanol utilizado em excesso pela mãe pode deprimir o lactente. Narcóticos como heroína, morfina, metadona e outros opioides podem determinar adição e síndrome de abstinência nas crianças.

Poluentes ambientais também podem ser identificados no leite. O chumbo é encontrado nos leites humano e bovino, e também em fórmulas comerciais. Não há relato de toxicidade até o momento. O mercúrio tem sido encontrado em algumas áreas poluídas. Os pesticidas orgânicos podem ser encontrados no leite, embora tal achado tenha diminuído, dada a proibição desses produtos. Outros tóxicos ambientais podem ser encontrados no leite, como o DDT e o TCDD, embora, com a sua retirada de muitas áreas, não se saiba exatamente o grau de toxicidade para lactentes.

Habitualmente, algumas regras devem ser seguidas para a mãe que amamenta:

1. Avaliar com critério qualquer medicamento a ser empregado.
2. A secreção no leite é variável.
3. Leites procedentes dos bancos de leite devem ser seguros e livres de contaminação.
4. Avaliar o risco e o benefício do tratamento materno e se há necessidade de interromper a lactação.
5. Qualquer sinal ou sintoma do lactente deve ser relacionado a possível droga usada pela mãe.
6. Durante o tratamento materno, monitorizar a criança de perto.

O uso crônico de corticoides, anfetamina e metilfenidato na mãe pode comprometer o crescimento da criança. Metoclorpramida determina maior frequência de reações distônicas na criança. Atropina e escopolamina podem determinar hiperpirexia nos lactentes, assim como os derivados opioides podem levar a depressão respiratória. O valproato excepcionalmente pode causar hiperamoniemia.

Por outro lado, há também casos de diminuição da toxicidade. Os neonatos apresentam menores índices de ototoxicidade com os aminoglicosídeos. A hepatotoxicidade por halotano é rara em crianças, assim como a lesão pelos tuberculostáticos.

Sulfonamidas usadas pela mãe no período de lactação podem promover *kernicterus*, pois competem com a bilirrubina na ligação com a albumina; cloranfenicol pode provocar depressão medular; isoniazida usada pela mãe pode provocar deficiência de piridoxina na criança se a mãe não está fazendo suplementação. A maioria dos sedativos e hipnóticos pode alcançar concentração plasmática suficiente para produzir letargia e sedação no lactente. Heroína e morfina podem prolongar a dependência da criança. Quantidades excessivas de álcool ingeridas pela mãe podem produzir efeitos no filho. No Quadro 115.7 estão listadas

Quadro 115.7 Drogas empregadas durante a fase de lactação com possíveis efeitos no lactente

Droga	Efeito	Comentários
Ácido nalidíxico	significante	Anemia hemolítica
Álcool	significante	Intoxicação
Aminopterina	significante	Imunossupressão
		Evitar amamentação
Ampicilina	mínimo	Diarreia ou alergia
Aspirina	mínimo	Altas doses podem produzir concentrações no leite
Betanecol	mínimo	Dor e diarreia
Cafeína	mínimo	A concentração no leite é de 1%
Canamicina	mínimo	
Ciclofosfamida	significante	Imunossupressão
		Evitar amamentação
Cimetidina	significante	Supressão da acidez gástrica, inibe metabolismo de drogas, estímulo do SNC
		Evitar amamentação
Clindamicina	mínimo	Diarreia com sangue
Cloranfenicol	significante	Síndrome cinzenta, aplasia
		Evitar amamentação
Clorpromazina	mínimo	Letargia
Clortiazida	mínimo	
Codeína	mínimo	
Contraceptivo oral	mínimo	Supressão láctea
		Ginecomastia
Dapsona	significante	Anemia hemolítica
Derivados do ouro	significante	Nefrite, hepatite, *rash*
		Evitar amamentação
Diazepam	significante	Sedação e acúmulo
Dicumarol	mínimo	Alteração do tempo de protrombina
Digoxina	mínimo	Vômitos, diarreia, convulsão
Ergotamina	significante	Evitar amamentação
Espironolactona	mínimo	
Etanol	moderado	Efeitos alcoólicos
Fenidiona	significante	Sangramento
Fenitoína	moderado	Sedação, meta-hemoglobinemia
Fenobarbital	moderado	Sedação
Heroína	significante	Dependência
Hidrato de cloral	significante	Tontura
Imunossupressores	significante	Evitar amamentação
Indometacina	significante	Convulsão
		Evitar amamentação
Iodo	significante	Supressão tireoidiana
Isoniazida	mínimo	Deficiência de piridoxina
Laxantes	mínimo	Diarreia
Lítio	significante	Toxicidade
		Evitar amamentação
Metadona	significante	Dependência
Metimazol	significante	Interferência na tireoide
		Evitar amamentação
Nicotina	mínimo	Insônia, vômitos, diarreia
		Taquicardia
Penicilina	mínimo	*Rash*, febre
Prednisona	moderado	Evitar doses elevadas
Propiltiouracil	significante	Supressão tireoidiana
		Evitar amamentação
Propranolol	mínimo	
Salicilatos	mínimo	*Rash*, acidose
Sulfissoxazol	significante	*Kernicterus*
Teofilina	moderado	Irritabilidade
Tetraciclina	moderado	Descoloração dentária
		Evitar amamentação
Tiroxina	mínimo	
Tolbutamida	mínimo	
Varfarina	mínimo	
Vitamina D	mínimo	Hipercalcemia

Quadro 115.8 Drogas que podem suprimir a lactação

Bromocriptina
Contraceptivos orais combinados a estrógenos/progestágenos
Dienoestrol
Diuréticos tiazídicos
Estilbestrol
Estradiol
Piridoxina

algumas drogas que, quando usadas pela mãe na lactação, podem produzir efeitos na criança. No Quadro 115.8 estão as drogas que podem suprimir a lactação. Existem ainda as drogas que requerem suspensão temporária da amamentação, como metronidazol, radiofármacos, gálio-69, iodo-125, iodo-131 e tecnécio-99.

No Quadro 115.9 estão relacionados alguns compostos que, por estarem presentes nos alimentos da mãe, podem ser excretados pelo leite materno e causar alguns efeitos no lactente.

Os pediatras devem obedecer ao seguinte esquema quando a mãe amamenta e necessita fazer uso de medicação:

1. A mãe de fato precisa usar esse fármaco?
   Devem-se evitar medicações de rotina no pós-parto.
2. É possível empregar uma medicação alternativa?
   Um similar mais inócuo ou mais conhecido deve ser preferido.
3. Deve-se estabelecer um horário para minimizar a exposição do lactente.
4. Se possível, dosar a droga no plasma da criança ou no leite da mãe.
5. Procurar literatura atualizada a respeito das drogas que a mãe vai utilizar.
6. Examinar a criança periodicamente.
7. Tranquilizar a mãe, enfatizando sempre as vantagens do aleitamento.

CONSIDERAÇÕES FINAIS

Na prescrição de drogas para crianças, atenção especial deve estar voltada para a dose, a via de administração e a duração da terapia; deve-se sempre escolher o esquema mais simples para o paciente pediátrico. Os pais e responsáveis devem ser informados pelo pediatra de todos os possíveis efeitos que possam advir do uso da droga e de sua ação esperada sobre a condição apresentada pelo paciente. Muitas vezes, a não obediência ao regime terapêutico prescrito ocorre pela falta de informação detalhada dada pelo médico aos familiares e à própria criança, quando possível. Para melhorar o seguimento da prescrição, é importante não só a informação detalhada, mas também manter a terapêutica o mais simples possível, conferir responsabilidades aos pais e à própria criança e fazer um seguimento periódico do paciente. O axioma de que as crianças não são de fato pequenos adultos é importante na farmacologia pediátrica. Portanto, há necessidade de conhecimento detalhado de todas as peculiaridades da farmacocinética e da farmacodinâmica nessa faixa etária especial e diversa, para que um melhor sucesso terapêutico possa ser obtido quando lhes administrarmos drogas.

Sente-se que há no meio pediátrico uma saudável atitude interessada na compreensão dos aspectos farmacológicos das drogas usadas em clínica, não só para diminuir a frequência dos desastres medicamentosos, mas também para estabelecer uma prescrição terapêutica mais racional.

Os parâmetros farmacocinéticos de muitas drogas apresentam profundas modificações durante o desenvolvimento da criança. Tais alterações ainda podem ser aumentadas ou diminuídas pela administração concomitante de várias drogas ou pela gravidade da doença. Tais diferenças, quando relacionadas com a farmacocinética do adulto, como opina Morselli, podem assumir grande importância clínica porque podem conduzir a um resultado negativo ou positivo da intervenção terapêutica.

No recém-nascido, há absorção modificada, redução da ligação às proteínas plasmáticas, volume de distribuição alterado e grande diminuição da capacidade de metabolizar e excretar drogas. No 2° e 3° anos de vida as velocidades de absorção e eliminação parecem ser muito mais elevadas que nos adultos. A partir de então, há aproximação progressiva dos valores dos adultos, com possibilidade de modificações bruscas na época da maturação sexual.

As diferenças no volume aparente de distribuição se relacionam com as propriedades físico-químicas das drogas e com o estágio de desenvolvimento do organismo da criança.

Existem várias normas que regem os ensaios terapêuticos em seres humanos, que são ainda mais rígidas quando envolvem crianças, sobretudo os aspectos éticos, e que necessariamente têm que ser seguidas antes de qualquer utilização de medicamentos em pediatria. Esses estudos incluem várias fases, desde os dados laboratoriais até o estudo em populações, com estimativa rigorosa dos riscos e benefícios e vigilância continuada.

Vale lembrar ainda que numerosas condições genéticas podem afetar a resposta e a eliminação das drogas. Condições farmacogenéticas transmitidas monogenicamente são menos influenciadas por circunstâncias ambientais que as variações interindividuais controladas poligenicamente. Quando uma resposta a uma droga não usual é encontrada em um paciente, o pediatra deve considerar a possibilidade de um mecanismo genético subjacente que pode ou não também se expressar em outros membros da família.

Diante do que foi exposto, a prescrição de drogas para a criança precisa de reflexão, e uma das medidas que poderiam ajudar seria o ajuste posológico através de controle ou monitorização dos níveis sanguíneos das drogas e sua correlação com efeitos terapêuticos, subterapêuticos ou tóxicos. Os farmacologistas clínicos pediátricos consideram a monitorização da concentração sanguínea das drogas um serviço rotineiro que todo hospital deveria possuir. Ela forneceria dados sobre a posologia ideal, sobre os efeitos adversos e o conhecimento sobre o destino das drogas nas diversas fases de crescimento da criança e nos diversos estados patológicos.

Tal serviço necessitaria de pessoal treinado, de novas e adequadas técnicas de análise química e eficácia terapêutica e de um fluxo eficiente de informações entre os especialistas interessados nesse campo de investigação.

Não há regras para garantir a segurança e a eficácia das drogas nos pacientes pediátricos, especialmente nos recém-nascidos. Há que se familiarizar com a farmacologia detalhada das drogas e acompanhar de perto os pacientes, avaliando sempre de modo crítico sua indicação, monitorizando, quando necessário, seus níveis plasmáticos e ajustando periodicamente, de modo individualizado, para cada paciente.

REFERÊNCIAS BIBLIOGRÁFICAS

1. ANTON, A.H. Increasing activity of sulfonamides with displacing agents: a review. *Ann. N. Y. Acad. Sci.*, 226:273-92, 1973.
2. ATKINSON, H.C., BEGG, E.J., DARLOW, B.A. Drugs in breast milk: Clinical pharmacokinetic considerations. *Clinical Pharmacokinetics*, 14:217-240, 1988.
3. AUGSBERGER, A. Old and new rules for dosage determination in pediatrics. *Triangle*, 5:200, 1962.

Quadro 115.9 Substâncias encontradas em alimentos utilizados pela mãe, com possíveis efeitos em lactentes

Agente	Efeito
Aspartame	Cuidado em fenilcetonúricos
Clordane	–
Chocolate	Irritabilidade e aumento de trânsito intestinal
Ciclamato	–
Fava	Hemólise naqueles com deficiência de G6PD
Hexaclorobenzeno	*Rash*, diarreia, vômitos, urina, neurotoxicidade
Chumbo	Neurotoxicidade
Metilmercúrio	Afeta o desenvolvimento neuronal
Tetracloroetileno	Icterícia obstrutiva
Dieta vegetariana	Deficiência de vitamina B_{12}

4. BARTHELS, H. Drug therapy in childhood: what have been done and what has to be done. *Pediatr. Pharmacol.*, *3*:31, 1983.
5. BERLIN, C. Medicações e substâncias químicas: exposição da nutriz. *Clin. Ped. Am. Norte*, *5*:1151-1160, 1989.
6. BORÉUS, L.O., JALLING, B., KALBERG, N. Clinical pharmacology of phenobarbital in the neonatal period: *In*: MORSELLI, P.L., SERENI, F. *Basic and Therapeutic Aspect of the Perinatal Pharmacology*. New York, Raven Press, 1975 p. 331-40.
7. BOYD, E. *The Growth of the Surface Area of the Human Body*. Minneapolis, University of Minnesota Press (Institute of Child Welfare, Monograph Series, 10), 1935.
8. BRAUNLICH, H. Kidney development: drug elimination mechanism. *In*: MORSELLI, P.L. *Drug Disposition During Development*. Spectrum Publications, New York, 1977. p. 89-100.
9. BRAUNLICH, H. & PUSCHMANN, R. Die Entwicklung der renalen Ausscheidung von Natrium und Kalium in der postanatalen Period bei der Ratte. *Acta Biol. Med. Germ.*, *28*:89, 1972.
10. BROWN, R.D., CAMPOLI-RICHARDS, D.M. Antimicrobial therapy in neonates, infants, and children. *Clin. Parmacokinet*, *17*(suppl 1):105-115, 1989.
11. BUCHANAN, N. *Paediatric Clinical Pharmacology and Therapeutics*. Chapter IV, p. 118-157.
12. BUTLER, A.M. & RICHIE, R.H. Simplification and improvement in estimating drug dosage and fluid and dietary allowances for patients of varying sizes. *New Engl. J. Med.*, *262*:903, 1960.
13. COHEN, M. Special aspects of perinatal and pediatric pharmacology. *In*: KATZUNG, B.G. *Basic and Clinical Pharmacology*. 8th ed. McGraw-Hill, New York, 2001. p. 853-861.
14. COHEN, S.N. & WEBER, W.W. Farmacogenética. *In:* YAFFE, S.J. *Clínica Pediátrica da América do Norte*, Guanabara Koogan, Rio Janeiro (Simpósio sobre Farmacologia Pediátrica), 1972. p. 21-36.
15. COMMITTEE ON DRUGS. American Academy of Pediatrics. The transfer of drugs and other chemicals into human milk. *Pediatrics*, *93*:137-150, 1994.
16. COMMITTEE ON DRUGS. The transfer of drug and other chemicals into human breast milk. *Pediatrics*, *72*(3), 1983.
17. CRAWFORD, J.D., TERRY, M.E., ROURKE, G.M. Simplification of drug dosage calculation by application of the surface area principle. *Pediatrics*, *5*:783, 1950.
18. DALLMAN, P.R., DALLNER, G., BERGSTRAND, A., ERNSTER, L. Heterogeneous distribution of enzymes in submicrosomal membrane fragments. *J. Cell. Biol.*, *41*:357, 1969.
19. DONE, A.K. Developmental pharmacology. *Clin. Pharmacol. Ther.*, *5*:432, 1964.
20. FOUTS, J.R. & DEVEREAUX, T. Developmental aspects of hepatic and extrahepatic drug-metabolizing enzyme systemic: microsomal enzymes and components in rabbit liver and lung during the first month of life. *J. Pharmacol. Exp. Ther.*, *183*:458, 1973.
21. FRANKE, H. & KLINGER, W. Untersuchungen zum Mechanismus der Enzyminduktion. X. Die Wirking von barbital auf die Substraktur der Leberzellen von Ratten verschiedener Alters. *Acta Biol. Med. Germ.*, *18*:99, 1967.
22. GLAZKO, A.J. Simplified procedures for calculating drug dosage from body weight infancy and childhood. *Pediatrics*, *27*:503, 1961.
23. GRAEF, J.W. & CONE, Jr. T.E. (eds.). *Manual of Pediatric Therapeutics*. Little, Brown, Boston, 1974.
24. HARRIS, J.S. Special pediatric problems in fluid and electrolyte therapy in surgery. *Ann. N. Y. Acad. Sci.*, *66*:966, 1957.
25. HENRY, J., VOLANS, G. ABC of poisoning – problems in children. *British Medical Journal*, 287-486, 1986.
26. JUSKO, W.J. Princípios farmacocinéticos na farmacologia pediátrica. *In*: YAFFE, S.J. *Clinica Pediátrica da América do Norte*. Guanabara Koogan Rio de Janeiro (Simpósio sobre Farmacologia Pediátrica), 1972. p. 81.
27. KLINGER, W. Biotransformation in der Leber und extrahepastische Biotransformation. *In*: ANKERMANN, P. *Entwicklungspharmakologie*, VEB Verlang Volk and Gesundheit, Berlin, 1973. p. 51.
28. KLINGER, W. Development of drug metabolizing enzymes. *In*: MORSELLI, P.L. *Drug Disposition During Development*. Spectrum Publications, New York, 1977. p. 71-88.
29. KUENZING & KAMM, J.J., BOUBLINK, M., JENKINS, F., BURNS, J.J. Perinatal drug metabolism and morphological changes in the hepatocytes of normal and phenobarbital-treated guinea pigs. *J. Pharmacol. Exp. Ther.*, *191*:32, 1974.
30. KUENZING & KAMM, J.J. Perinatal development of the hepatic mixed function oxidase system in the guinea pig. *Fed. Proc. Abstr.*, *31*:395, 1972.
31. MESSINA, A., CHACKO, C.M., NADLER, H.L. Gluc-6-PDH in the developing human liver. *Proc. Soc. Exp. Biol. Med.*, *139*:778, 1972.
32. MILLER, L.C. & HELLER, W.M. Physical and chemical considerations in choice of drugs for pediatric use. *In*: SHIRKEY, H.C. (ed.) *Pediatric Therapy*. C. V. Mosby, Saint Louis, 1975. p. 46-9.
33. MIRKIN, B.L. *Perinatal Pharmacology and Therapeutics*. Academic Press, New York, 1976.
34. MODELL, W. Let each new patient be a complete experience. *JAMA*, *174*:1717, 1960.
35. MORROW, J.I., RICHEN, A. Disposition of anticonvulsants in childhood. *Clin. Pharmacokinet.*, *17*(suppl 1): 89-104, 1989.
36. MORSELLI, P.L., ASSAEL, B.M., GOMENI, R., MANDELLI, M., MARINI, A., REALI, E., VISCONTI, U., SERENI, F. Digoxin pharmacokinetics during human development. In: *Basic and Therapeutic Aspects of the Perinatal Pharmacology*. Raven Press, New York, 1975.
37. MORSELLI, P.L. Drug absorption. *In*: *Drug Disposition During Development*. Spectrum Publications, New York, 1977. p. 51-60.
38. MORSELLI, P.L. *Drug Disposition During Development*. Spectrum Publication, New York, 1977.
39. MORSELLI, P.L. Drug plasma protein-binding and distribution. *In: Drug Disposition During Development*. Spectrum Publications, New York, 1977. p. 61-9.
40. MORSELLI, P.L. GARATTINI, S., SERENI, F. *Basic and Therapeutic Aspects of Perinatal Pharmacology*. Raven Press, New York, 1975.
41. NAU, H. & MIRKIN, B.L. *Fetal and Maternal Clinical Pharmacology*. Chapter III, Raven Press, New York, p. 79-117, 1990.
42. NELSON, J.D. *Pocketbook of Pediatric Antimicrobial Therapy*. 7th ed. Williams and Wilkins, Baltimore, 1987.
43. NELSON, W. E. *Textbook of Pediatrics*. 9. ed. W.B. Saunders, Philadelphia, 1969.
44. NOTTERMAN, D.A. *Pediatrics Pharmacotherapy*. Academic Press, New York, p. 131-151, 1980.
45. NOTTERMAN, D. Farmacoterapia pediátrica. *In:* CHERNOW, B. *Farmacologia em Terapia Intensiva*. Revinter, Rio de Janeiro, 1993. p. 96-120.
46. PALMISANO, P.A. & POLHILL, R.B. Farmacologia fetal. *In*: YAFFE, S.J. *Clínica Pediátrica da América do Norte*. Guanabara Koogan. Rio de Janeiro (Simpósio sobre Farmacologia Pediátrica), 1972. pp. 3-20.
47. PELKONEN, O., VORNE, M., JOUPPILA, P., KARKI, N.T. Metabolism of chlorpromazine and p-nitrobenzoic acid and the liver, intestine and kidney of the human foetus. *Acta Pharmacol. Toxicol.*, *29*:248, 1971.
48. PERNETTA, C. *Terapêutica Pediátrica*. 6ª ed. Rio de Janeiro, Atheneu, 1977.
49. RANE, A & SJOQVIST, F. Metabolismo medicamentoso no feto e no recém-nascido. *In*: YAFFE, S.J. *Clínica Pediátrica da América do Norte*. Guanabara Koogan, Rio de Janeiro (Simpósio sobre Farmacologia Pediátrica), 1981.
50. RIVA, R., CONTIM, M., ALBANI, F., PERUCCA, E., PROCACCIANTI, G., BARUZZI, A. Free concentration of carbamazepine and carbamazepine-10,11-epoxide in children and adults: Influence of age and phenobarbitone co-medication. *Clin. Pharmacokinet.*, *10*:524-531, 1985.
51. ROBERTS, R. *Drugs and the Newborn Infant. In*: YAFFE, S.J. *Pediatric Pharmacology Therapeutic Principles in Practice*. Grune & Straton, 1980. p. 149-167.
52. SCHOENE, B., FLEISCHMANN, R.A., REMMER, H. Determination of drug metabolizing enzymes in needle biopsies liver. *J. Clin. Pharmacol.*, *4*:65, 1972.
53. SCHVARTSMAN, S. Bases farmacológicas da terapêutica pediátrica. *In*: MARCONDES, E. & MANISSADJIAN, A. *Terapêutica Pediátrica*. 7ª ed. Sarvier, São Paulo, 1978. p. 15-24.
54. SHIRKEY, H.C. *Pediatric Dosage Handbook*. American Pharmaceutical Association, Washington, 1973.
55. SHIRKEY, H.C. Therapeutic orphans – who speaks for children? *In: Pediatric Therapy*. C. V. Mosby, Saint Louis, 1975. p. 52-5.
56. SHORT, C.R., MAINES, M.D., WESTFALL, B.A. Postnatal development of drug-metabolizing enzyme activity in liver and extrahepatic tissues of swine. *Biol. Neonat.*, *21*:54, 1972.
57. SHOU, M., AMDISEN, A. Lithium and pregnancy. 3. Lithium ingestion by children breastfed by women on lithium treatment. *Br. Med J.*, *2*:138, 1973.
58. SILVERIO, J. & POOLE, J.W. Serum concentration of ampicilin in newborn infants after oral administration. *Pediatrics*, *57*:578-80, 1973.
59. SNIVELY. Jr., W.D. Body surface area as a dosage criterion in fluid therapy: theory and application. *Metabolism*, *6*:70, 1957.
60. TUCHMANN-DUPLESSIS, H. *Embryonic Clinical Pharmacology*. Chapter II, Saunders, Philadelphia, 1982. p. 65-78.
61. TUNESSEN, W.W. Jr, HERTZ, C. Toxic effects of lithium in newborn infants: a commentary. *J. Pediatr.*, *81*:804-807, 1972.

62. UEHLEKE, H. The role of cyt P-450 in the N-oxidation of individual amines. *Drugs Metab. Disp., 1*:299, 1973.
63. VALDES-DAPENA, M. Iatrogenic disease in the perinatal period. *Pediatric Clin. North Am., 36*:67, 1989.
64. VESSEY, D.A. Hepatic metabolism of drugs and toxins. *In*: ZAKIM & BOYER, *Hepatology*. W.B. Saunders, 1985.
65. WARD, R. Unidade materno-placentária fetal: problemas peculiares ao estudo farmacológico. *Clínicas Pediátricas da América do Norte, 5*:1135-1150, 1989.
66. WEBBER, W.A. & BLACKBOURN, J. The permeability of the glomerulus to large molecules. *Lab. Invest., 23:*1, 1970.
67. WINDORFER Jr., A., KUENZER, W., URBANEK, R. The influence of age on the activity of acetylsalicylic acid-enterase and protein salicylate binding. *Eur. J. Clin. Pharmacol.*, 7:227-31, 1974.
68. YAFFE, S., ARANDA, J. Pharmacology in pediatrics. *In:* MUNSON, P. *Principles of Pharmacology*. Man and Hall, New York, Chapter 116, 1995.
69. YAFFE, S.J. & STERN, L. Clinical implications of perinatal pharmacology. *In*: MIRKIN, B.L. *Perinatal Pharmacology and Therapeutics*. Academic Press, New York, 1976. p. 355.
70. ZAMBONI, L. Electron microscopic studies of blood embryogenesis in humans. I. The ultrastructure of the fetal liver. *J. Ultrastructure Res.*, *12*:509, 1965.

116

Farmacoterapia Geriátrica

Silvia Regina Mendes Pereira

O estudo da farmacologia geriátrica tem especial interesse nos dias atuais devido ao envelhecimento populacional em todo o mundo. No caso do Brasil, esse fenômeno tornou-se marcante a partir de 1950, trazendo grandes desafios, inclusive no campo da saúde.

Paralelamente a essa alteração demográfica, observou-se um processo de mudança no perfil de morbimortalidade, predominando as doenças crônicas não transmissíveis. Com o aumento da expectativa de vida, frequentemente a pessoa idosa é portadora de várias doenças, fazendo uso de diferentes medicamentos concomitantes. Apesar de constituírem aproximadamente 10% da população, consomem mais de 20% das drogas prescritas.

A geriatria é o campo da medicina que trata pessoas de 60 anos de idade e mais, como definido pela OMS para os países em desenvolvimento. Ainda uma especialidade nova, encontra diversas lacunas a serem conhecidas, destacando-se a farmacologia como um campo de grande provocação. E por quê? Porque a medicina preventiva em nosso meio é pouco praticada, os idosos acumulam doenças e utilizam múltiplas medicações simultaneamente, aumentando a chance de interações não desejadas. Além disso, as modificações orgânicas fisiológicas, próprias do envelhecimento, alteram a farmacocinética (absorção, distribuição, metabolismo e excreção) e a farmacodinâmica (local e mecanismo de ação, relação entre dose e efeito e variação da resposta) das drogas, obrigando à realização de estudos apropriados para essa faixa etária, o que muitas vezes não é feito pelos laboratórios. Quando o conjunto desses fatos não é considerado, os medicamentos tendem a ser prescritos da mesma forma que o são para os adultos, podendo levar à iatrogenia, que é classificada como um dos "Cinco Gigantes da Geriatria" acompanhada por imobilidade, instabilidade postural, incontinência esfincteriana e insuficiência cerebral, problemas comuns na velhice, difíceis de se diagnosticar e tratar, que comprometem a qualidade de vida do paciente idoso.

Quadro 116.1 Progressão da expectativa de vida no Brasil

Ano	Idade
1950	43,2
1960	55,9
1980	63,5
2000	68,5
2002	72,0

Fonte: IBGE, 2003.

DEMÊNCIA

A demência é uma síndrome neurodegenerativa, caracterizada pela deterioração de habilidades intelectuais previamente adquiridas que interfere na atividade ocupacional ou social. Afeta milhões de pessoas em todo o mundo, e a doença de Alzheimer (DA) é a causa mais comum, compreendendo 70% das demências.

Está claro que ocorre déficit colinérgico pré-sináptico, bem demonstrado pela perda neuronal no núcleo basal de Meynert, origem dos neu-

Quadro 116.2 Inibidores da colinesterase

Nome	Dose Inicial	Dose de Aumento por Período	Dose Máxima
Donepezil (Eranz)	5 mg à noite	5 mg, 4–6 semanas	10 mg ao deitar
Rivastigmina (Exelon e Prometax)	1,5 mg, 2 ×/dia	1,5 mg, 2 ×/dia, 4–6 semanas	6 mg, 2 ×/dia (total de 12 mg)
Galantamina (Reminyl)	4 mg, 2 ×/dia	4 mg, 2 ×/dia, 4–6 semanas	12 mg, 2 ×/dia (total de 24 mg)
Memantina (Ebix)	5 mg à noite	5 mg, 2 ×/dia, 4 semanas	10 mg, 2 ×/dia (total de 20 mg)

rônios colinérgicos com projeções para muitas regiões do cérebro. Esses neurônios têm a acetilcolina como neurotransmissor, e estão envolvidos com a memória e outras funções cognitivas.

As únicas drogas que têm demonstrado eficácia e segurança em grande escala, através de trabalhos multicêntricos, randomizados, controlados por placebo, são os inibidores da colinesterase. Eles inibem a degradação da acetilcolina liberada pelos neurônios colinérgicos pré-sinápticos, aumentando a disponibilidade desse neurotransmissor na sinapse. As substâncias aprovadas pelo Food and Drug Administration (FDA) são o donepezil, a rivastigmina e a galantamina.

Donepezil

Derivado piperidínico, é um inibidor reversível não competitivo da acetilcolinesterase, com especificidade para o cérebro. Apresenta modesto efeito na estabilização da função cognitiva dos pacientes com DA com diferença significativa na medida da Escala de Avaliação da Doença de Alzheimer – subescala cognitiva (ADAS-Cog). Metabolizado no fígado, tem meia-vida de 70 horas. O donepezil não é hepatotóxico, dispensando a monitorização através das enzimas hepáticas. Seu metabolismo é inibido pelo cetoconazol e pela quinidina, sem interferência significativa no metabolismo de outras drogas, incluindo cimetidina, teofilina, varfarina, furosemida e digoxina. Distúrbios gastrointestinais e ocasional alteração do sono são os efeitos adversos mais comuns.

Rivastigmina

Como o donepezil, é um inibidor reversível não competitivo da acetilcolinesterase, mas com uma atividade inibitória ainda maior da butirilcolinesterase. Comparada com os outros inibidores da acetilcolinesterase, a rivastigmina tem alta seletividade pelo hipocampo e neocórtex, áreas do cérebro preferencialmente afetadas na doença de Alzheimer. Sua metabolização ocorre no cérebro, fígado e intestinos, pelas colinesterases. Não interfere no metabolismo de outras drogas, incluindo varfarina, diazepam, fluoxetina e digoxina, e nem nas enzimas hepáticas ou em outros parâmetros laboratoriais.

A rivastigmina tem efeito modesto no tratamento do déficit cognitivo nos casos moderados da doença de Alzheimer. Pacientes que receberam de 6 a 12 mg de rivastigmina demonstraram melhora significativa da função cognitiva quando comparados com pacientes tratados com placebo.

A dose inicial recomendada é de 1,5 mg, administrada 2 vezes ao dia junto às refeições para minimizar a náusea. A dose deve ser aumentada de 1,5 mg em 1,5 mg a cada 4 a 6 semanas, sempre aumentando primeiro a dose noturna (1,5 mg pela manhã e 3 mg à noite; 3 mg pela manhã e 3 mg à noite; 3 mg pela manhã e 4,5 mg à noite, etc.) até se chegar a 6 mg pela manhã e 6 mg à noite, se tolerado. Como os outros inibidores colinesterásicos, a incidência de intolerância gastrointestinal é dose-dependente, e, particularmente com a rivastigmina, a perda de peso é uma preocupação com os idosos.

Galantamina

Diferentemente das duas substâncias anteriores, é um inibidor reversível competitivo da colinesterase com pequeno efeito na butirilcolinesterase. Com meia-vida de 7,5 horas, sua absorção não se modifica pela presença de alimentos. É metabolizada pelo fígado, não interferindo na metabolização de outras drogas e nem sobre outros parâmetros laboratoriais, sendo excretada pelo rim. Lentifica a progressão da DA, preservando as atividades de vida diária. Os efeitos colaterais gastrointestinais são dose-dependentes, e a náusea é o mais comum deles, melhorando com hidratação. Quando necessário, pode ser usado um antiemético.

Memantina

É um antagonista seletivo dos receptores de N-metil-D-aspartato (NMDA) localizados no cérebro, de afinidade moderada, não competitivo. Ela bloqueia os efeitos dos níveis elevados de glutamato que levam à disfunção neuronal.

Os receptores de glutamato sensíveis ao NMDA são canais iônicos ativados por glutamato e glicina. A liberação pré-sináptica de glutamato é que determina a ativação do receptor. O canal é permeável aos íons de cálcio, sódio e potássio e é bloqueado por íons de magnésio. O local de ligação da memantina no receptor NMDA está situado dentro do canal iônico e se sobrepõe aos locais de ligação para outros bloqueadores não competitivos, tais como magnésio. No cérebro de paciente portador de DA, reduz o influxo de cálcio através dos receptores NMDA, diminuindo os danos neuronais.

A memantina é completamente absorvida após administração oral, não sofrendo interferência pelos alimentos. Atravessa rapidamente a barreira hematoencefálica após 30 minutos, concentrando-se no lobo frontal, hipotálamo e ponte. Sua meia-vida é longa, de 60 a 100 horas, e é eliminada pela urina quase totalmente inalterada, por ser pouco metabolizada. Observa-se menor eliminação na presença de urina alcalina. Portanto, devem-se orientar mudanças dietéticas e monitorar as condições urinárias. Por não inibir ou induzir os sistemas enzimáticos CYP450, a possibilidade de interações medicamentosas é pequena.

A concentração plasmática máxima é alcançada entre 3 e 8 horas, por isso deve ser administrada de 12 em 12 horas, iniciando-se com 5 mg pela manhã nos primeiros 7 dias, passando para 5 mg pela manhã e à noite e aumentando semanalmente em 5 mg até atingir 20 mg pela manhã e à noite.

Com o uso dos anticolinesterásicos disponíveis atualmente (Quadro 116.3), apenas um terço dos pacientes apresenta discreta melhora na função cognitiva. É muito mais comum os pacientes terem estabilização da cognição, do comportamento e da capacidade funcional.

DIABETE MELITO

Acomete 7,4% da população brasileira, com maior percentual nos idosos, nos quais entre 60 e 69 anos aumenta para 17,4%, 6 vezes maior que entre 30 e 39 anos. Ocorre pelo aumento da intolerância aos carboidratos, devido ao aumento da gordura corporal e paralela diminuição da massa magra, diminuição da atividade física, comorbidades, maior ingesta de carboidratos e uso de drogas com ação hiperglicemiante. Concorrem para o desencadear dessa doença o fator genético, a diminuição da secreção e aumento da resistência periférica à insulina e a liberação hepática noturna de glicose. A partir desse conhecimento, propõem-se os diferentes tipos de tratamento. O diabete melito tipo 2 é mais comum entre os idosos, decorrendo maior frequência de complicações macrovasculares, que compreendem acidente vascular encefálico, infarto agudo do miocárdio e doença vascular periférica, comprometendo a qualidade de vida dessas pessoas e justificando o investimento no tratamento.

As manifestações clínicas podem ser inespecíficas, como fraqueza, adinamia, estado confusional agudo, incontinência urinária e hipotensão postural. O diagnóstico é feito como nos adultos jovens (Quadro 116.4).

Para a população idosa, é necessário definir as metas de tratamento. Existem, basicamente, duas linhas a serem seguidas. Geralmente, faz-se o controle glicêmico adequado para desacelerar a progressão das complicações crônicas e, para os indivíduos cronicamente doentes, com expectativa de vida curta, manter o controle glicêmico não rigoroso, evitando sintomatologia de complicações agudas. Nesse último grupo

Quadro 116.3 Anticolinesterásicos disponíveis no Brasil

	Nome Comercial	**Apresentação**
Donepezil	Eranz	comprimidos – 5 mg
Rivastigmina	Exelon Prometax	cápsulas de 1,5; 3; 4,5 e 6 mg
Galantamina	Reminyl	comprimidos de 4; 8 e 12 mg
Memantina	Ebix	comprimidos de 10 mg

Quadro 116.4 Critérios diagnósticos para diabete melito

Categoria	Glicemia de Jejum	Glicemia Pós-prandial
Normal	< 100 mg/dL	< 140 mg/dL
Intolerância à glicose	100–125 mg/dL	--------------------------
Intolerância à glicose	--------------------	140–199 mg/dL
Diabete melito	≥ 126 mg/dL	≥ 200 mg/dL

Quadro 116.5 Antidiabéticos orais e suas ações

Secretagogos da Insulina
Sulfonilureias
Metiglinidas
Sensibilizadores da Ação da Insulina
Biguanidas
Tiazolidinodionas (Glitazonas)
Anti-hiperglicemiantes
Inibidor da alfaglicosidase

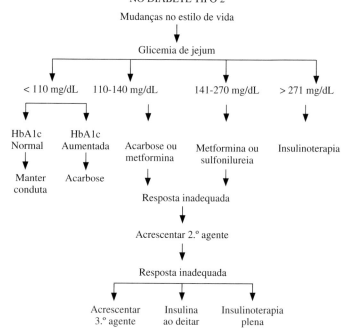

DIRETRIZES PARA O TRATAMENTO DA HIPERGLICEMIA NO DIABETE TIPO 2

estão incluídos os pacientes portadores de quadro demencial em fase avançada, aqueles com insuficiência renal crônica, cirróticos, alcoolistas e com alto grau de dependência ou restrição alimentar. Para eles, o controle glicêmico visa facilitar a cicatrização, prevenir a desidratação, sintomas de hiper- ou hipoglicemia e a perda de peso.

Devido à diminuição da função renal, o limiar de excreção da glicose apresenta-se alterado, aumentando os riscos de hipoglicemia por elevar a vida média das drogas. Pelo mesmo motivo, a monitorização pela glicofita perde sua utilidade.

No tratamento com os antidiabéticos orais (Quadro 116.5) estão incluídas as *sulfonilureias*. Desse grupo, dá-se preferência à glicazida e à glipizida por terem curto tempo de ação e não gerarem metabólitos ativos. A clorpropamida é contraindicada no idoso devido ao seu tempo muito prolongado de ação. A glibenclamida e a glimepirida exigem cuidado no uso, devido à maior chance de desencadearem hipoglicemia pelos seus metabólitos ativos.

As metiglinidas – repaglinida e nateglinida – são seguras para o idoso. Agem na primeira fase de secreção da insulina, cerca de 30 minutos após a ingesta alimentar.

A metformina, representante das *biguanidas*, é indicada em pacientes com excesso de peso. Deve ser evitada nos idosos > 80 anos. Tem maior risco de desencadear acidose lática, principalmente sob estresse orgânico pré- e pós-operatório, desidratação, infarto agudo do miocárdio, entre outras condições.

As *glitazonas* – rosiglitazona e pioglitazona – aumentam a sensibilidade da insulina no músculo. Podem causar retenção hídrica e ganho de peso, não estando indicadas nos pacientes com insuficiência cardíaca.

A *acarbose* é um anti-hiperglicemiante por inibir a alfaglicosidase. Pode ser associado aos secretagogos de insulina nos pacientes com pouca adesão à dieta.

Insulinoterapia

É realizada quando o controle metabólico não é alcançado com medidas dietéticas e medicamentos orais.

HIPERTENSÃO ARTERIAL

Ensaios clínicos randomizados, duplo-cegos, controlados por placebo já demonstraram que a diminuição da pressão arterial (PA) é efetiva em reduzir eventos cardiovasculares fatais e não fatais nos idosos.

Devido à grande variabilidade da PA nos indivíduos dessa faixa etária, devem-se tomar certos cuidados ao examiná-los:

– Com o paciente relaxado, medir a PA 3 vezes, com intervalo mínimo de 5 minutos entre as verificações.
– Medir a PA nas posições deitada e sentada.
– Observar a rigidez da parede arterial devido a calcificação. A pressão arterial obtida pode não ser a mesma da pressão intra-arterial, alterando a conduta terapêutica.

Para o tratamento da hipertensão arterial nos idosos, deve-se levar em conta os níveis de PA, os fatores de risco cardiovasculares (idade acima de 60 anos, tabagismo, dislipidemia e história familiar de doença cardiovascular) e as lesões de órgão-alvo.

No Quadro 116.6 encontram-se as recomendações das IV Diretrizes Brasileiras de Hipertensão Arterial para o tratamento medicamentoso nos idosos.

Nos idosos hipertensos e diabéticos o protocolo é mais rígido, recomendando-se iniciar o tratamento medicamentoso com a PAS ≥ 130 mm Hg e/ou PAD ≥ 85 mm Hg. Da mesma forma, para aqueles que apresentarem proteinúria acima de 1 g/dia, os valores ideais são PAS < 125 mm Hg e/ou PAD < 75 mm Hg, evitando-se reduzir a PAD abaixo de 65 mm Hg pelo maior risco cardiovascular.

Tratamento medicamentoso

1. Diuréticos

Ação: depleção de volume e redução da resistência vascular periférica.

Classe: tiazídicos. Em presença de insuficiência renal e cardíaca, usar diuréticos de alça.

Efeitos colaterais: hipopotassemia, hiperuricemia e hipomagnesemia → arritmias. Desidratação e depressão também podem ser observadas.

Quadro 116.6 IV Diretrizes Brasileiras de Hipertensão Arterial

Pressão Arterial	Sem Lesão em Órgão-alvo com Fatores de Risco CV Exceto Diabete Melito	Com Lesão em Órgão-alvo com Doença CV Manifesta e/ou Diabete Melito
PAS 135–139 mm Hg e/ou PAD 85–89 mm Hg	Modificar estilo de vida.	Modificar estilo de vida. Fazer medicamento em caso de insuficiência cardíaca, renal ou diabete melito.
PAS 140–159 e/ou PAD 90–99	Modificar estilo de vida por até 6 meses. Em caso de vários fatores de risco, iniciar tratamento medicamentoso.	Tratamento medicamentoso.
PAS ≥ 160 mm Hg e/ou PAD ≥ 100 mm Hg	Tratamento medicamentoso.	Tratamento medicamentoso.

PAS: pressão arterial sistólica; PAD: pressão arterial diastólica.

2. Betabloqueadores

Ação: diminuição do débito cardíaco, da renina e das catecolaminas nas sinapses nervosas e readaptação dos barorreceptores.

Classe: mais seletivos e menos lipossolúveis.

Efeitos colaterais: inibem a taquicardia reflexa como no hipertireoidismo ou apneia do sono.

São particularmente úteis em casos de hipertensão pós-infarto.

3. Antagonistas do canal de cálcio

Ação: redução da resistência vascular periférica por diminuírem a concentração de cálcio nas células musculares lisas dos vasos.

Classes: fenilalquilaminas (verapamil), benzotiazepinas (diltiazem) e di-hidropiridínicos (nifedipino, anlodipino, nitrendipino e outros).

Efeitos colaterais: cefaleia, tontura, edema periférico, bradicardia (verapamil e diltiazem), constipação intestinal (verapamil) e parkinsonismo (diltiazem).

4. Inibidores da enzima de conversão da angiotensina (IECA)

Ação: bloqueiam a transformação de angiotensina I em angiotensina II.

Efeitos colaterais: tosse seca e alteração do paladar. Hiperpotassemia nos casos de insuficiência renal crônica.

Contraindicados na hipertensão renovascular.

São particularmente úteis em casos de associação da HA com insuficiência cardíaca e/ou diabete melito.

5. Antagonistas dos receptores da angiotensina II (ARA II)

Ação: bloqueiam os receptores AT-1 da angiotensina II.

Utilizados nos casos de intolerância aos IECAs e em idosos com insuficiência cardíaca. Losartana e irbesartana nos indivíduos diabéticos; losartana para a regressão da hipertrofia ventricular esquerda.

DEPRESSÃO

É uma desordem funcional do cérebro devido à deficiência de neurotransmissores – noradrenalina, serotonina e dopamina.

Segundo o *Manual Diagnóstico e Estatístico de Transtornos Mentais* da Associação Americana de Psiquiatria (DSM-IV), a depressão maior é definida por humor deprimido na maior parte do dia, com marcada diminuição de interesse ou prazer em atividades antes agradáveis, durante pelo menos 2 semanas. Simultaneamente, somam-se quatro dos seguintes sintomas: perda ou ganho de peso, insônia, retardo psicomotor, fadiga, perda de energia, sensação de culpa excessiva, dificuldade de concentração, indecisão, pensamentos recorrentes de morte e planos específicos para o suicídio.

Esses sintomas levam a sofrimento e prejuízo nas funções social e ocupacional.

O tratamento farmacológico se impõe, pois há possibilidade de correção com drogas; o benefício do uso dos medicamentos supera os efeitos colaterais e é o procedimento mais eficaz dos existentes atualmente.

Ainda é uma doença subdiagnosticada e mal tratada por falta de conhecimento dos sintomas e do tratamento, pelo custo, pela presença de múltiplas doenças e numerosas queixas. A maioria dos pacientes deprimidos procura o clínico geral e não o psiquiatra ou o geriatra, por preconceito em relação à doença mental, por acreditar que os sintomas são próprios do envelhecimento e/ou por ignorância sobre os tratamentos existentes.

Os clínicos precisam estar mais atentos para essa questão, uma vez que poderão ter a única oportunidade de diagnosticar depressão em idosos com risco de suicídio.

A doença é frequente no idoso devido a múltiplas perdas ao longo da vida (p. ex., aposentadoria, viuvez), sobrecarga emocional e estresse, situações de isolamento e inatividade.

Vários são os medicamentos que podem precipitar o quadro depressivo. Alguns estão mencionados no Quadro 116.7.

A escolha do esquema terapêutico vai depender dos sintomas-alvo, que podem ser: baixa do humor, baixa da atividade, ansiedade, sintomas físicos, pânico, impulso suicida, psicose e doença obsessivo-compulsiva (DOC).

Quadro 116.7 Medicamentos que podem precipitar depressão no idoso

Anti-inflamatórios	SNC
Indometacina	Amantadina
Fenacetina	L-dopa
Fenilbutazona	Benzodiazepínicos
Antibióticos	Haloperidol
Sulfonamida	Hormônios
Etambutol	Corticosteroides
Cardiovasculares	Estrogênio
Digital	Progesterona
Clonidina	Outros
Metildopa	Antineoplásicos
Propranolol	
Indapamida	
Procainamida	

Para isso contamos basicamente com os seguintes grupos de drogas antidepressivas:

- Inibidores da monoamina oxidase (IMAO) – moclobemida (útil na depressão atípica, na síndrome do pânico e na fobia).
- Antidepressivos tricíclicos (ADT). Levam a sedação e hipotensão postural – imipramina, clomipramina, amitriptilina (utilizada na dor crônica, enxaqueca, depressão e insônia), nortriptilina e maproptilina.
- Inibidores seletivos da recaptação de serotonina (ISRS). Provocam efeitos gastrointestinais e disfunção sexual – fluoxetina (indicado na doença obsessivo-compulsiva e na bulimia), sertralina, paroxetina (provoca síndrome de abstinência), citalopram, escitalopram (efeito mais rápido, bem tolerado) e fluvoxamina (na doença obsessivo-compulsiva).
- Inibidores da recaptação de serotonina e noradrenalina (IRSN) – venlafaxina (na baixa de humor e baixa atividade).
- Inibidores de recaptação/antagonistas de serotonina – trazodona e nefazodona (não causa diminuição da libido).
- Antagonista alfa-2 com dupla ação: serotoninérgica e noradrenérgica – mirtazapina. Utilizada na síndrome do pânico (depressão + ansiedade + insônia). Disponível na apresentação soltab (dissolve sob a língua), facilitando sua administração para os idosos. Ocorre aumento de peso.
- Inibidores da recaptação de noradrenalina e dopamina (IRND) – bupropiona e reboxetina. Indicadas para anedonia.

Nos casos de respostas insatisfatórias, pode-se trocar a droga por uma do mesmo grupo, porém o resultado, em geral, não é acentuado. Troca-se uma droga por outra de grupo diferente, ou, ainda, somam-se drogas de grupos diferentes, potencializando-se o efeito desejado no sintoma-alvo.

Cuidado deve ser tomado em relação à síndrome serotoninérgica ao se combinar ADT + ISRS. O paciente pode apresentar sintomas cognitivos: desorientação, confusão mental e hipomania; sintomas autonômicos: febre, sudorese, calafrios, diarreia, náusea e vômitos; e sintomas neuromusculares: hiper-reflexia, rigidez, inquietação, incoordenação e mioclonia. Nesses casos, as drogas deverão ser suspensas de imediato.

Uma vez decidido o início do tratamento com antidepressivos para um primeiro episódio de depressão, é preciso mantê-lo por um mínimo de 6 meses. Em um segundo episódio, o tratamento deverá ser mantido por, pelo menos, 4 anos. Já se houver uma terceira vez, a manutenção do tratamento é obrigatória indefinidamente.

Nos casos de risco de suicídio, ausência de resposta às drogas e intolerância aos efeitos colaterais, há indicação de eletroconvulsoterapia.

Independentemente de qualquer esquema terapêutico, a psicoterapia exerce uma grande ajuda na recuperação dos indivíduos idosos, devendo ser indicada paralelamente.

CONSIDERAÇÕES FINAIS

É imprescindível estarmos atentos à prescrição de medicamentos para as pessoas idosas. Devemos estar cientes de que:
- o termo idoso implica um grupo homogêneo, mas, para o uso de medicamentos, isso não é verdade. As respostas entre eles podem ser diferentes, pois o grau de variabilidade biológica aumenta com a idade;
- as pessoas idosas frequentemente sofrem de múltiplas doenças crônicas, que, apesar de não terem cura, devem ter seus sintomas tratados. Nossa tarefa é maximizar a eficácia e minimizar as reações adversas, iniciando o tratamento com pequenas doses;
- a receita deverá ser escrita de maneira bem legível, pois a acuidade visual do paciente está comprometida; de preferência, colocar o horário a ser tomado de acordo com os hábitos pessoais (hora de dormir, horário e número de refeições diárias); deixar claro o tempo a ser utilizado;
- conhecer o tipo de embalagem e de apresentação, certificando-se de que o paciente será capaz de abrir o frasco e tomar o medicamento;
- dar preferência aos medicamentos de dose única para evitar a falha nas tomadas, já que são comuns os problemas de memória. Acresce que as tomadas fracionadas interferem com o apetite, podendo levar à desnutrição.

Em momento algum devemos nos furtar de consultar referências em relação ao produto a ser orientado, mesmo diante do doente. Com a imensidão de conhecimentos que nos cercam, é impossível dominá-los em sua totalidade. Grave será se cometermos algum erro evitável.

Todas as orientações devem ser escritas, inclusive o prazo de retorno. Esse, inicialmente, deve ser curto, de 1 semana, para conferir se as orientações estão sendo seguidas e quais os problemas encontrados, aproveitando-se o momento para estimular a continuidade do tratamento.

REFERÊNCIAS BIBLIOGRÁFICAS

1. American Diabetes Association: Clinical Practice Recommendation, 2002. *Diabetes Care*, 26, Suppl.1, 2003.
2. BONNER, L.T., PESKIND, E.R. Pharmacologic treatments of dementia. *In*: BOWEN, J.D. (ed.). *The Medical Clinics of North America*. W.B. Saunders, Philadelphia, v.86, n.3, 2002. p. 657-674.
3. CAMARANO, A.A. Envelhecimento da população brasileira: Uma contribuição demográfica. *In*: FREITAS, E.V., PY, L., NÉRI, A.L., CANÇADO, F.A.X. & ROCHA, S.M. (orgs.). *Tratado de Geriatria e Gerontologia*. Guanabara Koogan, Rio de Janeiro, 2002.
4. Consenso Brasileiro sobre Diabetes. Sociedade Brasileira de Diabetes, 2002.
5. FREITAS, E.V. Demografia e epidemiologia do envelhecimento. *In*: PY, L., PACHECO, J.L., SÁ, J.L.M. & GOLDMAN, S.N. (orgs.). *Tempo de Envelhecer*. Rio de Janeiro: Editora Guanabara, p. 19-38, 2004.
6. GORDILHO, A. Depressão, ansiedade, outros distúrbios afetivos e suicídio. *In*: FREITAS, E.V., PY, L. NÉRI, A.L., CANÇADO, F.A.X., GORZONI, M.L. & ROCHA, S.M. (orgs.). Tratado de Geriatria e Gerontologia. Guanabara Koogan, Rio de Janeiro, 2002. p. 204-215.
7. SOCERJ. Tratamento da Hipertensão Arterial no Idoso. Revista da SOCERJ – *Manejo Terapêutico em Cardiogeriatria* – v.17, supl.B, 2004.

117

Intoxicações Exógenas

Samuel Schvartsman

INTRODUÇÃO

Toxicologia é a ciência que tem por objetivo o estudo do tóxico, classicamente definido como todo agente que interage com um sistema biológico, provocando uma resposta prejudicial nesse sistema. Essa definição é, no entanto, inadequada, pois inclui praticamente todos os agentes químicos e físicos conhecidos e, como acentua Casarett, não menciona as características em que o evento se processa.

Existem vários critérios ou índices para caracterizar os efeitos lesivos ou perigosos de um tóxico; um dos mais usados é o índice de letalidade, geralmente expresso sob a forma de DL_{50} ou dose letal 50, ou seja, a dose capaz de, experimentalmente, determinar a morte de 50% de uma população de animais estudada. A extrapolação da DL_{50} para a espécie humana permite uma estimativa ou impressão da periculosidade do agente, que serve de base para uma classificação útil, do ponto de vista prático, desde que cautelosa e devidamente interpretada (Quadro 117.1).

O tóxico interage com o organismo humano determinando uma resposta deletéria, mas sofrendo, ao mesmo tempo, uma série de alterações (biotransformação), que visam fundamentalmente a diminuir ou terminar seus efeitos lesivos. Essas alterações incluem quatro etapas básicas: absorção, distribuição, metabolismo e excreção.

A absorção, isto é, o conjunto dos eventos que ocorrem desde o contato do agente com o organismo até a sua entrada na circulação, depende sobretudo das características físico-químicas do tóxico. De modo geral, são mais bem absorvidas as moléculas lipossolúveis, pouco ou não ionizadas e de baixo peso molecular.

Os volumes de distribuição real e aparente são os espaços em que o tóxico se distribui no organismo. Os conceitos de volumes real e aparente estão desenvolvidos no Cap. 12. Para uma dose fixa, a concentração diminui à medida que aumenta o volume de distribuição. Esse também é influenciado pela ligação proteica, que restringe a distribuição para o compartimento plasmático. Tendo em conta a variação dos diversos compartimentos de acordo com o desenvolvimento do organismo e também com a intensidade e qualidade da ligação proteica, o conhecimento desses fatos é importante para avaliar a gravidade de uma intoxicação, particularmente em crianças.

Metabolismo do tóxico é o conjunto de processos em que o organismo procura transformar o tóxico em derivado menos tóxico e, para tanto, de modo geral, menos lipossolúvel e mais polar. O retículo endoplasmático liso da célula hepática é a principal sede dos mecanismos de detoxicação.

A principal via de excreção dos tóxicos ou dos seus metabólitos é o rim, influindo nesse processo as funções de filtração glomerular, excreção e reabsorção tubular.

As intoxicações exógenas, sobretudo em crianças, vêm assumindo importância crescente nos índices de morbidade e mortalidade. Isso decorre, entre outros fatores, do progresso tecnológico, com a introdução cada vez mais frequente de produtos químicos complexos e potentes. O médico ou, de modo geral, o profissional da saúde não recebe, na sua formação acadêmica ou nas suas atividades profissionais, informações adequadas sobre os efeitos desses produtos, constituindo-se esse fato em um dos principais responsáveis pela gravidade do problema.

AVALIAÇÃO DO PACIENTE INTOXICADO

O atendimento do paciente intoxicado assume características diferentes no adulto e na criança, observadas já de início com relação à sua etiologia. Enquanto, no primeiro, a intoxicação, por ordem de frequência e importância, é de caráter profissional, criminosa e acidental; nas crianças, a quase totalidade é acidental e o número de casos de intoxicações criminosas e profissionais é insignificante. Deve-se salientar que, embora a intoxicação da criança seja, na maioria das vezes, acidental, nem sempre a criança intoxicada desempenha o papel ativo na sua ocorrência e, nesses casos, há sempre um adulto culpado.

Quadro 117.1 Correlação entre DL_{50} no rato por via oral (VO) e provável dose letal por via oral para um homem adulto normal*

DL_{50} no Rato (VO) (mg/kg)	Dose Letal para Adulto Normal	Categoria Tóxica
menos de 5	algumas gotas	Supertóxico
5 a 50	1 pitada a 1 colher de chá	Extremamente tóxico
50 a 500	1 colher de chá a 2 colheres de sopa	Muito tóxico
500 a 5.000	30 g a 0,5 litro (kg)	Moderadamente tóxico
5.000 a 15.000	0,5 litro a 1 litro (kg)	Pouco tóxico
mais de 15.000	mais de 1 litro (kg)	Praticamente atóxico

*Adaptado de HAYES (1966) e CASARETT e DOUL (1975).

A avaliação do intoxicado começa com a anamnese, que deve ser realizada como recomenda a semiologia clínica. Existem, porém, alguns aspectos peculiares que devem ser suficientemente enfatizados:

Lembrar

O primeiro dever de quem atende um doente é mantê-lo vivo. Portanto, antes de obter a história ou iniciar o interrogatório, é indispensável proceder a uma avaliação rápida do estado de saúde do paciente, sobretudo no que diz respeito aos sinais vitais. Se esses estiverem comprometidos, toda a atenção do socorrista deve ser dirigida no sentido de corrigir a anormalidade, sem perder tempo tentando fazer uma anamnese cuidadosa. Essa será feita somente após terem sido realizados todos os procedimentos necessários para manter o paciente vivo.

Na anamnese

Existem alguns detalhes que contribuem para o diagnóstico toxicológico preciso, dependendo do grupo etário do intoxicado. No caso de um paciente adulto, considerando os tipos de intoxicações mais frequentes, convém salientar os seguintes aspectos, de acordo com a etiologia da intoxicação.

a. *Suspeita-se de uma intoxicação profissional.* A história pode ser decisiva para o diagnóstico. Se, por exemplo, o acidente ocorre numa indústria, as pessoas que ali se encontram estarão provavelmente capacitadas para informar o médico. Mesmo nessas condições, o médico deverá ser cauteloso, não aceitando a primeira informação sem certificar-se de sua procedência ou analisá-la adequadamente. É possível que um operário que aspirou previamente tricloroetileno caia ao solo carregando um frasco de metanol. A informação que o médico iria receber seria, com toda a certeza, a de que o acidente foi provocado pelo metanol, passando despercebida a intoxicação pelo tricloroetileno.

Ao se atender no hospital ou no pronto-socorro um paciente com intoxicação aguda, deve-se dirigir a história no sentido de excluir ou confirmar a etiologia profissional. Para tanto, o interrogatório deve ser insistente e detalhado, investigando não apenas as possibilidades de exposição em área industrial como também nos domicílios ou em outros ambientes. O seguinte exemplo ilustra bem esse aspecto. Um operário que trabalhava em uma indústria de inseticidas organofosforados, seguindo todas as regras de higiene e segurança, encontrou, na área do despejo, um saco vazio de inseticida. Levou-o para casa e transformou-o em uma cobertura para a cabeça, com a finalidade de realizar determinada tarefa. O resíduo de inseticida existente no saco, supostamente vazio, foi bastante para determinar grave intoxicação aguda.

b. *Suspeita-se de uma intoxicação criminosa.* Nas tentativas de suicídio, a vítima é quase sempre encontrada, ou encaminhada ao médico, sem condições de informar. Nesses casos, o interrogatório, também insistente e detalhado, deve ser dirigido aos familiares ou a quem a socorreu, investigando as condições psíquicas, a existência de problemas familiares, sociais ou econômicos, tentativas de suicídio anteriores, medicamentos utilizados, produtos e recipientes encontrados ao lado do paciente. Outra vez, o médico deve ser cauteloso na interpretação dos dados e não tomar condutas precipitadas. Bastante expressivo é o caso de um paciente que foi encontrado em coma com um frasco de barbitúricos no quarto, tendo sido internado no hospital com o diagnóstico de coma barbitúrico. Posteriormente, verificou-se que o paciente fazia tratamento anticonvulsivante há muito tempo e que a intoxicação era por sulfato de tálio, após a ingestão de um raticida, cujo recipiente foi encontrado em outra dependência da casa.

Nas intoxicações criminosas, às vezes o paciente vem ao serviço médico informando suas próprias suspeitas, que devem ser cautelosamente avaliadas e confirmadas. Lembrar as implicações legais e a necessidade de todos os dados de anamnese serem anotados de modo claro e preciso.

c. *Suspeita-se de uma intoxicação acidental.* Em adultos, é uma possibilidade relativamente remota, a menos que se incluam nesse grupo as intoxicações por doses excessivas de medicamento, eventualidade cada vez mais frequente em decorrência do seu uso crescente, da ignorância sobre seus efeitos, da promoção comercial e da utilização de medidas inadequadas.

Situação que também está-se tornando frequente é a intoxicação por entorpecentes e alucinógenos, que, a rigor, não pode ser considerada acidental, uma vez que é procurada propositadamente pelo indivíduo. É hoje em dia boa norma, ao se atender um paciente que apresenta um quadro neuropsíquico agudo, incluir essa possibilidade no diagnóstico diferencial e dirigir um interrogatório hábil e cuidadoso nesse sentido.

Quando o intoxicado é uma criança

Devem-se considerar alguns aspectos peculiares ao se realizar a anamnese:

a. As intoxicações em crianças devem ser consideradas por ordem de frequência e importância. Habitualmente, são causadas por medicamentos, produtos de uso domiciliar, pesticidas e plantas, e, nas zonas urbanas, as intoxicações por medicamentos representam quase metade dos casos atendidos em serviços de emergência. Portanto, deve ser essa a primeira suspeita ao se atender uma criança intoxicada, e o interrogatório deve ser feito com essa finalidade. Perguntar, insistentemente e com detalhes, quais os medicamentos encontrados em casa, se há ou havia alguma pessoa doente ou se foi notada a falta de algum medicamento. Não aceitar simplesmente a informação comum de que "existem medicamentos em casa, mas estão guardados em um lugar que é impossível para a criança alcançar". O termo "impossível" é nesse caso muito subjetivo e obriga a uma confirmação cuidadosa.

Por outro lado, existem doenças que ainda representam para o leigo motivo de vergonha ou temor, como a hanseníase e a tuberculose, cujos medicamentos específicos constituem, ao menos em São Paulo, importante causa de intoxicação. Assim, é preciso que o interrogatório seja feito de maneira discreta, pois de outra forma a família forneceria informações falsas.

b. Detalhes corriqueiros ou insignificantes, relatados pela criança ou seus amigos, devem ser suficientemente valorizados. Brincadeiras tipo "comidinha" podem sugerir possível intoxicação por planta, e a ingestão de "amendoim de árvore" pode sugerir intoxicação por *Jatropha* (pinhão-de-purga), cuja semente é muito parecida com o amendoim.

c. O aparecimento súbito de um quadro neurológico ou neuropsíquico em criança até então normal obriga atualmente a incluir a hipótese de intoxicação no diagnóstico e a realização da anamnese tendo em vista também essa possibilidade.

d. A criança de 1 a 2 anos de idade, que engatinha muito e está começando a andar, alcança, com facilidade, determinados lugares, tais como embaixo da pia, do tanque ou do armário. Por isso, quando intoxicada, ou diante dessa suspeita, deve-se perguntar sobre a existência de produtos de limpeza ou inseticidas, comumente deixados nesses lugares, e sobre as condições de sua segurança.

Exame físico

Deverá ser feito, tanto em adultos como em crianças, de acordo com as normas usuais de semiologia médica. No paciente intoxicado, alguns detalhes devem ser valorizados, dentre os quais:

a. Pele e mucosas. Alterações da cor (a coloração rósea classicamente descrita na intoxicação por monóxido de carbono não é facilmente evidenciada na prática), manchas (intoxicação por corantes, iodo, bromo), presença de cianose (intoxicação por depressores respiratórios) ou de cianose de tonalidade peculiar (meta-hemoglobinemias), secura e aumento da temperatura (atropina, vegetais beladonados). Queda de cabelos é observada em muitas intoxicações metálicas, sobretudo por tálio e arsênico, e nas intoxicações por vitamina A e tiocianatos.

b. Distúrbios oculares. Muito frequentes nas intoxicações; são sinais importantes as mioses ou midríases bilaterais muito intensas, pois dificilmente são encontradas em outras doenças. Miose puntiforme é característica das intoxicações por opiáceos e derivados, inseticidas organofosforados e carbamatos; midríase é frequente na intoxicação por atropina ou derivados, vegetais beladonados e anti-histamínicos. Alterações visuais (visão colorida, visão turva, amaurose parcial ou total) podem ser encontradas na intoxicação digitálica, por atropínicos e pelo metanol.

c. Distúrbios neurológicos e neuropsíquicos são muito comuns nas intoxicações, que obrigatoriamente devem ser incluídas no seu diagnóstico diferencial, sobretudo quando de aparecimento súbito. Além das depressões do sistema nervoso central com sonolência, torpor e coma, das convulsões que podem ser determinadas por grande número de tóxicos, são também frequentes as manifestações extrapiramidais (intoxicação por fenotiazínicos, butirofenonas e metaqualona), agitação psicomotora (atropínicos, anti-histamínicos), neuropatias periféricas (intoxicações metálicas, óxido de etileno), tremores e fasciculações musculares (intoxicações por inibidores da colinesterase), alucinações e delírios (atropínicos, alucinógenos).

d. Alterações na cor da urina. Geralmente, a urina que assume coloração estranha é muito sugestiva de problema toxicológico. A urina preta ou marrom pode ocorrer na intoxicação por pigmentos da anilina, por derivados nitrofuranos, drogas meta-hemoglobinizantes, derivados fenólicos, etc.; a urina esverdeada é observada na intoxicação por azul de metileno, antraquinona, resorcina, etc.; a urina rósea ou vermelha pode ocorrer na intoxicação por derivados da pirazolona, por agressores renais ou agentes hemolisantes; a urina de coloração amarelada ou castanha pode ser observada na intoxicação por antimaláricos, metais pesados, sulfas, naftaleno etc.

Exames de laboratório

Nos casos de intoxicações, os exames de laboratório têm a finalidade de identificar o tóxico, determinar seus níveis no organismo e a sua variação de acordo com o tratamento e a evolução do paciente. Permitem, pois, a confirmação do diagnóstico e uma estimativa do prognóstico. Em serviços de urgência médica, é preferível a utilização de métodos rápidos de identificação, apesar de pouco sensíveis e precisos, o que exige, então, uma boa experiência toxicológica do médico atendente para correlacionar os dados clínicos com os resultados não muito confiáveis dos exames de laboratório. Por outro lado, têm por finalidade a avaliação do estado clínico do paciente, utilizando-se para tanto os exames usuais na prática médica.

PRINCÍPIOS GERAIS DO TRATAMENTO DAS INTOXICAÇÕES EXÓGENAS

O tratamento do paciente que apresenta uma intoxicação aguda inclui cinco etapas básicas, que podem ser realizadas de modo sequencial ou não, dependendo da gravidade do caso e das circunstâncias do acidente e do atendimento: (a) tratar as manifestações clínicas que representam risco iminente à vida; (b) diminuir a exposição do organismo ao tóxico; (c) remover o tóxico já absorvido; (d) utilizar antídotos e antagonistas; (e) realizar tratamento sintomático e de manutenção.

Tratamento das manifestações clínicas que representam um risco iminente à vida

Embora pareça uma conduta óbvia, nem sempre é realizado. Ainda se observa, por exemplo, tanto entre os leigos como entre os médicos, na abordagem desse tipo de paciente, como primeira e grande preocupação, a procura e administração de um possível antídoto ou antagonista do tóxico responsável.

Deve-se, então, frisar que a primeira providência, ao se atender um intoxicado, é fazer uma avaliação rápida de suas condições de saúde, verificar a existência de algum problema potencialmente fatal e adotar a conduta pertinente. As principais manifestações incluídas nesse grupo, que poderiam ser chamadas de sintomas de primeira urgência, incluem:

- Distúrbios cardiocirculatórios: parada cardíaca, arritmias ventriculares, insuficiência cardíaca complicada, hipotensão e choque.
- Distúrbios respiratórios: parada respiratória, aspiração de corpo estranho, insuficiência respiratória aguda grave, edema agudo de pulmão.
- Distúrbios neurológicos: convulsões tônicas ou clônicas intensas e repetidas, paralisias atingindo musculatura respiratória.
- Distúrbios sanguíneos: hemorragias extensas, hemólise e meta-hemoglobinemias acentuadas.

Em todas essas eventualidades, a conduta médica será a usualmente recomendada em clínica, não havendo nenhuma peculiaridade especial por terem sido consequentes a uma intoxicação aguda.

Diminuir a exposição do organismo ao tóxico

Depende do modo de exposição, isto é, da via pela qual o tóxico será ou está sendo absorvido. São as mais importantes as vias digestiva, respiratória e cutânea e, bem menos frequentes, as vias parenteral, ocular e retal.

VIA DIGESTIVA

A ingestão do tóxico é observada na quase totalidade dos casos pediátricos, nos quais a intoxicação é usualmente acidental. No adulto, é mais utilizada em tentativas criminosas (homicídio ou suicídio) e poucas vezes em casos de acidente.

A diminuição da exposição do organismo ao tóxico pode, nessas situações, ser obtida através de (1) esvaziamento gástrico e por (2) administração de antídotos locais, neutralizantes, precipitantes ou adsorventes.

O esvaziamento gástrico é medida útil quando indicado e realizado corretamente. Para sua realização, é preciso, de início, conhecer adequadamente o tóxico ingerido e avaliar seus efeitos potenciais, no sentido de evitar duas condutas radicais comumente observadas: o emprego sistemático desse processo em todos os casos de ingestão de tóxicos, mesmo que a dose e o tipo não sugiram nenhum risco, ou a não realização dessas medidas, por serem trabalhosas ou por influência dos familiares atemorizados pelos dispositivos que serão utilizados.

O esvaziamento gástrico pode ser realizado em todos os casos de ingestão de tóxicos, desde que em tempo útil, ou seja, antes de sua absorção digestiva. Admite-se como tempo médio útil para sua indicação as 2 a 4 primeiras horas após a ingestão, evidentemente com amplas variações, desde que se conheça o comportamento do tóxico no organismo humano. Os salicilatos, por exemplo, podem ser removidos em quantidades ainda apreciáveis cerca de 10 horas após a ingestão.

Como dependem das condições de atendimento (experiência do pessoal, equipamento especializado, etc.), os seguintes casos representam contraindicações relativas: ingestão de substâncias cáusticas e de derivados do petróleo, paciente que apresenta acentuada depressão do sistema nervoso central (torpor ou coma) ou agitação psicomotora intensa ou, ainda, convulsões.

O esvaziamento gástrico pode ser feito mediante medidas provocadoras de vômitos e/ou por lavagem gástrica. As primeiras têm a vantagem de execução possível no próprio local do acidente e não necessitarem de pessoal especializado. Exigem, no entanto, alguma cooperação do paciente, que nem sempre é obtida, e favorecem possível aspiração quando não são obedecidas algumas regras básicas de segurança, relacionadas principalmente com a posição da cabeça, que deve ficar inferior ao corpo.

Entre as medidas provocadoras de vômitos, a excitação mecânica da parede posterior da faringe, com o dedo, espátula ou cabo de colher, ainda é considerada manobra bastante eficiente. Dos medicamentos emetizantes, convém ressaltar o xarope de ipeca, que, apesar de eficaz, é pouco usado em nosso meio. Seu emprego deve ser estimulado, pois em outros países inclusive são feitas campanhas educativas recomendando sua reserva nos armários de emergência domiciliares. Administrado por via oral, na dose de 15 a 30 mL, determina aparecimento de vômitos nos primeiros 20 minutos em mais de 90% dos casos. Pode ser repetido uma vez e, não sendo eficaz, obriga à lavagem gástrica para evitar sua absorção, tendo em conta seus possíveis efeitos tóxicos. A apomorfina, potente agente emetizante, é administrada na dose média de 0,07 mg/kg por via subcutânea. Sua ação é rápida, mas exige cuidados de conservação (ambiente escuro); é um possível depressor dos sistemas nervoso central e respiratório, devendo ser usada com cautela nas intoxicações por drogas depressoras, tendo-se sempre disponível um antagonista específico, como a nalorfina.

A indicação de lavagem gástrica deve ser bem ponderada, e, quando realizada, é condição básica que seja enérgica e demorada, utilizando-se a sonda de maior calibre possível e fazendo-se prévia intubação endotraqueal com cateter munido de manguito inflável nos pacientes torporosos ou em coma.

A sonda gástrica deverá ser introduzida por via oral, e, uma vez no estômago, o primeiro procedimento será a aspiração do conteúdo gástrico, para, a seguir, ser introduzida a solução de lavagem, num volume médio de 100-120 mL de cada vez para um adulto. Quantidades maiores não são convenientes, já que podem forçar a passagem do conteúdo gástrico através do piloro. Aspirado o líquido, repete-se o procedimento tantas vezes quantas forem necessárias, admitindo-se, em termos gerais, um número de 20 vezes. Deve-se guardar amostra do material colhido, principalmente da primeira aspiração, para posterior exame toxicológico, se necessário.

Apesar de descritas soluções específicas para determinados grupos de tóxicos (Quadro 117.2), a lavagem poderá ser realizada com qualquer tipo de líquido disponível, tal como água, soro fisiológico, soro glicosado ou leite. Em crianças, para prevenir possível intoxicação hídrica, convém utilizar solução salina ou, então, acrescentar cloreto de sódio à solução em uso.

Os chamados antídotos universais não têm nenhuma justificativa para seu uso, e o emprego de carvão ativado deve ser estimulado, tendo em vista suas boas propriedades adsorventes. Pode ser usado durante a lavagem gástrica, introduzindo-se cerca de 5 mL/kg de uma solução a 10% (peso/volume) e aspirando-se a seguir. A dose introduzida pode variar amplamente sem grandes problemas, e alguns recomendam a administração do produto em quantidade equivalente a 8 vezes a do tóxico ingerido.

VIA RESPIRATÓRIA

O procedimento óbvio nesses casos é a retirada da vítima do ambiente contaminado, e, para tanto, é preciso que o socorrista tome as cautelas devidas, pois com muita frequência descrevem-se intoxicações sucessivas em pessoas que tentam precipitadamente salvar o paciente. O ideal seria a utilização de máscaras respiradoras com uma fonte de ar ou oxigênio, mas sua disponibilidade no momento adequado é bastante restrita.

Para evitar esses problemas, pode-se usar um saco plástico de dimensões apropriadas, que, em emergências como essas, pode ser inflado como um balão e colocado sobre a cabeça do socorrista. Seu conteúdo em ar é suficiente para permitir a entrada no recinto contaminado e a rápida retirada do paciente.

VIA CUTÂNEA

Tipo de exposição relativamente comum em ambientes industriais. Nesses casos, a providência inicial deve ser a remoção das vestes do paciente sob lavagem com água corrente, que prossegue, sempre com grande quantidade de líquido, durante um período de tempo prolongado.

Quando o agente lesivo é cáustico, deve-se tentar uma neutralização usando-se reagentes pouco enérgicos, pois os mais fortes neutralizam os ácidos e bases através de reações que geralmente são muito exotérmicas, o que contribui para a piora das lesões. Assim, quando a pele está em contato com uma substância de natureza ácida, aplicam-se alcalinos suaves, tipo soluções de carbonato de cálcio ou de sódio ou soluções saponáceas. O bicarbonato de sódio, produto facilmente disponível, não deve ser usado com essa finalidade, pois sua reação com os ácidos libera muito calor.

Quadro 117.2 Soluções recomendadas em lavagem gástrica

Solução	Indicação	Observações
Ácido tânico a 3-5%	Intoxicação por alcaloides, metais, glicosídios	Hepatotóxico
Permanganato de potássio 1:10.000	Intoxicação por estricnina, nicotina, fisostigmina, quinina	Concentrações maiores podem ser irritantes
Bicarbonato de sódio a 5%	Intoxicação por sulfato ferroso, dinitroderivados	
Gluconato de cálcio a 1,5-3%	Intoxicação por fluoretos, oxalatos	
Maisena (amido) Solução a 7,5-8%	Intoxicação por iodetos	

Quando a substância é de natureza alcalina, usam-se soluções ácidas, tais como vinagre diluído em água na proporção de 1 para 4, ou sucos de frutas cítricas (laranja, limão, etc.). Essa conduta é também recomendável na ingestão de cáusticos ou na contaminação ocular. Nesse último caso, convém inicialmente tentar a diluição do cáustico pela aplicação contínua e prolongada de água ou soro fisiológico.

Remoção do tóxico já absorvido

Pode ser realizada estimulando-se seu processo normal de excreção do organismo humano, ou, então, empregando-se alguns procedimentos especiais. Em ambas as eventualidades, é condição básica o conhecimento adequado da biotransformação do tóxico.

As medidas que se baseiam nos mecanismos de excreção normal do tóxico incluem: depuração renal, em que se procura determinar maior excreção renal através de medicamentos diuréticos, tais como manitol, furosemida ou ácido etacrínico, ou através de modificações do pH urinário (alcalinização no tratamento da intoxicação barbitúrica ou por salicilatos); depuração pulmonar, produzindo-se uma hiperventilação que pode favorecer a eliminação de certos tóxicos, como o tetracloroetileno, tetracloroetano, etc.; depuração biliar, cuja importância como via excretora de tóxicos está sendo atualmente salientada da mesma forma que a depuração gástrica, cogitada atualmente no tratamento de certos tipos de intoxicação, como aquelas pela anilina e aminopirina.

Outros procedimentos incluem: (1) medidas dialisadoras, compreendendo hemodiálise e diálise peritoneal, em que são características básicas para sua indicação: membrana suficientemente permeável, volume de distribuição do tóxico preponderantemente plasmático, fraca ligação proteica plasmática e fraca ligação tissular do tóxico. (2) Exsanguineotransfusão, processo de remoção bastante eficaz, indicado principalmente no tratamento de substâncias que são agressoras sanguíneas ou que têm um volume de distribuição preponderantemente plasmático.

Antídotos e antagonistas

Apesar de as duas primeiras etapas de tratamento serem muito importantes, influindo significativamente no prognóstico do paciente intoxicado, observa-se ainda entre os leigos, e mesmo entre os médicos, a tendência em procurar o antídoto específico para o tóxico, o que, além de geralmente ser inútil (pois seu número é ínfimo), pode ser perigoso, porque representa perda de tempo que poderia ser mais bem aproveitado com medidas mais eficazes. Os principais antídotos e antagonistas estão descritos no Quadro 117.3.

Tratamento sintomático e de manutenção

É também uma etapa importante, que contribui sensivelmente para a melhora do prognóstico das intoxicações que vem ocorrendo nesses últimos tempos. O tratamento é usualmente recomendado em clínica, não havendo nenhuma peculiaridade especial por se tratar de um problema toxicológico.

Nesta seção são descritas algumas intoxicações por substâncias de tipos variados, atualmente importantes por sua frequência e gravidade, mas ainda não bem conhecidas, pois a maioria delas é de lançamento recente. Para estudo dos tóxicos mais comuns, são recomendadas, no final do capítulo, algumas publicações.

ACETAMINOFENO

Medicamento antitérmico de uso cada vez maior como substituto dos salicilatos e derivados da pirazolona.

Intoxicação aguda

Na ingestão de doses excessivas, o paciente apresenta inicialmente sensação de mal-estar, transpiração excessiva, palidez, anorexia, náuseas e vômitos. A seguir, após um período de 1 a 2 dias, pode ocorrer comprometimento hepático, com hepatomegalia, dor no hipocôndrio direito e alterações das provas de função hepática. Nos casos mais gra-

Quadro 117.3 Principais antídotos utilizados em terapêutica toxicológica

Antídoto	Nome Comercial	Apresentação	Dose	Indicações
Ácido ascórbico	Redoxon	amp. c/0,5 e 1 g	1-2 g/24 h IM, IV	Meta-hemoglobinemias
Ácido folínico	Leucovorin cálcico	amp. c/3 mg	3-6 mg IM	Antagonistas do ácido fólico
Álcool etílico	Produto oficinal	solução a 5% para uso IV bebida alcoólica	0,5-1 ml/kg IV, VO	Metanol
Atropina	Produto oficinal	amp. c/0,25-0,5 mg	0,25-1 mg Repetir	Inseticidas organofosforados Carbamatos
Azul de metileno	Produto oficinal	amp. c/sol. 1%	1-2 mg/kg IV	Meta-hemoglobinemias
BAL	Demetal	amp. c/100 mg	2,5-4 mg/kg c/4-6 h IM	Arsênico. Metais pesados
Clorpromazina	Amplictil	amp. c/25 mg	1-2 mg/kg IM, IV	Anfetaminas
Desferrioxamina	Desferal	fr.-amp. c/500 mg	1-2 g/24 h IM, IV	Ferro
Ditizona	Produto oficinal	dissolvido em p. gomosa, s. glicosado	20 mg/kg/dia VO	Tálio
EDTA	Versenate	amp. c/200 mg	50-75 mg/kg/dia IM, IV	Chumbo. Metais pesados
Hipossulfito de sódio	Produto oficinal	amp. c/sol. 25%	1 mL/kg IV	Cianetos
Levalorfam	Lorfan	amp. c/5 mg	0,02 mg/kg IM, IV, SC	Opiáceos
Metilpiridil aldoxima	Contrathion	fr.-amp. c/200 mg	1-2 g/24 h IV, IM	Inseticidas organofosforados
Nalorfina	Cloridrato de nalorfina Johnson	amp. c/5 mg	0,1 mg/kg IV, IM, SC	Opiáceos
Naloxona	Narcan	amp. c/0,4 mg	0,01 mg/kg IV, IM, SC	Opiáceos
Nitrito de sódio	Produto oficinal	sol. 3%	1-10 mL IV	Cianetos
Penicilamina	Cuprimine	cáp. c/250 mg	25 mg/kg/24 h VO	Cobre. Metais pesados
Protamina	Protamina 1.000	amp. c/5 mL	1 mL/1.000 U de protamina IV	Heparina
Vitamina B_6	Adermina	amp. c/100 e 300 mg	50-500 mg/dia IM, IV	Isoniazida
Vitamina K_1	Kanakion	amp. c/10 mg	1-4 amp./24 h IV, IM	Antiprotrombínicos

IV — Intravenosa/IM — Intramuscular/VO — Via oral/SC — Subcutânea.

ves, observam-se necrose hepática, com icterícia e distúrbio da coagulação, podendo haver lesão dos rins, com insuficiência renal, e também encefalopatia e miocardiopatia.

Admite-se que, com níveis sanguíneos superiores a 300 μg/mL 4 horas após a ingestão ou superiores a 50 μg/mL 12 horas após, observam-se lesões hepáticas em 100% dos casos. O óbito geralmente se deve a insuficiência hepática.

Tratamento

O esvaziamento gástrico deve ser tentado em todos os casos, utilizando-se medidas provocadoras de vômitos e lavagem gástrica. O uso de carvão ativado, apesar de seus resultados controversos nesses casos, é recomendável. Diurese forçada não é aconselhada em virtude das possíveis lesões renais. Hemodiálise e diálise peritoneal não são eficazes. Existem estudos preliminares demonstrando resultados promissores com a cisteamina, na dose inicial de 2 g, e, a seguir, 3 doses de 400 mg com intervalos de 4, 6 e 8 horas, respectivamente.

ANTIDEPRESSORES TRICÍCLICOS

Medicamentos de amplo uso em psiquiatria, incluindo principalmente a imipramina, a desipramina, a amitriptilina, a nortriptilina e a doxepina.

Intoxicação aguda

O quadro clínico é complexo e grave, compreendendo três síndromes mais importantes: (1) síndrome neurológica, em que o coma pode ocorrer 1 a 3 horas após a intoxicação, sendo usualmente de curta duração e seguido por obnubilação, agitação psicomotora, alucinações, incoordenação muscular e abalos musculares. Podem ocorrer convulsões tônico-clônicas. (2) Síndrome cardiovascular, frequente e grave, devido à ação tóxica direta desses medicamentos e geralmente descrita após ingestão de doses superiores a 1 g. Consiste em distúrbios de condução intraventricular, incluindo taquicardia e extrassístoles ventriculares. Distúrbios de condução atrioventricular são frequentes, caracterizando-se por alongamento do intervalo PR. Também são comuns os distúrbios de repolarização, principalmente com achatamento ou inversão da onda T. (3) Síndrome anticolinérgica, relativamente comum, incluindo midríase, secura de mucosas, taquicardia e hipertermia.

Tratamento

Tendo em vista a complexidade do quadro clínico, casos graves, particularmente os que apresentam níveis sanguíneos superiores a 1 mg/L ou distúrbios de repolarização, devem necessariamente ser internados em unidades de terapia intensiva e monitorizados. As alterações cardíacas são tratadas como recomendado em clínica, evitando-se, porém, o uso de quinidina, que pode agravar o quadro tóxico. Os distúrbios de condução justificam a utilização de lactato de sódio. A taquicardia sinusal é geralmente bem tolerada, não necessitando de tratamento.

Desde que possível e quando tratada a sintomatologia mais urgente, devem-se realizar as medidas de esvaziamento gástrico.

BUTIROFENONAS

Neurolépticos maiores, incluindo principalmente o haloperidol, o triperidol, o droperidol e a dipiperona.

Intoxicação aguda

Foram relatados casos de intoxicação com doses muito variadas, desde 0,001 mg/kg em crianças até 1,2 g de dipiperona em adultos. O quadro clínico é preponderantemente neurológico, podendo-se observar comprometimento do sistema nervoso central com sonolência, torpor, coma e, principalmente, manifestações extrapiramidais, incluindo hipertonia, espasmos de torção, trismo, opistótono que pode atingir grande intensidade, crises oculógiras e tremores musculares. Agitação psicomotora foi descrita em alguns casos.

Tratamento

Medidas provocadoras de vômitos e lavagem gástrica podem ser tentadas, desde que em tempo útil. Diurese forçada com manitol ou simplesmente com glicose hipertônica parece oferecer resultados satisfatórios. O tratamento das manifestações extrapiramidais pode ser feito com difenidramina ou antiparkinsonianos. Assistência respiratória e controle das condições cardiocirculatórias são medidas importantes.

DERIVADOS DO CLOROFENOXI

São substâncias de efeitos discutíveis e preocupantes sobre a espécie humana, mas de uso relativamente grande em agricultura por serem potentes herbicidas. São os principais compostos nesse grupo: 2,4-D ou ácido 2,4-diclorofenoxiacético; 2,4,5-triclorofenoxiacético e MC-PA ou ácido 2-metil-4-clorofenoxiacético.

Intoxicação aguda

Admite-se que a dose tóxica por via oral para o homem de qualquer um desses produtos situa-se em torno de 3 g. O quadro clínico inicia-se com dor em queimação na boca e região retroesternal, cólicas abdominais, náuseas e vômitos, observando-se, a seguir, letargia, fraqueza muscular e fibrilação muscular. Foram relatados também convulsões, distúrbios de ritmo cardíaco, hipotensão e alterações da temperatura cutânea.

Um aspecto preocupante na exposição a esse tipo de substâncias é sua possível contaminação pela dioxina, responsável por graves problemas de pele e considerada potente agente teratogênico.

Tratamento

Nos casos de ingestão, recomendam-se medidas de esvaziamento gástrico e administração de carvão ativado. O tratamento é sintomático e de manutenção, pois não existe antídoto específico.

DETERGENTES CATIÔNICOS

São mais utilizados como desinfetantes, agentes de limpeza e amaciantes em atividades industriais do que em ambientes domiciliares. Os produtos comerciais geralmente contêm compostos quaternários de amônio que são surfactantes catiônicos, tais como cloreto de benzetônio, cloreto de benzalcônio, cloreto de metilbenzetônio, cloreto de cetilpiridínio e brometo de cetiltrimetilamônio.

Intoxicação aguda

Esses produtos são relativamente tóxicos, estimando-se em 1 a 3 g sua dose letal por via oral para adultos. Nos casos graves, observa-se intensa irritação gastrointestinal, com vômitos e dores abdominais, podendo ocorrer crises convulsivas e distúrbios respiratórios.

Tratamento

Nos casos de ingestão de grandes doses, administram-se demulcentes (leite ou clara de ovos), procedendo-se, a seguir, a lavagem gástrica. Controlar as condições respiratórias e as crises convulsivas com diazepínicos.

METAQUALONA

Medicamento hipnótico não barbitúrico, utilizado em neuropsiquiatria, isolado ou em associação com outros sedativos.

Intoxicação aguda

A ingestão de doses excessivas determina inicialmente náuseas, vômitos, desconforto gástrico e distúrbios neurológicos, caracterizados por sonolência, distúrbios de linguagem, ataxia, nistagmo e, posteriormente, hipertonia muscular, hiper-reflexia, agitação motora e convulsões tônicas. Nos casos mais graves, geralmente consequentes à ingestão de doses superiores a 200 mg/kg, o paciente entra em coma profundo, apresentando depressão respiratória, hipotensão, oligúria e manifestações hemorrágicas na pele e no tubo digestivo. Contrações musculares em crises e convulsões tônicas podem ser observadas.

Tratamento

Realizar medidas de esvaziamento gástrico de um modo cuidadoso para evitar aspiração, tendo presente que, logo após a absorção da droga, o paciente começa a apresentar distúrbios neurológicos que tornam mais difícil e perigosa a execução dessas medidas. Não existindo antídoto específico, o tratamento do intoxicado grave baseia-se principalmente no controle de suas condições respiratórias e circulatórias, com manutenção da permeabilidade das vias respiratórias, aspiração das secreções e manutenção da pressão arterial com expansores plasmáticos, hidratação adequada e infusões de isoproterenol ou levarterenol, quando necessárias. Os resultados da hemodiálise são controversos, e é certo que a *dialisance* não é muito alta. A *dialisance* é um parâmetro da cinética do rim artificial equivalente ao *clearance* do rim natural.

ÓLEO DE PINHO

Substância utilizada em produtos de limpeza e obtida, assim como a terebintina, da destilação fracionada do pinho. É preciso lembrar que na maioria dos agentes de limpeza o óleo de pinho está associado a outros compostos, como o álcool isopropílico, derivados de petróleo e derivados fenólicos, o que torna a intoxicação mais complexa e, às vezes, mais perigosa.

Intoxicação aguda

Nos casos de ingestão, o quadro tóxico usualmente observado é o de irritação da mucosa digestiva, com dores em queimação retroesternais e abdominais, náuseas, vômitos e diarreia. Distúrbios neurológicos são possíveis, iniciando-se com hiperirritabilidade, excitação, hiper-reflexia e, a seguir, depressão do sistema nervoso central, com sonolência e torpor. O comprometimento pulmonar é relativamente frequente e quase sempre se deve aos derivados de petróleo que entram na composição do produto de limpeza, mas também pode ocorrer em consequência da aspiração.

Tratamento

Medidas de esvaziamento gástrico (eméticos e/ou lavagem gástrica) podem ser realizadas, desde que com a devida cautela. Não existe antídoto específico, devendo-se realizar tratamento sintomático com o emprego de demulcentes, antieméticos e antiespasmódicos, além do controle das condições respiratórias e aporte calórico adequado. O uso de corticoides nas pneumonites oferece resultados discutíveis. Os distúrbios neurológicos geralmente não requerem tratamento específico.

ÓXIDO DE ETILENO

O oxirane ou epoxietano é um líquido ou gás utilizado como matéria-prima em grande número de sínteses químicas, como fumigantes, desinfetantes e combustível de foguetes.

Intoxicação aguda

Além dos seus efeitos explosivos ou riscos de inflamação, o contato com essa substância pode determinar distúrbios irritativos de mucosas, como conjuntivite, lacrimejamento, fotofobia, dispneia, tosse, edema pulmonar, náuseas e vômitos. É descrito também um quadro neurológico tipo neuropatia periférica, além de comprometimento cardíaco. O contato com a pele produz lesões cáusticas, com a formação de bolhas.

Tratamento

Não existe antídoto específico, e nos casos de contaminação são muito importantes as medidas de urgência visando a diminuir a exposição do organismo ao tóxico, isto é, esvaziamento gástrico nos casos de ingestão e lavagem corporal no contato com a pele, além de assistência respiratória e controle das condições cardiocirculatórias.

PARAQUAT

(Gramoxone, Weedol). Herbicida do grupo dos bipiridilos que age somente na presença da luz solar, não tendo, conforme informação dos produtores, ação residual, tornando-se quimicamente inativo quando em contato com o solo.

Intoxicação aguda

Quando em contato com os olhos, determina irritação e necrose das conjuntivas e áreas superficiais da córnea. Com tratamento adequado, a recuperação é completa. Em contato com a pele, determina inflamação, chegando até a produção de flictenas. A aspiração, que é pouco frequente, pode ser responsável por epistaxe e faringite.

Quando ingerido, a vítima apresenta, logo após, disfagia, vômitos, desconforto gástrico e diarreia. Nos casos mais graves, pode haver comprometimento do sistema nervoso central, com tremores e convulsões. São descritas lesões hepáticas e renais.

A insuficiência pulmonar é de aparecimento gradual, alguns dias após a ingestão, e caracteriza-se por dispneia, edema pulmonar e fibrose pulmonar irreversível, que é responsável pelo óbito.

Tratamento

Na contaminação ocular, recomenda-se lavagem copiosa e prolongada. Na exposição cutânea, devem-se retirar todas as vestes do paciente e proceder à lavagem corporal com água corrente durante tempo prolongado.

Nos casos de ingestão, são indicadas medidas provocadoras de vômitos, lavagem gástrica e administração de suspensão aquosa a 30% de terra Fuller ou qualquer terra com alto teor de argila. A insuficiência respiratória deve ser tratada de acordo com as normas usuais em clínica, devendo-se, no entanto, utilizar oxigênio com muita cautela, pois sua administração prematura pode agravar a toxicidade do produto. Nas insuficiências renais consequentes às lesões renais, podem ser tentadas medidas dialisadoras.

TOLUENO

Também chamado metilbenzeno, ou toluol, é um solvente cujas implicações toxicológicas atuais decorrem não apenas de seu amplo uso industrial, mas também de seu consumo para a obtenção propositada de alterações sensoriais e psíquicas.

Intoxicação aguda

O tolueno é rapidamente absorvido por inalação ou por via digestiva, determinando manifestações sistêmicas caracterizadas por estímulo do sistema nervoso central, seguido por depressão com incoordenação muscular, distúrbios de marcha, tontura, cefaleia e náuseas. Exposição mais intensa e prolongada pode ocasionar narcose e paralisia respiratória. Indivíduos expostos cronicamente apresentam anorexia, astenia, nervosismo e uma intolerância ao álcool característica. O tolueno líquido é irritante e, quando em contato com a pele, determina dermatite, queimaduras e lesões bolhosas.

Tratamento

Não existindo antídoto específico, o tratamento consiste essencialmente em cortar a exposição do indivíduo ao tóxico e em assistência respiratória adequada. Como o produto é sensibilizante do miocárdio, não é recomendável o emprego de epinefrina ou similares.

REFERÊNCIAS BIBLIOGRÁFICAS

1. ARENA, J. M. *Poisoning*. 3rd ed. Charles C. Thomas, 1974.
2. CASARETT, L. J., DOUL, J. *Toxicology*. McMillan, 1975.
3. DREISBACH, R. H. *Manual de Envenenamentos*. Atheneu e Edit. Universid., São Paulo, 1975.
4. HAYES, W. J. *Manual Clínico sobre Substancias Tóxicas*. OPAS, Publicación Científica nº 143, 1966.
5. SCHVARTSMAN, S. *Intoxicações Agudas*. Sarvier, São Paulo, 1971.

118

Farmacologia Odontológica

Benedicto Alves de Castro Silva

Na sua atividade profissional, o dentista, a cada passo, utiliza uma série de drogas, anestésicos locais e, às vezes, anti-inflamatórios, antissépticos, analgésicos, tranquilizantes, etc. No curso de farmacologia básica, as propriedades desses medicamentos são analisadas, mas esse conhecimento deve ser constantemente atualizado, não só pelo aparecimento de novos remédios como também para a compreensão mais profunda da farmacocinética e farmacodinâmica das drogas rotineiramente usadas. Além disso, a farmacologia dentária não deve limitar-se às drogas que o dentista prescreve. Os efeitos de outras drogas que o paciente por acaso esteja tomando por prescrição médica também devem ser conhecidos.

Há ainda outro aspecto, muito estudado em outros países, como indicam as referências bibliográficas deste capítulo, que é representado pelas emergências médicas durante o tratamento dentário, inicialmente enfrentadas pelo dentista. Muitas dessas emergências são resultantes de reações de hipersensibilidade a drogas.

Conhecendo a maneira pela qual as drogas podem contribuir terapeuticamente e seus possíveis efeitos adversos, o dentista pode tirar partido das melhores vantagens e evitar as desvantagens dos medicamentos que prescreve e administra a seus pacientes.

Um aspecto indispensável a respeito das drogas, repetimos, é saber se outros medicamentos são tomados pelos pacientes, quer por ordem médica, quer por automedicação. As modificações fisiológicas causadas por tais modificações podem contraindicar certos atos odontológicos ou determinadas terapêuticas medicamentosas que iriam provocar interações prejudiciais.

Mostraremos, agora, alguns exemplos que realçam o papel do conhecimento farmacológico na prática odontológica.

ANESTÉSICOS LOCAIS

Holroyd, autor de excelente livro sobre farmacologia na prática dentária, declara que os anestésicos locais são as drogas mais frequentemente usadas pelo dentista. Adriani complementa dizendo que poucas drogas são usadas tão indiscriminadamente e sem conhecimento da sua farmacologia quanto os anestésicos locais.

O dentista deve rever periodicamente a farmacologia dos anestésicos locais e, de acordo com Holroyd, exercer liderança na pesquisa dessas drogas e orientar sua utilização lógica.

As reações adversas aos anestésicos locais em odontologia foram objeto de muitos estudos de Criep e Ribeiro, Adriani, Mayer, Peeve e outros. Em inquérito da Associação Americana de Odontologia, em 1962, verificou-se que, em cada 40 milhões de mortes, ocorria apenas uma por anestesia, o que indica o elevado nível de segurança dessa aplicação. Atribui-se esse excelente resultado às técnicas usadas pelos dentistas, de aspiração, uso da dose mínima terapêutica de anestésico e atenção à história do paciente.

Apesar de raras, as reações adversas aos anestésicos locais podem ocorrer sob forma, principalmente, de reações tóxicas, alérgicas, efeito vasoconstritor e por idiossincrasias.

O Quadro 118.3 indica as toxicidades relativas dos principais anestésicos locais.

As reações tóxicas aos anestésicos locais ocorrem quando se atinge concentração sanguínea tóxica da droga.

A presença de um vasoconstritor diminui a absorção do anestésico local aplicado na zona submucosa. O vasoconstritor é, em geral, a epinefrina (ou adrenalina), a norepinefrina (ou noradrenalina), a fenilefrina, a felipressina ou o neocobefrin.

Quadro 118.1 Drogas anestésicas e vasoconstritoras disponíveis no Brasil para uso injetável em odontologia

N. Comercial	Droga	Vasoconstritor	Laboratório
Biocaína	Lidocaína	Fenilefrina	Herpo
Lidocaína	Lidocaína	Sem vasoconstritor	Cristália
Lidocaína	Lidocaína	Noradrenalina	Cristália
Lidocaína	Lidocaína	Sem vasoconstritor	Harvey
Lidocaína	Lidocaína	Noradrenalina	Harvey
Novocol 100	Lidocaína	Fenilefrina	SSWhite
Xylocaína	Lidocaína	Sem vasoconstritor	Merrell Lepetit
Xylocaína	Lidocaína	Noradrenalina	Merrell Lepetit
Scandicaine	Mepivacaína	Sem vasoconstritor	Septodent-DFL
Scandicaine	Mepivacaína	Noradrenalina	Septodent-DFL
Scandicaine	Mepivacaína	Adrenalina	Septodent-DFL
Biopressin	Prilocaína	Felipressina	Herpo
Citanest	Prilocaína	Felipressina	Merrell Lepetit
Citocaína	Prilocaína	Felipressina	Cristália
Neocaína	Bupivacaína	Sem vasoconstritor	Cristália
Neocaína	Bupivacaína	Adrenalina	Cristália
Novocaína	Lidocaína	Adrenalina	Epicaris
Carticaína	Articaína	Adrenalina	Epicaris

Observação: A novocaína anteriormente era um éster chamado procaína.

As reações alérgicas aos anestésicos locais não são comuns, mas podem ocorrer sob forma de urticária, doença do soro e reação anafilática.

O vasoconstritor, quando injetado inadvertidamente na veia, pode provocar palpitações, apreensão e taquicardia.

A Associação Americana de Cardiologia e a Associação Americana de Odontologia estabelecem a seguinte orientação quanto aos vasoconstritores associados aos anestésicos locais de uso dentário. A concentração de vasoconstritor habitual dos anestésicos locais para uso dentário não é contraindicada em pacientes portadores de doença cardiovascular, quando administrados cuidadosamente e com aspiração preliminar. As seguintes concentrações podem ser usadas: 1:5.000 até 1:250.000 para adrenalina, 1:30.000 para noradrenalina, 1:2.500 para fenilefrina, felipressina e neocobefrin.

O dentista deve ter informação do médico a respeito da natureza e gravidade da doença cardíaca do paciente. Também deve saber qual a medicação prescrita pelo médico, se houver, e se ela pode agir sinergicamente com o vasoconstritor. Tais informações são importantes porque a manipulação dentária pode causar estresse emocional e perturbações cardíacas que poderiam ser atribuídas à adrenalina.

Ao lado desse exemplo de estudo dos anestésicos locais e sua aplicação em odontologia, deve-se fazer análise semelhante dos analgésicos, anti-inflamatórios, antibióticos, tranquilizantes, antissépticos e outros medicamentos, seguindo-se o plano exposto nos capítulos respectivos deste livro.

Quadro 118.2 Cuidados importantes a serem tomados antes e durante a aplicação da anestesia

1. Fazer um questionário mínimo, o que permite saber se o paciente é portador de alteração sistêmica. Em caso afirmativo, não dispensar uma consulta médica prévia, principalmente quando se tratar de cardiopatas.
2. Escolher a droga anestésica e o vasoconstritor de acordo com a condição clínica do paciente, a duração e o tipo do procedimento que se irá realizar.
3. A posição correta para se anestesiar deve ser com o paciente na cadeira odontológica com a cabeça ligeiramente mais baixa que as pernas.
4. Injetar a solução lentamente, cerca de 1 minuto para cada tubete. Não exceder seis tubetes. Se possível, utilizar seringas que aspiram. Não injetar em regiões inflamadas ou infectadas para evitar reações do SNC.
5. Fazer antibioticoterapia antes de realizar a anestesia nos pacientes portadores de problemas valvulares; os pacientes de alto risco devem ser atendidos em hospitais e monitorizados.
6. Não usar bupivacaína em crianças nem octapressina em gestantes ou mulheres em idade de procriação.
7. Em pacientes sob anestesia geral, diante da necessidade de infiltrar, a droga anestésica indicada é a prilocaína com octapressina.
8. Não esquecer que as drogas anestésicas são vasodilatadoras e depressoras do miocárdio.
9. No consultório odontológico, deve-se dispor de todo o equipamento e drogas necessárias para enfrentar as emergências decorrentes da anestesia. Seria ótimo fazer periodicamente um treinamento simulado.
10. As complicações sistêmicas da anestesia geralmente são causadas por toxicidade, hipersensibilidade e idiossincrasias. As por toxicidade devem-se à superdosagem ocasionada pela velocidade da aplicação da solução anestésica, pelo retardo na metabolização do fígado ou pela excreção renal insuficiente das drogas. A complicação por hipersensibilidade deve-se à reação antígeno-anticorpo, podendo atingir o sistema cardiorrespiratório e provocar choque anafilático. As idiossincrasias devem-se a fatores genéticos.

O cirurgião-dentista é o próprio anestesista do seu paciente. Por isso é muito importante o conhecimento das drogas anestésicas e dos vasoconstritores, dos efeitos desejáveis e indesejáveis, saber como prevenir e tratar as complicações sistêmicas e locais da anestesia.

REAÇÃO AO ANESTÉSICO COM ESTIMULAÇÃO DO SNC

Sinonímia

Hipersensibilidade ao anestésico, toxicidade anestésica, idiossincrasia.

Patologia básica

1. Causada por hipersensibilidade: choque antígeno-anticorpo.
2. Causada por toxicidade: a concentração sanguínea tóxica da droga anestésica provoca uma reação sistêmica, inicialmente pela estimulação do SNC e, posteriormente, com depressão de certas áreas cerebrais.
3. Vasoconstritor: a ausência de droga vasoconstritora poderá causar absorção rápida da droga anestésica e, com isso, provocar concentração plasmática tóxica. Por outro lado, o vasoconstritor poderá causar também problemas sistêmicos, sobretudo em pacientes que apresentam alterações do sistema cardiovascular.

Quadro 118.3 Toxicidades relativas e doses de alguns anestésicos locais

Droga	Toxicidade Relativa	Dose Máxima Recomendada	Mililitros de Solução a 2%
Lidocaína	2	300 mg	10
Mepivacaína	2	300 mg	10
Prilocaína	1,5	400 mg	10
Bupivacaína	0,5		10

Sinais e sintomas

Loquacidade, inquietação, apreensão, excitação, hipertensão, náuseas, vômitos, convulsões, pulso rápido, respiração rápida.

Tratamento

Situação A: crise suave – sustar a anestesia. Situação B: moderada – administrar oxigênio; manter as vias respiratórias livres, fazer respiração artificial, se necessário.

Até que o médico chegue, usar diazepam, se houver convulsões.

REAÇÃO AO ANESTÉSICO LOCAL COM DEPRESSÃO DO SNC

Patologia básica

Após a estimulação do SNC, provocada pela toxicidade da droga anestésica, sobrevém a depressão do SNC. Nos casos de hipersensibilidade, pode surgir choque anafilático, com comprometimento dos sistemas cardíaco e respiratório.

Sinais e sintomas

Letargia, sonolência, confusão, inconsciência, respiração lenta, podendo haver apneia, hipotensão; a pressão pode chegar a zero. Pulso que varia de normal a fraco, filiforme, podendo até desaparecer.

Tratamento

Administrar oxigênio, manter a respiração e a circulação.

Até que o médico chegue, usar, se necessário, adrenalina, na dose 2 a 5 mL de solução de 1/10.000 IV.

EMERGÊNCIAS EM ODONTOLOGIA

Essas emergências em odontologia podem surgir durante a cirurgia odontológica ou assumir o quadro de emergências médicas.

Thornton, estudando as emergências associadas à cirurgia odontológica, apontou os aspectos da anestesia geral, do equipamento essencial, do vômito e regurgitação, da obstrução respiratória, do broncoespasmo, do colapso cardiovascular, da parada cardíaca, da epilepsia, da injeção intra-arterial de anestésico e do diabete.

Braun, visando a esse mesmo item, publicou o *Dentists Manual of Emergency Medical Treatment* (Manual do Dentista para Tratamento Médico de Emergência), no qual fornece orientação de diagnóstico e tratamento dos seguintes quadros clínicos de emergências que podem, eventualmente, ocorrer no consultório do dentista: crise asmática aguda, insuficiência cardíaca congestiva, infarto agudo do miocárdio, obstrução respiratória, reação anafilática, angina do peito, parada cardíaca, hiperventilação, choque insulínico, reações aos anestésicos locais, choque normovolêmico, taquicardia paroxística, choque provocado por insuficiência do córtex suprarrenal, síncope, tireotoxicose.

O paciente odontológico que se submeterá a cirurgia e precisará de anestesia geral deve fornecer informações quanto às drogas que vem usando, a fim de evitar interações medicamentosas perigosas. Os pacientes, por exemplo, que vêm usando corticosteroides, anti-hipertensivos, antidiabéticos, betabloqueadores, inibidores da MAO, antidepressivos tricíclicos e outras drogas psicotrópicas não devem ser submetidos a anestesia geral sem preparo prévio.

Além dessas interações, o *screening* dos pacientes odontológicos para anestesia geral também atingirá condições clínicas (anemia, infarto do miocárdio, hipertensão, etc.) que limitam essa indicação.

O equipamento de emergência durante a cirurgia dentária deve incluir: cadeira odontológica de imediata adaptação para a posição horizontal e facilidade de elevar as pernas do paciente acima do nível do coração, aparelho de sucção para vômito e material da orofaringe, oxigênio, máscaras, tubos orofaringianos de vários tamanhos, saco ou balão para ventilação de pressão positiva intermitente (IPPV), traqueótomo de emergência, laringoscópio, tubos para ressuscitação, seringas, drogas de emergência, eletrocardiógrafo, desfibrilador, equipamento de infusão intravenosa.

As técnicas de ressuscitação cardiorrespiratória devem ser conhecidas por todos os componentes da equipe de cirurgia odontológica.

Agora daremos exemplos de emergências que o dentista pode encontrar no seu consultório.

Lipotimia

Também chamada desfalecimento, desmaio, vertigem, síncope ou choque primário. Pode ocorrer a qualquer momento no consultório dentário. Geralmente ocorre ao fazermos a anestesia para uma simples extração dentária, quando os cuidados pré-operatórios foram postos de lado. A depender da causa, da habilidade e do equipamento que o profissional possui, a compensação poderá ser quase imediata, com o paciente retornando às condições normais. Se, no entanto, o paciente é portador de problemas sistêmicos, especialmente do aparelho circulatório, como hipotensão ou hipertensão, não será fácil contornar o problema de vasodilatação periférica temporária que causa a lipotimia. Nesses pacientes, os mecanismos compensatórios não são muito eficazes. Por isso é aconselhável conhecer as condições físicas do paciente antes de iniciar o tratamento dentário, mesmo que seja por meio de breve anamnese.

SINAIS CLÍNICOS

Em decorrência de vasodilatação periférica, surgem insuficiência de suprimento no cérebro, sobrevém a hipoxia, e o paciente se queixa de tontura, visão turva, fraqueza, vontade de vomitar e sudorese e torna-se extremamente pálido.

ETIOLOGIA

Pode ser resultado da apreensão antecipada da cirurgia, da visão dos instrumentos dispostos na mesa da cirurgia, da perda de grande volume de sangue, de dor intensa, de conversas impróprias em torno do paciente, da hiper- e hipotensão ou de dificuldades cardiorrespiratórias. De modo geral, a solução anestésica é a grande responsável pelo maior número de acidentes desse tipo.

TRATAMENTO

Como tratamento imediato, recomenda-se a elevação das pernas um pouco acima do nível da cabeça, fazendo, assim, com que cerca de 700 mL de sangue possam fluir para a parte superior do corpo.

Recomenda-se, também, afrouxar as roupas, para facilitar a respiração, enquanto se procura fazer o paciente inalar vapores de amônia, para estimular o reflexo da função respiratória. O mais eficiente, porém, é a administração de oxigênio, principalmente quando a hipoxia resulta de ventilação pulmonar insuficiente ou de insuficiência circulatória. Usa-se o oxigênio sem o dióxido de carbono, porque esse já existe em excesso nos tecidos hipóxicos, o suficiente para estimular o centro respiratório. A toxicidade do oxigênio só ocorre após longo período de inspiração e irreversibilidade de troca nos pulmões. Não há, portanto, possibilidade de toxicidade de oxigênio no consultório dentário. Nem mesmo será necessário o uso de umidificador, se a aplicação for de até meia hora.

A média é administração de oxigênio de 6 a 10 litros por minuto, através de cateter nasal.

Com a situação sob controle, dificilmente o problema evoluirá para situação grave com perigo iminente de vida. Findos os sintomas e restabelecida a consciência, o paciente deve permanecer deitado por uns 10 minutos, e a cadeira odontológica deve ser recolocada em posição gradualmente.

Dificuldade cardiorrespiratória

Diz-se que um paciente está em dificuldade cardiorrespiratória quando se apresenta cianótico e tem dificuldade em respirar. Isso indica obstrução parcial das vias respiratórias.

ETIOLOGIA

Pode resultar de doses elevadas de anestésico ou ser consequência de hipersensibilidade ou idiossincrasia.

SINAIS CLÍNICOS

Cianose e respiração ressonante.

TRATAMENTO

Puxar a mandíbula para a frente, depois para cima, forçando a passagem do ar pela remoção da base da língua da parede posterior da faringe. Nunca puxar a língua para fora. Essa técnica é errada: não resolve a obstrução, porque a língua é elástica e poderá, ainda, provocar vômito. Havendo mucosidade, sangue ou vômito, aspirar com cuidado para evitar irritação e espasmo da glote. Administrar imediatamente oxigênio com cateter nasal. Qualquer substância indicada deverá ser por via endovenosa, principalmente quando se trata de doentes chamados especiais, portadores de problemas sistêmicos.

Parada cardiorrespiratória

A parada cardiorrespiratória é um acidente raro em consultório dentário, mas não impossível de acontecer.

Sabemos que os acidentes não avisam. Logo, não só o dentista, como qualquer outra pessoa, mesmo leiga, deveria ter conhecimento do que se deve fazer para salvar uma vida numa parada cardiorrespiratória. De todas as emergências, é essa a que requer o mais pronto e perfeito atendimento.

O coração e os pulmões, dependendo da causa, podem parar a qualquer instante e em qualquer lugar.

Diante de um acontecimento desse tipo, é necessário que sejam feitas, de imediato, a respiração artificial e a massagem cardíaca externa, até que chegue o socorro médico. A vida do paciente, em momentos assim, pode ser salva, dependendo da aplicação imediata de tal técnica, porque sabemos que as células cerebrais não suportam a falta de oxigênio por mais de 3,5 a, no máximo, 4 minutos.

Ultrapassando esse limite de tempo, serão vãs as tentativas de salvamento, porque a essa altura as células cerebrais estarão necrosadas.

O paciente poderá voltar a respirar e o coração baterá no ritmo normal, porém estará descerebrado e terá, na certa, a morte biológica.

A parada cardiorrespiratória é a imobilização do coração, supressão da respiração e, consequentemente, a abolição do fluxo sanguíneo e da ventilação pulmonar. Uma parada cardiorrespiratória pode se dar subitamente pela paralisação total das funções do coração e dos pulmões, a um só tempo, ou pela paralisação de um órgão e, depois, do outro. Quando é o coração que para primeiro, os pulmões permanecem trabalhando por uns 20 a 40 segundos. Quando é o inverso, o coração continua pulsando por um período de 1 a 2 minutos. Nesse momento surgem os sinais clínicos que acusam a gravidade do caso.

ETIOLOGIA

Acidentes de anestesia local, choque anafilático, hemorragias, corpo estranho, substâncias tóxicas (álcool, barbitúricos), politraumatismos, insuficiência cardíaca, tumores obstrutivos. De acordo com Morinigo, as causas mais comuns da parada cardíaca são:

a) hipoxia resultante de ventilação ineficiente ou de uma hipotensão grave ou prolongada;
b) doenças metabólicas que produzem distúrbios iônicos predispondo a disfunção miocárdica, assim como os distúrbios acidobásicos;
c) miocárdio irritável, encontrado em coração infartado ou devido ao uso de medicamentos.

Seja qual for a causa responsável pela parada cardiorrespiratória, o fator determinante é a hipoxia.

SINAIS CLÍNICOS

Alterações do ritmo e frequência cardíacos, sudorese excessiva, palidez ou cianose, alteração da respiração, intranquilidade, ansiedade, convulsões, pupilas dilatadas.

TRATAMENTO

Deve ser imediato, após o diagnóstico. Isso depende do conhecimento da fisiopatologia das diversas situações que podem precipitar uma emergência e do conhecimento da farmacologia e de seu potencial de ação. Entretanto, antes de tudo, o profissional deve ter conhecimento dos princípios gerais da ressuscitação, quais sejam: manter a respiração e a circulação para que o oxigênio chegue aos centros vitais do cérebro.

Há várias técnicas utilizadas nas emergências cardiopulmonares em odontologia. Todas são boas, não importando os meios e, sim, o fim. Entretanto, o método apresentado pela American Heart Association, C. P. R. Committee, intitulado Dental Cardiopulmonary Emergency Procedures, é, sem dúvida, um dos melhores. Eis os seus princípios:

I. Em todas as emergências, ponha o paciente deitado horizontalmente, com ajuda, se necessário.
II. Se ele estiver inconsciente, facilite a passagem do ar inclinando sua cabeça para trás, e verifique o pulso e a respiração.
III. Se ele estiver respirando, administre oxigênio, faça a aspiração das vias respiratórias, e, se necessário, faça-o inalar um pouco de amônia.
IV. Se ele não estiver respirando, faça respiração artificial. Encher-lhe os pulmões rapidamente, 3 a 5 vezes, boca a boca, boca-nariz, boca-cânulas ou com meios mecânicos.
V. Se houver pulso carotídeo, continue enchendo os pulmões 12 vezes por minuto; se o pulso estiver fraco ou filiforme, administre fenilefrina ou adrenalina IV.
VI. Se não houver pulso carotídeo, se a pupila estiver dilatada e houver aparência de morte, faça massagem cardíaca externa. Comprima o esterno uns 4 a 5 cm para baixo e faça uma manobra para cada segundo. Quando for um operador, encha os pulmões 2 vezes depois de cada 12 compressões no peito. Quando forem dois operadores, encha os pulmões 1 vez depois de cada 5 compressões no peito, sem nenhuma pausa nas compressões. Continue a ressuscitação até o pulso retornar espontaneamente.

EQUIPAMENTO

Ultimamente, nos EUA, os dentistas estão usando uma tábua para, no caso de dificuldade cardiorrespiratória, colocá-la nas costas do paciente e conseguir uma superfície firme para executar, com eficiência, a massagem cardíaca externa. Eles acreditam, inclusive, que não se trata de peça sofisticada, pela base firme que proporciona, sem a necessidade de transferir o paciente para o chão, o que, além de difícil, é perigoso.

Esse equipamento deve ser checado periodicamente, e o profissional deve também fazer treinamento simulado.

COMO PROCEDER NAS EMERGÊNCIAS

Manter sempre o paciente em observação durante a permanência no consultório, principalmente após a aplicação da anestesia.

Ao primeiro sinal de alteração, tomar imediatamente as providências necessárias, fazendo, se possível, o diagnóstico. Avaliar, pelos sinais e sintomas, a gravidade da situação. Deitar o paciente com a cabeça mais baixa que as pernas. Procurar não exagerar essa posição para não dificultar a respiração, devido à pressão das vísceras contra o diafragma. Não remover o paciente da cadeira de dentista para o chão. Procurar facilitar a respiração, colocando-lhe a cabeça em posição supina. Em situações especiais, como nos casos de insuficiência respiratória (doença pulmonar obstrutiva crônica, asma ou edema agudo do pulmão), a posição sentada é mais confortável para o paciente.

Nos casos de crises mais brandas, fazer o paciente inalar amônia e administrar oxigênio. Isso geralmente resolve muitas situações.

Verificar o pulso e a pressão arterial. Observar se o paciente apresenta sudorese, se está pálido, se tem as unhas cianóticas ou se apresenta comportamento anormal.

Procurar tranquilizar o paciente, conversando enquanto toma todas as precauções para superar a crise. Estar sempre preparado com medicamentos e equipamentos prontos para uso imediato, e alerta para as manobras de respiração artificial e massagem cardíaca externa, se necessário.

Tratando-se de ocorrência grave, com risco iminente de vida e tratamento complexo, esse, sempre que possível, deve ser realizado por médico. Porém, é necessário que se tomem as primeiras providências enquanto ele não chega. A espera pode significar o óbito do paciente.

REFERÊNCIAS BIBLIOGRÁFICAS

1. *Accepted Dental Therapeutics*. 36th ed. American Dental Association, Chicago, 1975.
2. ADRIANI, J. The clinical pharmacology of local anesthetics. 1. *Clin. Pharm. Exp. Ther., 1*:645, 1960.
3. ADRIANI, J., CAMPBELL, D. Fatalities following topical application of local anesthetics to mucous membranes. *JAMA, 162*:1527, 1956.
4. AHLIN, J.H., STEINBERG, A.I. Chlordiazepoxide HCl (Librium) as a premedicant for dental patients: a preliminary report. *J. Dental Med., 24*:39-41, 1969.
5. AMERICAN DENTAL ASSOCIATION. The 1962 survey of dental practice. V. Some aspects of dental practice. *JADA, 67*:158, 1963.
6. AMERICAN DENTAL ASSOCIATION COUNCIL ON DENTAL THERAPEUTIC. *Accepted Dental Therapeutics*. 37th ed. American Dental Association, Chicago, 1977.
7. BAIRD, E.S., CURSON, I. Orally administered diazepam in conservative dentistry: a double-blind trial. *Brit. Dental J., 128*:35-7, 1970.
8. BELL, M.E., LARGENT, E.J., LUDWIG, T.G., MUHLER, J.C., STOOKEY, G. K. *The supply of fluorine to man. Fluorides and human health*. OMS, Geneva, 1970.
9. BRAUN, R.J. *Dentists Manual of Emergency Medical Treatment*. Reston Publishing, Virginia, 1979.
10. CAWSON, R.A., SPECTOR, R.G. *Clinical Pharmacology in Dentistry*. 2nd ed. Churchill Livingstone, Edinburgh, 1978.
11. CHERASKIN, E., PRASERTSUNTARASAI, T. Use of epinephrine with local anesthesia in hypertensive patients. IV. Effect of tooth extraction on blood pressure and pulse rate. *JADA, 58*:61, 1959.
12. CONFERENCE report: management of dental problems in patients with cardiovascular disease. *JADA, 68*:333, 1964.
13. CRIEP, L.H., RIBEIRO, C.C. Allergy to procaine hydrochloride with 3 fatalities. *JAMA, 151*:1185, 1953.
14. DEALY, F.N. Anesthetic deaths, 5-year report. *Amer. J. Surg., 60*:63, 1943.

15. GORDON, E.R., MAIN, D.M.G., MILLMAN, C.K, SEEAR, J.E., SWISS, K.G., McCONNELL, W.S. Report of a working party on the operator/anesthesist in dentistry. *Brit. Dental Assoc.,* 1975.
16. HOLROYD, S.V. Antibiotics in the practice of periodontics. *J. Periodontal., 42*:584, 1971.
17. HOLROYD, S.V. *Clinical Pharmacology in Dental Practice.* 2nd ed. C.V. Mosby, Saint Louis, 1978.
18. KEESLING, G.R., HINDS, E.C. Optimal concentration of epinephrine in lidocaine solutions. *JADA, 66*:337, 1963.
19. LUND, L., ANHOLM, J.M. Clinical observations on the use of meprobamate in dental procedures. *Oral Surg., 10*:1281-6, 1957.
20. MALAMED, S.F. *Manual de Anestesia Local.* 3.ª ed. Editora Guanabara Koogan, Rio de Janeiro, 1993.
21. MAYER, E. Fatalities from local anesthetics. *JAMA, 90*:1928.
22. McCALLUM, C.A., HARRISON, J.B. Pharmacological considerations in dental treatment for the patient with systemic disease. *Dent. Clin. North Amer., 14*:663-80, 1970.
23. McCARTHY, F. Sudden, unexpected death in the dental office. *JADA, 83*:1091, 1971.
24. MONHEIM, L.M. *Local Anesthesia and Pain Control in Dental Practice.* 4th ed. C.V. Mosby, Saint Louis, 1969.
25. PENICK, E.C., OSETEK, E.M. Intracanal drugs and chemicals in endodontic therapy. *Dent. Clin. North Amer., 14*:743-56, 1970.
26. *Pharmacotherapeutics in Dental Practice* (Naupers 10486). Bureau of Naval Personnel, Washington,1969.
27. REEVE, L.W. Modern pharmacodynamic concepts of local anesthesia. *Dent. Clin. North Amer., 14*:783, 1970.
28. REYNOLDS, D.C. Pain control in the dental office. *Dent. Clin. North Amer., 15*:319, 1971.
29. SEWARD, E.H. Dental anaesthesia and the general practitioner. *The Practitioner, 220*:766, 1978.
30. SILVA, B.A. de C., SILVA, P., FARIAS, A.M. de C. *Pacientes de Alto Risco em Odontologia.* Medsi, Rio de Janeiro, 1988.

119

Placa Dentária e/ou Biofilme Dentário Bacterianos

Evandro da Silva Teles e Antonio Falcão

CONSIDERAÇÕES INICIAIS

A cavidade bucal possui uma microbiota complexa e variada que inclui: *Streptococcus mutans, viridans* e *sanguis,* entre outras espécies. Procedimentos odontológicos que possam causar um mínimo de lesões aos tecidos moles podem disseminar micro-organismos para outros órgãos vitais como coração, cérebro e fígado, oriundos da placa bacteriana que se forma sobre os dentes.

A placa bacteriana consiste numa deposição bacteriana não mineralizada que se forma sobre os dentes inadequadamente limpos, podendo ainda ser descrita como massa bacteriana ou microbiana associada aos dentes. O conhecimento de sua estruturação como sendo semelhante aos "biofilmes" encontrados em diversas superfícies sólidas, na presença de umidade, sugere, atualmente, a utilização do termo "biofilme dentário" como designação mais adequada, já que o termo "placa" considera apenas a estrutura física constituída por placas ou camadas.

DESENVOLVIMENTO E CONTROLE DA PLACA OU BIOFILME

Placa ou biofilme pode ser definido como qualquer população microbiana aderida a uma superfície sólida não descamativa, em presença de umidade e envolvida por matriz orgânica derivada de produtos extracelulares, sendo essa a forma estratégica universal de sobrevivência dos micro-organismos. Essa estrutura não é uniforme, variando de dente para dente, de superfície para superfície, em especificidade, em patogenicidade, em virulência e em localização, proporcionando o entendimento de como a microbiota interage em seu ambiente ecológico, contribuindo na formulação de estratégias para a promoção da saúde, prevenção e controle das doenças bucais mais prevalentes.

A microbiota da placa ou biofilme constitui a fonte de numerosos produtos nocivos que são prejudiciais aos dentes (como ácidos orgânicos) e ao periodonto (como amônia, sulfeto de hidrogênio, metil mercaptano, aminas tóxicas, proteases, hialuronidases, condroitina sulfatase e β-glicuronidase). As bactérias da placa ou biofilme produzem substâncias que induzem a inflamação (prostaglandinas, citocinas, metaloproteinases, entre outros fatores) e também liberam endotoxinas e antígenos bacterianos que causam lesão tecidual local.

A placa bacteriana ou biofilme é o fator etiológico primário das duas doenças mais prevalentes que acometem a humanidade – cárie dentária e doença periodontal. Essa simplificação grosseira não pode invalidar o conhecimento de que existem diferentes tipos de placas ou biofilmes cariogênicos e periodontopatogênicos (com subgrupos que resultam em diferentes formas de doenças periodontais), entre outros que podem ser relativamente inócuos.

A população de micro-organismos presentes na placa ou biofilme é bastante variável como vírus, bactérias, fungos e protozoários. As bactérias são responsáveis pela produção de polissacarídios extracelulares (PEC) que formam uma matriz orgânica responsável pela proteção de cada micro-organismo ou colônia de micro-organismo e pela adesividade da placa ou biofilme às superfícies duras. Essa adesão bacteriana à superfície do esmalte encontra-se relacionada com o desenvolvimento da placa ou biofilme e de doenças como a cárie dentária e a doença periodontal.

A formação da placa ou biofilme ocorre por processos distintos como: (1) adsorção das células à película adquirida, necessitando de adesinas específicas na superfície dessas células, e (2) ligação de uma célula a outra (coadesão), que pode ser exemplificada pelo α-1,3 glucano ramificado, responsável pela adesão entre os *Streptococcus mutans*. Para essa formação, é necessária a presença de uma superfície condicionante, chamada de película adquirida, formada por uma camada lipomucoproteica acelular delgada que se forma na superfície do esmalte, resultante das glicoproteínas salivares.

A película adquirida é muito resistente à hidrólise, aos ácidos, álcalis e enzimas proteolíticas quando em pH favorável, estável à temperatura bucal e relativamente insolúvel. Removida ou desorganizada, sua reconstituição é rápida, e sua maturidade é atingida em 2 semanas. Recém-formada, é isenta de micro-organismos. Na película madura, observa-se a presença do ácido murâmico, constituinte da parede celular bacteriana.

Os micro-organismos que colonizam as superfícies dentárias são: *Streptococcus gordonii*, sintetizadores dos polissacarídios extracelulares, glucano e frutano; *Actinomyces viscosus*, que sintetiza frutano, e *Streptococcus mutans*, que sintetiza glucano. Todos esses polissacarídios atuam como mediadores da adesão. A sacarose confere maior patogenicidade por resultar em glucano e frutano, aumentando a adesão e diminuindo o pH de modo importante e contribuindo para a multiplicação de *Streptococcus* e de *Veillonella,* que acelera a desmineralização do esmalte.

A matriz extracelular de polissacarídios forma um sistema circulatório interno de canais que leva nutrientes e remove metabólitos, funcionando como se fosse uma esponja, incorporando água e nutrientes. Em situações específicas, as bactérias lançam mão das reservas dos polissacarídios intracelulares. Muitas células mortas são encontradas na superfície da placa ou biofilme, podendo descolar-se e proteger a microbiota interna contra os agentes antimicrobianos a serem utilizados. Essas células podem ativar os receptores imunológicos do hospedeiro, desenvolvendo reações inflamatórias crônicas.

A profilaxia e/ou o tratamento das doenças dentárias relacionadas com a placa bacteriana ou biofilme dentário basearam-se no que Loesche denominou hipótese da placa inespecífica (HPI), e o tratamento correto consiste em remover toda a placa ou biofilme o mais rápido e completamente possível. Por outro lado, de acordo com a hipótese da placa específica (HPE), apenas certos micro-organismos da microbiota total causam doenças. Na cárie dentária, o *Streptococcus mutans* e o *S. sobrinus* foram fortemente implicados como os mais virulentos; na doença periodontal, foram diferentes micro-organismos. *Porphyromonas gingivalis, Prevotella intermedia, Bacteroides forsythus, Eikenella corrodens, Fusobacterium nucleatum, Actinobacillus actinomycetemcomitans, Peptostreptococcus micros, Campylobacter rectus* e espiroquetas são, atualmente, considerados patogênicos. Idealmente, de acordo com a HPE, um agente quimioterápico deve eliminar ou suprimir esses patógenos sem afetar a microbiota comensal da placa, o que não é viável, por não existir uma formulação específica contra os patógenos da placa ou biofilme.

Os micro-organismos periodontopatogênicos (Gram-negativos) localizam-se nas camadas mais internas e em regiões próximas ao sulco gengival devido à menor tensão de oxigênio nesses locais. Na placa ou biofilme cariogênico, os micro-organismos (Gram-positivos) localizam-se em regiões mais superficiais e supragengivalmente, até mesmo nas cáries radiculares.

As medidas terapêuticas atuais para o controle da placa podem ser classificadas como: (1) agentes que atuam contra a própria microbiota; (2) agentes que interferem na fixação das bactérias, atacando componentes da matriz da placa ou biofilme, ou alterando a superfície dos dentes; (3) remoção mecânica da placa ou biofilme; essa última é a mais tradicional desde tempos remotos.

O controle eficaz exige a permanência de uma quantidade adequada da droga no local da placa ou biofilme por tempo suficiente para que possa exercer o efeito terapêutico desejado. Isso tem sido ignorado pelos que procuram controlar com agentes antimicrobianos as infecções bacterianas associadas à microbiota que coloniza as superfícies dentárias. A maioria das substâncias foi testada como agentes tópicos em veículos como colutórios, dentifrícios, gomas de mascar e géis, todos exigindo aplicações repetidas. Esses estudos foram efetuados sem o conhecimento da concentração da droga necessária para inibir o crescimento dos micro-organismos da placa ou biofilme. Tais formas de administração, altamente empíricas, não refletem com precisão o potencial terapêutico de um determinado fármaco, e seus resultados são imprecisos.

O comportamento biológico de determinado evento passível de controle ou cura baseado em evidências científicas está longe de ser alcançado no controle da placa ou biofilme. Nenhuma evidência convincente apoia a existência de uma relação linear entre a quantidade de placa ou biofilme e a gravidade das doenças bucais. Isso pode ser assim explicado: (1) o escore da placa não leva em consideração os componentes patogênicos periodontais específicos da placa ou biofilme; (2) os índices utilizados para avaliar a higiene bucal baseiam-se na extensão da superfície ou na espessura, e dependem da quantidade da placa ou biofilme sobre as superfícies vestibular e lingual dos dentes; (3) os atuais índices não consideram a extensão subgengival, mas apenas a supragengival. Por conseguinte, a maioria desses métodos padronizados para avaliar a eficácia dos agentes quimioterápicos na placa ignora os sítios que têm maior probabilidade de estar afetados nas doenças periodontais e na cárie.

Evidências científicas demonstram a necessidade de manutenção, na saliva, de fluxo contínuo dos agentes quimioterápicos antiplaca ou antibiofilme para que se possa determinar a eficácia e a eficiência desses agentes. O fracasso ou o êxito limitado desses agentes na prevenção da cárie e da doença periodontal podem ser atribuídos à sua presença transitória na cavidade bucal. Para assegurar essa limitação, devem-se investigar agentes com substantividade, a qual se refere à associação entre a droga e um substrato, bem maior e mais prolongado que o esperado, com uma simples deposição mecânica, envolvendo vários mecanismos, como adsorção, troca iônica e interação química.

Exemplos desses agentes são as biguanidas e os fluoretos, capazes de serem adsorvidos na superfície dos dentes ou da própria placa, ou de interagir quimicamente com eles. Recentemente, começou-se a explorar o uso de dispositivos de liberação controlada para fornecer agentes quimioterápicos na bolsa periodontal, evitando a diluição salivar. O agente é embebido numa matriz de polímero, que permite a liberação local gradual durante dias ou semanas após sua inserção, ou é incorporado numa matriz biodegradável, e requer ainda estudos clínicos e em animais para determinar quais as drogas e concentrações que serão mais eficazes.

As propriedades de um agente antiplaca ideal são: segurança, eficácia, especificidade, substantividade, ausência de resistência induzida à droga, sabor aceitável e baixo custo. O agente quimioterápico que mais se aproxima dessas propriedades é a clorexidina, que, por sua potência e eficácia, contribui no tratamento odontológico, tanto na prevenção como no controle de infecções associadas aos procedimentos odontológicos.

Kornman propôs a classificação dos agentes de controle de placa em duas categorias: claramente eficazes e possivelmente eficazes. Os critérios para esse esquema de classificação são: (1) claramente eficazes – evitam a maioria das placas detectáveis (redução de 80% ou mais); evitam a maioria dos casos de gengivite clinicamente detectável (redução de 80% ou mais); evitam o desenvolvimento de lesões com pontos brancos durante o estímulo com sacarose; ou evitam o desenvolvimento de deslocamentos bacterianos associados à gengivite ou cáries; e (2) possivelmente eficazes – o agente não preenche o critério de claramente eficaz, mas reduz significativamente o acúmulo de placa em comparação com o placebo, em múltiplos estudos clínicos.

Os agentes que preenchem os critérios de "claramente eficazes" são as biguanidas, como a clorexidina. Vários colutórios comercializados, feitos à base de óleos essenciais e fenóis, compostos do amônio quaternário, cloreto de zinco com sanguinarina ou triclosan, ou cloreto estanhoso, demonstraram ser "possivelmente eficazes". Para ser considerado aceitável, um produto deve ser testado em dois estudos clínicos, conduzidos independentemente, utilizando um plano de estudo cruzado ou paralelo, com a duração mínima de 6 meses (Council on Scientific Affairs). Um percentual específico de redução de placa ou melhora da gengivite não foi estabelecido, aceitando-se uma redução estatisticamente significante (com nível de confiança de 95%). O referido conselho ainda recomenda: medir quantitativamente a placa por qualquer um dos índices tradicionais; obter amostras microbiológicas de vários sítios supragengivais e caracterizar a microbiota num grupo controle e teste; obter escores subjetivos da gengiva, baseados na cor e em edema, e medidas objetivas, como a extensão do sangramento e a quantidade do líquido crevicular.

A complexidade desse controle pode ser entendida pela existência de várias espécies patógenas que colonizam a placa bacteriana ou biofilme dentário e pela intensidade das variadas respostas dos hospedeiros a essas espécies. A identificação de patógenos da placa ou biofilme constitui-se num dos métodos mais eficientes e eficazes para o seu controle. O desenvolvimento de métodos mais rápidos, tais como sondas de DNA ou procedimentos com anticorpos, como os policlonais, tem tornado possíveis os estudos de natureza prospectiva.

Vários estudos demonstraram a associação entre algumas espécies bacterianas patógenas e doença periodontal ativa, tais como: *Porphyromonas gingivalis, Prevotella intermedia, Bacteroides forsythus, Eikenella corrodens, Fusobacterium nucleatum, Actinobacillus actinomycetemcomitans, Peptostreptococcus micros, Campylobacter rectus*, entre outros.

A *P. gingivalis* está associada a periodontite de progressão rápida em adultos com grande frequência, e é considerada um patógeno exógeno, por ser encontrada em pacientes doentes e raramente em pacientes saudáveis, sendo mais responsável pela infecção nos sítios progressivos em estágios precoces da doença. Entretanto, outros estudos mostram que não há correlação entre a melhora periodontal e os níveis de *P. gingivalis,* tendo sido relatada por outros a presença em sítios de cicatrização, não sendo assim a única envolvida na progressão da periodontite do adulto.

A *P. intermedia* é encontrada em lesões periodontais profundas do adulto e em indivíduos sadios, e acredita-se que seja oportunista, estando associada a algumas formas de inflamação gengival. Sua prevalência é relativamente alta em adultos, de cerca de 70%, mas seu papel específico na periodontite do adulto necessita de maior avaliação, dados a maior associação com a gengivite e a menor com a periodontite destrutiva. Em raros estudos, foi encontrada em baixas proporções em combinação com a *P. gingivalis.*

O *S. sanguis* predomina tanto na placa supragengival como na subgengival, o que pode ser explicado pela produção de uma bacteriocina, a sanguicina, que inibe o crescimento de bactérias Gram-positivas, como também várias espécies de *Bacteroides,* desempenhando assim papel protetor na doença periodontal, por inibir a colonização de patógenos Gram-negativos.

O *Treponema denticida* e outros espiroquetas têm sido associados a periodontite do adulto e recorrência da doença periodontal, precisando de maiores avaliações, já que é possível estarem mais associados ao grau de inflamação e à profundidade da bolsa do que à reativação da doença, sendo mais consequência do que causa.

Diante dessas complexas possibilidades entre patógenos cariogênicos e, principalmente, periodontopatogênicos, torna-se difícil recomendar ou protocolar um controle antimicrobiano de placa ou biofilme.

Os antibióticos são substâncias antimicrobianas produzidas por micro-organismos ou derivados semissintéticos dessas substâncias que têm a capacidade de inibir ou destruir outros micro-organismos específicos. Dessas, destacam-se a penicilina, a eritromicina e a tetraciclina, comprovadamente eficazes em alguns estudos. A penicilina e a eritromicina podem desenvolver micro-organismos resistentes. A tetraciclina teria efetividade se utilizada em sistemas controlados de administração, para mantê-la ativa, por tempo prolongado, na profundidade da bolsa. A vancomicina é um polipeptídio inibidor da síntese da parede celular e mostra-se principalmente ativa contra micro-organismos Gram-positivos da cavidade bucal, sendo utilizada em vários estudos para a prevenção de formação de placa, cárie e gengivite, com resultados não concludentes. A canamicina é um aminoglicosídio que inibe a síntese das proteínas bacterianas, com um maior espectro de atividade; na sua apresentação em pasta tópica, reduziu a gengivite, mas não a eliminou. A claritromicina é um antibiótico macrolídio de amplo espectro com atividade semelhante à da espiramima e da eritromicina. O uso a longo prazo de antibióticos no controle de placa ou biofilme deve ser mais bem avaliado na relação custo-benefício.

Outros agentes antiplaca ou antibiofilme, como os oxigenadores, halógenos, fluoretos, compostos de amônio quaternário e fenólicos, sanguinarina, bibiguanidas, entre alguns outros, têm-se mostrado relativamente eficazes, com destaque especial aos fluoretos e às bibiguanidas. Os oxigenadores mais recomendados são: (1) peróxido de hidrogênio a 3%, puro ou diluído pela metade, como colutório; (2) peróxido de carbamida a 10% a 11%, diretamente ou como colutório; (3) perborato sódico mono-hidratado, 1 a 2 g em 30 mL de água morna, na forma de colutório. Os halógenos liberam cloro e iodo, e são empregados em vários colutórios (oxiclorosseno e dióxido de cloro) e para irrigação subgengival (cloramina-T a 1%). Os fluoretos inibem reações enzimáticas da glicólise e do transporte da glicose nas células, variando a atividade antimicrobiana de acordo com o micro-organismo específico, o tipo de substância, a função da concentração do íon, o pH e a duração da exposição, destacando-se os fluoretos: estanhoso, pelo efeito aditivo, e de sódio, pela ampla disponibilidade. Os compostos de amônio quaternário são agentes antiplaca/antibiofilme de eficácia moderada. Os compostos fenólicos têm no triclosan e no gantrez seus maiores exemplos, também com eficácia moderada. A sanguinarina possui alta afinidade pela placa, inibindo as enzimas sulfidrila-dependentes. As bibiguanidas têm na clorexidina e na alexidina os agentes mais difundidos, e a eficácia antiplaca/antigengivite da clorexidina é dose-dependente, variável entre 0,03% e 0,2%, tendo o colutório a 0,12% seu uso mais difundido, restando a considerar que o volume, a frequência de uso e a concentração são importantes na determinação da resposta clínica.

A presença da placa ou do biofilme em implantes osseointegrados constitui-se num dos fatores predisponentes para a perda desses implantes, precisamente quando a placa ou o biofilme não é removido ou é mantido por tempo indeterminado. Para o seu controle, faz-se necessária a utilização de agentes quimioterápicos de ação desagregante. Desses, a clorexidina parece ser o mais indicado, por suas propriedades, como bactericida de largo espectro e catiônico; por sua ampla ação, é capaz de reduzir a contaminação por aerossóis, diminuir a incidência de complicações pós-cirúrgicas, prevenir a ocorrência de gengivite peri-implantar e a formação da placa ou biofilme sobre o implante.

MICROBIOTA DA PLACA DENTAL OU BIOFILME DENTAL E SUA RELAÇÃO COM DOENÇAS SISTÊMICAS

A relação entre infecções bucais originárias de bactérias da flora existente no biofilme dental e doenças em outros órgãos do corpo humano já é bem conhecida, principalmente nas doenças cardiovasculares, em que podem infectar válvulas cardíacas, causando *endocardite bacteriana.* Hoje já se estuda a atuação desses micro-organismos nas artérias coronarianas comprometidas.

A endocardite infecciosa (EI) é uma infecção bacteriana das válvulas cardíacas que pode ser congênita, por uso de prótese valvar ou por causa do tecido cardíaco circunvizinho. A endocardite infecciosa (EI) do tipo agudo ou subagudo pode ser causada por uma infinidade de micro-organismos, tais como: bactérias, fungos, riquétsias ou clamídia. Existe porém um tipo de endocardite, as adquiridas, em que os micro-organismos mais comuns são o *Streptococcus viridans* e o *Staphylococcus aureus,* os quais podem ser comensais normais da cavidade bucal. No caso de uma periodontite crônica, o número desses micro-organismos cresce bastante.

Entre outros micro-organismos causadores da endocardite infecciosa está o Gram-negativo *Actinobacillus actinomycetemcomitans.*

A importância desses micro-organismos na endocardite infecciosa (EI) é tão grande que a American Heart Association publica anualmente sugestões de condições cardíacas que necessitam ou não de profilaxia antibiótica para tratamento dentário.

Outra doença importante que, estatisticamente, acomete entre 8% e 12% da população mundial, sendo mais prevalente, embora talvez menos virulenta, nas pessoas de idade mais avançada, é o diabete melito. Há projeções mundiais, para o ano de 2010, de um mínimo de 240 milhões de diabéticos conscientes. De há muito se tornou uma preocupação para os dentistas o tratamento em diabéticos, mas apenas pelas fracas respostas tissulares em tratamentos de infecção ou cirurgias bucais. Já se notava que os pacientes diabéticos apresentavam redução do fluxo salivar, aumento de infecções, ardência na mucosa bucal e na língua, dificuldade na reparação das feridas e aumento da doença periodontal.

Paradoxalmente, existem estudos que mostram que o diabete tem pouca influência na prevalência da doença periodontal. Esses estudos, porém, foram feitos em pequenos grupos de indivíduos. Hoje, porém, estudos feitos com métodos epidemiológicos modernos em grandes populações estabeleceram claramente que o diabete é um fator de risco para a doença periodontal.

O diabete, quando não controlado, está frequentemente ligado a uma inflamação gengival em resposta à placa ou biofilme bacteriano. Evidências sugerem que, assim como o diabete causa transtornos no periodonto, a doença periodontal influencia adversamente no controle glicêmico do diabético (descompensa).

Taylor e cols. examinaram indivíduos com diabete tipo 2 para determinar se a periodontite grave aumentava o risco de descontrole glicêmico. Alguns deles apresentavam periodontite grave e outros não; todos, porém, mostravam glicemia bem controlada no início do estudo. Feito novo exame 2 anos depois, uma maior proporção de indivíduos com periodontite grave mostrava maior descontrole da glicemia do que os indivíduos sem periodontite grave. A periodontite grave no início dos estudos (2 anos antes) aumentou em 6 vezes o risco de controle inadequado da glicemia.

CONSIDERAÇÕES FINAIS

A consistência gelatinosa e a natureza estrutural da matriz de polissacarídios da placa ou biofilme limitam o acesso de moléculas de defesa (anticorpos, fagócitos, complemento) e dos agentes quimioterápicos e antibióticos ao seu interior. O arranjo estrutural dos polímeros que se formam a partir dos polissacarídios extracelulares (PEC), produzidos pelos micro-organismos da placa ou biofilme, conferem propriedades físicas de adesividade, viscosidade, adsorção, termodinâmica, espessura, densidade, superfície, textura e transporte. Somam-se a essas características as especificidades de colonização bacteriana, resultando numa estrutura adensada sobre os dentes com diferentes graus de agressão e defesa do micro-organismo e do hospedeiro, respectivamente.

A defesa do hospedeiro pode resultar em proteção dos tecidos, impedindo a progressão e disseminação dos componentes e dos produtos resultantes da placa ou biofilme, ou na atuação como agente injuriante, em face da exacerbação dessa defesa. Causa, assim, efeito deletério para o hospedeiro, sendo o principal responsável pelos danos aos tecidos adjacentes, como resposta inflamatória, na grande maioria das vezes não associada a patogenicidade da placa ou biofilme, mas à sua persistência local.

Assim, a utilização de quimioterápicos ou de antibióticos tem ação limitada quanto à efetividade no controle da placa ou biofilme, em comparação ao controle mecânico. Esse último é mais efetivo, além de ser o método mais amplamente utilizado e socializado de higiene bucal; todos os demais são coadjuvantes. Logo, quando se associam ambos os métodos – controles mecânico e químico –, há maior benefício para o paciente.

A relação comprometedora entre os componentes da microbiota bucal presente na placa dental ou biofilme dental não se limita às doenças citadas. A endocardite infecciosa e o diabete melito, porém, são estudados há mais tempo.

REFERÊNCIAS BIBLIOGRÁFICAS

1. AUSCHIIL, T.M. *et al.* Spatial distribution of vital and dead microorganisms in dental biofilms. *Arch. Oral Biol.*, 46:471-476, 2001.
2. GIORGI, M.R. *et al.* Biofilm bacteriano: responsable de infecciones refractarias. *Rev. Asoc. Odontol. Argent.*, 89:299-301, 2001.
3. NEWBRAUN, E. Agentes antiplaca antigengivite. *In*: YAGIELA, J.A., NEIDLE, E.A., DOWD, F.J. *Farmacologia e Terapêutica para Dentistas.* 4ª ed. Guanabara Koogan, Rio de Janeiro, 2000.
4. ROSAN, B., LAMONT, R.J. Dental plaque formation. *Microbe Infect.*, 2:1599-1607, 2000.
5. ROSE, L.E., D.D.S., M.D., GENCO, R.J., D.D.S., PhD, MEADLEY, B.L., D.D.S., M.S., COHEN, D.W., D.D.S. *Medicina Periodontal.* 1ª ed. Livraria Santos Editora, São Paulo, 2002.
6. ROSEN, R. *et al.* The role of fructans on dental biofilm fonnation by *Streptococcus sobrinus, Streptococcus mutans, Streptococcus gordonii* and *Actinomyces viscosus*. FEAMS *Microbiol. Letters,* 195:205-210, 2001.
7. ZANELA, N.LM. *et al.* The influence of mouthrinses with antimicrobial solutions on inhibition of dental plaque and on the levels of mutans in streptococci in children. *Braz. Oral Res.*, 16:101-106, 2002.

120

Aspectos Básicos da Farmacoterapia Ocular

Maria Celina Bulhões Costa e Otoniel Costa Nascimento Neto

INTRODUÇÃO

Este capítulo visa abordar, de forma didática e revisada, os aspectos da farmacoterapia ocular (preparação das medicações oftálmicas, vias de administração, fatores a considerar na administração da droga, complicações da terapêutica e principais drogas em oftalmologia) que possam auxiliar o estudante, o médico clínico e o residente em oftalmologia.

Sugerimos a consulta de outros capítulos deste livro para a descrição da farmacologia das drogas aqui mencionadas.

PREPARAÇÃO DAS MEDICAÇÕES OFTÁLMICAS

Soluções oftálmicas (colírios)

A preparação das soluções oftálmicas deve obedecer a princípios de tonicidade, pH, estabilidade e esterilidade. A tonicidade deve equivaler à solução de cloreto de sódio a 0,9%, a fim de que o colírio seja isotônico com a lágrima. O pH deve variar entre 3,5 e 10,5. A estabilidade depende do pH, da temperatura e do grau de dissociação da droga. Temperaturas elevadas (como as atingidas em autoclaves) podem decompor a droga e, assim, diminuir a sua estabilidade. Em farmacologia geral, preservativo é considerado um agente adicionado à preparação para prevenir sua decomposição, enquanto em oftalmologia o termo preservativo significa um agente que é acrescentado para inibir o crescimento de micro-organismos. Os preservativos mais usados são o cloreto de benzalcônio, o clorobutano, o nitrato de fenilmercúrio e a mistura de polimixina com cloreto de benzalcônio. Esses não devem estar presentes em soluções utilizadas nas cirurgias intraoculares, pois podem causar dano a essas estruturas.

Pomadas e unguentos oftálmicos

O ingrediente ativo para uma pomada ou unguento oftálmico é misturado com uma base suave e não irritante. A base mais usada é a de petrolato. Lanolina é frequentemente adicionada como emulsificante. Tais veículos gordurosos não deverão ser empregados em drogas utilizadas em cirurgias intraoculares, pois podem comprometer, de forma irreversível, as estruturas intraoculares.

Atenção deve ser dada, igualmente, à preparação estéril. Embora micro-organismos não se multipliquem significativamente em pomadas e unguentos, existe a possibilidade de sobreviverem nesses meios.

VIAS DE ADMINISTRAÇÃO

Podem ser resumidas em número de cinco: (1) tópica e variantes, (2) subconjuntival e subtenoniana, (3) retrobulbar, (4) intraocular e (5) sistêmica.

Tópica e variantes

Dispõe-se de colírios (Fig. 120.1), pomadas, banhos oculares, iontoforese, irrigação contínua, lentes de contato terapêuticas e sistema de liberação contínua.

Para penetrarem no olho, as drogas aplicadas topicamente devem ter as características tanto de lipossolubilidade quanto de hidrossolubilidade, porque o epitélio e o endotélio da córnea são mais facilmente atravessados por compostos lipossolúveis, enquanto o estroma é mais facilmente atravessado por compostos hidrossolúveis.

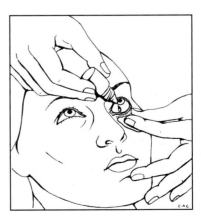

Fig. 120.1 Via tópica (instilação).

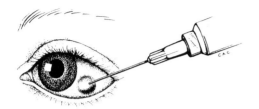

Fig. 120.2 Via subconjuntival.

É importante salientar que a via tópica não atinge o segmento posterior do olho. Seu uso é, assim, indicado para afecções que comprometem o segmento anterior.

A penetração da droga aumenta quando há lesão do epitélio corneano e diminui quando há vasodilatação conjuntival, a qual permite uma absorção mais rápida para a circulação sanguínea.

Banhos oculares, iontoforese, irrigação contínua, lentes de contato terapêuticas e sistema de liberação contínua permitem uma permanência mais prolongada das drogas.

O objetivo do tratamento tópico é atingir alta concentração da droga com absorção sistêmica mínima. Por essa razão, a maioria das doenças oculares é tratada com solução oftálmica.

Subconjuntival e subtenoniana

As injeções subtenonianas são, na verdade, injeções subconjuntivais, porque é pouco provável que uma injeção através da conjuntiva alcance o espaço virtual abaixo da cápsula de Tenon.

Essa via tem sido utilizada para a aplicação de anestésicos locais, midriáticos, corticosteroides e antibióticos (Fig.120.2).

A técnica correta de instilação exige que a gota do colírio seja aplicada no fundo de saco conjuntival (ver Fig. 120.1), o qual é atingido afastando-se cuidadosamente a pálpebra inferior, recomendando-se, após a instilação, que o paciente feche os olhos suavemente, sem apertar as pálpebras, por 2 a 3 minutos. Trabalhos evidenciam que 53% da substância aplicada no fundo de saco conjuntival permanece nesse compartimento ao fim de 5 minutos, contra 16% dos pacientes que não fecharam e movimentaram livremente os olhos.

Existe maior complexidade em utilizar corretamente pomadas nos fundos de saco conjuntivais. Recomenda-se que a pomada fique guardada na geladeira. Dessa forma, o conteúdo ganha consistência, tornando o seu uso mais fácil. Não mais que 0,5 cm³ do conteúdo serão suficientes por aplicação. Deve-se evitar o contato da ponta do frasco (colírio ou pomada) com as estruturas oculares (cílios principalmente).

Retrobulbar e peribulbar

São utilizadas para aplicação de anestésicos em cirurgias intraoculares, corticosteroides e de álcool absoluto em caso de olhos amauróticos dolorosos (Fig. 120.3).

Deve ser executada por médico experiente, pois uma técnica incorreta pode levar a sérias complicações, como hemorragias, oclusão da artéria central da retina, atrofia óptica e reação tóxica sistêmica.

Dá-se preferência hoje à peribulbar, em vez de à retrobulbar, pelo fato de não ser necessário injetar o anestésico exatamente atrás do bulbo ocular, mas, sim, paralelo a ele, diminuindo-se muito o risco de lesão das estruturas retrobulbares.

Intraocular

As injeções intraoculares são aplicadas dentro da câmara anterior ou no humor vítreo. A intracameral é utilizada em cirurgia de catarata, para que derivados adrenérgicos produzam midríase durante o ato cirúrgico, substâncias viscoelásticas protejam o endotélio corneano e mióticos sejam utilizados após extração do cristalino e colocação da lente intraocular. A via intravítrea (Fig. 120.4) é usada na administração de antibióticos e agentes quimioterápicos em casos de endoftalmite, geralmente associada a vitrectomia. Ben-Nun J. e cols. (1989) demonstraram que a distribuição da gentamicina intravítrea é rápida, com concentração uniforme em 8 horas após a injeção. A taxa de infusão da gentamicina é inalterada pela endoftalmite. Entretanto, a taxa de eliminação é maior na presença de endoftalmite do que em um olho normal.

Sistêmica

As pálpebras e estruturas orbitárias são altamente vascularizadas. Drogas penetram na conjuntiva, no trato uveal, na retina e no nervo óptico devido à grande vascularização dessas estruturas. Entretanto, a maioria das drogas não alcança o humor aquoso, nem o humor vítreo. Os fatores responsáveis pela penetração da medicação são: alta solubilidade lipídica, baixo peso molecular, baixa ligação às proteínas plasmáticas e alta concentração sanguínea das drogas. O cloranfenicol é um antibiótico de alta solubilidade lipídica e baixo peso molecular. Entra, portanto, no humor aquoso em concentrações eficazes.

FATORES A CONSIDERAR NA ADMINISTRAÇÃO DA DROGA

Idade

As drogas devem ser usadas com grande precaução em crianças, devendo a dosagem ser individualizada.

Anomalias de posição da borda palpebral (ectrópio e entrópio), comuns em idosos, podem resultar em alteração do tempo de permanência da solução oftálmica no saco conjuntival.

Fatores genéticos

A variabilidade da resposta à droga entre indivíduos é influenciada pela hereditariedade. Por exemplo, o aumento da pressão intraocular causado pelos corticosteroides tópicos parece ser herdado como um traço recessivo.

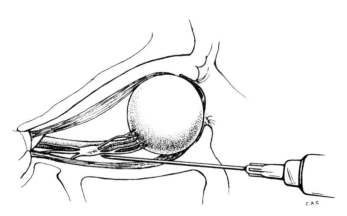

Fig. 120.3 Via retrobulbar.

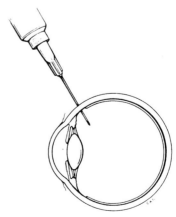

Fig. 120.4 Via intravítrea.

Alterações na absorção da droga

A absorção de medicações aplicadas topicamente pode variar com fatores locais. Assim é que epífora, blefaroespasmos, secreção e alteração do conteúdo proteico da lágrima podem modificar a penetração da droga.

COMPLICAÇÕES TERAPÊUTICAS

As duas maiores complicações são hipersensibilidade (alergia) e reação tóxica.

Complicações do tratamento local

Como complicação mais frequente, tem-se a dermatite de contato, envolvendo a pele do olho tratado. As principais drogas responsáveis são a neomicina, a penicilina e a atropina. Como exemplo de reação alérgica, pode-se citar a do timerosal, que é um preservativo utilizado em muitas soluções oftálmicas, inclusive em soluções para lentes de contato. Pilocarpina e atropina podem causar hipertrofia folicular da conjuntiva. Soluções que contêm nitrato de prata podem causar quadro de argirose de conjuntiva (a conjuntiva se torna enegrecida). A adrenalina, em uso prolongado, pode levar à formação de depósitos conjuntivais semelhantes à melanina. A pilocarpina ou a adrenalina, em uso prolongado, podem ocluir o ponto lacrimal. Anestésicos tópicos ou fenilefrina a 10% podem alterar o epitélio corneano. Deslocamento de retina tem sido relacionado ao uso de mióticos, principalmente os fortes inibidores de colinesterase. O maleato de timolol pode produzir sinais e sintomas de olho seco, e sua absorção sistêmica pode provocar bradicardia, arritmia, hipotensão e broncoespasmo. Por isso, antes de ser prescrito, deve-se interrogar o paciente quanto a história de cardiopatia e de asma. Corticosteroides tópicos, principalmente dexametasona e betametasona, que têm boa penetrabilidade intraocular e alta atividade anti-inflamatória, quando usados por 3 a 4 semanas, produzem aumento significativo da pressão intraocular em aproximadamente um terço dos pacientes. Corticosteroides tópicos também têm sido responsáveis por opacidades cristalinas (catarata).

Para diminuir a absorção sistêmica através das vias lacrimais, deve-se pressionar, com as polpas digitais, o canto medial do olho durante 1 minuto após a instilação da solução oftálmica. De acordo com Ellis, essa manobra reduz a absorção em mais de 60%. Isso é recomendado em crianças e adultos após uso de atropina, timolol e adrenalina. De modo controverso, Lindén e Alm (1990) não observaram redução da drenagem lacrimal pela compressão do saco lacrimal e/ou oclusão das pálpebras por 1 minuto.

Complicações do tratamento sistêmico

Medicações administradas sistemicamente para doenças oculares podem provocar distúrbios hepáticos, renais, metabólicos e do SNC, assim como discrasias sanguíneas, hipertensão e comprometimento do VIII par craniano.

Complicações oculares podem ocorrer com o uso de medicação sistêmica. Como exemplo, podem-se citar: (1) A cloroquina pode levar a edema epitelial da córnea, opacificação do epitélio corneano, edema de retina e pigmentação, assim como atrofia óptica; (2) O uso de ouro em artrite pode produzir a deposição desse metal nas camadas profundas da córnea; (3) Corticosteroides por tempo prolongado podem produzir catarata; (4) A amiodarona pode levar a uma alteração corneana em que se observam depósitos espiralados (córnea verticilata).

PRINCIPAIS DROGAS USADAS EM OFTALMOLOGIA

As drogas mais usadas pelo oftalmologista podem ser agrupadas da seguinte forma: antibacterianos, antivirais, antifúngicos, corticosteroides, midriáticos e cicloplégicos, hipotensores oculares e outras.

Antibacterianos

ASPECTOS GERAIS

A questão principal em antibioticoterapia geral é se o efeito terapêutico compensa os prováveis efeitos colaterais. Em oftalmologia, quando se está diante de infecções bacterianas graves, na órbita, pálpebras ou bulbo ocular, os benefícios compensam os riscos. Há dúvidas quanto ao uso de antibióticos em cirurgias não complicadas, infecções externas de baixa gravidade e de etiologia bacteriana duvidosa.

É importante identificar e estabelecer a sensibilidade antibiótica. Mas isso é quase impraticável quando se refere a infecções brandas autolimitadas, como as conjuntivites e blefarites, que, geralmente, não justificam os custos de cultura e antibiograma, pois, com o tratamento baseado nos achados clínicos, a doença é frequentemente curada antes que a investigação laboratorial se complete.

Em medicina geral, o uso profilático de antibióticos após trauma ou cirurgia não é limitado. Porém, a aplicação de antibióticos tópicos após abrasão corneana é sensata, evitando-se, assim, o risco de uma úlcera bacteriana, pois uma córnea desepitelizada é mais suscetível a infecção, principalmente em olho ocluído. Já o uso profilático de injeções perioculares ou sistêmicas é controverso.

CONJUNTIVITE

Conjuntivite é uma inflamação da conjuntiva caracterizada por dilatação vascular, infiltração celular e exsudação (Quadro 120.1).

Conjuntivite bacteriana

Para tratamento local, é preferível empregar antibióticos que sejam raramente usados por via sistêmica e com pouca propensão a provocar hipersensibilidade. Neomicina, bacitracina e polimixina B raramente são usadas sistemicamente e, quando combinadas, proporcionam um aumento do espectro de ação. Por isso, são frequentemente empregadas para o tratamento das conjuntivites bacterianas. Infelizmente, a neomicina, em alguns casos, produz reações de hipersensibilidade local e até uma reação cutânea mais difusa. Já a tetraciclina, o cloranfenicol e a gentamicina são também eficazes e raramente produzem hipersensibilidade local. Raros casos de anemia aplástica têm sido associados ao cloranfenicol tópico usado a longo prazo. A eficácia da gentamicina e da tobramicina é comprovada.

O uso das quinolonas, mais especificamente o ciprofloxacino, o ofloxacino e o norfloxacino, tem-se popularizado muito recentemente, ten-

Quadro 120.1 Características clínicas das conjuntivites (Adaptado de PAVAN-LANGSTON, D. *Manual of Ocular Diagnosis and Therapy.* 2nd ed. Little, Brown, Boston, 1985.)

Sinal	Bacteriana	Viral	Alérgica
Injeção conjuntival	Acentuada	Moderada	Pequena — moderada
Hemorragia conjuntival	+	+	−
Quemose conjuntival	++	±	++
Exsudato	Purulento ou mucopurulento	Aquoso/ escasso	Esbranquiçado
Papilas na conjuntiva tarsal	±	−	+
Folículos na conjuntiva tarsal	−	+	−
Nódulo pré-auricular	+	++	−

do em vista sua grande eficácia e espectro de ação. Os critérios para a utilização em crianças ainda não estão estabelecidos.

As sulfas têm um amplo espectro de ação e também podem ser usadas no tratamento das conjuntivites bacterianas. Alguns autores não as recomendam para o tratamento das conjuntivites e blefarites bacterianas devido às frequentes reações alérgicas e ao fato de serem bacteriostáticas, ocorrendo fácil resistência com seu uso. Em conjuntivites persistentes, hiperagudas ou neonatais, esfregaços conjuntivais, para exame direto e culturas, devem ser realizados, e antibiogramas obtidos (Quadro 120.2).

A maioria das conjuntivites é causada por *Staphylococcus aureus, Staphylococcus epidermidis, Streptococcus pneumoniae, Streptococcus pyogenes, Haemophilus influenzae, Moraxella lacunata* e *Proteus mirabilis*. Geralmente esses micro-organismos são controlados com uma semana de antibioticoterapia tópica, que deve ser realizada instilando-se gotas com uma frequência que dependerá da intensidade do processo. Normalmente se usa uma instilação de 4/4 horas durante o dia, com aplicação de uma pomada à noite. Outra alternativa é instilar gotas 1/1 hora (podendo-se reduzir a frequência progressivamente a cada dia) durante o dia, com uma pomada à noite. Um período de 5 a 7 dias, em qualquer desses esquemas, é suficiente para debelar uma conjuntivite mucopurulenta aguda.

No tratamento das conjuntivites por *Moraxella lacunata*, que é diplobacilo Gram-negativo, causador de conjuntivite angular com reação folicular, usa-se sulfato de zinco (0,25 a 0,50%). Outro agente etiológico de conjuntivite folicular é a *Chlamydia trachomatis*, e seu tratamento é feito com tetraciclina por via oral (1,0 a 1,5 g/dia) durante 3 semanas. Em gestantes e crianças com menos de 8 anos de idade, evita-se a tetraciclina sistêmica, pelos seus efeitos danosos a esses pacientes, preferindo-se, então, a eritromicina (crianças: 25 mg/kg por via oral de 12/12 horas, durante 14 dias; adultos: 250 mg de 6/6 horas, durante 3 semanas).

Também necessitamos de antibióticos sistêmicos no tratamento das conjuntivites diftérica, gonocócica e granulomatosa. Na conjuntivite diftérica, emprega-se penicilina G procaína 300.000 a 1.000.000 U IM/dia, além de antitoxina diftérica e cloranfenicol tópico para prevenir envolvimento corneano. A conjuntivite gonocócica deve ser tratada rigorosamente para que não haja ulceração da córnea. Em RN que usaram o nitrato de prata a 1%, o risco de desenvolver a conjuntivite gonocócica, nascendo de mãe contaminada, é menor do que 3%. Em RN, o tratamento sistêmico deve ser feito pelo pediatra. Em adultos: penicilina G procaína 4,8 milhões U IM em 2 doses, associada a 1 g via oral de probenecida). Nas conjuntivites granulomatosas (sífilis, tuberculose e hanseníase), o tratamento deve ser direcionado para a doença sistêmica, além de antibioticoterapia tópica.

ÚLCERA DE CÓRNEA

A úlcera de córnea pode resultar da invasão ativa da córnea por bactérias proliferantes. É uma infecção grave que, se não for tratada de forma eficaz, pode produzir opacificação corneana, perfuração da córnea e, até, perda do olho. Os agentes etiológicos mais comuns são: *Staphylococcus aureus, Streptococcus pneumoniae, Moraxella* e *Pseudomonas*. Estudos mostram que o *Staphylococcus epidermidis* também pode estar envolvido como agente etiológico.

Se há suspeita de etiologia bacteriana, é necessário realizar cultura e antibiograma. No entanto, devido à gravidade do quadro, tem-se de instituir uma terapêutica enquanto se aguardam os resultados. Jones defende uma terapia específica, que é mais amplamente aceita. Consiste no exame do esfregaço corneano, com identificação por cultura do agente e tratamento de acordo com sua sensibilidade antibiótica. Alternativamente, Baum desenvolveu uma terapia fundamentada na prevalência de organismos em determinado local da córnea. Entretanto, a maioria dos autores concorda em estabelecer um tratamento com uma associação de antibióticos de largo espectro até que se tenha o diagnóstico laboratorial. Costuma-se empregar cefazolina e gentamicina subconjuntivalmente, durante 4 a 5 dias, e gentamicina tópica e cicloplégicos. Devemos lembrar que, sendo necessário mais de um tipo de antibiótico em injeções subconjuntivais, cada um deve ser administrado em local diferente. Deve-se evitar medicação sistêmica, a menos que ocorra perfuração. Altas concentrações de antibióticos podem ser obtidas no tecido ocular, mais por injeções perioculares do que por doses mais altas administradas parenteralmente. Para elevar a concentração, pode-se associar a probenecida, que diminui a excreção renal desses antibióticos, além de ter um efeito no corpo ciliar, promovendo a retenção dos antibióticos dentro do olho.

INFECÇÕES INTRAOCULARES BACTERIANAS

Aqui, também, estamos diante de um quadro gravíssimo, em que realizamos cultura e antibiograma, porém não esperamos os resultados para iniciar a terapêutica. Como agentes etiológicos Gram-positivos, têm-se o *S. aureus* e o *S. pneumoniae*; entre os Gram-negativos, podem-se encontrar *Pseudomonas, Proteus* e *E. coli*. O *S. epidermidis*, geralmente considerado não patogênico, também tem sido implicado.

Culturas de humor aquoso são menos frequentemente positivas que as do humor vítreo, atualmente mais recomendadas. Quando se inicia a terapêutica, deve-se levar em consideração que as infecções intraoculares pós-operatórias são geralmente causadas por *S. aureus* ou bastonetes Gram-negativos.

Selecionado o antibiótico e determinado o melhor método de administração, deve-se considerar o grau de penetração nos tecidos infectados. Isso é importante porque muitos antibióticos não ultrapassam a barreira hematoaquosa quando administrados sistêmica ou topicamente. Cloranfenicol e cefalosporina são os que mais satisfatoriamente penetram nos fluidos oculares após administração sistêmica.

Como já foi enfatizado, a terapia deve ser iniciada antes do resultado da cultura, para que a função retiniana possa ser preservada.

O tratamento inicial pode ser feito com cefazolina mais gentamicina, por via parenteral, suplementado pelas mesmas drogas, via subconjuntival, diariamente, e gentamicina em solução oftálmica, topicamente, nos primeiros dias. Podem ser necessários cicloplégicos, inibidores da anidrase carbônica e prednisolona a 1% em solução oftálmica topicamente. Injeções intravítreas têm sido recomendadas recentemente, devendo-se usar concentrações muito baixas e em pequenas quantidades, para que não haja efeito tóxico no cristalino e na retina. Gentamicina e cefaloridina têm provado ser seguras e eficazes para essa forma de administração. D'Amico (1985), comparando a toxicidade retiniana dos aminoglicosídios injetados no vítreo de coelhos, mostrou que a canamicina é o menos tóxico, ao passo que a gentamicina tem o maior grau de toxicidade. Ficker e cols. (1990) demonstraram que, ao contrário do que acontece com os aminoglicosídios, a cefazolina apresenta uma meia-vida aumentada na presença de endoftalmite.

Pode-se tentar irrigação da câmara anterior do olho, com antibióticos em pequenas concentrações, se a infecção não responder aos outros métodos de administração.

Devemos lembrar que tanto as úlceras da córnea como as infecções intraoculares, por serem graves e exigirem procedimentos específicos, devem ser tratadas por um oftalmologista.

AFECÇÕES DAS PÁLPEBRAS

Blefarite é a inflamação mais comum das pálpebras. Geralmente envolve as margens palpebrais e está associada a conjuntivite. O estafilococo é o agente etiológico mais frequente, infectando as bordas das pálpebras cronicamente, inclusive produzindo úlceras corneanas marginais. O tratamento consiste na colocação da pomada oftálmica de gentamicina na borda palpebral de 6/6 horas. Havendo melhora, a frequência deve ser diminuída para até 1 vez ao dia, por 1 mês. Em casos recidivantes, usam-se antibióticos sistêmicos (penicilinaserresistentes) e corticosteroide tópico. A blefaroconjuntivite angular era geralmente associada a estafilococos.

O hordéolo, ou terçol, é uma infecção aguda supurativa, de origem estafilocócica, da glândula meibomiana, de Zeis, ou de Moll. O tratamento consiste em aplicação local de compressas mornas, pomada oftálmica ou colírio antibiótico a cada 4 horas e antibióticos sistêmicos penicilinaserresistentes, se necessário. Se não responder ao tratamento conservador, serão necessárias incisão e drenagem.

O cálazio é uma inflamação crônica, estéril, da glândula de Meibômio. A conduta é cirúrgica.

CELULITE ORBITÁRIA

A celulite orbitária é causa frequente de exoftalmia na infância. Geralmente resulta de extensão da infecção dos seios etmoidais. Os agentes mais frequentemente implicados são *S. aureus, Streptococcus* e *Haemophilus*. Culturas devem ser obtidas da nasofaringe e conjuntiva. O tratamento inicial é feito com drogas penicilinaserresistentes administradas sistemicamente. O auxílio do otorrinolaringologista pode ser necessário.

Antivirais

Das infecções virais que acometem o olho, aquela causada pelo *Herpes simplex* é a que responde com sucesso a agentes terapêuticos específicos.

A maioria dos fármacos tem o mesmo mecanismo de ação das drogas quimioterápicas para câncer, isto é, inibem a síntese de ácidos nucleicos.

CONJUNTIVITES VIRAIS

A conjuntivite viral é comum, principalmente em crianças. Os principais agentes são os adenovírus: o tipo 3 pode manifestar-se com febre e faringite associadas (febre faringoconjuntival). São viroses altamente contagiosas. As infecções por adenovírus tipos 8 e 19 podem apresentar ceratite concomitante (ceratoconjuntivite epidêmica). *Herpes simplex* é uma causa incomum de conjuntivite folicular, mas, quando presente, envolve a córnea. Vesículas herpéticas podem ser encontradas nas pálpebras e margens palpebrais. Os enterovírus tipo 70 e os coxsackievírus tipo A 24 são responsáveis pela conjuntivite hemorrágica aguda. Varicela, influenza, rubéola, mononucleose ou *Herpes zoster* oftálmico podem apresentar conjuntivite.

Não há uma terapêutica específica, quando a córnea não está envolvida. Na maioria das vezes, a virose é autolimitada. O quadro dura cerca de 7 a 10 dias, quando não há uma infecção bacteriana secundária. Pode haver alívio com a instilação de sulfato de zinco, com ou sem fenilefrina.

Se há suspeita de conjuntivite por *Herpes simplex*, deve-se instilar idoxuridina (IDU), 4 a 6 vezes por dia, para prevenir comprometimento corneano. Caso ocorra ceratite com a conjuntivite, o olho não deverá ser ocluído e IDU, de 1/1 hora, deve ser instilada durante o dia, com aplicação de pomada à noite.

CERATITES HERPÉTICAS

A forma epitelial da ceratite herpética consiste em lesão com aspecto ramificado (dendritos) ao nível do epitélio e hipoestesia da córnea. Essa ceratite pode ser precedida por conjuntivite e preceder uma uveíte. Estas lesões epiteliais corneanas são facilmente visualizadas instilando-se fluoresceína sódica a 2% no olho e examinando-se na lâmpada de fenda com filtro azul-cobalto. O *Herpes simplex* tipo I é o que mais frequentemente afeta o olho, embora o tipo II também possa fazê-lo.

A IDU é um derivado halogenado da timidina. Por causa dessa semelhança com a timidina, a IDU provoca uma síntese de DNA alterada. É mais eficaz nas ceratites epiteliais. Nas ceratites profundas e nas irites, não é eficaz, devido à sua baixa penetração ocular, necessitando da associação com um corticosteroide. Lembramos que o uso tópico desse último está totalmente contraindicado nas formas epiteliais. A IDU, usada como solução oftálmica a 0,1% ou pomada a 0,5%, não causa nenhum efeito colateral grave. Usa-se 1 gota, de 1/1 hora, durante o dia, e pomada à noite. Não havendo resposta em 7 a 10 dias, provavelmente há resistência, pois existem cepas que não respondem à IDU. Em casos que não respondem à terapêutica medicamentosa, pode-se fazer o debridamento do epitélio acometido com um cotonete embebido em um agente antiviral ou uma espátula com borda romba. Esse procedimento deve ser realizado em lâmpada de fenda.

O aciclovir está mudando o panorama da ceratite herpética. Esse fármaco inibe a polimerase viral, não sendo fosforilado pela quinase celular; por isso, é inócuo às células não infectadas. Sua toxicidade é extremamente baixa. Age tanto contra o *Herpes simplex* I como contra o II, além de mostrar-se eficaz no tratamento do *H. zoster*. Estudos mostram ser essa droga tanto ou mais eficaz que a IDU e muito menos tóxica, além de ter melhor penetração intraocular, sendo detectada na câmara anterior após uso tópico. Sua excreção é renal. Estudos mostraram que o aciclovir pomada, usado 5 vezes por dia, apresentou, em úlcera de córnea dendrítica por *H. simplex*, uma percentagem de cura de 96,6%, com o tempo médio de cicatrização de 5 dias. Quando administrado por via oral (440 mg 5 vezes ao dia), foi eficaz em 88,9%.

Antifúngicos

Infecção fúngica no olho é uma situação perigosa, não só pelo dano causado pelo fungo como também pelo número limitado de agentes antifúngicos eficazes disponíveis.

Os fungos que mais frequentemente infectam o olho podem classificar-se em:

a) *Fungos filamentosos*. Organismos septados: gêneros *Fusarium, Acremonium, Aspergillus, Cladosporium, Penicillium, Cephalosporium, Paeccilomyses* etc.
   Organismos não septados: os gêneros mais comuns são *Phycomycetes, Rhizopus, Mucor* e *Absidia*.
b) *Leveduras*. *Candida albicans, Cryptococcus* e *Rhodotorula*.
c) *Fungos difásicos*. São mais frequentes nas infecções endógenas que nas exógenas. Fazem parte desse grupo *Blastomyces, Coccidioides, Histoplasma* e *Sporothrix*.

Os fungos podem acometer o olho, produzindo ceratite, úlcera de córnea, uveíte ou endoftalmite.

CERATITE E ÚLCERA DE CÓRNEA MICÓTICA

A incidência de ceratite micótica vem aumentando, provavelmente como complicação do uso tópico de antibióticos e corticosteroides. Existem outros fatores predisponentes, como o trauma corneano, principalmente com vegetal; ceratite dendrítica preexistente, deficiência imunológica, diabete melito, alcoolismo e hipovitaminose A. As infecções micóticas mais graves (por fungos filamentosos) geralmente ocorrem após abrasão corneana (mesmo que discreta) por material de origem vegetal, em pessoas aparentemente hígidas. Fungos menos virulentos, como a *Candida albicans*, são mais frequentes em indivíduos com deficiência imunológica.

Em termos diagnósticos, devemos realizar esfregaços e cultura de material da borda da lesão. Após a colheita do material e antes da identificação do agente específico, administra-se medicação de amplo espectro, como a pimaricina suspensão a 5% (natamicina), que age contra fungos filamentosos e *Candida albicans*.

Dispondo do diagnóstico etiológico, o oftalmologista deve ponderar na escolha de determinado antifúngico, preferindo aquele que apresentar melhor eficácia sobre o agente identificado e menos efeitos colaterais para o paciente.

Devemos lembrar que no Brasil os antifúngicos ainda não estão disponíveis em soluções oftálmicas; logo, o próprio oftalmologista deverá fazer suas preparações.

Os agentes antifúngicos podem ser divididos em três grupos. Outras drogas como corticosteroides e cicloplégicos podem ser utilizadas.

1º grupo: polienos

Foram os primeiros agentes antifúngicos. Os polienos ligam-se de preferência ao ergosterol na membrana plasmática do fungo, alterando a permeabilidade dessa e rompendo a célula fúngica.

a) *Nistatina*. Eficaz contra *Candida, Aspergillus* e *Fusarium*. Não há evidência clínica ou experimental de que a nistatina seja mais eficaz que a anfotericina contra esses agentes.

A ausência de absorção após a administração oral e a toxicidade parenteral impedem o seu uso por essas vias. O uso tópico ocular tem valor limitado devido à toxicidade corneana e pobre penetração ocular.

b) *Anfotericina B*. É eficaz contra leveduras, principalmente *Candida* e *Cryptococcus* sp. Exerce também atividade fúngica contra *Aspergillus*.

A anfotericina B é bastante tóxica para a conjuntiva e o epitélio corneano, razão pela qual se deve evitar a via subconjuntival. A via intravenosa é raramente indicada, porque a anfotericina B falha ao penetrar no humor aquoso após essa administração, além de provocar toxicidade sistêmica grave.

Para uso oftálmico (através de irrigação contínua), a preparação parenteral (Fungizone intravenoso) deve ser diluída em água destilada ou solução glicosada a 5% numa concentração de 0,05% a 1%. Toxicidade tópica pode ser diminuída usando-se preparações mais diluídas (0,15% ou menos). O uso de solução fisiológica é contraindicado porque a droga se precipita na presença de cloreto de sódio.

c) *Pimaricina (Natamicina)*. É mais eficaz contra fungos filamentosos, principalmente infecções por *Fusarium* e *Aspergillus*. Leveduras como *Candida* tendem a ser menos sensíveis ao tratamento com natamicina que os fungos filamentosos.

Disponível nos EUA apenas sob a forma tópica.

Em geral, a natamicina tópica é bem tolerada. Toxicidade corneana, amiúde na forma de ceratite pontilhada, é rara, embora, com o uso prolongado, um leve grau de inflamação possa desenvolver-se.

2º grupo: imidazólicos

Em geral, os imidazólicos exibem atividade fungistática em baixas concentrações e fungicida em altas concentrações. A inibição da síntese de ergosterol parece ser responsável pela atividade fungistática. A ação fungicida é resultado de lesão da parede fúngica.

a) *Clotrimazol 1%*. Disponível nos EUA para uso tópico. Ceratopatia e irritação ocular têm sido relatadas com o uso prolongado.

b) *Miconazol*. Apresenta atividade contra leveduras e fungos filamentosos. Pode ser administrado pelas vias tópica, subconjuntival e intravenosa.

O epitélio corneano parece ser uma potente barreira para a administração tópica. Entretanto, a droga entra facilmente quando a córnea é debridada.

c) *Cetoconazol*. Pode ser administrado pelas vias tópica, subconjuntival e oral. Fitzsimons e Peters (1986) defendem o uso combinado de miconazol tópico e subconjuntival com cetoconazol oral. Estudos experimentais em coelhos têm demonstrado bons resultados com seu uso tópico.

3º grupo: fluorados

São eficazes contra leveduras. Pode ocorrer resistência em terapia prolongada. Por essa razão, a fluocitosina não deve ser administrada isoladamente.

Pode ser usada por via oral ou solução tópica a 1%.

Outras drogas

Corticosteroides podem ser administrados com a finalidade de reduzir a inflamação; no entanto, só utilizá-los por via tópica e após melhora clínica com tratamento antimicótico. A retirada deve ser gradual, para evitar efeito rebote. Devemos lembrar que a indicação de corticosteroides em inflamação fúngica ocular deve ser feita por um oftalmologista.

Cicloplégicos (como a atropina) são necessários para prevenir sinéquias.

UVEÍTE FÚNGICA

A uveíte fúngica é rara. O agente mais frequente é o *Histoplasma capsulatum*, e seu tratamento consiste em corticosteroide e fotocoagulação (*laser*).

ENDOFTALMITE FÚNGICA

Os fungos mais comuns na endoftalmite pós-operatória são as formas filamentosas *Volutella, Neurospora, Fusarium* e, em levedura, *Candida*. Na endoftalmite metastática, o agente mais frequente é a *Candida albicans*.

Se há suspeita de endoftalmite fúngica, após aspiração vítrea para cultura, deve-se administrar anfotericina B (intraocular).

Após identificação do agente etiológico, a seguinte terapêutica pode ser introduzida.

LEVEDURA (*CANDIDA ALBICANS*)

Miconazol (injeção intravítrea), cetoconazol por via oral, flucitosina por via oral, miconazol por via intravenosa e corticosteroides por via oral (prednisona).

FUNGOS FILAMENTOSOS

Tratamento igual ao anterior, exceto pela não utilização de flucitosina.

Corticosteroides

Antes do isolamento do ACTH, dos corticosteroides e seus derivados sintéticos, os oftalmologistas conseguiram efeitos similares usando proteínas estranhas (como leite de vaca), injetadas por via intramuscular. Acreditava-se que a febreterapia induzida pela injeção de proteína estranha estimularia a produção do ACTH pela hipófise.

Os corticosteroides geralmente são usados em doenças oculares alérgicas, na maioria das inflamações não piogênicas e para a redução da cicatriz de certos tipos de lesão grave (queimaduras térmicas e químicas).

A formulação da droga (principalmente veículo e preservativo) pode influenciar de forma significativa na penetração dos esteroides aplicados topicamente. Preparações à base de acetato lipofílico (acetato de prednisolona a 1%) e de álcool de dexametasona a 0,1% penetram melhor no humor aquoso do que os fosfatos sódicos (como o fosfato sódico de prednisolona a 0,5% e o de betametasona a 0,1%). A fluorometolona a 0,1% apresenta a menor concentração no humor aquoso quando comparada aos esteroides citados anteriormente. Entretanto, a potência anti-inflamatória sistêmica da betametasona e da dexametasona é 5 a 7 vezes maior do que a da prednisolona.

ADMINISTRAÇÃO TÓPICA

O uso do corticoide tópico é geralmente satisfatório para afecções das pálpebras, conjuntiva, córnea e segmento anterior do bulbo ocular. Nas uveítes anteriores (como as iridociclites), a via tópica é preferível, podendo-se também utilizar a via subconjuntival.

Ao tratarmos afecções oculares externas, devemos usar corticosteroides que ajam superficialmente, penetrando pouco no olho, para que não causem aumento da pressão intraocular com o uso continuado. Nessa situação, podem-se usar hidrocortisona, soluções diluídas de prednisolona (a 0,12%) ou a fluorometalona como suspensão a 0,1%, que tem eficácia comprovada, com menor tendência à hipertensão ocular; para afecções mais graves, como irites, usamos preparações mais potentes, como a dexametasona a 0,1% ou a prednisolona a 1%.

Em reações leves, podem-se usar apenas 2 aplicações diárias, ao passo que nas mais graves podem ser necessárias aplicações de 1/1hora. Havendo melhora, a dose deve ser diminuída progressivamente, para evitar-se efeito rebote.

CORTICOTERAPIA SISTÊMICA

Nas uveítes posteriores (como as coriorretinites), de modo geral, é necessário recorrer ao corticosteroide por via oral. A droga preferida é a prednisona. A dosagem e a duração da corticoterapia irão depender de cada caso individualmente. A suspensão da droga deverá ser gradual. O tratamento em dias alternados pode ser útil na corticoterapia a longo prazo, como nas uveítes crônicas, porém é controverso.

A dose do corticosteroide sistêmico, em terapia continuada, pode ser reduzida se corticosteroides locais estiverem associados.

CONTRAINDICAÇÕES

As contraindicações e efeitos colaterais sistêmicos dos corticosteroides são discutidos no capítulo específico sobre esses fármacos.

Em oftalmologia, as contraindicações são relativas, pois, se o corticosteroide for imprescindível para a recuperação da visão, um problema como diabete ou úlcera péptica deve ser controlado ou compensado, enquanto a droga é usada.

Deve-se evitar corticosteroide tópico em:

– conjuntivites virais (*a priori*);
– úlcera corneana dentrítica (*Herpes simplex*);
– infecções fúngicas;
– infecções bacterianas ainda não controladas pelos antibióticos.

EFEITOS COLATERAIS OCULARES

O exagero e o uso indiscriminado dos corticosteroides nas conjuntivites e uveítes podem provocar duas complicações clássicas: o glaucoma e a catarata. Os corticosteroides ainda diminuem a resistência às infecções, especialmente virais e fúngicas, e retardam a cicatrização. Parece haver uma predisposição hereditária para a elevação tensional com corticoterapia, porém diferente da predisposição para glaucoma de ângulo aberto. Quando se instila diariamente dexametasona a 0,1% de 6/6 horas, durante 3 a 4 semanas, em 66% da população, a pressão intraocular se altera muito pouco, em 29% sobe de 6 a 15 mm de mercúrio e em 5% sobe mais de 15 mm de mercúrio. Em casos extremos, pode ocorrer elevação da pressão em apenas 1 semana, quando usamos corticosteroides potentes diariamente. O aumento da pressão intraocular resulta da diminuição da drenagem do humor aquoso, e o glaucoma comporta-se como o de ângulo aberto.

Dentre os corticosteroides utilizados em oftalmologia, a fluorometalona parece ser o que tem menor efeito sobre o aumento da pressão intraocular. A fluorometalona tem algumas características estruturais em comum com a progesterona. Essa última é um esteroide sem efeito anti-inflamatório substancial, porém reduz a pressão intraocular.

O surgimento de catarata depende da dosagem diária e total do corticosteroide, da idade do paciente e da doença de base que resultou na indicação da droga. Devemos esclarecer que o surgimento de opacificação do cristalino, durante o tratamento de infecção grave, como uma uveíte, não implica suspensão da droga, mas, sim, redução de dose mínima suficiente, porque uma catarata é tratada pela facectomia, mas uma cicatriz retiniana pós-uveíte é permanente.

Alguns autores defendem a diluição das soluções oftálmicas tópicas de corticosteroides com o intuito de dissociar seu efeito imunossupressor do seu efeito anti-inflamatório.

Nas doses geralmente empregadas, os corticosteroides parecem não interferir significativamente na cicatrização após cirurgia ocular.

Midriáticos e cicloplégicos

Inicialmente iremos definir e diferenciar midríase de cicloplegia; após isso, daremos algumas noções básicas de fisiologia ocular para o melhor entendimento e, finalmente, apresentaremos as drogas mais usadas.

Midríase significa a dilatação da pupila, enquanto cicloplegia é a paralisia da acomodação.

Um indivíduo emétrope, ao olhar para um objeto localizado a 6 m ou mais, não precisa de acomodação para focalizar a imagem na retina. Porém, para olhar um objeto a menos de 6 m, é necessário que o olho se acomode. No ato da acomodação, o músculo ciliar se contrai e o cristalino torna-se mais esférico, aumentando assim seu poder refracional.

O músculo ciliar, por ter inervação parassimpática, será paralisado se usarmos uma droga parassimpatolítica. Portanto, os cicloplégicos são drogas parassimpatolíticas.

Na íris encontramos dois músculos: o dilatador da pupila e seu antagonista, o esfíncter pupilar. O músculo dilatador tem inervação simpática, ao passo que o esfíncter é inervado pelo parassimpático, da mesma forma que o músculo ciliar. Por esse motivo, uma droga cicloplégica provoca paralisia da acomodação e midríase (Fig. 120.5).

Se instilarmos um simpatomimético, como a fenilefrina, iremos estimular o dilatador da pupila, produzindo midríase, sem interferir na acomodação. Isso é útil quando se quer examinar o cristalino ou o fundo do olho, porém, quando se deseja midríase mais poderosa e duradoura (como a irite) ou cicloplegia para a refração, deve-se preferir um parassimpatolítico.

PARASSIMPATOLÍTICOS

Atropina

Bloqueia a atividade parassimpática prevenindo a atividade de acetilcolina nas células efetoras (músculo ciliar e esfíncter pupilar). No olho, a atropina produz dilatação pupilar e paralisia da acomodação. A midríase dura em torno de 10 dias, e a paralisia da acomodação pode durar 2 semanas.

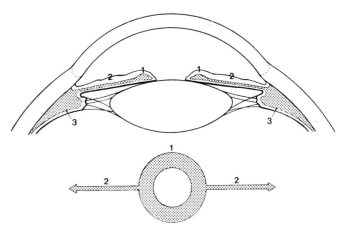

Fig. 120.5 São três os músculos do olho: (1) o esfíncter da pupila; (2) o dilatador da pupila e (3) o músculo ciliar. (Adaptada de ROCHA, H.R. Noções de oftalmologia para o médico prático — separata do livro *Cirurgia Geral*, vol. 4. Procienx, São Paulo, 1960.)

Uso oftálmico. É empregada topicamente devido ao seu efeito cicloplégico e midriático. É usada na refração, principalmente em crianças com menos de 7 anos de idade, quando a acomodação é mais poderosa. Usada no tratamento de irites, prevenindo sinéquias, aliviando a dor proveniente da íris e corpo ciliar inflamados. Usada em pré- e pós-operatório de muitas cirurgias oculares.

Efeitos colaterais. A midríase provoca fotofobia. Pode haver dermatite de contato envolvendo a pálpebra; ressecamento e vermelhidão da pele e taquicardia em crianças após uso tópico. Em olhos normais, não há aumento da pressão intraocular; porém, em olhos glaucomatosos, especialmente nos de ângulo estreito, pode haver aumento da pressão após uso de atropina, tópica ou sistêmica. Pode ocorrer diminuição das secreções corporais (saliva, muco, suor e secreções do trato alimentar).

Para diminuirmos os riscos de absorção sistêmica da atropina instilada topicamente, devemos comprimir o canto medial do olho sobre o saco lacrimal pelo menos 1 minuto após a instilação, virando a cabeça lateralmente, para que o excesso de medicação escorra pelo canto lateral do olho, evitando, assim, que seja absorvido pela mucosa nasal. Havendo reações tóxicas, deve-se suspender a droga imediatamente.

Preparações. Soluções oftálmicas de 0,5% a 1%.

Ciclopentolato

É um depressor colinérgico sintético que produz midríase e cicloplegia. Sua ação é rápida, e a duração do seu efeito, curta.

Uso oftálmico. Em refração e quando se deseja um cicloplégico de ação curta para alívio do espasmo ciliar e como agente midriático pré- e pós-operatório.

Efeitos colaterais. Deve-se ter cuidado ao administrá-lo em pacientes com glaucoma, principalmente o de ângulo estreito. Podem ocorrer alucinações visuais.

Preparações. Soluções de 0,5% a 1%.

Tropicamida

É midriático eficaz e cicloplégico de ação rápida. Seu efeito cicloplégico é inferior ao do ciclopentolato.

Uso oftálmico. Em refração. Deve ser lembrada a fugacidade do seu efeito, sendo necessário realizar o exame 20 minutos após a 2ª instilação. Não é indicado em crianças. É útil em cirurgia quando se deseja uma midríase rápida.

Efeitos colaterais. Nenhuma reação significativa.

Preparações. Soluções oftálmicas de 0,5% a 1%.

Até então, não há um cicloplégico perfeito. O ciclopentolato é o que mais se aproxima do ideal, porque é tão eficaz quanto a atropina, e não apresenta os efeitos tóxicos dessa, além de uma ação tão longa e um tempo menor para atingir a cicloplegia máxima.

Quadro 120.2 Cicloplégicos (Adaptado de REINECKE, R.D. e HERM, R.J. *Refraction — A programmed text.* 3rd ed. East Norwalk, ACG, 1983.)

	Como Instilar	Efeito Máximo	Duração do Efeito Máximo	Paciente Apto para Ler	Acomodação Normal
Ciclopentolato a 1%	1 gota, de 10/10 minutos	25 minutos, após a 2ª gota	50 minutos	3 horas	18 horas
Atropina a 1%	1 gota, de 12/12 horas, por 3 dias	18 horas, após a última instilação	8 a 24 horas	3-4 dias	10-14 dias
Tropicamida a 1%	1 gota, de 5/5 minutos	20 minutos, após a 2ª gota	15 minutos	45 minutos	4 horas
Combinação: Proparacaína a 0,5% Tropicamida a 1% Ciclopentolato a 2%	1 gota de cada, de 30/30 segundos	20 minutos, após a última gota	40 minutos	4 horas	24-48 horas

Reinecke recomenda um método prático de se obter cicloplegia comparável à da atropina. Consiste em instilar proparacaína a 0,5% (colírio anestésico) e, após 30 segundos, instilar ciclopentolato a 2% e tropicamida a 1%. A proparacaína não só aumenta a penetração das outras drogas, mas também previne o desconforto decorrente da aplicação delas (Quadro 120.2).

SIMPATOMIMÉTICOS

Fenilefrina

Composto simpatomimético sintético. Produz midríase sem cicloplegia. Seu efeito dura 2 a 3 horas.

Uso oftálmico. Midríase completa ocorre rapidamente quando em solução a 10%. É útil quando associada à atropina em sinéquias posteriores. Usada para oftalmoscopia e fotografia de fundo de olho. Em solução a 0,125%, é usada como descongestionante conjuntival.

Efeitos colaterais. Após a instilação, raramente ocorrem taquicardia e elevação da tensão arterial. No entanto, solução a 10% deve ser evitada em pacientes comprovadamente hipertensos ou portadores de coronariopatia, principalmente aqueles em uso de reserpina, guanetidina, inibidores da MAO e beta-antagonistas. Pode ocorrer queda na pressão intraocular em olhos glaucomatosos de ângulo aberto. Já em glaucoma de ângulo estreito, pode ocasionar aumento da pressão intraocular.

Preparações. Soluções a 0,125%, 2,5% e 10%.

Posologia. Para midríase: 1 gota de solução a 2,5% ou 10%, repetida de 10 em 10 minutos. Para descongestão conjuntival: 1 gota de solução a 0,125%.

Hipotensores oculares

INTRODUÇÃO

O glaucoma é definido como um aumento da pressão intraocular com consequente alteração da papila óptica (fundoscopia) e do campo visual. A pressão intraocular varia de indivíduo para indivíduo; no entanto, a pressão considerada normal se situa entre 10 a 18 mm de mercúrio.

Um paciente pode ter aumento da pressão intraocular e não ser glaucomatoso, porque não há lesão do nervo óptico. Essa se traduz por aumento da escavação da papila óptica e consequente perda de campo visual. Por isso, é necessário diagnosticar precocemente um hipertenso ocular e mantê-lo em observação, a fim de tratá-lo assim que se observem as alterações descritas anteriormente. No entanto, quando uma pressão intraocular muito elevada é detectada, é necessário tratamento imediato.

Há pacientes que apresentam alterações típicas de glaucoma sem que haja aumento da pressão intraocular, quadro esse denominado glaucoma sem hipertensão.

O tratamento depende do tipo de glaucoma e do ângulo da câmara anterior, se aberto ou estreito. Essa diferenciação é dada pela gonioscopia.

O principal objetivo da terapia antiglaucomatosa é controlar o aumento da pressão intraocular, passível de causar dano ao nervo óptico, evitando assim a perda de visão.

Há seis classes de drogas disponíveis: parassimpatomiméticos, agonistas adrenérgicos, betabloqueadores, inibidores da anidrase carbônica, agentes hiperosmóticos, prostaglandinas e análogos.

PARASSIMPATOMIMÉTICOS (MIÓTICOS)

Existem dois tipos básicos: os de ação direta ou agentes colinérgicos (p. ex., pilocarpina) e os de ação indireta ou agentes anticolinesterásicos (p. ex., fisostigmina).

Os de ação direta simulam a ação da acetilcolina (neurotransmissor fisiológico) na junção neuroefetora parassimpática, contraindo os músculos intraoculares inervados pelos nervos parassimpáticos; já os agentes de ação indireta ligam-se à acetilcolinesterase, inativando-a e prolongando a ação da acetilcolina.

Esses agentes atuam basicamente diminuindo a resistência da saída do humor aquoso. Produzem miose e consequente abertura do seio camerular, sendo por isso muito utilizados no glaucoma de ângulo estreito. Ao provocarem a contração do músculo ciliar, atuam no trabeculado, aumentando o espaço entre as malhas; são portanto também úteis no glaucoma de ângulo aberto.

A acetilcolina é um neurotransmissor colinérgico natural, hidrofílico e inativado rapidamente pelos tecidos ricos em colinesterase: por isso não penetra no olho quando aplicada topicamente. É utilizada quando se deseja miose durante cirurgia intraocular.

A pilocarpina é utilizada no tratamento do glaucoma desde o século passado. Sua estrutura química é diferente da da acetilcolina. O efeito miótico da pilocarpina, quando comparado a sua ação hipotensora, inicia-se rapidamente. Após uma gota de pilocarpina, ocorre miose em 10 minutos, com pico aos 20 minutos e duração de 4 a 8 horas; já a redução da pressão inicia-se em 60 minutos, com pico aos 75 minutos e duração de 4 a 8 horas, dependendo da concentração da droga. Deve ser administrada de 6/6 horas. A concentração ideal que deve ser usada varia de paciente para paciente. A solução de pilocarpina a 1% pode ser suficiente para olhos com íris clara. Até a concentração de 4%, o efeito hipotensor da pilocarpina aumenta; porém, acima desse limite não há aumento consecutivo da ação hipotensora. Por esse motivo, a pilocarpina é encontrada em concentração de 1% a 4%.

No Brasil, ainda não se encontra disponível a pilocarpina de liberação lenta e contínua, com efeito por 1 semana. O *ocusert* é colocado semanalmente no fundo de saco conjuntival, e seus efeitos colaterais são menores do que a apresentação sob a forma de solução.

A acetilcolina é também um miótico de ação direta. Pode ser utilizada em caso de reação alérgica à pilocarpina e nos pacientes jovens; nesses, a miopia acomodativa é menor com a aceclidina.

O carbacol é um derivado sintético da acetilcolina. É hidrofílico, e penetra menos na córnea que a pilocarpina. Substitui essa última em casos de intolerância ou resistência.

Os principais anticolinesterásicos são: fisostigmina, neostigmina, demecário, ecotiofato e isofluorofato. Na prática, não são utilizados, devido aos seus efeitos colaterais.

Os parassimpatomiméticos podem provocar efeitos indesejáveis, como: acomodação, induzindo miopia, deslocamento de retina, sinéquias, catarata, cisto de íris, cefaleia, salivação, sudorese, diarreia e broncoespasmo.

AGONISTAS ADRENÉRGICOS

As drogas adrenérgicas ou simpatomiméticas podem ser divididas em aminas de ação direta (ação nos receptores alfa e beta), de ação indireta (promovendo a liberação de noradrenalina) e de ação mista (agindo direta ou indiretamente).

A adrenalina e a fenilefrina são drogas de ação direta. A primeira estimula os receptores alfa e beta, ao passo que a fenilefrina age ao nível dos receptores alfa. A dopamina tem ação mista.

No olho, a estimulação alfa provoca midríase por contração do dilatador da íris. A estimulação beta relaxa o músculo ciliar e incrementa a secreção e excreção do humor aquoso.

Os efeitos alfa-adrenérgicos sistêmicos incluem vasoconstrição e elevação da pressão arterial. Os efeitos beta-adrenérgicos são vasodilatação, aumento do inotropismo e do cronotropismo cardíacos e broncodilatação.

O mecanismo de ação pelo qual os adrenérgicos baixam a pressão intraocular é controverso. Parece resultar da estimulação de vários alfa- e betarreceptores localizados no epitélio do músculo ciliar, nos vasos sanguíneos ou nos canais de saída do humor aquoso. Um dos prováveis mecanismos poderia ser a constrição dos vasos sanguíneos, nos processos ciliares, devido à estimulação alfa-adrenérgica. Já o efeito beta-adrenérgico relaxaria o músculo ciliar, aumentando o fluxo uveoescleral e baixando a pressão, apesar de estimular maior secreção do humor aquoso.

A adrenalina tem seu uso limitado pelos efeitos colaterais, como descamação, vermelhidão, espessamento das pálpebras, prurido, vasodilatação conjuntival, depósitos pigmentares na conjuntiva e na córnea, edema macular cistoide (geralmente em olhos sem cristalino). Há absorção para a via sistêmica, podendo surgir taquicardia, extrassístoles, hipertensão arterial aguda e angina.

A dipivalil adrenalina ou dipivefrina é um análogo da adrenalina com propriedades físicas e químicas diferentes até a sua biotransformação dentro do olho. A partir daí, passa a exercer efeitos farmacológicos idênticos aos da adrenalina, com efeitos colaterais menos intensos. É mais lipofílica, penetrando na córnea 17 vezes mais que a adrenalina e com ação hipotensora 10 vezes maior do que essa. A redução da pressão intraocular inicia-se em 1 hora, com pico em 4 horas e duração de 12 horas. Administra-se, portanto, de 12/12 horas, em concentrações de 1% a 2%. Não deve ser utilizada em glaucoma de ângulo estreito.

Aproclonidina e brimonidina são os novos alfa-agonistas adrenérgicos. O tartarato de brimonidina tem ação alfa seletiva, com potência equivalente à do timolol, mas necessita de três instilações diárias e não pode ser usado no glaucoma de ângulo fechado.

BETABLOQUEADORES

Essas drogas baixam a pressão intraocular ao se ligarem aos betarreceptores do epitélio ciliar, inibindo a secreção do humor aquoso. Dos betabloqueadores, o mais utilizado como hipotensor ocular é o maleato de timolol. Seu efeito não é seletivo e dura, em média, 12 horas. Está disponível em solução de 0,25% a 0,50%. Quando o timolol é usado pela primeira vez em um paciente, seu efeito hipotensor é drástico; porém, após alguns dias de tratamento, esse efeito diminui. Por isso, para que se possa fazer uma avaliação fidedigna da eficácia da droga, deve-se esperar 10 a 15 dias. Após 1 ano, geralmente há outra diminuição do efeito hipotensor. Isso parece decorrer do aumento do número dos betarreceptores. Nessa fase, podem ser necessárias associações com outras drogas.

O timolol, quando aplicado em apenas um olho, provoca diminuição da pressão no olho contralateral, devido à sua absorção sistêmica. Essa droga é bem tolerada, e seus efeitos colaterais são raros. Contudo, sistemicamente, pode agravar ou precipitar distúrbios cardiovasculares ou pulmonares, resultando em ICC, broncoespasmo, bradiarritmias e hipotensão e podendo mascarar sintomas hipoglicêmicos no diabete insulinodependente.

Visando minorar os efeitos cardiorrespiratórios em indivíduos sensíveis, surge o betaxolol, que é um betabloqueador seletivo.

INIBIDORES DA ANIDRASE CARBÔNICA

A anidrase carbônica é uma enzima catalítica que facilita a hidratação do CO_2 metabólico nos capilares teciduais e sua desidratação nos capilares pulmonares.

$$CO_2 + H_2O = H_2CO_3 = H^+ + HCO_3^-$$

Os inibidores da anidrase carbônica reduzem a pressão intraocular por diminuição de formação do humor aquoso, devido à inibição dessa enzima, que está presente no epitélio ciliar (e em outros órgãos secretórios). Como exemplos desses agentes, podem-se citar as seguintes sulfas: acetazolamida e diclorfenamida.

A acetazolamida encontra-se disponível em comprimidos de 250 mg. O efeito inicia-se 1 a 2 horas após a administração, com pico entre 3 e 5 horas, durante 6 a 8 horas. Por isso, é administrada de 6/6 horas. Em crianças, usa-se na posologia de 5 a 10 mg/kg/peso de 6/6 horas. A via parenteral é menos usada.

A diclorfenamida é encontrada em apresentação de 50 mg.

O uso desses fármacos, devido aos seus efeitos colaterais, é reservado para casos de glaucoma não controlados com medicação tópica ou em casos de glaucoma agudo. Sistemicamente, podem provocar parestesias nas extremidades, anorexia, perda de peso, cálculos renais, perda da libido e hipocalemia. Tais efeitos podem ser reduzidos, em muitos pacientes, com o uso de acetazolamida de liberação lenta (500 mg de 12/12 horas), que ainda não está disponível no Brasil.

A dorzolamida (colírio a 2%), que é uma sulfonamida tópica, tem demonstrado eficácia no tratamento dos glaucomas.

São necessárias 3 instilações diárias, quando em monoterapia, e 2 instilações quando associada a outro hipotensor ocular.

Essa associação é mais comumente feita com os betabloqueadores.

Já existe no mercado uma especialidade farmacêutica contendo dorzolamida e maleato de timolol associados.

HIPEROSMÓTICOS

Os hiperosmóticos aumentam a osmolaridade sanguínea e provocam a saída de água do compartimento intracelular. O olho, tendo suas barreiras hematoaquosa e hematovítrea, comporta-se como um compartimento intracelular. O efeito dura até a droga hiperosmótica ser eliminada do plasma. Após um certo período de uso, haverá equilíbrio entre as concentrações intraoculares e plasmáticas, deixando de haver um gradiente osmótico. Isso limita o uso dessas drogas em tratamento crônico. É importante que os hiperosmóticos sejam administrados de forma rápida. Em olhos inflamados, devido ao aumento da permeabilidade, seu efeito é menos pronunciado.

Essas drogas são usadas primordialmente em glaucoma agudo, podendo ser usadas pré-operativamente. São contraindicadas em insuficiência cardíaca, anúria, desidratação e edema pulmonar agudo.

Usamos geralmente o manitol ou o glicerol, apesar de existirem outros como a ureia, a isorbida e o etanol.

O manitol, em solução a 20%, é usado por via IV na dose de 1 a 2 g/kg de peso, administrado em 30 a 45 minutos. Tem início de ação um pouco mais rápido que o glicerol.

O glicerol é administrado por via oral na dose de 1 a 1,5 g/kg de peso, atingindo efeito máximo em 1 hora, com duração de 4 a 6 horas. Pode provocar hiperglicemia, devendo ser evitado em diabéticos. Seu sabor adocicado pode provocar náuseas. O glicerol tem efeito diurético fraco, ao contrário do manitol.

PROSTAGLANDINAS E ANÁLOGOS

Já se sabia que as prostaglandinas estavam envolvidas na pressão intraocular; entretanto, devido aos seus efeitos colaterais, não puderam ser utilizadas clinicamente. Só agora um análogo prostaglandínico, o latanoprost, participa do arsenal hipotensor como uma classe de drogas. O tempo de uso ainda é pequeno, mas já se pode considerar o latanoprost, instilado apenas 1 vez por dia, tão eficaz quanto os betabloqueadores 2 vezes ao dia.

O mecanismo de ação é através do fluxo uveoescleral. Como efeitos colaterais, tem-se a irreversível pigmentação das íris heterogêneas, bicolores (azul-amarelo, azul-cinza e verde-amarelo), sendo mais rara nas íris de coloração homogênea (castanhas ou azuis).

1210 FARMACOLOGIA

Outros paraefeitos limitam o seu uso em pós-operatórios, uveítes e em crises de glaucoma agudo. É prudente que seja mantido sob refrigeração, em países tropicais. Além do latanoprost, já se dispõe de um segundo produto, a unoprostona isopropílica.

OUTRAS DROGAS

Os tranquilizantes podem ser usados na terapia complementar do glaucoma de ângulo aberto. Acredita-se que, com seu uso, os fatores neuro-hormonais responsáveis por alterações na pressão intraocular sejam mantidos sob controle.

A digoxina é um inibidor da secreção do humor aquoso que age na enzima Na^+-K^+-ATPase da bomba de sódio. O epitélio ciliar parece conter bomba de sódio ativa na secreção do humor aquoso. Vem-se pesquisando uma forma de aproveitar esse efeito sem os inconvenientes atuais dos digitálicos.

Sugere-se que anticonvulsivantes como a fenitoína, administrada sistemicamente em pacientes com glaucoma, melhorem ou previnam perda do campo visual. Porém, até o momento, não há sucesso com essa terapia.

A maconha (por inalação) produz diminuição de 25% na pressão intraocular por 4 a 5 dias. O estudo ainda é experimental, e tem-se tentado produzir preparações sem efeito psicoativo.

GLAUCOMA AGUDO

O glaucoma agudo de ângulo fechado (Fig. 120.6) é uma entidade grave e requer tratamento imediato por especialista. O médico clínico tem obrigação de reconhecer os sintomas e sinais, como dor ocular intensa, náuseas, ansiedade, baixa de visão, halos coloridos em torno de um ponto luminoso, olho com consistência pétrea, congestão pericorneana, midríase média paralítica e córnea edematosa (diminuição da transparência).

Inicialmente o tratamento é clínico: pilocarpina a 2%, de 10/10 minutos na 1ª hora; depois, 1 gota de 2/2 horas por 6 horas e, a seguir, de 4/4 horas; manitol a 20% (2 g/kg de peso, IV, 80 gotas/minuto), ou glicerol a 50% (1,5 g/kg de peso via oral) e, depois, 1 comprimido de 6/6 horas; corticosteroide tópico, 1 gota de 4/4 horas; analgésicos, tranquilizantes e antieméticos.

O tratamento definitivo é cirúrgico (iridectomia), inclusive no olho contralateral, profilaticamente. Essa intervenção se faz após a crise; porém, se ela não for debelada após 12 horas de tratamento clínico, o ato cirúrgico se impõe.

Outras drogas utilizadas em oftalmologia

No controle das afecções alérgicas, pode-se usar uma droga anti-histamínica como o fosfato de antazolina, que, nas preparações comerciais, geralmente vem associada a um vasoconstritor. Deve ser instilada cerca de 4 vezes ao dia. Se o processo alérgico for mais intenso, como na conjuntivite primaveril, usa-se o cromoglicato dissódico a 2% ou 4%, 4 a 6 vezes ao dia, por, pelo menos, 30 dias, já que seu efeito máximo surge após vários dias de uso. Por esse motivo, geralmente associamos um corticosteroide tópico na 1ª semana, para alívio rápido dos sintomas.

As soluções oftálmicas com drogas vasoconstritoras como a nafazolina em geral vêm associadas a substâncias anti-histamínicas. Seu efeito é descongestionante e potencializador de anestésicos locais, antibióticos e corticosteroides, evitando que essas drogas sejam eliminadas rapidamente. Deve-se evitar o seu uso sistêmico, pois, com a suspensão da droga, pode ocorrer efeito rebote. Anti-inflamatórios não hormonais tópicos podem ser usados.

Para tratamento do olho seco, dispõe-se de soluções oftálmicas que se assemelham ao filme lacrimal. A frequência da instilação baseia-se no grau da deficiência.

O sulfato de zinco é usado em oftalmologia pelas suas propriedades antissépticas. É indicado na conjuntivite por *Moraxella*. Usa-se 3 a 4 vezes ao dia.

Os anestésicos locais em farmacologia geral podem ser administrados por diversas técnicas, com a finalidade de produzir bloqueio nervoso (anestesia).

A anestesia tópica é uma dessas técnicas. Os anestésicos tópicos têm atividade farmacológica similar à de outros anestésicos locais. Em oftalmologia, são utilizados para procedimentos rápidos, como tonometria, gonioscopia e retirada de corpos estranhos da córnea. Seu efeito é quase imediato e dura cerca de 20 minutos. A quantidade absorvida após a instilação é tão pequena que geralmente não ocorrem efeitos colaterais sistêmicos. Contudo, localmente, podem ocorrer reações alérgicas na conjuntiva e na pálpebra, edema epitelial corneano e desconforto inicial após instilação. Não deve ser usado aleatoriamente sem a supervisão do oftalmologista. Os mais usados são cloridrato de proparacaína a 0,5%, tetracaína a 0,5%, cloridrato de benoxinato a 0,4% e cocaína de 0,5 a 2%.

Em oftalmologia usam-se alguns corantes, entre os quais a fluoresceína sódica, que pode ser instilada topicamente na forma de fitas de papel impregnadas ou como solução. Essa última é suscetível a contaminação, principalmente por *Pseudomonas aeruginosa*. É usada na prática clínica para detectar lesões do epitélio corneano (abrasões, úlceras, etc.), corando-as em verde fluorescente, quando observadas sob iluminação com filtro azul-cobalto. A fluoresceína não cora o epitélio corneano intacto. É usada topicamente, na tonometria de aplanação, e por via sistêmica, na angiofluoresceinografia retiniana. A indocianina verde parece ser mais eficaz que a fluoresceína na detecção de membranas neovasculares ocultas. O corante rosa Bengala, diferentemente da fluoresceína, cora o epitélio corneano ou conjuntival desvitalizado. É particularmente útil no diagnóstico da deficiência lacrimal. O corante azul alcião a 1% tem a finalidade de corar muco, e o Sudão III é útil na detecção de gorduras em lentes de contato hidrofílicas.

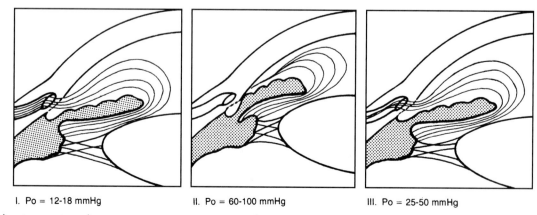

Fig. 120.6 (I) Ângulo normal. (II) Ângulo fechado (glaucoma agudo). (III) Ângulo aberto, mas com drenagem deficitária (glaucoma simples). (Adaptada de ROCHA, H.R. Noções de oftalmologia para o médico prático — separata do livro *Cirurgia Geral*, vol. 4. Procienx, São Paulo, 1960.)

REFERÊNCIAS BIBLIOGRÁFICAS

1. ABEL, R., BOYLE, G. L. et al. Intraocular penetration of cefazolin sodium in rabbits. *R. Am. J. O.*, 78:779, 1974.
2. ALMEIDA, H. G. Alterações no campo visual no glaucoma primário de ângulo aberto. *Revista Brasil. de Oftalm.*, Vol. XLII, 3:18-35, 1984.
3. AREN DSHORST, W. & FALLS, H. Role of the adrenal cortex in treatment of ocular disease with pyrogenic substances. *Arch. Ophth.*, 44:635, 1950.
4. BALDINGER, J. & WEITER, J. J. Diffuse cutaneous hipertensivity reaction after dexamethasone/polymyxin/neomicin combination eye drops. *Annal. of Ophth.*, 27:95-96, 1986.
5. BARZA, M., BAUM, J. et al. Intraocular penetration of carbenicillin in the rabbit. *Am. J. O.*, 50:867, 1960.
6. BAUM, J. C. *Antibiotic Use in Ophthalmology*. Vol. 4. Harper & Row, Philadelphia, 1984.
7. BEITEL, R. J. Refraction cycloplegic. *In:* DUANE, T. D. *Clinical Ophthalmology*. Vol. I, Harper & Row, Philadelphia, 1984.
8. BELIN, M. W., BOUCHARD, C. S. et al. Update on tropical cyclosporin A. *Cornea*, 9(3):184-195, 1990.
9. BEN-NUN, J., JOYCE, D. A. et al. Pharmacokinetics of intravitreal injection. *Investigative Ophthalmology & Visual Science*, 30(6):1055-1061, 1989.
10. BRINK, M. Corantes vitais em Oftalmologia. *Anais de Oftalmologia*, 1:5-7, 1982.
11. BURSTEIN, N. L., & ANDERSON, J. A. Review: Corneal penetration and ocular bioavailability of drugs. *Journal of Ocular Pharmacology*, 3:309-326, 1985.
12. BURSTEIN, N. L., LEOPOLD, I. H. & BERNACCHI, D. B. Transcleral iontophoresis of gentamicin. *Journal of Ocular Pharmacology*, 1:363-368, 1985.
13. COLLUN, L. M. T., McGETTRICK, P. et al. Oral acyclovir in herpes simplex dendritic ulceration. *Brit. J. O.*, 70:435-438, 1986.
14. COUTINHO, D. Terapêutica corneoconjuntival. *Anais de Oftalmol.*, 1:10-22, 1982.
15. D'AMICO, D. J. Comparative toxicity in intravitreal aminoglycoside antibiotics, *A. J. O.*, 100:264-275, 1985.
16. DAVIES, P. H., O'CONNOR, W. *General Pharmacological Principles in the Actions and Uses of Ophthalmic Drugs*. Barrie e Jenkins, St. Louis, 1972.
17. DAWSON, C. R. Follicular conjunctivitis. *In:* DUANNE, T. D. *Clinical Ophthalmology*. vol. 4, Harper & Row, Philadelphia, 1984.
18. ELLIS, P. P. *Basic Considerations in Ocular Therapeutics and Pharmacology*. 7th ed. The C. V. Mosby Company, St. Louis, 1985.
19. ELLIS, P. P. *Ocular Therapeutics and Pharmacology*. 7th ed. The C. V. Mosby Company, St. Louis, 1985.
20. ELLIS, P. P. *Principles of Cortisone and ACTH Therapy in Ocular Therapeutics and Pharmacology*. 7th ed. The C. V. Mosby Company, St. Louis, 1985.
21. FICKER, L., MEREDITH, T. A. et al. Cefazolin levels after intravitreal injection. *Investigative Ophthalmology & Visual Science*, 31(3):502-505, 1990.
22. FICKER, L., SEAL, D. et al. Acanthamoeba keratitis-resistence to medical therapy. *Eye*, 4:835-838, 1990.
23. FITZSIMONS, R. & PETERS, A. Miconazole and ketoconazole as a satisfactory first-line treatment for Keratomycosis. *Am. J. O.*, 101:605-608, 1986.
24. FLEISCHER, A. B. Topical vancomycin formulation for methicillin resistent Staphylococcus epidermidis blepharoconjuntivitis. *Am. J. O.*, 101:283-287, 1986.
25. FORBES, M. & BECKER, B. The transport of organic anions by the rabbit eye: II in vivo transport of iodopyocet (Diodrast). *Am. J. O.*, 50:867, 1960.
26. FOSTER, R. R. Endophtalmitis – diagnostic cultures and visual results. *Rch. Ophth.*, 92:387, 1974.
27. FUKUDA, M. & SASAKI, K. Changes in the antibacterial activity of melanin-bound drugs. *Ophthalmic. Res.*, 22:123-127, 1990.
28. GERDING, T. K., DRENTH, B. F. H. et al. Ocular and systemic disposition of the dopamine agonist N-0437 in monkeys after ocular administration. *Exp. Eye Res.*, 51:11-14, 1990.
29. GIL DEL RIO, E. *Ciclopléjicos, Midriáticos y Mióticos en Óptica. Fisiologia Clínica*. 5ª ed. Totay, Barcelona, 1984.
30. GRAYSON, M. *Queratitis en Enfermedades de la Córnea*. 2ª ed. Panamericana, Buenos Aires, 1985.
31. GRUNWALD, J. E. Effect of timolol maleate on the retinal circulation of human eyes with ocular hypertension. *Investigative Ophthalmology & Visual Science*, 31(3):521-526, 1990.
32. GUANAES, O. Anestésicos locais. In: SILVA, P. *Farmacologia*. 2ª ed. Guanabara Koogan, Rio de Janeiro, 1985.
33. HAVENER, W. H. *Corticosteroid Therapy in Ocular Pharmacology*. The C. V. Mosby Company, St. Louis, 1966.
34. HAVENER, W. H. *Introduction in Ocular Pharmacology*. The C. V. Mosby Company, St. Louis, 1974.
35. HAVENER, W. H. *Routes of Administration in Ocular Pharmacology*. The C. V. Mosby Company, St. Louis, 1974.
36. HUNG, S. O., PATERSON, A. & REES, P. J. Pharmacokinetics of oral acyclovir in the eye. *Brit. J. O.*, 68:192-195, 1984.
37. JAANUS, S. D. *Clinical Ocular Pharmacology*. Butterworth Publishers, 1984.
38. JACOBS, P. M., THALER, V. T. & WONG, D. Intralesional corticosteroid therapy of chalazia. *Brit. J. O.*, 68:836-837, 1984.
39. JOHNS, K. J. & O'DAY, D. M. Pharmacology management of keratomycoses. *Survey of Ophthalmology*, 33(3):178-188, 1988.
40. JONES, D. B. Fungal keratitis. *In:* DUANTE, T. D. *Clinical Ophthalmology*. vol. 4. Harper & Row, Philadelphia, 1984.
41. KOWALSKY, R. P. & HARWICK, J. C. Incidence of Moraxella conjunctival infection. *Am. J. O.*, 101:437-440, 1986.
42. LAATIKAINEM, L. Management of purulent postoperative endoftalmitis. *Ophthalmologica Basel*, 193:34-38, 1986.
43. LEOPOLDI, I. Corticosteroids in aqueous humor. *Am. J. O.*, 38:101, 1954.
44. LEOPOLDI, I. H. & DUZMAN, E. Observations on the pharmacology of glaucoma. *Ann. Rev. Pharmacol. Toxicol.*, 26:401-26, 1986.
45. LEWIS, R. A. & PHELPS, C. D. Medical therapy of glaucoma. *In:* DUANE, T. D. *Clinical Ophthalmology*. Vol. 3, Harper & Row, Philadelphia, 1984.
46. LEYDHECKER, W. *Os Glaucomas na Prática Médica*. 3ª ed. Manole, São Paulo, 1980.
47. LINDÉN, C. & ALM, A. The effect of reduced tear drainage on corneal and aqueous concentrations of topically applied fluorescein. *Acta Ophthalmologica*, 68:633-638, 1990.
48. LITWACK, K. D., PETTET, T. & JOHNSON, Jr., B. L. Penetration of gentamicin administered intramusculary and subconjuntivally into aqueous humor. *Arch. Ophth.*, 82:687, 1969.
49. MARBACK, R. L. Administração de drogas em oftalmologia. *In:* SILVA, P. *Farmacologia*. 2ª ed. Guanabara Koogan. Rio de Janeiro, 1985.
50. MASKE, R., HILL, J. L. & OLIVER, S. P. Management of bacterial corneal ulcers. *Brit. J. O.*, 70:199-201, 1986.
51. McGHEE, C. N. J., WATSON, D. G. et al. Penetration of synthetic corticosteroids into human aqueous humor. *Eye*, 4:526-530, 1930.
52. McLAUGHLIN, M. A. & CHIOU, G. Review: A synopse of recent developments in antiglaucoma drugs. *Journal of Ocular Pharmacology*, 1:101-121, 1985.
53. McMAHON, C. D. Therapy of glaucomas. *In:* ELLIS, P. P. *Ocular Therapeutics and Pharmacology*. 7th ed. The C. V. Mosby Company, St. Louis, 1985.
54. MORRISON, E. & ARCHER, D. B. Effect of fluorometholone on the intraocular pressure of corticosteroid responders. *Brit. J. O.*, 68:581-584, 1984.
55. PAVAN-LANGSTON, D. *Manual of Ocular Diagnosis and Therapy*. 2nd ed. Little, Brown, Boston, 1985.
56. REIDY, J., GEBHARDT, B. M. et al. The collagen shield – a new vehicle for delivery of cyclosporin A to the eye. *Cornea*, 9(3):196-199, 1990.
57. REINECKE, R. D. & HERM, R. J. *Refraction – A programmed text*. 3ª ed. ACC, East Norwalk, 1983.
58. RILEY, G. J. & BACKER, A. S. Eye infections. *In:* REESE, R. E. & DOUGLAS Jr., R. G. *A Practical Approach to Infections Diseases*. 2nd ed. Little, Brown, Boston, 1986.
59. ROCHA, H. R. Noções de oftalmologia para o médico prático – separata do livro *Cirurgia Geral*. Vol. 4. Procienx, São Paulo, 1960.
60. SAMPAOLESI, I. *Glaucoma*. Panamericana, Buenos Aires, 1974.
61. SANDSTRÖM, R. Microbial causes of neonatal conjuntivitis. *Journal of Pediatrics*, 105:706, 1984.
62. SANDSTRÖM, T. Neonatal conjuntivitis caused by Chlamydia trachomatis. *Acta Otolaryncol.*, 407:63, 1984.
63. SCHLAEGEL Jr., T. F. Nonspecific treatment of uveitis. *In:* DUANE, D. *Clinical Ophthalmology*. Vol. 4, Harper & Row, Philadelphia, 1984.
64. SILVA, P. Fungistáticos e fungicidas. *In:* SILVA, P. *Farmacologia*. 2ª ed. Guanabara Koogan, Rio de Janeiro, 1985.
65. STARK, W. J. Candidiasis. *In:* FRAUNFELDER, F. T. & ROY, F. H. *Current Ocular Therapy*. W. B. Saunders, Philadelphia, 1983.
66. TABBARA, D. F. & COOPER, H. Minocycline levels in tears of patients with active trachoma. *Arc. Ophthalmology*, 107:93-95, 1989.
67. TORRES, M. A. Topical ketoconazole for fungal keratitis. *Am. J. O.*, 100-293-298, 1985.
68. VELLOSO, L. Ceratite micótica. *Anais de Oftalm.*, 1:I:81-85, 1982.
69. WATSON, A. P. & AUSTIN, D. J. Treatment of chalazio with infection of a steroid suspension. *Brit. J. O.*, 68:833-835, 1984.
70. WATZKE, R. C. Acquired macular disease. *In:* DUANE, T. D. *Clinical Ophthalmology*. Vol. 3. Harper & Row, Philadelphia, 1984.
71. WILSON, L. A. Bacterial conjunctivitis. *In:* DUANE, T. D. *Clinical Ophthalmology*. Vol. 4, Harper & Row, Philadelphia, 1984.
72. ZIMMERMANN, T. J. *Evolução da Terapia Antiglaucoma*. Medicôpea International, 1999.
73. YASUHISA, I & KAUFMAN, H. E. Topical ketoconazole for experimental/Candida keratitis in rabbits. *Am. J. O.*, 90:102, 1986.

121

Farmacologia do Sistema Vestibular

Pedro Luiz Mangabeira Albernaz

O sistema vestibular é habitualmente descrito como um órgão de sentido especial, que envia aos núcleos oculomotores e aos músculos em geral informações resultantes da estimulação de células receptoras ciliadas localizadas na orelha interna, nas cristas ampulares dos canais semicirculares e nas máculas do utrículo e do sáculo.

Nos últimos anos vêm-se acumulando evidências de que os núcleos vestibulares, localizados no soalho do 4º ventrículo, são efetivamente as estruturas encarregadas da manutenção do equilíbrio corporal, pois recebem informações não só dos receptores labirínticos, mas também dos olhos e dos interoceptores e exteroceptores proprioceptivos.

O tratamento das afecções do sistema vestibular, portanto, deve levar em conta a importância e a complexidade desse sistema de manutenção do equilíbrio.

A *vertigem* é o sintoma mais frequente e característico das afecções do sistema vestibular, e consiste em desorientação espacial acompanhada de sensação de deslocamento de objetos, ou do próprio paciente. Nem todas as doenças vestibulares produzem vertigens; ocorrem, também, outras formas de desequilíbrio, como instabilidades, sensação de flutuação, desvios da marcha e quedas. Náuseas e vômitos frequentemente acompanham as crises de vertigem e/ou desequilíbrio, e necessitam também de tratamento. Além disso, os pacientes com doenças do sistema vestibular, ao longo do tempo, passam a apresentar insegurança psicológica e fobias, aumentando a complexidade da afecção e exigindo medidas terapêuticas complementares.

Devemos mencionar, também, entre as manifestações labirínticas, as *cinetoses*, ou enjoos de transporte, ocasionados pelo conflito das informações enviadas pelos olhos e pelos utrículos com aquelas previamente armazenadas nos centros de equilíbrio, e que podem trazer náuseas e vômitos à pessoa que utiliza determinados meios de transporte. As cinetoses não são doenças, mas existem pessoas que são mais sensíveis e apresentam sintomas mais intensos e com maior frequência.

AFECÇÕES DO SISTEMA VESTIBULAR

As doenças vestibulares são divididas, para fins didáticos, em dois grupos: as *afecções vestibulares periféricas*, localizadas ao nível da orelha interna e do nervo acústico, e as *afecções vestibulares centrais*, localizadas ao nível dos núcleos vestibulares ou de suas conexões no sistema nervoso central. Existem, contudo, afecções que acometem tanto a parte periférica como a central.

O conhecimento sobre a patologia das afecções vestibulares não é completo. Existem *síndromes clínicas*, caracterizadas por sintomas e/ou história clínica típicos, e achados histopatológicos de ossos temporais humanos, apresentando alterações estruturais, vasculares, hidrópicas, degenerativas, atróficas, etc. Não foi ainda possível encontrar uma correlação perfeita entre essas alterações e as síndromes clínicas.

Descreveremos a seguir, de forma resumida, as principais afecções do sistema vestibular.

A *doença de Ménière* representa aproximadamente 20% das doenças labirínticas, e é caracterizada por crises vertiginosas recidivantes, perda auditiva flutuante que se acentua nas crises e tinido frequentemente intenso, que também se acentua durante as crises vertiginosas. Muitos pacientes se queixam, também, de sensação de pressão nos ouvidos. Os sintomas são causados por um acúmulo de endolinfa (hidropisia endolinfática), que ocorre fundamentalmente por absorção inadequada. Em cerca de metade dos casos é possível determinar a etiologia do processo. Distúrbios do metabolismo dos carboidratos, distúrbios da tireoide, trauma acústico ou físico, estreitamento dos meatos acústicos internos, alergia digestiva e vasculite luética ou autoimune têm sido descritos como causas. Nesses casos, o tratamento etiológico é o mais satisfatório. Quando a etiologia não é determinada, recorre-se ao tratamento empírico ou à cirurgia, ficando essa limitada aos casos com sintomas socialmente incapacitantes.

A *neuronite vestibular* é caracterizada por déficit em um ou ambos os labirintos periféricos, e alguns ossos temporais humanos mostram fibras nervosas degeneradas nos nervos vestibulares correspondentes. A cura se processa por compensação ao nível do sistema nervoso central. O tratamento é sintomático, até que a compensação se complete, em um período que varia de alguns meses a alguns anos.

A *vertigem postural paroxística benigna* caracteriza-se por crises momentâneas de vertigem associadas a determinados movimentos, quase sempre bruscos, da cabeça. Ela pode resultar de cirurgias na orelha média (estapedectomias, timpanoplastias), pode ser de origem psicogênica, ou pode resultar de traumatismo craniano, geralmente pouco intenso. O substrato histopatológico é a *cupulolitíase*, ou seja, a calcificação da crista do canal semicircular posterior decorrente do deslocamento, sobre ela, de cristais de carbonato de cálcio (*otocônias*), que se soltam da mácula do utrículo. A doença costuma ser autolimitante, e o tratamento é sintomático. Em casos socialmente incapacitantes, efetua-se a secção do nervo singular, que é o ramo do nervo vestibular que se origina da ampola do canal semicircular posterior.

A *vertigem súbita* é um quadro geralmente dramático, em que o paciente apresenta crise vertiginosa violenta com náuseas e vômitos e precisa ficar imóvel, pois qualquer movimento da cabeça intensifica a vertigem. O quadro dura de 2 a 10 dias, após os quais o paciente consegue levantar-se sem auxílio, mas continua com vertigens mais leves durante 2 a 3 meses.

Na maioria das vezes, esse quadro, que não costuma ser recidivante, corresponde à destruição de um dos labirintos periféricos por vírus ou por bloqueio vascular. Há, também, vertigens súbitas de origem central, mais raras, causadas por encefalites virais. O tratamento dos casos periféricos é realizado com antieméticos e depressores labirínticos (ver o Quadro 121.2); o dos casos centrais, com corticosteroides.

A *epilepsia labiríntica* é um quadro central do tipo *pequeno mal,* em que a crise convulsiva é substituída por crise vertiginosa. Em casos mais graves, após a crise vertiginosa, poderá ocorrer crise epiléptica típica. O diagnóstico é feito pela história clínica, pelos achados centrais ao exame otoneurológico e pela eletroencefalografia com foco disrítmico no lobo temporal. O tratamento é feito com anticonvulsivantes.

Outros quadros centrais de comprometimento do sistema vestibular são encontrados em toda a sorte de afecções vasculares, degenerativas e tumorais do sistema nervoso central, nas quais o exame otoneurológico pode fornecer importantes subsídios de localização. É importante assinalar que na esclerose múltipla o sistema vestibular central se acha acometido em 30% dos casos, e em 15% a primeira manifestação clínica da doença se dá através de crise vertiginosa.

SUBSTÂNCIAS ANTIVERTIGINOSAS

Diversos medicamentos atuam sobre o sistema vestibular, quer deprimindo os receptores periféricos, quer atuando no sistema vestibular central, seja como depressores, seja como liberadores de substâncias neurotransmissoras e eliminadores de radicais livres.

No Quadro 121.1 estão incluídos os medicamentos mais importantes e mais comumente empregados. Na maioria das vezes eles são empregados de forma isolada, mas existem algumas associações que se têm revelado úteis.

Quase todos esses medicamentos apresentam reações secundárias indesejáveis. O quadro assinala tanto os graus de atividade antivertiginosa quanto a frequência de efeitos colaterais.

A *escopolamina* é utilizada principalmente na prevenção das cinetoses ou enjoos de transporte, e é a mais poderosa das drogas anticinéticas. Seus efeitos colaterais, contudo, são intensos: visão turva, midríase, secura da boca, taquicardia, fadiga e amnésia são os mais comuns. Esses efeitos são reduzidos quando se utiliza a via transdérmica, ainda não disponível em nosso meio.

Os anticonvulsivantes são antivertiginosos potentes. Nossos melhores resultados terapêuticos têm sido obtidos com o *clonazepam,* cujos principais efeitos colaterais são sonolência e depressão, bastante raros quando se usam doses pequenas, de 0,5 a 0,75 mg/dia. A *fenitoína sódica* tem efeitos comparáveis, mas apresenta maiores efeitos colaterais: depressão, torpor, estomatites e granulomas hemorrágicos nas gengivas. A *carbamazepina* não tem sido útil como droga antivertiginosa, e pode causar alergias cutâneas e discrasias sanguíneas.

No grupo dos antidopaminérgicos incluem-se medicamentos que são intensamente antieméticos, como a *clorpromazina,* a *trifluoperazina,* a *metoclopramida* e a *domperidona,* utilizados principalmente no controle das crises vertiginosas. O *droperidol* é um antiemético potente, e também pode ser utilizado em pequenas doses como depressor labiríntico, mas seus efeitos colaterais, particularmente de liberação extrapiramidal, são intensos. A *sulpirida* é um ansiolítico poderoso e excelente depres-

Quadro 121.1 Grau de intensidade de efeito antivertiginoso e de efeitos colaterais dos principais medicamentos utilizados em terapêutica do sistema vestibular

		Grau de Intensidade dos Efeitos	
Substâncias Antivertiginosas		**Antivertiginosos**	**Colaterais**
Anticolinérgicos	Escopolamina	+++	+++
Anticonvulsivantes	Carbamazepina	++	+++
	Clonazepam	+++++	++
	Fenitoína	+++	+++
Antidopaminérgicos	Clorpromazina	++++	++++
	Domperidona	+++	++
	Droperidol	++++	++++
	Metoclopramida	++	++
	Sulpirida	+++	+++
	Trifluoperazina	+++	+++
Anti-histamínicos	Buclizina	++	++
	Ciclizina	++	++
	Difenidramina	+	++
	Dimenidrato	+++	++
	Hidroxizina	+	++
	Meclizina	++	++
Antagonistas do cálcio	Benciclan	++++	++
	Cinarizina	++++	+++
	Flunarizina	+++++	++
	Nimodipino	++++	+++
Substâncias vasoativas	Buflomedil	+++	+
	Butilamina	+++	+
	Di-hidroergocristina	++++	+
	Ginkgo biloba	+++++	+
	Nicergolina	++++	++
	Pentoxifilina	+++++	++
	Vincamina	++++	++
Outros	Difenidol	++	++

sor labiríntico, mas seu uso prolongado acarreta frequentes transtornos hormonais (hemorragias ginecológicas, galactorreia, pseudociese). Sua associação com o *bromazepam* reduz a incidência desses efeitos, sem, contudo, eliminá-los.

No grupo dos anti-histamínicos, a *buclizina* e a *ciclizina* têm sido utilizadas principalmente nas cinetoses. O *dimenidrato* é também utilizado como anticinetótico, mas é um excelente medicamento para as crises vertiginosas, particularmente em sua forma injetável. A *difenidramina* é usada principalmente no controle dos vômitos da gravidez. A *hidroxizina* tem ação ansiolítica e antiemética.

A *meclizina* é comumente utilizada como anticinetótico e como antivertiginoso. É frequentemente associada ao ácido nicotínico, mas a associação não tem melhor efeito que a substância pura.

A *cinarizina* e a *flunarizina* são derivados histamínicos que possuem ação vasoativa, por serem bloqueadoras dos canais de cálcio. A ação medicamentosa da *cinarizina* é particularmente dependente da dose em que é empregada. A dose de 10 mg tem efeito exclusivamente anti-histamínico; a dose de 25 mg tem efeito inibidor sobre o sistema vestibular, e a dose de 75 mg tem efeito antiespasmogênico. Nossos estudos comparativos mostram que a dose ideal para tratamento de problemas vestibulares é de 12,5 a 25 mg em 3 tomadas diárias. As doses antiespasmogênicas produzem resultados terapêuticos muito menos satisfatórios para o sistema vestibular (Fig. 121.1) e produzem muito mais efeitos colaterais, particularmente de ordem neurológica, como depressão e tremores.

A *flunarizina* é mais eficiente que a cinarizina, e seus efeitos colaterais são menores.

Os efeitos colaterais de todos os anti-histamínicos, embora ocorram em graus variáveis, são os mesmos: sonolência e aumento do peso corporal, além da depressão e dos tremores já mencionados.

Existe um contingente de doenças labirínticas causadas por afecções vasculares que afetam a circulação na orelha interna, tais como síndromes cervicais, insuficiência vertebrobasilar, ateromas das carótidas e/ou das artérias vertebrais, insuficiência coronariana, etc. Nesses casos, a utilização de substâncias vasoativas que possuam ação depressora sobre o labirinto produz resultados compensadores. Elas costumam porém agravar os quadros labirínticos não vasculares, e geralmente esse agravamento só é percebido após o término do tratamento. Isso ocorre porque a ação sintomática labirintodepressora mascara a doença. Por essa razão, essas substâncias, bem como os anti-histamínicos dotados de ação vasoativa, devem ser manipuladas com cuidado.

O *benciclan* pertence ao grupo dos bloqueadores dos canais de cálcio, assim como o *nimodipino*. O *buflomedil*, a *butilamina*, a *di-hidroergocristina*, a *nicergolina*, a *pentoxifilina* e a *vincamina* produziram, todos, bons resultados terapêuticos em estudos duplo-cegos. Em pacientes com problemas circulatórios, os problemas colaterais são poucos, a não ser em pacientes que usam outros medicamentos com os quais essas drogas apresentam interações indesejadas (ver Interações Medicamentosas, adiante).

Bons resultados também têm sido obtidos com o extrato de *Ginkgo biloba*, uma planta rica em bioflavonoides e outras substâncias com ação vasoativa e antiagregante plaquetária e poucos efeitos metabólicos.

O *difenidol*, derivado de anti-histamínicos, porém destituído de atividade anti-histamínica, é dotado de ação labirintodepressora, mas pode produzir alucinações.

ORIENTAÇÃO TERAPÊUTICA NAS LABIRINTOPATIAS

Existem três circunstâncias em que o tratamento de uma afecção labiríntica deve ser empreendido: na vigência de uma crise vertiginosa aguda, no tratamento da vertigem não compensada e no tratamento preventivo das crises vertiginosas recidivantes.

Tratamento da crise vertiginosa

A sensação rotatória intensa traz ao paciente, e à sua família, intensa insegurança. Na primeira crise, quase sempre o paciente tem a sensação de morte iminente. O tratamento deve levar em conta a necessidade de controlar a vertigem, atuar sobre as náuseas e vômitos e tranquilizar o paciente. Toda a medicação deve ser de uso parenteral. O Quadro 121.2 indica as substâncias mais utilizadas.

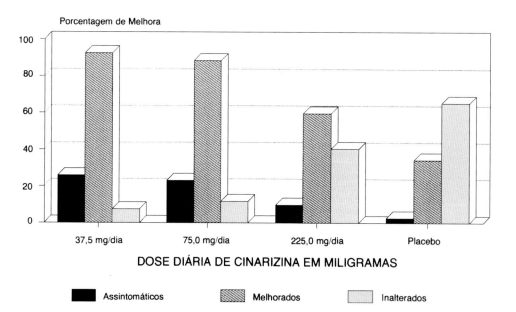

Fig. 121.1 Resultados obtidos em 340 pacientes tratados com diferentes doses de cinarizina e 58 pacientes tratados com um placebo. As doses diárias de 37,5 mg e 75,0 mg produziram resultados nitidamente melhores do que a dose diária de 225,0 mg e o placebo.

Quadro 121.2 Tratamento da crise vertiginosa aguda (aplicar *um* medicamento de cada grupo)

Ação	Medicamento	Doses
Antiemética	Metoclopramida	10 mg IM*
	Bromoprida	10 mg IM**
	Atropina	0,25 mg IM*
Antivertiginosa	Dimenidrato	50 mg IM*
	Clorpromazina	25 mg IM**
	Trifluoperazina	15 mg IM**
	Droperidol	***
Sedativa	Sulpirida	100 mg IM**
	Diazepam	10 mg IM**

*Repetir de 4 em 4 horas enquanto persistirem os sintomas.
**Repetir de 8 em 8 horas enquanto persistirem os sintomas.
***Deve ser administrado somente em hospital por anestesiologista.

Tratamento da vertigem não compensada e tratamento preventivo das crises recidivantes

É muito importante a obtenção de uma anamnese minuciosa e de um exame completo do paciente antes de se prescreverem medicamentos. Todas as terapêuticas labirínticas são sintomáticas. Se o paciente tiver um problema central, por exemplo, ele irá melhorar das crises de vertigem com o tratamento e ocorrerá perda de tempo no estabelecimento do diagnóstico definitivo.

Uma vez que se tenha certeza de que se trata de uma enfermidade periférica, é importante identificar o tipo de afecção labiríntica. Os pacientes com problemas vasculares se beneficiam do uso de substâncias vasoativas. Os pacientes com problemas metabólicos geralmente são tratados apenas etiologicamente, ou seja, com a correção do distúrbio metabólico que apresentam. Se necessitarem de tratamento sintomático de apoio, beneficiam-se mais com os anticonvulsivantes. As labirintopatias autoimunes são tratadas com corticosteroides, assim como as labirintopatias centrais por vírus.

INTERAÇÕES MEDICAMENTOSAS

Muitas substâncias medicamentosas de uso frequente apresentam efeitos irritantes para o sistema vestibular. Os antidepressivos tricíclicos, por exemplo, causam vertigens, assim como os anorexígenos. Essas substâncias devem ser usadas com extrema cautela, sobretudo nas labirintopatias metabólicas, e às vezes precisam ser interrompidas por causarem mal-estar intenso ao paciente. O mesmo sucede com alguns anticonvulsivantes, embora nesses o efeito colateral seja usualmente tardio, ou seja, ocorre após alguns anos de utilização do medicamento.

Um problema diverso é aquele apresentado por pacientes idosos que se utilizam de diuréticos ou betabloqueadores, quase sempre para o controle da hipertensão arterial. Uma vez que hoje em dia existem numerosos recursos para o controle da hipertensão, essas substâncias não devem ser utilizadas em idosos, os diuréticos por reduzirem a volemia, e os betabloqueadores por reduzirem o ritmo dos batimentos cardíacos. Em ambas as circunstâncias, ocorre redução da circulação cerebral, produzindo uma síndrome vestibular central por déficit vascular. A adição de depressores labirínticos vasoativos, usados com frequência nesses pacientes, agrava o problema, uma vez que a redução da resistência periférica reduz ainda mais a circulação cerebral.

VESTIBULOTOXICIDADE

Existe um contingente de labirintopatias causado pela destruição total ou parcial das células receptoras das cristas ampulares dos canais semicirculares e das máculas do utrículo e do sáculo. Os medicamentos tóxicos para o labirinto vestibular são também tóxicos para a cóclea, mas existem drogas predominantemente tóxicas para o vestíbulo e outras predominantemente tóxicas para os receptores auditivos.

As substâncias mais tóxicas para a orelha interna são os antibióticos aminoglicosídicos, por não serem metabolizados no organismo e terem a sua eliminação exclusivamente dependente da excreção renal. Se essa excreção for insuficiente, o organismo retém altas concentrações de antibiótico, que destroem as células receptoras por mecanismo semelhante ao que utilizam para a destruição das bactérias, ou seja, por interferência na síntese de proteínas celulares. Alguns otorrinolaringologistas proíbem aos seus clientes o uso desses medicamentos, mas muitas vezes eles são indispensáveis para salvar a vida desses pacientes, e precisam ser usados. Felizmente já existem testes laboratoriais que permitem dosar essas substâncias no sangue, de forma a reduzir substancialmente o risco da oto- ou vestibulotoxicidade.

Clinicamente, temos observado mais pacientes com destruição dos receptores vestibulares nos tratamentos com a *gentamicina*. Eles não têm vertigens, mas apresentam desequilíbrio intenso, de forma a só poderem locomover-se com o auxílio de outras pessoas. A audição é raramente comprometida nos adultos. O melhor tratamento é a reabilitação labiríntica com exercícios, de forma a estimular a compensação vestibular, que costuma ser lenta.

Alguns diuréticos, como a *furosemida*, a *bumetanida* e o *ácido etacrínico*, podem causar ototoxicidade, por interferirem na geração dos potenciais endolinfáticos. Como o potencial endococlear é da ordem de 80 mV e o endovestibular, da ordem de 4 mV, a toxicidade é maior para a audição, mas temos visto casos de irritação labiríntica.

Intoxicações vestibulares de caráter transitório têm sido descritas com os *salicilatos*, o *ácido acetilsalicílico* e diversos *anti-inflamatórios não hormonais*.

O álcool pode causar vertigens, náuseas e vômitos por alterar a densidade dos líquidos labirínticos e, consequentemente, a fisiologia dos canais semicirculares. A *nicotina* e a *cafeína*, por sua ação vasoconstritora, também afetam o sistema vestibular, particularmente nos pacientes com labirintopatias vasculares. A restrição do uso de álcool, café, chá e cigarros é, por isso, de grande importância no tratamento das afecções do sistema vestibular.

REFERÊNCIAS BIBLIOGRÁFICAS

1. AMERICAN MEDICAL ASSOCIATION. Drugs used in vertigo and vomiting. *In: Drug Evaluations.* 6th ed. Saunders, Philadelphia, 1986.
2. BROWN, R. D. e WOOD, C. D. Vestibular pharmacology. *TIPS.* Elsevier, 1980.
3. CLAUSSEN, C.-F. *Therapie bei Schwindel.* Medicin und Pharmacie, Frankfurt, 1975.
4. GANANÇA, M. M., MANGABEIRA-ALBERNAZ, P. L. *Labirintologia – Guia Prático.* Editamed, Guarulhos, 1976.
5. GANANÇA, M. M., MANGABEIRA-ALBERNAZ, P. L., CAOVILLA, H.H., ITO, Y. I., NOVO, N. F., JULIANO, Y., ITO, A. J. Como diagnosticar e tratar vertigem. *Rev. Bras. Med.*, *44*:143-56, 1987.
6. MANGABEIRA-ALBERNAZ, P. L. Comments on sensory-neural hearing loss. *In:* HIRSH, S. K., ELDREDGE, D. H., SILVERMAN, S. R., HIRSH, I. *Hearing and Davis: Essays Honoring Hallowell Davis.* Washington University Press, Saint Louis, 1976. p. 343-52.
7. MANGABEIRA-ALBERNAZ, P. L. Calcium antagonists as a peripherally acting labyrinthine suppressant in humans. *Acta Otolaryngol. (Stockh)* (Suppl.), *460*:99-103, 1988.
8. MANGABEIRA-ALBERNAZ, P. L., GANANÇA, M. M. *Vertigem.* 2ª ed. Moderna, São Paulo, 1976.
9. MANGABEIRA-ALBERNAZ, P. L., GANANÇA, M. M., NOVO, N. F., PAIVA, E. R. Flunarizine and cinnarizine as vestibular depressants. *ORL* (Basel), *40*:92-100, 1978.

122

Farmacologia Dermatológica

Newton Alves Guimarães

Sob dois aspectos merecem estudo as relações entre a pele e o uso de medicamentos: (a) no que diz respeito especificamente aos problemas do tratamento das afecções cutâneas, sabido que talvez em nenhum outro setor da medicina variações na dose, concentração das drogas, veículo, local e repetição das aplicações, enfim, uma série grande de fatores pode determinar resultados os mais distintos; (b) no que se refere às manifestações, cada dia mais numerosas e variadas, que podem determinar, ao nível do órgão cutâneo, a aplicação de medicamentos por via oral ou parenteral.

O estudo da primeira parte compreende, propriamente, a *farmacologia cutânea*. Na segunda parte estudam-se as *reações medicamentosas cutâneas, reações adversas* aos medicamentos ao nível da pele ou, em linguagem dermatológica corrente, as *farmacodermias*.

FARMACOLOGIA DERMATOLÓGICA

É sabido que o emprego de medicamentos sobre a pele pode ser feito tanto com finalidade curativa quanto com o intuito de preservar características naturais da pele ou, eventualmente, modificá-las (bronzeadores, cosméticos diversos). Assim, abre-se um capítulo cada vez mais amplo ao estudo das relações pele-medicamentos, binômio que nos dias atuais cada vez mais é suplantado por outro (pele-substâncias nocivas), já que talvez, e principalmente com finalidade cosmética, o número de substâncias capazes de danificar a pele atualmente suplante o dos medicamentos realmente úteis.

Aplicada sobre a pele, uma substância de uso terapêutico ou não pode ser nociva quer pela ação direta, modificando qualquer das características normais (pH, teor de gordura, grau de umidade, trocas gasosas) ou provocando irritação (lesões de eczematização pela irritação direta), quer por mecanismos de sensibilização (eczemas de contato).

E o que é dito para a substância ativa vale igualmente para as substâncias que a veiculam. Donde, em terapêutica tópica, assume primordial importância a *forma farmacêutica* a ser escolhida. Essa escolha, de modo geral, é feita muito mais em função da etapa evolutiva do processo cutâneo que em função de sua etiologia. Um processo, por exemplo, exsudativo, vesiculoso, quer se trate de eczema agudo, quer de lesão micótica irritada por medicação inadequada, deverá ser submetido ao mesmo tipo de medicação tópica, não obstante inteiramente distintos na sua origem; por outro lado, uma placa de eczema crônico, com pele espessada, *liquenificada*, será tratada de modo diverso do eczema agudo.

Também a localização das lesões determinará diferentes indicações; o couro cabeludo e as regiões pilosas em geral não poderão ser submetidos às mesmas formas farmacêuticas que a pele glabra, não obstante em determinados casos deva ser a mesma medicação ativa.

As loções, as compressas e os banhos são as formas indicadas para os processos agudos, francamente irritados ou exsudativos. Já os cremes, emulsões, pastas e pomadas constituem as indicações para as dermatoses subagudas ou crônicas, sendo mesmo de desejar, em algumas dessas últimas, um efeito contrário ao que se procura nas dermatoses agudas, usando-se veículos ou substâncias que promovam ação enérgica, penetração maior, um efeito redutor ou até de certo modo irritante, como é o caso da ação vasodilatadora que se busca no tratamento das placas de alopecia em áreas (*areata*).

Mostraremos a seguir como se constituem as diversas formas farmacêuticas utilizadas em dermatologia.

Pós

Os pós de uso dermatológico podem ser inorgânicos e orgânicos, citando-se entre os primeiros o óxido de zinco, talvez o mais frequentemente empregado. O talco (polissilicato de magnésio hidratado) e a bentonita (silicato de alumínio coloidal hidratado) são também ampla-

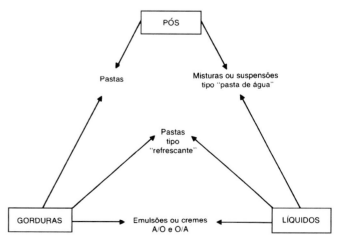

Fig. 122.1 Relações entre gorduras, pós e líquidos.

mente utilizados. O termo *bentonita* lembra o lugar em que foi encontrada, o Forte Benton, nos Estados Unidos. A calamina (óxido de zinco muito puro, com leves traços de óxido de ferro) é preferida por muitos dermatologistas pela fraca coloração rósea que confere às preparações, mais próxima da tonalidade da pele.

Entre os pós orgânicos, o amido, o estearato de zinco, o tragacanto e a gelatina (os dois últimos formam gomas com a água) são também utilizados. De modo geral, os pós são dotados de efeito protetor, e com eles se busca também uma ação refrescante, porque, ao aumentarem a superfície de irradiação calórica, reduzem a temperatura da pele. Não devem, todavia, ser usados em áreas com exsudação, úmidas, pois, ao se misturarem com os exsudatos ou secreções, formam crostas, que facilitam a infecção secundária.

Líquidos

A medicação líquida é utilizada em dermatologia sob a forma de compressas, fomentações, tinturas ou banhos. As compressas têm nítido efeito refrescante, condicionado pela evaporação, e, dependendo da substância ativa incorporada ao veículo e do tempo de aplicação, podem ser antissépticas, emolientes, etc. São amplamente empregadas a solução boricada, a solução de permanganato de potássio, a de sulfato de cobre e sulfato de zinco (água de Dalibour). Os banhos, totais ou parciais, têm praticamente as mesmas indicações. Em determinados casos, podem ser adicionadas substâncias ativas: os banhos sulfurosos, na dermatite seborreica; os banhos de alcatrão, na psoríase; os banhos de amido ou aveia, nos processos eritrodérmicos. As tinturas são extratos alcoólicos de medicamentos de origem vegetal ou animal e, ocasionalmente, também de compostos inorgânicos. Também são rotineiramente chamadas tinturas as soluções em éter ou clorofórmio. Têm as tinturas a vantagem de, com a evaporação do solvente, deixar sobre a superfície cutânea uma fina e homogênea camada de substância ativa. Independentemente da ação dessa substância, a ação do solvente pode impossibilitar sua aplicação em dermatoses ou mesmo em tipos de pele facilmente irritáveis.

Gorduras

Embora, no sentido puramente químico, a expressão *gordura* se refira aos ésteres dos ácidos gordurosos, saturados ou não, não apenas esses se usam em terapêutica dermatológica. A expressão tem aqui um sentido mais amplo, designando todas aquelas substâncias ou misturas de consistência untuosa que incorporam substâncias ativas ou participam de fórmulas de uso dermatológico.

Assim, podemos citar as gorduras verdadeiras, animais ou vegetais, e as gorduras minerais. As primeiras são, como dissemos, ésteres dos ácidos gordurosos, com a glicerina, triglicerídios ou com álcoois superiores ou cíclicos constituindo as *ceras*. No passado, a *banha de porco* era amplamente empregada. Apesar de suas boas qualidades como veículo de muitas substâncias, tem, entretanto, o inconveniente de sofrer, rapidamente, o processo de *rancificação* (que se procura evitar com a adição de ácido benzoico, 1% a 3%), e por isso vem caindo em desuso. De mais largo emprego é a lanolina, mistura de ácidos gordurosos esterificados com o colesterol, que pode ser usada só ou misturada a outras gorduras. Pode ser facilmente emulsionada com água e facilita a incorporação de líquidos às formas farmacêuticas.

O álcool cetílico e o álcool esteárico são também substâncias que vêm substituindo outras gorduras na manipulação de fórmulas dermatológicas.

O óleo de amêndoas, o óleo de linho (óleo de linhaça), o óleo de oliva e a manteiga de cacau são as gorduras vegetais de uso dermatológico mais comum. A última é utilizada sobretudo no fabrico de lápis e batons de uso cosmético.

Entre as gorduras minerais, as parafinas e vaselinas são as que mais se assemelham às gorduras verdadeiras. São misturas de hidrocarbonetos e podem ser utilizadas isoladamente, como veículos, na limpeza cutânea (principalmente as formas líquidas) e na remoção de pomadas, pastas e outros produtos previamente utilizados, e também em mistura com a lanolina e outras gorduras.

Tais substâncias estão sendo modernamente substituídas com vantagens, em múltiplas indicações, pelos *polietilenoglicóis* ou *carbowaxes*, polímeros de condensação do óxido de etileno com água, conhecidos por números que correspondem à sua diferente consistência: *carbowax* 400, líquido; *carbowax* 1.500, semissólido; *carbowax* 4.000, sólido. De acordo com as proporções em que são misturados, podem-se ainda obter diversas outras gradações na consistência da fórmula. Uma das maiores vantagens dessas substâncias é o fato de serem facilmente removíveis com água.

Pós *polissorbatos* ou *tweens* (o *tween* 80 é o mais conhecido) são misturas de ésteres do sorbitol que também vêm sendo amplamente empregadas em dermatologia, sobretudo em preparações de uso cosmético.

Da combinação em proporções diversas de pós, líquidos e gorduras resultam as diversas formas farmacêuticas que servem de base à terapêutica dermatológica, representadas pelas pomadas, unguentos, suspensões e emulsões, pastas e linimentos.

Pomadas

São substâncias gordurosas, simples ou em mistura, que veiculam uma ou mais substâncias ativas.

Para que proporcione os melhores resultados, a preparação das pomadas deve obedecer a cuidados especiais, dependentes em grande parte da natureza da medicação ativa e dos recipientes. Uma boa pomada deve apresentar perfeita homogeneidade, o princípio ativo deve encontrar-se em estado de máxima divisão e a consistência não deve ser exagerada nem demasiadamente fluida, condições essas que modificam as características farmacodinâmicas das pomadas.

As pomadas são fundamentalmente as formas empregadas nas lesões tórpidas ou crônicas, e são contraindicadas nas lesões agudas, porque determinam certo grau de oclusão da pele e diminuem ou impedem as trocas gasosas cutâneas, favorecendo assim o estado de congestão local e acentuando o processo inflamatório. As mesmas razões fazem das pomadas a forma de escolha quando se deseja maior penetração da substância ativa. Exemplo dessa forma farmacêutica é a clássica pomada de Milian, para o tratamento da sarna:

Sulfeto de potássio — 5,0 g
Óxido de zinco — 1,0 g
Vaselina — 50,0 g
Lanolina — 50,0 g

Unguentos

Atualmente muito pouco usados, são medicamentos compostos de gorduras e materiais resinosos. Esses últimos conferem à preparação uma consistência maior e também a vantagem de alterar-se menos rapidamente que as pomadas.

Suspensões e emulsões

As misturas homogêneas de substâncias diversas com água constituem as suspensões (líquido + pós) ou as emulsões (líquido + substâncias gordurosas). As primeiras, indicadas nas dermatoses agudas não exsudativas, em geral devem ser agitadas antes do uso, pois há tendência à deposição de substâncias sólidas; as segundas, refrescantes, umectantes e eventualmente emolientes, podem ser de dois tipos: (a) a fase dispersa é o óleo, são as emulsões *óleo em água* (O/A); (b) a água está dispersa no óleo, são as emulsões de *água em óleo* (A/O). Os *cremes* são emulsões água/óleo; as emulsões óleo/água são chamadas também de *leites*, em virtude de sua aparência leitosa característica.

Um exemplo clássico de suspensão é a conhecida *pasta de água*, composta de: talco, óxido de zinco, lanolina e vaselina.

Os cremes são, seguramente, a forma farmacêutica cujo emprego mais se vem generalizando nos dias atuais. Desde o *ceratum humidum* de Galeno, possivelmente o primeiro creme descrito e empregado para o tratamento de condições dermatológicas, até os sofisticados cremes que a indústria cosmética lança diariamente no mercado, o caminho percorrido vem atestando os progressos da técnica industrial farmacêutica e a descoberta de inúmeras substâncias que permitem a obtenção de produtos cada vez mais aperfeiçoados, quer do ponto de vista de suas propriedades organolépticas, quer no que diz respeito às suas propriedades farmacodinâmicas.

É inumerável a variedade de *cremes de limpeza, detergentes, umectantes* e *vitalizantes* expostos ao consumo público, muitas vezes sem as precauções indispensáveis para evitar que possam vir a se tornar responsáveis por processos de sensibilização cutânea, por uma ação direta ou por mecanismo de fotossensibilização.

Basicamente, os cremes são emulsões de gorduras sólidas ou fluidas com água ou outros líquidos a que se adicionam as substâncias ativas. Em terapêutica dermatológica são aplicados sobretudo em dermatoses agudas ou subagudas, nas quais se tira proveito de suas propriedades anti-inflamatórias e refrescantes (*cold creams*) e da facilidade de incorporação dos agentes medicamentosos. Um exemplo simples de creme é o conhecido *linimento óleo-calcário*, composto de água de cal e óleo de oliva. Hoje estão sendo muito utilizados os cremes à base de estearatos, como, por exemplo, o estearato de trietanolamina, porque apresentam aspecto e consistência mais agradáveis e permitem mais rápida absorção pela pele, e, sobretudo, pelo fato de não mancharem a roupa e serem laváveis com água e sabão. Exemplo:

Ácido esteárico — 15 g
Trietanolamina — 1 g
Água destilada — 75 mL
Perfume — q.s.

As emulsões óleo/água possuem características que, para muitos, as tornam preferíveis às anteriores: seriam mais fáceis de aplicar, misturar-se-iam melhor aos exsudatos e secreções cutâneas, seriam mais facilmente laváveis, e as substâncias ativas, quando dispersas em uma emulsão O/A, teriam maior poder de penetração. Eis um exemplo de base O/A:

Álcool cetílico — 15 g
Cera branca — 1 g
Propileno glicol — 100 g
Lauril sulfato de sódio — 2 g
Água destilada — 75 mL

A bases como essas podem ser adicionadas diversas substâncias ativas: óleo de cade (0,5% a 5%), ácido salicílico (1% a 3%) etc., assim como pode ser modificada a consistência desses cremes mediante a incorporação de tipos de *carbowax*.

Pastas

São misturas de gorduras e pós em cuja composição esses últimos entram em grande proporção (20% a 50%). São formas de consistência porosa e, por isso mesmo, descongestionantes e absorventes. As gorduras penetram na epiderme, deixando na superfície os pós, que exercem então apenas ação refrescante e absorvente.

As pastas são, por excelência, as formas farmacêuticas das dermatoses subagudas, reservando-se os cremes, como ficou dito, para as agudas, pois são eles ainda mais descongestionantes. Exemplo clássico de pasta é a conhecida *pasta Lassar*, composta de óxido de zinco, amido, lanolina e vaselina.

Nas chamadas *pastas de água*, as gorduras são substituídas por líquidos: óxido de zinco, talco, glicerina e água.

A mais fácil evaporação dos constituintes líquidos torna essas formas ainda mais refrescantes.

As pastas são, talvez, as formas farmacêuticas que maiores exigências farmacotécnicas impõem na sua preparação. Assim, segundo a medicação que se lhes agregue, podem sofrer modificações fundamentais: uma pasta com maior proporção de pós pode endurecer-se pela adição de ácido salicílico; já o tumenol, a resorcina e o ictiol determinam um efeito contrário, obrigando a um aumento na sua proporção. Quando se necessita adicionar às pastas substâncias que não são líquidos ou pós (gorduras, derivados de alcatrão), é conveniente acrescentar um emulgente para facilitar a suspensão, garantir a estabilidade e tornar a pasta mais facilmente aderente à pele.

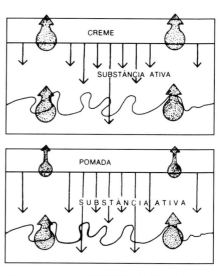

Fig. 122.2 Diferenças de penetração na pele de creme, pomada e unguento.

Linimentos, vernizes e colas

São misturas de água, pós e óleo, usadas igualmente em dermatoses subagudas.

Os vernizes são formas farmacêuticas que, em geral, estão indicadas para áreas restritas da pele nas quais um veículo suficientemente volátil incorpora o princípio ativo, que permanece fixado à pele, mediante a fina camada que sobre ela se forma com a evaporação do veículo. Os vernizes mais usados são os preparados à base do colódio, que não prejudicam as trocas físico-químicas da pele, chamados vernizes permeáveis.

As colas são formas à base de gelatina, glicerina e pós; o óxido de zinco é o pó mais usado. São usadas para curas oclusivas, tendo, entretanto, a vantagem de não serem impermeáveis. É clássica a cola de Unna, cuja composição é a seguinte:

Óxido de zinco — 30 g
Gelatina — 40 g
Glicerina — 70 g
Água — 80 mL

FARMACODERMIAS

Segundo definição da Organização Mundial de Saúde, *droga* é qualquer substância ou produto usado ou que se poderá usar para modificar ou investigar sistemas fisiológicos ou estados patológicos, em benefício de quem a utiliza. Nessa definição, as palavras-chave (Amos, 1976) são as que acentuam a circunstância de que a droga é fundamentalmente usada em benefício de quem a recebe.

Ocorre, entretanto, que nem sempre isso acontece, ou acontece justamente o oposto: após o uso da droga, e em consequência dela, por mecanismos variados e independentemente de ser ou não alcançado o efeito terapêutico pretendido (efeito benéfico), surgem efeitos nocivos, representados por alterações patológicas que têm sido descritas ao nível de praticamente todos os setores do organismo e cujo número e variedade crescem de modo impressionante em todas as estatísticas.

Tais alterações patológicas inesperadas e indesejáveis, ainda que às vezes e para certas drogas impossíveis de se evitar inteiramente, são chamadas de *reações adversas aos medicamentos*, e, ao nível da pele em que ocorrem em elevada proporção, denominam-se *farmacodermias*.

Tipos de farmacodermias

Ao nível da pele, observam-se reações adversas de qualquer dos tipos classicamente estudados e também de ocorrência possível em qualquer outro setor do organismo. Tais modalidades de reação têm sido classificadas de acordo com critérios variáveis e, como sempre acontece com as classificações, suscetíveis de crítica. Uma das mais conhecidas é a de Brown:

I. Reações que ocorrem em indivíduos normais
   - Superdosagem
   - Efeitos colaterais
   - Efeitos secundários (ou indiretos)
   - Interação medicamentosa
II. Reações que ocorrem em indivíduos suscetíveis
   - Intolerância
   - Idiossincrasia
   - Hipersensibilidade

SUPERDOSAGEM

De modo geral, os efeitos de uma droga estão diretamente relacionados com a concentração sanguínea e podem ser estabelecidos à base da experimentação animal e clínica, com o que se determinam as doses úteis. Efeitos nocivos podem aparecer quando, por utilização de dose excessiva ou por alteração patológica capaz de interferir no metabolismo ou na eliminação da droga, resultam na acumulação da droga.

Exemplos clássicos são a toxicidade aumentada da morfina em indivíduos com lesão hepática ou a toxicidade da estreptomicina, da canamicina, do digital e de outras drogas excretadas pelos rins, quando há insuficiência renal.

EFEITOS COLATERAIS

Em geral são efeitos indesejáveis mas inevitáveis, porque inerentes à ação farmacológica da droga, e por isso mesmo observados ainda que com doses absolutamente normais, em maior ou menor percentagem de indivíduos, conforme a droga. Um dos exemplos mais generalizados é a sonolência que acompanha, na maioria das pessoas, o uso de anti-histamínicos.

EFEITOS SECUNDÁRIOS

Nesse caso, a reação adversa independe da farmacologia da droga. Por exemplo, a perturbação do equilíbrio da flora normal do trato gastrointestinal quando do uso prolongado de antibióticos de amplo espectro pode levar a aumento de resistência dos estafilococos causadores da enterocolite membranosa e, consequentemente, a surtos dessa doença, ou permitir o exagerado desenvolvimento de espécies do gênero *Candida*, determinando o aparecimento de candidíases (moniliases) e a destruição de bactérias responsáveis pela síntese da vitamina B, possibilitando o aparecimento de sintomas da correspondente avitaminose. A reação de Herxheimer – conjunto de manifestações eventualmente observadas quando se faz tratamento antissifilítico – não depende da medicação empregada, e sim de fenômenos imunológicos consequentes à entrada em circulação de grandes quantidades de treponemas mortos, bem como de produtos de sua desintegração.

INTERAÇÕES MEDICAMENTOSAS

É fato sabido que, à medida que aumenta o número de drogas tomadas simultaneamente por um paciente, a possibilidade de reações adversas segue uma curva geométrica, em grande parte incrementada pelas ações de umas drogas sobre as outras. Já a mistura, *in vitro*, de algumas drogas pode determinar um efeito nocivo, inclusive caracterizando-se a ação adversa pela ausência do efeito terapêutico pretendido. Sabe-se, por exemplo, que a mistura das tetraciclinas com complexo B, em presença da luz, determina a foto-oxidação do antibiótico pela riboflavina, tornando-o inativo. Outras vezes, a interação medicamentosa se faz ao nível do trato gastrointestinal, antes da absorção, prejudicando-a ou intensificando-a, em maior ou menor escala: os antiácidos diminuem a absorção de aspirina, fenilbutazona, anticoagulantes, penicilina G e barbitúricos; ao contrário, intensificam a absorção de drogas básicas, como alcaloides e anfetaminas. Drogas de propriedades anticolinérgicas, como vários antidepressivos e tranquilizantes, podem retardar a absorção de outras, por diminuição da motilidade intestinal. Pode ainda uma droga competir com outra, fixando-se mais prontamente a proteínas plasmáticas que deveriam fixar parte dessa droga, deixando-a, assim, farmacologicamente ativa em maior teor na circulação. Os exemplos mais graves ocorrem com drogas anticoagulantes, podendo resultar, ainda com doses normais, em hemorragias graves: a fenilbutazona, por exemplo, pode interferir desse modo nos anticoagulantes do grupo da varfarina. Sabe-se que o metotrexato pode sofrer tal ação por parte dos salicilatos e sulfamídicos, provocando manifestações de pancitopenia. E ainda algumas drogas podem interferir no metabolismo de outras, diminuindo ou praticamente anulando a sua atividade: depressão medular grave pode ocorrer em pacientes que usam simultaneamente alopurinol e azatioprina ou 6-mercaptopurina. O alopurinol inibe a atividade da enzima xantino-oxidase, necessária ao seu metabolismo.

INTOLERÂNCIA

Seria reação idêntica à que ocorreria com dose exagerada da droga que passa a constituir reação adversa, quando determinada por dose normal ou subnormal. Se, por exemplo, sabemos que a maioria das pessoas apresenta fenômenos anormais na esfera auditiva com doses elevadas de quinina ou salicilatos, algumas podem apresentá-los com doses mínimas. Discute-se se em tais casos haveria uma diferença qualitativa na suscetibilidade individual ou se esses indivíduos representariam um extremo da variação biológica normal.

IDIOSSINCRASIA

Essa expressão tem sido conceituada de modo muito variado e às vezes conflitante. Presta-se, frequentemente, a confusão com manifestações de alergia ou hipersensibilidade. Há, entretanto, um elemento que diferencia flagrantemente um de outro tipo de reações: na idiossincrasia, embora as reações tenham em comum com as de hipersensibilidade o fato de que são respostas anormais a uma droga, no sentido qualitativo, isto é, alheias à farmacologia da droga, não dependem – o que caracteriza as manifestações alérgicas – de um mecanismo imunológico. Na grande maioria dos casos, os indivíduos suscetíveis às reações rotuladas como idiossincrasia são portadores de anomalias hereditárias no sistema enzimático, fator condicionante da reação. Amplia-se cada vez mais, atualmente, o campo de estudos de tais processos, constituindo o capítulo da farmacologia conhecido como *farmacogenética*. Há exemplos clássicos dessas reações: cerca de 13% dos indivíduos do sexo masculino e da raça negra, nos Estados Unidos, apresentam anemia hemolítica com o uso de drogas oxidantes. O fenômeno de anomalia genética ligada ao sexo e de transmissão dominante se deve a uma falha nos eritrócitos de tais indivíduos, isto é, a carência de glicose-6-fosfato desidrogenase, enzima indispensável ao metabolismo aeróbio da glicose e, consequentemente, à integridade celular do eritrócito, deficiência que o torna vulnerável e passível de hemólise à ação oxidante daquelas drogas. A observação foi feita inicialmente com o uso da primaquina (anemia da primaquina), mas tem sido assinalada com numerosas substâncias: antimaláricos, sulfonamidas, antipirina, fenacetina, fenil-hidrazida e outras. Os indivíduos portadores do raro tipo de hemoglobina conhecida como *hemoglobina de Zurique* são suscetíveis à ocorrência de hemólise e meta-hemoglobinemia grave após o uso de sulfonamidas e de outros oxidantes. A alteração hemática que torna a célula suscetível à desnaturação oxidativa é representada pela presença, na composição da globina, de arginina em vez da histidina, em uma das cadeias aminadas.

HIPERSENSIBILIDADE

Correspondem a esse mecanismo – fundamentalmente caracterizado por depender de fenômenos imunológicos – as reações medicamentosas comumente denominadas *reações alérgicas*. E, nesse grupo, enquadra-se a grande maioria das reações adversas de expressão cutânea. Note-se, entretanto, que, embora se admita um mecanismo imunológico como base das farmacodermias, em muitas delas esse mecanismo não tem sido demonstrado concretamente. Assim, o diagnóstico em grande parte baseia-se em elementos de ordem clínica, merecendo especial consideração alguns fatos: (a) a reação não corresponde à ação farmacológica da droga; (b) assinala-se certo prazo, durante o qual a droga pôde ser usada sem nenhuma reação anômala (desde que também não tenha sido utilizada nenhuma outra droga em cuja composição entrem grupos químicos análogos); (c) após a ocorrência das primeiras reações (estabelecido o processo de sensibilização), é fatal o aparecimento, em prazo rápido, de novas reações em seguida ao uso da droga ou de drogas de composição análoga; (d) as reações ocorrem apenas em uma minoria de pessoas que usam a droga; (e) alguns quadros clínicos são, em elevada percentagem, determinados por drogas (síndromes eritrodérmicas, eritema polimorfo, síndrome de Stevens-Johnson), havendo algumas vezes também uma correlação por assim dizer patognomônica entre o aspecto clínico e determinadas drogas, como, por exemplo, o eritema pigmentar fixo dos barbitúricos, sulfas e fenilbutazonas.

Mecanismo farmacológico das farmacodermias

As reações adversas repercutem na pele através de dois tipos de alterações: por lesão dos vasos dérmicos ou por lesão dos componentes celulares. E a vascularização cutânea pode ser atingida direta ou indiretamente.

No primeiro caso temos como expressões dermatológicas os numerosos quadros de aspecto exantemático ou entidades mais bem definidas clinicamente, como o eritema polimorfo e o eritema pigmentar fixo, já mencionados. Numerosas drogas têm sido assinaladas como determinantes desses quadros: os barbitúricos e as sulfas, anteriormente citados, e mais a penicilina, o ácido para-aminossalicílico e derivados quinoleínicos. A patologia dermatológica se enriquece cada vez mais com uma série de quadros englobados pela expressão *vascularites*. Resultam, em última análise, do processo inflamatório que dá origem a tais quadros devido à deposição, ao nível dos vasos (componente venoso dos capilares dérmicos), de complexos antígeno-anticorpos nos quais a droga funciona como hapteno. Trata-se, assim, de reações de hipersensibilidade do tipo III de Gell e Coombs.

Conhecem-se drogas capazes de induzir aspectos dermatológicos inteiramente superponíveis aos quadros de lúpus eritematoso; os anti-hipertensivos do grupo da hidralazina são o melhor exemplo. Nesses casos, o mecanismo de ação não está ainda inteiramente esclarecido. Para uns, a droga seria diretamente responsável pela sintomatologia, através de uma ação tóxica, enquanto outros preferem admitir a existência de uma *diátese lúpica*, que a substância química apenas exteriorizaria. Além da hidralazina, anticonvulsivantes e procainamida têm sido assinalados como produtores de lúpus eritematoso induzido por drogas, e é curioso registrar que tem sido possível obter em animais de experiência a formação de anticorpos antinucleares, mas não a reprodução de quais-

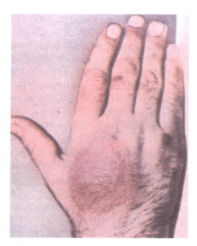

Fig. 122.4 Erupção fixa causada por fenolftaleína. Outras drogas que podem provocar erupções fixas: antipirina, barbitúricos, fenilbutazona, salicilatos, sulfas e tetraciclinas. (BAER, R.L., HARRIS, H. Types of cutaneous reactions to drugs. *JAMA* 202(8):150-153, 1967. Copyright 1967, American Medical Association. Com permissão do editor.)

quer manifestações clínicas comparáveis. Mais recentemente, têm sido apontados também como possíveis fatores precipitantes do lúpus, em indivíduos predispostos, a estreptomicina, a metildopa, o tiouracil, a clorpromazina, a griseofulvina, os contraceptivos orais e possivelmente muitos outros. Púrpuras de vários tipos têm sido atribuídas a drogas; nesse caso, o *órgão de choque* pode ser o endotélio capilar ou as plaquetas. Em alguns casos, ao lado dos fenômenos hemorrágicos, a intensidade da infiltração linfocitária e da necrose capilar leva alguns estudiosos a questionar se não se trataria preferencialmente de fenômenos tóxicos, mais que de hipersensibilidade. Na verdade, são muito imprecisos os limites entre uns e outros à base de dados tão pouco específicos, no caso, como os achados histológicos. Os barbitúricos, os metais pesados, as sulfas, a quinina e os antibióticos têm sido responsabilizados por quadros purpúricos.

Em outras oportunidades, o dano vascular é indireto: a droga promove a liberação de substâncias farmacologicamente ativas (histamina, acetilcolina, prostaglandinas) estocadas em elementos figurados dos tecidos, como os mastócitos e basófilos, ou em membranas celulares.

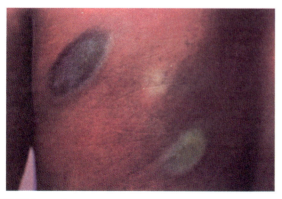

Fig. 122.3 Eritema pigmentar fixo (EPF), seguramente a mais característica das reações medicamentosas cutâneas.

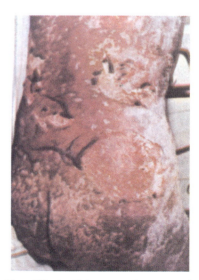

Fig. 122.5 Necrólise epidérmica tóxica provocada por um anticonvulsivante hidantoínico. Esse tipo de reação, que pode ser fatal, pode também ser causado por outras drogas: barbitúricos, aminopirina, fenilbutazona e sulfas. (BAER, R.L., HARRIS, H. Types of cutaneous reactions to drugs. *JAMA*, 202(8):150-153, 1967. Copyright 1967, American Medical Association. Com permissão do editor.)

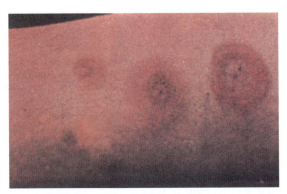

Fig. 122.6 Eritema multiforme produzido por diurético tiazídico. Muitas outras drogas podem provocar essa reação: antipirina, penicilina, sulfas, brometos, griseofulvina, iodetos e salicilatos. (BAER, R.L., HARRIS, H. Types of cutaneous reactions to drugs. *JAMA*, *202*(8):150-153, 1967. Copyright 1967, American Medical Association. Com permissão do editor.)

O quadro clínico decorre da ação farmacológica de tais substâncias. O melhor exemplo de tais reações é a urticária e suas variantes, que podem ser causadas também por numerosas drogas. O eczema de contato é o representante mais expressivo das farmacodermias em que a alteração atinge diretamente elementos celulares da pele. Tais reações enquadram-se no tipo IV da classificação de Gell e Coombs: reações de hipersensibilidade tardia ou, mais tecnicamente, de imunidade *célula-mediada*, expressões, ambas, não inteiramente a salvo de críticas. O fato fundamental, em tais reações, é a participação dos linfócitos (especialmente linfócitos T), que reagiriam diretamente com o antígeno, sem a participação de fatores humorais. Colaboram como coadjuvantes da reação substâncias produzidas pelos linfócitos sensibilizados e genericamente chamadas de *linfocinas* ou *linfoquinas*.

Eventualmente, o processo eczematoso tende a generalizar-se, configurando os quadros clínicos conhecidos como *dermatite esfoliativa* ou *eritrodermia*. Mais raramente, erupções bolhosas ou vesiculosas são consequentes a drogas, enquanto um quadro grave, de extenso comprometimento epidérmico, a síndrome de Lyell ou *necrólise epidérmica tóxica* (para muitos autores uma variante do eritema polimorfo, como também o seria a síndrome de Stevens-Johnson) é frequentemente causada por medicamentos. Substâncias halogenadas, metais pesados, antibióticos, sulfas, salicilatos, barbitúricos e numerosas outras substâncias podem provocar dermatoses desses grupos.

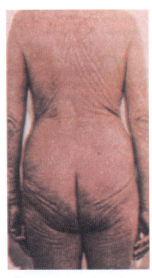

Fig. 122.8 Caso de dermatite esfoliativa. Muitas drogas podem provocar essa reação: arsenicais, barbitúricos, penicilina, fenotiazinas. A reação pode agravar-se e causar morte. (BAER, R.L., HARRIS, H. Types of cutaneous reactions to drugs. *JAMA*, *202*(8):150-153, 1967. Copyright 1967, American Medical Association. Com permissão do editor.)

Um último aspecto a ser considerado em relação às farmacodermias é o que diz respeito às relações entre as drogas e a luz solar na gênese de quadros mórbidos cutâneos, constituindo as reações de fotossensibilidade. A expressão fotossensibilidade, embora frequentemente empregada com sentido mais amplo, isto é, para designar múltiplas reações cutâneas em que a luz (geralmente a luz solar) atua diretamente, quer como fator primordial e suficiente para causar reações fototraumáticas, quer como fator desencadeante ou agravante, a rigor deve ser reservada para caracterizar exclusivamente o substrato patogênico de processos condicionados pela absorção da luz e ativação subsequente de determinadas substâncias que, atuando então como verdadeiros antígenos, são capazes de determinar a formação de anticorpos, provocando assim respostas imunológicas celulares ou humorais, de acordo com Pinol Aguade e cols.

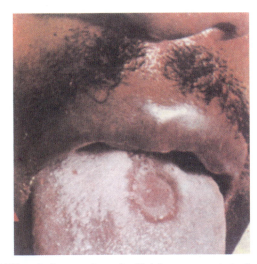

Fig. 122.7 Erupção fixa causada por fenolftaleína, com aspecto de ulceração superficial. As reações às drogas atingem frequentemente as mucosas. (BAER, R.L., HARRIS, H. Types of cutaneous reactions to drugs. *JAMA*, *202*(8):150-153, 1967. Copyright 1967, American Medical Association. Com permissão do editor.)

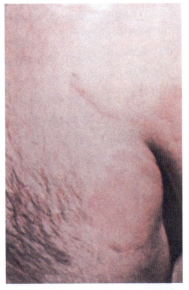

Fig. 122.9 Urticária, que pode ser causada por grande número de drogas. As placas edemaciadas e eritematosas aparecem abruptamente e, em geral, desaparecem em poucas horas. Podem ser pruriginosas e associar-se ao edema angioneurótico. (BAER, R.L., HARRIS, H. Types of cutaneous reactions to drugs. *JAMA*, *202*(8):150-153, 1967. Copyright 1967, American Medical Association. Com permissão do editor.)

Na prática, entretanto, continuam sendo estudados como fotossensibilidade dois tipos de reações cuja distinção foi assinalada há muito por Epstein (1939) e por Burchkart (1941): as erupções fototóxicas e as fotoalérgicas.

As erupções fototóxicas podem ser provocadas, na maior parte dos indivíduos – e já desde a primeira exposição à droga –, se a concentração da substância fotossensibilizante e a quantidade e qualidade da luz são adequadas e suficientes e não dependem de mecanismos imunológicos. As reações fotoalérgicas são processos de ordem basicamente imunológica e ocorrem em menor número de indivíduos, sendo necessária prévia exposição (sensibilização) ao agente fotossensibilizante. Consistem essas últimas em reações que se assemelham, quer no plano clínico quer no plano histológico, aos eczemas ou dermatites de contato, sendo, como essas, manifestações de hipersensibilidade retardada; os agentes etiológicos podem atuar tanto por via externa (aplicação tópica) quanto por via endógena. Em relação à patogênese das reações fotoalérgicas, admite-se que a substância química, conjugada com proteínas da pele, forme um complexo antigênico inativo, no qual a atividade antigênica integral somente se estabeleceria com o concurso da luz: transformação de *pró-hapteno* em hapteno, por mecanismo oxidativo. A questão, todavia, não é pacífica, e algumas outras explicações têm sido aventadas.

As reações fototóxicas obedeceriam a um mecanismo mais simples: o composto químico faz a pele mais sensível à luz, o que gera uma intensificação da resposta eritematosa à luz, em muitos casos diminuindo consideravelmente as doses mínimas necessárias à obtenção desse efeito. A substância química absorve ultravioleta, suas moléculas tornam-se *ativadas* e transmitem essa energia aos constituintes celulares vizinhos, que, assim, iniciam reações citoplasmáticas e nucleares em tudo similares às que ocorrem nas queimaduras solares simples.

Citam-se como principais substâncias capazes de ação fototóxica: alcatrão e derivados, tetraciclinas e doxiciclina, ácido nalidíxico, as furocumarinas, sulfas e similares (também dotadas de ação fotoalérgica), porfirinas, sulfetos de cádmio, ácido tânico, griseofulvina, fluoresceína, acridina e derivados, eosina e provavelmente muitas outras substâncias menos frequentemente observadas ou estudadas. Entre as principais substâncias dotadas de ação fotoalergizante, citam-se: clorotiazidas e benzotiazidas, clordiazepóxido, ciclamatos, salicilamidas halogenadas, fenilmetanos, defenilsulfetos e carbanilidas, fenotiazinas e derivados, ácido para-aminobenzoico, cloroquina, bucosarnida, metoxsalen, contraceptivos orais e estrógenos e, paradoxalmente, a maior parte dos chamados cremes *antissolares* e dos óleos essenciais.

REFERÊNCIAS BIBLIOGRÁFICAS

1. BAER, R.L., HARRIS, H. Types of cutaneous reactions to drugs; importance in recognition of adverse reactions. *JAMA, 202*:150-153, 1967.
2. BECHELLI, L.M., CORBAN, G. *Compêndio de Dermatologia.* 5ª ed. Atheneu, São Paulo, 1978. 599p.
3. DRILL, V.A., LAZAR, P. (eds.). *Cutaneous Toxicity.* Academic Press, New York, 1977, 277 p.
4. FITZPATRICK, T. *et al.* (eds.). *Dermatology in General Medicine.* McGraw-Hill Book, New York, 1971. 2048p.
5. LITTER, M. *Compendio de Farmacología.* 2ª ed. El Ateneo, Buenos Aires, 1978. 705p.
6. NATIONAL FORMULARY. 11th ed. American Pharmaceutical Association, Washington,1960. 531p.
7. PINKUS, H., MEHEREGAN, A. *A Guide to Dermatohistopathology.* 2nd ed. Appleton-Century-Crofts, New York, 1976. 724p.
8. ROOK, A. (ed.). *Recent Advances in Dermatology.* Churchill Livingstone, New York, 1977. 395p.
9. SOTER, N.A.,WILKINSON, D.S., FITZPATRICK, T.B. Clinical dermatology (second of three parts); skin eruptions associated with drugs. *New Engl. J. Med., 289*:242-48, 1973.
10. SUTTON Jr., R., WAISMAN, M. *The Practitioners' Dermatology.* Yorke Medical Books, New York, 1975. 521p.

123

Farmacoterapia Dermatológica

Ariene Pedreira Paixão e Silvana Huf Dall'Igna

INTRODUÇÃO

O tratamento das afecções dermatológicas pode assumir diversas modalidades: farmacoterapia (tópica, sistêmica, intralesional), fototerapia, radioterapia, cirurgia (excisão, curetagem, eletrocoagulação, criocirurgia), orientação do paciente. Neste capítulo serão comentados alguns aspectos da farmacoterapia.

Como na aplicação tópica há uma íntima interação entre os fármacos e a pele, faremos breve rememoração da estrutura e das funções desse órgão.

A pele é um órgão que logo nos chama a atenção pela sua extensão e importância funcional. Atingindo aproximadamente uma área de 2 m^2, protege o organismo contra muitos agentes do ambiente. A epiderme constitui a parte principal dessa barreira defensiva. Sob a epiderme encontra-se a derme, que é vascularizada e fornece suporte e nutrição para as células da epiderme. A camada mais profunda é constituída pelo tecido gorduroso subcutâneo.

A epiderme se divide em quatro camadas: córnea, granulosa, espinhosa e camada de células basais. A epiderme é ancorada à derme graças ao contorno irregular do lado dérmico da epiderme, o que permite que as projeções dérmicas (papilas) constituam locais seguros de suporte.

A camada basal encerra as chamadas células germinativas da epiderme porque são indiferenciadas e, depois de proliferarem, se diferenciam e vão formar as camadas superiores da epiderme. Na pele normal, não ocorre divisão celular acima da camada basal.

A camada espinhosa possui células chamadas ceratinócitos porque produzem a ceratina. O adjetivo "espinhosa" refere-se à existência de "espinhas" ou expansões citoplasmáticas que aproximam e mantêm as células unidas através de desmossomos, conferindo um aspecto espinhoso à estrutura. Essa organização mantém as células da epiderme coesas e aumenta sua resistência ao atrito.

A camada granulosa possui células de aspecto poligonal, achatado, que encerram grânulos de cerato-hialina, de função ainda controversa. As células da granulosa ainda encerram grânulos lamelares, polissacarídios, glicoproteínas e lipídios que vão auxiliar na formação do material interfibrilar da camada córnea.

A camada córnea tem espessura variável e constitui-se de células achatadas, mortas e sem núcleo, cheias de ceratina. Essas células se organizam em camadas cujo número varia de 15 a 25, na maior parte do corpo, e até 100 nas superfícies palmoplantares. As células da camada ou estrato córneo são mantidas juntas por meio de um material intercelular rico em lipídios. A camada córnea forma uma camada semi-impermeável que se constitui na principal barreira física da pele.

Durante aproximadamente 2 semanas, as células migram da camada basal para a camada granulosa, levando mais 2 semanas para atingirem a camada córnea e serem desprendidas.

Além das células basais e dos ceratinócitos, a epiderme ainda encerra dois tipos de células: melanócitos e células de Langerhans.

Os melanócitos são células da camada basal que produzem pigmento. Possuem dendritos que se estendem à camada granulosa e servem de transportadores de grânulos de pigmento para os ceratinócitos. Os grânulos são chamados melanossomos, e o pigmento, melanina. O pigmento melanina se forma a partir da tirosina e tem como função proteger contra a radiação ultravioleta. Os indivíduos que possuem pouco ou nenhum pigmento são mais sujeitos às lesões solares e à formação de diversos tipos de câncer da pele. A pigmentação cutânea depende do número e do tamanho dos melanossomos e de sua dispersão na pele.

As células de Langerhans são células dendríticas da epiderme e constituem importante componente de defesa imunológica da pele. São células idênticas aos macrófagos tissulares e possuem antígenos para linfócitos com os quais interagem através de receptores superficiais.

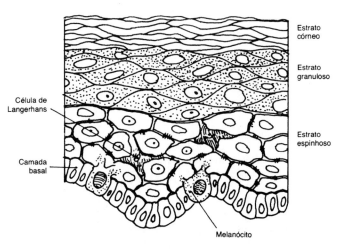

Fig. 123.1 Epiderme.

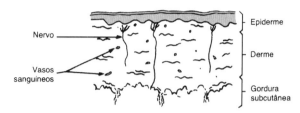

Fig. 123.2 Derme e gordura subcutânea.

A interface entre a epiderme e a derme, ou zona da membrana basal, é objeto de intensa investigação, nos setores de estrutura, composição e estrutura imunológica, pois aí é que se formam as vesículas e pápulas de muitas dermatoses. A zona da membrana basal, por sua vez, possui três camadas identificadas pelo microscópio eletrônico: lâmina lúcida, lâmina basal e fibrilas de fixação.

A derme é estrutura resistente e elástica que possui vasos, nervos e anexos da pele. Sua espessura varia de 1 a 4 mm, e é muito mais espessa que a epiderme. A derme se compõe de fibras colágenas, elásticas e substância intercelular, biossintetizadas pelos fibroblastos dérmicos.

Os anexos da pele são as glândulas sudoríparas, folículos pilosos, glândulas sebáceas e unhas.

TRANSPORTE PERCUTÂNEO E PENETRAÇÃO DAS DROGAS

Os medicamentos de uso tópico são representados por corticosteroides, antibióticos, antifúngicos, ceratolíticos, filtros solares, preparações contra acne, citotóxicos, antissépticos, pesticidas.

Para ser ativa, a medicação tópica deve ser absorvida. A camada córnea representa a maior barreira de proteção da pele contra agentes tóxicos, micro-organismos, estímulos físicos e químicos e ainda protege o organismo contra a perda de fluidos.

A absorção percutânea das drogas é influenciada por vários fatores: (1) propriedades físico-químicas do fármaco ativo; (2) propriedades do veículo da preparação medicamentosa; (3) concentração; (4) variação dos tipos da pele; e (5) pH da pele.

O transporte percutâneo do ingrediente ativo é facilitado se a droga possui baixo peso molecular, se é lipossolúvel e apolar. A influência dessas propriedades é analisada nos capítulos a respeito da farmacocinética das drogas.

Na formulação das formas farmacêuticas de uso dermatológico, o veículo assume, do ponto de vista farmacocinético, importância tão grande quanto a do fármaco ativo. A liberação e absorção dos princípios ativos são influenciadas pelas propriedades do veículo das preparações. Quanto mais oclusivo o veículo, maior a hidratação do estrato córneo e melhor a penetração da medicação. Os veículos oclusivos provocam aumento da temperatura local da pele e evitam a remoção e a evaporação do agente ativo.

As substâncias atravessam o estrato córneo por difusão passiva, e essa modalidade de transporte é dose-dependente. Quanto maior a concentração usada, maior a quantidade de medicamento absorvido. A difusão passiva através da camada córnea é lenta; porém, através das outras camadas da epiderme e da derme, ela se torna rápida. Nas regiões palmoplantares, a absorção é mais difícil, devido à espessura maior da camada córnea nessas regiões. Em regiões nas quais essa camada é mais delgada, a absorção é mais fácil, como acontece nas regiões do escroto, da face, da orelha, etc. A formulação e as propriedades das preparações de uso dermatológico são estudadas no Cap. 122.

As drogas podem, por fim, atingir a circulação sistêmica, após atravessarem a epiderme e alcançarem os vasos sanguíneos da derme.

Certas infecções cutâneas são mais bem tratadas pela administração sistêmica de medicamentos do que topicamente. A griseofulvina, por exemplo, é relativamente ineficaz quando aplicada localmente, o que parece estar relacionado com a sua penetração cutânea inadequada.

CLASSIFICAÇÃO DAS MEDICAÇÕES DE USO TÓPICO

Os fármacos de uso tópico podem ser classificados do seguinte modo:

- Corticosteroides anti-inflamatórios
- Ceratolíticos
- Medicações antiacne
- Drogas usadas em dermatite seborreica
- Fármacos antipsoriáticos
- Fármacos que interferem na pigmentação da pele
- Fármacos citotóxicos
- Enzimas usadas em úlceras da pele
- Fármacos usados no tratamento da alopecia
- Fármacos usados contra sudorese e desodorantes
- Filtros solares
- Fármacos diversos: colódio, dapsona, filmes plásticos
- Antifúngicos
- Ectoparasiticidas

Uso tópico dos corticosteroides

O uso tópico dos corticosteroides foi iniciado em 1962. Algumas alterações químicas nos corticosteroides de uso sistêmico deram origem a moléculas que se tornaram ativas por via tópica, isto é, tornaram-se mais lipossolúveis e, com isso, mais bem absorvíveis por via cutânea. A inclusão de halogênios ao núcleo esteroide aumentou a atividade desses derivados.

A absorção dos corticosteroides tópicos depende, de um lado, da estrutura química do composto e, do outro, da anatomia e fisiologia da parte da pele em que a medicação será aplicada. Os fatores que influem na velocidade de absorção percutânea dos corticoides são: (1) solubilidade do corticoide em determinado veículo; (2) natureza oclusiva do veículo; (3) velocidade da liberação do corticoide do seu veículo; e (4) taxa de difusão do esteroide através do estrato córneo. Os esteroides mais polares, como a triancinolona, têm penetração menor do que os derivados apolares e mais lipossolúveis, como a acetonida da triancinolona. Alcançando a derme, o corticoide cai na circulação sistêmica, e sua distribuição, metabolismo e excreção são similares aos dos corticoides aplicados por via sistêmica. Os derivados fluorados, após aplicação tópica, depois de caírem na circulação geral, podem acarretar supressão da secreção da suprarrenal. A pele possui capacidade de metabolizar diferentes corticoides, o que explica a maior ou menor eficácia da preparação tópica. Quando aplicados sob oclusão, os corticoides sofrem absorção percutânea, especialmente quando em pele alterada.

Os corticoides são utilizados especialmente pela sua ação anti-inflamatória. Aplicados na pele, produzem vasoconstrição, por mecanismo desconhecido ou, talvez, pela potencialização de substâncias endógenas de atividade vasoconstritora, como as catecolaminas. O efeito de estabilização da membrana do lisossomo inibe a liberação de citotoxinas que causam dor e prurido. Também ocorre supressão da fosfolipase A, necessária para a liberação de mediadores da inflamação. Os corticoides inibem a proliferação de fibroblastos e, também, a mitose epidérmica (efeito antimitótico), provocando atrofia dérmica e epidérmica. Suprimem a resposta imune, limitando a migração de substâncias e fatores imunes para o local da inflamação.

A ação dos corticosteroides depende primariamente de sua potência, concentração, formulação, método e local de aplicação e idade do paciente. O Quadro 123.1 mostra uma classificação dos corticoides, de acordo com sua potência tópica. Os mais potentes são os fluorados, o que implica maiores cuidados no seu uso, a fim de se evitarem efeitos adversos. São indicados para áreas menos permeáveis, como palmoplantares e dorsais, e em dermatoses mais graves. Os de menor potência, como a hidrocortisona, podem ser usados, em maiores áreas da pele, por períodos prolongados, sem perigo de efeitos colaterais. A principal indicação dermatológica dos corticosteroides é representada pelos eczemas. Quando há infecção associada, usam-se antimicrobianos concomitantemente.

FARMACOTERAPIA DERMATOLÓGICA

Quadro 123.1 Potência tópica dos corticosteroides

Elevada:	Halcinonida
	Fluocinonida
	Dipropionato de betametasona
	Desoximetasona
Intermediária:	Valerato de betametasona
	Acetonida de triancinolona
	Acetonida de fluocinolona
	Valerato de hidrocortisona
Fraca:	Hidrocortisona

Quadro 123.2 Corticosteroides aplicados topicamente

Esteroide	Especialidade Farmacêutica	Concentração Esteroide (%)	Forma Farmacêutica
(1) Halcinonida	Halog	0,025 0,1	Creme, pomada Loção
(1) Acetonida de fluocinolona	Synalar	0,2 0,025	Creme, pomada Loção
(1) Valeriato de difluorcortolona	Nerisona Temetex	0,1	Creme, pomada Unguento
(1) Propionato de clobetasol	Psorex	0,05	Creme, pomada Loção
(2) Fluorandrenolida	Drenison	0,0125	Creme Fita oclusiva Pomada
(2) Valerato de betametasona	Betnovate Celestoderm	0,1	Creme, loção Pomada
(2) Butirato de hidrocortisona	Locoid	0,1	Creme, loção Pomada
(2) Desonida	Desonol Steronide	0,05 0,1	Creme Loção e creme
(2) Pivalato de flumetasona	Locorten	0,02	Creme, pomada
(2) Acetonida de triancinolona	Omcilon A e AM	1,0 0,2	Creme, pomada Solução
(2) Fluocinonida	Topsyn	0,05	Creme e gel
(2) Dipropionato de betametasona	Diprosone	0,05	Creme, pomada Loção
(3) Dexametasona	Dexatopic	0,04	Creme, pomada
(4) Hidrocortisona	Strefcortil	1,0	Creme
(4) Acetato de hidrocortisona	Berlison	1,0	Pomada

(1) Muito potente
(2) Potente
(3) Moderadamente potente
(4) Menos potente.

As reações adversas aos corticoides incluem: prurido, irritação, queimação e ressecamento, que são os efeitos colaterais mais comuns e geralmente provocados pelo veículo do medicamento. A aplicação oclusiva pode provocar miliária, foliculite e maceração, além de atrofia, estrias, púrpuras e telangiectasias, principalmente com os derivados mais potentes. A hipopigmentação ocorre principalmente em negros. Mais raramente, pode ocorrer dermatite perioral ou rosaceiforme. As complicações estão relacionadas com a potência, e não com a presença de halógeno na molécula, e são exteriorizadas sob a forma de hipertricose, dermatite de contato pelo veículo ou pelo corticoide e hipertensão ocular. A própria hidrocortisona a 1% pode também provocar efeitos colaterais.

Durante a gravidez, se houver excessiva absorção, os corticosteroides podem lesar o feto, fato verificado em animais de experimentação.

A toxicidade sistêmica não é, geralmente, uma grande complicação, a não ser em crianças, podendo haver retardo do crescimento, quando há possibilidade de absorção de corticosteroides que caiam na circulação sistêmica, especialmente em oclusão, uso prolongado em dermatoses nas quais há aumento de permeabilidade cutânea. Os efeitos sistêmicos não ocorrem quando a dose total semanal não excede 30 g em adultos e 10 g em crianças.

O uso de associação de corticosteroides com antibióticos é controverso no caso, por exemplo, em que a piodermite secundária se superpõe a dermatite preexistente. Os que a isso se opõem alegam que a ação é insuficiente ou que a mistura pode desenvolver organismos resistentes e aumentar a suscetibilidade, com aparecimento de dermatite de contato alérgica (especialmente na presença de neomicina). Os que defendem a associação acreditam que ela é eficaz quando: (a) iniciada precocemente; (b) limitada a 1 ou 2 semanas; (c) usada nas áreas mais propensas a infecções; (d) usada em pacientes com dermatite e intertrigo.

Os corticosteroides usados em dermatologia apresentam-se sob as formas de unguentos, loções, aerossois, cremes e pomadas. Os unguentos e pomadas devem ser usados em lesões secas, e os cremes, em lesões exsudativas. Nas áreas pilosas, usam-se as loções. Os corticosteroides podem ser usados mais frequentemente, sem que isso implique resolução mais rápida e completa da dermatose. O Quadro 123.2 apresenta as formas farmacêuticas dos diversos corticoides usados em dermatologia.

Ceratolíticos

São representados pelo ácido salicílico, resorcina e enxofre. Essas substâncias provocam ceratólise através de alteração de ceratina, podendo provocar *peeling* mínimo e descamação ampla do estrato córneo. Além disso, têm leve atividade antibacteriana e antifúngica.

Em baixas concentrações (3% a 6%), o ácido salicílico exerce ação *peeling*. Em concentrações maiores que 20%, a ação é ceratolítica (usadas em verrugas e calos).

O enxofre e a resorcina podem ser usados em concentrações de 2% a 10% no tratamento tópico de acne, dermatite seborreica e micoses superficiais.

O ácido salicílico de 3% a 6%, em base de unguento, é útil no tratamento da dermatite seborreica, acne e psoríase. Veiculado em um gel com propileno glicol, é usado no tratamento da ictiose.

O ácido salicílico tópico é rapidamente absorvido, atinge a circulação sistêmica e é lentamente excretado pela urina. Não deve ser, por tal motivo, aplicado em áreas extensas, em elevadas concentrações ou durante longos períodos, em pacientes diabéticos ou com doenças vasculares periféricas. Nesses casos podem sobrevir inflamação e ulceração agudas.

O ácido salicílico pode ser usado no tratamento de micoses superficiais, na formulação clássica da pomada de Whitfield (ácido benzoico, 6%, e ácido salicílico, 3%). Atualmente há antifúngicos mais potentes. Entretanto, quando as micoses são profundas, os ceratolíticos podem constituir a terapia inicial.

O ácido glicólico (em solução de 4% a 10%) é usado para o tratamento de xerose, ictiose e envelhecimento cutâneo.

Para o *peeling* de pele envelhecida, há quem aconselhe soluções de 50% a 70%.

O ácido tricloroacético em concentração de 50% a 75% é também usado no *peeling* químico.

Medicações antiacne

A acne comum atinge principalmente os adolescentes e adultos jovens, na maioria dos casos predispostos geneticamente. O quadro patológico afeta as unidades pilossebáceas, e sua etiologia é múltipla, incluindo: (a) estimulação androgênica das glândulas sebáceas, com aumento da produção de sebo; (b) obstrução, pela ceratina, do canal pilossebáceo; (c) acúmulo de resíduos sebáceo e ceratínico, provocado pela obstrução; e (d) proliferação de bactérias anaeróbias. A infecção bacteriana contribui para a ruptura da unidade pilossebácea dilatada, com extravasamento do conteúdo para a derme, provocando as lesões inflamatórias da acne. As lesões clínicas variam de comedões não inflamados a pápulas, pústulas e cistos inflamatórios.

O sebo é substrato para *Propionibacterium acnes,* que produz lipase. Essa enzima forma ácidos graxos livres que são irritantes. Essa bactéria também libera fatores quimiotáticos que são mediadores da inflamação.

A acne talvez seja a doença mais comum em dermatologia. Apesar do conceito generalizado, a acne não é apanágio da adolescência, podendo aparecer na 3ª e 4ª décadas da vida.

As lesões da acne surgem principalmente na face, pescoço, ombros e dorso.

A farmacoterapia da acne abrange: (a) fármacos comedolíticos tópicos; (b) antibióticos locais e sistêmicos; e (c) retinoides sistêmicos. Esses últimos são utilizados em casos selecionados.

Os fármacos comedolíticos tópicos são representados pelo ácido retinoico e pelo peróxido de benzoíla. São utilizados frequentemente, a eritromicina e a clindamicina em formulações tópicas. Os fármacos de uso tópico são mais eficazes em lesões superficiais. O ácido retinoico é especialmente indicado nos comedões.

Os antibióticos de uso sistêmico (tetraciclina, eritromicina e sulfonas) são indicados em pacientes com lesões inflamatórias.

O retinoide oral, ácido 13-cis-retinoico ou isotretinoína (Accutane®), é indicado em acne cística grave. O retinoide reduz a ceratinização folicular, diminui a produção de sebo e a infecção bacteriana intrafolicular. Os resultados são excelentes. Os efeitos adversos incluem: secura de pele, queilite, complicações extracutâneas (elevação de transaminases hepáticas e lipídios plasmáticos). Os retinoides sistêmicos são teratogênicos.

O tratamento da acne deve ser orientado pelo dermatologista, pois a afecção pode representar diversos níveis de gravidade, desde o leve e brando ao mais grave, da acne conglobada ou cística.

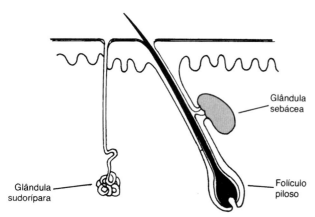

Fig. 123.3 Folículo piloso, glândulas sebácea e sudorípara.

Peróxido de benzoíla. Esse derivado tem sua estrutura descrita na Fig. 123.4.

É eficaz na acne vulgar devido à sua ação ceratolítica. Exerce certa atividade bacteriostática contra o *Propionibacterium acnes*, reduzindo a produção de ácidos graxos irritantes no folículo.

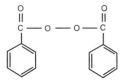

Fig. 123.4 Estrutura do peróxido de benzoíla.

Após aplicação tópica, o peróxido de benzoíla pode ser parcialmente absorvido. Um dos seus metabólitos é o ácido benzoico, que é eliminado pela urina.

Entre seus efeitos adversos incluem-se irritação local e sensibilidade de contato (hipersensibilidade retardada).

No Brasil, o peróxido de benzoíla faz parte de diversas especialidades farmacêuticas, como Benzac a 5% e 10% em gel.

Isotretinoína. Na estrutura da isotretinoína (Fig. 123.5) observa-se a configuração *cis* do ácido retinoico (vitamina A).

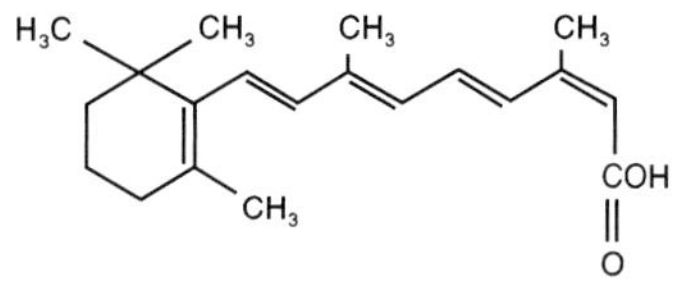

Fig. 123.5 Estrutura da isotretinoína.

A isotretinoína deve ser reservada para os pacientes que não respondem ao tratamento convencional. É indicada na acne conglobada ou cística.

Uma a 4 horas após a administração, observam-se as concentrações plasmáticas máximas. A presença de alimento no trato digestivo duplica a quantidade absorvida de isotretinoína. Liga-se a proteínas plasmáticas na taxa de quase 100%. Sofre metabolização, produzindo, principalmente, a 4-oxoisotretinoína, que se transforma em glicuronídio, eliminado pela via biliar. Em alguns pacientes, ocorre circulação entero-hepática.

A meia-vida da isotretinoína varia de 10 a 16 horas, e a do seu metabólito, a 4-oxoisotretinoína, alcança 29 horas.

Dentre seus efeitos adversos destaca-se a ação teratogênica.

Posologia. Quando se aplica a isotretinoína, os agentes tópicos devem ser suspensos (peróxido de benzoíla, enxofre, tretinoína) porque potenciam a atividade dissecante da isotretinoína.

Para adultos, a dose inicial varia de 0,5 a 1 mg/kg, administrada em 2 tomadas diárias, durante 15 a 20 semanas. Em casos de maior gravidade ou em pacientes que pesam mais de 70 kg, pode-se usar a dose máxima de 1 mg/kg/dia.

No Brasil, a isotretinoína ainda não está comercializada. Nos Estados Unidos, está disponível com o nome de Accutane®, em cápsulas de 10, 20 e 40 mg.

Tretinoína (Retin-A). A estrutura da tretinoína é indicada na Fig. 123.6, em comparação com os outros retinoides.

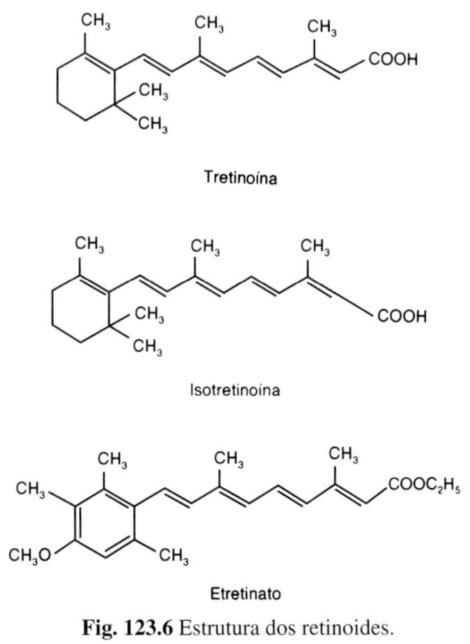

Fig. 123.6 Estrutura dos retinoides.

A tretinoína tem a configuração *trans* do ácido retinoico (ácido da vitamina A).

É utilizada topicamente no tratamento da acne vulgar. É também eficaz em algumas alterações da ceratinização.

A tretinoína reduz a coesão das células epiteliais foliculares e aumenta a mitose das células epidérmicas. O aumento dessa produção do epitélio folicular evita a obstrução pelos tampões de ceratina e facilita a extrusão de comedões. No início do tratamento, a acne pode ser agravada, mas, após 3 a 4 meses, observam-se bons resultados.

A tretinoína adelgaça o estrato córneo, o que permite a penetração de outros fármacos antiacne.

Entre os efeitos adversos, sobressai a irritação local, com eritema e descamação. Evitar exposição excessiva ao sol e, inicialmente, fazer apenas uma aplicação, à noite.

A tretinoína não deve ser aplicada em pele eczematosa. Deve-se evitar contato da droga com o nariz, os olhos, as mucosas e os cantos da boca.

Não usar concomitantemente outras drogas ceratolíticas (enxofre, resorcina, ácido salicílico, peróxido de benzoíla e sabões abrasivos).

QUIMIOPROFILAXIA COM RETINOIDES

Devido à correlação entre avitaminose A e metaplasia escamosa, aumento de proliferação celular, hipercetose e carcinoma, sugeriu-se que os retinoides poderiam ter indicação no tratamento e na prevenção de distúrbios malignos e pré-malignos.

Ensaios clínicos indicaram que, como acentuam Guzzo, Lazarus e Werth, os retinoides exercem atividade significativa na reversão de pré-cânceres orais, cutâneos e cervicais e na prevenção de tumores da cabeça, pescoço, pulmão e pele.

Drogas usadas em dermatites seborreicas

A dermatite seborreica é provocada pelo aumento de maturação e proliferação das células epidérmicas. A descamação excessiva do couro cabeludo não é acompanhada de inflamação, de alteração da cinética do sebo, nem de alteração patológica ou hiperplasia epidérmica.

A dermatite seborreica é uma doença inflamatória acompanhada de descamação do couro cabeludo e da face, especialmente das dobras nasolabiais, envolvendo, às vezes, as pálpebras, tórax anterior e áreas intertriginosas. O prurido é frequente.

Os corticoides são usados visando reduzir a atividade mitótica. Há também quem admita que o fungo *Pityrosporum ovale* contribua na patogênese da dermatite seborreica. Por esse motivo, justifica-se o uso da piritiona de zinco e do sulfeto de selênio por causa da moderada ação antifúngica desses derivados. O enxofre e o ácido salicílico são empregados nessas afecções devido à sua atividade ceratolítica.

Podem ser usados xampus com alcatrão ou enxofre e ácido salicílico, mas os que encerram piritiona de zinco ou sulfeto de selênio são mais eficazes.

O sulfeto de selênio é mais eficaz no tratamento da seborreia, sob a forma de xampus. Seu mecanismo de ação é representado por uma ação citostática e sua aderência residual ao couro cabeludo após o xampu e a lavagem. Além disso, possui moderada atividade antifúngica e ação esporocida contra a *Pitiriase versicolor*.

O sulfeto de selênio é praticamente atóxico na pele e cabelos normais. É irritante para a conjuntiva e não deve ser aplicado em grandes áreas da pele com lesões pronunciadas de dermatoses, porque atua como irritante, nem na inflamação aguda ou com exsudato, o que pode aumentar a absorção sistêmica.

No Brasil, está disponível com o nome de Selsun.

A piritiona de zinco tem sua estrutura química mostrada na Fig. 123.7.

Os xampus que encerram piritiona de zinco são usados no tratamento da seborreia.

Possui ação citostática, aderência residual ao couro cabeludo após o xampu e a lavagem e atividade antifúngica.

É praticamente atóxica quando aplicada à pele e cabelos normais.

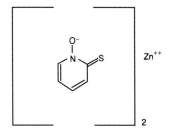

Fig. 123.7 Estrutura da piritiona de zinco.

Fármacos antipsoriáticos

A psoríase caracteriza-se por uma hiperproliferação epidérmica provocada por diversas alterações metabólicas, como, por exemplo, distúrbio do metabolismo dos nucleotídios, aumento da formação de poliaminas, metabolismo anormal do ácido araquidônico, de acordo com os trabalhos de Lowe e Voorkees.

Infecções estreptocócicas da garganta, certas drogas (propranolol, lítio, indometacina, anti-inflamatórios não esteroides), estresse emocional e traumatismos podem desencadear a eclosão da psoríase, como bem estudaram Farber e Nall.

A farmacoterapia da psoríase é complexa porque depende da sua gravidade e só deve ser orientada pelo dermatologista e, às vezes, com a colaboração de um quimioterapeuta oncológico. Na psoríase branda, podem-se usar apenas fármacos de uso tópico, em geral corticoides de potência moderada e elevada, com ou sem oclusão. Alguns dermatologistas recomendam o uso concomitante de fototerapia (doses eritemogênicas de luz UVA) se os corticoides tópicos oclusivos forem insuficientes.

As crostas hiperceratósicas espessas podem ser removidas com ceratolíticos (ácido salicílico com ou sem propileno glicol, álcool, enxofre, ureia, alcatrão), quando os curativos oclusivos forem insuficientes.

Na psoríase moderada, usam-se fármacos citostáticos (corticosteroides, alcatrão, antralina) tópicos, a fim de controlar a proliferação celular epidérmica e a ceratinização. Pode-se associar a fototerapia a doses suberitemogênicas de luz UVA.

Na psoríase grave, na qual os tratamentos citados são insuficientes, utilizam-se o metotrexato ou o psoraleno ou metoxsaleno associados à luz ultravioleta A (fotoquimioterapia ou PUVA). O etretinato, que é um derivado do ácido retinoico, também pode ser empregado.

O etretinato pertence ao grupo dos retinoides que são derivados sintéticos da vitamina A e também englobam derivados naturais relacionados.

Os retinoides usados em clínica incluem a tretinoína e a isotretinoína, já citadas no item sobre acne, e o etretinato, usado principalmente na psoríase grave, nas formas pustulosa e eritrodérmica, como informa o trabalho de Dichen.

Investigou-se também a atividade antitumoral dos retinoides, e Elias e Williams demonstraram essa ação em certos tumores dérmicos superficiais e de bexiga.

Antralina. Esse derivado sintético, cuja estrutura é mostrada na Fig. 123.8, substitui a crisarbina no tratamento da psoríase.

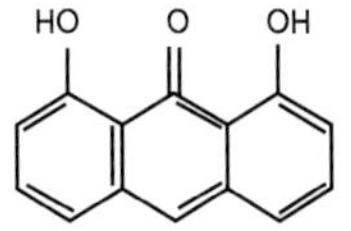

Fig. 123.8 Estrutura da antralina.

A antralina atua reduzindo a síntese do DNA celular epidérmico e a atividade mitótica da epiderme hiperplásica. Desse modo, restabelece a taxa normal de proliferação e ceratinização.

A antralina é considerada o fármaco não esteroide tópico mais eficiente no tratamento da psoríase. Pode ser associada à fototerapia ultravioleta.

Entre suas reações adversas incluem-se: irritação local, especialmente em concentrações acima de 2%; eritema na pele normal circunjacente; em contato com o olho, provoca conjuntivite. Ainda não se observou absorção sistêmica.

A antralina só deve ser usada em lesões quiescentes ou crônicas de psoríase. Não deve ser aplicada em erupções agudas, áreas excessivamente inflamadas, tampouco na face e em áreas intertriginosas.

Etretinato. Esse retinoide é eficaz na psoríase comum e é especialmente indicado nas formas graves, como a pustulosa generalizada, pustulosa palmar e plantar, e na psoríase eritrodérmica. É também útil em outras alterações da ceratinização e lesões paraneoplásicas e pré-cancerosas.

O etretinato é administrado por via oral, com biodisponibilidade de 40%. Sofre metabolização em diversos derivados encontrados na urina, mas 70% é recuperado nas fezes. A absorção máxima ocorre 2,5 a 6 horas após a administração. Liga-se às proteínas plasmáticas na taxa de 98%. Seu volume de distribuição é de 150 litros, e sua meia-vida de eliminação se situa em torno de 120 dias, resultando em acúmulo da droga no tecido adiposo.

O mecanismo de ação do etretinato é representado pela inibição da ceratinização, proliferação e diferenciação dos tecidos epiteliais e bloqueio da atividade da ornitina descarboxilase, que é essencial para a síntese de poliaminas. As ações anti-inflamatória e imunomoduladora são menos conhecidas.

Entre as reações adversas ao etretinato incluem-se queilite, secura da boca e nariz, epistaxe, alopecia, descamação da pele, distrofias das unhas. Como a vitamina A e a isotretinoína, o etretinato é também teratogênico, sendo seu uso contraindicado em gestantes.

Posologia. Em adultos, em casos de psoríase grave, usa-se dose de 0,75 mg a 1 mg/kg/dia, em quantidades divididas, dependendo da resposta do paciente (com o máximo de 75 mg diariamente). A dose pode ser reduzida para 0,3 a 0,5 mg/kg/dia em pacientes sensíveis à droga. Após remissão, continua-se o tratamento durante 2 semanas ou durante o máximo de 16 semanas. Se após 4 semanas de tratamento não houver resposta, a droga é suspensa.

No Brasil, o etretinato está disponível com o nome de Tigason, em cápsulas dosadas a 25 mg.

Metotrexato. Essa droga é estudada no Cap. 106. É usada nos casos de psoríase que se mostram refratários aos tratamentos com corticosteroides, fototerapia, coaltar e antralina. O emprego do metotrexato se reveste de cuidados especiais e exige orientação do especialista.

Alcatrão. Em psoríase moderadamente grave, pode-se utilizar o coaltar ou alcatrão, associados à fototerapia com doses suberitemogênicas e eritemogênicas de luz ultravioleta B. O alcatrão suprime a síntese do DNA celular epidérmico e a atividade mitótica e recupera a taxa normal de proliferação.

Os alcatrões são utilizados em diversas outras afecções dermatológicas.

Uma grande desvantagem das preparações dos alcatrões é a sua falta de uniformidade.

Entre suas reações adversas incluem-se: irritação, fotossensibilização, odor desagradável. Raramente provocam sensibilização alérgica. Quando usados durante longos períodos, têm potencial carcinogênico.

O calcipotrieno (Daivonex), que é um análogo da vitamina D, é usado no tratamento tópico da psoríase desde 1994.

O calcipotrieno é aplicado sob a forma de pomada 2 vezes por dia. A resposta clínica máxima surge após 6 a 8 semanas de tratamento. Há melhora na maioria dos pacientes, e a resolução completa é observada em 15% dos pacientes.

Fármacos que interferem na pigmentação da pele

Nas alterações da pigmentação da pele, distinguem-se dois aspectos: hiperpigmentação e hipopigmentação.

Em casos de hiperpigmentação, como se observa em efélides, lentigo, estados pós-inflamatórios e melasma, usam-se fármacos despigmentantes, como a hidroquinona, o ácido azelaico e a vitamina C.

Nos casos de hipopigmentação, entre os quais se inclui o vitiligo, verifica-se diminuição da atividade de melanócitos ou hipopigmentação provocada por bolhas, queimaduras, atrofia e cicatrização da pele. No albinismo existem melanócitos, mas há falta congênita da tirosinase, a enzima responsável pela formação de melanina.

Os agentes usados em hipopigmentação (com exceção do albinismo) são os chamados melanizantes e representados pelos derivados psoralênicos: trioxsaleno e metoxsaleno. Após a aplicação desses compostos, a pele é exposta à radiação ultravioleta A (UVA), o que promove a síntese da melanina e a repigmentação.

Os psoralenos podem ser administrados oralmente no vitiligo que atinge menos de 40% da superfície corpórea. Em áreas menores, a aplicação pode ser tópica.

Hidroquinona. Esse composto tem sua estrutura mostrada na Fig. 123.9.

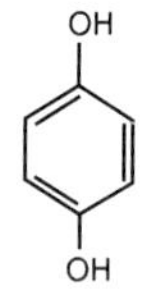

Fig. 123.9 Estrutura da hidroquinona.

Quando usada topicamente, a hidroquinona é capaz de reduzir hiperpigmentações, nas condições já mencionadas. Age por diminuição da atividade proliferativa dos melanócitos e inibição da tirosinase, com depressão na síntese de melanina. Como interfere na formação de melanina, a despigmentação não é imediata e é reversível quando a droga é suspensa.

Altas concentrações de hidroquinona podem causar ocronose, como o uso continuado. Alguns pacientes podem manifestar sensação de queimadura, com surgimento de eritema e inflamação. Nesses casos, a droga pode ser suspensa e o creme de hidrocortisona pode ser administrado, com alívio da reação. Reações alérgicas podem ocorrer. É importante fazer testes de contato previamente. Não deve ser aplicada próximo aos olhos ou em crianças menores de 12 anos.

Pode ser usada em forma de cremes (5-10%), com ou sem fotoprotetor, em loções (2%) e soluções (3%). A aplicação deve ser feita por 2 a 3 meses, à noite. A formação de hidroquinona em loção (2%) associada ao ácido retinoico (0,05%) parece ser mais eficaz para o tratamento de melasma do que hidroquinona em creme.

A fotoproteção concomitante ao tratamento e após a suspensão é fundamental para evitar recorrência da pigmentação.

Trioxsaleno. Tem sua estrutura mostrada na Fig. 123.10.

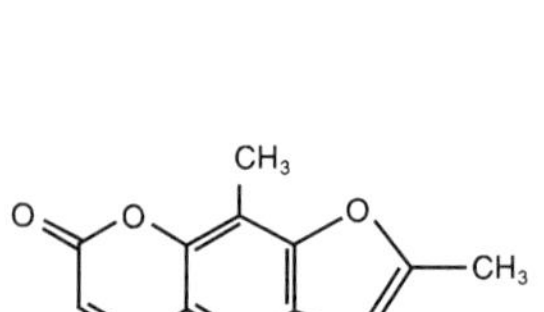

Fig. 123.10 Estrutura do trioxsaleno.

Atua aumentando a tolerância à luz solar nos indivíduos sensíveis ao sol, através do aumento da pigmentação e, possivelmente, pelo espessamento do estrato córneo.

Apesar de sua toxicidade mínima, pode ocasionar desconforto gástrico, que pode ser aliviado se administrado com alimento.

Como o trioxsaleno não é fotoprotetor, os pacientes, no início do tratamento, podem apresentar queimaduras. A fotoproteção só se desenvolve no curso de múltiplos tratamentos. Por tal motivo, a exposição ao sol deve ser gradual, com o uso de óculos, de lentes plásticas, e proteção dos lábios, que deve ser mantida durante 24 a 48 horas após a exposição.

É contraindicado em pacientes com doenças associadas à fotossensibilidade, como porfirias e lúpus, e também com o uso concomitante de drogas fotossensibilizantes, como a clorpromazina.

Posologia oral. Para adultos e crianças maiores de 12 anos, a dose usual não deve exceder 20 mg, em dias alternados, com exposição gradual à luz solar, 2 a 3 horas após a ingestão do medicamento.

No caso de grandes lesões de vitiligo, usar 0,6 mg/kg (40 mg p/ paciente de 70 kg), administrados 2 ou 3 vezes na semana, 2 horas antes da exposição por 10-15 minutos de luz solar às 12 horas. Aumenta-se a exposição 5 minutos cada dia até que haja eritema, que se inicia 12-18 horas após a exposição. Se após 20-30 tratamentos ou atingir 60 minutos de exposição solar não ocorre repigmentação, pode-se aumentar a dose para 10 mg, até o máximo de 80 mg/dia. Se em 4 meses não houver resposta, suspender a medicação. Está disponível sob a forma magistral oral.

Metoxsaleno. A estrutura do metoxsaleno é mostrada na Fig. 123.11.

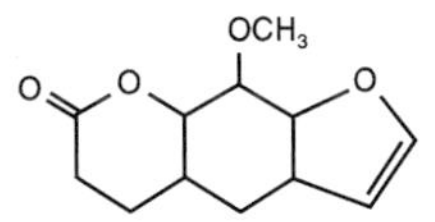

Fig. 123.11 Estrutura do metoxsaleno.

É usado topicamente no tratamento de pequenas lesões de vitiligo e ulterior exposição a UVA (320-400 nm). Usa-se a via oral no vitiligo extenso que alcance até 40% da superfície corporal.

Em indivíduos normais, sua biodisponibilidade atinge 95%, obtendo-se as concentrações plasmáticas máximas em 2 a 3 horas após a ingestão.

A ação fotossensibilizadora tem a duração de 10 horas. É metabolizado no fígado, e mais de 95% da dose é excretada pela urina dentro de 12 horas.

As reações adversas são mais intensas do que as observadas com o trioxsaleno, podendo obter eritema intenso e formação de bolhas. Em alguns pacientes, provoca desconforto gástrico, que pode ser reduzido com alimentos.

As precauções na exposição solar consistem na proteção dos lábios, uso de óculos de lentes plásticas e filtro solar, que deve ser mantido até 48 horas após a ingestão da droga.

Posologia. Uso tópico. Em lesões pequenas de vitiligo (5-6 cm^2), aplicam-se concentrações baixas, de 5 em 5 dias e, depois, de 3 em 3 dias, em forma de loção (a 0,1%).

A exposição solar deve ser realizada sob supervisão médica e não deve exceder 10 minutos. A pele ao redor da aplicação deve ser protegida por filtro solar opaco ou de nº 15. Após a exposição, lavar as lesões com água e sabão.

Via oral. Dose de 20 mg/dia como dose única, 2 horas antes da exposição à luz. Pacientes com pele escura podem receber 40 mg por dia. A exposição inicial é de 5 minutos, aumentando-se gradualmente até 30 minutos. Os cuidados após a exposição são os já citados: filtro solar, óculos com lentes plásticas, durante 48 horas após o tratamento. Está disponível sob as formas magistrais oral e tópica.

Fármacos citotóxicos

Entre os fármacos citotóxicos usados em dermatologia, podemos citar a cantaridina e a podofilina, usadas em certos tipos de verrugas; o metotrexato, no tratamento da psoríase; e o 5-fluorouracil, no tratamento das ceratoses actínicas.

A cantaridina é obtida das cantáridas, que são insetos coleópteros, e apresenta-se sob a forma de cristais incolores, brilhantes e inodoros. A cantaridina provoca a formação de vesículas e cura vários tipos de verrugas, especialmente do tipo periungueal, e, também, lesões de *Molluscum contagiosum*, causado pelo poxvírus. A cantaridina é um produto muito tóxico se administrado por via oral. Só deve ser aplicada em ambiente hospitalar.

A podofilina é uma resina retirada do *Podophyllium peltatum*. É usada em dispersão a 20-25% em álcool, com tintura de benjoim e álcool. Usada principalmente no tratamento do condiloma acuminado, em aplicações locais semanais. Após 6 horas de aplicação, lavar com água e sabão.

Em lesões extensas, a podofilina deve ser aplicada parcimoniosamente porque, de outro modo, pode ser absorvida e provocar reações adversas, como estados confusionais, neuropatia periférica grave, íleo adinâmico, lesão renal, leucopenia e trombocitopenia. Além disso, a podofilina é teratógena. A aplicação da podofilina não deve ser confiada ao próprio paciente.

5-Fluorouracil. Essa droga tem sua estrutura mostrada na Fig. 123.12.

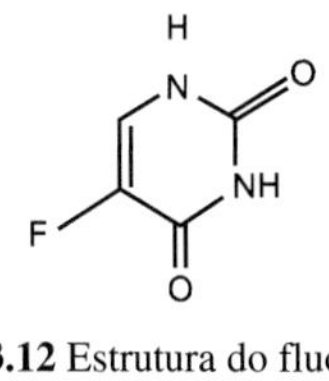

Fig. 123.12 Estrutura do fluorouracil.

Usa-se esse fármaco para a remoção tópica de ceratoses actínicas pré-malignas múltiplas, especialmente aquelas situadas na face, calva e orelhas, na concentração de 5%. A eficácia do tratamento depende da resposta inflamatória e da duração da terapia. Depois que se suspende o tratamento, o processo de cicatrização continua durante 1 a 2 meses.

O 5-fluorouracil atua inibindo a síntese de DNA e RNA de células epidérmicas atípicas. Os carcinomas basais superficiais respondem bem ao 5-fluorouracil.

Está disponível, no Brasil, com o nome de Efurix, de uso tópico.

Enzimas usadas em úlceras da pele

Essas enzimas, de uso tópico, degradam as proteínas e, desse modo, removem material necrótico, sangue coagulado, exsudatos purulentos ou restos de material fibrinoso resultantes de queimaduras, traumatismos, inflamação e feridas ou úlceras infectadas. Essa ação facilita a cicatrização. Alguns autores argumentam que a ação local dessas enzimas é controversa.

A ação enzimática local depende de limpeza prévia da úlcera, a fim de remover detritos, e, quando necessário, realiza-se drenagem posterior.

A ação da enzima pode ser prejudicada pelos seguintes fatores: armazenagem inadequada da enzima, uso de veículo inadequado, administração concomitante de fármacos que destroem a enzima, como metais pesados e alguns antissépticos; ressecamento do substrato, persistência de material estranho ou sequestrado, localização inacessível do pus, como acontece na osteomielite.

As enzimas usadas topicamente para o tratamento de úlceras cutâneas são: colagenase, fibrinolisina com desoxirribonuclease e sutilans.

No Brasil, encontram-se disponíveis a fibrinolisina com desoxirribonuclease, associada ao cloranfenicol (Fibrase com cloranfenicol) e Iruxol (colagenase).

Fármacos usados no tratamento da alopecia

Nessa indicação, vem sendo experimentado o minoxidil, cuja estrutura é mostrada na Fig. 123.13.

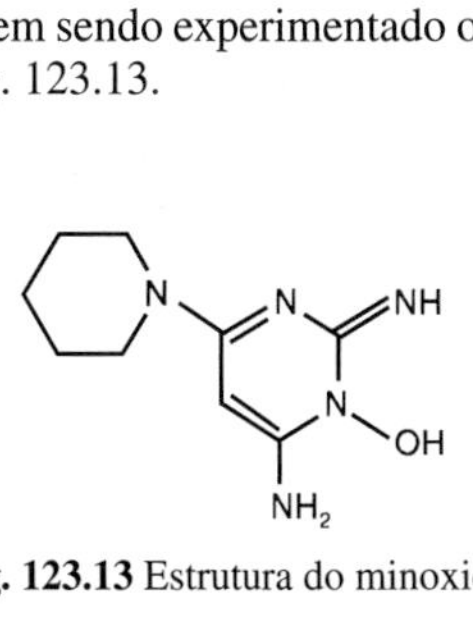

Fig. 123.13 Estrutura do minoxidil.

O minoxidil é um potente vasodilatador, usado para tratamento da hipertensão arterial. Produzindo hipertricose, há melhora de alopecia andrógeno-dependente em uma minoria de pacientes.

Tem sido testado topicamente para estimular o crescimento de cabelos em alopecia em tipo androgenética e, também, em pacientes com alopecia em áreas (*areata*).

A aplicação tópica promoveria um aumento do fluxo sanguíneo dérmico, dose-dependente, que contribuiria para o crescimento dos pelos.

Não há ação endócrina, e novos folículos não são formados. Na alopecia *areata*, têm sido observadas diminuição do infiltrado linfocítico perifolicular e abertura de vasos dérmicos previamente fechados.

Tem havido relato de uso de concentrações de 1% a 3%, 2 vezes por dia, durante meses, com boa resposta em 1/3 dos casos. Na alopecia *areata*, concentrações maiores (5%) são mais eficazes.

Respostas melhores ocorrem nos pacientes com áreas pequenas de alopecia androgênica, com perda recente de cabelos. A resposta pode iniciar-se 1 a 2 meses após o início da terapêutica, e o efeito benéfico cessa quando o uso é interrompido.

Podem ocorrer reações alérgicas de contato. A absorção é mínima; por isso, não foram observadas reações sistêmicas. Está disponível, no Brasil, com o nome de Regaine, solução tópica.

Fármacos usados contra sudorese e desodorantes

A bromidrose resulta da ação de bactérias sobre os componentes orgânicos das glândulas sudoríparas. Os fármacos usados na antissudorese reduzem a produção de suor na taxa de 20% a 60%, dependendo do fármaco e do método de aplicação. Os aerossóis são os menos eficazes. As principais drogas utilizadas para reduzir a sudorese são: cloridrato de alumínio, cloreto de alumínio ou sulfato de alumínio tamponado. Atuam interferindo na formação do suor, obstruindo parcialmente os dutos e exercendo uma ação antibacteriana que contribui para o efeito adstringente.

Entre as reações adversas a essas preparações citam-se: irritação, queimor, prurido e, às vezes, dermatite e ulceração. Ao primeiro sinal de irritação, suspender a aplicação. É rara a sensibilização por contato.

A hiper-hidrose grave – palmar, plantar ou axilar – é tratada com produtos que encerram cloreto de alumínio hexa-hidratado em álcool absoluto. Aplica-se a preparação, sob penso oclusivo plástico, nas axilas secas, na hora de dormir, seguida de lavagem na manhã seguinte. O número de tratamentos depende de cada paciente. Com frequência ocorre irritação grave.

Filtros solares

Esses fármacos são fotoprotetores, especialmente contra radiação ultravioleta, e podem ser exógenos (tópicos ou sistêmicos) ou endógenos (melanina ou ácido urocrânico). O fotoprotetor deve possuir bom poder de absorção da UVA e UVB e apresentar estabilidade química, principalmente quando exposto à luz solar; não manchar a roupa, ter boa absorção percutânea, possuir aderência residual após contato com a água, ser pouco solúvel em água, ser atóxico e ter boa estabilidade nas bases cosméticas.

Os fotoprotetores tópicos podem ser físicos, refletindo e dispersando a luz incidente (dióxido de titânio, óxido de zinco, silicato de magnésio e óxido vermelho de ferro), e químicos, que absorvem a radiação ultravioleta (PABA e derivados, salicilatos, antranilatos, cinamatos, benzofenomas, derivados de cânfora, di-hidroxiacetona).

O veículo é importante para manter a atividade protetora dos filtros solares. O óleo, por exemplo, é um bom veículo. Uma base creme/água/ óleo retém o produto durante natação e transpiração.

A radiação solar é formada de: radiações ultravioleta (6%), visíveis (46%) e infravermelhas (48%). A radiação ultravioleta se divide em três categorias: UVA, com o comprimento de onda de 320 a 400 nm; UVB, com o comprimento de onda de 290 a 320 nm; e UVC, com o comprimento de onda de 200 a 290 nm.

A exposição descontrolada à radiação solar produz queimadura de sol, envelhecimento da pele e elastose solar, ceratose actínica e câncer dos tipos basocelular e escamocelular e melanoma.

A radiação UVA pode aumentar a carcinogênese e envelhecimentos induzidos pela UVB. As radiações UVB e UVA também estimulam a pigmentação melanínica (reação de bronzear), mas essa reação só produz bronzeamento em pessoas dos tipos II a V de pele. A radiação UVC é filtrada pela camada de ozônio da estratosfera e pode, por outro lado, ser emitida por fontes artificiais, sendo fracamente germicida, mas não produzindo bronzeamento. Entretanto, o potencial eritemogênico (de produzir eritema do sol) da UVC é maior do que o da UVB. A UVB possui potência eritemogênica 800 a 1.000 vezes maior do que a radiação UVA. Os filtros variam na sua capacidade de bloquear as radiações UVA e UVB.

São indicados especialmente nas pessoas que se queimam facilmente ao sol, hipersensíveis à luz solar, que estejam tomando medicamentos fotossensibilizadores, sofram de porinia ou lúpus eritematoso, que se expõem a lâmpadas bactericidas de radiação ultravioleta, e para as pessoas que viajam para as zonas equatoriais.

A pele pode ser dividida nos seguintes tipos:

I. Sempre queima; não pigmenta.
II. Queima moderadamente; pigmenta pouco.
III. Queima moderadamente; pigmenta gradualmente.
IV. Queima pouco; pigmenta rapidamente.
V. Nunca queima; sempre pigmenta.

Nas peles tipos I e II, deve-se usar o filtro solar 15; nos tipos III a V, usar filtros solares mais baixos.

Os filtros solares são classificados de acordo com o fator de produção solar (FPS), numa escala de 2 a 15. Define-se esse fator como a relação entre a quantidade de radiação ultravioleta necessária para produzir uma dose mínima de eritema (DME) através do filtro solar aplicado e a quantidade aplicada para produzir a mesma reação sem filtro solar. FPS de 8 a 15 proporciona proteção máxima contra queimadura solar, não permitindo bronzeamento.

Os filtros solares químicos são representados pelas seguintes substâncias: ácido para-aminobenzoico, seus dois ésteres, benzofenonas, cinamatos e salicilatos.

A seleção do filtro solar depende do espectro de absorção do principal ingrediente, da sua concentração e do veículo.

No Brasil, como exemplos de filtros solares, citam-se as especialidades farmacêuticas: Pabafilm (FPS 10 a 15), Episol (FPS 15) e Spectrabam (PABA) (FPS 4 e 15) e protetores labiais.

A propriedade mais importante dos filtros solares é sua resistência à remoção pela água.

Um filtro solar resistente à água deve continuar a funcionar após 40 minutos na água.

Os filtros solares de FPS 15 ou acima desse limite devem ser aplicados antes da exposição ao sol. Recomenda-se a reaplicação após exposição prolongada ao sol.

Fármacos diversos: colódio, dapsona, filmes plásticos

O colódio é uma mistura de piroxilina, éter e álcool que se apresenta sob a forma de um filme pegajoso, tenaz, que adere à pele quando seca. O colódio flexível também encerra cânfora, 0,2%, e óleo de rícino, 0,3%, e é usado como protetor de rachaduras. O colódio pode ser usado como protetor contra os efeitos irritantes do coaltar no tratamento da psoríase ou contra os efeitos do ácido salicílico no tratamento de calos e verrugas. A mistura pode também ser usada como veículo dos ácidos salicílico e lático.

A dapsona é uma sulfona útil na hanseníase e também no tratamento da dermatite herpetiforme, pustulose subcórnea e dermatoses bolhosas da infância. Foi também usada, com bons resultados, na erupção bolhosa do lúpus eritematoso. As doses usuais da dapsona variam de 100 a 200 mg e aliviam os sintomas dermatológicos agudos em 1 a 3 dias. Doses mais elevadas podem provocar hemólise, meta-hemoglobinemia e leucopenia. O hemograma deve ser realizado semanalmente, no 1º mês de tratamento, e de 3 em 3 meses, no decurso da terapia.

Os filmes sintéticos de polietileno e povinilideno são utilizados nos curativos oclusivos. A oclusão evita a evaporação da transpiração e aumenta a penetração de certas medicações através da pele. A oclusão pode provocar foliculite, crescimento de *Candida* e outros quadros decorrentes de maceração dos tecidos e do calor.

Antifúngicos

O tratamento das micoses superficiais causadas por fungos dermatófitos pode ser realizado com antifúngicos tópicos (clotrimazol, miconazol, econazol, tolnaftato e haloprogina) ou administração oral (griseofulvina, cetoconazol). Ver Cap. 107.

Na onicomicose, faz-se necessária a terapia oral, feita, em geral, com griseofulvina e cetoconazol.

A terbinafrina, o itraconazol e o fluconazol apresentam certas vantagens porque proporcionam elevados níveis das drogas nas unhas, que persistem mesmo após a suspensão do tratamento. A taxa de cura com esses últimos antifúngicos atinge até 75%, enquanto a griseofulvina e o cetoconazol têm atividade limitada.

Ectoparasiticidas

São fármacos destinados ao combate da pediculose (infestação por *Phthirus capitis* e *P. pubis*) e sarna (infestação por *Sarcoptes scabies*).

O lindano e o benzoato de benzila são eficazes pediculicidas e escabicidas.

O crotamiton é um escabicida com algumas propriedades antipruriginosas.

O malation é pediculicida eficaz e é indicado no tratamento da pediculose da cabeça.

O enxofre, sob a forma de precipitado em petrolato, a 5%, pode também ser usado como escabicida.

Existem também associações de piretrinas com o butóxido de piperanil, indicadas como pediculicidas tópicos.

O emprego desses fármacos deve ser orientado pelo especialista, devido ao seu potencial tóxico, sobretudo quando há absorção sistêmica.

REFERÊNCIAS BIBLIOGRÁFICAS

1. ADVERSE EFFECTS WITH ISOTRETINOIN. *FDA Drug Bull.*, *13*:121-30, 1983.
2. AMA Department of Drugs. *Drug Evaluations*, 6th ed. Saunders, Philadelphia, 1986.
3. ANDERSON, T.F. Psoriasis: New reasons for using time-honored empiric therapy. *Consultant*, 39-55, 1985.
4. ANDERSON, T.F., VOORHEES, J.J. Psoralen photochemotherapy of cutaneous disorders. *Annu. Rev. Pharmacol. Toxicol.*, *20*:235-257, 1980.
5. ARNDT, K.A. *Manual of Dermatologic Therapeutics with Essentials of Diagnosis*. 3rd ed. Little, Brown Boston, 1983.
6. BENNETI, R. *et al.* Current management using 5-fluouracil. *Cutis*, *36*:218-236, 1985.
7. BRAZZELL, R.K. *et al.* Pharmacokinetics of isotretinoin during repetitive dosing to patients. *Eur. J. Clin. Pharmacol.*, *24*:695-702, 1983.
8. DE VILLEZ, R.L. Topical minoxidil therapy in hereditary androgenetic alopecia. *Arch. Dermatology*, *121*:197-202, 1985.
9. DICKEN, C.H. Retinoids: Review. *J. Am. Acad. Dermatol.*, *11*:541-552, 1984.
10. ELIAS, P.M., WILLIAMS, M.L. Retinoids, cancer and skin. *Arch. Dermatol.*, *117*:160-180, 1981.
11. FARBER, E.M., NALL, I. Psoriasis: Review of recent advances in treatment. *Drugs*, 28:324-346, 1984.
12. GILMAN, A.G., GOODMAN, L.S., RALL, T.W., MURAD, F. *The Pharmacological Basis of Therapeutics*. 7th ed. Macmilan Publishing Company, New York, 1985.
13. GOODMAN, D.S. Vitamin A and retinoids in health and disease. *New England J. Med.*, 310:1023-1031, 1984.
14. GRATTON, D. *et al.* Topical clindamycin versus systemic tetracycline in treatment of acne. *J. Am. Acad. Dermatol.*, 7:50-53, 1982.
15. HEADINGTON, J.T., NOVAK, E. Clinical and histologic studies of male pattern baldness treated with topical minoxidil. *Curr. Ther. Res.*, *36*:1098-1106, 1984.
16. KRAUSE, L., SHUSTER, S. Mechanism of action of antipruritic drugs. *Br. Med. J.*, 287:1199-1200, 1983.
17. LAMMER, E.J. *et al.* Retinoic acid embryopathy. *N. Engl. J. Med.*, *313*:837-841, 1985.
18. LOOKINGBILL, D.P., MARKS, J.G. *Principles of Dermatology*. Saunders, Philadelphia, 1986.
19. LOWE, N.J. *et al.* Anthralin for psoriasis: Short-contact anthralin therapy compared with topical steroid and conventional anthralin. *J. Am. Acad. Dermatol.*, *10*:69-72, 1984.
20. MOY, R.L. *et al.* Isotretinoin versus etretinate therapy in generalized pustular and chronic psoriasis. *Arch. Dermatol.*, *121*:1297-1301, 1985.
21. OLSEN, E.A. *et al.* Topical minoxidil in early male pattern baldness. *J. Am. Acad. Dermatol.*, *13*:185-192, 1985.
22. ROBERTSON, D.B., MAIBACH, H.I. Topical corticosteroids. *Semin. Dermatol.*, 2:238,249, 1983.
23. SAMPAIO, S. *et al. Dermatologia Básica*. 3ª ed. Artes Médicas, São Paulo, 1987.
24. SAYRE, R.M. *et al.* Performance of six sunscreen formulations on human skin: Comparison. *Arch. Dermatol.*, *115*:46-49, 1979.
25. STHENDAL, O. *et al.* Inhibition of polymorphonuclear leukocytes citotoxicity by dapsone: possible mechanism in treatment of dermatitis herpetiformis. *J. Clin. Invest.*, *61*:214-220, 1978.
26. UNNAPROVED USE OF MINOXIDIL. *FDA Drug Bull.*, *15*:38, 1985.
27. WARD, A. *et al.* Etretinate: review of its pharmacological properties and therapeutic efficacy in psoriasis and other skin disorders. *Drugs*, *26*:9-43, 1983.
28. YOUG, D. *et al.* Benzoyl peroxide: percutaneous penetration and metabolic disposition. *J. Am. Acad. Dermatol.*, 9:920-924, 1983.

124

Tratamento Farmacológico da Disfunção Erétil

Modesto Antonio de Oliveira Jacobino

INTRODUÇÃO

Disfunção erétil é a condição clínica definida como a incapacidade persistente de obter e/ou manter ereção peniana suficiente para a realização de atividade sexual satisfatória. Elementos orgânicos e psicológicos estão envolvidos na função erétil normal, compreendendo fatores vasculares, neurológicos, hormonais e cavernosos.

Disfunção erétil pode ser primariamente de origem psicogênica; entretanto, muitos pacientes apresentam um distúrbio orgânico.

No MMAS (*Massachusetts Male Aging Study*), em estudo epidemiológico em 1.290 homens entre 40 e 70 anos de idade, a prevalência de disfunção erétil de qualquer grau foi de 52%, sendo a mínima de 17%, moderada de 25% e completa em 10%. Entre as idades de 40 e 70 anos, a probabilidade de disfunção erétil completa passou de 5,1% para 15%, enquanto a probabilidade de disfunção erétil moderada passou de 17% para 34%. Nesse mesmo estudo, verificou-se que aproximadamente 60% dos homens aos 40 anos de idade eram potentes; essa porcentagem caiu para 33% na faixa etária de 70 anos.

A prevalência de disfunção erétil aumenta com o avanço da idade, desde menos de 1% aos 19 anos até cerca de 25% aos 75 anos.

O pênis é um órgão com duas funções: urinária e sexual. É formado por três cilindros revestidos pela fáscia de Buck, dois corpos cavernosos e corpo esponjoso. Os três cilindros têm uma parede fibrosa, não distensível, denominada túnica albugínea.

Tanto os corpos cavernosos quanto o corpo esponjoso possuem um parênquima musculovascular cuja unidade funcional é o sinusoide formado por cavidades alveolares com aproximadamente 300-500 µm e cujas paredes de músculo liso se encontram cobertas de endotélio. Cada sinusoide se encontra irrigado por uma arteríola que é ramo terminal das artérias helicinais e é drenado por diminutas vênulas que se juntam às do sinusoide vizinho para formarem as veias emissárias, que atravessam a albugínea. O estroma conjuntivo que circunda os sinusoides apresenta grande quantidade de tecido colágeno.

O suprimento sanguíneo arterial para o pênis depende da artéria pudenda interna, ramo da artéria ilíaca interna. A artéria ilíaca interna se converte na artéria peniana comum, que se divide em quatro ramos terminais: artéria dorsal, artéria cavernosa, artéria bulbar e artéria uretral ou esponjosa, que atinge o corpo esponjoso. As artérias cavernosas dão origem às artérias helicinais, que suprem de sangue os sinusoides do tecido erétil. Três sistemas drenam o sangue venoso do pênis: superficial, médio e profundo.

Vasos sanguíneos, fibras musculares intrínsecas do pênis, assim como fibras da musculatura estriada regional, do ponto de vista de inervação periférica, apresentam um triplo controle: simpático toracolombar (controla a ejaculação e a detumescência); parassimpático de S2-S4 (principal mediador da ereção); e somático lombossacral (sensitivo e motor).

Múltiplas vias espinhais e supraespinhais exercem um controle sobre esse sistema periférico, que atuam em uma única via coordenada. Os centros supraespinhais da ereção se encontram na região subcortical do sistema límbico, e estudos indicam a área hipotalâmica pré-óptica medial como um centro integrador fundamental.

FISIOLOGIA DA EREÇÃO PENIANA

A ereção peniana é uma resposta fisiológica que envolve a participação de mecanismos neurovasculares e endócrinos. Estímulos sensitivos locais dos genitais condicionam a ereção reflexa; estímulos psicogênicos, percebidos ou gerados no cérebro, condicionam a ereção central.

Do ponto de vista funcional, o nervo pélvico constitui a via para a ereção, sendo o efeito contrário, a detumescência, exercido pelo sistema simpático, que chega ao pênis através dos nervos hipogástrico, pélvico e dorsal.

A ereção peniana ocorre quando as terminações nervosas e o endotélio liberam substâncias que relaxam o músculo liso que circunda os espaços lacunares dos corpos cavernosos, e esse fenômeno produz vasodilatação das artérias cavernosas, aumentando o fluxo sanguíneo e a pressão de perfusão aos espaços lacunares.

O relaxamento do músculo liso trabecular dilata os espaços lacunares, que se enchem de sangue, o qual aumenta o volume do pênis. A expansão do espaço lacunar contra a túnica albugínea comprime os vasos subtunicais, ocasionando uma diminuição da drenagem venosa, criando-se assim um mecanismo veno-oclusivo que provoca a ereção.

Esse mecanismo veno-oclusivo determina um aumento da resistência ao esvaziamento do fluido intracavernoso de ordem 100 vezes superior que no estado de flacidez.

A detumescência peniana ocorre com a contração do músculo liso peniano, pelo aumento da atividade simpática vasoconstritora, com contração das artérias penianas, ocasionando uma diminuição do fluxo sanguíneo para os corpos cavernosos. A contração do músculo trabecular faz com que os espaços lacunares se colapsem, produzindo uma descompressão das vênulas de drenagem dos corpos cavernosos, facilitando ao pênis em ereção voltar ao estado de flacidez.

O controle molecular das atividades muscular e intracavernosa depende do fluxo intracelular de cálcio livre, que deve se manter acima dos níveis basais, e para isso são ativados mecanismos que favorecem a entrada de cálcio do compartimento extracelular e/ou a liberação de cálcio intracelular que se encontra acumulado no retículo sarcoplasmático.

Neurotransmissores e fatores endoteliais influenciam a dinâmica intracelular do cálcio, e o principal envolvido no relaxamento da musculatura lisa dos corpos cavernosos, consequentemente da ereção, é o óxido nítrico. Esse radical livre, altamente reativo e quimicamente instável, é sintetizado em distintos tipos de células em mamíferos. É modulador de várias atividades biológicas, tais como dilatação de vasos sanguíneos dependentes de endotélio; inibição da agregação plaquetária; atividades citotóxicas dos macrófagos e neurotransmissor no sistema nervoso central e periférico.

O óxido nítrico é produzido, a partir de seu precursor, a L-arginina, pela enzima *óxido nítrico sintetase*, atravessa a membrana plasmática das células e se une à enzima guanilil ciclase, produzindo uma modificação na molécula que aumenta sua atividade.

A ativação da guanilil ciclase estimula a conversão do trifosfato de guanosina (GTP) em monofosfato de guanosina cíclico (GMPc). O acúmulo de GMPc na célula ocasiona uma cascata de eventos cujo resultado final é diminuir o cálcio livre, favorecendo o relaxamento da musculatura, levando a vasodilatação e tumescência peniana.

Demonstrou-se que o óxido nítrico e os seus doadores são potentes dilatadores das artérias penianas e do músculo trabecular. A síntese de óxido nítrico é presente em abundância no plexo pélvico, nos nervos cavernosos, no nervo dorsal do pênis e nos plexos nervosos das artérias cavernosas e helicinais.

Existem outros mecanismos de vasodilatação, com a participação do polipeptídio intestinal vasoativo (VIP), das prostaglandinas E (PGE$_1$ e PGE$_2$) e catecolaminas, catalisando a formação de AMPc, o que estimula a saída de cálcio intracelular, proporcionando relaxamento da musculatura peniana.

A contração da musculatura lisa sinusoidal, pelo aumento do tônus simpático, é induzida por neurotransmissores e acarreta aumento de cálcio intracelular. A noradrenalina, principal agente responsável pela contração da musculatura lisa intravenosa, atua sobre receptores alfa-1-adrenérgicos e, ao nível da artéria cavernosa humana, fundamentalmente sobre receptores alfa-2.

A vasoconstrição das artérias penianas e a contração do músculo trabecular resultam na redução do fluxo arterial e no colapso dos espaços lacunares, bem como na descompressão das vênulas de drenagem dos corpos cavernosos, desfazendo-se o mecanismo veno-oclusivo.

Também o peptídio endotelina e alguns eicosanoides (PGF$_2$ alfa; tromboxano A$_2$) são candidatos a atuarem na manutenção da flacidez peniana.

O conhecimento mais apropriado dos fatores fisiológicos e bioquímicos que participam no processo da ereção e da detumescência peniana culminou com o surgimento de vários agentes farmacológicos que podem ser utilizados no tratamento da disfunção erétil.

TERAPIA ORAL DA DISFUNÇÃO ERÉTIL

A indústria farmacêutica tem como importante objetivo a farmacoterapia da disfunção erétil por via oral, canalizando grandes recursos na investigação de uma droga que propicie resposta adequada e que seja de fácil administração, com mínimos efeitos colaterais e economicamente acessível.

Devemos ressaltar que os mecanismos fisiológicos ao nível dos corpos cavernosos deverão ter uma estrutura funcional conservada ou somente ligeiramente afetada por enfermidades para que a terapia oral seja eficaz.

Os fármacos que se encontram no momento para serem utilizados no tratamento da disfunção erétil, por via oral, são divididos de acordo com o mecanismo de ação:

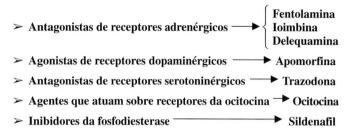

Antagonistas de receptores adrenérgicos

CLORIDRATO DE IOIMBINA

É um alcaloide indol-alquil-amínico, extraído da casca de uma árvore chamada *Pausinystalia yohimbe* e da raiz da *Rauwolfia*. É considerado há séculos potente afrodisíaco, com efeitos centrais e periféricos em animais e seres humanos.

A ioimbina é um bloqueador alfa-adrenérgico com ação predominante alfa-2-adrenérgica, e é provável que o mecanismo de ação quanto à atividade erétil não seja periférico e, sim, em níveis altos no cérebro (o subtipo de receptores adrenérgicos preponderante no corpo cavernoso é do tipo alfa-1, produzindo facilitação do impulso simpático).

Farmacocinética

A ioimbina, quando administrada por via oral, é rapidamente absorvida, tendo meia-vida plasmática de 35 minutos. Devido à sua curta meia-vida, recomenda-se a dose de 10 mg, por via oral, 3 vezes ao dia.

Os efeitos colaterais são poucos: aumento da frequência cardíaca, aumento da pressão arterial ou hipotensão ortostática, intolerância gástrica e raramente cefaleia. Podem ocorrer reação de ansiedade e insônia. Devido ao relato de ocasionar oligúria em alguns casos, é contraindicada a utilização da ioimbina na insuficiência renal. Nos pacientes hipertensos, o uso da ioimbina pode ocasionar crise hipertensiva, o que sugere seu controle.

Experiência clínica

Existe grande experiência com o uso dessa droga. Embora sua eficácia seja limitada no tratamento da disfunção erétil de origem orgânica, constatou-se diferença significativa quando comparada com placebo no tratamento de portadores de disfunção erétil de etiologia psicogênica.

FENTOLAMINA

É um derivado imidazolínico, antagonista dos receptores alfa-adrenérgicos, sejam do tipo alfa-1 ou alfa-2, com provável ação indireta, produzindo relaxamento do tecido erétil do corpo cavernoso por mecanismo de ativação da síntese de óxido nítrico.

Farmacocinética

Estudos farmacocinéticos em voluntários normais revelaram concentração plasmática média do mesilato de fentolamina de 16 ng/mL (42-50 nM) 30 minutos após a administração de 40 mg por via oral. Efeitos colaterais, tais como taquicardia e obstrução nasal, são menos frequentes na dose de 40 mg.

Experiência clínica

A fentolamina tem sido usada habitualmente em combinação com outras drogas para injeção intracavernosa. Seu uso por via oral para o tratamento da disfunção foi originalmente concebido por Gewinup, tendo os resultados sido confirmados recentemente através de um estudo multicêntrico. A droga deve ser administrada 30 minutos antes da atividade sexual. A dose de 40 mg de fentolamina produz 30% a 40% de resposta erétil, comparada com 20% de resposta do placebo.

DELEQUAMINA

É um potente antagonista seletivo alfa-2; seu efeito bloqueador alfa-2 é 100 vezes mais seletivo nos respectivos receptores que a ioimbina, com ações muito semelhantes.

Farmacocinética

O cloridrato de delequamina tem uma meia-vida de 5 a 8 horas, e pode ser administrado na dose de 1,0 mg, 2 vezes ao dia.

Experiência clínica

Em estudos, o emprego da delequamina no tratamento da disfunção erétil de origem orgânica não tem ainda demonstrado resultados satisfatórios, existindo expectativa quanto ao seu emprego na disfunção erétil de origem psicogênica.

Agonistas de receptores dopaminérgicos

APOMORFINA

Quando administrados parenteralmente em ratos, os agonistas dopaminérgicos induzem ereção peniana. O lugar da ação é no núcleo paraventricular do hipotálamo, via receptores dopaminérgicos D_2. A apomorfina é um agonista de receptores D_2.

Inicialmente, demonstrou-se que o uso da apomorfina por administração parenteral resultava em ereção em homens normais, e sua eficácia foi posteriormente reportada no tratamento da disfunção erétil. Entretanto, efeitos colaterais, tais como náuseas, vômitos, hipotensão, depressão respiratória, mesmo nas doses de 4 e 8 mg, que são comuns, desestimularam o interesse clínico por sua administração por via parenteral.

Recentemente, a formulação sublingual da apomorfina tem sido desenvolvida com aplicação de doses entre 4 e 6 mg, com obtenção de intercurso sexual em 70% em homens portadores de disfunção erétil psicogênica.

Antagonistas de receptores serotoninérgicos

TRAZODONA

Usada comumente como antidepressivo e com efeitos ansiolítico, analgésico e sedativo, muitos trabalhos sugeriram que essa droga induzia o desenvolvimento de priapismo. Tem efeito antimuscarínico.

Farmacocinética

A trazodona atua ao nível do sistema nervoso central, aumentando a serotonina nos receptores 5HT1C, mediante a inibição da recaptação central de 5-hidroxitriptamina, aumentando o intercâmbio da dopamina no cérebro, porém não previne a recaptação periférica de noradrenalina.

Destaca-se a ação periférica da droga e de seu metabólito, a m-clorofenilpiperazina, que mostrou ter um efeito bloqueador dos alfa-adrenorreceptores do tecido cavernoso humano, interferindo no controle simpático da detumescência.

A trazodona tem uma meia-vida de 6 horas. A dose comumente usada varia de 100 a 200 mg, 1 vez ao dia. Efeitos colaterais incluem náuseas, sonolência, vômitos, hipotensão ortostática e retenção urinária. Especula-se sinergismo com a ioimbina.

Experiência clínica

Nos estudos de Saenz de Tejada, a ação da trazodona para manter ereção prolongada foi 2,4 vezes superior à do placebo, e deve-se ressaltar seu valor nos pacientes com disfunção erétil psicogênica ou mista.

Agentes que atuam sobre receptores da ocitocina

A ocitocina exibe propriedade eretogênica em roedores; entretanto, seu efeito em humanos ainda não foi demonstrado.

Inibidores da fosfodiesterase

SILDENAFIL

O citrato de sildenafil é um derivado metilpiperazínico, que tem uma solubilidade na água de 3,5 ng/mL. É um inibidor potente e seletivo da fosfodiesterase tipo 5 (PDE5), específica para o monofosfato de guanosina cíclico (GMPc), responsável pela degradação do GMPc no corpo cavernoso. É formulado em comprimidos de 25 mg, 50 mg e 100 mg, para tratamento de disfunção erétil por via oral.

Farmacocinética

O sildenafil é absorvido com rapidez pelo tubo digestivo e apresenta alta concentração plasmática 1 hora após sua administração oral. Tem uma meia-vida de 3 a 5 horas.

Não existe um efeito direto relaxante no corpo cavernoso humano isolado, porém o sildenafil aumenta os efeitos do óxido nítrico pela inibição de PDE5, que é responsável pela degradação do GMPc no corpo cavernoso.

Com a estimulação sexual, a via do óxido nítrico/GMPc é ativada, e a inibição de PDE5 pelo sildenafil resulta em aumento dos níveis de GMPc no corpo cavernoso (impedindo a detumescência peniana prematura).

Estudos demonstraram seletividade 10 a 10 mil vezes maior para a PDE5 do que para as outras isoenzimas.

Eliminado predominantemente pelo metabolismo hepático, a biodisponibilidade média absoluta do citrato de sildenafil é de 41%. Aproximadamente 80% de uma dose administrada do sildenafil é excretada pelas fezes e cerca de 13%, pela urina.

O sildenafil potencializa a ação de doadores de óxido nítrico, tais como o nitroprussiato de sódio. Apesar de exibir propriedade antiagregante plaquetária, sua administração em conjunto com a aspirina ou a varfarina não altera significativamente o tempo de coagulação. Apresenta o potencial de interagir com drogas como a cimetidina, o cetoconazol e a eritromicina.

Experiência clínica

O sildenafil (Viagra®) é administrado por via oral para o tratamento da disfunção erétil. A dose recomendada é de 50 mg, tomada aproximadamente 60 minutos antes da atividade sexual. A dose pode ser aumentada para 100 mg ou reduzida para 25 mg; a dose máxima recomendada é de 100 mg e a frequência máxima, de 1 vez ao dia.

Já foi avaliada sua eficácia clínica em mais de 4 mil homens portadores de disfunção erétil, de origem orgânica, psicogênica ou mista, e a melhora na ereção foi relatada em 70% a 90% dos pacientes que receberam o medicamento, contra apenas 10% a 30% dos que usaram placebo.

Com doses superiores a 100 mg, 10% a 20% dos pacientes experimentaram efeitos colaterais, tais como: cefaleia, rubor, dispepsia, congestão nasal e distúrbio visual.

TERAPIA INTRACAVERNOSA DA DISFUNÇÃO ERÉTIL

Em 1982, Virug, um cirurgião vascular, e, em 1983, Brindley, um neurofisiologista, publicaram suas observações com a administração intracavernosa da papaverina (ereção e ejaculação) e da fenoxibenzamina, respectivamente, e propuseram seu uso no tratamento da disfunção erétil, como vasodilatadores intracavernosos.

Em 1985, Zorgniotti e Lefleur propuseram a combinação de papaverina e fentolamina, pois essa associação era mais eficaz no efeito eretogênico do que a papaverina isoladamente. Em 1986, Ishii introduziu a utilização da PGE_1 no tratamento da disfunção erétil; esse medicamento substituiu rapidamente a papaverina e a combinação papaverina-fentolamina, por sua eficácia e tolerabilidade.

A PGE_1 sintética é denominada alprostadil e está registrada como medicamento intracavernoso com o nome Caverject®.

PAPAVERINA

A papaverina, um alcaloide benzilquinolínico derivado da *Papaver somniferum* (planta do ópio), é um inibidor não seletivo da fosfodiesterase, potencializando o acúmulo de GMPc e AMPc, relaxando a musculatura dos sinusoides e das artérias helicinais nos corpos cavernosos, através do bloqueio dos canais de ingresso rápido de cálcio, e favorecendo os mecanismos de depleção de potássio.

Farmacocinética

Tem uma meia-vida plasmática curta de 1 a 2 horas e é metabolizada no fígado. A papaverina não se metaboliza no corpo cavernoso e alcança uma concentração máxima no plasma 30 minutos depois da administração intracavernosa.

Toxicidade e formulação

Os efeitos sistêmicos do cloridrato de papaverina são hipotensão arterial e toxicidade hepática, que regridem com a suspensão da droga. As complicações locais incluem fibrose difusa dos corpos cavernosos, principalmente em diabéticos, devido à ação irritante exercida por sua acidez, e priapismo, que se pensa ser decorrente de falta de metabolismo local.

As soluções de cloridrato de papaverina podem ser administradas como monodroga em injeção intracavernosa em doses de 2,5 a 90 mg ou em associação com fentolamina ou PGE_1.

FENTOLAMINA

É do grupo das imidazolinas, e um antagonista competitivo dos receptores alfa-adrenérgicos. Tem uma atividade similar para os subtipos alfa-1 e alfa-2.

No homem, a injeção intracavernosa de fentolamina apresenta um efeito relaxante não específico sobre os vasos penianos e não tem efeito sobre o retorno venoso. Produz somente um estado de tumescência peniana breve, sem ereção, quando é utilizada como monodroga; é rotulada como droga facilitadora da ereção, potencializando a ação de outras drogas.

Farmacocinética

Sua meia-vida plasmática é curta, de apenas cerca de 30 minutos.

Toxicidade e posologia

As doses habitualmente utilizadas vão de 0,1 mg a 1,5 mg, e entre os efeitos colaterais se observam hipotensão e taquicardia.

PROSTAGLANDINA – PGE_1 (ALPROSTADIL)

O alprostadil é a forma sintética da prostaglandina E_1 derivado do ácido di-homolinoleico, um análogo do ácido araquidônico.

A PGE_1 provoca um aumento de AMPc, o qual diminui a concentração de cálcio livre e, como consequência, relaxa o músculo liso do corpo cavernoso. Além dessas ações diretas sobre o músculo liso, a PGE_1 reduz o tônus adrenérgico constritor, ao inibir a liberação da noradrenalina através de receptores pré-juncionais nas terminações nervosas adrenérgicas.

Farmacocinética

A meia-vida plasmática da PGE_1 é muito curta, de menos de 1 minuto, devido à ação da 15-hidroxi-PGE_1 desidrogenase.

No nível sistêmico, o metabolismo ocorre no pulmão, onde se metaboliza em torno de 60% a 80%, tendo sido demonstrado o metabolismo local intracavernoso dessa molécula, o que explica a baixa incidência de priapismo com a PGE_1.

Toxicidade e posologia

Dor no local da injeção é reportada em cerca de 20% dos pacientes. Com a dose de 20 mg de PGE_1 obtém-se uma ereção satisfatória para manter um ato sexual em 85% dos casos.

PEPTÍDIO INTESTINAL VASOATIVO (VIP)

O VIP é um potente vasodilatador que inibe a contração de vários tipos de músculo liso. A ação relaxante do VIP no corpo cavernoso humano tem sido clinicamente comprovada. Em altas doses, produz tumescência, porém não se obtém ereção peniana.

TERAPIA TRANSURETRAL DA DISFUNÇÃO ERÉTIL

Devido a inúmeras provas funcionais e anatômicas que demonstram a comunicação entre o corpo esponjoso e os corpos cavernosos, a utilização da via transuretral é uma realidade, fazendo com que a indústria farmacêutica destine importantes recursos para a investigação da utilização de drogas vasoativas, particularmente a PGE_1, por via endouretral, em forma de gel.

O fármaco é introduzido pelo meato uretral externo com uma seringa ou micropipeta descartável até o terço distal da uretra. Após micção e depois de massageamento peniano, é dissolvido na uretra e absorvido por ela, atingindo os corpos cavernosos. Os resultados clínicos com ereção suficiente foram de 40%. São necessárias doses relativamente altas (500 mg a 1.000 mg) de PGE_1, e os efeitos colaterais mais comuns são dor peniana, ardência e sangramento uretral.

ANDRÓGENOS

Os andrógenos, em particular a testosterona, são necessários para o desejo sexual. Uma diminuição dos níveis de testosterona plasmática, decorrente de castração ou outra causa, ocasiona diminuição da libido e às vezes das funções erétil e ejaculatória.

O papel dos andrógenos na ereção é complexo, e sabe-se hoje que esses hormônios têm influência no conteúdo da enzima óxido nítrico sintetase ao nível das terminações nervosas no corpo cavernoso, pois a castração diminui essas terminações, e o tratamento substitutivo com testosterona corrige essa deficiência.

A reposição hormonal com testosterona como tratamento substitutivo deve ser realizada em pacientes com deficiência androgênica documentada, devendo-se ter cuidado com os efeitos adversos sobre o fígado, a próstata e os testículos.

REFERÊNCIAS BIBLIOGRÁFICAS

1. ARONOFF, G. Trazodone associated with priapism. *Lancet*, *Ii*: 856, 1984.
2. BALLARD, A.S., GINGELL, C.J.C., PRICE, M.E., TANG, K., TURNER, L.A., NAYLOR, A.M. Sildenafil, an inhibitor of phosphodiesterase type 5, enhances nitric oxid mediated relaxation of human corpus cavernosum. *Int. J. Import. Res.*, 8:103, 1996.
3. BENET, A.E., MELMAN, A. The epidemiology of erectile dysfunction. *Urol. Clin. North Am.*, 22:699-709, 1995.
4. BRINDLEY, G.S. Cavernosal alpha-blockage: a new technique for investigating and treating erectile impotence. *Br. J. Psychiat.*, 143:332, 1983.
5. BROCKETT, N.L., IUVONE, P.M., EDWARDS, D.A. Midbrain lesions, dopamine and male sexual behavior. *Behav. Brain Res.*, 20:31, 1986.
6. BURNETT, A.L., HILLMAN, S.L., CHANG, T.S.K, EPSTEIN, J.I., LOWENSTEIN, C.J., BREDT, D.S. et al. Immunohistochemical localization of nitric oxide synthase in the autonomic innervation of the human penis. *J. Urol.*, 150:73-6, 1993.
7. BURNETT, A.L. Role of nitric oxide in the physiology of erection. *Biol. Reprod.*, 52:485-9, 1995.
8. CHRIST, G.J., MAAYANI, S., VALCIC, M., MELMAN, A. Pharmacological studies of human erectile tissue: Characteristic of spontaneous contractions and alterations in adrenoceptor responsiveness with age and disease in isolated tissues. *Br. J. Pharmacol.*, 101:375, 1990.
9. DAIL, W.G. Autonomic innervation of male reproductive genitalia *In*: MAGGI, C.A. (ed.). *The Autonomic Nervous System*. Harwood, London, 1993. Vol. 6, cap 3, p. 69-101.
10. DE GROAT, W.C., BOOTH, A.M. Neural control of penile erection. *In*: MAGGI, C.A. (ed.). *The Autonomic Nervous System*. Harwood, London,1993.Vol. 6, cap. 13, p. 465-513.
11. DE GROAT, W.C., BOOTH, A.M. Synaptic transmission in pelvic ganglia. *In*: MAGGI, C.A. (ed.). *The Autonomic Nervous System*. Harwood, London, 1993. Vol. 6, cap. 9, p. 291-347.
12. EARDLEY, I., MORGAN, R.J., DINSMORE, W.W., PEARSON, J., WULFF, M.B., BOOLELL, M. UK-92480: a new oral therapy for erectile dysfunction. A double blind placebo controlled trial with treatment taken as required. *J. Urol.*, 155:495A, 1996.
13. FELDMAN, H.A., GOLSTEIN, I., HATZCHRISTOU, D.G., KRANE, R.J., McKINLAY, J.B. Impotent and its medical and psychosocial correlates: results of the Massachusetts Male Aging Study. *J. Urol.*, 151:54-61, 1994.
14. FERRARI, M. Effects of papaverine on smooth muscle and their mechanisms. *Pharmacol. Res. Commun.*, 6:97, 1974.
15. FOURNIER, G.R., JUNEMANN, K.P., LUE, T.P., TANAGHO, E.A. Mechanisms of veno-oclusion during canine penile erection: an anatomic demonstration. *J. Urol.*, 137:163, 1987.
16. GEWINUP, G. Oral phentolamine in non-specific erectile insufficiency. *Ann. Int. Med.*, 109:162-8, 1988.

17. GINGELL, J.C., JARDIN, A., OLSSON, A.M. et al. UK-92.480: a new oral treatment for erectile dysfunction: a double blind placebo-controlled, once daily dose response study. *J. Urol.*, 155:495A, 1996.
18. HAKENBERG, O., WETERAUER, U., KOPPERMANN, U., LUHMANN, R. Systemic pharmacokinetics of papaverine and phentolamine: comparison of intravenous and intracavernous application. *Int. J. Impotence Res.*, 2:247, 1990.
19. HANNO, P.M., LOPEZ, R., WEIN, A.J. Trazodonde induced priapism. *Br. J. Urol.*, 61:94, 1988.
20. HART, B.L., HUGEN, C.M., PETERSON, D.M. Effects of medial preoptic-anterior hypothalamic lesions on mating behavior of male cats. *Brain Res.*, 54:177, 1973.
21. HATZICHRISTOU, D.G., SAENZ DE TEJADA, I., KUPFERMAN, NAMBURI, S., PESCATORI, E.S., UDELSON, D, GOLDSTEIN, I. In vivo assessment of trabecular smooth muscle tone, its application in pharmacocavernosometry and analysis of intracavernous pressure determinants. *J. Urol.*, 153:1126, 1995.
22. HEATON, J.P.W., ADAMS, M.A., MORALES, A. et al. Apomorphine SL is effective in the treatment of non-organic erectile dysfunction: Results of a multicentre trial. *Int. J. Imp. Res.*, 8:A64, 1996.
23. HEDLUND, H., ANDERSSON, K.E. Comparison of responses to drugs acting on adrenoceptors and muscarinic receptors in human isolated corpus cavernosum and cavernous artery. *J Auton. Pharmacol.*, 5:81, 1985.
24. HEDLUND, H. Pharmacologic of PGE1 and other agents. *In:* GOLDSTEIN, I., LUE, T. *Role of Alprostadil in the Diagnosis and Treatment of Erectile Dysfunction.* (eds.). Excerpta Medica, Princeton, 1993. p. 17.
25. IGNARRO, L.J., BUSH, P.A, BUGA, G.M., WOOD, K.S., FUKOTO, J.M., RAJFER, J. Nitric oxide and cyclic GMP formation upon electrical stimulation cause relaxation of corpus cavernosum smooth muscle. *Biochem. Biophys. Res. Commun.*, 170:843, 1990.
26. INOUE, K., IANAGISAWA, M., KIMURA, S., KASUYA, Y., MIYAUCHI, T., GOTO, K., MASAKI, T. The human endothelin family: three structurally and pharmacologically distinct isopeptides predicted by three separate genes. *Proc. Natl. Acad. Sci.*, 86:2863, 1989.
27. ISHII, N., WATANABE, H., IRISAWA, C., KIRUCHI, Y. Therapeutic trial with prostaglandin E1 for organic impotence. *In:* Proceedings of the Fifth Conference on Vasculogenic Impotence and Corpus Cavernosum Revascularization. Second World Meeting on Impotence. Prague. International Society for Impotence Research (ISIR), 11:2, 1986.
28. KARENMAN, S.G. Advance in the understanding and management of erectile dysfunction. *J. Clin. Endocrinol. Metab.*, 60:1985-8, 1995.
29. KINSEY, A.C., POMERAY, W., MARTIN, C. Age and sexual outlet. *In:* KINSEY, A.C., POMERAY, W., MARTIN, C. (eds.). *Sexual Behavior in the Human Male.* W.B. Saunders, Philadelphia; p. 218. 1948.
30. KRANE, R.J., GOLDSTEIN, I., SAENZ DE TEJADA, I. Impotence. *N. Engl. J. Med.*, 321:1648, 1989.
31. LAL, S., ACKMAN, D., THAYUNDRYLL, J.N., KIELY, M.E., ETIENNE, P. Effect of apomorphine, a dopamine receptor agonist on penile tumescence in normal subjects. *Neuropsychopharm. Biol. Psyc.*, 8:695-9, 1984.
32. LAL, S., LABYEA, A., THAYUNDRYLL, J.N. et al. Apomorphine induced penile tumescence in impotents patient – preliminary findings. *Neuropsychopharm. Biol. Psych.*, 11:235-42, 1987.
33. LAL, S., TESFAYE, Y., THAYUNDRYLL, J.N. et al. Apomorphine clinical studies on erectile impotence and yawning. *Neuropsychopharm. Biol. Psych.*, 13:329-39, 1989.
34. LUE, T.F. The Sildenafil Study Group. A study of sildenafil (Viagra™), a new oral agent for the treatment of male erectile dysfunction. *J. Urol.*, 157:701, 1997.
35. MAZZA, O.N. Medicación oral. *In:* MAZZA, O.N., ZELLER, P. L. (eds.). *Tratamiento Farmacológico de la Disfunción Eréctil.* Editorial Médica Panamericana, Buenos Aires, 1997. p. 67.
36. MAZZA, O.N., ZELLER, P.L. Drogas y mecanismo de acción. *In:* MAZZA, O.N., ZELLER, P.L. (eds.). *Tratamiento Farmacológico de la Disfunción Eréctil.* Editorial Médica Panamericana. Buenos Aires, 1997. p. 117.
37. McLEAN, P.D., DENNISTON, R.H., DUA, S. Future studies on cerebral representation of penile erection: caudal thalamus, mildbrain and pons. *J. Neurophisiol.*, 26:273, 1963.
38. McLEAN, P.D., PLOOG, D.W. Cerebral representation of penile erection. *J. Neurophisiol.*, 25:29, 1962.
39. MELLS, M.R, ARGIOLAS, A., GESSA, G.I. Hypophysectomy prevents yawning and penile erection but not hypermotility induced by apomorphine. *Pharmacol. Biochem. Behav.*, 19:917-9, 1983.
40. MOLDERINGS, G.I., GOTHER, M., VAN HALEN, H., PORST, H. Modulation of noradrenaline release in human corpus cavernosum by presynaptic prostaglandin receptors. *Int. J. Impotence Res.*, 4:19, 1992.
41. MONCADA, S., PALMER, R.M.J., HIGGS, E.A. Nitric oxide: physiology, pathophysiology and pharmacology. *Pharmacol. Rver.*, 43:109,1991.
42. MONCADA, S., PALMER, R.M.I., HIGGS, E.A. Biosynthesis of nitric oxide from L-arginine. *Biochem. Pharmacol.*, 38:17.09, 1989.
43. MONCADA, S. The L-arginine-nitric oxide pathway. The 1991 Ulf von Euler Lecture. *Acta Physiol. Scan.*, 145-201, 1992.
44. MONTAGNE, D.K., BARADA, J.H., BELKER, A.M. et al. Clinical guidelines panel on erectile dysfunction: summary report on the treatment of organic erectile dysfunction. *Urol. Clin. Am.*, 156:2007 -11, 1996.
45. MORALES, A., HEATON, J.P.W., JOHNSTON B., ADAMS, M. Oral and topical treatment of erectile dysfunction. *Urol. Clin. North Am.*, 22:879-86, 1995.
46. MORALES, A., SURRIDGE, D.A., MARSHALL, P.G., FENEMORE, J. Non-hormonal pharmacological treatment of organic impotence. *J. Urol.*, 128:45, 1982.
47. NAHORSKI, S.R., WILCOX, R.A., MACKRILL, J.J., CHALISS, R.A.J. Phosphoinositide derived second messengers and the regulation of Ca^{2+} in vascular smooth muscle. *J. Hypertension*, 12:S133, 1994.
48. NAYLOR, A., BALLARD, S., GINGELL, C. et al. Sildenafil (Viagra): an inhibitor of cyclic GMP-specific phosphodiesterase type 5 for the treatment of male erectile dysfunction. *Eur. Urol.*, 30:158, 1996.
49. NIH CONSENSUS DEVELOPMENT PANEL ON IMPOTENCE. Impotence. *JAMA*, 270(1):83-90, 1993.
50. PADMA-NATHAM, H., HELLSTRON, W.J., KAISER, F.E., LABASKY, R.P., LUE, T.F., NOLTEN, W.F. et al. Treatment of men with erectile dysfunction with transurethral aprostadil. Medicated Urethral System for Erection (MUSE) Study Group. *N. Engl. J. Med.*, 336:1-7, 1997.
51. POCH, G., KUKOVETZ, WR. Papaverine-induced inhibition of phosphodiesterase activity in various mamm tissues. *Life Sci.*, 10:133, 1971.
52. PORST, H. The rationale for prostaglandin E1 in erectile failure: a survey of world wide experience. *J. Urol.*, 155:802, 1996.
53. REID, K., SURRIDGE, D.H., MORALES, A., FENEMORE, J. Double-blind trial of yohimbine in the treatment of psychogenic impotence. *Lancet*, 2:421, 1987.
54. ROY, A.C., ADAIKAN, P.G., SEM, D.K., RATNAM, S.S. Prostaglandin 15-hydroxydehydrogenase activity in human penile corpora cavernosa and its significance in prostaglandin-mediated penile erection. *Br. J. Urol.*, 64:180, 1989.
55. SAENZ DE TEJADA, I., KIM, N., LAGAN, I., KRANE, R.I., GOLDSTEIN, I. Modulation of adrenergic activity in penile corpus cavernosum. *J. Urol.*, 142:1117, 1985.
56. SAENZ DE TEJADA, I., WARE, J., BLANCO, R., PITTARD, J.T. et al. Pathophysiology of prolonged penile erection associated with trazodone use. *J. Urol.*, 145:60-4, 1987.
57. SAENZ DE TEJADA, I., MOROUKIAN, P., TESSIER, J., KIM, J.J., GOLDSTEIN, I., FROHRIB, D. The trabecular smooth muscle modulates the capacitor function of the penis. Studies on a rabbit model. *Am. J. Physiol.*, 260:H1590, 1991.
58. SCHRAMEK, P., DORNINGER, R., WALDHUSER, M. et al. Prostaglandin E1 in erectile dysfunction. Efficiency and incidence of priapism. *Br. J. Urol.*, 65:68-71, 1990.
59. SERRA, G., COLLU, M., LODDO, G., GESSA, G.I. Hypophysectomy prevents yawning and penile erection but not hypermotility induced by apomorphine. *Pharmacol. Biochem. Behav.*, 19:917-9, 1983.
60. SIMONSEN, U., PRIETO, D., SAENZ DE TEJADA, I., GARCIA-SACRISTAN, A. Involvement of nitric oxide in non-adrenergic non-cholinergic neurotransmission of horse deep penile arteries: Role of charybdotoxin-sensitive K^+-channels. *Br. J. Pharmacol.*, 116:2582, 1995.
61. SLIMP, J.C., HART, B.L., GOY, R.W. Heterosexual and social behavior of adults male rhesus monkeys with medial preoptic-anterior hypothalamic lesions. *Brain Res.*, 142:105, 1978.
62. STEF, C.G., SCHULTHEISS, D., HARTMANN, E., JONAS, U. Oral phentolamine as a treatment for erectile dysfunction. *J. Int. Imp. Res.*, 8: 105, 1990.
63. SWANSON, L.W., SWACHENKO, P. Hypothalamic integration: organization of the paraventricular and supraoptic nuclei. *Annu. Rev. Neurosci.*, 6:269, 1983.
64. TRAISH, A., GUPTA, S., GALLANT, C., HUANG, Y.H., GOLDSTEIN, I. Phentolamine mesylate relaxes penile corpus cavernosum tissue by adrenergic and nonadrenergic mechanisms. *J. Int. Imp. Res.*, 10:215-23, 1998.
65. VAN HALEN, H., PESKAR, D.A., STICHT, G., HERTFELDER, H.J. Pharmacokinetics of vasoactive substances administered into the human corpus cavernosum. *J. Urol.*, 151:1227, 1994.
66. VIRUG, R. Intracavernous injection of papaverine for erectile failure. *Lancet*, 2:938, 1982.
67. WAGNER, G., LACY, S., LEWIS, R., ZORGNIOTTI, A.W. Buccal phentolamine: a pilot trial for male erectile dysfunction at three separate clinics. *Int. J. Impot. Res.*, 1:D78, 1994.
68. ZORGNIOTTI, A.W., LEFLEUR, R.S. Auto-injection of the corpus cavernosum with vasoactive drug combination for vasculogenic impotence. *J. Urol.*, 133:39, 1985.

125

Alimentos Usados como Medicamentos

Neide de Jesus

Um meio primário de promover saúde e prevenir doenças numa população está no suprimento de alimento saudável e nas boas condições de nutrição que isso acarreta. Hipócrates, considerado o maior médico da Antiguidade e pai da medicina moderna, disse: "Faça do alimento o seu medicamento e que o seu medicamento seja o alimento."

Na atualidade, estamos comprovando que o alimento pode se constituir num verdadeiro e eficaz medicamento, desde que se obedeça aos princípios básicos da alimentação: qualidade, quantidade, proporcionalidade e adequação.

É importante, na prática clínica, que se esteja alerta quanto aos benefícios dos alimentos ou produtos alimentares e seus possíveis efeitos sobre a doença, e também quanto ao potencial de risco quando em excesso no organismo. Vale salientar que vários nutrientes atuam sinergicamente.

Diversos grupos de cientistas que fazem parte do National Cancer Institute e da New York Academy of Sciences concordam em que a nutrição é vital na prevenção, no tratamento e na cura de diversas doenças. Edições do *New England Journal of Medicine, Journal of American Medical Association, European Journal of Cancer* e *American Journal of Clinical Nutrition* relatam que vitaminas, minerais e outras substâncias encontradas nos alimentos parecem ter efeitos protetores contra certas doenças, incluindo câncer, diabete melito, hipertensão arterial, doenças cardiovasculares e osteoporose, e no retardo do processo de envelhecimento.

Observa-se que, a partir dos anos 1950, os hábitos alimentares dos americanos foram modificados através dos *fast foods*, espalhados por todo o país, constituídos de alimentos processados, ricos em gorduras e sódio. E, comparativamente à alimentação de povos de países menos afluentes, houve um aumento na frequência de doenças cardiovasculares e de câncer. Os indícios apontam para fatores como nutrição e estilo de vida, pois a alimentação desses povos menos desenvolvidos tem maior quantidade de frutas, vegetais e grãos, sendo consequentemente mais rica em fibras e pobre em gorduras, exercendo efeito protetor da saúde.

Estamos expostos, na nossa alimentação, a vários carcinógenos, entre eles a aflatoxina, particularmente associada ao câncer hepático, e que é produzida pelos fungos que podem se desenvolver no amendoim e em outros vegetais. Também existem poluentes frequentemente presentes no ar que respiramos e na água consumida que podem exercer ação cancerígena.

Muitas vitaminas, minerais e outras substâncias químicas encontradas nos alimentos protegem contra o câncer através da produção de enzimas que ajudam a bloquear a ação dos cancerígenos. Em alguns casos, o "protetor" pode desativar os compostos que estimulam o desenvolvimento do câncer ou mediar a cadeia de eventos que produzem resposta inflamatória que desencadeia artrite, psoríase e lúpus. Alguns são antioxidantes que evitam a formação de radicais livres, outros ajudam na ação efetiva do sistema imune, proporcionando condições ao nosso organismo de defender-se contra os agentes agressores.

Esses alimentos são conhecidos como medicamentos naturais, alimentos medicinais, funcionais ou nutracêuticos, e possuem a capacidade de agir como os medicamentos. São nutrientes farmacologicamente ativos. Considera-se que haja cerca de cem componentes alimentares que podem exercer proteção contra várias doenças como por exemplo: antioxidantes, bioflavonoides, betacaroteno e carotenoides, catequinas, cumarinas, indóis, ácido elágico, fibras, genistein, ácidos graxos ômega-3, limoneno, isoflavonas, quinonas, lignanas, sulforafane, sulfito, vitaminas, minerais, etc.

VITAMINAS

Cerca de 35% a 50% da população adulta dos Estados Unidos faz uso de suplementos vitamínicos. O Food and Drug Administration (FDA) informa que o nível médio de vitamina ingerida é cerca de 200% da dose indicada na Recommended Daily Allowance (RDA) (Cota Diária Recomendada).

Vitamina A é um termo genérico e refere-se a todos os compostos com atividade biológica de vitamina A, o retinol e seus precursores naturais (alfa, beta e gamacaroteno, alfacaroteno epóxido, citroxantina, criptoxantina, mixoxantina, afanina, equinenona e torularodina).

Essa vitamina é encontrada na maioria das frutas e vegetais de cor verde-escura, vermelha e amarelo-alaranjada; leite e derivados integrais; fígado; rim; óleos de fígado de certos peixes (principalmente o de bacalhau) e de palma (dendê e buriti) e gema de ovo.

O papel da vitamina A sobre a visão ocorre quando, sob a forma de *cis*-retinal, combina-se com a opsina para formar a rodopsina. Na deficiência de vitamina A, ocorrem concomitantemente diminuição na síntese de rodopsina e queda na sensibilidade da visão em semiobscuridade.

Na vigência de desnutrição proteica energética e deficiência de zinco, ocorre também redução no teor de rodopsina.

Essa vitamina desempenha também importante papel na manutenção da integridade da córnea. Quando deficiente, o epitélio da córnea se queratiniza, podendo haver ulceração e perfuração. Uma pesquisa realizada na Universidade de Harvard com enfermeiras mostrou que, naquelas cujo consumo de frutas e vegetais ricos em carotenos precursores de vitaminas A era alto, o risco de desenvolver catarata foi 39% menor que nas outras enfermeiras cujo consumo desses nutrientes era baixo.

A vitamina A estimula o sistema imune, ajudando na produção dos linfócitos T, células de primeira linha na defesa contra infecções. Estudos em animais mostram o potencial efeito antitumor da vitamina A. Em ratos que receberam vitamina A, os linfócitos T aumentaram a atividade citotóxica tumoral.

Vários estudos demonstraram que o baixo consumo de frutas e vegetais associado a níveis séricos diminuídos de betacaroteno são encontrados em populações com alta prevalência de câncer do trato gastrointestinal e bexiga.

Um estudo realizado em Buffalo, estado de Nova York, com 83 mulheres portadoras de câncer de mama e 133 sem esse tipo de câncer, encontrou, naquelas com câncer, baixa concentração plasmática de betacaroteno. Outro estudo, com 439 mulheres na pós-menopausa, mostrou que um baixo consumo de betacaroteno estava associado a maior risco de desenvolver câncer de mama após considerar outros fatores como história familiar, idade da menarca e primeira gestação.

A vitamina A aumenta a resistência do pulmão, intestino, cérvice e vagina contra cânceres induzidos por carcinógenos.

O betacaroteno, por ser um antioxidante, protege contra as doenças cardiovasculares e previne a formação da placa ateromatosa. A oxidação da lipoproteína de baixa densidade (LDL) é a maior causa de aterosclerose; após a oxidação, ela "varre" os macrófagos, formando as células espumosas, que se acumulam nas paredes das artérias, iniciando a formação da placa. Outras células se agregam ao local da lesão, favorecendo o crescimento da placa ao bloquear o fluxo sanguíneo, desencadeando o ataque ou acidente vascular.

O Physicians' Health Study acompanhou 22.000 homens com idades entre 40 e 84 anos, dos quais 333 com angina instável receberam diariamente 50 miligramas de betacaroteno. Os que receberam betacaroteno tiveram risco reduzido em aproximadamente 49% de apresentar novo evento, submeter-se a procedimento de angioplastia, cirurgia de revascularização do miocárdio e morte cardiovascular.

Outras indicações de uso da vitamina A incluem o tratamento da acne cística e psoríase.

Em geral, o excesso de vitamina A se acumula no organismo e, dessa forma, pode alterar a cor natural da pele para amarela, principalmente nas palmas e plantas; xerose epitelial e de mucosas; alopecia; anorexia; dor de cabeça; unhas quebradiças; mialgias e fadiga muscular; artralgias; hepatoesplenomegalias; anemia hipoplásica associada a leucopenia; em gestantes, particularmente no 1º trimestre, pode desencadear defeitos no feto; e, em doses muito elevadas, pode conduzir à morte.

A **vitamina E** representa o tocoferol e tocotrienol, substâncias biologicamente ativas.

Por ser um antioxidante, protege a membrana celular contra a ação dos radicais livres quando associada ao selênio. Alguns estudos fazem referência à sua função anticoagulante, com diminuição da síntese de tromboxano.

Em um estudo, mais de 80.000 mulheres que receberam suplementação de 20% de vitamina E tiveram redução de 44% no risco de desenvolver doenças cardiovasculares, comparadas àquelas que consumiram menor quantidade. Um estudo similar feito com homens também mostrou que o grupo com suplementação durante 2 anos apresentou um risco 40% menor de desenvolver doenças cardiovasculares quando comparado com os não suplementados.

Foi realizado um estudo na Universidade do Texas, composto de homens com idades de 25 a 70 anos, sem diagnóstico de doença cardiovascular. Um grupo recebeu a cápsula de óleo de soja durante 3 meses; um outro grupo recebeu a cápsula de óleo enriquecida com 900 UI de vitamina E por igual período. Após 3 meses, o segundo grupo apresentou níveis de vitamina E 4,4 vezes maiores que o primeiro. Seis semanas após, houve, no segundo grupo, uma redução superior a 50% nos níveis de LDL.

Em pacientes diabéticos, a vitamina E reduz os danos causados pela retinopatia diabética.

A vitamina E é importante na função neurológica em humanos e é usada para prevenir a deterioração neural na doença de Alzheimer. Num estudo em que se usaram altas doses dessa vitamina durante 6 meses, houve melhora no quadro de demência associada a essa doença.

O *American Journal of Clinical Nutrition* mostrou que a vitamina E melhora a atividade dos leucócitos, aumentando a interleucina, substância que estimula as células T, com melhora da resposta imune. Em 32 idosos que receberam suplementação de gamatocoferol, houve redução dos peróxidos lipídicos e, consequentemente, dos radicais livres.

In vitro, um estudo japonês mostrou que o tocotrienol inibe o crescimento de tumor. Em 1997, o *Journal of Nutrition* publicou um artigo sobre a ação dessa vitamina contra o câncer de pele, pois protege a pele da radiação ultravioleta. Inibe a conversão de nitrito em nitrosamina que promove câncer gástrico. É também eficaz contra o câncer de mama.

É encontrada em óleos vegetais, frutas oleaginosas, germe de trigo, grãos integrais, farelo de trigo e aveia.

A **piridoxina** (vitamina B_6) atua como coenzima nos processos de transaminação, desidratação, descarboxilação e clivagem da cadeia lateral, quase todos envolvidos no metabolismo dos aminoácidos. É indicada no tratamento da anemia sideroblástica, melhora o tônus muscular em pacientes com doença de Parkinson em uso de levodopa, no tratamento da coreia de Huntington, da deficiência induzida pela isoniazida e na síndrome de descompressão do carpo, particularmente no idoso. Em altas doses (via medicamentosa), pode induzir à neuropatia periférica.

A homocistinúria e a homocisteinemia se constituem em erro metabólico caracterizado pela presença excessiva de homocistina e homocisteína na urina e no sangue, respectivamente, e podem ser decorrentes de uma dieta pobre em piridoxina, ácido fólico e cobalamina. A homocisteína é produzida a partir do aminoácido metionina e é um intermediário na produção da cistationina, que protege as células contra os danos da oxidação. A deficiência na síntese de cistationina determina um aumento de homocisteína, cujas moléculas se combinam para formar a homocistina.

Essa condição é rara, porém estudos recentes têm mostrado a correlação entre níveis séricos elevados de homocisteína e aumento na incidência de trombose vascular, lesão vascular endotelial, doença arterial coronariana, claudicação e artrite reumatoide. Na neurotoxicidade em decorrência de deficiência do complexo B, observam-se depressão, doenças de Parkinson e de Alzheimer, esquizofrenia, esclerose múltipla e diminuição da cognição no idoso.

O **ácido fólico** é também uma coenzima que participa na biossíntese de pirimidina e purinas e no metabolismo de aminoácidos.

A piridoxina associada à folacina ajuda a reduzir os níveis de homocisteína.

A piridoxina é encontrada nos grãos integrais, nozes, vegetais, frutas, gema de ovo e fígado; a folacina, nos vegetais e frutas.

Niacina é o termo genérico para a designação do ácido nicotínico e da nicotinamida. Atua no organismo como integrante das coenzimas nicotinamida adenina dinucleotídio (NAD), difosfopiridina nucleotídio (DPN) e nicotinamida adenina dinucleotídio fosfato (NADP), e participa da síntese de fosfatos ricos em energia, glicólise, metabolismo do piruvato, biossíntese de pentoses, metabolismo do glicerol e ácidos graxos e obtenção de energia a partir de proteínas.

Em doses elevadas (3 a 6 g/dia), o ácido nicotínico é usado com o objetivo de reduzir os níveis de colesterol, β-lipoproteínas e triglicerídios; entretanto, pode desencadear *rash*, vasodilatação periférica e lesões hepáticas. A nicotinamida não interfere nos níveis séricos dos lipídios e nem promove os efeitos adversos do ácido nicotínico.

Sua deficiência causa a pelagra, que se caracteriza pelos sinais clássicos de demência, dermatite e diarreia, além de anemia e gastroenterite.

É encontrada nos peixes (cavala, espadarte), frango, vitela, fígado e alimentos ricos em triptofano, precursor dessa vitamina.

O **ácido pantotênico** participa de reações enzimáticas na forma de coenzima A e da proteína transportadora de acila, que desempenha a função de transporte e ativação dos ácidos graxos no nível transmitocondrial.

Em finais dos anos 1940, esta vitamina era usada na cicatrização de feridas e lesões de pele. Estudos mais recentes mostram que sua suplementação reduz em até 15% os níveis séricos de colesterol e em 30% os de triglicerídios, quando elevados.

É encontrado no levedo, em frutas e vegetais frescos, grãos, leite, gema de ovo e fígado.

O **acido ascórbico** (vitamina C) atua como agente redutor e antioxidante nos processos metabólicos; promove hidroxilação com ação catalisadora do cobre ou do ferro, participando na formação do colágeno; é necessário para manter o processo de oxidação da tirosina, prevenindo a excreção urinária do ácido p-hidroxifenilpirúvico, o que é frequente nas cobaias com escorbuto.

Um estudo realizado pelo National Cancer Institute demonstrou que mulheres com ingestão diária de ácido ascórbico de 314 mg apresentaram uma redução de 31% no risco de contrair câncer cervical quando comparadas com outro grupo que consumiu apenas 153 mg.

Um estudo recente publicado na *Nutrition Review* mostrou que o consumo diário de 1 grama de ácido ascórbico reduziu de modo significativo a pressão arterial diastólica de 20 mulheres, 12 com hipertensão limítrofe.

A deficiência grave do ácido ascórbico causa escorbuto.

É encontrado nas frutas cítricas (acerola, caju, cereja, laranja, limão, morango, goiaba, lima, abacaxi), em vegetais de folhas verdes, tomates, pimentões.

MINERAIS

O **cálcio** é o mineral mais abundante no organismo humano, encontrado principalmente nos ossos e dentes. Entre outras funções, participa dos processos de contração e relaxamento musculares.

O estudo Framingham Children's inquiriu 106 famílias de crianças na faixa etária dos 3 a 5 anos sobre hábitos alimentares e, com base na ingestão alimentar diária das mães, concluiu que as crianças que consomem alimentos ricos em cálcio têm pressão arterial sistólica mais baixa.

Sua deficiência pode causar osteoporose, que se caracteriza pela diminuição na massa e densidade ósseas, ocorrendo principalmente em mulheres na pós-menopausa, quando há redução nos níveis de estrógeno. Por isso, muitos estudiosos do assunto indicam a combinação de cálcio e estrógeno na prevenção da osteoporose em mulheres de alto risco.

Uma pesquisa realizada com mulheres de 12 países mostrou a relação inversa entre o consumo de cálcio e o risco de osteoporose. Na Finlândia, onde o consumo médio diário de cálcio foi de 1,3 g, as mulheres apresentaram menor número de fraturas que as japonesas, cujo consumo médio diário foi de 0,4 g.

É encontrado no leite e derivados, couve, mostarda, brócolis e folha da mandioca. Embora o teor de cálcio encontrado na casca do ovo seja elevado, não se sabe o quanto é absorvido pelo organismo humano.

O **magnésio** participa na fosforilação oxidativa para a formação de ATP, na oxidação do piruvato e reação da via da pentose monofosfato; está envolvido na síntese proteica que liga o mRNA nos ribossomos, na síntese e degradação do DNA e no relaxamento muscular.

Um estudo do Gallup demonstrou que 55% dos americanos consomem menos que 75% da RDA, enquanto 30% consomem menos que 50% da RDA.

O Study of German de 1996 mostrou que o magnésio, além de ser benéfico no tratamento das doenças cardiovasculares, minimiza o dano muscular.

Vários estudos demonstram que é frequente a hipomagnesemia em pessoas que sofrem de fadiga crônica, arritmias, doença coronariana, ou naquelas que tiveram morte súbita.

Alguns estudos mostram uma relação estreita entre o magnésio e o prolapso da válvula mitral. Um deles informa que 50% dos portadores de prolapso da válvula mitral, acompanhados no estudo, corrigiram os sintomas de fadiga, palpitação, arritmia e dor torácica em 6 meses de terapia com o magnésio.

O *American Journal of Clinical Nutrition* publicou que idosos melhoraram sua capacidade de metabolizar a glicose com a suplementação desse mineral.

Um artigo da revista *Headache* mostrou que mulheres cujo consumo diário era de 200 mg apresentavam enxaqueca com menos frequência, especialmente antes e durante o período menstrual.

Em estudo com 31 mulheres, houve aumento da densidade óssea em 8% após 2 anos de suplementação com magnésio. Os estados de estresse físico e mental aumentam suas necessidades. É encontrado nos grãos integrais, leguminosas, nozes, vegetais de folhas verde, banana, damasco e cacau.

O **potássio**, juntamente com o sódio, regula o equilíbrio hidroeletrolítico, e, quando se associa o cálcio a esses dois, regulam-se a estimulação neuromuscular, a transmissão de impulsos eletroquímicos e a contração das fibras musculares.

No tratamento da hipertensão, a suplementação de potássio se justifica pela sua ação natriurética, além de preservar a integridade das células endoteliais. Pode também reduzir a necessidade de medicação anti-hipertensiva em alguns pacientes.

Variações nos níveis séricos de potássio podem ocasionar irritabilidade e paralisia muscular. O coração pode vir a apresentar ritmo acelerado e pode ocorrer morte súbita.

É encontrado nas leguminosas, vegetais folhosos, melão, banana, frutas secas ou oleaginosas, laranja e batata.

O **boro** é um oligoelemento encontrado nas frutas, especialmente nas secas, e nos vegetais.

Estudos do Food and Nutrition Service do Departamento de Agricultura dos Estados Unidos (USDA) mostram que a suplementação diária de 3 mg de boro pode duplicar os níveis de estrógeno em mulheres. O estrógeno ajuda a manter níveis adequados de cálcio e magnésio, prevenindo a desmineralização e a fratura óssea.

FIBRAS ALIMENTARES

Segundo Trowell, fibras alimentares são todos os constituintes remanescentes das células dos vegetais da dieta, resistentes à hidrólise das enzimas do trato digestivo humano.

As fibras alimentares podem ser classificadas, conforme a solubilidade de seus componentes em água, em dois grupos: solúveis e insolúveis.

As fibras solúveis são representadas pelas pectinas, gomas, certas hemiceluloses e betaglicanos. São encontradas principalmente nas frutas cítricas, maçã, leguminosas, aveia e cevada. Suas principais funções são: aumentar o tempo de trânsito intestinal, diminuir o esvaziamento gástrico, retardar a absorção de glicose, diminuir a glicemia pós-prandial e o colesterol sérico.

As fibras insolúveis são representadas pelas celulose, hemicelulose e lignina; têm como fontes principais o farelo de trigo, grãos integrais e seus produtos e hortaliças.

Embora não haja uma recomendação específica para fibras, existe um consenso entre os estudiosos do assunto, corroborado pela American Heart Association e pela American Diabetes Association, de que um adulto deve consumir 20 a 30 g diários de fibras, 25% delas do tipo solúvel.

O consumo excessivo de fibras, além de interferir na absorção do cálcio, ferro, magnésio e zinco, produzindo deficiências em pessoas com níveis séricos marginais ou com ingestão diminuída, provoca flatulência, desconforto intestinal, diarreia ou obstipação e, por fim, obstrução intestinal, particularmente no idoso, quando não está associado à ingestão adequada de líquidos.

O consumo de fibras está associado à melhora ou cura de várias doenças ou situações clínicas como as doenças cardiovasculares, obesidade, diabetes, hérnia hiatal, litíase biliar, câncer de cólon, diverticulite, constipação e veias varicosas. Entretanto, em algumas dessas situações, não se conhece o mecanismo de ação das fibras.

A pectina e a goma guar reduzem os níveis séricos de colesterol total e do colesterol LDL, o que pode ser devido à absorção de ácidos biliares, após sua desconjugação pelas bactérias intestinais e posterior excreção, diminuindo o *pool* de ácidos biliares no ciclo entero-hepático; ou dos ácidos graxos de cadeia curta, produzidos pela degradação bacteriana das fibras no cólon, os quais inibiriam a síntese de colesterol hepático e aumentariam a depuração do colesterol LDL.

Heyde, em um estudo com ratas, observou a redução sérica dos triglicerídios naquelas que receberam dieta rica em pectina, o que pode ser devido à ação dessa fibra em retardar o esvaziamento gástrico, ou à diminuição na absorção intestinal dos triglicerídios, provocando aumento na quantidade de gordura fecal e redução dos níveis séricos de triglicerídios.

A obesidade é mais frequente nas populações que consomem uma dieta pobre em fibras. A fibra pode contribuir para a perda de peso através do aumento da taxa de saciedade, decorrente do maior tempo de mastigação ou pela redução da densidade energética da dieta.

Grupos populacionais que consomem uma dieta rica em fibras, como na África, têm índices significativamente menores de câncer do cólon quando comparados àqueles cuja dieta é pobre em fibras, como no Ocidente.

Em Dakar e no Senegal, a incidência de câncer de cólon em homens é de 0,6/100.000 e nas mulheres, 0,7/100.000; em contrapartida, nos EUA, nos homens é de 32,3/100.000 e nas mulheres, 26,4/100.000. Acredita-se que, devido ao fato de diminuírem o tempo de trânsito intestinal, as fibras insolúveis permitam também um menor tempo de contato da mucosa do intestino grosso com carcinógenos. Outra hipótese é que a presença de bactérias no intestino possa metabolizar ácidos biliares para ligar-se a produtos carcinogênicos ou outros tóxicos, diluindo-os e excretando-os.

As fibras podem ajudar na prevenção de hérnia hiatal e veias varicosas através do aumento no peso do bolo fecal e sua maciez, diminuindo assim o esforço no ato de defecar.

AMINOÁCIDOS E COENZIMA QUINONA

Apesar de contraindicado com base em vários estudos clínicos, o consumo de **lisina** e **arginina** tem aumentado significativamente nos últimos anos devido à sua participação no crescimento muscular e na secreção hormonal. O consumo excessivo de aminoácidos conduz a perda de proteínas e alteração na síntese de neurotransmissores.

O **triptofano**, quando em altas taxas no cérebro, aumenta o *turnover* da serotonina. Uma das maiores fontes de triptofano é o leite.

A ingestão de **metionina** em concentrações 3 vezes superiores à necessária provoca redução no crescimento.

A **tirosina** é considerada um antidepressivo natural; atua favoravelmente sobre o humor, o ânimo, a emoção e as habilidades cognitivas, e é precursor dos neurotransmissores dopamina, epinefrina e norepinefrina.

A **glutamina** é importante na síntese de outros aminoácidos e nucleotídios. Regula a síntese proteica no músculo e de glicogênio no fígado, preservando a massa muscular. Sua necessidade está aumentada em situações de estresse, trauma, inflamação, artrite, alergia alimentar e doenças crônicas; também é indicada na colite, na síndrome do cólon irritável, na doença celíaca e na fístula intestinal. Não é tóxica em doses elevadas, sendo rapidamente metabolizada.

Foi relatado que a glutamina pode aumentar efetivamente a sensibilidade celular durante a quimioterapia antitumoral.

A **glutationa** é a combinação de ácido glutâmico, glicina e cisteína e possui ação antioxidante, anticarcinogênica; também é indicada como coadjuvante no tratamento de alergias, catarata, diabete melito, artrite, assim como na prevenção dos efeitos adversos da radiação e quimioterapia, do álcool e do tabaco.

A **coenzima quinona** ou coenzima Q_{10} (Co Q_{10}) se constitui num potente antioxidante, sendo importante para o fornecimento de energia às mitocôndrias. É indicada na prevenção e no tratamento de arritmias, diabete melito, doença pulmonar obstrutiva crônica (DPOC), infarto do miocárdio, angina instável, periodontite e síndrome da fadiga crônica.

Em 1991, um estudo mostrou que Co Q_{10} previne os efeitos deletérios dos radicais livres e do LDL sobre as artérias. A Co Q_{10} mostrou ter um efeito semelhante ao da lovastatina.

No Japão e na Europa, é comum o uso rotineiro dessa coenzima no tratamento das doenças cardiovasculares, especialmente na insuficiência cardíaca congestiva.

Em 1993, um estudo realizado na Itália mostrou que a associação da Co Q_{10} com a L-carnitina reduz os efeitos adversos do alcoolismo crônico.

É encontrada principalmente em peixes, espinafre, brócolis, amendoim, carne vermelha e ovo.

LIPÍDIOS

São precursores de intermediários bioativos como as prostaglandinas, o tromboxano e os leucotrienos, e fazem parte da estrutura celular. Os ácidos graxos essenciais (linoleico e linolênico), por não serem sintetizados pelo organismo, devem ser suplementados na dieta.

Os óleos de milho, girassol, soja, amendoim e algodão são ricos em ácidos graxos, ômega-6, e os óleos de peixes de águas profundas (salmão, linguado, atum, cavala) e de linhaça e as algas o são em ômega-3.

Os ácidos graxos ômega-3 são representados por dois ácidos poli-insaturados, o docosa-hexaenoico (DHA) e o eicosapentaenoico (EPA). O DHA também é encontrado no leite materno.

O aumento do consumo de peixes, de óleo de peixes ou de linhaça reduz o nível sérico de triglicerídios e o de colesterol quando associado a uma maior oferta dietética de ácidos graxos monoinsaturados (oleico) e redução dos saturados.

Os ácidos graxos ômega-3 têm efeito benéfico sobre as doenças cardiovasculares, hipertensão arterial, diabete melito do tipo II, certos tipos de câncer (mama, próstata e endométrio), artrite reumatoide, lúpus, esclerodermia, doença mental (esquizofrenia e psicose maníaco-depressiva), doença pulmonar obstrutiva crônica, colite ulcerativa, doença de Crohn, síndrome pré-menstrual e psoríase, e atua como antiagregante plaquetário. Seu consumo está relacionado a aumento dos níveis de serotonina.

Um psiquiatra inglês, da Universidade de Sheffield, encontrou baixos níveis de ácidos graxos em pessoas com esquizofrenia e, após ingestão de ômega-3, houve redução da gravidade dos sintomas.

O *British Journal of Nutrition* publicou que o consumo de linhaça durante 4 semanas não apenas reduziu os níveis séricos de colesterol em 9% e glicemia em 27% como também aumentou os níveis de ômega-3.

CAROTENOIDES SEM ATIVIDADE DE VITAMINA A

Nessa categoria encontramos a **bixina** e o **licopeno**. A bixina, presente no urucum, usado como corante, tem mostrado sua eficácia como hipocolesterolêmico. O licopeno se encontra no tomate, na toranja e na pimenta vermelha.

Um estudo realizado com 102 mulheres com câncer cervical e níveis séricos de licopeno mostrou uma relação inversa. Num outro estudo, observaram-se baixos níveis de licopeno e a presença de câncer de bexiga e pâncreas. Os pesquisadores acreditam que o licopeno combata o câncer através de sua ação antioxidante.

FLAVONOIDES

O **ginkgo** atua como antioxidante, reduzindo os níveis de radicais livres e exercendo efeito protetor do coração, antiagregante plaquetário, anti-inflamatório em nível cerebral e diminui os distúrbios da memória e atenção. Usado em 50 pacientes com doença de Alzheimer, demonstrou melhora da sociabilidade, da depressão, da distração e do esquecimento.

A **quercitina** é um bioflavonoide com ações antioxidante e antialérgica, além de um potente anti-inflamatório (pulmão, duto nasal, olhos, na artrite e na asma) e anti-histamínico. Aumenta os efeitos benéficos da quimioterapia no tratamento do câncer de ovário; inibe o crescimento de células cancerosas e de tumores da cavidade oral; inibe a proliferação celular na medula óssea, o que ajuda no tratamento da leucemia.

Sua ação efetiva no processo alérgico: 1 – previne a ligação da IgE e antígenos; 2 – bloqueia a histamina no sítio em que ocorre a estabilização das macromoléculas e basófilos e inibe a ação de enzimas inflamatórias, diminuindo os leucotrienos; 3 – inibe as lipo-oxigenases, presentes na sintomatologia alérgica.

A **urtiga** (*Urtiga dioica*) é indicada no combate à alergia e à inflamação da bexiga e próstata, no controle da sinusite e da rinite alérgica, além de possuir ação diurética.

O **genistein** é um isoflavonoide encontrado naturalmente na soja e em seus produtos. Considerado um fitoestrógeno que ajuda na modificação do metabolismo estrogênico e que tem ação antioxidante, previne contra a formação de tumor e radicais livres, o dano celular (DNA),

Quadro 125.1 Ação dos fitoquímicos e sua ocorrência nos alimentos

Fitoquímicos	Ações Protetoras	Fontes
Cumarinas	Anticoagulantes	Grãos integrais, vegetais e frutas cítricas
Flavonoides	Antioxidantes, protegem contra doenças cardiovasculares e câncer; auxiliam a função hepática	Vegetais, uva, vinho tinto e chá
Sulforafane e outros indóis	Protegem contra câncer	Brócolis, couve, mostarda, rábano, rabanete, cebola e gengibre
Isotiocianato	Protege contra câncer de mama	Brócolis, mostarda, agrião e outros vegetais de folhas verdes
Lignana	Antioxidante, protege contra dano celular e crescimento de células cancerosas	Linhaça, grãos integrais
Fenóis	Antioxidantes, antivirais, protegem contra doenças cardiovasculares, hipertensão arterial e câncer	Chá verde, alho, nozes, linhaça, soja e frutas
Inibidor de protease	Protege contra dano celular e câncer	Feijões e grãos integrais
Saponinas	Reduzem colesterol, protegem contra câncer de mama, próstata e cólon; anti-inflamatórios	Soja, vegetais e frutas
Sulfito	Anticoagulante, reduz a pressão arterial, protege contra doenças cardiovasculares e acidente vascular cerebral	Alho, couve-manteiga e couve-de-bruxelas, repolho
Terpenos	Reduzem o colesterol, bloqueiam a produção de hormônios relacionados ou sensíveis ao desenvolvimento de cânceres	Frutas cítricas, sementes de alcaravia, manjericão, hortelã, berinjela, pepino, salsa, brócolis e cenoura
Limoneno	Previne contra câncer	Frutas cítricas
Capsaicina	Anti-inflamatório, reduz triglicerídios e colesterol LDL, combate a dor de cabeça	Pimenta-malagueta
Probióticos	Auxiliam na digestão, prevenindo flatulência e diarreia; estimulam a produção de IgA; indicados nos casos de intolerância à lactose, psoríase, eczemas, acne e dermatite	Iogurte

Fonte: JACK, A. *Let Food Be Thy Medicine*. 3rd ed. One Peaceful World Press, Massachusetts, 1999.

protege contra câncer de mama e de endométrio, osteoporose, sintomas da menopausa (ressecamento vaginal, distúrbios do sono), síndrome pré-menstrual, doenças cardiovasculares, diminuição dos níveis séricos de triglicerídios, e colesterol LDL, e protege o endotélio.

O **genistein** e o **daidzein** promovem efeitos positivos no tecido ósseo, aumentando a massa óssea quando consumidos em doses adequadas.

TOXINAS E ADITIVOS ALIMENTARES

As micotoxinas apresentam um potencial de toxicidade em humanos. Por exemplo, a aflatoxina B_1 é classificada como carcinogênica pela Organização Mundial de Saúde. Os sinais de intoxicação aguda incluem sangramento digestivo, hipertensão arterial, encefalopatia e icterícia, que podem vir a ser fatais.

A cafeína, consumida em larga escala pela população em geral, é encontrada no café, chocolate, soda, chá e compostos à base de aspirina. Quando consumida em grande quantidade, pode provocar arritmias cardíacas e hiperatividade do sistema nervoso central.

Os taninos são encontrados nos chás, vinhos e cervejas, em que são usados como agentes clarificadores. Quando consumidos em excesso, inibem a absorção de ferro, particularmente em idosos ou quando o mineral se encontra em níveis marginais no organismo.

O glutamato monossódico (GMS) é um aditivo muito usado na culinária oriental e, quando consumido em excesso, associado à síndrome do GMS ou do restaurante chinês; caracteriza-se por rigidez muscular, fraqueza generalizada, cefaleia e *rash*.

TRATAMENTO DE ALGUMAS DOENÇAS

A dieta se constitui num dos alicerces terapêuticos de várias doenças, seja diminuindo os sintomas, seja prevenindo complicações. Seguem alguns exemplos.

A **fenilcetonúria** é um erro inato do metabolismo do aminoácido fenilalanina transmitido através de um gene autossômico recessivo. Um indivíduo com essa doença frequentemente apresenta retardo mental, defeito na mielinização dos nervos e alteração de reflexos. A dieta deve fornecer a quota mínima do aminoácido, porém sem deixar excesso para ser metabolizado pela via do ácido fenilpirúvico.

A **gota** é uma doença causada pela deficiência da hipoxantina guanina fosforribosil transferase ou glicose-6 fosfatase ou pela atividade excessiva da fosforribosil pirofosfato sintetase. Torna-se exacerbada quando a dieta é rica em proteínas ou purinas, com ingestão excessiva de álcool e/ou associada à obesidade.

No **diabete melito** não insulinodependente ou do tipo II, a conduta terapêutica inicial se constitui na orientação nutricional. Consiste na instituição de uma dieta rica em fibras, com mais de 60% dos carboidratos oferecidos na forma de complexos, redução das gorduras saturadas e aumento na oferta das monoinsaturadas e quota calórica suficiente para manter ou atingir o peso desejável.

REFERÊNCIAS BIBLIOGRÁFICAS

1. ANDERSON, J.J.B., GARNER, S.C. The Effects of phytoestrogens on bone. *Nut. Research*, 17(10):1617-32, 1997.
2. ANDERSON, J. Hipocholesteromic effects of oat-bran or bean intake for hipercholesterolemic men. *Am. Journal of Clin. Nutr.*, 40:1146-55, 1984.
3. CARPER, J. *Food – Your Miracle Medicine – preventing and curing common health problems the natural way*. Harper Paperbacks, New York, 1993.
4. CUNNANE, S.C., THOMPSON, L.U. *Flaxseed in Human Nutrition*. AOCS Press, Champaign, Illinois, 1995.
5. EARL MINDELL, R. *Food as Medicine*. A Fireside New York, Book, 1994.
6. FIRSHEIN, R. *The Nutraceutical Revolution*. Riverhead Books, New York, 1998.
7. JACK, A. *Let Food Be Thy Medicine*. 3rd. One Peaceful World Press, Massachusetts, 1999.
8. KJELDSE-KRAGH et al. Changes in laboratory variables in rheumatoid arthritis patients during a trial of fasting and one-year vegetarian diet. *Scand Journal of Rheumatol.*, 24(2):85-93, 1995.
9. LAUTERIO, T.J., ATKINSON, R.L. Nutrional aspects of pharmacology. In: BRODY, T.M. et al. *Human Pharmacology*. New York, 1991.
10. MEGUID, M.M. Aditivos alimentares. In: *Nutrição e Câncer I*. Interlivros, Rio de Janeiro, 1986. Vol. 5.
11. OLSON, R.E. Pharmacology of nutrients and nutritional diseases. In: MUNSON, P.L. *Principles of Pharmacology*. Chapman & Hall, New York, 1995.
12. SAUNDERS, M.E. Lactic acid bacteria as promoters of human healt. In: GOLDBERG, I. (ed.). *Functional Foods*. Chapman and Hall, London, 1994. p. 294-322.
13. SONBERG, L. *The Health Nutrient Bible*. A Fireside Book, New York, 1995.

126

Farmacologia em Enfermagem

Jeane Magnavita da Fonseca Cerqueira, Marcelo Araújo e Maria Aparecida Araujo Figueiredo

INTRODUÇÃO

Em seu cotidiano, o enfermeiro sempre lida com medicamentos. Tradicionalmente, a administração de drogas foi atribuída a esse profissional ou à sua equipe. No entanto, a partir de 1986, o enfermeiro passou também a poder prescrever medicamentos em algumas situações específicas, que estão previstas na Lei do Exercício Profissional – Lei 7.498 e que estão discutidas neste capítulo. As leis que regem uma profissão devem fazer parte do conhecimento dos que a exercem, a fim de evitar as penalidades previstas.

Prescrever ou administrar medicamentos são tarefas que exigem desse profissional o conhecimento não só de algumas ciências como a farmacologia e a matemática, mas também de aspectos éticos e legais. Na farmacologia, é imprescindível conhecer os efeitos terapêuticos das drogas, bem como seus efeitos colaterais, interações medicamentosas e alimentares, mecanismo de ação, posologia, via de administração, entre outros. A utilização da matemática é essencial, pois o enfermeiro muitas vezes precisa adequar as doses a serem administradas, calcular o gotejamento, diluir medicamentos, preparar soluções, etc.

Além desses conhecimentos, o enfermeiro deve ter habilidade para lidar com as questões individuais que envolvem os aspectos biológicos e psicológicos dos seus pacientes. Do ponto de vista biológico, deve-se considerar que indivíduos semelhantes podem responder de diferentes formas aos fármacos. É também necessário uma adesão pessoal do paciente à terapêutica indicada.

Segundo Roman (1978), o enfermeiro deve reconhecer que o medicamento não é útil apenas por sua ação química no organismo, mas também pela importância psicológica e emocional.

ENFERMAGEM E PRESCRIÇÃO DE DROGAS

Em alguns países desenvolvidos, o papel da enfermagem abrange não somente a avaliação diagnóstica de determinadas doenças como também permite que esses profissionais prescrevam determinados grupos de medicações. O domínio do conhecimento da farmacologia das drogas empregadas é essencial. Alguns profissionais atuam como especialistas reconhecidos em áreas como anestesia (CRNA – Certified Registered Nurse Anesthetists) e obstetrícia ou em atendimento especializado de doenças específicas como epilepsia, doença de Parkinson, esquizofrenia.

Programas padronizados nas instituições como contracepção e os de saúde pública (hanseníase, tuberculose, etc.) também permitem a prescrição de medicamentos.

ASPECTOS LEGAIS DA PRESCRIÇÃO DE MEDICAMENTOS PELO ENFERMEIRO NO BRASIL

No modelo assistencial vigente, o enfermeiro vem desempenhando, cada vez mais, um importante papel na equipe de saúde, à medida que a autonomia de seu trabalho é reconhecida e assegurada pela Lei do Exercício Profissional (LEP 7.498 de 25 de junho de 1986).

Essa autonomia vem evoluindo ao longo dos anos. Até 1985, cabia ao enfermeiro somente administrar medicamentos sem prescrição médica em casos de excepcional urgência, devendo solicitar a prescrição médica por escrito tão logo a situação se normalizasse.

A partir de 1986, a Lei 7.498, que regulamenta o exercício profissional de enfermagem, no seu artigo 11, inciso II, alínea c, determina a prescrição, pelo enfermeiro, de medicações estabelecidas em programas de saúde pública e em rotina aprovada pelas instituições de saúde, seja ela pública ou privada.

Regulamentada pelo Decreto 694.406 de 08 de junho de 1987, tal determinação deu ao enfermeiro a autonomia de prescrever os medicamentos aos pacientes inscritos nos programas do Ministério da Saúde, como os de assistência aos pacientes portadores de tuberculose, hanseníase, doenças sexualmente transmissíveis, hipertensão, leishmaniose, entre outros. Além desses, o enfermeiro passou a prescrever nas instituições hospitalares que tivessem como rotina da instituição o uso de medicamentos para situações preestabelecidas.

Com o processo de municipalização da saúde no país, o enfermeiro, pela sua formação generalista, foi-se fazendo necessário nos serviços municipais de saúde para a execução de atividades inerentes à atenção primária, secundária e terciária.

Sempre em busca da maior resolubilidade nas suas ações, o enfermeiro deparou-se com outro grande problema: a impossibilidade de solicitar exames de rotina para indivíduos aos quais prestava assistência (gestantes de baixo risco, pacientes portadores de tuberculose, de hanseníase, diabetes, etc.). Todavia, a solução para esse problema veio com a Resolução do Cofen 195, de 18 de fevereiro de 1997. Essa resolução reconhece a necessidade de o enfermeiro solicitar exames de rotina e complementares para uma efetiva assistência ao paciente e regulamenta essa conduta como atribuição do enfermeiro.

A Resolução considera ainda que **"a não solicitação de exames de rotina e complementares quando necessário para a prescrição de medicamentos é agir de forma omissa, negligente e imprudente, colocando em risco seu cliente (paciente)"**.

CUIDADOS DE ENFERMAGEM NA ADMINISTRAÇÃO DE MEDICAMENTOS

Existem várias vias para a administração de medicamentos.

A escolha da via depende da apresentação do medicamento, da indicação clínica e das condições do paciente, porém, qualquer que seja a via escolhida, o enfermeiro deve observar um princípio básico de seis **certos: medir a dose certa; usar o medicamento certo; administrar o medicamento certo; administrar na hora certa, no paciente certo e na via certa.**

Quando o profissional for administrar mais de um medicamento, por via oral, a um mesmo paciente, deve dar preferência inicialmente aos comprimidos e cápsulas, depois aos medicamentos diluídos, em seguida aos antitussígenos (que não devem ser acompanhados de água) e, por último, aos sublinguais.

O medicamento nunca deve ser administrado quando não preparado pela própria pessoa. Jamais o profissional deve utilizar medicamentos que estejam em recipientes sem rótulos ou com o nome ilegível. Segundo Roman (1978), o enfermeiro nunca deve executar prescrição feita com uma dose excessiva ou apenas com o número de código da droga, ou ainda sem explicar o nome, sem antes discutir com quem a prescreveu, pois o enfermeiro pode ser também responsabilizado pelos danos causados aos doentes nessas situações.

O código de ética dos profissionais de enfermagem alerta sobre a proibição ao profissional de administrar medicamento sem certificar-se da natureza das drogas que a compõem e da existência de risco para o cliente (Capítulo V das Proibições, artigos 47 e 50).

O enfermeiro que tem consciência de todos esses aspectos legais que envolvem a administração de medicamentos não transfere essa responsabilidade para outros membros da equipe sem antes certificar-se de sua competência.

Deve-se ainda lembrar que os extremos da vida requerem cuidados adicionais. Portanto, as crianças e os idosos devem ser considerados de forma especial quanto aos mais diversos aspectos farmacológicos: o primeiro grupo, pela imaturidade funcional dos órgãos, e o segundo, pelo desgaste já sofrido. Nesses casos, os cuidados com a posologia e a percepção das reações adversas e, em especial, a humanização no atendimento ao paciente devem ser redobrados.

PRECAUÇÕES BÁSICAS NA ADMINISTRAÇÃO DE MEDICAMENTOS

Precauções básicas são cuidados que o profissional de saúde deve ter ao prestar assistência ao cliente, independentemente do seu diagnóstico. Algumas preocupações devem ser adotadas na administração de medicamentos:

a) lavagem das mãos;
b) uso de luvas.

Qualquer que seja a via de administração, a lavagem das mãos deve ser realizada antes e após o procedimento. Por outro lado, o uso de luvas só está indicado quando há risco de contato com sangue ou fluidos corporais (medicação venosa), excreção e secreções (via retal ou vaginal ou tópica) quando houver contato com pele não íntegra ou mucosas. As luvas utilizadas são as luvas de procedimento, cujo uso deve ser individual e descartável.

REAÇÕES ORGÂNICAS AO USO DE DROGAS

Manifestações clínicas da toxicidade dos fármacos e suas reações adversas apresentam-se de diferentes formas. Alguns estados patológicos podem ocorrer e devem estar sempre presentes na mente dos profissionais da saúde para que sejam prontamente reconhecidos. São eles:

- Hipoglicemia – tremores, pele fria e pegajosa, confusão mental, fadiga, respiração rápida e superficial, ansiedade, cefaleia, incoordenação motora, parestesias na língua, boca e lábios, alucinações, taquiesfigmia, taquicardia, hipertensão, convulsões, coma.
- Hiperglicemia – pele quente, seca e com hiperemia, poliúria, polidipsia, fadiga aguda, respirações profundas, alterações mentais, náuseas, polifagia, inquietação.
- Hipocalemia – fraqueza, parestesias das extremidades, câimbras, náuseas, vômitos, diarreia, diminuição dos ruídos intestinais, íleo paralítico, distensão abdominal, pulso fraco e irregular, hipotensão postural, dificuldade respiratória, desorientação, irritabilidade.
- Hipercalemia – dores abdominais, náuseas, vômitos, diarreia, pele fria e pegajosa com turgor diminuído, tremores, fraqueza muscular, câimbras nas pernas, taquiesfigmia, irritabilidade, apreensão, hipotensão, cefaleia.
- Hipernatremia – pele quente, seca e com hiperemia, mucosas ressecadas, febre, sede intensa, língua seca, áspera e avermelhada, edema, inquietação, hipotensão postural, oligúria.
- Desidratação – turgor cutâneo diminuído, mucosas ressecadas, sede, pele seca, olhos encovados, depressão da fontanela em crianças, hipotensão arterial, hipotensão postural, oligúria, anúria, densidade urinária maior que 1.030.
- Hiper-hidratação – edema periférico, conjuntival, sobrecarga cardíaca, fraqueza, hiporreflexia, apatia, anorexia, alterações do comportamento, coma, pele úmida.
- Superinfecção – febre, diarreia, ulcerações das mucosas, glossite, prurido anogenital, corrimento vaginal.
- Estomatite – eritema e queimação e ulceração da mucosa bucal.
- Insuficiência cardíaca congestiva – dispneia, tosse, distensão das veias cervicais, fadiga, ortopneia, extremidades frias, cianose dos leitos ungueais, edema periférico, ganho de peso, crepitações pulmonares.
- Depressão medular – febre, calafrios, dor de garganta, taquiesfigmia, urgência miccional, leucócitos na urina, eritema e irritação da mucosa oral, eritema, edema e drenagem nos locais das injeções ou cortes, equimoses e sangramento perineal, retal, corrimento vaginal.

O PAPEL EDUCATIVO DO ENFERMEIRO NA PRESCRIÇÃO E NA ADMINISTRAÇÃO DE MEDICAMENTOS

A prática da educação informal coexiste com o homem desde que ele aprendeu a se comunicar simbolicamente e a transmitir sua experiência às novas gerações.

O nível econômico e o nível de escolaridade podem limitar as opções do recurso buscado pelo profissional, mas, quando as orientações recebidas pelos pacientes são condizentes com suas reais condições de vida, eles podem encontrar soluções variáveis para seus problemas, dentro de suas possibilidades.

A questão básica é como estruturar uma prática de educação em saúde comprometida com os interesses e as necessidades do paciente, capacitando-o a participar plenamente do tratamento medicamentoso a que será submetido.

É importante utilizar a educação em saúde como uma forma de democratizar informações científicas sobre saúde, conscientizando o paciente do seu papel de sujeito ativo na evolução do processo terapêutico.

Para que alguém siga um tratamento, modifique seus hábitos, altere seu modo de vida ou adote novas condutas, é preciso muito mais que receber orientações; é preciso um entendimento do contexto em que as coisas ocorrem, por que ocorrem e o que pode ser feito para ser mudado.

Segundo Scotney (1981), é importante que o profissional considere alguns aspectos no comportamento do paciente que podem interferir na sua participação no processo terapêutico.

Alguns ouvem, mas não compreendem e não dizem que não compreendem. Essa situação pode ocorrer quando há falhas no processo de comunicação, ou seja, o profissional que desenvolve o processo educativo não considera o universo do outro, utilizando palavras e soluções estranhas a ele; como não existe interação entre ambos, o paciente nada diz, querendo "livrar-se" daquela situação para ele constrangedora; outros ouvem e pensam que compreendem, depois fazem as coisas de maneira incorreta. Nesse caso, há indícios de interação entre o profissional e o paciente, porém provavelmente não foi solicitado, por parte do primeiro, um *feedback* daquela etapa do processo educativo; daí a realização incorreta das orientações recebidas.

Existem ainda aqueles que ouvem e compreendem, mas não ficam convencidos. Essa situação pode ocorrer se durante a consulta o profissional não utilizar o procedimento educativo de forma dialética, considerando o paciente uma pessoa meramente passiva e sem opinião a respeito da situação atual. Em um processo dialético, o paciente é uma pessoa ativa que emite opiniões, dúvidas e soluções.

Por fim, há os que ouvem, compreendem, ficam convencidos, tomam iniciativas, mas, caso os resultados não sejam imediatos, desistem. Essa situação parece envolver uma discussão insuficiente a respeito dos "porquês" dos resultados não imediatos. Quando se trabalha explicando o curso das coisas, esclarecendo as etapas que estão por vir, as chances de adesão ao tratamento até o seu término aumentam.

Alguns aspectos devem ser destacados pelo enfermeiro durante o processo educativo, visando à adesão do paciente ao tratamento:

- Sobre sua doença: é importante procurar saber se o paciente entendeu o diagnóstico, o que é a doença, as possibilidades de cura, os fatores de riscos, etc.;
- Sobre o tratamento: conhecer cada medicamento a ser utilizado, a dose, a hora, a via; os possíveis efeitos colaterais e o que fazer se ocorrerem; a duração do tratamento, as datas para o retorno às consultas, a importância da assiduidade no tratamento e as possíveis melhoras imediatas que não significam cura;
- Sobre seu modo de vida: se é necessário evitar o álcool ou algum tipo de alimento por risco de interação com as drogas utilizadas e possíveis riscos para o paciente; a importância do repouso diário e do uso de uma dieta saudável e equilibrada, como coadjuvantes do tratamento; se há necessidade de mudança de hábitos sexuais ou na rotina do trabalho profissional;
- Sobre a sua família: algumas vezes o uso do medicamento requer a participação dos familiares, que deverão estar a par da situação, caso seja necessário algum tipo de ajuda ou interferência;
- Sobre os efeitos adversos: mesmo que não sejam frequentes, eles devem ser explicados ao paciente, para que ele procure a ajuda profissional imediatamente caso ocorram;
- Ser compreendido é condição *sine qua non* para o sucesso ou não de um processo educativo. Certamente as causas do fracasso de um tratamento devem-se a fatores distintos, individuais e complexos, mas, pautando-se na prática, pode-se afirmar que, de maneira geral, a compreensão sobre o tratamento e a doença parece contribuir significativamente para o logrado êxito.

O enfermeiro deve estar familiarizado com o manejo e as consequências do uso dos fármacos. Dessa maneira, poderá obedecer aos cuidados devidos, reconhecer as principais manifestações adversas das medicações e orientar adequadamente o paciente e seus familiares.

REFERÊNCIAS BIBLIOGRÁFICAS

1. ADNET, P., DIALLO, A., SANOU, CHOBLI, M., MURAT, I., FIAN, E. Anesthesia practice by nurse anesthetists in French speaking Sub-Saharian Africa. *Ann. Fr. Anesth. Reanim.*, 18(6):636-41, 1999.
2. ARAÚJO, M.A. *A educação em saúde na consulta de enfermagem: um caminho a percorrer*. Rio de Janeiro. Dissertação de Mestrado – Universidade do Rio de Janeiro, 1997. 76p.
3. ASPERHEIM, M.K. *Farmacologia para Enfermagem*. 7ª ed. Editora Guanabara Koogan, Rio de Janeiro. 1992. 191p.
4. BEAN, C.A. High-tech homecare infusion therapies. *Crit. Care Burs. Clin. North Am.*, 10(3):287-303, 1998.
5. BELL, D.M., McDONOUGH, J.P., ELLISON, J.S., FITZH, S. Controlled drug misuse by Certified Registered Nurse Anesthetists. *AANA J.*, 67(2):133-40, 1999.
6. FRAZIER, S.K. Diagnosing and treating primary pulmonary hypertension. *Nurse Pract.*, 24(9):18, 21-2, 25-6, 1999.
7. GREENBLANTT, D.J., SELLERS, E.M., SHADER, R.I. Drug therapy: drug disposition in old age. *N. Engl. J. Med.*, 306:1081, 1982.
8. HAYES, C. The specialist nurse role in Parkinson's disease. *Prof. Nurse*, 14(11):765-8, 1999.
9. HODGSON, B.B., KIZIOR, R.J., KINGDON, R.T. *Nurse's Drug Handbook*. W.B. Saunders, Philadelphia, 1997. 1227p.
10. JORDAN, S., TAIT, M. Antibiotic therapy. *Nurs. Stand.*, 3;13(45):49-54, 1999.
11. KAPBORG, I., SVENSSON, H. The nurse's role drug handling within municipal health and medical care. *J. Adv. Nurs.*, 30(4):950-7, 1999.
12. KRAU, S.D. Selecting and managing fluid therapy. Colloids versus crystalloids. *Crit. Care Nurs. Clin. North Am.*, 10(4):401-10, 1998.
13. KUPECZ, D. Keeping up with current drug approvals. *Nurse Pract.*, 24(2):44-8, 54, 56-7, 58-9, 1999.
14. MacDONALD, D., TORRANCE, N., WOOD, S., WOMRSLEY, J. General-practice-based nurse specialists – taking a lead in improving the care of people with epilepsy. *Seizure*, 9(1):31-5, 2000.
15. MAHONY, D.L., MURPHY, J.M. Neonatal drug exposure: assessing a specific population and services provided by visiting nurses. *Pediatr. Nurs.*, 25(1):27-34, 108, 1999.
16. MARLAND, G.R., SHARKEY, V. Depot neuroleptics, schizophrenia and the role of the nurse: is practice evidence based? A review of literature. *J. Adv. Nurs.*, 30(6):1255-62, 1999.
17. McDONALD, H. Moral, ethical and professional issue in prescribing emergency contraception. *Emerg. Nurse*, 6(8):28-32, 1998-1999.
18. NAITO, A., SEKIYA, Y. Roles of outpatient nurses in the care of cancer patients receiving MS Contin tablets. *Gan To Kagaku Ryoho*, 26(Suppl. 2):354-7, 1999.
19. NAN DEN BEMT, P.M., EGBERTS, A.C., LENDERINK, A.W., VERZIJL, J.M., SIMONS, K.A., VAN DER POL, W.S., LEUFKENS, H.G. Adverse drug events in hospitalized patients. A comparison of doctors, nurses and patients as sources of reports. *Eur. J. Clin. Pharmacol.*, 55(2):155-8, 1999.
20. NOGUEIRA, M.S., MENDES, I.A., HAYASHIDA, M., DE GODOY, S. Performance of nursing students in the intramuscular administration of drugs. *Rev. Bras. Enferm.*, 50(4):525-44 1997.
21. OGA, S. & BASILE, A.C. *Medicamentos e Suas Interações*. Editora Atheneu, São Paulo, 1994. 199p.
22. POOLE, S.M., NOWOBILSKI-VASILIOS, A., FREE, F. Intravenous push medications in the home. *J. Intraven. Nurs.*, 22(4):209-15, 1999.
23. RANGO, N. The nursing home resident with dementia: clinical care, ethics and policy implications. *Ann. Intern. Med.*, 102;835, 1985.
24. ROMAN, A. *Aspectos de Enfermagem na Administração de Medicamentos*. Rio de Janeiro, Associação Brasileira de Tecnologia Educacional, 1978.
25. SCOTNEY, N. *Educação para a Saúde. Manual para Pessoal de Zona Rural*. Ed. Paulinas, São Paulo; 1981.
26. SMITH, M.M. Career development in nursing: an individual and professional responsibility. *Nurs. Outlook*, 30(2):128-41, 1982.
27. SNELL, B.J. Issues related to the practice of prescribing. *J. Obstet. Gynecol. Neonatal. Nurs.*, 28(5):513-9, 1999.
28. SO, E.C., HUANG, C.T., CHEN, Y.H., SHIEH, J.P., HSING, C.H., CHEN, J.Y., HSU, C.S. The role of nurse anesthetist in Taiwan. *Acta Anaesthesiol. Sin.*, 37(1 Suppl):S1-8, 1999.
29. WEISENSEE, M.G. Education of nursing students for better collaboration of client, nurse and physician. *J. Nurs. Educ.*, 17(1):8-14, 1978.
30. WORLEY, J. Diagnosis and management of inflammatory bowel disease. *J. Am. Acad. Nurse Pract.*, 11(1):23-31; 32-4, 1999.

127

Farmacoterapia Biotecnológica

Penildon Silva

A biotecnologia abrange qualquer técnica que utiliza organismos vivos como, por exemplo, os micro-organismos, com a finalidade de produzir ou modificar determinados produtos.

Mais especificamente, a biotecnologia visa à obtenção de proteínas através da tecnologia do DNA recombinante, e como sinônimo dessa definição também se utiliza a expressão *engenharia genética*.

Atualmente, a definição de biotecnologia se ampliou, e utiliza cultura de tecidos, células vivas ou enzimas celulares com a finalidade de obter determinados produtos.

Nas técnicas sofisticadas da biotecnologia, destacam-se as tecnologias do DNA recombinante e dos anticorpos monoclonais, que criaram possibilidades para o desenvolvimento de novos fármacos e novas abordagens de diagnóstico, tratamento e prevenção.

A revolução científica desencadeada pela biotecnologia se deve aos aperfeiçoamentos da química celular, da biologia molecular, da tecnologia do DNA recombinante, da genética e da imunofarmacologia.

À medida que a biotecnologia avança e se reconhece cada vez maior número de genes relacionados a diversos tipos de cânceres, os produtos da biotecnologia irão suplantar a quimioterapia como tratamento de primeira linha em muitas neoplasias malignas.

As proteínas foram os primeiros produtos biotecnológicos, mas muitas moléculas menores terminarão por ser descobertas.

Já foram aprovadas 54 medicações biotecnológicas desde que a insulina, em 1982, se tornou a primeira droga proteica obtida pela biotecnologia do DNA recombinante.

Existem muitas técnicas utilizadas na manufatura de fármacos biotecnológicos, das quais podem ser citados os seguintes exemplos: tecnologia do DNA recombinante, tecnologia dos anticorpos monoclonais, reação em cadeia da polimerase, citocinas, fatores estimulantes de colônias, interleucinas, interferons, terapia gênica, bloqueio nucleotídico e ácidos nucleicos antissentido e tecnologia dos peptídios.

DNA RECOMBINANTE

A tecnologia do DNA recombinante proporcionou a possibilidade da produção de muitos mediadores celulares do sistema imune, em quantidades clinicamente úteis.

Essa tecnologia tornou possível a manipulação de processos genéticos que se observam em células bacterianas, de mamíferos e de levedura com a finalidade de produzirem proteínas humanas tais como eritropoetina e insulina, em quantidades suficientes para serem utilizadas no tratamento de pacientes. A tecnologia do DNA recombinante consiste no isolamento do gene, que é um segmento específico do DNA que encerra o código genético da proteína desejada.

Depois desse primeiro passo, o gene isolado é inserido numa célula, que pode, então, reproduzir a proteína desejada rapidamente e em grande quantidade.

Com essa finalidade, utilizam-se comumente células de leveduras, células de *Escherichia coli* e células de mamíferos, como células de ovários de *hamster* chinês e células de mieloma humano.

Esses tipos de células são utilizados porque podem ser geneticamente manipulados de modo fácil e rápido e, além disso, se multiplicam e se dividem rapidamente, produzindo grandes quantidades de proteína.

As células da *E. coli* são tipos celulares geneticamente simples e bem estudados e tornaram-se as células hospedeiras ideais para as moléculas de DNA recombinante. A *E. coli*, entretanto, não é capaz de sintetizar proteínas mais complicadas, como as que demandam glicosilação.

A fim de que seja produzida uma proteína específica, o gene correspondente do filamento do DNA tem que ser isolado. Esse isolamento é fácil quando se conhece a sequência de aminoácidos da proteína a ser biossintetizada. Quando não se conhece essa sequência, pode-se utilizar uma sonda de DNA para isolar o gene específico. O gene adequado é cortado da molécula do DNA com o uso de enzimas de restrição.

O gene isolado é então inserido na célula hospedeira, com um plasmídio, a fim de produzir a proteína.

O plasmídio é um filamento circular do DNA que pode replicar-se livremente na célula hospedeira. Os plasmídios são encontrados na *E. coli*, onde são isolados e cortados. O gene humano é então emendado ao plasmídio pela ação da DNA ligase, formando, assim, a molécula do DNA recombinante.

A molécula do DNA recombinante é inserida na célula hospedeira através de um processo chamado transformação, que consiste na captação do DNA estranho para dentro da célula.

À medida que ocorrem a replicação e divisão da célula hospedeira, o gene humano que encerra o plasmídio é também replicado.

A célula hospedeira se reproduz em milhões de células geneticamente semelhantes que são capazes de produzir a proteína programada.

A proteína é secretada, extraída, purificada e formulada num produto comercial.

Entre os fármacos disponíveis obtidos pela tecnologia do DNA recombinante, podem ser citados os seguintes: insulina humana, hormônio do crescimento humano, os interferons α, β e γ, o ativador do plasminogênio tissular, a vacina para hepatite B e os fatores de crescimento hematopoéticos, tais como fator estimulante das colônias de granulócitos, o fator estimulante das colônias de macrófagos, eritropoetina, anticorpos monoclonais, além de muitos outros em investigação.

REAÇÃO EM CADEIA DA POLIMERASE

Essa reação é um processo biotecnológico no qual se observa uma amplificação substancial (acima de 100.000 vezes) de uma sequência de ácidos nucleicos.

Essa reação enzimática ocorre repetidamente em um processo de três passos. No primeiro, o DNA é desnaturado a fim de separar os dois filamentos. Depois, um escorvador de ácido nucleico é hibridizado com cada filamento de DNA em local especificado dentro da sequência do ácido nucleico. Então uma enzima, a DNA polimerase, é adicionada, para promover a extensão do escorvador ao longo do filamento do DNA a fim de copiar a sequência-alvo do ácido nucleico.

Cada ciclo duplica as moléculas de DNA copiadas.

Esse ciclo é repetido até que suficiente sequência de DNA seja copiada.

Vinte ciclos, por exemplo, com 90% de sucesso podem proporcionar amplificação de 375.000 vezes de uma sequência de DNA.

ANTICORPOS MONOCLONAIS

Os anticorpos monoclonais são imunoglobulinas derivadas de um único clone de plasmócitos. Como todas as imunoglobulinas produzidas por um plasmócito são química e estruturalmente idênticas, esses anticorpos constituem uma população pura, dotada de propriedades altamente específicas para ligar-se aos antígenos.

Define-se o clone como um grupo de células ou organismos geneticamente idênticos, todos descendentes de uma única célula ou organismo ancestral, por mitose nos eucariotas e por fissão binária nos procariotas.

Os anticorpos monoclonais constituem o grupo mais variado e mais bem estudado dos produtos biotecnológicos.

Possuem extensa aplicabilidade terapêutica no câncer, na rejeição de transplantes, na toxicidade de medicamentos, na doença de Crohn, na artrite reumatoide e em outras doenças.

O uso de anticorpos monoclonais no diagnóstico pela imagem é também muito amplo. Nessa aplicação, existem fármacos monoclonais aprovados para diagnóstico pela imagem, que são utilizados para detectar a presença, a localização e a extensão de necrose miocárdica na doença cardíaca de isquemia aguda e também na detecção de cânceres colorretal, ovariano e de próstata.

A produção de anticorpos monoclonais é iniciada com a identificação do linfócito B responsável pela produção de um anticorpo específico em relação a um antígeno específico.

Injeta-se num camundongo o antígeno ao qual o anticorpo desejado responderá. O antígeno estimula linfócitos B (precursores dos plasmócitos secretores de anticorpos) para que produzam um anticorpo específico contra o antígeno.

Os linfócitos B são então recuperados do baço do camundongo. Apenas alguns dos linfócitos B recuperados do baço do animal são capazes de secretar o anticorpo desejado.

Esses linfócitos B são então misturados a células de mieloma, células essas que podem viver para sempre, em cultura, no polietileno glicol.

Essa mistura forma membranas dos dois tipos das células que se unem.

A técnica da fusão de linfócitos B e células do mieloma foi desenvolvida por Köhler e Milstein, em 1975. O resultado final é a formação de um hibridoma.

Os hibridomas são cultivados durante várias semanas. O teste ELISA (do inglês *enzyme-linked immunosorbent assay*) e o teste RIA (do inglês *radioimmunoassay*) são então usados para selecionar o apropriado hibridoma secretor de anticorpo.

Os anticorpos monoclonais são produzidos portanto por hibridomas.

Os hibridomas, como foi mencionado, resultam da fusão de plasmócitos produtores de anticorpos e células de mieloma que não produzem anticorpos.

As células híbridas são selecionadas com base na sua produção de anticorpos dotados da especificidade desejada.

Essa tecnologia possibilita a geração de anticorpos homogêneos que possuem uma única especificidade e que podem ser produzidos indefinidamente.

Os anticorpos monoclonais vêm sendo usados há muito tempo como reagentes de diagnóstico e na avaliação clínica de deficiências imunes e de neoplasias malignas.

A elevada especificidade dos anticorpos monoclonais permite que eles atinjam determinantes antigênicos situados em membranas celulares. Os anticorpos monoclonais exercem seu efeito letal sobre as células de acordo com três mecanismos.

No primeiro, observa-se citotoxicidade dependente do anticorpo mediada por células. Quando um anticorpo se liga a um antígeno, as células efetoras, tais como monócitos, macrófagos e granulócitos, e alguns linfócitos se ligam à região constante do anticorpo e provocam perfuração enzimática na membrana celular antigênica, o que resulta na morte da célula.

O segundo mecanismo de ação do anticorpo monoclonal consiste em atingir moléculas situadas na superfície celular que são essenciais para o crescimento ou a diferenciação da célula.

O terceiro mecanismo é representado pela citotoxicidade mediada pelo complemento. Os anticorpos monoclonais, especialmente IgM, provocam liberação do complemento, o qual desencadeia a cascata do complemento que vai provocar a destruição celular.

A eficácia dos anticorpos monoclonais é aumentada quando eles são conjugados com radioisótopos, toxinas, agentes quimioterápicos e lipossomos preenchidos com drogas.

Os radioconjugados usados no tratamento de neoplasias têm tido sucesso porque não precisam penetrar nas células para exercer seu efeito letal.

Os anticorpos monoclonais conjugados com a ricina-A, que é uma toxina vegetal, têm sido usados no tratamento de melanoma, linfoma, artrite reumatoide e leucemia.

Os conjugados de anticorpos monoclonais antineoplásicos são usados para levar os medicamentos antineoplásicos a áreas específicas do corpo.

Essa técnica diminui a toxicidade sistêmica da quimioterapia antineoplásica. Os conjugados antineoplásicos têm sido usados em cânceres colorretal, de mama e de ovário e em melanoma maligno e glioma.

Foi desenvolvido um conjugado de anticorpo monoclonal com doxorrubicina que é 10 vezes mais tóxico que a doxorrubicina isolada.

Os conjugados de lipossomos com drogas e anticorpos monoclonais também têm sido usados. Os lipossomos concentram a droga em células do sistema reticuloendotelial, fígado e baço e, desse modo, reduzem a captação da droga por outros órgãos de importância crítica, como coração, rins e trato gastrointestinal.

Os lipossomos que encerram doxorrubicina e daunorrubicina reduzem o potencial cardiotóxico dessas drogas. Esses dois fármacos são indicados no tratamento do sarcoma de Kaposi, relacionado com o HIV.

Outro avanço é representado pela engenharia genética de anticorpos monoclonais bioespecíficos que podem ser bidirecionados para a célula tumoral e para uma célula efetora como o monócito ou linfócito. Esse tipo de anticorpo monoclonal está sendo testado em linfoma de Hodgkin.

Têm sido também geneticamente desenvolvidos fragmentos de anticorpos monoclonais porque têm melhor acesso aos tumores e mais rápida eliminação do corpo.

O fármaco etanercept (Embrel®) é uma proteína dimérica resultante de uma fusão e que consiste no receptor do fator de necrose tumoral (TNF) ligado à porção Fc do anticorpo humano IgG1. Esse medicamento foi aprovado pela FDA para tratamento de artrite reumatoide em pacientes que não mais respondiam às drogas antirreumáticas. O etanercept evita os processos de resposta inflamatória da artrite reumatoide.

Os anticorpos monoclonais são também utilizados para evitar a rejeição de transplantes. A especialidade farmacêutica Muromonab-CD3® (Orthoclone OKT3, Ortho) é anticorpo monoclonal comercialmente disponível para o tratamento de rejeição aguda de transplantes renal, cardíaco e hepático.

Dois anticorpos monoclonais de origem humana foram aprovados pelo FDA para a prevenção de rejeição aguda em transplante renal. O daclizumab (Zenapax®) foi aprovado em 1997 para pacientes adultos e pediátricos, e o basiliximab (Simulect®) foi aprovado em 1998.

O primeiro anticorpo monoclonal para tratamento de câncer, aprovado em 1998, foi o rituximab (Rituxin®), indicado no tratamento do linfoma não Hodgkin (folicular) recidivante.

O rituximab é um anticorpo monoclonal quimérico anti-CD20 que atinge os antígenos CD20. Esses antígenos são expressos em mais de 90% de células B normais e malignas e são necessários para início e diferenciação do ciclo celular.

Quando se liga ao antígeno CD20, na superfície da célula, o rituximab induz citotoxicidade dependente do complemento e do anticorpo, o que resulta em morte celular.

O trastuzumab (Herceptin®), aprovado em 1998, foi o primeiro anticorpo monoclonal usado no tratamento do câncer de mama avançado.

O trastuzumab é um anticorpo monoclonal anticamundongo que em muito se assemelha ao anticorpo humano e que se liga aos receptores HER2 na superfície celular das células tumorais. Através desse mecanismo de ligação, o trastuzumab inibe o crescimento da célula tumoral.

Estudos recentes sobre o uso de anticorpos monoclonais no tratamento de neoplasias malignas têm utilizado imunoconjugados, radioconjugados e conjugados quimioterápicos.

O tositumomab ^{131}I, por exemplo, é um anticorpo monoclonal conjugado com o radioisótopo ^{131}I. Esse anticorpo monoclonal anti-CD20 atinge os antígenos CD20 situados na superfície celular de linfócitos B. Esse anticorpo monoclonal radioconjugado exerce o mesmo efeito imunotóxico que o rituximab, com a vantagem de poder ser administrado diretamente no tumor.

Os anticorpos monoclonais mais recentes usados na terapia de neoplasias malignas são os seguintes: *gentuzumab ozogamicin, alentuzumab, ibritumonab tiuxetam, cetuximab, bevacizumab, trastuzumab* e *denileukin diftiox.*

A nomenclatura dos anticorpos monoclonais, de acordo com Hoff, Katz e Zogbi, é feita do seguinte modo:

Estrutura	Nomenclatura	Exemplos
Murinos	Monab	Tositumonab
Quiméricos	Ximab	Rituximab
Humanizados	Zumab	Trastuzumab

Os anticorpos monoclonais podem ser também aplicados em doenças cardiovasculares.

Em 1994, o FDA aprovou o abciximab (ReoPro®, Centrocor B. V., da Lilly) na prevenção de complicações isquêmicas em pacientes tratados com angioplastia coronariana transluminal percutânea que apresentavam risco elevado de oclusão abrupta do vaso tratado.

O abciximab é a Fab do anticorpo monoclonal quimérico humano e muscarínico 7E3 que possui atividade antiplaquetária, reduzindo a formação de trombo após a angioplastia coronariana transluminal percutânea.

Esse anticorpo monoclonal atua ligando-se a um receptor de adesão que participa da agregação plaquetária, evitando a ligação de fibrinogênio, do fator de von Willebrand e de outras moléculas de adesão aos sítios receptores nas plaquetas ativadas.

Os anticorpos monoclonais estão sendo aplicados também em doenças gastrointestinais.

Em 1999, o FDA aprovou o infliximab (Remicade®), que é o primeiro anticorpo monoclonal usado no tratamento da doença de Crohn.

O infliximab é um anticorpo parcialmente humano e parcialmente murino que atua ligando-se ao interferon alfa (IFN-α), reduzindo a produção desse último e diminuindo a inflamação observada na doença de Crohn. O infliximab é também a única droga aprovada para combater a formação de fístulas na doença de Crohn.

CITOCINAS

As citocinas são proteínas ou glicoproteínas solúveis produzidas pelos leucócitos e outros tipos de células e que servem como comunicadores químicos entre as células. São modificadores de respostas biológicas.

Usualmente as citocinas são secretadas, embora algumas citocinas possam ser expressas numa membrana celular ou mantidas em reservatórios na matriz extracelular.

Para exercer seus efeitos, as citocinas se ligam aos seus receptores específicos situados na superfície das células-alvo. Esses receptores, quando ativados, se associam aos sistemas efetores intracelulares responsáveis pelas respostas biológicas.

Os efeitos das citocinas podem ser autócrinos, quando agem nas próprias células que as produziram, ou parácrinos, quando atuam em células vizinhas.

Raramente, as citocinas podem provocar efeitos endócrinos, agindo em células situadas em locais distantes.

As citocinas são proteínas do sistema imune que coordenam as interações entre anticorpo e sistema imune da célula T e amplificam a reatividade imune.

As citocinas incluem as monocinas, sintetizadas pelos macrófagos, e as linfocinas, produzidas pelos linfócitos T ativados e células *killer* naturais.

Como exemplos de monocinas, temos a interleucina-1, o fator de necrose tumoral, os interferons α e β e alguns fatores estimulantes de colônias.

As linfocinas incluem as interleucinas-2 até 6, o interferon γ, o fator estimulante da colônia de granulócitos-macrófagos e a linfotoxina.

As células epiteliais, os fibroblastos e outros tipos selecionados de células podem também biossintetizar citocinas.

A tecnologia do DNA recombinante trouxe a possibilidade de preparação de grandes quantidades de citocinas, o que permitiu a análise cristalográfica pelos raios X e estudos de ressonância nuclear magnética para determinar a estrutura das citocinas.

Uma característica importante das citocinas é a de que seus efeitos são pleiotrópicos e redundantes. As citocinas não exercem um efeito específico em um tipo de célula-alvo. A maioria das citocinas possui um largo espectro de efeitos biológicos em mais de um tipo de célula para produzir efeitos similares.

Fatores estimulantes de colônias

Os fatores estimulantes de colônias (CSF, do inglês *colony-stimulating factors*) representam as citocinas mais promissoras por causa do seu amplo espectro de aplicações clínicas.

Os fatores estimulantes de colônias até agora conhecidos são os seguintes: fator estimulante de colônias de granulócitos e macrófagos (GM-CSF, do inglês *granulocyte-macrophage colony stimulating factor*), fator estimulante de colônias de granulócitos (G-CSF, do inglês *granulocyte colony-stimulating factor*), fator estimulante de colônias de macrófagos (M-CSF, do inglês *macrophage colony-stimulating factor*), fator estimulante das células-tronco (SCF, do inglês *stem cell factor*) e eritropoetina (EPO).

Essas glicoproteínas já foram clonadas pela tecnologia de DNA recombinante, e quatro delas (GM-CSF, G-CSF, SCF e EPO) já foram aprovadas pelo FDA para uso clínico.

Os fatores estimulantes de colônias auxiliam a regular o crescimento e a diferenciação das células hematopoéticas.

Existem duas classes principais de fatores estimulantes de colônias.

Na classe 1, os estimulantes de colônias, tais como SCF e GM-CSF, atuam em certo nível de células-tronco para provocar diferenciação e proliferação de múltiplas linhagens de células, tais como monócitos, granulócitos, eosinófilos, etc.

Na classe 2, os fatores estimulantes de colônias, tais como G-CSF, M-CSF e EPO, atuam em linhagens celulares já diferenciadas, estimulando a proliferação de tipos mais específicos de células.

FATOR ESTIMULANTE DE COLÔNIAS DE GRANULÓCITOS E MACRÓFAGOS

O GM-CSF promove a expansão das linhagens celulares monocítica e granulocítica, e também, quando se combina com a EPO, atua nas linhagens que contêm células mieloides, eritroides e megacariocíticas.

O GM-CSF foi aprovado pelo FDA para uso em transplante de medula óssea, como resultado de um ensaio clínico multicêntrico randomizado, controlado por placebo, que envolveu 128 pacientes.

Os pacientes que receberam quimioterapia com doses elevadas e transplantes autólogos de medula óssea, para neoplasias linfoides, foram randomizados e receberam placebo ou 250 $\mu g/m^2$/dia do GM-CSF após o transplante. Os pacientes que receberam GM-CSF apresentaram uma recuperação neutrofílica 7 dias antes do que o grupo que recebeu placebo.

Também se observou redução dos dias de hospitalização, dos dias de uso de antibiótico e de incidência documentada de infecções no grupo tratado com GM-SCF.

O GM-CSF também foi aprovado para ser usado em falha de transplante da medula óssea ou retardo do implante do transplante alogênico e autólogo.

O GM-CSF é também usado para auxiliar a mobilização de células sanguíneas progenitoras periféricas para o transplante e também no uso após transplante celular periférico.

O GM-CSF tem sido usado para acelerar a recuperação mieloide em pacientes com leucemia mielógena aguda tratados com quimioterapia.

O GM-CSF está sendo estudado em diversos quadros clínicos para reduzir a gravidade de mucosite, estomatite e diarreia em pacientes sob tratamento quimioterápico, para reduzir infecções fúngicas em pacientes com câncer e para estimular a cicatrização de feridas.

Os efeitos adversos do GM-CSF incluem reação no local da injeção, pequenas elevações da temperatura após a injeção, dor óssea e mialgias.

FATOR ESTIMULANTE DE COLÔNIAS DE GRANULÓCITOS

O G-CSF é um CSF específico de linhagem celular que estimula as células progenitoras granulocíticas a se diferenciarem em granulócitos.

O G-CSF foi aprovado pelo FDA após ensaio clínico de pacientes randomizados que recebiam quimioterapia com ciclofosfamida, doxorrubicina e etoposida.

O G-CSF reduziu a duração de neutropenia de 6 para 3 dias e a incidência de neutropenia febril e também diminuiu a internação hospitalar e os dias de uso de antibiótico.

O G-CSF pode ser usado em transplante autólogo de medula óssea e para mobilização de células progenitoras sanguíneas autólogas após quimioterapia.

A administração profilática de CSFs só deve ser feita quando a quimioterapia usada provoque neutropenia febril em mais de 40% do tempo de tratamento.

Os pacientes de alto risco se beneficiam com o uso de CSFs, especialmente quando apresentam comprometimento da medula óssea, neutropenia preexistente, irradiação acentuada da área pélvica, história de neutropenia febril recorrente durante quimioterapia prévia e feridas abertas.

FATOR ESTIMULANTE DE COLÔNIAS DE MACRÓFAGOS

O M-CSF, também chamado CSF-1, estimula seletivamente a proliferação e diferenciação da linhagem dos macrófagos.

Foi usado no tratamento de câncer em pacientes com infecções fúngicas invasivas, após transplante de medula óssea.

O M-CSF não afeta as contagens de monócitos, neutrófilos ou linfócitos.

Atualmente o M-CSF só é usado no Japão.

FATOR DE CRESCIMENTO DAS CÉLULAS-TRONCO (SCF)

Esse é o mais novo fator de crescimento celular (rHuSCF), aprovado pelo FDA em 1998.

É indicado para auxiliar a mobilização de células progenitoras sanguíneas periféricas, como apoio de quimioterapia e de transplante autólogo de células-tronco.

Quando usado em associação com G-CSF, o SCF estimula produção de células-tronco colhidas antes de quimioterapia de doses elevadas que são depois reinfundidas no paciente para auxiliar a estabelecer uma nova população de células sanguíneas. É frequentemente muito difícil colher células-tronco periféricas suficientes para permitir um processo de transplante seguro.

O rHuSCF atua estimulando a liberação de células-tronco da medula óssea para o sangue periférico.

Em um ensaio clínico randomizado em mais de 200 pacientes com câncer de mama que se submeteram a transplante de células-tronco, foi usado SCF em associação com G-CSF ou G-CSF isolado.

O tratamento com a associação dos fatores de crescimento resultou em maiores colheitas de células-tronco e maior proporção de pacientes (63%) que alcançaram seu número-alvo de células-tronco.

Outros estudos demonstraram a eficácia do SCF em pacientes com linfoma e mieloma múltiplo.

ERITROPOETINA (EPO)

A EPO é o regulador primário da produção de eritrócitos, e, por esse motivo, é uma citocina essencial para a linhagem das células eritroides.

A EPO-α humana recombinante (rHEPO) é indicada no tratamento de anemia associada a insuficiência renal crônica nos pacientes em diálise e pré-diálise, em anemia associada ao uso de zidovudina em AIDS/SIDA, em pacientes anêmicos programados para cirurgia não cardíaca e não vascular e anemia de pacientes cancerosos sob tratamento quimioterápico.

A EPO foi o primeiro fator estimulante recombinante usado em seres humanos, e muitos ensaios clínicos têm comprovado seu benefício em pacientes que dependem da transfusão.

Os efeitos adversos provocados pela EPO em geral são brandos e representados por hipertensão, exantema, cefaleia, artralgias, náuseas e vômito.

Interleucinas

Alguns autores denominam as interleucinas hormônios do sistema imune.

São mediadores moleculares das células do sistema imune e induzem replicação e diferenciação dessas células, além de ativarem a expressão de certas funções.

Já foram identificadas 14 diferentes interleucinas, cada uma delas com seus próprios alvos celulares e funções.

No Cap. 56, são referidos aspectos bioquímicos das citocinas e interleucinas.

Algumas interleucinas foram clonadas pela tecnologia do DNA recombinante e estão sendo investigadas para determinar sua utilidade clínica.

A IL-1 é um potente agente hematopoético que também exerce ações noutros sistemas orgânicos. A IL-1 possui duas moléculas distintas: a IL-1α e a IL-1β.

Embora a IL-1α e a IL-1β sejam moléculas estruturalmente diferentes, com apenas 45% de homologia no nível nucleotídico e 26% de homologia no nível peptídico, elas exercem virtualmente as mesmas ações biológicas.

A IL-1 é produzida por diversas células, tais como fagócitos mononucleares, fibroblastos, células NK (NK, do inglês *natural killer*) e linfócitos T.

Os efeitos hematológicos, *in vitro*, da IL-1 incluem ativação das células T, do GM-CSF, G-CSF, CSF do macrófago (M-CSF), interleucinas 2, 3, 4, 5 e 6 e o interferon-α (IFN-α).

In vitro, a IL-1 desempenha papel importante como regulador da hematopoese, induzindo diversas citocinas hematopoeticamente ativas e auxiliando essas citocinas a ampliar a resposta hematopoética. Nos seres humanos, a IL-1 já se submeteu às fases 1 e 2 de ensaio clínico para tratar citopenias causadas por quimioterapia antineoplásica padrão e também por quimioterapia de altas doses em transplantes de células-tronco. A IL-1 também pode aumentar as contagens de leucócitos e plaquetas em pacientes com tumores sólidos.

Os efeitos adversos mais comuns da IL-1 são febre com calafrios, taquicardia, cefaleia, mialgia, eritema e flebite no local da injeção e hipotensão quando se usam doses elevadas.

A IL-2 foi a primeira interleucina a receber aprovação do FDA, com a indicação inicial para o tratamento do carcinoma renal celular metastático. Foi também aprovada, mais recentemente, para tratamento de melanoma maligno metastático.

Também conhecida como fator de crescimento das células T, a IL-2 aumenta a proliferação de um subgrupo de linfócitos T chamado células *killer* ativadas por linfócitos (LAK, do inglês *lymphocyte-activated killer*), que são capazes de lisar vários tipos de alvos tumorais. A associação da IL-2 e células LAK é chamada imunoterapia adotiva, cuja finalidade consiste em atingir o tumor especificamente.

A maior desvantagem da IL-2 é a sua toxicidade. A IL-2 pode provocar grande síndrome de extravasamento capilar que leva a retenção de fluido, uremia, angústia respiratória e edema intestinal. O uso de doses moderadas e baixas pode proporcionar melhor tolerabilidade.

A IL-11 foi a segunda interleucina aprovada pelo FDA, indicada para a prevenção de trombocitopenia provocada por quimioterapia antineoplásica e para a redução de transfusão de plaquetas em pacientes com neoplasias malignas não mieloides.

Habitualmente, os pacientes que recebem quimioterapia apresentam trombocitopenia, além da neutropenia e anemia. Pode ser necessária a transfusão de plaquetas para evitar risco de sangramento.

A IL-11 é um fator de crescimento trombopoético importante produzido pelas células da medula óssea. A IL-11 ativa a proliferação de células-tronco hematopoéticas e de progenitores megacariocíticos e induz a maturação dos megacariócitos.

Os efeitos adversos da IL-11 são representados por edema, taquicardia, palpitações, fibrilação ou *flutter* auriculares, dispneia e derrame pleural.

As outras interleucinas continuam em investigação, não só nas ações fisiológicas como também quanto às aplicações clínicas.

Interferons

Os interferons naturais são glicoproteínas produzidas pelas células infectadas por vírus ou estimuladas por outras substâncias naturais ou sintéticas. Entre os estimulantes naturais, podem ser citados RNA de duplo filamento, certas citocinas como interleucina-1, interleucina-2 e fator de necrose tumoral. Os interferons são abreviados pelas letras IFN.

Além da atividade antiviral, os interferons possuem propriedades antiproliferativas e imunomodulatórias e influem no metabolismo, no crescimento e na diferenciação das células.

Os três principais interferons humanos são IFN-α, IFN-β e IFN-γ. O IFN-α e o IFN-β constituem o grupo 1 de interferons. O IFN-γ é o único interferon do grupo 2. No grupo 1 também se incluem tipos de interferons tau (τ) e ômega (ω). Os grupos se diferenciam pela estrutura, fontes produtoras e principais efeitos.

Quanto à estrutura, os interferons do grupo 1 possuem uma cadeia única de aminoácidos. Nos do tipo 2, a estrutura é de um dímero de duas proteínas idênticas com sequência de aminoácidos do tipo 1.

Quanto às fontes de produção, os interferons do tipo 1 são biossintetizados praticamente por qualquer célula infectada por vírus. Os fibroblastos são os principais produtores de interferons beta.

Os interferons γ (IFN-γ), do grupo 2, são produzidos pelos linfócitos T e células exterminadoras naturais, em resposta a estímulos antigênicos, mitógenos e citocinas específicas.

Quanto aos efeitos, de modo geral, os interferons do grupo 1 induzem células infectadas a produzirem proteínas que inibem a proliferação de vírus e de células. O IFN-γ estimula a atividade de componentes do sistema imune que combatem tumores e infecções nas células. O IFN-γ possui menos atividade antiviral, porém provoca efeitos imunomodulatórios mais acentuados, especialmente na ativação de macrófagos, expressão de antígenos da classe II de histocompatibilidade principal e mediação de respostas inflamatórias locais.

A biologia molecular demonstrou que existem vários subtipos de interferons. Postulou-se a existência de mais de 20 IFN genes IFN-α, e, desses, foram identificados 14 subtipos distintos de IFN-α que foram clonados com a técnica de DNA recombinante.

Foram identificados cinco mRNA do IFN-β, mas apenas dois produtos gênicos foram estabelecidos: IFN-$β_1$ e IFN-$β_2$.

O IFN-$β_1$ representa mais de 90% dos interferons produzidos pelos fibroblastos.

Até o momento, só se conhece um tipo de IFN-γ.

O IFN-γ tem pouca homologia com os IFN-α e IFN-β, mas compartilha muitas das suas propriedades.

Nos seres humanos, o conjunto de genes que produzem IFN situa-se no cromossomo 9 (IFN-α e IFN-$β_1$). O IFN-$β_2$ é produzido pelos cromossomos 2 e 5, e o IFN-γ é produzido pelo cromossomo 12.

Os interferons, para exercerem suas ações na célula-alvo, cumprem as seguintes etapas: (1) ligação a receptores específicos da membrana celular, (2) penetração na célula, (3) ativação gênica e (4) produção de proteínas que vão exercer os efeitos antivirais, antiproliferativos e imunomodulatórios.

Na atividade antiviral, os interferons inibem a replicação do DNA viral. Na atividade antiproliferativa, os interferons alteram as membranas celulares e o citoesqueleto, estimulam a diferenciação celular, modulam a expressão de fator de crescimento, inibem ou induzem a expressão oncogênica e revertem os fenótipos de células malignas.

Na atividade imunomodulatória, os interferons induzem a expressão de citocinas, ativam macrófagos e linfócitos, estimulam a expressão das classe I e II de HLA e modulam a expressão de antígenos associados a neoplasias.

O interferon foi descoberto na Inglaterra, em 1957, por Alick Isaacs e Jean Lindenmann. Esses pesquisadores observaram que, quando uma espécie de vírus colonizava células de animais ou numa placa de cultura, essa infecção viral *interferia* na capacidade de outros vírus de estabelecer infecções ao mesmo tempo. Deduziram, então, que as células infectadas secretavam uma substância que evitava a infecção simultânea por outros vírus. Batizaram a substância de *interferon*. Também demonstraram que se tratava de uma proteína e que ela não interagia diretamente com os vírus. Em vez disso, o interferon estimulava as células infectadas e suas vizinhas a produzirem outras proteínas que, essas sim, evitavam a replicação do vírus.

A descoberta se deu no curso de estudos de interferência viral, como um produto de células de embrião de pinto infectadas com vírus da influenza, capazes de resistir a infecções por outros vírus homólogos ou heterólogos.

Os vírus animais, em sua maioria, são sensíveis à ação antiviral dos interferons. Muitos vírus-DNA são relativamente insensíveis aos interferons. A atividade biológica dos vírus é medida em termos de atividade antiviral em culturas de células e é expressa em unidades internacionais (UI), de acordo com padrões internacionais.

Os interferons produzem seus efeitos antivirais através de inibição da penetração e desnudamento virais, da síntese de RNA mensageiro, da tradução de proteínas virais e/ou da montagem e liberação das partículas virais.

A inibição da síntese de proteínas virais constitui, de acordo com Sem e Ransohoff, o efeito principal. Os interferons induzem as enzimas oligoadenilato sintetases e uma proteína cinase, que, por sua vez, inibem a síntese proteica na presença de RNA de duplo filamento.

A 2-5 (A) sintetase produz oligômeros de adenilato que ativam uma endorribonuclease celular (RNase L), que cliva os RNAs virais e celulares.

A proteína cinase fosforila e inativa uma proteína envolvida na síntese proteica, chamada fator 2 eucariótico de iniciação.

O interferon também induz uma fosfodiesterase que cliva uma parte do DNA de transferência e, desse modo, evita o alongamento de peptídio.

Certos vírus podem desenvolver resistência aos interferons.

Do ponto de vista imunológico, os interferons podem modificar a resposta imune à infecção. A expressão de antígenos de histocompatibilidade principal induzida pelos interferons pode contribuir para a ação antiviral, aumentando a atividade citotóxica dos linfócitos T.

Os interferons são utilizados como agentes antivirais, imunomodulatórios e antineoplásicos.

Como imunomoduladores, os interferons promovem ou inibem a síntese de anticorpos pelas células B ativadas e também ativam macrófagos, células exterminadoras naturais e células T. Os interferons influenciam principalmente os processos inespecíficos de resposta imunitária mediados especialmente por monócitos e macrófagos.

Aumentam a expressão de antígenos e receptores em células efetoras, induzem a expressão de novos genes, inibem a expressão de alguns genes e também prolongam fases do ciclo celular.

Os interferons possuem atividades antiproliferativas diretas e são citostáticos ou citotóxicos para diferentes tipos de células tumorais.

O IFN-α_2 é indicado no tratamento do condiloma acuminado que envolve superfícies externas genitais e perianal.

O IFN-α_{2b} produz efeitos clinicamente significativos na hepatite crônica, em doses de 1 a 3 milhões de UI de IFN-α_{2b}, 3 vezes por semana, durante 24 semanas. Há outros esquemas de posologia, com doses mais elevadas e associação a drogas antivirais.

O IFN-α_{2b} é também indicado em complexo relacionado com a AIDS/SIDA, câncer pulmonar de células grandes, câncer de bexiga e câncer cerebral.

O IFN-β_{1b} é indicado no tratamento ambulatorial de pacientes portadores de esclerose múltipla recidivante, com a finalidade de reduzir a frequência de recidivas clínicas.

Um ensaio demonstrou que o IFN-β_{1b} reduzia as recidivas em 31% e após 2 meses de uso 25% dos pacientes ficavam livres das recidivas. A posologia empregada era de 0,25 mg (8 milhões de UI) em dias alternados.

O interferon-β está sendo investigado em diversas indicações antineoplásicas, leucemia de células pilosas, carcinoma de células renais, sarcoma de Kaposi associado à AIDS/SIDA, glioma recidivante, carcinoma colorretal (em associações com fluorouracil) e em câncer ovariano recidivante (em injeção intraperitoneal).

O IFN-γ é indicado para reduzir a frequência e a gravidade de infecções graves associadas à doença granulomatosa crônica. Trata-se de uma doença rara (1 caso/milhão de pessoas) que provoca imunodeficiência de origem genética e, se não for tratada, ameaça a vida do paciente. Os granulomas formados como resultado dessas infecções podem provocar obstrução dos tratos gastrointestinal e genitourinário.

O IFN-γ está sendo investigado no tratamento de certas doenças dermatológicas, como dermatite atópica, verrugas genitais e queloides.

BLOQUEIO NUCLEOTÍDICO E TECNOLOGIA ANTISSENTIDO

O bloqueio nucleotídico e a tecnologia antissentido abrangem o estudo das funções de proteínas específicas e de expressão intracelular.

A sequência de uma cadeia nucleotídica que encerra a informação destinada à síntese de uma proteína é chamada sequência de sentido.

A cadeia nucleotídica que é complementar à sequência de sentido se chama sequência antissentido.

As drogas antissentido reconhecem e se ligam à sequência nucleotídica de sentido de moléculas específicas de mRNA, evitando a síntese de proteínas indesejáveis e destruindo as moléculas de sentido.

A introdução de ácidos nucleicos antissentido nas células permite investigar de que modo as proteínas funcionam no interior da células, quando a expressão dessas proteínas é seletivamente reprimida.

Outra finalidade de ácidos nucleicos antissentido consiste em impedir a expressão de DNA ou RNA mensageiro disfuncionais e controlar processos patológicos.

O RNA antissentido, por exemplo, pode ser introduzido na célula por técnica de clonagem. O gene específico é clonado num vetor de expressão de orientação errada. Desse modo, cria-se um mRNA complementar para parear com um mRNA anormal. Quando os dois filamentos de mRNA se associam, o processo evita a tradução do mRNA, que forma proteínas que geram doenças.

Podem também ser criados filamentos de anti-DNA que se associam ao DNA, formando uma hélice tríplice.

Oligonucleotídios, que são filamentos curtos isolados de ácidos nucleicos em lugar dos mRNA completos, podem também ser usados para bloquear a expressão de RNA.

Usa-se essa forma de biotecnologia no tratamento de doenças virais e câncer.

O formivirsen sódico (Vitravene®) injetável é uma droga antissentido usada na retinite pelo citomegalovírus.

O formivirsen sódico é um oligonucleotídio fosforotioato que é administrado diretamente no corpo vítreo do olho.

Esse oligonucleotídio atinge especificamente a informação genética do citomegalovírus, bloqueando a atividade do vírus, mas não interfere no DNA humano.

O efavirenz (Sustiva®) é outra droga antissentido, não nucleosídica, que inibe a transcriptase reversa do HIV.

A terapia gênica será discutida especificamente no Cap. 128.

TECNOLOGIA DE PEPTÍDIOS

Essa tecnologia tem por objetivo a produção de moléculas polipeptídicas que sejam capazes de realizar as funções de proteínas maiores. Com esse processo, haveria produtos mais estáveis e de produção mais fácil. Tais peptídios podem servir como agonistas ou antagonistas de receptores proteicos.

Exemplos de alguns produtos biotecnológicos comercializados nos Estados Unidos

Ansel, Allen e Popovich publicaram a lista seguinte de produtos biotecnológicos dos Estados Unidos, indicando nome genérico, nome comercial entre parênteses e uso clínico.

ALDESLEUCINA (PROLEUKIN®)
Usada em carcinoma celular renal, melanoma, doença primária de imunodeficiência associada a defeitos das células T.

A aldesleucina é um produto sintético manufaturado pela tecnologia do DNA recombinante derivado da *Escherichia coli* que contém um análogo do gene humano da interleucina-2.

ALTEPLASE (ACTIVASE®)
A alteplase é um ativador do plasminogênio produzido pelo processo de DNA recombinante. É usada no tratamento do infarto do miocárdio agudo e da embolia pulmonar. É uma glicoproteína que possui 527 aminoácidos.

VACINA CONJUGADA HIB T/TER – (PEDVAX/HIB®)
Usada em imunização de rotina em crianças de 2 a 7 meses de idade, contra doenças invasivas causadas por *H. influenzae* tipo B.

EFAVIRENZ (SUSTIVA®)
Usado no tratamento da AIDS/SIDA, em associação com outras drogas antirretrovirais.

ERITROPOETINA ALFA (EPOGEN®, PROCRIT®)
Usada em certos tipos de anemias que surgem, por exemplo, na AIDS/SIDA, na doença renal crônica, na quimioterapia antineoplásica, na síndrome mielodisplásica, na anemia de prematuros.

FILGASTRINA – FATOR ESTIMULANTE DE COLÔNIAS DE GRANULÓCITOS (NEUPOGEN®)
Usada para reduzir a incidência de infecções que se manifestam por neutropenia febril em pacientes com neoplasias não mieloides, em tratamento com drogas antineoplásicas mielossupressoras. Também usada em aidéticos com retinite por megalovírus e tratados com ganciclovir.

Outra indicação consiste na mobilização de células progenitoras sanguíneas periféricas.

FOMIVIRSEN (VITRAVENA®)
O formivirsen é uma droga antissentido usada para tratamento local de retinite por megalovírus em aidéticos.

VACINA CONJUGADA DE *HAEMOPHILUS* B (ACT-HIB®)
Para imunização de rotina em crianças, contra doenças invasivas causadas por *Haemophilus* tipo b.

VACINA DE HEPATITE B (ENGERIS B®)

A vacina recombinante de hepatite B é usada na profilaxia da hepatite B, em pessoas de todas as idades.

HORMÔNIO DO CRESCIMENTO HUMANO OU SOMATROPINA (PROTOPIN®, HUMATROPE®, GENOTROPIN®, NORDITROPIN®)

Usado em crianças com deficiência de crescimento, na síndrome de Turner e em queimados graves. A engenharia genética atualmente produz o hormônio de crescimento humano altamente purificado. Antigamente era obtido de hipófises de cadáveres.

INSULINA HUMANA (HUMULIN®, VELOSULIN®)

Produzida pela tecnologia do DNA recombinante pela *Escherichia coli*.

IMCIROMAB (MYOSCINT®)

Anticorpo monoclonal usado para detectar necrose inicial como indicação de rejeição de transplantes cardíacos e ortopédicos.

INFLIXIMAB (REMICADE®)

Anticorpo monoclonal ativo na doença de Crohn, evitando a formação de fístulas.

INTERFERON-α-2A (REFERON A®)

Usado na leucemia de células pilosas, no sarcoma de Kaposi associado à AIDS/SIDA.

INTERFERON-α-2B (INTRON A®)

Usado na leucemia de células pilosas, no sarcoma de Kaposi, nas hepatites crônicas tipo B e C (não A, não B) e no condiloma acuminado.

INTERFERON-α-N3 (ALFERON N®)

Usado no condiloma acuminado.

INTERFERON-β (BETASERON®)

Usado em esclerose múltipla.

INTERFERON-γ-1B (ACTIMMUNE®)

Usado na doença granulomatosa crônica.

MUROMONAB – CD3 (ORTHOCLONE®, OKT3®)

Anticorpo monoclonal usado contra a rejeição aguda de transplante renal alográfico.

FATOR VIII RECOMBINANTE (KOGENAT®, RECOMBINATE®)

Usado na hemofília.

RITUXIMAB (RITUXAN®)

Anticorpo monoclonal usado em pacientes com linfoma não Hodgkin.

SARGRAMOSTINA (GM-CSF) (LEUKINE®, PROKINE®)

Usada na reconstituição mieloide após transplante de médula óssea. Reduz a incidência de morte por infecções de pacientes com leucemia mielógena aguda.

SATUMAB (ONCOSCINT®)

Anticorpo monoclonal usado na detecção de câncer ovariano.

ATIVADOR DE PLASMINOGÊNIO TISSULAR OU MUTEÍNA NÃO GLICOSILADA DE DELEÇÃO (T-PA) (RETAVASE®)

Usado no tratamento do infarto agudo do miocárdio com a finalidade de melhorar a função ventricular. Reduz a incidência de insuficiência cardíaca congestiva e a mortalidade associada ao infarto agudo do miocárdio.

TRASTUZUMAB (HERCEPTIN®)

Anticorpo monoclonal usado em câncer de mama isolado ou que se disseminou para linfonodos na axila.

REFERÊNCIAS BIBLIOGRÁFICAS

1. AMERICAN SOCIETY OF CLINICAL ONCOLOGY. Recommendations for the use of hematopoietic colony-stimulating factors: evidence-based, clinical practice guidelines. *J. Clin. Oncol.*, 12:2471-2508, 1994.
2. AN INTRODUCTION TO PHARMACEUTICAL BIOTECHNOLOGY. Regents of the University of Wisconsin System, 1990.
3. ANDERSON, W.F. Human gene therapy. *Nature*, 392(Suppl.)25-30, 1998.
4. ANSEL, H.C., ALLEN, L.V. & POPOVICH, N.G. *Pharmaceutical Dosage Forms and Drug Delivery Systems*. 7th ed. Lippincott Williams & Wilkins, Philadelphia, 1999.
5. APPELBAUM, F.R. The clinical use of hematopoietic growth factors. *Semin. Hematol.*, 26:7-14, 1989.
6. ATZPODIEN, J. *et al.* Alpha-interferon and interleukin-2 in renal cell carcinoma. Studies in nonhospitalized patients. *Semin. Oncol.*, 18(suppl. 7): 108-112, 1991.
7. BARON, S. *et al.* The interferons: Mechanisms of action and clinical applications. *JAMA*, 266:1375-1383, 1991.
8. BATAILLE, R., HAROUSSEAU, J.L. Multiple myeloma. *N. Engl. J. Med.*, 336(23):1657-1664, 1997.
9. BERGSTROM, K., MAYO, M. Biotechnology. *In*: HERFINDAL, E.T. & GOURLEY, D.R. *Textbook of Therapeutics*. 7th ed. Lippincott Williams & Wilkins, Philadelphia, 2000.
10. CANNON, E.W., EMKEY, R.D., DENES, A. *et al.* Prospective two year follow-up of recombinant interferon gamma in rheumatoid arthritis. *J. Reumatol.*, 17:304-310, 1990.
11. COHEN, M.C., COHEN, S. Cytokine function: a study in biologic diversity. *Am. J. Clin. Pathol.*, 105:589-598, 1996.
12. CORNELL, R.C., GREENWAY, H.T., TUCKER, S.B. *et al.* Intralesional interferon therapy for basal cell carcinoma. *J. Am. Acad. Dermatol.*, 23:694-700, 1990.
13. CRUSE, J.M., LEWIS, R.E. *Atlas of Immunology*. CRC Press, Boca Raton, 1999.
14. DAVIS, G.L., LAU, J.Y.N. & LIM, H.L. Therapy for chronic hepatitis C. *Gastroenterology Clinics of North America*, 23:603-613, 1994.
15. DE VRIES, J.E. Immunosuppressive and anti-inflammatory properties of interleukin. *Ann. Med.*, 27(5):537-541, 1995.
16. DERTZBAUGH, M.T. Genetically engineered vaccines: a review. *Plasmid*, 39:100-113, 1998.
17. DeWIT, R., SCHATTENKERK, J.K., BOUCHER, C.A., BACKKER, P.J., WEENHOF K.H., DANNER, S.A. Clinical and virological effects of high-dose recombinant interferon alpha in disseminated AIDS-related Kaposi's sarcoma. *Lancet*, 2:1214-1217, 1988.
18. DORR, R.T. Interferon-α in malignant and viral diseases. A review. *Drugs*, 45:177-211, 1993.
19. GABRILOVE, J. Introduction and overview of hematopoietic growth factors. *Semin. Hematol.*, 26:1-4, 1989.
20. GROSSMAN, M., RAPER, S.E., KOZARSKY, K. *et al.* Successful ex-vivo gene therapy direct to liver in a patient with familial hypercholesterolaemia. *Nat. Genet.*, 6(4):335-341, 1994.
21. HOFF, P.M., KATZ, A. & ZOGBI, Y.A. N. Drogas com alvo molecular específico. *In*: FERREIRA, G.C. & ROCHA, J.C.C. *Oncologia Molecular.*, Atheneu, São Paulo, 2004.
22. ISAACS, A., LINDENMANN, J. Virus interference, 1: the interferon. *Proc. R. Soc. Ser. B.*, 147:258-267, 1957.
23. JOHNSON, C.S. Interleukin-1: therapeutic potential for solid tumors. *Cancer Invest.*, 11(5):600-608, 1993.
24. KIRKPATRICK, C. Biological response modifiers. Interferons, interleukins, and transfer factor. *Ann. Allergy*, 62:170-176, 1989.
25. KOELLER, J., TAMI, J. *Concepts in Immunology and Immunotherapeutics*. ASHP Publications, Bethesda, 1990.
26. KÖHLER, G., MILSTEIN, C. Continuous cultures of fused cells secreting antibody of predefined specificity. *Nature*, 256:495-497, 1975.
27. MAINI, A., MORSE, P.D., WANG, C.Y. *et al.* New developments in the use of cytokines for cancer therapy. *Anticancer Res.*, 17:3803-3808, 1997.
28. MORSTYN, G., LIESCHKE, G., SHERIDAN, W. *et al.* Clinical experience with recombinant human granulocyte colony-stimulating factor and granulocyte macrophage colony-stimulating factor. *Semin. Hematol.*, 26:9-13, 1989.
29. NEWLAND, A.C. Is interleukin 3 active in anticancer drug-induced thrombocytopenia? *Cancer Chemother Pharmacol.*, 38(Suppl):S83-S38, 1996.
30. PAUL, W.E. *Fundamental Immunology*. 4th ed. Philadelphia, 1999.
31. PURI, R.K., SIEGEL, J.P. Interleukin-4 and cancer therapy. *Cancer Invest.*, 11:473-486, 1993.
32. REISFELD, R.A. Monoclonal antibodies in cancer immunotherapy. *Clin. Lab. Med.*, 12(2):201-216, 1992.
33. ROSENBERG, A.S. Immunotherapy and gene therapy of cancer. *Cancer Res.*, 51(Suppl.):5074s-5079s, 1991.

34. ROTH, J.A., CRISTIANO, R.J. Gene therapy for cancer: what have we done and where are we going? *J. Natl. Cancer Inst.*, 89(1):21-39, 1997.
35. SEM, C.C., RANSOHOFF, R.M. Interferon induced antiviral actions and their regulation. *Adv. Virus Res.*, 42:57-102, 1993.
36. SLAMON, D., LEYLAND-JONES, B., SHAK, S. et al. Addition of Herceptin (humanized anti-HER2 antibody) to first line chemotherapy for HER2 overexpressing metastatic breats cancer (HER2+/MBC) markedly increases anti-cancer activity: a randomized, multi-national controlled phase III trial. *Proc. ASCO*, 377(17): 98a, 1998.
37. TAHARA, H., LOTZE, M.T. Antitumor effects of interleukin-12: applications for the immunotherapy and gene therapy of cancer. *Gene Ther.*, 2:96-106, 1995.
38. TAKAKU, F. Clinical application of cytokines for cancer treatment. *Oncology*, 51:123-128, 1994.
39. TARGAN, S.R., HANAUER, S.R., van DEVENTER, S.J.H. et al. A short-term study of chimeric monoclonal antibody cA2 to tumor necrosis factor alpha for Crohn's disease. *N. Engl. J. Med.*, 337(15):1029-1035, 1997.
40. TRIOZZI, P., RINEHART, J. The role of IFN-beta in cancer therapy. *Cancer Surv.*, 8:799-807, 1989.
41. TYRING, S.K. Interferons: biochemistry and mechanism of action. *Am. J. Obstet. Gynecol.*, 172:1350-1353, 1995.
42. URABE, A. Interferons for the treatment of hematological malignancies. *Oncology,.* 51:137-141, 1994.
43. VAICKUS, L. Antitumor antibodies as therapeutic reagents. *Pharmacol. Ther.*, 15(2):143-161, 1990.
44. VERMA, I.M., SOMIA, N. Gene therapy: promises, problems and prospects. *Nature*, 389:239-242, 1997.
45. VOSE, J.M., ARMITAGE, J.O. Clinical applications of hematopoietic growth factors. *J. Clin. Oncol.*, 13(4):1023-1035, 1995.
46. WEINSTOCK-GUTTMAN, B., RANSOHOFF, R.M., KINKEL, R.P. et al. The interferons; biological effects, mechanisms of action and use in multiple sclerosis. *Am. Neurol.*, 37:7-13, 1995.
47. WHITTINGTON, R., FAUDS, D. Interleukin-2, a review of its pharmacological properties and therapeutic use patients with cancer. *Drugs*, 46:446-514, 1993.
48. YEE, G.C. Focus on GM-CSF and G-CSF: promising biotherapeutics for use in hematology and oncology. *Hosp. Formul.*, 25:943-948, 1990.

128

Terapia Gênica

Penildon Silva

Embora ainda não participe da rotina de tratamento médico, a terapia gênica vem sendo experimentada clinicamente há cerca de 14 anos.

O conceito de usar o DNA como droga, em doenças genéticas, o que constitui a terapia gênica, é relativamente simples.

Diferentemente de tratamentos convencionais, a terapia gênica tem como objetivo reparar a perda ou o mau funcionamento de um gene celular.

A terapia gênica trata e previne doenças, como acentuam Strauss e Costanzi-Strauss, transferindo genes terapêuticos para células do paciente. A terapia gênica usa uma estratégia de intervenção gênica para alterar funções celulares com fins terapêuticos.

O primeiro protocolo de terapia gênica aprovado nos Estados Unidos pelo FDA começou em 14 de setembro de 1990, com o tratamento de uma menina de 4 anos que sofria de deficiência da enzima adenosina desaminase (ADA). A paciente recebeu a primeira infusão de linfócitos T autólogos transduzidos *ex vivo* com retrovírus recombinante LASN portador do DNA codificador da proteína ADA humana. Em 1991, um menino de 9 anos também iniciou o mesmo protocolo de tratamento gênico.

Cada paciente recebeu um total de 10^{14} células em 11 e 12 infusões, durante cerca de 2 anos. Dez anos após a última infusão, em abril de 2003, Muul e cols. publicaram uma coletânea de dados dos dois primeiros pacientes da terapia gênica.

O trabalho de Muul e cols. mostrou que aproximadamente 20% dos linfócitos do primeiro paciente ainda carregavam e expressavam o gene terapêutico, indicando a longa duração do tratamento. Esses resultados indicam a longevidade dos linfócitos T transduzidos *ex vivo* em seres humanos, a persistência da expressão *in vivo* de vetores dirigidos pelo promotor LTR (do inglês *long terminal repeat*) derivado do *Moloney murine leukemia virus,* a segurança e o potencial da terapia gênica em seres humanos.

Nos últimos anos, a terapia gênica tem progredido, e, de acordo com dados da Sociedade Americana de Terapia Gênica, 363 protocolos clínicos experimentais foram aprovados, com a participação de 3.496 pacientes. Os protocolos de terapia gênica do câncer atingem 63% (403), com 2.392 pacientes recebendo medicamento gênico anticâncer.

Durante a realização de muitas pesquisas, ficou estabelecido que o gene era a unidade de herança e que mutações gênicas específicas poderiam provocar doenças hereditárias.

O desenvolvimento da clonagem de DNA recombinante (ou engenharia genética), nos anos 1970 e 1980, criou a possibilidade real da substituição de genes nos seres humanos. Foram desenvolvidas estratégias para a terapia gênica baseadas na tecnologia do DNA recombinante. A mutação gênica, por exemplo, que é responsável pela manifestação da fibrose cística, foi definida em 1989.

Existem duas formas de terapia gênica: a somática e a germinativa. A intervenção gênica no nível germinativo não é uma opção, porque o transgene seria transmitido do paciente aos seus descendentes, o que acarreta controvérsias éticas e sociais.

Nos ensaios clínicos de terapia gênica somática, a manipulação do genoma fica restrita às células do paciente, e o transgene não é transmitido aos descendentes. Os descendentes dos indivíduos tratados deverão ser diagnosticados e tratados como novos casos.

Os ensaios clínicos de transferências gênicas têm sido realizados em protocolos clínicos experimentais com as seguintes finalidades: (1) reposição de enzimas metabólicas, fatores de crescimento e hormônios; (2) indução de resposta imune efetiva contra micro-organismos, células tumorais ou agentes infecciosos como o vírus da AIDS/SIDA; (3) ativação de processos de regeneração tecidual, útil no tratamento de doenças cardíacas; (4) ativação de mecanismos de destruição de células indesejadas, como no tratamento do câncer; e (5) intervenção no mecanismo de autoimunidade para tratamento de artrite.

Pressupondo-se, segundo Hay, que um gene pode ser transferido para os núcleos de determinadas células no tecido-alvo, certos elementos essenciais do DNA são necessários para a transcrição gênica. Esses elementos são: *TATA box* (para a ligação da RNA polimerase); local de poliadenina (responsável pela sinalização da adição de uma cauda de poliadenina ao transcrito); códon ATG (para início da translação); e códon TAG (para término da transcrição).

O primeiro elemento essencial é a sequência codificante do gene.

Dependendo do tamanho do gene e da capacidade do vetor usado para administrar o gene para dentro da célula, usa-se a sequência genômica (incluindo os introns não codificantes) ou o DNAc (a sequência que codifica proteína, com os introns removidos).

O promotor e as sequências adicionais 3' e 5' são também necessários para início da transcrição e tradução e processamento do RNA.

O promotor é um segmento da sequência de DNA que dirige a transcrição do gene. O promotor pode limitar a transcrição para determinado tecido, durante certo período de desenvolvimento ou para determinada fase do ciclo celular.

O promotor pode também modificar a transcrição em resposta a determinados estímulos externos, como radiação, por exemplo.

O promotor gera um local de atracamento, como a *TATA box* para o complexo de RNA polimerase associada à proteína, e também para sequências que se ligam ao fator de transcrição e que atraem proteínas que reforçam (transativadores) ou reprimem (repressores) a transcrição.

Idealmente, o segmento de DNA a ser transferido deve conter um gene com um promotor estritamente regulado.

Entretanto, devido às limitações dos atuais sistemas de vetores e aos efeitos dos elementos reforçadores que circundam o DNA nesses vetores, é difícil conseguir-se expressão gênica específica.

Com o aperfeiçoamento das técnicas, haverá possibilidade de serem usados promotores precisamente controlados.

SISTEMAS DE ADMINISTRAÇÃO DE GENES

O desafio básico da terapia gênica é desenvolver um mecanismo pelo qual um novo gene é colocado nas células-alvo de um paciente, numa forma na qual o gene possa ser expressado.

Desse modo, o gene introduzido deve penetrar no núcleo da célula-alvo, o que é realizado em diversas etapas.

O gene exógeno alcança a superfície da célula-alvo, liga-se à membrana, penetra no interior da célula, atravessa a membrana nuclear e penetra no núcleo. Aí, o gene exógeno se libera do seu vetor e vai incorporar-se ao genoma da célula-alvo em uma forma que irá realizar a transcrição e tradução numa proteína. Essa proteína, codificada e expressa pelo DNA exógeno que foi transferido à célula hospedeira, pode atuar intra- e extracelularmente para substituir uma proteína deficiente hereditariamente ou para proporcionar função terapêutica adicional.

Cada um dos passos mencionados pode ser bloqueado pelos mecanismos de proteção do corpo contra material estranho.

Os sistemas de administração de gene se dividem em métodos virais e não virais.

Em ambos os sistemas, existem dois problemas: (a) introduzir quantidade adequada do DNA exógeno e (b) equilibrar o nível de expressão genética contra qualquer toxicidade do vetor ou veículo de administração.

Os **sistemas não virais** são representados, principalmente por:

– DNA nu
– Bombardeio de partículas
– Vetores lipossômicos.

O sistema do **gene nu** consiste no sistema mais simples de administração de gene exógeno. O gene é clonado em um plasmídio que pode ser amplificado em bactéria, purificado e, então, administrado com o DNA nu.

Como esse método de administração de DNA é muito deficiente na transfecção (transporte do gene da superfície celular para o núcleo), os níveis da expressão gênica são extremamente baixos.

Entretanto, mesmo os baixos níveis da proteína codificada pelo DNA introduzido são, muitas vezes, suficientes para induzir uma resposta imune pelo hospedeiro. Nesse sistema, o DNA seria usado como uma vacina.

Se um gene, por exemplo, que codifica uma proteína viral de um vírus de hepatite pode ser transfectado e expresso, pode ser possível induzir uma resposta imune protetora contra esse vírus.

O sistema de **bombardeio de partículas** está sendo avaliado como método de melhorar a administração de moléculas de DNA nu nas células-alvo.

Nesse sistema, uma sequência de DNA de qualquer tamanho é recoberta em partículas de ouro ou tungstênio. As partículas são então projetadas no tecido por meio de um dispositivo de pressão de hélio. O tecido-alvo deve ser exposto, de modo que a pele e as feridas são bons alvos.

A eficiência desse método é baixa, mas pode ser expressa quantidade suficiente de proteína capaz de induzir resposta imune. O método está sendo investigado na imunização contra influenza, hepatite viral, HIV e tuberculose e também na administração de genes para fatores de crescimento em feridas e genes terapêuticos para melanomas na superfície da pele.

Esse método de bombardeio de partículas tem sido usado, com sucesso, para administrar genes em plantas e peixes.

VETORES LIPOSSÔMICOS

Embora os lipídios com cargas neutras, negativas ou positivas possam complexar com o DNA, os lipídios carregados positivamente, chamados lipídios catiônicos, demonstraram ser mais eficientes em facilitar a administração de genes. Quando esses lipídios complexam com o DNA, formam-se pequenos glóbulos, conhecidos como lipossomos.

Os lipossomos catiônicos podem ligar-se a DNAs carregados negativamente e ainda manter uma carga positiva geral que facilita a ligação à superfície celular carregada negativamente.

Um complexo de lipídios catiônicos e ácido nucleico é chamado lipopoliplex.

Dois exemplos de lipídios catiônicos são o cloreto de N-[1-(2,3-dioleoiloxi) propil] N, N, N-trimetilamônio (DOTMA) e o 3b-(N, N-dimetilaminoetano) carbamil colesterol (DC-Chol).

Uma vez livre do lipossomo, o DNA transfectado alcança o núcleo e inicia a transcrição.

Se um polímero catiônico é usado em lugar de um lipídio catiônico, o conjugado de DNA se chama poliplex. A polietilenimina e a polilisina são dois polímeros catiônicos.

Um lipopoliplex é a combinação de lipídio catiônico, polímero catiônico e DNA.

Como os lipossomos são partículas carregadas, pode ser difícil atravessar a matriz tissular e alcançar as células-alvo.

Na célula-alvo, o lipossomo se funde com a superfície celular e atravessa a membrana para entrar na célula, através da endocitose. No interior da célula, o DNA é liberado do complexo.

A maioria das formulações de lipossomos encerra um colipídio fusigênico que facilita a liberação do DNA.

SISTEMAS VIRAIS DE ADMINISTRAÇÃO DE GENES

Usualmente, os vírus infectam células ligando-se a um receptor da superfície da célula, usado para outras funções. O complexo vírus-receptor facilita a internalização do vírus em endossomos no interior da célula.

Os vírus também desenvolveram mecanismos para escapar do endossomo no citoplasma e evitar a degradação lisossômica. O adenovírus, por exemplo, realiza uma defesa através de uma proteína viral estrutural (penton) que provoca a ruptura do endossomo em pH baixo.

O DNA viral comumente encerra sinais de localização nuclear que facilitam o transporte para o núcleo.

Alguns vírus, como os retrovírus, são capazes de integrar seus genes aos cromossomos do hospedeiro, permitindo potencialmente a expressão de genes virais durante a vida da célula hospedeira e da sua progênie.

Alguns vírus, entretanto, expressam seus genes a partir de epissomos, os quais não persistem na célula hospedeira, e, desse modo, esses vírus não são veículos para a terapia gênica permanente.

Os retrovírus são vírus-RNA. Um dos mais utilizados na terapia gênica é o vírus da leucemia murina.

A principal vantagem de usar-se um retrovírus como vetor de DNA é sua capacidade de usar a transcrição reversa e recombinação para integrar um gene transferido permanentemente no cromossomo da célula hospedeira, onde ele permanece durante todas as divisões celulares subsequentes ou até a morte celular.

Os problemas no uso dos retrovírus são: (a) não há controle sobre o local de integração ao genoma da célula hospedeira, o que pode levar à ruptura de um gene no local de inserção; (b) as sequências do promotor e do reforçador transferidos podem influenciar a expressão dos genes que circundam o local de inserção. A ruptura da expressão de um gene supressor de tumor e a expressão aumentada de um oncogene são situações graves que podem provocar neoplasias malignas; (c) embora os vírus usados em terapia gênica não sejam capazes de replicar, a criação de um vírus perigoso capaz de replicar durante a sua manufatura por recombinação do vetor constitui uma preocupação; (d) o retrovírus, quando produzido numa linha celular murina, não é estável no sangue humano, estando sujeito à inativação mediada pelo complemento; (e) a célula-alvo deve estar replicando para que ocorra a integração. Isso impede a aplicação desse vetor a muitos tecidos que possuem reprodução celular lenta, como, por exemplo, o epitélio respiratório. Isso pode ser um benefício quando células-alvo neoplásicas se encontram em crescimento; (e) a despeito da persistência do DNA integrado no genoma da célula, não há garantia da persistência de sua expressão. Eventos epigenéticos, especialmente a metilação do DNA, podem silenciar o DNA transferido.

O DNAc do gene terapêutico é clonado no genoma viral alterado, do qual foram removidos os genes *gag, env* e *pol* entre as partes terminais invertidas e repetidas.

Esse genoma modificado é então transfectado numa célula de linha produtiva, e pode crescer em cultura que encerre os genes retrovirais essenciais que faltam. O vírus resultante é infectante, mas não pode replicar.

Logo que o vírus manipulado alcança o núcleo da célula-alvo, o RNA viral é transcrito ao DNA de modo reverso, e o DNA viral é modificado e integrado no genoma hospedeiro.

O gene terapêutico clonado pode então ser expressado na célula hospedeira.

ADENOVÍRUS

Como a biologia dos adenovírus é responsável por muitas propriedades adequadas para a terapia gênica, esse vírus constitui o vetor mais utilizado.

O adenovírus é um vírus-DNA com um genoma de 36 kb (quilobases) de DNA de dupla fita.

É relativamente fácil produzir concentrações elevadas de vírus infectantes, e é possível inserir genes relativamente grandes.

O vírus infecta eficientemente muitos tipos de células, mesmo as células que não estão se dividindo, e é mais estável na corrente sanguínea do que o retrovírus.

O adenovírus infecta a célula-alvo por meio de duas interações na superfície celular.

As proteínas fibrosas do adenovírus, que se projetam como espículas da superfície viral, interagem com o receptor coxsakie-adenovírus (CAR), com elevada afinidade, na superfície celular. Os CARs são encontrados na superfície da maioria das células, embora alguns tecidos tenham mais que outros. Entretanto, após administração intravenosa, a deposição preferencial do adenovírus, proveniente do sangue, no fígado e pulmões, parece ser mais importante do que a expressão de CARs.

A segunda interação ao nível da superfície celular ocorre entre as proteínas do tipo penton, localizadas na base das espículas fibrosas, e as integrinas, na superfície celular. Essa interação promove a internalização viral para o interior da célula, por endocitose.

O capsídeo viral possui eficiência elevada para escapar do endossomo, o qual se rompe em ambiente de baixo pH.

A via para o núcleo é também rápida e eficiente, utilizando microtúbulos para levar o capsídeo até a superfície nuclear.

O DNA viral é então injetado através da membrana nuclear para o interior do núcleo e está pronto para o início da transcrição.

O DNA do adenovírus não se integra ao genoma, mas permanece como epissomo. A infecção é, então, transitória, necessitando de administração repetida para que a expressão gênica seja persistente. Isso constitui um problema, já que o vírus induz uma potente resposta imune mediada por células e os anticorpos neutralizantes podem limitar o sucesso de doses repetidas.

Os vetores adenovirais da terapia gênica se tornam seguros, removendo-se um gene essencial para replicação viral, por meio de técnica sofisticada.

Há um problema com esses vírus de primeira geração, representado por uma resposta inflamatória ou imune contra as proteínas dos vírus.

Soluções para essas respostas estão sendo investigadas.

OS VÍRUS ADENOASSOCIADOS (AAV)

São parvovírus defeituosos que inicialmente foram observados como contaminantes dos estoques laboratoriais de adenovírus. O AAV é um vírus-DNA de fita única que depende de um vírus auxiliar para completar seu ciclo vital.

Embora o papel do vírus auxiliar não esteja claramente compreendido, parece que ele é responsável em criar um ambiente celular que facilita a replicação do AAV.

Os AAVs apresentam diversas propriedades favoráveis à terapia gênica: (a) infectam células em divisão ou em repouso, com razoável eficiência; (b) não causam doença humana; e (c) não induzem resposta inflamatória.

Embora o hospedeiro humano possa gerar anticorpos neutralizantes, a resposta imune contra AAV é limitada.

O AAV se liga a proteoglicanos de sulfato de heparina na superfície celular, e tanto a integrina $\alpha v \beta 5$ como o fator de crescimento do fibroblasto 1 podem atuar como correceptores.

O AAV tem sido ativamente investigado no tratamento da fibrose cística, da hemofilia e da doença oftálmica.

O **herpesvírus** é um vírus-DNA de dupla fita, com um genoma de 152 kb. Seu grande tamanho favorece a inserção de grandes transgenes e até de transgenes múltiplos. O vírus é capaz de promover uma latente e persistente e não integrada infecção de células neuronais, que ocorre sem expressão de proteínas virais líticas. Entretanto, um promotor neuronal específico é ativo durante a latência e, desse modo, tem potencial para a expressão a longo prazo de um transgene.

O tropismo neural condicionou sua escolha como vetor para a terapia gênica de doenças neurodegenerativas.

O vírus, entretanto, pode infectar outros tipos de células, tanto no estado de divisão como no estado de repouso.

Esse vetor de herpesvírus foi investigado no tratamento da distrofia muscular porque ele é capaz de transferir o grande (4 kb) gene da distrofina.

Estão sendo investigadas as aplicações desse vetor no tratamento do câncer, sob a forma de vetor de um gene tóxico ou de um vírus lítico replicativo.

O herpesvírus se liga ao sulfato de heparina e glicosaminoglicanos na superfície celular através de uma interação com as glicoproteínas.

O herpesvírus se funde à membrana celular, sem atravessá-la. Foram identificados diversos receptores com papel potencial na internalização viral.

O ***vírus da vacínia*** é um vírus-DNA de dupla fita, com um genoma de 200 kb. A replicação e a transcrição ocorrem no citosol, de modo que não ocorre integração no núcleo celular.

O vírus apresenta amplo tropismo e permite a inserção de grandes transgenes. O vírus da vacínia induz uma vigorosa resposta imune, e, embora comparativamente seguro, pode ser fatal em indivíduos imunocomprometidos.

Esse vírus está sendo investigado como vetor de genes de citocinas em tumores, inclusive em câncer da bexiga e melanoma.

Os **alfavírus** são vírus-RNA que podem infectar células em divisão e células em estado de repouso.

A expressão gênica alcança nível elevado, mas é transitória porque não ocorre integração.

O alfavírus está sendo investigado em transferência de genes em tumores e no desenvolvimento de vacinas.

Os vetores de **lentivírus** são derivados do HIV, mas, diferentemente dos retrovírus, são capazes de transduzir células em repouso.

Os vetores de lentivírus podem transferir até 8 kb de DNA transgênico, que se integra e, assim, é expresso durante muito tempo na célula hospedeira, sem provocar resposta imunitária no hospedeiro.

Os vetores de lentivírus que transferem genes terapêuticos estão sendo avaliados na β-talassemia e na doença de Parkinson.

Investiga-se atualmente o uso de um **vírus híbrido** adenovírus-retrovírus, no sentido de reduzir as desvantagens dos vírus isolados.

O adenovírus está também sendo avaliado para transferir AAV, lentivírus e até componentes transportáveis de genes.

PROBLEMAS DA CÉLULA-ALVO

A administração de genes visa à célula-alvo, porque a limitação da expressão transgênica para o tecido-alvo aumenta a segurança. Evitando-se a administração do vetor para tecidos que não são alvos, aumenta-se a eficácia.

O meio mais simples de se atingir um tecido é a administração direta do vetor a esse tecido, e a maioria dos ensaios clínicos iniciais utilizou essa abordagem.

Os vírus ou lipossomos são diretamente injetados no tumor na terapia gênica do câncer ou aplicados sobre a superfície do trato respiratório no tratamento da fibrose cística.

A principal vantagem desse método é a sua simplicidade, porque evita certos obstáculos como a vasculatura. Estuda-se a possibilidade de desenvolver abordagens de atingir moléculas-alvo de modo que o vetor possa ser administrado sistemicamente.

A administração gênica mediada por receptores envolve receptores superficiais que proporcionam uma via não só para a superfície celular, penetrando na célula por endocitose, como também para internalização no núcleo.

A fim de atingir um tipo específico de célula, a célula em questão deve expressar um receptor único ou superexpressar um receptor comum, além de identificar-se um ligante desse receptor.

Esses ligantes são associados ao DNA terapêutico por meio de uma ponte de polilisina.

Essa abordagem de terapia gênica tem pouca expressão gênica, e observa-se degradação do DNA no interior da célula.

Certos anticorpos monoclonais dirigidos contra a célula-alvo podem ser adicionados aos complexos de lipoplex e poliplex, a fim de dirigir o vetor para a célula desejada. Os retrovírus e os adenovírus têm sido associados a essa abordagem, com a produção de anticorpos biespecíficos que se ligam à proteína do envelope viral e ao alvo celular desejado.

EXEMPLOS DE SUBSTITUIÇÃO GÊNICA

Os exemplos principais de substituição de genes na terapia gênica são: deficiência de adenosina desaminase, fibrose cística e hipercolesterolemia familiar.

A **deficiência de adenosina desaminase** (ADA) é causa de grave imunodeficiência combinada.

Na ausência de ADA, acumula-se um produto tóxico nos linfócitos, provocando disfunção das células T e B.

Uma abordagem para restaurar uma cópia normal do gene de ADA nos linfócitos foi o primeiro ensaio clínico apresentado nos Estados Unidos, de acordo com as exigências éticas, regulatórias e de segurança. O primeiro ensaio foi iniciado em 1990 no Institutes of Health. Duas crianças receberam transferência de gene de ADA, mediado por retrovírus, para seus linfócitos, *ex vivo*, durante um período de 2 anos.

A transferência das células transduzidas persistiu durante vários anos.

Em diversos ensaios clínicos subsequentes, foram transduzidos linfócitos periféricos, células da medula óssea e células sanguíneas do cordão umbilical de recém-nascidos com deficiência de ADA.

A **fibrose cística** (FC) é um distúrbio recessivo homozigótico que representa a doença herdada mais comum da população caucasiana em todo o mundo. O gene que é mutado em FC codifica um canal de cloreto chamado regulador da condutância transmembranosa da fibrose cística (CFTR). A doença se manifesta primariamente no epitélio respiratório, o qual se torna particularmente sensível à infecção bacteriana.

Frequentes infecções brônquicas provocam lesão e destruição dos tecidos.

Embora não se conheça o exato mecanismo pelo qual a fração gênica provoca a doença, indivíduos heterozigóticos para a mutação gênica não contraem a doença, e a experimentação tem mostrado que 1 célula corrigida em 100 pode reverter o fenótipo anormal de FC.

Além disso, o epitélio respiratório (que inclui o epitélio nasal) é razoavelmente acessível, e a eficiência da transferência do gene pode ser medida repetidamente por meio de técnicas moleculares e por técnicas fisiológicas que verificam a correção funcional.

A **hipercolesterolemia familiar** é um distúrbio autossômico dominante no qual o gene que codifica o receptor da lipoproteína de baixa densidade (LDL) está defeituoso. Níveis reduzidos desse receptor provocam concentrações elevadas de colesterol circulante, o que provoca aterosclerose prematura e infarto do miocárdio.

Os indivíduos que são homozigóticos para a mutação se encontram em risco e têm expectativa de vida muito reduzida.

Como se observa um benefício clínico quando esse receptor se expressa em baixos níveis (10% do normal), a pesquisa focalizou a possibilidade de uma correção genética. Grossman e cols. descreveram tentativas para recuperar parcialmente a expressão do receptor em 5 pacientes que eram homozigóticos para o defeito genético.

Um retrovírus que proporcionaria integração estável teve como alvo o fígado dos pacientes. Infelizmente, os hepatócitos possuem baixo nível basal de replicação.

A fim de resolver esse problema, os pesquisadores obtiveram células hepáticas que podiam ser cultivadas e infectadas *ex vivo* e depois devolvidas ao paciente através de um cateter venoso portal.

A expressão genética pôde ser verificada durante 4 meses, e os pacientes não apresentaram efeitos adversos.

Entretanto, os efeitos metabólicos foram variáveis, e a pesquisa subsequente foi direcionada para abordagens mais eficientes de administração transgênica.

Foram realizados ensaios clínicos para testar a terapia gênica em outras doenças genéticas: doença granulomatosa crônica, deficiência de ornitina transcarbamilase, hemofilia B, doença de Canavan, mucopolissacaridose tipo 1, doença de Gaucher, deficiência de α-1-antiprotease, anemia de Fanconi de aderência e deficiência dos leucócitos.

Estão em andamento protocolos clínicos para as seguintes doenças: doença de Huntington, hemofilia A, distrofia muscular, doença de Fabry, esclerose amiotrófica bolhosa juncional, imunodeficiência combinada grave de deficiência JAK3 e deficiência de nucleosídio purínico fosforilase.

Como declara John Hay, grande pesquisador de terapia gênica, apesar dos poucos sucessos terapêuticos, na primeira década, a tecnologia de transferência de genes gerou enorme quantidade de informações científicas e clínicas que servem como firme plataforma para desenvolvimentos futuros.

Os sucessos iniciais, por exemplo, com SCID-XL, hemofilia B, amaurose congênita de Leber e o uso dos vetores adenovirais replicantes em cânceres da cabeça e pescoço, prometem um futuro brilhante para a terapia gênica.

O principal foco de pesquisa no século XXI é provavelmente conseguir níveis adequados de expressão gênica na ausência de resposta inflamatória, a fim de conseguir-se modulação significativa das doenças humanas.

REFERÊNCIAS BIBLIOGRÁFICAS

1. ACLAND, G.M., AGUIRRE, G.D., RAY, J. *et al*. Gene therapy restores vision in a canine model of childhood blindness. *Nature Genet.*, 28:92-95, 2001.
2. AGHI, M., CHOU, T.C, SULING, K., BREAEFIELD, X.O., CHIOCCA, E.A. Multimodal cancer treatment mediated by a replicating oncolytic virus that delivers the oxazaphosphorine/rat cytochrome P450 2B1 and ganciclovir/herpes simplex virus thymidine kinase gene therapies. *Cancer Res.*, 59:3861-3865, 1999.
3. ANDERSON, W.F. Human gene therapy. *Nature*, 392:25-30, 1998.
4. BERGSTROM, K., MAYO, M. Biotechnology. *In*: HERFINDAL, E.T. & GOURLEY, D.R. *Textbook of Therapeutics*. 7th ed. Lippincott Williams & Wilkins, Philadelphia, 2000.
5. BROOKS, G. *Gene Therapy*. Pharmaceutical Press, London, 2002.
6. BROWN, S.M. *Essentials of Medical Genomics*. John Wiley & Sons, Hoboken, 2003.
7. CAVAZZANA-CALVO, M., HACEIN-BEY, S., DE SAINT BASILE, G. *et al*. Gene therapy of human severe combined immunodeficiency (SCID)-X1 disease. *Science*, 288:669-672, 2000.
8. CAVAZZANA-CALVO, M., HACEIN-BEY, S., DE SAINT BASILE, G., GROSS, F., YVON, E., NUSBAUM, P., SELZ, F., HUE, C., CERTAIN, S., CASANOVA, J.L., BOUSSO, P., DEIST, F.L., FISCHER, A. Gene therapy of human severe combined immunodeficiency (SCID)-X1 disease. *Science*, 288:669-672, 2000.
9. CHOWDHURY, J.R., GROSSMAN, M., GUPTA, S., CHOWDHURY, N.R., BAKER, J.R. Jr., and J.M. Long-term improvement of hypercholesterolemia after *ex vivo* gene therapy in LDLR-deficint rabbits. *Science*, 254:1802-1805, 1991.
10. CLEMENS, P.R., KOCHANEK, S., SUNADA, Y., CHAN, H.H., CAMPBELL, K.P., CASKEY, C.T. In vivo muscle gene transfer of full-length

dystrophin with an adenoviral with an adenoviral vector that lacks all viral genes. *Gene Ther.*, 3:965-972, 1996.
11. CRUSE, J.M., LEWIS, R.E. *Atlas of Immunology*. CRC Press, Boca Raton, 1999.
12. CRYSTAL, R.G., McELVANEY, N.G., ROSENFELD, M.A. *et al.* Administration of an adenovirus containing the human CFTR cDNA to the respiratory tract of individuals with cystic fibrosis. *Nature Genet*, 8:42-51, 1994.
13. DAVIS, R.H. *The Microbial Models of Molecular Biology*. Oxford University Press, New York, 2003.
14. DENNIS, C. & GALLACHER, R. *The Human Genome*. Nature Publishing Group, Cambridge, 2001.
15. DERTZBAUGH, M.T. Genetically engineered vaccines: a review. *Plasmid*, 39:100-113, 1998.
16. GRIFFITH, F. The significance of pneumococcal types. *J. Hygiene*, 27:113-159, 1928.
17. GROSSMAN, M., RADER, D.J., MULLER, D.W. *et al*. A pilot study of ex-vivo gene therapy for homozygous familial hypercholesterolaemia. *Nature Med.*, 1:1148-1154, 1995.
18. GROSSMAN, M., RAPER, S., KOZARSKY, K. *et al*. Successful ex-vivo gene therapy direct to liver in a patient with familial hypercholesterolaemia. *Nat. Genet.*, 6(4):335-341, 1994.
19. HAY, J.G. Gene therapy. *In*: BROWN, S. M. *Essentials of Medical Genomics*. John Wiley & Sons, Hoboken, 2003.
20. HIGH, K.A. Gene transfer as an approach to treating hemophilia. *Circ. Res.*, 88:137-144, 2001.
21. KHURI, F.R., NEMUNAITIS, J., GANLY, I. *et al*. A controlled trial of intratumoral ONYX-015, a selectively-replicating, adenovirus, in combination with cisplatin and 5-fluorouracil in patients with recurrent head and neck cancer. *Nature Med.*, 6:879-885, 2000.
22. LICINO, J. & WONG, M.L. *Pharmacogenomics*. John Wiley-VCH Verlag, Gmbh-Weinheim (Germany), 2002.
23. MANN, M.J., WHITTEMORE, A.D., DONALDSON, M.C., *et al*. Ex-vivo gene therapy of human vascular bypass grafts with E2F decoy: The PREVENT single centre, randomized, controlled trial. *Lancet*, 354:1493-1948, 1999.
24. MORSTYN, G., LIESCHKE, G., SHERIDAN, W. *et al*. Clinical experience with recombinant human granulocyte colony-stimulating factor and granulocyte macrophage colony-stimulating factor. *Semin. Hematol.*, 26:9-13, 1989.
25. MUUL, L.M., SOEREN, S.L., JAGADEESH, J.J., RAMSEY, W.J., LONG Z. *et al. Blood*, 101:2563-69, 2003.
26. NEIDLE, S. *Nucleic Acid Structure and Recognition*. Oxford University Press, New York, 2002.
27. PARMIGIANI, R.B. & CAMARGO, A.A.C. O genoma humano e o câncer. *In*: FERREIRA, G. & da ROCHA, J.C.C. *Oncologia Molecular*. Atheneu, São Paulo, 2004.
28. PAUL, W.E. *Fundamental Immunology*. 4th ed. Saunders, Philadelphia, 1999.
29. RIORDAN, J.R., ROMMENS, J.M., KEREM, B. *et al*. Identification of the cystic fibrosis gene: Cloning and characterization of complementary DNA. *Science*, 245:1066-1073, 1989.
30. ROTH, J.A., CRISTIANO, R.J. Gene therapy for cancer: what have we done and where are we going? *J. Natl. Cancer Inst.*, 89(1):21-39, 1997.
31. SCHECHTER, A.N. Prematurity in gene therapy. *Molecular Therapy*, 5:217-9, 2000.
32. SHAND, N., WEBER, F., MARIANI, M., GIANELLA-BORRADORI, A., LONZ, Z. *et al*. A phase 1-2 clinical trial of gene therapy for recurrent glioblastoma multiforme by tumor transduction with herpes simplex thymidine gene followed by ganciclovir. GLI328 European-Canadian Study Group. *Hum. Gene Ther.*, 10:2325-35, 1999.
33. SLAMON, D., LEYLAND-JONES, B., SHAK, S. *et al*. Addition of Herceptin (humanized anti-HER2 antibody) to first line chemotherapy for HER2 overexpressing metastatic breat cancer (HER2+/MBC) markedly increases anti-cancer activity: a randomized, multi-national controlled phase III trial. *Proc. ASCO*, 377(17):98a, 1998.
34. SNYDER, R.O. Adeno-associated virus-mediates gene delivery. *J. Gene Med.*, 1:166-75, 1999.
35. STRAUSS, B.E. & COSTANZI-STRAUSS, E. Terapia gênica. *In*: FERREIRA, G. & da ROCHA, J.C.C. *Oncologia Molecular*. Atheneu, São Paulo, 2004.
36. TORCHILINS, V. & WEISSIG, V. *Liposomes. A Practical Approach*. Oxford University Press, New York, 2003.
37. VERMA, I.M., SOMIA, N. Gene therapy: promises, problems and prospects. *Nature*, 389:239-242, 1997.
38. WATSON, J.D., GILMAN, M., WIRKOWSKI, J. & ZOLLER, M. *Recombinant DNA*. 2nd ed. W. H. Freeman, New York, 1992.

129

Meios de Contraste Iodados

Luiz Antonio Nunes de Oliveira e Erico Souza Oliveira

INTRODUÇÃO

Os meios de contraste iodados são substâncias radiodensas capazes de melhorar a definição das imagens obtidas em exames radiológicos. São essenciais para o estudo vascular.

O agente de "contraste ideal" não deve produzir nenhum tipo de reação adversa, mas, infelizmente, essa substância ainda não existe.

Por esse motivo, é fundamental que os médicos estejam atentos à indicação desses agentes, saibam optar entre os meios disponíveis, no sentido de reduzir o risco de reações adversas, e, se essas ocorrerem, estejam aptos a minimizar seus efeitos colaterais. Temos como objetivos:

1. Apresentar as características dos meios de contraste mais utilizados.
2. Mostrar as diferenças entre os agentes iônicos e não iônicos.
3. Identificar quais são os pacientes de risco.
4. Discutir medidas profiláticas, particularmente a pré-medicação.
5. Apresentar proposta para tratamento das reações adversas.

ASPECTOS GERAIS

A estrutura básica dos meios de contraste iodados é formada por um anel benzênico, ao qual foram agregados átomos de iodo e grupamentos complementares, onde estão ácidos e substitutos orgânicos, que influenciam diretamente na sua toxicidade e excreção (Figs. 129.1, 129.2 e 129.3 e Quadro 129.1).

Apresentam apenas um anel benzênico, os chamados "monômeros", ou dois anéis benzênicos, denominados "dímeros".

Os agentes iônicos e não iônicos têm iodo.

As características físico-químicas dos contrastes estão agrupadas em quatro classes de substâncias:

1. monômeros iônicos;
2. dímeros iônicos (Fig. 129.4, Quadros 129.2 e 129.3);
3. monômeros não iônicos;
4. dímeros não iônicos.

Esses produtos, dissociando-se em partículas em solução, podem ser também classificados como meios de contraste com relação igual a 1,5. Na dissociação por eletrovalência, há a formação de duas partículas: um ânion rádio-opaco e um cátion não rádio-opaco. Se dividirmos então três átomos de iodo de uma molécula monomérica por duas partículas dissociadas, chegaremos à razão 1,5.

Essa razão corresponde à grande maioria dos contrastes utilizados na prática médica para diagnóstico convencional.

Sucessivamente, o não iônico monomérico apresenta uma relação 3, e o iônico dimérico (ácido ioxaglato), muito utilizado na radiologia vascular diagnóstica e intervencionista, também apresenta relação 3. Mais recentemente, surgiram os não iônicos diméricos, praticamente isotônicos, que apresentam razão 6 (Quadro 129.3).

Existem propriedades dos meios de contraste que estão diretamente relacionadas à sua eficácia e segurança, que incluem a densidade, a viscosidade e a osmolalidade.

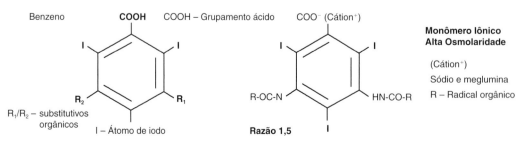

Fig. 129.1 Estrutura química dos contrastes iodados.

MEIOS DE CONTRASTE IODADOS

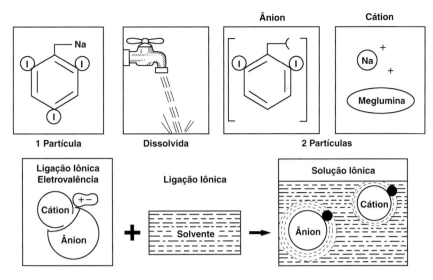

Fig. 129.2 Contraste iônico monômero.

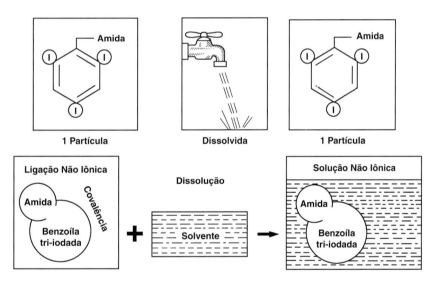

Fig. 129.3 Contraste não iônico.

Quadro 129.1 Estrutura química dos contrastes iodados (resumo das funções)

Elementos Estruturais	Significado
Benzeno	Estrutural
I – Átomo de Iodo	Componente rádio-opaco
COOH – Grupamento Ácido	Solubilidade em água
	Formação salina ou aminoácida
R_1/R_2 – Substitutivos Orgânicos	Liofilia (influência)
	Redução da toxicidade
R_2 – Substitutivo Orgânico	Influência na eliminação

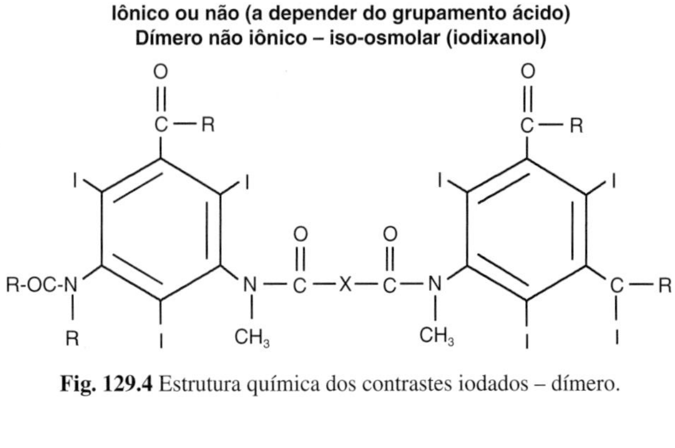

Iônico ou não (a depender do grupamento ácido)
Dímero não iônico – iso-osmolar (iodixanol)

Fig. 129.4 Estrutura química dos contrastes iodados – dímero.

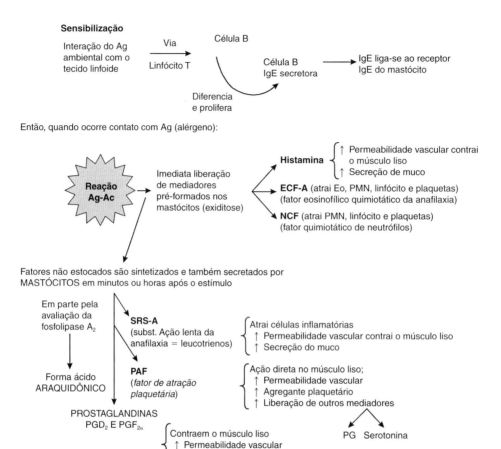

Fig. 129.5 Fisiopatologia das reações anafiláticas.

Outras condições que têm muita influência na qualidade da imagem:

1. A via de administração: determina, em parte, a quantidade de substância que chegará ao órgão estudado;
2. A dose de contraste;
3. A velocidade de injeção;
4. O calibre do cateter: dependente da viscosidade da solução utilizada;
5. A temperatura da substância: principalmente no uso de contrastes não iônicos, pois interfere na sua viscosidade, facilitando-a;
6. O retardo e o tempo de exposição: maximizar o estudo da fase arterial, menor em outras.

DECISÕES ANTES DE SE INJETAR O CONTRASTE

Apesar de todos os esforços, é impossível prever se os pacientes apresentarão reações adversas graves aos meios de contraste iodados. Assim, todos os pacientes devem, inicialmente, ser considerados de risco.

Antes da administração de um meio de contraste iodado, alguns pontos devem ser analisados:

1. Identificar os fatores de risco × benefício potencial de seu uso;
2. Ser preciso na indicação do meio de contraste.

A fisiopatologia das reações anafiláticas está resumida na Fig. 129.5.

ALTERAÇÕES FUNCIONAIS INFLUENCIADAS PELOS AGENTES DE CONTRASTE IODADOS NOS ÓRGÃOS E NAS ESTRUTURAS VASCULARES

Considerando os mecanismos pelos quais os contrastes alteram funcionalmente os órgãos e vasos, é possível compreender melhor as reações adversas que essas substâncias determinam em vários deles.

Efeito na viscosidade sanguínea

Existem quatro fatores que afetam a viscosidade sanguínea: viscosidade da fase suspensa e tamanho das células, modificação na morfologia das células e capacidade de formar agregado de hemácias, induzida por proteínas plasmáticas.

Os agentes de contraste alteram a viscosidade sanguínea, agindo em todos esses fatores. O que parece fundamental para o agente determinar menor distúrbio na viscosidade é a baixa osmolalidade, baixa densidade e baixa viscosidade inerentes ao meio de contraste utilizado, fatores que são mais importantes do que sua natureza iônica ou não iônica.

Efeitos na coagulação

Os agentes iônicos e os não iônicos alteram a coagulação, interferindo em vários níveis da cascata, especialmente através da inibição e polimerização da fibrina e da agregação plaquetária.

Entretanto, os agentes não iônicos têm menor efeito adverso na coagulação.

Efeito anticoagulante observado com meios iônicos em angiografia ou angioplastia coronária tem curta duração e desaparece assim que o

Quadro 129.2 Índices monoméricos e diméricos de alta osmolalidade (adaptado de Korolkovas)

Índices Monoméricos de Alta Osmolalidade

Acetrizonato de meglubina	Via tópica: histerossalpingografia e uretrografia.	VASURIX POLIVIDRONA® – Guerbet
Amidotrizoato de meglubina	Via tópica: cistouretrografia retrógrada, pielografia retrógrada, histerossalpingografia; Via oral/retal; Via intravascular.	HYPAQUE-M 60%® – Sanofi-Winthrop; RELIEV 60%® – Darrow
Amidotrizoato sódico	Via tópica: pielografia retrógrada, histerossalpingografia; via oral/retal; Via intravascular; Via intrassinovial; Via intradiscal.	HYPAQUE-50%® – Sanofi-Winthrop
Ioxitalamato de meglubina	Via intravascular.	TELEBRIX 30 MEGLUBINA® – Guerbet
Iodamida	Via tópica: amniografia e histerossalpingografia; Via intraductal: colangiografia intraoperatória; Via intravascular.	UROMIRON® – Schering do Brasil UROMIRON-Infusão® – Schering do Brasil

Iônicos Diméricos de Alta Osmolalidade

Amidotrizoato de meglubina e sódio	Via tópica: histerossalpingografia; Via oral/retal; Via intravascular; Via intravascular.	HYPAQUE M-75%® – Sanofi-Winthrop PYELOGRAF 70%® – e 76%® – Darrow UROGRAFIA 292® e 370® – Schering do Brasil
Amidotrizoato de meglumina de cálcio e sódio	Via tópica: cistografia e urografia retrógrada; Via intravascular.	PLENIGRAF 30%® – Darrow
Ioxitalamato de meglumina e etanolamina	Arteriografia.	VASOBRIX 32® – Guerbet
Ioxitalamato de meglumina e sódio	Via tópica: histerossalpingografia; Via intravascular.	TELEBRIX CORONAR® – Guerbet TELEBRIX 38® – Guerbet
Iônico dimérico de baixa osmolalidade		
Ioxaglato de meglumina e sódio	Via intravascular, via intrassinovial.	HEXABRIX 320® – Guerbet

Não Iônicos Monoméricos de Baixa Osmolalidade

Ioxol	Via intratecal: mielografia; Via intravascular; Via intraductal; Via intrassinovial; Via oral; Via tópica: cistouretrografia retrógrada e histerossalpingografia.	OMNIPAQUE 180®, 240®, 300® – Sanofi-Winthrop
Iopamidol	Via intratecal: mielo- e cistemografia; Via intravascular; Via intraductal; Via intrassinovial.	IOPAMIRON 200®, 300® e 370® – Schering do Brasil
Loversol	Via intravascular; Arteriografia.	OPTIRAY 160®, 240®, 300®, 320® e 350® – Mallinckrodt Medical

Quadro 129.3 Meios de contraste convencionais extracelulares

	Átomos de Iodo por Molécula	Partículas de Solução	Relação	Peso Molecular	Conteúdo de Iodo para 300 osm/kgH$_2$O	Osmolalidade para 300 mg/mL (miliosm/kgH$_2$O)
Iônico monomérico	3	2	1,5	600–800	=0	1.500–1.700
Não iônico monomérico	3	1	3	600–800	=150	600–700
Iônico dimérico	6	2	3	1.269	=150	560
Não iônico dimérico	6	1	6	1.550–1.626	=300	=300
			⇩	⇩	⇩	⇩
			Osmolalidade	Viscosidade	"Densidade"	Osmolalidade

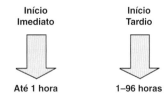

Fig. 129.6 Reação adversa – tempo após administração.

agente é excretado, tornando necessária a utilização concomitante de uma substância antitrombolítica.

Assim, até que estudos mais conclusivos sejam realizados, os agentes não iônicos devem ser preferidos na realização de tais procedimentos, principalmente por sua menor toxicidade e menor risco.

Menor efeito anticoagulante nesses meios está relacionado em parte à sua grande inércia e biocompatibilidade; assim, tanto mais anticoagulante um agente, quanto mais tóxico; as características dos agentes não iônicos, portanto, não parecem ter impacto negativo na sua utilização em angiografias.

Cateteres e seringas têm importante efeito procoagulante; o vidro é um agente muito mais potente na ativação da coagulação do que o plástico, assim como o poliuretano o é mais do que o polietileno.

Efeitos na função cardiovascular

Agentes não iônicos estão relacionados a menor efeito adverso, possivelmente apresentando efeito inotrópico até porque têm menores osmolalidade, quimiotoxicidade e ligação com o cálcio.

Os agentes de contraste determinam efeitos adversos no sistema cardiovascular através de vários mecanismos:

- Efeito central no coração, influenciando na contratilidade cardíaca e diminuindo a função de bomba.
- Na eletrofisiologia, com efeitos diretos ou indiretos na frequência cardíaca, na velocidade de condução intracardíaca, na duração do processo de despolarização ou repolarização e no limiar para fibrilação ventricular, que é dose-dependente.
- Ação no fluxo coronário, aumentando-o, o que é ruim, porque piora a função no coração já comprometido.
- Efeito periférico, aumentando o volume plasmático e levando a vasodilatação e hipotensão, com taquicardia reflexa.

Efeitos na função pulmonar

A administração endovenosa de contraste provoca broncoespasmo subclínico, mas em menor grau quando se utilizam agentes não iônicos.

Aumentam a permeabilidade vascular, o que pode determinar edema agudo de pulmão não cardiogênico.

Efeitos na função renal

Os rins excretam, por filtração glomerular, 99% dos agentes de contraste hidrossolúveis; o restante é eliminado pelo fígado, bile, intestino, suor, lágrima e saliva.

Insuficiência renal aguda caracteriza-se por deterioração abrupta e rápida da função renal.

A administração de contraste produz vacuolização do citoplasma das células tubulares proximais renais (nefrose osmótica), e o fator químico é mais importante na agressão do que a osmolalidade.

Os mecanismos da insuficiência renal induzida pelos meios de contraste não são completamente conhecidos; provavelmente estão relacionados à patogênese multifatorial, devendo-se considerar as seguintes hipóteses:

- Alterações hemodinâmicas por efeito direto do contraste;
- Obstrução intratubular;
- Lesão direta de células tubulares;
- Efeito pré-renal na hipotensão e/ou desidratação;
- Mecanismos imunológicos.

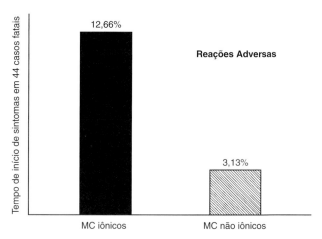

Fig. 129.7 Meios de contraste – tolerância, segurança, eficácia.

A nefrotoxicidade com insuficiência renal é definida por aumento da concentração de creatinina sérica em, no mínimo, 1 mg/dL ou por redução do seu *clearance* em 25% a partir da linha de base, ocorrendo oligúria nas primeiras 24 horas, que geralmente persiste por 2 a 5 dias.

O pico da piora da função renal secundária ao contraste ocorre por volta do 5º ou 10º dia após sua administração, e a recuperação dura cerca de 2 a 3 semanas, quando os níveis de creatinina retornam ao normal.

A incidência de insuficiência renal aguda induzida por meio de contraste em paciente com função prévia normal é de aproximadamente 0,6% para pacientes ambulatoriais e de 8,2% em internados que realizam angiografia, o que a coloca como a terceira causa de disfunção renal em ambiente hospitalar, suplantada pelo choque e pelas complicações pós-cirúrgicas.

Essas taxas de incidências, assim como a gravidade do quadro, são maiores em pacientes com nefropatia diabética, com antecedente de doença renal e naqueles que recebem injeções de contraste em intervalos muito curtos, inferiores a 3-5 dias.

O fator de risco mais importante dentre todas as condições é a desidratação.

FATORES DE RISCO
a) Definitivos: insuficiência renal prévia (creatinina igual ou maior que 1,5 mg/dL), diabete melito insulinodependente.
b) Fatores menos comuns:
   - insuficiência renal induzida por contraste em exame prévio;
   - insuficiência cardíaca congestiva;
   - infarto do miocárdio prévio;
   - idade avançada (acima de 70 anos).

Agentes não iônicos, preferencialmente dímeros, parecem estar indicados quando o paciente apresenta algum grau de disfunção renal prévia, particularmente os diabéticos, mas ainda há controvérsias quanto à sua utilização em indivíduos com função renal normal apenas com a finalidade de evitar nefrotoxicidade.

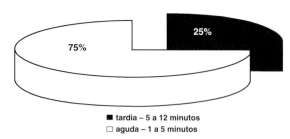

Fig. 129.8 Tempo de início dos sintomas em 44 casos fatais – contraste iônico hiperosmolar.

Quadro 129.4 Classificação etiológica das reações adversas aos meios de contraste

1. **Reações anafilactoides = idiossincráticas**
   - Também conhecidas como anafilaxia-símile ou pseudoalérgicas

2. **Reações não idiossincráticas**
   - São inerentes à droga e subdivididas em:
     a) Efeitos tóxicos diretos
   - Osmotoxicidade
   - Quimiotoxicidade
   - Toxicidade direta órgão-específica (exemplos)
     - Neurotoxicidade
     - Cardiotoxicidade
     - Nefrotoxicidade
     b) Reações vasomotoras (ou vagais)

3. **Reações combinadas (1 + 2)**

Efeitos na barreira hematoencefálica/sistema nervoso central

Os meios de contraste iodados não penetram no sistema nervoso central quando a barreira hematoencefálica encontra-se íntegra, porque têm alta hidrossolubilidade e baixa lipossolubilidade.

Jamais deverá ser introduzido contraste iônico no espaço aracnoide.

Convulsões têm sido descritas em 0,2% dos pacientes submetidos a angiografia e em 0,4% dos estudos do arco aórtico, estando provavelmente relacionadas à passagem da substância de contraste através da barreira hematoencefálica previamente alterada ou submetida aos efeitos osmóticos desses agentes.

Cegueira cortical transitória é descrita como uma complicação da angiografia vertebral, possivelmente associada aos efeitos diretos do contraste no lobo occipital.

Pacientes com doença cerebrovascular isquêmica ou hemorragia subaracnoide também têm maior número de complicações em neuroangiografia, que pode estar relacionado ao aumento do risco de embolia arterial ou a efeitos hemodinâmicos, como vasoespasmos, mas também a alterações da permeabilidade da barreira hematoencefálica por maior sensibilidade ao contraste.

Lesões irreversíveis da medula espinhal após aortografia e angiografia espinhal podem estar relacionadas à neurotoxicidade direta desses agentes. Entretanto, assim como as demais lesões descritas aqui anteriormente, estão mais frequentemente associadas à técnica do exame.

Agentes não iônicos são hoje as substâncias de escolha para estudos intratecais. Porém, apesar de diminuírem a incidência de aracnoidite adesiva, não são isentos de risco, uma vez que podem provocar alterações eletroencefalográficas, provavelmente muito mais por quimiotoxicidade do que por hiperosmolalidade, e já foram descritos casos de distúrbios neuropsicológicos pela passagem do agente intratecal para o líquido extracelular do cérebro, devido ao uso dessas substâncias.

A cefaleia, descrita em 38% dos pacientes submetidos a mielografia e, com maior frequência, após punções lombares, está possivelmente relacionada à retirada de liquor durante o procedimento, e não à toxicidade do contraste.

Assim, nenhum agente, mesmo os não iônicos, deve ser injetado por via intrarraquiana em pacientes com antecedentes de convulsões ou que estejam utilizando medicamentos que reduzam o limiar convulsivo.

Efeitos na função hepática

Agentes de contraste utilizados em angiografia visceral determinam pequeno aumento nas enzimas hepáticas, com pico máximo no período de 48 a 72 horas após sua administração, mesmo em pacientes sem hepatopatia.

Não houve elevação significativa de enzimas hepáticas após o uso desses agentes por via endovenosa. No entanto, há casos relatados de necrose hepática após a administração combinada de agentes por via endovenosa e colangiografia (poucos casos).

Efeitos na função tireoidiana

Embora não interfiram diretamente na função da tireoide, podem alterar a produção de seus hormônios através da introdução de iodo no sangue, pois as preparações sempre contêm pequena quantidade de iodo livre e pequenas frações de iodo são liberadas a partir da molécula do agente.

Isso pode permitir que pacientes com hipertireoidismo latente manifestem o quadro clínico (mais frequentemente nos idosos) e/ou determinar crise tireotóxica (incidência estimada em 1/50 mil na Alemanha).

O desenvolvimento de hipotireoidismo é mais frequente em recém-nascidos e em crianças, pois os agentes atingem concentrações de iodo consideravelmente elevadas devido ao seu relativo pequeno volume de distribuição nesses pacientes.

Efeitos na parede dos vasos

Os agentes de contraste podem lesar a parede dos vasos, particularmente seu endotélio.

Esse efeito está relacionado à quimiotoxicidade dos agentes, mas principalmente à osmolalidade da substância utilizada, razão pela qual os agentes não iônicos ou os iônicos de baixa osmolalidade são preferíveis em detrimento dos iônicos.

Quadro 129.5 Gravidade das reações adversas

RA Leves

náuseas/vômitos	alteração do paladar	sudorese/leve palidez
tosse	prurido	exantema
calor	rubor	congestão nasal
cefaleia discreta	calafrios	espirros
tontura	tremores	inchaço nos olhos e boca
ansiedade	urticária limitada	dor no local da injeção

RA Moderadas

vômitos intensos	urticária extensa	broncoespasmo
mudança de frequência cardíaca	aumento do edema facial	laringoespasmo
hipertensão	rigidez	dor: tórax e abdome
hipotensão	dispneia-sibilos	cefaleia intensa

RA Graves

Potencialmente estão relacionadas a maior risco de vida, com sintomas moderados ou graves, como laringoespasmo (edema de glote), associados a: inconsciência, convulsões, edema agudo de pulmão, colapso vascular grave, arritmias com repercussão clínica, PCR, etc.

Efeitos nos testes de laboratório

Os agentes de contraste não interferem na determinação de reações enzimáticas utilizadas para medir substâncias relevantes em situações de emergência tais como glicose, ureia, creatinina, sódio, potássio, cálcio e cloro. Entretanto, têm pequena interferência na dosagem de ferro, cobre, proteína total e fosfatase, que devem ser medidos após 12 a 24 horas da administração do contraste, quando ele apresentará apenas traços na circulação sanguínea.

O ioxaglato pode alterar a dosagem da transaminase glutamato pirúvica.

RELAÇÃO ENTRE OS TIPOS DE AGENTE DE CONTRASTE, REAÇÕES ADVERSAS E RISCO

Antes de se decidir pela utilização dos meios de contraste em determinado paciente, alguns aspectos devem ser considerados:

a) Consultar e esclarecer o paciente, evitando dúvidas que possam gerar ansiedade;
b) Avaliar sua história e condição clínica, bem como pesar as consequências adversas do contraste, considerando as alternativas diagnósticas;
c) Checar todos os fatores de risco, inclusive medicações em uso, especialmente os agentes nefrotóxicos, bloqueadores do canal de cálcio, betabloqueadores anti-hiperglicemiantes orais e utilização de imunoterapia (interleucina-2).

Estudos realizados na Alemanha (Schmitt – 50 mil pacientes), no Japão (Katayama – 328 mil pacientes) e na Austrália (Palmer – 110 mil pacientes) não apenas documentaram a superioridade dos agentes não iônicos sobre os iônicos em relação à incidência de efeitos adversos leves e moderados, mas também demonstraram convincentemente que as reações foram menos relevantes em intensidade.

Agentes de contraste não iônicos são menos tóxicos do que os iônicos, provavelmente por sua menor osmolalidade, ausência de carga elétrica e maior hidrofilicidade, o que torna esses compostos mais inertes do que os iônicos. Em comum, os agentes são metabolicamente estáveis, têm baixa capacidade de ligação com proteínas plasmáticas e são excretados rápida e completamente.

A maior restrição quanto à sua utilização é o fator custo.

Deverá ser realizado o uso seletivo de agentes não iônicos em pacientes de alto risco, conforme recomendação do Colégio Brasileiro de Radiologia, uma vez que apresentarão menor alteração do volume intravascular, de distúrbios cardíacos e de lesão renal.

A frequência de reações adversas é inquestionavelmente maior em indivíduos com história de alergia e asma e com antecedentes de reação prévia aos meios de contraste.

Os fatores de risco que determinam o aumento na frequência de reações adversas ou distúrbios funcionais são:

- Hipersensibilidade ao agente de contraste iodado;
- Alergia;
- Hipertireoidismo e bócio nodular atóxico;
- Desidratação;
- Insuficiência cardiovascular grave;
- Insuficiência pulmonar de alto grau e asma;
- Insuficiência renal;
- Nefropatia em pacientes com diabete melito;
- Paraproteína elevada;
- Doença autoimune;
- Idade avançada;
- Ansiedade (medo).

Outro aspecto importante é a relação entre a dose utilizada e as reações adversas, pois as reações físico-quimiotóxicas estão diretamente relacionadas à dose, embora as idiossincráticas não sejam consideradas dose-dependentes, podendo ocorrer com volumes pequenos, da ordem de 1 mL. Esse conhecimento tem importância no sentido de que não está indicado o teste alérgico ao meio de contraste ou o chamado préteste antes da realização do exame, pois no próprio pré-teste podemos ter todos os eventos relacionados às reações idiossincráticas.

É bastante difícil estabelecer um valor máximo para a dose dos meios de contraste, mas há consenso de que se deva sempre utilizar a menor dose possível, considerando-se particularmente o contexto do exame, a condição clínica do paciente e a urgência do procedimento diagnóstico e/ou terapêutico, quando se admite que sejam injetadas doses até 3 vezes acima dos valores habituais, desde que um agente não iônico seja a substância administrada. Nesse último caso, deve-se dedicar especial atenção à evolução da função renal, dado o maior risco de nefrotoxicidade com a utilização de doses elevadas.

Contrastes não iônicos são os únicos agentes que podem ser utilizados por via intratecal, por exemplo, em mielografia. O uso de meios iônicos leva a situações graves ou fatais, como convulsões, hemorragia subaracnoide, aracnoidite, edema cerebral, coma, insuficiência renal aguda, rabdomiólise, hipotermia e parada cardiorrespiratória.

A dose máxima de contraste utilizada em mielografia é de 3 g de iodo (10 mL de contraste), 300 mg de iodo por mL em adultos.

Crianças devem receber as seguintes doses máximas:

- menores de 1 ano – 5 mL de contraste a 180 mg de iodo por mL;
- 1 e 4 anos – 5 mL do agente a 240 mg de iodo por mL;
- 4 a 12 anos – 8 mL de contraste a 240 mg de iodo por mL; e
- acima dos 12 anos – doses recomendadas aos adultos.

As doses de contraste utilizadas em angiografia podem variar muito, devido à complexidade desse procedimento. De modo geral, utilizam-se 300 mg de iodo por quilograma, mas há circunstâncias nas quais doses maiores são necessárias (600 a 1.000 mg por quilograma).

A dose do agente de contraste administrada deve ser analisada em conjunto com sua velocidade de injeção como desencadeante de efeitos adversos.

A retirada dos agentes de contraste da circulação sanguínea pode ser feita através de diálise, dependendo de sua ligação proteica, do seu peso molecular (tamanho da molécula) e da distribuição espacial (redistribuição pelos órgãos e tecidos).

Esse procedimento é indicado em cerca de 1% dos pacientes com insuficiência renal aguda induzida por agentes de contraste, quando existe hiperpotassemia grave, acidose ou sobrecarga de volume.

No caso de exames necessários em pacientes com doença renal crônica, o ideal é a administração dos agentes de contraste antes da próxima sessão de diálise.

Quadro 129.6 Classificação das reações adversas

Não Idiossincrática (dose-dependente)	Idiossincrática (anafilactoide)	Tardia
– Náuseas	– Urticária	– Eritema
– Vômitos	– Prurido	– Prurido
– Arritmia	– Edema facial/laríngeo	– Febre/tremor/cefaleia
– IR	– Broncoespasmo	– Dor articular/fadiga
– Edema pulmonar	– Colapso respiratório	– Perda de apetite
– Parada cardiovascular	– Colapso circulatório	– Distúrbio do paladar

Dentre as várias condições relacionadas de maior risco de reações adversas, merecem destaque:

Recorrência de reações adversas

Pacientes que já apresentaram reação alérgica prévia a meio de contraste são os de maior risco para a sua reutilização. Há estudos relacionando percentagem até 5 vezes maior de recorrência; quando a reação for grave, é prudente a não reutilização do meio de contraste.

Entretanto, os médicos devem saber que pacientes que já utilizaram contraste previamente sem reações adversas poderão apresentá-las em estudos subsequentes. Existem relatos de 3 casos fatais em pacientes que já haviam utilizado contrastes previamente e que tiveram reações graves evoluindo ao óbito, mesmo com o uso de agente não iônico; entretanto, todos eram cardiopatas, e um deles era alérgico.

As reações pseudoalérgicas são mais frequentes após utilização endovenosa do que após administração intra-arterial, fenômeno atribuído ao aumento da liberação de histamina dos mastócitos pulmonares em resposta ao agente de contraste iodado ainda pouco diluído na circulação.

É importante lembrar que reações pseudoalérgicas poderão ocorrer na administração intracavitária ou retrógrada desse agente, atribuídas à absorção de pequena quantidade dessa substância ou à sua introdução direta na corrente sanguínea.

Pacientes alérgicos

Pacientes alérgicos, qualquer que seja a causa, têm maior risco de apresentar reações adversas ao meio de contraste iodado, e devem receber contraste não iônico.

A reação alérgica ao iodo é semelhante à do tipo 4 e da dermatite de contato, tipicamente celular, o que explica por que a administração endovenosa de contraste iodado nem sempre determina reações anafilactoides em pacientes com alergia a iodo.

São importantes as reações alérgicas a picadas de inseto e a alguns tipos de medicamentos. Lembrar que alergia a alimentos tem menos valor, relativamente.

Em relação à asma brônquica, é a situação em que ocorrem os maiores índices de reações adversas graves com os dois tipos de meios de contraste.

É importante que pacientes asmáticos com história de utilização de inalantes sejam estudados com suporte ventilatório imediato, se necessário.

Pacientes com doenças subjacentes

Existe maior incidência de reações adversas em pacientes graves que apresentam especialmente cardiopatias, pneumopatias crônicas, diabete, doença autoimune, anemia falciforme, hipertireoidismo, doenças hepática, neurológica e gastrointestinal.

Em relação à doença renal, podemos dizer que, quanto maior a gravidade da insuficiência renal prévia, maior o risco de que o contraste induza disfunção dos rins, que pode ser transitória ou assintomática e cerca de 4 vezes maior após procedimentos angiográficos do que naqueles que necessitam de administração endovenosa desses agentes.

Os sinais clínicos mais precoces de falência renal são poliúria ou oligoanúria (volume urinário < 220 mL/dia).

Como achado radiológico da insuficiência renal induzida por agentes de contraste, observa-se que o nefrograma se torna denso imediatamente após a administração do contraste, persistindo por até 24 horas em 75% dos casos.

O nefrograma torna-se progressivamente denso durante o exame, lembrando a imagem observada nas obstruções ureterais (25% dos casos); há aumento das dimensões dos rins, com tênue opacificação do sistema coletor por componente de edema intersticial.

A maioria dos episódios é autolimitada e não resulta em sequelas sérias.

A prevenção da lesão renal induzida pelo contraste é baseada na seleção cuidadosa dos pacientes de risco, evitando-se os exames contrastados de repetição; aumentar o intervalo entre os exames, preconizando-se o intervalo de 5 dias.

Procurar manter o paciente bem hidratado e utilizar agentes de baixa osmolalidade e em menor volume.

O protocolo preventivo utiliza hidratação com soro fisiológico a 0,90% (100 mL por hora) administrado 12 horas antes e depois do uso de contraste. Pode ser utilizado bicarbonato de sódio 7 horas até 1 hora antes do início do exame.

Os médicos que administram contraste podem prevenir a nefropatia induzida por contraste hidratando e também utilizando acetilcisteína por via oral, 600 mg, 2 vezes ao dia na véspera e no dia do exame, ou EV, 150 mg por quilo durante 30 minutos, antes do exame, e 50 mg por quilo durante mais 4 horas após a administração do contraste, cada dosagem em 500 mL de soro fisiológico.

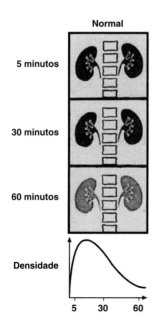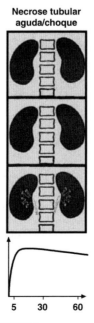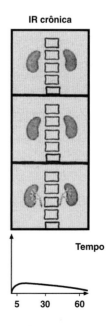

Fig. 129.9 Nefrograma.

Há estudos prospectivos randomizados que sugerem que o uso de iodixanol é mais benéfico do que o iox-hexol para a prevenção dos efeitos adversos do meio de contraste, mas os estudos ainda estão em andamento.

AVALIAÇÃO DAS CONSEQUÊNCIAS DO CONTRASTE

Lembramos que a administração de contraste não deve preceder o estudo por mapeamento de medicina nuclear, pois sua carga de iodo irá interferir no resultado da análise. Assim, o hipertireoidismo deve ser tratado e estar sob controle para que se possa administrar o agente de contraste.

Em relação ao distúrbio de paraproteinemia (mielomatose), doença autoimune e anemia falciforme, as condutas são as mesmas da nefrotoxicidade.

Lembramos que em pacientes com anemia falciforme deve-se normalizar ou reduzir os níveis de HBS para prevenir as crises de falcização durante a angiografia cerebral, recomendando-se transfusão sanguínea de forma a reduzir a HBS para menos de 30%.

Pacientes com alterações tireoidianas sugerem consulta com endocrinologista ou clínico habilitado para o tratamento.

Situações especiais

METFORMINA

Preconiza-se que o paciente cesse a ingesta de metformina (Glifage, Glucoformin) quando da administração do contraste, devendo retomar o uso da medicação após 48 horas, desde que apresente função renal satisfatória.

GRAVIDEZ E PUERPÉRIO

Não existem indícios que comprovem a teratogenicidade ou toxicidade dos meios de contraste em neonatos; tampouco há dados suficientes que possam garantir a segurança do uso dessas substâncias. Desse modo, preconiza-se evitar o uso de contrastes em mulheres grávidas (sobretudo no 1º trimestre). Já nas mulheres que estejam amamentando, recomenda-se descartar o leite das 24 horas que sucedem a injeção do meio de contraste.

O radiologista deve ter especial cuidado com jejum prolongado, bem como nos casos em que solicite preparo intestinal, pois esses pacientes podem apresentar certo grau de desidratação fisiológica, o que predispõe a toxicidade e reações adversas.

Esses fatores são mais relevantes em pacientes que apresentam estados de paraproteinemia e, também, em pacientes pediátricos.

A idade é um dos fatores de risco para reações adversas determinadas pelos meios de contraste.

Os casos fatais apresentam pico de incidência entre a 6ª e a 7ª década, principalmente relacionado ao colapso cardiovascular quando da utilização de agentes iônicos.

Em crianças, o maior risco é em relação à desidratação.

Crianças são menos suscetíveis a distúrbios de reações idiossincráticas do que os adultos.

As reações em crianças são principalmente os distúrbios hidroeletrolíticos e respiratórios.

As crianças devem receber seletivamente contrastes não iônicos, especificamente as menores de 1 ano.

Em urografia excretora e tomografia, as doses são variadas conforme idade.

- Primeiro ano de vida – 3 mL por quilo, máximo de 20 mL.
- Segundo e terceiro anos de vida – 1,5 mL por quilo, mínimo de 20 mL, máximo de 30 mL.
- Acima do 3º ano de vida – 1,5 mL por quilo, mínimo de 20 mL, máximo de 50 mL, ou até 70 mL em pacientes adolescentes.

Medicamentos

Existem várias drogas fisicamente incompatíveis com os agentes de contraste iônicos, entre elas a papaverina, a protamina, a cimetidina, o cloreto de difenidramina e a garamicina, porque podem determinar precipitação transitória ou persistente.

Ainda não há relato desse tipo de problema com a utilização de agentes não iônicos.

Deve-se fazer um cuidadoso inquérito para ter conhecimento de drogas que possam aumentar os riscos de reações adversas, entre elas: beta-bloqueadores adrenérgicos, bloqueadores do canal de cálcio, glicosídios cardíacos e antiglicemiantes orais.

Medidas profiláticas

As medidas profiláticas realmente úteis no sentido de prevenir ou pelo menos minimizar as reações adversas aos agentes de contraste são:

1. **Hidratação e jejum**

   Pacientes que não se alimentam nem ingerem líquidos por um período prolongado geralmente encontram-se mais ansiosos e menos cooperativos no momento do exame, o que acarreta maior suscetibilidade a desenvolverem reações adversas aos meios de contraste. A hipoglicemia dificulta o diagnóstico da reação adversa ao contraste.

   O grau de hidratação é um fator importante, pois, quando adequado, pode reduzir os efeitos deletérios do contraste, especialmente aqueles relacionados à nefrotoxicidade, como já foi discutido previamente.

   Da mesma forma, pequenas refeições até 3 horas antes de se utilizarem agentes não iônicos por via endovenosa não parecem ocasionar prejuízos ao estudo; portanto, sugerimos um jejum de aproximadamente 3 horas.
   - **Pré-teste.** Não há indicação para se fazer teste preliminar, uma vez que ele próprio pode desencadear reações adversas idiossincráticas e, mesmo, reações fatais.

2. **Sedação e anestesia**

   A anestesia geral não protege os pacientes das reações adversas aos meios de contraste, não sendo, pois, a solução para os pacientes. Cabe ao radiologista ou ao médico que administra o contraste selecionar os pacientes de risco.

3. **Anti-histamínicos e corticosteroides**

   A utilização de corticosteroides é segura, exceto em pacientes com diabete melito, doenças fúngicas sistêmicas, doenças pépticas, diverticulites, antecedentes de psicose e na vigência de comprometimento grave do sistema imune. Essas são contraindicações gerais à utilização de corticosteroides. A utilização de corticosteroides por via oral mostra-se superior ao seu uso endovenoso. Apesar de controverso, o esquema mais adequado é a utilização, por via oral, da associação de prednisona 50 mg (13,7 e 1 hora pré-exame) mais oxifenadina 180 mg 1 hora pré-exame. Pode-se utilizar também loratadina (120 mg) 12 e 3 horas antes do exame. Um substituto ao inibidor H1 que é a oxifenadina ou a loratadina poderá ser a difenidramina, 50 mg EV ou intramuscular por VO 1 hora antes do exame. O ideal é que haja um intervalo de 6 horas entre a administração de corticoide e a de contraste.

   Em conclusão, apesar da prevenção + pré-medicação + utilização de meio não iônico, poderá haver reação, e devemos estar preparados para a terapêutica.

APLICAÇÃO DO MEIO DE CONTRASTE NA RADIOLOGIA INTERVENCIONISTA

O meio de contraste é usado como guia fluoroscópico nos procedimentos intervencionistas.

Esses procedimentos podem ser categorizados em dois grupos: vascular e não vascular.

Nos procedimentos não vasculares, como hepatobiliar, urogenital, etc., embora grandes quantidades de contraste possam ser usadas, o intravasamento em pequena quantidade é lento, e o meio de contraste será excretado pelos rins ou mesmo pelo intestino.

Toxicidade por alta dose, portanto, raramente constitui problema.

É verdade que a reação anafilactoide pode, ocasionalmente, ocorrer nesses procedimentos, mas é rara.

Mesmo em pacientes de risco, quando houver a utilização de meios de contraste por essas vias de administração, não há necessidade de se usar o contraste não iônico.

Intervenções angiográficas devem ser analisadas com prevenção rigorosa, pois o meio de contraste atinge a circulação imediatamente.

Os agentes não iônicos devem ser usados nos pacientes de risco definitivo nos procedimentos diagnósticos. Há também considerável utilização nos procedimentos intervencionistas angiográficos complexos, quando se deverão utilizar os contrastes de baixa osmolalidade e os procedimentos de prevenção de nefrotoxicidade.

O contraste ideal para casos de angioplastia deve ser de baixa osmolalidade, iônico ou não iônico, para reduzir a dor no procedimento angiográfico e minimizar a lesão endotelial.

No entanto, esse argumento é inconsistente, pois essa lesão é menos relevante do que a lesão mecânica e térmica ocasionada pelo procedimento em si.

Outro argumento é que o contraste não iônico pode não ser usado devido ao seu fraco poder de ação anticoagulante e antiagregante plaquetário, comparado aos agentes iônicos. No entanto, esse também é um argumento inconsistente, pois a fugaz ação sistêmica é mais efetiva.

Em relação especificamente à angioplastia coronária, é muito mais importante o ganho de menor cardiotoxicidade por efeito isosmolar em comparação com o ganho teórico da ação anticoagulante do contraste iônico.

Evoluímos agora para o contraste não iônico dímero isosmolar (iodixanol), contraste de razão 6, de maior segurança.

Advoga-se, entretanto, nessa droga, uma discreta maior frequência de reações tardias em relação às demais.

Também apresenta maior segurança renal × similar com risco de nefrotoxicidade em pacientes de alto risco comparativamente.

CONCLUSÕES

- Contraste iodado está entre as drogas farmacêuticas mais seguras usadas em medicina.
- Risco × indicação.
- Pré-medicação: controversa.
- Via oral:
  - Prednisona (Meticorten®), 50 mg (13/7/1 hora);
  - Oxifenadina, 180 mg (1 hora); loratadina, 120 mg 12 e 3 horas antes do exame.
- Consentimento × documentação.
- Contraste não iônico não reduz o evento fatal.
- O uso desse meio de forma alguma muda a obrigação dos radiologistas de vetar a necessidade de um estudo de contraste, levantar fatores de risco, supervisionar os pacientes durante e após a injeção, e de ter prontamente disponíveis recursos para ressuscitação e suporte de vida.

REFERÊNCIAS BIBLIOGRÁFICAS

1. BETTMANN, M.A. Frequently asked questions. *Iodinated Contrast Agents Radiographics*, *24*:3-10, 2004.
2. COMMITTEE ON DRUGS AND CONTRAST MEDIA. *Manual on Contrast Media*. 5th ed. American College of Radiology, Reston, VA, 2004.
3. KATAYAMA, H., YAMAGUCHI, K. *et al*. Adverse reactions to ionic and nonionic contrast media. *A report from the Japanese Committee on the Safety of Contrast Media in Radiology*, *175*:621-628, 1990.
4. LASSER, E.C., BERRY, C.C., MISHKIN, M.M. *et al*. Pretreatment with corticosteroids to prevent adverse reactions to nonionic contrast media. *AJR Am. J. Roentgenol.*, *162*:523-526, 1994.
5. LASSER, E.C., BERRY, C.C., TAINER, L.B. *et al*. Pretreatment with corticosteroids to alleviate reactions to intravenous contrast material. *N. Engl. J. Med.*, *317*:845-849, 1987.
6. NECHEAF, I. & JENKINS, G. *The chemical elements. The fascinating story of their discovery and of the famous scientists who discovered them*. Tarquin Publications, 1997.
7. THOMSEN, H.S. Guidelines for contrast media from the European Society of Urogenital Radiology. *Am. J. Roentgenol.*, *181*(6):1463-1471, 2003.
8. WEBB, J.A, STACUL, F., THOMSEN, H.S. *et al*. Late adverse reactions to intravascular iodinated contrast media. *Eur. Radiol.*, *13*:181-184, 2003.

130

Protetores Solares – Fotoprotetores

Maria de Lourdes Lopes

Os protetores solares são substâncias destinadas a proteger a pele das radiações solares ultravioleta. O componente ultravioleta da radiação eletromagnética do sol é dividido em: ultravioleta C (UVC) (de 100 até 290 nm de comprimento de onda), que não alcança a superfície da Terra; ultravioleta B (UVB) (de 290 até 315 nm de comprimento de onda); e ultravioleta A (UVA) (de 315 até 400 nm de comprimento de onda). A atmosfera normalmente absorve 100% de UVC, 90% de UVB e quantidades desprezíveis de radiação UVA. A área de alcance da radiação ultravioleta ao meio-dia é composta de: 90% de UVA e 10% de UVB. É significativamente biologicamente mais ativo o UVB (de 600 a 1.000 vezes mais eritematogênico do que o UVA), provoca queimaduras de sol, com o auge de vermelhidão e dor 24 horas após a exposição. O UVB é menos penetrante do que o UVA e infiltra a derme superficial e minimamente; já o UVA penetra mais profundamente na derme, apresentando uma ação bronzeadora maior e mais duradoura, porém nada benéfica.

A maioria dos bloqueadores solares, se usados corretamente, protege contra o UVB e a maior parte do UVA proveniente de raios solares; contudo, muitos são espessos e opacos, reduzindo dessa forma a aceitação do cosmético, o que pode desencorajar a aplicação diária. Atualmente, não se tem total compreensão do efeito seletivo do comprimento da onda do UVA sobre a pele, sendo a vasta área coberta sobre ambos (UVB e UVA) mais bem defendida.

Com as mudanças de comportamento quanto à exposição solar em atividades externas intermitentes (periódicas, recreativas) ou crônicas (ocupacionais) e o imprudente uso das máquinas de bronzeamento (câmaras nas quais lâmpadas especiais fazem as vezes do sol), aumentam os riscos nocivos das radiações UV, tais como queimadura, envelhecimento precoce, indução de câncer de pele e supressão imune.

Os raios UV são a principal causa de câncer de pele, o câncer mais comum da população caucasiana. Durante a fotocarcinogênese, a radiação UV tanto age como desencadeador do dano ao DNA como também promove a rejeição da supressão imunológica.

CLASSIFICAÇÃO

A Agência Nacional de Saúde (Anvisa) regulamentou os filtros solares em 2002. O órgão os considera cosméticos tipo II, isto é, devem ser registrados antes da comercialização, pela apresentação dos estudos de eficácia fotoprotetora, resistência à água e demais características. Os produtos manipulados não têm essa obrigatoriedade.

São classificados como:

– protetores físicos ou inorgânicos;
– protetores químicos ou orgânicos.

Protetores solares físicos

Óxido de zinco – concentração máxima, 25%;
Dióxido de titânio – concentração máxima, 25%.

Protetores físicos ou inorgânicos refletem ou dispersam a radiação UV. Essa propriedade é determinada por vários fatores, incluindo o tamanho da partícula, a quantidade de protetor aplicada, o índice de refração e sua dispersão em uma base. O tamanho da partícula dos agentes tradicionais, tais como o dióxido de titânio e o óxido de zinco, é por volta de 100 a 300 mícrons, prevenindo assim a absorção sistêmica. O óxido de zinco é definido como insolúvel, sem apresentar mudança alguma ao nível do soro sanguíneo, isto é, não é absorvido sistemicamente após aplicação em pele intacta ou com psoríase.

Esses protetores inorgânicos foram, geralmente, vistos como mais confiáveis do que os protetores orgânicos. Além disso, o acréscimo de óxido de zinco proporciona uma proteção mais ampla contra a radiação ultravioleta, estendendo-se até a radiação UVA e raios visíveis da ação da luz. Esses protetores solares eram disponíveis em um denso tom de branco ou pastas de diversas cores. Sua tendência para comedogênese (possibilidade do aparecimento de acne) e a facilidade de manchar tecidos os tornaram indesejáveis para a maioria dos consumidores. Estudos sugerem que a inconveniência do cosmético resultou em menores porções aplicadas, provocando um FPS (fator de proteção solar) de metade do valor encontrado com protetor químico.

No começo dos anos 1990, formas minimizadas de protetores físicos tornaram-se disponíveis, com o tamanho da partícula entre 20 e 50 mícrons. Esse tamanho reduzido da partícula torna-a invisível sobre a pele e transfere a proteção oferecida ao final do raio de alcance do UVB. O dióxido micronizado de titânio atenua, dessa forma, o UVB e o UVA II (315 a 340 mm); todavia, é menos efetivo do que o óxido de zinco no raio de alcance do UVA (340 a 400 nm). Ele é agora desenvolvido em uma forma menos fotoativa e suas partículas são revestidas em óxido de alumínio, zircônio ou silicone, o que o torna menos reativo. O óxido microfino de zinco é definido como fotoestável e não fotorreativo quando combinado a outros componentes orgânicos na fórmula de um protetor solar. Protetores físicos são compatíveis quando combinados a outros protetores físicos ou a filtros químicos de radiação UV tradicionais. Isso acontece para aumentar o FPS e proporcionar uma proteção ampliada do raio de alcance da radiação UV.

Protetores solares químicos

São agentes capazes de absorver radiação, impedindo assim que a pele seja atingida. São moléculas com uma porção cromófora, capaz de absorver radiações de determinado comprimento de onda, e outra porção auxocrômica, que modifica a capacidade de absorção do componente cromóforo.

Exemplos e suas respectivas concentrações máximas:

- Ácido aminobenzoico (15%)
- Avobenzona (3% – Parsol 1789)
- Cinoxato (3%)
- Homoslato (15%)
- Metil antolinato (5%)
- Octocrileno (10%)
- Octil metoxicinamato (7,5%)
- Octil salicilato (5%)
- Oxibenzona (6%)
- Padimato O (8%)
- Ácido fenilbenzimidazol sulfônico (4%)
- Sulizobenzona (10%)
- Salicilato de trolamina (12%)
- Mexoryl XL
- Mexoryl SX
- Tinosorb M
- Tinosorb S

MECANISMO DE AÇÃO

Há algumas dúvidas sobre a forma de ação dos protetores físicos. Originalmente, pensou-se que os óxidos metálicos (ZnO e TiO_2) causassem dispersão e reflexão da luz puramente, ou seja, seriam uma barreira física, mas certamente não é o caso dos óxidos metálicos micronizados.

Demonstrou-se que, enquanto absorvem a radiação UV, tanto o ZnO como o TiO_2 mobilizam elétrons dentro de sua estrutura atômica. A energia absorvida promove uma excitação do elétron da *"banda de valência"* para a *"banda condutiva"*. Quando o elétron retorna então para sua banda de energia menor, a produção de energia *relaxada* está em menor frequência que a energia excitada (visível, infravermelho), exatamente como acontece em protetores químicos. Outra confusão é que eles seriam elementos inertes, que não sofreriam mudanças químicas sob a radiação UV, levando alguns produtores a lançar protetores como *"chemical free"*, o que é errôneo, já que como vimos anteriormente, há um mecanismo similar ao dos protetores químicos. Embora mais de 90% dos elétrons voltem a seu estado original em nanossegundos, alguns não retornam, e esses reagirão com compostos orgânicos devido à sua forte capacidade de redução e oxidação, causando desse modo dano às estruturas teciduais.

Os protetores químicos, que absorvem luz UV, contêm bandas duplas conjugadas. Alternando bandas duplas e simples, criam uma estrutura ressonante que absorve luz com comparativamente baixa energia no espectro de comprimento da luz UV. Esses sistemas podem existir em estruturas lineares ou, mais frequentemente, aromáticas.

Os cinamatos, por exemplo, consistem em uma elétron-liberação do grupo metoxi (CH_3O-) para a posição *para* de um grupo elétron-receptor, que tem uma banda insaturada.

Essa configuração permite uma deslocação do elétron dentro da molécula. De acordo com os mecanismos quânticos, somente certas energias são emitidas (permitidas); essas, então, fixam-se entre os estados eletrônicos, em que repousam os elétrons em transição, na região do UVB. Seguindo a absorção de energia da radiação UV, o protetor químico é excitado por um valor energético maior do que o estado base. Nesse ponto, a energia eletromagnética é convertida em energia química. O fóton não mais existe, e sua energia é armazenada na molécula, a qual se encontra em um estado excitado.

Quando a molécula excitada retorna ao seu estado base, está com uma energia de mais baixa magnitude (na região infravermelha) do que quando foi inicialmente absorvida, devido à sua excitação. Em resumo, os filtros químicos passam por fotoisomerização, que é responsável pela sua absorção UV. A radiação UV absorvida será então emitida em radiação de baixa energia.

EFICÁCIA E OUTRAS PROPRIEDADES DOS PROTETORES SOLARES

Uma das mais importantes propriedades dos protetores solares é seu espectro de absorção, a fim de que um protetor solar sob elétron-deslocação e excitação fotoquímica absorva uma quantidade específica de energia, situada principalmente entre as regiões UVA e UVB do espectro solar.

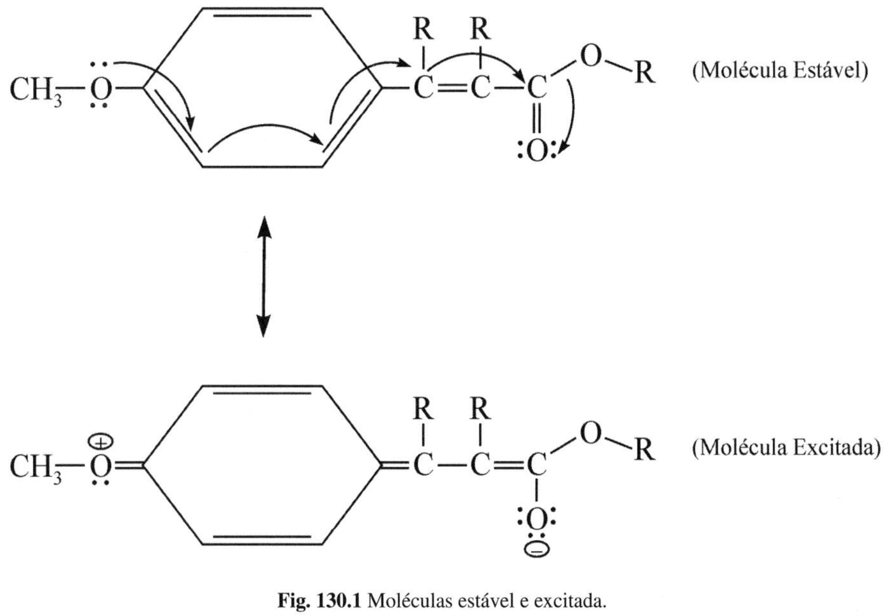

Fig. 130.1 Moléculas estável e excitada.

Quadro 130.1 Ingredientes ativos e espectro de absorção dos protetores solares

Protetores Orgânicos
- PABA (ésteres)
  Octildimetil PABA – UVB
- Cinamatos
  2-etilexil p-metoxicinamato – UVB
- Salicilatos
  Octilsalicilato – UVB
- Antranilatos
  Metilantralinato – UVA
- Benzofenonas
  Oxibenzona – UVA/UVB
- Dibenzoilmetanos
  Avobenzona (butil metoxidibenzoilmetano/Parsol 1789) – UVA
- Benzilidens canforados
  Ácido sulfônico tereftalideno dicanforado (Mexoryl SX) – UVA
  Trosiloxano drometrizol (Mexoryl XL) – UVA/UVB
- Outros
  Metileno-bis-benzotriazolil tetrametilbutilfenol (Tinosorb M) – UVB/UVA
  Bis-etilexiloxifenol metoxifenil (anisotrianizo) (Tinosorb M) – UVB/UVA

Protetores Inorgânicos
- Óxido de zinco – UVB/UVA
- Dióxido de titânio – UVB/UVA

Embora vários "produtos químicos" tenham determinado espectro de absorção, isso pode ser mudado consideravelmente, a depender do solvente, do pH e de outras características.

Outro fator importante para a eficácia do protetor solar é a medida quantitativa estabelecida pelo agente químico usado na formulação, o denominado *fator de proteção solar*. O registro federal dá instruções preestabelecidas para aceitar o desempenho da avaliação do fator de proteção solar. Esse, por sua vez, é definido como:

$$FPS = \frac{\text{Dose eritematosa mínima em pele protegida com PS}}{\text{Dose eritematosa mínima em pele NÃO protegida com PS}}$$

O protocolo proposto para essa avaliação é muito detalhado e acurado quanto ao número de pacientes testados, seus tipos de pele (tipos I, II e III), sítio do teste (dorso inferior), quantidade de luz, método de leitura dos resultados e cálculo final do fator de proteção solar.

A maneira de aplicar o creme é também definida como 2 mg do produto/cm^2 de área corpórea, aplicado com dedo enluvado. A preparação com 8% de homometilsalicilato (FPS 3,5-4,5), tem sido recomendada como padrão para comparação.

Esse método tem sido alvo de críticas, porque a maioria dos consumidores usa uma quantidade bem menor do produto do que aquela usada no laboratório. Como a espessura aplicada do creme é crucial para o grau de fotoproteção, o FPS do rótulo do produto é maior ou igual ao seu grau verdadeiro de fotoproteção. Desse modo, os consumidores ficam equivocados sobre a real proteção dos cremes. O ideal seria que o teste utilizasse aplicações compatíveis com aquelas feitas pelos consumidores, ou seja, 0,5-1 mg do produto/cm^2 de área corpórea.

Essa avaliação para o fator de proteção solar é válida para a radiação UVB, porque avalia a dose eritematogênica, o que não acontece com a radiação UVA, que não pode ter como ponto final a dose eritematogênica, mas seus malefícios estão relacionados com a fotocarcinogênese, o envelhecimento e a imunossupressão.

A medida de capacidade protetora no comprimento de onda UVA é baseada no nível de prevenção contra a pigmentação. Há uma tendência das agências regulatórias internacionais em optar pelo Persistent Pigment Darkening (PPD), medido 2 horas após a irradiação na pele de doses entre 6 e 25 mg/cm^2 de UVA. Sua escala refere-se a baixa proteção (2 a 4), proteção moderada (4 a 8) e alta proteção (8 ou mais).

O FPS é um indicador para a proteção contra UVB; cremes com FPS mais altos podem também dar melhor proteção contra UVA, simplesmente porque tendem a conter altas concentrações do agente que aumenta a cobertura dentro desse espectro, mesmo que sua absorção máxima fique na região do UVB.

Potencializadores da eficácia fotoprotetora podem ser adicionados, como agentes filmógenos, emulsificantes e emolientes. Os antioxidantes parecem não aumentar a fotoproteção, mas podem melhorar o fotodano; o alfatocoferol é aquele com maior nível de evidência. Também podem estabilizar moléculas fotoativas. Outros antioxidantes seriam a vitamina C e o betacaroteno.

Outra importante propriedade dos PS é a sua *fotoestabilidade*, que se refere à capacidade da molécula de permanecer intacta sob a irradiação, sendo, às vezes, necessária a combinação entre os compostos para que não haja fotoinativação.

Substantividade reflete a capacidade do PS (veículo e protetores químicos) de permanecer aderente à camada córnea e reter seu FPS original, sob condições de uso. É de enorme importância, porque os produtos são usados externamente, onde a sudorese abundante e repetidas imersões na água são comuns. Há orientações da FDA nos EUA e da Anvisa no Brasil para testar essa obrigatoriedade.

As interações químicas entre ingredientes ativos dos protetores, entre ingredientes ativos e os veículos que o compõem afetam a eficácia do protetor. A polaridade e o pH de alguns solventes e compostos afetam a absorção máxima e o produto final.

EFEITOS COLATERAIS

Irritação é a reação adversa mais comum, principalmente na região dos olhos de pessoas que se exercitam ou suam muito. Formulações em bastão podem ser úteis nesses casos. Reações de alergia ou fotoalergia por ingredientes ativos dos fotoprotetores são incomuns, e mais associadas às benzofenonas.

Tem sido sugerido que o uso regular de fotoprotetores possa predispor à deficiência de vitamina D, que é sintetizada na pele após a exposição à radiação UVB. Estudos duplo-cegos randomizados, comparando o uso de protetor solar e placebo em grupos de diferentes pessoas, não mostraram diferenças nos níveis de 1,25-di-hidroxivitamina D3 entre os grupos, apesar de o grupo controle ter usado protetor solar diariamente, por 7 meses. Outro dado importante é que pacientes portadores de xeroderma pigmentoso (genodermatose, cujos portadores têm dificuldade de reparação do DNA após exposição solar, sendo proibidos de se expor) não apresentam deficiência de vitamina D. Se, entretanto, isso acontecer, pode haver suplementação oral da vitamina. Sua ingestão é mais importante do que a exposição solar na determinação dos níveis séricos.

USO EM CRIANÇAS

A Academia Americana de Pediatria recomenda o uso de fotoprotetores em áreas pequenas (face, dorso das mãos), onde não há proteção por roupas. Não existem estudos que corroborem o fato de não se usar PS em crianças com menos de 6 meses.

FOTOPROTEÇÃO SISTÊMICA

Muitos compostos têm sido propostos para fotoproteção após a administração oral. Vários antioxidantes têm sido estudados para esse fim, pensando-se em mecanismos oxidativos, incluindo geração de oxigênio singleto e produção de radicais livres. Apesar de o uso do betacaroteno para controlar sintomas de fotossensibilidade da protoporfiria eritropoética, outros compostos parecem não oferecer benefícios, principalmente no que se refere à prevenção do câncer de pele.

Há relatos, não totalmente comprovados, dos efeitos do chá verde e do chá preto, T4n5 lipossomos e de AINH (indometacina, celecoxib) como agentes fotoprotetores.

ABSORÇÃO SISTÊMICA

A absorção sistêmica da oxibenzona foi detectada em um estudo com voluntários após aplicação num período de 12 horas, e foi encontrada 1 a 2% excretada na urina, embora tenha sido aplicada 6 vezes mais quantidade do que geralmente se aplica, mostrando que parte pode ser absorvida, e não só se manter no estrato córneo. Os ingredientes de um protetor (veículo e componentes ativos) podem afetar essa absorção (p. ex., fórmula com álcool), assim como pode também a espessura da quantidade aplicada. Novas técnicas têm sido desenvolvidas para diminuir essa absorção, embora haja alguma evidência *in vitro* sugerindo que alguns produtos ativos dos protetores podem exibir propriedades mutagênicas em células de cultura e em camundongos. A relevância disso para humanos não está clara. Múltiplas camadas de ceratinócitos da epiderme parecem prevenir os danos dos compostos aplicados na superfície da pele, distanciando-os da camada de células basais, funcionando como o primeiro escudo contra mutagênese e carcinogênese.

RECOMENDAÇÃO PARA USO DO PS

A indústria nos oferece produtos com FPS de número até 100. A FDA recomenda que 30 seja um ótimo valor recomendado e limite para ser rotulado. Produtos com FPS inferior a 30 seriam rotulados como tendo 30 ou "30 *plus*". A lógica dessa decisão é que, ao se fazer uso de formulações com FPS superior a 30, os benefícios são superados pelo potencial de risco, com a exposição de concentrações maiores dos ingredientes do fotoprotetor e custo dos produtos.

Realmente, ao aumentar o FPS de um produto de 15 para 30, sua capacidade de bloquear energia UV cresce somente 4% (de 93% para 97%); do mesmo modo, ao crescer o fator 30 para 40, sua capacidade de filtrar UV será somente de 1% a mais (de 96,7% para 97,5%). Contudo, pelos motivos relacionados a seguir, consideramos que o uso de FPS mais alto seria recomendado em especial a indivíduos com fototipo mais claro, particularmente quando são esperadas grandes exposições.

1. Normalmente, não se aplica uma camada grossa como o indicado (2 mg/cm^2), ou seja, 35 mL por aplicação, em média, seriam necessários para cobrir a superfície corpórea de um adulto. Há recomendação de que ocorra a aplicação de 20 a 30 minutos antes da exposição, 20 minutos após essa exposição para compensar a escassa aplicação primária e 2 horas após isso.
2. Há uma redução do FPS por fatores ambientais, por exemplo, sudorese, imersão em água ou fricção.
3. Há estudos convincentes mostrando que o uso de PS está associado ao crescimento da duração da exposição solar, devido à redução da ocorrência de queimadura. Existe também um decréscimo do FPS original através da degradação dos seus ingredientes ativos.
4. Danos significativos, incluindo imunossupressão, dano ao DNA, fotoenvelhecimento, mutação e formação de tumor, podem ocorrer com a exposição cumulativa suberitematosa de radiação UV. A indução de eritema (usado para definir FPS) não é, consequentemente, um bom indicador para dano do UV. É razoável admitir que protetores com crescentes valores de FPS previnem danos causados por doses suberitematosas de radiação UV. Embora a prevenção do eritema ainda permaneça uma recomendação para a educação pública, por ser um fenômeno prontamente observável, isso é somente um ponto favorável da proteção solar, e deveria ser feito mais.

O FPS é um bom indicador para proteção UVB.

Protetores com FPS altos podem proteger melhor contra o UVA simplesmente por conterem altas concentrações de agentes que aumentam seu espectro, mesmo se sua absorção máxima permanecer no espectro UVB.

A radiação ultravioleta constitui o fator ambiental mais importante envolvido na patogênese dos cânceres da pele que devem o aumento de sua incidência, ao menos em parte, ao comportamento da população. A Campanha Nacional de Prevenção ao Câncer de Pele, da Sociedade Brasileira de Dermatologia, de 2006, por exemplo, revelou que cerca de 76% dos homens e 62% das mulheres se expõem ao sol sem proteção. Além disso, parece que a ideia do bronzeado como indicativo de saúde faz parte da cultura do país. Assim, a fotoeducação permanece um desafio.

Novas tecnologias trouxeram substâncias com amplo espectro de absorção, fotoestabilidade e substantividade elevadas (capacidade de manter sua eficácia em condições ambientais diversas), pouca sensibilização e excelente cosmética. No entanto, os futuros fotoprotetores devem melhorar sua substantividade, o que reduzirá a necessidade de aplicações e, com isso, o custo dessa importante ferramenta no cuidado da pele.

REFERÊNCIAS BIBLIOGRÁFICAS

1. SOLON, A.M. *et al*. Estudo comparativo de diferentes veículos com fotoprotetores. *Anais Bras. Dermat*., 65(3), 155-156, 1990.
2. BENDOVÁ, H. *et al*. *In vitro* approaches to evaluation of sun protection factor. *Toxicol*., 21(7):1268-75, 2007.
3. BURGAZ, A., AKESSON, A., OSTER. A. *et al*. Associations of diet, supplement use, and ultraviolet B radiation exposure with vitamin D status in Swedish women during winter. *Am. J. Nutr*., 86(5):1399-1404, 2007.
4. ANTONIOU, C. Sunscreens – what's important to know. *JEADV*, 22:1110-1119, 2008.
5. ROSEN, C.F. Tropical and systemic photoprotection. *Dermatologic Therapy*, 16:8-15, 2003.
6. SOUZA D.G., EVANS, G.R. A review of an ultraviolet filter. *Plast. Reconstr. Surg*., 120(4):1071-5, 2007.
7. GIL, E.M., KIM, T.H. UV-induced immune suppression and sunscreen. *Photodermatol. Photoimunol. Photomed*., 16:101-110, 2000.
8. MOLONEY, F.J., COLLINS, S. *et al*. Sunscreen safety, efficacy and appropriate use. *Am. J. Clin. Dermatol*., 3(3);185-191, 2002.
9. FITZPATRICK, T. *et al*. Agentes fotoprotetores: formulações, resultados e efeitos colaterais. *In: Dermatology in General Medicine*. 5th ed. McGraw-Hill, New York, 2005.
10. HAWK, J.L.M., YOUNG, A.R. & FERGUSON, J. Cutaneous photobiology. *In: ROOK, A. Textbook of Dermatology*. vol. 2, 7th ed. 2004.
11. FOX, L.P., MERCK, H.F. & BICKERS, D. Farmacologia dermatológica. *In: GOODMAN e GILMAN. Bases Farmacológicas da Terapêutica*. 11ª ed. McGraw-Hill, Rio de Janeiro, 2006.
12. MAIA, M. *et al*. Correlação entre fotoproteção e concentrações de 25-hidrovitamina D e paratormônio. *Anais Bras. Dermatol*., 82(3):233-7, 2007.
13. NEALE, R., WILLIAMS, G., GREEN, A. Application patterns among participants randomized to daily sunscreen use in skin cancer prevention trial. *Arch. Dermatol*., *138*, 2002.
14. *Recomendações em Fotoproteção*. Libbs Farmacêutica Ltda., São Paulo, 2006.
15. WOLF, R., TÜZÜN, R., TÜNZÜN, Y. Sunscrens. *Dermatol. Therapy*, 14:208-214, 2001.
16. SAMPAIO, R. *Dermatologia*. 3ª Artes Médicas, São Paulo, 2007.
17. Skin Pocket-Stiefel. Scientific Information Service, São Paulo, 2004.
18. STANLEY, B.L. Solar protectors for photoprotection. *Dermatologic Therapy*, 4:59-71, 1997.
19. WAHIE, S., LLOYD, J.J., FARR, P.P. Positive photocontact responses are not elicited to sunscreen ingredients exposed to UVA prior to application onto the skin. *Contact Dermatitis*, 57(4):273-5, 2007.

Índice Alfabético

A

AAS (v. Ácido acetilsalicílico)
Abacavir, 1094, 1098
- nome comercial, 1101
Abamectin, 1114
Abamectina, 25
Abelcet, 1082
Abelhas, acidente (venenos), 1139, 1148
Abeloura, 149
Abetalipoproteinemia, 892
Abies, 155
Aborto/abortivos
- análogos de prostaglandinas, 886
- estrogênios, 840
- plantas medicinais, 151
Abreviaturas, prescrição, 144
Abscesso pulmonar, causadores, 946
Absorção das drogas, 30, 44-52
- ácido fólico, 925
- adrenalina, 258
- álcool, 361
- amantadina, 430
- ANASE, 351
- anestésicos inalatórios, 392
- anestésicos locais, 493
- anticolinérgicos, 426
- antidepressivos tricíclicos (ADT), 340
- antipsicóticos, 320
- barbitúricos, 374
- bromocriptina, 428
- bupropiona, 349
- cefalosporinas, 975
- citalopram, 349
- difusão
- - facilitada, 50
- - simples ou passiva, 48
- entacapone, 432
- escitalopram, 349
- fagocitose, 51
- filtração, 49
- fluoroquinolonas, 1028
- fluoxetina, 349
- fluvoxamina, 349
- forças, 48
- fumo, 208
- glicocorticoide, 825
- insulina, 813
- IRND, 352
- IRSN, 350
- isoproterenol, 259
- ISRN, 352
- ISRS, 350
- levodopa, 424
- lítio, 355
- locais, 51
- - alvéolos, 52
- - mucosa
- - - bucal, 51
- - - gástrico, 51
- - - genitourinária conjuntival, peritônio e medula óssea, 52
- - - intestino delgado, 51
- - - nasal, 52
- - - retal, 52
- - - traqueal e brônquico, 52
- - pele, 52
- - regiões subcutâneas e intramuscular, 52
- maprotilina, 349
- membranas biológicas, 44
- mianserina, 349
- milnaciprano, 349
- mirtazapina, 349
- modalidades, 48
- niacina, 926
- noradrenalina, 259
- opioides, 468
- paroxetina, 349
- pediatria, 1168
- pinocitose, 51
- polaridade molecular, ionização e pH do meio, 46
- pramipexol, 429
- processos
- - ativos, 48
- - passivos, 48
- propriedades físico-químicas das drogas, 45
- reboxetina, 349
- rifabutina, 1049
- salicilatos, 442
- selegilina, 427
- sertralina, 349
- sulfonamidas, 1016
- tolcapone, 431
- transporte ativo, 50
- venlafaxina, 349
- vitaminas
- - A, 913
- - B1, 921
- - B2, 922
- - B6, 923
- - B12, 924
- - C, 920
- - D, 916
- - E, 917
- - K, 919
Abstinência, crise, 207
- fumo, 208
ABT-378, nome comercial, 1101
Abunidazol, 25
Abuso de drogas, 182, 203-210
Acadesina, 25
Acamprosato, 25
Acamprosato, tratamento do alcoolismo, 366
Ação dos fármacos, mecanismos, 86, 98-108
- aciclovir, 935
- ácido para-aminossalicílico, 1048
- aminoglicosídios, 935
- anfotericina B, 935, 1078
- antagonismo, 100
- artemisinina, 1128
- azitromicina, 1002
- aztreonam, 969
- bacitracina, 935
- bleomicina, 1071
- bussulfano, 1071
- capecitabina, 1072
- carboplatina, 1072
- carmustina, 1072
- cefalosporinas, 935
- cetoconazol, 935
- ciclofosfamida, 1072
- ciclosserina, 935, 1050
- cidofovir, 1090
- cilastina, 968
- cisplatina, 1072
- citarabina, 1072, 1091
- cladribina 2, 1072
- claritromicina, 1003
- clindamicina, 935, 989, 1129
- clorambucila, 1072
- cloranfenicol, 935
- cloroquina, 935, 1128
- dacarbazina, 1072
- dactinomicina, 1072
- daunorrubicina, 1072
- - lipossômica, 1073
- didanosina, 1097
- docetaxel, 1073
- doxorrubicina, 1073
- eritromicina, 935, 999
- específica, 98
- estavudina, 1098
- etambutol, 935
- etoposídeo, 1073
- flucitosina, 1080
- fludarabina, 1073
- fluoroquinolonas, 935, 1031
- 5-fluorouracila, 1071
- gencitabina, 1073
- germicidas, 1133
- griseofulvina, 935
- idarrubicina, 1073
- idoxuridina, 935, 1091
- ifosfamida, 1073
- imipenem, 968
- inespecífica, 98
- interferon, 1089
- irinotecano, 1073
- isoniazida, 1046
- lincomicina, 989
- linezolida, 935
- locais, 84
- mebendazol, 935
- mecloretamina, 1073
- mefloquina, 1127
- melfalana, 1074
- mercaptopurina, 1074
- metotrexato, 1074
- metronidazol, 935, 1041
- mitomicina, 1074
- niclosamida, 935
- oxaliplatina, 1074
- paclitaxel, 1074
- penicilinas, 935, 956
- pirantel, 935
- pirazinamida, 1049
- pirimetamina, 935
- poliênicos, 935
- polipeptídios, 935
- primaquina, 1128
- rifamicina, 935
- rifampicina, 1047
- rimantadina, 1089
- sobre enzimas, 99
- sobre membranas, 105
- sulfonamidas, 935, 1018
- sulfonas, 935
- supressão da função gênica, 102
- teicoplanina, 1009
- tetraciclinas, 935, 992
- tipos, 85
- topotecano, 1074
- trifluorotimidina, 1091
- trimetoprima, 935
- vancomicina, 935, 1007
- vidarabina, 1092
- vimblastina, 1074
- vincristina, 1074
- zalcitabina, 1098
- zidovudina, 935, 1096
Acaprazina, 25
Acarbose, 25, 817, 819
Acatisia, 383
Acebrocol, 25
Acebutolol, 25
- ação quinidínica, 268
- atividade simpaticomimética intrínseca, 268
- cardiosseletividade, 268
- equivalência, 268
- hipertensão arterial, 696
- meia-vida, 268
- nome comercial, 268
Acecainida, 25
Acecarbromal, 25
Aceclidina, 25
Aceclofenaco, 25
Acedapsona, 25
Acediassulfona sódica, 25
Acenocumarol, 591

ÍNDICE ALFABÉTICO

Alfabetabloqueadores, 684
- fenoxibenzamina, 684
- fentolamina, 684
- tolazolina, 684
Alfabloqueadores, hipertensão arterial, 696, 702
Alfabungarotoxina, 5
Alfaglicosidase, idoso, 1182
Alfa-interferon, 525
Alfalipoproteínas, 676
Alfametildopa, 273
- hipertensão arterial, 694
- mecanismo de ação, 273
- metabolismo, 73
- preparações, 274
- reações adversas, 274
- usos clínicos, 273
Alfavírus, 1255
Alfentanil, 410
- características, 469
- sistema
- - cardiovascular, 182, 183
- - musculoesquelético, reações, 189
- - nervoso, 190
Alfentanila, sistema cardiovascular, 183
Alferon N, 1251
Algodoeiro, 150
Alilaminas, 1082
Alimentos usados como medicamentos, 1237
- arginina, 1240
- bixina, 1240
- carotenoides, 1240
- coenzima quinona, 1240
- daidzein, 1241
- diabete melito, 1241
- fenilcetonúria, 1241
- fibras, 1239
- genistein, 1240
- *ginkgo*, 1240
- glutamina, 1240
- glutationa, 1240
- gota, 1241
- licopeno, 1240
- lipídios, 1240
- lisina, 1240
- metionina, 1240
- minerais, 1239
- - boro, 1239
- - cálcio, 1239
- - magnésio, 1239
- - potássio, 1293
- quercitina, 1240
- tirosina, 1240
- toxinas, 1241
- triptofano, 1240
- vitaminas, 1237
- - A, 1237
- - ácido
- - - ascórbico, 1239
- - - fólico, 1238
- - - pantotênico, 1238
- - B6 (piridoxina), 1238
- - E, 1238
- - niacina, 1238
Alitraq, 627
Alkeran, 1062
Allium sativum, 154
Almoxatona, fórmula estrutural, 345
Alopatia, 12
Alopecia
- areata, 1230
- induzida por drogas, 195
- tratamento, 1229
Alopurinol
- dose-efeito, 138
- estrutura química, 462
- gota, 464
- metabolismo, 78
- patologia ocular iatrogênica, 192
- receptor, aceptores ou locais de ação, 112
- toxicidade, 1153
Alpidem, distúrbios psíquicos induzidos, 191
Alprazolam, 330
- distúrbios psíquicos induzidos, 191
- efeitos, 331
Alprostadil, 686, 1235
- farmacocinética, 1235

- posologia, 1235
- toxicidade, 1235
Alquilamina, fórmula química, 555
Alquilantes, sistema hematopoético/imunológico, efeitos, 188
Alteplase, 1250
Alterações mutagênicas, 199
Althea officinalis, 155
Altura, avaliação, 615, 622
Alucinação induzida por drogas, 191, 1243
- antidepressivos, 1189
Alucinógenos, 203, 209
- dependência, 210
- DMT (dimetiltriptamina), 209
- efeitos, 209
- interação com outras drogas, 210
- LSD, 209
- mescalina, 209
- psilocibina, 209
- psilocina, 209
- tolerância, 210
Alupent, 870
Alveolites fibrosantes, 193
Alvéolos pulmonares, absorção das drogas, 52
Amabasis aphylla L., 149
Amamentação
- ivermectina, 114
- primaquina, 1128
Amantadina, 385
- absorção, 430
- ação, 430
- aplicações clínicas, 1088
- apresentação, 424
- contraindicações, 430
- distribuição, 430
- efeitos colaterais, 430, 1088
- excreção, 430
- farmacocinética, 1088
- fórmula estrutural, 430
- gravidez, 938
- histórico, 430
- idoso, 1183
- interações medicamentosas, 430
- mecanismos de ação, 935
- metabolismo, 430
- modo de ação, 385, 1088
- nome comercial, 424
- posologia, 430
- precauções, 430
- química, 430
- toxicidade, 430
- uso clínico, 430
- usos, 386, 1088
Ambisome, 1082
Ambliopia tóxica, 192
Ambra-sinto T, 994
Ambroxol, 741
Amebíase, tratamento, 1103
- princípios, 1106
Amebiazol, 1105
Amebicidas, 1103
- ação
- - extraintestinal, 1104, 1105
- - indireta, 1104
- - intestinal, 1104
- - intestinal e extraintestinal concomitantes, 1104, 1105
- amebiazol, 1105
- anaiodin, 1104
- anamebil, 1104
- carbasone, 1104
- derivados nitrimidazólicos, 1106
- desidroemetina, 1106
- diantil, 1105
- dicloroacetamida, 1104
- diodoquina, 1104
- emetina, 1105
- falmonox, 1105
- fenantrolínicos, 1104
- kitnos, 1105
- mebinol, 1105
- metronidazol, 1043, 1106
- nitrimidazina, 1106
- omidazol, 1106
- plantas medicinais, 150
- tinidazol, 1106
- viofórmio, 1104
- wintodon, 1104

Amenorreia, uso de progestogênios, 842
Amicacina
- concentração máxima para infusão intravenosa para crianças, 1169
- dose, 985
- eliminação, 1162
- gravidez, 938, 1166
- meia-vida, 1172
- terapia intensiva, 1160
- tuberculose, 1050
Amido de hidroxietil, choque, 708
Amidopirina, pK_a, 46
Amilorida, 725
- biodisponibilidade, 725
- duração da ação, 725
- excreção, 79
- hipertensão arterial, 694
- propriedades farmacológicas, 645
- sistema cardiovascular, 183
Aminas
- ação indireta e mista, 261
- - anfetamina, 262
- - efedrina, 261
- - fenilpropanolamina, 262
- - metaraminol, 262
- biquaternárias, 283
- monoquaternárias, 283
- simpatomiméticas, sistema cardiovascular, 183
Amineptina
- apresentação, 349
- efeitos colaterais, 349
- estrutura química, 348
- nome comercial, 349
Aminoácidos
- calcitonina, 799
- como medicamento, 1240
- composições das soluções comercializadas, 629, 630
- glucagon, 820
- hormônios
- - crescimento, 768
- - estimulante da tireoide, 768
- - folículo-estimulante, 768
- - luteinizante, 768
- - prolactina, 768, 771
- - neurotransmissores, 298
- - paratormônio, 798
- - somastostatina, 769
Aminoacridinas, ionização e efeitos bacteriostáticos, 98
Aminodarona, distúrbios, 1153
Aminofenazona, 447
- meia-vida, 59
Aminofilina, 437
- concentração máxima para infusão intravenosa para crianças, 1169
Aminoglicosídios, 982
- administração, 984
- crianças, 987
- distúrbios, 1153
- distúrbios alérgicos e imunológicos, 189
- dose única diária, 985, 987
- eliminação, 1162
- endocardite infecciosa, 987
- especialidades farmacêuticas, 987
- espectro de atividade, 935
- estrutura química, 934
- farmacocinética, 983
- farmacodinâmica, 983
- feto, efeitos, 1167
- fibrose cística, 987
- fontes de origem, 935
- gravidez, 938
- histórico, 982
- indicações clínicas, 984
- mecanismos de ação, 935
- química, 982
- resistência, 983
- terapia intensiva, 1154, 1160
- tipos de ação, 935
- toxicidade, 984, 1153
Aminopirina, 447
- sistema
- - hematopoético/imunológico, 187
- - respiratório, 192
Aminopterina
- feto, efeitos, 1167
- gravidez, 200, 201
- lactentes, efeitos, 1176

Aminorin, 629
Aminosteril Nefro, 629
Âmio, 151
Amiodarona, 656, 671
- biodisponibilidade, 28
- *clearance*, 28
- distúrbios
- - alérgicos e imunológicos, 189
- - psíquicos induzidos, 191
- - doenças pulmonares induzidas, 759
- especialidades farmacêuticas, 657
- farmacologia, 656
- fígado, efeitos, 185
- hormônio tireoidianos, 785
- interações, 661
- ligação a proteínas plasmáticas, 28
- meia-vida, 28
- pâncreas, efeitos, 185
- patologia ocular iatrogênica, 192
- sistema
- - cardiovascular, efeitos, 182, 183
- - endócrino, efeitos, 186
- - nervoso, 190, 191
- - respiratório, 192
- - tegumentar e anexos, 194
- toxicidade, 656
- uso clínico, 656
- vias de administração, 656
- volume aparente de distribuição, 28
Amisulprida
- apresentação, 326
- nome comercial, 326
Amitriptilina
- apresentação, 349
- concentração plasmática e efeito terapêutico, estudos, 342
- concentração terapêutica, 342
- dose, 264
- fórmula, 340
- idoso, 1184
- metabolismo, 73
- nome comercial, 264, 349
- sistema nervoso, alterações, 190
Ammi visnaga, 151
Amnésia induzida por drogas, 191
Amni majus, 151
Amniografia, 1261
Amodiaquina, 1128
Amoxapina, sistema nervoso (alterações), 190
Amoxicilina, 965
- características, 965
- espectro antibacteriano, 966
- farmacocinética, 956, 965
- meia-vida, 1172
- sistema musculoesquelético, reação, 189
Amoxil, 970
AMP cíclico, 732
- aumento pelos drogas, 686
Amphocil, 1082
Ampicilina, 23, 964
- biodisponibilidade, 28
- características, 965
- *clearance*, 28
- eliminação, 1162
- espectro antibacteriano, 965
- farmacocinética, 956, 965
- gravidez, 1166
- indicações, 965
- lactentes, efeitos, 1176
- ligação a proteínas plasmáticas, 28
- meia-vida, 28, 59, 1172
- metabolismo, 73
- sistema
- - genitourinário, efeitos, 187
- - musculoesquelético, reações, 189
- - tegumentar e anexos, 193
- toxicidade, 965
- volume aparente de distribuição, 28
Amplacilina, 970
Amplictil, terapêutica, 1189
Amplozol, 23
Amprenavir, 1094, 1100
- nome comercial, 1101
Anabasina
- fonte vegetal, 149
- nome popular, 149
- uso terapêutico, 149
Anabolizantes, 861, 862
Anafilaxia

1276 FARMACOLOGIA

- anti-histamínicos, efeitos, 557
- uso de corticoides, 833
Anaiodin, 1104
Analépticos, 435
- doxapram, 435
- niquetamida, 435
- plantas medicinais, 150
- sistema nervoso (alterações), 190
Analgesia, opioides, 473
Analgésicos, 439
- anti-inflamatórios do grupo da fenilbutazona, sílabas, 24
- anti-inflamatórios não esteroides (AINE), 439
- - classificação, 440
- - mecanismo de ação, 439
- - antipiréticos, 439
- enxaqueca, 482
- insuficiência hepática, 1161
- leite materno, 1175
- sistema nervoso, efeitos, 190, 206
Análogos
- camptotecina, 1066
- prostaglandinas, 562, 885
Anamebil, 1104
Anamirta cocculus, 150
Ananas comosus, 149, 155
Ananás, 149
ANASE (*v.* Antidepressivo noradrenérgico e serotoninérgico específico)
Anastrozol, 1069
Ancilostomíase, 1111, 1119
- droga de escolha, 1120
- droga opcional, 1120
- tiabendazol, 1118
Ancylostoma duodenale, befênio, 1114
Andr, 24
Androcur, 844
Andrógenos, 822, 859-864
- ação, 861
- anabólicos, sistema endócrino, efeitos, 187
- aplicações terapêuticas, 861
- - anemias refratárias, 862
- - cancerologia, 863
- - climatério masculino, 862
- - distúrbios menstruais, 862
- - hipogonadismo, 861
- - osteoporose, 862
- - subfertilidade, 862
- disfunção erétil, 1235
- efeitos, 863
- - carcinoma hepático, 863
- - edemas, 863
- - espermatogênese e potência sexual, 863
- - icterícia, 863
- - irritação do local de aplicação, 863
- - virilização, 863
- farmacocinética, 860
- feto, efeitos, 1167
- gravidez, 201
- posologia, 863
- química, 859
Andrografolídeo
- fonte vegetal, 149
- nome popular, 149
- uso terapêutico, 149
Andrographis paniculata Nees., 149, 150
Androstenediona, 860
Anel midazólico da histamina, 883
Anemias
- classificação, 584
- conjuntive bacterianas, 1203
- hemolítica, uso de corticoide, 832, 833
- induzidas por drogas, 187, 188
- refratárias, uso de andrógenos, 862
- tratamento, 583
- vitamina A, 1238
Anestesia
- contraste iodado, 1266
- germicidas, eficácia, 1134
- intra-aracnoidiana, 501
- tópica, 502
Anestésicos
- gerais intravenosos, 402-412
- - agonistas alfa$_2$-adrenérgicos, 411
- - alfentanil, 410
- - benzodiazepínicos, 408
- - cetamina, 405
- - classificação, 402

- - definição, 402
- - etomidato, 406
- - fentanil, 410
- - flumazenil, 410
- - histórico, 402
- - meto-hexital, 402
- - pentobarbital, 402
- - propofol, 407
- - remifentanil, 411
- - sufentanil, 411
- - tiopental, 402
- gerais voláteis derivados halogenados dos alcanos, sílabas, 24
- inalatórios, 388-400
- - absorção, 392
- - ações, 394, 400
- - administração, 390
- - biotransformação, 394
- - classificação, 389
- - concentração alveolar mínima (CAM), 393
- - defesas imunológicas, efeitos, 399
- - distribuição, 392
- - efeitos, 400
- - eliminação, 394
- - estrutura química, 389
- - farmacocinética, 392
- - farmacodinâmica, 392
- - fígado, efeitos, 399
- - fluxo sanguíneo cerebral, efeitos, 395
- - ideal, 388
- - local de ação, 393
- - mecanismo de ação, 394
- - metabolismo, efeitos, 395
- - propriedades físicas, 389
- - sistema
- - - cardiovascular, efeitos, 397
- - - gastrointestinal, efeitos, 399
- - - nervoso, efeitos, 395
- - - neuromuscular, efeitos, 398
- - - respiratório, efeitos, 396
- - - urinário, efeitos, 398
- - locais, 486-502
- - - absorção, 493
- - - bloqueios no conduto vertebral, 501
- - - condução nervosa, 487
- - - dissociação, 487
- - - distribuição, 494
- - - distúrbios alérgicos e imunológicos, 189
- - - efeitos sistêmicos e toxicidade, 497
- - - - alergia, 497
- - - - aparelho respiratório, 498
- - - - cardiovasculares, 498
- - - - músculo liso, 497
- - - - nervos periféricos, 497
- - - - reações locais, 497
- - - - sangue, 498
- - - - sistema nervoso central, 498
- - - - transmissão neuromuscular, 497
- - - - transmissão sináptica, 497
- - - - útero, 497
- - - estrutura química, 486
- - - excreção, 496
- - - grupo amida, 496
- - - grupo éster, 496
- - - histórico, 486
- - - interação com outras drogas, 499
- - - ionização, 488
- - - mecanismo de ação, 488
- - - - bloqueio de Wedensky, 491
- - - - concentração anestésica mínima, 490
- - - - duração, 492
- - - - indução do bloqueio, 491
- - - - taquifilaxia, 492
- - - metabolismo, 495
- - - natureza básica, 487
- - - odontologia, 1192
- - - receptores, aceptores ou locais de ação, 112
- - - sílabas, 24
- - - usos clínicos, 499
- - - - antiarrítmicos, 499
- - - - anticonvulsivantes, 499
- - - - bloqueadores da condução nervosa, 500
- - - musculatura uterina, 869
- - - sistema
- - - - cardiovascular, efeitos, 182, 183
- - - - nervoso, alterações, 190
- - suaves, 154

Aneurina (*v.* Vitamina B1), 921
Anfetaminas, 205, 262
- ações farmacológicas, 262
- efeitos, 435
- - agressão, 436
- - anorexia, 436
- - cardiovasculares, 435
- - estereotipias, 436
- - locomoção, 435
- - regulação térmica, 435
- - estrutura, 436
- - estrutura química, 255
- - farmacocinética, 435
- - feto, efeitos, 1167
- - leite materno, 1176
- - mecanismo de ação, 262, 435
- - pH urinário, 175
- - preparações comerciais, 263
- - química, 435
- - reações adversas, 263, 436
- - sistema
- - - cardiovascular, 183
- - - nervoso, 190
- - usos clínicos, 262, 436
Anfipática, propriedade, 44
Anfotericina B, 1076
- administração, 1078
- afecções oftálmicas, 1205
- anemia induzida, 188
- atividade fungicida, 1078
- concentração máxima para infusão para crianças, 1169
- doenças pulmonares induzidas, 761
- efeitos adversos, 1078
- espectro antifúngico, 1078
- estrutura química, 935, 1077
- farmacocinética, 1077
- gravidez, 938
- interações, 172
- leishmaniose visceral, 1109
- lipossômica, 36
- mecanismo(s) de ação, 107, 935, 1078
- patologia ocular iatrogênica, 192
- posologia, 1078
- receptor, aceptor ou locais de ação, 112
- terapia intensiva, 1154
- toxicidade, 1153
- uso clínico, 1078
Anfótero, 1077
Angina do peito, 662-674
- betacaroteno, 1238
- induzido por drogas, 183
- tratamento
- - amiodarona, 671
- - antagonistas do cálcio, 669
- - - anlodipino, 670
- - - diltiazem, 670
- - - nifedipino, 670
- - - verapamil, 669
- - antiagregantes plaquetários, 671
- - anticoagulantes, 672
- - betabloqueadores, 665
- - bloqueadores beta-adrenérgicos, 270
- - hipolipemiante, 673
- - nitratos, 662
Angioedema
- anti-histamínicos, 557
- drogas relacionadas, 189
Angiografias cerebrais, 191
Angioplastia, 1267
Anidrase carbônica, 720
Anileucotrienos, 749
- efeitos, 750
- farmacocinética, 749
- mecanismo de ação, 749
- uso clínico, 749
Anilina
- concentração bactericida, 98
- fórmula estrutural, 449
- pH na ionização, 47
Animais, venenos, 1138-1148
- abelhas, 1139, 1148
- ações
- - cardiovasculares, 1141
- - farmacológicas, 1140
- - locais, 1141
- - alterações imunológicas, 1143
- - anticorpos monoclonais, 1144
- - aranhas, 1138, 1148
- - atividade

- - biológica, 1139
- - enzimática, 1140
- - cobras, 1142, 1147
- - conduta, 1146
- - escorpiões, 1139, 1148
- - imunização, 1144
- - profilaxia, 1148
- - quadro clínico, 1145
- - rins, 1141
- - regulação térmica, 435
- - serpentes, 1138
- - sistema nervoso, 1141
- - testes imunológicos, 1143
- - tratamento, 1146
- - antibioticoterapia, 1146
- - cuidados com o ferimento, 1146
- - heparina, 1147
- - prevenção do tétano, 1146
- - reação ao soro, 1146
Anisindiona, 593
Anisodamina
- fonte vegetal, 149
- nome popular, 149
- uso terapêutico, 149
Anisodina
- fonte vegetal, 149
- nome popular, 149
- uso terapêutico, 149
Anisodus tanguticus, 149
Anisoylated plasminogen streptokinase complex (APSAC), 596
Anlodipino, 669, 670
- hipertensão arterial, 698
- idoso, 1183
- reações adversas, 670
Anomalias congênitas, 197
Anopheles, 1124
Anorexia
- anfetaminas, 436
- dietilcarbamazepina, 1113
- fitoterápicos, 155
- praziquantel, 1117
- reação às drogas, 1243
Anorretais, afecções, 911
Anovulação, 851
Anovulatórios disponíveis no Brasil, 853
Anrinona, toxicidade, 1153
Ansacrina, sistema hematopoético/imunológico, efeitos, 188
Ansiedade, 329
- antagonista do receptor H$_2$, 884
- induzida por drogas, 191
- reação às drogas, 1243
Ansilive, 330
Ansiolíticos, 329-335
- antagonistas da serotonina, 334
- barbitúricos, 335
- benzodiazepínicos, 330
- diversos, 335
- GABA e derivados, 334
- série do propanodil e pentanodiol, sílabas, 24
Antagonismo, 90, 100
Antagonista (drogas), 125, 468
- angiotensina II, 641
- - estudos, 641
- - mecanismo de ação, 641
- - propriedades farmacológicas, 641
- benzodiazepínicos, 333, 373, 410
- cálcio, 669
- - anlodipino, 670
- - diltiazem, 670
- - efeito antivertiginoso, 1213
- - nifedipino, 670
- - segunda geração, 670
- - sistema cardiovascular, 184
- - tegumentar e anexos, 194
- - verapamil, 669
- canais de cálcio
- - hipertensão arterial, 697
- - idoso, 1183
- - estupefacientes do tipo do morfinano, sílabas, 24
- - estupefacientes, sílaba, 24
- - farmacocinético, 125
- - farmacodinâmico
- - - alotópico, 125
- - - sintópico, 125
- - fator ativador de plaquetas, 579
- - hormônio liberador do hormônio luteinizante (LHRH), 1069

ÍNDICE ALFABÉTICO

- leucotrienos, 736
- receptores
- - angiotensina II, hipertensão arterial, 700, 702
- - - idoso, 1183
- - H_2, 883
- - histamínicos H_2, sistema respiratório, 192
- - muscarínicos, 286
- serotonina, 334
- serotonina (5-HT3), vômitos, 878
Antelum, 24
Antepar, 1121
Antiácidos, 882
- antidiarreicos, 891
- interações, 173
Antiacne, medicações, 1225
Antiadrenérgicos, 265-272
- bloqueadores
- - alfa-adrenérgcos, 265
- - beta-adrenérgicos, 266
Antiagregantes plaquetários, 593, 671
- aspirina, 593, 672
- dextrana 70 e 75, 594
- dipiridamol, 594
- inibidores de tromboxano A2, 594
- sulfimpirazona, 594
- ticlopidina, 594, 672
Antialdosterônicos, 642
- estudos, 642
- mecanismo de ação, 642
- propriedades farmacológicas, 642
Antiandrógenos, 864
Antiarrítmicos, 653-661
- adenosina, 660
- amiodarona, 656
- anestésicos locais, 499
- aspectos básicos, 655
- classificação, 655
- disopiramida, 657
- efeitos eletrocardiográficos, 656
- fenitoína, 659
- insuficiência hepática, 1161
- interações, 660, 661
- lidocaína, 657
- mexiletina, 657
- não disponíveis no Brasil, 660
- plantas medicinais, 151
- procainamida, 658
- propranolol, 659
- quinidina, 658
- sotalol, 659
- verapamil, 659
Antibióticos/antibioticoterapia, 933
- amebíase, 1105
- associações, 936
- betalactâmicos, 953
- - estrutura, 954
- - mecanismo de ação, 103
- - química, 953
- - receptor, aceptor ou local de ação, 112
- - sistema hematopoético/imunológico, efeitos, 188
- canamicina, sílabas, 24
- classificação, 934
- derivados do ácido 6-aminopenicilâmico, 24
- derivados do ácido cefalosporânico, 24
- doenças inflamatórias induzidas, 761
- duração do tratamento, 937
- eficácia dos anticoncepcionais, 854, 856
- escolha, 944
- - flora infectante, 945
- - hospedeiro, peculiaridades, 950
- - natureza da infecção, 950
- excesso, 942
- falhas, 941
- febre, 941
- fungicidas, sílabas, 24
- gravidez, 938
- grupo da tetraciclina, sílabas, 24
- histórico, 933
- idoso, 1183
- infecções graves, 941
- insuficiência renal, 938
- interações, 173, 937, 961
- malária, 1129
- novos, 942
- para uso clínico, normas para a seleção, 944

- produzidos por cepas de *Streptomyces*, sílabas, 24
- resistência bacteriana, 939
- sensibilidade
- - bactérias, 945, 947, 948
- - cogumelos, 949
- - micro-organismos, 949
- - sistema nervoso, alterações, 190
- - superinfecções, 939
- - terapia antineoplásica, 1065
- toxicidade, 937, 959
- uso profilático, 937
- venenos animais (acidentes), 1146
Anticancerígeno, plantas medicinais, 150, 151
Anticoagulantes, 589
- grupo dicumaril, sílabas, 24
- heparina, 589, 672
- leite materno, 1175
- orais, 591
- - anisindiona, 593
- - contraindicações, 592
- - controle terapêutico, 592
- - dicumarol, 592
- - efeitos adversos, 592
- - farmacocinética, 591
- - farmacodinâmica, 592
- - femprocoumon, 593
- - fenindiona, 593
- - indicações clínicas, 592
- - interações, 174, 176, 592, 661
- - sistema digestivo, efeitos, 184
- - varfarina, 593
- polissulfônicos, sílabas, 24
Anticolinérgicos, 149, 286
- absorção, 426
- ação, 427
- antimuscarínicos diretos, 286
- - ação, 287
- - classificação clínica, 289
- - exemplos de especialidades farmacêuticas, 290
- - farmacocinética, 288
- - intoxicação, 289
- - mecanismo de ação, 288
- - toxicidade da tropina e congêneres, 290
- - toxina botulínica, 290
- - usos, 288
- - - cardiologia, 289
- - - cinetose, 288
- - - doença de Parkinson, 288
- - - gastroenterologia, 288
- - - oftalmologia, 288
- - - pneumologia, 289
- asma, 747
- benztropina, 385
- biperiden, 385
- contraindicações, 427
- distribuição, 426
- distúrbios, 1153
- efeito antivertiginoso, 1213
- efeitos, 747
- efeitos colaterais, 427
- etoproprazina, 385
- excreção, 427
- farmacocinética, 747
- interações medicamentosas, 427
- mecanismo de ação, 747
- metabolismo, 427
- parkinsonismo, 426
- posologia, 427
- precauções, 427
- prociclidina, 385
- química, 426
- sistema digestivo, 184
- toxicidade, 427
- triexifenidil, 385
- uso clínico, 427, 747
- vômitos, 879
Anticolinesterásicos, 283
- aceptor, 112
- donepezil, 1181
- galantamina, 1181
- local de ação, 112
- memantina, 1181
- receptor, 112
- rivastigmina, 1181
- sílabas, 24
Anticoncepção, uso de progestogênios, 843

Anticoncepcionais, 845-857
- carcinogênese, 857
- contracepção pós-coito de emergência, 857
- contraceptivos hormonais, 852
- contraindicações, 855
- - cefaleia, 856
- - colelitíase, 856
- - diabete melito, 856
- - doença cardiovascular, 855
- - embolia pulmonar, 855
- - hipertensão, 855
- - insuficiência hepática, 856
- - tromboflebite, 855
- dose, 853
- efeitos colaterais, 854
- eficácia, 854
- farmacocinética, 850
- farmacodinâmica, 851
- histórico, 845
- indicações, 854
- masculino, 864
- mecanismo de ação dos esteroides ao nível celular, 851
- orais, interações, 174
- patologias benignas que se deterioram, 856
- química, 846
Anticonvulsivantes
- anestésicos locais, 499
- derivados da hidantoína, 24
- derivados da oxazolidinodiona, sílabas, 24
- distúrbios
- - alérgicos e imunológicos, 189
- - psíquicos induzidos, 191
- doenças pulmonares induzidas, 763
- efeito antivertiginoso, 1213
- eficácia dos anticoncepcionais, 854
- gravidez, 200
- insuficiência hepática, 1161
- psiquiatria, 420
- sistema musculoesquelético, reações, 189
- terapia intensiva, 1160
Anticorpo(s)
- antilinfócitos, 539
- antinucleares, drogas relacionadas, 189
- monoclonais, 39, 1246
- - câncer, 1070
- - distúrbios alérgicos e imunológicos, 189
- - mecanismo de ação, 536
- - murinos, 539
- - quiméricos e humanizados, 539
- - venenos de cobra, 1144
- policlonais, 539
- - mecanismo de ação, 536
Antidepressivos, 264, 337-353
- classificação, 338
- disponíveis no Brasil, 349
- distúrbios, 1153
- doenças pulmonares induzidas, 763
- feto, efeitos, 1167
- IMAO (inibidores da monoamina oxidase), 344
- IRND (inibidor de recaptação de noradrenalina e dopamina), 352
- IRSN (inibidores da recaptação de serotonina e noradrenalina), 350
- ISRN (inibidor seletivo da recaptação de noradrenalina), 351
- ISRS (inibidores seletivos da recaptação de serotonina), 348
- mecanismo de ação, 264
- não tricíclicos e não IMAO, 347
- noradrenérgicos e serotoninérgicos específicos (ANASE), 351
- - contraindicações, 351
- - efeitos adversos, 351
- - farmacocinética, 351
- - farmacodinâmica, 351
- - precauções, 351
- - toxicidade, 351
- perspectivas, 353
- plantas medicinais, 150
- posologia, 264
- reações adversas, 265
- sistema nervoso (alterações), 190
- tricíclicos (ADT), 339
- - antagonistas do receptor H_2, 884
- - aparelho cardiovascular, efeitos, 343

- - contraindicações, 344
- - drogas que modificam os níveis plasmáticos, 342
- - efeitos adversos, 343, 344
- - farmacocinética, 340
- - farmacodinâmica, 343
- - histórico, 339
- - idoso, 1184
- - interações medicamentosas, 342
- - intoxicação, 1189
- - - tratamento, 1189
- - precauções, 344
- - química, 339
- - relação estrutura-atividade, 340
- - sistema nervoso, efeitos, 343
- - toxicidade, 343
- - usos clínicos, 264
- - utilização clínica, 352
Antidiabéticos orais, 815
- acarbose, 819
- biguanidas, 818
- diazóxido, 820
- glucagon, 819
- interações, 173
- metformina, 818
- nateglinida, 818
- repaglinida, 817
- sistema hematopoético/imunológico, efeitos, 188
- sulfonilureias, 815
- tiazolidinedionas, 818
Antidiarreicos, 891
Antidopaminérgicos, efeito antivertiginoso, 1213
Antídotos usados em terapêutica toxicológica, 1189
- ácidos
- - ascórbico, 1189
- - etílico, 1189
- - folínico, 1189
- atropina, 1189
- azul de metileno, 1189
- BAL, 1189
- clorpromazina, 1189
- desferrioxamina, 1189
- ditizona, 1189
- EDTA, 1189
- hipossulfito de sódio, 1189
- levalorfam, 1189
- metilpiridil aldoxima, 1189
- nalorfina, 1189
- naloxona, 1189
- nitrito de sódio, 1189
- penicilamina, 1189
- protamina, 1189
- universais, 1188
- vitaminas, 1189
Antieméticos, 874-880
- antagonistas dos receptores serotonérgicos, 878
- anticolinérgicos, 879
- benzodiazepínicos, 879
- butirofenônicos, 879
- canabinoides, 879
- corticosteroides, 879
- enxaqueca, 482
- fenotiazinas, 878
- metoclopramida, 878
Antiesquizofrênicos, 313
Antifibrinolíticos, 601
- especialidades farmacêuticas, 601
- farmacocinética, 601
- farmacodinâmica, 601
- posologia, 601
- toxicidade, 601
- usos, 601
Antifólicos, receptor, aceptor ou local de ação, 112
Antifúngicos, 1076-1083
- alilaminas, 1082
- anfotericina B, 1077
- caspofungina, 1082
- classificação das drogas, 1077
- clioquinol, 1082
- derivados azólicos, 1080, 1082
- especialidades farmacêuticas, 1082
- evolução da farmacoterapia, 1076
- flucitosina, 1079
- griseofulvina, 1081
- haloprogina, 1082

1278 FARMACOLOGIA

- miconazol, 1082
- micoses de pele, 1231
- neftifina, 1082
- nistatina, 1082
- oftálmicos, 1205
- - anfotericina B, 1205
- - cetoconazol, 1206
- - clotrimazol, 1206
- - corticosteroides, 1206
- - fluorados, 1206
- - imidazólicos, 1206
- - miconazol, 1206
- - nistatina, 1205
- - polienos, 1205
- - primaricina, 1206
- onicomicose, 1231
- plantas medicinais, 151
- terbinafina, 1081, 1082
- terconazol, 1082
- viofórmio, 1082

Antigeron, 685
Antiglaucomatosos, distúrbios psíquicos induzidos, 191
Anti-helmínticos, 149, 1111-1122
- albendazol, 1111, 1121
- ancilostomíase, 1119
- ascaridíase, 1119
- befênio, 1114, 1121
- cambendazol, 1112
- clorossalicilamida, 1112, 1121
- diclorofeno, 1113, 1121
- dietilcarbamazina, 1113, 1121
- drogas principais, 1111
- - albendazol, 1111
- - befênio, 1114
- - clorossalicilamida, 1112
- - diclorofenato, 1113
- - dietilcarbamazina, 1113
- - ivermectina, 1114
- - levamisol, 1118
- - mebendazol, 1115
- - oxamniquina, 1115
- - oxipirantel, 1116
- - pamoato
- - - pirantel, 1116
- - - pirvínio, 1116
- - piperazina, 1117
- - praziquantel, 1117
- - tetramisol, 1118
- - tiabendazol, 1118
- enterobíase, 1119
- esquistossomose mansônica, 1119
- estrongiloidíase, 1120
- filaríase, 1120
- himenolepíase, 1120
- ivermectina, 1114, 1121
- levamisol, 1118, 1121
- mebendazol, 1115, 1121
- oxamniquina, 1115, 1121
- oxipirantel, 1116
- pamoato
- - pirantel, 1116, 1121
- - pirvínio, 1116, 1121
- piperazina, 1117, 1121
- praziquantel, 1117, 1121
- principais, 1118
- sílabas, 24
- teníases, 1120
- tetramisol, 1118, 1121
- tiabendazol, 1118, 1121
- tiabendazol, sílabas, 24
- tricocefalíase, 1122
- uso clínico, 1118

Anti-hiperglicemiantes, 819
Anti-hipertensivo, 691-701
- antagonistas
- - canais de cálcio, 697
- - receptor da angiotensina, 700
- diuréticos, 693
- farmacocinética, 692
- farmacodinâmica, 692
- inibidores
- - endotelina, 701
- - enzima conversora (IECA), 699
- - sistema simpático central, 694
- insuficiência hepática, 1161
- plantas medicinais, 151
- sistema cardiovascular, 183
- vasodilatadores diretos, 697

Anti-histamínicos, 554

- antazolina, sílabas, 24
- bloqueadores dos receptores H_1, 554
- - ações, 556
- - astemizol, 560
- - azatadina, 560
- - azelastina, 560
- - bronfeniramina, 560
- - cetirizina, 560
- - cipro-heptadina, 560
- - classificação, 557
- - clemastina, 560
- - clorfeniramina, 560
- - dexclorfeniramina, 560
- - difenidramina, 560
- - dimenidrinato, 560
- - doxilamina, 561
- - ebastina, 561
- - efeitos colaterais, 557
- - efeitos, 556
- - epinastina, 561
- - farmacocinética, 555
- - farmacodinâmica, 556
- - fenindamina, 561
- - fexofenadina, 561
- - interações, 556
- - loratadina, 561
- - mepiramina, 561
- - prometazina, 561
- - química, 554
- - terfenadina, 561
- - toxicidade, 557
- - tripelenamina, 561
- - triprolidina, 561
- - usos terapêuticos, 557
- bloqueadores dos receptores H_2, 558
- - cimetidina, 561
- - efeitos colaterais, 560
- - famotidina, 561
- - farmacocinética, 559
- - farmacodinâmica, 559
- - nizatidina, 561
- - ranitidina, 561
- - toxicidade, 560
- - usos terapêuticos, 559
- contraste iodado, 1266
- distúrbios, 1153
- efeito antivertiginoso, 1213
- hepatopatias (prurido), 912
- intoxicação, 1187
- rinossinusites, 735
- sistema nervoso, alteração, 190

Anti-infecciosos, 934
Anti-inflamatório, 150
- asma, 748
- doenças pulmonares induzidas, 760
- grupo do ibuprofeno, sílabas, 24
- grupo ibufenaco, sílabas, 24
- leite materno, 1175
- não hormonais (AINH), doenças pulmonares induzidas, 761

Antileucotrienos, 749
- efeitos, 750
- farmacocinética, 749
- mecanismo de ação, 749
- uso clínico, 749

Antimaláricos, 1124-1131
- amodiaquina, 1127
- anemia induzida, 188
- antibióticos, 1129
- artemisinina, 1128
- associações, 1129
- ciclo do parasita, 1124
- cloroquina, 1128
- detecção de antígenos, 1126
- diagnóstico laboratorial, 1126
- esquemas terapêuticos recomendados, 1130
- halofantrina, 1127
- lumefantrina, 1127
- mefloquina, 1127
- patogênese, 1125
- plantas medicinais, 147, 151
- primaquina, 1128
- quadro clínico, 1126
- quinidina, 1127
- quinina, 1126
- quinolínicos, receptor, aceptor ou local de ação, 112
- quinolinometanólicos, 1126
- reação em cadeia da polimerase, 1126

- resistência em malária, 1130
- sistema tegumentar e anexos, 194
- terapia combinada com artemisinas, 1129
- tratamento, 1126

Antimetabólitos
- clássicos, 101
- não clássicos, 102

Antimicrobiano, 149, 934
- leite materno, 1175
- terapia intensiva, 1154

Antimoniais, 1108
Antimoniais esquistossomicidas, receptor, aceptor ou local de ação, 112
Antimoniais trivalentes, 1119
Antimoniato de meglumina, sistema nervoso (alterações), 190

Antineoplásicos, 1060-1074
- alcaloides da vinca, 1067
- alquilantes derivados da (betacloroetil) amina, sílabas, 24
- anastrozol, 1069
- anemia induzida, 188
- bicalutamida, 1069
- bleomicina, 1065
- bortezomib, 1070
- capecitabina, 1064, 1072
- carboplatina, 1068, 1072
- carmustina, 1062, 1072
- cetoximab, 1071
- ciclofosfamida, 1061, 1072
- cisplatina, 1068, 1072
- citarabina, 1064, 1072
- cladribina 2, 1072
- clorambucil, 1062, 1072
- dacarbazina, 1063, 1072
- dactinomicina, 1072
- daurrubicina, 1065, 1072, 1073
- docetaxel, 1073
- doxorrubicina, 1065, 1073
- epipodofilotoxina, 1067
- erlotimib, 1070
- estramustina, 1069
- etoposídeo, 1067, 1073
- exemostane, 1069
- filgastrina, 1071
- fludarabina, 1073
- fluoropirimidinas orais, 1064
- 5-fluorouracil, 1064
- flutamida, 1069
- fulvestrano, 1069
- gefitinib, 1070
- gencitabina, 1064, 1073
- idarrubicina, 1073
- idosos, 1183
- ifosfamida, 1061, 1073
- imatinib, 1070
- inibidores das topoisomerases, 1066
- irinotecano, 1066, 1073
- L-asparaginase, 1065
- letrozol, 1069
- lomustina, 1062
- mecloretamina, 1061, 1073
- melfalana, 1062, 1074
- mercaptopurina, 1074
- metotrexato, 1063, 1074
- mitomicina, 1074
- mostardas nitrogenadas, 1061
- nilutamida, 1069
- oxaliplatina, 1068, 1074
- paclitaxel, 1074
- pemetrexato, 1063
- raltitrexato, 1063
- rituximab, 1070
- sargramostina, 1062
- semustina, 1067
- sistema respiratório, 192
- tamoxifeno, 1068
- taxano, 1067
- tegafur, 1064
- tenoposídeo, 1067
- topotecano, 1066, 1074
- trastuzumab, 1071
- vimblastina, 1074
- vinorelbino, 1074

Antioxidante, 149
Antiparkinsonianos, 423-432
- amantadina, 430
- anticolinérgicos, 426
- bromocriptina, 428
- classificação, 424

- inibidores da COMT, 431
- levodopa, 424
- lisurida, 429
- mesilato de pergolida, 428
- perspectivas, 432
- pramipexol, 429
- princípios gerais do tratamento, 424
- selegilina, 427

Antipirina, 447
- pK_a, 46
- volume aparente de distribuição, 70

Antiprotozoários do grupo do metronidazol, sílabas, 24

Antipsicóticos, 313-327
- atípicos, 324
- - aripiprazol, 326
- - clozapina, 324
- - olanzapina, 325
- - quetiapina, 325
- - risperidona, 325
- - ziprasidona, 326
- benzamidas substituídas, 318
- butirofenonas, 317
- classificação, 314, 315
- derivado
- - benzissoxazol, 319
- - di-hidrocarbostiril, 320
- - di-hidroindolônico, 320
- - tienobenzodiazepínico, 319
- dibenzazepinas, 318
- difenilbutilpiperidinas, 318
- disponíveis no Brasil, 326
- doses, 324
- efeitos colaterais, 323
- farmacocinética, 320
- farmacodinâmica, 322
- fenotiazinas, 315
- histórico, 313
- interação com outras drogas, 323
- química e relação estrutura-atividade, 314
- reserpina, 315
- sistema nervoso, 190
- tioxantenos, 317
- toxicidade, 323
- usos clínicos, 324

Antipsoríticos, 1227
- alcatrão, 1228
- antralina, 1227
- estretinato, 1228
- metotrexato, 1228

Antissepsia
- ferimentos, 1136
- profilática, 1134
- queimados, 1136

Antissépticos, 1133
Antitireoidianos, 785
- ácido iopanoico, 788
- agentes colecistográficos orais, 785
- aminoglutetimida, 788
- amiodarona, 785
- carbamazepina, 785
- carbomazol, 785
- dimercaprol, 788
- fenobarbital, 785
- fluoroborato, 785
- iodo, 785, 787
- iodopaco, 788
- lítio, 785, 788
- metimazol, 785
- perclorato, 785, 788
- pertecnetato, 785
- propiltiouracil, 785
- rifampicina, 785
- sistema musculoesquelético, 189
- sulfonamidas, 785
- sulfonilureias, 788
- tiamidas, 786
- tiocianato, 785
- tiopental, 788

Antitussígenos, 741
- benzonatato, 743
- classificação, 742
- codeína, 742
- dextrometafano, 742
- levodropropizina, 742
- levopropoxifeno, 742
- noscapina, 743
- plantas medicinais, 149-151

Antivertiginosas, substâncias, 1213
- benciclan, 1213

ÍNDICE ALFABÉTICO

- buclizina, 1213
- buflomedil, 1213
- butilamina, 1213
- carbamazepina, 1213
- ciclizina, 1213
- cinarizina, 1213
- clonazepam, 1213
- clorpromazina, 1213
- difenidramina, 1213
- di-hidroergocristina, 1213
- dimenidrato, 1213
- domperidona, 1213
- droperidol, 1213
- escopolamina, 1213
- fenitoína, 1213
- flunarizina, 1213
- *ginkgo biloba*, 1213
- hidroxizina, 1213
- meclizina, 1213
- metoclopramida, 1213
- nicergolina, 1213
- nimodipino, 1213
- pentoxifilina, 1213
- sulpirida, 1213
- trifluoperazina, 1213
- vincamina, 1213
Antivirais, 1084-1101
- aciclovir, 1092
- AIDS, farmacoterapia, 1093
- amantadina, 1088
- cidofovir, 1090
- citarabina, 1091
- classificação, 1088
- eliminação, 1162
- fanciclovir, 1093
- fomivirsen, 1091
- foscarnet, 1093
- ganciclovir, 1093
- idoxuridina, 1091
- infecções oftálmicas, 1205
- inibidores da neuraminidase, 1090
- interferon, 1089
- oseltamivir, 1090
- penciclovir, 1093
- ribavirina, 1093
- rimantadina, 1089
- trifluorotimidina, 1091
- valaciclovir, 1092
- vidarabina, 1092
- zanamivir, 1090
Antraciclinas, 1065
Antralina, 1227
Antranilatos, 1270
Antraquinonas, 890
Antrnyl, 290
Anúria, 1129
Aparelho justaglomerular (AJG), 719
Apatia, reação às drogas, 1243
Apazona, 447
APHS, estrutura química, 461
Apigenina, 148
Aplasia congênita, 892
Apol-, 24
Apomorfina
- disfunção erétil, 1234
- pK$_a$, 46
Apovir, nome genérico, 1101
Apreensão, reação às drogas, 1243
Aprindina, 660
Aquilia, 892
Aracnoidites induzidas por drogas, 190
Aranhas, acidentes (venenos), 1138, 1139, 1146, 1148
Arco reflexo, 237
Arctostaphylos uva-ursi, 155
Ardisia japonica Thunb, 149
Areca catechu, 149, 1111
Arecolina
- fonte vegetal, 149
- nome popular, 149
- uso terapêutico, 149
Arfonad, 686
Arginina, 1240
Arifenicol, 997
Aripiprazol, 313, 326
Arolum, 24
Arovit, 915, 916
Arritmias
- bloqueadores beta-adrenérgicos, usos, 271

- etiopatogênese, 655
- induzida por drogas, 182, 183
Arsenicais pentavalentes, 1104
Arsênio, envenenamento (sistema nervoso), 190
Artemeter-amodiaquina, 1130
Artemeter-lumefantrina, 1130
Artemeter-mefloquina, 1130
Artemexil, 1131
Artemisia maritima, 151
Artemisinina, 1128
- apresentações, 1129
- contraindicações, 1129
- doses, 1129
- efeitos colaterais, 1129
- farmacocinética, 1128
- indicações, 1129
- malária, 1126
- mecanismo de ação, 1128
- terapia combinada, 1129
Artemotil, 1128
Artermisinina, 147
Artesamisia annua, 1128
Artesunato-amodiaquina, 1130
Artesunato-sulfadoxina-pirimetamina, 1130
Artezine, 1131
Articulações, infecções (causadores), 947
Artrite reumatoide, tratamento, 463
- cloroquina, 1128
- corticoide, 832
Asacol, 899
Asalit, 899
Asaq, 1130
Ascaricida, plantas medicinais, 151
Ascaridíase, 1111, 1119
- droga de escolha, 1120
- droga opcional, 1120
- tiabendazol, 1118
Ascaridil, 1121
Ascaris lumbricoides
- befênio, 1114
- ivermectina, 1114
- levamisol, 1118
- tetramisol, 1118
Asiaticosídeo
- fonte popular, 149
- nome popular, 149
- uso terapêutico, 149
Asma, 744-751
- classificação, 745
- induzida por drogas, 192
- terapia intensiva, 1158
- tratamento
- - anticolinérgicos, 289, 747
- - anti-histamínicos, 557
- - anti-inflamatórios, 748
- - antileucotrienos, 749
- - beta-adrenérgicos, 745
- - corticosteroides, 748
- - cromonas, 745
- - metilxantinas, 747
- - omalizumabe, 751
- - recomendações, 745
ASMQ, 1130
Aspartame, lactentes, efeitos, 1177
Aspergillus
- alterações oculares, 1205
- sensibilidade aos antibióticos, 949
Aspirina (*v.* Ácido acetilsalicílico)
Assepsia, 1133
Assoalho pélvico enfraquecido, 888
Astemizol
- apresentação, 560
- nome comercial, 560
- posologia, 560
Astenia
- cambendazol, 1112
- dietilcarbamazina, 1113
Atapulgita, 894
Ataxia, 384
Ataxia induzida por drogas, 190
Atazanavir, 1101
Atelectasia, 757
Atenase, 1121
Atenolol
- ação quinidínica, 268
- atividade simpaticomimética intrínseca (ASI), 268
- cardiosseletividade, 268
- distúrbios psíquicos induzidos, 191

- doses, 669
- equivalência, 268
- farmacocinética, 666
- hipertensão arterial, 696
- meia-vida, 268
- nome comercial, 268
Atenuação, 89
Aterosclerose, 675
Aterosclerose, diclorofeno, 1113
Ativação de droga
- enzimas, 99
- inativa, 73
Ativador do plasminogênio tipo tissular (APTT), 596
Atividade simpaticomimética intrínseca (ASI), 267
Atlansil, 657
Atonia de músculo liso, efeitos dos anticolinesterásicos, 286
Atorvastatina, 680
- apresentação, 680
- doses, 680
- horário de administração, 680
- modificações em variáveis lipídicas, 680
Atovaquona-proguanil, 1129
Atracúrio, 514
- distúrbios alérgicos e imunológicos, 189
- estrutura química, 505
- sistema
- - nervoso, 190
- - respiratório, 192
- terapia intensiva, 1154
Atresia
- anal, 888
- biliar, 893
Atricaria recutita L., 148
Atropa belladona, 147, 149, 289, 290
Atropina, 147
- afecções oculares, 1207
- crise vertiginosa, 1215
- fonte vegetal, 149
- fórmulas estruturais, 287, 288
- intoxicação, 1187
- nome popular, 149
- patologia ocular iatrogênica, 192
- sistema cardiovascular, 183
- terapêutica toxicológica, 1189
- toxicidade, 290
- uso terapêutico, 149
Atropina, seletividade, 85
Atropinase Pravaz, 290
AUC (*Area Under Curve*), 63
Aura, 481
Auranofina, 463
Aurotioglicose, 463
Aurotiomalato de sódio, 463
Ausência de metabolismo, 73
Autacoides, 564-579
- cininas, 576
- citocinas, 574
- eicosanoides, 564
Autoagressão, 522
Autoimunidade, drogas relacionadas, 189
Autorradiografia, 4
Avaliação nutricional, 615
- instantânea, 618
Avalox, 1038
Avermectina, 1114
Avobenzona, 1270
Axifenônio, 290
Axlocina, farmacocinética, 956
Azactam, 971
Azapropazona, 447
Azatadina
- apresentação, 560
- nome comercial, 560
- posologia, 560
Azatioprina (AZA), 531
- artrite reumatoide, 463
- doença inflamatória intestinal, 900
- doses, 531
- farmacocinética, 531
- farmacodinâmica, 531
- gravidez, 201
- hepatite autoimune, 908
- interações, 175
- mecanismo de ação, 536
- sistema
- - hematopoético/imunológico, 188
- - nervoso, 190

- toxicidade, 531
- transplante de órgãos, 538
- usos clínicos, 531
AZD0865, 886
Azelastina
- apresentação, 560
- nome comercial, 560
- posologia, 560
Azepanum, 24
Azimexona, 527
Azitromicina, 942
- atividade *in vitro*, 1001
- contraindicações, 1003
- espectro de atividade, 1003
- estrutura química, 934
- farmacocinética, 1002
- interações, 1003
- mecanismo de ação, 1002
- posologia, 1003
- toxicidade, 1003
- usos terapêuticos, 1003
Azlocilina
- eliminação, 1162
- gravidez, 1166
Azocinum, 24
Azolinum, 24
AZT (*v.* Zidovudina)
Aztreonam, 953, 969
- eliminação, 1162
- espectro antibacteriano, 969
- farmacocinética, 969
- fontes de origem, 935
- indicações, 970
- insuficiência hepática, 1161
- mecanismo de ação, 969
- toxicidade, 970
Azul de metileno, terapêutica toxicológica, 1189

B

Bacampicilina, 966
- metabolismo, 73
Bacillus, 934
- penicilinas, uso, 960
- sensibilidade aos antibióticos, 948
Bacilos gram-negativos, 934
- sensibilidade aos antibióticos, 949
Bacilos gram-positivos, 934
- sensibilidade aos antibióticos, 950
Bacitracina
- estrutura química, 934
- fontes de origem, 935
- mecanismo de ação, 935
Bacitracina, 1010
Bacitrina, mecanismo de ação, 935
Baclofeno, 378
- classificação, 379
- efeitos adversos, 378
- farmacocinética, 378
- interações, 379
- modo de ação, 378
- usos, 379
Bacteremia, 705
Bactérias, 524
- anaeróbias, metronidazol, 1042
- diarreia, 892
- sensibilidade aos antibióticos, 934, 945, 948
Bacteroides, 934
- azitromicina, uso, 1001
- claritromicina, uso, 1001
- clindamicina, uso, 989
- cloranfenicol, uso, 996
- doença periodontal, 1198
- eritromicina, uso, 1001
- infecções, 946, 947
- metronidazol, uso, 1042
- penicilinas, uso, 960
Bainha de mielina, 488
BAL, terapêutica toxicológica, 1189
Balanço
- calórico
- - jejum não complicado, 610
- - pós-operatório, 611
- nitrogenado, 618
Balcor, 686
Bamatum, 24
Banhos oculares, 1202

1280 FARMACOLOGIA

Banthine, 290
Barb, 24
Barbital
- absorção, percentagem, 47
- meia-vida, 59
- pK, 47
Barbituratos
- anemia induzida, efeitos, 188
- sistema digestivo, efeitos, 184
Barbitúricos, 206, 335, 373
- absorção, 374
- abuso, 203
- ação
- - fatores que potencializam e diminuem, 375
- - intermediária, 374
- - prolongada, 374
- - rápida e curta, 374
- - ultrarrápida e ultracurta, 374
- contraindicações, 375
- dependência, 375
- distúrbios, 1153
- feto, efeitos, 1167
- interações medicamentosas, 375
- intoxicação, 375
- lipossolubilidade, 374
- metabolismo, 374
- patologia ocular iatrogênica, 192
- posologia, 375
- química, 373
- síndrome de abstinência, 375
- sistema
- - cardiovascular, efeitos, 374
- - digestivo, efeitos, 374
- - hematopoético/imunológico, 188
- - nervoso, efeitos, 190, 374
- - respiratório, efeitos, 374
- - urinário, efeitos, 374
- tolerância, 375
Barreira(s)
- hematoencefálica, 71
- - contraste iodado, efeitos, 1263
- placentária, 71
- - hipnoanalgésicos, 869
Base medicamentosa, 143
Basiliximab, 539, 1247
- mecanismo de ação, 536
Bay o 9867, 23
Bayer 561 e 693, 1109
BCG (bacilo Calmette-Guérin), 524
- vacina, 547
- - apresentação, 547
- - contraindicações, 547
- - indicações, 547
- - vias de administração, 547
BCG (vacina)
- distúrbios alérgicos e imunológicos, 189
- sistema nervoso, 190
Becaps, 921
Beclometasona
- apresentação, 737
- asma, 748, 751
- doses, 737
- terapia intensiva, 1160
Beclometasona, distúrbios psíquicos induzidos, 191
Becosan Pravaz Aclorisan Dovalle, 290
Befênio, 1114
- ascaridíase, 1119
- farmacocinética, 1115
- farmacodinâmica, 1115
- posologia, 1115
- química, 1114
- toxicidade, 1115
- vias de administração, 1115
Belacodid Clímax, 290
Beladona, 147, 149
Belbeum, 921
Belergal Sandoz, 290
Belladenal Sandoz, 290
Belpar SFK, 290
Bemperidol, estrutura química, 317
Benazepril
- distúrbios psíquicos induzidos, 191
- hipertensão arterial, 700
- posologia, 640
- sistema
- - cardiovascular, efeitos, 183
- - nervoso, alterações, 190
- via de eliminação, 640

Benciclan, efeito antivertiginoso, 1213
Bendazaco, 25
Bendazolum, 24
Bendrofluazida, sistema tegumentar e anexos, 194
Benerva, 921
Benserazida, estrutura química, 425
Benzafibrato
- absorção, 678
- cuidados, 678
- doses, 678
- excreção, 678
- meia-vida, 678
Benzalcônio, sistema respiratório, 192
Benzamidas
- substituídas, 318
- vômitos, 878
Benzerazida, 385
Benzetacil, 971
Benzilidens canforadas, 1270
Benzilpenicilina, 23, 25
- benzatina, 25, 971
- - meia-vida, 1171
- biodisponibilidade, 28
- clearance, 28
- espectro antibacteriano, 961
- farmacocinética, 961
- ligação a proteínas plasmáticas, 28, 68
- meia-vida, 28
- posologia, 962
- potássica, 25, 962
- procaína, 25
- sódica, 25
- volume aparente de distribuição, 28
Benzoato de benzila
- ação dermatológica, 1231
- fonte vegetal, 149
- nome popular, 149
- uso terapêutico, 149
Benzobromarona, 465
Benzocaína, estrutura química, 488
Benzodiazepínicos, 206, 330, 370-377, 408
- abuso, 333
- antagonistas, 373
- biotransformação, 332
- comercializados no Brasil, 330
- dependência, 333, 372
- distúrbios psíquicos induzidos, 191
- efeitos adversos, 331
- epilepsia, 417
- farmacocinética, 331, 372
- fórmula geral, 330
- gravidez e recém-nascidos, 372
- idoso, 1183
- interação com GABA, 299
- interação com outras drogas, 372
- mecanismo de ação, 332, 372
- precauções, 331
- propriedades farmacológicas, 334
- reações adversas, 372
- relação estrutura-atividade, 333
- terapia intensiva, 1153
- tolerância, 331, 372
- toxicidade, 331, 1153
- usos, 372
- usos terapêuticos, 333
- vômitos, 879
Benzofenonas, 1270
Benzoginoestril, 843
Benzonatato, 743
Benzonidazol, 1108
Benzo[a]pireno, metabolismo, 78
Benzopirona, 688
Benztropina
- distúrbios psíquicos induzidos, 191
- efeitos adversos, 385
- fórmula estrutural, 287
- modo de ação, 385
- patologia ocular iatrogênica, 192
- usos, 385
Berberina
- fonte vegetal, 149
- nome popular, 149
- uso terapêutico, 149
Berberis vulgaris L., 149
Bergenina
- fonte vegetal, 149
- nome popular, 149
- uso terapêutico, 149
Berlison, 1225

- concentração esteroide, 1225
- forma farmacêutica, 1225
Berotec, 870
Besofnolol, hipertensão arterial, 696
Beta-adrenérgicos, 686
- asma, 745
- efeitos, 746
- farmacocinética, 746
- mecanismo de ação, 746
- uso clínico, 746
Betabloqueadores, 643, 665
- ação sobre o aparelho cardiovascular, 665
- ações metabólicas, 666
- afecções oftálmicas, 1209
- angina de peito, 667
- classificação, 666
- disfunção sexual, 668
- distúrbios, 1153
- efeitos, 643
- - cardiovasculares, 667
- - metabólicos, 668
- - neurológicos, 668
- - neuromusculares, 668
- - psquiátricos, 668
- - respiratórios, 668
- estruturas, 665
- estudos, 667
- farmacocinética, 665, 666
- farmacodinâmica, 665
- gravidez e lactação, 668
- hipertensão arterial, 695, 702
- idoso, 1183
- infarto do miocárdio, 667
- intraoculares
- - sistema nervoso, alterações, 190
- - sistema respiratório, 192
- mecanismos de ação, 643
- objetivos terapêuticos, 669
- posologia, 669
- propriedades farmacológicas, 643
- química, 665
- reações dermatológicas, 668
- síndromes fibrosantes, 668
Betalactâmicos
- concentração máxima para infusão intravenosa, 1169
- distúrbios, 1153
- estrutura química, 934
- terapia intensiva, 1154
Betalipoproteínas, 676
Betametasona
- asma, 751
- classificação, 824
- estrutura, 825
- gravidez, 1166
Betanecol, 282
- lactentes, efeitos, 1176
Betaseron, 1251
Betaxolol intraocular, sistema cardiovascular, 183
Betnovate, 1225
- concentração esteroide, 1225
- forma farmacêutica, 1225
Betona, 921
Bevacizumab, 1247
Bevidod, 925
Bevitorgan, 921
Bias, 5
Bicalutamida, 1069
Bicarbonato de sódio, 740
- antiácido, 883
Biculina, 435
Biflavonoides, 152
Bifosfonatos, 800
- efeitos, 801
- estrutura, 799
- farmacocinética, 800
- farmacodinâmica, 801
- indicações/usos, 801
- posologia, 801
Biguanidas, 818, 1129, 1135
Bilobalídio, 152
Bioadesivos, 35
Biocaína
- droga, 1192
- laboratório, 1192
- vasoconstritor, 1192
Biodisponibilidade das drogas, 54, 91
- absoluta, 54
- ácido acetilsalicílico, 28

- amiodarona, 28
- ampicilina, 28
- avaliação, 56
- benzilpenicilina, 28
- biofásica, 54
- bupivacaína, 28
- captopril, 28
- dose, influência, 55
- efeito da primeira passagem metabólica, 57
- fatores individuais, 56
- fenobarbital, 28
- formas farmacêuticas, influência, 55, 56
- glicocorticoide, 825
- importância, 54
- in vitro, 54
- omeprazol, 28
- pré-absortiva, 54
- sistêmica, 54
- variação, 55
- vias de administração, influência, 55
Bioequivalência comparativa, 54
Biofarmácia, 10
Biofarmacologia, 5
Biofeedback, 11
Biofilme dentário, 1197
- desenvolvimento, 1197
- microbiota, 1199
Bioflavonoides, 688
Biopressin
- droga, 1192
- laboratório, 1192
- vasoconstritor, 1192
Biotecnologia, 1245-1251
- anticorpos monoclonais, 1246
- bloqueio nucleotídico e tecnologia antissentido, 1250
- citocinas, 1247
- DNA recombinante, 1245
- reação em cadeia da polimerase, 1246
- tecnologia de peptídios, 1250
Biotério, 4
Biotransformação das drogas
- ácido fólico, 925
- ANASE, 351
- anestésicos inalatórios, 394
- antidepressivos tricíclicos (ADT), 341
- antipsicóticos, 320
- benzodiazepínicos, 332
- bupropiona, 349
- citalopram, 349
- drogas na pediatria, 1170
- escitalopram, 349
- fluoxetina, 349
- fluvoxamina, 349
- IRND, 352
- IRSN, 350
- ISRN, 352
- ISRS, 350
- levodopa, 425
- maprotilina, 349
- mianserina, 349
- milnaciprano, 349
- mirtazapina, 349
- niacina, 926
- paroxetina, 349
- pediatria, 1170
- reboxetina, 349
- sertralina, 349
- sulfonamidas, 1016
- venlafaxina, 349
- vitaminas
- - A, 915
- - B1, 921
- - B2, 922
- - B6, 923
- - C, 920
- - D, 916
- - E, 918
- - K, 919
Biovir, nome genérico, 1101
Biperiden, 385
- apresentação, 424
- efeitos adversos, 385
- modo de ação, 385
- nome comercial, 424
- usos, 385
Bisacodil, 890
Bis-etilexiloxifenol metoxifenil, 1270
Bis-hidroxicumarina

ÍNDICE ALFABÉTICO

- interações, 173
- ligação às proteínas plasmáticas, 68
Bis-hidroxicumarina, estrutura
    química, 591
Bismuto, 885
Bisoprolol
- ação, 643
- posologia, 643
- via de eliminação, 643
Blastomyces, sensibilidade aos
    antibióticos, 949
Blefarite, 1204
Blenoxane, 1065
Bleomicina
- administração, 1071
- câncer, 1065
- cuidados, 1071
- doenças pulmonares induzidas, 761
- excreção, 1071
- mecanismo de ação, 1071
- metabolismo, 1071
- náuseas e vômitos, 879
- sistema
- - nervoso, 191
- - respiratório, 192
- - toxicidades, 1071
Bloqueador(es)
- alfa-adrenérgicos, 265
- beta-adrenérgicos, 266
- - ações farmacológicas, 268
- - - atividade da renina plasmática, 270
- - - brônquios, 269
- - - coração, 269
- - - metabolismo, 269
- - - olho, 270
- - - trato gastrointestinal, 269
- - - útero, 269
- - - vasos sanguíneos, 269
- - classificação, 267
- - conceito, 267
- - distúrbios psíquicos induzidos, 191
- - doenças pulmonares induzidas, 760
- - farmacocinética, 268
- - grupo do propranolol, 24
- - reações adversas, 271
- - relação estrutura-ação, 267
- - usos clínicos, 270
- - - angina de peito, 270
- - - arritmias cardíacas, 271
- - - hipertensão arterial, 270
- - canais de cálcio, 360
- - diarreia, 894
- - distúrbios, 1153
- - hipertensão arterial, 702
- - sistema cardiovascular, efeitos, 182
- ganglionares, hipertensão arterial, 695
- neuromusculares, 504-516
- - adespolarizantes, 507
- - - atracúrio, 514
- - - brometo de fazadínio, 513
- - - cisatracúrio, 515
- - - doxacúrio, 515
- - - d-tubocurarina, 513
- - - farmacocinética, 508
- - - GW 280430A, 516
- - - liberação da histamina, 510
- - - mivacúrio, 515
- - - pancurônio, 513
- - - pipecurônio, 515
- - - rapacurônio, 516
- - - rocurônio, 514
- - - trietiodeto de galamina, 513
- - - vecurônio, 514
- - despolarizantes, 507
- - distúrbios, 1153
- - efeitos cardiovasculares, 511
- - estrutura química, 505
- - interação, 516
- - terapia intensiva, 1154
- - receptor H₁, 554
- - ações, 556
- - - astemizol, 560
- - - azatadina, 560
- - - azelastina, 560
- - - bronfeniramina, 560
- - - cetirizina, 560
- - - cipro-heptadiona, 560
- - - classificação, 557
- - - clemastina, 560
- - - clorfeniramina, 560

- - dexclorfeniramina, 560
- - difenidramina, 560
- - dimenidrinato, 560
- - doxilamina, 561
- - ebastina, 561
- - efeitos, 556
- - epinastina, 561
- - farmacocinética, 555
- - farmacodinâmica, 556
- - fenindamina, 561
- - interação, 556
- - loratadina, 561
- - mepiramina, 561
- - prometazina, 561
- - terfenadina, 561
- - toxicidade, 557
- - tripelenamina, 561
- - triprolidina, 561
- - uso, 557
- receptor H₂, 558
- - cimetidina, 561
- - efeitos, 560
- - famotidina, 561
- - farmacocinética, 561
- - farmacodinâmica, 561
- - mizatidina, 561
- - ranitidina, 561
- - toxicidade, 561
- - usos, 559
- receptores, angiotensina II,
    enxaqueca, 484
Bloqueio(s)
- nervos periféricos, 500
- neuromuscular, reversão com
    anticolinesterásicos, 285
- nucleotídico e tecnologia
    antissentido, 1250
Boca, infecções (causadores), 946
Bócio, 780, 785
Bol, 24
Bolo, 5, 86
- intravenoso, 32
Bombas
- implantáveis, 32
- insulina, 813
- prótons, 562
Bordetella, 934
- azitromicina, uso, 1001
- claritromicina, uso, 1001
- cloranfenicol, uso, 996
- eritromicina, uso, 1001
- infecções, 946
Borneol
- fonte vegetal, 149
- nome popular, 149
- uso terapêutico, 149
Boro, como medicamento, 1239
Borrelia recurrentis, sensibilidade aos
    antibióticos, 949
Bortezomib, 1070
Bosentan, 649
Bothrops (acidentes), 1139
- ação do veneno, 1147
- gravidade, 1147
- identificação, 1147
- sinais e sintomas, 1147
- tratamento, 1147
Bradicinina, 577
- sistema respiratório, efeitos, 744
- venenos animais, 1140
Brassica nigra, 150
Brayera antihelmintica, 1111
Bretílio
- eliminação, 1162
- sistema nervoso, 191
Bricanyl, 870
Brietal sódico, 870
Brimonidina, afecções oftálmicas, 1209
Brofaromina, fórmula estrutural, 345
Bromazepam, 330
Bromelina
- fonte vegetal, 149
- nome popular, 149
- uso terapêutico, 149
Brometos, 376
- demecário USP, 286
- emeprônio, 290
- etila, pressões parciais isoanestésicas de
    gases e vapores, 99
- fazadínio, 513

- ipratrópio nasal, 736
- meia-vida, 59
- metantelina
- - doses, 291
- - nome comercial, 291
- propantelina
- - doses, 291
- - nome comercial, 291
- sistema nervoso, 190
Bromexina, 741
Bromidrato de escopolamina, 291
- doses, 291
- nome comercial, 291
Bromidrato de hioscina, 290
Bromidrose, 1230
Bromo, intoxicação, 1186
Bromocriptina, 385
- absorção, 428
- ação, 428
- apresentação, 424
- contraindicações, 428
- distribuição, 428
- efeitos adversos, 385
- efeitos colaterais, 428
- excreção, 428
- hiperprolactinemia, 772
- histórico, 428
- interações medicamentosas, 428
- metabolismo, 428
- modo de ação, 385
- nome comercial, 424
- posologia, 428
- precauções, 428
- química, 428
- toxicidade, 428
- uso clínico, 428
- usos, 385
Bromofeniramina na gravidez, 201
Bromoneurin Climax, 290
Bromoprida, crise vertiginosa, 1215
Bromossulfaleína, meia-vida, 59
Bromuridina na gravidez, 199
Broncodilatador(es)
- adrenalina, 745
- aminofilina, 748
- bambuterol, 748
- bamifilina, 748
- brometo de ipratrópio, 748
- catecolaminas, 745
- derivados da fenetilamina, sílabas, 24
- fenoterol, 745, 748
- formoterol, 745, 748
- isoproterenol, 745
- plantas medicinais, 151
- posologia, 260
- preparações, 260
- resorcinóis, 745
- salbutamol, 745, 748
- salmeterol, 745, 748
- teofilina, 748
- terbutalina, 745, 748
Broncoespasmo induzido por drogas, 192
Bronfeniramina
- apresentação, 560
- nome comercial, 560
- posologias, 560
Brônquios
- bloqueadores beta-adrenérgicos,
    efeitos, 269
- infecções (causadores), 946
Bronquite crônica, plantas medicinais, 150
Brozepax, 330
Brucella, 934
- aminoglicosídios, uso, 984
- cloranfenicol, uso, 996
Brucelose, associação de antibióticos, 936
Buclizina, efeito antivertiginoso, 1213
Budesonida
- apresentação, 737
- asma, 748, 751
- doses, 737
- hepatite autoimune, 908
Bufedil, 683
Buflomedil, 683
- administração, 683
- efeito antivertiginoso, 1213
- farmacocinética, 683
- farmacodinâmica, 683
- posologia, 683
- reações adversas, 683

- toxicidade, 683
- uso clínico, 683
Bumetanida
- biodisponibilidade, 721
- duração da ação, 721
- estrutura química, 721
- hipertensão arterial, 694
- propriedades farmacológicas, 645
- volume de distribuição, 721
Bupivacaína
- biodisponibilidade, 28
- categoria, 492
- *clearance*, 28
- estrutura química, 488
- ligação a proteínas plasmáticas, 28
- meia-vida, 28
- sistema respiratório, 192
- volume aparente de distribuição, 28
Buprenorfina
- biodisponibilidade oral, 470
- distúrbios alérgicos e imunológicos, 189
- sistema cardiovascular, efeitos, 183
Bupropiona
- absorção, 349
- apresentação, 349
- biotransformação, 349
- efeitos colaterais, 349
- eliminação, 349
- meia-vida, 349
- nome comercial, 349
Buscopan, 868
Buscopan Boehringer, 290
Buscopaxan Boehringer, 290
Buspirona
- distúrbios psíquicos induzidos, 191
- estrutura, 335
- sistema nervoso, alterações, 190
Bussulfano
- administração, 1071
- cuidados, 1071
- doenças pulmonares induzidas, 762
- excreção, 1071
- feto, efeitos, 1167
- gravidez, 199, 201
- mecanismo de ação, 1071
- metabolismo, 1071
- náuseas e vômitos, 879
- sistema
- - endócrino, efeitos, 186
- - hematopoético/imunológico,
    efeitos, 188
- - musculoesquelético, reações, 189
- - respiratório, 192
- - toxicidades, 1071
Butilamina, efeito antivertiginoso, 1213
Butilescopolamina, fórmula estrutural, 287
Butiraldeído, concentração bactericida, 98
Butirato de hidrocortisona
- concentração esteroide, 1225
- especialidade farmacêutica, 1225
- forma farmacêutica, 1225
Butirilcolinesterase, 1181
Butirofenonas, 317
- distúrbios, 1153
- intoxicação, 1187, 1190
- vômitos, 878
Butirofenônicos, vômitos, 878
Butobarbital, meia-vida, 59
Butorfanol, sistema cardiovascular, 183
Butriptilina, fórmula, 340
Buzonum, 24

C

Cabergolina
- hiperprolactinemia, 773
- sistema musculoesquelético, efeitos, 189
Cacaueiro, 151
Cafeína, 205, 437
- absorção, percentagem, 47
- efeitos, 1241
- fonte vegetal, 149
- gravidez, 201, 1166
- interações, 175, 176
- lactentes, efeitos, 1176
- meia-vida, 1172
- nome popular, 149
- pK, 47
- sistema

1282 FARMACOLOGIA

- - cardiovascular, 183
- - musculoesquelético, efeitos, 189
- uso terapêutico, 149
Câimbras, reações às drogas, 1243
Cainum, 24
Calázio, 1204
Calciferol, 793
- pâncreas, efeito, 185
Cálcio, 791
- alimentos, 792
- como medicamento, 1239
- homeostase, 791
- - modelo borboleta, 798
- meia-vida, 59
- metabolismo
- - anormalidades, 801
- - - hipercalcemia, 801
- - - hipocalcemia, 801
- - efeitos dos glicocorticoides, 828
- necessidades diárias recomendadas, 625, 928
Calcipotrieno, psoríase, 1228
Calcitonina, 780
- aminoácidos, 799
- distúrbios alérgicos e imunológicos, 189
- farmacocinética, 800
- farmacodinâmica, 800
- fisiologia, 800
- química, 799
- sistema endócrino, efeitos, 186
- usos, 800
Calcitriol
- apresentação, 796
- nome comercial, 796
- posologia, 796
Cálculos biliares e anticoncepcionais, 856
Calculose, 911
Calendário vacinal, 543
- adolescentes, 544
- adulto, 544
- criança, 543
- idoso, 544
Calendula officinalis, 155
Calicreínas, 577
Calidina, 577
Calmociteno, 330
Calmogenol, 330
Calor, produção e hormônios tireoidianos, 782
Calorias, 620
Calymmatobacterium granulomatis, 934
Cambantrim, 1121
Cambendazol, 1112
- estrongiloidíase, 1120
- estrutura, 1112
Camellia sinensis, 149, 155
Camomila, 148
Camptotecinas, 147
Camptotheca acuminata, 156
Campylobacter
- azitromicina, uso, 1001
- claritromicina, uso, 1001
- diarreia, 894
- eritromicina, uso, 1001
- *jejuni*, 894
- *rectus*, 1198
Canabinoides (v. Maconha)
Canais iônicos, 131
- cálcio, ações do etanol, 363
Canamicina, 1050
- concentração máxima para infusão intravenosa para crianças, 1169
- gravidez, 201, 938
- interações, 172
- ligação às proteínas plasmáticas, 68
- meia-vida, 59
- ototoxicidade, 191
- pH urinário, 175
- receptor, aceptor ou local de ação, 112
- tuberculose, 1050
Canamicina, lactentes, efeitos, 1176
Câncer, 7
- andrógenos, uso, 863
- anestésicos inalatórios, efeitos, 399
- *Helicobacter pylori*, 885
- terapia
- - antineoplásicos, 1060-1074
- - - alcaloides da vinca, 1067
- - - anastrozol, 1069
- - - bicalutamida, 1069

- - - bleomicinas, 1065
- - - bortezomib, 1070
- - - capecitabina, 1064, 1072
- - - carboplatina, 1068, 1072
- - - carmustina, 1062, 1072
- - - cetuximab, 1071
- - - ciclofosfamida, 1061, 1072
- - - cisplatina, 1068, 1072
- - - citarabina, 1064, 1072
- - - cladribina 2 (CdA), 1072
- - - clorambucila, 1062, 1072
- - - dacarbazina, 1063, 1072
- - - dactinomicina, 1072
- - - daunorrubicina, 1065, 1072, 1073
- - - docetaxel, 1073
- - - doxorrubicina, 1065, 1073
- - - epipodofilotoxinas, 1067
- - - erlotinib, 1070
- - - estramustina, 1069
- - - etoposídeo, 1067, 1073
- - - exemestane, 1069
- - - filgrastina, 1071
- - - fludarabina, 1073
- - - fluoropirimidinas orais, 1064
- - - 5-fluorouracil, 1064
- - - flutamida, 1069
- - - fulvestrante, 1069
- - - gefitinib, 1070
- - - gencitabina, 1064, 1073
- - - gosserrelina, 1069
- - - idarrubicina, 1073
- - - ifosfamida, 1061, 1073
- - - imatinib, 1069
- - - inibidores das topoisomerases, 1066
- - - irinotecano, 1066, 1073
- - - L-asparaginase, 1065
- - - letrozol, 1069
- - - lomustina, 1062
- - - mecloretamina, 1061, 1073
- - - melfalana, 1062, 1074
- - - mercaptopurina, 1074
- - - metotrexato (MTX), 1063, 1074
- - - mitomicina, 1074
- - - mostardas nitrogenadas, 1061
- - - nilutamida, 1069
- - - oxaliplatina, 1068, 1074
- - - paclitaxel, 1074
- - - pemetrexato, 1063
- - - raltitrexato, 1063
- - - rituximab, 1070
- - - sargramostina, 1071
- - - semustina, 1062
- - - tamoxifeno, 1068
- - - taxanos, 1067
- - - tegafur, 1064
- - - tenoposídeo, 1067
- - - topotecano, 1066, 1074
- - - trastuzumab, 1071
- - - vimblastina, 1074
- - - vinorelbina, 1074
- - nutricional, 626
- - tireoide, 785
- - vitamina A, 1238
Candesartan
- hipertensão arterial, 701
- posologia, 641
- via de eliminação, 641
Candida
- *albicans*, alterações oculares, 1205
- infecções, 946, 947
- sensibilidade aos antibióticos, 949
Candoral, 1082
Canfoeiro, 149
Cânfora
- fonte vegetal, 149
- nome popular, 149
- uso terapêutico, 149
Canfossulfonato de trimetafan, 293, 686
Cannabis sativa, 151
Canrenona, metabolismo, 73
Cantaridina, 1229
Capecitabina, 1064
- administração, 1072
- cuidados, 1072
- excreção, 1072
- mecanismo de ação, 1072
- metabolismo, 1072
- toxicidade, 1072
Capilarema
- posologia, 688

- substância química, 688
- vias de administração, 688
Capnocytophaga, metronidazol, uso, 1042
Capoten, 686
Capreomicina, tuberculose, 1050
Capsaicina
- ações protetoras, 1241
- fontes, 1241
Cápsula(s), 5, 31
Captopril
- anemia induzida, 188
- antiácidos, 883
- biodisponibilidade, 28
- circulação periférica, 686
- *clearance*, 28
- distúrbios alérgicos e imunológicos, 189
- fígado, efeitos, 185
- hipertensão arterial, 700
- ligação a proteínas plasmáticas, 28
- meia-vida, 28
- posologia, 640
- receptor, aceptor ou local de ação, 112
- sistema respiratório, 192
- via de eliminação, 640
- volume aparente de distribuição, 28
Carbacol, 277, 282
- afecções oftálmicas, 1208
Carbamatos, 283, 376
- clorfenesina, 380
- - classificação, 379
- - efeitos adversos, 380
- - farmacocinética, 380
- - modo de ação, 380
- - usos, 380
- quaternários, 284
Carbamazepina, 359
- agressividade e impulsividade, 359
- antagonista do receptor H_2, 884
- depressão, 359
- distúrbios psíquicos induzidos, 191
- doenças pulmonares induzidas, 763
- efeito antivertiginoso, 1213
- epilepsia, 417
- gravidez, 1166
- hormônios tireóideos, 785
- mania, 359
- meia-vida, 1171, 1172
- nome comercial, 420
- psiquiatria, 421
- síndrome de abstinência do álcool, 359
- sistema
- - endócrino, efeitos, 186
- - hematopoético/imunológico, 187
- - musculoesquelético, reações, 189
- - transtorno do humor, 359
- volume aparente de distribuição, 70
Carbapenem, 942
- estrutura química, 934
Carbasone, 1104
Carbenicilina, 966
- dose-efeito, 138
- eliminação, 1162
- espectro antibacteriano, 966
- farmacocinética, 966
- indicações, 967
- interações, 967
- terapia intensiva, 1160
- toxicidade, 967
Carbenoxolona, interações, 176
Carbetimer, sistema endócrino, efeitos, 186
Carbidopa
- aceptor, 112
- estrutura química, 425
- local de ação, 112
- receptor, 112
Carbimazol, sistema hematopoético/imunológico, efeitos, 188
Carboidratos
- laxantes, 890
- metabolismo, efeito dos glicocorticoides, 827
Carbomazol, 785
Carbonato de cálcio, 792
- antiácido, 883
Carboplatina, 1068
- administração, 1072
- cuidados, 1072
- excreção, 1072
- mecanismo de ação, 1072
- metabolismo, 1072

- toxicidade, 1072
Carboxil
- posologia, 640
- via de eliminação, 640
Carboximetilcelulose, 889
Carboxissulfamido-crisoidina, nome químico, 1015
Carbutamida
- meia-vida, 59
- sistema cardiovascular, 183
Carcinogênese, toxicidade das drogas, efeitos, 180
Carcinoma
- cervical e contracepção oral, 857
- hepático, uso de andrógenos, 863
- mama
- - anticoncepcionais, 857
- - progestogênios, uso, 842
- útero, uso de progestogênios, 842
Cardiologia, uso dos anticolinérgicos, 289
Cardiotônico, plantas medicinais, 149, 150
Cardiotoxicidade, 1128
Cardite reumática, uso de corticoide, 832
Cardizem, 686
Cardo-de-leite, 151
Cardo-maria, 151
Cardo-santo, 151
Carência de vitaminas
- A, 915
- ácido fólico, 925
- B1, 921
- B2, 922
- B6, 923
- B12, 924
- C, 920
- D, 917
- E, 918
- K, 919
- niacina, 926
Carga elétrica, 45
Carica papaya, 1111
Carica papaya L., 150, 155
Carisoprodol, 379
- classificação, 379
- efeitos adversos, 380
- farmacocinética, 379
- interações, 380
- modo de ação, 379
- usos, 379
Carmustina, 1062
- administração, 1072
- cuidados, 1072
- doenças pulmonares induzidas, 762
- excreção, 1072
- mecanismo de ação, 1072
- metabolismo, 1072
- náuseas e vômitos, 879
- toxicidades, 1072
Carotenoides sem atividade de vitamina A, 1240
Carpipramina, 315
Carticaína
- droga, 1192
- laboratório, 1192
- vasoconstritor, 1192
Cartilagem cricoide, 780
Carum carvi, 155
Carvedilol
- ação, 643
- posologia, 643
- via de eliminação, 643
Cáscara sagrada, 889
Caspofungina, 1081
Cassia spp., 149
Castanha-da-índia, 150
Castro Sene com Beladona Legrand, 290
Catabolismo tecidual no pós-operatório e no trauma, 610
Cataplexia, 438
Catarata
- induzida por drogas, 192
- - corticosteroides, 1207
- - glicocorticoides, 830
- - vitamina A, 1238
Catárticos, 889
Catecolaminas, 257, 305
- adrenalina, 257
- asma, 745
- distúrbios, 1153
- dobutamina, 261

ÍNDICE ALFABÉTICO 1283

- dopamina, 260
- estimulantes seletivos de receptores adrenérgicos beta-2, 259
- isoproterenol, 259
- noradrenalina, 259
- resposta metabólica ao trauma, 613
- terapia intensiva, 1152
- vias de metabolização, 613

Catecol-O-metiltransferase (COMT), 247
Catequina
- fonte vegetal, 149
- nome popular, 149
- uso terapêutico, 149

Cateter da artéria pulmonar (Swan-Ganz), 1155
Cateterização venosa central, complicações, 621
Catharanthus roseus, 151
Caulim, 894
Cavaína(s), 154
- fonte vegetal, 149
- nome popular, 149
- uso terapêutico, 149

Cavallaria majalis, 154
Caxumba (vacina), 548
- apresentação, 548
- contraindicações, 548
- indicações, 548
- via de administração, 548

CE50, 5
Cebion, 920
Cebola-de-albanã, 49
Cebola-marítima, 149
Ceclor, 979
Cef-, 24
Cefacetrila, classificação, 975
Cefaclor, 979
- amplitude posológica, 975
- atividade antibacteriana *in vitro*, 977
- classificação, 975
- estrutura, 974
- forma farmacêutica, 975
- geração, 975
- ligação proteica, 977
- meia-vida, 977
- volume de distribuição, 977

Cefadroxil, 979
- amplitude posológica, 975
- atividade antibacteriana *in vitro*, 977
- classificação, 975
- forma farmacêutica, 975
- geração, 975
- ligação proteica, 977
- meia-vida, 977
- volume de distribuição, 977

Cefaleias
- antagonista dos receptores H$_2$, 884
- anticoncepcionais, 856
- dietilcarbamazepina, 1113
- induzidas por drogas, 190
- levamisol, 1118
- praziquantel, 117
- reação às drogas, 1243
- tetramisol, 1118

Cefalexina, 980
- amplitude posológica, 975
- atividade antibacteriana *in vitro*, 977
- classificação, 975
- estrutura, 974
- forma farmacêutica, 975
- geração, 975
- ligação proteica, 68, 977
- meia-vida, 977
- volume de distribuição, 977

Cefaloridina
- classificação, 975
- estrutura, 974
- meia-vida, 59

Cefalosporinas, 953, 973-980
- absorção, 975
- classificação, 973, 975
- distribuição, 976
- doses, 979
- eliminação, 1162
- especialidades farmacêuticas, 979
- espectro de atividade, 935
- estrutura química, 934, 973, 974
- excreção, 976
- farmacologia, 974
- fontes de origem, 935

- gravidez, 938
- indicações clínicas, 977
- insuficiência hepática, 1161
- interações, 175
- mecanismo de ação, 935
- reações colaterais, 979
- receptor, aceptor ou local de ação, 112
- sistema
- - genitourinário, efeitos, 187
- - hematopoético/imunológico, efeitos, 188
- terapia intensiva, 1160
- tipos de ação, 935
- vias de administração, 979

Cefalotina, 980
- amplitude posológica, 976
- classificação, 975
- eliminação, 1162
- estrutura, 974
- gravidez, 1166
- insuficiência hepática, 1161
- interações, 172
- ligação proteica, 68, 977
- meia-vida, 59, 977, 1172
- terapia intensiva, 1160
- via de administração, 976
- volume de distribuição, 977

Cefamandol
- amplitude posológica, 976
- atividade antibacteriana *in vitro*, 978
- classificação, 975
- eliminação, 1162
- estrutura, 974
- ligação proteica, 977
- meia-vida, 977
- via de administração, 976
- volume de distribuição, 977

Cefamicinas, 953
- amplitude posológica, 976
- via de administração, 976

Cefamox, 979
Cefapirina
- amplitude posológica, 976
- classificação, 975
- estrutura, 974
- ligação proteica, 977
- meia-vida, 977
- via de administração, 976
- volume de distribuição, 977

Cefazolina, 980
- amplitude posológica, 976
- atividade antibacteriana *in vitro*, 978
- classificação, 975
- eliminação, 1162
- estrutura, 974
- ligação proteica, 977
- meia-vida, 977, 1172
- via de administração, 976
- volume de distribuição, 977

Cefdinir, atividade antibacteriana *in vitro*, 977
Cefepima, 980
- amplitude posológica, 976
- atividade antibacteriana *in vitro*, 978
- estrutura, 974
- via de administração, 976

Cefetamet, classificação, 975
Cefixima
- amplitude posológica, 975
- atividade antibacteriana *in vitro*, 977
- classificação, 975
- estrutura, 974
- forma farmacêutica, 975
- geração, 975

Cefmenoxima
- classificação, 975
- ligação proteica, 977
- meia-vida, 977
- volume de distribuição, 977

Cefmetazol
- amplitude posológica, 976
- atividade antibacteriana *in vitro*, 978
- estrutura, 974
- via de administração, 976

Cefocetril, gravidez, 1166
Cefonicid
- amplitude posológica, 976
- via de administração, 976

Cefoperazona
- classificação, 975

- insuficiência hepática, 1161
- ligação proteica, 977
- meia-vida, 977
- volume de distribuição, 977

Cefornida, classificação, 975
Cefotaxima, 980
- amplitude posológica, 976
- atividade antibacteriana *in vitro*, 978
- classificação, 975
- eliminação, 1162
- estrutura, 974
- ligação proteica, 977
- meia-vida, 977, 1172
- terapia intensiva, 1155
- via de administração, 976
- volume de distribuição, 977

Cefotetan
- amplitude posológica, 976
- atividade antibacteriana *in vitro*, 978
- classificação, 975
- eliminação, 1162
- via de administração, 976

Cefoxitina, 980
- amplitude posológica, 976
- atividade antibacteriana *in vitro*, 978
- classificação, 975
- eliminação, 1162
- estrutura, 974
- ligação proteica, 977
- meia-vida, 977, 1172
- vias de administração, 976
- volume de distribuição, 977

Cefpiroma
- amplitude posológica, 976
- atividade antibacteriana *in vitro*, 978
- classificação, 975
- estrutura, 974
- via de administração, 976

Cefpodoxima
- amplitude posológica, 975
- atividade antibacteriana *in vitro*, 977
- classificação, 975
- estrutura, 974
- forma farmacêutica, 975
- geração, 975
- proxetil, 980

Cefprozil, 980
- amplitude posológica, 975
- atividade antibacteriana *in vitro*, 977
- estrutura, 974
- forma farmacêutica, 975
- geração, 975

Cefradina
- amplitude posológica, 975, 976
- atividade antibacteriana *in vitro*, 977
- classificação, 975
- estrutura, 974
- forma farmacêutica, 975
- geração, 975
- ligação proteica, 977
- meia-vida, 977
- via de administração, 976
- volume de distribuição, 977

Cefsulodina
- ligação proteica, 977
- meia-vida, 977
- volume de distribuição, 977

Ceftazidima, 980
- atividade antibacteriana *in vitro*, 978
- classificação, 975
- eliminação, 1162
- estrutura, 974
- gravidez, 1166
- ligação proteica, 977
- meia-vida, 977, 1172
- volume de distribuição, 977

Ceftibuteno
- amplitude posológica, 975
- atividade antibacteriana *in vitro*, 977
- estrutura, 974
- forma farmacêutica, 975
- geração, 975

Ceftizoxima
- amplitude posológica, 976
- atividade antibacteriana *in vitro*, 978
- eliminação, 1162
- estrutura, 974
- ligação proteica, 977
- meia-vida, 977
- via de administração, 976

- volume de distribuição, 977

Ceftriaxona, 980
- amplitude posológica, 976
- atividade antibacteriana *in vitro*, 978
- classificação, 975
- estrutura, 974
- insuficiência hepática, 1161
- ligação proteica, 977
- meia-vida, 977
- via de administração, 976
- volume de distribuição, 977

Ceftriazona, meia-vida, 1172
Cefuroxima, 980
- amplitude posológica, 975, 976
- atividade antibacteriana, 978
- atividade antibacteriana *in vitro*, 977
- classificação, 975
- eliminação, 1162
- estrutura, 974
- forma farmacêutica, 975
- geração, 975
- ligação proteica, 977
- meia-vida, 977, 1172
- via de administração, 976
- volume de distribuição, 977

Cefurozima, gravidez, 1166
Celdinir
- amplitude posológica, 975
- forma farmacêutica, 975
- geração, 975

Celecoxib, 462
- estrutura química, 461

Celestoderm, 1225
- concentração esteroide, 1225
- forma farmacêutica, 1225

Células
- despolarização, 236
- ilhotas pancreáticas, 803
- Langerhans, 1223
- sistema imune, 731

Celulite orbitária, 1205
Centelha-da-ásia, 149
Cephaelis ipecacuanha, 150
Ceratites
- herpética, 1205
- micótica, 1205

Ceratoconjuntivite herpética, 1086
Ceratolíticos, 1225
Ceratonia siliqua, 155
Cerivastatina, 680
- apresentação, 680
- doses, 680
- horário de administração, 680
- modificações em variáveis lipídicas, 680

Cervicites, fluoroquinolonas, uso, 1034
Cestoides, 1120
Cestox, 1121
Cetablet, 920
Cetamina, 25
- distúrbios alérgicos e imunológicos, 189
- estrutura química, 405
- farmacocinética, 405
- mecanismo de ação, 406
- musculatura uterina, 870
- química, 405
- sistema
- - cardiovascular, efeitos, 406
- - nervoso central, efeitos, 406
- - respiratório, efeitos, 406

Cetazone, 920
Cetiprin Astra, 290
Cetirizina
- apresentação, 560
- distúrbios psíquicos induzidos, 191
- nome comercial, 560
- posologia, 560
- sistema nervoso, alterações, 190

Cetiva, 920
Cetoacidose diabética, 814
Cetoconazol, 25, 1080, 1081
- ação dermatológica, 1231
- afecções oftálmicas, 1206
- anemia induzida, 188
- antiácidos, 883
- donezepil, 1181
- estrutura química, 935
- gravidez, 938
- interações, 173
- mecanismos de ação, 935
- metabolismo, 78

1284 FARMACOLOGIA

- sistema tegumentar e anexos, 195
- sucralfato, efeitos, 885
Cetolídio, 942
Cetonas, sílabas, 24
Cetonax, 1082
Cetoprofeno, 456, 461
- apresentação comercial, 458
- posologia, 458
- sistema respiratório, efeitos, 192
Cetorolaco, 454
- farmacocinética, 454
- fórmula estrutural, 454
- indicações clínicas, 455
- interação de drogas, 455
- posologia, 455
- propriedades farmacológicas, 455
- toxicidade, 455
Cetraria ericetorum, 155
Cetuximab, 1071, 1247
Cewin, 920
Chá-da-índia, 149
Chamomilla recutita, 155
Chás de ervas, fígado, efeitos, 185
Chelidonium majus, 155
Chemical free, 1269
Chenopodium ambrosioides, 1111
Chlamydia
- azitromicina, uso, 1001
- claritromicina, uso, 1001
- eritromicina, uso, 1001
Chocolate, lactentes, efeitos, 1177
Chondodendron tomentosum, 151
Choque, 703
- anafilático, drogas relacionadas, 189
- aspectos fisiopatológicos, 703
- cardiogênico, 704
- circulatório, terapia intensiva, 1155
- classificação, 703
- diagnóstico, 705
- distributivo, 705
- germicidas, eficácia, 1134
- hipovolêmico, 704
- histamínico, 553
- monitorização, 705
- obstrutivo, 704
- séptico, 705
- tratamento, 705
- - corticoides, 834
- - dopamina, 708
- - inotrópicos, 708
- - reposição volêmica, 707
- - UTI, 1155
Chumbo
- envenenamento, sistema nervoso, 190
- lactentes, efeitos, 1177
- meia-vida, 59
Ciampromazina, 315
Cianose, reações às drogas, 1243
Cibenzolina, 660
Cicatrização, antiácidos, 883
Cicatrizante, 149
Ciclacilina, 966
Ciclamato, lactentes, efeitos, 1177
Ciclização, 75
Ciclizina
- doses, 291
- efeito antivertiginoso, 1213
- fórmula química, 555
- gravidez, 201
- nome comercial, 291
Ciclo
- malária, 1124
- menstrual, início da gravidez, 851
- receptores, 126
Ciclofosfamida
- administração, 1072
- artrite reumatoide, 463
- câncer, 1061
- cuidados, 1072
- distúrbios alérgicos e imunológicos, 189
- doenças pulmonares induzidas, 762
- estrutura, 1062
- excreção, 1072
- feto, efeitos, 1167
- fígado, efeitos, 185
- gravidez, 199, 201
- lactentes, efeitos, 1176
- mecanismo de ação, 1072
- metabolismo, 73, 1072
- náuseas e vômitos, 879

- sistema
- - cardiovascular, efeitos, 183
- - endócrino, efeitos, 186, 187
- - genitourinário, 187
- - hematopoético/imunológico, efeitos, 188
- - respiratório, 192
- - toxicidades, 1072
Cicloguanila, receptor, aceptor ou local de ação, 112
Ciclo-hexanol, concentração bactericida, 98
Ciclopentanoperidrofenantreno, 838
Ciclopentolato, afecções oculares, 1207
Cicloplegia, 1207
Cicloplégicos, 1207
Cicloprimogyna, 843
Ciclopropano
- ações, 400
- fígado, efeitos, 399
- musculatura uterina, 869
- sistema
- - cardiovascular, efeitos, 183
- - cardiovascular, efeitos, 397
- - gastrointestinal, efeitos, 399
- - respiratório, efeitos, 396
Ciclopseudo-hipericina, 153
Ciclosporina, 529
- artrite reumatoide, 463
- doença inflamatória intestinal, 900
- farmacocinética, 529
- farmacodinâmica, 529
- interações, 530
- interações medicamentosas, 537
- mecanismo de ação, 536
- meia-vida, 1172
- patologia ocular iatrogênica, 192
- química, 529
- sistema nervoso, 190
- toxicidade, 530
- transplante de órgãos, 536
- usos terapêuticos, 530
Ciclosserina
- atividade antibacteriana, 1050
- dose, 1050
- efeitos adversos, 1050
- estrutura química, 935, 1050
- farmacocinética, 1050
- mecanismos de ação, 935, 1050
- receptor, aceptor ou local de ação, 112
- tuberculose, 1050
- via de administração, 1050
Cidofovir, 1090
- aplicações clínicas, 1091
- farmacocinética, 1090
- mecanismo de ação, 1090
Ciflox, 23
Cilareno A
- fonte vegetal, 149
- nome popular, 149
- uso terapêutico, 149
Cilastina, 967
- espectro antibacteriano, 968
- farmacocinética, 968
- indicações, 969
- mecanismo de ação, 968
- resistência, 968
- toxicidade, 968
Cilazapril
- circulação periférica, 686
- hipertensão arterial, 700
- posologia, 640
- sistema nervoso, alteração, 190
- via de eliminação, 640
Cillinum, 24
Cimarina, 154
Cimetidina, 527
- antagonista do receptor H$_2$, 884
- antiácidos, 883
- eliminação, 1162
- interações, 171, 174, 661
- lactentes, efeitos, 1176
- leite materno, 1176
- metabolismo, 78
- nome comercial, 561
- pâncreas, efeitos, 185
- sistema
- - cardiovascular, 183
- - respiratório, 192
- terapia intensiva, 1160

- toxicidade, 1153
Cimicifuga racemosa, 155
Cimoxatona, fórmula estrutural, 345
Cinageron, 685
Cinamatos, 1270
Cinarina
- fonte vegetal, 149
- nome popular, 149
- uso terapêutico, 149
Cinarizina, 685
- distúrbios psíquicos induzidos, 191
- efeito antivertiginoso, 1213
- farmacocinética, 685
- farmacodinâmica, 685
- precauções, 685
- reações adversas, 685
- uso clínico, 685
Cinatrex, 994
Cinchona ledgeriana Moens ex Trimen, 151
Cinchonismo, 1126
Cinetose, efeitos dos anticolinérgicos, 288
Cininas, 576
- ações farmacológicas, 577
- efeitos fisiológicos e fisiopatológicos, 578
Cininógenos, 577
Cinnamomum campliora, 149
Cinolinas, 1026
- estrutura, 1026
Cinoxacino, classificação, 1028
Cipro, 23, 1038
Ciproeptadina, 25
Ciprofloxacino
- atividade antibacteriana, 1031
- atividade *in vitro*, 1032
- biodisponibilidade, 1028
- classificação, 1028
- *clearance*, 1028
- conjuntivite, 1203
- distúrbios psíquicos induzidos, 191
- dose, 1028
- estrutura, 1027
- estrutura química, 934
- insuficiência hepática, 1161
- ligação proteica, 1028
- meia-vida, 1028
- metabolização, 1030
- posologia, 1038
- sistema
- - nervoso, 190
- - tegumentar e anexos, 194
- tipos de ação, 935
Cipro-heptadina
- apresentação, 560
- nome comercial, 560
- posologias, 560
Circulação sanguínea, 682
- periférica, drogas, ação, 682-688
- - alfabloqueadores, 684
- - benzopirona, 688
- - bioflavonoides, 688
- - buflomedil, 683
- - canfossulfonato de trimetafan, 686
- - captopril, 686
- - cilazapril, 686
- - cinarizina, 685
- - comentários, 686
- - derivados da castanha-da-índia, 687
- - derivados sintéticos da di-hidroergocristina, 687
- - enalapril, 686
- - epoprostenol, 686
- - fenoxibenzamina, 684
- - fentolamina, 687
- - flebolinfotrópicas, 688
- - flunarizina, 685
- - *ginkgo biloba*, 684
- - lisinopril, 686
- - mesilato de di-hidroergocornina, 685
- - mesilato de di-hidroergocristina, 685
- - naftidrofuril, 683
- - nifedipino, 686
- - papaverina, 685
- - pentoxifilina, 682, 688
- - prostaglandinas, 686
- - ramipril, 686
- - rutina, 687
- - sildenafil, 685
- - simpatolíticos, 686

- - sulfato de butil-simpatol, 686
- - tolazolina, 684
Circunferência muscular do braço, 617
Cirurgia
- insulina, 814
- rinossinusite, 737
Cisaprida, 891
Cisatracúrio, 515
Cisplatina, 1068
- administração, 1072
- cuidados, 1072
- excreção, 1072
- mecanismo de ação, 1072
- metabolismo, 1072
- patologia ocular iatrogênica, 192
- toxicidades, 1072
Cisticercose, 1111
- diclorofeno, 1113
- praziquantel, 1118
Cisticid, 1121
Cistografia, 1261
Cistouretrografia retrógrada, 1261
Citalopram, 348
- absorção, 349
- apresentação, 349
- biotransformação, 349
- eliminação, 349
- estrutura química, 348
- meia-vida, 349
- nome comercial, 349
Citanest
- droga, 1192
- laboratório, 1192
- vasoconstritor, 1192
Citarabina, 1064
- administração, 1072
- aplicações clínicas, 1091
- cuidados, 1072
- excreção, 1072
- feto, efeitos, 1167
- mecanismo de ação, 1072, 1091
- metabolismo, 1072
- toxicidades, 1072
Citocinas, 464, 574, 1247
- características bioquímicas, 575
- fatores estimulantes de colônias, 1247
- fontes e alvos, 575
- inflamação, 576
- interferons, 1249
- interleucinas, 1248
- propriedades biológicas, 576
Citocromo P450, 75
- abreviatura, 1085
- antagonista do receptor H$_2$, 884
- antiácidos, 885
Citomegalovírus
- abreviatura, 1085
- imunização, 549
Citoplasma, 45
Citostáticos
- distúrbios alérgicos e imunológicos, 189
- sistema(s)
- - endócrino, efeitos, 186
- - hematopoéticos/imunológicos, efeitos, 188
Citrato
- cálcio, 792
- magnésio, 889
- orfenadrina, 291
- - efeitos adversos, 385
- - farmacocinética, 385
- - usos, 385
- sódio
- - antidiarreicos, 891
- - toxicidade, 607
Citrobacter, penicilina, uso, 960
Citrus spp., 150, 151
Cladribina 2(CdA)
- administração, 1072
- cuidados, 1072
- excreção, 1072
- mecanismo de ação, 1072
- metabolismo, 1072
- toxicidades, 1072
Claritromicina, 1003
- atividade *in vitro*, 1001
- especialidades farmacêuticas, 1004
- espectro de atividade, 1003
- farmacocinética, 1003
- hanseníase, 1056

ÍNDICE ALFABÉTICO

- interações, 1004
- mecanismo de ação, 1003
- posologia, 1004
- toxicidade, 1004
- usos, 1004
Clavulin, 970
Clearance, 81
- ácido acetilsalicílico, 28
- ácido valproico na gravidez, 1166
- amicacina na gravidez, 1166
- amiodarona, 28
- ampicilina, 28
- - na gravidez, 1166
- azlocilina na gravidez, 1166
- benzilpenicilina, 28
- betametasona na gravidez, 1166
- bupivacaína, 28
- cafeína na gravidez, 1166
- captopril, 28
- carbamazepina na gravidez, 1166
- cefalotina na gravidez, 1166
- cefocetril na gravidez, 1166
- ceftiazidima na gravidez, 1166
- cefurozima na gravidez, 1166
- clindamicina na gravidez, 1166
- clorazepato na gravidez, 1166
- corpórea total, 83
- diazepam na gravidez, 1166
- digoxina na gravidez, 1166
- fenitoína na gravidez, 1166
- fenobarbital, 28
- fenobarbital na gravidez, 1166
- furosemida na gravidez, 1166
- gentamicina na gravidez, 1166
- hepático das drogas, 83
- labetalol na gravidez, 1166
- lítio na gravidez, 1166
- metoprolol na gravidez, 1166
- metronidazol na gravidez, 1166
- midazolam na gravidez, 1166
- moxalactam na gravidez, 1166
- omeprazol, 28
- oxazepam na gravidez, 1166
- prazosina na gravidez, 1166
- primidona na gravidez, 1166
- propiltiouracil na gravidez, 1166
- propranolol na gravidez, 1166
- renal, 81
- sotalol na gravidez, 1166
- surfactante, 1157
- teofilina na gravidez, 1166
Clefamida, 1105
Clemastina
- apresentação, 560
- distúrbios psíquicos induzidos, 191
- nome comercial, 560
- posologia, 560
Climatério masculino, uso de andrógenos, 862
Clinafloxacino
- atividade antibacteriana, 1031
- classificação, 1028
- estrutura, 1027
Clindamicina, 989
- atividade antimicrobiana, 989
- concentração máxima para infusão intravenosa para crianças, 1169
- efeitos adversos, 990
- especialidades farmacêuticas, 991
- farmacocinética, 990
- gravidez, 938, 1166
- insuficiência hepática, 1161
- interações, 990
- lactentes, efeitos, 1176
- malária, 1126, 1129
- mecanismo de ação, 935, 989
- meia-vida, 1172
- organismos suscetíveis, 989
- preparações, 989
- química, 989
- resistência, 989
- sistema digestivo, efeitos, 184
- terapia intensiva, 1160
- toxicidade, 1153
- usos clínicos, 990
Clioquinol, 1082
Clobazam, 330
Clofazimina
- intoxicação, 193
- reações hansênicas, 1058

- sistema tegumentar e anexos, 194
- tuberculose, 1056
Clofibrato, 25, 679
- absorção, 678
- alumínio, 25
- cuidados, 678
- dose-efeito, 138
- doses, 678
- excreção, 678
- interações, 173
- magnésio, 25
- meia-vida, 678
- sistema musculoesquelético, efeitos, 189
Clofibrato, 77
Clofíbrico, 25
Clomifeno na gravidez, 201
Clomipramina
- apresentação, 349
- concentração plasmática e efeito terapêutico, estudos, 342
- concentração terapêutica, 342
- feto, efeitos, 1167
- fórmula, 339
- idoso, 1184
- nome comercial, 349
- sistema nervoso, alterações, 190
Clonagem, 117
Clonazepam, 330
- efeito antivertiginoso, 1213
- meia-vida, 1172
- nome comercial, 420
Clonidina, 274, 360, 412
- diarreia, 894
- distúrbios alérgicos e imunológicos, 189
- efeitos adversos, 382
- farmacocinética, 382
- hipertensão arterial, 694
- idoso, 1183
- interações, 176
- mecanismo de ação, 274
- modo de ação, 382
- preparações, 274
- reações adversas, 274
- sistema cardiovascular, 183
- usos, 382
- usos clínicos, 274
Clopentixol, estrutura química, 317
Clorambucil
- doenças pulmonares induzidas, 762
- feto, efeitos, 1167
- sistema
- - hematopoético/imunológico, 188
- - respiratório, 192
Clorambucila, 1062
- administração, 1072
- cuidados, 1072
- excreção, 1072
- mecanismo de ação, 1072
- metabolismo, 1072
- toxicidades, 1072
Cloranfenicol, 9, 23, 994
- anemia induzida, 188
- concentração máxima para infusão intravenosa para crianças, 1169
- efeitos adversos, 997
- especialidades farmacêuticas, 997
- espectro de atividade, 935
- estrutura química, 934, 995
- farmacocinética, 996
- feto, efeitos, 1167
- fontes de origem, 935
- gravidez, 201, 938
- indicações, 997
- insuficiência hepática, 83
- interações, 172, 174, 997
- lactentes, efeitos, 1176
- mecanismo de ação, 935, 995
- meia-vida, 59
- metabolismo, 73, 78
- nomenclatura, 995
- patologia ocular iatrogênica, 192
- pH urinário, 175
- receptor, aceptor ou local de ação, 112
- resistência, 995
- sensibilidade, 995
- sistema hematopoético/imunológico, efeitos, 187
- terapia intensiva, 1160
- tipos de ação, 935
- úlceras de pele, 1229

- usos clínicos, 997
Cloraquina, sistema hematopoético/ imunológico, efeitos, 188
Clorazepato, 330
- gravidez, 1166
Clorbetamida, 1105
Clorciclizina, metabolismo, 78
Clordane, lactentes, efeitos, 1177
Clordiazepóxido, 23, 330, 372
- distúrbios psíquicos induzidos, 191
- efeitos, 331
- gravidez, 201
- insuficiência hepática, 1161
- ligação às proteínas plasmáticas, 68
- sistema nervoso, 190
Cloreto
- cálcio, 792
- etila
- - pressões parciais isoanestésicas de gases e vapores, 99
- - - sistema
- - - - cardiovascular, efeitos, 397
- - - - respiratório, efeitos, 397
- - lítio, interações, 176
- - metiltionínio, 25
- vinilideno, pressões parciais isoanestésicas de gases e vapores, 99
Clorfeniramina
- apresentação, 560
- nome comercial, 560
- posologias, 560
Clorfentermia, estrutura química, 436
Clorgilina, fórmula estrutural, 345
Cloridorreia congênita, 892
Cloridorreia familiar, 892
Cloridrato
- betridil, sistema cardiovascular, 182
- biperideno
- - doses, 291
- - estrutura química, 426
- - nome comercial, 291
- - cetamina, 25
- - ciclobenzaprina, 380
- - classificação, 379
- - efeitos adversos, 380
- - farmacocinética, 380
- - interações, 380
- - modo de ação, 380
- - uso, 381
- - ciclopentolato
- - doses, 291
- - nome comercial, 291
- - ciproeptadina, 25
- - dextropropoxifeno, 25
- - femproporex, 25
- - isoxazol, 382
- - mafenida, classificação, 1014
- - nalorfina, terapêutica toxicológica, 1189
- - orfenadrina, 291
- - papaverina, 868
- - petidina, 25
- - piridoxina, 25
- - prociclina
- - doses, 291
- - nome comercial, 291
- - propoxifeno, 25
- - tizanidina, 381
- - efeitos adversos, 381
- - modo de ação, 381
- - usos, 381
- - tolperisona, 382
- - efeitos adversos, 382
- - modo de ação, 382
- - usos, 382
- - triexifenidil
- - doses, 291
- - estrutura química, 426
- - nome comercial, 291
Clorimipramina, 264
Clorodesoxiadenosina, náuseas e vômitos, 879
Clorofenoxamida, 1105
Clorofórmio
- ações, 400
- pressões parciais isoanestésicas de gases e vapores, 99
- sistema
- - cardiovascular, efeitos, 183
- - neuromuscular, efeitos, 398
- - sistema respiratório, efeitos, 396

Cloro-hexidina, 1135
- toxicidade, 1136
Cloroquina, 1128
- apresentação, 1128
- contraindicações, 1128
- distúrbios psíquicos induzidos, 191
- doença inflamatória intestinal, 900
- doses, 1128
- efeitos colaterais, 1128
- farmacocinética, 1128
- gravidez, 201
- indicações, 1128
- intercalação entre as bases do DNA, 104
- malária, 1126, 1128, 1131
- mecanismos de ação, 935, 1128
- patologia ocular iatrogênica, 192
- sistema
- - digestivo, efeitos, 184
- - musculoesquelético, reações, 189
- - nervoso, alterações, 190
- - tegumentar e anexos, 194
Clorossalicilamida, 1112
- farmacocinética, 1112
- farmacodinâmica, 1112
- posologia, 1112
- química, 1112
- teníases, 1120
- toxicidade, 1112
- vias de administração, 1112
Clorotiazida
- biodisponibilidade, 723
- duração da ação, 723
- estrutura química, 723
- excreção, 81
- interação, 176
- propriedades farmacológicas, 645
- sistema tegumentar e anexos, 193
Clorprocaína
- categorias, 492
- estrutura química, 488
Clorpromazina, 313
- anemia induzida, 188
- apresentação, 326
- crise vertiginosa, 1215
- efeito antivertiginoso, 1213
- efeitos, 315
- estruturas químicas, 316
- estudos sobre as concentrações sanguíneas, 321
- fígado, efeitos, 185
- lactentes, efeitos, 1176
- nome comercial, 326
- patologia ocular iatrogênica, 192
- posologia diária, 326
- sistema
- - cardiovascular, efeitos, 183
- - endócrino, efeitos, 186
- - hematopoético/imunológico, efeitos, 187
- terapêutica toxicológica, 1189
- terapia intensiva, 1160
- volume aparente de distribuição, 70
Clorpropamida, 9, 816
- feto, efeitos, 1167
- gravidez, 201
- idoso, 1182
- ligação às proteínas plasmáticas, 68
- meia-vida, 59
- sistema respiratório, 192
Clorprotixeno
- estrutura química, 317
- posologia diária, 326
Clortalidona
- biodisponibilidade, 723
- duração da ação, 723
- estrutura química, 723
- hipertensão arterial, 694
- propriedades farmacológicas, 645
- sistema musculoesquelético, reação, 189
Clortetraciclina, 991
- interações, 172
- meia-vida, 59
- sistema cardiovascular, 183
Clortiazida, lactentes, efeitos, 1176
Clorzoxazona, 380
- classificação, 379
- efeitos adversos, 380
- farmacocinética, 380
- interações, 380
- modo de ação, 380

- usos, 380
Clostridium, 934
- azitromicina, uso, 1001
- botulinum, 894
- claritromicina, uso, 1001
- clindamicina, uso, 989
- cloranfenicol, uso, 996
- eritromicina, uso, 1001
- infecções, 946, 947
- metronidazol, uso, 1042
- penicilinas, uso, 960
- perfringens, 894
- sensibilidade aos antibióticos, 948
Clotrimazol, 1076, 1080
- ação dermatológica, 1231
- afecções oftálmicas, 1206
- estrutura química, 935
Cloxacilina, farmacocinética, 956
Cloxazolam, 330
Clozal, 330
Clozapina, 313, 324
- apresentação, 326
- distúrbios
- - alérgicos e imunológicos, 189
- - psíquicos induzidos, 191
- estrutura química, 319
- nome comercial, 326
- posologia diária, 326
- sistema
- - endócrino, efeitos, 186, 187
- - hematopoético/imunológico, efeitos, 187
- - musculoesquelético, 189
- - musculoesquelético, reação, 189
- - nervoso, 190, 191
Coadjuvantes
- técnicos, 143
- terapêuticos, 143
Coagulação sanguínea
- alteração na hemoterapia, 607
- contraste iodado, efeitos, 1260
- fases, 589
- venenos de cobra, ações, 1142
- - anticoagulantes, 1143
- - coagulantes, 1142
- - sobre as plaquetas, 1143
Coartem, 1131
Cobaltinex, 925
Cobras, acidentes (venenos), 1139, 1145
- ações sobre a coagulação, 1142
- cascavel
- - ação do veneno, 1147
- - gravidade, 1147
- - identificação, 1147
- - sinais e sintomas, 1147
- - tratamento, 1147
- coral
- - ação do veneno, 1147
- - gravidade, 1147
- - identificação, 1147
- - sinais e sintomas, 1147
- - tratamento, 1147
- jararaca
- - ação do veneno, 1147
- - gravidade, 1147
- - identificação, 1147
- - sinais e sintomas, 1147
- - tratamento, 1147
- surucucu
- - ação do veneno, 1147
- - gravidade, 1147
- - identificação, 1147
- - sinais e sintomas, 1147
- - tratamento, 1147
Coca, 149
Cocaína, 205, 437
- ações farmacológicas, 205
- dependência, 205
- distúrbios psíquicos induzidos, 191
- doenças pulmonares induzidas, 763
- feto, efeitos, 1167
- fígado, efeitos, 185
- fonte vegetal, 149
- mecanismo de ação, 205
- nome popular, 149
- padrões de uso, 205
- sistema
- - cardiovascular, efeitos, 183
- - musculoesquelético, reações, 189
- - nervoso, 190, 191

- - respiratório, 192
- - tolerância, 205
- - uso terapêutico, 149
Coccidioides immitis, sensibilidade aos antibióticos, 949
Cocos gram-negativos, 934
- metronidazol, uso, 1042
Cocos gram-positivos, 934
- metronidazol, uso, 1042
Codeína, 742
- características, 469
- distúrbios alérgicos induzidos, 191
- fonte vegetal, 149
- lactentes, efeitos, 1176
- metabolismo, 73
- nome popular, 149
- uso terapêutico, 149
Códon ATG, 1253
Coenzima quinona, 1240
Cofasol, 1121
Cogumelo Amanita muscaria, 279
Cogumelos, sensibilidade aos antibióticos, 949
Colas, 1218
Colchicina
- estrutura química, 462
- fonte vegetal, 149
- gota, 464
- nome popular, 149
- sistema digestivo, efeitos, 184
- uso terapêutico, 149
Colchico, 149
Colchicum autumnale, 149
Colecalciferol
- apresentação, 796
- estrutura química, 794
- nome comercial, 796
- posologia, 796
Colectomia, 891
Colelitíase e anticoncepcionais, 856
Colerético, 149
Colesterol, 44, 675
Colestipol, 677
Colestiramina, 677
- absorção, 678
- cuidados, 678
- doses, 678
- excreção, 678
- hepatopatias, 912
- interações, 173
- meia-vida, 678
Coleus forskolii, 157
Cólicas
- abdominais, laxantes, 891
- pamoato de pirvínio, 1116
Colinérgicos, 276
- diretos, 277
- - farmacocinética, 278
- - química, 277
- - receptores, 279
- indiretos, 283
- - ações, 285
- - efeitos farmacológicos, 285
- - exemplos de especialidades farmacêuticas, 286
- - farmacocinética, 283
- - mecanismo de ação, 284
- - química, 283
- - toxicidade, 286
- - usos, 285
- - - atonia de músculo liso, 286
- - - estrabismo, 286
- - - glaucoma, 285
- - - intoxicação por drogas antimuscarínicas, 286
- - - miastenia grave, 285
- - - reversão de bloqueio neuromuscular, 285
Colinesterases, 283
- inibidores, 1180
- venenos ofídicos, 1140
Colinoceptores, 279
Colinomiméticos, 276
Colírios, 35, 1201
- Atropina Frumtost, 290
- patologia ocular iatrogênica, 192
- Sulfato de Atropina Wyzon, 290
Colistina
- estrutura química, 934
- fontes de origem, 935

- mecanismo de ação, 935
Colite
- alérgica, diarreia, 892
- membranosa, efeitos das drogas, 184
- pseudomembranosa, 893
- ulcerativa, uso de corticoides, 833
Colódio, 1230
Coloide, 781
Cólon catártico, 890
Colonoscopia, 890
Colostro, peptídios, 526
Colpro, 844
Coma
- hiperosmolar não cetótico, 814
- mixedematoso, 784
- reação às drogas, 1243
Compartimentação do organismo, 42
Compaz, 330
Complexo da prostaglandina sintase, 565
Compliance, 5
Compostos
- adenílicos, venenos animais, 1140
- alumínio, 527
- amônio quaternário, sílabas, 24
- bismuto, 885
- oxidantes, 1136
Comprimidos, 30
- sublinguais, 31
Concentração(ões)
- alveolar mínima (CAM), 393
- - desflurano, 393
- - enflurano, 393
- - halotano, 393
- - isoflurano, 393
- - óxido nitroso, 393
- - sevoflurano, 393
- anestésica mínima, 490
- plasmática(s) das drogas, 61
- - ácido valproico na gravidez, 1166
- - amicacina na gravidez, 1166
- - ampicilina na gravidez, 1166
- - amplitude usual, 64
- - azlocilina na gravidez, 1166
- - betametasona na gravidez, 1166
- - cafeína na gravidez, 1166
- - carbamazepina na gravidez, 1166
- - cefalotina na gravidez, 1166
- - cefocetril na gravidez, 1166
- - ceftazidima na gravidez, 1166
- - cefuroxima na gravidez, 1166
- - clindamicina na gravidez, 1166
- - clorazepato na gravidez, 1166
- - correlacionadas à meia-vida, 61
- - diazepam na gravidez, 1166
- - digoxina na gravidez, 1166
- - estudo gráfico, 61
- - fenitoína na gravidez, 1166
- - fenobarbital na gravidez, 1166
- - furosemida na gravidez, 1166
- - gentamicina na gravidez, 1166
- - implicações clínicas, 64
- - labetalol na gravidez, 1166
- - lítio na gravidez, 1166
- - métodos matemáticos e de química analítica, 64
- - metoprolol na gravidez, 1166
- - metronidazol na gravidez, 1166
- - midazolam na gravidez, 1166
- - moxalactam na gravidez, 1166
- - oxazepam na gravidez, 1166
- - prazosina na gravidez, 1166
- - primidona na gravidez, 1166
- - propiltiouracil na gravidez, 1166
- - propranolol na gravidez, 1166
- - sotalol na gravidez, 1166
- - teofilina na gravidez, 1166
- - terapêuticas, 64
- - tóxicas, 64
- - variação, 63
Concentrados
- fator IX, 605
- fator VIII, 605, 606
- hemácias, 604, 606
- - congeladas, 604, 606
- - lavadas, 604, 606
- - pobre em leucócitos, 604, 606
Confusão induzida por drogas, 191
- antagonista do receptor H$_2$, 884
Conjugação
- com glicina, 75

- com glicuronídio, 75
- com glutationa, 76
- com sulfato, 75
- macromolecular, 37
Conjugados do ácido glicurônico, excreção, 79
Conjuntivite
- alérgica, anti-histamínicos, 557
- bacteriana, 1203
- causa, 1204
- Moraxella lacunata, 1204
- viral, 1205
Constipação, fitoterápicos, 155
Contraceptivos orais
- gravidez, 200, 201
- lactentes, efeitos, 1176
- patologia ocular iatrogênica, 192
- sistema
- - digestivo, efeitos, 184
- - endócrino, efeitos, 187
- - hematopoético/imunológico, 188
- - nervoso, 190
Contraste iodado, toxicidade, 1153
Contrathion, terapêutica toxicológica, 1189
Contratilidade miocárdica, 704
Controle placebo, 167
Convalatoxina, 154
Convallaria majalis, 149
Convalotoxina
- fonte vegetal, 149
- nome popular, 149
- uso terapêutico, 149
Convulsão, reação às drogas, 832, 1243
Convulsivantes, 434
- bicuculina, 435
- estricnina, 434
- pentilenotetrazol, 435
- picrotoxina, 435
Coptis japonica Makino, 150
Coração, efeitos das drogas (sistema cardiovascular), 653
- adrenalina, 257
- álcool, 366
- anestésicos, 397, 498
- anfetaminas, 435
- atomidato, 407
- barbitúricos, 374
- bloqueadores beta-adrenérgicos, 269
- cetamina, 406
- contraste iodado, 1262
- derivados semissintéticos de ergot, 866
- distúrbios, 1153
- eicosanoides, 569
- fator ativador de plaquetas, 579
- função marca-passo, 654
- glicocorticoides, 831
- hormônios tireoidianos, 783
- levodopa, 425
- lítio, 357
- nicotina, 292
- ocitocina, 866
- opioides, 474
- propofol, 408
- prostaglandinas, 867
- tiopental, 405
- venenos animais, 1141
Corantes, intoxicação, 1186
Cordão umbilical, profilaxia, 1136
Coreia de Huntington, 383
- vitamina A, 1238
Coreoatetose cinesiogênica paroxística, 383
Córnea, 35
Corrimento vaginal, reação às drogas, 1243
Cort, 24
Corticoides (v. Corticosteroides)
Corticosteroides/corticoides, 822-836
- acetonida de fluocinolona, 1225
- acetonida de triancinolona, 1225
- afecções oftálmicas, 1206
- - administração tópica, 1206
- - contraindicações, 1206
- - corticoterapia sistêmica, 1206
- - efeitos colaterais, 1207
- asma, 748
- butirato de hidrocortisona, 1225
- choque, 834
- contraste iodado, 1266
- desonida, 1225
- dexametasona, 1225
- dipropionato de betametasona, 1225

- distúrbios
- - alérgicos e imunológicos, 189
- - psíquicos induzidos, 191
- doenças
- - alérgicas, 833
- - aparelho digestivo, 833
- - colágeno, 832
- - hematopoéticas, 833
- - infecciosas, 833
- - inflamatória intestinal, 899
- efeitos, 749
- endocrinologia, 832
- exceto do grupo da prednisolona, sílabas, 24
- farmacocinética, 748
- fisiologia, 822
- fluocinonida, 1225
- fluorandrenolida, 1225
- glicocorticoides, 823
- halcinonida, 1225
- hepatite autoimune, 908
- idosos, 1183
- interações, 174, 175
- leite materno, 1176
- mecanismo de ação, 748
- mineralocorticoides, 835
- nefrologia, 834
- neurologia, 833
- oftalmologia, 835, 1207
- olhos, afecções, 1206
- - administração tópica, 1206
- - contraindicações, 1206
- - corticoterapia sistêmica, 1206
- - efeitos colaterais, 1207
- pâncreas, efeitos, 185
- pivalato de flumetasona, 1225
- pneumologia, 834
- propionato de clobetasol, 1225
- psiquiatria, 833
- reações hansênicas, 1057
- sistema
- - cardiovascular, 183
- - musculoesquelético, reação, 189
- - respiratório, 192
- terapia intensiva, 1156, 1160
- tuberculose, 1053
- uso clínico, 748
- uso tópico, 834, 1224
- valerato de betametasona, 1225
- valeriato de difluorcortolona, 1225
- vômitos, 879
Corticotrofina (ACTH), 823
- terapia intensiva, 1152
Corticotropina, patologia ocular iatrogênica, 192
Cortisol, 822
- terapia intensiva, 1152
Cortisona
- classificação, 824
- estrutura, 825
- feto, efeitos, 1167
Cortivazol, classificação, 824
Corynebacterium, 934
- *parvum*, 525
- penicilinas, uso, 960
- sensibilidade aos antibióticos, 948
Cotrimoxazol
- distúrbios alérgicos e imunológicos, 189
- tipos de ação, 935
COX-1, 441
COX-2, 441, 461
COX-3, 450
Coxibes, 461
Creatinina urinária, valores ideais, 617
Cremes de limpeza de pele, 1218
Crepitações pulmonares, reações às drogas, 1243
Crescimento, alterações, uso de andrógenos, 863
Cretinismo, 784
Crianças
- aminoglicosídios, 987
- calendário vacinal, 543
- enxaqueca, 484
- farmacoterapia, 1164
- farmacologia, 1164
- intoxicação, 1186
- protetores solares, uso, 1270
- vômitos, 877
Crinum, 24

Crioprecipitado rico em fator VIII e fibrinogênio, 605, 606
Criptites, 911
Criptorquidismo, 200
Crise(s)
- abstinência, 207
- - fumo, 208
- ausência, 419
- celíaca, 893
- convulsivas induzidas por drogas, 190
- oculogírica, 190
- parciais complexas (epilepsia), 420
- vertiginosa, tratamento, 1214
- - atropina, 1215
- - bromoprida, 1215
- - clorpromazina, 1215
- - diazepam, 1215
- - dimenidrato, 1215
- - droperidol, 1215
- - metoclopramida, 1215
- - sulpirida, 1215
- - trifluoperazina, 1215
Cristalpen, 971
Crixivan, nome genérico, 1101
Cromatografia
- gasosa acoplada à espectrometria de massa (CG/EM), 151
- líquida acoplada e espectrometria de massa (CL/EM), 151
- líquida de alta eficiência (CLAE), 151
Cromoglicato de sódio
- asma, 751
- sistema
- - respiratório, 192
- - tegumentar e anexos, 194
Cromoglicato dissódico, 736
Cromolin, sistema respiratório, 192
Cromonas, 750
- efeitos adversos, 750
- farmacocinética, 750
- indicação clínica, 750
- mecanismo de ação, 750
Cronofarmacologia, 91
Crotalaria spectabilis Roth, 150
Crotalus (acidente), 1139
- ação do veneno, 1147
- gravidade, 1147
- identificação, 1147
- sinais e sintomas, 1147
- tratamento, 1147
Crotoxina, venenos animais, 1141
Cryptococcus
- infecções, 947
- sensibilidade aos antibióticos, 949
Cryptosporidium
- aminoglicosídeos, uso, 984
- diarreia, 894
Cumarina
- ações protetoras, 1241
- estrutura química, 591
Cuprimine, terapêutica toxicológica, 1189
Cupulolitíase, 1212
Curare, 151
Curarizantes, sílabas, 24
Curcuma longa, 149
Cúrcuma, 149
Curcumina
- fonte vegetal, 149
- nome popular, 149
- uso terapêutico, 149
Curcunsporozoíta, 1124
Curium, 24
Curcubita pepo, 155
Curva de Gauss, 136
Cyclinum, 24
Cymbopogon
- *nardus*, 155
- *winterianus*, 155
Cynara scolymus, 149, 155
Cynomel, 784
CYP (citocromo P450), 74
- 1A1, 74
- 1A1/2, 74
- 21D6, 75
- 2A4/5, 74
- 2A6, 74
- 2C17, 74
- 2C19, 74
- 2C8/9, 74
- 2CP, 74

- 2D6, 74
- 2DC, 75
- 2E1, 74
- 2E1, 75
- 3A4, 74
- 3A4/5, 75
- drogas metabolizadas por isoenzimas, 174
Cysticercus
- *bovis*, 1117
- *cellulose*, 1117
Cytisus scoparius, 150
Cytoxan (CTX), 1061

D

D-anfetamina, seletividade, 85
Dacarbazina, 1063
- administração, 1072
- cuidados, 1072
- excreção, 1072
- mecanismo de ação, 1072
- metabolismo, 1072
- náuseas e vômitos, 879
- toxicidades, 1072
Daclizumab, 539, 1247
- mecanismo de ação, 536
Dactil OB, 870
Dactinomicina
- administração, 1072
- cuidados, 1072
- excreção, 1072
- mecanismo de ação, 1072
- metabolismo, 1072
- náuseas e vômitos, 879
- toxicidades, 1072
Dados antropométricos, 615
- avaliação da massa muscular e das reservas de gorduras, 617
- circunferência muscular do braço, 617
- índice de creatinina/altura, 617
- relação peso/altura e variação ponderal, 615
Daflon
- posologia, 688
- substância química, 688
- vias de administração, 688
Daidzein, 1121
Daivonex, psoríase, 1228
Daktarin, 1083
Dalacin, 991
Dalfopristina, 1010
Dalmadorm, 330, 373
Danazol na gravidez, 200
Dantrolene, toxicidade, 1153
Dantrona, 889
Daphne genkwa Sieb & Zuce, 151
Dapsona, 9, 1230
- anemia induzida, 188
- distúrbios alérgicos e imunológicos, 189
- estrutura química, 934
- interações, 175
- lactentes, efeitos, 1176
- sistema
- - hematopoético/imunológico, 187
- - musculoesquelético, 189
- - tegumentar e anexos, 194
Datura, 150
Datura metel L., 150
Daunomicina, 1065
- receptor, aceptor ou local de ação, 112
Daunorrubicina, 1065
- administração, 1072
- cuidados, 1072
- excreção, 1072
- intercalação na molécula do DNA, 111
- lipossômica
- - administração, 1073
- - cuidados, 1073
- - excreção, 1073
- - mecanismo de ação, 1073
- - metabolismo, 1073
- - toxicidades, 1073
- mecanismo de ação, 1072
- metabolismo, 1072
- toxicidades, 1072
Debefenium, 1121
Debrisoquina, 273
Dedaleira, 149, 154

Defeitos imunológicos, 892
Deferoxamina, 25
- distúrbios alérgicos e imunológicos, 189
- patologia ocular iatrogênica, 192
- sistema
- - respiratório, 192
- - tegumentar e anexos, 195
Defesa do hospedeiro, mecanismos, 521
- celulares, 521
- humorais, 521
Deficiências
- ácido fólico, 925
- adenosina desaminase (ADA), 1256
- congênita de lactase, 892
- glicose-6-fosfato desidrogenase (G6PD), malária, 1128
- niacina, 926
- secundária de lactase, 892
- vitamina
- - A, 915
- - B1, 921
- - B2, 922
- - B6, 923
- - B12, 924
- - C, 920
- - D, 796, 917
- - E, 918
- - K, 919
Déficit cognitivo, 1181
Deflazacort, asma, 751
Degermação, 1134
Delacirdina, nome comercial, 1101
Delavirdina, 1094, 1099
Delequamina, 1234
- experiência clínica, 1234
- farmacocinética, 1234
Delírio induzido por drogas, 191
Delta-9-tetraidrocanabinol na gravidez, 198
Demeclociclina, 991
Demecolcina
- fonte vegetal, 149
- nome popular, 149
- uso terapêutico, 149
Demência no idoso, 1180
- donezepil, uso, 1181
- galantamina, uso, 1181
- memantina, uso, 1181
- rivastigmina, uso, 1181
Demerol, 869
Demetal, terapêutica toxicológica, 1189
Dendrímeros, 36
Denileukin diftiox, 1247
Depakene, 420
Dependência de drogas, 5, 182, 204
- álcool, 363
- alucinógenos, 210
- barbitúricos, 375
- benzodiazepínicos, 333, 372
- cocaína, 205
- física, 182, 203
- fumo, 208
- maconha, 209
- opioides, 467, 476
- psíquica, 181, 204
- tratamento, 210
Depleção de medula óssea induzida por drogas, 188
Depletores pré-sinápticos dopaminérgicos, 385
Depo-Provera, 844
Depressão, 337
- carbamazepina, tratamento, 359
- diagnóstico, 337
- fitoterápicos, 152
- hipóteses biológicas, 338
- idoso, 1183
- induzida por drogas, 191
- lítio, tratamento, 358
- medular, reação às drogas, 1243
- sintomas, 338
Depressores do sistema nervoso, 204, 206
Deptran, 330
Derivado(s)
- ácido fíbrico, 679
- - clofibrato, 679
- - etofibrato, 679
- - genfibrozila, 679
- - reações adversas, 679
- - uso clínico, 679

1288 FARMACOLOGIA

- ácidos
  - - antranílico, 451
  - - carbâmico, 460
  - - enólico, 458
  - - fenilacético, 455
  - - indolacético, 452
  - - naftilacético, 459
  - - pirrolacético, 454
  - - propiônico, 456
- acridina, sílabas, 24
- alcaloides da *Rauwolfia*, sílabas, 24
- artemisina, 1129
- azólicos, 1080
  - - características farmacológicas, 1080
  - - efeitos adversos, 1081
  - - mecanismo de ação, 1080
  - - tópicos, 1082
  - - uso clínico, 1080
- benzissoxazol, 319
- bipiridínico diarilsubstituído, 462
- castanha-da-índia, 687
- clorofenoxi, terapêutica toxicológica, 1190
- cumarínicos, 592
- dicloroacetamida, 1104
- di-hidrocarbostiril, 320
- di-hidroindolônico, 320
- ergóticos, 685
  - - gravidez, 201
- furânicos, 1136
- furanônico diarilsubstituído, 462
- halogenados do 8-quinolinol, 1104
- indandiona, 593
- nitrimidazólicos, 1106
- 5-nitrofurano, sílabas, 24
- normofínicos antagonistas de hipnoanalgésicos, sílabas, 24
- opioides, diarreia, 894
- ouro, lactentes, efeitos, 1176
- para-aminofenol, 449
- piperidinodiona, 376
- pirazol diarilsubstituído, 462
- pirazolônicos, 447
- prednisolona e da prednisona, sílabas, 24
- quinolina, sílabas, 24
- racêmico, 1127
- rutina, 687
- salicílicos, 898
- semissintéticos do ergot, 865
  - - ações farmacológicas, 866
  - - contraindicações, 866
  - - especialidades farmacêuticas, 866
  - - mecanismo de ação, 865
  - - toxicidade, 866
  - - usos terapêuticos, 866
- sintéticos da di-hidroergocristina, 687
- sulfonanilida, 462
- teofilina, sílabas, 24
- tienobenzodiazepínico, 319
Dermatite(s)
- causadas por drogas, 194
- contato, uso de corticoides, 833
- esfoliativa, 1221
- seborreicas, drogas usadas, 1227
  - - ácido salicílico, 1225
  - - enxofre, 1225
Dermatológica, farmacologia, 1216
- cola, 1218
- emulsões, 1217
- farmacodermias, 1218
  - - efeitos colaterais, 1219
  - - efeitos secundários, 1219
  - - hipersensibilidade, 1219
  - - idiossincrasia, 1219
  - - interações medicamentosas, 1219
  - - intolerância, 1219
  - - mecanismo farmacológico, 1220
  - - superdosagem, 1219
- gorduras, 1217
- linimentos, 1218
- líquidos, 1217
- pastas, 1218
- pomadas, 1217
- suspensões, 1217
- unguentos, 1217
- vernizes, 1218
Dermatomiosite, uso de corticoides, 833
Dermatophytes
- infecções, 946
- sensibilidade aos antibióticos, 949

5-Desalquilação, 74
Desaminação, 74
Desciclização, 75
Descloração, 74
Descongestionantes, 735
Desenvolvimento
- fetal
  - - ação das drogas, 198
  - - hormônios tireoidianos, 782
- sexual, uso dos andrógenos, 863
Desequilíbrio hidroeletrolítico, laxantes, 891
Deserpidina
- fonte vegetal, 149
- nome popular, 149
- uso terapêutico, 149
Desferal, terapêutica toxicológica, 1189
Desferrioxamina, terapêutica toxicológica, 1189
Desflurano
- coeficiente de participação a 37 graus Celsius, 389
- concentração alveolar mínima (CAM), 393
- fórmula estrutural, 390
- propriedades físicas, 389
- sistema cardiovascular, efeitos, 397
Desidratação
- diarreia, 893
- reação às drogas, 1243
- - laxantes, 888
Desidroemetina, 1106
Desidroepiandrosterona, 860
Desidrorretinol, 913
Desinfetantes, 1133
Desintoxicação, 90
Desipramina
- concentração plasmática e efeito terapêutico, estudo, 342
- concentração terapêutica, 342
- fórmula, 339
- metabolismo, 73
Desmetildiazepam, metabolismo, 73
Desmopressina
- distúrbios alérgicos e imunológicos, 189
- reação, 89
Desnutrição, 610, 611
- ancilostomíase, 1119
- diarreia, 892
- tricocefalíase, 1122
Desodorantes, 1230
Desogestrel, 849, 850
Desonida
- concentração esteroide, 1225
- especialidade farmacêutica, 1225
- forma farmacêutica, 1225
Desonol, 1225
- concentração esteroide, 1225
- forma farmacêutica, 1225
Desorientação, reação às drogas, 1243
Desoximetasona, potência tópica, 1225
Despacilina, 971
Dessensibilização dos receptores, 126
Dessulfuração, 74
Detergentes
- catiônicos, intoxicação, 1190
  - - tratamento, 1190
  - - dermatológicos, 1218
Determinações bioquímicas, 617
Detumescência peniana, 1233
Dexametasona
- asma, 751
- classificação, 824
- concentração esteroide, 1225
- especialidade farmacêutica, 1225
- estrutura, 825
- forma farmacêutica, 1225
- potência tópica, 1225
- sistema cardiovascular, 183
- terapia intensiva, 1160
Dexanfetamina, 23, 205
- meia-vida, 60
Dexatopic, 1225
- concentração esteroide, 1225
- forma farmacêutica, 1225
Dexclorfeniramina
- apresentação, 560
- distúrbios psíquicos induzidos, 191
- nome comercial, 560
- posologia, 560

Dextranas, 594
- apresentação, 595
- choque, 708
- contraindicações, 594
- efeitos colaterais, 594
- posologia, 595
- precauções, 595
- usos clínicos, 594
Dextrometafano, 742
Dextropropoxifeno, 25
Dextrorrotatórios, 94
Diabete, 804
- gestacional, 804, 814
- glicemia, controle, 804
- insípido, tratamento com diuréticos, 726
- melito
  - - anticoncepcionais, 856
  - - diarreia, 893
  - - idoso, 1181
  - - tipo 1, 803
  - - tipo 2, 804, 819
  - - tratamento, 1241
- plano alimentar, 804
Diabetisource, 627
Diacetato de etinodiol, 849
Diacetilmonoxima, 289
Diacilglicerol, 130
Diaflux, 686
Dialamine, 627
Diamidina-estilbeno, 1109
Diamidinas aromáticas, 1109
Diaminopiridinas, estrutura química, 934
Diantil, 1105
Diantrona
- fonte vegetal, 149
- nome popular, 149
- uso terapêutico, 149
Diarreia, 888
- antagonista do receptor H_2, 884
- antiácidos, 883
- bactérias, 892
- causas, 892-894
- dietéticas, 892
- fitoterápicos, 555
- mebendazol, 1115
- parasitos, 892
- reação às drogas, 1243
- tratamento, 894
  - - atapulgita, 894
  - - caulim, 894
  - - clonidina, 894
  - - diltiazem, 894
  - - elixir paregórico, 894
  - - loperamida, 894
  - - nifedipino, 894
  - - octreotida, 894
  - - policarbofila, 894
  - - somatostatina, 894
  - - verapamil, 894
  - - viajante, 894
  - - vírus, 892
Diastereômeros, 94
Diátese hemorrágica, 1152
Diátese lúpica, 1220
Diazepam, 372, 409
- crise vertiginosa, 1215
- distúrbios psíquicos induzidos, 191
- efeitos, 331
- excreção, 79
- farmacocinética, 386
- feto, efeitos, 1167
- gravidez, 201, 1166
- insuficiência hepática, 1161
- lactentes, efeitos, 1176
- meia-vida, 59, 1170-1172
- metabolismo, 73
- modo de ação, 386
- nome comercial, 330, 420
- reação, 90
- terapia intensiva, 1152
- usos, 386
- volume aparente de distribuição, 70
- vômitos, 879
Diazepínicos, 869
Diazóxido, 820
- eliminação, 1162
- farmacocinética, 820
- gravidez, 201
Dibenzazepinas, 318
Dibenzoilmetanos, 1270

Diclofenaco de sódio, 25, 455
- apresentação comercial, 456
- contraindicações, 456
- distúrbios alérgicos e imunológicos, 189
- estrutura química, 455
- farmacocinética, 455
- indicações clínicas, 456
- interações, 456
- posologia, 456
- propriedades farmacológicas, 456
- sistema hematopoético/imunológico, efeitos, 188
- toxicidade, 456
Diclorfenamida, afecções oftálmicas, 1209
Dicloroacetiletilaminoetilbenzeno, 1105
Diclorofeno
- farmacocinética, 1113
- farmacodinâmica, 1113
- posologia, 1113
- química, 1113
- teníase, 1120
- toxicidade, 1113
- vias de administração, 1113
Dicloxacilina, 964
- farmacocinética, 956, 964
- indicações, 964
- ligação às proteínas plasmáticas, 68
- toxicidade, 964
- volume aparente de distribuição, 70
Dicorantil, 657
Dicumarol, 23, 592
- gravidez, 201
- interações, 174
- lactentes, efeitos, 1176
- meia-vida, 60
- metabolismo, 78
- posologia, 592
Didanosina, 1094, 1097
- abreviatura, 1085
- farmacocinética, 1097
- fígado, efeitos, 185
- mecanismo de ação, 1097
- nome comercial, 1101
- pâncreas, efeitos, 186
- posologia, 1097
- reações adversas, 1097
- sistema nervoso, 190
- uso clínico, 1097
Dienogest, 849
Dienpax, 330, 869
Dietas
- diabetes, 804
- enterais, 627
- vegetariana, lactentes, efeitos, 1177
Dietazina, estrutura química, 316
Dietilbestrol, feto, efeitos, 1167
Dietilcarbamazepina, 1113
- farmacocinética, 1113
- farmacodinâmica, 1113
- filaríase, 1120
- posologia, 1114
- química, 1113
- sistema nervoso, 190
- toxicidade, 1113
- vias de administração, 114
Dietilditiocarbamato (DTC), 527
Dietilenoglicol, sistema genitourinário, efeitos, 187
Dietilestilbestrol, 23
- gravidez, 200, 201
- sistema endócrino, efeitos, 186
Dietilpetenamida, metabolismo, 78
Dietilpropiona, estrutura química, 436
Difemanil, 290
Difenidol, efeito antivertiginoso, 1213
Difenidramina
- apresentação, 560
- efeito antivertiginoso, 1213
- fórmula estrutural, 555
- hepatopatias (prurido), 912
- nome comercial, 291, 560
- posologia, 560
Difenilbutilpiperidinas, 318
Difenilidantoína
- meia-vida, 59
- patologia ocular iatrogênica, 192
- pK_a, 46
- sistema nervoso, 190
- sistema tegumentar e anexos, 193
- volume aparente de distribuição, 70

ÍNDICE ALFABÉTICO

Difenilmetano, 890
Difentan, 1121
Dificuldade cardiorrespiratória, emergência odontológica, 1194
- etiologia, 1194
- sinais clínicos, 1194
- tratamento, 1194
Difilobotríase, clorossalicilamida, uso, 1112
Difteria, produtos imunobiológicos utilizados, 549
Difusão
- facilitada, 50
- simples ou passiva, 48
Digibind, 7
Digital
- idoso, 1183
- interação, 176
- patologia ocular iatrogênica, 192
- sistema cardiovascular, 183
Digital-de-flor-amarela, 149, 150
Digitálicos
- insuficiência cardíaca congestiva, 645
- terapia intensiva, 1156
Digitalina
- excipiente, 144
- fonte vegetal, 149
- nome popular, 149
- uso terapêutico, 149
Digitalis
- *lanata Ehrh*, 149, 150
- *purpurea*, 149, 150, 154
Digitaloides, 154
Digitoxina, 23
- absorção, 646
- ação, 646
- dose diária, 646
- eliminação, 646
- fonte vegetal, 149
- ligação às proteínas plasmáticas, 68
- meia-vida, 60, 646
- metabolismo, 73
- nome popular, 149
- uso terapêutico, 149
Digoxina, 23
- absorção, 646
- ação, 646
- afecções oftálmicas, 1210
- antiácidos, 883
- donepezil, 1181
- dose diária, 646
- eliminação, 646, 1162
- excipiente, 144
- fonte vegetal, 149, 154
- gravidez, 1166
- interações, 173, 661
- lactentes, efeitos, 1176
- meia-vida, 60, 646, 1170-1172
- metabolismo, 73
- nome popular, 149
- uso terapêutico, 149
Di-hidroergocristina, efeito antivertiginoso, 1213
Di-hidroergotamina, enxaqueca, 482
Di-hidropiridinas, 669
Di-hidropiridínicos, idoso, 1183
1,25 Di-hidroxivitamina D, 791
Di-iodo-hidroxiquinoleína, 1104
Di-iodotirosina (DIT), 781
Dil, 24
Dilacoron, 659, 686
Dilobotríase, 1113
Diltiazem, 669, 670, 686
- diarreia, 894
- estrutura química, 669
- farmacocinética, 670
- farmacodinâmica, 670
- fígado, efeitos, 185
- hipertensão arterial, 698
- idoso, 1183
- modo de uso, 670
- posologia, 670
- sistema cardiovascular, 183
Dimenformon, 843
Dimenidrato
- crise vertiginosa, 1215
- doses, 291
- efeito antivertiginoso, 1213
- nome comercial, 291
Dimenidrinato
- apresentação, 560
- nome comercial, 560
- posologias, 560
Dimetadona, metabolismo, 73
Dimetilfenilpiperazínio (DMPP), 278, 292
Dinitrato de isossorbida, 25
Di-norgestrel, 849
Diodoquina, 1104
Diodrast, *clearance* renal, 82
Dionum, 24
Dioquitil, 889
Dióxido de carbono, 757
Dióxido de titânio, 1270
Dipentum, 899
Dipiridamol, 594
- sistema respiratório, efeitos, 192
Dipirona, 447
- sistema hematopoético/imunológico, efeitos, 187, 188
Dipivalil, alterações oculares, 1209
Dipivefrina, alterações oculares, 1209
Diplococcus, infecções, 946, 947
- nitrofurazona, 1136
Diplopia induzida por drogas, 192
Diprogenta, 987
Dipropionato de betametasona
- concentração esteroide, 1225
- especialidade farmacêutica, 1225
- forma farmacêutica, 1225
- potência tópica, 1225
Diprosone, 1225
- concentração esteroide, 1225
- forma farmacêutica, 1225
Disautonomia familiar, efeitos da metacolina, 282
Disenteria, 149
Disforia, induzida por drogas, 191
Disfunção
- erétil, 1232
- - prevalência, 1232
- - tratamento, 687
- - - alprostil, 1235
- - - andrógenos, 1235
- - - apomorfina, 1234
- - - delequamina, 1234
- - - fentolamina, 1235
- - - ioimbina, 1233
- - - papaverina, 1234
- - - pentolamina, 1233
- - - peptídio intestinal vasoativo (VIP), 1235
- - - sildenafil, 1234
- - - transuretral, 1235
- - - trazodona, 1234
- hepática, 1152
- menstrual, efeitos dos progestogênios, 842
- metabólica, 1152
- sexual, 668
Dislipidemias, 675-681
- tratamento, 676
- - derivados do ácido fíbrico, 679
- - ensaios clínicos, 680, 681
- - guia europeu, 678
- - niacina, 679
- - probucol, 680
- - sequestrantes de ácidos biliares, 677
- - vastatinas, 679
Dismenorreia
- estrogênios, uso, 840
- fitoterápicos, uso, 155
- progestogênios, uso, 842
Disopiramida, 183, 657
- especialidade farmacêutica, 657
- farmacologia, 657
- toxicidade, 657
- uso clínico, 657
Dispensação, 5
Dispepsia, 881
- antiácidos, 883
- fitoterápicos, 155
- *Helicobacter pylori*, 885
Displasia
- broncopulmonar, 757
- mamária, uso de progestogênios, 843
Dispneia, reação às drogas, 1243
Disposição, 5
Dispositivos para liberação controlada de drogas, 38
Dissacarídios, 889
Dissulfiram
- feto, efeitos, 1167
- fígado, efeitos, 185
- interações, 174
- metabolismo, 78
- receptor, aceptor ou locais de ação, 112
- sistema musculoesquelético, 189
Distensão abdominal, reação às drogas, 1243
Distômero, 95
Distonia, 382
Distribuição das drogas, 66-72
- ácido fólico, 925
- ácido valproico na gravidez, 1166
- álcool, 361
- amantadina, 430
- amicacina na gravidez, 1166
- ampicilina na gravidez, 1166
- ANASE, 351
- anestésicos inalatórios, 392
- anestésicos locais, 494
- anticolinérgicos, 426
- antidepressivos tricíclicos (ADT), 340
- antipsicóticos, 320
- azlocilina na gravidez, 1166
- barreira
- - hematoencefálica, 71
- - placentária, 71
- betametasona na gravidez, 1166
- bromocriptina, 428
- cafeína na gravidez, 1166
- carbamazepina na gravidez, 1166
- cefalosporinas, 976
- cefalotina na gravidez, 1166
- cefocetril na gravidez, 1166
- ceftazidima na gravidez, 1166
- cefurozima na gravidez, 1166
- clindamicina na gravidez, 1166
- clorazepato na gravidez, 1166
- diazepam na gravidez, 1166
- digoxina na gravidez, 1166
- entacapone, 432
- fenitoína na gravidez, 1166
- fenobarbital na gravidez, 1166
- fluoroquinolonas, 1029
- furosemida na gravidez, 1166
- gentamicina na gravidez, 1166
- glicocorticoides, 826
- IRND, 352
- ISRN, 352
- labetalol na gravidez, 1166
- levodopa, 424
- ligação às proteínas, 67
- lítio, 355
- - gravidez, 1166
- metoprolol na gravidez, 1166
- metronidazol na gravidez, 1166
- midazolam na gravidez, 1166
- moxalactam na gravidez, 1166
- niacina, 926
- opioides, 468
- oxazepam na gravidez, 1166
- pediatria, 1169
- permeabilidade capilar, 68
- pramipexol, 429
- prazosina na gravidez, 1166
- primidona na gravidez, 1166
- propiltiouracil na gravidez, 1166
- propranolol na gravidez, 1166
- rifabutina, 1049
- salicilatos, 443
- selegilina, 427
- sotalol na gravidez, 1166
- sulfonamidas, 1016
- teofilina na gravidez, 1166
- tolcapone, 431
- vitaminas
- - A, 915
- - B1, 921
- - B2, 922
- - B6, 923
- - B12, 924
- - C, 920
- - D, 916
- - E, 917
- - K, 919
- volumes real e aparente, 70
Distúrbio(s)
- acetilcisteína, 1153
- alérgicos e imunológicos, drogas relacionadas, 189
- - aminoglicosídios, 189
- - amiodarona, 189
- - anticonvulsivantes, 189
- - atracúrio, 189
- - BCG, 189
- - buprenorfina, 189
- - calcitonina, 189
- - captopril, 189
- - catárticos, 189
- - cetamina, 189
- - ciclofosfamida, 189
- - clonidina, 189
- - clozapina, 189
- - codeína, 189
- - corticosteroides, 189
- - cotrimoxazol, 189
- - dapsona, 189
- - deferoxamina, 189
- - desmopressina, 189
- - diclofenaco de sódio, 189
- - doxacúrio, 189
- - enalapril, 189
- - eritropoetina, 189
- - estreptomicina, 189
- - estreptoquinase, 189
- - fenitoína, 189
- - fentanil, 189
- - fluoxetina, 189
- - griseofulvina, 189
- - hidroclorotiazida, 189
- - imunoglobulinas, 189
- - insulina, 189
- - interferons, 189
- - interleucina, 189
- - iopamidol, 189
- - isoniazida, 189
- - lisinopril, 189
- - L-triptofano, 189
- - mesalazina, 189
- - metildopa, 189
- - midazolam, 189
- - mivacúrio, 189
- - opioides, 189
- - pamidronato, 189
- - penicilamina, 189
- - pentamidina, 189
- - praziquantel, 189
- - procainamida, 189
- - prometazina, 189
- - propofol, 189
- - protamina, 189
- - quimopapaína, 189
- - ranitidina, 189
- - rifampicina, 189
- - sulfametoxazol, 189
- - sulfato de bário, 189
- - suramina, 189
- - teniposida, 189
- - teofilina, 191
- - terconazol, 189
- - tiopental, 189
- - trombina, 189
- - verde indociânico, 189
- aminodarona, 1153
- aminoglicosídios, 1153
- anticolinérgicos, 1153
- antidepressivos, 1153
- anti-histamínicos, 1153
- barbitúricos, 1153
- betabloqueadores, 1153
- betalactâmicos, 1153
- bloqueadores dos canais de cálcio, 1153
- bloqueadores neuromusculares, 1153
- butirofenonas, 1153
- catecolaminas, 1153
- comportamento, induzido por drogas, 191
- equilíbrio hidroeletrolítico, 712
- - água, 712
- - potássio, 713
- - problemas farmacológicos, 1152
- - sódio, 712
- esvaziamento, 910
- hidroclorotiazida, 1153
- nitrofurantoína, 1153
- opioides, 1153
- procainamida, 1153
- psíquicos, drogas indutoras, 191
- - acetato de megestrol, 191

1290 FARMACOLOGIA

- - alpiden, 191
- - alprazolam, 191
- - amiodarona, 191
- - anticonvulsivantes, 191
- - antiglaucomatosos, 191
- - atenolol, 191
- - beclometazono, 191
- - benazipril, 191
- - benzodiazepínicos, 191
- - benztropina, 191
- - bloqueadores beta-adrenérgicos, 191
- - buspirona, 191
- - carbamazepina, 191
- - cetrizina, 191
- - cinarizina, 191
- - ciprofloxacino, 191
- - clemostina, 191
- - clordiazepóxido, 191
- - cloroquina, 191
- - clozapina, 191
- - cocaína, 191
- - corticosteroides, 191
- - dexclorfeniramina, 191
- - diazepam, 191
- - fenfluramina, 191
- - fenilpropanolamina, 191
- - fluoxetina, 191
- - lorazepam, 191
- - L-triptofano, 191
- - mazindol, 191
- - mefloquina, 191
- - metadona, 191
- - midazolam, 191
- - morfina, 191
- - neurolépticos, 191
- - norfloxacino, 191
- - ofloxacino, 191
- - opioides, 191
- - penicilamina, 191
- - pentamidina, 191
- - pentazocina, 191
- - prometazina, 191
- - prozosina, 191
- - ranitidina, 191
- - reserpina, 191
- - terfenadina, 191
- - valproato de sódio, 191
- - sono induzidos por drogas, 191
- - tromboembólicos, 588
- - visuais induzidos por drogas, 192
- Ditizona, terapêutica toxicológica, 1189
- DIU (dispositivo intrauterino), 35, 853
- Diuréticos, 717-727
- - alça, 721
- - - dados farmacocinéticos, 721
- - - efeitos, 722
- - - mecanismo de ação, 722
- - - sistema musculoesquelético, 189
- - - tolerância, 722
- - alterações
- - - equilíbrio hidroeletrolítico e ácido-base, 726
- - - metabolismo
- - - - ácido úrico, 726
- - - - carboidratos, 726
- - - - lipídios, 726
- - classificação, 719
- - duto coletor, 724
- - efeitos, 726
- - filtração glomerular, 717
- - grupo da butizida, sílabas, 24
- - idoso, 1182
- - inibidores da anidrase carbônica (IACs), 720
- - insuficiência hepática, 1161
- - insuficiência renal, 1162
- - interações, 726
- - mecanismo de ação, 644
- - modificação da hemodinâmica, 720
- - osmóticos, 725
- - - efeitos, 723
- - - mecanismo de ação, 723
- - plantas medicinais, 151
- - propriedades farmacológicas, 644
- - sulfamídicos, receptor, aceptor ou local de ação, 112
- - tiazídicos
- - - excreção, 79
- - - sistema
- - - - cardiovascular, efeitos, 183

- - - endócrino, efeitos, 186
- - tratamento
- - - acidose tubular renal, 725
- - - diabete insípido, 726
- - - hipercalcemia, 726
- - - hipercalciúria idiopática, 726
- - - hipertensão arterial, 693, 702, 725
- - - insuficiência cardíaca, 644
- - - síndromes edematosas, 725
- - - túbulo distal, 723
- - - - efeitos, 723
- - - - mecanismo de ação, 723
- Divisão craniossacral, 230
- DMT (dimetiltriptamina), 209
- DNA
- - recombinante, 5, 1245
- - vírus, 1086
- Dobesilato de cálcio, 688
- Dobutamina, 261
- - comparação com a dopamina, 261
- - estrutura química, 255
- - indicações, 261
- - propriedades farmacológicas, 649
- Docetaxel, 1068
- - administração, 1073
- - cuidados, 1073
- - excreção, 1073
- - mecanismo de ação, 1073
- - metabolismo, 1073
- - náuseas e vômitos, 879
- - toxicidades, 1073
- Docusato de sódio, 890
- - classificação, 889
- - efeitos, 890
- Doença(s)
- - Alzheimer, 1180
- - - donezepil, 1181
- - - galantamina, 1181
- - - memantina, 1181
- - - rivastigmina, 1181
- - cardiovascular e anticoncepcionais, 855
- - celíaca
- - - corticoide, uso, 833
- - - diarreia, 892, 893
- - Chagas, tratamento, 1108
- - colágeno, uso de corticoides, 832
- - coronárias, plantas medicinais, 154
- - Crohn, 896
- - - diarreia, 892
- - - índice de atividade inflamatória, 897, 898
- - - enxerto contra o hospedeiro (DECH), hemoterapia, 607
- - Graves, 783
- - Hirschsprung, 893
- - Huntington, 383
- - inclusão microvilositária, 892
- - inflamatória intestinal, 896
- - - extensão e atividade, 896
- - - medidas gerais, 898
- - - corticoides, 899
- - - - derivados salicílicos, 898
- - - - imunomoduladores, 900
- - Ménière, 1212
- - mista do tecido conjuntivo, uso de corticoide, 832
- - Parkinson
- - - anticolinérgicos, uso, 288
- - - plantas medicinais, uso, 150
- - - vitamina A, 1238
- - pulmonares induzidos por fármacos, 759
- - - amiodarona, 759
- - - antidepressivos tricíclicos, 763
- - - anti-inflamatórios não hormonais (AINH), 761
- - - bleomicina, 761
- - - bloqueadores beta-adrenérgicos, 760
- - - bussulfano, 762
- - - carbamazepina, 763
- - - carmustina, 762
- - - ciclofosfamida, 762
- - - clorambucil, 762
- - - cocaína, 762
- - - fenitoína, 763
- - - fluoxetina, 763
- - - gefitinib, 762
- - - hidroclorotiazida, 760
- - - infliximab, 761
- - - inibidores da enzima conversora da angiotensina, 760

- - - interferons, 763
- - - metotrexato, 761
- - - minociclina, 761
- - - mitomicina C, 762
- - - nitrofurantoína, 761
- - - opioides, 762
- - - penicilamina, 760
- - - procainamida, 760
- - - propafenona, 760
- - - sais de ouro, 760
- - - salicilatos, 760
- - - sulfassalazina, 761
- - - tocolíticos, 763
- - raras, 7
- - respiratórias, viroses, 1086
- - sexualmente transmissíveis, fluoroquinolonas, 1034
- - soro, drogas relacionadas, 189
- - soro, uso de corticoides, 833
- - transgressão terapêutica, 145
- - ulcerosa péptica (DUP), 881
- - - tratamento, 882
- - virais, 1084, 1086
- - Whipple, 892, 893
- - Wolman, diarreia, 893
- Doente, transgressão terapêutica, 145
- Dolantina, 869
- Domperidona, efeito antivertiginoso, 1213
- Donepezil, 1180, 1181
- Donnatal Robins, 290
- *Donovania granulomatis*, sensibilidade aos antibióticos, 948
- Dopamina, 260, 305
- - choque, 708
- - efeitos cardiovasculares, 260
- - estrutura química, 255
- - excreção, 79
- - insuficiência renal, 1162
- - metabolismo, 73
- - precauções, 261
- - preparações, 261
- - propriedades farmacológicas, 649
- - terapia intensiva, 1160
- - usos clínicos, 261
- Dor(es), 439
- - abdominal
- - - reação às drogas, 1243
- - - tiabendazol, 1118
- - garganta, reação às drogas, 1243
- - musculares, antagonistas do receptor H_2, 884
- - terapia intensiva, sedação, 1151
- Doriden, 376
- Dormonid, 330
- Dorsalgia inespecífica, 384
- Dorzolamida, afecções oftálmicas, 1209
- Dosagens plasmáticas do lítio, 356
- Dose das drogas, 85
- - aplicada, 136
- - biodisponibilidade, 55
- - de ataque, 86
- - de manutenção, 86
- - efeito (relação), 136
- - - estatística, 138
- - eficaz individual, 86
- - inicial mínima, 137
- - letal, 86
- - máxima tolerada, 86
- - mediana eficaz, 86
- - médias, 136
- - mínima tolerada eficaz, 86
- - nível do tecido-alvo, 85
- - oficial, 137
- - padrão, 85
- - regulada, 85
- - titulada, 85
- - tóxica, 137
- - usual, 137
- Dosulepina, fórmula, 340
- Doxacúrio, 515
- - distúrbios alérgicos e imunológicos, 189
- - sistema cardiovascular, 183
- Doxapram, 435
- Doxepina
- - concentração plasmática e efeito terapêutico, estudo, 342
- - dose, 264
- - fórmula, 340
- - nome comercial, 264
- Doxiciclina, 1129

- - estrutura química, 934
- - insuficiência hepática, 1161
- Doxil, 1065
- Doxilamina
- - apresentação, 561
- - nome comercial, 561
- - posologias, 561
- Doxium
- - posologia, 688
- - substância química, 688
- - vias de administração, 688
- Doxorrubicina, 9
- - administração, 1073
- - câncer, 1065
- - cuidados, 1073
- - excreção, 1073
- - intercalação na molécula do DNA, 111
- - lipossômica, 36, 1065
- - - administração, 1073
- - - cuidados, 1073
- - - mecanismo de ação, 1073
- - - metabolismo, 1073
- - - toxicidades, 1073
- - mecanismo de ação, 1073
- - metabolismo, 1073
- - náuseas e vômitos, 879
- - patologia ocular iatrogênica, 192
- - sistema cardiovascular, 183
- - toxicidades, 1073
- DPaT (vacina), 547
- - apresentação, 547
- - contraindicações, 547
- - indicações, 547
- - via de administração, 547
- DPT (vacina), 547
- - apresentação, 547
- - contraindicações, 547
- - indicações, 547
- - via de administração, 547
- Drágea(s), 5, 31
- Drenison, 1225
- - concentração esteroide, 1225
- - forma farmacêutica, 1225
- Drinum, 24
- Droga(s), 3, 5
- - absorção, 30, 44-52
- - difusão
- - - facilitada, 50
- - - simples ou passiva, 48
- - - fagocitose, 51
- - - filtração, 49
- - - forças, 48
- - - locais, 51
- - - mucosas genitourinária, conjuntival, peritônio e medula óssea, 52
- - - pele, 52
- - - regiões subcutâneas e intramuscular, 52
- - - trato gastrointestinal, 51
- - - trato respiratório, 52
- - - membranas biológicas, 44
- - - modalidades, 48
- - - pinocitose, 51
- - - polaridade molecular, ionização e pH do meio, 46
- - - propriedades físico-químicas das drogas, 45
- - - transporte ativo, 50
- - abuso, 182, 203-210
- - administração, 30-40
- - - dispositivos para liberação controlada, 38
- - - - administração de genes, 39
- - - - anticorpos monoclonais, 39
- - - - peptídios e proteínas, 39
- - - - fonoforética, 37
- - - - intrauterina, 35
- - - - novos sistemas, 35
- - - - conjugação macromolecular, 37
- - - - lipossomos, 37
- - - - micromanufaturados, 37
- - - - micropartículas e nanopartículas, 36
- - - - pulsátil, 37
- - - - oftálmica, 35
- - - oral, 30
- - - orelha, 34
- - - tópica, 33
- - - transdérmica, 33
- - - via
- - - - intracardíaca, 35

- - - intranasal, 34
- - - intraóssea, 35
- - - intratecal ou subaracnóidea, 34
- - - parenteral, 31
- - - peridural, epidural ou extradural, 34
- - - respiratória, 33
- - - retal, 31
- - - uretral e peniana, 35
- - - vaginal, 35
- adrenérgicas, 250
- alvos potenciais, 85
- antiadrenérgicas, 250
- anticolinérgicas, 250
- antiepilépticas, 415
- - benzodiazepínicos, 417
- - carbamazepina, 417
- - etossuximida, 417
- - farmacologia, 419
- - felbamato, 419
- - fenitoína, 416
- - fenobarbital, 416
- - gabapentina, 418
- - gravidez, 420
- - lamotrigina, 418
- - levetiracetam, 419
- - mecanismo de ação, 416
- - oxcarbazepina, 418
- - primidona, 416
- - tiagabina, 419
- - topiramato, 419
- - valproato, 417
- - vigabatrina, 418
- antitireoidianas, 200
- atropínicas, 286
- atuam sobre a percepção, 205, 207
- autonômicas, 249
- biodisponibilidade, 54
- colinérgicas, 250
- concentração plasmática, 61
- dependência, 5
- depressoras do SNC, 204, 206
- *designer*, 5
- diarreia induzida, 893
- distribuição, 66-72
- distúrbios alérgicos e imunológicos, induzidos, 189
- efeitos adversos, 87
- - alergia, 88
- - colaterais, 88
- - combinados, 90
- - idiossincrasia, 88
- - intolerância, 88
- - respostas ausentes ou fracas às ações das drogas, 89
- - secundários ou indiretos, 88
- - sensibilização, 90
- - tolerância cruzada, 90
- - toxicidade, 87
- eficácia, 86
- essenciais, 5
- estudo, 8, 9
- excreção, 79
- - - *clearance*
- - - corpóreo total, 83
- - - hepático, 83
- - - renal, 81
- - - insuficiência
- - - hepática, 83
- - - renal, 82
- gangliomiméticas, 251
- genérica, 5
- gravidez, 92, 196-202
- - ação sobre o desenvolvimento, 198
- - acesso ao embrião, 198
- - categorias de fármacos destinados às grávidas, 200
- - cronologia dos efeitos, 197
- - determinantes que interferem na ação teratogênica, 199
- - exemplos de drogas que podem lesar o feto, 201
- - implicações clínicas, 200
- - oncógenos, 199
- - teratógenos, 199
- - teratologia, conceito, 197
- - indutoras
- - arritmias, 183
- - distúrbios psíquicos, 191
- - leve, 5
- - liberação prolongada, 5

- ligação às proteínas, 67
- mecanismos de ação, 86
- metabolismo, 73
- - genética, 76
- - inibição enzimática, 78
- - interações medicamentosas, 78
- - primeira passagem ou pré-sistêmico, 76
- - reações, tipos, 73
- - mucoativas, 738
- - multipotentes, 5
- naturais, 8
- nefróticas, 187
- nicotínicas, 251
- pesada, 5
- pesquisa, 5
- potência, 86
- psicoestimulantes, 204
- redução da função do neurônio adrenérgico, 272
- retiradas do mercado em 1998, 195
- triagem, 7
- variação das respostas, 91
Droperidol
- apresentação, 326
- crise vertiginosa, 1215
- efeito antivertiginoso, 1213
- estrutura química, 317
- nome comercial, 326
Drosperinona, 849
Droxofor, 925
Dt (vacina), 547
- apresentação, 547
- contraindicações, 547
- indicações, 547
- via de administração, 547
D-tubocurarina, 513
Ductus arteriosus, eicosanoides, 573
Duplo-cego, 5
Duralta, 925
Duvadilan, 686, 870

E

Ebastina
- apresentações, 561
- nome comercial, 561
- posologias, 561
Ebix, 1180, 1181
Echinacea purpurea, 155
Econazol, 25
Ectoderma, 731
Ectoparasiticidas, 1231
Edema(s)
- andrógenos, uso, 863
- angioneurótico, uso de corticoides, 833
- reação às drogas, 1243
Edhanol Sintofarma, 290
EDRF (*endothelium derived relaxing factor*), 281
Edrofônio, 284
EDTA, terapêutica toxicológica, 1189
Edulcorante, 143
Efavirenz, 1094, 1099, 1250
- nome comercial, 1101
Efedra, 150, 151
Efedrina, 261
- ações farmacológicas, 261
- estrutura química, 255, 436
- fonte vegetal, 150
- meia-vida, 60
- musculatura uterina, 868
- nome popular, 150
- pH urinário, 175
- pK_a, 46
- reações adversas, 262
- uso terapêutico, 150
- usos clínicos, 262
Efeitos das drogas, 87
- colateral, 88
- cronologia na gravidez, 197
- primeira passagem metabólica, 57
- variação das respostas, 91
- - biodisponibilidade, 91
- - cronofarmacologia, 91
- - enantiômeros, 95
- - estereosseletividade, 93
- - farmacocinética, 91
- - farmacodinâmica, 91
- - farmacogenética, 92

- - gravidez, 92
- - idade, 92
- - quiralidade, 93, 95
- - raça, grupos étnicos e sexo, 91
- - transgressão terapêutica, 91
Eficácia, 468
Eficácia das drogas, 86
Eicosanoides, 564
- - aplicações terapêuticas, 573
- - agregação plaquetária, 574
- - *ductus arteriosus*, 573
- - estimulação uterina, 573
- - impotência masculina, 574
- - inibidores de leucotrienos, 574
- - trato gastrointestinal, 573
- - efeitos biológicos, 569
- - musculatura lisa, 571
- - sistema cardiovascular, 569
- - sistema endócrino, 573
- - formação, 565
- - funções, 573
- - mecanismo de ação, 569
Eikenella corrodens, 1198
Eixo hipotálamo-hipófise, farmacologia, 767-779
El diet, 627
Elastose perfurante serpiginosa, 195
Eletrólitos, 620
- arritmias, 660
- excreção, efeitos dos diuréticos, 721, 722
- glicocorticoides, efeitos, 831
Eliminação das drogas
- aciclovir, 1162
- ácido fólico, 925
- amicacina, 1162
- aminoglicosídios, 1162
- ampicilina, 1162
- anestésicos inalatórios, 394
- antivirais, 1162
- azlocilina, 1162
- aztreonam, 1162
- benazepril, 640
- bisoprolol, 643
- bretílio, 1162
- bupropiona, 349
- candesartan, 641
- captopril, 640
- carbenicilina, 1162
- carboxil, 640
- carvedilol, 643
- cefalosporinas, 1162
- cefalotina, 1162
- cefamandol, 1162
- cefazolina, 1162
- cefotaxima, 1162
- cefotetan, 1162
- cefoxitina, 1162
- ceftazidima, 1162
- ceftizoxima, 1162
- cefuroxima, 1162
- cilazapril, 640
- cimetidina, 1162
- citalopram, 349
- diazóxido, 1162
- digoxina, 646, 1162
- enalapril, 640
- escitalopram, 349
- espironolactona, 642
- esplerenona, 642
- estreptomicina, 1162
- fisfinil, 640
- flucitosina, 1162
- fluoroquinolonas, 1030
- fluoxetina, 349
- fluvoxamina, 349
- fosinopril, 640
- fumo, 208
- ganciclovir, 1162
- gentamicina, 1162
- glicocorticoides, 826
- inibidores de serotonina e noradrenalina, 351
- irbesartan, 641
- lanatosídeos, 646
- lisinopril, 640
- losartan, 641
- maprotilina, 349
- mebivolol, 643
- metildopa, 1162
- metoprolol, 643

- mezlocilina, 1162
- mianserina, 349
- milnaciprano, 349
- mirtazapina, 349
- niacina, 926
- nitroprussiato, 1162
- olmesartan, 641
- pancurônio, 1162
- paroxetina, 349
- penicilina G, 1162
- penicilinas, 1162
- piperacilina, 1162
- procainamida, 1162
- ramipril, 640
- ranitidina, 1162
- reboxetina, 349
- salicilatos, 443
- selegilina, 427
- sertralina, 349
- sulfonamidas, 1016
- telmisartan, 641
- ticarcilina, 1162
- tobramicina, 1162
- trandolapril, 640
- valsartan, 641
- vanlafaxina, 349
- vecurônio, 1162
- vitaminas
- - A, 915
- - B1, 921
- - B2, 922
- - B6, 923
- - B12, 924
- - C, 920
- - D, 916
- - E, 918
Elixir paregórico, 894
Elspar, 1065
Elum, 330
Embolia
- efeitos dos anticoncepcionais, 855
- hemoterapia, 608
Embriaguez, tratamento, 365
Embrião, acesso das drogas, 198
Embriopatias, efeito das drogas, 197
Emergências em odontologia, 1194
- dificuldade respiratória, 1194
- lipotimia, 1194
- parada cardiorrespiratória, 1194
- procedimento, 1195
Emerprônio, sistema cardiovascular, 184
Emetina
- fonte vegetal, 150
- nome popular, 150
- sistema cardiovascular, 183
- uso terapêutico, 150
Emetina, 1105
Emodiantranol, 153
Emolientes, 889
Emulsão(ões), 1217
- óleo vitaminado composto, 143
- vaselina líquida, 143
Enalapril
- circulação periférica, 686
- distúrbios alérgicos e imunológicos, 189
- hipertensão arterial, 700
- metabolismo, 73
- pâncreas, efeitos, 185
- patologia ocular iatrogênica, 192
- posologia, 640
- sistema nervoso, 190
- via de eliminação, 640
Enalaprolat, metabolismo, 73
Enantiômeros, 94, 95
Encainida, 183, 660
Encefalites induzidas por drogas, 190
Endocárdio, infecções (causadores), 947
Endocardite
- aminoglicosídios, uso, 987
- indicações de associações de antibióticos, 936
Endocrinologia, uso dos corticoides, 832
Endoderma, 731
Endoftalmite fúngica, 1206
Endometriose
- anticoncepcionais, uso, 856
- progestogênios, uso, 843
Enemas, 31
Enfermagem e prescrição de drogas, 1242
- aspectos legais, 1242

1292 FARMACOLOGIA

- cuidados, 1243
- papel educativo do enfermeiro, 1243
- precauções, 1243
Enflurano
- coeficiente de participação a 37 graus Celsius, 389
- concentração alveolar mínima (CAM), 393
- fórmula estrutural, 390
- musculatura uterina, 869
- propriedades físicas, 389
- sistema
- - cardiovascular, efeitos, 397
- - neuromuscular, efeitos, 398
Engenharia genética, 1245
Enoxacino
- atividade antibacteriana, 1031
- biodisponibilidade, 1028
- classificação, 1028
- *clearance*, 1028
- dose, 1028
- estrutura, 1027
- ligação proteica, 1028
- meia-vida, 1028
- metabolização, 1030
- sistema tegumentar e anexos, 194
Ensaio(s)
- biológico, 5, 9
- clínicos, 159-170
- - abertos, 168
- - administração dos tratamentos, 166
- - - aderência, 167
- - - controle placebo, 167
- - - estratégias para melhorar a aderência, 167
- - análise dos dados, 169
- - - especificação, 169
- - - explicação, 169
- - - interpretação, 169
- - - métodos, 169
- - aspectos legais e éticos, 161
- - eficácia, 162
- - - perfil do fármaco, 163
- - - revisão, aprofundamento e vigilância, 163
- - segurança e a faixa de dosagem, 162
- - cegos, 168
- - comparação
- - - entre grupos paralelos, 168
- - - intergrupos, 168
- - - intragrupos, 169
- - considerações históricas, 159
- - controlados, 168
- - cronograma, 164
- - cruzado típico, 169
- - custos, 164
- - duplo-ou-triplo-cego, 168
- - elaboração, 163
- - elaboração do relatório, 170
- - equipe, perfil, 163
- - - coordenador, 163
- - - corpo clínico, 163
- - - estatístico, 164
- - - farmacêutico, 164
- - - secretária, 163
- - escolha dos desfechos, 165
- - estratificação, 165
- - farmacovigilância, 170
- - fatoriais, 168
- - medidas, modalidades, 165
- - - antes e depois do tratamento, 165
- - - categorização de pacientes, 165
- - - consumo de medicação sintomática (de resgate), 166
- - - ensaio de variância, 166
- - - escalas de avaliação, 166
- - - escolha do método, 166
- - - índices compostos/escalas de múltiplos itens, 166
- - - preferência entre os dois tratamentos, 165
- - - repetidas durante o tratamento, 165
- - modalidades gerais, 168
- - monitorização e auditoria, 170
- - não controlados, 168
- - número de pacientes por grupo, 166
- - plano intensivo, 169
- - quadrado latino, 169
- - randomização, 165
- - seleção do paciente, 164

- - sequenciais, 168
- farmacológicos, 218
Entacapone, 432
- absorção, 432
- ação, 432
- apresentação, 424
- contraindicações, 432
- distribuição, 432
- efeitos colaterais, 432
- fórmula estrutural, 432
- interações medicamentosas, 432
- metabolização, 432
- nome comercial, 424
- posologia, 432
- precauções, 432
- química, 432
- toxicidade, 432
- uso clínico, 432
Entamida, 1105
Entamoeba histolytica, aminoglicosídios, uso, 984
Entecavir, 907
Enterite regional de Crohn, uso de corticoide, 833
Enterobacter, 934
- aminoglicosídios, uso, 984
- cloranfenicol, uso, 996
- penicilinas, uso, 960
- tetraciclinas, uso, 992
Enterobíase, 1111, 1119
- droga de escolha, 1120
- droga opcional, 1120
- tiabendazol, 1118
Enterobius vermiculares, 1112
- ivermectina, 1114
Enterococcus
- clindamicina, uso, 989
- cloranfenicol, uso, 996
- infecções, 946, 947
- penicilinas, uso, 960
- sensibilidade aos antibióticos, 948
- terapia intensiva, 1154
- tetraciclinas, uso, 992
Enteroquinase, deficiência, 892
Entorpecentes, 204
Envelhecimento e hormônio do crescimento, 770
Enxaqueca, 481
- anticoncepcionais, 856
- crianças, 484
- profilaxia, 484
- tratamento
- - agonistas dos receptores serotoninérgicos, 482
- - analgésicos, 482
- - antieméticos, 482
- - bloqueadores dos receptores da angiotensina II, 484
- - diidroergotamina, 482
- - ergotamina, 482
- - sumatriptana, 483
- - topiramato, 484
- - toxina botulínica, 484
Enxofre, 1225
Enxofre, ação dermatológica, 1225, 1231
Enzimas
- 11 beta-hidroxiesteroide desidrogenase, 827
- ativadoras do plasminogênio, ação dos venenos de cobra, 1143
- conversora da angiotensina, 577
- inibição, 99
- reativação, 100
- secreções respiratórias, 740
- terapia antineoplásica, 1065
Eosinofilia, induzida por drogas, 187
Eosinófilos, 731
Eperisona, 382
- efeitos adversos, 382
- modo de ação, 382
- usos, 382
Ephedra, 147
Ephedra sinica Stapf, 150, 151, 155
Ephinal, 918
Epiderme, 1223
Epilepsia, 415
- classificação, 415
- labiríntica, 1213
Epinastina
- apresentação, 561

- nome comercial, 561
- posologias, 561
Epipodofilotoxinas, 1067
Epirrubicina, náuseas e vômitos, 879
Epivir, nome genérico, 1101
Epogen, 1250
Epoprostenol, 686
- farmacocinética, 686
- farmacodinâmica, 686
- posologia, 686
- precauções, 686
- reações adversas, 686
- uso clínico, 686
- vias de administração, 686
Epoxidação, 74
Equanil, 376
Equilíbrio
- ácido-base, 710
- - alteração, diuréticos, 726
- - hidroeletrolítico, distúrbios, 712
- - água, 712
- - diuréticos, 726
- - estresse, 615
- - potássio, 713
- - sódio, 712
Eranz, 1180, 1181
Ereção peniana, 1232
Ergocalciferol, 793
- apresentação, 796
- estrutura química, 794
- nome comercial, 796
- posologia, 796
Ergonovina, 865, 866
Ergosterol, 793
Ergot, 865
Ergotamina
- enxaqueca, 482
- lactentes, efeitos, 1176
Ergotoxina, 865
Ergotrate, 866
Eritemas causados por drogas, 194
Eritrodermia, 1221
Eritromicina, 23, 999
- acne, 1226
- apresentação, 1002
- atividade *in vitro*, 1001
- concentração máxima para infusão intravenosa para crianças, 1169
- especialidades farmacêuticas, 1004
- espectro de atividade, 935, 100
- estrutura química, 934, 1000
- farmacocinética, 999
- fígado, efeitos, 185
- insuficiência hepática, 1161
- interações, 172, 1002
- mecanismo de ação, 935, 999
- pâncreas, efeitos, 185
- pH urinário, 175
- posologia, 1002
- receptor, aceptor ou local de ação, 112
- resistência, 1001
- tipos de ação, 935
- toxicidade, 1002, 1153
- usos, 1001
- - *Bacteroides fragilis*, 1001
- - *Bordetella*, 1001
- - *Campylobacter*, 1001
- - *Chlamydia*, 1001
- - *Clostridium perfringens*, 1001
- - *Enterococci*, 1001
- - Estafilococos, 1001
- - *Haemophilus*, 1001
- - *Legionella*, 1001
- - *Listeria monocytogenes*, 1001
- - *Moraxella*, 1001
- - *Mycoplasma*, 1001
- - *Neisseria*, 1001
- - *Pasteurella*, 1001
- - *Staphylococcus*, 1001
- - *Streptococcus*, 1001
Eritropoetina (EPO), 1248
- alfa (Epogen, Procrit), 1250
- distúrbios alérgicos e imunológicos, 189
- sistema
- - hematopoético/imunológico, 188
- - musculoesquelético, reações, 189
- - nervoso, alterações, 190
Ertapenem, 942
Erupções cutâneas
- antagonistas do receptor H_2, 884

- fototóxicas, 1222
Erva-de-são-leonardo, 149
Erva-dedo, 149
Erysipelothrix, penicilinas, uso, 960
Erythroxylum coca, 149
Escabicida, 1114
Escabiose, 1114
Escape, 89
Escarótico, plantas medicinais, 150
Escherichia, 934
- cloranfenicol, uso, 996
- *coli*, nitrofurazona, 1136
- diarreia, 894
- flora bacteriana da pele, 1134
- infecções, 946, 947
- penicilinas, uso, 960
- sensibilidade aos antibióticos, 948
- tetraciclinas, uso, 992
Escina
- fonte vegetal, 150
- nome popular, 150
- uso terapêutico, 150
Escitalopram
- absorção, 349
- biotransformação, 349
- eliminação, 349
- meia-vida, 349
Esclerodermia, uso de corticoide, 832
Esclerose
- múltipla, corticoides, uso, 833
- sistêmica, 8
- varizes esofagianas, 763
Escopolamina, 147
- efeito antivertiginoso, 1213
- fonte vegetal, 150
- fórmula estrutural, 287, 288
- nome popular, 150
- patologia ocular iatrogênica, 192
- uso terapêutico, 150
Escorpiões, acidentes (venenos), 1139, 1146, 1148
E-selectinas, 440
Esfingomielina, 44
Esined, 925
Esmolol, farmacocinética, 666
Esofagite(s)
- anti-histamínicos, efeitos, 560
- péptica, induzida por drogas, 184
- refluxo, 886
Esôfago, efeitos da toxicidade das drogas, 184
Esomeprazol, 884
Esparfloxacino
- atividade *in vitro*, 1032
- biodisponibilidade, 1028
- classificação, 1028
- *clearance*, 1028
- dose, 1028
- estrutura, 1027
- ligação proteica, 1028
- meia-vida, 1028
- posologia, 1039
Espartato, 300
Esparteína
- fonte vegetal, 150
- nome popular, 150
- uso terapêutico, 150
Espasmo muscular, 384
Espasmolíticos de ação semelhante à da papaverina, sílabas, 24
Espasticidade, 383
Especialidade farmacêutica, 5, 141
Espectro
- antibacteriano, 934
- antimicrobiano, 934
Espermatogênese, alterações, uso de andrógenos, 863
Espirolactona, hipertensão arterial, 694
Espironolactona, 724
- interação, 176
- lactentes, efeitos, 1176
- metabolismo, 73
- posologia, 642
- propriedades farmacológicas, 645
- sistema endócrino, efeitos, 187
- via de eliminação, 642
Esplenomegalia, malária, 1126
Esplerenona, 724
- posologia, 642
- via de eliminação, 642

ÍNDICE ALFABÉTICO

Esporozoticida, 1125
Espru tropical, 893
- corticoide, 833
Esquistossomicidas, 1120
Esquistossomose mansônica, 1119
- droga de escolha, 1120
- droga opcional, 1120
Esquizofrenia, 314
- hipóteses biológicas, 314
Esquizonticida(s)
- eritrocitário, 1128
- sanguíneos, 1125
- teciduais, 1125
Estabilidade química, 45
Estado de mal epiléptico, 420
Estafilococos, 934
- azitromicina, uso, 1001
- claritromicina, uso, 1001
- eritromicina, uso, 1001
- sensibilidade aos antibióticos, 949
Estatística, dose-efeito, 138
Estavudina, 1094, 1098
- abreviatura, 1085
- farmacocinética, 1098
- mecanismo de ação, 1098
- nome comercial, 1101
- pâncreas, efeitos, 186
- posologia, 1098
- reações adversas, 1098
- uso clínico, 1098
Estenose anal, 888
Estereosseletividade das drogas, 93
Ésteres da colina, 277, 278
Esterilidade
- estrogênios, 840
- progestogênios, uso, 842
Esterilizantes, 1133, 1134
Esteroides, 846
- adrenais, vias da biossíntese, 826
- anabólicos, sistema
- - endócrino, efeitos, 187
- - hematopoético/imunológico, efeitos, 188
- anabolizantes, 864
- - sílabas, 24
- androgênios, sílabas, 24
- mecanismo de ação ao nível celular, 851
- progestagênios, sílabas, 24
- uso tópico contendo um grupo acetal, sílabas, 24
Esteviosídeo
- fonte vegetal, 150
- nome popular, 150
- uso terapêutico, 150
Estilbgluconato sódico, sistema cardiovascular, 183
Estimulação uterina, eicosanoides, 573
Estimulante(s)
- beta-adrenérgicos, musculatura uterina, 870
- cerebral, plantas medicinais, 151
- circulatório, plantas medicinais, 149
- receptores colinérgicos do SNA, 276
- respiratórios, 435
- - plantas medicinais, 150
- seletivos de receptores adrenérgicos beta-2, 259
- sistema nervoso central, 434
- - analépticos, 435
- - convulsivantes, 434
- - psicoestimulantes, 435
Estinoprato de eritromicina, 25
Estolato, fígado, efeitos, 185
Estômago, efeitos da toxicidade das drogas, 184
Estomatites, 910
- reação às drogas, 1243
Estr, 24
Estrabismo, efeitos dos anticolinesterásicos, 286
Estradiol, 846
- estrutura, 846
- estrutura química, 838
- fígado, efeitos, 185
Estramustina, 1069
Estranas, 847, 848
Estreptococos, 934
- cloranfenicol, uso, 996
- sensibilidade aos antibióticos, 947
- tetraciclinas, uso, 992

Estreptomicina, 1045, 1048
- anemia induzida, 188
- distúrbios alérgicos e imunológicos, 189
- dose, 985, 1048
- efeitos adversos, 1048
- eliminação, 1162
- especialidades farmacêuticas, 987
- espectro de atividade, 935
- estrutura, 982
- estrutura química, 934, 935
- gravidez, 201, 938
- ligação às proteínas plasmáticas, 68
- meia-vida, 59
- ototoxicidade, 191
- patologia ocular iatrogênica, 192
- pH urinário, 175
- sistema
- - cardiovascular, 183
- - nervoso, 190
- tuberculose, 1048
- via de administração, 1048
Estreptoquinase, 595
- apresentação, 596
- contraindicações, 595
- distúrbios alérgicos e imunológicos, 189
- monitorização da terapia, 596
- posologia, 595
- precauções, 595
- reações adversas, 595
- usos clínicos, 595
- vias de administração, 596
Estreptozocina, náuseas e vômitos, 879
Estresse, equilíbrio hidroeletrolítico, 615
Estrias, 831
Estricnina, 434
- fonte vegetal, 150
- nome popular, 150
- uso terapêutico, 150
Estriol, estrutura química, 838, 846
Estrogênios, 838
- contraindicações, 841
- efeitos
- - extragenitais, 839
- - genitais, 839
- especialidades farmacêuticas à base de, 843
- idoso, 1183
- indicações clínicas, 839
- - abortamento, 840
- - acne, 841
- - dismenorreia, 840
- - esterilidade, 840
- - hemorragia disfuncional, 840
- - hipoplasia uterina, 840
- - hirsutismo, 840
- - inibição da lactação, 840
- - síndrome climatérica, 840
- - vaginite infantil e senil, 840
- mecanismo de ação, 839
Estrógenos, 822, 846
- gravidez, 200
Estrona, estrutura química, 838, 846
Estrongiloidíase, 1111, 1120
- cambendazol, uso, 1112
- droga de escolha, 1120
- droga opcional, 1120
- ivermectina, 1114
- tiobendazol, 1118
Estrovis, 843
Estrutura/fórmula químicas
- acenocumarol, 591
- acetaminofeno, 449
- acetanilida, 449
- acetato de cortivazol, 825
- ácido
- - nalidíxico, 1027
- - oxolínico, 1027
- ácido
- - aminobenzoico, 928
- - etacrínico, 721
- - fólico, 925
- - nalidíxico, 934
- - pantotênico, 927
- - para-aminosalicílico, 934, 1048
- adrenalina, 255
- alopurinol, 462
- amantadina, 430
- aminaptina, 348
- amitriptilina, 340
- anfetaminas, 255, 436

- anfotericina B, 935, 1077
- anilina, 449
- antralina, 1227
- atracúrio, 505
- atropina, 287, 288
- azitromicina, 934, 1000
- aztreonam, 954
- bacitracina, 934, 1010
- befênio, 1114
- benzilpenicilina, 955
- benztropina, 287
- betabloqueadores, 665
- bifosfonatos, 799
- biguanida, 818
- biotina, 928
- bumetanida, 721
- bupivacaína, 488
- buspirona, 335
- cambendazol, 1112
- carbacefem, 954
- carbapenem(ns), 934, 954
- carbidopa, 425
- carmustina, 1062
- cefaclor, 974
- cefalexina, 974
- cefaloridina, 974
- cefalosporinas, 934, 973, 954
- cefalotina, 974
- cefamandol, 974
- cefamicina, 954
- cefapirina, 974
- cefazolina, 974
- cefepima, 974
- cefixima, 974
- cefmetazol, 974
- cefotaxima, 974
- cefoxitina, 974
- cefpiroma, 974
- cefpodoxima, 974
- cefprozil, 974
- cefradina, 974
- ceftazidima, 974
- ceftibuteno, 974
- ceftizoxima, 974
- ceftriaxona, 974
- cefuroxima, 974
- celecoxib, 461
- cetamina, 405
- cetoconazol, 935
- cetorolaco, 454
- ciclizina, 555
- ciclofosfamida, 1062
- cicloserina, 935, 1050
- cilastina, 967
- ciprofloxacino, 934, 1027
- cisteína, 955
- citalopram, 348
- claritromicina, 1000
- clinafloxacino, 1027
- clomipramina, 339
- clorambucila, 1062
- cloranfenicol, 934, 995
- cloroquina, 1105
- clorossalicilamida, 1112
- clorotiazida, 723
- clorprocaína, 488
- clorpromazina, 316
- clorprotixeno, 317
- clortalidona, 723
- clotrimazol, 935
- clozapina, 319
- colchicina, 462
- colecalciferol, 794
- colina, 927
- colistina, 934
- contrastes iodados, 1258
- dapsona, 934
- desflurano, 390
- 7-desidrocolesterol, 794
- desidroemetina, 1106
- desipramina, 339
- diclofenaco de sódio, 455
- diclorofeno, 1113
- dietilcarbamazina, 1113
- difenidraminas, 555
- diltiazem, 669
- diodoquina, 1104
- diuréticos, 721
- dobutamina, 255
- docetaxel, 1068

- dopamina, 255
- doxiciclina, 934
- droperidol, 317
- efedrina, 255
- efedrina, 436
- emetina, 1105
- enflurano, 390
- enoxacino, 1027
- entacapone, 432
- enzodiazepínicos, 330
- ergocalciferol, 794
- eritromicina, 934, 1000
- escopolamina, 287, 288
- esparfloxacino, 1027
- espectinomicina, 935
- estradiol, 846
- estreptomicina, 934, 982
- estriol, 846
- estrona, 846
- etambutol, 935, 1047
- éter divinílico, 390
- éter etilvinílico, 390
- etidocaína, 488
- etionamida, 935, 1049
- etomidato, 407
- etoposídeo, 1067
- etoricoxib, 461
- femproporex, 436
- fenacetina, 449
- fenamatos, 451
- fenfluramina, 436
- fenilpropanolamina, 255
- fenoprofeno, 457
- fenotiazinas, 555
- flenfenazina, 316
- fleroxacino, 1027
- fluconazol, 935
- flumazenil, 333
- fluoroquinolonas, 1026
- 5-fluorouracil, 1229
- fluoxetina, 348
- flupirtina, 460
- flurbiprofeno, 457
- fostato de azetidina, 954
- furazolidona, 934, 1024
- furosemida, 721
- furotiazinas, 316
- gangliopégicos, 293
- gatifloxacino, 1027
- gentamicina, 934
- grepafloxacino, 1027
- haloperidol, 317
- halotano, 390
- hidrato de cloral, 377
- hidroclorotiazida, 723
- hidroquinona, 1228
- ibuprofeno, 457
- imipenem, 967
- imipramina, 339
- indometacina, 452
- indoprofeno, 457
- inositol, 927
- isoflurano, 390
- isoniazida, 935, 1045
- isoproterenol, 255
- isotretinoína, 1226
- ivermectina, 1114
- levodopa, 424
- levofloxacino, 1027
- lidocaína, 488
- lincomicina, 935, 989
- linezolida, 935
- lomefloxacino, 1027
- lomidina, 1109
- lomustina, 1062
- loracarbef, 974
- manitol, 722
- maprotilina, 348
- mebendazol, 1115
- melfalana, 1062
- mepivacaína, 488
- metanfetamina, 436
- metaproterenol, 255
- metaqualona, 377
- metataminol, 255
- metenamina, 1024
- metolazona, 723
- metoxiflurano, 390
- metoxsaleno, 1229
- metronidazol, 934, 1041, 1106

- mianserina, 348
- miconazol, 935
- minoxidil, 1229
- mivacúrio, 505
- moclobemida, 345
- monobactâmico(s), 934, 954
- moxalactama, 974
- moxifloxacino, 1027
- muscarina, 279
- nabumetona, 459
- naproxeno, 457
- neomicina, 934
- niacina, 926
- niacinamida, 926
- nifedipino, 669
- nifurtimox, 1108
- nistatina, 935
- nitrofurantoína, 934
- nocardicina, 954
- noradrenalina, 255
- norfloxacino, 934, 1027
- nortriptilina, 340
- ofloxacino, 1027
- olanzapina, 319
- oxacefem, 954
- oxamniquina, 1115
- oxitetraciclina, 934
- paclitaxel, 1068
- pamoato
- - pirantel, 1116
- - pirvínio, 1116
- pancurônio, 505
- paraldeído, 377
- paroxetina, 348
- pefloxacino, 1027
- penfluridol, 318
- penicilina(s), 934, 953, 954
- pentamidina, 1108
- perfenazina, 316
- periciazina, 316
- peróxido de benzoíla, 1226
- pimozida, 318
- pipecurônio, 505
- piperazina, 555, 1117
- pirazinamida, 935, 1048
- pirazolâmicos, 448
- pirenzepina, 287
- piretanida, 721
- pirimetamina, 934, 1014
- polimixina, 934
- pramipexol, 429
- prilocaína, 488
- probenecida, 462
- procaína, 488
- proclorperazina, 316
- progesterona, 841
- proinsulina humana, 806
- prometazina, 316, 555
- propofol, 407
- protriptilina, 340
- quetiapina, 319
- quinolonas, 1026
- 4-quinolonas, 1027
- raloxifeno, 800
- reboxetina, 348
- repaglinida, 817
- reserpina, 315
- retinoides, 1226
- rifabutina, 1049
- rifamicina, 935
- rifampicina, 1046
- rifapentina, 1046
- risperidona, 319
- rocurônio, 505
- rofecoxib, 461
- ropivacaína, 488
- roxitromicina, 934
- salicilatos, 442
- selegilina, 427
- semustina, 1062
- sertralina, 348
- sevoflurano, 390
- sitafloxacino, 1027
- sulfacetamida, 1014
- sulfadiazina, 934
- sulfametoxazol, 1014, 1021
- sulfimpirazona, 462
- sulfissoxazol, 1014
- sulfonamidas, 1013, 1014
- sulfonas, 934
- suramina sódica, 1107
- taxol, 214
- teicoplanina, 934, 1009
- temafloxacino, 1027
- tenoposídeo, 1067
- terbutalina, 255
- terfenadina, 555
- tetracaína, 488
- tetraciclinas, 991
- tetramisol, 1118
- tiabendazol, 1118
- tinidazol, 934
- tiopental, 403
- tioridazina, 316
- tirotricina, 934
- tolcapone, 431
- tolmetina, 454
- torasemida, 721
- tranilcipromina, 345
- triflupromazina, 316
- trimetoprima, 934, 1014, 1021
- trioxsaleno, 1228
- trovafloxacino, 1027
- valina, 955
- vancomicina, 934, 1006
- vecurônio, 515
- venlafaxina, 348
- verapamil, 669
- viofórmio, 1104
- viomicina, 935
- vitaminas
- - B12, 924
- - C, 919
- - D3, 916
- - E, 917
- - K, 918
- xioamida, 723
- zomepiraco, 454
Estudo de uma droga, 8
- métodos, 9
- toxicológico, 178-195
- - carcinogênese, 180
- - classificação, 178
- - dependência
- - - física, 182
- - - psíquica, 181
- - especiais, 179
- - mutagenicidade, 180
- - patologistas e a avaliação, 178
- - reprodução, 179
- - sistemas
- - - cardiovascular, 182
- - - digestivo, 184
- - - endócrino, 186
- - - genitourinário, 187
- - - hematopoético, 187
- - - imunológico, 187
- - - locomotor, 189
- - - nervoso, 189
- - - respiratório, 192
- - - tegumentar, 193
- - teratogenicidade, 179
- - toxicidade
- - - aguda, 179
- - - crônica, 179
- - toxicologia clínica, 181
Estuger, 685
Etambutol
- antiácidos, 883
- atividade antibacteriana, 1047
- efeitos adversos, 1047
- estrutura química, 935, 1047
- farmacocinética, 1047
- farmacodinâmica, 1047
- gravidez, 938
- idoso, 1183
- mecanismos de ação, 935, 1047
- patologia ocular iatrogênica, 192
- tipos de ação, 935
- tuberculose, 1047
Etanercept, 464
Etanol
- clearance renal, 82
- efeitos agudos, 362
- feto, efeitos, 1167
- lactentes, efeitos, 1176
- metabolismo, 78
- musculatura uterina, 871
Etanolamina, fórmula química, 555
Etclorvinol, metabolismo, 78
Éter
- dietílico
- - ações, 400
- - fígado, efeitos, 399
- - fórmula estrutural, 390
- - sistema
- - - cardiovascular, efeitos, 397
- - - gastrointestinal, efeitos, 399
- - - neuromuscular, efeitos, 398
- divinílico
- - fígado, efeitos, 399
- - fórmula estrutural, 390
- - sistema respiratório, efeitos, 396
- etílico
- - pressões parciais isoanestésicas de gases e vapores, 99
- - sistema respiratório, efeitos, 396
- etilvinílico, fórmula estrutural, 390
- musculatura uterina, 869
- vinílico, pressões parciais isoanestésicas de gases e vapores, 99
Etidocaína
- categoria, 492
- estrutura química, 488
Etilanfetamina, meia-vida, 60
Etilbiscoumacetato, meia-vida, 59
Etileno
- pressões parciais isoanestésicas de gases e vapores, 99
- sistema
- - cardiovascular, efeitos, 397
- - respiratório, efeitos, 396
- - urinário, efeitos, 398
Etilenodiamina, fórmula química, 555
Etilenoglicol, sistema genitourinário, efeitos, 187
Etinamato, 376
Etinilestradiol
- estrutura, 847
- sistema hematopoético/imunológico, efeitos, 188
Etionamida
- atividade antibacteriana, 1049
- doses, 1049
- efeitos adversos, 1049
- estrutura química, 935, 1049
- farmacocinética, 1049
- gravidez, 201, 938
- resistência bacteriana, 1049
- tuberculose, 1049
- via de administração, 1049
Etisterona, 845
Etmozina, 660
Etodolaco, 461
Etofamida, 1105
Etofibrato, 679
- absorção, 678
- cuidados, 678
- doses, 678
- excreção, 678
- meia-vida, 678
Etomidato, 406
- farmacocinética, 407
- fórmula estrutural, 407
- função adrenocortical, efeitos, 407
- química, 406
- sistema(s)
- - cardiovasculares, efeitos, 407
- - nervoso central, efeitos, 407
- - respiratório, efeitos, 407
Etoposide
- fonte vegetal, 150
- náuseas e vômitos, 879
- nome popular, 150
- sistema nervoso, 190
- uso terapêutico, 150
Etoposídeo, 1067
- administração, 1073
- cuidados, 1073
- excreção, 1073
- mecanismo de ação, 1073
- metabolismo, 1073
- toxicidades, 1073
Etopropazina
- doses, 291
- efeitos adversos, 385
- modo de ação, 385
- nome comercial, 291
- usos, 385
Etoricoxib, 462
- estrutura química, 461
Etossuximida
- epilepsia, 417
- meia-vida, 1171, 1172
Etrane, 870
Etretinato, 1228
- feto, efeitos, 1667
Eubacterium lentum, cloranfenicol, uso, 996
Eucalyptus, 155
Eucarion, 6
Eucariontes, 6
Eudísmica, 95
Eutômero, 95
Evacuação dolorosa, 888
Everolimus, 539
- transplante de órgãos, 539
Exame
- gota espessa, malária, 1126
- radiográfico, 890
Exantemas causados por drogas, 194
Excipiente, 143
Excreção das drogas, 79
- adrenalina, 258
- álcool, 362
- amantadina, 430
- anestésicos locais, 496
- anticolinérgicos, 427
- bleomicina, 1071
- bromocriptina, 428
- bussulfano, 1071
- capecitabina, 1072
- carboplatina, 1072
- carmustina, 1072
- cefalosporinas, 976
- ciclofosfamida, 1072
- cisplatina, 1072
- citarabina, 1072
- cladribina, 1072
- *clearance*
- - corpóreo total, 83
- - hepático, 83
- - renal, 81
- clorambucila, 1072
- dacarbazina, 1072
- dactinomicina, 1072
- daunorrubicina, 1072
- - lipossômica, 1073
- docetaxel, 1073
- doxorrubicina, 1073
- etoposídeo, 1073
- fludarabina, 1073
- 5-fluorouracila, 1071
- gencitabina, 1073
- idarrubicina, 1073
- ifosfamida, 1073
- insuficiência hepática e distribuição de drogas, 83
- insuficiência renal, 82
- irinotecano, 1073
- isoproterenol, 259
- leite materno, 196
- lítio, 355
- mecloretamina, 1073
- melfalana, 1074
- mercaptopurina, 1074
- metotrexato, 1074
- mitomicina, 1074
- noradrenalina, 259
- opioides, 469
- oxaliplatina, 1074
- paclitaxel, 1074
- pediatria, 1170
- pediátricas, 1170
- pramipexol, 429
- rifabutina, 1049
- tolcapone, 431
- topotecano, 1074
- tóxicos, 1185
- vimblastina, 1074
- vinorelbina, 1074
Exelon, 1180, 1181
Exemestane, 1069
Exocitose, 793
EXOSURF, 1157
Expectativa de vida no Brasil, 1180
Expectorante, plantas medicinais, 150, 155
Expectorantes, 738
Experimento farmacocinético, 26
Exsudato na conjuntivite

ÍNDICE ALFABÉTICO

- alérgica, 1203
- bacteriana, 1203
- viral, 1203
Êxtase, 5
Extração de fontes naturais, obtenção de fármacos, 213
Extrato
- beladona, 291
- leucocitário dialisável (DLE), 525
- ósseo, 792
- tireoidiano, sistema cardiovascular, 183
Extremidades, alteração, reação às drogas, 1243

F

Fab imune digoxina ovina, 7
Fabrazyme, 7
Fadiga induzida por drogas, 191, 1243
Fagócitos, 522
Fagocitose, 51
Falmonox, 1105
Famida, 7
Famodine, 23
Famoset, 23
Famotidina
- apresentação, 561
- nome comercial, 561
- posologia, 561
Famox, 23
Fanciclovir, 1093
- herpes simples, 1094
- varicela-zóster, 1094
Farlutal, 844
Farmácia, 5
- clínica, 5
Fármaco(s), 3, 5, 6
- citotóxicos, 1229
- efeitos, 87
- nomenclatura, 22
Farmacocinética, 26
- ácido
- - fólico, 925
- - para-aminossalicílico, 1048
- - valproico na gravidez, 1166
- albendazol, 1112
- alprostil, 1235
- amantadina, 430, 1088
- amicacina na gravidez, 1166
- aminoglicosídios, 983
- ampicilina, 956, 965
- - gravidez, 1166
- ANASE, 351
- andrógenos, 860
- anestésicos inalatórios, 392
- anfetaminas, 435
- anfotericina B, 1077
- antagonistas da serotonina, 334
- anticoagulantes orais, 591
- anticolinérgicos, 288, 426, 747
- anticoncepcionais, 850
- antidepressivos tricíclicos (ADT), 340
- antifibrinolíticos, 601
- anti-histamínicos, 555, 559
- antileucotrienos, 749
- antipsicóticos, 320
- artemisinina, 1128
- azatioprina, 531
- azitromicina, 1002
- azlocilina na gravidez, 1166
- aztreonam, 969
- baclofeno, 378
- befênio, 1115
- benzilpenicilina, 961
- benzodiazepínicos, 331, 372
- beta-adrenérgicos, 746
- betabloqueadores, 665
- betametasona na gravidez, 1166
- bifosfonatos, 800
- bloqueadores beta-adrenérgicos, 268
- bloqueadores neuromusculares, 508
- bromocriptina, 428
- buflomedil, 683
- cafeína na gravidez, 1166
- calcitonina, 800
- carbamato de clorfenesina, 380
- carbamazepina na gravidez, 1166
- carbenicilina, 966
- carisoprodol, 379
- cefalotina na gravidez, 1166
- cefocetril na gravidez, 1166
- ceftazidima na gravidez, 1166
- cefuroxima na gravidez, 1166
- cetamina, 405
- ciclosporina, 529
- ciclosserina, 1050
- cidofovir, 1090
- cilastina, 968
- cinarizina, 685
- citrato de orfenesina, 385
- claritromicina, 1003
- clindamicina, 990
- - gravidez, 1166
- clonidina, 382
- cloranfenicol, 996
- clorazepato na gravidez, 1166
- cloridrato de ciclobenzaprina, 380
- cloroquina, 1128
- clorossalicilamida, uso, 1112
- clorzoxazona, 380
- colinérgicos
- - diretos, 278
- - indiretos, 283
- cromonas, 750
- definição, 26
- delequamina, 1234
- diazepam, 386
- - gravidez, 1166
- diazóxido, 820
- diclofenaco de sódio, 455
- diclorofeno, 1113
- dicloxacilina, 964
- didanosina, 1097
- dietilcarbamazina, 1113
- digoxina na gravidez, 1166
- diltiazem, 670
- entacapone, 432
- epoprostenol, 686
- eritromicina, 999
- estavudina, 1098
- etionamida, 1049
- etomidato, 406
- fenacetina, 449
- fenamatos, 451
- fenitoína na gravidez, 1166
- fenobarbital na gravidez, 1166
- fentolamina, 684, 1235
- flucitosina, 1079
- flurpitina, 460
- furosemida na gravidez, 1166
- gentamicina na gravidez, 1166
- *ginkgo biloba*, 684
- glicocorticoide, 825
- heparina, 589
- hormônios
- - crescimento, 770
- - tireoidianos, 782
- idosos, 1180
- IMAO (inibidores da monoamina oxidase), 344
- imipenem, 968
- importância, 27
- indometacina, 452
- insulina, 806
- interferon, 1090
- iodo, 787
- - radioativo, 788
- ioimbina, 1233
- IRSN, 350
- isoniazida, 1045
- ISRN, 352
- ISRS, 350
- ivermectina, 1114
- labetalol na gravidez, 1166
- L-dopa, 384
- levamisol, 1118
- levodopa, 424
- lincomicina, 990
- lítio, 355
- - gravidez, 1166
- mebendazol, 1115
- mefenesina, 381
- mefloquina, 1127
- mesilato
- - di-hidroergocornina, 685
- - di-hidroergocristina, 685
- - pergolida, 428
- metaxalona, 381
- metformina, 818
- meticilina, 963
- metilxantinas, 747
- metocarbamol, 381
- metoprolol na gravidez, 1166
- metronidazol, 1041
- - gravidez, 1166
- midazolam na gravidez, 1166
- mofetil de micofenolato, 533
- moxalactam na gravidez, 1166
- nabumetona, 459
- nafcilina, 963
- naftidrofuril, 683
- niacina, 926
- nicotina, 291
- nifedipino, 670
- nitratos, 662
- ocitocina, 866
- OKT3, 532
- omalizumabe, 751
- oxacilina, 964
- oxamniquina, 1115
- oxazepam na gravidez, 1166
- oxicam, 458
- pamoato
- - pirantel, 1116
- - pirvínio, 1116
- papaverina, 685, 1235
- parâmetros, 27, 28
- paratormônio, 797
- penicilinas, 955, 962
- pentolamina, 1233
- pentoxifilina, 683
- perfil, 27
- piperazina, 1117
- pirazinamida, 1049
- pirazolônicos, 447
- pramipexol, 429
- praziquantel, 1117
- prazosina na gravidez, 1166
- primaquina, 1128
- primidona na gravidez, 1166
- propiltiouracil na gravidez, 1166
- propofol, 407
- propranolol na gravidez, 1166
- rifampicina, 1046
- rimantadina, 1089
- salicilatos, 442
- selegilina, 427
- sildenafil, 1234
- sirolimus, 533
- sotalol na gravidez, 1166
- sulfoniluréias, 815
- sumatriptana, 483
- tacrolimus (FK506), 530
- teicoplanina, 1009
- teofilina na gravidez, 1166
- tetraciclinas, 993
- tetramisol, 1118
- tiabendazol, 1118
- tioamidas, 786
- tolcapone, 431
- trazodona, 1234
- trifluorotimidina, 1091
- vancomicina, 1006
- verapamil, 669
- vidarabina, 1092
- vitamina
- - A, 913
- - B1, 921
- - B2, 922
- - B6, 923
- - B12, 924
- - C, 920
- - D, 794, 916
- - E, 917
- - K, 599, 919
- zalcitabina, 1097
- zidovudina, 1096
Farmacodermias, 1218
- efeitos colaterais, 1219
- efeitos secundários, 1219
- hipersensibilidade, 1219
- idiossincrasia, 1219
- interações medicamentosas, 1219
- intolerância, 1219
- mecanismo farmacológico, 1220
- superdosagem, 1219
Farmacodinâmica, 8, 26, 84-96
- ácido
- - fólico, 925
- - para-aminossalicílico, 1048
- albendazol, 1112
- amantadina, 430
- aminoglicosídeos, 983
- ANASE, 351
- andrógenos, 861
- anestésicos inalatórios, 392
- anticoagulantes orais, 592
- anticoncepcionais, 851
- antidepressivos tricíclicos (ADT), 343
- antifibrinolíticos, 601
- anti-histamínicos, 556, 559
- antipsicóticos, 322
- azatioprina, 531
- befênio, 1115
- betabloqueadores, 665
- bifosfonatos, 801
- bromocriptina, 428
- buflomedil, 683
- calcitonina, 800
- ciclosporina, 529
- cinarizina, 685
- clorossalicilamida, 1112
- colinérgicos, 427
- diclorofeno, 1113
- dietilcarbamazina, 1113
- diltiazem, 670
- dose, 85
- efeitos
- - adversos das drogas, 87
- - combinados das drogas, 90
- - dos fármacos, 87
- - eficácia das drogas, 86
- entacapone, 432
- epoprostenol, 686
- fentolamina, 684
- flunarizina, 685
- *ginkgo biloba*, 684
- glicocorticoides, 826
- heparina, 590
- histamina, 552
- hormônios
- - crescimento, 770
- idosos, 1180
- insulina, 807
- IRND, 352
- IRSN, 351
- isoniazida, 1046
- ISRN, 352
- ISRS, 350
- ivermectina, 1114
- levamisol, 1118
- levodopa, 425
- lítio, 356
- locais de ação, 84
- mebendazol, 1115
- mecanismos de ação, 86
- mesilato
- - di-hidroergocornina, 685
- - di-hidroergocristina, 685
- - pergolida, 429
- mofetil de micofenolato, 533
- naftidrofuril, 683
- niacina, 926
- nicotina, 291
- nifedipino, 670
- nitratos, 663
- ocitocina, 778
- oxamniquina, 1115
- pamoato
- - pirantel, 1116
- - pirvínio, 1116
- paratormônio, 798
- pentoxifilina, 683
- piperazina, 1117
- pirazinamida, 1049
- potência das drogas, 86
- pramipexol, 429
- praziquantel, 1117
- rifampicina, 1047
- selegilina, 427
- sirolimus, 534
- sulfonamidas, 1016, 1017
- sulfoniluréias, 815
- tacrolimus (FK506), 530
- tetramisol, 1118
- tiabendazol, 1118
- tolcapone, 431
- variação das respostas às drogas, 91
- vitamina

- - A, 915
- - B1, 921
- - B2, 922
- - B6, 923
- - B12, 924
- - C, 920
- - D, 794, 916
- - E, 918
- - K, 600, 919
Farmacoepidemiologia, 6
Farmacogenética, 6, 92
Farmacogenômica, 6
Farmacognosia, 8
Farmacologia, 3-13
- amiodarona, 656
- antagonistas da serotonina, 334
- antidiarreicos, 891
- aplicações, 3
- clínica, 221
- - características e as atividades da divisão, 222
- - definição, 222
- - situação da disciplina, 222, 223
- definições básicas, 5
- dermatológica, 1216
- - colas, 1218
- - emulsões, 1217
- - gorduras, 1217
- - linimentos, 1218
- - líquidos, 1217
- - pastas, 1218
- - pomadas, 1217
- - pós, 1216
- - suspensões, 1217
- - unguentos, 1217
- - vernizes, 1218
- disopiramida, 657
- drogas órfãs em doenças raras, 7
- eixo hipotálamo-hipófise, 767-779
- enfermagem, 1242
- especial ou aplicada, 8
- formas farmacêuticas, 9, 10
- futuro, 13
- geral, 8
- indústria farmacêutica, 12
- laxantes, 888
- - estimulantes, 890
- - fibras, 889
- - osmóticos, 889
- - procinéticos, 891
- lidocaína, 658
- médica, 10
- métodos de estudo, 9
- mexiletina, 657
- no Brasil, 13
- objetivos do ensino, 12
- - cultural, 12
- - formativo, 12
- - informativo, 12
- - social, 12
- odontológica, 1192
- - anestésicos locais, 1192
- - emergências, 1194
- - reações anestésicas, 1193
- procainamida, 658
- quinidina, 658
- relações com outras ciências, 8
- roteiro de estudo de uma droga, 8
- sangue e seus derivados, 603
- sistemas
- - nervoso autônomo, 229-251
- - terapêuticos, 10
- - vestibular, 1212
- - - afecções, 1212
- - - interações medicamentosas, 1215
- - - labirintopatias, 1214
- - - substâncias antivertiginosas, 1213
- - - vestibulotoxicidade, 1215
- - subdivisões, 7
- - terapêutica, 10
- terapia intensiva, 1151-1162
- - antimicrobianos, uso, 1154
- - asma aguda grave, 1158
- - choque circulatório, 1155
- - dor e sedação, 1151
- - hemorragia gastrointestinal, 1159
- - hepatopata, 1161
- - insuficiência renal aguda, 1161
- - interações medicamentosas, 1159
- - óxido nítrico, 1157

- - síndrome da angústia respiratória do adulto, 1156
- variação biológica, 8
- venenos animais, 1138
- - abelhas, 1139
- - ações
- - - cardiovasculares, 1141
- - - farmacológicas, 1140
- - - locais, 1141
- - alterações imunológicas, 1143
- - anticorpos monoclonais, 1144
- - aranhas, 1138, 1148
- - atividade biológica, 1139
- - atividade enzimática, 1140
- - conduta, 1146
- - escorpiões, 1139, 1148
- - imunização, 1144
- - profilaxia, 1148
- - quadro clínico, 1145
- - rins, 1141
- - serpentes, 1138
- - sistema nervoso, 1141
- - testes imunológicos, 1143
- - tratamento, 1146
- verapamil, 659
Farmacopeia, 6
Farmacotécnica, 8
Farmacoterapia
- biotecnológica, 1245-1251
- dermatológica, 1223
- - alopecia, 1229
- - antiacne, 1225
- - antifúngicos, 1230
- - ceratolíticos, 1225
- - citotóxicos, 1229
- - classificação das medicações de uso tópico, 124
- - colódio, 1230
- - corticosteroides, 1224
- - dapsona, 1230
- - dermatites seborreicas, 1227
- - ectoparasiticidas, 1231
- - filmes plásticos, 1230
- - filtros solares, 1230
- - pigmentação da pele, 1228
- - sudorese, 1230
- - transporte percutâneo e penetração das drogas, 1224
- - úlceras da pele, 1229
- geriátrica, 1180-1184
- - demência, 1180
- - depressão, 1183
- - diabete melito, 1181
- - hipertensão arterial, 1182
- - ocular, 1201-1211
- - - antibacterianos, 1203
- - - antifúngicos, 1205
- - - antivirais, 1205
- - - cicloplégicos, 1207
- - - complicações, 1203
- - - corticosteroides, 1206
- - - hipotensores oculares, 1208
- - - midriáticos, 1207
- - - pomadas, 1201
- - - soluções oftálmicas, 1201
- - - unguentos, 1201
- - - vias de administração, 1201
- - pediátrica, 1164
- - - administração medicamentosa, 1173
- - - leite materno, 1175
- - - período
- - - - extrauterino, 1168
- - - - intrauterino, 1166
- - - - posologia, 1172
- - - variação
- - - - farmacocinética, 1168
- - - - farmacodinâmica, 1168
Farmacoteratologia, 197
Farmacovigilância do ensaio clínico, 170
Fasigyn, 1106
Fator(es)
- ativador de plaquetas (PAF), 554, 578
- ações renais, 579
- antagonistas, 579
- reprodução, 579
- sistema
- - cardiovascular, 579
- - gastrointestinal, 579
- - respiratório, 579
- - respiratório, efeitos, 744

- coagulação sanguínea, 589, 598
- crescimento das células-tronco, 1248
- crescimento hematopoético, 1071
- estimulante de colônias (CSF), 526, 1247
- - granulócitos (G-CSF), 1248
- - granulócitos e macrófagos (GM-CSF), 1248
- - macrófagos, 1248
- - necrose tumoral, malária, 1126
- quimiotático eosinofílico (ECF), 554
- X, ação dos venenos de cobra, 1143
Fava, lactentes, efeitos, 1177
Fava-de-calabar, 150
Fazadon, 513
FDA (Food and Drug Administration), 6
- drogas na gravidez, 196
- vigilância sanitária de medicamentos, 18
Febre, 439
- albendazol, 1112
- amarela (vacina), 548
- - apresentação, 548
- - contraindicações, 548
- - indicações, 548
- - via de administração, 548
- antibióticos, usos, 941
- drogas relacionadas, 189
- feno, uso de corticoides, 833
- reação às drogas, 1243
- tifoide
- - associações de antibióticos, 936
- - corticoide, uso, 834
Felbamato, epilepsia, 419
Felodipino, 669, 670
- hipertensão arterial, 698
Fembufeno, 456
Femprocoumon, 591, 593
- efeitos colaterais, 593
- posologia, 593
Femproporex, 25
- estrutura química, 436
Fenacetina, 449
- ações farmacológicas, 450
- apresentação comercial, 451
- contraindicações, 451
- farmacocinética, 449
- fórmula estrutural, 449
- idoso, 1183
- indicações clínicas, 450
- meia-vida, 59
- metabolismo, 73
- posologia, 451
- sistema hematopoético/imunológico, efeitos, 187
- toxicidade, 451
Fenamatos, 451
- ações farmacológicas, 452
- apresentações comerciais, 452
- contraindicações, 452
- farmacocinética, 451
- fórmula estrutural, 451
- indicações clínicas, 452
- posologia, 452
- toxicidade, 452
Fenantrenometanol, 1127
Fenantrolínicos, 1104
Fenazolidina, sistema hematopoético/imunológico, efeitos, 188
Fenazona, 447
- meia-vida, 59
- sistema genitourinário, efeitos, 187
Fenelzina, fórmula estrutural, 345
Fenetidina, sistema tegumentar e anexos, 194
Fenfluramina
- distúrbios psíquicos induzidos, 191
- estrutura química, 436
Fenidiona, lactentes, efeitos, 1176
Fenilalanina, náuseas e vômitos, 879
Fenilalquilaminas, idoso, 1183
Fenilbutazona, 23, 447
- absorção, percentagem, 47
- idoso, 1183
- insuficiência hepática, 83
- ligação às proteínas plasmáticas, 68
- meia-vida, 59, 1171
- metabolismo, 73, 78
- pK, 47
- pK_a, valor, 46
- sistema
- - cardiovascular, 183

- - digestivo, efeitos, 184
- - hematopoético/imunológico, efeitos, 187, 188
- - tegumentar e anexos, 193
- volume aparente de distribuição, 70
Fenilcetonúria, 1241
Fenilefrina
- afecções oculares, 1208
- afecções oftálmicas, 1209
- cicloplegia, 1207
- estrutura química, 436
- midríase, 1207
Fenilenodil-isotiocianato, 1119
Feniletilamina, estrutura química, 255
Fenilpropanolamina, 262
- distúrbios psíquicos induzidos, 191
- estrutura química, 255
- sistema nervoso, alterações, 190
Fenindamina
- apresentação, 561
- nome comercial, 561
- posologia, 561
Fenindiona, 591, 593
Feniprazina, fórmula estrutural, 345, 346
Feniramina, fórmula química, 555
Fenitoína, 23
- antagonista do receptor H_2, 884
- distúrbios alérgicos e imunológicos, 189
- doenças pulmonares induzidas, 763
- efeito antivertiginoso, 1213
- epilepsia, 416
- feto, efeitos, 1167
- fígado, efeitos, 185
- gravidez, 198, 201, 1166
- insuficiência hepática, 1161
- interações, 174, 175, 661
- lactentes, efeitos, 1176
- meia-vida, 1170, 1171
- metabolismo, 78
- nome comercial, 420
- sistema nervoso, alterações, 190
- sucralfato, efeitos, 885
- terapia intensiva, 1160
- toxicidade, 1153
- uso clínico, 659
Fenobarbital, 373
- anemia induzida, 188
- biodisponibilidade, 28
- *clearance*, 28
- distúrbios psíquicos induzidos, 191
- epilepsia, 416
- excreção, 81
- gravidez, 198, 201, 1166
- hepatopatias (prurido), 912
- hormônios tireoidianos, 785
- insuficiência hepática, 83, 1161
- interações, 661
- lactentes, efeitos, 1176
- ligação a proteínas plasmáticas, 28
- meia-vida, 28, 59, 1170-1172
- metabolismo, 73, 78
- nome comercial, 420
- sistema musculoesquelético, reação, 189
- volume aparente de distribuição, 28
Fenoftaleína, 889
Fenol/fenóis, 1135
- ações protetoras, 1241
- concentração bactericida, 98
- fontes, 1241
- intoxicação, 1136
- pK_a, 46
Fenolftaleína, 890
Fenolftaleína, sistema tegumentar e anexos, 194
Fenopatias, efeito das drogas, 197
Fenoprofeno, 456
- apresentações comerciais, 458
- contraindicações, 457
- farmacocinética, 457
- fórmula estrutural, 457
- indicações clínicas, 456
- interações, 457
- posologia, 458
- propriedades farmacológicas, 456
- toxicidade, 457
Fenoterol
- asma, 745
- doses, 260
- nome comercial, 260
- via de administração, 260

ÍNDICE ALFABÉTICO

Fenotiazinas, 315
- estruturas químicas, 316
- fórmula química, 555
- gravidez, 201
- intoxicação, 1187
- patologia ocular iatrogênica, 192
- sistema
- - cardiovascular, 183
- - tegumentar e anexos, 194
- toxicidade, 1153
- vômitos, 878
- vômitos, uso, 878
Fenoxibenzamina, 684
- hipertensão arterial, 696
Fenoximetilpenicilina, 25
- cálcica, 25
- potássica, 25
Fentanil, 410
- ação da analgesia, 479
- características, 469
- distúrbios alérgicos e imunológicos, 189
- dose, 479
- sistema
- - musculoesquelético, reações, 189
- - nervoso, alterações, 190
Fentanil, sistema
- nervoso, 190
- tegumentar e anexos, 194
Fentermina, estrutura química, 436
Fentoína, sistema musculoesquelético, reações, 189
Fentolamina, 684
- disfunção erétil, 1235
- efeitos colaterais, 684
- farmacocinética, 684, 1235
- farmacodinâmica, 684
- hipertensão arterial, 696
- posologia, 684, 1235
- toxicidade, 1235
- uso clínico, 684
- vias de administração, 684
Feprazona, 447
Feriado do medicamento, 6
Feridas, infecções (causadores), 946
Ferimentos, antissepsia, 1136
Ferro
- antiácidos, 883
- meia-vida, 59
- metabolismo, 586
- necessidades diárias recomendadas, 625, 928
Fertilidade masculina, diminuição, plantas medicinais, 150
Feto, efeitos das drogas
- ácido valproico, 1167
- aminoglicosídios, 1167
- aminopterina, 1167
- andrógenos, 1167
- anfetaminas, 1167
- antidepressivos, 1167
- barbitúricos, 1167
- bussulfan, 1167
- ciclofosfamida, 1167
- citarabina, 1167
- clomipramina, 1167
- clorambucil, 1167
- cloranfenicol, 1167
- clorpropamida, 1167
- cocaína, 1167
- cortisona, 1167
- diazepam, 1167
- dietilbestrol, 1167
- dissulfiram, 1167
- etanol, 1167
- etretinato, 1167
- fenitoína, 1167
- heroína, 1167
- hidroflumetiazida, 1167
- iodo, 1167
- isotretinoína, 1167
- lítio, 1167
- metadona, 1167
- metiltiouracil, 1167
- metotrexato, 1167
- metronidazol, 1167
- peniciclidina, 1167
- penicilamina, 1167
- progestínicos, 1167
- propiltiouracil, 1167
- talidomida, 1167

- tamoxifeno, 1167
- tetraciclina, 1167
- trimetadiona, 1167
- varfarina, 1167
Fexofenadina
- apresentações, 561
- nome comercial, 561
- posologias, 561
Fibras
- alimentares
- - classificação, 889
- - como medicamento, 1239
- - composição, 889
- - dieta, 889
- - efeitos colaterais, 889
- - obstipação, 888
- nervosas, classificação, 491
- Purkinje, parâmetros eletrofisiológicos, 654
Fibratum, 24
Fibrinogênio, ação dos venenos de cobra, 1142
Fibrose cística, 1256
- aminoglicosídios, uso, 987
- diarreia, 892, 893
Ficus glabrata, 1111
Fígado, efeitos das toxicidades das drogas, 185, 912
- ácido acetilsalicílico, 1161
- álcool, 364
- anestésicos inalatórios, 399
- anti-inflamatórios não hormonais, 1161
- clorpromazina, 1161
- eritromicina, 116
- furosemida, 1161
- halogenados, 1161
- indometacina, 1161
- meperidina, 1161
- metildopa, 1161
- metotrexato, 1161
- morfina, 1161
- prednisona, 1161
- tetraciclinas, 1161
Filaríasc, 1120
- droga de escolha, 1120
- droga opcional, 1120
Filariose linfática, 1114
Filgastrina, 1250
Filgratina (G-CSF), 1071
Filipendula ulmaria, 155
Filmes plásticos, 1230
Filtração, 49
- glomerular, 717
- - efeitos dos diuréticos, 721, 722
Filtros solares, 1230
Fisostigmina, 284
- fonte vegetal, 150
- nome popular, 150
- uso terapêutico, 150
Fissura anal, 911
- laxantes, 888
Fitatos, 792
Fitobiótico, 934
Fitomenadiona, distúrbios alérgicos e imunológicos, 189
Fitonadiona, 600
Fitoncida, 934
Fitoquímicos
- ações protetoras, 1241
- capsaicina, 1241
- cumarinas, 1241
- fenóis, 1241
- flavonoides, 1241
- fontes, 1241
- inibidor de protease, 1241
- isotiocianato, 1241
- lignana, 1241
- limoneno, 1241
- probióticos, 1241
- saponinas, 1241
- sulfito, 1241
- sulforafane, 1241
- terpenos, 1241
Fitoterápicos, 148
- carminativo, 156
- colagogo, 156
- tônico, 156
Flagyl, 1106
Flavanolignoide, 157
Flavonas, 148

Flavonoides, 152
- ações protetoras, 1241
- como medicamento, 1240
- fontes, 1241
Flaxedil, 513
Flebotônicos, 687
Flecainida, 660
- patologia ocular iatrogênica, 192
- sistema
- - cardiovascular, efeitos, 182, 183
- - musculoesquelético, reações, 189
- - nervoso, alterações, 190
Fleroxacino
- biodisponibilidade, 1028
- classificação, 1028
- *clearance*, 1028
- dose, 1028
- estrutura, 1027
- ligação proteica, 1028
- meia-vida, 1028
Flerozacina, sistema tegumentar e anexos, 194
Flor-de-lis, 149
Flora bacteriana da pele, 1134
Florpryl, 286
Floxcin, 1038
Floxstat, 1038
Flucitosina, 1079
- dose-efeito, 138
- efeitos adversos, 1080
- eliminação, 1162
- farmacocinética, 1079
- mecanismo de ação, 1080
- toxicidade, 1153
- uso clínico, 1079
Fluconazol, 1080, 1081
- ação dermatológica, 1231
- estrutura química, 935
Fludarabina
- administração, 1073
- cuidados, 1073
- excreção, 1073
- mecanismo de ação, 1073
- metabolismo, 1073
- náuseas e vômitos, 879
- toxicidades, 1073
Flufenazina, 315
- apresentação, 326
- estrutura química, 316
- estudos sobre as concentrações sanguíneas, 321
- nome comercial, 326
- posologia diária, 326
Flumazenil, 373, 410
- estrutura, 333
Flunarin, 685
Flunarizina, 685
- distúrbios psíquicos induzidos, 191
- efeito antivertiginoso, 1213
Flunisolida, asma, 751
Flunitrazepam, 330, 373
Fluocinonida
- concentração esteroide, 1225
- especialidade farmacêutica, 1225
- forma farmacêutica, 1225
- potência tópica, 1225
Fluorados, afecções oftálmicas, 1206
Fluorandrenolida
- concentração esteroide, 1225
- especialidade farmacêutica, 1225
- forma farmacêutica, 1225
Fluoroborato, 785
Fluorometalona, 1207
Fluoroquinolonas, 1026
- absorção, 1028
- antiácidos, 883
- atividade antimicrobiana, 1031
- contraindicações, 1038
- distribuição, 1029
- doenças sexualmente transmissíveis, 1034
- efeitos colaterais, 1037
- eliminação, 1030
- especialidades farmacêuticas, 1038
- - ácido nalidíxico, 1038
- - ciprofloxacino, 1038
- - esparfloxacino, 1038
- - garenofloxacino, 1039
- - gatifloxacino, 1038
- - gemifloxacino, 1039

- - lomefloxacino, 1038
- - moxifloxacino, 1038
- - norfloxacino, 1038
- - ofloxacino, 1038
- - pazufloxacino, 1039, 1040
- - pefloxacino, 1038
- - trovafloxacino, 1039
- espectro de atividade, 935
- estrutura química, 1026, 1027
- farmacocinética, 1028
- indicações clínicas, 1033
- infecções
- - dermatológicas e de tecidos moles, 1036
- - gastrointestinais, 1035
- - imunocomprometidos, 1036
- - ósseas e articulares, 1036
- - trato respiratório, 1035
- - trato urinário, 1033
- interações, 1037
- mecanismos de ação, 935, 1031
- metabolização, 1030
- resistência bacteriana, 1032
- sucralfato, 885
Fluorouracil
- anemia induzida, 188
- gravidez, 201
- náuseas e vômitos, 879
- receptor, aceptor ou local de ação, 112
- sistema cardiovascular, 183
5-Fluorouracila (5FU), 1064
- ação dermatológica, 1229
- administração, 1071
- cuidados, 1071
- estrutura, 1229
- mecanismo de ação, 1071
- metabolismo, 1071
- toxicidade, 1071
Fluoroxano, sistema
- fígado, efeitos, 399
- neuromuscular, efeitos, 398
- respiratório, efeitos, 396
- urinário, efeitos, 398
Fluorprednisolona, estrutura, 825
Fluothane, 870
Fluoxetina, 348
- absorção, 349
- apresentação, 349
- biotransformação, 349
- distúrbios
- - alérgicos e imunológicos, 189
- - psíquicos induzidos, 191
- doenças pulmonares induzidas, 763
- efeitos colaterais, 349
- eliminação, 349
- estrutura química, 348
- meia-vida, 349
- nome comercial, 349
- sistema
- - musculoesquelético, reações, 189
- - nervoso, alterações, 190
Fluozol DA, 1155
Flupentixol, estrutura química, 317
Flupirtina, 460
- apresentação comercial, 461
- contraindicações, 461
- estrutura química, 460
- farmacocinética, 460
- indicações clínicas, 460
- interações, 461
- posologia, 461
- propriedades farmacológicas, 460
- toxicidade, 461
Fluranum, 24
Flurazepam, 330, 373
Flurbiprofeno, 456
- fórmula estrutural, 457
Fluspirileno, estrutura química, 318
Flutamida, 1069
Fluticasona
- apresentação, 737
- asma, 748, 751
- doses, 737
Fluvastatina, 679
- absorção, 678
- apresentação, 680
- cuidados, 678
- doses, 678, 680
- excreção, 678
- horário de administração, 680

- meia-vida, 678
- modificações em variáveis lipídicas, 680
Fluvert, 685
Fluvoxamina, 348
- absorção, 349
- apresentação, 349
- biotransformação, 349
- eliminação, 349
- meia-vida, 349
- nome comercial, 349
Fluxo sanguíneo, 682
- aumento, ação das drogas, 682
- cerebral, anestésicos inalatórios, efeitos, 395
Fobia(s)
- específicas, 329
- social, 329
Foeniculum vulgare, 155
Folacina, necessidades diárias recomendadas, 625
Foldan, 1121
Folículos na conjuntiva tarsal
- alérgica, 1203
- bacteriana, 1203
- viral, 1203
Fomivirsen, 1091, 1250
Fonoforese, 33
Food and Drug Administration (*v.* FDA)
- plantas medicinais, 148
Formaldeído, 1135
Formas farmacêuticas, 9, 10
- biodisponibilidade, influência, 55, 56
- liberação prolongada, 31
Forminum, 24
Formossulfatiazol, nome químico, 1015
Formoterol, asma, 745
Fórmula, 6
- magistral, 6, 142
- oficinal, 6
- Pearl, 854
Formulação, 6
- de depósito, 6
Forskolina, 157
Foscarnet, 1093
- herpes simples, 1094
- varicela-zóster, 1094
Fosfatases, venenos ofídicos, 1140
Fosfatidil inositol, 130
Fosfato, 793
- cálcio tribásico, 792
- oseltamivir, 1090
- piridoxina, 25
- sódio, 889
- - antidiarreico, 891
Fosfinil
- posologia, 640
- via de eliminação, 640
Fosfoglicerídios, 44
Fosfolipases, 131, 732
- venenos ofídicos, 1140
Fosfolipídios, 44, 675
Fosforilação proteica, 134
Fósforo
- fígado, efeitos, 185
- necessidades diárias recomendadas, 625, 928
Fosinopril
- hipertensão arterial, 700
- posologia, 640
- via de eliminação, 640
Fotofobia, 1207
Fotoprotetores, 1268
Fotossensibilidade, 1116
Frações proteicas do plasma, 605
Francisella tularensis, 934
- aminoglicosídios, uso, 984
Fraxinus rhynchophylla Hance, 149
Frisium, 330
Frontal, 330
Ftalilsulfacetamida, nome químico, 1015
Ftalilsulfametizol, nome químico, 1015
Ftalilsulfatiazol, nome químico, 1015
FTY520, 540
Fulvestranto, 1069
Fumo, 207
- absorção, 208
- composição química, 207
- crise de abstinência, 208
- dependência, 208
- efeitos, 207, 208

- eliminação, 208
- gravidez, 201
- nicotina, 207
- tolerância, 208
Fungi B, 1082
Fungicida, 934
Funginum, 24
Fungistático, 934
Fungizon, 1082
Fungos, infecções oftálmicas, 1205, 1206
Furazolidona, 1024
- estrutura química, 934
Furoato de diloxamida, 1105
Furosemida
- biodisponibilidade, 721
- donezepil, 1181
- duração da ação, 721
- estrutura química, 721
- excreção, 79
- fígado, efeitos, 185
- gravidez, 1166
- hipertensão arterial, 694
- ligação às proteínas plasmáticas, 68
- ototoxicidade, 191
- propriedades farmacológicas, 645
- terapia intensiva, 1160
- toxicidade, 1153
- volume de distribuição, 70, 721
Fusarium, alterações oculares, 1205
Fusobacterium
- clindamicina, uso, 989
- cloranfenicol, uso, 996
- doenças odontológicas, 1198
- infecções, 946
- metronidazol, uso, 1042
- penicilinas, uso, 960
Fyllinum, 24

G

GABA, 298, 334
- etanol, ações, 362
Gabapentina, 359
- epilepsia, 418
- nome comercial, 420
- psiquiatria, 421
Galactose, intolerância, 892
Galactosemia, 890
- diarreia, 893
Galantamina, 1180, 1181
Galantiamina
- fonte vegetal, 150
- nome popular, 150
- uso terapêutico, 150
Galênico, 6
Gama-interferon, 525
Gametocidas, 1125, 1128
Gametopatias, efeito da droga, 197
Ganciclovir, 1093
- eliminação, 1162
Gangliomiméticos, 251, 291
Ganglioplégicos, 251, 291, 686
- estruturas, 293
Gânglios, efeitos da histamina, 553
Gap junctions, 297
Garamicina, 987
Gardenal, 373, 420
Garenofloxacino, 1039
Garganta, infecções (causadores), 946
Gases medicinais em pneumologia, 754
- carbônico, 757
- hélio, 757
- oxigênio, 754
Gasometria arterial, 1155
Gastrina, 882
- inibidores da bomba de prótons, 884
Gastrite, fitoterápicos, 155
Gastroenterite eosinofílica, 893
Gastroenterologia, uso dos anticolinérgicos, 288
Gastroparesia diabética, 910
Gatifloxacino
- atividade antibacteriana, 1031
- classificação, 1028
- estrutura, 1027
- posologia, 1038
Gauss, curva, 136
Gautheria procumbens, 151
Gefitinib, 1070
- doenças pulmonares induzidas, 762

Gelidiella, 155
Gemifloxacino, 1039
Gencitabina, 1064
- administração, 1073
- cuidados, 1073
- excreção, 1073
- mecanismo de ação, 1073
- metabolismo, 1073
- náuseas e vômitos, 879
- toxicidades, 1073
Genérico, 5
Genes
- administração, 39
- terapia gênica, 1253
- - adenovírus, 1255
- - exemplos da substituição gênica, 1256
- - problemas da célula-alvo, 1255
- - vetores lipossômicos, 1254
Genética e metabolismo das drogas, 76
Genfibrozila, 679
- absorção, 678
- cuidados, 678
- doses, 678
- excreção, 678
- meia-vida, 678
Genistein, 1240, 1241
Genoma, 6
Genomas virais, 1085
Genotropin, 1251
Gentacort, 987
Gentamicina
- concentração máxima para infusão intravenosa para crianças, 1169
- dose, 985
- eliminação, 1162
- especialidade farmacêutica, 987
- estrutura química, 934
- gravidez, 201, 938, 1166
- ligação às proteínas plasmáticas, 68
- meia-vida, 1171, 1172
- ototoxicidade, 191
- pH urinário, 175
- terapia intensiva, 1160
Gentiana lutea, 155
Gentuzumab, 1247
Genuxal, 1061
Gerenoxacino, 942
Geriatria, farmacoterapia, 1180
- demência, 1180
- depressão, 1183
- diabete melito, 1181
- hipertensão arterial, 1182
Germicidas, 1133
- alcoóis, 1134
- aldeídos, 1134
- biguanidas, 1135
- compostos oxidantes, 1136
- derivados furânicos, 1136
- eficiência, 1134
- fenóis, 1135
- flora bacteriana, 1134
- halogênios, 1135
- mecanismo de ação, 1133
- metais pesados, 1135
- resistência bacteriana, 1134
- surfactantes, 1135
- terminologia, 1133
- toxicidade, 1136
Gest, 24
Gestadinona, 843
Gestodeno, 849, 850
Giardia lamblia, 893
- diarreia, 894
Giardíase, metronidazol, uso, 1043
Giardicidas, 1107
Ginecoside, 843
Ginkgo biloba, 152, 684
- como medicamento, 1240
- efeito antivertiginoso, 1213
- farmacocinética, 684
- farmacodinâmica, 684
- posologia, 684
- reações adversas, 684
- uso clínico, 684
- vias de administração, 684
Girinon, 843
Gitalina
- fonte vegetal, 150
- nome popular, 150
- uso terapêutico, 150

Glândulas
- gástricas, efeitos da histamina, 553
- lacrimais
- - acetilcolina, efeitos, 281
- - antagonistas muscarínicos, efeitos, 287
- oxínticas, 882
- salivares
- - acetilcolina, efeitos, 281
- - antagonistas muscarínicos, efeitos, 287
- sudoríparas
- - acetilcolina, efeitos, 281
- - antagonistas muscarínicos, efeitos, 287
- suprarrenal (*v.* Suprarrenal)
Glargina, 812
Glaucarrubina
- fonte vegetal, 150
- nome popular, 150
- uso terapêutico, 150
Glaucina
- fonte vegetal, 150
- nome popular, 150
- uso terapêutico, 150
Glaucium flavum Crantz, 150
Glaucoma, 1208
- agudo, 1210
- anticolinesterásicos, efeitos, 285
- glicocorticoides, efeitos, 830
- induzido por drogas, 192
Glaziovina
- fonte vegetal, 150
- nome popular, 150
- uso terapêutico, 150
Gleevec, 7
Gli-, 24
Glibenclamida, 816, 817
- interações, 175
- meia-vida, 59
- volume aparente de distribuição, 70
Glicemia, controle, 804
Glicerina, 889
Glicerina como laxante, 890
Glicilciclinas, 942
Glicina, 300, 382
Glicirrizina
- fonte vegetal, 150
- nome popular, 150
- uso terapêutico, 150
Gliclazida, 816, 817
Glicocorticoides, 822
- absorção, 825
- alterações, 823
- biodisponibilidade, 825
- biossíntese, 824
- biotransformações, 826
- classificação, 824
- considerações especiais, 826
- distribuição, 826
- efeitos, 827
- - água e eletrólitos, 831
- - água, metabolismo, 828
- - alergia e imunidade, 558, 828
- - cálcio, metabolismo, 828
- - carboidratos, metabolismo, 827
- - inflamação, 828
- - lipídios, metabolismo, 828
- - olhos, 830
- - ossos, metabolismo, 828
- - pele, 831
- - proteína, metabolismo, 828
- - rinossinusite, 736
- - sal, metabolismo, 828
- - sangue, 831
- - sistema
- - - cardiovascular, 831
- - - circulatório, 828
- - - digestivo, 830
- - - endócrino, 186, 830
- - - imune, 830
- - - metabólico, 830
- - - musculoesquelético, 189, 831
- - - nervoso central, 829
- - eliminação, 826
- - farmacodinâmica, 826
- - interações, 176, 827
- - química, 823
- - relação estrutura-atividade, 823
- - sistema
- - toxicidade, 829
- - uso, 831
- - vias de administração, 825

Glicocorticosteroides, 538
- mecanismo de ação, 536
- transplante de órgãos, 538
Glicolipídios, 44
Glicopeptídios, estrutura química, 934
Glicopirrolato
- doses, 291
- nome comercial, 291
Glicose, 806
- balanço no estado pós-absortivo, 613
- intolerância, 892
- plasmática, valores, 803
Glicosídios, receptor, aceptor ou local de ação, 113
Glicuronídios, formação, 1017
Glifage, 1266
Glimepirida, 816, 817
Glipizida, 816
Glitazonas, 818
- idoso, 1182
Globulina(s)
- antilinfocíticas, 532
- - distúrbios alérgicos e imunológicos, 189
- - efeitos colaterais, 532
- - mecanismo de ação, 532
- - uso clínico, 532
- tiroxina (TBG), 781
Glomérulo renal, 718
Glomerulonefrite, uso de corticoide, 832
Glossite, reação às drogas, 1243
Glucagon, 806, 819
- efeitos, 819
- reações, 820
- regulação da secreção, 819
- terapia intensiva, 1152
- usos, 819
Glucantamina, 1109
Glucantime, 1108
Glucerna, 627
Glucoformin, 1266
Gluconato de cálcio, 792
Glutamato, 300, 416
  monossódico (GMS), 1241
Glutamina, 1240
Glutaraldeído, 1135
Glutationa, 1240
- farmacogenética, 93
Glúten, intolerância, 892
Glutetimida, 376
- meia-vida, 59
- metabolismo, 78
- sistema hematopoético/imunológico, 188
Glycyrrhiza glabra, 150, 155
Glyvenol
- posologia, 688
- substância química, 688
- vias de administração, 688
Golden hour, 1151
Gomosina-A, 157
Gonadotropina, 773
Gonanas, 847, 849
Gonococos, 934
- sensibilidade aos antibióticos, 948
Gorduras, dermatologia, 1217
Goserelina, 1069
Gossipol
- fonte vegetal, 150
- nome popular, 150
- uso terapêutico, 150
Gossypium ssp., 150
Gota, 1241
- induzida pelo diurético, 726
- tratamento, 464
Gráfico de índice terapêutico, 137
Gramicidina, 1010
Granulócitos, transfusão, 605
Gravidez, drogas na, 196-202
- ação sobre o desenvolvimento, 198
- acesso ao embrião, 198
- acetazolamida, 201
- aciclovir, 938
- ácido
- - aceto-hidroxâmico, 201
- - lisérgico, 201
- - nalidíxico, 938
- - valproico, 1166, 1167
- álcool etílico, 201
- amantadina, 938
- amicacina, 938, 1166
- aminoglicosídios, 1167

- aminopterina, 201, 1167
- ampicilina, 1166
- andrógenos, 201, 1167
- anfetaminas, 1167
- anfotericina B, 938
- antidepressivos, 1167
- antiepilépticas, 420
- aspirina, 201
- azatioprina, 201
- azlocilina, 1166
- barbitúricos, 1167
- benzodiazepínicos, 372
- betabloqueadores, 668
- betametasona, 1166
- bromofeniramina, 201
- bussulfan, 201, 1167
- cafeína, 201, 1166
- canamicina, 201, 938
- carbamazepina, 1166
- cefalosporinas, 938
- cefalotina, 1166
- cefocetril, 1166
- ceftazidima, 1166
- cefurozima, 1166
- cetoconazol, 938
- ciclizina, 201
- ciclofosfadida, 201, 1167
- citarabina, 1167
- clindamicina, 938, 1166
- clomifeno, 201
- clomipramina, 1167
- clorambucil, 1167
- cloranfenicol, 201, 938, 1167
- clorazepato, 1166
- clordiazepóxido, 201
- cloroquina, 201
- clorpropamida, 201, 1167
- cocaína, 1167
- contraceptivos orais, 201
- contraste iodado, 1266
- cortisona, 1167
- cronologia dos efeitos, 197
- derivados ergóticos, 201
- destinadas, categorias, 200
- determinantes que interferem na ação teratogênica, 199
- diazepam, 201, 1166, 1167
- diazóxido, 201
- diclorofeno, 1113
- dicumarol, 201
- dietilbestrol, 1167
- dietilestilbestrol, 201
- digoxina, 1166
- dissulfiram, 1167
- efeitos, variação das respostas, 92
- estolato de eritromicina, 938
- estreptomicina, 201, 938
- etambutol, 938
- etanol, 1167
- etionamida, 201, 938
- etretinato, 1167
- fenitoína, 201, 1166, 1167
- fenobarbital, 201, 1166
- fenotiazinas, 201
- fluoruracil, 1167
- fumo, 201
- furosemida, 1166
- gentamicina, 201, 938, 1166
- griseofulvina, 938
- haloperidol, 201
- heparina, 201
- heroína, 201, 1167
- hidralazina, 201
- hidrocortisona, 201
- hidroflumetiazida, 1167
- hormônios tireóideos, 785
- idoxuridina, 201
- imipramina, 201
- implicações clínicas, 200
- indometacina, 201
- insulina, 201, 814
- iodo, 201, 1167
- isoniazida, 201, 938
- isotretinoína, 201, 1167
- ivermectina, 1114
- labetalol, 1166
- levamisol, 1118
- lidocaína, 201
- lítio, 201, 359, 1166, 1167
- mebendazol, 201

- meclizina, 201
- meperidina, 201
- mepivacaína, 201
- meprobamato, 201
- mercaptopurina, 201
- metadona, 1167
- metenamina, 938
- metildopa, 201
- metilmercúrio, 201
- metiltiouracil, 1167
- metimazol, 201
- metoprolol, 1166
- metotrexato, 201, 1167
- metronidazol, 938, 1166, 1167
- miconazol, 938
- midazolam, 1166
- morfina, 201
- moxalactam, 1166
- netilmicina, 938
- nistatina, 938
- nitrofurantoína, 201, 938
- oncógenos, 199
- oxazepam, 1166
- parametadiona, 202
- peniciclidina, 1167
- penicilamina, 1167
- penicilinas, 938
- piperazina, 1117
- pirazinamida, 938
- pirimetamina, 202
- prazosina, 1166
- prednisona, 202
- primaquina, 1128
- primidona, 1166
- progestínicos, 202, 1167
- propiltiouracil, 202, 1166, 1167
- propoxifeno, 202
- propranolol, 202, 1166
- quinina, 202
- reserpina, 202
- rifampicina, 202, 938
- sotalol, 1166
- sulfonamidas, 202, 938
- talidomida, 202, 1167
- tamoxifeno, 1167
- teofilina, 1166
- teratógenos, 199
- teratologia, conceito, 197
- terbutalina, 202
- tetraciclina(s), 202, 938, 1167
- tetramisol, 1118
- tiazídicos, 202
- tobramicina, 938
- tolbutamida, 202
- trimetadiona, 202, 1167
- trimetoprima, 938
- tuberculose, 1052
- vacinação, 549
- valproato, 202
- vancomicina, 938
- varfarina, 202, 1167
- vidarabina, 938
Grepafloxacino
- atividade antibacteriana, 1031
- atividade *in vitro*, 1032
- biodisponibilidade, 1028
- classificação, 1028
- *clearance*, 1028
- dose, 1028
- estrutura, 1027
- ligação proteica, 1028
- meia-vida, 1028
Gripes, plantas medicinais, 154
Griseofulvina, 1081
- distúrbios alérgicos e imunológicos, 189
- fígado, efeitos, 185
- fontes de origem, 935
- gravidez, 938
- mecanismos de ação, 935
- metabolismo, 78
- sistema
- - hematopoético/imunológico, 188
- - tegumentar e anexos, 194
Grupos étnicos, variação das respostas às drogas, 91
Guaiacolato de glicerila, 740
Guanabenz, 274
Guanetidina, 273
- hipertensão arterial, 695
- interações medicamentosas, 273

- interações, 176
- mecanismo de ação, 273
- preparações, 273
- reações adversas, 273
- sistema cardiovascular, 183
- usos clínicos, 273
Guanfacina, 274
Guanil ciclase, 130
Guanilato ciclase, 130
Guanilil ciclase, 130
GW 280430A, 516
Gyno-Daktarin, 1083
Gyno-Icaden, 1083

H

HAAT (terapia antirretroviral altamente eficaz), 1095
Hábito, conceito, 204
Haemophilus
- azitromicina, uso, 1001
- celulite orbitária, 1205
- claritromicina, uso, 1001
- clindamicina, uso, 989
- cloranfenicol, uso, 996
- *ducreyi*, 934
- eritromicina, uso, 1001
- infecções, 947
- *influenzae*
- - corticoides, uso, 834
- - vacina, 547
- - - apresentação, 547
- - - contraindicações, 547
- - - indicações, 547
- - - via de administração, 547
- penicilinas, uso, 960
- tetraciclinas, uso, 992
Halcinonida
- concentração esteroide, 1225
- especialidade farmacêutica, 1225
- forma farmacêutica, 1225
- potência tópica, 1225
Halcion, 331, 373
Haloalquilaminas, 265
Halofantrina, 1127
Halog, 1225
- concentração esteroide, 1225
- forma farmacêutica, 1225
Halogênios, 1135
Haloperidol, 313, 315
- apresentação, 326
- estrutura química, 317
- estudos sobre as concentrações sanguíneas, 321
- gravidez, 201
- idoso, 1183
- insuficiência hepática, 1161
- interações, 174
- nome comercial, 326
- posologia diária, 326
- sistema hematopoético/imunológico, efeitos, 188
- terapia intensiva, 1153, 1160
- toxicidade, 1153
Haloprogina, 1082
Halotano
- coeficiente de participação a 37 graus Celsius, 389
- concentração alveolar mínima (CAM), 393
- fígado, efeitos, 185, 399
- fórmula estrutural, 390
- musculatura uterina, 869
- propriedades físicas, 389
- sistema
- - cardiovascular, efeitos, 397
- - musculoesquelético, efeitos, 189
- - neuromuscular, efeitos, 398
- - respiratório, efeitos, 396
- - urinário, efeitos, 398
- toxicidade, 1153
Hamamelis virginiana, 155
Hamatina, sistema hematopoético/imunológico, efeitos, 188
Hanseníase, 1055
- claritromicina, 1056
- clofazimina, 1056
- minociclina, 1056
- ofloxacino, 1056

- reações hansênicas, 1056
- rifampicina, 1056
- sulfona, 1055
Harmogen, 843
Haxixe (v. Maconha)
Heat shock proteins (HSP), 826
Hedera helix, 155
Helbradoze, 925
Heléboro verde, 151
Helicobacter pylori, erradicação, 885
- análogos de prostaglandinas, 885
- compostos de bismuto, 885
- sucralfato, 885
Hélio, 757
Helmintíases, 1111
- tiabendazol, 1118
Helmintos intestinais, 1119
Hemácias, concentrado, 604, 606
Hemaglutinina, 1090
Hematócrito, valores normais, 583
Hemibalismo, 383
Hemodinâmica renal, efeitos dos diuréticos, 721, 722
Hemoglobina, valores normais, 583
Hemopoese, diagrama representativo, 522
Hemorragia(s)
- conjuntival
- - alérgica, 1203
- - bacteriana, 1203
- - viral, 1203
- digestiva alta, 911
- disfuncional, uso de estrogênios, 840
- gastrointestinais
- - anti-histamínicos, 560
- - terapia intensiva, 1159
Hemorroidas, 911
- laxantes, 888
Hemossiderose na hemoterapia, 608
Hemostasia, 598
Hemostáticos, 149, 598
- locais absorvíveis, 601
Hemoterapia, complicações e risco, 606
- acidente transfusional hemolítico, 606
- alterações da coagulação sanguínea, 607
- embolia, 608
- hemossiderose, 608
- hipotermia, 607
- intoxicação pelo potássio, 607
- púrpura pós-transfusional, 607
- reação febril não hemolítica, 607
- reações alérgicas, 607
- sobrecarga circulatória, 607
- toxicidade do citrato de sódio, 607
- transfusão de sangue contaminado, 607
- transmissão de doenças, 607
Hemsleiadina
- fonte vegetal, 150
- nome popular, 150
- uso terapêutico, 150
Hemsleya amabilis Diels, 150
Heparina, 23, 589
- angina do peito, 672
- contraindicações, 591
- controle do tratamento, 590
- efeitos adversos, 590
- farmacocinética, 589
- farmacodinâmica, 590
- gravidez, 201
- indicações clínicas, 590
- interações, 591
- ligação às proteínas plasmáticas, 68
- meia-vida, 60
- posologia, 590
- unidades, 591
- venenos animais (acidentes), 1147
- vias de administração, 590
Hepatite
- autoimune, 907
- - tratamento, 908
- - - azatioprina, 908
- - - budenosida, 908
- - - corticoides, 908
- - - prednisona, 908
- B (tratamento), 904
- - adefovir, 907
- - entecavir, 907
- - interferons, 904, 907
- - lamivudina, 905
- - telvibudina, 907
- corticoides, uso, 833

- vacinação, 548
- - apresentação, 548
- - contraindicações, 548
- - indicações, 548
- - produtos imunobiológicos utilizados, 549
- - via de administração, 548
Hepato-aid, 627
Hepatócitos parasitados, 1128
Hepato-diet, 627
Hepatopatias
- diarreia, 892, 894
- diclorofeno, 1113
- terapia intensiva, uso de drogas, 1161
- terapia nutricional, 623
- tuberculose, 1052
Hepatotoxicidade, 185, 1120
Herceptin, 1247, 1251
Heroína, 203, 206
- feto, efeitos, 1167
- gravidez, 201
- lactentes, efeitos, 1176
Herpes simples, 1086
- antivirais, 1094
- conjuntivite, 1205
Herpes-zóster, 1086
- celulite orbitária, 1205
Herpesvírus humano, 1086, 1255
- abreviatura, 1085
Hesperidina
- fonte vegetal, 150
- nome popular, 150
- uso terapêutico, 150
Hetrazan, 1121
Hexaclorobenzeno, lactentes, efeitos, 1177
Hexaclorofeno, toxicidade, 1136
Hexa-hidrato de piperazina, 1111
Hexametilmelamina, náuseas e vômitos, 879
Hexametônio, 292
Hexobarbital, meia-vida, 59
Hialuronidase, venenos ofídicos, 1140
Hicantona
- esquistossomose mansônica, 1119
- receptor, aceptor ou local de ação, 113
Hiconcil, 970
Hidantal, 420
Hidantoína
- gravidez, 200
- sistema hematopoético/imunológico, efeitos, 188
Hidralazina
- farmacogenética, 92
- gravidez, 201
- hipertensão arterial, 697
- insuficiência hepática, 1161
- patologia ocular iatrogênica, 192
- propriedades farmacológicas, 647
- sistema
- - cardiovascular, 183
- - nervoso, 190
- - tegumentar e anexos, 193
- - toxicidade, 1153
Hidrastina
- fonte vegetal, 150
- nome popular, 150
- uso terapêutico, 150
Hidratação, contraste iodado, 1266
Hidrato de cloral, 23, 376
- estruturas, 377
- lactentes, efeitos, 1176
- metabolismo, 73
- sistema hematopoético/imunológico, efeitos, 188
Hidrazida do ácido isonicotínico, meia-vida, 59
Hidrocilamida, 382
Hidrocloreto
- eperisona, 379
- isoxazol, 379
- lamperisona, 379
- tizanidina, 379
- tolperisona, 379
Hidroclorotiazida
- biodisponibilidade, 273
- distúrbios, 1153
- distúrbios alérgicos e imunológicos, 189
- doenças pulmonares induzidas, 760
- duração da ação, 723
- estrutura química, 723

- hipertensão arterial, 694
- pâncreas, efeitos, 185
- patologia ocular iatrogênica, 192
- sistema
- - musculoesquelético, 189
- - respiratório, 192
- - tegumentar e anexos, 194
Hidrocortisona, 1225, 822
- asma, 751
- classificação, 824
- concentração esteroide, 1225
- doença inflamatória intestinal, 899
- especialidade farmacêutica, 1225
- estrutura, 825
- forma farmacêutica, 1225
- gravidez, 201
- potência tópica, 1225
Hidroflumetiazida, feto, efeitos, 1167
Hidrogéis, 39
Hidrólise, 75
Hidropsia endolinfática, 1212
Hidroquinona, 1228
Hidrossolubilidade, 45
Hidroxicloroquina, toxicidade ocular, 192
Hidróxido
- alumínio
- - antiácido, 883
- - gravidez, 199
- - sistema digestivo, efeitos, 184
- magnésio, 889
- - antiácido, 883
- - classificação, 889
Hidroxifenilbutazona, meia-vida, 59
Hidroxilação
- alifática, 74
- aromática, 74
Hidroxinaftoato de befênio, 1119
- ancilostomíase, 1119
Hidroxiquinoleína sulfato de sódio, 1104
Hidroxiureia, náuseas e vômitos, 879
Hidroxizina, hepatopatias (pruridos), 912
Higienização, 1133
Himenolepíase, 1120
- clorossalicilamida, uso, 1112
- droga de escolha, 1120
- droga opcional, 1120
Hiosciamina, 147
- fonte vegetal, 150
- nome popular, 150
- uso terapêutico, 150
Hiosciamina, excipiente, 144
Hioscina, 147
Hiperatividade, 437
Hipercalcemia, 801
- corticoides, uso, 832
- vitamina D, 917
Hipercalcemia, tratamento com diuréticos, 726
Hipercalciúria idiopática, tratamento com diuréticos, 726
Hipercalemia, reação às drogas, 1243
Hipercolesterolemia familiar, 1256
Hiperglicemia, 804
- induzida por diuréticos, 726
- reação ao uso de drogas, 1243
Hiperglicemiantes, 819
Hiper-hidratação, reação às drogas, 1243
Hiper-hidrose grave, 1230
Hipericina pseudo-hipericina, 153
Hipérico, 152
Hiperlipidemias
- classificação fenotípica, 677
- induzida pelos diuréticos, 726
Hipernatremia, 713
- causas, 713
- reação às drogas, 1243
Hiperosmóticos, afecções oftálmicas, 1209
Hiperplasia
- adrenal congênita, 832
- linfoide reacional, 188
- nodular linfoide, 892
- prostática benigna, fitoterápicos, 155
Hiperpotassemia, 714
- causas, 714
- induzida pelos diuréticos, 726
Hiperprolactinemia, 772
Hipersensibilidade a drogas, 88, 189, 934
- farmacodermias, 1219
- penicilina, 959
Hipersensibilização dos receptores, 126

Hipertensão
- arterial, 691
- - anticoncepcionais, efeitos, 855
- - bloqueadores beta-adrenérgicos, uso, 270
- - glicocorticoides, 831
- - idoso, 1182
- - - antagonistas do canal de cálcio, uso, 1183
- - - antagonistas dos receptores da angiotensina II, 1183
- - betabloqueadores, uso, 1183
- - diuréticos, uso, 1182
- - - inibidores da enzima de conversão da angiotensina (IECA), 1183
- - induzida por drogas, 184, 192
- - tratamento, 691
- - - acebutolol, 696
- - - ácido etacrínico, 694
- - - alfametildopa, 694
- - - amilorida, 694
- - - anlodipino, 698
- - - atenolol, 696
- - - benazepril, 700
- - - besofnolol, 696
- - - bumetanida, 694
- - - candesartan, 701
- - - captopril, 700
- - - cilazapril, 700
- - - clonidina, 694
- - - clortalidona, 694
- - - diltiazem, 698
- - - diuréticos, 693, 725
- - - enalapril, 700
- - - espironolactona, 694
- - - felodipino, 698
- - - fenoxibenzamina, 696
- - - fentolamina, 696
- - - fosinopril, 700
- - - furosemida, 694
- - - hidralazina, 697
- - - hidroclorotiazida, 694
- - - idapamida, 694
- - - indoramina, 696
- - - irbesartan, 701
- - - isradipino, 698
- - - labetalol, 696
- - - lacidipino, 698
- - - lisinopril, 700
- - - losartan, 701
- - - metoprolol, 696
- - - minoxidil, 697
- - - moxonidina, 694
- - - nadolol, 696
- - - necardipino, 698
- - - nifedipino, 698
- - - nisoldipino, 698
- - - nitrendipino, 698
- - - oxprenolol, 696
- - - perindopril, 700
- - - pindolol, 696
- - - piretanida, 694
- - - prazosina, 696
- - - propranolol, 696
- - - quinapril, 700
- - - ramipril, 700
- - - rilmenidina, 694
- - - sotalol, 696
- - - tandolapril, 700
- - - terazosina, 696
- - - timolol, 696
- - - triantereno, 694
- - - urapidil, 696
- - - valsartan, 701
- - - verapamil, 698
- - - xipamida, 694
- porta, 911
- reação às drogas, 1243
Hipertermia maligna, 9, 93
- induzida por drogas, 191
Hipertireoidismo, 780
- diarreia, 893
Hipertonicidade, 383
Hiperuricemia induzida pelos diuréticos, 726
Hipervitaminose D, 917
Hipnoanalgésicos, 869
- especialidades farmacêuticas, 869
- gênese, 214
- posologia, 869

ÍNDICE ALFABÉTICO

Hipnose, 11
Hipnóticos, 370-377
- álcoois, 376
- barbitúricos, 373
- - absorção, 374
- - ações, 374, 375
- - classificação, 374
- - contraindicações, 375
- - dependência física e psíquica, 375
- - efeitos farmacológicos, 374
- - interações medicamentosas, 375
- - intoxicação, 375
- - lipossolubilidade, 374
- - metabolismo, 374
- - posologia, 375
- - química, 373
- - síndrome de abstinência, 375
- - tolerância, 375
- benzodiazepínicos, 370
- brometos, 376
- carbamatos, 376
- derivados da piperidinodiona, 376
- hidrato de cloral, 376
- metaqualona, 377
- paraldeído, 376
- zolpidem, 377
- zopiclone, 377
Hipnozoítos, 1124
Hipoalbuminemia, terapia intensiva, 1151, 1152
Hipobetalipoproteinemia, 892
Hipocalcemia, 801
Hipocalemia, reação às drogas, 1243
Hipocloremia, 1135
Hipocloritos, intoxicação, 1136
Hipocolesterolêmicos, parâmetros farmacocinéticos, 678
Hipófise anterior, 767
Hipoglicemia, 814
- glucagon, tratamento, 819
- reação ao uso de droga, 1243
Hipoglicemiantes orais, 815
- grupo da fenformina, sílabas, 24
- sulfamídicos, sílabas, 24
Hipogonadismo, uso de andrógenos, 861
Hipomagnesemia induzida pelos diuréticos, 726
Hiponatremia, 712
- causas, 713
- induzida pelos diuréticos, 726
- metais pesados, 1135
Hipoparatireoidismo, 796
- diarreia, 893
Hipopigmentação, 1225
Hipopituitarismo, uso de corticoides, 832
Hipoplasia uterina
- estrogênios, uso, 840
- progestogênios, uso, 843
Hipopotassemia, 714
- causas, 714
- induzida pelos diuréticos, 726
Hipoprotrombinemia, 919
Hipospádia, 200
Hipossulfito de sódio, terapêutica toxicológica, 1189
Hipotálamo como estimulador hipofisário, 822
Hipotensão postural, induzida por drogas, 183, 1243
Hipotensores oculares, 1208
- agonistas adrenérgicos, 1209
- betabloqueadores, 1209
- digoxina, 1210
- hiperosmóticos, 1209
- inibidores da anidrase carbônica, 1209
- parassimpatomiméticos, 1208
- prostaglandinas, 1209
- tranquilizantes, 1210
Hipotermia
- germicidas, eficácia, 1134
- hemoterapia, 607
Hipotireoidismo, 780
- neonatal, 784
- tratamento, 783
Hirsutismo, 831
- estrogênios, uso, 840
- progestogênios, uso, 843
Histamina, 309, 551
- choque histamínico, 553
- endógena, efeitos, 553

- excreção, 79
- farmacocinética, 551
- farmacodinâmica, 552
- glândulas gástricas, efeitos, 553
- liberação, 189, 510, 551
- medula suprarrenal, efeitos, 553
- músculos lisos, efeitos, 553
- preparações, 554
- química, 551
- secreção gástrica, 882
- sistema
- - digestivo, efeitos, 184
- - nervoso central, efeitos, 553
- - respiratório, 744
- terminações nervosas, efeitos, 553
- toxicidade, 554
- usos clínicos, 554
- venenos animais, 1140
Histaminoliberadoras, substâncias, 552
Histerossalpingografia, 1261
Histoplasma, sensibilidade aos antibióticos, 949
Hivid, nome genérico, 1101
HOE-498, 23
Homatropina, fórmula estrutural, 287, 288
Homeopatia, 11
Homeostase do cálcio, 791
- modelo borboleta, 798
Honvan, 843
Hordéolo, 1204
Hormocérvix, 843
Hormônio(s)
- adeno-hipófise, 768
- adrenocorticotrópico, 775
- - ações, 776
- - secreção, 775
- - usos, 776
- antidiuréticos (ADH), 777
- - ações/efeitos, 778
- - farmacodinâmica, 778
- - secreção, 778
- - terapia intensiva, 1152
- - usos, 779
- arginina-vasopressina, 767
- crescimento (GH), 767, 768
- - cadeias peptídicas, 768
- - controle neural e metabólico, 769
- - distúrbios alérgicos e imunológicos, 189
- - efeitos, 770
- - envelhecimento, 770
- - farmacocinética, 770
- - farmacodinâmica, 770
- - massa molecular, 768
- - números de aminoácidos, 768
- - secreção, 769
- - usos, 770
- - variantes, 768
- derivados da POMC, 768
- estimulantes da tireoide (TSH), 767, 776
- - cadeias peptídicas, 768
- - funções, 777
- - laboratório, 777
- - massa molecular, 768
- - número de aminoácidos, 768
- - secreção, 776
- folículo-estimulante (FSH), 767, 773
- - cadeias peptídicas, 768
- - efeitos fisiológicos das gonadotropinas, 774
- - massa molecular, 768
- - número de aminoácidos, 768
- - secreção, 773
- - usos, 774
- glicocorticoides, 822
- glicoproteicos, 767
- hipotalâmicos, 767
- idoso, 1183
- inibidor de prolactina
- - estrutura, 767
- liberador de corticotropina (CRH)
- - estrutura, 767
- liberador de gonadotropina (GnRH), 774
- - estrutura, 676
- - sistema
- - - endócrino, 187
- - - tegumentar e anexos, 194
- - usos, 775
- liberador de hormônio do crescimento (GHRH), 770
- - estrutura, 767

- liberador de tireotropina (TRH), 777
- - estrutura, 767
- - luteinizante (LH), 767, 773
- - cadeias peptídicas, 768
- - efeitos fisiológicos das gonadotropinas, 774
- - massa molecular, 768
- - número de aminoácidos, 768
- - secreção, 773
- - usos, 774
- mineralocorticoides, 822
- ocitocina, 767
- prolactina, 767, 768, 771
- sexuais, 822
- somatostatina, 767, 771
- somatotrópicos, 767
- tímicos, 526
- tireoidianos, 780
- - captação, 781
- - consumo de oxigênio, 782
- - conversão periférica, 781
- - desenvolvimento fetal, 782
- - drogas antitireoidianas, 785
- - efeitos, 782
- - farmacocinética, 782
- - formação de radicais livres, 782
- - funções, 782
- - liberação, 781
- - metabolismo de carboidratos e lipídios, 782
- - organificação, 781
- - produção de calor, 782
- - química, 782
- - sistema cardiovascular, 183
- - sistema
- - - cardiovascular, 783
- - - digestivo, 783
- - - endócrino, 783
- - - musculoesquelético, 783
- - - nervoso central, 783
- - - respiratório, 783
- - - superdosagem, 785
- - terapia supressiva, 785
- - tiroxina, formação, 781
- - tri-iodotironina, formação, 781
- - usos e limitações, 783
- - - coma mixedematoso, 784
- - - cretinismo, 784
- - - gestação, 785
- - - redução de peso, 785
Humatrope, 1251
Humor, 227
Humorsol, 286
Humulin, 1251
Hydergine, 685
Hydrastis canadensis L., 150
Hykinone, 600
Hymenolepsis
- *diminuta*, 1112
- *nana*, 1112
Hyoscyamus niger, 147, 150
Hypericum perforatum, 152

I

Ibrio ulnificus, aminoglicosídios, uso, 984
Ibritumonab, 1247
Ibuprofeno, 456
- apresentação comercial, 458
- contraindicações, 457
- farmacocinética, 456
- fórmulas estruturais, 457
- indicações clínicas, 456
- interações, 457
- meia-vida, 1172
- posologia, 458
- propriedades farmacológicas, 456
- toxicidade, 457
Icaden, 1083
Icterícia
- andrógenos, uso, 863
- anticoncepcionais, uso, 856
- diarreia, 892
Idapamida, hipertensão arterial, 694
Idarrubicina
- administração, 1073
- cuidados, 1073
- excreção, 1073
- mecanismo de ação, 1073

- metabolismo, 1073
- náuseas e vômitos, 879
- toxicidade, 1073
Idiossincrasia, 9, 88
- farmacodermias, 1219
Idosos, 1180
- amantadina, 1183
- antibióticos, uso, 1183
- antineoplásicos, uso, 1183
- benzodiazepínicos, 1183
- clonidina, 1183
- corticosteroides, usos, 1183
- demência, 1180
- depressão, 1183
- diabete melito, 1181
- digital, 1183
- estrogênio, uso, 1183
- etambutol, 1183
- expectativa de vida, 1180
- fenacetina, uso, 1183
- fenilbutazona, 1183
- haloperidol, 1183
- hipertensão arterial, 1182
- hormônios, usos, 1183
- indapamida, 1183
- indometacina, uso, 1183
- L-dopa, 1183
- metildopa, 1183
- procainamida, 1183
- progesterona, uso, 1183
- propranolol, 1183
- sulfonamida, uso, 1183
Idoxuridina, 1091
- abreviatura, 1085
- aplicações clínicas, 1091
- gravidez, 201
- mecanismos de ação, 935, 1091
- receptor, aceptor ou local de ação, 113
Idríases, 1207
Idrocilamida, 379
IDU, 1205
IECAs (*v.* Inibidores da enzima conversora da angiotensina)
Iflex, 7
Ifosfamida
- administração, 1073
- câncer, 1061
- cuidados, 1073
- excreção, 1073
- mecanismo de ação, 1073
- metabolismo, 1073
- náuseas e vômitos, 879
- toxicidade, 1073
Íleo paralítico, efeitos das drogas, 184, 1243
Ileomesenterites, 892
Ilhotas de Langerhans, 803
Iloprost, 649
IMAO (*v.* Inibidores da monoamina oxidase)
Imatinib, 7
Imidazóis, 1080
- afecções oftálmicas, 1206
Imidazolinas, 265
Iminodibenzil, 339
Imipenem, 967
- concentração máxima para infusão intravenosa para crianças, 1169
- eliminação, 1162
- espectro antibacteriano, 968
- farmacocinética, 968
- indicações, 969
- mecanismo de ação, 968
- resistência, 968
- toxicidade, 968
Imipramina
- apresentação
- - concentração plasmática e efeito terapêutico, estudo, 342
- - concentração terapêutica, 342
- - dose, 264
- - fórmula, 339
- - gravidez, 201
- - idosos, 1184
- - metabolismo, 73
- - nome comercial, 264, 349
- - sistema
- - - nervoso, 190
- - - respiratório, 192
- - vias metabólicas, 341

1302 FARMACOLOGIA

Impact, 627
Impedância bioelétrica, 619
Impotência masculina
- andrógenos, uso, 862
- eicosanoides, uso, 574
Impulsividade e agressividade
- carbamazepina, tratamento, 359
- lítio, tratamento, 358
Imunidade, 544
- adquirida, 544
- ativa, 544
- celular, avaliação, 618
- glicocorticoides, 829
- humoral, avaliação, 618
- inata ou específica, 544
- passiva, 545
Imunizações, 543-550
- conceitos básicos, 544
- contraindicações verdadeiras, 546
- falsas contraindicações, 546
- gestante, vacinação, 546, 549
- pacientes imunocompetentes, vacinação, 546
- precaução, 546
- produtos imunobiológicos, 547, 549
- *sites* para consulta e atualização, 550
- venenos de cobra, 1144
- viajante, 548
Imunobiológico, 545
Imunocomprometidos (pacientes), fluoroquinolonas, uso, 1036
Imunodeficiências, 892
Imunoestimulantes, 524
- adjuvantes de Freund, 527
- azimexona, 527
- cimetidina, 527
- compostos de alumínio, 527
- *Corynebacterium parvum*, 525
- dietilditiocarbamato (DTC), 527
- hormônios tímicos, 526
- inosiplex, 526
- levamisol, 526
- linfocinas, 525
- lipossomos, 527
- micobactérias e seus produtos, 524
- neuropeptídios, 526
- peptídios do colostro e do leite, 526
- polissacarídios, 525
- tuftsin, 526
- ubiquinonas, 525
Imunofarmacologia, 6, 521
Imunoglobulinas, 605
- anemia induzida, 188
- distúrbios alérgicos e imunológicos, 189
- específicas, 605
Imuno-histoquímica, 6
Imunolipossomos, 37
Imunomodulares, 900
Imunonutril, 627
Imunossupressores, 529-534
- artrite reumatoide, 463
- azatioprina (AZA), 531
- ciclosporina, 529
- globulina antilinfocitária (ALG), 532
- lactentes, efeitos, 1176
- metotrexato (MTX), 532
- mofetil de micofenolato, 533
- OKT3 ortoclonal, 532
- sirolimus, 533
- sulfassalazina, 533
- tacrolimus (FK506), 530
- transplante de órgãos, 535
Imunoterapia, rinossinusite, 737
Inativação, metabolismo, 73
Incoordenação motora, reação às drogas, 1243
Indandiona, estrutura química, 591
Indanil carbenicilina, farmacocinética, 956
Indapamida
- propriedades farmacológicas, 645
- sistema musculoesquelético, reação, 189
Índice
- creatinina/altura, 617
- prognóstico nutricional, 618
- terapêutico, 87, 137
Indinavir, 1094, 1100
- nome comercial, 1101
Indocid, 869
Indometacina, 452, 461
- antiácidos, 883

- contraindicações, 454
- estrutura química, 452
- farmacocinética, 452
- gravidez, 201
- idoso, 1183
- indicações clínicas, 453
- interação de drogas, 454
- interações, 175
- lactentes, efeitos, 1176
- meia-vida, 1171
- metabolização, 453
- posologia, 454
- preparações farmacêuticas disponíveis no Brasil, 454
- propriedades farmacológicas, 453
- química, 452
- sistema
- - digestivo, efeitos, 184
- - endócrino, efeitos, 186
- - hematopoético/imunológico, efeitos, 188
- - nervoso, 190
- - respiratório, efeitos, 192
- - toxicidade, 454
- - volume aparente de distribuição, 70
Indopamida, idoso, 1183
Indoprofeno, 456
- fórmula estrutural, 457
Indoramina, 266
Indoramina, hipertensão arterial, 696
Indução enzimática, 77
Indústria farmacêutica, 12
Indutores de isoformas CYP metabolizadoras de drogas, 76
Inea, 150
Infarto agudo do miocárdio
- induzido por drogas, 183
- tratamento com betabloqueadores, 667
Infecção(ões), 705
- antibióticos, usos, 941
- articulações, causadores, 947
- bactérias anaeróbias, metronidazol, 1042
- boca, causadores, 946
- brônquios, causadores, 946
- diagnóstico, 944
- efeitos dos anestésicos inalatórios, 399
- endocárdio, causadores, 947
- feridas, causadores, 946
- garganta, causadores, 946
- genital, causadores, 946, 947
- hospitalares, 1133
- intestinais, diarreia, 892
- intraocular bacteriana, 1204
- laringe, causadores, 946
- meninges, causadores, 947
- mucocutâneas, antifúngicos, 1081
- olhos, causadores, 946
- ossos, causadores, 947
- ouvido, causadores, 946
- parasitológicas, metronidazol, 1042
- pele, causadores, 946
- peritônio, causadores, 947
- pleura, causadores, 946
- pulmões, causadores, 946
- queimaduras, causadores, 946
- sangue, causadores, 947
- seios paranasais, causadores, 946
- traqueia, causadores, 946
- trato
- - gastrointestinal
- - - causadores, 946
- - - fluoroquinolonas, uso, 1035
- - urinário
- - - causadores, 947
- - - fluoroquinolonas, 1035
- - - tratamento, 1013
- úlceras de decúbito, causadores, 946
Infiltração glomerular, 717
Inflamação, efeitos dos glicocorticoides, 828
Infliximab, 464, 1247
- doenças pulmonares induzidas, 761
Influenza (vacina), 548
- apresentação, 548
- contraindicações, 548
- indicações, 548
- via de administração, 548
Infrarregulação dos receptores, 126
Infusão intravenosa, 32
- crianças, concentração máxima das drogas

- - aciclovir, 1169
- - amicacina, 1169
- - aminofilina, 1169
- - anfotericina, 1169
- - betalactâmicos, 1169
- - canamicina, 1169
- - clindamicina, 1169
- - cloranfenicol, 1169
- - eritromicina, 1169
- - gentamicina, 1169
- - imipenem, 1169
- - metildopa, 1169
- - metronidazol, 1169
- - penicilina G, 1169
- - sulfato de magnésio, 1169
- - sulfatrimetoprima, 1169
- - tobramicina, 1169
- - vancomicina, 1169
- - vidarabina, 1169
Ingestão de tóxicos, 1187
Inibição enzimática, 78, 99, 101
Inibidores
- acetilcolinesterase, 284
- anidrase carbônica (IACs), 720
- - afecções oftálmicas, 1209
- - distúrbios psíquicos induzidos, 191
- - efeitos, 721
- - mecanismo de ação, 720
- - sistema
- - - respiratório, 192
- - - tegumentar e anexos, 195
- - biossíntese dos ácidos nucleicos, 104
- - bomba ácida gástrica, 562
- - bomba de prótons, 884
- - antagonista do receptor H_2, 885
- - *Helicobacter pylori*, 885
- - colinesterase, plantas medicinais, 150
- - COMT, 431
- - contraindicações, 352
- - descarboxilase dos L-aminoácidos aromáticos, 425
- - diretos da renina, 642
- - efeitos adversos, 352
- - endotelina, hipertensão arterial, 701
- - enzima conversora da angiotensina (IECAs), 639
- - - doenças pulmonares induzidas, 760
- - - estudos, 641
- - - hipertensão arterial, 699, 702
- - - idoso, 1183
- - - mecanismo de ação, 640
- - - propriedades farmacológicas, 640
- - - uso clínico, 686
- - enzimas de conversão, 686
- - enzimáticos, 101
- - - aromatase, 1069
- - - farmacocinética, 352
- - - farmacodinâmica, 352
- - - fosfodiesterase, 685
- - - papaverina, 685
- - - sildenafil, 685
- - isoformas CYP metabolizadoras de drogas, 76
- - leucotrienos, 574
- - monoamina oxidase (IMAO), 344
- - - características dos principais, 344
- - - contraindicações, 347
- - - descoberta, 338
- - - doses, 264
- - - efeitos adversos, 347
- - - farmacocinética, 344
- - - farmacodinâmica, 345
- - - hidrazínicos, 345
- - - idoso, 1184
- - - interações, 346
- - - interações medicamentosas, 263
- - - metabolismo, 73
- - - não hidrazínicos, 345
- - - preparações comerciais, 264
- - - química, 344
- - - reações adversas, 263
- - - receptor, aceptor ou local de ação, 113
- - - reversíveis, 345
- - - sílabas, 24
- - - sistema nervoso, alterações, 190
- - - toxicidade, 347
- - mTOR, 538
- - não seletivos da COX-2, 441
- - neuraminidase, 1090
- - periféricos da descarboxilase, 385

- - placa dentária, plantas medicinais, 151
- - precauções, 352
- - prostaglandinas, 868
- - protease, 1100
- - - ação protetora, 1241
- - - fontes, 1241
- - recaptação de noradrenalina e dopamina (IRND), 352
- - - contraindicações, 352
- - - efeitos adversos, 352
- - - farmacocinética, 352
- - - farmacodinâmica, 352
- - - idoso, 1184
- - - precauções, 352
- - - toxicidade, 352
- - recaptação de serotonina e noradrenalina (IRSN), 350
- - - contraindicações, 351
- - - efeitos adversos, 351
- - - eliminação, 351
- - - farmacocinética, 350
- - - farmacodinâmica, 351
- - - interações medicamentosas, 351
- - - precauções, 351
- - - toxicidade, 351
- - seletivos
- - - ciclo-oxigenase-2, 461
- - - COX-2, efeitos colaterais, 462
- - - recaptação de noradrenalina (ISRN), 351
- - - recaptação de serotonina (ISRS), 348
- - - - contraindicações, 350
- - - - farmacocinética, 350
- - - - farmacodinâmica, 350
- - - - idoso, 1184
- - - - precauções, 350
- - síntese proteica, 105
- - sistema simpático central, hipertensão arterial, 694
- - topoisomerases, 1066
- - toxicidade, 352
- - tromboxano A2, 594
Injeção(ões)
- intramusculares, 32
- subconjuntivais, 35, 1202
- - alérgica, 1203
- - bacteriana, 1203
- - viral, 1203
- subtenoniana, 1202
- toxina botulínica, 891
Inosiplex, 526
Inotrópicos
- choque, 708
- insuficiência cardíaca congestiva, 648
Inquietação, reação às drogas, 1243
Inseticidas
- aceptor, 113
- fosforados, 284
- intoxicação, 289
- local de ação, 113
- receptor, 113
Insônia, 370
- curta duração, 370
- longa duração, 370
- média duração, 370
- tratamento, 370
Instalação para análise da circulação, 4
Insuficiência
- adrenal, 830
- - diarreia, 893
- biliar, 892
- cardíaca congestiva, 637-649
- - ciclo vicioso, 638
- - estágios, 638
- - fisiopatologia, 637
- - quadro clínico, 639
- - reação às drogas, 1243
- - terapia nutricional, 624
- - tratamento, 639
- - - antagonistas da angiotensina II, 641
- - - antialdosterônicos, 642
- - - betabloqueadores, 643
- - - digitálicos, 645
- - - diuréticos, 644
- - - inibidores da enzima conversora da angiotensina (IECAs), 639
- - - inibidores diretos da renina, 642
- - - inotrópicos, 648
- - - vasodilatadores, 646, 647
- hepática

ÍNDICE ALFABÉTICO

- - acetaminofeno, 1161
- - anticoncepcionais, 856
- - aztreonam, 1161
- - cefalotina, 1161
- - cefoperazona, 1161
- - ceftriaxona, 1161
- - ciprofloxacino, 1161
- - clindamicina, 1129, 1161
- - clordiazepóxido, 1161
- - diazepam, 1161
- - distribuição de drogas, 83
- - diuréticos de alça, 1161
- - doxiciclina, 1161
- - eritromicina, 1161
- - fenitoína, 1161
- - fenobarbital, 1161
- - haloperidol, 1161
- - hidralazina, 1161
- - isoniazida, 1161
- - labetalol, 1161
- - lidocaína, 1161
- - metildopa, 1161
- - metronidazol, 1161
- - mezlocilina, 1161
- - miconazol, 1161
- - midazolam, 1161
- - nefcilina, 1161
- - nifedipino, 1161
- - nitroprussiato, 1161
- - opioides, 1161
- - oxacilina, 1161
- - piperacilina, 1161
- - propranolol, 1161
- - quinidina, 1161
- - rifampicina, 1161
- - salicilatos, 1161
- - sulfametoxazol, 1161
- - teofilina, 1161
- - ticarcilina, 1161
- - triazolam, 1161
- - verapamil, 1161
- pancreática, 892
- renal
- - acidentes por animais, 1141
- - antiácidos, 883
- - antibióticos, 938
- - excreção de drogas, 82
- - problemas farmacológicos, 1152
- - teapia nutricional, 624
- - terapia intensiva, 1161
- - respiratória, terapia nutricional, 624
- suprarrenal, 829, 832
Insulina(s)/insulinoterapia, 613
- absorção, 813
- áreas do corpo usadas para injeções, 814
- aspart, 810
- - dosagem, 811
- bomba de, 813
- bovina, 808
- cetoacidose diabética, 814
- cirurgia, 814
- *clearance* renal, 82
- coma hiperosmolar cetótico, 814
- cristalina, 808
- disponíveis no Brasil, 809
- distúrbios alérgicos e imunológicos, 189
- farmacocinética, 806
- farmacodinâmica, 807
- glargina, 812
- gravidez, 201, 814
- humana, 808
- idoso, 1182
- indicações e usos, 808
- intermediárias, 808
- lenta, 812
- lentas, 808
- lispro, 808
- - dosagem, 810
- mecanismo molecular/receptor, 807
- meia-vida, 806
- misturas, 812
- nasal, 813
- NPH, 805, 808, 811
- química, 805
- rápidas, 808
- reações adversas
- - alergia, 814
- - hipoglicemia, 814
- - lipodistrofia, 815
- - resistência, 815

- regulação da secreção, 805
- regular, 811
- - dosagem, 811
- secreção, 805
- sensibilizadores, 818
- síntese, 805
- sistema tegumentar e anexos, efeitos, 194
- suína, 808
- suspensão protamina zinco, 812
- terapêutica, 808, 812
- terapia intensiva, 1160
- ultrarrápidas, 808
- usos, 814
Interações medicamentosas, 3, 171-177
- aditivas e sinérgicas, 176
- álcool, 363
- alteração de transporte de drogas, 176
- alterações hidroeletrolíticas, 176
- alucinógenos, 210
- amantadina, 430
- ANASE, 351
- anestésicos locais, 499
- antagonistas, 176
- antiarrítmicos, 660
- antibióticos, 937
- anticoagulantes orais, 592
- anticolinérgicos, 427
- antidepressivos tricíclicos (ADT), 342
- anti-histamínicos, 556, 559
- azitromicina, 1003
- baclofeno, 379
- barbitúricos, 375
- benzodiazepínicos, 372
- bromocriptina, 428
- carbenicilina, 967
- carisoprodol, 380
- ciclosporina, 530
- cimetidina, 171
- claritromicina, 1004
- clindamicina, 990
- cloranfenicol, 997
- cloridrato de ciclobenzaprina, 380
- clorzoxazona, 380
- diclofenaco de sódio, 456
- diuréticos, 726
- entacapone, 432
- eritromicina, 1002
- farmacodermias, 1219
- fármaco-receptor, 113
- físico-químicas, 172
- flupirtina, 461
- fonte de informação, 177
- glicocorticoides, 827
- heparina, 591
- hidrofóbica, 113
- IMAO, 346
- indometacina, 454
- IRND, 352
- IRSN, 351
- isoniazida, 171
- ISRN, 352
- ISRS, 350
- levodopa, 425
- lincomicina, 990
- lítio, 356
- medicamentos do sistema vestibular, 1215
- mesilato de pergolida, 429
- metabolismo, 78
- metocarbamol, 381
- mofetil de micofenolato, 533
- nível
- - absorção, 172
- - distribuição, 172
- - excreção, 173
- - farmacodinâmico, 174
- - metabolismo, 173
- penicilinas, 961
- pirazolônicos, 448
- pramipexol, 429
- relaxantes musculares, 516
- salicilatos, 445
- selegilina, 427
- sulfonamidas, 1019
- tacrolimus (FK506), 530
- terapia intensiva, 1159
- tetraciclinas, 994
- tolcapone, 431
- van der Waals, 113
- vitamina K, 600

Interferons, 1089, 1249
- abreviatura, 1085
- alfa peguilado, 37, 907
- anemia induzida, 188
- aplicações clínicas, 1089
- distúrbios alérgicos e imunológicos, 189
- doenças pulmonares induzidas, 763
- estrutura, 1089
- farmacocinética, 1090
- hepatite B, 904
- indução, 1089
- mecanismo de ação, 1089
- sistema nervoso, efeitos, 190
Interleucinas, 1248
- 1 (IL-1), 576
- - interações, 615
- 2, 526
- - distúrbios alérgicos e imunológicos, 189
- - patologia ocular iatrogênica, 192
- - sistema
- - - endócrino, efeitos, 186
- - - hematopoético/imunológico, efeitos, 187
- - - musculoesquelético, reação, 189
- - - nervoso, alterações, 190
Intestino
- delgado, laxantes, 891
- efeito das toxicidades das drogas, 184
- irritável, 911
Intolerância às drogas, 88
- farmacodermias, 1219
Intoxicação, drogas, 182, 1185
- acetaminofeno, 1188
- acidental, 1187
- alcaloides da beladona, 282
- alimentar, 893
- alucinógenos, 1187
- antidepressivos tricíclicos, 1189
- antídotos, 1188
- - ácido
- - - ascórbico, 1189
- - - fólinico, 1189
- - álcool etílico, 1189
- - atropina, 1189
- - azul de metileno, 1189
- - BAL, 1189
- - clorpromazina, 1189
- - desferrioxamina, 1189
- - ditizona, 1189
- - EDTA, 1189
- - hipossulfito de sódio, 1189
- - levalorfan, 1189
- - metilpiridil aldoxima, 1189
- - nalorfina, 1189
- - naloxona, 1189
- - nitrito de sódio, 1189
- - penicilamina, 1189
- - protamina, 1189
- - vitamina B6, 1189
- - vitamina K1, 1189
- - anti-histamínicos, 1187
- - antimuscarínicas, 286
- - atropina, 290
- - atropínicos, 1187
- - avaliação do paciente, 1185
- - - anamnese, 1186
- - - crianças, 1186
- - - laboratorial, 1187
- - - neurológica e neuropsíquica, 1187
- - - olhos, 1186
- - - pele e mucosas, 1186
- - - urina, 1187
- - barbitúricos, 375
- - bromo, 1186
- - butirofenonas, 1187, 1190
- - clofazimina, 193
- - colinérgica, 289
- - corantes, 1186
- - criminosa, 1187
- - cutânea, 1188
- - derivados do clorofenoxi, 1190
- - derivados semissintéticos do ergot, 866
- - detergentes catiônicos, 1190
- - distúrbios
- - - cardiocirculatórios, 1187
- - - neurológicos, 1187
- - - respiratórios, 1187
- - - sanguíneos, 1187
- - estricnina, 434
- - fenotiazínicos, 1187

- ingestão, 1187
- iodo, 1186
- lítio, 357
- manifestações, tratamento, 1187
- metaqualona, 1187, 1190
- nicotina, 292
- óleo de pinho, 1190
- óxido de etileno, 1187, 1191
- paraquat, 1191
- potássio na hemoterapia, 607
- profissional, 1186
- remoção do tóxico, 1188
- respiratória, 1188
- tolueno, 1191
- via digestiva, 1187
Intron A, 1251
Intussuscepção, 888, 893
Inulina, meia-vida, 59
Inum, 24
Invirase, nome genérico, 1101
Io-, 24
Iodeto, 739
- captação, 781
- meia-vida, 59
Iodo, 787
- antisséptico, 1136
- captação, 788
- farmacocinética, 787
- feto, efeitos, 1167
- gravidez, 201
- indicações, 787
- intoxicação, 1186
- lactentes, efeitos, 1176
- mecanismo de ação, 787
- necessidades diárias recomendadas, 625, 928
- organificação, 781
- radioativo, 787
- - farmacocinética, 788
- - indicações, 788
- - mecanismo de ação, 788
- - sistema endócrino, 186
- - toxicidade, 787
Iodocloro-hidroxiquinoleína, 1104
Iodopaco, 788
Iodotironinas, 781
Ioimbe, 150
Ioimbina, 245
- disfunção erétil, 1233
- experiência clínica, 1233
- farmacocinética, 1233
- fonte vegetal, 150
- nome popular, 150
- uso terapêutico, 150
Ionóforos, 134
Íons, 889
Iontoforese, 1202
Iopamidol, distúrbios alérgicos e imunológicos, 189
Ipecacuanha, 150, 740
Ipratrópio, fórmula estrutural, 287
Iproclozida, fórmula estrutural, 345
Iproniazida, fórmula estrutural, 345
Irbesartan
- hipertensão arterial, 701
- posologia, 641
- via de eliminação, 641
Iressa, 1070
Iridux, 683
Irinotecano, 1066
- administração, 1073
- cuidados, 1073
- excreção, 1073
- mecanismo de ação, 1073
- metabolismo, 1073
- toxicidades, 1073
Íris, efeitos da acetilcolina, 282
IRND (*v.* Inibidores da recaptação de noradrenalina e dopamina)
Irritabilidade, reação às drogas, 1243
IRSN (*v.* Inibidores da recaptação de serotonina e noradrenalina)
Iruxol, úlceras de pele, 1229
Isetionato de pentamidina, 1109
Iskemil, 685
Isketam, 685
Iskevert, 685
Isocarboxazida, fórmula estrutural, 345
Isocord
- posologia, 664

1304 FARMACOLOGIA

- via de administração, 664
Isoflurano
- coeficiente de participação a 37 graus Celsius, 389
- concentração alveolar mínima (CAM), 393
- fígado, efeitos, 185
- fórmula estrutural, 390
- propriedades físicas, 389
- sistema
- - cardiovascular, efeitos, 183, 397
- - nervoso, alterações, 190, 191
Isoniazida
- anemia induzida, 188
- antiácidos, 883
- atividade bacteriana, 1045
- distúrbios alérgicos e imunológicos, 189
- doses, 1046
- efeitos adversos, 1046
- estrutura química, 935, 1045
- farmacocinética, 1045
- farmacodinâmica, 1046
- fígado, efeitos, 185
- gravidez, 201, 938
- insuficiência hepática, 1161
- interação, 171
- lactentes, efeitos, 1176
- mecanismo de ação, 1046
- meia-vida, 1172
- metabolismo, 78
- patologia ocular iatrogênica, 192
- resistência bacteriana, 1045
- sistema
- - musculoesquelético, reação, 189
- - nervoso, alterações, 190
- toxicidade, 1153
- tuberculose, 1045
- vias de administração, 1046
Isopentaquina, sistema hematopoético/imunológico, 187
Isoprinosine, 526
Isopropilanfetamina, meia-vida, 60
Isoproterenol, 259, 686
- absorção, 259
- ações farmacológicas, 259
- asma, 745
- estrutura química, 255
- excreção, 259
- metabolismo, 259
- preparações comerciais, 259
- reações adversas, 259
- sensibilidade, 256
- sistema
- - cardiovascular, 183
- - respiratório, 192
- usos clínicos, 259
Isordil
- posologia, 664
- via de administração, 664
Isossorbida, 25
Isotiocianato de alila
- fonte vegetal, 150
- nome popular, 150
- uso terapêutico, 150
Isotopo Eserine, 286
Isotretinoína
- estrutura, 1226
- feto, efeitos, 1167
- gravidez, 200, 201
Isoxuprina, 686
Isradipino, 669, 670
- hipertensão arterial, 698
ISRN (v. Inibidores seletivos de recaptação de noradrenalina)
ISRS (v. Inibidores seletivos da recaptação de serotonina)
Isuprel, 686
Itraconazol, 1080, 1081
- ação dermatológica, 1231
- sistema nervoso, alterações, 190
Itraspor, 1083
Ium, 24
Ivermectina, 1114
- estrongiloidíase, 1120
- farmacocinética, 1114
- farmacodinâmica, 1114
- filaríase, 1120
- posologia, 1114
- química, 1114

- toxicidade, 1114
- vias de administração, 1114

J

Jaborandi, 150
Janela terapêutica, 87
Jatropha, 1186
Jejum
- balanço calórico, 610
- contraste iodado, 1266
- resposta metabólica, 611, 612
Junção neuromuscular, 506

K

Kacinum, 24
Kaletra, nome genérico, 1101
Kanakion, 919
Kanakion, terapêutica toxicológica, 1189
Kava-kava, 149, 152
Ketalar, 870
Kiatrium, 330
Kitnos, 1105
Kladon, 684
Klebsiella, 934
- aminoglicosídios, uso, 984
- cloranfenicol, uso, 996
- infecções, 946
- infecções, associações de antibióticos, 936
- penicilinas, uso, 960
- sensibilidade aos antibióticos, 948
- tetraciclinas, 992
Knobs, 1125
Kogenat, 1251
Kombe, 150
Krestin, 525
Kwashiorkor, 611

L

Labelia inflata L., 150
Labetalol
- ação quinidínica, 268
- atividade simpaticomimética intrínseca, 268
- cardiosseletividade, 268
- equivalência, 268
- gravidez, 1166
- hipertensão arterial, 696
- insuficiência hepática, 1161
- meia-vida, 268
- nome comercial, 268
Lachesis (acidentes), 1139
- ação do veneno, 1147
- gravidade, 1147
- identificação, 1147
- sinais e sintomas, 1147
- tratamento, 1147
Lacidipino, 669, 670
- hipertensão arterial, 698
Lactação
- inibição, uso de estrogênios, 840
- lítio, uso, 359
- supressão, uso de andrógenos, 862
Lactato de cálcio, 792
Lactentes, efeitos das drogas e alimentos utilizados pela mãe
- ácido nalidíxico, 1176
- álcool, 1176
- aminopterina, 1176
- ampicilina, 1176
- aspartame, 1177
- aspirina, 1176
- betanecol, 1176
- cafeína, 1176
- canamicina, 1176
- chocolate, 1177
- chumbo, 1177
- ciclamato, 1177
- ciclofosfamida, 1176
- cimetidina, 1176
- clindamicina, 1176
- cloranfenicol, 1176
- clordane, 1177
- clorpromazina, 1176
- clortiazida, 1176

- codeína, 1176
- contraceptivo oral, 1176
- dapsona, 1176
- derivados do ouro, 1176
- diazepam, 1176
- dicumarol, 1176
- dieta vegetariana, 1177
- digoxina, 1176
- ergotamina, 1176
- espironolactona, 1176
- etanol, 1176
- fava, 1177
- fenidiona, 1176
- fenitoína, 1176
- fenobarbital, 1176
- heroína, 1176
- hexaclorobenzeno, 1177
- hidrato de cloral, 1176
- imunossupressores, 1176
- indometacina, 1176
- iodo, 1176
- isoniazida, 1176
- laxantes, 1176
- lítio, 1176
- metadona, 1176
- metilmercúrio, 1177
- metimazol, 1176
- nicotina, 1176
- penicilina, 1176
- prednisona, 1176
- propiltiouracil, 1176
- propranolol, 1176
- salicilatos, 1176
- sulfissoxazol, 1176
- teofilina, 1176
- tetraciclina, 1176
- tetracloroetileno, 1177
- tiroxina, 1176
- tolbutamida, 1176
- varfarina, 1176
- vitamina D, 1176
Lactobacillus, 1134
Lactonas diterpênicas, 152
Lactose, intolerância, 892
- diarreia, 892
Lactulose, 890
- classificação, 889
Lamictal, 420
L-aminoácido-oxidase, venenos ofídicos, 1140
Lamivudina, 905, 1094, 1098
- abreviatura, 1085
- hepatite B, 905
- nome comercial, 1101
- pâncreas, efeitos, 186
Lamotrigina, 360
- epilepsia, 418
- nome comercial, 420
- psiquiatria, 421
Lamperisona, 382
Lampit, 1108
Lanatosídeos A, B e C
- absorção, 646
- dose diária, 646
- eliminação, 646
- fonte vegetal, 150
- início da ação, 646
- nome popular, 150
- uso terapêutico, 150
L-arginina, 792
Laringe, infecções (causadores), 946
Laringotraqueobronquites, uso de corticoides, 834
Larrea divaricata Cav., 149
Larva migrans
- dietilcarbamazina, 1114
- ivermectina, 1114
- tiabendazol, 1118
L-asparaginase, 37, 1065
- câncer, 1065
Latenciação, 215
Latrodectus, 1139
Lavagem
- gástrica, soluções, 1188
- mãos, 1136
Lavendula angustifolia, 152
Laxantes, 888
- classificação, 889
- doses eficazes, 890
- efeitos colaterais, 891

- estimulantes, 890
- lactentes, efeitos, 1176
- osmóticos, 889
- plantas medicinais, 151
- sistema digestivo, 184
L-deprenil, fórmula estrutural, 345
L-di-hidroxifenilalanina, 384
L-dopa, 384
- efeitos adversos, 385
- farmacocinética, 384
- fonte vegetal, 150
- idoso, 1183
- modo de ação, 384
- nome popular, 150
- uso terapêutico, 150
- usos, 385
Leflunomida, 539
Legionella
- azitromicina, uso, 1001
- claritromicina, uso, 1001
- eritromicina, uso, 1001
Legislação brasileira, prescrição, 144
Leishmanicidas, 1108
Leishmaniose, 1108
- cutaneomucosa, 1109
- visceral, 1108
Leite
- antiácidos, 883
- intolerância, 792
- magnésia, 889
- materno, drogas, 1175
- - ação cardiovascular, 1175
- - analgésicos, 1175
- - anticoagulantes, 1175
- - anti-inflamatórios, 1175
- - antimicrobianos, 1175
- - sistema
- - - endócrino, 1176
- - - nervoso central, 1175
- - peptídios, 526
- - soja, 892
Lentes de contato, 1202
Lentinan, 525
Lentivírus, 1255
Lepenil Antidistônico Lepetit, 290
Leptomicrurus, 1139
Leptospira
- infecções, 947
- sensibilidade aos antibióticos, 949
Lesão pulmonar, 733
- hemoterapia, 607
- toxicidade pelo oxigênio, 757
Letansil, 330
Letrozol, 1069
Leucócitos, transfusão, 605, 606
Leucocitose induzida por drogas, 187
Leucopenia induzida por drogas, 187, 188, 1112
Leucotrienos, 564, 573
- asma, 749
- biossíntese, 732
- sistema respiratório, efeitos, 744
Leucovorin, 926
- terapêutica toxicológica, 1189
Leukeran, 1062
Leukine, 1251
Levalorfan, terapêutica toxicológica, 1189
Levamisol, 526
- ascaridíase, 1119
Levedura, infecções oftálmicas, 1205, 1206
Levetiracetam, epilepsia, 419
Levodopa, 384
- absorção, 424
- ação, 425
- alterações mentais, 426
- apresentação, 424
- biotransformações, 425
- contraindicações, 426
- distribuição, 424
- distúrbios neurológicos, 426
- eliminações, 425
- estrutura química, 424
- farmacocinética, 424
- histórico, 424
- interações medicamentosas, 425
- metabolismo, 73, 425
- nome comercial, 424
- posologia, 426
- precauções, 426

ÍNDICE ALFABÉTICO

- química, 424
- sistema cardiovascular, efeitos, 425
- toxicidade, 425
- trato gastrointestinal, efeitos, 425
- uso clínico, 426

Levodropropizina, 742
Levofloxacino
- atividade antibacteriana, 1031
- atividade in vitro, 1032
- biodisponibilidade, 1028
- classificação, 1028
- *clearance*, 1028
- dose, 1028
- estrutura, 1027
- ligação proteica, 1028
- meia-vida, 1028

Levomepromazina, 315
- apresentação, 326
- nome comercial, 326

Levonorgestrel, 849, 850
Levonorgestrel, sistema endócrino, efeitos, 187
Levopropoxifeno, 742
Levorfan, pK$_a$, 46
Levorrotatórios, 94
Levosimendan, propriedades farmacológicas, 649
Lexotan, 330
Liberação do neurotransmissor, 235
Librium, 372
Lidocaína
- arritmias, 657
- categorias, 492
- especialidades farmacêuticas, 658
- estrutura química, 488
- farmacologia, 658
- gravidez, 201
- insuficiência hepática, 1161
- interações, 173, 661
- laboratório, 1192
- sistema
- - cardiovascular, efeitos, 183
- - nervoso, alterações, 190
- toxicidade, 658
- uso clínico, 658
- vasoconstritor, 1192
- volume aparente de distribuição, 70

Ligação
- covalente, 113, 114
- dipolo-dipolo, 113
- drogas às proteínas, 67
- - ácido salicílico, 68
- - benzilpenicilina, 68
- - bis-hidroxicumarina, 68
- - canamicina, 68
- - cefalexina, 68
- - cefalotina, 68
- - clordiazepóxido, 68
- - clorpropamida, 68
- - dicloxacilina, 68
- - digitoxina, 68
- - estreptomicina, 68
- - fenilbutazona, 68
- - furosemida, 68
- - gentamicina, 68
- - heparina, 68
- - nafcilina, 68
- - oxacilina, 68
- - primidona, 68
- - procainamida, 68
- - prometazina, 68
- - propranolol, 68
- - sulfadimetoxina, 68
- - terbutalina, 68
- - tobramicina, 68
- - varfarina, 68
- íon-dipolo, 113
- iônica, 113

Lignana
- ações protetoras, 1241
- fontes, 1241

Limonemo
- ações protetoras, 1241
- fontes, 1241

Limpeza mecânica, 1134
Lincomicina, 989
- atividade antimicrobiana e mecanismo de resistência, 989
- efeitos adversos, 990
- estrutura química, 935
- farmacocinética, 990
- interações, 990
- mecanismo de ação, 989
- meia-vida, 59
- preparações, 989
- química, 989
- receptor, aceptor ou local de ação, 113
- terapia intensiva, 1160
- usos clínicos, 990

Lincosamidas, 989
Lindano, 1231
Lindomicina, sistema digestivo, efeitos, 184
Linestrenol, 849
Linezolida, 942
- estrutura química, 934
- mecanismo de ação, 935

Linfadenopatia(s)
- hidantoínica, 188
- iatrogênicas, 188
- imunoblástica, 188

Linfangiectasia, 892
Linfangiomas, 892
Linfocinas, 525
- farmacodermias, 1221

Linfocitometria, interpretação, 618
Linfócitos, 731
- B, 522
- T, 522

Linfomas
- diarreia, 892
- *Helicobacter pylori*, 885

Linfonodos, envolvimento iatrogênico, 189
Linfoquinas, farmacodermias, 1221
Língua, alteração, reação às drogas, 1243
Linimentos, 1218
Linum usitatissimum, 155
Lioprotein-D, 627
Lioprotein-hepa, 627
Lioprotein-nefro, 627
Lipase, deficiência congênita, 892
Lipídios, 44
- como medicamentos, 1240
- hormônios tireoidianos, 782
- metabolismo, efeito dos glicocorticoides, 828

Lipodistrofia, 815
Lipoproteínas
- alta densidade (HDL), 675
- baixa densidade (LDL), 675
- - betacaroteno, 1238
- sistema de transporte, 676

Lipossolubilidade, 45
Lipossomos, 6, 36, 37, 527
Lipotimia, emergência odontológica, 1194
- etiologia, 1194
- sinais clínicos, 1194
- tratamento, 1194

Líquido(s)
- cefalorraquidiano, 71
- dermatológicos, 1217

Lírio-do-vale, 149
Lisina, 1240
Lisinopril
- circulação periférica, 686
- distúrbios alérgicos e imunológicos, 189
- hipertensão arterial, 700
- posologia, 640
- via de eliminação, 640

Lisolectina, venenos animais, 1140
Listeria, 934
- azitromicina, uso, 1001
- claritromicina, uso, 1001
- eritromicina, uso, 1001
- infecções, 947
- penicilinas, uso, 960
- sensibilidade aos antibióticos, 948

Lisurida, 385, 429
- apresentação, 424
- efeitos adversos, 385
- modo de ação, 385
- nome comercial, 424
- posologia, 429
- reações adversas, 429
- usos, 385

Lítio, 355, 788
- aparelho
- - cardiovascular, 357
- - urinário, 357
- drogas que interferem nos níveis séricos, 356
- efeitos adversos, 356
- farmacocinética, 355, 788
- farmacodinâmica, 356
- feto, efeitos, 1167
- gravidez, 201, 359, 1166
- histórico, 355
- hormônio tireoidiano, 788
- indicações, 788
- intoxicação, 357
- lactação, 359
- lactentes, efeitos, 1176
- mecanismo de ação, 788
- patologia ocular iatrogênica, 192
- pele, 357
- química, 355
- sistema
- - endócrino, 357
- - hematopoético, 357
- - metabólico, 357
- - nervoso, 356
- - tegumentar e anexos, 195
- toxicidade, 356, 788
- trato gastrointestinal, 357
- usos clínicos, 358
- utilização clínica, 358

L-lisina, 792
Lobélia, 150
Lobelina, 277, 292
- fonte vegetal, 150
- nome popular, 150
- uso terapêutico, 150

Locais de ação dos fármacos, 84
Locoid, 1225
- concentração esteroide, 1225
- forma farmacêutica, 1225

Locomoção, efeitos da anfetamina, 435
Locorten, 1225
- concentração esteroide, 1225
- forma farmacêutica, 1225

Lomefloxacino
- atividade antibacteriana, 1031
- biodisponibilidade, 1028
- classificação, 1028
- *clearance*, 1028
- dose, 1028
- estrutura, 1027
- ligação proteica, 1028
- meia-vida, 1028
- posologia, 1038

Lomidina, 1109
Lomotil Searle, 290
Lomustina, 1062
- náuseas e vômitos, 978

Lonchocarpus nicou, 151
Longacilim, 971
Loperamida, 894
Loracarbef
- amplitude posológica, 975
- atividade antibacteriana in vitro, 977
- estrutura, 974
- forma farmacêutica, 975
- geração, 975

Loratadina
- apresentações, 561
- nomes comerciais, 561
- posologias, 561

Lorax, 330, 373
Lorazepam, 373
- distúrbios psíquicos induzidos, 191
- nome comercial, 330
- terapia intensiva, 1153
- vômitos, 879

Lorfan, terapêutica toxicológica, 1189
Lorium, 330
Losartan
- hipertensão arterial, 701
- posologia, 641
- via de eliminação, 641

Lovastatina, 679
- absorção, 678
- apresentação, 680
- cuidados, 678
- doses, 678, 680
- excreção, 678
- fígado, efeitos, 185
- horário de administração, 680
- meia-vida, 678
- modificações em variáveis lipídicas, 680
- sistema
- - endócrino, efeitos, 187
- - musculoesquelético, reações, 189

Loxosceles, 1139
LSD, 209
L-selectinas, 440
L-tiroxina, 786
L-tri-iodotironina, 786
L-triptofano
- distúrbios
- - alérgicos e imunológicos, 189
- - psíquicos induzidos, 191
- - pâncreas, efeitos, 186
- sistema
- - digestivo, efeitos, 184
- - endócrino, efeitos, 187
- - musculoesquelético, reação, 189
- - nervoso, 190
- - nervoso, alterações, 190

Lumefantrina, 1127
Luminal, 373
Lupron, 775
Lúpus eritematoso sistêmico, uso de corticoide, 832
Lutogil, 844
Luvas-de-nossa-senhora, 149
Lycoris squamigera Maxim, 150
Lycosa, 1139
Lymphogranuloma venerum, sensibilidade aos antibióticos, 948
Lynoral, 843

M

Má absorção, diarreia, 892
Maconha, 151, 208
- abuso, 203
- afecções oftálmicas, 1210
- dependência, 209
- gravidez, 199
- sistema nervoso, 190
- tolerância, 209
- vômitos, 879

Macroangiopatia, 804
Macrófagos alveolares, 731
Macrogol, 890
Macrolídeos
- atividade antibacteriana, 1051
- dose, 1051
- efeito adverso, 1051
- estrutura química, 934
- fontes de origem, 935
- resistência bacteriana, 1051
- tuberculose, 1050
- via de administração, 1051

Mácula densa, 719
Mafenida, nome químico, 1015
Magnésio
- arritmias, 660
- como medicamento, 1239
- necessidades diárias recomendadas, 625, 928

Malária, 1124
- ciclo do parasita, 1124
- detecção de antígenos, 1126
- diagnóstico laboratorial, 1126
- drogas antimaláricas, 1126
- gravidez, 201, 1131
- mista, 1131
- patogênese, 1125
- por *P. falciparum*, 1131
- por *P. malariae*, 1131
- quadro clínico, 1126
- reação em cadeia da polimerase, 1126
- tratamento, 1126

Malation, 284, 1231
Maleato
- metilergobasina, 865
- perexilina, 25

Malformação aberrante, 197
Maltose, intolerância, 892
Maltrexona, tratamento do alcoolismo, 366
Malva
- *neglecta*, 155
- *sylvestris*, 155

Mamão papaia, 150
Mamas
- ocitocinas, efeitos, 866
- progestogênios, efeitos, 842, 866

1306 FARMACOLOGIA

Mandragora officinarum, 147
Mandrágora, 147
Mania
- ácido valproico, tratamento, 359
- carbamazepina, tratamento, 359
- divalproato, tratamento, 359
- induzidas por drogas, 191
- lítio, tratamento, 358
Manipulação, 6
Manitol
- classificação, 889
- efeito osmótico, 890
- estrutura química, 722
- insuficiência renal, 1162
- laxante, 890
Mansil, 1121
Mãos, lavagem, 1136
Maprotilina
- absorção, 349
- apresentação, 349
- biotransformação, 349
- concentração plasmática e efeitos terapêuticos, estudos, 342
- dose, 264
- efeitos colaterais, 349
- eliminação, 349
- estrutura química, 348
- meia-vida, 349
- nome comercial, 264, 349
Marasmo, 611
Marcaína, 870
Marijuana (v. Maconha)
Massa muscular, avaliação, 616, 617
Mastócitos, 522, 731
Matéria-prima vegetal, 148
Matricaria recutita, 155
Maturidade sexual, 845
Max-Pax, 330
Maxaquin, 1038
Mazindol, distúrbios psíquicos induzidos, 191
Mebendazol, 1115
- ancilostomíase, 1119
- ascaridíase, 1119
- farmacocinética, 1115
- farmacodinâmica, 1115
- gravidez, 201
- mecanismos de ação, 935
- posologia, 1115
- química, 1115
- teníases, 1120
- toxicidade, 1115
- tricocefalíase, 1122
- vias de administração, 1115
Mebinol, 1105
Mecamilamina, 292
- absorção, percentagem, 47
- pK, 47
- pK$_a$, 46
Meclizina
- doses, 291
- efeito antivertiginoso, 1213
- gravidez, 201
- nome comercial, 291
Mecloretamina, 1061
- administração, 1073
- cuidados, 1073
- excreção, 1073
- mecanismo de ação, 1073
- metabolismo, 1073
- náuseas e vômitos, 879
- toxicidade, 1073
Mecrogol, 889
Mectizan, 1114
Medetomidina, 412
Mediadores inflamatórios, 615, 733
Medicamento(s), 3
- alimentos usados como, 1237
- - aminoácidos, 1240
- - arginina, 1240
- - bixina, 1240
- - boro, 1239
- - cálcio, 1239
- - coenzima quinona, 1240
- - daidzein, 1241
- - fibras, 1239
- - genisteín, 1240
- - *ginkgo*, 1240
- - glutamina, 1240
- - glutationa, 1240

- - licopeno, 1240
- - lipídios, 1240
- - lisina, 1240
- - magnésio, 1239
- - metionina, 1240
- - minerais, 1239
- - potássio, 1239
- - quercitina, 1240
- - tirosina, 1240
- - toxinas, 1241
- - triptofano, 1240
- - vitaminas, 1237
- antiacne, 1225
- feriado do, 6
- interações, 3, 171-177
- - aditivas e sinérgicas, 176
- - alterações de transporte de drogas, 176
- - alterações hidroeletrolíticas, 176
- - antagonistas, 176
- - físico-químicas, 172
- - fonte de informação, 177
- - nível
- - - absorção, 172
- - - distribuição, 172
- - - excreção, 174
- - - farmacodinâmico, 174
- - - metabolismo, 173
- - magistral, 6
- - novos, como nascem e se desenvolvem, 212-220
- oficial, 7
- prescrito, transgressão terapêutica, 145
- uso tópico, 1224
Medicatrix naturae, 5
Medicina
- alternativa, 11
- complementar, 11
Meditação, 11
Medroxiprogesterona, 847
Medula óssea, 521
- absorção das drogas, 52
- depleção, toxicidade por drogas, 188
Mefenesina, 381
- classificação, 379
- efeitos adversos, 381
- farmacocinética, 381
- modo de ação, 381
- uso, 381
Mefloquina, 1127
- apresentações, 1127
- contraindicações, 1127
- distúrbios psíquicos induzidos, 191
- dose, 1127
- efeitos colaterais, 1127
- farmacocinética, 1127
- indicações, 1127
- mecanismo de ação, 1127
- sistema nervoso, alteração, 190
Megacólon, 888, 893
Megarreto, 888
Meia-vida das drogas, 58
- acetaminofeno, 1170-1172
- ácido
- - acetilsalicílico, 28
- - ascórbico, 59
- - fólico, 59
- - inulina, 59
- - mandélico, 59
- - nalidíxico, 1171
- - p-aminossalicílico, 59
- - salicílico, 59
- - valproico na gravidez, 1166
- amicacina, 1172
- - gravidez, 1166
- aminofenazona, 59
- amiodarona, 28
- amoxicilina, 1172
- ampicilina, 28, 59, 1172
- - gravidez, 1166
- azlocilina na gravidez, 1166
- bacitracina, 59
- barbital, 59
- benzilpenicilina, 28, 1171
- betametasona na gravidez, 1166
- biológica, 58
- brometo, 59
- bromossulfaleína, 59
- bupivacaína, 28
- bupropiona, 349
- butobarbital, 59

- cafeína, 60, 1172
- - gravidez, 1166
- cálcio, 59
- canamicina, 59
- captopril, 28
- carbamazepina, 1171, 1172
- - gravidez, 1166
- carbutamida, 59
- cefaclor, 977
- cefadroxil, 977
- cefalexina, 977
- cefaloridina, 59
- cefalotina, 59, 977, 1172
- - gravidez, 1166
- cefamandol, 977
- cefapirina, 977
- cefazolina, 977, 1172
- cefmenoxima, 977
- cefocetril na gravidez, 1166
- cefoperazona, 977
- cefotaxima, 977, 1172
- cefoxitina, 977, 1172
- cefradina, 977
- cefsulodina, 977
- ceftazidima, 977, 1172
- - gravidez, 1166
- ceftizoxima, 977
- ceftriaxona, 977, 1172
- cefuroxima, 977, 1172
- - gravidez, 1166
- chumbo, 59
- ciclosporina, 1172
- citalopram, 349
- clindamicina, 1172
- - gravidez, 1166
- clonazepam, 1172
- cloranfenicol, 59
- clorazepato na gravidez, 1166
- clorfentemina, 60
- cloropropamida, 59
- clortetraciclina, 59
- concentração plasmática, correlação, 61
- desipramina, 59
- dexanfetamina, 60
- diazepam, 59, 1170-1172
- - gravidez, 1166
- dicumarol, 60
- difenilidantoína, 59
- digitoxina, 60
- digoxina, 1170-1172
- - gravidez, 1166
- dimetilanfetamina, 60
- efedrina, 60
- eritromicina, 59
- escitalopram, 349
- estreptomicina, 59
- etilanfetamina, 60
- etilbiscoumacetato, 59
- etossuximida, 1171, 1172
- fenacetina, 59
- fenazona, 59
- fencanfamina, 60
- fenilbutazona, 59, 1171
- fenitoína, 1170, 1171
- - gravidez, 1166
- fenobarbital, 28, 59, 1170-1172
- - gravidez, 1166
- fentermina, 60
- ferro, 59
- fluoxetina, 349
- fluvoxamina, 349
- furosemida na gravidez, 1166
- gentamicina, 1172
- - gravidez, 1166
- glibenclamida, 59
- glutetimida, 59
- heparina, 60
- hexametônio, 60
- hexobarbital, 59
- hidrazida do ácido isonicotínico, 59
- hidroxifenilbutazona, 59
- ibuprofeno, 1172
- imipramina, 60
- indometacina, 1171
- insulina, 806
- iodeto, 59
- isoniazida, 1172
- isopropilanfetamina, 60
- labetalol na gravidez, 1166
- lincomicina, 59

- lítio na gravidez, 1166
- LSD, 60
- maprotilina, 349
- mefentermina, 60
- mepacrina, 59
- meprobamato, 59
- metanfetamina, 60
- metilefedrina, 60
- metoprolol na gravidez, 1166
- metoxifenamina, 60
- metronidazol na gravidez, 1166
- mezlocinina, 1172
- mianserina, 349
- midazolam na gravidez, 1166
- milnaciprano, 349
- mirtazapina, 349
- moxalactam, 977, 1172
- - gravidez, 1166
- naproxeno, 1172
- norefedrina, 60
- nortriptilina, 1171
- noscapina, 60
- novobiocina, 59
- omeprazol, 28
- oxazepam na gravidez, 1166
- oxitetraciclina, 59
- paracetamol, 59
- paraldeído, 59
- paroxetina, 349
- penicilina G, 59
- pentazocina, 60
- pentobarbital, 59
- petidina, 1171
- piperacilina, 1172
- pipradrol, 60
- plasmática, 58
- prazosina na gravidez, 1166
- primidona, 1172
- - gravidez, 1166
- propiltiouracil na gravidez, 1166
- propranolol na gravidez, 1166
- quinidina, 1172
- reboxetina, 349
- rifamicina, 59
- rifampicina, 1172
- rolitetraciclina, 59
- salicilato, 1170, 1171
- sertralina, 349
- sotalol na gravidez, 1166
- succinilcolina, 60
- sulfacetamida, 59
- sulfadiazina, 59, 1172
- sulfadimetoxina, 59
- sulfadimetoxipirimidina, 59
- sulfadimidina, 59
- sulfafenazol, 59
- sulfamerazina, 59
- sulfametoxipiridazina, 59, 1172
- sulfanilamida, 59
- sulfapirimidina, 59
- sulfatiazol, 59
- sulfissoxazol, 1172
- teofilina, 1170-1172
- - gravidez, 1166
- tetraciclina, 59
- ticarcilina, 1172
- tiopental, 59
- tobramicina, 1172
- tolbutamida, 59
- tubocurarina, 60
- valproato, 1172
- vancomicina, 1172
- varfarina, 60
- venlafaxina, 349
- vitamina
- - A, 59
- - B1, 59
- - D, 59, 794
- xilocaína, 60
Meimendro, 147, 150
Meios de contraste iodados, 1258
- aplicação na radiologia intervencionista, 1266
- aspectos gerais, 1258
- consequências, avaliação, 1266
- decisões antes de injetar, 1260
- efeitos
- - barreira hematoencefálica, 1263
- - coagulação, 1260
- - função

ÍNDICE ALFABÉTICO

- - - cardiovascular, 1262
- - - hepática, 1263
- - - pulmonar, 1262
- - - renal, 1262
- - - tireoidiana, 1263
- - parede dos vasos, 1263
- - sistema nervoso central, 1263
- - testes de laboratório, 1264
- - viscosidade sanguínea, 1260
- estrutura química, 1258
- medicamentos, 1266
- medidas profiláticas, 1266
- reações adversas, 1264
- riscos, 1264
- sílabas, 24
- sistema respiratório, 192
- situações especiais, 1266
Melaleuca, 155
Melanina na gravidez, 199
Melanócitos, 1223
Melarsan, 1107
Melarsoprol, sistema nervoso, 190
Melfalana, 1062
- administração, 1074
- cuidados, 1074
- excreção, 1074
- mecanismo de ação, 1074
- metabolismo, 1074
- toxicidade, 1074
Melilotus officinalis, 688
Melissa officinalis, 152
Meloxicam, 461
Memantina, 1180, 1181
Membrana
- celular, alteração, 105
- nervosa, 488
Memória, perda induzida por drogas, 191
Meninges, infecções (causadores), 947
Meningites
- bacterianas, uso de corticoides, 834
- induzidas por drogas, 190
Meningococcemia, uso de corticoides, 834
Meningococo(s), 934
- conjugado tipo C, 548
- - apresentação, 548
- - contraindicações, 548
- - indicações, 548
- - via de administração, 548
- polissacarídica (vacina), 547
- - apresentação, 547
- - contraindicações, 547
- - indicações, 547
- - via de administração, 547
- sensibilidade aos antibióticos, 948
Menopausa, fitoterápicos, 155
Menstrogen, 843
Menstruação, uso de progestogênios, 843
Menta, 150
Mentha piperita, 155
Mentha ssp., 150
Mentol
- fonte vegetal, 150
- nome popular, 150
- uso terapêutico, 150
Mepacrina, excreção, 79
Meperidina, 869
- biodisponibilidade oral, 470
- características, 469
- gravidez, 201
- terapia intensiva, 1152
Mepiramina
- apresentação, 561
- nome comercial, 561
- posologia, 561
Mepivacaína
- categoria, 492
- estrutura química, 488
- gravidez, 201
Meprobamato, 23, 376
- gravidez, 201
- meia-vida, 59
- sistema hematopoético/imunológico, efeitos, 188
Mequalon, 377
Mer-, 24
6-Mercaptopurina
- administração, 1074
- anemia induzida, 188
- cuidados, 1074
- doença inflamatória intestinal, 900

- excreção, 1074
- gravidez, 201
- interações, 175
- mecanismo de ação, 1074
- metabolismo, 73, 1074
- sistema hematopoético/imunológico, efeitos, 188
- toxicidade, 1074
Mercuriais de ação antimicrobiana e diurética, sílabas, 24
Mercúrio
- antisséptico, 1135
- sistema genitourinário, efeitos, 187
Meronem, 971
Meropenem, 953, 969
Merozoítos, 1124
Mesalazina, distúrbios alérgicos e imunológicos, 189
Mescalina, 209
Mesilato
- de benzotropina
- - doses, 291
- - nome comercial, 291
- deferoxamina, 25
- di-hidroergocornina, 685
- - administração, 685
- - farmacocinética, 685
- - farmacodinâmica, 685
- - posologia, 685
- - precauções, 685
- - reações adversas, 685
- - uso clínico, 685
- di-hidroergocristina, 685
- doxazosina, sistema nervoso, 190
- imatinib, 1069
- pergolida, 428
- - ação, 429
- - contraindicações, 429
- - efeitos colaterais, 429
- - farmacocinética, 428
- - farmacodinâmica, 429
- - interações medicamentosas, 429
- - posologia, 429
- - precauções, 429
- - toxicidade, 429
- - uso clínico, 429
- pridinol, 379
Mesmerim, 330
Mesoderma, 731
Mestinom Roche, 286
Mestranol, 845
- estrutura, 847
Meta-análise, 7
Metabolismo das drogas, 73
- adrenalina, 258
- álcool, 362
- amantadina, 430
- anestésicos inalatórios, 395
- anestésicos locais, 495
- anticolinérgicos, 427
- ativação de droga inativa, 73
- ausência, 73
- barbitúricos, 374
- betabloqueadores, 666
- bloqueadores beta-adrenérgicos, 269
- bromocriptina, 428
- cálcio, anormalidades, 801
- capecitabina, 1072
- carboidratos e hormônios tireoidianos, 782
- carboplatina, 1072
- carmustina, 1072
- ciclofosfamida, 1072
- cisplatina, 1072
- citarabina, 1072
- cladribina 2 (CdA), 1072
- clorambucila, 1072
- dacarbazina, 1072
- dactinomicina, 1072
- daunorrubicina, 1072
- - lipossômica, 1073
- docetaxel, 1073
- doxorrubicina, 1073
- entacapone, 432
- etoposídeo, 1073
- ferro, 586
- fludarabina, 1073
- fluoroquinolonas, 1030
- gencitabina, 1073
- genética, 76

- idarrubicina, 1073
- ifosfamida, 1073
- inativação, 73
- indução enzimática, 77
- inibição enzimática, 78
- interações medicamentosas, 78
- irinotecano, 1073
- isoproterenol, 259
- levodopa, 425
- mecloretamina, 1073
- melfalana, 1074
- mercaptopurina, 1074
- metabólito ativo de droga ativa, 73
- metotrexato, 1074
- mitomicina, 1074
- nitratos, 663
- noradrenalina, 259
- opioides, 469
- oxaliplatina, 1074
- paclitaxel, 1074
- pramipexol, 429
- primeira passagem ou pré-sintético, 76
- reações, tipos, 73
- - acetilação, 75
- - ciclização, 75
- - conjugação
- - - com glicina, 75
- - - com glicuronídio, 75
- - - com glutationa, 76
- - - com sulfato, 75
- - desciclização, 75
- - hidrólise, 75
- - metilação, 75
- - oxidação, 73
- - redução, 75
- - síntese do ribonucleosídeo ou ribonucleotídeo, 76
- salicilatos, 443
- selegilina, 427
- tolcapone, 431
- tóxico, 1185
- vimblastina, 1074
- vinorelbina, 1074
Metabólito ativo de droga ativa, 73
Metaciclina, 991
Metacinum, 24
Metacolina, 277, 282
- efeitos tóxicos, 282
Metadona
- ação da analgesia, 479
- características, 469
- distúrbios psíquicos induzidos, 191
- dose, 479
- dose-efeito, 138
- feto, efeitos, 1167
- lactentes, efeitos, 1176
- pH urinário, 175
Meta-hemoglobinemias, intoxicação, 1186
Metais pesados, 1135
Metanfetamina, 205
- estrutura química, 436
- meia-vida, 60
Metanol, concentrações bactericidas, 98
Metanossulfonatos alquilantes antineoplásicos, sílabas, 24
Metantelina, 290
Metaproterenol
- doses, 260
- estrutura química, 255
- nome comercial, 260
- via de administração, 260
Metaqualona, 377
- estrutura, 377
- intoxicação, 1187
- intoxicação, 1190
- tratamento, 1190
- volume aparente de distribuição, 70
Metaraminol, 262
- estrutura química, 255
Metaxalona, 381
- classificação, 379
- dose, 381
- efeitos adversos, 381
- farmacocinética, 381
- modo de ação, 381
Metenamina, 1024
- gravidez, 938
- posologia, 1025
Metformina, 817
- contraste iodado, 1266

- efeitos, 818
- farmacocinética, 818
- idoso, 1182
- mecanismo de ação, 818
- usos clínicos, 818
Methergin, 866
Meticilina, 963
- espectro antibacteriano, 963
- farmacocinética, 956, 963
- indicações, 963
- sistema genitourinário, efeitos, 187
- toxicidade, 963, 1153
Metiglinidas, idoso, 1182
Metil etil cetona, concentração bactericida, 98
Metil propil cetona, concentração bactericida, 98
Metilação, 75
Metilantralinato, 1270
Metilbrometo
- atropina, 290
- homatropina, 290
- - doses, 291
- - nome comercial, 291
Metilcelulose, 889
- classificação, 889
Metildopa
- anemia induzida, 188
- concentração máxima para infusão intravenosa para crianças, 1169
- distúrbios alérgicos e imunológicos, 189
- dose-efeito, 138
- eliminação, 1162
- fígado, efeitos, 185
- gravidez, 201
- idoso, 1183
- insuficiência hepática, 1161
- sistema
- - digestivo, 184
- - tegumentar e anexos, 194
Metilefedrina, meia-vida, 60
Metileno-bis-benzotriazolil tetrametilbutilfenol, 1270
Metilenodioxianfetamina, fígado, efeitos, 185
Metilfenidato, 436
- leite materno, 1176
- sistema cardiovascular, efeitos, 183
Metilmelubrina, 447
Metilmercúrio
- gravidez, 201
- lactentes, efeitos, 1177
Metilnoradrenalina, metabolismo, 73
Metilpiridil aldoxima, terapêutica toxicológica, 1189
Metilprednisolona
- asma, 751
- classificação, 824
- estrutura, 825
Metilprilon, 376
Metiltionínio, 25
Metiltiouracil, feto, efeitos, 1167
Metilxantinas, 747
- efeitos, 748
- farmacocinética, 747
- mecanismo de ação, 747
- receptor, aceptor ou local de ação, 113
- uso clínico, 747
Metimazol, 785, 786
- gravidez, 201
- lactentes, efeitos, 1176
- sistema cardiovascular, 201
Metionil, sistema hematopoético/ imunológico, efeitos, 187
Metisergida, sistema cardiovascular, 183
Metisticinas, 154
Metocarbamol, 381
- classificação, 379
- efeitos adversos, 381
- farmacocinética, 381
- interações, 381
- modo de ação, 381
- usos, 381
Metoclopramida, 286
- crise vertiginosa, 1215
- efeito antivertiginoso, 1213
- interações, 173
- vômitos, 878
Método(s)
- estudo da farmacologia, 9

1308 FARMACOLOGIA

- introdução de novos fármacos, 212
- - acaso, 212
- - extração de fontes naturais, 213
- - latenciação, 215
- - modificação molecular, 214
- - planejamento racional, 217
- - triagem empírica, 213
Meto-hexital, 402
Metolazona
- biodisponibilidade, 723
- duração da ação, 723
- estrutura química, 723
Metonitrato de homatropina, 290
Metoprolol
- ação, 643
- ação quinidínica, 268
- atividade simpaticomimética intrínseca (ASI), 268
- cardiosseletividade, 268
- doses, 669
- equivalência, 268
- farmacocinética, 666
- gravidez, 1166
- hipertensão arterial, 696
- meia-vida, 268
- nome comercial, 268
- posologia, 643
- via de eliminação, 643
Metotrexato (MTX), 1063
- administração, 1074
- anemia induzida, 188
- anticorpos, 532
- artrite reumatoide, 463
- cuidados, 1074
- doença inflamatória intestinal, 900
- doenças pulmonares induzidas, 761
- excipiente, 144
- excreção, 1074
- feto, efeitos, 1167
- fígado, efeitos, 185
- gravidez, 201
- interações, 173, 175
- mecanismo de ação, 1074
- metabolismo, 1074
- náuseas e vômitos, 879
- psoríase, 1228
- sistema
- - digestivo, efeitos, 184
- - hematopoético, efeitos, 188
- - respiratório, 192
- - toxicidade, 1074
Metoxifenamina, meia-vida, 60
Metoxiflurano
- ações, 400
- coeficiente de participação a 37 graus Celsius, 389
- fórmula estrutural, 390
- musculatura uterina, 869
- propriedades físicas, 389
- sistema
- - neuromuscular, efeitos, 398
- - respiratório, efeitos, 396
Metoxsaleno, 1229
Metrifonato, 1120
Metronidazol, 1041
- amebíase, 1106
- anemia induzida, 188
- concentração máxima para infusão intravenosa para crianças, 1169
- efeitos adversos, 1043
- espectro de atividade, 1042
- estrutura química, 934, 1041
- farmacocinética, 1041
- feto, efeitos, 1167
- fígado, efeitos, 185
- gravidez, 938, 1166
- indicações, 1043
- infecções
- - bactérias anaeróbias, 1042
- - parasitológicas, 1042
- insuficiência hepática, 1161
- mecanismos de ação, 935, 1041
- posologia, 1043
- resistência, 1041
- sistema nervoso, alterações, 190
- terapia intensiva, 1160
- vias de administração, 1043
Mexiletina, 657
- especialidade farmacêutica, 657
- farmacologia, 657

- toxicidade, 657
Mexitil, 657
Mezlocinina
- eliminação, 1162
- farmacocinética, 956
- meia-vida, 1172
Mianserina
- absorção, 349
- apresentação, 349
- biotransformação, 349
- concentração plasmática e efeitos terapêuticos, estudos, 342
- dose, 264
- efeitos colaterais, 349
- eliminação, 349
- estrutura química, 348
- meia-vida, 349
- nome comercial, 264, 349
Miastenia grave
- anticolinesterásicos, efeitos, 285
- corticoides, uso, 833
- induzida por drogas, 190
Micelas poliméricas, 36
Micobactérias, 524
Micofenolato de mofetil, 538
- artrite reumatoide, 463
- doença inflamatória intestinal, 900
- mecanismo de ação, 536
- transplante de órgãos, 538
Miconazol, 1080, 1082
- ações dermatológicas, 1231
- afecções oftálmicas, 1206
- estrutura química, 935
- gravidez, 938
- insuficiência hepática, 1161
Micoses, tratamento, enxofre, 1225
Micotoxinas, 1241
Microangiopatia, 804
Microbiota da placa dental, 1199
Micrococcus pyogenes, 1134
Microfalo, 200
Microfilárias, 1114
Micronor, 844
Micropartículas, 36
Micrurus (acidente), 1139
- ação do veneno, 1147
- gravidade, 1147
- identificação, 1147
- sinais e sintomas, 1147
- tratamento, 1147
Midazolam, 409
- distúrbios
- - alérgicos e imunológicos, 189
- - psíquicos, 191
- gravidez, 1166
- insuficiência hepática, 1161
- nome comercial, 330
- sistema
- - nervoso, alterações, 190
- - tegumentar e anexos, 194
- terapia intensiva, 1153
- vômitos, 879
Midriáticos, 1207
Mielografia, 1261
Milnaciprano
- absorção, 349
- biotransformação, 349
- eliminação, 349
- meia-vida, 349
Milrinona, propriedades farmacológicas, 649
Mima, infecções, 947
Minerais, 929
- abuso, 929
- como medicamento, 1239
- necessidades diárias recomendadas, 625, 929
Mineralocorticoides, 822, 835
Minociclina, 991
- doenças pulmonares induzidas, 761
- hanseníase, 1056
Minomax, 994
Minoxidil
- alopecia, 1229
- estrutura, 1229
- hipertensão arterial, 697
Miocardite, uso de corticoide, 832
Mioclonias, 383
Miométrio, efeitos dos progestogênios, 842
Miopatias, 888

- esfíncter anal, 888
Miopia induzida por drogas, 192
Miose, opioides, 474
Miosite, corticoide, uso, 832
Mióticos, 1208
- sistema respiratório, 192
Mirtazapina
- absorção, 349
- apresentação, 349
- biotransformação, 349
- efeitos colaterais, 349
- eliminação, 349
- meia-vida, 349
- nome comercial, 349
Misoprostol, 562, 573
Misturas de sulfonamidas, 1020
Mito-, 24
Mitomicina
- administração, 1074
- anemia induzida, 188
- cuidados, 1074
- doenças pulmonares induzidas, 762
- excreção, 1074
- mecanismo de ação, 1074
- metabolismo, 1074
- sistema respiratório, 192
- toxicidade, 1074
Mitoxantrona, náuseas e vômitos, 879
Mivacúrio, 515
- distúrbios alérgicos e imunológicos, 189
- estrutura química, 505
MK-208, 23
Moclobemida
- apresentação, 349
- fórmula estrutural, 345
- nome comercial, 349
Modelos farmacocinéticos, 42
Modificação molecular, obtenção de fármacos, 214-216
Modulador, 124
Mofetil de micofenolato, 533
- farmacocinética, 533
- farmacodinâmica, 533
- interação com drogas, 533
- toxicidade clínica, 533
- usos terapêuticos, 533
Mogadon, 373
Moluscus contagiosum, 1229
Mometasona
- apresentação, 737
- asma, 748, 751
- doses, 737
Monab, 1247
Monoamina oxidase (MAO), 247
Monobactâmicos, 953
- estrutura química, 934
Monobedoze, 925
Monocordil
- posologia, 664
- via de administração, 664
Monocrotalina
- fonte vegetal, 150
- nome popular, 150
- uso terapêutico, 150
Monoiodotirosina (MIT), 781
Montelukast, 574
- asma, 751
Moraxella
- azitromicina, uso, 1001
- claritromicina, uso, 1001
- eritromicina, uso, 1001
- úlcera de córnea, 1204
Morfina, 206
- abuso, 203
- ação da analgesia, 479
- biodisponibilidade oral, 470
- características, 469
- distúrbios psíquicos induzidos, 191
- dose, 479
- fonte vegetal, 150
- gravidez, 201
- metabolismo, 73
- nome popular, 150
- pK_a, 46
- seletividade, 85
- sistema
- - nervoso, 190
- - respiratório, 192
- - tegumentar e anexos, 194
- terapia intensiva, 1152

- toxicidade, 88
- uso terapêutico, 150
Moricizina, 660
Mostarda
- fosforamida, metabolismo, 73
- negra, 150
- nitrogenada, 1061
- - ciclofosfamida, 1061
- - clorambucila, 1062
- - gravidez, 199
- - ifosfamida, 1061
- - mecloretamina, 1061
- - melfalana, 1062
- - sistema endócrino, efeitos, 187
Motilidade gastrointestinal, redução, 1152
Movimento corporal, alterações, 382
- agitação motora, 383
- ataxia, 384
- coreia, 383
- distonia, 382
- dorsalgia inespecífica, 384
- espasmo muscular, 384
- hipertonicidade, 383
- mioclonias, 383
- paralisia cerebral, 384
- parkinsonismo, 382
- tétano, 383
- tiques motores, 383
- tremor, 383
Moxalactama
- classificação, 975
- estrutura, 974
- gravidez, 1166
- ligação proteica, 977
- meia-vida, 977, 1172
- volume de distribuição, 977
Moxifloxacino
- atividade antibacteriana, 1031
- classificação, 1028
- estrutura, 1027
- posologia, 1038
Moxinum, 24
Moxonidina, hipertensão arterial, 694
Mucolíticos, 738
Mucor
- infecções, 946
- sensibilidade aos antibióticos, 949
Mucosa
- bucal, absorção das drogas, 51
- conjuntival, absorção das drogas, 52
- genitourinária, absorção das drogas, 52
- *Helicobacter pylori*, 885
- intestino delgado, absorção das drogas, 51
- nasal, absorção das drogas, 52
- respiratória, 738
- retal, absorção das drogas, 52
- traqueal e brônquica, absorção das drogas, 52
Mucuna deeringiana, 150
Mumorsol, 286
Murinos, 1247
Muscarina, 277, 282
- estrutura, 279
Musculatura uterina, drogas
- que estimulam, 865
- - adrenalina, 868
- - classificação química, 865
- - derivados semissintéticos do ergot, 865
- - efedrina, 868
- - ocitocina, 866
- - prostaglandinas, 867
- - tiramina, 868
- que relaxam, 868
- - anestésicos, 869
- - anticolinérgicos, 868
- - estimulantes beta-adrenérgicos, 870
- - hipnoanalgésicos, 869
- - inibidores das prostaglandinas, 868
- - psicofármacos, 869
Músculo liso
- adrenalina, efeitos, 258
- anestésicos locais, efeitos, 497
- eicosanoides, efeitos, 571
- histamina, efeitos, 553
Mustargen, 1061
Mustina, sistema hematopoético/ imunológico, efeitos, 188
Mustinum, 24

ÍNDICE ALFABÉTICO 1309

Mutagenicidade, toxicidade das drogas, efeitos, 180
Mycinum, 24
Mycobacterium
- aminoglicosídios, uso, 984
- infecções, 947
Mycoplasma
- azitromicina, uso, 1001
- claritromicina, uso, 1001
- clindamicina, uso, 989
- eritromicina, uso, 1001
- infecções, 947
- sensibilidade aos antibióticos, 948
Myoscint, 1251
Myroxylon balsamum, 155

N

Nabumetona, 459
- farmacocinética, 459
- fórmula estrutural, 459
- indicações clínicas, 459
- propriedades farmacológicas, 459
- toxicidade, 459
Nacebo, 11
Nadolol
- ação quinidínica, 268
- atividade simpaticomimética intrínseca, 268
- cardiosseletividade, 268
- doses, 669
- equivalência, 268
- hipertensão arterial, 696
- meia-vida, 268
- nome comercial, 268
NADPH, 74
Nafcilina, 963
- farmacocinética, 956, 963
- indicações, 964
- insuficiência hepática, 1161
- ligação às proteínas plasmáticas, 68
- toxicidade, 964
Naftidrofuril, 683
- administração, 683
- farmacocinética, 683
- farmacodinâmica, 683
- posologia, 683
- uso clínico, 683
Naftifina, 1082
Naftiridinas, 1026
- estrutura, 1026
Naftoquinona, estrutura química, 591
Nal-, 24
Nalbufina, 480
Nalfan, 916
Nalorfina
- pK$_a$, 46
- terapêutica toxicológica, 1189
Naloxona, 480
NANC, 248
Nanocápsulas, 36
Nanoderivados híbridos, 36
Nanoesferas, 36
Nanopartículas, 36
- cerâmicas, 36
Nanotecnologia, 37
Naproxeno, 461
- farmacocinética, 456
- fórmula estrutural, 457
- meia-vida, 1172
- sistema respiratório, efeitos, 192
Napsilato de propoxifeno, 25
Narcan, terapêutica toxicológica, 1189
Narcolepsia, 438
Narcóticos, 204, 467
- sistema nervoso, alterações, 190, 191
Nateglinida, 817, 818
- idoso, 1182
Naturopatia, 12
Náuseas e vômitos, 874
- levamisol, 1118
- opioides, 474
- oxamniquina, 1115
- pamoato de pirvínio, 1116
- reação às drogas, 1243
- tetramisol, 1118
- tiabendazol, 1118
Naxogin, 1106
N-butilbrometo de hioscina, 290

N-desalquilação, 74
Nebivolol
- ação, 643
- posologia, 643
- via de eliminação, 643
Necamin, 1121
Necrólise epidérmica tóxica, 1221
Necrose
- cortical bilateral, venenos animais, 1141
- tubular aguda, venenos animais, 1141
Nedocromil, asma, 751
Nefro-AID, 627
Nefroamino, 629
Nefro-diet, 627
Nefrologia, uso de corticoides, 834
Néfron, 80
- anatomia, 719
Nefropatia, 804
- tuberculose, 1052
Nefrotoxicidade, 187
Neisseria
- aminoglicosídios, uso, 984
- azitromicina, uso, 1001
- claritromicina, uso, 1001
- clindamicina, uso, 989
- cloranfenicol, uso, 996
- eritromicina, uso, 1001
- infecções, 946, 947
- penicilinas, uso, 960
- tetraciclinas, uso, 992
Nelfinavir, 1094, 1100
- nome comercial, 1101
Nematoides, mebendazol, uso, 1115
Neocaína
- droga, 1192
- laboratório, 1192
- vasoconstritor, 1192
Neomicina
- estrutura química, 934
- interações, 173
- ototoxicidade, 191
- sistema digestivo, efeitos, 184
- terapia intensiva, 1160
Neostibosan, 1109
Neo-zinc, 631
Nerisona, 1225
- concentração esteroide, 1225
- forma farmacêutica, 1225
Nerium oleander, 154
Nervium, 330
Nervos periféricos, efeitos dos anestésicos locais, 497
Nesiretida, propriedades farmacológicas, 648
Nestorona, 849
Netilmicina
- dose, 985
- gravidez, 938
Neupogen, 1250
Neuraminidase, 1090
Neurilan, 330
Neurite óptica, induzida por drogas, 192
Neurocisticercose, 1118
Neurolépticos, 313
- atípicos, 313
- estruturas químicas, 319
- distúrbios psíquicos induzidos, 191
- sistema
- - endócrino, 186, 187
- - musculoesquelético, 189
Neuromediadores, 298
Neuromodulação, 248
Neuromoduladores, 298
Neurônio, 233
Neuronite vestibular, 1212
Neurontin, 420
Neuropatia, 804
Neuropeptídios, 526
Neurotoxicidade, malária, 1126
Neurotransmissão
- adrenérgica, 253
- aminérgica central, 297-310
Neurotransmissores, 235, 298
- liberação, 235
Nevirapina, 1094, 1099
- nome comercial, 1101
- sistema tegumentar e anexos, 194
Niacina, 679
- mecanismo de ação, 679
- necessidades diárias recomendadas, 625

- uso clínico, 679
Nicardipino, 669, 670
- hipertensão arterial, 698
Nicergolina, efeito antivertiginoso, 1213
Niclosamida, 1112
- mecanismos de ação, 935
Nicosulfan, 1131
Nicotiana tabacum L., 150
Nicotina, 207, 277, 291
- farmacocinética, 291
- farmacodinâmica, 291
- fonte vegetal, 150
- intoxicação, 292
- lactentes, efeitos, 1176
- nome popular, 150
- sistema
- - gastrointestinal, efeitos, 292
- - nervoso central, efeitos, 292
- - respiratório, efeitos, 292
- - urinário, efeitos, 292
- uso terapêutico, 150
Nictêmero, 7
Nidazolum, 24
Nifedipino, 669, 670, 686
- antagonista do receptor H$_2$, 884
- diarreia, 894
- estrutura química, 669
- farmacocinética, 670
- farmacodinâmica, 670
- hipertensão arterial, 698
- idoso, 1183
- insuficiência hepática, 1161
- modo de uso, 670
- posologia, 670
- sistema cardiovascular, 182, 183
Nifur-, 24
Nifurtimox, 1108
Nilamida, fórmula estrutural, 345
Nilidrina, 686
Nilutamida, 1069
Nimesulida, 461, 462
Nimodipino, 669
- efeito antivertiginoso, 1213
Niquetamida, 435
Niridazol, esquistossomose mansônica, 1119
Nisoldipino, 669, 670
- hipertensão arterial, 698
Nistatina, 1082
- afecções oftálmicas, 1205
- estrutura química, 935
- gravidez, 938
- mecanismo de ação, 935
Nitisinona, 7
Nitradisc
- posologia, 664
- via de administração, 664
Nitrapan, 330, 373
Nitrato
- angina do peito, 662
- contraindicações, 664
- econazol, 25
- efeitos colaterais, 664
- farmacocinética, 662
- farmacodinâmica, 663
- metabolismo, 663
- modo de uso, 664
- posologia, 664
- prata, queimados, 1136
- propriedades farmacológicas, 647
- sódio na gravidez, 199
- tolerância, 664
- toxicidade, 664
Nitrazepam, 330
Nitrazepol, 330
Nitrendipino, 669, 670
- hipertensão arterial, 698
- idoso, 1183
Nitrimidazina, 1106
Nitrito de sódio, terapêutica toxicológica, 1189
Nitroferricianeto, 25
Nitrofuranos, 1023
- estrutura química, 934
- resistência bacteriana, 1136
Nitrofurantoína, 23, 1023
- antiácidos, 883
- distúrbios, 1153
- doenças pulmonares induzidas, 761
- estrutura química, 934

- fígado, efeitos, 185
- gravidez, 201, 938
- sistema
- - hematopoético/imunológico, 187
- - nervoso, 190
- - respiratório, 192
Nitrofurazona, 1024
- bactérias, 1136
Nitrogênio, fontes, 620
Nitroglicerina venosa, 647
Nitroimidazóis, estrutura química, 934
Nitroprussiato
- eliminação, 1162
- insuficiência hepática, 1161
- sistema cardiovascular, 183, 647
Nitrosureias, 1062
Nixinum, 24
Nizatidina
- apresentação, 561
- nome comercial, 561
- posologias, 561
Nizoral, 1083
Nó
- atrioventricular (AV), 653
- sinusal (SA), 653
- - parâmetros eletrofisiológicos, 654
Noan, 330
Nocardia, sensibilidade aos antibióticos, 949
Nocardicinas, 953
Nocebo, 7
Nodular, 376
Nódulos tireoidianos, 785
Nome dos fármacos, 22
- genérico, 22, 141
- patenteado, 22
- químico, 22
- registrado, 22
Nomenclatura de fármacos, 22
- Denominação Comum Brasileira, 23
- regras, 23
Nomifensina
- dose, 264
- nome comercial, 264
Noradrenalina, 243, 259, 306
- absorção, 259
- ações farmacológicas, 259
- estrutura química, 255
- excreção, 259
- inativação metabólica, 254
- interações, 176
- metabolismo, 259
- reações adversas, 259
- recaptação, 247
- seletividade, 85
- sensibilidade, 256
- síntese, 253
- terapia intensiva, 1160
Norandrografolídeo
- fonte vegetal, 150
- nome popular, 150
- uso terapêutico, 150
Norditropin, 1251
Norefedrina, meia-vida, 60
Noresteroides, 842
Noretindrel, 842, 847
Noretindrona, 842, 847-850
Norfloxacino
- atividade antibacteriana, 1031
- atividade *in vitro*, 1032
- biodisponibilidade, 1028
- classificação, 1028
- *clearance*, 1028
- conjuntivite, 1203
- distúrbios psíquicos induzidos, 191
- dose, 1028
- estrutura, 1027
- estrutura química, 934
- ligação proteica, 1028
- meia-vida, 1028
- posologia, 1038
- sistema
- - musculoesquelético, reações, 189
- - nervoso, alterações, 190
Norgestimato, 849
Norgestrel, 842, 847
Norgestrienona, 845
Noridei, 7
Norosedin, 290
19-Norpregnanas, 849

1310 FARMACOLOGIA

Norpseudoefedrina
- fonte vegetal, 151
- nome popular, 151
- uso terapêutico, 151
Nortriptilina
- apresentação, 349
- concentração plasmática e efeito terapêutico, estudos, 342
- concentração terapêutica, 342
- dose, 264
- fórmula, 340
- meia-vida, 1171
- metabolismo, 73, 78
- nome comercial, 264, 349
- volume aparente de distribuição, 70
Norvir, nome genérico, 1101
Noscapina, 743
- fonte vegetal, 150
- nome popular, 150
- uso terapêutico, 150
Novazepam, 330
Novobiocina, meia-vida, 59
Novocaína, 23
- droga, 1192
- laboratório, 1192
- vasoconstritor, 1192
Novocilin, 970
Novocol, 100
- laboratório, 1192
- vasoconstritor, 1192
Novos medicamentos, como nascem e se desenvolvem, 212-220
- custo e local de desenvolvimento, 219
- ensaios farmacológicos e clínicos, 218
- - animais, 218
- - homem, 219
- - toxicidade, 218
- eventos compreendidos, 212
- métodos de introdução, 212
- - acaso, 212
- - extração de fontes naturais, 213
- - latenciação, 215
- - modificação molecular, 214
- - planejamento racional, 217
- - triagem empírica, 213
N-oxidação, 74
Noxiptilina, fórmula, 340
Noz-de-areca, 149
Noz-de-bétele, 149
Noz-vômica, 150
Núcleo basal de Meynert, 1180
Nupercaína, 23
Nutrição
- enteral (*v.* Terapia nutriciona enteral)
- parenteral (*v.* Terapia nutricional parenteral)

O

Obesidade, 1240
Obnubilação, intoxicação, 1189
Obstipação, 888
- causas, 888, 889
Obstrução intestinal, 1119
Ocitócico, 865
- plantas medicinais, 150, 151
Ocitocina, 777
- especialidades farmacêuticas, 867
- farmacocinética, 866
- farmacodinâmica, 778
- mamas, efeitos, 866, 867
- posologia, 867
- química, 866
- sistema
- - cardiovascular, efeitos, 183, 866
- - endócrino, efeitos, 186
- - toxicidade, 867
- - usos, 779
- útero, efeitos, 865-867
Ocotea glaziovii Mez, 150
O-cresol, concentração bactericida, 98
Octamoxina, fórmula estrutural, 345
Octanol, concentração bactericida, 98
Octildimetil PABA-UVB, 1270
Octilsalicilato, 1270
Octreotida, diarreia, 894
O-desaquilação, 74
Odontológica, farmacologia, 1192
- anestésicos locais, 1192

- - reação, 1193
- - emergências, 1194
- - dificuldade cardiorrespiratória, 1194
- - lipotimia, 1194
- - parada cardiorrespiratória, 1194
- - procedimento, 1195
Odores fétidos, 1133
Ófio-L-aminoácido-oxidase, venenos ofídicos, 1140
Ofloxacino
- atividade antibacteriana, 1031, 1032
- atividade *in vitro*, 1032
- biodisponibilidade, 1028
- classificação, 1028
- *clearance*, 1028
- conjuntivite, 1203
- distúrbios psíquicos induzidos, 191
- dose, 1028
- estrutura, 1027
- hanseníase, 1056
- ligação proteica, 1028
- meia-vida, 1028
- posologia, 1038
- sistema
- - nervoso, 190
- - tegumentar e anexos, 194
Oftalmologia
- anticolinérgicos, uso, 288
- corticoides, uso, 835
OKT3 ortoclonal, 532
- efeitos adversos, 533
- farmacocinética, 532
- mecanismo de ação, 536
- transplante de órgãos, 539
- uso clínico, 533
Olanzapina, 313, 319, 325
- apresentação, 326
- estrutura química, 319
- nome comercial, 326
- posologia diária, 326
Olcadil, 330
Oleandrina, 154
Óleo
- chaulmogra, 1055
- mineral, 890
- - como laxante, 890
- pinho, intoxicação, 1190
- - tratamento, 1191
- quenopódio, 1111
- rícino, 890
- - classificação, 889
Olhos
- celulite orbitária, 1205
- ceratites
- - herpética, 1205
- - micótica, 1205
- conjuntivite, 557
- - bacteriana, 1203
- - viral, 1205
- efeitos das drogas
- - antagonistas muscarínicos, 287
- - glicocorticoides, 830
- endoftalmite fúngica, 1206
- farmacoterapia ocular, 1201-1211
- - antibacterianos, 1203
- - antifúngicos, 1205
- - antivirais, 1205
- - ciclopégicos, 1207
- - complicações, 1203
- - corticosteroides, 1206
- - hipotensores oculares, 1208
- - midriáticos, 1207
- - pomadas, 1201
- - soluções oftálmicas, 1201
- - unguentos, 1201
- - vias de administração, 1201
- - - intraocular, 1202
- - - peribulbar, 1202
- - - retrobulbar, 1202
- - - sistêmica, 1201
- - - subconjuntival, 1202
- - - subtenoniana, 1202
- - - tópica e variantes, 1201
- - infecções, causadores, 946
- - intoxicação, avaliação, 1186
- - levedura (*Candida albicans*), 1206
- - reações às drogas, alterações, 1243
- - úlcera da córnea, 1204
- - micótica, 1205
- - uveíte fúngica, 1206

- vitamina A, 1237
Oligoelementos, 620
Oligúria, reação as drogas, 1243
Oliped-4, 631
Olmesartan
- posologia, 641
- via de eliminação, 641
Ololum, 24
Omalizumabe, 751
- efeitos, 751
- farmacocinética, 751
- mecanismo de ação, 751
- uso clínico, 751
Omcilon A e AM, 1225
- concentração esteroide, 1225
- forma farmacêutica, 1225
Omeprazol, 562
- antagonista do receptor H_2, 884
- biodisponibilidade, 28
- *clearance*, 28
- ligação a proteínas plasmáticas, 28
- meia-vida, 28
- volume aparente de distribuição, 28
Omidazol, 1106
Onaya, 150
Onchocerca volvulus, ivermectina, 1114
Onco-Provera, 844
Oncocercíase
- ivermectina, 1114, 1120
- metrifonato, 1120
Oncógenos, 199
Oncoscint, 1251
Oncospar, 37
Onidum, 24, 331
Onum, 24
Opiáceos, 467
- sistema
- - cardiovascular, efeitos, 183
- - musculoesquelético, reações, 189
- - respiratório, 192
Ópio, 206, 467
Opioides, 467-480
- absorção, 468
- classificação, 467
- clonagem, 472
- conservação através das espécies, 472
- dependência, 476
- distribuição, 468
- distúrbios, 1153
- distúrbios psíquicos induzidos, 191
- doenças pulmonares induzidos, 762
- dose equianalgésica, 468
- efeitos, 472, 473
- - analgesia, 473
- - cardiovascular, 474
- - celulares, 471
- - depressão respiratória, 473
- - liberação de histamina, 475
- - miose, 474
- - náusea e vômito, 474
- - reação de pele, 475
- - rigidez, 474
- - sistema imune, 474
- - sistema nervoso central, 473
- - supressão da tosse, 474
- - trato biliar, 474
- - trato gastrointestinal, 474
- - trato genitourinário, 475
- - endógenos, 471
- - epidurais, distúrbios alérgicos e imunológicos, 189
- escolha do fármaco, 479
- excreção, 469
- farmacocinética, 468
- farmacodinâmica, 470
- insuficiência hepática, 1161
- ligação ao receptor e tradução de sinal, 472
- metabolismo, 469
- modificação do sinal, 472
- monitorização do paciente, 475
- papel da colecistocinina (CCK), 472
- potência relativa, 468
- prescrição, 476
- receptores, 472
- regras para administração, 477
- segundos mensageiros, 471
- terapia intensiva, 1153
- tolerância, 475
- usos, 475, 477

- vias de administração
- - epidural, 478
- - injeção perineural, 477
- - intra-articular, 477
- - intramuscular, 476
- - intranasal, 476
- - intratecal, 478
- - oral, 476, 478
- - regional intravenosa, 477
- - transdérmica, 476
- - transpulmonar, 476
Opipramol, fórmula, 340
Oragestion, 844
Orastina, 867
Orexum, 24
Orfadin, 7
Orgametrol, 844
Organificação do iodo, 781
Organoarsenicais, receptor, aceptor ou local de ação, 113
Organofosforados, 283
Ormigrein Organon, 290
Orphanum, 24
Orthoclone OKT3, 1246, 1251
Ortopneia, reação às drogas, 1243
Oseltamivir, 1090
Osmocal, 627
Osteoartrite, uso de corticoide, 832
Osteoblasto, 795
Osteoclasto, 795
Osteodistrofia renal, 796
Osteomalacia, 796
Osteomielite
- causadores, 947
- fluoroquinolonas, uso, 1036
Osteoporose, 796
- andrógenos, uso, 862
Otomicina, 997
Ototoxicidade, 191
- induzida pelos diuréticos, 726
Ouabaína
- fonte vegetal, 150
- nome popular, 150
- uso terapêutico, 150
Ouvido, infecções (causadores), 946
Ovestrion, 843
Ovopatia, efeito das drogas, 197
Ovulação, 845, 846
Oxacilina, 964
- farmacocinética, 956, 964
- indicações, 964
- insuficiência hepática, 1161
- ligação às proteínas plasmáticas, 68
- sistema genitourinário, 187
- toxicidade, 964
Oxalatos, 792
Oxaliplatina, 1068
- administração, 1074
- cuidados, 1074
- excreção, 1074
- mecanismo de ação, 1074
- metabolismo, 1074
- toxicidade, 1074
Oxamniquina, 1115
- esquistossomose mansônica, 1119
- farmacocinética, 1115
- farmacodinâmica, 1115
- química, 1115
- toxicidade, 1115
- vias de administração, 1116
Oxaprozina, 456
Oxazepam, 373
- gravidez, 1166
- metabolismo, 73
Oxcarbazepina, 418
- nome comercial, 420
Oxcord, 678
Oxibenzona, 1270
Oxicam, 458
- contraindicações, 459
- farmacocinética, 458
- indicações clínicas, 458
- posologia, 459
- preparações, 459
- propriedades farmacológicas, 458
- toxicidade, 459
Oxicodona
- biodisponibilidade oral, 470
- características, 469
Oxidações, 73

- dependem do citocromo P450, 74
- que não dependem do citocromo P450, 74

Óxido
- etileno, intoxicação, 1187, 1191
- - tratamento, 1191
- nítrico, 578
- - terapia intensiva, 1157
- nitroso
- - ações, 400
- - coeficiente de participação a 37 graus Celsius, 389
- - concentração alveolar mínima (CAM), 393
- - musculatura uterina, 869
- - pressões parciais isoanestésicas de gases e vapores, 99
- - sistema
- - - cardiovascular, efeitos, 397
- - - gastrointestinal, 399
- - - neuromuscular, 398
- - - respiratório, efeitos, 396
- - - urinário, 398
- zinco, 1270
Oxifembutazona, 447
- sistema
- - digestivo, efeitos, 184
- - hematopoético/imunológico, efeitos, 187
Oxifenilbutazona, metabolismo, 73
Oxigênio, 754
- hormônios tireoidianos, 782
- toxicidade, 745
Oxigenoterapia, 755
- indicações, 755, 756
- resposta, 756
- uso paliativo, 756
Oximas, 289
Oxipirantel, 1116
Oxitetraciclina, 23
- estrutura química, 934
- interações, 172
- meia-vida, 59
- sistema genitourinário, 187
Oxitremorina, 283
Oxotetraciclina, 991
Oxozolidona, estrutura química, 934
Oxprenolol
- ação quinidínica, 268
- atividade simpaticomimética intrínseca (ASI), 268
- cardiosseletividade, 268
- equivalência, 268
- farmacocinética, 666
- hipertensão arterial, 696
- meia-vida, 268
- nome comercial, 268
Ozogamicin, 1247

P

PABA, 1270
Pachicarpina
- fonte vegetal, 150
- nome popular, 150
- uso terapêutico, 150
Paclitaxel, 1067
- administração, 1074
- cuidados, 1074
- estrutura, 1068
- excreção, 1074
- mecanismo de ação, 1074
- metabolismo, 1074
- náuseas e vômitos, 879
- toxicidade, 1074
PAF (v. Fator ativador de plaquetas)
Palantina
- fonte vegetal, 150
- nome popular, 150
- uso terapêutico, 150
Pálpebras, afecções, 1204
Pamidronato, 801
- distúrbios alérgicos e imunológicos, 189
Pamoato
- pirantel, 1116
- - ancilostomíase, 1119
- - ascaridíase, 1119
- - farmacocinética, 1116
- - farmacodinâmica, 1116

- - posologia, 1116
- - química, 1116
- - toxicidade, 1116
- - vias de administração, 1116
- pirvínio, 1116
- - farmacocinética, 1116
- - farmacodinâmica, 1116
- - posologia, 1117
- - química, 1116
- - toxicidade, 1116
- - vias de administração, 1117
Panaceia, 7
Pancitopenia, induzida por drogas, 187
Pâncreas, 803
- drogas, efeitos, 185
Pancreatectomia, 892
Pancreatites
- diarreia, 892
- induzidas por drogas, 185
Pancurônio, 513
- eliminação, 1162
- estrutura química, 505
- terapia intensiva, 1154, 1160
Pânico induzido por drogas, 191
Pantelmin, 1121
Papaína
- fonte vegetal, 150
- nome popular, 150
- sistema
- - digestivo, 184
- - respiratório, 192
- uso terapêutico, 150
Papaver somniferum, 147, 149, 150, 155, 1234
Papaverina, 685
- administração, 685
- disfunção erétil, 1234
- farmacocinética, 685, 1235
- farmacodinâmica, 685
- fonte vegetal, 150
- formulação, 1235
- nome popular, 150
- pK$_a$, 46
- posologia, 685
- precauções, 685
- reações adversas, 685
- sistema cardiovascular, 183
- toxicidade, 1235
- uso clínico, 685
- uso terapêutico, 150
Papilas na conjuntiva tarsal
- alérgica, 1203
- bacteriana, 1203
- viral, 1203
Papoula, 149, 150
Para-aminofenol, 449
Paracetamol, 23, 449
- meia-vida, 59
- metabolismo, 73
- sistema hematopoético/imunológico, efeitos, 188
Parada cardiorrespiratória, emergência odontológica, 1194
- equipamento, 1195
- etiologia, 1195
- sinais clínicos, 1195
- tratamento, 1195
Paraformaldeído, 1135
Paraldeído, 376
- estrutura, 377
- meia-vida, 59
Paralisia
- cerebral, 384
- sono, 438
Paramédicos, transgressão terapêutica, 145
Parametadiona na gravidez, 202
Parametasona, classificação, 824
Parâmetros farmacocinéticos, 27, 28
Paranitrossulfatiazol, nome químico, 1015
Paranoia induzida por drogas, 191
Paraquat, intoxicação, 1191
- tratamento, 1191
Parasita da malária, 1124
Parasitas (infecções), metronidazol, uso, 1042
Parasitemia, 1126
Parasitos, diarreia, 892
Parasitoses intestinais, 892
Parassimpático (sistema), 229, 230

- diferenciação fisiológica, 231
Parassimpatolíticos, 286
- afecções oculares, 1207
Parassimpatomiméticos, 276
Paration, 284
- intoxicação, 289
Paratormônio (PTH), 791, 797
- ações e efeitos, 798
- farmacocinética, 797
- farmacodinâmica, 798
- fisiologia, 797
- laboratório, 799
- patologias, 799
- química, 797
- usos clínicos, 799
Parecoxib sódico, estrutura química, 461
Parestesias, reação às drogas, 1243
Pargilina, fórmula estrutural, 345
Parkinsonismo, 382, 423
- bradicinesia, 423
- rigidez muscular, 423
- tremor, 423
Paroxetina, 348
- absorção, 349
- apresentação, 349
- biotransformação, 349
- eliminação, 349
- estrutura química, 348
- meia-vida, 349
- nome comercial, 349
PAS, interações, 175
Passiflora incarnata, 152
Pastas dermatológicas, 1218
- de água, 1218
Pasteurella
- azitromicina, uso, 1001
- claritromicina, uso, 1001
- eritromicina, uso, 1001
- infecções, 946
- penicilinas, uso, 960
Pata-de-burro, 149
Pata-de-mula, 149
Patch clamp, técnica, 133
Patologia ocular iatrogênica, 192
Pausinystalia yohimbe, 150, 1233
Pazufloxacino, 942, 1039, 1040
Pediatria, farmacoterapia, 1164
- considerações, 1177
- drogas e leite materno, 1175
- período
- - extrauterino, 1168
- - intrauterino, 1166
- variação
- - farmacocinética, 1168
- - farmacodinâmica, 1168
- - posologia, 1172
- - tópicos na administração de medicamentos, 1173
Pediculose, 1231
- ivermectina, 1114
Peeling, 1225
Peflacin, 1038
Pefloxacino
- atividade antibacteriana, 1032
- biodisponibilidade, 1028
- classificação, 1028
- *clearance*, 1028
- dose, 1028
- estrutura, 1027
- ligação proteica, 1028
- meia-vida, 1028
- metabolização, 1030
- posologia, 1038
- sistema tegumentar e anexos, 194
PEG-adenosina desaminase, 37
Pegademase bovina, 7
Peguilação, 37
Pele, 1223
- absorção das drogas, 52
- farmacologia dermatológica, 1216
- - cola, 1218
- - emulsões, 1217
- - gorduras, 1217
- - linimentos, 1218
- - líquidos, 1217
- - pastas, 1218
- - pomadas, 1217
- - suspensões, 1217
- - unguentos, 1217
- - vernizes, 1218

- farmacoterapia dermatológica, 1223-1231
- - classificação das medicações de uso tópico, 1224
- - - antiacne, 1225
- - - antifúngicos, 1231
- - - antipsoriáticos, 1227
- - - ceratolíticos, 1225
- - - citotóxicos, 1229
- - - colódio, 1230
- - - corticosteroides, 1224
- - - dapsona, 1230
- - - desodorantes, 1230
- - - ectoparasiticidas, 1231
- - - enzimas usadas em úlceras de pele, 1229
- - - filmes plásticos, 1230
- - - filtros solares, 1230
- - - interferência na pigmentação da pele, 1228
- - - sudorese, 1230
- - transporte percutâneo e penetração das drogas, 1224
- flora bacteriana, 1134
- fria e pegajosa, reação ao medicamento, 1243
- glicocorticoides, efeitos, 831
- hexametônio, efeitos, 292
- infecções, causadores, 946
- infecções, fluoroquinolonas, uso, 1036
- inflamação, fitoterápicos, 155
- intoxicação, avaliação, 1186, 1188
- lítio, efeitos, 357
- nicotina, efeitos, 292
- nitratos, efeitos, 662
- opioides, efeitos, 475
- quente e seca, reação às drogas, 1243
- reações das drogas, 193
Pemetrexato, 1063
Pemolina, 437
Pempidina, 292
Penciclovir, 1093
- herpes simples, 1094
- varicela-zóster, 1094
Penfluridol
- apresentação, 326
- estrutura química, 318
- nome comercial, 326
Peniciclidina, feto, efeitos, 1167
Penicilamina
- anemia induzida, 188
- distúrbios
- - alérgicos e imunológicos, 189
- - psíquicos induzidos, 191
- - doenças pulmonares induzidas, 760
- feto, efeitos, 1167
- interações, 173
- patologia ocular iatrogênica, 192
- sistema
- - digestivo, efeitos, 184
- - genitourinário, efeitos, 187
- - musculoesquelético, reações, 189
- - nervoso, alterações, 190
- - respiratório, 192
- - tegumentar e anexos, 195
- - terapêutica toxicológica, 1189
- - toxicidade, 1153
Penicilinas, 953-971
- amoxicilina, 965
- ampicilina, 964
- anemia induzida, 188
- aztreonam, 969
- bacampicilina, 966
- carbenicilina, 966
- cilastatina, 967
- dose-efeito, 138
- eliminação, 1162
- especialidades farmacêuticas, 970
- espectro antibacteriano, 960
- estrutura química, 934, 953
- farmacocinética, 955, 956
- fontes de origem, 935
- G, 961
- - barreira hematoencefálica, 71
- - concentração máxima para infusão intravenosa para crianças, 1169
- - eliminação, 1162
- - espectro antibacteriano, 961
- - espectro de atividade, 935
- - farmacocinética, 961

1312　FARMACOLOGIA

- - interações, 172
- - meia-vida, 59
- - posologia, 962
- - volume aparente de distribuição, 70
- gravidez, 938
- hipersensibilidade, 959
- - testes para diagnóstico, 960
- imipenem, 967
- insuficiência hepática, 1161
- interações, 173, 175, 961
- lactentes, efeitos, 1176
- mecanismos de ação, 935, 956
- meropenem, 969
- meticilina, 963
- nafcilina, 963
- oxacilina, 964
- que resistem à penicilinase, 963
- reações, 961
- receptor, aceptor ou local de ação, 113
- resistência, 959
- semissintéticas, interações, 172
- sistema
- - cardiovascular, 183
- - digestivo, 184
- - hematopoético/imunológico, efeitos, 188
- - respiratório, 192
- tipos de ação, 935
- toxicidade, 959
- V, 962

Pênis, 1232
- suprimento sanguíneo, 1232

Pentamidina, 1107
- distúrbios
- - alérgicos, 189
- - imunológicos, 189
- - psíquicos induzidos, 191
- - pâncreas, efeitos, 185
- - patologia ocular iatrogênica, 192
- sistema
- - cardiovascular, efeitos, 183
- - musculoesquelético, reações, 189
- - respiratório, 192
- toxicidade, 1153

Pentasa, 899

Pentazocina
- distúrbios psíquicos induzidos, 191
- interações, 174
- meia-vida, 60
- sistema respiratório, 192
- volume aparente de distribuição, 70

Pentilenotetrazol, 435
Pentobarbital, 402
- meia-vida, 59

Pentolamina, 1233
- experiência clínica, 1233
- farmacocinética, 1233

Pentostan, 1109
Pentox, 682

Pentoxifilina, 682, 688
- efeito antivertiginoso, 1213
- farmacocinética, 683
- farmacodinâmica, 683
- posologia, 683
- precauções, 683
- reações adversas, 683
- reações hansênicas, 1058
- uso clínico, 683
- vias de administração, 683

Pentrane, 870
Pen-Ve-Oral, 971
Pepti-diet, 627

Peptídios
- colostro e do leite, 526
- estimulantes da liberação de hormônios hipofisários, sílaba, 24
- intestinal vasoativo (VIP), 1235
- sistemas para liberação controlada, 39
- tecnologia
- - actimmune, 1251
- - aldesleucina, 1250
- - alferon N, 1251
- - alteplase, 1250
- - betaseron, 1251
- - efavirenz, 1250
- - eritropoetina, 1250
- - filgastrina, 1250
- - fomivirsen, 1250
- - hormônio do crescimento humano, 1251
- - imciromab, 1251

- - infliximab, 1251
- - insulina humana, 1251
- - íntron A, 1251
- - kogenat, recombinante, 1251
- - leukinem, 1251
- - oncoscint, 1251
- - orthclone, 1251
- - prokine, 1251
- - retavase, 1251
- - rituxam, 1251
- - trastuzumab, 1251
- - vacinas, 1250, 1251

Peptison, 627

Peptococcus
- clindamicina, uso, 989
- cloranfenicol, uso, 996

Peptostreptococcus
- clindamicina, uso, 989
- cloranfenicol, uso, 996
- penicilinas, uso, 960

Peptostreptococcus micros, 1198

Perative, 627

Percepção, drogas que atuam sobre, 205, 207
- alucinógenos, 20
- fumo, 207
- maconha, 208
- solventes, 210

Perclorato, 785, 788

Perda da memória induzida por drogas, 191

Perexilina, 25

Perfenazina
- estrutura química, 316
- estudos sobre as concentrações sanguíneas, 321
- posologia diária, 326

Perfil farmacocinético, 27
Perfil imunológico, interpretação, 618
Perfusão tecidual, redução, 1152

Pergolida, 385
- apresentação, 424
- efeitos adversos, 385
- modo de ação, 385
- nome comercial, 424
- usos, 385

Periciazina
- apresentação, 326
- estrutura química, 316
- nome comercial, 326

Perindopril, hipertensão arterial, 700

Período
- extrauterino, 1168
- intrauterino, 1166
- latente, 7

Peristaltismo, laxantes, 891

Peritônio
- absorção das drogas, 52
- infecções, causadores, 947

Permeabilidade capilar, 68
Permigrein Organon, 290
Peronum, 24

Peróxido
- benzoíla, 1226
- hidrogênio, 1136
- - toxicidade, 1136

Pertecnetato, 785

Peso
- alteração, reação às drogas, 1243
- corporal, avaliação, 615, 622
- molecular, 45
- redução, hormônios tireoidianos, 785

Petidina, 25
- meia-vida, 1171
- pK$_a$, 46

Peumus boldus, 155
pH intragástrico, elevação, 883
pH na ionização do ácido benzoico, 47

Phoneutria, 1139
Phospholine Iodide, 286
Physostigma venenosum Balf, 150

Picossulfato de sódio, 889

Picrotoxina, 435
- fonte vegetal, 150
- nome popular, 150
- uso terapêutico, 150

Pielografia retrógrada, 1261
Pigmentação da pele, 194
Pigmentação da pele, interferência de fármacos, 1228

- hidroquinona, 1228
- metoxsaleno, 1229
- trioxsaleno, 1228

Pilocarpina, 283
- afecções oftálmicas, 1208
- fonte vegetal, 150
- nome popular, 150
- uso terapêutico, 150

Pilocarpus jaborandi Holmes, 150

Pílula, 31
Pílula do dia seguinte, 857

Pimozida, 315
- apresentação, 326
- estrutura química, 318
- nome comercial, 326

Pimpinella anisum, 155

Pindolol
- ação quinidínica, 268
- atividade simpaticomimética intrínseca, 268
- cardiosseletividade, 268
- equivalência, 268
- farmacocinética, 666
- hipertensão arterial, 696
- meia-vida, 268
- nome comercial, 268

Pinitol
- fonte vegetal, 150
- nome popular, 150
- uso terapêutico, 150

Pinocitose, 51

Pinus
- *excelsa*, 155
- *palustris*, 155
- *silvestris*, 155

Pioglitazona, 817, 819
Pipecurônio, 515
- estrutura química, 505

Pipenzolato, 290

Piper methysticum, 152
Piper methysticuni Forst, 149

Piperacilina
- eliminação, 1162
- farmacocinética, 956
- insuficiência hepática, 1161
- meia-vida, 1172

Piperazina, 1117
- ascaridíase, 1119
- farmacocinética, 1117
- farmacodinâmica, 1117
- fórmula química, 555, 1117
- posologia, 1117
- receptor, aceptor ou local de ação, 113
- sistema nervoso, 190
- toxicidade, 1117
- vias de administração, 1117

Piperidina, fórmula química, 555
Pipotiazina, 315
Piptal, 290
Pirantel, mecanismos de ação, 935
Piranver, 1121

Pirazinamida
- atividade antibacteriana, 1048
- dose, 1049
- efeitos adversos, 1049
- estrutura química, 935, 1048
- farmacocinética, 1049
- farmacodinâmica, 1049
- gravidez, 938
- mecanismo de ação, 1049
- sistema musculoesquelético, efeitos, 189
- toxicidade, 1049
- tuberculose, 1048
- via de administração, 1049

Pirazolônicos, 447
- contraindicações, 449
- farmacocinética, 447
- fórmulas estruturais, 448
- indicações clínicas, 448
- interação de drogas, 448
- posologia, 449
- toxicidade, 448

Pirenzepina
- fórmula estrutural, 287
- patologia ocular iatrogênica, 192

Piretanida
- biodisponibilidade, 721
- duração da ação, 721
- estrutura química, 721
- hipertensão arterial, 694

- volume de distribuição, 721

2-Piridona, 1026
Piridopirimidinas, 1026
- estrutura, 1026
Piridoxina, 25
- sistema nervoso, alterações, 190
Pirilamina, fórmula química, 555
Pirimetamina
- estrutura química, 934
- gravidez, 202
- receptor, aceptor ou local de ação, 113
- sistema respiratório, 192

Pirmenol, 660
Piroxicam, 458, 461
- sistema tegumentar e anexos, efeitos, 194
Pirrolalcanoicos, 454
Pitiríase versicolar, 1227
Pityrosporum ovale, 1227

Pivalato de flumetasona
- concentração esteroide, 1225
- especialidade farmacêutica, 1225
- forma farmacêutica, 1225

pK$_a$
- acetanilida, 46
- ácido(s)
- - acetilsalicílico, 46
- - benzoico, 46
- - p-amino-hipúrico, 46
- - salicílico, 46
- - vermelho fenol, 46
- amidopirina, 46
- antipirina, 46
- apomorfina, 46
- difenil-hidantoína, 46
- efedrina, 46
- fenilbutazona, 46
- fenol, 46
- levorfan, 46
- mecamilamina, 46
- morfina, 46
- nalorfina, 46
- papaverina, 46
- petidina, 46
- quinina, 46
- sulfadiazina, 46
- sulfanilamida, 46
- sulfapiridina, 46
- tiopental, 46
- tolazolina, 46

Placa dentária, 1197
- considerações, 1200
- desenvolvimento, 1197
- microbiota, 1199
Placa dentária (inibidor), plantas medicinais, 151

Placebo, 7, 10, 167
- puro, 10
Placeboterapia, 10

Plantago, 889
Plantago lanceolata, 155
Plantas medicinais, 147-158
- abeloura, 149
- adônis, 149
- agrimônia, 149
- albanã-branca, 149
- alcachofra, 149
- alcaçuz, 150
- algodoeiro, 150
- âmio, 151
- ananás, 149
- beladona, 149
- cacaueiro, 151
- canfoeiro, 149
- cardo-santo, cardo-de-leite, cardo-maria, 151
- castanha-da-índia, 150
- cebola-de-albanã, 149
- cebola-marítima, 149
- centelha-da-ásia, 149
- chá-da-índia, 149
- classificação, 147
- coca, 149
- colchico, 149
- curare, 151
- cúrcuma, 149
- datura, 150
- dedaleira, 149
- definição, 147
- derivados usados na fabricação de produtos químico-farmacêuticos, 147

ÍNDICE ALFABÉTICO 1313

- destinadas à obtenção de substâncias puras, 147
- digital-de-flor-amarela, 149, 150
- efedra, 150, 151
- erva-de-são-leonardo, 149
- erva-dedo, 149
- fármacos de fontes naturais, recentes descobertas, 156
- fava-de-calabar, 150
- fitoterápicos, produção, 148, 155
- flor-de-lís, 149
- Food and Drug Administration (FDA), 148
- heléboro verde, 151
- ioimbe, 150
- ipecacuanha, 150
- jaborandi, 150
- kava-kava, 149
- lírio-do-vale, 149
- lobélia, 150
- luvas-de-nossa-senhora, 149
- maconha, 151
- mamão papaia, 150
- meimendro, 150
- menta, 150
- mostarda-negra ou alemã, 150
- noz-de-areca, noz-de-bétele, 149
- noz-vômica, 150
- papoula, 149, 150
- pata-de-burro, 149
- pata-de-mula, 149
- podófilo, 150, 151
- princípio ativo, 149
- - acetildigitoxina, 149
- - ácido
- - - nordi-hidroguaiarético, 149
- - - quisquálico, 149
- - adenosídeo, 149
- - aescluletina, 149
- - agrimofol, 149
- - ajmalicina, 149
- - alantoína, 149
- - anabasina, 149
- - andrografolídeo, 149
- - anisodamina, 149
- - anisodina, 149
- - arecolina, 149
- - asiaticosídeo, 149
- - atropina, 149
- - benzoato de benzila, 149
- - berberina, 149
- - bergenina, 149
- - borneol, 149
- - bromelina, 149
- - cafeína, 149
- - cânfora, 149
- - catequina, 149
- - cavaína, 149
- - cilarenoa A, 149
- - cinarina, 149
- - cocaína, 149
- - codeína, 149
- - colchicina, 149
- - convalotoxina, 149
- - curcumina, 149
- - demecolcina, 149
- - deserpidina, 149
- - diantrona, 149
- - digitalina, 149
- - digitoxina, 149
- - digoxina, 149
- - efedrina, 150
- - emetina, 150
- - escina, 150
- - escopolamina, 150
- - espartina, 150
- - esteviosídeo, 150
- - estricnina, 150
- - etoposide, 150
- - fisostigmina, 150
- - galantiamina, 150
- - gitalina, 150
- - glaucarrubina, 150
- - glaucina, 150
- - glaziovina, 150
- - glicirrizina, 150
- - gossipol, 150
- - hemsleiadina, 150
- - hesperidina, 150
- - hidrastina, 150
- - hiosciamina, 150
- - ioimbina, 150
- - isotiocianato de alila, 150
- - lanatosídeos A, B e C, 150
- - L-dopa, 150
- - lobelina, 150
- - mentol, 150
- - monocrotalina, 150
- - morfina, 150
- - nicotina, 150
- - norandrografolídeo, 150
- - norpseudoefedrina, 151
- - noscapina, 150
- - ouabaína, 150
- - pachicarpina, 150
- - palantina, 150
- - papaína, 150
- - papaverina, 150
- - picrotoxina, 150
- - pilocarpina, 150
- - pinitol, 150
- - podofilotoxina, 150
- - protoveratrinas A e B, 151
- - pseudoefedrina, 151
- - quelina, 151
- - quinidina, 151
- - quinina, 151
- - rescinamina, 151
- - reserpina, 151
- - romitoxina, 151
- - rorifona, 151
- - rotenona, 151
- - rotundina, 151
- - rutina, 151
- - salicilato de metila, 151
- - salicina, 151
- - sanguinarina, 151
- - santonina, 151
- - senosídeo A e B, 151
- - silimarina, 151
- - tenoposide, 151
- - teobromina, 151
- - teofilina, 151
- - tetrandrina, 151
- - THC — tetra-hidrocanabinol, 151
- - timol, 151
- - tricosantina, 151
- - tubocurarina, 151
- - valepotriatos, 151
- - vasicina, 151
- - vimblastina, 151
- - vincamina, 151
- - vincristina, 151
- - xantotoxina, 151
- - yuanhuacina, 151
- - yuanhuadina, 151
- - quina, 151
- - rauvólfia, 149, 151
- - salgueiro, 151
- - seiva-de-nossa-senhora, 149
- sene, 149, 151
- - stephania chinesa, 151
- - tabaco, 150
- - tabaco-de-índio, 150
- - timbó, 151
- - tomilho, 151
- - valeriana, 151
- - vinca, 151
- - *zángqiè*, 149
Plaquetas
- transfusão, 604, 606
- veneno de cobra, ação, 1143
Plaquetopenia, 1112
Plaquinol, 1131
Plasma fresco, transfusão, 605, 606
Plasmodium, 1124
- *falciparum*, 1124
- *knowlesi*, 1124
- *malariae*, 1124
- *ovale*, 1124
- *vivax*, 1124
Plasmotrim, 1131
Pleura, infecções, causadores, 946
Plicamicina, receptor, aceptor ou local de ação, 113
PLT (potenciação de longo termo), 303
Pneumococo (vacina), 547
- apresentação, 547
- contraindicações, 547
- indicações, 547
- sensibilidade aos antibióticos, 948
- via de administração, 547
Pneumologia
- corticoides, uso, 834
- gases medicinais, 754
- uso dos anticolinérgicos, 289
Pneumonias
- causadores, 946
- hipersensibilidade, 192
Pó de beladona, 290
Podofilina, 1229
Podofilotoxina, 147
- fonte vegetal, 150
- nome popular, 150
- uso terapêutico, 150
Podophyllum peltatum, 150, 151, 1229
Polaridade molecular, 46
Poliarterite nodosa, uso de corticoide, 832
Policarbofila, 894
Policarbofila cálcica, 889
- classificação, 889
Polidpsia, reação às drogas, 1243
Poliênicos
- afecções oftálmicas, 1205
- estrutura química, 935
- fontes de origem, 935
Polietilenoglicol, 889, 890
Polifagia, reação às drogas, 1243
Polifarmácia, 7
Polimixinas, 1011
- estrutura química, 934
- fontes de origem, 935
- mecanismo de ação, 935
- sistema nervoso, efeitos, 190
Poliomielite, 1151
Poliomiosite, uso de corticoides, 833
Polipeptídios
- estrutura química, 934
- sintéticos que agem como a corticotrofina, sílabas, 24
- terapia intensiva, 1160
- tipos de ação, 935
Poliposc, diarrcia, 892
Polissacarídios, 525
Politrace-4, 631
Politrace-5, 631
Poliúria, reação às drogas, 1243
Polivit A e B, 631
Poluentes ambientais, leite materno, 1176
Polygala senega, 155
Pomadas
- dermatológicas, 1217
- oftálmicas, 1201
Ponte de hidrogênio, 113
Pontetilla fragarioides, 149
Porfiria hepática, 9
- cloroquina, 1128
Porphyromonas gingivalis, 1198
Pós dermatológicos, 1216
Posologia, 7, 136
- albendazol, 1112
- alprostadil, 1235
- amantadina, 430
- andrógenos, 863
- anfotericina B, 1078
- anticolinérgicos, 427
- antidepressivos, 264
- antifibrinolíticos, 601
- astemizol, 560
- azatadino, 560
- azelastina, 560
- azitromicina, 1003
- barbitúricos, 375
- benazepril, 640
- benzilpenicilina, 962
- betabloqueadores, 669
- bifênio, 1115
- bifosfonatos, 801
- bisoprolol, 643
- bromocriptina, 428
- broncodilatadores, 260
- bronfeniramina, 560
- buflomedil, 683
- calciferol, 796
- capilarema, 688
- captopril, 640
- carboxil, 640
- cardesartan, 641
- carvedilol, 643
- cefaclor, 975
- cefadroxil, 975
- cefalexina, 975
- cefalotina, 976
- cefamandol, 976
- cefamicinas, 595
- cefapirina, 976
- cefazolina, 976
- cefepima, 976
- cefixima, 975
- cefmetazol, 976
- cefonicid, 976
- cefotaxima, 976
- cefoxitina, 976
- cefpirona, 976
- cefpodoxima, 975
- cefprozil, 975
- cefradina, 975, 976
- ceftibuteno, 975
- ceftiroxima, 976
- ceftriazona, 976
- cefuroxima, 975, 976
- celdimir, 975
- cetirizina, 560
- cetoprofeno, 458
- cetorolaco, 455
- cetotetam, 976
- cilazapril, 640
- ciprofloxacino, 1038
- cipro-heptadina, 560
- claritromicina, 1004
- clemastina, 560
- clorfenazamina, 560
- clorpromazina, 326
- clorprotixeno, 326
- clozapina, 326
- colecalciferol, 796
- daflon, 688
- dexclorfeniramina, 560
- dextrans, 595
- diclofenaco de sódio, 456
- diclorofeno, 1113
- dicumarol, 592
- didanosina, 1097
- dietilcarbamazepina, 1114
- difenidramina, 560
- diltiazem, 670
- dimenidrinato, 560
- doxilamina, 561
- doxium, 688
- ebastin, 561
- enalapril, 640
- entacarpone, 432
- epinastina, 561
- eplerenona, 642
- epoprostenol, 686
- ergocalciferol, 796
- eritromicina, 1002
- esparfloxacino, 1039
- espironolactona, 642
- estavudina, 1098
- estreptoquinase, 595
- famotidina, 561
- fanecetina, 451
- femprocoumon, 593
- fenamatos, 452
- fenindamina, 561
- fenoprofeno, 458
- fentolamina, 1235
- fentolamina, 684
- fexofenadina, 561
- flufenazina, 326
- flupirtina, 461
- fosfinil, 640
- gatifloxacino, 1038
- *ginkgo biloba*, 684
- glyvenol, 688
- haloperidol, 326
- heparina, 590
- hipnoanalgésicos, 869
- ibuprofeno, 458
- indometacina, 454
- irbesartan, 641
- isocord, 664
- isordil, 664
- ivermectina, 1114
- levodopa, 426
- lisinopril, 640
- lisurida, 429
- lomefloxacino, 1038
- loracar, 975

1314 FARMACOLOGIA

- loratadina, 561
- losartan, 641
- mebendazol, 1115
- mepiramina, 561
- metenamina, 1025
- metoprolol, 643
- metronidazol, 1043
- monocordil, 664
- moxifloxacino, 1038
- naftidrofuril, 683
- nebivolol, 643
- nifedipino, 670
- nitradisc, 664
- nitrato, 664
- nizatidina, 561
- norfloxacino, 1038
- ocilocina, 867
- ofloxacino, 1038
- olanzapina, 326
- olmesartan, 641
- oxicam, 459
- papaverina, 685
- pefloxacino, 1038
- pentoxifilina, 683
- perfenazina, 326
- piperazina, 1117
- pirazolônicos, 449
- pramipexol, 430
- praziquantel, 1117
- proclorperazina, 326
- prometazina, 561
- prostaglandinas, 868
- quetiapina, 326
- ramipril, 640
- ramitidina, 561
- reparil, 688
- risperidona, 326
- salicilamida, 1112
- salicilatos, 447
- selegilina, 428
- sulfametoxazol, 1023
- sulfimpirazona, 594
- sumatriptana, 483
- sustrate, 664
- telmisartan, 641
- terfenadina, 561
- tetramizol, 1118
- tiabendazol, 1118
- tioridazina, 326
- tiotixeno, 326
- tolcapone, 431
- tolmetina, 455
- trandolapril, 640
- tridil, 664
- triflufromazina, 326
- trifluperazina, 326
- trimetoprima, 1020
- trinitrina, 664
- tripelenamina, 561
- triplolidina, 561
- trovafloxacino, 1039
- uroquinase, 596
- valsartan, 641
- varfarina, 593
- venalot, 688
- venocur, 688
- venofortan, 688
- venoruton, 688
- venostasin, 688
- verapamil, 670
- zalcitabina, 1098
- zapina, 326, 326
- zidovudina, 1097
- zomepiraco, 455

Pós-operatório
- balanço calórico, 611
- catabolismo tecidual, 610
Postoval, 844
Potássio, 713
- arritmias, 660
- *clearance* renal, 82
- como medicamento, 1239
- distúrbios, 713
- intoxicação na hemoterapia, 607
Potência
- drogas, 86
- sexual, uso de andrógenos, 863
Potencial teratogênico das drogas, 196
Pralidoxima, 289
Praminum, 24

Pramipexol, 429
- absorção, 429
- ação, 429
- apresentação, 424
- contraindicações, 430
- distribuição, 429
- efeitos colaterais, 430
- estrutura química, 429
- excreção, 429
- interações medicamentosas, 429
- metabolismo, 429
- nome comercial, 424
- posologia, 430
- precauções, 430
- toxicidade, 430
- uso clínico, 430
Prantal, 290
Pravastatina, 680
- absorção, 678
- apresentação, 680
- cuidados, 678
- doses, 678, 680
- excreção, 678
- horário de administração, 680
- meia-vida, 678
- modificações em variáveis lipídicas, 680
Praziquantel, 1117
- distúrbios alérgicos e imunológicos, 189
- esquistossomose mansônica, 1119
- farmacocinética, 1117
- farmacodinâmica, 1117
- posologia, 1117
- química, 1117
- sistema nervoso, alterações, 190
- teníases, 1120
- toxicidade, 1117
- vias de administração, 1117
Prazosina, 266
- ações farmacológicas, 266
- apresentação, 266
- distúrbios psíquicos induzidos, 191
- gravidez, 1166
- hipertensão arterial, 696
- mecanismo de ação, 266
- preparações, 266
- reações adversas, 266
- usos clínicos, 26
Prebetalipoproteínas, 676
Prece, 11
Pred, 24
Prednisolona
- asma, 751
- classificação, 824
- doença inflamatória intestinal, 899
- estrutura, 825
- gravidez, 199
- lactentes, efeitos, 1176
- metabolismo, 73
- terapia intensiva, 1160
Prednisona, 23
- classificação, 824
- doença inflamatória intestinal, 899
- estrutura, 825
- gravidez, 202
- hepatite autoimune, 908
- metabolismo, 73
- terapia intensiva, 1160
Prega do tríceps, valores normais, 617
Pregnanas, 847, 848
Pregnenolona, 847, 860
Premarin, 843
Prenazona, 447
Preparações
- líquidas, 30
- orais líquidas, 30
- sólidas, 30
Prescrição de drogas, 141
- composição, 142
- - abreviaturas, 144
- - assinatura ou firma profissional, 142
- - cabeçalho, 142
- - coadjuvantes
- - - técnicos, 143
- - - terapêuticos, 143
- - corretivo (edulcorante), 143
- - fórmulas magistrais, 142
- - inscrição, 142
- - instruções para o paciente, 142
- - nome do paciente, 142
- - princípio ativo, 143
- - subscrição, 142

- - superscrição, 142
- - veículo ou excipiente, 143
- - via de administração, 142
- enfermagem, 1242
- - aspectos legais, 1242
- - cuidados, 1243
- - papel educativo, 1243
- - precauções básicas, 1243
- excessiva, 141
- incorreta, 141
- legislação brasileira, 144
- medicamentos
- - especialidades farmacêuticas, 141
- - magistrais, 141
- - nomes genéricos, 141
- - oficiais, 141
- - múltipla, 141
- - racional, 141
- subprescrição, 141
- transgressão terapêutica, 145
- - doença, 145
- - doente, 145
- - medicação prescrita, 145
- - pessoal paramédico, 145
Pressão arterial
- adrenalina, efeitos, 257
- ratos hipertensos, medida, 4
Pressinum, 24
Previum Frumtost, 290
Prevotella
- cloranfenicol, uso, 996
- *intermedia*, 1198
- metronidazol, uso, 1042
- penicilinas, 960
Prilocaína
- categoria, 492
- estrutura química, 488
Primaquina, 9, 1128
- apresentação, 1128
- contraindicações, 1128
- doses, 1128
- efeitos colaterais, 1128
- farmacocinética, 1128
- indicações, 1128
- mecanismo de ação, 1128
- sistema hematopoético/imunológico, efeitos, 187
Primaricina, afecções oftálmicas, 1206
Primetamina
- mecanismos de ação, 935
- sistema tegumentar e anexos, 194
Primidona
- anemia induzida, 188
- epilepsia, 416
- gravidez, 1166
- ligação às proteínas plasmáticas, 68
- meia-vida, 1172
- metabolismo, 73
- sistema
- - digestivo, efeitos, 184
- - hematopoético/imunológico, efeitos, 188
Primolut-Nor, 844
Primosiston, 844
Primostat, 844
Primula
- *elatior*, 155
- *veris*, 155
Princípio ativo, fitoterápicos, 143, 148-151
Prinivil, 686
Pro-banthine, 290
Probenecida, 465
- estrutura química, 462
- excreção, 79
Probióticos
- ações protetoras, 1241
- fontes, 1241
Probito, 138, 139
Probucol
- absorção, 678
- cuidados, 678
- doses, 678
- excreção, 678
- meia-vida, 678
- sistema
- - cardiovascular, efeitos, 183
- - nervoso, alterações, 190
Procaína
- categoria, 492
- estrutura química, 488

- interações, 173
- sistema hematopoético/imunológico, efeitos, 188
Procainamida
- antiácidos, 883
- arritmias, 658
- betanecol, associação, 282
- distúrbios, 1153
- distúrbios alérgicos e imunológicos, 189
- doenças pulmonares induzidas, 760
- eliminação, 1162
- especialidade farmacêutica, 658
- farmacologia, 658
- fígado, efeitos, 185
- idoso, 1183
- ligação às proteínas plasmáticas, 68
- sistema
- - cardiovascular, 183
- - tegumentar e anexos, 193
- toxicidade, 658
- uso clínico, 658
- volume aparente de distribuição, 70
Procamide, 658
Procarbazina
- gravidez, 199
- náuseas e vômitos, 879
- sistema endócrino, efeitos, 186, 187
Prociclidina, 385
- efeitos adversos, 385
- modo de ação, 385
- usos, 385
Procilaridina, 154
Procinéticos, 891
Proclonidina, afecções oftálmicas, 1209
Proclorperazina
- estrutura química, 316
- patologia ocular iatrogênica, 192
- posologia diária, 326
Procrit, 1250
Pró-droga, 7, 36, 73
Profenum, 24
Profort, 627
Progabida, 382
Progesterona, 841, 845, 847
- idoso, 1183
Progestina, 844
Progestínicos, 854
- feto, efeitos, 1167
- gravidez, 200, 202
Progestogênios, 841
- ações gerais, 842
- efeitos genitais, 841
- híbridos, 849
- indicações
- - acne, 843
- - amenorreia, 842
- - anticoncepção, 843
- - carcinomas
- - - mama, 842
- - - útero, 842
- - disfunção menstrual, 842
- - dismenorreia, 842
- - displasias mamárias, 843
- - endometriose, 843
- - esterilidade, 842
- - hipoplasia uterina, 843
- - hirsutismo, 843
- - menstruação, 843
- - puberdade precoce verdadeira, 843
- - tensão pré-mestrual, 842
- - mecanismo de ação, 841
Proguanil, metabolismo, 73
Proguanila, receptor, aceptor ou local de ação, 113
Proinsulina humana, estrutura, 806
Prokine, 1251
Prolactina, 767
- cadeias peptídicas, 768
- massa molecular, 768
- número de aminoácidos, 768
Prolapso, correção, 891
Proleukin, 1250
Promazina, estrutura química, 316
Prometax, 1180, 1181
Prometazina
- apresentação, 561
- distúrbios
- - alérgicos e imunológicos, 189
- - psíquicos induzidos, 191
- doses, 291

ÍNDICE ALFABÉTICO 1315

- estrutura química, 316
- fórmula química, 555
- ligação às proteínas plasmáticas, 68
- nome comercial, 291, 561
- posologias, 561
- terapia intensiva, 1160
Propafenona, 183, 657
- doenças pulmonares induzidas, 760
- especialidade farmacêutica, 657
- toxicidade, 657
- uso clínico, 657
Propaldeído, concentrações bactericidas, 98
Propantelina, 290
Propantelina, interações, 173
Propericiazina, 315
Propilenoglicol, sistema genitourinário, efeitos, 187
Propiltiouracil, 785
- dose-efeito, 138
- feto, efeitos, 1167
- fígado, efeitos, 185
- gravidez, 202, 1166
- lactentes, efeitos, 1176
Propionato de clobetasol
- concentração esteroide, 1225
- especialidade farmacêutica, 1225
- forma farmacêutica, 1225
Propionibacterium acnes, cloranfenicol, uso, 996
Propofol
- distúrbios alérgicos e imunológicos, 189
- farmacocinética, 407
- fórmula estrutural, 407
- química, 407
- sistema
- - cardiovascular, 408
- - nervoso central, efeitos, 408
- - respiratório, efeitos, 192, 408
- - terapia intensiva, 1153
Propoxifeno, 25
- anemia induzida, 188
- características, 469
- gravidez, 202
- interação, 174
Propranolol, 5
- ação quinidínica, 268
- antiácidos, 883
- arritmias, 659
- atividade simpaticomimética intrínseca (ASI)
- cardiosseletividade, 268
- doses, 669
- equivalência, 268
- farmacocinética, 666
- gravidez, 202, 1166
- hipertensão arterial, 696
- idoso, 1183
- insuficiência hepática, 1161
- lactentes, efeitos, 1176
- ligação às proteínas plasmáticas, 68
- meia-vida, 268
- metabolismo, 73
- nome comercial, 268
- sistema cardiovascular, 183
- toxicidade, 1153
Propranossulfanato de hioscina, 290
Propriedades físico-químicas das drogas que interferem na absorção, 45
- carga elétrica, 45
- concentração da droga no local de absorção, 45
- estabilidade química, 45
- forma farmacêutica, 45
- hidrossolubilidade, 45
- lipossolubilidade, 45
- peso molecular, 45
- velocidade de dissolução, 45
Proquazona, 459
Prost, 24
Prostaciclina, 589
- síndrome da angústia respiratória do adulto, 1156
Prostaglan, 868
Prostaglandinas, 564, 686
- ações farmacológicas, 867
- afecções oftálmicas, 1209
- biossíntese, 732
- classificação, 867
- contraindicações, 868

- efeitos colaterais, 868
- especialidades farmacêuticas, 868
- excreção, 867
- mecanismo de ação, 867
- metabolismo, 867
- musculatura uterina, 867
- posologia, 868
- química, 867
- sílabas, 24
- sistema respiratório, efeitos, 744
- usos clínicos, 868
Prostanoide, 564
Próstata, infecções, fluoroquinolonas, uso, 1033
Prostigmina Roche, 286
Protamina, 591
- distúrbios alérgicos e imunológicos, 189
- terapêutica toxicológica, 1189
Proteína(s)
- G, 127, 256, 412, 732
- heteróloga, intolerância, 892
- ligação das drogas, 67
- - ácido salicílico, 68
- - benzilpenicilina, 68
- - bis-hidroxicumarina, 68
- - canamicina, 68
- - cefalexina, 68
- - clordiazepóxido, 68
- - clorpropamida, 68
- - dicloxacilina, 68
- - digitoxina, 68
- - estreptomicina, 68
- - fenilbutazona, 68
- - furosemida, 68
- - gentamicina, 68
- - heparina, 68
- - nafcilina, 68
- - oxacilina, 68
- - primidona, 68
- - procainamida, 68
- - prometazina, 68
- - propranolol, 68
- - sulfadimetoxima, 68
- - tobramicina, 68
- - tributalina, 68
- - varfarina, 68
- metabolismo, efeitos dos glicocorticoides, 828
- plasmáticas, 617
- sistemas para liberação controlada, 39
Proteinases, venenos ofídicos, 1140
Protetores solares, 1268
- absorção sistêmica, 1270
- classificação, 1268
- crianças, 1270
- efeitos colaterais, 1270
- eficácia, 1269
- físicos, 1268
- fotoproteção sistêmica, 1270
- mecanismo de ação, 1269
- químicos, 1269
- recomendações, 1271
Proteus, 934
- biguanidas, 1135
- cloranfenicol, uso, 996
- flora bacteriana da pele, 1134
- penicilinas, uso, 960
- sensibilidade aos antibióticos, 948, 949
Protocolectomia, 891
Proto-hipericina, 153
Protopin, 7, 1251
Protoveratrinas A e B
- fonte vegetal, 151
- nome popular, 151
- uso terapêutico, 151
Protriptilina
- concentração plasmática e efeito terapêutico, estudos, 342
- fórmula, 340
Protrombina, ação dos venenos de cobra, 1143
Provera, 844
Providencia, 934
Prunus africana, 155
Prurido(s)
- anal, 1119
- anogenital, reação às drogas, 1243
- anti-histamínicos, efeitos, 557
- hepatopatias, 911
P-selectinas, 440

Pseudoefedrina
- fonte vegetal, 151
- nome popular, 151
- uso terapêutico, 151
Pseudo-hipoparatireoidismo, 796
Pseudomonas
- *aeruginosa*, 1210
- - nitrofurazona, 1136
- aminoglicosídios, uso, 974
- biguanidas, 1135
- flora bacteriana da pele, 1134
- infecções, 946
- penicilinas, uso, 960
- sensibilidade aos antibióticos, 948, 950
- tetraciclinas, uso, 992
- úlcera de córnea, 1204
Psicoestimulantes, 204, 205
- anfetaminas, 205, 435
- cafeína, 206, 437
- cocaína, 205, 437
- metilfenidato, 436
- pemolina, 437
Psicofármacos, 869
Psicose, 314
- corticoides, uso, 832
- induzida por drogas, 191
Psicosedin, 330
Psicoterapia, 11
Psilocibina, 209
Psilocina, 209
Psíquicos, distúrbios (drogas indutoras), 191
- acetato de megestrol, 191
- alpiden, 191
- alprazolam, 191
- amiodarona, 191
- anticonvulsivantes, 191
- antiglaucomatosos, 191
- atenolol, 191
- beclometazona, 191
- benazepril, 191
- benzodiazepínicos, 191
- benzotropina, 191
- bloqueadores beta-adrenérgicos, 191
- buspirona, 191
- carbamazepina, 191
- cetirizina, 191
- cinarizina, 191
- ciprofloxacino, 191
- clemortin, 191
- clordiazepóxido, 191
- cloroquina, 191
- clozapina, 191
- cocaína, 191
- corticosteroides, 191
- dexclorfeniramina, 191
- diazepam, 191
- fenfluramina, 191
- fenilpropanolamina, 191
- fluoxetina, 191
- lorazepam, 191
- L-triptofano, 191
- masindol, 191
- mefloquina, 191
- metadona, 191
- midazolam, 191
- morfina, 191
- neurolépticos, 191
- norfloxacino, 191
- ofloxacino, 191
- opioides, 191
- penicilamina, 191
- pentamidina, 191
- pentazolina, 191
- prazosina, 191
- ranitidina, 191
- terfenadina, 191
- valproato de sódio, 191
Psitacose, sensibilidade aos antibióticos, 948
Psorex, 1225
- concentração esteroide, 125
- forma farmacêutica, 1225
Psoríase, 1227
- ácido salicílico, uso, 1225
- alcatrão, 1228
- antralina, 1227
- cloroquina, 1128
- etretinato, 1228
- metotrexato, 1228

- plantas medicinais, 151
Psyllium, 889
- classificação, 889
Puberdade, 859
Puberdade, uso de progestogênios, 843
Pulmocare, 627
Pulmo-diet, 627
Pulmões
- contraste iodado, efeitos, 1262
- doenças induzidas por drogas, 759
- - amiodarona, 759
- - antidepressivos tricíclicos, 763
- - anti-inflamatórios não hormonais (AINH), 761
- - bleomicina, 761
- - bloqueadores beta-adrenérgicos, 760
- - bussulfano, 761
- - carbamazepina, 763
- - carmustina, 762
- - ciclofosfamida, 762
- - clorambucil, 762
- - cocaína, 763
- - fenitoína, 763
- - fluoxetina, 763
- - gefitinib, 762
- - hidroclorotiazida, 760
- - infliximab, 761
- - inibidores da enzima conversora da angiotensina, 760
- - interferons, 763
- - metotrexato, 761
- - minociclina, 761
- - mitomicina C, 762
- - nitrofurantoína, 761
- - opioides, 762
- - penicilamina, 760
- - procainamida, 760
- - propafenona, 760
- - sais de ouro, 760
- - salicilatos, 760
- - sulfassalazina, 761
- - tocolíticos, 763
- infecções, causadores, 946
Pulso fraco, reação às drogas, 1243
Punção
- lombar, 34
- venosa, 32
Puran T4, 786
Purgativos, 889
Púrpura
- pós-transfusional, 607
- trombocitopênica idiopática, uso de corticoide, 833
PVP-I, 1136
Pyr-pam, 1121

Q

Qinghao, 1128
Quaalude, 377
Quadriderm, 987
Quantal, 7
Quantum, 7
Queda de cabelo, 1112
Queimaduras
- antissepsia de pacientes, 1136
- infecções (causadores), 946
- nitrofurazona, 1136
Quelina
- fonte vegetal, 151
- nome popular, 151
- uso terapêutico, 151
Quemicetina, 997
Quemose conjuntival
- alérgica, 1203
- bacteriana, 1203
- viral, 1203
Quercitina, 1240
Quercus robur., 155
Quetiapina, 313, 325
- apresentação, 326
- estrutura química, 319
- nome comercial, 326
- posologia diária, 326
Qui gong, 11
Quillaja saponaria, 155
Quilomícrons, 676
Quiméricos, 1247
Quimiorreceptor (CTZ), 874

1316 FARMACOLOGIA

Quimioterapia, 933
- diarreia, 893
- hanseníase, 1055
- tuberculose, 1045
Quimioterápicos, náuseas e vômitos, 879
Quimopapaína, distúrbios alérgicos e imunológicos, 189
Quina, 151
Quinacrina, 1111
- sistema tegumentar e anexos, 194
Quinapril, hipertensão arterial, 700
Quinicardine, 659
Quinidina, 658
- betanecol, associação, 282
- donezepil, 1181
- especialidades farmacêuticas, 659
- farmacologia, 658
- fígado, efeitos, 185
- fonte vegetal, 151
- insuficiência hepática, 1161
- interações, 661
- malária, 1127
- meia-vida, 1172
- nome popular, 151
- patologia ocular iatrogênica, 192
- sistema
- - cardiovascular, efeitos, 183
- - hematopoético/imunológico, efeitos, 188
- - musculoesquelético, reações, 189
- - tegumentar e anexos, 194
- toxicidade, 658, 1153
- uso clínico, 658
- uso terapêutico, 151
Quinina
- absorção, percentagem, 47
- apresentações, 1127
- contraindicações, 1126
- doses, 1127
- efeitos colaterais, 1126
- excreção, 79
- farmacocinética, 1126
- fonte vegetal, 151
- gravidez, 202
- indicações, 1126
- malária, 1126
- mecanismo de ação, 1126
- nome popular, 151
- patologia ocular iatrogênica, 192
- pH urinário, 175
- pK, 47
- pK$_a$, 46
- receptor, aceptor ou local de ação, 113
- sistema
- - hematopoiético/imunológico, 187, 188
- - musculoesquelético, 189
- - tegumentar e anexos, 194
- uso terapêutico, 151
Quinolina, estrutura, 1026
Quinolinometanólicos, 1126
4-Quinolona, 1027
Quinolonas, 942, 1026
- atividade antibacteriana, 1051
- classificação, 1028
- contraindicações, 1038
- dose, 1051
- estrutura química, 934
- estruturas gerais, 1026
- interação, 173, 1160
- núcleos químicos, 1026
- resistência bacteriana, 1051
- via de administração, 1051
Quinum, 24
Quinupristina, 1010
Quiralidade das drogas, 93, 95
Quiroprática, 11
Quisqualis indica L., 149
Qunicardine, 659

R

Rabdomiólise, venenos animais, 1141
Raça, variação das respostas às drogas, 91
Radiação solar, 1230
Radical livre, 7
- formação, hormônios tireoidianos, 782
Radiologia intervencionista, meio de contraste iodado, 1266
Raiva, imunização, 549

Raloxifeno, 801
- estrutura, 800
Raltitrexato, 1063
Ramicade, 1251
Ramipril
- circulação periférica, 686
- hipertensão arterial, 700
- posologia, 640
- sistema nervoso, alteração, 190
- via de eliminação, 640
Ranitidina
- antiácidos, 883
- apresentação, 561
- distúrbios
- - alérgicos e imunológicos, 189
- - psíquicos, 191
- - eliminação, 1162
- nome comercial, 561
- pâncreas, efeitos, 185
- posologias, 561
- sistema
- - cardiovascular, efeitos, 183
- - musculoesquelético, reação, 189
- - respiratório, 192
Rapacurônio, 516
Rapamicina, 533
Raquitismo, 796, 917
Rauvólfia, 149, 151
Rauwolfia, 1233
Rauwolfia serpentina, 149, 151, 313
Reações
- ajustamento com humor ansioso, 329
- alérgicas
- - fármacos, 88, 194
- - hemoterapia, 607
- anafilactoide, 88, 510
- anafiláticas, 510
- - fisiopatologia, 1260
- - cadeia da polimerase (PCR), 1084, 1246
- - malária, 1126
- febril não hemolítica (hemoterapia), 607
- fotossensíveis, 194
- fototóxicas, 1222
- hansênicas, 1056
- - tratamento, 1057
- - - clofazimina, 1058
- - - corticosteroides, 1057
- - - pentoxifilina, 1058
- - - salicilatos, 1058
- - - talidomida, 1057
- idiossincrásicas, 9, 88
- mediada pelo complexo imune, 88
- metabolismo, 73
- orgânicas ao uso de drogas, 1243
- - depressão medular, 1243
- - desidratação, 1243
- - estomatite, 1243
- - hipercalcemia, 1243
- - hiperglicemia, 1243
- - hiper-hidratação, 1243
- - hipernatremia, 1243
- - hipocalemia, 1243
- - hipoglicemia, 1243
- - insuficiência cardíaca, 1243
- - superinfecção, 1243
- - progestacional, 841
- pseudoalérgicas aos fármacos, 88
Reativação das enzimas, 100
Reboxetina
- absorção, 349
- apresentação, 349
- biotransformação, 349
- eliminação, 349
- estrutura química, 348
- meia-vida, 349
- nome comercial, 349
Recaptação da noradrenalina, 247
Receita médica (*v.* Prescrição)
Receptor(es) farmacológico(s), 110-116
- aceptor, 124
- acetilcolínicos, 120, 121, 279, 504
- ácido γ-aminobutírico (GABA), 122
- adenosina, 124
- adrenérgico, estimulação crônica, 1152
- agonistas, 125
- AMPA, 302
- antagonistas, 125
- beta-adrenérgico, 118, 119, 127
- canais iônicos, 131
- catalíticos, 131

- ciclo, 126
- classificação, critérios, 118
- - agonistas e antagonistas seletivos, 119
- - estrutura, 123
- - mecanismo molecular, 123
- - neurotransmissor ou hormônio ou mediador, 118
- - processos de transdução, 119
- - topográfico, 118
- clonados, 124
- colinérgicos, 279, 281
- - nicotínico, 506
- D3 do rato, 123
- dessensibilização, 126
- dopaminérgicos, 305
- efeitos cooperativos, 113
- extrajuncionais, 506
- formas ativa e inativa, 112
- fosforilação proteica, 134
- glicocorticoides, 826
- glutamatérgicos, 301
- glutamato (NMDA), ações do etanol, 363
- hepta-helicoidal, 124
- heteromérico, 123
- hipersensibilização, 126
- homomérico, 124
- infrarregulação, 126
- insulina, 807
- interações fármaco-receptor, 113
- ionóforos, 134
- isoceptores, 124
- modificação, 112
- modulador, 124
- multimérico, 124
- muscarínicos, 279
- não catalíticos associados à tirosina cinase, 131
- natureza, 111
- nicotínico, 280
- NMDA, 302
- nomenclatura de Watson e Abbott, 125
- opioides, 470
- órfão, 124
- promíscuos, 124
- proteínas G, 127
- quimérico, 123
- recombinante, 124
- regulação, 126
- reserva, 124
- serotoninérgico 5-HT, 122
- sistema nervoso autônomo, 236
- sistemas
- - adenilil ciclase, 128
- - efetores, 117-135
- - fosfolipase A2, 131
- - fosfolipase C, 130
- - guanilil ciclase, 130
- subtipos, 124
- superficiais, 117
- suprarregulação, 126
- topografia, 114
- transcrição gênica, 131
Recidiva, 1124
Recrudescência, 1129
Redoxon, 920
- terapêutica toxicológica, 1189
Redução do metabolismo, 75
Redutores da permeabilidade, 688
Referon A, 1251
Regitina, 684
Regras de nomenclatura, 23
Regulação
- neuro-humoral da secreção gástrica, 882
- receptores, 126
- térmica, efeitos da anfetamina, 435
Rejeição dos transplantes de órgãos, 535
Relação médico-paciente, transgressão terapêutica, 145
Relaxantes musculares, 504
- ação central, 378-386
- - alterações do movimento, 382
- - baclofeno, 378
- - carbamato de clordenesina, 380
- - carisoprodol, 379
- - clonidina, 382
- - cloridrato
- - - ciclobenzaprina, 380
- - - eperisona, 382
- - - isoxazol, 382
- - - tizanidina, 381

- - - tolperisona, 382
- - - clorzoxazona, 380
- - glicina, 382
- - hidrocilamida, 382
- - lamperisona, 382
- - mefenesina, 381
- - metaxalona, 381
- - metocarbamol, 381
- - progabida, 382
- - toxina botulínica tipo A, 382
- ação direta, 378
- amantadina, 385
- benzerazida, 385
- benztropina, 385
- biperiden, 385
- bloqueadores neuromusculares, 378
- bromocriptina, 385
- carbidopa, 385
- citrato de orfenesina, 385
- diazepam, 386
- etoproprazina, 385
- L-dopa, 384
- levodopa, 384
- lisurida, 385
- pergolida, 385
- plantas medicinais, 149, 151
- prociclidina, 385
- tetrabenazina, 385
- triexifenidil, 385
Relinum, 24
Remédio, 5
Remifentanil, 411
- características, 469
Reminyl, 1180, 1181
Renitec, 686
Repaglinida, 817
- estrutura química, 817
- idoso, 1182
Reparil
- posologia, 688
- substância química, 688
- vias de adminsitração, 688
Replena, 627
Replicação dos vírus, 1087
Reprodução, toxicidade das drogas, 179
- fator ativador de plaquetas, 579
Rescinamina
- fonte vegetal, 151
- nome popular, 151
- uso terapêutico, 151
Rescriptor, nome genérico, 1101
Reserpina, 272, 315
- distúrbios psíquicos induzidos, 191
- estrutura química, 315
- farmacocinética, 272
- fonte vegetal, 151
- gravidez, 202
- hipertensão arterial, 695
- interações medicamentosas, 272
- mecanismo de ação, 272
- nome popular, 151
- preparações, 272
- reações adversas, 272
- sistema cardiovascular, 183
- uso terapêutico, 151
- usos clínicos, 272
Reservas de gordura corporal, avaliação, 616, 617
Resistência
- bacteriana, 939
- drogas, 90
- - ácido para-aminossalicílico, 1048
- - adquirida, 89
- - aminoglicosídios, 983
- - antimaláricos, 1126
- - cilastina, 968
- - clindamicina, 989
- - cloranfenicol, 995
- - cumarínica, 93
- - eritromicina, 1001
- - fluoroquinolonas, 1032
- - imipenem, 968
- - isoniazida, 1045
- - lincomicina, 989
- - malária, 1130
- - quinolonas, 1051
- - rifabutina, 1049
- - rifampicina, 1046
- - sulfonamidas, 1017
- - zidovudina, 1096

ÍNDICE ALFABÉTICO 1317

- insulina, 815
- metronidazol, 1042
- penicilinas, 959
- vascular sistêmica (RVS), 704

Resorcina, 1225
Resorcinol
- asma, 745
- concentrações bactericidas, 98

Resource diabetic, 627
Respiração, alteração, uso de drogas, 1243
Resposta(s)
- ausentes ou fracas às ações das drogas, 89
- autoimune, 88
- endócrina ao trauma, 613
- imunológica, 521
- - fagócitos, 522
- - linfócitos
- - - B, 522
- - - T, 522
- - mastócitos, 522
- - medula óssea, 521
- - mediada por células, 89
- metabólica
- - jejum, 611
- - trauma, 611

Retavase, 1251
Retin-A, 1226
Retinoides, 1227
- acne, 1226
Retinol, 913
Retinopatia, 804
- diabética, vitamina A, 1238
- pigmentada, 192
Retocele, 888, 891
Retocolite ulcerativa inespecífica, 896
- classificação, 896, 897
- diarreia, 892
- índice de atividade inflamatória, 897
Retrovir, nome genérico, 1101
Reumatismo, 1111
Rheum, 155
Rhododendron mole G. Don, 151
Ribavirina, 1093
Riboflavina, 23 (*v. tb.* Vitamina B2)
Ribonucleotídio de metilmercaptopurina, metabolismo, 73
Ricinus communis, 147, 155
Rifabutina, 1049
- absorção, 1049
- atividade antibacteriana, 1049
- distribuição, 1049
- dose, 1050
- efeitos adversos, 1050
- excreção, 1049
- química, 1049
- resistência bacteriana, 1049
- tuberculose, 1049
- via de administração, 1050
Rifamicina
- estrutura química, 935
- mecanismo de ação, 935
- meia-vida, 59
- metabolismo, 78
- tipos de ação, 935
Rifampicina, 785, 1046
- atividade antibacteriana, 1046
- distúrbios alérgicos e imunológicos, 189
- doses, 1047
- efeitos adversos, 1047
- excreção, 79
- farmacocinética, 1046
- farmacodinâmica, 1047
- gravidez, 202, 938
- hanseníase, 1056
- hepatopatias (prurido), 912
- insuficiência hepática, 1161
- mecanismo de ação, 1047
- meia-vida, 1172
- resistência bacteriana, 1046
- sistema
- - digestivo, efeitos, 184
- - endócrino, efeitos, 187
- - toxicidade, 1153
- tuberculose, 1046
- via de administração, 1047
Rigidez, 383
- opioides, 474
Rilmenidina, hipertensão arterial, 694
Rimantadina, 1089
- aplicações clínicas, 1089

- farmacocinética, 1089
- mecanismo de ação, 1089
Rinite, anti-histamínicos, 557
Rinossinusites, 734
- agudas, 734
- crônicas, 734
- subagudas, 734
- tratamento, 734
- - antagonistas de leucotrienos, 736
- - anti-histamínicos, 735
- - brometo de ipratrópio nasal, 736
- - cirúrgico, 737
- - controle ambiental, 737
- - cromoglicato dissódico, 736
- - descongestionantes, 735
- - glicocorticoides, 736
- - imunoterapia, 737
Rins
- contraste iodado, efeito, 1262
- venenos animais, 1141
Risperidona, 313, 319, 325
- apresentação, 326
- estrutura química, 319
- nome comercial, 326
- posologia diária, 326
Ritmo
- circadiano, 823
- intestinal, 888
Ritmonorm, 657
Ritodrina, sistema respiratório, 192
Ritonavir, 1100
- nome comercial, 1101
Rituxan, 1251
Rituximab, 1070, 1247
Rivastigmina, 1180, 1181
Rivotril, 330, 420
RNA, vírus, 1086
Rocaltrol, 796
Rocurônio, 514
- estrutura química, 505
Rofecoxib, 462
- estrutura química, 461
Rohypnol, 330, 420
Rolitetraciclina, 59
Romitoxina
- fonte vegetal, 151
- nome popular, 151
- uso terapêutico, 151
Ropivacaína, 502
- categoria, 492
- estrutura química, 488
- propriedades físico-químicas, 502
Rorifona
- fonte vegetal, 151
- nome popular, 151
- uso terapêutico, 151
Rorippa indica, 151
Rosiglitazona, 817, 818
Rotavírus, 894
Rotenona
- fonte vegetal, 151
- nome popular, 151
- uso terapêutico, 151
Rotundina
- fonte vegetal, 151
- nome popular, 151
- uso terapêutico, 151
Rowasa, 899
Roxitromicina, estrutura química, 934
Rubefaciente, plantas medicinais, 149, 150
Rubéola (vacina), 548
- apresentação, 548
- contraindicações, 548
- indicações, 548
- via de administração, 548
Rubéola, vírus, 1086
Rubranova, 925
Rufloxacino, classificação, 1028
Ruibardo, 889
Rutina, 687
- fonte vegetal, 151
- nome popular, 151
- uso terapêutico, 151

S

Sabin (vacina), 548
- apresentação, 548
- contraindicações, 548

- indicações, 548
- via de administração, 548
Sabões, 1135
Sabril, 420
Sacarase-isomaltase, deficiência, 892
Sacarose, intolerância, 892
Sais
- lítio na gravidez, 201
- ouro
- - doenças pulmonares induzidas, 760
- - pâncreas, efeitos, 185
- - toxicidade, 1153
- - quinina, malária, 1127
Salbutamol
- asma, 745
- doses, 260
- nome comercial, 260
- via de administração, 260
Salgueiro, 151
Salicilatos, 441
- absorção, 442
- contraindicações, 447
- distribuição, 443
- doenças pulmonares induzidas, 760
- eliminação, 443
- estrutura química, 442
- farmacocinética, 442
- indicações clínicas, 444
- insuficiência hepática, 1161
- interações de drogas, 445
- lactentes, efeitos, 1176
- meia-vida, 1170, 1171
- metabolização, 443
- metila
- - fonte vegetal, 151
- - nome popular, 151
- - uso terapêutico, 151
- posologia, 447
- preparações comerciais, 447
- protetores solares, 1270
- reações hansênicas, 1058
- receptor, aceptor ou local de ação, 113
- sistema
- - cardiovascular, 183
- - digestivo, 184
- - hematopoético/imunológico, efeitos, 188
- toxicidade, 445, 1153
Salicina
- fonte vegetal, 151
- nome popular, 151
- uso terapêutico, 151
Saliva, 31
Salix alba, 151, 155
Salix alba vulgaris, 439
Salk (vacina), 548
- apresentação, 548
- contraindicações, 548
- indicações, 548
- via de administração, 548
Salmeterol, asma, 745
Salmonella, 934
- cloranfenicol, uso, 996
- diarreia, 893, 894
- infecções, 946, 947
- penicilinas, uso, 960
- sensibilidade aos antibióticos, 948, 950
Salofalk, 899
Sambucus nigra, 155
Sando source peptide, 627
Saneante, 1133
Sangue, 603
- albumina, 605, 606
- anestésicos locais, efeitos, 498
- antidiarreicos, 893
- concentrado de fator VIII e IX, 605, 606
- concentrados de hemácias, 604, 606
- - congeladas, 604, 606
- - lavadas, 604, 606
- - pobres em leucócitos, 604, 606
- crioprecipitado rico em fator VIII e fibrinogênio, 605, 606
- frações proteicas do plasma, 605
- glicocorticoides, efeitos, 831
- hemoterapia, complicações e riscos, 606
- - acidente transfusional hemolítico, 606
- - alterações da coagulação sanguínea, 607
- - embolia, 608
- - hemossiderose, 608

- - hipotermia, 607
- - intoxicação pelo potássio, 607
- - púrpura pós-transfusional, 607
- - reação febril não hemolítica, 607
- - reações alérgicas, 607
- - sobrecarga circulatória, 607
- - toxicidade do citrato de sódio, 607
- - transfusão de sangue contaminado, 607
- - transmissão de doenças, 607
- imunoglobulinas, 605, 606
- substitutos, 604
- total, 603, 606
- total pobre em leucócitos, 604, 606
- transfusão, 603
- - irradiado, 604, 606
- - leucócitos (granulócitos), 605, 606
- - plaquetas, 604, 606
- - plasma fresco, 605, 606
- viscosidade, efeitos do contraste, 1260
Sanguinarina
- fonte vegetal, 151
- nome popular, 151
- uso terapêutico, 151
Santonina
- fonte vegetal, 151
- nome popular, 151
- uso terapêutico, 151
Saponinas
- ações protetoras, 1241
- fontes, 1241
Saquinavir, 1100
- nome comercial, 1101
Sarampo (vacinação)
- apresentação, 548
- contraindicações, 548
- indicações, 548
- produtos imunobiológicos utilizados, 549
- via de administração, 548
Sargramostina (GM-CSF), 1071
Sargramostina, sistema cardiovascular, 182
Sarna, 1231
Saxitoxina, categoria, 492
Scandicaine
- droga, 1192
- laboratório, 1192
- vasoconstritor, 1192
Scopan Scil, 290
Sebo, 1226
Secobarbital, 23
- absorção, percentagem, 47
- pK, 47
Secreção
- gástrica, 881
- - regulação neuro-humoral, 882
- - insulina, regulação, 805, 806
Sedação
- contraste iodado, 1266
- induzida por drogas, 191
- terapia intensiva, 1151
Sedativo, plantas medicinais, 150, 151
Sede, reação às drogas, 1243
Sedorga Bristol, 290
Seios paranasais, infecções, causadores, 946
Seiva-de-nossa-senhora, 149
Selegilina
- absorção, 427
- ação, 427
- apresentação, 424
- contraindicações, 428
- distribuição, 427
- efeitos colaterais, 427
- eliminação, 427
- estrutura química, 427
- interações medicamentosas, 427
- metabolismo, 427
- nome comercial, 424
- parkinsonismo, 427
- posologia, 428
- precauções, 428
- química, 427
- toxicidade, 427
- uso clínico, 428
Selenomonas, metronidazol, uso, 1042
Seletividade, 84
Semustina, 062
Sene, 149, 151, 889
- classificação, 889
Senna alexandrina Miller, 151
Senosídeo A e B

- fonte vegetal, 151
- nome popular, 151
- uso terapêutico, 151
Sensibilidade da bactéria, 934
- antibióticos, 947
- determinação, 945
Sensibilização, 90
Sepse, 705
- diarreia, 893
Septicemia
- antibióticos, associações, 936
- causadores, 947
Sequestrantes de ácidos biliares, 677
- mecanismo de ação, 677
- reações adversas, 678
- uso clínico, 678
Serenoa repens, 155
SERMs (*selective estrogen receptors modulators*), 801
Serotonina (5-HT), 307
- etanol, ações, 363
Serpentes, acidentes (venenos), 1138
Serpinum, 24
Serratia, 934
- aminoglicosídios, uso, 984
- cloranfenicol, uso, 996
- penicilinas, uso, 960
Sertralina, 348
- absorção, 349
- apresentação, 349
- biotransformação, 349
- efeitos colaterais, 349
- eliminação, 349
- estrutura química, 348
- meia-vida, 349
- nome comercial, 349
Stevia rebaudiana Hemsley, 150
Sevoflurano
- coeficiente de participação a 37 graus Celsius, 389
- concentração alveolar mínima (CAM), 393
- fórmula estrutural, 390
- propriedades físicas, 389
- sistema cardiovascular, 397
Sexo, variação das respostas às drogas, 91
Shigella, 934
- cloranfenicol, uso, 996
- diarreia, 894
- infecções, 946
- tetraciclinas, uso, 992
Sialorreia, 1118
Sibelium, 685
Sigla, 22
Sigma-clav BD, 970
Sílabas presentes em grupos genéricos de fármacos, 24
Sildenafil, 649, 685, 1234
- experiência clínica, 1234
- farmacocinética, 1234
Silibina, 157
Silimarina
- fonte vegetal, 151
- nome popular, 151
- uso terapêutico, 151
Silybum marianum, 151, 157
Simaruba glauca DC., 150
Simpático (sistema), 231
- anatomofisiologia, 231
- diferenciação fisiológica, 231
- origem, 229
Simpaticomiméticos, 255-265
- ação farmacológica, 256
- aminas de ação indireta e mista, 261
- antidepressivos, 264
- catecolaminas, 257
- conceito, 255
- inibidores da MAO (IMAO), 263
- relação com receptores adrenérgicos, 255
- resumo histórico, 255
Simpatolíticos, 686
Simpatomiméticos
- afecções oculares, 1028
- grupo da fenitilamina, sílabas, 24
Simulect, 1247
Sinapse, 233
- adrenérgica, 242
- colinérgica, 239
- - biossíntese, 239
- - estocagem, 240

- - liberação, 240
- colinérgica, 277
- GABAérgica, 332
- importância farmacológica, 238
Síndrome(s)
- abstinência
- - álcool, 182, 364
- - barbitúricos, 375
- adrenogenital, 832
- angústia respiratória do adulto (SARA), 757
- - terapia intensiva, 1156
- climatérica, uso de estrogênios, 840
- cólon irritável, 892, 911
- Cushing, 823
- déficit de atenção e de hiperatividade, 437
- disfunção orgânica múltipla (SDOM), 705
- edematosas, tratamento com diuréticos, 725
- epilépticas, 415
- extrapiramidais induzidas por drogas, 190
- Gilbert e anticoncepcionais, 856
- Guillain-Barré, desencadeada por vacinas, 190
- hemolítico-urêmica, 893
- homem rígido, 384
- intestino curto, 892
- Lyell, 194, 1221
- má absorção, efeitos das drogas, 184
- nefrótica, uso de corticoide, 832, 834
- neuroléptica maligna, 384
- pseudolinfoma, 195
- resposta inflamatória sistêmica (SRIS), 705
- - terapia intensiva, 1156
- Schwachmann-Diamond, 892, 893
- Stevens-Johnson, 194
- - laxantes, uso, 890
- Zollinger-Ellison
- - antagonistas do receptor H₂, 884
- - anti-histamínicos, 560
- - inibidores da bomba de prótons, 884
Sinergismo, 90
Síntese
- letal, 101
- ribonucleosídio, 76
Sintobiótico, 934
Sintomicetina, 997
Sinvastatinas, 680
- absorção, 678
- apresentação, 680
- cuidados, 678
- doses, 678, 680
- excreção, 678
- horário de administração, 680
- meia-vida, 678
- modificações em variáveis lipídicas, 680
Sirolimus, 533
- farmacocinética, 533
- farmacodinâmica, 534
- mecanismo de ação, 536
- toxicidade clínica, 534
- transplante de órgãos, 538
- usos clínicos, 534
Sistema(s)
- adenilil ciclase, 128
- administração das drogas, 30
- - micropartículas, 36
- administração de genes, 1254
- - bombardeio de partículas, 1254
- - gene nu, 1254
- - virais, 1254
- arterial, 682
- brônquico, efeitos dos antagonistas muscarínicos, 287
- cardiovascular, efeitos da toxicidade das drogas, 184
- - álcool, 364
- - anestésicos
- - - inalatórios, 397
- - - locais, 498
- - anfetaminas, 435
- - barbitúricos, 374
- - cetamina, 406
- - contraste iodado, 1262
- - derivados semissintéticos do ergot, 866
- - distúrbios mediados por drogas, 1153

- - eicosanoides, 569
- - etomidato, 407
- - fator ativador de plaquetas (PAF), 579
- - glicocorticoides, 831
- - hormônios tireoidianos, 783
- - levodopa, 425
- - lítio, 357
- - nicotina, 292
- - ocitocina, 866
- - opioides, 474
- - propofol, 408
- - prostaglandinas, 867
- - tiopental, 405
- - venenos animais, 1141
- circulatório, efeitos dos antagonistas muscarínicos, 287
- - glicocorticoides, 828
- digestivo, efeitos da toxicidade das drogas, 184
- - barbitúricos, 374
- - glicocorticoides, 830
- - hormônios tireoidianos, 783
- efetores, 412
- efetores dos receptores, 128
- endócrino, efeitos da toxicidade das drogas, 186
- - álcool, 365
- - eicosanoides, 573
- - glicocorticoides, 830
- - hormônios tireoidianos, 783
- - leite materno, 1176
- - lítio, 357
- excitocondutor cardíaco, 654
- fosfolipase A2, 131
- fosfolipase C, 130
- gastrointestinal (v. Trato gastrointestinal)
- genitourinário, efeitos da toxicidade das drogas, 187
- guanilil ciclase, 130
- hematopoético, efeitos da toxicidade das drogas, 187
- - álcool, 364
- - hormônios tireoidianos, 783
- - lítio, 357
- imunológico, efeitos da toxicidade das drogas, 187
- - glicocorticoides, 830
- - opioides, 474
- - venenos animais, 1143
- linfático, 682
- linforreticular, reação às drogas, 188
- locomotor, efeitos da toxicidade das drogas, 188
- musculoesquelético, efeitos das drogas
- - alfentanil, 189
- - amoxicilina, 189
- - ampicilina, 189
- - anticonvulsivantes, 189
- - antitireoidianos, 189
- - bussulfano, 189
- - cabergolina, 189
- - cafeína, 189
- - carbamazepina, 189
- - clofibrato, 189
- - cloroquina, 189
- - clortalidona, 189
- - clozapina, 189
- - cocaína, 189
- - corticosteroides, 189
- - dapsona, 189
- - dissulfiram, 189
- - diuréticos, 189
- - eritropoetina, 189
- - fenobarbital, 189
- - fentanil, 189
- - fentoína, 189
- - flecainida, 189
- - fluoxetina, 189
- - glicocorticoides, 189, 831
- - halotano, 189
- - hidroclorotiazida, 189
- - hormônios tireoidianos, 783
- - indapamida, 189
- - interleucinas, 189
- - isoniazida, 189
- - lovastatina, 189
- - L-triptofano, 189
- - neurolépticos, 189
- - norfloxacino, 189
- - opiáceos, 189

- - penicilamina, 189
- - pentamicina, 189
- - pirazinamida, 189
- - quinidina, 189
- - quinina, 189
- - ramifidina, 189
- - sufentanil, 189
- - suxametônio, 189
- - timolol, 189
- - tiopromina, 1899
- - vincristina, 189
- - zidovudina, 189
- nervoso
- - álcool, efeitos, 364
- - antagonistas muscarínicos, efeitos, 287
- - autônomo, 229
- - antidepressivos tricíclicos, efeitos, 343
- - - arco reflexo, 237
- - - classificação geral das drogas autonômicas, 249
- - - componente central, 233
- - - efeitos da atividade, 232
- - - interações com receptores colinérgicos, adrenérgicos, 240, 245
- - - neurônio, 233
- - - parassimpático, 230
- - - potencial de ação, 236
- - - simpático, 231
- - - sinapse, 233, 238, 239
- - - transmissão sináptica ao nível da sinapse ganglionar, 241
- - barbitúricos, efeitos, 374
- - central
- - - adrenalina, efeitos, 258
- - - anestésicos inalatórios, efeitos, 395
- - - anestésicos locais, 498
- - - antidepressivos tricíclicos, efeitos, 343
- - - cetamina, 406
- - - contraste iodado, 1263
- - - derivados semissintéticos do ergot, 866
- - - doença, problemas farmacológicos, 1152
- - - estimulantes, 434
- - - etomidato, 407
- - - glicocorticoides, efeitos, 829
- - - histamina, efeitos, 553
- - - leite materno e drogas, 1175
- - - opioides, efeitos, 473
- - - organização morfofuncional, 297
- - - propofol, 408
- - - tiopental, 404
- - depressores, 152
- - drogas depressoras, 204, 206
- - - álcool etílico, 206
- - - barbitúricos, 206
- - - benzodiazepínicos, 206
- - - crise de abstinência, 207
- - - dependência, 207
- - - heroína, 206
- - - morfina, 206
- - - ópio, 206
- - - sinais da intoxicação crônica, 206
- - - tolerância, 207
- - efeitos da toxicidade das drogas, 189
- - eicosanoides, efeitos, 572
- - estimulantes, 152
- - hormônios tireoidianos, 783
- - IMAO, efeitos, 347
- - lítio, efeitos, 356
- - nicotina, efeitos, 292
- - venenos animais, 1141
- - viroses, 1086
- neuromuscular, efeitos dos anestésicos inalatórios, 398
- psiconeuroendócrino, 823
- renal, eicosanoides, efeitos, 572
- renina-angiotensina-aldosterona (SRAA), 699, 719
- respiratório, 730
- - distúrbios mediados por drogas, 1153
- - farmacologia, 730
- - hormônios tireoidianos, 783
- - infecção, fluoroquinolonas, 1035
- - inferior, 730
- - prostaglandinas, 867
- - superior, 730
- - toxicidade das drogas, 192
- - - acetilcolina, 281

ÍNDICE ALFABÉTICO

- - - anestésicos, 96, 498
- - - barbitúricos, 374
- - - betabloqueadores, 668
- - - cetamina, 406
- - - etomidato, 407
- - - fator ativador de plaquetas (PAF), 579
- - - hexametônio, 292
- - - nicotina, 292
- - - opioides, 473
- - - propofol, 408
- - - tiopental, 405
- tegumentar, efeitos da toxicidade das drogas, 193
- urinário
- - acetilcolina, efeitos, 281
- - anestésicos inalatórios, efeitos, 398
- - barbitúricos, efeitos, 374
- - infecções
- - - causadores, 947
- - - fluoroquinolonas, uso, 1035
- - lítio, efeitos, 357
- - nicotina, efeitos, 292
- - tratamento, 1013
- venoso, 682
- vestibular, 1212
- - afecções, 1212
- - interações medicamentosas, 1215
- - labirintopatias, terapêutica, 1214
- - substâncias antivertiginosas, 1213
- - vestibulotoxicidade, 1215
Sitafloxacino, estrutura, 1027
SKF 62979, 23
Sobrecarga circulatória na hemoterapia, 607
Sobrerol, 740
Sódio, 712
- distúrbios, 712
- reabsorção nos diversos segmentos tubulares, 718
- sistema cardiovascular, 182
- transporte nos segmentos tubulares, 719
Solanum dulcamara, 155
Soluções
- anticoagulante/preservante (CPD), 603
- aquosas, 30
- eletrolíticas, 715
- hipoclorito, 1136
- oftálmicas, 1201
- parenterais, 715
- salinas, 890
Solustibosan, 1109
Solventes, 210
Somalium, 330
Somaplus, 330
Somatostatina, 806
- diarreia, 894
Somatrem injetável, 7
Sonda vesical, 1155
Sonebon, 330
Sonhos induzidos por drogas, 191
Sono, 370
- distúrbios, fitoterápicos, 152
- padrões eletroencefalográficos, 371
- substratos anatômicos, 371
- tiabendazol, 1118
Sonolência induzida por drogas, 191
- dietilcarbamazina, 1113
- oxamniquina, 115
Sophora pachycarpa Schrenk, 150
Sorbitol, 890
- classificação, 889
Sossegon, 869
Sotalol, 659
- ação quinidínica, 268
- atividade simpaticomimética intrínseca, 268
- cardiosseletividade, 268
- doses, 669
- equivalência, 268
- farmacocinética, 666
- gravidez, 1166
- hipertensão arterial, 696
- meia-vida, 268
- nome comercial, 268
- sistema cardiovascular, 183
S-oxidação, 74
Spirillum minus, penicilinas, uso, 960
Spirillum minus, sensibilidade aos antibióticos, 949
Sporanox, 1083

Sporotrichum schenkii, sensibilidade aos antibióticos, 949
Staphylococcus
- aminoglicosídios, uso, 984
- *aureus*, 1134
- - nitrofurazona, 1136
- azitromicina, uso, 1001
- claritromicina, uso, 1001
- clindamicina, uso, 989
- cloranfenicol, uso, 996
- *epidermidis*, úlcera de córnea, 1204
- eritromicina, uso, 1001
- flora bacteriana, 1134
- infecções, 946, 947
- sensibilidade aos antibióticos, 948
- terapia intensiva, 1154
- tetraciclinas, uso, 992
Stenotrophomonas maltophila, penicilinas, uso, 960
Stephania
- chinesa, 151
- *sinica* Diels, 151
Steronide, 1225
- concentração esteroide, 1225
- forma farmacêutica, 1225
Stetrandra S. Moore, 151
Stigminum, 24
Stilbamidina, 1109
Stocrim, nome genérico, 1101
Streculia tomentosa, 155
Strefcortil, 1225
- concentração esteroide, 1225
- forma farmacêutica, 1225
Streptobacillus moniliformis, penicilinas, uso, 960
Streptococcus
- aminoglicosídios, uso, 984
- azitromicina, uso, 1001
- celulite orbitária, 1205
- claritromicina, uso, 1001
- clindamicina, uso, 989
- cloranfenicol, uso, 996
- eritromicina, uso, 1001
- *gordonii*, placa dentária, 1197
- infecções, 946, 947
- *mutans*, placa dentária, 1197
- penicilinas, uso, 960
- *pneumoniae*, alterações oculares, 1204
- *pyogenes*, nitrofurantoína, 1136
- *sanguis*, placa dentária, 1197
- sensibilidade aos antibióticos, 948
- tetraciclinas, uso, 992
- *viridans*, placa dentária, 1197
Streptomyces tsukubaensis, 530
Strongyloides stercoralis, ivermectina, 114
Strophantus gratus, 150
Strychnos nux-vomica, 150
Stugeron, 685
Subfertilidade, uso de andrógenos, 862
Subprescrição, 141
Substâncias
- anti-inflamatórias derivadas do ácido amilinonicotínico, sílabas, 24
- anti-inflamatórias do grupo da indometacina, sílabas, 24
- antivertiginosas, 1213
- - benciclan, 1213
- - buclizina, 1213
- - buflomadil, 1213
- - butilamina, 1213
- - carbamazepina, 1213
- - ciclizina, 1213
- - cinarizina, 1213
- - clonazepam, 1213
- - clorpromazina, 1213
- - difenidramina, 1213
- - di-hidroergocristina, 1213
- - dimenidrato, 1213
- - domperidona, 1213
- - droperidol, 1213
- - escopolamina, 1213
- - fenitoína, 1213
- - flunazina, 1213
- - *ginkgo biloba*, 1213
- - hidroxizina, 1213
- - meclizina, 1213
- - metoclopramida, 1213
- - nicergolina, 1213
- - nimodipino, 1213

- - pentoxifilina, 1213
- - sulpirida, 1213
- - trifluoperazina, 1213
- - vincamina, 1213
- bioativas, processo de obtenção, 156
- estrogênicas, sílabas, 24
- grupo da amitriptilina, sílabas, 24
- grupo da imipramina, sílabas, 24
- grupo do clofibrato, sílabas, 24
- grupo do diazepam, sílabas, 24
- histaminoliberadores, 552
Substituição gênica, 1256
Substitutos do sangue, 604
Succinilcolina, 511
- complicações, 511, 512
- efeitos colaterais, 511
- interações, 173, 661
- terapia intensiva, 1160
Succinilsulfatiazol, nome químico, 1015
Suco de toranja, metabolismo, 78
Sucralfato, 885
Sudorese, tratamento, 1230
Sufentanil
- ação da analgesia, 479
- características, 469
- dose, 479
- sistema
- - musculoesquelético, reação, 189
- - nervoso, alterações, 190
Suicídio, tentativa induzida por drogas, 191
Sulbactama, receptor, aceptor ou local de ação, 113
Sulfa-, 24
Sulfacetamida
- classificação, 1014
- hidrossolubilidade, 1020
- meia-vida, 59
- nome químico, 1015
- propriedades, 1016
- toxicidade, 1020
Sulfaclorpiridazina
classificação, 1014
- ligação às proteínas plasmáticas, 1017
- nome químico, 1015
Sulfadiazina, 23
- classificação, 1014
- estrutura química, 934
- germicida, 1135
- hidrossolubilidade, 1020
- ligação às proteínas plasmáticas, 1017
- meia-vida, 59, 1172
- nome químico, 1015
- pK$_a$, valor, 46
- propriedades, 1016
- solubilidade em urina, 1017
- toxicidade, 1020
Sulfadimetoxina
- formação, 1017
- ligação às proteínas plasmáticas, 68, 1017
- meia-vida, 59
- nome químico, 1015
- propriedades, 1016
- solubilidade em urina ácida e alcalina, 1017
Sulfadimetoxipirimidina, meia-vida, 59
Sulfadimidina
- ligação às proteínas plasmáticas, 1017
- meia-vida, 59
Sulfadoxina
- classificação, 1014
- ligação às proteínas plasmáticas, 1017
- nome químico, 1015
Sulfadoxina-pirimetamina, 1129
Sulfaetidol, nome químico, 1015
Sulfafenazol
- classificação, 1014
- meia-vida, 59
- nome químico, 1015
Sulfafurazol, 23
Sulfaguanidina, nome químico, 1015
Sulfaisoxazol, nome químico, 1015
Sulfalena, nome químico, 1015
Sulfamerazina
- classificação, 1014
- hidrossolubilidade, 1020
- ligação às proteínas plasmáticas, 1017
- meia-vida, 59
- nome químico, 1015

- solubilidade em urina ácida e alcalina, 1017
- toxicidade, 1020
Sulfametazina
- classificação, 1014
- hidrossolubilidade, 1020
- toxicidade, 1020
Sulfametilfenazol, nome químico, 1015
Sulfametizol
- classificação, 1014
Sulfametodina, formação, 1017
Sulfametoxazol, 1020
- classificação, 1014
- contraindicações, 1023
- distúrbios alérgicos e imunológicos, 189
- farmacocinética, 1021
- indicações clínicas, 1022
- insuficiência hepática, 1161
- interações, 1023
- ligação às proteínas plasmáticas, 1017
- mecanismo de ação, 1021
- nome químico, 1015
- posologia, 1023
- preparações, 1023
- propriedades, 1016
- química, 1021
- toxicidade, 1023, 1153
Sulfametoxidiazina, nome químico, 1015
Sulfametoxipirazina
- classificação, 1014
- ligação às proteínas plasmáticas, 1017
- meia-vida, 59
Sulfametoxipiridazina
- meia-vida, 59, 1172
- nome químico, 1015
- propriedades, 1016
Sulfametoxipirimidina, classificação, 1014
Sulfamidocrisoidina, nome químico, 1015
Sulfamonometoxina, nome químico, 1015
Sulfamoxol
- classificação, 1014
- ligação às proteínas plasmáticas, 1017
- nome químico, 1015
Sulfanilamida
- hidrossolubilidade, 1020
- ligação às proteínas plasmáticas, 1017
- meia-vida, 59
- pK$_a$, 46
- toxicidade, 1020
Sulfanum, 24
Sulfapirazol, nome químico, 1015
Sulfapiridina
- hidrossolubilidade, 1020
- nome químico, 1015
- pK$_a$, 46
- solubilidade em urina ácida e alcalina, 1017
- toxicidade, 1020
Sulfapirimidina, meia-vida, 59
Sulfas, 9
- malária, 1126
Sulfasimidina, 25
Sulfasomizol, nome químico, 1015
Sulfassalazina, 533
- doença inflamatória intestinal, 898
- doenças pulmonares induzidas, 761
- metabolismo, 73
- nome químico, 1015
Sulfassimazina, nome químico, 1015
Sulfassoxazol diolamina, classificação, 1014
Sulfatiazol
- classificação, 1014
- hidrossolubilidade, 1020
- ligação às proteínas plasmáticas, 1017
- meia-vida, 59
- nome químico, 1015
- toxicidade, 1020
Sulfato
- atropina, 290
- bário, distúrbios alérgicos e imunológicos, 189
- bleomicina, 1065
- butil-simpatol, 686
- *clearance* renal, 82
- doses, 291
- hiosciamina, 290
- magnésio
- - antidiarreicos, 891
- - classificação, 889

1320 FARMACOLOGIA

- - concentração máxima para infusão intravenosa para crianças, 1169
- nome comercial, 291
Sulfatrimetoprima, concentração máxima para infusão intravenosa para crianças, 1169
Sulfentanil, 411
Sulfentanil, sistema cardiovascular, 183
Sulfeto, metabolismo, 73
Sulfidril, 640
Sulfimpirazona, 447, 465, 594
- apresentação, 594
- efeitos colaterais, 594
- estrutura química, 462
- posologia, 594
- usos clínicos, 594
Sulfisomidina, nome químico, 1015
Sulfisoxazol
- classificação, 1014
- dose-efeito, 138
- lactentes, efeitos, 1176
- ligação às proteínas plasmáticas, 1017
- meia-vida, 1172
- propriedades, 1016
- solubilidade em urina ácida e alcalina, 1017
Sulfito
- ações protetoras, 1241
- fontes, 1241
Sulfonamidas, 1013
- absorção, 1016
- ação
- - curta, 1014
- - intermediária, 1015
- - prolongada, 1015
- acetilação, 1017
- administração, 1016
- anti-infecciosas, sílabas, 24
- aplicação tópica, 1014
- biotransformação, 1016
- classificação, 1014
- distribuição, 1016
- eliminação, 1016
- estrutura química, 934, 1013
- farmacodinâmica, 1016, 1017
- fígado, efeitos, 185
- gravidez, 202, 938
- idoso, 1183
- indicações clínicas, 1019
- interações, 173, 1019
- mecanismo de ação, 935, 101, 1013, 1018
- misturas, 1020
- patologia ocular iatrogênica, 192
- receptor, aceptor ou local de ação, 113
- sistema
- - cardiovascular, efeitos, 183
- - hematopoético/imunológico, efeitos, 187, 188
- - respiratório, 192
- - tegumentar e anexos, 193
- sistêmicas, 1014
- tipos de ação, 935
- toxicidade, 1020, 1153
Sulfonas
- acne, 1226
- efeitos colaterais, 1055
- estrutura química, 934
- hanseníase, 1055
- mecanismo de ação, 101, 935
- receptor, aceptor ou local de ação, 113
Sulfonilureias, 815
- farmacocinética, 815
- farmacodinâmica, 815
- idoso, 1182
- química, 815
- reações adversas, 816
- sistema
- - cardiovascular, efeitos, 183
- - endócrino, efeitos, 186
- - usos terapêuticos, 816
Sulforafane
- ações protetoras, 1241
- fontes, 1241
Sulfoxona, sistema hematopoético/imunológico, 187
Sulindaco, 25
- metabolismo, 73
Sulpirida, 315
- apresentação, 326
- crise vertiginosa, 1215

- efeito antivertiginoso, 1213
- nome comercial, 326
Sultoprida, 315
Sumatriptana, 483
- farmacocinética, 483
- mecanismo de ação, 483
- posologia, 483
- preparações, 483
- química, 483
- reações, 483
- uso clínico, 483
Supercrescimento bacteriano, diarreia, 892
Superdosagem, farmacodermias, 1219
Superdose, toxicidade, 87
Superfície corpórea, determinação, 1174
Superinfecção, 934, 939
- reação às drogas, 1243
Suporte nutricional, 609
Supositórios, 31, 1129
Suprainfecção, 934
Suprarregulação, receptores, 126
Suprarrenal, 822
- insuficiência, 829
Suprelin, 775
Supressão da função gênica, 102
Suprofeno, 456
Suramina, 1107
- distúrbios alérgicos e imunológicos, 189
- filaríase, 1120
Surfactantes, 1135
- síndrome da angústia respiratória do adulto, 1157
Suspensão de neomicina composta, 143
Suspensões, 1217
Sustiva, 1250
Sustrate
- posologia, 664
- via de administração, 664
Suxametônio
- interações, 175
- sistema
- - cardiovascular, efeitos, 183
- - musculoesquelético, reações, 189
Synalar, 1225
- concentração esteroide, 1225
- forma farmacêutica, 1225
Synarel, 775
Synkavit, 600
Synkavit, 919
Syntocinon, 867

T

Tabaco, 150
Tabaco-de-índio, 150
Tacrolimus (FK506), 530
- doença inflamatória intestinal, 900
- interações medicamentosas, 537
- mecanismo de ação, 536
- transplante de órgãos, 537
Taenia, 1112
- *latum*, diclorofeno, 1113
- *saginata*, diclorofeno, 1113
- *solium*, diclorofeno, 1113
Talassemia e anticoncepcionais, 856
Talidomida, 376
- feto, efeitos, 1167
- gravidez, 199, 202
- patologia ocular iatrogênica, 192
- reações hansênicas, 1057
- sistema nervoso, reações, 190
- tragédia, 196
Tamoxifeno, 1068
- câncer, 1068
- feto, efeitos, 1167
- sistema endócrino, efeitos, 187
Tanakan, 684
Tanaxos, 1067
Taninos, 1241
Taquicardia, reação às drogas, 1243
Taquiesfigmia, reação às drogas, 1243
Taquifilaxia, 89, 492
Tarceva, 1070
Tartarato
- ergotamina, sistema cardiovascular, 183
- potássico de sódio, 889
TATA box, 1253
Taxa de extração de oxigênio, 704
Taxol, 147

- estrutura, 214
Tazocin, 971
Tebonin, 684
Tecidos utilizadores obrigatórios de glicose, 611
Teclosine, 1105
Tecnécio, 787
Tecnologia de peptídios, 1250
- actimmune, 1251
- aldesleucina, 1250
- alferon N, 1251
- alteplase, 1250
- betaseron, 1251
- efavirenz, 1250
- eritropoetina alfa, 1250
- filgastrina, 1250
- fomivirsen, 1250
- hormônio do crescimento humano, 1251
- imciromab, 1251
- infliximab, 1251
- insulina humana, 1251
- íntron A, 1251
- kogenat, recombinante, 1251
- leukinem, 1251
- oncoscint, 1251
- orthoclone, 1251
- prokine, 1251
- retavase, 1251
- rituxan, 1251
- trastuzumab, 1251
- vacinas
- - conjugada de *Haemophilus* B, 1250
- - conjugada HIB T/TER (PEDVAX/HIB), 1250
- - hepatite B, 1251
Tegafur, 1064
Tegaserod, 891
Tegretol, 420
Teicoplanina, 1009
- atividade antibacteriana, 1009
- efeitos adversos, 1010
- estrutura química, 934
- farmacocinética, 1009
- mecanismo de ação, 1009
- usos, 1010
Telipromicina, 942
Telmisartan
- posologia, 641
- via de eliminação, 641
Telvibudina, 907
Temafloxacino, estrutura, 1027
Temetex, 1225
- concentração esteroide, 1225
- forma farmacêutica, 1225
Temocilina, farmacocinética, 956
Tendinites, uso de corticoides, 832
Teníases, 1120
- clorossalicilamida, 1112
- droga de escolha, 1120
- droga opcional, 1120
Teniposida, distúrbios alérgicos e imunológicos, 189
Teniposídeo, 1067
Tenofovir, 1098
Tenoposide
- fonte vegetal, 151
- nome popular, 151
- uso terapêutico, 151
Tenoxicam, 458
- sistema digestivo, efeitos, 184
Tensão pré-menstrual, efeitos dos progestogênios, 842
Teobromina, 437
- fonte vegetal, 151
- leite materno, 1176
- nome popular, 151
- uso terapêutico, 151
Teofilina, 437
- antagonista do receptor H_2, 884
- distúrbios alérgicos induzidos, 191
- donezepil, 1181
- fonte vegetal, 151
- gravidez, 1166
- insuficiência hepática, 1161
- interações, 174
- lactentes, efeitos, 1176
- meia-vida, 1170-1172
- nome popular, 151
- sistema
- - cardiovascular, 183

- - nervoso, alterações, 190
- - tegumentar e anexos, 194
- sucralfato, efeitos, 885
- uso terapêutico, 151
Tequin, 1038
Terapêutica, 7, 10
- empírica, 10
- popular, 10
Terapia, 7
- antineoplásica, 1060
- arte, 11
- cognitiva, 11
- energética, 11
- gênica, 7, 39, 1253
- - adenovírus, 1255
- - códon ATG, 1253
- - problemas da célula-alvo, 1255
- - promotor, 1253
- - sistemas de administração de genes, 1254
- - substituição gênica, 1256
- - TATA box, 1253
- - vetores lipossômicos, 1254
- - vírus adenoassociados (AAV), 1255
- intensiva, farmacologia, 1151-1162
- - antimicrobianos, uso, 1154
- - asma aguda grave, 1158
- - choque circulatório, 1155
- - dor e sedação, 1151
- - hemorragia gastrointestinal, 1159
- - hepatopata, uso de drogas, 1161
- - insuficiência renal aguda na doença crítica, 1161
- - interações medicamentosas, 1159
- - óxido nítrico, 1157
- - síndrome da angústia respiratória do adulto, 1156
- musical, 11
- nutricional, 609-631
- - avaliação nutricional, 615
- - balanço nitrogenado, 618
- - condições especiais, 623
- - - AIDS, 624
- - - hepatopatias, 623
- - - insuficiência cardíaca, 624
- - - insuficiência renal, 624
- - - insuficiência respiratória, 624
- - dados
- - - antropométricos, 615
- - - imunológicos, 615
- - determinações bioquímicas, 617
- - enteral, 622
- - - indicações, 623
- - - vantagens, 623
- - equilíbrio eletrolítico no estresse, 615
- - impedância bioelétrica, 619
- - indicações, 619
- - índices compostos, 618
- - introdução ao tratamento, 619
- - mediadores inflamatórios, 615
- - necessidades dietéticas diárias recomendadas, 625
- - novos métodos de avaliação nutricional, 619
- - parenteral, 620
- - - complicações, 621
- - - contraindicações, 621
- - - formulação, 620
- - - seguimento clínico-laboratorial do paciente, 620
- - - via de suporte, 620
- - resposta
- - - endócrina ao trauma, 613
- - - metabólica ao jejum e ao trauma, 611
Teratogênese, 7
Teratogenicidade, toxicidade das drogas, efeitos, 179, 219
Teratógenos, 199
Teratologia, 197
Terazosina, hipertensão arterial, 696
Terbinafina, 1081, 1082
- ação dermatológica, 1231
Terbutalina
- asma, 745
- doses, 260
- estrutura química, 255
- gravidez, 202
- ligação às proteínas plasmáticas, 68
- nome comercial, 260
- terapia intensiva, 1160

ÍNDICE ALFABÉTICO 1321

- via de administração, 260
Terconazol, 1082
- distúrbios alérgicos e imunológicos, 189
- sistema nervoso, alterações, 190
Terfenadina
- apresentações, 561
- distúrbios psíquicos induzidos, 191
- fórmula química, 555
- nome comercial, 561
- posologias, 561
- sistema nervoso, alterações, 190
Terlipressina, 911
Terminações nervosas, efeitos da histamina, 553
Terminal neuroadrenérgico, 253
Terolum, 24
Terpenos
- ações protetoras, 1241
- fontes, 1241
Terra-Cortril, 994
Terramicina, 994
Teste
- hipersensibilidade à penicilina, 960
- imunológico, veneno de cobra, 1143
- supressão de dexametasona (DST), 833
- terapêutico, 11
Testosterona, 614
- biossíntese, 860
Tétano, 384
- imunização, 549
- venenos animais (acidentes), 1146
Teto (efeito), 7
Tetrabenazina, 385
- modo de ação, 385
- uso, 385
Tetracaína
- categoria, 492
- estrutura química, 488
Tetraciclinas, 23, 991
- acne, 1226
- antiácidos, 883
- cálcio, 792
- concentrações inibitórias mínimas, 992, 993
- doses, 991
- efeitos adversos, 994
- especialidades farmacêuticas, 994
- espectro de atividade, 935
- estrutura química, 934, 991
- farmacocinética, 993
- feto, efeitos, 1167
- fígado, efeitos, 185
- fontes de origem, 935
- gravidez, 201, 202, 938
- interações, 172, 173, 994
- lactação, efeitos, 1176
- malária, 1126, 1129
- mecanismo de ação, 935, 992
- meia-vida, 59
- micro-organismos sensíveis e resistentes, 992
- nomenclatura, 991
- patologia ocular iatrogênica, 192
- preparações, 991
- receptor, aceptor ou local de ação, 113
- sistema
- - digestivo, efeitos, 184
- - nervoso, 190
- tipos de ação, 935
- usos, 994
Tetracloreto de carbono, 1111
- fígado, efeitos, 185
Tetracloroetileno
- ancilostomíase, 1119
- lactentes, efeitos, 1177
Tetradotoxina, categoria, 492
Tetraetilmônio
- absorção, percentagem, 47
- pK, 47
Tetra-hidrofolato, formação, 1021
Tetralysal, 994
Tetramisol, 1118
- ascaridíase, 1119
- farmacocinética, 1118
- farmacodinâmica, 1118
- posologia, 1118
- química, 1118
- toxicidade, 1118
- vias de administração, 1118
Tetrandrina

- fonte vegetal, 151
- nome popular, 151
- uso terapêutico, 151
Tetrex, 994
Tetroid, 786
THC — tetra-hidrocanabinol
- fonte vegetal, 151
- nome popular, 151
- uso terapêutico, 151
Theobroma cacao, 151
Thiaben, 1121
Thymus vulgaris, 151, 155
Tiabendazol, 1118
- estrongiloidíase, 1120
- farmacocinética, 1118
- farmacodinâmica, 1118
- posologia, 1118
- química, 1118
- receptor, aceptor ou local de ação, 113
- toxicidade, 1118
- vias de administração, 1118
Tiagabina, epilepsia, 419
Tiamina (*v.* Vitamina B1)
Tiazídicos
- gravidez, 202
- toxicidade, 1153
Tiazolidinedionas, 818
Tiberal, 1106
Ticarcilina
- eliminação, 1162
- farmacocinética, 956
- insuficiência hepática, 1161
- meia-vida, 1172
- terapia intensiva, 1160
Ticlopidina, 594, 672
Tienam, 971
Tienamicina, 953
Tigeciclina, 942
Tilia platyphyllos, 155
Timbó, 151
Timoanalépticos, 337
Timol
- concentração bactericida, 98
- fonte vegetal, 151
- nome popular, 151
- uso terapêutico, 151
Timolol
- afecções oftálmicas, 1209
- farmacocinética, 666
- hipertensão arterial, 696
- intraocular
- - sistema
- - - cardiovascular, efeitos, 183
- - - musculoesquelético, reação, 189
Timopoetina, 526
Timosina alfa 1, 526
Timulina, 526
Tinidazol, 1106
Tinidazol, estrutura química, 934
Tintura de beladona, 291
Tintura-mãe, 12
Tioacetazona, tuberculose, 1050
Tioamidas, 786
- farmacocinética, 786
- indicações, 786
- mecanismo de ação, 786
- toxicidade, 786
Tiobarbituratos, musculatura uterina, 870
Tiocianato, 785
Tiocolchicosida, 379
6-Tioguanina
- administração, 1074
- cuidados, 1074
- excreção, 1074
- mecanismo de ação, 1074
- metabolismo, 1074
- náuseas e vômitos, 879
- toxicidade, 1074
Tionembutal, 870
Tiopental
- absorção, percentagem, 47
- barreira hematoencefálica, 71
- distúrbios alérgicos e imunológicos, 189
- efeitos farmacológicos, 404
- estruturas químicas, 403
- farmacocinética, 403
- mecanismo de ação, 404
- meia-vida, 59
- pK, 47
- pK$_a$, 46

- propriedades físico-químicas, 402
- química, 402
- sistema
- - cardiovascular, efeitos, 405
- - nervoso central, efeitos, 404
- - respiratório, efeitos, 405
Tiopronina, sistema musculoesquelético, reação, 189
Tioproperazina, 315
Tioridazina, 315
- apresentação, 326
- estrutura química, 316
- estudos sobre as concentrações sanguíneas, 321
- nome comercial, 326
- posologia diária, 326
Tiotixeno
- apresentação, 326
- estudos sobre as concentrações sanguíneas, 321
- nome comercial, 326
- posologia diária, 326
Tioureia, 786
Tioxantenos, 317
Tiques motores, 383
Tiramina
- estrutura química, 255
- musculatura uterina, 868
Tireoide, 780
- anatomia, 780
- câncer, 785
- contraste iodado, efeitos, 163
- drogas antitireoidianas, 780
- fisiologia, 780
- histórico, 780
- hormônios tireoidianos, 781-783
Tireoidectomia, 783
Tireoidite de Hashimoto, 783
Tireotropina, 780
Tirosina cinase, aspectos estruturais, 121
Tirosinose, diarreia, 893
Tirotricina
- estrutura química, 934
- fontes de origem, 935
Tiroxina (T$_4$), 780
- formação, 781
- interações, 173
- lactentes, efeitos, 1176
- sistema cardiovascular, 183
Tityus, 1139
Tiuxetan, 1247
Tizidum, 24
Tobradex, 987
Tobramicina, 987
- concentração máxima para infusão intravenosa para crianças, 1169
- dose, 985
- eliminação, 1162
- gravidez, 938
- ligação às proteínas plasmáticas, 68
- meia-vida, 1172
- terapia intensiva, 1160
Tobrex, 988
Tocainida, 660
- anemia induzida, 188
- sistema cardiovascular, efeitos, 183
Tocainida, sistema respiratório, 192
Tocoferol, 913, 917
Toinum, 24
Tolazolina, 684
Tolazolina, pK$_a$, 46
Tolbutamida
- anemia induzida, 188
- dose-efeito, 138
- gravidez, 202
- interações, 173, 175
- lactentes, efeitos, 1176
- meia-vida, 59
- sistema
- - digestivo, 184
- - tegumentar e anexos, 194
Tolcapone, 431
- absorção, 431
- ação, 431
- apresentação, 424
- contraindicações, 431
- distribuição, 431
- efeitos colaterais, 431
- estrutura química, 431
- excreção, 431

- interações medicamentosas, 431
- metabolismo, 431
- nome comercial, 424
- posologia, 431
- precauções, 431
- química, 431
- toxicidade, 431
- uso clínico, 431
Tolerância
- álcool, 364
- aprendida, 90
- barbitúricos, 375
- benzodiazepínicos, 372
- comportamental, 90
- condicionada, 90
- cruzada, 90
- drogas, 182, 203
- - alucinógenos, 210
- - cocaína, 205
- - fumo, 208
- - maconha, 209
- inata, 90
- nitratos, 664
- opioides, 467, 475
Tolmetina, 454
- farmacocinética, 454
- fórmula estrutural, 454
- indicações clínicas, 455
- interação de drogas, 455
- posologia, 455
- propriedades farmacológicas, 455
- toxicidade, 455
Toloxatona, fórmula estrutural, 345
Tolueno, intoxicação, 1191
- tratamento, 1191
Tomilho, 151
Tonturas induzidas por drogas, 190
- antagonista dos receptores H$_2$, 884
- cambendazol, 1112
- dietilcarbamazina, 1113
- levamisol, 1118
- praziquantel, 1117
- tetramisol, 1118
- tiabendazol, 1118
Tônus muscular, aumento, 378
Topamax, 420
Topiramato, 359
- enxaqueca, 484
- epilepsia, 419
- nome comercial, 420
- psiquiatria, 421
Topografia de receptores, 114
Topoisomerases, 1066
- inibidores, 1066
Topotecano, 1066
- administração, 1074
- cuidados, 1074
- excreção, 1074
- mecanismo de ação, 1074
- metabolismo, 1074
- toxicidade, 1074
Topsyn, 1225
- concentração esteroide, 1225
- forma farmacêutica, 1225
Toque terapêutico, 11
Torasemida
- biodisponibilidade, 721
- duração da ação, 721
- estrutura química, 721
- volume de distribuição, 721
Torsades de pointes
- cloridrato de ciclobenzaprina, efeitos, 380
- ziprasidona, efeitos, 326
Tosilato de bretílio, 660
Tositumomab, 1247
Tosse, 741
- fitoterápicos, 155
- opioides, 474
- reação às drogas, 1243
Toxicidade
- acetaminofeno, 1153
- aciclovir, 1153
- ácido fólico, 926
- aguda, 178, 179
- albendazol, 1112
- alopurinol, 1153
- alprostil, 1235
- amantadina, 430
- aminoglicosídios, 984, 1153

1322 FARMACOLOGIA

- amiodarona, 656
- ampicilina, 965
- ANASE, 351
- anestésicos locais, 497
- anrinona, 1153
- antibióticos, 937
- anticolinérgicos, 427
- anticolinesterásicos, 286
- antidepressivos tricíclicos, 343
- antifibrinolíticos, 601
- anti-histamínicos, 557
- antissépticos, 1136
- azatioprina, 531
- azitromicina, 1003
- aztreonam, 970
- befênio, 1115
- benzodiazepínicos, 331, 1153
- bleomicina, 1071
- bromocriptina, 428
- bussulfano, 1071
- capecitabina, 1072
- carbenicilina, 967
- carboplatina, 1072
- carmustina, 1072
- ciclofosfamida, 1072
- ciclosporina, 530
- cilastina, 968
- cimetidina, 1153
- cisplatina, 1072
- citarabina, 1072
- citrato de sódio (hemoterapia), 607
- cladribina, 1072
- claritromicina, 1004
- clindamicina, 1153
- clorambucila, 1072
- clorossalicilamida, uso, 1112
- contraste iodado, 1153
- crônica, 178, 179
- dacarbazina, 1072
- dactinomicina, 1072
- dantrolene, 1153
- daunorrubicina, 1072
- - lipossômica, 1073
- desinfetantes, 1136
- diclofenaco de sódio, 456
- diclorofeno, 113
- dicloxacilina, 964
- dietilcarbamazina, 1113
- disopiramida, 657
- docetaxel, 1073
- doxorrubicina, 1073
- ensaios, 218
- entacapone, 432
- eritromicina, 1002, 1153
- etoposídeo, 1073
- farmacodinâmica, 1118
- fenacetina, 451
- fenamatos, 452
- fenitoína, 1153
- fenotiazinas, 1153
- fentolamina, 1235
- flucitosina, 1153
- fludarabina, 1073
- 5-fluorouracila, 1071
- flupirtina, 461
- furosemida, 1153
- gencitabina, 1073
- glicocorticoides, 829
- haloperidol, 1153
- halotano, 1153
- hidralazina, 1153
- histamina, 554
- ibuprofeno, 457
- idarrubicina, 1073
- ifosfamida, 1073
- IMAO, 347
- imipenem, 968
- indometacina, 454
- irinotecano, 1073
- IRSN, 351
- isoniazida, 1153
- ISRN, 352
- ISRS, 350
- ivermectina, 1114
- levamisol, 1118
- levodopa, 425
- lidocaína, 658
- lítio, 356
- mebendazol, 1115
- mecloretamina, 1073

- melfalana, 1074
- mercaptopurina, 1074
- mesilato de pergolida, 429
- meticilina, 963, 1153
- metotrexato, 1074
- mexiletina, 657
- mitomicina, 1074
- mofetil de micofenolato, 533
- nafcilina, 964
- nafotericina B, 1153
- naftidrofuril, 684
- niacina, 927
- nitratos, 664
- ocular, 191
- oxacilina, 964
- oxaliplatina, 1074
- oxamniquina, 1115
- oxicam, 459
- oxigênio, 756
- paclitaxel, 1074
- pamoato
- - pirantel, 1116
- - pirvínio, 1116
- papaverina, 1235
- paracetamol, 451
- penicilamina, 1153
- penicilina, 959
- pentamidina, 1153
- piperazina, 1117
- pirazinamida, 1153
- pirazolônicos, 448
- pramipexol, 430
- praziquantel, 1117
- procainamida, 658
- propafenona, 657
- propranolol, 1153
- quinidina, 658, 1153
- renal, 1153
- rifampicina, 1153
- sais de ouro, 1153
- salicilatos, 445, 1153
- selegilina, 427
- sirolimus, 534
- subaguda, 178
- sulfacetamida, 1020
- sulfadiazina, 1020
- sulfamerazina, 1020
- sulfametazina, 1020
- sulfanilamida, 1020
- sulfapiridina, 1020
- sulfatiazol, 1020
- sulfonamidas, 1020, 1153
- superdose, 87
- tacrolimus (FK506), 530
- tetramisol, 1118
- tioamidas, 786
- tolcapone, 431
- topotecano, 1074
- verapamil, 659
- vimblastina, 1074
- vinorelbina, 1074
- vitaminas
- - A, 915
- - B1, 921
- - B2, 922
- - B12, 924
- - C, 920
- - D, 917
- - E, 918
- - K, 600, 919
Toxicologia, 181, 1185
Tóxicos, 204
Toxinas
- aditivos alimentares, 1241
- botulínica, 290
- - enxaqueca, 484
- - tipo A, 382
TPM, fitoterápicos, 155
Tracoma, sensibilidade aos antibióticos, 948
Tramadol
- biodisponibilidade oral, 470
- características, 469
Trandolapril
- hipertensão arterial, 700
- posologia, 640
- via de eliminação, 640
Tranilcipromina
- apresentação, 349
- fórmula estrutural, 345

- nome comercial, 349
Tranquilizantes, 149, 154
- afecções oculares, 1210
- eficácia dos anticoncepcionais, 854
Transcortina (CBG), 825
Transcrição gênica, 131
Transdução de sinal, 731
Transferência de carga, 113
Transferrina, interpretação dos exames, 618
Transfusão de sangue, 603
- contaminado (hemoterapia), 607
- irradiado, 604, 606
- leucócitos (granulócitos), 605, 606
- malária, 1124
- plaquetas, 604, 606
- plasma fresco, 605, 606
Transgressão terapêutica, 91, 145
- doença, 145
- doente, 145
- medicação prescrita, 145
- pessoal paramédico, 145
- relacionamento médico-paciente, 145
Transmissão
- doenças na hemoterapia, 607
- neuromuscular, 506
- - anestésicos locais, efeitos, 497
- - mecanismo de ação dos bloqueadores neuromusculares, 506
- - monitorização, 507
- - receptores
- - - acetilcolina, 504
- - - extrajuncionais, 506
- sináptica, 235
- - anestésicos locais, efeitos, 497
- - ao nível da sinapse ganglionar, 241
Transplante de órgãos, 535
- hepático, 536
- rejeição, 535
- rim, 540
- - corticoides, uso, 834
Transportadores
- celulares de drogas, 36
- macromoleculares de drogas, 36
Transporte
- ativo, 50
- lipídico, 675
- percutâneo, penetração das drogas, 1224
Transtorno
- ansiedade generalizada, 329
- esquizoafetivo, tratamento com lítio, 358
- estresse pós-traumático, 329
- humor, 337
- - ácido valproico, tratamento, 359
- - carbamazepina, tratamento, 359
- - lítio, tratamento, 358
- obsessivo-compulsivo, 329
- pânico, 329
- pânico com agorafobia, 329
- personalidade, tratamento com lítio, 358
Tranxilene, 330
Traqueia, infecções (causadores), 946
Traqueobronquite aguda, 757
Trastuzumab, 1071, 1247
Tratamento, 7
- específico, 10
- suporte ou de apoio, 10
Trato(s)
- biliar, opioides, efeitos, 474
- gastrointestinal
- - acetilcolina, efeitos, 282
- - álcool, efeitos, 364
- - anestésicos inalatórios, efeitos, 399
- - antagonistas muscarínicos, efeitos, 287
- - bloqueadores beta-adrenérgicos, efeitos, 269
- - derivados semissintéticos do ergot, 866
- - descontaminação seletiva (DSG), 1154
- - eicosanoides, efeitos, 572, 573
- - fator ativador de plaquetas (PAF), 579
- - fluoroquinolonas, uso, 1035
- - hexametônio, efeitos, 292
- - infecções, causadores, 946
- - levodopa, 425
- - lítio, efeitos, 357
- - metacolina, efeitos, 282
- - muscarina, 282
- - nicotina, efeitos, 292
- - obstipação, causas, 888
- - opioides, efeitos, 474

- genital, infecções, causadores, 946
- genitourinário
- - antagonistas muscarínicos, efeitos, 287
- - opioides, efeitos, 475
Trauma
- catabolismo tecidual, 610
- eficácia dos germicidas, 1134
- modificações hormonais, 614
- raquimedular, uso de corticoides, 833
- resposta endócrina, 613
- resposta metabólica, 611
Trauma-diet, 627
Trazodona, 1234
- disfunção erétil, 1234
- farmacocinética, 1234
- sistema cardiovascular, 183
Trematoides, 1120
Tremor, 383
- reação orgânica ao uso de drogas, 1243
Trental, 682
Treponema
- denticida, 1199
- infecções, 946, 947
- penicilinas, uso, 960
- sensibilidade aos antibióticos, 949
Tretinoína, 7, 1226
- acne, 1227
Trevo-de-cheiro, 688
Triagem de drogas, 7
- empírica, 213
Triancinolona
- apresentação, 737
- asma, 748, 751
- classificação, 824
- doses, 737
- estrutura, 825
Triantereno, 725
- biodisponibilidade, 725
- duração da ação, 725
- excreção, 79
- propriedades farmacológicas, 645
Triantereno, hipertensão arterial, 694
Triatec, 23, 686
Triazenos, 1063
Triazóis, 1080
Triazolam, 331, 373
- alterações do sistema nervoso, 191
- insuficiência hepática, 1161
Trichomonas vaginalis, infecções, 947
Trichosanthes kirilowii Maxim, 151
Trichostrongylus, befênio, 1114
Trichurus trichuria, ivermectina, 1114
Tricloroetanol, metabolismo, 73
Tricloroetileno
- ações, 400
- fígado, efeitos, 399
- sistema
- - cardiovascular, efeitos, 397
- - neuromuscular, efeitos, 398
- - respiratório, efeitos, 396
Tricocefalíase, 1111, 1122
- droga de escolha, 1120
- droga opcional, 1120
- oxiprantel, uso, 1116
- tiabendazol, 1118
Tricocel, 1116
Tricomonicidas, 1107
Tricosantina
- fonte vegetal, 151
- nome popular, 151
- uso terapêutico, 151
Tridil
- posologia, 664
- via de administração, 664
Trietiodeto de galamina, 513
Triexifenidil, 385
- apresentação, 424
- efeitos adversos, 385
- modo de ação, 385
- nome comercial, 424
- usos, 385
Triexosidase alfagalactosidase A, 7
Trifluoperazina
- crise vertiginosa, 1215
- efeito antivertiginoso, 1213
Trifluorotimidina, 1091
- aplicações clínicas, 1091
- farmacocinética, 1091
- mecanismo de ação, 1091
Trifluperazina

ÍNDICE ALFABÉTICO

- apresentação, 326
- estrutura química, 316
- nome comercial, 326
- patologia ocular iatrogênica, 192
- posologia diária, 326
Trifluperidol, 315
Triflupromazina
- estrutura química, 316
- posologia diária, 326
Trifluridina
- herpes simples, 1094
- varicela-zóster, 1094
Trifosfato de inositol (IP₃), 130
Triglicerídios, 675
Tri-iodotironina (T₃), 780
- formação, 781
Trileptal, 420
Trimetadiona
- feto, efeitos, 1167
- gravidez, 202
- metabolismo, 73
Trimetileno na gravidez, 199
Trimetoprima, 1020
- contraindicações, 1023
- estrutura química, 934, 1021
- farmacocinética, 1021
- gravidez, 938
- indicações clínicas, 1022
- interações, 1023
- mecanismos de ação, 935, 1021
- posologia, 1023
- preparações, 1023
- receptor, aceptor ou local de ação, 113
- sistema hematopoético/imunológico, efeitos, 188
- toxicidade, 1023
Trimipramina, fórmula, 339
Trinitrina
- posologia, 664
- via de administração, 664
Trioxsaleno, 1228
Tripanossomicidas, 1107
Triparsamida, 1107
Tripelenamina
- apresentação, 561
- nome comercial, 561
- posologias, 561
Tríplice reação de Lewis, 553
Tríplice viral (vacina), 548
- apresentação, 548
- contraindicações, 548
- indicações, 548
- via de administração, 548
Triprolidina
- apresentação, 561
- nome comercial, 561
- posologias, 561
Triptofano, 792
- como medicamento, 1240
- sistema respiratório, 192
Troleandomicina, metabolismo, 78
Trombina, distúrbios alérgicos e imunológicos, 189
Trombocitopenia
- corticoides, uso, 832
- induzida por drogas, 187, 188
Tromboflebite, efeitos dos anticoncepcionais, 855
Trombolíticos, 595
- ácido aminocaproico, 596
- *anisoylated plasminogen streptokinase complex* (APSAC), 596
- ativador do plasminogênio tipo tissular (APTT), 596
- estreptoquinase, 595
- uroquinase, 596
Trombose
- coronariana, 671
- mesentérica, induzida por drogas, 185
- veia retiniana central induzida por drogas, 192
Tromboxanos (TXA), 564, 571
- síntese, 588
Trompas
- infecções, causadores, 947
- progestogênios, efeitos, 842
Tropicamida, 287
- afecções oculares, 1207
Trosiloxano drometrizol, 1270
Trovafloxacino

- atividade antibacteriana, 1031
- atividade *in vitro*, 1032
- biodisponibilidade, 1028
- classificação, 1028
- *clearance*, 1028
- dose, 1028
- estrutura, 1027
- ligação proteica, 1028
- meia-vida, 1028
- posologia, 1039
Trovan, 1039
Tryptylinum, 24
Tuberculose, 1045-1054
- ácido para-aminossalicílico (PAS), uso, 1048
- amicacina, uso, 1050
- canamicina, uso, 1050
- capreomicina, uso, 1050
- ciclosserina, uso, 1050
- como iniciar o tratamento, 1051
- como tratar, 1051
- corticoides, uso, 834, 1053
- esquemas terapêuticos, 1051
- estreptomicina, uso, 1048
- etambutol, uso, 1047
- etionamida, uso, 1049
- intestinal, 892
- intolerância medicamentosa, 1053
- isoniazida, uso, 1045
- macrolídios, 1050
- pacientes em situação de risco, 1052
- pirazinamida, uso, 1048
- quimioterapia, 1051
- - fracasso, 1053
- - micobactérias atípicas, 1053
- quinolônicos, uso, 1051
- rifabutina, uso, 1049
- rifampicina, uso, 1046
- tioacetazona, uso, 1050
Tubocurarina
- fonte vegetal, 151
- nome popular, 151
  uso terapêutico, 151
Túbulos renais, processamento do infiltrado glomerular, 717
- alça de Henle, 718
- distal, 718
- ducto coletor, 719
- proximal, 717
Tuftsin, 526
Tumores secretores de PRL, 772
Turgor cutâneo, reação às drogas, 1243
Turvação da visão, 192
Tyroplus, 786

U

Ubiquinonas, 525
- malária, 1129
Úlcera
- córnea, 1204, 1205
- de decúbito, infecções (causadores), 946
- duodenal, anti-histamínicos, uso, 559
- fitoterápicos, 155
- gástrica, 881
- - antagonista do receptor H₂, 884
- - anti-histamínicos, 560
- - tratamento, 882
- - - antagonistas do receptor H₂, 883
- - - antiácidos, 882
- - - inibidores da bomba de prótons, 884
- induzida pelas drogas, 184
- pele, enzimas usadas, 1229
- péptica
- - análogos de prostaglandinas, 886
- - tratamento, 562
- retal, 888
Umectantes, 1218
Unasyn, 970
Unguentos, 1217
Unguentos oftálmicos, 1201
Unidade internacional, penicilinas, 956
Urapidil, hipertensão arterial, 697
Ureastibamina, 1109
Ureia, *clearance* renal, 82
Uretana, 376
Uretrite gonocócica, fluoroquinolonas, uso, 1034
Uretrografia, 1261

Urgência miccional, reação às drogas, 1243
Urginea maritima, 149, 154
Urina, avaliação na intoxicação, 1187
Urografia retrógrada, 1261
Uroquinase, 596
- apresentação, 596
- mecanismo de ação, 596
- posologia, 596
- reações adversas, 596
- uso clínico, 596
- vias de administração, 596
Urtica dioica, 155
Urticária
- anti-histamínicos, 557
- corticoides, uso, 833
- drogas indutoras, 194
Urtiga, 1240
Uso
- externo, 7, 10
- interno, 7, 10
- local, 7
- parenteral, 7, 10
Útero
- anestésicos locais, efeitos, 497
- bloqueadores beta-adrenérgicos, efeitos, 269
- infecções, causadores, 947
- ocitocina, efeitos, 866
- prostaglandinas, efeitos, 867
UTI (*v.* Terapia intensiva)
Uveíte fúngica, 1206

V

Vacinas, 545
- aditivos químicos, 545
- BCG, 547
- caxumba, 548
- combinação, 546
- conjugação, 546
- conjugada
- - *Haemophilus* B (ACT-HIB), 1250
- - HIB/TER-(PEDVAX/HIB), 1250
- contraindicação, 546
- distúrbios alérgicos e imunológicos, 189
- DPaT, 547
- DPT, 547
- dt (dupla adulto), 547
- evento adverso, 546
- febre amarela, 548
- gestante, 546
- *Haemophilus influenzae*, 547
- hepatite B (engeris B), 1251
- hepatites, 548
- inativadas, 545
- influenza, 548
- meningococo, 547, 548
- pacientes imunocomprometidos, 546
- pneumococo, 547
- reações, 546
- rubéola, 548
- Sabin, 548
- Salk, 548
- sarampo, 548
- sistema nervoso, 190
- tríplice viral, 548
- varicela, 548
- vivas, 545
Vagina
- efeitos dos progestogênios, 842
- infecções, causadores, 946
Vaginite, metronidazol, uso, 1043
Vaginite, uso de estrogênios, 840
Vaginose, metronidazol, uso, 1043
Vagoples Orthos, 290
Vagostesyl, 290
Valaciclovir, 1092
- herpes simples, 1094
- varicela-zóster, 1094
Valdecoxib, estrutura química, 461
Valepotriatos
- fonte vegetal, 151
- nome popular, 151
- uso terapêutico, 151
Valerato
- betametasona
- - concentração esteroide, 1225
- - especialidade farmacêutica, 1225

- - forma farmacêutica, 1225
- - potência tópica, 1225
- hidrocortisona, potência tópica, 1225
Valeriana, 151, 152
Valeriato de difluorcortolona
- concentração esteroide, 1225
- especialidade farmacêutica, 1225
- forma farmacêutica, 1225
Valium, 330, 372, 420, 869
Valmid, 376
Valproato de sódio
- distúrbios psíquicos induzidos, 191
- epilepsia, 417
- gravidez, 202
- meia-vida, 1172
- nome comercial, 420
- psiquiatria, 421
Valsartan
- hipertensão arterial, 701
- posologia, 641
- via de eliminação, 641
Vancomicina, 1006
- atividade antibacteriana, 1007
- concentração máxima para infusão intravenosa para crianças, 1169
- estrutura química, 934
- farmacocinética, 1006
- gravidez, 938
- mecanismo de ação, 935, 1007
- meia-vida, 1172
- terapia intensiva, 1160
Vanquin, 1121
Varfarina, 23, 25, 591
- apresentação, 593
- donezepil, 1181
- feto, efeitos, 1167
- gravidez, 201, 202
- lactentes, efeitos, 1176
- ligação às proteínas plasmáticas, 68
- meia-vida, 60
- posologia, 593
- reações colaterais, 593
- sucralfato, efeitos, 885
- terapia intensiva, 1160
- volume aparente de distribuição, 70
Variação
- biológica, 8
- farmacocinética, 91
- farmacodinâmica, 91
Varicela (vacina), 548
- apresentação, 548
- contraindicações, 548
- indicações, 548
- produtos imunobiológicos utilizados, 549
- via de administração, 548
Varizes esofagianas, esclerose, 763
Vascase, 686
Vascularites, 1220
Vasculat, 686
Vasculites induzidas por drogas, 193
Vasicina
- fonte vegetal, 151
- nome popular, 151
- uso terapêutico, 151
Vasicor, 686
Vasoconstritor(es)
- anestesia local, 1192
- choque circulatório, 1156
- derivados de vasopressina, sílabas, 24
Vasodilatadores
- diretos na hipertensão arterial, 697
- orais, insuficiência cardíaca congestiva, 646
- sílabas, 24
- venosos, insuficiência cardíaca congestiva, 647
Vasomax, 684
Vasopressina, 777
- hemorragia digestiva alta, 911
- hipertensão porta, 911
- sistema
- - cardiovascular, efeitos, 183
- - endócrino, efeitos, 186
Vasos sanguíneos
- adrenalina, efeitos, 257
- bloqueadores beta-adrenérgicos, 269
Vastatinas, 679
- atorvastatina, 680
- cerivastatina, 680
- fluvastatina, 679

1324 FARMACOLOGIA

- lovastatina, 679
- pravastatina, 680
- reações adversas, 679
- sinvastatina, 680
Vecurônio, 514
- eliminação, 1162
- estrutura química, 515
- terapia intensiva, 1154
Veículo, 7
Veículo ou excipiente, 143
Veillonella, cloranfenicol, uso, 996
Velamox, 970
Velcade, PS-341, 1070
Velosulin, 1251
Venalot
- posologia, 688
- substância química, 688
- vias de administração, 688
Veneno(s)
- animais, 1138-1148
- - abelhas, 1139, 1148
- - acidentes
- - - aracnídicos, 1146
- - - botrópico, 1145
- - - escorpiônicos, 1146
- - - ofídicos, 1145, 1147
- - ações
- - - cardiovasculares, 1141
- - - farmacológicas, 1140
- - - locais, 1141
- - alterações imunológicas, 1143
- - anticorpos monoclonais, 1144
- - aranhas, 1138, 1148
- - - armadeira, 1148
- - - marrom, 1148
- - - tarântulas, 1148
- - atividade
- - - biológica, 1139
- - - enzimática, 1140
- - cobras, 1142
- - conduta, 1146
- - escorpiões, 1139, 1148
- - escorpiônico, 1146
- - fonêutrico, 1146
- - imunização, 1144
- - latrodéctico, 1146
- - loxoscélico, 1146
- - profilaxia, 1148
- - rins, 1141
- - serpentes, 1138
- - sistema nervoso, 1141
- - testes imunológicos, 1143
- - tratamento, 1146
- - - antibioticoterapia, 1146
- - - cuidados com o ferimento, 1146
- - - heparina, 1147
- - - prevenção do tétano, 1146
- - - reação ao soro, 1146
- - domésticos, anemia induzida, 188
Venlafaxina
- absorção, 349
- apresentação, 349
- biotransformação, 349
- efeitos colaterais, 349
- eliminação, 349
- estrutura química, 348
- meia-vida, 349
- nome comercial, 349
Venocur
- posologia, 688
- substância química, 688
- vias de administração, 688
Venofortan
- posologia, 688
- substância química, 688
- vias de administração, 688
Venoruton
- posologia, 688
- substância química, 688
- vias de administração, 688
Venostasin
- posologia, 688
- substância química, 688
- vias de administração, 688
Venotônicos, 687
Veracoron, 686
Verapamil, 183, 659, 686
- diarreia, 894
- especialidade farmacêutica, 659
- estrutura química, 669

- farmacocinética, 669
- farmacologia, 659
- hipertensão arterial, 698
- idoso, 1183
- insuficiência hepática, 1161
- interações, 661
- modo de uso, 670
- posologia, 670
- toxicidade, 659
- uso clínico, 659
Veratum album, 151
Verbascum densiflorum, 155
Verde indociânico, distúrbios alérgicos e imunológicos, 189
Verinum, 24
Vermes parasitas, tratamento, 111
- albendazol, 111
- befênio, 1114
- cambendazol, 1112
- clorossalicilamida, 1122
- diclorofeno, 1113
- ivermectina, 1114
- levamisol, 1118
- mebendazol, 1115
- oxamniquina, 1115
- oxipirantel, 1116
- pamoato
- - pirantel, 1116
- - pirvínio, 1116
- piperzina, 1117
- praziquantel, 1117
- tetramisol, 1118
- tiabendazol, 1118
Vermicidas, 1111
Vermífugos, 1111
Vernizes, 1218
Veronal, 373
Versenate, terapêutica toxicológica, 1189
Vertigem, 1212
- postural paroxística, 1212
- súbita, 1213
Vertix, 685
Vertizine, 685
Vesanoid, 7
Vesículas pré-sinápticas, 234
Vessel, 685
Vestibulotoxicidade, 1215
Vetores lipossômicos, 1254
Via(s)
- administração de drogas, 30
- - ácido
- - - fólico, 926
- - - para-aminossalicílico, 1048
- - albendazol, 1112
- - amiodarona, 656
- - befênio, 1115
- - biodisponibilidade, influência, 55
- - capilarema, 688
- - cefalotina, 976
- - cefamandol, 976
- - cefamicinas, 976
- - cefapirina, 976
- - cefazolina, 976
- - cefepima, 976
- - cefmetazol, 976
- - cefonicid, 976
- - cefotaxima, 976
- - cefotetan, 976
- - cefoxitina, 976
- - cefpiroma, 976
- - cefradina, 976
- - ceftizoxima, 976
- - ceftriaxoma, 976
- - cefuroxima, 976
- - ciclosserina, 1050
- - clorossalicilamida, 1112
- - daflon, 688
- - diclorofeno, 1113
- - dietilcarbamazina, 1114
- - doxium, 688
- - eritromicina, 1002
- - estreptomicina, 1048
- - etambutol, 1048
- - etionamida, 1049
- - fentolamina, 684
- - *ginkgo biloba*, 684
- - glicocorticoides, 825
- - glyvenol, 688
- - heparina, 590

- - intracardíaca, 35
- - intranasal, 34
- - intraóssea, 35
- - intratecal ou subaracnóidea, 34
- - isoniazida, 1046
- - ivermectina, 1114
- - levamisol, 1118
- - mebendazol, 1115
- - metronidazol, 1043
- - niacina, 927
- - nitratos, 662
- - oftálmica, 1201
- - - intraocular, 1202
- - - peribulbar, 1202
- - - retrobulbar, 1202
- - - sistêmica, 1202
- - - subconjuntival, 1202
- - - submentoniana, 1202
- - - tópicas e variantes, 1201
- - opioides, 476, 478
- - oxamniquina, 1116
- - pamoato
- - - pirantel, 1116
- - - pirvínio, 1117
- - parenteral, 31
- - - desvantagens, 32
- - - vantagens, 31
- - pentoxifilina, 683
- - peridural, epidural ou extradural, 34
- - piperazina, 1117
- - pirazinamida, 1049
- - praziquantel, 1117
- - quinolonas, 1051
- - reparil, 688
- - respiratória, 33
- - retal, 31
- - rifabutina, 1050
- - rifampicina, 1047
- - sulfonamidas, 1016
- - tetramisol, 1118
- - tiabendazol, 1118
- - tópica, 33
- - transdérmica, 33
- - uretral e peniana, 35
- - vaginal, 35
- - venalot, 688
- - venocur, 688
- - venofortan, 688
- - venoruton, 688
- - venostasin, 688
- - vitaminas
- - - A, 915
- - - B1, 921
- - - B2, 922
- - - B6, 923
- - - B12, 924
- - - C, 920
- - - D, 917
- - - E, 918
- - - K, 919
- biliares, efeito da toxicidade das drogas, 185
- dopaminérgicas, 322
- respiratórias
- - controle neurogênico, 732
- - mecanismo de depuração, 731
Viagra, 685, 1234
Viajante, imunizações, 548
Viamit, 916
Vibramicina, 994
Vibrio cholerae
- cloranfenicol, uso, 996
- infecções, 946
- sensibilidade aos antibióticos, 948
Vício, 204
Vidarabina (Ara-A), 1092
- abreviatura, 1085
- aplicações clínicas, 1092
- concentração máxima para infusão intravenosa para crianças, 1169
- farmacocinética, 1092
- gravidez, 938
- mecanismo de ação, 1092
Videx, nome genérico, 1101
Vigabatrina, 418
- nome comercial, 420
Viloxazina, concentração plasmática e efeitos terapêuticos, estudos, 342
Vimblastina
- administração, 1074

- câncer, 1067
- cuidados, 1074
- excreção, 1074
- fonte vegetal, 151
- mecanismo de ação, 1074
- metabolismo, 1074
- náuseas e vômitos, 879
- nome popular, 151
- sistema respiratório, 192
- toxicidade, 1074
- uso terapêutico, 151
Vinca, 151
Vincamina, efeito antivertiginoso, 1213
Vincristina
- câncer, 1067
- fonte vegetal, 151
- náuseas e vômitos, 879
- nome popular, 151
- sistema
- - endócrino, efeitos, 186, 187
- - musculoesquelético, 189
- uso terapêutico, 151
Vinorelbina
- administração, 1074
- cuidados, 1074
- excreção, 1074
- mecanismo de ação, 1074
- metabolismo, 1074
- náuseas e vômitos, 879
- toxicidade, 1074
Viofórmio, 1082, 1104
Violeta de genciana, 1111
Viomicina
- estrutura química, 935
- ototoxicidade, 191
Viracept, nome genérico, 1101
Viramune, nome genérico, 1101
Viravena, 1250
Virilização, uso de andrógenos, 863
Virion, 1086
Virologia, evolução, 1084
Viroses, 1086
- farmacoterapia, 1087
Virucida, 934
Vírus, 1086
- adenoassociados (AAV), 1255
- antivirais, 1084
- classificação, 1085
- diarreia, 892
- DNA, 1086
- doenças respiratórias, 1086
- Epstein-Barr, abreviatura, 1085
- hepatites, abreviaturas, 1085
- herpesvírus, 1086
- híbrido, 1255
- imunodeficiência humana, abreviatura, 1085
- oncogênicos, 1086
- replicação, 1087
- RNA, 1086
- sensibilidade dos antibióticos, 948
- sincicial respiratório, abreviatura, 1085
- sistema nervoso, 1086
- vacínia, 1255
- varicela-zóster, abreviatura, 1085
Virustático, 934
Visão, perda induzida por drogas, 192
Vitalizantes, 1218
Vitaminas, 913-929
- A, 913
- - absorção, 913
- - antiácidos, 883
- - biotransformações, 915
- - carência, 915
- - como medicamentos, 1237
- - contraindicações, 915
- - distribuição, 915
- - eliminação, 915
- - especialidades existentes no Brasil, 915
- - fígado, efeitos, 185
- - funções, 915
- - interações, 915
- - mecanismo de ação, 915
- - meia-vida, 59
- - posologia, 915
- - precauções, 915
- - toxicidade, 915
- - usos, 915
- abuso, 929
- ácido

ÍNDICE ALFABÉTICO

- - fólico, 925
- - pantotênico, 927
- - - como medicamento, 1238
- - para-aminobenzoico, 928
- B1, 921
- - absorção, 921
- - ações e efeitos, 921
- - biotransformações, 921
- - carência, 921
- - contraindicações, 921
- - distribuição, 921
- - eliminação, 921
- - especialidades farmacêuticas, 921
- - farmacocinética, 921
- - farmacodinâmica, 921
- - funções, 921
- - interação, 921
- - mecanismo de ação, 921
- - meia-vida, 59
- - química, 921
- - toxicidade, 921
- B2, 922
- - absorção, 922
- - ações e efeitos, 922
- - biotransformação, 922
- - carência, 922
- - distribuição, 922
- - eliminação, 922
- - especialidades farmacêuticas, 922
- - farmacocinética, 922
- - farmacodinâmica, 922
- - funções, 922
- - interação, 922
- - mecanismo de ação, 922
- - posologia, 922
- - toxicidade, 922
- B6, 922
- - absorção, 923
- - ações e efeitos, 923
- - biotransformação, 923
- - carência, 923
- - como medicamento, 1238
- - contraindicações, 923
- - distribuição, 923
- - eliminação, 923
- - especialidades farmacêuticas, 923
- - farmacocinética, 923
- - farmacodinâmica, 923
- - funções, 923
- - interações, 923
- - mecanismo de ação, 923
- - posologia, 923
- - precauções, 923
- - química, 923
- - terapêutica toxicológica, 1189
- - usos, 923
- B12, 923
- - absorção, 924
- - ações e efeitos, 924
- - carência, 924
- - contraindicações, 924
- - distribuição, 924
- - eliminação, 924
- - especialidades farmacêuticas, 925
- - farmacocinética, 924
- - farmacodinâmica, 924
- - funções, 924
- - interações, 924
- - mecanismo de ação, 924
- - posologia, 924
- - precauções, 924
- - química, 924
- - toxicidade, 924
- - usos, 925
- biotina, 928
- C, 919
- - absorção, 920
- - ações e efeitos, 920
- - biotransformações, 920
- - carência, 920
- - como medicamento, 1239
- - contraindicações, 920
- - distribuição, 920
- - eliminação, 920
- - especialidades farmacêuticas, 920
- - farmacocinética, 920
- - farmacodinâmica, 920
- - funções, 920
- - interação, 920
- - mecanismo de ação, 920
- - meia-vida, 59
- - posologia, 920
- - precauções, 920
- - química, 919
- - terapêutica toxicológica, 1189
- - toxicidade, 920
- - usos, 920
- colina, 927
- D, 793, 916
- - absorção, 916
- - ações e efeitos, 796, 917
- - biogênese, 795
- - biotransformações, 916
- - contraindicações, 917
- - deficiências, 796, 917
- - distribuição, 916
- - eliminação, 916
- - especialidades farmacêuticas existentes no Brasil, 917
- - farmacocinética, 794, 916
- - farmacodinâmica, 794, 916
- - fisiologia, 793
- - laboratório, 797
- - lactentes, efeitos, 1176
- - mecanismo de ação, 916
- - meia-vida, 59
- - posologia, 917
- - precauções, 917
- química, 793, 916
- - toxicidade, 917
- - usos, 796, 917
- - vias metabólicas, 795
- E (tocoferol), 917
- - absorção, 917
- - ações e efeitos, 918
- - biotransformações, 918
- - carência, 918
- - como medicamento, 1238
- - contraindicações, 918
- - distribuição, 917
- - eliminação, 918
- - especialidades farmacêuticas no Brasil, 918
- - farmacocinética, 917
- - farmacodinâmica, 918
- - funções, 918
- - interações, 918
- - mecanismo de ação, 918
- - posologia, 918
- - precauções, 918
- - química, 917
- - toxicidade, 918
- - usos, 918
- - flavonoides, 928
- - inositol, 927
- K, 599, 918
- - absorção, 919
- - ações e efeitos, 919
- - biotransformações, 919
- - carência, 919
- - contraindicações, 919
- - distribuição, 919
- - especialidades farmacêuticas, 919
- - farmacocinética, 599, 919
- - farmacodinâmica, 919
- - funções, 919
- - interações, 176, 600, 919
- - mecanismo de ação, 919
- - posologia, 600, 919
- - precauções, 919
- - química, 599, 918
- - toxicidade, 600, 919
- - usos, 600
- K1 (fotonadiona), 600
- - terapêutica toxicológica, 1189
- necessidades diárias recomendadas, 620, 625, 914
- niacina, 926
- suprimentos dietéticos recomendados, 914

Vitex agnus-costus, 155
Vitiligo
- metoxsaleno, 1229
- plantas medicinais, 151
Vivonex-plus, 627
Volemia, 704
Vômitos, 874
- avaliação do paciente, 875
- causas, 876, 877
- crianças, 877
- em jato, 878
- exames, 875
- fisiopatologia, 875
- opioides, 474
- tratamento, 877
- - anticolinérgicos, 879
- - benzodiazepínicos, 879
- - butirofenônicos, 878
- - canabinoides, 879
- - corticosteroides, 879
- - fenotiazinas, 878
- - metoclopramida, 878
Voriconazol, 1080, 1081

W

Whitfield, pomada, 1225
Wintodon, 1104
Wintomylon, 1038
Wuchereria bancrofti
- dietilcarbamazina, 1114
- ivermectina, 1114
Wycilin, 971

X

Xantotoxina
- fonte vegetal, 151
- nome popular, 151
- uso terapêutico, 151
Xilocaína
- meia-vida, 60
- musculatura uterina, 870
Ximab, 1247
Xipamida
- estrutura química, 723
- hipertensão arterial, 694
Xylocaína
- laboratório, 1192
- vasoconstritor, 1192

Y

Yang, 11
Yersinia
- aminoglicosídios, uso, 984
- diarreia, 894
Ying, 11
YM-11170, 23
Yuanhuacina
- fonte vegetal, 151
- nome popular, 151
- uso terapêutico, 151
Yuanhuadina
- fonte vegetal, 151
- nome popular, 151
- uso terapêutico, 151

Z

Zafirlukast, 574
Zagam, 1039
Zalcitabina, 1094, 1097
- abreviatura, 1085
- farmacocinética, 1097
- mecanismo de ação, 1098
- nome comercial, 1101
- pâncreas, efeitos, 186
- posologia, 1098
- reações adversas, 1098
- sistema nervoso, alteração, 190
- uso clínico, 1098
Zanamivir, 1090
Záng qiè, 149
Zenapax, 1247
Zentel, 23, 1121
Zerit, nome genérico, 1101
Zeritavir, nome genérico, 1101
Ziagenavir, nome genérico, 1101
Zidovudina, 1094, 1096
- abreviatura, 1085
- farmacocinética, 1096
- fígado, reação, 185
- mecanismos de ação, 935, 1096
- meia-vida, 1172
- nome comercial, 1101
- posologia, 1097
- reações adversas, 1097
- resistência, 1096
- sistema
- - musculoesquelético, reação, 189
- - nervoso, reação, 190
- - tegumentar e anexos, 194
- uso clínico, 1096
Zileuton, 574
Zinco
- antissépticos, 1135
- necessidades diárias recomendadas, 625, 928
Zinc-vita, 631
Zingiber officinale, 155
Ziprasidona, 313, 320, 326
Zn^{2+}, 302
Zoladex, 775
Zolben, 23
Zolpidem, 377
Zomepiraco, 454
- estrutura química, 454
- farmacocinética, 454
- indicações clínicas, 455
- interação de drogas, 455
- posologia, 455
- propriedades farmacológicas, 455
- toxicidade, 455
Zopiclone, 377
Zuclopentixol
- apresentação, 326
- nome comercial, 326
Zumab, 1247

Impressão e acabamento:

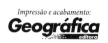